129.–/ 89.–

Springer Lehrbuch

Springer
Berlin
Heidelberg
New York
Barcelona
Hong Kong
London
Milan
Paris
Singapore
Tokio

Peter Fritsch

Dermatologie und Venerologie

Lehrbuch und Atlas

Mit 711 überwiegend
farbigen Abbildungen
in 801 Einzeldarstellungen
und 295 Tabellen

Springer

Universitäts-Professor Dr. PETER FRITSCH
Universitätsklinik für Dermatologie und Venerologie
Anichstraße 35

A-6020 Innsbruck

ISBN 3-540-61169-X Springer Verlag Berlin Heidelberg New York

Die Deutsche Bibliothek – CIP-Einheitsaufnahme
Fritsch, Peter:
Dermatologie und Venerologie : Lehrbuch und Atlas / Peter Fritsch. –
Berlin ; Heidelberg ; New York ; Barcelona ; Hongkong ;
London ; Mailand ; Paris ; Singapur ; Tokio : Springer,
1998
(Springer-Lehrbuch)
ISBN 3-540-61169-X

Herstellung: Margot Weichhold
Zeichnungen: BITmap, Mannheim
Umschlaggestaltung: de 'blik, Berlin
Satz, Druck, Binden: Appl, Wemding

SPIN: 10476091 15/3135 - 5 4 3 2 1 – Gedruckt auf säurefreiem Papier

Vorwort

Dieses Lehrbuch wendet sich an den neugierigen Studenten und alle Mediziner, die an Dermatologie und Venerologie Interesse fassen. Es ist einerseits alt (die Erstauflage erschien 1983), eigentlich jedoch neu, da es nur mehr wenig von den Vorläufern enthält. Es stellt meinen Versuch dar, die durch die explosionsartige Entwicklung der Wissenschaft der letzten Jahre völlig veränderte Szene der Dermatovenerologie erneut in einem Guß und dennoch verdaulich darzustellen. Wie zuvor war es mein Bestreben, vor allem das Warum hinter den Phänomenen der Haut und ihrer Krankheiten herauszukehren, allein schon aus Gründen des intellektuellen Wohlbefindens. Dies machte in Anbetracht der Fülle der Fakten und der immer stärkeren Vernetzung unseres Doppelfaches mit der Grundlagenwissenschaft und „dem Rest" der Medizin einen Wandel der Aufbereitung erforderlich, sollte diese nicht ins lexikalisch-handbuchmäßige abgleiten. Ich machte daher reichlich vom altehrwürdigen Mittel des kleingedruckten Kommentars Gebrauch, mit dem ich Hintergrund- und Zusatzinformation, Diskussion, aber auch persönliche An- und Einsichten einbrachte. Ich hielt mich auch weiterhin an den Grundsatz, daß das dermatologische Auge nicht nur schauen muß, sondern gelegentlich auch zwinkern darf – ein Glücksfall in der Medizin. Eine Sonderform des Kommentars sind die zahlreichen Fallberichte, die als narratorische Analoga der Farbabbildungen ausdrücken sollen, was viele Worte oft schwer vermögen. Dies zusammen mit der zeitgeistigen Buntheit, von den Professionals des Verlages beigesteuert, ergibt nun tatsächlich ein neues Gesicht dieses Buches, das hoffentlich den Jungen gefällt und die Angejahrten nicht vergrämt.

Ich hatte noch weitere Ziele, die über die lückenlose Erfüllung der verschiedenen Lernzielkataloge hinausgingen. Eines war die vollständige Darstellung unseres Faches mit allen Seitenfächern, wie es seit jeher im deutschsprachigen Europa gelehrt wird – ein in der heutigen Zeit der schwimmenden Grenzen wichtiges Vorhaben. Ein

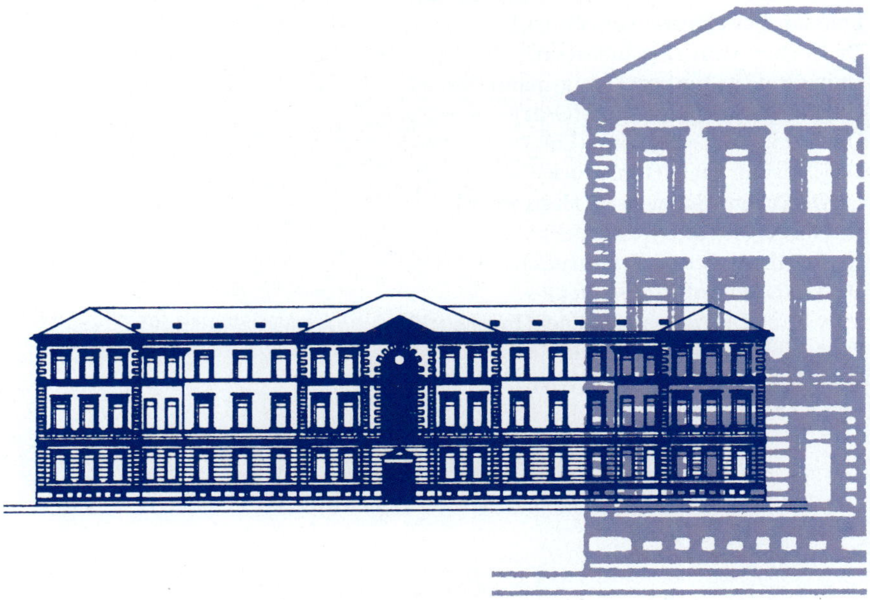

anderes die Schwerpunktsetzung auf die wichtigen Systemkrankheiten der Dermatovenerologie, die Autoimmunkrankheiten und die HIV-Infektion. Es ist meine Überzeugung, daß diese unserem Fach einen zukunftsträchtigen Impuls versetzen und seine solide Basis verbreitern werden. Und schließlich, dem Leser ein wenig von der Faszination unseres Faches zu vermitteln, die sich aus dem Dreiecksverhältnis zwischen Grundlagenforschung, strengem rationalem Aufbau und dem Griff ins volle Menschenleben mit allen Höhen, Tiefen und Wunderlichkeiten ergibt.

Mein Dank gilt zunächst allen Mitarbeitern, die ihre Beiträge willig in ein Ganzes einschmelzen ließen. Weiters den zahlreichen anderen, die indirekt am Zustandekommen dieses Buches beteiligt waren, unter ihnen Professor Klaus Wolff (Wien), dem Doyen der Österreichischen Dermatologie, der mein Lehrer war, und dessen Geist in Spuren auch durch diese Blätter weht. Weiters meinen Kollegen an der Innsbrucker Hautklinik, die durch tägliche Interaktion mein Weltbild der Dermatologie erhalten und entwickeln helfen. Ferner Dr. Norbert Hilty (Liechtenstein), der die Grundlagen für viele Graphiken erarbeitet hat, Herrn Bernhard Sickert, unserem meisterhaften Fotografen, und dem Team des Springer-Verlages, das mit uns manche Schwierigkeiten überwunden hat. Schließlich und ganz besonders Frau Janet Gschnitzer und Frau Gabi Willim, ohne deren aufopferungsvolle und präzise Arbeit dieses Buch wohl nie abgeschlossen worden wäre.

Mein letzter Dank gilt meiner Frau Esther, die mir in allen Jahren Salz und Honig war. Ihr widme ich dieses Buch.

Innsbruck, September 1998
P. Fritsch

Für ihre Mithilfe sei gedankt:

Dr. Friedrich Conrad (Innsbruck)
Dr. Nikolaus Czarnetzki (St. Johann/Pongau)
Frau Janet Gschnitzer (Innsbruck)
Dr. Norbert Hilty (Liechtenstein)
Univ.-Prof. Dr. Herbert Hönigsmann (Wien)
Univ.-Prof. Dr. Helmut Kerl (Graz)
Univ.-Doz. Dr. Georg Klein (Linz)
Dr. Christian Kranl (Innsbruck)
Dr. Doris Penz-Schneeweiß (Innsbruck)
Dr. Norbert Reider (Innsbruck)
Hr. Bernhard Sickert (Innsbruck)
Dr. Alexis Sidoroff (Innsbruck)
Univ.-Prof. Dr. Wolfgang Söllner (Innsbruck)
Frau Gabi Willim (Innsbruck)
Univ.-Prof. Dr. Klaus Wolff (Wien)

Inhalt

Mitarbeiterverzeichnis

Univ.-Prof. Dr. JOSEF AUBÖCK
Vorstand der
Dermatologischen Abteilung
Aö. Krankenhaus Linz
Krankenhausstr. 9
A-4020 Linz

Dr. ALFRED GRASSEGGER
Universitätsklinik für Dermatologie
und Venerologie
Anichstrasse 35
A-6020 Innsbruck

Univ.-Prof. Dr. RUDOLF HAPPLE
Direktor des Zentrums für
Hautkrankheiten
Klinikum der Philipps Universität
Deutschhausstr. 9
D-35037 Marburg

Univ.-Prof. Dr. HELMUT HINTNER
Vorstand der Dermatologischen
Abteilung
Landeskrankenanstalten Salzburg
Müllner Hauptstr. 48
A-5020 Salzburg

Univ.-Prof. Dr. REINHARD HÖPFL
Universitätsklinik für Dermatologie
und Venerologie
Anichstrasse 35
A-6020 Innsbruck

Univ.-Doz. Dr. HEINZ KOFLER
Thurnfeldgasse 3a
A-6060 Hall

Priv. Doz. Dr. FRANK-MICHAEL KÖHN
Zentrum für Dermatologie
und Andrologie
Justus-Liebig-Universität
Gaffkystrasse 14
D-35392 Giessen

Univ.-Prof. Dr. WOLFGANG KÜSTER
TOMESA
Fachklinik für Allergie, Haut, und
Gelenkerkrankungen und Rheuma
Riedstr. 18
D-36361 Bad Salzschlirf

Univ.-Prof. Dr. ROBERT MAY †
Innsbruck

Univ.-Prof. Dr. HUGO PARTSCH
Vorstand
Dermatologische Abteilung
Wilhelminenspital
Montleartstr. 37
A-1160 Wien

Univ.-Prof. Dr. NIKOLAUS ROMANI
Universitätsklinik für Dermatologie
und Venerologie
Anichstrasse 35
A-6020 Innsbruck

Univ.-Prof. Dr. THOMAS RUZICKA
Univ.-Hautklinik
Heinrich-Heine-Universität
Moorenstr. 5
D-40001 Düsseldorf

Univ.-Prof. Dr. WOLF-BERNHARD SCHILL
Universitäts-Hautklinik
Zentrum für Dermatologie
und Andrologie
Justus-Liebig-Universität
Gaffkystrasse 14
D-35392 Giessen

Dr. MATHIAS SCHMUTH
Universitätsklinik für Dermatologie
und Venerologie
Anichstrasse 35
A-6020 Innsbruck

Univ.-Prof. Dr. GEROLD SCHULER
Dermatologische Universitätsklinik
Hartmannstr. 14
D-91504 Erlangen

Univ.-Prof. Dr. NORBERT SEPP
Universitätsklinik für Dermatologie
und Venerologie
Anichstrasse 35
A-6020 Innsbruck

Univ.-Doz. Dr. Angelika Stary
Ambulatorium für Pilzinfektionen
und andere infektiöse venero-
dermatologische Erkrankungen
Franz Jonas Platz 8/2/3
A-1210 Wien

Univ.-Prof. Dr. G. Stingl
Leiter der Abteilung für Immunderma-
tologie und Infektiöse Hautkrankheiten
Univ.-Hautklinik
Währinger Gürtel 18–20
A-1090 Wien

Dr. Burghard Trenkwalder
Kramergasse 31
A-6460 Imst

Dr. Sidi Unterkircher
Schwarzingerfeld 1
A-6380 St. Johann

Univ.-Prof. Dr. Robert Zangerle
Universitätsklinik für Dermatologie
und Venerologie
Anichstrasse 35
A-6020 Innsbruck

Univ.-Prof. Dr. Bernhard Zelger
Universitätsklinik für Dermatologie
und Venerologie
Anichstrasse 35
A-6020 Innsbruck

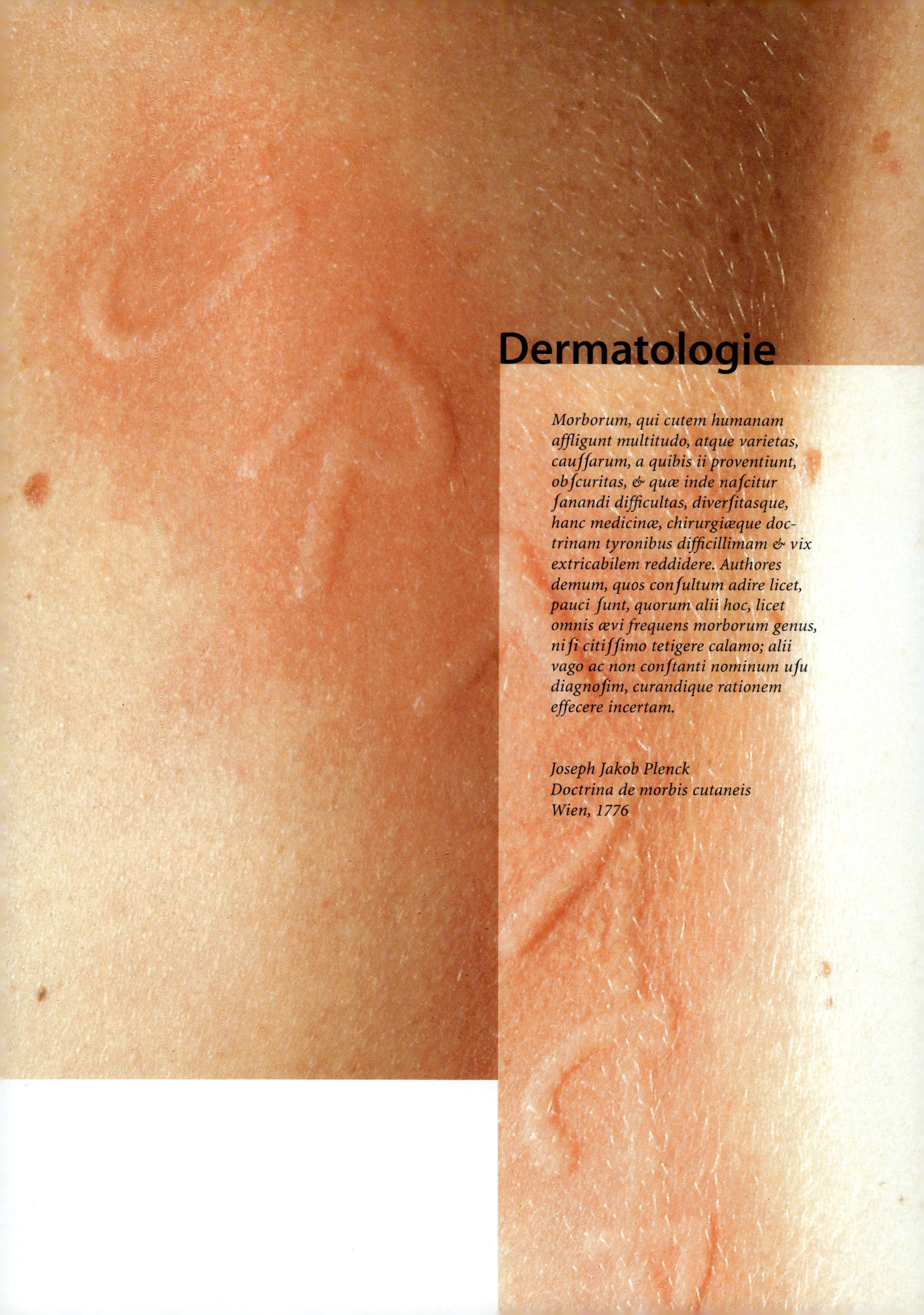

Dermatologie

Morborum, qui cutem humanam affligunt multitudo, atque varietas, cauſſarum, a quibis ii proventiunt, obſcuritas, & quæ inde naſcitur ſanandi difficultas, diverſitasque, hanc medicinæ, chirurgiæque doctrinam tyronibus difficillimam & vix extricabilem reddidere. Authores demum, quos conſultum adire licet, pauci ſunt, quorum alii hoc, licet omnis ævi frequens morborum genus, niſi citiſſimo tetigere calamo; alii vago ac non conſtanti nominum uſu diagnoſim, curandique rationem effecere incertam.

Joseph Jakob Plenck
Doctrina de morbis cutaneis
Wien, 1776

Allgemeiner Teil

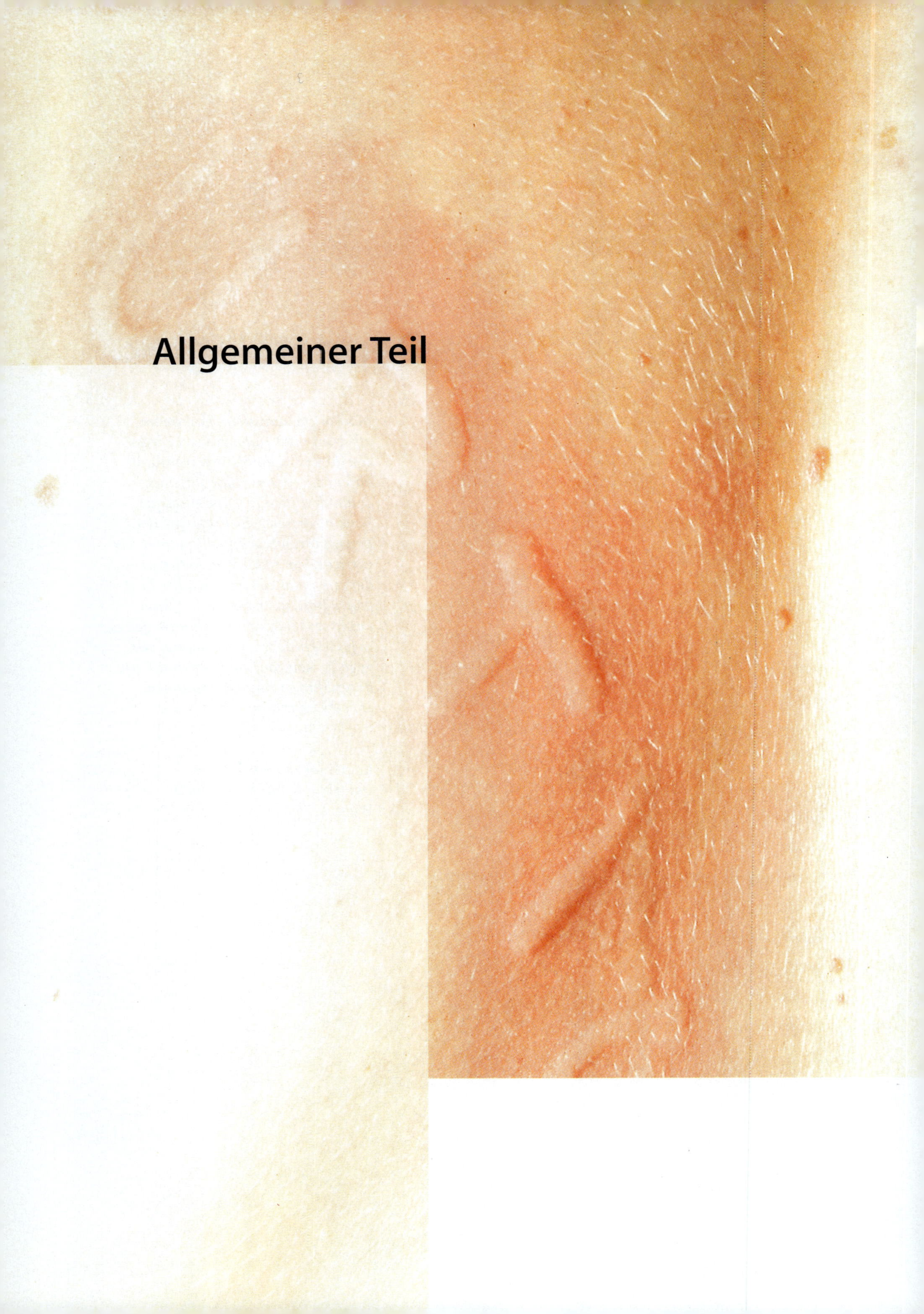

1 Aufbau und Funktionen der Haut

ÜBERSICHT

1.1 Allgemeines

Die Haut ist das Grenzorgan des Organismus zur Umwelt. Sie ist das größte Organ des Menschen, von komplexem Aufbau und Träger zahlreicher Funktionen. Sie besteht, von außen nach innen, aus 3 Schichten (Abb. 1.1):

Die ***Epidermis*** (Oberhaut) ist ein verhornendes Plattenepithel, Produzent und Träger der undurchlässigen Hornschicht (der äußersten Grenzschicht der Haut) und Habitat der symbiontischen Melanozyten und Langerhans-Zellen.

Die ***Dermis*** (Lederhaut) ist das bindegewebige Gerüst der Haut und gleichzeitig deren Versorgungsteil (Träger der Gefäße und Nerven).

Die ***Subkutis*** ist ein Fettgewebspolster, der in der Tiefe den Faszien aufruht.

Integraler Bestandteil der Haut sind ferner die ***Adnexorgane*** (Anhangsgebilde): ***Haare, Nägel, Talg- und Schweißdrüsen.*** Diese sind epidermaler Abkunft, jedoch tief in die Dermis eingebettet.

Die Haut des Erwachsenen ist durchschnittlich 2 m^2 groß und wiegt 3, unter Einrechnung des Fettgewebes bis zu 20 kg. Ihre Dicke (ohne Fettgewebe) schwankt regional zwischen 1,5 und 4 mm, wovon etwa 0,1 mm auf die Epidermis entfallen.

Das Hautorgan erfüllt ***Sinnesfunktionen*** sowie Kontakt- und Schutzfunktionen. Die ersteren werden über die Sinnesrezeptoren für Wärme, Schmerz und Tastreize vermittelt. Die ***Schutzfunktionen*** sind sehr komplex:

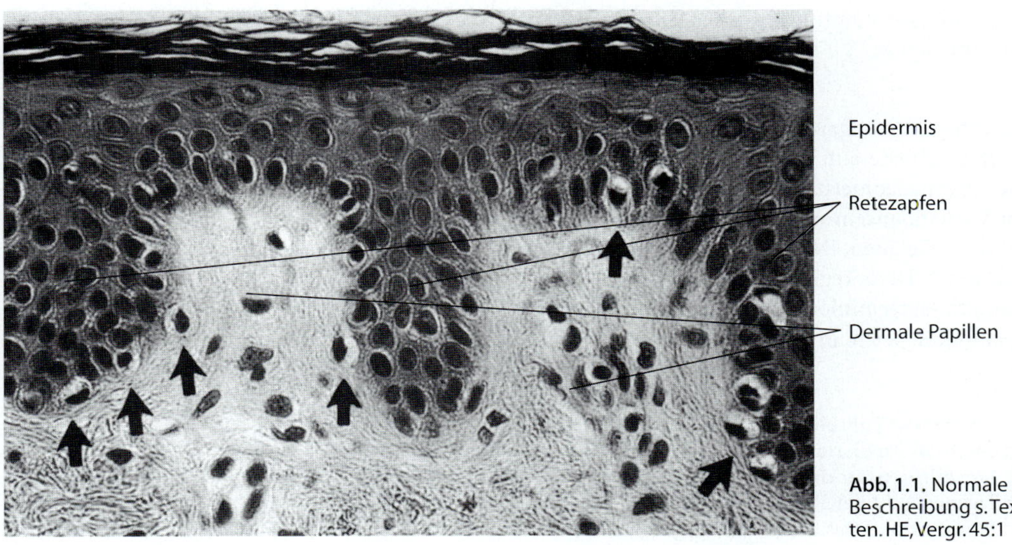

Abb. 1.1. Normale Haut. Unterarm. Beschreibung s. Text. *Pfeile* Melanozyten. HE, Vergr. 45:1

- Die sogenannte Barrierefunktion, d. h. die weitgehende Unterbindung des Stoffaustauschs zwischen Organismus und Umwelt. Diese wesentliche Funktion ist Leistung der Hornschicht, die die Haut nach außen hin abdichtet. Sie verhindert das Austrocknen des Körpers und das Eindringen körperfremder Substanzen.
- Mechanischer Schutz: Das straffe, elastische und reißfeste Fasergeflecht der Dermis schützt den Körper wie ein Kettenhemd vor umschriebenen schlagenden und scherenden mechanischen Noxen; die Hornschicht und die besondere Architektur der dermo-epidermalen Junktionszone schützen vor Friktionstraumen; das subkutane Fett fängt als Schutzpolster stumpfe Gewalteinwirkung auf, verteilt sie und mildert sie dadurch ab.
- Schutz vor UV-Licht durch die Melaninpigmentierung.
- Schutz gegen Hitze und Kälte: Die Haut besitzt die Instrumente zur Exekution der zentral gesteuerten Thermoregulation: eine äußere (das abortive Haarkleid) und eine innere Isolationsschicht (der Fettpolster); zur dosierten Wärmeabgabe dienen das feinregulierbare Kühlungssystem der Gefäßplexus (die für die Nährbedürfnisse der Haut allein weit überdimensioniert sind) und die Schweißdrüsen.
- Schutz gegenüber Mikroorganismen: Die Hornschicht wirkt als mechanische Barriere; das trockene und saure Milieu der Hautoberfläche ist keimfeindlich gegenüber Anflugkeimen, begünstigt aber das Gedeihen einer symbiontischen Hautflora (die ihrerseits das „Angehen" von Anflugkeimen behindert).
- Immunologischer Schutz: Die Haut ist auch ein „Immunorgan", da sie eigene antigenpräsentierende Leukozyten besitzt (Langerhans-Zellen – hautspezifische dendritische Zellen) und – auch im Normalzustand – Memory-Lymphozyten durch sie patrouillieren („SALT" = skin associated lymphoid tissue). Ferner wird sekretorisches IgA durch die Drüsen in den Oberflächenfilm der Haut abgegeben.
- Schließlich erfüllen auch die Sinnesfunktionen eine Schutzrolle: So kommt etwa der für die Haut spezifischen Kitzel- bzw. Juckreizempfindung eine Alarmfunktion gegen Parasiten zu.

Zur Erfüllung spezifischer Aufgaben weist die Haut starke regionale Unterschiede auf, die sich in der Beschaffenheit und Dimensionierung der einzelnen Schichten wie im Vorhandensein und der Dichte von Hautanhangsgebilden, Gefäßen, Nerven, Hormonrezeptoren etc. ausdrücken. Diese regionalen Unterschiede sind ontogenetisch determiniert und bleiben bei (Vollhaut)Transplantation auch in der neuen Umgebung erhalten (Abb. 1.2).

So ist etwa die Hornschicht der Fußsohlen und Handflächen besonders dick und durch das Papillarleistenmuster und (speziell innervierte) Schweißdrüsen zur mechanischen Haftung spezifiziert. Das Kollagengeflecht der Rückenhaut ist besonders massiv, das der (beweglichen) Gesichtshaut hingegen besonders locker gewebt. Haare sind an Orten aktinischer oder mechanischer Gefährdung (Kopf) besonders dick und lang, an Orten besonderer Schweißproduktion (Achseln, Genitalregion) zur besseren Dispergierung der Duftnote gekräuselt (Oberflächenzuwachs). Die Melanozyten der Genitalregion sind androgensensitiv. Talgdrüsen sind am Kopf und den zentralen Rumpfpartien zahlreich und groß, ansonsten wenig und klein. Die Dichte der Nervenendigungen und Sinnesorganellen ist an den Akren und um die Körperöffnungen besonders hoch. Die unterschiedliche Beschaffenheit des Fettkörpers ist allgemein bekannt; an den Fußsohlen ermöglicht die pontonartige Architektur der Fettläppchen einen abgefederten Gang.

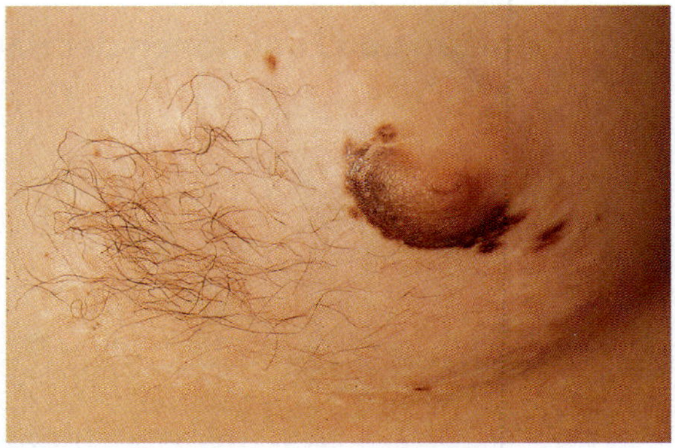

Abb. 1.2. Beispiel der regionalen Determination der Haut. An der linken Brust dieses 12jährigen Mädchens war im Kindesalter ein kongenitaler Naevus pigmentosus (inkomplett) exzidiert und der Defekt durch ein Vollhauttransplantat aus der Inguinalhaut gedeckt worden. Mit der Pubertät begannen im bislang unauffälligen Transplantat die charakteristisch gekräuselten Schamhaare zu wachsen

Die Terminologie des Dermatologen kennt die behaarte und die unbehaarte Haut, die seborrhoischen und die Intertrigo-Areale, die Palmoplantarregionen, sowie schließlich die freigetragenen (lichtexponierten) und die bedeckten Areale. Diese regionale Individualität ist die Grundlage der regionsspezfischen Ausprägung vieler Hautkrankheiten.

Diese Bezeichnungen vermitteln einen nur unvollkommenen Eindruck der sehr unterschiedlichen Klimazonen der Haut: der fettigen Tundra des Gesichts, des hohen Laubwalds des Kapillitiums, des tropisch-heißen Dschungels der Achseln und Leistenbeugen, der trockenen Wüste der Unterschenkel, der Feuchtbiotope an den Orifizien und anderer mehr.

1.2 Epidermis

Die Epidermis (Abb. 1.3) ist ein geschichtetes Plattenepithel ektodermaler Abkunft, das zu 90 % aus Keratinozyten besteht, auf einer Basallamina aufsitzt und die symbiontisch mit ihr lebenden Langerhans-Zellen, Melanozyten und Merkelzellen beherbergt. Sie ist ständiger Erneuerung unterworfen: Die Keratinozyten ent-

stehen in Stammzellen der Basalschicht, durchwandern die Epidermis und durchlaufen dabei einen streng regulierten Differenzierungsgang. Terminal differenziert ergeben sie die funktionstragenden, toten Korneozyten. Die Epidermis funktioniert daher wie ein holokrines Organ, dessen Endprodukt die Hornschicht ist (Sitz der Barrierefunktion).
Die Grenzzone zwischen Epidermis und Dermis wird als dermoepidermale Junktionszone bezeichnet. Letztere verläuft sägezahnartig verworfen (mechanische Funktion – Verbesserung der Haftung und Reserve bei Dehnung); die Fortsätze der Epidermis in die Dermis werden ***Retezapfen*** genannt, die dazwischen liegenden Ausstülpungen der Dermis ***dermale Papillen.***

1.2.1 Aufbau und Funktion

Die Epidermis wird aus 4 horizontalen Zellagen aufgebaut, von denen jede ihre besonderen morphologischen und funktionellen Charakteristika besitzt:

Zuunterst, der Basalmembran aufsitzend, liegt das aus zylindrischen Zellen bestehende einlagige ***Stratum basale***, die Matrixschicht. Auf sie folgt das 2–5 Zellagen dicke ***Stratum spinosum*** (Stachelzellschicht); in ihm tritt eine Zunahme des Zellvolumens und eine allmähliche horizontale Umorientierung der Zellachse ein. Darüber das ***Stratum granulosum*** (Körnerschicht), eine 1–3 Zellagen umfassende Schicht, die durch die tief basophilen Keratohyalinkörner (Vorläufer der Keratinmatrix) gekennzeichnet ist. Das obere Stratum granulosum ist der Schauplatz rapide ablaufender Differenzierungsvorgänge: Abplattung der Zellen, Verschwinden der Zellkerne und Zellorganellen, Dehydration, Ausbildung einer zementartigen Lipidsubstanz im Interzellularraum und des „cornified envelope" an der Plasmamembran und schließlich die Verhornung. Hier werden die Zellen starr, immobil und in einer streng geometrischen Anordnung aneinander fixiert. Das Stratum granulosum geht abrupt in die äußerste Zellschicht über, das ***Stratum corneum*** (Hornschicht). Dieses besteht aus 10–20 Zellagen fest kohärenter, plättchenartiger, kernloser hexagonaler Korneozyten, die aus Keratinfilamenten in einer amorphen Proteinmatrix, umhüllt von einem starren „cornified envelope" bestehen. Sie sind in Form einander überlappender und ineinander verzahnter geldrollenähnlicher Säulen angeordnet (Abb. 1.4 u. 1.5). Die Hornzellen sind die Zellen des Körpers mit dem größten Durchmesser (ca. 30 μm) (Abb. 1.6).

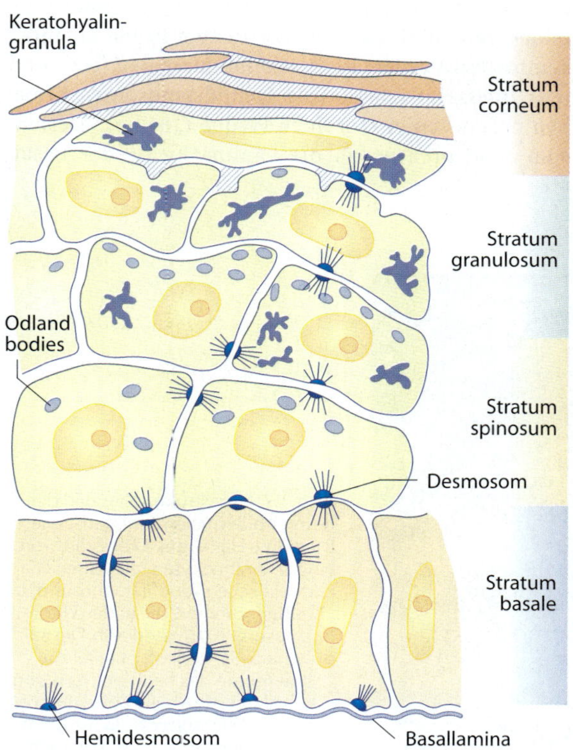

Abb. 1.3. Schematischer Aufbau der Epidermis (s. Text). Beachte, daß die Tonofilamente nur an ihrem Insertionspunkt eingezeichnet sind

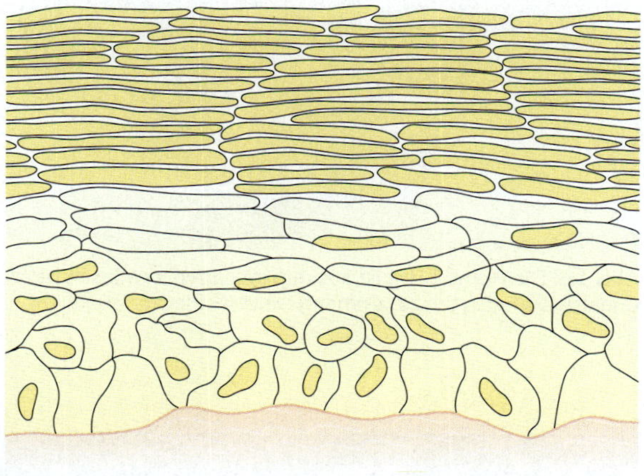

Abb. 1.4. In der Höhe des Stratum granulosum geht die bislang regellose Anordnung der Keratinozyten in die regelmäßige Säulenarchitektur der Hornschicht über

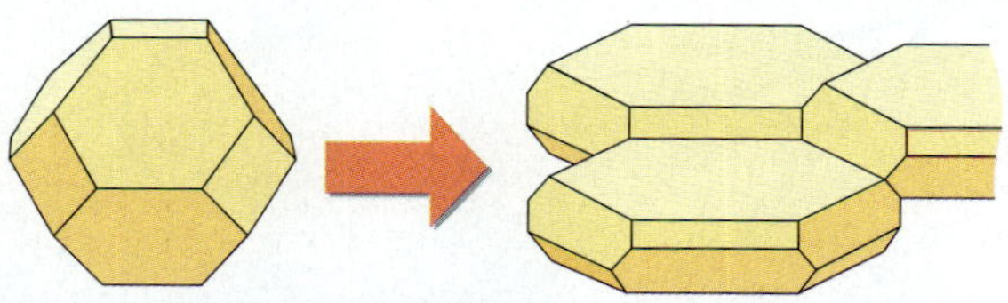

Abb. 1.5. Physikalische Erklärung der Säulenarchitektur der Hornschicht und der hexagonalen Form der Korneozyten. In den lebenden Schichten der Epidermis nehmen die (verformbaren) Keratinozyten zwangsläufig jene geometrische Form an, bei der sie am oberflächensparendsten, zwischenraumlos gepackt werden können; dies ist ein sog. Tetrakaidekaeder (Körper mit 8 hexagonalen und 6 quadratischen Seitenflächen). Im Zuge der Differenzierung kommt es zur Abplattung und Erstarrung der Zellen unter Erhaltung der Grundform. Resultat: hexagonale Plättchen

> **!** Die säulenartige Anordnung der Hornzellen ist ein Ausdruck langsamer, geordneter Proliferation. Sie fehlt an manchen Körperstellen (Handflächen, Fußsohlen) und bei hyperproliferativen Zuständen.

Ultrastrukturelle Organisation der Keratinozyten

Außer den regulären Zellorganellen (Golgi-Apparat, rauhes endoplasmatisches Retikulum, Mitochondrien etc.) besitzen die Keratinozyten mehrere für sie charakteristische Strukturen (Abb. 1.7):

Zytoplasmatische Filamente (Zytoskelett). Es bestehen zwei unabhängige Fasernetze, die Keratin- und die Aktinfilamente. Beide durchziehen das Zytoplasma, inserieren an spezifischen Adhäsionsorganellen der Zellmembran und erfüllen mechanische Aufgaben.

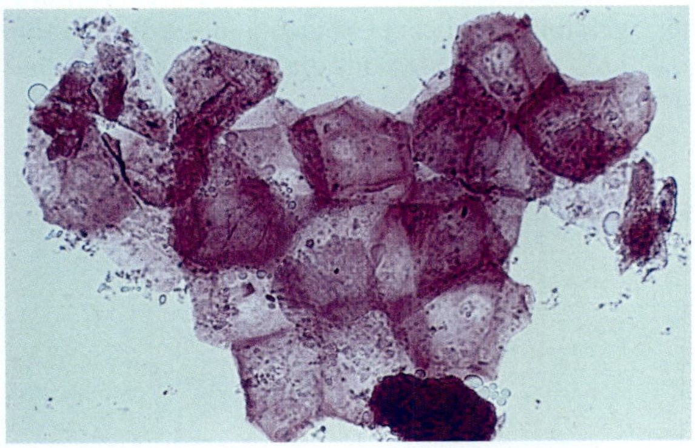

Abb. 1.6. Die Hornschicht ist aus regelmäßigen, kernlosen hexagonalen Korneozyten zusammengesetzt (G. Plewig, München)

Keratinfilamente (Tonofilamente) sind intermediäre Filamente (10 nm); sie sind um den Zellkern verdichtet und verlaufen gebündelt kreuz und quer durch die Keratinozyten und inserieren allseits an Desmosomen und Hemidesmosomen. Im Stratum basale sind sie fein und bestehen aus den sog. „basalen" Keratinen (K5/K14; s. unten); im Stratum spinosum sind sie breit und durch die neusynthetisierten Keratine K1/K10 ergänzt bzw. ersetzt. Sie haben mechanische Funktion (Verspannungssystem der Keratinozyten) und steuern den fibrillären Anteil des Keratin bei.

Aktinfilamente sind Mikrofilamente (7 nm): ein Fasernetz, das sowohl der Zellfestigkeit („Streßfasern") als auch der Adhärenz und der Lokomotion dient. Die Aktinfilamente durchziehen das Zytoplasma und inserieren allseits an den Adhärenzkontakten (s. unten).

Adhäsionsorganellen (Zellverbindungen, „junctions"). Die Keratinozyten sind miteinander durch Desmosomen (Maculae adhaerentes) und Adhärenzkontakte (Zonulae adhaerentes) verbunden. Beide dienen der interzellulären Adhäsion und der Insertion von Filamenten. Die Adhärenz an der Basalmembran wird durch die Hemidesmosomen vermittelt. Eine weitere Junktionsart sind die „gap-junctions"; diese dienen nicht der Adhärenz, sondern sind Kommunikationskanäle zwischen den Keratinozyten.

Der ***prinzipielle Aufbau*** der Adhäsionsorganellen gestaltet sich wie folgt (Abb. 1.8): Desmosomen, Hemidesmosomen und Adhärenzkontakte sind Spezifikationen der Zellmembran, die aus umschriebenen plattenartigen Verdickungen an deren Innenseite („Plaque") gebildet werden. Je zwei solcher Platten liegen einander symmetrisch gegenüber, getrennt durch den (erweiterten) Interzellularraum; die Hemidesmosomen bestehen nur aus einer einzelnen Plaque („halbes" Desmosom) und grenzen an die Lamina lucida der Basal-

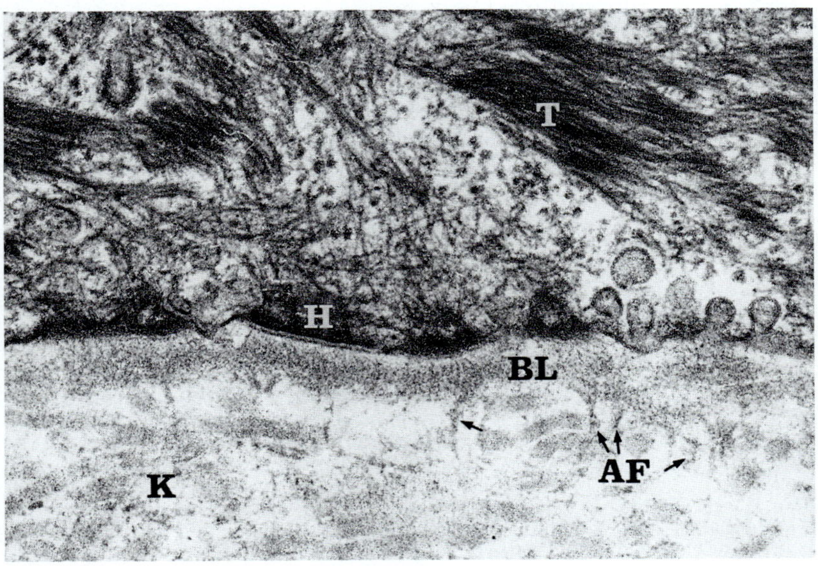

Abb. 1.7. Ultrastrukturelles Bild der dermoepidermalen Junktionszone. Die obere Hälfte des Bildes wird von einem Keratinozyten mit seinen charakteristischen Tonofilamentbündeln *(T)* eingenommen, die in den Hemidesmosomen *(H)* inserieren. Die Basallamina *(BL)* verläuft parallel zur Zellmembran des Keratinozyten, von dieser durch eine helle Zone, die sog. Lamina lucida, getrennt. In die Basallamina inserieren auf der dermalen Seite die Ankerfibrillen *(AF, Pfeile)*, die ihrerseits wieder im dermalen Kollagen *(K)* verankert sind. Vergr. 100.000:1

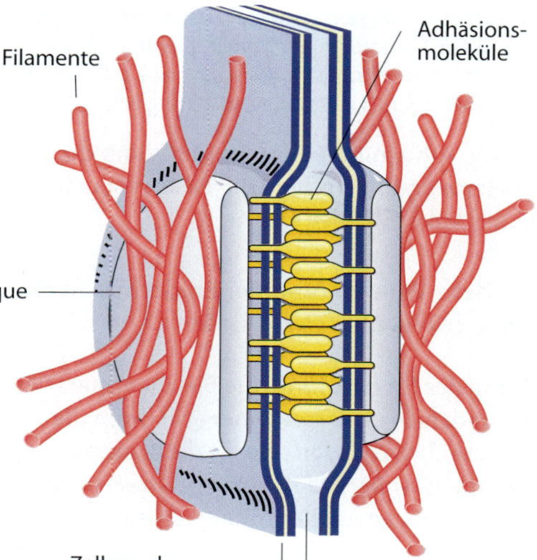

Abb. 1.8. Schematische Darstellung einer Adhäsionsorganelle: Ein Komplex aus zwei einander gegenüberliegender plattenartiger Verdichtungen an der Innenseite der Zellmembran (Plaque), die voneinander durch einen verbreiterten Interzellularraum getrennt sind. Letzterer enthält die Adhäsionsmoleküle. An der zytoplasmatischen Seite der Plaque inserieren die Intermediärfilamente (aus Alberts et al, 1989)

membranzone. Die zytoplasmatischen Seiten der Plaques tragen die Verankerungsstrukturen für die Filamente, die hier inserieren; die Membranseiten besitzen transmembrane Moleküle, die für die Adhärenz am Gegenüber verantwortlich sind. Auch diese transmembranen Moleküle besitzen innerhalb der Plaque Verankerungsstrukturen.

> **!** Die Adhäsionsorganellen sind keine permanenten Strukturen, sondern werden dauernd neu gebildet und abgebaut (sonst wäre keine aktive Zellbewegung möglich). Jeder Keratinozyt besitzt Hunderte solcher Verbindungen, die nach Fixierung im histologischen Präparat den Zellen ein stacheliges („spinöses") Aussehen geben (die Zelle schrumpft, bleibt aber mit den Desmosomen an der Nachbarzelle hängen: Auszipfelung). Die Adhäsionsorganellen werden treffend mit Druckknöpfen oder Lötstellen verglichen.

Desmosomen („Haftplatten") tragen die hauptsächliche Last der interzellulären Adhärenz. Sie besitzen breite Plaques, der zwischen ihnen liegende Interzellularraum ***(Desmoglia)*** ist stark erweitert (30 nm) und wird durch eine feine mediane Verdichtungsplatte geteilt. An der zytoplasmatischen Seite der Plaque inserieren Keratinfilamente; sie sind in den Polypeptiden Desmoplakin I und II verankert. Die transmembranen Adhärenzstrukturen der Desmosomen sind desmosomale Cadherine (kalziumabhängige Adhäsionsmoleküle) der Familien der Desmocolline und Desmogleine. Ihre extrazellulären Domänen binden homolog an diejenigen des Gegenüber; ihre intrazellulären Anteile sind im Plaque-Polypeptid Plakoglobin verankert. Zusätzliche Plaque-Proteine haben die Rolle von Verbindungs- und Funktionsproteinen.

> **!** Schäden in diesem interzellulären Adhäsionsapparat führen zum Verlust des Zusammenhalts der Keratinozyten untereinander (Akantholyse). Auf genetischer Basis liegen derartige Schäden beim M. Darier und M. Hailey-Hailey vor (s. diese); auf erworbener Basis bei der Krankheitsgruppe des Pemphigus (s. bullöse Autoimmundermatosen)

Adhärenzkontakte besitzen eine schlankere Plaque, der Interzellularraum ist weniger verbreitert, eine mediane Verdichtungsplatte fehlt. An der zytoplasmatischen Seite der Plaque inserieren die Aktinfilamente; sie sind an α-Katenin verankert. Die Adhäsionsstrukturen sind „klassische" Kadherine (E-, P-, N-Kadherine); ihre intrazellulären Domänen sind an β-Katenin und Plakoglobin verankert.

Plakoglobin ist das einzige Polypeptid, das sowohl in Desmosomen wie in Adhärenzkontakten vorkommt.

Hemidesmosomen: s. weiter unten.

Odlandkörperchen („lamellar bodies"). Diese sind kleine, lamellierte Zellorganellen. Sie treten im oberen Stratum spinosum in Erscheinung, enthalten Lipide (Glyko-, Phospholipide, Sterole) und reichlich Enzyme (Lipasen, Proteasen, saure Phosphatase etc.), werden im Stratum granulosum in den Interzellularraum ausgestoßen und induzieren dort die Bildung einer starren, impermeablen Kittsubstanz (s. unten).

Keratohyalinkörner. Diese sind amorphe, elektronendichte, rundliche oder bizarr konfigurierte Strukturen. Sie bestehen hauptsächlich aus an Keratinfilamente angelagertem Profilaggrin (s. unten).

„Cornified envelope" der Hornzellen. Es stellt eine aus mehreren Proteinen (Involukrin, Loricrin, Keratolinin u. a.) und Lipiden bestehende Verdichtung des inneren Anteils der Zellmembran (15 nm) dar, die den Hornzellen ihre rigide Beschaffenheit verleiht.

Melanosomen bzw. Melanosomenkomplexe. Siehe unten.

Epidermaler Interzellularraum

Es handelt sich hier um ein schmales Spaltsystem von konstanter Breite (18 nm), das von Glykosaminoglykanen (Heparan-, Chondroitinsulfat) erfüllt ist, die Oberflächenmoleküle der Keratinozyten enthält und bis in die Höhe des Stratum granulosum auch für höhermolekulare Stoffe durchgängig ist (auch zwischen den Desmosomen – Stoffwechselfunktion!). Mit dem Eintritt der Odlandkörperchen in den Interzellularraum wird dieser undurchlässig (s. unten).

Dermoepidermale Junktionszone (Abb. 1.9, s. Abb. 1.7)

Darunter versteht man die komplex aufgebaute Grenzfläche zwischen Epidermis und Dermis (Basalmembranzone). Die dermoepidermale Junktionszone vermittelt die mechanische Verbindung der sehr verschiedenen Gewebstypen Epidermis und Dermis; sie ist daher mechanisch besonders beansprucht (ein locus minoris resistentiae und Schauplatz zahlreicher pathologischer Vorgänge) und durch ein mehrgliedriges sinnreiches Haltesystem gesichert. Sie besteht aus drei Anteilen:

- der Zellmembran der basalen Keratinozyten mit Hemidesmosomen und der darunter befindlichen elektronenhellen 25–50 nm breiten ***Lamina lucida;*** ein dem epidermalen Interzellularraum vergleichbarer und mit diesem kommunizierender Spaltraum. Er enthält die Ankerfilamente, Adhäsionmoleküle, Oberflächenmoleküle, Fibronektin und Glykosaminoglykane (Heparansulfat);
- der Basallamina selbst (***Lamina densa;*** 20–50 nm); sie besteht aus Kollagen Typ IV, Laminin I und anderen Proteinen (Fibulin, BM-40);

Typ-IV-Kollagen: ein heteropolymeres Kollagen, das nicht Fasern, sondern ein zweidimensionales Netz verflochtener Di- und Tetramere ausbildet.

Laminin I und Nidogen: Laminin I ist ein großes Glykoprotein (900 kD) von kreuzförmiger Molekülform, an das das kleine Nidogen bindet. Der Komplex assoziiert sich mit dem Typ IV-Netzwerk und ist Substrat für die Anhaftung von Zellen.

- dem sog. sublaminären Raum unterhalb der Lamina densa; er enthält verschiedene Fasertypen, insbesondere die Ankerfibrillen (s. unten).

Mechanische Verankerung der Epidermis an die Dermis. Diese erfolgt über zwei Glieder:

- Haftung der Epidermis an die Basallamina: Diese beruht auf den ***Hemidesmosomen*** mit ihren die Lamina lucida durchquerenden und an der Lamina densa inserierenden ***Ankerfilamenten.*** Letztere sind mit der Plasmamembran der Keratinozyten durch das BPAG2 (s. unten) und Integrine ($\alpha 6\beta 4$-Integrin) verbunden.
- Fixierung der Basallamina an das Kollagengeflecht der Dermis: Diese erfolgt durch die ***Ankerfibrillen.***

Diese zweigliedrige Vorrichtung ist besonders robust und sinnvoll, da die Zwischenschaltung der reißfesten, aber elastischen Basallamina Scherkräfte reduziert. Sie wird durch ***für die Haut spezifische Strukturen*** aufgebaut (so besitzen andere Basalmembranen des Körpers weder die Pemphigoid-Antigene noch Ankerfibrillen etc.).

Hemidesmosomen (s. Abb. 1.9) bestehen, wie die Desmosomen, aus einer Plaque, an deren zytoplasmatischer Seite Keratinfilamente inserieren. Verankert sind die Keratinfilamente in zwei Proteinen (die den Desmoplakinen der Desmosomen analog sind und mit diesen auch Homologien besitzen): Plektin und das bullöse Pemphigoid-Antigen-1 (BPAG1, 230 kD). Die Adhäsionsstrukturen sind *nicht* Cadherine, sondern

- das transmembrane bullöse Pemphigoid-Antigen 2 (BPAG2, 180 kD). Dessen intrazellulärer globulärer

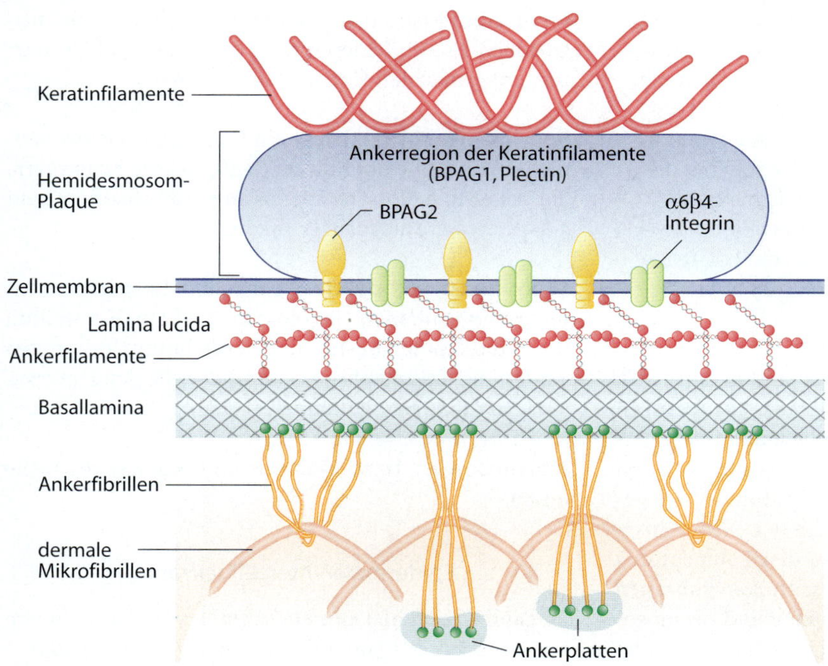

Abb. 1.9. Der Adhäsionskomplex der dermoepidermalen Junktionszone (Hemidesmosom)

Anteil ist besonders groß (eigene Ankerfunktion, Verbindung mit Plectin und BPAG1), der extrazelluläre Anteil besitzt eine Kollagendomäne (Kollagen XVII) und bindet an Proteine der Ankerfilamente (Laminin 5 und 6, Ladinin);

- α6β4-Integrin. Auch dieses besitzt eine große intrazelluläre Domäne, die extrazelluläre Domäne bindet an Laminin I und Ankerfilamente (Laminin 5).

Ankerfilamente bestehen zumindest aus folgenden Komponenten: Laminin 5, 6 und 7 sowie Ladinin. Weitere Funktionsproteine in ihnen bzw. der Lamina lucida werden vermutet (z. B. Uncein).

Laminine sind heterotrimere Proteine; das hier wahrscheinlich wichtigste Laminin 5 (frühere Bezeichnungen: Epiligrin, Nicein, Kalinin) bindet an BPAG2 und ist der Hauptligand des α6β4-Integrin. Laminin 6 bindet an das Kollagen Typ IV der Basallamina.

Ankerfibrillen sind aus Kollagen Typ VII bestehende, typisch nichtperiodisch gebänderte Fasern, die von der Basallamina in die sublaminäre Zone strahlen und dort in speziellen basalmembranähnlichen globulären Strukturen („anchoring plaques“) enden oder auch zurück an die Basallamina führen. Die Gesamtheit der Ankerfibrillen bildet ein multipel verbundenes Schlaufenwerk, durch dessen Maschen dermale Kollagenfasern fädeln und dadurch den Apparat der Basalmembranzone fest an das Kollagengeflecht knüpfen.

Unabhängig von den Ankerfibrillen inserieren ferner Oxytalanfasern (unreife elastische Fasern) in die Basallamina und stehen nach unten mit dem elastischen Netzwerk (Elauninfasern) in Verbindung.

Die dermoepidermale Junktionszone ist demnach aus einer Hierarchie von untereinander und mit den benachbarten Zellen interagierenden Strukturelementen aufgebaut. Kontinuitätstrennungen in der Junktionszone können durch Schäden in jeder der genannten Strukturen bedingt sein, sehen lichtmikroskopisch jedoch ähnlich oder gleich aus, weshalb sie summarisch als „junktional“ bezeichnet werden. Die Unterscheidung erfolgt ultrastrukturell oder durch Immunfluoreszenz (s. Kap. „Epidermolysis bullosa hereditaria“ und „Bullöse Autoimmundermatosen“). Schäden an den genannten spezifischen Strukturen können durch genetische Defekte oder Autoimmunreaktionen zustande kommen; die entstehenden klinischen Bilder weisen oft erstaunliche Parallelen auf (Tabelle 1.1).

Viele der relevanten Adhäsionsstrukturen wurden sequenziert und kartiert. So lokalisiert sich BPAG1 auf Chromosom 6p11–12, BPAG2 auf 10q24.3, Plectin auf 8q24, die Familie der Cadherine auf 18q12, Laminin 5 auf 18q11.2 (α3-Kette) bzw. 1q25–32 (β3-, γ2-Ketten sowie Ladinin), und Kollagen Typ VII auf 3p21.1

1.2.2 Epidermale Kinetik

Die Keratinozyten der Epidermis stellen eine sich kontinuierlich erneuernde Zellpopulation dar, in der Zellgewinn (Mitosen) und Zellverlust (terminale Differenzierung und Apoptopse) einander die Waage halten. Die einzelnen Schichten der Epidermis (i. e. Stadien der Differenzierung) stehen daher zueinander im Verhältnis eines Fließgleichgewichts (Homöostase), in dem – anders als bei den meisten Organen – Regeneration und Funktion gekoppelt sind.

Die Hornschicht, als Endprodukt der Differenzierung, ist keine fixe Struktur sondern wird ständig durch Abschilferung nach außen und Rekrutierung von unten erneuert. Dadurch wird plausibel, daß Schäden der Hornschicht Auswirkungen auf die Proliferationstätigkeit (z. B. Wundheilung), und umgekehrt Änderungen der Proliferation Auswirkungen auf die Funktion der Hornschicht haben (z. B. Verhornungsmängel bei Psoriasis).

Genodermatose	Adhäsionsstruktur	bullöse Autoimmundermatose
	BPAG1	bullöses Pemphigoid
Epidermolysis bullosa hereditaria mit tardiver Muskeldystrophie	Plectin	
Generalisierte atrophisierende benigne Epidermolysis bullosa hereditaria (GABEB)	BPAG2	bullöses Pemphigoid, Herpes gestationes
Epidermolysis bullosa hereditaria mit Pylorusatrophie	α6β4 Integrin	
Epidermolysis bullosa hereditaria junctionalis; Typ Herlitz, Typ mitis (verschiedenes Ausmaß des genetische Defekts)	Laminin 5	vernarbendes Pemphigoid
	Ladinin	lineare IgA-Dermatose
Epidermolysis bullosa hereditaria dystrophicans	Kollagen Typ VII	Epidermolysis bullosa acquisita, bullöser SLE

Tabelle 1.1 Genetische und erworbene spezifische Defekte an Adhäsionsstrukturen der dermoepidermaler Junktionszone

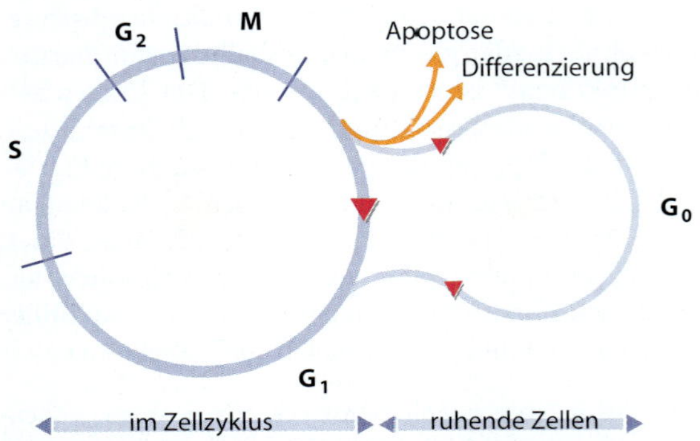

Abb. 1.10. Modell des Zellzyklus. Dieser besteht aus 4 Phasen: Mitose *(M)*, G_1-Phase (Interphase), DNS-Synthesephase *(S)* und G_2-Phase. „G" bedeutet „gap", das heißt etwa „Aktivitätsloch" des Zellkerns (der Kern scheint inaktiv, da er weder DNS synthetisiert noch in Teilung begriffen ist). Nach der Mitose hat die Basalzelle 4 Optionen: sofortiger Wiedereintritt in den Zellzyklus; Differenzierung; Zelltod durch Apoptose oder Verharren in Ruheposition außerhalb des Zellzyklus (G_0-Phase)

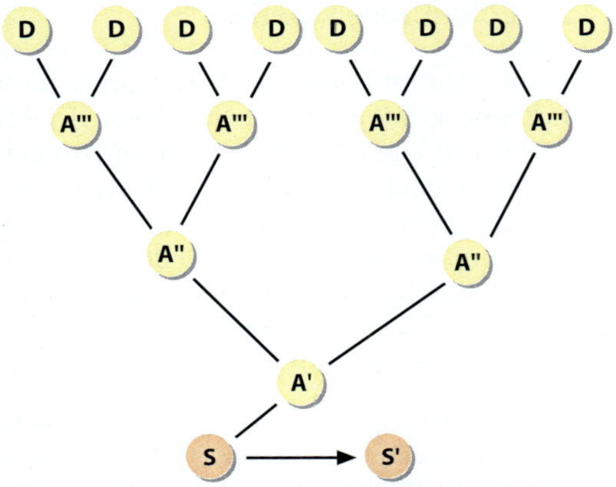

Abb. 1.11. Konzept der Stammzellen (s. Text). *S* = Stammzelle, *A* = Amplifikationszelle, *D* = differenzierende Zelle

Mitosen laufen normalerweise nur in der Basalschicht ab. Die Fähigkeit zur Zellteilung bleibt im Stratum spinosum prinzipiell noch erhalten, wird aber nur unter besonderen Umständen manifest (z. B. Wundheilung, Psoriasis). Mit Eintritt der terminalen Differenzierung im Stratum granulosum geht sie verloren.

Mitosetätigkeit und Zellzyklus. Die Basalschicht enthält die durch den Zellzyklus rotierenden Zellen; die aus ihr aufsteigenden Zellen sind für die terminale Differenzierung bestimmt. Die Mitoserate normaler Epidermis beträgt < 1% der Basalzellen, der 3H-Thymidin-Markierungsindex (der Anteil von in der DNS-Synthesephase befindlichen Zellen) zwischen 3 und 4%. Die Dauer von Mitose- und Synthesephase beträgt ca. 1 bzw 8 Stunden; über die der übrigen Zyklusphasen liegen (wegen methodischer Schwierigkeiten) unterschiedliche Daten vor. So wird die Gesamtdauer des Zyklus zwischen 150 und 300 Stunden angegeben. Klar ist, daß die G1-Phase von sehr variabler Dauer ist. Dies deshalb, weil nur ein Teil der Basalzellen durch den Zellzyklus rotiert, während der größere Teil (etwa 60%) in der G1-Phase „ruht" und als „strategische Reserve" dient (Abb. 1.10).

Die ruhenden Zellen werden auch als Go-Population bezeichnet; ob es sich hierbei um eine eigene Population oder nur um extrem lange in der G1-Phase verharrende Zellen handelt, ist ein semantisches Problem. Ob es auch eine analoge „ruhende" Population in der G2-Phase gibt, ist noch unklar.

Konzept der Stammzellen. Nach heute gültiger Anschauung ist die unlimitierte Rotation durch den Zellzyklus eine Idealvorstellung, die (in der Epidermis wie vielen anderen Geweben) nur auf die klonogenen Stammzellen zutrifft. Diese sind „unsterbliche" Träger der jeweiligen Genomkonfiguration (in unserem Fall des Keratinozyten), die *selbst* der terminalen Differenzierung nicht unterliegen. Durch ihre Teilung werden teils wieder Stammzellen erzeugt, teils aber sogenannte „Übergangs"-(Amplifikations-)Zellen: Diese sind zu einigen (3–4) „Amplifikationsmitosen" fähig, fallen aber dann der Differenzierung anheim. Die Produktion einer Amplifikationszelle führt daher zu 8–16 terminal differenzierenden Zellen (Abb. 1.11)

Die Hauptlast der Mitosetätigkeit wird daher von den Amplifikationszellen getragen, während die Stammzellen nur *langsam* proliferieren. Dieses System ist sehr sinnvoll, da Fehler im heiklen Prozeß der Replikation nur dann nicht automatisch eliminiert werden, wenn sie bei der Produktion einer Stammzelle auftraten.

Migration der Keratinozyten. Die Loslösung der Zellen aus dem Str. basale und ihre Aufwärtsbewegung im Str. spinosum erfolgt ***einzeln,*** unabhängig voneinander und aktiv (treibende Kraft ist *nicht* der Populationsdruck der neugebildeten Zellen, die „Vis a tergo". Beweis: In durch ionisierende Strahlen mitoseunfähig gemachter Epidermis steigen immer noch Keratinozyten auf). Diese Individualität findet allerdings knapp unter dem Str. granulosum ihr Ende: Die terminale Differenzierung erfolgt ***synchron,*** der weitere Aufstieg erfolgt ***im Verband.*** Die Transitzeit eines Keratinozyten durch das Stratum spinosum beträgt etwa 14 Tage; der Turnover (Erneuerungszeit) der Hornschicht wird gleichfalls auf etwa 2 Wochen geschätzt. Die durchschnittliche Zeit zwischen dem Austritt eines Keratinozyten aus dem Str. basale und seiner Abschilferung von der Hautoberfläche beträgt daher etwa 1 Monat.

> **!** Die beobachteten Daten differieren erheblich (unter anderem, weil die Berechnungen ohne Berücksichtigung der Apoptose durchgeführt wurden), die genannten Zahlen sind Schätzwerte.

Regulation der Zellproliferation. Die unter Normalbedingungen als „steady-state" ablaufende epidermale Proliferation reagiert auf jegliche traumatische, thermische, aktinische, chemische oder entzündliche Reize mit Anstieg der Mitoseaktivität. Am klarsten zeigt sich dies bei der Wundheilung: Kleinste Verletzungen der Epidermis rufen nach einer etwa 24-stündigen Latenzperiode eine vehemente synchronisierte Mitosewelle der Basalschicht hervor. Ziel ist offensichtlich der Ersatz des geschädigten oder verlorengegangenen Gewebes und die Schließung des Defekts. Der ersten Welle synchroner Proliferation folgen weitere, schwächere, bis mit Abschluß der Wundheilung das ursprüngliche Proliferationsgleichgewicht wiederhergestellt ist. Die sichtbare Manifestation der Hyperproliferation ist die Ausbildung von Schuppen.

Die Steigerung der Proliferation ist demnach ein empfindliches Instrument, mit dem die Epidermis auf den ständigen Flux mechanischer und anderer Reize aus der Umwelt reagiert und die Homöostase der Epidermis garantiert. Die Mechanismen dieser Regulation und deren Hierarchie sind im einzelnen nicht völlig geklärt, aber jedenfalls komplex. Zahlreiche Glieder des Zytokinnetzwerks sind imstande, bei Aktivierung oder Schädigung der Keratinozyten direkt oder indirekt deren Wachstum positiv oder negativ zu beeinflußen. Potente Wachstumsstimulatoren, vorwiegend mit auto- und parakriner Wirkung sind IL-1, IL-6 sowie Wuchsfaktoren wie EGF, TGF α, basischer und saurer FGF, KGF; wachstumsbremsend wirkt TNF α.

Vom kinetischen Standpunkt aus wird der Wachstumstimulus vornehmlich durch Rekrutierung der ruhenden Zellen (G0-Population) umgesetzt, was zur synchronisierten DNS-Synthese führt. Weitere Mechanismen sind Vermehrung der Zahl der Amplifikationsteilungen und die Verkürzung einzelner Zyklusphasen (in erster Linie der G1-Phase).

Erhöhte Proliferationstätigkeit der Epidermis ist daher bei vielen Hautkrankheiten zu erwarten. Während dies zumeist klar ein sekundäres Phänomen darstellt, nämlich die Folge irritativer oder entzündlicher Prozesse in Epidermis oder auch Bindegewebe, kann die Proliferation auch ohne ersichtlichen Grund oft erheblich gesteigert sein. Ein eindrucksvolles Beispiel hierfür ist die Psoriasis mit einem bis auf 20% gesteigerten Thymidin-Markierungsindex. Die Grundlage dieser hohen Inzidenz von Zellen in der S-Phase ist nicht, wie früher – ohne Berücksichtigung einer ruhenden Zellpopulation – angenommen, eine enorme Verkürzung des Zellzyklus auf 1/12 (37 h), sondern die gänzliche Rekrutierung der G0-Zellen in das proliferative Geschehen. Die Folge ist eine drastisch verkürzte Transit- und Turnoverzeit der Epidermis und deren mangelhafte Differenzierung. Eine ähnliche, weniger stark ausgeprägte Hyperproliferation findet sich bei verschiedenen Ichthyosen.

Rolle der Apoptose. Apoptose ist ein bislang wenig beachteter fundamentaler biologischer Mechanismus, der eine Schlüsselrolle in der Homöostase der Gewebe unter physiologischen und pathologischen Bedingungen spielt.

Anders als die Nekrose (aber analog zur terminalen Differenzierung) ist die Apoptose ein geplanter Zelltod, der aktiv durch Ingangsetzung einer „Suizidmaschinerie" zustande kommt. Sie ist durch charakteristische Merkmale gekennzeichnet: Kontaktverlust, Zellschrumpfung, in vielen Fällen Kernkondensation, Fragmentierung der Zelle in membranumhüllte Pakete, die (den potentiell schädigenden) Inhalt sequestrieren. Die so entstehenden „apoptotischen Körperchen" werden phagozytiert und eliminiert. Eine Endonuklease-mediierte Fragmentierung der nukleären DNS dient als gut darstellbarer Indikator für Apoptose, ist jedoch nicht zwingender Bestandteil des Vorgangs (auch kernlose Zellen erfahren apoptotischen Zelltod).

Apoptose ist ein einsamer, friedlicher Tod, Nekrose eine Massenkatastrophe.

Die Regulation der Apoptose erfolgt durch induzierende und supprimierende Gene, die durch „soziale" Signale der Umwelt (Wachstumsfaktoren, Zytokine) in vielen Fällen über Rezeptorvermittlung (z. B. Fas) mittels Signaltransduktion (z. B. ICE-Proteasen) unter Beteiligung von Transkriptionsfaktoren (z. B. NF-kB) aktiviert werden. Zur Auslösung der Apoptose scheint der Wegfall supprimierender Signale wesentlicher zu sein als das Auftreten induzierender. Das wesentlichste supprimierende Gen ist das bcl-2 Gen, ein Angehöriger einer Familie von Apoptose-Regulations-Genen. Im Rahmen der Signaltransduktionsvorgänge ist die Apoptose ferner mit Regulationsgenen des Zellzyklus verknüpft, insbesondere c-myc, c-fos und p53. Letzteres ist ein potenter Apoptoseinduktor, der insbesondere bei der Elimination neoplastisch transformierter Zellen eine Schlüsselrolle spielt. Karzinome (auch der Haut) haben häufig ein durch Mutation inaktives p53-Gen.

Die Apoptose der Haut manifestiert sich durch Apoptose-Körperchen, die in geringer Zahl selbst in normaler Haut vorhanden, bei manchen Krankheiten jedoch augenfällig sind (Lichen ruber – s. Abb. 1.12, Sonnenbrand, M. Darier, Basaliom, Plattenepithelkarzinom u. a. m.). Diese Körperchen sind ein altbekanntes Phänomen der Histopathologie und tragen viele Bezeichnungen („cytoid bodies", „colloid bodies", dyskeratotische Zellen, „sunburn cells" etc.). Über die Häufigkeit des apoptotischen Zelltods unter Normalbedingungen sowie über ihren zeitlichen Ablauf ist wenig bekannt. Es ist demnach unklar, wie groß ihre Rolle in der epidermalen Zellkinetik ist.

Auffällig ist allerdings, daß alle historischen Berechnungen (ohne Einbeziehung der Apoptose) nicht ausreichend erklären konnten, warum weniger Korneozyten pro Zeiteinheit produziert werden als Mitosen ablaufen. Es scheint, daß ein beträchtlicher Teil der produzierten Epidermalzellen im Prozeß der Aszension der Apoptose anheimfallen, wenn sie nicht bei Bedarf als stille Reserve am Leben erhalten werden.

Die Symptomatik vieler Hautkrankheiten wird erst unter Einberechnung der Apoptose verständlich. Bei hy-

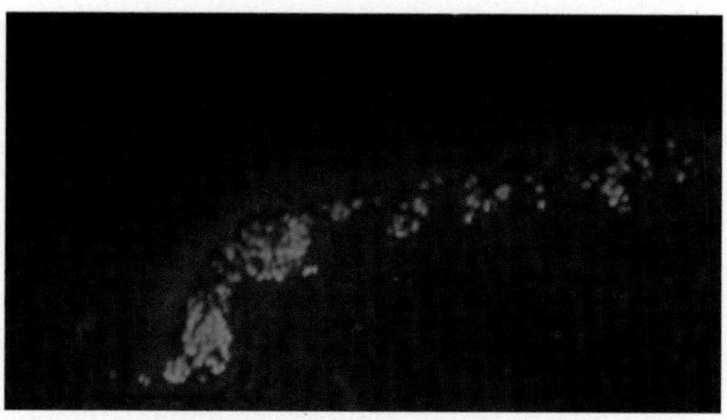

Abb. 1.12. Lichen ruber, direkte Immunfluoreszenz. Traubenförmig aggregierte „cytoid bodies" entlang der Basalmembran, FITC-anti-IgM, x45

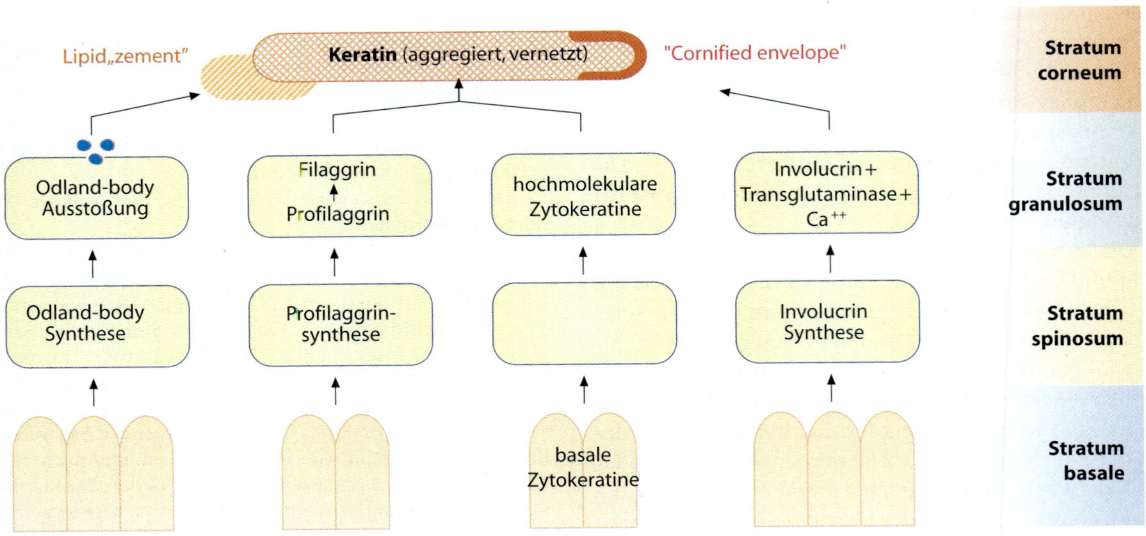

Abb. 1.13. Differenzierungsgang der Keratinozyten (s. Text)

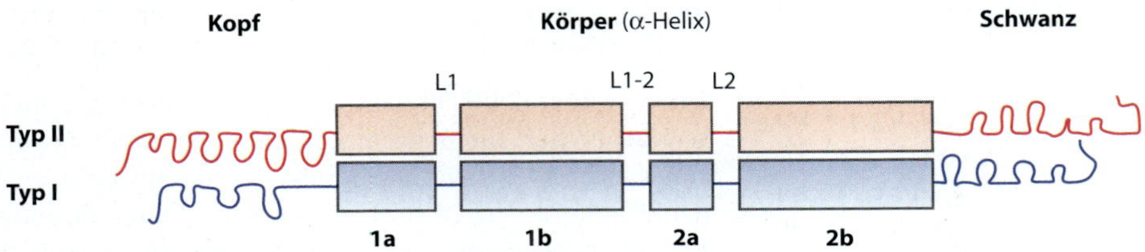

Abb. 1.14. Schematische Darstellung eines Keratin-Heterodimers: Je eine Typ-I- und eine Typ-II-Polypeptidkette sind parallel aneinander gebunden. Beide Ketten bestehen aus zentralen α-helikalen Domänen (je 4 Abschnitte mit Verbindungsregionen) und variabel gestalteten Kopf- und Schwanzdomänen. Aus: I. M. Leigh, 1994

perproliferativen Prozessen finden sich wenig apoptotische Körperchen (z. B. Psoriasis), bei schnell proliferierenden, aber langsam wachsenden Tumoren hingegen viele (z. B. Basaliom). Die Induktion der Katagenphase am Haarfollikel ist ein Phänomen der Apoptose; pathologisch gesteigert ist es bei Katageneffluvien und bei der Alopecia areata. Auch die Wirkung vieler Medikamente (z. B. Dithranol, Retinoide, Zytostatika) und der Photo- und Radiotherapie läuft über Induktion der Apoptose.

1.2.3 Differenzierung der Keratinozyten

Die Umwandlung lebender Keratinozyten in die funktionstragende Hornschicht ist ein sich schlagartig abspielener Prozeß (Stunden). In ihm werden synchron Syntheseprodukte zur wechselseitigen Interaktion freigesetzt, die während der zweiwöchigen Reise der Keratinozyten in das Str. granulosum langsam auf vier getrennten, aber parallel ablaufenden Reaktionswegen vorbereitet wurden. Diese Wege werden im folgenden aufgezeigt (Abb. 1.13).

Synthese der Keratinfilamentproteine (Zytokeratine). Keratinfilamente werden aus den hochstabilen, unlöslichen Zytokeratinen (Polypeptidketten von 40–70 Kd, bestehend aus helikalen und nonhelikalen Domänen) (Abb. 1.14), den hauptsächlichen epidermalen Strukturproteinen, aufgebaut. Es handelt sich um strukturell analoge Polypeptide, die einer Multigenfamilie angehören. Zumindest 30 verschiedene solcher Zytokeratine sind bekannt, die zwei Familien bilden: Familie I umfaßt die sauren, Familie II die neutralen bis alkalischen Polypeptide (Abb. 1.15). Typ-I-Gene sind auf Chromosom 17, Typ-II-Gene auf Chromosom 12 lokalisiert.

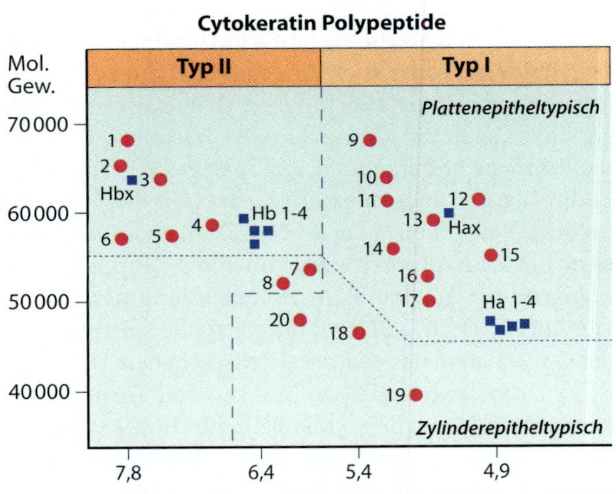

Abb. 1.15. Schematischer Katalog der menschlichen CK (Abszisse isoelektrischer Punkt; Ordinate Molekulargewicht). Aus: I. Moll, 1993

Baustein der Keratinfilamente sind Dimere. Diese bestehen aus einem Paar parallel ausgerichteter und reißverschlußartig an ihren hydrophoben Gruppen aneinander gebundener Polypeptide (sogenannte „coiled-coil Doppelhelices"; einfache Helices sind nicht stabil). Die Dimere werden komplementär aus je einem Vertreter der beiden Familien gebildet; Dimere ordnen sich (versetzt) parallel zu Tetrameren, diese wieder durch Elongation zu Keratinfilamenten. Von den unendlich vielen Kombinationsmöglichkeiten treten in vivo nur wenige auf. Diese Kombinationen sind typisch für verschiedene Epithelien, Differenzierungsstufen, Anhangsgebilde und für den Zustand der Hyperproliferation. Punktmutationen in Zytokeratingenen wurden als Ursache verschiedener Genodermatosen identifiziert.

Während der Differenzierung der Keratinozyten werden die niedrigmolekularen „basalen" (Zytokeratinpaar 5/14) zugunsten der hochmolekularen (Zytokeratinpaar 1/10,11 – Keratinisationsmarker!) Keratine zurückgedrängt (auf transkriptioneller Ebene). Für die Palmoplantarhaut spezifisch ist das suprabasale Zytokeratin 9. Das Zytokeratinpaar 6/16 ist typisch für verhornende Mukosa und hyperproliferative Zustände der Epidermis (z.B. Psoriasis). Die „harten" Haar- und Nagelkeratine werden aus einer eigenen Gruppe niedrigmolekularer Zytokeratine aufgebaut.

Synthese von Filaggrin. Filaggrine sind eine Gruppe stark basischer (histidinreicher) Proteine (35 kD), die aus dem hochmolekularen phosphorylierten Vorläuferprotein Profilaggrin (ca. 400 kD) durch posttranslationale Modifikation hervorgehen. Das Profilaggrin/Filaggrin-Gen wurde auf Chromosom 1 q21 lokalisiert. Profilaggrin wird im obersten Stratum spinosum synthetisiert und bildet vorerst mit Keratinfilamenten zusammen klumpige Aggregate (Keratohyalingranula). Im Stratum granulosum kommt es zur Dephosphorylierung und zum schrittweisen proteolytischen Zerfall von Profilaggrin und zur Dispersion der Bruchstücke im Zytoplasma. Das hierbei freigesetzte hochreaktive monomere Filaggrin führt zur Aggregation der Keratinfilamente und deren Vernetzung durch Disulfidbrücken. Hierdurch ist die Bildung des Keratins abgeschlossen, das nun als unlöslicher Komplex filamentärer und interfilamentärer Proteine vorliegt.

Die Filaggrine zerfallen in der Hornschicht noch weiter unter Bildung von Aminosäuren (Funktion: Wasserretention) und der Urokaninsäure (natürliche photoprotektive Substanz der Hornschicht).

Profilaggrin, Loricrin, Involukrin u.a. (s. unten) sind Proteine, die zusammen mit den Keratinen die Struktur der Hornzellen bilden. Sie sind Produkte einer Gruppe strukturell, funktionell und evolutionär verwandter Gene, die benachbart auf Chromsom 1 lokalisiert sind („epidermaler Differenzierungskomplex")

Synthese des „Cornified Envelope". Im oberen Stratum spinosum erscheint das zystinreiche unlösliche Protein Involukrin (80 kD): Es lagert sich am Übergang des Stratum granulosum zur Hornschicht an die Innenseite der Zellmembran an und wird dort, gemeinsam mit anderen Proteinen (Loricrin, Keratolinin, Pancornuline) durch eine kalziumabhängige membrangebundene Transglutaminase in hohem Maß quervernetzt. Die Quervernetzung führt zu hoher Rigidität der Hornzelle („steifes Innenfutter"), andererseits zu beträchtlicher chemischer Resistenz gegen Keratolytika (Alkalien, Detergenzien, reduzierende Substanzen) und organische Lösungsmittel, nicht aber proteolytische Enzyme. Das „cornified envelope" ist eine für das Stratum corneum typische Struktur und in tieferen Zellagen nicht nachweisbar. Unmittelbar dem „cornified envelope" außen angelagert findet sich eine membranartige ceramidreiche Lipidschicht ***(„covalently bound envelope")***, deren genaue Zusammensetzung nicht bekannt ist und die vermutlich als Verbindung zwischen Korneozyten und der barrierelipidhaltigen Interzellularsubstanz dient.

Synthese des Barrierelipids. In der Haut finden 20–25% der körpereigenen Lipidsynthese statt. Die Regulation ist weitgehend unabhängig von systemischen Einflüssen. Die Keratinozyten der unteren Schichten der Epidermis besitzen, wie die meisten Gewebe, überwiegend membrangebundene Phospholipide. Im oberen Stratum spinosum erfolgt die Synthese der Odland-Körperchen, die (neben verschiedenen hydrolytischen Enzymen) reichlich Glykosylceramide, Sterolester und Phospholipide enthalten. Diese Lipide liegen innerhalb der Organellen in Form von parallelen Plättchen vor und werden am Übergang des Stratum granulosum in das Stratum corneum in koordinierter Weise gemeinsam mit den Enzymen durch Exozytose in den Interzellularraum ausgestoßen (Abb. 1.16). Gleichzeitig kommt es zu einem pH-

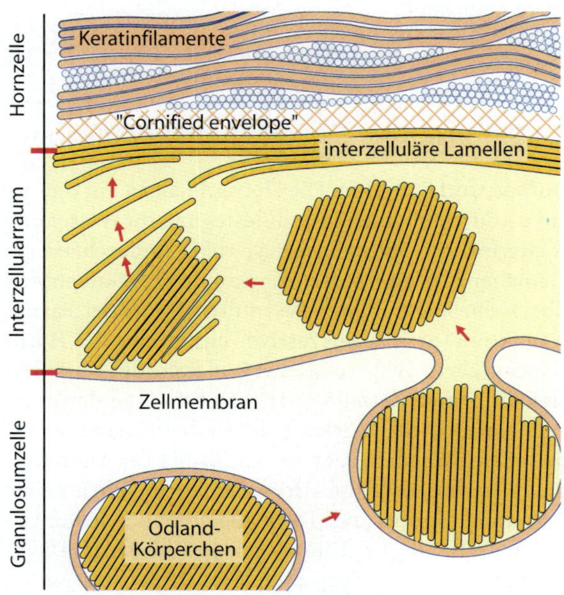

Abb. 1.16. Bildung des „Lipid-Zements" der Hornschicht. Im Str. granulosum werden die lipidhaltigen Odland-Körperchen synthetisiert, verschmelzen mit der Zellmembran und ergießen ihren Inhalt in den Interzellularraum. Hier schichten sich die Lipide zu breiten, interzellulären Lamellen um. (Nach Wertz 1983)

Abfall, der das Milieu zur Enzymaktivierung bietet. Hier werden sie enzymatisch vorwiegend in hydrophobe Metaboliten (Ceramide, Cholesterin, freie Fettsäuren), das eigentliche „Barrierelipid", umgewandelt und gleichzeitig zu breiten, parallel gerichteten Lipidlamellen remodelliert, die den Interzellularraum wasserdicht abschließen. Der Volumenanteil des Interzellularraums nimmt hierbei (im Vergleich zu anderen Epithelien) beträchtlich zu. Die Fette sind zusammen mit den (bis in das Stratum disjunctum der Hornschicht noch erhaltenen) Desmosomen für die Kohärenz der Hornschicht verantwortlich. Die enzymatische Umwandlung der polaren Phospho- und Glykolipide in eine weniger polare Lipidmischung besitzt neben der rein physikalischen Funktion eine Bedeutung für die Regulation der epidermalen Kinetik tieferer Zellschichten („second-messenger"-Funktion von Sphingomyelin auf Proliferations- und Differenzierungsvorgänge).

Trotz der weitgehenden Autonomie der kutanen Lipidsynthese sind bei der Bildung der Lipidlamellen essentielle Fettsäuren unerläßlich. Bei deren Defizienz wird daher eine mangelhafte Barriere aufgebaut.

Gleichzeitig mit diesen vier metabolischen Vorgängen baut der Keratinozyt des Stratum granulosum mit einem reichen Instrumentarium an Enzymen sämtliche Zellorganellen ab. Am Ende des epidermalen Differenzierungsganges liegt die fertige Hornschicht vor, die mit einer Ziegelmauer verglichen wird: regelmäßig angeordnete, durch das „cornified envelope" starre, kompakte (Verlust von mehr als 50 % Trockengewicht), mit hochmolekularem Keratin in einer elektronendichten Matrix (Filaggrin) gefüllte Bausteine, die mit einem undurchlässigem Lipid-„Zement" zu einer Lamelle verbunden sind.

1.2.4 Hornschicht und Barrierefunktion

Aufbau und Funktion. Die Hornschicht ist ein dünnes (10 μ), durchscheinendes, reißfestes und für Wasser und wasserlösliche Substanzen fast völlig undurchlässiges Häutchen, das die Epidermis wie eine Plastikmembran überzieht. Sie ist in ihrer Gesamtheit Träger der Barrierefunktion (Beweis: Sukzessive Verdünnung der Hornschicht führt zu exponentieller Zunahme der Durchlässigkeit). Durch Zerfall der Dichtsubstanz in der obersten Hornschicht (Wirkung der in den Hornzellen erhalten gebliebenen Enzyme, Auflösung der Desmosomen) zerbröckelt die Hornschicht in Einzelzellen („Stratum disjunctum"; Folge: die unmerkliche Einzelzellabschilferung). Bei Störungen des Abbaus der Dichtsubstanz entsteht die sog. „Retentionshyperkeratose".

Zerfällt die Dichtsubstanz nur unvollständig, lösen sich (statt einzelner Hornzellen) ***Hornzellaggregate***, die mit freiem Auge als ***Schuppen*** wahrnehmbar sind (Abb. 1.17).

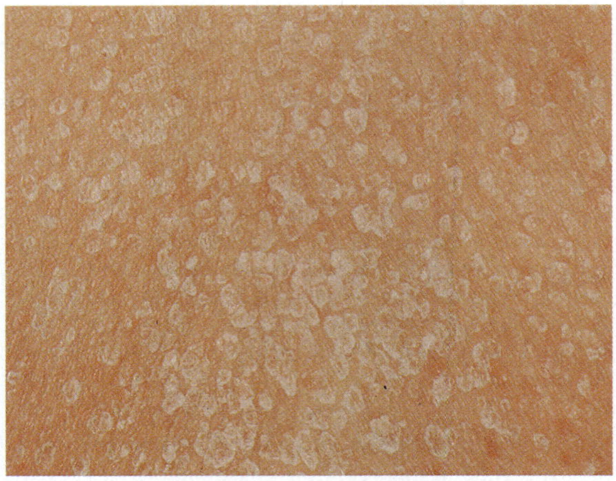

Abb. 1.17. Ablösung von Schuppen aus dem Verband der Hornschicht, veranschaulicht an einer psoriatischen Läsion

Die Hornschicht ist sehr widerstandsfähig gegen physikalische (mechanisch, thermisch, aktinisch) und chemische Noxen (Säuren, weniger Laugen). Relativ empfindlich ist sie gegen organische Lösungsmittel (Extraktion der Lipide) und Detergenzien (Zerstörung der Zellmembran). Beides bewirkt eine Störung der Barrierefunktion und ist Grundlage z. B. der degenerativen Ekzeme. Wegen des Proteincharakters und des Aminosäuregehalts der Hornzellen ist die Hornschicht hygroskopisch. Bei längerer Wasserexposition kommt es zur Schwellung der Hornschicht (Wäscherinnenhände!) und damit zu einer drastischen Änderung der physikalischen Eigenschaften: Abnahme der Reißfestigkeit (feuchte Haut ist verletzlicher!), Zunahme der Plastizität, Beeinträchtigung der Barrierefunktion (Grundlage der sog. „Okklusivverbände").

Das Stratum corneum besitzt in seiner exponierten Lage als Grenzschicht zur Umwelt entscheidende Funktionen als mechanisch-chemische Barriere, als Regulator metabolischer Vorgänge der darunter liegenden Keratinozyten und für die Wärme- und Flüssigkeitshomöostase. Die Barrierefunktion der Hornschicht hat jedoch physiologische Lücken: Sie gewährt einen minimalen Flüssigkeits- und Stoffaustausch zwischen Organismus und Umwelt ***(Perspiratio insensibilis)***. Andererseits kann jeder niedermolekulare Stoff in geringem Umfang durch die Haut eindringen, wobei lipidlösliche Substanzen vor wasserlöslichen bevorzugt sind. Intoxikationen durch perkutane Penetration sind möglich (z. B. Phenol!). Eine weitere Lücke stellen die Öffnungen der Hautanhangsgebilde dar (Haarfollikel, Schweißdrüsen). Da der Querschnitt dieser Kontinuitätsunterbrechungen lediglich 0,1 % der Hornschichtfläche beträgt, fällt er quantitativ nicht ins Gewicht. Ausnahmen: hochwirksame Stoffe (gewisse Kontaktantigene: Reibetest, Abb. 1.18)

Die Barrierefunktion der Hornschicht ist ein rein physikalisches Phänomen (Beweis: Isolierte, tote Hornschicht ist genauso effektiv wie lebende Epidermis), das dem Fick'schen Diffusionsgesetz gehorcht. Die Penetration von niedermolekularen Substanzen durch die gesunde Hornschicht wird bestimmt durch die Dicke,

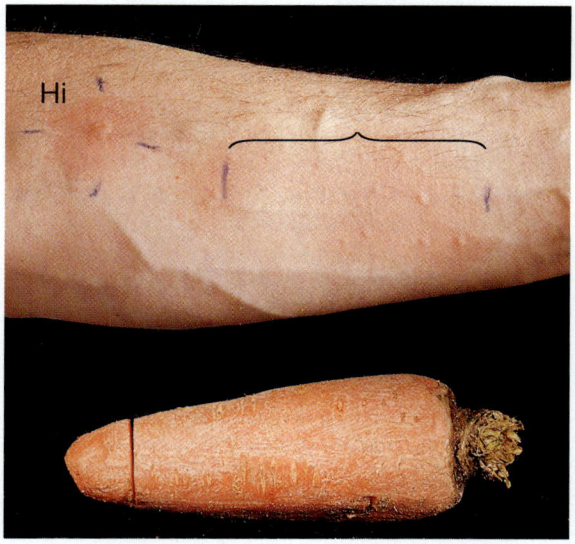

Abb. 1.18. Reibetest. Demonstration der Rolle der Hautadnexe als Permeationsroute. Dieser Patient leidet an einer Kontakturtikaria auf Inhaltsstoffe von Karotten. Minuten nach Einreiben mit einer frischen Schnittstelle dieses Gemüses entstehen multiple, kleine, follikuläre Quaddeln *(Klammer)*. *Hi* Histamin-Kontrollquaddeln

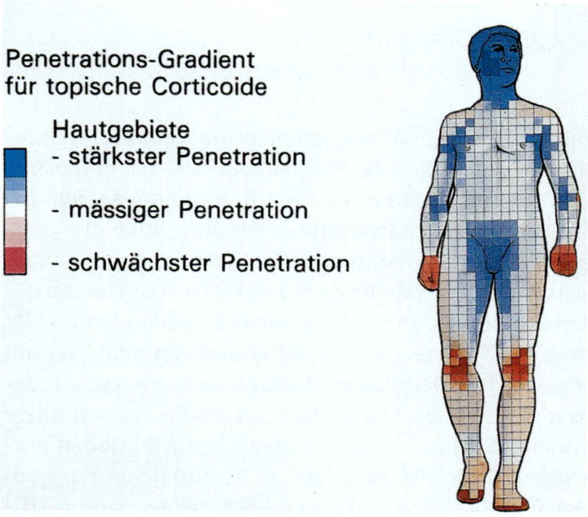

Abb. 1.19. Penetrationsgradient für topische Kortikoide. (Aus: K. A. Arndt, 1978)

d. h. den Lipidgehalt (bzw. die Lipidzusammensetzung. Beides ist regional verschieden; privilegierte Stellen: Intertrigostellen), das Konzentrationsgefälle, Temperatur und den sog. Teilungskoeffizienten (Löslichkeitsverhältnis der penetrierenden Substanz zwischen Hornschicht und Vehikel) (Abb. 1.19). Die Barrierefunktion ist bei pathologisch veränderter Hornschicht meist schwer beeinträchigt.

Regionale Unterschiede in der Zusammensetzung des Stratum corneum müssen bei der transepidermalen Applikation von Pharmaka im Rahmen einer Lokaltherapie oder zur systemischen Therapie (z. B. Fentanyl, Nitroglyzerin, Scopolamin, Clonidin, Nikotin) berücksichtigt werden. Ebenso läßt sich die regional unterschiedliche Empfänglichkeit der Haut für irritativ-toxische oder kontaktallergische Ekzeme erklären. Hochmolekulare Stoffe (Eiweiße) können durch die intakte Hornschicht nicht penetrieren. Versuche, die Haut „von außen zu ernähren" (Kosmetik), sind sinnlos.

Fallbericht: Anfang der 70 er Jahre wurde eine 22 jährige Patientin mit therapieresistenter psoriatischer Erythrodermie aufgenommen und täglichen Kleiebädern und dreimal täglichen Applikationen eines 5 % Salizyl-Kortikosteroidsalbengemischs unterzogen. Der Hautzustand besserte sich, doch stellten sich ab dem vierten Tag Tachykardie, Atemnotattacken, später Schwerhörigkeit, Tinnitus und Epistaxis ein. Hinzu traten delirante Verwirrtheitszustände, Durst, Kopfschmerzen und Doppelbilder. Blutgasanalysen zeigten in rascher Folge (Stunden) eine hyperventilatorische respiratorische Alkalose, eine dekompensierte respiratorische Alkalose und eine metabolische Azidose. Blut- und Harnanalyse zeigten Salizylatwerte von 66 bzw 2,2 mg/dl. Die Diagnose einer perkutanen Salizylatvergiftung wurde gestellt. Unter forcierter Diurese und Ausgleich der Azidose und Elektrolytabweichungen war die Patientin innerhalb von drei Tagen völlig wiederhergestellt. In diesem Fall wirkten mehrere die Barrierefunktion modulierende Faktoren zusammen: Die Psoriasis an sich, die Durchfeuchtung durch die Bäder und die teilweise okklusiven Verbände, und schließlich die großflächige Applikation. Klinisch relevante Salizylsäureresorption kommt unter Normalbedingungen nicht vor.

Analog zur Anregung epidermaler Mitoseaktivität durch physikalische Reize (s. S. 95) bildet eine Beeinträchtigung der epidermalen Barrierefunktion den Auslöser für eine Reihe metabolischer Vorgänge in der darunter liegenden Epidermis: DNS-Synthese (Proliferation), Lipidsynthese, Exozytose von Odland-Körperchen, Elektrolytverschiebungen (Ca^{++}) und Sekretion von Zytokinen bzw. Wachstumsfaktoren. Diese metabolische Reaktion ist spezifisch, weil sie durch Anbringen einer künstlichen, impermeablen Membran hemmbar ist. Sie dient primär der Regeneration, kann aber bei entsprechender Ausprägung und Dauer eine überschießende entzündliche Reaktion nach sich ziehen, die dann auch nicht mehr durch einen künstlichen Barriereersatz zu bremsen ist (Grundlage des Köbner-Phänomens?). Dadurch könnte eine (chronisch) geschädigte epidermale Barriere ein wesentlicher Faktor in der Entstehung zahlreicher Hautkrankheiten sein.

1.2.5 Die Epidermis als sekretorisches Organ

Bis vor wenigen Jahren sah man die Keratinozyten lediglich als Träger des Rahmengerüsts der Epidermis und als Produzenten von Keratin und Lipiden, den Instrumenten der Barrierefunktion. Ihre Rolle in pathophysiologischen Vorgängen galt als passiv bzw. ausschließlich auf Erhaltung der epidermalen Homöostase ausgerichtet. Diese Sicht hat sich radikal gewandelt; man weiß heute, daß die Keratinozyten eine Vielzahl biologisch bedeutsamer Moleküle sezernieren, mit denen sie aktiv und wesentlich an vielen, insbesondere entzündlichen und immunologischen Reaktionen mitwirken. Diese Stoffe sind Zytokine und deren Rezeptoren, Oberflächenmoleküle (Adhäsionsmoleküle, MHC-Antigene) und Wachstumsfaktoren, Hormone (z. B. Parathormon-related Protein), Neuropeptide, Arachidonsäurederivate und Enzyme (Kollagenase, Proteasen, Plasminogenaktivator etc.).

Die Vielzahl der potentiell erzeugbaren Botenstoffe wird wahrscheinlich von keiner anderen Zelle des Körpers, mit Ausnahme der Makrophagen, übertroffen.

Diese Mediatoren repräsentieren das Vokabular, das den Keratinozyten zum Diskurs untereinander, mit ihren Symbionten sowie den Zellen der Dermis und des Immunsystems zur Verfügung steht. Dieser Diskurs ist in Zeiten der ungestörten Homöostase auf die hierfür erforderlichen Signale eingeschränkt; bei Auftreten von Noxen wird aus den Vokabeln die jeweils erforderliche Antwort formuliert.

Konzept des aktivierten Keratinozyten: Bei ungestörter homöostatischer Proliferation ist der Keratinozyt zwar im klassischen Sinn aktiv, daß er seiner spezifischen Stoffwechselfunktion nachkommt und auch Reserven biologisch relevanter Stoffe (z. B. IL-1) anlegt, doch setzt er letztere meist nicht frei und verhält sich daher in entzündlich-immunologischer Hinsicht neutral. Ist er jedoch äußeren oder inneren (d. h. vom Gesamtorganismus kommenden) Noxen ausgesetzt, sezerniert er ein reichhaltiges Set von Botenstoffen, das Entzündungs- bzw. Immunreaktionen initiiert oder propagiert.

Im Gegensatz zu den Immunzellen (Makrophagen, Lymphozyten) ist für die Keratinozyten die Wahrnehmung immunologischer Belange eine (wenn auch wichtige) Nebenbeschäftigung, die nur bei Bedarf und vorübergehend aufgenommen wird. Proliferation und Immunaktivierung sind bei Keratinozyten daher *nicht prinzipiell* gekoppelt.

Epidermale Zytokine und Wachstumsfaktoren

Keratinozyten sind zur Produktion zahlreicher Mediatoren befähigt (Abb. 1.20). Diese werden im Kap. „Entzündungsmediatoren" ausführlicher dargestellt. In der Epidermis erfüllen sie die Aufgabe der Übersetzung exogener (oder endogener) Noxen in Signale an sich selbst, das Gefäß- und Immunsystem. Die Signale bewirken eine initiale (antigenunspezifische) Entzündungsreaktion, der bei Bedarf eine antigenspezifische Immunreaktion folgt. Nach (oder schon während) der Elimination

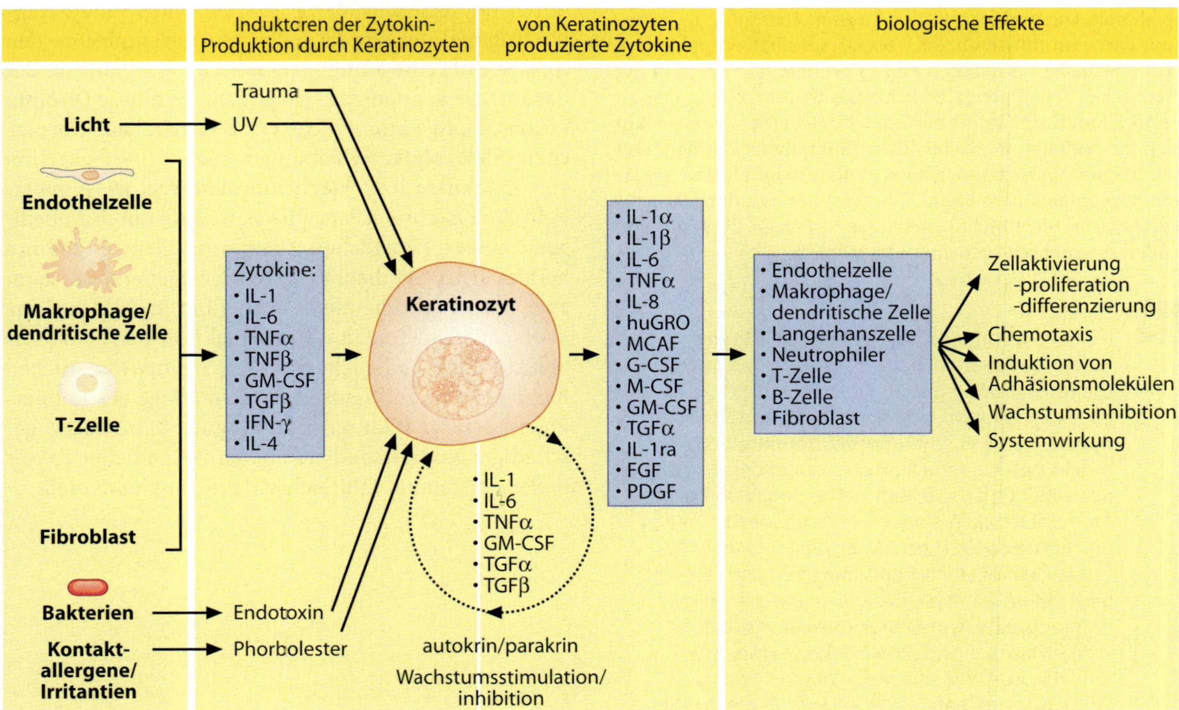

Abb. 1.20. Der Diskurs von Keratinozyten und anderen Zellarten mittels Zytokinen und Wachstumsfaktoren. Erklärung s. Text. (Aus: I. M. Leigh, E. B. Lane, F. M. Watt, 1994)

der Noxe leiten sie die Gewebsregeneration ein (epidermale Proliferation, Fibroblastenaktivierung).

Proinflammatorische Zytokine. ***Interleukin (IL)-1*** ist ein für die lokale und systemische Entzündung zentrales Zytokin und wird vorwiegend in den basalen Lagen der Epidermis produziert, von ruhenden Keratinozyten jedoch nicht freigesetzt und fällt normalerweise der Abschilferung anheim. Die Freisetzung von IL-1 (in erster Linie IL-1α) wird über physiko-chemisches epidermales Trauma, Endotoxine, aber auch durch die parakrine Wirkung anderer Zytokine (IL-1, IL-6, TNFα etc.) oder Kontakt mit aktivierten T-Zellen (via IFNγ) ausgelöst.

IL-1 bewirkt durch auto- und parakrine Aktivierung der Keratinozyten die Ausschüttung weiterer proinflammatorischer Zytokine (IL-6, -8), von GM-CSF (führt gemeinsam mit anderen Zytokinen zur Reifung der Langerhans-Zelle), unterstützt die Aktivierung von T-, B- und NK-Zellen und führt zur Expression von Adhäsionsmolekülen an Keratinozyten und Endothelzellen. IL-1 bewirkt eine epidermale Proliferationssteigerung. Bei massiver Freisetzung gelangt IL-1 in die Zirkulation und führt zu systemischen Effekten wie Fieber, Produktion von Akutphasenproteinen u. a. m.

IL-6 wird von ruhenden Keratinozyten in sehr geringen, vom aktivierten jedoch in hohen Mengen produziert (parallel zu IL-1 und im Anschluß an analoge Trigger). Auch die Wirkungen sind ähnlich: Aktivierung der Immunzellen, epidermale Hyperproliferation, Vermittlung systemischer Reaktionen. Schnelle Diffusion in die Blutbahn.

Tumor-Nekrose-Faktor α wird von ruhenden Keratinozyten gleichfalls in nur geringen Mengen erzeugt. Rollen: homöostatische Proliferation von Keratinozyten und Melanozyten (Hemmung) und Erhaltung der Langerhans-Zellen. TNFα wird nach Aktivierung durch physikochemische Stimuli (z. B. Kontaktallergene, Bakterien) freigesetzt und bewirkt die Produktion eines Spektrums sekundärer Mediatoren (TNFα – autokrin; IL-1, -6, -8, hämatopoetische und Wachstumsfaktoren). Außerdem führt TNFα im Zusammenspiel mit IL-1 und anderen Zytokinen zu Reifung und Migration kutaner dendritischer Zellen in die regionären Lymphknoten, sowie zur Expression von Adhäsionsmolekülen an Keratinozyten und Endothelzellen. Hiedurch wird ein Strom von Effektor-T-Lymphozyten und Memory-T Zellen in die Haut gelenkt und damit die Weiche für eine antigenspezifische Immunreaktion gestellt. Die Keratinozyten werden in letzterem Fall durch Bindung aktivierter T-Lymphozyten und durch deren Produkte (v. a. IFNγ) weiter aktiviert. Eine weitere Rolle des TNFα ist die Wachstumsstimulation von Fibroblasten (Wundheilung).

Chemokine. ***MCP-1*** wird von basalen Keratinozyten nach Stimulierung mit IFNγ produziert, besonders stark bei gleichzeitiger Anwesenheit von TNFα. MCP-1 bewirkt die Einwanderung von Langerhans-Zellen und Monozyten in die Epidermis und ihre Bindung an ICAM-1-positive Keratinozyten mittels des Adhäsionsmoleküls LFA-1.

IL-8 ist ein potentes Chemotaxin mit Wirkung auf Neutrophile und T-Zellen. Keratinozyten setzen es nach Stimulierung mit LPS, TNFα, IL-1 und IFNγ frei. Es ist einer der Neutrophilen-chemotaktischen Faktoren bei Psoriasis und spielt eine wesentliche Rolle bei der Aktivierung von Neutrophilen durch Endothelzellen.

Weitere in aktivierten Keratinozyten erzeugte Chemokine sind ***huGRO/MGSA*** (Psoriasis!), ***γIP-10*** (Psoriasis, fixes Arzneimittelexanthem), ***RANTES*** und ***Eotaxin*** (auf Eosinophile selektiv chemotaktisch – Typ I Allergien, Dermatosen).

„Colony-stimulating factors" (CSF). Keratinozyten produzieren konstitutiv G-CSF, GM-CSF und M-CSF (Granulozyten-, Makrophagen- und Granulozyten/Makrophagen-stimulierende Faktoren). Die Produktion von GM-CSF wird durch physikochemische Stimuli sowie durch GM-CSF selbst (autokrin), IL-1 und TNFα induziert. GM-CSF ist ein potentes Chemotaxin und Aktivator von Neutrophilen (verlängert Überlebenszeit). Zusätzlich bewirkt er gemeinsam mit TNFα und IL-1 die Aktivierung der Langerhans-Zellen. GM-CSF ist vermutlich auch für die spezielle Affinität der T-Zellen für die Epidermis verantwortlich.

IL-3 ist ein nicht linienspezifischer CSF mit stimulierender Wirkung auf neutro-monozytäre, eosinophile, basophile Leukozyten u. a. m. In der Haut ist seine wichtigste Wirkung auf die Mastzellen.

Wachstumsfaktoren. ***Transforming growth factor (TGF)α*** ist ein dem „epidermal growth factor" (EGF) homologes Polypeptid, das an den selben Rezeptoren wie dieser bindet. TGFα wird auch vom ruhenden Keratinozyten gebildet und ist wahrscheinlich Teil der Regulation der homöostatischen Proliferation. Der Rezeptor ist in den Basalschichten der Epidermis, der äußeren Haarwurzelscheide und in den Ausführungsgängen der Schweißdrüsen nachweisbar. TGFα hat neben seiner Rolle in der Proliferation auch Wirkungen auf Tumorwachstum, Onkogenexpression, Angiogenese, Wundheilung u. a. m. Er wird entweder durch oder gemeinsam mit IL-1 durch die Keratinozyten exprimiert; autokrine Stimulierung ist nachgewiesen. TGFα ist bei hyperplastischen Zuständen der Haut (z. B. Psoriasis) aufreguliert.

TGFβ wird gleichfalls vom ruhenden Keratinozyten gebildet, ist im Gegensatz zu TGFα jedoch ein potenter Inhibitor der epidermalen Proliferation (durch Abregulierung der EGF-Rezeptoren). Gleichzeitig wirkt TGFβ als Chemotaxin für Neutrophile, Monozyten und Langerhans-Zell-Vorläufer, aber als Hemmer der T-Zell-Proliferation durch Blockierung der IL-2 abhängigen Aktivierung. TGFβ wirkt demnach in mancher Hinsicht als Antagonist von IL-1.

TGFβ-Knock-out-Mäuse haben keine epidermalen Langerhans-Zellen.

Fibroblast growth factor (FGF). Sowohl saurer wie basischer FGF wird von Keratinozyten produziert. Der letztere ist ein potentes Mitogen für Endothelzellen, Melanozyten, Fibroblasten und Keratinozyten und wird vermutlich nach Stimulierung mit TGFß gebildet. Der saure FGF ist gleichfalls ein Mitogen für Keratinozyten und Fibroblasten.

KGF (Keratinocyte growth factor) ist ein von Keratinozyten gebildeter Wachstumsfaktor, der im Gegensatz zu den oben genannten nur auf epitheliale, nicht aber mesenchymale Zellen wirkt.

PDGF (Platelet derived growth factor) ist ein Wachstumsfaktor, der von ruhenden Keratinozyten in großen Mengen erzeugt wird, wegen des Fehlens eines Rezeptors jedoch nicht auf diese selbst wirken kann. Er wirkt als potentes Mitogen für Fibroblasten, glatte Muskelzellen u. a. m., sowie als Chemoattraktans für diese Zellen sowie für Monozyten und Neutrophile.

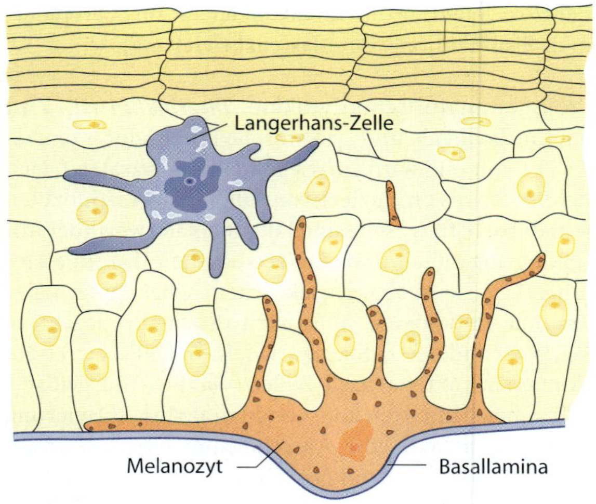

Abb. 1.21. Die Epidermis besitzt 2 verschiedenartige Populationen von symbiontischen Dendritenzellen: die basalen Melanozyten und die suprabasalen Langerhans-Zellen. Beide Zelltypen stehen mit ihrem durch den Intrazellularraum laufenden Dendritensystem mit einer Gruppe benachbarter Keratinozyten in funktioneller Verbindung

1.3 Epidermale Symbionten

Die Epidermis besteht zu etwa 90 % aus Keratinozyten, die ihr Gerüst repräsentieren. Innerhalb dieses Gerüstes leben noch andere Zelltypen (die übrigen 10 %) „in Symbiose" mit den Keratinozyten: Melanozyten, epidermale Langerhans-Zellen und Merkelzellen.

1.3.1 Melanozyten

Melanozyten sind Dendritenzellen, die das schwärzliche Pigment Melanin produzieren und damit hauptverantwortlich für die Eigenfarbe der Haut sind. Sie sind neuroektodermaler Abkunft, liegen physiologischerweise im Stratum basale der Epidermis bzw. des Haarfollikels, synthetisieren Melanin in Antwort auf physiologische und pathologische Stimuli (insbesondere UV-Licht) und bewirken die Pigmentierung der Haut durch Transfer von Melanosomen in die benachbarten Keratinozyten. Melanin ist ein Polymerisationsprodukt der Aminosäure Tyrosin und wirkt als Absorber von Licht aller Wellenlängen und Fänger freier Radikale; man unterscheidet das schwarze Eumelanin und das rote Phäomelanin. Beide Melanintypen können von Melanozyten von Kaukasiern produziert werden; ihre Mischung ist Hauptursache der sehr individuellen Haut- und Haarfarben.

Morphologie und Physiologie (Abb. 1.21). Die Melanozyten sitzen der Basalmembran von Epidermis und Haarfollikel unmittelbar auf und haften an ihr mittels

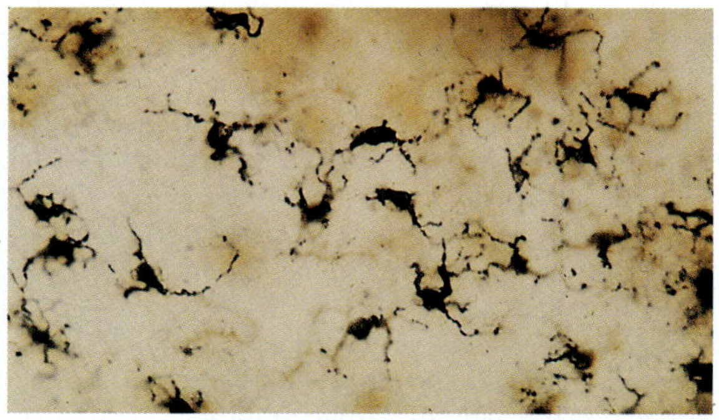

Abb. 1.22. Melanozyten in einer epidermalen „Sheet-Präparation" der Epidermis. Die Epidermis wurde von der Unterlage abgelöst, gefärbt und von der dermalen Seite her betrachtet. Die Melanozyten erscheinen als einzeln liegende schwarzgefärbte Dendritenzellen. Dopa-Färbung, x45

verschiedener Adhäsionsmoleküle (nicht aber Desmosomen). Jeder Melanozyt entsendet 10–20 Dendriten durch den Interzellularraum in die Malpighi-Schichten und steht mit etwa 30 Keratinozyten in Kontakt ***(„epidermale Melanineinheit")***. Zahl und Kaliber der Dendriten ist abhängig vom Funktionszustand (mehr bzw. größer bei aktiven Melanozyten). Im histologischen Schnitt erscheinen die Melanozyten hell (der Zelleib enthält kein reifes Melanin, s. Abb. 1.1) und können nur durch Spezialfärbungen (Melanin-, Tyrosinasefärbung, S 100) sichtbar gemacht werden (Abb. 1.24).

Aus der Vogelperspektive betrachtet (z. B. in sogenannten epidermalen Sheet-Präparaten) erkennt man, daß die Melanozyten einzeln stehen und regelmäßig (ungefähr hexagonal) angeordnet sind (Abb. 1.22). Ihre Dichte schwankt zwischen 1.000 und 2.000/mm^2 Hautoberfläche (die Gesamtzahl der Melanozyten hat ein Gewicht von ungefähr 1,5 g). Am dichtesten stehen sie in den belichteten und den physiologisch dunkler pigmentierten Regionen (Genito-

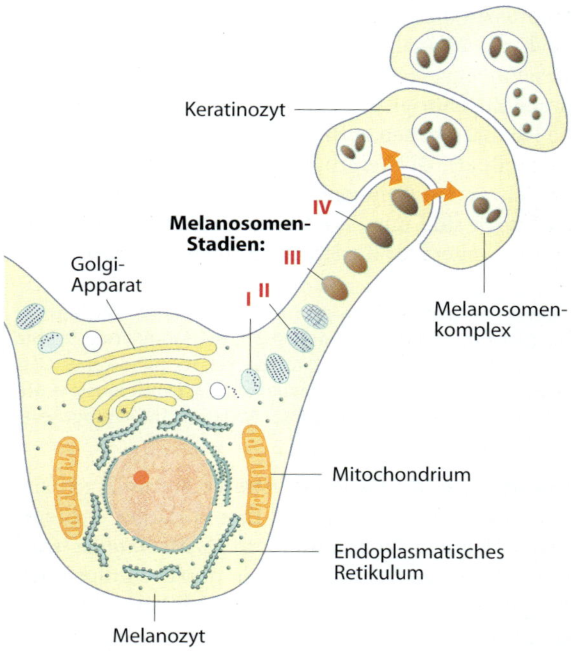

Abb. 1.23. Melanosomenauf- und -abbau. Melanosomen entstehen im Zelleib der Melanozyten aus dem endoplasmatischen Retikulum und dem Golgi-Apparat. Sie sind von ovaler Gestalt, enthalten Tyrosinase und lagern im Zuge der Reifung mehr und mehr Melanin in ihre Proteinmatrix ein (Reifungsstadien *I-IV*). Während der Reifung wandern sie in den Dendriten peripherwärts, gelangen in benachbarte Keratinozyten und werden dort zu mehreren in Melanosomenkomplexen paketiert. Durch Verschmelzung der Melanosomenkomplexe mit Lysosomen wird der Abbau der Melanosomen eingeleitet

analbereich, Areola mammae). Da sich die Reteleisten (die gleichviel Melanozyten und Melanin enthalten wie die Epidermis dazwischen) auf die Hautoberfläche als Linien projizieren (s. Abb. 18.51, S. 584), werden sie in der Auflichtmikroskopie als Strich- und Netzwerk wahrgenommen ***(„Pigmentnetz“)***. Letzteres ist eines der Kriterien zur Beurteilung benigner und maligner Pigmentläsionen.

Melanozyten vermehren sich sehr langsam und sind wenig mobil. Nach Gewebszerstörung dauert es lange, bis die neugebildete Haut wieder mit Melanozyten repopularisiert ist, wobei die meistens erhalten gebliebenen Haarfollikel als Melanozytenreservoir fungieren. Narben sind daher häufig depigmentiert.

Melanosomen. Die Bausteine der Melaninsynthese, die Aminosäure Tyrosin und das Enzym Tyrosinase, werden an den Ribosomen gebildet und über noch nicht im Detail geklärte Wege (via Golgi-Apparat) in spezielle Zellorganellen, die Melanosomen (Abb. 1.23) abgepackt. Dort läuft die Biosynthese des Melanin ab – Tyrosin wird zum Polymerisationsprodukt Melanin. Dieses wird in die Proteinmatrix des Melanosoms eingelagert. Je nach dem Melaningehalt unterscheidet man vier Reifungsstadien (I-IV). Während der Reifung wandern die Melanosomen langsam peripherwärts, so daß sie in den Dendritenspitzen voll melaninisiert anlangen. Von dort werden sie an die umgebenden Keratinozyten abgegeben ***(„Pigmenttransfer“)***.

Die Natur des Transfervorgangs ist ein altes, bis heute nicht gelöstes Diskussionsthema. Hypothesen umfassen u. a. die Verschmelzung der beiden Zellmembranen und freien Übertritt der Melanosomen (vermutlich gelenkt durch Lektin-Rezeptor-Bindungen nach dem Schlüssel-Schloß-Prinzip) sowie das „Abknipsen“ der Dendritenspitze durch den Keratinozyten und nachfolgende Phagozytose.

Die Melanozyten der Haut funktionieren beim Menschen also durch Sekretion der Melaningranula ***(„Zytokrinie“)***. Extrakutane Melanozyten (z. B. der Retina) transferieren das Pigment *nicht* („kontinente“ Melanozyten). Auch dermale Nävuszellen sind kontinent; „Kontinenz“ der Melanozyten ist ein phylogenetisch älteres Muster (z. B. Amphibien, Fische), zu dem zurückgekehrt wird, wenn der induzierende Einfluß der Epidermis wegfällt.

Zahl, Größe und Form der Melanosomen sind genetisch determiniert: ethnisch dunkelhäutige Personen haben mehr, ovalere und größere Melanosomen als Kaukasier (jedoch die gleiche Zahl von Melanozyten!). Stadium-I-Melanosomen sind stets rund, im Zuge der Reifung erfolgt eine ovaläre Elongation. Bei vorwiegend Phäomelanin produzierenden Melanozyten bleibt die runde Figur weitgehend erhalten.

Man kann daher aus der ultrastrukturellen Form der Melanosomen auf die Lichtempfindlichkeit („Phototyp“) des Individuums schließen.

Schicksal der Melanosomen in den Keratinozyten. Die Melanosomen liegen im Zytoplasma der Keratinozyten entweder einzeln (bei ethnisch dunkler Haut) oder zu mehreren in Form der membranlimitierten sogenannten ***Melanosomenkomplexe*** (bei Kaukasiern). Welche Verteilungsform realisiert wird, hängt ausschließlich von der Größe des Melanosoms ab (größere Melanosomen liegen einzeln). Der Verteilungsmodus hat wesentliche biologische Konsequenzen: Die Dispersion und Absorption von Licht durch wenige große Melanosomenkomplexe ist geringer als durch viele einzeln liegende Melanosomen, die Haut erscheint im letzteren Fall daher dunkler. Außerdem verschmelzen Melanosomenkomplexe mit Lysosomen und erhalten dadurch jene Enzyme, die zum Melaninabbau erforderlich sind. Das Melanin ist in den unteren Zellagen der Epidermis am dichtesten. Der Melaninabbau ist bei Weißen im oberen Stratum spinosum abgeschlossen; bei Schwarzen sind Melaninreste noch im Stratum corneum nachweisbar.

Diese Unterschiedlichkeit kann auch forensisch genützt werden. Hornschichtabrisse von Weißen enthalten in der Regel nur bei krankhaften Zuständen Melanin (z. B. Lentigo maligna).

Melaninsynthese. Melanin ist ein unlösliches Polymerisationsprodukt von Tyrosin. Die beiden ersten Schritte des Syntheseweges (Erstbeschreiber: Raper und Mason), die Oxydation von Tyrosin zu Dihydroxyphenylalanin (DOPA) und weiter zu DOPAchinon, werden durch Tyrosinase, eine Kupfer enthaltende aerobe Oxydase, katalysiert; die übrigen Schritte laufen weitgehend ohne Enzymvermittlung ab (Abb. 1.24). Die Tyrosinase ist daher das zentrale Enzym des Melaninstoffwechsels.

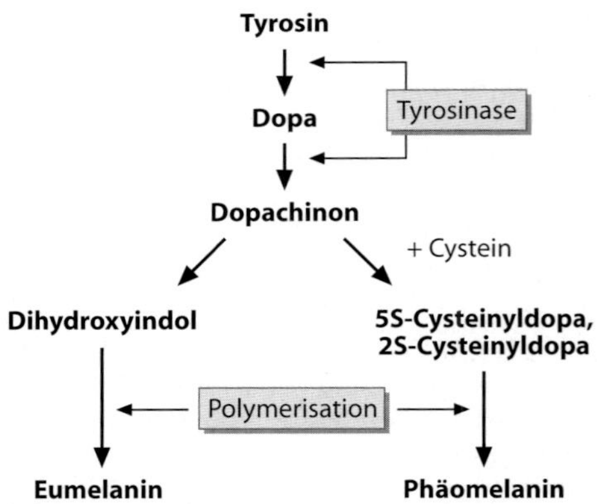

Abb. 1.24. Syntheseweg der Melanine (vereinfacht)

Sie wurde auf Chromosom 11q14–21 lokalisiert, mehrere Varianten wurden beschrieben. Mutationen an diesem Locus, die in Fehlen oder Fehlerhaftigkeit des Genprodukts resultieren, haben ***Albinismus*** zur Folge.

Die Melaninsynthese umfaßt einen Haupt- und einen Nebenweg. Der Hauptweg führt nach dem DOPA-chinon über LeukoDOPAchrom und DOPAchrom zu Indolchinon und weiter über Polymerisierung zum braunschwarzen, nahezu unlöslichen und gegenüber fast allen Chemikalien resistenten ***Eumelanin.*** Der Nebenweg zweigt beim DOPAchinon ab: Dieses reagiert mit Glutathion und/oder Zystein zu verschiedenen „ZysteinylDOPAs", aus denen durch Polymerisierung die Familien der ***Phäomelanine*** und der ***Trichrome*** entstehen. Phäomelanin ist ein gelblich-rötliches, schwefelhaltiges, in verdünnten Alkalien lösliches Melanin – das dominierende Pigment der Rothaarigen (sog. „keltische Komplexion"). Trichrome sind die Haar- und Federnpigmente von Tieren.

Der Selektionsvorteil, der offensichtlich die Entstehung rothaariger Völkerschaften ermöglicht hat, ist nicht klar (wie es auch über den Selektionsvorteil Weißer in nördlichen Gebieten durchaus unterschiedliche Meinungen gibt). Klar ist jedoch, daß Phäomelanin nur schlecht gegen UV-Licht schützt (Phototyp I: „always burn, never tan") und sogar bei UV-Bestrahlung durch Freisetzung von Sauerstoffradikalen selbst proinflammatorisch wirken kann.

Die menschlichen Pigmentzellen, auch solche von Individuen mit dunkler Komplexion, erzeugen in der Regel nicht eines der beiden Melanine allein, sondern Mischmelanine. Die Mengenrelation zwischen Eu- und Phäomelanin ist genetisch determiniert, aber regional (z. B. rote Strähnen in dunklem Bart!) und im Zeitverlauf (z. B. Nachdunkeln rötlicher Haare) verschieden. Die Vorstufe der Phäomelanine, 5S-Zysteinyldopa, wird auch in Melanomen produziert; sein Nachweis im Blut hat in der Diagnostik metastasierender Melanome eine gewisse Bedeutung erlangt.

Regulation der Farbe der menschlichen Haut. Diese wird durch zahlreiche Faktoren wie Farbe des Blutes (rot bzw. bläulich bei Hypoxygenierung), exogener (Karotinoide) und endogener Pigmente (Hämosiderin, Lipofuszin) bestimmt, die dominierende Rolle spielt jedoch das Melanin. Die Melaninpigmentierung ist im wesentlichen genetisch determiniert (überwiegend durch Zugehörigkeit zu bestimmten Ethnien; erworbene Faktoren haben geringere Bedeutung – ca. 30 % der Variabilität). Die Vererbung ist polygen (bei der Maus greifen ca. 150 Gene an 50 Loci in die Pigmentierung ein) doch sind nur ca. 5 Gene für die Hautpigmentierung, 2 weitere für die Haarfarbe bedeutungsvoll.

Genetische Voraussetzungen einer normalen Melaninpigmentierung sind das Vorhandensein der kompletten Synthesemaschinerie, das Fehlen interferierender pleiotroper Gene (z. B. Neurofibromatose, Phenylketonurie, Lentiginosis profusa) und der ungestörte Ablauf der Melanozyten-Ontogenese.

Ontogenese des Pigmentsystems. Melanozyten sind neuroektodermaler Abkunft. Ihre Vorläufer entstehen in der Neuralleiste und wandern als ***Melanoblasten*** ab der 8. Schwangerschaftswoche in dorsoventraler Richtung durch das Mesenchym und sind dabei einem beständigen, durch eine Hierarchie regulierender Gene (Homeobox-Gene) gesteuerten Prozeß der Differenzierung (sowie Amplifikation und Apoptose) unterworfen. In ca. der 12. Woche haben sie die Dermis erreicht und kolonisieren anschließend die Basalschicht der fetalen Haut und der Haarfollikel. Die Migration ist beendet, der Melanoblast wandelt sich nun in einen fertig differenzierten epidermalen Melanozyten um. Bei vielen Tieren wandern die Melanoblasten nicht oder nicht zur Gänze in die Epidermis aus und verbleiben als dermale Melanozyten im Bindegewebe (physiologischer Befund bei Amphibien, Vögeln, aber auch manchen Säugern).

Diese Wanderschaft kann durch verschiedene Störungen beeinträchtigt werden. Noxen, die schon die Präkursoren in der Neuralleiste zerstören, führen zum fleckigen Ausfall der Hautpigmentierung und zusätzlich zu schweren Entwicklungsstörungen des ZNS (schwerer Piebaldismus, Defekt des KIT-Gens). Noxen, die erst während der Migration zur Geltung kommen, führen lediglich zu Flecken depigmentierter Haut und Haare (milder Piebaldismus). Führt die Noxe nicht zur Zerstörung der Melanoblasten, sondern nur zu ihrer Schädigung (z. B. zu Melanosomenanomalien), kommt es zu streifigen Pigmentanomalien entlang der Blaschko-Linien (Beispiele: Hypomelanosis Ito, Nävus depigmentosus). Die mildeste Störung der Melanozyten-Ontogenese tritt auf, wenn die in der Dermis angelangten Melanoblasten den Übertritt in die Epidermis verspätet oder gar nicht schaffen; diese Zustände werden als „dermale Melanozytosen" bezeichnet. Man unterscheidet diffuse (Mongolenfleck, Ota-, Ito-Nävus) und tumorartige dermale Melanozytosen (blauer Nävus). Der Mongolenfleck ist als einziger dieser Zustände spontan rückbildungsfähig.

Melanozyten und UV-Licht. Die vordergründige Funktion des Melanins ist der UV-Schutz (Absorption von Photonen und Umwandlung in Wärme). Es ist daher zweckmäßig, daß die Melanosomen im Keratinozyten im Perinuklearraum kappenartig, gleichsam als Schutzschild, über dem oberen Kernpol angeordnet sind (weniger klar ist allerdings, warum die lichtempfindlichen Langerhans-Zellen aufgrund ihrer hohen Lage in der Epidermis nur wenig Schutz genießen). Als Lichtschutz ist Melanin sehr effizient: Im Vergleich zu nichtmelaninisierter Haut (Vitiligo) besitzt die Haut des Afrikaners einen Lichtschutzfaktor von 13,5, die des Weißen immerhin noch von 3,5.

Unter Lichtschutzfaktor eines Sonnenschutzmittels versteht man jenen Faktor, um den sich die Expositionszeit verlängert, bis ein UV-Erythem entsteht.

Melanozyten finden sich auch außerhalb der Haut (wenn auch spärlicher) in zahlreichen Organen (Auge, Innenohr, ZNS, Gastrointestinal- und Respirationstrakt, Lymphknoten, Prostata). Allein dies macht deutlich, daß die UV-Protektion nicht die einzige und wohl auch nicht die ursprüngliche Funktion des Melanins darstellt. Dieses ist vielmehr ein vielseitig verwendbares Produkt, das im Zuge der Phylogenese zu sehr verschiedenen Zwecken eingesetzt wurde (u. a. zum Spurenverwischen von Tintenfischen und zur Induktion der Decussatio nervi optici beim Menschen). Eine seiner wesentlichen Funktionen ist die Absorption der schädlichen Sauerstoffradikale („biological sink").

Das Pigmentsystem des Menschen ist insofern unikal, als es eine rasche adaptive Antwort auf UV-Stimulierung ermöglicht. Säugetiere verfügen in der Regel über einen dichten Pelz, der physikalisch und durch seinen Melaningehalt das UV-Licht von der Haut fernhält. Letztere ist häufig unpigmentiert (z. B. bei der Maus). Ist sie pigmentiert (wie z. B. bei Meerschweinchen oder Menschenaffen), ändert sie ihre Farbe nach Lichtexposition nur unwesentlich; die Melanozyten der übrigen Säuger vollbringen daher eine weitgehend konstante Syntheseleistung. Lediglich der (weiße) Mensch, als „nackter Affe", ist auf eine ständige Anpassung seiner Melaninsynthese an die Erfordernisse angewiesen. Dies erfolgt durch die Überführung der Melanozyten aus dem ***„ruhenden"*** in den ***„aktivierten"*** Zustand.

Bei UV-Exposition wird in den ruhenden Melanozyten zunächst die Tyrosinase aufreguliert und mit der Melaninsynthese begonnen. Die Zahl der Melanosomen und deren Reifegrad steigt an, sie wandern in die Dendriten ein; gleichzeitig werden die Zellen größer und die Dendriten zahlreicher. Der Pigmenttransfer wird intensiviert und führt nach einigen Tagen zum sichtbaren Resultat der Sonnenbräunung. Gleichzeitig erfahren die Melanozyten einen Proliferationsstimulus, der zu einer Mitosewelle und zur Erhöhung der Melanozytenzahl führt. Nach Beendigung der UV-Exposition fällt die Aktivität der Melanozyten langsam (über Wochen) auf das Normalmaß zurück.

Die Sonnenbräunung muß von der Sofortbräunung ***(„immediate pigment darkening")*** unterschieden werden. Letztere tritt noch während der UV-Bestrahlung auf, beruht wahrscheinlich auf konformationellen Änderungen der Melaninmoleküle, ist von vorübergehendem Charakter (bildet sich über Nacht wieder zurück) und erzeugt nur einen unwesentlichen UV-Schutz.

Der Mechanismus der Bräunung des Menschen unterscheidet sich grundsätzlich vom Farbwechsel bei Amphibien und Fischen (der auch weniger dem UV-Schutz als der Anpassung an die Umgebung und sozialen Zwecken dient). Die dermalen „kontinenten" Pigmentzellen dieser Tiere (Melanophoren) regulieren die Hautfarbe durch manchmal sehr schnellen Positionswechsel der Pigmentgranula im Zytoplasma (Dispersion: dunkel; zentrale Aggregation: hell). Der Positionswechsel wird durch Hormone (MSH, Epinephrin, Melatonin) und andere Wirkstoffe ausgelöst.

Menschliche Melanozyten sprechen auf MSH nur wenig an (M. Addison); Androgene und Gestagene bewirken eine Aktivierung (Melanozyten besitzen entsprechende Rezeptoren). Eine aktivierende und proliferationsstimulierende Wirkung besitzen ferner Neuropeptide, Entzündungsmediatoren und der bFGF.

Männer sind im Durchschnitt dunkler pigmentiert als Frauen; Frauen dunkeln in der Schwangerschaft (und in der Gestagenphase des Zyklus) nach.

1.3.2 Langerhans-Zellen und dermale dendritische Zellen (G. Schuler)

Langerhans-Zellen sind suprabasale Zellen der Epidermis von dendritischer Morphologie, die eine zentrale Rolle im „Immunorgan" Haut spielen (Näheres s. auch im Kap. Immunologie und Allergie).

Langerhans-Zellen. Diese sind in Hämatoxylin-Eosin-gefärbten Paraffinschnitten nicht erkennbar. Ihre Darstellung erfolgt in Gefrierschnitten mit enzym- bzw. immunhistochemischen Methoden (z. B. S 100, ATPase). Elektronenmikroskopisch sind sie durch hochcharakteristische zytoplasmatische, tennisschlägerartige Zellorganellen gekennzeichnet (Langerhans-Zell-, auch Birbeck-Granula), deren Funktion mit rezeptorspezifischen Endozytosevorgänge dieser Zellen assoziiert ist (vgl. Abb. 1.21). Langerhans-Zellen stammen aus dem Knochenmark, sind MHC Klasse II-Antigen tragende Leukozyten, besiedeln die Epidermis im Gegensatz zu den Melanozyten gleichmäßig (ca. 700 Zellen/mm^2) und stellen den periphersten Posten des Immunsystems dar. Langerhans-Zellen in situ entsprechen immunologisch noch unreifen immunstimulatorischen dendritischen Zellen (Steinmanzellen); dieser distinkte Zelltyp gehört ebenso wie Granulozyten und Makrophagen der myeloischen Zellreihe an und ist darauf spezialisiert, ruhende Helfer-T-Lymphoyten zu stimulieren und somit (als „Adjuvans der Natur") primäre T-Zell-abhängige Immunantworten einzuleiten. Langerhans-Zellen spielen daher eine tragende Rolle bei der Kontaktsensibilisierung, der Transplantatabstoßungsreaktion und einer Reihe anderer immunologischer Prozesse der Haut.

Nach derzeitiger Anschauung verlassen die Langerhans-Zellen nach Kontakt mit Antigen und Durchlaufen eines Reifungsprozesses die Epidermis (der Nachschub aus dem Knochenmark sorgt für die Homöostase) und gelangen über die afferente Lymphe in den Lymphknoten. Dort aktivieren sie als reife, immunologisch hochaktive dendritische Zellen (hier als interdigitierende Retikulumzellen bezeichnet) Helfer-T-Zellen mit dem passenden antigen-spezifischen Rezeptor und leiten somit die Immunantwort ein (z. B. gegen virale oder Tumorantigene, Kontaktallergene oder gegen Allotransplantate). Physikochemische Agentien (UV-Bestrahlung, Photochemotherapie, Kortikosteroide) sowie von den Keratinozyten produzierte lösliche Faktoren (Zytokine) modulieren die Funktion der Langerhans-Zellen. Langerhans-Zellen spielen vermutlich bei der Pathogenese zahlreicher Erkrankungen eine Rolle. Sie können vom HIV-Virus befallen werden und stellen möglicherweise ein Erregerreservoir dar. Langerhans-Zellen können auch Ausgangspunkt einer proliferativen Erkrankung sein (Langerhans-Zell-Histiozytose).

Die Langerhans-Zelle wurde 1868 von Paul Langerhans noch als Medizinstudent entdeckt. Ein nachahmenswertes Beispiel.

„Dermale dendritische Zellen". Als solche wurden vorerst Zellen bezeichnet, die sich nach immunhistochemischer Anfärbung durch bestimmte Antikörper im Gefrierschnitt mit Fortsätzen (d. h. mit „dendritischer Morphologie") zeigten. Dies führte wegen des für den distinkten Zelltyp der immunstimulierenden „dendritischen Zellen" bereits vergebenen Begriffs zunächst zu unnötiger Verwirrung. Heute sind zwei Zelltypen der Dermis mit dendritischer Morphologie näher charakterisiert: Einerseits finden sich hier dermale dendritische Zellen im *engeren* Sinn, d. h. ***immunstimulatorische migratorische*** „dendritische Zellen", die den Langerhans-Zellen der Epidermis analog sind, aber keine Langerhans-Zell-Granula enthalten. Diese Art dendritischer Zellen ist bei bestimmten Hautkrankheiten wie der atopischen Dermatitis und der Psoriasis vulgaris vermehrt und spielt wahrscheinlich bei deren Pathogenese eine Rolle. Der zweite, davon unabhängige Zelltyp sind die sogenannten ***„Faktor XIIIa-positiven dermalen dendritischen Zellen".*** Diese sind durch die Expression von Koagulations-Faktor XIIIa (Fibrin-stabilisierender Faktor) charakterisiert und werden derzeit als spezielle Gewebsmakrophagen betrachtet. Sie sind bei bestimmten entzündlichen Hautkrankheiten wie auch bei bestimmten Tumoren vermehrt (z. B. Histiozytom). Vor kurzem wurde beschrieben, daß Mastzelldegranulation (wahrscheinlich durch Freisetzung von TNF α) zu verstärkter Faktor XIIIa-Expression führt. Man vermutet, daß diese Zellen dann verstärkt die Kreuzvernetzung von Fibrin mediieren und so z. B. zur Remodellierung der extrazellulären Matrix im Rahmen der Wundheilung beitragen.

1.3.3 Weitere epidermale Symbionten

Merkel-Zellen. Diese sind einzeln oder als Aggregate („Haarscheibe") im Stratum basale gelegene neuroendokrine bzw. Sinneszellen (langsam adaptierende Mechanorezeptoren, dynamische, statische und Vibrationsreize). Sie stammen von Keratinozyten-Stammzellen ab und sind über die gesamte Haut und hautnahen Schleimhäute, jedoch unregelmäßig verteilt (5–100/ mm^2). Besonders dicht sind sie an den Akren, Lippen und Gaumen sowie an lichtexponierten Körperregionen. Lichtmikroskopisch sind sie kaum erkennbar; ultrastrukturell sind sie durch Tonofilamente (niedermolekulare Zytokeratine – 8,18,19,20), Desmosomen und charakteristische sekretorische Granula („dense core granules") gekennzeichnet. Sie sind durch eine Synapse mit afferenten Typ-1-Nervenfasern verbunden. Merkelzellen produzieren „nerve growth factor" (NGF) und eine Reihe von Peptiden (Substanz P, vasoaktives intestinales Polypeptid u. a. m.). Eine Rolle bei Wachstum, Regeneration, Differenzierung und Entzündung ist wahrscheinlich. Aus den Merkel-Zellen leitet sich ein maligner Tumor der Haut ab (Merkel-Zell-Tumor, s. S. 574).

Lymphozyten. Auch in normaler Epidermis finden sich stets einige wenige Lymphozyten, gewöhnlich vom Memory-Helfer-T-Zelltyp („lymphocyte traffic"). Diesen Lymphozyten wird durch die Expression des CLA („cutaneous lymphocyte antigen") der Austritt aus den Gefäßen und die Immigration in die Epidermis ermöglicht.

1.4 Hautanhangsgebilde

1.4.1 Haare

> Haare sind für Säugetiere spezifische pigmentierte Keratinfäden von komplexem Aufbau, die entwicklungsgeschichtlich aus den Schuppen von Fischen und Reptilien hervorgegangen sind. Sie sind einem intrinsischen Zyklus von Wuchs- und Ruhephasen unterworfen.

Beim Säugetier erfüllen die Haare Schutzfunktionen (mechanisch, thermisch, Schutz gegen UV, Fluginsekten etc.), sensorische und soziale Funktionen. Beim Menschen mit seinem abortiven Haarkleid beschränken sich die Schutzfunktionen auf das Kapillitium (mechanisch, aktinisch), Augenbrauen und Wimpern. Die sensorische Funktion wird durch ein dichtes Netz sensorischer Nervenfasern um die Follikel erfüllt, das diesen zum Augmentationsorgan der Sinnesperzeption macht. Die soziale Funktion ist eine doppelte: der optische und olfaktorische Signalcharakter (das Sekret der apokrinen Drüsen wird an der großen Oberfläche der Haare verteilt und wirkungsvoll zur Abdunstung gebracht).

Behaarung des Menschen. Lediglich Handflächen und Fußsohlen sowie einzelne Bezirke der Haut um Orifizien (Lippenrot, Teile des Genitales) sind *unbehaart.* Lang- (Terminal-)Haare finden sich lediglich an Kopf und (bei Männern) im Bartbereich, die Körperhaut ist mit sogenannten Vellus-(Lanugo-)Haaren bedeckt. Letztere sind kurz, dünn und marklos. Die Körperbehaarung ist dispositionell unterschiedlich stark entwickelt. Regionsspezifisch kommen ferner sogenannte Kräuselhaare (Achsel- und Schamhaare; ***hirci*** und ***pubes,*** s. Abb. 1.2) und Borstenhaare vor (an und in Orifizien: Nase – ***vibrissae;*** Ohren – ***tragi;*** Augen – ***Zilien*** und ***Superzilien***). Beschaffenheit (Kaliber, Länge, Kräuselung) unterliegen ebenso wie mechanische Eigenschaften, Wachstumsrate, Dauer und Phasenverteilung des Haarzyklus, Pigmentierung sowie Dichte der Haarfollikel einer ausgeprägten regionalen Variation.

Die biologische Charakteristik eines Haars wird durch die regionale Determination bestimmt; sie bleibt auch nach Transplantation in eine neue Umgebung unverändert. Zusätzlich greifen eine Reihe regulierender Faktoren in das Haarwachstum ein, von denen Hormone die wichtigsten sind. Auch diesbezüglich spielt jedoch die regionale Determination eine wichtige Rolle: Androgene beispielsweise stimulieren in der Bart- und Genitalregion das Haarwachstum; am Kapillitium führen sie hingegen zum Gegenteil (Verdünnung und schließlich Umwandlung der Terminalhaare in Lanugohaare – „male pattern alopecia"). Diese paradoxe, gegensinnige Wirkung der Androgene beruht wahrscheinlich auf der regional verschieden ausgeprägten Fähigkeit der Haut, Testosteron in seinen aktiven Metaboliten (Dihydrotestosteron) umzuformen.

Außer den Androgenen greifen noch eine Reihe anderer Hormone in die Haarbildung ein. Thyroxin etwa bewirkt eine Akzeleration des Haarwachstums und damit eine Verdünnung des Haarbestandes durch Verkürzung sowohl der Anagen- als auch Telogenphase. Östrogene verlängern die Anagenphase und wirken sich damit in eine Verdichtung des Haarbestandes aus.

Die Haarfollikel sind regelmäßig in Linien und Dreiergruppen angeordnet (hexagonale Muster). Die Achse des Follikels ist in einem Winkel von etwa 70 Grad geneigt. Da diese Neigung großflächig gleichsinnig ist, kommen Streichungsrichtungen und auch Wirbel zustande.

Die Streichungsrichtung der Haare verläuft generell von kranial nach kaudal. Dieser Umstand wurde dahingehend interpretiert, daß unsere Vorfahren eine Zeitlang an ein aquatisches Leben adaptiert gewesen sein könnten.

Die Bildung der Haarfollikel ist in der 22. Schwangerschaftswoche abgeschlossen. Theoretisch (und im Tierversuch geglückt) ist auch eine postnatale Bildung von Haarfollikeln möglich. Die Gesamtzahl der Haarfollikel am Kapillitium beträgt etwa 100.000.

Anatomie (Abb. 1.25). Das Haar ***(Haarschaft)*** steckt in einer Invagination der Epidermis, dem ***Haarfollikel.*** Dieser besteht aus der röhrenförmigen ***Haarwurzelscheide*** und dem zwiebelartigen ***Haarbulbus,*** der Matrix von Haar und Haarwurzelscheide. Der Haarfollikel besteht aus einem ***konstanten*** und einem dem Zykluswechsel unterworfenen ***variablen*** Anteil. Die Grenze zwischen beiden verläuft knapp unterhalb des sogenannten „Wulsts" der äußeren Haarwurzelscheide (Ansatzpunkt des M. arrector pili). Der oberste Teil des Haarfollikels ist trichterförmig erweitert ***(„Infundibulum").*** In diesen mündet die Talg- und, so vorhanden, die apokrine Drüse.

Das Infundibulum ist eine grubenförmige Einsenkung der Haut, in dem der Haarschaft (wie sonst nirgendwo in seinen Scheiden) freiliegt; es ist mit Drüsensekret und Debris erfüllt und beherbergt die meisten Keime der Hautoberfläche. Es ist ein Locus minoris resistentiae gegen Infektionen (Follikulitis) und, wegen des Fehlens einer voll funktionstüchtigen Hornschicht, gegenüber dem Eindringen von Fremdsubstanzen.

Der Haarschaft besteht im wesentlichen aus dem ***Kortex*** (kompaktierte Hornzellen; zu Fibrillen aggregierte Keratinfilamente) mit einem zentralen lufthaltigen Hohlraum (***Medulla;*** nur bei Langhaaren; mechanische Belastbarkeit höher als bei solider Beschaffenheit). Nach außen ist der Haarschaft von der ***Kutikula*** umgeben, einer einschichtigen Lage dachschindelartig angeordneter Hornzellen (Streichungsrichtung nach oben).

Die Kutikula ist eine Schutzschicht, die das Haar vor Erosion bewahrt und ihm den Glanz verleiht.

Die Haarwurzelscheide hat zuinnerst eine gleichartige Kutikula (Streichungsrichtung nach unten), nach außen anschließend die innere (mit der Huxley- und Henle-Schicht) und die äußere Haarwurzelscheide. Die beiden Wurzelscheiden sind einander in Gestalt und Funktion unähnlich: Die äußere ist ein mit der Epidermis kontinuierlicher, in ihrem oberen Anteil permanenter Strukturanteil des Haarfollikels; die innere hat keine Verbindung zur Epidermis, löst sich knapp unterhalb des Infundibulums auf und ist ein variabler Anteil des Follikels (nur in der Wachstumsphase vorhanden).

Der ***Haarbulbus*** besteht aus einem glockenförmigen epithelialen Anteil, der den dermalen Anteil, die ***Papille***, umwölbt. Ersterer (die Matrix) ist eine Ansammlung noch undifferenzierter und kaum geordneter Keratinozyten (sowie, unikal im Follikel, Melanozyten). Letztere ist ein Häufchen spezialisierter Fibroblasten in einer extrazellulären Matrix ähnlich den Basalmembranen. Diese Fibroblasten induzieren durch geeignete Signale den Beginn und die einzelnen Abschnitte des Haarzyklus.

Die Induktion der Haare in der embryonalen Entwicklung ist eines der illustrativsten Beispiele für die sogenannte epithelio-mesenchymale Interaktion. Es ist die Dermis, die den Befehl zur Ausbildung eines Haarfollikels an die Epidermis gibt, und die über das Programm zur Exekution desselben verfügt; die Epidermis spielt die Rolle des ausführenden Organs.

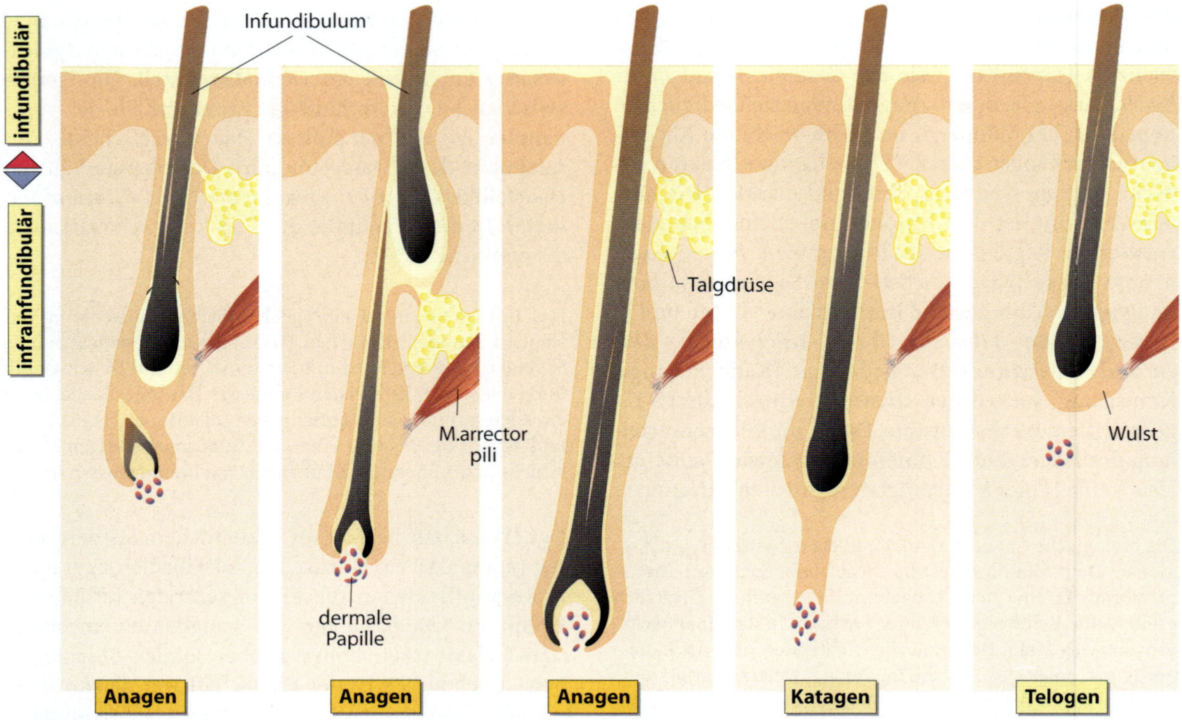

Abb. 1.25. Schematische Darstellung des Haares und des Haarzyklus (vereinfacht)

Trennt man Dermis und Epidermis von fötalen Mäusen und Hühnern, und kombiniert man diese wechselweise in der Organkultur, entwickelt Hühnerepidermis mit Mausdermis Haare und Mausepidermis mit Hühnerdermis Federn. Wesentliche Botenstoffe bei der Induktion von Haarfollikeln sind TGFβ, FGF, NGF und Retinoide.

Der Haarfollikel besitzt einen eigenen Gefäßplexus, der parallel zu den Zyklusphasen auf- und abgebaut wird, und eine reiche Versorgung mit sensorischen und autonomen Nerven.

Die Bildung des Haares. Die Matrix besteht aus schnell proliferierenden Keratinozyten, die je nach ihrer Lage (peripher bis zentral) in die äußere oder innere Haarwurzelscheide bzw. den Haarschaft differenzieren. Die Zellen der inneren Haarwurzelscheide sind die ersten, die verhornen und dadurch starr werden. Sie ummanteln die Masse der noch plastischen Kortex-Keratinozyten und zwingen diese – durch die vis a tergo getrieben – durch die von ihnen gebildete Röhre wie durch eine Spritzdüse. Da die Kortex-Keratinozyten gleichzeitig mit dem Durchtritt verhornen (sogenannte „keratogene Zone“), bleibt die Fadenform permanent erhalten.

Die Industrie benutzt dasselbe Prinzip zur Verfertigung von Spaghetti.

Das Haar ist mit seiner Kutikula fest in der inneren Haarwurzelscheide verzahnt (gegensinnige Streichungsrichtungen; dies dient der optimalen Verankerung des Haares. Reißt man ein Haar in der Anagenphase aus, geht die innere Wurzelscheide meist mit). Beim Auswachsen des Haares wächst die innere Wurzelscheide mit aus, bis sie etwa in Höhe des Isthmus desintegriert und das Haar nun direkt der äußeren Wurzelscheide anliegt. Letztere verhornt erst jetzt und zwar nach epidermalem Muster.

Die Verhornung der inneren Wurzelscheide verläuft abrupt und ohne Ausbildung eines Stratum granulosum (sogenannte „trichilemmale Verhornung“), während die äußere Wurzelscheide nach „epidermalem“ Muster, d. h. *mit* einem solchen, verhornt. Von beiden Wurzelscheiden können Hornzysten ausgehen, die dementsprechend als „trichilemmale“ bzw. bloß als „Hornzysten“ bezeichnet werden.

Die Länge eines Haares wird im Prinzip durch die Dauer der Anagenphase bestimmt, doch werden die Langhaare meist durch Abnützung (chemisch, mechanisch) schon vor Erreichen dieser Länge aufgelöst (Schädigung und Ablösung der Kutikula, Aufsplitterung des Kortex – „gespaltene Haarspitzen“). Die Dicke eines Haares ist Funktion der Zahl der Matrixzellen. Die Kräuselung von Haaren beruht auf ihrem ovalen Querschnitt (Formgebung in der keratogenen Zone).

Gekräuseltes Haar verleiht besseren Schutz, ist aber gegen mechanische Abnützung anfälliger (wird nicht so lang). Haare mit unregelmäßigem Querschnitt sind verfilzt (s. „Cheveux incoiffables“).

Haarzyklus. Der Lebenszyklus eines Haars setzt sich aus der Anagen- (Wachstums-), der Katagen- (Rückbildungs)- und der Telogen- (Ruhe-)Phase zusammen. In der Telogenphase löst sich die Verankerung des Haars im Follikel. Dies führt zum physiologischen Haarausfall (etwa 60–100 Kopfhaare/Tag). Im Gegensatz zu manchen Tieren verlaufen diese Zyklusphasen beim Menschen asynchron.

Die Dauer der einzelnen Phasen ist für die verschiedenen Haartypen verschieden (je länger das Haar, desto länger die Anagenphase). Faustregel: Am Kapillitium dauert die Anagenphase etwa 3 Jahre, die Katagenphase 3 Wochen, die Telogenphase 3 Monate. Der Prozentsatz der Telogenhaare am gesunden Kapillitium ist demnach ca. 10 %. Von den kürzerlebigen Vellushaaren des Körpers sind etwa 50 % in der Telogenphase.

Die wichtigsten Ereignisse im Haarzyklus. Das erste Anzeichen der Katagenphase im Anagenfollikel ist die Beendigung der Melanogenese: Die Matrixzellen und das letztverfertigte Stück Haar bleiben unpigmentiert. Gleichzeitig wird die dermale Papille kompakter und schrumpft, die Mitosetätigkeit der Matrix sistiert, ihre Glockenform magert zur Figur eines Rundkolbens ab. Die Zellzahl der ehemaligen Matrix vermindert sich durch terminale Differenzierung und Apoptose bis zum Verschwinden. Das Kolbenhaar wandert langsam, unter „Verbrauch" der inneren Wurzelscheide, nach außen und zieht die sie unten wie ein schlottriger Blindsack umhüllende äußere Wurzelscheide (der die geschrumpfte dermale Papille anklebt) mit sich, bis es die Höhe des „Wulstes" erreicht hat. Hier ist es nur mehr locker verankert und zum Ausfallen verurteilt. Die Telogenphase ist erreicht.

Der Beginn der nächsten Anagenphase beginnt mit Aktivierung von Stammzellen, die in der äußeren Haarwurzelscheide in der Region des „Wulstes" vermutet werden. Diese Zellen wachsen gemeinsam mit der dermalen Papille entlang desselben Pfades, an dem die Hinaufwanderung geschah, wieder in die Tiefe. Die dermale Papille lagert wieder extrazelluläre Matrix ein, über ihr organisiert sich eine neue Matrix, neue Haarwurzelscheiden und Kortex werden gebildet (während im oberen Follikelanteil oft noch das alte Telogenhaar steckt).

Die Stammzellen des Haarfollikels stellen ein bedeutsames Reservoir für die Epidermis dar, aus dem sich im Rahmen der Wundheilung Keratinozyten und Melanozyten rekrutieren.

Regulation des Haarzyklus. Der Ablauf des Haarzyklus wird durch eine intrinsische „Haarzyklusuhr" vorgegeben; diese ist im Follikel selbst lokalisiert (Beweis: Zyklus bleibt nach Transplantation unverändert). Darüber hinaus wird der Zyklus durch extrinsische Signale beeinflußt (Hormone, Retinoide, Wachstumsfaktoren, Neuropeptide). Diese Signale wirken oft an verschiedenen Tierspezies und verschiedenen Haarfollikeln unterschiedlich oder gegensinnig (z. B. Androgene). Klinisch bedeutsam sind die Signale, die Katagen induzieren bzw. inhibieren (Tabelle 1.2).

Tabelle 1.2. Modulation der Katagenphase durch extrinsische Signale

Kataqeninduktion
Androgene (Kapillitium)
Thyroxin
Prolaktin (Kapillitium)
Katageninhibition
Östrogene
Androgene (Bart, Sexualhaare)
Prolaktin (Körper-, Sexualhaare)
Glukokortikoide, ACTH

1.4.2 Talgdrüsen

Talgdrüsen sind, mit Ausnahme der wenigen sogenannten ***freien*** Talgdrüsen der Genitalien und der Mundschleimhaut (Wange in der Höhe der Zahnschlußleiste), an den Follikelapparat gebundene und in das Infundibulum des Follikels mündende holokrine Drüsen. Der Talg ist ein charakteristisches Fettgemisch und die Hauptkomponente des Oberflächenfetts der Haut. Seine Zusammensetzung ist unter den Säugetierspezies verschieden und unterliegt einem altersspezifischen Wandel. Seine Funktion ist, das Haarkleid geschmeidig, wasserabstoßend und sein chemisches Milieu keimfeindlich zu gestalten.

Die Zahl der Talgdrüsen schwankt (wegen ihrer Bindung an die Haarfollikel) regional nur relativ wenig (100–1000/cm^2), ihre Größe ist jedoch sehr verschieden: An den sogenannten ***seborrhoischen*** Arealen (Kopfhaut, Gesicht und Brust) sind die Drüsen viellappig und hypertroph, an den Extremitäten einlappig und klein. Vellus-Haarfollikel mit riesigen multilobären Talgdrüsen (z. B. im Gesicht) werden als ***Talgdrüsenfollikel*** bezeichnet.

Anatomie. Die Drüsenkörper besitzen eine periphere Lage von undifferenzierten basaloiden Matrixzellen; gegen das Zentrum zu werden die Zellen immer stärker von Fettvakuolen durchsetzt und schwellen dadurch auf ein Vielfaches ihrer Größe. Schließlich werden sie durch Konfluenz der Vakuolen und Auflösung der Membranen in eine homogene Talgmasse umgewandelt.

Talgproduktion. Diese resultiert aus Größe und Aktivität der Talgdrüsen und ist starken individuellen, regionalen und altersmäßigen Schwankungen unterworfen.

Die basale Talgproduktion läuft wahrscheinlich kontinuierlich ab.

Die Existenz eines Feedback-Mechanismus (Entfettung der Hautoberfläche bewirkt verstärkte Talgsekretion und, später, -produktion) wird heute bezweifelt.

Der stärkste regulierende Faktor sind die ***Androgene:*** Sie bewirken Wachstum der Talgdrüsen und Beschleunigung der Talgproduktion. Die postpartale Talgdrüsenaktivität ist hoch, sinkt im Kleinkindesalter auf ein Minimum und steigt mit Beginn der Pubertät steil an, um erst wieder im Laufe des Alterungsprozesses rückläufig zu werden (bei Frauen deutlicher als bei Männern). Diese Entwicklung bleibt bei Kastraten und bei Androgendefizienz aus.

Der eigentlich wirksame Metabolit des Testosterons ist auch hier das Dihydrotestosteron, das aus diesem durch die 5-α-Reduktase gebildet wird. Dihydrotestosteron wird an Androgenrezeptoren gebunden. Östrogene wirken hemmend auf die talgdrüsenstimulierende Aktivität von Androgenen, jedoch nur in unphysiologisch hohen Dosen.

Stimulierenden Effekt auf die Talgdrüsenproduktion haben ferner eine Reihe von Hypophysenhormonen, wie MSH, ACTH, TSH. Die Wirkungsweise dieser Hormone ist noch nicht völlig geklärt, erfolgt jedoch wahrscheinlich über Augmentation des Effekts von Androgenen oder über Stimulierung endokriner Organe.

Die Talgproduktion negativ beeinflußende Faktoren sind Retinoide (Atrophie durch 13cis-Retinsäure), Hunger (Sparmaßnahme) und Wundheilung (Rekrutierung der Basalzellen zur Reepithelisieung).

Zusammensetzung des Talgs. Diese ist relativ konstant und unabhängig von der produzierten Quantität. Diese Regel trifft auch auf hyperproduktive Zustände wie Seborrhöe und Akne zu. Die Fette des Talgs werden in loco synthetisiert. Das qualitativ charakteristische Lipid des Talgs ist ***Squalen,*** ein Terpenoid und Präkursor des Cholesterin; seine Hauptmasse sind jedoch ***Wachsester*** und verschiedene ***Triglyzeride.*** Letztere werden durch Esterasen von in der Haut, insbesondere den Haarfollikeln, residenten Korynebakterien gespalten. Die entstandenen freien Fettsäuren bewirken das physiologische, saure Milieu der Hautoberfläche.

Das Hautoberflächenfett ist eine Mischung von Talg und Hornschichtfett. Seine Zusammensetzung variiert nach dem Alter des Individuums sowie nach der Lokalisation der untersuchten Hautregion, da der Anteil des Hornschichtenfetts in etwa konstant, der des Talgs jedoch androgen- und regionsabhängig ist. Der Hauptbestandteil des Hornschichtenfetts sind Cholesterin und andere Sterole (beim Kind bis zu 25 %).

1.4.3 Nägel

Die Nägel sind harte Keratinplatten, die den dorsalen Anteil der Finger- und Zehenkuppen mechanisch schützen und als Hilfsmittel der Greiffunktion wirken. Sie wachsen aus einer spezialisierten Einstülpung der Epidermis tangential nach distal aus.

Anatomie (Abb. 1.26). Die ***Nagelplatte*** ist etwa rechteckig und leicht konvex. Sie liegt dem ***Nagelbett*** auf und ist mit ihm verbacken, und endet distal im freien ***Nagelrand***, der sich über das ***Hyponychium*** wölbt. Der Nagel ist an den Seiten in taschenförmige Rezessus der Haut eingefalzt. Der proximale ***Nagelfalz*** ist tief (ca. 0,5 cm) und beinhaltet die ***Nagelmatrix.*** Die seitlichen Nagelfälze sind seicht und dienen als Schienen für den auswachsenden Nagel. Die Dächer der Nagelfälze werden als ***Nagelwall*** (Paronychium) bezeichnet. Der proximale Nagelwall setzt sich distal in das ***Nagelhäutchen*** fort (Kutikula; Infektionsschutz der Matrix!).

Die ***Nagelmatrix*** entspricht dem Boden des proximalen Nagelfalzes: Sie wird durch den proximalen Nagelwall fast gänzlich verdeckt, nur ein kleiner halbmondförmiger Anteil ist distal der Kutikula sichtbar: die weißliche ***Lunula*** („keratogene Zone" der Nagelmatrix).

Die Nagelplatte ist durchscheinend und gibt daher den Blick auf das gut durchblutete rosa Nagelbett frei. Die Matrix besteht aus dichtgepackten kernhaltigen Zellen und ist daher nicht durchscheinend.

Die Dermis des Nagelbettes ist gefäßreich und fest mit dem Periost der distalen Phalanx verbunden (keine Subkutis!). Die Retezapfen und die mit ihnen spiegelbildlich verzahnten dermalen Papillen verlaufen longitudinal (nicht netzförmig, wie sonst in der Haut).

Nagelbildung. Die proximalen Anteile der Nagelmatrix bilden die oberflächliche (härtere), die distalen Anteile die tiefe (weichere) Lage der Nagelplatte aus. Zwischen den beiden Lagen befindet sich eine natürliche Spaltungsebene, entlang der der Nagel bei externer Traumatisierung (Entfettung!) longitudinal aufgespalten werden kann (Onychoschisis). Die Verhornung verläuft, ähnlich wie bei den Haaren, unter Desintegration der Kerne und Kondensation des Zytoplasmas, aber ohne Auftreten eines Stratum granulosum. Der Nagel wächst,

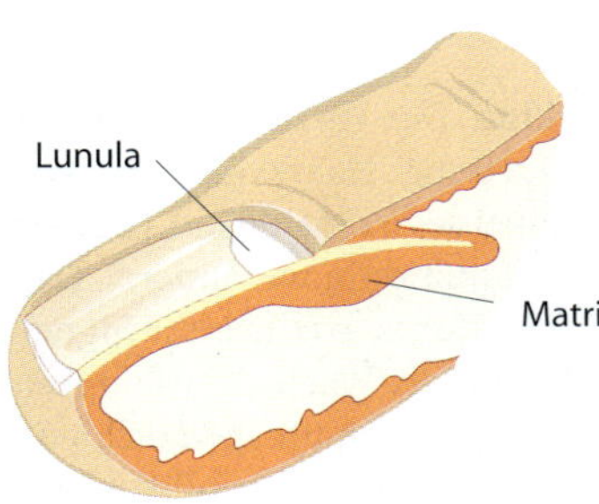

Abb. 1.26. Schematischer Längsschnitt durch einen Nagel (Erklärung s. Text).

dem Nagelbett tangential aufliegend, nach distal aus. Dies wird dadurch erreicht, daß die vom Nagelbett gebildeten Hornzellen fest in die Unterfläche des Nagels inkorporiert werden („Niederhol"-Funktion).

Würde man ein Stück Nagelmatrix ohne Nagelbett z. B. in die Bauchhaut transplantieren, entstünde ein senkrecht aufragender Hornkegel.

Nagelwachstum. Die Wachstumsgeschwindigkeit der Nägel ist individuell verschieden, auch zwischen den Nägeln eines Individuums (0,5–1,2 mm/Woche). Faustregel: je länger der Finger (Zehe), desto schneller das Nagelwachstum. Der durchschnittliche Turnover eines Fingernagels ist 6 Monate, Fußnägel wachsen etwa halb so rasch wie Fingernägel. Im Lauf des Lebens verlangsamt sich das Wachstum, zusätzlich wird der Nagel dünner.

Aufbau der Nagelplatte. Die Nägel werden aus kernlosen, mittels einer kittartigen Lipidsubstanz fest aneinanderhaftenden kompaktierten Korneozyten mit prominenter Zellmembran aufgebaut. Die Nagelsubstanz besteht fast zur Gänze aus Zytokeratinen (vorwiegend Haar-, zum geringen Teil epidermalen Keratinen), in einer zystin- (d. h. schwefel-)reichen Matrix. Die Dicke eines Nagels ist nicht Funktion der Wachstumsgeschwindigkeit, sondern der Anzahl der Matrixzellen! Die Härte hängt von der Organisation der Strukturelemente ab, nicht jedoch vom Kalziumgehalt (die Zufuhr von Kalk und Gelatine sind gebräuchliche aber kaum wirksame Mittel zur Stärkung der Nägel und zur Beschleunigung ihres Wachstums).

1.4.4 Schweißdrüsen

Der menschliche Organismus besitzt 2 Typen von Schweißdrüsen: die vorwiegend in der Achsel- und Perigenitalgegend lokalisierten, in Haarfollikel mündenden und adrenerg innervierten apokrinen Drüsen und die über den gesamten Körper verteilten, von Haarfollikeln unabhängigen und cholinerg innervierten ekkrinen Schweißdrüsen. Über Funktion und Wirkungsmechanismen der ersteren ist wenig bekannt. Die letzteren spielen eine bedeutende Rolle in der Erhaltung des Wärmegleichgewichts (wichtigster Mechanismus zur Abkühlung), dienen als Ausscheidungsorgan und erhalten die Hornschicht in hydriertem Zustand (und damit geschmeidig).

Ekkrine Schweißdrüsen

Ekkrine Schweißdrüsen sind mit ca. 600/cm² am dichtesten an den Fußsohlen und mit ca. 100/cm² am spärlichsten am Oberschenkel. Die Größe ist regional und individuell verschieden (Sportler haben größere als Schreibtischwerker). Die Gesamtzahl der Schweißdrüsen beträgt ca. 2–4 Millionen, ihr Gesamtgewicht ungefähr das einer Niere (100 Gramm). Die maximale Schwitzleistung liegt bei 10 Liter/Tag. Obwohl bei der Geburt völlig ausgebildet, stellt sich die Fähigkeit zu schwitzen beim Neugeborenen erst innerhalb der 1. Lebenswoche ein.

Anatomie. Die Schweißdrüse besteht aus dem geknäuelten sekretorischen Endstück (an der Dermis-Subkutisgrenze) und dem Ausführungsgang. Das Endstück wird aus drei Zelltypen aufgebaut: „dunkle" Zellen (kleiden fast das ganze Lumen aus; besitzen reichlich Granula und ein PAS-positives Glykoprotein), „helle" Zellen (sitzen vorwiegend an der Basalmembran; reich an Mitochondrien und Na^+, K^+-ATPase) und die randständigen spindeligen myoepithelialen Zellen (besitzen reichlich Aktinfilamente, aber auch Zytokeratine). Der Ausführungsgang ist zweischichtig: Die Basalzellen sind reich an Mitochondrien und Na^+, K^+-ATPase, die luminalen Zellen besitzen an der luminalen Seite eine „Kutikula" aus longitudinalen Tonofilamenten. Basale und luminale Zellen sind synzytiumartig miteinander verbunden.

Funktionen der Zelltypen. Die hellen Zellen sind die Produzenten des Primärschweißes; die Funktion der dunklen Zellen ist unbekannt. Die myoepithelialen Zellen sichern das Endstück gegen erhöhten intraluminären Druck bei Abflußhindernissen. Die Luminalzellen des Ausführungsganges liefern die Oberfläche zur Rückresorption und eine mechanische Versteifung (Kutikula). Die Basalzellen enthalten die Natriumpumpe.

Nervöse Regulation der Schweißdrüse. Die Schweißdrüsen werden von einem Netz nichtmyelinisierter sympathischer C-Fasern versorgt. Der hauptsächliche Neurotransmitter ist Azetylcholin.

Intrakutane Injektion von Azetylocholin triggert bei intaktem peripherem Nerv und Ganglion innerhalb weniger Sekunden die Schweißproduktion. Dieses Phänomen kann zur Unterscheidung prä- und postganglionärer Läsionen von Nerven verwendet werden. Im Gegensatz zu Azetylocholin kann Pilokarpin auch die denervierte Drüse zur Schweißproduktion stimulieren.

Verschiedene weitere Transmitter spielen noch nicht geklärte Rollen (α- und β-adrenerge Substanzen, VIP, ANP u. a. m.). Die Freisetzung der Transmitter erfolgt durch direkte oder indirekte Stimulierung des Temperaturzentrums im Hypothalamus (Erhöhung der Kerntemperatur oder afferente Signale aus überwärmter Haut). Lokale Überwärmung führt wahrscheinlich zu direkter Transmitterfreisetzung im betroffenen Gebiet.

Vom Schwitzen als Temperaturausgleich muß das sogenannte „emotionale" Schwitzen unterschieden werden. Letzteres ist vorwiegend auf Handflächen, Fußsohlen und Achseln lokali-

Tabelle 1.3 Inhaltsstoffe des Schweißes

Elektrolyte	K^+ (rel. konstant, 5–10 mM) Na^+ und Cl^- (von Schweißrate abhängig 20–80 mM), HCO_3^- (< 1 mM) NH_4^+ (20–50 x Plasmaspiegel)
Laktat	variabel (10–40 mM), wahrscheinlich durch helle Zellen gebildet
Harnstoff	1–4 x Plasmaspiegel
Aminosäuren	~ alle Aminosäuren, davon manche höher als Plasmaspiegel (z. B. Glyzin)
Proteine	eine Reihe niedermolekularer Glykoproteine Vorkommen von Albumin und Immunglobulinen zweifelhaft
Kleine Moleküle	Glukose
Wirkstoffe	Histamin, Prostaglandine, Zytokine (Spuren)
Proteasen	
Medikamente	

siert; seine Mechanismen sind unbekannt, erfolgen jedoch auch über den Transmitter Azetylcholin. Der „Sinn" des emotionalen Schwitzens könnte in der Erhöhung der Griffigkeit von Handflächen und Fußsohlen liegen (bei der Flucht oder beim Zupacken).

Schweißproduktion. In den Endstücken der ekkrinen Schweißdrüsen wird ein gegenüber Plasma isotoner oder leicht hypertoner Primärschweiß sezerniert. Der Mechanismus der Sekretion ist komplex und nur zum Teil bekannt; im Prinzip handelt es sich um die aktive Überführung von NaCl in das Lumen, der die passive Diffusion von Wasser folgt.

Der Primärschweiß wird im Ausführungsgang wieder teilweise rückresorbiert. Da dies jedoch Natriumionen ungleich mehr als Wasser betrifft, ist der resultierende „endgültige" Schweiß hypoton (und auch sauer). Die Natriumrückresorption läuft gleichförmig und unabhängig von der Durchflußmenge (Schweißrate) ab, bei höherer Schweißproduktion steigt daher die Natriumchloridkonzentration des Schweißes. Dies kann unter entsprechenden Umständen zu bedrohlichem Elektrolytverlust führen. Im Gegensatz zu NaCl bleibt die Konzentration der anderen Schweißinhaltsstoffe bei veränderter Schweißrate weitgehend unverändert.

Inhaltsstoffe des Schweißes (Tabelle 1.3). Neben Elektrolyten beinhaltet Schweiß viele andere Bestandteile des Plasmas, wie Proteine, Aminosäuren, Immunglobuline und harnpflichtige Substanzen (exkretorische Funktion). Viele Drogen können im Schweiß in Konzentrationen nachgewiesen werden, die denjenigen im Plasma nahekommen. Ein gutes Beispiel für die exkretorische Funktion des Schweißes ist der Äthylalkohol: Nach Erreichung des Verteilungsgleichgewichtes im Körper wird er in Harn und Schweiß in derselben Konzentration ausgeschieden. Dies kann eine teilweise Erklärung der bekannten erhöhten Alkoholtoleranz in Gebieten mit heißem Klima abgeben.

Auch Hepatitis-B-Antigen wurde im Schweiß erkrankter Individuen nachgewiesen; direkter Kontakt mit erkrankten Patienten kann daher zur Infektion führen.

Apokrine Schweißdrüsen

Diese sind den Milchdrüsen, den Moll-Drüsen des Augenlides und den Zeruminaldrüsen des äußeren Gehörganges verwandt. Sie kommen regelmäßig in den Axillen und der Genitoanalregion vor, sporadisch auch an Rumpf, Gesicht und Kapillitium. Sie entwickeln sich erst im Rahmen der Hormonumstellung in der Pubertät, bleiben dann aber auch nach Verlust der Gonaden erhalten.

Ihre Funktion ist nur teilweise bekannt. Sie produzieren Duftstoffe mit (bei Tieren) pheromonartiger Wirkung.

Anatomie. Ähnlich wie die ekkrinen Schweißdrüsen bestehen sie aus einem geknäuelten sekretorischen Endstück und einem gestreckten Ausführungsgang, der jedoch im Bereich des Infundibulums in den Haarfollikel mündet. Das Endstück hat ein etwa 10mal so großes Lumen wie das der ekkrinen Schweißdrüsen. Es ist aus sekretorischen Zellen und myoepithelialen Zellen aufgebaut. Erstere enthalten zahlreiche große Granula mit PAS-positivem Inhalt und sind lumenwärts zipfelartig ausgezogen (wurde früher als Ausdruck der Sekretion gedeutet – sogenannte „Dekapitationssekretion", daher der Ausdruck „apokrin"). Der Ausführungsgang entspricht dem der ekkrinen Drüsen.

Der apokrine Schweiß ist neutral bis leicht alkalisch und von visköser, milchiger Beschaffenheit. Die apokrinen Drüsen werden von adrenergen sympathischen Nerven versorgt.

1.5 Dermis (Korium)

...

Die Dermis ist ein fibroelastisches Gewebe von hoher Reißfestigkeit und Elastizität und Träger der die Haut versorgenden Gefäße und Nerven. Es besteht aus lose ineinander vernetzten Kollagenfaserbündeln mit einer gewissen Tendenz zur Parallelrichtung ***(Langer-Spaltlinien)*** sowie elastischen Fasern. In der oberen Dermis ***(Stratum papillare)*** sind die Kollagenfasern lockerer gewebt als in der tiefen Dermis ***(Stratum reticulare),*** die elastischen Fasern zeigen einen umgekehrten Verteilungstyp. In der gesamten Breite der Dermis findet sich Kollagen vom Typ I; in der papillären Dermis und in einer dünnen Schicht um die Hautanhangsgebilde findet sich zusätzlich Kollagen vom Typ III. Zwischen den Maschen des Fasernetzes liegen die Fibroblasten, Mastzellen und andere Gewebszellen. Fasern und Zellen sind in eine gelartige Grundsubstanz aus Proteoglykanen eingebettet. Für die Summe aller fibrillärer Strukturen und löslicher Substanzen wird der Begriff „extrazelluläre Matrix" gebraucht.

1.5.1 Die „Grundsubstanz"

Die Füllsubstanz der Dermis und Subkutis besteht aus einem Gemisch von Glykosaminglykanen und Proteoglykanen (meist große Moleküle, die aus einem Proteinkern mit Glykosaminglykan-Ketten – früher: saure Mukopolysaccharide – zusammengesetzt sind).

Glykosaminglykane sind unverzweigte Ketten sehr vieler (bis zu tausender) Disaccharideinheiten: jeweils ein Hexosamin (Glukosamin oder Galaktosamin) und eine Glukuron- oder analoge Säure. Die Disaccharideinheiten können identisch (Hyaluronsäure) oder gemischt sein. Die Hexosamine liegen entweder azetyliert oder sulfatiert vor. Die Proteinkerne der jeweiligen Proteoglykane sind mittels eines Trisaccharidverbindungsstückes glykosidisch angekoppelt. Sie sind erst teilweise charakterisiert. Ihr Molekulargewicht liegt zwischen 10 und 80 kD, das des gesamten Proteoglykans bis zu 3500 kD. Proteoglykane können verschiedene Aggregate und Kombinationen bilden: z. B. ***Versican*** (Haftstruktur für Zellen?), ***Decoran*** (Stabilisierung und Hemmung der Fibrillogenese), ***Syndecan*** (Füllsubstanz zwischen bzw. integrales Membranpreoteoglykan von Epithelzellen, auch Keratinozyten).

Proteoglykane und Glykosaminglykane machen nur etwa 0,2 % des Trockengewichts der Haut aus, sind aber die Hauptkomponente der Bindegewebsmatrix, integrierender Bestandteil der Basalmembranen und der Zelloberflächen (Glykokalyx). Hauptsächliche Vertreter sind Hyaluronsäure (Ausnahme: nicht sulfatiert, kein Proteinkern; Wasserbindungsvermögen), Dermatansulfat, Chrondroitin 6- und -4-sulfat (Basalmembran) und Heparansulfat (Basalmembran, Zelloberflächen). Alle sind anionisch.

Heparin (dem Heparansulfat ähnlich, nicht zuletzt durch höhere Sulfatierung jedoch verschieden; wegen seiner intrazellulären Lage in den Mastzellen nicht zur extrazellulären Matrix gerechnet) gilt als die am stärksten anionische Substanz des Organismus.

Biosynthese und Abbau. Die Proteoglykane der Haut werden von allen ihren Zellen, vornehmlich den Fibroblasten synthetisiert. Die biochemischen Schritte sind gut bekannt, die Produktionsorte weniger. Der Umbau erfolgt relativ rasch (Hyaluronsäure hat eine Halbwertszeit von ca. drei Tagen, Chondroitinsulfat 1–2 Wochen). Der Abbau erfolgt durch die Hyaluronidase bzw. lysosomale Glukosidasen und Sulfatasen.

Hyaluronidase („spreading factor") bewirkt durch Abbau der Hyaluronsäure eine schnellere Ausbreitung von Substanzen im Bindegewebe. Sie ist Bestandteil mancher Insektengifte und wird von manchen Bakterien erzeugt (z. B. V. cholerae). Sie wurde früher zur Behandlung adipöser Beine („Zellulitis") in das Fettgewebe injiziert – natürlich wirkungslos.

Funktionen. Rahmenfunktion für das Fasersystem und für Zellen, Wasserspeicher (Gewebsturgor, Kissenfunktion – Hyaluronsäure, Versican), Erhaltung des Gleichgewichts im Wasser- und Salzhaushalt, Filterwirkung gegen anionische Substanzen (Basalmembran). Darüber hinaus wichtige Rollen bei Zell-Zell- und Zell-Matrixinteraktionen, Hämostase, Differenzierung, Wundheilung und Zellmigration.

1.5.2 Kollagen

...

Kollagene sind eine Familie nahe verwandter fibrillärer Proteine (derzeit > 17 Typen bekannt, Tabelle 1.4), kommen in allen Organen des Körpers vor, sind als dessen hauptsächliches extrazelluläres Stütz- und Struktur-Protein für dessen mechanische Eigenschaften verantwortlich (Reißfestigkeit) und Hauptbestandteil der Basallaminae. Die Kollagenmoleküle sind aus stabartigen, aus je drei in Form einer Tripelhelix angeordneten α-Polypeptidketten aufgebaut. Deren Merkmal (und für die Ausbildung der Tripelhelix verantwortlich) ist ihr besonderer Aminosäureaufbau (Glyzin an jeder dritten Position). Die Dermis enthält ca. 10 Typen von Kollagenen; die wichtigsten sind die Typen I, III, IV, VI und VII. Die ersteren beiden liegen in Faserbündel angeordnet vor und zeigen elektronenmikroskopisch eine charakteristische Bänderung (70 nm). Die Biosynthese des Kollagens durch Fibroblasten ist ein komplexer Mehrstufenprozeß; der Abbau wird durch mehrere Enzyme katalysiert und verläuft sehr langsam („tissue remodeling").

Tabelle 1.4 Kollagentypen

I	Haut (Hauptbestandteil), Knochen, Sehnen
II	Knorpel, Glaskörper
III	fötale Haut; Erwachsenenhaut in oberer papillärer Dermis, periappendikal und um Blutgefäße
IV	Basalmembranen
V	ubiquitär im Bindegewebe, perizellulär
VI	ubiquitär im Bindegewebe; bildet eigenständiges mikrofibrilläres Netzwerk zwischen den Typ-I- und III-Geflechten
VII	Ankerfibrillen
VIII	Endothelzellen
IX, X, XI	Knorpel
XII	Sehnen, Periost, Perichondrium
XIII	ubiquitär
XIV	Haut, Sehnen

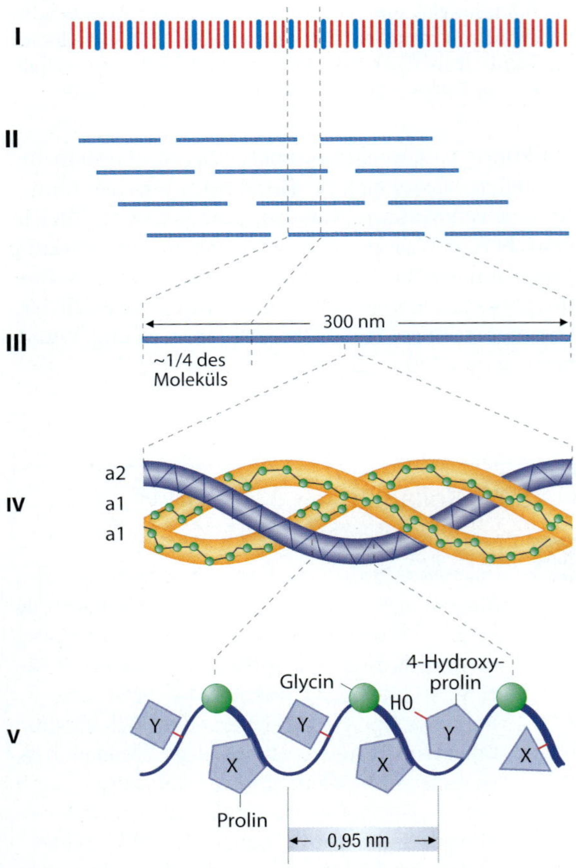

Abb. 1.27. Molekulares Modell einer Kollagen Typ-I-Fibrille. Baustein ist die α-Polypeptidkette *(V)*; drei solcher Ketten (im Falle des Kollagen-Typ I, zwei a1- und eine a2-Kette – Heterotrimer) formen eine Tripel-Helix *(IV)*, das Kollagen-I-Molekül *(III)*. Durch parallele Ausrichtung und periodische Versetzung *(II)* bilden sich die charakteristisch gebänderten Kollagenfibrillen *(I)*. (Nach Uitto, 1983)

Kollagentypen. Hauptsächliches Kollagen in der Dermis ist der Typ I (etwa 50 % des Trockengewichts), je weitere 10 % die Typen III und VI. Die Kollagentypen I, II, III und V sind zu langen Kollagenfasern gebündelt, Typen VI und VII formen Mikrofibrillen, Typen IX, XII und XIV begleiten und verbinden größere Kollagenbündel. Kollagen Typ IV liegt als netzartiges Grundgeflecht der Basallaminae vor. Kollagen Typ XVII ist die extrazellluläre Domäne des BPAG-2.

Kollagenmolekül (Abb. 1.27). Das Kollagenmolekül ist ein unlösliches, stabartiges, aus drei im Sinne einer Tripelhelix ineinander gewundenen α-Ketten aufgebautes Gebilde; die Ketten sind entweder (wie bei Kollagen II und III) identisch (Homopolymer) oder (wie bei Kollagen I, IV, V) unterschiedlich (Heterotrimer). Sie bestehen zu einem Drittel aus Glyzin, die restlichen Aminosäuren sind vorwiegend Prolin und Hydroxyprolin, Lysin und Hydroxylysin. Die Ketten sind (meist in Form von Schiff-Basen) untereinander und mit Nachbarmolekülen kovalent verbunden. Sie formen – parallel gelagert und zueinander in regelmäßigen Abständen versetzt (Grundlage der Bänderung) – Fibrillen, die zu Kollagenfasern gebündelt sind. Diese sind schließlich netzartig miteinander verflochten.

Prototyp eines Kollagenmoleküls ist das Typ-I-Molekül. Es ist ca. 1,5 x 300 nm groß und besteht aus 2 α 1(I) und einer α 2(I) Kette. Jede Kette umfaßt ca. 1.000 Aminosäuren und hat ein Molekulargewicht von ca. 92 kD.

Kollagentypische Sequenzen finden sich auch in diversen anderen Proteinen, z. B. C1 q.

Kollagenbiosynthese. Zumindest 25 Gene an verschiedenen Chromosomen kodieren die Kollagen-α -Ketten. Produktionsort sind die Fibroblasten (Ausnahme: Kollagen Typ IV auch Keratinozyten). Die Moleküle werden als lösliche Präpro-α-Ketten an den Ribosomen synthetisiert, in die Zisternen des rauhen endoplasmatischen Retikulums verbracht (beim Transport durch die Membran wird die „Signalsequenz" entfernt – Pro-α-Kette) und dort bedeutsamen posttranslationalen Modifikationen unterworfen: Hydroxylierung von Prolin- und Lysinresten (erforderlich zur Bildung der Tripelhelix und der später zu formenden Crosslinks), Glykosylierung, Assemblierung der Ketten durch Disulfidbrücken zwischen Zysteinresten und schließlich die Bildung der Tripelhelix.

Die Hydroxylasen sind Sauerstoff-, Eisen- und Askorbinsäure-abhängig. Einige der klinischen Erscheinungen bei Skorbut erklären sich durch mangelnde Enzymaktiviät bei Fehlen dieses Kosubstrates.

Dem so entstandenen Prokollagenmolekül hängen an beiden Enden nicht-kollagene „Extensionspeptide" an, die seine Bündelung zu Fibrillen verhindern. Es wird nun über den Golgi-Apparat in den Extrazellularraum ausgeschleust und hier durch Prokollagenproteinasen von den Extensionspeptiden befreit (Umwandlung in Kollagen). Hierauf erfolgt gleichzeitig der Verlust der Löslichkeit und die spontane Bündelung zu Kollagenfibrillen.

Bei Defizienz der Prokollagenproteinasen, also bei nur partieller Umformung von Prokollagen in Kollagen, bleibt eine regelrechte Faserbildung aus; es resultiert eine hohe Zerreißlichkeit des Bindegewebes („Dermatosparaxis" der Rinder).

Als letzter Schritt wird das neugeformte Fibrillensystem durch Crosslinks in sich und aneinander gefestigt (Reißfestigkeit!). Gleichzeitig erfolgt die architektonische Organisation des Kollagens im Gewebe und die Interaktion mit der extrazellulären Matrix.

Die Bildung von Crosslinks wird durch die Lysyloxydase katalysiert, ein Kupfer-abhängiges Enzym, das durch Nitrile inhibiert wird (Ursache des Lathyrismus bei Tieren). Defizienz dieses Enzyms ist die biochemische Basis mancher hereditärer Bindegewebsschwächen (s. Ehlers-Danlos-Syndrom).

Die ***Regulation der Kollagenproduktion*** kann prinzipiell an mehreren Stellen erfolgen: bei oder nach der

Transkription, bei oder nach der Translation und durch beschleunigten Abbau. Die wesentliche Kontrolle erfolgt vermutlich bei der Transkription. Retinoide können über Kernrezeptoren die Promotoraktivität, je nach physiologischem Bedarf, ab- oder aufregulieren; die stärkste Promotoraktivität hat TGFβ. Ein Beispiel für translationale Kontrolle könnte ein Feed-back-Mechanismus sein, der auf einer Synthese-Hemmung durch das N-terminale Extensionspeptid beruhen soll; bei Nichterkennung dieses Signals durch den Fibroblasten erfolgt Kollagen-Überproduktion (Sklerodermie?). Kortikosteroide (insbesondere fluorierte) sind starke Inhibitoren der Kollagensynthese. Interferon γ scheint überschießende Kollagenproduktion bei Keloiden oder Sklerose zu hemmen.

Kollagenabbau. Der physiologische Umbau des Kollagensystems erfolgt wie dessen pathologischer Abbau bei Entzündung oder Tumorwachstum, komplex reguliert, durch eine Familie von (zinkhaltigen) Metalloenzymen. Diese umfaßt als die drei Hauptvertreter die interstitiellen und die Typ-IV-Kollagenasen sowie die Stromelysine.

- ***Interstitielle Kollagenasen:*** Diese werden von mehreren Zellarten (Fibroblasten, Keratinozyten, Synovialzellen, Neutrophile etc.) produziert, werden als Proenzym in den Extrazellularraum ausgeschleust und in mehreren Schritten in die aktive 42 kD-Form umgeformt. Sie sind kalziumabhängig und spalten natives Kollagen Typ I, II und III (und auch Typ VII und X), nicht aber Typ IV.

Die Spaltung erfolgt an einer einzigen spezifischen Stelle (die Bruchstücke betragen je ein und drei Viertel des Moleküls, sind nunmehr löslich, denaturieren und werden von Gewebsproteinasen abgebaut). Denaturiertes Kollagen (Gelatin) wird von der Kollagenase hingegen an multiplen Stellen gespalten.

Die katalytische Rate der Kollagenase ist sehr gering (das langsamste Enzym des Säugetierorganismus). Typ III-Kollagen wird von der Fibroblasten-Kollagenase schneller gespalten als Typ I; bei der Neutrophilen-Kollagenase herrscht ein umgekehrtes Verhältnis.

- ***Typ IV-Kollagenasen:*** Zwei Typen existieren: T4C1 (72 kD), und T4C2 (92 kD). Beide haben gleiche Substrate (Gelatin – Abraumfunktion, Typ IV- und Typ V-Kollagen, nicht aber Typ I und Typ III) und bilden in analoger Weise Komplexe mit Gewebeinhibitoren der Metalloproteinasen (TIMP-2, TIMP-1).
- ***Stromelysine:*** Stromelysine 1 und 2 zeigen hohe Sequenzhomologie und haben, anders als die interstitiellen Kollagenasen, ein breites Substratspektrum (Typ III und IV- Kollagen, Laminin, Proteoglykane, Fibronektin u. a. m., nicht aber Typ I-Kollagen). Stromelysin 3 scheint vorwiegend in der Embryogenese und um vorwachsende Tumornester vorhanden zu sein.

Die ***Regulation der Kollagenasen*** ist komplex. Die Transkription der Kollagenasen wird durch Wuchsfaktoren und Zytokine (IL-1, TNFα, PGDF, EGF) und mehrere Onkogene aufreguliert, durch andere (TGFβ, INF-γ, Kortikosteroide etc.) abreguliert. Prokollagenase wird (unter anderem) durch Plasmin in das aktive Enzym umgewandelt. Ein im Blut wirksamer, unspezifischer und irreversibler Kollagenaseinhibitor ist α-2-Makroglobulin. Im Gewebe sind die oben genannten Inhibitoren TIMP-1 und -2 von Bedeutung. Sie hemmen die zur Tumorinvasion und Metastasierung erforderliche Aktivierung der Kollagenasen T4C1 und -2 sowie die schon aktive interstitielle Kollagenase.

1.5.3 Elastin

Elastin ist ein unlösliches fibrilläres Protein, das in manchen extrakutanen Strukturen (z. B. Ligamentum dorsale nuchae, Aorta, Achillessehne, aber auch Lunge) einen hohen, in der Haut jedoch nur einen geringen Teil des Trockengewichts beträgt (2 %). Reife Fasern bestehen ultrastrukturell aus einem amorphen Kern aus Elastin und umgebenden Mikrofibrillen. Sie liegen netz- und bandartig verzweigt vorwiegend in der retikulären Dermis und entsenden vertikale Ausläufer in die papilläre Dermis. Letztere bestehen aus Mikrofibrillen mit Elastin-Überzug (***Oxytalanfasern*** mit löslichem, ***Elauninfasern*** mit quervernetztem Elastin). Bei der Fibrillogenese werden erst die Mikrofibrillen synthetisiert und in der Folge das Elastin. Reife Elastikafasern bestehen zu 90 % aus Elastin. Oxytalanfasern finden sich vorwiegend nahe der Junktionszone.

Hauptbestandteil der Mikrofibrillen sind die Fibrilline, eine Familie von ca. 350 kD Glykoproteinen. Sie wirken als Gerüst bei der Bildung elastischer Fasern. Gleichartige Mikrofibrillen finden sich auch in der Zona ligamentosa des Auges, in Gefäßen und Knochen. Defekte an den Fibrillingenen liegen dem Marfan-Syndrom (Chromosom 15) und der kongenitalen Arachnodaktylie zugrunde (Chromosom 5).

Tropoelastin. Der molekulare Baustein des Elastin ist eine Polypeptidkette von ca. 800 Aminosäuren und 72 kD Molekulargewicht (Tropoelastin). Die Kette ist reich an Glyzin (das aber nicht, wie bei Kollagen, jede dritte Position einnimmt) und besitzt (anders als Kollagen) kein Hydroxylysin oder Glykosylreste. Bislang ist nur ein einziger genetischer Typ bekannt, ein anerkanntes molekulares Modell besteht noch nicht, die molekulare Grundlage der Elastizität des Moleküls ist ungeklärt. Eine spezifische (und funktionsrelevante) Eigenheit von Elastin sind besondere Crosslinks, die vier Lysinreste (jeweils zwei an zwei benachbarten Polypeptidketten) verknüpfen ***(Desmosin*** bzw. ***Isodesmosin).***

Drei der vier Aminogruppen der Lysinreste werden oxydativ desaminiert; es entstehen drei Aldehydgruppen, die sich mit der vierten (übriggebliebenen) Aminogruppe zu einem stabilen Pyrimidinring schließen. Die Bildung dieser Crosslinks resultiert in ein unlösliches Fasernetzwerk. Der Anteil von Desmosin in elastischen Fasern ist konstant (ca. 1,5 %) und kann zur quantitativen Bestimmung des elastischen Gewebeanteils verwendet werden.

Elastinbiosynthese. Diese erfolgt wieder in den Ribosomen der Fibroblasten (und Gefäßmuskelzellen). Die Polypeptidketten werden in das rauhe endoplasmatische Retikulum verbracht (Entfernung der Signalsequenz, jedoch keine weiteren posttranslationalen Änderungen) und über den Golgi-Apparat in den Extrazellularraum transportiert. Hier erfolgt die Assoziation mit den Mikrofibrillen, mit Hilfe des kupferabhängigen Enzyms Lysyloxydase die Quervernetzung (Desmosin, Isodesmosin).

Elastinabbau. Die elastischen Fasern unterliegen einem (sehr langsamen) Um- und Abbau, der über mehrere Enzymsysteme erfolgt: klassische Elastasen verschiedener Herkunft (Entzündungszellen, Pankreas u. a.) sind Serinproteasen, die von Aktivatoren und Serum-Inhibitoren (α-1-Antitrypsin, α-2-Makroglobulin) kontrolliert werden. Elastolytisch sind ferner manche Metalloproteinasen.

1.5.4 Mechanische Eigenschaften der Haut

Die Haut ist durch hohe Reißfestigkeit und Elastizität ausgezeichnet. Diese Eigenschaften sind fast ausschließlich eine Leistung der retikulären Dermis.

Die physikalische Elastizität von Materialien wird durch den Elastizitätsmodul ausgedrückt, der durch den Quotienten von der pro Querschnitteinheit aufgewendeten Zugkraft und dem relativen Längerzuwachs definiert ist. Physikalische Begriffe sind allerdings nur bedingt auf die Verhältnisse der Haut übertragbar, da Reißfestigkeit und Elastizität hier die Resultierende verschiedener Gewebskomponenten sowie architektonischer und physikalischer Faktoren repräsentieren.

Die Haut besitzt im Normalzustand einen sehr geringen „biologischen" Elastizitätsmodul und ist daher ideal geeignet, scherenden Kräften oder der Beanspruchung in Gelenknähe nachzukommen. Mit zunehmender Anspannung steigt der Elastizitätsmodul steil an. Der Elastizitätsmodul isolierter Kollagenfaserbündel ist etwa 600.000mal und der der elastischen Fasern immerhin noch 20mal so hoch wie der der entspannten Haut. Die Erklärung für diese paradoxe Situation liegt darin, daß die Elastizität der Haut in den ersten Phasen der Dehnung durch architektonische Umformungen und nicht durch Dehnung der einzelnen Bestandteile erfolgt.

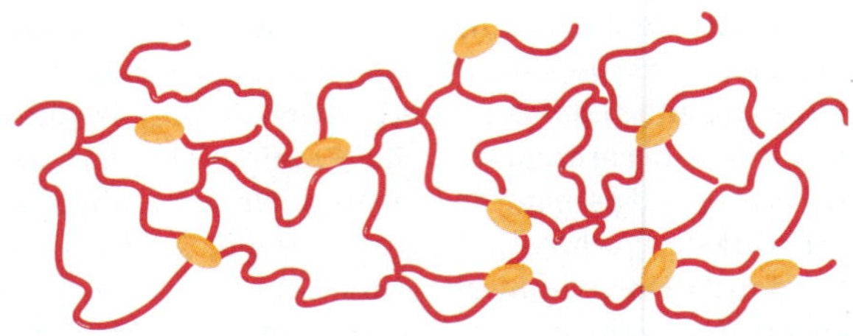

Abb. 1.28. Die Grundlage der Elastizität des dermalen Kollagengeflechts liegt in der räumlichen Anordnung der Fasern (Vergleich: Nylonstrumpf)

Die Kollagenfasern sind in Form eines lockeren Netzwerks angeordnet (Abb. 1.28). Bei Dehnung der Haut tritt zunächst eine Straffung und Parallelausrichtung der Kollagenfasern ein, wobei bei wachsendem Zug immer mehr Fasern rekrutiert werden. Im selben Maß wächst der Dehnungswiderstand, der bei völliger Anspannung der Fasern sein Maximum erreicht. Hält der Zug weiter an, kommt es zum „Fließen" der Fasern, und eine bleibende Dehnung der Haut ist die Folge. Ein solcher Mechanismus wird, im Zusammenspiel mit hormonbedingten Veränderungen an der Grundsubstanz, für das Zustandekommen von Striae gravidarum vermutet.

Die Straffheit und die Dehnbarkeit der Haut sind daher Funktion der Kollagenfasern; das Rückschnellen in die Ausgangslage (Verstreichen von Falten) ist hingegen Funktion der elastischen Fasern.

1.6 Mastzellen

Mastzellen sind ubiquitär im Bindegewebe vorkommende Effektorzellen, die in der Haut besonders um Gefäße (mikrovaskuläre Einheit), Nerven und Hautanhangsgebilde angereichert sind und ca. 2–5 % der dermalen Zellpopulation betragen. Sie sind immobil, langlebig und von typischer Morphologie (relativ groß, polygonal, mit rundem Kern und mit reichlich charakteristischen zytoplasmatischen Granula – metachromatische Färbung mit Toluidinblau!). Sie besitzen hochaffine IgE-Rezeptoren an der Zellmembran. Histochemisch werden die Mastzellen durch die Chlorazetat-Esterase-Reaktion nachgewiesen.

Die Mastzellen stammen von einer pluripotenten hämatopoetischen Stammzelle im Knochenmark mit enger Verwandtschaft zur Monozyten-Makrophagen Linie ab. Ihre frühe Reifung wird durch IL-3 und andere Zytokine gefördert, von GM-CSF gehemmt. Sie wandern über die Blutbahn in die Haut (das „homing" erfolgt durch Adhäsionsmoleküle, im besonderen durch ein Laminin-bindendes Protein – erklärt die Affinität zu Gefäßen) und reifen hier unter Einfluß von Mediatoren benachbarter Fibroblasten und Keratinozyten (IL-3, Stammzellfaktor). Die Ergänzung der Mastzellpopulation erfolgt durch Rekrutierung von Vorläuferzellen aus dem Blut, nur in geringem Maß durch Mitose.

Die Mastzellen produzieren ein reiches Spektrum von Mediatoren; sie sind der klassische Vermittler von Soforttyp-, daneben aber auch anderer Entzündungsreaktionen. Die Mediatoren liegen entweder präformiert in den Granula vor (Histamin, Tryptase, Chymase, TNFα, Heparin) oder werden de novo gebildet (Lipidmediatoren wie Prostaglandin D2 oder die Sulfidleukotriene LTC4, LTD4 und LTE4 aus der Zellmembran, Zytokine).

Aufgrund des unterschiedlichen ultrastrukturellen Aussehens und Enzymgehalts der Granula werden grob zwei verschiedene Arten von Mastzellen unterschieden: Mastzellen der Haut, Lymphknoten und Darmsubmukosa (***Bindegewebsmastzellen*** – Granula enthalten Tryptase, Chymase und Heparin) und solche der Lunge und Darmmukosa (***Schleimhautmastzellen*** – Chondroitinsulfat anstatt Heparin, keine Chymase; ultrastrukturell perigranuläre Lamellen ähnlich „Schriftrollen").

Die Mastzelle hat Ähnlichkeiten mit basophilen Leukozyten (Speicherung von Heparin und Histamin, IgE-Membranrezeptoren). Eine ihrer Hauptfunktionen ist die Freisetzung der Mediatoren aus den Granula, die sogenannte ***Degranulation.*** Diese wird entweder durch Vernetzung zweier an die Fcε-Rezeptoren gebundener IgE-Moleküle („bridging") oder auch durch unspezifische Stimuli ausgelöst: mechanische Reize („triple response"), pharmakologische Stimuli (Histaminliberatoren wie Substanz 40/80, Dextran, Chinin, Alkaloide, Alkohol, Muskelrelaxantien, Azetylsalizylsäure u. a.), verschiedene bakterielle und andere Gifte, Hitze, Kälte, sowie durch verschiedene Mediatoren (Neuropeptide, C3a und C5a, manche Zytokine). Adrenalin hemmt die Degranulation, Azetylcholin fördert sie. Nach der Degranulation sind die Mastzellen durch einige Stunden refraktär. Der Mechanismus der Degranulation ist die Fusion der Granula mit der Zellmembran und Ausschüttung ihres Inhalts in den Interzellularraum.

Der für die Mehrzahl der Systemzeichen verantwortliche Mediator ist Histamin, das am Erfolgsorgan an Histaminrezeptoren gebunden wird. Man unterscheidet 2 Arten von Histaminrezeptoren (H1- und H2-Rezeptoren), die organspezifisch verteilt und durch unterschiedliche Antihistaminka blockiert werden können. An der Haut finden sich vorwiegend H1-Rezeptoren.

Die Mediatorfreisetzung führt zur Vasodilatation und Steigerung der Gefäßpermeabilität (Quaddelbildung), Pruritus und Kontraktion glatter Muskelfasern (Bronchokonstriktion). Hinzu kommt die Ausschüttung proinflammatorischer Zytokine (IL-1β, IL-6, IL-8, IL-10), die zu verzögerten Entzündungsreaktionen führen („delayed immediate reactions"), die chemotaktische Wirkung der Leukotriene, Eosinophilie durch IL-5 und die Expression von Adhäsionmolekülen an Gefäßendothelien durch TNFα. Schließlich nimmt die Mastzelle Einfluß auf Melanogenese („postinflammatorische Hyperpigmentierung"), Wundheilung, Angiogenese, entzündlichen Bindegewebsumbau und Fibrose (TGFβ).

1.7 Gefäße der Haut (N. Sepp, P. Fritsch)

Das Blutgefäßsystem der Haut (Abb. 1.29) besteht aus einem ***Zu-*** bzw. ***Ableitungssystem*** (perforierende Arterien und Venen aus Fett und Muskeln) und dem ***mikrovaskulären Gefäßnetz.*** Letzteres ist in zwei ***horizontale Plexus*** organisiert, den

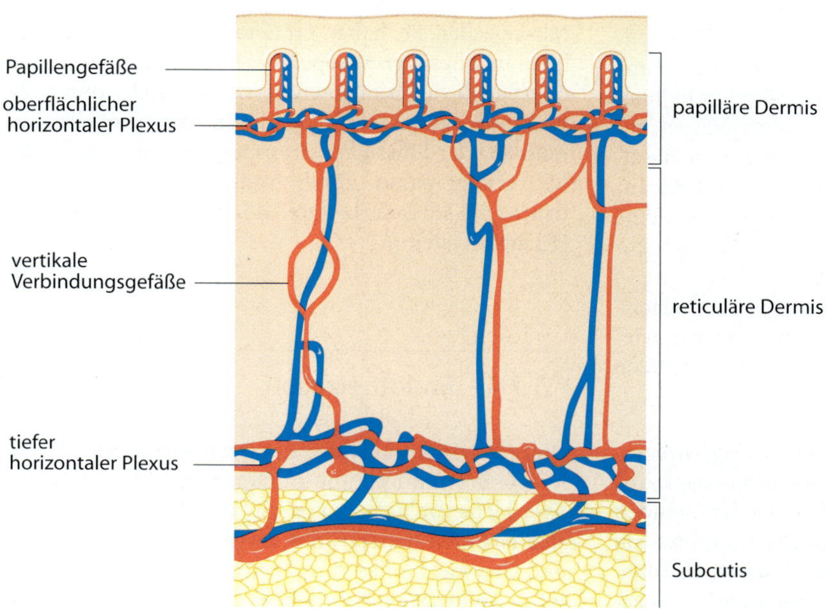

Abb. 1.29. Mikrovaskulatur der Haut. (Nach A. Bernard Ackerman, 1997)

oberflächlichen (an der Grenzfläche zwischen papillärer und retikulärer Dermis) und den ***tiefen*** (an der Dermis-Subkutisgrenze). Zwischen diesen Plexus verlaufen vertikale Verbindungsgefäße, die auch eigene Plexus der Haarfollikel und Schweißdrüsen versorgen. Vom oberflächlichen Plexus verlaufen ***vertikale Kapillarschleifen*** in die Papillenspitzen.

1.7.1 Bauelemente des mikrovaskulären Gefäßnetzes

Beide horizontale Plexus bestehen im Prinzip aus Arteriolen, arteriellen und venösen Kapillaren sowie postkapillären Venolen. Im oberflächlichen Plexus dominieren die postkapillären Venolen und Kapillaren, im tiefen größere Arteriolen und Sammelvenen.

Die postkapillären Venolen besitzen den größten kumulativen Querschnitt der Hautgefäße (Reservoirfunktion). In ihnen ist die Flußgeschwindigkeit daher am niedrigsten (und die Möglichkeit zur Interaktion zwischen Blutzellen und Endothel am günstigsten). Ihre Wände sind dünn (geringes Permeationshindernis), und zwischen den Endothelzellen können sich durch Mediatorwirkung Lücken ausbilden (Ausströmen von Plasma). Aus all diesen Gründen sind die postkapillären Venolen der Hauptort entzündlicher Reaktionen der Haut.

Größere Arteriolen (Durchmesser 20–30 μ) besitzen eine durchgehende homogene Basallamina, auf der zwei Lagen glatter Muskelzellen spiralig aufsitzen. Diesen folgt die Lamina elastica, die luminalwärts von den Endothelzellen ausgekleidet wird. Je dünner die Arteriolen werden, desto mehr rarefizieren sich Muskellagen und Lamina elastica. Das Arteriolen-Endsegment besteht nur mehr aus dem Endothelschlauch, der von einzelnen überlappenden Muskel(?)zellen (präkapillärer Sphinkter) umschlossen wird. Die arterielle Kapillare (10 μ) hat auch diese Muskelzellen verloren: Perizyten bilden durch Lücken der Basallamina „tight junctions" mit den Endothelzellen. Venöse Kapillaren unterscheiden sich durch eine nunmehr lamellierte Basallamina und stärkeres Hervortreten des Perizytenmantels. Postkapilläre Venolen (20—30 μ) besitzen eine Adventitia aus 2–3 Zellagen von Perizyten und gleichfalls eine lamellierte Basallamina.

Die vertikalen Kapillarschleifen entsprechen arteriellen Kapillaren und wandeln sich erst kurz vor Wiedereinmündung in den oberflächlichen horizontalen Plexus in venöse Kapillaren um.

Zu- und Ableitungssystem. An der Subkutisgrenze finden sich auch größere muskuläre Arterien (bis 100 μ) und Sammelvenen mit Venenklappen. Die zuführenden Arterien versorgen jeweils kreisrunde Hautbezirke von einigen Zentimetern Durchmesser, in deren Randbereich die Sauerstoffsättigung des kapillaren Blutes geringer ist („Drainagesinus"). Unter Normalbedingungen nicht erkennbar, treten diese Randbereiche bei Strömungsverlangsamung als Livedo reticularis bzw. racemosa in Erscheinung (s. Kap. „Livedosyndrome").

1.7.2 Blutzirkulation der Haut

Die Dichte der Gefäßversorgung – für die bloße Versorgung der Haut überproportioniert – dient der Anpassung an innere oder äußere Bedingungen, insbesondere der Thermoregulation: die Durchblutung der Haut kann bei Bedarf (Hitze, Fieber, Erythrodermie) auf das 10–20 fache gesteigert werden. Die Rolle des Wärmeabstrahlers kommt dem oberflächlichen Horizontalplexus zu. Die Regulation von Vasokonstriktion und -dilatation (die in jedem Gefäßabschnitt durch nervöse Impulse und Mediatoren erfolgen kann – s. oben) ist nur teilweise bekannt; arteriovenöse Anastomosen sind nur in den Akren nachgewiesen. Die Blutzirkulation erfolgt sowohl im arteriellen wie im venösen Schenkel des Mikrozirkulationssystems pulsatil. Der systolische Blutdruck beträgt ca. 80 (arteriell) bzw. ca. 10 mmHg (venös). Ein längerdauernder Auflagedruck von 80 mmHg führt daher zur Unterbindung der Zirkulation und Nekrose.

1.7.3 Lymphgefäße der Haut

Diese kommunizieren mit den Lymphspalten der papillären Dermis, bestehen aus flachen Endothelzellen, einer diskontinuierlichen Basallamina und einer Wand aus elastischen Fasern, die in das Faserwerk der Dermis übergeht, und nur bei tiefen Gefäßen auch aus Muskelzellen. Sie haben größere Lumina als Blutkapillaren und besitzen Klappen. Sie bilden gleichfalls einen oberflächlichen und einen tiefen Plexus, der durch abführende Lymphgefäße in die großen Lymphbahnen mündet. Der Flüssigkeitstransport in den Lymphgefäßen erfolgt passiv durch Änderungen des Gewebedrucks bei Muskelarbeit und durch den arteriellen Puls (Klappensystem!).

1.7.4 Endothelzellen

Diese innere Auskleidung der Gefäße ist mesenchymaler Abkunft und nimmt im Organismus eine Gesamtoberfläche von ca. 6.300 m^2 ein. Ihre Aufgaben ergeben sich aus der Grenzposition zwischen fließendem Blut und Gewebe: Stoffaustausch, Mitregulation des Gefäßtonus und maßgebliche aktive Beteiligung an Entzündungsreaktionen. Das jeweilige Gewicht dieser Aufgabenbereiche hängt vom Gefäßkaliber ab.

In der Haut spielen die ***mikrovaskulären Endothelzellen*** (EC) (d.h. im wesentlichen die EC der postkapillären Venen) die zentrale Rolle in der Einleitung und Exekution entzündlicher Vorgänge, im Gerinnungs- und fibrinolytischen Geschehen, Angiogenese, Tumorwachstum und Meatastasierung. In diesen Leistungen bilden sie mit ihren Nachbarzellen (Perizyten, glatte Muskelzellen, Makrophagen, Mastzellen, T-Lymphozyten, dermale dendritische Zellen) eine funktionelle Einheit ***(„mikrovaskuläre Einheit")***. Ultrastrukturell sind sie durch mikropinozytotische Vesikel und die ***Weibel-Palade-Körperchen*** gekennzeichnet: längliche lamellierte Organellen, in denen die hochpolymere Form des von Willebrand-Faktors und das Adhäsionsmolekül P-Selektin gespeichert vorliegt.

Die mikrovaskulären EC gehören dem ***kontinuierlichen*** Typ an (d.h. zwischen benachbarten EC bestehen *keine* Lücken für den Stoffaustausch wie etwa bei den ***diskontinuierlichen*** EC der Leber) und unterscheiden sich in ihrem biologischen Verhalten wesentlich von den EC großer Gefäße (Beteiligung an Angiogenese, Entzündung etc.).

Rolle der EC in der Homöostase. Im Ruhezustand bilden die EC eine nonthrombogene und für Entzündungszellen nicht adhärierende Oberfläche (Ausnahme: Mit dem hautspezifischen Adhäsionsmolekül CLA ausgestattete Memory-Lymphozyten können in die Haut übertreten und werden durch die afferente Lymphe wieder der Zirkulation zugeführt – „Rayonspolizei"). Sie erlauben oder verhindern – je nach Art des Gefäßes – den Stoffaustausch, synthetisieren Basalmembran und extrazelluläre Matrix, metabolisieren Lipoproteine und sind an der Regulation des physiologischen Gefäßtonus beteiligt.

Rolle der EC in pathophysiologischen Reaktionen. Das friedliche Bild des ***ruhenden*** Endothels erfährt bei Auftreten von Störungen einen abrupten Wandel: Die EC macht von ihrem reichhaltigen Instrumentarium (Tabelle 1.5) an Mediatoren und ihrer Schlüsselrolle in mehreren Wirksystemen (Gerinnungs-, fibrinolytisches-, Immunsystem) Gebrauch und beeinflußt aktiv das Entzündungsgeschehen. Sie geht dabei entweder in den milderen, reversiblen Funktionszustand des ***stimulierten*** oder den gravierenderen des ***aktivierten*** Endothels über.

Die EC ist als Multifunktionär Bestandteil mehrerer Wirksysteme (s. oben). Ihre Aktivierung kann zur Störung des Gleichgewichts mehrerer Systeme führen (ein Dominoeffekt; so führt z.B. der Schaden durch Ablagerung von Immunkomplexen zur Koagulation). Zum Verständnis der Funktion der EC ist wichtig, daß sie jeweils potentiell gegensinnige Rollen spielen können (Tabelle 1.6): Sie können sowohl vasokonstriktiv als auch vasodilatorisch, prokoagulierend wie antikoagulierend, fibrinolysefördernd wie -hemmend wirken. Welche der Wirkungen dominiert, macht die krankheitsspezifische Eigenart aus und ist auch stadienabhängig.

Tabelle 1.5. Instrumentarien der mikrovaskulären Endothelzellen

Oberflächenmoleküle		
	Adhäsionsmoleküle:	
		Selektine
		ICAM-1, VCAM-1
		Integrine
		MHC I, II, Fc (?)
	Gerinnungsfaktoren:	
		vWF (von Willebrand Faktor), Faktor IX
		Tissue factor
		Thrombomodulin
		tPA (Gewebe-Plasminogenaktivator)
Mediatoren		
	Eikosanoside, PAF	
	Zytokine: IL-1, -6, -8, GCSF, GM-CSF, MCP	
	Wuchsstoffe: PDGF, HLGF	
	NO, Endothelin, Angiotensin	

Tabelle 1.6. Rolle der mikrovaskulären Endothelzellen in pathophysiologischen Reaktionen

1. Regulation des Gefäßtumors	
Vasokonstriktion:	Thromboxan A_2
	Endothelin
	Angiotensin II
Vasodilatation:	Prostaglandin I_2
	NO
2. Gerinnungssystem	
Prokoagulant:	vWF
	TF
Antikoagulant:	Heparansulfat
	Thrombomodulin
	NO
3. Fibrinolytisches System	
Fibrinolyse:	tPA
Hemmung der Fibrinolyse:	PAI
4. Adhärenz und Aktivierung von Entzündungszellen	
Adhäsionsmoleküle	
IL-8	
5. Mediatorsynthese	
proinflammatorisch:	IL-1, IL-6
6. Weitere Funktionen:	
Antigenpräsentation	
Phagozytose	
Angiogenese	

Die ***„Stimulation"*** der EC erfolgt schnell (innerhalb von Minuten – „aus dem Stand") als Folge der Einwirkung von Histamin, Leukotrienen, PAF, Thrombin, Neuropeptiden, Kinin, C5a u. a. m. Sie resultiert in Fusion der Weibel-Palade-Körperchen mit der luminalen Zelloberfläche und deren Bedeckung mit P-Selektin (Folge: rollende, hüpfende Kurzzeitkontakte von Leukozyten mit der Gefäßwand) und vWF (Folge: noch keine, da das durch vWF aktivierte Thrombin an Thrombomodulin gebunden wird). Gleichzeitig führt die Generation schnell synthetisierbarer Mediatoren (Eikosanoide, NO) zur Weitstellung des Gefäßes (erhöhte Durchblutung), Steigerung der Permeabilität (durch kalziumabhängige Kontraktion der EC und Öffnung der Interzellularräume) und Aktivierung der Thrombozyten. Aktivierung von Leukozyten und deren Diapedese unterbleibt. Beispiele: milde Entzündungen der Haut wie bei physikalisch-chemischen Schäden, Urtikaria etc.

Die ***„Aktivierung"*** stellt sich als Überlagerung der „Stimulation" ein. Sie erfolgt langsam (Stunden) und entsteht durch die Einwirkung von Endotoxin und proinflammatorischen Zytokinen (IL-1, -6, TNFα, INFγ). Sie resultiert in Neusynthese von Adhäsionsmolekülen (E-Selektin, VCAM-1, ICAM-1; Folge: Dauerkontakt von Leukozyten mit Gefäßwand) und Zytokinen (IL-1,-6,-8, GM-CSF, MCP; Folge: Aktivierung der Leukozyten, deren Diapedese, Akkumulation und Zerfall mit Freisetzung von Enzymen). Gleichzeitig erfolgt die Produktion vasokonstriktorischer Mediatoren (Angiotensin II, Endothelin), Abregulierung von Thrombomodulin (Koagulation) und Expression von MHC-II (Antigenpräsentation). Die Aktivierung der EC führt daher zu einem Gewebsschaden (Nekrose, Thrombose), der durch Abraummechanismen und Regeneration behoben werden muß. Beispiel: nekrotisierende Vaskulitis.

Die Unterscheidung von „stimuliertem" und „aktiviertem" Endothel ist unscharf und von vorwiegend didaktischem Wert.

Wesentliche Funktionen der EC. Diese sind

- ***Regulation des Gefäßtonus und der Permeabilität:*** Eine Reihe von Mediatoren (s. oben) bewirken direkt oder indirekt (über das von EC produzierte Stickstoffmonoxid) Relaxation der glatten Muskelzellen. Umgekehrt können EC bei stärkeren Schäden vasokonstriktorische Substanzen erzeugen (***Endotheline*** – wichtig z. B. beim Raynaud-Symptom). Eine Steigerung der Gefäßpermeabilität resultiert aus der Kontraktion der Endothelzellen. Dies kann als Sofortreaktion (innerhalb weniger Minuten) durch Histamin, Leukotriene oder Thrombin, oder im Rahmen einer Spätreaktion (bis zu 24 Stunden) durch proinflammatorische Zytokine wie IL-1 oder TNFα erfolgen.
- ***Auslösung der Leukozytendiapedese:*** Die genannten hämodynamischen Vorgänge führen zur Verlangsamung des Blutstroms und ***Margination*** der Leukozyten und sind Voraussetzung für deren Kontaktnahme mit den EC. Diese wird durch Adhäsionsmoleküle der EC eingeleitet ***(P-Selektin)***, verstärkt ***(E-Selektin)*** und schließlich fixiert ***(Integrine)***. Die Leukozyten bilden mit der EC-Oberfläche zunächst Kurzzeitkontakte („tethering"), rollen dann entlang derselben („rolling") und gehen dann eine feste Bindung ein. Diese ist Voraussetzung für die durch chemotaktische Faktoren aus den EC (IL-8 u. a.) hervorgerufene Transmigration ins Gewebe. Somit bestimmen die an den EC exprimierten Adhäsionsmoleküle und die von ihnen produzierten Zytokine den zeitlichen Ablauf, Art und Menge des entzündlichen Infiltrates.
- ***Einfluß auf die lokale Blutgerinnung:*** Die antithrombogene Oberfläche der EC wird passiv durch die anionische ***Glykokalyx*** aufrecht erhalten. Aktiv sind zwei weitere Mechanismen wirksam: die kontinuierliche Inaktivierung aktivierten Thrombins aus der Blutstrombahn durch Bindung an das wandständige Thrombomodulin (in der Folge aktiviert der Thrombin-Thrombomodulin-Komplex das fibrinolytische Protein C); andererseits durch die Produktion des Plasminogen-Aktivators, der die Fibrinolyse in Gang setzt.

  Durch das günstige Mengenverhältnis zwischen zirkulierendem Blut und EC-Oberfläche in den Gefäßplexus der Haut wird Thrombin schnell inaktiviert und damit die Mikrozirkulation aufrecht erhalten. Verminderung von Thrombomodulinrezeptoren oder Plaminogenaktivator durch proinflammatorische Zytokine führt zum Auftreten von Fibrinthrombi (z. B. bei septischer Vaskulitis, Livedo-Vaskulitis).

- ***Rolle bei Angiogenese und Wundheilung:*** Lokaler Milieuwechsel (Erniederung des pO2, saurer pH-Wert etc.) oder durch entzündliche Prozeße freigesetzte Proteasen bewirken die Produktion bzw. Freisetzung von in der extrazellulären Matrix gebundenen angiogenetischen Faktoren. Diese führen zur Loslösung der EC aus präexistenten Gefäßen, ihre Migration und später Proliferation. Die aussprossenden EC produzieren ihre eigenen Matrixproteine (innerhalb weniger Stunden z. B. Laminin, Kollagen Typ IV) und bilden durch Interaktion mit diesen Gefäßlumina aus („Tubenformation").

Daneben spielen die EC auch bei der Antigenpräsentation, Metastasierung von Tumorzellen und beim Abbau von Zytokinen und Mediatoren (z.B Histamin) eine wichtige Rolle.

1.8 Nerven der Haut

Die Nervenversorgung der Haut dient zwei Zwecken: ihrer Ausstattung mit Sinnesrezeptoren zur Wahrnehmung äußerer Reize und deren Weiterleitung in das Zentralnervensystem (afferente sensorische Nerven) und der Innervierung von Blutgefäßen, Haarfollikeln und Schweißdrüsen (efferente autonome Fasern). Eine weitere Funktion ist die Freisetzung von Neuropeptiden (Auslösung der „neurogenen Entzündung").

1.8.1 Aufbau und Funktion

Sensorische Nerven der Haut. Diese sind Aufzweigungen der peripheren Fortsätze des ersten afferenten Neurons (Sitz der Nervenzelle im dorsalen Spinalganglion). Sowohl myelinisierte (A-Fasern) wie marklose (C-Fasern – die Mehrzahl) Nerven kommen vor; sie können frei oder in spezifischen Sinnesrezeptoren endigen.

Freie A-Faserendigungen finden sich besonders dicht, geflechtartig, um die ***Haarfollikel*** (ein Augmentationsorgan der Berührungsempfindung) und, mit plattenartigen Ausläufern – „Pinkus-Haarscheibe“ – unterhalb der ***Merkelzellen*** (ein langsam adaptierender Berührungsrezeptor – s. oben). Mit A-Fasern verbundene spezifische Sinnesrezeptoren sind die ***Meissner-Tastkörperchen*** (konzentrische zylindrische Schwannzellformationen, vornehmlich in der papillären Dermis der Handflächen und Fußsohlen), die ***Pacini-Körperchen*** (gleichfalls akral, in der tiefen Dermis – ein Rezeptor für Vibrationsreize) und andere mehr.

Die hauptsächlichen Sinnesrezeptoren sind ***freie Nervenendigungen*** langsam leitender C- und Aδ-Fasern. Diese sind die Vermittler der Schmerz-, Juck-, Hitze-, Kälte- und Druckempfindung. Sie finden sich reichlich in der oberflächlichen und tiefen Dermis der gesamten Körperoberfläche, seltener auch in den basalen Zellschichten der Epidermis.

Eine Zuordnung der verschiedenen sensorischen Qualitäten zu anatomisch definierten Nervenendigungen ist nur bedingt möglich.

Autonome efferente Nerven der Haut. Diese versorgen die größeren Blutgefäße, arteriovenösen Anastomosen, ekkrine Schweißdrüsen und die Mm. arrectores pilorum. Sie sind überwiegend ***adrenerg*** (Gefäße, Haarmuskel). Arteriovenöse Anastomosen und Schweißdrüsen werden hingegen ***cholinerg*** innerviert.

Neuropeptide. Hierbei handelt es sich um eine Gruppe von Peptiden, die in zentralen und peripheren Neuronen enthalten sind, zusätzlich zu den klassischen Neurotransmittern bei der Depolarisation freigesetzt werden und die Impulsübertragung modulieren. Sie können durch Mastzelldegranulation, Aktivierung von Neutrophilen, Makrophagen und Lymphozyten in Immunantwort und Entzündung eingreifen und sind (teils) für den Axonreflex verantwortlich.

Die Relevanz der Neuropeptide in der Pathophysiologie der Hautkrankheiten ist ein sehr aktuelles aber noch keineswegs abgeschlossenes Arbeitsgebiet. Jetzt schon wird es allerdings als Argument für die biologische Wirksamkeit psychischer Stimuli gebraucht.

Neuropeptide werden als inaktive Präkursoren im Zelleib der Ganglienzelle synthetisiert, in sekretorische Granula abgepackt und wandern durch axonalen Transport in die Nervenendigung, wo sie gespeichert und durch Exozytose freigesetzt werden. Sie können histochemisch in den Hautnerven und den Merkelzellen nachgewiesen werden. Hauptsächliche Vertreter sind: Substanz P (SP), vasoaktives intestinales Polypeptid (VIP), „calcitonin gene related peptide“ (CGRP), Neuropeptid Y und viele andere mehr.

Das am längsten bekannte und besten untersuchte Neuropeptid ist SP. In einem klassischen Experiment wurde gezeigt, daß die direkte Reizung eines sensorischen Nerven antidrom zur Freisetzung von SP sowie zu Vasodilatation und Ausbildung von Quaddeln führt (Mastzelldegranulation durch SP); bei Denervierung unterbleibt dieser Effekt. Die Wirkung von injiziertem SP ist durch Antihistaminika blockierbar. Andere Neuropeptide scheinen ähnliche Wirkungen wie SP zu entfalten.

Neuropeptide wurden mit der Genese von Psoriasis, atopischer Dermatitis und anderen entzündlichen Hautkrankheiten in Verbindung gebracht. Eine praktisch verwertbare Konsequenz hat sich bislang nur in der Therapie der Zosterschmerzen ergeben: in den Nervenendigungen nozizeptiver C-Fasern können durch Capsaicin (einer im roten Paprika enthaltenen Substanz) die Reservoirs von SP entleert werden; nach einer irritativen Initialphase kommen postherpetische Schmerzen bei kontinuierlicher Anwendung zum Abklingen. Capsaicin unterbindet die Schmerz- und Juckempfindung

1.8.2 Pathophysiologie des Juckreizes

Juckreiz (Pruritus) ist eine für die Haut und hautnahen Schleimhäute (Konjunktiven!) spezifische Sinnesperzeption bzw. Nozizeption, die physiologisch als Alarmsystem für Kitzel- und unterschwellige Schmerzreize (Parasiten!) wirkt und in verschiedenen qualitativen und quantitativen Abstufungen zahlreiche Hautkrankheiten begleitet.

Allgemeines

Der Juckreiz ist der Schmerzempfindung nahe verwandt, unterscheidet sich von dieser jedoch in wichtigen Punkten: Beide sind unangenehm, doch löst Schmerz einen Fluchtreflex aus, Juckreiz hingegen einen fast zwangshaften Hinwendungs- (Bearbeitungs)reflex, dessen Erfüllung durch Kratzen, Reiben etc. zur augenblicklichen (wenn auch oft nur kurzdauernden) lustvollen Löschung führt. Dieses Wechselspiel von Mißempfindung und Lustgewinn ist einer der Gründe, warum Hautkrankheiten als besonders „ichnah“ empfunden werden. Zudem prägen Kratzeffekte als Folge des Juckreizes das morphologische Bild einer Reihe von Dermatosen und können ihrerseits wieder über einen circulus vitiosus in die Pathogenese von Juckreiz und Hautkrankheit eingreifen.

Juckreiz begleitet zwar sehr viele Dermatosen, ist aber dennoch (bzw. gerade deswegen) nur für wenige ein charakteristisches Merkmal (Tabelle 1.7). Patienten neigen dazu, die Aufschlußkraft ihres Juckreizes zu überschätzen („Es juckt mich *so*“ – untermauert durch demonstrative Kratzakte, denen nicht selten auch der untersuchende Finger des Dermatologen zum Opfer fällt). Auch Prüflinge wenden dem Aspekt des Juckreizes oft übertriebene Aufmerksamkeit zu.

Die Fähigkeit zur Juckreizempfindung ist nicht gleichmäßig verteilt: Die Hautpartien um die Orifizien, also

Tabelle 1.7. Die am heftigsten juckenden Dermatosen

Insektenstiche Skabies Urtikaria Ekzeme Neurodermitis seb. Kopfekzem chron. allerg. Kontaktekzem Prurigoknoten „seborrhoische Papel" Lichen ruber Kandida-Vulvitis Kraurosis vulvae	Exsikkose Pruritus sine materia (bei Hepatopathie, Niereninsuffizienz, internen Malignomen etc.) Dermatitis herpetiformis

das Gesicht – insbesondere Augenlider, Naseneingang, Ohrkanal – und die Perianal- und -genitalhaut haben eine deutlich niedrigere Juckschwelle. Ähnlich wie die Perzeption von Temperatur-, Berührungs- und Schmerzreizen ist die Empfindung des Juckreizes punktweise verteilt, wobei die Dichte der „Juckpunkte" die Höhe der Juckreizschwelle der betreffenden Region bedingt. Die Verteilung der Juckpunkte korreliert mit jener der Schmerzpunkte.

! Die Juckpunkte entsprechen *nicht* spezifischen Sinnesorganen (solche sind nicht bekannt), sondern wahrscheinlich Überlappungen von Versorgungsgebieten verschiedener Hautnerven.

Die Juckreizempfindung kommt ausschließlich in der papillären Dermis zustande. Sie wird in denselben (oder gleichartigen) marklosen freien Nervenendigungen ***(Nozizeptoren)*** wie der Oberflächenschmerz erregt und in denselben Nervenbahnen (langsam leitende C-Fasern) weitergeleitet. Letztere treten durch das Hinterhorn in das Rückenmark, kreuzen auf die kontralaterale Seite, aszendieren, passieren im Tractus spinothalamicus den Thalamus und gelangen schließlich in die sensomotorische Hirnrinde im parietalen Gyrus postcentralis.

Die gemeinsame strukturelle Basis von Schmerz und Juckreiz wird durch zahlreiche Beobachtungen illustriert: Ausfälle dieser Sinnesqualitäten auf angeborener wie erworbener Grundlage (etwa bei Lepra oder Durchtrennung des Tractus spinothalamicus) treten fast stets gekoppelt auf. Trotzdem ist Juckreiz nicht identisch mit schwachem Schmerz, da beide Empfindungen ihre eigene Qualität und ihr eigenes Intensitätsspektrum besitzen, nicht ineinander übergehen und dissoziierbar sind: Erwärmung der Haut auf 41 °C etwa blockiert Juckreiz, verstärkt aber die Schmerzempfindung; Entfernung der Epidermis führt zum Verlust der Juckreizempfindung, die Schmerzempfindung bleibt jedoch erhalten; Reizung mit hohen Stromfrequenzen produziert Schmerz, mit niedrigen Juckreiz. Schmerz wird durch Opiate unterdrückt, Juckreiz in manchen Fällen sogar erheblich gesteigert.

Qualitäten des Juckreizes

Das Spektrum der Juckreizempfindung reicht von hellkitzelnd, hitzend-brennend, schneidend bis zu dumpf quälend (protopathischer Juckreiz). Daher sind auch die reflexartigen „Bearbeitungsreaktionen" durchaus unterschiedlich: kratzend z. B. bei Ekzemen (entspricht dem Versuch, punktförmige Juckquellen aus der Haut zu entfernen – ein destruktiver Akt), vorsichtig reibend etwa beim Lichen ruber, scheuernd und schabend bei schlecht lokalisierbarer oder ausgedehnter Juckquelle (z. B. Mycosis fungoides oder Urticaria factitia) oder kühlend (z. B. Urtikaria). Kratzeffekte sind daher *nicht* eine selbstverständliche Folge des Juckreizes. Vermutlich hat diese Verschiedenheit der Juckempfindung ihr Gegenstück in der Verschiedenheit ursächlicher Mediatoren (oder deren Wechselspiel).

Fallbericht I: Eine ca. 50 jährige Patientin war seit mehr als 10 Jahren wegen einer Mycosis fungoides in Behandlung. Anfang der 70 er Jahre kam sie in ein erythrodermatisches Stadium mit multiplen, teils einschmelzenden Tomatentumoren und einer symptomatischen generalisierten Mucinosis follicularis. Gleichzeitig entwickelte sich ein exzessiver, unstillbarer Juckreiz der gesamten Haut, der auf konventionelle Therapie nicht ansprach. Die Patientin saß Tag und Nacht aufrecht im Bett und schabte sich ohne Unterlaß die Haut mit einem stumpfen Küchenmesser. Erst bei starker Sedierung trat eine Milderung ein.

Fallbericht II: Eine 47 jährige Patientin mit schwerster Neurodermitis hatte schon in jungen Jahren die Beobachtung gemacht, daß heiße Bäder den sonst unerträglichen Juckreiz kurzfristig stillen. Sie nahm daher durch Jahrzehnte täglich zumindest zweimal, manchmal öfters heiße Bäder und entwickelte davon eine solche Abhängigkeit, daß keinerlei Hinweis auf die verschlechternde Wirkung dieser Praktik sie davon abbringen konnte. Ihre Haut war sehr stark lichenifiziert, ausgedörrt und erythrodermatisch. Alle Versuche der Lokaltherapie scheiterten. Erst die Behandlung mit Cyclosporin A führte zu langfristiger Besserung; die Patientin gab die Badegewohnheiten zwar nicht auf, reduzierte sie jedoch.

Der Juckreiz ist in der Regel schwer lokalisierbar. Dies ist beim kitzelnd-hellen („epikritischen") Juckreiz nicht ganz so, weshalb postuliert wurde, daß er über die markhaltigen A-Fasern geleitet wird.

Das „Organgefühl" der Haut setzt sich aus einem ständigen Strom von Sinneseindrücken zusammen, in dem der Kitzel- bzw. Juckreiz eine prominente Rolle spielt. Unter Streß (Konzentration, Angst, Freude) werden diese Reize vor der Ebene des Bewußtseins ausgefiltert. In reflexiven Momenten erreichen sie diese jedoch, was zu unablässigem Augen- und Nasereiben, Kopfkratzen, Bartkraulen und Wetzen Anlaß gibt. Dies ist natürlich stärker bei Personen mit unterschwellig juckenden Dermatosen ausgebildet (Neurodermitis, seborrhoisches Kopfekzem, Aknereste. Die Folgen der ständigen Friktion sind z. B. Lichen simplex chronicus, Akne keloidalis nuchae, Acne excoriée des jeunes filles u. a. m.). Hierbei wird der Juckreiz primär nur ungenau lokalisiert. Hilfestellung leistet der die Körperoberfläche explorierende Finger; trifft er den juckenden Punkt, stellt sich augenblicklich ein Aha-Erlebnis ein (genaue Lokalisation), der Juckreiz flammt auf (wahrscheinlich auch wegen mechanischer Mediatorliberalisierung) und bricht in sich zusammen. Eine (vielleicht nur kurze) Refraktärperiode folgt.

Von A-Fasern vermittelte Reize spielen daher zweifellos eine Rolle in der Verarbeitung des Juckreizes. Nach der ***Gate-Control-Theorie*** hemmt eine Stimulierung der A-Fasern die Weiterleitung von in den C-Fasern reisenden Stimuli (Juckreiz) im Bereich der Substantia gelatinosa („Schmerz hat Vorrang"). Dermale Schmerzreize aus dem selben Segment unterdrücken daher den Juckreiz (Wirkmechanismus des Kratzens).

Mediatoren des Juckreizes

Die Auslösung des Juckreizes erfolgt durch chemische Mediatoren (Tabelle 1.8). Deren wichtigster ist Histamin; ferner Arachidonsäuremetaboliten (beide sind auch in den Juckreiz erzeugenden Insektengiften und Pflanzensäften, z. B. der Brennessel, enthalten) sowie ein Spektrum kininähnlicher Peptide (Bradykinin, Neuropeptide wie Substanz P u. v. a. m.). Eine Reihe von Proteasen, etwa Trypsin, Papain, Plasmin u. a. m., wirken nach intradermaler Injektion gleichfalls pruritogen. Der Wirkmechanismus ist wahrscheinlich die Freisetzung der genannten (oder noch unbekannter) pruritogenen Peptide. Sowohl Proteasen als auch Peptide wirken direkt und indirekt, durch Histaminliberalisierung, pruritogen. Hinzu kommen zentrale Mediatoren (Endorphine), die den histamininduzierten Pruritus potenzieren können.

Experimentelle intrazerebrale oder spinale Verabreichung von Opiaten kann heftigen Juckreiz hervorrufen, der durch Opiatantagonisten (Naloxon) unterdrückbar ist. Opiatantagonisten sind prinzipiell auch therapeutisch bei Dermatosen einsetzbar.

Circulus vitiosus bei juckenden Dermatosen

Juckreiz und der darauf folgende Kratzreflex können zu einem Circulus vitiosus führen: Durch die mechanische Irritation werden neue Hautläsionen (Lichenifikation, Nervenendschäden) gesetzt, die zur Herabsetzung der Juckreizschwelle führen können. Endresultat kann ein chronischer, kaum beherrschbarer Juckreiz sein.

Chronisch ekzematöse Haut ist häufig hypästhetisch, aber dennoch höchst empfindlich gegenüber pruritogenen Reizen (Senkung der Juckreizschwelle). Morphologisches Korrelat: Verminderung und Verplumpung der Nervenendigungen. Man vermutet, daß aus dem partiell geschädigten Geflecht der Nozizeptoren ein gestörtes Muster von Impulsen an die zentralen Neuronensysteme weitergegeleitet wird.

Niedrige Juckreizschwellen sind charakteristisch für viele und verschiedenartige Krankheiten: chronische Ekzeme (Neurodermitis!), Exsikkose, chronisch venöse Insuffizienz, Urticaria factitia, Lymphome der Haut u. a. m. Juckreizattacken werden hier schon durch ansonsten unwirksame oder unzureichende chemische, physikalische oder andere Reize ausgelöst. Ein wesentlicher Faktor in der Einstellung der Juckreizschwelle ist auch die psychische Hinwendung.

Tabelle 1.8. Mediatoren des Juckreizes

Histamin, Serotonin	
Proteasen	
	Kallikrein
	Trypsin
	Papain
	Chymase
Arachidonsäure-Metaboliten	
	Prostaglandine
	Leukotriene
(Neuro)peptide	
	Bradykinin
	Substanz P
	Neurokinin-A,B
	Somatostatin
	Galanin
	Calcitonin-Gene-related Peptide
Zentrale Mediatoren	
	Endorphine

Tabelle 1.9. Pruritus sine materia

Exsikkose der Haut
Cholestase, Zirrhose
Niereninsuffizienz
Lymphome (M. Hodgkin)
Polyzythämia vera
okkulte Neoplasmen
Hyperthyreose
Menopause
Medikamente (Opiate, Phenothiazin, HAES, u. a.)
Darmparasiten
Hypereosinophiles Syndrom
Parasitophobie
Dermatitis herpetiformis (Frühstadium)

Juckreiz bei internistischen Krankheiten

Eine Reihe von Systemkrankheiten sind von heftigem generalisiertem Juckreiz begleitet, obwohl die Haut selbst unauffällig ist ***(Pruritus sine materia)***. Häufigster Vertreter ist der sogenannte Pruritus senilis (oft, aber nicht stets mit der bekannt pruritogenen Exsiccosis cutis assoziiert).

Puritus sine materia ist häufig mit Stoffwechselstörungen (Abb. 1.30, Tabelle 1.9) und malignen Tumoren (Lymphome!) assoziiert, doch sind die Mediatoren des Juckreizes nur in den wenigsten dieser Fälle bekannt. So wirken etwa vermutlich bei der biliären Zirrhose zirkulierende freie Gallensäuren pruritogen (Besserung durch UV-B und Ionenaustauscher – Cholestyramin). Ebenso wie bei chronischer Niereninsuffizienz (hier insbesondere bei Hämodialyse – mögliche Rolle

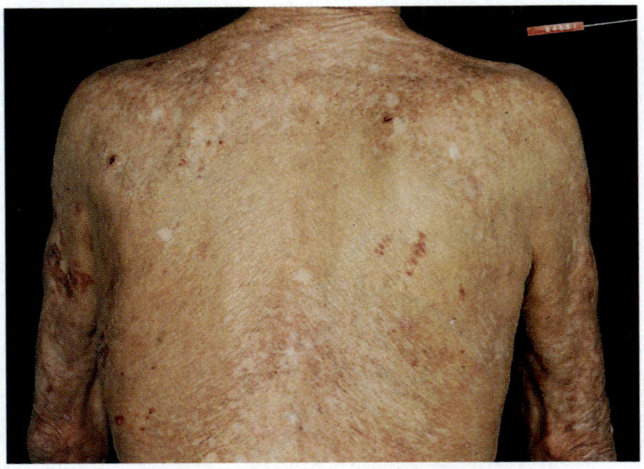

Abb. 1.30. Pruritus sine materia bei Urämie. Der Patient ist von zahllosen frischen und vernarbten Kratzeffekten übersät; ausgespart sind lediglich die interskapulären Areale, die außerhalb der Reichweite der Hände liegen

des HAES) sind wahrscheinlich mehrere Stoffwechselprodukte beteiligt. Mögliche überlagernde Faktoren sind ferner periphere Neuropathien und zentralnervöse Faktoren. Diabetes mellitus führt entgegen Lehrbuchmeinungen zwar zu umschriebenem (durch Neuropathie), nicht aber zu generalisiertem Juckreiz. Eine seltene Form ist schließlich der aquagene Pruritus bei Polycythaemia vera.

Arzneimittelinduzierter Juckreiz

Dieser wird bei Opiaten, Chloroquin, Retinoiden und bei der oralen Photochemotherapie (PUVA) beobachtet. Ein Sonderfall ist Juckreiz durch Ablagerung von Hydroxyäthylstärke (ein Plasmaexpander, häufig zur Behandlung von Hypovolämie, Durchblutungsstörungen und akutem Hörsturz verwendet). Hierbei kommt es zur Speicherung im Gewebe, ab einer Schwellendosis von > 210 g auch in marklosen und markhältigen Hautnerven. Es entwickelt sich bei bis zu 50 % der Behandelten ein therapieresistenter (Antihistaminika wirkungslos!), attackenartiger brennender Pruritus sine materia, häufig von Dermographismus begleitet, der sich nach vielen Monaten spontan zurückbildet.

Fallbericht: Eine 42jährige Frau litt seit ca. 6 Wochen an quälendem Juckreiz, der sich vor allem bei Baden in warmem Wasser, Friktion und Sport krisenhaft verstärkte. Durchuntersuchung auf „Allergien" blieben ergebnislos, Therapieversuche erfolglos. Bei der Vorstellung fand sich lediglich ein ausgeprägter Dermographismus. Die Anamnese ergab, daß sich die Patientin einige Wochen zuvor einer Schädeloperation unterziehen hatte müssen. Nachfragen ergaben, daß sie während und nach der Operation Infusionen mit Hydroxyäthylstärke (Gesamtausmaß von 400 g) erhalten hatte. In einer Biopsie wurden elektronenmikroskopisch Speichervakuolen in Histiozyten, Endothelzellen, Keratinozyten und in Nervenfasern nachgewiesen. Die Behandlung bestand aus einem Beruhigungsmittel und der Erklärung, daß es sich um einen ungefährlichen und selbstlimitierten Zustand handle. Der Juckreiz besserte sich daraufhin, hielt aber noch etwa ein Jahr in fallender Intensität weiter an.

1.9 Subkutis

Die retikuläre Dermis liegt der Subkutis auf. Letztere besteht aus läppchenartig aufgebautem Fettgewebe, dessen bindegewebige Septen mit der Dermis kommunizieren. Die Septen sind die Träger der Gefäß- und Nervenversorgung und bilden das straffe Grundgerüst der Fettläppchen. Die Funktionen des subkutanen Fettgewebes sind Wärmeisolierung, die Rolle eines mechanischen Schutzpolsters und eines Energiespeichers. Zusätzlich überdeckt das Fettgewebe die gegliederte Oberfläche der tiefen Strukturen und erlaubt eine regional unterschiedlich gute Beweglichkeit der Haut gegenüber der Unterlage.

1.10 Wundheilung

Wundheilung ist ein komplexer Prozeß, der den Ersatz des zugrundegegangenen Gewebes zum Ziel hat. Sie ist in der Regel in 1–2 Wochen abgeschlossen und resultiert, sobald das Stratum reticulare geschädigt ist, beim postfötalen Individuum in ***Narben:*** Ersatz des ursprünglich komplex verflochtenen Kollagens durch simple dichte Parallelbündel, Verlust der Hautanhangsgebilde. Die Wundheilung ist eine gemeinsame Leistung verschiedener Gewebe- und Zellarten und besteht aus mehreren koordiniert ablaufenden und interagierenden Vorgängen:

- provisorischer Wundverschluß durch ein Fibrinkoagulum,
- Rekrutierung von Entzündungszellen,
- Bildung von Granulationsgewebe und Angiogenese,
- Reepithelisierung,
- Wundkontraktion.

Fibrinkoagulum. Dieses Netzwerk von Fibrinfasern entsteht durch die Blutgerinnung und beinhaltet neben Plasmabestandteilen (Fibronektin, Vitronektin) auch Thrombozyten, die als Reservoir von Zytokinen und Wachstumsfaktoren (EGF, PDGF, IGF-1) wirken und den Anstoß für die weiteren Schritte geben.

Rekrutierung von Entzündungszellen. Neutrophile treten schon einige Minuten nach der Verletzung in der Wunde auf. Sie werden durch Expression von Adhäsionsmolekülen an (durch Entzündungsmediatoren aktivierten) Endothelzellen aus der Blutbahn geholt (Diapedese) und durch chemotaktische Signale (Wachstumsfaktoren, Abbauprodukte von Matrixkomponenten, bakterielle Peptide) in die Wunde gelockt. Dort phagozytieren sie nicht nur Bakterien, sondern produzieren auch proinflammatorische Zytokine (IL-1, TNFα), die zur Aktivierung von Fibroblasten und Keratinozyten führen. Nach einigen Tagen verschwinden sie aus der Wunde; ihr Platz wird von Makrophagen übernommen, die als Monozyten aus dem zirkulierenden Blut in die Wunde gelockt wurden. Die Makrophagen phagozytieren restliche Bakterien und Gewebedebris und produzieren eine Batterie von Zytokinen und Wuchsstoffen, die den ursprünglichen Aktivierungsstimulus durch Thrombozyten und Neutrophilen an das umgebende Gewebe verstärken.

Reepithelisation. Die Migration der Epidermalzellen vom Wundrand beginnt einige Stunden nach der Verwundung. Sie umfaßt sowohl basale als auch suprabasale Zellen (über die Köpfe der Basalzellen hinweg). Voraussetzung zur Wanderung ist die Lösung der Hemidesmosomen und die Ausbildung neuer Adhäsionsmoleküle zur Anhaftung an die provisorische Matrix bzw. Wunddermis: $\alpha 5\beta 1$ und $\alpha v\beta 6$ (Fibronektin/Tenaskin-Rezeptoren), $\alpha v\beta 3$ (Vitronektin-Rezeptor) und $\alpha 2\beta 1$ (Kollagen-Rezeptor). Die Wanderung erfolgt durch Kontraktion des Aktomyosin-Zytoskeletts (das in neugebildete Adhäsionsorganellen inseriert) unter Ausbildung pseudopodienartiger Zellausläufer (Lamellipodien). Mit Verzug von einem Tag setzt eine drastische Mitosewelle in den hinteren Reihen der vorwachsenden Epithelzunge ein. Letztere wächst entlang der Grenze zwischen Dermis und Fibrinkoagulum vor. Um ihr Vordringen zu ermöglichen, werden an den wandernden Epidermalzellen Instrumente zur Lyse der provisorischen Matrix exprimiert: tPA und uPA (zur Fibrinolyse mit Hilfe des im Koagulum vorhandenen Plasmin) sowie Matrix-Metalloproteinasen (zur Lyse von Kollagen Typ I, III, IV, VII).

Migration (und Mitose) erfolgen unter dem Einfluß von Wachstumsfaktoren aus Thrombozyten (EGF, TGFα und β), Makrophagen (TGFα und β), Keratinozyten selbst (TGFα) und vor allem aktivierten Fibroblasten (KGF – „keratinocyte growth factor").

Sobald die Wundfläche reepithelisiert ist, endet die Migration. Gleichzeitig mit der Synthese der Basallamina und Bildung der Hemidesmosomen verlieren die Epidermalzellen die Expression der genannten Integrine und Metalloproteinasen, das normale Differenzierungsprogramm der Epidermis läuft wieder an. Der letzte Schritt ist die Fixierung der Basallamina durch die Ankerfibrillen.

Bildung von Granulationsgewebe. Drei bis vier Tage nach Verwundung beginnen die Fibroblasten unter der Wirkung von Wuchsfaktoren aus Thrombozyten und Makrophagen (PDGF, TGFβ), aber auch von Keratinozyten und aus autokriner Produktion (Aktivin – ein TGFβ-ähnliches Protein; CTGF – „connective tissue growth factor") zu proliferieren, in das Fibrinkoagulum einzuwandern und ihre eigene kollagenreiche Matrix zu synthetisieren. Um zu wandern, müssen sie vorher ihre Integrin-mediierte Adhäsion an das angestammte Kollagenmilieu aufgeben (α2-Integrine) und dafür die Bindungsmoleküle für die provisorische Matrix (Fibrin, Fibronektin, Vitronektin) ausbilden (α3-, α5-Integrine). Die Wanderung erfolgt als Leistung des Aktomyosin-Zytoskeletts und unter Benützung von Fibronektin als Leitschiene.

Angiogenese. Die neugebildete Dermis wird sehr bald von Gefäßsprossen durchwandert. Sie wachsen aus den Kapillaren der Umgebung unter der Wirkung des basischen Fibroblastenwuchsfaktors (bFGF) (aus verletzten Endothelzellen, Makrophagen) und des „vascular endothelial growth factor" (VEGF) (aus Makrophagen, migrierenden Keratinozyten) ein. Um wandern zu können, müssen auch sie ihre Integrinmoleküle umstellen: An der Spitze der Endothelzellsprossen wird $\alpha v\beta 3$-Integrin exprimiert. Die Regeneration der terminalen Nerven wird wahrscheinlich durch den „nerve growth factor" (NGF) mediiert, der durch TGFβ aufreguliert wird.

Wundkontraktion. Etwa 1 Woche nach Verwundung ist das Fibrinkoagulum zur Gänze von aktivierten Fibroblasten durchwandert und die Kollagensynthese voll im Gange. Ein Teil der Fibroblasten wandelt sich nun, unter Wirkung von TGFß und mechanischen Faktoren, in Myofibroblasten um (Expression von glattem Muskel-Aktin), deren Kontraktion die Wundränder einander annähert. Sobald die Wunde verschlossen ist, werden die Wachstumsfaktorrezeptoren der Fibroblasten abreguliert, ein Teil der Fibroblasten fällt der Apoptose anheim (insbesondere die Myofibroblasten), der Rest kehrt in den Ruhezustand zurück.

Rolle der Hautanhangsgebilde. Reste von Haarfollikeln und Schweißdrüsen in der Wunde spielen eine wichtige Rolle in der Reepithelisierung (Epithelinseln im Granulationsgewebe). Sind alle Anhangsgebilde zugrundegegangen, werden sie in der Narbe nicht wieder regeneriert, weil die neugebildete Dermis nicht die Fähigkeit zu ihrer Induktion besitzt.

Fötale Wundheilung. Bis in späte Stadien der fötalen Entwicklung führt eine Wunde nicht zur Narbe, sondern zur narbenlosen Regeneration. Bis zu diesem Zeitpunkt ruft die Verwundung auch keine entzündliche Reaktion, eine nur mäßige Expression von TGFβ und keine Angiogenese hervor. Die Reepithelisierung erfolgt *nicht* durch Wanderung der Keratinozyten, sondern durch die Ausbildung eines konzentrischen Aktinkabels um den Wundrand, durch dessen Kontraktion der Substanzdefekt geschlossen wird (Tabaksbeutelmechanismus). Da keine Narben entstehen, bilden sich im ehemaligen Verletzungsareal auch Hautanhangsgebilde aus. Es wird vermutet, daß die mäßige Expression von TGFβ mit dem Ausbleiben der Narbenbildung assoziiert ist.

2 Grundlagen der Immunologie und Allergologie (G. Schuler)

ÜBERSICHT

Die Haut und die zugehörigen drainierenden Lymphknoten bilden eine funktionelle Einheit ***(„skin immune system“)***. In diesem Kap. werden die wesentlichsten dieser Mechanismen dargestellt und die sich daraus ergebenden Konzepte erläutert. Basale Kenntnisse der Immunologie werden vorausgesetzt.

Die Forschung auf dem Gebiet der Immunologie hat in den letzten Jahren große Fortschritte erbracht; neue Konzepte machten nicht nur die Pathogenese mancher Erkrankungen leichter verständlich, sondern führen auch zu neuen Therapieansätzen. Die Haut hat sich hierbei wegen ihrer Zugänglichkeit als ideales Modellorgan erwiesen; an ihm können die Entzündungs- und Immunmechanismen, die sich in peripheren Organen abspielen, unter normalen und pathologischen Bedingungen untersucht werden.

2.1 Grundbegriffe

Aufgabe des Immunsystems ist es, die Integrität des eigenen Organismus durch ein komplexes Überwachungs- und Eliminationssystem sicherzustellen. Zusätzlich zu den bei höheren Organismen nicht mehr ausreichenden antigen-*un*spezifischen Mechanismen der sog. ***„natürlichen Immunität“*** (inbesondere Phagozyten – neutrophile Granulozyten, Makrophagen; Natürliche Killerzellen (NK), sowie Lysozym, Komplementsystem, Interferone etc.) (s. Abb. 2.1) wurde im Laufe der Phylogenese die Fähigkeit zur ***spezifischen*** Erkennung von **Antigen** ***(„Nicht-Selbst“)*** entwickelt. Sinn dieser Immunantwort im engeren Sinne ***(„erworbene“*** bzw. ***antigen-spezifische Immunität***) ist die Unterscheidung von „Selbst“ und „Nicht-Selbst“ (z. B. einem infektiösen Agens) bzw. die Erkennung von „Gefahr“ über antigen-spezifische Rezeptoren auf Lymphozyten (T-Zell-Rezeptoren auf T-Zellen und Immunglobulinmoleküle auf B-Zellen).

Bei dieser Immunantwort erfolgt zunächst die ***Einleitungsphase*** („afferenter Schenkel der Immunantwort“) (s. Abb. 2.2), in der die sogenannten Dendritischen Zellen (DZ – auch „Steinman-Zellen“) nach Antigenaufnahme die naiven antigenspezifischen T-Zellen aktivieren. Ihr schließt sich die ***Effektorphase*** an („efferenter Schenkel der Immunantwort“), in der das „Nicht-Selbst“ bzw. die „Gefahr“ gezielt durch Zellen oder Antikörper ***(„zelluläre*** bzw. ***humorale*** Immunität“) eliminiert wird.

Das Vorhandensein geeigneter antigen-spezifischer Rezeptoren auf Lymphozyten allein garantiert jedoch noch nicht die Immunantwort; auch bei der Einleitung einer *spezifischen* Immunantwort spielen antigen-*un*spezifische Mechanismen eine entscheidende Rolle. So ist die Freisetzung verschiedener Zytokine (deren Induktion auch durch die bei Vakzination verwendeten Adjuvantien bezweckt wird) an der Entscheidung beteiligt, ob die Erkennung von „Nicht-Selbst“ bzw. „Gefahr“ seitens der antigen-spezifischen Rezeptoren der Lymphozyten überhaupt stattfinden kann. Erst die Aktivierung durch bestimmte proinflammatorische Zytokine veranlaßt die DZ, nach Aufnahme und Verarbeitung von Antigen in das T-Areal der lymphoiden Organe zu wandern, um dort Helfer-T-Zellen zu stimulieren. Werden die DZ nicht aktiviert, wandern und befördern sie das Antigen nicht, und die Stimulierung der T-Zellen bleibt aus.

In den letzten Jahren wurde auch klar, daß die Einwirkung bestimmter Zytokine bei der Aktivierung naiver Helfer-T-Zellen diese in die Entwicklung zweier distinkter alternativer Subsets treibt, die T-Helfer-Zellen vom Typ 1 (Th1) und Typ 2 (Th2) (s. Abb. 2.3). Die Aktivierung von Th1- oder Th2-Zellen bestimmt wesentlich das Resultat bzw. den Typ der resultierenden Immun-

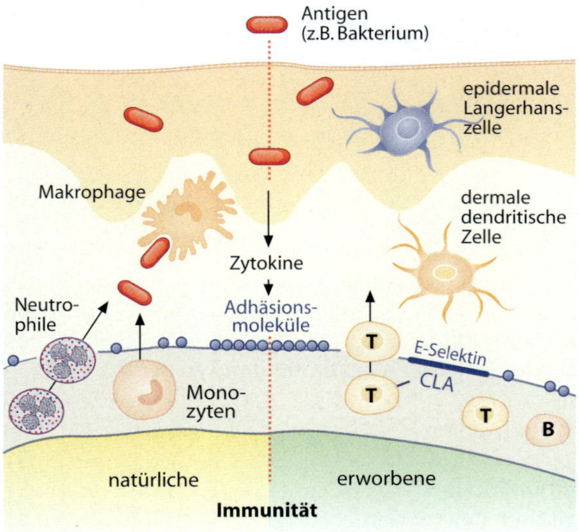

Abb. 2.1. Natürliche (antigen-unspezifische) und erworbene (antigen-spezifische) Immunität (Details s. Text)

antwort. Die allergische Kontaktdermatitis (Th1-mediiert) und die atopische Dermatitis (Th2-mediiert) illustrieren modellhaft dieses für das Verständnis vieler Infektionskrankheiten und Autoimmunerkrankungen wichtige Konzept.

Neben der spezifischen Erkennung von „Nicht-Selbst" ist das ***„Gedächtnis"*** eine charakteristische Eigenschaft der erworbenen Immunanwort. Nach der erstmaligen Konfrontation mit Antigen (***primäre*** Immunantwort) kommt es zur klonalen Aktivierung von Lymphozyten; ein Teil der aktivierten Lymphozyten wandelt sich in sogenannte ***Memory-*** (Gedächtnis)Zellen um. Dies bewirkt, daß bei erneutem Kontakt mit dem Antigen viel schneller eine kritische Masse aktivierter Lymphozyten erzeugt wird (***sekundäre*** Immunantwort) und der Effektorschenkel schneller anläuft.

Mangelhafte Funktion des Immunsystems hat ***Erkrankung*** zur Folge, und zwar entweder ***Immundefizienz*** (ungenügende Zerstörung von „Nicht-Selbst") oder ***Autoimmunität*** (Zerstörung bzw. ungenügende Toleranz von „Selbst"). Unglücklicherweise kann auch ein an und für sich perfekt funktionierendes Immunsystems zur Krankheit führen. Klassisches Beispiel hierfür sind die Allergien, die als Folge der zivilisationsbedingten Änderungen der Umwelt und unserer Lebensweise zuzunehmen scheinen.

2.2 Natürliche und erworbene Immunität

Die Immunantwort kann am einfachsten verstanden werden, wenn man die nach Eindringen eines Antigens in die Haut (Bakterium, Kontaktallergen) oder die Schleimhaut des Respirationstraktes (Pollen- oder andere Aeroallergene) ablaufenden Ereignisse betrachtet.

Treten z. B. Bakterien, mit denen der Organismus noch nie Kontakt hatte, in die Haut ein, werden sie von Phagozyten aufgenommen ***(„natürliche Immunität")*** (Abb. 2.1): von residenten Makrophagen, sowie von neutrophilen Granulozyten und Monozyten, die hierzu jedoch erst aus den Gefäßen in die Dermis einwandern müssen. Die Einwanderung wird durch die Freisetzung diverser Zytokine (z. B. aus Keratinozyten; ausgelöst durch bakterielle Produkte) ermöglicht: Einige dieser Zytokine, z. B. TNFα, induzieren an den Endothelzellen die für die Emigration nötigen Adhäsionsmoleküle (ICAM-1, VCAM-1); andere (insbes. die sog. „Chemokine") regulieren die dazu passenden Liganden der Leukozyten hinauf (β2-Integrine bzw. Leukozyten-Integrine) und wirken auf diese zusätzlich noch chemotaktisch. Zu den Chemokinen zählen u. a. Interleukin-8 und MCP („monocyte chemotactic protein"); ersteres ist für Neutrophile, letzteres für Monozyten chemotaktisch. Beide führen auch zur Aktivierung (z. B. vermehrte Bildung von Sauerstoffradikalen). Folge ist die Ansammlung aktivierter Phagozyten im Gewebe um die eingedrungenen Bakterien.

Wegen der starken proinflammatorischen Wirkung der Chemokine versucht man, blockierende Substanzen als neue Möglichkeit zur Behandlung z. B. allergischer Entzündungen zu entwickeln.

Im Blut zirkulieren natürlich auch die Zellen der ***„erworbenen Immunität"***, nämlich B- und T-Lymphozyten. B-Zellen treten allerdings in die Haut nicht aus, weil die dermalen Endothelzellen (außer bei chronischer Entzündung) keine geeigneten Adhäsionsmoleküle exprimieren. Noch nie stimulierte (naive) T-Zellen ***können gleichfalls nicht austreten***, da sie erst nach Aktivierung die nötigen Adhäsionsmoleküle exprimieren (also entweder als frisch aktivierte T-Blasten oder als Memory-T-Zellen). Anders ist das Schicksal der im Blut zirkulierenden Memory-T-Zellen: Diese ***treten zwar zum Teil in das Gewebe über***, da sie das CLA (cutaneous lymphocyte antigen)-Molekül besitzen und mit diesem an das Adhäsionsmolekül E-Selektin von aktivierten dermalen Endothelzellen binden. Im Gewebe werden diese Memory-T-Zellen jedoch nicht weiter stimuliert, da sie ja keinen zu den (ihnen noch nie begegneten) Bakterien passenden T-Zell-Rezeptor exprimieren. Sie wandern daher langsam über die afferente Lymphe in die Lymphknoten und gelangen schließlich über die efferente Lymphe wieder zurück ins Blut.

Für die Einleitung (und Aufrechterhaltung) fast aller Immunantworten ist die Aktivierung von naiven, antigen-spezifischen Helfer-T-Lymphozyten (=Th) entscheidend. Diese Erkenntnis wurde dramatisch durch ein Experiment der Natur, nämlich die Zerstörung der $CD4^+$ Helfer-T Zellen im Gefolge der HIV-1 Infektion untermauert. Die Aktivierung naiver T-Zellen erfolgt nicht, wie früher fälschlich vermutet, durch Makrophagen, sondern durch die schon erwähnten DZ, ein distinktes Subset myeloider Leukozyten. Diese 1973 von Ralph M. Steinman entdeckten, an ihrer Oberfläche konstitutiv MHC-Klasse-II Moleküle exprimierenden Zellen sind als „Adjuvans der Natur“ auf die Einleitung primärer Immunantworten spezialisiert und für diese essentiell.

Die in den peripheren Geweben (in unserem Fall der Epidermis bzw. Dermis) als Außenposten des Immunsystems postierten DZ (= Gewebs DZ; in der Epidermis nach ihrem Entdecker Langerhans-Zellen genannt; in der Dermis sogenannte dermale DZ) nehmen das Antigen auf und prozessieren es in speziellen sauren Organellen in 8-20 Aminosäuren lange Peptidfragmente. Diese werden in die Grube neu synthetisierter MHC-Klasse-II Moleküle (beim Menschen auch als HLA-D bezeichnet) eingelagert (dem zwischen den Brothälften eingelegten Würstchen eines „hot dogs“ vergleichbar) (Abb. 2.3), wodurch eine große Zahl an Liganden für den α/β-T-Zell-Rezeptor der $CD4^+$ Helfer-T-Zellen generiert wird. Voraussetzung für das erfolgreiche Prozessieren der Antigene ist die Aktivierung der DZ durch die durch Bakterieneinwirkung freigesetzten proinflammatorischen Zytokine (TNFα, IL-1β und GM-CSF).

Die mit immunogenen Peptiden beladenen DZ verlassen nun die Haut und wandern über die afferenten Lymphgefäße in die T-Areale des regionären Lymphknotens (Abb. 2.2), aus parenchymatösen Organen stammende DZ wandern über das Blut in die Milz. Während der Wanderung regulieren die DZ Adhäsions- bzw. kostimulatorische Moleküle massiv hinauf, so daß sie die Fähigkeit erlangen, auch ***naive*** T-(nicht nur Memory-) Lymphozyten zu aktivieren ***(„primäre Immunantwort“).*** Dieser Vorgang wird als „Reifung“ der „Gewebs-DZ“ in „lymphoide DZ“ bezeichnet.

Im Lymphknoten bzw. in der Milz haben die DZ infolge des kontinuierlichen Durchzirkulierens naiver T-Zellen statistisch die beste Chance, T-Zellen mit dem passenden Rezeptor zu binden und zu stimulieren. Naive T-Zellen wandern aus dem Blut über Vermittlung spezieller Adhäsionsmoleküle durch die sogenannten „high endothelial venules“ (HEV) in den Lymphknoten und gelangen über die efferente Lymphe und den Ductus thoracicus wieder zurück in die Blutbahn.

Auch die aktivierten Helfer-T-Zellen (Effektor-T-Zellen) gelangen über die efferente Lymphe und den Ductus thoracicus in das Blut und am Ort der Entzündung ins Gewebe („efferente Phase der Immunantwort“). Bemerkenswert ist, daß die T-Lymphozyten, die in den Haut-drainierenden Lymphknoten sensibilisiert wurden, den schon oben erwähnten Homing-Rezeptor (CLA) exprimieren, so daß sie bevorzugt in die Haut statt in andere Organe austreten. Dort werden sie durch lokale antigen-präsentierende Zellen weiter stimuliert. Ein Teil der frisch aktivierten T-Zellen wandelt sich in Memory-T-Zellen um. Diese stellen den größeren Teil der zirkulierenden T-Zellen dar; ihre leichte Stimulierbarkeit ***(„sekundäre Immunantwort“)*** und ihr geändertes Zirkulationsverhalten (Blut $\rightarrow$ Gewebe $\rightarrow$ afferente Lymphe $\rightarrow$ efferente Lymphe $\rightarrow$ Blut) ga-

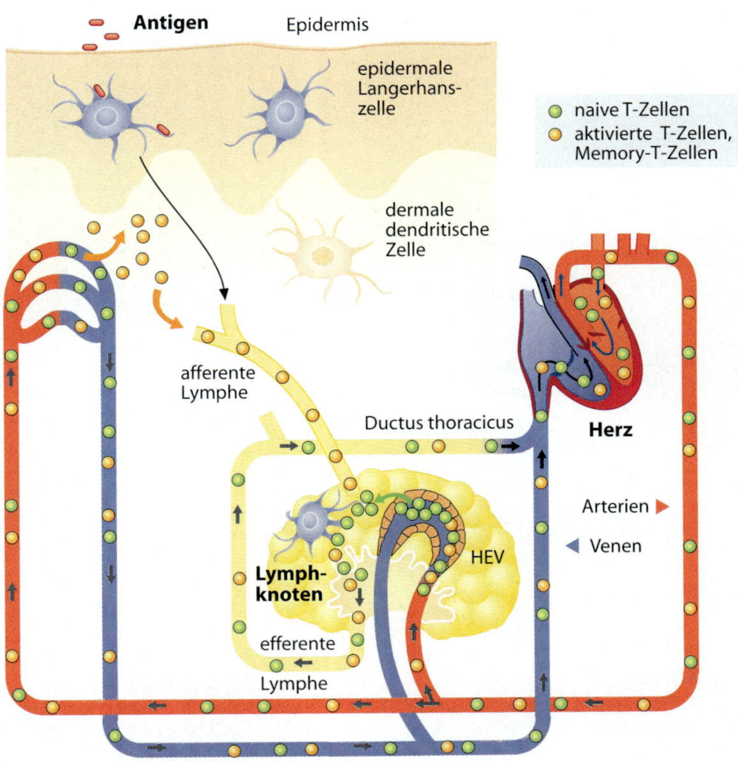

Abb. 2.2. Induktions- und Effektorphase der Immunantwort (Details s. Text)

rantieren eine schnelle und starke Immunreaktion nach erneutem Eindringen von Antigen.

Es ist abzusehen, daß bald antiinflammatorische Substanzen zur Verfügung stehen werden, die über die Hemmung der Leukozytenemigration möglicherweise gewebsspezifisch wirksam sind.

2.3 Die Aktivierung von Th1- oder Th2-Zellen bestimmt den Typ der Immunantwort

Die naiven Helfer-T-Zellen differenzieren nach ihrer Aktivierung durch DZ entweder zu Th1- oder Th2-Zellen. Diese beiden Subtypen sezernieren ganz unterschiedliche Zytokine (s. Abb. 2.3) und setzen damit völlig verschiedene Reaktionen und biologische Konsequenzen in der Effektorphase der Immunantwort in Gang.

2.3.1 Th1-Immunantwort

Eine solche kommt in erster Linie als Folge der Konfrontation mit Bakterien, Viren sowie Kontaktallergenen zustande. Regulierend wirkt hier IL-12, das von Phagozyten (Monozyten, Makrophagen, neutrophilen Granulozyten) und insbesondere von dendritischen Zellen etwa nach Phagozytose von Bakterien oder als Reaktion auf Lipopolysaccharid freigesetzt wird.

IL-12 fungiert als Bindeglied zwischen natürlicher und erworbener Immunität (s. Abb. 2.3): Einerseits bewirkt es die Weiterentwicklung aktivierter Helfer-T-Zellen zu Th1-Zellen; andererseits aktiviert es NK-Zellen (Natürliche Killerzellen; diese erkennen durch 2 Typen von Lektin-Oberflächenrezeptoren virusinfizierte und maligne Zellen mit herabregulierten MHC Klasse I-Molekülen) und induziert die Produktion von IFNγ, welches seinerseits wieder das phagozytäre System als antigen-unspezifisches Abwehrsystem aktiviert.

IL-12 wird aufgrund seiner Stärkung der zellulären Immunität (auch die Generation zytotoxischer T-Zellen – s. unten – wird durch IL-12 gefördert) als neuer „biological response modifier" gegen Infektionen, Krebs und AIDS bereits erprobt.

Th1- Zellen produzieren IFNγ, IL-2 und TNFβ. IFNγ führt zu einer Aktivierung u. a. der Makrophagen (Hinaufregulation der Phagozytosefähigkeit, verstärkte Bildung von antimikrobiell wirkendem NO und von Sauerstoffradikalen, verstärkte Expression von Fc-Rezeptoren etc.) und zur wohlbekannten DTH ***(„delayed type hypersensitivity reaction")***, welche für die Abwehr intrazellulärer Organismen (z. B. Mykobacterium tuber-

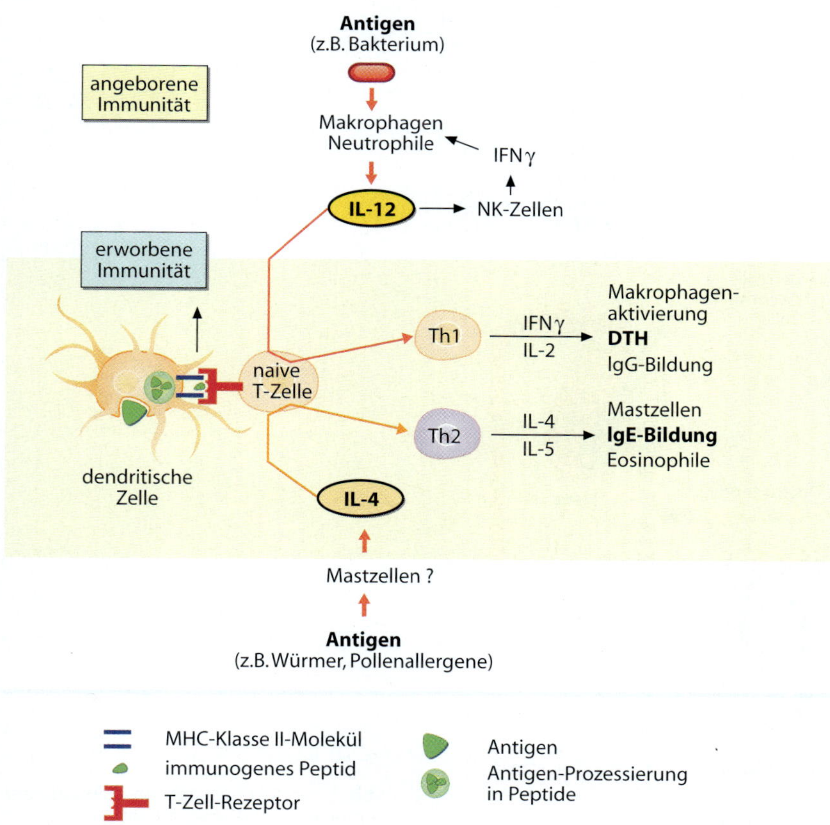

Abb. 2.3. Die alternative Aktivierung von Helfer-T-Zellen vom Typ 1 oder Typ 2 bestimmt den Typ der Immunantwort (Details s. Text)

culosis) entscheidend ist und auch beim Tuberkulin-Test abläuft.

Ein weiteres und dermatologisch bedeutsames Beispiel einer Th1- Antwort ist die ***Kontaktallergie.*** Eine solche resultiert nach epikutaner Applikation und Penetration einer potentiell kontaktsensibilisierenden kleinmolekularen Substanz (i. e. Hapten), wobei auf die oben geschilderte Weise antigenspezifische Th1- Zellen durch DZ aktiviert werden. Bei erneuter Applikation des Kontaktallergens treten die Th1-Zellen (im Rahmen der durch Zytokine induzierten lokalen Entzündung, mit Induktion von Adhäsionsmolekülen und Chemokinen) ins Gewebe aus. Die Kontaktallergen-spezifischen T-Zellen (nicht jedoch die zwar auch austretenden, aber *nicht* Kontaktallergen-spezifischen T-Zellen) werden durch lokale antigenpräsentierende Zellen stimuliert (lokale DZ oder auch Makrophagen; letztere können zwar keine naiven, wohl aber durch DZ voraktivierte T-Zellen aktivieren). Die Th1- Zellen proliferieren dann und produzieren massiv Zytokine (v. a. IFNγ), die die Entzündung der akuten Kontaktdermatitis mediieren. Sind alle Kontaktallergen-tragenden Zellen zerstört, sistiert die Entzündung; bei Antigenpersistenz kommt es zur chronischen Enzündung.

Die Kontaktallergie zeigt somit Züge einer organspezifischen Autoimmunantwort, die zwar sistiert, wenn alles „Nicht-Selbst" (hier durch Hapten-Modifikation körpereigener Proteine entstanden) eliminiert ist, aber infolge des immunologischen Gedächtnisses sofort wieder auftritt, wenn „altered self" durch Allergen- bzw. Hapten-Exposition wieder entsteht.

Wie wird das Hapten verarbeitet, bzw. was erkennt der T-Zell-Rezeptor auf der Dendritischen (antigenpräsentierenden) Zelle? Seit Karl Landsteiner ist bekannt, daß Haptene kleinmolekulare Substanzen sind, die erst nach Bindung an körpereigene Proteine immunogen werden. Heute weiß man, daß Hapten-spezifische T-Zellen Haptene erkennen, wenn sie an Peptide gebunden (z. B. ist Nickel über Histidinreste gebunden) und in der Grube der MHC-Klasse-II-Moleküle eingelagert sind.

Haptenisierte Peptide können durch Prozessierung haptenisierter Proteine (z. B. Serumalbumin) enstehen. Alternativ können Haptene jedoch auch an bereits in den MHC-Gruben positionierte, präformierte Peptide binden. Dies gilt aber nicht nur für Peptide in MHC-Klasse-II-Molekülen, sondern auch für solche in den MHC-Klasse-I-Molekülen der DZ. Da diese von T-Zell-Rezeptoren CD8$^+$ zytotoxischer T-Zellen (s. unten) erkannt werden, können auch diese bei der Kontaktallergie eine Rolle spielen. Natürlich können sich auch Medikamente an Peptide in der MHC-Grube binden, als Haptene immunogen werden und zur Aktivierung von T-Zellen führen. Diese T-Zellen mediieren die klinischen Erscheinungen von Medikamenten-Allergie dann entweder direkt (z. B. Einwanderung zytotoxischer T-Zellen in die Haut beim fixen Arzneimittelexanthem) oder indirekt (z. B. über IgE-Antikörper gegen Penizillin, die von B-Zellen unter Mithilfe von Helfer-T-Zellen produziert werden).

2.3.2 Th2-Immunantwort

Aktivierte naive Helfer-T-Zellen differenzieren zu Th2-Zellen, wenn in der Initialphase die IL-4 / IL-12 Ratio zu Gunsten des IL-4 verschoben ist (s. Abb. 2.3). Die Quelle des die Th2-Generation bewirkenden IL-4 ist nicht sicher bekannt. Th2-mediierte Immunantworten treten in erster Linie bei Wurminfektionen auf. Für deren Abwehr ist die Bindung der – im Gefolge der Th2-Antwort (s. unten) gebildeten – IgE Antikörper und Eosinophilen an den Parasiten vorteilhaft. Eosinophile binden über ihre Fc-Rezeptoren an die IgE-Moleküle und töten den Parasiten durch Freisetzung eines toxischen basischen Proteins ab. Die Th2-Antwort scheint zudem noch eine physiologische Rolle als Gegenregulator der Th1-Zellen zu haben (s. unten), aber im Gegensatz zur Th1-Immunantwort nicht lebensnotwendig zu sein. Dies haben Versuche mit „IL-4 gene-knockout" Mäusen, die keine Th2-Zellen generieren können, gezeigt.

Leider kommt es bei entsprechender genetischer Prädisposition als Reaktion auf minimale Mengen (nur ca. 1 µg/Jahr!) von Umweltallergenen, insbesondere Aeroallergenen und nutritiven Allergenen, zur präferentiellen Aktivierung von allergen-spezifischen Th2-Zellen und damit zu den Erkrankungen des ***atopischen Formenkreises.*** Auf die Pathogenese dieser Erkrankungen wird an anderer Stelle näher eingegangen; hier seien nur die grundlegenden Eigenschaften der Th2-Zellen genannt. Diese erklären zwanglos die früher unverständliche Tatsache, daß bei der atopischen Allergie eine IgE-Erhöhung, Mastzellen bzw. Basophile sowie Eosinophile und auch T-Zellen beteiligt sind. Th2- Zellen produzieren praktisch kein IFNγ, sondern vorwiegend IL-4 und IL-5 (neben IL-3, GM-CSF und IL-10). IL-4 wirkt (zusammen mit IL-3 und IL-10) als Wachstumsfaktor für Mastzellen, IL-5 führt (zusammen mit IL-3 und GM-CSF) zu Differenzierung, Aktivierung und verlängertem Überleben von Eosinophilen (Abb. 2.3). Th2-Zellen veranlassen über IL-4 die Produktion von IgE-Antikörpern durch B-Zellen (s. unten). Zudem können die Th2-Zellen selbst ins Gewebe gelangen und ihre inflammatorisch wirkenden Zytokine freisetzen, wenn ihnen die Allergene von antigenpräsentierenden Zellen nach Aufnahme und Prozessierung in immunogener Form präsentiert werden.

Diese Antigenpräsentation geschieht leider in hocheffizienter Weise, weil sowohl die DZ (inklusive Langerhans-Zellen) als auch die Monozyten den hochaffinen IgE-Rezeptor (Fc-ε RI) exprimieren (der bis vor kurzem als exklusiv für Mastzellen und Basophilen galt). Die daran gebundenen IgE-Moleküle können nun ihrerseits bereits geringste Allergenmengen (z. B. nach Eindringen durch die Epidermis) im Sinne einer Allergenfokussierung binden. Die Allergene werden in die Antigenpräsentierende Zelle aufgenommen, prozessiert und an die Th2-Zellen präsentiert. Dieses Szenario erklärt neben anderen Faktoren (z. B. Beteiligung der Eosinophilen) die Chronizität der atopischen Entzündung.

2.4 Antikörper und zytotoxische T-Zellen

Das antigen-spezifische Immunsystem muß „Nicht-Selbst" bzw. Antigene/Pathogene erkennen und unschädlich machen, die ***(Aufgabe I)*** im Extrazellulärraum frei schwimmen (z. B. Viruspartikel) oder ***(Aufgabe II)*** sich als intrazelluläre Parasiten in Vakuolen von Zellen verstecken und schließlich ***(Aufgabe III)*** Abnormitäten in der Proteinzusammensetzung des Zellinneren (z. B. virale Infektion, maligne Transformation) erkennen. Aktivierte Helfer-T-Zellen sind bei allen diesen Effektormechanismen beteiligt. Die zuständigen Effektorzellen und -moleküle sind B-Lymphozyten und Antikörper für Aufgabe I, aktivierte Makrophagen für Aufgabe II, sowie – in erster Linie – zytotoxische T-Lymphozyten für Aufgabe III.

2.4.1 Aufgabe I – Antikörper

Fast alle B-Zellen benötigen eine Interaktion mit Helfer-T-Zellen, um zu Plasmazellen differenzieren zu können, die dann die für die Aufgabe I erforderlichen ***Antikörper*** produzieren. Die Auswahl der B- Zelle erfolgt durch die Bindung des Antigens an die passenden membrangebundenen IgM- und IgD- Moleküle derselben; die Antikörpermoleküle binden dabei an dreidimensionale Strukturen der Antigenoberfläche (sogenannte B-Zell-Epitope) (Abb. 2.4). Das Antigen wird von der B-Zelle auch aufgenommen und in immunogene Peptide prozessiert; diese werden in MHC-Klasse-II-Moleküle der B-Zelle eingelagert.

Die von den DZ voraktivierten Helfer-T-Zellen können nun mit ihrem T-Zell-Rezeptor wieder den (ihnen ja schon von der Präsentation durch die DZ bekannten) Peptid-MHC-Klasse-II-Komplex, diesmal auf der B-Zelle, erkennen und werden bei Einwirkung zusätzlicher kostimulatorischer Signale aktiviert. Entsprechend diesem Szenario (Steinman-DZ im T-Areal des Lymphknoten aktivieren Th-Zellen, diese wieder B-Zellen) tauchen nun am Rand der T-Zell-reichen Zonen erste Foci aktivierter antigen-spezifischer B-Zellen auf. Dort steuert der Typ der von den Helfer-T-Zellen produzierten Zytokine die Umschaltung („isotype switch", Klassenwechsel) in eine der fünf Immunglobulinklassen. Das von den Th1-Zellen sezernierte IFNγ bewirkt z. B. die Produktion von komplementfixierenden IgG-Antikörpern, das von Th2-Zellen produzierte IL-4 hingegen die Produktion von IgE-Antikörpern (s. Abb. 2.4). Entscheidend für die Aktivierung der B-Zellen, wie auch für das Zustandekommen des Klassenwechsels, ist die Interaktion des CD40-Moleküls auf der B-Zelle mit seinem Liganden (CD154) auf der Oberfläche der aktivierten Helfer-T-Zelle.

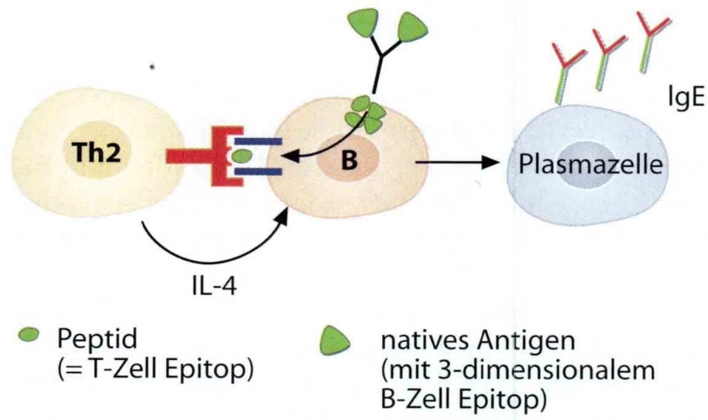

Abb. 2.4. Die Aktivierung von B-Zellen (Beispiel IgE-Produktion). (Details s. Text)

Mutationen, die das CD154-Molekül außer Funktion setzen, führen zum Hyper-IgM-Syndrom, einer Immunmangelkrankheit.

Einige dieser oben genannten Foci entwickeln sich in den ***primären*** Lymphfollikeln – den B-Arealen der lymphoiden Organe, die aus ruhenden B-Zellen und einem lockeren Netzwerk von FDC („follicular dendritic cells", s. unten) bestehen, zu ***„Keimzentren"*** weiter; durch Ausbildung von Keimzentren werden die Lymphfollikel zu ***sekundären*** Lymphfollikeln. Keimzentren bestehen aus aktivierten B-Zellen, FDC und „tingible body macrophages" (s. unten). Sie werden von einem Randwall („mantle zone") primärer Follikel umgeben.

> **!** Die FDC haben nichts mit den „lymphoiden" DZ (Steinman-Zellen) zu tun. Sie stammen im Gegensatz zu den DZ auch nicht aus dem Knochenmark und sind daher keine Leukozyten.

In den Keimzentren kommt es zur massiven Proliferation der antigen-spezifischen B-Zellen und zur „somatischen Hypermutation": minimale Mutationen im Bereich der V (= variablen) Region der Ig-Gene, die die Grundlage der sogenannten „affinity maturation" (d. h. das Entstehen von höher affinen Antikörpern bei andauernder B-Zell-Stimulation) bildet. Hochaffine Rezeptoren produzierende B-Zell-Klone werden (durch Präsentation kleiner Antigenmengen, als Immunkomplexe an FDC gebunden) selektiert, wandern aus dem Keimzentrum in die benachbarten Areale des Lymphfollikels und wandeln sich dort in Antikörper-produzierende Plasmazellen um. Letztere finden sich dann im tiefen Kortex bzw. der Medulla des Lymphknotens (und der roten Pulpa der Milz). B-Zell-Klone mit wenig affinen Rezeptoren fallen der Apoptose anheim („tingible bodies“) und werden von Makrophagen phagozytiert.

Ein Teil der hochaffinen B-Zellen entwickelt sich zu Memory-B-Zellen, die teils im Lymphknoten verbleiben, teils Monate bis Jahre im Blut zirkulieren. Die lange andauernde Präsentation kleiner Antigenmengen an der Oberfläche der FDC ist für das Überleben der Memory-B-Zellen wichtig. Antikörper-produzierende Zellen besiedeln auch das Knochenmark, das etwa 2–3 Wochen nach der Immunisierung zu einer Hauptstelle der Antikörperproduktion wird.

2.4.2 Aufgabe II – aktivierte Makrophagen

Diese wird vor allem dadurch bewältigt, daß von Th1-Zellen produziertes IFNγ die Makrophagen aktiviert. Das führt zu einer Ingangsetzung der mikrobiziden Maschinerie (NO, Sauerstoffradikale) in den Vakuolen der Makrophagen und damit zu einer Abtötung der intrazellulären Parasiten.

Weiters kann die Zerstörung parasitierter Zellen auch durch Antikörper vermittelt werden, die an Antigene der Oberfläche der Zielzelle binden. Deren Zerstörung erfolgt dabei durch Komplementaktivierung mit konsekutiver Lyse; alternativ dadurch, daß Fc-Rezeptor tragende Zellen an den Antikörper binden und die Zielzellen abtöten (NK-Zellen oder aktivierte Makrophagen binden an IgG, Eosinophile hingegen an IgE). Diese Vorgänge nennt man ADCC ***(„antibody-dependent cellular cytotoxicity“).***

2.4.3 Aufgabe III – Zytotoxische Zellen

Diese nehmen vor allem die ***CD8⁺ zytotoxischen T-Zellen (CTL)*** wahr.

CTL können von DZ allein (wahrscheinlich durch deren IL-12 Produktion) induziert werden, doch wird ihre Generation durch die Zytokine der Helfer-T-Zellen amplifiziert. Proteine (normale wie pathologische) werden im Zytosol laufend, im Gleichgewicht mit der Neusynthese abgebaut. Dies erfolgt durch einen sog. Proteasomenkomplex; es entstehen Nonapeptide, die von einem Peptidtransporter (sog. TAP = *„transporter associated with antigen processing“*) in das Innere des endoplasmatischen Retikulums transloziert und dort in neu gebildete MHC-Klasse-I-Moleküle eingelagert werden (Abb. 2.5). Letztere gelangen im Rahmen des physiologischen ***„intracellular traffic“*** an die Zelloberfläche, exprimieren dort die in sie eingelagerten Nonapeptide und bilden damit sozusagen einen „Fingerabdruck“ des Zellinneren. Aus ***normalen*** Proteinen abstammende Peptide werden von den verfügbaren α/β-T-Zell-Rezep-

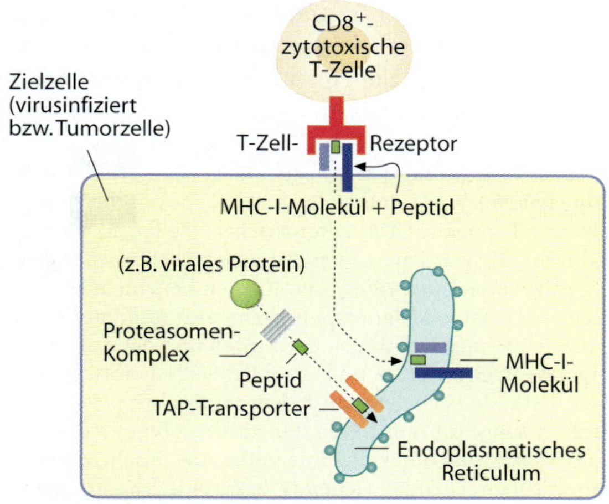

Abb. 2.5. Rolle der zytotoxischen T-Zellen (Details s. Text)

toren *nicht* erkannt, da entsprechende autoreaktive T-Zellen ja während der T-Zell-Reifung im Thymus im Rahmen des komplexen Prozesses der sog. ***„negativen Selektion“*** eliminiert wurden. Anders ist dies bei von ***abnormer DNS***, d. h. viraler oder im Rahmen der neoplastischen Transformation mutierter zelleigener DNS, kodierten zytosolischen Proteinen: Für diese viralen Proteine und Tumorantigene (bzw. die aus ihnen entstehenden Peptide) stehen hochaffine T-Zell-Rezeptoren zur Verfügung; die abnorme Zelle (das „Target“) wird von der zytotoxischen T-Zelle zerstört. Die Zerstörung erfolgt nicht durch Lyse, sondern dadurch, daß in der Zielzelle ein zum programmierten Zelltod (Apoptose) führendes Selbstmordprogramm angeschaltet wird.

Zytotoxische T-Zellen erkennen also auch ***Tumorantigene*** und stellen damit eine große Hoffnung der Krebstherapie dar. Nach Tumorantigenen hatte man jahrelang mittels monoklonaler Antikörper weitgehend vergeblich gesucht. Dieser Mißerfolg ist aus heutiger Sicht verständlich, da wir wissen, daß tumorspezifische Antigene in erster Linie von CD8⁺ T-Zellen erkannt werden und daher Peptide sind, die sich in der Grube der MHC-Klasse-I-Moleküle befinden. Diese Peptide leiten sich aus intrazellulären Proteinen ab. Es handelt sich entweder um mutierte (insbes. mutierte Onkogene oder Anti-Onkogene) oder von onkogenen Viren (z. B. Papillomviren) kodierte Proteine oder auch um Proteine, die durch Anschalten normalerweise stummer Gene enstehen. Es sollten daher T-Zellen mit für ihre Erkennung geeigneten T-Zell-Rezeptoren vorhanden sein, da sie ja während der T-Zell-Reifung im Thymus als nicht-autoimmunreaktiv und daher ungefährlich der Entfernung entgangen waren.

Die klinische Erfahrung lehrt, daß Tumorantigene erkennende T-Zellen maligne Tumoren (selbst, wenn diese immunogen sind) nur höchst unvollkommen vernichten können. Diese mangelnde Wirksamkeit führt man heute darauf zurück, daß zytotoxische T-Zellen entweder nicht optimal induziert oder schon generierte wieder tolerant werden (s. unten) oder auch, daß sie den Tumor nicht (mehr) erkennen können. Dies kann etwa darauf beruhen, daß die Tumorzelle wenig Klasse I-Moleküle und/oder Tumorpeptid exprimiert und damit der Erkennung entgeht („escape mechanism"). Ein Rationale der Verwendung von Interferonen ist, daß sie die Hinaufregulierung der MHC-Peptid-Komplexe bewirken.

Aus Tumoren isolierte Lymphozyten (sog.TIL = ***„tumor infiltrating lymphocytes"***) enthalten zum Teil spezifische Tumorantigene erkennende $CD8^+$ zytotoxische T-Zellen. Ex vivo expandierte TIL wurden in den Patienten rücktransfundiert ***(„adoptive Immuntherapie")*** und führten bei einem Teil der Patienten (insbes. Melanompatienten) zur immunologisch mediierten Remission. Wegen der Kosten und des Aufwands, der geringen Erfolgsrate und erheblichen Nebenwirkungen dieser Methode versucht man heute, zytotoxische Zellen im Patienten selbst zu induzieren. Ein in Erprobung stehender Ansatz ist die Injektion von Tumorzellen, die durch Transfektion mit entsprechenden Genen (z.B. Zytokine, Kostimulatoren) die Eigenschaften antigenpräsentierender Zellen (i.e. DZ) erhalten (sollen). Nach der Etablierung der Züchtung von DZ aus hämatopoetischen Vorläufern ist jetzt auch ein anderer Ansatz möglich: die direkte Injektion mit Tumorantigenen beladener DZ in den Patienten.

$CD8^+$ zytotoxische T-Zellen sezernieren ein den Th1-Zellen ähnliches Zytokinmuster und können so auch zu einer DTH-Reaktion beitragen. In letzter Zeit wurde erkannt, daß sich $CD8^+$ zytotoxische T-Zellen unter dem Einfluß von IL-4 (das z.B. von allergen-spezifischen Th2- Zellen produziert wird) in einer Weise verwandeln können, daß sie weniger zytotoxisch sind und zudem ein Th2-Zytokinmuster sezernieren. Dies hat nachteilige Folgen: Die veränderten CTL produzieren jetzt IL-4 und IL-5 und führen damit zur (vermehrten) Produktion von IgE und Eosinophilen, was die klinisch bekannte Assoziation zwischen viralen Infekten und einer akuten Exazerbation von Asthma erklären kann.

Ein anderes Beispiel ergibt sich aus der HIV-Infektion. Die Primärinfektion führt zu einer ausgeprägten CTL-Antwort, die durch Zerstörung HIV-1-infizierter Zellen für das rasche Absinken der Virämie wie auch die trotz ständiger HIV-1-Produktion längere Zeit anhaltende Latenz verantwortlich zu sein scheint. Im weiteren Verlauf kommt es jedoch zum Zusammenbruch der spezifischen CTL- Antwort und zur unkontrollierten Virusproduktion. Man vermutet, daß im Verlaufe der HIV-1-Infektion (vielleicht durch Mangel an IL-12) die Th1-Antwort zu einer Th2-Antwort wechseln kann; die IL-4 Produktion durch die Th2-Zellen würde auch den Verlust der CTL-Aktivität erklären.

Der unterschiedliche Beitrag von Antikörpern und CTL zur Immunantwort kann gut am Beispiel des Herpes zoster gezeigt werden. Dieser kommt durch die Aktivierung einer latenten Infektion mit dem Varizella-Zoster-Virus (VZV) zustande. Fehlen die Antikörper (z.B. bei Erkrankung der B-Zellen im Rahmen einer B-CLL), so können ins Blut gelangende Viruspartikel nicht abgefangen werden, es resultiert ein ***disseminierter*** Herpes zoster. Ist hingegen die zellmediierte Immunität gestört (z.B. bei Morbus Hodgkin), kann der Herpes zoster nicht rasch lokal durch die Wirkung der CTL unter Kontrolle gebracht werden; es resultiert ein ***nekrotisierender*** Herpes zoster.

2.4.4 Superantigene

T-Zell-Rezeptoren können, wie erwähnt, nur Peptidfragmente erkennen. Seit kurzem weiß man, daß diese Regel durch eine wichtige Ausnahme durchbrochen wird – die ***Superantigene.*** Letztere sind Glykoproteine, die an die MHC-Klasse-II-Moleküle der antigenpräsentierenden Zelle binden (und zwar nicht im Bereich der polymorphen Peptid-bindenden Grube, sondern seitlich am ***nicht-polymorphen*** Teil) und gleichzeitig – eine unikale Eigenschaft – seitlich an den α/β-T-Zell-Rezeptor der $CD4^+$ Helfer-Zelle (und zwar an dessen $V\beta$-Bereich); hierdurch kommt es zur Brückenbildung und – ohne Vorhandensein des zum jeweiligen T-Zellrezeptor passenden Peptids – zur Signaltransduktion und T-Zellaktivierung.

Superantigene binden nicht an alle α/β-T-Zellrezeptoren sondern nur an bestimmte $V\beta$-Typen. Die ca. 20 verschiedenen Mitglieder der $V\beta$-Gen-Familie sind auf jeweils 2–10% der T-Zellen exprimiert. Individuelle Superantigene binden meist an 1–4 $V\beta$-Typen, so daß ein Superantigen bis zu 20% aller T-Helfer-Zellen aktivieren kann. Es resultiert daher eine „Superaktivierung" im Vergleich zu konventionellen Antigenen – für einen bestimmten MHC-Peptid-Komplex existieren nur $< 0{,}001\%$ (naive) T-Zellen mit einem passenden Rezeptor!

Superantigene können primär zellgebunden sein (z.B. Produkte bestimmter Retroviren) oder in gelöster Form vorliegen. Paradebeispiele löslicher Superantigene sind bestimmte bakterielle Toxine (z.B. Staphylokokkentoxine). Diese führen zu massiver T-Zellaktivierung mit konsekutiver Zytokinausschüttung und rufen akute Krankheitsbilder hervor (Lebensmittelvergiftung, „Toxic shock syndrome" u.a.m.). Von auf der Haut befindlichen Staphylokokken produzierte Toxine können in den Hautläsionen vorhandene T-Zellen aktivieren und dadurch zu einer Verschlechterung führen (z.B. atopische Dermatitis, Psoriasis).

2.4.5 γ/δ-T-Zellen

Neben den „normalen" T-Zellen, die den α/β-T-Zell-Rezeptor tragen, gibt es auch solche mit dem ***γ/δ-T-Zell-Rezeptor.*** Das Set dieser T-Zell-Rezeptoren ist restringiert; nach der Rekombination der entsprechenden Gensegmente entsteht daher ein im Vergleich zum α/β-T-Zell-Rezeptor ***limitiertes T-Zell-Repertoire.*** γ/δ-T-Zellen stellen ein primitiveres T-Zell-Abwehr-System dar, das vor allem im Bereich der Schleimhäute und auch der Haut (also an den inneren und äußeren Oberflächen) seine Wirkung entfaltet. Auch sie können Zytokine ausschütten und zytotoxische Aktivitäten entfalten; sie erkennen mikrobielle, etwa mykobakterielle Antigene und vor allem transformierte und (z.B. UVB-) geschädigte Zellen, die die sogenannten ***Streß-***

Proteine exprimieren („heat-shock proteins"). Auch γ/δ-T-Zellen erkennen Peptide, die aber nicht in klassische MHC-Klasse-I- oder II-Moleküle eingelagert sind, sondern in mit diesen phylogenetisch verwandte Moleküle (z. B. dem CD1-Molekül, das auch auf Langerhans-Zellen exprimiert wird). γ/δ-T-Zellen finden sich präferentiell bei manchen Krankheiten und machen manche Eigenschaften derselben verständlich (z. B. in Infiltraten von chronisch diskoidem Lupus erythematosus – UVB-Induktion!, oder bei der Sarkoidose – Zusammenhang mit mykobakteriellen Antigenen wird diskutiert). Manche kutane T-Zellymphome exprimieren γ/δ-Rezeptoren.

2.5 Tolerogene Signale

Während der Entwicklung der B- und T- Lymphozyten wird durch Rearrangement von Gensegmenten eine große Zahl an antigenspezifischen Rezeptoren generiert. Diejenigen Lymphozyten, die Rezeptoren mit hoher Affinität für Selbst-Antigene besitzen, müssen zur Verhinderung von Autoimmunität zerstört werden (sog. ***„klonale Deletion"***). Das Repertoire der danach noch verbleibenden T- bzw. B-Zell-Rezeptoren (i. e. Immunglobuline) ist immer noch groß genug, daß die Erkennung aller nur möglichen Antigene sichergestellt ist. Besonders wichtig ist die Deletion der T-Zellen (da ohne deren Hilfe die meisten B-Zellen ohnehin nicht aktiviert werden); sie werden in einem komplexen Prozess während ihrer Entwicklung im Thymus selektiert („positive" sowie „negative Selektion"). Daneben existieren aber auch Sicherheits-Mechanismen außerhalb der lymphoiden Organe, die zur Toleranz (sog. ***periphere Toleranz***) und zur Homöostase der Immunantworten führen. Werden all diese Mechanismen durchbrochen, kann es zur Ausbildung von Autoantikörpern und autoreaktiven T-Zellen kommen, die eine so große Affinität zum Antigen besitzen, daß sie eine ***Autoimmunerkrankung*** auslösen.

Bei jeder Immunantwort werden neben positiven auch negative, ***tolerogene*** Signale induziert, die man früher besonders den sogenannten Suppressor-T-Zellen zuschrieb. Heute weiß man, daß gegenregulatorische Signale nicht nur durch einen bestimmten Zelltyp abgegeben werden, sondern daß mehrere, insbesondere durch verschiedene Subsets von T-Zellen mediierte Mechanismen wirksam sind.

Ein Beispiel ist die ***gegenseitige Regulation der Th1- und Th2-Zellen:*** Das von den Th1-Zellen produzierte IFNγ hemmt z. B. den IL-4-mediierten „B cell switch" zu IgE und damit die IgE-Produktion. Umgekehrt hemmen die von den Th2-Zellen produzierten Zytokine IL-4 und –10 die IFNγ-mediierte Makrophagenaktivierung und insbesonders auch die Produktion von IL-12 durch Makrophagen; dies dämpft die zellmediierte Immunität bzw. DTH-Reaktion.

So erklärt sich, warum Patienten mit atopischer Dermatitis, vor allem während eines entzündlichen Schubes (i. e. erhöhte Aktivität der Th2-Zellen), vermehrt zu Infektionen neigen.

IL-10 hemmt ferner die Hochregulierung der sogenannten ***B7.1* -und *B7.2-Moleküle*** (= CD80, CD86) der antigenpräsentierenden Zellen. Diese Moleküle interagieren mit dem CD28-Rezeptor der T-Zellen (s. Abb. 2.3), während der Prozeß der Erkennung zwischen T-Zell-Rezeptor und dem Peptid-MHC-Klasse-II-Komplex stattfindet, und lösen dadurch das sog. ***kostimulatorische Signal*** an die T-Zelle aus. Dieses (neben dem Erkennungssignal zweite) Signal ist für die Aktivierung der T-Zelle unbedingt erforderlich; fehlt es, kommt es nicht zur klonalen ***Aktivierung***, sondern zur klonalen ***Inaktivierung*** der T-Zellen, der sogenannten ***„klonalen Anergie"***.

Die klonale Anergie ist ein neues wesentliches Konzept der Immunologie. Sie erklärt wahrscheinlich, warum es tierexperimentell bei Auftragen einer stark kontaktsensibilisierenden Substanz auf ein kurz vorher mit UVB bestrahltes Hautareal zu einer ***antigen-spezifischen Toleranz*** statt einer Kontaktallergie kommt. Nach UVB-Bestrahlung wird nämlich von den Keratinozyten u. a. IL-10 gebildet, das an den in der Epidermis gelegenen DZ (Langerhans-Zellen) die B-7 Kostimulatoren herabreguliert und ihre IL-12 Produktion unterdrückt.

Vielleicht sind solche Mechanismen auch an der therapeutischen Wirksamkeit der Photochemotherapie beteiligt.

Tierexperimentell konnte auch gezeigt werden, daß durch UVB-Bestrahlung induzierte Plattenepithelkarzinome der Haut nur dadurch klinisch manifest werden können, daß eine UVB-induzierte Toleranz die Bildung aktiver Tumorzell-zerstörender T-Zellen verhindert. Auch beim Menschen dürften bei der Photokarzinogenese solche Mechanismen eine Rolle spielen. Vermutlich trägt auch die Produktion von IL-10 durch manche Melanomzellen dazu bei, daß tumorspezifische T-Zellen anerg (tolerant) und dadurch unwirksam werden.

2.6 Polymorphismus und Immunantwort

Es gibt Gene, die in Varianten existieren. Den stärksten Polymorphismus zeigen die (beim Menschen) auf Chromosom 6 kodierten MHC Klasse I- bzw. MHC-Klasse-II-Gene (beim Menschen als HLA-A, -B, -C bzw. HLA-DP, -DQ, -DR bezeichnet). Bestimmte Erkrankungen treten gehäuft ***bei bestimmten HLA-Konstellationen*** auf; so besteht z. B. ein 90 faches Risiko für M. Bechterew bei HLA-B27 Expression, ein 14 faches Risiko für Pemphigus vulgaris bei HLA-DR4, ein 6 faches für systemischen Lupus erythematodes und ein 5faches für juvenilen Diabetes mellitus bei HLA-DR3, u. v. a. m. Die genauen Ursachen solcher Assoziationen sind nicht bekannt; mehrere Möglichkeiten werden jedoch diskutiert:

Zunächst kann das MHC-Molekül selbst von Bedeutung sein, indem es das Autoantigen besser bindet und so das Entstehen der Erkrankung begünstigt (juveniler insulinabhängiger Diabetes mellitus). Andererseits könnten Moleküle eine ursächliche Rolle spielen, deren Gene in der gleichen Chromosomenregion wie die MHC-Moleküle liegen und daher mit diesen assoziiert erscheinen.

Man hat z. B. vor kurzem erkannt, daß die im MHC-Bereich kodierten Gene der Proteasomen und der TAP-Peptidtransporter Polymorphismen zeigen, die sich in – pathogenetisch bedeutsamer – unterschiedlicher Beladung der MHC-Klasse-I-Moleküle auswirken. In der MHC-Region liegt ferner das polymorphe TNF-α-Gen, das möglicherweise für die häufige Assoziation von HLA-DR3 und Autoimmunerkrankungen verantwortlich ist: Genvarianten, die zu stärkerer TNF-Produktion führen, könnten für manche Erkrankungen prädisponierend (z. B. toxische epidermale Nekrolyse) oder verschlechternd wirken (z. B. juveniler Diabetes).

Die Klonierung der immunologisch wirksamen Moleküle hat die Möglichkeit geschaffen, mit Hilfe von PCR (**„*polymerase chain reaction*"**)-Techniken deren Polymorphismen aufzudecken. Es ist abzusehen, daß derartige Studien erklären werden, warum bestimmte Erkrankungen verschieden schwer verlaufen und verschieden gut therapeutisch beeinflußbar sind.

Ein Beispiel hierfür ist der erst 1990 entdeckte sog. IL-1-Rezeptorantagonist (IL-1Ra). Dieser kann das proinflammatorische Zytokin IL-1 neutralisieren; sein Gen liegt auf Chromosom 2 und ist polymorph. Bestimmte Varianten bzw. Allele des IL-1Ra, die wahrscheinlich weniger gut IL-1 neutralisierend wirken, sind mit entzündlichen Krankheiten wie z. B. Alopecia areata oder schwerem Verlauf von systemischem Lupus erythematodes assoziiert. Andere Beispiele sind Polymorphismen in der Promotorregion des IL-4-Gens im Chromosom 5q31.1 (mit verantwortlich für die Neigung zur Atopie?) und solche des Fcε RI (Beeinflußung deren Schweregrads?).

2.7 Klassifikation der „Allergischen Reaktionen"

Die immunologischen Effektormechanismen zielen auf die Elimination des Antigens ab. Die durch diese Reaktion ausgelösten Begleit- und Folgereaktionen (Aktivierung von Mediatorsystemen, Entzündung, Zelltod etc.) stellen einen integrierenden Bestandteil der als „Krankheit" erlebten Auseinandersetzung dar.

Richten sich immunologische Effektormechanismen gegen primär harmlose Antigene, etwa Milcheiweiß oder Penizillin, resultieren für den Betroffenen unverständliche und scheinbar sinnentleerte **„*Überempfindlichkeitsreaktionen*"** (Hypersensitivität). Um solche Reaktionen (allerdings noch ohne Kenntnis der immunologischen Grundlage) zu bezeichnen, wurde von Pirquet (1906) der Begriff der „Allergie" eingeführt. Dieser Begriff wurde immer schon und wird auch heute noch häufig unscharf verwendet, nämlich auch für Intoleranzreaktionen, denen keine antigen-spezifische Immunreaktion zu Grunde liegt. Die Unterscheidung zwischen echten Allergien und „Pseudoallergien" ist klinisch auch tatsächlich schwer bzw. oft gar nicht möglich. Als Beispiele seien hier die allergische und die vasomotorische Rhinitis, das allergische und das nichtallergische Asthma bronchiale, sowie die allergische und die toxische Kontaktdermatitis genannt.

„Allergische" Überempfindlichkeitsreaktionen können sich an verschiedenen Organsystemen und in einer breiten Fülle klinischer Symptome manifestieren. Um diese Vielfalt zu ordnen, wurde von Gell und Coombs (1969) eine Arbeitsklassifikation eingeführt, die vier Grundtypen von Überempfindlichkeitsreaktionen unterscheidet. Trotz des heute weit detaillierteren Verständnisses und vieler Unzulänglichkeiten ist diese Klassifikation als grobes Raster für verschiedenste immunologisch mediierte Erkrankungen doch noch nützlich und steht daher auch bis heute in praktischem Gebrauch. Die Klassifikation stellt eigentlich nichts anderes als die Unterteilung nach den hauptsächlich beteiligten Effektormechanismen dar. Die ersten drei sind durch Antikörper mediiert, die vierte Form durch Zellen (T-Zellen und Makrophagen):

Typ I: anaphylaktische Reaktionen (Überempfindlichkeit vom Soforttyp). Diese werden durch IgE-Antikörper vermittelt. Sie binden mit ihren Fc-Stücken an die hochaffinen IgE-Rezeptoren (Fcε RI) auf Basophilen und Mastzellen. Die Bindung des entsprechenden Antigens führt zur Quervernetzung benachbarter IgE-Moleküle, wodurch eine Degranulation mit Freisetzung von Histamin und Entzündungsmediatoren ausgelöst wird. Klinische Beispiele für diesen Reaktionsmechanismus sind neben dem anaphylaktischen Schock bestimmte Formen der Urtikaria sowie die allergische Rhinokonjunktivitis und das allergische Asthma bronchiale (wobei bei den beiden letzteren auch Mechanismen der „late phase allergic reaction" – s. S. 189 – eine Rolle spielen).

Typ II: zytotoxische Reaktionen. Diese werden durch Antikörper vermittelt, die an Zellen binden. Es kommt anschließend zur Aktivierung von Komplement und, bei völligem Ablauf der Komplementkaskade, zur Lyse der Zellen. Aktivierte Komplementfragmente (insbes. C3a und C5a) rekrutieren auch andere Effektorzellen (z. B. beim bullösen Pemphigoid) oder es binden Zellen (insbes. NK-Zellen und aktivierte Makrophagen) mit Fc-Rezeptoren an die Fc-Stücke der Antikörper und führen über die Ausschüttung toxischer Substanzen zur Zytotoxizität. Zytotoxische Reaktionen sind z. B.

bei Autoimmunkrankheiten (z.B. hämolytische Anämie), bei der Transfusionsreaktion und bei gewissen Überempfindlichkeitsreaktionen gegen Medikamente im Spiel.

Typ III: Immunkomplex-mediierte Reaktionen. Hier wird der Gewebeschaden durch Antigen-Antikörperkomplexe verursacht, die sich bevorzugt an Basalmembranen von Gefäßen ablagern und durch Komplementaktivierung zu Entzündung und Gewebszerstörung führen. Hauptbeispiele dieses Reaktionstyps in der Dermatologie sind die nekrotisierende Vaskulitis und die Serumkrankheit.

Typ IV: Überempfindlichkeit vom verzögerten Typ. Dieser auch als sog. zellvermittelte Überempfindlichkeit bezeichnete Typ ist durch lymphozytäre Infiltration (T-Zellen) gekennzeichnet. Die klassischen Beispiele dieses Reaktionstyps sind die DTH-Reaktion (z.B. Tuberkulinreaktion) und das allergische Kontaktekzem, die aus heutiger Sicht – s. oben – das Resultat der Zytokinfreisetzung aus Helfer-T-Zellen vom Typ 1 sind. Auch die Graft-vs-Host-Reaktion sowie Transplantatabstoßung, bei der zytotoxische T-Zellen eine wesentliche Rolle spielen, wurden hier subsummiert.

3 Entzündungsreaktionen und ihre Mediatoren

ÜBERSICHT

Der Entzündungsvorgang dient der Elimination von Gewebeschäden und läuft über die Aktivierung und Mobilisierung mehrerer Zellsysteme und Mediatorkaskaden ab. Art und Intensität der Noxe sowie individuelle Faktoren bestimmen die Aktivierung der verschiedenen Systeme und damit den Charakter der ausgelösten Entzündungsreaktion; diese übertrifft in ihrer Symptomatik (rubor, calor, tumor, dolor, functio laesa, nicht selten auch Gewebsuntergang) oft die ursprüngliche Noxe und wird dann als das eigentliche pathologische Ereignis perzipiert.

Die Entzündungsreaktion gliedert sich modellhaft in eine akute, vaskuläre Reaktion mit Vasodilation, gesteigerter Vasopermeabilität und Ödem, und eine chronische, zelluläre Phase mit Adhäsion, Infiltration und Aktivierung von Entzündungszellen. Substanzen, die aufgrund ihrer vasoaktiven oder leukozytenaktivierenden Wirkung am Entzündungsvorgang beteiligt sind, werden als Entzündungsmediatoren bezeichnet. Die medizinische Bedeutung dieser Mediatoren liegt auch darin, daß häufig verwendete entzündungshemmende Pharmaka entweder als Rezeptorantagonisten von Mediatoren (z. B. Antihistaminika = H1-Rezeptorantagonisten) oder als Inhibitoren ihrer Biosynthese (z. B. Azetylsalizylsäure, Glukokortikosteroide) wirken.

3.1 Histamin (T. Ruzicka)

Histamin ist der klassische und am besten untersuchte Entzündungsmediator. Die Substanz wird in Mastzellen, basophilen Leukozyten, Thrombozyten und Magenschleimhautzellen gebildet. Sie gilt als der wichtigste Mediator der Entzündung bei allergischen Reaktionen vom Soforttyp.

Die Histaminfreisetzung erfolgt als Folge einer Antigen-Antikörper(IgE)-Reaktion an der Zelloberfläche von Mastzellen und Basophilen. Auch nicht-immunologische Mechanismen können eine Histaminfreisetzung bewirken und zu sogenannten anaphylaktoiden Reaktionen, beispielsweise bei der intravenösen Injektion von Röntgenkontrastmitteln, Muskelrelaxantien oder Anästhetika, führen.

Histamin übt seine zahlreichen Wirkungen über Geweberezeptoren aus (s. auch Tabelle 18.16, S. 630). Über H1-Rezeptoren werden Gefäßweitstellung und -Durchlässigkeit, Kontraktion der glatten Muskeln (Bronchien, Darm), Neutrophilen- und Eosinophilenchemotaxis und Schleimsekretion im oberen Respirationstrakt mediiert; über H2-Rezeptoren alle der genannten außer Muskelkontraktion, und zusätzlich kardiale Wirkungen, Sekretion der Magensäure und Stimulierung zytotoxischer Lymphozyten. H3-Rezeptoren (im ZNS) haben neuroregulatorische Funktionen. In der Haut finden sich sowohl H1- als auch H2-Rezeptoren. Für dermatologische Indikationen sind nur H1-Rezeptorblocker von Bedeutung (Ausnahme: synergistische Wirkung von H1- und H2-Rezeptorblocker-Kombinationen in manchen Fällen therapieresistenter Urtikaria).

Die systemische Aktivierung von H1-Rezeptoren führt zu den Symptomen der allergischen Soforttypreaktion: ***Bronchospasmus, Vasodilation, Blutdruckabfall, Ödem.*** Die intrakutane Injektion von Histamin führt über die vasoaktive Wirkung der H1-Rezeptoren zur Ausbildung einer Quaddel (Urtika) mit umgebender Rötung („Reflexerythem") (s. Abb. 8.5). Daneben erzeugt Histamin durch die Stimulierung sensorischer Nervenfasern Juckreiz.

In der Dermatologie und Allergologie ist das Histamin ein wichtiger Vermittler von Juckreiz, Urtikaria, anaphylaktischen (IgE-vermittelten) und anaphylaktoiden (pseudoallergischen) Reaktionen, Rhinoconjunctivitis allergica, Bronchialasthma, atopischem Ekzem, Mastozytose u. a. m. H1-Rezeptorantagonisten, sogenannte Antihistaminika, gehören neben den Glukokortikosteroiden zu den wichtigsten entzündungshemmenden Medikamenten der Dermatologie.

3.2 Eikosanoide (T. Ruzicka)

Die Stoffwechselprodukte der Arachidonsäure, einer aus 20 Kohlenstoffatomen bestehenden ungesättigten Fettsäure, werden als Eikosanoide bezeichnet. Die Bedeutung der Eikosanoide als Entzündungsmediatoren liegt in ihrer außerordentlichen biologischen Aktivität und der Tatsache, daß Schlüsselenzyme des Arachidonsäurestoffwechsels durch Glukokortikosteroide und nonsteroidale Antiphlogistika gehemmt werden.

3.2.1 Stoffwechsel der Arachidonsäure

Die Arachidonsäure ist ein Bestandteil der Membranphospholipide der meisten Zellen des Organismus. Die Freisetzung der Arachidonsäure erfolgt über die Aktivierung des Enzyms Phospholipase A2 (Abb. 3.1). Dieses sogenannte Schrittmacherenzym wird durch Glukokortikosteroide gehemmt; es wird angenommen, daß die Phospholipasehemmung der antiphlogistischen Wirkung der Glukokortikosteroide zugrundeliegt. Die freigesetzte Arachidonsäure wird durch das Enzym Zyklooxygenase zu den Prostaglandinen PGE2, PGD2 und PGF2 sowie zu Prostazyklin und Thromboxan umgewandelt. Ihre Synthese kann durch die Zyklooxygenasehemmer Azetylsalizylsäure, Indomethazin und andere nichtsteroidale Antiphlogistika unterdrückt werden. Daneben kann die Arachidonsäure durch die 5- und 12-Lipoxygenase metabolisiert werden. Ihre Stoffwechselprodukte sind das 5- und 12-HETE (Abkürzung für Hydroxyeikosatetraensäure) sowie die Leukotriene LTB4, LTC4 und LTD4.

3.2.2 Biologische Wirkungen der Eikosanoide

Die Prostaglandine beeinflussen die glatte Muskulatur der Blutgefäße. Injektion von PGE2 in die Haut führt zu lang dauerndem Erythem. Daneben ist das PGE2 in Analogie zum Histamin als Immunregulator an der negativen Rückkopplung der Immunantwort beteiligt. Diese Wirkung wird durch die Aktivierung von Adenylzyklase mit einem Anstieg des intrazellulären cAMP bedingt. Auch das von den Gefäßendothelien gebildete Prostazyklin wirkt vasodilatierend, seine Hauptwirkung besteht jedoch in der Hemmung der Thrombo-

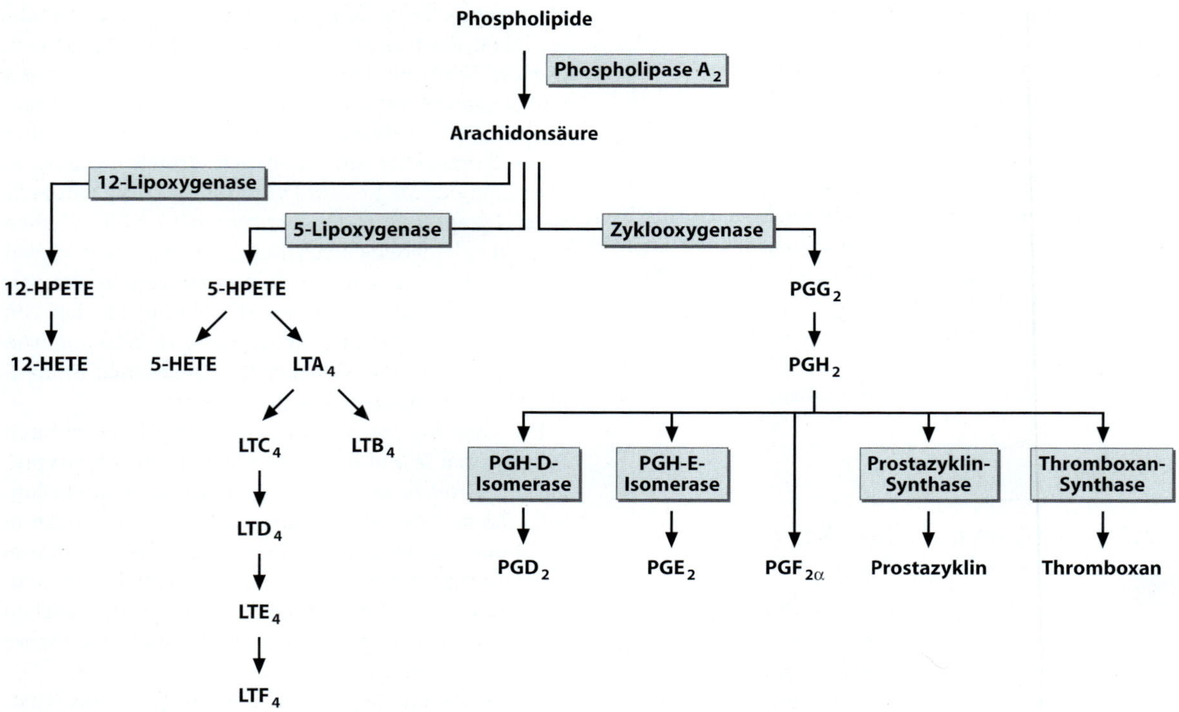

Abb. 3.1. Die wichtigsten Stoffwechselwege der Arachidonsäure

zytenaggregation und damit der Verhinderung der Thrombusbildung. Im Gegensatz dazu wirkt das von den Thrombozyten selbst gebildete Thromboxan aggregationsfördernd.

Die Lipoxygenaseprodukte 5- und 12-HETE sowie vor allem das LTB4 üben eine chemotaktische Wirkung auf neutrophile und eosinophile Granulozyten sowie Makrophagen aus und sind somit an der zellulären Phase der Entzündungsreaktion beteiligt. Die intrakutane Injektion von 12-HETE und LTB4 bewirkt eine Verbreiterung der Epidermis (Akanthose) und ein dichtes entzündliches Infiltrat in der Dermis unter dem Bild einer leukozytoklastischen Vaskulitis. Die epikutane Applikation dieser Mediatoren bewirkt darüberhinaus die Ausbildung von intraepidermalen Neutrophilenansammlungen, die den Munro-Mikroabszessen bei der Psoriasis ähneln.

LTC4 und LTD4, die früher als „slow reacting substance of anaphylaxis“ (SRS-A) bezeichnet wurden, spielen als Bronchokonstriktoren eine zentrale Rolle beim Bronchialasthma. Sie haben aber auch vasoaktive Wirkungen und führen über eine Steigerung der Gefäßpermeabilität zum Ödem.

Da Glukokortikosteroide, die die Bildung aller Eikosanoide blockieren, die wirksamsten entzündungshemmenden Pharmaka in der Dermatologie darstellen, wird den Arachidonsäuremetaboliten eine große Bedeutung in der Pathophysiologie entzündlicher Dermatosen zugeschrieben. Erhöhte Konzentrationen von 12-HETE und LTB4 konnten in der Tat u. a. in befallener Haut bei der Psoriasis und dem atopischen Ekzem nachgewiesen werden. Auch bei der Vasculitis allergica scheint die leukozytenaktivierende Wirkung dieser Lipoxygenaseprodukte eine wichtige Rolle zu spielen. Gesicherte Erkenntnisse über die tatsächliche Bedeutung dieser Mediatoren bei entzündlichen Hautkrankheiten werden jedoch erst durch den Einsatz spezifischer Lipoxygenaseinhibitoren ermöglicht werden, die sich derzeit in der Entwicklung befinden, ebenso wie Phospholipaseinhibitoren. Der Vasodilatator Prostazyklin wird therapeutisch zur Behandlung schwerer vasospastischer Zustände, insbesondere des Raynaud-Syndroms eingesetzt.

3.3 Komplementsystem

Das Komplementsystem (Abb. 3.2) besteht aus einer komplexen Kaskade von über 20 im Blut zirkulierenden Proteinen, die sequentiell durch proteolytische Spaltung oder Konformitätsänderung aktiviert werden. Es bestehen zwei Aktivierungswege (der ***klassische*** und der – phylogenetisch ältere – ***alternative***), die beide in die ***terminale Endstrecke*** einmünden. Hauptaufgaben des Komplementsystems in der Immunabwehr sind Vermittlung der Phagozytose und Lyse von Fremdorganismen. Das Komplementsystem ist eine wichtige Komponente der natürlichen Immunität.

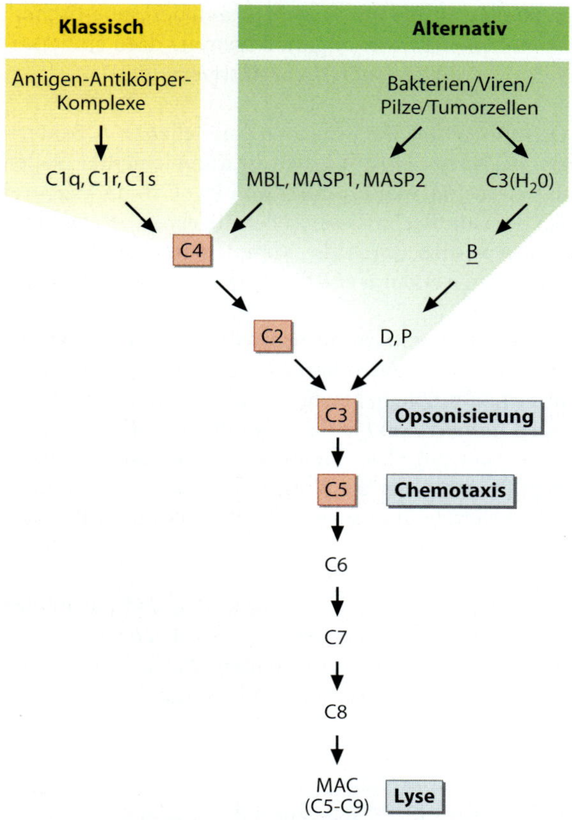

Abb. 3.2. Das Komplementsystem und seine Aktivierungswege (vereinfacht). *B* Faktor B, *D* Faktor D, *P* Properdin. *MBL* „Mannan-binding lectin“; *MASP1* und *2* MBL-assoziierte Serinproteasen; *MAC* Membranangriffskomplex. (Nach Würzner u. Werfel, 1997)

Die Aktivierung der Komplementkaskade auf dem klassischen Weg erfolgt über C1 q durch Antigen-Antikörperkomplexe, Viren (z. B. HIV) oder über C4 durch das Mannan-bindende Lektin und Serinproteasen. Aktivierung auf dem alternativen Weg geschieht über C3 durch „Fremdzellen“ (Mikroorganismen – Endotoxine, Zellwandpolysaccharide etc.) oder „Nicht-Selbst“(Tumor)-Zellen. Die Aktivierung führt zum Verbrauch der nativen Proteine (Verringerung der Konzentration). Das Komplementsystem ist ***hitzelabil*** (Zerstörung von C2 bei 56 °, von Faktor B bei 50 °)

Komplementbedingte Lyse. Beide Aktivierungswege können zur Ausbildung des sogenannten „Membran-Angriffskomplexes“ (MAC) (Faktoren C5-C9) führen, der in die Membran der Zielzelle integriert wird und durch Poren (10 nm Durchmesser) zu deren Zerstörung führt. Körpereigene Zellen sind durch Regulatorproteine gegen den MAC geschützt (CD55, CD46 u. a. m.); dies trifft leider teilweise auch auf virusinfizierte und Tumorzellen zu. Bei Immunzellen kann bei „sublytischer" Komplementeinwirkung im Gegensatz dazu eine Aktivierung erfolgen ***(sublytische Aktivierung)***.

Opsonisierung. Bei Erkennen von Zellen (z. B. Bakterien) als „Nicht-Selbst" werden die Komplementkaskaden aktiviert und Spaltprodukte von C3 (C3b und andere) auf der Oberfläche dieser Zellen abgelagert. Diese Fragmente werden durch die Komplementrezeptoren von Phagozyten erkannt und die Phagozytose eingeleitet.

Freisetzung von Anaphylatoxinen. Durch Aktivierung der Komplementkaskade entstehen proinflammatorische Komplementfragmente, unter ihnen die wichtigen ***Anaphylatoxine*** C4a, C3a und C5a (letzteres das bedeutsamste). Die biologischen Wirkungen dieser Peptidmediatoren an Blutgefäßen und Entzündungszellen werden über spezifische Rezeptoren (z. B. C5aR) vermittelt und umfassen:

- Mediatorfreisetzung aus Mastzellen und Basophilen (Histamin, Myeloperoxidase, Leukotriene u. a.),
- Chemotaxis von Neutrophilen, Eosinophilen, Monozyten, Makrophagen und dendritischen Zellen (v. a. C5a),
- Vasokonstriktion,
- Endothelschwellung,
- Steigerung der Vasopermeabilität, Ödem.

Durch Komplementaktivierung kommt es über die genannten Mechanismen zur Steigerung der Entzündungsreaktion, die zur Elimination von pathogenen Organismen nützlich und bedeutsam ist. Andererseits kommt dadurch auch normales Gewebe ins Schußfeld („Bystander attack"), was zu Gewebszerstörung und damit zu Krankheiten führen kann; die wichtigsten Zielorgane sind Nieren (Glomerulonephritis), Gelenke (Rheumatoide Arthritis) und Haut.

Das Komplementsystem ist an der Pathogenese zahlreicher entzündlicher Hautkrankheiten mitbeteiligt, in der Regel aufgrund von ***Aktivierung.*** Dies ist „versteckt" bei allen Infektionskrankheiten der Fall. Eine offensichtlich dominierende Rolle spielt es bei der Typ-III-Urtikaria, der Immunkomplexvaskulitis, manchen blasenbildenden Dermatosen und manchen Kollagenosen (Lupus erythematodes). Bei diesen Erkrankungen können mit der direkten Immunfluoreszenz Komplementspaltprodukte an den Basalmembranen der Haut und der Blutgefäße nachgewiesen werden; bei manchen auch der Verbrauch von Komplementfaktoren im Blut.

Seltener entstehen Hautkrankheiten durch hereditäre (oder erworbene) ***Komplementdefizienzen.*** Solche sind für fast alle Komplementfaktoren bekannt. Defizienzen der Faktoren des klassischen Aktivierungsweges (C1 – C3) prädisponieren zu Immunkomplexkrankheiten (weil z. B. iC3b Immunkomplexe opsonisiert und ihren Abbau beschleunigt), insbesondere systemischem Lupus erythematodes. Defizienz von Faktoren des alternativen Aktivierungsweges (z. B. Properdin) und der terminalen Komponenten (C6-C9) prädisponiert zu rezidivierenden Infektionen, insbesondere mit gramnegativen Keimen (z. B. Gonokokkensepsis). Eine relativ häufige und dramatische Form von Komplementdefizienz ist das ***hereditäre Angioödem*** (Defizienz des C1-Esterase Inhibitors; s. Kap. 11.4).

Nachweismethoden. Zirkulierende Komplementkomponenten werden mit klassischen immunchemischen Tests (z. B. radiale Immundiffusion nach Mancini, Elektroimmundiffusion, Enzymimmunoassays) nachgewiesen. Zur Messung des „totalen hämolytischen Komplements" stehen funktionelle Methoden (CH50, CH100-Tests) zur Verfügung. Neue (genauere) Tests bedienen sich des Nachweises aktivierungsabhängiger Neoepitope bzw. von Epitopen, die nur bei *nicht*-aktivierten Proteinen exprimiert sind („native restricted epitopes"). Entsprechende monoklonale Antikörper sind für mehrere Komponenten des klassischen und alternativen Aktivierungsweges, Anaphylatoxine und die terminalen Komponenten erhältlich. Komplementaktivierung in situ wird mit direkter Immunfluoreszenz nachgewiesen, in der Regel mit klassischen polyklonalen Antikörpern, bei experimentellen Fragestellungen mit epitopspezifischen monoklonalen Antikörpern.

3.4 Zytokine (N. Romani)

Die Abwehr des Organismus gegen Bedrohungen wie Fremdgewebe, Toxine, Viren, Bakterien oder Parasiten besteht aus Mechanismen der angeborenen und der spezifischen, erworbenen Immunität. Die Effektorphasen beider Arten von Immunität werden zum Gutteil von löslichen Proteinen vermittelt und reguliert. Letztere entsprechen sogenannten „Gewebshormonen" und werden unter dem Oberbegriff ***Zytokine*** zusammengefaßt. Zytokine, die vorwiegend von Monozyten/Makrophagen sezerniert werden, bezeichnet man auch als ***Monokine,*** solche aus Lymphozyten als ***Lymphokine.*** Die ***Wachstumsfaktoren*** werden hier den Zytokinen zugerechnet, da sie nach den gleichen Funktionsprinzipien wirken. Zudem ist eine scharfe Grenzziehung unmöglich, da auch Lympho- und Monokine oft Wachstum von Zellen stimulieren und umgekehrt klassische Wachstumsfaktoren immunregulatorische Funktionen haben können.

Viele Bezeichnungen für Zytokine sind historisch bedingt. Meist gab die als erste entdeckte oder die prominenteste Funktion einem Zytokin den Namen, wie z. B. Tumor-Nekrose-Faktor (TNF), „epidermal growth factor" (EGF), „macrophage colony-stimulating factor" (M-CSF). Die namensgebende Funktion ist jedoch oft nur eine unter vielen eines Zytokins, manchmal sogar eine unbedeutende. Deshalb wird seit einigen Jahren versucht, die Zytokine in ein nomenklatorisches System zu stellen. In der Reihenfolge ihrer Beschreibung werden Zytokine als ***Interleukine (IL)*** bezeichnet. Derzeit reicht die Liste von IL-1 bis IL-18. Die Entdeckung weiterer Zytokine ist voraussehbar.

3.4.1 Allgemeine Eigenschaften und Funktionsprinzipien von Zytokinen

Zytokine sind eine sehr diverse Gruppe von Proteinen. Dennoch gibt es wichtige gemeinsame Struktur- und Funktionsprinzipien:

- Zytokine sind ***meist kleine Proteine bzw. Polypeptide*** (Molekulargewichte zwischen 8 und 40 kD, das entspricht Kettenlängen zwischen 50 und etwa 300 Aminosäuren). Sie bestehen aus einer Polypeptidkette (Monomer), oft auch aus zwei oder seltener drei gleichen oder unterschiedlichen Ketten (Homodi-, -trimer, Heterodi-, -trimer). Zytokine sind meist glykosyliert.
- Zytokine werden ***meist von vielen verschiedenen Zelltypen produziert.*** Bezeichnungen wie „Monokine" und „Lymphokine" dürfen nicht irreleiten. Nur wenige Zytokine werden spezifisch von einem einzigen Zelltyp hergestellt, die meisten hingegen von sehr verschiedenartigen Zellen in entsprechenden Aktivitätszuständen; umgekehrt können die meisten Zelltypen ein reiches Spektrum von Zytokinen produzieren. Das gilt auch für nicht-hämatopoetische Zellen wie z. B. Keratinozyten, die – zumindest in Zellkultur – eine reiche Quelle vieler Zytokine sind. Auch alle anderen Zelltypen der Haut (Fibroblasten, Endothelzellen, Melanozyten, Langerhans-Zellen etc.) sind biologisch relevante Produzenten von Zytokinen.
- Zytokine ***wirken auf viele verschiedene Zelltypen.*** Die Vorstellung, daß „Interleukine" von Leukozyten produziert werden und auf Leukozyten wirken, stimmt nur zum Teil. Die Wirkung von Zytokinen ist meist ***pleiotrop.*** Das heißt, daß ein und dasselbe Zytokin auf verschiedene Zellen verschiedene Wirkungen haben kann.

Beispielsweise fördert IL-4 in B-Lymphozyten die Immunglobulinsynthese, in T-Lymphozyten führt es zur Unterdrückung von Interferon-γ und zur Stimulation von IL-4, und in myeloiden Vorläuferzellen hemmt es die Differenzierung in Richtung Makrophagen. Ein weiteres Beispiel ist der Granulozyten-Makrophagen koloniestimulierende Faktor (GM-CSF), der in hämatopoetischen Vorläuferzellen die Proliferation fördert und in peripheren dendritischen Zellen das Absterben verhindert (ohne jedoch zur Proliferation zu führen).

- Zytokine können ***an derselben Zielzelle unterschiedliche Wirkungen*** entfalten. Solche multiplen Effekte können simultan oder zeitlich versetzt auftreten. Interferon-γ ist etwa das klassische Zytokin für die Aktivierung von Makrophagen. Dabei bewirkt es so unterschiedliches wie (1) die Erhöhung der Phagozytosefähigkeit, (2) die Expression des Gens für das Enzym, welches die mikrobiziden Sauerstoffradikale erzeugt, (3) Induktion der Expression von MHC-Klasse-II-Antigenen auf der Zelloberfläche und (4) Induktion der Produktion von TNFα.

Die beiden letzten beschriebenen Phänomene erklären, warum Zytokine oft „mehrmals entdeckt" wurden: Verschiedenartige Wirkungen wurden in unterschiedlichen experimentellen Systemen beschrieben. Erst die molekulare Charakterisierung machte klar, daß es sich dabei um dasselbe Zytokinmolekül gehandelt hatte. So wurde Interleukin-4 etwa als T-Zell-Wachstumsfaktor-2 (TCGF-2) und als B-Zell-Differenzierungsfaktor (BCDF) beschrieben, Interleukin-6 als B-Zell-stimulierender Faktor-2 (BSF-2), „hybridoma growth factor" (HGF), „cytolytic differentiation factor" (CDF), „hepatocyte stimulatory factor" (HSF) und als Interferon $\beta 2$.

- Zytokinaktivitäten sind ***oft redundant.*** Gleichartige Wirkungen werden oft von verschiedenen Zytokinen erreicht. Dies scheint ein Sicherheitsmechanismus des Organismus zu sein, der bei Ausfall eines Zytokins in Kraft tritt. In Mäusen, bei denen auf gentechnischem Weg gezielt einzelne Zytokingene ausgeschaltet werden („gene-knock-out" Mäuse), bleiben die erwarteten gravierenden Schäden oft aus – offensichtlich springen andere Zytokinsysteme ein.

Beispiele für Redundanz sind die Induktion von MHC-Klasse-II-Molekülen, die durch Interferon-γ, Tumor-Nekrose-Faktor-α und in bestimmten Fällen auch durch IL-4 geschieht, außerdem die Proliferation von T-Lymphozyten (IL-2 und IL-15), die Unterdrückung der Makrophagendifferenzierung (IL-4 und IL-13) oder die endogene Pyrogen-Wirkung (IL-1, TNFα).

- Zytokine ***beeinflußen die Synthese anderer Zytokine.*** Das kann sowohl im fördernden als auch im hemmenden Sinne geschehen. Dadurch entstehen komplexe Kaskaden und Regelkreise von Zytokinwirkungen. Dieser Gesichtspunkt muß beachtet werden, wenn Daten aus in vitro-Systemen auf die komplexe in vivo-Situation umgelegt werden.

Beispiele für die Kaskaden von Zytokinwirkungen:

- Interferon-γ induziert in Makrophagen Tumor-Nekrose-Faktor-α, dieser wiederum IL-1β, welches in weiterer Folge zur Synthese von IL-6 und -8 führt. In vivo kann bakterielles Lipopolysaccharid (LPS) am Beginn dieser Kaskade stehen. Je nach der Menge der sezernierten Zytokine kann das Resultat von der lokalen Entzündung über leichte systemische Beteiligung (Fieber) bis hin zum septischen Schock reichen. Im ersteren Fall ist die Reaktion des Immunsystems für den Organismus nützlich, da im Rahmen der Entzündung die bakterielle Bedrohung beseitigt wird. Im letzteren Fall kann die überschießende Reaktion des Immunsystems für den Organismus sogar tödlich sein.
- IL-12 fördert und IL-10 hemmt in T-Lymphozyten die Produktion von Interferon-γ. Die Hemmung wird indirekt dadurch verstärkt, daß IL-10 auch die Produktion von IL-12 in Makrophagen und dendritischen Zellen inhibiert.

- Zytokine ***wirken über spezifische Rezeptoren*** auf Zielzellen. Diese Eigenschaft teilen sie mit den Hormonen. Die Rezeptor-tragenden Zielzellen können räumlich in der Nähe des Produktionsortes sein; man spricht dann (wie in der Endokrinologie) von einer ***parakrinen*** Wirkung. Werden Zytokine von derselben Zelle sezerniert und rezeptorvermittelt wiederverwendet, handelt es sich um eine ***autokrine*** Wirkung. Gelangen Zytokine in die Zirkulation und wirken auf entfernte Zellen, wirken sie ***endokrin.*** In den meisten Fällen agieren Zytokine parakrin oder autokrin.

Beispiele: Zytokine, die von Keratinozyten gebildet werden (z. B. IL-1) wirken parakrin auf die Langerhans-Zellen im gleichen Epithelverband. Klassisches Beispiel für autokrine Wirkung ist der T-Zell-Wachstumsfaktor IL-2, der von T-Lymphozyten gebildet wird, an deren eigenen IL-2 Rezeptor bindet und deren Proliferation stimuliert. Endokrin ist die schon erwähnte fieberauslösende Wirkung von IL-1 und TNFα.

Die Zytokinrezeptoren zeichnen sich durch eine meist sehr hohe Affinität zu ihrem Liganden, dem Zytokin, aus. Die Dissoziationskonstanten, das Maß der Affinität, liegen zwischen 10^{-10} und 10^{-12} M (d. h. bis zu 10^5mal höher als Antigen-Antikörper Bindungen und bis zu 10^6mal höher als die Bindung immunogener Peptide an MHC-Moleküle). Aus diesem Grund genügen zum Erreichen von biologischen Zytokinwirkungen geringste Konzentrationen (im Bereich von Nanogramm (10^{-6} mg) oder Pikogramm (10^{-9} mg)/ml). Umgekehrt reichen geringe Zahlen von Rezeptormolekülen (manchmal nur Hunderte oder wenige Tausende) auf der Zelloberfläche von Zielzellen aus, um erfolgreich Signale in die Zelle zu vermitteln und die Zytokinwirkung auszulösen. Das erklärt, warum es oft schwierig ist, Zytokinrezeptoren mit immunzytochemischen Methoden nachzuweisen.

Die Zytokinrezeptoren gehören verschiedenen Proteinfamilien an. Allen gemeinsam ist jedoch die Fähigkeit zur Signaltransduktion. Als Zelloberflächenmoleküle, die auf Leukozyten (aber nicht nur dort) exprimiert sind, werden viele von ihnen in der CD-Nomenklatur geführt (s. entsprechender Abschnitt). Von wachsender klinischer Bedeutung könnte die Bestimmung löslicher Zytokinrezeptoren im Serum sein (s. Abschnitt über CD-Nomenklatur).

- Die Expression der Zytokinrezeptoren unterliegt einer ***spezifischen Regulation.*** Rezeptoren auf Zielzellen sind nicht immer konstitutiv vorhanden. Sie können durch verschiedene Signale (oft wiederum Zytokine) induziert oder auch herabreguliert werden.

Beispiele:

- IL-1 induziert die Expression von Rezeptoren für GM-CSF.
- Das Andocken von dendritischen Zellen mittels ihrer MHC-Moleküle (komplexiert mit antigenen Peptiden) und akzessorischer Moleküle (CD80, CD86) an antigenspezifische T-Lymphozyten führt in letzteren zur Expression des IL-2-Rezeptors.
- Epidermale Langerhans-Zellen exprimieren Rezeptoren für IL-1. Kultiviert man sie, so verlieren sie diese Expression. Das Signal dafür ist nicht bekannt.

- Zytokinwirkungen sind ***praktisch immer mit mRNS- und Proteinsynthese verbunden.*** Die Bindung des Zytokins an den Rezeptor transduziert biochemische Signale in das Zellinnere und den Zellkern der Zielzelle. Dies führt zur Transkription (Überschreibung) von Genen in mRNS und weiter im Zytoplasma zur Translation (Übersetzung) der mRNS in Proteine. Alle Zytokinrezeptoren besitzen entsprechende molekulare Strukturen, die Signale weiterleiten können. Die entstehenden mRNS-Transskripte sind in der Regel kurzlebig. Deshalb ist die Zytokinsekretion meist selbstlimitiert. Speicherung von Zytokinen in Sekretgranula analog z. B. dem Histamin in Mastzellen kommt nur selten vor.

3.4.2 Einteilung der Zytokine

Im einzelnen werden die Zytokine in Tabelle 3.1 aufgelistet. Nach funktionellen Gesichtspunkten lassen sich viele Zytokine in vier breite – oft allerdings überlappende – Kategorien einteilen.

Zytokine der natürlichen Immunität: Interferone-α und -β, TNFα, IL-1, IL-6 und Chemokine. Das Armamentarium der natürlichen Immunität besteht aus phagozytischen Zellen (Makrophagen, neutrophile Granulozyten), unspezifischen zytotoxischen Zellen (natürliche Killerzellen) und löslichen Proteinen (Komplement). Dazu kommen Zytokine, die das Zusammenspiel dieser Komponenten regulieren oder selbst Effektorwirkung haben. Zu den letzteren gehören Interferon-α (früher „Leukozyteninterferon" genannt) und Interferon-β (früher „Fibroblasteninterferon"). Ihre Wirkungen sind in erster Linie antiviral und antiproliferativ. Beide Interferone induzieren in Zellen die Synthese von Enzymen, die Virusreplikation und Zellproliferation hemmen.

TNFα, IL-1 und IL-6 sind proinflammatorische Zytokine. Sie werden auf bakterielle Stimuli (Lipopolysaccharid der Zellwände von gramnegativen Bakterien) vorwiegend von aktivierten Makrophagen kaskadenartig sezerniert. TNFα und IL-1 aktivieren außerdem Endothelzellen, die Adhäsionsmoleküle exprimieren und so die Extravasation von Leukozyten aus dem Blut ins Gewebe erleichtern. Die Leukozyten werden durch die Zytokine aus der Gruppe der „Chemokine" attrahiert. Letztere sind strukturell verwandte, sehr kleine Proteine (8–10 kD) mit chemotaktischer Aktivität; bekannteste Vertreter dieser Gruppe sind IL-8 und das „macrophage inflammatory protein-1" (MIP-1).

Tabelle 3.1. Übersicht über die wichtigsten Zytokine und Wachstumsfaktoren

Zytokin	Molekül	Produzenten	Rezeptoren[1]	Eigenschaften
INTERLEUKINE				
Interleukin-1α	17 kD Monomer	M, Epithel, Endothel, Fibroblasten, u. a.	CD121 a, TypI CD121 b, TypII	• ↑ Proliferation von Thymozyten • ↑ Aktivierung von Endothel • ↑ Chemokinsynthese • ↑ Akutphaseproteine in Leber • ↑ Fieber
Interleukin-1β	17 kD Monomer	M, reife DZ	CD121a CD121b	• wie Interleukin-1α • ↑ Reifung u. Migration von DZ
Interleukin-2	14–17 kD Monomer	T	CD25, α Kette CD122, β Kette CD132, γ Kette (γKette gemeinsam mit IL-4,-7,-9,-15)	• ↑ Proliferation und Zytokinsynthese von T • aktiviert NK • ↑ Proliferation und Antikörper-synthese von B
Interleukin-3	20–26 kD Dimer	aktivierte T, Eosinophile, Mastzellen,	CD123, α K. CDw131, β K.	• ↑ Wachstum aller Vorläuferzellen
Interleukin-4	20 kD Monomer	CD4⁺ T vom TH2 Typ, Mastzellen	CD124, α K. CD132, γ K.	• ↑ Proliferation von T (CD4⁺ TH2) • ↓ Induktion von CD4⁺ TH1 Zellen • ↑ IgE-Produktion in B • ↓ Makrophagendifferenzierung
Interleukin-5	20 kD Homodimer	CD4⁺ T vom TH2 Typ, Mastzellen	CD125, α K. CDw131, β K.	• aktiviert Eosinophile • ↑ Proliferation u. Aktivierung von B
Interleukin-6	26 kD Homodimer	M, Endothel, T	CD126 CD130	• ↑ Akutphaseproteine in Leber • ↑ Proliferation von B
Interleukin-7	22–25 kD Monomer	Fibroblasten, Stromazellen	CD127 CD132, γ K.	• ↑ Wachstum von B-Vorläufern • ↑ Proliferation von T
Interleukin-8 Chemokin	8 kD Dimer	aktivierte T, M, Epithel, Endothel u. a.	CDw128	• ↑ Chemotaxis von Neutrophilen
Interleukin-9	14 kD Monomer	aktivierte T	CD129 CD132, γ K.	• ↑ Hämatopoese
Interleukin-10	20 kD Homodimer	T, M		• ↓ Interferon-γ-Produktion in T (TH1) • ↓ IL-12 Produktion in M, DZ • ↓ Aktivierung von M • ↓ Proliferation von T • ↑ Aktivierung von B
Interleukin-11	24 kD Monomer	Stromazellen		• reguliert Hämatopoese • ↑ Megakaryopoese
Interleukin-12	35 und 40 kD Heterodimer	M, DZ		• ↑ IFN-γ Produktion in CD4⁺ T (TH1) • ↑ Zytotoxizität von CD8⁺ T und NK • ↑ Proliferation von TH1 und NK • ↑ Proliferation von hämatopoetischen Stammzellen
Interleukin-13	13 kD Monomer	aktivierte T		• ↑ Proliferation von T • ↑ IgE-Produktion in B • ↓ Makrophagendifferenzierung
Interleukin-14	~55 kD Monomer	T		• ↑ Proliferation von B • ↓Immunglobulinsynthese
Interleukin-15	13 kD Monomer	M, Epithelzellen, Fibroblasten	CD132, γ K.	• ↑ Proliferation und Zytokinsynthese von T • aktiviert NK • ↑ Proliferation und Antikörper-Synthese von B
Interleukin-16	14 kD Homotetram.	CD8⁺ T	CD4	• Anlockung von CD4 Zellen • ↓ HIV-1 Infektion
Interleukin-17	28, 31 kD Homodimer	Memory CD4⁺ T		• ↑ Produktion von IL-6, IL-8, GM-CSF
Interleukin-18	18 kD	M, K Stromazellen		• ↑ Produktion von Interferon-γ

Tabelle 3.1. Fortsetzung

Zytokin	Molekül	Produzenten	Rezeptoren[1]	Eigenschaften
WEITERE ZYTOKINE (alphabetisch)				
EGF (Epidermal growth factor)	6 kD Monomer	verschiedene Zelltypen		• ↑ Proliferation von Epithelzellen • ↑ Keratinisierung • ↑ Wundheilung
EPO (Erythropoietin)	39 kD Monomer	Niere, Leber		• ↑ Wachstum und Differenzierung von erythroiden Vorläuferzellen
aFGF (– acidic fibroblast growth factor)	17 kD Monomer	Hirn, Zellen der Knochenmatrix		• ↑ Proliferation mesodermaler und epithelialer Zellen
bFGF (– basic fibroblast growth factor)	17 kD Monomer	verschiedene Zelltypen		• ↑ Angiogenese • ↑ Proliferation mesodermaler und epithelialer Zellen
G-CSF (granulocyte colony-stimulating factor)	19 kD Homodimer	M, Endothel, Fibroblasten	CD114	• ↑ Wachstum von Vorläuferzellen und Differenzierung zu Granulozyten
GM-CSF (granulocyte / macrophage colony-stimulating factor)	22 kD Homodimer	T, M, Endothel, Fibroblasten, Keratinozyten	CD116 CDw131, β K. (gemeinsam mit IL-3, –5)	• ↑ Wachstum von Vorläuferzellen und Differenzierung zu Granulozyten, M und DZ • aktiviert M • ↑ Reifung von DZ
Flt3 Ligand				• ↑ Wachstum und Differenzierung von DZ
IGF (insulin-like growth factor)	7,5 kD Typ I 8,7 kD Typ II	Hepatozyten, Fibroblasten, u. a.		• ↑ Proliferation mesodermaler Zellen
Interferon-α	18 kD Monomer	M	CD118	• antiviral, antiproliferativ • ↑ MHC Klasse I Expression • aktiviert NK
Interferon-β	18 kD Monomer	Fibroblasten, Epithelzellen	CD118	• antiviral, antiproliferativ • ↑ MHC Klasse I Expression • aktiviert NK
Interferon-γ	21–24 kD Homodimer	$CD4^+$ T vom TH1 Typ, NK	CD119	• aktiviert M • aktiviert NK • aktiviert Endothel • ↑ MHC Klasse II Expression • ↓ IgG1 und IgE Produktion in B
Interleukin-1-Rezeptor-Antagonist	18–22 kD	M	CD121a CD121b	• antagonisiert Wirkungen von IL-1α und β
KGF (Keratinocyte growth factor)	19 kD	Fibroblasten		• ↑ Wachstum und Differenzierung von Keratinozyten
LIF (leukemia inhibitory factor)	50–58 kD Monomer	Stromazellen, Fibroblasten, Karzinome		• ↑ Akutphaseproteine in Leber • ↑ Proliferation von B
M-CSF (macrophage colony stimulating factor)	40 kD Homodimer	M, Fibroblasten, Epithelzellen, Endothel	CD115	• ↑ Differenzierung von Monozyten/Makrophagen
MCP-1 (monocyte chemotactic protein)	8 kD Monomer	aktivierte M, T, Endothel		• ↑ Chemotaxis von M • aktiviert M Chemokin
MIF (migration inhibition factor)	12 kD	T	unbekannt	• ↓ Beweglichkeit und Migration von M
MIP-1α (macrophage inflammatory protein)	8 kD Monomer	aktivierte M, Endothel		• ↑ Chemotaxis von Neutrophilen • ↑ Chemotaxis von M, T • ↓ Wachstum von Stammzellen Chemokin

Tabelle 3.1. Fortsetzung

Zytokin	Molekül	Produzenten	Rezeptoren[1]	Eigenschaften
MIP-1β (macrophage inflammatory protein)	8 kD Monomer	aktivierte T, M, B Endothel		• ↑ Chemotaxis von Neutrophilen • ↑ Chemotaxis von M und T Chemokin
MIP-2 (macrophage inflammatory protein)	8 kD Monomer	T, M, DZ		• ↑ Chemotaxis von Neutrophilen • ↑ Degranulation von Neutrophilen Chemokin
NGF (nerve growth factor)	14 kD Homodimer	Fibroblasten, glatter Muskel, M, Neuronen		• ↑ Wachstum von Neuronen • ↑ Wachstum von B • ↑ Histaminauschüttung
Oncostatin M	32 kD Monomer	aktivierte M, T		• ↓ Wachstum von Tumorzellen • ↑ IL-6 in Endothelzellen
PDGF (platelet-derived growth factor)	26–28 kD AB Heterodim. AA Homodim. BB Homodim.	Plättchen, Endothel, M	CD140	• ↑Proliferation von Fibroblasten • ↑Wundheilung • ↑Chemotaxis • ↓ NK Aktivität
RANTES (regulated upon activation, normal T expressed and secreted)	8 kD Monomer	T		• ↑ Migration von M und T (Memory) Chemokin
Eotaxin	~ 8 kD	Fibroblasten, Langerhans-Zellen		• ↑ chemotaktische Anlockung von Eosinophilen Chemokin
DC-CK1		DZ		• ↑ chemotaktische Anlockung von naiven T Lymphozyten Chemokin
SCF (stem cell factor, c-kit ligand)	24 kD Monomer	Stromazellen im Knochenmark	CD117	• ↑ Wachstum von pluripotenten Stammzellen
TGF-α (transforming growth factor)	5–6 kD Monomer	Keratinozyten, M		• ↑Proliferation epithelialer und mesenchymaler Zellen
TGF-β (transforming growth factor)	14 kD, mehrere Formen (β1, β2, β3)	T, M, andere Zellen	CD105	• ↓ Aktivierung von T • ↓ Aktivierung von M • ↑ Angiogenese
TNF-α (Cachectin)	17 kD Homotrimer	M, T	CD120 a, Typ I CD120 b, Typ II	• aktiviert Neutrophile, M, Eo • aktiviert Endothel • ↑ MHC Klasse II Expression • ↑ Fieber • ↑ Akutphaseproteine der Leber • ↓ Proliferation hämatopoietischer Stammzellen
TNF-β (Lymphotoxin)	24 kD Homotrimer	aktivierte T	CD120a CD120b	• aktiviert Neutrophile • aktiviert Endothel • aktiviert NK
VEGF (vascular endothelial growth factor)	38 kD Homodimer	M, Keratinozyten, Zirbeldrüse		• ↑ Angiogenese • ↑ Vaskuläre Permeabilität • Chemoattraktans für M

Die Angaben über Funktionen und Produzenten sind nicht als vollständig zu betrachten. B, B-Lymphozyten; CD, Cluster of Differentiation; DZ, Dendritische Zellen; Eo, Eosinophile; IFN, Interferon; K, Keratinozyten; Neutro, Neutrophile; NK, Natürliche Killerzellen; T, T Lymphozyten; TH1, $CD4^+$ T Lymphozyten vom Typ 1 (Interferon-γ produzierend); TH2, $CD4^+$ T Lymphozyten vom Typ2 (IL-4 produzierend).

[1]Rezeptoren sind nur dort angeführt, wo sie im Rahmen der CD-Nomenklatur bereits definiert sind. Rezeptoren für die meisten anderen Zytokine sind jedoch auch schon molekular identifiziert aber noch nicht in die CD Nomenklatur integriert.
Der zusätzliche Buchstabe w mancher CD-Bezeichungen bedeutet eine dzt. noch provisorische Zuordnung.

Klasse von Chemokinen	Chemokine	Rezeptor	CD Designation	Bemerkungen
CXC	IL-8	CXCR1	CDw128	
	IL-8, NAP-2, u. a.	CXCR2		
	IP10, Mig	CXCR3		
	SDF-1	CXCR4 (Fusin)		HIV Ko-Rezeptor![a)]
CC	RANTES, MIP-1α, MCP-2, MCP-3	CCR1		
	MCP-1 bis 4	CCR2		
	Eotaxin, RANTES, MCP-1, MCP-4	CCR3		
	RANTES, MIP-1α, MCP-1	CCR4		
	RANTES, MIP-1α, MIP-1β	CCR5		HIV Ko-Rezeptor![a)]

[a)] Diese Rezeptoren sind für das Eindringen der HIV-1 Viren in Zielzellen (CD4 + Helfer-T-Zellen, Makrophagen, Dendritische Zellen) entscheidend wichtig: Die Viren müssen, zusätzlich zum klassischen CD4 Molekül, auch an diese Ko-Rezeptoren binden; nur dann werden sie in die Zelle aufgenommen.

Tabelle 3.2. Chemokine und Chemokinrezeptoren

Die aus diesen Ingredienzien entstehende lokale Entzündung kann zur Eliminierung der mikrobiellen Bedrohung führen. Werden die Konzentrationen der Zytokine – besonders von TNFα – so hoch, daß sie über die Zirkulation systemisch wirken können, ändert sich der Charakter der Reaktion: Die für den Organismus „nützliche" Inflammation wird zu einem „schädlichen" Szenario. Systemisches TNFα und IL-1 erzeugen Fieber; IL-6 induziert in der Leber die Bildung der Akutphasenproteine. Bei extrem hohen TNFα-Konzentrationen kommt es schließlich zum septischen Schock.

Weitgehend unklar ist, mit welchen Mitteln der Organismus diesen potentiell gefährlichen Zytokinen gegensteuert. Ein Mechanismus liegt im Wesen der Zytokine begründet: Zytokine werden nur auf einen Stimulus hin synthetisiert und sezerniert, eine Perpetuierung der Produktion kommt nicht vor. Außerdem werden natürliche Zytokinantagonisten diskutiert. Solche Moleküle wurden aber erst für IL-1 gefunden (IL-1-Rezeptor-Antagonist). Lösliche Zytokinrezeptoren (IL-1, IL-2, IL-6 u. a.) wurden ebenfalls gefunden. Ob diese Moleküle tatsächlich regulierende Funktion *in vivo* haben, ist nicht bekannt.

Chemokine sind kleine Proteine. Sie werden strukturell dadurch unterschieden, ob die beiden – in jedem Chemokin typischerweise enthaltenen – Zysteine nebeneinanderliegen (CC-Chemokine) oder durch eine dazwischenliegende andere Aminosäure getrennt sind (CXC-Chemokine). Hauptwirkung der Chemokine ist die Attraktion von Leukozyten verschiedener Arten (Tabelle 3.2).

Regulatoren der immunmediierten Entzündung: Interferon-γ, Lymphotoxin, IL-5, IL-10, IL-12 und MIF. Die Entzündung im Rahmen der natürlichen Immunität (s. oben) wird durch mikrobielle Produkte ausgelöst und beginnt mit TNFα als erster Stufe der Zytokinkaskade. Im Gegensatz dazu wird die immunmediierte Entzündung durch Zytokine von aktivierten T-Lymphozyten gestartet. Typisches Beispiel für ein solches entzündliches Geschehen ist die Typ-IV-Reaktion (Reaktion vom verzögerten Typ). Sie führt im „nützlichen" Fall zur Elimination intrazellulärer Mikroorganismen (z. B. Mykobakterien), im „schädlichen" Fall z. B. zur Kontaktallergie oder zu granulomatösen Reaktionen. Das Schlüsselzytokin bei diesen Reaktionen ist Interferon-γ („Immun-Interferon"). Es ist das potenteste Makrophagen-aktivierende Zytokin. Seine weiteren Wirkungen sind ähnlich denen des TNFα: Aktivierung von Endothelzellen und Neutrophilen, Induktion von MHC-Molekülen auf diversen Zelltypen. Als Antagonist zum Interferon-γ kann IL-10 betrachtet werden. Es hat eine anti-inflammatorische Wirkung, indem es die Produktion der inflammatorischen Zytokine TNFα, IL-1 und der Chemokine in Makrophagen inhibiert.

Entscheidend für die Entstehung der immunmediierten Entzündung ist die Fähigkeit der aktivierten T-Lymphozyten, Interferon-γ herzustellen. Die beiden Arten von Helfer-T-Lymphozyten (d. h. CD4 + Lymphozyten) unterscheiden sich im Sekretionsmuster der Zytokine voneinander: TH1-Lymphozyten produzieren Interferon-γ, TH2-Lymphozyten hingegen IL-4. Die Entscheidung, ob eine T-Zell-Antwort vom TH1- oder TH2-Typ ist, wird wiederum durch Zytokine getroffen: In Gegenwart von IL-12 entwickelt sich TH1-Immunität, in Gegenwart von IL-4 ein TH2-Muster (Tabelle 3.3).

Regulatoren von Aktivierung, Wachstum und Differenzierung von Lymphozyten: IL-2, IL-4, IL-13, IL-15, TGF-β. Diese Zytokine dienen in erster Linie der Regulation von Wachstum und Differenzierung von reifen Lymphozyten im Rahmen von spezifischen Immunantworten. Interleukin-2 ist der klassische T-Zell-Wachstumsfaktor. IL-15 ist in seinen Wirkungen dem IL-2 sehr ähnlich. IL-4 ist ebenfalls ein Proliferations- und zusätzlich Differenzierungsfaktor für T-Lymphozyten, insbesondere für die TH2-Zellen, die selbst IL-4 sezernieren; IL-4 unterdrückt die Entwicklung von TH1-Zellen und bewirkt andererseits in B-Lymphozyten die Umschaltung der Immunglobulinsynthese von IgM auf IgE. IL-13 besitzt fast die gleichen Eigenschaften wie IL-4. „Transforming growth factor-β" (TGF-β) antagonisiert viele Lymphozytenaktivitäten.

Stimulatoren der Hämatopoese: G-CSF, GM-CSF, M-CSF, SCF, IL-3, IL-7, IL-11. Die Aktivitäten mancher dieser Zytokine wurden urspünglich in den klassischen Koloniebildungs-Assays mit Knochenmarkszellen beschrieben. Daher stammen die Bezeichnungen „koloniestimulierende Faktoren" (CSFs). Sie stimulieren Wachstum und Differenzierung von hämatopoetischen Vorläuferzellen im Knochenmark (Abb. 3.3).

Tabelle 3.3. Subtypen von T-Helfer-Lymphozyten

	TH1	TH2
Hauptmerkmal des Typs	Produktion von Interferon-γ, nicht aber von IL-4	Produktion von IL-4, nicht aber von Interferon-γ
Weitere Zytokine	IL-2	IL-5, IL-10, IL-13
Induktion des TH Typs durch	IL-12	IL-4
„Nutzwirkung" der Antwort in vivo	Elimination von Mikroorganismen Zytotoxizität gegen virusinfizierte Zellen oder Tumoren	Elimination von helminthischen Parasiten
„Schadwirkung" der Antwort in vivo	Hypersensitivität (Kontaktallergie)	Atopie, Allergie

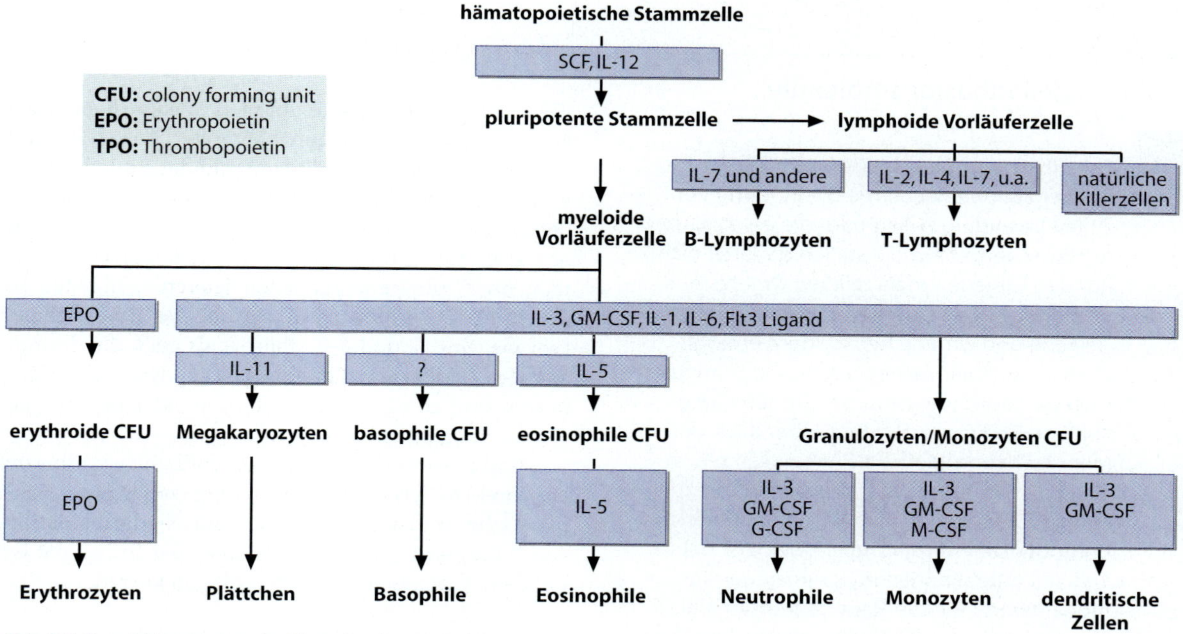

Abb. 3.3. Entwicklungsgang der Blutzellen (vereinfacht)

Wie komplex und vielfältig die Wirkmechanismen von Zytokinen sind, zeigt abschließend das Beispiel des IL-12. Dieses Zytokin kann allen vier oben erwähnten Kategorien zugeordnet werden. Erstens wird IL-12 von Makrophagen als Antwort auf die Phagozytose von Mikroorganismen gebildet. Es aktiviert natürliche Killerzellen. Zweitens lenkt IL-12, das auch von antigenpräsentierenden Dendritischen Zellen gebildet wird, eine primäre T-Zell-Antwort in Richtung der zellvermittelten Immunität. (Abwesenheit von IL-12 oder Gegenwart von IL-4 würde T-Zellen begünstigen, welche die Antwort in Richtung der humoralen Immunität, insbesondere der IgE-Produktion treiben.) Drittens wurde beobachtet, daß IL-12 für einen Teil der aktivierten T-Lymphozyten einen wichtigen Wachstumsfaktor darstellt. Viertens schließlich zeigen rezente Daten eine deutliche proliferationsfördernde Wirkung von IL-12 auf sehr frühe hämatopoetische Stammzellen.

3.4.3 Experimentelle Ansätze

Das Wissen über Zytokinwirkungen stammt zum Großteil aus *in-vitro*-Systemen; die Wirkmechanismen der Zytokine *in vivo* sind wesentlich weniger gut bekannt – eine große Herausforderung für die gegenwärtige Forschung. Geeignete Modellsysteme liegen vor: spezifische Zytokin-Antagonisten, transgene Versuchstiere, die bestimmte Zytokingene spezifisch exprimieren oder solche, bei denen bestimmte Zytokingene ausgeschaltet sind („Gene-knock-out"-Technologie).

Zytokine in der Klinik. Manche pathologischen Vorgänge korrelieren mit Veränderungen der Serum-Zytokinspiegel, doch ist deren Bestimmung keine diagnostische Routinemaßnahme. Therapeutisch werden Zytokine vor allem in der Onkologie und Hämatologie mit dem Ziel eingesetzt, das Tumorwachstum zu unterdrücken. Das gelingt mit dem proliferationshemmenden Interferon-α bei der Haarzell-Leukämie und beim AIDS-assoziierten Kaposi-Sarkom. Ansätze mit TNF waren nur zum Teil erfolgreich. Andererseits unterstützen Zytokine die Hämatopoese nach oder während zytostatischer Therapien, bei Bestrahlungen und Immunmangelkrankheiten (G-CSF, Erythropoietin).

In die Zukunft weisende Forschungsansätze sind die Suche nach bzw. molekulare Konstruktion von kleinen, pharmakologisch geeigneten Molekülen, die mit Zytokinen interferieren. Im Falle des IL-1 wurden natürliche Rezeptor-Antagonisten aufgefunden: Moleküle, die an den Rezeptor binden, aber das normalerweise durch den Rezeptor vermittelte Signal und somit die Zytokinwirkung nicht auszulösen vermögen (Rezeptorblockade). Möglicher Einsatz von IL-1 Rezeptorantagonisten ist die antiinflammatorische Therapie. Ein anderer Weg ist die Entwicklung löslicher Rezeptormoleküle, die das Zytokin im Gewebe oder Serum „abfangen", bevor es an den zellständigen Rezeptor bindet. Auch hiervon gibt es erste Prototypen (z. B. TNF-Rezeptor).

3.5 Zelladhäsionsmoleküle

Zelladhäsionsmoleküle (CAM) sind Rezeptoren der Zelloberfläche, die die Bindung von Zellen an andere Zellen oder die extrazelluläre Matrix vermitteln. Sie stellen dadurch nicht nur den für jeden mehrzelligen Organismus grundlegenden statischen Zusammenhalt der Gewebe und Organe her, sondern ermöglichen auch dynamische Vorgänge, z. B. im Rahmen der Morphogenese, der Wundheilung, von Entzündungsreaktionen, aber auch der Metastasierung. Manche CAM wirken gleichzeitig als Signaltransduktionsrezeptoren, d. h. bei Bindung werden Signale zur Proliferation und/oder Differenzierung gesetzt (z. B. bei Zell-Zell-Interaktionen im Rahmen der Immunantwort). Für die Haut bedeutsame Klassen der CAM sind die Cadherine, die Integrine, die Selektine und die CAM der Immunglobulin-Superfamilie (IgSF).

Die bekannten CAM sind zahlreich. Sie sind in aller Regel transmembrane Proteine, deren extrazellulärer Anteil über definierte Domänen an die betreffenden Liganden bindet und deren intrazellulärer Anteil im Zytoplasma verankert ist; bei CAM, die großen Zugkräften ausgesetzt sind (Cadherine, Integrine), erfolgt die Verankerung durch spezielle Verbindungsmoleküle (Linkerproteine – z. B. Talin, Vinkulin, Aktinine) am Zytoskelett. CAM sind entweder konstitutiv exprimiert (z. B. Cadherine), andere werden je nach Bedarf induziert (z. B. Selektine). Bindungspartner der CAM ist entweder dasselbe Molekül am Gegenüber (***homotypische*** Bindung) oder ein andersartiger Ligand (***heterotypische*** Bindung). Cadherine und manche IgSF gehen nur homotypische, Integrine und Selektine nur heterotypische Bindungen ein. Die Bindung vieler CAM wird durch Kalziumionen (oder andere divalente Kationen) reguliert; bei manchen ist die Bindungsstärke konstant (Cadherine), bei anderen durch exogene oder endogene Signale regulierbar (Integrine).

Tabelle 3.4. Cadherine (Auswahl)

„Klassische" Cadherine	Desmosomale Cadherine
E-Cadherin	Desmoglein I (Pemph.foliaceus-Antigen)
P-Cadherin	Desmoglein II
B-Cadherin	Desmoglein III (Pemphigus vulg.-Antigen)
M-Cadherin	Desmocollin I
N-Cadherin	Desmocollin II
R-Cadherin	Desmocollin III
T-Cadherin	

3.5.1 Cadherine

Eine Gruppe von transmembranen Glykoproteinen, die eine homophile kalziumabhängige Adhäsion der Zellen aller epithelialer Organe und des Endothels bewirken. 11 Cadherine sind bisher bekannt, zwischen diesen bestehen Aminosäuresequenzhomologien von 40–60 %. Sie sind diffus über die Zelloberfläche verteilt, über Adhärenzorganellen jedoch verdichtet. In der Epidermis finden sich sowohl die „klassischen" (vorwiegend E- und P-Cadherin) als auch die desmosomalen Cadherine (Tabelle 3.4). Die klassischen Cadherine sind an den Aktin-, die desmosomalen an den Keratinfilamenten verankert.

E-Cadherin ist das verbreiteste epitheliale Cadherin: ein 120 kD-Glykoprotein (Genlokus 16q22.1–2). Neoplastische Transformation geht mit Niederregulation von E-Cadherin einher; Progredienz der Invasivität ist mit dem Ausmaß der Niederregulation korreliert.

E-Cadherin mediiert die Bindung von Langerhans-Zellen an Keratinozyten; vor ihrer Migration in die regionalen Lymphknoten lösen aktivierte Langerhans-Zellen diese Kontakte (Abregulierung von E-Cadherin).

3.5.2 Integrine

Die größte Gruppe der CAM; sie sind universell an allen Körperzellen außer Erythrozyten vorhanden. Es sind heterodimere transmembrane Glykoproteine, die aus je einer α- und β-Kette kombiniert sind (aus einer Gesamtheit von ca. 8 β- und 16 α- Ketten; nur bestimmte Kombinationen sind möglich – bislang sind > 21 Integrine bekannt) (Abb. 3.4). α- und β-Ketten sind (nicht kovalent) aneinander gebunden und nur als komplettes Dimer aktiv; β-Ketten sind 40–50 % homolog, α-Ketten sind heterogener. Die Integrine sind an Aktinfilamenten verankert (Ausnahme: das hemidesmosomale $\alpha6\beta4$-Integrin an Keratinfilamenten). Die Ligandenspezifität wird von beiden Ketten vermittelt (α-Kette spielt die größere Rolle); viele Integrine haben mehrere Liganden. Die Bindung ist kalziumabhängig. Die Integrine werden nach ihren β-Ketten in insgesamt 8

Subklassen eingeteilt; die wichtigsten sind die β1-, β2- und β3-Integrine (Tabelle 3.5) sowie einzelne Integrine anderer Subklassen.

β1-Integrine (früher VLA – „very late antigens") vermitteln vorwiegend Zell-Matrixadhäsionen. In der Epidermis werden $\alpha2\beta1$ und $\alpha3\beta1$ konstitutiv an den basalen Keratinozyten exprimiert, vorwiegend an deren Lateralseiten. $\alpha v\beta1$ und $\alpha v\beta3$ spielen wichtige Rollen bei Wundheilung und Reepithelisierung (s. diese). $\alpha4\beta1$ wird an Lymphozyten und Monozyten exprimiert; es nimmt in der β1-Subklasse eine Ausnahmsstellung ein, indem es auch an das IgSF-cAM ICAM-1 an den Endothelzellen binden kann und damit an der Initiation der Entzündung teilhat.

β2-Integrine (Leukozytenintegrine) sind für eine Vielzahl immunologischer und entzündlicher Vorgänge unentbehrliche Rezeptoren. Sie vermitteln im Rahmen der Entzündung die feste Anhaftung von Lymphozyten, Leukozyten und Monozyten an das Endothel und damit deren Diapedese in den Schauplatz der Entzündung, wo sie mit residenten Zellen interagieren (Fibroblasten, Keratinozyten), außerdem die Haftung von Effektorzellen an virusinfizierte oder Tumorzellen und damit deren Lyse, antikörperabhängige zytotoxische Reaktionen u. a. m.

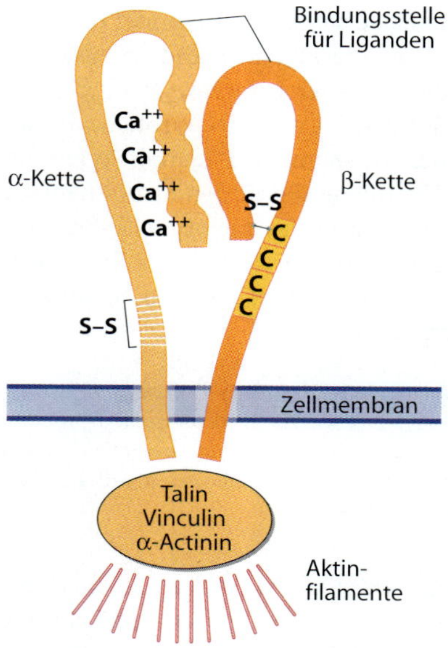

Abb. 3.4. Schematische Darstellung der Struktur eines Integrins: Ein Integrin setzt sich aus je einer α- und einer β-Kette zusammen, die in ihrem interzellulären Anteil mittels Verbindungsproteinen an den Aktinfilamenten verankert sind. Die α-Kette besitzt Bindungsdomänen für divalente Kationen *(CA^{++})*; die β-Kette 4 zysteinreiche „consensus repeats" *(C)*. Die Liganden-Bindungsstelle wird von α- und β-Kette gemeinsam gebildet. *S-S* Disulfidbrücke. (Nach Abelda und Buck, 1990)

Bei der seltenen rezessiven ***Leukozyten-Adhäsions-Defizienz I*** werden keine funktionstüchtigen β2-Integrine ausgebildet; Entzündungszellen können daher nicht aus dem Gefäß auswandern, es resultieren Infekte (s. S. 540).

β3-Integrine binden an Funktionsmoleküle der Blutgerinnung und der extrazellulären Matrix. Sie sind bei Entzündungsvorgängen, Koagulation und Wundheilung von Bedeutung. β3-Integrine sind bei malignen Tumoren häufig aufreguliert, andere Integrine abreguliert.

Wichtige Integrine aus anderen Subklassen sind $\alpha6\beta4$ (konstitutiv im Hemidesmosom exprimiert, integrierende mechanische Komponente der dermoepidermalen Junktionszone) sowie $\alpha v\beta5$ -$\beta6$ und $\alpha4\beta7$ (Bindung an Fibronektin und Vitronektin; Rolle in der Wundheilung).

3.5.3 Selektine

Kalziumabhängige, an Zuckerreste bindende transmembrane Glykoproteine, deren Aufgaben die initiale Bindung von Entzündungszellen an das Endothel im

	CD-Klassifikation	Ligand
β1-Integrine		
α1β1	CD49 a/CD29	Kollagene, Laminin
α2β1	CD49 b/CD29	-"-
α3β1	CD49 c/CD29	-"-, Fibronektin, Laminin 5
α4β1	CD49 d/CD29	Fibronektin, VCAM-1
α5β1	CD49 e/CD29	Fibronektin
α6β1	CD49 f/CD29	Laminin
αVβ1	CD51/CD29	Fibronektin, Vitronektin
β2-Integrine		
αLβ2 (LFA-1)	CD11 a/CD18	ICAM-1/ICAM-2
αMβ2 (MAC-1)	CD11 b/CD18	ICAM-1, C3bi, Faktor X, Endotoxin
αXβ2 (p150,95)	CD11 c/CD18	Fibrinogen, C3bi
β3-Integrine		
α11 bβ3	CD41/CD61	Fibrinogen, Fibronektin, Vitronektin, von Willebrand-Faktor, Thrombospondin
αVβ3	CD51/CD61	Vitronektin

Tabelle 3.5. Integrine und ihre Liganden (Auswahl)

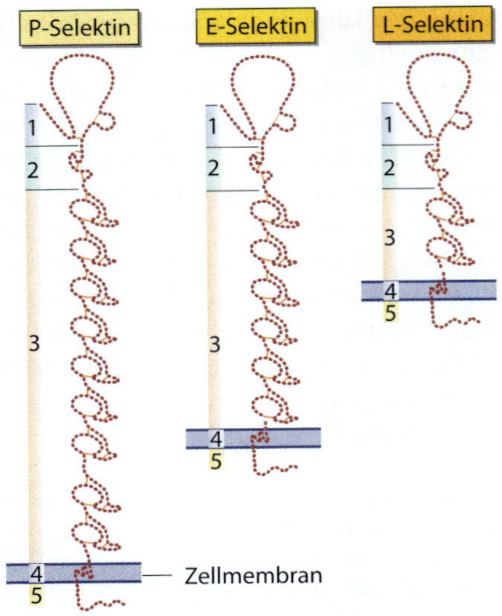

Abb. 3.5. Der extrazelluläre Anteil der Selektine setzt sich aus einem lektinähnlichen Endstück *(1)*, sowie EGF-ähnlichen *(2)* und CRI-ähnlichen „consensus repeats" variabler Länge *(3)* zusammen. *4* und *5* transmembrane und zytoplasmatische Domänen

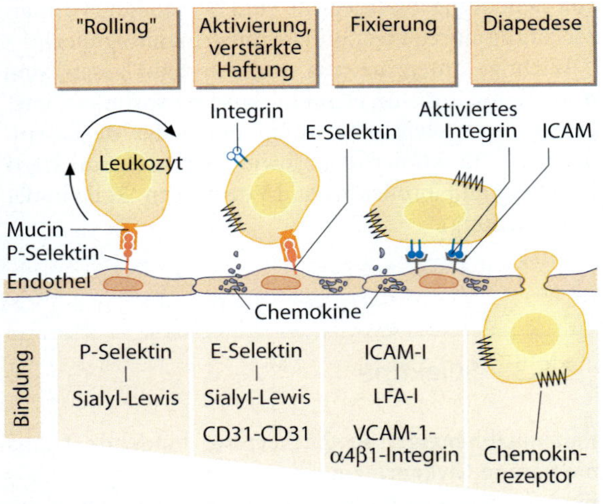

Abb. 3.6. Stadien der Bindung von Entzündungszellen an der Endothelzelle und wirkende Adhäsionsmechanismen. *L* Leukozyt

Rahmen der Entzündungsreaktion, sowie die planmäßige Verteilung der Lymphozyten in der Zirkulation ist („lymphocyte traffic"). Selektine besitzen eine lektinähnliche extrazelluläre Bindungsdomäne sowie Domänen ähnlich dem EGF („epidermal growth factor") und den Komplementbindungsproteinen. Man unterscheidet die P-, E- und L-Selektine (Abb. 3.5).

P-Selektin (CD62P) ist ein 120 kD Glykoprotein. Es liegt in den Weibel-Palade-Körperchen der Endothelzellen präformiert vor und wird bei der ***Stimulierung*** letzterer (s. S. 35) innerhalb von Minuten an die luminale Gefäßoberfläche transportiert (gemeinsam mit dem von-Willebrand-Faktor). P-Selektin bindet an Oligosaccharide der Leukozyten (Sialyl-Lewis, ein Blutgruppenprotein, sowie PSGL-1), wobei kurzzeitige Adhäsionen zustande kommen („rolling") und die Leukozyten dann weitergewirbelt werden. Die Expression von P-Selektin dauert nur kurz (bis 10 Minuten) und wird gegebenenfalls von der des E-Selektin abgelöst.

Die Bindung von Entzündungszellen an das Gefäßendothel ist Voraussetzung für die spätere Diapedese. Sie erfolgt schrittweise: eine initale lockere Bindung durch P-Selektin („rolling"); darauf folgend eine stärkere Fixierung durch E-Selektin und beidseitige Expression des IgSF-CAM PECAM-1 (CD31) und schließlich eine feste Bindung durch Integrine (LFA-1/ICAM-1; $\alpha 4\beta 1$/VCAM-1). Zwischen Entzündungs- und Endothelzelle kommt es hierbei zu einer Kaskade von mediatorgetragenen Interaktionen z. B. zur Produktion von Chemokinen und Expression von Chemokinrezeptoren (Abb. 3.6).

E-Selektin (CD62E) wird in ***aktivierten*** Endothelzellen (s. S. 36) neu synthetisiert und bindet (etwas stärker als P-Selektin) an dieselben Liganden; zusätzlich jedoch auch an das CLA der Lymphozyten („cutaneous lymphocyte antigen" – ein Glykoprotein, das als Marker der Affinität von Memory-T-Lymphozyten für die Haut fungiert). Es richtet damit den Strom hautspezifischer Gedächtniszellen in das Zielorgan. E-Selektin erreicht 4–6 Stunden nach Aktivierung der Endothelzelle Spitzenwerte und kehrt innerhalb von 24 Stunden zu Normalwerten zurück.

Bei der ***Leukozyten-Adhäsions-Defizienz II*** kann kein funktionelles Sialyl-Lewis erzeugt werden; die Diapedese von Entzündungszellen ist damit schwer beeinträchtigt. Betroffene neigen ähnlich wie bei der Leukozyten-Adhäsions-Defizienz I zu schweren Infektionen.

L-Selektin (CD62L) wird (anders als die bisherigen Selektine) von bestimmten Subsets von Lymphozyten exprimiert (naive T-Zellen). Es bindet an Zuckerreste von spezifischen IgSF-CAM der „high endothelial venules" in peripheren Lymphknoten (GlyCAM-1, MadCAM-1 – „Addressine") und bewirkt den Übertritt in diese. Dadurch werden naive Lymphozyten aus der Zirkulation gezogen und in bestimmten Lymphgeweben zur Antigenpräsentation bereitgestellt.

3.5.4 CAM der Immunglobulin-Superfamilie

Diese große Gruppe von CAM umfaßt Oberflächenmoleküle mit struktureller Analogie zu den Immunglobulinen (teils deren konstanten, teils den variablen Regionen) (Abb. 3.7). Sie kommen an Leukozyten, Lymphozyten und Endothelzellen vor und können an Keratinozyten induziert werden. Sie spielen wesentliche Rollen bei der Zelladhäsion im Rahmen entzündlicher Vorgänge sowie in der Regulation der Immunantwort, eine weitere Funktion liegt in der fötalen Entwicklung des Nervensystems. IgSF-CAM sind in manchen Fällen konstitutiv exprimiert, in anderen werden sie induziert.

IgSF-Moleküle bestehen aus zwei antiparallel ausgerichteten Aminosäureketten, die durch Disulfidbin-

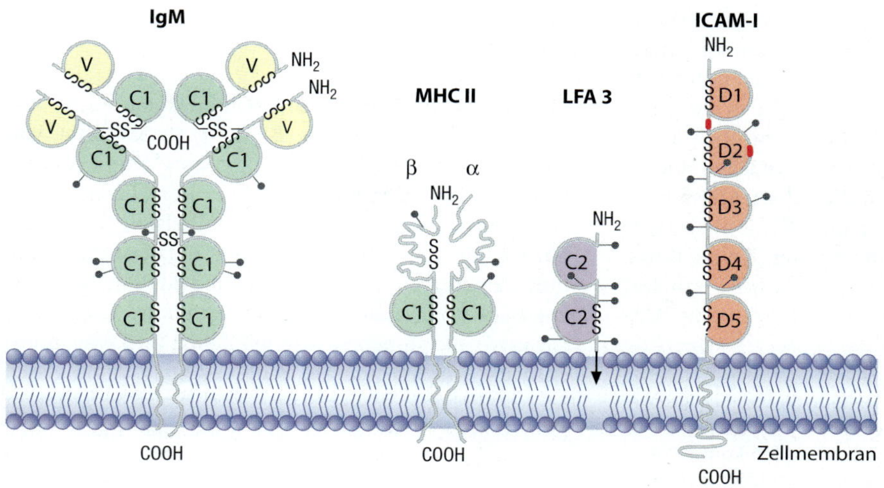

Abb. 3.7. Schematische Darstellung von Zelloberflächenmolekülen der Immunglobin-Gen-Superfamilie

dungen fixiert und daher sehr stabil sind. Sie enthalten eine variable Zahl von Immunglobulindomänen. Die als CAM wirkenden IgSF (Tabelle 3.6) sind unpaarig angelegt, ihre in der Immunantwort beteiligten Gegenstücke paarig.

Die Proteine der IgSF sind ein Beispiel dafür, daß im Lauf der Evolution ein Molekülmodell, das sich als besonders nützlich erwiesen hat, zu sehr unterschiedlichen Funktionen eingesetzt wird. Der Superfamilie gehören u. a. der T-Zell-Rezeptor, MHC I und II, kostimulatorische Moleküle, Rezeptoren für Zytokine (z. B. IL-1), Wachstumsfaktoren (z. B. PDGF) und natürlich die Immunglobuline an. Sie erfüllen daher entscheidende Aufgaben in der Antigenerkennung und -präsentation, Signalübermittlung und Haftung an Zielstrukturen. IgSF können auch als sezernierte Formen im Serum auftreten (z. B. sICAM-1, sVCAM; auch die zirkulierenden Proteine β2-Mikroglobulin und CEA – karzinoembryonales Antigen – sind lösliche CAM der IgSF).

ICAM-1 wird in geringen Mengen von allen Leukozyten, Endothelzellen und Fibroblasten exprimiert; es wird nach Stimulation (durch IL-1, TNFα, IFNγ) stark aufreguliert (Neusynthese). An Endothelzellen werden Spitzenwerte nach ca. 24 Stunden beobachtet. Durch die starke Bindung an die Liganden LFA-1 und MAC-1 wird die Diapedese ermöglicht (s. oben). Eine analoge Induktion läßt sich bei vielen anderen Zelltypen nachweisen; besonders wichtig ist dies bei den Keratinozyten (Exozytose von Entzündungszellen in die Epidermis) – hier erfolgt die Expression von ICAM-1 parallel zur der von MHC-Klasse-II-Molekülen.

Tabelle 3.6. CAM der Immunglobulin-Superfamilie und ihre Liganden

ICAM-1	(CD54)	LFA-1, MAC-1, CD43
ICAM-2	(CD102)	LFA-1, $\alpha 4\beta 1$-Integrin
ICAM-3	(CD50)	LFA-1
VCAM-1	(CD106)	$\alpha 4\beta 1$-, $\alpha 4\beta 7$-Integrin
PECAM-1	(CD31)	PECAM-1
LFA-2	(CD2)	LFA-3
LFA-3	(CD58)	LFA-2
Tp44	(CD28)	B7 (CD80, CD86)
N-CAM	(CD56)	N-CAM
weitere neuronale Adhäsionsmoleküle der IgSF		

An T-Lymphozyten ist ICAM-1 mit dem IL-2-Rezeptor assoziiert; Bindung von IL-2 an den letzteren bewirkt gleichzeitig eine Aufregulation von ICAM-2 (Augmentationsmechanismus).

ICAM-1 an Schleimhautepithelzellen fungiert auch als Rezeptor für Rhinoviren; es wirkt auch als Rezeptor für Plasmodium-falciparum-infizierte Erythrozyten.

Expression von ICAM-1 an Melanomzellen bedeutet ein höheres Risiko der Metastasierung; umgekehrt bedeutet ICAM-1-Negativität teilweisen Schutz vor dem Zugriff zytotoxischer Effektorzellen.

ICAM -2 ist nur an Endothelzellen konstitutiv exprimiert und wird (im Gegensatz zu ICAM-1) durch proinflammatorische Zytokine nicht aufreguliert. ICAM-2 dient gleichfalls der Adhäsion von Leukozyten sowie als kostimulatorisches Signal für Lymphozyten.

ICAM-3 ist mit ICAM-1 und -2 stark homolog und wird nicht an Endothelzellen, wohl aber Entzündungszellen konstitutiv exprimiert und nach Stimulation aufreguliert (Funktion in der Auslösephase der Immunantwort?).

VCAM-1 ist ein für Endothelzellen spezifisches CAM. Es wird nicht konstitutiv exprimiert, sondern (24–48 Stunden) nach Stimulation durch proinflammatorische Zytokine induziert. Seine Liganden sind die $\alpha 4\beta 1$- und $\alpha 4\beta 7$-Integrine an Lymphozyten, Monozyten und Eosinophilen (aber nicht Neutrophilen). Es vermittelt die Adhäsion dieser Zellen am Endothel, aber auch von dendritischen Zellen an T-Lymphozyten.

Die Bindung von metastasierenden Melanomzellen an Endothel durch VCAM-1 wurde beobachtet.

PECAM-1 (CD31) ist ein an Thrombozyten, Monozyten und Endothelzellen induzierbares CAM, das bei der Bindung von Entzündungszellen am Endothel eine wichtige Rolle spielt (s. oben).

LFA-2 (CD2) und LFA-3 (CD58). Dieses Interaktionspaar ist von zentraler Bedeutung bei Entzündungen und der Regulation der Immunantwort. Es unterstützt die feste Bindung von Entzündungszellen an das Endothel (gemeinsam mit LFA-1/ICAM-1), darüber hinaus vermittelt es die Interaktion von Immunzellen und die Bindung von Effektorzellen an Zielzellen. LFA-2 ist an allen T-Zellen, Thrombozyten und NK-Zellen exprimiert, LFA-3 an allen hämatopoetischen Zellen, Bindegewebe, Thymus- und Gefäßendothel sowie Epithelzellen. Die LFA-2/LFA-3-Interaktion potenziert die Aktivierung von T-Lymphozyten.

LFA-2 wird zur Gewinnung und Diagnostik von T-Zellen eingesetzt (Bindung an Schaferythrozyten – „Rosetten").

Bei der Aktivierung naiver T-Lymphozyten kommt es zur Aufregulierung von LFA-3 und $\alpha 4\beta 1$, in geringerem Maß von LFA-1 und -2; dies vermittelt die Anreicherung dieser Zellen im Entzündungsbereich und bedingt gleichzeitig die Entstehung des Phänotyps der „Memory"-Zellen.

Das LFA-2/LFA-3-System ist *nicht* kalziumabhängig und funktioniert auch bei tiefen Temperaturen (4 °C).

Addressine. Unter diesem Begriff werden CAM der IgSF verstanden, die mit Zuckerresten gekoppelt sind und den Übertritt von Lymphozyten in bestimmte Lymphgewebe ermöglichen. GlyCAM-1 und Sgp 90 sind Addressine für periphere Lymphknoten, MadCAM-1 für die submukösen Peyer-Plaques.

3.5.5 CD44

Ein Zelloberflächen-Proteoglykan, das zahlreiche Adhäsionsfunktionen erfüllt: Bindung an Kollagen, von Hyaluronsäure, Förderung des „homing" von Lymphozyten an den „high endothelial venules", Immobilisierung von Chemokinen an der Endothelzelle und damit Förderung der Diapedese von Entzündungszellen durch Expression von Integrinen u. a. m. Eine wesentliche Bedeutung haben splice-Varianten des CD44 (z. B. CD44v6), die an neoplastischen Zellen (z. B. Melanom) entdeckt wurden und die Fähigkeit zur lymphogenen Metastasierung tragen (und im Modellexperiment übertragen). Die metastasierende Zelle macht sich hierbei die homing-Mechanismen des „lymphocyte traffic" zunutze.

3.5.6 CAM und Metastasierung

CAM sind an wahrscheinlich allen Schritten der Metastasierung prominent beteiligt: die Herauslösung aus dem Zellverband durch Herabregulierung von E-Cadherin; Eintritt in die Gefäßbahn durch Expression des Vitronektinrezeptors; Anhaftung in entfernten Gefäßregionen durch Integrine, VCAM-1, CD44, E-Selektin; Etablierung der Absiedlung im Fremdgewebe (Integrine?). Die komplexen Mechanismen dieser Vorgänge sind nur zum Teil bekannt bzw. unter den Tumorarten verschieden.

4 CD-Nomenklatur für Leukozytenantigene (N. Romani)

Die morphologischen und funktionellen Unterschiede zwischen den Zelltypen des Organismus beruhen auf ihrer unterschiedlichen molekularen Zusammensetzung. Insbesondere verleihen die Proteine der Zelloberfläche den verschiedenen Zelltypen bzw. deren verschiedenen Differenzierungsstadien ihre spezifische Eigenart. Diese Moleküle werden daher als ***Marker*** für Zelltypen bzw. deren Differenzierungsgrad verwendet.

Der Nachweis der Expression derartiger Markermoleküle erfolgt mit immunzyto- oder -histochemischen Methoden. Dabei werden Einzelzellen in Suspension oder Ausstrichpräparaten oder Gewebsschnitte mit ***monoklonalen Antikörpern*** inkubiert, die bestimmte Markermoleküle spezifisch erkennen und binden. Diese Bindung wird mittels Fluoreszenzfarbstoffen oder Enzymen (Peroxidase, alkalische Phosphatase), die an diese monoklonalen Antikörper oder an Sekundärreagenzien gekoppelt sind, detektiert. Werden Zellsuspensionen gefärbt (z. B. Blutzellen), ist die Fluoreszenz-Durchflußzytometrie („FACS") die Auswertungsmethode der Wahl.

Für die Zellen des hämatopoetischen Systems (insbesondere für Leukozyten) wurden in den vergangenen Jahren eine große Zahl monoklonaler Antikörper gegen spezifische Markermoleküle entwickelt. Da diese Moleküle mit Antikörpern nachgewiesen werden, nennt man sie auch Leukozyten „antigene". Die von diversen Firmen kommerziell angebotenen Antikörper, wie auch die vielen nicht-kommerziell zugänglichen Antikörper tragen sehr unterschiedliche, jeglicher Systematik entbehrende Namenskürzel. Das führte zu großer Verwirrung. Deshalb wurde 1982 erstmals der Versuch einer Klassifizierung unternommen.

Antikörper, die ein bestimmtes, exakt definiertes (meist) Zelloberflächen-Molekül erkennen, werden in sogenannten ***„clusters of differentiation"*** (CD) zusammengefaßt. Das Markermolekül erhält die Bezeichnung CD, gefolgt von einer Zahl (z. B. CD1, CD2, usw.). Bei Etablierung eines CD muß also bereits ausreichendes (wenn auch oft noch unvollständiges) Wissen über die Natur des Moleküls (Protein [meist], Lipid [selten], Molekulargewicht, Aminosäuresequenz) und dessen Expression in verschiedenen Zelltypen und in deren verschiedenen Differenzierungs- und Aktivierungsstadien vorliegen. Auch das Reaktionsmuster der Antikörper in Gewebsschnitten ist weitgehend bekannt. Mit Hilfe dieses Klassifizierungssystems wurde die Vielfalt der Zelloberflächenmoleküle von hämatopoetischen Zellen in gegenwärtig (1998) 166 CD's eingeteilt (Tabelle 4.1 – die vollständige Liste kann über das Internet abgerufen werden, http://www.ncbi.nlm.nih.gov/prow/cd/index_molecule.htm).

Wenn dies auch umfangreich scheint, muß dennoch bedacht werden, daß die Zahl der beschriebenen Antikörper, die an diese 166 Molekülstrukturen binden, noch um ein Vielfaches höher ist. Obwohl manche CD-Moleküle auf Zellen außerhalb des hämatopoetischen Systems exprimiert werden (v. a. Endothelzellen), bezieht sich die CD-Nomenklatur hauptsächlich auf Leukozyten.

Da die Nummern der CD-Moleküle in erster Linie die Chronologie der Entdeckungen und Beschreibungen widerspiegeln, wird im folgenden versucht, einige methodische und funktionelle Zusammenhänge herauszuarbeiten.

4.1 Wichtige CD-Marker für bestimmte Zelltypen

In Tabelle 4.2 werden Beispiele angeführt, wie Zelltypen anhand des Vorkommens spezifischer CD-Moleküle identifiziert werden können. Einige häufig verwendete monoklonale Antikörper werden angegeben.

Tabelle 4.1. Übersicht über die CD Moleküle (Auswahl)

CD	Synonyme	Molekül	Expression	Funktion
CD1a	T6 Antigen	43–49 kD, assoziert mit β2 Mikroglobulin Ig-SF	DZ inkl. epidermale Langerhanszellen, Thymozyten	noch nicht vollständig definierte Funktion bei der Antigenpräsentation bakterieller Lipide
CD3	T3 Antigen	Multikettenprotein γ: 25–28 kD δ: 20 kD ε: 20 kD ζ: 16 kD η: 22 kD Ig-SF	alle T, Thymozyten	Assoziiert mit dem T Zell Rezeptor (Signaltransduktion; Oberflächenexpression)
CD4	T4 Antigen	55 kD Ig-SF	Helfer T, DZ, M	Ligand für MHC Klasse II; Signaltransduktion; Rezeptor für HIV gp120
CD8	T8 Antigen	2 Ketten (α und β) je 34 kD Ig-SF	zytotoxische T	Ligand für MHC Klasse I; Signaltransduktion
CD31	PECAM-1	140 kD Ig-SF	Plättchen, M,G,B, Endothelzellen	Adhäsion zwischen Leukozyten und Endothelien; Transmigration durch Endothelien
CD34		105–120 kD	hämatopoietische Stammzellen, Endothelzellen	Ligand für L-Selektin (CD62-L)
CD40		44 und 48 kD Heterodimer	B, reife DZ	bindet CD154 („CD40-Ligand"); Kostimulatormolekül für die Aktivierung von B; Reifungsstimulus für DZ
CD44	Pgp-1, Hermes Antigen	80-100 kD (zahlreiche verschiedene Splice-Formen)	Leukozyten, Erythrozyten	Rezeptor für Hyaluronat; Homing Rezeptor; involviert in Metastasierung
CD45	T200, Leukocyte common antigen	multiple Formen	alle Leukozyten	Tyrosin Phosphatase; Signaltransduktion
CD45R0		180 kD	Memory T, M	siehe CD45
CD45RA		205–220 kD	naive T, M	siehe CD45
CD45RB		190–220 kD	B, Subsets von T, M	siehe CD45
CD62E	E-Selectin, ELAM-1	140 kD	aktivierte Endothelzellen	Adhäsion von Leukozyten an Endothel
CD62L	L-Selectin, LAM-1, LECAM	150 kD	T und andere Leukozyten	Adhäsion von Leukozyten an Endothel; Homing Rezeptor für naive T in Lymphknoten
CD83		40–43 kD	reife DZ, einige aktivierte T und B	unbekannt; wichtig als Marker für reife DZ
CD86	B7–2	80 kD Ig-SF	aktivierte B, reife DZ	Transduktion kostimulierender Signale für die Aktivierung von T; Ligand für CD28 u. CTLA-4 (CD152)
CD95	Fas Antigen, APO-1	43 kD	aktivierte T und B, verschiedene andere Zelltypen	vermittelt den „programmierten Zelltod" (Apoptose) durch Bindung an den Fas-Liganden auf der Oberfläche der Killerzelle
CD152	CTLA-4	33 kD Ig-SF	aktivierte T Zellen	Ligand für CD80 u. 86 – negativer Regulator für T Zell Aktivität
CD154	CD40 Ligand	28, 30, 33 kD	aktivierte T Zellen	Ligand für CD40 – reguliert Funktion und Reifung dendritischer Zellen; induziert B Zell Proliferation und Ig Klassenwechsel

B, B Lymphozyten; DZ, Dendritische Zellen; G, Granulozyten; M, Monozyten/Makrophagen; MHC, Major Histocompatibility Complex = Haupthistokompatibilitätskomplex (HLA Antigene); NK, Natürliche Killerzellen; IgSF, Immunglobulin Superfamilie; T, T Lymphozyten. Die Angaben in Bezug auf Expression und Funktion sind nicht als vollständig zu betrachten. Molekulargewichte sind in kD (Kilodalton) angegeben. Zytokinrezeptoren sind separat in Tabelle 3.1 angeführt.

Zelltyp	CD	Monoklonale Antikörper
Alle Leukozyten/„Pan Leukozytenmarker"	CD45	H-Le
Alle B-Lymphozyten /„Pan B Zellmarker"	CD19 oder	Leu-12
	CD20	Leu-16
Aktivierte B-Lymphozyten	CD25	anti-Tac
Alle T-Lymphozyten /„Pan T Zellmarker"	CD2 oder	OKT-11
	CD3 oder	OKT-3, Leu-4
	CD5	Leu-1
Helfer-T-Lymphozyten	CD4	OKT-4, Leu-3
Zytotoxische T-Lymphozyten	CD8	OKT-8, Leu-2
Memory T-Lymphozyten	CD45RO	UCHL1
Naive, „jungfräuliche" T-Lymphozyten	CD45RA	4G11
Aktivierte T-Lymphozyten	CD25	anti-Tac
Natürliche Killerzellen	CD56	Leu-19
Alle myeloiden Zellen	CD33	LeuM9
Monozyten / Makrophagen	CD14 oder	LeuM3
	CD68	EBM11, KP1
Epidermale Langerhans-Zellen	CD1a	OKT-6
Reife dendritische Zellen	CD83	HB-15
Granulozyten	CD66 oder	CLB-gran/10
	CD67	B13.9
Hämatopoetische Stammzellen	CD34	QBend10

Tabelle 4.2. Beispiele für die Verwendung der CD-Nomenklatur zur Charakterisierung von Zelltypen

Ein Blick auf die verwirrenden Bezeichnungen der Antikörper in der Tabelle 4.1 verdeutlicht den großen praktischen Nutzen, den die CD-Nomenklatur mit sich gebracht hat.

Beim Einsatz von Antikörpern gegen definierte CD-Marker zur Identifikation von Zelltypen muß bedacht werden, daß nur relativ wenige CD-Antigene gänzlich spezifisch auf einem gegebenen Zelltyp exprimiert werden. Das CD3-Molekül ist ein solcher Marker: Außer auf T-Lymphozyten wurde sein Vorkommen auf keiner anderen Zelle beschrieben. Die meisten anderen CD-Moleküle findet man hingegen auch auf anderen als den hauptsächlichen Zelltypen, wenn auch meist deutlich schwächer.

Beispielsweise wird CD4 auch auf dendritischen Zellen und Makrophagen exprimiert (daher können auch diese Zellen von HIV-1 infiziert werden!). CD2 kommt auch auf natürlichen Killerzellen vor, CD5 auch auf einem Teil der B-Lymphozyten, CD14 sehr schwach auch auf Neutrophilen, CD83 auch auf manchen aktivierten Lymphozyten.

Daraus folgt, daß zur eindeutigen Identifikation eines Zelltyps die Bestimmung eines typischen CD-Antigens oft mit der Analyse eines weiteren Parameters oder eines weiteren CD-Antigens kombiniert werden muß. Beispielsweise wird im Falle der Bestimmung des Verhältnisses von Helfer-T-Lymphozyten ($CD4^+$) zu Suppressor/zytotoxischen T-Lymphozyten ($CD8^+$) im peripheren Blut im Verlauf der HIV-Infektion folgendermaßen vorgegangen:

Im Fluoreszenz-Durchflußzytometer („FACS") werden aufgrund ihrer Größe (eigentlich ihrer Kleinheit) und Körnigkeit die Lymphozyten definiert und eingegrenzt. Diese eingegrenzte Population enthält nun keine $CD4^+$ Non-Lymphozyten (z. B. Makrophagen) mehr, die Expression von CD4 ist demnach auf die Helfer-T-Lymphozyten beschränkt. Besser ist es, die Population der T-Lymphozyten im Blut mit Hilfe des CD3-Antigens zu definieren und in der Folge die CD4- und CD8-Werte innerhalb der $CD3^+$-Population zu messen.

4.2 CD-Moleküle als Marker für Zelldifferenzierung

Alle hämatopoetischen Zellen entstehen im Knochenmark aus Stammzellen, die CD34 exprimieren. Im Verlaufe ihrer weiteren Entwicklung exprimieren die Zellen eine Reihe stadienspezifischer CD-Marker oder CD-Markerkombinationen (Tabelle 4.3). Manche dieser Marker haben bei der Leukämie- und Lymphomdiagnostik Bedeutung: Man kann mit ihnen feststellen, in welchem Stadium der Differenzierung die maligne Entartung der Zelle aufgetreten ist.

Zwei bekannte Beispiele dafür sind CD10 oder „CALLA" („*c*hronic *a*cute *l*ymphoblastic *l*eukemia *a*ntigen"), sowie CD30, das vom prototypischen monoklonalen Antikörper „Ki-1" erkannt wird und einen hilfreichen Marker für bestimmte Non-Hodgkin-Lymphome darstellt.

Einen besonderen Fall der Zelldifferenzierung stellt die ***Aktivierung*** von Zellen dar. Die Aktivierung von B-Lymphozyten führt zur Proliferation und Sekretion von Immunglobulinen. Die Aktivierung von T-Lymphozyten resultiert ebenfalls in Proliferation sowie in Sekretion von Zytokinen (IL-2, IL-4, IFNγ) bzw. Entwicklung zytotoxischer Eigenschaften. Aktivierte Monozyten/Makrophagen setzen ihre mikrobizide Maschinerie in Gang und schütten entzündungsfördernde Mediatoren aus. Die Aktivierung wird von einer Umge-

Tabelle 4.3. Beispiele für die Expression von verschiedenen CD-Markern im Verlaufe der Ontogenese

T-Zell Reihe	unreife, kortikale Thymozyten	unreife medulläre Thymozyten	reife medulläre Thymozyten	reife periphere T-Lymphozyten
				$CD3^+/4^+/8^-$ Helfer T Zellen
	$CD3^-/4^-/8^-$	$CD3^-/4^+/8^+$	$CD3^+/4^+/8^+$	$CD3^+/4^-/8^+$ zytolytische T Zellen
B-Zell Reihe	Vorläuferzellen	Prä-B-Zellen	unreife B-Zellen	reife periphere B-Lymphozyten
	$CD19^+/9^+/10^-/21^-$	$CD19^+/9^+/10^+/21^-$	$CD19^+/9^+/10^-/21^-$	$CD19^+/9^-/10^-/21^+$
Myeloide Reihe	hämatopoetische Stammzellen	Vorläuferzellen im Blut	differenzierte Zellen	end-differenzierte Zellen
	$CD34^+/14^-$	$CD34^-/14^-/115^+$	$CD34^-/14^-/115^+/83^-$ unreife dendritische Zellen	$CD34^-/14^-/115^-/83^+$ reife dendritische Zellen
	$CD34^+/14^-$	$CD34^-/14^+/115^+$	$CD34^-/14^+/115^+/83^-$ Monozyten	$CD34^-/14^+/115^+/83^-$ Makrophagen

staltung der Zelloberfläche begleitet, die sich in einem veränderten Expressionsmuster für verschiedene CD-Moleküle ausdrückt. Einige Beispiele für Aktivierungsmarker enthält Tabelle 4.4.

Eine klinisch-diagnostisch an Bedeutung gewinnende Facette der CD-Moleküle ist die Bestimmung von ***löslichen CD-Molekülen*** (*s*CD für *s*oluble CD) im Serum oder anderen Körperflüssigkeiten. Zelloberflächenmoleküle unterliegen im allgemeinen einem Recycling in der Zelle. Ein Teil der Oberflächenproteine kann jedoch auch von der Zelle abgespalten werden („shedding") und dadurch gelöst im Serum vorliegen. Dieses „Shedding" tritt verstärkt bei ***Immunaktivierung*** auf und kann deshalb als Indikator verwendet werden. Erhöhte Konzentrationen von löslichen Rezeptoren für den T-Zell-Wachstumsfaktor Interleukin-2 (sCD25) können während ablaufender Immunreaktionen im Serum gemessen werden. Gleiches gilt für TNF-α-Rezeptoren (sCD120) oder für CD4 (sCD4).

4.3 Gruppierung von CD-Antigenen nach Funktion

Für viele der auf Gen- und Proteinebene bereits charakterisierten CD-Antigene ist eine Funktion bekannt. In vielen Fällen handelt es sich um Moleküle, die Interaktionen zwischen Zellen vermitteln (Adhäsionsmoleküle) oder zusätzlich dazu biochemische Signale in das Zellinnere übertragen (Signaltransduktion). Diese Signale können zur Expression anderer Moleküle, zu Proliferation, Zytokinsekretion etc. führen. Die CD-Moleküle können nach solchen funktionellen Kriterien betrachtet werden.

- ***Rezeptoren für Immunglobuline:*** CD16, 32 und 64, Rezeptoren für IgG; CD23, Rezeptor für IgE; CD89, Rezeptor für IgA;
- ***Rezeptoren für Komplementkomponenten:*** CD35, Komplementrezeptor CR1; CD21, CR2; CD11b, CR3; CD11c, CR4;
- ***Adhäsionsmoleküle:*** Die Moleküle werden nach ihrer Proteinstruktur in verschiedene Familien eingeteilt. Sie werden häufig auch auf nicht hämatopoetischen Zellen exprimiert, insbesondere auf Endothelzellen. Hiezu zählen beispielsweise die sogenannten „Homing"-Rezeptoren, die für den gezielten und effektiven Übertritt von Lymphozyten aus dem Blutstrom ins Gewebe verantwortlich sind: von naiven Lymphozyten in die lymphatischen Organe (z. B. Lymphknoten) und von Memory-Lymphozyten in die Gewebe, wo die Antigene deponiert wurden (z. B. Haut, Schleimhaut). Wichtige Familien von Adhäsionsmolekülen mit einigen Vertretern sind:

  Integrine: CD11a/CD18, „*L*eukocyte-*f*unction *a*ntigen 1"; CD29, VLA-β-Kette; CD49, VLA-α-Ketten; CD51/CD61, Vitronektin Rezeptor; u. a. m.

  Selektine: CD62E, CD62L, CD62P.

  Adhäsionsmoleküle der Immunglobulinfamilie: CD31, PECAM-1, „*p*latelet *e*ndothelial *c*ell *a*dhesion *m*olecule-1"; CD54, ICAM-1, „*i*nter*c*ellular *a*dhesion *m*olecule-1"; CD58, „Leukocyte function antigen-3"; u. a. m.;
- ***Kostimulatormoleküle:*** Diese Moleküle transduzieren Signale, die für die erfolgreiche Aktivierung von

Tabelle 4.4. Beispiele für Moleküle, die im Verlaufe der Zellaktivierung/-reifung verstärkt oder de novo exprimiert werden oder die herabreguliert werden (↓)

T-Lymphozyten	CD25, CD26, CD69, CD95, CD154
B-Lymphozyten	CD23, CD25, CD30, CD77, CD80, CD86
Dendritische Zellen	CD54, CD40, CD83, CD86, CD115↓
Monozyten/Makrophagen	CD1 a, CD40, CD54, CD58, CD80

Lymphozyten notwendig sind; für B-Lymphozyten: CD40; für T-Lymphozyten: CD43, CD80 (B7-1), CD86 (B7-2);
- ***Rezeptoren für Zytokine:*** Erst seit kurzer Zeit werden auch diese wichtigen Zelloberflächenmoleküle im Rahmen der CD-Nomenklatur klassifiziert. Der derzeitige Stand ist in der Tabelle 3.1 aufgelistet.

4.4 Die CD-Nomenklatur in der Klinik

Die CD-Nomenklatur ist in der heutigen Sprache der Klinik etabliert. Dem Dermatologen wird sie im wesentlichen in drei Bereichen der Diagnostik begegnen:

- Als Erweiterung der klassischen Histologie mit Hilfe der Immunhistochemie. Viele, wenn auch nicht alle der dabei eingesetzten Antikörper sind in der CD-Nomenklatur klassifiziert. Beispiele sind die Expression von CD1a auf Zellen der Langerhans-Zell-Histiozytose, von CD62E auf Endothelzellen in entzündetem Gewebe oder die Beurteilung lymphozytärer Infiltrate anhand der Expression von CD4, CD8, CD45RA, CD45RO.
- In der Lymphomdiagnostik. Beispiel: die Expression von CD10 oder CD30 auf den Reed-Sternberg-Zellen (M. Hodgkin). In die verwirrende Vielfalt der monoklonalen Antikörper, die zur Charakterisierung der malignen Zellen verwendet werden, wurde durch die CD-Nomenklatur mehr Klarheit gebracht.
- Die Bestimmung der absoluten Zahl der Helfer-T-Zellen ($CD4^+$) sowie des Verhältnisses („Ratio“) von $CD4^+$- zu $CD8^+$-T-Zellen im Blut als einer der wichtigsten Verlaufsparameter der HIV-Infektion.

5 Genetik und Embryonalentwicklung der Haut (R. Happle)

ÜBERSICHT

Das Studium der genetisch bedingten Hautkrankheiten kann in besonderer Weise zu einem besseren Verständnis der allgemeinen Prinzipien der klinischen Genetik beitragen. Darüber hinaus bietet die Haut die Möglichkeit, grundlegende Mechanismen der Embryonalentwicklung erkennbar und verstehbar zu machen. Durch die Fortschritte, die in den letzten Jahren in der Molekularbiologie erzielt worden sind, haben genetische Aspekte bei Hautkrankheiten einen neuen Stellenwert bekommen. Erbliche Dermatosen, mit denen sich früher nur einige wenige Spezialisten beschäftigt haben, sind heute in den Mittelpunkt des Interesses gerückt, da sie als Modelle dienen können, um tiefere Einsichten in physiologische und pathologische Vorgänge der Haut zu gewinnen. Zahlreiche Genodermatosen sind bereits auf den menschlichen Chromosomen exakt kartiert worden (Tabelle 5.1).

5.1 Anwendung genetischer Grundbegriffe auf Hautkrankheiten

Mendels Erbregeln haben zwar nach wie vor prinzipielle Gültigkeit. Wir kennen heute jedoch zahlreiche Ausnahmen und modifizierende Mechanismen, die Mendels grundlegende Entdeckungen umso verdienstvoller und staunenswerter erscheinen lassen.

5.1.1 Allgemeines zu Mendels Erbregeln

Dominante Genwirkung. Die dominant vererbten Hautleiden bestätigen die allgemeine Regel, daß dominante Gene Strukturproteine betreffen, und ihre Defekte demnach zu Schäden der Organstruktur führen (Beispiele: Neurofibromatose, tuberöse Sklerose, Basalzellnävus-Syndrom). Die Suche nach einem zugrundeliegenden Enzymdefekt ist nicht sinnvoll. Bei dominanten Erbleiden weist der Phänotyp eine stärkere Variabilität in der Ausprägung auf als bei rezessiven. Das geht so weit, daß bei Neurofibromatose oder tuberöser Sklerose im Einzelfall die Erkennung eines Genträgers schwierig sein kann.

Rezessive Genwirkung. Die rezessive Genwirkung äußert sich im allgemeinen im Defekt eines Enzyms. Da die Krankheit im homozygoten Zustand aufgrund dieses Enzymmangels zutage tritt, ist die phänotypische Ausprägung viel konstanter als bei dominanter Genwirkung (Beispiele: Xeroderma pigmentosum, okulokutaner Albinismus, lamelläre Ichthyose).

Pleiotropie. Mit dem Begriff Pleitropie bezeichnet man vielfältige und unterschiedliche Auswirkungen eines einzigen Gens auf verschiedene Gewebe und Organe. Zum Beispiel bewirkt der Gendefekt des Basalzellnävus-Syndroms unterschiedliche Veränderungen an der Haut, an der Zahnanlage, am Skelett und im ZNS (s. S. 536). Im Grunde haben die meisten Gene eine pleiotrope Wirkung.

Gründereffekt. Manche rezessiven Gene sind in einer Bevölkerungsgruppe besonders häufig oder besonders selten vorhanden, weil diese Gruppe von wenigen Gründer-Eltern abstammt, bei denen das Gen vorhanden oder nicht vorhanden war. So ist in der finnischsprechenden Population Finnlands die Knorpel-Haar-Dysplasie besonders häufig, während die Phenylketonurie relativ selten vorkommt.

Tabelle 5.1 Genodermatosen, die im menschlichen Genom kartiert worden sind

Chromosomale Lokalisation	Krankheit	MIM-Nummer
1p36.2-p34	Erythrokeratodermia variabilis	
1p34	Porphyria cutanea tarda	176100
2q21	Xeroderma pigmentosum Gruppe B	133510
2q31	Ehlers-Danlos-Syndrom Typ IV	120180
2q35	Waardenburg-Syndrom (PAX3-Gen)	193500
3p25	Xeroderma pigmentosum Gruppe C	278720
3q21-q24	Morbus Hailey-Hailey	169600
4q12	Piebaldismus	172800
8q24	Tricho-rhino-phalangeales-Syndrom	190350
9q22-q31	Basalzellnävus-Syndrom	109400
9q33-q34	Tuberöse Sklerose Typ 1	191100
9q34.1	Xeroderma pigmentosum Gruppe A	278700
12q11-q13	Epidermolytische Ichthyose,	113800
	epidermolytische Palmoplantarkeratose,	144200
	Epidermolysis bullosa simplex	131760
	(Keratin-Typ-I-Cluster)	148030
12q23-q24	Morbus Darier	124200
14q11	Lamelläre Ichthyose	242100
15q22.1	Bloom-Syndrom	210900
16p13.3	Tuberöse Sklerose Typ 2	191092
17q11.2	Neurofibromatose Typ I	162200
17q12-q21	epidermolytische Ichthyose,	113800
	epidermolytische Palmoplantarkeratose,	144200
	Epidermolysis bullosa simplex	131760
	(Keratin-Typ-II-Cluster)	148040
19q13.2-q13.3	Xeroderma pigmentosum Gruppe D	126340
20q13.2	McCune-Albright-Syndrom	139320
Xp22.3	X-chromosomal-rezessive Ichthyosis	308100
Xp22.2-p21.2	Keratosis follicularis spinulosa decalvans	308800
Xp11.3-p11.2	Wiskott-Aldrich-Syndrom	301000
Xq12-q13.1	X-chromosomale hypohidrotische ektodermale Dysplasie	305100
Xq22	Angiokeratoma corporis diffusum	301500
Xq28	Incontinentia pigmenti	308310

5.1.2 Ausnahmen, Varianten und Modifikationen zu Mendels Erbregeln

Polygene Vererbung. Viele Hautkrankheiten mit hereditärem Hintergrund werden nicht durch ein einziges Gen, sondern durch mehrere Gene verursacht (Tabelle 5.2). Im Gegensatz zur monogenen Vererbung nach Mendel ist das Risiko für die Kinder bei der polygenen Vererbung nicht konstant, sondern nimmt mit der Zahl der bereits betroffenen Familienmitglieder zu. Bei polygener Vererbung ist es grundsätzlich unangebracht, von „Penetranz", „Expression", „Koppelung" oder „Heterogenie" zu sprechen.

Genomische Prägung. Es ist keineswegs immer gleichgültig, ob ein Gendefekt über die mütterliche oder väterliche Gamete in die Zygote gelangt. Die Neurofibromatose Typ 1 ist im allgemeinen schwerer ausgeprägt, wenn sie von der Mutter vererbt wird. Das Phänomen der genomischen Prägung wird offenbar dadurch bewirkt, daß das zugrundeliegende Gen in unterschiedlicher Weise methyliert wird, je nachdem, ob es der mütterlichen oder der väterlichen Keimbahn entstammt. Das Konzept der genomischen Prägung gilt in ähnlicher Weise für die familiären multiplen Glomustumoren (s. S. 615) und möglicherweise auch für die Psoriasis, denn Kinder von betroffenen Vätern haben häufiger Psoriasis als Kinder von betroffenen Müttern.

Uniparentale Disomie. Ausnahmsweise kann in einer Zygote ein Chromosom durch Nondisjunktion verlorengehen und durch Verdoppelung des homologen Chromosoms ersetzt werden. Bei Auftreten eines rezessiven Erbleidens hat man in manchen Familien molekulargenetisch nachgewiesen, daß nur ein Elternteil he-

Tabelle 5.2. Hautkrankheiten mit polygenem Hintergrund

Acne vulgaris
Alopecia areata
Androgenetische Alopezie
Atopisches Ekzem
Dysplastische melanozytäre Nävi
Gewöhnliche melanozytäre Nävi
Malignes Melanom
Psoriasis vulgaris

terozygot war und das zugrundeliegende Gen in doppelter Ausfertigung nur von diesem Elternteil stammte. Die Möglichkeit uniparentaler Disomie ist im Prinzip auch bei autosomal rezessiven Hautkrankheiten (z. B. Sjögren-Larsson-Syndrom s. S. 515, lamelläre Ichthyosis s. S. 514, Xeroderma pigmentosum s. S. 533) gegeben.

Gonadales Mosaik. Autosomal dominante Phänotypen wie Neurofibromatosis 1 oder tuberöse Sklerose können bei mehreren Geschwistern auftreten, ohne daß sich die Krankheit bei den Eltern manifestiert hat. Zugrunde liegt nicht etwa eine somatische Mutation, sondern vielmehr eine postzygotische Mutation, welche die Keimbahn betrifft. Da sich das Vorliegen eines gonadalen Mosaiks ohne molekulargenetische Untersuchung nicht mit letzter Sicherheit ausschließen läßt, muß diese Möglichkeit bei der Erbberatung berücksichtigt werden. Dies gilt insbesondere für Genodermatosen mit einer hohen Neumutationsrate, wie die Neurofibromatose 1.

Compound-Heterozygotie. Ein Patient kann an einem Genlokus zwei verschieden mutierte Allele aufweisen, wodurch ein intermediärer Phänotyp entsteht. Eine solche Compound-Heterozygotie hat man bei Mukopolysaccharidosen (s. S. 528) nachgewiesen. Aus der Verbindung zwischen einem Elternteil mit dem schwerwiegenden Typ Hurler und einem Partner mit dem milden Typ Scheie kann ein Kind mit einem intermediären Typ hervorgehen.

Lyon-Effekt. Durch den Lyon-Effekt der X-Inaktivierung wird bei den meisten X-chromosomalen Genodermatosen der Unterschied zwischen dominanter und rezessiver Genwirkung verwischt. In jeder weiblichen Säugetierzelle ist nur eines der beiden X-Chromosomen aktiv, während das andere inaktiviert wird und das Sexchromatin bildet. Hieraus resultiert ein funktionelles X-chromosomales Mosaik, und auf diese Weise können sich X-gekoppelte Gendefekte bei heterozygoten Frauen in einem Mosaikmuster an der Haut manifestieren. So ist es reine Konvention, wenn wir die X-chromosomale hypohidrotische ektodermale Dysplasie als „rezessiv" bezeichnen, denn man kann die Krankheit als Mosaikphänotyp auch bei Konduktorinnen beobachten, und diese äußerliche Erkennbarkeit des Phänotyps ist nach Mendels Definition das Kriterium dominanter Vererbung.

X-chromosomale Gene, die der Inaktivierung entgehen. Manche X-chromosomalen Genodermatosen sind im strengen Sinne dominant oder rezessiv, weil der zugrundeliegende Genlokus von der Inaktivierung ausgenommen bleibt. Hierzu gehören die X-chromosomal rezessive Ichthyosis (s. S. 514), bei der Konduktorinnen vollkommen symptomfrei bleiben, und wahrscheinlich auch die Keratosis follicularis spinulosa decalvans (s. S. 519), bei der Frauen zwar ebenfalls betroffen sind, aber kein kutanes Mosaikmuster aufweisen.

Hemizygotie. Bei autosomalen Genen unterscheidet man zwischen Homozygotie und Heterozygotie, je nachdem ob der Lokus im diploiden Chromosomensatz mit zwei verschiedenen oder den gleichen Allelen besetzt ist. X-chromosomale Gene können bei Männern weder heterozygot noch homozygot vorhanden sein, da männliche Zellen nur ein X-Chromosom besitzen. Dieser Zustand wird als Hemizygotie bezeichnet und bietet eine Erklärung dafür, warum X-chromosomale Gendefekte bei Männern stärker ausgeprägt sind als bei heterozygoten Frauen, unabhängig davon, ob das Gen dem Lyon-Effekt unterliegt oder nicht (Beispiel: Keratosis follicularis spinulosa decalvans).

Drei Formen X-chromosomaler Vererbung. Grundsätzlich können wir bei der X-chromosomalen Vererbung drei verschiedene Möglichkeiten unterscheiden. Bei der X-chromosomal ***rezessiven*** Vererbung überspringt die Manifestation in direkter Linie eine Generation (Beispiel: X-chromosomal rezessive Ichthyosis). Bei X-chromosomal ***dominanter*** Vererbung mit Manifestation bei beiden Geschlechtern übertragen die Männer das Merkmal auf alle Töchter und niemals auf die Söhne (Beispiel: Keratosis follicularis spinulosa decalvans). Bei X-chromosomal ***dominanter Vererbung mit Letalwirkung*** für männliche Embryonen sind nur weibliche Genträgerinnen lebensfähig (Beispiel: Incontinentia pigmenti).

Pseudodominanz. Das Gen, das dem autosomal rezessiven Mal de Meleda, einer seltenen Palmoplantarkeratose (s. S. 518), zugrundeliegt, ist in der Bevölkerung der kroatischen Insel Mljet so häufig vorhanden, daß Pseudodominanz auftreten kann: Das Kind eines homozygoten Patienten kann ebenfalls homozygot sein, weil der klinisch nicht betroffene Elternteil unerwarteterweise heterozygot ist.

Paradominanz. Bei paradominanter Vererbung sind heterozygote Genträger gewöhnlich klinisch erscheinungsfrei. Nur dann, wenn in einem frühen Stadium der Embryogenese Verlust der Heterozygotie eintritt, kann sich die Krankheit in Mosaikform manifestieren. Mögliche Beispiele für paradomionante Vererbung sind der Becker-Nävus (s. S. 651) und das Sturge-Weber-Klippel-Trenaunay-Syndrom (s. S. 532).

Deletionen. Als Deletion bezeichnet man eine mehr oder weniger große Lücke im genetischen Material. Innerhalb eines Gens treten Deletionen umso häufiger auf, je größer das Gen ist. Zum Beispiel ist das Insulingen recht klein und weist kaum Deletionen auf; dagegen ist das Steroidsulfatase-Gen recht groß, und dies erklärt, warum bei den meisten Patienten mit X-chromosomal rezessiver Ichthyosis eine Deletion innerhalb dieses Gens besteht.

Nachbargen-Syndrome. Eine größere Deletion kann mehrere benachbarte Gene betreffen, und dies erklärt, warum ungewöhnliche Symptomenkombinationen mendeln können. So kann die X-chromosomal rezessive Ichthyosis gemeinsam mit Kallmann-Syndrom (hypogonadotroper Hypogonadismus und Anosmie), Chondrodysplasia punctata vom Maroteaux-Typ und unilateraler Nierenagenesie vererbt werden. Ein weiteres Nachbargensyndrom manifestiert sich in der gemeinsamen Vererbung der myotonen Dystrophie und multipler Pilomatrixome. Solche Beobachtungen können wichtige Hinweise für die Genkartierung geben („Deletionskartierung").

5.2 Molekularbiologische Aufklärung von Krankheitsgruppen

Die molekularbiologische Analyse hat sich als besonders hilfreich erwiesen für das Verständnis und die Klassifikation der verschiedenen Ichthyosen und der Epidermolysis-bullosa-Gruppe.

Möglicherweise gewinnt auch die Gruppe der Homeobox-Gene Bedeutung für die Dermatologie; diese Gene, welche die Hierarchie der segmentalen Embryonalentwicklung steuern, sind bei Drosophila, Maus und Mensch nachgewiesen worden. Dem Waardenburg-Syndrom (s. S. 655) liegt ein Defekt des Homeobox-Gens PAX 3 zugrunde.

5.2.1 Genkartierung

Bis zur Jahrtausendwende werden die menschlichen Gene wahrscheinlich vollständig kartiert sein [„Pathologische Anatomie des Genoms" (McKusick)]. Damit wird eine wichtige Vorbedingung geschaffen für eine verbesserte Erbberatung und pränatale Diagnostik, aber auch für die Entwicklung gentherapeutischer Strategien.

Positionsklonierung. Grundsätzlich gibt es zwei Wege zur molekularbiologischen Aufklärung einer Krankheit. Hat man den zugrundeliegenden Lokus im Genom kartiert, dann kann man das Gen klonieren und aus dessen Sequenz auf die Funktion des betreffenden Proteins schließen. Durch Positionsklonierung hat man bei der Neurofibromatose 1 das Neurofibromin und bei der tuberösen Sklerose das Tuberin als relevante Proteine nachgewiesen.

Kandidatengenmethode. Ist der zugrundeliegende Genlokus noch unbekannt, wird man versuchen, zunächst einen biochemischen Defekt aufzuspüren, um hieraus auf die zugrundeliegende DNA-Sequenz zu schließen und deren Lokalisation im Genom zu bestimmen. So hat die Analyse des Fibrillin-Gens zur Kartierung des Marfan-Syndroms auf Chromosom 15 und der Nachweis einer Transglutaminasedefizienz zur Kartierung der lamellären Ichthyose auf Chromosom 14 geführt.

MIM-Nummern. Entscheidend für den Erfolg der Genkartierung ist eine exakte Erfassung der Phänotypen. Alle bekannten menschlichen Phänotypen tragen eine 6-stellige MIM-Nummer („Mendelian Inheritance in Man"), wobei die erste Ziffer den Phänotyp einer bestimmten Kategorie zuordnet (1 = autosomal-dominant, 2 = autosomal-rezessiv, 3 = X-chromosomal, 4 = Y-chromosomal, 5 = mitochondrial). Die von McKusick geschaffenen MIM-Nummern haben den Vorteil, daß synonyme Bezeichnungen, die in verschiedenen Schulen und Kulturkreisen im Schwange sind, nicht mehr so viel Verwirrung stiften können, wie es früher der Fall war. Ein Nachteil dieser Nummern besteht darin, daß sie leichter dem Computer als dem menschlichen Gedächtnis eingeprägt werden können.

In Tabelle 5.1 ist eine Auswahl bereits kartierter Genodermatosen zusammengestellt. Einerseits zeigt sich eine Tendenz zur Heterogenie („Splitting"), andererseits zeichnen sich neue nosologische Kategorien ab („Lumping").

Heterogenie. Die Heterogenie der Neurofibromatosis ist auf molekularer Ebene nachgewiesen, denn Typ 1 ist auf Chromosom 17 und Typ 2 (Akustikustyp) auf Chromosom 22 lokalisiert worden. Der tuberösen Sklerose liegen mindestens zwei verschiedene Genloki zugrunde, ohne daß sich die Genotypen 1 und 2 bisher phänotypisch unterscheiden lassen. Beim Xeroderma pigmentosum unterscheiden wir verschiedene Gruppen mit unterschiedlichen Lokalisationen (s. Tabelle 5.1). Der molekulargenetische Nachweis einer Heterogenie bedeutet für den Kliniker den Ansporn, feinere phänotypische Unterscheidungsmerkmale vielleicht doch noch herauszuarbeiten.

Neue nosologische Kategorien. Die molekulargenetische Analyse hat gezeigt, daß manche klinisch-morphologischen Konzepte der Revision bedürfen. So hat die Erforschung der Keratingene den prinzipiellen Unterschied zwischen der Epidermolysis-bullosa-Gruppe und der Ichthyosis-Gruppe teilweise verwischt. Stattdessen zeichnet sich die neue Krankheitsgruppe der hereditären Keratinopathien ab: Der epidermolytischen Ichthyose, der epidermolytischen Palmoplantarkeratose und verschiedenen Formen der Epidermolysis bullosa simplex liegt jeweils ein Defekt eines sauren oder eines basischen Zytokeratins (Keratin-Typ-1-Cluster oder Keratin-Typ-2-Cluster) zugrunde (s. Tabelle 5.1).

Weiterhin hat sich gezeigt, daß das „Gardner-Syndrom" (s. S. 537) mit dem Phänotyp der adenomatösen intestinalen Polypose identisch ist, denn es handelt sich um die variable Expression ein und desselben Allels.

Dem Piebaldismus liegt das KIT-Proto-Onkogen zugrunde, das zugleich einen Wachstumsfaktor für die Mastzellenreifung darstellt und das bei der Mastzellenleukämie mutiert ist.

Ein Defekt des Wiskott-Aldrich-Syndrom-Proteins (WASP) bewirkt Thrombozytopenie, Immundefekt und generalisiertes Ekzem (s. S. 540), während ein anderer Defekt in demselben Protein lediglich eine isolierte X-chromosomale Thrombozytopenie verursacht.

Eine neue molekulargenetische Kategorie sind die G-Protein-Krankheiten. G-Proteine (Guanin-Nukleotid-bindende Proteine) kontrollieren die zelluläre Signaltransduktion, z. B. beim Sehvorgang, beim Riechen oder bei der Hormon-Rezeption. Zwei Phänotypen, die der amerikanische Endokrinologe Fuller Albright beschrieben hat, haben sich als Plus- oder Minusform ein und desselben G-Proteins herausgestellt. Das McCune-Albright-Syndrom (fibröse Knochendysplasie, Endokrinopathie und streifenförmige Hyperpigmentierungen) wird durch eine mosaikartig verteilte Überexpression des Gs-Proteins verursacht, während der hereditären Osteodystrophie Albright eine Verminderung desselben Proteins zugrundeliegt.

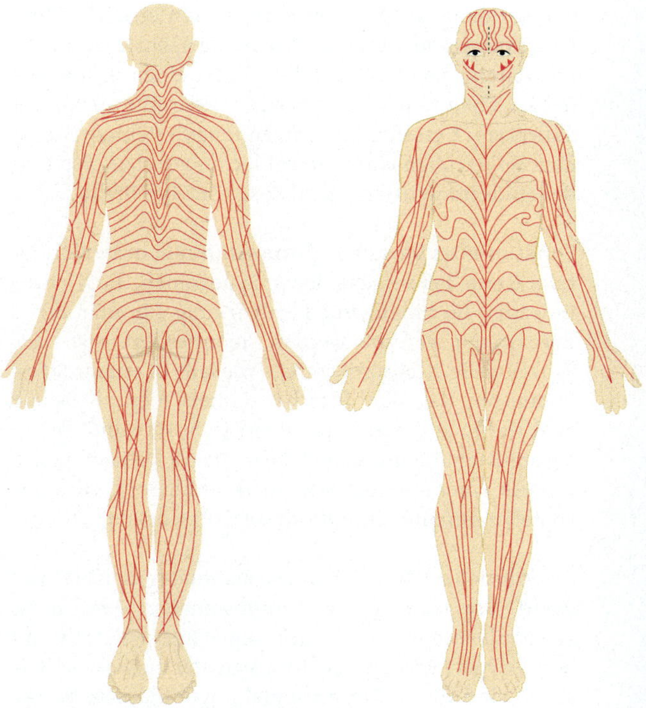

Abb. 5.1. Blaschko-Linien (Blaschko, 1901)

5.3 Kutane Mosaikphänomene

Als Mosaik bezeichnet man ein Individuum, dessen Zellen genetisch unterschiedlich sind, obwohl sie aus ein und derselben Zygote hervorgegangen sind. Kutane Mosaikphänotypen können aufgrund verschiedener genetischer Mechanismen entstehen. Wahrscheinlich spiegeln alle Nävi unabhängig vom Gewebetyp ein genetisches Mosaik wider. Ein klassisches Mosaikmuster stellen die Blaschko-Linien dar (Abb. 5.1 u. 5.2). Solche Mosaikphänotypen können aufgrund verschiedener genetischer Mechanismen entstehen.

Mosaikmanifestation autosomaler Letalgene. Es gibt Fehlbildungssyndrome, die nicht familiär, sondern nur sporadisch auftreten und die durch nävoide Hautveränderungen in einer mosaikartigen Verteilung gekennzeichnet sind. Beispiele sind das Schimmelpenning-Syndrom (Naevus sebaceus kombiniert mit Defekten des ZNS und des Auges) und das McCune-Albright-Syndrom. Da diese Syndrome niemals vererbt werden und da auch niemals Fälle beobachtet worden sind, in denen die gesamte Haut von der Veränderung diffus betroffen ist, bietet sich folgende Erklärung an: Die Krankheit wird durch eine Mutation verursacht, die dem Organismus nur dann die Lebensfähigkeit erlaubt, wenn sie im Mosaikverband zusammen mit einer normalen Zellpopulation auftritt. Das Mosaik kann entweder aus einer postzygotischen Mutation oder aus einer Halbchromatiden-Mutation in einer Gamete entstehen. Ein solches Letalgen kann grundsätzlich nicht weitervererbt werden, da alle Zellen eines betroffenen Embryos die Mutation tragen. Dieses ätiologische Konzept, das aus der klinischen Dermatologie entwickelt worden ist, hat wahrscheinlich allgemeinere Bedeutung für die Erklärung sporadischer Fehlbildungssyndrome.

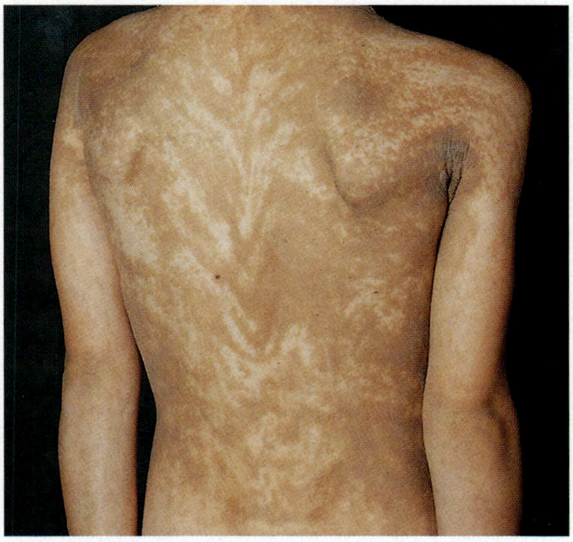

Abb. 5.2. Blaschko-Linien am Beispiel eines generalisierten systemisierten epidermalen Nävus

Mosaikmanifestationen autosomaler nicht-letaler Gene. Autosomal dominante Hautkrankheiten treten mitunter in Mosaikverteilung auf, wobei die zugrundeliegende postzygotische Mutation auch die Keimbahn betreffen kann. Aus diesem Grunde haben Patienten mit segmentaler Neurofibromatose ein erhöhtes Risiko, das zugrundeliegende Gen an die nächste Generation weiterzugeben, wobei die Kinder einen diffus verteilten Phänotyp in Form einer Neurofibromatose 1 aufweisen. Derselbe Zusammenhang besteht zwischen dem Epidermalnävus vom epidermolytischen Typ und der epidermolytischen Ichthyose vom Typ Brocq.

Funktionelles Mosaik X-chromosomaler männlich-letaler Gene. Bei verschiedenen Syndromen, die X-chromosomal dominant mit Letalwirkung für männliche Embryonen vererbt werden, manifestiert sich das funktionelle X-chromosomale Mosaik in einem Streifenmuster, das den Blaschko-Linien folgt. Beispiele sind die Incontinentia pigmenti (s. S. 652) und die X-chromosomal dominante Ichthyosis als kutanes Kennzeichen einer seltenen Knochenkrankheit (X-chromosomal dominante Chondrodysplasia punctata, s. S. 515).

Funktionelles Mosaik X-chromosomaler nicht-letaler Gene. Bei manchen X-chromosomalen Syndromen zeigen die Männer einen diffusen Hautbefall, während heterozygote Frauen ein Mosaikmuster aufweisen. Beispiele sind die X-chromosomale hypohidrotische ektodermale Dysplasie und das Menkes-Syndrom (s. S. 381).

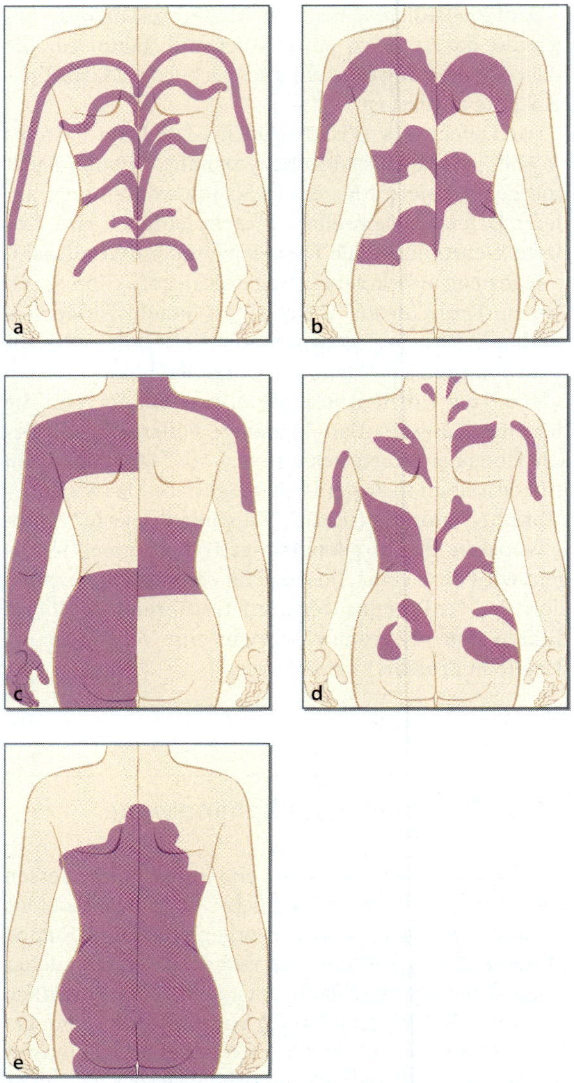

Abb. 5.3 a–e. Archetypische Muster von Pigmentmosaiken. **a, b** Schmale bzw. breite Blaschko-Linien. **c** Schachbrettmuster. **d** Phylloides Muster. **e** Fleckförmiges Muster ohne Mittellinientrennung

5.3.1 Unterschiedliche Archetypen pigmentärer Mosaikmuster

Pigmentmosaike können sich in unterschiedlichen archetypischen Mustern manifestieren (Abb. 5.3).

Blaschko-Linien. Dies ist das bekannteste Mosaikmuster. Im Gegensatz zu den Dermatomen bilden die Blaschko-Linien am Rücken ein Springbrunnenmuster und an den seitlichen Partien des Rumpfes eine S-Figur. Offenbar spiegeln diese Linien das klonale Auswachsen embryonaler Zellpopulationen in antero-lateraler Richtung wider. Durch das Längenwachstum des Embryos und durch seine zunehmende Krümmung werden die kutanen Wachstumsströme so verschoben, daß das bizarre Muster der Blaschko-Linien entsteht. Dabei können schmale Streifen (Incontinentia pigmenti) oder aber breite Bänder (McCune-Albright-Syndrom) zutage treten.

Schachbrettmuster. Der systematisierte Naevus spilus manifestiert sich in großen schachbrettartig verteilten Arealen mit strenger Mittellinienbegrenzung.

Phylloides Muster. Das griechische Wort „phylloid" bedeutet blattähnlich. Bei verschiedenen zytogenetisch nachweisbaren Mosaikzuständen findet man an der Haut eine Pigmentstörung, deren Verteilungsmuster an florale Jugendstilornamente erinnert.

Fleckförmiges Muster ohne Mittellinientrennung. Die neurokutane Melanose („Melanophakomatose", s. S. 649) ist ein Pigmentmosaik, das die dorsale und ventrale Mittellinie als Manifestationsgrenze ignoriert.

Verlust der Heterozygotie. Molekulare Analysen haben gezeigt, daß der Verlust des Wildtypallels durch somatische Mutation einen entscheidenden Schritt in der Karzinogenese darstellen kann [Beispiele: Neurofibrosarkom bei Neurofibromatose, Nävobasaliom beim Basalzellnävussyndrom (s. S. 536)]. Tritt bei einem Individuum, das für eine autosomal-dominante Hautkrankheit heterozygot ist, während der frühen Embryogenese Verlust der Heterozygotie auf, dann kann die Genodermatose in einem segmentalen Bereich in besonders ausgeprägter Form zutage treten. Beispiele sind die segmentale Leiomyomatose in Kombination mit hereditärer diffuser Leiomyomatose und die lineäre Porokeratose in Kombination mit disseminierter aktinischer Porokeratose.

Zwillingsflecken. Eine besondere Form des Allelverlustes stellt das Phänomen der Zwillingsflecken dar. So treten Naevus teleangiectaticus (s. S. 610) und Naevus anaemicus (s. S. 605) mitunter beim selben Patienten und eng benachbart auf. Erklärung: Bei dem Patienten besteht für zwei verschiedene rezessive Allele eine Compound-Heterozygotie, die einen normalen Gefäßtonus der Haut bewirkt. In der frühen Embryogenese entstehen durch somatisches Crossing-over zwei verschiedene Zellpopulationen, die für jeweils eine der beiden Mutationen homozygot sind. Ein weiteres Beispiel für Verlust der Heterozygotie ist die paradominante Vererbung (s. S. 79).

5.3.2 Die Spuren der Embryogenese

Das Hautorgan entwickelt sich aus dem Ektoderm und dem darunterliegenden Mesoderm. Frühere Ärztegenerationen haben angesichts kongenitaler Fehlbildungssyndrome darüber spekuliert, welche Keimblätter primär betroffen sein mögen. So hat man beispielsweise versucht, ganz und gar heterogene Krankheitsbilder, bei denen Hirn und Haut beteiligt sind, unter dem Begriff „Phakomatosen" (phakos = Linsenfleck) zusammenzufassen. Dieses simplifizierende „Keimblattdenken" hat sich als unfruchtbar erwiesen und ist heute aus der klinischen Genetik weitgehend verschwunden. Auf der anderen Seite gibt es jedoch deutliche Hinweise dafür, daß bei verschiedenen Hautkrankheiten die Spuren der Embryogenese zutage treten. Ein illustratives Beispiel sind die Blaschko-Linien (s. S. 82). Hautkrankheiten, in denen sich dieses Mosaikmuster zeigt, sind der epidermale Naevus verrucosus (s. Abb. 18.1), der Naevus comedonicus (s. S. 568), der Naevus depigmentosus (s. S. 656) und die streifenförmige Porokeratose.

Dermatome. Die Dermatome entsprechen den Zonen der radikulären Innervation. Da diese Zonen nicht die bizarre Verschiebung der Blaschko-Linien aufweisen, muß man annehmen, daß die Innervation der Haut zu einem späteren Zeitpunkt erfolgt, nachdem das Muster der Blaschko-Linien bereits entstanden ist. Eine Dermatose, die sich in den Dermatomen manifestiert, ist der Herpes zoster (s. S. 276).

Überzählige Mamillen. In der vierten Embryonalwoche entsteht die Milchleiste, die von der Achsel zur Leistenregion verläuft und beim Menschen anschließend rasch wieder verschwindet. Häufig bleiben überzählige Mamillen im Verlauf der ehemaligen Milchleiste zurück, und zwar sowohl bei Frauen wie bei Männern.

„Geteilter Nävus". Der geteilte melanozytäre Nävus sitzt an einander gegenüberliegenden Arealen am Ober- und Unterlid. Er spiegelt das Faktum wider, daß die Augenlider in der 9. Embryonalwoche fusionieren, um sich erst in der 20. Woche wieder vollständig voneinander zu lösen. Hieraus kann man schließen, daß der geteilte Nävus vor der 20. Embryonalwoche angelegt sein muß.

6 Dermatologische Terminologie

Die Sprache des Dermatologen umfaßt einen reichhaltigen Wortschatz beschreibender Begriffe, der der Vielfalt der Hautläsionen gerecht wird und nicht immer leicht zugänglich ist. Die Begriffe entstammen dem alten, oft verdorbenen Medizinerlatein. Ihnen wurden präzise spezifische Bedeutungen zugeteilt, die ethymologisch nicht immer ableitbar sind. Diese Definitionen legten die Grundlage zur wissenschaftlichen Entwicklung der Dermatologie und sind auch heute noch sprachliche Kürzeln von unverzichtbarem Verständigungswert.

Beispiel: „Erysipel" (Erysipelas) wird bekanntlich als „Hautrötung" übersetzt, obwohl das Wort weder korrektes Griechisch noch Latein ist. Daß es eine morphologisch distinkte Streptokokkeninfektion bezeichnet, ist aus der Wortwurzel nicht ableitbar.

6.1 Klinische Begriffe

Effloreszenzenlehre. Die Effloreszenzenlehre ist der historische Begriffskatalog für die klinisch-morphologischen Grundelemente, die die Haut bei Krankheitsprozessen ausbildet (***Effloreszenz*** = Hautveränderung; auch ***Läsion*** oder ***Herd***). Im Prinzip kann jede Dermatose durch die so definierten Effloreszenzen, wie mit den Buchstaben des Alphabets aufgebaut, gedacht und beschrieben werden. Allerdings sagt die Zugehörigkeit zu einem Effloreszenztyp nichts über die Natur von Läsionen (die Diagnose) aus, da gleiche Effloreszenzen durch sehr verschiedene Pathomechanismen entstehen können (Abb. 6.1–6.3). Man unterscheidet ***Primär- und Sekundäreffloreszenzen*** (Tabelle 6.1). Erstere entstehen de novo, letztere gehen aus Primäreffloreszenzen hervor. Neben diesen klassischen Begriffen sind noch zahlreiche weitere Bezeichnungen für Läsionstypen in Gebrauch (s.unten).

Fleck (Makula). Dieser Begriff ist ein Lehrbeispiel für die pathogenetische Vieldeutigkeit von Effloreszenzen: „Fleck" impliziert weder die Art des Farbumschlags noch die zugrundeliegenden Pathomechanismen. Flecken können durch Pigmentansammlungen (oder -mangel) in sämtlichen Schichten der Haut bedingt sein (s. Abb. 6.1, Tabelle 8.1). Der häufigste Fleck ist das

Primäreffloreszenzen	
Makula (Fleck):	umschriebene Farbveränderung, nicht tastbar.
Papula, Tuber: (Knötchen, Knoten)	kleine bzw. große solide Erhabenheit der Haut.
Urtika (Quaddel):	beetartige Erhabenheit der Haut, flüchtig.
Vesikula, Bulla (Bläschen, Blase):	kleiner bzw. großer, mit Flüssigkeit (Plasma, Blut) gefüllter oberflächlicher Hohlraum der Haut
Pustula (Pustel):	mit Eiter gefüllter oberflächlicher Hohlraum der Haut
Sekundäreffloreszenzen	
Squama (Schuppe):	in Ablösung befindliche Hornschichtlamellen
Crusta (Kruste):	Auflagerungen aus eingetrocknetem Serum, Eiter oder Blut
Erosion:	Substanzdefekt in vorgeschädigter Haut bis maximal zur papillären Dermis; heilt narbenlos
Ulkus (Geschwür):	Substanzdefekt in vorgeschädigter Haut, tiefer reichend als bis zur papillären Dermis; heilt mit Narben
Atrophie:	Gewebsschwund der Haut ohne vorhergegangenen Substanzdefekt
Cicatrix (Narbe):	minderwertiger Gewebsersatz nach Substanzdefekt

Tabelle 6.1. Effloreszenzen der Haut

Erythem (Rötung). Bei Rötung des gesamten Integuments spricht man von ***Erythrodermie.***

Papel, Tuber. Erhabenheiten der Haut können sowohl durch Verdickungen der Hornschicht (z. B. sogenannte „Stukkokeratosen“), durch Hyperplasie der gesamten Epidermis (z. B. seborrhoische Warzen), als auch durch entzündliche oder neoplastische Infiltrate bzw. Einlagerungen diverser Substanzen in der oberen Dermis (z. B. Lichen ruber, kutane Metastasen, Lichen amyloidosus) zustandekommen (s. Abb. 6.2)

Plaque. Der Name für diese ***plattenartigen*** Erhabenheiten kommt aus dem Französischen; er ist weiblichen (und nicht, wie oft vermutet, männlichen) Geschlechts. Man spricht von psoriatischen, ekzematischen Plaques, solchen bei Mycosis fungoides u. a. m.

Nodus (Knoten). Tiefsitzende, umschriebene Verdichtung. Schlecht definierbare Gewebsverdichtungen werden oft auch als „Infiltrat“ bezeichnet.

Urtika. Diese ist die einzige Effloreszenz, die weitgehend krankheitsspezifisch ist (Urtikaria, Nesselsucht) – allerdings gibt es zahlreiche Varianten der Urtikaria.

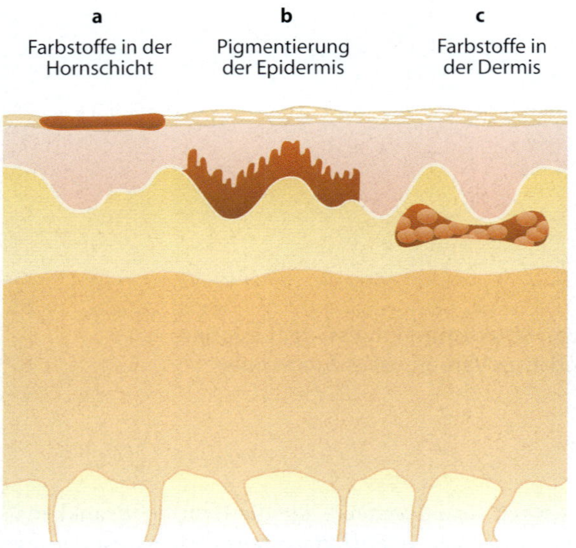

Abb. 6.1a-c. Gleichartigen Primäreffloreszenzen können verschiedenartige pathologische Substrate zugrunde liegen. Eine Makula kann etwa **(a)** durch Farbstoffe in der Hornschicht, **(b)** durch Pigmentierung der Epidermis im Junktionsbereich (Beispiel: Lentigo, Junktionsnävus) oder **(c)** durch Farbstoffe in der Dermis (Beispiele: Melanophagennester, Teleangiektasen) hervorgerufen werden

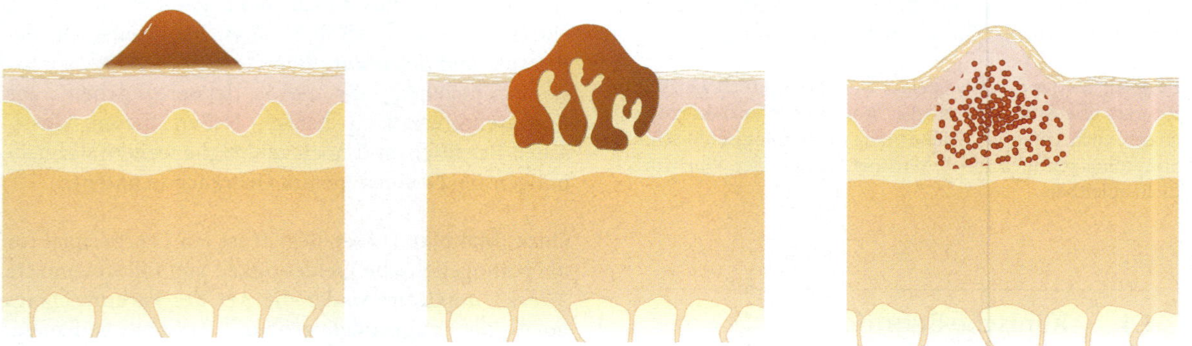

a **b** **c**

Abb. 6.2a-c. Gleichartigen Primäreffloreszenzen können verschiedenartige pathologische Substrate zugrunde liegen: Papeln können **(a)** durch Verdickung der Hornschicht (Hyperkeratose), **(b)** durch Verbreiterung der gesamten Epidermis (Akanthose, Papillomatose) und **(c)** durch raumfordernde Prozesse der Dermis (entzündliches Infiltrat, Ablagerungen diverser Natur) bedingt sein

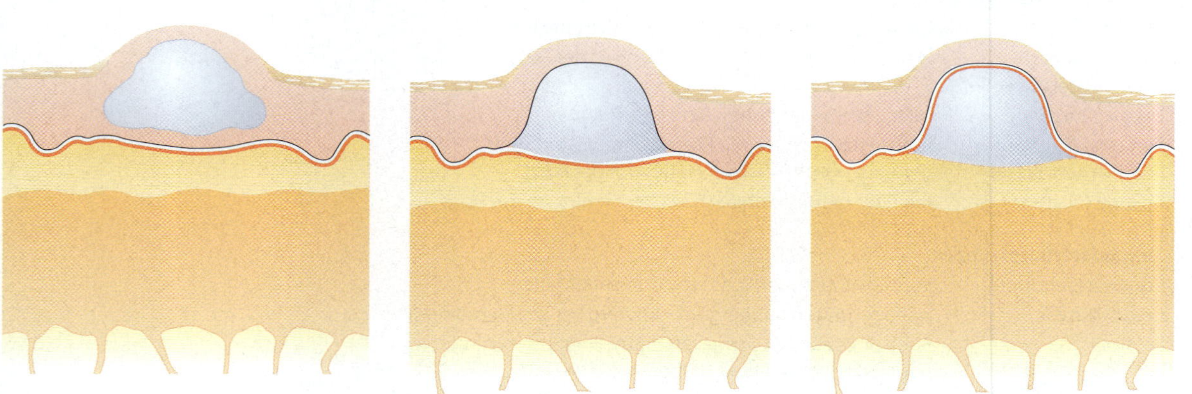

a **b** **c**

Abb. 6.3a-c. Gleichartigen Primäreffloreszenzen können verschiedenartige pathologische Substrate zugrunde liegen: Blasen können **(a)** intraepidermal (Beispiele: Pemphigus, Impetigo contagiosa), **(b)** junktional, d. h. im Raum der Lamina lucida (Beispiel: bullöses Pemphigoid) oder **(c)** dermolytisch, d. h. in der oberen Dermis (Beispiele: Dermatitis herpetiformis) gelegen sein

Blasen (Bulla). Klinisch oft ununterscheidbar, sind Blasen durch Sitz in verschiedenen Höhen der Haut gekennzeichnet (intraepidermal, junktional, subepidermal) und durch verschiedene Pathomechanismen bedingt (Spongiose, Akantholyse, Zytolyse, Immunreaktionen, Strukturschwächen u. a. m.) (s. Abb. 6.3). Diese Unterscheidung ist keineswegs trivial, da die Prognose der zugrundeliegenden Krankheiten sehr unterschiedlich ist.

Schuppe (Squama). Diese für die Dermatologie geradezu sprichwörtliche Effloreszenz kann sehr unterschiedlich gestaltet sein. Dementsprechend liegt zu ihrer Beschreibung eine reiche Begriffswelt vor: groß- (z. B. bei Psoriasis) und kleinflächig (z. B. bei Ekzemen), grob- und feinlamellös, handschuh-, blätterteig-, kleieartig (pityriasiform), fest oder locker haftend, collerette (Halskrausen)-artig etc. Schuppenkrusten sind mit eingetrocknetem Exsudat imbibierte Schuppen (z. B. beim subakuten Ekzem).

Substanzdefekte der Haut. Exkoriation und Vulnus sind ***traumatische*** Substanzdefekte in gesunder Haut, also ***Artefakte*** (erstere oberflächlich, letzteres tief). Exkoriationen sind Schürf- oder Kratzeffekte, durch ihren linearen Verlauf kenntlich. Erosion und Ulkus sind hingegen durch ***spontanen Zerfall krankhaft veränderten Gewebes*** entstehende Substanzdefekte (die erstere oberflächlich, das letztere tief). Beispiele: erosiver Lichen ruber, trophische Ulzera, zerfallende Tumoren. Ulzera sind bei weitem gravierendere Läsionen als Erosionen, da sie durch die teilweise oder gänzliche Zerstörung der mechanischen Grundstruktur der Haut, der retikulären Dermis, gekennzeichnet sind. Die Reparatur dieser Grundstruktur im Rahmen der Wundheilung ist langwierig und resultiert in Narben. Bei Erosionen bleibt die retikuläre Dermis intakt, die Abheilung erfolgt ohne (oder mit unscheinbaren) Narben. Schlitzförmige Ulzera durch Einriß quer zur Zugrichtung bezeichnet man als Rhagaden bzw. Fissuren. ***Traumatische*** Substanzdefekte in krankhaft veränderter Haut werden gleichfalls als Erosionen bzw. Ulzera bezeichnet (z. B. aufgekratzte Herde einer Mycosis fungoides).

Narben. Nach Zerstörung des kollagenen Netzwerks der retikulären Dermis ist eine Restitutio ad integrum nicht möglich, Narben sind daher endgültig (wenn auch nicht unveränderlich). Narbengewebe kann hypertroph oder atroph, manchmal auch nur als unregelmäßige Verhärtung tastbar sein. Sie sind häufig heller (Gefäßarmut, manchmal Pigmentmangel), seltener pigmentiert, jedenfalls aber weniger reißfest als die unveränderte Haut.

Atrophie. Diese kann einzelne Straten oder die gesamte Dicke der Haut betreffen. Atrophie der Epidermis zeigt sich als Verdünnung und zigarettenpapierartige Fältelung, eine solche der Dermis als Eindellung, Hervortreten der Hautgefäße („wie ein anatomisches Präparat“) und Verdünnung aufgehobener Hautfalten. Atrophie der Subkutis bewirkt ein muldenartiges Einsinken der Haut.

6.2 Begriffe zur Definition von Strukturmerkmalen der Läsionen, ihrer Zahl, Verteilung und ihres Verhältnisses zueinander

Die formal korrekte Beschreibung einer Dermatose beinhaltet ***Zahl, Lokalisation*** und ***regionale Prädilektion*** der Läsionen; bei individuellen Läsionen deren ***Art*** (Effloreszenzen), ***Größe, Figur*** (rund, polyzyklisch, unregelmäßig etc.), ***Begrenzung*** (scharf, unscharf), ***Farbe, Konsistenz*** (hart, derb, weich, fluktierend etc.), ***Beschaffenheit der Oberfläche*** (glatt, rauh, gebuckelt etc.), ***Symptome der Entzündung*** (Hitzen, Schmerzhaftigkeit), ***Vorhandensein und Art von Sekundäreffloreszenen*** (Schuppen, Krusten etc.) oder anderer ***Begleiterscheinungen*** (z. B. Verschieblichkeit, Verlust der normalen Hauttextur, Nekrosen etc); bei mehreren Läsionen deren ***Verhältnis zueinander*** (konfluierend, diskret, gruppiert etc.).

Läsionen der Haut sind entweder einzeln ***(solitär, isoliert)*** oder zu mehreren ***(multipel)***.

Einzelläsionen können gleichförmig (***homogen)*** oder ***heterogen*** aufgebaut sein. Heterogenität entsteht oft durch peripheres Wachstum bei gleichzeitiger teilweiser oder gänzlicher Rückbildung im Zentrum; solche Läsionen sind randbetont ***(marginiert)*** oder ringförmig ***(anulär)***. Andere Läsionen bestehen aus einem intensiv veränderten Zentrum und einem milderen peripheren Hof ***(Halo-Phänomen)***. Ungleichmäßiges peripheres Wachstum führt zur Entrundung (***zirzinäre, polyzyklische*** Begrenzung). Großflächige, gleichförmige Veränderungen werden als ***diffus*** bezeichnet.

Multiple Läsionen können entweder auf eine bestimmte Körperregion beschränkt sein ***(lokalisiert)*** oder mehrere Körperregionen betreffen ***(exanthematisch)***. Ein Exanthem ist ***generalisiert***, wenn zahlreiche Körperregionen befallen sind oder ***universell***, wenn die gesamte Haut betroffen ist.

Die Einzelläsionen mancher Exantheme sind regellos verstreut ***(disseminiert)***, bei anderen in ihrer Verteilung Regeln unterworfen. Eine solche Regel wäre etwa, daß die Läsionen nur an manchen Körperstellen (oder an diesen dichter) auftreten (sog. ***Prädilektionsstellen)***. Eine andere wäre, daß die Läsionen nicht zufällig, sondern nach gewissen Mustern angeordnet sind. Hier können lineare, streifige oder auch netzförmige ***(retikulierte)*** Formationen entstehen. Besonders anschaulich sind streifige Formationen bei Anordnung der Läsionen entlang vorgegebener Strukturfelder, z. B. Dermatomen oder den sogenannten Blaschko-Linien (s. S. 82). Eine bei zahlreichen Dermatosen gültige Regel ist schließlich die ***gruppierte*** Anordnung der Läsio-

Tabelle 6.2 Dermatohistopathologische Grundbegriffe

Akanthose:	Verbreiterung der Epidermis (Abb. 6.4 b)
Hyperkeratose:	Verdickung der Hornschicht
Orthohyperkeratose:	Verdickung der Hornschicht durch normal strukturiertes Stratum corneum
Parakeratose:	Verdickung der Hornschicht durch mangelhaft verhornte Hornschicht mit Kernresten (Abb. 6.4 b)
Dyskeratose:	Einzelzellverhornung innerhalb der Malpighi-Schichten
Papillomatose:	Vermehrung, Verlängerung und Verdünnung der dermalen Papillen und dadurch spiegelbildlich der Retezapfen (Abb. 6.4 b)
Spongiose:	Interzelluläres Ödem der Epidermis mit Erweiterung des Interzellularraums, Abreißen der Interzellularbrücken und Bläschenbildung (Abb. 6.4 a)
Akantholyse:	Abrunden und Loslösen der Epidermalzellen voneinander (Abb. 6.4 c)

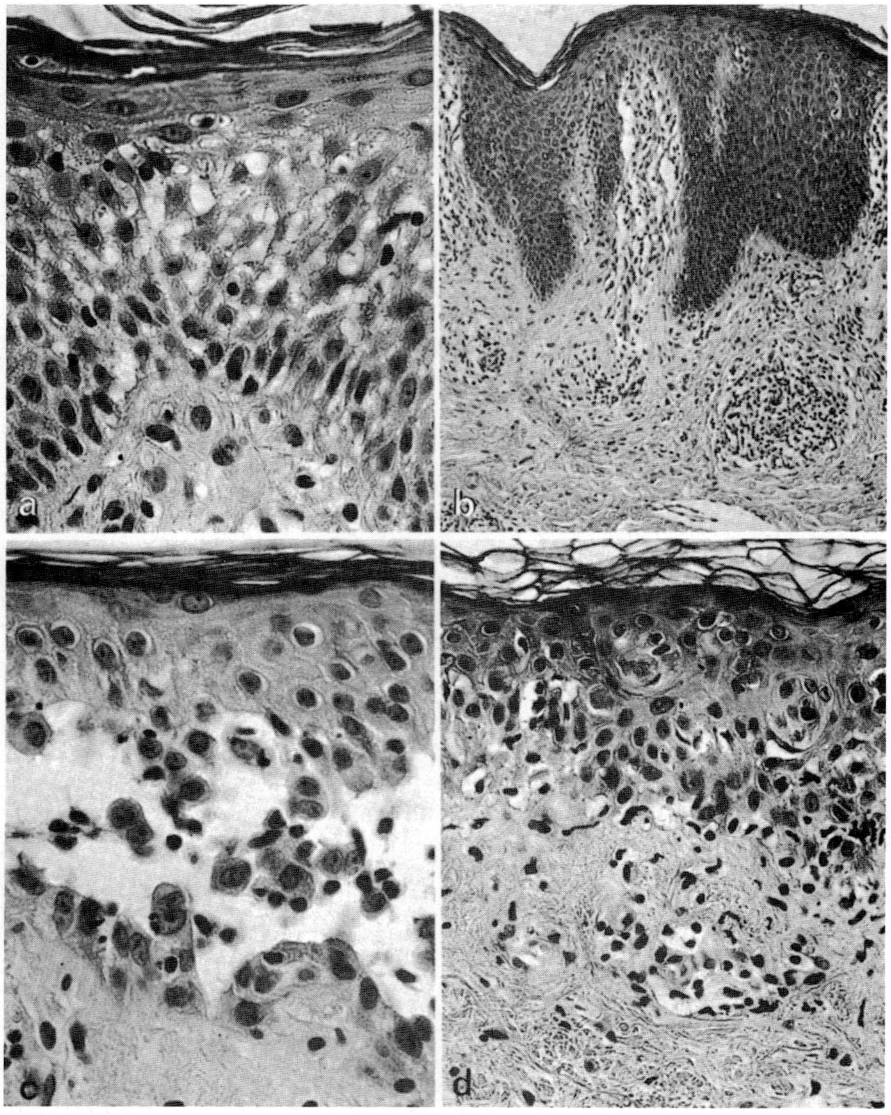

Abb. 6.4a-d. Vier histopathologische Grundmuster der Epidermis. **a** Spongiose (Dermatitis, Mykosen, etc.), **b** psoriasiforme Hyperplasie (Psoriasis, chronische Ekzeme, etc.), **c** Akantholyse (Pemphigus, manche artifizielle Blasen, manche aktinische Keratosen), **d** „Interphasendermatitis" (Erythema multiforme, fixes Arzneimittelexanthem, etc.). HE, **b** Vergr. 10:1; **a, c, d** Vergr. 25:1

nen. Gruppiert angeordnete Bläschen werden als ***Herpes***, gruppiert angeordnete Papeln als ***Lichen*** bezeichnet. Eine Sonderform der Gruppierung sind die sogenannten ***Satellitenherde*** (kleine Tochterherde, z. B. Metastasen, um einen Primärherd).

> **!** Herpes und Lichen sind – in diesem Zusammenhang – morphologische Begriffe, die nicht mit Diagnosen (z. B. Herpes simplex) verwechselt werden dürfen.

Ein weiterer Parameter des gegenseitigen Verhältnisses von Läsionen ist ihre (vorhandene oder fehlende) Neigung zum Verschmelzen ***(Konfluenz)***. Unveränderliche Läsionen (z. B. Pigmentnävi) sind in der Regel einzelstehend (***diskret*** – hier nicht als Eigenschaft des Kavaliers zu verstehen), während peripher anwachsende Herde häufig (allerdings nicht stets) konfluieren. Die Konfluenz kann partiell oder gänzlich sein. Durch Konfluenz homogener Einzelherde können großflächige diffuse Veränderungen entstehen (s. oben), bei Konfluenz heterogener Herde kommen oft bizarre, ranken-, girlandenförmige Figuren oder komplex zusammengesetzte Gebilde zustande. Durch partielle Konfluenz von Papeln können ***Gemmenformen*** entstehen.

Weitere klinische Begriffe werden im Kap. 8 (Dermatologischer Untersuchungsgang) besprochen. Zusätzlich besteht eine Vielzahl histopathologischer Begriffe; die wichtigsten werden in Tabelle 6.2 aufgelistet (Abb. 6.4).

7 Pathophysiologische Grundreaktionen

ÜBERSICHT

Die Symptomatik der Hautkrankheiten ist zwar enorm vielfältig, doch reagiert die Haut auf analoge Stimuli mit einer begrenzten Zahl von stereotypen pathophysiologischen Reaktionsabläufen, die einem vorgeformten Grundraster entsprechen und Bauelemente vieler Hautkrankheiten sind. Diese „Grundreaktionen" sind daher zum Verständnis der Pathophysiologie der Haut wichtig. Die Mechanismen mancher dieser Reaktionsformen sind gut bekannt, andere nur unvollständig. Sie werden im folgenden vereinfacht und ohne Anspruch auf Vollständigkeit dargestellt.

Die Haut zerfällt in 3 funktionelle Kompartimente: Epidermis und papilläre Dermis mit dem oberflächlichen Gefäßplexus, retikuläre Dermis und subkutanes Fettgewebe. Jedes dieser Kompartimente antwortet auf Noxen mit für sie typischen, eigenen Reaktionen. Die Noxen können sowohl von außen als auch über die Blutbahn oder aus der Umgebung (per continuitatem) einwirken.

7.1 Epidermis und papilläre Dermis als funktionelles Kompartiment

Epidermis und papilläre Dermis reagieren eng aneinander gekoppelt und in wechselseitiger Interaktion. Zusammen bilden sie die komplexeste und reaktionsfreudigste Einheit der Haut.

Epidermopapilläre Einheit im Ruhezustand. In diesem geht die Epidermis ihrer homöostatischen Proliferation nach, die Keratinozyten wandern langsam aufwärts und bilden eine funktionstüchtige Hornschicht, die durch Hautfette geschmeidig gehalten wird und eine wohlkontrollierte Keimflora beherbergt. Die Keratinozyten synthetisieren nur geringe Mengen von Zytokinen oder anderen Mediatoren. Die dendritischen Zellen der Epidermis (Langerhans-Zellen) und der Dermis liegen unstimuliert in Warteposition, die Melanozyten produzieren auf Sparflamme Melanosomen, die in die benachbarten Keratinozyten abgegeben werden. Die dermale Mikrovaskulatur ist auf geringen Durchfluß eingestellt, den Gefäßwänden außen angeschmiegt liegen Mastzellen mit wohlgefüllten Mediatorspeichern. Aus den Empfindungsrezeptoren rieselt ein Fluß trivialer Sinnesreize nach zentral; dann und wann treten T-Memoryzellen aus den Gefäßen, patrouillieren durch Dermis und Epidermis und kehren über die Lymphe zurück in die Zirkulation.

Dieses idyllische Bild kann durch Reize gestört werden, die primär an der Epidermis oder in der Dermis auftreffen (in beiden Fällen jedoch sofort den jeweils anderen Partner in Mitleidenschaft ziehen). Die Auseinandersetzung mit der Noxe entspricht einem Diskurs, der zwischen den Keratinozyten und den übrigen Zellen der Haut mittels zahlreicher Mediatoren geführt wird; alle Zellen sind aktive Partner im entzündlichen bzw. immunologischen Geschehen und können durch Mediatorfreisetzung auch systemische Wirkungen entfalten (z. B. Fieber durch IL-1, Il-6).

7.1.1 Szenario I: Auftreffen einer Noxe am Gefäßplexus

Erythem. Der reagibelste Teil der epidermopapillären Einheit ist der Gefäßplexus; seine Antwort auf Reize verschiedener Art ist in der Regel eine Weitstellung, die als Rötung sichtbar wird. Die Weitstellung ist eine sinnvolle Maßnahme: Sie verlangsamt die Flußgeschwindigkeit (bei vermehrtem Flußvolumen), bringt mehr Entzündungszellen heran und zwingt diese, die zentrale Strombahn zu verlassen (zu ***marginieren***): Die Ausgangposition zur Entzündung ist damit eingenommen.

Drosselung des Blutstroms (Vasokonstriktion) ist eine seltenere prototypische Reaktion; sie erfolgt z. B. bei Kältereizen, bei systemischer oder lokaler Wirkung von Regulatorstoffen (Adrenalin; Endothelin), Gefäßspasmen oder Schädigung des Gefäßendothels (z. B. bei Thrombose).

Das Erythem ist eine stereotype Antwort auf sehr verschieden relevante Auslöser: physikalische (Wärme, Kälte, mechanische Friktion, UV-Licht) und chemische Reize; pharmakologische und toxische Faktoren; Emotionen und nervöse Reize; infektiös bedingte oder nichtinfektiöse Entzündungen. Alle diese Ursachen wirken über einen oder mehrere folgender Mechanismen: den Mediatorapparat der Mastzelle (Histamin, Eikosanoide u. a.), Gewebsmediatoren (vasoaktive Kinine), Neuropeptide (Axonreflex), zirkulierende oder in loco erzeugte Mediatoren (Prostazykline, Stickoxyd, PAF, proinflammatorische Zytokine), oder direkt (exogene vasoaktive Substanzen, z. B. Nikotinsäureester). Primär nicht durch Mediatorwirkung bedingt sind Erytheme durch venöse Stase.

Diffuse ausgedehnte Rötung ist das Zeichen systemischer Mediatorfreisetzung oder nervöser Regulation (z. B. Flush-Syndrom, Erythema pudicitiae), regionale diffuse Erytheme weisen auf exogene Alteration oder regionale Akkumulation von Immunzellen hin (z. B. fixes Arzneimittelexanthem). Disseminierte makulöse Exantheme werden durch Dissemination von Mikroorganismen bzw. deren Produkten oder von nichtinfektiösen Agentien (z. B. Medikamenten) ausgelöst. Die Mechanismen der letzteren Entzündungsreaktionen sind im Detail nicht bekannt; wahrscheinlich ist jedoch, daß diese Exantheme vorgeformten Prototpyen der Verteilung folgen (z. B. morbilliforme, skarlatiniforme Exantheme).

Erytheme heilen mit Restitutio ad integrum; bei intensiver Entzündung wird die epidermale Regenerationskaskade ausgelöst (s. unten), die in Abschuppung mündet (z. B. nach Scharlach). Manchmal erfolgt durch Entzündungsmediatoren eine Aktivierung der Melanozyten, die als postinflammatorische Hyperpigmentierung manifest wird (z. B. Livedo calorica).

Urtika (Quaddel). Stärkere Reize am Gefäßplexus führen zusätzlich zur Erhöhung der Permeabilität: Ödem der papillären Dermis. Verantwortlich sind wieder die meisten der oben genannten Mediatoren; hauptsächlich die abrupte und massive Freisetzung von Histamin aus den Mastzellen („Degranulation"). Ein Nebenprodukt der Histaminwirkung ist die Stimulierung des Gefäßendothels; diese bleibt, falls sie sich nicht zur Aktivierung weiterentwickelt, folgenlos (s. S. 68).

Mehrere Wege führen zur Degranulation der Mastzellen: Vernetzung membrangebundener IgE-Moleküle durch Antigen (Typ-I-Reaktion), Komplementaktivierung durch zirkulierende Immunkomplexe (Typ-III-Reaktion), direkte Degranulation durch zirkulierende (z. B. Medikamente), in loco gebildete (z. B. Neuropeptide) oder exogene Agentien (z. B. Insektengifte). Die Übergänge von Erythem zu Quaddel sind fließend.

Die urtikarielle Reaktion bildet sich schnell (nach Stunden) zurück (Resorption der Ödemflüssigkeit, Abbau des Histamins, fehlender Nachschub aus den entleerten Histaminspeichern). Sie kann bei hoher Intensität zu intraepidermalem Ödem (Blasen) und zur epidermalen Regenerationsreaktion (Abschuppen) führen. Beides ist selten.

Purpura (Hautblutungen). Wird die erythematöse oder urtikarielle Reaktion durch Aktivierung der Leukozyten kompliziert, kommt es zu deren Adhärenz am Endothel und zur Diapedese. Diese bleibt für das Gefäß allerdings folgenlos, wenn die Leukozyten chemotaktisch weiterwandern (z. B. in die Epidermis bei Psoriasis pustulosa oder in die Lymphspalten beim unkomplizierten Erysipel); finden sie ihre Zielstruktur jedoch schon am Ort vor (z. B. Mikroorganismen oder Immunkomplexe), kommt es zur Nekrose des Gefäßes (septische und nekrotisierende Vaskulitis) und zum Austritt von Blut ins Gewebe.

Purpura ist ein vieldeutiges Symptom: Sie kann entweder ***bei intakter Gefäßwand*** zustande kommen (z. B. bei venösem Überdruck – Stasispurpura, oder bei Gerinnungsstörungen – z. B. thrombozytopenische Purpura) oder ***als Folge*** von Wandschäden; diese wiederum sind entweder degenerativer (senile und Kortikoidpurpura) oder entzündlicher Natur (nekrotisierende Vaskulitis).

Nekrotisierende Vaskulitis wird meist durch Ablagerung zirkulierender Immunkomplexe (z. B. Hepatitis B-Virus) in der Gefäßwand vermittelt. Diese aktivieren Komplement; chemotaktische Komplementfragmente und Mediatoren aus Thromobozyten und Basophilen bewirken Histaminausschüttung, diese wieder eine urtikarielle Reaktion und Expression von Adhäsionsmolekülen an Gefäß und Neutrophilen (LFA-1, ICAM-1 u. a.). Die Neutrophilen adhärieren und werden aktiviert (durch Endotoxin, IL-1, TNFα, Chemokine – IL-8), setzen toxische Enzyme (Proteinasen) frei und zerstören durch diese das Gewebe. Ein alternativer Mechanismus ist die Leukozytenaktivierung über antineutrophile zytoplasmatische Antikörper (ANCA – bei manchen Systemvaskulitiden). Die Abheilung erfolgt über die Mechanismen der Wundheilung.

Trotz ihrer verschiedenen klinischen Morphen stellen Erythem, Quaddel und nekrotisierende Vaskulitis demnach ein Kontinuum in der Reaktionsweise des Endothels dar: Derselbe Weg wird verschieden weit beschritten, bei Erythem und Quaddel bis zur halbherzigen Adhärenz der Leukozyten, bei der nekrotisierenden Vaskulitis bis zu deren voller Aktivierung. Die Kontinuität des Spektrums wird durch das klinische Bild der ***urtikariellen Vaskulitis*** demonstriert.

7.1.2 Szenario II: Auftreffen einer exogenen Noxe auf die Epidermis

Die Epidermis ist potentielles Ziel zahlreicher exogener Noxen (Verletzung, thermischer oder UV-Schaden, Verätzung, Ekzemreaktion, Infektionen). Die Haut beantwortet die Schädigung mit einer Entzündung, der eine stereotype restaurative Antwort im Sinn der Wundheilung folgt. Prototypische Reaktionen solcher Art sind die oberflächliche Verletzung (Exkoriation) und die Ekzemreaktion.

Exkoriation. Werden durch ein mechanisches Trauma Hornschicht und Teile der Epidermis fortgerissen, sind die verbliebenen Zellen der Malpighi-Schichten plötzlich der trockenen Luft ausgesetzt, Interzellularflüssigkeit tritt aus ***(Nässen)*** und trocknet ein ***(Kruste)***. In den freigelegten Zellen wird das osmotische Gleichgewicht verschoben, manche Keratinozyten sterben ab; die Nervenendigungen senden Schmerzimpulse aus, die gestreßten Nachbarzellen setzen IL-1 und IL-6 frei. Diese regen die Umgebung zur Expression von TGFα an (Anstoß zur Proliferation). Gleichzeitig induzieren sie im dermalen Gefäßplexus Weitstellung (Erythem), „Aktivierung" des Endothels (Expression von Adhäsionsmolekülen – Selektine, ICAM-1) und Diapedese von Leukozyten. Diese wandern in die Epidermis und nehmen sich des Zelldebris und eingedrungener Keime an. Hiemit hat die Entzündungsreaktion ihren Höhepunkt erreicht; die Weichen zur Wundheilung sind gesetzt, und diese setzt nun nahtlos ein (s. unten).

Schon die Abtragung der Hornschicht, z. B. durch Tesafilmabrisse, reicht zur Induktion dieser Reaktion (in bescheidenem Maße) aus.

Toxische Ekzemreaktion. Ist die Noxe nicht mechanisch sondern ein ***chemisches Irritans***, fällt die Reaktion der Keratinozyten intensiver und viel entzündlicher aus: reichlichere und diversere Freisetzung von Mediatoren (neben den genannten auch IL-3, -5, -7, Eikosanoide), die durch Wirkung auf die Mastzellen eine stärkere Weitstellung der Gefäße und deren Durchlässigkeit bewirken. Es kommt zum Erythem und zum dermalen Ödem, aber auch zum Einströmen von Gewebsflüssigkeit in den Interzellularraum der Epidermis ***(Spongiose)*** und, bei entsprechender Massivität, zur Hohlraumbildung innerhalb der Epidermis ***(spongiotische Bläschen)***. Irritation der freien sensorischen Nervenendigungen bewirkt Juckreiz und Schmerz. Das Bild des ***toxisch-irritativen Ekzems*** ist entstanden.

Allergische Kontaktdermatitis. Im Gegensatz zur toxisch-irritativen setzt die allergische Ekzemreaktion eine vorhergehende spezifische ***Sensibilisierung*** durch Antigenkontakt voraus (s. weiter unten). Bei erneutem Antigenkontakt (***Auslösephase*** der allergischen Kontaktdermatitis) kommt es zu einer von Th1-Lymphozyten (IFNγ-produzierend) getragenen zellulären Immunreaktion gegen Antigen exprimierende Epidermalzellen am Ort der Einwirkung; diese führt zu ähnlichen Folgereaktionen wie die toxisch-irritative Kontaktdermatitis und zu einem von ihr kaum unterscheidbaren Erscheinungsbild.

Langerhans-Zellen und auch andere MHC-II-exprimierende Zellen (Makrophagen, Endothelzellen) präsentieren das Antigen an zufällig die Epidermis durchstreifende Memory-T-Lymphozyten mit entsprechender Spezifität. Diese erkennen den antigenen MHC/Peptidkomplex, werden aktiviert und proliferieren zu Zellklonen, die unter anderem 2 Schlüsselzytokine produzieren: IL-2 zur autokrinen Wachstumsstimulation ihrer selbst und ihrer klonalen Schwestern, und IFN-γ zur Aktivierung von Endothelzellen (z. B. Induktion von ICAM-1), Keratinozyten (Induktion von ICAM-1 und MHC II) und Makrophagen (Produktion von proinflammatorischen Mediatoren, z. B. IL-1, TNFα, Eikosanoide). Dies führt zu einer vermehrten Rekrutierung von Entzündungszellen in die Haut, zur Amplifikation der Antigenpräsentation und zum Durchlässigwerden der Gefäßwände. Folge dieser Entzündung sind wieder dermales Ödem und Spongiose der Epidermis. Diese Typ-IV-Reaktion wurde im Verlauf der Evolution zur Abwehr intrazellulärer Bakterien selektiert; im Fall der Kontakthypersensibilität wirkt sie sich natürlich zum Schaden aus.

7.1.3 Szenario III: Schädigung der Epidermis durch Noxen aus der Blutbahn

Solche Schäden können durch Antikörper, Toxine oder durch zelluläre Immunreaktionen gegen Determinanten der Epidermis zustande kommen. Prototypen sind die Krankheitsgruppe des Pemphigus, die multiformeartige und die lichenoide Reaktion.

Pemphigus vulgaris. Dieser und die übrigen Vertreter der Pemphigusgruppe sind bullöse Autoimmundermatosen. Bei ihnen binden zirkulierende Autoantikörper an desmosomale Cadherine der Epidermis und beeinträchtigen die Kohäsion der Keratinozyten: diese lösen sich voneinander ab ***(Akantholyse)***, es entstehen Blasen. Die epidermale Regenerationsreaktion führt bei längerem Bestand zu papillomatösen Vegetationen (Pemphigus vegetans).

Ein dem Pemphigus foliaceus ähnliches Bild wird durch das akantholytische Staphylokokkentoxin Exfoliatin verursacht; dieses wird beim ***„staphylococcal scalded skin syndrome"*** über die Blutbahn in die Haut transportiert.

Analog binden bei der ***Pemphigoidgruppe*** Autoantikörper an Determinanten der dermoepidermalen Junktionszone und führen zur Blasenbildung in Höhe der Lamina lucida.

Multiformeartige Reaktion. Erythema multiforme ist eine Intoleranzreaktion der Haut, die durch schießscheibenartige Erytheme mit Blasen gekennzeichnet ist. Ihr liegt eine von CD8 + T-Lymphozyten dominierte Immunreaktion gegen Keratinozyten zugrunde, die Fremdantigene exprimieren (z. B. Herpes simplex, medikamentöse Antigene). Zytotoxische Lymphozyten sammeln sich in der dermoepidermalen Junktionszone (sog. „junktionale Aktivität"), bewirken eine ***zytolytische Degeneration*** vorwiegend der Basalschicht, epidermale Nekrose verschiedenen Ausmaßes und damit Spaltbildung. Wegen Aktivierung proinflammatorischer Mediatoren ist die multiformeartige Reaktion häufig hoch entzündlich und von Systemzeichen begleitet.

Neben dem eigentlichen Erythema multiforme tritt die multiformeartige Reaktion bei einer Reihe anderer Dermatosen auf: fixes Arzneimittelexanthem, toxische epidermale Nekrolyse, akute Graft-vs.-Host-Reaktion, Pityriasis lichenoides acuta. Sie ist meist gegen Antigene gerichtet, die auf dem Blutweg in die Epidermis gelangt waren (z. B. Medikamente), selten auch gegen exogen applizierte (z. B. im Rahmen einer Kontaktdermatitis).

Lichenoide Reaktion. Lichen ruber ist eine entzündliche Dermatose unklarer Ursache, die klinisch durch entzündliche Knötchen und histologisch durch dichte Rundzellinfiltrate in der dermoepidermalen Junktionszone gekennzeichnet ist. Zugrunde liegt eine von Th1-Lymphozyten dominierte Reaktion gegen noch unidentifizierte, mit Keratinozyten assoziierte Antigene; die Epidermalzellen exprimieren ICAM-1 und MHC-II (Augmentation der Immun- bzw. Entzündungsreaktion). Die Basalzellen werden durch ausgeprägte Apoptose dezimiert (oft traubenartig angeordnete apoptotische Keratinozyten); als Folge tritt fokal basale Spaltbildung auf. Als Ausdruck der epidermalen Regeneration findet sich eine epidermale Hyperproliferation. Die lichenoide Reaktion findet sich außer bei Lichen ruber selbst auch bei lichenoiden Arzneimittelxanthemen, der chronischen Graft-vs.-Host-Reaktion u. a. m.

ICAM-1 und MHC-II-Expression an Keratinozyten finden sich generell bei Dermatosen mit Th1-lymphozytären Infiltraten der oberen Dermis. Manche davon sind klinisch wie der Lichen ruber durch entzündliche Knötchen charakterisiert (z. B. chronisches allergisches Ekzem), andere jedoch nicht (z. B. Psoriasis, chronisch diskoider Lupus erythematodes). Diese Unterschiede sind bislang nicht befriedigend erklärt. Im Prinzip müssen auch die kutanen T-Zell-Lymphome (Mycosis fungoides, Sézary-Syndrom) zu diesem Reaktionsmuster gezählt werden.

7.1.4 Szenario IV: Zusammenbruch des mechanischen Zusammenhalts innerhalb der epidermopapillären Funktionseinheit: Blasenbildung

Blasen sind ein für diese Einheit spezifischer Reaktionstyp: flüssigkeitsgefüllte Hohlräume innerhalb der Epidermis (***intraepidermale*** Blasen) oder im Bereich der dermoepidermalen Junktionszone (***junktionale*** Blasen in Höhe der Lamina lucida oder ***dermolytische*** Blasen unterhalb der Basallamina). Die Ursachen der Blasenbildung sind sehr unterschiedlich; stets müssen jedoch zwei Voraussetzungen erfüllt sein: mechanische Beeinträchtigung des Gewebes (Spaltbildung) und der Einstrom von Gewebsflüssigkeit.

Blasenbildung durch exzessiven Einstrom von Gewebsflüssigkeit. Hier ist der mechanische Schaden (Zerreißen) direkte Folge des hohen Ödemdrucks. Prototyp ist das intraepidermale ***(spongiotische)*** Bläschen bei der Ekzemreaktion: Durch das entzündliche Ödem wird der Interzellularraum so sehr ausgeweitet, daß die Keratinozyten voneinander gerissen werden. Ähnliche Mechanismen bedingen die bullöse Urtikaria oder die bullöse Mastozytose.

Blasenbildung durch primäre Schädigung des mechanischen Zusammenhalts. Hier ist der Einstrom von Gewebsflüssigkeit ein Folgeereignis. Die mechanische Schwachstelle kann in jedem Teil des komplexen mechanischen Gerüsts der epidermopapillären Einheit liegen (s. Kap. Epidermis und bullöse Autoimmundermatosen) und sowohl durch genetisch determinierte Strukturschwächen als auch durch erworbene Schäden bedingt sein.

Beispiele für ***Blasenbildung bei genetischen Strukturschwächen:*** M. Hailey-Hailey (Fehlanlage der Desmosomen – Akantholyse), Epidermolysis bullosa hereditaria simplex (Fehlanlage der Keratine 5/14), Epidermolysis bullosa hereditaria dystrophicans (Fehlen der Ankerfibrillen).

Beispiele für ***Blasenbildung durch erworbene Strukturschwächen:*** Spannungs- und Druckblasen (Zerreißen der primär intakten mechanischen Strukturen), Pemphigus vulgaris (Autoantikörper gegen desmosomale Cadherine – Akantholyse), bullöses Pemphigoid (Autoantikörper gegen Determinanten der Junktionszone), Porphyria cutanea tarda (Schädigung der dermalen Mikrofibrillen durch Einlagerung von PAS-positivem Material).

Ein subklinischer mechanischer Vorschaden der betreffenden Strukturen kann durch zusätzliche mechanische oder entzündliche Reize (z. B. Friktion, pyogene Infektion) zur manifesten Kontinuitätstrennung führen.

Blasenbildung durch Gewebsuntergang. Zelltod und Spaltbildung von (meist basalen) Keratinozyten durch physikalische Faktoren, Toxine, Viruseinwirkung oder zytotoxische Lymphozyten führt zu ***zytolytischen*** Blasen (z. B. Erythema multiforme, Herpes simplex und zoster, Verbrennungen).

7.1.5 Szenario V: Leukozytäre Entzündung von Epidermis und Dermis

Leukozyten sind keine physiologischen Gäste der Haut; ihre Einwanderung wird durch Chemotaxine mediiert, die von Mikroorganismen stammen oder bei Entzündungsprozessen freigesetzt werden (Komplementfragmente, Lipidmediatoren, Zytokine, Chemokine). Primäre Aufgaben der Neutrophilen sind Phagozytose und Vernichtung von Keimen und Zelldebris. Zerfallende Neutrophile setzen Proteasen und Sauerstoffradikale frei, die als Begleitprodukt zu direktem Gewebeschaden bis zur fokalen Gewebsauflösung (Fluktuation), zu Kininaktivierung (Schmerzen), Aktivierung des Gerinnungssystems (Thrombusbildung) und dadurch indirekt wieder zu Anoxie, Azidose und Gewebsnekrose führen. Prototypen leukozytärer Entzündung sind die ***Pustel*** und der ***Abszeß***, seltener auch ***Koagulationsnekrosen.***

Eine Pustel ist eine oberflächliche eitrig-einschmelzende Entzündung innerhalb oder knapp unterhalb der Epidermis. Da die Infundibula der Haarfollikel das Gros der Keimflora beherbergen, leuchtet ein, daß Pusteln häufig follikulär lokalisiert sind (eitrige Follikulitis). Nichtfollikuläre Pusteln finden sich z.B. bei der Kandidamykose, oder – als sterile Pusteln – bei der Psoriasis pustulosa.

Abszesse sind tiefe eitrig-einschmelzende Prozesse, z.B. um die tiefen Haarfollikelanteile (Furunkel) oder diffus in der tiefen Dermis oder sogar Subkutis (Phlegmone).

Die klinischen Korrelate der leukozytären Entzündung richten sich danach, in welcher anatomischen Lage die Leukozytenakkumulation erfolgt und ob ihre Dichte zur eitrigen Einschmelzung ausreicht. So zeigen die meisten entzündlichen Prozesse leukozytäre Begleitreaktionen, die aber nicht zur Einschmelzung ausreichen (z.B. Epidermomykosen, Psoriasis vulgaris). Bei manchen Dermatosen sind die leukozytären Infiltrate zwar massiv, die Einschmelzung bleibt aber aus unklaren Gründen dennoch aus (Sweet-Syndrom).

Von Leukozyten freigesetzte Proteinasen werden, zur Fokusierung ihrer Wirkung auf den Ort des Geschehens, sofort von Serum-Inhibitoren inaktiviert. Störungen dieses Schutzmechanismus sind möglicherweise in der Pathogenese des Pyoderma gangraenosum und der Wegener-Granulomatose beteiligt.

7.1.6 Szenario VI: Die epidermale Regenerationsreaktion

Unausbleibliche Folge sämtlicher Schädigungen der epidermopapillären Einheit ist der Versuch, den gesetzten Schaden wieder zu reparieren. Dieser Versuch entspricht der Wundheilungsreaktion (s.Kap.1.10 und führt, bei kurzdauernden Noxen, zur kompletten Wiederherstellung, bei chronischen Noxen hingegen zu einer Modifikation des klinischen Erscheinungsbildes.

> **!** Krankheitsprozesse *ausschließlich* der epidermopapillären Einheit heilen *ohne* oder mit nur geringfügigen Narben ab; ist auch die retikuläre Dermis (das mechanische Stützgerüst der Haut) betroffen, kommt es zur Narbenbildung.

Hyperproliferation, Abschuppung und Wiederherstellung der Homöostase. Als Folge einer akuten oberflächlichen Noxe reagiert die Epidermis nach einer kurzen Latenzperiode (ca. 48 Stunden) mit Hyperproliferation (Trigger: proliferationsfördernde Zytokine, Lipidmediatoren und Wuchsstoffe). Es kommt zur Rekrutierung ruhender Zellen in den Zellzyklus und zur gesteigerten Mitose der Stamm- und Augmentationszellen; das Kontingent neugebildeter Keratinozyten durchquert schnell die Epidermis und drängt die geschädigte Zellpartie aus der Epidermis heraus. Es resultiert Zellvermehrung und Verdickung der Epidermis ***(Akanthose)***, schnellere Aufwärtswanderung der Keratinozyten innerhalb der Epidermis und damit überstürzte Differenzierung mit mangelhafter Verhornung und Persistenz von Kernresten ***(Parakeratose).***

Mit der Schnelligkeit der Verhornung können jene Mechanismen, die durch Abbau der interzellulären Kittsubstanz bei normalem Turnover eine Einzelzellabschuppung bewirken, nicht Schritt halten: ca. 7–10 Tage nach dem Trauma lösen sich Aggregate noch aneinander hängender Hornzellen ***(Schuppen).*** Die parakeratotische ist gegenüber der normalen Hornschicht in der Barrierefunktion minderwertig. Folge ist vermehrte Durchwanderung von Gewebsflüssigkeit, evtl. Krustenbildung. Fällt die auslösende Ursache weg, wandelt sich die Parakeratose innerhalb weniger Tage in Orthohyperkeratose und schließlich in Orthokeratose um. Nach ca. 2 Wochen ist die Homöostase wiederhergestellt.

Diese Kaskade von Ereignissen ist eine stereotype Antwort der Epidermis, die die Elimination geschädigter Epidermisanteile und deren Ersatz zum Ziel hat. Sie wird auf Noxen jeglicher Art erteilt: chemische, aktinische, entzündliche (irritative wie immunologisch mediierte) Stimuli, die an der Epidermis einwirken, aber auch auf solche, die primär an der Dermis ansetzen und sich erst sekundär auf die Epidermis auswirken (z.B. toxische Exantheme); schließlich tritt sie auch scheinbar grundlos in Erscheinung (etwa genetisch bedingt bei hyperproliferativen Ichthyosen, oder – durch Immunmechanismen bei einer bestehenden genetischen Prädisposition – bei der Psoriasis).

Hindernisse bei der Rückkehr zu Homöostase. Solche Hindernisse können verschiedener Natur sein:

Keimproliferation. Die Kettenreaktion von entzündlicher Irritation der epidermopapillären Funktionseinheit, Hyperproliferation, Schuppenbildung, Störung der Barrierefunktion und Exsudation führt zur Störung des Milieus der Hautoberfläche. Normalerweise ist die Hornschicht durch Transudation und Schweiß nur mäßig durchfeuchtet; der Schweiß und durch den Abbau von Triglyzeriden entstandene freie Fettsäuren bewirken einen sauren pH (etwa 5,5). Die Trockenheit, niedriger pH und physiologische bakterizide Substanzen verhindern die Vermehrung pathologischer Anflugkeime und erlauben lediglich den Bestand einer bodenständigen symbiontischen Keimflora. Exsudation von Serum schafft hier einen dramatischen Wandel: Der pH steigt, reichlich Eiweißstoffe werden in die um ein Vielfaches erhöhte Oberfläche der Schuppen imbibiert. Folge ist rapide Proliferation sowohl der residenten (apathogenen) als auch pathogener Keime. Diese kann entweder klinisch stumm bleiben, durch irritierende Bakterientoxine die Entzündung im Sinne eines Circulus vitiosus verschlechtern (z. B. Neurodermitis) oder sogar zur manifesten Superinfektion führen (z. B. Impetigo, Furunkel etc.).

Persistenz der Noxe. Ein häufiges Hindernis der Regenerationsreaktion ist die ***wiederholte*** bzw. ***chronische Einwirkung*** der ursprünglichen Noxe. In diesem Fall bleibt die Restitutio ad integrum aus; die spontane Rückbildung der epidermalen Hyperproliferation wird unterbunden, die Elemente der Regenerationsreaktion werden in das Krankheitsgeschehen eingebaut und verändern dessen Charakter. Es kommt zur Fixierung von Hyperproliferation, Akanthose und Para- bzw. Hyperkeratose, oft auch zur Proliferation der papillären Gefäße durch von Keratinozyten produzierte Wachstumsfaktoren – z. B. VEGF. Resultat ist eine hyperplastische epidermopapilläre Einheit, meist mit Zeichen chronischer Entzündung. Beispiele einer solchen Verschiebung der Homöostase sind das chronische „psoriasiforme“ Ekzem, die „Vegetationen“ des Pemphigus vegetans, aber auch die simple, durch mechanische Friktion bedingte Hornschwiele (Tylosis). Bei manchen, von vornherein subakut oder chronisch verlaufenden Dermatosen sind die Elemente der epidermalen Regenerationsreaktion implizite in der Pathogenese enthalten (z. B. Hyperkeratose bei Lichen ruber oder chronisch diskoidem Lupus erythematodes).

Kontaktsensibilisierung. Eine qualitativ gänzlich andere Komplikation ist die Entstehung einer Kontaktsensibilisierung durch die an den Langerhans-Zellen induzierten Veränderungen, hervorgerufen durch Expression bestimmter Zytokine und durch den leichten Zugang von Allergenen durch die geschädigte Hornschicht.

7.2 Grundreaktionen des Pigmentsystems

Die Melanozyten produzieren im Ruhezustand nur wenig Melanin. Noxen verschiedener Art *aktivieren* die Melanozyten, d. h. diese vergrößern sich, bilden mehr Dendriten aus, steigern die Melanogenese und beginnen oft auch zu proliferieren. Hauptstimulus zur Aktivierung ist das UV-B-Licht („SOS-Reaktion“), daneben jedoch auch Mediatoren der Entzündung (z. B. IL-1, Prostaglandine). Klinisches Resultat ist die ***Hyperpigmentierung***, die als Sonnenbräunung oder als postinflammatorische Pigmentierung auftreten kann. Liegt die Intensität der Noxe über einem bestimmten Schwellenwert, kommt es zum Zugrundegehen der Melanozyten. Klinisches Korrelat ist der partielle oder totale Pigmentverlust (***Hypo-*** oder ***Depigmentierung***).

7.3 Grundreaktionen der Adnexorgane

Haare, Nägel, Talg- und Schweißdrüsen führen ein Eigenleben, das von den pathophysiologischen Aktivitäten der Gesamthaut nur am Rande betroffen wird. Schwere entzündliche Vorgänge, systemisch oder in ihrer Umgebung, führen zur teilweisen oder gänzlichen Einstellung ihrer Synthesearbeit (Telogeneffluvium, Nagelatrophie). Gemeinsam ist den Adnexen (außer den Nägeln) die Neigung zu Okklusionssyndromen durch Obstruktion der Ausführungsgänge: Komedonen, Miliaria, etc.

7.4 Weitere pathophysiologische Grundreaktionen

Die papilläre Dermis ist Hauptschauplatz der Alterungsvorgänge der Haut. Der bei Geburt hohe Gewebsturgor beruht auf einem hohen Gehalt der bindegewebigen Grundsubstanz an Hyaluronsäure (hohe Viskosität und enormes Speichervermögen für Wasser und Elektrolyte). Der Hyaluronsäuregehalt nimmt sprungartig nach der Geburt und dann während des Lebens weiterhin langsam ab; die Haut des alten Menschen erscheint daher schlaff und faltig. Dieser Effekt wird durch UV-bedingte Degeneration der elastischen Fasern verstärkt (solare Elastose).

Die Dermis ist schließlich ein Abraum- und Speicherorgan. Histiozyten phagozytieren molekulare und kleinkorpuskuläre Abfallstoffe endogener wie exogener Provenienz und speichern diese nahezu unbegrenzt. Beispiele: Hämosiderinablagerungen nach Hautblutungen, posttraumatische oder artifizielle Tätowierungen. Bei systemischen Stoffwechselstörungen, z. B. Lipidosen, erfolgt in den Histiozyten Lipidspeicherung (Xanthome). Andere Stoffwechselkrankheiten bevorzugen als Speicherplatz die Grundsubstanz der Dermis (Amyloidose, Lipidproteinose), die Kapillarendothelzellen (M. Fabry) oder die dermalen Nerven und Schweißdrüsen (Mukopolysaccharidosen).

7.5 Reaktionen der retikulären Dermis

Entsprechend ihrer Funktion als mechanisches Grundgerüst der Haut ist die retikuläre Dermis reaktionsträge. Ihre wesentlichen Reaktionsmuster sind Narbenbildung, Fibrose, Sklerose und Atrophie.

Narben entstehen als Ersatz zugrundegegangenen Kollagengewebes unter dem Einfluß von Zytokinen und Wuchsstoffen (IL-1, aFGF, bFGF, TGFα u.a.m.). Das neugebildete Kollagen wird jedoch nicht in seiner natürlichen komplexen Verflochtenheit, sondern als parallele Faserbündel angelegt; dem Kollagen mangelt daher die Dehnbarkeit und die mechanische Belastbarkeit des ursprünglichen Gewebes; Narben sind ein minderwertiger Ersatz. Überschießende Kollagensynthese kann zu ***hypertrophen***, mangelnde Synthese zu ***atrophen*** Narben führen. Narbengewebe neigt bei längerem Bestand zur Schrumpfung (charakteristische Folgen: Ankylose von Gelenken, Ektropium etc.).

Fibrose ist eine vermehrte Kollagenbildung im Anschluß an entzündliche Prozesse; unter ***Sklerose*** versteht man dasselbe, zuzüglich einer Schrumpfung und dadurch Verhärtung des fibrotischen Gewebes. Sie ist die charakteristischste Reaktion der retikulären Dermis, die häufig als Ausdruck von Systemkrankheiten auftritt (Sklerodermie, Sklerödem). Es handelt sich um eine Konsistenzzunahme der Haut durch Vermehrung und Vergröberung der Kollagenfaserbündel, wobei jedoch die biochemische Zusammensetzung der des normalen Kollagens entspricht.

Die retikuläre Dermis ist ferner häufig an granulomatösen (z.B. Tuberkulose, Granuloma anulare) und an atrophisierenden Prozessen der Haut mitbeteiligt (Anetodermien).

Angeborene Synthese- oder Differenzierungsstörungen der dermalen Kollagen- und elastischen Fasern bedingen eine Reihe charakteristischer Syndrome, die durch mechanische Minderwertigkeit des Bindegewebes der Haut wie auch von inneren Organen gekennzeichnet sind (Ehlers-Danlos-Syndrom, Cutis laxa).

7.6 Reaktionen des subkutanen Fettgewebes

Dieses zeichnet sich durch ein eher monotones Reaktionsmuster aus: Es reagiert auf Noxen verschiedener Art (mechanisch, entzündlich, enzymatisch) mit Untergang von Fettzellen und Freisetzung freier Fettsäuren. Diese bewirken einen starken Entzündungsreiz, der einen Kettenmechanismus von Untergang weiteren Fettgewebes, Lipogranulomatose und schließlich Sklerosierung auslöst. Das klinische Korrelat sind tiefe, entzündliche, meist schmerzhafte Knoten (Pannikulitis).

8 Dermatologischer Untersuchungsgang

ÜBERSICHT

Die dermatologische Diagnostik beruht im Regelfall auf klinisch-morphologischen Kriterien. Viele Dermatosen können ohne apparative oder Laborhilfsmittel, selbst ohne Anamnese, erkannt werden. Umso mehr müssen folgende Prinzipien berücksichtigt werden:

- „Blickdiagnosen" sind zu vermeiden, da sie die Unschärfe der Beobachtung fördern. Die morphologische Diagnostik erfordert vielmehr einen vollständigen Untersuchungsablauf, der nicht durch „Abschneider" amputiert werden darf.
- Histologische und Laboruntersuchungen sind mit Vernunft einzusetzen. Erstere sind angezeigt, wenn die klinische Morphologie mehrdeutig ist, und stets bei Verdacht auf schwerwiegende Krankheiten (z. B. Tumore). Andererseits muß bedacht werden, daß Biopsien zu schlechtheilenden Wunden führen können (z. B. Sklerodermie) und Narben hinterlassen (Gesicht!). Laboruntersuchungen sind bei Verdacht auf Hautmanifestation einer Systemkrankheit angezeigt, oder wenn die betreffende Dermatose typische, weiterführende Laborwerte erwarten läßt.

Manche Ärzte neigen dazu, klinischen Durchblick durch überreichliche Labordiagnostik zu ersetzen.

8.1 Anamnese

Ziel der ***allgemeinen*** Anamnese ist die Erfassung früherer bzw. bestehender (System-)Krankheiten und Symptome sowie deren Behandlung. Für Dermatosen relevant sind Stoffwechselstörungen (Diabetes), Zeichen der Immundefizienz, gastrointestinale Störungen, Fokalinfekte (Tonsillitis, Zahngranulome etc.), Tumoren u. a. m. Bei Verdacht auf Dermatosen mit hereditärem Faktor (Ichthyosen, dysplastisches Nävussyndrom etc.) ist die Familien-, bei Infektionskrankheiten (Skabies!) auch die Umgebungsanamnese von Bedeutung. Schließlich müssen die beruflichen Umstände (manueller oder Schreibtischberuf? berufliche Expositionen?), individuelle Dispositionen (z. B. Atopie? Nahrungsmittel-, Medikamentenallergien?) und Neigungen (Alkohol, Drogen) und natürlich abgelaufene Venerea erfragt werden.

Die ***dermatologische*** Anamnese dient der Charakterisierung der vorliegenden Hautkrankheit: Dauer und Vorgeschichte, frühere Episoden und Rezidivhäufigkeit, Vorläuferkrankheiten, Begleitumstände zu Krankheitsbeginn und Triggerfaktoren, subjektive Symptomatik, Systemzeichen und Symptome innerer Organe, sowie schon erfolgte Untersuchungen und Behandlungen. Bei Krankheiten des Hautorgans (z. B. Rosazea) wird die Anamnese in der Regel kurz ausfallen; umso länger hingegen bei Hautmanifestationen von Systemkrankheiten (z. B. Sklerodermie). Schließlich sollte der Patient um seine eigene Meinung über seine Dermatose befragt werden.

Die „gezielte" Anamnese schließlich baut auf der schon erwogenen Verdachtsdiagnose auf und erhebt relevante Schlüsselsymptome (z. B. Rotfärbung des Harns bei Porphyria cutanea tarda oder Muskelschwäche bei Verdacht auf Dermatomyositis) oder identifiziert kausale Ereignisse vor Auftreten der vorliegenden Dermatose (z. B. Herpes simplex als Auslöser bei Erythema multiforme, Hantieren mit rohem Fleisch als Infektionsquelle bei Erysipeloid).

Eine subtilere Form der „gezielten" Anamnese ist die Beobachtung. Bei vielen Patienten ergeben sich aus den Merkmalen ihres beruflichen und sozialen Stands, ihres Auftretens, ihrer Gestik und Mimik sowie aus ihren Bewegungen Hinweise auf die vorliegende Krankheit. So ist eine rigid-vorsichtige Art, sich zu bewegen, typisch für (fortgeschrittene) psoriatische Arthropathie. Bei Dermatomyositis mit Beteiligung der Beckengürtelmuskeln „fallen" Patienten geradezu in den Sessel. Frauen mit kaum wahrnehmbaren Gesichtsläsionen haben oft eine Frühform der perioralen Dermatitis (trockene, spannende Gesichtshaut). Männer mit genitalen Affektionen weisen oft zunächst allerlei banale Läsionen vor und kommen erst knapp vor dem Weggang auf die eigentliche Sache („Weil ich schon da bin. . .").

Solche Beobachtungen erlauben oft auch, aggravierende Sekundär-Faktoren zu erkennen. So ist etwa eine staubtrockene, lederartige Haut bei erwachsenen Neurodermitikern ein Indiz gewohnheitsmäßigen heißen Duschens, das zwar den Juckreiz vorübergehend stillt, die Krankheit aber verschlechtert. Kratzspuren an der Haut von Patienten mit seniler Exsikkose können auf regelmäßiges Scheuern mit harten Bürsten hindeuten, das wegen seiner durchblutungsfördernden Wirkung derzeit hoch im Kurs steht, die Exsikkose aber verschlechtert.

Fallbericht: Der 7 jährige Oliver wird von seiner besorgten Mutter wegen eines chronischen Handflächenekzems vorgestellt, das lange erfolglos als „Pilz" behandelt worden war. Anamnese und klinische Untersuchung ergeben keinen Aufschluß, Atopie besteht nicht. Beim Gespräch fällt auf, daß Oliver, wie in einer symbolischen Greifbewegung, ständig nervös mit den Fingern die Handflächen reibt und knetet. Darauf angesprochen erklärt die Mutter, daß er das schon einige Monate tue. Oliver sei Linkshänder und habe derzeit große Probleme in der Schule, weil er zum rechtshändigen Schreiben angehalten werde und dies nicht meistere.

8.2 Klinische Untersuchung

Diese gliedert sich in eine Übersichtsuntersuchung und die eingehende Beurteilung der Hauptläsion(en). Erstere dient der Bestandsaufnahme, die neben allgemeinen Informationen (Atopiezeichen? Exsikkose? dysplastisches Nävussyndrom? chronisch-venöse Insuffizienz? etc.) auch Aufschluß über wichtige Nebenbefunde geben soll. Hierfür muß die *gesamte* Haut inspiziert werden. Patienten akzeptieren dies häufig nur ungern; auch Ärzte verzichten darauf oft aus „Zeitökonomie".

Fallbericht: Eine 75 jährige Patientin befand sich jahrelang wegen aktinischer Keratosen der Gesichtshaut in Behandlung. Anläufe zur Inspektion des Körpers wurden abgewehrt und schließlich aufgegeben. Nach längerer Abwesenheit über ihr Fernbleiben befragt, erklärte sie, an ihrem Rücken wäre vom Hausarzt beim „Abklopfen" ein Melanom entdeckt und dieses dann operiert worden.

Die ***Überblicksuntersuchung*** soll folgende Aspekte der vorliegenden Dermatose klären:

- Zahl der Läsionen: eine einzige, wenige oder zahlreiche?
- Bei mehreren Läsionen: Sind diese an einer bestimmten Körperstelle lokalisiert oder liegt ein Exanthem vor?
- Bei Exanthemen:
  - Ausbreitung: generalisiert oder universell? schütter oder dicht?
  - Verteilungstyp: regellos disseminert oder mit Prädilektionsstellen?
  - Anordnung: gruppiert, Ausbildung von Mustern (z. B. Streifen)? diskret oder konfluent?
- Sind die hautnahen Schleimhäute befallen?
- Sind die Hautanhangsgebilde befallen?
- Besteht eine regionäre oder generalisierte Lymphknotenschwellung?

Im nächsten Schritt erfolgt die Klassifizierung der vorliegenden Läsion, bei Exanthemen der repräsentativen Einzelläsionen. Dies geschieht durch die systematische Bestimmung folgender Parameter:

- Lokalisation;
- Anordnung: regelhaft oder regellos?

! Läsionen bei „endogenen" oder strukturell bedingten Dermatosen (z. B. chronisch diskoider Lupus erythematodes, Streuherde von Ekzemen, psoriatische Plaques, systemisierte Nävi) lassen stets zumindest im Ansatz Symmetrie, bekannte Prädilektionsmuster oder die Blaschko-Linien als Regel ihrer Anordnung erkennen. Sind Läsionen krass asymmetrisch „zufällig" angeordnet, liegt der Verdacht auf „exogene" Genese (Artefakte, Infektionen – z. B. Mykosen oder Pyodermien) oder neoplastische Veränderungen nahe.

- Größe;
- Bestimmung des Effloreszenztyps (Fleck, Papel, etc.; s. oben);
- Farbe: Farbqualität und Homogenität (homogen, fleckig);

Die Farbe der normalen Haut wird durch ihre Eigenfarbe (gelblich-weiß), die wechselnd intensive Durchblutung (rosa-rot) und das Melaninpigment (zart-bräunlich bis schwarz) bestimmt. Die Hautfarbe eines Individuums ist im Prinzip genetisch determiniert, schwankt jedoch in Reaktion auf Umwelts- oder endogene (Krankheits)Einflüsse innerhalb relativ weiter Grenzen. Alle anderen Farbkomponenten (im Prinzip kann die Haut alle Farben ausbilden) sind der Ausdruck pathologischer Vorgänge. Hierbei kommt der Farbe oft die Rolle eines Schlüsselsymptoms zu (Tabelle 8.1).

Tabelle 8.1. Dermatologische Farbenlehre

schwarz	Melanin, epidermal alte Blutkruste alte Nekrose
braun	Melanin, epidermal, Hämosiderin seröse Krusten
rot	Erythem (wegdrückbar) Purpura (nicht wegdrückbar)
blau	dunkles Pigment (Blut, Melanin) in der tiefen Dermis (Tyndall-phänomen)
grau	Melanin in der oberen Dermis (Melanophagen)
livid (blaurot)	hypoxygeniertes Blut (bei Stase)
weiß	Fehlen von Melaninpigment Hyperkeratose
blaß	Mangeldurchblutung
schmutzigweiß, grau	beginnende Nekrose
gelb	Eiter Fett (Xanthom)
gelbbraun	zelluläre Infiltration (z.B. Granulome)
grün	Rückbildung von Hämosiderin-pigmentierung

- allgemeine Form (rund, lineär, retikulär, zosteriform etc.);

> **!** Die meisten Hautläsionen sind rund bzw. oval. Andersartige Figuren sind verdächtig auf exogene Einwirkung (Abbild der einwirkenden Noxe, z.B. Abrinnspuren bei Kontaktdermatitis, Kratzeffekte) oder auf strukturelle Hintergründe (z.B. Blaschko-Linien).

- Außenkontur (regelmäßig, unregelmäßig, polyzyklisch, Ausläufer);

> **!** Unregelmäßige Konturen deuten auf peripheres Wachstum der Läsion mit fokal unterschiedlicher Wachstumsgeschwindigkeit hin. Dies findet sich einerseits bei Infektionskrankheiten (z.B. Mykosen, Erysipel), vor allem aber bei Tumoren der Haut („klonales Wachstum"). Andererseits kann polyzyklische Begrenzung einfach durch Konfluenz mehrerer Läsionen entstehen (z.B. Psoriasis „geographica").

- Begrenzung (scharf, unscharf);

> **!** Scharfe Begrenzung ist dadurch definiert, daß man die Grenze mit einem wohlgespitzten Bleistift nachziehen kann. In der Realität sind viele Läsionen teils scharf, teils unscharf begrenzt. Hier „sticht" die scharfe Begrenzung. Scharf begrenzt sind oberflächliche Läsionen; bei tiefen zeichnen sich die Konturen „wie durch eine Tuchent" ab.

- Konsistenz (weich, teigig, derb, hart, prall);
- Oberflächenbeschaffenheit (glatt, rauh, papillär, vegetierend, glänzend, matt). Die Bewertung bedarf schräger Beleuchtung und erfolgt oft besser durch Tasten als durch das Auge;

> **!** Die normale Haut ist glatt und matt und zeigt eine charakteristische, regional unterschiedliche Hautfelderung. Akut einsetzende Volumenzunahme in der papillären Dermis dehnt die Epidermis aus; ihre ***Textur verschwindet***, sie wird ***glatt*** und ***glänzend*** (z.B. Erysipel, Ödeme, Blasen; dieses Phänomen kann auch durch manuelle Dehnung reproduziert werden). Bei Rückgang der Dehnung bleibt eine feine Fältelung der Epidermis zurück (Merkmal z.B. des Erysipels in Rückbildung). Pathologische Veränderungen der Epidermis (bei Ekzemen, Mycosis fungoides etc.) zeigen sich durch Mattigkeit, Rauhigkeit und Unebenheit an (sogenannte ***„epidermale Beteiligung"***). ***Papilläre*** Oberfläche zeigt die Haut bei karikaturartiger Verzerrung der Retezapfen (z.B. Verruca vulgaris, Verruca seborrhoica). Ein ***Verlust der Hautttextur*** ist schließlich ein Merkmal aller destruierenden Prozesse der Haut (Tumoren, granulomatöse Entzündungen).

- Erfassung der Sekundäreffloreszenzen (Schuppen, Krusten, Nekrosen, Narben etc.).

Korrekte Duchführung dieses Untersuchungsgangs führt entweder zur Diagnose oder zumindest zur Zuordnung in eine Kategorie, innerhalb derer dann weitere klinisch-morphologische Überlegungen (s. differentialdiagnostische Tabellen), einfache manuelle und apparative Untersuchungen, Histologie und Laborbefunde die Klärung bringen.

8.3 Einfache manuelle und apparative Untersuchungsmethoden

Manuelle Untersuchung. Durch Palpation (ein Finger!) wird die ***Konsistenz*** einer Läsion erhoben, durch Palpation mit deren zwei auf ***Fluktuation*** geprüft (flüssiger Inhalt in einem abgeschlossenen Hohlraum, etwa einer Zyste, kann hin- und hergedrückt werden). Bleibt der Fingerdruck an umschriebenen Schwellungen bestehen *(„pitting edema")*, ist Flüssigkeit die Ursache der Schwellung (diese wird im „offenen" System in die Nachbarschaft gedrückt) (typischer Befund bei kardialen Ödemen, aber auch bei der Phlegmone). Bleibt der Fingerdruck nicht bestehen *(„non-pitting edema")*, ist die Schwellung entweder durch hochvisköse Substanzen (z. B. bei Myxödem) oder durch ***zelluläre Infiltration*** bedingt.

Zartes Darüberstreichen mit der Fingerkuppe läßt die Oberfläche beurteilen (glatt, rauh, papillär); streicht man zart von der Umgebung auf die Läsion zu, läßt sich deutlich erkennen, ob diese im Niveau der Haut oder erhaben ist (der Finger wird „angehoben" – typischer Befund beim Erysipel). Zum Fühlen des „Hitzens" einer Läsion verwendet man besser die Fingerrücken. Die Fingernägel (oder eleganter ein Stieltupfer) dienen zur Bestimmung der Art der Schuppung (fein- oder groblamellös, locker- oder festhaftend).

Ein wichtiger Test ist die Auslösung des sogenannten ***Nikolski-Zeichens*** (Abb. 8.1) bei bullösen Dermatosen: Man versucht mit zartem Fingerdruck, die Epidermis tangential abzuschieben („direktes" Nikolski-Zeichen); dies ist nur bei Schädigungen der Kohärenz verschiedener Ursache möglich (Tabelle 8.2). Das weniger aussagekräftige „indirekte" Nikolski-Zeichen wird durch Druck an schon bestehenden Blasen geprüft: Bei Kohärenzschäden „verlaufen" sich die Blasen in der Umgebung.

Zur Bestimmung einer diffusen Volumenänderung der Haut wird eine Falte aufgehoben und zwischen den Fingern befühlt. Diese ist derb und plump bei Verdickung (z. B. bei Sklerodermie, Myxödem), hingegen dünn und „leer" bei Atrophie. Für genauere Dokumentation stehen besondere Schublehren zur Verfügung (zu Vergleichszwecken muß immer am selben Ort gemessen werden). Besteht der Verdacht auf eine geringfügige Volumenverdickung der Haut (etwa bei Sezary-Syndrom), schiebt man ein Stück Haut (am besten im oberen Brustbereich, wo es nie natürliche Falten gibt) vorsichtig zusammen; im Gegensatz zur normalen Haut bilden sich dann feine Falten aus.

Die Abtastung der Basis einer oberflächlichen Läsion (z. B. eines Cornu cutaneum) läßt ermitteln, ob diese an der Unterlage fixiert oder mit dieser sogar verbacken ist (Hinweis auf invasives Wachstum). Ähnlich wird die Adhärenz dermaler oder subkutaner Knoten (Tumoren, Lymphknoten) an der Haut oder den Faszien oder der charakteristische Läppchenaufbau von Lipomen bestimmt.

Die rote Färbung von Erythemen ist wegdrückbar, von Purpuraherden hingegen nicht. Dies kann entweder mit den Fingern oder, professioneller, mit der Glasspatel demonstriert werden ***(Diaskopie)***. Die bedeutsame Frage, ob eine milde Erythrodermie besteht oder nicht (ist beim Sezary-Syndrom beispielsweise oft schwer zu erkennen), kann durch Antupfen mit dem Finger geprüft werden: Im Gegensatz zur normalen

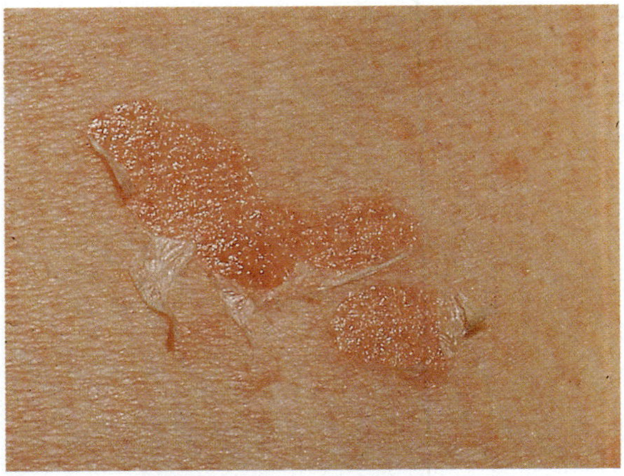

Abb. 8.1. Nikolski-Zeichen bei Pemphigus vulgaris. Auf einer scheinbar gesunden Haut läßt sich durch tangentialen Fingerdruck die Epidermis fetzig abschieben

Tabelle 8.2. Dermatosen mit positivem direktem Nikolski-Zeichen

Verbrühung, Verätzung
Nekrotische Epidermis
Toxische epidermale Nekrolyse
Pemphigusgruppe (selten auch bullöses Pemphigoid)
Staphylococcal scalded skin syndrome
Epidermolysis bullosa acquisita
Epidermolysis bullosa hereditaria

Haut entsteht hier ein blasser Fleck, der schnell von peripher wieder aufgefüllt wird. Die Diaskopie ermöglicht auch die Bestimmung der apfelgeleeartigen Eigenfarbe tuberkulöser (oder sarkoidaler) Infiltrate; auf Glasspateldruck verschwindet die Blutfüllung, die Eigenfarbe tritt hervor.

Schließlich kann man durch ***festes Streichen mit dem Fingernagel*** (oder Holzspatel) über die Rückenhaut des Patienten den sog. Dermographismus auslösen. Die normale Haut bildet reflektorisch gerötete Linien aus, die den Friktionsstellen entsprechen (Schulkinder pflegen im Turnunterricht dem Vordermann solcherart Botschaften auf den Rücken zu schreiben). Bei der hyperreagiblen Haut bei Urticaria factitia entstehen strichförmige Quaddeln, bei Atopikern die abnorme Form des sog. weißen Dermographismus (s. Abb. 11.9). Durch das Reiben von Läsionen der kutanen Mastozytose (Histaminfreisetzung) nehmen diese urtikariellen Charakter an ***(Darier-Zeichen)***.

Von den vielen übrigen Möglichkeiten der Fünffingerdiagnostik sei schließlich noch die Prüfung der Ausziehbarkeit von Haaren im Randbereich von Alopecia-areata-Herden (zur Bestimmung der Progredienz) erwähnt.

Ein simples aber wertvolles diagnostisches Hilfsmittel ist der ***Wattestieltupfer***. Mit diesem kann die Wegwischbarkeit von Belägen, die Morschheit des Gewebes (z. B. im Randsaum eines Pyoderma gangränosum) sowie die Schmerzhaftigkeit von Läsionen ermittelt werden. Die Verwendung von Knopfsonden erlaubt die

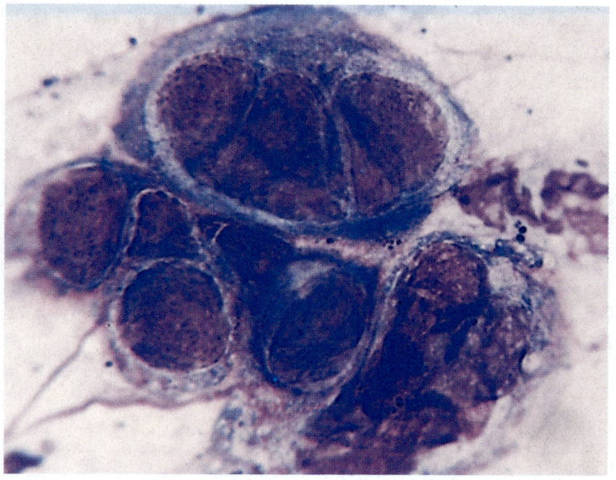

Abb. 8.2. Tzanck-Test an einem Herpes simplex-Bläschen. Akantholytische Keratinozyten, teils mit charakteristischen einkernigen Riesenzellen. Giemsa, x100

Auslotung von Fistelgängen, Ulzera mit überhängenden Rändern und die Tiefe der Nekrose beim diabetischen Malum perforans.

Apparative Untersuchungsmittel. Etwas komplexere Untersuchungstechniken bedürfen apparativer Hilfsmittel. Der einfachste Fall ist die Betrachtung von Läsionen durch eine ***Handlupe*** (die angeblich jeder gute Dermatologe mit sich trägt) bzw. – wenn höhere Auflösung erforderlich ist – mit einem Auflichtmikroskop; mit letzterem kann die Trefferquote der Diagnostik pigmentierter Läsionen verbessert werden (s. S. 585).

Mikroskopische ***Erregernachweise*** sind ein wichtiger Teil der Routinediagnostik. Sie werden entweder als ***Nativpräparat*** (Pilzbefund, Milbennachweis) oder als gefärbtes ***Ausstrichpräparat*** (etwa Staphylokokkennachweis in einer Impetigoblase) durchgeführt.

Technisch ähnlich ist die sogenannte ***exfoliative Zytologie.*** Hier wird entweder mit einem Plastikklebestreifen (neuerdings auch mit Acrylkleber) ein Abrißpräparat von der Hautoberfläche entnommen und, nach entsprechender Färbung und Aufbringung auf einen Objektträger, im Mikroskop betrachtet. Diese Technik eignet sich zum Nachweis parakeratotischer Zellen, von Melanin in Hornzellen sowie des Pityrosporum ovale bei Pityrisasis versicolor. Oder es werden, bei bullösen Dermatosen, Ausstrichpräparate vom Blasengrund untersucht ***(Tzanck-Test).*** Hierzu wird stets eine intakte Blase ausgewählt, vorsichtig geöffnet, der Boden mit der Meisselsonde zart ab-, der Inhalt am Objektträger ausgestrichen, hitzefixiert und gefärbt. Der Tzanck-Test ist eine gute Schnellmethode zur Unterscheidung von Pemphigus (akantholytische Zellen) und Pemphigoid, oder zwischen toxischer epidermaler Nekrolyse und dem Staphylococcal-scalded-skin-Syndrom (akantholytische Zellen). Eine besondere Rolle spielt der Tzanck-Test auch bei der Diagnostik von Virusbläschen (Virusakantholyse und Virusriesenzellen bei Herpes simplex und Zoster; Abb. 8.2; Immunfluoreszenznachweis von Virusantigenen).

Beim ***Trichogramm*** wird, von je drei Stellen des Kapillitiums (Stirn, Scheitel, Hinterkopf) mit einer Pinzette mit gummiüberzogenen Enden ein kleines Büschel Haare (20–30) ausgerissen (!) und im Mikroskop das Verhältnis von Anagen- zu Telogenhaaren ermittelt.

Eine einfache Untersuchungsmethode bietet schließlich das sogenannte ***Wood-Licht***, eine langwellige UV-Lichtquelle („Black-light"). Sie wird bei verschiedenen Indikationen als Screening-Test angewendet: Bei bestimmten Infektionskrankheiten kommt eine spezifische keimbedingte Fluoreszenz zustande (Mikrosporie grün, Erythrasma rot); eine satte Rotfluoreszenz zeigt auch der Harn bei Porphyria cutanea tarda. Andererseits treten im Wood-Licht hypopigmentierte Hautareale mit besonderer Klarheit zu Tage (Screening auf die sogenannten Eschenlaubflecke bei Verdacht auf M. Pringle).

8.4 Invasive Untersuchungstechnik

Biopsie. Die Hautbiopsie wird bei gegebener Indikation in Lokalanästhesie unter sterilen Kautelen durchgeführt. Bei kleinen Läsionen kann sie als ***Hautstanzung*** erfolgen: Durch Drehen der runden Stanze (Einmalgeräte bis 8mm Durchmesser) wird ein Hautzylinder durch sämtliche Hautschichten bis in die Subkutis ausgeschnitten (Prinzip der Teigstanze), angehoben und mit einer Schere im Fettgewebe abgeschnitten; die Wunde wird durch Einzelnähte geschlossen. Die Hautstanzung ist eine schnelle Methode und führt zu guten kosmetischen Resultaten. Größere Biopsien werden als ***ovaläre Exzision*** mit dem Skalpell durchgeführt (aufwendiger, jedoch besser beurteilbar).

Die richtige Auswahl der Biopsiestelle ist für die histologische Interpretation ausschlaggebend; nur typische und frische Läsionen bzw. Läsionsteile werden biopsiert. Stets soll auch ein Stück gesunde Haut im Präparat enthalten sein (Beurteilung der Läsionsgrenze ist wichtig). Nach Möglichkeit werden wenig einsehbare Regionen biopsiert – auch eine perfekt durchgeführte Biopsie hinterläßt Narben.

Die ***Dermatohistopathologie*** ist die wichtigste Hilfsmethode der Dermatologie. Sie ist insbesondere bei entzündlichen Dermatosen eine schwierige Disziplin, da ihre diagnostischen Kriterien ähnlich vielfältig sind wie der klinischen Dermatologie. Sie wurde von den Dermatologen entwickelt und ist weiterhin ihre Domäne. Nur die Beherrschung der klinischen Dermatologie gewährleistet die adäquate Interpretation dermatopathologischer Präparate. Umgekehrt ist die Kenntnis der Dermatopatholgie eine unerläßliche Basis zum Verständnis der Hautkrankheiten.

Fallbericht: Eine 35jährige gesunde Frau entwickelt an der rechten Wade innerhalb einiger Wochen eine warzenähnliche Läsion, die bei Kratzen blutet. Der beigezogene Hausarzt diagnostiziert einen „Tumor cutis", exzidiert diesen breit und tief und sendet ihn an ein Pathologisches Labor, wo er als Plattenepithelkarzinom befundet wird. Die verängstigte Frau sucht die Klinik auf, um eine „second opinion" zu erhalten. Das angeforderte Präparat erweist sich als irritierte Verruca seborrhoica. – Seborrhoische Warzen sind harmlose und häufige Papillome, die so gut wie stets klinisch erkennbar sind. Auch die histologische Diagnose ist leicht, doch haben irritierte seborrhoische Warzen gewisse Ähnlichkeiten mit Plattenepithelkarzinomen. Das Beispiel zeigt, wie eine Fehleinschätzung zu weiteren führen kann und daß die Kenntnis von Klinik *und* Histopathologie in der Dermatologie von Bedeutung ist.

Eine Routinemaßnahme bei Autoimmundermatosen ist die ***Immunfluoreszenz.*** Diese wird an unfixiertem Biopsiematerial (Kryostatschnitte) durchgeführt und hat den Zweck, in vivo an bestimmte Strukturen (Basalmembranzone, Interzellularraum, Gefäße etc.) gebundene Immunglobuline und Komplementkomponenten mit Hilfe fluoreszeinmarkierter, käuflich erwerbbarer Antikörper nachzuweisen (***direkte*** Immunfluoreszenz). Der Nachweis zirkulierender Antikörper mit Affinität für Hautstrukturen erfolgt mit der ***indirekten*** Immunofluoreszenz (Inkubation von Kryostatschnitten gesunder Haut mit dem Serum des Patienten; hierbei gebundene Immunglobuline werden dann auf dieselbe Art mit markierten Antikörpern sichtbar gemacht). Die Bestimmung antinukleärer Antikörper erfolgt mittels der indirekten Immunfluoreszenz an Zellkulturen (Hep-Zellen).

Spezielle Anwendungsarten der Immunfluoreszenz sind das Kollagen-Mapping und die Salztrennmethode bei bullösen Autoimmundermatosen (s. S. 427).

Erfolgt die Biopsie nicht am Ort der Weiterverarbeitung, muß der Transport des unfixierten Biopsiematerials in speziellen Transportmedien erfolgen.

Zu einer wichtigen Ergänzung der Dermatopathologie sind enzym- und immunhistochemische Methoden geworden. Ihre Bedeutung liegt in der Darstellung zellulärer Differenzierungsmarker, die mit Routine- oder Spezialfärbungen nicht erfaßt werden können: Intermediärfilamente (Keratin, Vimentin, Desmin, Neurofilamente), Oberflächenmarker (Lymphozyten, Makrophagen – s. CD-Nomenklatur), zellspezifische Moleküle oder Enzyme (z. B. neuronspezifische Enolase für Merkelzellen). Sie werden besonders in der Diagnostik dedifferenzierter Tumoren und vor allem der Lymphome eingesetzt. Eine gleichfalls aus der Histologie entstandene Methode ist die In-situ-Hybridisierung, die routinemäßig zur Virusdiagnostik verwendet wird.

Elektronenmikroskopische Techniken spielen in der Routinediagnostik keine wesentliche Rolle. Von Bedeutung sind sie in der Diagnostik des Sezary-Syndroms (Sezary-Zellen aus dem „buffy coat" des Blutes), in gewissen Fällen der Virusdiagnostik („negative stain") und von Genodermatosen (z. B. pränatale Diagnostik der epidermolytischen Ichthyose).

Nach wie vor sind Elektronenmikroskopie, Immunelektronenmikroskopie und immunhistochemische Markerdiagnostik ein wesentliches Instrument der experimentellen Dermatologie.

8.5 Labor- und apparative Diagnostik

Da viele klassische Hautkrankheiten durch visuelle morphologische Analyse diagnostiziert werden, sind Labor- und apparative Untersuchungen häufig nicht auf die Primärdiagnostik, sondern auf die Erfassung systemischer Voraussetzungen (z. B. Diabetes, internistische Ursachen der Urtikaria), Begleiterscheinungen (z. B. Arthropathie bei Psoriasis, Nierenbefall bei nekrotisierender Vaskulitis), Konsequenzen (z. B. Metastasen von Hauttumoren) oder Komplikationen (z. B. Elektrolytverschiebungen bei toxischer epidermaler Nekrolyse, Verbrauchskoagulopathie bei Hämangiomen) von Hautkrankheiten ausgerichtet. Klarerweise muß dann das gesamte Arsenal der Labormedizin und bildgebenden Verfahren zur Anwendung kommen – oft in interdisziplinärer Zusammenarbeit.

Spezifische Labortests. Bei manchen Krankheiten des Hautorgans spielen spezifische Labortests hingegen die Hauptrolle:

- (Auto)Immunkrankheiten: Nachweis zirkulierender Antikörper gegen Determinanten der Haut, antinukleärer Antikörper, zirkulierender Immunkomplexe, von Komplementverbrauch, Defizienzen des Komplementsystems; FACS-Analyse der peripheren mononukleären Zellen; HLA-Typisierung u. a. m.;
- Hautsymptome bei Systemkrankheiten (z. B. Stoffwechselkrankheiten – Porphyrien, Hormonstörungen etc.): Untersuchungen nach der jeweiligen Konstellation;
- infektiöse Hautkrankheiten: direkter Erregernachweis, serologische und kulturelle Untersuchungsverfahren;
- allergologische Krankheiten (z. B. Atopie, Nahrungsmittelintoleranz): Bestimmung der gesamt- und der allergenspezifischen IgE, eosinophiles kationisches Protein, verschiedene In-vitro-Tests u. a. m.
- Lichtdermatosen: photobiologische Testung auf quantitativ und qualitativ abnorme Reaktionen gegenüber UV-Licht;
- in den sogenannten „Nebenfächern" der Dermatologie: Phlebologie und Proktologie.

In den letzten Jahren finden zunehmend spezialisierte bildgebende Verfahren in die Dermatologie Eingang. Manche dieser Methoden haben ihren praktischen Nutzen schon erwiesen, andere sind noch im Entwicklungsstadium.

Hochfrequente Sonographie. Durch hohe Schallfrequenz (20–100 MHz) kann die Auflösung der dargestellten Hautstrukturen soweit verbessert werden, daß die präoperative Bestimmung der Eindringtiefe von Hauttumoren (Melanomen) sowie die Ausdehnung und Beschaffenheit subkutaner Strukturen (Tumoren, Einschmelzungsherde, Sklerose) möglich wird; hiermit kann auch eine objektive Dokumentation des Therapieeffekts z. B. bei Sklerodermie erfolgen.

Die ***Lymphknotensonographie*** (insbesondere mittels der farbkodierten Duplex-Sonographie) kann zur nicht-invasiven Entdeckung von Lymphknotenmetastasen eingesetzt werden.

Kernspintomographie und -mikroskopie. Die Kernspintomographie bietet dem Dermatologen die Möglichkeit, manche Veränderungen innerer Organe wesentlich exakter nachzuweisen und damit schneller auch zur dermatologischen Diagnose zu gelangen (Beispiele: Auffinden von ZNS-Herden beim Sneddon-Syndrom; beginnende Einschmelzung bei Osteomyelitis). In letzter Zeit wurden NMR-Geräte mit sehr hohen magnetischen Feldstärken (9,4 Tesla) entwickelt, die eine Auflösung der Hautstrukturen bis in den mikroskopischen Bereich ermöglichen (bislang allerdings erst in vitro).

Weitere Untersuchungsverfahren. Weitere Anwendungsgebiete bildgebender Verfahren liegen in ***topographischen Analysen.*** So kann die Oberflächentextur der Haut mittels der ***Laserprofilometrie*** bestimmt und gespeichert werden (Abtasten der Berge und Täler einer Plastik-Replika mittels eines Laserstrahls). Die ***Interferometrie*** erlaubt die berührungsfreie dreidimensionale Darstellung der Tiefenkonturen von Ulzera. Beide Techniken sind sowohl für experimentelle Fragestellungen wie zur Dokumentation von Therapieeffekten geeignet.

Die ***Thermographie*** dient zur Darstellung von Temperaturunterschieden der Hautoberfläche. Diese erfolgt entweder mit Flüssigkristall-Folien ***(Kontaktthermographie)*** oder berührungsfrei mit der ***Videoinfrarotthermographie.*** Mit Hilfe des ***Laser-Doppler-Scannings*** kann die Blutperfusion der Haut dargestellt werden (z. B. Akren).

Bildanalysesysteme können zur Quantifizierung verschiedener Hautfunktionen eingesetzt werden, z. B. der Talgproduktion oder der Abschuppung. Auch die computergestützte Auflichtmikroskopie von Nävuszellnävi zählt dazu.

Ferner wurden zahlreiche apparative Hilfsmittel ersonnen, um noch andere physikalische und biologische Eigenschaften der Haut zu messen. Von ihnen haben bisher nur wenige Eingang in die Routine gefunden. Eines davon ist die ***Evaporimetrie:*** Diese erfolgt mit einem Gerät, das durch Messung des Wasserdampf-Partialdrucks über der Haut unter genormten Bedingungen die Funktionstüchtigkeit der Barrierefunktion der Hornschicht quantifiziert (transepidermaler Wasserverlust – TEWL). Mit diesem Gerät kann z. B. ein subklinischer Barriereschaden erfaßt werden, der zu degenerativen (Berufs-)ekzemen prädisponiert.

8.6 Allergologische Testmethoden (H. Kofler)

Die allergologische Testung dient dem Nachweis spezifischer Sensibilisierung, in aller Regel im Sinn von Typ-I- (IgE-vermittelt) oder Typ-IV-Reaktionen nach Gell und Coombs (s. S. 52). Die häufigsten Indikationen sind respiratorische Allergien (Rhinokonjunktivitis, Asthma bronchiale), Verdacht auf Nahrungsmittel-, Medikamenten-, Insektengift- sowie schließlich Kontaktallergien. Die Testung umfaßt in vivo- und in vitro-Methoden. Nachgewiesene Allergien werden in einem Allergiepaß vermerkt. Dem Nachweis schließt sich die Vermeidung des Allergens, in manchen Fällen von Typ-I-Allergien auch eine spezifische Hyposensibilisierung an.

Die allergologische Diagnostik ist eine Stufendiagnostik. Grundlage ist die ausführliche und zielgerichtete Anamnese; diese erfordert vom Untersucher umfangreiche Kenntnisse und Zeit. Auf ihrer Basis erfolgt die Auswahl geeigneter In-vivo- und/oder In-vitro-Tests. Abschließend muß jeder (positive) Testbefund wieder durch die Anamnese auf seine Krankheitsrelevanz überprüft und das Resultat mit dem Patienten diskutiert werden.

> **!** Das ärztliche Gespräch spielt bei der allergologischen Testung eine wesentliche Rolle und kann nicht durch bloßes Einsenden von Blutproben ersetzt werden (was leider nicht selten der Fall ist).

Allergologische Tests. Man unterscheidet ***klinische*** (In-vivo-) und ***Labor-*** (In-vitro-)***Tests.***

Klinische Tests umfassen die Haut- und die Provokationstests. Die ***Hauttests*** sind auch heute noch die praktisch wichtigsten allergologischen Testmethoden: Sie erlauben die gleichzeitige Testung zahlreicher Allergene, liefern rasche Resultate und sind kostengünstig; ihre sachgerechte Interpretation erfordert allerdings umfangreiches Wissen. Hauttests bei vermuteten Typ-I-Reaktionen tragen das Risiko systemischer Nebenwirkungen (massivste Ausprägung: anaphylaktischer Schock); dieses Risiko ist relativ klein für den Prick- und den Reibetest, bei Intrakutantestungen wegen der höheren Allergendosen aber unbedingt zu berücksichtigen.

Merke: Klinisch-allergologische Testungen ohne Notfalleinrichtungen (und entsprechend geschultes Personal) sind ein Kunstfehler!

In-vitro-Tests dienen in der Regel dem Nachweis von zirkulierenden IgE-Antikörpern oder verschiedener Reaktionsprodukte der an der allergischen Reaktion beteiligten Zellen; sie spielen eine wichtige Rolle und sind ein rasch expandierender Markt. Einige von ihnen werden routinemäßig eingesetzt, vor allem ***Immunoassays*** mit Enzym-, Chemoluminiszenz-, oder Fluoreszenz-markierten Konjugaten; diese sind allerdings für Screening-Untersuchungen zu teuer. Sie erlauben etwa bei sehr hoch sensibilisierten Patienten (bei denen sich eine Hauttestung und erst recht eine Exposition verbietet) eine gefahrlose Testung.

Beispiel für die primäre Indikation einer In-vitro-Testung (spez. IgE-Antikörper): Bei einer anamnestisch gegen Fischeiweiß allergischen Patientin löst allein der Fischgeruch einen Asthmaanfall aus.

> **!** In-vitro-Tests sind *keine* Screening-Tests: Ihre Anwendung sollte kritisch und entsprechend der Anamnese erfolgen. Die zunehmende Verfügbarkeit dieser Tests auch für unerfahrene Untersucher ist nicht nur kostenintensiv (unnötige Tests), sondern auch für den Patienten potentiell gefährlich (mögliche falsche Diagnosen und Therapien). Positive Allergietests sind nicht automatisch gleichbedeutend mit dem Vorliegen einer Allergie.

8.6.1 Testmethoden zur Erfassung von Typ-I-Reaktionen

Indikationen. Diese sind saisonale und/oder perenniale Erkrankungen der oberen und unteren Luftwege (Rhinokonjunktitivitis, Asthma bronchiale, Rhinitis allergica), Insektengiftallergien, bestimmte Formen der Urtikaria, Nahrungsmittel- und Medikamentenallergien.

Inhalative Allergene. Diese sind die ursächlichen Agentien der respiratorischen Allergien, spielen jedoch auch beim atopischen Ekzem eine Rolle. Hauptallergene sind Blütenpollen, Schimmelpilzsporen, Tierhaare und Bestandteile des Milbenkots (Hausstauballergie). Je nach ihrem zeitlichen Auftreten unterscheidet man saisonale und perenniale Allergene.

- ***Saisonale inhalative Allergene:*** Diese umfassen die Blütenpollen und manche Pilzsporen. Die Pathogenität der Pollen hängt von ihrer Allergenität, ihrer Bioverfügbarkeit (Nadelhölzerpollen sind z. B. von einer Wachsschicht überzogen) und ihrer Luftkonzentration ab. Relevante Luftkonzentrationen werden in der Regel nur von windbestäubten („anemophilen"), nicht aber von insektenbestäubten („entomophilen") Pflanzen erreicht. So kann etwa ein Haselstrauch bis 600 Millionen Pollenkörner freisetzen. Inhalative Beschwerden treten bei Allergikern nur während der Flugzeit (Tabelle 8.3) und ausgeprägter bei schönem (und windigem) Wetter auf. Als eines der ersten Pollenallergene wurde das der Birkenpollen geklont und gentechnisch produziert (Bet V-1). Schimmelpilzsporen rufen saisonale Beschwerden hervor, wenn sie Bestandteil des sog. „Aeroplanktons" sind. Hauptvertreter sind: Cladosporium herbarum, Alternaria tenuis, Aspergillusarten, Penicillium notatum, Fusariumarten, Pullularia pullulans u. a. m.; diese Pilze besiedeln Pflanzen, Gräser, organisches Material und benötigen zum Gedeihen eine hohe Luftfeuchtigkeit.
- ***Perenniale inhalative Allergene:*** Wichtigster Vertreter ist der Kot der Hausstaubmilben (Dermatophagoides pteronyssinus). Diese Milben ernähren sich von Hautschuppen und kommen daher regelmäßig und in großen Mengen v. a. in Schlafräumen (Matratzen, Bettzeug, Teppichböden) vor. Die Milben benötigen hohe Luftfeuchtigkeit (kommen daher z. B. im Hochgebirge nicht vor) und bilden im Hausstaub zusammen mit Schimmelpilzen (vegetarischer Teil ihrer Kost, Vitaminquelle) ein „Ökosystem". Das Hauptallergen ist Der P-I; es kommt in den Kotballen der Milben vor und wird nach Abbau der umgebenden Membran in die Atemluft freigesetzt (die Hauptmasse der Kotballen wird im Sommer produziert; der Abbau ist im Herbst abgeschlossen, daher Gipfel der Beschwerden im Oktober-November). Die Beschwerden der Sensibilisierten korrelieren linear mit der Menge an messbarem Der-P1 (Schwellenwert für asthmatische Bescherden: 2–10 μg/g Staub). Weitere perenniale Allergene sind Tierhaare (Katzen, Hunde, Meerschweinchen, Ratten, Kaninchen, Kamele). Schließlich zählen auch Schimmelpilzsporen hierzu, die „intramural" produziert werden und gleichfalls Teil des „Hausstaubs" sind. Hauptvertreter: Botrytis cinerea („Stockflecken"), Merulius lacrymans („Hausschwamm"), Chaemonium globosum (feuchte Zellulose, Tapeten).

> **!** Die meisten Schimmelpilze können sowohl intra- als auch extramural vorkommen.

Über die wichtigsten Insektengift-, Nahrungsmittel- und Medikamentenallergene s. die entsprechenden Kap.

Hauttests

Hauttests beruhen auf der Einbringung von Allergenen in die papilläre Dermis und anschließender Beurteilung durch diese ausgelöster IgE-vermittelter Lokalreaktionen. Die Allergene können durch kleinste Epithelverletzungen, Penetration durch die Hautanhangsgebilde oder durch intradermale Injektion in die Dermis gelangen (Prick-, Reibe-, Intrakutantests). Sie werden meist mit käuflichen Testlösungen durchgeführt; diese enthalten im Idealfall ausgewogene Mischungen aus

Tabelle 8.3. Wichtige allergene Blütenpollen

Allergen	Blütezeit[a]	Allergenität	Bemerkungen
Frühblüher			
Hasel	Januar–März	mittel–hoch	
Erle	Februar, März	mittel	
Birke	April, Mai	hoch	aggressivster Baumpollen, ca. 50 PK/m³ Luft können Beschwerden auslösen
Platane	Mai	schwach	
Eiche	April–Mai	schwach	Allergenverwandtschaft zu Birke, Erle
Rotbuche	Mai	schwach	
Pappel	März–April	mittel	regionale Unterschiede
Spätblüher			
Allergen	Blütezeit[a]	Allergenität	Bemerkungen
Gräser	Ende Mai–Juli/August	hoch	Antigengemeinschaft zwischen den einzelnen Gräsern
Roggen	Ende Mai–Juli/August	hoch	immer Kreuzreaktion zu Gräsern
Mais	August–September	sehr gering	
Beifuß	Juli–September	hoch	
Wegerich	Juli– August	hoch	
Gänsefuß	Juli–August	mittel–hoch	
Brennessel	Juli–August	gering–mittel	rel. lang hohe Pollenkonzentrationen möglich
Ragweed	Juli–September	sehr hoch	im Osten Österreichs zunehmende Bedeutung

[a]) Die angegebenen Zeiträume sind Durchschnittswerte, die durch regionale Faktoren stark beeinflußt werden. Genauere, aktuelle Auskünfte können in den einzelnen Bundesländern jeweils über den Pollenwarndienst abgerufen werden.

Haupt(„Major“)- und Neben(„Minor“-)allergenen, die aus Rohextrakten gereinigt werden.

Die Kenntnis der Wertigkeit und relativen Häufigkeit der Allergene beruht auf den Reaktivitätsmustern zahlreicher Patientenseren (sog. „Allergogramme“). Heute sind schon zahlreiche Allergene charakterisiert und sequenziert. Untersuchungen mit rekombinanten Allergenepitopen (z. B. bei Birkenpollen- und Wespengiftallergikern) liegen vor; ihre Zahl wird laufend größer.

B- bzw. T-Zellreaktivität einzelner Allergenepitope sind nicht stets identisch. Die Verwendung von T-Zellepitopen zur Hyposensibilisierungsbehandlung ergibt die (noch hypothetische) Möglichkeit einer gezielten Modulation der überschießenden Immunantwort ohne unerwünschte Nebenwirkungen.

Die ***Aussagekraft von Hauttests*** hängt von verschiedenen Faktoren ab: Qualität der Testlösungen, Reaktionsfähigkeit des Testorgans (Pricktestreaktionen werden z. B. durch Antihistaminika unterdrückt), Gleichheit bzw. Verschiedenheit von Testorgan und Erfolgsorgan(en), und schließlich von der chemischen Form, in der die Allergene als solche wirksam sind (nativ, prozessiert oder als allergen wirkender Metabolit, frei oder als Hapten an Eiweiß gebunden). Die Korrelationen zwischen Anamnese und Tests sind für jedes Allergen unterschiedlich. Je besser eine Testsituation die „natürlichen“ Bedingungen berücksichtigt, desto eher ergeben die Testergebnisse tatsächlich Sinn. Hieraus erklärt sich die (bei erster Betrachtung) oft enttäuschend bescheidene Aussagekraft von Hauttests bei Nahrungsmittel- oder Medikamentenallergien.

Für die Bewertung von Labortests haben sich die Begriffe der ***Sensitivität*** und ***Spezifität*** hilfreich erwiesen:

- ***Diagnostische Sensitivität*** (Empfindlichkeit) ist die Wahrscheinlichkeit, mit der ein positives Testergebnis die richtige Diagnose anzeigt [Sensitivität (%) = Anzahl richtig positiver Ergebnisse/Anzahl richtig positiver + falsch negativer Ergebnisse].
- ***Diagnostische Spezifität*** ist die Wahrscheinlichkeit, mit der ein negatives Testergebnis Nichtkrankheit bedeutet [Spezifität (%) = Anzahl richtig negativer Ergebnisse/Anzahl richtig negativer + falsch positiver Ergebnisse].

Unter Einbeziehung der Prävalenz der jeweiligen Krankheiten können mit diesen Begriffen für die betreffenden Testmethoden deren positive bzw. negative prädiktive Wertigkeit festgelegt werden. Beispiel: Sensitivität und Spezifität der Bestimmung der spezifischen IgE Antikörper ist hoch bei Insektengiftallergie (> 90 %); bei Nahrungsmittelallergien ist die Spezifität deutlich geringer (40 %).

> **!** Hauttests sind im Vergleich mit allen anderen Testverfahren am praktikabelsten. Auch bleiben Hauttests nach Allergenkontakt länger positiv als die spezifischen IgE im Serum.

Pricktest. Die Testung erfolgt üblicherweise mit industriell hergestellten Extrakten (Pollen, Hausstaubmilbe, Schimmelpilze, Tierhaare, Nahrungsmittel, Insektengifte etc.; Abb. 8.3). Steht für ein vermutetes Allergen ein solcher nicht zur Verfügung oder ist dessen Qualität nicht gewährleistet (z. B. bei bestimmten Nahrungsmitteln) oder handelt es sich um thermolabile konformationelle Epitope, können auch selbstverfertigte Präparationen verwendet werden. Eine wichtige Modifikation zur Testung von Früchten oder Gemüsen

3-Bäume-Mix*		**Pferd**	
6-Gräser-Mix*		**Hund**	
Roggen		**Katze**	
Beifuß		**Rind**	
Unkräuter-Mix*		**Schimmelpilze-Mix***	
Negativkontrolle (NaCl)		**HSM***	
Positivkontrolle (Histamin, 10HEP)*		**MM***	

3-Bäume-Mix: Erle, Hasel, Birke

6-Gräser-Mix: Wiesenhafer, Knäuelgras, Wiesenschwingel, Wiesenlischgras, Wiesenrispengras, Raygras

Unkräutermix: Gänsefuß, Spitzwegerich, Brennessel

Schimmelpilze-Mix: Alternaria tenuis, Aspergillus sp., Cladosporium herbarum, Penicillium notatum

HEP: (histamine equivalent prick): Konzentration, die bei allergischen Kontrollpersonen im Pricktest die gleiche Reaktionsstärke hervorruft wie Histamin 0,1 %-ig

HSM: Hausstaubmilbe (Dermatophagoides pteronyssinus)

MM: Mehlmilbe (Dermatophagoides farinae)

Abb. 8.3. Standart-Pricktest (Univ.-Hautklinik Innsbruck)

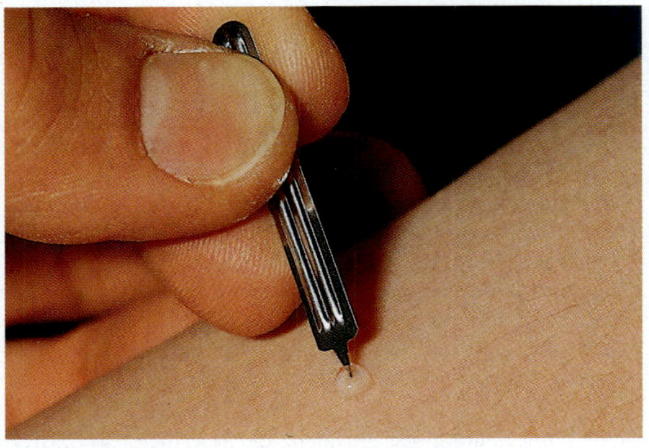

Abb. 8.4. Durchführung des Pricktests (s. Text)

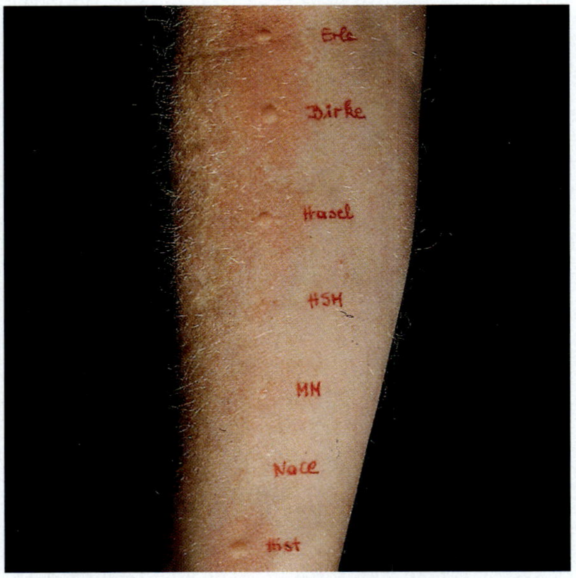

Abb. 8.5. Pricktest. +++ Reaktionen auf Erle, Birke und Haselnuß, keine Reaktion auf Hausstaub- und Mehlmilbe. Histamin: Positivkontrolle

ist die „Prick-to-Prick"-Methode nach Wüthrich: Die Testlanzette wird zuerst in die Frucht eingestochen und unmittelbar darauf im Pricktest verwendet.

Technik (Abb. 8.4): Ein Tropfen der Testlösung wird auf die Unterarm- oder Rückenhaut aufgebracht, und diese dann durch den Tropfen mit einer Lanzette oberflächlich geritzt. Durch den Epitheldefekt gelangen geringste Allergenmengen (etwa 3 μl) in die Dermis. Die Ablesung des Tests (Abb. 8.5) erfolgt nach 20 Minuten. Bei Sensibilisierung kommt es zu einer urtikariellen Soforttypreaktion: eine Quaddel (mitunter mit Pseudopodien), umgeben von einem erythematösen Hof („Reflexerythem") und Juckreiz („Lewis-Trias").

Auswertung: die Testreaktion wird quantifiziert (Beurteilung der Quaddelfläche) und zur individuellen Hautreagibilität in Beziehung gesetzt; letztere wird durch eine Negativkontrolle („Null-Quaddel", Testlösung ohne Antigen) und eine Positivkontrolle („Maximalquaddel", Histaminlösung 1:1.000–1:10.000) bestimmt. Reaktionen gelten als signifikant, wenn die Testquaddel gleich oder größer ist als die Histaminquaddel.

Pricktests sind – in Verbindung mit der Anamnese – zur Diagnostik inhalativer Allergien vom Soforttyp meist ausreichend; allein oft nicht ausreichend sind sie bei (derzeit) noch nicht gut charakterisierten Allergenen, z. B. Schimmelpilzen, manchen Nahrungsmitteln, aber auch Medikamenten.

Intrakutantest. Bei dieser Testform werden 0,02 bis 0,1 ml des Testextraktes streng intradermal injiziert. Ablesungen erfolgen nach 20 Minuten (Maximum der Typ-I-Reaktion) und nach 4–8 Stunden (Erfassung etwaiger Spätreaktionen: Leukotrien-mediierte Spätphase der Soforttypreaktion und Typ-III-Reaktionen). Positive Testreaktionen entsprechen wieder Quaddeln.

Der Intrakutantest ergibt stärkere Reaktionen als der Pricktest und darf daher erst bei dessen negativem Ausfall durchgeführt werden (die applizierten Allergenmengen sind zwar gering, gelangen aber zur Gänze in den Körper). Intrakutantestungen sollen *nur* mit kommerziellen Extrakten durchgeführt werden, da nur solche die Erfordernisse von Sterilität, Reinheit und Standardisierung gewährleisten (Insektengiftextrakte, Penizillinkonjugate).

Hauttitration. Diese wird bei hochempfindlichen Patienten (z. B. Penizillin- und Insektengiftallergie) angewandt; das Allergen wird in Verdünnungsreihen sequentiell getestet, beginnend mit 1:100.000, dann 1:10.000, 1:1.000 etc. (zuerst Prick-, dann Intrakutantest). Der Test gilt als positiv, wenn zwei aufeinanderfolgende Verdünnungen zunehmender Stärke Reaktionen auslösen.

Reibetest. Testmaterial (z. B. Tierhaare, Gemüse) wird ca. 1 Minute in die Unterarmhaut eingerieben, die Allergene gelangen durch die Hautanhangsgebilde in die Dermis. Die Ablesung erfolgt nach 20 Minuten. Positive Reaktionen: juckende, follikuläre Quaddeln und Erythem (s. Abb. 1.18). Der Reibetest gelingt nur bei hochgradiger Sensibilisierung (ca. 10.000mal weniger sensitiv als Intrakutantest).

> **!** Ein positiver Reibetest besitzt gute klinische Aussagekraft; er ist auch für den Patienten überzeugend, da er das individuelle Allergen ermittelt (z. B. Haare der eigenen Katze).

Provokationstests

Bei Provokationstests wird das verdächtigte Allergen direkt an das Erfolgsorgan (Schleimhaut) appliziert und die klinische Reaktion registriert. Der Provokationstest ist der aussagekräftigste Test, weil er eine klinisch aktuelle Sensibilisierung anzeigt, führt jedoch häufiger zu Zwischenfällen. Folgende Applikationen werden durchgeführt:

- konjunktival (positive Reaktion: Rötung, Juckreiz, Schwellung);
- nasal (Juckreiz, Niesen, Rhinitis; Messung von Obstruktion und Atemwiderstand mittels Rhinomanometrie);
- pulmonal (Messung der Reaktion durch Bestimmung von Atemvolumen, Vitalkapazität, forcierter exspiratorischer Vitalkapazität u. a.);
- oral (Abklärung von Nahrungsmittelallergien). Bei positivem Ausfall gastrointestinale (Diarrhöen, Übelkeit, Erbrechen etc.), aber nicht selten auch Symptome anderer Organe (s. Kap. Nahrungsmittelallergien). Die Interpretation ist schwierig und erfordert Erfahrung.

> **!** Klinische Tests sind nicht sinnvoll, wenn der Patient unter Antihistaminika oder Kortikosteroiden steht und die Testreaktionen dadurch unterdrückt werden.
>
> Faustregel: Steroide müssen14 Tage, Antihistaminika 7 Tage vor einer geplanten Testung abgesetzt werden (Beachte jedoch: i. m.-Depotsteroide wirken bis zu 6 Wochen, Astemizol 1 Monat, Ketotifen 1 Woche). Hauttests sind ferner ausgeschlossen, wenn der Hautzustand eine Beurteilung nicht zuläßt (Ekzem, Ichthyosis u. a.) oder eine Neigung zu unspezifischer Quaddelbildung besteht (Urticaria factitia, Mastozytose; falsch positive Negativkontrolle mit Kochsalzlösung!).

In-vitro-Methoden

Ergebnisse von Labortests bestätigen ***nur in Übereinstimmung mit Anamnese und Klinik*** eine Allergie. Ein positives bzw. negatives Testergebnis für sich allein bedeutet zunächst lediglich den Nachweis bzw. das Fehlen eines Antikörpers oder Reaktionsprodukts.

Bestimmung der Gesamt-IgE im Serum. Hierfür stehen heute eine Reihe von Enzym- bzw. Fluoreszenzimmunoassays (EIA, ELISA, FEIA) zur Verfügung, die den früher gebräuchlichen Radioimmunoassay (RIST) abgelöst haben. Gesamt-IgE Konzentrationen werden in Einheiten (KU/l) angegeben; 1 KU/l entspricht 2.4 ng/ml. Die Gesamt-IgE-Bestimmung wird häufig als Screeninguntersuchung für „atopische" Krankheiten (allergisches Asthma bronchiale, atopische Dermatitis, Pollinose) eingesetzt. Normalwerte bei Erwachsenen < 20 KU/l; bei > 100 KU/l: Atopie wahrscheinlich.

> **!** Bei Atopikern können die IgE-Spiegel zu bestimmten Zeitpunkten normal sein, andererseits sind auch anderer Krankheiten mit erhöhter IgE-Produktion assoziiert (z. B. Lymphome, Parasitosen, HIV-infektion).

Bestimmung allergenspezifischer IgE. Mehrere Testsysteme zur Bestimmung spezifischer IgE-Antikörper gegen eine immer umfangreichere Zahl von Allergenen werden heute eingesetzt. Es handelt sich um semiquantitative Immunoassays, die auf dem klassischen, 1972 eingeführten Radioallergosorbenttest (RAST) beruhen.

Prinzip: Allergene werden (kovalent oder durch Absorption) an eine Festphase gebunden, diese dann mit Patientenserum inkubiert und evtl. spezifisch gebundene IgE in einem zweiten Schritt durch ein Detektionssystem meßbar gemacht (die früher hierfür verwendeten radioaktiv markierten Anti-human-IgE-Antikörper wurden weitgehend durch Enzym-, Fluoreszenz- oder Chemoluminiszenz-Konjugate ersetzt). Das erhaltene Meßsignal ist der Menge gebundener IgE direkt proportional. Die Ergebnisse werden in „RAST-Klassen" (1–6) und KU/l angegeben.

> **!** Die analytische Präzision der Tests, ihre gute Reproduzierbarkeit, Sensitivität, Spezifität und die immer bessere Automatisierung dürfen nicht darüber hinwegtäuschen, daß die Methode semiquantitativ ist und keine absoluten Antikörpermengen angibt. Regelmäßige Ringversuche zwischen verschiedenen Labors sind zur Standardisierung und Qualitätskontrolle erforderlich.

Bewertung: Positive RAST-Ergebnisse allein sind noch kein Beweis einer klinisch relevanten Allergie (sowohl falsch positive als auch falsch negative Testergebnisse kommen vor). Ein Maß der Aktualität eines RAST-Ergebnisses ist die Korrelation mit den klinischen Tests. Hauttest und RAST stimmen zwischen 50–100 % überein (abhängig vom jeweiligen Allergen). RAST und Provokation zeigen gute Korrelation für inhalative, saisonale Allergene und Tierhaarepithelien, weniger gute Hausstaubmilbe, Schimmelpilze. Je höher die RAST-Klasse, umso besser die Korrelation.

Bei Vorinkubation eines Serums von definierter Feinspezifität mit Allergenlösungen kommt es zur Verringerung des RAST-Wertes („RAST-Inhibitionstest"). Dieser kann zur Bestimmung der Stärke von Allergenextrakten und von Kreuzreaktionen (z. B. Birkenpollen-Apfel) verwendet werden.

Bestimmung von präzipitierenden IgG Antikörpern. IgG-Antikörper gegen Vogelserum, Kot, Schimmelpilze und div. Bakterien werden mit der Ouchterlony-Präzipitation oder ebenfalls durch Enzymimmunoassays bestimmt.

Präzipitierender IgG-Antikörper sind im Rahmen der Abklärung von Typ-III-Allergien von Bedeutung, z. B. bei der exogen allergischen Alveolitis (Taubenzüchterlunge, Farmerlunge). Die Krankheit entsteht durch Inhalation von organischen Stäuben (verschimmelter Heustaub); ihre Behandlung ist eine Domäne der Lungenfachärzte.

Weitere In-vitro Tests.

- **Immunoblot.** Dieser Test erlaubt den Nachweis von Antikörpern gegen einzelne Epitope elektrophoretisch aufgetrennter Allergengemische und die Charakterisierung (Größenbestimmung) einzelner Allergenbestandteile.
- **Basophilen-Degranulationstest.** Dieser semiquantitative Test weist an basophile Granulozyten gebundene spezifische IgE-Antikörper nach und beruht auf der Färbbarkeit nicht degranulierter Basophiler mit Toluidinblau. Allergen-beschichtete Objektträger werden mit einer Basophilensuspension beladen und der Anteil Toluidinblau-positiver Zellen bestimmt.
- **Tests zur Bestimmung von Metaboliten allergischer Reaktionen.** Es handelt sich hier um ein rasch expandierendes Feld von Testmethoden, die im Ablauf der Immunreaktion freigesetzte Signalsubstanzen als Maß der Reaktion bestimmen. Gemessen werden Zytokine (Interleukine, INFγ) oder von den Zielzellen freigesetzte präformierte (z. B. Histamin, ECP – „eosinophilic cationic protein" der Eosinophilen) oder de novo synthetisierte Substanzen (Sulfidoleukotriene). Diese Tests werden bei gezielten Fragestellungen eingesetzt, für die Routinediagnostik sind sie (auch wegen des höheren Aufwands und der Kosten) meist entbehrlich.

Beispiel: ***Histamin-Release-Test:*** Aus einer Blutprobe werden über Dextran-Gradienten basophile Leukozyten angereichert, gewaschen und mit Allergenen oder Haptenen (z. B. Medikamenten) inkubiert. Tragen die Basophilen an ihren IgE-Rezeptoren spezifische IgE-Antikörper gegen diese Allergene, führt deren Bindung zur Quervernetzung („bridging") und über Signaltransduktionsmechanismen zur Ausschleusung von Metaboliten. Unter den vielen freigesetzten Substanzen können dann mittels Enzymimmunoassay die interessierenden – hier das Histamin- quantitativ bestimmt werden.

Spezifische Hyposensibilisierung („spezifische Immuntherapie")

Die Hyposensibilisierung bei Typ-1-Allergien beruht auf der wiederholten subkutanen Applikation relevanter Allergene in langsam steigender Dosierung. Sie bewirkt Besserung bis Verschwinden der durch das Allergen ansonst hervorgerufenen Beschwerden. Die für diesen Effekt erforderliche Dosis (Erhaltungsdosis) wird über einen längeren Zeitraum weiter verabreicht (abhängig von Allergen und Indikation 3–5 Jahre).

Die Anfänge der Hyposensibilisierung reichen bis ca. 1900 zurück – ein gutes Beispiel einer lange Zeit empirischen, erfolgreichen Therapiemethode.

Indikation. Eine Hyposensibilisierungtherapie ist indiziert, wenn *erhebliche* Beschwerden bestehen, diese durch Expositionsprophylaxe und symptomatische Therapie alleine nicht oder nur unzureichend beherrscht und/oder Folgekrankheiten vermieden werden können, und wenn die auslösenden Allergene klar diagnostiziert sind. Folgende Krankheiten sind für sie geeignet: Allergische Rhino(konjunktivitis) durch saisonale und perenniale Allergene, allergisches Asthma bronchiale (abhängig von Dauer und Schweregrad), Tierhaarallergien (bei nicht vermeidbarer beruflicher Exposition – Landwirte, Tierärzte), Insektengiftallergie (abhängig vom Grad der Sensibilisierung und in zweiter Linie vom Expositionsrisiko).

> **!** Rechtzeitig begonnene Hyposensibilisierungsbehandlung kann den sogenannten „Etagenwechsel" bei Pollinose (Übergang in Asthma bronchiale, bei ca. 20–30 % der Patienten) aufhalten. Bei Patienten mit fortgeschrittenem Asthma bronchiale (durch die langdauernde Entzündung überwiegen strukturelle Defekte und unspezifische unterhaltende Reize die auslösende allergische Komponente) ist sie jedoch erfolglos und sollte daher – im Interesse des Patienten und der Methode – unterbleiben.

Die ***Wirksamkeit*** lege artis durchgeführter Hyposensibilisierung ist sehr gut belegt. Ihr Erfolg hängt von vielen Faktoren ab: der Art des Allergens, der Qualität der Allergenextrakte, der kumulativen verabreichten Allergendosis und vom rechtzeitigen Therapiebeginn.

Sehr gute Erfolge zeigt die Behandlung bei Insektengiftallergie (> 90 % anhaltenden Schutz) und bei saisonalen Inhalationsallergien (Pollinose 80–90 %), einen weniger guten bei Hausstaubmilbenallergie (60–70 %). Tierhaarepithelienallergien werden selten hyposensibilisiert (Expositionsprophylaxe allein führt meistens zum Ziel); die Erfahrungen mit Schimmelpilzextrakten sind limitiert, Behandlung wird nur im Einzelfall empfohlen.

In einer interessanten Publikation wurde eine klinische Wirkung bei 85 % der Patienten mit allergischer Rhinitis und allergischem Asthma gefunden, bei Plazebobehandlung immerhin in 30–40 % Effekt.

Der ***Wirkmechanismus*** ist noch unklar.

Folgende Hypothesen werden erwogen: Induktion „blockierender" IgG-Antikörper (bei Insektengiftallergien dokumentiert), Induktion von Anti-IgE-Antikörpern, Modulation des Helfer-T-Zellrepertoires von TH-2 zu TH-1-Zellen, Abregulierung des CD23 (niedrig affiner IgE-Rezeptor), Induktion antiidiotypischer Antikörper, Abnahme der „Releasibility" der Zielzellen.

Rolle der Hyposensibilisierung in der Therapie von Allergien: Die Behandlung von Allergien fußt auf 3 Prinzipien: der ***Allergenkarenz***, der ***symptomatischen Behandlung*** und der ***Hyposensibilisierung.*** Diese Behandlungsstrategien schließen einander nicht aus, sondern werden ergänzend angewandt. Vor einer geplanten Hyposensibilisierung müssen diese anderen Strategien vollständig ausgeschöpft werden. Beispiele:

- Tierhaarepithelienallergie: Die Entfernung des Tieres aus dem Haushalt (am häufigsten sind Allergien gegen Katzenhaare) macht eine Hyposensibilisierung meist überflüssig. Allerdings nimmt die Besserung lange Zeit in Anspruch, da sich bis 40 (!) Wochen danach noch ausreichende Mengen an FelD1, dem Hauptallergen der Katze, nachweisen lassen („Jetzt haben wir die Katze weggegeben, und es ist doch nicht besser geworden. . .").
- Hausstaubmilbenallergie: Maßnahmen zur Reduktion der Milben-Allergenlast sind außerordentlich wichtig: Vermeidung von „Staubfängern", Teppichböden, Verwendung milbendichter Überzüge für Matratzen und Bettzeug. Weniger wirkungsvoll sind akarizide Sprays/Feuchtpulver und alleinige Verwendung (selbst der besten) Staubsauger. Da Allergenkarenz nicht immer durchführbar ist, ist die Hyposensibilisierung häufig indiziert.

Impfstoffe. Die Hyposensibilisierung erfolgt mit standardisierten Allergenextrakten (meist Gemischen), die vom Erzeuger nach einem auf den Testergebnissen basierenden Rezept des Allergiearztes zusammengestellt werden. Verwendet werden vor allem ***Semidepotpräparate***, aus denen das an Aluminiumhydroxid gebundene Allergen langsam und gleichmäßig freigesetzt wird. ***Wässrige Allergenextrakte*** werden im Rahmen der „Schnellhyposensibilisierung", aber auch bei unerwünschten lokalen Nebenwirkungen durch Semidepotextrakte verwendet (subkutane Impfgranulome; selten erforderlich). ***„Allergoid"-Impfstoffe*** sind mit Form- bzw. Glutaraldehyd vorbehandelte Allergenextrakte (Modifikation der Allergenstruktur soll Allergenität und damit Nebenwirkungen reduzieren, die Immunogenität aber belassen – derzeit noch nicht unumstritten).

Die ***Mischung*** von Allergenextrakten unterliegt klaren Richtlinien:

- keine Frühblüher (Bäume) mit Spätblühern (Gräser, Unkräuter) mischen (Grund: Im Zug der kosaisonalen Dosisreduktion – s. unten – wird das jeweils andere Allergen unter die wirksame Konzentration verdünnt; die kumulative Impfmenge und damit die Wirkung ist geringer);
- keine saisonalen mit perennialen Allergenen mischen (Grund: s. oben);
- nicht mehr als 4 Allergene pro Extrakt (Verdünnung unter wirksame Konzentration);
- Hyposensibilisierung mit Tierepithelien- oder Schimmelpilzextrakten grundsätzlich nur bei strenger Indikationsstellung.

Durchführung. Bei parenteraler Hyposensibilisierung werden die Injektionen streng subkutan im unteren, lateralen Drittel des Oberarms, ca. eine Handbreit oberhalb des Olekranon, verabreicht. Die Impfextrakte werden in verschiedener Stärke, in farblich gekennzeichneten und mit Ziffern versehenen (meist Stärke 1–4) Fläschchen geliefert. Man beginnt (im beschwerdefreien Intervall!) mit 0,1 ml der Stärke 1 und steigert in 7–10tägigen Intervallen bis zur individuellen Höchstdosis (meist 1,0 ml der Stärke 4), die dann in Monatsabständen weiter verabreicht wird.

Die Dosis der folgenden Injektion muß entsprechend eventuellen Nebenwirkungen der vorangehenden moduliert werden: Bei übersteigerter Lokalreaktion (Juckreiz, Quaddeln, Ödem) wird die Dosis um 1–2 Stufen, bei systemischer Reaktion um 2–6 Stufen reduziert und langsam wieder – je nach Verträglichkeit – gesteigert. Individuell kann eine Antihistaminika-Prämedikation sinnvoll sein.

> **!** Die Richtlinien der Hersteller bezüglich Dosissteigerung und Impfintervalle sind lediglich Empfehlungen. Es sind die Impfschemata an den Patienten anzupassen, nicht umgekehrt.

Richtlinien. Bei ***saisonalen*** Allergien soll die Hyposensibilisierung nur in der beschwerdefreien Zeit begonnen werden. Laufende Therapien werden während der Pollensaison mit (auf 1/5–1/10) reduzierter Dosis fortgesetzt und an diese anschließend wieder bis zur individuellen Höchstdosis gesteigert. Dieser Zyklus wiederholt sich durch 3 Jahre bzw. bis zur Beschwerdefreiheit. Bei perennialen Allergien sollte vor Behandlungsbeginn durch Karenzmaßnahmen und symptomatische Behandlung möglichst Beschwerdefreiheit erzielt werden.

Dauer der Hyposensibilisierung. Verbindliche Regeln über die notwendige Behandlungsdauer gibt es nicht. Im Durchschnitt beträgt sie drei Jahre (Ausnahmen:

Tabelle 8.4. Therapeutische Maßnahmen bei allergologischen Zwischenfällen

Ausgedehnte Lokalreaktionen (Quaddel über 4 cm Durchmesser):	• Antihistaminikum p. o. • Abschnürung der Extremität herzwärts der Injektionsstelle (Blutdruckmanschette) • s. c. Um/Unterspritzen des Allergendepots mit 0,25–1,0 mg Adrenalin (0,25–1,0 ml Suprarenin®-Amp.), bei Kindern 0,1 ml/kg KG • Lokal Steroidcreme • Genaue Beobachtung des Patienten
Beginnende Systemreaktion (Juckreiz, Rötung, Urtikaria, Rhinokonjunktivitis, Asthma bronchiale, Quinckeödem. Warnzeichen schwerer Systemreaktion: Juckreiz palmoplantar, starker RR-Abfall, Benommenheit):	• Lagerung (seitwärts, Kopf tief, Beine hoch) • sicherer venöser Zugang • RR-Pulsüberwachung • 2–4 mg (1–2 Amp.) Clemastin (Tavegyl®), bei Kindern 1/2–1 Ampulle langsam i. v. oder in Infusion (0,9 % NaCl-Lösung) • Bei beginnendem Asthma bronchiale: β-Mimetika-Sprays (Berotec®, Berodual®) • 240 mg (1 Amp.) Euphyllin langsam i. v., bei Kindern 6 mg/kg KG • Volumensubstitution mit 0,9 % Kochsalzlösung oder Rheomacrodex (nach Vorspritzen von niedermolekularem Dextran 1 – Promit®) • Steroide i. v.: z. B. Prednisolon (Solu-Dacortin® 100–1000 mg) oder Triamcinolon (Solu-Volon A® 100–200 mg) • Adrenalin 0,5–1,0 mg s. c. (0,5–1,0 ml Suprarenin®-Amp.), notfalls wiederholen nach 15'. Die Gabe von Kalzium sollte vermieden werden (Gefahr des Herzflimmerns).
Schwere Systemreaktionen:	wie oben, zusätzlich • Adrenalin 1–3 mg (Suprarenin®-Amp. 1–3 ml) s. c. oder i. m. oder 1:10 verdünnt langsam i. v., wenn möglich unter Monitorkontrolle alternativ: L-Adrenalin Leopold spritzfertig 1:10 000® 1–3 ml i. v. • Bei Entstehen einer Systemreaktion unter Medikation mit β-Blockern kann die Therapie mit Adrenalin ohne Effekt sein. Hier wird der Einsatz von Glukagon empfohlen. • Bei Herz-Kreislauf-Stillstand Herzmassage; bei Atemstillstand Mund-zu-Mund-Beatmung bis Intubation möglich. Rasche Einweisung Intensivstation

(nach Empfehlung der Österreichischen Gesellschaft für Allergologie und Immunologie)

Wespengift 3–5 Jahre, Bienengift derzeit unlimitiert), ihr Erfolg wird durch Beschwerdeangaben des Patienten, Reaktion bei evtl. „Feld"stichen, durch Medikamentenverbrauch während der folgenden Pollenflugsaison, Rückgang antigenspezifischer IgE oder mit Provokationstests beurteilt.

Nebenwirkungen. Milde lokale Nebenwirkungen (Rötung, Quaddeln, Schwellung) treten bei Hyposensibilisierung sehr häufig auf. Ausgedehnte Lokalreaktionen (Quaddel über 5 cm Durchmesser, starke Schwellung) sind Anlaß zur genauen Überwachung des Patienten (Blutdruck, Puls, Bewußtseinslage) und gegebenfalls Verabreichung von H1-Blockern. Systemreaktionen (Urtikaria, Quinckeödem, Rhinokonjunktivitis, Asthma, Blutdruckabfall, anaphylaktischer Schock) bedürfen augenblicklicher Behandlung bzw. Notfallmaßnahmen (Tabelle 8.4).

> **!** Mehr als 90 % aller schweren Nebenwirkungen treten innerhalb von 30 Minuten nach Allergeninjektion auf. Der Patient muß daher darauf hingewiesen werden, daß er nach *jeder* (!) Injektion mindestens 30 Minuten in Ambulanzbereich/Praxis verbleiben muß (schriftliche Bestätigung!).

Die Analyse schwerer Zwischenfälle bzw. Todesfälle erbrachte fast stets gravierende (und bei sorgfältiger Vorgangsweise vermeidbare) Mängel der Durchführung: versehentliche intramuskuläre oder intravasale Injektion, Verwechslung der Impfdosis, Impfung bei Erkrankungen oder Verschlechterung der Grundkrankheit (z. b. bei Asthmaattacken), unter Einnahme von Medikamenten (cave: Betablocker), Nichteinhalten der Wartezeit.

Eine retrospektive Analyse der letzten 20 Jahre in den USA ergab 6 Todesfälle auf 10 Millionen Allergietests und Hyposensibilisierungen (was die Sicherheit der Methode bei richtiger Handhabung dokumentiert).

Bei Insektengift- und Typ-I-Nahrungsmittelallergien obligat, sonst im Einzelfall, werden dem Patienten Medikamente (sog. „Notfallset") ausgehändigt, die er bei sich führen und im Ernstfall anwenden soll, bis weitere ärztliche Therapie verfügbar ist: schnell wirksame Antihistaminika (meist in Tropfenform), ein orales Steroid und ein adrenalinhaltiges Dosieraerosol. Die Verschreibung eines adrenalinhaltigen Autoinjektors (Epipen®) zur Selbstbehandlung soll im Einzelfall abgewogen werden.

Kontraindikationen der Hyposensibilisierung. Relativ: Gravidität, Herz-Kreislauferkrankungen. Absolut: Autoaggressionskrankheiten, Sarkoidose, Mastozytose, Behandlung mit Betablockern, mangelnde „Compliance“ des Patienten.

Sonderformen der Hyposensibilisierungsbehandlung. Bei der ***„Schnellhyposensibilisierung“*** werden ***stationär*** täglich 4–6 Injektionen mit rascher Dosissteigerung verabreicht; die Höchstdosis wird in 7–10 Tagen erreicht, anschließend Erhaltungsbehandlung. Diese Therapieform hat zum Aufbau eines raschen Schutzes z. B. bei Insektengiftallergikern während der Sommermonate Berechtigung. Inzidenz von Nebenwirkungen ist höher als bei der üblichen Hyposensibilisierung. Eine weitere Modifikation ist die „Ultra-rush“-Hyposensibilisierung (1–3 Tage).

Die ***orale (sublinguale) Hyposensibilisierung*** wurde bisher nur im Kindesalter bei Pollinose bzw. Hausstaubmilbenallergie eingesetzt. Sie erbrachte nur mäßige Erfolge, kontrollierte Studien fehlen. Derzeit zeichnet sich eine Renaissance in etwas modifizierter Form ab; ihr Einsatz ist vorerst Studien vorbehalten.

Die orale Hyposensibilisierung ist möglicherweise eine Technologie der Zukunft (z. B. Verpackung in Liposomen mit definierter Freigabe und Resorption, genau definierte Allergenepitope, in apathogene Darmbakterien klonierte Epitope mit definierter Allergenexpression in loco etc.). Im Einzelfall wurden Erfolge bei Nahrungsmittelallergien (Milchallergie) berichtet; hierbei handelt es sich aber um die Erzeugung einer ***Toleranz***, die nur bei dauernder Gabe anhält.

8.6.2 Testmethoden zur Erfassung von Typ-IV- (Kontakt)Allergien: Epikutantestung

Der Epikutantest wurde 1895 von Jadassohn als Läppchentest (Patchtest) eingeführt und entwickelte sich in der Folge zum Standardinstrument der Abklärung von Kontaktallergien. In-vitro-Methoden (z. B. der Lymphozytentransformationstest) haben keine praktische Bedeutung.

Prinzip. Die Testsubstanzen werden auf die Haut aufgebracht und das Auftreten etwaiger allergischer Ekzemreaktionen registriert (wichtig: Unterscheidung von unspezifischen toxisch-irritativen Reaktionen).

Durchführung. Die interessierende(n) Substanz(en) werden in auf Testpflaster geklebte Aluminiumschälchen („Finn chamber“) eingebracht und dann auf der Rückenhaut des Probanden fixiert. Damit gelingt es bequem, eine große Zahl von Kontaktallergenen gleichzeitig zu testen. Nach 48 Stunden wird das Testpflaster abgenommen und die erste Ablesung durchgeführt. Nach weiteren 24 Stunden und, wenn nötig, nach 96 Stunden und nach einer Woche, erfolgen weitere Ablesungen. Die Bewertung erfolgt, um vergleichbare Ergebnisse zu erzielen, nach folgender Skala (Abb. 8.6):

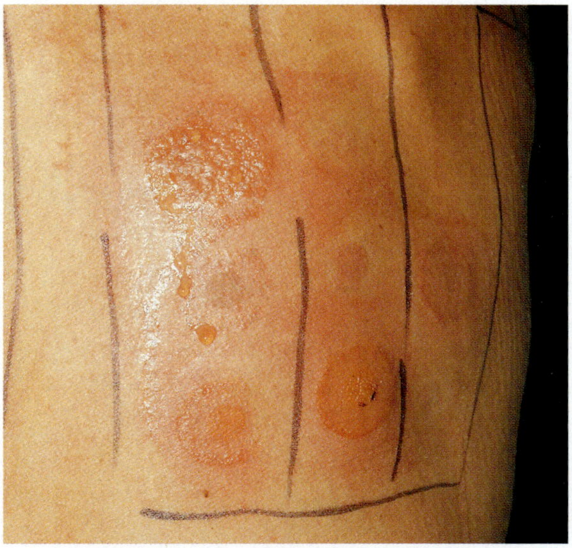

Abb. 8.6. Epikutantest. Allergische Reaktion *(+++)* auf Nickel. In anderen Testfeldern milde toxische Reaktionen

negativ (0)	
positiv (+):	mildes Erythem
positiv + :	Erythem mit leichter Infiltration
positiv ++ :	Erythem mit Papeln und kleinen Bläschen
positiv +++ :	Erythem, Blasen und Erosionen
IR:	toxisch-irritative Reaktion

Die kontaktallergische Testreaktion (ein Ekzem „en miniature“) weist von der ersten zur zweiten Ablesung eine Zunahme der Reaktionsstärke auf ***(„crescendo“)*** und zeigt typischerweise eine nicht nur scharf auf die Auftragestelle beschränkte Reaktion. Demgegenüber ist die toxisch- irritative Testreaktion fast immer scharf auf die Auftragestelle begrenzt, hat ein meist schon früher auftretendes Reaktionsmaximum, und die Reaktionsstärke nimmt zwischen der ersten und den weiteren Ablesungen ab ***(„decrescendo“)*** (verständlich, da die Haut von der irritierenden Substanz befreit wird). Nicht selten erschweren unspezifische irritative Pflasterreizungen das Testergebnis, manchmal kommt es zu einer nicht mehr beurteilbaren großflächigen allergischen Testreaktion („angry back“ oder „excited skin syndrome“).

Testsubstanzen. Diese werden in indifferenten Grundlagen verarbeitet, je nach Beschaffenheit meist in Vaseline oder wässriger Lösung, wobei für jede Substanz die optimale Testkonzentration bestimmt sein muß, um unspezifische irritative Reaktionen zu vermeiden. Die häufigsten Kontaktallergene liegen vorgetestet in kommerzieller Form vor und werden zu Testreihen zusammengefaßt, deren Zusammensetzung von der Fragestellung, der Testpopulation, der vermuteten Stoffklasse, lokalen Gebräuchen (Arnika, Ringelblumensalbe, Teebaumöl, Melkerfett sind etwa in Tirol beliebte Ingredienzien von Hausapotheken)

			48h	72h
1	Wollwachsalkohole	30 %		
2	4-Phenylendiamin	1 %		
3	Thiuram-Mix	1 %		
4	Neomycinsulfat	20 %		
5	Kobalt (II)-chlorid, $6H_2O$	1 %		
6	Nickel (II)-sulfat, $6H_2O$	5 %		
7	Benzocain	5 %		
8	Kolophonium	20 %		
9	N-Isopropyl-N'-phenyl-4-phenylendiamin	0,1 %		
10	Kaliumdichromat	0,5 %		
11	Mercapto-Mix	1 %		
12	Epoxidharz	1 %		
13	Perubalsam	25 %		
14	4-tert.-Butylphenol-Formaldehydharz	1 %		
15	Paraben-Mix	16 %		
16	Duftstoff-Mix	8 %		
17	Mercaptobenzothiazol	2 %		
18	Quecksilber (II)-amidchlorid	1 %		
19	Cetylstearylalkohol	20 %		
20	Zink-diäthyldithiocarbamat	1 %		
21	Dibromdicyanobutan/Phenoxyethanol (1:4)	1 %		
22	Sorbitansesquioleat	20 %		
23	Formaldehyd (in Wasser)	1 %		
24	(Chlor) Methylisothiazolon (3:1 in Wasser)	0,01 %		

Abb. 8.7. Standard-Epikutantest (Univ.-Hautklinik Innsbruck)

und gegebenfalls arbeitsplatzbezogenen Überlegungen abhängt. Nationale und internationale Gesellschaften (EECDRG = European Environmental and Contact Dermatitis Research Group) geben Empfehlungen für die Zusammenstellung von Testreihen heraus und modifizieren diese bei Bedarf. Ein Beispiel einer „Standardreihe", die die derzeit gängigsten Kontaktallergene enthält, zeigt Abb. 8.7. Für weitere Fragestellungen (meist bei Verdacht auf Berufskrankheit) gibt es eine Vielzahl weiterer Testblöcke, z. B. Friseurreihe (Haarfarbstoffe, Dauerwellpräparate), Kunststoffreihe (die wichtigsten Bestandteile von Acrylat, Polyester, Epoxid-Kunststoffen), Gummireihe, Salbengrundlagen (Wollwachsalkohole, Duftstoffe, Konservierungsmittel) u. a. m.

Die ständig steigende Anzahl potentieller Kontaktallergene erfordert eine ständige Weiterbildung des Untersuchers, unterstützt durch Nachschlagewerke (heute z. T. mit Hilfe von PC- unterstützten Datenbanken).

Sensibilisierung gegen mehrere Allergene ist häufig. Folgende Begriffe haben sich als nützlich erwiesen:

- Eine ***polyvalente Allergie*** bezeichnet eine Sensibilisierung gegen multiple Allergene (Beispiel: Sensibilisierung gegen zahlreiche Salbengrundlagen und -inhaltsstoffe bei Ulcus cruris venosum);
- eine ***Kopplungsallergie*** liegt bei Sensibilisierung gegen verschiedene Substanzen vor, die häufig gemeinsam vorkommen (Beispiel: Nickel-Kobalt);
- eine ***Kreuzallergie*** beschreibt die Sensibilisierung gegen idente Allergenepitope von chemisch oder strukturell verwandten Substanzen in verschiedenen Stoffen (Beispiel: Compositae-Allergie, gemeinsames Allergen sind Sesquiterpenlaktone);
- eine ***Compoundallergie*** bezeichnet die Sensibilisierung gegen ein Allergengemisch (z. B. in Salben); die Testung der Einzelbestandteile ergibt negative Reaktionen.

Vorgehen bei der Epikutantestung. Die unzähligen in der Umwelt vorkommenden möglichen Kontaktallergene können unmöglich im Sinne von Screening-Epikutantests erfaßt werden. Die ausführliche Anamnese (die unbedingt Fragen über berufliche Tätigkeit und Hobbies einschließen muß) ist daher die wichtigste Voraussetzung für eine gezielte Testung. Positive Testergebnisse müssen auf ihre klinische Relevanz zu den Beschwerden und der Anamnese hinterfragt, gegebenenfalls durch weitere Testungen ergänzt werden. Die erhobenen Kontaktallergien werden in einem ***Allergieausweis*** eingetragen und dem Patienten zusammen mit ***Merkblättern***, die ihm das Auffinden der für ihn relevanten Kontaktallergene in Gegenständen des täglichen Gebrauches erleichtern sollen, ausgehändigt. Dies ist deshalb von Bedeutung, weil die kausale Therapie in einer möglichst kompletten Vermeidung weiterer Expositionen besteht.

Besondere Formen der Epikutantestung. Besondere Probleme ergeben sich, wenn die zu testenden Substanzen nicht kommerziell erhältlich sind und daher ***Eigensubstanzen*** oft unbekannter Zusammensetzung und von unbekanntem irritativen Potential getestet werden müssen. Vor der Testung muß die Zusammensetzung der Eigensubstanzen so eingehend wie möglich eruiert werden (Rückfragen bei Herstellern, Studium von Datenschutzblättern – für viele beruflich verwendete Substanzen erhältlich). Erst dann werden unter Ausnutzung evtl. Erfahrungswerte Testverdünnungen hergestellt (Beginn der Testung mit hohen Verdünnungen). Nach 30 Minuten erfolgt die erste Beurteilung im ***offenen*** Epikutantest zur Erfassung von Soforttypreaktionen (z. B. Aromastoffe) und/oder stark irritierender Wirksamkeit der Eigensubstanzen. Obligat irritative Substanzen (Laugen, Säuren, bestimmte Blumen) werden *nicht* getestet.

Problematisch kann sich auch die Epikutantestung auf ***Produkte der Körperpflege*** gestalten (Seifen, Deodorants, Shampoos, Haarfärbemittel, Parfüms etc.), da diese oft eine große Anzahl nicht deklarierter Substanzen enthalten. Der Patient kann aus dem positiven Testergebnis nicht entnehmen, welche andere Konsumartikel die für ihn zu vermeidenden Allergene enthalten. Hier hilft die Empfehlung, auf Produkte mit vollständiger Deklaration der Inhaltsstoffe auszuweichen.

Bei Toilettenartikeln kann in unklaren Fällen auch der ***Gebrauchstest*** (ROAT – „repeated open application test") sinnvoll sein: Verdächtige Produkte (z. b. Feuchtigkeitscreme, Parfüm) werden durch eine Woche 2 x/ Tag in die Haut der Kubita eingerieben und die Reaktion beurteilt.

Eine wichtige Sonderform des Epikutantests ist schließlich der ***„belichtete Epikutantest"*** (Photopatchtest) zur Erfassung photoallergischer oder phototoxischer Reaktionen (s. Lichtdermatosen): Die Testsubstanzen werden zweifach (rechts und links) am Rücken aufgeklebt. Nach 24 Stunden wird die eine Seite UV-bestrahlt (UVA 5 J/cm2), die andere Seite bleibt unbestrahlt. Beide Testareale werden vergleichend nach 48, 72 und nötigenfalls 96 Stunden abgelesen. Bei photoallergischen Reaktionen ist die belichtete Teststelle ***positiv***, die unbelichtete ***negativ.***

9 Therapie der Hautkrankheiten

Die Behandlung von Hautkrankheiten galt früher als sprichwörtlich schwierig; nicht zuletzt, weil Therapieerfolge an keinem anderen Organ leichter überprüfbar sind als an der Haut. Heute ist dieser Skeptizismus überholt: Der Dermatologie stehen sehr wirkungsvolle topische und systemische, operative und physikalische Behandlungsverfahren zur Verfügung. Ein wesentlicher, mitunter unterschätzter Teil der Therapie ist ferner die begleitende Aufklärung.

Allgemeines. Sachgerechte Behandlung und Beratung setzt die Kenntnis der Diagnose voraus. Ist diese gegeben, findet man in der Regel mit einem erstaunlich spartanischen Rüstzeug sein Auslangen. Unsicherheit über die Diagnose wird oft durch Polypragmasie oder einfaches Probieren überdeckt. Diesem Trend kommt die Vermarktung von Präparaten entgegen, die *alles* können (z. B. Salben mit Kortikosteroiden, Antimykotika und Antibiotika – „Sieben-auf-einen-Streich-Therapie").

Der ***Aufklärung*** und ***Beratung*** kommt große Bedeutung zu, da viele Dermatosen dispositionelle Ursachen haben und daher wiederholter oder dauernder Behandlung bedürfen. Bei ihnen ist das Behandlungsziel nicht die Ausmerzung der Krankheit, sondern die Erzielung eines befriedigenden Gleichgewichts mit ihr. Das muß dem Patienten verständlich gemacht werden; Patienten erwarten natürlich eine komplette Ausheilung ***(Einfürallemal-Therapie)*** und sind enttäuscht, wenn Rückfälle eintreten.

> Fallbericht: Ein 38jähriger Mann stellt sich mit einer, wie er angibt, unheilbaren Hautkrankheit vor. Bei drei Hautärzten sei er schon gewesen, aber „die haben es alle nicht gekannt". Die Untersuchung ergibt eine einfache Pityriasis versicolor; die mitgebrachten Rezepte zeigen, daß jeweils korrekte Behandlungen durchgeführt worden und sogar monatelange Remissionen aufgetreten waren. Dem Patienten war aber nicht ausreichend erklärt worden, daß die Behandlungen periodisch wiederholt werden müssen.

Die Aufklärung über die Natur und den natürlichen Verlauf der Krankheit ist daher ebenso wichtig wie die Information über das *Wie* und *Was* der Therapie. Erfolgreiche Behandlung dispositionell bedingter Hautkrankheiten setzt oft eine Änderung des Lebensstils voraus (z. B. Tragen von Schutzhandschuhen, elastischen Binden, Vermeiden zu häufigen Duschens, Verzicht auf Kosmetika, regelmäßige Administration von Therapeutika u. a. m.). Dies ist dem Patienten nicht immer leicht zu klar zu machen und wird oft auch nicht befolgt.

9.1 Systemische medikamentöse Therapie

Im Folgenden werden nur Medikamente mit spezifischem Bezug zu oder besonderem Gebrauch bei Hautkrankheiten behandelt. Weitere Aspekte siehe im jeweiligen Kap. und in Anhang II (therapeutische Tabellen).

9.1.1 Antibiotika

Diese werden nach den Grundsätzen der Infektiologie eingesetzt (s. einschlägige Lehrbücher). Folgende Punkte seien hervorgehoben:

- Bei akuten Infektionen kann meist das Ergebnis einer Kultur nicht abgewartet werden; die Wahl des

Antibiotikums richtet sich nach der Empirie (zumindest bis Einlangen des Kulturergebnisses);
- Therapie erster Wahl bei massiven grampositiven Infektionen ist immer noch parenterales Penizillin-G, gewöhnlich in Kombination mit dem Breitspektrumpenizillin Amoxicillin und dem β-Laktamasehemmer Klavulansäure;
- akute Infektionen (z. B. Erysipel) sprechen manchmal erst mit 2- bis 3-tägigem Verzug an. In solchen Situationen wird oft zu schnell auf andere, weniger gut wirksame Regimen umgestellt, z. B. Kombinationen von Zephalosporinen und Aminoglykosiden, Makrolidantibiotika oder Gyrasehemmer. Wenn diese dann gleichfalls nicht den gewünschten Erfolg zeitigen, sind bald alle gängigen Möglichkeiten erschöpft;
- orale Penizilline und Zephalosporine sind zur ambulanten Beherrschung milder Pyodermien meist ausreichend;
- gramnegative Infektionen bedürfen einer kulturell gezielten Behandlung (häufig stationär). Mittel der Wahl sind Gyrasehemmer („Hautinfektionen unter der Gürtellinie“);
- Tetrazykline sind immer noch ein unverzichtbarer Bestandteil der dermatologischen Therapie (Akne, hohe Empfindlichkeit der Diphtheroiden des Haarfollikels);
- Clindamycin ist das Mittel der Wahl bei foudroyant verlaufenden tiefen Infektionen (z. B. nekrotisierende Fasziitis);
- antibiotische Therapie ist grundsätzlich bis zur klinischen Abheilung und, je nach der vorliegenden Infektion, verschieden lang darüber hinaus zu verabreichen.

Antibiotika verursachen die höchsten Kosten in der stationären Therapie von Hautkrankheiten.

Sulfonamide. Diese sind als Trimethoprim-Sulfamethoxazol (TMPS) bei Pyodermien und anderen bakteriellen Infektionen oft wirksam, jedoch als Routinemaßnahme wegen der Gefahr schwerer toxischer Exantheme nicht geeignet (TMPS ist in Mitteleuropa der häufigste Auslöser der toxischen epidermalen Nekrolyse).

Metronidazol. Neben seiner Wirkung auf Flagellaten (Trichomoniasis) hochwirksam gegen Anaerobier (Mittel zweiter Wahl bei Rosazea und perioraler Dermatitis). Cave: Antabus-ähnliche Nebenwirkung; bei längerfristiger Anwendung Gefahr extrapyramidaler Symptome und von Neutropenie.

Sulfone (Dapson, Sulfapyridin, Sulfasalazin). Diese besitzen unabhängig von ihrer antibakteriellen auch eine entzündungshemmende Wirkung, die auf Hemmung der Leukozyten-Chemotaxis und des alternativen Wegs der Komplementaktivierung beruht. Dapson ist nahezu spezifisch wirksam bei Dermatitis herpetiformis und Erythema elevatum et diutinum; bei einigen weiteren entzündlichen Dermatosen eignet sich Dapson als Alternative. Nebenwirkungen von Dapson sind v. a. Hämolyse und Methämoglobinbildung; es darf bei Glukose-6-Phosphatdehydrogenase-Mangel nicht verabreicht werden. Seltener werden (vorwiegend motorische) Neuropathien, Leukopenie und Cholestase beobachtet.

Clofazimin. Dieses Lepra-Mittel ist ein Alternativ-Medikament bei Pyoderma gangraenosum und bestimmten Fällen von Lupus erythematodes. Teilweise wirksam bei Cheilitis granulomatosa (Melkersson-Rosenthal-Syndrom).

9.1.2 Antimykotika

Man unterscheidet Antimykotika mit ausschließlicher Wirkung gegen Dermatophyten (***Griseofulvin***), solche mit Wirkung hauptsächlich gegen Hefepilze (***5-Fluorozytosin*** und Polyenantibiotika wie ***Nystatin*** und ***Amphoterizin B***) sowie Breitspektrumantimykotika (***Allylamine, Azole, Pyridone***).

Griseofulvin, das älteste systemische Pilzmittel, hat heute stark an Bedeutung verloren. Es wird heute noch als (kostengünstigere) Alternative bei ausgedehnten Epidermo- und Trichomykosen verwendet. Griseofulvin ist relativ gut verträglich, kann jedoch einen Transaminasenanstieg bewirken (Cave Porphyrien!). Kontraindikation bei Schwangerschaft.

Polyenantimykotika. Diese wirken durch Bindung an und Zerstörung der Zellwand (Ergosterol; Abb. 9.1) von Hefepilzen (Kandida- und Torulopsisarten), Aspergillus u. a. m. Nystatin wird im Darm nicht resorbiert und hat daher *keine* systemische Wirkung (Indikation: gastrointestinale Kandidiasis). Amphoterizin-B ist sehr wirksam bei Systemmykosen (Aspergillose, Kryptokokkose, Sporotrichose, Histoplasmose etc.), aber auch reich an Nebenwirkungen. Es wird intravenös, nur auf Basis genauer Erregeridentifikation, und meist in Kombinationsregimen verabreicht (Rifampizin, Fluzytosin, Aktinomyzin D, Tetrazykline).

Nebenwirkungen sind Fieber, Nephro- und Kardiotoxizität, zentrale und periphere neurologische Störungen, Myelosuppression, Exantheme, Übelkeit, Kopf- und Gliederschmerzen etc. Vorlauf-Elektrolytinfusionen sowie Antipyretika sind angezeigt; vor Behandlung wird eine Testdosis infundiert und die volle Dosis durch langsame Steigerung erreicht. Neue Amphoterizin B-Lipid-Präparationen (z. B. liposomales Amphoterizin B) sind besser verträglich und können daher höher dosiert werden.

5-Fluorozytosin (Fluzytosin). Dieses ist ein fluoriertes Pyrimidin, das von der Pilzzelle in den toxischen Antimetaboliten 5-Fluorourazil umgewandelt wird. Es wirkt fungistatisch, ist gut wasserlöslich, gut verträglich und besonders zur Behandlung der Infektionen

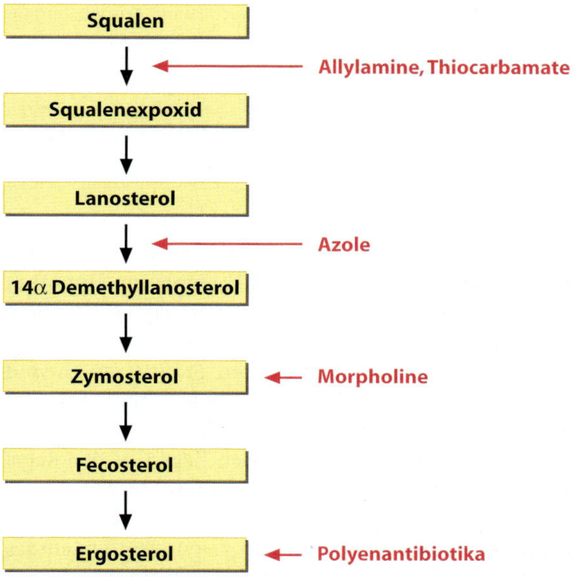

Abb. 9.1. Angriffspunkte der Antimykotika im Rahmen der Ergosterolsynthese

von Harntrakt, ZNS und Auge geignet. Allerdings sind viele Kandida- (und Kryptokokkus)stämme resistent. Bei Leukopenie nicht indiziert.

Azole. Sie sind die größte Gruppe der Breitspektrumantimykotika. Man unterscheidet die (älteren) Imidazole und die (neueren) Triazole. Erstere umfassen neben ***Ketokonazol***, dem ältesten systemisch anwendbaren Azol, eine Reihe topischer Antimykotika (Clotrimazol, Ekonazol, Mikonazol, Bifonazol u. a. m.); letztere die hochwirksamen Substanzen ***Itrakonazol*** und ***Flukonazol.*** Die Azole wirken durch Hemmung der Ergosterolsynthese (Hemmung der Zytochrom P450-abhängigen Lanosterol-Demethylase; s. Abb. 9.1). Sie sind gegen Dermatophyten, Hefe- und Schimmelpilze fungistatisch, gut verträglich, jedoch potentiell hepatotoxisch (Bindung an Zytochrom P450) und dürfen während der Schwangerschaft nicht gegeben werden. Ketokonazol hat wegen seiner kurzen Halbwertszeit und starken Bindung an Zytochrom P 450 das ungünstigste Wirkungsprofil und ist von Itrakonazol weitgehend verdrängt worden. Flukonazol zeichnet sich durch seine Wasserlöslichkeit und gute Liquorgängigkeit aus. Es kann nicht nur, wie die übrigen Azole, oral sondern auch intravenös gegeben werden und ist bei systemischen Hefepilzinfektionen (vor allem des ZNS) indiziert. Flukonazol ersetzt das toxische Amphoterizin B teilweise und wird gemeinsam bzw. nach der Initialtherapie mit diesem zur längerfristigen Therapie systemischer Hefepilzinfektionen eingesetzt (AIDS!). Nachteil der Triazole ist die Induktion resistenter Pilzstämme.

Allylamine. Diese sind Breitspektrumantimykotika mit hauptsächlicher Wirkung auf Dermatophyten und Schimmelpilze, weniger auf Hefen. Sie wirken durch Hemmung der Ergosterolsynthese (s. Abb. 9.1) fungizid. Neben dem lediglich topisch anwendbaren ***Naftifin*** hat sich ***Terbinafin*** in der Systemtherapie von Dermatophytosen (insbesondere der Onychomykosen – vergleichsweise kurze Behandlungsdauer) bewährt. Gute Verträglichkeit.

9.1.3 Virustatika

Acyclovir und seine Analoge haben die Behandlung von Herpesvirus-Infektionen revolutioniert. Acyclovir ist ein Thymidinanalog, das selbst inaktiv ist und erst innerhalb der infizierten Zelle durch eine viruseigene Thymidinkinase zu Acyclovir-Monophosphat und durch körpereigene Kinasen weiter zu Acyclovir-Triphosphat (Hemmer der viralen DNS-Replikation) umgewandelt wird. Acyclovir wirkt nur während der Virusreplikationsphase, latente Virusinfektionen bleiben unbeeinflußt. Rezidive können demnach nicht verhindert werden. Acyclovir ist nur wenig toxisch (Niere!); Nebenwirkungen auf das ungeborene Kind sind nicht bekannt, doch ist seine Anwendung während der Schwangerschaft nicht freigegeben. Resistenzentwicklung spielt keine praktische Rolle. Acyclovir ist gegen Herpes simplex- und Varizella-Herpes zoster-Virus hoch, bei Epstein-Barr-Virus wenig, bei Zytomegalie-Virus nicht wirksam. Das erste gegen HIV wirksame Virustatikum, Azidothymidin, ist gleichfalls ein Analog von Acyclovir.

Ein Problem von Acyclovir war seine ungünstige Resorption bei oraler Einnahme, die zwar für Herpes simplex, nicht aber für Varizella-Herpeszoster-Virus sicher ausreichende Plasmaspiegel bedingte. Dieses Problem wurde durch die Nachfolgepräparate ***Famciclovir*** und ***Valaciclovir*** beseitigt; die orale Behandlung des Herpes zoster ist daher heute prinzipiell möglich, aber nicht empfehlenswert, da Abschirmung, Begleit- und Lokaltherapie auf ambulanter Basis kaum möglich sind und der Verlauf des Herpes zoster daher schwerer sein kann.

Bei Epstein-Barr-Virus bzw. Zytomegalievirus wirksame Homolge des Acyclovir sind ***Ganciclovir*** und ***Foscarnet.***

9.1.4 Antimalariamittel

Aminochinoline sind Chininderivate, die unabhhängig von ihrer Wirkung gegen Malaria antiinflammatorisch (Hemmung der Chemotaxis, der Prostaglandinsynthese etc.), immunmodulatorisch (Hemmung zellulärer Immunreaktionen) und durch direkte Bindung an DNS replikations- und transkriptionshemmend wirken; zusätzlich besitzen sie eine Filterwirkung im UV-A-Bereich. Chloroquin (Alternative: Hydroxychloroquin – Plaquenil) ist ein auf empirischer Basis eingeführtes Systemtherapeutikum der Dermatologie mit einzelnen wohldefinierten Indikationen: Lupus erythematodes (oft additiv zu systemischen Kortikosteroiden), die polymorphe Lichtdermatose (Mittel 2. Wahl nach Photochemotherapie), Pannikulitis und die hepatischen Porphyrien (Wirkungsmechanismus: Freisetzung von Porphyrindepots aus der Leber durch Substratkonkurrenz und Komplexierung). Chloroquin kann Leukopenie auslösen, eine bestehende Psoriasis verschlechtern und eine schiefer-graue Pigmentierung der Haut hervorrufen. Ophthalmologische Nebenwirkungen sind (reversible) Depots in der Cornea sowie die gefürchtete irreversible Retinopathie. Das Risiko einer solchen ist bei einer täglichen Dosis über 4 mg/kg und einer kumulativen Dosis von 200 g hoch. Regelmäßige augenärztliche Kontrollen sind erforderlich. Chloroquin ist teratogen.

9.1.5 Kortikosteroide

Systemische Kortikosteroide besitzen starke entzündungshemmende und immunsuppressive Wirkungen und sind ein unentbehrlicher Bestandsteil der dermatologischen Therapie.

Die therapeutisch eingesetzten Derivate des Hydrokortison (das wichtigste natürliche Glukokortikosteroid) besitzen hohen Glukokortikoid- und minimalen Mineralokortikoideffekt (Natriumretention). Die Wirkung erfolgt über Bindung an hochaffine zytoplasmatische Rezeptoren, Wanderung des Steroid-Rezeptorkomplexes zum Zellkern, Bindung an spezifische DNS-Sequenzen und Transkription der Zielgene. Die Wirkung umfaßt die Synthesehemmung mehrerer Entzündungsmediatoren (z. B. IL-1, IL-6, TNF, Proteasen und andere lysosomale Enzyme), Antagonisierung bestimmter Zytokine (IL-1) und die Synthese von Lipokortinen (Hemmer der Phospholipase A2, die die Generation von Prostaglandinen und Leukotrienen aus Arachidonsäure der Zellmembran vermittelt). Glukokortikoide hemmen ferner die Chemotaxis von Entzündungszellen, Mediatorfreisetzung aus den Mastzellen, die Proliferation und Funktion der Immunzellen (Monozyten und Makrophagen, T-, weniger stark der B-Lymphozyten; Antigenpräsentation, Phagozytose, Immunreaktionen vom Sofort- und verzögerten Typ). Eine antiproliferative Wirkung manifestiert sich schließlich in Hemmung der Mitosen und Reduktion der Protein-, Mukopolysaccharid- und Kollagensynthese.

Die Verwendung systemischer Kortikosteroide bedarf sorgfältiger Abwägung von Risiko und Nutzen. Die Strategie ist unterschiedlich, wenn es sich um kurzfristige ***(„Stoßtherapie“)*** oder langfristige Verabreichung handelt ***(Dauertherapie)***.

> **!** Die Behandlung chronischer benigner Dermatosen mit systemischen Kortikosteroiden ist unangebracht (Beispiele: Psoriasis, Neurodermitis, Alopecia areata).

Tabelle 9.1. Äquivalentdosen gebräuchlichen Kortikosteroide (antiinflammatorische Wirkung)

Prednisolon, Flucortolon	7,5 mg
Methylprednisolon, Triamcinolon	6,0 mg
Paramethason	3,0 mg
Betamethason, Dexamethason	1,0 mg

Kurzfristige Therapie (bis 3 Wochen) führt zur nur ***passageren*** Unterdrückung der Hypophysen-Hypothalamusachse; das Steroid kann daher schnell abgebaut werden. Nebenwirkungen sind selten, die Indikation kann großzügiger gestellt werden. Stoßtherapien sind bei selbstlimitierten akuten Zuständen (akute schwere Kontaktdermatitis, toxische Exantheme, Pityriasis rosea u. a.) indiziert; Anfangsdosen liegen in der Regel zwischen 40 und 80 mg Methylprednisolon/Tag.

Bei langfristiger Therapie, wie etwa bei Autoimmunkrankheiten (Pemphigusgruppe, Lupus erythematodes u. a.), kommt es unausbleiblich zu Nebenwirkungen und zur langfristigen Unterdrückung der Hypophysen-Hypothalamusachse. Es müssen daher die Kontraindikationen (Hypertonie, Diabetes, Osteoporose, begleitende Infektionskrankheiten, Glaukom, Psychosen u. a. m.) viel genauer beachtet, regelmäßige Kontrollen durchgeführt und die ***Prinzipien zur Minimierung*** der Nebenwirkungen genau eingehalten werden.

Anwendungskriterien. Folgende Kriterien sollten berücksichtigt werden:

- ***Wahl des richtigen Kortikosteroids:*** Das ideale Steroid ist ein solches ohne Mineralokortikoidwirkung, mit mittlerer Plasmahalbwertszeit und geeignet zur oralen Medikation. Das am meisten verwendete Steroid, Methylprednisolon, erfüllt diese Bedingungen (Halbwertszeit 3 Stunden). Die unterschiedliche Potenz der verschiedene Kortikosteroide ist zu beachten (Tabelle 9.1). Das früher weit verwendete Triamcinolon führte häufig zu Myopathien. Ein modernes und teures Kortikosteroid, Deflacacort, ist besonders nebenwirkungsarm (Osteoporose). Die Verabreichung erfolgt in der Regel p. o. Intravenöse Kortikosteroidgaben sind nur bei akuten Zuständen (z. B. Angioödem) indiziert; intramuskuläre Verabreichung von Depotkortikosteroiden ist wenig sinnreich, da nicht steuerbar.
- ***Höhere Anfangsdosen*** (40 bis 120 mg Methylprednisolon/Tag) und ***Abwarten des Ansprechens*** vor dem Versuch der Reduktion: Die Steroidmedikation soll den Verlauf der Krankheit, nicht die Krankheit die Dosierung diktieren.

> **!** Die richtige Dosierung spart im Endeffekt Kortikosteroid ein, da man schneller in ungefährlichere Bereiche der Erhaltungsdosen gelangt. Durch halbherzige Dosen, verfrühtes Abbauen und

unentschlossenes Auf- und Abgehen mit der Dosis je nach der klinischen Entwicklung wird der Patient in Nebenwirkungen „getrieben".

- Die ***gesamte Kortikosteroiddosis*** wird auf einmal am Morgen verabreicht (Ausnahme: initial können bei akuten Zuständen mehrere Dosen/Tag gegeben werden).

> **!** Durch die morgendliche Gabe wird der Rhythmus der endogenen Kortikosteroidproduktion imitiert; die Hypothalamus-Hypophysenachse ist vormittags ohnehin unterdrückt, der gegenregulatorische Anstieg des ACTH am Abend wird nicht behindert, da zu diesem Zeitpunkt das Methylprednisolon schon ausgeschieden ist.

- Frühestmögliches ***„Ausschleichen"*** des Kortikosteroids: Dies geschieht im Prinzip „logarithmisch", d. h. je tiefer die Dosis, desto länger verbleibt man auf ihr vor dem nächsten Reduktionsschritt. Der Abbau wird bis zum Erreichen der minimalen Erhaltungsdosis fortgesetzt (diese ist im Idealfall null).
- ***Kortikosteroideinsparende Maßnahmen:*** Diese umfassen den Übergang auf alternierende Regimen (erst bei schon deutlichem Ansprechen; jeden 2. Tag Steroidpause – „alternate day therapy") und Kombination mit anderen antiinflammatorischen Medikamenten und Immunsuppressiva (Dapson, Azathioprin, Zyklophosphamid etc.).

Die Nebenwirkungen systemischer Kortikosteroide sind zahlreich (Tabelle 9.2). Sie sind in der Regel mit der Art des Steroids, der verwendeten Dosis, der Dauer der Behandlung und der Häufigkeit der Gaben korreliert. Manche Nebenwirkungen können jedoch schon bei niedrigen Dosen und bei kurzer Verabreichungsdauer entstehen (z. B. Ulcus ventriculi, aseptische Knochennekrosen).

> **!** Die Entwicklung von Nebenwirkungen ist individuell sehr verschieden; so stellt sich bei manchen Patienten eine „cushingoide" Fazies schon bei 10 mg Methylprednisolon über 2–3 Wochen ein, bei anderen erst bei 30 mg.

Maßnahmen bei Kortikosteroid-Dauertherapie. Patienten mit Anamnese von hyperazider Gastritis oder Magenulzera erhalten eine Magenschutztherapie (H2-Blocker, Sucralfat). Die Kost sollte proteinreich, aber kalorien-, alkohol- und fettarm sein. Blutdruck, Blutzucker und Lipide müssen regelmäßig kontrolliert werden. Osteoporoseprophylaxe ist angezeigt (Kalzium, Vitamin D3, evtl. Kalzitonin). Auf Infektionen muß geachtet werden (z. B. Aufflammen einer latenten Tuberkulose).

Tabelle 9.2. Nebenwirkungen systemischer Kortikosteroide

Metabolisch	Diabetes
	Lipidämie
	Umverteilung des Fetts
	  Stamm, Gesicht, Nacken ↑
	  Extremitäten ↓
	Atherosklerose

Endokrinologisch	Unterdrückung der Hypothalamus-Hypophysenachse Wachstumstillstand Amenorrhoe
Skelettmuskel	Myopathie
Knochen	Osteoporose Spontanfrakturen Aseptische Knochennekrose
Magen-Darm-Trakt	Ulcus ventriculi Steatosis hepatis Pankreatitis
Herz-Gefäß-System	Hypertonie Na-, Wasserretention Hypokaliämie
Augen	Glaukom Katarakt
ZNS	Steroid-Psychose Pseudotumor cerebri
Bindegewebe	Rarefikation Wundheilungsstörungen
Immunologisch	Immunosuppression Infektneigung
Haut	Atrophie Hypertrichose Steroidpurpura Striae distensae

9.1.6 Antihistaminika

Diese sind eine weitgebrauchte Klasse von Medikamenten, die durch Blockierung der Histamin-Rezeptoren und/oder durch Hemmung der Histaminfreisetzung (Mastzellstabilisierung) wirken. Hauptindikationen sind immunologische Reaktionen vom Typ I (je nach Schweregrad in Monotherapie oder kombiniert mit Kortikosteroiden und/oder Epinephrin), Urtikaria, der atopische Formenkreis, Insektenstiche und juckende Dermatosen verschiedener Art (die Wirkung ist häufig allerdings fraglich). Man unterscheidet die „klassischen" und die nicht (oder wenig) sedierenden neueren H1-Rezeptorblocker (Tabelle 9.3).

Die ***klassischen*** Antihistaminika sind wegen ihrer Lipophilie gut ZNS-gängig und besitzen daher sedierende (Diphenhydramin, Clemastin; etwas weniger Chlorpheniramin) und auch tranquillierende (Hydroxyzin)

Nebenwirkungen. Diese sind oft therapeutisch nutzbar (besserer Schlaf bei nächtlichem Juckreiz), meist aber unerwünscht (Risiko u. a. im Straßenverkehr!). Sie werden gut resorbiert, ihr Wirkungseintritt erfolgt schnell (< 1 Stunde) und dauert 3–6 Stunden an (daher mehrmalige Gaben/Tag; Ausnahmen: Meclizin und Hydroxyzin bis 20 Stunden Wirkdauer).

Die in therapeutischen Dosen ***nicht-sedierenden*** Antihistaminika. Sie werden gleichfalls gut resorbiert, überwinden die Blut-ZNS-Schranke jedoch nicht. Wirkungseintritt nach 1–2 Stunden, die Wirkdauer ist länger als bei den klassischen Antihistaminika (zwischen 10 Stunden – Loratadin, und 100 Stunden – Astemizol; es ist daher nur eine Gabe/Tag erforderlich).

! Antihistaminika müssen generell 1 Woche vor Durchführung von Haut- und Provokationstests auf Typ I-Allergien abgesetzt werden (Astemizol 4 Wochen).

Antihistaminika sind, abgesehen von der Sedation und anticholinergen Wirkung der klassischen Präparate (Mundtrockenheit, Miktionsstörungen, Obstipation, Augendruckerhöhung – cave: Glaukom!) generell gut verträglich. Ein Risiko liegt hingegen in ausgeprägten Wechselwirkungen mit anderen Medikamenten, die gleichfalls (wie viele Antihistaminika) über das Isoenzym 3A4 des Zytochrom P450 metabolisiert werden: Makrolide, Imidazole, Kontrazeptiva, Phenytoin, Antiarrhythmika, Barbiturate, Cyclosporin A u. a. m. Bei gleichzeitiger Einnahme kommt es durch Substratkonkurrenz zum verzögerten Antihistaminikaabbau, der am Myokard die Repolarisation durch Hemmung des Kaliumausstroms behindern kann. Folge sind polymorphe ventrikuläre Extrasystolen, die zu tödlichen kardiovaskulären Zwischenfällen führen können.

Diese Nebenwirkung ist wohl bekannt, in Anbetracht des sehr hohen Konsums an Antihistaminika jedoch außerordentlich selten.

Andere Substanzen mit Antihistaminika-Wirkung sind trizyklische Antidepressiva und ***Ketotifen.*** Letzteres wirkt als H1-Rezeptorblocker, Kalziumantagonist und Mastzellstabilisator; es wird in der Langzeittherapie chronischer Urtikaria und atopischer Dermatitis eingesetzt. Andere Mastzell-stabilisierende Substanzen (Cromoglicat, Theophyllin) finden in der Dermatologie nur beschränkt Anwendung (z. B. Dinatrium-Cromoglicat bei systemischer Mastozytose mit gastrointestinalem Befall, evtl. bei Nahrungsmittelallergien).

Tabelle 9.3. Antihistaminika

„Klassische"	2. Generation
Allylamine (z. B. Chlorpheniramin)	Terfenadin
Aminalkyläther (z. B. Clemastin)	Astemizol
Äthylendiamine (z. B. Tripelenamin)	Cetirizin
Phenothiazine (z. B. Promethazin)	Loratadin
Piperidine (z. B. Cyproheptadin)	
Piperazine (z. B. Hydroxyzin)	

9.1.7 Zytostatika

Hauptindikationen der Zytostatika in der Dermatologie sind metastasierendes Melanom, Lymphome, Kaposi-Sarkom und metastasierendes Plattenepithelkarzinom. Viele Zytostatika wirken durch Hemmung der Immunzellen auch immunsuppressiv (s. unten).

Zytostatika hemmen die Zellteilung im Zielgewebe. Die klassischen Zytostatika werden in Antimetaboliten und Alkylantien eingeteilt. Erstere hemmen durch Substratkonkurrenz die DNS-Synthese, wirken daher hauptsächlich auf proliferierende Zellpopulationen und sind in der Regel ärmer an Nebenwirkungen. Letztere verändern die DNS in allen Zyklusphasen direkt (Vernetzung, Alkylierung), wirken daher auf sämtliche Zellen (stärker auf proliferierende) und sind in der Regel nebenwirkungsreicher. Weitere Zytostatika sind Alkaloide und Antibiotika.

Dacarbazin. DTIC ist das klassische Zytostatikum zur Behandlung des metastasierenden malignen Melanoms; es wirkt alkylierend und/oder als Antimetabolit und wird in der Regel kombiniert mit Interferon α (und anderen Adjuvantien) eingesetzt. Die häufig auftretende schwere Nausea macht eine Begleitbehandlung mit Antiemetika erforderlich (z. B. Ondansetron). Seltener sind Myelosuppression und Hepatotoxizität; die schwerste (sehr seltene) Nebenwirkung ist das Budd-Chiari-Syndrom.

Nitrosoharnstoffe. Diese sind Alkylantien und DNS-Synthesehemmer mit breitem Einsatz in der Onkologie. Dermatologische Indikationen sind das metastasierende Melanom und Lymphome. Wichtigster Vertreter in der Melanomtherapie ist das ***Fotemustin*** (das einzige gegen ZNS-Metastasen wirksame Präparat). Häufige Nebenwirkungen sind Myelosuppression und schwere Nausea.

Weitere in der Melanomtherapie eingesetzte Zytostatika sind ***Cisplatin*** und ***Carboplatin*** sowie ***Vindesin*** (s. unten).

Chlorambucil. Dieses Präparat ist ein alkylierendes Stickstofflostderivat, das vor allem bei Lymphomen eingesetzt wird (hohe Wirksamkeit bei Sezary-Syndrom). Eine nicht-onkologische Indikation ist Augenbefall bei M. Behçet. Chlormabucil führt häufig zu (meist reversibler) Knochenmarksuppression, gastroenteralen Symptomen und selten zur Lungenfibrose.

Bleomycin. Dies ist ein antimitotisches Antibiotikum mit Wirkung vorwiegend auf differenzierte Plattenepithelkarzinome und Lymphome. Es wird bei inoperablen metastasierenden Karzinomen verwendet. Bleomycin wirkt nicht myelotoxisch (daher zu Kombinationsregimen gut geeignet); seine schwerste Nebenwirkung ist atypische Pneumonie mit Lungenfibrose (Kontraindikation: vorbestehende Lungenkrankheiten). Bleomycin darf nur bis zu altersabhängigen Gesamtdosen gegeben werden (z. B. 300 I. E. bei 60 Jahren).

Vincaalkaloide. Vinblastin, Vindesin, Vincristin u. a. sind Spindelgifte, die bei einem breiten Spektrum von Tumoren (meist in Kombinationsregimen) eingesetzt werden, in der Dermatologie beim metastasierenden Melanom (z. B. Vindesin), bei Lymphomen und beim Kaposi-Sarkom. Wichtige Nebenwirkungen sind Nausea, Myelo- und Neurotoxizität.

Weitere, vorwiegend in der Therapie von Lymphomen eingesetzte Zytostatika sind Cyclophosphamid, Daunomycin u. a. m.

9.1.8 Immunsuppressiva

Ziel der Immunsuppression ist die Dämpfung überschießender oder fehlgeleiteter humoraler oder zellulärer (Auto-) Immunreaktionen bei Belassung ausreichender Abwehr gegen Infektionen und Tumoren (ein labiles Gleichgewicht). Wie Glukokortikoide wirken die klassischen immunsuppressiven Zytostatika unspezifisch (d. h. nicht nur auf Immunzellen), neuere hingegen spezifisch auf das Immunsystem (aber nicht selektiv bei bestimmten Antigenen). Hauptindikationen in der Dermatologie sind Kollagenosen, Systemvaskulitiden, bullöse Autoimmundermatosen und Psoriasis.

Immunsuppressiva haben große Fortschritte in der Behandlung der genannten schweren Systemkrankheiten gebracht; sie ermöglichten bei manchen eine Dauerheilung, bei anderen zumindest die Einsparung von Kortikosteroiden.

Azathioprin. Die meistgebrauchte Substanz ist das 6-Mercaptopurinderivat Azathioprin, ein Antimetabolit der Purin- (und damit der DNS- und RNS-Synthese). Es wird vor allem bei bullösen Autoimmundermatosen und Kollagenosen, gemeinsam mit Kortiksteroiden eingesetzt (Einsparungseffekt); seine Wirkung tritt erst nach mehrwöchiger Latenz ein. Azathioprin gilt bei korrektem Gebrauch als sicheres Medikament; die wichtigsten Nebenwirkungen sind Leuko- und Thrombopenie, verstärkte Infektneigung und gehäuft Sekundärneoplasien (Lymphome) nach jahrelanger Latenz.

Methotrexat. Dieses Medikament ist ein Folsäureantagonist und Antimetabolit gleichfalls der Purinsynthese. Seine Hemmwirkung betrifft hauptsächlich die epidermale Hyperproliferation bei Psoriasis, daneben auch die Leukozyten- und Makrophagenchemotaxis und humorale und zelluläre Immunreaktionen. Hauptindikation ist die schwere, therapieresistente Plaque-Psoriasis, die pustulöse und die arthropathische Psoriasis. Methotrexat ist reich an Nebenwirkungen (Tabelle 9.4) und Interaktionen mit anderen Medikamenten (Tabelle 9.5). Es wird meist als Langzeittherapie gegeben; eine kumulative Dosis von 1,5 g wird bei Aussschluß eines vorgegebenen Leberschadens als unbedenklich betrachtet. Bei Weiterbehandlung ist eine Leberbiopsie angeraten. Bei akuter Überdosierung Verabreichung des Antidots Folinsäure (Leukovorum).

Tabelle 9.4. Nebenwirkungen von Methotrexat

Knochenmark:	Leuko-, Thrombopenie, Anämie
Leber:	Transaminasenanstieg, toxischer Leberschaden, Fibrose, Zirrhose
GI-Trakt:	Übelkeit, Erbrechen, Diarrhö, erosive Stomatitis, Magenulzera
Lunge:	Fibrose
Immunsuppression, Infekte	
Teratogenität	

Tabelle 9.5. Medikamenten-Interaktionen von Methotrexat

Alle hepato- und nephrotoxischen Medikamente
Barbiturate
NSAID
Sulfonamide
Phenytoin
Allopurinol
Penizillin, Zephalosporin
Alkohol

Eine Reihe von Inhibitoren der Purin- und Pyrimidinsynthese ist derzeit in Erprobung, z. B. Mykophenolat-Mofetil, Mizoribin, Leflunomid.

Cyclophosphamid. Es ist ein alkylierendes Stickstoff-Lost-Derivat und ein sehr potentes, nebenwirkungsreiches Zytostatikum mit starker supprimierender Wirkung auf das humorale (!) und zelluläre Immunsystem. Hauptsächliche Nebenwirkungen sind Knochenmarksuppression, hämorrhagische Zystitis, Nausea und Erbrechen, Alopezie und Sterilität. Im späteren Verlauf kann es zu Sekundärmalignomen kommen (Blasenkarzinom!). Hauptindikation sind die Systemvaskulitiden (Dauerheilung möglich!) und systemischer Lupus erythematodes mit Nierenbeteiligung. Zyclophosphamid kann entweder als orale Dauer- oder als Bolustherapie (Abstände ein bis mehrere Monate) verabreicht werden; bei letzterer ist die Nebenwirkungsrate (Blutbild, Zystitis) geringer.

Goldpräparate. Diese werden als Alternativmedikation bei chronischen Verlaufsformen des Pemphigus gebraucht. Sie sind in der Regel gut verträglich, doch werden toxische Erythrodermien und lichenoide Arzneimittelexantheme beobachtet.

Cyclosporin-A. Dieses ursprünglich aus Pilzen isolierte Antibiotikum ist ein zyklisches Undekapeptid mit starker immunsuppressiver Wirkung, das zuerst in der Transplantationsmedizin Anwendung fand. Es wirkt spezifisch auf das Immunsystem: Über Bindung an zytoplasmatische Zyklophiline wird die Transkription von IL-2 und anderer Zytokine (IL-3, IL-4) gehemmt und dadurch die auto- und parakrine Stimulation der T-Lymphozyten ebenso gebremst wie die Aktivierung von B-Lymphozyten und Makrophagen. Die Zahl der Nebenwirkungen ist umfangreich (Tabelle 9.6); limitierend ist die bei längerem Gebrauch häufige und dosisabhängige Nephrotoxizität, die nur anfangs reversibel ist. Wegen der Metabolisierung durch hepatische Zytochrom P450 bestehen zahlreiche Interaktionen mit anderen Medikamenten (Tabelle 9.7). Cyclosporin-A wirkt bei entzündlichen Dermatosen in erheblich niedrigerer Dosierung als für Transplantationszwecke. Topische Applikation ist wirkungslos (wird nicht resorbiert). Zahlreiche entzündliche Dermatosen sprechen im Prinzip auf Cyclosporin A an, doch ist dieses nur bei schwerer, therapieresistenter Psoriasis und Neurodermitis, ausnahmsweise auch bei anderen Dermatosen indiziert.

Bei Pemphigus vulgaris und Kollagenosen ist Cyclosporin A nicht besser wirksam als die herkömmliche Therapie; ähnliches gilt für schweren, insbesondere bullösen Lichen ruber und Alopecia areata. Bei Mycosis fungoides ist es trotz anfänglichen Ansprechens nicht angezeigt, da es zur Selektion aggressiverer Lymphozytenklone kommt.

Die Verwendung von Cyclosporin A bei verschiedenen, durchaus gut auch mit herkömmlichen Mitteln behandelbaren Dermatosen ist ein Modetrend.

Tabelle 9.6. Nebenwirkungen von Cyclosporin A

Nierenfunktionsstörungen
[tubulär, vaskulär-funktionell und vaskulär-strukturell (irreversibel)]
Erhöhung der Transaminasen
neurologische Symptome
(Epileptische Anfälle)
Infektneigung
Hypertonie
Gingiva-Hypertrophie
Hypertrichose
Sekundärlymphom

Tabelle 9.7. Medikamenten-Interaktionen von Cyclosporin A

Erhöhung der Cyclosporin-A-Spiegel	
	Ketokonazol
	Erythromycin
	Steroidhormone
	Kalzium-Antagonisten
Erniedrigung der Cyclosporin-A-Spiegel	
	Phenytoin
	Barbiturate
	Carbamazepin
	Rifampicin
Verstärkung der Nephrotoxizität	
	Aminoglykoside
	Cotrimoxazol
	NSAID
	Amphotericin B

Neue Immunsuppressiva mit ähnlicher Wirkung wie Cyclosporin A sind die Makrolide ***Tacrolimus, Ascomycin, Rapamycin*** und andere; manche von ihnen sind auch topisch wirksam (Psoriasis!).

Experimentelle Immunsuppressiva. Im Tierversuch und teils auch am Menschen (Psoriasis) wurden Strategien zur spezifischen Immunsuppression mit Ansatz an verschiedenen Punkten der Immunaktivierung getestet, z. B. Blockierung der Antigenpräsentation (monoklonale murine oder „humanisierte" – Maus-Fab und Mensch-Fc-Antikörper gegen CD3, CD4, MHCII), der Kostimulation (Antikörper gegen B7 oder CTLA4) u. a. m. Auch die Hochdosistherapie mit Immunglobulinen (bei Pemphigus, Dermatomyositis) ist der experimentellen Immunsuppression zuzurechnen (Wirkungsweise: Substratkonkurrenz?).

9.1.9 Zytokine

Diese zukunftsträchtigen Substanzen sind derzeit in der Dermatologie auf wenige Indikationen beschränkt. Interferon α ist bei bedrohlichen infantilen Angiomen, beim Kaposi-Sarkom und als Adjuvans in der Therapie des malignen Melanoms etabliert; weitere Indikationen sind ausgedehnter Befall mit Viruspapillomen sowie Mastozytosen. Interferon γ hat weder in onkologischer (Melanom) noch in immunmodulierender Indikation (systemische Sklerodermie, Neurodermitis) dramatische Wirkung gezeigt. Interleukin-2, als Bestandteil von Regimen zur Behandlung des metastasierenden Melanoms, zeigt gute Wirksamkeit mit Verlängerung der Überlebenszeit, jedoch auch erhebliche Nebenwirkungen („capillary leakage syndrome"). Therapien mit gezielter Unterdrückung oder Stimulation von Mediatoren (Zytokin-Antagonisten, Antisense-Oligonukleotide) sind derzeit im experimentellen Stadium.

9.1.10 Nicht-steroidale Antiphlogistika (NSAID)

Diese haben in der Dermatologie einen festen Platz als entzündungshemmende, fiebersenkende und schmerzlindernde Substanzen. Häufig gebrauchte NSAID sind Paracetamol (nicht antiphlogistisch!), Azetylsalyzilsäure, Ibuprofen, Naproxen, Diclofenac und Indomethazin. Sie sollten alle als Monotherapie (statt in Form der populären, aber meist risikoreicheren Mischpräparate) gegeben werden. Gegen Fieber und leichtere Schmerzen sowie bei Kindern ist Paracetamol das Mittel der Wahl; es wird in der Regel auch bei bekannter anaphylaktischer Reaktion auf andere NSAID problemlos vertragen. Azetylsalizylsäure ist ein wertvolles Mittel bei mildem systemischem Lupus erythematodes. Bei Kindern und Jugendlichen ist (besonders bei Influenza und Varizellen!) Vorsicht geboten (Gefahr eines Reye-Syndroms – Hepato- und Enzephalopathie mit hoher Mortalität). Von der Verordnung von Pyrazolonen, insbesondere des Novamin-Sulfon (Metamizol) ist wegen beträchtlicher Knochenmarkstoxizität abzuraten. Antiphlogistika mit langer Wirkungsdauer (Piroxicam: 1 Woche, Phenylbutazon: 3 Wochen!) sind wegen häufiger schwerwiegender Nebenwirkungen (auch Todesfälle!) zumindest in der Dermatologie nicht gerechtfertigt. Ibuprofen, Sulindac und Tolmetin können bei Patienten mit SLE zur aseptischen Meningitis führen. NSAID sind weltweit eine der führenden Ursachen der toxischen epidermalen Nekrolyse.

9.1.11 Behandlung chronischer Schmerzen

Diese ist in den letzten Jahren erheblich systematischer und liberaler geworden und ist für den Dermatologen vorwiegend bei der Obsorge von Patienten in fortgeschrittenen Tumorstadien von Bedeutung. Komplexere Situationen verlangen die Konsultation interdisziplinärer Schmerzeinrichtungen.

Die Schmerztherapie orientiert sich am sog. Stufenplan der WHO zur Krebsschmerztherapie (wird jedoch auf die individuelle Situation abgestimmt). Bei leichten Schmerzen werden hochdosierte NSAID eingesetzt (Stufe I – Tabelle 9.8); bei nicht ausreichender Wirkung werden schwache (Stufe II – Tabelle 9.9) bzw. starke Opiate (Stufe III – Tabelle 9.10) hinzugegeben. Bei allen Stufen werden zusätzlich Adjuvantien gegeben (Tabelle 9.11). Folgende allgemeine Grundsätze sind hiebei zu berücksichtigen:

- Vor Beginn der eigentlichen Schmerztherapie müssen alle kausalen Behandlungsmöglichkeiten überdacht (Operation, Bestrahlung, Chemotherapie) und die „Schmerzdiagnose" gestellt sein (Art des Schmerzes: nozizeptiv oder neuropathisch, viszeral, Knochenschmerzen etc.);
- bei Dauerschmerzen ist das Ziel zunächst eine zufriedenstellende medikamentöse Einstellung (wenn schneller Wirkungseintritt nötig ist, parenteral), anschließend die *Vermeidung* von Schmerzen durch orale Verabreichung der Analgetika in mehreren Dosen nach einem fest vorgegebenen Zeitplan (also auch, wenn der Patient im Augenblick beschwerdefrei ist); Schmerzspitzen werden durch „Zwischendosen" koupiert (bis zu 30 % der Tagesdosis). Eine sinnvolle und schonende Basistherapie ist auch die transkutane Verabreichung von Opiaten mittels Pflasters;
- eine „bedarfsadaptierte" Verabreichung von Analgetika (wie früher oft geübt) ist fehlerhaft, da sie weniger wirksam ist, zu relativ mehr Nebenwirkungen und viel eher zur Opiatabhängigkeit führt;

Tabelle 9.8. Nichtopiate in der Schmerztherapie

Azetylsalizylsäure	bis 5x1,0 g
Paracetamol	bis 4x1,0 g
Ibuprofen	bis 6x400 mg
Diclofenac	bis 3x100 mg
Metamizol	bis 6x500 mg

Tabelle 9.9. Schwache Opiate

Kodein	bis 3x60 mg
Dehydrokodein	bis 2x120 mg
Tramadol	bis 4x100 mg

Tabelle 9.10. Starke Opiate

Parenteral	
Morphin	bis 6x10 mg
Pethidin	bis 5x100 mg
Piritramid	15 mg (Einzeldosis)
Buprenorphin	bis 3x0,6 mg
Oral	
Morphin	Anfangsdosis: 5–10 mg Tagesmaximal dosis 2x100 mg
Buprenorphin	Anfangsdosis: 0,2–0,4 mg Tagesmaximaldosis: 4x0,4 mg

Tabelle 9.11. Adjuvante Schmerztherapie

Antikonvulsiva	Carbamazepin Phenytoin
Neuroleptika	Haloperidol
Anxiolytika	Diazepam
Muskelrelaxantien	Clonazepam
Antidepressiva	Amitriptylin Imipramin
Glukokortikoide	Prednisolon Dexamethason

> **!** Die Sorge, Abhängigkeit zu erzeugen, war ein wesentlicher Grund zur Zurückhaltung bei der Gabe von Opiaten. Bei korrekter Behandlung ist diese Komplikation jedoch außerordentlich selten und kein hinlänglicher Grund, dem Patienten bei Tumorschmerzen Opiate vorzuenthalten.

- schwache Opiate werden *nicht* mit starken kombiniert;
- ist die Beendigung der Opiatbehandlung möglich, wird das Medikament *ausgeschlichen;*

- die adjuvante Behandlung (Tabelle 9.11) wird individuell eingerichtet; sie erlaubt die Optimierung der schmerzlindernden Wirkung und Einsparung an Analgetika. Antikonvulsiva, Neuroleptika und Antidepressiva haben eigene analgetische Teilwirkungen (vor allem bei den weniger gut auf Opiate ansprechenden neuropathischen Schmerzen), beeinflussen jedoch zusätzlich Stimmung, Antrieb bzw. Agitationszustände und wirken muskelrelaxierend bzw. antiemetisch. Glukokortikoide sind schmerzlindernd, entzündungshemmend und aufhellend. Selbstverständliche Begleitmaßnahmen sind Laxantien, Antiemetika und Magenschutzpräparate;
- bei Unverträglichkeit, mangelhafter Wirkung bei hohen Dosen oder in speziellen Situationen können invasive Maßnahmen zur Schmerzbekämpfung erforderlich sein (Chordotomie, Rhizotomie, Sympathektomie etc.).

Weitere dermatologische Indikationen einer Schmerztherapie sind Verbrennungen, Herpes zoster und die Zosterneuralgie. Bei Verbrennungen sind häufig schwache Opiate erforderlich; bei akutem Herpes zoster ist neben Acyclovir und NSAID ein systemischer Kortikosteroidstoß (entzündungshemmend) oft nützlich; in schweren Fällen Ganglienblockade. Die postzosterische Neuralgie spricht auf NSAID und Opiate kaum oder nicht an. Mittel erster Wahl sind Antikonvulsiva (z. B. Carbamazepin), in schweren Fällen invasive Maßnahmen (Sympathikusblockade). Oft gut wirksam ist die nichtinvasive ***transkutane elektrische Nervenstimulation*** (Verabreichung von schwachen elektrischen Impulsen im Schmerzgebiet – kann vom Patienten selbst durchgeführt werden).

9.1.12 Psychotrope Medikamente

Für diese besteht in der Dermatologie nur ein schmales Indikationsgebiet; auch ist die Indikation stets vom ***Psychiater*** zu stellen. Angezeigt ist antipsychotische bzw. antidepressive Medikation bei Dermatozoenwahn und analogen Zuständen, Depressions-Äquivalenten (Zungenbrennen etc.), Selbstverstümmelungstendenzen, Prurigo nodularis etc. Tranquillizer können bei kosmetisch oder durch Juckreiz belastenden chronischen Dermatosen nützlich sein (Psoriasis, Neurodermitis etc.).

9.1.13 Retinoide

Diese synthetischen Derivate der Vitamin-A-Säure sind ein wichtiges Therapieprinzip bei Verhornungsstörungen und Akne vulgaris. Ihre Wirkung entspricht spezifischen Sektoren des Wirkspektrums der natürlichen Retinoide bei geringeren Nebenwirkungen.

Die Wirkungen der natürlichen Retinoide sind grundlegend und vielfältig: Sie sind Regulatoren von Proliferation und Differenzierung, interzellulärer Interaktionen, Induktoren der Apoptose, Hemmer von Tumorpromotion und -wachstum, Hemmer der Entzündung, Immunmodulatoren u. a. m. Sie spielen wesentliche Rollen in der embryonalen Morphogenese, der Gewebsdifferenzierung, des Rhodopsinzyklus u. a. m. Sie wirken durch Bindung an intrazelluläre Proteine (CRBP, CRABP – „cellular retinol" bzw. „retinoic acid binding proteins"), die Komplexe werden in den Kern transportiert und das Retinoid an Kernrezeptoren gebunden. Vier Arten solcher Rezeptoren (RAR – „retinoic acid receptors") sind bekannt (α, β, γ und x); sie gehören der Superfamilie der Steroid-, Schilddrüsenhormon-, Vit-A- und Vit-D-Kernrezeptoren an. Ihre Aktivierung führt zur Bindung an die entsprechenden DNS-Segmente und zu deren Transkription.

Zwei synthetische Retinoide sind heute in breitem Gebrauch: ***Acitretin*** (Etretin) und ***Isotretinoin*** (Accutan). Beide greifen in die Differenzierung von Keratinozyten und – weniger stark – der Bindegewebszellen ein: Sie wirken antikeratinisierend (Reduktion der Keratinmenge, Expression fötaler Keratine, Hemmung der Transglutaminasen, Änderung der epidermalen Lipide), antifibrosierend, antineoplastisch (mehrere Angriffspunkte) und Chemotaxis-hemmend. Acitretin ist unentbehrlich in der Behandlung von Ichthyosen und der Psoriasis pustulosa; bei schwerer Plaque-Psoriasis und Psoriasis arthropathica ist es die Basis von Kombinationstherapien. Isotretinoin ist in den genannten Indikationen weniger wirksam, hat aber eine starke antiseborrhoische Wirkung (reversible Atrophie der Talgdrüsen) und ist das wirksamste Mittel bei schwerer Akne vulgaris.

Eine seltenere, aber wichtige Indikation haben Retinoide ferner in der Tumorprophylaxe (z. B. bei multiplen aktinischen Keratosen, Xeroderma pigmentosum) und in der Onkologie: So ist Vitamin-A-Säure bei Promyelozytenleukämie spezifisch wirksam; Isotretinoin ist bei juveniler CML, aber auch bei Mycosis fungoides und anderen Hautlymphomen ein manchmal hochwirksames Adjuvans.

Isotretinoin und Acitretin haben zahlreiche, in der Mehrzahl milde Nebenwirkungen (Tabelle 9.12). Die schwerwiegendste ist ihre Embryotoxizität (multiple Mißbildungen), die eine rigorose Kontrazeption erforderlich macht. Wichtig sind ferner Erhöhungen von Transaminasen und Triglyzeriden sowie Verknöcherung der Knochenligamente (nur bei langer und hoher Verabreichung).

> **!** Frauen im gebärfähigen Alter müssen bei Retinoidbehandlung unter oralen Kontrazeptiva stehen. Die Kontrazeption muß bei Isotretinoin 2 Monate, bei Acitretin 2 Jahre nach Absetzen fortgeführt werden (Speicherung im Fettge-

Tabelle 9.12. Nebenwirkungen der Retinoide

Haut	diffuse Schuppung, Trockenheit, Verdünnung (Handflächen und Fußsohlen!) Trockenheit von Lippen (Cheilosis) Nase (Nasenbluten) Konjunktiven (Konjunktivitis) Telogeneffluvium Verdünnung der Nägel Pyodermien erhöhte Lichtempfindlichkeit
Leber	Transaminasen ↑
Stoffwechsel	Triglyzeride und Cholesterin ↑
ZNS	Kopfschmerzen, benigne intrakranielle Druckerhöhung, Depression
Skelett	Hyperostosen, Ligamentverkalkungen, vorzeitiger Epiphysenschluß
Teratogenität	
Medikamenteninteraktionen	Tetrazykline (verstärkte Neigung zu intrakraniellem Überdruck), MTX, Phenytoin (Konkurrenz um Eiweißbindung)

webe). Die Inzidenz von Mißbildungen ist dank umfangreicher Aufklärungsmaßnahmen sehr gering; diese sind vorwiegend nach Isotretinoin beschrieben (Zielgruppe: junge Frauen).

9.1.14 Schocktherapie

Diese wird im Kap. „Allergologische Testmethoden" behandelt (S. 112).

9.2 Lokale Pharmakotherapie

Die Lokalbehandlung der Dermatosen mit verschiedenen Externa ist eine traditionsreiche Kunde, die durch die Einführung lokaler Kortikoide revolutioniert und vereinfacht wurde. Bei den Externa ist zwischen Wirkstoffen und Trägersubstanzen (Vehikel) zu unterscheiden; letztere sind nicht nur zur Verabreichung und optimalen Geltung der ersteren erforderlich, sondern entfalten auch wichtige eigenständige Wirkungen im Rahmen der Pflegebehandlung („indifferente" bzw. „blande" Lokaltherapie). Die Prinzipien der klassischen Lokaltherapie („galenische" Prinzipien) sind auch heute noch gültig.

Dem Dermatologen früherer Tage standen viele meist einfache Chemikalien als Lokaltherapeutika zur Verfügung, die er magistraliter zu komplexen (durchaus nicht unwirksamen) Rezepten zusammenfügte, die auf den gegebenen Fall besonders zugeschnitten waren. Diese Wirkstoffe trugen nicht wenig zum Image der alten Dermatologie bei: Pech (zur Epilation), Schwefel, Holz- und Steinkohlenteer, Quecksilberpräzipitat, Kalomel, β-Naphthol, verschiedene antiseptische Farbstoffe, Resorcin, Phenol u. v. a. m. Die Entwicklung dieser Therapeutika basierte ebenso wie ihre Verwendung auf Empirie. Die Kunst der magistralen Rezeptur und mit ihr der Gebrauch vieler dieser Wirkstoffe ist heute weitgehend verloren, und die Kenntnis von besonders geglückten Zusammenstellungen – früher vom Schüler dem Lehrer abgelauscht – ist durch den freien Vertrieb von Spezialitäten weitgehend überflüssig geworden.

9.2.1 Zubereitungsformen von Lokaltherapeutika und ihre Anwendung (Tabelle 9.13)

Man unterscheidet sechs klassische Zubereitungsformen von Lokaltherapeutika, die auf Grundstoffen der drei „Aggregatzustände" ***flüssig, fett und fest*** bzw. deren Mischungen basieren: Lösung (flüssig), Creme (Fett in Wasser), Salbe (Wasser in Fett), Schüttelmixtur (fest in flüssig), Paste (fest in Fett) und Puder (fest). Sie können alle entweder allein („bland") oder als Träger von Wirkstoffen verwendet werden.

Grundstoffe. Die Basis ***flüssiger Externa*** ist meist Wasser (Lotion; bei Alkoholgehalt Tinktur), oder ölig (z. B. Paraffinöl). ***Fette*** liegen in besonders reicher Auswahl vor; der Herkunft nach unterscheidet man pflanzliche (etwa Kakaobutter), tierische bzw. halbsynthetische Glyzeride (Schweineschmalz, Sterole, Wollfett der Schafe, Walrat) und mineralische „Fette" (Paraffin, Vaselin, andere Mineralölderivate, Silikone). Chemisch zwar kein Fett, aber ähnlich eingesetzt werden höhere Wachse und Polyäthylenglykole (Karbowachse). Eine wichtige Fortentwicklung ist eine bikohärente Salbengrundlage (Ultraphil), die eine stufenlose Einstellung des Wasser-Fettgehalts und wegen fehlender Ionogenität das nahezu unbeschränkte Einbringen von Zusätzen erlaubt. ***Feste*** Grundstoffe sind hauptsächlich Talk (Magnesiumsilikat), Zinkoxyd und Stärke. ***Weitere Grundstoffe*** sind organische Polymere (Carbopole) zur Bereitung von Gelen.

Wässrige Lösungen. Lösungen (normo- und hypertone Kochsalzlösung, verschiedene Tees, früher Borwasser) dienen zur Spülung und Reinigung von Wunden und Ulzera (hypertone Kochsalzlösung hat einen ausgezeichneten reinigenden und granulationsfördernden Effekt). Feuchte Umschläge führen durch Abdunstung zur Kühlung und Linderung akut entzündlicher Dermatosen (Vasokonstriktion), Abtransport von Wundsekret und Auflösen von Schuppen und Krusten (sog. ***feuchte Mazeration***). Häufiges Wechseln ist erforderlich. Die Maximalform der feuchten Lokaltherapie ist das medizinische Bad (meist mit Zusatz eines „rückfettenden" Öls – „Ölbad"). Die sogenannte Wasserbettbehandlung war früher ein unentbehrliches Hilfsmittel

Tabelle 9.13. Zuordnung der Grundlagen verschiedener Darreichungsformen und ihre Anwendung (Aus Ring, 1985)

Darreichungsform	Grundlage	Anwendung nach Hautzustand und Körperregion	Wirkung	Beispiel bzw. Grundlage
Feuchter Umschlag	Wasser max. 10 % Alkohol	akut – nässend	abkühlend, trocknend entquellend	Wasser, Äthanol
Puder	Stärke, Talkum, ZnO, Laktose, Aerosil, Zn, Mg-, Al-Salze	akut – trocken (nässend kontraindiziert)	kühlend, saugend abdeckend	Zinkoxid, Talcum, Stärke
Schüttelmixtur	Wasser, Glyzerin Spiritus, ZnO, Talkum, Stärke u. a.	akut – seborrhoisch	kühlend, trocknend (Dochteffekt) adstringierend	Zinkschüttelmixtur, DAC 79 Lotio Cordes
Paste (50 % Feststoff) Softpaste (15–30 % Feststoff)	Suspensionssalbe mit Lipo u. Karbogelen bzw. Ö/W Emulsion	subakut – seborrhoisch	tocknend, deckend fettend, abdeckend	Pasta-Zinci DAB 8 weiche Zinkpaste DAC 79 Zinkoxidöl DAC 79
Lösung	Wasser, Alkohol (evtl. Glyzerin, Rückfetter)	akut	trocknend	Äthanol, Äther, Glyzerin, Tinkturen
Gel	Hydrogele Alkoholgele	akut – behaarte große Flächen, Schleimhäute	kühlend	Brand- u. Wundgele, Venengele
Milch/Lotion	Ö/W-Emulsion oder Glyzerin/Wasser/ Feststoff	akut – subakut nässend, fettig, behaart	kühlend, austrocknend, gut, verträglich, gutes Eindringen und Verfügbarkeit	Reinigungsmilch, z. B. Linola
Creme Hydro-Lipo	Ö/W-Emulsion W/Ö-Emulsion	akut – nässend sichtbare, behaarte Körperstellen	s. Milch/Lotion s. Basissalben	wasserhaltige, hydrophile, Salbe DAB 8 wasserhaltige Wollwachssalbe DAB 8
Basissalbe	W/Ö-Emulsion (etwa 30 % Wasser)	subakut – chronisch	schonendes Anfetten ausgetrockneter Haut	Lanolin DAB 8 Polyäthylenglykolsalbe
Kühlsalbe	W/Ö-Emulsion		schonend fettend, erweichend	
Salbe	Lipogele, Karbogel W/Ö-Emulsion	chronisch – weder nässend noch sehr trocken	fettend, nicht abwaschbar	
Fettsalben	Lipogele, Carbogel	sebostatisch, chronisch	abdeckend, quellend	Vaselin
Pflaster, Okklusion	(wasserfrei)	chronisch	wärmestauend, quellend	

zur Therapie ausgedehnter nässender Dermatosen und riesiger Ulzera; sie ist heute fast obsolet (hohe Herz-Kreislauf-Belastung).

Tinkturen. Diese besitzen einen leicht adstringierenden (eiweißfällenden) Effekt. Sie werden meist als Vehikel (z. B. kortikosteroidhaltiger Spiritus) oder bei mildem Pruritus verwendet (z. B. 1 % Salizyl-Spiritus). Für Dermatosen mit defekter Hornschicht (etwa Ekzeme) sind sie wegen Irritation (Brennen) ungeeignet.

Schüttelmixturen (Trockenpinselungen). Kühlender und adstringierender Effekt; nach Abdunstung der flüssigen Phase bleibt der Puder als Schutzschicht über der Haut zurück. Indikation: nicht nässende, erythematöse und pruriginöse Krankheiten (etwa Sonnenbrand, Urtikaria, Insektenstiche etc.).

Cremes, Salben, Fettsalben. Es handelt sich hier um semisolide fette Präparationen von sehr unterschiedlichem Charakter. Die Unterschiede beziehen sich auf Wassergehalt, Mischbarkeit (mit Wasser oder Fett), kosmetische Eigenschaften (Entfernbarkeit) und natürlich ihre Wirkung.

Cremes sind Öl-in-Wasser-Emulsionen. Sie sind daher im Prinzip mit wässrigen Lösungen mischbar (z. B. Sekrete bei nässende Dermatosen), leicht entfernbar und „ziehen" schnell in die Haut ein. Sie haben wegen ihres hohen Wassergehalts eine quellende Wirkung auf die Hornschicht, die zur schnelleren Austrocknung führt. Cremes müssen daher häufiger aufgetragen werden und sind bei trockenen Dermatosen (z. B. chronischen Ekzemen) *nicht* angezeigt. Sie wirken entzündungshemmend und sind angenehm im Gebrauch. Ähnliche Wirkung und Beschaffenheit haben die durchsichtigen ***Gele.*** Bei hohem Wasseranteil entstehen aus Cremes flüssige milchartige Emulsionen.

Salben sind nach klassischer Definition Wasser-in-Öl-Emulsionen. Heute unterscheidet man folgende Typen:

- wasserlösliche Salben: Diese bestehen aus Karbowachsen, die je nach ihrer chemischen Zusammensetzung flüssigere oder wächserne Konsistenz haben;

- Emulsionssalben: Dies sind entweder klassische Wasser/Öl-Emulsionen oder absorbierende Salben (enthalten kein Wasser, nehmen dieses aber auf). Beide Typen wirken „deckender“ als Cremes, bilden einen Fettfilm auf der Haut, lassen sich relativ schwer entfernen und sind bei subakuten Entzündungen angezeigt;
- hydrophobe Salben (Fettsalben): Diese sind wasserabstoßend, von der Haut (außer mit Wundbenzin o. ä.) kaum entfernbar; sie sind bei chronischen, trockenen Dermatosen oder zum Hautschutz angezeigt. Fettsalben sind zur Behandlung nässender Dermatosen ungeeignet (mischen sich nicht mit Wundsekreten). Prototyp dieser Salben ist das Vaselin.

Wirkungsweise von Salben. Salben sind angezeigt, wenn es zu einer Verletzung der Integrität der Hornschicht oder der gesamten Epidermis gekommen ist. Sie bilden einen Schutzfilm über der Läsion, lindern den Schmerz und bewirken eine Proliferationssteigerung der Epidermis (schnellere Wundheilung). Bei entzündlichen Dermatosen führen sie zur Kühlung durch Abdunstung der wässrigen Phase (Entzug der Verdunstungswärme), wobei dieser Kühleffekt um so stärker ist, je wässriger die betreffende Salbe ist. Gleichzeitig wird das von der Haut produzierte Exsudat in die Salbenemulsion aufgenommen und die Ausbildung von Krusten verhindert. Weniger entzündliche und exsudative Veränderungen werden mit fetteren Salben behandelt, da hier Schuppenbildung, Austrocknung und Sprödigkeit im Vordergrund stehen und von fetten Salbengrundlagen zumindest teilweise behoben werden können. Massive trockene Schuppenkrusten können durch Fettsalben gut durchdrungen und aufgelöst werden ***(fette Mazeration)***.

Bemerkung: Die Verfertigung von Salben ist eine raffinierte Kunst, die der Dermatologe heute besser der pharmazeutischen Industrie überläßt. Neben den Grundstoffen enthalten Salben ein Vielzahl nötiger Zusätze (Tabelle 9.14), die ihre physikochemische Charakteristik und spezielle Eignung bedingen und das Resultat oft jahrelanger Entwicklungsarbeit sind. Es ist ein weitverbreiteter und naiver Irrglaube, daß man alle Salben beliebig mischen bzw. „strecken“ kann; das Resultat ist oft eine schlechtere Verfügbarkeit der Inhaltstoffe, Interaktionen verschiedener Bestandteile, manchmal sogar die Entmischung. Die Zusatzstoffe sind weiters dadurch von Bedeutung, daß sie zu Kontaktallergien führen können (Parabene, Sorbinsäure u. a. m.). Solche Kontaktallergien gegen Zusatzstoffe sind die häufigste Ursache von Salbenunverträglichkeit.

Pasten. Diese sind halbfeste Präparate, in denen feste Gundstoffe (gewöhnlich Zinkoxyd) in Fett inkorporiert sind. Man unterscheidet „harte“ (50 % fest) und „weiche“ Pasten (20–30 % fest). Pasten haben einen geringeren Anwendungsbereich; sie „ziehen nicht ein“ wie Salben (d. h. nach Eintrocknung bleibt ein fester Rückstand zurück, der meist mechanisch mit Öl entfernt werden muß) und befriedigen daher kosmetisch weniger. Eine wichtige Rolle erfüllen sie zum sog. „Abdecken“, wenn Körperstellen durch einen wasserundurchlässigen Film gegen irritierende Flüssigkeiten geschützt werden sollen (Beispiel: Windeldermatitis). Eine weitere Indikation ist das Abtrocknen von mäßig entzündlichen und exsudativen Läsionen (z. B. milde verlaufender Herpes simplex). Allerdings können Pasten auch irritieren, wenn sie auf stark entzündliche Läsionen aufgetragen werden (so ist etwa Zinkpaste auf einem frischen Herpes zoster äußerst schmerzhaft); andererseits können Pastenpräparationen durch ihren adstringierenden Effekt, im richtigen Stadium verabreicht, granulierende Ulzera zum „Zuschießen“ bringen.

Tabelle 9.14. Zusatzstoffe von Salben (Auswahl)

Emulgatoren	Cholesterin, Laurylsulfat, Sorbitanester, Stearate, Wachse, höhere Alkohole, Lanolinderivate
Stabilisatoren	Glyzerin, Parabene, Sorbinsäure, Kresole, Benzylalkohol, Bisulfit
Lösungsmittel	Alkohole, Glyzerin, Propylenglykol, Isopropylmyristat
Eindickungsmittel	Bienenwachs, synthetische Wachse, Polyäthylen, Paraffin
Stoffe zur Quellung der Hornschicht („Emollients“)	Lanolinderivate, Glyzerin, Isopropylmyristat und -palmitat, Paraffine, Squalen, Sterarinsäure und -alkohol

Puder. Dienen zum Trockenhalten der Haut (z. B. trockene Gangrän, Intertrigostellen) und Kühlen bei trockener Entzündung (z. B. Strahlenerythem). Wasserabsorbierende Puder (Stärke) sind zu vermeiden, wenn Durchfeuchtung wahrscheinlich ist (z. B. Intertrigostellen – Umwandlung in unansehnliche, keimwachstumsfördernde Massen).

9.2.2 „Galenische“ Grundsätze (phasengerechte Behandlung)

Trockene, *nicht spröde* Läsionen (intakte Hornschicht!) werden trocken behandelt (Puder); wegen des besseren Kühlungseffektes allenfalls auch mit Tinkturen. Hautläsionen mit geschädigter Hornschicht bedürfen stets einer Salbenbehandlung. Je nässender die Läsion ist, umso mehr muß die flüssige Phase einer Salbenmischung überwiegen; je trockener und spröder sie ist, desto mehr muß die fette Phase überwiegen. Diese Prinzipien sind im Grunde auf sämtliche Dermatosen anwendbar, können jedoch am deutlichsten am Beispiel des Ekzems demonstriert werden: eine Dermatitis im akuten Stadium wird mit Umschlägen, Lotionen oder Cremes behandelt, im subakuten Stadium mit Salben, im chronischen mit Fettsalben.

Pflegebehandlung. Diese ist eine wichtige Begleitmaßnahme zur Behandlung mit „differenter“ Lokaltherapie. Sie erfolgt entweder als Intervallbehandlung (Kortikoidsalben brauchen beispielsweise selten mehr als einmal täglich aufgetragen zu werden, die Haut verlangt jedoch häufiger nach Salben), zur unspezifischen Linderung milder Irritationen (z. B. bei der Aknebehandlung mit lokalen Retinoiden) oder als Prophylaxe der Austrocknung.

Das Phänomen der „trockenen Haut" ist alters-, zivilisations- (häufiges Waschen) und konditionsbedingt (trockener Hauttyp, Ichthyosis vulgaris, atopische Disposition). Da trockene Haut gleichzeitig irritabel ist und auf geringfügige Reize mit Ekzemen reagiert, ist die prophylaktische Behandlung mit Salben und Ölbadern nicht nur angenehm, sondern auch sinnvoll und ökonomisch (das wird von den Krankenkassen oft anders gesehen).

Der Laie ist geneigt, „Trockenheit" der Haut als Mangel an Durchfeuchtung der Hornschicht zu definieren (richtig) und mit einem vermehrten Angebot von Feuchtigkeit zu kompensieren (falsch). Trockenheit der Haut wird nur durch exogene Applikation von Fett kompensiert, da dieses die vermehrte Abdunstung verhindert. Bloßes Befeuchten macht eine trockene Haut noch trockener (bekanntes Phänomen nach dem Waschen).

9.2.3 Wirkstoffe in Lokaltherapeutika („differente" Lokaltherapie)

Von den zahlreichen Wirkstoffen der klassischen Dermatologie haben nur relativ wenige in der modernen Lokaltherapie ihre Bedeutung bewahrt; der heute wichtigste Wirkstoff sind topische Kortikosteroide. Zielort der meisten verwendeten Substanzen sind die tieferen Schichten der Haut (malpighische Schichten der Epidermis, Dermis). Um dorthin zu gelangen, ist die Penetration (passive Diffusion) durch Hornschichte, Schuppen und Krusten und Resorption Voraussetzung. Die vehikel-durchtränkte Hornschicht bildet ein Reservoir, aus dem der Wirkstoff sukzessive in die Haut diffundiert.

Die Diffusion von Wirksubstanzen durch die Hornschicht erfolgt nach dem Fick-Diffusionsgesetz und ist daher von vielen Variablen abhängig: physikochemische Natur von Wirkstoff und Vehikel, Konzentration, Verteilungskoeffizient in Vehikel und Hornschicht, Dicke der Hornschicht, Wärme und Durchblutung der Haut u. a. m. Eine wesentliche Rolle spielt die Löslichkeit der Wirksubstanz im Vehikel. Nur gelöste Substanzen können penetrieren; andererseits hindert zu gute Löslichkeit die Substanz, das Vehikel zu verlassen. Wirksubstanzen sollen im Vehikel daher *gerade noch* löslich sein (es ist klar, daß dieses delikate Gleichgewicht durch unkundige Mischversuche gestört wird). Ein weiterer wichtiger Punkt ist, daß durch die Vehikelapplikation der Hydratationsgrad der Hornschicht steigt und dadurch die Penetration entscheidend verbessert wird. Das Vehikel bahnt also dem Wirkstoff den Weg.

Nicht-steroidale Lokaltherapeutika

Keratolytika. *Salizylsäure*, einer der ältesten Wirkstoffe der Dermatologie, wirkt durch Quellung der Hornschicht und Minderung ihrer Kohäsion. Sie wird in Konzentrationen von 1–10 % eingesetzt, führt höher konzentriert zur Irritation und kann unter ungünstigen Bedingungen zur perkutanen Salizylatvergiftung führen (extrem selten). ***Harnstoff*** (Urea) ist ein gut verträgliches Keratolytikum, etwa zur Dauerbehandlung bei Ichthyosen. Es wird in 5–10 %iger Konzentration verwendet. In hohen Konzentrationen (40 %) ist es zur Auflösung von Nägeln geeignet. Altbekannt, aber kürzlich in Mode gekommen sind die ***α-Hydroxysäuren*** (Fruchtsäuren: Milch-, Malon-, Glykol-, Brenztraubensäure u. a. m.). Weitere potente Keratolytika sind Benzoesäure und Propylenglykol.

Antimikrobielle Substanzen. Diese gehören zu den Hauptpfeilern der dermatologischen Lokaltherapie. ***Chloramin- oder Wasserstoffsuperoxyd***-Lösungen (Spülung oder Umschläge) besitzen ausgezeichnete desinfizierende Wirkung auch gegen gramnegative Keime (vor allem Pyocyaneus!) und sind besonders für superinfizierte Wunden oder Ulzera geeignet. Andere hochwirksame Desinfizientien sind ***Hexachlorophen*** und ***Polyvinyl-Pyrrolidon-Jod;*** letzteres vereinigt einen geringen Sensibilisierungsindex mit hoher antibakterieller Wirksamkeit und guten galenischen Charakteristika (Lösung, Salbe, Seife). Ausgezeichnet, wegen ihrer gelben Eigenfarbe aber weniger attraktiv sind die ***Oxychinolinderivate*** (Vioform). Wirksam, aber stark verschmutzend, die Beurteilung des Lokalstatus erschwerend und potentiell irritierend sind die ***Farbstoffe*** Gentianaviolett, Acriflavin, Brillantgrün; von ihrem Gebrauch sollte heute Abstand genommen werden. Sulfonamide waren früher häufig Bestandteil von Pudern oder Gelen; wegen ihrer hohen Sensibilisierungsrate sind sie obsolet. Metronidazol wird zur Lokalbehandlung der Rosazea eingesetzt. ***Antibiotika*** sollten nur dann topisch verwendet werden, wenn sie zur systemischen Gabe ungeeignet sind, z. B. Bacitracin oder Mupirocin.

> **!** Lokalapplikation von Antibiotika ist weit verbreitet, aber nicht unproblematisch. Nachteile liegen in der Förderung resistenter Keimspezies, in der nicht seltenen allergischen Sensibilisierung (Neomycin!), der im Vergleich zu lokalen Antiseptika oft geringeren antibakteriellen Wirksamkeit und den nicht immer guten Penetrationseigenschaften. Keinesfalls zu vertreten ist die Verwendung systemisch wertvoller Antibiotika (Gentamicin!).

Antimykotika. Diese stellen einen ständig wechselnden Markt von Neuerungen dar. Neben den modernen „Breitspektrum"-Antimykotica der Azol- (s. oben), Allylamin- ***(Naftifin)*** und Morpholin- ***(Amorolfin)*** Gruppen haben die Thiocarbamate ***(Tolnaftat)*** und ***Nystatin*** ihre Bedeutung erhalten. In der dritten Welt behandelt man immer noch mit den gut wirksamen aber einfachen (und billigen) Präparaten auf Basis von Benzoesäure, Resorcin, Zink-Pyrithion, Selensulfid u. a. m.

Insektizide, Skabizide. Gammabenzen-Hexachlorid, Pyrethrin, Permethrin, Lindan.

Antipruriginosa. Juckreiz kann auf äußerlichem Weg schlecht gestillt werden; alkoholhaltige Lotionen wirken durch Kühlung und Adstringenz. Zusätze von Kampfer, Phenol und Menthol verstärken diesen Effekt. Lokale Antihistiminika sind kaum wirksam, sensibilisieren aber häufig.

Lokalanästhetika. Werden als Externum kaum verwendet, da die Penetration sehr langsam und die Sensibiliserung hoch ist. In letzter Zeit ist ein Produkt erhältlich, das beide Eigenschaften nur wenig besitzt (EMLA) und daher sinnvoll zur Schmerzlinderung vor Manipulationen bei Kindern verwendet werden kann (Ausquetschen von Molluska etc.).

Entzündungshemmende Externa. Auch heute noch sind lokale ***(Stein- oder Holzkohlen-)Teerpräparate*** von gewisser Bedeutung. Im Äußeren wenig attraktiv (schwarz, herber Geruch), wirken sie jedoch gut juckreizstillend und antiproliferativ bei verschiedenen subakuten und chronischen Dermatosen (Ekzeme, Psoriasis). Ihre Wirkung steht möglicherweise in Zusammenhang mit ihrem photosensibilisierenden Effekt (sonnenbrandähnliche phototoxische Reaktion nach Sonnenexposition). Unter kontrollierten Bedingungen ist kombinierte Teer- und UV-Behandlung bei Psoriasis sehr wirkungsvoll (z. B. die kaum mehr geübte „Goeckermann-Therapie“).

Teerpräparate werden heute fast nur mehr als „ultima ratio“ angewendet, wirken dann aber oft erstaunlich gut. Ein bei Psoriasis sehr wirksames, wegen seiner irritierenden Nebenwirkung schwierig handzuhabendes Externum ist Cignolin (Dithranol). Sehr brauchbar sind ferner noch die alten „Zugsalben“ auf Basis des ***Ichthyol*** (Natriumbituminosulfat) (chronischer Kälteschaden, frühe Stadien der eitrigen Einschmelzung). Ichthyol wirkt *nicht* photosensibilisierend.

Akne-Therapeutika. Die alten Schälmittel wie Schwefel und β-Naphthol sind obsolet; Hauptsäulen der Aknetherapie sind Vitamin-A-Säurepräparate und Benzoyl-Peroxyd.

Ätzmittel. Einige klassische Ätzmittel sind auch heute noch unentbehrlich: Podophyllin und Trichloressigsäure (Condylomata acuminata etc.), Silbernitrat (= Lapis) (Caro luxurians, Granuloma pyogenicum). Auf stationären Gebrauch sind sogenannte ***Schälbehandlungen*** beschränkt: Oberflächliche Verätzung mit verdünnter Phenol- oder Trichloressigsäurelösung kann zur Entfernung altersbedingter flacher Läsionen (Lentigines, flache seborrhoische Warzen und aktinische Keratinosen) und Straffung der Gesichtshaut führen. Gefahr bei unvorsichtiger Anwendung sind Narben.

Zytostatika. Auch die Lokalbehandlung mit diesen Medikamenten muß stationär erfolgen. Hierzu zählt die in Ausnahmefällen geübte, aber sehr wirkungsvolle Behandlung der Mycosis fungoides mit Mechlorethamin, einem Stickstoff-Lost-Derivat, das in Lösung oder Salbenform auf die Läsionen appliziert wird (Gasmaske erforderlich! Sensibilisierung häufig!). Die Lokalbehandlung mit 5-Fluorouracil ist die Standardtherapie ausgedehnter aktinischer Keratosen. Diese ist von oft heftiger entzündlicher Reaktion und Erosionen begleitet; Versuche ambulanter Behandlung scheitern häufig an mangelnder Compliance.

> **!** Bei der Therapie mit 5-Fluorouracil hängt (wie bei vielen anderen Lokaltherapien) der Erfolg nicht so sehr davon ab, *ob*, sondern *wie* sie verwendet werden. Einem Patienten die 5-Fluorouracil-Salbe zur Selbstbehandlung mitzugeben, ist fast nie zielführend und sollte daher unterlassen werden. Schlechte Verwendung schädigt auch das Image guter Medikamente (typische Patientenfeststellung: „Das habe ich schon gehabt, das hilft auch nix!“).

Topische Kortikosteroid-Therapie

Diese Wirkungsweise lokaler Kortikosteroide ist komplex, auf mehrere Ansatzpunkte sowohl in Dermis als auch Epidermis gerichtet und wird als ***antiinflammatorisch, vasokonstriktiv und antiproliferativ*** subsummiert.

Die Wirksamkeit eines lokalen Kortikosteroids hängt von verschiedenen Parametern ab: seiner ***Struktur*** – durch chemische Modifikationen (Doppelbindungen, Einbau eines oder mehrerer Fluor- oder Chloratome) wird die Wirkung der Steroide potenziert; seinen ***Resorptionseigenschaften***, die wieder vom Vehikel beeinflußt werden; der Geschwindigkeit seiner ***Metabolisierung*** in der Haut u. a. m.

Topische Kortikosteroidpräparate wurden Mitte der 60 er Jahre eingeführt und setzten sich schlagartig durch. Die Präparate der 1. Generation basierten auf Hydrokortison und Prednisolon; in der 2. und 3. Generation wurden äußerst potente Präparate entwickelt, die leider auch nebenwirkungsreicher sind. In der 4. Generation entstanden „intelligente“ Steroide, die gute Wirksamkeit mit geringen Nebenwirkungen verbinden (oft durch „Sollbruchstellen“, an denen das Molekül noch in der Haut in Spaltprodukte metabolisiert wird).

Die Indikationen der lokalen Kortikosteroide sind breit (zahlreiche entzündliche Dermatosen nicht-infektiöser Genese). Nach ihrer Stärke werden vier ***Wirkstoffklassen*** unterschieden (Tabelle 9.15), die je nach Indikation ausgewählt werden müssen.

Tabelle 9.15. Wirkstoffklassen topischer Kortikosteroide (Auswahl)

Klasse I: schwach wirksame Kortikosteroide	
	Hydrokortison
	Prednisolon
	Dexamethason
	Clobetasonbutyrat
Klasse II: mittelstark wirksame Kortikosteroide	
	Hydrokortisonbutyrat
	Triamcinolonacetonid
	Betamethasonbenzoat, -valerat
	Fluocortolonmonohydrat
Klasse III: stark wirksame Kortikosteroide	
	Fluocortolonhexanoat
	Diflucortolonvalerat
	Betamethasondipropionat
	Fluocinamid
	Halcinamid
Klasse IV: sehr stark wirksame Kortikosteroide	
	Clobetasolpropionat
	Diflucortolonvalerat
	Fluocinolonacetamid

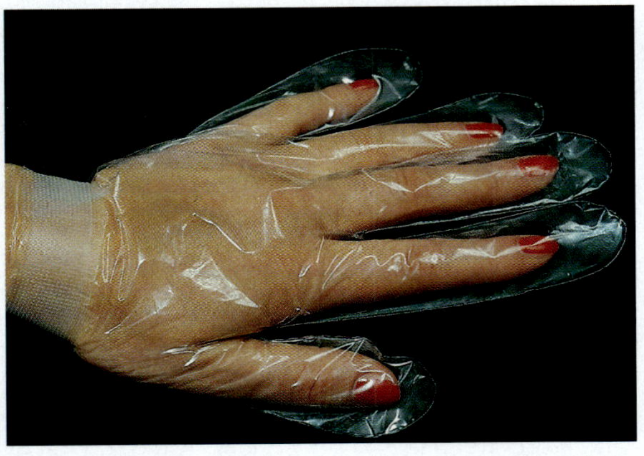

Abb. 9.2. Okklusivverband. Luftabschluß durch Plastikfolien (hier: Plastikhandschuh) bewirkt hohe Feuchtigkeit des abgeschlossenen Luftkompartements und Quellung der Hornschicht. Auf die Haut aufgetragene Wirkstoffe (z. B. Kortikosteroide) können wirksamer penetrieren

Allgemeine Prinzipien der lokalen Steroidmedikation.

- Lokale Steroide wirken symptomatisch und nicht kausal. Dieser Gesichtspunkt ist weniger von Bedeutung, wenn die vorliegende Dermatose episodisch und selbstlimitiert ist (nach Abheilung ist kein Rezidiv zu erwarten), wohl aber bei chronischen Dermatosen; bei Ekzemen macht etwa das gute Ansprechen auf Steroide die Suche nach der auslösenden Ursache nicht überflüssig.
- Die Behandlung akuter, entzündlicher Dermatosen soll zu Beginn energisch sein (stärkere Steroide, reichliche Applikation). Bei Dauerbehandlung muß bald auf ein möglichst niedriges Erhaltungsquantum reduziert und eine intermittierende Behandlung mit blanden Salbengrundlagen begonnen werden (z. B. steroidfreies Wochenende). Ziel der intermittierenden Therapie ist die Verhinderung einer baldigen Gewöhnung an das Steroid *(„Tachyphylaxie")* und Geringhaltung der Nebenwirkungen.
- Wegen des Depoteffekts in der Hornschicht genügt zumeist eine einmal tägliche Verwendung (zusätzlich Pflegebehandlung mit Salbengrundlagen).
- Ausschleichen der Kortikosteroidsalben ist besser als abruptes Absetzen („Rebound"-Phänomen).
- Die Wirkung der Kortikosteroidsalben kann durch Verbesserung der Resorption verstärkt werden, z. B. durch Zusatz von Salizylsäure oder durch Okklusionsverbände (Abb. 9.2). Hierbei wird die Haut mit einem impermeablen Plastikverband oder Einmalplastikhandschuhen bedeckt; die Perspiratio insensibilis bewirkt eine maximale Quellung der Hornschicht und damit eine etwa 10fach höhere Penetrierbarkeit
- Prophylaktische Behandlung mit lokalen Steroiden ist sinnlos und daher kontraindiziert. Die Verwendung von Kortikosteroidsalben als Pflegesalbe ist irrational (bei Selbstbehandlung nicht so selten).
- Potente Kortikosteroidsalben sind bei Kleinkindern überhaupt, bei Erwachsenen in Gesicht, Intertrigostellen und Genitale kontraindiziert (schnelle Resorption, Nebenwirkungen treten schnell auf). Auch die Behandlung mit schwächeren Kortikosteroiden erfordert Vorsicht.
- Kortikosteroidsalben sind bei atrophisierenden, ulzerösen und (den meisten) infektiösen Hautkrankheiten kontraindiziert.

Nebenwirkungen lokaler Kortikoidpräparationen. Nebenwirkungen treten meist erst nach langdauernder bzw. gewohnheitsmäßiger Applikation auf.

> **!** Eine wesentliche Ausnahme ist die Verschleierung von Dermatosen, bei denen Steroide eigentlich nicht indiziert gewesen wären. Typisches Beispiel: Mykosen, die zwar unter Steroidsalben nicht abheilen, wegen der entzündungshemmenden Wirkung der Steroide jedoch partiell unterdrückt werden und sich gleichzeitig wegen lokaler Abwehrschwäche stark ausbreiten können. Das Resultat ist eine uncharakteristische, als Mykose kaum erkennbare Läsion (sog. „Tinea incognita").

Charakteristische ***lokale Nebenwirkungen*** sind:

- Teleangiektasien: die häufigste Nebenwirkung, manchmal ekzessiv stark und sehr auffällig (Rubeosis faciei). Nach Absetzen des Steroids partiell rückbildungsfähig;
- Steroidpurpura: erhöhte Fragilität der Hautgefäße, die schon bei geringen Traumen zu meist großflächigen Hautblutungen führt (nur am Ort der lokalen Kortikosteroideinwirkung);

- Atrophie sämtlicher Hautschichten: ein teilweise reversibles Phänomen, das sich durch Verdünnung und zigarettenpapierartige Fältelung der Haut ausdrückt; wird es durch eine subkutane Injektion eines Depotsteroids verursacht, kommt noch eine muldenartige Atrophie des Fettgewebes hinzu;
- Hypertrichose: reversibel;
- Striae distensae: irreversibel, auf den Ort der Steroideinwirkung beschränkt. Typische Lokalisation: Leistenbeuge (fälschliche Behandlung einer inguinalen Epidermomykose mit Steroidsalben);
- Verschlechterung präexistenter Hautkrankheiten: typisches Beispiel: periorale Dermatitis;
- Kortikosteroidsalbenabhängigkeit: Unter diesem Begriff versteht man gewohnheitsmäßige, fast suchtartige Applikation von Kortikosteroidsalben.

> **!** Typische Entwicklung: Wegen eines milden Ekzems (wie etwa bei Unverträglichkeit von Kosmetika) wird eine Steroidsalbe angewendet, die Läsionen bilden sich schnell zurück. Bei Weiterwirken der Ursache kommt es bald zum Rezidiv. Bei steigender Rezidivhäufigkeit sind immer größere Mengen der Steroidsalbe notwendig, es kommt zur Dauerbehandlung. Absetzen der Steroidsalbe ist nicht mehr möglich, da sofort ein Gefühl des Brennens auftritt (Folgen der Steroidwirkung, werden aber paradoxerweise durch Steroide kurzzeitig unterdrückt). Gleichzeitig hat sich auch der Charakter des Ekzems zur „Steroidhaut" geändert: atrophe Haut mit reichlich Teleangiektasien. Dieser Charakterwandel bleibt dem Patienten oft verborgen.

Systemische Nebenwirkungen. Bei Lokalbehandlung mit Kortikosteroiden kommt es immer auch zur systemischen Resorption, allerdings meist unbedeutender Mengen. Systemisch wirksame Quantitäten können jedoch bei großflächiger Behandlung und insbesondere bei beeinträchtigter Barrierefunktion (bei vielen Hautläsionen von vornherein gegeben; Okklusivverbände!) resorbiert werden. Die Entwicklung eines Cushing-Syndroms durch perkutane Kortikosteroidresorption ist daher am ehesten bei intensiver Behandlung großflächiger Dermatosen zu erwarten (Erythrodermien).

Kortisonsalbenhysterie. Die jahrelangen Warnungen der Dermatologen, Kortikosteroidpräparate nicht im Übermaß zu verwenden, haben das Pendel nunmehr in die Gegenrichtung ausschlagen lassen. Diese bei richtiger Verwendung segensreiche Errungenschaft gilt nun als der große Bösewicht der Dermatologie, den etwa fürsorgliche, aber wenig einsichtige Mütter von ihren Neurodermitis-gequälten Kindern fernhalten wollen. Sie werden dabei von Sendungsbewußten aller Art, auch aus dem Ärzte- und Apothekerstand, unterstützt.

Die Kortisonhysterie treibt oft wunderliche Blüten. In den letzten Jahren machte eine angeblich kortisonfreie Salbe auf der Basis „natürlicher" Ingredienzien in Österreich und Deutschland Furore. Erst nach mehrmaliger chemischer Analyse ließ sich eine schwer nachweisbare Steroidkomponente feststellen. Der Schwindler entzog sich durch Flucht der Verfolgung.

9.3 Operative Dermatologie

Die Dermatologie ist ein zwar überwiegend konservatives, jedoch ***auch operatives Fach;*** dies allein schon wegen der Notwendigkeit zur Durchführung der zahlreich anfallenden, meist kleineren Eingriffe. Die Tradition operativer Tätigkeit („Dermatochirurgie") ist ebenso alt wie die Dermatologie selbst. Allerdings werden die Grenzen operativer Tätigkeit von verschiedenen dermatologischen Schulen verschieden weit gezogen; in der Regel ist die Abgrenzung vom Nachbarfach, der Plastischen Chirurgie, jedoch konfliktfrei. Selbstverständliche Voraussetzung selbständiger operativer Tätigkeit ist der Nachweis entsprechender Ausbildung (Operationskatalog).

Operationen. Die operative Dermatologie umfaßt (neben Biopsien) kleinere Operationen wie Inzisionen bzw. Exstirpationen von Abszessen, Zysten und Fisteln der Haut, Nagelextraktion, Schälung von Rhinophymen etc.; darüber hinaus die Durchführung von Spalt- und Vollhaut-Transplantationen (z. B. zur Deckung von Ulzera), einfachere Schiebelappenplastiken sowie Exzision von allen Tumoren der Haut und der hautnahen Schleimhäute. An manchen Zentren werden auch regionale Lymphknotenexstirpationen durchgeführt, z. B. zur Erfassung der Mikrometastasierung maligner Tumoren (Melanom!) im Rahmen der „sentinel lymph node" – Technik.

Als „sentinel lymph node" (Wächter-Lymphknoten) wird jener Lymphknoten bezeichnet, der als *erster* der Station von der aus dem Bereich des Primärtumors drainierten Lymphe angeflutet wird. Er wird durch Injektion eines radioaktiven Tracers und einer Farbstofflösung dargestellt und exzidiert. Ist er tumorfrei, kann davon ausgegangen werden, daß die restlichen Lymphknoten gleichfalls unbefallen sind; im positiven Fall muß die Dissektion der entsprechenden Lymphknotenstation folgen.

Weitere operative Techniken sind: ***Kürettage*** mit dem scharfen Löffel in Lokalanästhesie (Verrucae vulgares, seborrhoische Warzen, Mollusca contagiosa etc.), ***Elektrokaustik und Elektrokoagulation*** (kleine Angiome, Papillome, Kondylome, Spidernävi, dermale Pigmentnävi etc.). ***Hautfräsung*** (Schleifen): mit einer hochtourigen Fräse werden die oberflächlichen Hautschichten vorsichtig und möglichst uniform abgetragen. Mit dieser Technik wird die Einebnung von epidermalen Nävi und Narben, (zumindest vorübergehendes) Verschwinden von Teleangiektasien und die partielle Entfernung von Tätowierungen erreicht.

Kryotherapie. Diese Therapieform beinhaltet umschriebenes Einfrieren von Hautläsionen mit flüssigem Stickstoff (-190 °C) oder Kohlensäureschnee (70 °C) (weniger wirksam, umständlicher, schmerzhafter). Bei völligem *Ein*frieren kommt es zur Gewebszerstörung von Epidermis und oberer Dermis; es bildet sich in der Junktionszone eine Kälteblase (zweitgradige Erfrierung), die die epidermale Läsion anhebt und deren Entfernung ermöglicht. Diese Form der Kryotherapie wird bei Warzen, aktinischen Keratosen, in milderer Weise auch bei seborrhoischen Warzen und Lentigines seniles angewendet. Vorsichtiges *An*frieren („Wischen") führt lediglich zur Zerstörung oberflächlicher entzündlicher Infiltrate (unterstützende Behandlung bei chronisch-diskoidem Lupus erythematodes, Rosazea).

Kosmetische operative Dermatologie. Einem Trend der Zeit entsprechend, setzen manche Dermatologen Akzente in Techniken wie Haartransplantation, „face lifting", „chemical peeling", Kollagenimplantation, Liposuktion, Lipoplastik und ähnlichem. Wie für alle operativen Techniken ist für diese eine entsprechende Ausbildung Voraussetzung.

Chemical peeling. Durch kontrollierte (verschieden tiefe) Anätzung mit Fruchtsäuren (α-Hydroxysäuren), Trichloressigsäure oder Phenol wird eine oberflächliche Nekrose der Epidermis gesetzt, nach deren Abstoßung und Reepithelisierung ein (passagerer) Verjüngungseffekt auftritt. Indikationen: Akne vulgaris (oberflächliches peeling – Entfernung der Komedonen), oberflächliche aktinische Keratosen, chronischer UV-Schaden der Haut.

Liposuktion. Hierbei handelt es sich um eine Methode zur Entfernung von umschriebenen Fettpolstern durch Absaugen von Fettgewebe mit einer speziellen Kanüle. Das entgegengesetzte Ziel, nämlich die Auffüllung von umschriebenen Atrophien (Narben, Spalthauttransplantate, atrophe Endzustände nach Entzündungen) hat die ***Lipoplastik;*** hierbei werden abgesaugte intakte Fettläppchen in die gewünschte Stelle injiziert, wo sie zumeist monatelang erhalten bleiben. Eine ähnliche Indikation (atrophe Narben, Hautfalten) hat die intraläsionale Verabreichung von löslichen ***Kollagenpräparaten*** (mögliche, wenn auch seltene Komplikation: Granulome). Auch hier ist der Effekt nur mittelfristig (Monate).

9.4 Dermatologische Verbandstechniken

Verbände haben die Aufgabe, die lädierte Haut zu schützen, ein günstiges Milieu der Wundheilung herbeizuführen und den Kontakt mit Lokaltherapeutika zu sichern. Man unterscheidet Trockenverbände (z. B. bei Herpes zoster, trockener Gangrän) und Salbenverbände. Letztere sind bei erosiven und ulzerösen Dermatosen angezeigt. Sie bestehen aus salbengetränkten Leinenflecken bzw. Gitternetzen (kleben nicht so leicht an). Eine weitere Verbandstechnik sind die Okklusivverbände (s. oben).

Ein Fortschritt der letzten Jahre sind die sogenannten ***Hydrokolloidverbände;*** ihr Hauptindikationsfeld sind Ulcera cruris, Dekubitalulzera und andere schlechtheilende Hautdefekte. Sie beruhen auf der Erkenntnis, daß ein feuchtes Milieu für die Wundheilung günstiger ist als ein trockenes. Das feuchte Milieu ergibt sich aus den Wundsekreten, die mit einer im- (oder semi-)permeablen Folie über dem Ulkus zurückgehalten werden. Die Folien sind wundseitig meist mit einer kolloidalen Absorptionsschichte versehen. Das Wundsekret enthält Entzündungszellen, Fibrin, Fibronektin, zahlreiche Enzyme (lysosomale, Proteasen, Kollagenase) und Wachstumsfaktoren. Der Erhalt des Wundsekretes fördert das autolytische Debridement der Wundoberfläche, verhindert weitere Austrocknung (oberflächliche Nekrose) und bewirkt ein günstiges physikochemisches Milieu (niedriger pO_2, hoher CO_2, niedriger pH: Hemmung der Keimproliferation und Förderung der dermalen und epidermalen Reparation). Hydrokolloide Verbände beschleunigen die Abheilung von Ulzera und ermöglichen die ambulante Behandlung von Patienten, die ansonsten stationiert werden müßten.

Ein für die nächste Zukunft zu erwartender Schritt ist die Erzeugung von mit Wachstumsfaktoren imprägnierten synthetischen Verbandstoffen.

9.5 Physikalische Therapieformen

9.5.1 Röntgenbestrahlung

Früher in weitem Umfang geübt, ist diese heute stark eingeschränkt, in gewissen Situationen jedoch immer noch sinnvoll und nützlich. Die Hauptindikationen der Röntgentherapie waren Hauttumoren (Basaliome, Plattenepithelkarzinome). Dies gilt heute nicht mehr in diesem Maß, da die Exzision erhebliche Vorteile bietet: schnellerer Abschluß der Behandlung, schönere Narben, Vermeiden des Locus minoris resistentiae von Strahlennarben, Möglichkeit zur Aufarbeitung des Exzisionspräparates zur Feststellung, ob die Entfernung in toto erfolgte. Die Radiotherapie von Hauttumoren ist aber immer noch indiziert, wenn die operative Therapie nicht durchführbar ist: bei großer Ausdehnung, schlechtem Allgemeinzustand, hohem Alter o. ä. Sie ist schonend, bei korrekter Durchführung sicher und führt erst nach Jahren zur Strahlenatrophie.

Fallbericht: Ein 83jähriger pensionierter Großhändler wird mit einem Basaliom vorgestellt, das den gesamten linken Nasenflügel bis zum Nasenbein sowie die Nasenspitze infiltriert, jedoch noch nicht exulzeriert ist. Der plastische Chirurg schlägt die Abtragung der befallenen Teile und Rekonstruktion der Nase in mehreren Schritten vor. Der beigezogene Strahlentherapeut hält den Versuch für aussichtsreich, durch besonders stark fraktionierte Röntgenbestrahlung die Tumordosis zu erreichen, ohne eine Exulzeration zu provozieren. Seinem Rat wird gefolgt. Nach 6wöchiger Bestrahlung ist das Basaliom durch Narbengewebe ersetzt, eine Exulzeration bleibt aus. In der Folge stellt sich nur eine milde, kosmetisch unbedeutende Schrumpfung ein. Der Patient stirbt 5 Jahre später an kardialen Ursachen.

Nach wie vor unentbehrlich ist die Röntgentherapie bei Lymphomen der Haut; sowohl B- als auch T-Zell-Lymphome sind exquisit strahlenempfindlich. Bei primären Lymphomen ist eine kurative Röntgenbestrahlung möglich; bei sekundären stellt sie eine vorzügliche Palliation dar (bis zur Erreichung der Maximaldosis). Die moderne Ganzhautbestrahlung mit schnellen Elektronen kann bei ausgedehnten kutanen T-Zell-Lymphomen langdauernde Remissionen induzieren.

Früher wurde auch eine Reihe benigner chronischer Dermatosen der Röntgenbestrahlung (teils der für oberflächliche Läsionen besonders geeigneten, langwelligen „Bucky"-Bestrahlung") unterzogen: chronische Ekzeme, Psoriasis der Kopfhaut, Acne vulgaris, chronische Paronychie etc. Diese Indikationen sind heute wegen der Verfügbarkeit harmloserer (und teils wirkungsvollerer) Lokaltherapeutika verlassen; auch heute noch indiziert ist die Röntgenbestrahlung jedoch bei Keloiden.

! Kontraindiziert ist die früher häufig geübte Bestrahlung von Clavi und Verrucae plantares; diese sprechen zwar gut an, doch entsteht ein chronischer Strahlenschaden, der bei Überbeanspruchung der betreffenden Region (aktinisch, aber auch mechanisch: forcierte Märsche etc.) zu Ulzerationen führen kann.

9.5.2 Ultraviolettbestrahlung

UV-Phototherapie ist eine traditionsreiche und wichtige Therapieform, die empirisch entwickelt wurde und bei vielen und verschiedenen Hautkrankheiten eingesetzt wird. Die Wirkungsweise ist nicht gänzlich klar; wesentliche Komponenten sind selektive Elimination von Immunzellen, Bremsung überschießender Proliferation und Induktion der Apoptose. Die Phototherapie wurde durch die Entwicklung moderner Bestrahlungsgeräte und Leuchtstoffröhren mit spezifischen Spektren revolutioniert. Grundsätzlich stehen Lichtquellen aus dem UV-B, dem UV-A und solche mit einer Mischung aus beiden Bereichen zur Verfügung. Die Hauptindikationen sind Psoriasis, Neurodermitis, Pruritus bei Niereninsuffizienz, chronische Ekzeme, Formen der Parapsoriasis u. a. m. Mit der ***Photochemotherapie***, einer Weiterentwicklung der Phototherapie mit Verwendung eines systemischen Photosensibilisators, kamen noch schwere Verlaufsformen der Psoriasis, Mastozytosen und Frühformen der Mycosis fungoides sowie Bräunungsbehandlung bei Vitiligo und verschiedenen Lichtdermatosen hinzu (Wirkungsweise der Photochemotherapie s. unter Psoriasis).

UV-B-Phototherapie. Da die ursprünglichen Quecksilberdampflampen mit kurzwelligem UV-B (bei Psoriasis) mehr erythematogen als therapeutisch wirkten, wurden Lichtquellen mit günstigeren Spektren entwickelt. UV-B von 300–320 nm („selektive UV-Phototherapie") erwies sich bei milder Psoriasis und anderen erythematosquamösen Dermatosen als gut wirksam. Eine weitere Verbesserung sind Lichtquellen mit Strahlungsmaximum in der „psoriasisspezifischen" Wellenlänge bei 311 nm. Eine Steigerung der Wirkung wurde auch mit ins UV-A erweitertem Spektrum erreicht (UV-AB-Therapie).

UV-A-Phototherapie. Diese hatte bis vor kurzem nur in Form der Photo*chemo*therapie Bedeutung. In letzter Zeit wurde langwelliges UV-A (sog. UV-A1; 340–400 nm) in die Behandlung der Neurodermitis eingeführt. „Reines" UV-A-Licht (d. h. ohne bzw. *fast* ohne UV-B) wird in sogenannten „Bräunungsstudios" kommerziell angewendet.

! Die Geschäftsgrundlage, daß UV-A alleine nicht schädlich sei, ist wissenschaftlich nicht haltbar; höhere kumulative Dosen führen (wenn auch nach längerer Latenz) im Tierversuch zu Hautalterung und Karzinogenese. Die leichte Zugänglichkeit der Solarien macht es dem Menschen heute möglich, sich viel höheren UV-A-Dosen zu exponieren, als dies auf natürlichem Wege jemals möglich war.

Alle Formen der Phototherapie folgen einer vorhergehenden Bestimmung der minimalen Erythemdosis (MED) durch Lichttestung. Diese Dosis wird dann unter kontinuierlicher, kontrollierter Steigerung (um dem Filtereffekt der Bräunung zuvorzukommen) durch einige Wochen (bis zur Abheilung) 3–4mal wöchentlich verabreicht.

Da alle Formen der Phototherapie potentiell karzinogen sind, müssen sowohl akute Überdosierungen wie zu hohe kumulative Dosen vermieden werden. Die freigetragenen Körperstellen und das Genitale sollen während der Bestrahlung abgeschirmt werden.

9.5.3 Lasertherapie

Laser sind Apparate, in denen energiereiches, zeitlich und räumlich kohärentes (d.h. monochromatisches und parallel, im Takt schwingendes) Licht erzeugt wird. Dies wird durch „light amplification by stimulated emission of radiation“ erreicht: Lichtquanten werden durch ein aktives (und während des Betriebes kontinuierlich mit Energie versorgtes) Medium gesandt; diese stimulieren die Emission weiterer analoger Quanten aus dem Medium. Der Strahl wird durch Resonatoren (Spiegel) mehrmals im Medium reflektiert; einer der Resonatoren ist teildurchlässig und entläßt den Lichtstrahl aus dem System. Als Medien können Materien aller Aggregatzustände dienen: Gase (Argon, CO_2, Kupferdampf), Flüssigkeiten (Farbstofflaser) und feste Körper (Rubin- oder Neodym-YAG-Kristalle).

Laser ermöglichen die Applikation hoher Energie auf kleinem Raum in sehr kurzer Zeit. Die den Effekt bestimmenden Parameter sind neben der Wellenlänge die Leistung, die „Fleckgröße“ und die Behandlungszeit. Man unterscheidet kontinuierliche und gepulste Systeme. Extrem kurze Pulse (Nanosekunden) sind besonders schonend und werden durch den „Q“ (Quality)-switch erzeugt. Das Indikationsspektrum der einzelnen Lasergeräte ist relativ eng (Tabelle 9.16).

! Laser ist nicht gleich Laser; es gibt keinen Laser, der alles kann!

Tabelle 9.16. In der Dermatologie gebrauchte Laser (Übersicht)

	Wellenlänge (nm)	Absorption in	Pulszeit	Wirkmechanismus	Indikationen
Argon	488/514	Hb/Mel	kontinuierlich	rel. unselektiver thermischer Effekt	vaskuläre Läsionen: Naevi flammei (nicht bei Kindern!), Teleangiektasien, Naevi aranei, ‚Blutseen', kleine Angiome, Adenoma sebaeceum, Angiokeratome, Lentigines, Café-au-lait Flecke ...
FPDL[a]	585 (ev. 577)	Hb (Mel)	450 μsec	sel. Photothermolyse, Gefäßruptur, Mediatorfreisetzung	vaskuläre Läsionen: Naevi flammei, Hämangiome (auch bei Kindern!), Naevi aranei, Teleangiektasien
Q-switched Ruby	694	Melanin, exog. Pigmente	20–50 nsec	sel. Photothermolyse, mechanisch	Tätowierungen, Pigmentläsionen: Lentigines seniles, Epheliden, Café-au-lait-Flecke, tiefe Pigmentläsionen (Ota-Naevus) ...
Kupferdampf	578/511	Hb/Mel	20–100 nsec, aber pseudokontinuierlich durch hohe Pulsfrequenz	thermisch, Vasokonstriktion	Gefäß- und Pigmentläsionen: 578 nm: dunklere, noduläre Naevi flammei, dickere Teleangiektasien; 511 nm: Angiokeratome, Lentigines, Epheliden
CO_2 konventionell	10 600	Wasser	kontinuierlich	Verdampfung, Verkohlung	Kondylome, div. Epitheliome, Adnextumore, Fibrome, ...
CO_2 ultragepulst	10 600	Wasser	600 μsec bis 1 msec	Verdampfung, Kollagenschrumpfung	‚skin resurfacing' bei Hautfalten, Aknenarben, Lentigines seniles
CO_2 Flashscan	10 600	Wasser	kontinuierlich (Kontakt durch Scan jedoch nur 1 msec entsprechend)	Verdampfung, Kollagenschumpfung	
Erbium:YAG	2 940	Wasser	200–800 μsec	Verdampfung, (schonend)	
Neodym:YAG continuous wave	1 064	keine spezif.	kontinuierlich	unspezif. therm. Effekt	cav. Hämangiome, Anteile nodul. N. flammei
Neodym:YAG Q-switched	1 064	–	10 nsec	Photothermolyse mechanisch	tiefe, stark pigmentierte Tattoos

Weitere: Dioden-Laser, Excimer-Laser (193 nm), KTP-Laser (532 nm), Alexandrit-Laser (755 nm [720–800], long pulse und Q.switched)
[a]) flashlamp pumped pulsed dye laser (Farbstofflaser)

Laserlicht wirkt meist durch thermische Destruktion der Zielstruktur (Koagulation oder Vaporisation). Bei geeigneter Wellenlänge und entsprechenden (kurzen) Pulszeiten wird dabei das Prinzip der ***selektiven Photothermolyse*** erfüllt, bei dem Zielgewebe (Hämoglobin in vaskulären Läsionen, Melanin in pigmentierten Läsionen, exogene Pigmente bei Tätowierungen) unter größtmöglicher Schonung des umgebenden Gewebes getroffen wird. Ein Hauptproblem stellt hier oft die eingeschränkte Tiefenwirkung dar: Tiefere vaskuläre Läsionen z. B. werden nicht erfaßt.

Laser, die vornehmlich von (intra- und extrazellulärem) Wasser absorbiert werden (***Erbium:YAG-, CO2- Laser***) werden zur Abtragung breiterer Gewebsschichten (z. B. Viruswarzen), zum Schneiden („Lichtskalpell": Der CO_2-Laser setzt kaum blutende Wunden) oder zur sehr schonenden Abtragung oberflächlicher Zellschichten („skin resurfacing") eingesetzt. Eine weitere Einsatzmöglichkeit der Laser ist die ***photodynamische Therapie*** (wirkt durch photochemische Prozesse). Die Laserbehandlung hat einen festen, wenn auch eng umschriebenen Platz in der Dermatologie erworben. Hauptindikation sind benigne vaskuläre (Naevi flammei, Teleangiektasien, Angiome: Farbstofflaser, Argonlaser) und pigmentierte Läsionen (Ruby-Laser); hinzu kommen (Virus)papillome, Angiofibrome und andere mehr kosmetisch störende Veränderungen. Der Nutzen bei Tätowierungen ist durch die Vielzahl verwendeter Tattoo-Pigmente limitiert. Die Auswahl der Patienten zur Lasertherapie ist manchmal schwierig, da viele Läsionen mit konventionellen Methode zumindest ebenso gut behandelt werden können, die Laserbehandlung als moderne Technologie vom Patienten jedoch sehr erwünscht ist.

Eine Modeerscheinung zweifelhafter Wirksamkeit sind schließlich die sogenannten ***Softlaser.*** Hier handelt es sich um sehr energieschwache Geräte, die zur „Gewebsstimulation" führen sollen (z. B. bei schlecht heilenden Ulzera). Exakte Untersuchungen über den Effekt dieser Geräte liegen bisher nicht vor.

9.5.4 Photodynamische Therapie (PDT)

Es handelt sich hier um eine Form der Photochemotherapie, bei der Photosensibilisatoren spezifisch in Tumoren angereichert und letztere anschließend durch Lichtexposition selektiv zerstört werden.

Das Prinzip der PDT geht auf die Jahrundertwende zurück, gewann aber keine praktische Bedeutung, u. a. weil die ursprünglich verwendeten systemischen Photosensibilisatoren (z. B. Hämatoporphyrin) wochenlange Lichtsensibilisierung nach sich zogen (Augen!). Seit der Entwicklung moderner Photosensibilisatoren mit kurzen Halbwertszeiten und Absorption im langweilligen UV-Bereich (dadurch tiefere Penetration möglich) gewinnt die PDT an Bedeutung, vor allem bei Karzinomen der Hohlorgane (Blase, Ösophagus, Uterus).

Wirkmechanismus. Der Photosensibilisator reichert sich im Tumor wegen seiner Lipophilie, dessen niedrigem pH und Reichtum an Makrophagen, sowie wegen dessen guter Vaskularisation bei fehlenden Lymphgefäßen, an. Bei Lichtexposition im Beisein von Sauerstoff kommt es zu photooxydativen Reaktionen mit zytotoxischen Konsequenzen durch Singlet-Sauerstoff.

In der Dermatologie wird die PDT mit 5-bzw. δ-Aminolävulinsäure (ALA) als Photosensibilisator bei oberflächlichen Basaliomen und Plattenepithelkarzinomen, aktinischen Keratosen, M. Bowen, versuchsweise auch bei Hautmetastasen von Melanomen und Herden von Mycosis fungoides eingesetzt. ALA, die Ausgangssubstanz der Porphyrinsynthese, wird als 20 % Creme einige Stunden okklusiv auf den Tumor appliziert; in diesem wird ALA durch körpereigene Enzyme in Porphyrine (v. a. Protoporphyrin IX) umgewandelt. Anschließend wird mit dem Farbstofflaser (630 nm) oder mit polychromatischem Licht bestrahlt. Es kommt zur Erosion und zur Reepithelisierung innerhalb weniger Wochen. Die Resultate sind kosmetisch befriedigend, die Ansprechquote liegt bei ca. 90 %. Nachteile: Knotige Tumoren sind der Therapie nicht zugänglich; mögliches inkomplettes Ansprechen und Rezidive werden erst mit Verzug erkannt.

9.5.5 Weitere physikalische Behandlungsverfahren

Plasmapherese. Zyklisch durchgeführter Austausch von Plasma (jeweils etwa 1 Liter) mit Ersatzlösungen unter Reinfusion der zellulären Blutbestandteile. Diese Technik erlaubt die Entfernung zirkulierender Toxine oder Antikörper etc. und hat bei Lupus erythematodes, Dermatomyositis und Pemphigusformen oft sehr gute adjuvante Wirksamkeit, ist allerdings sehr kostenintensiv und besonderen klinischen Situationen vorbehalten. Wie die Plasmapherese wird auch die ***Leukapherese*** (Abtrennung bestimmter Blutzellen unter Reinfusion des Plasmas, z. B. beim Sézary-Syndrom) von Blutbanken durchgeführt. In manchen dermatologischen Zentren eingerichtet ist jedoch die ***extrakorporale Photopherese:*** Bei dieser wird nach Einnahme von Psoralen das Blut in einem extrakorporalen Kreislauf einer UVA-Bestrahlung unterzogen. Positive Effekte bei Lymphomen und Autoimmunkrankheiten wurden beschrieben, doch ist die Wirksamkeit nicht allseits akzeptiert.

Jontophorese. Sehr gut wirksam bei Hyperhidrosis manus bzw. pedum ist Jontophorese mit Leitungswasser: Hände bzw. Füße werden in einem Jontophoresegerät 4 x/Woche 20 Minuten einem schwachen Gleichstrom ausgesetzt (5–10 mA). Der Erfolg stellt sich nach ca. 3 Wochen ein und muß durch Erhaltungsbehandlung (1–2 x/Woche) aufrechterhalten werden. Wirkmechanismus: unbekannt.

Paraffin-Handbäder. Eine sehr wichtige unterstützende Behandlung bei Sklerodermie vom Akrosklerosetyp. Ein Paraffingemisch mit einem Schmelzpunkt von 54 °C wird in einem speziellen Wärmegefäß mit Thermostat auf die genannte Temperatur erhitzt; die Hände werden in das Gefäß eingeführt, kurzzeitig belassen und wieder herausgenommen. Sobald das Paraffin an der Haut erstarrt ist, wird die Prozedur ein zweites und ein drittes Mal wiederholt. Den Händen haftet nun ein dicker „Handschuh" aus erstarrtem, aber sehr warmem Paraffin an. Die Hände werden in Tücher eingeschlagen und eine halbe Stunde belassen. Die Behandlung kann beliebig oft wiederholt werden. Für die Heimbehandlung werden Paraffine mit niedrigerem Schmelzpunkt verwendet (40 °C).

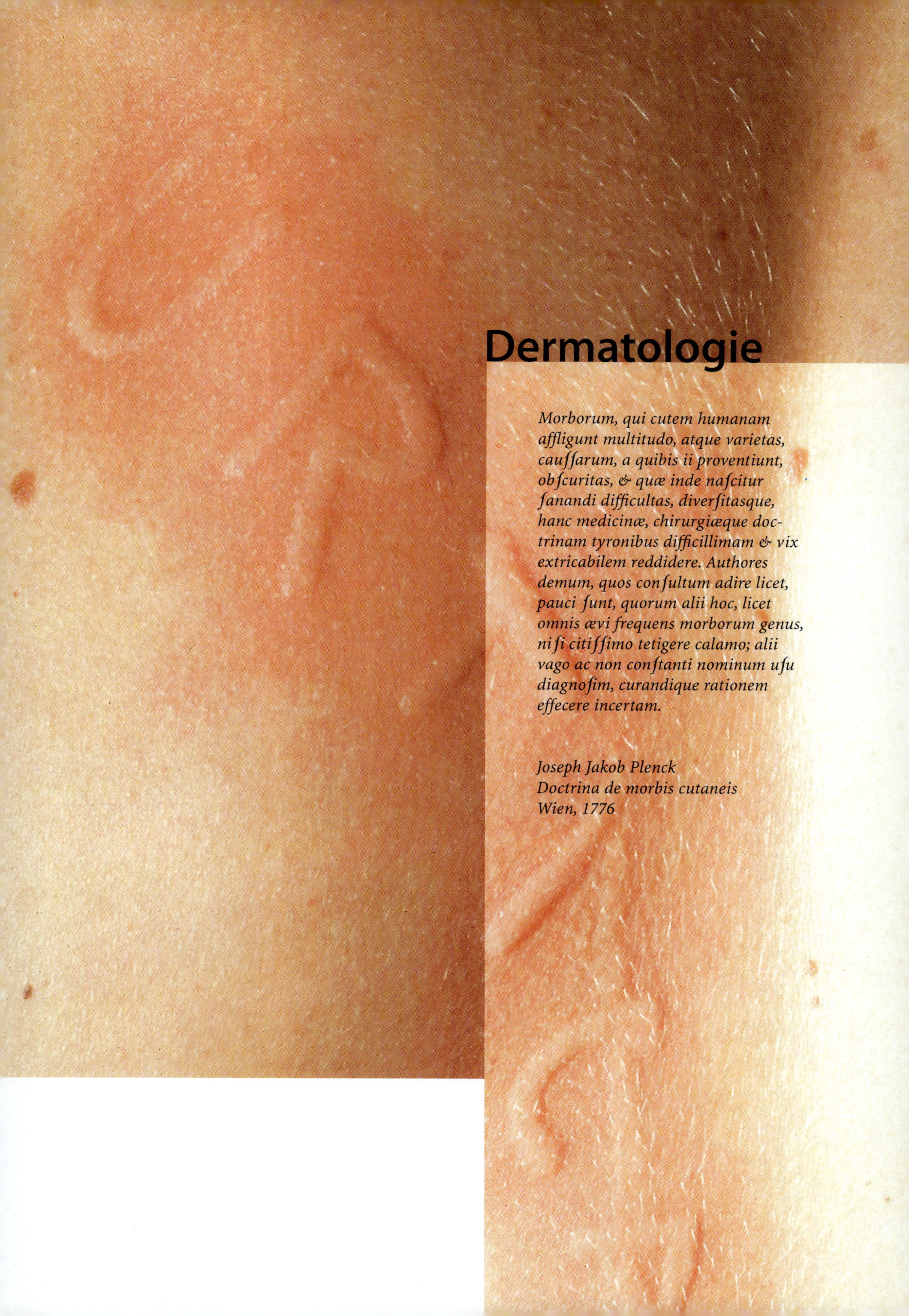

Dermatologie

Morborum, qui cutem humanam affligunt multitudo, atque varietas, cauſſarum, a quibis ii proventiunt, obſcuritas, & quæ inde naſcitur ſanandi difficultas, diverſitasque, hanc medicinæ, chirurgiæque doctrinam tyronibus difficillimam & vix extricabilem reddidere. Authores demum, quos conſultum adire licet, pauci ſunt, quorum alii hoc, licet omnis ævi frequens morborum genus, niſi citiſſimo tetigere calamo; alii vago ac non conſtanti nominum uſu diagnoſim, curandique rationem effecere incertam.

Joseph Jakob Plenck
Doctrina de morbis cutaneis
Wien, 1776

Spezieller Teil

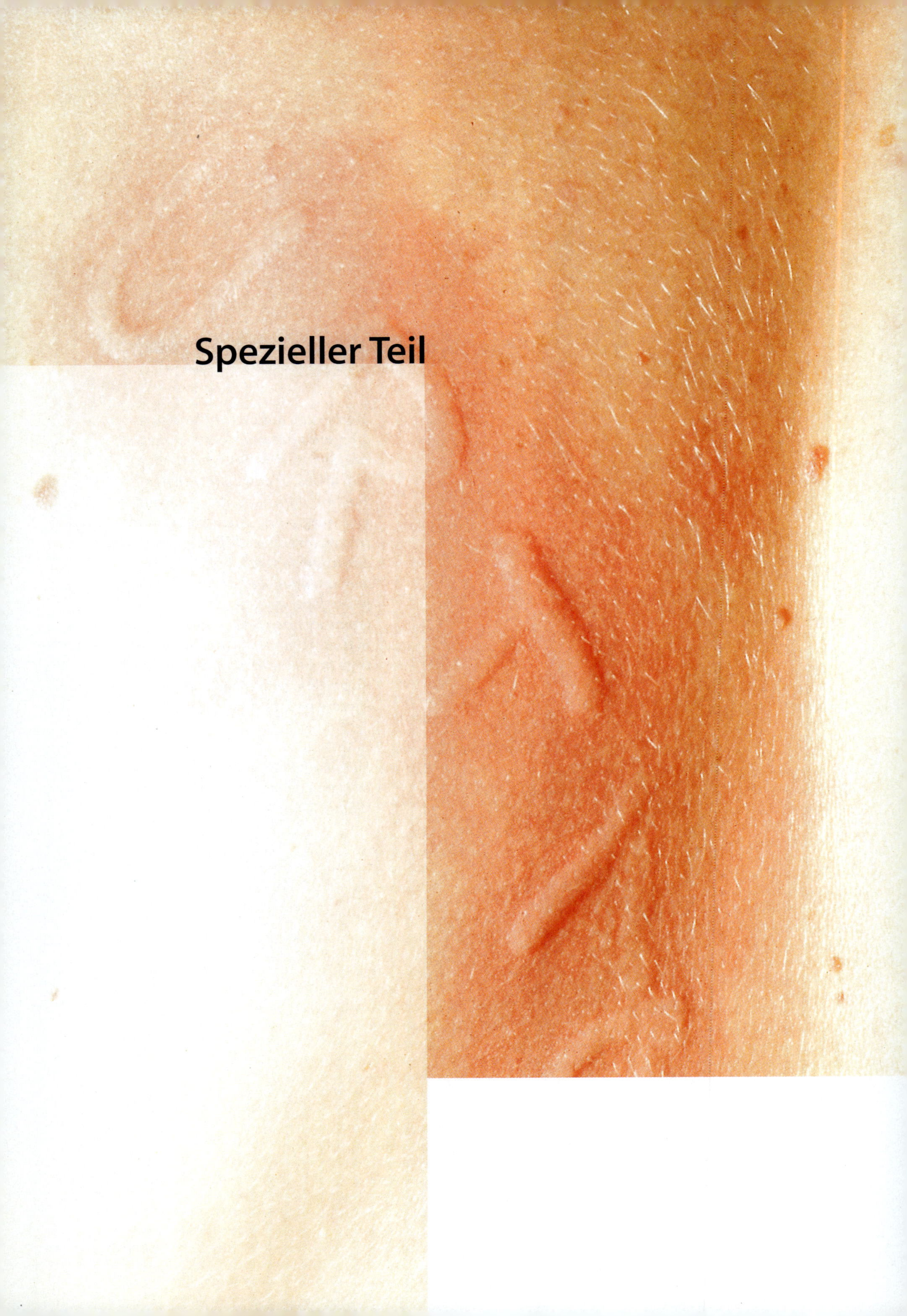

10 Physikalische und chemische Hautschäden

ÜBERSICHT

10.1 Thermische Hautschäden

Die Hauttemperatur liegt unter Normalbedingungen zwischen 30–37 °C. Wird die Haut Temperaturen exponiert, die kraß davon abweichen, entstehen Schäden, die sich auf folgende Weise manifestieren können:

- als ***akuter Kälte- bzw. Hitzeschaden*** (d. h. Erfrierung bzw. Verbrennung). Beide entstehen als Folge direkter Gewebsschädigung bei Einwirkung von Temperaturen jenseits bestimmter Grenzen, die nach unten durch den Gefrierpunkt des Gewebes (–2–10 °C) und nach oben durch jene niedrigste Temperatur definiert werden, bei der ein direkter Gewebeschaden ausgelöst werden kann (ca. 44 °C);
- als ***chronischer Kälte- bzw. Wärmeschaden.*** Dieser entsteht durch langdauernde oder iterative Einwirkung von Temperaturen, die zwar zur Erfrierung bzw. Verbrennung nicht ausreichen, aber ***außerhalb jenes bestimmten Toleranzbereichs*** liegen, in dem Temperaturen zeitlich unlimitiert folgenlos toleriert werden (ca. 15–40 °C);
- als ***abnorme Reaktionen*** der Haut gegenüber Wärme- oder Kältereizen.

Die Rolle der Haut in der Thermoregulation. Die Aufrechterhaltung einer konstanten „Kerntemperatur" von ca. 37 °C wird durch feine Abstimmung der Wärmeproduktion (Grundumsatzerhöhung, Muskelzittern) und der Wärmeabgabe (Durchblutung der Haut, Schweißproduktion) mit strenger zentraler Regelung im Hypothalamus erfüllt. Die Hautdurchblutung beträgt unter Normalbedingungen ca. 200 ml/min. Bei hohen Außentemperaturen kann sie bis auf das 15fache gesteigert werden, bei tiefen Temperaturen wird sie durch Vasokonstriktion gedrosselt. Um die Haut vor Kälteschäden zu bewahren, wird die Vasokonstriktion zyklisch durch Phasen der Vasodilatation unterbrochen (Lewis-Phänomen).

10.1.1 Verbrennung, Verbrühung (Kombustio)

Verbrennungen sind der akute Hitzeschaden der Haut (Abb. 10.1); sie zählen zu den schmerzhaftesten Veränderungen dieses Organs und sind, bei größerer Ausdehnung, von der lebensbedrohlichen Verbrennungskrankheit begleitet. Hauptkomplikationen der Frühphase sind der Verbrennungsschock und Infektionen; in der Spätphase schwerer Katabolismus und Schädigung verschiedener Körperfunktionen (z. B. durch Narben). Die Therapie schwerer Verbrennungen bedarf großer Erfahrung und moderner Intensiveinrichtungen und sollte daher nur an spezialisierten Verbrennungszentren erfolgen. Die Spätphase macht oft multiple operative Korrekturen und intensive physikalische Therapie erforderlich. Milde Verbrennungen gehören in die Domäne des Dermatologen.

Schwere Verbrennungen sind häufig mit Traumen anderer Art, Polytraumen, Rauchgasvergiftung u. a. vergesellschaftet. Sie sind auch bei günstigem Ausgang für den Betroffenen eine persönliche Katstrophe. Die Prognose hat sich in den letzten Jahrzehnten sehr verbessert: Galten früher Verbrennungen von > 70 % (II. oder III. Grades) als infaust, werden heute noch deutlich schwerere gerettet – allerdings mit erheblichen funktionellen und kosmetischen Beeinträchtigungen. Die Prognose wird wesentlich durch den Allgemeinzustand und das Lebensalter bestimmt.

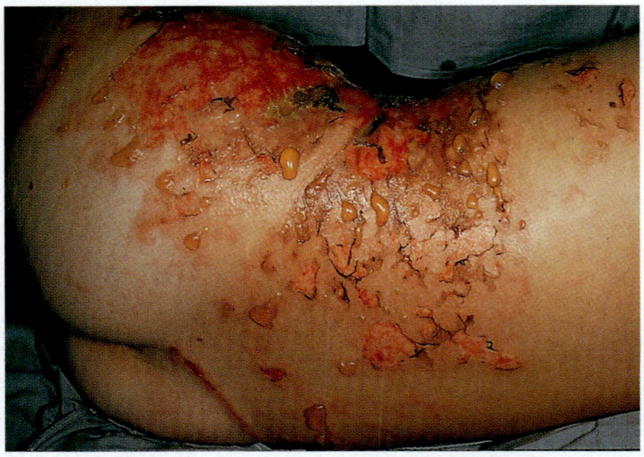

Abb. 10.1. Verbrennung I-III° durch Verbrühung. Diese 2 Tage alte Läsion zeigt alle Grade der Verbrennung: Erythem (weitgehend zurückgebildet), Blasen, Erosionen, oberflächliche und tiefere Nekrosen. Die artefizielle Verteilung kommt durch das Anliegen von (mit heißer Flüssigkeit getränkten) Kleidungsstücken zustande. Beachte Abrinnspuren (Gesäß)

Pathophysiologie der Verbrennung. Hitze führt zur Inaktivierung und Koagulation zellulärer Proteine. Bei maximaler Ausprägung bedeutet dies die Koagulationsnekrose, bei submaximaler die Entgleisung des lokalen Stoffwechsels mit Anhäufung saurer toxischer Produkte, Proteasen, Freisetzung von Entzündungsmediatoren (Kinine, Histamin, Eikosanoide, PAF, Substanz P, etc.) und oft exzessive Ödembildung durch Permeabilitätssteigerung der Gefäße. Die Einströmung von Flüssigkeit in das geschädigte Gewebe ist am höchsten in den ersten 6–8 Stunden, hält aber ca. 24 Stunden an. Bei schwereren Verbrennungen lassen sich auch Entzündungsmediatoren in der Zirkulation nachweisen (IL-1, IL-2, Il-8, TNFα). Bei Sepsis sind auch IL-6-Werte erhöht.

Verbrennungskrankheit. Diese pathologische Reaktion auf Verbrennungen tritt meist erst ab Befall von 10 % der Körperoberfläche (Grad II) auf, doch reagieren die Individuen sehr unterschiedlich (Kinder in der Regel intensiver). Folge der Ödeme ist Hämokonzentration (Ansteigen des Hämatokrit), die in hämodynamischen Schock übergehen kann (Verbrennungsschock). Additiv können der Unfallschock und der Schmerzschock wirken (maximale Steigerung des Sympathikotonus mit Versacken des Blutes in den inneren Organen). Kortikosteroide und Sympathikomimetika sind daher im Verbrennungsschock kontraindiziert! Gleichzeitig entwickelt sich eine metabolische Azidose (durch regelmäßige Blutgasanalyse zu überwachen!) und eine vorübergehende Immunsuppression durch Funktionsbeeinträchtigung von Neutrophilen und Makrophagen sowie Anstieg der T-Suppressorzellen. Infektionen, durch den ausgedehnten Verlust der Haut ohnehin erleichtert, sind daher eine häufige und gefürchtete Komplikation.

Beurteilung der Schwere von Verbrennungen. Der bei Verbrennungen gesetzte Schaden ist durch Grad, Ausdehnung, Tiefe und Vorhandensein von Allgemeinsymptomen charakterisiert. Die Einteilung erfolgt prinzipiell in 3 Schweregrade:

- ***Grad I: Erythem*** heilt mit Restitutio ad integrum;
- ***Grad II: Erythem und Blasen***, wobei die Blasen durch vakuolisierende Degeneration der Epidermalzellen (intraepidermal) wie auch durch Ablösen der Epidermis in der dermoepidermalen Junktionszone entstehen. Bei Verbrühungen sind oft Abrinnspuren erkennbar. Die zweitgradige Verbrennung ist sehr schmerzhaft; sie heilt mit Restitutio ad integrum.

  Eine zwischen Grad II und III liegende Verbrennung wird als ***„oberflächlich III° oder tief II°“*** („deep partial thickness“) bezeichnet. Sie ist durch Blasen mit oberflächlich nekrotischem (weißen) Blasengrund gekennzeichnet. Debridement mit Deckung ist meist angezeigt, da die Spontanheilung bis zu 3 Wochen dauern kann und oft hypertrophe Narben entstehen.

- ***Grad III: Koagulationsnekrosen*** von Epidermis und – verschieden tief – der Dermis, dem subkutanen Fett bzw. Muskel. Es finden sich weiße, trockene, anästhetische Areale, daneben Areale von Verbrennungen II. und I. Grades. Die Unterscheidung von Grad II und III ist besonders in der Frühphase oft schwierig und eine endgültige Beurteilung erst nach 24 Stunden Beobachtung möglich. Unterscheidungshilfe: Ein Nadelstich wird im III. verbrannten Areal nicht verspürt. Die weißen Nekrosen wandeln sich im Lauf von Tagen in schwarze Schorfe um, die innerhalb von Wochen demarkiert und abgestoßen werden.

Da der langwierige Spontanheilungsprozeß eine starke Schwächung der Patienten mit sich bringt (katabole Stoffwechsellage) und zudem oft zu Schrumpfungen und Kontrakturen, stets aber zu unschöner Narbenbildung führt, wird heute prinzipiell eine Frühexzision III° Verbrennungen angestrebt. Reichen die Reserven transplantierbarer Haut am Patienten nicht aus, steht die Möglichkeit zur kulturellen Expansion von Keratinozyten aus Hautbiopsien zur Verfügung, die dann auf den Patienten rücktransplantiert werden. Keratinozytenkulturen allein führen zu unstabilen Narben, da die strukturgebende Dermis fehlt. Erste sogenannte „composite grafts“, bei denen die patienteneigenen Epidermalzellen auf eine künstliche Dermis aufgebracht sind, sind im Handel.

Schweregrad und Tiefe einer Verbrennung sind Funktion des Produkts von Temperatur und Einwirkungsdauer. Dies erklärt, warum man zwar unbeschadet mit dem Finger durch die Kerzenflamme flitzen kann, aber ein lang belassenes Heizkissen bei Bewußtlosen manchmal tiefe Nekrosen bewirkt. Aus demselben Grund ist der Schaden bei Verbrühungen durch Flüssigkeiten mit hohem Wärmespeichervermögen (visköse Flüssigkeiten) schwerer als durch Wasser, und ist ein Teil des gesetzten Schadens durch sofortige Abkühlung mit kaltem Wasser verhinderbar.

Berechnung der Ausdehnung der Verbrennung erfolgt entsprechend der „Neunerregel" nach Wallace: Kopf und Arme entsprechen je 9% der Körperoberfläche, die Beine je 18%, der Rumpf 36%; das verbleibende Prozent entfällt auf das Genitale. Merke: Für Kinder muß wegen der physiologisch unterschiedlichen Proportionen ein Korrekturfaktor eingeführt werden.

Therapieprinzipien. Sofortmaßnahmen: Analgesie. Keine Brandsalben oder andere Hausmittel anwenden! Kleider entfernen, Abdecken mit sauberen Tüchern, Kälteschutz.

Beurteilung der Schwere: Bestimmung von Grad, Ausdehnung, Schockzeichen (Puls, Blutdruck, Durchblutung der Akren, Bewußtseinslage).

Anlegen einer Dauerinfusion (ist ab 10% Ausdehnung II. Grades indiziert). Menge der Infusion: Das Produkt von Ausdehnung (II. und III. Grad) mal Körpergewicht wird in Millilitern Flüssigkeit in den ersten 8 Stunden verabreicht. Gleichviel wird in den folgenden 16, und wieder gleichviel in den folgenden 24 Stunden gegeben.

Infusionslösungen: in den ersten 8 Stunden Glukose-Elektrolyt-Lösungen (keine Kolloide; diese würden durch die durchlässigen Gefäße in das Ödem permeieren und dasselbe noch verstärken!), im weiteren Verlauf zunehmend Kolloide und Serum. Zusätzlich: Antibiotika, bei Bedarf Azidosebehandlung (Bikarbonat- oder Trispufferlösungen).

Die genannten Therapiegrundsätze sind Faustregeln, die jeweils den Gegebenheiten angepaßt werden müssen.

Differentialdiagnose. Vorgeschichte und klinisches Bild sind meist klar. Schwierigkeiten können bei Patienten auftreten, die sich nicht artikulieren können: Bewußtlose, Kleinkinder, Demente. Klassische Quellen von Fehlinterpretationen sind die toxische epidermale Nekrolyse, das „staphylococcal scalded skin syndrome", das fixe Arzneimittelexanthem, die akute Verätzung oder Kontaktdermatitis, das bullöse Pemphigoid.

10.1.2 Chronischer Wärmeschaden (Erythema e calore, Erythema ab igne)

Es handelt sich um unscharf begrenzte retikulierte Pigmentierungen und Teleangiektasien an Körperteilen mit chronischer Wärmeexposition (Wärmflasche, Kamin- oder Lagerfeuer, Heizkörper, Abb. 10.2). Prädilektionsstellen sind der Unterbauch und die Knie.

Pathogenese. Chronische Gefäßweitstellung, Stase, reaktive Melanin- und Hämosiderinhyperpigmentierung.

Differentialdiagnose. Livedo reticularis.

Aus einem Erythema ab igne kann (selten) ein Plattenepithelkarzinom der Haut entstehen.

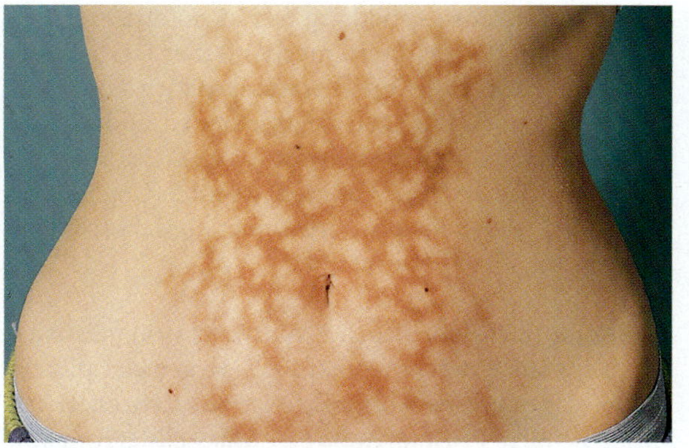

Abb. 10.2. Chronischer Wärmeschaden (Livedo calorica) durch jahrelange Verwendung von Wärmflaschen wegen Bauchschmerzen. Regelmäßige netzförmige Hyperpigmentierung

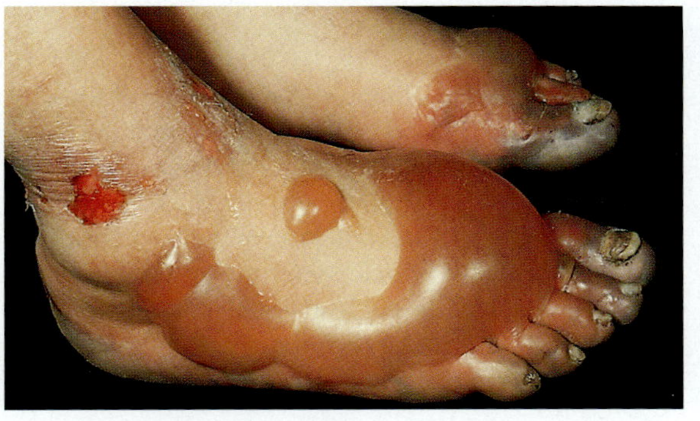

Abb. 10.3. Erfrierung II-III°. Riesige, mit hämorrhagisch tingierter seröser Flüssigkeit gefüllte Blasen am Fußrücken (II°), akrale Nekrosen (III°)

10.1.3 Erfrierung (Kongelatio)

Erfrierungen sind der akute Kälteschaden der Haut (Abb. 10.3) und entstehen durch Einfrieren des Gewebes; sie können von Symptomen der Unterkühlung begleitet sein.

Gradeinteilung. ***I: Erythem; II: Erythem und Blasen,*** wobei letztere durch Abhebung der Epidermis in der Junktionszone entstehen und häufig hämorrhagisch sind; Ödeme. Abheilung mit Restitutio ad integrum. ***III: Nekrose***, gekennzeichnet durch weiße, steifgefrorene Bezirke, besonders häufig an den Akren; nach Auftauen Übergang in Mumifikation (lederartige, schwarze, trockene Nekrosen) und Gewebsverlust. Gefahr des Entstehens einer feuchten Gangrän! Abheilung mit Narben bzw. Verlust von Körpergliedern.

Pathophysiologie. Die erste Reaktion der Haut auf Kälte ist eine reflektorische Hyperämie, gefolgt von Vasokonstriktion (Weißverfärbung), und langsamem Einfrieren des Gewebes. Die Zirkulation kommt zum Erliegen, toxische Metabolite werden angesammelt, massive Thrombosierung (und Gefäßnekrosen) treten auf. Es kommt zur Ausbildung von intra- und extrazellulären Eiskristallen, die zu mechanischer Destruktion führen. Gleichzeitig Konzentrationsanstieg von Elektrolyten im noch flüssigen Volumenanteil und teilweiser Ausfall der Enzymsysteme durch Inaktivierung bei unterschiedlichen Temperaturen; dadurch Ungleichgewicht des Metabolismus, toxischer Gewebsschaden. Letzterer ist teilweise reversibel.

Therapieprinzipien. Rasches Auftauen (warmes Wasser). Dies ist sehr schmerzhaft, z. T. wegen der plötzlichen Freisetzung von vasoaktiven Substanzen (Histamin, Kinine, Prostaglandine – Mastzelldegranulation). Besonders heftige Gewebsschäden entstehen bei wiederholtem Einfrieren und Auftauen. Es ist daher sehr wichtig, daß die eingefrorenen Extremitäten erst am Ziel (Krankenhaus) aufgetaut werden.

> **!** Die alte Lehrmeinung, daß man *langsam* auftauen muß, ist *falsch*! Es ist zwar richtig, daß bei raschem Auftauen der Sauerstoffverbrauch des Gewebes schneller ansteigt als die noch nicht intakte Blutzirkulation mithalten kann, doch ist die dadurch bedingte Hypoxämie weniger schwerwiegend als der neuerliche toxische Gewebsschaden, der bei langsamem Auftauen gesetzt wird.

- Erwärmung von innen, durch Anheben der Kerntemperatur (heiße Getränke). Schocktherapie ist nicht erforderlich;
- Heparin, evtl. auch fibrinolytische Therapie, Arwin;
- konservatives und geduldiges Vorgehen, da die Nekrosen häufig weniger tief sind als vermutet. Sie müssen trocken gehalten werden, um eine feuchte Gangrän zu verhindern. Spontandemarkation abwarten, ggf. Gabe von Antibiotika.

10.1.4 Chronischer Kälteschaden

> **...** Unter chronischen Kälteschäden werden Kälteschäden verstanden, die durch längerdauernde Unterkühlung der Haut ohne Einfrieren entstehen.

Frostbeulen (Perniones, Abb. 10.4). Besonders in ländlichen Regionen häufige chronische Läsionen an kälteexponierten Körperteilen (Akren, Gesicht, Unterschenkel, Knie), die einen wechselhaften Verlauf zeigen. Im Intervall bis auf livide Erytheme kaum merkbar (die „gesunde" Gesichtsfarbe manchen Bauernknabens ist oft nur ein chronischer Kälteschaden), wandeln sie sich bei Temperaturwechsel in rotlivide, teigige, schmerzhafte Schwellungen mit knotigen Verdickungen und Purpurakomponente um, die nach einigen Tagen bis Wochen abklingen (typische Anamnese: „Kaum komme ich in die Wärme, läuft mir das Ohr an und brennt"). Sie können über Jahre rezidivieren. Ihre Entstehung ist unklar; jedenfalls reagieren die Gefäße auf Temperaturreize mit abnormer Permeabilitätssteigerung und Mastzelldegranulation.

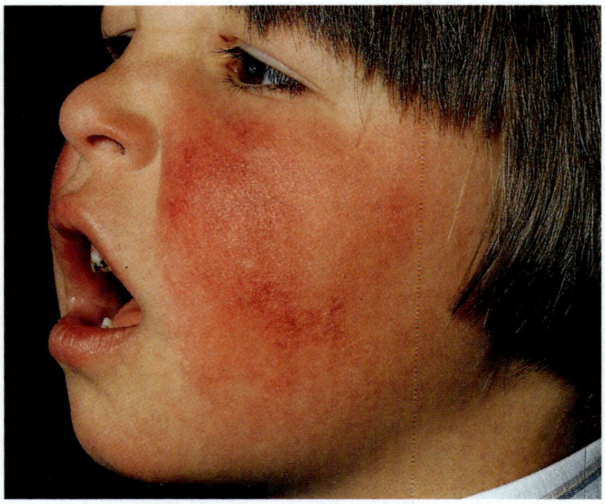

Abb. 10.4. Chronischer Kälteschaden. Livide, unscharf begrenzte knotige Infiltrate der Wangen. Oft als „gesunde Gesichtsfarbe" fehlgedeutet

Differentialdiagnose. Sarkoidose (Lupus pernio), systemischer Lupus erythematodes, Rosazea.

Therapie. Schutz vor Kälte und schnellem Temperaturwechsel. Nifedipin ist manchmal ausgezeichnet wirksam; ein gutes Hausmittel sind die sogenannten Zugsalben (Ichthyol-Salben).

Chronischer Kälteschaden der Hände und Füße äußert sich als Akrozyanose, Schwellungsneigung und schuppende Läsionen. Ausgedehnte Frostbeulen an den Unterschenkeln junger Frauen werden auch als „***Erythrocyanosis crurum puellarum***" bezeichnet. Dieser Begriff stammt aus einer Zeit, als die Damen auch im Winter nur Röcke trugen.

Differentialdiagnose. Atrophia cutis idiopathica.

Ein Prototyp, der in Kriegen für massenhafte Ausfälle sorgte, ist der sogenannte „***Trench-foot***". Langes Verweilen in Schützengräben bei Kälte, Nässe und schlechtem Schuhwerk führt zu Veränderungen an den Füßen, die ähnlich Erfrierungen I. und II. Grades beginnen und später in feuchte Gangrän übergehen. Thrombosen und Superinfektion sind ätiologische Hauptfaktoren.

10.2 Abnorme Reaktionen auf Temperaturreize

10.2.1 Abnorme Reaktionen auf Kälte

Abnorme Kältereaktionen sind häufig und vielgestaltig. Sie können lokale Phänomene oder Systemreaktionen sein. Abnorme ***systemische*** Reaktionen auf Kältereize beruhen auf zirkulierenden Faktoren, die in der Kälte präzipitieren oder aktiviert werden.

Cutis marmorata. Ein im Prinzip normales, jedoch dispositionell oft sehr stark ausgeprägtes Phänomen vorwiegend bei jungen Frauen: eine durch Kälte ausgelöste und bei Erwärmung wieder rückbildungsfähige, regelmäßige netzartige lividrote Hautzeichnung vorwiegend der Extremitäten. Cutis marmorata ist die häufigste Spielart der Livedo reticularis (s. S. 507) und kommt durch Verlangsamung des kutanen Blutflusses durch reflektorische Vasokonstriktion kleiner Hautarterien zustande.

Differentialdiagnose. Livedo racemosa (unregelmäßiges Netzwerk!) (s. S. 507).

Akrozyanose. Eine häufige, mit Cutis marmorata oft kombinierte harmlose Disposition, die besonders bei jungen Frauen beobachtet wird und sich im Lauf des Lebens meist bessert. Hände und Füße sind eiskalt und symmetrisch düster-livide verfärbt. Die Veränderungen sind persistent, verschlechtern sich aber in der Kälte. Das oft familiäre Zustandsbild (im Volksmund „kalte Füße") ist durch reflektorische Konstriktion kleiner Hautarterien bei gleichzeitiger venöser Stase bedingt. Komplikationen, insbesondere trophische Störungen, bleiben aus.

Differentialdiagnose. Raynaud-Phänomen, Neuropathie, arterielle Durchblutungsstörungen, Ergotismus und Nikotinabusus.

Diese harmlose idiopathische Akrozyanose muß von der symptomatischen bei Herz- und Lungenkrankheiten unterschieden werden.

Raynaud-Phänomen. Kälte-ausgelöste episodische Spasmen der Fingerarterien, die zu einer charakteristischen Sequenz von Symptomen führen sind schmerzhafte Weißverfärbung und Kälte eines oder mehrerer Finger, gefolgti von reaktiver Hyperämie und Zyanose. Bei langem Bestand treten trophische Störungen ein. Das Raynaud-Phänomen ist meist ein isolierter Befund (***idiopathisches*** oder ***primäres*** Raynaud-Phänomen), ist aber auch ein typisches assoziiertes bzw. Frühzeichen von Kollagenosen (Sklerodermie!), hämatologischen und neurovaskulären Krankheiten, auch von Berufskrankheiten (Vinylchlorid-Krankheit, Schäden durch Preßlufthammer-Arbeit) (***sekundäres*** Raynaud-Phänomen).

Die ***Pathogenese*** ist nicht gänzlich klar; mögliche kausale Faktoren sind erhöhte Blutviskosität (Thrombozytenaggregation, Fibrinogenämie), zirkulierende Immunkomplexe, Kryoglobuline und Autoantikörper, abnorme Reagibilität der Gefäße gegen vasoaktive Mediatoren (Histamin, Serotonin, Prostaglandine), Defekte des α-adrenergen Systems u. a. m. Die Existenz mehrerer Auslösemechanismen ist wahrscheinlich.

Die ***Diagnose*** erfolgt anamnestisch oder durch Kälteprovokation und Fingerplethysmographie.

Differentialdiagnose. Akralbetonte Polyneuropathie, Ergotismus und Karpaltunnelsyndrom.

Die ***Therapie*** richtet sich nach der eventuell vorhandenen Grundkrankheit; stets sind Kälteprophylaxe, Nikotinkarenz und physikalische Therapie angezeigt. Systemische Therapie mit Nifedipin, Ketanserin, Prostazyklin und anderen Vasodilatatoren wird empfohlen.

Fallbericht: Eine 49 jährige Lehrerin klagt seit Jahren über besondere Kälteempfindlichkeit der Hände; einzelne Finger laufen ihr schon bei geringem Kältekontakt schmerzhaft weiß an, kribbeln und sind „bamstig". Ein ergotaminhaltiges Analgetikum wegen Migräne hat sie seit Jahren nicht mehr eingenommen. Nikotinabusus wird strikt verneint. Klinisch sind die Hände unauffällig. Ein Karpaltunnelsyndrom wird neurologisch ausgeschlossen, in der Fingerplethysmographie zeigt sich eine deutliche spastische Reaktion auf Kältereiz. Antinukleäre Antikörper sind grenzwertig erhöht. Ein Versuch mit Nifedipin wird wegen Unverträglichkeit abgebrochen. Die Patientin bleibt 4 Jahre fern. Als sie wiederkehrt, zeigt sich eine Abflachung der Fingerkuppen und Verjüngung der Finger, es findet sich ein hoher Titer antizentromerer Antikörper (1:800), ein beginnendes CREST-Syndrom wird diagnostiziert.

Kältepannikulitis. Hierbei handelt es sich um eine seltene umschriebene Entzündung des Fettgewebes nach lokaler Kälteapplikation bei Kindern. Sie entsteht einige Tage nach dem Kältetrauma, ist durch schmerzhafte Entzündung und Schwellung charakterisiert und klingt in der Folge spontan und ohne Residuen ab. Als Ursache wird der höhere Anteil gesättigter Fettsäuren bei Kleinkindern vermutet, der zur Erstarrung des Fettgewebes bei relativ hohen Temperaturen und zu dessen Schädigung führt. Derselbe Hintergrund gilt als ursächlicher Teilfaktor beim sogenannten Sklerem und der subkutanen Fettnekrose Neugeborener.

Kälteurtikaria. S. 195.

Kryoglobulinämie (s. auch S. 501). Sie wird durch zirkulierende Immunglobuline (meist IgM oder IgG) bewirkt, die bei niedrigen Temperaturen (reversibel) ausfallen. Man unterscheidet eine monoklonale (Typ I), eine gemischt mono- und polyklonale (Typ II) und eine rein polyklonale (Typ III) Form; die monoklonalen Typen sind mit lymphoproliferativen Krankheiten, multiplem Myelom und Makroglobulinämie Waldenström assoziiert, die polyklonalen mit Autoimmunkrankheiten und chronischen Infektionen (Hepatitis B und C!). Typ III stellt ca. 50 % der Fälle; zu ihm zählt die häufige essentielle gemischte Kryoglobulinämie. Die Menge der Kryoglobuline in den Typen I und II ist meist hoch, in Typ III gering.

Die klinischen Symptome sind mannigfaltig. Bei großen Mengen von Kryoglobulinen kann es an kälteexponierten Regionen (Extremitäten, insbesondere Akren) zum Verschluß von Gefäßen und ausgedehnten Nekrosen und Ulzera kommen. Bei geringeren Mengen beherrschen Raynaud-Syndrom, Akrozyanose, Kälteurtikaria, Livedozeichnung und nekrotisierende Vaskulitis das Bild. Die Patienten sind sich ihrer Kälteempfindlichkeit nicht immer bewußt.

Die ***Therapie*** richtet sich nach der Grundkrankheit. Zum Nachweis der Kryoglobuline muß der Transport des Blutes und die Gewinnung des Serums bei 37 °C erfolgen.

Kryofibrinogenämie. Diese ist der Kryoglobulinämie klinisch ähnlich. Sie ist häufig mit malignen Tumoren, insbesondere dem Prostatakarzinom, assoziiert. Kryofibrinogen ist im Plasma, nicht aber im Serum nachweisbar.

Selten, aber manchmal von dramatischem Verlauf ist die ***Kälteagglutinin- bzw. -hämolysinkrankheit.*** Es handelt sich um Antikörper, die sich in der Kälte an Erythrozyten binden und diese agglutinieren bzw. hämolysieren; die klinischen Bilder umfassen Raynaud-Syndrom, Hautnekrosen, hämolytische Anämie, Hämoglobinurie. Bei foudroyantem Verlauf kann ausgedehnte intravasale Agglutination zum Tod führen.

10.2.2 Abnorme Reaktionen auf Hitzereize

Abnorme Hitzereaktionen sind seltener; sie umfassen im wesentlichen die cholinerge Urtikaria (S. 196) und die Erythromelalgie.

Erythromelalgie. Ein seltenes, attackenartiges brennendes Hitzen und Röten der Extremitäten, das durch lokale Überwärmung ausgelöst wird. Die Patienten suchen sich durch Kälte (Eis, Ventilator) Linderung zu verschaffen. Die Erythromelalgie kommt etwa gleich häufig ***primär*** (ohne assoziierte Krankheiten, manchmal hereditär, Beginn in Kindheit) und ***sekundär*** vor. In letzteren Fällen ist sie meist mit lymphoproliferativen Prozessen assoziiert (essentielle Thrombozytose, Polyglobulia vera u. a. m.), Beginn im Erwachsenenalter.

Pathogenese unklar; Thrombozytenaggregation wird als Auslöser vermutet.

Therapie. Aspirin ist in niedrigen Dosen gut wirksam. Bei der sekundären Form kommt es nach erfolgreicher Behandlung der Grundkrankheit zur Remission.

10.3 Hautschäden durch Elektrizität

Stromfluß durch die Haut führt über elektromechanische Wirkungen zu Gewebsschäden, die der Stromleistung proportional sind und – bei höherem Energiedurchfluß – zur Koagulationsnekrose führen können. Die höchste Energiedichte tritt an den Ein- und Austrittsstellen auf. Hier entstehen die sogenannten ***Strommarken:*** punkt- oder streifenförmige Koagulationsnekrosen, in der Regel von einem schwärzlichen Hof umgeben (Metallimprägnierung aus dem Stromleiter) (Abb. 10.5). Die Nekrosen wandeln sich in schlechtheilende Ulzera um. Histologisch sind die Strommarken durch Koagulationsnekrose mit bizarrer Verziehung der Architektur gekennzeichnet (***„Ziegenbärte“***).

Gravierender als die Hautläsionen können ***Schäden innerer Organe*** sein, wenn diese vom Stromdurchfluß betroffen sind. Mögliche Komplikationen sind Herzrhythmusstörungen bis zum Kammerflimmern, zentralnervöse Symptome, Atemstillstand, bei Zerstörung von Muskelgewebe Myoglobinämie mit Nierenversagen.

> **!** Bei jedem Stromunfall, selbst bei geringfügigen Strommarken, ist ein EKG durchzuführen und für Beobachtung über mindestens 24 Stunden zu sorgen, da die Allgemeinsymptome mit Verzögerung auftreten können.

Der ***Blitzschlag*** ist eine Sonderform des Elektrounfalls. Er entspricht einem kurzdauernden, aber hochenergetischen Stromdurchfluß durch den Körper in vertikaler Richtung, wobei der Großteil allerdings an der Körperoberfläche abfließt. Die Hautsymptome reichen von ausgedehnten Nekrosen bis zu Erythemen, die häufig durch eine bizarre Verästelung gekennzeichnet sind (***„Blitzfiguren“***, Abb. 10.6). Die Prognose hängt vom Ausmaß der Schäden an den inneren Organen ab, die den oben genannten entsprechen.

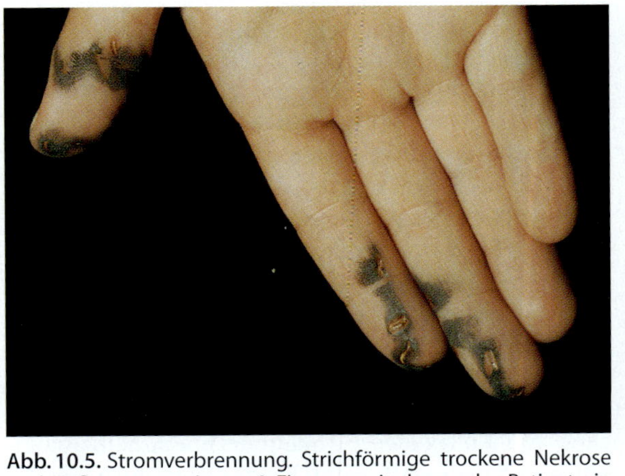

Abb. 10.5. Stromverbrennung. Strichförmige trockene Nekrose und Rußspuren an jenen 3 Fingern, mit denen der Patient ein stromführendes Kabel angefaßt hatte

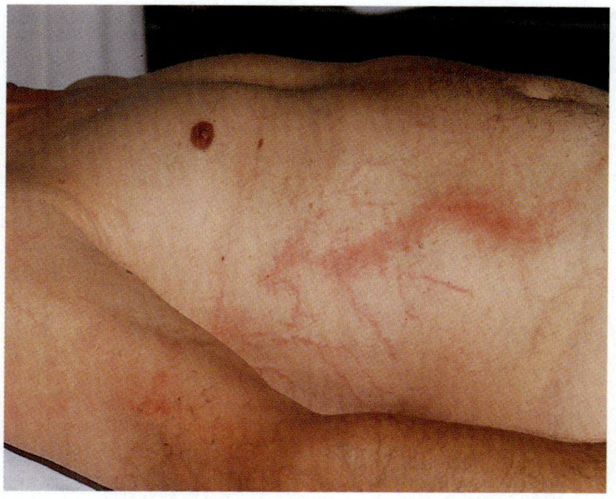

Abb. 10.6. Blitzfiguren. Bizarre, strichförmige, verzweigte Erytheme an Thoraxwand und Oberarm bei einem Urlauber, der beim Spaziergang vom Blitz getroffen worden war

10.4 Schäden durch UV-Strahlen

Ultraviolett-Licht stellt eine der bedeutendsten Umweltnoxen für die Haut dar. Seine Wirkungen auf das Hautorgan sind vielfältig, komplex und – im Gegensatz zu weitverbreitetem Glauben – durchwegs ungünstig (einzig gesicherter günstiger Effekt: die photochemische Konversion von 7-Dehydrocholesterin zu Vitamin D3 in der Epidermis durch UV-B, 297 nm). Zur Schadensbegrenzung besitzt die Haut ein Spektrum von Adaptions- und Reparationsmechanismen (der auffälligste ist die Melaninpigmentierung). Wie viele Noxen kann UV-Licht jedoch in kontrollierter Form auch therapeutisch eingesetzt werden.

Man unterscheidet den *akuten* (Sonnenbrand) und den *chronischen* UV-Schaden (Lichtalterung, Karzinogenese) sowie *abnorme Lichtreaktionen* mit oder ohne exogenen Photosensibilisator (Lichtdermatosen).

Die Sonnenstrahlung. Das Spektrum der elektromagnetischen Wellen, die auf die Erdoberfläche auftreffen, reicht von Wellenlängen von ungefähr 290 nm über die Regionen des UV- und sichtbaren Lichts bis weit in den Infrarotbereich (Abb. 10.7). Kurzwelliges UV-Licht (Wellenlängen unter 290 nm, ***UV-C***) gelangt wegen der filternden Ozonschicht in der Stratosphäre nicht auf die Erdoberfläche. Biologisch wirksam in der Haut ist vor allem das mittel- und langwellige UV-Licht (290–400 nm). Innerhalb dieser Grenzen unterscheiden sich einzelne Wellenlängenregionen beträchtlich in ihren physikalischen Eigenschaften und ihrer biologischen Aktivität. Die Region von 290–320 nm wird als ***UV-B*** („Sonnenbrandspektrum"), die Region von 320–400 als ***UV-A*** bezeichnet. Letztens wird das UV-A in das langwelligere UV-A1 (340–400 nm) und das kurzwelligere UV-A2 (320–340 nm) unterteilt. Je kurzwelliger die Strahlung, umso energiereicher ist sie (UV-C wird zur Flächensterilisation verwendet), wird aber auch stärker absorbiert (UV-B kann nicht durch Fensterglas dringen). Die Zusammensetzung des Sonnenlichtes (Abb. 10.8) ist nach Tageszeit, Höhe, geographischer Breite und Umweltsbedingungen sehr verschieden. An den biologischen Wirkungen auf die Haut sind alle Strahlenqualitäten beteiligt.

Wirkung elektromagnetischer Strahlen auf biologische Substrate. Jede Wirkung setzt Absorption voraus; lichtabsorbierende Moleküle werden als ***Chromophore*** bezeichnet. Jeder Chromophor besitzt ein eigenes ***Absorptionsspektrum***, das durch ein ***Absorptionsmaximum*** charakterisiert ist. Durch die Absorption von Photonen werden die Elektronen in energiereichere Bahnen befördert („***excited state***", Singlet oder Triplet); der „excited state" dauert außerordentlich kurz (Mikro- oder Nanosekunden), dann wird die Energie wieder durch verschiedene Mechanismen abgegeben (Wärme, Transfer, Fluoreszenz oder Phosphoreszenz) oder in (photo)chemischen Reaktionen verbraucht (Bildung von ***Photoaddukten***). Bei Chromophoren mit Absorption im sichtbaren Licht ist die Energiedifferenz zwischen Grund- und „excited state" gering, die biologische Wirkung (außer dem Entstehen von Farben) daher unbedeutend. Bei Chromophoren mit Absorption im UV-Bereich ist der Energiesprung hoch, die Entstehung von Photoaddukten daher relevant. Beispiele für organische Substanzen dieser Art sind Aminosäuren, DNS, RNS, Porphyrine etc. Photochemische

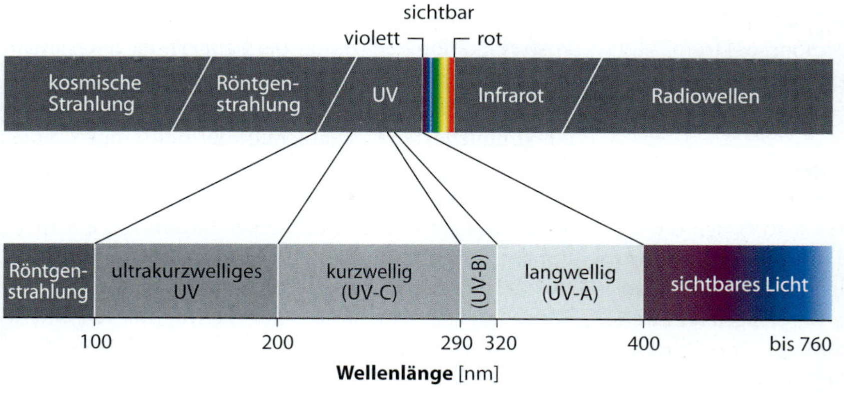

Abb. 10.7. Elektromagnetisches Spektrum mit gespreizter UV-Skala

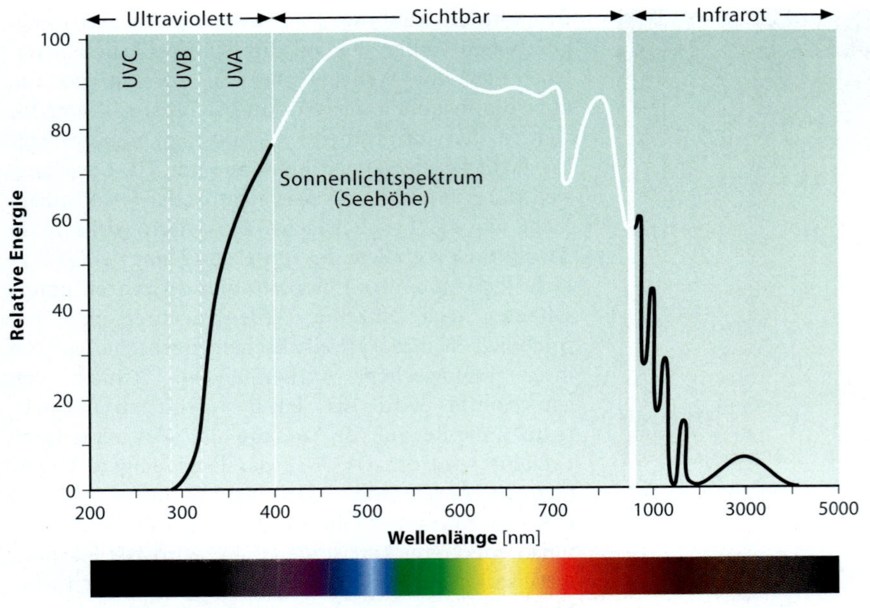

Abb. 10.8. Spektrum der elektromagnetischen Strahlung, die von der Sonne auf die Erdoberfläche fällt. Wellenlängen die kürzer als etwa 290 nm sind, werden vom Ozon in der Stratosphäre absorbiert. Aus: Kochevar IE, 1986

Reaktionen werden als *direkt* bezeichnet, wenn nur das Molekül selbst verändert wird. Werden andere Moleküle betroffen, spricht man von ***Photosensibilisatoren.***

Photobiologische Reaktionen. Photochemische Reaktionen bewirken im Gewebe eine Kaskade biochemischer Vorgänge: Bildung freier Radikale, Lipidperoxydation, Bildung von Pyrimidindimeren in der DNS, Veränderung von Proteinen und Membranmolekülen. Zahlreiche Zellkompartimente sind betroffen: Kern, Mitochondrien, Ribosomen, Lysosomen, Zellmembran. Die Zellschäden münden in Apoptose oder Nekrose bzw. lösen weitere Antworten aus: Störungen der Proteinsynthese, der Mitose, Expression von Adhäsionsmolekülen, Freisetzung von Mediatoren und Zytokinen. Diese Antworten führen zur klinisch beobachtbaren Gewebsreaktion (z. B. Erythem). Zu massiven Schäden führt insbesondere UV-B; Schäden durch UV-A entstehen erst bei wesentlich höheren Dosen.

! Das Ausmaß der photobiologischen Reaktionen ist bei verschiedenen Wellenlängen entsprechend dem ***„Aktionsspektrum"*** verteilt. Absorptionsspektrum und Aktionsspektrum stimmen in der Regel überein.

Photobiologische Eigenschaften der Haut. Das Stratum corneum bleibt bei Bestrahlung unverändert, wirkt aber als schützender Filter; ca. 10 % der UV-B- und 50 % der UV-A-Energie wird hier absorbiert bzw. reflektiert (Urokaninsäure!). In den tieferen Schichten limitieren andere Substanzen die Eindringtiefe durch Streuung und Absorption: Melanin, der wesentlichste Faktor, Nukleinsäuren, Proteine, Lipide und schließlich Blut und Karotenoide. UV-B penetriert weniger tief als UV-A: In der Haut von Weißen erreichen etwa 20 % der eingestrahlten UV-B-Energie das Str. spinosum und etwa 10 % das obere Korium; von UV-A- und sichtbarem Licht dringen hingegen 30 % – 50 % in das obere Korium ein.

Nach UV-Bestrahlung der Haut stellen sich Änderungen von Zellmetabolismus, -funktion und -struktur ein, die sich nach einigen Stunden bzw. Tagen in Änderungen von Blutzirkulation (Erythem), Melaninsynthese (Bräunung) und Zellkinetik (Abschuppung) manifestieren. Die Reaktion der Haut spiegelt die Reparation der durch die UV-Strahlung gesetzten Schäden wieder (Sonnenbrandreaktion: Vasodilatation und erhöhte Kapillarpermeabilität gestatten einen rascheren Metabolismus).

Reparationsvorgänge. Sofort nach Entstehung der UV-Schäden beginnt die Zelle deren Behebung auf verschiedenen Ebenen (DNS, RNS, Proteine). Die Reparationsmechanismen an der DNS sind von zentraler Bedeutung.

Mehrere DNS-Reparationsmechanismen sind bekannt: Photoreaktivation, Exzisions- und Postreplikationsreparation. Die Rolle von Photoreaktivation und Postreplikationsreparation bei Säugern ist noch nicht genau aufgeklärt.

Die für Säuger wichtigste ***Exzisionsreparation*** ist ein komplizierter Mechanismus, der den Einsatz eines ganzen Enzymsystems erfordert. Da die Reaktion ohne Zufuhr von Lichtenergie vor sich geht, wird sie auch als „dark repair" bezeichnet. Sie läuft in 4 Schritten ab: Zuerst muß die Zelle den Defekt in der Struktur der DNS erkennen („recognition"); auf welche Weise dies geschieht, ist unbekannt. Im folgenden Schritt wird mit Hilfe einer spezifischen Endonuklease in der DNS-Helix, nahe der Läsion, ein Einschnitt vorgenommen („incision"), anschließend das geschädigte Segment enzymatisch ausgeschnitten („excision") und ein neusynthetisiertes Teilstück eingesetzt („unscheduled DNA-synthesis"); zuletzt wird das eingesetzte Segment mit der DNS-Helix durch eine Polynukleotidligase verbunden („rejoining"). Die Exzisionsreparation ist nicht spezifisch für UV-Schäden, sondern tritt auch bei verschiedenen chemischen oder strahlungsbedingten DNS-Schäden in Aktion. Defekte in diesem System führen zu exzessiver Entwicklung UV-induzierter Hautkarzinome (s. Xeroderma pigmentosum, S. 533).

Wirkungen von UV-Licht auf das Immunsystem (Photoimmunologie). UV-Bestrahlung greift an mehreren Ebenen in die Immunantwort ein. Zunächst werden die Langerhans-Zellen morphologisch und funktionell beeinträchtigt: Ihre Fähigkeit, Antigen zu präsentieren, wird vorübergehend ausgeschaltet. Ferner wird die Stimulierbarkeit von Lymphozyten auf Antigene oder Mitogene herabgesetzt. Versuche, nach Bestrahlung mit einem Kontaktallergen zu sensibilisieren, führen zu Toleranz, die durch antigenspezifische T-Suppressorzellen mediiert wird.

Die Auswirkungen von UV sind nicht auf den Ort der Einstrahlung beschränkt, sondern betreffen den Gesamtorganismus. Aus den Keratinozyten werden zahlreiche Zytokine freigesetzt, von denen zumindest manche in die Blutbahn gelangen (IL-1, IL-6) und Allgemeinsymptome auslösen können (Fieber). Nach UV-Bestrahlung kommt es auch zum Abfall der Zahl zirkulierender T-Zellen (B-Zellen bleiben unverändert). Dieser Abfall geht auf das Konto der CD4-Zellen (Abfall der CD4/CD8-Ratio). Solche Veränderungen sind bei einmaliger UV-Exposition vorübergehend; über die Auswirkungen chronischer Exposition kann noch nicht endgültig geurteilt werden.

UV ist demnach ein starker Induktor von Immunsuppression. Diesem Umstand muß beim therapeutischen Einsatz von UV-Licht Rechnung getragen werden (Autoimmunkrankheiten, HIV-Infektion).

10.4.1 Akuter UV-Schaden

... Ausdruck des akuten UV-Schadens sind Erythem, anschließend Pigmentierung und Hyperplasie der Epidermis („Sonnenschwiele").

UV-Erythem (Sonnenbrand, Erythema solare)

Eine akute Entzündungsreaktion nach UV-Exposition.

Epidemiologie. Der Sonnenbrand ist einer der häufigsten pathologischen Zustände der Haut, er betrifft zumeist Kinder (mehr Freizeit; Mangel an Erfahrung; reagiblere Haut). Mehr als drei Viertel der schweren Sonnenbrände werden bis zum 20. Lebensjahr erworben. Die Neigung zu Sonnenbränden ist genetisch vorgegeben und beruht auf Menge und Art des Melanins der Haut. Das braunschwarze ***Eumelanin*** ist ein sehr potenter Lichtfilter (Absorption über alle Regionen des UV- und sichtbaren Lichts), das rötliche ***Phäomelanin*** hingegen ein schlechter. Besonders UV-empfindlich sind daher Personen mit der sog. „keltischen" Komplexion (hellhäutig, rotblond, blaue Augen, Neigung zu Epheliden). Die individuell sehr verschiedene UV-Empfindlichkeit wird in einer Skala klassifiziert (Tabelle 10.1).

Ätiologie. Ursache des UV-Erythems können im Prinzip alle UV-Qualitäten des Sonnenlichts und künstlicher Lichtquellen sein, doch sind die einzelnen UV-Bereiche sehr verschieden wirksam. Das Erythem-Aktionsspektrum zeigt ein hohes Plateau für UV-C und UV-B, bei ca. 320 nm erfolgt ein steiler Abfall. Erytheme können daher zwar durch UV-A erzeugt werden, doch sind dazu bis zu 1.000mal höhere Dosen notwendig. Wegen des viel höheren Anteils von UV-A im Sonnenlicht entfallen auf dieses jedoch immerhin ca. 15 % des erythematogenen Effekts.

Typ	Phänotyp		Reaktion auf Sonnenbestrahlung		Empfohlener Lichtschutzfaktor (DIN)
			Sonnenbrand	Bräunung	
I	Haut:	hell	immer	nie	12–15
	Haare:	rötlich bis rotblond			
	Augen:	blau, grün			
II	Haut:	hell	immer	wenig	8–12
	Haare:	blond bis hellbraun			
	Augen:	blau, grau, braun			
III	Haut:	hellbraun	selten	gut	6–8
	Haare:	dunkelblond bis braun			
	Augen:	braun			
IV	Haut:	hellbraun bis mittelbraun	nie	immer	4–6
	Haare:	dunkelbraun			
	Augen:	braun			

Tabelle 10.1. Photobiologische Hauttypen (Europäer)

Die Erythemwirkung ist grob mit dem Produkt von zugeführter Lichtenergie und Einwirkungsdauer korreliert (reziprokes Verhältnis). Erytheme entstehen ab einer bestimmten Schwellendosis (minimale Erythemdosis, MED – ein historisches, für praktische Zwecke gut geeignetes Maß der Lichtdosis); diese ist für jede Wellenlänge und jedes Individuum spezifisch. Werden Lichtdosen in verschiedenen Wellenlängen appliziert, kommt es in der Regel zu additiver Wirkung.

Das UV-Erythem entsteht wenige Stunden nach Exposition, erreicht nach 12–24 Stunden sein Maximum und klingt nach 48–72 Stunden ab. Höhere Dosen und kurzwelliges UV führen zu schnellerer Entwicklung und langsamerem Abklingen.

Pathogenese. UV-Licht führt zu Schädigungen vorwiegend epidermaler Chromophore (DNS!) und zur Freisetzung von proinflammatorischen Mediatoren: Histamin, Serotonin, Prostaglandine (vorwiegend D2; die Erythemreaktion kann durch Prostaglandininhibitoren partiell unterdrückt werden), IL-1 aus Keratinozyten (Chemotaxis, Expression von Adhäsionsmolekülen an Keratinozyten und Gefäßzellen, Amplifikation der Produktion von IL-1 und IL-6). Es resultiert eine entzündliche Reaktion mit Schwerpunkt in Epidermis und oberer (bei UVA auch mittlerer) Dermis. Die Zellschädigung zeigt sich durch das massenhafte Auftreten apoptotischer Keratinozyten („sunburn cells"), bei höherer Intensität durch vakuolisierende Zelldegeneration. Das UV-A-Erythem ist (anders als das UV-B-Erythem) sauerstoffabhängig; es tritt bei Ischämie nicht ein, sunburn cells fehlen.

Klinik. Hellrote, schmerzhafte, scharf auf den Ort der Lichteinwirkung begrenzte Erytheme, bei stärkerer UV-Einwirkung Blasenbildung und evtl. Nekrose (Abb. 10.9). Schwerere Sonnenbrände sind von Systemzeichen begleitet (Fieber, Krankheitsgefühl). Im Abheilungsstadium kommt es zu Pigmentierung und Abschuppung. Folgeläsionen sind: Pigmentverschiebungen (Epheliden, Lentigines, Nävuszellnävi). Narben werden nur nach exzessiven Sonnenbränden beobachtet.

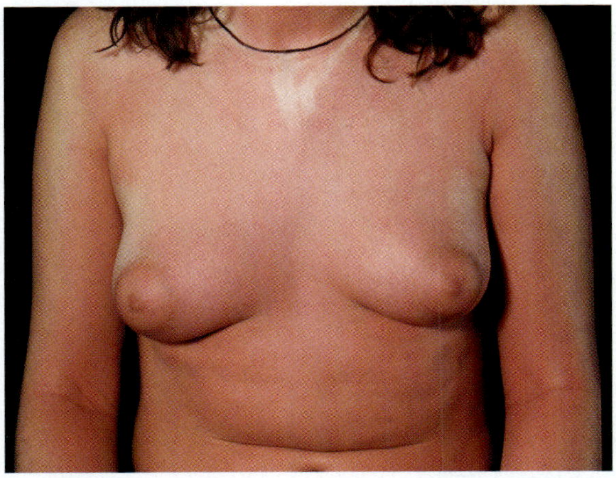

Abb. 10.9. Akutes UV-Erythem (I°). Diffuse Rötung nach UV-B-Überdosierung in Sonnenstudio. Beachte die Aussparung im Bereich des damals getragenen Medaillons

Differentialdiagnose. Verbrühungen, Verätzungen, fixes Arzneimittelexanthem etc. Wichtig ist die Unterscheidung von einem phototoxischen Erythem (z. B. nach Photochemotherapie): dieses sieht (abgesehen von einer etwas livideren Farbe) gleich aus, entsteht aber erst nach 48 Stunden und ist auch von längerer Dauer.

Histologie. Weitstellung der Gefäße mit Endothelschwellung, gemischtzelliges entzündliches Infiltrat; zahlreiche, haufenweise aggregierte „cytoid bodies" im Basallager („sunburn cells"). Bei stärkerer Ausprägung vakuolisierende Degeneration der Epidermis mit Blasenbildung. Im Abheilungsstadium epidermale Hyperplasie und Hyperkeratose („Lichtschwiele" – diese wird stärker von kurz- als von langwelligem UV-Licht hervorgerufen).

Therapie. Kühlende, blande Lokalbehandlung (Lotionen, Schüttelmixturen). Von den vielen in Gebrauch stehenden Hausmitteln sind die meisten unwirksam. Ähnliches gilt leider (beschränkt) für lokale Kortikosteroide und Antihistaminika. Ausgedehnte blasige Sonnenbrände bedürfen stationärer Behandlung (hier ist trotz seiner vergleichsweise milden Wirkung ein systemischer Kortikosteroidstoß zu empfehlen).

Pigmentierung

Diese stellt eine Adaptationsreaktion nach UV-Exposition dar; ihr Aktionsspektrum entspricht weitgehend dem der Erythemreaktion. Die Pigmentierung ist nicht an ein vorhergehendes Erythem, jedoch an die genetisch determinierte Pigmentierungsfähigkeit gebunden. Man unterscheidet:

- die sogenannte ***Sofortbräunung*** („immediate pigment darkening"): Diese entsteht während der Exposition oder kurz danach und verschwindet innerhalb von Stunden. Sie ist nicht sehr intensiv, beruht auf einer chemischen Konformationsänderung des Melanins oder Umverteilung von Melanosomen, ist durch Lichtqualitäten aller Art auslösbar und besitzt kaum photoprotektive Wirkung;
- die ***„verzögerte" UV-Bräunung*** repräsentiert die eigentliche (kosmetisch begehrte) Sonnenbräunung. Sie setzt erst ca. 72 Stunden nach der UV-Exposition ein und beruht auf einer Ankurbelung der Pigmentproduktion (Stimulation der Tyrosinaseaktivität, Produktion und Reifung von Melanosomen). Bei wiederholter UV-B- (weniger UV-A-) Exposition kommt es zusätzlich zur Proliferation der Melanozyten, verstärkter Dendritenbildung und vermehrtem Melanintransfer in die Keratinozyten.

! UV-A- und UV-B-induzierte Pigmentierung sind in ihrer Morphologie (UV-A-induziertes Pigment bleibt vorwiegend im Basallager), wahrscheinlich auch in ihren Mechanismen (UV-A-Pigmentierung ist sauerstoffabhängig) und in ihren Auswirkungen verschieden (Photoprotektion durch UV-A-induziertes Melanin ist schwächer).

10.4.2 Chronische UV-Schäden

Diese umfassen die ***Lichtalterung*** und die ***Karzinogenese*** der Haut.

Die chronischen UV-Schäden beruhen auf der Akkumulation molekularer Schäden über die Lebensspanne und treten daher mit einer Latenzzeit von 20–30 Jahren auf. Die Aktionsspektren von Lichtalterung und Karzinogenese entsprechen dem des akuten UV-Schadens (UV-B wirksamer als UV-A; UV-A ist wegen seiner Menge im Sonnenlicht dennoch relevant beteiligt). Eine wichtige Ausnahme ist die Erschlaffung der Haut; für diese liegt das Aktionsspektrum im UV-A-Bereich. Chronische UV-Schäden treten um so früher und intensiver auf, je hellhäutiger das betroffene Individuum ist.

Lichtalterung. Diese ist ein vom natürlichen Alterungsvorgang der Haut deutlich unterschiedener, wenn auch häufig überlagerter Prozeß. Lichtalterung betrifft sämtliche Lagern der Haut, tritt geschlechtsunabhängig etwa ab dem 5. Lebensjahrzehnt auf und ist scharf auf die sonnenexponierten Hautareale begrenzt. Sie wird auch als „Landmanns- bzw Seemannshaut" bezeichnet.

Elastosis cutis ist die auffälligste Veränderung der Lichtalterung. Sie beruht auf einer Zunahme von Elastin, das in Form von dicken, geknäuelten, fragmentierten Fasern und später grobscholliger Massen die gesamte Dermis mit Ausnahme eines schmalen Streifens unterhalb der Basallamina erfüllen. Als Folge ist die Haut schlaff, faltig, grob gefeldert und nimmt durch Einlagerung weicher, hautfarbener bis leicht gelblicher, flacher Vorwölbungen ***(elastotische Globi)*** eine pflastersteinartige Textur an. Prädilektionsstellen sind Wangen, Stirn und Hals. Eine besonders ausgeprägte Furchung der Haut findet sich häufig im Nackenbereich ***(Cutis rhomboidalis nuchae).*** Gesellen sich zu diesen Veränderungen noch senile Komedonen, spricht man vom ***Favre-Racouchot-Syndrom*** (Abb. 10.10). Gemeinsam mit der rauhen und trockenen Beschaffenheit der Hornschicht entsteht ein lederartiger Eindruck der lichtgealterten Haut. Als Differentialdiagnose kommt Pseudoxanthoma elasticum in Betracht.

An anderen Stellen (z. B. Unterarmen) wird die Epidermis atroph, zigarettenpapierartig gefältet und von reichlich Teleangiektasien durchzogen. Letzteres tritt

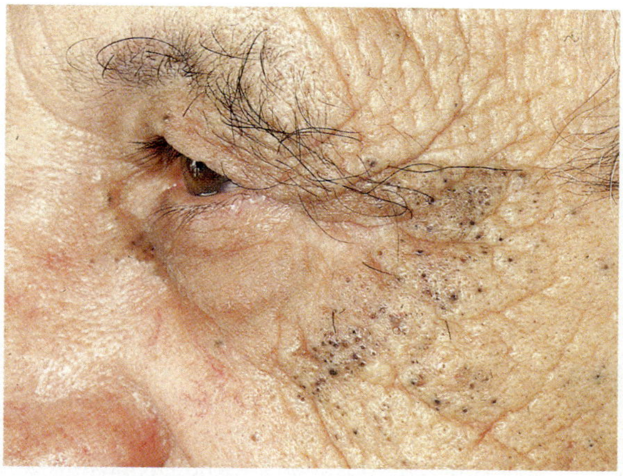

Abb. 10.10. Favre-Racouchot-Syndrom (Lichtalterung der Haut). Elastosis cutis, senile Komedonen, Hautfalten

besonders deutlich in der Hals- und Brustausschnittgegend älterer Frauen in Erscheinung; hier kommt es oft zu einer diffusen Rotverfärbung der Haut, aus der die Follikel als weiße Tüpfchen herausstechen ***(Erythrosis interfollicularis colli).*** Charakteristisch ist ferner eine scheckige Hyper- und Hypopigmentierung. Erstere wird durch ephelidenartige ***Lentigines*** hervorgerufen, letztere besteht aus konfettiartigen rundlichen hellen Flecken ***(Hypomelanosis guttata)*** oder den sog. ***sternartigen Pseudonarben:*** (zackige, narbenähnliche, depigmentierte atrophische Areale). Beide Formen treten v. a. an Handrücken und Unterarmen auf.

Differentialdiagnose. Die Erythrosis interfollicularis colli sieht einem Angioma serpiginosum und der Poikilodermie bei Dermatomyositis ähnlich, Hypomelanosis guttata der Pityriasis versicolor alba, die sternartigen Pseudonarben Narben nach Schnittverletzungen.

Therapie. Die Veränderungen der Lichtalterung sind im Prinzip irreversibel und bilden sich auch bei konsequentem Lichtschutz nur mäßig zurück. Ihre Behandlung ist das Haupttätigkeitsfeld der kosmetischen Dermatologie. Partielle Erfolge werden durch langfristige Lokalapplikation von 13cis-Retinsäure erzielt. Vorübergehende Wirkung auf die epidermalen Veränderungen hat das Peeling (oberflächliche Ätzbehandlung z. B. mit Fruchtsäuren); vorübergehende Glättung von Falten kann mit (vorsichtiger!) Injektion löslichen Kollagens erreicht werden. Die Erythrosis interfollicularis colli kann mit Laserbehandlung gebessert werden.

Eine Patientin mit exzessiver Urlaubsbräune sagte: „Wie ich in 20 Jahren aussehe, ist mir gleich. Ich lebe *jetzt.*" An dieser Meinung wird allerdings selten festgehalten.

UV-induzierte Karzinogenese ist die wichtigste Folge chronischer UV-Exposition. Ihre Folgen sind Präkanzerosen und Plattenepithelkarzinome (weniger Basaliome). Diese sind mit der kumulativen UV-Dosis, die während des Lebens auf die Haut auftraf, korreliert. Melanome sind hingegen vorwiegend mit der Zahl schwerer Sonnenbrände korreliert (s. S. 586).

10.4.3 Sonnenschutz

Unter Sonnenschutz versteht man präventive Maßnahmen zur Vermeidung des akuten und chronischen UV-Schadens. Er umfaßt die sachgerechte Aufklärung der Patienten zur Erzielung geeigneten Verhaltens (Tabelle 10.2) und die Verwendung von Sonnenschutzmitteln.

! Der UV-Prophylaxe kommt ein hoher Stellenwert in der Tätigkeit des Dermatologen zu. Aufklärungskampagnen an Schulen und in den Medien werden an vielen Zentren durchgeführt; zyklische Wiederholungen sind notwendig. Die Öffentlichkeitsarbeit beginnt langsam zu greifen, wie aus der steigenden Früherkennung des Melanoms hervorgeht. Hier ist die Furcht vor dem Ozonloch mitbeteiligt.

Systemisch wirkende Lichtschutzmittel gibt es nicht. Das hauteigene Melanin ist ein zwar guter, bei Weißen aber ungenügender Lichtfilter. Auch „Vorbräunung" in Solarien wiegt den so Behandelten in falscher Sicherheit, da UV-A-induzierte Pigmentierung weniger wirksamen Schutz bietet (andere Verteilung des Pigments, Fehlen der Lichtschwiele). Gewarnt muß vor den sogenannten chemischen „Selbstbräunern" werden. Diese Dihydroxyaceton-Präparate führen zu einer chemischen Bräunung der Hornschicht, die nicht nur seltsam unecht aussieht, sondern auch keinerlei Lichtschutz bietet.

Der Lichtschutz beruht daher auf der Verwendung von lokal anwendbaren Lichtschutzmitteln, deren Wirkung von der Wirksubstanz, dem Vehikel, der aufgetragenen Menge und ihrer Verweildauer abhängt. Man unterscheidet ***absorbierende*** („chemischer Sonnenschutz") und ***reflektierende Wirksubstanzen*** (Pigmente; „physikalischer Sonnenschutz") (Tabelle 10.3). Absorbierende Lichtfilter sind auf der Haut unsichtbar; je nach ihrem Absorptionsspektrum sind sie für den UV-B- bzw. den UV-A-Bereich geeignet (letzteres ist vor allem bei Lichtdermatosen erforderlich). Pigmente sind zwar kosmetisch weniger akzeptabel, da auf der Haut sichtbar, gewähren aber einen breiteren und oft auch sichereren Lichtschutz.

Die Wirksamkeit eines Lichtschutzmittels wird durch den sogenannten Lichtschutzfaktor (LSF) gemessen. Der LSF entspricht dem Verhältnis der MED *unter Verwendung* des Lichtschutzmittels zur MED *ohne* diese. Beispiel: Beträgt die Bestrahlungsdauer mit einer genormten UVB-Quelle bis zur Erreichung der MED 20 Minuten, unter Verwendung eines Lichtschutzmittels jedoch 120 Minuten, hat dieses einen LSF von 6. Da die MED ein Maß der UV-B-Wirkung ist, sagt der LSF eines Präparates *nichts* über seine Wirkung im UV-A-Bereich aus. Ein LSF von 12–15 ist für Hautgesunde in allen Regionen der Welt ausreichend (Filterung von 90% der UV-B-Menge, Tabelle 10.4). Wichtiger als die Verwendung noch höherer LSF ist die Verwendung ausreichender Mengen in ausreichender Häufigkeit (zumindest alle zwei Stunden), da selbst „wasserfeste" Präparate nach Baden oder Duschen an Wirksamkeit einbüßen. Die Verwendung sogenannter Breitbandfilter ist sinnvoll, da auch UV-A an der Entstehung der Hautschäden beteiligt ist; allerdings ist auch der gewünschte Bräunungseffekt geringer.

Tabelle 10.2. Allgemeine Aufklärung des Patienten über UV-Prophylaxe

- Sonnenlicht ist schädlich
- Hautbräunung ist der Ausdruck der Adaption der Haut an die Noxe UV
- Sonnenlicht ist für Kinder schädlicher als für Erwachsene
- Die überwiegende Zahl der Sonnenbrände ereignet sich vor dem 20. Lebensjahr
- Die UV-Belastung ist am stärksten, wenn die Sonne am Zenith steht. Vermeidung der Mittagssonne allein (11 h-14 h) kann daher viele Sonnenbrände verhindern
- UV-Licht kann durch Nebel dringen. Bei diesigem Wetter sind Sonnenbrände daher durchaus möglich
- UV-Licht kann auch im Schatten in signifikanten Mengen vorhanden sein, wenn es durch spiegelnde Flächen reflektiert wird (Wasser, Beton etc.)

Tabelle 10.3. Lichtschutzstoffe

Absorbierende Stoffe (UV-Filter)	
UVB-Filter:	Paraaminobenzoesäure und Derivate
	Kampferderivate
	Zimtsäureester (Cinnamate)
	Homosalat
	Benzimidazole
UVA-Filter:	Dibenzoylmethane
	Benzophenone
Reflektierende Stoffe (Pigmente)	
	Titandioxid
	Zinkoxid
	Eisenoxid
	Kaolin
	Talkum

Tabelle 10.4. Lichtschutzfaktor und UVB-Absorbtion

LSF	Absorption (%)
2	50
6	83,3
8	87,5
12	91,7
15	93,3
20	96
25	96,6
30	97,4
40	97,5

10.5 Lichtdermatosen (Photodermatosen)

Lichtdermatosen beruhen auf einer qualitativ abnormen Reaktion gegenüber (meist UV-) Licht. Sie entstehen durch die Vermittlung von photosensibilisierenden Substanzen; diese können exogenen oder endogenen Ursprungs sein, sind allerdings zum Teil nicht identifiziert (*idiopathische* Lichtdermatosen). Zwei grundlegend unterschiedliche Mechanismen werden unterschieden: ***Phototoxizität*** und ***Photoallergie.***

Hautkrankheiten können von (UV-)Licht in verschiedener Weise beeinflußt werden: manche günstig (z. B. Psoriasis, atopisches Ekzem u. v.a), andere ungünstig (Tabelle 10.5). Bei einer dritten Kategorie ist die Erythemschwelle durch Pigmentmangel erniedrigt (Albinismus, Vitiligo, Phenylketonurie etc.).

Im Gegensatz dazu stellen Photodermatosen durch (UV-) Lichtexposition ausgelöste qualitativ abnorme Reaktionen auf (meist) gesunder Haut dar; sie können die Erscheinungsform bekannter Intoleranzreaktionen annehmen (Erythem, Urtikaria, Ekzem) oder eigenständige Morphen ausbilden (z. B. polymorphe Lichtdermatose).

Bei allen Lichtdermatosen ist die Anwesenheit chemischer Photosensibilisatoren (gleichzeitig mit der Lichtexposition) Voraussetzung. Solche sind bei den ***idiopathischen*** Lichtdermatosen noch nicht identifiziert. Photosensibilisatoren können endogen entstehen (z. B. Porphyrine) oder exogene Substanzen sein; als solche gelangen sie entweder über systemische Aufnahme (z. B. Medikamente) oder durch direkten Kontakt in die Haut.

Tabelle 10.5. Durch Aggravation bei UV-Exposition gekennzeichnete Dermatosen

Obligate Exazerbation		
	Autoimmunkrankheiten:	
		Systemischer und kutaner LE
		Dermatomyositis
		Pemphigus vulgaris, erythematosus
	Stoffwechselkrankheiten:	
		Porphyrien
		Pellagra
	Genodermatosen:	
		Xeroderma pigmentosum
		Pemphigus familiaris Hailey-Hailey
		M. Darier
	aktinische Porokeratose	
Fakultative Exazerbation		
	Psoriasis	
	Pityriasis rubra pilaris	
	atopisches und seborrhoisches Ekzem	
	E. multiforme	
	Lichen ruber	
	Rosazea	
	transiente akantholytische Dermatose	

Tabelle 10.6. Häufige Auslöser phototoxischer Reaktionen[a]

Farbstoffe	Anthrachinon, Eosin, Bengalrosa
Teerderivate	Acridin, Anthracen, Phenantren, Pyridin
Furocoumarine	Psoralene
Medikamente	Furosemid, Demethylchlortetracyklin, Doxycyclin, Phenothiazine, Sulfonamide, Nalidixinsäure, Naproxen, Benoxaprofen, Piroxicam

[a]nach Harber & Bickers, 1988

10.5.1 Lichtdermatosen durch bekannte Photosensibilisatoren

Photosensibilisatoren sind relativ zahlreich. Es handelt sich gewöhnlich um niedermolekulare mehrzyklische Verbindungen mit zahlreichen Doppelbindungen, die (meist langwelliges) UV- oder sichtbares Licht absorbieren und häufig fluoreszieren (Tabelle 10.6). (Daß nicht mehr Substanzen aus dieser weitläufigen Kategorie Photosensibilisatoren sind, liegt an Problemen der Bioverfügbarkeit). Photosensibilisatoren können sowohl „natürliche" (z. B. pflanzliche!) als auch synthetische Substanzen (aus Medizin, Industrie oder Kosmetik) sein.

Mechanismen der Photosensibilisierung. Der Photosensibilisator wird durch UV-Exposition in den „excited state" verbracht (Singlet- bzw. Triplet-Bildung). Der Energiegewinn wird dann entweder an benachbarte Moleküle (die zu energiereichen, freien Radikalen werden und mit der Umgebung Reaktionen eingehen – Membranoxydation, Vernetzung der DNS etc.) oder an Sauerstoffmoleküle abgegeben (Peroxydbildung). Beide (und weitere) Mechanismen bewirken die Entstehung toxischer Produkte (phototoxische Reaktion). Gelegentlich entstehen durch solche Reaktionen antigene Determinanten (Haptene), die als fremd erkannt und einer klassischen CD4-vermittelten Immunreaktion zugeführt werden (photoallergische Reaktion). Das Aktionsspektrum von Photodermatosen ist fast stets identisch mit dem Absorptionsspektrum des Photosensibilisators.

Aus diesen Grundlagen ergeben sich wesentliche Unterschiede zwischen den beiden Typen von Photosensibilitätsreaktionen:

Phototoxische Reaktionen sind (bezüglich UV-Licht wie Photosensibilisator) dosisabhängig, benötigen relativ hohe Dosen von beiden, sind auf das bestrahlte Areal limitiert und manifestieren sich bei systemischer Zufuhr als „sonnenbrandähnlich" (allerdings mit längerer Latenzzeit) oder als akute toxische Dermatitis (bei Hautkontakt).

Photoallergische Reaktionen sind hingegen nur beschränkt dosisabhängig (oft nur geringe Lichtmengen erforderlich) und manifestieren sich polymorph, meist jedoch als ekzematische Reaktion. Als solche können sie generalisieren (über das bestrahlte Hautareal hinausgreifen) und progredient Kreuzallergien entwickeln.

! Photoallergische Reaktionen können im Tierversuch passiv übertragen werden, phototoxische hingegen nicht.

Phototoxische Reaktionen

Lokale phototoxische Reaktion: Photokontaktdermatitis. Diese entsteht durch direkten Kontakt mit photosensibilisierenden Substanzen und gleichzeitige bzw. anschließende Sonnenexposition. Sie ist durch eine oft blasige Erythemreaktion mit nachfolgender, längerfristig bestehender Pigmentierung gekennzeichnet. Welche der beiden Komponenten überwiegt, hängt von der Natur des Photosensibilisators ab (bei 8-Methoxypsoralen etwa die Entzündung, bei 5-Methoxypsoralen die Pigmentierung, Abb. 10.11). Differentialdiagnose: Sonnenbrand, Verbrühung.

Die ***Phytophotodermatitis*** ist eine akute phototoxische Dermatitis durch Kontakt mit bestimmten Pflanzen. Die verantwortlichen Substanzen sind die in vielen Pflanzen und Früchten enthaltenen Furocumarine (z. B. Psoralene). Das klinische Bild hängt von der Art des Kontakts ab: als ***Handekzem*** etwa bei Landarbeitern (Kontakt mit Zitrusfrüchten, Sellerie, Feigen, Dill, Fenchel etc), als ***Gesichtsekzem***, wenn Pflanzenteile bzw. Pollen durch den Wind vertragen werden (Compositae) oder als sog. ***Gräserdermatitis*** (Dermatitis pratensis, Abb. 10.12): eine streifige, teilweise vesikulös-bullöse Dermatitis (Abdruck von Grashalmen auf der Haut); heilt mit charakteristischer monatelang persistierender Pigmentierung ab. ***Differentialdiagnose:*** toxisches und allergisches Kontaktekzem.

Ein Sonderfall der Phytophotodermatitis ist die ***Berloquedermatitis***, eine phototoxische Reaktion auf Bergamotteöl (Wirksubstanz: 5-Methoxypsoralen), das früher als Duftstoff Kölnischwasser und anderen Kosmetika beigemengt war. Sie entsteht, wenn das betreffende Parfum aufgetropft wird und anschließend eine Sonnenexposition erfolgt. Die resultierende Dermatitis ist kaum entzündlich und wandelt sich schnell in eine dunkelbraune, scheckige Pigmentierung um, die häufig noch streifige Abrinnspuren erkennen läßt (daher „Berloque", die Uhrkette). Diese kann jahrelang bestehen bleiben, blaßt im Winter ab, tritt bei der ersten Sonnenbestrahlung im Frühjahr aber wieder deutlich hervor (persistente Aktivierung der Melanozyten).

Differentialdiagnose. Melasma.

Therapie. lokale Vitamin-A-Säure, Bleichsalben.

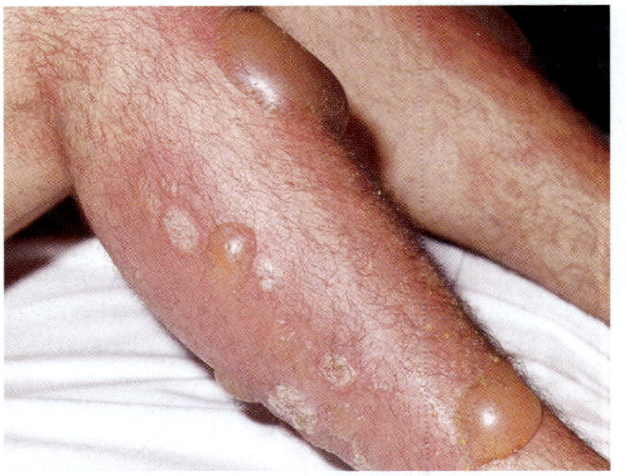

Abb. 10.11. Bullöse phototoxische Reaktion. Dieser junge Mann besorgte sich zur Selbstbehandlung seiner Psoriasis (beachte einzelne Psoriasisplaques am rechten Unterschenkel) eine Psoralen-Lösung und exponierte sich nach Lokalapplikation mehrere Stunden der Hochgebirgsmittagssonne

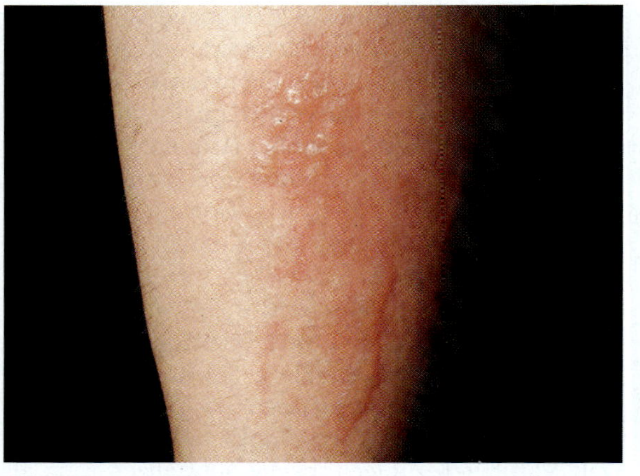

Abb. 10.12. Gräserdermatitis (Dermatitis pratensis). Phototoxische Reaktion nach Kontakt mit furocumarinhaltigen Pflanzen. Beachte die streifige Anordnung (Grashalme)

Fallbericht: Eine 23 jährige Studentin stellt sich mit einer ausgeprägten Berlocque-Dermatitis des Gesichts vor. Die Anamnese ergibt, daß sie sich während einer sommerlichen Fahrt mit dem Orientexpress wiederholt das Gesicht mit einem Eau de Toilette gekühlt hat. Sie sucht Abhilfe, da ihr eifersüchtiger Verlobter – ein Arzt – sie verdächtigt, schwanger zu sein.

! Sonnenlichtexposition nach Auftragen von Kosmetika (abgesehen von Lichtschutzmiteln) sollte stets unterlassen werden, da photosensibilisierende Substanzen auch heute noch in diesen enthalten sein können.

Eine phototoxische Kontaktdermatitis kann ferner durch Ruß und Teerinhaltsstoffe und verschiedene industrielle oder medizinische Substanzen (Teerpräparate, Antimykotika, Sulfonamide etc.) hervorgerufen werden. Eine durch Entzündung und starke Pigmentierung gekennzeichnete chronische phototoxische Reaktion des Gesichts ist die ***Riehl-Melanose.*** Diese wurde im I. Weltkrieg massenhaft beobachtet, wenn Soldaten in offenen Waggons der damals noch kohlebetriebenen Eisenbahn befördert wurden.

Systemische phototoxische Reaktionen. Sonnenbrandähnliche Reaktionen, die bei systemischer Zuführung bestimmter Substanzen und nachfolgender Sonnen (UV-)-Exposition auftreten und streng auf die exponierte Region begrenzt sind (Abb. 10.13). Das Aktionsspektrum liegt fast stets im UV-A-Bereich, daher können solche Reaktionen auch nach Bestrahlung durch Fensterglas (z. B. durch die Windschutzscheibe bei längeren Autofahrten) ausgelöst werden. Zahlreiche Medikamente besitzen photosensibilisierende Eigenschaften, darunter Sulfonamide, orale Antidiabetika, Tetrazykline (Demethylchlortetrazyklin!), Phenothiazine und künstliche Süßstoffe. Den systemischen phototoxischen Effekt von Psoralenen macht man sich bei der Photochemotherapie zunutze.

Differentialdiagnose. Sonnenbrand und toxische Erythrodermie.

Die ***Diagnose*** erfolgt durch Phototestung mit UV-A nach vorheriger systemischer (oraler) Gabe des vermuteten Photosensibilisators unter kontrollierten Bedingungen (kleine Testareale, definierte UV-A-Dosen).

Therapie: Vermeiden des Kontakts, Absetzen des Medikaments oder Vermeiden der Sonnenbestrahlung für die Dauer der Therapie. Blande Lokaltherapie.

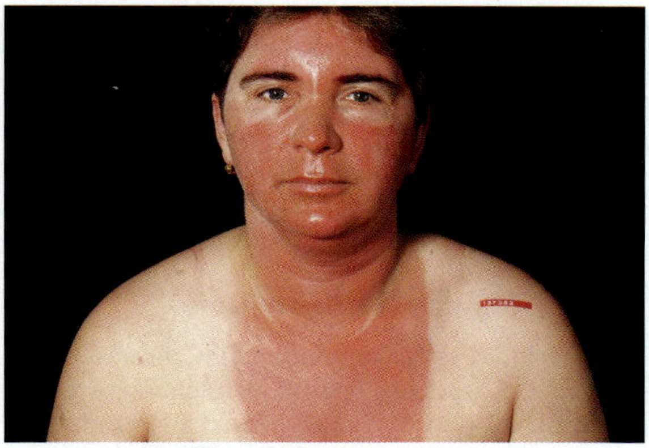

Abb. 10.13. Akute phototoxische Reaktion nach Einnahme eines Sulfonamids. Scharfe Begrenzung, Hauttextur unverändert

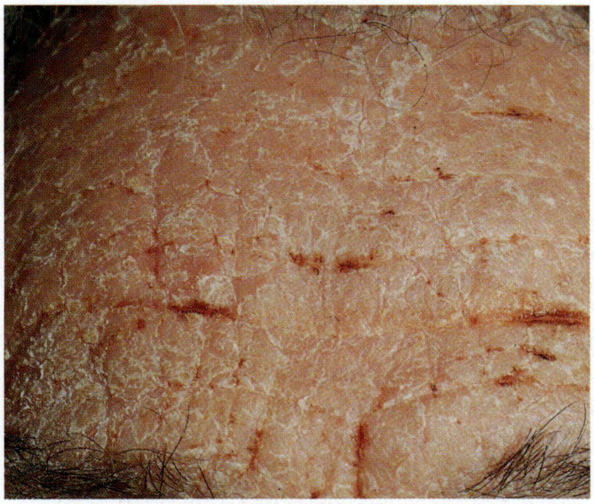

Abb. 10.14. Chronisches photoallergisches Ekzem. Die Stirnhaut (lichtexponiert!) ist in ihrer Textur vergröbert, zerfurcht, schuppig, fissuriert

Photoallergische Reaktionen

Diese beruhen auf einer Immunreaktion vom verzögerten Typ und präsentieren sich als ***photoallergisches Kontaktekzem*** (Abb. 10.14). Das Photoallergen gerät überwiegend direkt auf die Haut, doch ist bei Medikamenten (z. B. Phenothiazine) auch der systemische Weg möglich. Klassische ursächliche chemische Substanzen sind die halogenierten Salizylanilide (als Antiseptika in Seifen, Deodorants, Kosmetika und Pilzpräparationen früher weit verbreitet), Sulfonamide, Duftstoffe etc. (Tabelle 10.7).

Tabelle 10.7. Häufige Auslöser photoallergischer Reaktionen[a]

Seifen, Desinfizientien	halogenierte Salizylanilide
Antimykotika	", Fentichlor
Phenothiazine	Chlorpromazin, Promethazin
Sulfanilsäure	
Lichtschutzmittel	PABA (Paraaminobenzoesäure) Digalloyltrioleat Benzophenone
Bleichstoffe	Stilbene
Duftstoffe	Moschus 6-Methylcoumarin

[a] nach Harber & Bickers, 1988

Klinik. Ein je nach aktueller Sonnenexposition subakutes oder chronisches Ekzem mit Lokalisation an sonnenexponierten Körperteilen (Gesicht, Hals und Nacken!, Unterarme und Hände). Photoallergische Kontaktekzeme sind mäßig scharf begrenzt, oft stark lichenifiziert, von sehr protrahiertem Verlauf und zeigen oft Streuphänomene.

Differentialdiagnose. Allergisches Kontaktekzem.

Histologie. Entspricht dem der allergischen Kontaktdermatitis; häufig auch tiefe perivaskuläre Rundzellinfiltrate.

Diagnose. Photopatchtest (s. S. 115).

In manchen Fällen bleibt auch nach Vermeidung des ursächlichen Photosensibilisators die Auslösbarkeit von Ekzemschüben durch Sonnenlicht jahrelang oder für immer bestehen (*„persistent light reactor"*). In besonderen Fällen kommt es zu einer höchst quälenden, ausgedehnten und enorm therapieresistenten poikilodermatischen Rötung und Lichenifikation der Haut mit lymphomähnlichem klinischen und histologischen Bild (***„aktinisches Retikuloid"***). Die ***Differentialdiagnose*** ist hier Mycosis fungoides, Sézary-Syndrom.

10.5.2 Idiopathische Lichtdermatosen

Eine Reihe wahrscheinlich immunologisch mediierter Lichtdermatosen mit unbekanntem Photosensibilisator.

Polymorphe Lichtdermatose

Hierbei handelt es sich um eine häufige, chronisch rezidivierende erworbene Lichtunverträglichkeitsreaktion, die sich in klinisch charakteristischen Exanthemen und typischem Verlauf manifestiert. Ihr Aktionsspektrum liegt meist im UV-A-, seltener im UV-B-Bereich, oft auch in beiden und selten im sichtbaren Licht. Die Diagnostik ist unverläßlich.

Epidemiologie. Häufig; die bei weitem häufigste Lichtdermatose. Sie tritt weltweit auf (selten auch bei dunkelhäutigen Menschen), Frauen sind etwa dreimal so oft betroffen wie Männer. Ihre Inzidenz ist in den letzten Jahrzehnten erheblich angestiegen. Die polymorphe Lichtdermatose setzt typischerweise in Kindesalter oder Jugend ein und bleibt oft zeitlebens bestehen (Spontanremissionen kommen vor).

Klinik. Erstauftreten stets im Frühjahr nach einer Sonnenexposition mit einer Latenzperiode von einigen Stunden bis 2 Tagen. Die Läsionen treten exanthematisch im Gesicht (besonders Nase, Wange), den Streckseiten der Unterarme und den Handrücken auf; bei Tragen von Badekleidung sind oft die im Winter bedeckten Regionen besonders stark betroffen. Sie können ein breites Spektrum von Ausdrucksformen umspannen (hierauf bezieht sich der Ausdruck „polymorph"; im einzelnen Fall herrscht jedoch meist ein einziger Läsionstyp vor): Erytheme, Quaddeln, Papeln oder Bläschen. Die Läsionen können zu unregelmäßig begrenzten Plaques konfluieren. Subjektiv Juckreiz bis brennende Schmerzhaftigkeit. Systemzeichen sind selten (Fieber, Krankheitsgefühl).

Der Verlauf hängt von weiteren Lichtexpositionen ab: Bleiben diese aus, heilt das Exanthem spontan innerhalb etwa 1 Woche ab; andernfalls kommt es zu schubartigen Rezidiven, zur Ekzematisierung und Lichenifikation. Häufig, besonders bei milden Verlaufsformen, kommt es innerhalb einiger Wochen trotz weiterer Expositionen zum Abklingen („Abhärtung"; typische Anamnese: „Im Urlaub bekomme ich immer eine ‚Lichtallergie', und wenn ich dann zu Hause in die Klinik gehen will, ist sie weg"). Im Gegensatz zur Toleranzentwicklung während der Saison kommt es meist zu einer langsam fortschreitenden Verschlechterung von Jahr zu Jahr.

Histologie. Fleckige lymphozytäre, v.a. perivaskuläre Infiltrate der gesamten (auch tiefen!) Dermis, Spongiose der Epidermis.

Ätiologie und Pathogenese. Ein photoallergisches Geschehen wird vermutet (Kosmetika?).

Diagnostik. Die Phototestung soll an einer lichtexponierten Region erfolgen und muß beide UV-Qualitäten umfassen. Positivenfalls ergibt sich eine erniedrigte Erythemschwelle, Erythempersistenz und innerhalb des Lichterythems eine qualitativ abnorme Reaktion (papulös, vesikulös, ekzemähnlich). Die Lichttestung verläuft nicht selten negativ; in diesem Fall sollte eine Exposition mit Sonnenlicht erfolgen.

Differentialdiagnose. Follikulitis, seborrhoisches, allergisches oder atopisches Ekzem, Urtikaria, subakut kutaner oder systemischer Lupus erythematodes, „lymphocytic infiltration".

Therapie. Vermeidung (vor allem abrupter) Sonnenexposition, Lichtschutz. Bei intensiver Ausprägung kann ein Kortikosteroidstoß erforderlich sein; alternativ kann Chloroquin versucht werden. Wichtig ist die prophylaktische Bräunung durch Photochemotherapie (die hiebei applizierten UV-A-Dosen sind zu niedrig, um einen Schub auszulösen); die Erfolgsrate liegt bei über 60%.

Möglicherweise Sonderformen der polymorphen Lichtdermatose sind die ***Acne aestivalis*** („Mallorcaakne"), ein nach Sonnenexposition auftretender, juckender, papulöser Ausschlag (Gesicht, Schultern, Rumpf), die ***aktinische Prurigo***, und die sogenannte „Frühlingseruption" junger Männer (erythematös-vesikulöse Läsionen im Gesicht, vorwiegend der Akren – Ohrmuscheln).

Hidroa vacciniformia

Eine seltene, mit der polymorphen Lichtdermatose wahrscheinlich verwandte Lichtdermatose, die durch besonders heftige vesikulobullöse, manchmal hämorrhagische Eruptionen im Gesicht nach UV-Exposition gekennzeichnet ist (Abb. 10.15). Sie tritt vorwiegend in der Kindheit auf, neigt zur spontanen Remission und heilt mit „vakziniaähnlichen", schüsselförmigen, atrophen Närbchen ab. Ihr Aktionsspektrum ist ähnlich dem der polymorphen Lichtdermatose, die Phototestung ergibt in der Regel gut interpretierbare Resultate. Differentialdiagnose: Porphyrien.

Lichturtikaria

Epidemiologie. Ein sehr seltenes gynäkotropes Krankheitsbild, Beginn meist in der 3.–4. Lebensdekade, lebenslange Persistenz.

Klinik. Wenige Minuten nach Lichteinstrahlung kommt es zu Juckreiz, Erythem und schließlich Quaddelbildung mit Reflexerythem (Abb. 10.16). Bei Exposition großer Körperpartien häufig Allgemeinsymptome: Mattigkeit, Kopfschmerzen, Bronchospasmus, Kol-

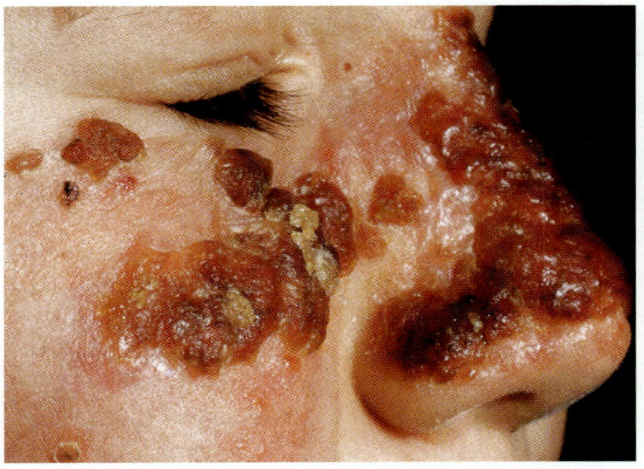

Abb. 10.15. Hidroa vacciniformia. Hämorrhagische Blasen, z.T. schon eintrocknend, nach UV-Exposition

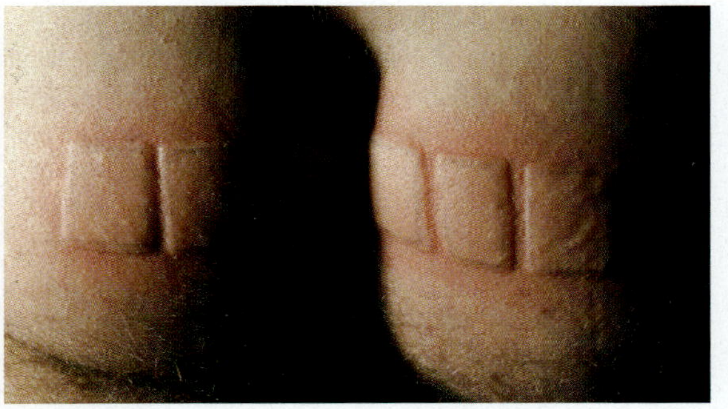

Abb. 10.16. Lichturtikaria, Reaktion nach UVA-Test. Beachte die streng auf die Expositionsstelle begrenzte urtikarielle Reaktion

laps- und Schocksymptomatik. Spontanrückbildung der Eruption nach einigen Stunden.

Ätiologie und Pathogenese. Das Aktionsspektrum der Lichturtikaria liegt vorwiegend im UV-A- und im kurzwelligen sichtbaren, seltener im UV-B-Bereich. In letzter Zeit wurden zirkulierende Photoallergene nachgewiesen (aber noch nicht identifiziert), die publizierte positive Transferversuche erklären. Die Lichturtikaria ist wahrscheinlich IgE-mediiert.

Differentialdiagnose. urtikarielle Reaktionen bei erythropoetischer Protoporphyrie, Einwirkung lokaler Photosensibilisatoren (Teer, Farbstoffe etc.) und systemischer Lupus erythematodes.

Diagnose. Phototest.

Therapie. Antihistaminika, prophylaktische Bräunung, Vermeiden der Sonnenexposition, Lichtschutz.

10.6 Schäden durch ionisierende Strahlen

Man unterscheidet die akute und die chronische Strahlenreaktion.

Hautschäden durch ionisierende Strahlen treten fast ausschließlich als unerwünschte Folge der Strahlentherapie (früher auch durch chronische Exposition bei Röntgenpersonal) auf. Es handelt sich meist um Schäden durch Röntgen-, seltener durch Gamma- (Kobalt, Radium) oder andere Strahlen. Schwere Strahlenschäden kommen kaum mehr zur Ansicht.

Ionisierende Strahlen bedeuten den Beschuß von Zellen mit Röntgenstrahlen unterschiedlicher Energie bzw. Teilchen (z. B. Elektronen). Diese induzieren einen „excited state" der getroffenen Moleküle, lösen Bindungen auf und erzeugen reagible Gruppen und freie Radikale. Daraus entstehen Zellschäden aller Kompartimente, wobei die DNS das Hauptziel darstellt. Der Zelltod kann bei geeigneter Dosis nach Stunden auftreten (Apoptose); häufiger äußert sich der Schaden als Mitoseverzögerung und/oder Verlust der proliferativen Kapazität (Absterben erst nach einigen Zellteilungen; in vitro als Reduktion der Kolonienbildung nachweisbar). Überlebende Zellen haben eine erhöhte Inzidenz von Chromosomenanomalien (Brüche, Translokationen etc.) und Mutationen. Der Zellschaden betrifft Zellen vor und in der Teilung stärker als in der Ruhephase.

Der Schaden durch ionisierende Strahlen an der Haut wird durch die Gesamtdosis, die Fraktionierung (je kleiner die Einzeldosen und je größer die Intervalle, desto geringer die Strahlenreaktion), die Strahlenqualität (je energiereicher die Strahlung, desto tiefere Penetration und Schädigung tieferer Schichten), Durchblutung der bestrahlten Region und schließlich durch den Allgemeinzustand bestimmt. Selbst kleinste Dosen führen zu radiobiologischen Effekten. Bei 1 Gy wird die Koloniebildung der Keratinozyten auf ein Drittel reduziert, 3–8 Gy (je nach Strahlenqualität) führen zum Strahlenerythem, Gesamtdosen zwischen 50–80 Gy zur Radionekrose. Besonders empfindliche Zellen der Haut sind Melanozyten, Langerhans-Zellen und die Zellen der Haarmatrizes (1 Gy führt zur Röntgenepilation, 10 Gy zur permanenten Alopezie).

10.6.1 Akute Strahlenreaktion (Radiodermitis acuta)

Klinik. Nach Röntgenbestrahlung entsteht dosisabhängig zunächst ein ***Früherythem***, das sich nach 48–72 Stunden zurückbildet. 1–2 Wochen später stellt sich das düsterrote ***Strahlenerythem*** ein, das nach weiteren 1–3 Wochen langsam abklingt und in eine meist fleckige Hyperpigmentation übergeht (biphasische Reaktion). Gleichzeitig kommt es zur vorübergehenden Blockierung der Talgdrüsen (Hauttrockenheit) und zum reversiblen Haarverlust nach ca. 3 Wochen.

Eine solche Strahlenreaktion I. Grades stellt sich bei Bestrahlung von Hauttumoren häufig ein. Als (vermeidbare) Nebenwirkung zu bezeichnen ist hingegen eine Strahlenreaktion II. Grades, die mit Ödem, Bläschenbildung und Nässen einhergeht und später in eine

Strahlenatrophie mit dauerndem Verlust der Anhangsgebilde der Haut mündet. Bei massiver Überdosierung entsteht die Strahlenreaktion III. Grades, eine sehr schmerzhafte entzündliche Reaktion mit primärer Gewebsnekrose. Die Nekrosen zerfallen *(akutes Röntgenulkus)*; diese Geschwüre haben einen sehr protrahierten Heilungsverlauf und heilen letztlich mit atrophen Narben aus.

Je kürzer die Latenzzeit zwischen Bestrahlung und Auftreten der Strahlenreaktion ist, desto intensiver verläuft sie.

Therapie. Unspezifische Lokaltherapie. Kortikosteroide sind mäßig wirksam.

10.6.2 Chronischer Strahlenschaden (Radiodermitis chronica)

Jede Exposition mit ionisierenden Strahlen bewirkt einen permanenten DNS-Schaden, zu dem sich jede weitere Exposition addiert („verlustfreie Summation"). Dieser bleibt bei geringer Strahlenbelastung klinisch unmerklich. Schon nach einer akuten Radiodermitis II. Grades kann jedoch mit einer Latenzphase von Jahren bis Jahrzehnten der morphologisch charakteristische chronische Röntgenschaden entstehen. Das bestrahlte Areal stellt einen Locus minoris resistentiae dar (nicht nur gegen weitere Expositionen mit ionisierenden Strahlen, sondern auch gegenüber UV-Licht, mechanische oder sonstige Traumatisierung). Das Risiko eines chronischen Röntgenschadens ist mit der applizierten Röntgendosis korreliert.

Klinik (Abb. 10.17). Hauptmerkmal der chronischen Radiodermitis ist eine auf das Bestrahlungsareal relativ scharf begrenzte Atrophie der Haut, des subkutanen Gewebes und (bei chronischen Röntgenschäden der Hände, wie in früheren Zeiten nicht selten bei Röntgenologen) auch der Muskulatur. Die Haut ist glatt, scheckig hyper- und hypopigmentiert (letzteres überwiegt), haarlos, trocken (Talgdrüsenatrophie) und reichlich durchzogen mit Teleangiektasien (*„Röntgenpoikiloderm"*). Im späteren Verlauf kommt es nicht selten durch trophische Störungen zum geschwürigen Zerfall, dem *chronischen Röntgenulkus* (ein wie ausgestanzt aussehendes nekrotisches Ulkus mit außerordentlich schlechter Heilungstendenz). Von Bedeutung ist ferner die strahleninduzierte Karzinogenese: Es treten sogenannte Röntgenkeratosen auf (kalkspritzerartige, harte, rauhe Knötchen analog den aktinischen Keratosen), aus denen sich nach monate- bis jahrelangem Verlauf relativ gut differenzierte Plattenepithelkarzinome entwickeln.

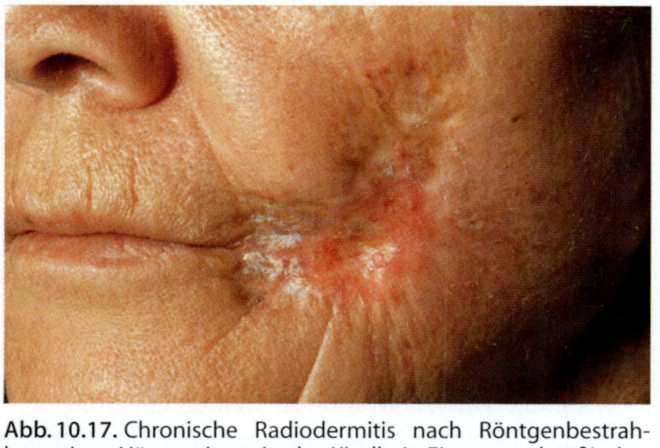

Abb. 10.17. Chronische Radiodermitis nach Röntgenbestrahlung eines Hämangioms in der Kindheit. Ein unregelmäßig begrenzter, eingesunkener, scheckig pigmentierter Herd mit Teleangiektasien und Röntgenkeratosen *(weiß)*

10.7 Chemische Schäden (Verätzung, Kauterisation)

Gewebszerstörung durch Kontakt mit aggressiven Chemikalien.

Verätzungen treten meist nach beruflich bedingten Unfällen auf. Das Ausmaß der Verätzung hängt von der Art der Chemikalien, ihrer Konzentration und ihrer Einwirkungsdauer ab. Verätzungen mit Säuren führen zu Koagulationsnekrosen (Barriere gegen weiteres Eindringen der Säure). Bei Laugenverätzungen entstehen Kolliquationsnekrosen, die eine weitere Ausbreitung der Chemikalie erlauben.

Klinik. Bei Säureverätzungen entsteht ein verschieden tief reichender, trockener, lederartiger, scharf begrenzter, zuerst weiß-gelblicher, dann braun-schwärzlicher Schorf, der sich (unbehandelt) nach Wochen spontan demarkiert, abstößt und unter Narbenbildung abheilt. Bei Laugenverätzungen bildet sich ein unscharf abgegrenzter, weicher, gequollener, gallertiger Schorf, der zuerst gleichfalls schmutzigweiß ist und sich später braun verfärbt (Abb. 10.18).

Die Farbe der entstehenden Schorfe lassen beschränkte Rückschlüsse auf die ätzende Chemikalie zu: Salpetersäure führt zu gelben (Xanthoproteinreaktion), Flußsäure zu grünlichen Schorfen. Flußsäureverätzungen sind besonders gefürchtet, da sie sich (im Gegensatz zum oben Gesagten) schnell im Gewebe ausbreiten.

Systemsymptome. Bei ausgedehnten Verätzungen kann es neben dem Unfall- und Schmerzschock auch zu Symptomen durch Resorption der Chemikalie kommen (pH-Verschiebung, ggf. Toxizität, etwa ZNS-Symptomatik bei Verätzung mit Phenol).

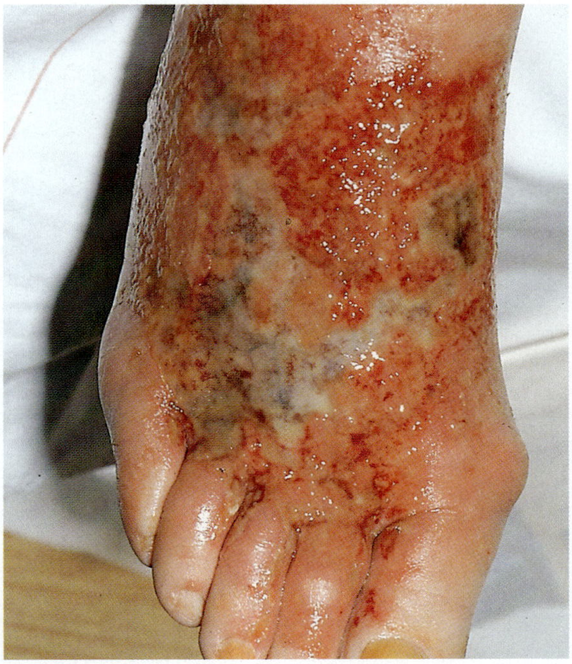

Abb. 10.18. Laugenverätzung. Diese Patientin legte sich wegen Fußschmerzen einen Verband mit Schmierseife an, den sie zwei Tage beließ. Beachte die oberflächlichen Nekrosen und Erosionen

Therapie. Sofortmaßnahmen: Neutralisation, falls leicht durchführbar (verdünnte Sodalösung bei Säureverätzung, Essiglösung bei Laugenverätzung). Alternativ: reichlich Spülung mit Leitungswasser! Bei Flußsäureverätzung: Spülung mit und lokale Injektion von Kalziumsalzen (Calcium gluconicum) führen zur Ausfällung der Flußsäure als unlösliches Kalziumfluorid. Eine Frühexzision ist bei geeigneten Fällen anzustreben. Milderung der Entzündungsreaktion durch Kortikoidsalben.

Spätere Maßnahmen: konservative oder chirurgische Entfernung des Schorfs, nötigenfalls plastische Deckung.

11 Intoleranzreaktionen

ÜBERSICHT

Intoleranzreaktionen sind eine Gruppe von klinisch, ätiologisch und pathogenetisch heterogenen Zustandsbildern, deren Gemeinsames die (entzündliche) Auseinandersetzung des Organismus mit exogenen Noxen auf dem Territorium der Haut darstellt. Solche Noxen können chemische oder physikalische Agentien, aber auch Produkte infektiöser Erreger oder des Organismus selbst sein. Der Unterschied zu exogen bedingten Hautschäden (etwa Verätzungen) liegt darin, daß bei Intoleranzreaktionen nicht die Noxe selbst, sondern die aktive Reaktion des Körpers die klinischen Symptome bestimmt. Die Reaktion des Hautorgans verläuft hierbei nach vorgeformten Mustern, von denen sie nur ein begrenztes Arsenal zur Verfügung hat.

Intoleranzreaktionen sind daher nicht (oder nur selten) für eine gegebene Noxe spezifisch; ihr Erscheinungsbild entspricht dem Pathomechanismus, nicht der Ursache. Sie sind ***polyätiologisch:*** Zahlreiche „Trigger" (Auslöser) können zur selben Reaktion führen. Es ist die Aufgabe des Dermatologen, den zutreffenden Trigger ausfindig zu machen – eine Aufgabe, die leider nicht immer gelingt.

Gemeinsam ist den meisten Intoleranzreaktionen der Haut ferner ihr akuter episodischer Charakter und ein manchmal klar auf der Hand liegender Zusammenhang mit der auslösenden Ursache; diese Krankheitsgruppe umfaßt viele jener Zustände, die im Volksmund als „allergisch" gelten – eine simplifizierende Bezeichnung, da nur ein Teil tatsächlich „allergisch" ist, d. h. auf einer klar definierbaren Immunreaktion basiert. Teleologisch sind die Intoleranzreaktionen schließlich als Schutzmaßnahmen des Organismus zu verstehen – allerdings oft gegen wenig gefährliche Feinde, gegen die sich die große Pose nicht lohnt.

Jedes anatomische Kompartment der Haut besitzt seine eigene(n) Reaktionsform(en) (Abb. 11.1). Die Art von Intoleranzreaktionen wird daher auch dadurch bestimmt, mit welchem Kompartment die Noxe in Beziehung gerät, bzw. auf welchem Weg sie in die Haut gelangt.

11.1 Ekzemgruppe

11.1.1 Allgemeines

Ekzem (Dermatitis) ist eine morphologisch durch die Ekzemreaktion charakterisierte Intoleranzreaktion der Haut gegen Schädigungen der Epidermis durch (meist) äußerlich einwirkende, ***nichtinfektiöse*** Noxen.

Ekzeme sind die häufigste Kategorie von Hautkrankheiten; sie sind zwar nicht bedrohlich, haben aber einen hohen individuellen und

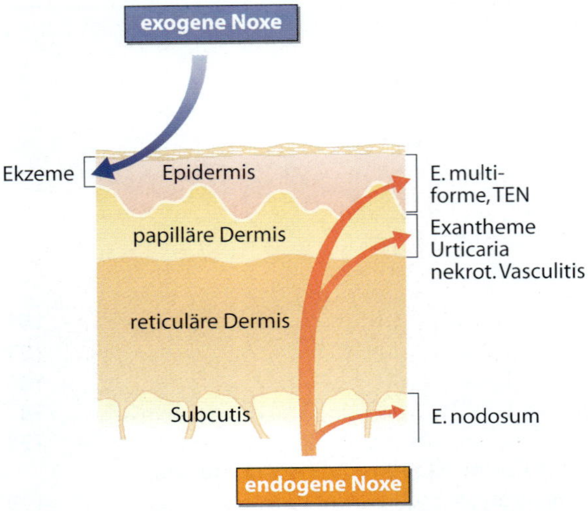

Abb. 11.1. „Reaktionsformen" der Haut nach anatomischen Kompartimenten. Ausnahmen von der gezeigten Faustregel: Perkutane Resorption kann Kontakturtikaria oder E. multiformenartige Streuläsionen hervorrufen; bei atopischer Dermatitis und beim allergischen Kontaktekzem können Antigene auch über die Blutbahn in die Epidermis gelangen

sozioökonomischen Stellenwert (u. a. als häufigste Berufskrankheit). Sie können sowohl durch irritative als auch durch Immun-Mechanismen ausgelöst werden; sie sind zu Beginn selbstlimitiert, können aber sehr chronisch verlaufen, wenn die Ursache persistiert bzw. die zugrundeliegende Disposition andauert.

Terminologie. Die Bezeichnung „***Ekzem***" ist ein aus dem Griechischen abgeleitetes Kunstwort („anschwellen", „aufkochen"), das zwar kaum einen Begriffsinhalt hat, sich wegen seiner Prägnanz aber über die Jahrhunderte erhalten hat. Was ein Ekzem ist, erkennt jeder Mediziner schnell; Definitionen sind hingegen sperrig und kommen ohne Bezug auf die Morphologie nicht aus – wie aus der Einleitung ersichtlich. „***Dermatitis***" wird oft synonym gebraucht, obwohl es eigentlich „Dermatitis ekzematosa" heißen sollte. Dermatitis ist ein viel abstrakterer Begriff („Hautentzündung"), der auch in ganz anderen Zusammenhängen verwendet wird (Beispiel: Dermatitis herpetiformis Duhring).

Epidemiologie. Das Ekzem ist die häufigste unter den wichtigen Hautkrankheiten. Seine Prävalenz wird zwischen 3 und 20 % geschätzt, die Wahrscheinlichkeit, zumindest einmal im Leben an einem Ekzem zu erkranken, auf ca. 100 %. Ekzeme stellen zwischen 10 und 20 % der dermatologischen Klientel. Ihre Häufigkeit ist im Steigen (Ursachen: häufigere berufliche Exposition, steigende hygienische Standards, Ansteigen der atopischen Disposition, höhere Lebenserwartung).

Wegen ihrer Häufigkeit werden Ekzeme auch von ungeschultem Personal, oft vom Patienten selbst, diagnostiziert und behandelt. Die Ursache bleibt so nicht selten unerkannt, es kommt zu Fehldiagnosen und unzweckmäßigen Therapien („Probieren", Hausmittel, Alternativmethoden etc.). Auch der Begriff des Ekzems wird dadurch unscharf („Alles auf der Haut ist ein Ekzem oder ein Pilz"). Die schlechte öffentliche Meinung über Kortikoidexterna beruht auf deren unsachgemäßer Anwendung, meist bei Ekzemen. All dies hat den Ekzemen einen unverdienten Ruf schlechter Behandelbarkeit eingebracht.

Sozioökonomische Bedeutung der Ekzeme. Hautkrankheiten machen in der westlichen Welt mehr als die Hälfte aller Berufskrankheiten aus, davon entfallen mehr als 90 % auf Kontaktekzeme. Die durch Ekzeme verursachten Kosten durch Arbeitsausfall, Umschulung und/oder Invalidität, Kosten der Lokaltherapie aber auch medizinischer Pflegepräparate (wie Antischuppenshampoos bei seborrhoischem Kopfekzem oder Badeöle) sind enorm.

Ekzeme werden zuunrecht oft als unbedeutend angesehen. Gemessen am beruflichen, sozialen, partnerschaftlichen und materiellen Verlust, sowie dem Verlust an Wohlempfinden, Selbstgefühl und an Zeit, die einer besseren Sache als der Hautpflege gewidmet werden könnte, ist das chronische Ekzem eine schwerwiegende Krankheit.

Ekzemreaktion. Die verschiedenen Ekzemformen unterscheiden sich in Ätiologie, Pathogenese und klinischem Bild, sind jedoch durch die gemeinsame Charakteristik der Ekzemreaktion gekennzeichnet. Hierunter versteht man eine stadienhaft ablaufende Sequenz klinisch-histologischer Symptome. Sie ist am klarsten beim Kontaktekzem ausgebildet:

Das ***akute Stadium*** (Abb. 11.2, 11.3) der Ekzemreaktion, etwa nach Einwirkung eines Irritans (z. B. Krotonöl) ist zunächst durch ein helles Erythem gekennzeichnet, das scharf auf den Ort der Einwirkung begrenzt ist (man kann beispielsweise Abrinnspuren erkennen) – ***Stadium erythematosum.*** Dieses Erythem unterscheidet sich von Erythemen anderer Genese durch eine etwas matte Oberfläche, die durch das intraepidermale Ödem (Spongiose) bedingt ist. Im mildesten Fall bleibt es beim Erythem; nach einigen Tagen erfolgt die Abheilung mit Abschuppung. Ist die Reaktion heftiger, kommt es zu spongiotischen Bläschen, die man besonders bei schräger Betrachtung als kleine, transluzente grießartige Erhabenheiten erkennen kann – ***Stadium vesiculosum.*** Diese Bläschen sind mit klarer Flüssigkeit gefüllt, jucken meist heftig und sind selten mehr als stecknadelkopfgroß; große Blasen können jedoch bei physiologisch dicker Hornschicht entstehen (z. B. dyshidrotisches Ekzem der Hände und Füße).

Als seltene Maximalvariante der akuten Ekzemreaktion kann die Epidermis auch nekrotisch werden (entsprechend einer Verätzung).

Die Bläschen sind meist nur kurzlebig: Durch ihr Platzen kommt es zu heftigem Nässen – ***Stadium madidans*** – sowie durch Eintrocknen des eiweißreichen Exsudats zur Ausbildung von Krusten – ***Stadium crustosum.*** War die Exposition gegenüber der Noxe einmalig, beginnt

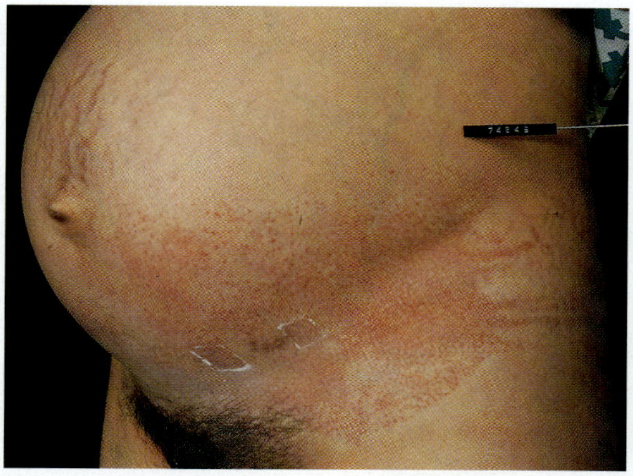

Abb. 11.2. Kontaktdermatitis der Unterbauchgegend bei einer hochschwangeren Frau. Dieses Bild demonstriert die *scharfe Begrenzung* einer akuten Kontaktdermatitis (hier eine allergische Reaktion auf ein quecksilberhaltiges Desinfiziens), *Abrinnspuren*, häufig bei Kontaktdermatitis durch flüssige Agenzien, *„symptomatische" Purpura* (typische Komplikation einer Kontaktdermatitis bei erhöhtem hydrostatischem Blutdruck: zahlreiche punktförmige Petechien), *Striae distensae* im Nabelbereich

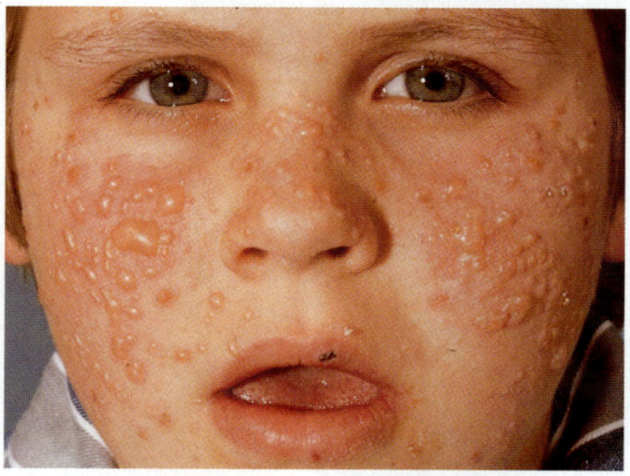

Abb. 11.3. Akute Kontaktdermatitis des Gesichts nach Kontakt mit Blumen (Primeln)

innerhalb weniger Tage die Abheilung: Auftreten von Schuppen – ***Stadium squamosum*** – und schließlich die Restitutio ad integrum.

Die akute Ekzemreaktion ist eine in der gesamten Läsion uniform und synchron ablaufende Sequenz pathologischer Ereignisse. Histologisch ist sie durch Spongiose und spongiotische Bläschen sowie wechselnd intensive, fleckartige lymphozytäre Infiltrate der papillären Dermis gekennzeichnet. In der Abheilungsphase tritt Para-Hyperkeratose auf.

Das ***chronische Stadium*** (Abb. 11.4) der Ekzemreaktion entsteht, wenn die Noxe wiederholt oder kontinuierlich weiterhin einwirkt und die spontane Abheilung daher ausbleibt. Das klinische Bild entwickelt sich in charakteristischer Weise fort: Die Uniformität der Ekzemplaque wird durch ein wechselndes Nebeneinander sämtlicher genannter Morphen (Erythem, Bläschen, Krusten, Schuppen) sowie zusätzlich ent-

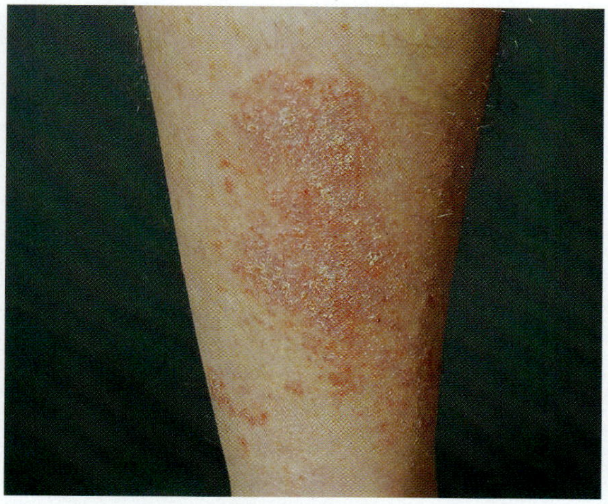

Abb. 11.4. Chronische Ekzemreaktion am Beispiel eines „nummulären" Unterschenkelekzems. Beachte die unscharfe Begrenzung, das Nebeneinander von Erythem, Schuppung, Krusten und entzündlichen Papeln mit Vergröberung der Hauttextur (Lichenifikation)

zündlicher Knötchen aufgelöst und durch Kratzeffekte überlagert. Die Begrenzung wird unscharf („verdämmert in der Umgebung"), die Haut ist durch die entzündliche Infiltration voluminöser – aufgehobene Hautfalten sind verdickt. Es resultiert eine Vergröberung der Hauttextur, die durch die Einlagerung der genannten entzündlichen Papeln noch verstärkt wird. Diese Veränderungen werden als ***Lichenifikation*** bezeichnet (Vergleich mit einer mit Flechten bedeckten Baumrinde). In der Histologie zeigt sich eine akanthotische („psoriasiforme") Reaktion der Epidermis mit wechselnder Hyper- und Parakeratose und fleckiger lymphozytärer Infiltration der Dermis. Spongiose und spongiotische Bläschen treten in den Hintergrund.

Klassifikation der Ekzeme. Die Ekzeme können im Prinzip auf drei pathogenetische Prototypen zurückgeführt werden: das toxische und das allergische Kontaktekzem sowie die atopische Dermatitis. Alle der zahlreichen Erscheinungsformen sind Variationen dieser Prototypen unter besonderen Begleitumständen. Trotzdem lehrt die Erfahrung, daß Ausnahmefälle chronischer Ekzeme sich einer exakten Zuordnung und kausalen Diagnostik entziehen.

Für die große Erscheinungsvielfalt der Ekzeme sind viele historisch gewachsene Bezeichnungen in Gebrauch, die praktisch (d. h. zur Verständigung und zur Assoziation besonderer diagnostischer und therapeutischer Aspekte) nützlich sind, auch wenn sie den zeitgemäßen Vorstellungen oft wenig entsprechen (z. B. „dyshidrotisches" oder „seborrhoisches" Ekzem). Eine klinisch brauchbare Klassifikation der Ekzeme (Tabelle 11.1) muß diese Gesichtspunkte berücksichtigen.

Ekzeme und Barrierefunktion. Die Auslösung der Ekzemreaktion setzt (in der Regel) die Penetration der gegen die Epidermis gerichteten Noxe durch die Horn-

Tabelle 11.1. Klassifikation der Ekzeme

Nach der Pathogenese	
	Kontaktekzem, toxisch Kontaktekzem, allergisch Atopisches Ekzem Exsikkationsekzem Seborrhoisches Ekzem Stauungsekzem Photoallergisches Ekzem
Nach der Lokalisation	
	z. B. Hand-, Fußekzem Intertriginöses Ekzem Periorifizielles Ekzem Windelekzem
Nach Akuität	
	Akutes Ekzem Chronisches Ekzem
Nach besonderen Merkmalen	
	Dyshidrotisches Ekzem Nummuläres Ekzem Streuekzem Lichen simplex chronicus Prurigo acuta, subacuta, chronica „Papulöse Dermatitis" Hyperkeratotisches, tylotisches Ekzem
Sonderformen	
	z. B. Nebenmanifestationen des atopischen Ekzems: Pityriasis alba „atopic winter feet", Cheilose

schicht voraus. Die physikochemische Barriere der Hornschicht bzw. deren Defekte spielen daher eine zentrale Rolle.

Viele niedermolekulare Irritantien oder Allergene können auch bei intakter Barrierefunktion in die Epidermis eindringen und dadurch ein toxisches bzw. allergisches akutes Kontaktekzem auslösen. Ist die Barriere konstitutionell schwach ausgebildet (z. B. bei Alten und Kleinkindern, bei Atopie und in bestimmten Körperregionen – Gesicht, Intertrigostellen), ist die Ekzembereitschaft erhöht. Chronische subklinische Schädigung der Barriere führt zum degenerativen Ekzem; die häufigsten Ursachen sind langdauernder Kontakt mit entfettenden Substanzen (Alkalien, Detergentien, Fettlösungsmittel etc.), chronische Durchfeuchtung (Hausfrauenekzem, periorifizielle Ekzeme etc.) (Abb. 11.5) oder auch nur chronisches Reibe-oder Kratztrauma (Lichen simplex chronicus).

Die gemeinsame Abhängigkeit der Ekzeme von der Barrierefunktion erklärt manche Überlappungen verschiedener Ekzemtypen, die multifaktorielle Genese der meisten von ihnen und die Bedeutung von Begleitfaktoren. So kommen viele chronisch-degenerative Ekzeme durch kombinierte mechanische und chemische Belastung zustande („grobe" Arbeit plus Kontakt mit aggressiven Substanzen, dazu nicht selten auch häufiges Waschen mit abrasiven Seifen – „Waschsand"); das degenerative Ekzem stellt wieder eine „Eintrittspforte" für Allergene dar, es entwickelt sich – für den Patienten oft unbemerkt – eine „Pfropfallergie" (typische Beispiele: Nickel- oder Duftstoffallergie bei Hausfrauenekzem; Allergie gegen Salbengrundlagen bei Ulcera cruris und irritativem Begleitekzem). Entfettung durch forciertes Duschen wirkt verschlechternd auf alle chronischen Ekzeme, insbesondere das atopische und das exsikkotische Ekzem des alten Menschen; ähnlich kann sich auch trockenes Klima auswirken. Schließlich erklärt sich hierdurch auch die Persistenz oder Verschlechterung der meisten Ekzeme durch gewohnheitsmäßiges Kratzen.

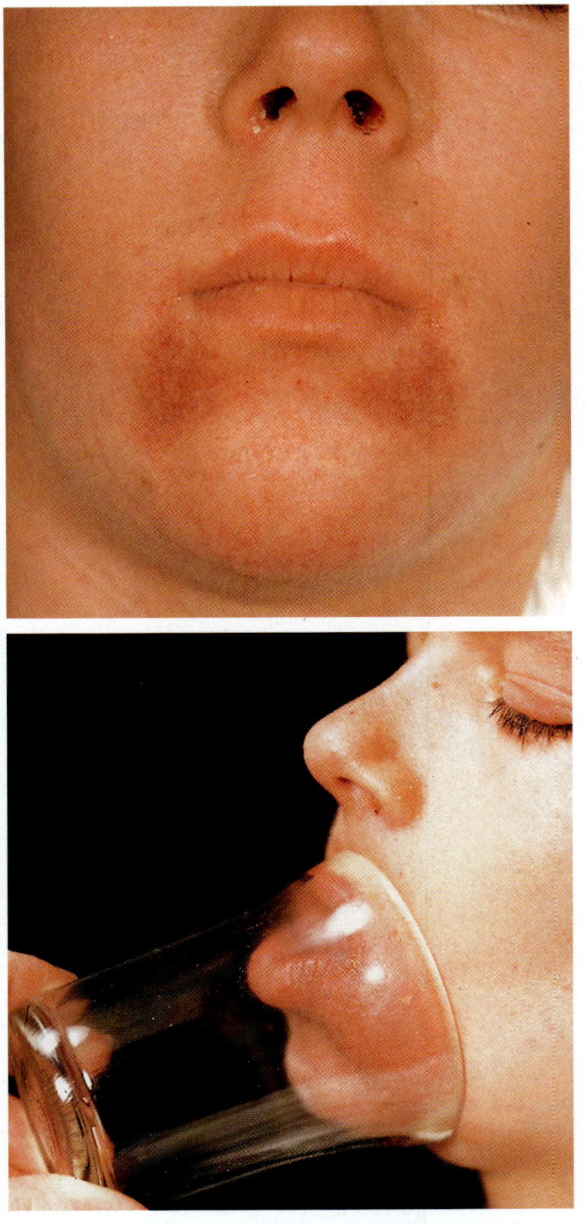

Abb. 11.5 a, b. Irritatives Kontaktekzem durch chronische Befeuchtung und mechanische Irritation. **a** Klinisches Bild, **b** Erklärung, zugleich Demonstration der Wichtigkeit eingehender Anamnese

Eltern pflegen Kindern mit Neurodermitis das Pritscheln mit Wasser und insbesondere das Kratzen zu verbieten (beides mit geringem Erfolg). Obwohl dahinter auch andere Motive stecken („Man kratzt sich nicht!"), beruht diese Volksweisheit dennoch auf einer realen Basis.

Selten können Allergene auch über die Blutbahn in die Haut gelangen und dort zum Aufflammen von Ekzemen führen. Beispiele hiefür sind die atopische Dermatitis (nutritive und Aeroallergene) und die allergische Kontaktdermatitis (z. B. Nickel aus Endoprothesen).

Ekzeme und Keimflora. Die Auseinandersetzung zwischen Noxe und Haut im Rahmen der Ekzemreaktion wird durch einen wichtigen, wenn auch oft unbemerkten dritten Partner mitbestimmt: Mikroorganismen vorwiegend der residenten Keimflora der Haut (Mikrokokken) sowie meist wenig virulente Stämme von Staphylococcus aureus. Störung der Barrierefunktion, Exsudation und Vergrößerung der Hautoberfläche durch Schuppen bewirken eine explosive Vermehrung der kolonisierenden Keimflora, die durch Stoffwechselprodukte aggravierend auf das Ekzem rückwirkt und im Ausnahmefall auch zur klinisch manifesten Superinfektion führen kann (Impetiginisierung, Follikulitis; gravierendere Manifestationen sind selten). Dieser Mechanismus tritt bei allen Ekzemen in Wirkung, ist aber beim atopischen (Abwehrschwäche!) und bei den intertriginösen, periorifiziellen und periulzerösen Ekzemen (starke Durchfeuchtung und gute Lebensbedingungen für Keime) von besonderer Bedeutung.

Die meisten Patienten mit atopischer Dermatitis sind dicht mit S. aureus besiedelt (bis $10^{5-6}/cm^2$), ohne daß dies klinisch erkennbar ist (jenseits dieser Dichte ist mit klinischen Zeichen der Infektion zu rechnen). Daß dies durchaus klinisch relevant ist, ergibt sich aus der Erfahrung, daß systemische Antibiotikatherapie auch allein zu einer Besserung führen kann.

Patienten mit atopischer Dermatitis tragen S. aureus nicht nur an läsionaler Haut, sondern auch außerhalb dieser (z. B. Nasenraum). Sie können als Infektionsquelle wirken (und sollten daher nicht mit infektionsgefährdeten Menschen arbeiten – Säuglings-, Operationssaalschwester).

Beim seborrhoischen Ekzem spielt die Besiedelung mit Pityrosporum ovale vermutlich die wesentliche kausale Rolle. Ob extrakutane Infektionsherde fernwirkend Ekzeme (insbesondere das sog. nummuläre Ekzem) auslösen oder unterhalten können, ist strittig; dieses traditionelle Denkmuster stößt heute auf weniger Glauben.

Streuphänomene. (Chronische) allergische Kontaktekzeme können in unmittelbarer Umgebung, in der Region, aber auch fernab vom Ort der Allergeneinwirkung ekzematische Veränderungen auslösen; diese sind in der Regel „nummulär", weniger intensiv als der Primärherd und meist symmetrisch verteilt. Dieses Streuphänomen ist eine der Hauptursachen generalisierter Ekzeme (man spricht z. B. von einem „Ekzema cruris varicosum mit Generalisation"). Schulbeispiel eines Streuphänomens ist der sog. „angry back" bei Epikutantestung. Manchmal kommen „nummuläre" Streuekzeme auch *ohne* Primärherd zur Beobachtung (hämatogen zirkulierenden Allergene?).

Die Ursache des Streuphänomens ist noch nicht geklärt. Abgesehen von Trivialerklärungen (z. B. exogene Verbreitung des Allergens) sind offensichtlich systemische Mechanismen wirksam, die eine abnorme Ekzembereitschaft der (noch) unbefallenen Haut hervorrufen. Diese kann auf hohen Blutspiegeln proinflammatorischer Zytokine durch die am Primärherd ablaufende kontaktallergische Reaktion und/oder auf der Mobilisation und Bindung allergenspezifischer Memory-T-Zellen beruhen. Die frühere Erklärung mit autoreaktiven Antikörpern bzw. T-Zellklonen („autosensitization eczema") konnte experimentell nicht erhärtet werden.

Komplikationen von Ekzemen. Häufigste Komplikation ist die bakterielle, seltener – aber gravierender – die virale Superinfektion (z. B. Ekzema herpeticatum; dieses tritt vorwiegend bei der atopischen Dermatitis auf). Periorifizielle Ekzeme und tylotische Hand- und Fußekzeme können durch Rhagadenbildung zu Eintrittspforten des Erysipels werden (Beispiele: Naseneingangs-, Gehörgangsekzem). Schwere atopische Dermatitis kann schließlich durch die andauernd quälende Lebenssituation zur depressiven Verstimmung führen („Neurodermitikerpsyche").

Allgemeines zur Therapie von Ekzemen. Die Therapie akuter Ekzeme ist in der Regel unproblematisch, da diese sehr gut auf lokale (bzw. bei hoher Intensität systemische) Kortikosteroide ansprechen. Da die Ursache zudem meist episodischer Natur ist, kann sie leicht erkannt und später vermieden werden. Schwieriger ist die Situation bei chronischen Ekzemen. Hier liegt die Ursache oft nicht klar auf der Hand, bedarf eines exakteren Nachweises und kann auch schlechter eliminert werden (weil sie mit dem Beruf, der Lebensweise oder der Disposition des Patienten zusammenhängt – z. B. beim atopischen Ekzem).

In diesen Fällen ist zwar der Einsatz von lokalen Kortikosteroiden gleichfalls unerläßlich (kein anderes Mittel unterdrückt die Entzündung so wirkungsvoll), doch kommt den begleitenden Maßnahmen ein zumindest gleich hoher Stellenwert zu. Diese sind: Vermeidung etwaiger Allergene, Meidung irritativer Situationen sowie die Behandlung spezifischer ursächlicher Komponenten. Diese sind etwa die Trockenheit der Haut bei atopischer Dermatitis und beim Exsikkationsekzem (Badeöle, Pflegesalben), die venöse Insuffizienz beim Stasisekzem, die Überwucherung mit Pityrosporum ovale beim seborrhoischen Ekzem etc. In allen Fällen kommt der Bewußtmachung der pathologischen Situation durch den Dermatologen eine entscheidende Rolle zu.

Es kostet oft Mühe, die Krankenkassen zur Bewilligung kortikoidfreier Pflegesalben zur intermittierenden Lokalbehandlung („Tandemtherapie") zu veranlassen, da solche häufig als kosmetische Präparate gewertet werden.

Im Gegensatz zur lokalen ist die Behandlung mit systemischen Kortikosteroiden bei chronischen konstitutionellen

Ekzemen (z. B. der atopischen Dermatitis) in der Regel abzulehnen, da sie keine Dauerlösung darstellt und durch ein Rebound-Phänomen zur langfristigen Verschlechterung führen kann. Fälle schwerer Nebenwirkungen bei Patienten, die sich Kortikosteroide selbst beschafften und langfristig zuführten, sind bekannt. Kurze Kortikosteroidstöße zur Unterdrückung schwerer akuter Schübe können indiziert sein.

Die Therapie der Zukunft wird vermutlich auf hochwirksamen neuen Substanzen aufbauen, mit denen gezielt abwegige Immunreaktionen beeinflußt werden können (z. B. Ausschaltung gewisser Zytokine durch Antizytokine, Antisense-Oligonukleotide oder durch Induktion von Toleranz).

11.1.2 Kontaktekzem

Kontaktekzeme werden durch direkten Kontakt mit exogenen Substanzen hervorgerufen. Sie können grundsätzlich über direkte Irritation ***(toxisch-irritatives Kontaktekzem)*** oder Entwicklung einer Typ-IV-Immunreaktion ***(allergisches Kontaktekzem)*** entstehen.

Beide Mechanismen können zu akuten und chronischen Ekzemreaktionen führen; toxisch-irritative und allergische Kontaktekzeme sind klinisch und histologisch (fast) nicht unterscheidbar (Abb. 11.6).

Toxisches Kontaktekzem

Dieses manifestiert sich als akute irritative Dermatitis, wenn die ursächliche Substanz ein ***obligates*** Irritans ist, oder als chronisch-degeneratives Ekzem, wenn diese eine nur unterschwellig irritierende Wirkung hat (***relatives*** Irritans) und erst wiederholter oder langdauernder Kontakt zur Ekzemreaktion führt. In ersterem Fall sind individuell prädisponierende Faktoren von geringer, in letzterem Fall von großer Bedeutung. Toxische Kontaktekzeme können grundsätzlich überall lokalisiert sein, treten jedoch meist an Händen und Unterarmen auf (Kontaktorgan zur Umwelt!).

Epidemiologie. Toxische Kontaktekzeme sind sehr häufig (5–10mal so häufig wie allergische Kontaktekzeme). Die ursächliche Exposition erfolgt meistens im Rahmen des Berufslebens bzw. des Haushalts. In manchen Betrieben sollen bis zu einem Drittel der manuellen Arbeiter (zumindest periodisch) Probleme dieser Art haben; in Großbritannien schätzt man den jährlichen Verlust an Arbeitstagen durch Kontaktekzeme auf eine Million.

Die ***Klinik der akuten toxischen Kontaktdermatitis*** ist durch schnelles Auftreten (innerhalb von Stunden) nach der meist leicht zu eruierenden Exposition, durch schnellen Verlauf und gewöhnlich auch schnelle Rückbildung, durch ihr monomorphes (erythematös-vesikulös-bullöses) und oft recht intensives Erscheinungsbild (bis zu Hautnekrosen), mehr brennend-schmerzhafte als juckende subjektive Symptome, die scharfe Begrenzung auf das Kontaktareal und das Fehlen von Streuphänomenen gekennzeichnet.

Ätiologie und Pathogenese. Die Zahl der obligat toxischen Kontaktsubstanzen ist sehr groß; sie umfaßt Alkalien (Ammoniak, Natron- und Kalilauge, gelöschter Kalk, Phosphate, Amine), Säuren, organische und anorganische Öle, Lösungsmittel (Nitroverdünnungen, Terpentin etc.), oxydierende (organische Peroxyde, Ammoniumpersulfat) und reduzierende Agenzien (Phenole, Thioglycolat etc.), pflanzliche Substanzen (Zitrus-

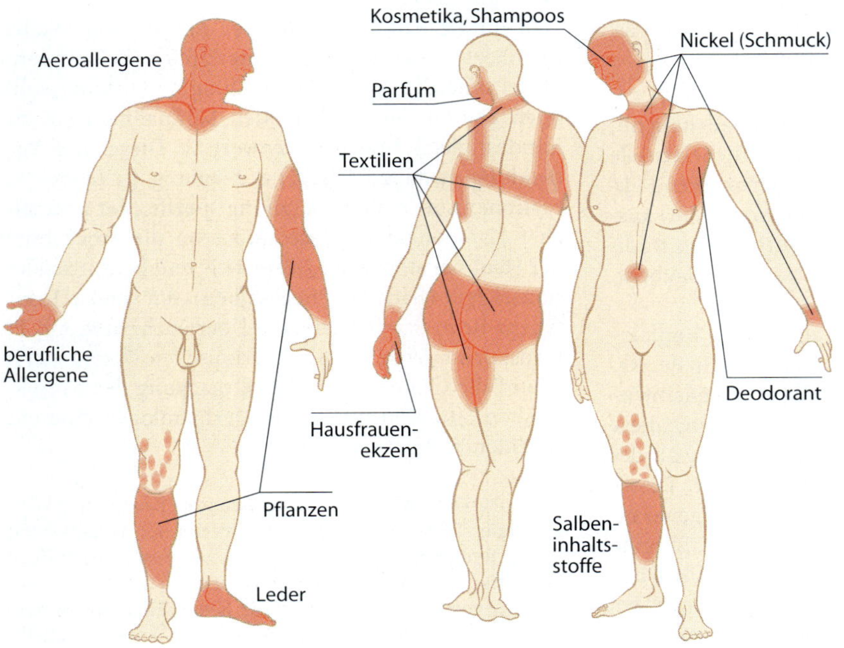

Abb. 11.6. Typische Lokalisationen von Kontaktekzemen und ihre Auslöser

fruchtschalen, Blumen, durch die Luft fliegende Samen und Sporen: Compositae!) u. v. m. Klassisches Beispiel: Krotonöl. Die akute irritative Kontaktdermatitis beruht auf direkter toxischer Einwirkung auf die Epidermalzellen mit Freisetzung von proinflammatorischen Mediatoren. Sie tritt definitionsgemäß bei jedem Individuum auf, das mit der ursächlichen Substanz in Kontakt kommt; ihr Ausmaß hängt von der Konzentration der Substanz, der Einwirkungsdauer und fördernden bzw. hemmenden Begleitfaktoren ab.

Klinik des chronisch degenerativen Kontaktekzems. Dieses tritt erst nach einer manchmal bis zu Jahren dauernden Exposition auf und ist durch einen trockenen, hyperkeratotisch-schuppigen („tylotischen"), rissig-rhagadiformen und nur mehr wenig exsudativen Charakter gekennzeichnet (Abb. 11.7). Es verläuft langsam und heilt auch langsam ab, ist nur ungefähr auf das Kontaktareal beschränkt und neigt gleichfalls nicht zu Streuherden. Erstes Symptom ist eine unangenehme Trockenheit der Haut, der Erytheme und Schuppung folgen. Typische Prädilektionsstellen der Initialsymptome sind Handrücken und Fingerzwischenseiten (besonders dünne Hornschicht!). Chronische Handekzeme sind oft von Onychodystrophie (zu Beginn Tüpfelnägel) begleitet.

Ätiologie und Pathogenese. Die Zahl der ursächlichen Substanzen umfaßt dieselben Gruppen wie bei der akuten toxischen Dermatitis (Alkalien, Detergenzien, organische Lösungsmittel u. a.), die Pathogenese ist jedoch komplexer: Zugrunde liegt eine langsame kumulative Schädigung der Barrierefunktion der Hornschicht (Quellung, Extraktion der Hornschichtlipide, mechanische Schäden – durch die Arbeit selbst wie durch forciertes Reinigen der Hände durch Reiben, Bürsten, Waschsand etc.). Der Barriereschaden ermöglicht erst den toxischen Effekt der jeweiligen Substanz in der Epidermis und führt auch zur typischen Trockenheit der Haut. Es kommt zur Verdünnung der Hornschicht und zum Zusammenbruch des sog. „Säuremantels der Haut".

Während die Haut gegenüber verdünnten Säuren relativ unempfindlich ist, besitzt sie gegenüber Alkalien nur eine begrenzte Pufferkapazität (diese kann im sog. Alkalineutralisationstest gemessen werden). Nach repetitiver Alkaliexposition unterliegt die Alkaliresistenz einer progredienten Abnahme, bis – oft erst nach Jahren – das degenerative Ekzem klinisch manifest wird. Wird dieses entsprechend behandelt, heilt es zwar oft schnell ab, doch sind zur völligen Wiederherstellung der Pufferkapazität wieder Monate bis Jahre Expositionsfreiheit erforderlich. Nicht selten läßt sich der Patient (oder dessen Arbeitsgeber) vorschnell zur neuerlichen Exposition verleiten; ein sofortiges Rezidiv ist die Folge. Selbstverständlich können Rezidive auch durch beliebige andere Irritationen der Haut hervorgerufen werden („Empfindlichkeitsekzem").

Zur irritierenden Natur der Kontaktsubstanz kommt nach Schädigung der Barriere noch die irritierende

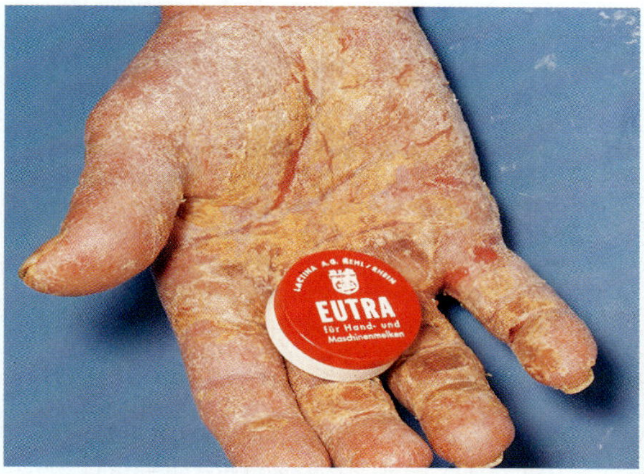

Abb. 11.7. Chronisch hyperkeratotisch-rhagadiformes Ekzem nach Gebrauch von Melkerfett

Wirkung von Wasser (direkter zytotoxischer Effekt durch Hypotonie).

Wasser kann bei chronischem Kontakt auch alleine ein degeneratives Ekzem auslösen: Wiederholtes Schwellen der Hornschicht (Wäscherinnenhände!) bewirkt eine Schädigung der Barriere, die den genannten Circulus vitiosus in Gang setzt.

Die individuelle Disposition ist von großer Bedeutung. Gefährdet sind Menschen mit trockener Haut und mangelhafter Barrierefunktion, wie sie vor allem bei atopischer Veranlagung, bei Ichthyosis vulgaris und fast physiologisch im Alter gegeben ist. Die Reaktion auf ein chronisch-kumulatives toxisch-degeneratives Trauma ist daher unterschiedlich: die Mehrheit der Exponierten reagiert mit Verdickung der Hornschicht und Verbesserung der Pufferkapazität, so daß sie nach einer mehrwöchigen Eingewöhnungszeit die Noxe nunmehr vertragen (sog. „Härtung": ein neues, allerdings labiles Gleichgewicht); der Rest entwickelt jedoch ein degeneratives Ekzem.

Aus diesen Gründen ist es für die Betroffenen wie für die Gesellschaft vorteilhaft, wenn Personen mit mangelhafter Barrierefunktion (im wesentlichen Atopiker) von der Ergreifung für sie ungünstiger Berufe abgehalten werden (Naßberufe, z. B. Friseur, Baugewerbe etc.). Die relativ hohen Kosten der hierzu erforderlichen Eignungsuntersuchungen haben die Einführung dieser sinnvollen Maßnahme bislang jedoch verhindert.

Das chronische toxisch-degenerative Ekzem tritt am häufigsten durch berufliche Exposition auf (Mechaniker, Maurer, schmutzige Arbeiten aller Art, Maler, Anstreicher etc.); ein klassisches Beispiel ist jedoch auch das sog. Hausfrauenekzem. Auslösende Ursache ist hier der häufige Kontakt mit Wasser, Waschlaugen bzw. -Detergentien.

Fallbericht: Eine 27jährige (bis auf ein mildes Kinderekzem) bislang hautgesunde Sekretärin ging nach Geburt ihres Kindes in Karenz und widmete sich intensiv dessen Pflege und dem Haushalt. Diese Tätigkeit bestand nicht zuletzt aus Waschen, was sie aber, um ihre Haut zu schützen, mit Gummihandschuhen ausführte („zwischendurch" aber auch ohne). Nach etwa 2 Monaten stellte sich ein unangenehmes Gefühl der Trockenheit und Spannung der Hände ein, das sie zuerst mit verschiedenen kosmetischen Handcremes bekämpfte. Diese erwiesen sich als wenig wirksam, an den Händen stellte sich vielmehr Rötung, Juckreiz, Schuppen- und schmerzhafte Rhagadenbildung ein. Die Patientin begann nun, verschiedene Cremes zu erproben, um endlich „die richtige" zu finden. Sie suchte einen Arzt auf, der einen „Pilz" diagnostizierte und eine „Pilzsalbe" verschrieb; diese „wirkte anfangs, später nicht mehr". Ein anderer Arzt stellte ein Handekzem fest; die verschriebene Kortikoidsalbe bewirkte eine deutliche Besserung, doch erfolgte keine völlige Abheilung. Vielmehr verlor auch diese Salbe nach einiger Zeit ihre Wirksamkeit, so daß die Patientin schließlich ein heftiges nässendes Handekzem trotz deren massiver Anwendung hatte. Ein Dermatologe erklärte ihr den Zusammenhang zwischen Ekzem und Waschen, den sie jedoch zunächst nicht akzeptieren wollte („Ich verwende ohnehin immer Gummihandschuhe"); bei einer später durchgeführten Epikutantestung ergab sich eine Pfropfallergie auf Perubalsam und Duftstoffmix. Nach konsequenter Ausschaltung weiterer Hautschädigung (Schutzhandschuhe bei *jeder* potentiell schädigenden Tätigkeit) und intermittierender Lokaltherapie mit Kortikosteroiden und Pflegesalben kam das Hausfrauenekzem (gegen Ende des Karenzjahres) zur völligen Ausheilung.

Therapie. In der akuten Phase sind Kortikosteroidsalben, intermittierend mit Pflegesalben, indiziert. Die einzige zielführende Maßnahme zur Ausheilung ist jedoch das konsequente Ausschalten weiterer Hautschädigung; sogenannte „Barriere"-Salben, die die defekte Barrierefunktion ersetzen sollen, erweisen sich häufig als nur teilweise wirksam (und können auch zur Sensibilisierung führen). Zur ***Prophylaxe*** ist konsequentes Tragen von Schutzhandschuhen unerläßlich, wobei das unvermeidliche Schwitzen an sich wieder verschlechternd wirkt und zudem zu einer Allergie gegen Gummiinhaltsstoffe führen kann. Zu beachten ist ferner, daß bei chronisch degenerativen Ekzemen irritative Traumen aller Art, auch solche, die mit der Ursache nichts zu tun haben (z. B. Hobbyarbeiten) zur Exazerbation führen können.

Chronisch-degenerative Ekzeme sind wegen ihrer defekten Barrierefunktion eine gute Eintrittspforte für Allergene; sie wandeln sich nicht selten – vom Betroffenen unbemerkt – in allergische Kontaktekzeme um (typische Propfallergien: gegen Seifeninhaltsstoffe, Duftstoffe, Antioxydantien, Chromat, Nickel etc.).

Allergisches Kontaktekzem (P. Fritsch, H. Kofler)

Das allergische Kontaktekzem ist eine Ekzemreaktion auf Basis einer Typ-IV-Reaktion gegen (meist) exogen auf die Haut auftreffende Substanzen (Kontaktsubstanzen). Sie manifestiert sich bei episodischer Exposition als akutes, bei wiederholter oder dauernder Exposition als chronisches allergisches Kontaktekzem. Im Gegensatz zum toxischen setzt das allergische Kontaktekzem eine Sensibilisierung voraus, tritt also nur bei einem Teil der Exponierten auf. Die Intensität des Erscheinungsbildes hängt vom Grad der Sensibilisierung und/oder der Massivität der Exposition ab. Das klinische und histologische Erscheinungsbild entspricht im Prinzip dem des toxischen Kontaktekzems, ist jedoch vielgestaltiger (u. a. weniger häufig an den Händen lokalisiert) und neigt zur Ausbildung von Streuherden.

Epidemiologie. Obwohl seltener als das toxische (s. oben), ist das allergische Kontaktekzem die hauptsächliche Ursache von Berufsunfähigkeit durch Hautkrankheiten. Außer im Berufsleben kommt relevante Allergenexposition im Rahmen von Haushalt, Hobby- und Freizeitgestaltung (z. B. Gartenarbeit), im persönlichen (Körperpflege und Kosmetik, Tragen von Schmuck, Kontakt mit Textilien und Schuhwerk etc.) sowie im medizinischen Bereich zustande (Kontakt mit Salben, Desinfektionsmitteln etc.). Die betroffenen Bevölkerungsgruppen sind demnach sehr unterschiedlich; Säuglinge und Kleinkinder entwickeln sehr selten Kontaktallergien (ob wegen Unreife des Immunsystems oder Mangel an Exposition, ist noch strittig).

Ätiologie und Pathogenese. Die Bereitschaft, auf gewisse Kontaktsubstanzen im Sinne einer Typ-IV-Reaktion zu antworten, steht wahrscheinlich unter genetischem Einfluß, doch wurden bislang keine Assoziationen (z. B. mit bestimmten Haplotypen) nachgewiesen.

Verschiedene Stämme von Labormäusen können beispielsweise sehr unterschiedlich leicht kontaktsensibilisiert werden. Auch beim Menschen sind etwa 5 % gegen das „obligate" Kontaktallergen Dinitrochlorobenzol *nicht* sensibilisierbar.

Bisher sind ca. 3.000 ***Kontaktallergene*** bekannt, von denen allerdings nur ein kleiner Teil in der üblichen chemischen Umwelt vorkommt (beispielsweise Farben, Kosmetika, Arzneimittel, Kunststoffe für verschiedenste Industriezweige, pflanzliche Substanzen, Schwermetallsalze u. a.m; Tabelle 11.2). Es handelt sich meist um elektrophile niedermolekulare Substanzen (MG 500–1.000). Sie werden als ***Haptene*** bezeichnet, da sie einer (kovalenten) Bindung an ein Trägerprotein bedürfen, um zum Vollantigen zu werden und sensibilisieren zu können. Als Trägerproteine können Serumalbumin, epidermale Proteine, aber auch in den MHC-Gruben befindliche präformierte Peptide wirken.

Nicht alle kleinen elektrophilen, proteinbindenden Moleküle wirken als Hapten bzw. nach Proteinbindung als Allergen. Dies liegt an nur teilweise bekannten Begleitumständen.

Neomycin	antibiotischer Zusatz in Lokaltherapeutika
Procain, Benzocain	Lokalanästhetika, antipruriginöse und analgesierende Externa
Sulfonamide	Lokaltherapeutika
Wollwachsalkohole	Salbengrundlagen (Lanolin), Kosmetika, Möbelpolitur, Schiwachse
Sorbitansesquioleat	Emulgator in Lokaltherapeutika, Kosmetika (auch Naturkosmetika)
Terpentin	Lösungsmittel, Farben, Lacke, Schuhcremes, Druckerschwärze
Perubalsam	Lokaltherapeutika, Salben, Kosmetika, Duft- und Geschmackstoff
Duftstoffe	Parfüms, Kosmetika
Mercapto- und Thiuramverbindungen	Vulkanisationsbeschleuniger, in vielen Gummiartikeln
Formalin	Desinfektionsmittel, schweißhemmende Mittel, Beizen, Kunststoffe, Textilien, Papierprodukte, Kosmetika (konservierende Substanzen setzen Formaldehyd frei)
Sublimat	Desinfektionsmittel, Imprägnierungsmittel für Hölzer und Fasern, Galvanisierung
Kaliumdichromat	Zement, Antioxydans und Antikorrosivum, Farben, Öle, Gerbstoffe, Streichhölzer
Nickelsulfat	Metalle, Metallgegenstände an der Kleidung, Modeschmuck, Katalysatoren, Farben, Beizen
Kobaltsulfat	Zement, Galvanisation, Öle, Kühlmittel, Lacke, Firnisse
Acrylate	Prothesen, Zahntechnik, Lacke
Epoxyharze	in Klebern, Plastikmaterialen
para-Phenylendiamin	dunkle Farbstoffe in Textilien, Druckerschwärze
para-Toluylendiamin	zahlreiche Farbstoffe (Haarfärbemittel)
para-Hydroxybenzoesäureester („Parabene")	Konservierungsmittel in Lebensmitteln und vielen Externa
Thioglykolsäuresalze	Dauerwellen-, Haarglättungspräparate
Kolophonium	adhäsives Harz (Mastix), in Wachsen

Tabelle 11.2. Häufige Kontaktallergene und ihr Vorkommen

Die meist an Kliniken erstellten „Hitlisten" aktueller Antigene (Tabelle 11.3) sind ein wichtiges Instrument zur Erfassung von Trends; da es sich bei Patienten mit Kontaktallergien jedoch um ein selektioniertes Patientengut handelt, können diese Zahlen nicht ohne weiteres auf die Inzidenz in der Gesamtbevölkerung übertragen werden.

Beispiel: 20% der getesteten weiblichen Patienten sind auf Nickel allergisch (durch Modeschmuck – Ohrstich!), aber nur 2% der männlichen. Diese Zahlen zeigen einen Trend an, gegen den Maßnahmen zu ergreifen waren (Nickelverbot in Modeschmuck in Österreich seit 1994), geben aber nicht die wahre Sensibilisierungsrate wieder.

Prozeß der Sensibilisierung (sog. „afferente" Phase der allergischen Ekzemreaktion). Bei Erstkontakt mit dem Hapten wird der Hapten-Proteinkomplex durch epidermale (Langerhans-Zellen) oder dermale dendritische Zellen aufgenommen und prozessiert; diese wandern über die afferente Lymphe in die regionalen Lymphknoten und präsentieren dort das haptenisierte Peptid an naive T-Zellen mit passendem T-Zell-Rezeptor. Durch deren Aktivierung (Blastentransformation) und Proliferation entsteht ein allergen-spezifischer T-Zellklon, der unter der Einwirkung von IL-12 zu TH1-Zellen differenziert, mit dem Blut zirkuliert und sich kraft seiner Adhäsionsmoleküle präferentiell in der Haut bzw. am Ort der Sensibilisierung anreichert (Näheres s. Kap. „Immunologie und Allergologie").

Die Sensibilisierung setzt eine Aktivierung der dendritischen Zellen voraus, die wieder durch die Freisetzung bestimmter Zytokine (IL-1, GM-CSF) resultiert. Die Sensibilisierung ist daher an entzündliche Veränderungen gebunden (z. B. ein toxisches Kontaktekzem), die allerdings oft milde sind und vom Betroffenen nicht wahrgenommen werden.

Die minimale Zeitspanne bis zum Abschluß der Sensibilisierung beträgt bei Substanzen mit hohem Sensibilisierungsvermögen (***„hoher Sensibilisierungsindex"***) wie etwa Dinitrochlorobenzol, Parastoffen (Farbstoffe) oder Pflanzenallergenen („poison ivy") 5 Tage; manche Substanzen (z. B. Chromat) führen aber oft erst nach

Tabelle 11.3. „Hitliste" der häufigsten Kontaktallergene (österreichweit, 1994)

		% positiver Testergebnisse
1.	Nickel	16,9
2.	Duftstoff-Mix	15,3
3.	Perubalsam	8,3
4.	Thiomersal	6,6
5.	p-Phenylendiamin	6,1
6.	Kobalt	5,4
7.	Kaliumdichromat	5,2
8.	Kolophonium	4,2
9.	Thuiram-Mix	3,7
10.	Quecksilberamidchlorid	3,7
11.	Neomycinsulfat	3,7
12.	Paraben-Mix	2,8

monate- oder jahrelangem Kontakt zur Sensibilisierung. Ist eine solche einmal eingetreten, bleibt sie für längere Zeit bestehen (ist jedoch grundsätzlich selbstlimitiert) und betrifft das gesamte Integument.

Die Bestanddauer einer Kontaktallergie (ohne Reexposition!) ist entscheidend von der Art des Haptens abhängig. So klingt etwa eine solche auf Epoxidharze in der Regel nach Wochen bis wenigen Monaten spontan ab, während Chromatallergien Jahrzehnte persistieren können.

Auslösung des allergischen Kontaktekzems durch Reexposition (sog. „efferente" Phase). Bei abermaligem Kontakt eines sensibilisierten Individuums mit dem Hapten kommt es nach einer Zeitspanne von 4–72 (üblicherweise 12–48) Stunden zum Auftreten der akuten Ekzemreaktion. Diese wird durch antigen-spezifische TH1-Memory-Zellen mediiert, die im Bereich der Reexposition ins Gewebe austreten und hier durch Antigenpräsentation (dendritische Zellen, Makrophagen) zu Proliferation und Zytokinausschüttung (IL-1, IL-2, INF-γ) stimuliert werden. Es resultiert eine gegenseitige Aufschaukelung entzündungsfördernder Funktionszustände durch alle beteiligten Zelltypen, deren Ziel die Attacke gegen allergentragende epidermale Zielstrukturen ist: Aufregulierung der Klasse-II-Antigene an Langerhans-Zellen und damit Verstärkung der Antigenpräsentation (INF-γ); autokrine Stimulation der T-Zellen durch IL-2; Verstärkung der Zytokinproduktion aller beteiligten Zellen durch INF-γ (IL-1, TNF α, IL-6, IL-3, GM-CSF); Makrophagenaktivierung durch INF-γ; Induktion verschiedener Adhäsionsmoleküle und Chemokine an Endothel- bzw. Entzündungszellen durch die freigesetzten Zytokine und damit Attraktion weiterer T-Zellen, aber auch Neutrophiler und Basophiler. Wahrscheinliche weitere Mitspieler in diesem Szenario sind zytotoxische T-Zellen (durch Antigenpräsentation aus Klasse-I-Molekülen stimuliert) sowie Mastzellen, aus denen vasoaktive Amine freigesetzt werden. Resultat dieser Vorgänge sind Spongiose, Blasenbildung und schließlich die Ausschaltung der auslösenden Noxe, d. h. der allergentragenden Keratinozyten (Makrophagen!).

Die Mechanismen der spontanen ***Regression*** der akuten allergischen Ekzemreaktion (bei einmaliger Exposition ca. nach 48–72 Stunden) sind nur zum Teil bekannt. Eine wesentliche Rolle kommt der Elimination von „Nicht-Selbst" (d. h. der haptenisierten Epidermalzellen) zu. Weiter wird von Keratinozyten IL-10 produziert und dämpft die Immunantwort durch Hemmung der Antigenpräsentation und Zytokinproduktion. Schließlich bewirken die (durch INF-γ) Klasse-II-exprimierenden Keratinozyten mangels B7-kostimulatorischer Moleküle eine Anergie der TH1-Zellen (im Tierexperiment nachgewiesen).

Die Kontaktallergie hat Züge einer organspezifischen Autoimmunantwort, die sich nach Zerstörung des „Nicht-Selbst" rückbildet, aber wegen des immunologischen Gedächtnisses sofort wieder auftritt, wenn dieses „Nicht-Selbst" nach epikutaner Applikation des Kontaktallergens neuerlich erzeugt wird.

Typische Manifestationen von allergischen Kontaktekzemen. Bestimmte Lokalisationen von Kontaktekzemen geben Hinweise auf die ursächlich wirkenden Allergene; die Kenntnis dieser klinischen Bilder ist daher diagnostisch wichtig (s. Abb. 11.6).

Regionsspezifische Eigenheiten haben ferner Einfluß auf die Morphologie der Ekzeme: an behaarten Regionen (Kapillitium, Achseln) bilden sich allergische Kontaktekzeme weniger leicht aus und manifestieren sich daher vornehmlich in der benachbarten Haut (Beispiele: Kontaktekzeme durch Haarshampoos, Färbemittel oder Dauerwellenpräparate können sich vorwiegend an Stirn, Nacken und Gesicht manifestieren, ein solches auf Deodorantien gerade den behaarten Teil der Achseln aussparen); Handflächen und Fußsohlen sind gleichfalls relativ resistent, die Hauptlast der Veränderungen liegt meist an Fingerzwischenseiten und Handrücken; Regionen mit locker gewebter Dermis (Orbital-, Genitalregion) bilden oft überproportionale Ödeme aus, die Dermatitis tritt in den Hintergund. Eine Seltenheit sind ferner allergische Kontaktreaktionen an der Mundschleimhaut.

- ***Handekzeme*** (s. Abb. 11.4): die häufigste Lokalisation. In Frage kommen hauptsächlich berufsbedingte Konaktallergien und Sensibilisierung auf Inhaltsstoffe von Seifen etc. (Perubalsam, Duftstoffe etc.);
- ***Fußekzeme:*** Inhaltsstoffe von Leder („Schuhekzem"; Chromatbeizen), Gummi (Akzeleratoren), Textilfarbstoffe;
- ***Handrist:*** Leder (Uhrband), Nickel;
- ***Ekzeme der freigetragenen Körperteile*** (Gesicht, Nacken, Arme): Aeroallergene (Pollen, Pflanzenteile – Sesquiterpenlaktone bei Compositae!, flüchtige Substanzen des Berufslebens – Harze, Stäube und Dämpfe);
- ***ausgedehntes Ekzem der von Kleidung bedeckten Körperteile:*** Textilfarbstoffe, Appreturen (Formaldehydharze). Dieses Ekzem ist typischerweise an den Druckstellen akzentuiert und spart die Regionen der Unterwäsche aus;
- ***Gesicht, Retroaurikularregion:*** Kosmetika, Parfums, Aeroallergene;
- ***Ohrläppchen, Ringfinger, seitliche Halspartien:*** Nickel (Modeschmuck!);
- ***unter dem Nabel:*** Nickel (Hosenknopf von Bluejeans);
- ***Beine:*** Textilfarben („Bluejeans-Dermatitis");
- ***streifige Ekzemherde:*** Kontakt mit Phytoallergenen (Primelantigen, „poison oak", „poison ivy" – Urushiol);
- ***Unterschenkelekzeme:*** Inhaltsstoffe von Salben (Antibiotika – Neomycin, Antioxydantien etc), Salbengrundlagen (Lanolin);

Fallbericht: Eine 75 jährige Frau leidet seit mehr als drei Jahrzehnten an rezidiverenden venösen Ulcera cruris und war wegen dieser und wegen ebenfalls chronisch rezidivierender, oft heftiger und streuender Unterschenkelekzeme insgesamt sechzehn Mal an diversen Hautabteilungen stationiert. Eine vor 10 Jahren erstmals durchgeführte Epikutantestung ergab positive Reaktionen auf Neomycin, Perubalsam und Jod. Drei Jahre darauf reagierte sie zusätzlich auf Quecksilber, Wollwachsalkohole und einige Salbengrundlagen. Wieder einige Jahre später vertrug sie keine gebräuchliche Salbengrundlage mehr außer weißer Vaseline und keine kommerziell erhältliche Kortikosteroidsalbe. Die Lokaltherapie mußte mit magistraliter erzeugten Kortikoidlösungen, Kochsalzbauschen und Vaseline auskommen (bemerkenswerterweise heilten Ekzeme wie Ulzera jedesmal fast ebenso gut ab wie sonst mit den trendigen Spezialitäten).

- ***generalisiertes bis (fast) erythrodermatisches allergisches Kontaktekzem:*** Ein solches kann sowohl durch generalisierten Allergenkontakt (z. B. beim heute populären Schwitzbad in feuchtem Heu) oder durch hämatogene Ausbreitung eines Allergens entstehen (z. B. bei Sensibilisierung auf Lokaltherapeutika – Sulfonamide).

Lokaltherapeutika waren und sind eine wichtige Ursache von Kontaktekzemen. Berüchtigte, heute kaum mehr verwendete Sensibilisatoren sind Sulfonamide, Antihistaminika (Äthanolamin, Promethazin), Lokalanästhetika (Benzocain), Virustatika (Tromantadin, Iodoxuridin), Quecksilberdesinfizientien, Bufexamac (ein als Ersatz für Kortikosteroide gedachtes nichtsteroidales Antiphlogistikum), Mechlorethamin (Stickstoff-Lost), Antiseptika (Kaliumpermanganat), Sonnenschutzmittel (Paraaminobenzoesäure) u. a. m. Vielen von den genannten Medikamenten hervorgerufenen Ekzemen gemeinsam ist ein schwerer Verlauf, weite Ausdehnung und die Neigung zu urtikariellen und multiformeartigen Streuherden.

Während diese und andere Substanzen in vielen Ländern nicht mehr am Markt sind, genießen gute Sensibilisatoren aus der Hausapotheke oder vom Alternativmediziner weiterhin hohes Ansehen: z. B. Arnika, Ringelblumen, Propolis, Heublumen, etc.

Diagnostik. Die Differentialdiagnose beinhaltet im wesentlichen die Unterscheidung von den übrigen Ekzemformen; dieses Ziel wird durch folgende Schritte erreicht:

- genaue Anamnese (Berufsanamnese!);
- klinische Untersuchung: Streuherde? Beachtung der Lokalisation der Erscheinungen: dadurch häufig Rückschluß auf auslösende Noxe;
- Epikutantestung (s. „Allgemeiner Teil").

In-vitro-Testverfahren: Sensibilisierung gegenüber bestimmten Allergenen ist im Lymphozytentransformationstest sowie im Makrophagen-Migrationsinhibitionstest nachweisbar. Die Standardisierung dieser Verfahren ist jedoch unbefriedigend.

Therapie. Vermeiden der auslösenden Noxe (Protektion, Änderung der Gewohnheiten, Arbeitsplatzwechsel) und lokaltherapeutische Maßnahmen je nach Stadium (Kortikosteroidsalben, intermittierend mit Pflegesalben). Bei schweren Verläufen sind Versuche mit Photochemotherapie angezeigt.

Ein der Hyposensibilisierung bei Typ-I-Allergien analoges Verfahren existiert nicht. Versuche, durch systemische Administration (z. B. von Urushiol) eine Toleranz bei schon Sensibilisierten zu erzeugen, waren nur von teilweisem Erfolg begleitet.

Die Therapie der Zukunft wird über subtilere Methoden verfügen. Mögliche Ansatzpunkte sind: spezifische Interaktion mit Zytokinen durch Rezeptorblockade, Verhinderung der Rekrutierung von Entzündungszellen durch Interferenz mit Adhäsionsmolekülen, antiinflammatorische Peptide (Antiinflammine, αMSH), Antisense-Oligonukleotide zur Blockierung der IL-2-Produktion u. v. a. m. Die verlockendste Zukunftsvision wäre die Erzielung einer spezifischen Toleranz des *noch nicht* Sensibilisierten (z. B. vor Ergreifen eines Risikoberufes); dies ist im Tierversuch mit der Induktion einer klonalen Anergie durch UVB-Bestrahlung *vor* Allergen-Exposition schon gelungen (Näheres s. Kap. „Immunologie und Allergie"). Ob dies auch am Menschen ein sinnvoller Weg ist, bedarf einer genauen Prüfung, da eine einmal induzierte Toleranz kaum mehr rückgängig gemacht werden kann.

11.1.3 Atopische Dermatitis (syn. atopisches Ekzem, endogenes Ekzem, Neurodermitis constitutionalis) (G. Stingl)

Der Begriff „Atopie" bezeichnet eine genetisch determinierte Bereitschaft, gegen bestimmte exogene, möglicherweise aber auch endogene Substanzen ohne klar ersichtlichen Grund sensibilisiert zu werden und in der Folge klinische Erscheinungsbilder wie Inhalationsallergien (Rhinokonjunktivitis – „Pollinose", Asthma bronchiale) und Ekzeme zu entwickeln. Das atopische Ekzem (AD) ist durch seinen besonderen Verlauf, klinische Merkmale und assoziierte Zeichen von den übrigen Ekzemen unterscheidbar.

Epidemiologie. Etwa 1–3 % aller Erwachsenen und 5–20 % aller Kinder neigen zu bzw. leiden an dieser Erkrankung, wobei in den letzten 10 Jahren – vielleicht auch aufgrund einer verstärkten Belastung mit Umweltnoxen – eine steigende Inzidenz zu beobachten ist. 60 % aller AD-Patienten entwickeln die Krankheit im 1. Lebensjahr (üblicherweise nach dem 1. Lebensmonat) und weitere 30 % in den darauffolgenden 4 Jahren. In der Mehrzahl der Fälle heilt die Krankheit zur Zeit der Pubertät ab, eine Persistenz beobachtet man vorzugsweise bei Kindern, deren Krankheit erst im Schulalter begonnen hat. Ein Krankheitsbeginn bzw. -wiederbeginn im Erwachsenenalter ist möglich, aber selten. Knaben erkranken etwas häufiger als Mädchen. Die AD verläuft typischerweise schubartig, wobei Besserungen im Frühjahr und Sommer (obwohl dies die Pollensaisonen sind) und Verschlechterungen in der kalten Jahreszeit auftreten.

Eine genetische Prädisposition zur Erkrankung läßt sich aus den Beobachtungen ableiten, daß ungefähr zwei Drittel aller AD-Patienten eine atopische Familienanamnese aufweisen bzw. daß eine atopische Affektion beider Elternteile ein 75%iges Risiko für das Kind in sich birgt, an AD zu erkranken. Bei etwa einem Drittel aller Neurodermitiker läßt sich eine positive Eigenanamnese auf respiratorische Allergien erheben, und umgekehrt muß jeder zweite AD-Patient damit rechnen, an allergischer Rhinokonjunktivitis bzw. allergischem Asthma zu erkranken. Es sei aber auch vermerkt, daß bei etwa 20% aller Patienten sowohl die Familien- als auch die Eigenanamnese stumm bleiben.

Ätiologie und Pathogenese. Obwohl man ursprüglich eine polygene Vererbung vermutete, verdichten sich die Hinweise für die Existenz eines hauptverantwortlichen Atopie-Gens in der chromosomalen Region 11q13. Art und Weise, wie dieses putative Atopie-Gen die für das Krankheitsbild typischen Immunpathophänomene (Hyperimmunglobulinämie E, hohe Serum-konzentrationen von Allergen-spezifischem IgE, Eosinophilie) induziert, sind derzeit noch unbekannt. Einer vieldiskutierten Hypothese zufolge werden bei der Atopie die der T-Zell-Aktivierung zugrundeliegenden zellulären und molekularen Schritte genetisch so gesteuert, daß es nach Antigenexposition präferentiell zur Ausbildung sogenannter Th2-Zellen kommt.

Im Unterschied zu IL-2- und IFN-γ-sezernierenden Th1-Zellen, den wichtigsten Effektorzellen des allergischen Kontaktekzems, produzieren Th2-Zellen Zytokine, die die IgE-Produktion induzieren (IL-4, IL-13), die Reifung eosinophiler Granulozyten fördern (IL-5) und die Aktivierung von Th1-Zellen blockieren (IL-10). Kürzlich wurde nachgewiesen, daß Th2-Zellen neben ihrer Helferfunktion in der IgE-Antwort auch als Effektorzellen der Immunantwort fungieren können, d.h. für zelluläre Immunreaktionen vom verzögerten Typ verantwortlich sein können.

Die Richtigkeit dieses Konzeptes wird durch folgende Befunde untermauert:

- CD4-positive T-Zellen sind bei Atopikern im entzündlichen Infiltrat der Dermatitis und in der Bronchiallavage prominent vertreten und zeichnen sich in bezug auf die Zytokinsekretion durch einen hohen IL-4:IFN-γ-Quotienten aus;
- Allergen (z.B. Hausstaubmilbe, Pollen) -spezifische T-Zell-Klone von Atopikern aus dem peripheren Blut gehören größtenteils dem Th2-Typ an;
- nach epikutaner Applikation von (Aero-)Allergenen kommt es bei manchen Atopikern nach 24–48h zu einer ekzematösen Gewebsreaktion. Die aus solchen Läsionen isolierten und *in vitro* expandierten T-Zellen sind in hoher Frequenz Allergen-spezifisch und zeichnen sich durch ein Th2-Sekretionsmuster aus. Wir müssen daher annehmen, daß exogen auf bzw. in die Haut eingebrachte Allergene und vielleicht auch endogen entstandene Autoallergene von Antigenpräsentierenden Zellen (z.B. Langerhans-Zellen) aufgenommen werden und so an die T-Zellen präsentiert werden, daß diese in Form eines Th2-Musters reagieren. Die so generierten Zellen können einerseits die IgE-Produktion in Gang bringen und andererseits in die Haut zurückkehren und am Ort des antigenen Depots die Ekzemreaktion auslösen (Abb. 11.8).

Darüber hinaus kann IgE selbst die allergische Gewebsreaktion im Sinne eines positiven Rückkopplungsmechanismus beeinflussen. Basophile und eosinophile Granulozyten, Mastzellen, aber auch Antigenpräsentierende Zellen (z.B. Langerhans-Zellen) exprimieren an ihrer Zellmembran hochaffine IgE-Rezeptoren. Allergen-bedingte Kreuzvernetzung der daran in monomerer Form gebundenen spezifischen IgE-Moleküle führt im Falle der Granulozyten und Mastzellen zur Freisetzung von Mediatoren der Entzündungsantwort (s. Abb. 11.8). Was die Antigen-präsentierenden Zellen betrifft, so wissen wir heute, daß ein Allergen eine weitaus massivere T-Zell-Aktivierung auslöst, wenn es – an IgE gekoppelt – über den hochaffinen IgE-Rezeptor gebunden, effektiver aufgenommen, prozessiert und in die MHC-II-Gruben transportiert wird („allergen focussing"), als wenn es in seiner nativen Form aufgenommen wird. Es ist wahrscheinlich, daß dieser die T-Zell-Aktivierung kontinuierlich aufschaukelnde, IgE-verstärkte Antigenpräsentationsweg für die Aktivität und Chronizität des Krankheitsbildes (mit-) verantwortlich ist.

Das klinische Bild der atopischen Dermatitis weist einige Merkmale auf, die sich nicht zwanglos durch die Immundysregulation erklären lassen und denen daher möglicherweise andere pathogenetische Ereignisse zugrunde liegen. So werden der ***weiße Dermographismus*** (Abb. 11.9) sowie die paradoxe Weiß- und Schweißreaktion auf intrakutane Cholinergika als Folgen einer veränderten Reaktivität auf beta-adrenerge und cholinergene Reize angesehen, der hohe Eruptionsdruck sowie der oft unerträgliche Pruritus durch eine überschießende, teilweise Neuropeptid-induzierte Mediatorfreisetzung aus den in ihrer Zahl vermehrten Eosinophilen und Mastzellen erklärt und die gestörte Barrierefunktion der Haut (Trockenheit, erhöhter transepidermaler Wasserverlust) mit epidermalen Lipiddefekten (Delta-6-Desaturasemangel?) in ursächlichen Zusammenhang gebracht. Die meisten der Theorien sind jedoch experimentell nur ungenügend abgesichert.

Die Delta-6-Desaturase katalysiert die Umwandlung der Linolsäure in die Gamma-Linolensäure; ihre Defizienz könnte

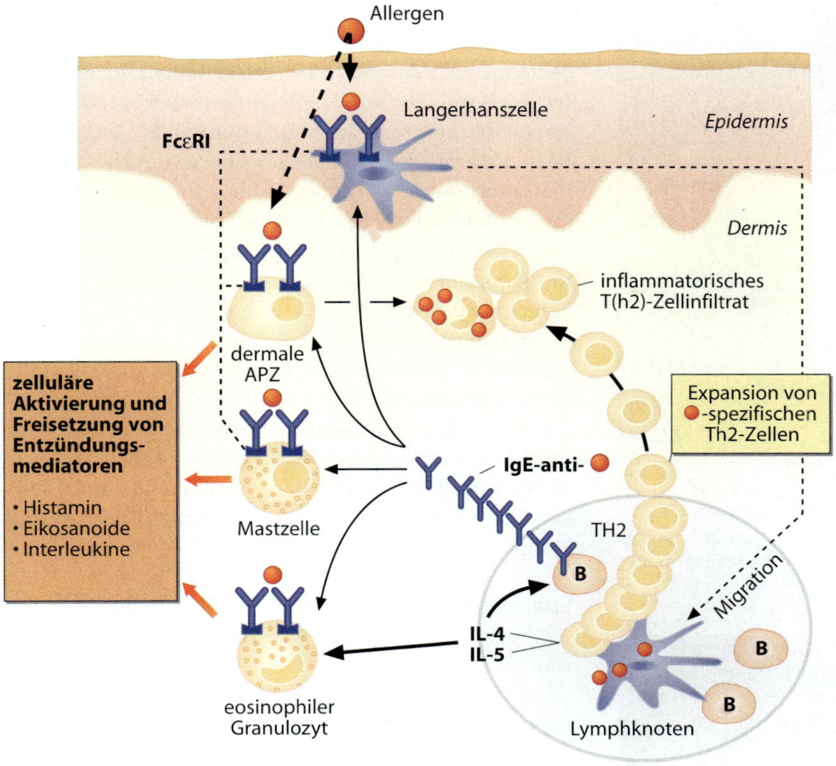

Abb. 11.8. Immunpathogenese der atopischen Dermatitis. Induktions- und Amplifikationswege der allergischen Entzündungsreaktion; *APZ* antigenpräsentierende Zelle, *B* B-Zelle, *FcεRI* hochaffiner IgE-Rezeptor, *IL* Interleukin

die beim Patienten mit AD gefundenen erhöhten Plasmaspiegel der ersteren und die erniedrigten Spiegel der letzteren erklären. Theoretische Folge wären einerseits die erwähnte Störung der Barrierefunktion, andererseits eine Änderung des Eikosanoidstoffwechsels (Shift zur Produktion stärker inflammatorischer Prostaglandintypen: PGE2 > PGE1). Auf dieser bzw. analogen Überlegungen beruht die derzeit propagierte orale Begleitbehandlung mit Gamma-Linolensäure (z. B. in Nachtkerzenöl) sowie mit essentiellen Fettsäuren der n-3-Serie (z. B. in Meeresfischölen enthalten). Bei beiden wurde ein therapeutischer Erfolg berichtet, doch steht eine Bestätigung durch Doppelblindstudien noch aus.

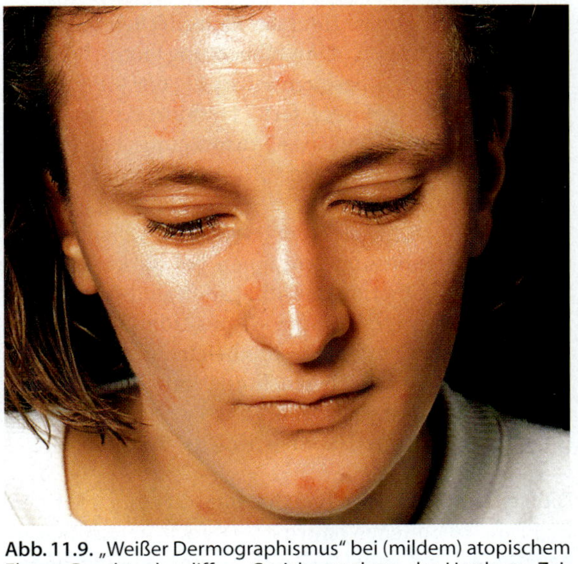

Abb. 11.9. „Weißer Dermographismus" bei (mildem) atopischem Ekzem. Beachte das diffuse Gesichtserythem, das Herthoge-Zeichen und die Dennie-Morgan-Falten

Klinik. Das Erscheinungsbild der Krankheit ändert sich mit dem Alter des Patienten so sehr, daß verschiedene Stadien unterschieden werden müssen (Abb. 11.11).

Das ***Säuglingsekzem*** beginnt meist vom 3. Lebensmonat an und hat einen stark exsudativen Charakter. Es finden sich alle Zeichen der akuten Dermatitis: entzündliche Rötung, Mikrovesikulation, Erosion, Krusten- und Schuppenbildung. Die Läsionen beginnen häufig an den Wangen oder im Scheitelbereich, nehmen dann an Intensität zu und führen häufig zu symmetrischen, verkrusteten Herden („Milchschorf") an Gesicht und Kapillitium (Abb. 11.10), in weiterer Folge an Rumpf und Extremitäten (Abb. 11.11). Diese Hautveränderungen können einige Monate bis etwa 2 Jahre bestehen bleiben, dann spontan abheilen oder auch persistieren.

Im letzteren Fall ***(Ekzem des Kindesalters)*** tritt der exsudative Charakter immer mehr in den Hintergrund, die entzündliche Gewebsinfiltration nimmt kontinuierlich zu, und die Läsionen finden sich nun vorzugsweise im Gesicht, an Hals und Nacken, im oberen Brustbereich und Schultergürtel, besonders ausgeprägt in den großen Beugen (**„*Ekzema flexurarum*"**) sowie am Hand- und Fußrücken (Abb. 11.12). Die übrige Haut ist auffallend trocken, manchmal diffus entzündlich gerötet und fein schuppend. Als Folge der entzündlichen Erscheinungen finden sich flächenhafte Hypo- bzw. Hyperpigmentierungen. Vorherrschendes subjektives Symptom ist der quälende Juckreiz (nächtliche Juckkrisen), der die Patienten zum heftigen Kratzen veranlaßt. Die Folgen davon sind multiple Exkoriationen, abgewetzte und polierte Fingernägel („Glanz-

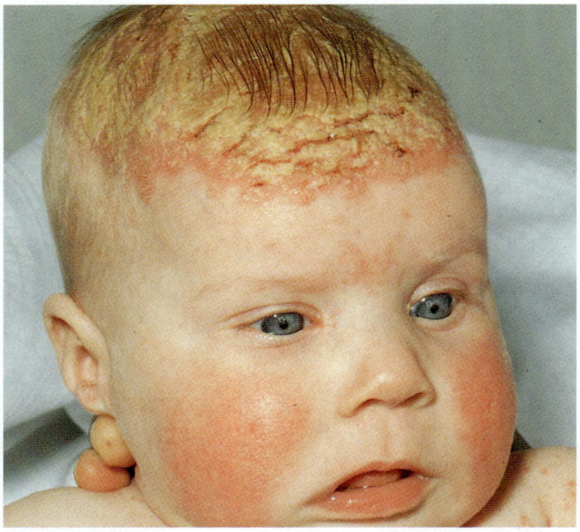

Abb. 11.10. Milchschorf. Massive krustige Auflagerungen am Kapillitium bei einem 4 Monate alten Mädchen. Milde Ekzeme der Wangen und disseminiert am Körper

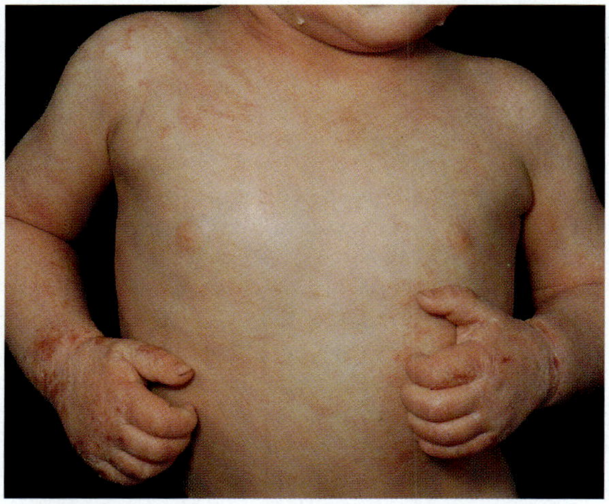

Abb. 11.11. Neurodermitis bei einem Kleinkind. Beachte die Prädilektion der Hände und das (oft ständige) Kratzen

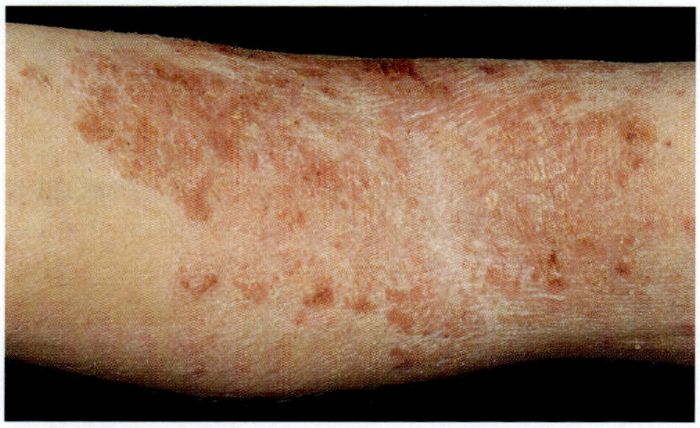

Abb. 11.12. Ekzema flexurarum. Nummuläre Herde der Kniekehlen bei Neurodermitis

nägel") sowie die Auslösung frischer Krankheitsschübe.

Beim ***Ekzem des Erwachsenenalters*** sind die befallenen Hautareale deutlich lichenifiziert und oft mit Prurigoknötchen durchsetzt. Die Ekzemherde lokalisieren sich wieder vorzugsweise auf Stirn und Augenlider, seitliche und ventrale Halspartien, Beugeseiten der Extremitäten sowie auf Hand- und Fußrücken. Nicht selten beobachtet man aber auch nummuläre Ekzemherde in disseminierter, regelloser Anordnung. In allen Lebensaltern kann sich die AD bis zum maximalen Erscheinungsbild der Erythrodermie weiterentwickeln.

Zusätzlich zu Ekzem und Juckreiz weisen Patienten mit atopischer Dermatitis in unterschiedlicher Häufigkeit eine Reihe von diagnostisch wichtigen ***Begleitsymptomen*** auf, wie beispielsweise eine ***Ichthyosis vulgaris*** und eine ***Keratosis pilaris.*** Eine Vertiefung der Handlinien, periorale Blässe, eine seitliche Lichtung der Augenbrauen ***(Hertoghe-Zeichen)***, eine infraorbitale doppelte Lidfalte ***(Dennie-Morgan-Falte)*** (Abb. 11.13), rezidivierende Konjunktivitiden, Keratokonus und subkapsuläre Katarakte sind weitere fakultativ auftretende Symptome.

Spätmanifestationen der AD. Im Regelfall nimmt die Aktivität der AD im Lauf der Kindheit ab, um in der Periode der Pubertät weitgehend oder gänzlich zu verschwinden (ausgenommen die Neigung zu trockener Haut, die zeitlebens bestehen bleibt und sich im Alter noch verstärkt). Für diese Spätperiode sind einige Zustandsbilder charakteristisch, die oft nicht als Teilsymptom der AD erkannt werden:

- ***Pityriasis alba*** (Abb. 11.14) sind nicht entzündliche, nummuläre, verwaschen hypopigmentierte und zart schuppende Herde (Gesicht, Arme, Rumpf). Ursache: der bei AD mangelhafte Pigmenttransfer von Melanozyten zu Keratinozyten (wird bei florider AD durch die entzündliche Rötung überdeckt).
  Differentialdiagnose. Pityriasis versicolor alba, Mucinosis follicularis;
- mildes ***dyshidrotisches Ekzem***, insbesondere der Fingerzwischenseiten (kann jahrelang persistieren);
- ***trockene, schuppige Haut der Handflächen und Fußsohlen;*** bei Kälte, Durchfeuchtung und Friktion Übergang in ein desquamatives Ekzem („Pritschelekzem", „atopic winter feet", Dyshidrosis lamellosa sicca etc). Bei intensiver Ausprägung Entstehung schmerzhafter Rhagaden („Im Winter springen mir immer die Hände auf");
- ***Cheilosis*** („Schleckekzem") (Abb. 11.15): schuppig-erosive Veränderung der Lippen, bei starker Ausprägung mit schmerzhaften Rhagaden und hämorrhagischen Krusten. Ursache: dispositionelle Trockenheit der Lippen; der (gewohnheitsmäßige) Versuch, die Lippen durch Befeuchtung mit Speichel geschmeidig zu machen, führt zur weiteren Austrocknung und Ekzematisation (Circulus vitiosus).

Die schwere AD des Erwachsenen. Bei einer kleinen Fraktion Betroffener hält die AD auch im Erwachsenenalter an und entwickelt sich zu einem in der Intensität schwankenden, aber persistenten und äußerst quälenden Leiden. Das Bild ist durch Erythrodermie, schwere Lichenifikation und lederartige Verdickung („Facies leonina"), beständigen Juckreiz und exzessive Irritabilität der Haut gekennzeichnet. Meist besteht weitgehende Resistenz gegen alle gebräuchlichen Therapiemaßnahmen. Die Patienten stehen unter hohem Leidensdruck, ihre Hautkrankheit drückt Tagesablauf, Planung, Stimmung und Bewußtsein ihren Stempel auf, ihr berufliches Fortkommen und soziales Leben ist beeinträchtigt (s. Abb. 11.13).

Fallbericht: Eine 56jährige Frau leidet, wie auch ihre Schwester, seit der Kindheit an AD. Nach der Pubertät vorübergehende Besserung, etwa gleichzeitig aber Auftreten einer Pollinose. Nach der Heirat mit einem Bäckereibesitzer und Umzug in die oberhalb des Betriebs gelegene Wohnung kam es zu einer drastischen Verschlechterung der AD und zu Asthmaanfällen, besonders, wenn sie im Betrieb aushalf. IgE waren exzessiv erhöht, eine Hauttestung ergab eine polyvalente Inhalationsallergie gegen Pollen, Tierhaare, Hausstaubmilben, Weizen- und Roggenmehl. Der Rat, die Wohnung zu wechseln, wurde aus ökonomischen Gründen erst nach Jahren befolgt; danach bildete sich die respiratorische Symptomatik gänzlich zurück, die Neurodermitis blieb nahezu unverändert: erythrodermatisch, schwer lichenifiziert und von heftigem Juckreiz begleitet. Die Frau begann, täglich mehrmals heiß zu duschen, da nichts anderes den Juckreiz stillte. Antihistaminika waren wirkungslos, die in großen Mengen verbrauchten Kortikoidsalben führten zur Linderung, nie aber zur Erscheinungsfreiheit. Photo- und Photochemotherapie waren nur wenig erfolgreich. Die Patientin suchte dann Hilfe bei Homöopathen und Naturheilern, machte mehrere strenge Diätkuren mit („Zu Beginn hat das schon genützt, später nicht mehr"), besuchte Moor- und Schwefelheilbäder („Das war ganz schlimm"), fuhr auf Bade- und Klimakur an das Tote Meer, wurde Mitglied einer Selbsthilfegruppe und schließlich auch ein Opfer des Peviderm-Skandals (eine von einem Scharlatan als Kosmetikum verkaufte angeblich kortisonfreie Wundersalbe gegen AD, die jedoch das mittelstarke Kortikosteroid Triamcinolon enthielt). Zwischen diesen Erfahrungen kam sie stets zur Beratung an die Hautklinik. Sie wurde schließlich zu einem Versuch mit Cyclosporin A bewegt; die Wirkung trat schlagartig ein: Der Juckreiz war innerhalb von Tagen, die Hautläsionen nach etwa 2 Monaten weitgehend unterdrückt. Sie blühte auf, begann eine Arbeit und erfüllte sich einen langgehegten (und wegen der Tierhaarallergie immer untersagten) Wunsch: den Kauf eines Hundes. Zur selben Zeit wurde die Cyclosporin A-Dosis reduziert, es kam zu einem starken Rezidiv. Den Rat, den Hund wieder wegzugeben, wies sie von sich, da dieser zu dem wenigen gehöre, das ihr wirklich Freude mache.

Allergene und klinischer Verlauf der AD. Allergen-spezifische TH2-Zellen und IgE spielen eine wesentliche Rolle in der Genese der AD (s. oben); dennoch zeigt

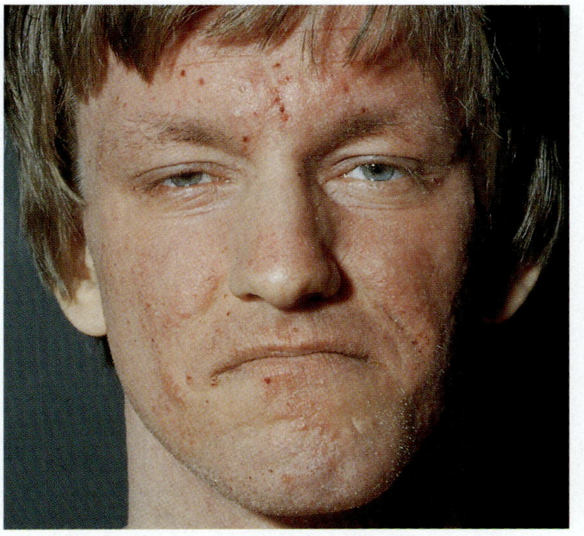

Abb. 11.13. Das Gesicht des erwachsenen Neurodermitikers. Diffus gerötet, lichenifiziert, von zahlreichen punkt- und strichförmigen Exkoriationen und Blutkrusten übersät, Lichtung der lateralen Augenbrauen (Herthoge-Zeichen), Dennie-Morgan-Falten der Unterlider. Die leidende, introvertierte Miene ist ein nicht untypischer Ausdruck der Krankheit

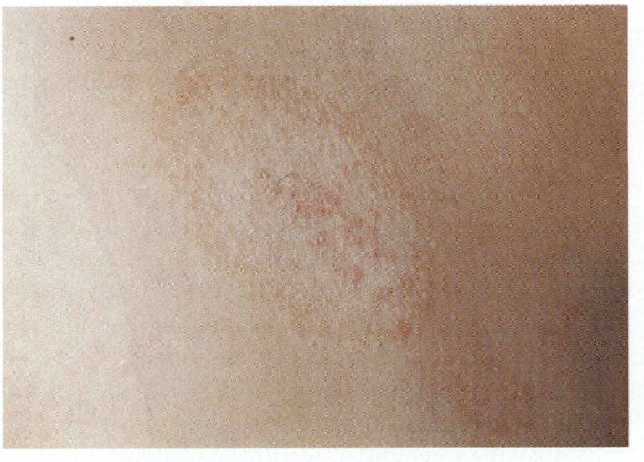

Abb. 11.14. Pityriasis alba. Bei dieser Minimalvariante der Neurodermitis finden sich nummuläre, kaum entzündliche, leicht schuppende hypopigmentierte Herde

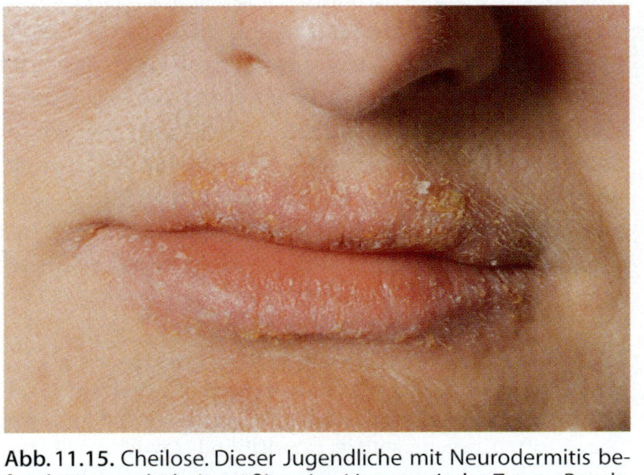

Abb. 11.15. Cheilose. Dieser Jugendliche mit Neurodermitis befeuchtet gewohnheitsmäßig seine Lippen mit der Zunge. Beachte Schuppung und Rhagaden des Lippenrots und der angrenzenden Haut

deren Verlauf eine beträchtliche Eigenständigkeit gegenüber diesen Mechanismen – viel mehr, als dies bei den respiratorischen Allergien gegen dieselben Allergene der Fall ist. So können Schübe der AD auch unspezifisch, d. h. ohne Allergenreexposition ausgelöst werden (s. unten); umgekehrt ist zwar die Auslösung von Schüben durch Nahrungsmittelallergene bei einem Teil von an schwerer AD erkrankten Kindern erwiesen, doch ist ein solcher Effekt bei anderen Allergenen (Tierhaare, Hausstaubmilben, Pollen) umstritten. Die Elimination von Tierkontakt oder eine Hausstaubmilbensanierung führt etwa nur selten zur klinischen Besserung (wenn dies auch im Hinblick auf die Vermeidung respiratorischer Allergien eine sinnvolle Maßnahme darstellt). Generell sind positive Prick- und allergenspezifische IgE-Tests bei der AD (im Gegensatz zu respiratorischen Allergien) meist von geringer klinischer Relevanz (obgleich *negative* Tests eine relevante Sensibilisierung weitgehend ausschließen) und eine Hyposensibilisierung daher selten erfolgreich.

IgE spielt offensichtlich bei der Pathogenese der AD keine obligate Rolle. Dies ergibt sich aus mehreren Beobachtungen: Serum-IgE ist bei 20 % von AD *nicht* erhöht (insbesondere bei AD *ohne* begleitende respiratorische Allergie); zwischen Krankheitsaktivität und IgE-Spiegeln besteht keine strenge Korrelation; schließlich kann auch bei Patienten mit X-chromosomaler Agammaglobulinämie (die kein IgE produzieren) eine typische AD auftreten.

Fortschritte können hier von der Identifizierung der Allergen-T-Zell-Epitope (d. h. der von den T-Zell-Rezeptoren erkannten Peptidsequenzen) erwartet werden. Erste experimentelle klinische Erfahrungen mit der Gabe hoher Dosen entsprechender Peptide, die wahrscheinlich zur Toleranz bzw. Anergie der TH2-Zellen führen, sind vielversprechend. Die Gabe solcher Peptide hat auch den Vorteil, daß diese nicht von den IgE-Molekülen gebunden werden und daher nicht zu anaphylaktischen Nebenwirkungen führen.

Rolle der Nahrungsmittelallergie. Die Rolle einer solchen bei der AD wird häufig überschätzt; es resultieren nicht selten groteske „Diäten" (z. B. mit Sojabohnenpräparaten), die zu einer Mangelernährung und damit auch zu einer Verschlechterung der AD führen können. Nahrungsmittelallergien sind wohl bei einem ***Subset*** von Kindern mit schwerer AD von Bedeutung, doch scheinen sie sich im Zug der Entwicklung „auszuwachsen"; sie sind bei Erwachsenen mit AD nur sehr selten nachweisbar – diese können daher in der Regel „alles essen".

Eine praktikable Vorgangsweise ist, bei Patienten mit schwerer, therapieresistenter AD (insbesondere Kindern) eine *stationäre* Abklärung durchzuführen (Restriktionsdiäten mit Reexposition, gegebenenfalls Doppelblindprovokation; Exposition auch auf Additiva wie Farbsdtoffe, Sulfite etc.). Eine solche Abklärung ist, wenn seriös durchgeführt, aufwendig und sollte nur in spezialisierten Zentren durchgeführt werden.

Aggravierende Faktoren und Komplikationen. Kaum eine Hautkrankheit ist gegenüber exo- bzw. endogenen Störeinflüssen so anfällig wie die atopische Dermatitis. Durch psychischen und physischen Streß ausgelöstes Schwitzen, Kleidungsstücke aus reiner Wolle oder Synthetik, Kontakt mit Detergentien, Staub, Schrubben, heißes und zu ausgiebiges Baden, die Einnahme die Mediatorfreisetzung begünstigender Substanzen (starke Gewürze, Alkohol, Konservierungsmittel etc.), manchmal auch eine verstärkte Allergenexposition können akute Ekzemschübe auslösen.

Möglicherweise aufgrund der geschilderten Dysbalance der T-Helferzell-Subpopulationen sind Neurodermitiker besonders anfällig gegenüber bestimmten bakteriellen ***(Staphylococcus aureus)***, viralen (***Herpes-simplex***-Virus, Coxsackieviren, Papillomviren, Poxviren) und mykotischen ***(Pityrosporum orbiculare)*** Superinfektionen. Eine Besiedelung mit Staphylococcus aureus führt meist zu einer deutlichen Verschlechterung der Dermatose, wahrscheinlich als Folge einer durch Staphylokokken-Superantigene bedingten Lymphozytenaktivierung. Besonders dramatisch kann das durch Herpes-simplex-Viren, selten auch durch Coxsackie-A-16-Viren verursachte ***Ekzema herpeticatum*** verlaufen. Einige Tage nach der umschriebenen Lokalinfektion kommt es zur disseminierten Aussaat multipler, häufig genabelter Bläschen, die sich oft in hämorrhagische Pusteln bzw. später in ausgestanzte, schmerzhafte, blutende, von der Staphylokokken-Superinfektion bedrohte Erosionen umwandeln. Die Erkrankung geht meist mit schweren Allgemeinerscheinungen einher und erfordert nach gesicherter Diagnose (z. B. Tzanck-Test) ein rasches therapeutisches Eingreifen [Acyclovir(derivate); evtl. Staphylokokken-wirksame Antibiotika].

Diagnose. Einem gängigen Klassifizierungssystem folgend beruht die Erstellung der Diagnose „atopische Dermatitis" auf der Erfüllung von mindestens 3 ***Hauptkriterien*** (massiver Juckreiz; Ekzem in typischer Morphe und Verteilung; chronischer und/oder rezidivierender Verlauf; positive Eigen- bzw. Familienanamnese für Atopie) und 4 ***Nebenkriterien.*** Zu letzteren zählen die oben angeführten Begleitsymptome sowie erhöhte Serum-IgE-Werte, positive Hautreaktionen auf potentielle Allergene in Prick- und Intrakutantest und die paradoxen Weißreaktionen auf mechanische (weißer Dermographismus) und chemische (Nikotinsäureester, Methacholinchlorid) Reize. Entschließt man sich zur Biopsie, zeigen sich die für das Ekzem typischen epithelialen Veränderungen, d. h. Spongiose in der Akutphase und Akanthose in chronischen Herden. CD4-positive T-Zellen und CD1-tragende dendritische Zellen dominieren das entzündliche Infiltrat und – im Gegensatz zum allergischen Kontaktekzem – finden sich nicht selten eosinophile Granulozyten. Bedeutung in der Diagnostik der AD und der Auffindung auslösender Allergene wird vielleicht die Läppchenprobe mit potentiellen Allergenen gewinnen („Atopie-Patchtest"). Ähnlich wie beim Kontaktekzem kommt es bei sensibilisierten Personen nach epikutaner Aufbringung des verantwortlichen (Aero)Allergens zu einer ekzematösen Reaktion, deren Kinetik einer Typ-IV-Immunantwort (zellvermittelte Immunreaktion vom Spättyp) entspricht.

Differentialdiagnose. Vor allem bei Säuglingen und im frühen Kindesalter kann die Abgrenzung von anderen Ekzemformen (v.a. seborrhoisches Ekzem), von der Skabies, von Dermatomykosen, von kongenitalen Ichthyosen, evtl. sogar von der Psoriasis und der Pityriasis rosea Schwierigkeiten bereiten. Darüberhinaus können eine Reihe seltener Erkrankungen einer AD ähneln bzw. von ihr ununterscheidbar sein. Dazu zählen Stoffwechselerkrankungen (u.a. die Acrodermatitis enteropathica, die Gluten-sensitive Enteropathie, die Phenylketonurie sowie der Mangel an essentiellen Fettsäuren); Immunopathien (Wiskott-Aldrich-Syndrom; Ataxia teleangiectatica, selektive IgA-Defizienz, Hyper-IgE-Syndrom); Neoplasmen (Langerhans-Zell-Histiozytose, Glukagonom) und andere seltene Erkrankungen (z.B. das Netherton-Syndrom).

Therapie und Prävention. Bei floriden Krankheitserscheinungen sind topische Kortikosteroide das Mittel der Wahl. Zur Erreichung eines guten Therapieeffektes und Vermeidung unerwünschter Nebenwirkungen ist grundsätzlich der intermittierenden Gabe gut wirksamer Steroide und – nach Erreichung der Erscheinungsfreiheit – der Verwendung kortikosteroidfreier Externa (Pflegecremes, Badeöle) der Vorzug zu geben gegenüber einer Steroid-Langzeit- oder sogar -Dauertherapie in suboptimaler Konzentration. Für die besonders empfindliche Gesichtshaut hat sich die phasengerechte Anwendung einer neuen Generation mittelwirksamer, nebenwirkungsarmer Steroide gut bewährt. Andere Wirksubstanzen (z.B. Teere) haben in den letzten Jahren an Bedeutung verloren und werden bestenfalls in Kombination mit Kortikosteroiden verwendet. Oft empfiehlt es sich, die Lokalbehandlung mit Steroiden durch andere therapeutische Maßnahmen zu ergänzen: Antihistaminika zur Juckreizstillung und die vorzugsweise systemische Verabreichung von Antibiotika zur Bekämpfung etwaiger Superinfektionen. Bei besonders schweren Verläufen muß die Durchführung einer Phototherapie (hochdosiertes UVA1, aber auch UVB, ev. beides in Kombination) oder Photochemotherapie (PUVA), einer immunsuppressiven (z.B. Cyclosporin A) oder einer immunmodulatorischen (z.B. IFN-γ) Therapie erwogen werden. Der nachgewiesene therapeutische Effekt von IFN-γ beruht wahrscheinlich auf einer Wiederherstellung des Th1/Th2-Gleichgewichtes.

Wegen der Chronizität der Erkrankung werden die therapeutischen Bemühungen nur dann von Erfolg gekrönt sein, wenn es gelingt, durch sorgfältige pflegerische Maßnahmen sowie durch Ausschaltung bzw. Vermeidung aggravierender Faktoren (s. weiter oben) die Häufigkeit und Schwere akuter Schübe möglichst gering zu halten. Da die auslösenden Allergene bei der AD im Einzelfall nur selten bekannt sind, ist die Schaffung allergenarmer bzw. -freier Bedingungen zwar wünschenswert, aber nur selten zu verwirklichen. Allergenarme Diäten sind von zweifelhaftem Wert, der Aufenthalt in allergenarmer Umgebung (Meer, Hochgebirge) wirkt sich aber oft günstig aus. Die molekulare Charakterisierung von Allergenen sowie deren Herstellung in gereinigter bzw. rekombinanter Form sollte die Identifizierung sensibilisierender Epitope ermöglichen und damit die Voraussetzungen für die Tolerisierung Allergen-reaktiver Lymphozyten schaffen.

Zur Vorbeugung kindlicher Atopie eindeutig gesichert ist der prophylaktische Wert des Stillens (mindestens 4 Monate ohne Zufütterung). Falls dies nicht oder nicht ausreichend möglich ist, sollten hypoallergene Kuhmilchhydrolysate (kommerziell erhältlich) verwendet werden. Ferner sollte die Mutter, insbesondere bei hohem Atopierisiko des Kindes (also bei Atopie beider Elternteile und erhöhtem IgE im Nabelschnurblut) während der Stillperiode wichtige Allergene meiden, die in die Muttermilch übertreten könnten (Kuhmilch und -produkte, Eier, Fisch, Erdnüsse etc. – Diätberatung, Kalziumsubstitution!). Zusätzlich ist die *späte* Einführung fester Nahrung sinnvoll: ab dem 3. bis 4. Lebensmonat Gemüse, Reis und entsprechende Fertigprodukte, die jedoch kein Milch- oder Hühnereiweiß enthalten sollten; später Getreidesorten und Obst – allerdings unter Meidung von Zitrusfrüchten. Kuhmilch sollte in solchen Problemfällen nicht vor Ende des ersten, Eier und Fisch evtl. ab dem zweiten und Erdnüsse nicht vor dem dritten Lebensjahr gegeben werden. Sojaprodukte sollten überhaupt nicht verabreicht werden, da sie stark allergen wirken.

Weitere sinnvolle und abgesicherte prophylaktische Maßnahmen sind: Rauchverbot während und nach der Schwangerschaft, Verzicht auf pelztragende Haustiere (zumindest während der beiden ersten Lebensjahre) und Maßnahmen zur Hausstaubmilbenbekämpfung (z.B. keine Teppichböden).

11.1.4 Ekzemarten mit besonderer Charakteristik

Einige Ekzemformen sind zwar durch charakteristische klinische Bilder ausgezeichnet, in ihrer Ätiologie jedoch oft nicht gänzlich abgeklärt und daher nicht ohne weiteres in die oben genannten Hauptgruppen einteilbar.

Seborrhoisches Ekzem

Das seborrhoische Ekzem ist dispositionell gebunden und vermutlich die häufigste Ekzemart: Es handelt sich um ein meist mildes irritatives Ekzem mit typischer klinischer Symptomatik, das durch (experimentell nicht gänzlich gesicherte) Assoziationen mit Überproduktion von Talg und dem kommensalen bzw. fakultativ pathogenen Hefepilz Pityrosporum ovale gekennzeichnet ist.

Epidemiologie. Die Prävalenz wird auf mindestens 5% geschätzt; die Lebensinzidenz liegt erheblich höher; genaue Zahlen liegen nicht vor, da milde Verläufe vom verbreiteten Übel der „Kopfschuppen" kaum abgrenzbar sind. Die Inzidenz ist zweigipfelig: im Frühkindesalter (bis etwa zum dritten Lebensmonat) und ab dem dritten Lebensjahrzehnt. Bei der adulten Form ist das männliche Geschlecht häufiger und schwerer betroffen. Bei AIDS-Patienten tritt ein seborrhoisches Ekzem in ca. 2/3 der Fälle auf und ist besonders intensiv und therapieresistent – eines der Haut-Merkmale von AIDS. Das seborrhoische Ekzem ist ferner bei bestimmten neurologischen Krankheiten gehäuft (z. B. M. Parkinson).

Ätiologie und Pathogenese. Ein Zusammenhang des seborrhoischen Ekzems mit Hyperfunktion der Talgdrüsen (Seborrhö) und Überwucherung durch Pityrosporum ovale ist zwar auf der Hand liegend, aber noch nicht in ein lückenloses Schema der Pathogenese gefügt.

Ein solcher Zusammenhang wurde schon vom Erstbeschreiber, Unna, vor mehr als 100 Jahren hergestellt, ist aber bis heute noch nicht endgültig akzeptiert. Die Geschichte des seborrhoischen Ekzems ist eine des engagierten, wortreichen und endlosen dermatologischen Disputs.

Unbestreitbar ist, daß das seborrhoische Ekzem nur in Perioden hoher Talgdrüsenaktivität (Neugeborenenperiode durch persistierende mütterliche Sexualhormone, Erwachsenenalter) auftritt und seine Intensität von der Talgdrüsendichte der befallenen Region (seborrhoische Areale!) abhängt. ***Systemische Medikation*** zur Unterdrückung des Talgflusses (Isotretinoin) führt zur Besserung oder Abheilung; gleiches gilt für systemische gegen Hefepilze wirksame Antimykotika. Bemerkenswert ist, daß die durch Jahrzehnte als „Schuppenshampoo" verwendeten Selen- und Kadmiumpräparate sich als hochwirksam gegen Pityrosporum ovale erwiesen haben.

Hingegen kann das seborrhoische Ekzem nicht als eindeutig androgenabhängige Dermatose gelten: Es ist weder mit Acne vulgaris noch mit Androgeneffluvium klar korreliert, und der Inzidenzgipfel der adulten Form liegt im 4. und 5. Lebensjahrzehnt, in dem die Androgenspiegel wieder im Sinken sind. Auch entwickelt nur ein Teil der Personen mit Talgdrüsenhyperfunktion (Seborrhoea oleosa) ein seborrhoisches Ekzem; letzteres kann hingegen auch ohne klinisch manifeste Seborrhö auftreten. Schließlich ist die Zahl der Pityrosporen beim seborrhoischen Ekzem nach Literaturangaben nicht stets und nicht dramatisch erhöht – um 50–100 %.

Es ist somit klar, daß außer den Grundvoraussetzungen des Talgflusses und der Pityrosporen weitere, noch unbekannte pathogenetische Faktoren im Spiel sind. Diese könnten in einer abweichenden Zusammensetzung des Hautoberflächenfetts und der Hautflora liegen: Beim seborrhoischen Ekzem sind die (für Pityrosporen wachstumsfördernden) Triglyzeride erhöht, die freien Fettsäuren sowie Corynebacterium acnes, das diese enzymatisch aus den Triglyzeriden des Talgs abspaltet, gegenüber Normalbedingungen hingegen deutlich erniedrigt. Ferner muß eine umfassende pathogenetische Erklärung des seborrhoischen Ekzems auch erklären, warum eine Überwucherung mit Pityrosporen auch (fast) entzündungsfrei ablaufen kann (i. e. Pityriasis versicolor).

Klinik. Das seborrhoische Ekzem ist durch seine charakteristische Lokalisation (sog. „seborrhoischen Areale" – behaarte Kopfhaut, Gesicht, obere Rumpfpartien, seltener die großen Beugen), seine Verteilung (großflächig an Kapillitium und disseminierte nummuläre Herde an den übrigen Lokalisationen) und seine Morphologie gekennzeichnet: Die Herde sind scharf begrenzt, von gelblich-roter Farbe, matter Oberfläche und von fettig wirkenden, meist pityriasiformen Schuppen bedeckt. Bei intensiverem Befall können die Läsionen leicht nässen, die Schuppen großlamellös werden und am behaarten Kopf auch zu massiven Auflagerungen konfluieren. Außer dem seborrhoischen Kopfekzem (starker Juckreiz!) sind die subjektiven Beschwerden in der Regel gering. ***Histologisch*** zeigt sich ein ekzematöses Bild mit psoriasiformem Aspekt (Akanthose, Papillomatose, Leukozyten, allerdings keine Munro-Mikroabszesse). Folgende Verlaufstypen werden unterschieden:

Infantiles seborrhoisches Ekzem (Abb. 11.16). Dieses ist durch Herde wie beschrieben am Kapillitium und Rumpf gekennzeichnet; die Windelregion ist häufig befallen (*ein* Vertreter der „Windeldermatitis" – s. Kap. Pädiatrische Dermatologie). Bei schwererem Verlauf finden sich exzessive, leicht fettige, groblamellöse Schuppung v. a. am Kapillitium („Gneis") und eine fast erythrodermische Ausdehnung. Die Kinder gedeihen gut und wirken – im Gegensatz zu Kindern mit atopischem Ekzem – zufrieden. Das infantile seborrhoische Ekzem tritt typischerweise in den ersten Lebenswochen auf und heilt nach einigen Wochen bis Monaten spontan ab.

Die ***Therapie*** besteht in pflegerischen Maßnahmen. Applikation milder Kortikoidcremes ist für schwerere Fälle angezeigt.

Differentialdiagnose. Atopisches Ekzem (späterer Beginn, stärkerer Leidensdruck, exsudative Charakteristik), frühkindliche Psoriasis (Aspekt ist psoriasifor-

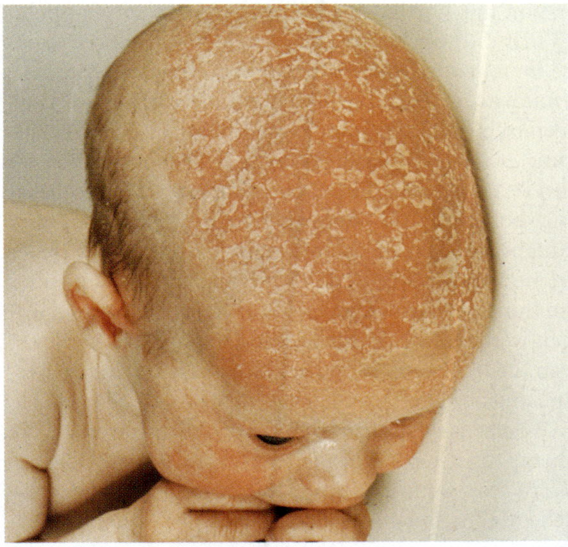

Abb. 11.16. Seborrhoisches Säuglingsekzem: Großlamellöse, fettige Schuppung, mäßige Entzündung. Schwerpunkt: Scheitelbereich

mer; manchmal erst durch den Verlauf unterscheidbar) und Windelsoor (periphere Schuppenkrausen, stark entzündlich)

Als Maximalvariante des infantilen seborrhoischen Ekzems galt früher die ***Erythrodermia desquamativa Leiner:*** ein lebensbedrohliches, mit Defizienz später Komplementkomponenten assoziiertes Krankheitsbild. Seine Existenz ist fraglich.

Seborrhoisches Ekzem des Erwachsenen. Dieses ist vorwiegend, und oft ausschließlich, an der Kopfhaut lokalisiert; häufig finden sich begleitende Herde im Gesicht und prästernal.

Das ***seborrhoische Kopfekzem*** umfaßt meist die gesamte Kopfhaut und greift noch etwas über die Haargrenze hinaus. Die Kopfhaut ist diffus gerötet und oft massiv von fettigen Schuppen bedeckt, die Haare sind gleichfalls fettig, strähnig und von stumpfem Glanz. Es besteht oft heftiger Juckreiz, als dessen Folge Kratzeffekte und follikuläre Pyodermien.

Das seborrhoische Kopfekzem ist nicht selten mit einem Androgeneffluvium assoziiert (auch bei präklimakterischen Frauen). Patienten halten häufig das Ekzem für die Ursache des Haarausfalls; dies trifft zwar nicht zu, doch ist eine Akzeleration des Haarwechsels durch das Ekzem vorstellbar.

Therapie. Regelmäßige intermittierende (d. h. nicht *jedes*mal) Kopfwäsche mit Ketokonazol-haltigen Shampoos hält das Problem unter Kontrolle. Bei Behandlungsbeginn allenfalls zusätzliche Kortikosteroidlösungen oder -tinkturen.

Differentialdiagnose. Psoriasis capillitii (weiße groblamellöse Schuppenauflagerungen, kein Juckreiz), Pityriasis simplex capillitii (milde, „normale" Schuppen), exsikkotisches Kopfekzem (z. B. bei atopischer Disposition – trockene, wie ausgedörrte Haare, Kopfhaut und Schuppen, Spannungsgefühl, wenig Juckreiz), Schuppung bei anderen generalisierten Dermatosen (z. B. Pityriasis rubra pilaris), Pediculosis capitis (starker Juckreiz, Exudation und Krusten, Pyodermien).

Die Differentialdiagnose der „Kopfschuppen" ist ein wichtiges Kapitel der Alltagsdermatologie, bei dem häufig Fehler unterlaufen. Kopfschuppen werden heute oft automatisch mit einem seborrhoischen Kopfekzem gleichgesetzt und dementsprechend behandelt (austrocknende, schuppenlösende Shampoos, Ketokonazol) – insofern einsichtig, als abnorm fette Haare tatsächlich mehr als doppelt so häufig sind wie abnorm trockene. Bei exsikkotischem Kopfekzem, etwa bei atopischer Dermatitis oder Ichthyosis vulgaris, führt eine solche Behandlung jedoch zur Verschlechterung – hier sind milde Neutralshampoos, Kortikoid„milch"-Präparationen (keine alkoholischen Lösungen!) und Vermeidung zu häufigen Waschens (weitere Austrocknung) angezeigt. Die sogenannte Pityriasis simplex capillitii ist ein schlecht abgegrenzter Kunstbegriff für eine am Rand des Normalen stehende Kopfschuppung. Für mächtige Schuppenauflagerungen im Kopfbereich, wie sie gelegentlich bei Individuen mit mangelnder Hygiene zur Beobachtung kommen, ist ungeachtet der Ätiologie der historische Begriff „Tinea amiantacea" in Gebrauch.

Mit dem seborrhoischen Kopfekzem häufig assoziiert sind disseminierte, meist symmetrisch verteilte ***Ekzemherde des Gesichts***, insbesondere entlang der Haargrenzen (Stirn und Schläfen, Augenbrauen, Nacken, retroaurikulär) sowie an Nase, Nasolabialfurchen und Wangen. Diese Herde sind meist scharf begrenzt, schuppen pityriasiform, sind gelblichrot und subjektiv symptomlos. Bei der HIV-Infektion sind insbesondere diese Gesichtsherde des seborrhoischen Ekzems prominent ausgebildet. Die ***Therapie*** erfolgt hier mit Ketokonazol-Creme; Kortikoidpräparationen falls überhaupt, nur kurzfristig.

Differentialdiagnose. Atopisches Ekzem, periorale Dermatitis, subakut-kutaner Lupus erythematosus, „seborrhoische" Papeln bei Lues II und Psoriasis vom seborrhoischen Typ.

Am Rumpf tritt das seborrhoische Ekzem viel weniger häufig, zumeist jedoch prästernal auf *(„zentrothorakaler Typ")*. Selten sind ***disseminierte Formen:*** makulöse, konfluierende, pityriasiform schuppende, polyzyklische, anuläre Ekzemherde v. a. der vorderen und hinteren Schweißfurche und der Axillen *(„Ekzema petaloides")*.

Differentialdiagnose. Pityriasis rosea, Pityriasis versicolor, makulöse Exantheme bei Lues II sowie Psoriasis vom seborrhoischen Typ.

Dyshidrotisches Ekzem

Dieser historische Begriff ist synonym mit einem akuten bzw. subakuten Hand- und/oder Fußekzem; er beschreibt die Eigenschaft dieser Regionen, auf ekzematogene Noxen mit besonders massiven spongiotischen Blasen zu reagieren (wegen der dicken Hornschicht von Handflächen und Fußsohlen reißen Bläschen hier viel weniger leicht ein). Das dyshidrotische Ekzem ist, in milder Ausprägung, häufig und oft chronisch-rezidivierend; es kann Ausdruck einer toxischen oder allergischen Kontaktdermatitis wie einer atopischen Dermatitis sein.

Die Beobachtung, daß Hand- und Fußekzeme nicht selten mit vermehrtem Schwitzen dieser Regionen einhergehen, ist alt und stand Pate für diese durch ihr Alter geheiligte Fehlbezeichnung. Das dyshidrotische Ekzem hat nichts mit einer Störung der Schweißdrüsenfunktion zu tun. Allerdings spielt der Schweiß bei seiner Genese eine indirekte Rolle: Er bringt toxische Substanzen und potentielle Allergene in Lösung und erleichtert auch deren Penetration durch die feuchte Hornschicht.

Klinik. Das akute dyshidrotische Ekzem ist durch zahlreiche dichtstehende, prall gespannte und heftig juckende Bläschen und Blasen an Handflächen und/oder Fußsohlen, den Zwischenfingerseiten und, weniger markant, den Handrücken gekennzeichnet (Abb. 11.17). Die Hände sind häufiger befallen als die Füße – Kontaktinstrument zur Umwelt! Kleinere Vesikel sind transluzent („sagokornartig"). Bei ausgeprägten Fällen können durch Konfluenz bis zentimetergroße

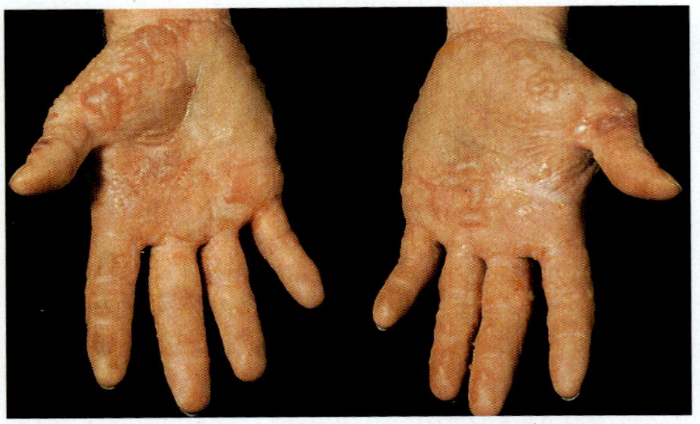

Abb. 11.17. Akutes dyshidrotisches Handekzem. Große, prall gespannte Blasen der Handflächen und Beugeseiten der Finger

Blasen entstehen („*Pompholyx*"). Die Blasen neigen sehr zur Superinfektion: Impetiginisation, Lymphangitis und -adenitis. Liegt eine Kontaktallergie zugrunde, treten häufig Streuphänomene auf – vorwiegend an den Extremitäten. Diese sind meist ekzematisch, manchmal auch Erythema multiforme-artig (z. B. bei Sensibilisierung gegen Sulfonamide, tropische Hölzer u. a. m.). Das akute dyshidrotische Ekzem heilt, je nach Intensität, nach ein bis mehreren Wochen unter Ausbildung festhaftender, groblamellöser Schuppen ab.

Patienten, besonders Kinder, zupfen gerne an den weghängenden Schuppen. Da diese festhaften, kommt es meist zu Einrissen und Pyodermien.

Verlauf. Der Pompholyx-Typ ist selten und stellt gewöhnlich eine einmalige Episode nach Exposition mit Irritantien oder (seltener) massivem Allergenkontakt (z. B. „poison ivy") dar. Chronisch-rezidivierende Formen sind häufig milder ausgeprägt. Sie manifestieren sich entweder als wiederkehrende Bläschenschübe (typische Spätmanifestation eines atopischen Ekzems). Bei schneller Abfolge der Schübe wandelt sich das Bild in das eines subakut-chronischen hyperkeratotischen Hand- bzw. Fußekzems um, in dem dyshidrotische Bläschen nicht mehr dominieren (häufig Ausdruck eines kontaktallergischen Ekzems).

Ätiologie. Atopische Dermatitis ist in etwa einem Drittel Ursache des chronisch-rezidivierenden dyshidrotischen Ekzems. Kontaktallergien (Nickel, Chromat, pflanzliche Substanzen z. B. von Compositae, Primeln, Allergene des Haushalts etc.) stellen zumindest ein weiteres Drittel. Eine ursächliche Rolle hämatogen vertragener Allergene (Nickel!) wird vermutet, ist aber nicht allgemein akzeptiert. Eine weitere angeblich häufige Ursache ist die sog. ***Dermatophytidreaktion***, d. h. ekzematöse Streuherde von einer mykotischen Infektion, gewöhnlich einer Fußmykose. Nicht selten tritt ein chronisch-rezidivierendes dyshidrotisches Ekzem jedoch ohne erkennbare oder nachweisbare Ursachen auf. Dies ist bevorzugt beim weiblichen Geschlecht (4:1) und im jungen Erwachsenenalter der Fall, mit saisonaler Häufung in Frühjahr und Sommer.

Unter ***Dyshidrosis lamellosa sicca*** versteht man die Minimalvariante des dyshidrotischen Ekzems: kleine Blasen trocknen typischerweise ein, bevor sie rupturieren, und wandeln sich in kreisrunde oberflächliche weiße Hohlräume der Hornschicht um, die dann später colleretteartig abschuppen. Entzündungszeichen fehlen. Dieser Zustand sieht einer Epidermomykosis manus ähnlich und wird häufig als solche mißinterpretiert. Dasselbe gilt für den verwandten Zustand der sogenannten „atopic winter feet" (milde Spätmanifestation der atopischen Dermatitis).

Therapie. Die Pompholyx-Form bedarf in der Regel eines systemischen Kortikosteroidstoßes. Milde Formen werden mit Kortikosteroid- und Pflegesalben behandelt.

Differentialdiagnose. Psoriasis pustulosa palmoplantaris (wenig entzündlicher Charakter, Pusteln stehen im Vordergrund; allerdings können auch bei der palmoplantaren Pustulose anfangs wasserklare Bläschen bestehen).

Nummuläres Ekzem (syn. diskoides Ekzem, Ekzem en plaques, „mikrobielles" Ekzem)

Ein relativ seltenes disseminiertes Ekzem, das durch nummuläre Streuherde vorwiegend der Extremitäten bei Fehlen eines „primären" allergischen Kontaktekzems gekennzeichnet ist. Es tritt vorwiegend bei Männern auf und verläuft ungemein chronisch und rezidivierend.

> **!** Nummuläre Ekzemherde treten im Rahmen des atopischen Ekzems, als Streuherde beim allergischen Kontaktekzem und beim „nummulären Ekzem" auf.

Klinik (s. Abb. 11.4). Multiple münzgroße, kreisrunde, periodisch vesikulierende, unscharf begrenzte, lichenifizierte Herde, manchmal mit squamokrustösen psoriasiformen Auflagerungen. Deutliche Neigung zu symmetrischer Anordnung, Gruppierung und Konfluenz. Prädilektionsstellen: Unterschenkel, Unterarme, seltener Gesicht. Häufig befallen sind Personen mit hoher Schmutzexposition (Bauarbeiter etc.) und Hausfrauen.

Ätiologie. Unklar; bei der Epikutantestung werden häufig Kontaktallergien gegen Chromat, Nickel, Duftstoffe etc. festgestellt. Möglicherweise handelt es sich um die Reaktion kontaktsensibilisierter Individuen auf hämatogen ausgeschwemmte Allergene. Über die Rolle mikrobieller Antigene z. B. aus okkulten Foki wie chronischer Tonsillitis, Zahngranulomen, oder auch epidermaler Autoantigene besteht keine Einigkeit. Nach Aufdeckung und Sanierung solcher Foki heilen diese ansonsten sehr therapieresistenten Ekzeme manchmal aus.

Differentialdiagnose. Plaque-Typ Psoriasis (scharfe Begrenzung, psoriasiforme Schuppung), Plaquestadium der Mycosis fungoides.

Irritative „mikrobielle" Ekzeme

Als „mikrobiell" wird eine heterogene Gruppe von Ekzemen bezeichnet, an deren Entstehung und Unterhaltung Durchfeuchtung (Mazeration) der Haut sowie die daraus resultierende Proliferation der Hautkeime bzw. deren Produkte maßgeblich beteiligt sind. Es handelt sich durchwegs um chronische, von regionalen Milieufaktoren bestimmte Zustände.

Intertriginöses Ekzem. Dieses entsteht aus der sog. „Intertrigo", einem akut-subakuten Reizzustand der großen Körperfalten (Axillen, Leisten, Anogenitalregion, submammäre und Bauchfalten).

Grundlage der Intertrigo ist die anatomisch-physiologische Situation dieser Regionen: neutraler Haut-pH durch das neutrale Sekret der hier vorhandenen apokrinen Schweißdrüsen, Neigung zu Wärme- und Sekretstau, mechanische Friktion. Realisationsfaktoren sind Adipositas, Diabetes, Marasmus, feucht-heißes Klima sowie schlechte Körperhygiene. Diese Situation führt zur Mazeration der Haut, Beeinträchtigung der Barrierefunktion und hoher Keimdichte (häufig auch Candida albicans).

Klinik. Eine düsterrote, zumeist scharf begrenzte, diffus nässende, von multiplen kleinen Erosionen durchsetzte Läsion, die von schmierigem und übelriechendem Hornmaterial bedeckt ist. Subjektiv: Brennen, Juckreiz. In der chronischen Phase Lichenifikation, unscharfe Begrenzung, Pigmentverschiebungen, Kratzeffekte.

Differentialdiagnose. Intertriginöse Psoriasis, intertriginöse Kandidamykose, Erythrasma und Epidermomykosis inguinalis etc.

Therapie. Reinigung mit antiseptischen Seifen, in der Anfangsphase Unterdrückung der Irritation mit Kortikosteroidsalben, Trockenhalten.

Ekzeme um Ulzera und Fistelöffnungen. Diese sind ähnlicher Morphologie und Entstehung: Mazeration durch ständige Befeuchtung, Keimüberflutung aus dem Ulkus, Irritation durch das keimreiche, eitrige Sekret und allenfalls Sensibilisierung gegen mikrobielle oder medikamentöse Antigene. Beispiele: Ekzeme um Ulcus cruris, Fistelöffnungen bei Osteomyelitis, Zahnfisteln, Mamillarekzeme bei Milchfisteln etc.

Periorifizielle Ekzeme. Sie entstehen gleichfalls durch Mazeration, Keimbesiedelung, zusätzlich jedoch durch die funktionsbedingte besondere mechanische Beanspruchung (Ausbildung radiärer Rhagaden) und individuelle Lokalisationsfaktoren. Typische Beispiele:

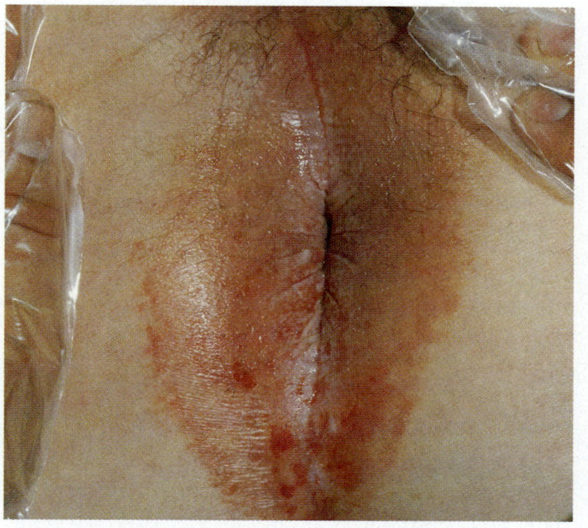

Abb. 11.18. Subakut-chronisches Analekzem bei Hämorrhoiden II°. Scharf begrenzt, erosiv, rhagadiform

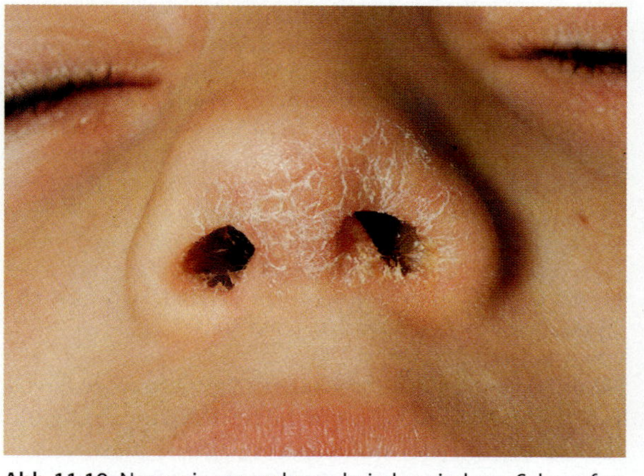

Abb. 11.19. Naseneingangsekzem bei chronischem Schnupfen. Bei diesem Zustand entstehende Rhagaden sind eine klassische Eintrittspforte des Gesichtserysipels

- Analekzem (Abb. 11.18): Wesentlicher kausaler Faktor ist hier die mangelnde Schließfähigkeit des Analsphinkters durch innere Hämorrhoiden; durch Austritt des Sekrets der Proktodäaldrüsen kommt es zur chronischen Durchfeuchtung;
- Naseneingangsekzem (Abb. 11.19): ständige Überflutung mit Nasensekret und dessen exzessive Abdunstung durch die Atmung;
- Anguli infectiosi (Perlèche): In den eingesunkenen, durch altersbedingt schlaffe Backen überdachten Mundwinkeln kommt es zum „Stehenbleiben" des Speichels und zur Mazeration;
- Cheilose: Durch ständige Befeuchtung der Lippen bedingte Austrocknung, Rhagadenbildung und Ekzematisation (besonders bei atopischer Disposition);
- Gehörgangsekzem: Irritation durch (meist hartes) Zerumen, habituelles Kratzen mit diversen Gegenständen, Keimüberwucherung. Komplikation: Erysipel;

- Ekzeme der Lidhaut durch Mazeration mit Tränenflüssigkeit: Dies tritt neben häufigem Weinen auch bei Ektropion oder Hypersekretion (reflektorisch – z. B. Fahrtwind bei Motorradfahrern – oder bei Konjunktivitis bzw. reizbaren Konjunktiven) wie auch bei häufiger Instillation von Augentropfen auf. (Ausschluß einer Kontaktallergie auf Inhaltsstoffe der Augentropfen);
- Nabelekzem: bei tief eingezogenem Nabel (Trichternabel).

Asteatotisches Ekzem (Exsikkationsekzem, Eczème craquelé, „Pruritus senilis") (Abb. 11.20)

Ein sehr häufiges generalisiertes Ekzem des höheren Lebensalters, das auf der altersbedingten Exsikkose der Haut und Sekundärfaktoren, z. B. exzessiver Hygiene, beruht.

Exsikkose der Haut (s. S. 716). Etwa ab dem 50. Lebensjahr nimmt das Wasserbindungsvermögen des oberen Stratum corneum ab (ohne wesentliche Verschlechterung der Barrierefunktion; die zugrundeliegende biochemische Anomalie ist unbekannt). Folge ist Trockenheit, Schuppung und Verlust der Geschmeidigkeit: die Haut erscheint wie ausgedörrt, eidechsenlederartig gefeldert, bei Dehnung (z. B. über Unterschenkelödemen) reißt die Hornschicht ein, die Haut zeigt ein craqueleeartiges Muster (Vergleich: Craquelee-Keramik oder eingetrockneter Schlamm). Die Haut ist irritabel und verursacht ein brennend-spannend-juckendes Organgefühl. Der Prozeß beginnt an den Streckseiten der Unterschenkel und ergreift schließlich Extremitäten und Rumpf.

Klinik. Das asteatotische Ekzem zeigt neben der Exsikkose diffuse Ekzematisation, Lichenifikation und nummuläre Streuherde. Multiple Kratzeffekte und Pyodermien zeugen von quälendem Juckreiz. Prädilektionsstellen sind die Extremitäten; in ausgeprägten Fällen kann eine Erythrodermie mit generalisierter Lymphknotenschwellung entstehen.

Verschiedene Faktoren führen zum Übergang einer Exsikkose in ein asteatotisches Ekzem: übertriebene Hygiene (zu langes, zu häufiges und zu heißes Baden oder Duschen, insbesondere mit schäumenden, d. h. besonders entfettenden Duschgelen oder Schaumbädern), irritierende Körperlotionen oder Massageöle, Schwimmen in gechlortem Wasser, exzessive Körpermassage etc., und schließlich Kontaktsensibilisierung durch Salben oder Hausmittel. Aggravierende Faktoren der Exsikkose sind auch kaltes und trockenes Klima („winter itch") sowie Systemkrankheiten und Marasmus („Pseudoichthyose").

> Fallbericht: Ein 58jähriger, alleinstehender und gesundheitsbewußter Patient erscheint mit einem nahezu erythrodermischen asteatotischen Ekzem. Die Anamnese ergibt, daß er zweimal täglich zuerst heiß, dann kalt duscht und schließlich die Haut mit einem mentholhaltigen Öl salbt. Es erfolgt die Beratung und Verschreibung der nötigen Externa. Drei Wochen später kehrt der Patient in fast unverändertem Zustand wieder. Die neuerliche Anamnese ergibt, daß er sich nunmehr morgens und abends im Bett eine Viertelstunde den Körper mit einer groben Reibbürste abbürstet: „Die Haut braucht eine gute Durchblutung".

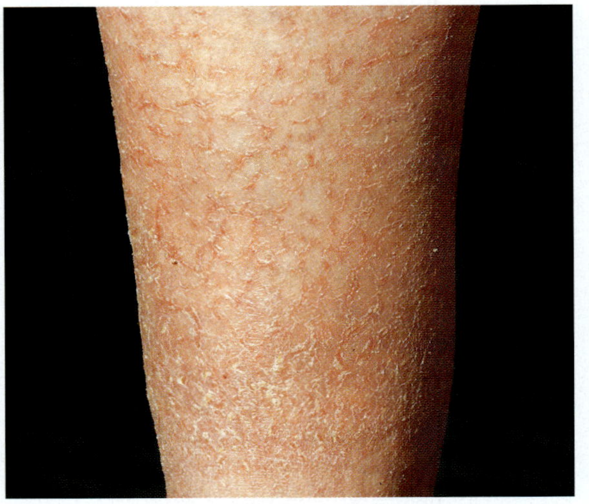

Abb. 11.20. Exsikkationsekzem (Ekzema craquelé) am Unterschenkel. Typisch ist die durch oberflächliches „Aufbrechen" der Hornschicht entstandene Hautfelderung (Vergleiche: „eingetrockneter Schlamm", Craquelé-Keramik)

Therapie. Kortikosteroid- und Pflegesalben, Badeöle, Unterlassen zu intensiver Körperpflege.

Differentialdiagnose. Sézary-Syndrom (Gesicht, Handflächen und Fußsohlen befallen, Nageldystrophie); historisch wurden beide Zustände auch als ***Alterserythrodermie*** bezeichnet.

Stasisekzem (syn. Ekzema cruris varicosum, venosum, postthromboticum)

Eine in der zweiten Lebenshälfte häufige chronische Ekzemform, die mit chronischer Insuffizienz der Beinvenen assoziiert ist und meist beidseits an den distalen Unterschenkeln mit Bevorzugung der medialen Supramalleolarregionen auftritt (s. Abb. 22.4).

Der Symptomenkomplex der chronischen venösen Insuffizienz ist durch subfasziales Ödem, Dermatosklerose, Varizen, Hämosiderinpigmentierung, Unterschenkelekzem und – als Maximalveränderung – venöse Unterschenkelgeschwüre gekennzeichnet (s. Kap. Phlebologie). Unterschenkelekzeme beginnen meist schon in einem sehr frühen Stadium im Bereich und als Folge umschriebener Stauungen (meist mediale Supramalleolarregion – Vv. perforantes); im weiteren Verlauf kommen andere wichtige Kofaktoren hinzu: Exsikkose, das durch den meist starken Juckreiz verursachte oft exzessive Reiben und Kratzen mit Setzen von Erosionen, Kontaktsensibilisierung durch Salbenbehandlung (Neomycin, Inhaltsstoffe diverser Wund- und Heilsalben, Salbengrundlagen) und schließlich, nach Ausbildung von Ulzera, die ständige Durchfeuchtung der umgebenden Haut mit Wundsekret und Keimüberwucherung („mikrobielles Ekzem“).

Auf welche Weise die Stase primär das Ekzem auslöst, ist nicht klar. Hypothetische Teilursache ist eine verminderte Sauerstoffdiffusion durch die von Fibrinscheiden umgebenen Hautkapillaren; eine triviale Erklärung ist auch der mechanische und Kitzelreiz des ständig an- und abschwellenden Ödems an dieser sehr empfindlichen Region.

Das Stasisekzem ist meist trocken und schuppend und bleibt vorerst auf die Unterschenkel beschränkt. Episoden akuten Nässens und nummulärer Generalisation deuten auf eine aufgepfropfte Kontaktallergie hin.

Die Unterschenkel gelten als eine besonders zur Entwicklung von Kontaktallergien neigende Region. Die Gründe hierfür sind unbekannt (möglicherweise nur deshalb, weil Unterschenkelekzeme chronisch sind, eine defekte Barriere haben und ständig einer Salbenbehandlung unterzogen werden). Tatsache ist jedenfalls, daß diese Patienten häufig an polyvalenten Kontaktallergien leiden, insbesondere gegen Inhaltsstoffe von Salben. So führte z. B. Benzoylperoxid, das früher als Antiseptikum in der Behandlung des Ulcus cruris eingesetzt wurde, sehr häufig zur Sensibilisierung; derselbe Wirkstoff im Rahmen der Aknetherapie jedoch so gut wie nie.

Therapie. Kortikosteroidsalben in der akuten Phase; Behandlung des Grundleidens (Kompressionstherapie, falls indiziert Varizenverödung).

Photoallergisches Ekzem

Siehe Kap. Lichtdermatosen.

11.2 Berufsdermatosen (H. Kofler)

> Berufsdermatosen sind Hautkrankheiten, die durch die berufliche Tätigkeit des Patienten verursacht und unterhalten werden; sie sind (wie alle anderen Berufskrankheiten) anzeigepflichtig. Der überwiegende Anteil der Berufsdermatosen sind Berufsekzeme (85–98 %).

Epidemiologie. Berufsdermatosen nehmen, neben berufsbedingten Hörstörungen, mit einem Anteil von 13–34 % in verschiedenen Ländern einen Spitzenplatz unter den Berufskrankheiten ein. Zirka 0,5–0,7 Neuerkrankungen/1.000 Arbeiter/Jahr werden gemeldet. Die Inzidenz der Berufsdermatosen nimmt in vielen Ländern zu – real, aber auch durch bessere Erfassung.

Anzeigepflicht. Diese ist in verschiedenen Ländern etwas unterschiedlich geregelt. In Österreich hat (gemäß § 363 ASVG) „der Arzt, der bei einem Versicherten eine Berufskrankheit oder Krankheitserscheinungen feststellt, die den begründeten Verdacht einer solchen ... rechtfertigen, diese ... dem zuständigen Träger der Unfallversicherung binnen 5 Tagen .... anzuzeigen.“ Diese Anzeigepflicht betrifft nicht nur Dermatologen, sondern jeden Arzt in Ausübung seiner Tätigkeit (häufigster Fehler: „Nicht daran denken“). In Österreich ist die Zustimmung des Patienten zur BK-Meldung nicht notwendig, in Deutschland bedarf der (ausführliche) Hautarztbericht der Zustimmung, nicht aber die ärztliche Anzeige. In Frankreich muß der Betroffene die Meldung selbst erstatten.

Die Berufskrankheiten-Anzeige führt zu einer Begutachtung des Arbeitnehmers zwecks Feststellung, ob eine Berufskrankheit vorliegt. Im Anerkennungsfall wird bei entschädigungspflichtigem Ausmaß (ab 20 % Minderung der Erwerbsfähigkeit) von der Versicherung eine zeitlich begrenzte oder dauernde Rente eingeräumt. Außerdem werden im Gutachten Empfehlungen über Maßnahmen zum Schutz wie Gewerbeschutzsalben, geeignete Handschuhe, spezielle Reinigungsmittel etc. und zur Rehabilitation (eventuell auch Kuraufenthalte) abgegeben. Arbeitsplatzuntersuchungen können über den Unfallverhütungsdienst angeordnet werden. Schließlich kann die Umschulung empfohlen werden, für die Kompensationen geleistet wird. (Meidung des Allergens durch Arbeitsplatzwechsel). Der Erstuntersuchung folgen regelmäßige Nachuntersuchungen.

Kausale Faktoren zur Entwicklung von Berufsdermatosen. Primäre Ursache sind die immer zahlreicheren potentiell irritativen oder sensibilisierenden Substanzen am Arbeitsplatz und deren komplexe Interaktionen. Hinzu kommen zusätzliche Faktoren: bestimmte Risikoberufe (z. B. „Naßberufe“, Gesundheitspersonal!, Tabelle 11.4), individuelle Disposition (z. B. Atopieneigung), Änderungen in den Arbeitsabläufen, oft ungenügender und inkonsequenter Einsatz von (vorhandenen) Präventivmaßnahmen seitens der Arbeitnehmer und die manchmal ungenügende Propagierung dieser Maßnahmen seitens der Arbeitgeber.

Manifestationen von Berufsdermatosen. Der überwiegende Teil der Berufsdermatosen geht zu Lasten toxischer oder allergischer chronischer Kontaktekzeme, meist der Hände. Selten aber bedeutsam sind perkutan erworbene Typ-1-Allergien (z. B. Latex-, Penizillinallergie etc.). Hinzu kommen seltenere Manifestationen von spezifischer Morphologie, z. B. Ölakne, Pigmentstörungen u. a. m., sowie beruflich erworbene Inhalationallergien.

Tabelle 11.4. Berufliche Kontaktekzeme: Risikoberufe

Berufe und Tätigkeit	Allergene
Metallindustrie und Kfz-Reparatur	Gummi (-inhaltsstoffe), Lösungsmittel, p-Phenylendiamin, Chromat, Kunststoffe (versch. Harze), Nickel, Lanolin, Kühlschmiermittel (Konservierungsmittel, Kathon, Formaldehyd, Grotan BK)
Maurer/Bauindustrie	Chromat (Zement + Leder), Kobalt, Gummi (-inhaltsstoffe), Epoxidharze, Hölzer
Kunststoffindustrie	Harze, Kunststoffhärter
Holzverarbeitende Industrie	Hölzer, Kunststoffe, Leime
Gummiindustrie	Gummi (-inhaltsstoffe): Vulkanisationsbeschleuniger, Antioxidantien
Landwirtschaft	Pflanzen, Gummi, Leder (Handschuhe), Insektizide, Pflanzenschutzmittel, Medikamente + Futterzusätze für Tiere
Anstreicher	Chromat, Terpentinöle, Klebstoffe, Epoxidharze
Reinigungsdienste	Nickel, Formaldehyd, Glutardialdehyd, Gummi (Handschuhe)
Medizinische Berufe	Gummi (Handschube), Nickel, Medikamente, Antiseptika
Friseure	Nickel, Dauerwellflüssigkeit, Haarfarben, Gummi (Handschuhe), Duftstoffe, Konservierungsmittel
Nahrungsmittelindustrie	Gummi (Handschuhe), Gemüse, Gewürze, Konservierungsstoffe, Farbstoffe, Kolophonium, Chromate (Anm.: auch Proteinkontaktdermatitis)
Textilindustrie	Textilfarbstoffe, Nickel, Formaldehyd

nach C. Thiel, 1989

11.2.1 Beruflich bedingte Kontaktekzeme

Toxische (irritative, degenerative) Kontaktekzeme. Diese treten vorwiegend bei „Naßberufen" (Friseur, Reinigungspersonal, medizinisches Personal, Hausfrauen u. a. m.) und „Schmutzberufen" auf (Bau-, Holzarbeiter, Installateur u. a. m.). Der Verlauf ist meist chronisch und therapieresistenter als beim allergischen Kontaktekzem (Wirkung alltäglicher, unspezifischer unterschwelliger Reize).

Allergische Kontaktekzeme. Gleichfalls vorwiegend an den Händen, mit Streuungstendenz. Folgende Formen werden häufig beobachtet:

- ***Maurerekzem*** (Chromatekzem, Zementekzem): Prädilektion der Handrücken, Fingerstreckseiten, Zwischenfingerräume, Daumen-Zeigefinger-Winkel, Unterarme, Knie und Streuherde. Genese: Chromatkontaktallergie (Sensibilisierungsrate 35–40 %). Verlauf: chronisch. Erstmanifestation meist Jahre nach Berufseintritt; jahrelange Persistenz nach Berufswechsel („Empfindlichkeitsekzem");

Präventiver Zukunftsaspekt: Dänische Untersuchungen ergaben eine Abnahme der Neusensibilisierungen und der Chromatekzeme bei Maurern, nachdem durch Zugabe von Eisensulfat chromatarme Zemente verwendet wurden. Bereits Sensibilisierte profitieren davon nicht.

- ***Friseurekzem.*** Prädilektionstellen: Hände, v. a. Zwischenfingerräume, Fingerspitzen, eher Beuge- als Streckseiten, eher palmar als dorsal, Unterarme. Verlauf: akut. Genese: zunächst häufig toxisch irritatives Ekzem durch ständige Naßarbeit (ca. 2/3 aller Friseurlehrlinge im ersten Lehrjahr). Auf dessen Boden kommt es zur Entwicklung einer Kontaktallergie ***(Pfropfallergie)*** auf Haarfarben (Parastoffe), Metall (Nickel), seltener Haarshampoo, Fixierer etc. Erstmanifestation rasch, oft Wochen nach Berufseintritt. Rasches Abklingen nach Berufswechsel, aber häufig Übergehen in eine über Jahre persistierende Dyshidrose. Das Friseurekzem zeigt stark steigende Tendenz;
- ***Kunstharzekzem.*** Prädilektionsstelle: Gesicht (flüchtige Substanzen!), Hände, Arme. Genese: Kontaktallergie auf Kunstharze, Härter (Skiindustrie, Modellbauer). Verlauf: akut. Charakter: rasches und meist völliges Abklingen nach Berufswechsel;
- ***typische Kontaktekzeme bei anderen Berufen.*** Medizinische Berufe sind diesbezüglich gefährdet (Prävalenz des Handekzems ist im Steigen; sie beträgt das mehr als Dreifache als bei der Allgemeinbevölkerung – ca. 30 % vs. 5–10 %). Hauptallergene: Gummibestandteile, Formaldehyd, Glutardialdehyd, Desinfektionsmittel etc. Fotoindustrie (Entwickler); pharmazeutisch-kosmetische Industrie (Salbengrundlagen, Konservierungsmittel, Feinstäube von Antibiotika) etc.

11.2.2 Typ-1-Allergien durch perkutane Sensibilisierung

Diese sind eher selten und verlaufen unter dem Bild einer Kontakturtikaria meist ohne Generalisation; als Allergene wirken z. B. Tierhaare, Nahrungsmittel (Fleisch), Medikamente (Penizillin). Ein wichtiger Sonderfall ist die Latex-Allergie.

Latex-Allergie. Latex, der aus Hevea brasiliensis gewonnene Naturkautschuk (Polyisopren) ist Ausgangsmaterial verschiedener Gummiprodukte. Allergen wirken im Naturgummi verbliebene Pflanzenallergene (Hauptallergen ist der 14kD-Gummielongationsfaktor; daneben Prenyltransferase, u. a. m.), die perkutan oder durch die Atemwege resorbiert werden und zu bedrohlichen Typ-I-Systemreaktionen führen können. Die Latexallergie hat in den letzten Jahren nahezu pandemisch zugenommen (1989–95 auf das 12 fache). Ursache ist der Massenverbrauch von Latex-Einmalhandschuhen in medizinischen (Infektionsprophylaxe gegen Hepatitis B, HIV-Infektion etc.) und anderen Berufen, und die durch die Massenproduktion (jährlich ca. 14 Milliarden Paar) bedingte Rationalisierung mit Reduktion aufwendiger proteinvermindernder Reinigungsschritte.

Sensibilisierung. Prädisponierend sind atopische Diathese und chronische Handekzeme; fördernd stundenlanger Kontakt unter Okklusionsbedingungen und Puderung der Handschuhe (Puder wirkt als Allergenträger – Sensibilisierungsrate ca. 10mal höher). Die Sensibilisierung kann auch durch allergenhaltige Puderaerosole (Ausziehen der Handschuhe!) erfolgen: Konjunktivitis, Rhinitis, Asthmaanfälle.

Epidemiologie. Risikogruppen sind vor allem die Gesundheitsberufe (Ärzte, Zahnärzte, Schwestern, Operationssaalpersonal!, u. a. m.), daneben aber auch Patienten (z. B. Träger von Latex-Kathetern; anaphylaktischer Schock beim narkotisierten Patienten durch Kontakt Handschuh-Blut), Hausfrauen, Friseure, Reinigungskräfte etc. Diese Berufsverteilung bedingt ein Überwiegen des weiblichen Geschlechts. Die Prävalenz der Sensibilisierung wird derzeit auf > 10 % der ständig exponierten Personen geschätzt.

> **!** Die Latexallergie ist heute eine der führenden Ursachen von Operationszwischenfällen.

Klinik. Meist schon innerhalb von 10 Minuten Juckreiz und Kontakturtikaria an der exponierten Region (meist Hände), bei ausgeprägten Fällen (häufig!) generalisierte Urtikaria und schwere Typ-I-Systemzeichen (Blutdruckabfall, Bronchospasmus und Dyspnoe, Erbrechen und Koliken) bis zum anaphylaktischen Schock. Bei schwerer Sensibilisierung kann schon kurzer und kleinflächiger Hautkontakt zu lebensbedrohlichen Reaktionen führen (vaginale Exploration durch die behandschuhte Hand, Benützung von Kondomen, Berührung von Luftballons).

Kreuzallergien. In 60–70 % mit verschiedenen Gemüsen und Früchten (Banane, Pfirsich, Feige, Kiwi, Avocado, Papaya u. v. a. m.). Die Ursache liegt in Homologien zwischen pflanzlichen Speicherproteinen (Patatinen) und Latexproteinen.

Diagnose. Nachweis einer kontakturtikariellen Reaktion durch offenen Epikutantest; RAST-Test. Pricktests sind bei schwerer Sensibiliserung riskant und sollten nur bei ausgesuchten Fragestellungen (unter Notfallsbedingungen) durchgeführt werden.

Prophylaxe. Beim Sensibilisierten konsequente Vermeidung von Kontakt mit Latex; Mitführen eines Notfallsets. Viele Hersteller bieten heute latexfreie Alternativprodukte an (aus Polyvinyl, Neopren etc.). Ärzte sollten diese Artikel bei Konsiliarbesuchen mit sich haben. Ferner Vermeidung des Genusses von Nahrungsmitteln mit kreuzreagierenden Substanzen (s. oben) und von Kontakt mit latexhaltigen Pflanzen (Ficusarten, Weihnachtsstern). Zur Vermeidung der Sensibilisierung empfiehlt sich die Verwendung höherwertiger (proteinarmer) und ungepuderter Latexartikel.

11.2.3 Seltene Berufsdermatosen

Ölakne. Bedingt durch ölige Kleidung (Mechaniker, Schlosser); Lokalisation an Nacken, Rücken, Thorax, Ober- und Unterarmen, aber auch Oberschenkeln. Genese: Verstopfung der Follikelausführungsgänge (schwarze Komedonen) mit furunkuloider Entzündung. Häufig sind in diesen Berufen auch streuende Handekzeme durch Bohr- und Schneidöle.

Vitiligoähnliche Depigmentationen. Bei Kontakt mit Hydrochinonderivaten (als Antioxydantien in Gummiindustrie etc. verwendet) und Vinylchlorid (Plastikindustrie). Letzteres kann auch zu einer sklerodermieähnlichen Krankheit führen („Vinylchloridkrankheit").

Röntgenkeratosen fanden sich früher bei Röntgenberufen relativ häufig.

11.2.4 Beruflich bedingte Inhalationsallergien

Häufigste Manifestation ist das ***Bäckerasthma.*** Inhalative Sensibilisierung auf feine Mehlstäube sowie Zusatzstoffe (α-Amylase). Neben den übrigen diagnostischen Kriterien sind hier die Lungenfunktionsprüfung und Provokationstests (pulmonal, nasal) auszuführen.

Die ***exogen allergische Alveolitis (Farmer-, Taubenzüchterlunge)*** ist eine Typ-III-Immunreaktion nach Inhalation organischer Stäube, die bei Persistenz in eine granulomatöse Entzündung und Lungenfibrose übergeht. Pathogenese: inhalative Sensibilisierung durch je nach Beruf verschiedene Allergene: schimmeliger, bakteriell kontaminierter Heustaub (Landwirte), Tierhaarepithelien, Federnproteine, bei Tierzüchtern (Tauben!), Isozyanate bzw. Trimellitinsäureanhydrid (Chemiearbeiter, Spritzlackierer), Holzfaserallergene, Schimmelpilze (Holzarbeiter). Begutachtung und Behandlung wird von Lungenfachärzten durchgeführt.

11.2.5 Verifizierung einer Berufsdermatose

Diese erfolgt durch die ***Anamnese*** mit besonderer Berücksichtigung der Art und des Beginns der beruflichen Tätigkeiten sowie des Zeitpunktes der ersten Manifestation der (Haut)Veränderungen. Weiters durch die Beurteilung von ***Krankheitsverlauf***, d.h. Abhängigkeit der (Haut)Erscheinungen von der beruflichen Tätigkeit (Besserung im Krankenstand, Dauer und Anzahl der Krankenstände, Urlaub etc. und Rezidive nach Wiederaufnahme der Arbeit), ***klinischem Bild*** und der Übereinstimmung der Angaben des Patienten mit den zur Verfügung stehenden ***Aktenunterlagen*** (Ambulanzkarte, Krankengeschichte etc.). Dieser Punkt ist auch zum Ausschluß eines Rentenbegehrens von Bedeutung.

11.2.6 Vorgehen bei Berufsdermatosen

- Prophylaxe: ***primäre*** Prävention (Ergreifen geeigneter Maßnahmen bzw. Verordnungen zur Verhinderung von Berufskrankheiten) und ***Verhaltensprävention:*** die tatsächliche Anwendung und Akzeptanz derselben durch die Arbeitnehmer; Einstellungsuntersuchungen; Arbeitsplatzbesichtigungen, Schutzmaßnahmen (Handschuhe, angepaßt an die verschiedenen Arbeitssituationen, gewerbliche Hautschutzsalben, Entlüftungsanlagen etc.);
- ***Begutachtung*** und regelmäßige ***Nachuntersuchungen;***
- ***Allergenkarenz:*** Diese kann entweder direkt (Entfernung des Allergens vom Arbeitsplatz – in den seltensten Fällen möglich) oder indirekt sein (Arbeitsplatzwechsel).

11.3 Toxische Exantheme

Toxische Exantheme sind eine häufige Gruppe exanthematischer Intoleranzreaktionen der Haut auf hämatogene, in der Regel exogene Noxen. Die Bezeichnung ist historisch gewachsen und wenig gut definiert. Die toxischen Exantheme sind sowohl morphologisch als auch in ihrer Pathogenese und Relevanz heterogen; gemeinsam ist ihnen ihr akutes Auftreten, häufig in klarem Zusammenhang mit einem auslösenden Ereignis, und oft auch eine schnelle Spontanheilung.

Klinisch treten die toxischen Exantheme als generalisierte Eruptionen mit oder ohne subjektive Symptome (Juckreiz) und Systemzeichen (z. B. Fieber, Krankheitsgefühl, selten auch Lymphadenopathie) in Erscheinung. Art, Anzahl und Intensität der Einzeleffloreszenzen wie auch ihre Verteilung können sehr unterschiedlich sein. Meist sind sie fleckig (makulöse Exantheme), selten papulös (lichenoide Exantheme) oder auch hämorrhagisch; oft sind sie kaum klar zuordenbar, weshalb sich verschwommene Begriffe wie makulopapulös, papulourtikariell oder multiformeartig eingebürgert haben. Manche Infektionskrankheiten sind von toxischen Exanthemen begleitet, die in Effloreszenztyp wie Verteilungsmuster charakteristisch und konstant sind; diese dienen als Vergleichsbasis zur Beschreibung anderer (z. B. medikamentös induzierter) Exantheme: morbilliform (die häufigste Form), skarlatiniform, rubeoliform u. a. m.

Die auslösenden ***Ursachen*** sind meist Infektionskrankheiten oder Medikamenten-bzw. Nahrungsmittelintoleranzen, seltener physikalische Faktoren (z. B. UV-Licht). Ob Exantheme durch endogene Ursachen (z. B. bei Kollagenosen, Lymphomen oder anderen Systemprozessen) hier eingerechnet werden sollen, wird unterschiedlich beurteilt.

Über die ***Pathogenese*** sind die Vorstellungen inkomplett. In vielen Fällen findet sich nur Gefäßweitstellung oder mildes Ödem; hier liegen vermutlich nur Gefäßregulationen durch systemische Ausschüttung von Entzündungsmediatoren (z. B. IL-1) und/oder vasoaktiven Substanzen (Histamin) vor, wobei die disseminierte, multifokale Natur der Läsionen unerklärt bleibt. Seltener finden sich mononukleäre Infiltrate, die eine Immunreaktion anzeigen; diese ist bei lichenoiden Exanthemen durch CD4 + Zellen, bei multiformeartigen durch zytotoxische Lymphozyten getragen. Bei manchen infektiösen Exanthemen ist die Anwesenheit der Erreger in den Läsionen nachgewiesen (z. B. Rickettsiosen), bei vielen anderen wahrscheinlich. Medikamente wirken wahrscheinlich über Haptenisierung von Zellkomponenten (siehe Kapitel „Intoleranzreaktionen auf Medikamente").

Differentialdiagnose. Die Unterscheidung Infekt- und Medikamenten-bedingter Exantheme (eine klassische Fragestellung der Dermatologie) erfolgt auf Basis von Anamnese, Klinik (die Bilder sind einander ähnlich, aber *nicht identisch*) und der Serologie (Zeitverzug von einigen Tagen – Probleme der Isolation). Auch andere exanthematische Dermatosen müssen unterschieden werden (Pityriasis rosea, Lichen ruber, Erythema pudicitiae u. a. m.). Am wesentlichsten ist die Unterscheidung von Urtikaria und Erythema multiforme major, da diese beiden risikoreicher sind (anaphylaktischer Schock bzw. toxische epidermale Nekrolyse).

Wichtig ist ferner der Ausschluß eines Hydantoin-(bzw. Carbamazepin-) Syndroms, das neben dem Exanthem mit schweren Organveränderungen einhergeht (siehe S. 215).

Verlauf. Im Gegensatz zu ihrer wichtigen Alarmfunktion sind die Hautläsionen selbst in der Regel harmlos und bilden sich innerhalb weniger Tage spontan zurück, oft mit Desquamation; gravierender ist lediglich die *toxische exfoliative Erythrodermie* (maximale Ausprägung makulöser toxischer Exantheme).

Therapie. Pflegemaßnahmen (z. B. Puder). Bei schwererem Verlauf systemische Kortikosteroide; lokale Kortikosteroide sind (fast) wirkungslos.

11.4 Urtikaria (syn. Nesselausschlag) und Angioödem

Urtikaria ist ein häufiges polyätiologisches Reaktionsmuster der Haut, das klinisch durch Quaddeln gekennzeichnet ist: flüchtige Ödeme der papillären Dermis durch vorübergehende Erhöhung der Gefäßdurchlässigkeit. Häufig kombiniert sind analoge Schwellungen der tiefen Dermis, Subkutis und Submukosa (Angioödem). Die ursächlichen Mediatoren werden überwiegend aus den Mastzellen freigesetzt. Die Urtikaria umfaßt mehrere klinische Erscheinungsformen und kann durch immunologische und nicht-immunologische Pathomechanismen entstehen. Obwohl die Quaddelbildung selbst ein harmloses Geschehen ist, kann die Urtikaria potentiell durch Larynxödem zum Tod durch Ersticken führen.

11.4.1 Allgemeines

Terminologie. Die Urtikaria ist durch die *flüchtige* Effloreszenz der Quaddel (Urtika) definiert (s. unten). Quaddelähnliche „urtikarielle" Läsionen kommen allerdings auch im Rahmen anderer Dermatosen vor, sind dann aber in der Regel *nicht flüchtig* (urtikarielle Vaskulitis, Erythema anulare centrifugum, Erythema multiforme, Streuherde bei allergischem Kontaktekzem etc.). Die Flüchtigkeit der Quaddeln ist daher ein wichtiges diagnostisches Kriterium, das durch Anzeichnen der Konturen mit einem Filzstift bestimmt werden kann.

Epidemiologie. Urtikaria ist eines der häufigsten dermatologischen Krankheitsbilder und tritt weltweit in allen Alters-, ethnischen und Berufsgruppen auf. Zumindest jeder vierte hat in seinem Leben wenigstens eine Episode. Urtikaria macht ca. 2 % der dermatologischen Klientel aus. Akute Urtikaria ist 5 bis 10mal häufiger als chronisch-rezidivierende; erstere findet sich vorwiegend in der ersten Lebenshälfte (auch bei Klein- und Schulkindern), letztere bei weiblichen Erwachsenen (2:1). Urtikaria tritt etwa gleich häufig *mit* wie *ohne* Angioödem auf, Angioödem allein nur selten (10 %).

Klassifikation (Tabelle 11.5). Eine praktisch nützliche Klassifikation der Urtikariaformen muß sich in Anbetracht der viele Unbekannten der Pathogenese auch an klinischen Kriterien orientieren (Tabelle 11.6).

Klinik

Primäreffloreszenz der Urtikaria ist die Quaddel (Abb. 11.21), d. h. eine beetartige Erhabenheit der Haut,

Tabelle 11.5. Urtikaria/Angioödem: Klassifikation nach der Pathogenese

I. Immunmediierte Urtikaria
1. Typ-I-Urtikaria (IgE-mediiert)
2. Typ-III-Urtikaria (Komplement-mediiert)
3. Mastzellen-Autoimmunkrankheit
II. Angioödem bei Defizienz des Komplementsystems
C1-INH-Mangel: hereditär
erworben
III. Physikalische Urtikaria
1. Dermographische Urtikaria
2. Druckurtikaria, Vibrations-Angioödem
3. Kälte-, Hitzekontakturtikaria
4. Kälte-, Hitzereflexurtikaria, „exercise induced anaphylaxis"
5. Lichturtikaria
IV. Chemische Kontakturtikaria
V. Nicht-immunologisch bedingte Urtikaria
1. Urtikaria durch direkte Mastzelldegranulation
2. Urtikaria durch Störung des Arachidonsäuremetabolismus
VI. „Idiopathische" Urtikaria

Tabelle 11.6. Urtikaria/Angioödem: Klinische Klassifikation

I. Kontakturtikaria (auf Ort der Einwirkung beschränkt)
1. Chemische Kontakturtikaria
2. Physikalische Kontakturtikaria[a]
Urtikarieller Dermographismus
Druckurtikaria
Kältekontakturtikaria
Hitzekontakturtikaria
Lichturtikaria
II. Kontakturtikaria mit Generalisation
1. Chemische Kontakturtikaria (z. B. Latexallergie)
2. Physikalische Reflexurtikaria
Hitzereflexurtikaria (cholinergische Urtikaria)
systemische Kälteurtikaria
III. Generalisierte Urtikaria (hämatogenes Agens)
akute Urtikaria
chronisch rezidivierende Urtikaria

[a] Systemzeichen kommen vor, prägen aber nicht das klinische Bild

deren Größe von Millimetern („papulöse Urtikaria") bis mehr als Handflächengröße („großflächige Urtikaria") reichen kann. Die Farbe ist meist hellrot („Urticaria rubra"), bei besonders starkem Ödem blaß („Urticaria porcellanea"). Viele Quaddeln sind von einem erythematösen Hof umgeben (Reflexerythem).

Diagnostischer Handgriff: Bei seitlichem Zusammendrücken voluminöserer urtikarieller Läsion kommt es zur Einziehung der (in der Tiefe fixierten) Follikelostien („peau d'orange"). Exzessives Ödem kann (selten, bei Kindern) zur Blasenbildung führen.

Quaddeln sind flüchtig: Sie breiten sich peripherwärts aus und bilden sich innerhalb von 3–4, maximal 24 Stunden wieder zurück. Hiebei entstehen durch zentrale Regression oft Ringformen und Kreissegmente (zirzinäre Urtikaria). Quaddeln verursachen meist heftigen Juckreiz und/oder mildes Brennen; der Befallene beantwortet diesen mit Reiben (Kratzspuren fehlen daher).

Häufig assoziiert sind tiefersitzende und daher hautfarbene, oft massive bis groteske Schwellungen (Angioödem). Diese manifestieren sich an Körperregionen mit lockerer Dermis (Orbitalregion, Mundschleimhaut, Skrotum) als teigige, voluminöse, manchmal transluzente Ödeme; in solchen mit straffer Dermis als prall-elastische Schwellungen (Handflächen, Fußsohlen, Zunge, Schulterregion – Testregion für Druckurtikaria). Angioödeme sind häufig Anzeichen hoher Krankheitsaktivität, können aber auch bei der meist milder verlaufenden chronisch-rezidivierenden Urtikaria auftreten, gelegentlich auch als deren einzige Manifestationsform. Angioödeme verursachen geringere subjektive Symptome (z.B. „taubes" Gefühl durch Spannung) und bilden sich langsamer zurück als Quaddeln.

Bei einem akuten Urtikariaschub treten Quaddeln als regellos disseminiertes Exanthem auf, das durch kontinuierliches Abklingen, Wandern und Neuauftreten von Läsionen einen unbeständigen Charakter hat. Durch Konfluenz kommt es hiebei oft zu großflächigen, bizarr und polyzyklisch konfigurierten Herden (Abb. 11.22). Die Aktivität der Urtikaria, d.h. Zahl und Größe der Läsionen, die Prallheit ihres Ödems, die Geschwindigkeit des Neuauftretens und die Neigung zu begleitenden Angioödemen kann sehr unterschiedlich sein. Bei der akuten Urtikaria pflegt sie hoch, der chronisch-rezidivierenden eher milde zu sein.

Zwischen dem klinischen Bild der Urtikaria und der Ursache besteht eine eher vage Beziehung: so ist medikamentös-allergisch ausgelöste Urtikaria häufig durch hohe Aktivität ausgezeichnet (großflächiger Typ und mit starken Schwellungen von Gesicht und Akren – Penizillin!). Die cholinergische Urtikaria ist durch kleine papulöse Quaddeln, die Kälte- und Druckurtikaria hingegen durch ausgedehnte, tiefere Schwellungen gekennzeichnet.

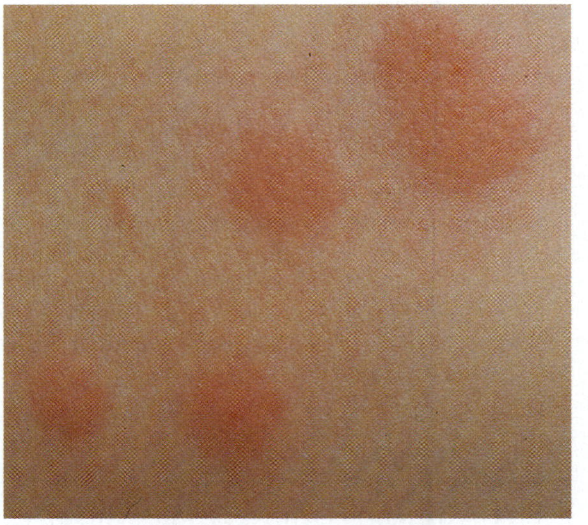

Abb. 11.21. Urtikaria. Runde, hellrote Quaddeln. Beachte das Hervortreten der Haarfollikel (peau d'orange-Zeichen)

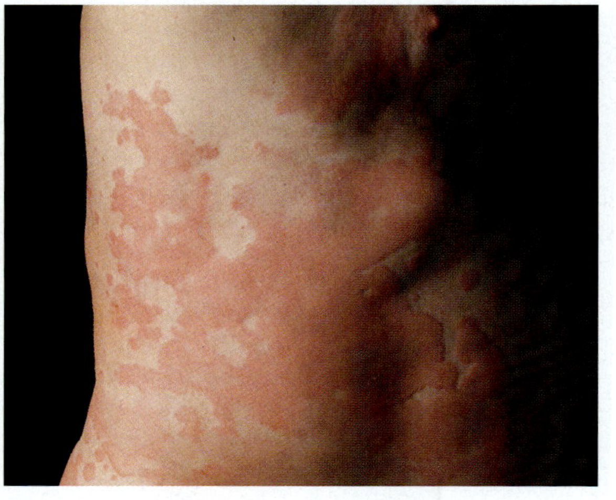

Abb. 11.22. Ausgedehnte Urtikaria mit konfluierenden Läsionen

Allgemeinsymptome. Viele Fälle von Urtikaria, insbesondere die chronisch-rezidivierende und viele Formen der physikalischen Urtikaria, verlaufen ohne Allgemeinsymptome (was in Anbetracht der Ubiquität von Mastzellen erstaunlich ist). Urtikaria bei Typ-I- und Typ-III-Reaktionen werden hingegen oft von Zeichen der Anaphylaxie bzw. Serumkrankheit begleitet. Urtikaria durch direkte Mastzelldegranulation oder durch Blockung des Histaminabbaus kann durch massives Histaminangebot zu Anaphylaxie-ähnlichen Symptomen führen. Urtikaria durch Nahrungsmittelintoleranz ist häufig durch gastrointestinale Symptomatik gekennzeichnet

Verlauf. Urtikaria verläuft schubartig. Die Dauer des Schubes kann von einigen Stunden bis zu Wochen dauern, abhängig von der Persistenz des auslösenden Agens in der Blutbahn. Je nach der Ursache kommt es zu einem einzigen, zu mehreren oder zu immer wiederkehrenden

Schüben. Als willkürliche Trennlinie zwischen „akuter" und „chronisch rezidivierender" Urtikaria hat man eine Bestandsdauer von 6 Wochen gewählt. Die akute Urtikaria geht häufig auf einen leicht eruierbaren Trigger zurück (z. B. Streptokokkeninfekt) und heilt nach dessen Elimination spontan ab. Die chronisch-rezidivierende Urtikaria ist hingegen ein kapriziöses, unvorhersehbares Geschehen. Bei ihr wird selten ein Trigger gefunden, sie bleibt oft jahrelang bestehen, ist jedoch – ebenso wie die physikalischen Urtikariaformen – im Prinzip selbstlimitiert. An physikalischer Urtikaria Erkrankte entwickeln nur dann Quaddeln, wenn sie in die betreffende physikalische Situation geraten; im Intervall sind sie erscheinungsfrei. Schüben physikalischer Urtikaria folgt ein Stunden bis Tage dauerndes Refraktärintervall (Entleerung der Histaminspeicher).

Histologie. Ödem der papillären Dermis, Weitstellung der Gefäße; bei längerer Dauer und bei tiefen Angioödemen milde leukozytär-mononukleäre Infiltrate.

Ätiologie und Pathogenese der Urtikaria

Entstehung von Quaddeln. Diese ist die letzte gemeinsame Wegstrecke verschiedener alternativer Pathomechanismen. Sie ist überwiegend eine Leistung der Mastzellen; eine zusätzliche Rolle von Mediatoren aus Basophilen und/oder anderen Zelltypen ist gewiß, aber nicht genau definiert.

Mastzellen produzieren mehrere Gruppen von Mediatoren, die zur Erschlaffung der Arteriolen der Haut ***(Rötung)*** sowie zur Kontraktion der Endothelzellen der Mikrovaskulatur ***(Permeabilitätssteigerung)*** führen: Histamin, Kallikrein (das im Plasma die vasoaktiven Kinine aus ihren Vorstufen abspaltet) und Lipidmediatoren (Eikosanoide, „platelet activating factor" = PAF). Die beiden ersteren liegen in den Mastzellgranula gespeichert vor und sind daher nach der Degranulation *sofort* verfügbar; die letzteren müssen erst de novo synthetisiert werden, sind daher ***mit Verzögerung*** wirksam.

Histamin ist der wichtigste Mediator bei Urtikaria; seine Rolle ist durch erhöhte Gewebs-und manchmal Plasmaspiegel, die Auslösung von Quaddeln bei intrakutaner bzw. der typischen Systemzeichen der Urtikaria bei intravenöser Injektion und schließlich die therapeutische Wirkung von Antihistaminika klar belegt. Im Rahmen der Intrakutantestung ist es für die sog. ***Sofortreaktion*** verantwortlich: Diese tritt 10–20 min nach Injektion auf und bildet sich innerhalb von 1–2 Stunden wieder zurück.

Lipidmediatoren spielen eine komplexere Rolle; im Intrakutantest sind sie für die seltenere ***verzögerte Sofortreaktion*** verantwortlich (nicht zu verwechseln mit einer Typ-IV-Reaktion!): Diese tritt 4–8 Stunden nach Rückbildung der Sofortreaktion – manchmal auch mit nahtlosem Übergang – auf und bleibt bis zu 48 Stunden bestehen. Verantwortlich sind die Sulfidleukotriene C4, D4 und E4. Sowohl diese Leukotriene als auch PAF besitzen zusätzlich eine chemotaktische Wirkung und rufen eine zunächst leukozytäre, später mononukleäre Infiltration hervor. Ein weiterer Mediator ist ECF-A („eosinophil chemotactic factor of anaphylaxis").

Das Verhältnis der Rollen von Histamin und Lipidmediatoren sowie deren einzelner Vertreter in der Entstehung spontaner Quaddeln bei verschiedenen Urtikariatypen ist noch schwer zu bewerten. Die Freisetzung der Lipidmediatoren scheint mit heftigeren Stimuli an den Mastzellen assoziiert und bei bestimmten physikalischen Formen der Urtikaria wirksam zu sein (z. B. Druckurtikaria vom verzögerten Typ).

Die Rückbildung der Quaddeln beruht auf der Erschöpfung der Histamindepots in den Mastzellen, dem schnellen enzymatischen Abbau des freigesetzten Histamins (Diaminooxidase und Methyltransferase) und gegenregulatorischen Mechanismen (z. B. Generierung vasokonstriktorischer Prostaglandine).

Wege der Mediatorfreisetzung. Zahlreiche Mechanismen sind bekannt, die diese auslösen können (s. S. 33). Die Hauptwege sind:

- ***über den hochaffinen Fcε-Rezeptor der Mastzelle:*** Die zur sofortigen Degranulation führende Signaltransduktion wird dann ausgelöst, wenn Antigen mindestens zwei rezeptorgebundene IgE-Moleküle miteinander verkettet („bridging"). Dies ist klassischerweise im Rahmen einer Typ-I-Reaktion der Fall, daneben vielleicht auch bei manchen Formen der physikalischen Urtikaria und der chemischen Degranulation (endogene Antigene?). Schließlich wird nach jüngsten Daten bei der chronisch-rezidivierenden Urtikaria die Degranulation durch Anti-FcεR-I-Autoantikörper ausgelöst (s. unten);
- ***über Spaltprodukte des Komplementsystems*** („Anaphylatoxine" – C3 a, C5 a) im Rahmen eines Immunkomplexgeschehens oder durch direkte Generierung (Endotoxin, Dextran);
- ***„direkte" Degranulation*** über Polypeptide (Neuropeptide, Kinine, vasoaktive Peptide, Substanz 40/80), Enzyme (Phospholipase A2, Chymotrypsin), Hormone und Transmitter (ACTH, Azetylcholin), Zytokine (IL-1, TNFα), Medikamente (Opiate, Tubocurarin, Röntgenkonstrastmittel), Phagozytosestimulatoren (Zymosan);
- schließlich ***physikalische Stimuli*** (mechanisches Trauma, Kälte, Hitze, hypotones Milieu) und ***zytotoxische Agentien*** (oberflächenaktive Stoffe, Detergentien, „membrane attack complex" des Komplementsystems etc.).

Viele Wege zur Histaminausschüttung sind somit belegt; welcher davon oder welcher „Mix" bei den verschiedenen Urtikariaformen beschritten werden, wie diese gegenseitig interagieren und in welchem Maß sie mit der Freisetzung der zahlreichen anderen Mediatoren gekoppelt sind, ist nur ansatzweise bekannt. Hinlänglich dokumentiert ist die gesamte Pathogenese nur für wenige und dazu noch relativ seltene Modellfälle der Urtikaria (z. B. Typ I und Typ III).

Pathogenetische Grundmuster der Urtikaria

Zum Verständnis der Erscheinungsvielfalt der Urtikaria ist die Kenntnis einiger pathogenetischer Prinzipien erforderlich:

- Quaddeln können sowohl durch ***lokale*** Einwirkung ursächlicher Agentien direkt auf die Haut als auch durch deren ***hämatogene*** Dissemination entstehen.

  Urtikaria durch lokalen Kontakt wird als ***Kontakturtikaria*** bezeichnet. Ein Kontaktagens kann entweder ***chemischer*** (z. B. Substanzen der Brennessel, Kontaktallergene – z. B. Latex etc., im übertragenen Sinn auch durch Stich injizierte Insektengifte) oder ***physikalischer*** Natur sein (Hitze, Kälte, Licht etc.). Die Kontakturtikaria bleibt auf den Ort des Kontakts beschränkt, wenn es nicht zur sekundären Dissemination kommt (s. unten).

  Urtikaria durch hämatogen zirkulierende Agentien ist durch „spontane" generalisierte Quaddeln gekennzeichnet; solche Agentien sind die zu Typ-I- und -III-Reaktionen führenden Antigene, mastzelldegranulierende Substanzen und noch nicht identifizierte Stoffe. Sie werden entweder als exogene Substanzen aufgenommen (oft peroral – Nahrungsmittelallergene, manchmal durch Injektion) oder endogen produziert (Autoantikörper und -antigene, bakterielle Toxine etc.).

- ***Dissemination.*** Von einer primär lokalen Urtikaria kann ein generalisierter Urtikariaschub ausgelöst werden. Mögliche Mechanismen sind: Dissemination resorbierter vasoaktiver Substanzen (z. B. Insektengifte) oder Allergene (z. B. Latex), Entstehung und Dissemination vasoaktiver oder antigener Substanzen in der Haut (z. B. bei Kältereflexurtikaria) oder durch Dissemination von Mediatoren („overspill").

  Daß hämatogene Ausbreitung von Histamin oder anderer Mediatoren per se zur generalisierten Urtikaria führen können, wird durch manche klinischen Beobachtungen nahegelegt, ist aber nicht sicher. Die adäquate Antwort auf hämatogene Histaminausschüttung ist eine ***diffuse*** Rötung und Schwellung (Flush), nicht aber eine ***fokale*** (Quaddel); die Wirksamkeit von Augmentationsmechanismen ist allerdings nicht auszuschließen.

- ***Additionseffekte.*** Bei generalisierter Urtikaria können Quaddeln bzw. Angioödeme oft durch zusätzliche physikalische Trigger ausgelöst werden (z. B. durch Druck bzw. Reiben). Man spricht dann von „Druckkomponente" bzw. „Urticaria factitia". Ähnlich kann eine „spontane" Urtikaria durch vasodilatierende Stoffe verstärkt bzw. ihre Schübe ausgelöst werden (z. B. Alkohol). Ein weiterer wichtiger Additionseffekt ist der von Histaminfreisetzung mit cholinerger Urtikaria („exerercise induced anaphylaxis" – so kann es etwa nach Einnahme eines Nahrungsmittelallergens und postprandialem Sport zum anaphylaktischen Schock kommen).

- ***Dispositionelle Faktoren.*** Bei allen Formen physikalischer Urtikaria werden Quaddelschübe durch ganz bestimmte Situationen ausgelöst, die bei Nichterkrankten folgenlos bleiben. Die zugrundeliegende individuelle Disposition ist meist erworben und bildet sich in der Regel nach einigen Jahren spontan zurück, oder sie ist genetisch fixiert und damit von lebenslanger Dauer (familiäre Hitze-, Kälteurtikaria). Die Natur solcher Dispositionen ist in der Regel unklar. Möglicherweise werden durch die jeweilige physikalische Noxe Gewebsantigene gebildet oder freigesetzt, gegen die eine Immunreaktion entsteht.

  Mastzellen können zwar prinzipiell durch Manipulation, Hitze und Kälte etc. zur Degranulation gebracht werden, doch hat nicht jedermann eine physikalische Urtikaria. Den Unterschied macht die Disposition; früher wurde die Erklärung häufig in zirkulierenden Faktoren gesucht, die man in einigen Fällen auch durch den Prausnitz-Küstner-Versuch (Injektion von Serum Erkrankter in Gesunde – heute ethisch nicht mehr akzeptabel) nachweisen konnte (z. B. IgE bei urtikariellem Dermographismus). Generell ist jedoch die Beweislage für die immunologische Genese der physikalischen Urtikaria nicht sehr gut.

Eindrucksvolles Beispiel für eine dispositionell bedingte Urtikaria mit bekannter Pathogenese ist das hereditäre angioneurotische Ödem (C1-Esterase-Inhibitormangel). Dispositionelle Faktoren spielen aber auch bei der nichtallergischen Kontakturtikaria eine Rolle: So reagieren manche Probanden auf Kontakt mit Benzoesäure, Sorbinsäure, Ammoniumpersulfat, Polyäthlyenglykol, Fiberglas u. a. m. mit einer urtikariellen Reaktion, andere hingegen nicht.

Ätiologische Grundmuster der generalisierten Urtikaria

Potentielle Ursachen sind alle Antigene, die eine Typ-I- oder Typ-III-Immunreaktion hervorrufen (Proteine, Haptene, Polysaccharide; Nahrungsmittelallergene, Medikamente u. v. a. m.) sowie Substanzen, die zur direkten Mastzelldegranulation führen. Die Aufnahme solcher Substanzen erfolgt meist über den Gastrointestinaltrakt oder die Blutbahn, selten über die Haut (z. B. Latex) oder über den Respirationstrakt (Komplikation von inhalatorischen Typ-I-Allergien). Gesichert ist ferner die Rolle bakterieller Produkte.

Nach verbreiteter Laienmeinung sind die meisten Fälle von Urtikaria „allergisch", wobei ungerechtfertigt häufig Medikamente verdächtigt werden. Nach Schätzungen ist dies lediglich in ca. 20 % der Fall.

Die Zuordnung zu einer bestimmten Ätiologie und Pathogenese ist häufig nicht möglich: Bei etwa der Hälfte der akuten und zumindest zwei Drittel der Fälle chronisch-rezidivierender Urtikaria bleibt das auslösende Agens und der Pathomechanismus unklar; die Gruppe der „idiopathischen" Urtikaria ist daher in Wahrheit eine Hauptgruppe. Die erfolgreich abgeklärten Fälle fallen meist in eine der folgenden prototypischen Kategorien:

- ***akute Urtikaria in Assoziation mit Infektionskrankheiten:*** Typische derartige Infektionen sind Streptokokkeninfekte (Tonsillitis, Sinusitis), gastrointestinale Infekte (Brechdurchfall bei Lebensmittelvergiftung, Kampylobakter-, Salmonellenenteritis etc.), Hepatitis B. Die Pathomechanismen sind vermutlich vielfältig: Komplementaktivierung durch Immunkomplexe und/oder aggregierte Immunglobuline, direkte Degranulation durch bakterielle Toxine und Darminhaltsstoffe, Generation proinflammatorischer Zytokine (IL-1, TNFα);

> Fallbericht: Ein 10 jähriges Mädchen erkrankt an einem grippalen Infekt mit Halsschmerzen. Der Vater, ein Augenarzt, stellt eine Tonsillitis fest und gibt dem Kind ein orales Penizillinpräparat. Nach einigen Tagen stellt sich eine heftige Urtikaria, ohne Angioödeme, ein. Der Vater konsultiert die Hautklinik mit dem Verdacht auf eine Penizillinallergie. Nach Ersatz des Penizillin durch Erythromyzin und Verabreichen von Antihistaminika kommt sowohl die Urtikaria als auch die Tonsillitis nach einigen Tagen zur Abheilung. Ein später durchgeführter Penizillin-RAST ist negativ.

- ***akute (und chronisch rezidivierende) Urtikaria durch Nahrungsmittelintoleranz:*** Pathomechanismen: allergische (Typ I, Typ III) oder toxische Reaktionen gegen Nahrungs- und Zusatzstoffe (s. Kap. „Intoleranzreaktionen auf Nahrungsmittel");

> Fallbericht: Die zweijährige Claire, ein Kind mit milder atopischer Dermatitis, erhält zum ersten Mal ein weichgekochtes Ei. Eine Stunde darauf stellt sich ein generalisierter urtikarieller Schub mit Angioödemen der Ohrmuscheln ein, die diese grotesk seitlich abstehen lassen. Nach Verabreichung eines Antihistaminika-Sirups kommt der Schub nach einigen Stunden zum Stillstand. Eier werden für ein Jahr aus der Kost eliminiert; anschließend werden sie ohne Rückfall vertragen.

- ***akute Urtikaria nach Zufuhr von Medikamenten,*** Blut und Blutprodukten, passiven und aktiven Immunisierungen (Hyposensibilisierung), Kontrastmitteln. Folgende Pathomechanismen sind nachgewiesen: Typ I- (Penizillin!) und III-Reaktionen (Serumkrankheit), direkte Mastzelldegranulation, Interferenz mit Arachidonsäuremetabolismus (Salizylate), Blockierung des Kininabbaus mit Akkumulation vasoaktiver Kinine (ACE-Inhibitoren);
- ***generalisierte physikalische Urtikaria:*** urtikarieller Dermographismus, Hitze- und Kältereflexurtikaria;
- ***chronisch rezidivierende Urtikaria bei Hyp-(An)azidität und Magen-Darmkrankheiten*** (Helicobacter-pylori-Infektion?). Mechanismus: unklar (direkte Degranulation durch Resorption von Darminhaltsprodukten?);
- ***chronisch rezidivierende Urtikaria bei Autoantikörpern gegen FcεR I*** („mast cell autoimmune disease" – s. unten).

In der Nische der „*idiopathischen*" (meist chronisch rezidivierenden) Urtikaria wird eine Reihe eher spekulativer Erklärungsmodelle tradiert, die wohl in Einzelfällen, aber nicht im zugeschriebenen Ausmaß zutreffen dürften:

- chronische Fokalgeschehen (Tonsillitis, Prostatitis, Cholezystitis etc.);

  Die früher oft sehr aufwendig betriebene Herdsanierung, z. B. Erneuerung des Gebisses, Tonsillektomien bei „nicht ausschließbaren Tonsillenherden" etc. hat wenig Nutzen für die Urtikaria gebracht.

- Fehlbesiedlung des Darmes, insbesondere durch Sproßpilze: Diese Hypothese führte früher zu langwierigen und teuren, nur selten wirksamen Antimykotika- und Antibiotikakuren;
- psychische Ursachen: eine psychische Beeinflußung der Urtikaria gilt als weitgehend sicher; in vielen Fällen handelt es sich vermutlich um eine cholinerge Urtikaria (emotionsbedingte Erhöhung der Körpertemperatur), in anderen vielleicht um direkte Degranulation durch Neuropeptide.

  Andererseits muß „Streß" als Erklärung für fast jede Krankheit herhalten. Viele Patienten beruhigt der Gedanke, daß die Urtikaria von der Aufregung kommt.

11.4.2 Krankheitsbilder

Immunologisch bedingte Urtikariaformen

Urtikaria mit erwiesener immunologischer Genese stellt nur eine Minorität der Fälle (nach Schätzungen etwa 20 %). Es handelt sich meist um akute, oft sehr aktive Verläufe nach Zufuhr exogener Agentien. Nach jüngsten Befunden (s. unten) ist auch zumindest ein Teil der „idiopathischen" chronisch-rezidivierenden Urtikaria hierher zu rechnen.

IgE-mediierte Urtikaria (Typ-I-Immunreaktion, anaphylaktischer Typ). IgE-mediierte Urtikaria tritt meistens als Ausdruck einer anaphylaktischen Reaktion auf, nur gelegentlich in Form einer chronisch-rezidivierenden Urtikaria (s. Kap. „Intoleranzreaktionen auf Nahrungsmittel") oder als Begleitsymptom der Atopie. Man unterscheidet zwischen der lokalen Anaphylaxie und dem anaphylaktischen Schock.

- ***Lokale Anaphylaxie:*** Quaddelbildung um die Einstichstelle ohne wesentliche Allgemeinsymptomatik wenige Minuten nach Allergeninjektion (häufig Intrakutantestung);

- ***Anaphylaktischer Schock:*** meist nach parenteraler, manchmal nach oraler und selten perkutaner (Latexallergie!) Allergenzufuhr. Grundlage: Entleerung der Mastzellen im gesamten Organismus; Kardinalsymptome seitens der sog. „Schockorgane" (Haut, Respirationstrakt, Gastrointestinaltrakt, Uterus). Bei Ausbleiben geeigneter Therapie Lebensgefahr!

Der Verlauf des anaphylaktischen Schocks ist charakteristisch:

- ***Prodome:*** Brennen, Jucken und Hitzegefühl auf und unter der Zunge, im Pharynx sowie palmoplantar
- ***Allgemeinsymptomatik*** (Bild des akuten Kreislaufschocks): fahle, graublasse Zyanose; kleiner, kaum palpabler, hochfrequenter Puls; extreme Hypotonie; Bewußtlosigkeit, Erbrechen, Krampfneigung.
- ***Haut- und Schleimhautsymptome:*** generalisierte Urtikaria oder Angioödem (Cave: Larynxödem, Erstickungsanfälle)sowie evtl. schwere Asthmaanfälle. Wichtige auslösende Allergene (Tabelle 11.7).

Bei akuten anaphylaktischen Reaktionen ist sofortiges ***therapeutisches Eingreifen*** notwendig: Epinephrin s.c. bzw. langsam i.v. Zusätzlich Kortikosteroide, Antihistaminka, Diuretika, kreislaufstützende Maßnahmen. In manchen Fällen ist endotracheale Intubation bzw. Tracheotomie erforderlich (s. Kap. „Allergologische Testmethoden").

Urtikaria bei Immunkomplexkrankheit (Serumkrankheitstyp, Typ-III-Immunreaktion). ***Pathogenetisches Prinzip:*** Bildung von meist IgM- oder IgG-Immunkomplexen, Komplementaktivierung, Freisetzung von C3a und C5a (Anaphylatoxin) und Mastzelldegranulierung.

Auslösende Ursachen sind heterologes Serum, Blut und Blutprodukte (Plasma, Immunglobuline), aber auch Medikamente [Depotpräparate jeder Art, Impfstoffe, Antibiotika (Penizillin!), Sulfonamide, Thioharnstoffderivate, Insulin, Dextran]. Weitere Ursachen sind Infektionskrankheiten, z.B. Hepatitis B, und Systemkrankheiten wie Lupus erythematodes, Kryoglobulinämie.

Tabelle 11.7. Wichtige auslösende Allergene bei Typ-I-Urtikaria (Auswahl)

Arzneimittel:	Penizillin, Salizylate, Pyrazolonderivate, Lokalanästhetika, Allergenextrakte (Intrakutantestung, Hyposensibilisierung), ACTH, Seren
Nahrungsmittel:	Fische, Muscheln, bestimmte Fleisch- und Obstsorten(Nüsse) etc.[a]
Inhalationsallergene:	Dämpfe, Tierhaare, Pollen, Staub, Parfüms
Parasitäre Allergene:	Bienen-, Wespengift
Kontaktallergene:	Latex, Penizillin

[a] Nahrungsmittel aller Art führen auch zu nichtallergischen Intoleranzreaktionen

> **!** Personen mit der relativ häufigen IgA-Defizienz und Empfänger multipler Bluttransfusionen haben oft Anti-IgA-Antikörper, die nach neuerlicher Transfusion zur Komplexbildung und Serumkrankheit führen.

Die ***Klinik*** entspricht dem klassisches Bild der Serumkrankheit. Die akute Typ-III-Urtikaria tritt 7–12 (maximal 21) Tage nach Exposition auf und ist von folgenden typischen Symptomen begleitet: Arthropathien und Gelenksergüsse, Fieber, Lymphknotenschwellung, Myalgien. Die Urtikaria ist meist großflächig, mit deutlicher Angioödemkomponente und klingt nach einigen Tagen bis Wochen spontan ab. Bei Reexposition ist das Intervall bis zum Auftreten klinischer Symptome kürzer (1–3 Tage). ***Differentialdiagnose*** der Typ-III-Urtikaria: urtikarielle Vaskulitis.

Laborchemisch finden sich zirkulierende Immunkomplexe, Hypokomplementämie, Albuminurie.

Diagnose immunologischer Urtikariaformen

- Sorgfältige Anamnese;
- Karenztest: Kontrollierter Entzug des in Frage kommenden Antigens führt zum Abklingen der Hauterscheinungen;
- Hauttestung;
- Labortests: Bestimmung antigenspezifischer IgE-Antikörper (RAST), zirkulierender Immunkomplexe und des totalen hämolytischen Komplements;
- Expositionstest: Kontrollierte Zufuhr des fraglichen Antigens führt zur Auslösung der urtikariellen Eruption. Expositionstests sind oft gefährlich (anaphylaktischer Schock! Penizillin!) und dürfen daher nur unter geeigneten Sicherheitsmaßnahmen durchgeführt werden.

Chronisch-rezidivierende Autoimmun-Urtikaria („autoimmune mast cell disease"). Chronisch rezidivierende Urtikaria – definiert als von längerer Dauer als 6 Wochen – ist eine relativ häufige Dermatose (nach manchen Schätzungen bis zu 20% aller Fälle), bei der in ca. zwei Drittel keine der oben genannten Ursachen nachweisbar sind („idiopathische Urtikaria").

Die idiopathische Urtikaria ist eine für Arzt und Patienten äußerst unbefriedigende Krankheit, da trotz wiederholter genauer Untersuchungen keine Ursache gefunden wird und der kapriziöse Verlauf den üblichen langwierigen und aufwendigen Therapien (Fokussanierung, Antibiotika- und Antimykotikakuren) trotzt.

Vor kurzem wurde aufgedeckt, daß ein wahrscheinlich großer Teil der Fälle von „idiopathischer" Urtikaria (bis zu 50%) mit IgG-Autoantikörpern gegen den hochaffinen IgE-Rezeptor der Mastzellen assoziiert ist. Diese Autoantikörper setzen in vitro aus Basophilen Histamin frei und führen bei intradermaler Injektion (am Probanden selbst) zur Quaddelbildung.

Überzufällig häufig findet man bei chronisch rezidivierender Urtikaria auch Schilddrüsen-Autoantikörper.

Angioödem bei Störungen des Komplementsystems

Hereditäres Angioödem. Ein seltener, autosomal-dominant vererbter Defekt des C1-Esterase-Inhibitors (C1-INH), der zur anfallsartigen Aktivierung der frühen Komponenten des klassischen Komplementsystems führt und klinisch durch rezidivierende Angioödeme der Haut, des Respirations- und des Gastrointestinaltraktes charakterisiert ist. Hohe Letalität (30%).

> **!** Das hereditäre Angioödem ist zwar eine seltene Ursache von Angioödem, aber die häufigste hereditäre Defizienz des Komplementsystems.

Physiologische Rolle des C1-INH. Dieser ist ein Proteaseinhibitor aus der Superfamilie der Serpine (Sequenzhomologien mit Antithrombin III und α1-Antitrypsin), wird vorwiegend in der Leber synthetisiert und hat mehrere Funktionen: im ***Komplementsystem*** hemmt er (als *einziger* Inhibitor) die Aktivierung von C1 sowie die Esteraseaktivität der Spaltprodukte C1r und C1s und damit die Spaltung von C4 und C2; weiters inhibiert er ***Kallikrein***, im ***Gerinnungssystem*** die Faktoren XIa und XIIa, und im ***fibrinolytischen System*** die Aktivierung von Plasmin (in den letzteren Funktionen ist er entbehrlich, da hier auch andere Inhibitoren einspringen können – deshalb ist der C1-INH-Mangel nicht von entsprechenden Symptomen begleitet).

Ätiologie. Zwei Formen des hereditären Angioödems sind bekannt, beide autosomal dominant (Defekt am Chromosom 11): Typ I (ca. 85% der Fälle), bei dem C1-INH quantitativ vermindert ist (auf unter 30%), und Typ II (ca. 15%), bei dem C1-INH quantitativ normal, aber nur teils funktionstüchtig ist.

Pathogenese. Unter Normalbedingungen sind die niedrigen Spiegel von funktionellem C1-INH ausreichend. Bei zusätzlichem Verbrauch (Infekte, Traumen – Aktivierung des Kinin- und Gerinnungssystems) wird der C1-INH von den frühen Komplementkomponenten „abgezogen", es resultiert deren ungehinderte Aktivierung; C3 und die späten Komplementkomponenten bleiben unverändert.

Die Genese der Schwellung ist nicht genau bekannt. Durch die Esteraseaktivität von C1s entsteht das Spaltprodukt C2b, aus dem wieder durch Plasmin kininartige vasoaktive Peptide freigesetzt werden. Die Erhöhung der Gefäßdurchlässigkeit beruht auf diesen, vielleicht unter Beteiligung von Bradykinin.

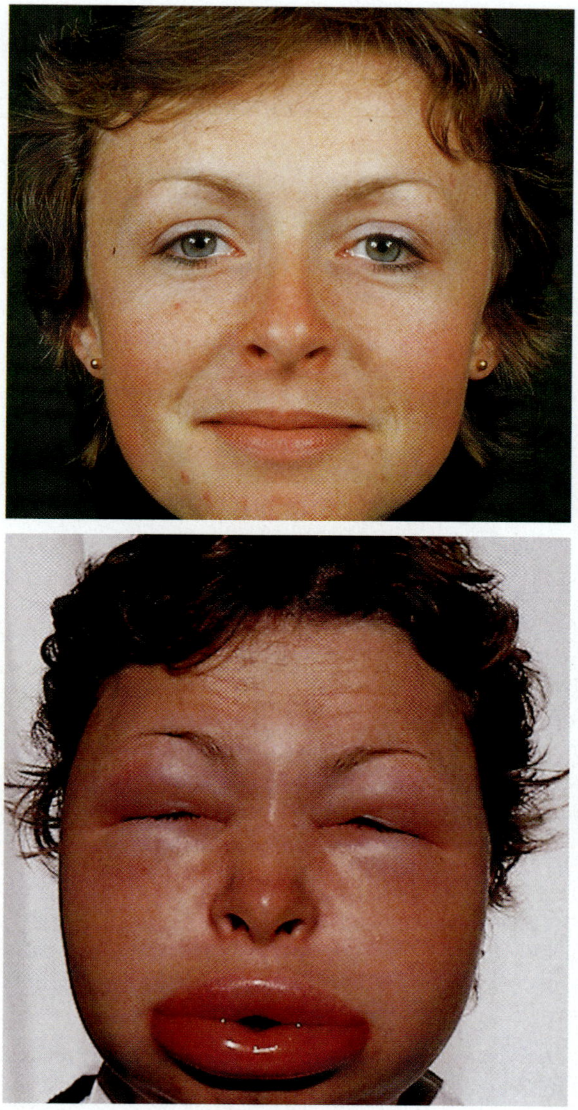

Abb. 11.23 a, b. Hereditäres Angioödem. **a** Normales Aussehen der Patientin, **b** Gesichtsschwellung während eines Anfalls

Klinisch zeigen sich plötzlich (innerhalb von Stunden) auftretende, mächtige, prall-elastische, kutane Schwellungen, v.a. im Gesichtsbereich – Gefahr von Larynxödem und Erstickung (Abb. 11.23). Die Ödeme sind außer Dehnungsschmerz subjektiv symptomlos (*kein* Juckreiz!) und sind *nicht* von Urtikaria begleitet (manchmal makulöses Exanthem als Prodrom); spontane Rückbildung erfolgt innerhalb einiger Tage. Die Attacken treten oft unvorhersehbar auf, oft jedoch nach typischen auslösenden Ereignissen (Infekte, Traumen – Zahnextraktion, Hitze, Kälte, physische Anstrengung, psychischer Streß – daher die alte Bezeichnung angio***neurotisches*** Ödem). Systemzeichen umfassen Erbrechen, oft heftige Darmkoliken, Diarrhöen (Angioödem des Verdauungstrakts), seltener neurologische Symptome (Kopfschmerz, Hirndruckzeichen, Aphasie etc.). Die Krankheitssymptome treten meist erstmals im zweiten Lebensjahrzehnt auf und werden häufig in der zweiten Lebenshälfte milder.

Fallbericht: Ein junger Mann aus bäuerlichem Milieu in Südtirol hatte etwa ab seiner Pubertät wiederholte attackenartige Angioödeme vorwiegend im Gesicht; die Häufigkeit steigerte sich bis zu milden Anfällen fast jede Woche (Ödem von Lippen und Zunge, Schwellungen nach arbeitsbedingten Traumen, der Füße beim Wandern und der Schultern beim Tragen von Rucksäcken). Mit 17 Jahren, nach einer Zahnextraktion, hatte er eine schwere Attacke mit Erstickungsanfällen und Koliken im Oberbauch, wegen der er im Kreisspital aufgenommen und einer Laparotomie unterzogen wurde (wobei jedoch keine Ursache zutage kam). Weitere ähnliche Attacken folgten. Untersuchungen auf „Allergien" blieben ergebnislos, verschriebene Antihistaminika und Kortison hatten wenig Wirkung. Im Lauf der Jahre lernte er mit seinem Leiden – das seiner Umgebung als seltsam galt – leben und Situationen zu vermeiden, die zu Attacken führten. Er war nur wenig beunruhigt, da auch seine Mutter bis zu ihrem 50. Lebensjahr ähnliche, mildere Anfälle gehabt und dann verloren hatte. Zum Militär einberufen versuchte er, unter Hinweis auf sein Leiden befreit zu werden. Als dies fehlschlug, suchte er die Klinik auf, an der die Diagnose eines hereditären Angioödems gestellt wurde (C1-INH um 20 %). Er wurde unter Danazol gesetzt; die C1-INH-Werte stiegen auf 75 % an, Häufigkeit und Intensität der Attacken gingen drastisch zurück. Das Einstellungskommando erkannte auf Dienstuntauglichkeit.

Diagnose. C1-INH ist im Serum bis auf 0–25 % des Normalwerts vermindert, C2- und C4-Spiegel drastisch erniedrigt.

Therapie. Während des Anfalls wird C1-INH gegeben; bei schwerem Larynxödem sind Intubation und Tracheotomie manchmal lebensrettend. Prophylaktisch: attenuierte Testosteronderivate (Danazol – stimuliert Synthese von funktionstüchtigem C1-INH in der Leber, Effekt tritt daher erst nach einigen Tagen ein). Glukokortikosteroide und Antihistaminika sind wirkungslos.

Erworbene C1-INH-Defizienz. Diese ist sehr selten und tritt bei Patienten mit lymphoproliferativen Erkrankungen auf. Zugrunde liegt die Produktion antiidiotypischer Antikörper gegen abnorme Immunglobuline; die Komplexe fixieren C1 und führen (auf ungeklärtem Weg) zur C1-INH-Depletion. Die klinischen Symptome sind analog dem hereditären Angioödem. Eine noch seltenere Form, bei Patienten *ohne* lymphoproliferative Erkrankung, beruht auf der Bildung von Autoantikörpern gegen C1-INH.

Physikalische Urtikariaformen

Die meisten dieser Zustandsbilder sind unbekannter Pathogenese, erworbener Natur und treten ebenso unvermutet auf wie sie oft – nach monate- bis jahrelangem Bestand – wieder spontan verschwinden können. Sie sprechen auf Antihistaminika relativ schlecht an. Ihre relative Häufigkeit ist in Tabelle 11.8 dargestellt.

Urtikarieller Dermographismus (Abb. 11.24) (syn. Urticaria factitia, dermographische Urtikaria). Die häufigste Form physikalischer Urtikaria: Prävalenz etwa 2–4 %, fast 10 % aller Fälle von Urtikaria. Beginn meist im jungen Erwachsenenalter, Frauen sind etwa doppelt so häufig befallen. Dermographische Urtikaria kann entweder „idiopathisch" oder als besondere Reaktionsform bei anderen Urtikariaformen (akute, cholinergische, Druckurtikaria) auftreten.

Klinik. Es handelt sich um ein urtikarielles Exanthem, das durch die artefizielle Verteilung und Konfiguration vieler (nicht aller!) Läsionen auffällt (streifige Quaddeln nach Kratzen, an Aufliegestellen, Druckstellen von Gürtel, Hosenträgern etc.).

Diagnose. Nachweis der urtikariellen Reaktion auf mildes Reibetrauma.

Reiben mit einem harten Gegenstand (z. B. Holzspatel) erzeugt nach 15–20 Sekunden eine Rötung im gezogenen Hautstrich ***(roter Dermographismus)*** infolge mechanischer Histaminfreisetzung aus den Mastzellen mit fokaler Vasodi-

Tabelle 11.8. Relative Häufigkeit der physikalischen Urtikariaformen (Schätzungen)

Dermographische Urtikaria	50 %
Cholinergische Urtikaria	30 %
Kälteurtikaria	15 %
Druckurtikaria	2 %
Lichturtikaria	2 %
andere	~1 %

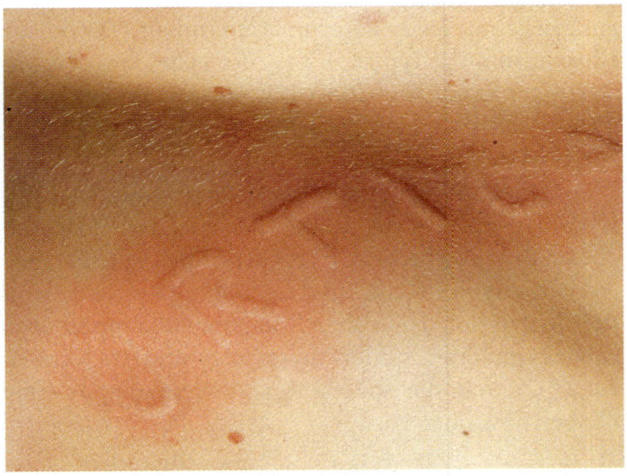

Abb. 11.24. Urtikarieller Dermographismus. Umschriebener Friktionsreiz (z. B. beim „Schreiben" mit dem Fingernagel auf der Haut) führt zu strichförmigen urtikariellen Läsionen, umgeben von einem Reflexerythem

latation. Als zweite Reaktion bildet sich um den gezogenen Hautstrich eine mehr oder minder großflächige Rötung (***Reflexerythem***). Diese Reaktionen sind bei nahezu allen Normalpersonen auslösbar; 2–4% jedoch entwickeln im Hautstrich eine juckende urtikarielle Reaktion ***(urtikarieller Dermographismus)***, die für etwa 30–120 min bestehen bleiben kann. Anschließend Refraktärperiode (Stunden bis Tage).

Sonderformen: die verzögerte (tiefersitzende Quaddeln nach Latenzzeit von einigen Stunden) und die cholinerge dermographische Urtikaria.

Allgemeinsymptome fehlen meist; bei massiver Eruption milde Zeichen systemischer Histaminwirkung. „Symptomatische" dermographische Urtikaria findet sich außer bei den genannten anderen Urtikariaformen auch bei Mastozytose, Parasiteninfektionen, Diabetes mellitus, Schwangerschaft und beim Hypereosinophilie-Syndrom.

Pathogenese. Es liegt eine abnorme Reaktionsbereitschaft der Mastzellen gegenüber mechanischen Reizen zugrunde. Diese ist zwar langfristig vorhanden, aber nicht immer gleich stark ausgeprägt (daher Schwanken der Intensität). Initialsymptom ist Juckreiz, der vom Patienten mit Scheuern und (weniger) Kratzen beantwortet wird; erst darauf entstehen die urtikariellen Läsionen (anamnestisch wichtig). Der wichtigste beteiligte Mediator ist Histamin (erhöhte Serum-Histaminspiegel nach massiver Quaddelbildung).

Die Ursache der Übererregbarkeit der Mastzellen ist nicht geklärt und dürfte auch heterogen sein. In manchen, nicht allen Fällen ist diese Reaktionsbereitschaft mit einem spezifischen IgE assoziiert (im Prausnitz-Küstner-Versuch übertragbar).

Druckurtikaria (Urticaria mechanica). Eine relativ häufige Form physikalischer Urtikaria, die hauptsächlich bei Männern jüngeren und mittleren Alters mit schweren manuellen Berufen auftritt. Sie ist durch tiefsitzende, oft schmerzhafte, gerötete oder zentral blasse Schwellungen nach längerer, konstanter Druckbelastung gekennzeichnet. Die Schwellungen entstehen entweder kurzfristig (Minuten bis 1 Stunde – Soforttyp) oder mit einem Intervall von 4–8 Stunden (verzögerter Typ) nach Einwirkung und bilden sich erst nach ca. 1 Tag spontan zurück. Druckurtikaria ist häufig mit chronisch rezidivierender Urtikaria und dermographischer Urtikaria assoziiert.

Klinisch zeigen sich Schwellungen wie beschrieben an belasteten Körperstellen (Handflächen, Fußsohlen, Rücken, Schultern) oder, seltener, nach Schlag, Stoß, Reibung (z. B. Scheuerstellen der Kleidung). Druckurtikaria, insbesondere der verzögerte Typ, ist häufig mit Systemzeichen assoziiert (Temperaturerhöhung, Arthralgien, Unwohlsein, Leukozytose). Nach Abklingen kommt es an den betroffenen Stellen zu einer Stunden dauernden Refraktärperiode.

Die ***Pathogenese*** ist unklar; Immunmechanismen sind nicht nachgewiesen. Hauptsächliche Mediatoren sind Histamin und Eikosanoide. Beim verzögerten Typ fällt histologisch eine mononukleäre Infiltration auf.

Diagnose. Drucktest. Gewichtsbelastung (10 kg über 40 min, als Gewicht an einem Band über der Schulter getragen). Ablesungen bis 8 Stunden nach Anlegen (Spättyp!).

Vibratorisches Angioödem. Dieses ist eine wahrscheinlich durch Histamin mediierte seltene Form physikalischer Urtikaria, die entweder familiär (autosomal dominant) oder erworben (nach jahrelanger beruflicher Exposition – z. B. Presslufthammer) auftritt. Attacken werden manchmal schon durch Duschen oder Laufen ausgelöst. Assoziation mit cholinergischer Urtikaria.

Kälteurtikaria. Häufig; sie ist durch das Auftreten von Quaddeln oder Angioödemen nach Kälteeinwirkung charakterisiert, und stellt ein heterogenes Spektrum von Zuständen unbekannter, jedoch unterschiedlicher Genese dar. Man unterscheidet familiäre und erworbene (letztere erheblich seltener), umschriebene (Kälte-Kontakturtikaria) und systemische, idiopathische (die meisten) und mit anderen Krankheitszuständen assoziierte Formen.

Erworbene Kälte-Kontakturtikaria. Diese häufigste Variante beginnt meist im jungen Erwachsenenalter, ist aber prinzipiell in allen Lebensaltern möglich. Frauen sind bevorzugt betroffen. Kennzeichnend ist das Entstehen der Hautläsionen am Einwirkungsort der Kälte (Abb. 11.25); sie können aber bei ausgedehnter Exposition generalisieren, zu Schleimhautschwellungen und Allgemeinsymptomen führen.

Auslösende Ursache ist der Kontakt mit kalten Gegenständen (Eis!), kaltem Wasser oder Kaltluft. Klassische Auslöser sind eiskalte Getränke und Speisen (Gefahr des Larynxödems) sowie der sprichwörtliche Sprung ins kalte Wasser (Schockgefahr, Tod durch Ertrinken). Plötzlicher Temperaturabfall wirkt

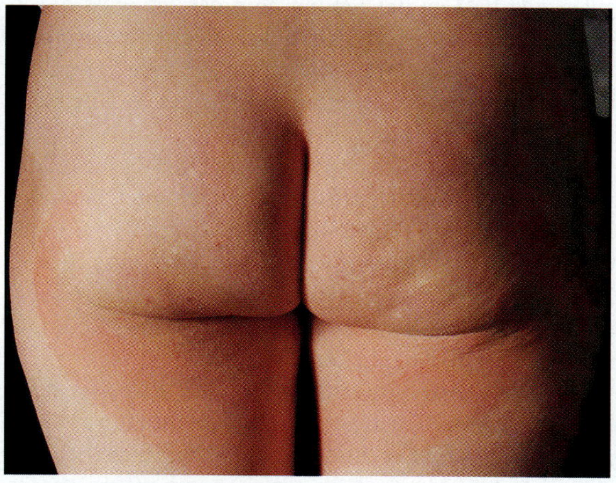

Abb. 11.25. Kälte-Kontakt-Urtikaria. Diese junge Frau reagiert auf Kontakt mit der kalten Toilette-Brille mit einer urtikariellen Läsion

sich schwerwiegender aus als die absoluten Temperaturen.

Die ***Pathogenese*** ist unbekannt. In manchen Fällen ist passiver Transfer gelungen (IgE). Mediatoren: Histamin und Leukotriene, nicht jedoch Kinine oder Komplementkomponenten.

Klinik. lokalisierte, in schweren Fällen generalisierte Urtikaria mit Angioödem und Schleimhautschwellungen, evtl. mit Allgemeinsymptomen (Kreislaufkollaps etc.).

Diagnose. Anamnese und Kältetest: Unterarmbad in eiskaltem Wasser oder Auflegen eines Eisstückes für 10 min löst an der Kontaktstelle eine urtikarielle Reaktion aus (Abb. 11.26). Diese tritt innerhalb von Minuten auf, seltener nach 3–4 Stunden (verzögerter Typ) und bildet sich innerhalb einer Stunde zurück (beim verzögerten Typ nach mehreren Stunden).

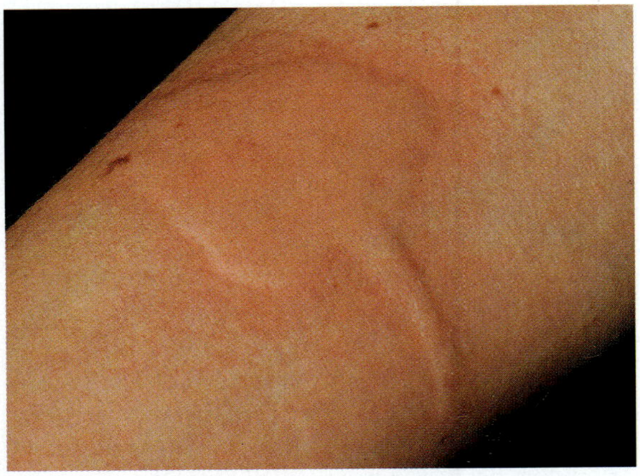

Abb. 11.26. Positiver Kältetest bei Kälteurtikaria. Die Quaddel entspricht genau der Auflagefläche des Eiswürfels; beachte die Abrinnspur

Familiäre Kälteurtikaria. Zwei autosomal dominant vererbte Formen sind bekannt (Soforttyp, verzögerter Typ); Beginn in den ersten Lebenswochen. Auslösend wirkt Senkung der Umwelttemperatur (Kerntemperatur?), nicht jedoch lokale Kälteapplikation.

Klinik. Urtikaria, Akrozyanose, Arthralgien, Fieber, Leukozytose.

Die ***Pathogenese*** ist unbekannt. Passiver Transfer nicht gelungen. Kryofibrinogen, Kälteagglutinine oder Kältehämolysine sind nicht nachweisbar.

Kälteurtikaria kann ferner, selten, als Begleitsymptom von Systemkrankheiten auftreten: Kryoglobulinämie, Kryofibrinogenämie, Kälteagglutinin- bzw. Kältehämolysinsyndrom (insbesondere bei Patienten mit Mononukleose!), Nahrungsmittelallergien, Arzneimittelallergien, Infektionen (z. B. Askaridiasis).

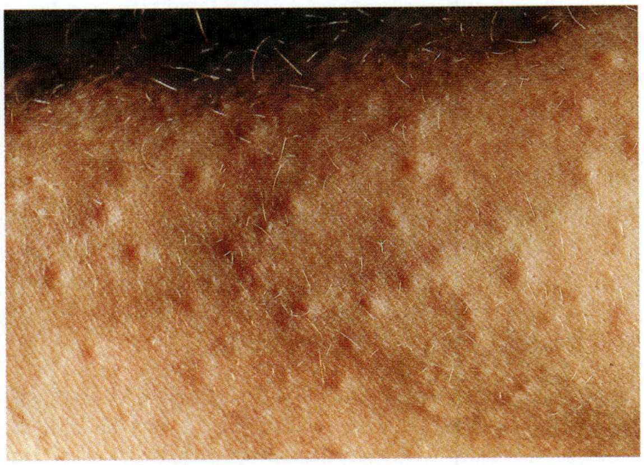

Abb. 11.27. Cholinerge Urtikaria. Multiple kleine, weißliche Quaddeln

Cholinergische Urtikaria (generalisierte Wärmeurtikaria, Hitzereflexurtikaria). Die zweithäufigste Urtikariaform: nach Schätzungen in milder Form bei bis zu 15 % der jungen Erwachsenen. Sie beginnt in der 2. oder 3. Dekade und ist bei Frauen häufiger. Sie wird durch endogene Überwärmung (Erhöhung der Kerntemperatur) durch Arbeit, Sport, Fieber, emotionelle Erregung, Gewürze und Alkohol, oder durch passive Überwärmung (heißes Bad) ausgelöst.

Klinisch zeigen sich 1–3 mm kleine, heftig juckende, weißliche, von Reflexerythemen umgebene Quaddeln, häufig in oder um Haarfollikel (Abb. 11.27). Vorwiegend befallen: Extremitäten. Systemsymptome sind selten: Zeichen der systemischen Histaminwirkung (Kopfschmerzen, Übelkeit, Niesen, Bauchkrämpfe, Kollaps), in Extremfällen Anaphylaxie.

Diagnose. Am einfachsten ist der ***Belastungstest*** (Stiegenlaufen, Fahren am Zimmerrad bis zum Schwitzen). Umständlicher und weniger verläßlich ist der ***Wärmetest*** (Unterarm- oder Sitzbad in heißem Wasser für 10 min). Nicht gut reproduzierbar ist ferner die i. c. Injektion von Azetylcholin oder Pilocarpin (bei cholinergischer Urtikaria verstärkte Erythemreaktion und Satellitenquaddeln).

Die ***Pathogenese*** liegt in einer abnormen Reaktion unklarer Natur auf Transmitterfreisetzung aus den die ekkrinen Schweißdrüsen versorgenden Nervenendigungen. Schweiß selbst löst cholinerge Urtikaria *nicht* aus. Passive Übertragung gelingt nicht, verantwortliche Mediatoren sind Histamin und vermutlich andere (Neuropeptide?)

Sonderformen der cholinergen Urtikaria sind der cholinerge Pruritus, das cholinerge Erythem und (wahrscheinlich) die „exercise induced anaphylaxis".

Weitere Formen physikalischer Urtikaria.

- Die ***Hitze-Kontakturtikaria*** ist eine sehr seltene Manifestation, die durch Ausbildung von Quaddeln an Stellen umschriebener Hitzeeinwirkung gekennzeichnet ist. Systemzeichen fehlen in der Regel. Diagnose: 5–10 min Auflegen einer Eprouvette mit Wasser von 38–41° C). Beim Soforttyp nach 5–10 Minuten Quaddeln in loco, beimr verzögerten nach 60–90. Pathomechanismus unklar. Familiäres Vorkommen wurde beschrieben.

- Die ***Urticaria aquagenica*** ist eine sehr seltene, morphologisch der cholinergischen Urtikaria ähnliche Dermatose unklarer Genese, die durch Kontakt mit Wasser zustandekommt. Nachweis: Bad in hautwarmem Wasser (35–36° C – um eine cholinergische Urtikaria auszuschließen). Vorkommen vorwiegend bei jungen Frauen. Mildere Form: aquagener Pruritus.
- ***Lichturtikaria*** (s. S. 156)

Chemische Kontakturtikaria

Meist unmittelbar nach exogenem Kontakt mit geeigneten Stoffen kommt es zum Auftreten von Quaddeln am Einwirkungsort, die für einige Stunden bestehen bleiben. In manchen Fällen kann es zu Systemreaktionen kommen. Die Wirkmechanismus können verschieden sein: immunologisch (Typ-I-Reaktion) oder nichtimmunologisch (Kontaktsubstanz ist entweder selbst vasoaktiv – z. B. Nikotinsäure – oder führt zu überschießender Freisetzung von Mediatoren – z. B. Dimethylsulfoxyd – DMSO). Die Kontaktsubstanz wird entweder transepidermal oder über die Haarfollikel resorbiert oder gelangt durch Stiche, Bisse von Insekten bzw. über Wirksubstanz-gefüllte Stacheln tierischer oder pflanzlicher Herkunft (Brennessel, Quallen, Raupen etc.) in die Dermis.

Immunologisch mediierte Kontakturtikaria. Eine große Zahl von ursächlichen Stoffen wurde bisher gefunden; am häufigsten sind Nahrungsmittel (Gemüse, Fleisch, Fisch, Gewürze), Insektengifte (Biene, Wespe), Tierhaare, seltener aber bedeutsam Medikamente (Penizillin!), Seminalplasma und Werkstoffe (Farben, Edelhölzer). Die wichtigste Typ-I-Kontaktallergie ist die gegen Latex (s. S. 185).

Kontakturtikaria durch direkte Mastzelldegranulation oder unbekannte Mechanismen. Gifte von Insekten (enthalten Histamin, Azetylcholin, diverse organische Säuren und Mediatoren), Milben, Wassertieren (Quallen, Zerkarien); pflanzliche Kontaktstoffe (Brennesseln, Primeln, Orangen- oder Zitronenschalen, Heu), Eiweiße (Serum, Eiklar, Muscheln), Erdbeeren, Antibiotika (Polymyxin B, Bacitracin); Ammoniumpersulfat Bleichmittel), Polyäthylenglykol, Benzoesäure u. v. a. m.

Weitere Formen der Urtikaria

Urtikaria durch direkt mastzelldegranulierende Substanzen. Manche Substanzen führen zur direkten Histaminfreisetzung aus Mastzellen und Basophilen und dadurch zu Urtikaria, Angioödem und anaphylaktoiden Reaktionen: Medikamente: Opiate, Antibiotika (Polymyxin B), Curare; Röntgenkontrastmittel (5–8 % der Patienten), gewisse Nahrungsmittel (z. B. Meerestiere – Hummer, Muscheln, Fische; beinhalten auch selbst Histamin). Möglicherweise trifft dies auch auf Darmtoxine (z. B. bei Hypazidität, gastrointestinaler Kandidiasis) und bakterielle Toxine (Fokalinfekte) zu.

Urtikaria bei Störungen der Prostaglandinsynthese. Manche Personen zeigen anaphylaktoide und/oder urtikarielle Intoleranzreaktionen auf folgende Substanzen: Azetylsalizylsäure, Indomethacin und andere nichtsteroidale Antiphlogistika, Tartrazine (Azofarbstoff, in der Nahrungsmittelindustrie verwendet), Benzoate (Konservierungsmittel). Diese Substanzen sind chemisch nicht miteinander verwandt. Einer ihrer gemeinsamen Wirkmechanismen ist jedoch die Hemmung der Zyklooxygenase, eines Enzyms, das die Umwandlung von Arachidonsäure in Prostaglandine katalysiert. Die klinische Symptomatik ist wahrscheinlich durch Hemmung der Prostaglandin- und erhöhter Leukotriensynthese bedingt. Auch erhöhte Histaminspiegel wurden beobachtet.

Am häufigsten ist die Salizylatunverträglichkeit, die bei etwa 1 % aller Normalpersonen vorliegt. Bis zu 10 % der Patienten mit Asthma reagieren auf Aspirin mit Bronchospasmus, 20–50 % aller Patienten mit chronischer Urtikaria erleiden Exazerbationen nach Einnahme von Aspirin.

Klinik. Minuten bis Stunden nach Einnahme der genannten Substanzen kommt es, je nach Schweregrad, zur Flushsymptomatik, Urtikaria oder Angioödem, Rhinorrhö, Bronchospasmen, bzw. Asthmaanfällen.

Es liegt kein immunologisches Geschehen zugrunde. Der Pricktest ist diagnostisch wertlos, passiver Transfer nicht möglich.

Urtikaria in Assoziation mit Systemkrankheiten. Urtikaria tritt gelegentlich im Rahmen von systemischem Lupus erythematodes, Sjögren-Syndrom, Thyreotoxikose, Karzinomen und Lymphomen auf.

11.4.3 Diagnostik und Differentialdiagnose der Urtikaria

Die Gruppendiagnose „Urtikaria“ ist meist offensichtlich. Die der chronischen Urtikaria sehr ähnliche *urtikarielle Vaskulitis* unterscheidet sich durch folgende Kriterien:

- Der Patient fühlt sich krank, hat Fieber, Arthralgien, seltener Beschwerden seitens des Verdauungs- und Respirationstrakts.
- Die „Quaddel“ ist beständig (länger als 1 Tag), schmerzt mehr als sie juckt, hat im Zentrum eine meist milde Purpura (Glasspatel!) und heilt mit Hämosiderinpigmentierung ab.
- Histologie (milde nekrotisierende Vaskulitis) und Immunfluoreszenz (Ablagerungen von Immunglobulinen, C3). *Der Verdacht auf urtikarielle Vaskulitis ist bei Urtikaria die einzige Indikation zur Biopsie.*

- Labor: hohe Blutsenkung, Akutphasenproteine, oft erniedrigtes Komplement, zirkulierende Immunkomplexe.

Die Zuordnung zu den verschiedenen Unterformen erfolgt nach Anamnese und klinischem Bild. Der Verdacht auf physikalische Urtikaria wird durch die entsprechenden Tests verifiziert. Liegt eine solche nicht vor, wird nach den häufigsten ursächlichen Faktoren gefahndet:

- Infekt (Streptokokken-, Darm-, Respirationstrakt, Zähne etc.),
- Nahrungsmittelintoleranz: gezielte Expositionsversuche,
- Medikamentenexposition (z. B. Aspirinintoleranz?), Impfungen, Blutprodukte etc.,
- Hypazidität des Magensaftes? Gastrointestinale Kandidiasis?
- (bei peripherer Eosinophilie) Darmparasiten?
- (bei dominierendem Angioödem) C1-INH-Mangel?
- Systemkrankheiten?

Erbringen diese Untersuchungen keine eliminierbare Ursache, ist eine symptomatische Therapie indiziert.

11.4.4 Therapie der Urtikaria

Ziel ist die Ausschaltung der Ursache (Allergenvermeidung, Sanieren von Infekten, Substitution des Magensaftes etc.). Ist die Ursache nicht bekannt oder nicht behebbar, ist eine symptomatische Therapie mit Antihistaminika indiziert; diese soll bei chronisch rezidivierender Urtikaria langfristig erfolgen. Therapieunterbrechungen nach einigen Monaten sind angezeigt, um ein etwaiges spontanes Ende der Urtikaria zu registrieren. Bei ungenügender Wirksamkeit kann eine Kombination von H1- und H2-Blockern versucht werden. Ferner empfiehlt sich die Meidung von Alkohol, Gewürzen, ACE-Hemmen und Aspirin bzw. anderer NSAID (häufig Auslösung von Schüben). Systemische Kortikosteroide sind als langfristige Behandlung kontraindiziert, können aber zur Unterdrückung von Aktivitätsspitzen kurzfristig und intermittierend eingesetzt werden (bei Typ III-Immunreaktion immer erforderlich). Plasmapherese und Cyclosporin A sind wirksam, jedoch nur in Extremfällen zu überlegen.

Eine wichtiges Mittel zum Management der physikalischen Urtikaria kann die bewußte Ausnützung der Refraktärphase sein (z. B. ein heißes Bad vor einem abendlichen Theaterbesuch). Abhärtungsbehandlungen, etwa durch regelmäßige kalte Duschen bei Kälteurtikaria, waren früher häufig geübt, sind aber nicht von gesichertem Nutzen.

11.5 Figurierte Erytheme

Unter diesem Begriff werden mehrere exanthematische Dermatosen zusammengefaßt, denen auffällig konfigurierte (d. h. anuläre, zirzinäre, polyzyklische, girlandenförmige) und über die Haut wandernde Erytheme gemeinsam sind. Ansonsten herrschen im klinischen Bild wie in der Bedeutung der einzelnen Vertreter Unterschiedlichkeit. Die figurierten Erytheme gelten als Intoleranzreaktion der Haut mit Ähnlichkeit zur Urtikaria, doch läßt sich häufig kein auslösendes Agens finden.

Morphogenese „figurierter" Läsionen. Die Ausbildung anulärer und oft bizarrer, aus Ringsegmenten zusammengesetzter Herde ist einer Reihe gänzlich verschiedenartiger Dermatosen gemeinsam. Sie beruht auf der zentrifugalen Ausbreitung eines pathologischen Prozesses bei gleichzeitiger zentraler Rückbildung. Solche Prozesse können durch vasoaktive Substanzen (z. B. Urtikaria), zelluläre Infiltration (z. B. Granuloma anulare, Sarkoidose) oder auch durch infektiöse Agentien vermittelt werden (z. B. Dermatomykosen, Ringelröteln). Die figurierten *Erytheme* sind durch ihre schnelle Wanderung und meist auch Langlebigkeit gekennzeichnet.

Erythema anulare centrifugum (Abb. 11.28). Eine „klassische" Dermatose (vor 90 Jahren von Darier beschrieben) und Hauptvertreter der figurierten Erytheme.

Klinik. Man unterscheidet eine oberflächliche und eine tiefe Verlaufsform. Die erstere ist durch erythematöse, die letztere durch plaqueartig erhabene Läsionen geprägt, die schubartig auftreten, sich peripher ausbreiten, polyzyklische Gestalt annehmen, zentral abblassen bzw. einsinken und ring- bzw. wallartige Figuren ausbilden. Epidermale Beteiligung ist unterschiedlich intensiv: oft fehlt sie, manchmal besteht eine halskrausenartige Schuppung (typischerweise am in-

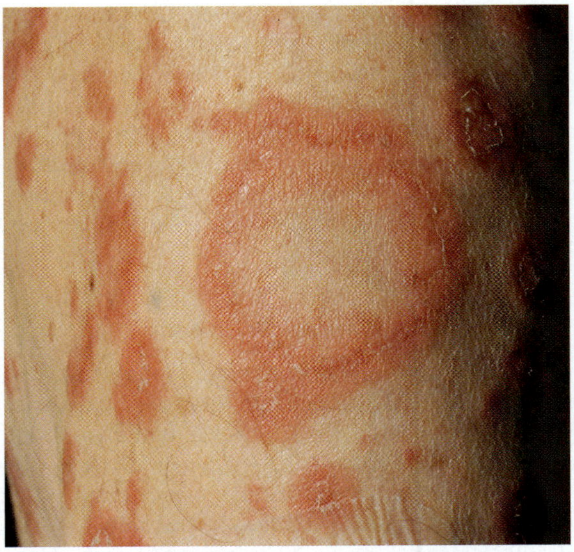

Abb. 11.28. Erythema anulare centrifugum. Ringförmige quaddelähnliche Läsionen mit typischer Schuppenkrause am inneren Abhang des Randwalls

neren Abhang des Randwalls, da die Schuppung als Folge der Entzündung mehrere Tage nachhinkt), selten sogar Krusten. Die Herde sind langlebig (Wochen bis Monate), die Wanderungsgeschwindigkeit beträgt einige Millimeter pro Tag (zur Unterscheidung von der Urtikaria ist daher tägliches Nachzeichnen der Konturen nützlich). Der Verlauf ist schubartig und kapriziös chronisch-rezidivierend.

Histologie. Charakteristische dichte, scharf abgegrenzte („ärmelartige"), lymphozytäre perivaskuläre Infiltrate. Spongiose und Parakeratose verschiedenen Ausmaßes.

Pathogenese. Unbekannt.

Ätiologie. In manchen Fällen Assoziation mit chronischen Infektionskrankheiten (Fokalinfekte, gastrointestinale Kandidiasis, Tuberkulose, virale Infekte, z. B. EBV), in anderen mit internen Neoplasmen, insbesondere Lymphomen.

Therapie. Elimination etwaiger Begleitkrankheiten. Symptomatische Therapie mit Anithistaminika ist meist wenig erfolgreich, systemische Kortikosteroide wirken unterdrückend, allerdings in relativ hohen Dosen.

Erythema marginatum (rheumaticum) (Abb. 11.29). Eine sehr seltene Dermatose, die nur in Assoziation mit akutem rheumatischem Fieber beobachtet wird (s. S. 234). Das klinische Bild ist wegen seiner multiplen bizarren zartlinigen Herde und der exzessiven Wanderungsgeschwindigkeit hoch charakteristisch.

Erythema gyratum repens (Abb. 11.30). Gleichfalls selten, eine obligate Paraneoplasie (Assoziation mit soliden Tumoren und Lymphomen). Auch hier ist das klinische Bild sehr charakteristisch: Es setzt sich aus multiplen konzentrischen, bizarr verlaufenden Linien zusammen („Holzmaserung").

Differentialdiagnose der figurierten Erytheme. Schwierig kann die Abgrenzung von der Urtikaria, den Ringelröteln, dem Erythema migrans und der oberflächlichen Plaqueform des Granuloma anulare (dem sogenannten Erythema arcuatum) sein.

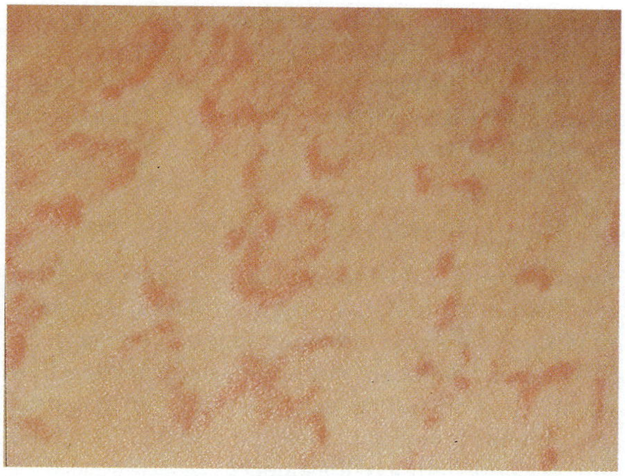

Abb. 11.29. Erythema marginatum rheumaticum. Ein flüchtiges figuriertes Erythem: schnelle zentrifugale Ausbreitung und partielle Rückbildung führt zu bizarren Kreissegmenten

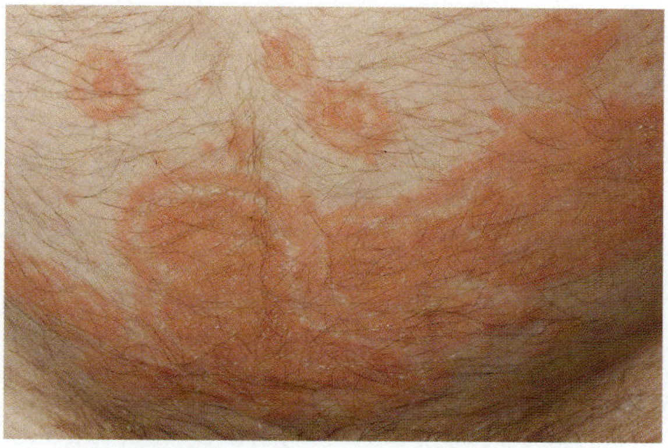

Abb. 11.30. Erythema gyratum repens bei einem Patienten mit chronischer myeloischer Leukämie. „Holzmaserungsähnliche" Figuren durch Konfluenz konzentrischer Erytheme

11.6 Erythema exsudativum multiforme, Stevens-Johnson Syndrom und toxische epidermale Nekrolyse

...

Erythema exsudativum multiforme (EM), Stevens-Johnson Syndrom (SJS) und toxische epidermale Nekrolyse (TEN) sind verwandte, aber qualitativ und graduell sehr unterschiedliche Intoleranzreaktionen, denen klinisch das Merkmal der „Irisläsion" und histologisch das der epidermalen „Satellitenzellnekrose" gemeinsam ist. EM ist häufig, meist mild und in der Regel mit rezidivierendem Herpes simplex assoziiert. SJS ist seltener, schwerwiegend und wird meist durch Medikamente ausgelöst; TEN ist am seltensten, gleichfalls meist medikamentenassoziiert und lebensbedrohlich – eine Notfallsituation der Dermatologie.

Klassifikation: Obwohl das EM eine klassische Dermatose ist (Erwähnung im Altertum, Erstbeschreibung 1866 durch Hebra), besteht über die Klassifikation dieser Krankheitsgruppe trotz jahrzehntelanger Diskussion bis heute Uneinigkeit. Ursprünglich unterschied man ein (mildes) EM minus von einem (schwereren) EM majus (syn. SJS); TEN galt als mit SJS überlappend, aber eigenständig. Alle drei Krankheitsbilder wurden als polyätiologisch aufgefaßt. Gute morphologische Argumente sprechen heute dafür, das Herpes simplex-assoziierte EM als eigenständiges Syndrom aufzufassen, das SJS hingegen mit der TEN (als deren leichtere Verlaufsform) gleichzusetzen und die Bezeichnungen „majus" und „minus" abzuschaffen (wie es auch hier geschieht). SJS und TEN gelten nach wie vor als polyätiologisch. Ein Ende des terminologischen Streits ist wohl erst nach restloser Aufklärung der Pathomechanismen zu erwarten.

Erythema exsudativum multiforme

Epidemiologie. EM ist relativ häufig (ca 1 % der dermatologischen Visiten), tritt weltweit ohne Geschlechtsprädilektion auf und bevorzugt Jugendliche und junge Erwachsene. Es ist selbstlimitiert, neigt zu Rezidiven (mindestens ein Drittel der Fälle) und zur saisonalen Häufung im Frühjahr (Auslösung durch UV-Licht-bedingte Herpes simplex-Episoden?).

Klinik. EM tritt ohne oder nach nur geringfügigen Prodromi auf (mildes Fieber, Grippegefühl). Das Exanthem entwickelt sich schnell und schubartig innerhalb einiger Tage und besteht aus einzelnen bis zu hunderten Läsionen. Diese erscheinen zuerst an Gesicht und Extremitäten, bevorzugen Akren und Streckseiten, breiten sich zentripetal aus und greifen meist nur wenig auf den Stamm über (Abb. 11.31). Läsionen an der Mundschleimhaut (Wangen, Gingiva – meist milde) werden in bis zu 50 % beobachtet.

Primäreffloreszenz ist die sogenannte *Irisläsion* (Abb. 11.32): ein kreisrunder hellroter, zunächst münzgroßer flach erhabener und tastbarer Herd, der sich peripherwärts ausbreitet (bis einige Zentimeter) und gleichzeitig im Zentrum einsinkt. Hier kann er sich entweder zurückbilden oder intensivieren, d.h. eine Purpurakomponente oder auch Blasen ausbilden. Durch Aktivitätsschübe vom Zentrum aus entwickeln sich konzentrische Ringe („*Schießscheibenphänomen*"), die manchmal auch Bläschensäume tragen („*Herpes iris*")(Abb. 11.33). Irisläsionen ähneln Quaddeln, sind aber *nicht flüchtig* und unverrückbar. Sie treten in einer Skala von Intensitätsabstufungen auf: im mildesten Fall nahezu erythematös, im heftigsten bullös. Hiervon leitet sich die Bezeichnung „multiforme" ab, doch bezieht sich diese *nicht auf ein im individuellen Fall* buntes Bild (gewöhnlich herrscht nur ein einziger Läsionstyp vor). Die Läsionen des EM bilden klinisch keine Nekrosen aus und heilen auch unbehandelt innerhalb einiger Wochen narbenlos ab. Lymphadenitis tritt nur bei Befall der Mundschleimhaut auf, Systemzeichen und Befall innerer Organe fehlen. Die Laborwerte sind meist unauffällig (gelegentlich mild erhöhte Blutsenkung, Leukozytose, Akutphasenproteine).

Rezidivierendes EM. Gelegentliche Rezidive sind häufig, chronisches Rezidivieren hingegen eher selten (manchmal kommt es zu anhaltend dichtgedrängten Rezidiven, eine Episode wird von der nächsten praktisch abgelöst – „kontinuierliches EM"). Solche Fälle werden so gut wie stets von chronisch-rezidivierendem Herpes simplex ausgelöst und sind häufig mit dem Haplotyp DQw3 korreliert.

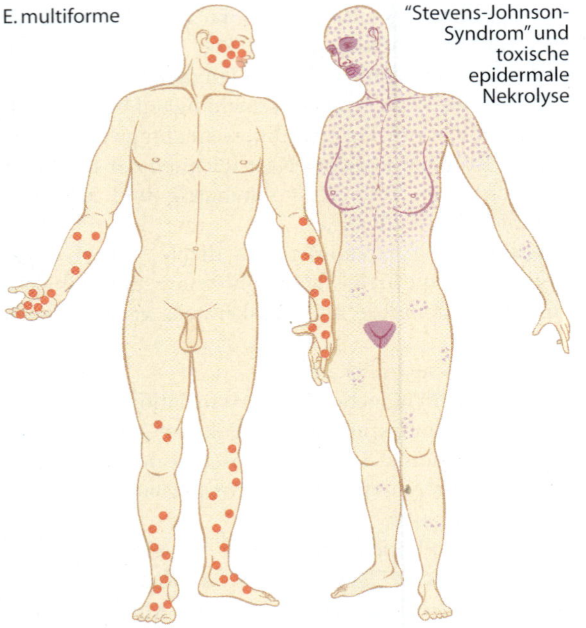

Abb. 11.31. Verteilung der Läsionen bei Erythema multiforme und Stevens-Johnson-Syndrom (toxische epidermale Nekrolyse)

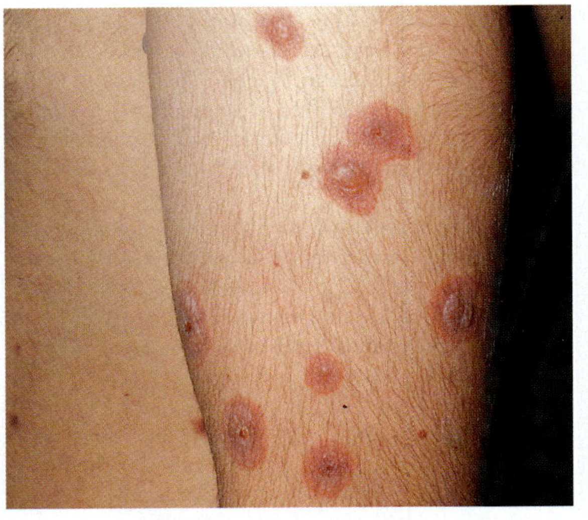

Abb. 11.32. Irisläsionen mit zentralen Blasen am Oberarm

Histologie. Ödem und ausgeprägtes mononukleäres Infiltrat der papillären Dermis (vorwiegend CD4 + T-Zellen) mit Exozytose in die Epidermis (vorwiegend CD8 + T-Zellen). In letzterer fallen eosinophile Einzelzellnekrosen auf (von Lymphozyten umringte nekrotische Keratinozyten – „Satellitenzellnekrosen"), später ausgedehntere Nekrose; vakuolisierende Degeneration der Basalzellen, Begleitspongiose, junktionale und/oder subepidermale Blasenbildung.

Ätiologie (Tabelle 11.9). Nach heutiger Auffassung ist das rezidivierende EM stets (oder nur ausnahmsweise nicht) durch *rezidivierenden* Herpes simplex (Typ I > II; meist Herpes labialis; *keine* Assoziation mit primärer Herpes simplex-Infektion!) ausgelöst, wobei der Herpes

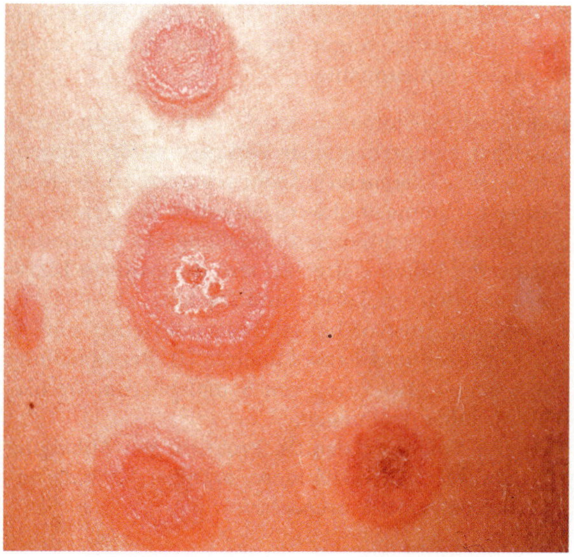

Abb. 11.33. Herpes iris. Quaddelähnliche Läsionen mit konzentrischen Ringen aus Bläschen, Krusten und Hämorrhagien

Tabelle 11.9. Erythema multiforme und Stevens-Johnson-Syndrom: auslösende Faktoren (Auswahl)

E. multiforme minor:		
	Herpes simplex (~100 %)	
	Streptokokken, Mykoplasmen	
	Progesteron	
	Kontaktallergene (als Streuphänomen)	
Stevens-Johnson-Syndrom und toxische epidermale Nekrolyse:		
	Medikamente:	Sulfonamide
		NSAID
		Hydantoine
		Allopurinol
		Carbamazepin
		Barbiturate
		Antibiotika, Tuberkulostatika
	Mykoplasmen	
	diverse virale und bakterielle Infektionen	
	Neoplasien	
	Kollagenosen	

simplex nicht selten subklinisch verläuft; für das sporadische EM gilt vermutlich ähnliches (unbewiesen). Evidenz: Mehr als der Hälfte der Fälle von rezidiverendem EM geht eine Herpes simplex-Episode voraus (Intervall individuell verschieden, Stunden bis ca 1 Woche). In zirkulierenden Immunkomplexen wurden Virusantigene, in EM-Läsionen (inkomplette) Virus-DNS nachgewiesen. Bei chronisch-rezidivierendem EM können durch Daueradministration von Acyclovir weitere Rezidive unterdrückt werden, selbst wenn ein vorangehender Herpes simplex klinisch nicht erhebbar ist („idiopathisches" EM). Mögliche weitere Trigger sind andere Virusinfekte (z. B. Coxsackieviren) und Progesteron.

Pathogenese. EM beruht auf einer zellulären zytotoxischen Immunreaktion gegen Keratinozyten, die Herpes simplex-Antigene exprimieren. Virus-DNS wird hämatogen (vorwiegend in Monozyten) in die Haut transportiert und an Keratinozyten abgegeben; in letzteren erfolgt eine limitierte Replikation mit Expression einiger Virusantigene (*keine* Infektion!). CD8 + zytotoxische T-Tymphozyten induzieren Apoptose der betroffenen Keratinozyten (Satellitenzellnekrosen). Die historische Interpretation als Immunkomplexvaskulitis ist obsolet. Die Ursache der starken dermalen Entzündung, die das EM vom SJS unterscheidet, ist nicht klar.

Differentialdiagnose. SJS, Urtikaria, urtikarielle Vasculitis, bullöses Pemphigoid, multiformeartige Streureaktion bei Kontaktallergien (Sulfonamide, Antihistaminica, pflanzliche Allergene).

Therapie. EM bedarf meist nur symptomatischer Therapie (Schüttelmixturen, Kortikoidcremes, Mundspülungen etc). Systemische Kortikoidstöße sind in der Regel überflüssig (wenn auch wirksam) und werden von mancher Seite als kontraindiziert betrachtet. Bei chronisch-rezidiverendem EM wäre Acyclovir (bzw. dessen Analoga) die logische Behandlung; allerdings kommt diese meist zu spät (nur in der Phase der Virusreplikation wirksam). In schweren Fällen wird daher eine niedrigdosierte Dauerprophylaxe durchgeführt (siehe S. 274).

Stevens-Johnson Syndrom, toxische epidermale Nekrolyse

Trotz prinzipieller Analogien unterscheidet sich SJS von EM in seiner klinischen Morphologie, aber auch Wucht und Breite seiner Symptomatik: die Hauterscheinungen sind vehementer, Befall der hautnahen Schleimhäute massiv und prominent, Systemzeichen und Befall innerer Organe nicht selten. SJS und TEN werden einander im Prinzip gleichgesetzt; folgende quantitative Unterscheidung wurde vorgeschlagen: SJS Befall von $< 10\,\%$, TEN von $> 30\,\%$ Körperoberfläche; Fälle zwischen 10 und 30 % gelten als „Übergangsfälle".

Epidemiologie. SJS und TEN sind mit Inzidenzen von je ca 1–2/Million Bevölkerung/ Jahr relativ selten. Vorkommen während des gesamten Lebens, Häufigkeitsgipfel in Kindheit und in der zweiten Lebenshälfte. Frauen sind häufiger betroffen.

Klinik (Abb. 11.34). Dem Exanthem gehen oft erhebliche Prodromi voraus (Fieber, Grippegefühl, Pharyngitis, Kopfschmerz, Myalgien, Erbrechen etc). In dieser Phase erhält der Patient häufig Medikamente (z. B. Antibiotika oder NSAID), die später bei der Ermittlung des auslösenden Agens Verwirrung stiften können.

Der Beginn des Exanthems ist abrupt, die Ausbreitung rasch. Es erscheint zunächst in Gesicht, Hals und den zentralen Rumpfbereichen und breitet sich dann zentrifugal weiter aus. Die Einzelläsionen sind fahllivide, unregelmäßige Erytheme (*nicht* erhaben!), größer

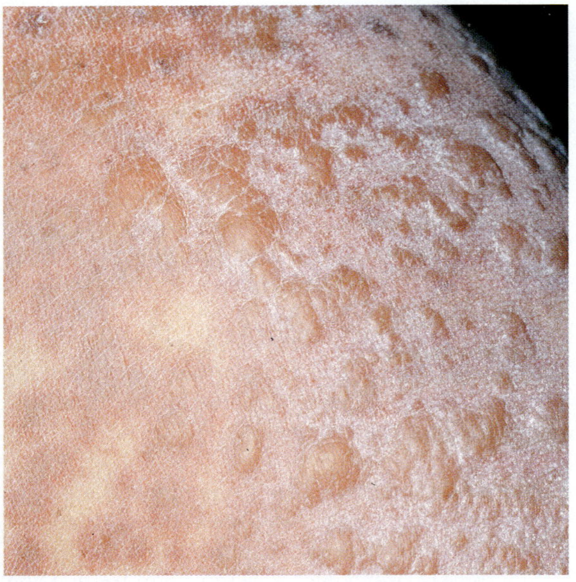

Abb. 11.34. Toxische epidermale Nekrolyse, frühes Stadium. Konfluierendes makulöses Exanthem mit Blasenbildung

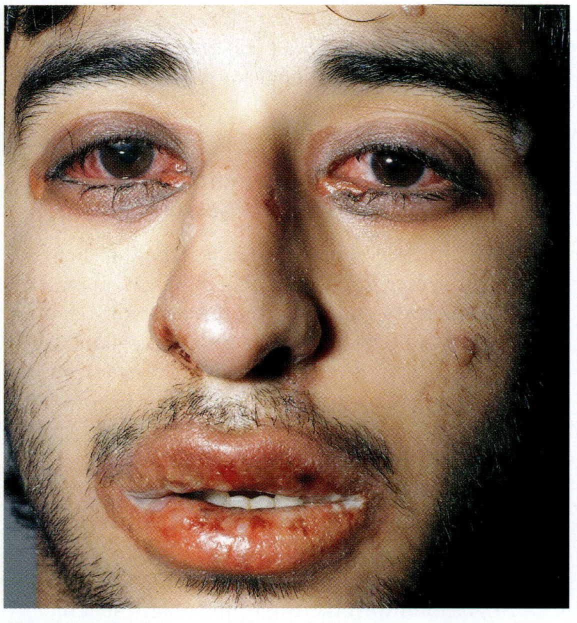

Abb. 11.35. Erythema multiforme. Irisläsionen an Gesicht (Oberlider!), ausgeprägte Konjunktivitis und erosive Cheilitis. Nicht sichtbar ist hier die Denudation fast der gesamten Mundschleimhaut („Ektodermosis pluriorificialis“)

als die Läsionen des EM und neigen zur Konfluenz (Abb. 11.31). Vollausgeprägte Irisläsionen finden sich nicht (oder sehr selten), häufig ist jedoch ein livid-hämorrhagisches Zentrum („atypische“ Irisläsionen). Die Erytheme zeigen schon früh Neigung zur Nekrose: das direkte Nikolskizeichen ist positiv (Epidermis kann durch zarten Fingerdruck weggeschoben werden), es treten auch spontan schlaffe, oft hämorrhagische Blasen auf; deren Decken rupturieren schnell, es entstehen disseminierte nässende, später hämorrhagisch verkrustete Erosionen. Gleichzeitig oft explosionsartig massive, fragile Blasen und Erosionen der hautnahen Schleimhäute:

- ausgedehnte Stomatitis und Cheilitis mit charakteristischer hämorrhagischer Verkrustung des Lippenrots. Diese Läsionen sind sehr schmerzhaft, die Nahrungsaufnahme erschwert, es besteht Sialorrhoe und regionale Lymphknotenschwellung. In besonders schweren Fällen erstrecken sich die erosiven Läsionen auf Pharynx, Larynx und Trachea;
- purulente, erosive Konjunktivitis mit Gefahr von Ulcus corneae und Panophthalmie (!). Bei Abheilung mögliche Entwicklung von Symblepharon, Trichiasis, Hornhauttrübungen;
- erosive Vulvitis, Balanitis, Proktitis. Bei Abheilung Gefahr sekundärer Phimose, narbiger Veränderungen an Vulva, Strikturen, etc.

Häufig sind alle drei, zumeist aber zwei dieser Schleimhautregionen betroffen; selten sind sie auch isoliert (ohne Hautläsionen) befallen (sog. „*pluriorifizielle erosive Dermatose*“, Abb. 11.35). Bei schwerer Ausprägung ist das SJS durch erhebliche Allgemeinerscheinungen und Beteiligung innerer Organe gekennzeichnet (siehe unten).

Toxische epidermale Nekrolyse (syn. Lyell-Syndrom). Dieses lebensgefährliche Reaktionsmuster der Haut wurde ursprünglich als eigenständig beschrieben, gilt heute aber als Maximalform des SJS; allerdings ist unklar, ob dies für *alle* Fälle von TEN zutrifft, da diese (selten) auch *ohne* vorhergehendes Exanthem sondern sofort mit diffusen großflächigen Erythemen auftritt („*reine*“ TEN). Klinisches Hauptmerkmal der TEN ist ihre oft täuschende Ähnlichkeit mit Verbrühungen („Syndrom der verbrühten Haut“).

Klinik (Abb. 11.36, 11.37). TEN verläuft analog der SJS, aber noch vehementer. Die Prodrome sind kürzer (1–2 Tage) und intensiver, zusätzlich typische Schmerzhaftigkeit der noch unauffälligen Haut und Konjunktiven. Das Exanthem führt so schnell zur Konfluenz, daß diffuse weitflächige Erytheme (bis zur Erythrodermie) das Bild prägen. Die Primärläsion ist makulös, besitzt nur mehr undeutliche oder keine Charakteristik von Irisläsionen und zeigt von Anfang an das direkte Nikolski-Zeichen. Durch spontane Bildung schlaffer Blasen löst sich die Epidermis wie bei Verbrennungen zweiten Grades großflächig ab; vorwiegend betroffen sind Gesicht und Aufliegestellen. Häufig auch Abschwimmen von Nägeln und Haaren. Gleichzeitig massive erosive, hämorrhagisch verkrustete Läsionen an Mund-, Anogenitalschleimhaut und Konjunktiven.

Systemzeichen und Labor. Fieber, Bewußtseinseinengung, Leukozytose (bei prognostisch ungünstigeren Fällen auch Leukopenie), Albuminurie, Transaminasenerhöhung, Akutphaseproteine, evtl. Hämokonzentration, Elektrolytverschiebungen, Azidose.

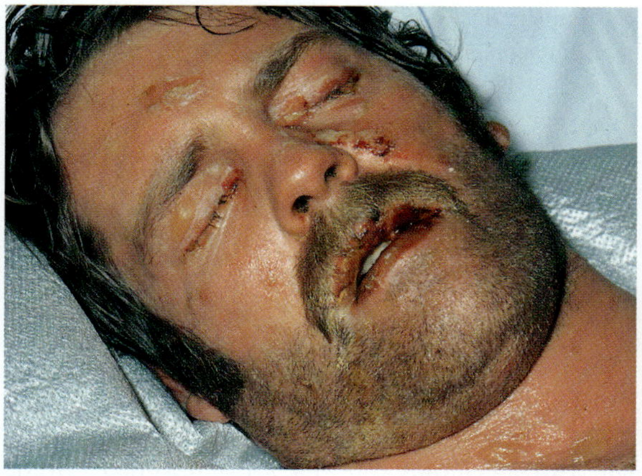

Abb. 11.36. Toxische epidermale Nekrolyse. Am Höhepunkt der akuten Phase kommt es zum diffusen Abschwimmen der nekrotischen Epidermis; am deutlichsten ist dies an den Augenlidern zu sehen. Beachte die gleichzeitige Abstoßung der Wimpern und die diffuse erosive Cheilitis

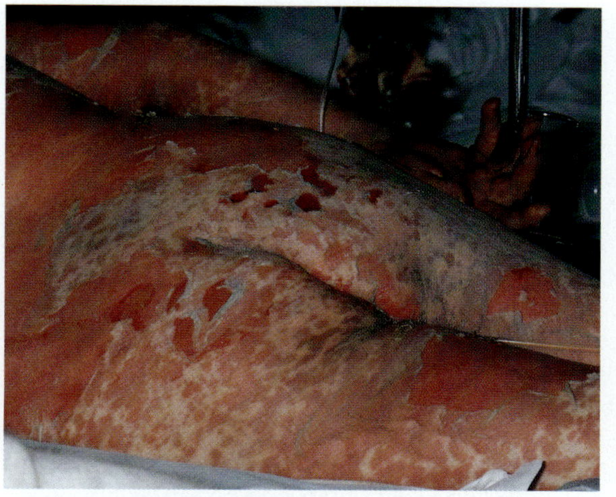

Abb. 11.37. Toxische epidermale Nekrolyse. Vollzogene weitgehende Ablösung der Epidermis, ausgedehnte Denudation; am Gesäß sind noch erythematöse Einzelläsionen erkennbar

Befall innerer Organe. Nekrotisierende Tracheobronchitis, Bronchopneumonie; selten Ösophagitis, Glomerulonephritis, Tubulusnekrose, Nierenversagen, Meningitis.

Histologie. Prinzipiell analog dem EM, jedoch unterschiedlich gewichtet: nur geringfügige bis fehlende entzündliche Infiltration der papillären Dermis („stumme Dermis"), hingegen ausgeprägte epidermale Nekrose (zu Beginn als „Satellitenzellnekrose", später der gesamten Dicke), basale Spaltbildung und Abhebung der gesamten Epidermis.

Ätiologie von SJS und TEN. Ein weites Spektrum ursächlicher Faktoren ist bekannt (s. Tabelle 11.9). Infekte sind ein eher seltener Auslöser (gut dokumentiert: Mykoplasmen). Beim SJS vorwiegender, beim TEN fast ausschließlicher Trigger sind Medikamente, insbesondere Sulfonamide, Butazone, Hydantoine und Allopurinol. Ausnahmsweise Ursachen: Kollagenosen, Lymphome, zerfallende Tumoren (Strahlentherapie!), Sepsis, Graft vs-host-Reaktion. In einem relativ kleinen Prozentsatz läßt sich kein Auslöser erheben („idiopathische" TEN); diese Fälle entsprechen oft der „reinen" TEN und gelten als prognostisch ungünstig.

Pathogenese. SJS und TEN werden als zytotoxische Immunreaktionen gegen Keratinozyten interpretiert, die (meist medikamentöse) Antigendeterminanten exprimieren. Nach rezenten Daten resultiert der Gewebsschaden (Apoptose!) aus massiver Freisetzung von TNFα seitens dermaler Makrophagen und zytotoxischer T-Zellen. Faktoren, die per se zur Freisetzung von TNFα führen, können TEN präzipitieren bzw. verschlechtern (UV, Röntgenstrahlen, Sepsis).

Verlauf und Prognose. Die Mortalität der SJS liegt, bei entsprechender Therapie, bei einigen Prozent; Komplikationen und Defektheilungen sind eher die Ausnahme als die Regel. Die Mortalität der TEN beträgt hingegen, je nach Ausgangslage und den Umständen der Behandlung, zwischen 15 und 75 %. Ungünstige prognostische Parameter sind: weite Ausdehnung des Hautbefalls, höheres Alter und schlechter Allgemeinzustand des Kranken, Einnahme multipler Medikamente, Neutropenie. In der Frühphase besteht die Gefahr in der Entwicklung eines hämodynamischen Schocks (allerdings weniger häufig als bei gleich ausgedehnten Verbrennungen), sowie eines Nieren- und/oder Herz-Kreislaufversagens. Nicht selten erliegen die Patienten einem Herzinfarkt. In allen Phasen stellt die Superinfektion der ausgedehnten Erosionen das Hauptrisiko dar, insbesondere mit Hospitalismuskeimen. Die Abheilung einer TEN nimmt viele Wochen, manchmal Monate in Anspruch und ist nicht selten von Narbenbildung der Schleimhaut und deren Komplikationen begleitet (Symblepharon, Trichiasis, Pannusbildung und Erblindung, anogenitale oder Ösophagusstrikturen). Selten sind narbige Restzustände der Haut (narbige Alopezie, Anonychie).

Fallbericht I: Eine 75 jährige Patientin erhielt wegen unklarer Gelenksbeschwerden bei grenzwertiger Harnsäureerhöhung vom Hausarzt Allopurinol. Drei Wochen später stellte sich ein fleckiges, schnell konfluierendes Exanthem an Gesicht, Rumpf sowie weniger der Extremitäten ein, in dem sich bald die Epidermis blasig ablöste. Es bestanden ausgedehnte Erosionen der Lippen, Mundschleimhaut sowie eine schwere Konjunktivitis. Unter der Diagnose einer toxischen epidermalen Nekrolyse wurde mit einer hochdosierten Kortikosteroidtherapie begonnen (1000 mg i. v.), unter gleichzeitiger prophylaktischer Antibiotikagabe. Die Progression kam nach einigen Tagen zum Stillstand, doch stellte sich ein paranoid-halluzinatorisches Durchgangssyndrom ein, unter dessen Wirkung sich die Patientin wiederholt die Infusionsnadeln entfernte und die Haut von den Unterarmen abzog. Im Zug der parenteralen Ernährung kam es zu Elektrolytverschiebungen und gleichzeitig zu einer zunehmenden Linksherzinsuffizienz. Der Enzymverlauf zeigte einen Herzinfarkt an, der sich als nicht transmural herausstellte. Anschließend stellte sich eine Darmatonie mit Subileus ein. Nach entsprechender Therapie dieser Komplikationen und Ausschleichen der Kortikosteroidtherapie kam es zur weitgehenden Reepithelisierung der Hauterosionen und zur Besserung des Allgemeinzustands. Durch konsequente Lokaltherapie wurden narbige Spätkomplikationen an den Augen vermieden. Die Patientin wurde nach fünfwöchigem Spitalsaufenthalt zur Rekonvaleszenz in ein Sanatorium überwiesen.

Fallbericht II: Ein 51 jähriger Patient wurde wegen eines Glioblastoma multiforme operiert und postoperativ zur Anfallsprophylaxe auf Hydantoin eingestellt. Im Rahmen der Nachbestrahlung trat eine diffuse Rötung der Haut im gesamten Kopfbereich mit blasiger Abhebung auf; an Hals und Rumpf fand sich ein schütteres multiformeartiges Exanthem. Nach Umstellung auf Valproinsäure, Sistieren der Bestrahlung und einem systemischen Kortikosteroidstoß kam es nach drei Wochen zur Abheilung, die Bestrahlung konnte wieder aufgenommen werden.

Therapie. Die Erkennung und Elimination (wenn möglich) der auslösenden Ursache (Medikament, Infekt) ist der erste wesentliche Schritt der Behandlung. SJS und TEN sind dermatologische Notfälle und bedürfen intensiver Behandlung (nicht unbedingt auf einer Intensivstation!).

! Obwohl in den letzten Jahren stark propagiert, ist die Behandlung der TEN nach den Grundsätzen der Verbrennungsbehandlung ***nicht*** angezeigt. Grund: die TEN ist eine entzündlich-nekrotisierende Krankheit der Epidermis, läuft ohne wesentlichen Gefäßschaden ab und führt trotz ihrer Gefährlichkeit viel seltener zu Hämokonzentration und Schock als die Verbrennungskrankheit. Frühdebridement ist nicht angezeigt, plastische Deckung in der Regel überflüssig.

Die Indikation systemischer Kortikosteroide war früher die Hauptsäule der Behandlung, wird aber heute von manchen, meist Verbrennungsspezialisten, abgelehnt. Rationale der Kortikosteroide ist die Unterbrechung des Entzündungsvorgangs: möglichst schnelle Verabreichung eines mittelhoch dosierten Stoßes (80–120mg Methylprednisolon/Tag, wenn möglich per os). Die Skepsis gegenüber Kortikosteroiden beruht auf der Sorge vor Superinfektion; um einer solchen entgegenzuwirken, sollten Steroide nicht länger gegeben werden als bis die Aktivität des Exanthems nachläßt (einige Tage) und dann ausgeschlichen werden. Zusätzlich sollten prophylaktisch Antibiotika verabreicht werden (in der Regel Penizillin plus Ampizillin und penizillinaseresistentem Penizillin).

! Penizillin ist ein sehr seltener Auslöser von SJS-TEN; bei anamnestischen Hinweisen auf ein mögliche Rolle sollten Alternativantibiotika gegeben werden. Jedenfalls überwiegt der Nutzen der Antibiotika weit das mit ihnen verbundene Risiko.

Obligatorisch ist die Sicherung der Diagnose durch Biopsie, frühzeitiges und regelmäßiges Durchführen von Abstrichen und Kulturen, Anlegung einer Leitung (ev. zentral; Cave: Infektionsgefahr!) sowie die Überwachung der vitalen Blutparameter und deren Korrektur. Hochkalorische Diät, wenn erforderlich parenteral. Die Lokaltherapie sollte in der Frühphase trocken erfolgen, der Patient sollte auf metallbeschichteten Folien gebettet und mit solchen bedeckt werden (Vermeidung des Anklebens und Herunterreißens von losen Hautfetzen). Keinesfalls kann die in Verbrennungszentren übliche traumatische Entfernung nekrotischer Epidermis noch in der Frühphase befürwortet werden. Besonderes Augenmerk muß der Augentherapie zugewandt werden (Salben zur Verhinderung von Synechien und deren Komplikationen).

Differentialdiagnose. SJS muß von EM und makulösen toxischen Exanthemen unterschieden werden. Die Differentialdiagnose der TEN ist schwieriger; mehrere Krankheiten können ihr klinisch außerordentlich ähneln:

- das „staphylococcal scalded skin syndrome", eine vorwiegend bei Kleinkindern auftretende Staphylokokkeninfektion, bei der durch das Staphylokokkentoxin Exfoliatin eine großflächige verbrühungsähnliche Exfoliation der Hornschicht zustandekommt. Unterscheidung durch Histologie bzw. exfoliative Zytologie (siehe S. 237)
- Das generalisierte fixe Arzneimittelexanthem (siehe Kap. 229). Das fixe Arzneimittelexanthem tritt üblicherweise nur als solitäre oder wenige größere Läsionen auf und zeigt histologisch Ähnlichkeit mit dem EM. In seltenen Fällen tritt es generalisiert oder erythrodermatisch auf und ist dann nur schwer von der TEN zu unterscheiden (Entstehung aus großflächigen Erythemen, lividroter Farbton, Anamnese früherer, weniger ausgedehnter Episoden, Abschwimmen der Haut weniger ausgeprägt, kein Schleimhautbefall). Die Prognose des generalisierten fixen Arzneimittelexanthems ist viel günstiger als die der TEN.
- Verbrühungen und bestimmte Arten von Verätzungen (Paraffin, Benzin etc.).

11.7 Erythema nodosum

Ein Reaktionsmuster des subkutanen Fettgewebes, das klinisch durch tiefe, entzündliche Knoten der Extremitätenstreckseiten und histologisch durch septale Pannikulitis charakterisiert ist.

Das Erythema nodosum ist eine seltenere, episodische und selbstlimitierte Intoleranzreaktion, die das frühe Erwachsenenalter und das weibliche Geschlecht bevorzugt. Es manifestiert sich fast stets als akutes Geschehen mit deutlicher Rezidivneigung, chronische Verlaufsformen sind selten („chronic migratory panniculitis", „chronisches Erythema nodosum"). Es zeigt in Verlauf und auslösenden Faktoren Ähnlichkeiten mit Erythema multiforme, mit dem es gelegentlich gemeinsam auftritt.

Klinik (Abb. 11.38). Unscharf begrenzte, hellrote, hitzende, sehr schmerzhafte („schon Berührung durch die Bettdecke schmerzt") flache Knoten von bis Handtellergröße über den Schienbeinen, seltener auch an den Streckseiten der Oberschenkel und Unterarme. Die Knoten treten meist nur in geringer Zahl und schubweise auf, sind immer bilateral und etwa symmetrisch. Innerhalb einiger Wochen bilden sie sich ohne Exulzeration oder Narben zurück. Charakteristisch ist hierbei ein Farbwechsel ähnlich wie bei Hämatomen: von rot über blau, grün zu gelb und braun („Erythema contusiforme").

Allgemeinerscheinungen sind obligatorisch, aber oft milde (Fieber, Krankheitsgefühl, Arthralgien, selten Episkleritis). Kein Befall des extrakutanen Fettgewebes!

Labor. Hohe Senkung, Leukozytose, daneben pathologische Laborwerte im Zusammenhang mit der Grundkrankheit (z. B. erhöhte Antistreptolysin-Titer).

Histologie. In der Frühphase perivaskuläre leuko-lymphozytäre Infiltrate und Ödem der bindegewebigen Fettgewebssepten, Gefäßschwellung und Hämorrhagien (keine Vaskulitis!). Später Dominieren von mononukleären Zellen und Fremdkörperriesenzellen.

Ätiologie. Der in Europa bei weitem häufigste der zahllosen möglichen Auslöser sind Streptokokkeninfekte, meist der oberen Luftwege; typischerweise tritt das Erythema nodosum 2–3 Wochen nach dem Infekt auf. Nicht seltene Ursachen sind ferner Infekte mit Yersinia enterocolitica und Sarkoidose. In letzterem Fall handelt es sich um das sogenannte Löfgren-Syndrom (Erythema nodosum und bihiläre Lymphadenopathie), eine typische Frühmanifestation der Sarkoidose mit guter Prognose. Eine früher häufige Ursache war die Tuberkulose. Medikamente spielen keine wichtige ursächliche Rolle. Ausnahme: Kontrazeptiva (Gestagenkomponente?).

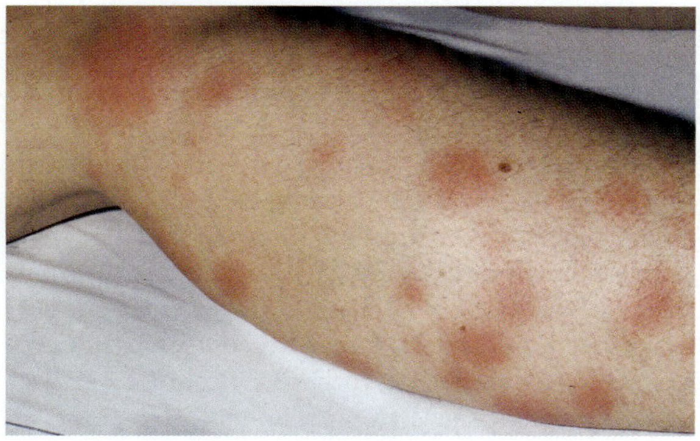

Abb. 11.38. Erythema nodosum. Flach erhabene, unscharf begrenzte, gerötete Knoten an der Streckseite des Unterschenkels

Pathogenese. Die zugrundeliegenden Immunmechanismen sind nicht gut charakterisiert. Im akuten Schub werden IgM und C3 in den Gefäßwänden gefunden.

Therapie. Aussschaltung der zugrundeliegenden Krankheit, entzündungshemmende Lokaltherapie, Bettruhe, nonsteroidale Antiphlogiostika. Bei schwererem Verlauf Kortikoidstoß (wenn nicht durch ursächliche Infektionskrankheit kontraindiziert).

Differentialdiagnose. Hämatome, prätibiales Myxödem, Erythema induratum Bazin (Nodulärvaskulitis).

11.8 Kutane nekrotisierende Vaskulitis (s. S. 497).

11.9 Graft-vs-Host-Reaktion (GvHR) bzw. -Krankheit (GvHD)

Bei immunsupprimierten Patienten nach Knochenmarkstransplantation auftretende Reaktionen durch immunkompetente Spender-T-Lymphozten, die Gewebe des Empfängers als „fremd" erkennen und vorwiegend an Haut, Gastrointestinaltrakt und Leber potentiell bedrohliche Entzündungen hervorrufen können. Die Gesamtheit der GvHR wird GvHD genannt. Man unterscheidet eine akute und eine chronische GVHD. Die GvHD ist eine Modellkrankheit zum Verständnis mehrerer Dermatosen mit unklarem Pathomechanismus (Erythema multiforme, Lichen ruber, Lichen sclerosus, Sklerodermie).

Epidemiologie. Eine erst seit der Ära der Knochenmarkstransplantation und nur an Transplantationszentren häufiger beobachtete Krankheit (grundsätzlich auch bei Transfusion unbestrahlten Vollbluts und bei transplazentarer Übertragung von Lymphozyten an Immunsupprimierte möglich). GvHR treten in bis zu 50 % der Patienten mit Knochenmarkstransplantation auf. Prophylaxe mit Cyclosporin A reduziert Inzidenz und Schwere der akuten, nicht aber der chronischen GvHD. Die akute GvHR entsteht zumeist 2–3 (selten mehr) Wochen, die chronische drei bis zwölf Monate nach Knochenmarkstransplantation. Letztere kann entweder kontinuierlich oder nach einem erscheinungsfreien Intervall aus der ersteren hervorgehen. Die chronische GvHD setzt eine vorherige akute GvHD zwar nicht voraus, doch ist letztere ein hoher Risikofaktor.

Pathogenese. Die GvHD entsteht überwiegend bei allogener Knochenmarkstransplantation; sie kann jedoch auch bei syngenen Spendern (eineiige Zwillinge) bei Ungleichheit der „minor histocompatibility antigens" auftreten. Hauptrolle spielen zytotoxische Spenderlymphozyten (meist, jedoch nicht ausschließlich CD8 +), die aufgrund unterschiedlichen Zelltropismus in verschiedenem Maß in die Zielorgane einwandern (Haut!). Zusätzliche Rollen spielen die bei der Vorbereitung („Konditionierung") des meist an Leukämie erkrankten Patienten durchgeführte Chemotherapie (Zyklophosphamid) und Ganzkörperröntgenbestrahlung, die obligatorische Antibiotikaprophylaxe (Sulfonamide), Infektionen (z. B. Zytomegalie) und das Ungleichgewicht von T-Lymphozyten-Subpopulationen in der Beginnphase der Besiedelung. Resultat der Besiedelung der Organe sind Entzündungsprozesse, die durch Zytokine vermittelt werden (TNF, INF-γ u. a. m.). Eine charakteristische Folge ist die Expression von Klasse-II-Antigenen und Adhäsionsmolekülen an Keratinozyten. Die chronische GvHD geht auf komplexere zelluläre Reaktionen zurück: Lymphknoten, Milz und Thymus(reste) sind Hauptzielorgane, die Entwicklung eines funktionstüchtigen Immunsystems ist nicht möglich. Folgen sind unter anderem humorale und zelluläre „Auto-"immunreaktionen, andererseits mangelnde Immunisierbarkeit der Patienten.

Akute GVHD.

Fieber, Eosinophilie, Diarrhoen, hepatische Dysfunktion und charakteristische Hautläsionen: Beginn mit Juckreiz, Druckschmerzhaftigkeit und Erythemen an Handflächen, Fußsohlen und der Retroaurikulärregion. Innerhalb eines oder weniger Tage Auftreten eines makulös-multiformeartigen Exanthems mit Prädilektion des seitlichen Rumpfes und der Extremitätenstreckseiten, Erosionen der Mundschleimhaut. Nach der Ausdehnung werden 4 klinische Schweregrade unterschieden (Grad I < 25 % der Körperoberfläche, Grad II bis 50 %; darüber Grad III). Die maximale Erscheinungsform (Grad IV) verläuft erythrodermatisch und mit Blasenbildung. Sie ist ununterscheidbar von der toxischen epidermalen Nekrolyse.

Histologie. Vakuolisierende Degeneration der basalen Keratinozyten, Einzelzellnekrosen mit peripherer Lymphozytenaggregation („Satellitenzellnekrosen"), relativ spärliches entzündliches Infiltrat der Dermis. Bei schwerem Verlauf zytolytische Spaltbildung der Basalschicht, ausgedehnte Nekrose der Epidermis.

Prognose und Therapie. Die akute GvHD ist im Prinzip selbstlimitiert und heilt bei mildem Verlauf ohne Residuen aus. Die Prognose hängt vom klinischen Schweregrad ab. Bei Grad I überleben etwa 90 %, bei Grad II 60 %, bei Grad IV ist die Prognose nahezu infaust. Todesursachen sind neben den schweren Haut- und Systemsymptomen infektiöse Komplikationen. Ab Grad II besteht die Indikation zur systemischen Immunsuppression (Kortikosteroide und Cyclosporin A, bei Nicht-Ansprechen Antithymozyten-Globulin).

Differentialdiagnose. Medikamentös-toxische Exantheme (Sulfonamide), Virusinfektionen (Mononukleose, Rubeolen, Zytomegalie), Urtikaria, Erythema multiforme.

Chronische GvHD

Eine Multisystemerkrankung mit Symptomen verschiedener Autoimmunkrankheiten. Hauptbefallen (> 90 %) ist die Haut: Lichen-ruber-ähnliche Papeln, oft exanthematisch, mit ausgeprägtem Befall von Haarfollikel und Mundschleimhaut (Papeln, Erosionen). Endzustände: retikuläre Hyperpigmentierungen, Alopezie, Nagelverlust, Vernarbungen der Mundschleimhaut. Ferner Lichen-sclerosus-und sklerodermieähnliche Veränderungen der Haut, trophische Ulzera, Siccasymptomatik (Xerophthalmie, Xerostomie, beides oft mit Erosionen, Ulzera, Vernarbungen). Befall innerer Organe: Ösophagus, Skelettmuskel, ZNS, Lunge, Leber, lymphatische Organe; Thrombopenie.

Histologie. Je nach dem klinischen Bild ähnlich Lichen ruber bzw. Lichen sclerosus oder Sklerodermie.

Prognose und Therapie. Die Prognose der chronischen GvHD ist relativ schlecht. Sie ist insofern selbstlimitiert, als sie nach Jahren mit oft erheblichen Residualschäden (z. B. Kontrakturen, Erblindung etc.) „ausbrennt". Ohne ausreichende Therapie überleben lediglich 20 % mit akzeptabler Lebensqualität, auch bei adäquater Therapie nur etwa 60 %. Todesursachen sind neben Organversagen Infektionskrankheiten. Indikation zur systemischen Therapie ist bei Befall von mehr als einem Organsystem gegeben (Kortikosteroide, Cyclosporin A, Azathioprin).

Differentialdiagnose. Lichen ruber, zirkumskripte Sklerodermie, zikatrizierendes Schleimhautpemphigoid.

11.10 Intoleranzreaktionen auf Nahrungsmittel (H. Kofler)

Nahrungsmittel können sowohl immunologisch als auch nicht-immunologisch bedingte Unverträglichkeitsreaktionen verursachen. Beide Reaktionstypen sind klinisch häufig sehr ähnlich. Hauptmanifestationsorte sind Gastrointestinaltrakt und Haut. Nahrungsmittel-„Allergien" sind zudem eine Modeerscheinung und werden von der Bevölkerung überbewertet.

Epidemiologie. Die Häufigkeit objektivierbarer Nahrungsmittelallergien wird auf 1–2 % der Normalbevölkerung geschätzt. Demgegenüber zeigen Befragungen, daß 10–20 % glauben, an einer solchen zu leiden.

(Nahrungsmittel-)„Allergie" ist ein inflationärer Begriff, unter dem der Laie (und manche Ärzte) vieles subsummieren: Migräne, Befindlichkeitsstörungen, Depression, Stuhlunregelmäßigkeiten, „chronic fatigue-syndrome", hyperaktive Kinder, Asthma, Rhinitis, Ekzeme, Urtikaria, Juckreiz u. v. a. m. werden gerne Nahrungsmitteln, Farbstoffen oder Additiva zugeschrieben. Oft soll der Arzt dem Patienten die fertige Eigendiagnose „Nahrungsmittelallergie" nur noch dadurch ergänzen, daß er mit seinen Tests feststellt, *worauf.*

Gastrointestinaltrakt und Nahrungsmittel. Nahrungsmittel sind komplexe Mischungen eßbarer organischer Verbindungen: Auf dem Teller des „Durchschnittsessers" landen täglich tausende verschiedene Substanzen, die anschließend mit dem Verdauungstrakt interagieren. Diese Interaktion wird durch die Modalitäten der Zubereitung (roh, gekocht, gebraten etc.) und durch Zusatzstoffe, Gewürze, Alkohol (resorptionsfördernd) und diverse Rückstände kompliziert.

Es ist weniger erstaunlich, daß es Nahrungsmittelallergien gibt, als daß es nicht wesentlich mehr davon gibt.

In der Interaktion mit Nahrungsmitteln wirkt der Gastrointestinaltrakt als Resorptionsorgan, als Reaktionsorgan (Vermittler von Immunreaktionen durch das GALT = „gut associated lymphoid tissue"), und schließlich auch als Manifestationsorgan von Unverträglichkeiten.

Makromoleküle werden im Gastrointestinaltrakt mittels diverser Enzymsysteme aufgespalten und über verschiedene Mechanismen resorbiert: nicht-selektive und Rezeptor-vermittelte Endozytose, direkte Penetration (z. B. Toxine, Viren), Persorption (Eindringen über die Interzellularräume: Stärke, Hefepartikel).

Antigene des Darminhalts werden durch akzessorische Zellen des Gastrointestinaltrakts erkannt und präsentiert. Der efferente Schenkel des gastrointestinalen Immunsystems besteht aus T-Zellen der Lamina propria und intraepithelial (mit Suppressor- – überwiegt beim Gesunden – bzw. Helferfunktion) und aus zu Plasmazellen differenzierenden B-Lymphozyten. Letztere sezernieren zu ca. 80 % IgA, ca. 20 % IgM und nur geringe Mengen IgG und IgE. IgA, über die „secretory component" zu Dimeren vernetzt, wirkt als blockierender Antikörper („Schutzüberzug der Schleimhaut", lokale Immunität).

Störungen aller genannter Funktionssysteme können Intoleranzreaktionen gegen Nahrungsmittel verursachen.

11.10.1 Nahrungsmittelallergene

Das Spektrum möglicher Allergene in Nahrungsmitteln ist naturgemäß enorm weit, doch sind die häufigsten auf relativ wenige Speisen beschränkt: Milcheiweiß, Ei, Fisch, Gemüse (letztere oft in Kreuzallergien mit Pollen, z. B. Sellerie-Beifuß), Obst, Hülsenfrüchte, Nüsse, Erdnüsse, Fleisch. Diese häufig zu Allergien führenden Speisen enthalten oft zahlreiche, nicht stets gut charakterisierte Allergene.

Die Prävalenz der diversen Nahrungsmittelallergien hängt u. a. von nationalen Vorlieben und Eßgewohnheiten ab. So werden in Norwegen häufiger Fisch-, in den USA Erdnußallergien, in Frankreich solche auf Schalentiere gefunden. Allergien auf Soja sind traditionell in Japan häufiger; seitdem auch in Europa mehr Soja genossen wird (etwa als Ersatz bei Kuhmilchallergie), steigt die Zahl der Sojaallergiker auch hier.

Kuhmilch ist die relativ häufigste Ursache von Nahrungsmittelallergien im Neugeborenen- und Kleinkindesalter (in der BRD sind ca. 2,8 % der Säuglinge Kuhmilchallergiker). Kuhmilch enthält zahlreiche Proteine, von denen über 25 als Allergene bekannt sind. Die wichtigsten sind das β-Laktoglobulin, die (α-, β- und $\varkappa$-) Kaseine (hitzestabil, nicht speziesspezifisch) und das (hitzelabile) α-Laktalbumin. Schon geringe Mengen Milcheiweiß können bei Sensibilisierten Symptome auslösen, daher ist für Allergiker auch die Kenntnis über „versteckte" Allergene – z. B. Milcheiweiß in Suppenwürfeln, Margarine, Eiscreme und Wurst von Bedeutung.

Hühnerei enthält als starkes Allergen Eiklar (Ovalbumin und das hitzeresistente Ovomukoid – im Rohzustand stärker allergen als gekocht!). Hühnereiweiß-Allergie ist gelegentlich mit einer solchen auf Hühnerfleisch assoziiert. Von praktischer Bedeutung ist eine manifeste (!) Hühnereiweißallergie bei bestimmten Impfungen: Influenza- und Gelbfieberimpfungen können durch Reste von Hühnereiweiß (Herstellung!) akute Impfkomplikationen verursachen.

Auch ***Fischeiweiß*** enthält Allergene (z. B. das hitzeresistente Allergen M), entgegen der landläufigen Meinung ist Fisch jedoch in weniger als 1 % Auslöser von Nahrungsmittelallergien. Selten – und nicht gut dokumentiert -können Rückstände von Fischeiweiß im Fleisch als Auslöser wirken.

Hülsenfrüchte lösen weniger häufig Allergien aus, doch besteht eine ausgeprägte Kreuzallergie von Leguminosen untereinander. Beachte: Zunehmend werden weniger bekannte Leguminosen als Füll- und Quellstoffe Genußmitteln und „Light"-Produkten zugesetzt (Guarkern –, Carageen-, Johannisbrotkernmehl).

11.10.2 Pathogenese und Systematik von Nahrungsmittelunverträglichkeit

Bei Verdacht auf Nahrungsmittelunverträglichkeit müssen zunächst Krankheiten des Gastrointestinaltraktes (primäre und sekundäre Malabsorptionsstörungen, Colitis ulcerosa, systemische Mastozytose, APUDome) und Intoxikationen durch verdorbene Speisen (Staphylokokkentoxine, verdorbene Fischkonserven, Giftpilze etc.). ausgeschlossen werden. Für die Fülle der verbleibenden, eigentlichen Unverträglichkeitsreaktionen wurde von der EAACI (European Academy of Allergy and Clinical Immunology) die in Abb. 11.39 dargestellte Einteilung vorgeschlagen.

Toxische Reaktionen

Auch unverdorbene Nahrungsmittel enthalten manchmal Toxine, die Reaktionen hervorrufen können (die jedoch *nicht* einer *individuellen* Überempfindlichkeit entsprechen). Solche Toxine können entweder natürlicherweise (z. B. Aflatoxine in Getreide und Nüssen, Solanin in rohen Kartoffeln und unreifen Tomaten, Histamin und andere Skombrotoxine in Thunfischen, Atropin in der Tollkirsche), oder als Kontaminanten vorkommen (Botulinustoxin, Ergotamin u. v. a.); sie können im Prozeß der Lebensmittelherstellung entstehen (z. B. Histamin), oder als Additiva beigegeben werden (illegalerweise etwa Methylalkohol). Toxische Reaktionen auf Nahrungsmittel rufen meist zentralnervöse Störungen, Leber- und Blutschäden hervor.

Fallbericht: Die Mutter von Präsident Lincoln soll an einer toxischen Reaktion nach Genuß von Milch verstorben sein; die Kühe hatten vor dem Melken die (giftigen) Pflanzen Eupatorium rugosum und Applopappus heterophyllus verspeist.

Nicht-toxische Reaktionen

Immunologisch bedingte Reaktionen. ***IgE-mediierten Reaktionen.*** Diese sind relativ gut bekannt, daher wird „Nahrungsmittelallergie" häufig fälschlich mit IgE-mediierter Soforttypreaktion gleichgesetzt. Zwei Grundmuster werden unterschieden:

Akute Reaktionen setzen rasch ein (Minuten nach Nahrungsaufnahme), sind heftig, von kurzer Dauer, überwiegend funktionell (d. h. ohne organisches Substrat) und meist mit hohem Sensibilisierungsgrad verbunden. Charakteristisches Beispiel sind Allergien auf Krustentiere (hohe allergene Potenz).

Verzögerte Reaktionen werden durch Typ-I-Spätphase („late phase")-Reaktionen verursacht, haben ihr Beschwerdemaximum erst nach Stunden und verlaufen milder. Auslöser sind vermutlich weniger potente und meist auch in geringeren Mengen zugeführte Allergene („Alltagsallergene"; z. B. Carageen, Gewürze). Wiederholte Einnahme kann zu Dauerbeschwerden führen. Verzögerte Reaktionen sind ungleich schwieriger zu erfassen als die akuten. Beide Reaktionsarten können auch nebeneinander ablaufen.

Verzögerte Reaktionen sind bei Kindern und Säuglingen besonders schwer nachweisbar, da IgE-Antikörper häufig fehlen und Prick-Tests negativ sind. Die Austestung sollte hier einen Patchtest auf das native Nahrungsmittel einschließen. Bei einer Serie von 189 Kindern mit Kuhmilchallergie ergab ein solcher Patchtest eine Spezifität von 89 %.

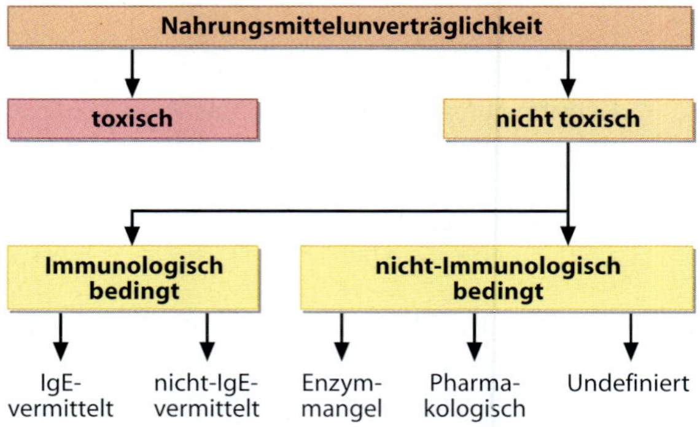

Abb. 11.39. Pathogenese der Nahrungsmittelunverträglichkeit

Klinische Symptome sind Anaphylaxie, Urtikaria und Quincke-Ödem, Asthma, Larynxödem, Erbrechen, Bauchschmerzen. Pollenallergiker reagieren manchmal auf bestimmte Rohgemüse und Obstsorten (Haselnuß, Walnüsse, Apfel, Kirsche, Karotte, Knollensellerie, Tomate) mit einer unmittelbar nach Schleimhautkontakt auftretenden Soforttypreaktion, meist beschränkt auf Mundhöhle und Pharynx, gelegentlich aber generalisiert („oral allergy syndrome"). Eine wichtige Rolle spielt auch das Lebensalter (Allergien auf Milch und Ei häufiger im Kindesalter, auf pollenassoziierte Nahrungsmittel im Erwachsenenalter).

Eine seltene und wenig erforschte Sonderform ist die anstrengungs-induzierte Anaphylaxie („exercise induced anaphylaxis"). Bei dieser ist das Auftreten anaphylaktischer Symptome an körperliche Anstrengung unmittelbar nach Genuß (meist kohlehydrathaltiger) Nahrungsmittel gebunden. Dieselben Speisen werden *ohne* Anstrengung vertragen.

Fallbericht: Eine 60jährige Kongreßteilnehmerin in Venedig, gesund, gut zu Fuß und bislang ohne Nahrungsmittelintoleranz, nahm abends wegen Kopfschmerzen zwei Tabletten Aspirin und ging anschließend mit Freunden zum Diner. Sie entschied sich, nach einer Vorspeise aus Meeresfrüchten, für eine vorzüglich gewürzte venezianische Leber, einen Teller Käse sowie ein Dessert aus frischen Beeren, und trank dazu auch mehrere Gläser Rotwein. Nach der Tafel wurde beschlossen, den Weg zum Markusplatz zu Fuß zurückzulegen, was auch in scharfem Gang geschah. Zwei Stunden später wurden die Freunde telefonisch aus dem Schlaf gerissen: Sie habe der Schlag getroffen, könne kaum noch reden und sei überall verschwollen. Die Untersuchung ergab eine schwere Urtikaria und Angioödeme, die sich nach systemischen Kortikosteroiden schnell zurückbildeten. Die Symptomatik trat später nicht wieder auf, auch bei Wiedergenuß gleicher Speisen.

Nicht-IgE-mediierte Nahrungsmittelallergien sind weniger gut erforscht. Vermutete Mechanismen sind Immunkomplexe, IgG-Antikörper und zelluläre Immunreaktionen. IgG-Antikörper werden häufig bei Patienten mit Nahrungsmittelunverträglichkeit nachgewiesen, finden sich jedoch auch bei Normalpersonen.

Beispiel eine nicht IgE-mediierten Nahrungsmittelallergie ist die ***Zöliakie.*** Ihr Pathomechanismuc ist nicht gänzlich geklärt; es finden sich antiGliadin-IgA- und IgG-Antikörper, zusätzlich α-Endomysium-Antikörper. Die wesentliche Rolle spielen vermutlich zellmediierte Reaktionen (Infiltration des Darmepithels mit γ/δ + T-Lymphozyten, Zottenatrophie). Klinisch und histologisch analog verläuft ein nicht so seltenes Krankheitsbild bei Säuglingen nach Umstellen auf Kuhmilchnahrung (Nachweis von IgA- und IgG-Antikörpern auf Kuhmilchprotein positiv). Ähnliche Befunde ergeben sich bei der nahrungsmittelinduzierten Enterokolitis bzw. Kolitis von Kindern (häufigster Auslöser: Kuhmilch- und Sojaprotein). Ein sehr seltenes Krankheitsbild ist schließlich das Heiner-Syndrom (nicht IgE-mediierte Kuhmilchunverträglichkeit, Lungenhämosiderose, Anämie).

Nicht-immunologische Nahrungsmittelreaktionen können auf mehreren Mechanismen beruhen; sie sind dosisabhängig, relativ häufiger als echte Nahrungsmittelallergien und von einer individuellen Disposition des Betroffenen abhängig.

Pharmakologisch bedingte Nahrungsmittelunverträglichkeit. Symptome dieser Art werden auch als „Idiosynkrasie", „Pseudoallergie" oder „falsch positive Nahrungsmittelallergie" bezeichnet. Sie beruhen auf einer individuell übersteigerten Reaktion gegenüber vasoaktiven Aminen (Histamin, Tyramin, Phenyläthylamin), die entweder im Nahrungsmittel natürlich enthalten sind (z. B. Schokolade) oder während der Herstellung entstehen (alle fermentierten Lebensmittel wie Sauerkraut, Käse, Würste und alkoholische Getränke). Gleiche Folgen (z. B. Migräne, blockierte Nase, Tachykardie und Diarrhoe) haben (Zusatz)stoffe, die zu verstärkter Histaminfreisetzung aus Mastzellen führen (z. B. Ovomukoid aus Eiweiß, Erdbeeren – Ursache der berüchtigten Erdbeer-„Allergie"!). Da der Gehalt von Nahrungsmitteln an diesen Stoffen schwankt, sind die Beschwerden nicht immer gut reproduzierbar.

Nahrungsmittelunverträglichkeit durch Enzymmangel umfaßt eine heterogene Gruppe genetisch fixierter Stoffwechselstörungen. Am häufigsten ist die Milchunverträglichkeit bei Laktasemangel der Darmschleimhaut (bei 10–15 % der Europäer). Der nicht abbaubare Milchzucker wirkt wie ein Abführmittel und führt nach Milchgenuß zu Diarrhoen und Koliken. Nachweis: H_2-Exhalationstest. Seltene Enzymmangelzustände betreffen die Gluose-6-Phosphat-Dehydrogenase (Favismus), die Phenylalaninhydroxylase (Phenylketonurie) und die Alkoholdehydrogenase (Alkoholunverträglichkeit; häufiger in Japan).

Histaminunverträglichkeit aufgrund defekten enzymatischen Abbaus fand in den letzten Jahren verstärkte Aufmerksamkeit. Postuliert werden Mängel des enteralen Enzyms Diaminooxidase, bzw. der hepatischen Methyltransferasen (Abbau des resorbierten Histamins). Patienten mit angeborenem Enzymmangel oder induzierter Enzymhemmung (z. B. virale Hepatitis, Medikamente wie Klavulansäure, Isoniazid) entwickeln nach Genuß histaminhältiger Nahrungsmittel histamininduzierte Symptome. Histamin-„freie" Diät führt bei ca. 50 % dieser Patienten zur Besserung, bei manchen zur Beschwerdefreiheit.

Die Tyramin-Intoleranz wurde bekannt(er), als Patienten unter Medikation von Monoaminooxidasehemmern (MAO-Hemmer) nach Genuß tyraminreicher Nahrungsmittel (Schokolade, saure Heringe, Bananen, Käse) Hypertonie und Flushsymptome entwickelten; einige Todesfälle wurden beschrieben.Tyramin ist ein potenter Vasokonstriktor, der zudem die Freisetzung von Noradrenalin aus noradrenergen Neuronen sowie von Histamin und Prostaglandinen aus Mastzellen bewirkt (Verstärkereffekt). Eine Dosis von 100 mg, von Gesunden toleriert, führt bei 15 % der Migränepatienten zur Auslösung eines Anfalls.

Additivaintoleranz. Zusatzstoffe (z. B. Sulfite, Salizylate, Para- Hydroxybenzoesäureester) sind nicht selten Ursachen von Unverträglichkeitsreaktionen wie Urtikaria, Quinckeödem u. a. m. Es handelt sich dabei um nicht-immunologische Reaktionen (Enzymhemmungen, unspezifische Mediatorfreisetzung). Wohldokumentierte Fälle IgE-mediierter Allergien auf Additiva sind selten (z. B. auf den echten Farbstoff Cochenillerot E120 in Campari) (Tabelle 11.10).

Name	enthalten in	ADI-Wert mg/kg/KG
Sorbinsäure E200–203	z. B. Marmeladen, Feinkostwaren, Mayonnaise	25,0 mg
Benzoesäure/Benzoate E210–213	Gemüse-Obstkonserven, Salate, Marinaden	5,0 mg
Parahydroxybenzoesäureester (PHB) E214–219	Süßwaren, Marinaden	10,0 mg
Schwefeldioxid und Verbindungen E220–227	Kandierte Trockenfrüchte, Wein, Gemüsekonserven	0,7 mg

ADI: "average daily intake": die Menge, die ohne Schädigung der Gesundheit aufgenommen werden kann

Tabelle 11.10. Lebensmittelkonservierungsstoffe (Übersicht)

11.10.3 Klinische Symptomatik von Intoleranzreaktionen gegen Nahrungsmittel

Nichtimmunologische Unverträglichkeiten und Nahrungsmittelallergien können klinisch ununterscheidbar ablaufen. Rückschlüsse auf den Pathomechanismus aus der Symptomatik allein sind daher kaum möglich.

Nahrungsmittelunverträglichkeiten manifestieren sich in ca. 45 % an Haut und Schleimhäuten, in 25 % an den Atemwegen, in 20 % im Gastrointestinaltrakt selbst (wobei *alle* Regionen betroffen sein können) und in 10 % am Herz-Kreislaufsystem. Nahrungsmittelunverträglichkeit ist also *nicht* gleichbedeutend mit allergischen Manifestationen im Darmtrakt! Die Hauptsymptome sind:

- ***Haut:*** Juckreiz, Flush, Urtikaria, Quinckeödem, „flare-up" einer atopischen Dermatitis;
- ***Atemwege:*** Konjunktivitis, Rhinitis, Niesanfälle, Heiserkeit, Hustenreiz, Asthma, „exercise induced asthma";
- ***Gastrointestinaltrakt:*** Quinckeödem der Lippen, Stomatitis, Übelkeit, Erbrechen, Koliken, Diarrhoe, postalimentäre Frühsymptomatik nach Art des Dumpingsyndroms (meist assoziiert mit allgemein vegetativen Symptomen), Anstieg der α-Amylase, Colon irritabile;
- ***Herz-Kreislaufsystem:*** Extrasystolie, Tachykardie, Hypotonie.

> **!** Herz-Kreislaufsymptome treten fast nie isoliert, sondern in Kombination mit Symptomen anderer Organe auf.

11.10.4 Diagnostik der Nahrungsmittelunverträglichkeit

Diese ist aus verschiedenen Gründen schwierig: Die klinische Symptomatik ist oft uncharakteristisch, und lokale und Fernwirkungen wechselnd intensiv ausgeprägt (Ausschluß zahlreicher anderer Krankheiten daher erforderlich). Andererseits ist die Charakterisierung vieler Nahrungsmittelbestandteile oder -zusatzstoffe als potentielle Allergene noch ausständig. Die Zahl möglicher Allergene ist nahezu unbegrenzt, oft lösen erst Metaboliten die Reaktion aus.

Anamnese

Dieser kommt zentrale Bedeutung zu. Ihr erster Schritt ist die Befragung, die folgende Punkte beinhaltet:

- Häufigkeit und Art der unerwünschten Reaktionen;
- Natur der verdächtigten Nahrungsmittel;
- zeitlicher Zusammenhang zwischen Reaktionen und Nahrungsmittelgenuß;
- etwaige konditionierende Faktoren wie Genuß von Kaffee und Alkohol (resorptionsfördernd) oder körperliche Anstrengung nach Mahlzeiten („exercise induced anaphylaxis");
- etwaige prädisponierende Faktoren, wie z. B. Pollinose (Kreuzallergie – „oral allergy syndrome") oder Einnahme von Medikamenten.

Ein zweiter Schritt ist die Führung eines ***Beschwerdekalenders.*** In diesem werden über 2–3 Wochen alle oral aufgenommenen Substanzen und die Zeitpunkte ihrer Einnahme genau aufgelistet (Beispiel für die Wichtigkeit genauer Buchführung: Gewürzsalz enthält nicht nur Salz, sondern auch Sellerie und Proteasen, z. B. Papain – „Fleischweichmacher"). Hinzu kommt die Aufzeichnung von Zeitpunkt, Art und Schweregrad allfälliger Reaktionen (unterschieden nach lokalen und Fernsymptomen).

Aus den Anhaltspunkten der Anamnese resultieren gezielte Testungen und Expositionsprotokolle.

Testverfahren

Hauttests. Diese stellen das Routine (Screening)-Verfahren der Diagnostik dar. Verwendet wird ein Set der häufigsten Nahrungsmittelallergene (Tabelle 11.11), das entsprechend der Anamnese individuell einzugrenzen oder zu erweitern ist. Standardprozedur ist der Prick-Test, mit nativen Nahrungsmittelallergenen vor allem die „Prick-to-Prick"-Testung.

Die Aussagekraft der Hauttests wird durch falsch positive und falsch negative Reaktionen beeinträchtigt. Hauttests sind erwartungsgemäß bei nicht-immunologischer Intoleranz negativ. Negative Reaktionen können aber auch bei geringer Sensibilisierung und bei mangelnder Haltbarkeit der Allergene in den Testextrakten auftreten (tierische Allergene, z. B. in Fleisch, Milch, Ei, sind haltbarer als pflanzliche). Negative Hauttests schließen Nahrungsmittelallergien demnach nicht aus. Positive Tests müssen hingegen immer auf ihre klinische Relevanz hinterfragt werden (Anamnese, Provokation). Bei Verdacht auf hochgradige Sensibilisierung kann mit nativen Substanzen der ***Reibetest*** durchgeführt werden (gute Aussagekraft bei positivem Ausfall).

In-vitro-Tests. Gesamt-IgE, spezifische IgE (RAST). Die Wertigkeit dieser Tests ist vom möglichen Sensibilisierungsgrad und der Art des Allergens abhängig: Pflanzliche Allergene werden zuverlässiger erfaßt als tierische; die Übereinstimmung mit der klinischen Symptomatik ist bei hochgradiger Sensibilisierung (und hohen RAST-Klassen) besser. Positiver Ausfall der RASTs allein ist kein Beweis für eine Nahrungsmittelallergie, ihr Einsatz als Screening Test daher keineswegs gerechtfertigt. Weitere In-vitro-Verfahren sind der Basophilen-Degranulationstest und der Histamin-Release-Test (s. S. 110).

Tabelle 11.11. Screeningtests bei Verdacht auf Lebensmittelallergie (Pricktest, allenfalls Reibe-(Scratch)test mit nativen Nahrungsmitteln)

Pollen	
Graspollenmischung	Birkenpollen
Roggenpollen	Beifußpollen
Pflanzliche Nahrungsmittel	
Kiwi	Edelkastanie
Mango	Roggenmehl
Haselnuß	Walnuß
Spinat	Pfefferminz
Kamille	Lorbeer
Senf	Apfel
Erdnuß	Mandel
Soja	Orange
Knoblauch	Paprika
Zwiebel	Anis
Nelke	Koriander
Mohn	Sellerie
Sesam	Ingwer
Pfeffer	Kardamon
Buchweizen	Curry
Melone	
Tierische Nahrungsmittel	
Kuhmilch	Schweinefleisch
alpha-Laktalbumin	Kalbfleisch
beta-Laktoglobulin	Lammfleisch
Kasein	Süßwasserfische
Hühnereiklar	Salzwasserfische
Hühnereigelb	Muscheln
(Ovalbumin)	Krabben
(Ovomukoid)	Krebse
Rindfleisch	andere Schalentiere

nach C. Thiel, 1989

Provokationtests. Diese ermöglichen den Nachweis klinisch aktueller Unverträglichkeiten, erlauben aber keine Unterscheidung von allergischen und „pseudoallergischen" Reaktionen. Zunächst erfolgt eine einfachblinde orale Provokation (unter Schockbereitschaft). Ist diese positiv, sollte eine doppeltblinde plazebokontrollierte Provokation angeschlossen werden. Diese gilt als das „härteste" Kriterium, ist oft aber weder sinnvoll durchführ- noch zumutbar. Provokationstests werden mit Nahrungsmitteln und -additiva durchgeführt (Tabelle 11.12).

Auch die doppelblinde plazebokontrollierte Provokation teilt viele der Schwachstellen von Provokationstests: die Fragen der optimalen Allergendosis, der Erfassung sämtlicher Allergene und additiver Faktoren bei der natürlichen Nahrungsmittelzufuhr. Die Überbewertung dieses Provokationstyps kann zur Scheinobjektivität führen.

Diäten (Auslaß-, Additionsdiät). Diäten besitzen bei sinnvollem Einsatz einen hohen diagnostischen Stellenwert. Ergibt sich aus Anamnese und Testergebnissen ein konkreter Anhalt, ist eine gezielte ***Auslaßdiät*** angezeigt (wichtig: Kenntnis der Allergenverwandschaften von Nahrungsmitteln!) Bei Fehlen konkreter Anhaltspunkte beginnt man mit einer allergen„freien" ***Basisdiät*** (mehrere Rezepte stehen zur Verfügung). Korrekte Durchführung durch den Patienten vorausgesetzt, ist eine Nahrungsmittelunverträglichkeit sehr unwahrscheinlich, wenn nach 14 Tagen eine Besserung der Symptome ausbleibt.

Bei Kindern müssen Diäten immer in Zusammenarbeit mit Pädiatern und Diätassistentinnen erstellt werden, um einen ausreichenden Nährstoffgehalt sicherzustellen. Ungezielte längerdauernde Eliminationsdiäten sind zu vermeiden!

Fallbericht: Ein Kleinkind wurde wegen atopischer Dermatitis mehrere Monate mit Tee, Haferschleim und Reis „behandelt", bis es mit einer Mangelernährung an die Klinik kam.

		EWG-Nr.	
Tag 1	Tartrazin	E 102	10 mg
	Natriumbenzoat	E 211	50–250–500 mg
Tag 2	Farbenmischung 1		
	Chinolingelb	E 104	je 5 mg
	Gelborange	E 110	je 5 mg
	Azorubin	E 122	je 5 mg
	Amaranth	E 123	je 5 mg
	Cochenillerot	E 120	je 5 mg
	Farbenmischung 2		
	Erythrosin	E 127	je 5 mg
	Patentblau	E 131	je 5 mg
	Indigotin	E 132	je 5 mg
	Brilliantschwarz	E 151	je 5 mg
	Pigmentbraun	E 172	je 5 mg
Tag 3	Parahydroxybenzoesäureester	E 214, 218	500 mg
	Sorbinsäure	E 200	500 mg
Tag 4	Paracetamol		250–500 mg
	Mefenaminsäure		250 mg
Tag 5	Acetylsalizylsäure		(5–20)–50–100–500 mg
Tag 6	Kaliumdisulfit	E 224	5–10–50–100 mg

Tabelle 11.12. Provokation mit Nahrungsmitteladditiva

Ergeben sich durch die Basisdiät Beschwerdebesserung oder -freiheit, kann eine ***Additionsdiät*** (stufenweise Zufuhr von Nahrungsmittelgruppen und Feststellung von deren Verträglichkeit) angeschlossen werden. Individuelle Modifikationen anhand der Anamnese bzw. Testergebnisse erlauben manchmal die Abkürzung dieser sonst sehr langwierigen Prozedur (30–40 Tage).

Diagnostik bei nicht-immunologischer Nahrungsmittelintoleranz

Kann aufgrund der oben genannten Tests eine Nahrungsmittelallergie ausgeschlossen werden, sind zur weiteren Abklärung eine verfeinerte Anamnese und weitere Provokationstests erforderlich. Zunächst muß der Patient, zumindest durch eine Woche, sorgfältig ein „Diättagebuch" führen, in dem Art und Menge der täglich gegessenen Nahrungsmittel und Getränke erfaßt werden. Ziel ist, an Histamin, Tyramin etc. reiche Nahrungsmittel sowie zugeführte Nahrungsmittelzusätze (Farbstoffe, Konservierungsmittel, Sulfite etc.) zu identifizieren. Daraus ergeben sich Anhaltspunkte für gezielte orale Provokationen. Diese werden einfach blind durchgeführt und bei positivem Ausfall durch eine doppelt-blinde Provokation bestätigt; bei Vorgeschichte von schweren Reaktionen unter stationären Bedingungen.

Die Komplexität der Diagnostik nicht-allergischer Nahrungsmittelintoleranzen läßt sich am Beispiel der Alkoholunverträglichkeit darstellen. Kopfschmerzen, verzögert nach Alkoholgenuß, können auf einer Unverträglichkeit gegen Tyramin beruhen, Flush und Erythem auf einer Histaminunverträglichkeit. Rasch auftretendes Asthma und Rhinitis können durch Sulfite verursacht sein, verzögert auftretende Reaktionen durch Farbstoffe oder Benzoesäure. Zudem wirkt Alkohol vasodilatorisch und erhöht die Resorption anderer, evtl. gleichzeitig genossener Speisen (und Allergene). Schließlich kann körperliche Anstrengung die Symptomatik noch verstärken (s. „exercise induced anaphylaxis"). Extrem selten kann auch eine IgE-Allergie auf Getreide (Bourbon, Malt Whisky), Kartoffel (Wodka) oder Anis (Pastis) vorliegen.

11.10.5 Therapie der Nahrungsmittelunverträglichkeit

Wichtigste Maßnahme ist die ***Allergenkarenz*** bzw. ***Karenz der unverträglichen Speisen;*** diese erfolgt auf Basis der Ergebnisse der Diagnostik als ***therapeutische Eliminationsdiät.***

Medikamentöse Therapie kann unterstützend bei allen Nahrungsmittelallergien gegeben werden, bei denen Allergenkarenz nicht ausreichend oder vollständig möglich ist.

- Antihistaminika (H1-, H2- Blocker): in leichteren Fällen. Bevorzugt werden die modernen, nicht-sedierenden H1-Blocker eingesetzt;
- Chromoglyzinsäure (in Österreich nicht erhältlich): 100–300 mg, 30 min. vor den Mahlzeiten. Wirkungseintritt erst nach längerer Therapie. Das Medikament stabilisiert (wie Ketotifen) die Zellmembran der Mukosa-Mastzellen und unterdrückt die Metabolitenausschleusung;
- Kortikosteroide: Einsatz in Kombination im Akutfall bei hochgradiger Sensibilisierung, Verschreibung im Rahmen eines Notfallsets.

11.11 Intoleranzreaktionen gegen Medikamente

Unerwünschte Wirkungen (früher: Nebenwirkungen) von Medikamenten sind häufig und beruhen auf verschiedenen Mechanismen; die Haut ist bevorzugter Manifestationsort. Arzneimittelreaktionen der Haut können unter der Form anderer Intoleranzreaktionen ablaufen (z. B. Urtikaria, Erythema multiforme etc.) oder ein eigenständiges Bild besitzen (z. B. fixes Arzneimittelexanthem). Sie können auf die Haut beschränkt oder Teil einer Systemreaktion sein. Ihre Schwere reicht von harmlos bis lebensbedrohlich. Die Zuordnung des auslösenden Medikaments muß immer noch vorwiegend nach indirekten Indizien erfolgen und ist von der Erfahrung des Arztes abhängig.

11.11.1 Definitionen

Medikamente sind chemische Substanzen, die dem Körper zu medizinischen Zwecken systemisch (oder lokal) zugeführt werden und pharmakologische Wirkungen entfalten. Es handelt sich meist um kleine Moleküle (< 1kD), die im Körper verteilt und durch verschiedene Enzymsysteme abgebaut werden.

Die Grenze von Medikamenten zu Genußmitteln ist nicht scharf ziehbar (z. B. Chinin in Tonic-Getränken; Salizylate in Obst und Gemüsen; Additiva und Kontaminanten von Genußmitteln).

Unerwünschte Medikamentenwirkungen sind alle solche, die vom Ziel der Behandlung abweichen und schädlich bzw. unangenehm sind. Um ihrer unterschiedlichen Natur gerecht zu werden, hat sich in den letzten Jahren folgende grobe Klassifikation eingebürgert:

- ***Typ A*** beschreibt vorhersehbare (d. h. ***auch bei Normalpersonen*** auftretende) Wirkungen. Dieser weitaus häufigste Typ ist ***pharmakologischer*** Natur, daher dosisabhängig, und beruht auf Umständen wie: Wirkungsart der Substanz (z. B. schuppende Lippen bei Retinoiden, Schläfrigkeit bei Antihistaminika, toxisches Effluvium bei Zytostatika), Dosierungsfehlern, Kumulation im Gewebe (z. B. Gelbfärbung der Haut nach beta-Karoten), Medikamenteninteraktionen (z. B. gegenseitige Verdrängung aus der Albuminbindung – Coumarin, Salizylate, Sulfonamide – oder von Rezeptoren; Stimulation oder Inhibition abbauender Enzyme – Induktion der Zytochrom P450 Leberenzyme durch Barbiturate oder Carbamazepin beschleunigt den Abbau von Cyclosporin A und vieler anderer Medikamente; Allopurinol hemmt den Abbau von Azathioprin; und schließlich Hemmung der renalen Ausscheidung – Probenezid bei Penizillingaben). In die Gruppe der vorhersehbaren Nebenwirkungen zählt schließlich auch die Verschlechterung mancher präexistenter Krankheiten durch Medikamente (z. B. Lithium bei Psoriasis, Aspirin bei Urtikaria).

Die Häufigkeit von Dosierungsproblemen darf nicht unterschätzt werden. Bis zu einem Drittel der Patienten nehmen die verschriebenen Medikamente nicht oder in anderer Dosis ein als verschrieben, häufiger zuwenig (aus Mißtrauen), seltener zuviel (zur Wirkungsoptimierung). Besonders chronisch Kranke neigen dazu, die Medikamentenbehandlung in die eigenen Hände zu nehmen.

- ***Typ B*** beschreibt unvorhersehbare (d. h. ***individuelle***) Wirkungen. Diese sind nicht oder nur beschränkt dosisabhängig, seltener, verlaufen aber häufiger vehement. Zugrunde liegt meist die Aktivierung von Effektormechanismen, die auf ***nicht-immunologischem*** (Intoleranz, Idiosynkrasie) oder ***immunologischem*** Weg erfolgen kann.

Unter Intoleranz (im engeren Sinn) versteht man Reaktionen, die zwar pharmakologisch vorhersehbar sind, jedoch schon bei niedriger Dosis auftreten (Beispiel: Alkoholintoleranz); idiosynkratische Reaktionen sind qualitativ abnorm. Bei beiden spielen genetische Dispositionen eine besondere Rolle (s. unten).

- ***Typen C und D*** sind Wirkungen, die nach langfristiger Behandlung (z. B. Nierenschädigung durch Analgetika) bzw. mit verspätetem Effekt auftreten (z. B. Karzinogenese, Mutagenität).

11.11.2 Epidemiologie

Nach großen Statistiken treten bei bis 20 % aller stationär durchgeführten Medikamentenbehandlungen Unverträglichkeitsreaktionen auf, zum überwiegenden Teil harmloser Natur. Etwa halb so häufig sind Arzneimittelreaktionen *selbst* der Vorstellungsgrund. Schwere Reaktionen sind seltener; bis zu 0,3 % der Todesfälle von stationierten Patienten sollen auf Arzneimittelreaktionen zurückzuführen sein. Nach einer älteren Statistik sterben in den USA jährlich 300 Patienten an Penizillinallergie.

Die Häufigkeit von Medikamentenreaktionen kann nur geschätzt werden, da man auf unvollkommene Meldesysteme angewiesen ist. Es ist zwar Aufgabe der präklinischen und klinischen Trials, die Nebenwirkungen zu erheben, doch treten seltenere oft erst beim Gebrauch zutage.

Die Haut ist mit etwa 15 % der häufigste Manifestationsort unerwünschter Arzneimittelreaktionen. Manche dieser Reaktionen repräsentieren dermatologische Notfallsituationen (Anaphylaxie, toxische epidermale Nekrolyse). Auch die Häufigkeit der Hautreaktionen ist Schätzungen unterworfen, da milde und vorübergehende Ereignisse kaum gemeldet werden. Andererseits werden häufig auch Ausschläge anderer Art als Arzneimittelreaktionen interpretiert.

Krankheiten werden vom Patienten nicht selten als Behandlungsfolge empfunden. Kutane Arzneimittelreaktionen gelten als klassisches Beispiel von „Medikamentenallergien", sind jedoch keinesfalls immer allergisch, d. h. immunologisch bedingt.

Risikopopulationen. Für das Risiko von Arzneimittelreaktionen in bestimmten Gruppen gelten einige grobe Regeln. Sie sind – unabhängig von der Ursache – häufiger

- je mehr Medikamente gleichzeitig genommen werden;
- bei alten Menschen (diese nehmen mehr Medikamente; andererseits wegen veränderter Pharmakokinetik, Pharmakodynamik und geringerer Entgiftungskapazität);
- bei Frauen (bis zu einem Drittel häufiger; Ursachen unklar);
- im Erwachsenenalter (voll funktkionstüchtiges Immunsystem) als bei Kindern;
- bei manchen HLA-Typen (HLA-DR3 prädisponiert etwa zu lichenoiden Exanthemen, Gold-Unverträglichkeit);
- bei manchen Grundkrankheiten: Infektion mit dem Epstein-Barr-Virus (Ampizillinexanthem), Kollagenosen (insbesondere Sjögren-Syndrom) und der HIV-Infektion.

Bei der HIV-Infektion treten besonders häufig und besonders schwer verlaufende Arzneimittelexantheme auf (toxische epidermale Nekrolyse!). Die Ursache liegt vermutlich in einer erworbenen Glutathiondefizienz, die zur verzögerten Detoxifikation reaktiver Metaboliten führt (z. B. Hydroxylderivat des Sulfamethoxazol).

Medikamente mit häufigen kutanen Nebenwirkungen. Prinzipiell kann jedes Arzneimittel kutane Nebenwirkungen hervorrufen, doch ist das jeweilige Risiko sehr verschieden hoch.

Die Kenntnis dieses Risikos ist wichtig, da Empirie in Ermangelung objektiver Methoden die (praktisch) einzige Möglichkeit zur Bestimmung des im konkreten Fall ursächlichen Medikaments ist. Allerdings ist auch in den publizierten Rangordnungen der nebenwirkungsreichen Medika-

	Ranking nach absoluter Häufigkeit Medikament	%[a]	Ranking nach relativer Häufigkeit Medikament	Kennzahl[b]
1	Penizillin	27	Gold	50
2	Diuretika	18	Trimethoprim/Sulfonamid	28
3	NSAID	7	Trimethoprim	23
4	Salizylate	6	Zephalosporine	15
5	Tetrazykline	6	Penizillin	11
6	Trimethoprim/Sulfonamid	5	ACE-Hemmer	5
7	Benzodiazepine	5	Carbamazepin	5
8	Beta-Rezeptorenblocker	4	Tetrazykline	5
9	Gold	4	Allopurinol	3
10	Paracetamol	4	Phenytoin	3
11	Neuroleptika	3	NSAID	2
12	Trimethoprim	3	Salizylate	2
13	Zephalosporine	3	Antihypertensiva	1
14	Carbamazepin	3	Glibenclamid	1
15	Allopurinol	2	Paracetamol	1
16	Phenytoin	2	Diuretika	0,9

[a] Anteil der mit dem jeweiligen Medikament assoziierten Hautreaktionen aus dem Gesamtkollektiv (440 Fälle von Arzneimittelreaktionen im Raum Gothenburg, registriert über 4 Jahre)
[b] Korrektur nach der Menge des Verbrauches des jeweiligen Medikaments in der Bevölkerung (durchschnittliche Menge verkaufter Tagesdosen)
nach G. Swanbeck & E. Dahlberg, Arch Derm Res 284:215, 1992

Tabelle 11.13. Kutane Arzneimittelreaktionen – Ranking assoziierter Medikamente

Tabelle 11.14. Selten mit akuten Hautreaktionen assoziierte Medikamente (< 3/1.000 Verabreichungen)

Antazida	Haloperidol
Aspirin[a]	Meperidin
Kodein, Morphin, Fentanyl	Methyldopa
Diazepam	Nitroglyzerin
Digitalis	Paracetamol[a]
Diphenylhydramin[c,d]	Propranolol[b]
Etomidat	Tetrazykline[d]
Furosemid[d]	Theophyllin
Glukokortikoide	

[a] erhöhtes Intoleranzrisiko bei respiratorische Allergie und Urtikaria
[b] kann Mastzelldegranulation fördern (kontraindiziert bei Hauttestung!) und bei Asthmatikern zur Bronchokonstriktion führen
[c] bei lokaler Verwendung häufig Kontaktallergie
[d] Photosensibilisierung

mente das Problem der subjektiven Deutung enthalten, weil eben objektive Tests nur für Ausnahmefälle zur Verfügung stehen.

In großen Statistiken werden etwa 40 % aller kutanen Arzneimittelreaktionen Antibiotika und Sulfonamiden zugeschrieben, 30 % nichtsteroidalen Antiphlogistika, 10 % Antiepileptika und Psychopharmaka, und der Rest einer langen Liste anderer Medikamente. Allerdings gibt nur der Bezug auf die Verabreichungshäufigkeit Aufschluß über das tatsächliche Risiko. Eine Rangordnung dieses „relativen Risikos" findet sich in Tabelle 11.13. Ergänzend werden jene Medikamente dargestellt, von denen kutane Nebenwirkungen sehr selten beobachtet werden (Tabelle 11.14).

11.11.3 Pathomechanismen der Arzneimittelreaktionen

Nicht-immunologische Arzneimittelwirkungen. Anaphylaktoide Reaktionen können auf mehreren Mechanismen beruhen: direkte Auslösung der Mastzelldegranulation (Kontrastmittel, Kodein etc.); direkte Komplementaktivierung über den alternativen Weg (Kontrastmittel); Hemmung der Zyklooxygenase durch nichtsteroidale Antiphlogistika oder auch des Kininabbaus durch ACE-Hemmer (s. Kap. „Urtikaria").

Dermatologisch bedeutsame Arzneimittelwirkungen werden ferner durch genetisch bedingte Enzymanomalien entscheidend beeinflußt:

- Defizienz der Glukose-6-Phosphat-Dehydrogenase resultiert in ein mangelhaftes Glutathion-Reduktionssystem. Bei Einnahme von Medikamenten mit oxydierenden Metaboliten (Sulfone, Sulfonamide, Antimalariamittel) können Epoxide nicht reduziert werden und führen zu Methämoglobinbildung und Hämolyse;
- Defizienz am Abbau von Medikamenten beteiligter Enzymsysteme. Die Hauptwege des Medikamentenmetabolismus sind Oxydation, Hydrolyse und Azetylierung (in Leber, teils auch Haut, Zirkulation). Langsamer Abbau führt zur längeren Persistenz von Metaboliten, die reaktiver als das zugeführte Medikament sein können und dadurch direkt toxisch oder immunogen wirken. Ein ähnlicher Effekt resultiert, wenn der weitere Abbau reaktiver Metaboliten durch Defizienz der dafür bestimmten Enzyme nicht zustande kommt oder deren Detoxifikation mangels z. B. Glutathion nicht ausreichend erfolgt (Hydroxylamine beim Sulfonamidabbau);

Oxydation durch das Zytochrom-P450-System ist der wesentliche Abbauweg zahlreicher Medikamente (Hydantoine, Sulfonamide, nichtsteroidale Antiphlogistika, Antihistaminika, Antimykotika, trizyklische Antidepressiva u.a.m). Als Zwischenprodukt entstehen reaktive toxische Metaboliten (z.B. Aryloxyde beim Abbau von Hydantoin. Genetischer Mangel der Epoxydhydrolase führt zu deren Persistenz: Ursache des sog. „Hydantoin-Syndroms". Analoge Geschehen können beim Abbau von Carbamazepin eintreten).
Azetylierung: Sulfonamide und Sulfone, Procainamid, Isoniazid, Hydralazin u.a.m. werden durch Azetylierung entgiftet. In der Bevölkerung ist die Azetylierungsrate zweigipfelig verteilt („slow" und „rapid acetylators"). Langsame Azetylierung zwingt die Medikamente verstärkt in den oxydativen Abbau, der wieder zu aktiven Metaboliten führt. Dies resultiert in höhere Inzidenz toxischer Nebenwirkungen (z.B. Pellagra-artige Läsionen bei Isoniazid) und größere Wahrscheinlichkeit immunologischer Wirksamkeit (Hydralazin, Procainamid -Lupus erythematodes; toxische epidermale Nekrolyse).

- Protein-C-Mangel kann bei Beginn einer Antikoagulation mit Kumarin zu Thrombose und Hautnekrose führen. Mechanismus: Protein-C-Spiegel sinken wegen der geringeren Halbwertszeit zu Beginn der Behandlung schneller als die der prokoagulanten Faktoren (z.B. Prothrombin). Es resultiert eine vorübergehende Phase der Hyperkoagulabilität mit Ausbildung ausgedehnter Fibrinthrombi der dermalen Venen.

Immunologisch mediierte Wirkungen. Diese können unter den Bildern aller vier Reaktionstypen nach Gell und Coombs auftreten (s. Kap. „Immunologie und Allergie").

Anaphylaktische Reaktionen (IgE-vermittelt, Typ I) sind die häufigsten und risikoreichsten: Rhinitis, Konjunktivitis, Bronchospasmus, Urtikaria und Angioödem bis zum anaphylaktischen Schock. Typ II-(zytotoxische) Reaktionen verursachen keine Hautreaktionen sondern hämolytische Anämie, Thrombopenie (eine in letzter Zeit aufmerksam verfolgte Manifestation ist die Heparin-induzierte Thrombozytopenie – HIT; s. S. 743) oder Organsymptome seitens Leber, Lunge etc. Typ-III-(Immunkomplex-mediierte) Reaktionen manifestieren sich serumkrankheit-ähnlich: Fieber, Arthritis, Nephritis, Ödeme, Urtikaria und als nekrotisierende Vaskulitis. Die Haupterscheinung Typ-IV-(zellmediierter) Reaktionen ist die Kontaktdermatitis; vermutlich liegen sie auch manchen exanthematischen Reaktionen, insbesondere den lichenoiden zugrunde. Multiformeartige Arzneimittelreaktionen beruhen auf der Wirkung zytotoxischer Effektorzellen gegen Arzneimittelantigene exprimierende Keratinozyten.

Folgende *Voraussetzungen* zur Entwicklung einer Immunreaktion gegen Medikamente müssen gegeben sein: Arzneimittel sind (mit Ausnahme höhermolekularer Substanzen wie Insulin, Immunseren etc.) kleine Moleküle, die selbst nicht antigen sind (Haptene), dies aber werden können, wenn sie kovalent an Trägereiweiß binden und die Rolle der „Determinante" übernehmen. Die Fähigkeit zur kovalenten Bindung ist bei vielen Substanzen nur schlecht (immunologisch „harmlose" Substanzen). Bei manchen entstehen erst nach Metabolisierung immunologisch reaktive Spaltprodukte, wie etwa beim schnell zerfallenden Penizillin: Haptenkomplexe werden überwiegend (ca. 90%) durch die Penizilloyl-Gruppe gebildet („major determinant"), der Rest durch andere Derivate wie Penizillamin, Penizilloat etc. („minor determinants"). Modulierende Rollen bei der Immunisierung spielen die Applikationsart (manche Allergene sensibilisieren stark bei lokaler, hingegen schwach bei systemischer Verabreichung), Begleitfaktoren (UV-Licht bei der Entstehung von Photoallergenen) und Begleitkrankheiten (s. oben). Die Sensibilisierungsfähigkeit verschiedener Medikamente sind in Tabelle 11.15 zusammengestellt.

> **!** Die immunogene Wirksamkeit eines Medikaments ist nicht gleichbedeutend mit Bestehen einer klinischen Allergie. So bilden etwa 40% der Personen, die Penizillin erhielten, asymptomatisch IgG-Antikörper aus.

Aufgrund molekularer Verwandtschaft kommen Kreuzsensibilisierungen zwischen Medikamenten (oft verschiedener Wirkung) zustande und müssen klinisch berücksichtigt werden (Tabelle 11.16).

11.11.4 Klinische Bilder

Die häufigsten dermatologischen Erscheinungsbilder, die Arzneimittelreaktionen zugeordnet werden, sind in Tabelle 11.17 aufgelistet. Grundsätzlich trifft die simplifizierende Feststellung zu: „Jede Droge kann jeden Arzneimittelausschlag hervorrufen". Trotzdem haben viele Medikamente ein charakteristisches, wenn auch nicht zwangsweise korreliertes Erscheinungsbild der Unverträglichkeit (Beispiele: Penizillinurtikaria, morbilliformes Ampizillinexanthem, phototoxische Reaktion nach Demethylchlortetrazyklin u.v.a.; Tabelle 11.18).

Unverträglichkeitsreaktionen unter dem Bild klassischer Dermatosen

Exantheme. Diese häufigsten kutanen Arzneimittelreaktionen (sog. medikamentös-toxische Exantheme, Arzneimittelexantheme) können Virusexanthemen oft täuschend ähnlich sein (morbilliform – am häufigsten, skarlatiniform, rubeoliform). Prädilektionsstellen sind Rumpf, seltener befallen sind Handflächen, Fußsohlen und Schleimhäute. Bei schwererem Verlauf Fieber, Krankheitsgefühl, seltener Lymphadenopathie. Medikamentös-toxische Exantheme treten 5–14 Tagen nach Einnahme auf und bilden sich in der Regel innerhalb einer Woche spontan zurück.

Tabelle 11.15. Sensibilisatorische Indizes wichtiger Arzneimittel

Medikament	Applikation	Sensibilisatorischer Index
ACTH	parenteral	3–3,5 %
Aminoglykoside (Neomycin)	lokal	2–7 %
Antihistaminika	lokal	3–5 %
Azetylsalizylsäure	oral	0,2–3,5 %
Barbiturate	oral	1 %
Hydantoine		
Phenyläthyl-H.	oral	80–90 %
Phenylmethyl.-D.	oral	5–10 %
Diphenyl.-H.	oral	1 %
Insulin	parenteral	14 % (milde Lokalreaktionen) 1,5 % (Arthus-Phänomen) 0,1 (Allgemeinreaktionen)
Lokalanästhetika	lokal	2 % 1 % (Photosensibilisierung)
Paraaminosalizylsäure	oral	1–2 %
Penizilline	lokal (Haut)	10–15 % (Patienten)
	lokal (Schleimhaut)	8–12 %
	parenteral	0,3–1 %
	oral	0,1–0,5 %
Phenothiazine	oral	1–3 %
	lokal	3–28(-50)% (Pflegepersonal)
Streptokinase	parenteral	2–18 % (Typ I-, Typ IV-Reaktionen)
Streptomycin	lokal	4–9 % (Patienten) 3–17 % (pharm. Industrie) 10–18 % (Pflegepersonal)
Sulfonamide	oral, parenteral	0,3–3 %
	lokal	12 %
Tetrazykline	lokal	1 % (Industrie)
	oral, parenteral	0,1 %
	lokal	12 %

nach Jäger L, Merk HF: Arzneimittel-Allergie. Gustav Fischer Verlag, 1996

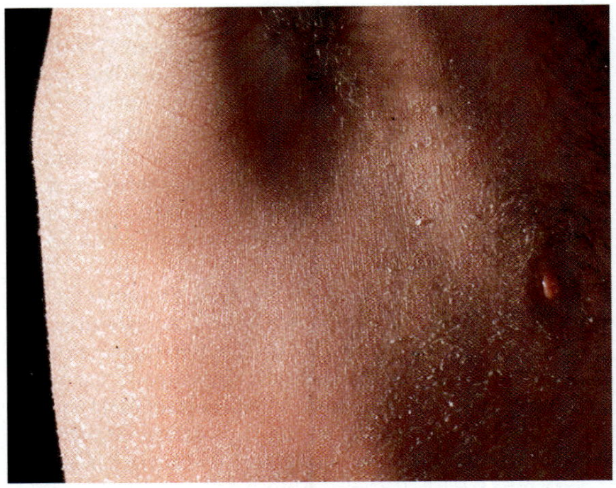

Abb. 11.40. Toxische Erythrodermie nach Einnahme eines Chinin-haltigen Antipyretikums

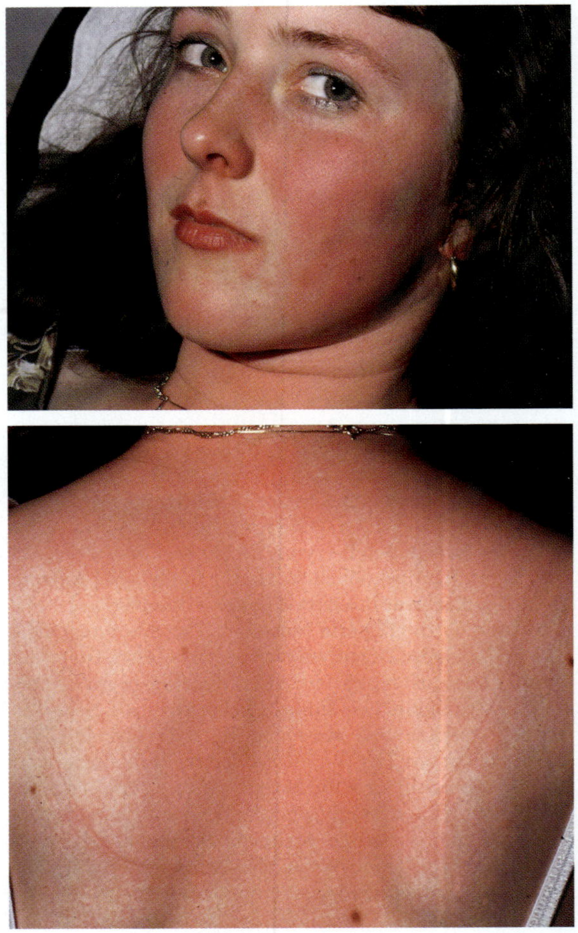

Abb. 11.41 a, b. Ampizillin-Exanthem. Ein morbilliformes konfluierendes makulo-urtikarielles Exanthem. **a** Gesicht, **b** Rücken

Generell sind diese Arzneimittelxantheme weniger gefährlich als medikamentös ausgelöste Urtikaria oder Erythema exudativum multiforme, da sie weder in anaphylaktischen Schock noch in eine toxische epidermale Nekrolyse übergehen. Ihre maximale Ausprägung ist die ***toxische exfoliative Erythrodermie*** (Abb. 11.40).

Sonderformen toxischer Arzneimittelexantheme:

- Das ***Ampizillinexanthem*** tritt nach Gabe von Ampizillin bei gleichzeitig bestehender oder gerade abgelaufener Mononukleose auf. Dieses häufige, oft intensive morbilliforme Exanthem (Abb. 11.41) entspricht *nicht* einer Penizillinallergie, Ampizillin kann später wieder gegeben werden.
- ***Diffuse palmoplantare Erytheme*** sind seltene, schmerzhafte Begleiterscheinungen von Zytostatika (Doxyrubin) (Abb. 11.42).

Tabelle 11.16. Wichtige Arzneimittelgruppen mit Kreuzreaktionen

Gruppe bzw. vorwiegend auslösende Verbindung	Kreuzreagierende Verbindungen
Paragruppe	Sulfonamide, Sulfonylharnstoffe, Procainderivate, Phenothiazine, Acetanilid, PAS; photographische Entwickler, Azofarbstoffe, p-Phenylendiamin, Kosmetika, Paraaminobenzoesäure
Sulfonamide	Sulfonylharnstoffe, bestimmte Diuretika (Thiazide, Furosemid), Karboanhydrasehemmer (Azetazolamid), Disulfiram sowie (selten) Lokalanästhetika mit p-Aminophenylgruppen
Penizillin (β-Laktam-Antibiotika)	Zephalsporine, Ampizillin, Carbenicillin, Amoxizillin und andere halbsynthetische Präparate
Desoxystreptaminhaltige Antibiotika	Neomycin, Bacitracin, Streptomycin, Dihydrostreptomycin, seltener Kanamycin, Gentamycin, Framycetin und Paromomycin (enthalten Desoxystreptamin als Aminozucker)
Azetylsalizylsäure	nahezu alle nicht-steroidalen Antiphlogistika (Ursache ist jedoch eine Intoleranz!)
Procain	Benzocain, Tetracain, Procainamid
Äthylenamin	Promethacin, Anatazolin, Aminophyllin
Thiazin-Gruppe	verschiedene Phenothiazine, Antihistaminika und Diuretika (Diazoxid)
Terpen-Gruppe	Pflaster, Gummiprodukte, Duftstoffe (z. B. Lavendel, Veilchen, Nelken). Verbreitete Anwendung in Hustensäften und Linimenten)

nach: Jäger L, Merk HF: Arzneimittel-Allergie, Gustav Fischer Verlag, 1996

Tabelle 11.17. Hauptsächliche Arzneimittelreaktionen der Haut: Relative Häufigkeit (Schätzungen)

Exantheme	50%
Urtikaria	25%
fixes Arzneimittelexanthem	10%
Erythema multiforme und Stevens-Johnson-Syndrom	10%
Exfoliative Erythrodermie	5%
Phototoxizität	3%

- Das ***lichenoide Arzneimittelexanthem*** ist ein seltener, dem generalisierten Lichen ruber ähnlicher Exanthemtyp; häufig assoziiert mit Einnahme von Gold, Antimalariamitteln, Furosemid, ACE-Hemmern, Beta-Blockern (Abb. 11.43).

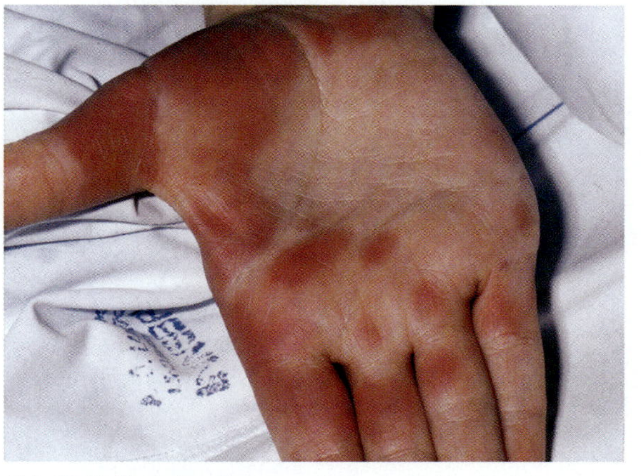

Abb. 11.42. Toxisches Palmarerythem nach Verabreichung von Docyrubicin

Urtikaria. Ein häufiger Ausdruck von Arzneimittelunverträglichkeit (allerdings sind Arzneimittel *nicht* die Hauptursache von Urtikaria!). Medikamenteninduzierte Urtikaria ist oft durch massive, großflächige Aussaat, starke Angioödem-Komponente und hohe Inzidenz anaphylaktischer Reaktionen gekennzeichnet (Beispiel: Penizillinurtikaria).

Erythema multiforme. Medikamenteninduziertes E. multiforme ist meist vom Typ major und kann in eine toxische epidermal Nekrolyse übergehen.

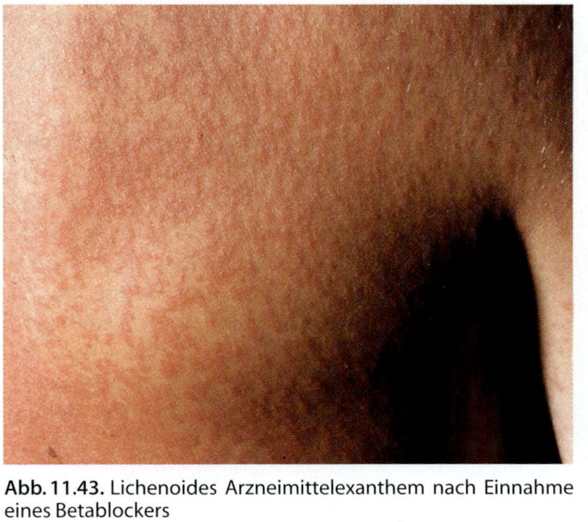

Abb. 11.43. Lichenoides Arzneimittelexanthem nach Einnahme eines Betablockers

Weitere durch Medikamente ausgelöste Intoleranzreaktionen. ***Erythema nodosum, nekrotisierende Vaskulitis***, die sonnenbrandähnlichen ***phototoxischen*** (typischerweise durch bestimmte Tetrazykline, Chlorpromazin etc. ausgelöst) und die ekzemähnlichen ***photoallergischen Reaktionen***.

Andere arzneimittel-bedingte Dermatosen verlaufen nicht unter dem Bild von Intoleranzreaktionen. Dies sind etwa toxische Effluvien (z. B. durch Retinoi-

Tabelle 11.18. Haupttypen kutaner Intoleranzreaktionen auf Medikamente (nach Häufigkeit)

Reaktion	Medikamente
Exantheme, Urtikaria	Alle in Tabelle 11.15 genannten
Erythema multiforme, Toxische epidermale Nekrolyse (TEN)	Sulfonamide, Sulfasalazin, Barbiturate, Phenothiazin, Butazone, Allopurinol, NSAID, Fansidar, Hydantoin
Fixes Arzneimittelexanthem	Phenolphthalein[a], Barbiturate, NSAID, Quinolone, Chinin
Erythema nodosum	Ovulationshemmer, Sulfonamide, Salizylate, Halogene
Photosensibilität	Psoralene, Phenothiazine, Tetrazykline, DTIC, NSAID, Sulfonamide, Nalidixinsäure, Griseofulvin, Chloroquin, Vinblastin, Amiodaron, Furosemid, Antihistaminika, Quinolone
Akneiforme Eruption	ACTH, Kortikoide, INH, Halogene
Lichenoides Exanthem	Gold, Chloroquin, Thiazide, Propranolol, Quinolone, Levamisol[b]
Vaskulitis	Gold, Sulfonamide, Thiazide, Hydantoin
Nekrosen	Kumarin, Heparin, Pentazocin, Hydroxyurea
Lupus erythematosus	Hydralazin, Sulfonamide, Hydantoin, Penicillamin, Procainamid, Isoniazid
Effluvium	Retinoide, Kumarin, Heparin, Zytostatika, Clofibrat, Thiouracil, Allopurinol, orale Kontrazeptiva, Dextran
Hypertrichose	Kortikoide, Hydantoin, Zyklosporin A, Zidovudin, Minoxidil
Onycholyse	Zytostatica, Tetrazykline, Retinoide, Psoralene (Photoonycholyse)
Gingivahyperplasie	Hydantoin, alle Kalziumantagonisten, Zyklosporin A
Pseudolymphome	Hydantoin, Carbamazepin, Penizillamin, ACE-Inhibitoren
Pemphigus	Penizillamin

[a] ein früher häufig verwendetes Abführmittel; heute fast obsolet
[b] früher als Immunmodulans eingesetzt; nur für veterinärmedizinische Zwecke zugelassen

de, Zytostatika), akneiforme Exantheme (Kortikoide, Isoniazid), Onycholyse, Hypertrichose, Purpura, Teleangiektasien und Striae distensae (Kortikoide) (Abb. 11.44–11.46), Gingivahyperplasie (Abb. 11.47) und schließlich medikamentenausgelöste Autoimmunkrankheiten (Hydralazin-induzierter Lupus erythematodes, Pemphigus durch Penizillamin, Pemphigoid durch Photochemotherapie u. a. m.). Eine seltene Reaktion sind livedovaskulitis-ähnliche Unterschenkelgeschwüre bei hochdosierter, langdauernder Therapie mit Hydroxyurea.

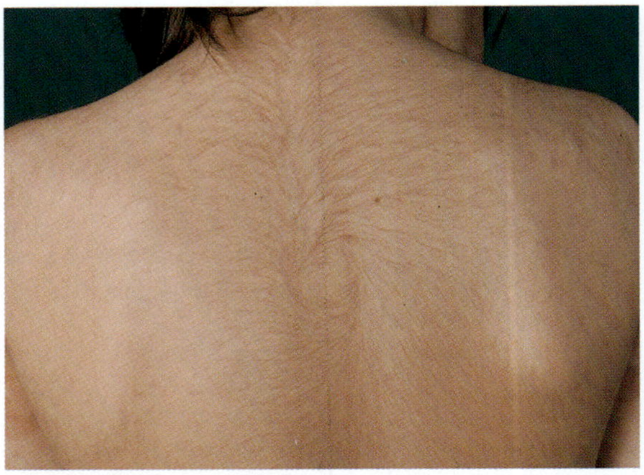

Abb. 11.44. Diffuse Hypertrichose bei einem 7 jährigen Mädchen nach längerfristiger systemischer Kortikosteroidbehandlung wegen eines juvenilen Pemphigoids

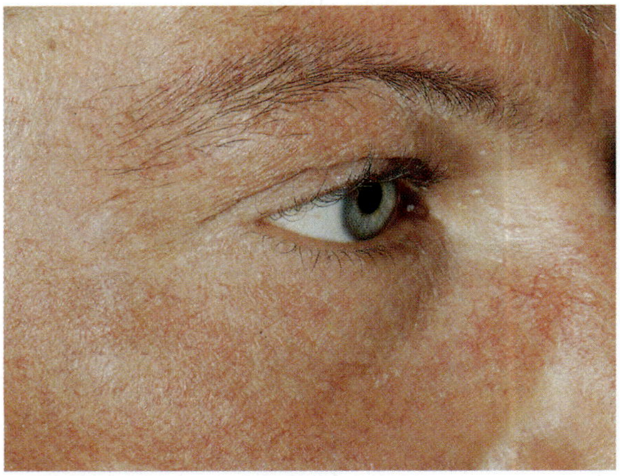

Abb. 11.45. Teleangiektasien nach chronischer Kortikosteroidsalben-Behandlung wegen perioraler Dermatitis

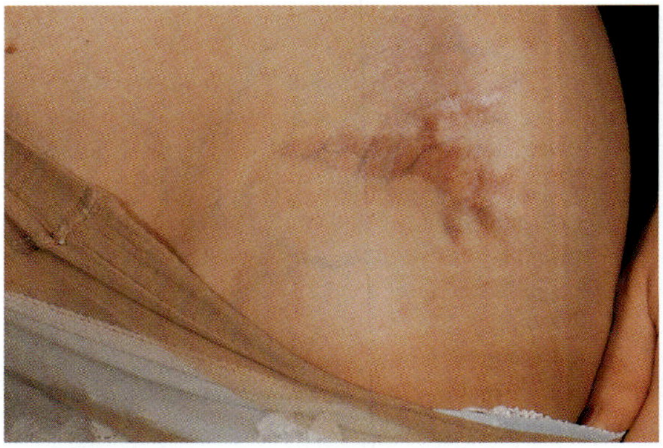

Abb. 11.46. Striae distensae und muldenförmige Fettgewebsatrophie nach Injektion eines Kortikosteroidpräparats (irrtümlich in den Fettpolster statt intramuskulär)

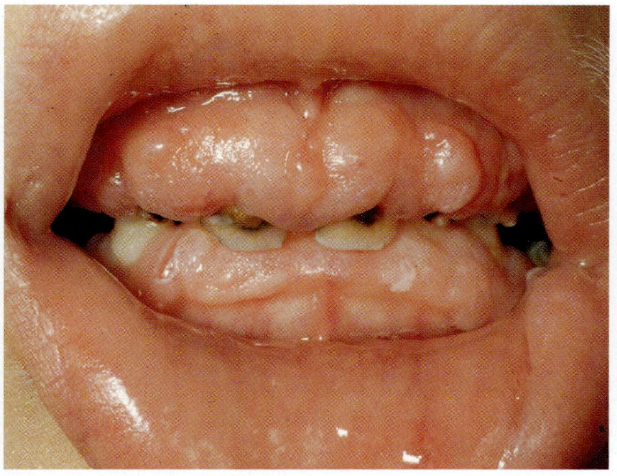

Abb. 11.47. Gingiva-Hyperplasie bei längerfristiger Behandlung mit Phenylhydantoin

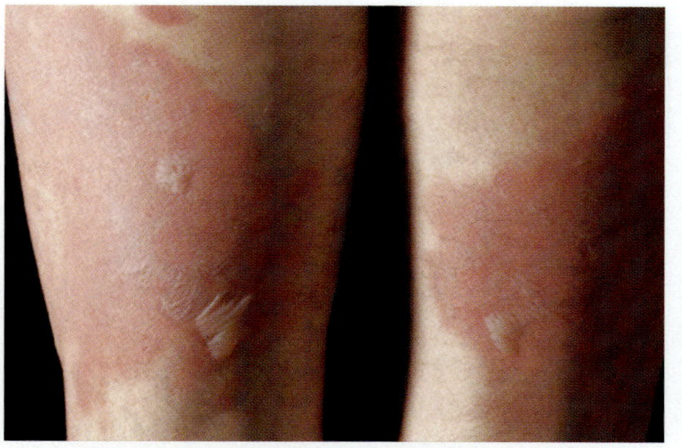

Abb. 11.48. Fixes Arzneimittelexanthem nach Barbiturateinnahme (Rezidiv): ein livides, scharf begrenztes, teils blasiges Erythem

Kutane Arzneimittelreaktionen von eigener klinischer Charakteristik

Das ***fixe Arzneimittelexanthem*** (Abb. 11.48) ist ein morphologisch charakteristisches, relativ häufiges Krankheitsbild: meist einzelne oder wenige scheibenförmige, wohl abgegrenzte, hell-livide erythematöse Herde, die bei schwererem Verlauf partiell oder gänzlich bullös werden können. Prädilektionsstellen: Genitale, Intertrigostellen, Schleimhäute (erosive Stomatitis, Balanitis etc.). Subjektive Beschwerden: Brennen. Das fixe Arzneimittelexanthem heilt nach 1- bis 2-wöchigem Bestehen ab, rezidiviert aber bei neuerlicher Einnahme der ursächlichen Droge an derselben Stelle; mit zunehmender Zahl der Rezidive verschärft sich die Symptomatik in Größe, Zahl und Intensität der Läsionen (im Extremfall Nekrose). Die Maximalform ist eine Erythrodermie, die von einer toxischen epidermalen Nekrolyse oft nur schwer zu unterscheiden ist (milderer Verlauf, Schleimhäute meist nicht befallen, Nikolski-Zeichen negativ). Histologie: ähnlich dem Erythema multiforme, prominentes Ödem der papillären Dermis. Das fixe Arzneimittelexanthem kann durch zahlreiche Medikamente ausgelöst werden. Klassische Auslöser sind Barbiturate, Sulfonamide, Phenolphthalein und nichtsteroidale Antiphlogistika.

Das fixe Arzneimittelexanthem ist dem Stevens-Johnson-Syndrom verwandt und wird gleichfalls durch zytotoxische T-Zellen mediiert.

Ein dem fixen Arzneimittelexanthem ähnliches Zustandsbild, allerdings zu Nekrosen fortschreitend, sind die sog. Barbituratnekrosen (Kofaktor: Aufliegedruck bei längerer Bewußtlosigkeit – z. B. Suizidversuch).

Das ***Hydantoin-Syndrom*** ist ein mit einer Letalität von 30–40 % bedrohliches Zustandsbild, das durch Hydantoin, aber auch andere Medikamente (Carbamazepin, Barbiturate, Dapson) ausgelöst werden kann. Es entsteht 1 bis 3 Wochen nach Einnahme des Medikaments und ist durch ein morbilliformes Exanthem, Gesichtsödem, Fieber, Lymphadenopathie, Leukozytose, schwere Allgemeinsymptome, Hepatopathie (hohe Transaminasenwerte) und Beteiligung von Lunge und Nieren gekennzeichnet. Das Hydantoin-Syndrom kann in eine toxische epidermale Nekrolyse übergehen. Abermalige Gabe zu einem späteren Zeitpunkt ist kontraindiziert. Genese: s. oben.

Kumarinnekrosen stellen eine seltene, schwere Komplikation der Antikoagulation mit Kumarin dar, die in der 1. Woche nach Therepiebeginn und fast ausschließlich bei Frauen und vorwiegend am Rumpf auftritt. Klinik: mehrere bizarr konfigurierte, erythematöse, entzündlich infiltrierte Herde, die später hämorrhagische Blasen ausbilden und sich in zackige Nekrosen umwandeln. Ausgedehnte Nekrosen erfordern plastisch-chirurgische Maßnahmen, ev. Amputation betroffener Extremitäten. Genese: s. oben.

Diffuse ***Melaninhyperpigmentierung*** wird nach Busulfan, Zyklophosphamid und Methotrexat beobachtet. Charakteristisch streifenartige Hyperpigmentierungen im Anschluß an eine erythematöse Initialphase treten nach Bleomyzin (Abb. 11.49), gelegentlich nach Zyklophosphamid und 5-Fluorourazil auf. Nicht-melaninbedingte Hyperpigmentierungen (typischerweise schiefergrau oder erdbraun) findet man bei kutanen Ablagerungen von Silber und Gold (Argyriasis (Abb. 11.50), Chrysiasis), Arsen, Wismuth und Quecksilber, Amiodaron, Tetrazyklinen (Minozyklin), Zidudovin sowie von Antimalariamitteln. Clofazimin führt zu Rot-, β-Karoten zu Gelbfärbung.

Jododerm, ***Bromoderm.*** Pyodermieähnliche, vegetierende Herde. Selten, da die Medikation von Halogenen (Sedativa bzw. Expektorantia) sehr zurückgegangen ist.

Pentazocinsklerosen finden sich vorwiegend bei Analgetikasüchtigen. Um die intramuskuläre Einstichstelle von Pentazocin entwickelt sich eine brettharte, ent-

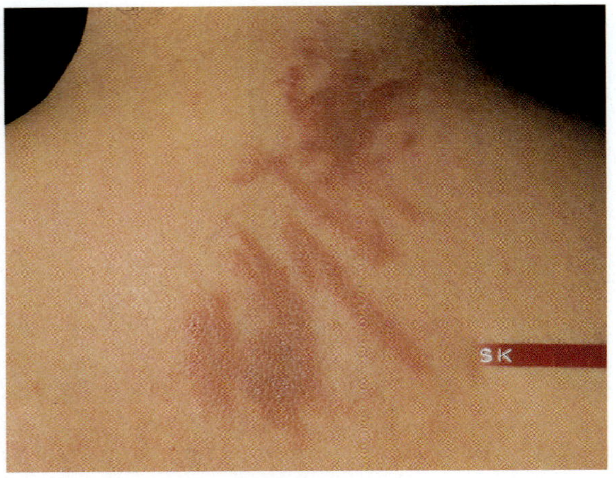

Abb. 11.49. Streifige Erytheme mit Übergang in Pigmentierung nach Bleomycin-Behandlung

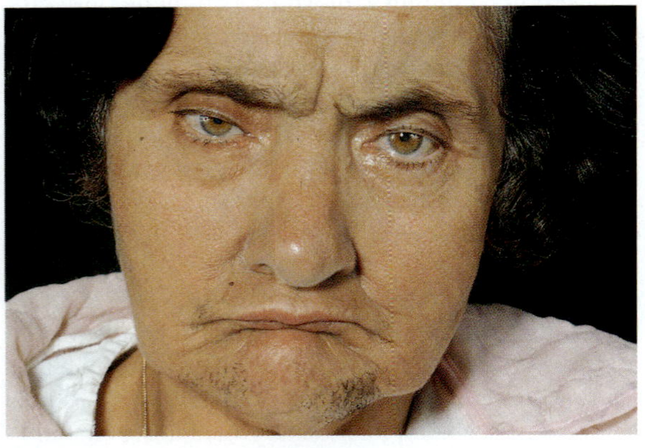

Abb. 11.50. Argyrose. Erdfarbene diffuse Hyperpigmentierung

zündliche Infiltration des Muskel- und Fettgewebes, woraus Fibrosierung, Muskelkontraktur, tiefe, wie „ausgestanzte" Ulzera und eingezogene Narben resultieren.

11.11.5 Diagnostik

Die Diagnostik basiert vorwiegend auf Anamnese und Klinik, da Labortests und Medikamenten-Hauttests von geringem Wert sind bzw. nicht zur Verfügung stehen.

Labortests. Lediglich der RAST-Test gegen Penizillin (Benzylpenizilloat) ist aussagekräftig. Negativer RAST bei Verdacht auf Penizillinallergie muß durch Prick- und Intrakutantest gegen major und minor determinants ergänzt werden. Histamin-release-, Basophilen-Degranulations- und Lymphozytenproliferationstests haben nur beschränkte praktische Bedeutung, ihr Einsatz ist Speziallabors vorbehalten.

Medikamenten-Prick- bzw. i.c. und s.c-Tests. Diese sind bei Verdacht auf Penizillinallergie (Tabelle 11.19) und einer Reihe anderer Medikamente sinnvoll (Lokalanästhetika, Muskelrelaxantien, nichtsteroidale Antiphlogistika, Heparin u. a. m.).

Tabelle 11.19. Aussagekraft von Anamnese und Hauttest bei Penizillinallergie

		Anamnese	
		Positiv	negativ
Hauttest (i.c.)	positiv	50–70 %[a]	10 %[a]
	negativ	1–3 %[a]	0,5 %[a]

[a] Wahrscheinlichkeit zu erwartender Reaktionen bei neuerlicher Gabe von Penizillin
nach Jäger L, Merk HF: Arzneimittel-Allergie, 1996 (Gustav Fischer Verlag)

Der Medikamenten-Pricktest ergibt meist negative Resultate. Dies ist bei Vorliegen nicht-immunologischer Mechanismen einleuchtend; bei allergischen Reaktionen von Typ II, III und IV ergibt sich gleichfalls keine Lokalreaktion, bei Typ I nur dann, wenn der richtige Haptenkomplex zugeführt wird oder sich spontan an der Teststelle ausbildet.

Bei fixem Arzneimittelexanthem, evtl. auch beim Ampizillinexanthem, sind Medikamenten-Epikutantests sinnvoll.

Der (meist einzige) direkte Beweis einer Arzneimittelunverträglichkeit ist der Expositionstest. Dieser wird wegen der möglichen heftigen Reaktionen nur als Ultima ratio und unter Notfallsbedingungen (stationär!) durchgeführt. Er ist bei besonders gefährlichen Zustandsbildern (toxische epidermale Nekrolyse!) kontraindiziert. Es ist pragmatischer und sicherer, Alternativpräparate (gleichfalls unter Notfallsbedingungen) durch Exposition auszutesten und das verdächtigte Medikament auch ohne Beweis nicht mehr zu verabreichen (Eintragen in den Allergiepaß).

Empirische Diagnostik. Die Ermittlung des ursächlichen Agens bei Arzneimittelreaktionen erfolgt entsprechend der Anamnese nach der empirischen Wahrscheinlichkeit. Da nicht selten mehrere Medikamente (oft bis 10) gleichzeitig genommen wurden, ist diese Diagnostik nicht unproblematisch. Folgende grobe Regeln müssen den Überlegungen zugrundegelegt werden:

- Andere Ursachen sollten möglichst ausgeschlossen werden (z. B. exanthematische Infektionskrankheiten);
- akute Arzneimittelreaktionen treten üblicherweise innerhalb von drei Wochen nach Einnahme in Erscheinung;
- das vor Ausbruch des Exanthems zuletzt eingenommene Medikament ist der wahrscheinlichste Auslöser; umgekehrt sind Medikamente, die schon lange Zeit vertragen werden, wenig wahrscheinliche Ursachen;
- kommen mehrere Medikamente in Frage, ist zunächst dasjenige mit dem höheren relativen Risiko in der empirischen Rangliste verdächtig; bei besonderen klinischen Bildern (z. B. fixes Arzneimit-

telexanthem) müssen die mit diesen assoziierten Medikamente berücksichtigt werden;
- in höheren Dosen genommene Medikamente sind wahrscheinlichere Ursachen als in niedrigeren Dosen.

11.11.6 Therapie

Die als ursächlich verdächtigten Medikamente werden bei allen *riskanten* Intoleranzreaktionen (z. B. Urtikaria, E.multiforme, Hydantoin-Syndrom, nekrotisierende Vaskulitis u. a. m.) *unbedingt* abgesetzt; bei den harmloseren makulösen Exanthemen kann die Weitergabe (unter genauer Kontrolle) versucht werden, wenn das Medikament nicht gleichwertig ersetzt werden kann. Oft bilden sich solche Exantheme auch bei Weitergabe innerhalb einiger Tage spontan zurück (weshalb das Abklingen *nach Absetzen* kein strikter Beweis der Kausalität ist). Auch soll der Entzug nicht radikal *alle* genommenen Medikamente umfassen; Nutzen und Risiko der Medikation müssen sorgfältig abgewogen werden.

Die Therapie richtet sich nach der Art der Intoleranzreaktion. Bei makulösen Exanthemen sind oft blande Lokalmaßnahmen ausreichend; schwerere Manifestationen, vor allem bei Systemzeichen, bedürfen meist eines systemischen Kortikosteroidstoßes.

12 Infektionskrankheiten der Haut

ÜBERSICHT

12.1 Bakterielle Infektionskrankheiten der Haut

Die Haut ist das Grenzorgan zur mikrobiologischen Umwelt; die Inzidenz bakterieller Infektionen ist daher höher als an jedem anderen Organ, und die Zahl möglicher Erreger außerordentlich hoch. Grundsätzlich kann eine bakterielle Hautinfektion ***primär,*** d.h. durch direkte Inokulation, oder ***sekundär*** durch Superinfektion präexistenter Läsionen (z.B. Ekzeme) zustandekommen. In ersterem Fall ist eine (meist erkennbare) Eintrittspforte erforderlich, in der Regel liegt nur ein *einziger* Keim vor; in letzterem ist die Eintrittspforte vorgegeben, und meist liegt eine ***Mischinfektion*** vor. Schließlich kann die Hautinfektion auch auf metastatischem Weg erfolgen (z.B. bei Endocarditis lenta).

Die Eigenschaften des ursächlichen Erregers beeinflussen entscheidend die klinische Symptomatik. Manche sind sehr ***invasiv*** und breiten sich schnell im Gewebe aus (Streptokokken); andere verbleiben eher an der Eintrittspforte und führen zu abszedierenden Entzündungen (Staphylokokken). Viele produzieren ***Toxine,*** die zu Systemrekationen führen (Strepto- und Staphylokokken, Clostridien, Gramnegative etc.).

Der mikrobiologische Nachweis des Erregers ist für eine optimale Antibiotikatherapie notwendig, wegen häufiger Kontamination durch Hautkeime oder mangelnder Anzüchtung jedoch häufig nicht möglich. Schwierig ist er besonders bei tiefen Prozessen (Kultur aus Biopsiematerial bringt bessere Ergebnisse als aus Aspiraten!). Die Therapie wird stets entsprechend der klinischen Diagnose begonnen und gegebenenfalls durch das Kulturergebnis korrigiert.

Einteilung der bakteriellen Infektionskrankheiten. Diese kann grundsätzlich entweder ätiologisch (Art des Erregers) oder nach morphologischen Gesichtspunkten (klinische Bilder) erfolgen. Bei beiden Einteilungsprinzipien ergeben sich Überschneidungen. Daher erfolgt in Tabelle 12.1 eine Zusammenstellung nach klinischen Kriterien, die weitere Abhandlung nach ätiologischen Gruppen.

12.1.1 Ökologie der Haut

Im Verhältnis zum Keimangebot sind Infektionen der Haut immer noch selten, da diese mit einem sehr wirksamen Schutzsystem ausgerüstet ist.

Dieses Schutzsystem besteht in erster Linie aus der ***mechanischen Barriere*** der Hornschicht, die pathogene Keime in der Regel nicht durchbrechen können, aus der relativen ***Trockenheit*** der Hautoberfläche und ihrem ***niedrigen pH-Wert*** (etwa 5,5), dessen Bedeutung in der Vergangenheit allerdings überschätzt wurde. Hinzu kommt eine Reihe weniger gut definierter körpereigener Inhaltsstoffe des Oberflächenfilms mit keimabwehrender Wirkung: Lipide und freie Fettsäuren, Lysozym und Immunglobuline (z.B. sekretorisches IgA aus den Talg- und Schweißdrüsen). Ein sehr wichtiger Faktor ist schließlich die ***symbiontische Keimflora*** der Haut, die die Hautoberfläche

Tabelle 12.1. Wichtige bakterielle Infektionen der Haut (Auswahl)

Überwucherung der residenten Hautflora		Erythrasma, Trichomykosis palmellina, Intertrigo
Primäre Pyodermien	Nicht-follikuläre	Impetigo Ekthyma Paronychie Erysipel Lymphangitis
	Follikuläre	Follikulitis Furunkel, Karbunkel Hidrosadenitis axillaris
Sekundäre Pyodermien. Superinfektion präexistenter Läsionen		Wunden, Verbrennungen Ekzeme Ichthyosen Ulzera Mykosen, Viruskrankheiten Akne vulgaris Bullöse Dermatosen
Tiefe einschmelzende Infekte		Phlegmone Infektiöse Gangräne (Gasbrand, synergistische Gangrän)
Hautinfekte durch seltene Erreger		Hautdiphtherie Milzbrand Pest, Tularämie Erysipeloid Rotz Melidiose etc Gramnegative Infekte Borreliose Verjauchende Entzündung (fusospirilläres Gemisch)
Hautsymptome bei systemischen Infektionen	Metastatische Läsionen	Endocarditis lenta Sepsis: Neisserien, Streptokokken, Staphylokokken, Pyocyaneus Bazilläre Angiomatose
	Hautsymptome ohne Keimabsiedelung	Periphere symmetrische Gangrän „Streptokokkosen": Scharlach, nekrotisierende Vaskulitis, Purpura fulminans Staphylococcal scalded skin syndrome

weitgehend unempfindlich gegenüber der Invasion auch von großen Mengen pathogener Keime macht, und schließlich ***antagonistische Interaktionen*** der verschiedenen pathogenen Keimpopulationen selbst (Antagonismus grampositiver und gramnegativer Keime, von Staphylokokken gegen Streptokokken, von Staphylokkenstämmen untereinander, Produktion Penizillin ähnlicher Substanzen durch Dermatophyten u. a. m.).

Die symbiontische Keimflora spielt auf der Haut eine ähnliche Rolle wie die Stammgäste in einem Wiener Kaffeehaus: Sie besetzen dauernd in einer strengen Hierarchie die besten Plätze, nähren sich von den Produkten des Hauses und lassen Fremde, wenn überhaupt, nur kurzfristig herein.

Diese Schutzmechanismen sind klarerweise nur bei intakter Hornschicht wirksam; wird diese verletzt, bricht die Abwehr zusammen. Die meisten bakteriellen Infektionen sind daher nur bei Kontinuitätstrennungen, Vorhandensein präexistenter Schäden oder traumatischer Inokulation möglich. Typische Beispiele: Bagatelltraumen, Kratzeffekte, Rhagaden, Insektenstiche, Wundnähte oder auch nur Hyperhydratation der Hornschicht (Okklusivverband!).

Die ***Mikroflora der Haut*** setzt sich aus sämtlichen Keimen zusammen, die im Milieu der Hautoberfläche siedeln. Dieser lebendige Überzug ist allerdings nicht homogen, sondern setzt sich aus Einzelkolonien zusammen, deren Großteil in den Haarfollikeln liegt. Regional bestehen in Dichte und Zusammensetzung erhebliche Schwankungen (zwischen 10^2 und 10^6 Keimen/cm^2 – Abb. 12.1). Vom funktionellen und praktischen Standpunkt ist es vorteilhaft, zwischen einer residenten und einer transienten Hautflora zu unterscheiden (Tabelle 12.2).

Die ***residente Flora*** besteht aus mit dem Organismus in Symbiose bzw. Gleichgewicht lebenden „domestizierten" Keimen: Diese halten sich permanent auf der Haut auf, besiedeln gewisse bevorzugte Stammplätze, stehen untereinander in einem strengen sozialen Gefüge und wehren eindringende fremde Keime ab. Die residente Flora umfaßt die große Masse der Hautkeime, baut sich jedoch aus nur wenigen apathogenen bzw. fakultativ pathogenen Keimgruppen auf. Im Gegensatz dazu spiegelt die ***transiente Flora*** das Angebot der Um-

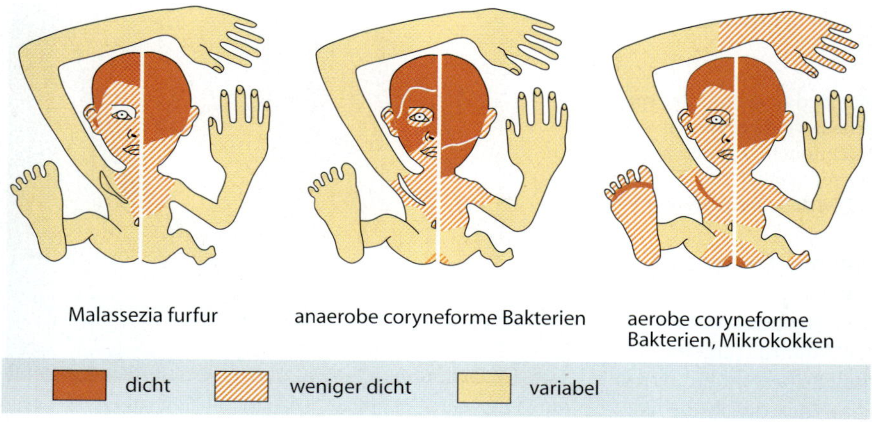

Abb. 12.1. Verschiedene Verteilungsmuster der residenten Bakterienflora der Haut. (Nach Leyden et al, 1993)

Tabelle 12.2. Charakteristika der Hautkeimpopulationen

Residente Flora	Transiente Flora
massenhaft	spärlich
monoton	divers
im Gleichgewicht untereinander und mit dem physiologischen Milieu der Haut	kann sich auf der Haut nicht halten
permanent	temporär
soziales Gefüge	Fremdkörper im System der Hautflora
bestimmt Individualität mit Schutzfunktion	spiegelt Angebot der Umwelt wieder
apathogen, fakultativ pathogen	apathogen + pathogen

gebung wider: Es handelt sich um Anflugkeime, die sich im Gefüge der residenten Flora wie Fremdkörper verhalten und nur kurze Zeit (Tage, Wochen) an der Hautoberfläche behaupten können. Die transiente Flora ist zwar an Masse erheblich spärlicher, an Artenvielfalt jedoch viel heterogener. Sie umfaßt neben apathogenen auch pathogene Keime (Streptokokken, Staphylococcus aureus, Neisserien, gramnegative).

Die Grenzziehung zwischen residenter und transienter Flora ist etwas künstlich. Einerseits können normalerweise harmlose residente Keime unter geeigneten Umständen (Immundefizienz) schwere Infektionen verursachen (z. B. Staphylococcus epidermidis oder Korynebakterium jeikeium – benannt nach den Initialen des Patienten JK, von dem die Erstisolation gelang). Andererseits können sich nicht so selten pathogene Keime, z. B. Staphylococcus aureus, durch längere Zeit (Jahre!) symptomlos an der Hautoberfläche (bzw. im Nasenraum) halten („Keimträger"). Man spricht hier auch von einer „passager residenten" Keimflora.

Keime der residenten Keimflora

Drei Hauptgruppen bilden das Gros der residenten Keimflora: Staphylokokken, koryneforme Bakterien und der Hefepilz Malassezia. Daneben bestehen zwei kleinere Gruppen: Mikrokokken und gramnegative Keime. Alle können am gesamten Integument vorkommen, ihre relative Verteilung ist jedoch sehr verschieden. Manche der Gruppen umfassen mehrere bis zahlreiche Spezies mit oft sehr verschiedenen Eigenschaften; viele sind lipophil.

Staphylokokken. Koagulase-negative Staphylokokken besiedeln besonders dicht die feuchten und talgarmen Körperareale (Intertrigostellen, Hände, Füße) sowie nässende Hautläsionen (Ekzeme). Hauptvertreter sind S. epidermidis, hominis, saprophyticus und xylosus. S. aureus ist koagulasepositiv, definitionsgemäß Teil der transienten Flora und der für die Haut hauptsächliche pathogene Keim; auch er kann (vorübergehend oder dauernd) von der Haut gesunder Personen isoliert werden: von der Nasenhöhle in bis zu 30 %, deutlich seltener von Perineum und Intertrigostellen (häufig auch von nässenden Hautläsionen).

Koryneforme. Es handelt sich um pleomorphe Stäbchen, wegen ihrer Ähnlichkeit zum Korynebakterium diphtheriae früher auch als „Diphtheroide" bezeichnet. Die verschiedenen Genera besitzen sehr unterschiedliche Eigenschaften: ***Corynebakterium*** (das häufigste und artenreichste; z. B. C. minutissimum – „Erreger" des Erythrasma-, jeikeium, xerosis) ist aerob, lipophil (wächst besser auf lipidhaltigem Agar), manchmal lipolytisch (besitzt Lipase) und besiedelt weite Teile der Haut. ***Propionibakterium*** (z. B. acnes, granulosum) ist anaerob, lipophil *und* lipolytisch; es besiedelt die seborrhoischen Areale und ist „Erreger" der Akne. Die Dichte aller lipophilen Koryneformen nimmt bei der pubertätsbedingten Ankurbelung der Talgproduktion sprunghaft zu; bei lipolytischen geht damit die Produktion von Lipase einher, das die Triglyzeride des Talgs in freie Fettsäuren spaltet. Letztere besitzen eine deutliche Hemmwirkung auf viele Keimarten. ***Brevibakterium*** und ***Dermabakter*** sind aerob und *nicht* lipophil. Sie siedeln auch an nicht-seborrhoischen Arealen (Intertrigines, Füße) und produzieren durch Zersetzung von Proteinen und Sterolen üblen Körpergeruch.

Malassezia furfur (früher Pityrosporum ovale bzw. orbiculare). Dies ist ein lipophiler, dimorpher Sproßpilz, der in hohen Dichten (bis $10^5/cm^2$) die seborrhoischen Areale (Kapillitium, Meatus acusticus, Nacken und obere Rumpfgegend) besiedelt. Er ist „Erreger" der Pityriasis versicolor und des seborrhoischen Ekzems.

Mikrokokken. Grampositive kokkoide Keime, vermutlich den Koryneformen verwandt. Verhalten ähnlich den koagulasenegativen Staphylokokken; das einzig bekannte klinische Bild bei überschießender Proliferation ist die „pitted keratolysis". Hauptverteter: M. luteus.

Gramnegative Keime. Hauptverteter sind Acinetobacter spp; finden sich in Intertrigoarealen, Zehenzwischenräumen; selten Erreger von Hospitalismus-Infektionen. Andere selten isolierte passager residente Gramnegative sind E. coli (Perineum), Klebsiellen und Pseudomonas (Zwischenzehenräume).

Regulation der residenten Keimflora. Das innige Verhältnis von Haut und Hautflora beruht auf dem für die Hautkeime angepaßten Nahrstoffangebot (Aminosäuren, Lipide etc.) und besonderen Adhärenzeigenschaften von Keimen und Wirtsepithel. Es besteht ein dynamisches Gleichgewicht der Keime, das durch die Verschiedenheiten der Hautregion und das insgesamt suboptimale Lebensklima (Trockenheit) bestimmt wird.

Es ist somit einleuchtend, daß etwa die seborrhoischen Areale vorwiegend durch lipophile Keime besiedelt werden und besonders trockene Regionen (z. B. Unterschenkel) generell sehr keimarm, nahezu steril, sind. Auch innerhalb des Haarfollikels, der ja mit Vorzug kolonisiert wird, besteht eine durch Angebot und Nachfrage bestimmte konstante Rangordnung: zuoberst, am Follikelostium, finden sich vorwiegend Malassezia und Kokken, etwas tiefer aerobe, an der Basis anaerobe Koryneforme.

Dieses Keimgleichgewicht wird leicht gestört, wenn die Lebensbedingungen der Keime günstiger werden: Erhöhung der Feuchtigkeit (Schwitzen) oder vermehrtes Lipidangebot (Seborrhoe) führt zur überschießenden Proliferation, die durchaus einseitig betont sein und zu klinischen wahrnehmbaren Läsionen führen kann: Akne vulgaris, Pityriasis versicolor u. a. m. Eingriffe in das Gleichgewicht bringen ferner Antibiotikabehandlung und Immundefizienz.

Die residente Keimflora besteht für jede Person individuell aus bestimmten Subtypen und trägt nicht unwesentlich zur Charakteristik des Betreffenden bei (Körpergeruch). Die Subtypen sind langfristig fixiert.

Die Dichte der residenten Flora ist stark von individuellen Faktoren abhängig: Menschen, die mehr zum Schwitzen neigen, sind dichter besiedelt (Männer daher in der Regel mehr als Frauen); „saubere" Menschen tragen nicht notwendig weniger Keime als „unsaubere" (Wasser und auch Seifen dringen kaum in die besonders keimreichen Haarfollikel ein). Bestimmte Körperregionen sind privilegiert: Besonders keimreich sind Hände (Kontaktorgan), Haare (Staubfänger), feuchte und warme Körperstellen (Nasenhöhle!, Intertrigostellen – insbesonders Perinealregion, deren leicht alkalisches Milieu das Keimwachstum fördert, Zehenzwischenräume).

Pathologische Veränderungen der Haut, die mit Vergrößerung der Oberfläche (Schuppen) und Erhöhung der Feuchtigkeit (nässende Dermatosen) einhergehen, erlauben eine starke Proliferation der residenten Keimflora und sind auch häufiger von pathogenen Keimen (hauptsächlich Staphylococcus aureus) besiedelt, wobei diese klinisch meist unbemerkt bleiben. Wird die Keimbesiedelung klinisch manifest (eitrige Krusten, Entzündung), spricht man von ***Impetiginisation*** (Abb. 12.2). Keimträger finden sich somit vorwiegend unter Hautkranken (Ekzem, Ichthyose); die von den pathogenen Keimen besiedelten Areale sind die Hautläsionen selbst, zusätzlich aber auch die genannten privilegierten Körperareale der Keimträger.

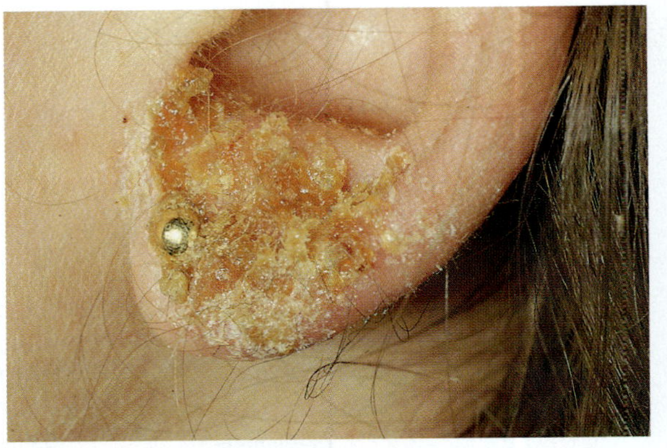

Abb. 12.2. „Impetiginisation" eines Nickel-Kontaktekzems

12.1.2 Oberflächliche Hautinfektionen durch Keime der residenten Keimflora

Unter für sie günstigen Umständen (feuchtwarmes Klima, mangelnde Hygiene, Diabetes) können Keime der residenten Flora proliferieren und zu klinischen Symptomen führen.

Intertrigo (s. S. 181, 718). Hierbei handelt es sich um eine besonders bei alten, wenig mobilen, adipösen Personen auftretende Mazeration der Intertrigostellen (Genitokrural-, Axillär-, Submammärregion, zwischen Fettfalten) mit Proliferation residenter Keime (Mikrokokken, Korynebakterien). Klinisch scharf begrenzte (genaue Begrenzung auf Kontaktflächen!) *feuchte* Erytheme, übelriechende Beläge. Bei chronischem Bestand kann sich aus der Intertrigo das intertriginöse Ekzem entwickeln (Juckreiz, Lichenifikation).

Differentialdiagnose. Erythrasma, intertriginöse Kandidiasis, Psoriasis inversa.

Therapie. Antiseptische Seifen, ev. kurzfristig (!) Steroidsalben.

Erythrasma (Abb. 12.3). Eine Läsion der Intertrigoregionen von typischer Morphologie, die durch rasenartigen Bewuchs durch verschiedene pigmentproduzierende Korynebakterien (Corynebacterium minutissimum) hervorgerufen wird.

Epidemiologie. Weltweit häufig, insbesondere in den Tropen; in gemäßigten Breiten bis zu 20 % der Erwachsenen. Häufiger bei Männern.

Klinik. Trockene, polyzyklisch scharf begrenzte, homogene, leicht pityriasiform schuppende Herde von hell- bis dunkelbrauner, manchmal rötlicher Farbe; nur geringe Entzündung, Hauttextur unverändert. Die Herde breiten sich langsam aus und bestehen unbehandelt unlimitiert. Das Erythrasma ist meist symptomlos, gelegentlich milder Juckreiz. Selten (meist bei Diabetes) disseminierte Herde am Rumpf. Ein zweiter Manifestationsort des Erythrasma ist der Interdigitaltraum: schuppende, mazerierte und fissurierte, kaum pigmentierte Läsionen. Klinisch von Interdigitalmykose nicht unterscheidbar.

Diagnose. Klinisch; Kultur. Schnelltest: Rotfluoreszenz im Wood-Licht (Koryneforme produzieren ein Porphyrin).

Differentialdiagnose. Epidermomykose, Intertrigo, intertriginöses Ekzem, Psoriasis inversa, Pityriasis versicolor.

Therapie. Lokaltherapie mit (Breitband)antibiotika, evtl. auch Azolantimykotika; antiseptische Seifen. Systemtherapie ist überflüssig. Rezidive sind häufig.

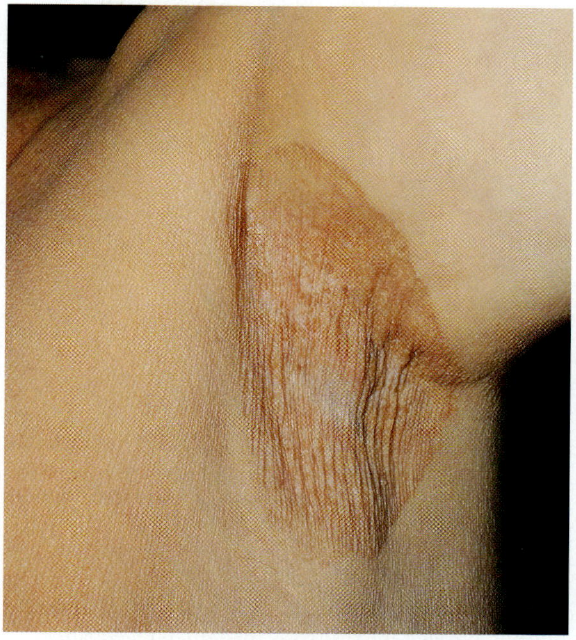

Abb. 12.3. Erythrasma. Kaum entzündliche, scharf begrenzte, homogene bräunliche Verfärbung von Intertrigostellen (hier der Achsel)

Trichomycosis palmellina (Abb. 12.4). Ein häufiger, weltweit verbreiteter Befund bei Personen mit starker Schweißneigung und bescheidener Körperhygiene. Inkrustierung der Achselhaare mit Bakterien (v. a. Korynebakterien), Hornschichtdebris und Schweißsalzen. Die Haare werden stromkabelartig von dieser Hülle umgeben (durch Bakterienpigmente gelbliche bis rötliche Farbe).

Therapie. Antiseptische Seifen.

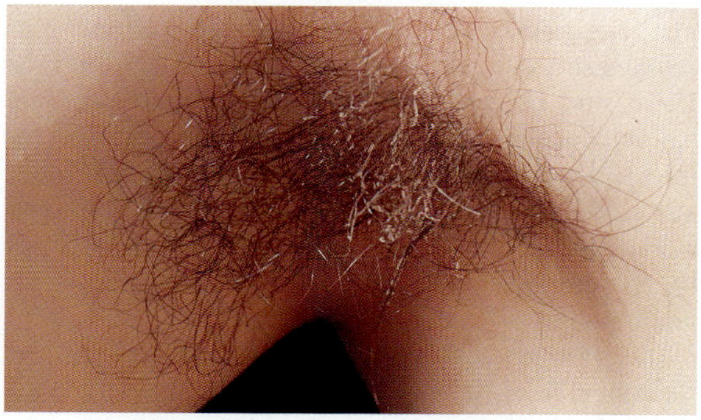

Abb. 12.4. Trichomykosis palmellina. Stromkabelartig eingescheidete Achselhaare

„Pitted Keratolysis". Verquellung und „wurmstichartige" Mazeration der Fußsohlenhaut durch Okklusionseffekt bei Personen mit starkem Fußschweiß und Proliferation residenter Keime (Mikrokokken). Übler Geruch (Fettsäuremetaboliten der Bakterien).

Therapie. Antiseptische Seifen.

Pityriasis versicolor (s. S. 290).

12.1.3 Streptokokkeninfektionen

Streptokokken sind überwiegend harmlose Kommensalen der Schleimhäute des Gastrointestinal-, Respirations- und Genitaltrakts, nur selten der Haut. Sie werden entsprechend der Lancefield-Klassifikation (nach dem C-Polysaccaridantigen der Zellwand) in die Gruppen A, B, C und G eingeteilt. Pathogen sind fast ausschließlich die der Gruppe A (β-hämolytische Streptokokken, S. pyogenes), diese sind allerdings vergleichsweise aggressiv.

β-Hämolyse erfolgt durch Streptolysine und ist auf Blutagarplatten durch einen gelben Hämolysehof um die Kolonien gekennzeichnet. α-Hämolyse (S. viridans) zeigt einen grünen Hämolysehof.

Zirka 80 Serotypen von S. pyogenes sind bekannt. Sie alle besitzen das M-Protein, den hauptsächlichen Virulenzfaktor, an ihrer Oberfläche: Dieses inhibiert die alternative Komplementaktivierung, damit die Opsonisierung mit C3 und die Phagozytose durch Neutrophile. Ein weiterer Virulenzfaktor ist die Lipoteichonsäure, ein Adhäsin für Wirtszellen. Zusätzlich besitzen sie ein reiches Arsenal von Enzymen (Streptolysin O und S, DNasen, Hyaluronidase, Streptokinase) und schließlich die pyrogenenToxine A–C. Verschiedene Stämme unterscheiden sich erheblich nach Art und Menge der produzierten Enzyme und Toxine.

Etwa 5–10 % der Gesamtbevölkerung sind Träger von S. pyogenes (Tonsillen, sehr selten Haut – z. B. perianal). Die Übertragung erfolgt meist durch Kontaktinfektion. Epidemische Streptokokkeninfekte sind relativ häufig (auch im Krankenhausbereich). S. pyogenes ist der Erreger der ***akuten Streptokokkenangina*** und deren Folgekrankheiten (akutes rheumatisches Fieber, akute Glo-

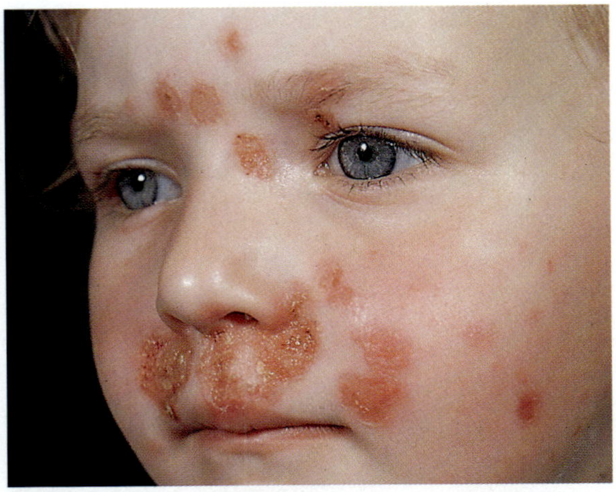

Abb. 12.5. Impetigo contagiosa (Streptokokken-Impetigo). Honiggelbe nummuläre, scharf begrenzte, konfluierende Krusten der Gesichtsmitte

merulonephritis, Erythema nodosum). Ist der Erreger Bildner ***pyrogener Exotoxine***, entsteht der ***Scharlach.***

Hautinfekte sind die zweite Hauptmanifestation von S. pyogenes. Sie sind generell durch rapide Ausbreitung in Gewebe, Lymph- und Blutbahnen und dadurch schnellen Krankheitsablauf gekennzeichnet. Sie können zu gravierenden Komplikationen führen: einschmelzende Lymphadenitis, Phlegmone und Sepsis. Diese sind in der Antibiotikaära seltener geworden, kaum jedoch ihre Spätkomplikationen. Streptokokkeninfekte der Haut lösen zwar *nicht* rheumatisches Fieber aus, sind aber die häufigste Ursache der akuten Glomerulonephritis: die meisten sog. „nephritogenen" Serotypen sind gleichzeitig Haupterreger der Streptokokkenimpetigo.

Die ***pyrogenen Exotoxine*** sind nicht nur für das Exanthem beim Scharlach, sondern auch potentiell für Fieber, Koma, Leber-, Nieren- und Herzversagen sowie letalen Schock verantwortlich. Das letztere – seltene – Zustandsbild ist häufig mit schweren Hautinfekten assoziiert und wird als „Streptokokken-toxic-shock-syndrome" bezeichnet. Ursache ist die Wirkung dieser Toxine als Superantigene.

Der Scharlach, noch vor einigen Jahrzehnten eine schwere Bedrohung mit hoher Mortalität, wurde bis vor kurzem nur mehr selten beobachtet. Erst in den letzten Jahren kommt es wieder zum Anstieg, gemeinsam mit epidemischem Auftreten des „Streptokokken toxic shock syndrome". Es handelt sich hier um eine zyklische Veränderung der Krankheitscharakteristik, wie sie auch von anderen Erregern bekannt ist. Gleichzeitig sind auch hochvirulente Streptokokkentypen im Ansteigen (besondere M-Proteintypen), die zu foudroyanten Hautinfektionen führen (Streptokokkengangrän, nekrotisierende Fasziitis etc.).

Anders als die Streptokokkentonsillitis führen Hautinfekte meist nur zu ungenügender (typenspezifischer) Immunabwehr und zu unverläßlichem Anstieg der Antistreptolysine; zum Nachweis einer abgelaufenen Infektion sind Antikörper gegen DNase oder Hyaluronidase brauchbarer.

Therapie der Streptokokkeninfektionen. Penizilline sind nach wie vor Mittel erster Wahl; bei β- hämolysierenden Streptokokken sind praktisch keine Penizillinresistenten Stämme bekannt. Die Wahl der Regimen muß auf individueller Basis erfolgen: Oberflächliche und mild verlaufende tiefe Infektionen sind mit Oralpenizillinen meist ausreichend behandelt. Schwerer verlaufende tiefe Infektionen werden mit i. v. Penizillin G behandelt. Alternativpräparate sind Zephalosporine und Makrolide. Bei schwersten Infektionen (nekrotisierende Fasziitis) Clindamycin.

Impetigo contagiosa (Streptokokkenimpetigo; „kleinblasige Impetigo")

Eine zunächst vesikulöse, später krustige oberflächliche Streptokokkeninfektion der Haut.

Epidemiologie. Sehr ansteckend, Auftreten v. a. bei Kindern mit saisonaler Häufung in der warmen Jahreszeit. Die Übertragung erfolgt durch Schmierinfektion. Die Impetigo tritt meist in kleinen Epidemien (Familie, Nachbarschaft, Schule, Ferienlager etc.) – häufiger unter schlechten hygienischen Verhältnissen – auf. Im Volksmund wird sie, unschön aber treffend, „Schmutzflechte" genannt.

Klinik (Abb. 12.5). Der Beginn erfolgt gewöhnlich nach einem Bagatelltrauma (kleine Verletzung, Insektenstich etc.). Es entstehen oberflächliche, kleine, dünnwandige Bläschen mit entzündlichem Halo, die schnell pustulieren, eintrocknen und sich in honiggelbe Krusten umwandeln. Bei Ablösen der Krusten entsteht ein nässendes Erythem. Prädilektionsstellen: Extremitäten und Gesicht. Die Weiterverbreitung von der Erstläsion erfolgt durch Satellitenläsionen und Autoinokulation (Kratzen). Peripheres Wachstum der Läsionen bis Münzgröße, im Zentrum häufig Spontanheilung. Allgemeinerscheinungen bestehen nicht, die Laborwerte sind fast stets im Rahmen der Norm; milde Leukozytose kommt vor. Histologie: subkorneale Pustel.

Differentialdiagnose. Staphylokokkenbedingte Impetigo: ähnlich, im Initialstadium jedoch größere Blasen (die Krusten bestehen aus „schwefelgelbem" Eiter). Im Abstrich findet man meistens sowohl Streptokokken als auch Staphylococcus aureus.

Verlauf und Therapie. Selbstlimitiert, kann jedoch über Wochen bestehen bleiben (besonders wenn Basisläsionen wie Ekzeme etc. vorhanden sind). Komplikationen wie Lymphadenitis, Lymphangitis oder Sepsis sind selten. Gefährlichste Komplikation ist die akute Glomerulonephritis (ca. 15 % bei Infektionen mit einem nephritogenen Serotyp). Von den Hautherden kann eine (symptomatische oder asymptomatische) Besiedlung des Rachenraumes erfolgen. Die Behandlung erfolgt mit oralem Penizillin, mindestens über 10 Tage, lokal mit mazerierenden und antibiotischen Salben (z. B. Mupirocin).

Ekthyma (Abb. 12.6)

Es handelt sich um Läsionen, die ähnlich der Impetigo contagiosa beginnen, jedoch später am Blasengrund eine Nekrose entwickeln. Vorkommen häufig bei Erwachsenen unter schlechten Hygieneverhältnissen. Prädisponierende Faktoren: mechanischer Druck und Kältetraumen.

Differentialdiagnose. Metastatische Läsionen bei Sepsis durch Pseudomonas aeruginosa.

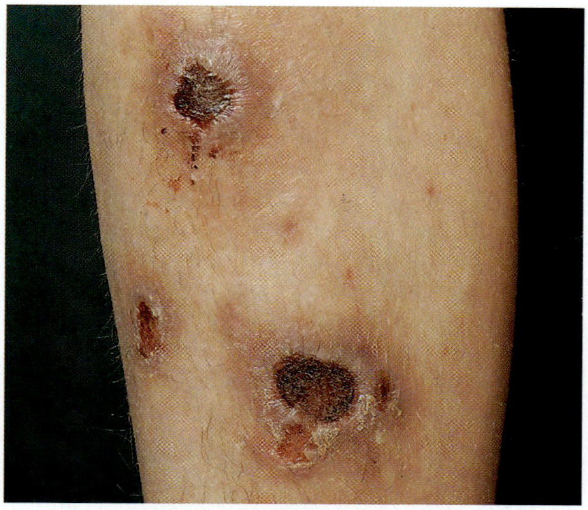

Abb. 12.6. Ekthymata. Impetigo-ähnliche Pyodermie mit nekrotisierendem Grund

Lymphangitis

Eine Lymphangitis ist eine tiefe, akute, durch S. pyogenes bedingte Entzündung eines oder mehrerer Lymphgefäße.

Klinik. Von einer Eintrittspforte aus (infizierte Wunde, Abszeß etc.), häufig bis zur regionären Lymphknotenstation ziehende, strichförmige, schmerzhafte Rötung. Assoziiert ist stets eine – manchmal einschmelzende – Lymphadenitis. Von hier kann es potentiell zur Sepsis oder zu ausgedehnten Abszessen kommen.

Differentialdiagnose. Oberflächliche Thrombophlebitis (schmerzhafte, strangartige Verdickung).

Therapie. Penizillin.

Erysipel

Eine akute Infektion der Lymphspalten und -gefäße der papillären Dermis durch S. pyogenes, die durch eine sich schnell ausbreitende erythematöse Schwellung und Allgemeinsymptome gekennzeichnet ist.

Ähnliche klinische Bilder können ausnahmsweise durch Streptokokken anderer Gruppen, angeblich auch von S. aureus und H. influenzae hervorgerufen werden.

Epidemiologie. Eine häufige, alle Alterskategorien betreffende Krankheit, die durch Eindringen von Streptokokken durch eine Hautläsion („Eintrittspforte") hervorgerufen wird.

Klinik. Das Erysipel beginnt akut: Um die Eintrittspforte entsteht eine subjektiv brennende Rötung und Schwellung, die sich innerhalb von Stunden mit unregelmäßigen, „flammenartigen" Ausläufern (Ausdruck der Ausbreitung entlang der Lymphgefäße) zentripetal ausdehnt. Es entsteht eine wohl abgegrenzte, hellrote, heiße, plateauartige homogene Schwellung der Haut, die an ihrem Rand mit einer fühlbaren Stufe in die normale Umgebung übergeht. Die Haut ist gespannt und glänzend. Manchmal bilden sich im Verlauf der Lymphbahn Satellitenerysipele („Erysipelas saltans") (Abb. 12.7). In Körperregionen mit locker gewebtem Bindegewebe (Gesicht, Skrotum) bilden sich oft mäch-

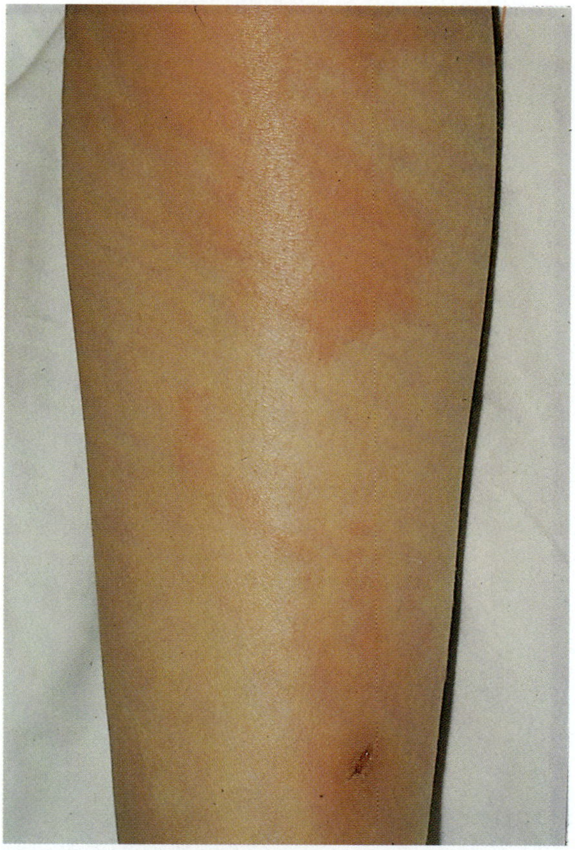

Abb. 12.7. Erysipelas saltans. Ein aus 2 Portionen bestehendes Erysipel, durch einen lymphangitischen Streifen miteinander verbunden. Beachte die Eintrittspforte (Schnittwunde unterer Bildrand) und die klaffenden Follikelostien im Bereich des Erysipels (durch das entzündliche Ödem – „Peau d'orange"-Zeichen)

tige Schwellungen aus, die Abgrenzung des Erysipels ist dann unscharf.

Eintrittspforte können Wunden sein („Wundrose"), häufiger sind es jedoch Kratzeffekte, Rhagaden und Fissuren im Rahmen einer Interdigitalmykose (wichtig!) oder von chronischen Ekzemen, etwa Gehörgangs-, Naseneingangs- und Mamillarekzem, Perlèche etc. Die Prädilektionsstellen sind daher Fuß, Unterschenkel und Gesicht (letzteres häufig in „schmetterlingsförmiger" Verteilung) (Abb. 12.8). Bei besonders schwerem Verlauf können in der Läsion Blasen auftreten (***bullöses Erysipel***). Insbesonders in abhängigen Körperbezirken kommt es zur Einblutung (***hämorrhagisches Erysipel***). Die schwerste Verlaufsform ist das ***gangränisierende Erysipel*** (Abb. 12.9). Akutkomplikationen sind Phlegmone und Sepsis (bei sukzessivem Übergang eines Erysipels in eine Phlegmone spricht man auch von einer „Erysipelphlegmone"). Histologie: schüttere neutrophile Durchsetzung der papillären Dermis, vorwiegend in Lymphspalten.

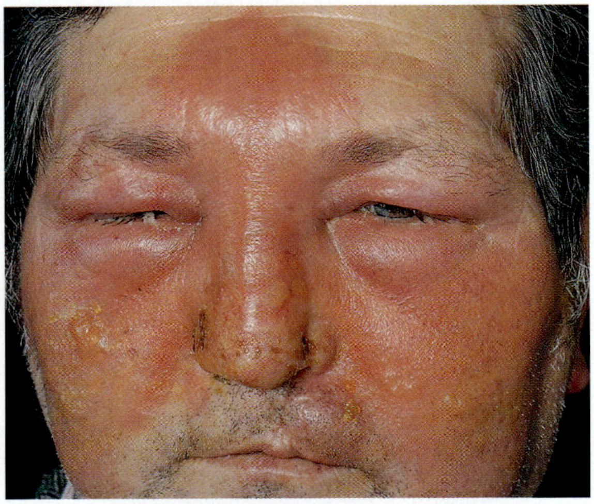

Abb. 12.8. Gesichtserysipel. Wegen der oft massiven Schwellung (Lidödeme!) ist bei Gesichtserysipelen die Begrenzung häufig unscharf

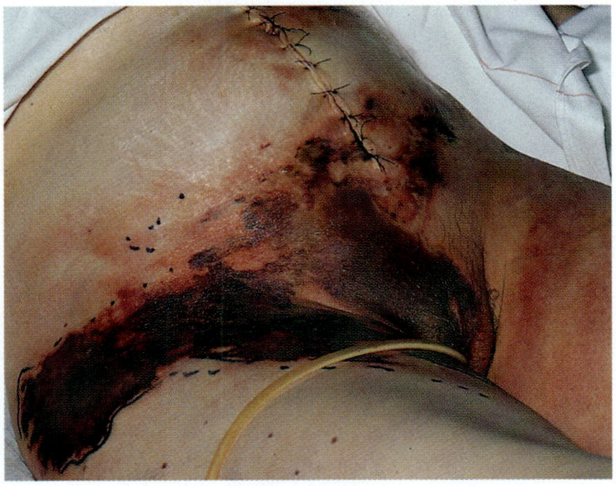

Abb. 12.9. Hämorrhagisch-nekrotisierendes Erysipel nach Laparotomie

> Fallbericht: Ein 45 jähriger Mechaniker litt seit Jahren an einem quälenden und juckenden Gehörgangsekzem, wurde wechselweise von Haut- zu HNO-Ärzten und zurückgeschickt und mit Kortisontropfen – vorübergehend wirksam – behandelt. Nur gewohnheitsmäßiges Stochern mit spitzen Gegenständen hielt den Juckreiz unter Kontrolle. Eines Tages stellte sich unter Fieber bis 38 ° eine von der Ohrmuschel ausgehende schmerzhafte Rötung und Schwellung der rechten Gesichtshälfte mit Kollateralödem der Augenlider und regionärer Lymphknotenschwellung ein. Trotz sofortiger i. v. Penizillintherapie traten Blasen und anschließend Nekrosen der Ohrmuschel auf.

Gleichzeitig mit Beginn des Erysipels, ihm sogar manchmal vorauseilend, stellen sich intensive Allgemeinsymptome ein: hohes Fieber (bis 40 °C), Schüttelfrost, Nausea, regionäre Lymphadenitis. Labor: Leukozytose (bis zu 20.000), stark erhöhte Senkung, Akutphasenproteine.

Verlauf. Das Erysipel ist im Prinzip selbstlimitiert; ohne Behandlung kommt es nach einer bis mehreren Wochen zum Abfiebern, Abblassen und Abschwellen (dabei zeigt die Haut eine charakteristische feine Fältelung) sowie – bei unkompliziertem Verlauf – zur Restitutio ad integrum. Ohne Behandlung besteht allerdings hohe Rezidivneigung, da Streptokokken im Gewebe latent liegen bleiben können. Je häufiger Rezidive erfolgen, desto geringer pflegen die Systemzeichen zu sein. Prädisponierende Faktoren sind Diabetes mellitus, venöse und Lymphödeme (z. B. M. Milroy).

In manchen Fällen stellt sich ein ***chronisch-rezidivierendes Erysipel*** ein, das zur Verlötung der ableitenden Lymphbahnen und zum Lymphödem führen kann. Diese können zu gigantischen Schwellungen des betroffenen Körperteils (meist einer unteren Extremität) führen: „Elephantiasis nostras" (Abb. 12.10). Die Oberfläche der bizarr verformten Extremität ist höckerig (Lymphzysten, im späteren Verlauf reaktive verruköse epidermale Hyperplasie).

> Fallbericht: Ein 27 jähriger Fußballer litt seit Jahren an einer chronisch-rezidivierenden Interdigitalmykose. Nach einem ersten Erysipel des rechten Beines, das mit Oralpenizillin behandelt worden war, blieb eine kaum merkliche Schwellung des Fußes zurück. Im Lauf von 2 Jahren erlitt er insgesamt 16 Rückfälle, wobei kaum mehr Fieber oder Krankheitsgefühl auftraten. Trotz Dauer-Penizillintherapie kam es jedoch zur immer unförmigeren Anschwellung seines rechten Beines, die ihn schließlich zwang, den Sport aufzugeben.

Diagnose und Differentialdiagnose. In der Regel leicht, in gewissen Ausnahmefällen schwer: Erysipeloid (s. unten), akute Dermatitis im Gesichtbereich (Haut

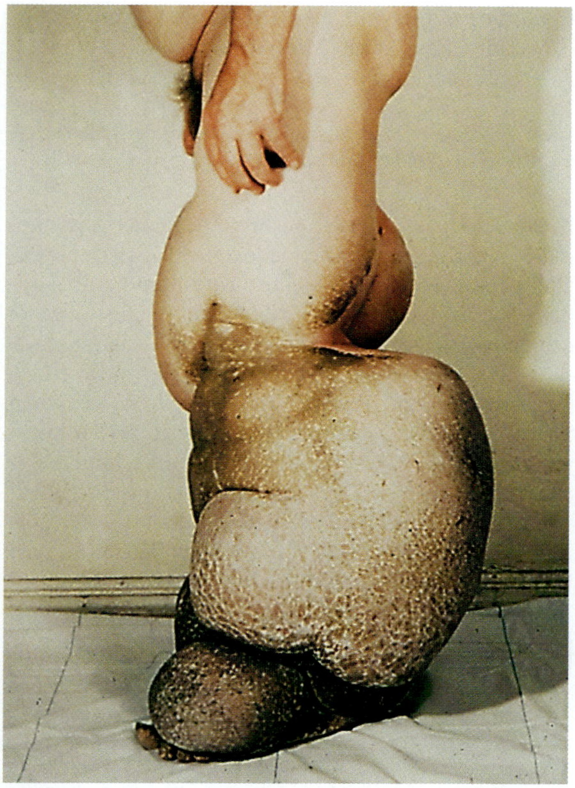

Abb. 12.10. Exzessives Lymphödem (Elephantiasis) des linken Beines bei chronisch rezidivierendem Erysipel

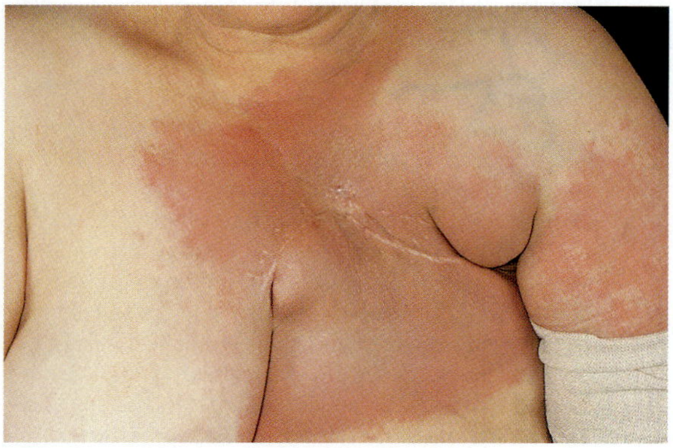

Abb. 12.11. Akuter Schub eines chronisch rezidivierenden Erysipels nach Mastektomie. Lymphödeme des Armes nach Mastektomie und Axillardissektion sind eine Prädilektionssituation für Erysipele. Differentialdiagnose: Erysipelas carcinomatosum

wegen Spongiose matt), tiefe Beinvenenthrombose (häufige Fehldiagnose), Phlegmone (teigige Schwellung), Akrodermatitis chronica atrophicans (burgunderfarben), angioneurotisches Ödem, akuter Gichtanfall, diabetische Gangrän, inzipienter Herpes zoster, inflammatorisches Karzinom (Abb. 12.11) u. a. m. Die Diagnose erfolgt zunächst klinisch; kultureller Nachweis des Erregers schlägt oft fehl (Nachweisrate bei ca. 20 %). Bessere Ergebnisse liefert der IF-Nachweis mit gruppenspezifischen anti-Streptokokkenantikörpern (bei 70 %).

Therapie. In der Regel intravenöse hochdosierte Penizillingaben, über zumindest 10 Tage verabreicht, bei Verdacht auf Erysipelphlegmone (wegen Gefahr begleitender Staphylokokken) mit penizillinasefesten Antibiotika kombinert (z. B. Flucoxazillin 4–8 g oder Sulbactam 3–4 g, jeweils in 3–4 Einzelgaben). Antiphlogistische Lokaltherapie (Bauschen). Inzision ist sinnlos (keine Einschmelzung)! Bei chronisch-rezidivierendem Erysipel sollte eine orale Langzeitpenizillintherapie (Monate) erfolgen. Selbstverständlich Ausschaltung von Eintrittspforten zur Verhinderung von Reinfektionen.

Phlegmone

Eine bedrohliche akute, einschmelzende Entzündung der gesamten (auch der tiefen) Dermis und oft Subkutis, die gewisse Ähnlichkeiten zum Erysipel hat, jedoch ein schwereres Krankheitsbild als dieses ist: Sie führt zur Nekrose und Zerstörung oft großer Gewebspartien und potentiell zur überwältigenden Infektion (Sepsis). Sie ist meist durch Streptokokken und/oder Staphylokokken bedingt, doch können auch andere Keime sehr ähnliche Bilder hervorrufen (Gramnegative, Gasbrand u. a.).

Terminologie: Im Deutschen wird zwischen Erysipel und Phlegmone unterschieden, im Englischen gibt es für beide nur den Begriff „Cellulitis". Beide Terminologien haben eine rationale Grundlage: Erysipel und Phlegmone sind zwar real existierende Einheiten, doch gibt es häufig Mischformen, die im Deutschen nur hölzern als „Erysipelphlegmone" bezeichnet werden können. Diese terminologische Diskrepanz war vermutlich auch der Grund für die alte Streitfrage, ob ein Erysipel auch durch andere Keime als Streptokokken hervorgerufen werden kann. Ein klassisches Erysipel wird wahrscheinlich immer durch Streptokokken verursacht, Phlegmonen jedoch durch eine Vielzahl von Keimen.

Klinik. Die Phlegmone ist eine tiefreichende, sehr schmerzhafte entzündliche Schwellung, die im Gegensatz zum Erysipel unscharf von der Umgebung abgegrenzt ist, keine flammenartigen Ausläufer besitzt und einen eher dunkellividen Farbcharakter hat. Die Schwellung ist voluminöser und teigig weich; sie kann blasige Läsionen und Nekrosen entwickeln. Ihr Beginn ist nicht so abrupt wie beim Erysipel, sie breitet sich auch nicht so schnell aus. Systemzeichen (Fieber, Krankheitgefühl, Übelkeit etc.) entwickeln sich langsamer (einige Tage), sind jedoch oft beträchtlich. Labor: Leukozytose bis 30–40.000, sehr hohe Senkung, Akutphasenproteine.

Die Phlegmone nimmt ihren Ausgang entweder von tiefen Traumen (Operations-, Stichwunden etc.), von tiefen Substanzdefekten (Ulcus cruris, diabetische Gangrän) oder Infektionsherden (Osteomyelitis, Bursitis, septische Thrombophlebitis wie z. B. nach Drogeninjektion, Furunkel, Fremdkörper etc.). Sie ist die klassische Komplikation nach Kriegsverletzungen und bei Operationswundeninfektion (wobei die Keime sowohl vom Patienten selbst wie aus dem medizinischen Milieu stammen können). Schließlich kann auch ein Erysipel zur Phlegmone werden (Erysipelphlegmone). Prädilektionsstellen sind wieder die Beine, Perianalgegend (Fisteln!), Bauchwand (nach Laparotomien); bei letzteren sind Gramnegative als Ursache wahrscheinlich.

Verlauf. Phlegmonen sind (im Gegensatz zum Erysipel) diffus abszedierende Entzündungen; sie brechen daher oft durch, bilden Fistelgänge und Nekrosen. Bleibt die Abszedierung spontan oder durch Antibiotikabehandlung aus, resultieren nach längerer Dauer Fibrose, Sklerose, Adhärenz und unregelmäßig Einziehungen (Folge der Pannikulitis).

Differentialdiagnose. Neben dem Erysipel sind vor allem Phlegmonen durch andere Keime (gramnegative: E.coli, Klebsiellen etc.), Anaerobier, Gasbrand (Krepitation!), Milzbrand auszuschließen. Da für diese Erreger andere Antibiotika eingesetzt werden müssen, ist die Bakterienkultur anzustreben (nach Inzision).

Therapie. Wie bei Erysipel, jedoch länger und stets mit penizillinasefesten Penizillinen. Bei Verdacht auf gramnegative Keime bzw. Anaerobier Zephalosporine bzw. Metronidazol. Breite Inzision, Drainage (durch den Chirurgen).

Streptokokkengangrän (nekrotisierende Fasziitis)

Eine seltene, perakut verlaufende, durch besonders invasive und toxogene Streptokokken hervorgerufene Gangrän mit hoher Mortalität, die durch Ausbreitung entlang der tiefen Faszien gekennzeichnet ist. Dieses Krankheitsbild zeigt Verwandtschaft bzw. Überlappungen mit der synergistischen nekrotisierenden Fasziitis, der progressiven synergistischen Gangrän und der gramnegativen Phlegmone (s. S. 242).

> **!** Der Begriff „nekrotisierende Fasziitis" ist nicht für Streptokokken reserviert.

Dieses seltene, dramatische Krankheitsbild ist aus zwei Komponenten zusammengesetzt: einer foudroyant verlaufenden, nekrotisierenden Erysipelphlegmone und ungewöhnlich starken toxischen Systemzeichen, die zum septischen Schock und Tod innerhalb weniger Tage führen können. Für die hohe Invasivität sind besondere M-Proteine verantwortlich (z. B. M1, M3, M18, die in den letzten Jahren auf Kosten der milderen Serotypen M4 und M12 zugenommen haben); die toxische Wirkung ist Folge der Superantigenwirkung der pyrogenen Toxine, die zu explosiver Immunaktivierung und Mediatorüberflutung führt (TNFα). Die nekrotisierende Fasziitis tritt gewöhnlich bei bislang gesunden Individuen nach Minimaltraumen auf (häufig auch ohne solche).

Diese aggressiven Streptokokken wurden in der Laienpresse auch als „Killerkokken" publik gemacht.

Klinik. Eine sich schnell ausbreitende, zuerst erythematös-bullöse, sehr schnell jedoch nekrotisierende Läsion (Ähnlichkeiten mit einer Verbrennung III. Grades). Es kommt zu einer tiefen, sämtliche Gewebsschichten erfassenden und entlang der Faszien rasch in die Tiefe fortschreitenden Nekrose, die nach einige Tage dauerndem Verlauf in Sepsis und toxischen Schock mit Multiorganversagen mündet. Durch intravasale Koagulation resultiert häufig ein hämorrhagischer Charakter der Läsionen. Prädilektionsstellen: Extremitäten; besonders dramatisch verläuft die sog. ***Fournier-Gangrän***, eine Streptokokkengangrän der äußeren Genitalien (meist des Mannes).

> Fallbericht: Eine 86jährige, sehr agile Frau war bis auf eine chronische asthmoide Bronchitis (unter niedriger Kortikoideinstellung) und kompensierte Herzschwäche gesund. Nach einem Bagatell-Schürftrauma am rechten Fingerknöchel stellte sich eine schmerzhafte Rötung von Handrücken und -gelenk ein. Der beigezogene Chirurg empfahl Ruhigstellung. Zwei Tage später hatte sich die Rötung auf fast den gesamten Arm ausgebreitet, am geschwollenen Handrücken waren Blasen aufgetreten, es bestand Fieber über 39 °C und eine schmerzhafte Lymphadenitis axillaris. Die Patientin wurde aufgenommen und unter der Diagnose eines bullösen Erysipels mit hochdosiertem i. v. Penizillin behandelt. Die Patientin verfiel zusehends und wurde apathisch; das Labor zeigte extrem hohe Senkung, Leukozytose, Akutphasenproteine, Albuminurie und pathologische Leber- und Nierenparameter. Unter der Antibiotikatherapie sistierte die Progression, die Entzündung nahm ab, aber Handrücken und Unterarm entwickelten eine teigig-weiche Schwellung, es stellte sich eine Fallhand ein. Es wurde auf Clindamycin umgestellt. Einige Tage später bildeten sich über dem Handgelenk und in der Mitte des Unterarms je ein Einschmelzungsherd, die durchbrachen. Darunter kamen nekrotische Sehnen zur Ansicht. Die Kultur aus dem Eiter ergab hämolytische Streptokokken. Die Entzündung nahm weiter ab, der Zustand der Patientin und das Labor besserten sich deutlich. In der vierten Woche wurde die nicht mehr entzündliche Haut zwischen den beiden Substanzdefekten eröffnet; es zeigte sich eine durchgehende Nekrose der Faszien und Sehnen, die abgetragen wurde. Die Wunde wurde primär verschlossen und heilte innerhalb von zwei Wochen ab. Gleichzeitig stellte sich jedoch eine zunehmende kardiale Dekompensation ein, verbunden mit allgemeinem Verfall. Die Patientin begann dahinzudämmern und verstarb schließlich.

Therapie. Vor der Antibiotikaära verliefen die meisten Fälle letal. Auch heute sterben bis zu 50 % der Patienten trotz intensiver antibiotischer Therapie. Mittel der ersten Wahl ist Clindamycin (3–4 x 1200 mg/Tag), bei Verdacht auf Mischinfektion kombiniert mit Cefuroxim und Quinolonen. Essentiell ist die sofortige chirurgische Abtragung der ergriffenen Hautpartien zur Elimination der Keime. Verabreichung systemischer Kortikosteroide zur Unterbrechung der Zytokinkaskade wurde vorgeschlagen.

Weitere tiefe Streptokokkeninfektionen

Synergistische nekrotisierende Fasziitis (syn. gramnegative anaerobe kutane Gangrän). Eine klinisch ähnliche Mischinfektion aus anaeroben Streptokokken und/oder Bacteroides spp. und gramnegativen Keimen (Klebsiellen, E.coli, Proteus), vorwiegend bei Patienten mit Diabetes.

Progressive bakterielle synergistische Gangrän. Der Streptokokkengangrän ähnlich, verläuft jedoch langsamer und wird durch eine symbiontische Flora bedingt (Streptokokken, Staphylokokken und gramnegative Keime). Am häufigsten nach abdominellen Operationen, besonders wenn die Hautwunden mit Klammern verschlossen wurden; auch in der Nachbarschaft von Fisteln und Ulzera.

Hautsymptome durch extrakutane Streptokokkeninfekte

Scharlach. Eine exanthematische Krankheit, die durch die hämatogene Ausschüttung von pyrogenen Streptokokken-Exotoxinen aus einem Streptokokkenherd (meist Tonsillopharyngitis, selten Wundinfektion) zustande kommt.

Epidemiologie. Scharlach war noch vor einigen Jahrzehnten eine häufige und ernste Krankheit. Sie ging mit (bzw. etwas vor) Beginn der Antibiotikaära deutlich zurück und beginnt erst heute wieder langsam anzusteigen. Sie tritt fast ausschließlich bei Kindern auf.

Die pyrogenen Toxine (Typen A-C) werden von fast allen Stämmen von S. pyogenes durch lysogene Bakteriophagen gebildet. Mit dem klinischen Bild von Scharlach scheint vornehmlich Typ A assoziiert zu sein, Typen B und C mit milderen Verläufen. Das weitgehende Verschwinden von Scharlach korreliert mit der Abnahme von Typ A.

Im Zug der Scharlacherkrankung werden Antitoxine gebildet, die zur dauernden (typenspezifischen) Immunität gegen Scharlach führen. Bildet der Patient zwar Antitoxin, nicht aber Antikörper gegen den Erreger selbst, kommt es zu Rezidiven der Tonsillitis ohne Exanthem. Bei immundefizienten Individuen unterbleibt die Antitoxinbildung, Rezidive von Scharlach können dann auftreten.

Klinik. Nach einer 2- bis 4tägigen Inkubationsperiode kommt es zur akuten Pharyngitis und Fieber (bis 40 °C), Schüttelfrost, Kopfschmerzen, Übelkeit und Erbrechen. Das Fieber kulminiert am 2. Tag und sinkt dann innerhalb einer Woche auf Normalwerte. Die Hautsymptome treten 1–2 Tage nach Beginn der Pharyngitis auf:

- ***Enanthem:*** Dunkle Rötung und Schwellung des Rachens und weichen Gaumens, Vergrößerung und Rötung der Tonsillen mit meist gelblichen Belägen. Diffuse Rötung der Zunge mit akzentuierten Papillen („Erdbeerzunge").
- ***Exanthem:*** Ein sich rapide ausbreitendes kleinfleckiges Exanthem, das an Gesicht und Hals beginnt und nach etwa 36 h den gesamten Körper bedeckt. Besondere Betonung der großen Beugen. Die Effloreszenzen weisen häufig Petechien auf und sind rauh (charakteristischer Palpationsbefund). Handflächen, Fußsohlen und Perioralregion bleiben typischerweise ausgespart.

Das Exanthem bleibt für 4–5 Tage bestehen und beginnt dann in der Reihenfolge des Auftretens abzuschuppen. Die Desquamation erfolgt oft in großen Stücken, insbesondere an Handflächen und Fußsohlen („handschuhartig").

Labor. Leukozytose, Eosinophilie (im späteren Verlauf), erhöhte Senkung.

Therapie. Penizillin.

Hautveränderungen bei Endocarditis lenta. Bakterielle Endokarditis tritt im Rahmen der Sepsis auf. Akute Formen werden meist von Staph. aureus, subakute meist von Streptokokken der Viridans-Gruppe verursacht (Endocarditis lenta). Besonders letztere kann (in 20–40 %) von charakteristischen Hautläsionen begleitet sein, die zwar oft wenig auffällig, aber dennoch diagnostisch wichtige dermatologische Alarmzeichen sind (sog. ***septische Vaskulitis***).

Die Läsionen treten als schütter verteilte, oft einzelne kleine Hautblutungen vorwiegend der Akren (Finger, Handflächen, Fußsohlen) in Erscheinung (***Petechien***). Bei stärker entzündlichem Charakter spricht man von ***Janeway-Flecken*** bzw. ***Osler-Knoten*** (linsengroße, düsterrote, schmerzhafte urtikarielle Knötchen mit weißlich-atrophem oder nekrotisierendem Zentrum). Weitere Manifestation sind die ***subungualen Splitterblutungen:*** schmale, strichförmige, in der Längsrichtung verlaufende Blutungen unterhalb der Nagelplatte, die mit dem Nagel auswachsen. Dieses hochcharakteristische Zeichen findet sich auch bei Kollagenosen (SLE, Dermatomyositis) und Glomerulonephritis. *Differentialdiagnose:* traumatische Blutungen (sind im Gegensatz zu Splitterblutungen distal).

Diese Symptome können auch bei anderen Erregern, z. B. bei Gonokokkensepsis, auftreten. Sie werden teils als embolisches Geschehen (Petechien, Janeway-Läsionen), teils als abakterielle Immunkomplex-Vaskulitis (Osler-Knötchen) interpretiert.

Folgekrankheiten der Haut nach Streptokokkeninfektionen

Extrakutane Streptokokkeninfektionen können Intoleranzreaktionen der Haut auslösen oder als Trigger von Dermatosen wirksam werden. Diese schon historische Modellvorstellung wurde zwar früher überschätzt, hat aber auch heute noch ihre Gültigkeit; zum Teil wird für diesen „Herd"-Effekt die Wirkung von Streptokokkentoxinen als Superantigene angenommen (Psoriasis). Bei folgenden Dermatosen gilt ein derartiger Zusammenhang als (zumindest empirisch) abgesichert: Erythema nodosum, Urtikaria, E. anulare centrifugum, Sweet-Syndrom, Psoriasis, Immunkomplexvaskulitis u. a. m. Bei den folgenden Dermatosen besteht ein *spezifischer* Zusammenhang zu Streptokokkeninfekten:

Erythema marginatum (Erythema rheumaticum). Ein morphologisch charakteristisches „gyriertes" Exanthem, das in etwa 20 % der Fälle von akutem rheumatischem Fieber auftritt (meist gleichzeitig, gelegentlich schon vor der typischen Gelenks- und Allgemeinsymptomatik).

Klinik. Ein Exanthem aus quaddelähnlichen Erythemen, die durch extrem rasche („zum Zusehen") periphere Ausbreitung, zentrale Abblassung und Konfluenz der randbetonten Einzelläsionen bizarre polyzyklische, landkartenartig konfigurierte Zeichnungen ergeben (s. Abb. 11.29. Prädilektionsstellen: Rumpf, insbesondere die Achselfalten).

Purpura fulminans. Dies ist ein seltenes, perakutes komplexes Zustandsbild, das durch hämorrhagische Infarzierung der Haut durch intravaskuläre Gerinnung und anschließende Verbrauchskoagulopathie gekennzeichnet ist. Als Auslöser wird ein lokalisiertes oder generalisiertes Sanarelli-Shwartzman-Phänomen angenommen (s. auch S. 486). Die Purpura fulminans ist ein ***postinfektiöses*** Syndrom, oft nach scheinbar harmlosen Infekten (Streptokokkenpharyngitis, Varizellen, Scharlach, Masern), und verläuft ohne Therapie häufig tödlich. Auftreten vorwiegend in der Kindheit.

In Terminologie und Klassifikation herrscht nicht völlige Einheitlichkeit, da von der eigentlichen Purpura fulminans ein ähnliches, aber nicht identes Zustandsbild nicht konsequent getrennt wird: die ***periphere symmetrische Gangrän*** (s. Abb. 12.18). Diese tritt *im Rahmen* schwerer septischer Zustände mit Schock ein (Meningo-, Pneumo-, Strepto- und Staphylokokken, Klebsiellen, E. coli, Aspergillen); bei ihrer Genese spielt der Schock vermutlich eine ebenso wichtige Rolle wie die Verbrauchskoagulopathie. Sie kann in jedem Lebensalter auftreten, auch sie ist natürlich bedrohlich.

Im Verlauf oder auch in der Rekonvaleszenzphase des Infekts kommt es ***klinisch*** unter Fieber und Schüttelfrost zu massiven, sich rapide ausbreitenden, scharf und unregelmäßig begrenzten Hautblutungen. Prädilektionsstellen: Extremitäten, Aufliegestellen. Die Hämorrhagien entwickeln sich innerhalb weniger Stunden zu ausgedehnten tiefen Gangränen.

Histologie. Okklusion der Gefäße durch Fibrinthromben, Hämorrhagien, Nekrosen.

Therapie. Augenblicklicher Versuch der Unterbrechung der Verbrauchskoagulopathie durch Heparin, erst dann Substitution der Gerinnungsfaktoren; Antibiotikatherapie. Nach Stillstand des Prozesses sind meist ausgedehnte Transplantationen, oft auch Amputationen erforderlich.

> **!** Die Therapie der Purpura fulminans ist nach der Klinik auszurichten, da sowohl Koagulation wie Blutung überwiegen kann.

12.1.4 Staphylokokkeninfektionen

Staphylokokken sind im Gegensatz zu Streptokokken omnipräsente, zählebige Keime, die in der Regel mit dem Wirtsorganismus im Gleichgewicht leben. Zahlreichen apathogenen (bzw. nur unter besonderen Umständen pathogenen – z. B. Staph. epidermidis) steht ein einziger Vertreter pathogener Staphylokokken gegenüber: Staph. aureus (der Name leitet sich vom goldgelben Ring um Kolonien durch beta-Hämolyse auf Blutagar her). Staph. aureus produziert Koagulase (das wesentlichste Kriterium seiner Pathogenität; Fibringerinnsel begünstigen das Keimwachstum) und eine Reihe von Toxinen und Enzymen. Staph. aureus ist der häufigste pathogene Keim und für eine breite Palette von Infektionskrankheiten verantwortlich.

Die wichtigsten Toxine sind: α-, β-, γ-, δ-Toxin (zytolytisch), Leukozidin (schädigt phagozytische Zellen), Exfoliatin A und B, Toxic-shock-syndrome-Toxin 1 (TSST-1), Enterotoxin A–C, Bakteriozin (ein gegen Streptokokken gerichtetes Toxin). Manche dieser Toxine wirken als Superantigene. Staph. aureus produziert ferner Sphingomyelase (Ursache der Hämolyse), DNase, die oben genannte Koagulase und andere Enzyme, z. B. Penizillinase. Er besitzt schließlich eine mukoide „Mikrokapsel", die der Opsonisierung und Phagozytose entgegenwirkt.

Die pathogene Wirkung von Staph. aureus beruht auf der Produktion dieser Substanzen, andererseits auf seiner starken proinflammatorischen Wirkung durch Aktivierung der Komplementkaskade (vornehmlich auf dem alternativen Weg).

Staph. aureus ist nicht selten klinisch symptomloser Teil der „transient" residenten Keimflora, Keimträger sind mit ca. 30 % der Bevölkerung häufig (Nasenraum!). Aus Hautinfekten gezüchtete Staphylokokken unterscheiden sich im Spektrum produzierter Toxine und Enzyme nicht von Zufallsisolaten aus der transienten Flora. Wirtsfaktoren sind daher offensichtlich von größerer Bedeutung als bei Streptokokkeninfekten: sie sind selten ***primäre***, häufig jedoch ***sekundäre*** Invasoren (Wunden, Fremdkörper etc., präexistente Dermatosen). Das

Angehen der Infektion wird entscheidend durch systemische Faktoren reguliert (Abwehrschwäche, Diabetes, Niereninsuffizienz, Marasmus, Steroidtherapie).

Staph. aureus wird in fünf Phagengruppen (I–V) und 5 Antigengruppen eingeteilt. Ähnlich wie bei den Streptokokken findet sich eine gewisse Läsionsspezifität der verschiedener Typen: Staphylokokken der Phagengruppe II sind z. B. die (nahezu) ausschließlichen Erreger der bullösen Impetigo und des SSS-Syndroms, von Furunkeln und Phlegmonen v. a. Gruppe-I- und -III-Staphylokokken. Diese Einteilung hat insofern an Bedeutung verloren, als die wichtigen Methicillin-resistenten Staphylokokken nach ihr nicht klassifizierbar sind.

Methicillin-resistente Staphylokokken (MRSA). Im Unterschied zu den Streptokokken sind die meisten heute isolierten Staphylokokkenstämme Penizillin-G-resistent (Penizillinasebildner). Darüber hinaus sind zunehmend Keime auch gegen penizillinasefeste Betalaktame, und darüber hinaus die meisten anderen Antibiotika (z. B. Cephalosporine und Aminoglykoside) unempfindlich. Diese sog. Methicillin- (Oxacillin) resistenten Staphylokokken sind gefürchtete Problemkeime (Hospitalismuskeime), die meist nur auf hochpotente und sehr teure Antibiotika wie Vancomycin und Teicoplanin ansprechen.

Erregerreservoir und Infektionsquelle der MRSA sind gesunde Keimträger (Nasenrachenraum). MRSA sind nicht primär virulenter als Methicillin-empfindliche; ihre Gefahr liegt in der Übertragung (z. B. vom Krankenhauspersonal) über die Hände bzw. durch Tröpfcheninfektion auf immundefiziente Patienten, bei denen sie zu opportunistischen Infektionen führen können. Immundefiziente Patienten werden durch Abstriche (Nasenrachenraum, Haut) regelmäßig auf Kolonisierung bzw. Infektion durch MRSA untersucht. Positivenfalls werden sie in Einzelzimmer gelegt und mit täglichen desinfizierenden Bädern (z. B. Chlorhexidin) und Applikation von Mupirocin-Salbe in die Nasenhöhle (3 x/Tag) behandelt, bis die Abstriche negativ sind. Eine Antibiotikabehandlung ist nur bei klinischen Symptomen indiziert.

Das Personal hat besondere hygienische Maßnahmen zu befolgen. Vor und nach Patientenkontakt sind die Hände zu desinfizieren, Einmalhandschuhe und ein eigener Überkittel (pro Patient) zu tragen und eine tägliche Wischdesinfektion horizontaler Flächen durchzuführen. Ein Screening des Personals wird nur durchgeführt, wenn MRSA an der Station gehäuft auftritt; im positiven Fall gleichfalls Behandlung der Nasenhöhle mit Mupirocin-Salbe. Die Arbeit kann fortgesetzt werden, da Infektiosität schon nach 24 Stunden nicht mehr gegeben ist.

12.1.4.1 *Nicht follikuläre Pyodermien*

Impetigo contagiosa (Staphylokokkenimpetigo, bullöse Impetigo).

Epidemiologie, Altersprädilektion und Übertragungsweise entsprechen der Streptokokkenimpetigo. Erreger: S. aureus (Phagengruppe II).

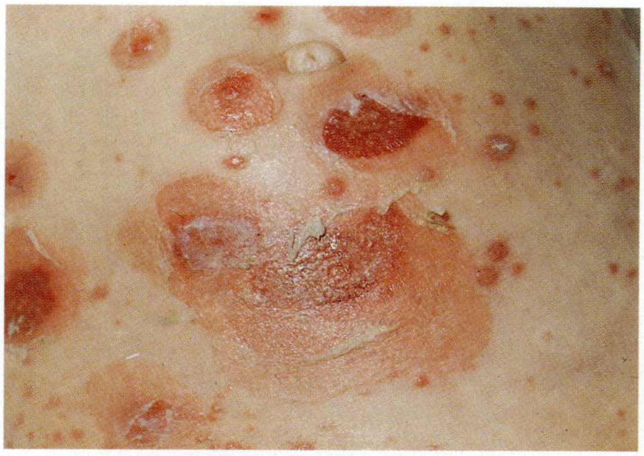

Abb. 12.12. Bullöse Impetigo (Staphylokokkenimpetigo). Multiple, anfangs pralle, hier überwiegend schon geplatzte große Blasen, düsterrote Erosionen, Blasenreste

Klinik (Abb. 12.12). Erstläsion ist eine bis über nußgroße, von einem geröteten Hof umgebene, pralle, mit seröser Flüssigkeit gefüllte Blase, die nach kurzer Zeit trübe und eitrig wird (evtl. Hypopyonbildung) und zu gelben, oft hämorrhagischen Krusten eintrocknet (Leitsymptom). Schnelle Ausbreitung der Läsionen. Subjektive Beschwerden sind gering: Milder Juckreiz verführt zum Kratzen und Verbreiten der Keime. Allgemeinerscheinungen fehlen gewöhnlich; bei ausgedehntem Befall leichtes Fieber und regionale Lymphknotenschwellung.

Histologie. Subkorneale Blasenbildung durch Akantholyse der Zellen im und unter dem Stratum granulosum.

Pathogenese. In-loco-Produktion von epidermolytischen Toxinen (Exfoliatine A und B).

Exfoliatine sind hitzestabile Serinproteasen, die mit Desmosomen interagieren und zur Akantholyse führen. Es sind 24kD Glykoproteine, die teils in Plasmiden, teils chromosomal kodiert werden und als Superantigene wirken. Sie werden fast nur von Gruppe-II- Staphylokokken (Typen 3A-C, 55, 71) erzeugt.

Komplikationen. Meist keine; unbehandelt Spontanheilung nach einigen Wochen. In seltenen Fällen Lymphangitis, Lymphadenitis, Phlegmone, sogar Sepsis. Selten breitet sich der Prozeß zur ***generalisierten*** bullösen Impetigo aus, die bei Konfluenz zu einem dem SSS-Syndrom (s. unten) ähnlichen, schweren Zustandsbild werden kann. Ist der ursächliche Keim ein starker Epidermolysinbildner, kann es (auch bei wenig ausgedehnten Formen) zu Toxinämie und damit zum echten SSS-Syndrom kommen.

Fallbericht: Der 4 jährige Michael hatte sich beim sommerlichen Spiel im Park an der rechten Rumpfseite eine leichte Abschürfung zugezogen. Tags darauf entstanden in der Umgebung mit klarer Flüssigkeit gefüllte Bläschen, die innerhalb von drei Tagen an Menge und Größe stark zusetzten: Sie bedeckten ein handflächengroßes Areal, waren bis zu einem Zentimeter groß, prall, manche geplatzt, manche zu größeren Hohlräumen konfluiert, die ganze Region diffus gerötet. Der praktische Arzt äußerte den Verdacht auf einen „Pilz" und verschrieb eine Salbe. Drei Tage später stellte sich Fieber bis 38 °C ein, Michael wurde weinerlich und abweisend. Bei der Untersuchung zeigte sich eine ausgedehnte bullöse Impetigo rechtsseitig am Rumpf mit eitrigen Krusten und nässenden Erosionen. Zusätzlich fanden sich an der linken Achsel, Hals und beiden Leisten unscharf begrenzte, hellrote, großflächige Erytheme, in denen das Nikolskizeichen positiv war. Nach intravenöser Behandlung mit Flucoxazillin und entsprechender Lokaltherapie Abheilung in einigen Tagen.

Therapie. Systemische Antibiotikabehandlung ist nur in ausgedehnteren Fällen und bei Allgemeinsymptomen (Fieber) erforderlich: penizillinasefeste Penizilline. Abkrusten mit antiseptischen fetten Salben.

Bulla repens (Umlauf) (Abb. 12.13). Der Impetigo entsprechende Pusteln an Körperstellen mit besonders dickem Stratum corneum (Fingerspitzen, Handflächen, Fußsohlen). Die Dicke der Pusteldecke bewirkt, daß die Pusteln nicht leicht platzen, sich dadurch peripher vergrößern und um die Zirkumferenz des Fingers wandern (daher der Name).

Therapie. Öffnen der Pusteln, Antibiotika-Salben-Verbände.

Paronychie

Eine eitrige Entzündung des Paronychiums; man unterscheidet eine akute und eine chronische Paronychie.

Die ***akute Paronychie*** ist durch Rötung, Schmerzhaftigkeit und eitrige Einschmelzung des Paronychiums gekennzeichnet. Sie betrifft meist nur einen Finger und geht oft auf Verletzungen des Nagelhäutchens zurück (Maniküre). Komplikationen: vorübergehende oder permanente Schädigung der Nagelmatrix (Onychodystrophie, evtl. Nagelverlust). Therapie. Antibiotika lokal und systemisch, evlt. Inzision.

Differentialdiagnose. Nagelfalznekrosen bei Kollagenosen, seltene Infektionskrankheiten (Milzbrand, Tularämie, Lues).

Bei der ***chronischen Paronychie*** ist das Paronychium geschwollen, dunkellivide verfärbt, das Nagelhäutchen fehlt. Gewöhnlich sind mehrere oder alle Finger betroffen. Die Schmerzhaftigkeit ist viel geringer, Eiterung selten. Sie geht meist auf wiederholte, unterschwellige Traumen zurück, z. B. Waschlaugen. Prädisposition: Diabetes.

Therapie. Ausschaltung der Traumen, Diabeteseinstellung, lokale und evtl. systemische Antibiotika.

Differentialdiagnose. Kandidaparonychie.

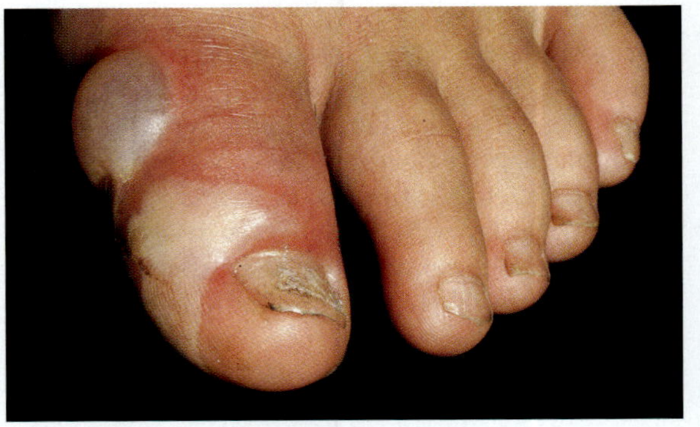

Abb. 12.13. Bulla repens. Staphylokokken-Impetigo am Paronychium. Wegen (anatomisch bedingt) dicker Hornschicht feste und langlebige Blasen

Die chronische bakterielle Paronychie kann extrem therapieresistent sein (u. a. wegen der oft schwierigen Beseitigung des ursächlichen chronischen Traumas).

Panaritium

Eine eitrig-einschmelzende Entzündung der Fingerkuppe und -ventralseiten. Das Panaritium kann ausschließlich auf das Unterhautgewebe beschränkt sein, oder auch tiefere Regionen umfassen (Sehnenscheiden). Inzision (Chirurg!), Antibiotika.

„Staphylococcal scalded skin syndrome" (SSS-Syndrom, „Syndrom der verbrühten Haut")

Eine durch großflächige Erytheme und Hautablösung charakterisierte Krankheit von Kleinkindern, die auf hämatogener Verbreitung von Exfoliatinen aus einem in der Regel extrakutanen Infekt mit Gruppe II-Staphylokokken beruht und unbehandelt häufig zum Tode führt.

Das SSS-Syndrom wurde vor mehr als 100 Jahren erstmals beschrieben („Dermatitis exfoliativa neonatorum Ritter von Rittershain"). Es war eine in der Vor-Antibiotikaära gefürchtete, epidemisch in Gebäranstalten, Findlings- und Waisenhäusern auftretende und an die damals schlechteren hygienischen Standards und beengten Raumverhältnisse gebundene Seuche.

Epidemiologie. Eine heute selten und sporadisch auftretende Infektionskrankheit des Kindesalters (Altersgipfel bis 4 Jahre). Vereinzelt kommen Fälle bei älteren Personen mit Immundefizienz oder eingeschränkter Nierenfunktion vor.

Pathogenese. Das SSS-Syndrom wird von starken Toxinbildnern verursacht und beruht auf massiver Exfoliatinausschüttung in die Blutbahn. Folge ist universelle epidermale Akantholyse und die Entstehung eines Krankheitsbildes, das mit Verbrühungen der Haut verblüffende Ähnlichkeit haben kann. Historisch war der klassische Sitz des Kokkeninfekts der Nabelschnurstumpf (eitrige Omphalitis), heute ist es der Nasopharyngealbereich (eitrige Rhinitis, Tonsillitis), seltener auch die direkte Infektion der Haut (bullöse Impetigo).

Prozesse gegen Mütter, denen die Verbrühung ihres am SSS-Syndrom erkrankten Kindes durch unachtsames heißes Baden zur Last gelegt wurde, sind belegt.

Klinik (Abb. 12.14). Prodromalphase: Vor dem eigentlichen Beginn tritt manchmal ein kleinfleckiges exanthematisches Vorstadium auf, das später in die typischen Hautläsionen übergeht (*„Staphylokokkenscharlach“*- kommt auch als passagere Minimalvariante vor).

Mikrobielle Superantigene scheinen mit Vorliebe skarlatiniforme Exantheme zu erzeugen. Dies ist beim Scharlach selbst so, beim Streptokokken- sowie beim Staphylokokken-Toxic-shock-syndrome, beim SSS-Syndrom, und schließlich beim Kawasaki-Syndrom, bei dem gleichfalls Superantigen-Wirkungen vermutet werden.

In der Initialphase *(Stadium erythematosum)* entwickelt das Kind schummerige, hellrote, unscharf begrenzte Erytheme in charakteristischer Verteilung und Reihenfolge: zunächst das Gesicht (besonders perioral), die großen Beugen (Hals, Axillen, Leisten) und schließlich der übrige Körper. Die Kinder sind weinerlich, die Haut ist brennend schmerzhaft und ist gegenüber Berührung äußerst empfindlich. Die Allgemeinerscheinungen anfangs eher gering (Fieber, Leukozytose).

Nach einigen Stunden bis Tagen Übergang in das *Stadium exfoliativum:* Bedingt durch die Akantholyse, löst sich die Epidermis spontan oder durch leichten Druck (Aufliegestellen, Reiben in den Intertrigostellen) großflächig ab. Das Nikolski-Zeichen ist positiv (sowohl in den erythematösen als auch in den scheinbar unbefallenen Hautarealen – Unterschied zur toxischen epidermalen Nekrolyse!). Es entstehen ausgedehnte Erosionen, v. a. an den mechanisch beanspruchten Körperteilen, an deren Rändern die losgelöste Epidermis fetzig zusammengeschoben ist. Spontane Blasenbildung kommt vor, prägt aber nicht das Bild. Die Blasen sind dann eher großflächig, schlaff und platzen leicht. Die Schleimhäute (Mund, Augen, Genitale) sind typischerweise unbefallen.

Wird in diesem Stadium nicht therapeutisch eingegriffen, kann es durch Flüssigkeitsverlust, hämodynamischen Schock und Sepsis zum Tod kommen (ungefähr 50 %). Bei korrekter Behandlung kommt die Krankheit innerhalb einiger Stunden zum Stillstand, und das Kind tritt in das ***Stadium desquamativum*** ein: schnelle Reepithelisierung der Erosionen und großflächige, feinlamellöse Abschuppung.

Histologie. Subkorneale Akantholyse, geringfügige Entzündungsreaktion.

Therapie. Penizillinaseresistentes Penizillin in hoher Dosierung; bei Bedarf Infusionstherapie zum Flüssigkeits- und Elektrolyteausgleich. Blande Lokaltherapie. Kortikoide sind kontraindiziert!

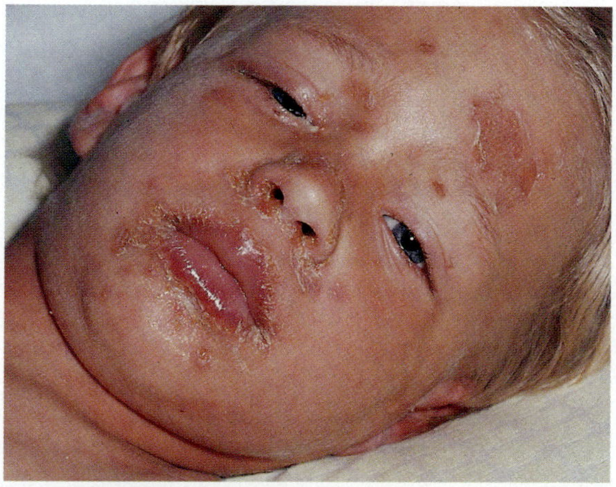

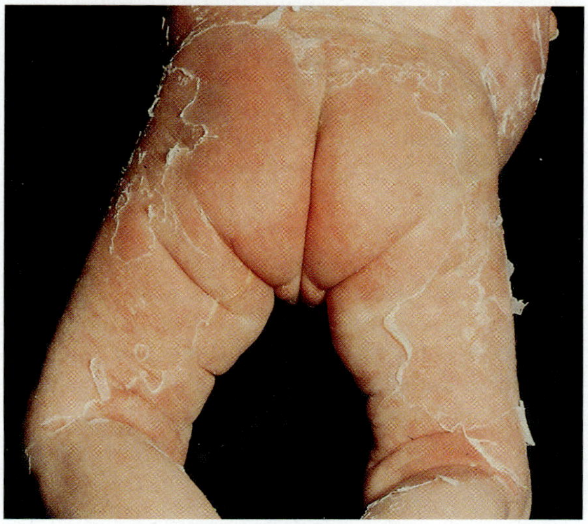

Abb. 12.14 a, b. Staphylococcal scalded skin syndrome. **a** Beginnende großflächige Exfoliation an der Stirn. Beachte die eitrige Konjunktivitis *(rechts)* und die typische periorifizielle Verkrustung (eitrige Rhinitis). **b** Stadium exfoliativum mit Übergang ins Stadium desquamativum. Die großflächigen Erosionen nässen nicht mehr, eine großfetzige, feinlamellöse „Blätterkuchen-artige“ Abschuppung stellt sich ein

Differentialdiagnose. Verbrühung, Sonnenbrand, toxische epidermale Nekrolyse, Kawasaki-Syndrom.

Die Differentialdiagnose zur toxischen epidermalen Nekrolyse (s. Kap. „Intoleranzreaktionen der Haut“) ist die bedeutsamste, da diese beiden Krankheiten einander sehr ähnlich sein können (und früher auch gleichgesetzt bzw. verwechselt wurden). Die toxische epidermale Nekrolyse ist eine primär ***exanthematische*** Krankheit mit prominentem ***Schleimhautbefall;*** sie stellt eine viel größere Bedrohung dar, bedarf intensiverer Therapie und heilt oft nicht mit Restitutio ad integrum ab. Sie beruht auf einer Nekrose der gesamten Epidermis; in Zweifelsfällen kann daher durch eine Biopsie oder durch exfoliative Zytologie (Tzanck-Test) die Diagnose gestellt werden: Beim SSS-Syndrom finden sich akantholytische Zellen des Str. granulosum, bei der toxischen epidermalen Nekrolyse nekrotische Keratinozyten und Entzündungszellen.

Staphylokokken-Toxic shock syndrome (TSS)

Ein lebensbedrohliches Zustandsbild, das durch massive Ausschüttung des TSST-1 aus einem extraktuanen Staphylokokkenfokus entsteht. Bei der Anfang der 80 er Jahre aufgetretenen Epidemie (vorwiegend in den USA) war dieser Fokus zu etwa 80 % Tampons menstruierender Frauen, der Rest tiefe Staphylokokkeninfekte. Die Toxinbildner sind überwiegend penizillinasefeste Staphylokokken der Phagengruppe I.

Die Inzidenz tamponverursachten TSS ist durch entsprechende Aufklärung (z. B. Tampons nicht längere Zeit belassen!) weitgehend zurückgegangen; geblieben ist die Inzidenz des TSS durch tiefe Infektionen.

TSST-1 ist ein 29kD Protein mit 50 % Homologie zum Streptokokken-Pyrogenen Toxin A (SPA). Es ist für mehr als 90 % der Fälle von TSS verantwortlich, alternative Ursachen sind Enterotoxin B und C (gleichfalls Superantigene). Es wird chromosomal kodiert. Toxinbildner wurden in der überwiegenden Mehrzahl Erkrankter nachgewiesen, finden sich jedoch auch bei 20 % gesunder Frauen im Genitalbereich.

Pathogenese. Das TSS entwickelt sich, wenn Toxinbildner in Abszeßhöhlen oder Fremdkörpern (z. B. Tampons, Holzsplitter etc.) geschützt proliferieren können (Fremdkörper interferieren mit der Opsonisierung durch Komplement). TSST-1 führt als Superantigen zur massiven Immunstimulierung (CD4 + und CD8 + Zellen) und Zytokinausschüttung (IL-1, IL-2, TNFα).

Klinik. Ein schnell und oft scheinbar aus heiterem Himmel einsetzendes Bild, das durch Fieber, Muskelschmerzen, Erbrechen, Durchfall, Hypotension und ein skarlatiniformes Exanthem gekennzeichnet ist. Bei Ausbleiben adäquater Behandlung Fortschreiten in oft letalen Schock. Begleitende Organsymptome seitens des ZNS (Eintrübung des Bewußtseins), Niere (Retention), Leber (toxische Hepatitis) und Skelettmuskel (Myolyse). In der Abheilungsphase stellt sich 1–2 Wochen nach Krankheitsbeginn eine generalisierte Abschuppung ein (an Handflächen und Fußsohlen charakteristischerweise handschuhförmig).

Labor. Hohe Senkung, Akutphasenproteine, Erhöhung von CPK, Myoglobinurie, Erhöhung der Lebertransaminasem und Nierenparameter, Leukozytose und Thrombopenie.

Differentialdiagnose. Scharlach, Streptokokken-Toxic-shock-syndrome, Kawasaki-Syndrom, Meningokokkensepsis, Medikamentenexantheme.

Therapie. Flüssigkeitsersatz, hochdosierte penizillinasefeste Antibiotika (Cloxacillin), Beseitigung des Staphykokokkenfous (z. B. Entleerung von Abszessen).

Fallbericht: Eine 41 jährige Patientin wurde in einem peripheren Krankenhaus einer vaginalen Uterusextirpation unterzogen. Drei Tage danach stellte sich am Introitus vaginae ein tiefes, schmerzhaftes entzündliches Infiltrat ein, einen Tag darauf Unwohlsein, Erbrechen und Fieber. Wegen eines ausgedehnten Exanthems wurde der Verdacht einer Medikamentenallergie ausgesprochen und die Patientin an die Hautklinik transferiert. Hier wurde wegen des Verdachts einer Wundinfektion eine hochdosierte Antibiotikatherapie begonnen (Penizillin G, Ampicillin und Cloxacillin). Trotzdem fieberte die Patientin am selben Tag bis über 39°, ihr Sensorium trübte sich ein und ihr Blutdruck sank auf 80/40 mmHg, die Laborwerte zeigten neben hoher Leukozytose stark erhöhte Leberenzyme und Kreatinin. Die Patientin wurde noch in der Nacht an die Intensivstation transferiert und einer Schocktherapie – unter der Beibehaltung der Antibiotika – unterzogen. Die Patientin erholte sich innerhalb kurzem; eine Woche später erfolgte eine generalisierte massive Abschuppung mit Betonung von Handflächen und Fußsohlen. Eine Kultur aus dem inzidierten abszedierenden Infiltrat im Operationsbereich ergab Staph. aureus der Phagengruppe I.

12.1.4.2 Follikuläre Pyodermien

Diese sind häufiger als die nicht-follikulären Pyodermien, da die Haarfollikel das natürliche Keimreservoir der Haut darstellen und auch häufig pathogene Staphylokokken beinhalten können. Die Infektion des Follikels kann in eine ***oberflächlich**e* oder eine ***tiefe*** Follikulitis (Befall des Follikelinfundibulums bzw. des Gesamtfollikel) resultieren: Im üblichen Sprachgebrauch ist „Follikulitis“ für die oberflächliche Variante reserviert.

Follikulitis

Follikulitis ist eine sehr häufige und oft eitrige Infektion der oberen (infundibulären) Portionen der Haarfollikel. Sie kann grundsätzlich an allen haartragenden Regionen auftreten. Prädilektionsstellen sind der behaarte Kopf, Gesicht und Rumpf. Hauptsächlicher Erreger ist Staph. aureus, doch können viele andere ein analoges Bild hervorrufen (Malassezia furfur, Koryneforme, Gramnegative).

Klinik (Abb. 12.15). Meist multiple entzündliche, häufig intensiv juckende Papeln um und an Haarfollikelöffnungen, oft mit stecknadelkopfgroßen zentralen Pusteln, die von einem Haar durchbohrt sind.

Pathogenese. Das Haarfollikelinfundibulum beherbergt nicht selten auch pathogene Staphylokokken, die unter für sie günstigen Umstände proliferieren: seborrhoische Dermatitis des Kopfes, Akne vulgaris oder auch nur höhere Feuchtigkeit durch Schwitzen: Das im

Infundibulum vorhandene Hornmaterial quillt, verstopft den Porus und führt zur weiteren Keimproliferation. Es resultiert eine zunächst milde Entzündung, die bald eitrig werden und gelegentlich auch die tiefen Follikelanteile ergreifen kann (Furunkel). Follikulitis wird häufig durch Okklusivverbände ausgelöst (Feuchte-Kammer-Milieu).

> **!** Disseminierte Follikulitis findet sich häufig dort, wo Schwitzen und Druck (Okklusion) koinzidieren: Rücken, Hinterbacken (Sessel, Sessellehne).

Differentialdiagnose. Pityrosporum- und gramnegative Follikulitis, Kortikoid-, INH- und Halogenakne.

Therapie. Desinfizierende und austrocknende Maßnahmen (antiseptische Shampoos oder Seifen, alkoholische Lösungen), evtl. Öffnen der Pusteln.

Furunkel, Karbunkel

Furunkel ist eine häufige, sehr schmerzhafte, nekrotisierende und abszedierende Entzündung des gesamten Haarfollikels inklusive der Matrix und des umgebenden Gewebes durch Staph. aureus. Furunkel können episodisch ohne besondere Disposition auftreten; schubartig gehäuft ***(Furunkulose)*** bei wegbereitenden Dermatosen (z. B. Follikulitis, Seborrhoe, Acne vulgaris) sowie bei Diabetes mellitus, Abwehrschwäche und bei Staph. aureus-Keimträgerstatus. Furunkel sind von regionärer Lymphadenitis begleitet, können zu Sepsis führen und heilen unter Verödung des Haarfollikels aus (irreversibler Haarverlust). ***Karbunkel*** sind mehrere gleichzeitig an benachbarten Haarfollikeln auftretende Furunkel.

Klinik (Abb. 12.16). Furunkel sind akut entzündliche, sehr schmerzhafte und zu Beginn derb infiltrierte Knoten mit oft beträchtlichem perifokalem Ödem (z. B. kollaterales Lidödem). Die regionären Lymphknoten sind vergrößert und schmerzhaft. Nach einigen Tagen Einschmelzen (Fluktuation), Spontanöffnung und Ausstoßung eines zentralen nekrotischen Pfropfs (Haarfollikel). Prädilektionsstellen sind Gesicht, Kapillitium, Nacken, Nates. Allgemeinerscheinungen: Fieber, Leukozytose.

Gesichtsfurunkel sind besonders schmerzhaft und auch gefährlicher, da Eiter und Keime durch die Blutbahn ins ZNS verschleppt werden können (lebensbedrohliche Sinus-cavernosus-Thrombose). Exprimieren und Stichinzision eines Gesichtsfurunkels sind daher kontraindiziert.

Manche Dermatologen beziehen das Ausdrückverbot von Gesichtsfurunkeln vorwiegend auf den Patienten.

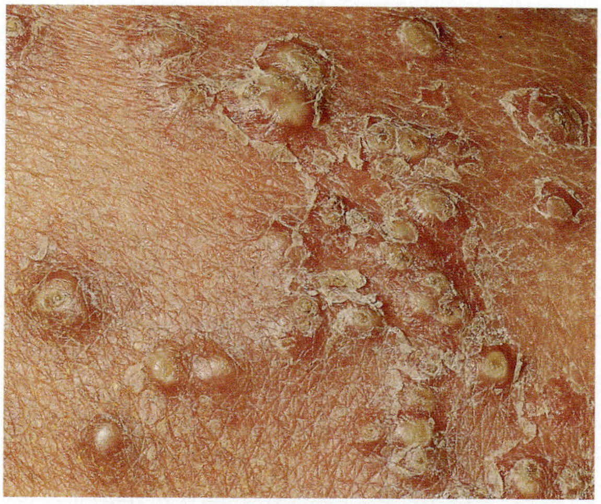

Abb. 12.15. Abszedierende Follikulitis. Follikelbezogene Pusteln

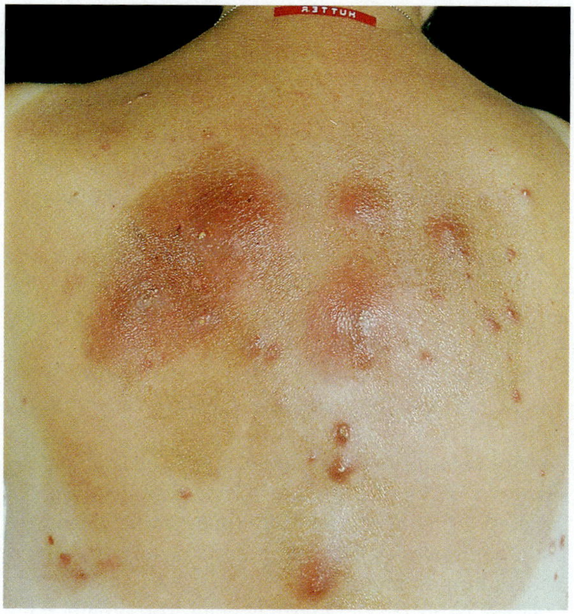

Abb. 12.16. Furunkulose. Tiefe, abszedierende, follikelbezogene Infiltrate

Karbunkel sind analog den Furunkeln, jedoch größer, schmerzhafter und bilden mehrere Fistelöffnungen, aus denen sich Eiter entleert. Die Gefahr der Sepsis ist weitaus größer als beim Furunkel.

Therapie. Beim noch nicht eingeschmolzenen („unreifen") Furunkel Durchblutungs- und Einschmelzungsfördernde Maßnahmen: „Zugsalben" (Ichthyol), Hitzeapplikation (heiße Bauschen, Kurzwellen-Bestrahlung). Beim „reifen" Furunkel (Fluktuation) Stichinzision. Systemische Antibiotikatherapie ist stets erforderlich, wenn der Furunkel besonders groß ist oder systemische Symptome (Fieber) verursacht, sowie beim Gesichtsfurunkel und Karbunkel.

Bei Furunkulose ist nach dispositionellen Faktoren zu suchen (Diabetes, Niereninsuffizienz, IgA-Defizienz etc., Staphylokken-Keimträgerstatus – auch bei Angehörigen!). Jedenfalls ist eine längerfristige systematische antiseptische Prophylaxe angezeigt (antiseptische Shampoos, Seifen, Bäder). Bei Keimträgern (Nasenhöhle!) prophylaktische Applikation von Mupirocin-Salbe.

Differentialdiagnose. Tiefe Trichomykose (furunkuloider Typ, Kerion Celsi).

Folliculitis decalvans ist eine Sonderform einer staphylokokkenbedingten tiefen Follikulitis am Kapillitium, die zu vernarbender Alopezie führt. (s. S. 670)

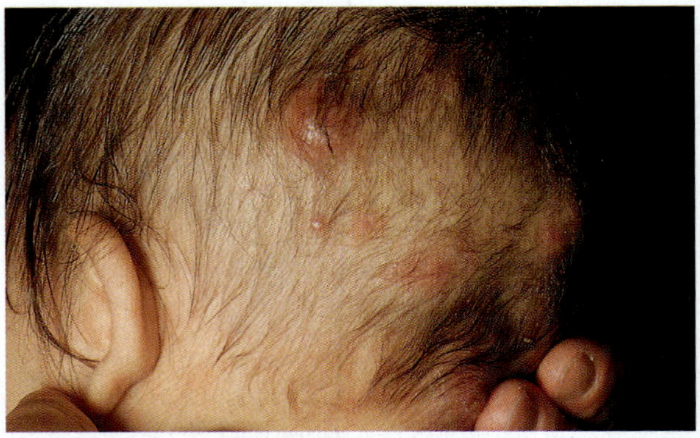

Abb. 12.17. Periporitis suppurativa. Furunkelähnliche, einschmelzende Pyodermien am Kapillitium eines Säuglings

12.1.4.3 An Schweißdrüsen gebundene Pyodermien

Hidrosadenitis suppurativa (Schweißdrüsenabszeß). Eine äußerst schmerzhafte, eitrig-einschmelzende Entzündung apokriner Drüsen im Axillarbereich. Die akute tritt als Einzelläsion auf und ist meist von episodischem Charakter. Die chronisch-rezidivierende Hidrosadenitis ist Teilsymptom des follikulären Okklusionssyndroms (s. S. 679).

Klinik. Ein bis nußgroßer, heftig entzündlicher und schmerzhafter Knoten in der Axilla. Nach einigen Tagen Bestandsdauer Einschmelzung (Fluktuation) und spontaner Durchbruch.

Therapie. Stichinzision, evtl. in Kurznarkose. Systemische Antibiotikagaben nicht unbedingt erforderlich.

Periporitis suppurativa. Eine eitrige Entzündung der ekkrinen Schweißdrüsenausführungsgänge vorwiegend bei Säuglingen und Kleinkindern. Die Läsion beginnt oberflächlich, Übergang zu furunkelartiger tiefer Entzündung ist möglich.

Klinik (Abb. 12.17). Oberflächliche, von einem roten Randsaum umgebene Pustel. Bei Kindern sind die Prädilektionsstellen die Aufliegestellen (Kombination von mechanischer Reizung und Hyperhidrose): Hinterkopf, Schultern, Gesäß. Bei Erwachsenen kommen analoge Läsionen in den Achseln vor.

Therapie. Austrocknen und lokal antiseptische Maßnahmen, evtl. Öffnen der Pusteln.

12.1.5 Infektionen durch gramnegative Bakterien

Gramnegative Keime sind nur an bestimmten Lokalisationen (z. B. Perineum) Teil der residenten Flora. Ihre Hauptmanifestationen an der Haut sind sekundäre Besiedelung präexistenter Läsionen, Phlegmonen und Hauterscheinungen im Rahmen einer Sepsis. Gramnegative setzen bei Zelltod Endotoxine frei (Lipopolysaccharide), die zur Produktion von IL-1 und TNF aus Makrophagen führen. Es können Fieber, Schock, Blutkoagulation und Hämorrhagien sowie durch das generalisierte Shwartzman-Phänomen eine disseminierte intravaskuläre Gerinnung resultieren.

Pseudomonas aeruginosa (Pyocyaneus)

Pseudomonas aeruginosa ist ein gramnegativer aerober Keim von ubiquitärem Vorkommen. Er ist fast ausschließlich bei Patienten mit schlechter Abwehrlage pathogen, kann bei diesen aber sehr ernste Infektionen hervorrufen. Er kann als Teil der transienten Keimflora die Haut besiedeln (Intertrigostellen – Zwischenzehenräume! und äußerer Gehörgang) und kommt ferner häufig im Stuhl vor.

Pseudomonas entfaltet seine toxische Wirkung wie alle Gramnegative durch Endotoxin, produziert aber auch Exotoxine und Enzyme (Kollagenase, Elastase).

Pseudomonas kann nicht durch intakte Haut eindringen. Typischerweise findet er sich als Sekundärkeim auf präexistenten Geschwüren, Brandwunden oder Traumen: heftige Entzündung, charakteristisch faulig-fruchtiger Geruch; blau-grüne Verfärbung des Wundsekrets (Produktion verschiedener Pigmente, darunter ein blaues, Pyocyanin, und ein gelbgrünes, Fluorescein – Nachweis im Wood-Licht!). Ein ähnlich günstiges Milieu für Pseudomonas ergibt sich in nässenden Dermatosen (Ekzemen) oder auch bei Mazeration der Haut durch chronische Durchfeuchtung (Wasserbettkeim!). Die Kolonisation mit Pseudomonas ist hoch bei häufigen Benützern von Whirlpools und Hottubs; sie kann zur Pseudomonasfollikulitis führen.

Chronische Mazeration ist auch der Wegbereiter für die ***Pyozyaneusparonychie.*** Charakteristisches Zeichen: Grünverfärbung des Nagels durch Pyozyaneuspigmente („green nail syndrome"). Eine weitere typische Infektion ist eine heftig entzündliche Otitis externa, die bei Diabetikern durch Ausbreitung in Knorpel und Knochen und schließlich Dissemination (Pseudomonassepsis) zum Tode führen kann.

Pseudomonassepsis ist ein schweres, fieberhaftes Zustandsbild, das bei Individuen mit schlechter Abwehr (Frühgeborene, Marasmus, Immundefizienz) auftritt und in der Mehrzahl der Fälle zum Tode führt. An der Haut treten charakteristische ekthymaartige Ulzerationen auf (häufig in den Intertrigostellen – *Ekthyma gangränosum)*, weiters disseminierte hämorrhagische noduläre und bullöse Läsionen sowie Phlegmone und Gangrän. Selten entwickelt sich eine disseminierte intravaskuläre Koagulation (Purpura fulminans). Auch die bei gesunden Personen ungefährliche Pseudomonasfolliculitis kann bei Immundefizienten in eine Pseudomonassepsis münden. *Histologie.* Septische Vaskulitis mit massivem perivaskulärem Ödem und Hämorrhagien.

Therapie. Oberflächliche Infektionen werden mit austrocknenden Maßnahmen, lokaler Antisepsis und allenfalls Aminoglykosidantibiotika behandelt. Schwere Infekte bedürfen einer hochdosierten antibiotischen Therapie (Aminoglykoside in Komination mit Ticarcillin, Piperacillin) und chirurgischen Debridements.

Meningokokken

Neisseria mengitidis sind den Gonokokken verwandte gramnegative Diplokokken. Die von ihr erregten Krankheiten sind Meningitis sowie die akute und die chronische Meningokokkensepsis. Hauterscheinungen treten bei den beiden letzteren Manifestationen auf.

Meningokokken haben als Virulenzfaktoren Pili (Adhäsion an Epithelien, insbesondere des Nasopharynx) und eine Polysaccharidkapsel (12 Serotypen – Schutz vor Phagozytose). Eine spezifische IgA-Protease zerstört das sekretorische IgA und ermöglicht die Kolonisation der Schleimhaut.

Epidemiologie. Meningokokken sind weltweit verbreitet, der Mensch ist ihr einziger Wirt. Die erwachsene Bevölkerung ist zu mehr als drei Viertel durch protektive Antikörper geschützt, ca. 30 % sind Keimträger. Bei noch ungeschützten Personen (Kinder, meist bis 4 Jahre) kann es zu schweren akuten (selten chronischen) Infektionen kommen, deren Schwerpunkt ZNS und Haut ist. Die Infektion breitet sich epidemisch aus (Familie, Kindergarten, Schulen, Kasernen).

Krankheitsverlauf. Voraussetzung zur Krankheit ist die Kolonisierung des Nasopharynx. Da schon ca. 1 Woche danach bakterizide Antikörper erscheinen, kommt es nur bei einem kleinen Teil der Betroffenen zur Krankheit. Diese äußert sich zunächst als grippeähnliches Vorstadium, dem rapid einsetzendes Fieber mit Kopfschmerz, Meningismus und Stupor folgt; ca. 75 % der Fälle entwickeln Hautsymptome.

Aus dieser Infektion (oft aber auch de novo) kann die ***fulminante Meningokokkensepsis*** (Waterhouse-Friderichsen) entstehen: eine generalisierte Shwartzman-Reaktion, die durch disseminierte intravasale Koagulation und Schock innerhalb weniger Stunden zum Tod führt. Selten entstehen chronische Verlaufsformen von Meningokokkensepsis, die durch Arthritis und Hautläsionen ähnlich der Endocarditis lenta gekennzeichnet ist.

Gruppe-C-Meningokokken sind mit besonders schwerem Verlauf assoziiert. Solcher wird auch bei hereditärer Defizienz der späten Komplementfaktoren beobachtet. Personen mit hohen IgA-Antikörperspiegeln sind paradoxerweise nicht immun, da die Bindung dieser Antikörper die Komplement-mediierte Lyse verhindert.

Hautläsionen. Die akute Meningokokkeninfektion ist durch disseminierte Exantheme mit meist petechialer, gelegentlich urtikarieller oder makulöser Morphologie gekennzeichnet. Bei Verdachtsfällen ist die Inspektion des *ganzen* Integuments erforderlich! Schwerere Verläufe zeigen flächigere Blutungen mit zentralen Nekrosen und hämorrhagischen Blasen. Maximale Ausprägung ist die periphere symmetrische Gangrän (Abb. 12.18).

Histologie. Nekrotisierende Vaskulitis, intravasale Gerinnung, Hämorrhagien.

Die Hautläsionen sind durch direkte septische Vasculitis, Immunkomplexvasculitis und lokales wie generalisiertes Shwartzman-Phänomen bedingt.

Labor. Leukozytose, Komplementverbrauch, zirkulierende Immunkomplexe (Antigen: das Kapsel-Polysaccharid), kultureller Erregernachweis positiv aus Li-

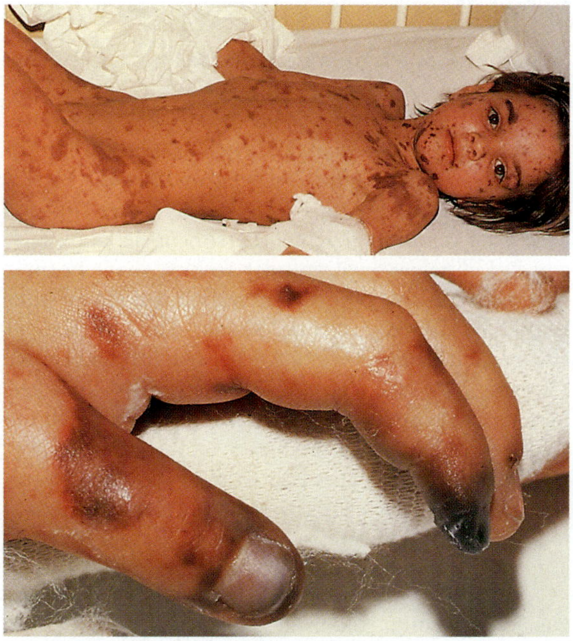

Abb. 12.18 a, b. Meningokokkensepsis. **a** Disseminierte, teils großflächige hämorrhagische Nekrosen. **b** Hämorrhagische Nekrose der Akren bei disseminierter intravasaler Koagulation

quor, seltener aus dem Blut; schnell und verläßlich ist ein Latex-Agglutinationstest.

Therapie. Hochdosiertes Penizillin G (2 Mill. i.v., 2 stündlich, durch mindestens 10 Tage). Prophylaxe: Aktivimpfung.

Prognose. Rechtzeitig behandelte Meningokokkeninfektion heilt zu 90 % aus, unbehandelt nimmt sie meist einen letalen Ausgang. Schwere Meningokokkensepsis mit disseminierter intravaskulärer Koagulation ist auch heute noch meist tödlich.

Infektionen mit Hämophilus influenzae

Dieser gramnegative Kokkobazillus (dessen einziges Reservoir gleichfalls der Mensch ist) ist einer der häufigsten Ursachen lebensbedrohlicher Infektionen im Kindesalter. Hauptmanifestationen sind Meningitis, Infektionen des oberen (Epiglottitis!) und unteren Respirationstrakts und Arthritis. Die Haut ist selten befallen: erysipelähnliche gerötete Schwellung meist im Wangenbereich bei Kleinkindern, in Verbindung mit Infektionen des Respirationstrakts. Therapie: wegen der Häufigkeit von Resistenz gegen Ampicillin (früher Mittel der Wahl) Ceftriaxon.

Gramnegative Enterobakterien

E.coli, Klebsiellen, Proteus, Enterobakter, Serratia, u. a. sind Bewohner des Gastrointestinaltrakts. Sie finden sich gelegentlich als Teil der residenten Hautflora sowie als Sekundärkeime auf präexistenten Läsionen (Ulzera, im Rahmen der Akne vulgaris „gramnegative Follikulitis"). Ihre schwerste Manifestation an der Haut ist die Phlegmone.

Phlegmone durch gramnegative Keime. Dieser Prozeß ist der synergistischen progressiven Gangrän bzw. nekrotisierenden Fasziitis analog (s. oben): eine seltene, aber potentiell lebensgefährliche Komplikation im Anschluß an spontane Darmperforationen, Fisteln oder Darmchirurgie, fast ausschließlich bei Diabetikern oder immundefizienten Personen; sie kann auch von Dekubitalgeschwüren oder (selten, aber ein typisches Zustandsbild) von Geschwüren auf Basis einer Windeldermatitis ausgehen. Klinik: eine sich schnell ausbreitende schmerzhafte Schwellung im Bereich der Eintrittspforte (meistens die Bauchwand). Nicht selten besteht das Symptom des ***Crepitus:*** Knistern durch die Läsion durchsetzende Gasblasen – Verdacht auf Begleitinfektion mit anaeroben Gramnegativen – Bacterioides fragilis. Systemzeichen: hohes Fieber, Leukozytose. Bei Sepsis metastatische disseminierte Hautherde ähnlich dem Ekthyma gangränosum.

Eine gramnegative Phlegmone kann leicht mit Gasbrand (auch bei diesem besteht Crepitus!) verwechselt werden; dieser verläuft jedoch lokal viel aggressiver (hämorrhagisch-gangränös).

Klebsiella ozaenae und rhinoscleromatis sind die Erreger seltener chronischer produktiver Entzündungen der Nasenschleimhaut, der Ozäna und dem Rhinosklerom.

Therapie. Aminoglykoside, Quinolone; bei Verdacht auf Begleitinfektion mit Anaerobiern Kombination mit Metronidazol. Inzision, rasches und aggressives Debridement der Nekrosen und lokale Antibiotikatherapie.

12.1.6 Hautinfektionen durch seltenere bakterielle Erreger

Erysipeloid (Schweinerotlauf)

Erreger. Erysipelothrix insidiosa (auch rhusiopathiae), ein grampositives Stäbchen, das hauptsächlich systemische Infektionen an Schweinen und Geflügel hervorruft, aber auch in Fischen und Meerestieren vorkommt. Die Infektion wird fast immer beim Hantieren mit Schweinefleisch erworben.

Klinik (Abb. 12.19). Nach 2- bis 7tägiger Inkubationszeit kommt es, fast stets an den Fingern und Händen, zu einer schmerzhaften, violett-roten, sich langsam vergrößernden Schwellung um die Verletzungsstelle. Periphere Ausbreitung, manchmal bis an den Vorderarm; die Läsion bleibt stets wohl abgegrenzt mit aufgeworfenen Rändern, bildet sich jedoch häufig zentral zurück. Begleitssymptome: Lymphadenitis, mildes Fieber. Seltene Komplikation: septisches Zustandsbild mit Endokarditis. *Differentialdiagnose:* Erysipel.

Verlauf und Therapie. Im unbehandelten Zustand selbstlimitiert, doch monatelang chronisch-rezidivierend. Hochdosiertes Penizillin über mindestens 10 Tage.

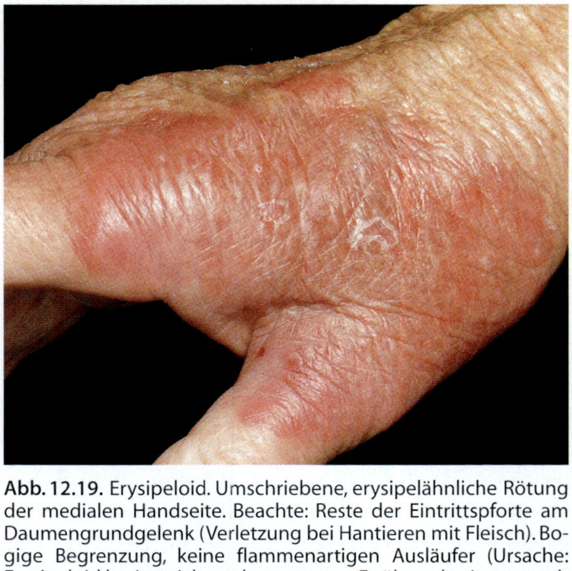

Abb. 12.19. Erysipeloid. Umschriebene, erysipelähnliche Rötung der medialen Handseite. Beachte: Reste der Eintrittspforte am Daumengrundgelenk (Verletzung bei Hantieren mit Fleisch). Bogige Begrenzung, keine flammenartigen Ausläufer (Ursache: Erysipeloid breitet sich nur langsam aus. Es überschreitet nur selten das Handgelenk)

Tularämie (Hasenpest)

Erreger. Francisella tularensis; kommt in zahlreichen wildlebenden Kleinsäugetieren vor (Hasen, Fuchs, Eichhörnchen etc.). Infektion meist durch direkten Kontakt.

Klinik. Inkubationszeit 10–14 Tage. Häufigste Erscheinungsform: die ***ulzeroglanduläre*** Form der Tularämie: eine hämorrhagische Papulopustel an der Inokulationsstelle (meist Hand oder Finger), die sich vergrößert und schnell nekrotisiert. Schmerzhafte regionale Lymphadenitis. Systemzeichen: Fieber, Abgeschlagenheit, Myalgien, gelegentlich makulöse Exantheme. Seltene Komplikation: Dissemination mit sepsisartigem Zustandsbild, Pneumonie. Häufige Begleitreaktionen sind Erythema multiforme und Erythema nodosum. Erfolgt die Inokulation des Erregers nicht an der Haut, richtet sich die Symptomatik nach der Eintrittspforte: ***okuloglanduläre, pulmonale*** und ***typhoide*** Form (Eintrittspforte: Darmepithel).

Differentialdiagnose. Der tularämische Primäreffekt kann leicht mit Furunkeln, Paronychie, Ekthyma oder auch Milzbrand und Sporotrichose verwechselt werden. Wegen der sehr deutlichen regionalen Lymphknotenschwellung kommen ferner andere seltene Infektionskrankheiten wie Katzenkratzkrankheit, Rotz, Pest etc. in Betracht. Die Diagnose erfolgt klinisch, mit dem Tularämieschnelltest (Nachweis agglutinierender Antikörper an Keimsuspension) und serologisch. Biopsie, Ausstrich und Gramfärbung sowie konventionelle Kulturen sind nicht diagnostisch.

Verlauf. Unbehandelt schleppend über mehrere Wochen; Mortalität der ulzeroglandulären Form gering (5 %), bei den pulmonalen und intestinalen etwa 30 %.

Therapie. Streptomycin.

Infektionen durch Pasteurella multocida

Ein gramnegatives Stäbchen, das häufig im oberen Respirationstrakt gesunder Katzen, Hunde und Nager vorkommt.

Klinik. Eine heftig entzündliche, ulzerierende Reaktion in und um Bißverletzungen. In schweren Fällen Gewebsnekrose und Phlegmonen.

Therapie. Penizillin.

Milzbrand (Anthrax)

Erreger. Bacillus anthracis; ein großes grampositives Stäbchen, Sporenbildner. Der Erreger führt hauptsächlich zu Infektionen von Tieren (Rinder, Pferde, Schafe etc.). Die Infektion des Menschen erfolgt meist durch Inokulation von Sporen; solche finden sich häufig an Weiden (durch Tierexkremente), wo sie jahrelang überdauern können, oder an Tierprodukten (Häute, Haare). Der Milzbrand ist eine typische berufsbedingte Infektion: Landarbeiter, Arbeiter in der Tierkörper verarbeitenden Industrie, Lederarbeiter, Kürschner etc.

Klinik (Abb. 12.20). Der Bacillus anthracis bedarf einer präexistenten Hautläsion (meistens Inokulation). Es entsteht die sog. ***Pustula maligna***, eine anfangs wenig auffällige entzündliche Läsion (Knötchen oder Pustel), die sich aber schnell ausbreitet und zu einer „gelatinösen", hämorrhagischen Nekrose mit Satellitenbläschen umwandelt; sie ist typischerweise schmerzlos. Begleitende Systemerscheinungen: meist milde regionale Lymphadenitis, jedoch hohes Fieber, toxischer Schock. Komplikationen sind sekundäre Dissemination mit Befall von ZNS (Meningitis) und Lungen, Milztumor. Bei Inokulation durch den Respirations- oder Gastrointestinaltrakt kommt es zu einer primären Infektion dieser Organe (sehr schlechte Prognose).

Therapie. Penizillin, hochdosiert.

Gasbrand

Der obligate Anaerobier Clostridium perfringens ist ein seltener Erreger schwerwiegender Infektionen. Normalerweise ein Bewohner des Darmes, kann er in nekrotischem Gewebe Fuß fassen und zu einer sich schnell ausbreitenden Phlegmone führen. Im Unterschied zum eigentlichen Gasbrand ist diese ***anaerobe Zellulitis*** wenig schmerzhaft, die Haut darüber intakt; aus dem grau-braunen, faulig riechenden von Gasblasen durchsetzten Sekret lassen sich die Erreger nachweisen.

Der Gasbrand ***(anaerobe Myositis)*** entwickelt sich unter ähnlichen Umständen, ist jedoch durch Befall der Muskel, schwere toxische Systemzeichen (Fieber,

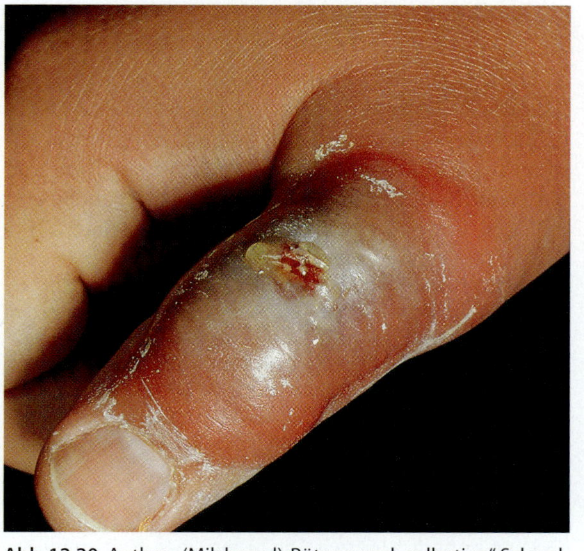

Abb. 12.20. Anthrax (Milzbrand). Rötung und „gallertige" Schwellung des Daumens. Beachte die Inokulationsstelle an der Grundphalanx

Tabelle 12.3. Erreger seltener bakterieller Hautinfektionen

Keim	Herkunft	Hautmanifestation
Bacterioides (fragilis, melaninogenicus)	Gastrointestinaltrakt, Genitaltrakt	Phlegmonen, Thrombophlebitis
Fusobakterium	Gastrointestinaltrakt	Angina Plaut Vincent; nekrotisierende Gingivitis
Pseudomonas mallei	Pferde direkter Kontakt	(Rotz) Phlegmone an Inokulationsstelle, Sepsis
Yersinia pestis	Reservoir: Nagetiere Vektor: Flöhe	Pest (Bubonen-Pest, Pest-Sepsis, Pest-Pneumonie)
Leptospira	Reservoir: Rinder, Schweine, Hunde direkter oder indirekter Kontakt	M. Weil urtikarielle, makulöse, petechiale Exantheme E. nodosum
Listeria monocytogenes	frei lebende Tiere, Vögel, Boden direkter Kontakt, Infektion durch Gastrointestinaltrakt	urtikarielle, petechiale Exantheme im Rahmen der neonatalen Listeriose papulopustulöse Infiltrate an Inokulationsstelle
Corynebacterium diphtheriae	Reservoir: Mensch direkter Kontakt	Wunddiphtherie, primäre kutane Diphtherie (ulzerös)
Vibrio sp. (vulnificus, parahämolyticus)	Meeresfische, Muscheln direkter Kontakt	Pusteln, Phlegmonen, Lymphadenitis

Schock, Nierenversagen) und schmerzhafte Schwellung und blasige Nekrosen der Haut gekennzeichnet. Beginn und Ausbreitung sind rapide.

Therapie. Chirurgische Entfernung der Nekrosen, beim Gasbrand auch der betroffenen Muskulatur. Hyperbarer Sauerstoff (Überdruckkammer). Hochdosiertes Penizillin G in Kombination mit Metronidazol, Clindamycin.

Weitere seltene bakterielle Infektionskrankheiten siehe Tabelle 12.3

12.1.7 Lyme-Borreliose (Erythema-migrans-Krankheit)

Eine durch Zeckenbiß übertragene, in Stadien ablaufende Systemkrankheit durch Borrelia burgdorferi mit Hauptmanifestation an Haut, Nervensystem, Herz und Gelenken. Borrelien sind relativ große, bewegliche und mit der Giemsa-Färbung darstellbare Spirochäten.

Historisches. Die Lyme-Borreliose umfaßt ein Spektrum von Manifestationen, die jede für sich seit langem bekannt waren; bei den Hauterscheinungen war der Zusammenhang mit Zeckenbissen klar und ein infektiöses Agens wurde vermutet. Die Klärung erfolgte erst 1982 durch die Isolierung einer bislang unbekannten Borrelie (Burgdorfer, USA) aus Ixodes dammini und aus Hautläsionen bzw. Liquor- und Gelenksergußmaterial erkrankter Personen. Paradoxerweise war schon 1948 Lehnhoff der Nachweis von Spirochäten im Erythema migrans gelungen, doch konnte sich diese Entdeckung nicht durchsetzen. Die historischen Bezeichnungen der Erscheinungsbilder sind heute noch in Gebrauch; als Dachbegriff hat sich der Ausdruck „Lyme-Borreliose" durchgesetzt (nach dem Fischerstädtchen Old Lyme in Connecticut, dem Zentrum eines Endemiegebietes).

Erreger (Abb. 12.21). 3 Gruppen von B. burgdorferi wurden isoliert: B. burgdorferi sensu stricto (in den USA der alleinige Vertreter), B. garinii und B. afzelii (in Europa alle 3 Gruppen). Diese sind morphologisch gleich, aber serologisch (hinsichtlich der Hauptantigene OspA und OspB – „outer surface proteins") und im Spektrum der erzeugten Krankheitsbilder etwas unterschiedlich.

Hauptwirte von B. burgdorferi. Diese sind eine Reihe von Zecken der Gattung Ixodes (sogenannter „Holzbock"; I. ricinus in Europa, I. dammini und I. pacificus in den USA, I. persulcatus in Asien) (Abb. 12.22). Möglicherweise können auch Insekten als Vektoren fungieren. Die Übertragung erfolgt horizontal (d. h. von Zecken im Larven- und Nymphenstadium auf Nagetiere und umgekehrt; von erwachsenen Zecken auf Wild, andere größere Tiere und den Menschen). Die Durchseuchung der Zecken schwankt regional stark (bis zu 35 %), wobei eine Überlappung mit den Endemiegebieten der Frühsommermeningoenzephalitis besteht. Der Biß einer infizierten Zecke führt in etwa der Hälfte der Fälle zur Infektion; frühzeitige Entfernung kann die Infektion verhindern (Übertritt der Borrelien oft erst nach 24–48 Stunden).

Epidemiologie. Die Lyme-Borreliose ist in gemäßigten Breiten weltweit verbreitet. Hauptendemiegebiete sind das nördliche Mitteleuropa und die Ost- und Westküste der USA (hier ist die Borreliose die häufigste vektorübertragene Infektionskrankheit). Die Durchseuchung der gesunden Bevölkerung beträgt in Mitteleuropa 10–15 %. Die Inzidenz der Borreliose ist in ländlichen Gebieten und bei Land- und Forstberufen höher.

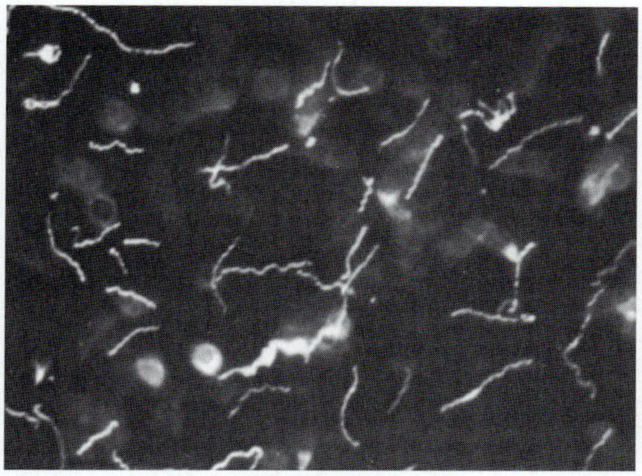

Abb. 12.21. Borrelia burgdorferi, Kultur. (Univ. Prof. Dr. Elisabeth Aberer, Univ.-Hautklinik, Graz). Dunkelfeld, x63.

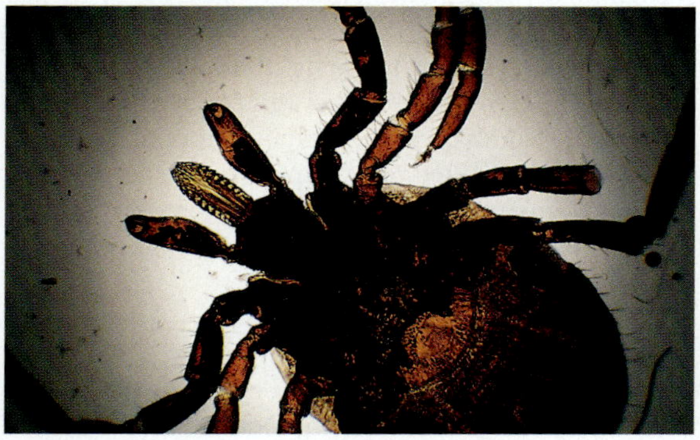

Abb. 12.22. Ixodes rizinus (Holzbock)

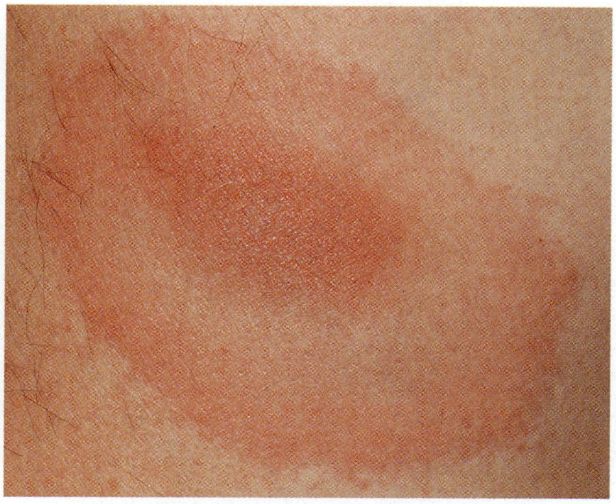

Abb. 12.23. Borreliose: Erythema chronicum migrans. Beachte das zentrale Rezidiv

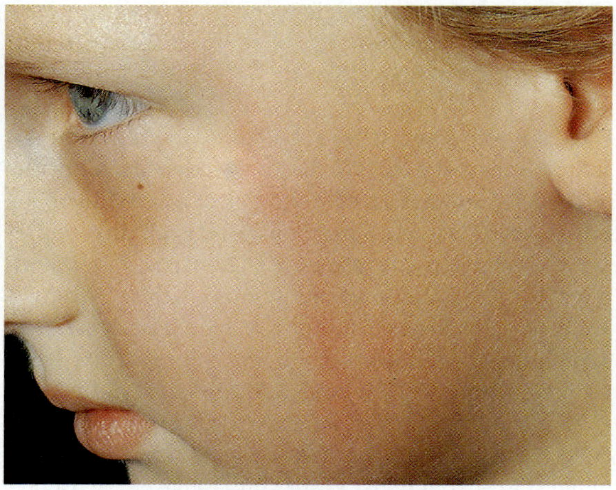

Abb. 12.24. Borreliose: Erythema chronicum migrans. Nicht selten findet sich – wie hier – lediglich ein zartes, über den Körper wanderndes Kreissegment. Zeckenbißstelle: Schläfe

Pathogenese und Verlauf. Die Lyme-Borreliose hat einen stadienhaften Verlauf mit Ähnlichkeiten zu anderen Spirochätosen (Syphilis), wobei jedoch jedes Stadium ausbleiben bzw. übersprungen werden kann. Nach dem Zeckenbiß breiten sich die Borrelien zunächst zentrifugal in der Dermis aus (Erythema migrans). Schon während dieses ersten Stadiums kann es zur Borreliämie kommen (grippeähnliche Symptome, disseminierte E. migrantia). Die humorale Immunantwort stellt sich nach 3–4 Wochen (IgM) bzw. 4–6 Wochen (IgG) ein; letztere können lebenslang bestehen bleiben. Wochen bis Monate später folgt das Stadium der hämatogenen Aussaat, wobei die Borrelien einen charakteristischen Tropismus zur Haut, dem Nervensystem, der Synovia und dem Herzen zeigen. Jahre später stellt sich das chronische Spätstadium ein (Gelenke, Haut, Zentralnervensystem). In diesem ist die Frage der Persistenz lebender Borrelien oder deren Antigene noch ungeklärt; jedenfalls kommen sekundäre, vielleicht Autoimmunmechanismen zur Geltung, die die Chronizität und Antibiotikaresistenz der Symptome bewirken. Der Übertritt *unbehandelter* Fälle vom ersten Stadium in das zweite, und vom zweiten in das dritte liegt jeweils bei etwa 10 %.

Der Verlauf der Borreliose in den USA und in Europa unterscheidet sich: Systemzeichen und Manifestationen an Herz und Gelenken sind in den USA häufiger und schwerer, Atrophia cutis idiopathica kommt kaum vor.

Klinische Bilder

Stadium I. ***Erythema (chronicum) migrans*** (Abb. 12.23 u. 12.24) ist das häufigste und das Leitsymptom der Lyme-Borreliose. Es findet sich meist bei Kindern und jungen Erwachsenen. Tage bis wenige Wochen nach dem Zeckenbiß entsteht um die Bißstelle ein scheibenförmiges Erythem (meist blaß und subjektiv symptomlos, selten intensiv rot und brennend), das sich langsam peripher ausbreitet und im Zentrum partiell oder gänzlich zurückbildet. Der resultierende Ring kann im Extremfall über den gesamten Körper wandern, manchmal entstehen Rezidive vom Zentrum aus. Das Erythema migrans ist selbstlimitiert, doch von unterschiedlicher Bestandsdauer (Wochen bis Monate). Nicht selten entstehen mehrere, regellos disseminierte Erythema-migrans-Herde (hämatogene Dissemination, allenfalls multiple Zeckenbisse).

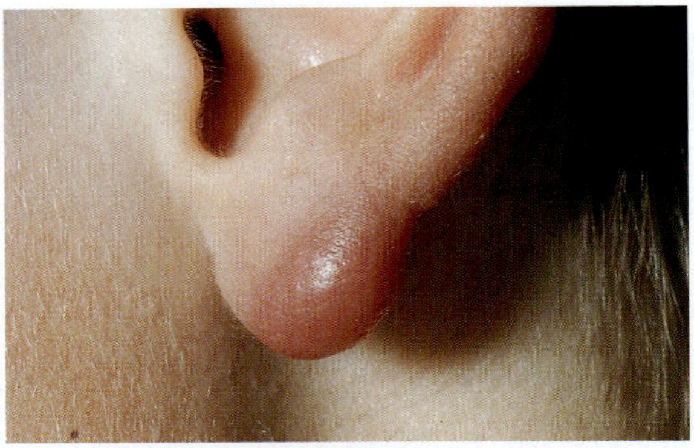

Abb. 12.25. Borreliose: Lymphozytom. Eine mäßig derbe, unscharf begrenzte bräunlich-rote Schwellung, dem Ohrläppchen „tropfenförmig" anhängend

Allgemeinsymptome sind wechselnd ausgeprägt: Fieber, Krankheitsgefühl, Kopfschmerzen, Nackensteifigkeit, Myalgien, Arthralgien.

Differentialdiagnose. Erysipel, fixes Arzneimittelexanthem, gyrierte Erytheme.

Das ***Lymphozytom*** ist eine seltenere Manifestation des späten Frühstadiums (Wochen bis Monate nach Infektion): meist solitäre livid-bräunliche, kalottenförmige, mittelweiche Knoten, die unbehandelt nach längerer Bestandsdauer (Monate) abklingen (Abb. 12.25). Das Lymphozytom stellt eine pseudolymphomatöse Reaktion auf B. burgdorferi dar und entsteht häufig im Areal eines spontan rückgebildeten Erythema migrans. Das Lymphozytom hat eine sehr ausgeprägte lokale Prädilektion (Regionalfaktoren? Temperatureffekt?): Ohrläppchen, Helix, Mamillen, seltener Gesicht, Genitale, Rumpf. Befallen sind wieder meist Kinder und junge Erwachsene.

Differentialdiagnose. Spindelzellnävus, Mastozytom, malignes Lymphom.

Das Lymphozytom wurde bis zur Aufdeckung seiner Borrelien-Ätiologie der sogenannten „Lymphadenosis cutis benigna" zugeordnet. Beide Zustandsbilder sind histologisch Pseudolymphome; dichte, vor allem perivaskuläre lymphozytäre Infiltrate mit Ausbildung von Keimzentren. Die Lymphadenosis cutis benigna unterscheidet sich jedoch klinisch durch die Multiplizität, das Fehlen des charakteristischen Farbtons der Einzelläsionen und durch die sehr lange Bestandsdauer.

Stadium II. Mehrere Wochen bis Monate nach Beginn des Erythema migrans kommt es bei 10–15 % der Betroffenen zu Organmanifestationen, die vorwiegend das Zentralnervensystem betreffen. Das unter dem Namen Garin-Bujadoux-Bannwarth-Meningopolyneuritis bekannte Syndrom ist durch die Trias von sensomotorischer Radikuloneuritis, Hirnnervenausfällen (Fazialisparese!) und lymphozytärer Meningitis (Enzephalitis, zerebelläre Ataxie, Chorea) gekennzeichnet. Im Kindesalter verläuft das Stadium II meist milde, häufig ist eine periphere Fazialisparese der einzige Befund. Liquor: lymphozytäre Pleozytose, Eiweißerhöhung mit oligoklonaler IgM-Erhöhung.

In Europa selten, in den USA jedoch häufiger beobachtet, sind kardiale Manifestationen: Reizleitungsstörungen bis zum kompletten AV-Block, Peri- und Myokarditis.

Stadium III. Monate bis Jahre (Jahrzehnte) nach dem Zeckenbiß (der deshalb meist nicht mehr erinnert wird), entwickelt sich eine Oligoarthritis meist eines, manchmal mehrerer großer Gelenke (typischerweise das Kniegelenk; Differentialdiagnose: juvenile rheumatoide Arthritis).

Dermatologisches Leitsymptom ist die ***Akrodermatitis chronica atrophicans*** (Atrophia cutis idiopathica) (Abb. 12.26): eine einseitig und an der unteren Extremität auftretende, dunkellivide, subjektiv nahezu asymptomatische ödematöse Schwellung der Haut mit unscharfer Begrenzung ***(infiltratives Stadium).*** Nach monatelangem Bestand tritt die Läsion in das ***atrophische Stadium:*** Die Ödeme verschwinden, die Haut wird zigarettenpapierartig dünn, die Hautgefäße schimmern durch („wie bei einem anatomischen Präparat"). Fakultative Begleitsymptome: fibromatöse Verdickung der Haut über den Ellbögen und Knien („Akrofibromatose") und pseudosklerodermatische Fibrosierung. Prädilektionsalter: junges bis mittleres Erwachsenenalter.

! Das atrophische Stadium ist ein Endzustand und wird daher durch Antibiotikatherapie nicht beeinflußt.

Differentialdiagnose. Perniones (letztere sind fast stets symmetrisch), chronisch-rezidivierendes Erysipel, Klippel-Trenaunay-Syndrom.

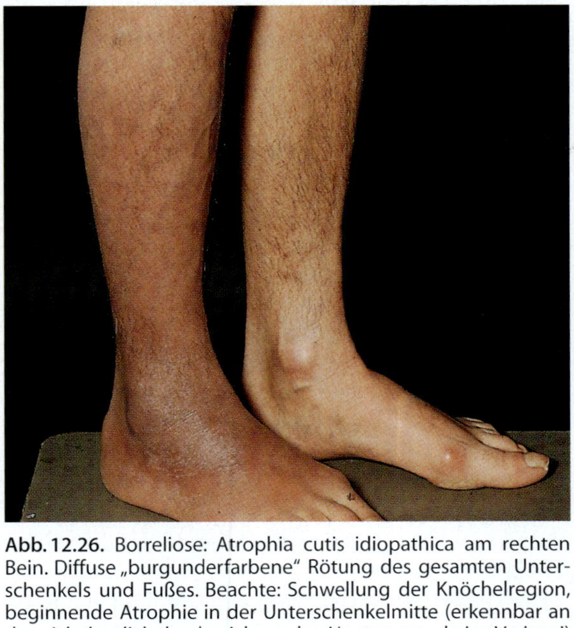

Abb. 12.26. Borreliose: Atrophia cutis idiopathica am rechten Bein. Diffuse „burgunderfarbene" Rötung des gesamten Unterschenkels und Fußes. Beachte: Schwellung der Knöchelregion, beginnende Atrophie in der Unterschenkelmitte (erkennbar an den sich deutlich durchzeichnenden Hautvenen – keine Varizen!)

Eine seltene, schwerwiegende Manifestation ist die sogenannte ***tertiäre Neuroborreliose.*** Es handelt sich um eine unscharf definierte Enzephalopathie, die manchmal unter dem Bild einer Multiplen Sklerose abläuft. Die Zugehörigkeit dieser Krankheit zur Lyme-Borreliose ist umstritten. Andere Zustände, die als postinfektiöse Manifestationen der Lyme-Borreliose gedeutet wurden, sind das „***chronic fatigue syndrome***“ und ***Fibromyalgien.*** Alle diese Zustände sind antibiotikaresistent.

Lyme-Borreliose in der Schwangerschaft. Maternale Infektion mit B. burgdorferi kann zu Befall der Frucht, und (wahrscheinlich selten) zu Mißbildungen und Abort bzw. Totgeburt führen. Bei korrekter Therapie bleiben diese Schäden aus.

Diagnostik. Die Hautmanifestationen sind meist eindeutig diagnostizierbar. Die Borreliose innerer Organe ist dies hingegen nicht; hier erfolgt der Nachweis serologisch (Immunfluoreszenztest, Westernblot). Probleme entstehen durch die hohe Durchseuchung der gesunden Bevölkerung und häufige falsch positive oder negative Ausfälle. Kultur und direkter Erregernachweis im Gewebe sind als Routinemethoden nicht geeignet.

Therapie. Im ersten Stadium ist orale Therapie ausreichend (Dauer 2–3 Wochen); Doxycyclin (2x100 mg/Tag), Ampicillin (4x100 mg/Tag) und Cefuroxim sind praktisch gleichwertig und führen bei frühem Therapiebeginn so gut wie immer zur Ausheilung. Makrolidantibiotika sind weniger verläßlich. Spätere Stadien bedürfen einer intravenösen Behandlung (3–4 Wochen Dauer). Mittel der Wahl ist Ceftriaxon (2 g/Tag).

Bei früher disseminierter Erkrankung (Stadium II) kommt es bei ca. 15% innerhalb von 24 Stunden zu einer Jarisch-Herxheimer-Reaktion (s. S. 823).

Chronische Organmanifestationen im Stadium II und III, insbesondere des ZNS, sollten mit hochdosierter Penizillintherapie (4mal täglich 5 Mill.E. Na.-Penizillin als Kurzinfusion oder Cefotaxim 3x2 g) behandelt werden. Bei Befall der Gelenke und des ZNS sind zusätzlich Kortikosteroide oder NSAID indiziert. Kardiale Komplikationen machen gelegentlich den Einsatz von Schrittmachern, chronische Arthritis Synovektomie erforderlich. Prophylaktische Antibiotikabehandlung nach Zeckenbiß oder bei symptomloser Seropositivität ist nicht angezeigt. Die Lyme-Borreliose wird (vorwiegend in den USA, aber auch in Europa) oft überdiagnostiziert und überbehandelt („Borrelienhysterie“). Eine aktive Impfung mit rekombinantem OspA (Antikörper gegen dieses haben protektive Wirkung) ist gegenwärtig in Erprobung.

Mögliche andere Dermatosen durch Borrelia burgdorferi. Im Zuge des stürmischen Fortschritts in der Kenntnis der Lyme-Borreliose wurde eine Reihe anderer Krankheitsbilder spekulativ mit diesem Erreger in Zusammenhang gebracht: die plaqueförmige umschriebene Sklerodermie (Morphea), die makulöse Anetodermie (Typ Pelizzari-Jadassohn), Lichen sclerosus u. a. m.

12.1.8 Rickettsiosen

Eine Gruppe schwerer, meist mit Exanthemen einhergehender Infektionskrankheiten, die durch Rickettsien (obligat intrazelluläre Kokkobazillen) verursacht und durch Arthropoden übertragen werden. Hauptvertreter sind der Flecktyphus und das Rocky Mountain Spotted Fever.

Erreger. Rickettsien sind gramnegative, obligat intrazelluläre Parasiten; sie können in Zellkulturen und auf der Chorionallantoismembran gezüchtet werden. Sie sind weltweit verbreitet und, mit Ausnahme von R. prowazekii, Erreger von Zoonosen (Tabelle 12.4)

Epidemiologie. Rickettsiosen sind weltweit verbreitet, ihr Vorkommen entspricht der Ausbreitung des jeweiligen Vektors. Die Erreger der Fleckfiebergruppe werden von Zecken übertragen und daher bei landwirtschaftlicher und Freizeitbetätigung erworben; steigende Inzidenz. Die der Flecktyphusgruppe werden durch Ektoparasiten übertragen und sind daher an schlechte Lebensverhältnisse geknüpft. Ihre Inzidenz ist in der entwickelten Welt derzeit sehr gering. Das

Tabelle 12.4. Wichtige Rickettsiosen

Krankheit	Erreger	Vektor	Tierreservoir	Verbreitung
Flecktyphus-Gruppe				
Epidemischer Flecktyphus	R. prowazekii	Kleiderlaus	-	derzeit fast ausschließlich in der Dritten Welt
Endemischer Flecktyphus	R. typhi	Flöhe	Nagetiere (Ratten)	Dritte Welt
Flußfieber	R. tsutsugamushi	Milbe	Nagetiere	Südostasien, Australien
Fleckfieber-Gruppe				
Rocky Mountain spotted fever	R. rickettsii	Zecken	Hunde, Nagetiere	USA – Ostküste
Boutonneuse-Fieber	R. conori	Zecken	Hunde, Nagetiere	Afrika, Indien
Ricksettsienpocken	R. acari	Milben	Hausmaus	USA – Ostküste, Rußland
Q-Fieber	Coxiella burnetii	-	Rinder, Schafe	USA, Australien

Fèvre-boutonneuse kann als „Urlaubsdermatose" beobachtet werden.

Pathogenese. Die Rickettsien werden beim Biß bzw. Stich in die Haut verbracht (bei der Zecke bei längerdauerndem Saugakt; bei Läusen und Flöhen durch Kontamination der Bißstelle mit infektiösem Kot); Vermehrung in den Endothelzellen und Dissemination über die Blutbahn (septische Vaskulitis). Die Existenz von Toxinen ist wahrscheinlich, ihr Nachweis steht noch aus. Zumindest R. prowazekii kann latent verbleiben und (selten) noch nach Jahrzehnten rezidivieren (Brill-Zinsser-Krankheit).

Klinik. ***Epidemischer Flecktyphus*** tritt epidemisch an Orten und in Zeiten der Not auf (Krieg, Massenquartiere, Kriegsgefangenenlager etc.). Inkubationszeit ist 1–2 Wochen; Krankheitsbeginn mit Fieber, Schüttelfrost, Kopfschmerz, Schwäche. Ab dem 5. Krankheitstag ein makulöses Exanthem (Beginn in den Achseln, Ausbreitung auf Rumpf und später Extremitäten), das teils konfluiert und hämorrhagisch wird. Gleichzeitig ZNS-Symptome (Meningoenzephalitis) mit Delirium und Koma. Ohne Behandlung häufig Tod innerhalb von 2–3 Wochen an Kreislaufschock oder Pneumonie.

Flecktyphus forderte in den beiden Weltkriegen hohe Verluste vorwiegend in Osteuropa. Die Zahl der in Rußland in den Wirren nach der Oktoberrevolution an Flecktyphus gestorbenen Personen schätzt man auf 3 Millionen. Heute ist der Flecktyphus noch in Afrika und Südamerika verbreitet.

Endemischer Flecktyphus zeigt analogen, aber viel milderen Verlauf. Das Exanthem ist makulopapulös, kaum hämorrhagisch, Mortalität gering.

Das ***Rocky Mountain Spotted Fever*** ist die schwerste Verlaufsform der Rickettsiosen und beginnt nach einer Inkubationszeit von ca. 1 Woche mit heftigen Allgemeinsymptomen (s. oben), My- und Arthralgien; ca. 5 Tage später ein makulös-hämorrhagisches Exanthem: Beginn an Handflächen und Fußsohlen, zentripetale Ausbreitung auf den Rumpf, gleichzeitig ZNS-Symptome (Anfälle, Koma), Splenomegalie, Hepatitis, Myokarditis, Ödeme, hämodynamischer Schock. Bei schwerem Verlauf disseminierte intravasale Koagulation. Mortalität zwischen 20 und 80 %. Differentialdiagnose: Meningokokkensepsis, Purpura fulminans, toxisches Schocksyndrom, Masern.

Die Verteilungstypen der Exantheme sind für die Fleckfieber- bzw. Flecktyphusgruppen diagnostisch wichtig (akralbetont vs. rumpfbetont). Warum so nahe verwandte Erreger zu so unterschiedlichen Verteilungsmustern führen, ist unklar.

Fleckfiebertypen der Alten Welt sind analoge, aber milde verlaufende Krankheitsbilder. Ausbreitung in Afrika, Indien, Rußland, Australien. Klinisch entsteht am Ort des Zeckenbisses eine umschriebene schwärzliche Nekrose; nach einigen Tagen ein generalisiertes makulopapulöses, selten hämorrhagisches Exanthem. Mortalität gering.

Andere Rickettsiosen. Die sogenannten „***Rickettsienpocken***" sind eine seltene durch Nagetiermilben übertragene milde Infektionskrankheit, die im Gegensatz zu allen anderen Rickettsiosen durch ein makulovesikulöses Exanthem gekennzeichnet ist (DD: Varizellen). ***Ehrlichiose*** ist eine milde exanthematische fieberhafte Krankheit, die durch Hundezecken übertragen wird (Ehrlichia canis ist der Erreger einer febrilen Panzytopenie bei Hunden). Q-Fieber ist eine weltweit, vorwiegend in Australien und den USA verbreitete Rickettsiose durch C. burneti, die als einzige nicht durch einen Vektor, sondern durch Inhalation übertragen wird (Pneumonie, Hepatitis). Keine Hautläsionen.

Diagnostik. Weil-Felix-Reaktion (unspezifisch – ein Rickettsienantigen kreuzreagiert mit dem O-Antigen von Proteus-vulgaris-Stämmen); Komplementbindungsreaktion.

Therapie. Doxycyclin (2x100 mg/Tag) bis 4 Tage nach dem Abfiebern. Alternativ: Chloramphenicol. Die Behandlung muß wegen der schnellen Krankheitsentwicklung schon *vor* der serologischen Diagnose begonnen werden.

12.1.9 Bartonellosen

Bartonellen sind kurze, aerobe, gramnegative Stäbchen, die schwer zu kultivieren sind (Blutagares). Man unterscheidet 3 wichtige menschenpathogene Spezies: B. bacilliformis, B. quintana und B. henselae. B. bacilliformis ist ein intrazellulärer, B. quintana ein intra- und extrazellulärer Parasit.

Das Genus Bartonella wurde erst kürzlich aus den Rickettsiales ausgegliedert und mit den Genera Rochalimaea und Grahamella fusioniert.

Infektion mit B. bacilliformis

Dieser Keim ist in den hohen Andenregionen verbreitet und Erreger der Bartonellose (im engeren Sinn) (syn. Carrion-Krankheit). Der Mensch ist das einzige Reservoir, Vektor ist die Sandfliege. Die Krankheit kann sich als akute Systemkrankheit ***(Oroya-Fieber)*** oder als benigne chronische, mit warzenähnlichen Gefäßtumoren ablaufende Form ***(Verruga peruana)*** manifestieren.

Der Medizinstudent Daniel Alcides Carrion wies 1885 durch einen Selbstversuch (Inokulation von Material aus einer Verruga peruana) nach, daß beide Manifestationen Erscheinungsbilder derselben Krankheit sind: Er starb am Oroya-Fieber.

Pathogenese. Nach dem Stich der Sandfliege dringen die Bartonellen in die Endothelzellen ein und breiten sich im gesamten Gefäßsystem und RES aus. Am Ende der Inkubationszeit treten sie in die Erythrozyten über, die sie in wechselndem Ausmaß besiedeln (wenige bis fast 100 %). Folge ist Hämolyse und Anämie. Überlebt der Patient diese ***hämatische*** Phase, verschwinden die Keime aus der Blutbahn; er tritt in die ***Gewebephase*** ein, die durch warzige Proliferationen der mit Bartonellen besiedelten Gefäße gekennzeichnet ist.

Oroya-Fieber. Die Krankheit setzt ca. 3 Wochen nach Infektion ein und verläuft häufig milde: Fieber, Kopfschmerz, Inappetenz, Spontangenesung nach 2–3 Wochen. Seltener foudroyanter Verlauf mit Hepatosplenomegalie, Ikterus, hämolytischer Anämie, Delirium und schließlich Tod. Die Überlebenden entwickeln etwa zur Hälfte nach 1–2 Monaten disseminierte ***Verrugas.***

Verruga peruana. Granuloma pyogenicum-ähnliche verruköse Gefäßtumoren der Haut, Schleimhaut und auch innerer Organe – bis zu Hunderte, vorwiegend an Gesicht und Extremitäten, entweder als ***miliare*** oder ***knotige*** Läsionen, selten als ***tiefe*** periartikuläre Infiltrate. Die Verrugas bleiben bis zu einem Jahr bestehen und heilen dann narbenlos ab. Verruga peruana führt zu keinen weiteren Akutphasen. Nach beiden Krankheiten besteht lebenslange Immunität.

Das Oroya-Fieber tritt hauptsächlich bei Ortsfremden auf; die Krankheit wurde etwa dadurch bekannt, daß beim Bau der zentralen peruanischen Eisenbahn über die Anden 8.000 Arbeiter aus der Küstenregion daran verstarben. Einheimische hingegen sind häufig asymptomatische Keimträger oder entwickeln Verrugas auch *ohne* vorherige Akutphase.

Diagnose. In der hämatischen Phase Nachweis der Stäbchen in Blutaustrichen (Erythrozyten), in ***Verrugas*** in Biopsien (Endothelzellen – Giemsa). Serologisch Nachweis von Agglutininen, komplementfixierender Antikörper, IFA-IgG und -IgM, ELISA.

Therapie. Penizillin, Tetrazykline, Erythromycin, Chloramphenicol. Oroya-Fieber spricht innerhalb weniger Tage, Verrugas zögerlicher an.

Infektionen mit B. quintana

Dieser Keim ist weltweit verbreitet. Der Mensch ist das einzige Reservoir, Vektor ist die Kleiderlaus. Epidemisches Auftreten erfordert eine hohe Durchseuchung mit Läusen – Krieg (beide Weltkriege – Osteuropa), schlechte sozioökonomische Verhältnisse, Unterstandslosigkeit.

Schützengrabenfieber (syn. Trench fever, Wolhynisches Fieber, Fünftagefieber). Die Inkubationszeit ist 1–5 Wochen, der klinische Verlauf variabel: Etwa die Hälfte der Infizierten entwickeln nur eine einzige 3–6 Tage dauernde grippeähnliche Krankheit, die meisten übrigen ein malaria-ähnliches Bild: Fieberattacken mit profusem nächtlichen Schweiß, Knochenschmerzen (Schienbeine!), Myalgien. Nach ca. 5 Tagen Wiederholung der Fieberperiode. Diese Zyklen dauern bis zu einem Jahr an und bleiben schließlich aus. Manchmal makulopapulöse Exantheme (Rumpf).

Das Trench fever ist keine bedrohliche Krankheit, war aber in den Militärs des ersten Weltkriegs nach der Grippe die zweithäufigste Ursache von Krankenständen.

Bei Immundefizienten (AIDS, Lymphome etc.) ist B. quintana einer der Erreger der bazillären Angiomatose, von Sepsis und Endokarditis.

Diagnose. Blutkultur; serologische Tests (Komplementfixation, passive Hämagglutination, ELISA, IFA), PCR.
Therapie. Doxycyclin, Makrolide (Azithromycin).

Infektionen durch B. henselae

Dieser Keim ist weltweit verbreitet und bevorzugt warme und feuchte Klimen. Hauptbefallen ist die Hauskatze, außer ihr ist der Mensch das einzige Reservoir. Katzen sind in Abhängigkeit vom regionalen Klima, jedenfalls erheblich durchseucht (in den USA im Durchschnitt ca. 30 %). Die Übertragung unter den Katzen erfolgt durch den Katzenfloh, auf den Menschen durch Kratz- oder Bißwunden bakteriämischer Katzen, möglicherweise gleichfalls durch den Katzenfloh. Übertragung Mensch-Mensch kommt nicht vor. Die Infektion des immunkompetenten Menschen ist die ***Katzenkratzkrankheit;*** sie ist keine sehr seltene Krankheit (in den USA ca. 1/10.000/Jahr). Beim Immundefizienten entsteht die ***bazilläre Angiomatose*** oder rezidivierende Bakteriämie mit Fieber, Endokarditis.

Pathogenese. Die Keime leben intra- und extrazellulär. Beim Immunkompetenten rufen sie eine granulomatöse (Fremdkörperriesenzellen, Nekrose) und einschmelzende, beim Immundefizienten eine vaskulopoliferative Reaktion hervor.

Klinik. Die ***typische Katzenkratzkrankheit*** entwickelt sich 3–10 Tage nach Infektion als bis mehrere Millimeter großes rundes, dunkelrotes Knötchen in einer Kratz- bzw. Bißwunde. 1–2 Wochen später folgt die Vergrößerung regionaler Lymphknoten, die nach Wochen mehrere Zentimeter erreichen, sich dann meist innerhalb von Monaten langsam zurückbilden oder (ca. 10 %) einschmelzen und durchbrechen. Systemsymptome sind milde (Fieber, Arthralgien, Kopfschmerz etc.) oder fehlen. Bei Einbringung der Erreger ins Auge kann die Infektion als ***okuloglanduläres Syndrom*** in Erscheinung treten.

In 5–10 % entwickelt sich die sog. ***atypische Katzenkratzkrankheit***, die durch längeres und höheres Fieber, schwerere Allgemeinerscheinungen und manchmal Hepatosplenoplenomegalie gekennzeichnet ist. Ihr liegt eine disseminierte Infektion (z. B. granulomatöse Hepatitis) vermutlich auf Basis schlechterer Abwehrlage zugrunde. Selten werden auch neurologische Komplikationen (Enzephalopathie, Anfälle, Myelopathie, Radikulitis, Aggressivität u. a. m.), Neuroretinitis sowie Endokarditis beobachtet. Alle diese Komplikationen sind in der Regel beim Immunkompetenten spontan rückbildungfsfähig.

Die ***bazilläre Angiomatose*** ist eine fast durchwegs bei schwer immundefizienten Personen (AIDS, Organtransplantierte, Lymphome) vorkommende Manifestation. Sie ist durch mehrere bis Hunderte braunlivide angiomartige Knoten von einigen Millimetern bis Zentimetern Größe gekennzeichnet. Drei Typen werden unterschieden: oberflächliche, ähnlich dem Granuloma pyogenicum, hyperpigmentierte indurierte Plaques und subkutane Knoten. Histologisch entsprechen sie lobulären kapillären Angiomen. Unbehandelt nimmt die bazilläre Angiomatose einen progredienten Verlauf und disseminiert schließlich in alle Körperorgane, insbesondere in solche mit hohem Anteil an RES: Leber, Milz, Knochenmark, Lymphknoten (sog. „Peliosis" z. B. hepatis). Bei disseminierter Krankheit bestehen auch Systemzeichen (Fieber, Gewichtsverlust, nächtlicher Schweiß, abdominelle Symptomatik).

Die bazilläre Angiomatose ähnelt klinisch-morphologisch und histologisch den Verrugas peruanas, ist aber eine typische Manifestation des Endstadiums von AIDS (während Personen mit V. peruana immunkompetent sind). Sie wird, seltener als durch B. henselae, auch durch B. quintana erregt.

Diagnose. Serologisch (IFA-IgG, -IgM; ELISA), Kultur, Erregernachweis an Ausstrichen und Biopsiematerial mit der Warthin-Starry-Versilberungsmethode. PCR.

Therapie. Während die Katzenkratzkrankheit beim Immunkompetenten von Antibiotika wenig beeinflußt wird, ist die Wirksamkeit bei den atypischen Fällen und beim Immundefizienten oft dramatisch. Mittel erster Wahl sind Makrolide (Azithro-, Clarithromycin) und Rifampin, bei bazillärer Angiomatose evtl. in Kombination (6 Wochen oder länger).

12.2 Virusinfektionen der Haut

Virusinfekte zählen zu den häufigsten Hautkrankheiten (z. B. Viruswarzen, Herpes simplex), doch sind nur drei Gruppen von Viren befähigt, die Epidermalzellen zu infizieren und in ihnen zu replizieren: Herpes-, Papillom- und Pockenviren. Grundsätzlich kann die Infektion der Haut über 3 Wege erfolgen: direkte exogene Infektion (z. B. Viruswarzen), Besiedlung aus einem extrakutanen Fokus (z. B. Herpes zoster) und hämatogene Dissemination bei Systeminfektionen (z. B. Varizellen).

Zahlreich sind ferner virale Systeminfekte, die durch Besiedelung der Endothelien oder Immunreaktionen Hautsymptome erzeugen: exanthematische Viruskrankheiten, Immunkomplex-Vaskulitis (z. B. Hepatitis B); die HIV-Infektion führt durch Immundefizienz zum Auftreten opportunistischer Infektionen und des Kaposi-Sarkoms der Haut. Einige Virusinfekte der Haut neigen zu latenter Infektion (Herpes-, Papillomviren) und Reaktivation. Die Infektion mit High-risk-Papillomviren führt zur neoplastischen Transformation und ist Ursache von Karzinomen der Genitoanalregion. Antivirale Chemotherapeutika stehen nur für Herpesviren und das HIV zur Verfügung.

12.2.1 Grundlagen

Viren sind bekanntlich obligate intrazelluläre Parasiten, die selbst weder Energie generieren noch Protein synthetisieren und nur mit Hilfe der Wirtszelle replizieren können. Sie sind zwischen 20 und 300 nm groß, sphärisch, stab-, ziegel oder fadenartig (Abb. 12.27) und bestehen aus einem Kern aus DNS *oder* RNS („Core"), einem Proteinmantel („Kapsid") – zusammen Nukleocapsid bezeichnet, manche zusätzlich auch aus einer Lipoproteinhülle („Envelope") (Tabelle 12.5).

Core. Das Virusgenom besteht entweder aus einzel- oder doppelsträngiger DNS oder RNS, ist entweder lineär angeordnet oder zirkulär; DNS ist immer unsegmentiert, RNS häufig segmentiert.

Kapsid. Dieses besteht aus meist identischen dreieckigen Bausteinen („Kapsomeren"), die entweder als Eikosaeder (ein kugelförmiger Körper mit 20 Seitenflächen) oder helikal organisiert sind. Das Kapsid wird durch Selbstaggregation zusammengefügt.

Envelope. Dieses entstammt der Zellmembran der Wirtszelle und enthält Virusproteine. Es macht Viren empfindlicher gegen Denaturation, ist aber (gemeinsam mit Kapsidantigenen) Mittler der Adhäsion an die spezifischen Rezeptoren der Wirtszelle und Träger der wichtigsten Epitope, gegen die die Immunantwort erfolgt.

Virusreplikation. Das Virus bleibt an der Wirtszelle haften (unspezifisch oder Rezeptor-mediiert), wird in endozytotischen Vesikeln phagozytiert, seiner Hüllen entledigt (saures pH der Vesikel!) und das Virusgenom ins Zellinnere verbracht. Hier erfolgt zunächst die mRNS- und Proteinsynthese für die sog. ***„early proteins"*** (vorwiegend virale Enzyme, das wichtigste ist die Viruspolymerase); anschließend erfolgt die Replikation des Virusgenoms und schließlich die mRNS-

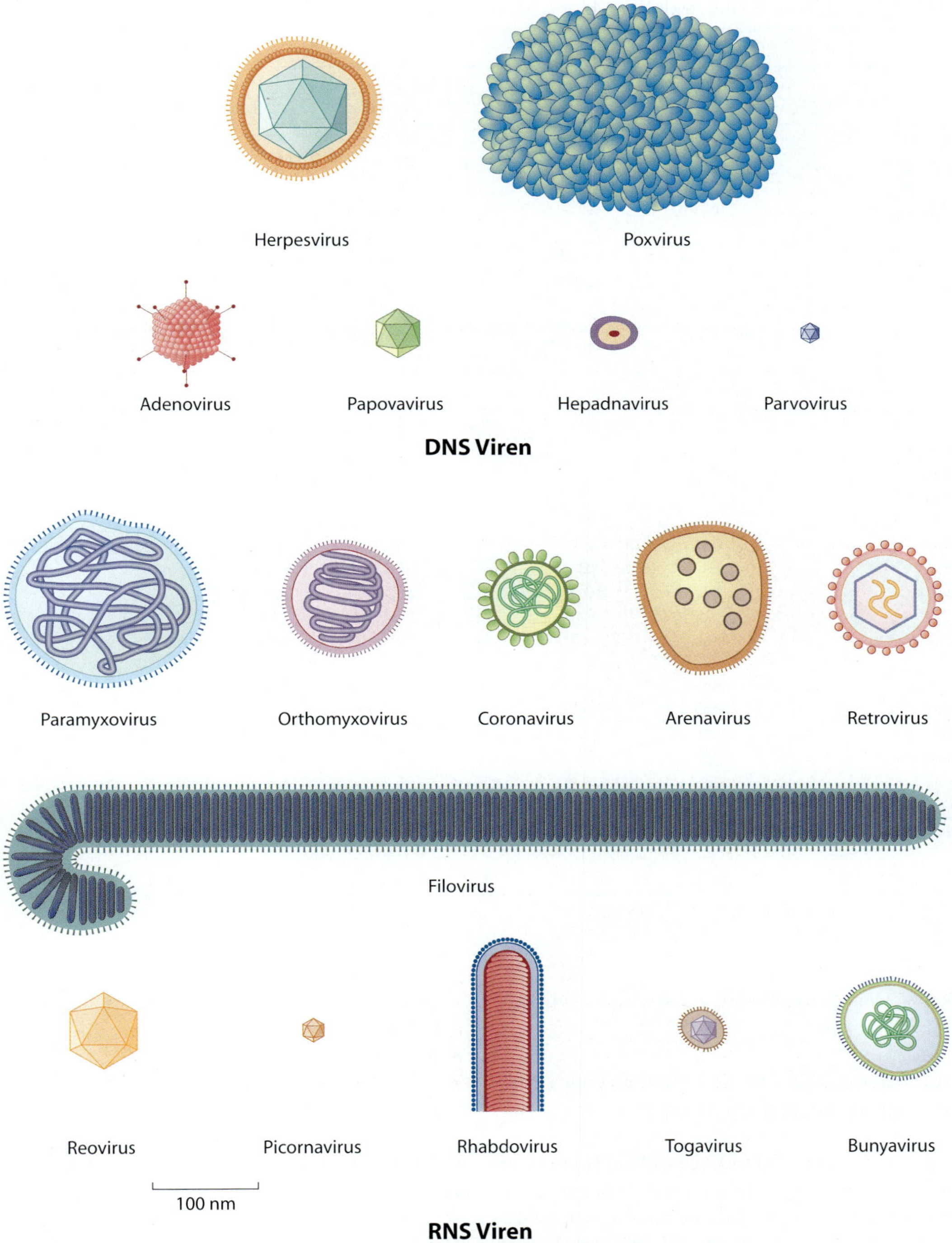

Abb. 12.27. Größe und Formen einiger medizinisch wichtiger Viren. (Aus: W. Levinson und E. Jawetz, 1996)

und Proteinsynthese für die „***late proteins***" (vorwiegend Sturkturproteine). Abschließend erfolgt der Zusammenbau der Genom- und Proteinpartikel zum vollständigen Virus; dieses wird (bei hüllenlosen Viren) durch Membranruptur freigesetzt oder (bei Viren mit Hüllen) durch „budding" (Ausknospungen der Wirtszellmebran, die zur Virushülle werden). Ausnahme: Herpesviren (Kernmembran der Wirtszelle).

DNS-Viren replizieren im Zellkern und benützen zur mRNS-Synthese die Wirts-RNS-Polymerase; Ausnahme: Pockenviren (replizieren im Zytoplasma, besitzen eigene mRNS-Polymerase). RNS-Viren replizieren im Zytoplasma (Ausnahme: Influenzavirus) und benützen verschiedene Strategien bzw. viruseigene Enzyme zur Synthese ihrer mRNS. Die mRNS-abhängige Proteinsynthese erfolgt in den Ribosomen. Die Virusreplikation erfolgt durch viruseigene DNS-bzw. RNS-Polymera-

Tabelle 12.5. Klassifikation medizinisch wichtiger Viren (nach Levinson & Jawetz, 1996)

Familie	Hülle	Kapsid-Symmetrie	Größe (nm)	DNS MWx10^6	DNS Struktur	Wichtige Vetreter
DNS-Viren						
Parvovirus	-	IH	22	2	SS, linear	B-19-Virus
Papovavirus	-	IH	55	3–5	DS, zirkulär	Papillomviren
Adenovirus	-	IH	75	23	DS, linear	Adenoviren
Hepadnavirus	+	IH	42	1,5	DS, inkomplett, zirkulär	Hepatitis-B-Virus
Herpesvirus	+	IH	100	100–150	DS, linear	Herpes simplex, Varizellen-Zoster-, Epstein Barr-, Zytomegalie-Virus
Poxvirus	+	Komplex	250–400	125–185	DS, linear	Variola-, Vakzinia-, Molluscum contagiosum-Virus
RNS-Viren						
Picornavirus	-	IH	28	2,5	SS, linear	Enteroviren (Polio-, Coxsackie-ECHO-, Hepatitis-A-Virus), Rhinoviren
Calicivirus	-	IH	38	2,7	SS, linear	Hepatitis-E-Virus
Reovirus	-	IH	75	15	DS, linear, segmentiert	Reovirus, Rotavirus
Flavivirus	+	IH	45	4	SS, linear	Gelbfieber-, Dengue-, Hepatitis C-Virus
Togavirus	+	IH	60	4	SS, linear	Rubeolen-Virus
Retrovirus	+	IH	100	7	SS, linear, 2 Segmente	HIV, HTLV
Orthomyxovirus	+	Hel	80–120	4	SS, linear, segmentiert	Influenza-Virus
Paramyxovirus	+	Hel	150	6	SS, linear	Masern-, Mumpsvirus
Rhabdovirus	+	Hel	75–180	4	SS, linear	Rhabies-Virus
Filovirus	+	Hel	80	4	SS, linear	Ebola-, Marburg-Virus
Koronavirus	+	Hel	100	5	SS, linear	Korona-Virus („common cold")
Arenavirus	+	Hel	80–130	5	SS, zirkulär, 2 Segmente	lymphozytäre Choriomeningitis-Virus, Lassafieber-Virus
Bunyavirus	+	Hel	100	5	SS, zirkulär, segmentiert	Hantavirus
Deltavirus	+	Hel	37	0,5	SS, zirkulär	Hepatitis-D-Virus

Abkürzungen: IH = eikosahedral, Hel = helikal, SS = einsträngig, DS = doppelsträngig

sen („Replikasen") (Ausnahme: Parvovirus – wirtseigene).

Die virusinfizierte Zelle. Für die Zelle kann eine Virusinfektion folgende Konsequenzen haben:

- Lytische Schädigung (Zelltod): Ursachen: Hemmung der zellulären Proteinproduktion unter Wahrung der Produktion der Virusproteine. Morphologisch oft als vakuolisierende Degeneration (Herpesviren). Zusätzlich: immunologische Attacke gegen virusinfizierte Zellen (zytotoxische Lymphozyten, ADCC, Immunkomplexbildung);
- Subletale Schädigung: die Zelle ist morphologisch und funktionell gestört: „zytopathogener Effekt" in der Zellkultur; Einschlußkörperchen (umschriebene, meist eosinophile Zellregionen, die Virusproteine oder -partikel enthalten; manche HPV-Infektionen, Poxviren); Ausbildung vielkerniger Riesenzellen durch Membranfusion infizierter Zellen (Herpes-, Paramyxoviren, HIV). Die Funktion kann durch virusbedingte Stoffwechselsteuerung gestört sein (z. B. Hyperproliferation bei Viruspapillomen);
- Neoplastische Transformation.
- Keinerlei morphologische und funktionelle Folgen.

Persistente Infektion. Viren können manchmal langzeitig im Körper intakt erhalten bleiben. Dies kann verschiedene Ursachen haben: Einbau in das Wirtsgenom (HIV; High-risk-Papillomviren); rascher Antigenwechsel; Immuntoleranz, Immunsuppression; Unerreichbarkeit für neutralisierende Antikörper: Zell-Zellinfektion unter Vermeidung des Extrazellularraums (Herpesviren!); immunologisch privilegierte Region (ZNS) – „sanctuary sites". Folgende wichtige Arten von Viruspersistenz werden unterschieden:

- ***Chronische Carrier-Infektion:*** eine chronische, oft asymptomatische Infektion, bei der beständig (über Jahre!) infektiöse Viruspartikel produziert werden. Beispiele: chronische Hepatitis B, neonatale Rubeolen- und Zytomegalievirus-Infektion.

- ***Latente Infektion:*** nach der Erstinfektion bleiben die Viren in den spezifischen Zellen liegen, *ohne* jedoch zu replizieren; bei Reaktivierung wird die Virusproduktion wieder aufgenommen. Beispiele: Herpes simplex-, Varizella-Herpes-zoster-Virus.
- ***„Slow virus"-Infektionen:*** durch sehr langsame Ausbreitung des Virus im Organismus extrem lange Inkubationszeit (Jahre). Beispiel: subakute sklerosierende Panenzephalitis (nach Maserninfektion).

Virulenz. Diese ist bei Viren großen Schwankungen unterworfen (Grundlage der Lebendimpfungen) und beruht auf aktiver Störung der Abwehr durch das Virus selbst (andererseits ist auch die Empfänglichkeit der Zielzellen variabel). Einige bekannte Mechanismen sind:

- Synthese von löslichem IL-1- und/oder TNF-Rezeptor (Störung der Interaktion von Immunzellen mit Zielstrukturen), z. B. Vakziniavirus.
- Abregulierung der MHC-I-Moleküle an der Wirtszellmembran (Erschwernis der Attacke zytotoxischer Zellen), bei HIV.
- Inhibierung von Komplement (Herpesviren).
- Blockierung der Interferonsynthese (Epstein-Barr-, Adenovirus).

Antivirale Abwehr. Wesentliches Instrument der ***unspezifischen Abwehr*** sind die Makrophagen und die ***Interferone:*** eine heterogene Gruppe von Glykoproteinen, die von verschiedenen Zelltypen schon Stunden nach Virusinfektion produziert werden und die Virusreplikation durch Blockierung der Translation von Virusproteinen hemmen (*kein* Effekt auf extrazelluläre Viruspartikel!). Die Wirkung der Interferone ist nicht virus-, jedoch speziesspezifisch.

Virusinfektionen provozieren ***spezifische Abwehrmechanismen*** sowohl in Form einer humoralen als auch einer zellvermittelten Immunantwort. Erstere verhindert Reinfektionen („Immunität"), trägt aber wenig zur Abheilung der Erstinfektion bei (Antikörper meist erst in der Abheilungsphase). Neutralisierende Antikörper binden an die Virusoberfläche und bewirken deren Quervernetzung. Dadurch verhindern sie die Erkennung des Wirtszellrezeptors, die Entfernung der Hülle nach eventuellem Eindringen in die Wirtszelle und beschleunigen die Phagozytose durch Makrophagen (Opsonisierung). Komplementbindende Antikörper binden an Virusdeterminanten der Wirts-Zellmembran und ermöglichen die komplementbedingte Lyse. Die Antikörpervermittelte Immunität kann lebenslang (Masern, Rubeolen) oder nur einige Monate dauern (respiratorische Viren).

Die zellvermittelte Immunabwehr ist der wesentliche Mechanismus der Abheilung; sie beruht vorwiegend auf der Bildung zytotoxischer CD8 + Lymphozyten. Diese erkennen virale Antigene, die in Verbindung mit MHC-I-Molekülen präsentiert werden und töten die infizierte Wirtszelle entweder durch Produktion von ***Perforinen*** oder durch Aktivierung des Fas-Proteins ***(Apoptose).***

Diagnostik von Viruskrankheiten. Manche der Virusinfektionen der Haut sind klinisch unverwechselbar (Herpes zoster, Viruswarzen, Mollusca etc.). Im Zweifelsfall kann in vielen Fällen die Histologie bzw. Elektronenmikroskopie Klärung bringen. Ein wertvoller Schnelltest, leider nur bei Infektionen durch die Herpesviren anwendbar, ist der Tzanck-Test (zytologischer Nachweis von Virusriesenzellen – s. S. 103). Eine Erweiterung der histologischen und zytologischen Methoden sind markierte spezifische Antikörper gegen Virusantigene.

Der Tzanck-Test erfreut sich bei Dermatologenschülern größerer Beliebtheit als der Pilzbefund, denn er ist (scheinbar) einfach, elegant und appetitlich. Allerdings auch häufig überflüssig.

Exanthematische Viruskrankheiten sind klinisch seltener pathognomonisch. Der im Alltag wenig gebrauchte „Goldstandard" ist die Viruskultur (aus Rachenspülflüssigkeit, Blut, Bläschenflüssigkeit etc.) in Zellkulturen: Sie ist zeitaufwendig und wegen des Transports an Speziallabors unsicher. Bei der Zellkultur wird zunächst die Anwesenheit eines Virus durch den zytopathogenen Effekt festgestellt und dieses dann durch eine Batterie spezifischer Antikörper identifiziert (Radioimmuno-, Fluoreszenzassays, ELISA). Der serologische Antikörpernachweis aus dem Blut bedient sich analoger Tests; er ist langwierig, da die definitive Diagnose erst durch den Titerverlauf gestellt werden kann (vierfacher Titeranstieg). Amplifikationsmethoden (PCR) beginnen, routinemäßig eingesetzt zu werden (z. B. Enzephalitis durch HSV, VZV, CMV; Parvovirusinfektion bei Immunsupprimierten etc.).

12.2.2 Exanthematische Viruskrankheiten

Masern (Morbilli; engl. Rubeola, Measles)

Erreger. Ein Paramyxovirus (RNS-Virus); als hülletragendes Virus gegen Hitze, UV-Licht und verschiedene Chemikalien empfindlich. Es existiert nur 1 Serotyp. Die Glykoproteine F und H der Hülle („spikes") besitzen Hämagglutinin- bzw. Fusionsprotein- (Hämolysin)eigenschaften.

Epidemiologie. Weltweites Vorkommen, hauptsächlich bei Kindern, mit nahezu 100 %iger Kontagiosität bei nichtimmunen Personen (in nicht-immunisierter Bevölkerung können verheerende Epidemien auftreten – z. B. Hawaii im 19. Jh.). Der Mensch ist das einzige Virusreservoir. Säuglinge unter 4 Monate sind durch maternale Antikörper geschützt. Masern treten saisonal gehäuft auf (Frühlingsbeginn), in ungeimpften Populationen Epidemien in 2–5jährigen Abständen. Ansteckung durch Tröpfcheninfektion. Bedrohliche Verläufe bei Mangelernährung und Immundefizienz (AIDS).

Pathogenese. Das Virus tritt über den oberen Respirationstrakt in die Blutbahn ein, besiedelt das RES und erreicht hämatogen die Haut. Das Exanthem ist Folge der Attacke zytotoxischer T-Zellen auf befallene Endothelzellen. In den Läsionen werden vielkernige Riesenzellen gefunden (Fusionsproteine!). Kurz nach Auftreten des Exanthems verschwindet das Virus aus der Blutbahn (Ende der Infektiosität). Masern hinterlassen lebenslange Immunität.

Klinik. Inkubationszeit 10–14 Tage, daran anschließend Prodrome (Fieber, Rhinitis, Konjunktivitis, Husten) über etwa 4 Tage und schließlich Beginn des Exanthems, das nach einer knappen Woche spontan abklingt. Das Exanthem besteht aus schnell konfluierenden makulopapulösen Erythemen, die im Gesicht beginnen und sich rasch auf Rumpf und schließlich Extremitäten ausbreiten. Häufig milde Purpurakomponente. In der Mundhöhle finden sich, beginnend 1–2 Tage vor Ausbruch des Exanthems, die diagnostisch wichtigen Koplik-Flecke (multiple, hellrote, stecknadelkopfgroße Flecke mit weißlichem Zentrum, v. a. an der Wangenschleimhaut gegenüber dem 2. Molaren). Gleichzeitig kommen auch die Systemzeichen zum Höhepunkt. Anschließend schnelle Rückbildung des Exanthems in der Reihenfolge des Auftretens, meist unter pityriasiformer Schuppung.

Komplikationen. Eine Sonderform mit schwerer Purpura und Systemtoxizität (hohe Mortalität!) sind die hämorrhagischen Masern (*„schwarze Masern"*). Die gefürchtete Masernenzephalitis (etwa 1/1.000) führt in ca. 10 % zum Tod, in 40 % zu bleibenden Hirnschäden. Weitere Komplikationen sind die primäre Masern-Riesenzellpneumonie, thrombozytopenische Purpura und sekundäre bakterielle Infekte (Folge einer bei Masern charakteristischen passageren Immundefizienz: bakterielle Pneumonien, Otitis media, Reaktivations-Tuberkulose etc.).

Nach Masernimpfung mit Tot-Impfstoff kommen atypische Verläufe mit uncharakteristischen makulourtikariellen Exanthemen zur Beobachtung.

Labor. Leukopenie, Nachweis von Antikörpern (neutralisierende, hämagglutinierende und komplementbindende – Routine-KBR, ELISA etc.).

Therapie. Symptomatisch, Vitamin A, Therapie bakterieller Begleitinfektionen.

Prävention. Attenuierte Lebendvakzine (nach dem 15. Lebensmonat). Nicht indiziert bei Schwangeren und Immundefizienz (asymptomatische HIV-infizierte Kinder sollten jedoch geimpft werden!).

Prognose. Mortalität am höchsten bei älteren Säuglingen (ca. 1/30.000) und Immundefizienz. Ein Ausrottungsprogramm der WHO ist im Gange.

Röteln (Rubeolen; engl. Rubella, „German measles")

Erreger. Ein Togavirus (RNS-Virus). In der Hülle Spikes mit Hämagglutinin-Aktivität. Es existiert nur 1 Serotyp. Der Mensch ist das einzige Reservoir. Das Rubeolenvirus ist züchtbar, bewirkt aber keinen zytopathogenenen Effekt.

Epidemiologie. Weltweites Vorkommen, vorwiegend bei Kindern, aber auch jungen Erwachsenen. Periodische Epidemien mit etwa 5jährigen Abständen. Übertragung durch Tröpfcheninfektion. Eine wichtige Infektionsquelle sind Ausscheider (Kinder nach Rötelnembryopathie). Der Infektion folgt eine lebenslange Immunität. Säuglinge < 4 Monaten sind durch maternale Antikörper geschützt.

Pathogenese. Das Virus tritt durch den Nasopharynx ein und gelangt in regionäre Lymphknoten und Blutbahn; hämatogene Dissemination in innere Organe und Haut. Pathomechanismus des Exanthems ist unklar.

Klinik. Ähnlich den Masern, aber kürzerer und milderer Verlauf. Inkubationszeit 2–3 Wochen, anschließend Prodrome (Fieber, Kopfschmerzen, Konjunktivitis, Rhinitis, Husten; bei Erwachsenen viel stärker ausgeprägt als bei Kindern!). Das Exanthem besteht aus diskreten, hellroten Erythemen, die im Gesicht beginnen, sich schnell auf Rumpf und Extremitäten ausbreiten. Konfluenz ist kein typisches Merkmal; gelegentlich am Rumpf. Charakteristischer Befund: generalisierte Lymphknotenschwellung mit Betonung der subokzipitalen, retroaurikulären und zervikalen Lymphknoten. Das Exanthem heilt in der Regel nach ca. 3 Tagen ab. Begleitsymptomatik: Splenomegalie, Arthralgien (besonders bei erwachsenen Frauen).

Komplikationen. Enzephalitis und thrombozytopenische Purpura; beides ist sehr selten und milder als bei Masern.

Labor. Mäßige Leukopenie, Nachweis von Antikörpern (neutralisierende, komplementfixierende und hämagglutinierende – ELISA, Latex-Agglutinationstest, radiale Hämolyse). Von besonderer Bedeutung ist der serologische Nachweis bei Schwangeren: IgM-Antikörper sprechen für Infektion (IgG für Immunität).

Prognose. Grundsätzlich gut. Rubeolenvakzination wird weniger wegen der Krankheit selbst als wegen der Rubeolenembryopathie durchgeführt.

Rötelnembryopathie. Bei Rubeoleninfektion der Mutter während des ersten Trimenons (insbesondere des ersten Schwangerschaftsmonats) kommt es in 50 % zu ausgedehnten Mißbildungen der Frucht, u. a. an Herz (z. B. offener Ductus Botalli), Augen (z. B. Katarakte) und ZNS (z. B. Taubheit, geistige Retardierung) und Knochen. Säuglinge mit Rötelnembryopathie scheiden über Monate aktives Virus aus.

Prävention. Attenuierte Lebendvakzine, Verabreichung nach dem 15. Lebensmonat. Nicht indiziert bei Schwangeren (!) und Immundefizienten.

Differentialdiagnose. Masern, rubeoliforme Exantheme.

Das Rubeolenexanthem ist morphologisch relativ wenig charakteristisch; Exantheme verschiedener Art (Arzneimittelexantheme, Virusexantheme) werden daher häufig als „rubeoliform" bezeichnet.

Eine Reihe von Viren kann fieberhafte, „grippeähnliche" Krankheitsbilder mit rubeoliformen Exanthemen hervorrufen, hauptsächlich Enteroviren (Coxsackie- und ECHO-Viren), das Epstein-Barr-Virus und HIV (akute HIV-Infektion). Die virale Genese solcher Exantheme (im Unterschied zu Intoleranzreaktionen der Haut) wird durch die Prodromi, katarrhalischen Erscheinungen, Lymphadenopathie, Fieber und milde Leukopenie nahegelegt; in der Regel sind die Schwellung der Nackenlymphknoten und die katarrhalische Symptomatik geringer ausgeprägt als bei Rubeolen. Die endgültige Diagnose erfolgt meist erst retrospektiv durch Viruskultur (Rachenspülflüssigkeit) oder Serologie.

Erythema infectiosum (Ringelröteln)

Erreger. Parvovirus B19, ein „nacktes" DNS-Virus.

Epidemiologie. Weltweit verbreitet, hauptsächlich Kinder (5–14 Jahre), selten jüngere Erwachsene. Epidemisches Auftreten (Frühjahr); das Virus ist mittelmäßig kontagiös. Besonders häufig in Zentraleuropa; bis zu 60 % der Erwachsenen sind seropositiv. Ansteckung durch Tröpfcheninfektion. Infektion über Blutprodukte wurde beschrieben, diaplazentare Übertragung ist möglich. Infizierte Personen sind nur in der Prodromalzeit ansteckend (mit Einsetzen des Exanthems verschwindet das Virus aus Nasensekret und Blut).

Pathogenese. Das Virus wird über den Respirationstrakt aufgenommen und hämatogen disseminiert (Immunkomplexe?). Es infiziert Erythroblasten im Knochenmark und kann diese zerstören.

Klinik. Inkubationszeit 4–14 Tage. Prodrome: Fieber, Arthralgien. Bei Kindern stellt sich das typische Exanthem mit dunkelroten Knötchen an den Wangen ein, die schnell konfluieren und eine wohl abgegrenzte plattenartige Rötung ergeben („Ohrfeigengesicht"). Anschließend tritt ein papulourtikarielles Exanthem mit auffallend bizarren, streifenförmigen und kringeligen Figuren an Oberarmen und Oberschenkeln auf und breitet sich zentripetal über den Rumpf aus (Abb. 12.28). Nach 1–3 Wochen wellenhafter Aktivität spontanes Abklingen.

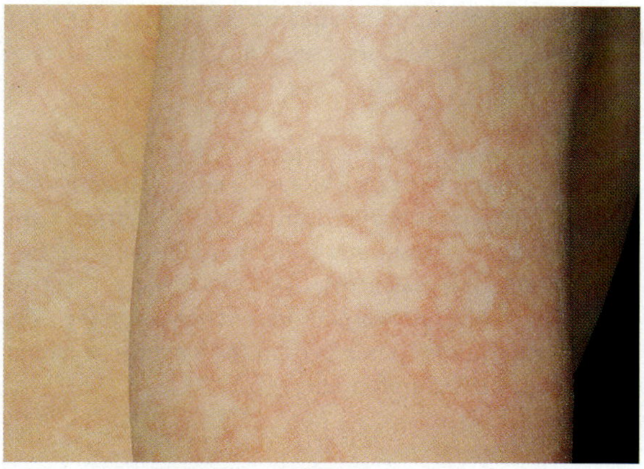

Abb. 12.28. Ringelröteln. Charakteristische netzartige Figur, durch zentrale Abblassung makulo-urtikarieller Effloreszenzen entstanden

Bei Erwachsenen (Frauen!) verläuft die Infektion schwerer, ohne oder mit nur uncharakteristischen Exanthemen: eine bis mehrere Wochen dauernde, akut einsetzende akralbetonte Polyarthralgie, milde Systemzeichen.

Komplikationen. Bei Patienten mit chronischer hämolytischer Anämie ist die Parvovirus-B19-Infektion häufigste Ursache aplastischer Krisen (Zerstörung der Erythrozyten-Vorstufen). Bei Immundefizienten (z. B. AIDS) kann sie zur chronischen Anämie führen, bei fetaler Infektion zu schwerer Anämie, Herzversagen, Hydrops fetalis und Abort (Fruchttod in ca. 5 %).

Labor. Gelegentlich milde Leukopenie, Retikulozytopenie, Anämie.

Diagnose. RIA, ELISA zum Nachweis von IgM-Antikörpern; Virusnachweis mit DNS-Hybridisation oder, besser, PCR (virale DNS im Serum).

Exanthema subitum (Roseola infantum)

Erreger. Humane Herpesviren 6 und 7 (dem Zytomegalievirus ähnliche Herpesviren).

Epidemiologie. Weltweit verbreitet, relativ häufig bei Säuglingen im 2. Lebenshalbjahr. Kontagiosität eher gering (familiäre Häufung selten, keine Epidemien), saisonale Häufung in Frühjahr und Herbst. Bis zu 80 % der Bevölkerung sind seropositiv.

Pathogenese. Das Virus ist lymphotrop und befällt sowohl B- als auch T-Zellen. Es verbleibt hier latent, kann aber bei Immundefizienz reaktiviert werden und eine Pneumonie verursachen. Ursache des Exanthems unklar.

Klinik. Nach einer Inkubationszeit von etwa 2 Wochen stellt sich hohes (40 °C), 3–5 Tage andauerndes Fieber ein, das plötzlich mit dem Eintritt des Exanthems abflaut. Letzteres besteht aus kleinen, nicht konfluierenden Erythemen (Rumpf). Das Exanthem besteht 1–2 Tage und verschwindet dann spontan ohne Abschuppung. Subokzipitale Lymphknotenvergrößerung. Komplikation: Krampfanfälle.

Labor. Leukopenie.

12.2.3 Hautmanifestationen von Enterovirus-Infektionen

Enteroviren und Rhinoviren sind die beiden humanpathogenen Gruppen der Picornaviren („nackte" RNS-Viren). Die Enteroviren umfaßen die Polioviren (1–3), die Coxsackieviren A (1 –24) und B (1–6), die ECHOviren (1–34) und einige neuere Enterovirus-Arten (68–72). Wegen des Fehlens der Hülle sind Enteroviren relativ resistent. Der Mensch ist der einzige natürliche Wirt.

Coxsackie- und ECHOviren können eine Vielzahl von Krankheiten verursachen: aseptische Meningitis und Enzephalitis, periphere Paralysen, Sepsis, Myoperikarditis, Pleurodynie (Bornholm-Krankheit), akute hämorrhagische Konjunktivitis. Die Prognose ist in der Regel gut (vollständige Wiederherstellung); mit hoher Mortalität verbunden sind lediglich die generalisierte Erkrankung des Neugeborenen und die Myoperikarditis. Auch die von Enteroviren hervorgerufenen Dermatosen (Exantheme, Hand-Fuß-Mund-Krankheit und Herpangina) sind gutartig.

Hand-Fuß-Mund-Krankheit (syn. Hand-foot-mouth-disease)

Erreger. Coxsackieviren A 16, seltener A5, 7, 9, B2 und 5.

Epidemiologie. Weltweit verbreitet, hauptsächlich bei Kindern unter 10 Jahren. Die Erreger sind hoch kontagiös. Übertragung durch Abwässer, gelegentlich auch als Aerosol. Epidemisches Auftreten in der warmen Jahreszeit.

Pathogenese. Die Viren dringen durch den Gastrointestinaltrakt ein (Mundschleimhaut, Ileum), erreichen über die Lymphknoten die Blutbahn (Virämie nach 3 Tagen) und besiedeln die Haut.

Klinik. Inkubationszeit 3–6 Tage. Prodrome (Fieber, Bauchschmerzen) sind kurz (1 Tag). Das Exanthem beginnt mit kleinen Erythemen an Zunge, hartem Gaumen und Wangenschleimhaut (5 bis 10 Läsionen), die sich schnell in kurzlebige Bläschen und dann in seichte, schmierig belegte Ulzera mit erythematösem Halo umwandeln. Die Läsionen sind sehr schmerzhaft (Essen!). Gleichzeitig oder kurz darauf entstehen analoge Läsionen an den Akren, meist zahlreich, vorwiegend an den Dorsalseiten von Händen und Füßen bzw. Fingern und Zehen: erythematöse Papeln, Umwandlung in Vesikeln und Krusten. Zusätzlich oft uncharakteristische makulopapulöse Läsionen an den Hinterbacken. Meist nur milde oder fehlende Systemzeichen (Fieber, Durchfall, Arthralgien). Spontane Abheilung nach etwa 1 Woche.

Histologie. Vakuolisierende Degeneration der Epidermis, intraepidermale Blasenbildung, lympholeukozytäres Infiltrat der Dermis. Spärlich eosinophile Einschlußkörperchen.

Diagnose. Kultur, Elektronenmikroskopie. Antikörper sind nur während der akuten Phase nachweisbar und verschwinden schon in der Rekonvaleszenz!

Differentialdiagnose. Chronisch-rezidivierende Aphthen, Herpangina, Gingivostomatitis herpetica, Erythema multiforme.

Herpangina

Erreger. Coxsackie-Virus A1–10,16, 22, selten auch B1–5 und ECHOviren.

Epidemiologie. Weltweites Vorkommen, hauptsächlich bei Kindern, gehäuft im Sommer. Erreger hoch kontagiös, Ausscheidung im Stuhl noch Wochen nach Abklingen der Infektion. Dauernde Immunität gegen den ursächlichen Virustyp.

Klinik (Abb. 12.29). Inkubationszeit ca. 4 Tage. Aus voller Gesundheit auftretendes hohes Fieber (> 40 °C) über mehrere Tage, begleitet von Kopf-, Nacken-, Gelenk- und Bauchschmerzen, Erbrechen, manchmal Krämpfe. Gleichzeitig Auftreten multipler kleiner grauweißer, papulovesikulöser Läsionen, charakteristischerweise am weichen Gaumen und den Tonsillennischen (umgeben ringartig den Schlund). Umwandlung in oberflächliche, schmierig belegte schmerzhafte Ulzera. Diffuse Rachenrötung. Spontanheilung nach ca. 1 Woche.

Labor. Milde Leukozytose, selten Thrombopenie.

Diagnose und Differentialdiagnose. Wie bei Hand-Fuß-Mundkrankheit.

Infektionen mit ECHOviren

ECHOviren sind gemeinsam mit den Coxsackieviren die führende Ursache der aseptischen Meningitis. Daneben rufen sie Diarrhoen bei Kindern und eine Reihe grippeähnlicher Krankheitsbilder hervor, die mit oder

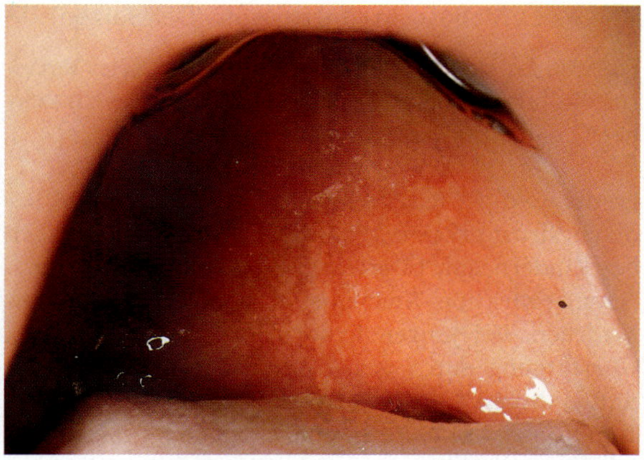

Abb. 12.29. Herpangina. Multiple kreisrunde oberflächliche Erosionen am weichen Gaumen

ohne rubeoliformen Exanthemen ablaufen können. Die Krankheiten kommen weltweit vor und werden durch Abwässer übertragen. Nachweis: Viruskultur.

12.2.4 Infektionen mit Pockenviren

Pocken (Variola vera)

Erreger. Poxvirus variolae, ein quaderförmiges hüllentragendes DNS-Virus. Pockenviren sind die größten und komplexesten Viren. Sie werden im Zytoplasma repliziert. Poxvirus variolae hat nur einen einzigen, stabilen Serotyp – diesem Umstand ist die geglückte Eradikation durch Vakzinierung zu verdanken.

Epidemiologie. Pocken stellten noch in den 60er Jahren eine weltweit verbreitete, epidemische Infektionskrankheit mit hoher Mortalität und einem Spektrum klinischer Unterformen dar. Die Ausbreitungsgebiete waren v. a. Afrika, der indische Subkontinent und Südamerika, mehrere Millionen Menschen waren befallen. Die Infektion erfolgte durch infektiöse Aerosole oder direkten Kontakt. Durch eine großangelegte Impfkampagne der WHO wurde Variola 1977 (als einzige Infektionskrankheit bislang!) ausgerottet; da Tierreservoirs nicht bestehen, ist nicht wieder mit einem Aufflackern zu rechnen.

Klinik. Es handelte sich um eine exanthematische, mit schwersten Systemmanifestationen (Fieber, ZNS-Symptome, Pneumonie) einhergehende Krankheit, die sich nach einer Inkubationszeit von 1–2 Wochen zuerst durch makulopapulöse, später pustulöse, dichtsitzende konfluierende Läsionen am gesamten Körper mit Prädilektion des Rumpfes auszeichnete. Im Gegensatz zu vesikopustulösen Eruptionen anderer Natur (z. B. Varizellen) waren diese Blasen alle im selben Entwicklungsstadium und genabelt. Die Prognose hing von der Verlaufsform ab, die durchschnittliche Mortalität lag bei etwa 25 %. Foudroyante und hämorrhagische Pocken verliefen fast stets tödlich.

Differentialdiagnose. Schwer verlaufende Varizellen (etwa bei Immundefizienten) können echten Pocken täuschend ähneln. In solchen Fällen müssen daher die Pocken immer noch durch geeignete Tests ausgeschlossen werden:

- zytologischer Abstrich aus dem Bläscheninhalt: eosinophile sog. Guarnierische Einschlußkörperchen;
- Elektronenmikroskopie (negative-stain): typische Quaderviren, Unterscheidung von anderen Pocken-Viren allerdings nur schwer möglich;
- Viruskultur aus dem Blaseninhalt und Identifikation mittels spezifischer Antiseren.

Pockenschutzimpfung. Die Impfung wurde mit einer Lebendvakzine, einem attenuierten Kuhpockenvirus (Vakziniavirus) durchgeführt und war in Österreich bis 1. Januar 1980 Pflicht. Derzeit ist sie nur mehr beim US-Militär möglich.

Die Impfung erfolgte an Kleinkindern durch lokale Aufbringung des Impfstoffs in 2 oberflächliche Hautschnitte. In diesen entwickelte sich je eine genabelte Pustel, die verkrustete und abgestoßen wurde. Komplikationen der Impfung waren mannigfaltig: Nekrose der Impfreaktion ***(Vaccinia gangraenosa)***, Ausbreitung durch Satellitenpusteln ***(Vaccinia progressiva)***, Übertragung durch Schmierinfektion an andere Körperstellen ***(Vaccinia inoculata)*** oder an noch nicht geimpfte Personen ***(Vaccinia translata)***.

Das Vakziniavirus hat eine besondere Prädilektion für präexistente Hautläsionen, insbesondere Ekzeme (Neurodermitis – bei dieser ist die Pockenschutzimpfung kontraindiziert). Mit Vakziniavirus superinfizierte Neurodermitis wird als ***Eczema vaccinatum*** bezeichnet: eine hochfieberhafte Systemkrankheit, die durch generalisierte Aussaat von Vakziniaeläsionen gekennzeichnet ist und narbig abheilt. Durch Virämie kann es zu Befall innerer Organe kommen, wobei die gefürchtetste Komplikation die Vakziniaenzephalitis ist.

Das Vakziniavirus wird heute als potentieller Vektor für Gentherapie eingesetzt.

Kuhpocken

Erreger. Kuhpockenvirus, ein morphologisch mit dem Pockenvirus identisches, serologisch jedoch verschiedenes Virus tierischer Herkunft.

Epidemiologie. Weit verbreitete Infektionskrankheit der Rinder (vesikulöse Läsionen am Euter), die nur fakultativ auf den Menschen übergreift und hauptsächlich berufsbedingt erworben wird (Melker).

Klinik. Nach ca. einwöchiger Inkubationszeit multiple vesikulopustulöse Läsionen v. a. an Händen und im Gesicht, begleitet von Fieber, Lymphangitis und Lymphadenitis. Spontanheilung nach mehrwöchigem Verlauf.

Melkerknoten

Erreger. Paravakziniavirus, ebenfalls ein Pockenvirus tierischer Herkunft (s. Abb. 12.54, s. S. 274). Parapoxviren sind notorisch resistent gegen Hitze und Austrocknung. Sie können serologisch und ultrastrukturell von Poxviren unterschieden werden.

Epidemiologie. Weltweit verbreitete Virusinfektion der Rinder (chronisch-rezidivierende papulokrustöse Läsionen v. a. an den Eutern), die auf Menschen übertragen werden kann. Die Übertragung erfolgt durch direkten Kontakt (berufsbedingt: Melker, Schlachthausarbeiter etc.) oder über unbelebte Gegenstände.

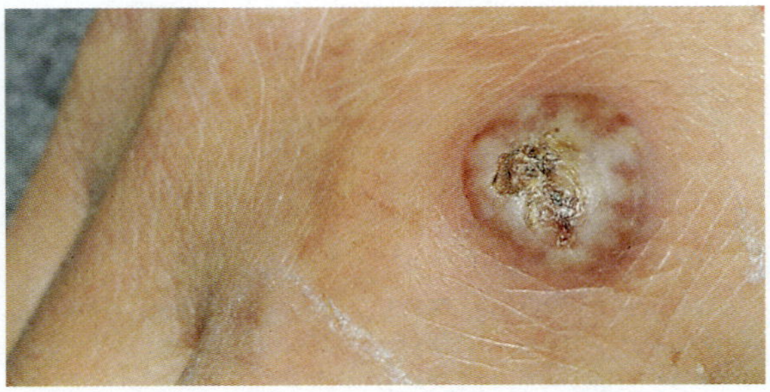

Abb. 12.30. Melkerknoten. Ein derber hämorrhagischer, zentral exulzerierter Knoten

Klinik (Abb. 12.30) Meist nur ein oder wenige, kaum schmerzhafte, flache, gerötete Knoten, die im Zentrum vesikulös, erosiv, krustös werden und nach etwa 4–6 Wochen spontan abheilt. Lymphknotenschwellung und Allgemeinerscheinungen fehlen fast immer. Inkubationszeit ca. 1 Woche. Die Infektion hinterläßt meist lebenslange Immunität.

Histologie. Psoriasiforme Hyperplasie der Epidermis mit Spongiose und ballonierender Degeneration.

> Fallbericht: Ein 6jähriger Bauernknabe wird mit Verbrühungen II. Grades (ca. 25 %) aufgenommen. Er war beim Spielen in einen Bottich heißen Wassers gefallen, in dem Melkkübel gereinigt wurden. Die Verbrühung heilt innerhalb einer Woche komplikationslos ab. Knapp vor der Entlassung fallen im Verbrennungsareal multiple rötliche Papeln auf, die rasch wachsen und innerhalb einiger Tage Linsengröße erreichen. Eine Biopsie ergibt eine hypertrophe Epidermis, ballonierende Degeneration und eosinophile Einschlußkörperchen. Die Elektronenmikroskopie zeigt zahlreiche intrazytoplasmatische Quaderviren mit der charakteristischen Morphologie von Paravakziniaviren. Die Papeln heilen nach ca. 3 Wochen spontan ab. Die Anamnese ergab, daß manche der Kühe „eitrige" Veränderungen an den Eutern gehabt hatten.

Orf (Ecthyma contagiosum)

Erreger. Ein Parapoxvirus.

Epidemiologie. Virale Infektionskrankheit von Schafen, weltweit verbreitet und relativ häufig, die sich durch squamokrustöse und ulzeröse Veränderungen um Nase und Maul manifestiert. Das Virus ist direkt (fast stets beruflich) und über unbelebte Gegenstände auf den Menschen übertragbar.

Klinik. Analog dem Melkerknoten, oft entzündlicher und durch fungierenden Aufbau tumorähnlich.

Differentialdiagnose. Plattenepithelkarzinom, Melkerknoten, Granuloma pyogenicum.

Histologie. Ausgeprägte pseudoepitheliomatöse Hyperplasie.

Molluscum contagiosum (Dellwarzen)

Erreger. Ein durch seine Größe ausgezeichnetes Poxvirus. Kultur bislang noch nicht gelungen. Zwei Virustypen (I und II) sind bekannt.

Epidemiologie. Eine weltweit verbreitete, häufige, benigne Virusinfektion der Haut. Sie tritt hauptsächlich bei Kindern auf, Übertragung wahrscheinlich durch Schmierinfektion. Knaben sind häufiger betroffen als Mädchen. Bei jungen Erwachsenen (zweiter Gipfel) Übertragung durch Sexualkontakte („sexually transmitted disease" – häufig bei Homosexuellen). Molluscum contagiosum ist besonders häufig bei Kindern mit Neurodermitis und bei Immundefizienz (HIV-Infektion).

Klinik (Abb. 12.31) Die Initialläsion ist eine kleine, weiche, hautfarbene Papel, die langsam anwächst, aber nur selten > 6 mm groß wird. Die Läsion wirkt „durchscheinend", zystisch, besitzt eine glänzende Oberfläche und einen zentralen Krater. Bei Quetschen kann aus diesem ein weißlicher talgartiger Brei exprimiert werden („Molluskumbrei"). Die Zahl der Läsionen reicht von einzelnen bis zu Hunderten, die den gesamten Körper und (selten!) auch die Schleimhäute bedecken können. Hauptlokalisationen: Gesicht (Augenlider!), Rumpf, große Beugen, Genitalien (besonders wichtig: die Analfalte; hier bleiben oft einzelne Molluska zurück, von denen ein Rezidiv ausgehen kann). Komplikationen: Ekzematisation, pyogene Superinfektion.

Histologie. eine epidermale Zyste, innerhalb welcher die Keratinozyten geschwollen und von sog. Molluskumkörperchen erfüllt sind (Feulgen-positive intrazytoplasmatische große Viruspartikel). Diese Einschlußkörperchen treten in mittleren Lagen des Zystenepithels in Erscheinung, reifen bei Wanderung in

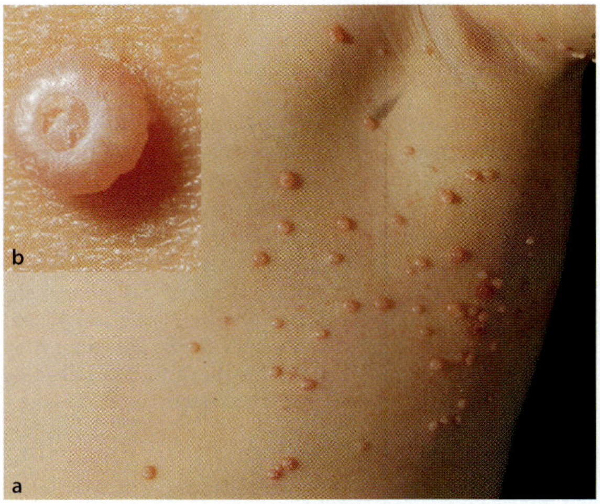

Abb. 12.31 a, b. Mollusca contagiosa. **a** Kugelige, wächsern transluzente Läsionen mit zentralem Porus. **b** Im Porus erkennt man den exprimierbaren „Molluscum-Brei"

die höheren Schichten, werden schließlich in das Zystenzentrum abgestoßen und bilden dort den Molluskumbrei.

Therapie. Exprimieren oder Entfernung mit scharfem Löffel. Obwohl im Grunde eine selbstlimitierte Krankheit (Dauer üblicherweise mehrere Monate), kommt es nicht selten durch Autoinokulation zu Rezidiven.

Die Entfernung von Mollusken mit dem scharfen Löffel bei Kleinkindern, obwohl nicht wirklich schmerzhaft, gerät regelmäßig zu einem wahren Drama, das weder die Anwesenheit der Mutter oder mütterlicher Schwestern noch eine vordem stoische Gelassenheit des Kindes verhindern kann. Oft bleibt nur die ungern gewählte Kurznarkose oder die Bitte an die Mutter, die Mollusken zuhause mit den Fingernägeln (unter Alkoholdesinfektion) auszudrücken. Dies wird oft nicht ungern akzeptiert, da die Mollusken Mitessern ähnlich sind.

12.2.5 Infektionen durch humane Papillomviren (P. Fritsch, R. Höpfl)

Viruswarzen (Verrucae) sind außerordentlich häufige, in mehreren klinischen Erscheinungsformen auftretende und durch humane Papillomviren (HPV) erregte Akanthome der Haut bzw. Schleimhaut. Bislang sind mehr als 80 HPV-Typen bekannt; man unterscheidet solche mit Tropismus zur Haut oder zur Mukosa, außerdem je nach onkogenem Potential „Low-risk"- und „High-risk"-Typen. Die HPV-Infektion ist weit überwiegend von benignem, selbstlimitiertem Charakter. Nur in bestimmten, aber bedeutsamen Ausnahmefällen kann es zu maligner Entartung kommen. Genitale Viruswarzen werden zu den STD gerechnet.

Es besteht zwar das alte Dogma, daß „klassische" Viruswarzen nur äußerst selten maligne entarten, „high risk"-HPV, eine Subgruppe der Schleimhaut HPV-Typen, spielen jedoch eine Schlüsselrolle bei der Entstehung anogenitaler Karzinome (s. unten). Sie rufen klinisch kaum auffällige, flache, nicht „warzige" Läsionen hervor, die histologisch durch Atypien gekennzeichnet sind (intraepitheliale Neoplasien); sie sind Krebsvorläufer. Eine andere HPV-Gruppe, die ursprünglich in Patienten mit Epidermodysplasia verruciformis entdeckt wurde, kann bei immunsupprimierten Personen zu epithelialen Karzinomen der Haut führen.

Erreger

HPV sind Vertreter der Familie der Papovaviridae (Akronym für die Gattungen Papilloma-, Polyomaviren und Simian Virus 40). Papillomaviren sind streng speziesspezifisch und bei Tieren Erreger von Papillomen mit starker Tendenz zur Entartung (z. B. Fibropapillome bei Rindern – ein häufiges veterinärmedizinisches Problem). HPV sind hüllenlose runde DNS-Viren mit Tropismus für Plattenepithelien. Ihr Core besteht aus einer ringförmigen doppelsträngigen Virus-DNS mit etwa achttausend Basenpaaren. Sie kodieren für die bei der Synthese benötigten genregulierenden „early" Proteine (E1-E7) und die zwei „late" Strukturproteine des Kapsids (L1, L2). In der Wirtszelle (Keratinozyten) liegt die Virus-DNS in der Regel in Plasmidform vor. Lediglich bei High-risk-HPV kann es zur Inkorporation von Virus-DNS in das Wirtsgenom kommen. Man vermutet, daß eine dadurch bedingte lebenslange Persistenz von HPV-DNS besonders dann problematisch ist, wenn die Integration in der Nähe von zellulären Onkogenen erfolgt.

Während ihrer Evolution haben sich Papillomviren in ihren Wirten synchron durch langsames Ansammeln von Punktmutationen entwickelt und sind speziesspezifisch in Form latenter Infektion weit verbreitet. Da DNS-Viren wie die Papillomviren die zuverläßlichen DNS-Reparationsmechanismen der Wirtszelle benützen, sind alle Papillomviren in ihrer Genomorganisation relativ ähnlich und zeigen erhebliche Homologien in ausgewählten Abschnitten.

Systematik der HPV. Ursprünglich glaubte man, daß nur wenige HPV-Typen existierten und die Vielfalt klinischer Erscheinungformen durch Terrainfaktoren bedingt sei. Es trifft jedoch das Gegenteil zu: Viele der bis jetzt bekannten mehr als 80 HPV-Typen sind mit weitgehend spezifischen klinischen Bildern korreliert (Unterschiede in Morphologie, Prädilektionsstellen, Histologie und biologischer Charakteristik; Tabelle 12.6 u. 12.7).

Da HPV nicht in Zellkulturen propagiert werden können und ein serologisches Klassifikationssystem nicht besteht, muß die Genotypenbestimmung mit molekularbiologischen Methoden aus Gewebematerial erfolgen. Mittlerweile sind die meisten bekannten HPV-Typen sequenziert. In einer Konsensuskonferenz wurde definiert: Unterschiedliche Typen müssen in ausgewählten Abschnitten weniger als 90 % Sequenzhomologie aufweisen, Subtypen sind zwischen 90 % und 98 % homolog. Ein Stammbaum, entwickelt nach den Charakteristiken der molekularen Evolution, zeigt eine klare Organisation der HPV in Gruppen, die gut (wenn auch nicht stets) mit den bekannten Tropismen (Haut oder Schleimhaut) und der Onkogenität einzelner

Tabelle 12.6. Die wichtigsten Typen humaner Papillomviren (Nomenklaturkommission Seattle, 1991)

Kutane HPV	
1, 2, 3, 4, 7, 10, 49, 57, 63, 65	Untergruppe: Epidermodysplasia verruciformis 5, 8, 9, 12, 14, 15, 17, 19, 20, 21, 47
Schleimhaut HPV	
low risk	high risk
6, 11, 13, 32, 40, 42, 43, 44	16, 18, 26, 30, 31, 33, 39, 45, 52, 56, 58, 66, 68

Tabelle 12.7. Charakteristische Erreger bei klinischen Warzentypen

Warzentyp	HPV-Typ (Haupterreger)
Verrucae planteres	1, 2, 4
Verrucae vulgares	1, 2, 3, 4
Fleischhauerwarzen	7
Verrucae planae juvenilis	3, 10
Epidermodysplasia verruciformis	5, 8 (intermediate risk) + diverse der E. v. Gruppe
Condylomata acuminata, Larynxpapillome	6, 11
Condylomata plana	6, 11 (low risk) 16, 18, 31 (high risk)
Bowenoide Papulose	16
Morbus Heck	13, 32

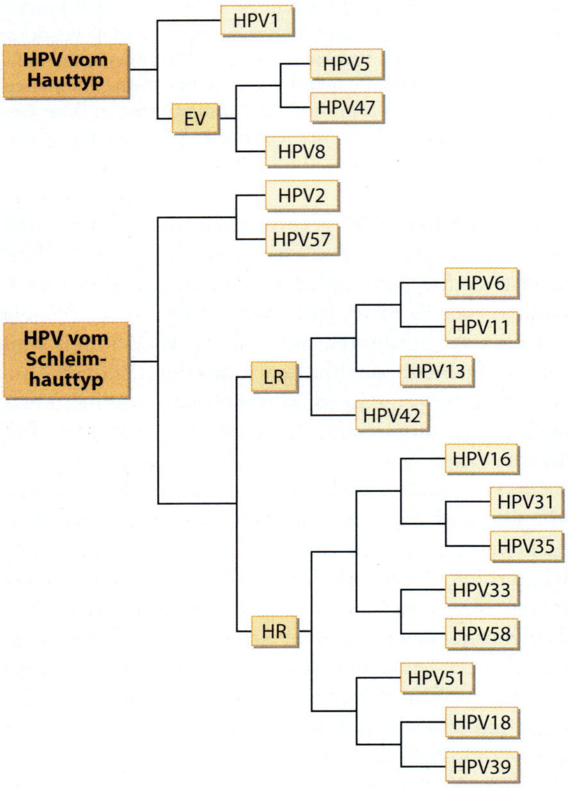

Abb. 12.32. Stammbaum der humanen Papilloviren. (van Ranst et al., 1993)

HPV-Typen korreliert (Abb. 12.32). Für die Routinediagnostik reichen Hybridisierungsverfahren (Abb. 12.33).

Prinzip der Hybridisierungstechnologien: Einzelsträngige Nukleinsäurefragmente lagern sich bei hohem Grad von Homologie aneinander und bilden stabile Hybriddoppelstränge aus. Zuerst wird z. B. bei der In-situ-Hybridisierung die im Gewebe zu untersuchende (doppelsträngige) virale DNS in Einzelstränge getrennt und unter geeigneten Bedingungen mit der gleichfalls einzelsträngigen (meist radioaktiv) markierten Referenz-DNS oder -RNS inkubiert. Bei Vorliegen von Homologie erscheint das Gewebe markiert. Alternativ wird die DNS aus dem Gewebe extrahiert, durch Restriktionsenzyme zerlegt und die in Gelen aufgetrennten Bruchstücke nach Transfer auf Nitrozellulose in Form von charakteristischen Bandenmustern nachgewiesen (Southern-Blot).

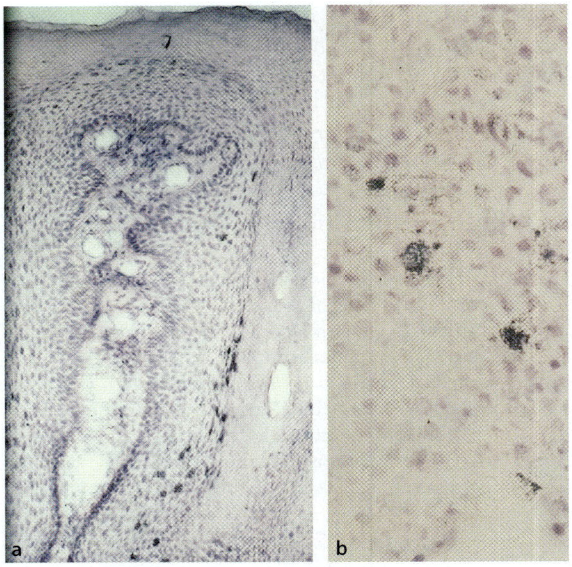

Abb. 12.33 a, b. Nachweis von HPV-DNS durch in situ-Hybridisierung und Autoradiographie. **a** Kondyloma acuminatum. HPV-11-DNS-tragende Keratinozyten finden sich vorwiegend im St. granulosum. Beachte die regelrechte Schichtung des Papilloms. **b** Kondyloma planum. HPV-16-DNS-tragende Keratinozyten finden sich regellos im Papillomgewebe verstreut. Die normale Schichtung der Haut ist aufgehoben. HE, x54

HPV-Typen mit besonderen Eigenschaften. HPV-16, HPV-18 und andere werden als High-risk-HPV hervorgehoben; sie kommen vorwiegend in planen Kondylomen vor (s. unten) und sind an der Entstehung genitoanaler Karzinome (Zervixkarzinom!) beteiligt. Bei den High-risk-HPV-Typen werden oft einzelne virale DNS-Bruchstücke in das zelluläre Genom eingebaut; es werden daher, auch Jahrzehnte nach Abklingen der Infektion, Frühproteine produziert. Einige dieser Proteine mit transformierenden Eigenschaften haben die Fähigkeit, zelluläre Kontrollmechanismen lahmzulegen (HPV16 E6 inaktiviert das Tumorsuppressorprotein p53, HPV16 E7 das Retinoblastomprotein). Das Selbstmordprogramm (Apoptose) für geschädigte Zellen ist dadurch in infizierten Zellen gestört ***(Tumorinitiation).*** Die mehrstufige Krebsentwicklung wird letztlich durch ***Tumorpromotoren*** bewirkt.

Eine zweite Untergruppe (HPV-5, -8 und eine Reihe anderer – s. Tabelle 12.6) führt wahrscheinlich bei Personen mit normaler Immunlage nur zu klinisch stummen Infektionen, bei Patienten mit Epidermodysplasia verruciformis oder erworbenen Immundefekten (Nierentransplantation!) jedoch zu sehr extensivem Befall und bei Einwirkung zusätzlicher karzinogener Faktoren (UV-Licht!) häufig zu Plattenepithelkarzinomen. Bei diesen kutanen HPV-Typen spielen andere Mechanismus der Transformierung eine Rolle (Frühprotein E2). HPV-7 schließlich ist wahrscheinlich animalen Ur-

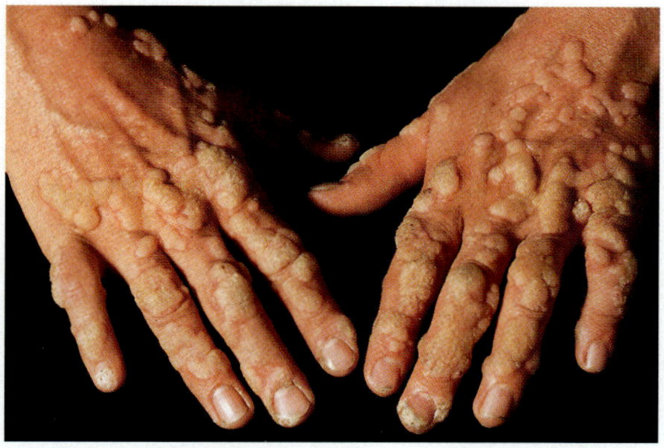

Abb. 12.34. Exzessive Verrucae vulgares der Hände bei einem Fleischhauer („Fleischerwarzen")

sprungs und ruft vorwiegend bei Fleischern sehr hartnäckige Verrucae vulgares der Hände hervor (Abb. 12.34).

Epidemiologie. Kutane Viruswarzen sind weltweit verbreitet, gehören zu den häufigsten Virusläsionen und haben einen Inzidenzgipfel im 2. Lebensjahrzehnt. Die Infektion erfolgt direkt durch Kontakt mit einem Warzenträger oder auch über unbelebte Vektoren (fast epidemisches Auftreten in Schulklassen – Übertragung durch Inokulation virustragender Hornschüppchen vom Boden des Turnsaals, am Schwimmbecken etc.). Bei Schleimhautwarzen erfolgt die Übertragung vorwiegend durch sexuelle Kontakte (das Auftreten von Kondylomen bei Kindern ist nur ein Hinweis, aber kein Beweis für Mißbrauch!). Die Inkubationszeit beträgt mehrere Wochen bis Monate (oder Jahre). Die Inzidenz der genitalen Viruswarzen hat sich in den letzten 15 Jahren verdoppelt.

! Schmierinfektion von Verrucae vulgares spielt bei der Entstehung von Condylomata acuminata *keine* Rolle. Patienten mit letzteren haben nicht häufiger Warzen der Hände als die Normalbevölkerung, hingegen zeigen zwei Drittel ihrer Geschlechtspartner gleichfalls Kondylome.

Biologie der HPV-Infektion

Die Viren gelangen durch kleine Verletzungen zu den Basalzellen und infizieren diese. Ein spezifischer Rezeptor, der den Eintritt in die Wirtszelle vermittelt, wird vermutet, ist aber noch nicht nachgewiesen. In Basalzellen können sich die Viren nicht vermehren, die Virusreplikation erfolgt suprabasal. Mit fortschreitender Differenzierung (und Aszension) der Keratinozyten schreitet auch die Expression viraler Gene fort, es kommt zur Synthese viraler Strukturproteine und schließlich reifer Viruspartikel im Stratum granulosum und Stratum corneum. Hier kann man virale Einschlußkörperchen bzw. Virus-DNS auch histologisch erkennen (s. unten). Mit den Hornzellen werden die Viruspartikel schließlich in die Umgebung abgeschilfert. HPV-Replikation ist mit starker Proliferation aller Epithelschichten außer der Basalschicht gekoppelt und führt zu Akanthose, Para- und Hyperkeratose.

Viruswarzen besitzen zwei bemerkenswerte Aspekte: die Neigung zu *Spontanregression* und die Neigung zu *Viruspersistenz.*

Spontanregression. Die Spontanregression kann nach sehr verschieden langer Zeit (Wochen bis Jahre) erfolgen und ist Resultat einer zellulären Immunreaktion – Antikörper spielen hier keine Rolle. Die Regression kann sehr schnell und an allen bestehenden Warzen gleichzeitig ablaufen. Dieses Phänomen ist seit altersher bekannt und wird häufig als psychogen induziert interpretiert.

Darauf basiert die auch heute noch weitgeübte sog. Suggestivtherapie der Viruswarzen, die im harmlosesten Fall die Pinselung mit auffälligen Farben (etwa Eosin) umfaßt, in bizarreren Fällen das bekannte „Besprechen" von Warzen etc.

Die spontane Abheilung von Warzen ist meist mit bleibender Immunität verknüpft.

Wegen der außerordentlichen Verbreitung der HPV ist es wahrscheinlich, daß jedes Individuum zumindest einmal eine Minimalinfektion durchgemacht hat. Zumeist hat es damit sein Bewenden, die wenigen Läsionen werden durch Änderung der Immunitätslage eliminiert, Rezidive bleiben aus. Bei schlechter Abwehrlage oder durch eine noch nicht klar definierte individuelle Disposition (etwa 10 % der Schulkinder) kommt es zu multiplen Warzen, die über Jahre bestehen bleiben und schließlich gleichfalls spontan abheilen. Bei noch schlechterer Abwehrlage entstehen weit ausgebreitete Infektionen (Volksmund: „Warzenkönig"). Solche Kinder stellen oft eine Crux medici dar, da es nach Behandlung häufig zu Rezidiven kommt, gelegentlich bis weit in das Erwachsenenalter. Den Extremfall in diesem Spektrum stellt die sog. Epidermodysplasia verruciformis (Lewandowsky-Lutz) dar.

Subklinische Infektion, Viruspersistenz bzw. -latenz. Die HPV-Infektion kann klinisch inapparent verlaufen oder nach Spontanremission bzw. erfolgreicher Therapie weiterhin latent bestehen bleiben. Man kann im Umkreis von 1–2 cm einer Viruswarze in scheinbar unbefallener Haut HPV-DNS nachweisen (eine der Ursachen der hohen Rezidivrate nach Therapie!). Durch Applikation von 3 % Essigsäure kann man subklinische Kondylome sichtbar machen. Viruslatenz nach klinischer Ausheilung einer HPV-Infektion ist wahrscheinlich die Regel. Das Ausmaß der latenten Durchseuchung der Bevölkerung mit HPV-Viren ist nicht bekannt, aber zweifellos sehr hoch. Hierfür spricht auch das häufige (40 %) Auftreten ausgedehnter Viruswarzen bei Absinken der Immunlage (z. B. nach Transplantationen).

Fallbericht: Ein 57 jähriger Psychiater kommt mit zwei kleinen Warzen am rechten Zeigefinger und einer an der Grundphalanx des linken Daumens zur Beratung. Alle Warzen tragen deutliche Spuren des Kratzens. Nach einigen initialen Worten erklärt er sein eigentliches Problem: Diese Warzen hätte er, genau an derselben Stelle, während seiner Pubertät gehabt, und sie wären nach 2 Jahren Kratzens verschwunden. Diese hier seien jedoch nach drei Jahren Kratzens immer noch da. Wodurch unterscheide sich der Frühling der Warzen vom Herbst?

Viruswarzen vom Hauttyp

Verrucae vulgares (Abb. 12.35). Der häufigste Typ. Sie kommen vorwiegend an den Dorsalseiten der Finger und Handrücken vor: hautfarbene, hyperkeratotische halbkugelige oder flache Knoten mit charakteristischer papillärer, rauher Oberfläche. Gelegentlich finden sich riesenhafte oder auch durch zentrale Regression siegelringartige Warzen. Ursprünglich einzelstehend, können Verrucae vulgares zu größeren plattenartigen Konvoluten konfluieren. Eine unangenehmes therapeutisches Problem sind die perionychalen Warzen (Gefahr der Verletzung der Nagelmatrix); sie können auch per se zur Onychodystrophie führen.

Verrucae plantares (Abb. 12.36). Diese können als einzelstehende, endophytische und tiefe Läsionen ***(Myrmezien)*** oder oberflächlich und zu Beeten aggregiert auftreten ***(Mosaikwarzen)***. Aufgrund ihrer Lokalisation an den Fußsohlen können Plantarwarzen wegen des beständigen Druckes nicht exophytisch wachsen, werden in die Dermis eingedrückt (schmerzhaft!) und wachsen „umgestülpt". Plantarwarzen sind zwar als knotige Verdickungen tastbar, man sieht jedoch häufig lediglich einen zentralen Porus (Umstülpungsstelle).

Verrucae planae juveniles (12.37) Diese multiplen, kaum tastbaren, flach erhabenen Läsionen unterscheiden sich von der umgebenden Haut meist nur durch eine matte und etwas sattere Farbe (wegen der papillären Oberfläche) und können mit Epheliden und flachen Verrucae seborrhoicae verwechselt werden. Sie finden sich vorwiegend im Gesicht und auf den Handrücken und sind oft artifiziell verteilt (etwa strichförmig durch Autoinokulation beim Kratzen). Sie treten oft eruptiv auf, zeigen aber auch häufig schnelle Spontaninvolution und sprechen gut auf Therapie an.

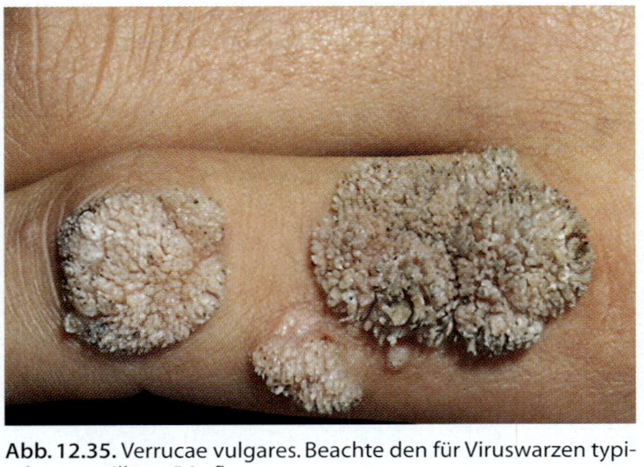

Abb. 12.35. Verrucae vulgares. Beachte den für Viruswarzen typischen „papillären" Aufbau

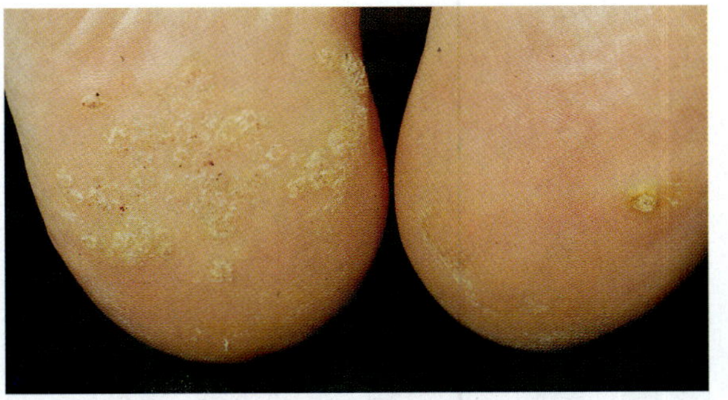

Abb. 12.36. Verrucae plantares. Rechte Ferse: Mosaikwarzen; linke Ferse: Myrmezien

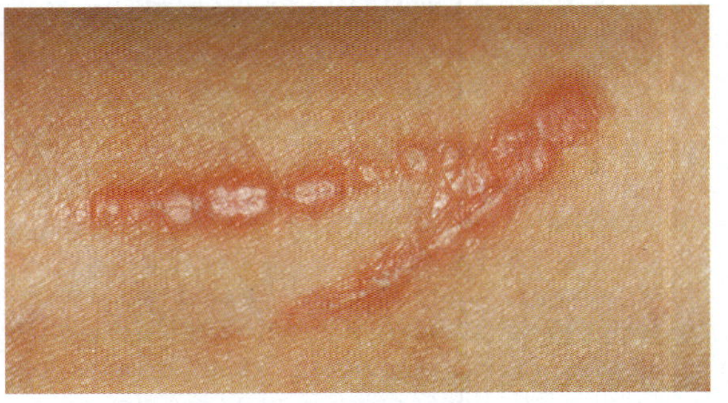

Abb. 12.37. Lineare Anordnung von Verrucae planae (Autoinokulation)

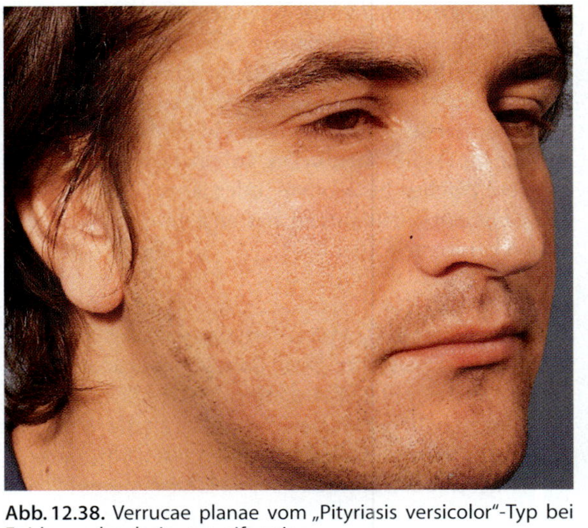

Abb. 12.38. Verrucae planae vom „Pityriasis versicolor"-Typ bei Epidermodysplasia verruciformis

Filiforme Warzen. Dünne, zapfenartige verruköse Gebilde hauptsächlichim Gesicht und an der Halsgegend.

Epidermodysplasia verruciformis (EV). Hierbei handelt es sich um eine exzessive generalisierte, jeglicher Therapie trotzende Verrukose.

Sämtliche der Warzentypen können auftreten und weite Teile des Körpers bedecken. Besonders auffällig sind jedoch plane Warzen im Gesicht und am Rumpf (Läsionen von „seborrhoischem" bzw. Pityriasis versicolor-ähnlichem Aussehen) (Abb. 12.38). Zugrunde liegt ein spezifischer Immundefekt in Assoziation mit MHC II gegenüber HPV, der familiär gehäuft, jedoch ohne klar definierbaren Vererbungsmodus auftritt (früher als Genodermatose klassifiziert).

Bedeutsam ist die sehr häufige maligne Entartung der Virusläsionen (Plattenepithelkarzinome bis 30 %). Diese entstehen fast stets an lichtexponierten Arealen und beruhen wahrscheinlich auf einem kokarzinogenen Effekt von UV-Licht bei erfolgter Tumorinitiation durch HPV. Patienten mit Epidermodysplasia verruciformis können zahlreiche verschiedene kutane HPV-Typen, bevorzugt der EV-Gruppe, tragen. Allerdings ist die karzinogene Potenz verschiedener EV-HPV-Typen sehr unterschiedlich: In den Karzinomen bei Epidermodysplasia verruciformis kann man trotz der Erregervielfalt fast stets nur HPV-Typ-5 und -8 nachweisen (persistieren in Plasmidform, im Gegensatz zu den oben genannten genitoanalen High-risk-HPV-Typen).

Viruswarzen vom Schleimhauttyp

Condylomata acuminata (Feigwarzen) (Abb. 12.39 u. 12.40). Diese Erscheinungsform der Viruswarzen ist an feuchte und warme Lokalisationen gebunden: Genitoanalbereich, Intertrigostellen (ausnahmsweise). Prädilektionsstellen sind die am meisten mechanisch beanspruchten Stellen: Frenulum, inneres Präputialblatt und Sulcus coronarius beim Mann; hintere Kommissur und Labia minora bei der Frau – bei dieser kann die ganze Vagina und die Cervix besiedelt sein. Es handelt sich um hautfarbene bis rötliche multiple, weiche, warzige Gebilde, die sich relativ schnell vermehren und zu größeren papillomatösen Knoten

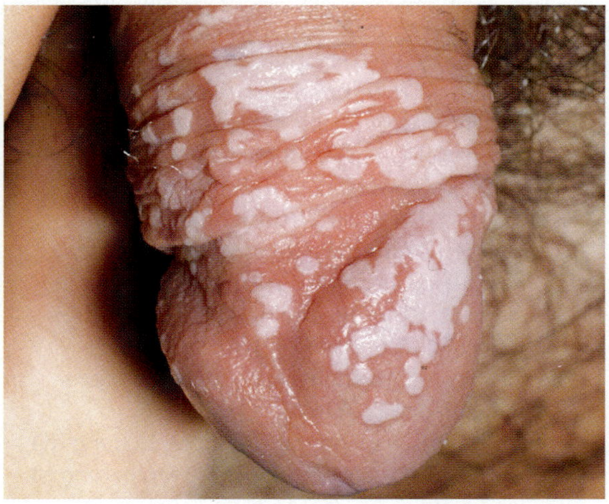

Abb. 12.39. Kondylomata acuminata. Die Kondylome werden durch Applikation von Essigsäure weißlich verfärbt und dadurch leichter erkennbar (Essigsäureprobe)

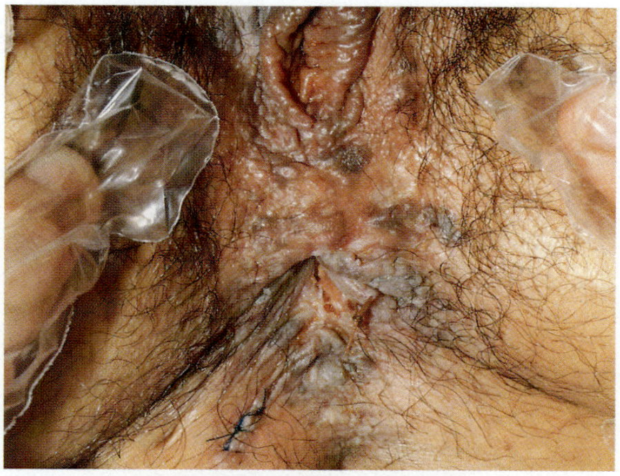

Abb. 12.40. Alte, hyperpigmentierte Condylomata acuminata

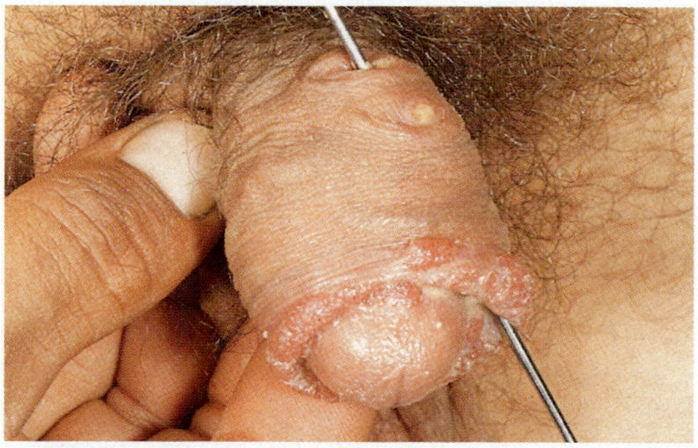

Abb. 12.41. Ausgedehnte Condylomata acuminata am inneren Präputialblatt mit Ausbildung von Fisteln

oder plattenartigen Vegetationen anwachsen können („Hahnenkamm"- bzw. „Feigen"-ähnlich). Condylomata acuminata werden meist durch Geschlechtsverkehr übertragen und können einen hartnäckigen, immer wieder rezidivierenden Verlauf nehmen. Bei starker Ausprägung und mangelnder Reinlichkeit kann es durch Sekretstau zu bakterieller Superinfektion und schmerzhafter Entzündung kommen. Eine seltene Komplikation ist invasives Wachstum (perforierende Condylomata acuminata) mit Entwicklung von Fisteln (Abb. 12.41). Problematisch aufgrund ihrer Lokalisation sind Condylomata der Fossa navicularis urethrae und solche des Analkanals bzw. Anoderms. In diesen Fällen ist lediglich operative Therapie erfolgreich (s. unten). Anale Condylome sind bei 50 % der Frauen assoziiert (Schmierinfektion), bei Männern fast ausschließlich Folge homosexueller Aktivität.

Als gefährlichste Verlaufsform gelten die extrem seltenen und destruierend wachsenden sog. „Riesencondylomata acuminata" (Buschke-Löwenstein) (Abb. 12.42). Hierbei handelt sich jedoch um den Übergang in bzw. schon um das Vorliegen eines wohldifferenzierten Plattenepithelkarzinoms (verruköses Karzinom; s. S. 561). In diesen nicht oder erst sehr spät metastasierenden Tumoren liegen *keine* High-risk-HPV-Typen vor!

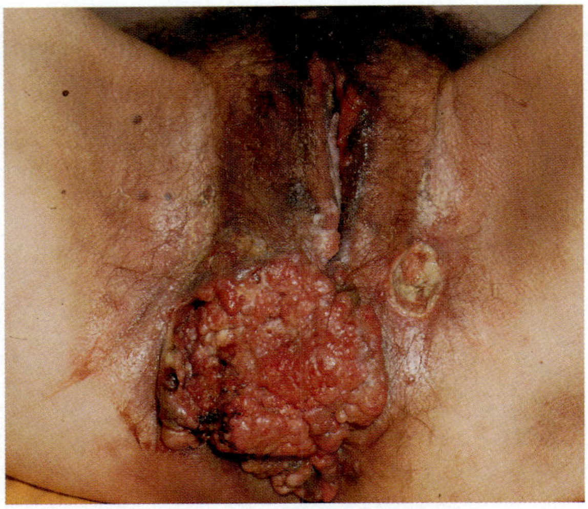

Abb. 12.42. Buschke-Löwenstein-Tumor am Perineum einer Patientin; daneben zahlreiche, teils pigmentierte Condylomata acuminata

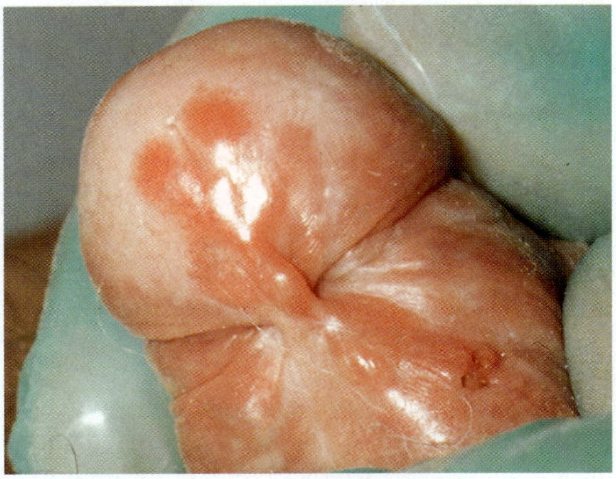

Abb. 12.43. Condylomata plana. Multiple erythematöse Papeln mit kaum papillärer Oberfläche. Beachte: die narbige Veränderung des Frenulum präputii ist posttraumatisch (kein Zusammenhang mit HPV-Infektion)

Differentialdiagnose. Condylomata lata (breitbasig, bräunliche Farbe; papillärer Aufbau fehlt) sowie Condylomata plana (s. unten).

Falsche Orthographie der Condylomata acuminata ist ebenso verräterisch für mangelnde klassische Bildung wie „der" Virus oder das „Exzem". Man schreibt sie mit *einem* „c", weil sie sich von „acuminatus" (spitz) ableiten, hingegen mit Akkumulatoren nichts zu tun haben. In der Nachkriegszeit arbeitete in Wien ein „falscher" Arzt, dem man allerdings bald auf die Schliche kam, weil er immer „Condylomata acculuminata" schrieb. Man fragt sich, wie schnell er damit heute auffallen würde.

Condylomata plana (Abb. 12.43). Eine bis vor einigen Jahren unbekannte Manifestationsform genitaler HPV-Infektion, die jedoch zumindest ebenso häufig ist wie Condylomata acuminata. Es handelt sich um multiple, unscheinbare, flach erhabene Papeln am äußeren Genitale beider Geschlechter, im Analkanal sowie vor allem intravaginal und an der Zervix („zervikale Dysplasie") Hier sind sie oft erst durch Kolposkopie erkennbar. Ausgeprägtere dysplastische Läsionen imponieren klinisch als rötlicher Fleck und erscheinen an der Zervix bei Durchführung der Jodprobe als Glykogen-negativ.

Alle HPV-bedingten Läsionen sind zytologisch durch sogenannte ***Koilozyten*** charakterisiert (Epithelzellen mit zytopathogenem Effekt durch HPV – große perinukleäre Vakuolen, oft Doppelkernigkeit; Abb. 12.44). Bei anhaltend suspekten Abstrichbefunden nach Papanicolaou muß biopsiert werden. Plane Kondylome zeigen im histologischen Bild häufiger als Condylomata acuminata Kernatypien, nach deren Ausmaß die Gradeinteilung (zervikale intraepitheliale Dysplasie/CIN I-III) erfolgt. Höhergradige Läsionen sind durch Kernatypien in allen Epithelschichten, atypische Mitosen, aber nur wenige Koilozyten charakterisiert (CIN III). Die Bezeichnungen für extrazervikale Läsionen wie Erythroplasie, M. Bowen oder Leukoplakie werden nach neuerer gynäkologischer Nomenklatur je nach Lokalisation und Histologie durch die Begriffe vulväre, vaginale, anale oder penile intraepitheliale Neoplasie (VIN, VAIN, AIN, PIN) ersetzt.

Condylomata plana sind, ebenso wie Condylomata acuminata, eine „sexually transmitted disease". Die Infektiosität ist relativ hoch (ca. 60 %), die Inkubationszeit beträgt 4–6 Wochen. Als häufigster Erreger finden sich ähnlich wie bei Condylomata acuminata die HPV-Typen 6 und 11 und in etwa 20 % High-risk-HPV-Typen.

!

Flache Kondylome durch Low-risk- bzw. High-risk-HPV können klinisch nicht voneinander unterschieden werden; auch sind Infektionen mit mehreren HPV-Typen gleichzeitig wahrscheinlich häufig. Je höher der Grad der histologischen Unruhe, desto öfter werden jedoch High-risk-HPV-Typen nachgewiesen (etwa 50 %) und desto sicherer ist die Läsion als Präkanzerose einzustufen (s. unten). Die Typenbestimmung durch Hybridisierungstechnologien ist deshalb außerordentlich wichtig. Eine solche Untersuchung als Massenscreening könnte von großem gesundheitspolitischem Interesse sein (Zervixkarzinome enthalten in etwa 90 % HPV-DNS), wird jedoch bislang erst an wenigen Zentren durchgeführt. Serologische Methoden, die durch die in letzter Zeit mögliche gentechnologische Herstellung von dreidimensional intakten HPV- Antigenen entwickelt werden konnten, versprechen hier einen baldigen Durchbruch.

Die klinisch inapparante Durchseuchung mit High-risk-HPV in der gesunden Bevölkerung ist noch nicht genau bekannt. Im Rahmen der Krebsvorsorge wurden bei 10 % der Frauen mit völlig normalen kolposkopischen und zytologischen Zervixbefunden HPV-DNS gefunden. Ein solcher Befund gibt zwar noch nicht Anlaß zu radikaler Therapie, wohl aber zu regelmäßiger Kontrolle.

Eine Sonderform von Condylomata plana ist die sog. „bowenoide Papulose“: multiple flache rötliche oder pigmentierte Papillome am äußeren Genitale (vorwiegend bei Männern), die in nahezu 100% der Fälle durch HPV-16 erregt sind. Dem unauffälligen klinischen Bild mit entfernter Ähnlichkeit zum Lichen ruber stehen in der Histologie erhebliche Kernatypien und Mitosen nach Art eines M. Bowen gegenüber. Die Läsionen sind jedoch sehr chronisch und kommen häufig zu spontaner Regression (allerdings nach Monaten bis Jahren). Die Gefahr einer neoplastischen Transformation ist erheblich geringer als bei flachen Kondylomen der Zervix. Trotzdem ist die „bowenoide Papulose“ als Infektionsquelle von High-risk-HPV-Typen und als Vorläuferläsion von nach jahrzehntelanger Latenz entstehenden obligaten Präkanzerosen (Erythroplasie, s. S. 557) wichtig.

Larynxpapillome. Diese werden fast ausschließlich durch HPV 6 und 11 erregt und verursachen schwerwiegende chronisch-rezivierende Atemwegsobstruktionen. Wegen ihrer Erregerspezifität und der Prädilektion von Kindern glaubt man, daß die Infektion beim Geburtsvorgang von mütterlichen Kondylomen erfolgt (wegen der Seltenheit dieser Komplikation jedoch nach derzeitigem Wissensstand keine Indikation zur Sektio!). Larynxpapillome haben einen zweiten Inzidenzgipfel bei 40–60 Jahren; auch hier wurde HPV-6 nachgewiesen (Reaktivierung eines latenten Infektes?). Die Inzidenz maligner Transformation ist bei letzteren mit 20% relativ häufig. Juvenile Larynxpapillome entarten fast stets nur nach Röntgenbestrahlung.

Mundschleimhautwarzen (fokale epitheliale Hyperplasie, Morbus Heck). Ein Krankheitsbild, dessen HPV-Ätiologie (HPV 13, 32) erst in den letzten Jahren erkannt wurde. Es ist durch multiple hautfarbene bis weißliche Papeln der gesamten Mundschleimhaut (Lippen, Wangen, Zunge) gekennzeichnet; gehäuft bei Indianern und Eskimos.

Differentialdiagnose. Leukoplakien, „White Sponge“-Nävus.

Maligne Entartung HPV-induzierter Läsionen. Tierische Papillomviren induzieren häufig maligne Tumoren. HPV hielt man früher diesbezüglich für eine Ausnahme. Die Irrigkeit dieser Annahme zeigte sich zuerst am Beispiel der Epidermodysplasia verruciformis.

Bereits von Pionieren der „great plains“ in den USA wurde über legendäre Kreuzungen zwischen Antilopen und Kaninchen berichtet. Die wirkliche Ursache der Kaninchen-„Hörner“, das „cottontail rabbit“-Papillomavirus, wurde als eines der ersten bekannten Tumorviren von Shope 1933 in die Krebsforschung eingeführt.

Ist die Epidermodysplasie die Erkrankung mit der höchsten Inzidenz HPV-induzierter Plattenepithelkarzinome, so sind plane Kondylome als Vorläufer genitoanaler Karzinome die gravierendsten. In mehr als 90% invasiv wachsender Zervixkarzinome kann High-risk-HPV-DNS nachgewiesen werden. Allerdings ist die maligne Transformation kein frühes Ereignis, da die Inzidenzgipfel von planen Kondylomen und Zervixkarzinomen 20 bis 30 Jahre auseinanderliegen. Auch scheint die Häufigkeit der malignen Transformation nicht besonders hoch zu sein: Nur 5–10% der Befallenen entwickeln innerhalb von 18 Monaten mittelschwere bis schwere zervikale Dysplasien oder sogar Karzinome *in situ*, während 70% in dieser Zeit spontan abheilen. High-risk-HPV wurden auch in Vulva-, Penis- und Analkarzinomen gefunden. Solche entstehen offensichtlich gleichfalls aus planen Kondylomen, doch scheint hier die Häufigkeit maligner Transformation niedriger zu sein. Als Grund hierfür vermutet man, daß an der Zervix zusätzliche anatomische, chemische (Nikotin!) oder infektiöse kokarzinogene Faktoren wirksam sind.

Auch in Larynxkarzinomen und Karzinomen der Mundschleimhaut wurde HPV-DNS nachgewiesen. Zuletzt wurde bei Nierentransplantierten ein Zusammenhang von epithelialen kutanen Karzinomen mit HPV offensichtlich. Mit der Entdeckung immer neuer HPV-Typen in Immunsupprimierten durch Einsatz von Sequenzierungsmethoden und PCR wird eine Rolle von HPV auch bei epithelialen Tumoren der Normalbevölkerung (der Quelle der Infektion) wahrscheinlicher.

Histologie. Viruswarzen sind durch starke Hyperkeratose, charakteristische ausgezipfelte pseudoepitheliomatöse Hyperplasie, eine bei manchen Warzentypen recht ausgeprägte Vakuolisierung im Stratum spinosum, sehr typische klumpige Beschaffenheit und Reichlichkeit der Keratohyalinkörner sowie durch eosinophile intranukleäre Einschlußkörperchen in der Höhe des Stratum granulosum gekennzeichnet. Weitere charakteristische Befunde sind Koilozyten (s. Abb. 12.44) (koilos = hohl) und die sog. Pseudoparakeratose (kernähnliche Virus-DNS innerhalb der Hornschicht, oft in säulenförmiger Anordnung). Bowenoide Papeln zeigen Akanthose, gestörte Stratifizierung, zahlreiche und atypische Mitosen bei Fehlen der übrigen histologischen Merkmale von Viruswarzen.

Diagnostik. Viruswarzen sind meist leicht klinisch diagnostierbar. Flache Kondylome können mit Hilfe der Essigsäureprobe (s. Abb. 12.39) besser sichtbar gemacht werden. In Zweifelsfällen können Viruswarzen histologisch von klinisch ähnlichen Läsionen abgegrenzt werden (seborrhoische Warzen, Plattenepithelkarzinom, Keratoakanthomen, „white sponge nevus“,

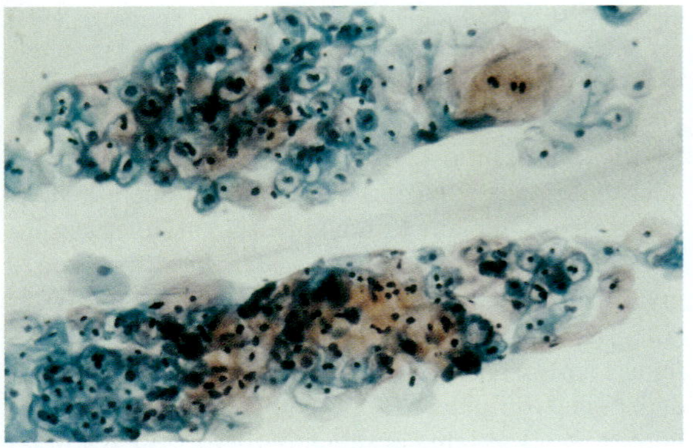

Abb. 12.44. Koilozyten in Zervikalabstrich (P. Krause, Univ.-Frauenklinik Innsbruck)

Leukoplakien etc.). Der Virusnachweis kann durch Elektronenmikroskopie (nur bei Vorhandensein des Viruskapsids möglich!), durch Immunzytochemie (Peroxidase-Markierung des viralen Kapsidantigens in den obersten Schichten der Papillome; sensitiver und weniger aufwendig als Elektronenmikroskopie, Virustypisierung nicht möglich) und schließlich durch PCR erfolgen (Virusnachweis auch im unauffälligen Nachbargewebe möglich!). Die Typendiagnostik erfolgt mit molekularbiologischen Methoden (In-situ-Hybridisierung).

Therapie

Ziel der Therapie ist die Entfernung der Warzen, nicht jedoch die Elimination der HPV (durch keine Therapieform erreichbar!). Bisher ist keine gänzlich befriedigende Therapieform bekannt. Die Angaben über Erfolgsraten der verschiedenen Verfahren schwanken außerordentlich: sowohl Effizienz wie Rezidivraten werden zwischen 20 und 95% angegeben; mit Rezidivraten von 25% innerhalb von 3 Monaten muß jedenfalls gerechnet werden. Ein leider häufig verletzter Grundsatz ist, daß Viruswarzen der Haut eine benigne, selbstlimitierte Infektion darstellen und daher nur in besonderen Fällen invasiv behandelt werden sollten – zuerst ist allen konservativen Maßnahmen der Vorzug zu geben (keratolytische Salben oder Kollodien, Hauthobeln; dies besonders bei Plantarwarzen, da hierbei durch Verdünnung der Hyperkeratose die eingestülpten spornartigen Plantarwarzen langsam auswärts wandern und dadurch die Schmerzen gemildert werden). Dies führt häufig zur (induzierten oder vielleicht auch spontanen) Abstoßung der Warzen. Bleibt dies aus, kann aggressiver vorgegangen werden (Exkochleation), wobei jedoch nicht selten ein Rezidiv zustande kommt. Ähnliches gilt für die Behandlung mit flüssigem Stickstoff. Die rezidivreichste Methode ist die elektrokaustische Entfernung.

Oft wirksam, aber nicht unproblematisch ist die Warzentherapie durch Kontaktsensibilisierung. Hierfür wurde früher Dinitrochlorobenzol (DNCB) verwendet, das jedoch heute wegen möglicher Karzinogenität aus dem therapeutischen Instrumentarium gestrichen wurde. Ein nicht ganz so gut wirksames Nachfolgepräparat ist Diphenylcyclopropenon (DPCP). Es wird eine auf den Applikationsort beschränkte Kontaktdermatitis erzeugt und durch diese die Abstoßung gelegentlich auch distanter Viruswarzen herbeigeführt (mögliche Immunreaktion gegen Virusantigene). Die DPCP-Therapie eignet sich v. a. für Warzen in Lokalisationen, wo chirurgische Eingriffe durch Narbenbildung zu permanentem Schaden führen können (z. B. perionychiale Warzen). Weitere chemische Warzenmittel sind 5-Fluorouracil (wirksam, aber etwas aggressiv) und Cantharidin (aggressiv, aber wenig wirksam).

Condylomata acuminata können zwar meist problemlos mit destruktiven Methoden entfernt werden, doch rezidivieren sie in 30–70% der Fälle; auch Spontanheilungen kommen in 20–30% vor. Generell ist die Behandlung umso erfolgreicher, je kleiner sie sind und je kürzer sie bestanden haben. Sie sprechen nahezu spezifisch auf Lokalapplikation von Podophyllin (30%ig in alkoholischer Lösung) an. Podophyllin ist ein zytostatisches Substanzgemisch mit stark irritierender Wirkung, das daher nur vom Arzt angewendet werden soll.

Die Lösung wird auf die Kondylome aufgetragen (wenig!), der Überschuß sorgsam abgetupft und nach ca. einer Stunde vom Patienten mit Wasser (Sitzbad etc.) abgebadet. Innerhalb von 1 Tag kommt es zu einer (bei planmäßigem Ablauf) leichten entzündlichen Reaktion mit Koagulationsnekrose der Kondylome, die spontan abgestoßen werden. Podophyllin darf nie an 2 Tagen hintereinander angewendet werden, da die Irritation oft mit Verzögerung auftritt!

Condylomata acuminata des weiblichen Genitales können die gesamte Vagina bis zur Zervix besiedeln; in diesem Falle ist ein Versuch mit Podophyllin (besonders vorsichtig!) möglich; bei Schwangeren ist dies jedoch kontraindiziert (Resorption → Gefahr von Uteruskontraktionen und Abortus).

Kommerzielle Präparate enthalten das weniger irritative Podophyllotoxin (0,5%)(darf auch vom Patienten selbst appliziert werden; Wirkung jedoch weniger sicher, Gefahr der Unter- und Überbehandlung).

Podophyllin wirkt besonders gut bei weichen, nicht hyperkeratotischen Kondylomen. Bei älteren Kondylomen (härter und „warziger“) kann eine Koagulation mit Trichloressigsäure versucht werden (äußerst aggressiv, dem Arzt vorbehalten!) oder eine elektrokaustische Abtragung erfolgen. Diese ist der letzte Ausweg, da die Gefahr der Narbenbildung besteht (cave Strikturen des Introitus vaginae oder der Urethra). Unblutig und schnell ist die Behandlung mit dem CO_2-Laser (besonders für ausgedehnte Läsionen geeignet); die Rezidivraten sind kaum besser als bei konventionellen Methoden.

Partnermanagement bei genitalen Viruswarzen: klinische Kontrolle und nötigenfalls Therapie. Eine Partnerbehandlung ist für der Patienten selbst nicht von

Bedeutung, da Rezidive nicht durch Reinfektion sondern durch Reaktivierung zustande kommen. Auch Screeningtests beim Partner sind nicht sinnvoll, da dieser vermutlich bereits infiziert ist und dies auch lebenslang bleibt. Ob Personen mit subklinischer HPV-Infektion ebenso infektiös sind wie solche mit klinischen Läsionen, ist unklar.

Die Behandlung chronisch rezidivierender Viruswarzen mit Interferonen (α, β, γ) war bis vor kurzem ein Hoffnungsgebiet, hat jedoch gerade bei hartnäckigen Warzen insgesamt enttäuscht. Wirksam sind Interferone am ehesten bei intraläsionaler oder adjuvanter systemischer Anwendung. Hingegen scheint Imiquimod, eine Interferon induzierende Substanz, topisch angewendet sehr vielversprechend. Eine Imiquimod-Creme wurde in den USA bereits zugelassen.

Eine vielleicht revolutionierende Strategie bahnt sich in der Entwicklung von HPV-Vakzinen an. Bei Rindern kann durch einen DNA-freien Impfstoff aus gentechnologisch hergestellten virusähnlichen Partikeln (nur dreidimensional intakte Proteine tragen die wichtigen Epitope für virusneutralisierende Antikörper) die Infektion mit Papillomviren verhindert werden. Zytotoxische T-Zellen im Zusammenspiel mit einer Immunreaktion vom verzögerten Typ (eine der Tuberkulinreaktion ähnliche Hauttestreaktion gegen HPV-Antigene konnte mittels Intrakutantest nachgewiesen werden) vermitteln wahrscheinlich die Regression von bestehenden Läsionen. Die Erkenntnis, daß virale Onkogene (z. B. HPV-16 E7) in fortgeschrittenen Zervixkarzinomen als Tumorantigene persistieren, läßt auch auf die Möglichkeit einer „therapeutischen Impfung" bei Krebspatienten hoffen.

12.2.6 Infektionen durch die Herpesvirusgruppe

Die Herpesvirusgruppe umfaßt 8 humanpathogene Viren (Tabelle 12.8): Herpes-simplex-Virus (HSV)1 und 2, Varizella-Zoster (VZV)-, Zytomegalie (CMV)-, Epstein-Barr (EBV)-Virus und HHV 6, 7 und 8; daneben zahlreiche animale Viren (von denen das Herpesvirus simiae eine seltene Infektion des Menschen hervorruft – eine meist tödliche aszendierende Myelitis).

Die humanen Herpesviren sind weitverbreitete Erreger sehr unterschiedlicher und und wichtiger Krankheiten. Sie sind in Struktur und Morphologie gleich oder ähnlich: sphärische doppelsträngige DNS-Viren von (mit ihrer Lipoproteinhülle) bis ca. 200 nm Durchmesser (nach den Poxviren die größten Viren). Sie werden im Kern repliziert, beziehen ihre Hülle von der Kernmembran (unikal unter den Viren) und besitzen viruseigene Replikationsenzyme von ausreichend unterschiedlicher Struktur gegenüber körpereigenen Enzymen, daß ihre therapeutische Hemmung möglich ist (Acyclovir und Analoge).

Die humanen Herpesviren besitzen eine – bei den einzelnen Vertretern verschieden ausgeprägte – Affinität zu bestimmten Geweben: ***Epidermo-, Lympho- und Neurotropie.*** Hautmanifestationen nehmen bei vielen einen wichtigen Platz ein. Wesentliches Merkmal der humanen Herpesviren ist ihre Neigung zur ***Latenz***, d. h. dem Verbleiben der VirusDNS *ohne* (bzw. nahezu ohne) Proteinsynthese, in bestimmten Geweben (Spinalganglien bei HSV, VZV, B-Lymphozyten bei

Tabelle 12.8. Klassifikation der Infektionen durch humane Herpesviren

	Primärinfektion	Rezidivmanifestation	latent in	Übertragung durch	Assoziation mit Neoplasien
Herpes-simplex-Virus-1 (HSV-1)	Gingivostomatitis herpetica	Rezid. Herpes labialis	Trigeminus-ganglion	Speichel	–
Herpes-simplex-Virus-2 (HSV-2)	Vulvovaginitis herpetica, diss. Perinatale Infektion	Rezid. Herpes genitalis	Dorsalganglien lumbal, sakral	Sexualkontakt, perinatal	–
Varizella-Herpes-zoster-Virus (VZV)	Varizellen	Herpes zoster	Dorsalganglien	Tröpfchen-infektion	–
Epstein-Barr-Virus (EBV)	Infektiöse Mononukleose	0	B-Lymphozyten	Speichel, Tröpfchen infektion	Burkitt-Lymphom, andere B-Zell-Lymphome, nasopharyngeales Karzinom
Zytomegalievirus (CMV)	Zytomegalie der Neugeborenen; Mononukleose bei jungen Erwachsenen	Asymptomatisches Virusshedding; schwere Systeminfektion bei Immundefizienten (Transplantierte, HIV-Infizierte)	?	diaplazentar, perinatal, Sekrete (genital, Urin, Speichel), Bluttransfusion, Transplantation	–
Herpesvirus 6 und 7	Roseola infantum	asymptomatisches Virusshedding, Pneumonie bei Immundefizienten	B- und T-Lymphozyten	Tröpfcheninfektion, Speichel	–
Herpesvirus 8	?	?	?	?	Kaposi-Sarkom

EBV). Aus der latenten Phase können die Viren durch Trigger, ev. auch Sinken der Immunlage ***reaktiviert*** werden und zum klinischen Rezidiv führen. Alle Herpesvirusinfektionen treten daher bei Immundefizienz gehäuft und unter aggraviertem klinischen Bild auf.

Manche animalische Herpesviren sind Erreger von Tiertumoren. Von den humanen Herpesviren ist EBV mit dem Burkitt-Lymphom und dem nasopharyngealen Karzinom assoziiert.

Infektionen mit Herpes-simplex-Virus 1 und 2

Erreger. HSV ist obligat menschenpathogen (kein Tierreservoir!) und kommt in zwei Serotypen vor: HSV 1 und 2. Diese Typen sind morphologisch identisch, jedoch durch ihre klinischen und epidemiologischen Muster, durch das typenspezifische Glykoprotein G der Hülle sowie durch Restriktionsenzym-Analyse unterscheidbar. HSV 2 gilt als etwas aggressiver als HSV 1 und besitzt höhere Neurotropie.

Nach einer alten Faustregel ruft HSV 1 Infektionen oberhalb der Gürtellinie hervor, HSV 2 (Herpes genitalis) unterhalb derselben. Diese Regel wird allerdings dadurch unterbrochen, daß beide Typen durch orogenitale Kontakte an die „falsche" Stelle plaziert werden können (jeweils ca. bei 10%).

Epidemiologie. Infektionen mit HSV sind weltweit sehr häufig. Die Durchseuchung der Bevölkerung mit HSV 1 steigt während der Kindheit konstant an und erreicht mit der Pubertät ca. 80%. Bei HSV 2 steigt die Kurve, dem Übertragungsmodus entsprechend, erst ab der Pubertät und langsamer an und erreicht im Erwachsenenalter ca. 20% (mit großen Schwankungen in verschiedenen sozialen Straten). Herpes genitalis ist eine „sexually transmitted disease" und zwar, zumindest in den USA, deren häufigste.

Wie bei allen STD stieg die Inzidenz des Herpes genitalis in den 70er und 80er-Jahren an und nahm in der letzten Dekade wieder ab. In Großbritannien beträgt der Herpes genitalis etwa 10% der STD. Die Daten über die Prävalenz in einzelnen Gruppen und Ländern schwanken beträchtlich; dies ist nicht nur abhängig von der tatsächlichen Durchseuchung sondern auch vom Gesundheitsbewußtsein und den gegebenen diagnostischen Möglichkeiten. In einer Studie in Seattle (USA) hatten 22% der an STD-Kliniken untersuchten Frauen Läsionen eines Herpes genitalis, 4% waren asymptomatische Ausscheider, 74% hatten spezifische Antikörper gegen HSV-2.

Übertragung. HSV ist wegen seiner Lipoproteinhülle sehr empfindlich gegen Austrocknung und mit Desinfektionsmitteln und Seife leicht inaktivierbar. Es überlebt nur kurz außerhalb des Körpers und wird daher nicht durch unbelebte Gegenstände sondern nur durch direkten Kontakt übertragen. Hauptvektor von HSV 1 ist der Speichel (Küssen!), von HSV 2 der Sexualkontakt. HSV kann die Hornschicht nur durch Eintrittspforten penetrieren (Inokulation – Biß! oder Läsionen – Ekzeme!). Die Primärinfektion tritt daher in der Regel an der leichter penetrierbareren Mund- oder Genitalschleimhaut auf.

Diese Eigenschaften teilt HSV mit allen Erregern von STD (s. diese). HSV 2 wird leichter von der Frau auf den Mann übertragen als umgekehrt.

Die wichtigste Infektionsquelle ist der chronisch-rezidivierende Herpes simplex. Das Infektionsrisiko ist bei floriden Läsionen am höchsten, wegen der nicht seltenen asymptomatischen Virusfreisetzung („shedding") aber auch im Intervall nicht gleich Null (epidemiologisch ist letztere zumindest gleich wichtig).

> **!** Das hohe Infektionsrisiko hat wichtige praktische Konsequenzen für den Krankenhausbetrieb. Personal mit aktivem oralem Herpes simplex darf nicht auf Stationen für Kleinkinder (insbesondere Ekzemkinder!), Immundefiziente, Verbrannte u. a. m. arbeiten. Schleimhäute dürfen wegen der Inokulationsgefahr grundsätzlich nur mit behandschuhter Hand berührt werden (Zahnmedizin!). Personal mit Inokulationsherpes an den Händen sollte während der Zeit aktiver Läsionen generell nicht mit Patienten arbeiten. Es gibt jedoch keinen Hinweis, daß genitaler Herpes simplex ein Risiko für Patienten darstellt. Jedenfalls kann die Übertragung von Herpes simplex im Spital durch strikte Befolgung von Standard-Hygiene-Richtlinien vermieden werden.
>
> Bei chronisch-rezidiverendem Herpes genitalis sollte kein ungeschützter Verkehr erfolgen.

HSV 2 kann durch Aszension nach Blasenruptur oder beim Geburtsvorgang auf das Neugeborene übertragen werden und zur bedrohlichen neonatalen Herpessepsis führen (Herpes genitalis einer Gebärenden ist Indikation zum Kaiserschnitt!). Diaplazentare Übertragung wurde beschrieben, ist aber sehr selten (daher *keine* Mißbildungen des Föten!).

Pathogenese. Die verschiedenen Erscheinungsbilder der HSV-Infektion entsprechen dem gesetzmäßigen Ablauf der Auseinandersetzung zwischen Virus und Wirtsorganismus. Grundsätzlich kann man zwischen Primärinfektion, reaktivierter Infektion und Reinfektion unterscheiden (Abb. 12.45).

Primärinfektion. Der Erstkontakt mit HSV führt überwiegend (insbesondere bei Kindern < 5 Jahren) zur ***subklinischen*** Infektion (die Durchseuchung der Bevölkerung ist ungleich höher als die beobachtete Inzidenz von Primärinfektionen). Die ***manifeste*** Primärinfektion betrifft fast ausschließlich Mund- oder Genitalschleimhaut. Sie kann milde, aber auch dramatisch verlaufen (s. unten). Virusreplikation führt zur Zytolyse der Epithelzellen – Bläschen!, lokaler Entzündung

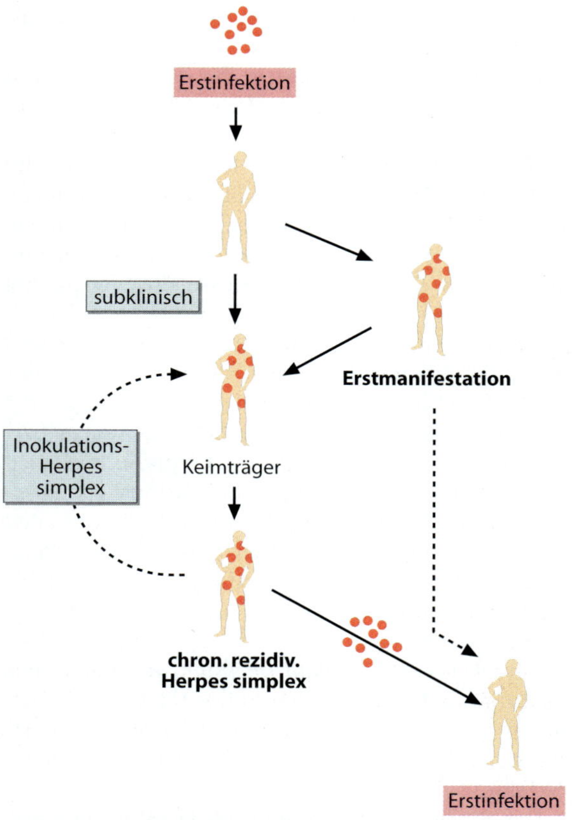

Abb. 12.45. Infektionskette bei Herpes simplex

und Lymphadenitis. HSV treten über die Lymphwege in die Blutbahn und bewirken eine meist folgenlose Virämie; bei unterernährten Kindern oder Immundefizienten kann eine disseminierte Infektion entstehen. Gleichzeitig aszendieren sie über die sensiblen Hautnerven zu den regionären Dorsalganglien (Trigeminusganglion bei HSV 1, Lumbal- und Sakralganglien bei HSV 2) und bleiben dort zeitlebens in latenter Form liegen. Der Betroffene wird nun entweder zum asymptomatischen Virusträger oder aber es kommt (bei etwa der Hälfte) zur Reaktivation.

Bei latenter Infektion liegt das Virusgenom extrachromosomal in stabiler Form vor, exprimiert nur begrenzt virale Gene, produziert keine Virusvorstufen und schädigt die Wirtszelle nicht: Zur Virusvermehrung notwendige Gene sind ausgeschaltet, lediglich die sog. „latency associated transcripts" werden kodiert.

Sowohl subklinische wie manifeste Primärinfektion führen zur typenspezifischen, aber nur partiellen Immunität. Neutralisierende Antikörper gewähren einen begrenzten Infektionsschutz gegen denselben Typ (nur wenig gegen den anderen – z.B. mildert frühere Infektion mit HSV 1 eine Neuinfektion mit HSV 2 ab), verhindern aber nicht die Reaktivation. Zelluläre Mechanismen unterdrücken die Reaktivierung und eliminieren virusinfizierte Zellen (Verkürzung der Krankheitsdauer).

Reaktivation. Diese wird durch exogene oder endogene Triggerfaktoren ausgelöst: UV-Licht – „Gletscherblasen", Fieber – „Fieberblasen", Menstruation – „Herpes menstrualis", passagere Senkung der Abwehrlage – Unfall-, Operationsschock, Infektionen, lokales Trauma (Geschlechtsverkehr) möglicherweise auch psychische Ursachen (Streß). Die Virussynthese setzt wieder ein, die Viren deszendieren – abermals entlang der sensiblen Nerven – in die Haut, replizieren in dieser und breiten sich durch Zell- > Zellkontakt aus (***Rezidiv***). HSV 2 ist rezidivfreudiger als HSV 1.

Rezidive können entweder als einmalige Episode oder wiederholt auftreten (***chronisch-rezidivierender Herpes simplex***), in seltenen Fällen enorm häufig (z.B. in 2–3-wöchigen Abständen). Die Rezidive können durch viele Jahre erfolgen, werden in der Regel aber seltener und milder und bleiben schließlich ganz aus („Ausbrennen"). Der rezidivierende Herpes simplex ist die bei weitem häufigste Manifestation der HSV-Infektion („Herpes labialis", „Herpes genitalis").

Eine ***Reinfektion*** („Inokulations-Herpes-simplex") ist wegen der inkompletten Immunität in allen Stadien möglich. Sie erfolgt durch Inokulation oder durch Kontamination von Hautdefekten.

Klinik

Grundmorphe des Herpes simplex sind juckend-brennende, in Gruppen stehende Bläschen auf entzündlicher Haut. Ursache dieser Anordnung in Gruppen ist die Neigung der HSV, sich peripher durch Zell-Zellkontakt auszubreiten. Die Bläschen trüben sich nach einigen Tagen ein, verkrusten und trocknen ab. Bei Immundefizenz können sie sich in Nekrosen und Geschwüre umwandeln. Histologisch handelt es sich um intraepidermale Bläschen durch Spongiose, ballonierende Degeneration und Virusakantholyse. Charakteristisch sind die sog. Virusriesenzellen (akantholytische Epidermalzellen mit riesigen, meist mehreren Zellkernen), die durch Synzytienbildung entstehen und Grundlage des Tzanck-Tests sind (s. unten). In manchen Zellen sind nukleäre Einschlußkörperchen nachweisbar.

Manifestationen der Primärinfektion. Man unterscheidet:

Herpetische Gingivostomatitis (Abb. 12.46) (alter Name: „Stomatitis aphthosa"). Meist im Kindesalter. Nach einer Inkubationszeit von 3 bis 10 Tagen entsteht eine diffuse, sehr schmerzhafte Rötung meist der gesamten Mundschleimhaut und des Pharynx. Zahlreiche Bläschen treten auf und wandeln sich nach einigen Tagen in schmierig belegte, konfluierende, ausgedehnte, oberflächliche Erosionen um. Häufig hohes Fieber, Lymphadenitis, erschwerte Nahrungsaufnahme, Foetor ex ore, Sialorrhö. Spontanheilung nach ca. 2 Wochen. Nicht selten abseitig gelegene Herde durch Autoinokulation (z. B. um die Augen).

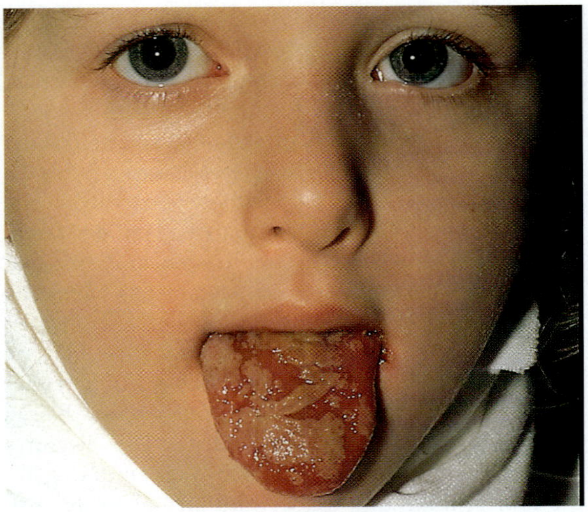

Abb. 12.46. Gingivostomatitis herpetica. Diffuse Schwellung und Rötung der gesamten Zunge, oberflächliche Nekrose, düsterrote Erosionen

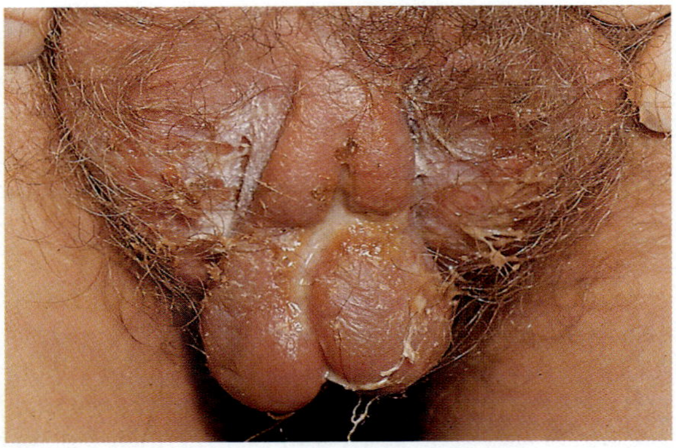

Abb. 12.47. Vulvovaginitis herpetica. Massive Rötung und Schwellung der Vulva, eitriger Fluor, zahlreiche oberflächlich nekrotische Läsionen

Differentialdiagnose. Herpangina, Stevens-Johnson-Syndrom, herpetiforme Aphthen, Streptokokken-Pharyngitis, Plaut-Vincent-Angina.

Herpetische Vulvovaginitis (Abb. 12.47). Ein analoges Bild am weiblichen Genitale, hauptsächlich bei jungen Frauen. Die Vulva ist diffus verschwollen, gerötet und mit zahlreichen sehr schmerzhaften Bläschen besetzt. Diese können sich auch in die Vagina, Urethra und selbst Harnblase fortsetzen (dementsprechend die Beschwerden: Dysurie, manchmal Hämaturie, Harnretention). Hohes Fieber, beidseitige Lymphadenitis; manchmal aseptische Meningitis, selten Radikulomyelitis. Dauer bis Abheilung: ca. 3 Wochen. Extragenitale Begleitherde durch Autoinokulation sind häufig. Differentialdiagnose: Aphthen, Kontaktdermatitis, Lues II, Kandidiasis.

Herpetische Zervizitis. Häufiges Begleitsymptom der Vulvovaginitis, gelegentlich auch alleinige Manifestation; in diesem Fall klinisch oft wenig auffällig (mukopurulenter Fluor, Systemzeichen). Herpetische Zervizitis ist eine häufige Ursache zervikaler Ulzerationen; sie führt häufig zur asymptomatischen Virusausscheidung.

Herpetische Balanoposthitis. Ein der Vulvovaginitis analoges Zustandsbild beim Mann, seltener und meist milder verlaufend.

Herpetische Proktitis. Eine herpetische Primärinfektion bei genitoanalem Sexualkontakt. Ein schmerzhaftes, mit Tenesmen, Harnverhaltung und Allgemeinsymptomen verbundenes Geschehen. Bläschen, Erosionen und Schwellung in der Analregion bis zur Kryptenlinie.

Herpetische Keratokonjunktivitis. Eine follikuläre Konjunktivitis mit Blepharitis, meist einseitig, begleitendes Lidödem und Lymphadenitis. Häufig auch Opazitäten und heftig schmerzhafte Erosionen bzw. dendritische Ulzera der Kornea. Diagnose mit Spaltlampe, Fluoreszeinfärbung. Spontane Ausheilung erfolgt in ca. 2 Wochen und ist meist komplett. Rezidive sind häufig und führen durch progrediente Vernarbung zur Sehbehinderung (häufigste Form von infektiös bedingter Blindheit in den entwickelten Ländern). Meist durch HSV 1.

Eine ***herpetische Primärinfektion der Körperhaut*** ist an gesunder Haut selten und verläuft milde. Hingegen werden ***Läsionen*** der Haut leichter besiedelt: traumatische Erosionen, M. Darier, vor allem jedoch Ekzeme.

Das ***Ekzema herpeticatum*** (Abb. 12.48) ist eine Herpes-simplex-Superinfektion der Neurodermitis, seltener anderer Ekzemtypen (bei Neurodermitis begünstigen nicht nur die Substanzdefekte die Infektion, sondern auch die mit ihr verbundene Abwehrschwäche), ein hoch fieberhaftes, schweres Krankheitsbild. Dem Bild der Neurodermitis aufgepropft finden sich multiple, disseminierte, häufig zu großen Beeten konfluierende Herpesbläschen, die nach einigen Stunden bis Tagen platzen und zu multiplen, kleinen, runden, wie *ausgepunzt* aussehenden Erosionen führen (diagnosti-

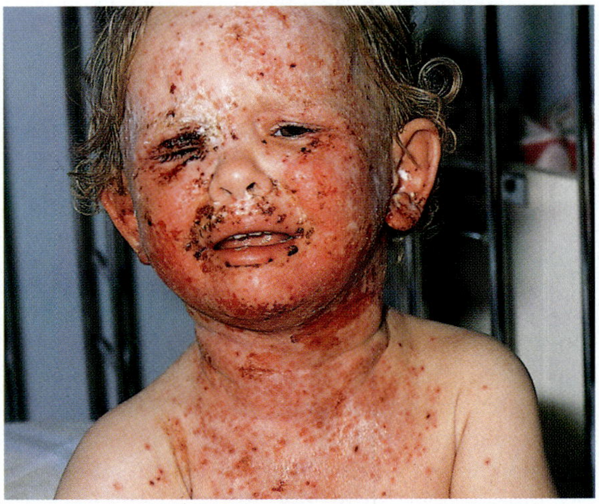

Abb. 12.48. Eczema herpeticatum. Zahlreiche konfluierende hämorrhagisch-nekrotische (wie „ausgepunzte") Erosionen an Gesicht und Hals. Die präexistente Neurodermitis ist hier schlecht erkennbar

sches Zeichen). Spontanheilung nach ein- bis mehrwöchigem Verlauf.

Komplikation. Disseminierte Herpes-simplex-Infektion (Enzephalitis). Herpetische Reinfektion oder Reaktivation in Form des Eczema herpeticatum kommen vor, verlaufen aber milder.

Differentialdiagnose. Impetiginisiertes Ekzem, Ekzema vaccinatum.

Manifestationen der reaktivierten Infektion: (chronisch-)rezidivierender Herpes simplex. Diese ist die häufigste Manifestation des Herpes simplex (ca. 20% der Bevölkerung). Er kann aus der primären Infektion in allen Lokalisationen hervorgehen und unterscheidet sich von dieser in mehreren Aspekten:

- die Läsionen sind in der Regel weniger ausgedehnt, weniger entzündlich, weniger schmerzhaft und heilen schneller ab (5–8 Tage);
- in der Regel keine Systemzeichen;
- Prodromalerscheinungen;
- Lokalisation zwar in der *Region*, aber häufig nicht streng am *Ort* der Primärinfektion. So tritt der rezidivierende Herpes simplex nach Primärinfektion der Mundschleinhaut *kaum je* wieder dort auf, sondern an den Lippen (Bevorzugung der Haut-Schleimhautgrenzen), nach genitaler Primärinfektion oft an den Hinterbacken (Herpes glutäalis). Er „wandert" in der Region (z.B. an verschiedenen Stellen der Lippen), auch unter Überschreitung der Medianlinie (Ursache: Ausbreitung von HSV durch Zell-Zellkontakt). Bevorzugte Lokalisation sind ferner Narben.

„Aphthöse" Läsionen der Mundschleimhaut werden häufig fälschlich dem Herpes simplex zugeschrieben. Meist handelt es sich um chronisch-rezidivierende Aphthen, Erythema multiforme oder andere blasenbildende Dermatosen.

Die Rezidivhäufigkeit schwankt von einigen Episoden im Leben bis zu mehreren im Monat (s. oben; im Durchschnitt 3–4 Episoden/Jahr); spontane Ausheilung nach Jahren. Ähnlich graduell verschieden ist die Symptomatik: Sie reicht von ausgedehnten multiplen Herden mit Systembeschwerden bis zu kaum merkbarer Schwellung mit juckend-brennender Mißempfindung.

> **!** Chronisch-rezidivierender Herpes simplex ist der wichtigste Trigger des Erythema exsudativum multiforme! Herpes genitalis ist eine wichtige Eintrittspforte für die HIV-Infektion.

Klinik. Episoden eines rezidivierenden Herpes simplex kündigen sich einige Stunden vor Auftreten der Hautläsionen durch ein charakteristisch kitzelnd-juckendes Brennen an (Prodrom). Der typische Herd ist eine bis münzgroße (< $1 cm^2$), erythematös-ödematöse Läsion mit gruppierten Bläschen von wasserklarem Inhalt. Im

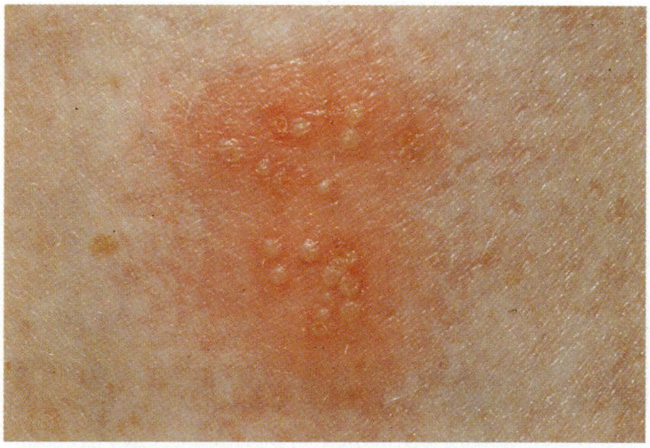

Abb. 12.49. Herpes glutäalis. In Fällen wie diesem ist die Differentialdiagnose zwischen Herpes simplex und abortivem Herpes zoster schwer zu stellen. Das etwas unterschiedliche Alter der Einzelläsionen innerhalb einer Gruppe spricht für Herpes simplex

Laufe einiger Tage Eintrübung, Eintrocknung, Verkrustung, Rückgang der Entzündung und Abheilung (bei schweren Fällen mit atrophen Narben). Bei stärkerer Entzündung begleitende Lymphadenitis. Prädilektionsstellen: Lippenrand, Gesicht (HSV 1), Genitale, Sakralgegend (HSV 2) (Abb. 12.49).

Differentialdiagnose. Primäre HSV-Infektion, abortive Fälle von Herpes zoster (Unterscheidungsmerkmal: Im Zosterherd sind sämtliche Bläschen gruppenweise im gleichen Entwicklungsstadium, bei Herpes simplex gemischt); Pyodermien, Anguli infectiosi, Druck- und Scheuerstellen, chronisch rezidivierende Aphthen, Reinlichkeitsbalanitis und posttraumatische Balanitis.

Chronisch-rezidivierender Herpes genitalis ist nicht selten die Quelle beständigen schlechten Gewissens (oft nicht zu Unrecht). Letzteres führt zur Überbeobachtung und Überinterpretation genitaler Symptome.

> Fallbericht: Ein 37 jähriger Kaufmann, seit 3 Jahren glücklich verheiratet und Vater einer Tochter, gerät auf seinen häufigen und weiten Reisen immer wieder auf Abwege. Eine schon vor der Ehe erworbene genitale Herpesinfektion rezidiviert seinen Angaben nach immer nach solchen Gelegenheiten. Nach Hause zurückgekehrt, enthält er sich des ehelichen Verkehrs, da seine Frau – wie er sicher ist – sich von ihm trennen würde, würde er sie anstecken. Innerhalb eines Jahres suchte er den Dermatologen ganze 22 Mal auf (unangemeldet, zu den unglücklichsten Tageszeiten), um neue vermeintliche Herpesläsionen vorzuzeigen. Oft handelte es sich dabei um milde Rötungen, meist um nichts. Einmal schlägt er vor, die Ehefrau mitzunehmen, um sie geheim und unter falschem Vorwand auf „Herpes" untersuchen zu lassen. Eines Tages kehrte der Patient nicht wieder. Man sieht ihn gelegentlich bei sozialen Anlässen – gemeinsam mit der Ehefrau.

Manifestationen der Reinfektion. Der ***Inokulations-Herpes-simplex*** (Abb. 12.50) ist klinisch dem rezidivie-

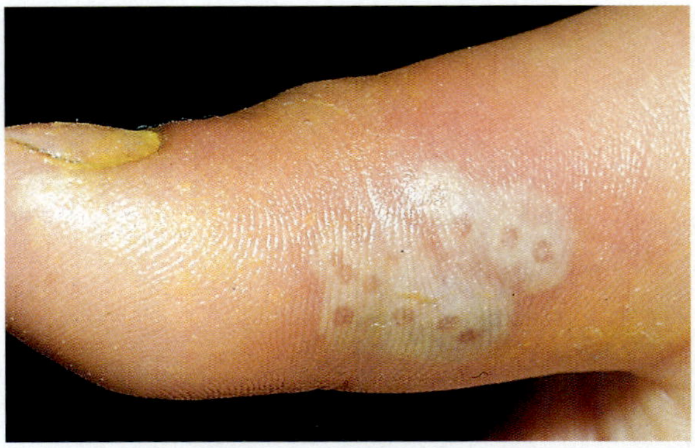

Abb. 12.50. Inokulations-Herpes simplex (wie er etwa bei Zahnärzten, Krankenschwestern und Ringkämpfern vorkommt – Biß in den Finger!)

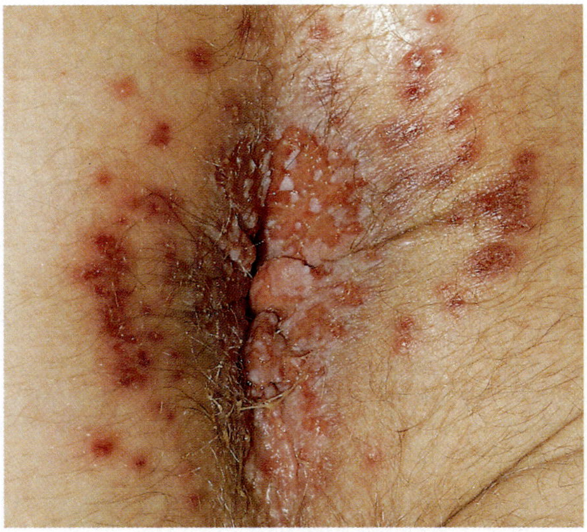

Abb. 12.51. Nekrotisierender hämorrhagischer Herpes simplex im Analbereich bei HIV-infiziertem Mann

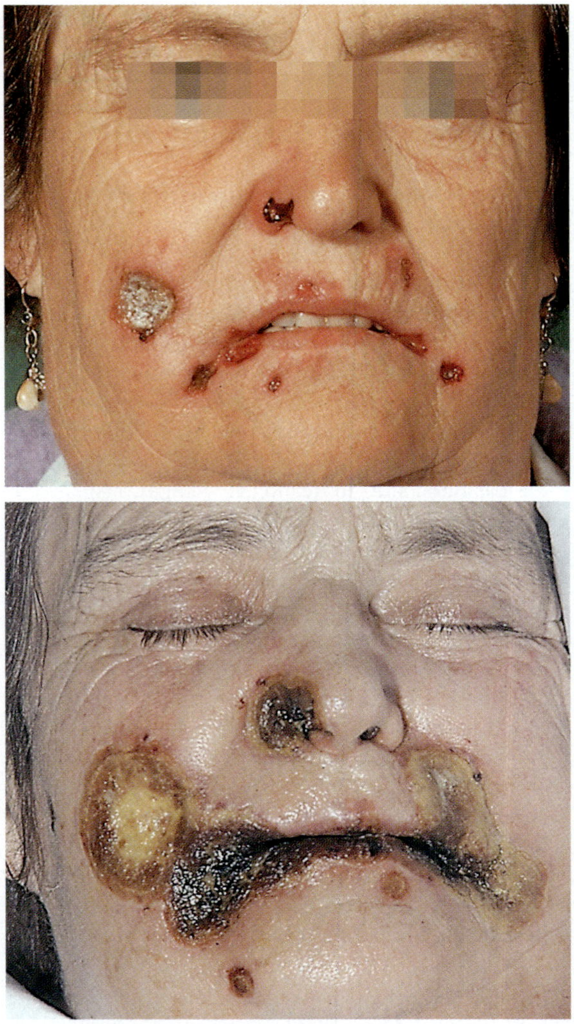

Abb. 12.52 a, b. Vegetierender Herpes simplex bei chronisch lymphatischer Leukämie. Bei dieser Patientin traten im Rahmen der Progression des Grundleidens mehrere Herpes simplex-Herde an den Lippen auf (an Stellen, wo schon früher ein chronisch rezidivierender Herpes simplex bestanden hatte). Die Herde breiteten sich unaufhaltsam aus und wandelten schließlich die gesamte Lippen- und Mundschleimhaut in eine Nekrose-Platte um. Die Aufnahmen (a) und (b) wurden im Abstand von ca. 1 Monat gemacht. Die Patientin verstarb einige Tage später. Beachte: Dieser Krankheitsfall ereignete sich vor der Acyclovir-Ära

renden Herpes simplex ähnlich. Er tritt entweder nach Inokulation auf, typischerweise durch Bisse (häufig an den Fingern lokalisiert, Paronychie-artiges Bild; medizinisches Personal!) oder nach Superinfektion von Substanzdefekten (Schürfwunden – „Herpes gladiatorum" bei Ringern etc.; Verbrennungen). Sowohl HSV 1 als auch 2.

Herpesinfektion bei Immundefizienz. Herpes simplex ist eine wichtige Ursache der Morbidität und Mortalität von Patienten mit schwerer Defizienz der zellulären (nicht humoralen!) Immunität (AIDS, Lymphome, Leukämien, Autoaggressionskrankheiten, seltener nach Organtransplantationen, nach Steroidtherapie und bei Marasmus). Die Manifestationen können umschrieben (vegetierender Herpes simplex) oder disseminiert auftreten.

Herpes-simplex-Enzephalitis. Eine Komplikation bei Immundefizienten (manchmal auch bei Immunkompetenten – die häufigste Form sporadischer Enzephalitis). Mit Ausnahme der neonatalen Herpes simplex-Infektion wird sie meist durch HSV 1 hervorgerufen. Infektionsweg: wahrscheinlich über olfaktorische Fasern oder den N. Trigeminus. Meist akuter Beginn, hohes Fieber, Bewußtseinseintrübung, fokale neurologische Zeichen (Temporallappen ist am häufigsten befallen). Diagnose durch HSV-DNS-Nachweis im Liquor (PCR), EEG. Unbehandelt hohe Mortalität (ca. 70 %).

Herpes simplex vegetans (Abb. 12.51 u. 12.52): eine schwere Verlaufsform des Herpes simplex bei immundefizienten Patienten (AIDS, Lymphome unter Chemotherapie). Ausgeprägte Formen sind (nur!) wegen der Verfügbarkeit der Virustatika selten. Er beginnt gewöhnlich mit einer vorerst unauffälligen Episode eines chronisch-rezidivierenden Herpes simplex; statt Ausheilung wandeln sich die Läsionen in tiefe matschige, schmerzhafte Nekrosen und Ulzera um, die sich langsam (bis Monate!) aber stetig und schrankenlos peripher ausbreiten. Gelegentlich Befall der Haarfollikel (Herpes-simplex-Follikulitis). Typische Lokalisation: Lippen, Gesicht, Mundhöhle; Anogenitalregion.

Differentialdiagnose. Pyoderma gangränosum.

Organmanifestationen können bei schwerer Immundefizienz primär oder durch Ausbreitung aus einem vegetierenden Herpes entstehen. Hauptbetroffene Organe sind Ösophagus, Lunge, Leber, Darm (häufig durch Verschlucken von HSV aus vegetiererender Herpesstomatitis oder durch Magenschläuche).

Herpes genitalis und Schwangerschaft. Erstinfektion während der Schwangerschaft führt in bis zu 50 % zum Abort; rezidivierender H. genitalis beeinflußt die Schwangerschaft nicht.

Herpes simplex-Infektion des Neugeborenen. Diese wegen der physiologischen Abwehrschwäche des Neugeborenen schwerwiegende Komplikation wird vorwiegend durch HSV-2, in bis zu 35 % auch durch HSV-1 verursacht und hat eine publizierte Inzidenz von 1/2500 bis 1/26.000 Geburten. Die Übertragung erfolgt durch Aszension oder beim Durchtritt durch den Geburtskanal. Risikofaktoren sind Frühgeburtlichkeit und Verwendung von Kopfelektroden am Fötus. Weitere Faktoren sind: der Virustyp (das aggressivere und stärker neurotrope HSV-2 verursacht häufiger neurologische Komplikationen), die Klinik des mütterlichen H. genitalis (je ausgeprägter, desto höher die Infektionsgefahr; bei primärem H. genitalis bis 50 %), der anatomische Ort der Virusausscheidung, passiver Transfer von mütterlichen Antikörpern. Bei floridem H. genitalis zum Zeitpunkt der Geburt wird in den USA zur Verhinderung der Übertragung die Sektio empfohlen. Asymptomatische Virusausscheidung der Mutter scheint jedoch die häufigere Infektionsquelle zu sein (nach Studien in den USA bis zu 70 % der Kinder mit H. neonatorum). Immerhin 0,35 % aller Frauen sind zum Zeitpunkt der Geburt Virusausscheider. Das Risiko der Transmission ist bei erst kurz zurückliegendem Rezidiv bis 10mal höher.

Symptome beginnen Tage bis Wochen nach der Geburt, das Spektrum der Manifestationen ist breit: neben mehr umschriebenen Bläschen kommen disseminierte, generalisierte Herpeseruptionen vor (Bläschen oder „ausgepunzte" Erosionen; manchmal aphlegmasisch oder sogar fehlend) mit Übergang in septische Bilder mit schweren Systemzeichen, schneller Ausbreitung in innere Organe, insbesondere das ZNS. Unbehandelt hohe Mortalität (ca. 70 %).

Diagnostik. Das klinische Bild ist in der Regel typisch genug zur eindeutigen Diagnose; Schwierigkeiten können sich beim H. genitalis (s. S. 893), disseminierten Herpesinfektionen und beim Herpes simplex vegetans ergeben. Folgende Methoden des Virusnachweises stehen zur Verfügung:

Viruskultur in etablierten Zellkultursystemen. Dieser „Goldstandard" ist für Routinezwecke zu aufwendig, jedoch geeignet für spezielle Fragen (z. B. asymptomatisches Virusshedding). Aus den Kulturen wird der Virustyp mit monoklonalen Antikörpern gegen spezifische Oberflächenglykoproteine bestimmt (Fluoreszenzmikroskopie, ELISA).

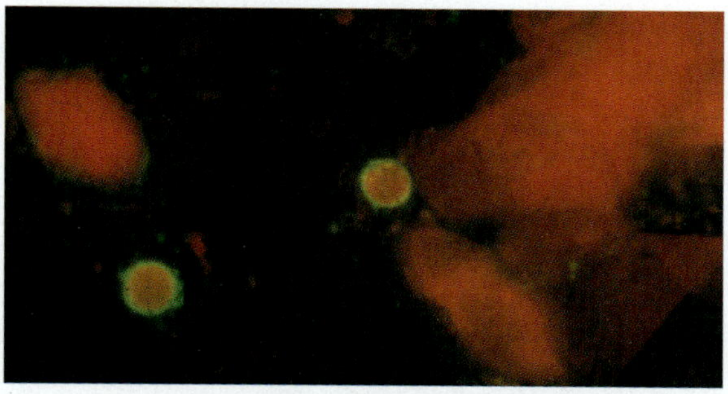

Abb. 12.53. Herpes simplex Typ II (Immunfluoreszenznachweis aus Bläschenabstrich). Die gefärbten abgerundeten (akantholytischen) Keratinozyten exprimieren an der Zelloberfläche Virusantigene

Direkte Immunfluoreszenz an Ausstrichpräparaten vom Bläschengrund mit monoklonalen Antikörpern: hohe Sensitivität (80 % im Vergleich zur Kultur), schnell, Identifikation sowohl von Virusart als auch -typ möglich (Abb. 12.53).

Antigennachweis (HSV-1 und -2) mittels ELISA.

PCR: bei speziellen Fragestellungen (z. B. Nachweis der HSV-DNS im Liquor bei Verdacht auf H. neonatorum).

Schnelltests: der Tzanck-Test (gefärbtes Ausstrichpräparat aus dem Herpesbläschen) zeigt die typischen akantholytischen Virusriesenzellen; wegen geringer Sensitivität obsolet. ***Negative stain***-Präparate (elektronenmikroskopischer Nachweis von Viruspartikeln; Kohlebedampfung läßt die Viren als helle sphärische Partikel über dem elektronendichten Hintergrund erscheinen – Abb. 12.54). Diese älteren Methoden erlauben nur die Diagnose „Herpesviren", jedoch keine Differenzierung zwischen HSV bzw. dessen Typen und VZV oder anderen Herpesviren. Ähnliches gilt für die Histologie.

Serologische Testmethoden spielen nur eine geringe Rolle, da 90 % der Erwachsenen IgG-Antikörper gegen HSV besitzen, IgM-Antikörper nur bei etwa 1 % von akutem H. simplex nachweisbar sind, und die Differenzierung von HSV-1 und -2 mittels kommerzieller Testkits noch nicht möglich ist. Eine Serokonversion findet nur beim primären Herpes simplex statt, Titeranstiege sind bei klinischem Rezidiv nicht stets nachweisbar. Western Blot-Methoden ermöglichen die Differenzierung der Antikörper und haben eine höhere Sensitivität.

Therapie. Diese richtet sich nach der klinischen Symptomatik. Primäre herpetische Infektionen werden bei mildem Verlauf symptomatisch behandelt (Mundspülungen bzw. Sitzbäder, entzündungshemmende Mittel, Analgetika); Applikation von Lokalanästhetikalösungen kann indiziert sein (cave: Kontaktallergie). Schwe-

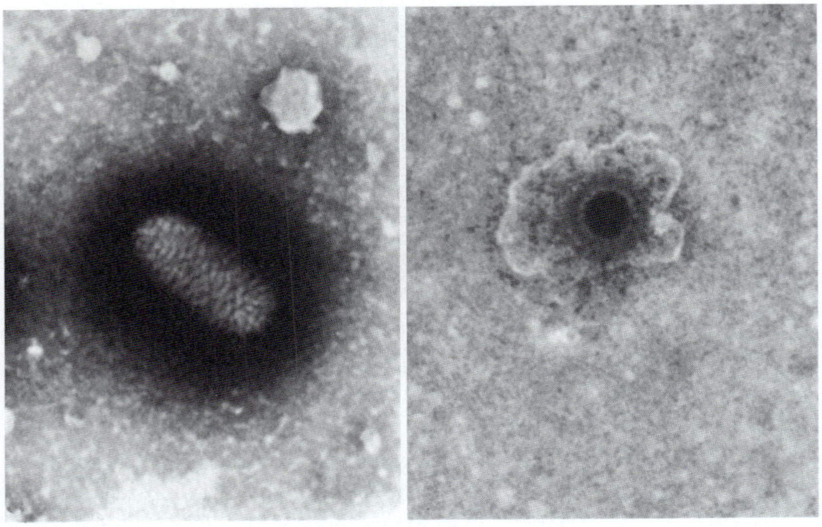

Abb. 12.54. Negative-stain-Diagnose virusbedingter Läsionen. **a** Paravacciniavirus aus einem Melkerknoten. **b** Herpers-simplex-Virus. Verg. 100000:1

rer verlaufende Erstmanifestationen und ausgedehnte Rezidive (insbesondere bei Verdacht auf Immundefizienz) werden systemisch behandelt (Acyclovir, Valaciclovir – eine Prodrug des Acyclovir mit besserer Resorption, Famciclovir – ein verwandtes Purinanalog); diese stoppen innerhalb kurzer Zeit die Virusreplikation, mildern die klinische Symptomatik, reduzieren die Neubildung von Läsionen und verkürzen die Abheilungszeit, verhindern aber nicht das Latentwerden der Infektion.

Erstmanifestation. Acyclovir 200 mg p. o. 5 x/Tag (bei schwerem Verlauf: 5–10 mg/kg KG i. v. alle 8 Stunden) 5–10 Tage bzw. bis zur klinischen Rückbildung. Alternativen: Valaciclovir 500 mg p. o. 2 x/Tag oder Famciclovir 250 mg p. o. 3 x/Tag, jeweils durch 5 Tage.

Herpes simplex recidivans. Die Behandlung eines ausgeprägten chronisch-rezidivierenden H. simplex ist trotz der wirksamen neuen Virustatika ein schwieriges Problem; häufig rezidivierende genitale Herpesläsionen sind für den Patienten und dessen Sexualleben eine große Belastung. Bei milden Fällen bringt Lokaltherapie (Öffnen der Bläschen, ihre Austrocknung – Zinkpaste, oder Applikation von Kortikosteroidtinktur – entzündungshemmend) schnelle Linderung oder Abheilung. Acyclovircreme ist, wenn überhaupt, nur bei sehr frühzeitiger Anwendung wirksam.

> **!** Kortikosteroidpräparationen sind bei Herpes corneae kontraindiziert, da sie zur Performation der Hornhaut führen können. Bei Herpes simplex der Haut wirken sie hingegen lindernd; lokale Ausbreitung oder hämatogene Dissemination werden nicht beobachtet.

Bei häufigen oder schweren Rezidiven (wie auch bei begleitendem E. multiforme) wird systemisch behandelt; zwei Vorgangsweisen können eingeschlagen werden:

- episodische Therapie: Sofortige Systemtherapie des Rezidivs (s. oben) schon bei den ersten Anzeichen von Prodromi. Dies führt manchmal zur Verhinderung, stets aber zur rascheren Abheilung des Rezidivs.
- Rezidivprophylaxe. Diese kann nach zwei Schemen erfolgen:

  Kontinuierliche Verabreichung von Acyclovir täglich über einen längeren Zeitraum führt bei ca. 75% der Patienten zur signifikanten Abnahme der Rezidive; komplettes Ausbleiben oder Unterdrückung des asymptomatischen Virusshedding wird allerdings nicht erreicht. Die Dosierung wird empirisch auf das niedrigste noch wirksame Niveau eingestellt (im Idealfall 2 x 200 mg Acyclovir/Tag). Nach Beendigung der Prophylaxe stellen sich wieder Rezidive ein, oft jedoch milder. Diese Suppressionsbehandlung wird bei häufigen Rezidiven (z. B. 10/Jahr) oder starker psychischer Belastung empfohlen (genaue Aufklärung erforderlich!). Nach etwa einem Jahr Aussetzen, Beobachtung des weiteren Rezidivgeschehens und allenfalls Fortsetzung der Suppression.

  Intermittierende Suppression kurz vor bis nach dem Zeitraum erhöhter Rezidivgefahr (Urlaub, Infektion, Stress, etc.) ist eine Alternative zur Dauersuppression und wird von den Betroffenen besser angenommen.

Therapie bei Immunsupprimierten. Der vor Einführung der Nucleosidanaloga hoffnungslose vegetierende Herpes simplex wie auch die disseminierte Herpes simplex-Infektion können mit Acyclovir zumindest vorübergehend beherrscht werden (längerfristige Medikation, zumindest anfangs i. v. Verabreichung (3 x 10 mg/kg KG), die Prognose hängt allerdings von der Grundkrankheit ab. Unkomplizierter Herpes simplex bei HIV-Positiven wird mit Acyclovir 400 mg 3–5 x/Tag bis zur Rückbildung behandelt; einheitliche Empfehlungen sind noch ausständig. Bei HIV-Positiven besteht auch eine erhöhte Gefahr der Resistenzentwicklung. In solchen Fällen wird auf Foscarnet ausgewichen (40–60 mg/kg/KG i. v. alle 8 Stunden durch mindestens 10 Tage). Bei weiteren Rezidiven sind die Virusstämme meist wieder acyclovirsensitiv.

Acyclovir-Therapie in der Schwangerschaft. Schädliche Wirkungen auf Schwangerschaft oder Fetus sind nicht bekannt; dennoch ist Acyclovir wegen noch zu geringer Erfahrung nicht für Gravide freigegeben. Behandlung nur in schweren Fällen und nach genauer Aufklärung!

Therapie der neonatalen HSV-Infektion. Bei klinischen Symptomen 30 mg/kg KG Acyclovir/Tag i. v. durch 10–14 Tage. Prophylaktische Behandlung asymptomatischer Neugeborener von Müttern mit floridem H. genitalis wird nicht empfohlen.

Partnermanagement bei Herpes genitalis. Automatische Mitbehandlung ist nicht sinnvoll, wohl aber die Aufklärung von Patient und Partner über Infektiosität, Transmissionsgefahr auf den Fötus, asymptomatisches Virusshedding.

Infektionen mit dem Varizella-Herpes-zoster-Virus

Erreger. VZV ist ein dem HSV morphologisch identisches und weitgehend homologes DNS-Virus. Es ist weltweit verbreitet, sehr empfindlich gegenüber physikochemischen Noxen, lediglich humanpathogen und nur in Primatenzellkulturen züchtbar; es existiert nur ein Serotyp. VZV ist stark zellassoziiert (Züchtung gelingt selten aus Körperflüssigkeiten – außer Hautbläschen).

Epidemiologie. Die Durchseuchung ist weltweit knapp 100 % (neutralisierende und komplementbindende Antikörper), etwas niedriger in Asien und Südamerika. Die Übertragung erfolgt durch Tröpfcheninfektion (Varizellen) oder direkten Kontakt mit dem Bläscheninhalt. Herpes zoster ist weniger ansteckend als Varziellen.

Pathogenese. Diese ist der der Herpes-simplex-Infektion sehr ähnlich (Abb. 12.55). Die Primärinfektion beginnt mit Virusreplikation im oberen Respirationstrakt, Transport in Lymphozyten über die Blutbahn („erste Virämie") und Virusreplikation im RES. Dieser folgt nach ca. 2 Wochen die „zweite Virämie" mit Dissemination in innere Organe und Haut (fieberhafte exanthematische Erkrankung mit typischen disseminierten Bläschen – ***Varizellen***). VZV replizieren in der Haut und aszendieren anschließend über die sensiblen Hautnerven zu den regionären Spinalganglien, die sie lebenslang latent besiedeln.

Die Varizellen-Infektion hinterläßt eine lebenslange Immunität (gegen Varizellen; dies schließt die ***Reaktivation*** zum Herpes zoster nicht aus). Bei guter zellulärer Abwehrlage bleibt die Infektion latent. Bei Sinken der Immunlage kommt es (oft Jahrzehnte nach der

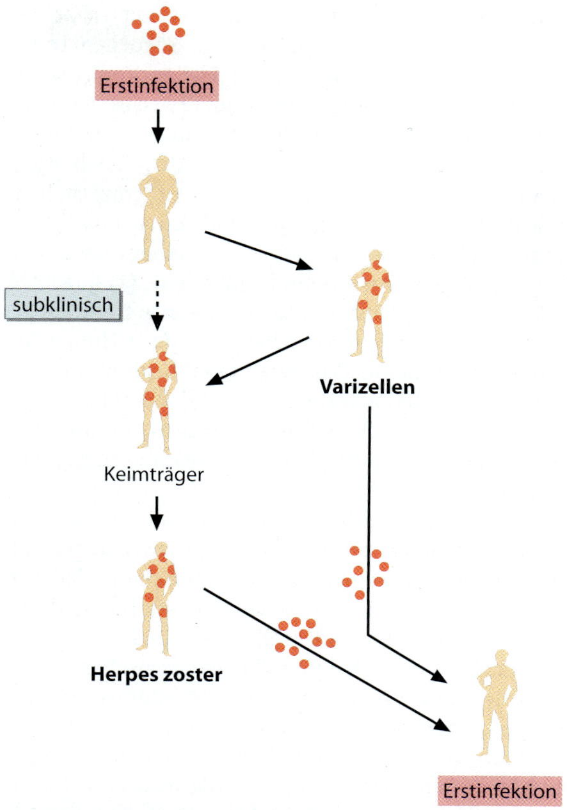

Abb. 12.55. Infektionskette bei Varizellen-Herpes zoster

Primärinfektion!) zur Virusreplikation, die zuerst eine akute schmerzhafte Ganglionitis mit Untergang von Neuronen und, nach Deszension der VZV in die Haut – wieder entlang der sensiblen Hautnerven, einen ***Herpes zoster*** im betroffenen Segment zur Folge hat.

Die Einbeziehung des gesamten Ganglions (Ganglionitis) unterscheidet die Reaktivation bei Herpes zoster von der bei Herpes simplex (daher ist beim ersteren das ganze Hautsegment befallen ist, beim letzteren nur ein kleiner Teil. Eine schmerzhafte Ganglionitis ist beim rezidivierenden Herpes simplex eine seltene Ausnahme, ebenso wie eine zosteriforme Ausbreitung).

Varizellen (syn. Windrose, Windpocken, Feuchtblattern)

Varizellen sind bei gesunden Kindern harmlos, bei immundefizienten (Leukämien, medikamentös) jedoch bedrohlich. Auch bei Adoleszenten und Erwachsenen meist schwererer Verlauf.

Epidemiologie. Kinder unter 10 Jahren sind vorwiegend betroffen. Die Kontagiosität ist sehr hoch (ca. 90 % der nichtimmunen Kontaktpersonen), allerdings nur während ca. 7 Tagen (2 Tage vor bis 5 Tage nach Auftreten des Exanthems). Eingetrocknete Varizellenbläschen sind (im Gegensatz zu Pocken!) nicht infektiös. Varizellen verlaufen epidemisch (saisonale Häufung in Winter und Frühjahr).

Klinik (Abb. 12.56). Subklinische Infektion ist selten. Nach einer Inkubationszeit von ca. 2 Wochen treten Prodrome auf (nicht sehr hohes Fieber, Kopfschmerzen etc.; bei älteren Kindern und Erwachsenen stärker ausgeprägt). Anschließend entsteht in durch 7–10 Tage schnell aufeinander folgenden Schüben ein Exanthem aus regellos disseminierten, einzelstehenden Primärläsionen: unscharf und unregelmäßig begrenzte elliptische Erytheme mit einem zentralen dünnwandigen wasserklaren Bläschen („Tautropfen auf Rosenblatt", Musterbeispiel einer sog. Haloläsion). Die Zahl schwankt zwischen 20 und Hunderten („Sternenhimmel"). Das Exanthem beginnt im Gesicht und breitet sich über Hals und Rumpf aus. Kapillitium, Handflächen und Fußsohlen, Mund-, Nasen- und Genitalschleimhaut sind befallen (differentialdiagnostisch wichtig).

Die Weiterentwicklung der Einzelläsion ist schnell, sämtliche Stadien kommen daher nebeneinander vor. Das Bläschen sinkt zentral ein und erscheint dadurch oft ein wenig genabelt, wird trübe, trocknet ein und verkrustet. Ausgeprägter Juckreiz. Abstoßung der Kruste und narbenlose Abheilung erfolgen zwischen 1 und 3 Wochen. In Ausnahmefällen bleiben multiple, runde, atrophe, scharf begrenzte Närbchen zurück (besonders bei Superinfektion – Kratzen wegen Juckreiz). Allgemeinsymptome bestehen nur, solange neue Effloreszenzen entstehen (Fieber, Abgeschlagenheit etc.). Die Läsionen der inneren Organe verlaufen meist subklinisch (Urogenital-, Gastrointestinal-, Respirationstrakt).

Komplikationen sind v. a. die bakterielle Superinfektion (Impetiginisation, selten Erysipel, Phlegmone). Bei immunkompetenten Erwachsenen ist die Gefahr der disseminierten Infektion 1/500–1/1.000. Die rechtzeitige Eliminierung der virusbefallenen Zellen unterbleibt, es resultiert schwerer Haut- und Organbefall: Varizellenpneumonie, seltener ZNS-Befall (Meningoenzephalitis, zerebellare Ataxie, Guillain-Barré-Syndrom, aszendierende Myelitis, Reye-Syndrom), Thrombopenie, Arthralgien, Nierenbeteiligung. Die Mortalität bei vorher gesunden Erwachsenen ist ca. 10 %. Bei Immundefizienten (hämatologische Erkrankungen!) stellt sich eine disseminierte Infektion in bis 30 % ein, die Mortalität beträgt ca. 15 %.

Varizellen und Schwangerschaft. Mütterliche Varizellen im ersten Trimenon können zu schwerer Mißbildung des Föten führen (ZNS-, Augen-, Hautdefekte, Fehlen von Gliedmaßen), bei späterer Infektion keine Folgen außer häufigem frühkindlichen Herpes zoster. Infektion der Mutter knapp vor der Geburt führt zu disseminierten Varizellen des Neugeborenen mit hoher Mortalität (nicht ausreichend mütterliche Antikörper können die Plazenta passieren); ähnliches gilt für die postnatale Infektion des Neugeborenen.

Differentialdiagnose. Insektenstiche, Strophulus infantum (Unterscheidung: Läsionen weder an Kapillitium noch Mundschleimhaut, keine Systemzeichen), disseminierte Herpes-simplex-Infektion und „generalisierter" Herpes zoster.

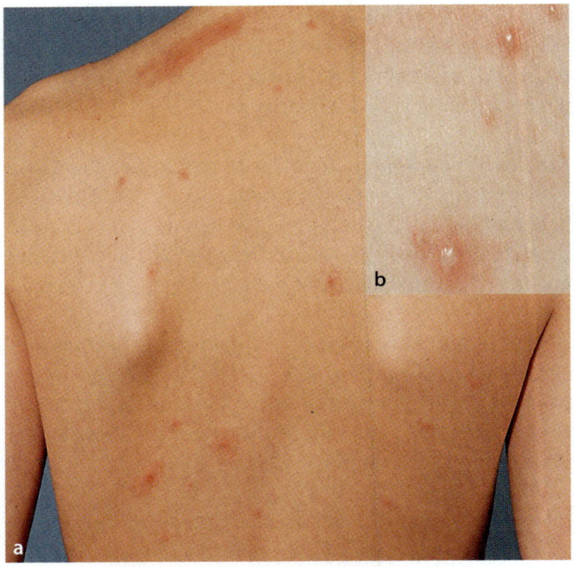

Abb. 12.56. Varizellen. Schütter und regellos disseminierte Bläschen mit entzündlichem Halo. **a** Übersicht; **b** Detail

Herpes zoster (Syn. Gürtelrose)

Epidemiologie. Die Inzidenz des Herpes zoster ist mit dem Lebensalter und dem Immunstatus korreliert: er ist selten in den ersten Lebensjahren (meist ohne vorhergehende Varizellen, diaplazentare Übertragung bei mütterlicher Infektion) und nimmt dann linear zu. Die Inzidenz ist im Durchschnitt 2–5/1.000/Jahr, bei Betagten ca. 4 x so hoch wie bei jungen Erwachsenen, bei Immundefizienten bis 100mal höher als bei Immunkompetenten. Zirka die Hälfte der 85jährigen hatten während ihres Lebens Herpes zoster; in der Regel nur eine Episode, ca. 5 % zwei oder sogar drei. Herpes zoster tritt nicht (wie Varizellen) epidemisch, sondern sporadisch auf und kann auch nicht (!) durch Kontakt mit an Varizellen oder Herpes zoster Erkrankten akquiriert werden (Erstinfektion sind *immer* Varizellen, Zoster ist *immer* Reaktivation).

> Fallbericht. Ein 62jähriger Mann wird mit schwerem Herpes zoster im Trigeminusbereich an der Hautklinik aufgenommen. Seine im 7. Monat schwangere Tochter stattet ihm Besuche ab. Etwa gleichzeitig mit der Entlassung des Vaters stellen sich bei der Tochter (relativ mild verlaufende) Varizellen ein. Nach problemloser Abheilung und unkomplizierter weiterer Schwangerschaft wird ein gesunder Sohn Oliver geboren. In seinem 4. Lebensmonat erkrankt Oliver, ohne Varizellen gehabt zu haben, an einem Herpes zoster im Segment C7 rechts. Der Zoster verläuft milde und heilt (nahezu) narbenlos ab.

Pathogenese. Die Varizelleninfektion führt zur latenten Infektion aller oder der meisten Spinalganglien

(s. oben). Bei Einwirken von Triggerfaktoren, oft unter reduzierter zellulärer Immunlage, wird die Virussynthese wieder aufgenommen, es resultiert die Reaktivation. Diese kann subklinisch (nur Antikörperanstieg), ohne Hautläsionen (nur radikuläre Symptomatik – „Zoster sine herpete") oder manifest verlaufen: akute Ganglionitis und Deszension in das entsprechende Nervensegment. In allen Fällen erfährt die Immunabwehr eine starke Boosterung (anamnestische Reaktion). Folgen: Die Eruption wird unterdrückt oder bleibt auf ein einziges oder wenige Segmente beschränkt. Bei Immundefizienten erfolgt die anamnestische Reaktion verzögert.

Beim Herpes simplex ist eine solche strenge Kontrolle der Reaktivierung nicht vorhanden, es kann daher Hunderte von Rezidiven geben, beim Herpes zoster in der Regel nur eines.

Für die Entwicklung der Reaktivierung gerade in einem bestimmten Segment sind die Zahl der latenten VZ-Viren in den Ganglien (daher Prädilektion des Gesichts) und lokale Faktoren verantwortlich (z. B. arthrotische Schäden, Operationen oder Bestrahlung am Achsenskelett, Metastasen etc.).

Das Absinken der Abwehrlage ist vorwiegend Folge des physiologischen Alters; seltener, aber gravierender von Infekten (HIV) und Lymphomen (klassische Korrelation). Bei schwerer zellulärer Immundefizienz ist nicht nur die Häufigkeit hoch (auch von Rezidiven!), sondern auch der Verlauf schwer (nekrotisierend) und protrahiert (Virusreplikation lange anhaltend). Zoster bei jungen Patienten kann das erste klinische Zeichen einer HIV-Infektion sein.

Der Herpes zoster galt früher als „Paraneoplasie". Dies ist für hämatologische Tumoren zutreffend (s. oben), für solide aber nur, insoweit sie einer immunsuppressiven Behandlung oder Bestrahlung unterzogen werden.

Klinik (Abb. 12.57). Beginn mit heftigen einseitigen, auf ein Segment beschränkten neuralgiformen Schmerzen, Par- und Hyperästhesie, nicht selten mit Fieber und Allgemeinsymptomen.

Der Schmerz wird häufig in innere Organe projiziert (Zahnweh, Gallen- und Nierenkoliken, akute Appendizitis etc.); in dieser präeruptiven Periode kommen daher voreilige diagnostische oder therapeutische Eingriffe vor (Appendektomie, Zahnextraktion etc.).

Nach einigen Tagen Auftreten mehrerer erythematöser entzündlicher Herde mit gruppierten klaren Bläschen im betreffenden Hautsegment. Durch sukzessive Schübe ist dieses schließlich großteils und streng halbseitig, „gürtelförmig", befallen (an der Medianlinie manchmal kleine Grenzüberschreitungen – überlappende Nervenversorgung). Die dem Spinalganglion näher gelegenen Herde (dorsal) treten meist früher auf (kürzerer Weg!) als die entfernteren (ventral). Die Bläschen innerhalb einer Gruppe sind im gleichen Entwicklungsstadium; das Alter verschiedener Bläschengruppen ist unterschiedlich. Lymphadenopathie.

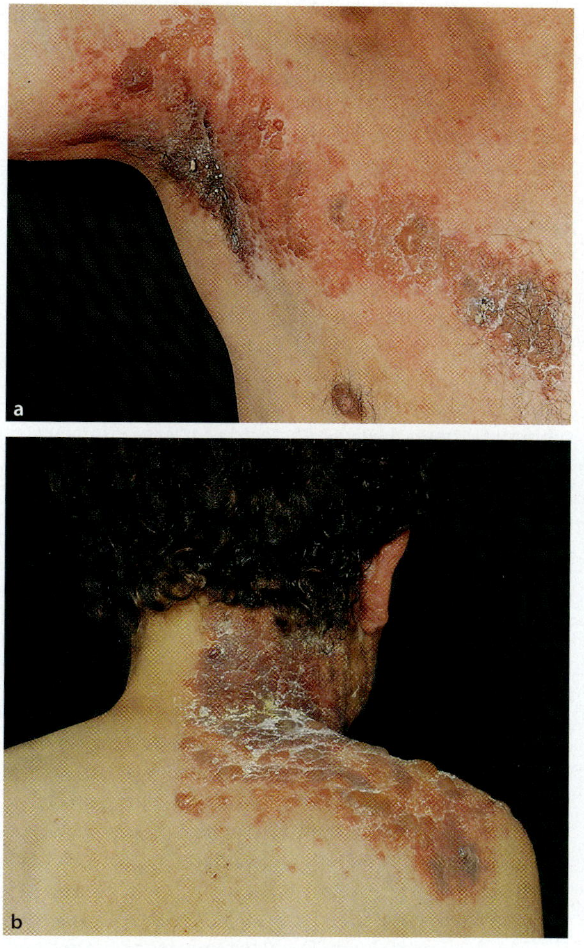

Abb. 12.57 a Herpes zoster (Th I, II). Gruppenweise Anordnung der Bläschen, verschiedene Entwicklungsstadien der einzelnen Läsionsgruppen. **b** Nekrotisierender Herpes zoster

Gewöhnlich ist nur ein Segment befallen, selten zwei oder mehrere (dann meist benachbart). Nur ausnahmsweise beobachtet man den Befall zweier voneinander entfernter Segmente ***(Zoster duplex)*** oder bilateralen Befall ***(Zoster bilateralis)***. Prädilektionsstellen: Gesicht (ca. 30 % im Trigeminusbereich) und Thorax.

Verlauf. Das Zosterbläschen unterscheidet sich vom Varizellenbläschen nur durch heftigere entzündliche Reaktion und stärkere Tendenz zur Nekrose. Bei unkompliziertem Verlauf Eintrübung, Eintrocknung, Verkrustung und Abschuppung der Bläschen innerhalb von ca. 2–3 Wochen, in der Regel unter Hinterlassung leicht atropher depigmentierter Närbchen. Bei schwerer verlaufenden Fällen kommt es zur Nekrose, manchmal der gesamten Läsion ***(Zoster gangraenosus)***. Die Nekrosen sind häufig an Aufliegestellen stärker ausgeprägt (Rücken) und hämorrhagisch ***(Zoster haemorrhagicus)***. Die Schmerzen dauern die ganze floride Phase über an und pflegen nach dem Abschuppen langsam abzuklingen. Zurück bleibt eine Hypästhesie, die sich nach Monaten wieder zurückbildet.

Komplikationen. Neben der nicht seltenen ***pyogenen Superinfektion*** werden drei Gruppen von Komplikationen unterschieden: neurogene Ausbreitung der VZV; (post)zosterische Neuralgie; und Komplikationen durch *Immundefizienz.* Alle Arten von Komplikationen sind im höheren Alter häufiger.

Komplikationen durch neurogene Ausbreitung des VZV:

Subklinischer Befall innerer Organe, entsprechend dem Hautsegment, ist häufig: manchmal hämorrhagische Zystitis, umschriebene Entzündungen des Gastrointestinaltrakts etc.

Augenbeteiligung. Eine schwerwiegende Begleiterscheinung beim Herpes zoster des 1. Trigeminusastes: Konjunktivitis, Keratitis, Ulcus corneae, Iritis mit Sekundärglaukom, Chorioretinitis, Neuritis N. optici u.a.m. Begleitend oft auch Augenmuskellähmungen und Ptose. Insgesamt sind die Symptome weniger gravierend als die Herpes simplex-Infektion des Auges.

Wegen der gemeinsamen Nervenversorgung (N. nasociliaris) finden sich bei Augenbeteiligung stets auch Hautläsionen der Nase (diese häufig vorausgehend)!

Ramsay-Hunt-Syndrom. Befall der Ganglien der Nn. facialis und statoacusticus: periphere Fazialisparese, Schwindel und Hörverlust (mögliche Folge: Taubheit). Dermatologische Zeichen: Zosterläsionen im äußeren Gehörgang, Trommelfell, Zungenseite und weichem Gaumen.

Motorische Ausfälle durch lokale Ausbreitung der VZV in das Vorderhorn. Dadurch kommt es manchmal auch zu Paralysen dieser peripherer Nerven (in etwa 5 %). Dies ist bei Herpes zoster am Rumpf kaum auffällig, wohl aber im Gesichtsbereich. Häufigste Manifestation ist die Fazialisparese, seltener Augenmuskellähmungen (Abb. 12.58). Meist voll rückbildungsfähig. Maximalform: aszendierende Myelitis.

(Post)zosterische Neuralgie. Diese ist eine äußerst quälende Komplikation, die durch die moderne Therapie mit Nukleosidanaloga seltener und milder geworden ist. Es handelt sich um bohrend-brennende Dauerschmerzen sowie oft schwerste lanzinierende Schmerzattacken, die spontan oder durch Berührung (z.B. Reiben von Kleidern), Kälte, Zugluft etc. ausgelöst werden. Sie tritt in durchschnittlich ca. 10 % auf, bevorzugt aber klar den Trigeminusbereich und Patienten im hohen Alter (über 70 Jahre; Kinder so gut wie nie betroffen). Sie hält gewöhnlich einige Monate an, die Attacken werden dann seltener und sistieren innerhalb eines Jahres. Selten unbegrenzter Fortbestand; in solchen Fällen kann die Durchtrennung der Nervenbahnen erforderlich werden. Weder über die Ursache noch die Definition der Zosterneuralgie herrscht Einigkeit.

Nach strenger Definition setzt die Zosterneuralgie erst einige Wochen nach Abheilung des Zoster ein. Die Schmerzqualität der (post)zosterischen Neuralgie unterscheidet sich von der des begleitenden Zosterschmerzes und ist auch (im Gegensatz zu diesem) durch Acyclovir nicht beeinflußbar. Da allerdings fließende Übergänge vorkommen, wurde der umhüllende Begriff „Zoster-assoziierte Schmerzen" geprägt.

Die Deutung durch narbige postinflammatorische Schrumpfung des Spinalganglions ist wahrscheinlich simplifizierend; eine wesentliche Rolle spielt vermutlich der Ausfall von Neuronen (Ungleichgewicht sensibler Impulse an das ZNS). Eine direkte Viruseinwirkung ist unwahrscheinlich.

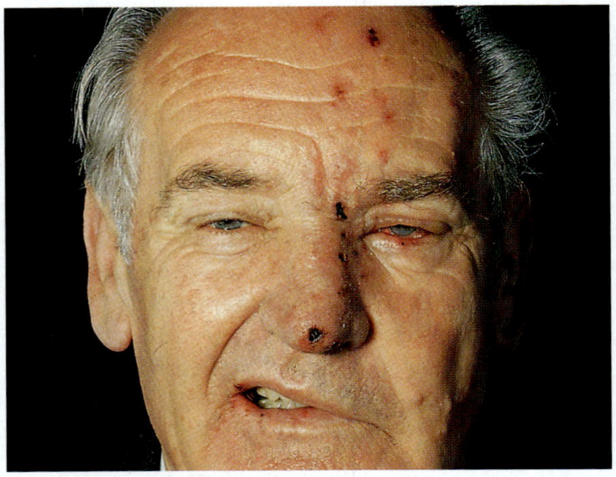

Abb. 12.58. Fazialisparese bei Herpes zoster ophthalmicus (V1). Beachte: die Läsionen sind schütter disseminiert, jedoch nekrotisch und streng halbseitig (Stirn, Nase). Bei Befall des Nervus nasociliaris ist auch stets das Auge betroffen (hier als konjunktivale Injektion erkennbar)

Mit Immundefizienz assoziierte Komplikationen. Bei alten und immundefizienten Personen ist der Verlauf in der Regel schwerer, einerseits durch stärkere Nekroseneigung, andererseits durch höheres Risiko zur Dissemination.

„Generalisierter" Herpes zoster mit exanthematischem Auftreten von Zostereffloreszenzen (varizellenähnliches Bild). Generalisation ist der klinische Ausdruck der Virämie und bei geringem Ausmaß (< 10 Bläschen) häufig und wenig bedeutsam. Zahlreiche „generalisierte" Läsionen zeigen das Risiko hämatogener Dissemination in innere Organe an.

„Generalisation" geht auf eine verzögerte anamnestische Reaktion zurück, also die Unfähigkeit (vor allem des humoralen) Immunsystems, die Viruslast zu neutralisieren. In seltenen Fällen kann ein milder Zoster in starker Generalisation „untergehen" (Mißinterpretation als 2. Varizellen).

Dissemination in innere Organe bei schwerer Immundefizienz mit Gefahr eines sepsisähnlichen Zustandsbildes. Folgende innere Organe werden hierbei häufig befallen: Lunge (Zosterpneumonie), ZNS (Zoster-Meningoenzephalitis, Guillain-Barré-Syndrom, aufsteigende Myelitis, granulomatöse Vaskulitis der Hirnarterien), Leber, Ösophagus. Diese Zustände sind ernste Komplikationen mit hoher Mortalität. Die Häufigkeit der ZNS-Beteiligung wird unterschätzt; Auftreten manchmal erst nach Wochen.

Fallbericht: Ein 52jähriger Bankbeamter wird wegen eines mittelschweren Herpes zoster im Trigeminusbereich aufgenommen und mit i. v. Acyclovir behandelt. Das Ansprechen ist gut, am 5. Tag sind die Läsionen zwar noch nicht abgeheilt, aber deutlich gebessert. Auf sein Drängen wird er nach Hause entlassen. Am Tag nach der Entlassung fällt seiner Frau seine phlegmatische Stimmung auf; vollends alarmiert ist sie erst, als er den Kühlschrank nicht finden kann. Er wird in somnolentem Zustand an die Neurologie verbracht, wo eine zerebrale Zoster-Vaskulitis diagnostiziert wird. Er bleibt eine Woche an der Intensivstation und ist durch ein halbes Jahr rekonvaleszent.

Gangränisierender Herpes zoster. Teilweise Nekrose der Zosterläsionen kommt auch bei Immunkompetenten vor. Bei Immundefizienten (Lymphome, AIDS) stellen sich ausgedehnte, sehr schmerzhafte, unbehandelt oft extrem chronische Ulzerationen ein (in denen im Gegensatz zum unkomplizierten Zoster die Virusproduktion erhalten bleibt).

Diagnose. Das klinische Bild ist meist diagnostisch. Virusidentifikation analog wie bei Herpes simplex (Zellkultur, Immunfluoreszenz, ELISA). Schnelltests: Immunfluoreszenz, Tzanck-Test und Negative-stain-Präparat. Serologische Tests sind zum Nachweis subklinischer Reaktivation nützlich.

Therapie. Grundlage der ***Systemtherapie*** sind wieder die Nukleosidanaloga Acyclovir und dessen Nachfolgepräparate. Klar indiziert sind sie bei schwer verlaufenden Varizellen und Herpes zoster, insbesondere bei Hinweis auf Immundefizienz. Geteilt sind die Meinungen über die Indikation bei mildem Verlauf. In Anbetracht der relativen Atoxizität dieser Pharmaka und der bei kurzer Anwendung (Wochen) praktisch nie beobachteten Resistenz sollte mit ihrem Einsatz nicht gegeizt werden. Acyclovir wird als Infusion 3x/Tag (je 5 mg/kg/KG) durch 5 Tage verabreicht (höhere Dosierung erforderlich ist als beim HSV!). Rechtzeitige Anwendung (bis 72 Stunden nach Auftreten der Bläschen) ist Voraussetzung für guten Erfolg. Bei Verdacht auf Immundefizienz wird nicht die Dosis erhöht sondern die Verabreichungsdauer verlängert (statt 5, 7–10 Tage und länger). Prophylaktische Behandlung ist bei Immundefizienten indiziert, die mit Varizellen- bzw. Zosterkranken in Kontakt standen. Ähnliches gilt für Varizellen im ersten Trimenon (keine Teratogenität bekannt, Präparate allerdings für Schwangere nicht zugelassen) und knapp vor dem Geburtstermin.

Der Trend der Zeit geht in Richtung auf die ambulante Behandlung des Herpes zoster mit oralen Virustatika (Famciclovir – 3x1000 mg/Tag, Valaciclovir – 2–3x 500 mg/Tag). Eine solche ist für Immundefiziente und schwere Verläufe jedenfalls abzulehnen, aber auch für unkomplizierte Fälle nicht unproblematisch: Die ***korrekte Lokaltherapie*** (vesikulöse Phase: Puder-Watte-Verbände, krustöse Phase: indifferente oder antibiotische Salbenverbände), Begleitmaßnahmen (Antibiotika, Schmerzstillung) sowie die (sehr wichtige!) Schonung und Abschirmung vor Kälte und Zugluft spielen beim Heilungsverlauf eine wesentliche Rolle. Zudem ist die Verabreichung per infusionem sicherer. Ein Herpes zoster ist daher immer noch eine Indikation zur stationären Behandlung, insbesondere bei alten Patienten.

Patienten legen sich (begreiflicherweise) ungern ins Spital („Einschmieren und Tabletten schlucken kann ich zuhause auch"), kehren dann aber nicht selten nach vorzeitiger Entlassung mit Schmerzen zurück („Irgendwie habe ich eine falsche Salbe bekommen").

Zosterschmerzen. Unter Therapie mit Nukleosidanaloga lassen diese innerhalb einiger Tage nach, Schmerzbehandlung ist optional (Analgetika, Antirheumatika, selten Opiate). Die Wirksamkeit von Vitamin B ist unsicher. Schwere Zosterschmerzen und (post)herpetische Neuralgie werden mit Antiepileptika und Antidepressiva behandelt (Carbamazepin, Nortriptylin). Ganglionblockade kann indiziert sein.

Bei älteren Personen (ohne wesentliche andere Erkrankungen) kann die Kombination von Acyclovir mit **systemischen Kortikosteroiden** den Heilungsverlauf beschleunigen, die Zosterschmerzen, wahrscheinlich auch die Häufigkeit von Zosterneuralgien, verringern und die Aufnahme der täglichen Aktivitäten beschleunigen.

Prävention. VZV-Hyperimmunglobulin kann zum Schutz Immundefizienter nach Exposition eingesetzt werden. Eine Lebendimpfung mit einem attenuierten VZV ist in den USA eingeführt, protektive Wirkung gegenüber Varizellen ist nachgewiesen.

Infektionen mit dem Epstein-Barr-Virus

Die Primärinfektion mit EBV ist die infektiöse Mononukleose. EBV bleibt anschließend lebenslang latent. Ferner spielt EBV eine noch nicht gänzlich geklärte Rolle bei lymphoproliferativen Prozessen.

Erreger. EBV ist ein den übrigen Herpesviren morphologisch und strukturell identisches lymphotropes DNA-Virus. Es unterscheidet sich durch seine Antigene: u. a. das diagnostisch wichtige virale Kapsidantigen (VCA – Zielstruktur der neutralisierenden Antikörper). Es ist obligat humanpathogen, schwer züchtbar und infiziert hauptsächlich B-Lymphozyten (Rezeptor: C3d oder CD21), die es lebenslang latent besiedelt.

Epidemiologie. EBV ist weltweit verbreitet und erregt eine der häufigsten Infektionen des Menschen (Durchseuchung ca. 90 %). Die Infektion erfolgt, abhängig vom sozioökonomischen Status, in Kindheit oder Jugend (je schlechter die Lebensverhältnisse, umso früher). In der Kindheit ist die Infektion meist asymptomatisch, daher scheint die infektiöse Mononukleose als Krankheit junger Leute aus besseren Schichten (so steigt die Durchseuchung der Studenten während der Collegejahre jährlich um 12%). Die Übertragung erfolgt durch direkten Kontakt mit Speichel (Küssen – „kissing disease"). Alternative: Sexualkontakte (Isolierung von EBV aus der Zervix), Bluttransfusionen. Zirka 15% der Seropositiven scheiden EBV im Speichel aus (noch häufiger bei Immundefizienz). Die Infektion hinterläßt lebenslange Immunität.

Pathogenese. EBV repliziert zunächst im Oronasopharynx, gelangt ins Blut und infiziert B-Lymphozyten. Diese werden polyklon aktiviert; unter den zahlreichen produzierten Antikörpern ist der diagnostisch wichtige „heterophile" (ein Schaferythrozyten-Agglutinin; dieses reagiert *nicht* mit EBV sondern einem EBV-modifizierten Membranbestandteil). Gegen die infizierten B-Zellen werden zytotoxische T-Zellen gebildet, die im Blutausstrich als „atypische" mononukleäre Zellen aufscheinen. EBV bleibt in den B-Zellen latent erhalten (als zirkuläre episomale DNA, teils auch ins Genom integriert); diese werden „immortalisiert" und können zu lymphoproliferativen Prozessen führen.

Klinik. Bei symptomatischem Verlauf (ca. 50% der Jugendlichen) stellt sich nach einer Inkubationszeit von 4–5 Wochen und Prodromi (Kopfschmerz, Krankheitsgefühl) ein grippeähnliches Zustandsbild ein: intermittierendes Fieber bis 39 °C, Anorexie und Abgeschlagenheit, Pharyngotonsillitis, Uvulaödem und Petechien am Gaumen. Einer vorerst zervikalen Lymphadenopathie (groß, weich, schmerzhaft) folgen bald die übrigen Lymphknoten im Kopf-Hals-Bereich, schließlich Generalisierung; Milzvergrößerung (seltene aber dramatische Komplikation: traumatische Milzruptur), Hepatomegalie. Bei unkompliziertem Verlauf Abheilung innerhalb 2–3 Wochen. Abgeschlagenheit kann durch Monate persistieren.

Hautzeichen: In der ersten Krankheitswoche treten häufig (ca. ein Drittel) bilaterale Lidödeme auf. Seltener (ca. 10%) sind makulo-papulo-urtikarielle (rubeoliforme) Exantheme an Stamm und proximalen Extremitäten (selten Gesicht), bei schwerem Verlauf hämorrhagisch oder vesikulös. Spontanheilung nach 3–7 Tagen.

Bei gleichzeitiger Gabe von Ampicillin (seltener anderer Antibiotika; wegen der grippeähnlichen Symptomatik nicht ungewöhnlich) erscheint fast stets das ähnliche, aber viel intensivere ***Ampicillinexanthem*** (Ursache: poplyklonale Aktivierung?). Nach Abklingen der Mononukleose wird Ampicillin wieder problemlos vertragen (*keine* Penizillinallergie!).

Seltene kutane Manifestationen der EBV-Infektion sind das Gianotti-Crosti-Syndrom, schmerzhafte Ulzera an Lippen und Genitalien sowie die orale Haar-Leukoplakie (bei Immundefizienz, insbesondere HIV-Infektion).

Labor. Absolute Lymphozytose mit „atypischen" Lymphozyten (gelappter Kern, basophiles, vakuolisiertes Zytoplasma) – bis zu 30%. Transaminasenerhöhung (oft wochenlang nachhinkend). Ein immer noch wertvoller Suchtest ist der Nachweis der unspezifischen „heterophilen" Antikörper (s. oben); wird nach ca. 6 Monaten wieder negativ. Spezifische serologische Tests: neutralisierende Antikörper gegen VCA (IgM weisen aktuelle Infektion nach, IgG Immunität).

Differentialdiagnose. ***Pharyngotonsillitis:*** Streptokokkenangina, Diphtherie, Plaut-Vincent-Angina, andere virale Anginen. ***Exantheme:*** Rubeolen (Unterschied: hier auch Gesicht befallen) akute HIV-Infektion, andere Virusexantheme, Syphilis II. ***Lymphadenopathie:*** CMV-Infektion, Toxoplasmose. ***Laborwerte:*** Hepatitis-B, akute Leukämie.

Komplikationen. In der Frühphase neben der genannten Milzruptur vor allem ZNS-Befall (Meningoenzephalitis, Myelitis, akutes zerebellares Syndrom, akuter psychotischer Reaktionstyp, Guillain-Barré-Syndrom), hämolytische Anämie und Thrombopenie.

Sehr selten kann die EBV-Infektion überwältigend und tödlich verlaufen. Dies ist häufig mit einer Leukämie-ähnlichen B-Zellproliferation verbunden, die wahrscheinlich an eine spezifische genetische Disposition gebunden ist („X-linked lymphoproliferative syndrome" – Duncan-Syndrom). Darüber hinaus ist EBV auch mit echten Lymphomen (u. a. dem hochmalignen, in Afrika endemischen Burkitt-Lymphom, B-Zell-Lymphomen des ZNS) und dem (in China endemischen) nasopharyngealen Karzinom assoziiert.

EBV-assoziierte lymphoproliferative Syndrome (Lymphome) wurden bei Nieren- und Knochenmarkstransplantierten und bei AIDS-Patienten beobachtet. Die Behandlung mit Cyclosporin A scheint ein Risikofaktor für transplantierte Patienten zu sein. Das EBV-Genom ist in etwa 2/3 aller B-Zell-Lymphome bei AIDS-Patienten und in praktisch allen Fällen von ZNS-Lymphomen nachweisbar.

Therapie. Konservativ. Acyclovir nur schwach wirksam.

Infektionen mit dem Zytomegalie-Virus

CMV ist der Erreger wichtiger Krankheiten, die hauptsächlich mit Infektion in utero und Immundefizienz (Organtransplantation, AIDS) assoziiert sind. Die Manifestationen sind mannigfaltig, Hautsymptome spielen ein untergeordnete Rolle.

Erreger. CMV ist ein den übrigen Herpesviren morphologisch und strukturell identisches, durch seine Antigene unterscheidbares DNA-Virus. Der Mensch ist das einzige Virusreservoir. Tierische CMV sind für den Menschen apathogen. Für diagnostische Zwecke existiert nur ein Serotyp, innerhalb dessen jedoch biologisch erhebliche Unterschiede. In Kultur wächst es langsam; markant ist seine Neigung zur Ausbildung von mehrkernigen Riesenzellen und von nukleären (und zytoplasmatischen) Einschlußkörperchen („Eulenaugen-Zellen"). Es kann in einer Vielzahl von Zellen latent sein (Leukozyten, Epithelien der Gallengänge, Speicheldrüsen und ableitenden Harnwege etc.).

Epidemiologie. Die Durchseuchung beträgt weltweit 40–80 %, abhängig von sozioökonomischen Faktoren. Die Übertragung erfolgt auf verschiedene Weise:

- diaplazentar (meist im Rahmen der Primärinfektion der Mutter);
- bei der Geburt (virushaltiges Zervikalsekret) oder über die Muttermilch;
- Kontakte mit Speichel oder Urin von Kleinkindern (Kinderkrippen, innerhalb der Familie);
- sexuell (Ausscheidung über Samen und Zervikalsekret);
- durch Blutprodukte, Organtransplantation (Knochenmark!).

Nach der Infektion bleiben die Betroffenen (insbesondere Kinder) durch Monate (Jahre) Ausscheider und lebenslang Virusträger.

Pathogenese. Die Primärinfektion kann an multiplen Geweben erfolgen, im Anschluß daran die Dissemination. Diese kann beim Fötus zu ausgedehnten Veränderungen führen. Beim Erwachsenen ist die Infektion häufig asymptomatisch oder erscheint als ein der infektiösen Mononukleose ähnliches Krankheitsbild (CMV- oder „heterophil-negative" Mononukleose). Die häufigsten Krankheitsfälle sind Folgen der Primärinfektion. Seltener, aber gravierend sind die Manifestationen der Reaktivation bei Abfall der zellulären Immunität (Organtransplantation, AIDS). CMV-Infektion supprimiert die T-Zellfunktion. CMV und HIV verstärken wechselseitig ihren immunsupprimierenden Effekt.

Klinik. Die ***fötale Infektion*** („cytomegalic inclusion disease") ist mit ca. 1 % der Geburten (noch mehr in der Dritten Welt) die häufigste kongenitale Infektion. Nur 10 % der Infizierten sind symptomatisch, die Mortalität ist ca. 20 %. Die Läsionen ähneln denen anderer kongenitaler Infektionen (STORCH-Syndrom, s. S. 705): Hepatosplenomegalie, Ikterus, Mikrozephalie, Epilepsie, Hydrozephalus, Taubheit, Chorioretinitis, Thrombopenie etc. Ein charakteristisches Symptom ist die ***kutane Erythropoese*** (Persistenz der physiologischen fötalen kutanen Erythropoese – bedingt durch Hypoxie?): purpuraartige disseminierte livide Infiltrate („blueberry muffin baby"). Die fötale CMV-Infektion ist eine der häufigsten Ursachen mentaler Retardierung.

Die ***CMV-Infektion bei gesunden Kindern und Erwachsenen*** (CMV-Mononukleose) ist eine oft asymptomatische, gelegentlich heftige grippeähnliche Krankheit mit Fieber, Abgeschlagenheit, Myalgien, Splenomegalie. Im Ausstrich atypische Lymphozyten, heterophile Antikörper sind nicht nachweisbar. ANA und Rheumafaktor nicht selten positiv. Rubeoliforme Exantheme kommen vor, sind aber selten (auch bei CMV wird das Phänomen des Ampicillinexanthems beobachtet). Komplikationen: hämolytische Anämie, Thrombopenie, ZNS-Befall. Spontanheilung nach 2–4 Wochen, oft gefolgt von postviraler Asthenie.

CMV-Infektionen beim Immundefizienten entstehen meist durch Reaktivation, seltener durch Primärinfektion (bei Organtransplantation durch beides). Zirka 50 % der AIDS-Patienten sind CMV-virämisch, bis zu 90 % haben Organbefall. CMV ist eine der wesentlichen Komplikationen nach Organtransplantation (z. B. 50 % bei Nierentransplantation, 25 % der assoziierten Todesfälle). Symptome treten meist in der 4.–12. Woche nach Transplantation auf (initial Fieber, Leukopenie).

Die häufigsten Manifestationen sind Pneumonie, Hepatitis, Enzephalitis, Retinitis (Blindheit!) sowie Ulzera des Gastrointestinaltrakts (Ösophagus, Magen, Dünn- und Dickdarm. Komplikationen: unstillbare Diarrhöen, Perforation, Blutung).

Kutane Symptome: chronische, sehr schmerzhafte Geschwüre im Ano-Perinealbereich ähnlich dem vegetierenden Herpes simplex. Gelegentlich auch analoge Ulzera der Körperhaut.

Diagnostik. Viruskultur (langsames Wachstum) aus „buffy coat"-Leukozyten, PCR, Immunfluoreszenz, histologischer Nachweis der „Eulenaugenzellen" in befallenen Organen. Serologie (4 facher Titeranstieg ist diagnostisch).

Therapie. Diese ist nur bei kompliziertem Verlauf und bei Immundefizienz indiziert. Acyclovir und Analoge sind wirkungslos. Mittel der Wahl ist Ganciclovir (langfristige intravenöse Verabreichung), alternativ Foscarnet.

Prävention. CMV-ausscheidende Kinder sollten im Krankenhaus isoliert werden. Blutkonserven für seronegative Immundefiziente *müssen*, für seropositive *sollen* auf CMV gescreent werden. Wenn möglich, Spenderorgane nur von CMV-Negativen.

Bei strikter Befolgung von Hygiene-Richtlinien (Hände waschen!) ist eine Übertragung von CMV im Krankenhaus auf das Personal und umgekehrt kaum vorstellbar. Dies betrifft insbesondere schwangeres Personal. Harn, Sputum, Speichel und Nasensekret sollten als infektiöse Körperflüssigkeiten angesehen werden.

Andere humane Herpesviren

HHV 6 ist der Erreger der Roseola infantum (s. oben). HHV-7 ist ein T-Zell-lymphotropes DNA-Virus bislang noch unbekannter Relevanz. HHV 8 wurde aus Kaposi-Sarkomen isoliert (s. unter Kaposi-Sarkom und AIDS).

12.3 Pilzkrankheiten (Mykosen)

Pilze (Myzeten) sind eukaryotische Organismen, deren Zellwand aus ***Chitin*** und deren Zellmembran aus ***Sterolen*** aufgebaut sind. Sie sind meist ***obligat aerob,*** nie obligat *an*aerob; sie synthetisieren ***Chlorophyll*** und sind in ihrer Ernährung auf ***organisches Material*** angewiesen. Ihr Habitat ist die Umwelt (Ausnahmen: Candida albicans und Malassezia furfur sind Teil der normalen menschlichen Flora). Über 100.000 verschiedene Pilze sind bisher beschrieben, nur einige hundert sind Erreger von Mykosen.

Man unterscheidet ***Faden-*** und ***Sproßpilze.*** Fadenpilze bestehen aus Keimfäden ***(Hyphen),*** die ein mattenartiges Geflecht bilden ***(Myzel).*** Sie vermehren sich teils sexuell, teils asexuell („Fungi imperfecti"); die Reproduktionsorgane werden als sexuelle bzw. asexuelle Sporen ***(Konidien)*** bezeichnet. Sproß- (Hefe)pilze sind einzellige Organismen, die sich asexuell durch Sproßung vermehren (und dabei manchmal hyphenähnliche Zellketten bilden („Pseudohyphen"). Manche Pilze sind ***dimorph,*** d. h. sie verhalten sich unter Umgebungstemperatur wie Faden-, unter Körpertemperatur wie Sproßpilze.

Pilze können auf verschiedene Weise Krankheitserscheinungen verursachen:

- durch Infektion;
- durch Vergiftung ***(Mykotoxikosen)***: als Nahrung (giftige Pilze, z. B. Fliegenpilz – ***Amanita muscaria)*** oder als deren Verunreinigung (Ergotismus – Verunreinigung von Korn durch Alkaloide von ***Claviceps purpurea;*** oder durch Aflatoxine von ***Aspergillus flavus);***
- Allergien: z. B. Inhalationsallergien auf Sporen von Aspergillen.

Infektionskrankheiten durch Pilze ***(Mykosen)*** sind weltweit verbreitet, zahlreich, aber von sehr verschiedener Bedeutung. Man unterscheidet 4 Gruppen:

Tabelle 12.9. Wichtige humanpathogene Dermatophyten

Anthropophile	Zoophile	Geophile
E. floccosum	M. canis	M. gypseum
M. audouinii	M. equinum	M. fulvum
M. ferrugineum	T. mentagrophytes	M. nanum
T. rubrum	var. granulosum	T. simii
T. mentagrophytes	var. erinacei	
var. interdigitale	var. quinckeanum	
T. schoenleinii	T. verrucosum	
T. tonsurans	T. gallinae	
T. violaceum		
T. concentricum		

E = Epidermophyton
T = Trichophyton
M = Mikrosporum

- Mykosen der Haut ***(Dermatomykosen)***: Dermatophytosen, Kandidamykosen, Pityriasis versicolor.
- Subkutane Mykosen: Sporotrichose, Myzetom.
- Systemmykosen: vorwiegend außerhalb von Europa vorkommende, potentiell gefährliche Systeminfektionen.
- Opportunistische Mykosen: für Immundefiziente oft bedrohliche Infektionen durch häufige, beim Immunkompetenten ungefährliche Erreger (Kandida, Aspergillen, Kryptokokken).

12.3.1 Dermatomykosen

Als Dermatomykosen werden alle Infektionskrankheiten durch Pilze bezeichnet, bei denen die Erreger lediglich die oberen Schichten der Haut oder Schleimhaut, die Haare oder Nägel besiedeln; sie sind sehr häufig, aber nur selten mit heftigen Entzündungserscheinungen verbunden (tiefe Trichomykosen). Hauptgruppe sind die ***Dermatophytosen*** (Erreger: Fadenpilze – ***Dermatophyten***). Auch die ***Kandidamykosen*** der Haut werden zu den Dermatomykosen gerechnet, stellen aber eigentlich opportunistische Mykosen dar.

Allgemeines zu Dermatophytosen

Diese zählen zu den häufigsten Infektionskrankheiten der Haut und sind in der Regel von mildem Verlauf.

Erreger. Dermatophyten sind Fadenpilze, entstammen dem Erdreich und haben die ökologische Funktion von Abraumorganismen für Keratin (Schuppen, Haare) tierischer und menschlicher Herkunft: Sie besitzen die (rare) Fähigkeit, mittels Keratinasen das sehr widerstandsfähige Keratin abzubauen (***keratinophile*** Pilze). Dermatophyten vermehren sich asexuell („imperfekte" Pilze), bilden aber unter geeigneten Kulturbedingungen sexuelle Sporen aus (das ausschlaggebende taxonomische Merkmal – Dermatophyten gehören dem genus *Arthroderma* an). Etwa 40 Spezies (Arten) von Dermatophyten sind bekannt, die 3 Genera (Gattungen) angehören: Epidermophyton, Trichophyton und Mikrosporum. Eine Reihe sind apathogene Erdbewohner; ca. 30 können den Menschen befallen, nur wenige aber sind häufig (Tabelle 12.9).

Bei ca. einem Drittel der Dermatophyten ist das Erdreich das natürliche Habitat. Andere haben sich auf Tiere (***zoophile)*** bzw. Menschen (***anthropophile Dermatophyten)*** adaptiert; Mensch bzw. Tier sind dann auch das natürliche Reservoir. Die Infektion durch „adaptierte" Dermatophyten verläuft meist wenig entzündlich und chronisch (im Extremfall asymptomatisch – Carrier!), durch „nicht-adaptierte" heftiger, aber selbstlimitiert.

Zwischen den Arten und auch zwischen Stämmen einer Art können erhebliche Virulenzunterschiede bestehen; die Virulenz kann durch Passagen am „nicht-adaptierten" Wirt gesteigert werden.

Heftig entzündliche tiefe Trichomykosen des Menschen können daher z. B. durch Ansteckung von einer eher milde verlaufenden Kälberflechte entstehen.

Epidemiologie. Dermatophyten sind weltweit verbreitet. Ihre endemische Verteilung schwankt erheblich, manche sind auf gewisse Regionen beschränkt (z. B. T. concentricum im Fernen Osten, Pazifik und Teilen Amerikas). Die Inzidenz der Dermatophytosen ist von der Hautfeuchtigkeit abhängig; sie ist daher höher in feuchtem Klima, bei okklusiver Bekleidung (z. B. Uniformen) und Schuhwerk sowie bei Männern.

Die Infektion des Menschen erfolgt gelegentlich aus dem Erdreich (geophile Pilze), meist jedoch direkt oder über kontaminierte Gegenstände vom Tier (Tabelle 12.10) oder vom Menschen (direkt oder durch Schuhwerk, Fußmatten und Holzroste in Bädern etc.).

Pathogenese. Dermatophyten sind in der Regel nicht sehr ansteckend, Epidemien daher selten (Ausnahmen: Mikrosporie und epidemische Epidermomykosen unter besonderen Bedingungen – z. B. Vietnamkrieg). Die Infektion erfordert ein relativ großes Inokulum, zusätzlich jedoch einen Substanzdefekt der Hornschicht. Die Inkubationszeit ist 1–2 Wochen. Die Pilze besiedeln entweder lediglich die Hornschicht, in der sie sich konzentrisch ausbreiten *(Epidermomykosen)* oder dringen auch in die Haarfollikel ein und besiedeln den Haarschaft *(Trichomykosen)*. Sie lösen eine neutrophile Reaktion und eine zellvermittelte Immunantwort aus. Je nach dem Überwiegen der Komponenten stellt sich eine ekzemähnliche Läsion (Epidermomykose) oder ein einschmelzender Prozeß (tiefe Trichomykose) ein. Trichomykosen sind meist intensiver entzündlich als Epidermomykosen.

Charakteristische Erscheinungsform oberflächlicher Dermatophytosen ist ein sich langsam vergrößernder Ring, der im späteren Verlauf polyzyklische Figuren ausbildet. Entstehung: die Pilze breiten sich horizontal aus, mit Zeitverzögerung (Tage) auch die Entzündung (Pilze sind daher auch außerhalb der erkrankten Haut nachweisbar). Durch die Entzündung werden die Pilze weitgehend eliminiert, das Zentrum der Läsion blaßt ab und sinkt ein, es entsteht ein Ring *(entzündlicher Randwall)*. Im Zentrum verbleibende Pilze keimen später wieder aus und führen zu Rezidivknötchen, die manchmal abermals zu Ringen werden und dem ursprünglichen Ring konzentrisch nachfolgen.

Tabelle 12.10. Bevorzugte Wirte wichtiger zoophiler Dermatophyten

Erreger	Wirt
T. mentagrophytes	
var. granulosum	Nagetiere, Hunde, Katzen
var. erinacei	Nagetiere
var. quinckeanum	Nagetiere
T. gallinae	Vögel (Hühner), Nagetiere
T. equinum	Pferd
T. verrucosum	Rinder, Pferde, Schafe, Schweine
M. canis	Hund, Katze, Nagetiere

Die Dichte der Pilzelemente ist am aktiven Randwall am höchsten. Von hier muß das Material für Pilzbefund und -kultur gewonnen werden.

Am Ende der Auseinandersetzung zwischen Immunsystem und Dermatophyten steht die völlige Ausheilung (bei zoophilen Pilzen die Regel) oder ein Gleichgewicht in Form chronischer, wenig entzündlicher Läsionen, z. B. Interdigitalmykose (bei anthropophilen Pilzen).

Weitere Zeichen für die Rolle des Immunsystems sind die intensive Ausprägung der Mykosen bei Immundefizienz und die sogenannten ***Dermatophytide:*** erregerfreie Entzündungsherde fernab der Mykose, die vermutlich durch eine zelluläre Immunreaktion gegen durch die Blutbahn oder exogen in die Haut verbrachte Dermatophytenantigene zustandekommen. Die häufigste Dermatophytidreaktion ist ein dyshidrotisches Handekzem.

Die Dermatophytidreaktion ist eine Modellvorstellung analog den Tuberkuliden. Sie entsteht nur bei sensibilisierten Individuen (positive ***Trichophytinreaktion***).

Erregerspezifität besteht im allgemeinen nicht, d. h. man kann von der Art der Dermatomykosen nur sehr bedingt auf den verursachenden Dermatophyten schließen. Ausnahme: ***Epidermophyton floccosum*** kann keine Trichomykosen verursachen. Beschränkte Erregerspezifität besteht ferner für gewisse Trichomykosen (Favus und Mikrosporie).

Epidermomykosen

Eine häufige Dermatophytose ohne Beteiligung der Haarfollikel, die durch rundliche Herde mit Randbetonung gekennzeichnet ist. Sie kann durch anthropophile oder durch zoophile Pilze hervorgerufen werden. Im ersteren Fall findet sie sich gewöhnlich an zwei typischen Prädilektionsstellen: inguinal (Epidermomycosis inguinalis) oder an Hand und/oder Fuß (Tinea pedis); im letzteren am Kontaktort (z. B. Wange) (Abb. 12.59).

Die Grenzen der Epidermomykose durch zoophile Pilze zur oberflächlichen Trichomykose sind fließend; deshalb ist im Englischen die Bezeichnung „Tinea" als Sammelbegriff für alle Dermatophytosen in Verwendung (Medizinerlatein für „Flechte", eigentlich aus dem Arabischen).

Epidermomycosis corporis. Scheibenförmige Herde mit polyzyklischem Rand, scharfer Begrenzung, eleviertem, gerötetem, kleieförmig schuppendem Randsaum und eingesunkenem, fast normal wirkendem

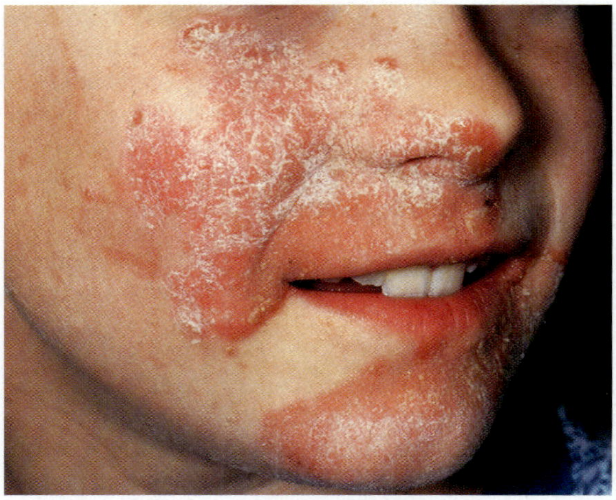

Abb. 12.59. Epidermomykose des Gesichts. Ein bizarr konfigurierter polyzyklischer Herd mit Randbetonung und Schuppung

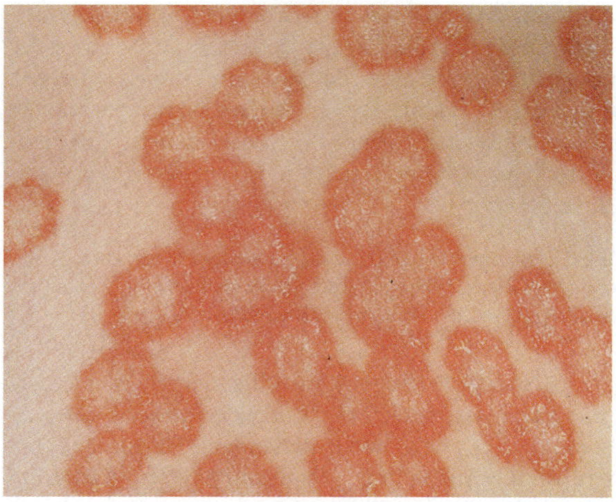

Abb. 12.60. Epidermomycosis corporis. Multiple runde, durch Konfluenz teils polyzyklische erythematöse Herde mit eingesunkenem Zentrum, entzündlichem Randwall und peripherer Schuppung

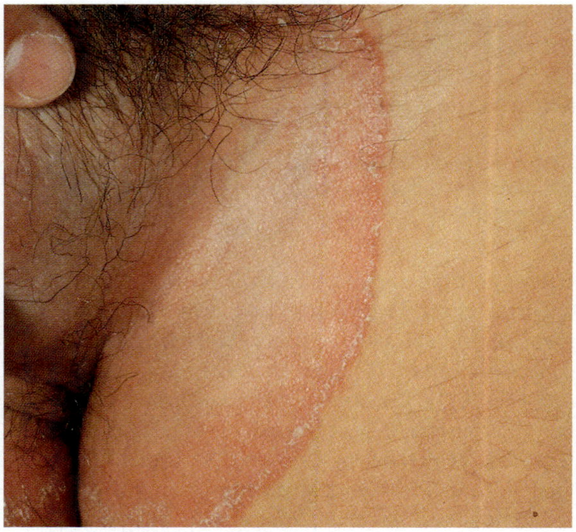

Abb. 12.61. Epidermomycosis inguinalis. Beachte den wallartigen Randsaum

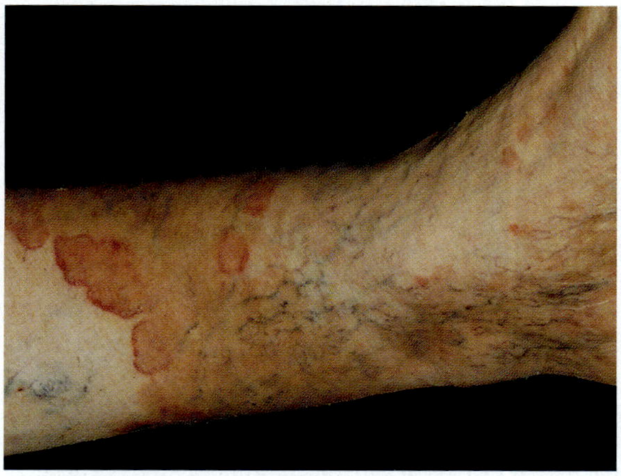

Abb. 12.62. „Tinea incognita". Diese Läsion ähnelt einem chronischen Unterschenkelekzem und wurde auch lange Zeit als solches mit Kortisonsalben behandelt. Ein Hinweis, daß es sich hier um eine verschleierte Mykose handelt, ist die polyzyklische Begrenzung am oberen Läsionsrand

Zentrum und Rezidivknötchen. Periphere Ausbreitung, in exzessiven Fällen ausgedehnte girlandenartige Herde, heftiger Juckreiz (Abb. 12.60). Herde dieser Art können überall am Körper in Ein- oder Mehrzahl vorkommen. Prädilektionsstelle: Leistenregion, oft beidseits (***Epidermomykosis inguinalis***, Abb. 12.61, ***Tinea cruris***). Letztere kann bei langem Bestand sehr ausgedehnt (Nates, Mons pubis, Genitoanal- und Sakralregion) und beträchtlich lichenifiziert sein. Sie tritt vorwiegend bei Männern mit vermehrtem Schwitzen auf. Hauptsächliche Erreger: T. rubrum, T. interdigitale, E. floccosum.

Histologie. Spongiose der Epidermis, Hyper-Parakeratose, entzündliches Infiltrat der Dermis. Pilze sind im Str. corneum mit PAS-Färbung bzw. Versilberungsmethoden nachweisbar.

Differentialdiagnose. Erythrasma, nummuläres Ekzem, intertriginöses Ekzem, Psoriasis, Pityriasis rosea, Erythema anulare centrifugum, CDLE.

Besondere Verlaufsformen sind:

- ***Generalisierte Epidermomykose.*** Zahlreiche, oft atypische (erythematöse, nicht schuppende) Herde vorwiegend am Rumpf; häufig bei Immundefizienz.
- ***Verruköse Epidermomykose.*** Warzige Morphologie, meist durch E. floccosum, häufig bei Immundefizienz.
- „***Tinea incognita***" (Abb. 12.62). Durch Fehlbehandlung mit lokalen Kortikosteroiden verwaschene Morphologie einer Epidermomykose. Typischerweise sprechen Mykosen anfangs auf Kortikosteroide an (antiinflammatorische Wirkung), heilen aber nicht ab, sondern breiten sich aus. Der Verdacht auf Vorliegen einer Mykose läßt sich oft nur aus kleinen zirzinären Segmenten am Läsionsrand stellen.
- ***Tinea imbricata.*** Eine vorwiegend im Pazifik endemische, extrem chronische Mykose durch T. concentricum, die durch regelmäßige, multiple konzentrische Ringe gekennzeichnet ist.

Epidermomykosis pedis (syn. Tinea pedis, athelete's foot). Die häufigste Dermatophytose; ihre Prävalenz wird auf 10 % geschätzt. Sie ist eine Zivilisationskrankheit (regelmäßiges Tragen von Schuhwerk – Gummi-, Turnschuhe), bei beiden Geschlechtern etwa gleich häufig, und tritt vorwiegend in der warmen Jahreszeit und in warmem Klima auf. Sie entsteht teils durch Aktivierung einer stummen Infektion des Interdigitalraums oder durch Übertragung (Bäder etc.). Folgende Manifestationen werden unterschieden:

- ***Interdigitalmykose*** (Abb. 12.63) ist die häufigste Form und gleichzeitig Ausgangspunkt für die Infektion des ganzen Fußes. Im Zwischenzehenraum ist die Haut weißlich, „wie gekocht", mazeriert, fetziges Ablösen der Hornschicht, scharf begrenzte Erosionen, oft schmerzhafte zentrale Rhagade (klassische Eintrittsstelle für Erysipel!). Häufig Übergreifen auf die Fußsohle und Hohlfuß, seltener auf den Fußrücken; in letzterem Fall entstehen typische zirzinäre Herde. Heftigster Juckreiz.

  Differentialdiagnose. Bakterielle Intertrigo, Erythrasma, interdigitaler Klavus.

  Meist sind mehrere Interdigitalräume befallen; am häufigsten und intensivsten 3/4 und 4/5 (Okklusionseffekt).

- ***Plantare Epidermomykose.*** Diffuse Schuppung und trockene Verdickung der Fußsohlen, jedoch kaum Zeichen der Entzündung; Übergreifen auf Ferse und seitliche Fußränder, hier auch scharfe, oft polyzyklische Begrenzung (***„Mokassin-Mykose"***). Meist beidseitig. Seltenere Varianten sind die dyshidrosiforme (Bläschen, oft mit Superinfektion) und die tylotisch-hyperkeratotisch-rhagadiforme Verlaufsform. Häufig mit Onychomykose assoziiert.

  Differentialdiagnose. Psoriasis inversa, Fußekzem, „pitted keratolysis".

- ***Palmare Epidermomykose*** (syn. Tinea manus) (Abb. 12.64). Sie ist seltener, meist ***einseitig.*** Klinisch analog der plantaren Epidermomykose, jedoch weniger hyperkeratotisch und häufiger auf den Handrücken übergreifend. Typisch sind rundliche Schuppenkrausen ***(Dyshidrosis lamellosa sicca)***, selten Bläschen. Ein charakteristisches Zeichen ist eine feine weißlich-gelbe Schuppung der Handfurchen („wie nachgezeichnet"). Gleichfalls häufig mit Onychomykose assoziiert.

  Differentialdiagnose. Psoriasis inversa, Handekzem, Tylosis.

Der ***Verlauf*** der Epidermomykosen ist unbehandelt eminent chronisch. Lokalbehandlung (antimykotische Salben) ist zumeist ausreichend. ***Systemische Antimykotika*** sind bei der palmoplantaren Epidermomoykose und sonst nur in sehr ausgedehnten oder refraktären Fällen indiziert.

Lokal gut wirksame Antimykotika sind Undecylensäure- und Oxychinolinderivate, Tolnaftat, Azolpräparate sowie Allylamine. Viele dieser Mittel sind sowohl gegen Faden, als auch gegen Hefepilze wirksam.

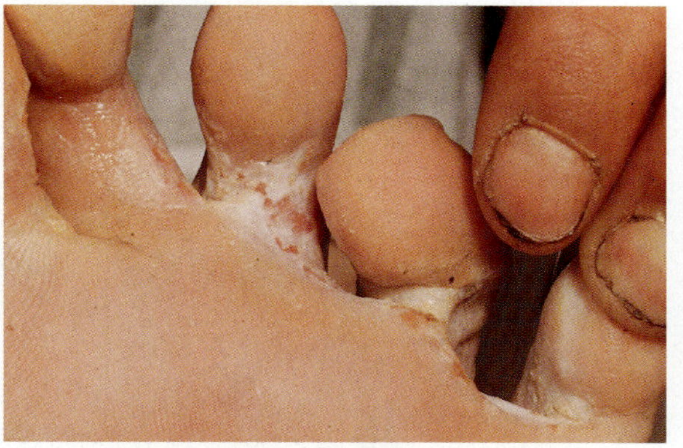

Abb. 12.63. Interdigitalmykose. Wie gekocht aussehende (mazerierte), schuppende, rhagadiforme Läsionen

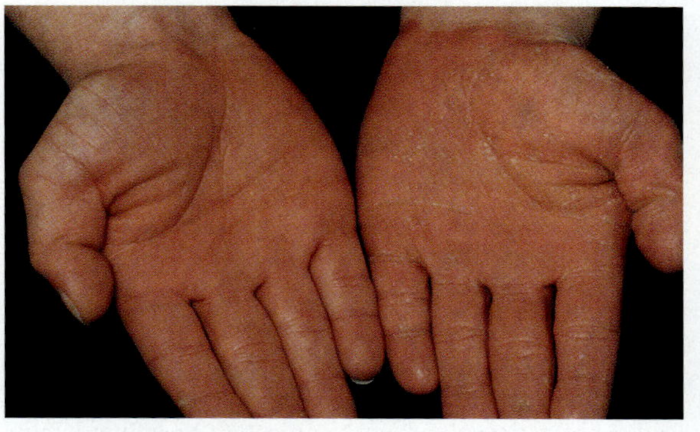

Abb. 12.64. Epidermomykosis manus *(linksseitig)*. Typisch der einseitige Befall, die multiplen halskrausenartigen Schuppen (Dyshidrosis lamellosa sicca) und die Betonung der Handfurchen

Trichomykosen

Bei Trichomykosen sind neben der Epidermis auch die Haarfollikel befallen. Bei der ***oberflächlichen*** Trichomykose beschränkt sich der Befall auf das Infundibulum, bei den ***tiefen*** dringen die Pilze in das Haar ein und wachsen bis zur keratogenen Zone vor (Abb. 12.65).

Oberflächliche Trichomykosen (Abb. 12.66). Meist durch zoophile Dermatophyten erregt (T. mentagrophytes, M. canis). Es finden sich ein, mehrere oder zahlreiche scheibenförmige Körperherde ähnlich denen der Epidermomycosis corporis, jedoch entzündlicher und mit follikulären Knötchen und Bläschen, Schuppen und Krusten. Reversibler Haarausfall (alte Bezeichnung: „Herpes tonsurans"), heftiger Juckreiz; langwierig aber selbstlimitiert. Heilt narbenlos. Prädilektionsstellen: Extremitäten, Gesicht.

Differentialdiagnose. S. Epidermomykosis corporis.

Die oberflächliche Trichomykose des Bartbereichs von Männern ***(Sycosis barbae)*** entspricht klinisch manchmal einer disseminierten bakteriellen Follikulitis. *Differentialdiagnose.* Pili recurvati.

Kinder sind für die Infektion mit zoophilen Pilzen besonders empfänglich. Die Herde liegen häufig an der Wange: Kontakt mit infizierten Haustieren (Meerschweinchen, Katze etc.).

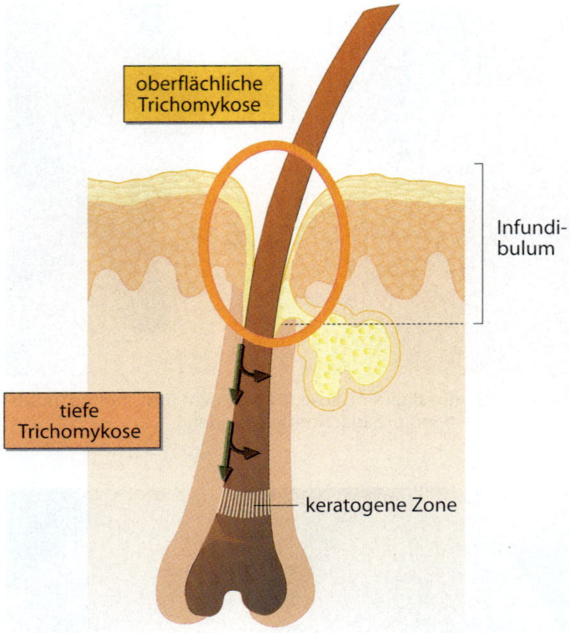

Abb. 12.65. Oberflächliche und tiefe Trichomykosen. Pfeile: Pilzwachstum bei tiefen Trichomykosen

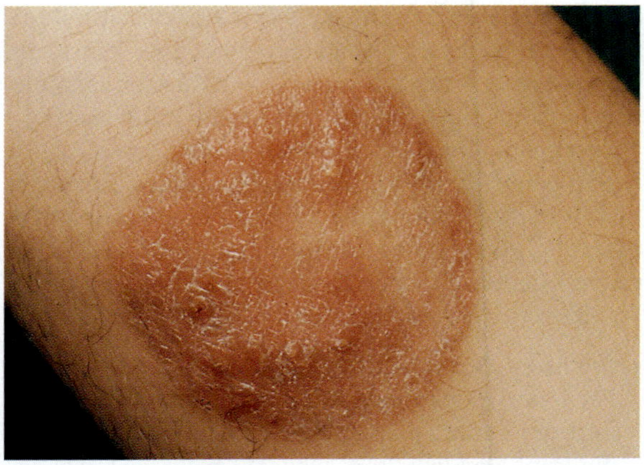

Abb. 12.66. Oberflächliche Trichomykose. Ein scheibenförmiger, randbetonter Herd mit mehreren entzündlichen Papeln und oberflächlichen Pusteln

Tiefe Trichomykosen. Sie sind in der Regel in Regionen mit Langhaar lokalisiert (Kapillitium, Bartbereich) und manifestieren sich in 4 typischen Verlaufsformen (Tabelle 12.11).

Arten des Haarbefalls. Man unterscheidet einen ***ektotrichen*** und einen ***endotrichen*** Haarbefall. Beim ektotrichen Befall penetrieren die Pilze das Haar und wachsen bis zur keratogenen Zone vor (weiter können sie nicht eindringen, da sie auf Keratin angewiesen sind). Dort produzieren sie Arthrosporen, die an und in den Haarkortex gelangen und diesen umscheiden („Stab, in Asche gerollt").

Beim endotrichen Befall verhalten sich die Pilze analog, produzieren aber massenhaft Sporen, die die gesamte Haarmedulla ersetzen („Sack, mit Nüssen gefüllt").

Beim ektotrichen Haarbefall ist die mechanische Festigkeit des Haares mäßig, beim endotrichen massiv geschädigt: bei der Mikroporie brechen die Haare daher *oberhalb* der Haut, bei der „Black-dot"-Mykose noch im Infundibulum ab (wo man sie als schwarzes Pünktchen erkennen kann).

Beim entzündlichen Typ stellt sich die Frage des Abbrechens nicht, da der gesamte Haarfollikel durch die abszedierende Entzündung ausgestoßen wird.

Die klinischen Verlaufsformen sind:

- ***Entzündliche tiefe Trichomykose.*** Eine nicht seltene nekrotisierende abszedierende tiefe Follikulitis und Perifollikulitis (analog dem Furunkel). Meist durch Tierkontakt erworben (Rinder, Nagetiere), häufig im bäuerlichen Milieu.

  Erreger. Meist T. mentagrophytes und T. verrucosum, gelegentlich jedoch fast alle Arten der Genera Mikrosporum und Trichophyton.

  Klinik. Heftig schmerzende, hochentzündliche scheibenförmige Herde mit eitriger Einschmelzung der Haarfollikel. Prädilektionsstellen: Kopf (***„Kerion Celsi"***) (Abb.12.67) bei Kindern, Bartbereich bei Männern (Abb. 12.70), Arme (Kontakt mit infiziertem Tier). Die Größe schwankt von einem einzigen ergriffenen Follikel ***(furunkuloide Form)*** zu ausgedehnten, im Extremfall riesigen Herden (z. B. der ge-

Tabelle 12.11. Klinische Typen der tiefen Trichomykosen

Typ	Klinik	Epidemiologie	Haupterreger	Haarbefall	Haarverlust
entzündlich	Kerion Celsi	sporadisch; Infektion von Tieren, durch zoophile Dermatophyten	T. ment. var. granulosum T. verrucosum	endotrich	irreversibel
nicht-entzündlich	Mikrosporie	epidemisch; Infektion vom Menschen, durch anthropophile Dermatophyten	M. audouinii	ektotrich	reversibel
oberflächlich-entzündlich	black-dot-Mykose	epidemisch; Infektion vom Menschen, durch anthropophile Dermatophyten	T. tonsurans	endotrich	reversibel-irreversibel
Favus	Favus	endemisch; Infektion vom Menschen, durch anthropophile Dermatophyten	T. schönleinii	endotrich	irreversibel

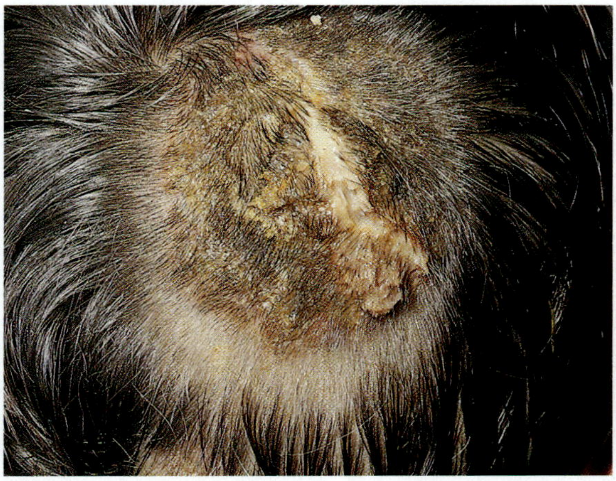

Abb. 12.67. Kerion Celsi: ein heftig entzündlicher, aus zahlreichen Poren eiternder karbunkel- ähnlicher Herd

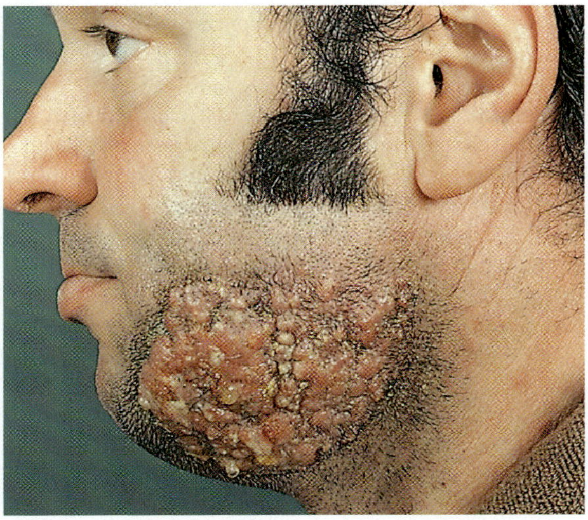

Abb. 12.70. Sycosis barbae (Kerion Celsi-artiger Typ). Ein vegetierender, aus multiplen Follikelöffnungen eiternder, heftig entzündlicher Herd. Erreger: Trichophyton verrucosum

samte Bartbereich). Eiter entleert sich auf Druck gießkannenartig aus zahlreichen Follikelöffnungen (Vergleich mit Honig aus Bienenwabe – „Kerion"). Lymphadenitis, oft pyogene Superinfektion. Sonderform: ***diffus infiltrierender Typ;*** bretthart Induration, relativ wenig Eiterung.

> **!** Trichomykosen der behaarten Kopfhaut kommen nur im Kindesalter vor! Einzige Ausnahme: Favus (s. unten).

Diagnose. Pilzbefund an ausgezogenen Haaren (schmerzlos möglich), Pilzkultur.

Verlauf. Selbstlimitiert, doch erfolgt die Spontanheilung erst nach einigen Monaten, mit Narben und dauerndem Haarverlust.

Therapie. Systemische Antimykotika (Itrakonazol, Flukonazol), begleitende Antibiotikatherapie (häufig bakterielle Superinfektion), antiinflammatorische Lokaltherapie. Das kosmetische Endergebnis ist oft erstaunlich gut (Alopezie bescheidener als befürchtet). ***Kontraindiziert*** ist die immer wieder durchgeführte operative Spaltung des Abszesses (Abheilung dauert viel länger, Narbenbildung stärker).

Differentialdiagnose. Furunkel, Karbunkel, Kopfschwartenphlegmone, einschmelzendes Hämatom.

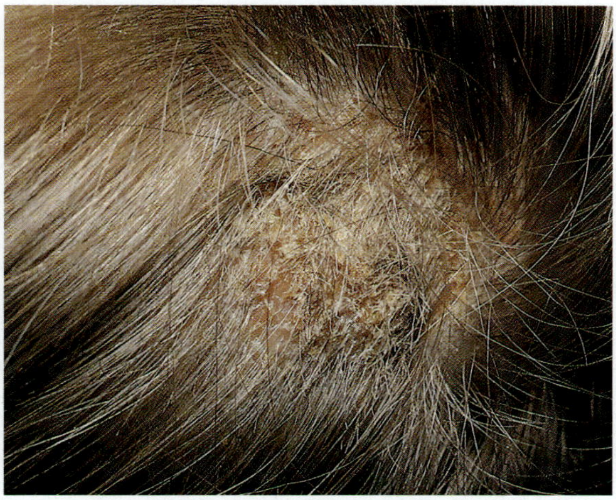

Abb. 12.68. Mikrosporie. Ein wenig entzündlicher, pityriasiform schuppender Herd, in dem die Haare abgebrochen sind

- ***Nicht-entzündliche Trichomykose (Mikrosporie)*** (Abb. 12.68). Eine fast reaktionslose, nicht-abszedierende tiefe Follikulitis, durch Abrechen der Haare gekennzeichnet.

  Epidemiologie. Sie befällt fast ausschließlich präpubertäre Kinder; in Mitteleuropa die einzige Trichomykose mit epidemischem Auftreten (Schulen, Waisenhäuser etc.). Übertragung durch direkten Kontakt und Gegenstände (Kämme).

  Erreger. M. audouinii, seltener T. tonsurans u. a.

  Klinik. Multiple, kaum entzündliche, pityriasiform schuppende haarlose Stellen der Kopfhaut. Die (wegen der Einscheidung durch die Pilze) glanzlosen Haare brechen oberhalb der Haut ab (*kein* Haarausfall), die Haarstümpfe sind daher sichtbar („schlecht gemähte Wiese"). Führt *nicht* zum irreversiblen Haarausfall!

  Diagnose. Pilzbefund und -kultur. Schnelldiagnose: Grünfluoreszenz der befallenen Stellen im Woodlicht.

  Therapie. Systemische Antimykotika. Notwendig ist ferner die Suche nach symptomlosen Keimträgern in der Umgebung der Erkrankten (Woodlicht).

  Differentialdiagnose. Pityriasis simplex und seborrhoisches Ekzem, Pityriasis sicca.

- ***Oberflächlich-entzündliche Trichomykose.*** Eine in den USA häufige Variante der Trichomykosen, hauptsächlich durch T. tonsurans hervorgerufen. Die Klinik liegt im Mittelfeld zwischen entzündlicher und nicht-entzündlicher Trichomykose; Hauptmerkmal sind die im Follikel steckenden Haarstümpfe (black dots).

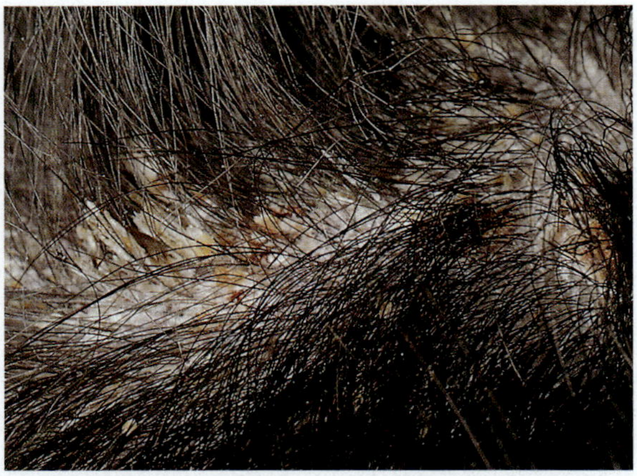

Abb. 12.69. Favus. Multiple schildförmige Schuppenkrusten („Skutula"), beginnende vernarbende Alopezie

Differentialdiagnose. Seborrhoisches Ekzem, Follikulitis, Alopecia areata.

- *Favus (Abb. 12.69).* Eine chronisch-persistierende tiefe Follikulitis durch den Erreger Trichophyton schönleinii (seltener T. violaceum, M. gypseum) ausgelöst.

  Epidemiologie. Favus ist weltweit verbreitet, häufig im Nahen Osten (Türkei). Vorkommen unter schlechten hygienischen und sozioökonomischen Verhältnissen, Leben auf engem Raum. Vermuteter zusätzlicher Faktor: ständiges Tragen von Kopfbedeckungen (Fez). Favus ist von endemischem Charakter, die Ansteckung erfolgt schon im Kindesalter im Rahmen der Familie (alte Bezeichnung: „Erbgrind"); die Krankheit setzt sich ins Erwachsenenalter fort.

  Klinik. Eine chronisch-torpide, progrediente, wenig entzündliche Dermatose. Aus besiedelten Follikeln bilden sich charakteristische schüsselförmige (nach oben konkave), später konfluierende Schuppenkrusten („Skutula"), die reichlich mit Myzel durchsetzt und übelriechend sind („Mäuseurin"). Im Lauf der Jahre entwickelt sich eine fleckige vernarbende Alopezie.

  Differentialdiagnose. Folliculitis decalvans.

Granuloma trichophyticum (Majocchi). Diese seltene Sonderform ist durch nicht-einschmelzende perifollikuläre (auch histologisch) granulomatöse Knoten, vorwiegend am Kapillitium von Kindern, gekennzeichnet. Häufig mit Systemkrankheiten assoziiert. Analoge Herde können sich auch an den Unterschenkeln Erwachsener finden. Bei exzessiver Ausprägung wird diese Läsion auch als „Dermatophyten-Myzetom" bezeichnet.

Das Myzetom (s. unten) ist durch tiefe Infektion mit Knochenbefall charakterisiert. Es ist unbewiesen, daß Dermatophyten zu derart schwerwiegenden Veränderungen führen können.

Therapie der Trichomykosen erfolgt mittels systemischen Antimykotika: Itrakonazol, Flukonazol oder Terbinafin durch 3–6 Wochen. Auch Griseofulvin ist durchaus noch wirkungsvoll. Bei tiefen Trichomykosen begleitende Antibiotika. Indifferente oder antiseptische Lokalbehandlung.

Onychomykose (durch Dermatophyten)

Onychomykosen sind häufig und stellen etwa ein Viertel aller Nagelkrankheiten. Sie können grundsätzlich von fast allen Dermatophyten (außer Mikrosporen) verursacht werden, Haupterreger sind jedoch T. rubrum, T. interdigitale und E. floccosum; neben Dermatophyten auch selten Schimmelpilze und Kandidaspezies. Die Onychomykose tritt meist als ***distale subunguale Onychomykose*** auf. Seltene Manifestationen sind die ***proximale subunguale Onychomykose*** und die ***„weiße" oberflächliche Onychomykose*** (nur an Zehennägeln).

Epidemiologie. Onychomykose ist, wie die Tinea pedis überhaupt, eine Zivilisationskrankheit (Okklusionsbedingungen, chronische Traumatisierung durch das Schuhwerk). Sie ist sehr selten bei Kindern (vermutlich wegen des rascheren Nagelwachstums); mit zunehmendem Alter steigt die Frequenz kontinuierlich an. Die Zehennägel sind viel häufiger erkrankt als die Fingernägel. Onychomykose der Zehennägel ist häufiger bei Frauen, der Fingernägel häufiger bei Männern. Sie tritt meistens bei längerbestehender Fußmykose auf und ist selbst ein Fokus der Reinfektion der Körperhaut.

Onychomykose ist zwar häufig, wird aber dennoch zu häufig diagnostiziert.

Pathogenese. Dermatophyten befallen den Nagel meist von distal, von einer Ecke des freien Randes. Sie bevorzugen den weicheren unteren Teil der Nagelplatte (distale subunguale Onychomykose); die Oberfläche befallener Nägel ist daher häufig unverändert. Selten besiedeln die Dermatophyten zuerst den proximalen Nagelfalz und von diesem aus die Nagelmatrix (proximale subunguale Onychomykose). Ebenso selten saprophytieren Dermatophyten (gelegentlich auch Schimmelpilze) die Dorsalseite der Nagelplatte und führen zu Erosionen („weiße" oberflächliche Onychomykose).

Die Onychomykose ist zwar eine Infektionskrankheit, doch tritt sie vorwiegend an vorgeschädigten Nägeln auf („Basisschaden"): chronisch- mechanisches Trauma, Durchblutungsstörungen, insbesondere chronisch-venöse Insuffizienz, neurogene Störungen, Onychodystrophie.

Der „Basisschaden" erklärt, warum Onychomykosen der Zehennägel bei Frauen häufiger sind als bei Männern (Skelett- und Nageldeformitäten durch Damenschuhe). Ferner, warum Angestellte eines Pilzlabors nicht häufiger an Onychomykose

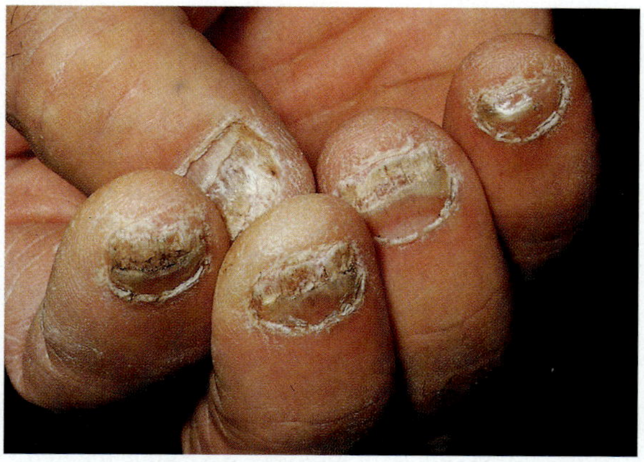

Abb. 12.71. Onychomykose. Die Fingernägel sind zerschichtet, fragmentiert und in krümelig-pudrige, weißliche Massen aufgelöst

leiden als die Normalbevölkerung und schließlich, warum Rezidive nach medikamentöser Ausheilung nicht selten sind.

Klinik (Abb. 12.71). Im Anfangsstadium der ***distalen subungualen Onychomykose*** zeigen sich weißlich-gelbe krümelig-pudrige Massen unter den vorderen Nagelecken, die sich über Monate entlang der Nagelränder ausbreiten (als ob sich der freie Rand immer mehr unter den Nagel schöbe), bis schließlich der gesamten Nagel unterhöhlt ist. Der entstehende Rezessus ist von Hornmaterial gefüllt, das durch Schimmelpilze und Bakterien besiedelt werden und dadurch verschieden verfärbt sein kann (schwarz, blau, grün). Haben die Pilze die Nagelmatrix erreicht, kommt es zusätzlich zu Wuchsstörungen des Nagels (Verdickung, höckerige Oberfläche).

Die ***proximale subunguale Onychomykose*** beginnt als weißlich-gelbliche Verfärbung am proximalen Nagelfalz und schreitet mit Wuchsstörungen des Nagels fort. Die ***„weiße" oberflächliche Onychomykose*** ist durch scharf und bizarr begrenzte weiße, rauhe Flecken der dorsalen Nagelplatte gekennzeichnet. Sie ist langsam progredient. Bei der HIV-Infektion tritt sie häufig auf und ist rasch progredient.

Maximal- und Endform aller Typen ist die ***totale dystrophische Onychomykose.***

Diagnose und Differentialdiagnose. Diese erfolgt durch Pilzbefund und Kultur. Besonders wichtig ist hier der richtige Ort der Materialentnahme (vom „aktiven Rand" der Mykose; dieser ist oft weit proximal unter der Nagelplatte, die daher vorher entsprechend gekürzt werden muß). Eine exakte Abklärung vor Therapiebeginn ist erforderlich, da die Behandlung mit systemischen Antimykotika auch heute noch langwierig und kostspielig ist.

Die Unterscheidung von anderen Nagelkrankheiten ist nicht stets leicht. Das wesentliche diagnostische Kriterium ist die weiche, krümelige Beschaffenheit der subungualen keratotischen Massen („alter Mörtel"). Bei der psoriatischen Onychopathie (subungualer Typ) sind letztere weißlich, geschichtet und bevorzugen eher die Nagelmitte als die Ecken des freien Nagelrandes. Bei der Onycholysis semilunaris fehlen sie überhaupt, bei der Onychodystrophie ist der verdickte Nagel sehr hart. Ähnliches gilt für M. Darier, Pachyonychia congenita etc.

Therapie. Diese galt früher als schwierig und langwierig, ist heute durch die modernen Antimykotika jedoch viel wirkungsvoller geworden.

Lokaltherapie. Antimykotische Salben oder Lösungen, auch in Kombination mit nagelauflösenden Chemikalien (Harnstoff, Kaliumjodid), sind fast wirkungslos. Nagellack-Präparate, die Amorolfin oder Ciclopiroxolamin enthalten, sind zur bequemen und in ca. 50 % wirksamen (allerdings Monate dauernden) Lokaltherapie geignet, sofern die Onychomykose nur wenig ausgedehnt (< 50 % der Nagelplatte) bzw. die Nagelmatrix unbefallen ist. Indiziert ist Lokaltherapie schließlich bei der weißen oberflächlichen Onychomykose.

Nagelextraktion verkürzt den Heilungsverlauf, birgt aber die Gefahr zusätzlicher Matrixschädigung und ist daher als Routinemaßnahme ungeeignet. Nagelextraktion *allein* ist ein völlig untaugliches Mittel der Onychomykosetherapie.

Systemische Therapie. Mittel der Wahl sind Terbinafin (250 mg/Tag; gegen Hefen weniger wirksam) oder Itrakonazol (200 mg/Tag; auch bei Hefen wirksam). Bei beiden Präparaten ist die Einnahmedauer mindestens 6 Wochen (Fingernägel) bzw. 12 Wochen (Zehennägel). Die Heilungsquoten liegen zwischen 80 und 90 %, die Rezidivquoten hängen vom Ausmaß des Basisschadens ab (in günstigen Fällen ca. 10 %). Die Heilungsrate ist bei Mykosen der Fingernägel immer besser als der Zehennägel.

Onychomykosen durch andere Myzeten. Candida albicans führt nur unter besonderen Bedingungen zur Onychomykose (Immunsuppression, chronische mukokutane Kandidiasis); andere Kandidastämme werden gelegentlich isoliert. Hierbei ist wie bei der häufigen Isolierung von Schimmelpilzen (Scopulariopsis brevicaulis, Aspergillen, Akremonium- und Fusariumspezies) oft schwer zu entscheiden, ob es sich um den primären Erreger oder eine Kontaminante handelt. In ersterem Fall liegt in der Regel ein schwerer Basisschaden vor.

Hautmykosen durch nicht-dermatophytische Fadenpilze

Tinea nigra. Eine in heißen und feuchten Klimaten vorkommende, in Europa sehr seltene oberflächliche Infektion der Hornschicht durch ***Cladosporium werneckei.*** Klinisch braunschwarze, leicht schuppende scharf begrenzte Flecken fast ausschließlich der Handfläche (ähnlich der Verfärbung durch Lapis). Ansteckung aus dem Erdreich. Keine subjektiven Symptome. Therapie: Keratolytika.

Piedra. Infektion des Haarschafts durch ***Piedraia hortae*** (schwarze Piedra) bzw. ***Trichosporon beigelii*** (weiße Piedra). Beide Typen sind klinisch durch fest mit dem Haarschaft verbundene Myzelklumpen von winziger bis Millimetergröße charakterisiert. Das Haar ist brüchig, keine weiteren Symptome. Die schwarze Piedra tritt hauptsächlich in tropischen Regionen des Fernen Ostens und von Südamerika auf; sie bevorzugt das Haupthaar. Die weiße Piedra kommt auch in Europa und den USA vor; sie bevorzugt Bart- und Genitalbehaarung. Therapie: Rasur.

12.3.2 Hefepilzmykosen der Haut

...

Hefepilze sind einzellige Pilze, die sich asexuell durch Sprossung vermehren. Sie sind die Erreger zahlreicher Infektionskrankheiten sowohl der Haut als auch innerer Organe (Systemmykosen). Viele von ihnen sind opportunistische Erreger. Hautpathogene Sproßpilze sind hauptsächlich das etwa 150, davon aber nur etwa 10 wichtigere Vertreter umfassende Genus Candida (am häufigsten: Candida albicans; ein Bestandteil der normalen Schleimhautflora). Der Sproßpilz Malassezia furfur ist Teil der residenten Flora der Haut, ruft aber in seiner parasitären Phase die Pityriasis versicolor hervor.

Pityriasis versicolor

Eine häufige Dermatose von meist nur kosmetischer Relevanz. Ihr Name leitet sich von ihrem charakteristischen Farbumschlag (von rotbraun auf hypopigmentiert) nach Sonneneinwirkung ab. Ihr Erreger, Malassezia furfur, ist auch die Ursache der Pityrosporum-Follikulitis und spielt eine wichtige Rolle beim seborrhoischen Ekzem.

Erreger. Malassezia furfur (syn. Pityrosporum orbiculare und ovale). Ein dimorpher lipophiler Hefepilz: In seiner (saprophytären) Sproßform ist er Teil der residenten Keimflora der Haut (Prädilektionsstellen: seborrhoische Areale), in seiner (parasitären) Myzelform ist er Erreger der Pityriasis versicolor. Eine signifikante Besiedelung des Körpers erfolgt erst mit der Pubertät. Das Habitat von M. furfur sind die oberen Anteile des Follikelinfundibulums.

Epidemiologie. Weltweit verbreitet, betroffen sind hauptsächlich jüngere Männer. Fördernde Faktoren sind heißes, feuchtes Klima, Schweißneigung. Trotz ihrer mykotischen Natur ist die Pityriasis versicolor nicht ansteckend, da ihr eine Aktivierung körpereigener Keime zugrundeliegt.

Klinik (Abb. 12.72 u. 12.73). Vorwiegend im Nacken und oberen Rumpfbereich finden sich multiple, runde, scharf begrenzte, zart kleieartig schuppende, hell- bis dunkelbraune (seltener braunrote) Flecken mit Tendenz zu großflächiger Konfluenz (Nackenbereich!). Die pityriasiforme Schuppung wird durch zartes Darüberstreichen mit dem Fingernagel deutlicher („Hobelspanphänomen"). Konfluierte Areale sind diffus homogen bräunlich verfärbt und wirken, wenn die Randpartien nicht beachtet werden, wie dunkle, normale Haut: keine (oder geringe) Entzündung, normale Textur, keine subjektiven Beschwerden. Die Besiedelung nimmt nach distal ab und geht nur selten auf die Oberarme oder jenseits des Nabels über. Im Randbereich Auflösung in dikrete kreisrunde Herde von Konfetti- bis Münzgröße. Kleinste Herde erscheinen als dunkle Umrahmung der Follikelöffnung (***follikuläre*** Pityriasis versicolor).

Ein dramatischer Charakterwandel ergibt sich im Anschluß an intensive Sonnenbestrahlung Während sich die normale Haut bräunt, wandeln sich die Läsio-

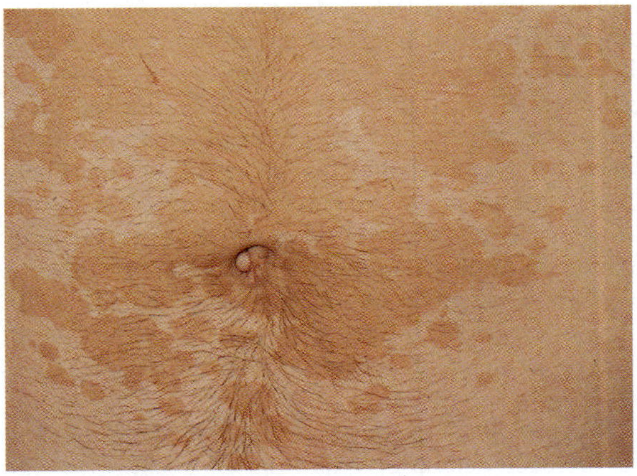

Abb. 12.72. Pityriasis versicolor. Klecksartige braune Einzelläsionen, die nach kranial konfluieren. Außer dem Farbton und der kaum wahrnehmbaren pityriasiformen Schuppung scheint die läsionale Haut völlig normal. Beachte die follikuläre Lokalisation der kleinen Satellitenherde

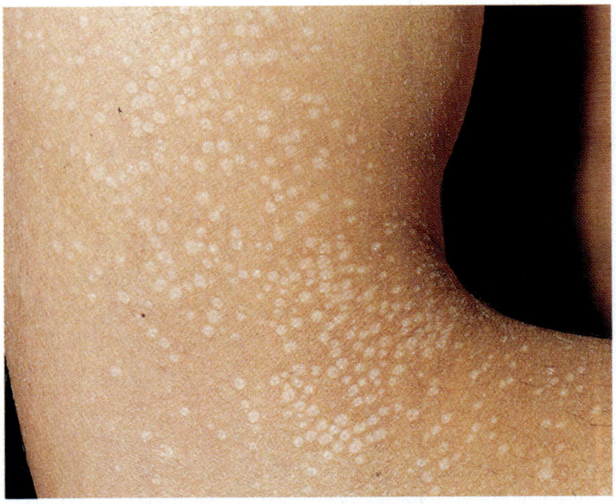

Abb. 12.73. Pityriasis versicolor alba (follikulärer Typ). Multiple, kleine, teils konfluierende, follikulär lokalisierte hypopigmentierte Herde

nen der Pityriasis versicolor in helle Areale um und stechen dadurch deutlich ab: Es entsteht ein Negativbild der präexistenten Läsionen ***(Pityriasis versicolor alba)***.

Differentialdiagnose. Pityriasis rosea, seborrhoisches Ekzem, Lentigines, Café-au-lait-Flecken. Pityriasis versicolor alba: Pityriasis alba (!), Mucinosis follicularis, Vitiligo.

Pathogenese. Die Pityriasis versicolor entsteht durch Umschlag des Pilzes aus der saprophytären in die parasitäre (Myzel)Form mit anschließender Auswanderung aus dem Haarfollikel. Hauptursache des Umschlags scheint Feuchtigkeit und Wärme (Okklusionseffekt) zu sein; die Rolle einer besonderen Zusammensetzung des Talgs ist unerwiesen. Die Läsionen entstehen durch auf der Hornschicht aufliegende Pilzrasen. Ursache der Hypopigmentierung ist weniger eine Filterwirkung durch den Pilzrasen (die Hypopigmentierung bildet sich oft erst Wochen nach UV-Exposition aus) als eine direkte Toxinwirkung auf die Melanozyten (der Metabolit Azelainsäure führt zu einer Reifungshemmung der Melanosomen).

Diagnose. Diese erfolgt über Pilzbefund durch Hautgeschabsel oder Tesafilmabriß. Das mikroskopische Bild ist durch ein Nebeneinander von Sporen und Hyphen charakterisiert. Kultur ist selten erforderlich; sie erfolgt auf ölbeschichtetem Agar.

Therapie. Gebrauch eines ketokonazol- oder mikonazolhaltigen Shampoos durch ca. 10 Tage hintereinander (mehrminütiges Einwirken). Auch die früher eingesetzten keratolytische Maßnahmen (schwefel-, selenhaltige Shampoos etc.) sind meist ausreichend, irritieren jedoch leichter. Die Rezidivgefahr ist groß (der Patient muß darauf hingewiesen werden!), da die Disposition zur Pityriasis versicolor natürlich auch nach erfolgreicher Therapie erhalten bleibt und eine Wiederbesiedelung der Haut vom Kapillitium und dem äußeren Gehörgang erfolgt.

Da diese allerdings langsam vor sich geht, genügen drei oder vier Behandlungszyklen/Jahr. Überflüssig (wenn auch nicht selten geübt) ist die Behandlung mit systemischen Antimykotika (z. B. Itrakonazol). Die Therapie der Pityriasis versicolor alba kann außer der Entfernung der Pilzrasen auch ein Nachdunkeln der hypopigmentierten Areale umfassen (Photochemotherapie, Sonnenbestrahlung).

Pityrosporum-Follikulitis. Eine nicht seltene papulopustulöse follikuläre Eruption vorwiegend an Rumpf, seltener proximalen Extremitäten und Nacken, die von einer bakteriellen Follikulitis nur durch den Pilzbefund unterschieden werden kann.

Allgemeines zu Kandida-Mykosen

Diese sind Infektionen durch die dimorphen Sproßpilze des Genus Candida (und Torulopsis). Sie verhalten sich zumeist als opportunistische Infektionen, d. h. sie beruhen auf der Störung der lokalen (z. B. chronische Durchfeuchtung der Haut) oder der systemischen Immunabwehr. Häufigster Erreger ist Candida albicans, ein Kommensale mancher Schleimhäute. Man unterscheidet Kandidamykosen der Haut bzw. Schleimhaut und systemische Kandidamykosen. Erstere entstehen zumeist aus endogener Infektion, letztere auch durch Übertragung; sie sind eine der häufigsten Nosokomialinfektionen. Die Inzidenz ist in den letzten Jahren wegen des Zuwachses an immunsupprimierten Patienten angestiegen.

Erreger. Mehr als 80 Spezies von Kandida bzw. Torulopsis sind bekannt und viele potentiell pathogen. Nur ca. 10 Spezies spielen als Erreger von Infektionen des Menschen eine Rolle (Tabelle 12.12); ca. 60 % der Kandidamykosen werden von C. albicans, ca. 20 % von C. tropicalis verursacht. Weitere häufige Kandidaspezies sind C. parapsilosis, C. krusei und C. stellatoidea. Die Spezies unterscheiden sich makro- und mikromorphologisch sowie durch ihre Nährstoffbedürfnisse. Die Fähigkeit zur Zelladhärenz ist ein Indiz der Invasivität der Sproßpilze und somit für die Pathogenität der einzelnen Candidaspezies. Die für die Epithelpenetration maßgeblichen Faktoren sind andere als jene, die die Bindung an die Zelle und deren Besiedelung vermitteln. Die Virulenz wird wesentlich von Adhäsinen, spezifischen Oberflächenrezeptoren, Hyphen- oder Pseudohyphenbildung, Oberflächenhydrophobie, Fähigkeit zur raschen Änderung des Phänotyps und der Sekretion von Proteinasen bestimmt. Trotz Präferenz verschiedener Spezies für bestimmte Manifestationen besteht grundsätzlich *keine* Erregerspezifität.

Bei immunsupprimierten Personen kann ein Erregerwechsel von C. albicans zu Azol-(Flukonazol- und Itrakonazol-) resistenteren Hefepilzen, z. B. C. glabrata, C. krusei, C. parapsilosis auftreten (letztere besonders bei parenteraler Ernährung: wächst gut bei hoher Glukosekonzentration, haftet an Kunststoffoberflächen).

Kandidapilze sind ubiquitär verbreitet. C. albicans ist Teil der normalen Flora des Oropharynx, des oberen Respirations-, des Verdauungs- (20–90 %) und des weiblichen Genitaltraktes (10 % bei gesunden Nichtschwangeren, 30 % bei Schwangeren). Die Haut ist normalerweise un- oder nur passager besiedelt (Finger, Beugen).

Tabelle 12.12. Wichtige Kandida-Spezies

Candida albicans
C. tropicalis
C. pseudotropicalis
C. parapsilosis
C. stellatoidea
C. guilliermondii
C. (Torulopsis) glabrata
C. krusei
C. lusitaniae

Bei der Geburt wird das Neugeborene aus der Vagina besiedelt. C. albicans ist für das gesunde Neugeborene obligat pathogen: 90 % entwickeln eine orale oder anogenitale Soormykose. Besonders gefährdet sind Frühgeborene und Untergewichtige: Kandidämie durch gastrointestinale Resorption in 4–10 %. Vor der Geburt ist daher bei vaginalem Nachweis von Kandida, auch ohne klinische Beschwerden, eine präventive Lokalbehandlung angezeigt.

Epidemiologie. Kandidainfektionen sind beim Gesunden selten, beim Kranken häufig (***very young*, very old, very sick**). In den letzten Jahren kam es durch den Zuwachs älterer und immunsupprimierter Patienten zum starken Anstieg systemischer Kandidainfektionen. C. albicans ist der vierthäufigste aus dem Blut isolierte Keim.

Pathogenese. Kandidaspezies sind nur fakultativ pathogen. Nur C. albicans und C. stellatoidea sind bei Gesunden zur Ausbildung von Läsionen fähig, wenn sie auf oberflächliche Hautdefekte inokuliert werden. Die Entwicklung des Keimes vom Kommensalen zum Erreger bedrohlicher Systeminfektionen erfolgt in zwei Schritten:

- 1. Wandel vom Kommensalen zum Parasiten. Dieser erfolgt bei Auftreten für sie ***günstiger systemischer Bedingungen***, oft im Bereich für sie ***günstiger lokaler Nischen;*** eine wichtige Rolle spielen ferner ***Virulenzfaktoren*** der Erreger. Die Infektion ist noch auf die Oberflächen von Haut und Schleimhäuten beschränkt;
- 2. Invasion in die Blutbahn.

Diese beiden Schritte können mit langem Abstand oder kurz aufeinander folgen (auch gleichzeitig). So ist Kandidasepsis bei AIDS-Patienten trotz ausgedehnten und schweren Schleimhautbefalls (orale Kandidiasis, Ösophagitis, Kolitis) selten; bei Neugeborenen oder Verbrennungspatienten kann sie hingegen akut einsetzen.

ad. 1. Systemische Voraussetzungen zum Umschlag in die parasitäre Phase sind u. a.:
- Defizienz der zellulären Immunabwehr (physiologisch: Neugeborene, Greise; angeboren: Immunmangelsyndrome; Infektionen: z. B. HIV; Lymphome, Leukämien; immunsuppressive und zytostatische Therapie).
- Defekte der Phagozytose (Neutropenie, „chronic granulomatous disease").
- Stoffwechselstörungen: Hormonstörungen (physiologisch: Schwangerschaft; Hyperkortizismus, Diabetes mellitus, Hypothyreose, Hyperparathyreoidismus), Hypalimentation und Marasmus, konsumierende Krankheiten, Eisen- und Zinkmangel;
- Schockzustände: Operations-, Unfall-, Verbrennungsschock, multiples Organversagen.
- Medikation: Östrogene, Kortikosteroide (lang, hoch), Antibiotika (Verschiebung der intestinalen Flora zugunsten von Kandida).

Lokale begünstigende Faktoren sind
- Haut: chronische Durchfeuchtung der Haut (Mazeration): Intertrigo, Balanitis, Windelekzem, Perlèche, Okklusivverbände, berufsbedingte ständige Durchfeuchtung der Hände (Gastgewerbe, Pfleger etc.);
- Schleimhaut: Zahnprothesen; Erosionen und Ulzera (z. B. Pemphigus, Lichen ruber, „white sponge nevus" etc.); Intrauterinpessare, Koitus;
- Kunststoffvehikel: Venen-, Harnkatheter, Implantate, „drug delivery"-Apparate.

Virulenzfaktoren:
- Proteasen, Adhärenzfaktoren.
- Übergang von der Hefe- in die Myzelphase.

Beim Entstehen der Infektion verdrängen virulentere Kandidastämme weniger virulente. Diese können dann auch auf andere Personen übertragen werden (Nosokomialinfektion).

Bei Eintreten einer für Kandidaspezies günstigen Systemsituation wie oben beschrieben kommt es zunächst zur Erhöhung der Keimzahl in den kolonisierten Schleimhäuten und zur Besiedelung normalerweise unbesiedelter Regionen (Haut). Die Erhöhung der Keimzahl ist Voraussetzung für parasitäres Verhalten. Letzteres wird mit dem Übergang von der Hefe- in die Myzelform vollzogen.

ad. 2. Der entscheidende Schritt von ***Kolonisierung zu invasiver Infektion*** (Kandidasepsis) bedarf einer schweren Abwehrschwäche (Neutropenie) sowie einer Inokulation von Kandida in die Blutbahn. Letztere erfolgt entweder endogen (Darm), durch intravenösen Zugang (Venenkatheter, Drogenmißbrauch, i. v.-Ernährung) oder Implantate (z. B. Herzklappen). Die Kandidasepsis kann akut einsetzen oder sich zunächst nur subklinisch bemerkbar machen (Kandidämie). Sie kann sofort oder erst nach Latenz (bis Wochen) zur Besiedelung eines oder zahlreicher innerer Organe führen. Die Mortalität ist hoch (> 40 %).

Klinik der Kandidamykosen von Haut und Schleimhaut. Deren vielgestaltiges Bild zeigt folgende morphologische Grundelemente: ***Schleimhaut:*** weißliche, leicht wegwischbare Beläge (Myzelrasen) auf geröteter, oft erosiver Schleimhaut. Bei längerem Bestehen hyperplastische oder atrophe Reaktion des Epithels. ***Haut:*** oberflächliche „matsche" Pusteln mit entzündlichem Hof, die schnell platzen und sich in charakteristische düsterrote, nässende kreisrunde Erosionen mit peripherer „Schuppen"krause umwandeln (eigentlich mazerierte, nekrotische Epidermis).

Orale Kandidiasis (syn. Mundhöhlensoor)

Diese häufigste Kandidainfektion tritt in mehreren Manifestationen auf.

Akuter pseudomembranöser Typ. Dieser ist die häufigste Erscheinungsform; sie ist durch weißliche Beläge gekennzeichnet (Abb. 12.74). Die Beläge finden sich an Wangen und Gaumen, seltener Zunge und können bei massivem Befall auch in Pharynx und Ösophagus absteigen. Subjektiv symptomarm. Dieser Typ wird vorwiegend bei episodischer oder beginnender Immundefizienz beobachtet (Kleinkinder, konsumierende Krankheiten etc.) Von hier häufig Besiedelung des Gastrointestinaltrakts (Dyspepsien!) und Infektion des evtl. bestehenden Windelekzems.

Bei längerem Bestand entwickelt sich der ***chronische pseudomembranöse*** Typ (typisch bei chronischer mukokutaner Kandidiasis, HIV-Infektion), oder sie geht in eine der unteren Formen über.

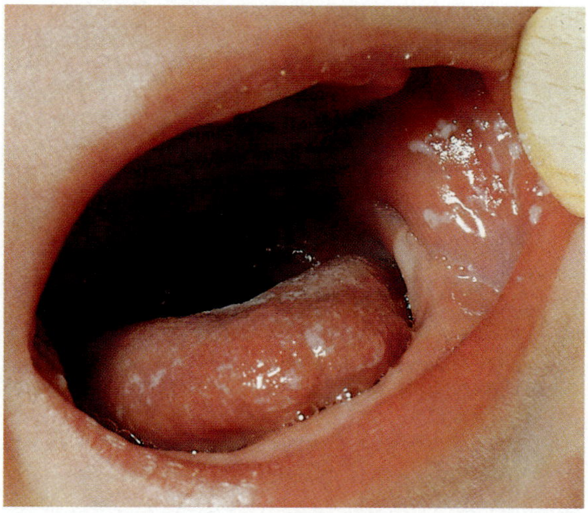

Abb. 12.74. Orale Kandidiasis bei einem Säugling. Multiple weißliche, wegwischbare Beläge an Wangenschleimhaut und Zunge

Atrophe orale Kandidiasis. Diese entsteht selten primär und akut, häufiger als chronische Folge der pseudomembranösen Form. Sie ist klinisch wenig auffällig: Die Schleimhaut ist erythematös, glatt und glänzend, die Papillen verstrichen. Prädilektionsstellen: Zunge, Gaumen, unterhalb von Zahnprothesen. Hauptmerkmal sind die subjektiven Beschwerden: Brennen, besonders beim Einnehmen saurer und adstringierender Speisen. Häufig bei HIV-Infektion.

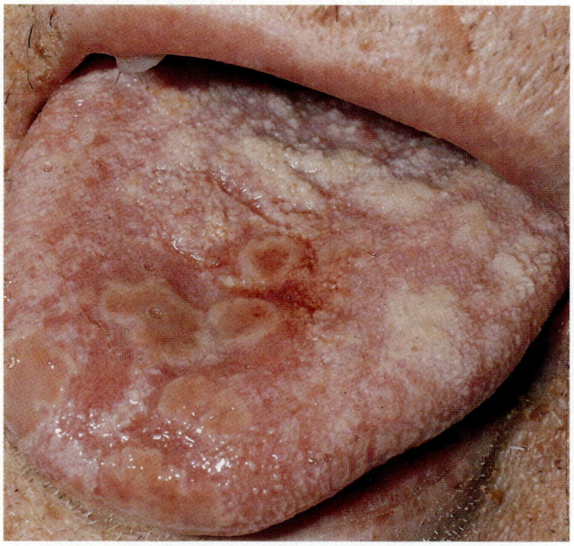

Abb. 12.75. Hypertrophe Kandidamykose. Hyperkeratotisch-erosive Läsionen der Zunge

Hypertrophe orale Kandidiasis (Abb. 12.75). Auch hier bestehen weißliche unregelmäßige Beläge, die jedoch *nicht* leicht wegwischbar sind. Die Schleimhaut ist teils atroph, teils geschwollen und pflastersteinartig hypertroph (***noduläre*** Variante). Prädilektionsstellen: Wangen, Zunge. Häufig bei chronischer mukokutaner Kandidiasis, bei Rauchern und HIV-Infektion.

Perlèche. Erosionen der Mundwinkel.

Glossitis mediana rhomboidalis. Eine seltene Manifestation: im Zentrum der Zunge ein rhombisches Areal von atropher Glossitis.

Differentialdiagnose der oralen Kandidiasis. Speisereste (Milch), Lichen ruber, Leukoplakie, verruköses Karzinom.

Kandidiasis der Körperhaut

Diese tritt stets in feuchtwarmen Körperregionen (Falten) auf und ist häufig mit disponierenden Systemkrankheiten assoziiert (z. B. Diabetes).

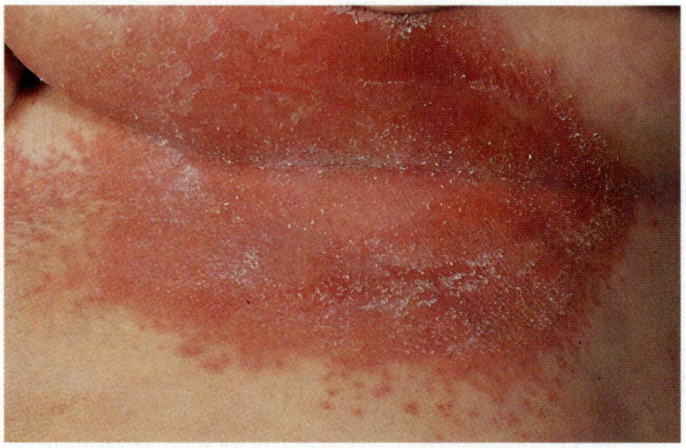

Abb. 12.76. Intertriginöse Kandidamykose. Eine flächenhafte, düsterrote Erosion submammär, randständig von halskrausenartigen Schuppensäumen umgeben. Multiple oberflächliche Pusteln, Satellitenläsionen

Intertriginöse Soormykose (Abb. 12.76). Fast ausschließlich bei adipösen Diabetikern in Leisten, Achseln, Submammärregion. Beginn mit Pusteln (s. oben), die schnell konfluieren, zu riesigen nässenden Herden anwachsen können und von einer durchgehenden Schuppenkrause umgeben sind. Typisch sind Satellitenpusteln, manchmal auch Streuherde am Körper. Ein Sonderfall ist der Windelsoor und die anogenitale intertriginöse Kandidamykose.

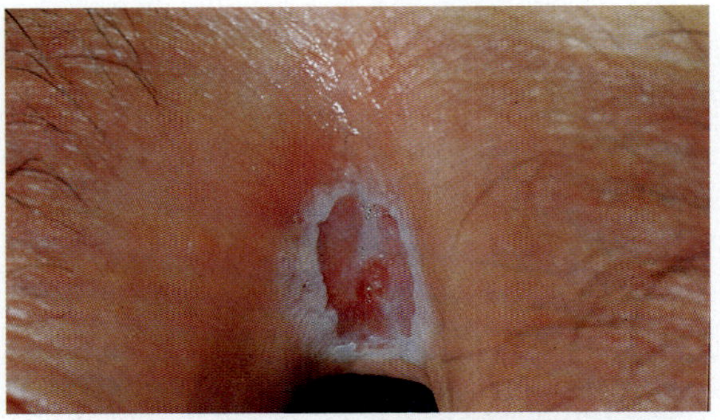

Abb. 12.77. Interdigitale Kandidamykose. Eine ovaläre Erosion mit halskrausenartiger weißlicher, mazerierter Schuppenkrause

Differentialdiagnose. Intertriginöses Ekzem, intertriginöse Psoriasis, Epidermomykose; Windel- bzw. Analekzem.

Sekundäre Kandidainfektion präexistenter Dermatosen. Bei entsprechender Disposition und Mazeration kann jede Dermatose durch Kandidaspezies superinfiziert werden: klinisch oberflächliche Pusteln auf erythematösen Grund.

Interdigitale Kandidamykose (Erosio interdigitalis candidomycetica) (Abb. 12.77). Eine meist solitäre Läsion, gewöhnlich zwischen 3. und 4. Finger, ähnlich der intertriginösen Kandidamykose. Es findet sich eine zentrale schlitzförmige Rhagade, in deren Umgebung die Haut durch Mazeration weißlich erscheint („wie gekocht"). Tritt bei Personen auf, deren Hände berufsbedingt stets durchfeuchtet sind (Wirte, Wäscherinnen). Analoge Läsionen können in den Zwischenzehenräumen auftreten.

Kandidaparonychie. Meist multipel, ähnlicher beruflicher Hintergrund. Diffuse schmerzhafte Schwellung und Rötung des Nagelwalls. Das Nagelhäutchen fehlt, im Rezessus zwischen Nagelwall und Nagel findet sich weißliches Material (Hornmaterial, Pilzrasen, Eiter – Pilznachweis). Bei längerem Bestehen entwickeln sich Wachstumsstörungen des Nagels (Verdickung, Höckerung). Häufig Mischinfektion.

Differentialdiagnose. Chronische bakterielle Paronychie.

Kandidaonychomykose. Diese ist viel seltener als Onychomykose durch Dermatophyten. Sie folgt meist einer chronischen Kandidaparonychie und beginnt entweder distal-lateral oder (seltener) proximal (Matrix). Betroffen sind fast ausschließlich Frauen, prädisponierende Faktoren sind Raynaud-Syndrom und M. Cushing. Regelmäßiges Begleitsymptom bei chronischer mukokutaner Kandidiasis.

Die Unterscheidung von Onychomykose durch Dermatophyten ist klinisch oft schwierig. Der Pilznachweis aus dem Hyponychium ist sowohl bei Infektion als auch bei Besiedelung positiv (sichere Unterscheidung nur durch Biopsie – in Ausnahmsfällen indiziert).

Genitale Kandidamykosen

Die ***Kandida-Vulvovaginitis*** ist eine häufige Manifestation bei jungen Frauen. Sie beruht in der Regel auf der Aktivierung asymptomatischer Besiedelung (s. oben). Aktivierende Faktoren sind Schwangerschaft (Glykogenanreicherung des Vaginalepithels), orale Kontrazeptiva, Antibiotika-Behandlung, Intrauterinpessare, genitaler Fluor anderer Ursache, Koitus etc. Die betroffenen Frauen sind (anders als bei den meisten anderen Kandidainfektionen) in der Regel gesund.

Obwohl größtenteils endogenen Ursprungs, kommt die Mensch-zu-Mensch-Übertragung vor, weit überwiegend von der genitalen Kandidainfektion der Frau ausgehend (Beispiele: Mundhöhlensoor des Neugeborenen, Soorbalanitis bei nicht-zirkumzidierten Männern). Die genitale Kandidiasis wird daher auch zu den „sexually transmitted diseases" gerechnet (s. S. 888). Bei Männern kommt es im Übertragungsfall meist zur symptomlosen Besiedelung (trockeneres Milieu), nur selten zur ***Kandidabalanitis.*** Diese verläuft in der Regel milder als die Vulvovaginitis; ist sie stark ausgeprägt, ist der ***Verdacht auf einen Systemprozeß*** gegeben ***(Diabetes).***

Die genitale Kandidiasis kann auch nosokomial übertragen werden (Katheter).

Klinik. Die ***Kandidavulvitis*** fällt durch intensiven genitalen Juckreiz, Schwellung und düstere Rötung der Labien und der Vaginalschleimhaut, wegwischbare weißliche Beläge und bröckeligen weißlichen Fluor auf. Ausbreitung auf die Genitoanalhaut kommt vor. Seltener findet sich ein der atrophen oralen Kandidiasis analoges Bild. Die Erkrankung nimmt manchmal einen extrem chronisch-rezividierenden Verlauf, mit prämenstrueller Exazerbation ***(Absetzen der oralen Kontrazeptiva!).***

Differentialdiagnose. Trichomoniasis, anaerobe Vaginitis, Gonorrhö.

Die Kandida-Vulvovaginitis ist eine überdiagnostizierte Krankheit, die auch im Bewußtsein der Bevölkerung verwurzelt ist. In den letzten Jahren macht das sog. „Kandidiasis-Syndrom" von sich reden, bei dem der vulvovaginalen und gastrointestinalen Kandidabesiedelung eine Reihe von Befindlichkeitsstörungen unterstellt werden (Kopfweh, Antriebslosigkeit, Schwäche, Dyspepsie und Diarrhöen, Schlafstörungen etc.).

Kandidabalanitis. Eine meist nur wenige Tage dauernde Rötung, milde Schwellung und juckendes Brennen von Glans und Präputium. Bei stärkerer Ausprägung wegwischbare Beläge, Pusteln, Schuppenkrausen.

Differentialdiagnose. Zirzinäre Balanitis, plasmazelluläre Balanitis.

Fallbericht: Ein 55 jähriger Krankenhausangestellter stellt sich mit einer diffusen Rötung von Glans und Präputium vor, die Region ist dick mit Salbe bedeckt.

Die Veränderung bestehe schon mehrere Monate, Verkehr sei ihm kaum mehr möglich, er habe schon „alles" probiert, u. a. Kortisonsalben. Unter der Vermutung einer atrophen Balanitis wird ihm aufgetragen, alle Lokalbehandlung einzustellen und für ein möglichst trockenes Milieu zu sorgen. Eine Woche später zeigt sich die nunmehr trockene Glans milder gerötet, zusätzlich aber halskrausenartige Schuppen. Der Pilzbefund ist positiv. Die Blutzuckerbestimmung ergibt einen bislang unbekannten Diabetes.

Chronische mukokutane Kandidiasis

Eine Gruppe seltener Immundefizienzsyndrome, die durch einen Defekt der zellulären Abwehr gegen Kandida (Intrakutanreaktion gegen Kandidaantigen negativ) bei intakter humoraler Abwehr gekennzeichnet sind.

! Schwere und chronische Kandidainfektionen sind Symptom vieler Immunmangelsyndrome oder Leukozytendefekte (z. B. „evere combined immunodeficiency", „chronic granulomatous disease"), doch spielen hier *andere* Infekte die dominierende Rolle (z. B. Pneumonien). Bei der chronischen mukokutanen Kandidiasis ist die Neigung zu anderen Infekten hingegen gering oder fehlend.

Man unterscheidet verschiedene Verlaufsformen: Der ***autosomal rezessive*** Typ verläuft eher mild (Beginn erste Lebensjahre, später Besserung, keine assoziierten Systemzeichen), der ***autosomal dominante*** schwerer (begleitende Infektionen mit Dermatophyten, Papillomviren), der ***diffuse*** am schwersten (Kandidagranulome). Ein weiterer Typ ist mit ***Polyendokrinopathie*** (M. Addison, Hypothyreose, Hypoparathyreoidismus, Diabetes etc.) und Wachstumsstörungen assoziiert (autosomal rezessiv). Ein der chronischen mukokutanen Kandidiasis ähnliches Syndrom bei Erwachsenen kommt schließlich bei Thymom und (selten) SLE zur Beobachtung.

Klinik. Alle Haut- und Schleimhautmanifestationen der Kandidiasis können auftreten, regelmäßig vorhanden sind Mundhöhlen- und gastrointestinaler Soor, Kandidaparonychie und schwere Onychomykose. Zusätzlich disseminierte Hautherde (ähnlich Dermatophytosen) an Rumpf, Kapillitium und Extremitäten; diese werden manchmal ausgeprägt hyperkeratotisch („Kandidagranulome"). Die mukokutane Kandidiasis verläuft extrem chronisch und (lokal)therapieresistent; nach systemischen Antimykotika Remissionen, die bei Absetzen von Rezidiven gefolgt werden.

Systemische Kandidainfektionen

Diese werden wegen der wachsenden Zahl Immunsupprimierter und der Zunahme intensivmedizinischer Behandlung häufiger: Knochenmarks- und Organtransplantationen (10–30 %), invasive Diagnostik, vaskuläre und Gelenksimplantate, chirurgische Eingriffe etc. Die höchsten Infektionsraten haben Verbrennungs-, herzchirurgische und onkologische Stationen. Man unterscheidet folgende Bilder:

Kandidämie. Züchtung von Kandida aus dem Blut *ohne* schwere systemische Erscheinungen (z. B. subfebrile Temperaturen). Untersuchung auf Absiedelungen in innere Organe und Systemtherapie ist angezeigt. Entfernung aller intravaskulären Katheter!

Kandidasepsis. Kandidämie *mit* klinischen Zeichen der Sepsis (Fieber, Blutdruckabfall, Tachypnoe, Tachykardie, eingeschränkte Nierenfunktion). Bei Personen mit hochgradig geschwächter Abwehr (Marasmus, Immundefizienz, Verbrennungen). Bedenkliche Prognose (Mortalität 40–60 %) und schwerwiegende Spätfolgen (z. B. Blindheit).

Disseminierte Kandidiasis. Absiedlungen von Kandida in einem oder mehreren inneren Organen im Rahmen (oder nach) einer Kandidasepsis. Hauptbefallene Organe sind Nieren, ZNS, Herz und Auge, seltener Haut, Lunge, Leber, Milz, Knochen und Gelenke. Das klinische Bild reicht von Sepsis mit entsprechenden Organbeschwerden zu uncharakteristischem, antibiotikaresistentem Fieber.

! Patienten mit antibiotikarefraktärem Fieber unbekannter Ursache und Neutropenie sind verdächtig auf Kandidasepsis oder disseminierte Kandidiasis.

Diagnostik. Schwierig. Die Blutkulturen sind in ca. 50 % negativ, Biopsien aus den betroffenen inneren Organen häufig ebenfalls. Die Isolation gelingt häufiger aus Sputum und Urin (erhöhte Kolonisation) doch ist dieser Befund nicht gleichbedeutend mit der Diagnose einer Kandidasepsis. Die Sensitivität der Blutkulturen kann mittels der sog. Lyse-Zentrifugation etwas erhöht werden. Eine Verbesserung der Diagnostik bringt der serologische Nachweis des Enolase-Antigens von Kandida.

Hautläsionen bei Kandidasepsis. Disseminierte hämorrhagische Papeln, seltener großknotige Läsionen. Hautläsionen erlauben den leichten bioptischen Nachweis von Kandida und sind daher diagnostisch wichtig.

Therapie der Kandidamykosen

Wegen des opportunistischen Charakters vieler Kandidamykosen ist neben antimykotischer Behandlung die

Aufdeckung und, wenn möglich, Behebung disponierender Faktoren wesentlich (Diabetes, Immunschwäche, Okklusion, chronische Durchfeuchtung der Haut etc.).

Fallbericht: Ein 9jähriges Mädchen wurde wegen multipler Pyodermien stationär aufgenommen. Bei der Untersuchung fiel eine ausgedehnte orale Kandidiasis auf. Die Routinelaborwerte schienen im Rahmen der Norm. Unglücklicherweise war der Computerausdruck schlecht leserlich, sodaß der Blutzuckerwert von 470 mg% für 47,0 mg% entziffert wurde. Es wurde nicht bedacht, daß eine ausgedehnte orale Kandidiasis jenseits der Säuglingsperiode kein Trivialbefund ist, und zugewartet. Kurz darauf fiel den Schwestern eine zunehmende Somnolenz des Kindes auf. Ein Pädiater wurde gerufen, eine abermalige Blutzuckerbestimmung führte zur Diagnose eines diabetischen Präkomas.

Oberflächliche Kandidiasis (oral, intertriginös, genital). Diese kann topisch behandelt werden. Wirksam gegen Hefepilze sind die Polyenantimykotika Nystatin und Amphotericin B sowie die oben genannten Azolpräparate.

Nystatin und Azole (Mikonazol, Ekonazol etc.) stehen als Lutschtabletten, Spülungen, Vaginalsuppositorien, Cremes und Pasten zur Verfügung.

Das klassische Lokaltherapeutikum gegen Kandidapilze ist Nystatin, das auch peroral zur Behandlung der gastrointestinalen Kandidiasis verwendet wird; da es nicht resorbiert wird, ist es zur systemischen Behandlung ungeeignet.

Ausgedehnte, schwere, mit Immundefekten assoziierte oder chronisch rezidivierende (z. B. vulvovaginale) oberflächliche Kandidiasis sowie Kandidaonychomykose sprechen nur schlecht auf Lokalbehandlung an. Hier ist systemische Behandlung indiziert. Mittel der Wahl ist Flukonazol (weniger günstig Itrakonazol) in Dosen von 50–100 mg/Tag p. o. (bzw. 200 mg/Tag p. o.). Die Dauer der Behandlung richtet sich nach der Situation: Bei unkomplizierter oraler und genitaler Kandidiasis reichen meist 3–4 Tage; schwerere Infekte werden länger, bei schwerer Immundefizienz (HIV-Infektion) auch permanent behandelt.

Die genitale Kandidiasis kann auch mit einer Eintagestherapie behandelt werden (150 mg Flukonazol bzw. 600 mg Itrakonazol).

Kandidasepsis, disseminierte Kandidiasis. Mittel der Wahl ist das nebenwirkungsreiche Amphotericin B (Dosierung: 1–1,5 mg/kg/Tag, in 5% Glukose, langsame Infusion), häufig in Kombination mit 5-Fluorocytosin. Möglicherweise günstiger ist das fungizide Triazolderivat Flukonazol. Dieses ist gut liquorgängig, gut verträglich (orale Einnahme) und gegen alle Kandidaspezies (und Kryptokokken) wirksam. Dosierung: bis zu 10 mg/kg/Tag. Itrakonazol ist relativ schlecht gegen Candida albicans wirksam, aber gut gegen andere Sproßpilze und auch Aspergillen. Nachteil der Triazole ist die Induktion resistenter Pilzstämme.

Antimykotikaresistenz war bei den klassischen Substanzen ein seltenes Problem; bei den neuen Antimykotika wäre eine routinemäßige Erfassung der Empfindlichkeit wünschenswert. Entsprechende Techniken sind in Ausarbeitung.

Die Behandlungsdauer bei Kandidasepsis ist zumindest 3 Wochen, bei disseminierter Kandidiasis länger (ca. 6 Monate). Bei persistenter Immundefizienz kann eine Dauertherapie erforderlich sein.

12.3.3 Diagnostische Methoden bei Dermatomykosen

Direkter Erregernachweis (Pilzbefund). Dieser ist einfach und schnell. Proben des jeweils befallenen Substrats (Nagelgeschabsel, Haare, Schuppen, Pustelinhalt) werden auf einem Objektträger gesammelt, mit 10–30% Kalilauge überschichtet, mit einem Deckglas bedeckt, vorsichtig über der Gasflamme erwärmt und im Mikroskop untersucht (niedrige bis mittlere Vergrößerung, halb geschlossene Blende – Pilzelemente werden sonst überstrahlt).

Das Material muß immer aus einer aktiven Region der Läsion (d. h. üblicherweise vom Rand) gewonnen werden, da sonst wenig oder keine Pilzelemente vorhanden sind. Hornmaterial wird im stark alkalischen Milieu durchscheinend und plastisch, kann plattgequetscht werden. Zugabe von Tinte erleichtert das Auffinden der Pilzelemente.

Im positiven Fall findet man Pilzhyphen (regelmäßig geformte septierte, manchmal verzweigte und zart grünlich schimmernde Fäden), bei Kandidainfektionen auch Pilzsporen (bestimmen häufig das Bild; Abb. 12.78).

! Mit dem Pilzbefund kann lediglich die Diagnose „Mykose" gestellt, nicht aber Art und Gattung des Erregers bestimmt werden. Auch die Unterscheidung zwischen Faden- und Sproßpilzen ist – trotz gewisser morphologischer Unterschiede – nicht mit Gewißheit möglich.

Pilzkultur. Dient weniger zur Sicherung der Diagnose (hat eine etwa gleich hohe Trefferquote wie der Pilzbefund, nämlich etwa 80%), als zur Artbestimmung des Pilzes (Abb. 12.79 u. 12.80). ***Technik.*** Die meisten

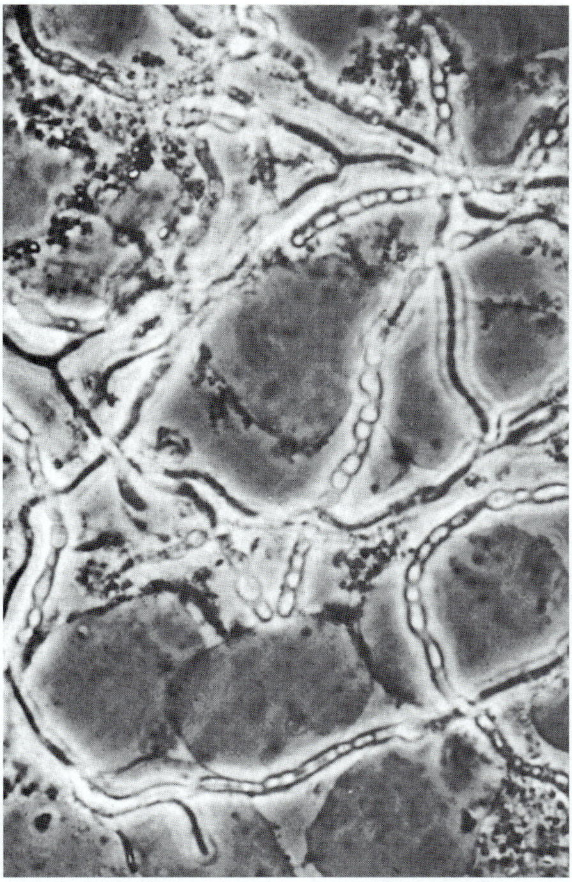

Abb. 12.78. Hyphengeflecht eines Dermatophyten, teilweise in sog. Arthrosporen zerfallen

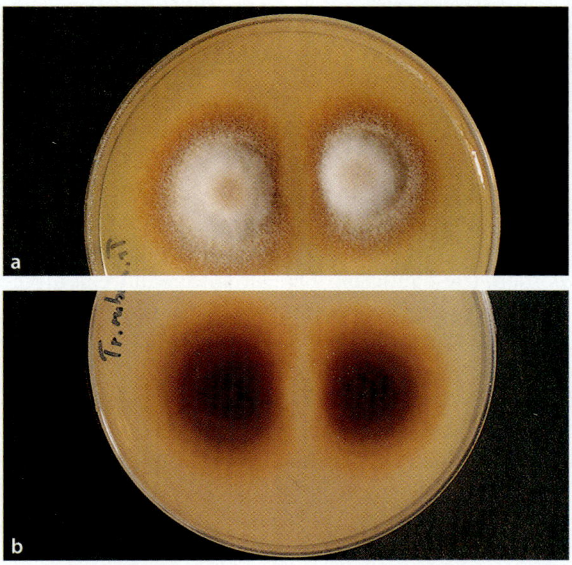

Abb. 12.79 a, b. Kolonie von Trichophytum rubrum auf Sabouraud-Agar. Die Oberfläche des Pilzrasens (a) ist weiß, flaumig, flauschig. Die Unterseite (b) zeigt ein nicht-diffusibles rostrotes Pigment

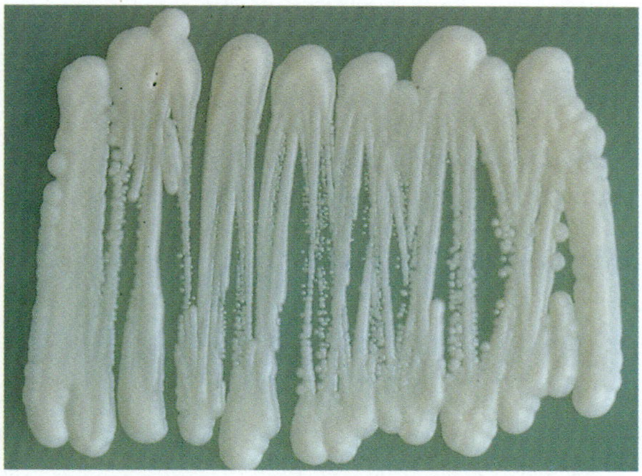

Abb. 12.80. Kultur von Candida albicans. Weißlich-cremige Kolonien mit Konfluenz entlang der Strichführung

hautpathogenen Pilze sind genügsam und wachsen auf einfachen glukose- und peptonhaltigen Nährböden (Sabouraud), denen zur Hemmung von Kontaminanten Chloramphenicol und Cycloheximid zugesetzt ist. Sproßpilze haben ein Wachstumsoptimum von 37 °C, Dermatophyten von 27 °C. Erstere wachsen schnell (Tage), letztere langsam (Wochen). Die Unterscheidung der Gattungen und Arten erfolgt nach makroskopischen (Wuchsform der Pilzkolonien, Pigmentproduktion), mikroskopischen (morphologische Beschaffenheit der asexuellen Sporen u. a. m.) und biochemischen Kriterien (Zuckervergärung bei Sproßpilzen).

Serologie. Spielt in der Diagnostik der Hautmykosen keine Rolle (obwohl Antikörper gebildet werden).

Intrakutanreaktionen. Sie sind gleichfalls von geringer Bedeutung. Trichophytin ergibt nur bei Dermatophytidreaktionen und Trichomykosen positive Reaktionen. Candidin ist bei Normalpersonen in der Regel positiv (Bestandteil des Multitest Mérieux).

12.3.4 Subkutane Mykosen

...

Eine Gruppe von Mykosen, die durch Inokulation (penetrierende Verletzungen mit Dornen, Splittern, etc. – nicht durch bloßen Kontakt!) übertragen werden. Ihre Erreger sind Bewohner des Erdreichs bzw. modernder Pflanzen, von Gras und Holz, und bevorzugen feuchtheißes Klima. Subkutane Mykosen verlaufen chronisch, treten auch beim immunkompetenten Patienten auf und bleiben in der Regel lokal bzw. regional begrenzt.

Sporotrichose

Eine durch den Erreger definierte chronische Infektionskrankheit der Haut und Lymphbahnen.

Erreger. Sporothrix schenckii, ein dimorpher Pilz; lebt auf modernder Vegetation, Moosen, Holz. Bildet in Kultur Hyphen und ovale Konidien („Margueriten"-artige Anordnung auf Konidiophoren), im Gewebe runde bis zigarrenartige Sproßzellen.

Epidemiologie. Weltweit verbreitet, vorwiegend in feuchtwarmen Ländern (Südafrika), in Europa selten. Infektionskrankheit von Mensch und Tier. *Infektionsmodus:* Inokulation (Dornen), anschließende Inkubationszeit ca. 3 Wochen.

Klinik (Abb. 12.81). Am häufigsten ist der ***lymphokutane*** Typ: furunkuloide, manchmal einschmelzende Knoten an der Inokulationsstelle, multiple Knoten entlang der ableitenden Lymphbahnen. Seltener die ***kutane*** Form: chronische ulzerativ-verruköse Läsionen *ohne* Lymphbahnbefall. Sehr selten die ***Dissemination*** aus befallenen Lymnphknoten in Knochen, Muskel, ZNS, Niere. Primärer Lungenbefall durch Einatmung von Konidien kommt vor.

Therapie. Itrakonazol, Kaliumjodid p. o.

Verlauf und Prognose. Unbehandelt langwieriger Verlauf mit Abheilung einzelner Läsionen und Rezidiven. Bei primärem Lungenbefall schlechte Prognose.

Diagnose. Histologie (Granulome, Pilze werden nicht regelmäßig gefunden). Kultur (Biospiematerial!)

Differentialdiagnose. Sporotrichoide atypische Mykobakterieninfektion, Leishmaniose, Nokardiose.

Chromoblastomykose

Eine durch das klinische Erscheinungsbild definierte Infektionskrankheit der Haut.

Erreger. Mindestens fünf Hefepilze (Fonsecaea-, Cladosporium- und Phialophoraarten). Haupterreger ist Fonsecaea pedrosoi.

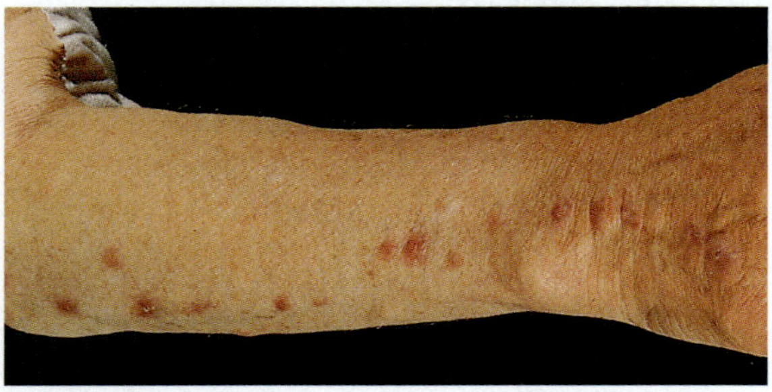

Abb. 12.81. Sporotrichose. Entlang einer Lymphbahn strichförmig disseminierte knotige Infiltrate am Unterarm. Die Infektion erfolgte durch Inokulation an einem Finger

Epidemiologie. Tropen und Subtropen; vorwiegend bei landwirtschaftlichen Berufen und (berufsbedingt) bei Männern. *Infektionsmodus:* Inokulation

Klinik. Läsionen fast ausschließlich an den Beinen und meist einzeln. Um die Inokulationsstelle entsteht ein verruköser, verletzlicher Knoten, der sich langsam peripher vergrößert und zu oft sehr ausgedehnten, extrem chronischen ulzerös-vegetierenden, zikatrizierenden Plaques umwandelt. Die Oberfläche zeigt zahlreiche braunschwärzliche Pünktchen (Klumpen von Pilzelementen; das Pigment ist ein von Pilzen gebildetes Melanin). Systemische Dissemination ist sehr selten.

Histologie. Granulomatöse Reaktion mit Fremdkörperriesenzellen und transepidermale Elimination der Pilze.

Therapie. Weite Exzision. Bei ausgedehnten Herden ist Itrakonazol das Mittel der Wahl, Amphotericin B und 5-Fluorocytosin sind weniger wirksam. Gute Erfolge auch mit lokaler Hitzebehandlung.

Verlauf und Prognose. Unbehandelt chronisch progredient, Spontanheilung kommt kaum je vor.

Diagnose. Kalilaugenpräparat aus den „schwarzen Pünktchen"; Pilzkultur.

Differentialdiagnose. Myzetom, Tuberkulosis verrucosa cutis, Blastomykose, Lepra, Leishmaniose, Botryomykose, Syphilide und Gummen.

Myzetom („Madurafuß")

Eine durch das klinische Erscheinungsbild definierte chronische tiefe Infektionskrankheit von Haut, Subkutis, Muskulatur und Knochen.

Erreger. Das Myzetom kann durch ca. 30 Pilzarten sowie Aktinomyzeten bzw. Nokardien hervorgerufen werden. Die häufigsten Erreger sind Madurella mycetomatis, – grisea, Pseudoallescheria (Petriellidium) boydii, Leptosphaeria senegalensis u. a. m.

Epidemiologie. Tropen (besonders Indien, Indonesien, Mittel- und Südamerika, Zentralafrika). Vorwiegend bei Landarbeitern; Männer sind ca. fünfmal häufiger betroffen.

Infektionsmodus. Traumatische Inokulation (Eintreten kontaminierter Fremdkörper).

Klinik (Abb. 12.82). Fast ausschließlich an den Extremitäten, meistens Vorfuß. Der Inokulation folgt die Ausbildung eines derben subkutanen Knötchens, das nach Monaten einschmilzt und fistuliert. Im weiteren Verlauf weitere Knötchen in der Nachbarschaft und tie-

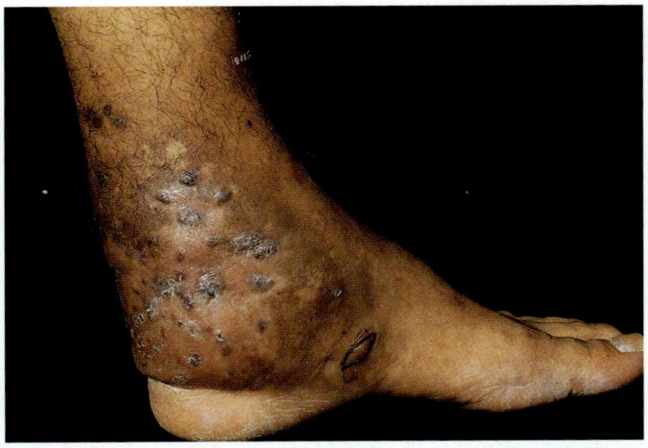

Abb. 12.82. Madurafuß. Keulenförmige, harte Schwellung von Unterschenkel und Knöchelregion, multiple Fistelöffnungen

fere Läsionen (Befall der tiefen Faszien, der Muskulatur und schließlich des Knochens – Periostitis, Osteomyelitis). Es resultieren derbe verbackene Infiltrate mit kommunizierenden Fistelgängen, beträchtliche Schwellung, fokale derbe tumorartige Auftreibungen und eine oft groteske Verformung der gesamten Region. Subjektive Beschwerden relativ gering.

Das Fistelsekret ist eitrig-serös und enthält ***Drusen*** (Sklerotien): Konglomerate von Pilzelementen, mit freiem Auge als weißliche, gelb-braune oder rötliche harte Körnchen erkennbar; histologisch runde oder kurvilineare Körperchen, die peripher eine eosinophile, schalenartige Verdichtung besitzen (Verdickung der Zellwände der Pilze, aber auch Immunglobuline). Die Sklerotien werden im Lauf des Krankheitsprozesses in die Tiefe verlagert und sind für die Ausbreitung verantwortlich.

Die schalenartige Verdichtung der Drusen ist die Ursache für die Chronizität der Läsionen (Schutz gegen Phagozyten) und die geringe Bioverfügbarkeit von Antimykotika.

Verlauf. Unbehandelt ein chronisch-progredienter Prozeß, der zur Zerstörung von Knochen, Gelenken, Sehnen, Nerven etc. führt und nach Jahren über die Lymphwege innere Organe befallen kann (z. B. Bauch-, Thoraxorgane).

Therapie. In der Anfangsphase kann die (weite) Exzision des befallenen Gewebes ausreichen; allerdings stellen sich in bis 50 % Rezidive ein. Bei schwererem Befall ist die Amputation meist unumgänglich. Antimykotika sind generell nur wenig erfolgreich, da es zwar in ca. 50 % zur Besserung, aber kaum zur Ausheilung kommt.

Diagnose. Nachweis der Drusen im Fistelsekret und in der Histologie; Pilzkultur aus Biospiematerial.

Differentialdiagnose. Chromoblastomykose, Gummen, Lepra, tuberkulöse Osteomyelitis, Weichteil- und Knochentumoren.

Fallbericht: Der 32jährige indianische Ehemann einer in Bolivien tätigen Entwicklungshelferin wird (1987) wegen einer seit ca. 5 Jahren bestehenden Schwellung des rechten Fußes und Unterschenkels eingeliefert. Der Patient ist subfebril, mäßige Leukozytose und Anämie, sonstige Laborbefunde unauffällig. Die Knöchelgegend ist mächtig spindelförmig aufgetrieben, nahezu kalkhart, die Haut gespannt, mit der Unterlage verbacken und von zahlreichen kleinen lividbraunen fluktuierenden Abszessen bestanden. Aus einigen entleert sich serös-eitriges Sekret, in dem weißgelbliche, bis ca. 1 mm große Körnchen erkennbar sind. Das Sprunggelenk ist versteift. Die Schwellung setzt sich abnehmend bis knapp unter das Kniegelenk fort. Das Knochenröntgen zeigt eine weitgehende Destruktion des Sprunggelenks mit Osteolysen, Osteophyten und schalenartigen Knochenappositionen. Die Pilzkultur aus einer Biopsie ergibt Petriellidium boydii. Es wird eine Systemtherapie mit Ketokonazol (und begleitenden Antibiotika und Antiphlogistika) begonnen; die Schwellung nimmt ab, die (eher geringen) Schmerzen bessern sich. Nach 6 Wochen kommt es zum Stillstand der Besserung. Ein Versuch mit Amphotericin B wird nach 10 Tagen wegen Unverträglichkeit abgebrochen. Drei Monate nach der Einlieferung wird das Bein über dem Kniegelenk amputiert, die Wundheilung ist komplikationslos. Der Patient kehrt nach Bolivien zurück, weitere Kontrollen bleiben aus.

12.3.5 Systemmykosen

Eine Reihe von Mykosen, die durch den Erreger definiert sind und durch Inhalation von Sporen (Konidien) zum primären Lungen- und später zum disseminierten Befall führen können. Sie treten auch bei immunkompetenten Patienten auf, verlaufen bei diesen jedoch meist mild und passager (bei Immundefizienten hingegen schwer). Häufigste Frühmanifestation ist ein grippeähnliches Zustandsbild, das entweder spontan abheilt oder zur foudroyanten akuten bzw. zur chronischen Infektion führt (Granulome), aus denen noch nach Jahren die Reaktivation möglich ist. Die Erreger der Systemmykosen sind dimorphe Pilze. Sie sind Erdbewohner und kommen endemisch in bestimmten gemäßigten (und tropischen) Zonen, meist außerhalb Europas, vor (allerdings können auch hier durch den internationalen Reiseverkehr Fälle auftreten). Keine Übertragung von Mensch zu Mensch.

Hauterscheinungen sind bei allen Systemmykosen möglich. Sie sind in der Regel Folge disseminierter Infektion, selten traumatischer Inokulation.

Histoplasmose

Erreger. Histoplasma capsulatum; in Afrika H. capsulatum var. duboisii.

Epidemiologie. Weltweit in gemäßigten Zonen. Endemiegebiete der ***amerikanischen*** Histoplasmose entlang der großen Flüsse der USA (Mississippi, Missouri, Ohio), der ***afrikanischen*** Histoplasmose in Zentralafrika. H. capsulatum gedeiht auf mit Vogel- bzw. Fledermauskot angereicherter Erde. In Endemiegebieten sind bis 90 % der Bevölkerung im Hauttest positiv. *Infektion:* Inhalation.

Pathogenese. Die eingeatmeten Konidien werden von Makrophagen phagozytiert (intrazelluläre Vermehrung) und im Körper disseminiert. Es entstehen Granulome, die bei ausreichender zellulärer Immunität verkalken.

Klinik. Die Infektion verläuft meist asymptomatisch. Symptomatische Infektionen manifestieren sich als akute, selbstlimitierte oder chronische Histoplasmose-Pneumonie. Hämatogene Dissemination (hauptsächlich Leber, Milz, Knochenmark) selten, vorwiegend bei Immundefizienz (AIDS). Bei der afrikanischen Histoplasmose überwiegen Haut- und Knochenherde (granulomatöse Osteomyelitis).

Hautsymptome. Selten, Mundschleimhaut > Haut; bei disseminierter Infektion. Unspezifische Plaques, papulo-nekrotische oder tiefe Knoten. Inokulations-Histoplasmose ist sehr selten (Laborinfektion!). Häufige Begleiterscheinungen sind Erythema multiforme und/oder Erythema nodosum.

Diagnose. Nachweis von intrazellulären Sproßzellen in Biopsien, Kultur, Antigennachweis aus Serum und Harn mit RIA; DNA-PCR; serologische Tests (Immundiffusion, Komplementfixierung). Hauttest (Histoplasmin) relativ wenig spezifisch und sensitiv.

Therapie. Asymptomatische oder milde Infektion bedarf keiner Therapie. Symptomatische Infektion: Itrakonazol. Bei schwerer disseminierter Histoplasmose Amphotericin B.

Prognose. Nur bei schwerer Dissemination infaust.

Blastomykose (nordamerikanische Blastomykose)

Erreger. Blastomyces dermatitidis

Epidemiologie. Weltweit. Hauptverbreitung in Nordamerika (entlang der großen Flüsse, große Seen), Zentral- Südamerika, Indien, Afrika. Der Erreger gedeiht in feuchter, nährstoffreicher, saurer Erde (Flußufer). *Infektion:* Inhalation.

Klinik. Verlauf aggressiver als Histoplasmose. Zirka 50 % der Exponierten entwickeln nach 3–6 Wochen eine akute Lungeninfektion. Spontanheilung kommt vor, doch gehen viele unbehandelt in chronischen Lungenbefall und später in hämatogene Dissemination über (ZNS, Knochen, Genitalien). Nach Spontanremission Reaktivation möglich. Bei afrikanischer Blastomykose dominieren Haut- und Knochenherde (granulomatöse Osteomyelitis).

Hautbefall. Häufig (ca. 50 %); scheibenförmige, ulzeröse, verruköse, serpiginöse Herde (ähnlich Syphiliden, Lupus vulgaris, Leishmaniose). Häufige Begleiterscheinung ist Erythema nodosum, Erythema multiforme kommt *nicht* vor.

Diagnose. Nachweis von Sproßpilzen (dickwandig, einzelne Aussproßung) in Biopsien, Pilzkultur. Serologische und Hauttests sind unverläßlich.

Therapie. Auch milde Fälle werden behandelt. Mittel der Wahl ist Itrakonazol. Schwere Infektionen (ZNS): Amphotericin B, Flukonazol.

Prognose. Unbehandelt meist progredient, oft tödlich.

Kokkidioidomykose

Erreger. Coccidioides immitis.

Epidemiologie. Semiaride Zonen in Nord-, Zentral und Südamerika. Hauptvorkommen in den USA: Kalifornien („San Joaquin Valley Fever"). Der Erreger gedeiht in trockener, alkalischer Erde, in und um Nagetierbaue. Er bildet Arthrosporen, die sehr leicht sind und aerogen vertragen werden (Wind, Erdbeben, Bauarbeiten). *Infektion:* Inhalation.

Pathogenese. Die inhalierten Arthrosporen wandeln sich zu den großen (30 μ) Sphärulen um, in denen massenhaft Endosporen gebildet und nach Ruptur freigesetzt werden. Diese breiten sich lokal und über die Blutbahn aus und führen zu disseminierten Granulomen.

Klinik. Viele Fälle verlaufen asymptomatisch, ca. 40 % entwickeln nach 1–3 Wochen ein akutes grippeähnliches Krankheitsbild mit Fieber, Husten, Arthralgien und Erythema nodosum bzw. multiforme. In ca.1 % Dissemination in innere Organe (Knochen, Meningen, Haut u. a. m.). Tritt häufiger bei Immundefizienz auf (AIDS) und verläuft dann auch schwerer.

Hautsymptome. Selten, nur bei disseminierter Infektion, unspezifisch: papulonodöse, verruköse, pustulös-abszedierende, oft fistulierende Läsionen.

Diagnostik. Histologisch der Nachweis von Sphärulen im Gewebe; Pilzkultur (Vorsicht: hochinfektiös!). Serologische Tests: Präzipitierende Antikörper, KBR (starker Anstieg bei Dissemination). Hauttest (Kokkidioidin) zeigt Kreuzreaktion mit Histoplasmin und Blastomycin, ist aber dennoch wegen der unterschiedlichen Endemiegebiete nützlich. Negativ bei Dissemination.

Therapie. Bei asymptomatischer oder milder Primärinfektion nicht erforderlich. Symptomatische Infektion Itrakonazol; schwere Infektion: Amphotericin B (bei ZNS-Befall intrathekal).

Prognose. In unkomplizierten Fällen gut; bei Dissemination, insbesondere ZNS-Befall, lebenslange Behandlung mit Itrakonazol.

Parakokkidioidomykose (südamerikanische Blastomykose)

Erreger. Paracococcidioides brasiliensis.

Epidemiologie. Zentral- und Südamerika, hauptsächlich Landarbeiter, Männer ca. 10 x häufiger. Ausbreitung entlang Flußläufen. Mögliche Verbindung mit Fledermäusen und

Armadillos. *Infektion:* Inhalation; traumatische Inokulation möglich.

Klinik. Eine schwere, progrediente Krankheit, Spontanremissionen selten. Multifokale pneumonische Herde, in mehr als der Hälfte der Fälle nodulo-ulzeröse Läsionen der Mundschleimhaut, Lymphadenopathie (oft einschmelzend). An der Haut häufig pustulöse, verruköse, abszedierende und fistulierende, ulzeröse Läsionen, meist perioral (Differentialdiagnose: Skrophuloderm). In der Folge oft tödliche Dissemination in innere Organe. Parakokkidioidomykose ist *nicht* bei Immundefizienz gehäuft.

Diagnostik. Pilznachweis im Eiter oder Biopsiematerial, Pilzkultur. Serologische Tests und Hauttests sind wenig verläßlich.

Therapie. Itrakonazol (langfristig).

Prognose. Unbehandelt infaust.

12.3.6 Opportunistische Mykosen

> Infektionen durch meist häufige Myzeten, die zwar beim Immundefizienten, nicht jedoch beim Immunkompetenten zu Krankheitserscheinungen führen können. Sie verlaufen oft foudroyant und unbeherrschbar. Die Inzidenz opportunistischer Mykosen ist in den letzten Jahren durch Intensiv- und Transplantationsmedizin, medikamentöse Immunsuppression und HIV-Infektion drastisch angestiegen.

Die Grenze zwischen „normaler“ und opportunistischer Infektion ist nicht stets leicht zu ziehen. So besitzen Histoplasmose und Kokkidioidomykose Züge opportunistischer Infektionen; Kandidamykosen und Aspergillose sind im Prinzip solche, können aber in „Nischen“ auch bei Normalpersonen auftreten (z. B. Kandidiasis bei chronischer Durchfeuchtung der Haut, Superinfektion vorgeschädigter Nägel durch Aspergillen etc.).

Kandidadmykosen

Die häufigste opportunistische Pilzinfektion; sie wurde aus historischen Gründen und wegen ihrer Grenzstellung oben abgehandelt (s. unter „Dermatomykosen“).

Aspergillose

Die zweithäufigste opportunistische Mykose. Klinische Manifestationen betreffen vorwiegend die Lunge und andere innere Organe; Hautläsionen sind selten. Pathogene Hauptmechanismen sind Kolonisierung, Sensibilisierung und Invasion.

Neben opportunistischen Infektionen wirken Aspergillen auch als wichtige Antigene bei respiratorischer Allergie (Asthma bronchiale, allergische Alveolitis). Aspergillus flavus produziert auf gelagerten Körnerfrüchten die akut toxischen und karzinogenen ***Aflatoxine.***

Erreger. Aspergillen sind ubiquitäre saprophytäre Fadenpilze, die in moderndem organischem Material gedeihen, kettenförmige Konidien ausbilden und diese an die Luft abgeben. Zirka 900 Spezies sind bekannt, die häufigsten Infektionen erfolgen durch die Spezies A. fumigatus, flavus, niger, terreus und nidulans.

Epidemiologie. Die ubiquitären Pilze finden sich auch als Anflugpilze an der Haut und im oberen Respirationstrakt, den sie asymptomatisch besiedeln können. Hauptinfektionsquelle ist kontaminierte Luft (Belüftungssysteme, Baustaub, Zwischenwände und -decken bei Bauarbeiten im Spital, Blumen und Topfpflanzen, Vogelnester etc). *Infektion:* Inhalation. Aspergillose der Haut kann auch durch Inokulation oder Infektion mazerierter Haut entstehen (Katheter, Pflaster etc.).

Klinik. Lungenaspergillose entsteht auf Basis präexistenter Läsionen (Tuberkulose, Silikose, Bronchiektasien etc.) und/oder bei Immundefizienz (Diabetes, Urämie, hämatologische Krankheiten, immunsuppressive Therapie, Transplantationen). Sie kann entweder ***nicht-invasiv*** als ***Aspergillom*** auftreten (bis mehrere Zentimeter große kugelige Pilzkonglomerate, die in vorgeformten Kavitäten – Bronchiektasien, aber auch paranasale Sinus etc.) oder als invasive nekrotisierende Bronchopneumonie mit sekundärer Dissemination in innere Organe (Gastrointestinaltrakt, ZNS, Leber, Herz, Knochen, Auge).

Hautsymptome sind selten, meist bei disseminierter Infektion, unspezifisch: erythematöse indurierte oder vegetierende Plaques, tiefe, oft einschmelzende Knoten.

Diagnostik. Nachweis von Pilzen in Biospiematerial, Kultur. Bei invasiver Aspergillose Nachweis des Galaktomannanantigens im Blut.

Therapie. Die Wirksamkeit von Azolantimykotika ist noch nicht gesichert, Mittel der Wahl ist Amphotericin B (mäßige Wirksamkeit).

Kryptokokkose (europäische Blastomykose)

Erreger. Cryptococcus neoformans; var. neoformans überwiegt in Europa und USA, var. gattii in Afrika. Ein durch eine dicke Polysaccharidkapsel gekennzeichneter Hefepilz, der in mit Vogelkot (Tauben!) angereicherter Erde gedeiht. Tauben sind Keimträger (erkranken selbst nicht).

Epidemiologie. Weltweit verbreitet, Erkrankung vorwiegend in der 2. Lebenshälfte. Befallen sind meist Immundefiziente (Lymphome, Leukämien, Kollagenosen, Sarkoidose); wichtige Komplikation von AIDS. *Infektion:* Inhalation von kontaminiertem Staub.

Klinik. Verlauf meist subakut. Lungenbefall ist oft wenig ausgeprägt; im Vordergrund steht meist die ZNS-Symptomatik (durch hämatogene Dissemination: chronische basale Meningitis, fokale Hirnläsionen, Kopfschmerz), gleichzeitig mildes Fieber, Verfall des Allgemeinzustands; seltener Dissemination in innere Organe (Nieren).

Hautsymptome (Abb. 12.83) bei ca. 10 % im Rahmen der Dissemination. Es finden sich meist wenig entzündliche multiple Papeln (ähnlich Mollusca contagiosa!) und Knoten, die nekrotisch werden und ulzerieren.

Diagnostik. Histologie oft wenig entzündlich; reichlich einzelliegende Sproßzellen, deren Kapseln sich mit Muzikarmin anfärben. Im Liquor ergeben Tuschepräparationen ein Negativbild der Pilze. Kultur. Aus Blut und Liquor Nachweis des Kryptokokken-Kapselantigens (Latex-Agglutinationstrest, EIA).

Therapie. Standardtherapie ist Amphotericin B (allein oder in Kombination mit 5-Fluorocytosin). Im Anschluß daran Suppressionstherapie mit Flukonazol.

Prognose. Bei ZNS-Befall schlecht.

Fallbericht. Ein 57 jähriger Mann litt seit 8 Jahren an einem Sézary-Syndrom, das durch eine niedrige Erhaltungstherapie mit Methylprednisolon und Chlorambucil befriedigend eingestellt war. 1986 klagte der Patient über Verschlechterung des Allgemeinzustands, Kurzatmigkeit und Kopfschmerzen. Bei der Aufnahme zeigte das Thoraxröntgen geringe bronchopneumonische Infiltrate, es bestand mildes Fieber und milder Meningismus. Im Gesicht fanden sich einige hautfarbene, symptomlose Papeln ähnlich dermalen Nävi, die nach Angeben des Patienten erst kürzlich aufgetreten waren. Unter antibiotischer Therapie ergab sich keine Besserung, ebensowenig unter Erhöhung der Steroid- und Leukerandosis, die unter Verdacht auf einen Schub des Sézary-Syndroms durchgeführt wurde. Die Hautläsionen vermehrten sich rapid und exulzerierten teilweise. Nunmehr wurde eine Hautläsion biopsiert und eine Liquorpunktion durchgeführt. In ersterer fanden sich massenhaft muzikarminpositive enkapsulierte Sproßzellen, im letzteren (Tuschepräparat) gleichfalls Sproßzellen. Eine Therapie mit invtravenösem Amophotericin B und 5-Fluorozytosin wurde angesetzt. Der Patient war mittlerweile präkomatös und starb trotz fortgesetzter Therapie nach einigen Tagen.

Penicillium-marneffei-Infektion

Eine opportunistische Infektion, die vorwiegend in Südostasien (Thailand) auftritt und dort eine führende Komplikation der HIV-Infektion darstellt. Sie kann durch Tourismus auch in gemäßigten Breiten beobachtet werden. Die disseminierte Infektion wird durch Inhalation erworben und zeigt als Hauptsymptome eine Pneumonitis und weitausgedehnte Molluscum-contagiosum-ähnliche Hautläsionen. Weitere Symptome sind schwere Anämie und Thombopenie (Befall des Knochenmarks), Lymphadenopathie und Hepatosplenomegalie.

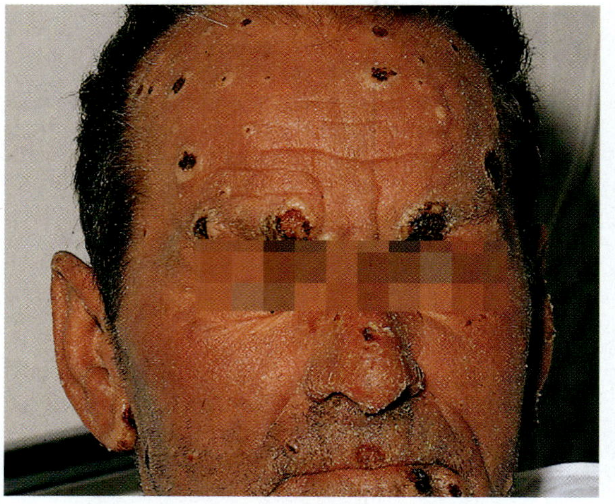

Abb. 12.83. Kryptokokkose. Disseminierte, trocken-nekrotische Hautherde bei einem Patienten mit Sézary-Syndrom

Diagnose. Abstrichpräparate aus Hautläsionen.

Therapie. Amphotericin B, Flukonazol. Ansprechen meist prompt, längerfristige Rezidiv-Prophylaxe erforderlich.

Zygomykosen

Ein Spektrum seltener Mykosen, das durch Pilze der Klasse Zygomyzetes hervorgerufen wird. Man unterscheidet ***Mukormykosen*** und ***Entophthoramykosen.*** Erstere sind opportunistische Infektionen, die durch akute, nekrotisierende und rasch progrediente Läsionen gekennzeichnet sind. Letztere sind chronisch, nur langsam progrediente Mykosen, die nur in tropischen Regionen vorkommen.

Mukormykosen sind selten, aber weltweit verbreitet, die Erreger häufig Besiedler faulender Vegetation; hauptsächliche Erregergruppen sind Mukor, Rhizopus und Absidia. Befallen werden schwer kranke Patienten (konsumierende Krankheiten, Immundefizienz, Diabetes etc.). Infektion durch Inokulation an Haut und Schleimhaut, insbesondere orbital, nasal, oropharyngeal. Das Krankheitsbild ist durch destruktive phlegmonöse Läsionen, Gangrän und Dissemination in innere Organe, vor allem das ZNS gekennzeichnet. *Therapie:* unbefriedigend (Amphotericin B). *Prognose:* Schlecht.

In den letzten Jahren wurden mehr als 60 weitere ansonsten apathogene Umweltpilze als Erreger opportunistischer Mykosen beschrieben („der Immundefiziente als lebende Petrischale"; Sammelbegriff „Phäohyphomykosen"). Die klinischen Bilder reichen von lokaler Infektion zu unbeherrschbarer Systeminfektion.

12.4 Infektionskrankheiten durch Mykobakterien

Mykobakterien sind eine große, weltweit verbreitete und heterogene Gruppe von nichtbeweglichen, nicht sporenbildenden aeroben Stäbchen, die in der Gramfärbung schwach positiv färben und säurefest sind. Zirka 40 Spezies sind bekannt; die hauptsächlichen Pathogene sind die Erreger der Tuberkulose, der Lepra und die sog. atypischen Mykobakterien. Manche Mykobakterien sind fakultativ pathogen und spielen eine wichtige Rolle als opportunistische Erreger, andere sind apathogene Bewohner der Umwelt.

Das Färbeverhalten der Mykobakterien beruht auf dem hohen Lipidgehalt der Zellwände (Mykolsäure, Wachse): Farbstoffe penetrieren nicht, einmal aufgenommenes Karbolfuchsin wird jedoch trotz Säureeinwirkung nicht mehr abgegeben (Ziehl-Neelsen Färbung).

12.4.1 Tuberkulose

Tuberkulose ist bekanntlich eine der großen Problemkrankheiten der Menschheit. Sie ist eine weltweit verbreitete Multisystem-Infektionskrankheit von vielgestaltiger Symptomatik, hervorgerufen durch den M. tuberculosis-Komplex (M. tuberculosis, -bovis, und -africanum).

Allgemeines

Erreger. M. tuberculosis, ein säurefestes Stäbchen mit charakteristischen Eigenschaften:

- obligat aerob (daher Prädilektion von Organen mit hoher Sauerstoffspannung, z. B. Lunge, Niere); keine Produktion von Exo- oder Endotoxinen; vorwiegend intrazellulär (Makrophagen).
- Langsames Wachstum (Generationszeit 18 Stunden); züchtbar auf Spezialnährböden (Löwenstein-Jensen; BACTEC); Produktion von Niacin (Niacin-Test – Abgrenzung von anderen Mykobakterien).
- Hydrophob durch hohen Lipidgehalt der Zellwand (langkettige Fettsäuren – ***Mykolsäuren***, Wachse – z. B. Wachs D, die aktive Komponente des Freund-Adjuvans, Phosphatide – wichtig bei der „verkäsenden“ Nekrose); Virulenz ist mit dem sog. ***Cord-Faktor*** (Trehalose-Dimycolat) assoziiert (virulente Stämme wachsen strähnig-verklumpt);
- *kein* Reservoir außerhalb des menschlichen Organismus; hohe Resistenz gegen Säuren, Laugen und Austrocknung; empfindlich gegen UV.

Epidemiologie. Weltweit sind ca. 2 Milliarden Menschen mit M. tuberculosis infiziert. Jährlich erkranken ca. 10 Millionen neu (davon 95 % in der Dritten Welt), 3–5 Millionen sterben daran. Tuberkulose ist eine Krankheit niederer sozioökonomischer Schichten (schlechte Wohnverhältnisse und Ernährung) und der älteren Menschen (Durchschnitt 60 Jahre).

Tuberkulose ist häufiger bei Männern, Stadtbewohnern, Obdachlosen, Alkoholikern und Drogenabhängigen, Alten und Kranken (Immundefizienten), Immigranten, in Altersheimen, Gefängnissen etc., aber auch bei Ärzten und Angehörigen des Pflegeberufes.

Die Prävalenz ging in den ***entwickelten*** Ländern durch Besserung der Lebensbedingungen und Chemotherapie bis ca. 1985 stark zurück; seither steigt sie jedoch wieder an („neue Armut“, in manchen Ländern die HIV-Infektion). Gleichzeitig wurde – vor allem in den USA und den Ländern der ehemaligen Sowjetunion – das Auftreten Antibiotika-resistenter Stämme zum Problem.

Die Infektion erfolgt in der Regel durch Einatmung infektiöser Aerosole (Aushusten, Sprechen, sogar Singen), bei M. bovis durch Aufnahme kontaminierter Milch. Diese Gefahr wurde durch Pasteurisieren der Milch beseitigt. M. bovis wurde in den entwickelten Ländern durch Schlachten erkrankter Rinder weitgehend eliminiert, ist in der Dritten Welt jedoch noch prävalent. Manche Formen der Hauttuberkulose entstehen durch exogene Inokulation (s. unten).

Pathogenese. Die primäre Infektion erfolgt in der Regel im mittleren Lungenbereich (Mittellappen, oberer Unter-, unterer Oberlappen) und ist in > 90 % asymptomatisch (gelegentlich grippale Symptomatik, mildes Fieber, Erythema nodosum): eine ***exudative*** leukozytenreiche Läsion, aus der die Bazillen Lymphbahnen und -knoten befallen (Ghon-Komplex). Sie gelangen über den Ductus thoracicus in die Blutbahn und besiedeln in Form einer meist stummen Bazillämie zahlreiche Organe (Oberlappen, Niere, Knochen – Wirbelkörper, Lymphknoten, juxtaependymale Meningen). Die Tuberkulose ist demnach von Anfang an eine *System*krankheit.

Die Mykobakterien werden von aktivierten Makrophagen aufgenommen und teilweise durch aktive Sauerstoffspezies und lysosomale Enzyme abgetötet; weitere Makrophagen werden durch Produktion von TNFα und IL-1 aktiviert. Gleichzeitig findet in den Lymphknoten die Antigenpräsentation und Aktivierung spezifischer CD4 + Lymphozyten statt.

Nach 4–8 Wochen ist die zelluläre Immunität hergestellt: Der Tuberkulin-Hauttest wird positiv, die Makrophagen wandeln sich in „Epitheloidzellen“ um, die Läsionen werden ***granulomatös*** („tuberkuloides“ Granulom mit Riesenzellen und zentraler Verkäsung). Die

Granulome (in *allen* Organen) heilen im weiteren Verlauf durch Fibrose, evtl. Kalzifikation spontan aus, der Betroffene ist gegen Reinfektion teilweise geschützt (solange seine Immunkompetenz anhält). Bei massiver Exposition ist jedoch die exogene Reinfektion möglich und sogar die Regel.

Bei Ausbleiben einer ausreichenden Immunität entsteht die ***symptomatische primäre Lungentuberkulose.*** Diese (ca. 5%; häufiger bei immundefizienten oder geschwächten Kindern) manifestiert sich als atypische Pneumonie, tuberkulöse Pleuritis oder als progrediente (Oberlappen)Tuberkulose mit oder ohne extrapulmonalen Herden. Sie kann durch Dissemination tödlich verlaufen. Eine besonders gefürchtete Komplikation ist die tuberkulöse Meningitis.

In abgeheilten Granulomen können Tuberkelbazillen latent erhalten bleiben und bei Verschlechterung der zellulären Immunität (konsumierende Krankheiten, Infektionen – z. B. HIV, postpartal, Steroidmedikation etc.) zur ***Reaktivation*** der Tuberkulose führen. Solche ***postprimäre*** Formen der Tuberkulose ergeben sich bei ca. 3–5% der Infizierten – sie stellen die meisten Fälle von Tuberkulose dar, nicht selten nach ungenügender Behandlung der Primärinfektion. Die Reaktivation erfolgt in Lunge und Knochen relativ früh (1–5 Jahre nach Infektion), in Urogenitalsystem und Haut relativ spät (5–15 Jahre). Heute fällt die Reaktivierung häufig erst in das Alter.

Bisher war man der Meinung, daß ca. 90% aller Tuberkulosefälle der Reaktivation einer jahre-bis jahrzehntealten primären Tuberkulose entsprechen. Durch den Einsatz molekularer Methoden (molekulares „DNA-fingerprinting" – „Restriction Fragment Length Polymorphism", RFLP) muß dieses Bild jedoch korrigiert werden: 30–40% der neuen Tuberkuloseerkrankungen, bei HIV-Infektion sogar > 50%, ereignen sich in sog. Clusters von typischerweise ca. 10 Fällen durch ***idente*** Stämme – es handelt sich demnach um Neuinfektionen. Diese Cluster lassen sich meist auf eine einzige besonders ansteckende Person zurückführen; der Kontakt mit dieser kann offenbar trotz vorbestehender „Immunität" zur exogenen Reinfektion führen.

Die ***Ausbreitung der Erreger im Organismus*** kann über 3 Wege erfolgen:

- Intrakanalikulär: durch Ausbreitung bronchialer Sekrete über Respirations- und Gastrointestinaltrakt (Verschlucken von infektiösem Sputum, Autoinokulation an Mundschleimhaut etc.; früher bei Kavernen sehr häufig, inzwischen sehr selten).
- Per continuitatem (z. B. Einbrechen verkästen Materials in benachbarte Bronchien).
- Durch lympho-hämatogene Dissemination.

Während die ersten beiden Wege auch bei weitgehend intaktem Immunsystem vorkommen, legt die lymphohämatogene Dissemination einen Immundefekt nahe.

Manifestationen der Reaktivierungstuberkulose. Schauplatz ist meist (> 80%) die Lunge (***Lungentuberkulose***). Unter Systemzeichen (Fieber, Nachtschweiß, Anorexie, Gewichtsverlust) kommt es zu ein- oder beidseitiger Infiltration meist der hinteren Oberlappensegmente, die zur Kavernenbildung (produktiver Husten, Hämoptyse) und Dissemination fortschreiten kann. ***Extrapulmonale Tuberkulose*** kann prinzipiell in jedem Organ auftreten, am häufigsten in Urogenitalsystem, Knochen und Lymphknoten. Zirka 15% der neudiagnostizierten Fälle von Tuberkulose sind extrapulmonal, davon ca. ein Viertel bei Anamnese vorhergehender Lungentuberkulose. Von beiden Formen kann bei Verschlechterung der Abwehrlage eine progressive Dissemination ausgehen, die man als Miliartuberkulose bezeichnet.

> **!** In der klassischen Terminologie ist „Miliartuberkulose" nur eine Dissemination in Form ***miliarer*** Granulome (s. unten).

Miliartuberkulose. Eine mit < 1% seltene Verlaufsform der systemisch disseminierten Tuberkulose, die durch zahllose kleine (milium: Hirsekorn) Granulome in vielen Organen (Lunge, Leber, Knochenmark, Meningen, Milz, Chorioidea u. a. m.) gekennzeichnet ist. Sie ist selten von foudroyantem, meist von subakutem Verlauf (bis zur Diagnose verstreichen manchmal Monate). Klinisch dominieren Systemzeichen (Fieber, Schwäche, Gewichtsverlust etc.) und Organsymptome (z. B. Kopfschmerz bei Befall der Meningen). Sie ist an schlechte Immunlage gebunden (Tuberkulin-Test oft negativ), die Prognose ist unbehandelt infaust. Durch die Tuberkulostatika fast verschwunden, hat sie bei HIV-Infizierten im letzten Jahrzehnt einen dramatischen Anstieg genommen.

Bei schlechter Abwehrlage bilden sich histologisch oft keine tuberkuloiden Granulome sondern unspezifische entzündliche Nekrosen aus.

Diagnostik. Der Verdacht auf Tuberkulose basiert auf anamnestischen, klinischen und Laborhinweisen (inbesondere bildgebenden Verfahren – Thoraxröntgen); er wird erhärtet durch den Nachweis säurefester Stäbchen (Gewebe, Sputum, Harn, Magensaft etc.; in Ausstrich oder Histologie durch Ziehl-Neelsen- bzw. Auraminfärbung). Der definitive Nachweis beruht auf der Kultur. Letztere erfolgt nach Vorbehandlung mit Natronlauge (Auflösung des Gewebes, Zerstörung kontaminierender Keime) auf Löwenstein-Jensen-Agar (Wuchszeit bis 8 Wochen) oder mit einem moderneren Flüssigmedium (z. B. Bactec-Medium), in dem Mykobakterien schneller wachsen (2–4 Wochen). Entdeckung durch radioaktive Metaboliten. Das gezüchtete Mykobakterium wird biochemisch (z. B. Niacin-Test) identifiziert. Die früher durchgeführten Tierversuche sind heute entbehrlich geworden.

Wesentlich für die Aussagekraft der Kultur ist die Gewinnung des geeigneten Substrats: bei Verdacht auf Lungentuberkulose z. B. induziertes Sputum, Bronchiallavage, evtl. bronochoskopische Gewebsentnahme; bei disseminierter Infektion neben Blut- bzw. Liquor- auch Kultur aus Leber-, Knochenmarksbiopsien etc.).

Moderne, in die Routine eingegangene molekularbiologische Nachweismethoden sind PCR (Amplicor, Roche) und AMTD („amplified M. tuberculosis direct test“) (eine RNS-Amplifikationsmethode, Genprobe). Eine für Mykobakterien charakteristische Eigenheit ist, daß PCR und AMTD eine geringere Sensitivität als Kulturen haben (bei positiver Kultur und negativem Ausstrich nur 60–70 %; daher sind diese Tests in den USA nur dann zugelassen, wenn im Ausstrich säurefeste Stäbchen gefunden werden). Für den Einsatz beider Methoden ist eine Keimzahl von $> 10^4$/ml erforderlich (bei Kulturen nur 10^2–10^3). Die Speziesbestimmung („fingerprinting“) erfolgt durch den RFLP-Assay, AMTD (nur bei M. tuberculosis), PCR oder Hybridisierung (Accuprobe®, Genprobe). Mit letzterer ist jedoch eine Keimzahl von $> 10^6$ erforderlich, die erst nach einigen Tagen Kultur erreicht wird. Insgesamt dienen die molekularbiologischen Methoden vorwiegend zur rascheren Diagnostik der Tuberkulose, aber auch zur spezifischen Diagnostik der atypischen Mykobakterien, deren Bestimmung mit biochemischen Methoden und Routinekulturen zum Teil viele Wochen in Anspruch nimmt.

Ein kürzlich entwickelter Test zur Erkennung resistenter Mykobakterienstämme ist der ***Luciferase-Assay.***

Zur Bestimmung der Immunität gegen M. tuberculosis steht auch heute nur der Tuberkulin-Hauttest zur Verfügung (Mantoux-, Tine-Test). Hierfür verwendet man ein gereinigtes mykobakterielles Antigen (PPD - „purified protein derivate“). Ein positiver Ausfall (eine 5–10 mm große Infiltration 48–72 Stunden nach i. c.-Injektion) zeigt eine Typ-IV-Reaktion gegen Tuberkuloprotein an und weist eine abgelaufene oder gegenwärtige (daher nicht unbedingt eine aktive) tuberkulöse Infektion nach. Bei primärer Tuberkulose ist das Positivwerden des Hauttests oft das einzig faßbare Symptom. Der Tuberkulin-Test ist schwächer positiv bei der HIV-Infektion und negativ bei Verlaufsformen mit schwerer Abwehrschwäche (z. B. Miliartuberkulose). Der Tuberkulin-Test spielt eine wichtige Rolle als Screening-Test.

Therapie. Wegen der Gefahr der Entwicklung medikamentenresistenter Stämme wird die tuberkulostatische Therapie grundsätzlich

- als Kombinationstherapie mehrerer Medikamente durchgeführt,
- bei Resistenz nie ein einziges, sondern mehrere Medikamente gleichzeitig gewechselt,
- die Behandlung durch 6–12 Monate fortgesetzt und
- besonderer Wert auf die Compliance gelegt (häufige Kontrollen, allenfalls Medikamenteneinnahme unter Aufsicht, Bevorzugung einmal täglicher Medikation etc.)

Bei korrekter Durchführung (Tabelle 12.13) sind die Heilungschancen bei nicht schwerer Beeinträchtigung der Immunlage sehr gut.

Multi-drug-resistente Tuberkulose. Unter diesem Begriff versteht man die Infektion mit Stämmen, die gegen mehr als ein Tuberkulostatikum (in der Regel INH und Rifampin) resistent sind. Solche Stämme entstehen vorwiegend durch unzureichende Behandlung (zu kurz, unregelmäßig). Sie wurden vor 1980 sporadisch beobachtet, nahmen im Zug der Abnahme der Tuberkulose zu (geringere Observanz und Compliance, ungenügende Therapien) und erreichten 1991 ca. 4 %. Sie breiteten sich vor allem in den USA und den Gebieten der ehemaligen Sowjetunion in Spitälern, Gefängnissen etc., aber auch in der HIV-infizierten Population aus und bedeuten eine erhebliche Gefahr für die Betroffenen, inklusive des medizinischen Personals. Sie sind in Mitteleuropa sehr selten. Durch striktere Kontrollmaßnahmen ist ihre Inzidenz derzeit wieder im Sinken. Bei ihrer Behandlung wird auf Kombinationen von „Second line“ und noch experimentellen Medikamenten zurückgegriffen (Tabelle 12.14).

Tabelle 12.13. Grundschema der Tuberkulosetherapie

Initialphase (2 Monate)	Isoniazid 5 mg/kg/Tag Rifampicin 10 mg/kg/Tag Pyrazinamid 30 mg/kg/Tag Bei disseminierter Infektion, HIV-Infektion, schlechter Abwehrlage oder Verdacht auf Medikamentenresistenz zusätzlich Ethambutol 15–25 mg/kg/Tag
Erhaltungsphase (6 Monate)	Isoniazid 5 mg/kg/Tag Rifampicin 10 mg/kg/Tag

Tabelle 12.14. Tuberkulostatika

First-line-Medikamente	Isoniacid (INH) Rifampin Pyrazinamid Ethambutol Steptomycin
Second-line-Medikamente	Paraaminosalicysäure (PAS) Ethionamid Cycloserin Capreomycin
In Erprobung	Rifambutin Makrolide Azithromycin, Clarithromycin Chinolone Clofazimin

Die Entstehung und Ausbreitung der multi-drug-resistenten Tuberkulose ist nicht, wie oft angenommen, der AIDS-Epidemie zuzuschreiben, sondern ökonomischen Restriktionen im Management der Tuberkulose (z. B. Ausbleiben von Therapien).

Tuberkulose und AIDS. Die HIV-induzierte Immundefizienz erhöht sowohl die Wahrscheinlichkeit einer disseminierten Tuberkulose nach Primärinfektion wie auch der Reaktivation einer latenten Infektion (ca. 5–8%/Jahr gegenüber 5% im restlichen Leben bei HIV-Negativen). Die klinischen Bilder entsprechen selten den klassischen, häufig entstehen atypische Bilder. Wegen verminderter Ausbildung von Granulomen ist Kavernenbildung seltener (und daher das Sputum weniger infektiös), häufiger ist jedoch Dissemination (Sepsis, Miliartuberkulose, Pleuritis, Perikarditis). Die Infektion spricht auf die Chemotherapie gut an (sogar rascherer Abfall der Keimzahl wegen Fehlens der Granulome), doch sind Arzneimittelnebenwirkungen häufig (Hepatitis, TEN). Die Tuberkulose ist eine der häufigsten Todesursachen bei AIDS (Afrika) und führt auch zu einer schnelleren Progression der HIV-Infektion.

Allgemeines zur Hauttuberkulose

Epidemiologie. Die Hauttuberkulose ist mit < 0,5% eine vergleichsweise seltene Manifestation. In Europa war sie vor wenigen Jahrzehnten noch weit verbreitet (es gab etwa eigene Lupusheilstätten), ist jedoch heute – anders als in manchen Entwicklungsländern – eine Seltenheit geworden. Die häufigsten Manifestationen sind Lupus vulgaris und Skrophuloderm. Ihre Epidemiologie entspricht der der Tuberkulose, doch schwankt die Inzidenz einzelner Krankheitsbilder regional beträchtlich. Inokulationsformen der Hauttuberkulose sind in Entwicklungsländern mit niedrigem sozioökonomischen Bedingungen häufig, Lupus vulgaris hingegen in kalten Ländern mit wenig Sonnenlicht.

Klassifikation (Tabelle 12.15). Die Hauttuberkulose kann im Rahmen unterschiedlicher tuberkulöser Krankheitsprozesse auftreten. Grundsätzlich unterscheidet man zwischen ***primärer*** und ***postprimärer*** Hauttuberkulose; letztere kann durch ***exogene*** Reinfektion bzw. Autoinokulation oder durch ***endogene*** Ausbreitung entstehen. Das klinische Bild wird jeweils von zwei Faktoren bestimmt: der spezifischen Immunlage des Organismus (und komplementär von der Virulenz des Erregers) sowie dem anatomischen Sitz der Läsion (der wieder von der Route der Infektion abhängt).

- ***Spezifische Immunlage:*** Diese bestimmt Größe der Läsion, Maß der Progredienz, vor allem aber die relative Gewichtung zwischen Ausbildung von Granulomen („produktive" Komponente) und von Nekrose (Verkäsung) sowie zum Teil auch die Route der Infektion (hämatogene Ausbreitung erfolgt nur bei Hyp- oder Anergie);
- ***Anatomischer Sitz:*** Dieser kann oberflächlich (die meisten Inokulationstuberkulosen, aber auch Lupus vulgaris und Miliartuberkulose) oder tief sein (Skrophuloderm, metastatisches Gumma).

Tuberkulöser Primärkomplex der Haut (syn. primäre Inokulationstuberkulose, tuberkulöser Schanker)

Epidemiologie. In entwickelten Ländern außerordentlich selten, nicht aber in der Dritten Welt. Auftreten vorwiegend im Kindesalter. M. tuberculosis kann die intakte Haut nicht durchdringen: Die Infektion erfolgt durch Inokulation mit kontaminierten Gegenständen oder durch direkten Kontakt (Küssen!) an Eintrittspforten (Schürfwunden, Impetigo), selten durch Sexualkontakte mit an florider Genitaltuberkulose leidenden Personen.

Ein Ladenhüter der Dermatologie ist der tuberkulöse Primärkomplex frisch beschnittener Knaben durch Ansteckung von

Tabelle 12.15. Klassifikation der Hauttuberkulose

I. Primäre Hauttuberkulose		tuberkulöser Primärkomplex der Haut	
II. Postprimäre Hauttuberkulose	1. Inokulationstuberkulose	gute Immunlage:	Tuberculosis verrucosa cutis[a]
		mittelgute Immunlage:	(Ausnahmefälle von) Lupus vulgaris und Skrophuloderm[a]
		schlechte Immunlage:	Tuberculosis ulcerosa cutis et mucosae[b,c]
	2. Hauttuberkulose durch endogene Ausbreitung	Lymphogen:	Lupus vulgaris
		per continuitatem:	Lupus vulgaris, Skrophuloderm
		Hämatogen:	Lupus vulgaris, metastatischer tuberkulöser Abszeß[c], akute Miliartuberkulose[c]
III. Impftuberkulose (BCG)		milder tuberkulöser Primärkomplex der Haut; (Ausnahmefälle von Lupus vulgaris)	
IV. Tuberkulide			

[a] exogene Reinfektion [b] Autoinokulation [c] Immunlage schlecht

tuberkulösen Rabbinern. Die Geschichte ist schon deswegen unsinnig, weil die Beschneidung nicht von Rabbinern durchgeführt wird.

Klinik (Abb. 12.84). Prädilektionsstellen sind Gesicht (Küssen), Konjunktiven und Extremitäten, selten das Genitale. Nach 2- bis 4wöchiger Inkubationszeit entsteht an der Inokulationsstelle ein schmerzloses, seichtes, bis einige Zentimeter großes, schmierig-eitrig belegtes Geschwür mit überhängenden, ausgezackten Rändern. Nach weiteren 2–4 Wochen eine zuerst derbe schmerzlose regionale Lymphknotenschwellung, später Einschmelzung („kalter Abszeß"), manchmal Exulzeration und Fistelbildung. Allgemeinsymptome fehlen oder sind gering (mildes Fieber). Tuberkulin-Test: ab 4.–6. Woche nach Infektion positiv. Die Spontanheilung dauert bis zu 1 Jahr und erfolgt narbig (auch um durchgebrochene Lymphknoten).

Histologie. Zuerst unspezifische Entzündung mit Nekrose und reichlich Mykobakterien; später Umwandlung in tuberkuloides Granulationsgewebe, Abnahme der Keimzahl.

Prognose. Meist resultiert aus der Infektion eine gute Immunitätslage. In manchen Fällen kommt es zur Reaktivation im Gewebe verbliebener Erreger (Lupus vulgaris, Skrophuloderm). Hämatogene Aussaat kann zu Organtuberkulose oder, bei extrem schlechter Abwehrlage, zu akuter Miliartuberkulose führen.

Differentialdiagnose. Pyodermie, Primäraffekt bei Syphilis, atypische Mykobakteriose, Sporotrichose etc.

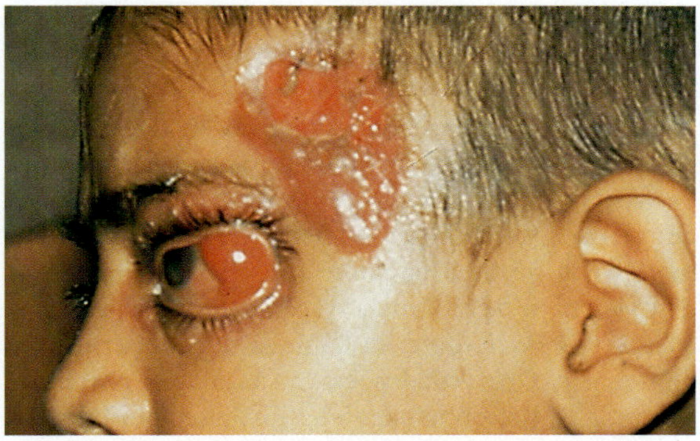

Abb. 12.84. Primäre Inokkulationstuberkulose an der linken Schläfe. Massives Ektropium durch Narbenzüge (Dr. Khadim Ullah, Pakistan)

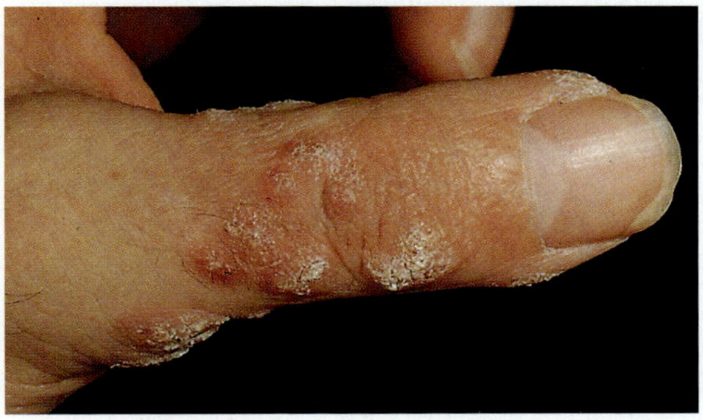

Abb. 12.85. Tuberkulosis verrucosa cutis. Eine verrukös-hyperkeratotische Läsion

Tuberculosis verrucosa cutis (syn. postprimäre Inokulationstuberkulose, Leichentuberkel)

Eine durch exogene Reinfektion entstandene postprimäre Form der Hauttuberkulose bei guter Abwehrlage. Keine Assoziation mit Tuberkulose anderer Organe.

Epidemiologie. In entwickelten Ländern selten und meist berufsbedingt: Kontakt mit kontaminierten Gegenständen, Sektion von tuberkulösen Leichen (medizinisches Personal); früher durch Hantieren mit tuberkulösen Tieren (Fleischhauer, Tierverwertung). Hauptlokalisationen sind medialer Handrücken und Finger. In Entwicklungsländern ist die Tuberculosis verrucosa cutis häufig, die Ansteckung erfolgt durch Inokulation mit kontaminierten Gegenständen (Boden – Sputum!). Prädilektionsstellen sind hier die Knie (Kinder rutschen mit bloßen Knien über den Boden; beim Darüber*gehen* kommt es seltener zu Infektionen, da die Sohlenhaut viel dicker ist).

Klinik (Abb. 12.85). Beginn mit einer entzündlichen, bald hyperkeratotischen Papel, die langsam wächst und von einem entzündlichen Hof umgeben ist. Die Läsionen werden bis mehrere Zentimeter groß, sind von unregelmäßiger höckriger, fissurierter, manchmal krustiger Oberfläche und derber Konsistenz. Neigung zu Sekundärinfektion. Allgemeinerscheinungen und regionäre Lymphknotenschwellungen fehlen. Extrem chronischer Verlauf (viele Jahre). Spontanheilungen kommen vor, sind aber nicht die Regel. Tuberkulin-Test: positiv.

Histologie. Pseudoepitheliomatöse Hyperplasie, lympholeukozytäre entzündliche Infiltration der Dermis, tuberkuloides Granulationsgewebe meist wenig ausgeprägt, säurefeste Stäbchen schwer nachweisbar.

Differentialdiagnose. Verrucae vulgares, Trichomykose, hypertropher Lichen ruber, Syphilide. Meist finden sich, v.a. peripher und vereinzelt, die diagnostisch wichtigen Tuberkelknötchen (s. unter Lupus vulgaris).

Lupus vulgaris

Eine durch endogene Infektion und meist lympho- oder hämatogene Ausbreitung entstandene Form der postprimären Hauttuberkulose mit Sitz in der (retikulären) Dermis bei mittlerer bis guter Immunitätslage. Lupus vulgaris ist häufig (bis 50 %) mit aktiver Tuberkulose anderer Organe assoziiert.

Pathogenese. Lupus vulgaris ist durch die gute Beherrschung des Erregers charakterisiert (Überwiegen der „produktiven" Komponente über die Zerfallsneigung). Die Erreger liegen in der Regel lange Zeit latent im Gewebe, bevor Granulome entstehen. Dorthin können sie auf verschiedenen Wegen gelangt sein: durch Schübe von ***Bazillämie***, im Rahmen der Primärinfektion oder bei Organtuberkulose (z. B. „Lupus postexanthematicus" – vorübergehendes Absinken der Immunlage bei exanthematischen Virusinfektionen, z. B. Masern); oder ***lymphogen*** bzw. ***per continuitatem*** aus befallenen Lymphknoten, Knochen u. a. m. Die Immunlage reicht nicht aus, die Krankheit gänzlich zu unterdrücken (sowohl Hautherde als auch assoziierte Organtuberkulose), läßt aber eine rasche Progression nicht zu.

Epidemiologie. Die häufigste Form der Hauttuberkulose. Die Inzidenz ist sinkend, derzeit ca. $1/10^5$/Jahr). Frauen sind etwa 2- bis 3mal häufiger betroffen.

Klinik (Abb. 12.86 u. 12.87). Meist nur ein oder wenige Herde (Ausnahme: der seltene „postexanthematische" Lupus vulgaris mit multiplen disseminierten Herden). Prädilektionsstellen: Gesicht (Nase, Wangen, Ohren); selten auch an den Extremitäten (von einem Gelenkfungus ausgehend).

Primäreffloreszenz ist das sog. Lupusknötchen: ein kleiner, unscharf begrenzter, schmerzloser, rötlichbrauner Fleck oder flaches Knötchen von weicher („morscher") Konsistenz. Typische diagnostische Zeichen: bei Glasspateldruck ***apfelgeleeartige Eigenfarbe*** (durch das tuberkuloide Granulationsgewebe); eine angepreßte Knopfsonde bricht im Gegensatz zur normalen Haut leicht ein ***(Sondenversuch)***.

Ein Lupus-vulgaris-Herd beginnt mit einzelnen Lupusknötchen und wächst sehr langsam zu polyzyklischen Herden an (nach Jahren bis Jahrzehnten etwa Handflächengröße). Die Herde bleiben entweder flach (L. ***planus***), oder werden erhaben ***(L. hypertrophicus)***, im Extremfall tumorös ***(L. tumidus)***. Als Sekundärveränderung stellen sich Schuppung, später Ulzerationen ***(L. ulcerosus)*** und hierbei häufig ein papillomatös vegetierender Ulkusgrund ein ***(L. vegetans)***. Solche Ulzera heilen spontan nach langer Zeit mit atrophen depigmentierten Narben aus, in die sich typischerweise wieder Rezidivknötchen setzen. Durch Ulzeration, Narben, Atrophie kommt es zur Zerstörung des darunterliegenden Binde- und manchmal auch Knorpelgewebes (Nase!, Ohren) ***(L. mutilans)***. Lupusläsionen treten nicht selten auch an Konjunktiven, Nasen- und Wangenschleimhaut auf, häufig kombiniert mit Larynxtuberkulose und/oder tuberkulöser Osteomyelitis des harten Gaumens (Abb. 12.88) und Nasenseptums (Komplikationen: erworbener Wolfsrachen, Septumperforation, Larynxstenose). Tuberkulin-Test: positiv.

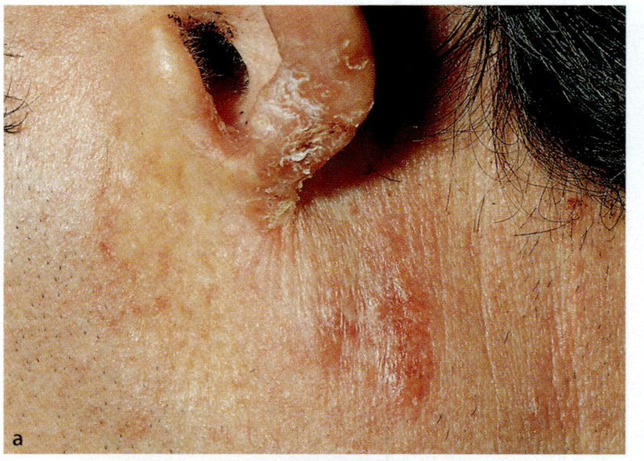
a

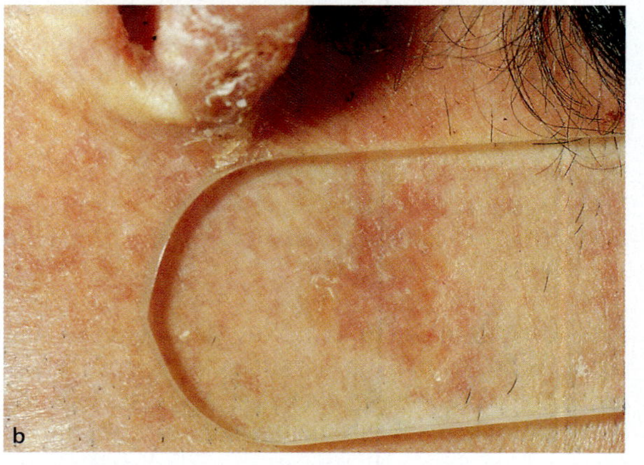
b

Abb. 12.86. Lupus vulgaris (linker Kieferwinkel). Die Läsion besteht aus wenig auffälligen braun-rötlichen Lupusknötchen und -flecken (**a**), unter Diaskopie charakteristisches apfelgelee-artiges Kolorit (**b**). Beachte die Mutilation des Ohrläppchens

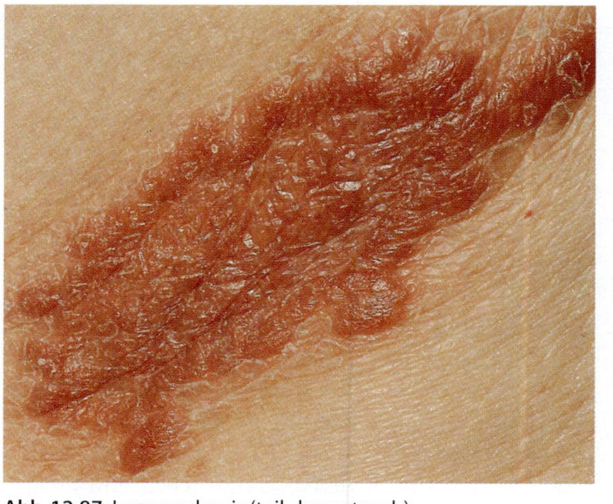

Abb. 12.87. Lupus vulgaris (teils hypertroph)

Lupus, „Wolf", bedeutet ursprünglich nur eine entstellende Exulzeration der Haut.

Histologie. Tuberkuloides Granulationsgewebe mit Verkäsung. Säurefeste Stäbchen: spärlich.

Verlauf. Außerordentlich chronisch; spontan kommt Lupus vulgaris kaum je zum Stillstand. Durch die oft

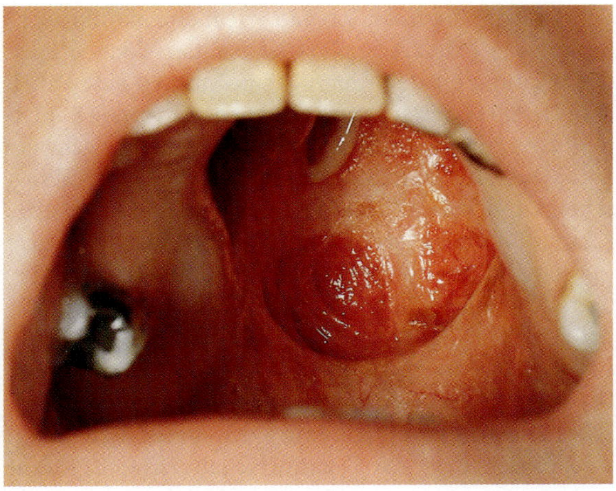

Abb. 12.88. Perforation des harten Gaumens nach Knochentuberkulose (erworbener „Wolfsrachen")

sehr starke Vernarbung kann es im Gesicht zu Mikrostomie, Ektropium etc., an den Extremitäten zu Versteifungen von Gelenken kommen. Eine wichtige, seltene Komplikation sind Plattenepithelkarzinome („Carcinoma in lupo vulgari"). Lupus vulgaris gilt als fakultative Präkanzerose.

Wahrscheinlich gehen die meisten beschriebenen Plattenepithelkarzinome auf die in früherer Zeit häufig geübte UV-Therapie (sog. Finsen-Bestrahlung) zurück.

Prognose. Diese hängt von der assoziierten Tuberkulose anderer Organe ab.

In antiken und mittelalterlichen, sogar noch in zeitgenössischen laienhaften medizinischen Vorstellungen findet sich die auf der Krasenlehre basierende Denkweise, daß Krankheiten der inneren Organe „auf die Haut abgeleitet" werden könnten. Diese Vorstellungen trieben wunderliche Blüten, beispielsweise im Begriff des „Pus bonum et laudabile" (ein „guter" Eiter, mit dem das Gift aus dem Körper abgeleitet wird), der mystischen Rolle des Weichselzopfes (s. S. 317) und etwa Versuchen, die Schizophrenie durch absichtlich zugefügte eiternde Wunden zu heilen („dem Gift einen Ausweg schaffen"). In diesem Sinne war es auch lange Zeit Volksmeinung, daß das Vorhandensein eines Lupus vulgaris ein prognostisch günstiges Zeichen bei Organtuberkulose sei. Diese Vorstellung ist irrig, da die Mortalität an Organtuberkulose bei Patienten mit Lupus vulgaris höher, nach Berichten bis 10mal so hoch ist wie bei der Normalbevölkerung.

Differentialdiagnose. Syphilide, Sarkoidose, chronisch-vegetierende Pyodermie, Leishmaniose, M. Bowen, Pigmentnävi.

Tuberculosis colliquativa cutis (Skrophuloderm)

Durch endogene Ausbreitung (meist per continuitatem von befallenen Lymphknoten aus) entstandene Tuberkulose der Subkutis von einschmelzendem Charakter bei mittelguter Abwehrlage. Stets mit extrakutaner Tuberkulose assoziiert.

Epidemiologie. In den Industrieländern selten, in manchen Entwicklungsländern die häufigste Form der Hauttuberkulose. Hauptbetroffen sind Kinder und alte Menschen.

Klinik (Abb. 12.89). Prädilektionsstelle: seitliche Halsgegend, von tuberkulösen submandibulären, präaurikulären und supraklavikulären Lymphknoten ausgehend, häufig bilateral symmetrisch. Die Läsionen beginnen als derbe subkutane, knotige Infiltrate, die anfangs frei beweglich sind, später jedoch mit der Umgebung verbacken und von teigig weicher Konsistenz werden. Nach monatelangem Verlauf Einschmelzung, multiple Perforationen und Fisteln, aus denen wäßrig-eitriges oder käsiges Material tritt. Schließlich Entstehung von linearen und zirzinären, unterminierten Ulzera mit Neigung zu Granulationen. Tuberkulin-Test: positiv.

Extrem chronischer Verlauf, schließlich jedoch meist spontane Abheilung mit typischen unregelmäßigen, „gestrickten", bandartigen Narben von gemischt atrophem und hypertrophem Charakter. Nicht selten breitet sich die Infektion gleichzeitig oder erst nach Abheilung des Skrophuloderms in die Dermis aus, es entsteht ein Lupus vulgaris (***Etagentuberkulose***).

Histologie. Ähnlich Lupus vulgaris, starke Neigung zur Verkäsung.

Analoge Läsionen können durch Ausbreitung von Herden tuberkulöser Osteomyelitis entstehen (über Rippen, Phalangen). Eine weitere Sonderform ist schließlich das sog. ***tuberkulöse Gumma*** (syn. metastatischer tuberkulöser Abszeß: einzelne oder multiple subkutane einschmelzende und fistulierende Knoten, die – meist bei Kindern in schlechtem Allgemein- und Ernährungszustand – durch hämatogene Dissemination entstehen. Schlechtere Abwehrlage als bei Skrophuloderm, Tuberkulin-Test oft negativ, die Läsionen erregerreich.

Differentialdiagnose. Infektion mit M. scrofulaceum, Acne vulgaris conglobata, Pyodermien, Syphilide und Gummen, Sporotrichose.

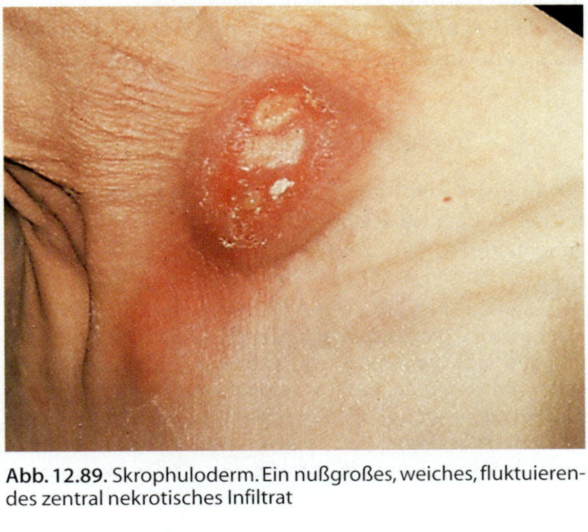

Abb. 12.89. Skrophuloderm. Ein nußgroßes, weiches, fluktuierendes zentral nekrotisches Infiltrat

Tuberculosis ulcerosa cutis et mucosae (syn. orifizielle Tuberkulose)

Durch Autoinokulation von einer streuenden Tuberkulose innerer Organe entstandene, durch multiple oberflächliche Ulzera gekennzeichnete Form der Hauttuberkulose bei sehr schlechter Abwehrlage.

Epidemiologie. Sehr selten. Sie tritt lediglich in den Endstadien der Lungen- oder extrapulmonaler Tuberkulose auf und entsteht durch massive Inokulation mit Erregern aus Sputum, Harn oder Fäzes.

Klinik. Die Lokalisation der Läsionen hängt vom Sitz der Organtuberkulose ab: bei Lungentuberkulose die Mundschleimhaut (Gaumen – wo das ausgehustete Sputum auftrifft, Zunge, Lippen), bei Darmtuberkulose anal und perineal, bei Urogenitaltuberkulose das äußere Genitale; analoge Herde an der äußeren Haut kommen (selten) vor. Die typischen Läsionen sind multiple, seichte, scharf begrenzte, schmierige, sehr schmerzhafte Geschwüre. Tuberkulin-Test: negativ. Histologie: unspezifische nekrotisierende Entzündung, tuberkulöse Ganulome kaum vorhanden, säurefeste Stäbchen hingegen massenhaft.

Differentialdiagnose. Chronisch rezidivierende Aphthen, Pemphigus vulgaris.

Prognose. Hängt vom Verlauf der Organtuberkulose ab und ist in der Regel schlecht.

Akute Miliartuberkulose der Haut

Eine seltene Form der Hauttuberkulose, die im Rahmen der Miliartuberkulose auftritt. Hauptsächlich betroffen sind abwehrschwache Säuglinge und Kleinkinder sowie Erwachsene mit konsumierenden Krankheiten und Immundefizienz (z.B. HIV-Infektion). Die Hautsymptome sind im Verhältnis zu den Systemzeichen wenig auffällig: am Körper disseminierte erythematöse Papeln, gelegentlich mit zentraler Einschmelzung.

Histologie. Unspezifische einschmelzende Entzündung mit reichlich säurefesten Stäbchen.

Tuberkulin-Test: negativ. Die Prognose richtet sich nach dem Verlauf der Grundkrankheit.

Impftuberkulose

Formen der Hauttuberkulose, die von einer Impfung mit dem Bazillus Calmette-Guérin (BCG) ihren Ausgang nehmen.

Die Impfung mit BCG, einem attenuierten M. bovis, wird nicht weltweit durchgeführt (z.B. nicht in den USA), da einem plausibel nachgewiesenen Impfschutz (ca. 75%) eine Komplikationsrate von ca. $2/10^6$) gegenübersteht und der anschließend positive Tuberkulin-Hauttest seinen diagnostischen Wert verloren hat. Epidemieartig auftretende Impfkomplikationen kommen vor (Chargen- oder Dosierungsfehler).

Die normale Impfreaktion entspricht einem milden tuberkulösen Primärkomplex der Haut: 2 Wochen nach der Impfung entsteht beim Neugeborenen eine Papel, die ulzeriert und langsam narbig abheilt, milde begleitende Lymphadenitis. ***Komplikationen:*** schwere Lymphadenitis mit Einschmelzung und Fistelbildung, selten Lupus vulgaris im Bereich der Inokulationsstelle (Latenz bis einige Jahre), noch seltener Skrophuloderm (gewöhnlich bei zu tiefer Injektion). Disseminierte Tuberkulose mit tödlichem Ausgang kommt bei Immundefizienz vor.

Diagnostik der Hauttuberkulose. Anamnese, klinisches Bild und Histologie (mit Ziehl-Neelsen-Färbung) sind in der Regel zur Diagnostik ausreichend, Kultur meist nicht erforderlich. Im Anschluß muß stets nach Tuberkulose anderer Organe gesucht werden.

Therapie der Hauttuberkulose. Diese ist prinzipiell identisch mit der der Lungen- bzw. extrapulmonalen Tuberkulose (s. oben). Zusätzliche Maßnahmen (jedoch kein Ersatz) sind Inzision von Abszessen (Skrophuloderm), bzw. Exzision kleiner Herde von Lupus vulgaris oder Tuberculosis verrucosa cutis.

12.4.2 Tuberkulide

Terminologie. „Tuberkulide“ sind ein historischer Begriff, unter dem man eine Reihe morphologisch typischer Hauteruptionen zusammenfaßte, deren Ursache man in der Fernwirkung von „Tuberkeltoxinen“ und immunologischen Reaktionen auf diese vermutete. Wegen des Rückgangs der Tuberkulose und auch der Tuberkulide ist auch heute noch keine präzisere Definition möglich.

Wegen der früher weiten Verbreitung der Tuberkulose wurden zahlreiche interne und Hautkrankheiten fälschlich für tuberkulosebedingt gehalten, insbesondere granulomatöse Prozesse. Bei manchen wurde durch stets erfolglose Kulturversuche klar, daß es sich nicht um echte Tuberkuloseformen handeln konnte. Klinische Beobachtungen an einigen von ihnen (z.B. Assoziation mit Organtuberkulose, tuberkuloides Granulationsgewebe im histologischen Bild, positiver Tuberkulintest und oft auch therapeutisches Ansprechen auf Tuberkulostatika) führten zu der experimentell nie ausformulierten These einer *indirekten* Verursachung durch M. tuberculosis. Bei vielen dieser „Tuberkulide“ ist heute klar, daß sie mit Tuberkulose nichts zu tun haben (z.B. Granuloma anulare, granulomatöse Rosazea, Lichen nitidus u. a. m.).

Nur wenige Tuberkulide haben den Test der Zeit bestanden und scheinen tatsächlich mit Tuberkulose in Zusammenhang zu stehen. Auch bei ihnen handelt es sich aber oft um Reaktionsformen, die nur in einem Teil der Fälle mit Tuberkulose assoziiert sind. In den letzten Jahren wurde die Diskussion um die Dignität der Tuberkulide dadurch wieder angeheizt, daß in manchen (Erythema induratum Bazin) mit molekularbiologischen Methoden DNS von M. tuberculosis aufgefunden wurde, was allerdings aus technischen Gründen in Frage zu stellen ist (s. oben). Üblicherweise nicht zu den Tuberkuliden gerechnet, aber in bis 10 % mit vor allem exudativen Formen der Tuberkulose assoziiert ist das ***Erythema nodosum.***

Folgende Krankheitsbilder gelten als Tuberkulide:

Lichen scrofulosorum. Eine heute in entwickelten Ländern kaum mehr zu beobachtende lichenoide Eruption aus zahlreichen follikulären und nichtfollikulären, gelblichen, derben Knötchen, vorwiegend am Rumpf. Wurde meist bei Patienten mit Knochentuberkulose oder tuberkulöser Pleuritis beobachtet.

Histologie. Tuberkuloides Granulationsgewebe, Mykobakterien nicht nachweisbar.

Papulonekrotisches Tuberkulid (Abb. 12.90). Eine nicht ganz seltene, morphologisch charakteristische Eruption: vorwiegend an den Streckseiten der Beine regellos disseminierte konfettigroße dunkel-lividrote flache, subjektiv symptomlose Knötchen, oft mit zentraler hämorrhagischer Nekrose und Krusten. Nach Monaten Spontanheilung mit kraterförmigen Närbchen.

Histologie. Tuberkuloides Granulationsgewebe, keilförmige Nekrose, Mykobakterien nicht nachweisbar.

Differentialdiagnose. Sarkoidose, nekrotisierende Vaskulitis, Prurigoknoten.

Erythema induratum Bazin (syn. Nodulärvaskulitis). Eine durch chronische, teilweise exulzerierende subkutane Knoten an Unterschenkeln von Frauen gekennzeichnete Eruption, die auf Vaskulitis mittelgroßer Gefäße, Pannikulitis und granulomatöser Entzündung beruht (s. S. 662). Man ist heute der Meinung, daß das E. induratum zum Teil, aber nicht stets mit Tuberkulose anderer Organe assoziiert ist. Tuberkulostatische Therapie ist (bei diesem Teil der Fälle) gut wirksam.

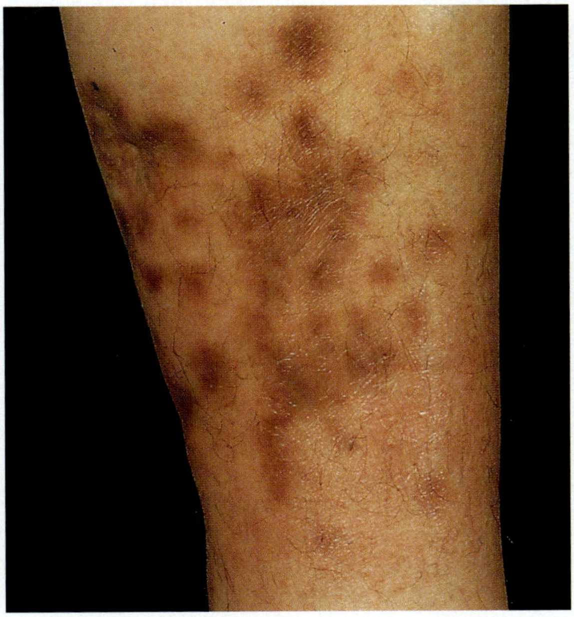

Abb. 12.90. Papulonekrotisches Tuberkulid. Disseminierte, teils konfluierende flache Knötchen mit zentraler Nekrose

Therapie der Tuberkulide. Geht man im gegebenen Fall von einer tuberkulösen Ursache aus, ist eine volle tuberkulostatische Therapie indiziert. Andernfalls Lokalmaßnahmen (papulonekrotisches Tuberkulid) oder Versuch mit Chloroquin (Nodulärvaskulitis). Der früher häufig verabreichte kurze Stoß mit INH ist ein untauglicher Kompromiß, da die Gefahr der Resistenzbildung besteht.

12.4.3 Infektionen mit atypischen Mykobakterien

Atypische Mykobakterien (d. h. solche, die weder die Merkmale von M. tuberculosis-bovis noch von M. leprae besitzen), sind zahlreich und als Bewohner von Erdboden oder Gewässern (Süß- und Salzwasser) bzw. Saprophyten im Tierreich weitverbreitet. Nur einzelne sind obligat pathogen (M. ulcerans), die meisten sind opportunistische Keime (und daher viel weniger virulent als M. tuberculosis), manche sind Saprophyten (M. gastri, M. smegmatis). Übertragung von Mensch zu Mensch kommt nicht (oder kaum) vor. Manche atypische Mykobakterien sind vorwiegend auf bestimmte Regionen beschränkt (M. kansasii – Mittelwesten der USA, M. ulcerans – Afrika).

Nach epidemiologischen Studien hatten in den USA dreimal mehr Menschen Kontakt mit atypischen Mykobakterien als mit M. tuberculosis (positiver spezifischer Hauttest), doch sind diese nur für 1–3 % der Krankheitsfälle verantwortlich.

Die atypischen Mykobakterien verhalten sich kulturell unterschiedlich; sie werden nach der Klassifikation nach Runyon in 4 Gruppen eingeteilt (Tabelle 12.16). Alle außer Gruppe IV zeigen langsames Wachstum (1–3 Wochen). Jede der Gruppen enthält biologisch sehr unterschiedliche Vertreter. Am häufigsten isoliert werden M. avium-intracellulare-Komplex, M. fortuitum-chelonei-Komplex, M. kansasii und M. scrofulaceum. Die Antibiotika-Empfindlichkeit der atypischen Mykobakterien zeigt beträchtliche Unterschiede und ist meist niedrig.

Das Spektrum der von atypischen Mykobakterien hervorgerufenen Krankheitsbilder ist breit. Infektionen erfolgen gewöhnlich durch Inhalation, seltener

Tabelle 12.16. Einteilung der atypischen Mykobakterien (nach Runyon)

Gruppe I (Photochromogene):	produzieren ein gelb-rötliches Pigment nur bei Tageslicht	Vertreter: M. kansasii, M. marinum[a]
Gruppe II (Skotochromogene):	produzieren Pigment auch in Dunkelheit	Vertreter: M. scrofulaceum, M. szulgai
Gruppe III (Nonchromogene):	produzieren kein Pigment	Vertreter: M. avium-intracellulare-Komplex, M. ulcerans,[a], M. gastri
Gruppe IV („rasch wachsende"):	produzieren kein Pigment	Vertreter: M. fortuitum-chelonei-Komplex, M. smegmatis

[a] Wachstumsoptimum bei 32 °C

durch Inokulation der Haut, und bleiben häufig unerkannt, da die Kultur Speziallabors erfordert. Viele treten hauptsächlich bei immundefizienten Patienten auf (Neutropenie, AIDS!), manchmal als nosokomiale Infektion. Folgende klinische Grundtypen werden beobachtet:

- Lymphadenitis ähnlich dem Skrophuloderm (M. scrophulaceum, M. avium-intracellulare, M. kansasii);
- Infektion der Haut und Lymphknoten durch Inokulation (M. marinum, M. fortuitum-chelonei, M. ulcerans);
- Infektion der Lunge ähnlich der Lungentuberkulose (M. kansasii, M. avium-intracellulare);
- disseminierte Infektion (M. avium-intracellulare – bei HIV-Infektion!, M. kansasii);
- Diverses: Bakteriämie (intravenöse Katheter!), Endokarditis (künstliche Klappen!), Otitis media, Wundinfektionen, Osteomyelitis, Arthritis etc.

Diagnose. Diese erfolgt durch Kultur aus Biopsiematerial und die oben genannten molekularbiologischen Techniken. Der Tuberkulin-Hauttest ist häufig schwach positiv; Hauttest-Präparationen für spezifische atypische Mykobakterien sind käuflich nicht erwerbbar.

Hautinfektionen

Infektion durch M. marinum: Schwimmbadgranulom. Der Erreger ist ein vorwiegend saprophytischer Keim, der in natürlichen Gewässern und Schwimmbädern, aber auch als Kontaminante in Aquarien lebt. Sein Wachstumsoptimum ist niedrig (32 °C; bei 37 °C Wachstumsstillstand). Daher bevorzugt er auch die – kühlen – Akren.

Klinik. Die Infektion erfolgt durch Inokulation (Abb. 12.91), meist durch eine Bagatellverletzung („Ich habe nur das Aquarium geputzt"). Etwa 3 Wochen später entsteht eine entzündliche hyperkeratotische Papel an der Inokulationsstelle (meistens Extremitäten, v. a. Hände), diese exulzeriert jedoch nur selten. Manchmal entstehen weitere analoge Läsionen entlang der Lymphbahnen (ähnlich Sporotrichose), die Lymphknoten bleiben meist unbefallen. Unbehandelt kommt es nach manchmal jahrelangem Verlauf zur Spontanheilung mit Narben.

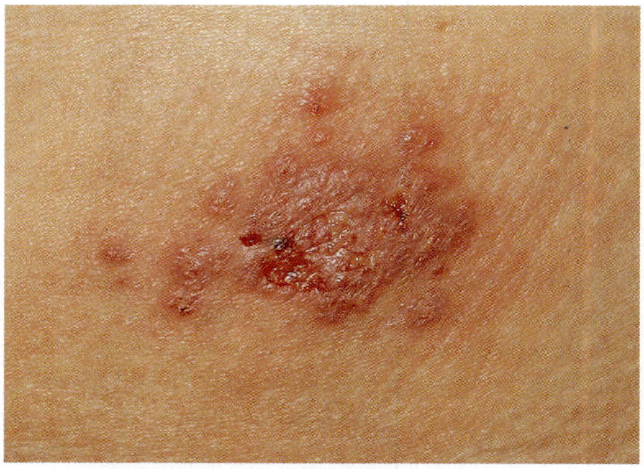

Abb. 12.91. Schwimmbadgranulom. Die Inokulation war durch Schürfung in einem Schwimmbecken erfolgt (Reste in der Läsion erkennbar)

Histologie. Tuberkuloide Granulome, Abszedierung.

Therapie. Wenn möglich, durch Exzision der Knoten. Minocyclin und Rifampicin sind wirksam; Ansprechen oft nur mäßig befriedigend.

Infektion mit M. ulcerans (Buruli-Ulcus). Das Habitat des Erregers sind vermutlich Sümpfe. Verbreitung in tropischen Gebieten Afrikas, Asiens und Mexikos. Infektion durch Inokulation, hauptsächlich befallen sind Jugendliche.

Klinik. Ein sich flächenhaft ausbreitender destruktiver Prozeß, der mit einem dem Skrophuloderm ähnlichen Abszeß beginnt und sich zu oft sehr ausgedehnten nekrotischen Ulzera umwandelt und in der Tiefe über die tiefen Faszien fortschreitet. Typischerweise sind diese Geschwüre schmerzlos, Allgemeinerscheinungen fehlen. Nach monate- bis jahrelangem Verlauf Spontanheilung mit Vernarbung, Kontrakturen und Lymphödem.

Therapie. Wenn möglich Exzision. Schlechtes Ansprechen auf Antibiotika.

Weitere atypische Mykobakterien, die zu Hautinfektionen führen können, sind:

M. fortuitum-chelonei. Weit verbreitet, Habitat Erde und Gewässer, Kontaminante von Plastikmaterialien. Klinisch abszedierende schmerzhafte Knoten; bei Immundefizienten auch disseminierte Infektion (Pneumonie, Osteomyelitis, Sepsis). Therapie: Tetrazykline, Makrolidantibiotika.

M. kansasii, M. avium-intracellulare führen beide gelegentlich zu Inokulationsinfektionen der Haut unter dem Bild von Abszessen, teils mit sporotrichoider Ausbreitung.

Lymphadenitis

Infektion mit M. scrofulaceum. *Erreger.* Weitverbreiteter Erd- und Gewässerbewohner, Infektion durch Inhalation.

Klinik. Meist beidseitige einschmelzende Lymphadenitis im Halsbereich bei Kindern. Von Skrophuloderm ununterscheidbar, jedoch ohne Lungenbefall und Allgemeinsymptome. Spontanheilung nach monatejahrelangem Verlauf. Als ***Therapie*** ist die Exzision, sofern durchführbar, ausreichend. Wirksame Chemotherapie ist noch nicht etabliert.

Analoge Bilder werden durch M. avium-intracellulare und M. szulgai hervorgerufen.

Lungeninfektion

M. kansasii. Ein im Mittelwesten der USA verbreitetes (aber auch in Mitteleuropa vorkommendes) Mykobakterium. Natürliches Habitat Erdboden, freilebende und Haustiere. Erreger hauptsächlich von Lungeninfektionen, die von der Reaktivations-Lungentuberkulose kaum zu unterscheiden sind, vorwiegend bei Männern mit vorgeschädigter Lunge (z. B. Emphysem). Disseminierte Infektion bei Immundefizienz (AIDS). Therapie: Clarithromycin, Ciprofloxacin, Ethambutol.

M. avium-intracellulare. Ubiquitäre Erregergruppe, die häufig als Kontaminante von Gesunden isoliert wird und bei Immunkompetenten nur selten und eher milde, der Lungentuberkulose ähnliche Infektionen sowie eine zervikale Lymphadenitis bei Kindern erregt. Bei schwerer Immundefizienz (AIDS) ist M. avium-intracellulare ein wichtiger opportunistischer Erreger, der zu ausgedehnter Dissemination führt (Lunge, Leber, Milz, Lymphknoten, Knochenmark, Gastrointestinaltrakt). Die Erreger sind massenhaft in Makrophagen vorhanden, tuberkuloide Granulome fehlen („lepromatöse Histologie").

Therapie. Azithromycin oder Clarithromycin, Rifambutin, Quinolone, Ethambutol.

12.4.4 Lepra

Lepra ist eine weitverbreitete Infektionskrankheit durch M. leprae, die durch langsamen Verlauf, Befall von Haut und peripheren Nerven (selten innerer Organe), periphere sensorische und motorische Neuropathie und deren Folgekrankheiten (Deformitäten, Kontrakturen, Mutilationen, Paralyse u. a. m.) sowie immunologische Begleitphänomene gekennzeichnet ist. Verlauf und klinische Charakteristik hängen bestimmend von der Immunlage ab. Lepra bedeutete zumindest früher eine soziale Stigmatisierung.

Historisches. Lepra ist eine der ältesten bekannten Infektionskrankheiten, wird schon in antiken Quellen erwähnt (Bibel) und ist in Mumien nachweisbar. Wegen ihrer schwer durchschaubaren Übertragbarkeit, ihres kapriziösen Verlaufs, ihrer Neigung zu entstellenden und mutilierenden Läsionen und ihrer Therapieresistenz wurde sie seit jeher mit starken psychologischen Gewichten belegt (Strafe Gottes), die Betroffenen wurden aus der Gemeinschaft ausgeschlossen (Leprosorien – ein schwerer epidemiologischer Fehler). Die Lepra war auch in Europa bis zum Mittelalter verbreitet, nimmt seither aber kontinuierlich ab.

Allgemeines

Erreger. M. leprae ist ein bislang unkultivierbares säurefestes Stäbchen, das hitzelabil ist (optimales Wachstum in vivo bei ca. 30 °C, daher bevorzugter Befall der peripheren Gewebe), sehr langsam proliferiert (Generationszeit ca. 2 Wochen) und eine Vorliebe für den Befall peripherer Nerven (nicht aber des ZNS) besitzt. Propagation von M. leprae ist in der Mauspfote und im Armadillo möglich. Wesentliches Reservoir ist der Mensch; Vorkommen in einzelnen Tierarten wurde beschrieben.

Epidemiologie. Weltweit sind ca. 5,5 Millionen Menschen aktiv erkrankt bzw. behandlungspflichtig, zahlreiche weitere leiden an Folgezuständen. Zirka 1 Million Fälle wird jährlich neu registiert. Hauptbetroffen sind Süd-und Zentralamerika, Afrika, Süd- und Ostasien. Lepra kommt in den gemäßigten Zonen kaum vor (wohl aber bei Immigranten!). Dies liegt nicht am Klima (in vergangenen Jahrhunderten traten Epidemien sogar in Island auf) sondern an den sozioökonomischen Verhältnissen der Dritten Welt. Die Erkrankung fällt meist in die zweite Dekade, das männliche Geschlecht ist bevorzugt.

Die Übertragung setzt langwährenden und engen körperlichen Kontakt voraus; Isolierung ist nur von Patienten mit lepromatöser Lepra erforderlich. Diese sind die wesentliche Infektionsquelle (massenhaft Keime im Nasen- und Sekret der oberen Luftwege sowie exulzerierter Hautläsionen). Die Inkubationszeit beträgt 2–5 Jahre, längere Zeiten wurden beschrieben.

Pathogenese, Verlauf und Klassifikation. M. leprae dringt *ohne* erkennbare Primärläsion in den Körper ein und besiedelt Makrophagen, Endothelzellen und Schwann-Zellen (intrazelluläre Proliferation). Die weitere Entwicklung hängt ausschließlich von der Fähigkeit des Organismus ab, eine zelluläre Immunität gegen M. leprae auszubilden. Diese ist (auch in den Epidemiegebieten) zumeist sehr gut; nur wenige Infizierte erkranken.

Der Krankheitsbeginn ist schleichend. Es kommt zu Muskelschwäche, Par- und Hypästhesien in umschriebenen Hautregionen („Prodrome") und zur Entwicklung einer Frühform der Lepra („indeterminierte" Lepra). Diese ist durch wenige, kleine, unscharf begrenzte, hypopigmentierte, hypästhetische Flecken gekennzeichnet und heilt häufig innerhalb mehrerer Monate spontan aus, manche Fälle schreiten zu einer der Formen „determinierter" Lepra fort.

Das Fortschreiten geht in Richtung einer der beiden möglichen „Polformen": die durch wirksame zelluläre Immunität gekennzeichnete, keimarme und milder verlaufende ***tuberkuloide*** Lepra (häufiger), oder die keimreiche ***lepromatöse*** Lepra (seltener). Bei ersterer ist prinzipiell die Spontanheilung möglich, letztere ist durch schrankenlose Ausbreitung der Erreger im Körper, Bazillämie und unbehandelt unweigerlich progredienten Verlauf gekennzeichnet.

Die mit den beiden Polformen assoziierten Verhaltensweisen bleiben, wenn einmal manifest, weitgehend fixiert (das bedeutet z. B., daß ein Patient mit lepromatöser Lepra nie lepromin-positiv werden wird und selbst nach erfolgreicher Therapie infektionsbereit bleibt). Allerdings treten viele Fälle vor der Fixierung in ein instabiles Zwischenstadium mit Symptomen beider Polformen ein („dimorphe Lepra", syn. „Borderline Lepra"), aus dem der Übertritt in beide möglich ist. Nach dem Klassifikationssystem von Ridley und Jopling wird dieser Graubereich, je nach der vorherrschenden klinischen Symptomatik, weiter unterteilt (s. unten, Tabelle 12.17). Innerhalb dieser Skala kann Krankheitsverlauf bzw. Immunstatus spontan oder therapiebedingt schwanken („Upgrading" – Besserung der Immunlage; „Downgrading" – Verschlechterung). Tritt bei tuberkuloider Lepra etwa eine Verschlechterung der Immunitätslage auf (spontan oder als Folge von Zweitkrankheiten), kann sie sich in eine dimorphe oder lepromatöse Lepra umwandeln.

Immunpathologie. Sowohl humorale als auch zelluläre Immunreaktionen treten auf. Erstere sind die einzige spezifische Reaktion bei der lepromatösen Lepra. Die Antikörper sind nicht protektiv, hingegen Ursache falsch positiver Luesseroreaktionen und von Immunkomplexreaktionen (s. unten); sie können zur serologischen Diagnostik und Verlaufskontrolle eingesetzt werden (ELISA gegen PGL-1, ein spezifisches Membranantigen).

Protektiv ist die zelluläre Immunreaktion, die – wie bei der Tuberkulose – zur Bildung von Epitheloidzellgranulomen führt. Die lepromatöse Lepra ist durch einen spezifischen Immundefekt noch unbekannter Natur gegen M. leprae gekennzeichnet, der die Bildung der Epitheloidzellgranulome verhindert (aktive Toleranz?). Die zelluläre Reaktion gegen andere mikrobielle oder Tumorantigene ist normal. Dieser Defekt ist mit bestimmten HLA-Typen assoziiert. Vorhandensein oder Fehlen dieses Immundefekts wird mit der Lepromin-(Mitsuda)Reaktion gemessen.

Der Lepromintest erfolgt mit einem standardisierten Extrakt abgetöteter Leprabazillen. Im Gegensatz zu anderen Intrakutantests mißt er nicht eine stattgefundene Sensibilisierung, sondern die Fähigkeit, eine zelluläre Immunreaktion gegen M. leprae auszubilden. Er ist daher kein diagnostischer, sondern ein prognostischer Test und auch bei gesunden Personen positiv.

Klinische Manifestationen sind entsprechend der Immunitätslage außerordentlich unterschiedlich. Unbehandelt bedingt Lepra ein jahrzehntelanges Leiden, Invalidität und neurologische Defektheilungen, führt jedoch in der Regel nicht selbst zum Tod. Mögliche Todesursachen sind Obstruktion der Atemwege durch Leprome, Zweitinfektionen und systemische Amyloidose. Die wichtigsten Komplikationen entstehen durch die Läsionen der peripheren Nerven: Muskelatrophie, Anästhesien, Paresen und Paralysen, neuropathische Ulzera, Knochenresorption (Gesicht, Akren – mutilierender Effekt), Gelenksveränderungen etc.

Klinik

Die klinischen Symptome der Lepra bestehen aus:

- ***Hautläsionen:*** Diese sind entweder umschriebene oberflächliche Granulome (tuberkuloide Lepra) oder knotige bis diffuse Infiltrationen (lepromatöse Lepra). Bei allen Formen sind die kühlen Hautstellen bevorzugt (Extremitäten, Gesicht, Rumpf), die warmen meist frei (Intertrigostellen, Kapillitium, Mittellinie des Rückens – die „immunen" Hautregionen);
- ***Nervenläsionen:*** Betroffen sind sowohl größere (z. B. N. ulnaris) als auch Hautnerven der tiefen Dermis. Bei der tuberkuloiden Lepra können die Nerven durch Verkäsung der Granulome zerstört werden, die Ausfälle sind daher ausgeprägter als bei der lepromatösen Lepra (bei dieser nur Kompression);

Tabelle 12.17. Klassifikation der Lepra (nach Ridley-Jopling)

	TT tuberkuloid	BT Borderline-tuberkuloid	BB Borderline	BL Borderline-lepromatös	LL lepromatös
Zahl der Läsionen	einzelne	einige	mäßig viele	zahlreiche	sehr viele
Beschaffenheit	oberflächlich infiltriert, schuppig		infiltriert	„wachsig"	„wachsig"
Hypästhesie	voll ausgeprägt	ausgeprägt	mäßig	milde	fehlt
„slit-skin smear"	negativ	negativ oder ±	+/++	+++	++++
Lepromin-Test	+++	+/++	–	–	–

Haut- und Nervenläsionen treten meist gleichzeitig auf. In seltenen Fällen gehen die Nervenläsionen voraus; noch seltener ist der alleinige Befall der Nerven („neurale Lepra").

- ***Immunphänomene*** treten bei Besserung der Immunlage (spontan oder therapieinduziert) auf. Es kommt zu entzündlichen Reaktionen, die als Typ-I- und Typ-II- Reaktionsphänomene bezeichnet werden. Letzteres ist Immunkomplex-mediiert (E. nodosum leprosum-Komplex), ersteres zellmediiert. Als Immunreaktion wird ferner das Luzio-Phänomen interpretiert;
- ***Befall innerer Organe*** tritt nur bei der obligat mit Bazillämie assoziierten lepromatösen Lepra auf und betrifft vorwiegend Augen (Iridozyklitis), Nieren (nephrotisches Syndrom) und Testes (Hodenatrophie);
- ***Folgeerscheinungen*** sind schwere Knochen- und Gelenksdestruktionen durch Polyneuropathie, Mutilation durch Verletzungen, Verbrennungen; Gynäkomastie, systemische Amyloidose u. a. m.

Die Folgeerscheinungen der Lepra sind vielgestaltig und schwerwiegend; sie sind Gegenstand einer eigenen medizinischen Subdisziplin.

Tuberkuloide Lepra (Abb. 12.92). Typische Hautläsion ist ein anästhetischer (Berührung, Schmerz, Temperatur), hypopigmentierter erythematöser Fleck oder plaqueartiger Herd, anhidrotisch und oft schuppend, der langsam peripher anwächst und durch zentrale Abheilung polyzyklische Ringformen ausbildet („makuloanästhetische Lepra"). Strangartig verhärtete und verdickte Nerven sind am oder beim Herd tastbar.

Die Herde sind bei der Polform einzeln und nur wenige Zentimeter groß. Bei der ***Borderline tuberkuloiden Lepra*** sind sie multipel und größer (bis zu riesig), regellos verteilt und unregelmäßiger gestaltet; Befall multipler Nerven (Prädilektionsstellen: um große Gelenke, oberer Rumpf.

Histologie. Tuberkuloide Granulome mit Infiltration der tiefen Hautnerven, Mykobakterien sind außerordentlich spärlich. Ausstrichpräparate aus der Haut meist negativ. Lepromintest: stark positiv.

Borderline Lepra. Multiple, symmetrisch verteilte, infiltriert-„saftige" Plaques, oft in bizarrer girlandenartiger Anordnung. Nervenbefall variabel. ***Histologie:*** diffusere Granulome ohne Riesenzellen, Mykobakterien in mäßiger Zahl vorhanden (auch im Ausstrichpräparat). Lepromintest: negativ.

Lepromatöse Lepra. Sie beginnt zumeist mit multiplen indistinkten makulösen Arealen, die zart infiltriert und etwas glänzend, typischerweise aber weder hypopigmentiert noch wesentlich anästhetisch sind. Diese breiten sich im Lauf von Monaten und Jahren über den ganzen Körper (mit Ausnahme der „immunen" Areale) aus. Der Grad der Infiltration nimmt zu, es entstehen diffuse, ausgedehnte „wachsige" Verdickungen (Gesicht, Extremitäten, Schleimhäute – oberer Respirationstrakt) und multiple Knoten (Leprome) an Gesicht (Stirn, Ohren – „Facies leonina") und Rumpf. Leprome können exulzerieren. Typisches Begleitsyndrom: Haarausfall (Augenbrauen!). Im späterem Verlauf Verdickung zahlreicher Nerven (oft symmetrisch), mit sensorischem und motorischem Defizit im Versorgungsgebiet.

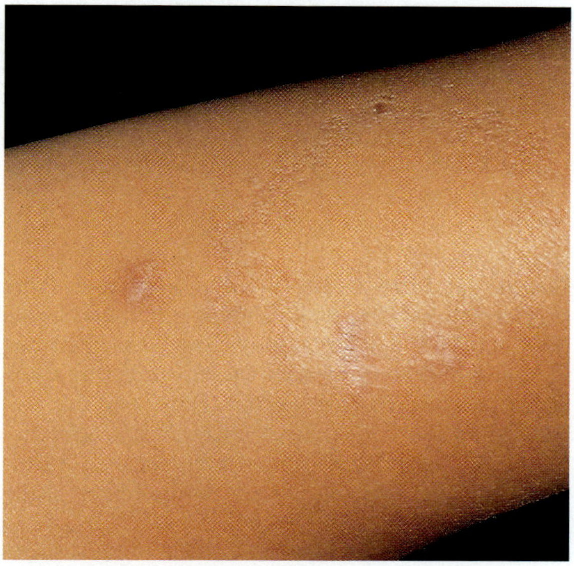

Abb. 12.92. Makuloanästhetische Lepra. Ein unscharf begrenzter, kreisförmiger, hypopigmentierter, hypästhetischer Herd

Histologie. Massive Ansammlungen schaumiger Histiozyten, die unzählige Mykobakterien enthalten („Lepraglobi"); keine tuberkuloiden Granulome! Lymphozytäre Reaktion (fast ausschließlich CD8 + Zellen!). Ausstrichpräparat: hoch positiv. Lepromintest: negativ.

Borderline lepromatöse Lepra. Multiple umschriebene, meist kleine und „saftige" Infiltrate. Kein diffuser Befall, keine Leprome.

Histologie. Lymphozytenreiche histiozytäre Infiltration, spärlich Epitheloidzellgranulome. Zahlreiche Mykobakterien (auch im Ausstrich). Lepromintest negativ.

Immunphänomene ("reversal reactions"). Besserung der Immunlage, spontan oder therapiebedingt, führt zu einem Aufflammen entzündlicher Vorgänge (von den Patienten oft als störender empfunden als die indolente Grundkrankheit). Je nach immunologischer Ausgangslage handelt es sich um humorale (Typ II; bei lepromatöser Lepra) oder um zelluläre Reaktionen (Typ I; dimorphe oder tuberkuloide Lepra).

- ***Typ-I-Reaktionen*** sind akute Episoden von Erythem, Schwellung und Schmerzhaftigkeit innerhalb der Läsionen. Diese Episoden resultieren in erhebliche und bleibende Schädigung der Nerven (Hauptursache der Neuropathie).

- ***Typ-II-Reaktionen:*** attackenartiges Auftreten von Erythema nodosum, Fieber, Polyneuritis, Polyarthritis, Glomerulonephritis, manchmal Iridozyklitis. Pathogenese: zirkulierende Immunkomplexe.
- ***Lucio-Phänomen*** ist eine der Livedo-Vaskulitis ähnliche Reaktionsform bei lepromatöser Lepra unbekannter Ursache.

Diagnostik. Diese beruht bei den keimarmen Verlaufsformen auf dem typischen klinischen und histologischen Bild. Bei den keimreichen Formen ist der Erregernachweis erforderlich. Dieser wurde früher aus dem Nasenabstrich durchgeführt; heute wird der verläßlichere (und schmerzlose) Nachweis aus Schmierpräparaten von Hautläsionen bevorzugt („slit-skin smears"). Nervenbiopsien sind für besondere Fälle vorbehalten.

„Slit-skin smear": Die läsionale Haut wird oberflächlich eingeschnitten, aus der Gewebsflüssigkeit (nicht Blut!) ein Abstrich angefertigt und nach Ziehl-Neelsen oder Fite-Faraco gefärbt. Der Bazillengehalt/Gesichtsfeld wird bestimmt (Erregerindex nach Ridley).

Therapie. Grundsätzlich müssen alle Fälle von Lepra (auch die indeterminierte und tuberkuloide) behandelt werden. Wegen zunehmender Resistenzentwicklung gegen das Hauptmedikament, Dapson, wird grundsätzlich eine Kombinationstherapie durchgeführt. Bei ***paucibazillärer*** Lepra (indeterminierte, tuberkuloide, Borderline tuberkuloide) werden Dapson (100 mg/Tag) und Rifampin (600 mg/Monat) durch 6 Monate gegeben. Nachkontrollen durch 2 Jahre. Bei multibazillärer Lepra (alle anderen Formen) wird diesem Schema Clofazimin (300 mg/Tag) hinzugefügt und die Behandlungsdauer auf zumindest 2 Jahre ausgedehnt (bis „slit-skin smears" negativ sind); Kontrollen bis 5 Jahre. Bei korrekter Durchführung sind die Rezidivquoten bei 0,1 %.

Thalidomid ist zwar nicht gegen M. leprae, sehr gut jedoch gegen die Typ-II-Immunreaktionen wirksam. Bei Typ-I-Reaktionen Clofazimin und maßvoller Gebrauch von systemischen Steroiden.

12.5 Infektionen durch Aktinomyzeten

Aktinomyzeten sind mit den Mykobakterien und Korynebakterien verwandte grampositive Bakterien, die in langen, verzweigten Filamenten wachsen und daher früher den Pilzen zugerechnet wurden. Sie umfassen die Genera Aktinomyzes und Nocardia.

12.5.1 Aktinomykose

Erreger. Fast ausschließlicher Erreger (unter mehreren Spezies) ist Actinomyces israelii: ein anaerobes (mikroaerophiles), grampositives Bakterium und normaler (ca. 50 %) Kommensale der Mundhöhle (Zähne, Tonsillen).

Epidemiologie. Weltweit verbreitet, eher selten. Die Infektion entsteht durch Inokulation (z. B. Zahnreste). Assoziation mit schlechter Zahnhygiene. Keine Übertragung von Mensch zu Mensch. *Nicht* mit Immundefizienz assoziiert.

Klinik (Abb. 12.93). Zirka 50 % der Fälle treten als ***zervikofaziale*** Verlaufsform auf, die per continuitatem von Zahnkanälen oder den Tonsillen ausgeht. Beginn mit einem schmerzlosen „holzharten", knotigen Infiltrat im unteren seitlichen Gesichtsbereich und Hals, das mit der Mandibula verbacken ist. Im weiteren Verlauf Einschmelzung („kalter Abszeß"), Fistelbildung und Vernarbung. Der Prozeß breitet sich ohne Rücksicht auf Gewebegrenzen aus (z. B. Knochendestruktion), führt aber nicht zur Lymphadenitis. Allgemeinsymptome (Fieber, Gewichtsverlust, Anämie etc.). ***Histologie:*** granulomatöse, abszedierende Entzündung mit Drusen (Bakterienkonglomerate).

Seltener sind die ***thorazische***, die ***abdominelle*** und die ***pelvine*** Verlaufsformen. Bei diesen dringen die Keime durch Aspiration, Ingestion bzw. durch langliegende Diaphragmen ein. Es entstehen Granulome der Lunge, die durch Pleura, Mediastinum und Brustwand (bzw. der Darmwand – oft Appendix! – die durch Omentum und Bauchdecke) an die Haut durchbrechen können.

Diagnose. Nachweis der typischen weißlichen bis schwefelgelben, harten, bis 5 mm großen „Drusen" aus Fistelinhalt und/oder Biopsie; Kultur.

Differentialdiagnose. Tiefe Pyodermien (sind manchmal sehr derb), Skrophuloderm, Halsfisteln; Lungentu-

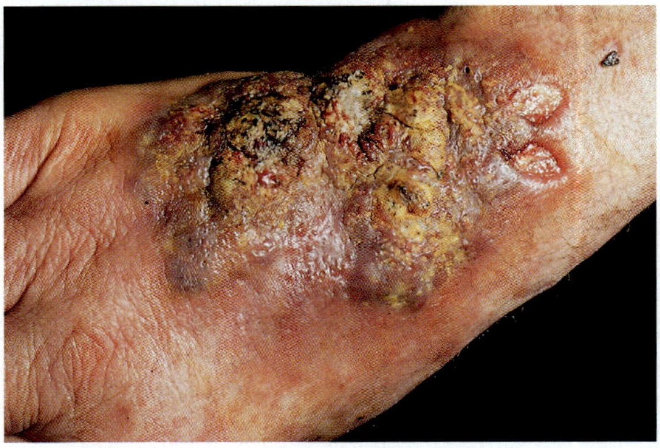

Abb. 12.93. Aktinomykose. Ein verruköses, mit der Unterlage verbackenes, teils exulzeriertes Infiltrat am Handrücken

berkulose bzw. bakterielle Infektionen, Bronchuskarzinom; Darmneoplasmen, -tuberkulose, M. Crohn u. a. m.

Therapie. Möglichst weitgehende operative Entfernung des befallenen Gewebes. Langzeitbehandlung mit Penizillin (Monate). Ansprechen gut.

12.5.2 Nokardiose

Erreger. Haupterreger sind Nocardia asteroides und N. braziliensis: aerobe, säurefeste Stäbchen, Bewohner des Erbodens. Ausbreitung weltweit. N. farciniae und N. caviae sind Erreger der bakteriellen Variante des Myzetoms. Infektion durch Aspiration. Keine Übertragung von Mensch zu Mensch.

Klinik. Nokardiose ist eine opportunistische Infektion primär des Respirationstrakts mit häufiger hämatogener Streuung in ZNS und Haut. Hautsymptome: fistulierende Abszesse.

Diagnose. Direkter Erregernachweis aus Abstrich, Biopsie und Kultur. Der Erreger ähnelt morphologisch und in seiner Säurefestigkeit M. tuberculosis (wie auch das klinische Bild).

Therapie. Sulfonamide, Amoxycillin; operative Behandlung der Abszesse.

12.6 Epizoonosen

Epizoonosen sind durch tierische Ektoparasiten hervorgerufene Hautkrankheiten.

12.6.1 Hautkrankheiten durch Insekten

Pedikulosen (Lausbefall)

Läuse sind flügellose Insekten, die als permanente Parasiten auf den Menschen spezialisiert sind und, von ihm entfernt, absterben. Kleiderläuse spielten noch vor wenigen Jahrzehnten eine bedeutsame Rolle als Überträger des Fleckfiebers. Auch heute noch werden verschiedene Erreger, insbesondere Rickettsien, von (vorwiegend Kleider)Läusen übertragen. Befall mit Filzläusen ist eine „sexually transmited disease". Die Inzidenz aller Läuse ging nach dem Zweiten Weltkrieg stark zurück, ist in den beiden letzten Jahrzehnten jedoch wieder angestiegen, im Fall der Filzläuse erheblich.

Pediculosis capitis (Kopflausbefall)

Erreger. Kopflaus (Pediculus capitis), ein 2 bis 3,5 mm langer, relativ beweglicher, schlanker Parasit des Kapillitiums, selten der Bart- und Schamhaare. Prädilektionsstellen: retroaurikulär und am Nacken. Die Läuse nehmen mehrmals am Tag durch Biß Blut auf und geben hierbei Speichelsekret in die Haut ab. Folgen: Juckreiz, Kratzeffekte, Ekzematisation („Läuseekzem"), Sekundärinfektion, Lymphadenitis.

Neben den Läusen (bei geringer Zahl oft schwer zu finden) sieht man als diagnostisches Zeichen die Nissen (Läuseeier): ovale Gebilde, die von der Laus palmkätzchenartig an der Basis des Haarschafts festgeklebt werden (Abb. 12.94). Die Larven schlüpfen nach etwa 8 Tagen aus, die leere Nisse bleibt am Haar zurück und wächst mit dem emporwachsenden Haar aus. Jede erwachsene Laus legt etwa 3–4 Eier pro Tag; Kopfläuse vermehren sich also sehr schnell.

Die Übertragung erfolgt durch direkten Kontakt, gelegentlich durch unbelebte Vektoren (Kämme). Die Verbreitung der Kopfläuse hat in den letzten Jahren epidemieartig zugenommen.

Bei exzessivem Läusebefall werden die Haare unentwirrbar ineinander verkrustet und verfilzt („Weichselzopf", „Plica polonica").

An den Weichselzopf knüpfen sich alte volkstümliche und abergläubische Vorstellungen: Das Abschneiden eines Weichselzopfes galt als für den Träger todbringend. Läuse waren in historischen Zeiten so selbstverständliche Begleiter des Menschen, daß man der Meinung war, sie entstünden aus Abfallstoffen des Körpers.

Differentialdiagnose. Seborrhoisches Ekzem der Kopfhaut.

Therapie. Permethrin als 1% Lösung, Hexachlorcyclohexan; Malathion. Alle genannten Mittel töten sowohl Läuse als auch Nissen. Das Ablösen der Nissen gelingt am besten mit einem feinen Kamm nach Waschen mit Essigwasser.

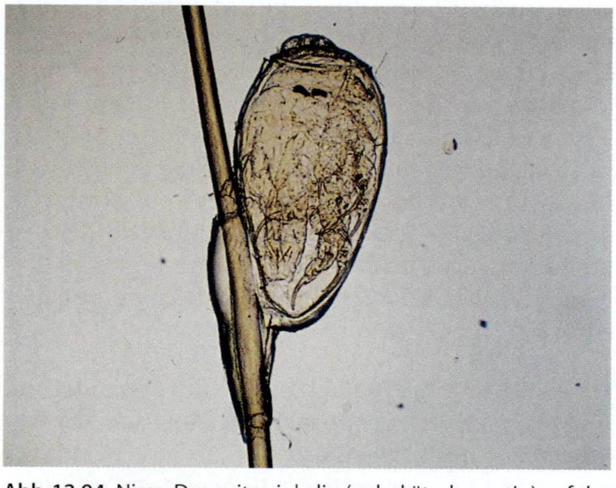

Abb. 12.94. Nisse. Das spitzwinkelig (palmkätzchenartig) auf das Haar geklebte Ei beinhaltet eine Larve, x25

Pediculosis vestimentorum (Kleiderlausbefall)

Erreger. Kleiderlaus (Pediculus vestimenti); etwas größer als die Kopflaus (bis 4 mm), mit ihr nah verwandt (können gekreuzt werden!). Kleiderläuse leben nicht direkt am Körper, sondern in der Kleidung (Unterwäsche!) und suchen die Haut nur zur Nahrungsaufnahme auf. Auch die Eier werden in den Kleidern abgelegt (an Säumen, Nähten), selten auch an Körperhaaren. Die Übertragung erfolgt direkt oder indirekt durch kontaminierte Kleidung.

Klinik. Durch den Biß der Laus wird starker Juckreiz ausgelöst; Quaddel- und Knötchenbildung, Kratzeffekte und Impetiginisierung. Bei lange bestehender Verlausung entsteht die sog. ***Vagantenhaut*** (Cutis vagantium): Kratzeffekte, Lichenifikation, Hyper- und Hypopigmentierung.

Differentialdiagnose. Pruriginöse Erkrankungen, disseminiertes Ekzem, Dermatitis herpetiformis.

> **!** Kleiderläuse sind potentielle Überträger von verschiedenen Rickettsiosen (Fleckfieber).

Therapie. Entwesung der Kleider, Lokaltherapie mit Permethrin, Hexachlorcyclohexan, antipruriginöse Therapie.

Pediculosis pubis (Phthiriasis, Filzlausbefall)

Erreger. Filzlaus (Pediculus pubis, Phthirius pubis, Abb. 12.95), ein knapp 2 mm großer, relativ immobiler Parasit von plumper, schildförmiger Gestalt; ist mit Kopf- und Kleiderläusen entfernt verwandt (keine Kreuzung möglich). Filzläuse besitzen eine Vorliebe für Gebiete mit apokrinen Drüsen (Genitoanalbereich, Achselhöhlen, Augenwimpern (Abb. 12.96), auch Bart und Okzipitalhaar), können jedoch auch selten an den übrigen Haaren auftreten. Sie halten sich unbeweglich mit ihren krallenbewehrten Hinterbeinen an den Haaren fest (lassen sich oft schwer mit der Pinzette ablösen!). Da die Vermehrung relativ langsam erfolgt (Entwicklungsgang dauert 20 Tage) und die Bisse nicht besonders jucken, bleibt der Filzlausbefall nicht selten wochenlang unbemerkt. Die Ansteckung erfolgt durch Geschlechtsverkehr, gelegentlich durch unbelebte Vektoren (Wäsche). Pediculosis pubis ist oft ein Zeichen promiskuitiven Verhaltens und häufige Begleitinfektion anderer STDs. Entsprechendes Screening ist daher angezeigt.

Klinik. Ekzemartige Veränderungen der Genitalregion, meist nur von geringer Ausprägung. Aufgrund der den Schamhaaren ähnlichen Farbe der Filzläuse ist eine genaue Inspektion der gesamten Genitalregion erforderlich. Nissen! Kratzeffekte und Sekundärinfektion fehlen meist. Auffällig und diagnostisch sind hingegen die sog. ***Maculae caeruleae*** (Taches bleues): kleine, diskrete, unscharf begrenzte, bläuliche Erytheme in der Genital-, Unterbauch- und Inguinalgegend. Es handelt sich hier um die Bißstellen (Extravasate von durch den Speichel der Laus verändertem Hämoglobin).

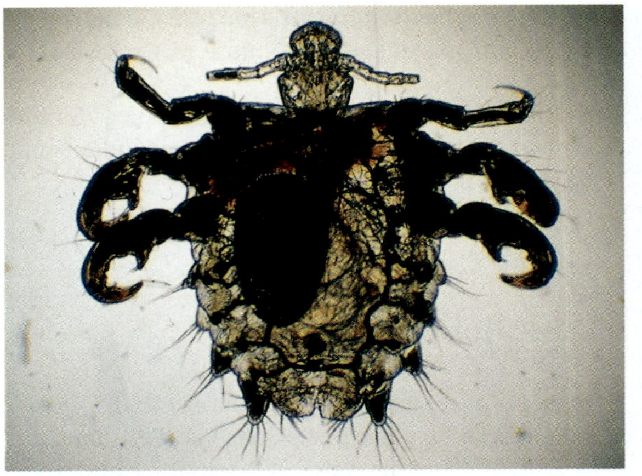

Abb. 12.95. Pediculus pubis

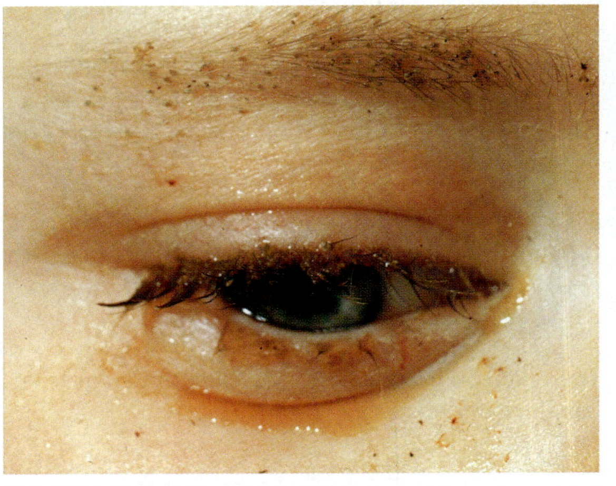

Abb. 12.96. Pediculosis pubis an Wimpern und Augenbrauen bei einem Kind. Zahlreiche Pediculi und Nissen

Differentialdiagnose der Taches bleues. Erstlingsexanthem der Lues II.

Therapie. Permethrin, Hexachlorcyclohexan. Piperonylbutoxid (1,65 % als Shampoo; nach 10 Min. Einwirkungszeit mit Speiseessig/Wasser 1:15 abwaschen). Zur Sicherheit sollte die Therapie nach 7 Tagen wiederholt werden. Schwierig kann die Therapie bei Wimpernbefall sein: occlusive Augensalbe, mechanische Entfernung. Wäschedesinfektion! Mitbehandlung der Geschlechtspartner!

Cimicosis (Wanzenbefall)

Erreger. Bettwanze (Cimex lectularius), ein auf den Menschen spezialisierter temporärer Ektoparasit.

Wanzen sind ovale, etwa 5 mm lange flügellose Insekten (Männchen etwas kleiner) von gelblich transparenter Farbe; vollgesogen sind die Wanzen dunkelrot und aufgetrieben. Wanzen sind heute selten geworden. Die Übertragung erfolgt nicht von Mensch zu Mensch sondern durch Invasion aus benachbarten Wohnungen oder Häusern, bzw. durch Erwerb alter Möbel etc. Wanzen können ca. 1 Jahr ohne Blutmahlzeit überleben.

Fallbericht: Ein 57 jähriger höherer Beamter sucht die Sprechstunde wegen juckender Läsionen im Thoraxbereich auf, die er seit einigen Tagen immer am Morgen bemerkte. Da er vor einigen Jahren an einem Melanom operiert worden war, befürchtet er jetzt Metastasen. Es zeigen sich urtikarielle Läsionen mit zentralen Einstichstellen. Die Frage nach Ungeziefer stößt auf leicht indignierte Ablehnung („Wir haben noch nie was gehabt"). Die Anamnese ergibt, daß er vor ca. 2 Wochen einen schönen alten Polsterlehnstuhl erworben hatte, in dem er sich abends gerne zum Aktenstudium niederließ. Nach Entwesung der Wohnung bleiben Rezidive aus.

Wanzen sind lichtscheu und verkriechen sich tagsüber in dunklen Ritzen (Möbel, Wäsche, Bettstellen, Bilderrahmen). Nachts werden sie aktiv, kriechen zum schlafenden Menschen, wobei sie gewöhnlich den Weg über die Zimmerdecke wählen und sich über der Bettstatt auf den Menschen herabfallen lassen (Ortung von CO_2 und der Körperwärme; Wanzen sind überhaupt sehr wärmefreundlich und verlassen deshalb freiwillig die menschlichen Behausungen nicht). Wanzen haben einen typischen Geruch.

Der Biß der Wanze erfolgt meist auf den nicht von Kleidern bedeckten Körperteilen. Die Nahrungsaufnahme dauert einige Minuten und wird durch mehrere sukzessive Bisse bewerkstelligt; es finden sich daher häufig linear hintereinander gelegene Bißstellen („Wanzenstraße"; Abb. 12.97). Die erzeugte Läsion ist urtikariell, zeigt in der Mitte ein nicht sehr auffälliges Punktum (Bißstelle) und juckt heftig (Einbringung von Speichelsekret). Im Laufe der Zeit erfolgt Gewöhnung.

Differentialdiagnose. Urtikaria; die Ähnlichkeit kann so groß sein, daß man von einer „Urticaria e cimicibus" spricht.

Therapie. Entwesung der Wohnung. Der Patient braucht nicht mit Pestiziden behandelt zu werden, da die Wanzen sich nicht am Menschen aufhalten. Symptomatische Behandlung mit Antipruriginosa.

Pulicosis (Flohbefall)

Erreger. Menschenfloh (Pulex irritans), ein temporärer Ektoparasit. Ein 2–4 mm langes flügelloses Insekt, das

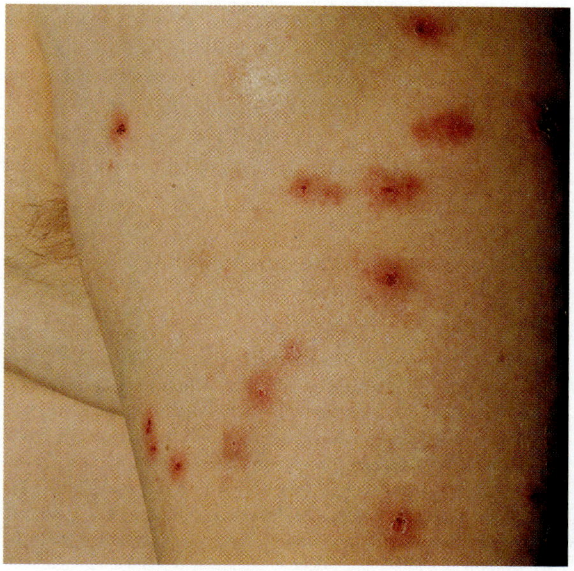

Abb. 12.97. Cimicose (Urticaria e cimicibus). Beachte die lineare Anordnung der Läsionen („Wanzenstraße") und die zentralen Stichstellen

wegen seiner langen und kräftigen Sprungbeine außerordentlich weit und hoch springen kann (jeweils etwa 0,5 m). Der Menschenfloh ist an den Menschen adaptiert, wie andere Flohspezies an andere Säuger (Hunde, Katzen-, Rattenfloh). Diese Wirtsspezifität ist allerdings nur partiell (Hundeflöhe z. B. können kurzzeitig auch Menschen befallen; Rattenflöhe sind die Überträger der Beulenpest). Gegenüber Flohstichen ist eine individuelle Disposition wohlbekannt (Frauen sind z. B. häufiger Opfer als Männer).

Der Floh hält sich teils in der Kleidung (Stiche daher fast stets an kleiderbedeckten Körperteilen!) oder in Möbelritzen, Teppichen etc. auf. Ähnlich wie bei anderem Ungeziefer steigt auch bei Flöhen die Häufigkeit wieder an (Einstellung der Anwendung von DDT; andererseits, weil die moderne Wohnweise den Lebensgewohnheiten der Parasiten entgegenkommt – Teppichböden, Klimaanlagen).

Klinik. Flohstiche sind heftig juckende, erythemato-urtikarielle Läsionen, häufig mit einer Purpurakomponente (Purpura pulicosa). Flohstiche sind typischerweise in Dreierkonfiguration angeordnet („breakfast, lunch, dinner"), da der Floh vor dem eigentlichen Saugstich Probestiche durchführt.

Auch durch Flöhe werden verschiedene Krankheitserreger übertragen (Listerien, Salmonellen, Staphylokokken, Brucellen, auch bestimmte Würmer).

Therapie. Entwesung der Wohnung, Möbel, Wechsel der Unterwäsche. Antipruringinöse Therapie.

Tungiasis. Eine gefährliche Flohart ist der in den Tropen vorkommende ***Sandfloh*** (Tunga penetrans). Das begattete Weibchen dieser kleinsten Flohart bohrt sich in die Fußhaut (Sohle, subungual oder interdigital, gelegentlich auch genitoanal) ein und bleibt dort als permanenter Parasit. Das durch die Eiproduktion bis zu Erbsengröße geschwollene Hinterende ragt über die Haut hinaus (Atmung, Eiablage) (Abb. 12.98). Komplikationen sind Sekundärinfektion, Ulzeration, manchmal Gangrän.

Insektenstiche durch Zweiflügler (Diptera)

Die Ordnung Zweiflügler umfaßt die Unterordnungen Mücken (Nematocera) und Fliegen (Brachycera). Ektoparasiten aus der Unterordnung Mücken sind die Sandmücken (Phlebotomen; Überträger z. B. der Leishmaniose). Stechmücken (Culicidae; hierher gehören die bei uns so häufigen Gelsen ebenso wie Anopheles und Aedes ägypti, die Überträger von Malaria und Gelbfieber), die Kriebelmücken (Simulidae – Überträger der Onchozerkiasis) u. a. m. Ektoparasiten der Unterordnung Fliegen sind Bremsen, Stech- und Lausfliegen.

Hautstiche durch die genannten temporären Parasiten sind generell sehr juckend, oft schmerzhaft und erscheinen meist als Quaddeln mit einem zentralen Punktum, nicht selten mit einer vesikulösen bis bullösen Reaktion (ähnlich dem Strophulus bzw. der Prurigo simplex acuta – Culicosis bullosa; s. Abb. 12.99), die sich innerhalb einiger Tage spontan zurückbilden. Manchmal kommt es zu einem Wochen dauernden, knotigen Infiltrat (dichte und tiefreichende perifollikuläre lymphozytäre Infiltration – persistierende Insektenstichreaktion, Pseudolymphom). Komplikationen: Pyodermien, Übertragung von Systeminfektionen, Myiasis.

Therapie. antipruriginöse Behandlung.

Myiasis. Der Befall des Körpers durch Fliegenlarven. Diese in unseren Breiten seltene Infestation kann unter verschiedenen Umständen erfolgen: ***obligate*** Myiasis-Erreger (Dasselfliegen, manche Fleischfliegen, Dermatobia hominis) sind im Larvenstadium vom Leben im Wirtskörper abhängig; sie erregen meist die furunkuloide Form der Myiasis. Bei der ***fakultativen*** und ***akzidentellen*** Myiasis ist Tier bzw. Mensch nur Alternative zur Entwicklung der Larven; hier kommt es zur Besiedlung verschmutzter Wunden und Ulzera (Abb. 12.100), zerfallender Tumoren, schlecht zugänglicher Kavitäten (tiefe Nasenhöhle, Genitale etc.). Haupterreger sind die Schmeiss- aber auch die Stubenfliege.

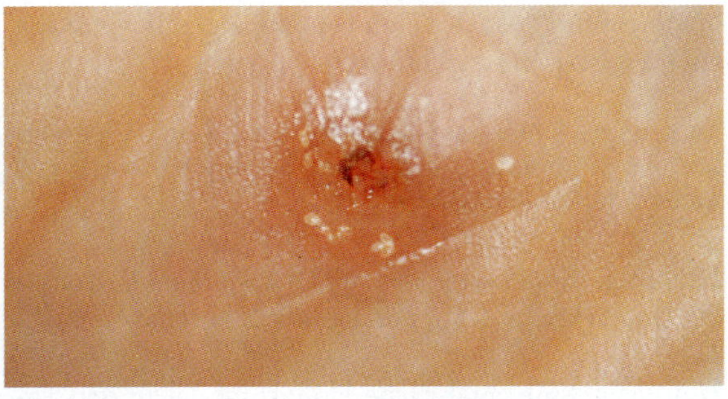

Abb. 12.98. Tungiasis. In einem Substanzdefekt der Fußsohle erkennt man undeutlich den in der Haut steckenden Sandfloh, peripher davon mehrere weißliche ovaläre Eier

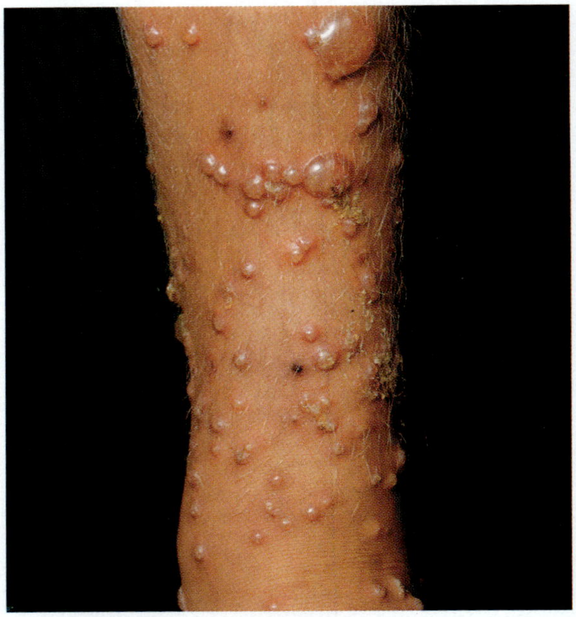

Abb. 12.99. Insektenstiche: Culicose (bullös)

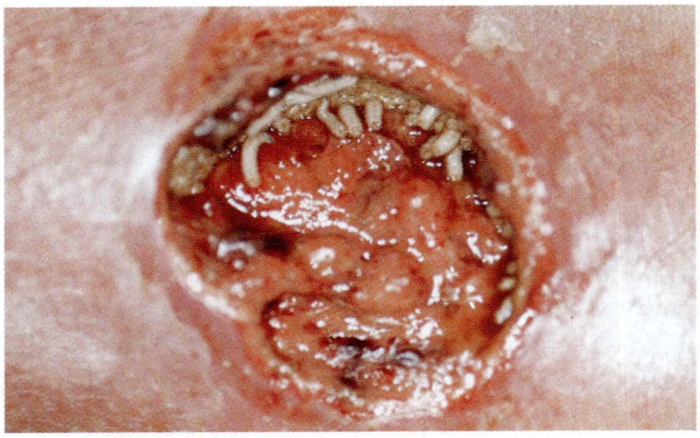

Abb. 12.100. Myasis. Madenbefall eines Geschwürs nach Pyodermie

Die Besiedlung von Ulzera mit Larven ist ekelerregend, bringt dem Betroffenen jedoch keinen direkten Schaden; durch die extrakorporale Verdauung kommt es sogar zur Reinigung der Nekrosen. Larven wurden zu diesem Zweck in früheren Zeiten auch zur Therapie eingesetzt.

Von den 55.000 Dipterenarten sind etwa 200 als Erreger von Myiasis bekannt, davon 80 auch beim Menschen. Tierische Myiasis (Schafe, Rind, Pferd) ist gravierender, da sich die Maden systemisch verbreiten und zum Tod führen können.

Die ***furunkuloide*** Myiasis entsteht durch das Einbohren der Larven in die Haut. Es resultiert ein zunächst juckendes, später schmerzhaftes eitriges Infiltrat, bei dessen Inzision die Larve zutage tritt (Abb. 12.101). Seltener ist eine durch Fliegenmaden hervorgerufene ***wandernde*** Myiasis, die der „creeping disease“ (s. un-

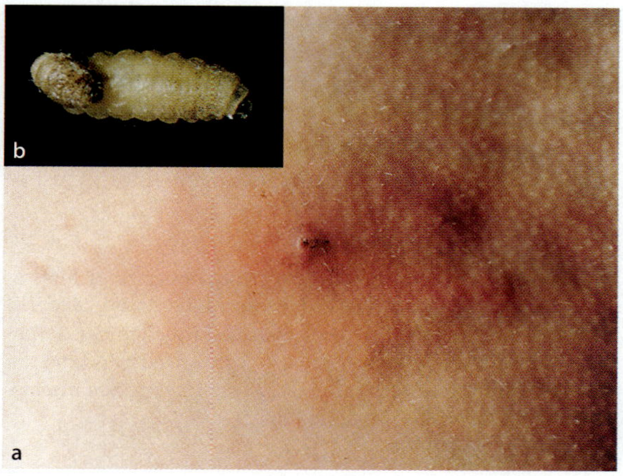

Abb. 12.101 a, b. Myiasis. **a** Ein furunkelähnliches Infiltrat mit einem schwarzen Punktum, umgeben von einem Erythem. Nach Öffnung kommt die im Inset (**b**) gezeigte Fliegenmade zutage

ten) ähnlich sieht. Ein besonders aggressiver Erreger ist die in Afrika heimische Tumboo fly (Cordylobia anthropophaga). Diese legt ihre Eier auf den Boden, insbesondere auf dort liegende Wäschstücke ab. Bei Kontakt mit menschlicher Haut bohrt sich die Larve sofort ein und führt zu ausgedehnten Eiterungen.

Fallbericht: Ein 35 jähriger, in Ostafrika stationierter Botschaftssekretär benützt seinen Heimaturlaub, um die Klinik aufzusuchen. Vor einigen Tagen habe er mit Gästen im Swimmingpool gebadet und anschließend im Gras auf Badetüchern gelegen; er fürchte, von Fliegenmaden befallen zu sein, die man sich auf diese Weise hole, wie unter den Einheimischen wohlbekannt sei. Es finden sich ca. 10 relativ große Furunkel am Rücken, in denen „es sich bewegt". Der diensthabende Dermatologe ist skeptisch, inzidiert aber auf Drängen des Diplomaten einen Knoten; es zeigt sich eine ca. 1 cm lange Larve, Nun werden auch die anderen Infiltrate inzidiert.

Insektenstiche durch Hautflügler (Hymenopterae)

Hier handelt es sich nicht eigentlich um Epizoonosen, da Hautflügler (Bienen, Wespen, Hornissen, Hummeln, Ameisen) keine Parasiten sind (der Stich dient nicht der Nahrungsaufnahme).

Klinik. Die Stiche sind schmerzhaft und erzeugen erhebliche Schwellung und Rötung, die sich oft erst nach Tagen zurückbildet. Bei Bienen bleibt der Stachel stecken und kann potentiell zur Sekundärinfektion führen. Komplikationen entstehen durch die in die Stichwunde abgegebenen Insektentoxine und Wirkstoffe: Histamin und andere biogene Amine (Schmerz, Vasodilatation, Permeabilitätssteigerung), Enzyme wie Hyaluronidase (Ausbreitung der Gifte im Gewebe) und die Phospholipasen A und B, die basischen Peptide Apamin und Mellitin (Hämolyse, Zyto- und Neurotoxizität); sie sind entweder lokaler (starke Schwellung, evtl. bullöse Reaktion) oder systemischer Natur (Urtikaria, Angioödem, Schocksymptomatik mit potentiell tödlichem Ausgang) mit Beteiligung des Respirationstraktes (Dyspnoe, Husten etc.), Kontraktionen der glatten Muskulatur (Gastrointestinaltrakt, Uterus). Systemische Komplikationen treten meist erst bei multiplen Stichen auf, wobei besonders Kinder und Patienten mit Kreislauferkrankungen gefährdet sind. Besonders gefährlich sind Stiche in Zunge, Mund oder Rachen (massives Glottisödem kann zur Erstickung führen).

! Angstvolles Umsichschlagen irritiert die Insekten und reizt sie erst recht zum Stechen. Besonders gefährlich ist das (häufig geübte) Anblasen, da den Insekten der warme, feuchte Lufthauch zuwider ist und sie sofort zustechen – und zwar in die genannten empfindlichen Teile.

Die ***Therapie*** besteht bei unkompliziertem Stich in einer Lokalbehandlung (Umschläge, Kühlsalbe). Bei akuten systemischen Komplikationen Behandlung wie bei anaphylaktischem Schock (Adrenalin, Kortikoide, evtl. Intubation bzw. Tracheotomie).

Insektengiftallergie. Am häufigsten (zu etwa gleichen Teilen) sind Bienen- und Wespengiftallergien. Es handelt sich um klassische Typ-I-Allergien (gelegentlich auch serumkrankheitsähnliche Spätreaktionen und neurovegetative Reaktionen wie Hyperventilationssyndrom oder vasovagale Synkopen). Die spezifischen IgE-Antikörper sind in erster Linie gegen Enzyme (Phospholipase A, bei der Wespe auch B, saure Phosphatase, Hyaluronidase) und gegen Mellitin (Biene) gerichtet. Wegen der parenteralen Zuführung des Allergens durch den Stich besteht eine starke Neigung zum anaphylaktischen Schock. Bienen- und Wespengiftallergien sind daher bedrohliche Zustände, die durch Hyposensibilisierung mit gereinigtem Bienen- und Wespengift behandelt werden müssen.

Echte Kreuzallergien zwischen Biene und Wespe sind klinisch relativ selten (unter 10 %), im Hauttest sieht man allerdings häufig ***Mehrfachsensibilisierungen.*** Echte Kreuzallergien kommen hingegen zwischen Biene/Hummel einerseits und Wespenarten untereinander bzw. Wespe/Hornisse andererseits vor.

Die ***Diagnostik*** erfolgt durch Haut- und Labortests.

Prick- und Intrakutantest werden in steigenden Konzentrationen (ab 1 µg/ml) durchgeführt; ab etwa 1 µg/ml nehmen unspezifische Reaktionen durch den Histamingehalt des Giftes zu, ansonsten sind Sensitivität und Spezifität sehr gut.

Der RAST zum Nachweis spezifischer IgE diskriminiert gut zwischen sensibilisierten und nicht sensibilisierten Personen. RAST und Hauttest stimmen gut überein. Der RAST sinkt über (6 oder mehr) Jahre nur gering ab (während z. B. der Penizillin-RAST schon nach Monaten negativ wird).

Die *Aussagekraft* von Haut- und Labortests für das Risiko bei Reexposition ist beschränkt; ihr prädiktiver Wert bezieht sich mehr auf Allgemein- als auf Lokalreaktionen.

Indikation zur Hyposensibilisierung gegen Bienen- und Wespengift besteht:

- bei über das Hautorgan hinausgehenden Reaktionen (z. B. Larynxödem, Schwindel, Asthma, Blutdruckabfall etc.);
- bei hohem Expositionsrisiko (Beruf, Hobbies);
- bei Kleinkindern (günstige Prognose der Spontanheilung) und älteren Patienten (oft relative Kontraindikationen!) – Indikation eher zurückhaltend stellen.

> **!** Positive Haut- oder RAST-Tests allein, ohne entsprechende Klinik, sind keine Indikation zur Hyposensibilisierung. Diese Tests dienen vorwiegend der Erfolgskontrolle.

Die ***Durchführung*** erfolgt nach den auch bei respiratorischen Allergien gültigen Richtlinien (s. S. 110); die monatlich verabreichte Erhaltungsdosis entspricht einer Giftmenge von etwa 2 Stichen. Neben der Standard-Immuntherapie werden in bestimmten Situationen (schwere Allgemeinreaktionen, hohes Expositionsrisiko, technische Gründe) auch verschiedene Schemen von „Schnellhyposensibilisierung" geübt (wegen des höheren Risikos nur stationär).

Die Immuntherapie wird zunächst 3 Jahre verabreicht; sind die Hauttests dann noch positiv, Verlängerung um jeweils1 Jahr. Maximale Behandlungsdauer ist 5 Jahre (bei Wespengiftallergie). Als verläßlichster Erfolgsparameter gilt der sog. „Feldstich" (provozierter Stich durch gefangenes Insekt oder zufällig erfolgter Stich). Bei guter Toleranz kann die Immuntherapie dann beendet werden.

Ein Unsicherheitsfaktor des Feldstichs ist die inkonstante Giftmenge pro Stich bei der Wespe (hingegen konstant bei der Biene).

Wirksamkeit der Hyposensibilisierung ist bei Wespe sehr hoch (nahe 100 %), bei Biene 70–90 %.

Blockierende IgG werden als Wirkmechanismus der Immuntherapie postuliert. IgG-Titer steigen während derselben an und stellen (mit Einschränkung) ein Maß ihrer Wirksamkeit, d. h. für den Schutz bei Reexposition, dar. Auch hohe IgG-Titer schützen jedoch nicht sicher vor schwerer Allgemeinreaktion bei Reexposition.

Die ***Nebenwirkungsrate*** ist höher bei Anamnese schwerer Allgemeinreaktionen, bei älteren Patienten und Bienen- > Wespengift, insgesamt jedoch nicht höher als bei der Immuntherapie bei Pollinose. Reaktionen werden selten bei Dosen < 1µg Insektengift, meist erst bei 10–50 µg beobachtet. Die Nebenwirkungen können lokal (Erythem, Schwellung) und/oder systemisch sein (Urtikaria und Angioödem, Zeichen seitens des Respirations-, Gastrointestinaltrakts). Seltener sind Schwindel, Übelkeit, Parästhesien, Müdigkeit, Kopfschmerzen, Arthralgien. Die Nebenwirkungen sind meist dosisunabhängig; Langzeit-Nebenwirkungen sind nicht bekannt.

Bei korrekter Dosierung und Beachtung bestimmter Maßregeln durch den Patienten (Meiden von Alkohol und körperlicher Anstrengung am Tag der Impfung, Einhalten der vorgeschriebenen Intervalle, Impfpause bei gleichzeitigen Infekten oder anderen Impfungen) sind über Lokalreaktionen hinausgehende Nebenwirkungen eine Rarität.

12.6.2 Hautkrankheiten durch Spinnentiere (Milben, Spinnen, Zecken)

Milben sind kleine Arthropoden, die in enormer Vielfalt die belebte und unbelebte Umgebung des Menschen bevölkern. Sie können auf verschiedene Weise zu Krankheitserscheinungen führen: durch permanenten (Skabies) oder temporären Parasitismus (z. B. Nahrungsaufnahme durch Stich), durch Irritation (Nahrungsmittelmilben) oder durch Sensibilisierung (Hausstaubmilbe).

Hautkrankheiten durch permanent parasitierende Milben (Skabies)

Skabies (Krätze) ist eine häufige, durch die in der Hornschicht lebende Krätzmilbe (Sarcoptes scabiei var. hominis) hervorgerufene, höchst pruriginöse Dermatose.

Die Krätze ist eine sehr geschichtsträchtige, seit dem Altertum bekannte Krankheit, die aber erst von F. v. Hebra durch den Erregernachweis aus der Gruppe der Ekzeme ausgegliedert wurde. Allerdings geht sporadisches Wissen um die erregende Milbe schon weit in die vormikroskopische Ära zurück (die Größe der Milben liegt gerade an der Grenze des mit freiem Auge Wahrnehmbaren). Die Skabies war früher ungemein weit verbreitet und trat insbesondere in Kriegszeiten stark hervor (epidemische Ausbreitung v. a. im Soldatenmilieu). Nicht selten wirkte sich die Skabies durch Mannschaftsausfälle (Pyodermien, Sepsis) kriegsentscheidend aus. Nach Meinung mancher Autoren sind bei den historischen Kriegen mehr Soldaten durch Skabies als durch die direkten Kriegsfolgen hingerafft worden.

Epidemiologie. Skabies ist weltweit verbreitet und häufig. Ihre Prävalenz schwankt entsprechend den sozioökonomischen Verhältnissen zwischen < 1 und 30 %. Sie tritt epidemisch gehäuft auf; ihre globale Inzidenz folgt einem zyklischen Rhythmus (15 Jahre hohe, 15 Jahre geringe Prävalenz), der allerdings in den letzten Jahrzehnten verwaschen ist. In den 50 er Jahren war die Skabies aus der westlichen Welt fast verschwunden, nahm aber Ende der 60er Jahre – parallel zu den Geschlechtskrankheiten – einen drastischen Aufschwung, der in ein bis heute anhaltendes Plateau mündete. In der Zwischenkriegszeit stellte Skabies ca. ein Viertel der dermatologischen Klientel, heute sind es (regional verschieden) unter 5%. Die Skabies ist eine „sexually transmitted disease"

Übertragung. Diese erfolgt in der Regel durch längerdauernden engen direkten Kontakt (Geschlechtspartner, aber auch im Rahmen der Familie, Wohngemeinschaft, in Kasernen, Altersheimen etc.). Voraussetzung zur Transmission ist die Übertragung eines einzigen begatteten Milbenweibchens; deren Wahrscheinlichkeit wächst mit der Zahl vorhandener Milben. Da die Zahl von erwachsenen Milben eines an Skabies Erkrankten meist erstaunlich gering ist (10–20!), ergibt sich, daß die Übertragung normalerweise nur unter günstigen Umständen (protrahierter Kontakt, Bettwärme), nicht jedoch über bloß kurze Kontakte (etwa bei Handschlag), und schon gar nicht über unbelebte Gegenstände, erfolgen kann.

> **!** Die Skabiesmilbe ist ein auf den Menschen spezialisierter permanenter Parasit und kann fern von diesem nur kurzzeitig überleben (Tage).

Anders ist die Situation jedoch bei jenen ca. 3% an Skabies Erkrankten, die *große* Mengen von Milben tragen (Hunderte bis – im Extremfall der Scabies norvegica – Millionen). Diesen meist immundefizienten bzw. marastischen Personen kommt eine Schlüsselrolle bei der Verbreitung der Skabies zu; bei ihnen ist auch die Übertragung durch kurzen Kontakt, seltener auch über unbelebte Gegenstände (Wäsche) möglich.

> **!** Skabiesepidemien sind etwa in Altersheimen nicht selten (Immundefizienz des alten Menschen). Die Übertragung untereinander und auf das Pflegepersonal ist leicht, da die Betroffenen oft *viele* Milben tragen, die Hauterscheinungen altersbedingt wenig entzündlich und daher wenig auffällig sind, und weil auch die Hände zu Prädilektionsstellen werden (im Gegensatz zur „gewöhnlichen" Skabies).

Die Inkubationszeit der Skabies ist in der Regel lange (ca. 4 Wochen). Ihre Länge hängt von der Anzahl der übertragenen Milben ab (bei massiver Exposition nur einige Tage), aber auch von der Hygiene des Infizierten (je häufiger dieser badet, desto langsamer vermehren sich die Milben – Durchfeuchtung der Hornschicht ist für die Milben ungünstig) und dessen Immunstatus (nur einige Tage bei ***Reinfektion*** – schneller Anstieg der milbenspezifischen IgE).

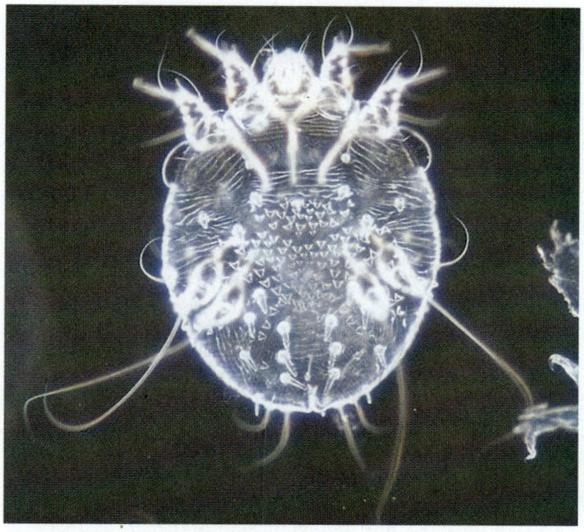

Abb. 12.102. Sarcoptes hominis

Badetherapie allein reicht allerdings nicht zur Beseitigung der Milben aus. Angeblich war die Behandlung der Skabies einer der Gründe, aus denen die Römer ihre zahlreichen Thermen errichteten.

Erreger (Abb. 12.102). Sarcoptes hominis, ein permanenter Ektoparasit, ist eine rundliche, bis 0,4 mm große Milbe mit 4 Beinpaaren und Tracheenatmung (wichtig, da der Parasit auf Luftatmung angewiesen ist und nicht tiefer als die Hornschicht der Haut eindringen kann). Die Weibchen sind der eigentlich aggressive Part der Milben: Sie bohren innerhalb der Hornschicht Gänge (einige Millimeter/Tag) und legen dort täglich mehrere Eier ab. Die Männchen (etwa halb so groß wie die Weibchen) leben auf der Oberfläche der Haut; die Weibchen schwärmen nachts zwecks Kopulation auf die Hautoberfläche aus. Männchen haben eine kurze Lebensspanne, Weibchen werden etwa 2 Monate alt. Aus den Eiern schlüpfen nach etwa 3–5 Tagen die Larven, die sich in knapp 3 Wochen über Nymphenstadien in geschlechtsreife Milben umwandeln.

Populationskinetik. Nach einer einfachen Rechnung fänden sich bei Übertragung einer einzigen begatteten Milbe bei ungehindertem exponentiellem Wachstum nach 2 Monaten bereits mehrere tausend Tiere in der Haut des Befallenen. Daß beim „normalen" Skabiespatienten die Zahl auf 10–20 konstant gehalten wird, zeigt die hohe Wirksamkeit des Immunsystems bzw. des von ihm dirigierten kratzenden Fingers.

Klinik. Die Skabies gleicht einem generalisierten Ekzem: ein durch besondere Prädilektionsstellen charakterisiertes, heftig juckendes, von Kratzeffekten dominiertes papulo-vesikulo-squamokrustöses Exanthem, oft mit Zeichen der Impetiginisierung. Bei genauer Inspektion erkennt man jedoch die diagnostische Primärläsion der Skabies, den ***Milbengang***

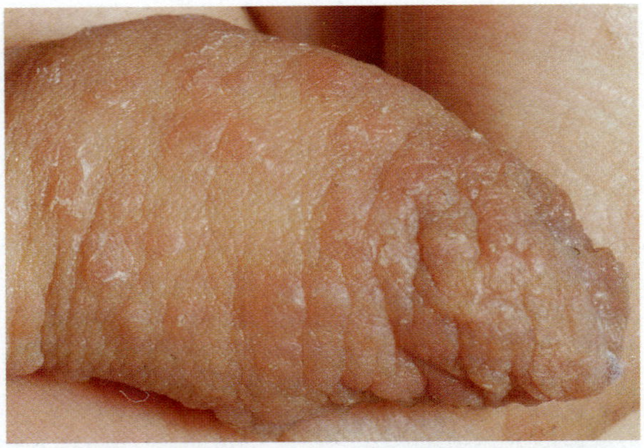

Abb. 12.103. Scabies. Entzündliche Papeln und Milbengänge am Penis eines Kindes

(Abb. 12.103). Es handelt sich um mehrere Millimeter lange, etwas gewundene, strichförmige Läsionen, in deren Verlauf dunkle Pünktchen erkennbar sind (Kotballen der Milbe, „Skybala"). Am blinden Ende des Ganges findet sich eine Erhabenheit („Milbenhügel"), unter der die Milbe sitzt. Bei stark ekzematisierter Skabies sind die Milbengänge oft nicht leicht zu finden.

Milbengänge sehen wie jene oberflächlichen Tunnel aus, die sich Kinder spielenderweise mit Stecknadeln durch die Hornschicht bohren.

Prädilektionsstellen (Abb. 12.104). Milben bevorzugen Körperlokalisationen mit hoher Temperatur und dünner Hornschicht. Interdigitalräume der Finger, Handbeugen, Mammae und Nabelregion, sowie das Genitale (wichtig in der Differentialdiagnose!). Typischerweise frei bleiben:

- das Gesicht oberhalb der Kinnlinie. Lediglich bei Säuglingen, die an der Brust ihrer erkrankten Mutter gestillt werden, finden sich Herde an den Wangen und am Kapillitium;
- Handflächen und Fußsohlen. Ausnahme: wiederum Säuglinge, noch nicht gehfähige Kinder und alte Menschen (Abb. 12.105). Die palmoplantare Hornschicht ist bei Erwachsenen mechanisch besonders fest und zum Anlegen von Gängen wenig geeignet, bei Kleinkindern und Greisen noch bzw. wieder dünner. An den lateralen Fußrändern sind Milbengänge bei Kleinkindern oft besonders charakteristisch ausgebildet.

Histologie. Ein unspezifisches dermatitisches Bild. Milbengänge werden bei „normaler" Skabies selten angeschnitten; bei Scabies norvegica ist die gesamte Hornschicht von einem Gangsystem durchtunnelt, das Milben und deren Reste beinhaltet.

Juckreiz bei Skabies. Dieser ist außerordentlich quälend und stellt sich typischerweise vorwiegend abends nach dem Schlafengehen ein (sobald es im Bett warm wird). Seine Ursache liegt jedoch nicht nur im Kitzeln durch die langen, fadenartigen Beine der in der Wärme geschäftigen Milben, sondern v. a. in der Entwicklung einer IgE-mediierten Immunreaktion gegen Milbenantigene.

Der Juckreiz steht außerhalb jeder Proportion zu den wenigen lebenden Milbenexemplaren, persistiert auch nach erfolgreicher Therapie noch eine Zeitlang in mitigierter Form (bis durch die epidermale Proliferation die Milbenreste bzw. Skybala ausgeschleust sind) und kehrt bei Reinfektion sofort wieder.

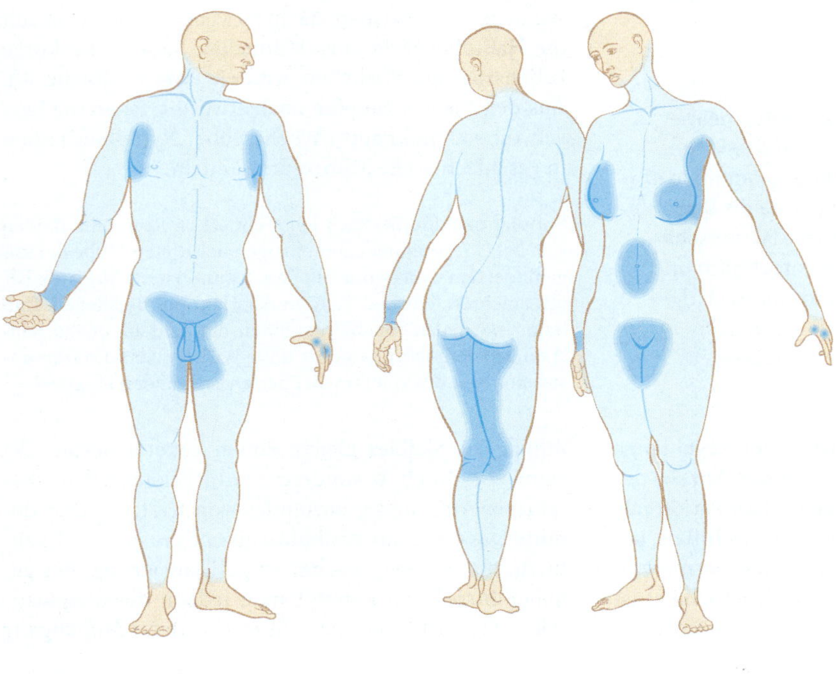

Abb. 12.104. Prädilektionsstellen bei Scabies

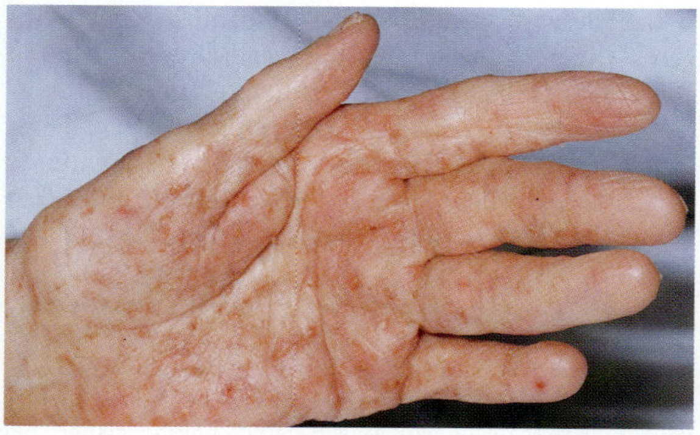

Abb. 12.105. Scabiesläsionen an der Handfläche einer alten Frau. Die Handflächen sind bei Erwachsenen nicht befallen, wohl aber bei Kleinkindern und alten Menschen. Die nicht seltenen Scabiesepidemien in Altersheimen entstehen durch manuelle Übertragung

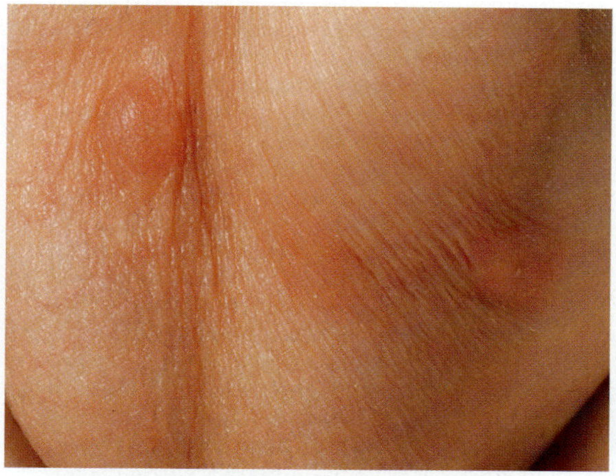

Abb. 12.106. Scabiesgranulome. Knotige, erythematöse Infiltrate

Pathogenese. Es scheint eine der atopischen Dermatitis analoge Reaktion gegen Milbenantigene vozuliegen (s. entsprechendes Kap.). Diese Erklärung wird durch die in mehr als 50 % gefundene IgE-Erhöhung im Blut und durch positive Sofortreaktionen gegen Milbenextrakte im Hauttest gestützt.

Verlauf. Dieser wurde in früheren Zeiten durch die pyogenen Komplikationen entscheidend beeinflußt: Impetiginisation, Lymphangitis, Lymphadenitis, Erysipel, Phlegmone, Sepsis. Wegen der besseren hygienischen Verhältnisse und der Antibiotika ist die Skabies heute nur ausnahmsweise lebensgefährdend. Unbehandelt verläuft sie chronisch, kann jedoch nach Jahren auch spontan ausheilen (volkstümliche Bezeichnung: „7 years' itch").

Sonderformen der Skabies.

- Sog. ***gepflegte Skabies.*** Diese heute häufigste Sonderform findet sich bei häufig badenden Personen. Es sind nur wenige oder keine Läsionen vorhanden, im Vordergrund steht ein scheinbar grundloser Juckreiz. In solchen Fällen ist die genaue Untersuchung des Genitales besonders wichtig, da sich hier am ehesten Milbengänge oder zerkratzte Papeln nachweisen lassen. Ein ähnliches Bild entsteht, wenn die Hautläsionen durch lokale Kortikoidpräparate unterdrückt werden („Scabies incognita");
- ***Granulomatöse Skabies*** (persistierende Skabiespapeln) (Abb. 12.106). Eine v. a. bei Kindern (die bei Skabies generell zu „saftigen" Läsionen neigen) häufige Form. Neben den typischen Veränderungen der Skabies finden sich knotige, tiefere entzündliche Infiltrate, vorwiegend an Genitale und Rumpf (histologisch B-Zell-Pseudolymphome) – vermutliche Ursache: Verlagerung von Milbenpartikeln in die Dermis durch Kratzen. Oft sehr chronisch und therapieresistent;
- ***Scabies norvegica*** (Abb. 12.107). Eine sehr seltene Verlaufsform bei immundefizienten, meist kachektischen (Tumoren, Leukämien, HIV-Infektion) und unter schlechten hygienischen Bedingungen lebenden Menschen. Das klinische Bild ähnelt wenig einer „normalen" Skabies, sondern entspricht einer oft exzessiven psoriasiformen Erythrodermie mit geringem oder fehlendem Juckreiz. Die Schuppen sind massenhaft von Milben und Milbengängen durchsetzt, die Infektiosität ist daher sehr hoch (auch über unbelebte Gegenstände).

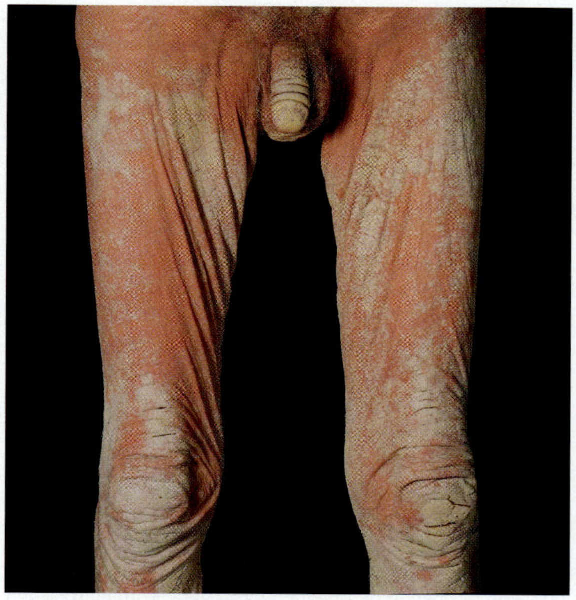

Abb. 12.107. Scabies norvegica. Erythrodermie, psoriasiforme Hyperkeratosen

Fallbericht: Eine Bergbauernfamilie, bestehend aus den Eltern, 5 Kindern und dem alten Großvater, lebt unter bescheidenen Umständen auf engem Raum. Der älteste Sohn infiziert sich als Folge eines gut verbrachten Abends im Tal mit Skabies. Einige Wochen darauf treten bei ihm, wieder einige Wochen später bei einigen Geschwistern Juckreiz und Ausschläge auf. Da Hausmittel sich als unwirksam erweisen, wird der Gang zum Hautarzt angetreten und in der Folge bei allen eine Skabiesbehandlung durchgeführt, der stets kränkelnde und symptomlose Großvater allerdings ausgelassen. Wieder einige Wochen später erkrankt der Großvater an Pneumonie und wird bettlägerig. Bei der Pflege sieht die Mutter, daß seine Haut gänzlich gerötet ist und stark schuppt. Gleichzeitig bemerken sie und andere Familienmitglieder, daß die eigene Haut wieder zu jucken beginnt. Da der Großvater zusehends verfällt, wird er an die Klinik gebracht. Hier wird zunächst ein psoriasiformes Ekzem diagnostiziert, jedoch eine Biopsie durchgeführt. Es zeigen sich massenhaft Milbengänge und Milben in der Hornschicht. Mittlerweile sind 5 Schwestern und ein Pfleger an juckenden Läsionen der Hände und Unterarme erkrankt, die jedoch von den Ärzten bagatellisiert werden; erst nach Bekanntwerden der histologischen Diagnose wird ein positiver Milbenbefund erhoben. Der Patient, sämtliche Familienmitglieder, die Zimmernachbarn und das gesamte Personal der Station werden nun einer gleichzeitigen Skabiesbehandlung unterzogen. Unter entsprechender internistischer Behandlung erholt sich der Patient erstaunlich schnell und verläßt nach 3 Wochen zu Fuß die Klinik.

Diagnose. In den meisten Fällen ist das klinische Bild der Skabies diagnostisch. In Zweifelsfällen führt man den sog. „Milbenbefund" durch: Durch seitliches Anbohren des Milbenhügels am Ende des Milbenganges klammert sich, wenn man vorsichtig genug verfährt, die Milbe an die Nadelspitze, kann dadurch hervorgezogen und im Mikroskop nachgewiesen werden. Milbenbefunde sind eine Geschicklichkeitssache.

Alternativen sind Tesafilmabrisse und die vorsichtige Kürettage der Milbenhügel – die wirkungsvollste Methode (Nachweis von Milbeneiern und den typischen Kotballen, selten von Milben selbst).

Therapie. Therapieziel ist die Eliminierung der Milben, aber auch Verhinderung der Reinfektion. Es muß daher nicht nur der Erkrankte, sondern stets ***die gesamte Familie bzw. Wohngemeinschaft, inklusive der Beschwerdefreien und gleichzeitig*** behandelt werden, da es sonst unweigerlich zur sog. Ping-Pong-Infektion kommt.

Dies durchzusetzen, ist oft nicht leicht. Erfahrungsgemäß sind es oft die Familienväter, die den Sinn dieser Maßnahme nicht einsehen („Habe keine Zeit"). Dieses Problem der Compliance ist die Hauptursache, warum die Skabieskuren manchmal „nicht wirken".

Mittel der Wahl ist Permethrin als 5 % Creme. Dieses synthetische Pyrethrinanalog besitzt eine Wirksamkeit von > 95 %, ist als Eintagetherapie einsetzbar (einmalige Applikation am gesamten Integument mit Ausnahme des Kopfes oberhalb der Kinnlinie – Belassen über 8 Stunden, anschließend Abbaden) und wird wegen seiner Metabolisierung in der Haut nur in sehr geringen Mengen resorbiert. Es ist daher fast untoxisch und kann auch bei Schwangeren, Stillenden und Kleinkindern verwendet werden. Therapieversager gehen fast stets auf unrichtige Diagnose, unkorrekte Behandlung (Auslassen von Körperteilen) oder Reinfektion durch nichtbehandelte Kontaktpersonen zurück.

Das bis vor kurzem standardmäßig verwendete Hexachlorcyclohexan (Lindan) mußte 3–4 Tage lang appliziert werden, wurde besonders bei gestörter Barrierefunktion nicht unerheblich resorbiert (bei unsachgemäßer Anwendung Gefahr neurotoxischer Nebenwirkungen) und konnte daher bei Schwangeren und Kindern unter 3 Jahren nicht verwendet werden. Es hatte eine Versagerquote von ca. 15 % und wird heute nur mehr als Alternativpräparat eingesetzt. Andere Skabizide zweiter Wahl sind Malathion, Benzylbenzoat und Monosulfiram.

In den letzten Jahren hat sich das bislang bei der Filariose verwendete Ivermectin als sehr gut wirksames systemisches Skabiesmittel (Einmaldosis von 200 μg/kg) erwiesen. Seine Indikation wird mehr aus organisatorischen als aus medizinischen Erwägungen gestellt (Epidemien, Unmöglichkeit der Lokalbehandlung). Nachteile: derzeit für Skabies noch nicht zugelassen, fehlende Studien für Gebrauch bei Kindern und Schwangeren.

! Wenn möglich, sollte der Lokalbehandlung der Skabies immer der Vorzug gegeben werden.

Sonstige Maßnahmen. Die Milben halten sich nur vorübergehend (nachts) in der Bett- und Leibwäsche auf; eine Entwesung ist daher nicht erforderlich, Auskochen der Wäsche jedoch empfehlenswert. Kleider werden durch einige Tage lüften gelassen (etwaige Milben sterben spontan ab). Im Anschluß an die Skabiestherapie empfiehlt sich eine antiekzematöse Nachbehandlung.

Differentialdiagnose. Generalisiertes, insbesondere atopisches Ekzem, Pruritus sine materia, Schwangerschaftsdermatosen, Dermatitis herpetiformis, Dermatozoenwahn etc.

Hautkrankheiten durch Haarbalgmilben.

Demodex folliculorum und D. brevis sind ebenfalls permanente Ektoparasiten des Menschen, die die Haarfollikel bzw. Talgdrüsenausführungsgänge bei fast 100 % der gesunden Erwachsenen besiedeln. Sie finden sich fast ausschließlich im Gesicht, haben kurze Beinstummel, eine zigarrenförmige Gestalt und nähren sich, mit dem Kopf nach unten im Follikel steckend, vom Zelldebris. Sie sind gelegentlich Erreger einer Follikulitis; ihre pathogene Rolle bei anderen Dermatosen ist umstritten.

Dermatosen durch temporär parasitierende Milben (Tiermilben)

Tierräuden beim Menschen. Zahlreiche Tierarten können durch eigene, auf sie adaptierte Varianten von Sarcoptes scabiei bzw. nahe verwandter Milben infestiert werden (Nagetiere, Hunde, Katzen, Rinder, Pferde etc.). Dabei entstehen skabiesähnliche, juckende Zustände ***(Räude)***, die manchmal zur Kachexie führen. Viele dieser Milbenarten können vorübergehend auch den Menschen befallen und juckende papulovesikulöse Bilder mit Neigung zur Impetiginisation, vorwiegend an den unbedeckten Kontaktstellen, hervorrufen. Da der Mensch für sie ein Fehlwirt ist, werden keine Milbengänge gebohrt, die Infektion ist selbstlimitiert. Die Diagnose erfolgt klinisch bzw. durch Nachweis des Kontaktes mit räudigen Tieren, der Milbennachweis ist meist negativ. Therapie: Permethrin, antipruriginös (z. B. Kortikoidpräparate).

Befall durch Vogelmilben (Gamasidiose). Vogelmilben sind Raubmilben, die den Wirt (Hühner, Tauben, Schwalben, Hausvögel etc.) nur zur Nahrungsaufnahme durch Stich aufsuchen, sonst aber in dessen Umgebung leben (Nester, Käfige, Schläge, Ställe). Häufigster Vertreter ist die Rote Vogelmilbe (Dermanyssus gallinae). Der Mensch kann durch Kontakt mit den befallenen Tieren sowie auf indirektem Weg befallen werden (Übertragung durch Wind, Staub, etc.). Klinisch pruriginöses Bild.

Raubmilben können gelegentlich als Vektor für die Erreger der FSME, verschiedener Rickettsiosen und anderer Infektionskrankheiten fungieren.

Trombidiose („Erntekrätze", „Herbstbeiß"). Die Herbstmilbe (Trombicula autumnalis) ist ein weltweit verbreiteter, in Gräsern, Weiden, Sträuchern, Weinstöcken etc. lebender temporärer Ektoparasit. Ihre Larve bedarf der Nahrungsaufnahme an einem Wirt (Tiere, selten Mensch). Das adulte Tier ernährt sich hingegen durch Jagd auf andere Arthropoden. Die Larven schlüpfen im Herbst, der Inzidenzgipfel liegt daher im Oktober. Die Infestation wird bei Lagern im Gras, Arbeiten oder zufälligem Anstreifen an befallenen Sträuchern etc. erworben. Die Herbstmilbe ist in bestimmten, der jeweiligen Lokalbevölkerung wohlbekannten Gegenden endemisch.

Das klinische Bild der Trombidiose ist sehr charakteristisch. Erfahrene Wiener Dermatologen erregen gerne die Verwunderung des Patienten mit der Frage „Waren Sie am Wochenende in Gaaden?" (Gaaden ist ein hauptsächlich wegen des „Gaadener Beißes" berühmter Ort im südlichen Wienerwald).

Klinik (Abb. 12.108). An den bedeckten Körperstellen (Rumpf, Beine) intensiv juckende, oft sehr zahlreiche kleine Quaddeln mit einem zentralen kleinen roten Pünktchen (Larve); letzteres allerdings nur im sehr frühen Stadium. Spontanheilung nach 1–2 Wochen.

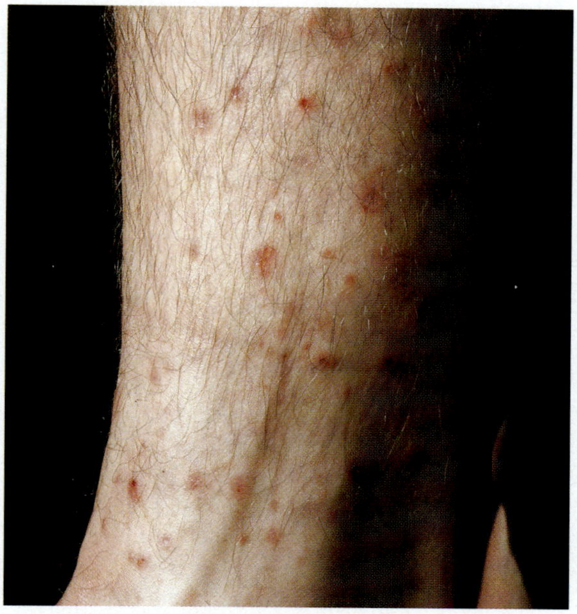

Abb. 12.108. Trombidiose: Disseminiertes papulovesikulöses Exanthem mit Erosionen

Befall durch Pelzmilben (Cheyletiellose). Diese sind auf verschiedene pelztragende Tiere (Hunde, Katzen, Kaninchen etc.) spezialisierte permanente Ektoparasiten, die durch Stich Nahrung aufnehmen, den Menschen als Fehlwirt infestieren können und ein prurigoartiges Bild hervorrufen.

Befall durch Kugelbauchmilben (Getreidekrätze). Pyemotesmilben sind auf Larven verschiedener Kornschädlinge (Kornmotte, Getreidemotte etc.) spezialisierte Milben. Menschen kommen bei Kontakt mit Getreide, Heu, Gras, Blumen mit ihnen in Berührung und fungieren dann als Fehlwirt. Prurigoartiges klinisches Bild, gelegentlich mit Allgemeinsymptomen („Kornfieber").

Pyemotes z. B. ventricosus ist eine lebendgebärende Milbe. Der Nachwuchs wächst im riesenhaft aufgetriebenen Abdomen heran und verbringt nach der Geburt einige Wochen außen auf diesem.

Irritative Dermatosen durch Milben (Nahrungsmittel-, Vorratsmilben)

Milben der Gruppe Tyroglyphoides sind auf Nahrungsmittel spezialisiert und führen als Schädlinge auf diesen ein „saprophytäres" Dasein. Bevorzugte Substrate sind Mehl, Korn, Getreide, Milchprodukte – Käse, Speck, Tierhäute, Dörrfrüchte, Blumenzwiebeln etc. Die Prädilektion der Substrate ist speziesabhängig – z. B. T. siro an Milchprodukten.

Das klinische Bild ist das einer irritativen Kontaktdermatitis (Milbenspeichel?, „Akarodermatitis") an den exponierten Stellen (zumeist Hände); Stiche fehlen!

Sensibilisierung durch Milben (Hausstaubmilben)

Hausstaubmilben (Hauptvertreter: Dermatophagoides pteronyssinus) sind frei im Hausstaub der Wohnungen lebende Kommensalen, die als Abraumorganismen menschliche und tierische Schuppen, Pilze, Mikroorganismen etc. verzehren. Trockenes Klima (z. B. Hochgebirge über 1000 m, südlichere Breiten) ist für sie ungünstig. Ihre Vermehrung ist an eine Luftfeuchtigkeit von mindestens 55% gebunden (daher Anstieg der Milbenzahlen im Herbst). Die Generationszeit beträgt ca. ein Monat; bei Eintreten ungünstiger Klimaverhältnisse wird die Entwicklung vorübergehend arretiert. Feuchte Häuser beinhalten etwa 10mal mehr Milben als trockene, ältere mehr als neue. Die größte Zahl an Milben finden sich im Bett (Matratzen!), an zweiter Stelle an Polstermöbeln und Teppichen. Ein Gramm Hausstaub kann bis zu 10.000 Milben enthalten.

Die Hausstaubmilben spielen eine Schlüsselrolle bei Krankheiten des atopischen Formenkreises (s. S. 106).

Spinnenbisse

Obwohl fast alle Spinnen Giftspinnen sind (d. h. bei Bissen mittels der Giftklauen das Sekret der Giftdrüsen in das Opfer injizieren, um es extrakorporal zu verdauen und dann auszusaugen), sind Spinnenbisse am Menschen selten. Dies deshalb, weil Spinnen in der Regel scheu sind (Ausnahme: bestimmte tropische Giftspinnen) und auch meistens nicht in der Lage, mit den Giftklauen die Epidermis zu durchdringen.

Ist ein Biß erfolgt, hängt die Reaktion von der Art und der Menge des Giftes ab. Die Gifte sind noch nicht völlig charakterisiert. Sie enthalten eine große Menge aggressiver Enzyme (Sphingomyelinase, Kollagenase und Elastase, Hyaluronidase u. a. m.). Die Folgen von Spinnenbissen sind demnach Auflösung von Membranen und Nekrose; der Effekt ist direkt und indirekt über Chemotaxis und Aktivierung von Mediatoren (Eikosanoide, Komplement). Manche Spinnengifte bewirken auch Blutkoagulation und Neurotoxität.

Klinik. Ein Spinnenbiß erscheint als oft sehr schmerzhaft-brennende urtikarielle Reaktion. Diese kann sich entweder zurückbilden oder zu einer meist soliden Nekrose fortentwickeln (schlechte Spontanheilungstendenz). Komplikationen: regionale Lymphadenitis, Schüttelfrost und Fieber, Beklemmung, Atemnot. Mögliche Todesursachen sind Koma, massive Hämolyse, Nierenversagen und disseminierte intravasale Koagulation.

Bedrohliche Komplikationen sind bei heimischen Spinnen kaum je zu erwarten. Sie werden bei der im Mittelmeerraum heimischen Schwarzen Witwe und der Italienischen Tarantel gesehen; die auch in Mitteleuropa verbreitete Dornfingerspinne führt zu schweren, aber vorübergehenden Systemreaktionen. Gefährliche exotische Spinnen sind u. a. die Brasilianische Tarantel, die südamerikanische Kammspinne und die in den USA verbreitete „brown recluse spider".

Therapie. Kühlende Umschläge, Antibiotika, Dapson; bei Identifikation der Spinne und Erhältlichkeit Verabreichung von Antitoxin.

Zeckenstiche

Zeckenstiche sind häufig und bergen das Risiko der Infektion mit einer Reihe von Erregern, für die Zecken die Vektoren sind (Tabelle 12.18).

Zecken sind große Milben, die an Sträuchern, Bäumen, Gräsern etc. leben und sich durch Blutsaugen an einem breiten Wirtsspektrum (meist Säugetiere) ernähren. Bei Kontakt mit Wirten (Nagetiere, Nutztiere, Haustiere, Mensch, Reptilien, Vögel) durch zufälliges Streifen über Blattwerk etc., klammert sich die Zecke an die Haut, wandert auf ihr eine Zeitlang in Suche nach einem geeigneten Stichplatz, bohrt sich mit den Mundwerkzeugen in die Haut ein und verbleibt dort, bis die Nahrungsaufnahme abgeschlossen ist (bis zu 1 Woche). Die Zecken nehmen bei der Mahlzeit bis zum 100fachen ihres Körpergewichts an Blut auf, wobei ihr dehnbares Abdomen massiv aufgebläht wird. Der Biß verläuft wegen des anästhesierenden Speichels meist unbemerkt. Sämtliche Stufen des Entwicklungsganges (Larven, Nymphen, Imagines = adulte Tiere) ernähren sich durch Stich.

Die Wanderung vor dem Stich erklärt, daß die Zecken häufig an von Kleidern bedeckten Regionen gefunden werden (z. B. Rumpf, Leistenbeuge).

Zwei Familien von Zecken werden unterschieden: Ixodes (harter Chitinpanzer; „Schildzecke") und Argasides (weicher Chitinpanzer; „Lederzecke"). In unseren Breiten finden sich zumeist Zecken der Familie Ixodes; in Europa Ixodes rizinus („Holzbock", s. Abb. 12.22), in den USA (Ostküste) Ixodes dammini. Die Ixodiden sind die hauptsächlichen Überträger von Infektionskrankheiten.

Klinik. Die eingebohrte Zecke erscheint als ein mehrere Millimeter großer, elliptischer, je nach dem Stand der Blutaufnahme verschieden prall gefüllter bläulich-brauner Sack. Differentialdiagnose: stielgedrehtes Papillom!

Tabelle 12.18. Von Zecken übertragene Krankheitserreger (Auswahl)

Arboviren	Frühsommermeningoencephalitis (FSME)
Rickettsien	Rocky mountain spotted fever und andere Rickettsiosen
Borrelien	Lyme-Borreliose, Rückfallfieber
Listeria monocytogenes	Listeriose
Francisella tularensis	Tularämie

Therapie. Heraus*drehen* mit einer Pinzette (Versuche, Zecken herauszu*ziehen*, resultieren meist in Abreißen des Kopfes, da die Stichwerkzeuge mit Widerhaken versehen sind). Bleibt der Kopf zurück, entsteht häufig ein Zeckengranulom: ein über Wochen bis Monate lang persistierender chronisch entzündlicher pseudolymphomatöser Knoten (Therapie: Exzision oder elektrokaustische Zerstörung).

12.7 Protozoenkrankheiten der Haut

Nur wenige Protozoen sind Erreger von Infektionen der Haut; darunter ist nur die kutane Leishmaniose häufig. Es handelt sich überwiegend um Krankheiten der tropischen und subtropischen Regionen, die jedoch durch den internationalen Reiseverkehr über diese hinaus vertragen werden.

12.7.1 Amöbiasis

Die Infektion mit Entamoeba histolytica manifestiert sich als Amöbenruhr und als Leberabszeß. Hautinfektionen entstehen zumeist durch Ausbreitung intestinaler Läsionen in den Anogenitalbereich, seltener durch direkte Inokulation (meist bei hetero- oder homosexuellen Verkehr; Läsionen an den Genitalien, im Gesicht).

Entamoeba histolytica ist nur humanpathogen (kein Tierreservoir) und weltweit verbreitet, die meisten Infektionen treten jedoch in tropischen Ländern mit schlechten sanitären Verhältnissen auf. Der Erreger kommt in der mobilen Amöbenform (Trophozoiten – hauptsächliches Pathogen) und in der unbeweglichen Zystenform (Vermittler der Übertragung) vor. Die Ansteckung erfolgt fäkal-oral (z. B. Kopfdüngung), aber auch durch anal-orale Sexualkontakte. Bei ca. 90 % verläuft die Infektion asymptomatisch, der Betroffene wird Carrier und infektiöser Ausscheider. Amöbiasis ist bei männlichen Homosexuellen verbreitet; sie ist häufiger und verläuft aggressiver bei der HIV-Infektion.

In den Darm aufgenommene Zysten teilen sich in Trophozoiten, die die Darmwand besiedeln und entzündlich zerstören (erlenmayerkolbenartige Ulzera; blutige Stühle etc.). Bei Eintritt in das Pfortadersystem entstehen Leberabszesse (häufigste Systemkomplikation).

Klinik der Hautläsionen. Sich schnell ausbreitende nekrotisierende, schmierig belegte matschige Ulzera mit unterminierten Rändern im Anal-, Perianal- und Genitalbereich. Sehr schmerzhaft; regionale Lymphadenitis. Alternativ: exulzerierte Granulome („Amöbom").

Differentialdiagnose. Ulcus molle, Syphilis, Lymphogranuloma venereum, Herpes simplex vegetans.

Diagnose. Direkter Erregernachweis aus Stuhl bzw. Ulzera (Material aus unterminiertem Ulkusrand). Im Dunkelfeldmikroskop erkennt man die amöboid beweglichen Trophozoiten (cave Verwechslung mit Leukozyten; phagozytierte Erythrozyten!). Die Trichromfärbung zeigt Kerndetails (Unterscheidung von Entamoeba coli). Serologie: indirekter Hämagglutinationstest (positiv nur bei aktiver Infektion).

Therapie. Metronidazol in Kombination mit Dijodoquin. Asymptomatische Carrier werden nur mit Dijodoquin behandelt.

Prognose. Bei frühzeitigem Behandlungsbeginn gut.

12.7.2 Krankheiten durch Flagellaten

Trypanosomiasis

Man unterscheidet die afrikanische Trypanosomiasis („Schlafkrankheit"; Erreger T. gambiense bzw. rhodesiense) und die amerikanische Trypanosomiasis (Chagas-Krankheit; Erreger T. cruzi). Alle werden über Insektenvektoren übertragen; mit Ausnahme von T. gambiense besitzen sie tierische Reservoirs (wildlebende und Haustiere). Alle Formen der Trypanosomiasis sind durch Befall und Zerstörung innerer Organe (Herz, Leber, Milz, ZNS u. a. m.) gekennzeichnet und verlaufen häufig tödlich. Hautläsionen spielen eine untergeordnete Rolle: entzündliche Reaktionen an der Inokulationsstelle, unspezifische dermatologische Begleitsymptome (multiformeartige Exantheme, Erythema nodosum) und Lymphadenopathie.

Lebenszyklus. Trypanosomen werden aus dem Blut des Wirtes vom Vektor als (geißeltragende) Trypomastigoten aufgenommen, vermehren sich in dessen Darm und werden beim nächsten Stich über Fäzes (T. cruzi) oder Speichel in die Bißstelle verbracht. Sie besiedeln eine Vielzahl von Körperzellen (vorwiegend RES) als geißellose Amastigoten, die sie nach deren Zerstörung als Trypomastigoten wieder verlassen.

Afrikanische Trypanosomiasis. Vektor: Tsetsefliege. Verbreitung südlich der Sahara. Beginn mit transientem entzündlichem Knoten an der Bißstelle („Trypanosomen-Schanker"), Lymphadenopathie, schmerzhaften Lidödemen. Ab der 2. Woche Systemzeichen (Fieber – wöchentlich intermittierend, multiformeartige Exantheme, zervikale Lymphknotenschwellungen); durch demyeliniserende Enzephalitis progressive neuropsychiatrische Symptomatik, Somnolenz, Koma. Unbehandelt infauster Verlauf (Monate bis Jahre). Die Trypomastigoten entgehen dem Zugriff des Immunsystems durch ausgeprägten Wandel der Oberflächenantigene.

Diagnostik. Direkter Erregernachweis aus Blut, Lymphknoten; Serologie (Hämagglutinationstest, ELISA).

Therapie. Suramin (gut wirksam, wenn vor Beginn der Enzephalitis verabreicht).

Amerikanische Trypanosomiasis. Vektor: flügellose blutsaugende Insekten der Familie Triatoma („kissing bug" – Stiche erfolgen hauptsächlich im Gesicht). Verbreitung in Zentral- und Südamerika; in Endemiegebieten sind bis 30 % der Bevölkerung durchseucht und die Chagas-Krankheit die führende Todesursache bei jungen Erwachsenen. Beginn mit entzündlichem Knoten an der Bißstelle („Chagom"; häufig: Konjunktiven) und Gesichtsödem, Fieber, Lymphadenopathie, Hepatosplenomegalie, multiformeartige Exantheme. Nach ca. 2 Monaten Spontanremission; die meisten Befallenen bleiben dann asymptomatisch, ein Teil schreitet zur chronischen Form fort. Diese ist durch Herzbefall (Arrhythmien, Myokarditis, Herzversagen), Hepatosplenomegalie, Megakolon und Megaösophagus (Befall der Neuronen) sowie zentralnervöse Symptomatik gekennzeichnet.

Diagnostik. Direkter Erregernachweis aus dem Blut, Knochenmark oder Muskelbiopsie (Amastigoten!), Kultur, Serologie (Hämagglutinations- und Komplementbindungsreaktion).

Therapie. Nifurtimox (ein Nitrofuran) ist gut wirksam gegen Trypomastigoten; gegen Amastigoten ist kein wirksames Mittel bekannt (die chronische Form ist daher schlecht behandelbar).

Leishmaniose

Am Spektrum dieser bedeutsamen Infektionskrankheit tropischer und gemäßigter Breiten sind nach Schätzungen der WHO 12 Millionen Menschen erkrankt, ca. 75.000 gehen pro Jahr daran zugrunde. Leishmanien sind obligat intrazelluläre Parasiten, die (überwiegend) in Tierreservoirs existieren und durch Insektenvektoren übertragen werden (Sandfliegen; Phlebotomen in der Alten Welt, Lutzomyia in der Neuen). Zirka 20 Leishmania-Spezies sind bekannt, die nicht mit Routinemethoden, wohl aber mit monoklonalen Antikörpern, biochemischen Verfahren und DNA-Hybridisierung unterscheidbar sind. Sie werden in 4 Erreger-Komplexe gegliedert, die relativ spezifisch bestimmte Krankheitsmuster hervorrufen (Tabelle 12.19). Ausschlaggebend für das Krankheitsmuster ist der Gewebetropismus der jeweiligen Erreger und die Immunlage des Erkrankten. Viszerale Leishmaniose kann als opportunistische Infektion bei HIV-Infizierten auftreten.

Lebenszyklus. Amastigoten (in Makrophagen) werden durch den Stich der Sandfliege in deren Darm aufgenommen und nach Auflösung der Makrophagen freigesetzt; sie wandeln sich in die begeißelten Promastigoten um, vermehren sich und werden mit dem nächsten Stich in einen neuen Wirt verbracht. Dort werden sie wieder von Makrophagen aufgenommen, wo sie in Phagolysosomen geschützt verbleiben und sich vermehren. Nach Ruptur der Wirtszelle treten sie in andere Makrophagen über.

Pathogenese. Das Schicksal des Infizierten wird sowohl von Eigenschaften der Erreger als auch seiner Immunkompetenz bestimmt. Die Erreger der viszeralen Leishmaniose breiten sich im gesamten RES aus, die der kutanen verbleiben an der Stichstelle; die der mukokutanen Leishmaniose nehmen eine Mittelstellung ein (Migration zu Schleimhäuten). Bei der viszeralen Form bleibt eine protektive Immunantwort aus (permissive Makrophagen?), bei der kutanen resultiert bleibende Immunität. Reinfektion nur bei Immunschwäche. Grundsätzlich kann auch die Infektion mit Erregern der kutanen Leishmaniose zu viszeralem Befall führen.

Viszerale Leishmaniose (syn. Kala Azar). Erreger: L. donovani-Komplex. Vorkommen: Mittlerer Osten, Ostasien, Afrika südlich der Sahara, Zentral- Südamerika. Vektor: Sandfliege. Tierreservoir: Hunde, Füchse, kleine Nagetiere.

Klinik. Beginn mit Fieber, Schwäche, Gewichtsverlust, massive Splenomegalie. Im weiteren Verlauf Befall von Leber, Knochenmark, Haut, marastische Hyperpigmentierung (vorwiegend im Gesicht; Kala Azar bedeutet „schwarze Krankheit"). Knochenmarksbefall führt zu Panzytopenie und deren Komplikationen: Sekundärinfektionen (hauptsächliche Todesursache), Blutungen. Unbehandelt Tod nach Monaten bis Jahren.

Differentialdiagnose. Morbus Hodgkin, Tuberkulose, Histoplasmose.

Diagnose. Erregernachweis aus befallenem Gewebe (Knochenmark, Lymphknoten, Leber, Milz – cave Milzruptur!): Leishman-Donovan-Körperchen (Amastigoten) erscheinen in Giemsafärbung als rötliche intrazel-

Viszerale Leishmaniose (Kala-Azar)	L. donovani-Komplex (L. donovani, L. infantum, L. chagasi)
Alte Welt – kutane Leishmaniose (Aleppo-Beule)	L. tropica-Komplex (L. tropica, L. major, L. äthiopica)
Neue-Welt – kutane Leishmaniose	L. mexicana-Komplex (L. mexicana, L. amazonensis, L. pifanoi, L. garnhami)
Neue-Welt – mukokutane Leishmaniose	L. brasiliensis-Komplex (L. brasiliensis, L. guyanensis, L. panamensis, L. peruviana)
Sonderformen:	
diffuse kutane Leishmaniose	L. äthiopica, L. mexicana-Komplex
post-Kala-Azar-Leishmaniose	L. donovani

Tabelle 12.19. Klassifikation der Leishmaniosen

luläre Körperchen, 2–4 μ. Kultur auf Spezialnährböden; ELISA mit rekombinantem Leishmania-Antigen.

Kutane Leishmaniose. Selbstlimitierte Infektionen der Haut ohne Systembeteiligung; bei schlechter Immunlage können allerdings ausgedehnte Läsionen entstehen. Man unterscheidet die kutane Leishmaniose der ***Alten Welt*** (syn. Aleppo-, Orientbeule; Erreger: L. tropica-Komplex) und die der ***Neuen Welt*** (Erreger: L. mexicana-Komplex). Vorkommen: Naher Osten, Mittelmeergebiet (der nördlichste autochthon erworbene Fall wurde in Innsbruck beobachtet), Afrika und Indien bzw. Zentral- und Südamerika. In den Endemiegebieten hohe Durchseuchung. Keine ethnische oder Geschlechtsprädilektion, Hauptinzidenz im Kindesalter.

Klinik (Abb. 12.109). Beginn typischerweise an offen getragenen Körperteilen (Gesicht, Extremitäten; Insektenstich!) als kleine symptomlose Papel, die sich langsam vergrößert und (meist) in ein flaches, verkrustetes, schmerzloses Ulkus mit papillärer Oberfläche und eleviertem Rand umwandelt. Die Läsion erreicht meist nicht über Münzgröße, bildet sich nach mehreren Monaten spontan zurück und heilt mit einer atrophen, hyperpigmentierten, „wie gestrickten" Narbe ab. Bei der „Neuen-Welt"-Form ist das Ohr Prädilektionsstelle. Bei älteren oder immunschwachen Personen entwickeln sich oft chronische, ausgedehnte, hyperkeratotische und sehr erregerreiche Läsionen: ***disseminierte kutane Leishmaniose.***

Differentialdiagnose. Pyodermien, Pyoderma gangränosum, atypische Mykobakteriose, Chromoblastomykose u. a. m.

Diagnose. Histologie (intensive lymphohistiozytäre Infiltrate mit parakeratotischer epidermaler Reaktion; Donovan-Körperchen in den Histiozyten, Abb. 12.110), Erregernachweis in Ausstrichpräparaten (Geschwürrand), Kultur. Hauttest (Leishmanin; wird erst bei Abheilung positiv).

Mukokutane Leishmaniose (syn. Espundia; Erreger: L. brasiliensis-Komplex). Vorkommen: Lateinamerika. Primärläsion wie bei der kutanen Leishmaniose, doch kommt es durch lymphatische oder hämatogene Dissemination zu oft großen Läsionen an Mund-, Nasen- und Schleimhaut des oberen Respirationstraktes (Ödem, Granulome, Ulzera, Zerstörung des Knorpels). Tod kann durch Obstruktion der Atemwege und Schluckunfähigkeit erfolgen.

Therapie der Leishmaniosen. Für die viszerale, mukokutane und ausgedehnte kutane Leishmaniose sind fünfwertige Antimonpräparate die Methode der Wahl (Natriumstibogluconat; Fuadin); die Wirksamkeit ist nicht immer befriedigend und kann durch Kombination mit IFNγ gesteigert werden. Alternative: liposomales Amphotericin. Kleine kutane Herde sollten exzidiert werden, bei größeren kommt Lokalbehandlung mit Paromomycin, niedrigdosiertes orales Pentamidin, Kryotherapie und Hitzebehandlung in Frage.

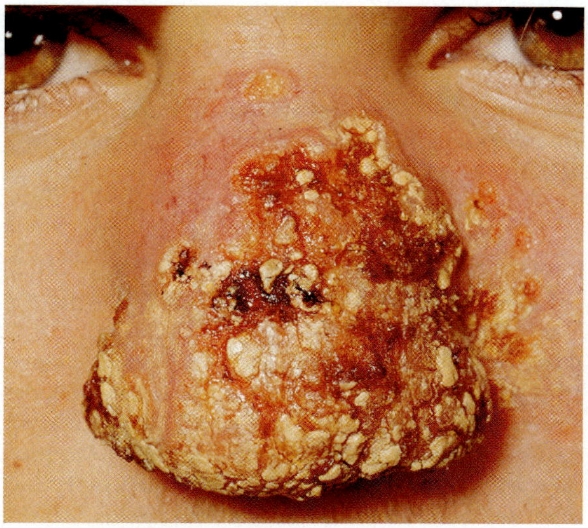

Abb. 12.109. Tropische Leishmaniose. Ein krustös-hyperkeratotisch-papilläres Ulkus der Nase

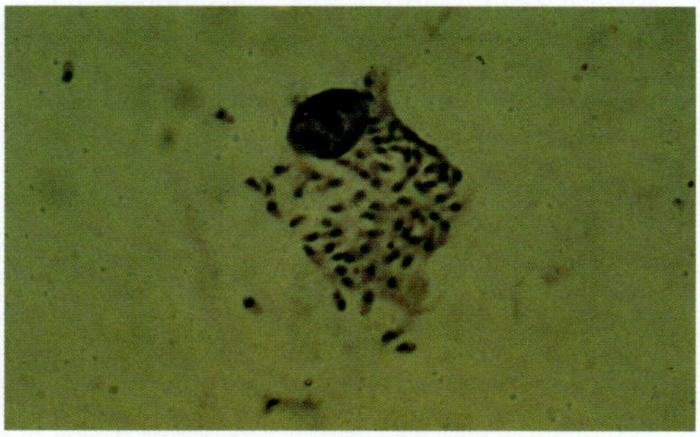

Abb. 12.110. Donovan-Körperchen in einem Makrophagen. Ausstrichpräparat, Giemsa, x100

12.7.3 Infektion mit Pneumocystis carinii

Pneumocytis carinii ist ein wichtiger Erreger interstitieller Pneumonien bei Immundefizienten (HIV-Infektion, Frühgeborene, iatrogen Immunsupprimierte). Der Erreger ist nach seiner ribosomalen RNS eher den Pilzen (Saccharomyces) als den Protozoen zuzurechnen, ist weltweit verbreitet, findet sich bei Haus- und wildlebenden Tieren (Reservoir?) und führt bei Immunkompetenten zur asymptomatischen Infektion (Durchseuchung ca. 70 %). Infektion durch Inhalation (*keine* Mensch-zu-Mensch-Übertragung). Sie war vor der AIDS-Epidemie eine Rarität.

Pneumocystis carinii-Pneumonie (Fieber, Husten, Dyspnoe, typische radiologische Zeichen), führt bei Unbehandelten in fast 100 % zum Tod. Der Erreger findet sich in den Alveolen in Zystenform; ein schaumiges entzündliches Exudat bewirkt Blockierung des Gasaustausches. In seltenen Fällen disseminierte Hautläsionen ähnlich Mollusca contagiosa.

Diagnose. Erregernachweis durch Bronchoskopie, Bronchiallavage, evtl. offene Lungenbiopsie.

Therapie. Trimethoprim-Sulfamethoxazol, Pentamidin, Atovaquon. Chemoprophylaxe mit Pentamidin-Inhalationen.

12.8 Hautinfektionen durch Würmer

Wurmbefall ist ein medizinisches Problem, das einen erheblichen Teil der Weltbevölkerung, vornehmlich der Dritten Welt, betrifft. Mehrere Dutzend Wurmarten sind Parasiten des Menschen, viele von ihnen verursachen auch direkt oder indirekt dermatologische Zeichen. Im folgenden werden die wichtigsten Wurmkrankheiten anhand der dermatologischen Leitsymptome besprochen.

Grundsätzliche Verhaltensweisen von Würmern im menschlichen Organismus. Wurmeier bzw. -Larven können auf verschiedene Weise in den Körper gelangen: mit der Nahrung, entweder als Kontamination (Oxyuren, Ascariden, Echinokokken, Drakunkula) oder im ungekochten Fleisch (Schweine-, Fischbandwurm, Trichinen); durch aktives Einbohren in die Haut (Schistosomen, Larva migrans, Hakenwürmer); durch Inokulation seitens Insektenvektoren (Wuchereria, Loa loa, Onchozerken). In den Verdauungstrakt verbrachte Würmer können entweder dort verbleiben (Rinderbandwurm, Oxyuren) oder die Darmwand durchbohren und verschiedene Organe, darunter die Haut, infestieren (Zystizerken, Echinokokken, Trichinen u. a. m.). Durch die Haut penetrierte Larven können dort verbleiben (Larva migrans) oder die Lunge besiedeln und durch Verschlucken in den Darm gelangen (Hakenwürmer – z. B. Strongyloides stercoralis). Manche Würmer zeigen eine sehr spezifische Organprädilektion (Wuchereria – Lymphgefäße; Schistosomen – Blutgefäße; Trichinen, Zystizerken – Muskel; Drakunkula – Unterhautgewebe).

Unspezifische Hautzeichen

Viele Wurmindektionen werden von ***chronisch-rezidivierender Urtikaria*** begleitet (Oxyuriasis, Askariasis, Strongyloidose, Schistosomiasis, Trichinose, Echinokokkose etc.). Bei manchen treten umschriebene ***Angioödeme*** auf, die entweder einige Tage andauern (Loiasis) oder beständig sind (periorbitales Ödem bei Trichinose). Häufig hohe periphere Eosinophilie, Löffler-Syndrom. Manche Wurminfektionen des Muskels sind mit Schwäche und Myalgien ähnlich der Dermatomyositis assoziiert (Trichinose, Zystizerkose). Bei Darmbefall durch Oxyuren finden sich typischerweise ***Pruritus*** und ***Ekzema ani***, oft auch der Genitalregion.

Hautläsionen durch Einbohren von Wurmlarven

Schistosomiasis. Schistosomen befallen als Zwischenwirt Wasserschnecken, über die sie sich zu freischwimmenden Zerkarien umwandeln. Letztere penetrieren die Haut des Badenden und verursachen eine selbstlimitierte, juckende, papulo-urtikarielle Eruption (vorwiegend der nicht bekleideten Körperstellen).

Die Zerkarien gelangen über die Blutbahn in die Leber und reifen dort zu adulten Würmern, die nun ihr Zielgewebe besiedeln: S. mansoni (Afrika, Lateinamerika) die Venen um Kolon und Rektum, S. japonicum (Ferner Osten) die der Leber und des Darms, S. hämatobium (Afrika, Mittlerer Osten) die Harnblase. Die Eier werden mit Fäzes bzw. Urin ausgeschieden. Infektion mit S. hämatobium führt nicht selten zusätzlich zu chronischen perigenitalen Granulomen und Fisteln.

Therapie. Praziquantel.

Zerkariendermatitis. Eine nicht seltene, harmlose Eruption, die von der oben erwähnten nicht unterscheidbar ist. Ursache sind Zerkarien meist vogelpathogener Trematoden (z. B. Trichobilharzia stagnicolae), die im menschlichen Körper nach einigen Tagen absterben (Fehlwirt). Weit verbreitet in tropischen und gemäßigten Zonen; sowohl Süß- als auch Salzwasserformen kommen vor.

Therapie. Topisch antipruriginös.

Die Zerkariendermatitis sorgt an manchen österreichischen Badeseen für periodisch wiederkehrende Aufregung.

Larva migrans (syn. „creeping disease") (Abb. 12.111). Eine sehr charakteristische Hauteruption, die durch das Eindringen meist nur tierpathogener Nematodenlarven in die Haut entsteht und durch das Bohren eines bizarr gewundenen Tunnels gekennzeichnet ist. Das aktive Ende ist heftig juckend, der Tunnel ist mit seröser Flüssigkeit gefüllt und entzündlich (Eintrittspforte für Erysipel!). Die Larve bewegt sich unterschiedlich schnell vorwärts (einige Millimeter bis Zentimeter/Tag); extreme Geschwindigkeit wird bei Strongyloides stercoralis beobachtet (bis 10 cm/Stunde – „Larva currens"). Die Eruption ist in der Regel selbstlimitiert (Mensch ist Fehlwirt) und heilt innerhalb eines Monats

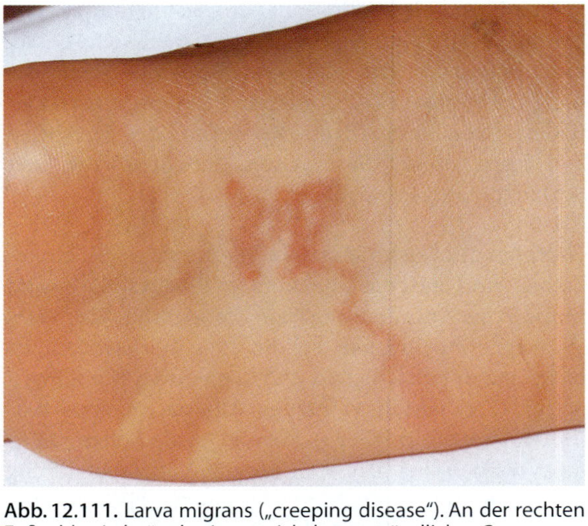

Abb. 12.111. Larva migrans („creeping disease"). An der rechten Fußsohle ein knäuelartig verwickelter, entzündlicher Gang

spontan ab. ***Therapie:*** Thiabendazol (25–50 mg/kg/Tag durch 2–5 Tage). Weniger verläßlich ist die Lokaltherapie mit 15 % Thiabendazol-Creme; Kryotherapie ist oft erfolglos.

Die Eier der Nematoden reifen in sandigen, warmen Plätzen (z. B. Strand) zu Larven, die sich dann bei Berührung in die Haut einbohren (Füße, Gesäß). Larva migrans ist eine typische „Urlaubsdermatose" (Afrika, Karibik, auch Mittelmeer).

Viszerale Larva migrans. Larva migrans durch ***menschenpathogene*** Wurmlarven, ***Ankylostoma duodenale, Necator americanus, Strongyloides stercoralis*** u. a. m.; in diesen (selteneren) Fällen folgen den Hautsymptomen der Befall innerer Organe (z. B. Lunge). Die Eintrittspforten (Füße) sind häufig asymptomatisch, manchmal aber intensiv entzündlich (Erythem, Ödem, Blasen) und gelegentlich unter dem Bild einer (viszeralen) Larva migrans bzw. currens.

Therapie. Thiabendazol.

Die Larven dieser in tropischen Regionen verbreiteten gefährlichen Nematoden bohren sich in den (bloßen) Fuß ein, gelangen durch die Lungen in die Trachea, werden verschluckt und besiedeln den Darm. Während die ersten beiden durch Blutverlust zu Anämie und Schwäche führen, kann Strongyloides stercoralis penetrierende Larven ausbilden, die durch die Darmwand zur disseminierten Infektion führen (***Autoinfektion;*** diese kann bei Immundefizienz, z. B. AIDS, tödlich enden).

Besiedelung des subkutanen Gewebes

Drakunkulosis (syn. Medinawurm). Dracunculus medinensis ist eine im Mittleren Osten und Indonesien massenhaft verbreitete Wurmart, die bis 1 m lang werden kann und im Subkutangewebe, fast stets der unteren Extremität, lebt.

Lebenszyklus. Infektion durch Trinken von Wasser, das larveninfizierte Copepoden (Wasserflöhe) enthält. Die Larven penetrieren die Darmwand und wandern in das Bindegewebe, wo sie reifen. Die Weibchen erzeugen eine Ulzeration der Haut, in der der Uterus liegt. Bei Kontakt mit Wasser werden aus diesem Larven freigesetzt, die wieder – so vorhanden – von Copepoden aufgenommen werden.

Die Infektion manifestiert sich als entzündliche Knoten und Ulzera am Bein; Superinfektion ist häufig. Die Diagnose erfolgt durch Auffinden des Wurms im Ulkus. Die klassische Therapie besteht aus vorsichtigem Herausziehen des Wurmes, indem das freie Ende über einen Stab gewickelt wird (einige Zentimeter/Tag).

Medikamentöse Therapie. Diäthylcarbamazin.

Nach Meinung vieler stellt die um einen Stab gewickelte Schlange des Asklepios die erfolgreiche Therapie des Medinawurms dar.

Echinokokkose. Kommt zustande, wenn der Mensch als Zwischenwirt des Hundebandwurms (Echinococcus granulosus) oder Fuchsbandwurms (Echinokokkus alveolaris) befallen wird. Verbreitet im Mittelmeerraum, auch Mitteleuropa, Mittlerer Osten, USA. Infektion durch mit Hunde- oder Fuchskot kontaminierte Nahrung. Die Eier geben im Darm die Embryonen frei, diese wandern in die Leber (seltener Lunge, Hirn, Haut) und bilden dort die großen unilokulären sog. Hydatid-Zysten, in denen in großer Menge Scolices (Bandwurmköpfe) gebildet werden. Die Zysten wachsen verdrängend und können zu Organdysfunktion, Blutungen oder Ruptur führen (Gefahr des anaphylaktischen Schocks!); nach jahrelangem Bestand Resorption oder Verkalkung. Die Hautzysten sind oft riesig, subjektiv symptomlos, weich.

Therapie. Thiabendazol, Albendazol. Operative Entfernung großer Zysten (cave: Ruptur!).

Zystizerkose. Ein analoges Krankheitsbild: Der Mensch ist hier nicht (wie normalerweise) Wirt, sondern Zwischenwirt des Schweinebandwurms (Taenia solium). Infektion durch Ingestion von Eiern. Zystizerken sind erbsgroße (machmal erheblich größere) Zysten, in denen ein Scolex heranreift. Prädilektion Muskel, Auge, Hirn, selten Haut.

Therapie. Praziquantel, Albendazol.

Onchozerkose. Eine in Zentral- und Südamerika verbreitete Infektion durch Onchocerca volvulus, die durch Insekten (Simulium) übertragen wird. Durchseuchung in Endemiegebieten bis 80 %. Durch den Stich werden Mikrofilarien (5–10 μ) übertragen, die in dermalen, derben, symptomlosen Knoten (Onchozerkom) zu adulten Würmern heranreifen. Diese produzieren massenhaft Mikrofilarien, die sich subkutan (nicht hämatogen) ausbreiten und zu einer ausgedehnten papulösen, lichenifizierten Eruption führen. Endzustand: anetomieartig. Sehr häufig ist Augenbefall (Keratitis, Chorioretinitis, Iridozyklitis) – eine der führenden Ursachen der Blindheit! Therapie: Ivermectin.

Lymphödem

Lymphatische Filariose. Eine in Tropen und Subtropen weit verbreitete Infektionskrankheit durch Wuchereria bancrofti (und verwandte Spezies); Übertragung durch Stechmücken (Anopheles, Culex u. a.). Weltweit sind ca. 200 Millionen Menschen betroffen. Kein Tierreservoir.

Lebenszyklus. Während des Stiches gelangen Mikrofilarien auf die Haut, penetrieren und gelangen in die Lymphknoten, wo sie zu erwachsenen Würmern (bis 10cm lang) reifen und massenhaft Mikrofiliarien produzieren. Diese werden von der Stechmücke wieder aufgenommen.

Der Befall ist entweder asymptomatisch (Filarämie), durch periodische Fieberattacken (Filarienfieber) und/oder retrograde Lymphangitis und Lymphadenitis (oft auch Erysipel) gekennzeichnet. Schrittweise stellt sich ein Lymphödem der Beine und Genitalien ein (Elephantisasis). Therapie: Diäthylcarbamazin.

13 Entzündliche Dermatosen unklarer Ätiologie

13.1 Erythematosquamöse Dermatosen

13.1.1 Psoriasis vulgaris

Psoriasis ist eine häufige, durch charakteristische, schuppende Herde gekennzeichnete exanthematische Krankheit, die an einen ererbten Prädispositionsfaktor gebunden und durch immunologisch mediierte Entzündungsprozesse und epidermale Hyperproliferation bedingt ist. Trotz Kenntnis zahlreicher Details ist ihre Ätiologie und Pathogenese nur teilweise bekannt. Psoriasis kann episodisch rezidivierend und/oder chronisch-stationär verlaufen. Sie ist eine Erkrankung des Hautorgans mit erheblicher Beeinträchtigung der Lebensqualität, kann aber in ihrer erythrodermatischen, pustulösen oder arthropathischen Erscheinungsform auch von schweren extrakutanen Symptomen begleitet sein. Wegen ihrer Häufigkeit hat die Psoriasis auch erhebliche volkswirtschaftliche Bedeutung.

Psoriasis vulgaris

Epidemiologie. Psoriasis ist weltweit verbreitet, bei Weißen jedoch deutlich häufiger als bei anderen Ethnien, und bei Männern geringfügig häufiger als bei Frauen. Wahrscheinlich können nur Personen mit einer bestimmten angeborenen und vererbbaren Disposition erkranken. Die Prävalenz bei Weißen beträgt etwa 2%, jenseits des 50. Lebensjahres ca. 5%. Psoriasis kann in jedem Alter einsetzen (seltene Extreme: bei Geburt und im hohen Alter), der Inzidenzgipfel der Erstmanifestation liegt in der 2. und 3. Dekade. 50% der Psoriatiker erkranken vor dem 25., 90% vor dem 50. Lebensjahr. Bei Frauen besteht ein zweiter, niedrigerer Gipfel um die Menopause. Psoriasis ist mit bestimmten HLA-Typen korreliert: Personen mit HLA-Cw6 haben ein 10fach höheres relatives Krankheitsrisiko; weniger deutliche Assoziationen bestehen mit HLA-B13, -B17 und -Bw57. Psoriasis arthropathica ist mit HLA-B27 korreliert. Ein Suszeptibilitätsgen für Psoriasis wurde auf Chromosom 17q lokalisiert (in der Region des ILF – „interleukin enhancer binding factor").

Früher Krankheitsbeginn („early onset", Typ-I-Psoriasis) ist mit schwererem Verlauf, schlechterem Ansprechen auf Therapie, höherer Prävalenz der genannten HLA-Typen und stärkerer familiärer Belastung assoziiert als später Krankheitsbeginn („late onset", Typ-II-Psoriasis).

Über den ***Vererbungsmodus*** besteht keine Einigkeit. Er wurde ursprünglich als autosomal dominant mit unregelmäßiger Penetranz angenommen, später als polygen. Jüngste Populationsstudien deuten auf eine autosomal rezessive Vererbung. Sicher ist, daß das Erkrankungsrisiko steigt, je mehr Blutsverwandte erkrankt sind. Es liegt bis zu 20%, wenn ein Elternteil, und bis zu 75%, wenn beide betroffen sind. Homozygote Zwillinge sind in ca. 70% konkordant, heterozygote in ca. 20%. Im Schnitt hat jeder Psoriatiker mindestens einen Verwandten ersten Grades, der gleichfalls Psoriasis hat.

Verlauf. Psoriasis verläuft chronisch und schubartig. Sie kann schleichend in Form ***chronischer Plaques*** an den Prädilektionsstellen, oder als ***akuter exanthematischer Schub*** einsetzen bzw. später rezidivieren und sich ausdehnen. Exanthematische Schübe sind disseminierte punkt- bis tropfenförmige psoriatische Herde, die sich durch peripheres Wachstum vergrößern und später entweder spontan zurückbilden oder in die ***chronisch-stabile Plaqueform*** übergehen. Häufigkeit, Dauer und Intensität der Schübe sind sehr unterschiedlich (von einem einzigen bis zu zahllosen), Verlauf und Ausprägung der Psoriasis daher individuell verschieden, kaprizös und kaum voraussagbar. Die

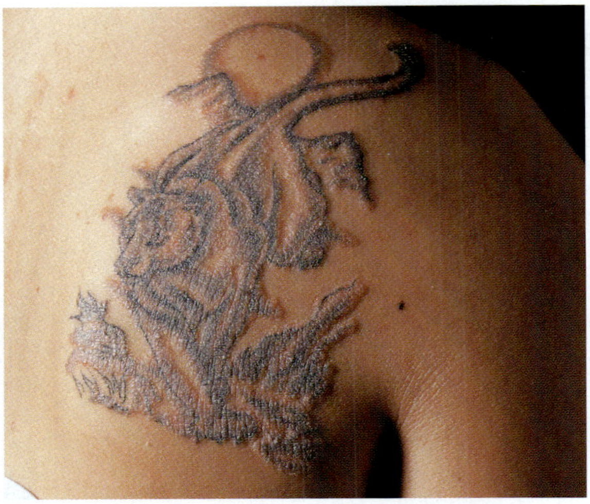

Abb. 13.1. Köbner-Phänomen bei Psoriasis. Präzise auf den Bereich der Tätowierung lokalisierte Psoriasisläsionen

Psoriasis kann in jedem Stadium spontan remittieren; anhaltende Totalremissionen kommen vor (allerdings als Ausnahme).

Die Bereitschaft Betroffener, psoriatische Herde auszubilden („Krankheitsdruck") ist nicht immer gleich und wird offenbar sowohl von dispositionellen als auch erworbenen und Umweltfaktoren bestimmt. In Zeiten hoher Bereitschaft (also *nicht* immer, häufiger im Schub als in stabilen Verlaufsphasen) lösen exogene Reize – nach einigen Tagen – das Auftreten psoriatischer Herde aus: sog. ***Köbner-Phänomen*** („isomorpher Reizeffekt"). Hautläsionen verschiedenster Ursache können dies bewirken: mechanische Minimaltraumen wie Kratzeffekte, Exantheme, Sonnenbrand, Narben, Tätowierungen, auch irritative Lokaltherapie (Abb. 13.1).

Das Köbner-Phänomen ist in ca. 20 % auslösbar. Es erklärt z. T. auch die Prädilektionsstellen der Psoriasis (Knie, Ellbogen – mechanische Belastung).

Ausdruck des Zusammenwirkens endogener und exogener Faktoren in der Aktivität der Psoriasis sind auch die typischen ***saisonalen Schwankungen:*** Besserung im Sommer (UV-Licht); allerdings wird gelegentlich auch das Gegenteil beobachtet („lichtempfindliche Psoriasis"). Ferner die markante Verschlechterung der Psoriasis im Rahmen der HIV-Infektion, und die Induzierbarkeit durch bestimmte Medikamente (Betarezeptorenblocker, Lithium, Chloroquin, IFNα und γ). Schließlich die Auslösung von Schüben durch Infekte, insbesondere durch Streptokokken, z. B. Angina (Immunaktivierung durch Superantigene).

Psoriasis und Psyche. Die Auslösung psoriatischer Schübe durch Streß ist ein altes Gedankenmodell. Umfragedaten ergeben, daß ein Teil der Betroffenen tatsächlich diese Meinung vertritt. Da jedoch keine Korrelation mit Art, Intensität und Zeitpunkt des Streß gesichert ist, bleibt diese These fraglich; in Zeiten von Krieg und Katastrophen ist ein Ansteigen der Psoriasis nicht zu beobachten – offenbar sind Hinwendung und Coping wichtige, aber schwer analysierbare zusätzliche Faktoren. Unzweifelhaft ist hingegen die schwere psychische Beeinträchtigung der Patienten durch die Psoriasis.

Psoriasis schafft Probleme am Arbeitsplatz, bei alltäglichen Verrichtungen (Friseur), in der Freizeit (Schwimmbäder), der Partnersuche u. v. m. Eine Umfrage ergab etwa, daß 50 % der Psoriatiker bereit wären, täglich 2–3 Stunden für die Behandlung zu opfern, wenn sie den Rest des Tages völlig frei von Psoriasis wären. 99 % gaben an, daß ihnen die Befreiung von der Psoriasis lieber wäre als 1.000 Pfund Sterling in bar, immerhin 40 % auch lieber als 10.000 Pfund Sterling. Der Anteil des Alkoholismus ist unter Psoriatikern höher als bei Gesunden.

Klinik

Die psoriatische Läsion ist ein kreisrunder, scharf begrenzter, ziegelroter Herd mit leichter Infiltration und charakteristischer silbrig-weißer (asbestfarbener), groß- und groblamellöser Schuppung (Abb. 13.2 u. 13.3). Die Schuppen haften nur locker und lassen sich in toto abheben (***Kerzentropfphänomen).*** Bei Abheben mehrerer Schuppenlagen kommt es zu punktförmigen Blu-

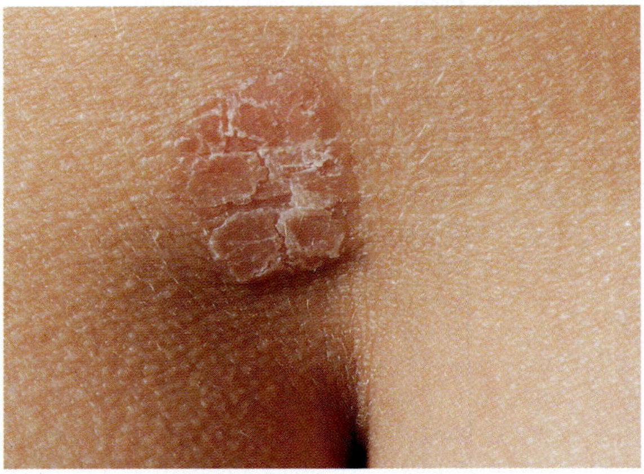

Abb. 13.2. Psoriasisplaque (frisch). Ein kreisrunder, scharf begrenzter, ziegelroter Herd mit groblamellöser, silbrig-weißer, locker haftender Schuppung

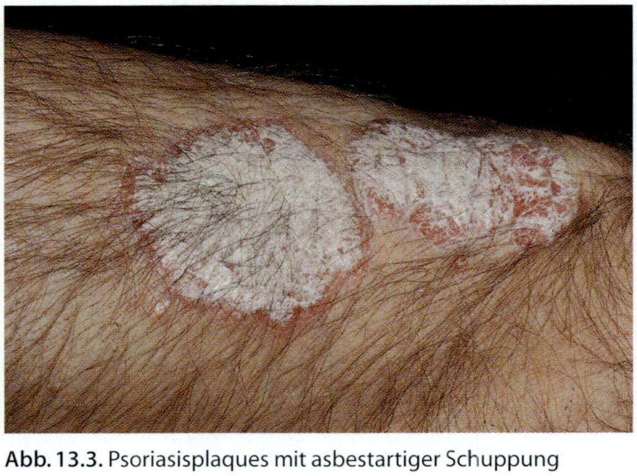

Abb. 13.3. Psoriasisplaques mit asbestartiger Schuppung

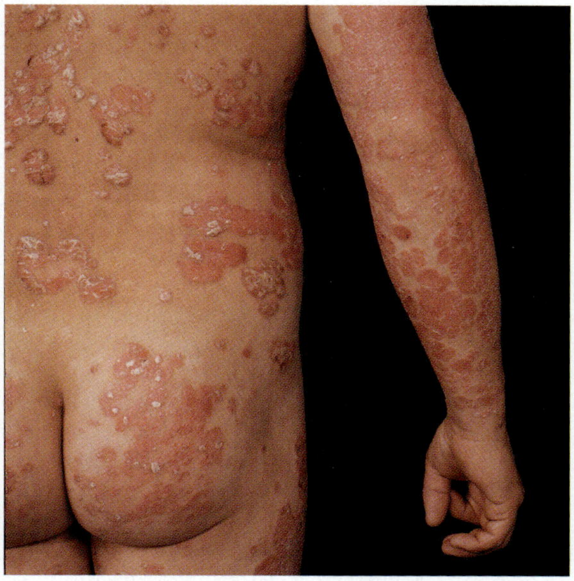

Abb. 13.4. Chronische Plaquetyp-Psoriasis (Psoriasis geographica)

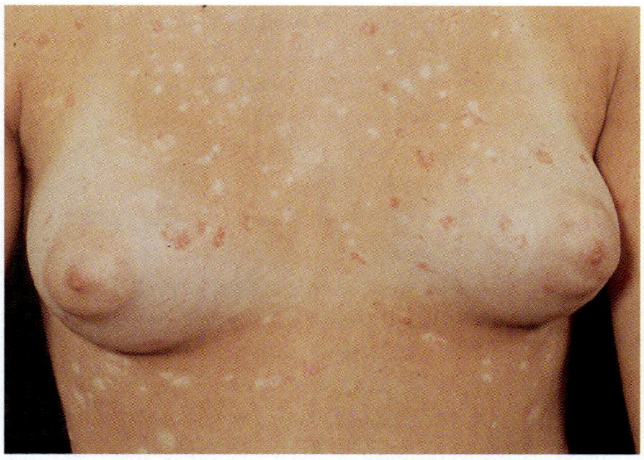

Abb. 13.5. Psoriatische Leukoderme bei einer Patientin mit Psoriasis guttata in Rückbildung. Psoriatische Herde bilden sich typischerweise vom Rand her zurück, daher finden sich im Zentrum einiger Leukoderme noch Psoriasisreste

tungen (***Auspitz-Phänomen.*** Erklärung: Durch die Papillomatose der psoriatischen Läsion liegen die Papillenspitzen sehr oberflächlich und werden daher leicht aufgerissen). Der psoriatische Herd juckt meist *nicht;* gelegentlich wird Juckreiz bei frischen, besonders entzündlichen Formen angegeben. Kratzeffekte, Ekzematisation und Impetiginisierung fehlen.

Die Herde haben bei Entstehung (im akuten exanthematischen Schub) nur Punktgröße ***(Psoriasis punctata)***, vergrößern sich durch peripheres Wachstum ***(Psoriasis guttata, nummularis)*** und können zu großen Plaques mit polyzyklischen, bizarren Begrenzungen konfluieren ***(Psoriasis geographica***, Abb. 13.4). Die chronisch-stabile Form der Psoriasis ist durch persistente derartige Plaques an den Prädilektionsstellen (und oft weit darüber hinaus) gekennzeichnet. Am Ende des Spektrums steht weitgehender oder völliger Befall des Integuments ***(psoriatische Erythrodermie)***. Ältere Plaques sind häufig lederartig verdickt, andere bilden durch zentrale Rückbildung Ringformen aus. Nach Abheilung geht die psoriatische Läsion in einen hypopigmentierten Fleck über ***(psoriatisches Leukoderm)***, der nach einigen Wochen repigmentiert (Abb. 13.5). Die Psoriasisherde sind häufig symmetrisch angeordnet. Prädilektionsstellen.sind die Streckseiten der Extremitäten (Knie, Ellbögen), sakral, Kapillitium (Abb. 13.6).

Die Ausdehnung der Psoriasis ist ein wichtiger Parameter zur Festlegung der Therapiemodalitäten. Sie wird in % der Körperoberfläche angegeben. Ein exakteres Maß ist der sog. „psoriasis activity and severity"-Index (PASI), bei dem neben der Ausdehnung auch die Infiltration der Psoriasisherde als Parameter bestimmt werden.

Hautanhangsgebilde. Die Haare sind trotz oft exzessivem Befall des Kapillitiums normal; es gibt *keine* psoriatische Alopezie.

Die Nägel zeigen hingegen 3 typische Arten von Veränderungen, die isoliert oder gemeinsam gefunden werden können (Abb. 13.7):

- ***Tüpfelnägel*** sind multiple, kleine Eindellungen der Nagelplatte. Sie sind bei Psoriasis häufig, für diese aber nicht spezifisch (kommen auch bei Ekzemen und, in geringer Zahl, an normalen Nägeln vor). Entstehung: punktförmige Parakeratose der oberen Nagelplatte; das parakeratotische Hornmaterial zerfällt leicht, nach seinem Herausbröckeln verbleiben grübchenartige Einsenkungen.
- ***Psoriatischer Ölfleck:*** runde, gelblich-bräunliche Flecken an ansonsten normalen Nägeln. Diese selte-

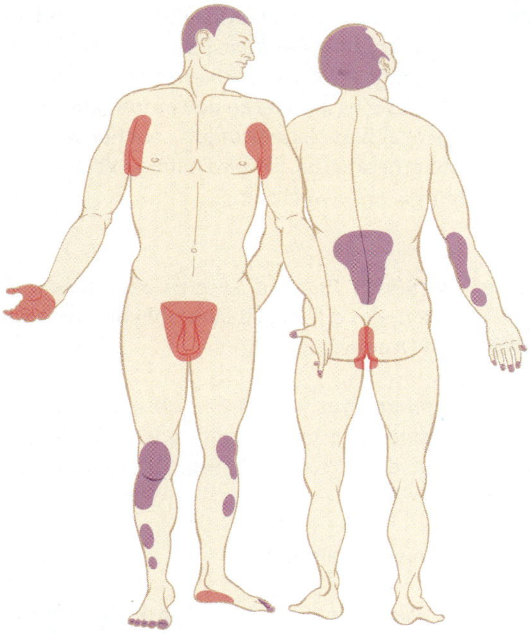

Abb. 13.6. Prädilektionsstellen der Psoriasis vulgaris. Blau: typische Psoriasis, Rot: Psoriasis inversa.

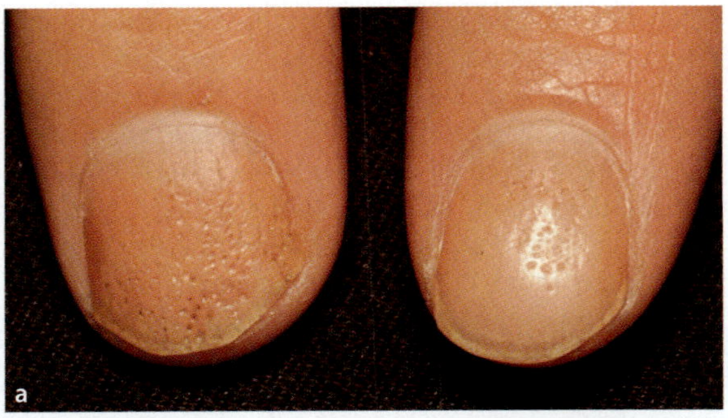

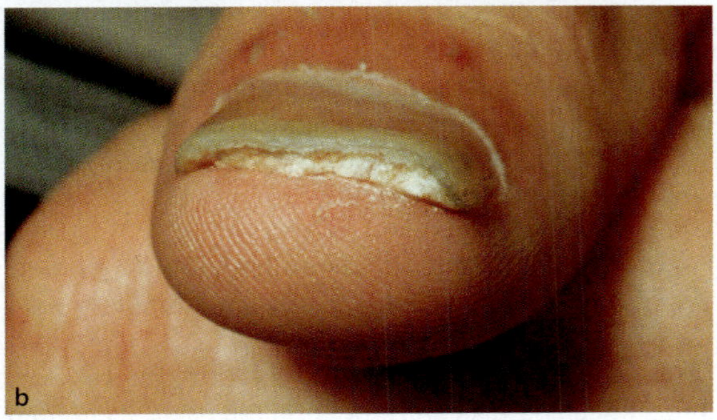

Abb. 13.7. Nagelpsoriasis. a „Tüpfelnägel", b: subunguale Hyperkeratosen: kalkweiße, lamellierte Hornmassen

ne Form der Nagelpsoriasis entsteht durch parakeratotisches Material innerhalb der Nagelplatte.

- ***Subunguale Hyperkeratosen:*** groblamellierte, weißgraue Schuppenmassen unterhalb der Nagelplatte. Diese häufige und schwerste Form psoriatischer Nagelveränderungen kann zur Abhebung und Dystrophie des Nagels führen. Entstehung: Psoriasis des Nagelbettes.

> **!** Nagelpsoriasis ist bei gleichzeitig bestehender psoriatischer Arthropathie besonders stark ausgeprägt. Bei Arthropathien der Fingergelenke ist sie besonders an den betroffenen Fingern lokalisiert. Nagelpsoriasis spricht *nur* auf Systemtherapie an. Sie wird häufig mit Onychomykose verwechselt.

Bei der *pustulösen Psoriasis* können subunguale Pusteln auftreten, die die Nagelplatte abheben und zum Nagelverlust (Anonychie) führen.

Die ***Mundschleimhaut*** ist typischerweise frei. In seltenen Fällen können Läsionen der Mundschleimhaut unter dem Bild der Exfoliatio areata linguae auftreten (s. S. 694).

Typische klinische Varianten.

- ***eruptive Psoriasis*** („Guttata"-Typ): die typische exanthematische Erscheinungsform im akuten Schub (s. oben). Sie ist vorwiegend am Rumpf und den proximalen Extremitäten lokalisert. Häufig mit Fokalinfekten assoziiert (z. B. Streptokokkenpharyngitis). Gutes Ansprechen auf Lokal- und Phototherapie, Antibiotikabehandlung sinnvoll.
- ***Plaque-Typ-Psoriasis:*** Typische Erscheinungsform der chronisch-stabilen Psoriasis, durch begrenzte Zahl symmetrischer Plaques charakterisiert. Häufigster Typ (ca. 90 %).
- ***Psoriasis vom seborrhoischen Typ*** („oberflächliche Psoriasis"): exanthematisch an Rumpf und Kapillitium; blasser Rotton, sehr geringe Infiltration, wenig Schuppung. Spricht besonders gut auf UV- und Lokaltherapie an.
- ***Psoriasis inversa:*** Bei dieser sind die Prädilektionsstellen (meist) unbefallen und die sonst freien Intertrigostellen, Genitoanalregionen, Handflächen und Fußsohlen befallen. Diagnostisch schwierig, da die typische Schuppung wegen des feuchten Milieus (Intertrigostellen) fehlt, bzw. an Handflächen und Fußsohlen anders beschaffen ist (festhaftend) (Abb. 13.8).
- ***Psoriasis der Kopfhaut:*** Diese ist in ca. 40 % befallen, oft auch isoliert. Manifestiert sich als einzelne Plaques oder subtotaler bis totaler Befall, typischerweise an der Haargrenze abschneidend (Abb. 13.9). Therapeutisch besonders schwierig.
- ***Chronisch-inveterierte Psoriasis:*** oft ausgedehnte, lederartig verdickte Herde. Notorisch schlechtes therapeutisches Ansprechen.
- ***Erythrodermische Psoriasis:*** Bei dieser ist das ganze Integument befallen; klinisch steht die Rötung im Vordergrund, die Schuppung ist oft weniger ausgeprägt und nicht so charakteristisch. Sie ist eine bedeutsame Krankheit, weil sie potentiell wegen hohen Energieverbrauchs und kardialer Beanspruchung zu Erschöpfung, in Extremfällen zum Tod führen kann. Die psoriatische Erythrodermie entsteht entweder durch Konfluenz psoriatischer Plaques oder primär (oft im Sinn eines generalisierten Köbner-Phänomens bei aggressiver Therapie), ist oft enorm therapieresistent und von Erythrodermien anderer Genese nicht immer leicht zu unterscheiden.

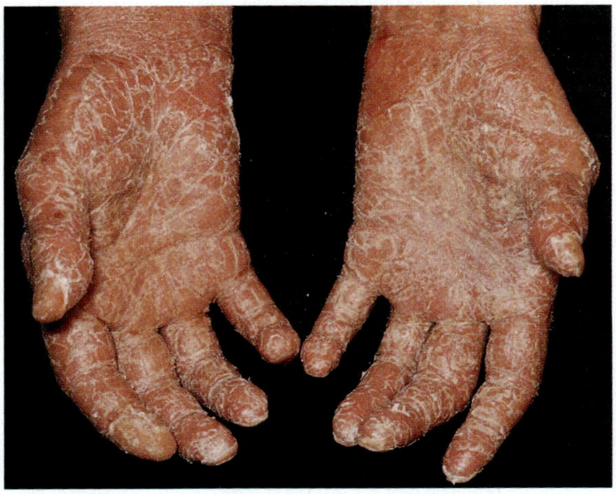

Abb. 13.8. Chronisch torpide Psoriasis der Handflächen

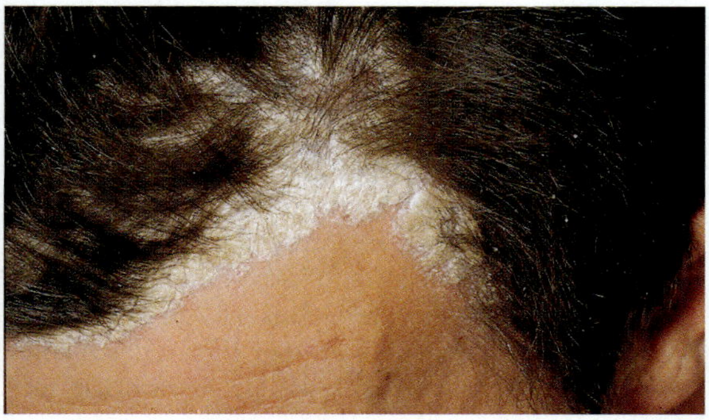

Abb. 13.9. Psoriasis capillitii. Die Grenze der Psoriasisläsionen verläuft parallel zum Haaranssatz

Fallbericht: Ein 35jähriger unverheirateter Elektromonteur litt, wie schon sein Vater, seit ca. dem 20. Lebensjahr an Psoriasis. Zunächst bestanden nur schuppende Stellen am Kapillitium, die er, wie sein Hausarzt, zunächst für „Kopfschuppen" gehalten hatte. Schließlich war der gesamte behaarte Kopf, scharf an den Haargrenzen abschneidend, befallen. Der auf Gesundheit und Aussehen sehr bedachte Mann verwendete viel, aber vergebliche Mühe auf Kopf- und Haarpflege. An der Klinik wurden einige beherdete Zähne und eine chronische Tonsillitis entdeckt, und die Psoriasis mit Kortikosteroidpräparaten zurückgedrängt. Sie kehrte bald wieder, gleichzeitig auch schuppende Herde an Ellbögen, Knien und in den seborrhoischen Körperarealen. In den folgenden Jahren machte er alle gängigen Formen der Lokal- und Phototherapie mit, die er mit Präzision und Ausdauer ausführte. So adaptierte und optimierte er die Dithranolbehandlung für seine Bedürfnisse. Eine Behandlung mit systemischen Retinoiden brachte nur vorübergehenden Erfolg, hingegen ein mildes Effluvium. Trotz aller Bemühungen breitete sich die Psoriasis langsam immer weiter aus. Er beschaffte sich Fachliteratur, erwarb nicht unerhebliches dermatologisches Wissen und nützte die Visiten zu Gesprächen über die Wertigkeit verschiedener Umweltfaktoren, deren Auswirkung auf die Intensität seiner Psoriasis er empfand. Mit ca. 33 Jahren stellten sich Arthralgien und Schwellungen mehrerer seiner Fingergelenke ein, die ihm seine Arbeit zunehmend erschwerten (intensive Beanspruchung der Fingergelenke in Kälte und Nässe). Schließlich suchte der Mann um Umschulung in einen Schreibtischberuf an.

Assoziierte Krankheiten. Psoriasis ist mit keinen inneren Krankheiten verbunden, allerdings sind (situationsbedingt) Alkohol-, Nikotinabusus und Adipositas sowie deren Folgekrankheiten überdurchschnittlich häufig.

Histologie. Die frühesten Veränderungen sind Ödem, Rundzellinfiltrate um weitgestellte Gefäße der papillären Dermis und fokale Spongiose der Epidermis. Läsionen vom Guttata-Typ zeigen nur mäßige Akanthose, Papillomatose, Verlust des Str. granulosum und Parakeratose, jedoch markante entzündliche Infiltration mit reichlich CD4+ , weniger CD8+ T-Zellen sowie Neutrophilen. Letztere bilden fokale subkorneale Verdichtungen („Munro-Mikroabszesse" – ein histologisches, *kein* klinisches Merkmal!). Bei chronischen Läsionen stehen die epidermalen Veränderungen im Vordergrund: mächtige Akanthose, basale und suprabasale Mitoseaktivität, ein dickes parakeratotisches Str. corneum und keulenförmige Papillomatose. Vermehrung des oberflächlichen Gefäßplexus (Neovaskularisation), die über das Abheilen der Läsion hinaus bestehen bleibt (und zu einem Rezidiv in loco prädisponiert).

Labor. Zumeist unauffällig. Bei hoher Krankheitsaktivität sind die Blutsenkung erhöht und Akutphasenproteine, milde Anämie, Eisenmangel und Hypalbuminämie nachweisbar; manchmal erhöhte Harnsäurewerte, Neigung zu niedrigen Serum-Kalziumspiegeln. Bei aktiver Psoriasis sind die Neopterinspiegel in Harn und Serum erhöht (Immunaktivierung); nach erfolgreicher Therapie Normalisierung.

Ätiologie und Pathogenese

Psoriasis ist eine komplexe kutane Dysregulation, die die meisten Zelltypen und Mediatorsysteme der Haut einbindet. Vieles ist an ihrer Genese noch unklar; im wesentlichen handelt es sich um eine TH-1-Zellen dominierte Entzündungsreaktion, die von epidermaler Hyperproliferation und Differenzierungsstörung begleitet ist.

Die Psoriasis gilt seit Jahrzehnten als mysteriöse Dermatose, bei der ein scheinbar simples Erscheinungsbild auf einer unentwirrbaren Vielfalt von Pathophänomenen aufbaut. Die Kardinalfrage, ob die Grundstörung im Keratinozyten oder im Entzündungsgeschehen verankert ist, wurde ursprünglich zugunsten der Keratinozyten beantwortet, da die epidermalen Symptome das Bild stärker prägen. Später wurde schrittweise die Beteiligung von Immunmechanismen erkannt. Erst nach Einführung eines chimären Tiermodells (Transplantate menschlicher Haut an immundefizienten SCID-Mäusen) wurde nachgewiesen, daß die psoriatische Reaktion durch das Auftreten aktivierter T-Lymphozyten in der Epidermis ausgelöst wird. Die Psoriasis gilt daher heute als Immun-, für manche als Autoimmundermatose. Untermauert wird dies durch die Tatsache, daß die meisten wirksamen Therapeutika Immunsuppressoren sind (Kortikosteroide, UVB, Photochemotherapie, Cyclosporin A, Methotrexate). Bedacht sollte allerdings werden, daß über die Natur etwaiger (Auto)Antigene nichts sicheres bekannt ist. Jedenfalls hat die Psoriasis einen guten Teil der Ideengeschichte der Dermatologie mitgestaltet und wirkte sich befruchtend auf das Verständnis der Biologie der Haut insgesamt aus.

Ein komplettes pathogenetisches Konzept der Psoriasis ist heute noch nicht formuliert; daher werden im folgenden ihre pathophänomenologischen Grundzüge dargestellt. Diese Grundphänomene treten zwar stets gemeinsam, aber in durchaus wechselndem Maß auf.

Entzündung. Das früheste Ereignis in der psoriatischen Läsion ist das Auftauchen aktivierter CD4+ T-Zellen, die IL-2-Rezeptoren exprimieren, IL-2, IFNγ und TNFα synthetisieren und die Keratinozyten zur Expression von HLA-Klasse II, ICAM-1 und β1-Integrinen stimulieren.

Es handelt sich also um eine TH-1-Reaktion; in diesem Zusammenhang ist interessant, daß Psoriasis und atopische Dermatitis, das Musterbeispiel einer TH-2-mediierten Entzündung, kaum je gemeinsam auftreten. Verabreichung von IL-2 und IFNγ, z. B. anläßlich antineoplastischer Therapien, führt zur Verschlechterung präexistenter Psoriasis. Bei Spontanremission von Psoriasisläsionen kommt es zur Umkehr der intraepidermalen CD4/CD8-Ratio zugunsten der letzteren.

Die stimulierte Epidermis produziert neben den genannten u. a. noch proinflammatorische Zytokine (IL-1, IL-6, IL-8) sowie TGFα und VEGF/VPF. Eine Folge davon ist die Aktivierung der dermalen Endothelzellen mit Induktion der Selektine, sowie von ICAM-1 und VCAM, Weitstellung der Gefäße und Neovaskularisation; all dies ermöglicht bzw. erleichtert die Diapedese und das Einströmen von Neutrophilen und Makrophagen sowie weiterer Memory-T-Zellen, die mit dem CLA ausgestattet sind. Ferner finden sich vermehrt Mastzellen. Langerhans-Zellen sind in der psoriatischen Läsion nicht vermehrt, wohl aber dermale antigenpräsentierende Zellen.

Diese Mediatoren amplifizieren die Entzündungsreaktion durch Rekrutierung neuer Entzündungszellen und vermehrte Zytokinproduktion. Zudem proliferieren die Memory-Zellen innerhalb der Psoriasisläsion. Beide Vorgänge erklären die aktive periphere Ausbreitung der Läsionen.

Chemoattraktion neutrophiler Leukozyten. Die Diapedese Neutrophiler führt zu deren intraepidermaler Aggregation; bei der Plaque-Psoriasis in Form der Munro-Mikroabszesse, bei der pustulösen als riesenhafte spongiforme Pusteln. Weshalb die chemotaktische Wirkung so unterschiedlich ausgeprägt ist, ist unklar. Mehrere aktive Prinzipien wurden in psoriatischen Läsionen nachgewiesen: IL-8, Leukotriene (LTB4, LTC4), PAF, C5 a. Auch hier bestehen Amplifikationsphänomene.

Epidermale Hyperproliferation. Die Homöostase der Epidermis ist durch gesteigerte Mitosetätigkeit (auch suprabasal), Rekrutierung der G_0-Zellen in den proliferierenden Zellpool, drastische Verkürzung des Zellzyklus und Unterdrückung des apoptotischen Zelltods empfindlich gestört. Psoriatische Haut produziert ca. 40mal soviel Hornzellen pro Zeiteinheit wie normale. Die dadurch bedingte Überbevölkerung bewirkt nicht nur eine mächtige Verbreiterung (Akanthose) und Verwerfung der Epidermis (Papillomatose), sondern auch einen enorm beschleunigtem epidermalen Turnover mit überstürzter und inkompletter Differenzierung.

Epidermale Differenzierungsstörung. Diese äußert sich durch das Fehlen eines Str. granulosum, kernhältige Hornzellen (Parakeratose) und eine mangelhafte Kittsubstanz zwischen den Hornzellen (sie gewährleistet weder die normale feste Kohäsion des Str. conjunctum noch die Loslösung von Einzelzellen im Str. disjunctum). Als Marker überstürzter Differenzierung finden sich Involucrin tief subgranulär, Keratin K16 und Integrin α6 suprabasal.

Die beschriebene fragmentarische Pathogenese läßt mehrere Fragenkomplexe unerklärt, die zum Verständnis der spezifischen Eigenart der Psoriasis jedoch unverzichtbar sind:

- ***Wie erfolgt die primäre Aktivierung der CD4-Lymphozyten?*** Ein spezifisches (Auto-)Antigen der Psoriasis wurde bislang nicht entdeckt. Fremdantigene bzw. molekulares Mimikry wurden vermutet, jedoch nicht nachgewiesen. Eine wichtige Rolle scheinen mikrobielle ***Superantigene*** zu spielen; dies gilt zumindest für die akut-exanthematische Psoriasis, da bei dieser entsprechende Vβ-tragenden Lymphozyten in der Läsion nachweisbar sind. Im chimären Mausmodell führt vorherige Superantigen-Aktivierung injizierter T-Lymphozyten zur Ausbildung von Psoriasis in unbefallener Haut von Psoriatikern. Bei der chronischen Plaque-Psoriasis scheinen andere Mechanismen vorzuliegen, da Vβ-tragende Lymphozyten nicht vorhanden sind.

  Möglicherweise können verschiedene Aktivierungswege zum selben Resultat, nämlich der Psoriasis, führen. So entstand bei SCID-Mäusen nach Injektion von nur in „minor histocompatibility antigens" abweichenden CD4+ Lymphozyten eine spontane Psoriasis. Daß Antigenpräsentation eine Rolle bei der Genese der Psoriasis spielt, geht auch daraus hervor, daß Therapieversuche mit spezifischer Unterbindung des kostimulatorischen Signals (Anti-CD28) wirksam sind.

- ***Wie erfolgt der Stimulus zur epidermalen Hyperproliferation?*** Letztere ist es, die die Psoriasis grundsätzlich von der Ekzemreaktion unterscheidet, obwohl in punkto Zytokinkonzert die Unterschiede nicht so gravierend erscheinen. Die präzise Ursache ist nicht bekannt; manche der produzierten Zytokine (IL-1, -6, -8) stimulieren die Keratinozytenproliferation per se oder in Kombination mit GM-CSF, ebenso der gleichfalls bei Psoriasis in der Epidermis hochregulierte TGF-α. Diskutiert wird auch eine direkte Einwirkung aktivierter, mittels des LFA-1 an ICAM-1 der Keratinozyten gebundener T-Lymphozyten.

- ***An welchem Punkt der Pathogenese kommt die spezifische genetische Disposition zum Tragen?*** Die genannten pathogenetischen Fragmente kommen ohne eine solche Disposition aus. Dennoch ist die genetische Basis der Psoriasis eine klinische Realität; auch konnte im Chimärenmodell Psoriasis nur an der unbefallenen Haut von Psoriatikern, nicht aber von Gesunden hervorgerufen werden.

Es ist daher die Frage, ob die Keratinozyten nicht doch einen Suszeptibilitätsfaktor für Psoriasis beisteuern, noch nicht endgültig beantwortet – auch wenn der erste Schritt der Pathogenese seitens der T-Lymphozyten erfolgt. In diesem Zusammenhang sind sporadische Beobachtungen interessant, nach denen durch Knochenmarkstransplantation Psoriatiker von ihrer Krankheit befreit, Psoriasis aber auch an Nichtpsoriatiker transferiert werden konnte.

Zusammenfassend läßt sich feststellen, daß die Psoriasis eine Reaktionsform der Haut ist, die an eine bestimmte genetische Disposition gebunden ist und bei Normalpersonen wahrscheinlich nicht provoziert werden kann. Erkrankt ist die *gesamte* Haut, nicht nur innerhalb der Läsionen. Die unbefallene Haut des Psoriatikers ist nur scheinbar „normal". Sie kann morphologisch psoriatische Veränderungen en miniature zeigen; funktionell liegt sie in Bereitschaft, auf auslösende Stimuli mit Psoriasis zu antworten. Die Auslösung erfolgt durch aktivierte T-Lymphozyten; deren Aktivierung kann durch Superantigene erfolgen. Das Einströmen aktivierter T-Lymphozyten kann durch externe Stimuli, z. B. epidermale Traumen mit konsekutiver IL-1-Produktion, provoziert werden (Köbner-Phänomen). Der Krankheits*druck* („Aktivität") entspräche der Menge spezifischer aktivierter zirkulierender T-Zellen.

Differentialdiagnose (Tabelle 13.1 und differentialdiagnostische Tabellen). Die Psoriasis ist in aller Regel klinisch unschwer zu diagnostizieren, Biopsien daher meist nicht erforderlich. Klassische diagnostische Fallstricke können psoriasiforme Einzelläsionen darstellen (M. Bowen, oberflächliches Basaliom, Plaques bei Mycosis fungoides). Eher können Schwierigkeiten bei besonderen Verlaufsformen auftreten. Die ***seborrhoische*** Psoriasis kann mit Pityriasis rosea und dem disseminierten seborrhoischen Ekzem verwechselt werden, bei der ***intertriginösen*** Psoriasis müssen Ekzem, Kandidiasis, Epidermomykose und extramammärer M. Paget unterschieden werden. Psoriasisherde der Glans penis können der zirzinären Balanitis bei M. Reiter gleichen. Ein chronisches Kontaktekzem kann von Psoriasis fast ununterscheidbar sein. Bei der psoriatischen ***Erythrodermie*** müssen die kongenitale ichthyosiforme Erythrodermie, Pityriasis rubra pilaris, exfoliative Erythrodermie und das Sézary-Syndrom ausgeschlossen werden.

Therapie der Psoriasis vulgaris

Da die Ursache der Psoriasis nicht bekannt ist, gibt es keine kausale Therapie. Es gibt auch keine uniform für alle Verläufe geeignete Behandlungsart; vielmehr steht ein Spektrum verschiedener symptomatisch wirkender Modalitäten mit unterschiedlichen Indikationen zur Verfügung, aus dem die jeweils sinnvollste bzw. die sinnvollste Kombination gewählt werden muß. Folgende Prinzipien sollten beachtet werden:

- Da es sich um eine chronisch-rezidivierende Krankheit handelt, die den Patienten oft lebenslang begleitet, muß besonders genau aufgeklärt werden. Es muß darauf hingewiesen werden, daß Psoriasisherde in aller Regel der Therapie gut zugänglich sind, auch wenn die Veranlagung selbst nicht beeinflußt und Rezidive nicht verhindert werden können.

Genaue Wortwahl ist geboten. Typische Aussage von Patienten: „Ja, ich war schon beim Hautarzt. Aber der sagt, da kann man nichts machen."

- Behandlungsziel ist nicht stets die Eradikation *aller* Psoriasisherde (außer, der Patient wünscht dies; es ist auch oft ein schwer erreichbares Ziel), sondern oft genug die Erreichung eines für den Patienten erträglichen Gleichgewichts mit der Krankheit. Der Patient muß wissen, daß die Nichtbehandlung einzelner Herde (etwa an nicht eingesehenen Stellen) keine Verschlechterung der Gesamtprognose mit sich zieht.

Einzelherd	Ekzemplaque, Epidermomykose, CDLE, M. Bowen, oberflächliches Basaliom, extramammärer M. Paget, pagetoide Retikulose
P. guttata	Seborrhoisches Ekzem, Pityriasis rosea, Pityriasis lichenoides, Lichen ruber, subakut-kutaner Lupus erythematodes, Lues II
Plaque-Typ P.	nummuläres Ekzem, Parapsoriasis en plaques, Mycosis fungoides, subakut-kutaner Lupus erythematodes
Erythrodermatische P.	ekzematische Erythrodermie, Pityriasis rubra pilaris, kongenitale ichthyosiforme Erythrodermie, Sézary-Syndrom, erythrodermatische Mycosis fungoides
P. capillitii	seborrhoisches Kopfekzem, Tinea amiantacea, Mikrosporie
Intertriginöse P.	Intertriginöses Ekzem, Kandidamykose
Palmoplantare P.	chronisches Hand-, Fußekzem, palmoplantare Mykose, Sézary-Syndrom
Genitale P.	M. Reiter, Erythroplasie, Lues II

Tabelle 13.1. Differentialdiagnose der Psoriasis vulgaris

Patienten meinen oft, übriggebliebene Herde bergen den Keim eines Rückfalls in sich, was natürlich nicht zutrifft. Dieser Erfolgsdruck sollte dem Patienten genommen werden, *ohne* ihm allerdings die Nichtbehandlung nahezulegen (die meisten Patienten *wünschen* eine Therapie!).

- Es soll mit den jeweils mildesten Mitteln vorgegangen und daher der Lokaltherapie solange wie möglich der Vorrang gegeben werden. Über den differenten Therapien sollen die indifferenten Pflegemaßnahmen nicht vernachlässigt werden.

Allgemeinmaßnahmen. Unspezifische Pflegemaßnahmen wie Ölbäder, Solebäder, Pflegesalben und Salben mit Keratolytika (Salizylsäure, α-Hydroxysäuren) etc. besitzen zwar keine Heilwirkung, entfernen jedoch die Schuppen, mildern das unangenehme Organgefühl der psoriatischen Haut und machen die Läsionen geschmeidiger (wichtig bei niedriger Luftfeuchtigkeit – Verhinderung der Rhagadenbildung!) und weniger sichtbar. Die oft massiven Auflagerungen bei Psoriasis der Kopfhaut können mit Salizylölhauben oder, bequemer, mit speziellen keratolytischen Gelen entfernt werden.

Bei allen Formen der Psoriasis, insbesondere der Guttata-Form, ist die Suche nach Fokalinfekten angezeigt; positivenfalls ist eine entsprechende Antibiotikabehandlung durchzuführen. Von manchen wird eine solche auch ohne klinische oder Laborhinweise durchgeführt.

Klimabehandlung (Meer, Sonne) ist nützlich, wenn auch die Wirksamkeit nicht überschätzt werden darf (Nachteile: zeitaufwendig, Problematik der Benützung allgemeiner Badestrände, schlechte Dosierbarkeit, chronischer UV-Schaden). Wichtig ist, daß vor der Sonnenexposition die Schuppen entfernt (Filterwirkung) und die unbefallene Haut, Gesicht und Genitalien bedeckt werden (Sonnenbrand).

Antipsoriatisch wirksam ist das Sonnenbrandspektrum, Wirkprinzip die Entleerung der Epidermis bzw. Dermis von T-Zellen und antigenpräsentierenden Zellen und Proliferationshemmung durch Bildung von Pyrimidin-Dimeren. Vorsicht ist geboten: Während moderate Bestrahlung zur Besserung führt, kann ein Sonnenbrand die explosive Ausbreitung bewirken (Köbner-Phänomen).

Ein Sonderfall ist die Klimatherapie am Toten Meer: Der hochprozentige Salzgehalt des Wassers bewirkt eine gründliche Abschuppung, der UV-B-Anteil der Sonneneinstrahlung ist wegen der hohen Luftsäule (Depression!) besonders gering (ermöglicht lange Bestrahlung ohne Sonnenbrand). Die Rezidivhäufigkeit ist nach Behandlung am Toten Meer *nicht* geringer als nach anderen Therapien. Klimatherapie wird auch häufig in spezialisierten Kurzentren angeboten (wo die Behandlung bequemer, aber kaum effizienter ist als in Spitälern); die ökonomische Ausrichtung solcher Zentren erfüllt manchen Dermatologen mit Mißtrauen.

Lokaltherapie. *Kortikosteroidsalben* unterdrücken die psoriatischen Herde (Abnahme von Schuppung, Entzündung und Infiltration), führen jedoch meist nicht zur vollen Abheilung; bei Absetzen erfolgt oft prompt ein Rezidiv. Sie sind geeignet als kosmetisch akzeptable, ambulant leicht durchführbare Therapie für mildere Fälle. Langfristige Verwendung ohne Unterbrechung führt zu Kortisonschäden der Haut (Intertrigostellen!). Schwache Kortikoidpräparate sind bei Psoriasis nur wenig wirksam. Eine Potenzierung der Wirkung (allerdings auch der Nebenwirkungen) lokaler Kortikosteroide wird durch Okklusivtherapie erzielt (Verband mit Plastikfolien, Tragen von Plastikhandschuhen über Nacht etc.).

Kortikosteroide wirken an multiplen Stellen des Entzündungsprozesses: Abregulierung der Zytokinproduktion, Entleerung der Haut von Immunzellen, Hemmung der Eikosanoidsynthese, Hemmung der Proliferation u. a. m.

Vitamin-D3-Präparate (bzw. Calcipotriol und Tacalcitol – Vitamin-D3-Analoga) sind ähnlich wirksam und leicht anwendbar wie Kortikosteroidsalben, jedoch milde irritierend. Sie haben den psychologischen Vorteil, kein Kortison zu enthalten. Wegen der Möglichkeit der perkutanen Resorption sollten Vitamin-D3-Präparate nicht zu großzügig eingesetzt werden (Grenze: 100 g Salbe/Woche – Risiko der Hyperkalziämie). Vitamin-D3-Präparate können gut mit Kortikosteroidsalben kombiniert werden (gleichzeitig oder sequentiell) und sind vor allem auch in Kombination mit UV-B ausgezeichnet wirksam.

Vitamin D3 fördert die terminale Differenzierung, hemmt die Proliferation und hat immunmodulierende Wirkungen (Hemmung der Antigenpräsentation, Modulation der epidermalen Zytokinproduktion – z. B. Abregulierung der IL-8-Synthese, Verschiebung der CD4/CD8-Ratio in der Epidermis zugunsten der CD8-Zellen).

Teerpräparate sind kosmetisch wenig attraktiv (schwarz und geruchsvoll), aber durchaus wirksam. Psoriasis spricht auf Teer langsamer an als auf Kortisonsalben, die Herde heilen aber oft gänzlich ab. Teer ist heute weitgehend außer Gebrauch, hat seine Indikation aber immer noch in Fällen, wo Kortisonsalben zu wenig und aggressivere Therapien zu viel sind (Kortikosteroid-Teer-Mischpräparate). Nicht wenige Patienten entwickeln auf Teer lokale Irritationen. Teer wirkt photosensibilisierend, während der Therapie sollte Sonnenexposition daher vermieden werden.

Obwohl Teer ein klassisches Karzinogen ist, wurde noch nie ein durch therapeutische Teerexposition verursachtes Hautkarzinom beobachtet.

Dithranol (Cignolin), ein synthetisches Chrysarobinanalog, ist ein sehr wirksames und eines der ältesten Lokaltherapeutika der Psoriasis. Der Wirkungsmechanismus ist wahrscheinlich Induktion der Apoptose. Es ruft an der psoriatischen Plaque, und mehr noch an der gesunden umgebenden Haut, eine Irritation mit abschließender Abheilung hervor („Psoriasis verbrennt im Feuer des Cignolin"). Dithranol oxydiert leicht durch Luftzutritt (wird daher in Salben stets mit der oxydationshemmenden Salizylsäure kombiniert) und verfärbt in oxydiertem Zustand Wäsche, Fingernägel, Waschbecken etc. Die Vermeidung starker Hautreizungen erfordert Erfahrung; Dithranol wurde daher früher nur stationär angewendet. Eine sogenannte „Minutentherapie" erlaubt heute auch die Heimbehandlung (richtige Auswahl der Patienten ist nötig!).

Prinzip: Eine wasserlösliche Cignolinpräparation wird 10–20 Minuten aufgetragen und anschließend mit einer Neutralseife abgewaschen. In dieser kurzen Zeit kann die Wirksubstanz *nur* an der Psoriasisplaque penetrieren (geschädigte Barriere), nicht aber an der gesunden Haut der Umgebung. Dies genügt zur Wirkung, die Irritation bleibt gering oder aus. Dithranol-Shampoos machen auch die sonst schlecht behandelbare Psoriasis der Kopfhaut der Therapie zugänglich.

Auch Dithranol führt zur Abheilung des Herdes. Es ist besonders bei ausgedehnteren (oberflächlichen) Psoriasisformen gut wirksam; lederartig infiltrierte Plaques bessern sich zwar, heilen aber oft nicht ab. Sehr entzündliche Psoriasis sollte nicht mit Dithranol (oder Teer) behandelt werden, da die Gefahr einer Verschlechterung durch das Köbner-Phänomen besteht (Psoriasis cum pustulatione).

Phototherapie. ***UV-B-Therapie*** ist gleichfalls bei oberflächlichen, mittelstark ausgedehnten Formen gut wirksam. Besonders günstige Effekte hat die Schmalband-UV-B-Therapie mit der Hauptemission bei 311 nm (sog. Psoriasis-Wellenlänge). Wichtig ist, sowohl Über- als auch Unterdosierung zu vermeiden. Die Initialdosis soll im suberythematogenen Bereich liegen (Orientierung am Hauttyp, an der Anamnese der Sonnenverträglichkeit und gegebenenfalls an einer vorhergehenden Phototestung – Lichttreppe). Die Dosissteigerung soll unter Vermeidung von Erythemen, aber nicht zögerlich erfolgen (s. auch unten). UV-B führt in Monotherapie erst nach längerer Behandlung (ca. 15–20 Sitzungen, d. h. ca. 4 Wochen bei 3–5 Expositionen/Woche) zur subtotalen Remission, wobei viele Herde jedoch *gänzlich* abheilen. Sie wird daher in der Regel in Kombination mit differenter Lokaltherapie oder Retinoiden eingesetzt.

Orale Photochemotherapie (PUVA = Psoralen + UV-A) ist eine der wirkungsvollsten Modalitäten der Psoriasistherapie. PUVA wirkt stärker als UV-B, die erzielten Remissionen dauern länger an. ***Prinzip:*** Das photosensibilisierende Psoralen verbindet sich unter Einwirkung von UV-A-Licht (320–400 nm, Absorptionsmaximum bei 365 nm) mit der DNS der Epidermalzellen zu Photoaddukten mit Quervernetzung des Doppelstrangs; diese machen eine Zellteilung unmöglich. Zusätzlich kommt es zur Entleerung der Haut von Langerhans-Zellen und T-Zellen.

Ausführung: Verwendet wird meist 8-Methoxypsoralen in Dosen von 0,6–0,8 mg/kg/Kg; es wird oral eine Stunde vor der Bestrahlung verabreicht. Initialdosis ist 1/2–1 MPD bzw. 1/3 bei lokaler „Bade"-PUVA (minimale phototoxische Dosis, angegeben in Joule/cm^2); empirisch etwa 1 Joule/cm^2 für Hauttyp II. Die Bestrahlungen werden bis zur Abheilung 4 x/Woche (Mittwoch: Pause) durchgeführt.

In der Regel sind 3–6 Wochen erforderlich. Anschließend erfolgt zumeist eine individueller gestaltete Erhaltungsbehandlung durch 1–2 Monate (Erhaltungstherapie – Rezidivprophylaxe, allerdings Gefahr der Dosiskumulation).

Das PUVA-Erythem erreicht seinem Höhepunkt erst nach 48 h, meist erst nach 72 h. Daher erfolgt nach 2 Bestrahlungstagen immer ein Tag Pause, um Überdosierung zu vermeiden.

Vorsichtsmaßnahmen: Leber-, Nieren- und Augenschäden sowie Schwangerschaft sind Gegenanzeigen gegen orale Photochemotherapie (Psoralene sind allerdings per se nicht hepatotoxisch und eine teratogene Wirkung ist nicht nachgewiesen). Vor Beginn der Bestrahlung wird eine Hauttestung durchgeführt, mit der die MPD ermittelt wird; von dieser hängt die Initialdosis ab. Während der Bestrahlung muß der Patient eine UV-A-undurchlässige Brille tragen (Vermeidung einer aktinischen Katarakt). Auch nach der Bestrahlung muß der Patient durch 6 Stunden dunkle Brillen tragen und Sonnenexposition meiden.

Eine nicht seltene Nebenwirkung des Psoralens ist Übelkeit (Wechseln auf das mildere 5-Methoxypsoralen). PUVA erfordert genaue ärztliche Kontrolle, da Überdosierung zu drastischen phototoxischen Reaktionen führen kann. Andererseits ist eine zügige Steigerung der UVA-Dosis notwendig, da die gleichfalls durch die phototoxische Reaktion ausgelöste Pigmentierung (ein vom Patienten mehr als vom Dermatologen erwünschter Nebeneffekt) einen immer größeren Teil der UVA-Menge absorbiert. Verschleppte Dosissteigerung bedeutet oft enorm verlängerte Behandlungsdauer und geringere Chancen auf Abheilung („Psoriasis läuft der Behandlung davon"). Hochdosierte Langzeitbehandlung sollte vermieden werden, da sie zur Lichtalterung der Haut führt (Elastose, Faltenbildung, Pigmentstörungen, Lentigines -„PUVA-Haut") und ein, wenn wahrscheinlich auch nicht besonders hohes, karzinogenes Risiko birgt.

Wie hoch dieses Risiko ist, ist wegen der langen Latenzzeit bis zur Entwicklung von Karzinomen (und Melanomen) und wegen ihrer Häufigkeit auch *ohne* Photochemotherapie derzeit nicht genau bekannt (nach einer Berechnung besteht für Melanome nach 15 Jahren und zumindest 250 Bestrahlungen ein relatives Risiko von 5,4). Jedenfalls sollte bei Anamnese anderer karzinogener Therapien von einer PUVA-Behandlung abgesehen werden (Arsen, Methotrexate, Röntgenbestrahlung). Vor allem sollten PUVA-Patienten in Anbetracht der möglichen Karzinogenität der Behandlung auch nach Jahrzehnten noch regelmäßig durch Hautärzte kontrolliert werden.

PUVA ist aus diesen Gründen nur bei ***schwerer und ausgedehnter*** Plaque-Typ-Psoriasis, sowie als auxiliäre bzw. alternative Maßnahme bei Psoriasis arthropathica und pustulosa, indiziert und sollte auch nicht langfristig oder zu häufig eingesetzt werden. Beim Entschluß zur oralen Photochemotherapie muß auch der große Aufwand bedacht werden.

Eine für umschriebene Läsionen gut brauchbare Variante ist die ***lokale Photochemotherapie***, bei der eine Psoralenlösung aufgepinselt und anschließend bestrahlt wird. Eine aufwendigere, da Badeeinheiten voraussetzende, aber auch für ausgedehnte Psoriasis geeignete Weiterentwicklung ist die ***Balneophototherapie*** („Bade-PUVA"): Psoralen wird ins Badewasser gemischt (Konzentration 0,5–1 mg 8-MOP/l), der Patient muß darin 20 Minuten baden, anschließend wird sofort mit UV-A bestrahlt. Vorteile sind neben der guten Wirksamkeit die Vermeidung der Folgen der systemischen Verabreichung der Psoralene: Keine Übelkeit, keine potentielle Gefährdung des Auges, keine Hepatotoxizität, kurze Periode der Lichtempfindlichkeit (Psoralene sind nach ca. einer halber Stunde nicht mehr in der Haut wirksam; somit ist für den restlichen Tag kein Sonnenschutz nötig).

Systemische Behandlung. Systemische Kortikosteroide sind stets kontraindiziert. Das gilt auch für potentiell bedrohliche Formen (erythrodermatische und pustulöse Psoriasis). Kortikosteroide können zwar die Psoriasis unterdrücken, doch kommt es bei Dosisreduktion oder Absetzen zu einem Rezidiv, das oft schwerer als der Ausgangszustand ist (***Reboundeffekt***). Auf lange Sicht verschlechtert sich daher die Psoriasis („den Patienten in eine Erythrodermie hineintreiben") trotz immer höherer Kortikoiddosen, die unweigerlich von den entsprechenden Nebenwirkungen begleitet sind.

Etretin, ein synthetisches Retinoid, ist eine wichtige systemische Therapieform. Der Wirkungsmechanismus umfaßt Förderung von Differenzierung und Apoptose sowie Hemmung der Chemotaxis und der Lymphozytenproliferation. Hervorragend auf Monotherapie spricht die ***pustulöse***, gut die ***erythrodermische***, und langfristig mäßig gut auch die ***arthropathische*** Psoriasis an. Bei Plaque-Typ-Psoriasis wirkt Etretin in Monotherapie nur langsam und unvollständig, bewirkt aber neben Abschuppung und Minderung der Infiltration ein viel besseres Ansprechen auf zugleich verabreichte andere Therapieformen. Etretin wird daher hauptsächlich bei ***Kombinationstherapien*** eingesetzt. Es wird meist längerfristig (Monate) in Dosen zwischen 0,3–1,0 mg/kg Körpergewicht verabreicht. Nebenwirkungen und Teratogenität s. S. 126.

Kombination von Etretin mit PUVA, UV-B und Lokaltherapie (Kortikosteroide, Vitamin-D3-Analoge) führt zu einer beträchtlichen Beschleunigung der Abheilung. Kombination mit Cignolin ist wirksam, kann jedoch leicht zu Irritationen führen. Mit anderen Systemtherapeutika (Methotrexat, Cyclosporin A) soll wegen pharmakologischer Interferenzen *nicht* kombiniert werden.

Methotrexat gilt als das wirksamste Medikament bei Psoriasis. Es normalisiert schon bei niedrigen Gaben (7,5–15 mg/Woche) die epidermale Proliferation und führt innerhalb einiger Wochen zur Unterdrückung der Psoriasis. Methotrexat gilt als Mittel letzter Wahl bei therapierefraktärer schwerer Psoriasis und ist auch bei sonst nicht beherrschbarer Psoriasis pustulosa und arthropathica indiziert. Wegen seiner ausgeprägten Nebenwirkungen (Leukopenie, Lebertoxizität; s. S. 123) und Interferenzen mit anderen Pharmaka ist eine strenge Überwachung erforderlich. Nach Absetzen sind Rezidive häufig (besonders therapieresistent).

Nach früherer Lehrmeinung beruht die Wirkung des Methotrexat auf der Blockierung der epidermalen Zellproliferation, weshalb es auch in 3 Einzeldosen mit 12stündigem Intervall, 1 x/Woche, verabreicht wird (entsprechend der putativen Generationszeit der Keratinozyten bei Psoriasis – „Weinstein-Schema"). Nach heutiger Meinung wirkt Methotrexat bei Psoriasis jedoch vorwiegend immunsuppressiv und antiinflammatorisch.

Cyclosporin A ist ausgezeichnet wirksam bei schweren Fälle von Psoriasis vulgaris, gut bei Psoriasis arthropathica und Psoriasis pustulosa; es kann völlige Erscheinungsfreiheit bewirken, nach Absetzen kommt es jedoch häufig zu Rezidiven. Auch bei Cyclosporin A ist wegen der bedeutsamen Nebenwirkungen (Nierentoxizität, s. S. 124) die Beschränkung auf sonst unbeherrschbare Fälle angezeigt. Substanzen mit vergleichbarer Wirkung und Wirkungsmechanismen sind derzeit in Erprobung: Tacrolimus, Ranamycin, Ascomycin.

Cyclosporin A ist wegen mangelnder Penetration durch die Haut nicht lokal verwendbar. Dies trifft auf Tacrolimus und andere, in Entwicklung befindliche Makrolidantibiotika nicht zu. Es wird vermutet, daß diese Substanzen zu einer erheblichen Verbesserung der lokaltherapeutischen Möglichkeiten führen werden.

Hydroxyurea ist weniger wirksam, jedoch relativ reich an Nebenwirkungen. Ein letztens erfolgreich eingesetztes Präparat ist Mykophenolsäure-Mofetil (Wirkung über Blockierung der Purinsynthese).

Anderes: Die Behandlung der Psoriasis mit etablierten Methoden ist zwar in der Regel erfolgreich, kann jedoch in Ausnahmefällen bei übermächtiger Krankheitsaktivität, Problemen der Compliance etc., schwierig oder sogar vergebens sein. Dementsprechend ist der Markt an ***Alternativmethoden*** (diverse Diät-, Bade- und Klimakuren, Psychotherapie etc.) groß. Ein aus der Alternative kommendes Präparat ist z. B. die Fumarsäure, die als „natürliches" Heilmittel verbreitet ist, aber relativ geringe Wirksamkeit mit nicht unerheblichen Nebenwirkungen vereint.

Das Ansprechen der Psoriasis auf therapeutische Maßnahmen ist mitunter gleich kapriziös und unverständlich, wie es ihr Verlauf ist; dies mag eine Teilerklärung für die Verbreitung rational nicht belegbarer Therapiemethoden sein. So ist zum Beispiel manchmal das „umgekehrte Köber-Phänomen" zu beobachten: Milde Traumen der Haut können am Ort der Einwirkung zur Abheilung der Psoriasis führen. In diesem Sinn sind wohl Berichte zu erklären, nach denen lokale Wärmeapplikation oder Plastikfolienverände zur Abheilung führen. Solche Phänomene sind jedoch zu unverläßlich, um als Basis rationaler Therapie zu dienen.

Experimentelle Therapie. In den letzten Jahren wurden zahlreiche therapeutische Studien an meist kleinen Patientengruppen durchgeführt, die die Wirksamkeit immuntherapeutischer Maßnahmen im Prinzip unter Beweis stellten, jedoch als Routinemaßnahmen in dieser Form nicht in Betracht kommen. Diese Studien zielten darauf ab, spezifische Schritte im putativen pathogenetischen Ablauf der Psoriasis zu blockieren. Sie umfaßten: Verabreichung monoklonaler Antikörper gegen CD3, CD4, gegen ICAM-3, LFA-1, gegen Vβ, gegen den IL-2-Rezeptor (CD25), Verabreichung von CTLA4-Ig (Hybrid eines Immunglobulins mit einer Determinante von Lymphozyten, die an C7 der antigenpräsentierenden Zelle bindet und dadurch das kostimulatorische Signal verhindert), von IL-2-DAB389 (ein Konjugat von IL-2 mit Diphtherietoxin – selektive Abtötung der IL-2-Rezeptor-tragenden Zellen) u.a.m. Alle diese Experimente führten, zumindest vorübergehend, zur Besserung der Psoriasis und untermauerten damit das pathogenetische Konzept. Probleme sind die eingreifende Wirkung dieser Wirkstoffe (die nicht nur die psoriasisspezifische Immunreaktion umfaßt) und die immunogene Potenz der verwendeten murinen oder chimären monoklonalen Antikörper. Es ist zu vermuten, daß nach Identifizierung des putativen Psoriasis-(Auto)antigens Versuche dieser Art auch praktisch verwertbar werden.

Psoriasis pustulosa

Eine Gruppe verwandter Dermatosen, deren klinisches Bild durch die Dominanz steriler subkornealer Pusteln wenig mit Psoriasis vulgaris gemein hat. Die Pusteln beruhen auf einer ekzessiven Übersteigerung der schon bei Psoriasis vulgaris als Munro-Mikroabszesse manifesten Leukozytenattraktion (Psoriasis pustulosa ist *keine* superinfizierte Psoriasis!). Man unterscheidet generalisierte und lokalisierte Formen der Psoriasis pustulosa; erstere sind stets dramatische Krankheitsbilder, letztere chronisch und oft therapieresistent.

Generalisierte Formen der Psoriasis pustulosa. Psoriasis pustulosa verkörpert einen unterschiedlichen Reaktionstyp der Psoriasis; „normale" Psoriasisherde fehlen daher in der Regel (wenn auch nicht immer). Die Anamnese deckt jedoch meist frühere Episoden von Psoriasis vulgaris auf. In manchen Fällen scheint die Reaktionsweise zwischen „vulgaris" und „pustulös" zu pendeln. Die Triggerfaktoren dieses Umschlags sind in manchen Fällen bekannt: Infekte, hormonelle Faktoren im Rahmen der Schwangerschaft („Impetigo herpetiformis") oder bei Einnahme von Kontrazeptiva, Kortisonentzug, Hypokalzämie und Irritationen der Haut im Sinn eines Köbner-Phänomens, etwa durch aggressive Lokaltherapie (Dithranol, UV). Manchmal kann man den Übergang der Psoriasis vulgaris in Psoriasis pustulosa beobachten (für solche Mischformen wird der Begriff „Psoriasis cum pustulatione" verwendet).

Die ***generalisierte Psoriasis pustulosa (Typ Zumbusch)*** (Abb. 13.10). Eine seltene, potentiell lebensbedrohliche Krankheit, die sich im Rahmen einer Psoriasis vulgaris oder auch de novo einstellen kann. Es handelt sich um eine unvermittelt auftretende inkomplette oder komplette Erythrodermie, in der massive synchrone Schübe teils konfluierender oberflächlicher Pusteln entstehen, die innerhalb von Stunden eintrocknen oder platzen und wieder abschuppen. Die Schübe sind von hohem Fieber (bis 40 °C oder mehr), hoher Leukozytose, Schwäche und Krankheitsgefühl begleitet. Sie können unbehandelt in kurzen Intervallen (Stunden, Tage) aufeinander folgen, zu Entkräftung, Gewichtsverlust, Hypalbuminämie und Hypokalzämie mit tetanischen Krämpfen und schließlich zum Tod durch Herzversagen führen. Spontanremissionen nach wochenlangen Krankheitsperioden sind jedoch die Regel. Wiederauftreten von Pustelschüben nach monatebis jahrelanger Remission ist häufig. Die generalisierte Psoriasis pustulosa ist häufig von Arthralgien begleitet und mit HLA-B27 assoziert.

Eine mildere Verlaufsform ist die ***zirzinäre generalisierte Psoriasis pustulosa*** (Abb. 13.11). Diese ist durch Erytheme mit randständiger Pustelbildung gekennzeichnet, die durch Konfluenz ein rasch veränderliches Bild girlandenförmiger Muster ergibt.

Impetigo herpetiformis, ein historischer Begriff, bezeichnet die generalisierte pustulöse Psoriasis der Schwangerschaft, die typischerweise von Hypokalzi-

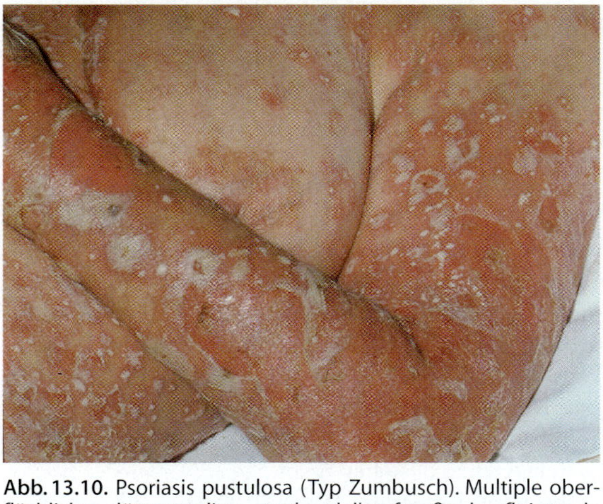

Abb. 13.10. Psoriasis pustulosa (Typ Zumbusch). Multiple oberflächliche, dünnwandige, stecknadelkopfgroße konfluierende Pusteln. Bei großflächiger Konfluenz sog. „Eiterseen"

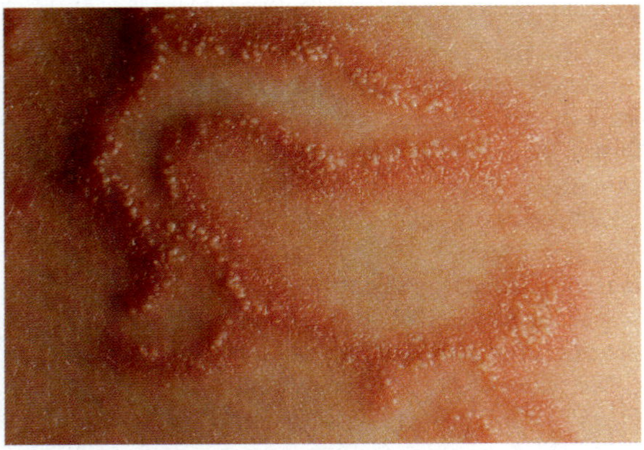

Abb. 13.11. Psoriasis pustulosa, zirzinärer Typ

ämie und tetanischen Krämpfen begleitet wird. Die Impetigo herpetiformis wird von manchen Autoren als Indikation zur Abruptio und Sterilisation betrachtet.

Fallbericht: In den 60 er Jahren stand eine Patientin in fast ständiger klinischer Behandlung, die mit ca. 20 Jahren eine erste Periode einer generalisierten pustulösen Psoriasis entwickelt hatte. Diese hatte mehrere Wochen angedauert und war von Fieberattacken bis 40 Grad und nahezu täglichen Pustelschüben gekennzeichnet gewesen. Einige Monate nach dem spontanen Abheilen stellte sich ein Rezidiv ein, in den folgenden Jahren zahlreiche weitere. Mehrere, aber nicht alle dieser Perioden fielen zeitlich mit Schwangerschaften zusammen (die meist mit Abort, einmal mit der Geburt eines gesunden Kindes endeten). Mehrmals kam es zu tetanischen Krämpfen bei Hypokalziämie. Zwischen den Perioden der pustulösen Psoriasis entwickelte sich eine milde Plaque-Typ-Psoriasis. Wegen ihrer großen Belastung wurde der Patientin eine Tubenligatur vorgeschlagen, in die sie einwilligte. Im Anschluß an diese traten nur mehr wenige, mildere Rezidive auf. *Bemerkung:* Damals standen Retinoide und PUVA noch nicht zur Verfügung; Methotrexate war in dieser Indikation noch nicht eingeführt.

Psoriasis pustulosa palmoplantaris (Typ Barber) (syn. palmoplantare Pustulose). Eine eher seltene gynäkotrope Dermatose des Erwachsenenalters mit weltweiter Verbreitung. Bei mancher Patienten koexistieren Läsionen von Psoriasis vulgaris oder werden frühere Episoden einer solchen berichtet. Infekte gelten als Trigger; Assoziation mit Arthritis wurde berichtet, Korrelation mit HLA-Typen ist nicht bekannt.

Es handelt sich um eine extrem chronische, oft therapieresistente symmetrische Affektion von Handflächen und Fußsohlen, die durch schubartig immer wiederkehrende, oberflächliche (subkorneale) sterile Pusteln und relativ festhaftende groblamellöse Schuppung gekennzeichnet ist. Subjektive Beschwerden sind gering, Systemzeichen bestehen nicht.

Differentialdiagnose. Dyshidrotisches Ekzem, palmoplantare Mykose.

Fallbericht: Eine 65 jährige Hotelbesitzerin stellte sich mit nicht-juckenden Bläschen an beiden Handtellern, die dann vereiterten und schuppten, vor; eine vom Hausarzt begonnene Therapie mit Pilzsalben war erfolglos geblieben („Am Anfang wurde es besser, dann nicht mehr"). Eine palmoplantare Pustulose Typ Barber wurde diagnostiziert und die Behandlung mit 10 mg/Tag Etretin begonnen. Es kam zur schlagartigen Besserung, nach einigen Wochen zu einem milden Rezidiv, das auf Erhöhung der Dosis ansprach. Nach 2 Monaten war die Erhöhung auf 30 mg/Tag erforderlich, worauf die Patientin allerdings mit generalisierter Schuppung, sehr trockenen Lippen und Effluvium reagierte. Nun willigte die Patientin, die bislang die Zeit dafür nicht gefunden hatte, in eine Untersuchung nach Fokalherden ein. Es fand sich eine floride Helikobakter-Gastritis, eine purulente Emphysembronchitis (die Patienten ist starke Raucherin) sowie, als Zufallsbefund, ein Plattenepithelkarzinom des rechten Oberlappenbronchus. Nach Operation und Bestrahlung des letzteren, Sistieren des Rauchens und Eradikation der Helikobakterinfektion kam es auch zum spontanen Ende der palmoplantaren Pustulose.

Akrodermatitis suppurativa (Hallopeau) (Abb. 13.12). Eine seltene Dermatose mit Ähnlichkeit zum Typ Barber, jedoch an den Fingerspitzen, Paronychien, subungual und den Dorsalseiten der Finger lokalisiert. Im Gegensatz zu diesem handelt es sich um ein langsam proximalwärts progredientes Geschehen mit Neigung zur Hautatrophie. Bei langem Bestand resultiert Nagelverlust und Versteifung der Fingergelenke. Übergang in generalisierte Psoriasis pustulosa ist selten, aber möglich.

Differentialdiagnose. Dyshidrotisches Ekzem, Paronychie.

Histologie der Psoriasis pustulosa. Massive intraepidermale Leukozytenansammlungen, fokal in Bezirken vakuolisierter Epidermalzellen verdichtet ***(spongiforme Pustel)***, subkorneale „Eiterseen", „Flöze" zusammengesinterter Leukozyten in der parakeratotischen Hornschicht. Akanthose und Papillomatose sind

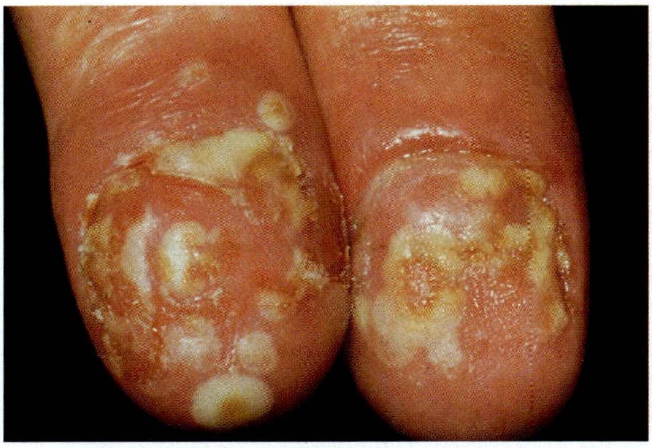

Abb. 13.12. Akrodermatitis suppurativa (Hallopeau). Oberflächliche, konfluierende Pusteln und Krusten der Fingerakren. Beachte die Anonychie

kaum ausgeprägt und fehlen bei der lokalisierten Form.

Therapie der Psoriasis pustulosa. Sowohl die generalisierte als auch die lokalisierte Form sprechen ausgezeichnet auf Etretin (auch Isotretinoin) an. Während die erstere zu spontanen Remissionen neigt und daher eine Dauertherapie nicht erforderlich ist, wirft der chronische Verlauf der lokalisierten diesbezüglich Probleme auf. Nicht selten steigt der Mengenbedarf an Retinoiden kontinuierlich an und erfordert Kombinationstherapien. Alternative zu den Retinoiden ist Photochemotherapie und, bei der generalisierten Form, Methotrexate.

Psoriasis arthropathica

Eine mit Psoriasis assoziierte seronegative Spondyloarthropathie, die mit HLA-B27 korreliert und durch Immunmechanismen vermittelt ist. Sie ist mit M. Reiter eng verwandt und durch Läsionen sowohl der Gelenke als auch periartikulärer Strukturen (Enthesiopathie) gekennzeichnet. Sie verläuft meist chronisch und mäßig intensiv, gelegentlich jedoch akut, destruktiv und mutilierend.

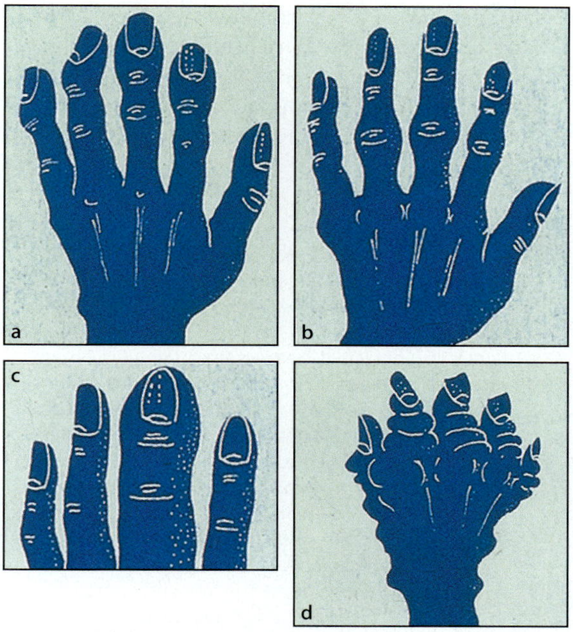

Abb. 13.13. Typen der Psoriasis arthropathica (nach J. Bos, Amsterdam). **a** Peripherer Typ; **b** Rheumatoider Typ; **c** „Wurstfinger"; **d** Arthritis mutilans

Epidemiologie. Die Prävalenz der Arthropathie bei Psoriasis wird auf unter 10 % geschätzt (sie ist also viel seltener als die chronische rheumatoide Arthritis), ist aber bei ausgedehntem psoriatischem Hautbefall und insbesondere bei pustulöser Psoriasis, höher (bis 30 %). Fälle mit geringfügiger oder sogar fehlender Hautbeteiligung sind jedoch keine Seltenheit. Der klinische Verlauf der Arthropathien ist von dem der Hautherde weitgehend unabhängig. Die Veranlagung zur Arthropathie unterliegt analogen Vererbungsregeln wie die Psoriasis selbst, wobei oft sogar bestimmte Verlaufstypen familiär gehäuft sind. Wie die Psoriasis, ist die psoriatische Arthropathie mit HLA-Cw6 (neben anderen HLA-Typen) korreliert, zusätzlich jedoch mit HLA-B27 (70 % bei axialem Befall, seltener beim peripheren Typ). Krankheitsbeginn ist zumeist im mittlerem Erwachsenenalter.

Pathogenese. Eine nur teilweise geklärte (CD8-Zell-vermittelte?) zelluläre Immunreaktion (im Gegensatz zur rheumatoiden Arthritis finden sich im Synovialpunktat keine Immunkomplexe bzw. Rheumafaktoren). Es entsteht eine massiv hyperplastische, villöse Synovia, die von mononukleären Zellen durchsetzt (manchmal mit Ausbildung von Keimzentren) und durch Neovaskularisation und Fibroblastenproliferation gekennzeichnet ist. Letztere führt zur Erweiterung des Gelenkspalts (typisches radiologisches Zeichen) und kann in eine vorerst fibröse, später knöcherne Ankylose leiten. Gleichzeitig kommt es zur Resorption von Knorpel und Knochen (erosive Arthritis). Ähnliche Veränderungen spielen sich an Ansätzen von Ligamenten und Sehnen ab: gleichfalls Entzündung, Schwellung, Knochenabbau und Kalzifikation. Ein wesentlicher Realisationsfaktor ist mechanisches Abnützungstrauma.

Klinik. Der Beginn der psoriatischen Arthropathie ist meist schleichend und an nur wenigen Gelenken, manchmal aber akut und extensiv. Die befallenen Gelenke zeigen akute Entzündung (Schwellung, Hitzen, Druck- und Spontanschmerzhaftigkeit), bei längerem Bestand Formveränderungen (Auftreibung, ulnare Deviation), Ankylose und Verkürzung. Folgende Verlaufstpyen werden unterschieden (Abb. 13.13):

- ***Peripherer Typ:*** Bei diesem weitaus häufigsten Typ werden einzelne bis zahlreiche (vor allem distale) Interphalangealgelenke von Fingern und Zehen, manchmal auch die Metakarpalgelenke betroffen. Charakteristisch ist die asymmetrische Lokalisation (Unterscheidung zur rheumatoiden Arhritis). Oft diffuse Schwellung der Finger ***(„Wurstfinger")***, morgendliche Steifigkeit, Arbeitsbehinderung.
- ***Monarthritis großer Gelenke:*** tritt entweder in Kombination mit dem peripheren Typ oder isoliert auf. Betroffen sind Knie, Hüftgelenk, Sprunggelenk, entweder einzeln oder zu mehreren. Selten sind das Mandibular- oder das Sternomanubrialgelenk isoliert befallen.
- ***Axialer Typ:*** meistens in Kombination mit dem peripheren Typ. Hauptbefallen sind hier die Sakroiliakalgelenke und die Halswirbelsäule (Bildung von Syndesmophyten).
- ***Arthritis mutilans:*** Dieser seltene Typ ist durch ausgeprägte Knochenresorption gekennzeichnet. Tritt

entweder nur an den peripheren Gelenken (Verkürzung der Phalangen, Einschrumpfen der Finger – können durch Zug wieder auf ursprüngliche Länge gedehnt werden, „Teleskopfinger") oder generalisiert auf. Hohe Assoziation mit pustulöser Psoriasis und HLA-B27.

Fallbericht: Ein ca. 70jähriger Bauer war Ende der 60er Jahre schon seit langem wegen einer schweren und ausgedehnten Psoriasis arthropathica in Behandlung. Sämtliche Finger waren nach stetiger, langsamer Progression durch eine Beugekontraktur gebrauchsunfähig; seine Wirbelsäule war versteift, die Halswirbelsäule in Beugestellung fixiert. Er wurde das letztemal einige Monate nach dem Tod seiner Ehefrau aufgenommen, da er für sich nicht mehr sorgen konnte. Physikalische Medizin und NSAID brachten eine leichte Milderung. Da er meist teilnahmslos im Bett lag, entwickelte sich ein oberflächlicher sakraler Dekubitus. Er wurde zunehmend depressiv, verschlossen und introvertiert. Eines Nachts beging er, unbemerkt vom Schwesternnachtdienst und den anderen 21 Kranken des Krankensaales, Selbstmord.

Zu den Gelenksveränderungen treten die charakteristischen (und bei rheumatoider Arthritis fehlenden) Symptome der Enthesiopathie („Weichteilrheumatismus") auf: ausgedehnte und wechselnde periartikuläre oder Fuß- und Sohlenschmerzen, Druckpunkte, Tendosynovitis, „Tennisarm", Entzündungen der Achillessehne etc.

Bei HIV-Infektion werden schwere psoriatische Arthropathien häufig beobachtet.

Diagnostik. Die psoriatische Arthropathie hat keine spezifischen Laborparameter (es finden sich lediglich hohe Blutsenkung, Akutphasenproteine und Entzündungsanämie), doch ist das klinische Bild bei typischem Verlauf klar. Die Verdachtsdiagnose muß durch Ausschluß einer chronischen rheumatoiden Arthritis (Seronegativität), den Versuch des Nachweises psoriatischer Hautläsionen (Examination des gesamten Integuments; Achten auf die bei psoriatischer Arthropathie besonders deutlich ausgeprägte Nagelpsorisis) und Radiodiagnostik (manche Läsionen der psoriatischen Arthropathie sind radiologisch eindeutig identifizierbar) erhärtet werden. In Differentialdiagnose kommen zahlreiche andere Gelenkskrankheiten: rheumatoide Arthritis, posttraumatische Arthritis, und andere seronegative Spondylathropathien.

Verlauf und Therapie. Der natürliche Verlauf ist meist durch periodisch wechselnde Aktivität, oft längerfristige Spontanremissionen oder mäßige Progredienz gekennzeichnet. Nur ein kleiner Teil der Patienten schreitet rasch und ohne wesentliches Ansprechen auf die Therapie fort. Bei diesen kann es durch mutilierende Arthropathie, Synostosen und knöcherne Kontrakturen zum Verlust der Arbeits- und oft auch der Gehfähigkeit und schwerer Verkrüppelung kommen.

Die ***Therapie*** ist oft schwierig, nach Stadien und Verlauf individuell zu gestalten und ein Gebiet interdisziplinärer Kooperation. NSAID (z. B. Naproxen) reichen in milderen Fällen zur Unterdrückung der Entzündungsreaktion aus. In der akuten Phase kann Kryotherapie sehr hilfreich sein. Befall isolierter Gelenke ist eine Indikation für intraartikuläre Steroidinjektion. Bei schwererem Verlauf Versuche mit Etretin oder Photochemotherapie als Basisbehandlung (Einsparung von NSAID). Im selben Sinn wirken, manchmal sehr gut, Goldpräparate. Die wirkungsvollste Systemtherapie sind Methotrexate oder Cyclosporin A. Bei besonderer Schmerzhaftigkeit sind Opiate manchmal unvermeidlich. Weitere Maßnahmen sind physikalische Therapie, orthopädische Operationen (ev. prothetische Sanierung). Systemische Kortikosteroide sind, wie bei Psoriasis vulgaris, nicht indiziert.

13.1.2 „Parapsoriasis"-Gruppe

Eine heterogene Gruppe psoriasisähnlicher Krankheiten. Der Begriff „Parapsoriasis" stammt aus der deskriptiven Ära der Dermatologie und ist inhaltslos. Die Diskussion um die Gültigkeit der einzelnen Krankheitsbilder, deren Verwandtschaft und ihr Verhältnis zu den Lymphomen nahm ein knappes Jahrhundert in Anspruch und ist noch nicht beigelegt. Trotz des Klassifikationsstreits ist die reale Existenz folgender Krankheitsbilder unzweifelhaft:

Pityriasis lichenoides

Eine seltene, selbstlimitierte exanthematische Dermatose von charakteristischer Morphologie und unbekannter Ursache. Man unterscheidet eine akute und eine chronische Verlaufsform; Übergänge sind möglich.

Pityriasis lichenoides (et varioliformis) acuta (Abb. 13.14). Eine akut einsetzende Krankheit von meist Kindern (überwiegend Knaben) oder Jugendlichen mit schubweisem Verlauf und einer Gesamtdauer von mindestens Monaten. Das Exanthem beginnt mit meist nur geringen Allgemeinerscheinungen (Fieber, Lymphknotenschwellung, Schwäche); es ist generalisiert, schütter regellos disseminiert, bevorzugt den Rumpf und die Beugeseiten der Extremitäten und besteht aus polymorphen hell- bis braunroten Papeln, teils schuppend, teils mit Bläschen und Krusten besetzt. Manche Läsionen wandeln sich in Nekrosen um, die mit varioliformen atrophen Narben abheilen.

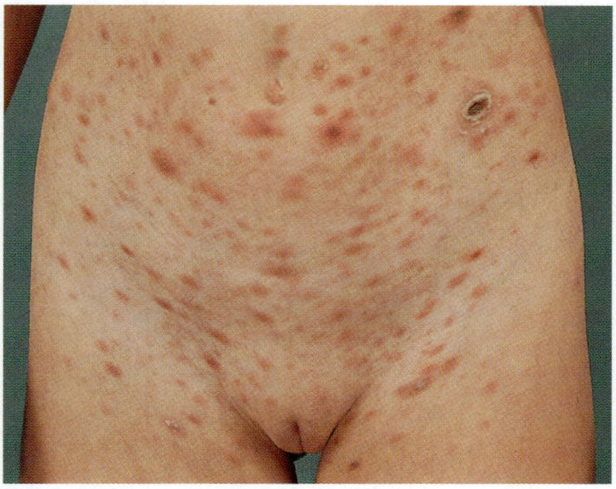

Abb. 13.14. Pityriasis lichenoides acuta. Disseminiertes, erythematös-hämorrhagisches, an einzelnen Stellen nekrotisierendes Exanthem

Histologie. Ein „Interface"-Prozeß (Entzündung mit Maximum an der Junktionszone), basale Vakuolisierung und Spongiose, Parakeratose. In der papillären Dermis dichte lymphozytäre perivaskuläre Infiltrate (keine nekrotisierende Vaskulitis). Erythrozytenextravasate in Dermis und Epidermis.

Pityriasis lichenoides chronica (Abb. 13.15). Entsteht de novo oder aus der Pityriasis lichenoides acuta. Verlauf sehr chronisch. Die Läsionen sind weniger entzündlich (graubraun), weniger erhaben, mehr schuppend, Exsudation und Nekrosen fehlen. Typisches Zeichen: Bei zartem Ankratzen kann eine Schuppe von der gesamten Läsion abgehoben werden, die am Gegenpol haftenbleibt („Sargdeckelphänomen").

Ätiologie. Unbekannt.

Therapie und Verlauf. Mit Tetrazyklinen (Wirkungsmechanismus unbekannt) und Photochemotherapie kann oft innerhalb weniger Wochen Abheilung erreicht werden. Bei intensiver Ausprägung ist ein Kortikoidstoß angezeigt. Die Pityriasis lichenoides geht nicht in ein kutanes Lymphom über.

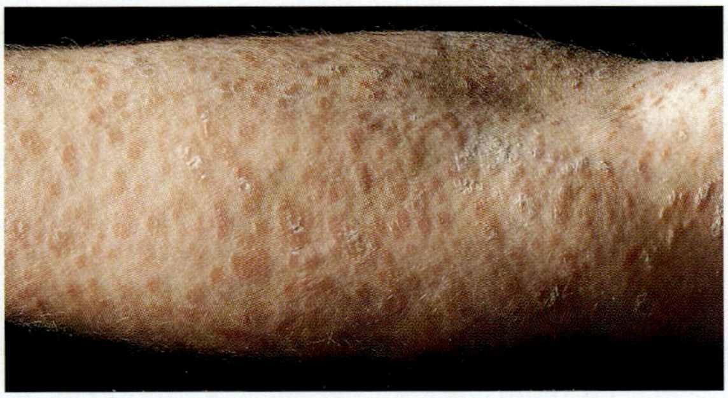

Abb. 13.15. Pityriasis lichenoides chronica. Bräunlichrote ovaläre Plaques, von denen sich nach Darüberstreichen psoriasiforme Schuppen lösen

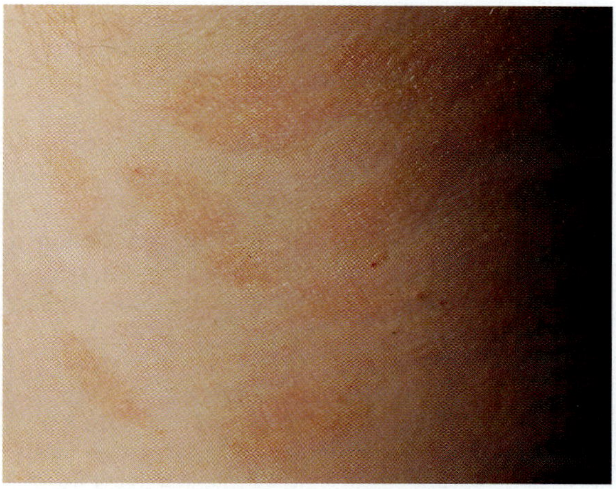

Abb. 13.16. Parapsoriasis en plaques, kleinfleckige Form. Kaum wahrnehmbare, zart schuppende, erythematöse Areale. Beachte die artefizielle Verteilung („Fingerprint dermatosis")

Lymphomatoide Papulose (s. S. 641). Eine der Pityriasis lichenoides ähnliche Dermatose unklarer Zugehörigkeit. Sie ist durch knotige Infiltrate, Nekroseneigung und lymphomähnlichen histologischen Aufbau gekennzeichnet und galt lange Zeit als Paradebeispiel eines T-Zell-Pseudolymphoms; allerdings wurde in manchen Fällen eine monoklonale Proliferation nachgewiesen und Übergang in echte Lymphome beobachtet.

Parapsoriasis en plaques

Ein historischer Sammelbegriff für zwei ähnliche, nach bisheriger Auffassung aber verschiedene Dermatosen: die ***kleinfleckige*** und die ***großfleckige*** Parapsoriasis en plaques. Erstere wird heute meist „chronic superficial dermatitis" genannt und stellt eine eminent chronische, benigne Dermatose dar. Letztere wird auch als „Prämykose" bezeichnet und ist die Vorstufe der Mycosis fungoides.

„Chronic superficial dermatitis" (Abb. 13.16). Eine nicht sehr seltene Dermatose des reiferen Erwachsenenalters mit Bevorzugung des männlichen Geschlechts. Der Beginn ist schleichend, die Progredienz sehr langsam.

Klinik. Die Dermatose ist sehr unauffällig und besteht aus subjektiv symptomlosen rundlichen, regellos über den Rumpf und die proximalen Extremitäten verteilten Flecken von zart hellrot-gelblicher Farbe mit geringer diffuser Schuppung und nur einigen Zentimetern Durchmesser (Vergleich mit Fingerabdrücken: „fingerprint dermatosis"). Einmal entstandene Herde bleiben Jahre bis Jahrzehnte bestehen. Während des Sommers werden sie durch Sonnenbräunung überdeckt, kehren aber im Winter am selben Ort wieder. Nach tradierter Auffassung *kein* Übergang in Mycosis fungoides.

Differentialdiagnose. In Rückbildung befindliche oberflächliche Hautblutungen; Pityriasis rosea (stärker entzündlich, peripher schuppend) und die großflächige Psoriasis en plaques (Prämykose); letztere ist durch ihre größeren Herde und deren Heterogenität (in Farbe, Grad der Infiltration und Atrophie) zu unterscheiden.

Histologie. Uncharakteristische milde dermale Rundzellinfiltrate mit lymphozytärer Exozytose in die Epidermis, fokale Parakeratose.

Ätiologie und Pathogenese sind unklar. Definitive Studien, ob es sich nicht doch um ein extrem niedrigmalignes epidermotropes T-Zell-Lymphome handelt, stehen aus.

Zunehmend neigt man der Meinung zu, daß die klein- und die großfleckige Parapsoriasis en plaques identische Krankheiten seien und sich beide im Prinzip in die Mycosis fungoides fortentwickeln können; der Unterschied liegt nur im noch viel chronischeren Verlauf der kleinfleckigen Form. Diese Auffassung wird durch Berichte gestützt, daß bei beiden Formen mit speziellen PCR-Techniken zirkulierende monoklonale T-Helfer-Zellen isoliert werden konnten.

Therapie. Gutes Ansprechen auf UV-Bestrahlung (auch Sonne) und Photochemotherapie, die Läsionen kehren jedoch später wieder.

Prämykose. Siehe unter Mycosis fungoides, S. 634.

13.1.3 Porokeratosen

Eine Gruppe seltener Genodermatosen, die durch charakteristische nummuläre Hautherde mit wallartigem Rand gekennzeichnet sind. Letzterem entspricht histologisch eine pathognomonische Verhornungsstörung ***(kornoide Lamelle)***. Ätiologie unbekannt.

Man unterscheidet die sehr seltene „klassische" ***Porokeratose (Mibelli)*** und die häufigere ***disseminierte aktinische Porokeratose*** (Abb. 13.17). Beide Varianten werden autosomal dominant vererbt. Die erstere beginnt in der Kindheit, weist nur wenige große Herde meist an den Extremitäten auf und ist langsam progredient. Die letztere setzt erst im Erwachsenenalter ein, ist auf die sonnenbestrahlten Regionen limitiert und besteht aus multiplen kleinen Läsionen. Weitere Varianten sind die ***disseminierte*** und die ***lineäre*** (entlang der Blaschko-Linien ausgebreitete) Porokeratosen. Klinisch entsprechen die Herde rundlichen, mild atrophen Erythemen mit einer peripheren hyperkeratotisch-schuppigen Krause, die sich langsam peripher ausbreiten. Sie zeigen keine Spontanheilungstendenz. Die Entstehung von Plattenepithelkarzinomen in Porokeratose-Herden wurde beschrieben.

Differentialdiagnose. Psoriasis, aktinische Keratosen, Granuloma anulare.

Histologie. Die kornoide Lamelle ist eine die gesamte Hornschicht durchsetzende dünne Säule von Parakeratose, die in einer grübchenartigen Vertiefung der Epidermis verankert ist („in der Haut steckende Artischocke"). Sie entspricht dem progredienten Randsaum der Läsion. Das Zentrum zeigt Entzündung und Atrophie.

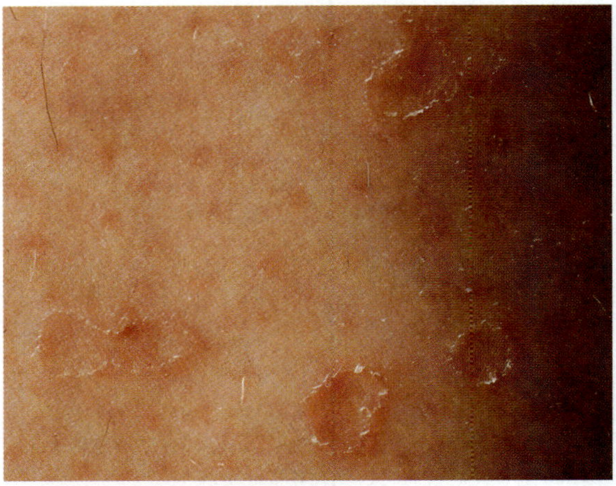

Abb. 13.17. Porokeratose. Ovaläre, nicht entzündliche muldenförmig eingesunkene Herde mit halskrausenartigem Wall (cornoide Lamelle)

Therapie. Exzision, Kryotherapie oder Lokaltherapie mit 5-Fluorouracil.

13.1.4 Pityriasis rubra pilaris

Eine sprichwörtlich chronische, von den Haarfollikeln ausgehende erythematosquamöse Dermatose. Sie ist unbekannter Ätiologie, von psoriasisähnlichem Aussehen und von keinen Systemzeichen begleitet.

Epidemiologie. Eine seltene, weltweit verbreitete Krankheit. Traditionell unterscheidet man eine ***erbliche*** (autosominal dominante) und eine ***erworbene*** Form. Erstere setzt in der frühen Kindheit ein und soll meistens das gesamte Leben persistieren. Letztere beginnt im mittleren Erwachsenalter und neigt nach jahrelangem Verlauf zur Spontanheilung. Das gute Ansprechen beider Formen auf Etretinat macht diese Auffassung hinfällig und läßt an der Existenz einer genetisch fixierten Form zweifeln.

Klinik (Abb. 13.18). Die Dermatose wird durch das schubartige Auftreten vorerst kleiner, orangeroter follikulärer, hyperkeratotischer Papeln geprägt. Diese erscheinen zu Beginn am Kapillitium, den Streckseiten der Extremitäten mit Bevorzugung der Akren, schließlich an Rumpf und Gesicht. Durch Übergreifen auf die interfollikuläre Haut und Konfluenz entstehen flächenhafte, gelbrote, manchmal psoriasiform schuppende Herde, die scharf und polyzyklisch begrenzt sind und in eine Erythrodermie übergehen können. Innerhalb der befallenen Haut finden sich scharf und bizarr begrenzte Inseln gesunder Haut (typisches diagnosti-

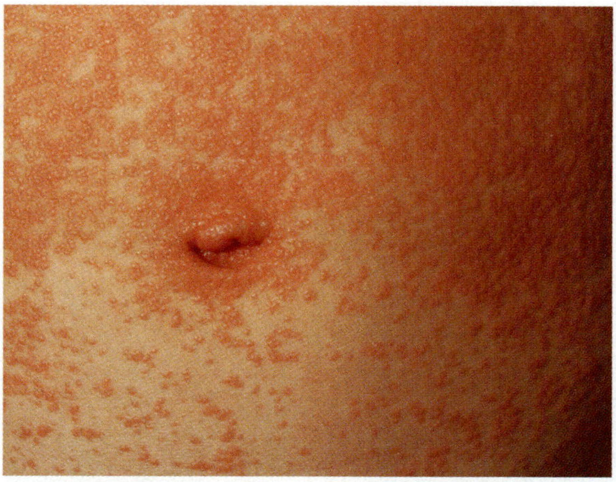

Abb. 13.18. Pityriasis rubra pilaris, frühes Stadium. Follikuläre konfluierende hellrote Papeln im Stammbereich. Zu Beginn nur wenig Schuppung

sches Zeichen). Gleichzeitig kommt es zu einer diffusen pergamentartigen Verdickung der Handflächen und Fußsohlen. Subjektive Beschwerden fehlen weitgehend, die Schleimhäute bleiben frei, das Haarwachstum ist nicht beeinträchtigt. Die Nägel zeigen ähnliche Veränderungen wie bei Psoriasis. Systemzeichen fehlen.

Histologie. Psoriasiformes Bild, Parakeratose jedoch nur im Follikelostium.

Ätiologie und Pathogenese. Unbekannt.

Differentialdiagnose. In frühen Formen das seborrhoische Ekzem und Lichen ruber, später Psoriasis vulgaris und chronische Erythrodermien anderer Art (z. B. ichthyosiforme Erythrodermie). Unterscheidungsmerkmal: Die typischen follikulären Papeln der Pityriasis rubra pilaris sind am Rand flächiger Läsionen erkennbar.

Verlauf und Therapie. Unbehandelt kann die Pityriasis rubra pilaris über viele Jahre bestehen, heilt schließlich aber auch spontan ab. Unter Etretin kommt es meist innerhalb weniger Wochen zur Abblassung, Abflachung und Abschuppung der Läsionen, doch bleibt eine zart schuppende, oft kaum merkliche Erythrodermie längerfristig bestehen. Die gänzliche Abheilung nimmt Monate in Anspruch.Bei zögerndem Ansprechen sind zusätzliche, mittelhoch dosierte systemische Kortikosteroidstöße hilfreich.

Rezidivschübe sind beim Ausschleichen oder Absetzen von Etretin nicht selten. Sofortiges Wiederansetzen verhindert nicht die abermalige weitflächige Ausbreitung (der Patient meint oft, die Behandlung wirke nicht), verkürzt die Schübe jedoch und mildert sie ab.

Aggressive Therapien (z. B. wurde früher Methotrexate eingesetzt) sind nicht erforderlich. Photochemotherapie führt zur Verschlechterung. Lokale Kortikosteroide sind wenig wirksam.

Fallbericht: Eine 63 jährige, sehr gepflegte Patientin wird wegen einer erythematös-schuppigen Eruption an behaartem Kopf, Extremitäten und den Intertrigostellen zugewiesen. Die Diagnose einer Pityriasis rubra pilaris wird gestellt und die sehr besorgte Frau beruhigt, daß diese früher extrem langwierige Dermatose ungefährlich und mit Etretin gut behandelbar sei. Sie wird stationär aufgenommen, die Therapie mit 50 mg Etretin/Tag begonnen. Innerhalb einer Woche breitet sich die Dermatose unter steigender Mutlosigkeit der Patienten zu einer subtotalen Erythrodermie aus; ein systemischer Kortikosteroidstoß wird angesetzt. Innerhalb zweier weiterer Wochen ist die Erythrodermie stark abgeblaßt, das Steroid wird ausgeschlichen, Etretin auf 25 mg/Tag reduziert, die Patientin entlassen. Bei der nächsten Visite erscheint die Patientin mit deutlich rarefiziertem Haar; trotz der Reduktion von Etretin auf 10 mg/Tag schreitet der Haarausfall bis zur totalen Alopezie fort. Durch die Dosisreduktion kommt es wieder zur Verschlechterung der Pityriasis rubra pilaris. Die Krankheitsaktivität pendelt durch ein halbes Jahr hin und her, die Haare wachsen zur Gänze nach. Innerhalb der nächsten 2 Jahre kommt es insgesamt zu drei weiteren, milderen Rezidiven.

13.1.5 Morbus Reiter

Eine mit der arthropathischen Psoriasis eng verwandte postinfektiöse seronegative Spondylarthropathie mit oft eminent chronisch-rezidivierendem Verlauf. Sie bildet neben der klassischen Symptomtrias von unspezifischer Urethritis, Konjunktivitis und Arthritis der großen Gelenke auch psoriasisähnliche Hautläsionen aus (Keratoderma blenorrhagicum).

M. Reiter ist ein Hauptvertreter der sogenannten „reaktiven Arthritiden", d. h. postinfektiöser Arthritiden, bei denen Erreger aus dem Gelenk nicht kultivierbar sind. Allerdings können in den Gelenken Antigene oder DNS (mittels PCR) nachgewiesen werden, z. B. Chlamydia trachomatis.

Epidemiologie. M. Reiter ist weltweit verbreitet, gilt als relativ selten und tritt häufiger bei Weißen, hauptsächlich bei jungen Männern, auf (Altersgipfel 20–45 Jahre). Bei letzteren stellt er allerdings die häufigste Form von Arthritis dar; ausgedehnte Epidemien wurden beobachtet. M. Reiter ist sehr hoch mit HLA-B27 (80 %; relatives Risiko knapp 40) oder mit diesem strukturell verwandten Haplotypen (B7, Bw22, Bw42) korreliert. Der Ausbruch des M. Reiter folgt der jeweiligen Infektion 1–4 Wochen nach. Je nach der Art derselben unterscheidet man einen ***postdysenterischen*** (epidemischen) und einen ***postvenerischen*** (endemischen) Typ. Der postdysenterische Typ wird durch bestimmte „arthritogene" gramnegative Darmkeime verursacht (Salmonella enteritidis, typhimurium, Shigella flexneri, dysenteriae, Yersinia enterocolitica, Campylobacter fetus, Clostridium difficile u. a. m.); bei der postvenerischen Form ist Chlamydia trachomatis der bestimmende Erreger (wahrscheinlich auch Mycoplasma genitalis hominis und Ureaplasma urealyticum).

Pathogenese. Es handelt sich um einen CD8-Zell-vermittelten Immunprozeß; dies wird durch die Häufigkeit und den schweren Verlauf des M. Reiter in fortgeschrittenen Stadien der HIV-Infektion und das Fehlen von Rheumafaktoren, Immunkomplexen und antinukleären Antikörpern, wie sie für CD4-vermittelte Arthritiden charakteristisch sind, belegt. Eine zentrale Rolle spielen (unter anderem in der Synovia) persistierende Mikroorganismen oder deren Antigene. Mehrere Pathomechanismen werden erwogen: spezifische Toleranz, die zur Unfähigkeit der Elimination der Mikroorganismen führt; unspezifische T-Zell-Aktivierung durch bakterielle Superantigene; molekulares Mimikry.

Klinik. Die Teilsymptome treten meist gleichzeitig oder in unmittelbarer Folge auf: unter Fieberattacken und Abgeschlagenheit entwickeln sich oft sehr schmerzhafte ***arthritische*** Beschwerden der großen Gelenke der unteren Extremität (Knie- und Sprunggelenke): Rötung, Schwellung, oft mächtige Ergüsse; die Patienten sind bettlägerig und immobil. Seltener betroffen sind die kleinen Gelenke (obere Extremität) und die Sakroiliakalgelenke. Gleichzeitig bestehen Enthesiopathien (Tendosynovitis, Daktylitis, schmerzhafte Entzündung verschiedener Sehnen – Achillessehne!, Kalkaneodynie).

Urologische Symptomatik: ein schleimiger, manchmal eitrig eingetrübter ***urethraler Ausfluß***, gelegentlich milde Prostatitis und Zystitis.

Augensymptomatik: eine meist milde und spontan abheilende, bilaterale seröse oder eitrige Konjunktivitis; in schweren Fällen Iridozyklitis.

Seltene Manifestationen sind Perikarditis, Herzrythmusstörungen, Pleuritis, periphere Neuritis, Glomerulonephritis.

Die ***Hautsymptome*** sind vielgestaltig und beginnen meist mit gruppierten, pustulierenden Erythemen an ***Handflächen und Fußsohlen***, häufig auch um und unter den Nagelplatten. Die (sterilen!) Pusteln platzen bald, es entstehen hyperkeratotische, schuppende, nässende Herde (***Keratoderma blenorrhagicum***). Weniger pustulierende psoriasiforme Herde können überall am Integument, insbesondere über den Gelenken auftreten. An der Mundschleimhaut finden sich Läsionen ähnlich der Exfoliatio areata linguae oder oberflächliche Ulzera (s. unter Mundschleimhautkrankheiten, S. 694), und an Glans und Praeputium penis scheibenförmige, polyzyklische, erosive, oft recht ausgedehnte Herde (***Balanitis circinata***), ein für das Reiter-Syndrom nahezu pathognomonisches Bild

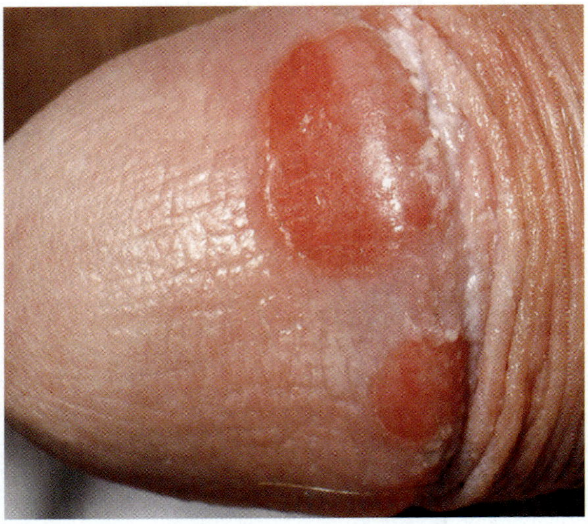

Abb. 13.19. Balanitis circinata bei M. Reiter

(Abb. 13.19). Selten entwickelt sich ein Erythema nodosum.

Histologie der Hautläsionen. Psoriasiformes Bild.

Labor. Es gibt keinen Labortest zur Diagnose des M. Reiter. Die Veränderungen im Blut sind unspezifisch (hohe Senkung, Akutphasenproteine, Entzündungsanämie; Fehlen von antinukleären Antikörpern und Rheumafaktoren), der serologische Erregernachweis ist im Fall der postvenerischen Form wenig zuverlässig. Ein hoher diagnostischer Wert wird dem Nachweis von Antikörpern gegen Hitzeschockproteine von Chlamydien zugeschrieben.

Differentialdiagnose der Hautläsionen. (Pustulöse) Psoriasis; Kandida-Balanitis.

Verlauf und Therapie. Antibiotische Behandlung ist zwar nicht von gesichertem Nutzen, aber insbesondere bei der postvenerischen Form zu empfehlen (Doxycyklin – 3 Monate; auch Behandlung des Geschlechtspartners!). Hauptstütze der Therapie sind NSAID; systemische Kortikosteroide werden unterschiedlich beurteilt und sind jedenfalls mit Vorsicht einzusetzen. Bei ca. 60 % der Fälle erfolgt nach mehrwöchigem bis 6monatigem Verlauf langsame Abheilung. Beim Rest mündet die Krankheit in einen hartnäckigen chronisch-rezidivierenden Verlauf, der zwar nach langer Zeit in Spontanheilung, aber auch in zunehmende Behinderung übergehen kann (erosive Arthritis). Hiebei sind Sulfasalazin, ev. auch Immunsuppressiva, in Ausnahmefällen die Synovektomie angezeigt.

13.1.6 Pityriasis rosea

Eine selbstlimitierte, akut entzündliche exanthematische Dermatose wahrscheinlich viraler Genese.

Epidemiologie. Eine weltweit verbreitete häufige Krankheit. Sie tritt in allen Lebensaltern auf (Häufung in der Lebensmitte), hat weder Geschlechtsprädilektion noch saisonale Häufung und ist meist von sporadischem Auftreten (kleine Epidemien wurden berichtet). Die virale Genese wurde noch nicht sicher nachgewiesen und gründet sich auf indirekte Indizien: biphasischer Verlauf (Primärplaque, Stadium der Generalisation), lebenslange Immunität (Rezidive kommen jedoch gelegentlich vor). Übertragbarkeit besteht nicht, überzeugende Inokulationsversuche liegen nicht vor.

Klinik. Erstsymptom ist die sogenannte Primärplaque: ein solitärer, meist kreisrunder, scharf begrenzter erythematöser (***lachsroter)*** Herd mit peripherer Schuppenkrause („Collerette"). Er sitzt gewöhnlich am oberen Rumpf. Tage bis Wochen später stellt sich schubweise ein auf den Rumpf begrenztes Exanthem aus ovalen, in der Spaltrichtung der Haut ausgerichteten gleichartigen Herden ein („Tannenbaum"-artige Verteilung). Mittelstarker bis starker Juckreiz. Bei komplikationslosem Verlauf Spontanheilung in 1–3 Monaten (unbehandelt; bei Behandlung innerhalb einiger Wochen).

Pityriasis rosea irritata (Abb. 13.20). Bei Irritation durch Schwitzen, heiße Bäder etc. kommt es zur drastischen Verschlechterung: Verdichtung der Läsionen, Ausbreitung auf Extremitäten und Gesicht sowie Umwandlung in ein polymorphes Bild aus Erythemen, Quaddeln und nässenden Plaques. Heftiger Juckreiz.

Differentialdiagnose. Seborrhoisches Ekzem (Typ vom sog. Eczema petaloides), Arzneimittelexantheme, Virusexantheme, Psoriasis guttata, Exantheme bei Lues II.

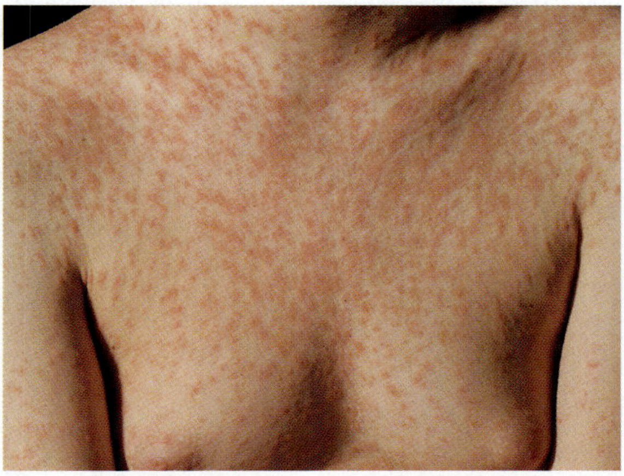

Abb. 13.20. Pityriasis rosea (irritata). Dichtes makulourtikarielles Exanthem, stellenweise mit Bläschen und Krusten. Beachte die Anordnung entlang der Spaltlinien der Haut. Eine Primärplaque ist nicht erkennbar

Histologie. Fokale Spongiose, perivaskuläre Rundzellinfiltrate der Dermis mit vereinzelt Eosinophilen, milde Erythrozytenextravasate.

Labor. Unauffällig.

Ätiologie und Pathogenese. Außer der viralen Genese (humanes Herpesvirus 7 ? Picornaviren?) werden Arzneimittelintoleranzreaktionen und atypische Manifestationen im Rahmen der atopischen Diathese erwogen.

Therapie. Lokaltherapie mit Kortikoidlotionen, Vermeidung von Irritation. Bei schwererem oder protrahiertem Verlauf kurzer Kortikoidstoß.

13.1.7 Erythrodermien

Erythrodermien sind universelle Rötungen der Haut ungeachtet der zugrundeliegenden Ursache. Die Bezeichnung ist ein deskripter Sammelbegriff für eine Vielzahl verschiedener Dermatosen, der dennoch auch heute noch wichtig und gerechtfertigt ist:

- ***Aus diagnostischen Gründen:*** Viele Erythrodermien sehen einander sehr ähnlich und erlauben die ätiologische Diagnose oft erst nach entsprechenden Untersuchungen;
- Erythrodermien sind, gleichgültig welcher Ursache, ***ein schwerwiegendes Zustandsbild.***

Erythrodermien sind für den Organismus aus mehreren Gründen eine erhebliche Belastung: die Aufrechterhaltung der Durchblutung des gesamten Hautgefäßsystems ist eine schwere Beanspruchung für Herz und Kreislauf. Die Wärmeabstrahlung verursacht gemeinsam mit der erhöhten Abdunstung (Schwitzen, häufig gegebene Beeinträchtigung der Barrierefunktion durch die zugrundeliegende Dermatose) einen hohen Energieverlust. Typischerweise frieren Patienten mit Erythrodermien. Schließlich kommt es durch die häufig gesteigerte epidermale Proliferation und Desquamation und gegebenenfalls den Verlust von Serumproteinen zu manchmal erheblichem Proteindefizit (Hypoproteinämie). Erythrodermien sind daher stets Anlaß zu intensiver Abklärung und Therapie.

Man unterscheidet ***primäre*** und ***sekundäre*** Erythrodermien; erstere entstehen de novo, letztere durch universelle Ausbreitung präexistenter Dermatosen.

Primäre Erythrodermien

Diese können akut auftreten oder chronisch sein.

Akute primäre Erythrodermien. Diese entstehen als Antwort auf aktuelle Ereignisse und sind von zeitlich begrenzter Dauer. Abgesehen von passageren Gefäßregulationsphänomenen (Flush, Urtikaria, Temperaturreize, psychisch) handelt es sich meist um Intoleranzreaktionen gegen Medikamente ***(toxische Erythrodermie)***, seltener gegen mikrobielle Toxine (z. B. Scharlach). Manche sind mit Blasen und Hautnekrose assoziiert ***(erythrodermisches fixes Arzneimittelexanthem, toxische epidermale Nekrolyse)***. Akute primäre Erythrodermien können ferner durch physikalische (Verbrühung, UV-Licht) oder chemische Ursachen entstehen (z. B. Giftgase). Alle sind, in wechselndem Ausmaß, von System- und Organsymptomen begleitet (Fieber, Arthralgien, Symptome seitens der Nieren, ZNS u. a. m.), manche sind lebensbedrohend.

Chronische primäre Erythrodermien. Diese sind entweder angeboren oder beginnen einschleichend, laufen jedenfalls weniger dramatisch ab und bleiben langfristig bestehen. Angeborene chronische primäre Erythrodermien sind Begleiterscheinung verschiedener Ichthyosen (z. B. kongenitale ichthyosiforme Erythrodermie, KID-Syndrom u. a. m.). Erworbene sind häufig mit Lymphomen und Leukämien assoziiert. Wichtigstes Beispiel ist das Sezary-Syndrom, die leukämische Verlaufsform der Mycosis fungoides: sie setzt als eine zunächst kaum wahrnehmbare Erythrodermie ein. Einem Sezary-Syndrom entsprechen wahrscheinlich auch die meisten Fälle der früher als eigenständig betrachteten ***Alterserythrodermie*** (Baccareda), die durch universelle Rötung, scheckige Pigmentierung und generalisierte Lymphknotenvergrößerung gekennzeichnet ist.

Sekundäre Erythrodermien

Diese sind häufiger als die primären; ihre Ursache ist wegen der sukzessiven Entwicklung meist leicht erkennbar. Die häufigste Form der Erythrodermien überhaupt ist die ***ekzematöse*** Erythrodermie: diese entwickelt sich durch Generalisation kontaktallergischer Ekzeme, manchmal auch der atopischen Dermatitis oder des exsikkotischen Ekzems. Sie ist durch die Kriterien der Ekzemreaktion gekennzeichnet, meist besteht heftiger Juckreiz. Erythrodermatisch ausbreiten können sich auch zahlreiche weitere Dermatosen, unter anderem: Psoriasis (die Schuppen zeigen nicht immer die typische psoriatische Charakteristik), Pityriasis rubra pilaris, Lichen ruber, Pemphigus foliaceus.

13.2 Papulöse lichenoide Dermatosen

13.2.1 Lichen ruber planus (syn. Knötchenflechte)

> Eine chronische, selbstlimitierte, entzündliche Dermatose unbekannter Ursache und von diagnostischer Morphologie, die ohne assoziierte extrakutane Symptome und mit intensivem Juckreiz verläuft. Lichen ruber ist der Prototyp der lichenoiden Gewebsreaktion, die sich auch bei anderen Dermatosen, z. B. der chronischen Graft-vs-Host-Krankheit und lichenoiden Arzneimittelexanthemen, findet. Lichen ruber ist in der überwiegenden Mehrzahl der Fälle lästig aber harmlos, in einer Minderheit jedoch quälend (z. B. erosiver Lichen ruber).

Epidemiologie. Lichen ruber ist eine der häufigeren Dermatosen, seine Prävalenz wird auf < 0,5 % der Bevölkerung geschätzt. Er tritt weltweit und in allen Altersstufen auf, vorwiegend jedoch ab der Lebensmitte. Es besteht keine Geschlechts- oder saisonale Prädilektion. Familiäres Auftreten wurde berichtet, klare Assoziationen mit HLA-Typen sind nicht bekannt.

Typischer Lichen ruber

Klinik. Primäreffloreszenz ist eine 0,5 bis > 1mm große, heftig juckende, polygonale, abgeflachte („pyramidenstumpfartige") Papel von charakteristischem hell-lividem („fliederfarbenem") Farbton, mattem Glanz und (meist) ohne Schuppen. Bei schräger Beleuchtung reflektieren die Papeln mit ihrer planen Oberfläche das Licht (diagnostisches Zeichen) (Abb. 13.21 und 13.22). Derartige Papeln stehen herdförmig in Gruppen ***(lichenoid)***. Stellenweise kommt es zur partiellen Konfluenz; die Grenzlinien zwischen den Papeln sind dann als netzartiges weißes Linienwerk erkennbar (***Wickham-Streifen***) (Abb. 13.23). Besonders deutlich treten die

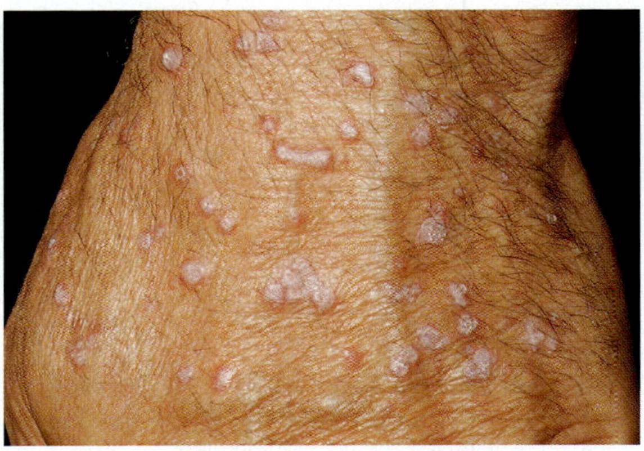

Abb. 13.21. Lichen ruber, umschriebener Typ. Multiple, teils konfluierende, pyramidenstumpfartige Papeln

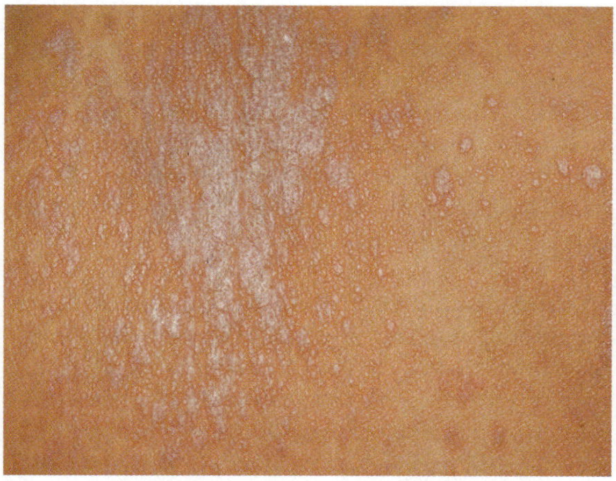

Abb. 13.22. Exanthematischer Lichen ruber. Sehr dichte Aussaat kleiner Lichen ruber-Papeln mit weitgehender Konfluenz. Lichen ruber-Herde sind hier durch „Spiegeln" bei schräg einfallendem Licht leicht erkennbar

Wickham-Streifen an der Mundschleimhaut und am Genitale hervor. Prädilektionsstellen sind Handbeugen, Mundschleimhaut, Genitale, Streckseiten der Unterschenkel und Sakralregion.

Die weißliche Farbe der Wickham-Streifen ist Folge der Hypergranulose und kompakten Hyperkeratose (s. unten). Diese bewirken auch die fahle Komponente der Fliederfarbigkeit.

Man unterscheidet einen ***exanthematischen*** (Abb. 13.22) und einen ***chronisch-lokalisierten*** (Abb. 13.23) Verlaufstyp. Ersterer setzt meist mit einem schütteren, auf die Prädilektionsstellen beschränkten Exanthem ein, das sich schubartig verdichtet, generalisiert und in seltenen Fällen (fast) erythrodermatisch werden kann. Die typische gruppierte Anordnung der Papeln geht bei dichter Dissemination teilweise verloren. Bei der lokalisierten Form bleiben die Läsionen auf eine bestimmte Region beschränkt (z. B. Mundschleimhaut oder Unterschenkel). Zwischenformen sind nicht selten. Systemzeichen bestehen nicht.

Das Erscheinungsbild ist sehr monomorph, da in der Regel keine Sekundäreffloreszenzen entstehen (nur ausnahmsweise Schuppen, keine Krusten oder Erosionen). Trotz des oft heftigen Juckreizes fehlen auch Kratzspuren (Patienten kratzen nicht, weil dies schmerzhaft ist, sondern reiben). Wie bei der Psoriasis findet sich nicht selten das sog. Köbner-Phänomen: Entlang mechanischer oder anderer Minimaltraumen entstehen spontan (konfluierende) Lichen ruber-Läsionen, meist in Form auffälliger Linien und Striche.

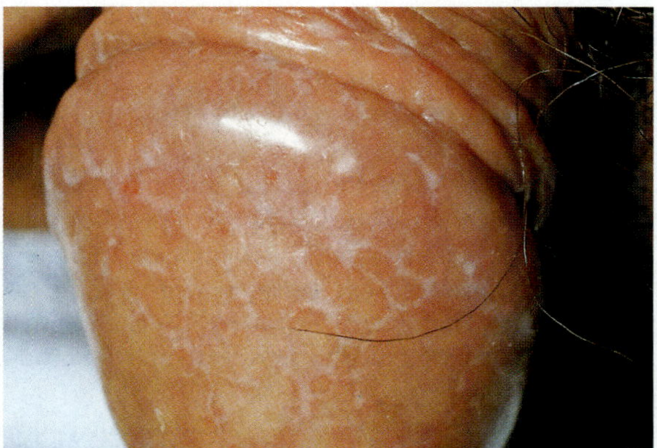

Abb. 13.23. Lichen ruber der Glans mit retikulärem Muster

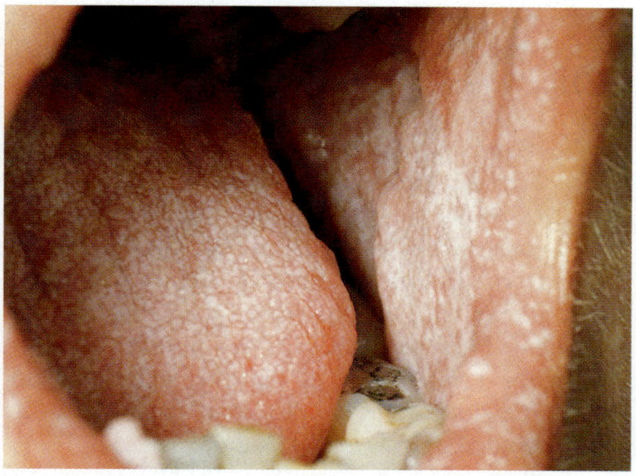

Abb. 13.24. Lichen ruber der Mundschleimhaut. Weißliche, einzelstehende, z. T. konfluierende strichartig angeordnete Papeln

Es dauert zumindest Tage, bis sich das Köbner-Phänomen ausbildet; man kann es daher nicht *auslösen*, sondern nur durch das klinische Bild und Anamnese *erschließen*. Wie bei der Psoriasis „köbnerisiert" keineswegs *jedes* Minimaltrauma; es ist unklar, welche Umstände das Auftreten bzw. Ausbleiben regulieren.

Schleimhautläsionen. Die Mundschleimhaut (Abb. 13.24) ist bei einem Drittel der Patienten befallen; auch isolierter Befall (ohne Hautherde) ist häufig. Die Läsionen können überall lokalisiert sein, Prädilektionsstellen sind die Wangenschleimhaut unmittelbar hinter dem Mundwinkel und der Zungenrand. Im Gegensatz zu den Hautherden ist der Lichen ruber mucosae oris weiß (verhornte Schleimhaut ist opak, läßt die Eigenfarbe des gefäßreichen Bindegewebes daher nicht durchscheinen). Die Herde sind subjektiv symptomlos (vom Patienten oft unbemerkt). Drei Typen werden unterschieden:

- farnkrautartige streifige Zeichnungen (exzessive Übersteigerung der Wickham-Streifen) – die häufigste Art;
- diffuse weißliche Plaques („Kaugummi an der Wange");
- lichenoide oder disseminierte weiße Papeln.

Analoge Veränderungen finden sich (seltener) auch an der Vulva und in der Vagina, in Ausnahmefällen wurden solche auch im Ösophagus und Rektum beschrieben.

Die Haarfollikel sind beim unkomplizierten Lichen ruber in der Regel nicht, die Nägel häufig, aber nur milde betroffen (s. S. 356).

Histologie. Die obere papilläre Dermis wird von einem dichten, bandartigen lymphozytären Infiltrat erfüllt, das der Epidermis angepreßt wirkt und diese plateauartig nach oben drängt (→ Abplattung der Papeln!). Die Epidermis ist akanthotisch, das Str. granulosum verbreitert, die Hornschicht kompakt hyperkeratotisch. Das Str. basale ist vakuolisiert und fehlt stellenweise – hier sitzt das Str. spinosum direkt der Basalmembran auf oder ist von dieser in kleinbogigen (sägeblattähnlichen) Spalten abgehoben (bei stärkerer Ausprägung → bulllöser Lichen ruber). Apoptotische Keratinozyten („cytoid bodies") finden sich in großer Zahl (s. Abb. 1.12) Als Folge der Zerstörung von Melanozyten finden sich dermale Melanophagen.

Ätiologie und Pathogenese. Nur teilweise bekannt. Lichen ruber repräsentiert eine zelluläre Autoimmunreaktion gegen die basalen Keratinozyten; deren fokale Zerstörung löst die Reaktion aus, die als Lichen ruber-Papel erscheint. Das entzündliche Infiltrat besteht aus aktivierten TH1-Lymphozyten, sowie zytotoxischen T-Zellen im Bereich der Junktionszone; von den CD4-Zellen produziertes IFNγ und TNF führt zur Expression von HLA-DR und Adhäsionsmolekülen an den Keratinozyten. Die Zerstörung des Basalzellagers erfolgt mittels Apoptose. Es folgt die Repopulation des Basallagers aus der Nachbarschaft und eine reaktive Hyperkeratose.

Ungeklärt ist die primäre Ursache dieser Reaktion und die Natur des (Auto)Antigens; ferner fehlt die Erklärung, warum ein eher so genereller Prozeß zu Läsionen mit so spezifischer Eigenart wie des Lichen ruber führt, und warum er auf die Epidermis beschränkt bleibt. Sowohl klinisch als auch histologisch besteht eine auffallende Ähnlichkeit mit der chronischen Graft-versus-Host-Reaktion, allerdings ohne deren Systemsymptome.

Labor. Unauffällig. Bei therapieresistentem erosivem Lichen ruber wurde die Assoziation mit chronisch-aggressiver Hepatitis C beschrieben.

Differentialdiagnose. Lichen-ruber-ähnliche Exantheme finden sich bei Infektionskrankheiten (z. B. Lues II) und vor allem bei den „lichenoiden" Arzneimittelexanthemen. Deren Unterscheidung vom echten Lichen ruber ist oft weder klinisch noch histologisch einfach: Die Papeln lichenoider Arzneimittelexantheme sind gewöhnlich verwaschener und „spiegeln" nicht wie die bei Lichen ruber. Exanthematischer Lichen ruber muß von Pityriasis rubra pilaris, Keratosis pilaris und der chronischen Graft-versus-Host-Reaktion, der lokalisierte von chronisch-lichenifizierten Ekzemplaques (Lichen simplex chronicus) und Prurigo simplex chronica unterschieden werden. Differentialdiagnose des Lichen ruber der Mundschleimhaut sind plane und verruköse Leukoplakien, Narben und luetische Papeln.

Verlauf und Prognose. Die durchschnittliche Bestandsdauer ohne Behandlung liegt zwischen 8 und 12 Monaten; Rezidivschübe können noch nach Jahren auftreten. Die Hautherde heilen gewöhnlich mit Restitutio ad integrum ab, oft mit residualer Hyperpigmentierung (Folge des Pigmentverlusts im Rahmen der Basalzelldegeneration), selten mit Hypopigmentierung oder milder Atrophie.

Therapie. Lokalisierter Lichen ruber spricht oft befriedigend auf Lokaltherapie mit Kortikosteroidsalben, gegebenenfalls unter Okklusion, an. Auch Teerpräparate sind oft gut wirksam. Beim exanthematischen Lichen ruber sind mittelhohe kurze (einige Wochen) systemische Kortikosteroidstöße angezeigt; der Remission können nach Absetzen Rezidive folgen. In diesem Fall und bei Therapieresistenz sind Kombinationstherapien indiziert.

> **!** Systemische Kortikosteroide sind bei Lichen ruber *nicht* kontraindiziert, obwohl dieser eine gutartige chronische Dermatose ist (s. S. 120), weil es sich um ein schubartiges, selbstlimitiertes Geschehen handelt und ein Reboundeffekt nicht beobachtet wird.

Zur Kombinationstherapie kommen UV-B-Phototherapie, Photochemotherapie und Etretinat in Frage. Alle drei dieser Modalitäten sind auch in Monotherapie wirksam, wenn auch bescheidener. In den letzten Jahren wird auch Cyclosporin A bei Lichen ruber eingesetzt; dieses ist wirksam (wenn auch nicht so verläßlich wie systemische Kortikosteroide), sollte aber wegen seiner Nebenwirkungen auf Ausnahmsfälle beschränkt bleiben. Antihistaminika mildern den Juckreiz, beeinflussen den Lauf des Lichen ruber jedoch nicht.

Sonderformen des Lichen ruber

Der Lichen ruber kann sich klinisch besonders vielfältig manifestieren: einerseits in einer Reihe morphologischer Varianten des klassischen Lichen ruber, andererseits in schwerwiegenderen Verlaufsformen. Grundsätzlich bilden alle Varianten ein kontinuierliches Spektrum, Überschneidungen sind häufig.

Morphologische Varianten. Solche treten vorwiegend bei der lokalisierten Verlaufsform auf: neben lichenoiden können sich ***lineäre*** (meist Extremitäten – Köbner-Phänomen), ***anuläre*** oder ***gemmenartige*** Konfigurationen finden (besonders am männlichen Genitale). Ferner können die Herde ***atroph*** oder ***hypertroph*** (verrukös) sein.

Atropher Lichen ruber kann sich in der Abheilungsphase typischer Lichen-ruber-Papeln einstellen und ist durch Verdünnung der Epidermis und milde rauchgraue Pigmentierung gekennzeichnet (Pigmentinkontinenz durch Zugrundegehen der Melanozyten). Eine besondere Verlaufsform des atrophen Lichen ruber ist wahrscheinlich das ***Erythema dyschromicum perstans*** („ashy dermatosis"): eine vorwiegend in Südamerika beschriebene Dermatose, die durch schummerige aschgraue Flecken am Rumpf *ohne* vorhergehende Hautveränderungen oder begleitende Systemzeichen abläuft. In der Histologie finden sich Melanophagen und selten milde bandförmige entzündliche Infiltrate der papillären Dermis.

Verruköser Lichen ruber. Dieser sitzt vorwiegend an den Streckseiten der Unterschenkel, besteht aus bis ca. 1 cm großen, kalottenförmigen derben und schuppenden Knoten (kaum mehr Ähnlichkeit mit klassischen Lichen-ruber-Papeln), und ist durch extrem chronischen Verlauf und quälenden Juckreiz gekennzeichnet. ***Differentialdiagnose.*** Prurigo simplex chronica oder nodularis.Der verruköse Lichen ruber spricht manchmal gut auf Teerpräparate an; bei mangelndem Erfolg kann Triamcinolon Kristallsuspension instilliert werden (Cave: kortikoidinduzierte Atrophie!).

Lichen ruber der Hautanhangsgebilde

Lichen ruber planopilaris bzw. ***follicularis*** (Graham-Little-Syndrom) (Abb. 13.25). Bei dieser Verlaufsform des Lichen ruber sind die Haarfollikel befallen, die interfollikuläre Epidermis jedoch weitgehend oder gänzlich frei; sie manifestiert sich als vernarbende (irreversible) Alopezie und ist von nicht geringer kosmetischer Relevanz. Obwohl eine seltene Variante des Lichen ruber, ist sie dennoch eine führende Ursache der vernarbenden Alopezie.

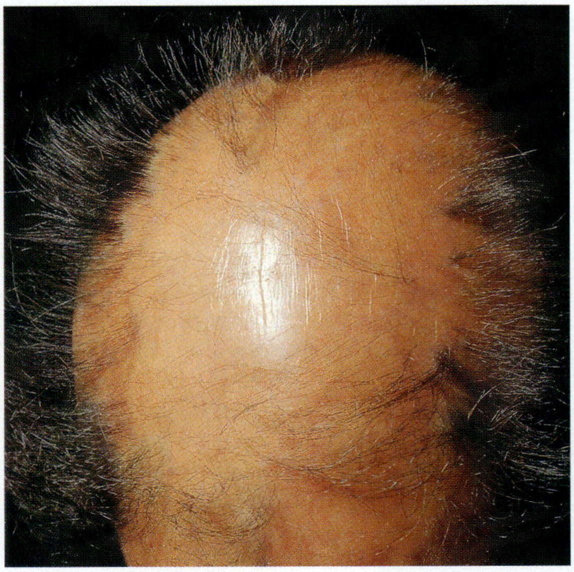

Abb. 13.25. Lichen ruber follicularis mit zikatrizierender Alopezie (Graham-Little- Syndrom). Beachte das Fehlen der Haarfollikel im haarlosen Bereich. Am Übergang zur behaarten Zone finden sich einzelne Haarbüschel (als Spiegelbild der lichenoiden Verteilung der Läsionen)

Haarbefall fehlt in der Regel beim typischen Lichen ruber; beim Lichen ruber follikularis ist er jedoch Leit- und meist auch alleiniges Symptom. Er beginnt als subjektiv symptomlose multilokuläre ***kleinfleckige*** polyzyklische alopezische Herde meist im Scheitelbereich, die peripher anwachsen, zu scheibenförmigen ausgedehnten Kahlheiten konfluieren und schließlich zur totalen Alopezie werden können. Im Herd fehlen die Follikelöffnungen, die Haut ist ansonsten jedoch unauffällig und nicht entzündlich. Im Randbereich ist oft ein randständiges zartes livides Erythem erkennbar (durchschimmerndes perifollikuläres entzündliches Infiltrat).

Die kleinfleckige Beschaffenheit ist gewissermaßen das Negativbild der Lichen-ruber-Papeln; sie bleibt auch bei größeren Herden im Randbereich erhalten (diagnostisches Zeichen). Typisch sind ferner Büschel normaler Haare im alopezischen Herd.

Die klinische Diagnose des follikulären Lichen ruber ist nicht einfach, da klassische Lichen-ruber-Papeln an Haut und Schleimhaut meist fehlen und besonders ältere Herde von vernarbenden Alopezien anderer Art (CDLE, Folliculitis decalvans, lineäre Sklerodermie – Sammelbegriff der sog. Pseudopelade-Brocq) schwer unterscheidbar sind (s. S. 671). Weitere Differentialdiagnosen sind die kleinfleckige Alopecia areata und die Alopecia areolaris specifica bei Lues II (bei beiden bleiben die Haarfollikel erhalten).

Die ***Histologie*** zeigt analoge Veränderungen an Haarwurzelscheiden und Haarbulbus wie beim Lichen ruber der Haut an der Epidermis. In späten Stadien Fibrose und Verlust des Haarfollikels.

> **!** Mittels Biopsie kann die Diagnose eines follikulären Lichen ruber nur dann gestellt werden, wenn der aktive Randsaum getroffen wird. Biopsien aus dem inaktiven Zentrum lassen lediglich eine vernarbende Alopezie erkennen.

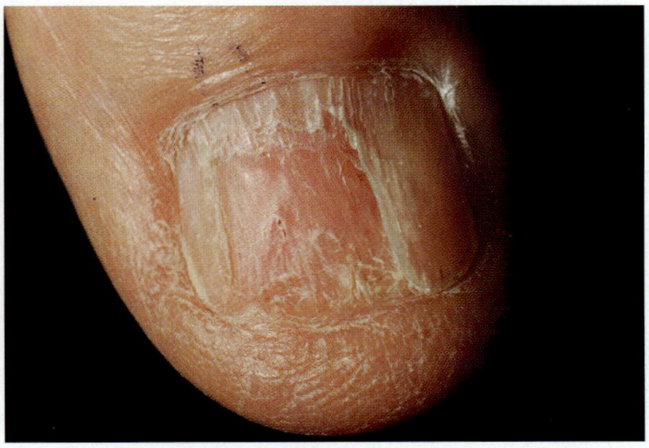

Abb. 13.26. Lichen ruber-Nagel. Verdünnung und Längsriefelung („Nagel verhungert auf halbem Weg")

Therapie. In frühen Stadien ist der Haarverlust, etwa bei Anwendung systemischer Kortikosteroide, zumindest vorübergehend reversibel, bei längerem Bestand irreversibel. Lokaltherapie ist wirkungslos.

Lichen ruber der Nägel (Abb. 13.26). Nagelbefall ist beim klassischen Lichen ruber häufig, meist aber nur mild. Schwere Veränderungen kommen nicht selten als isolierter Befund vor. Zugrunde liegt ein entzündliches Infiltrat an der Nagelmatrix (analog dem beim klassischen Lichen ruber der Haut), das über partiellen bis totalen Untergang der Matrix zur Minderproduktion an Nagelsubstanz führt.

Zu Beginn kommt es zur Längsriefelung, Verdünnung und Verkürzung der Nagelplatte – der Nagel wächst oft nicht bis zur Fingerkuppe vor („Verhungern auf halbem Weg"). In fortgeschrittenen Fällen kommt es zum teilweisen Nagelverlust mit Ausbildung eines ***Pterygium unguis*** (Vorwachsen der Haut des Paronychiums über Nagelreste und Nagelbett). Völliger Nagelverlust ist selten, kommt aber vor.

Differentialdiagnose. Altersnagel, (posttraumatische) Onychodystrophie, „twenty nail syndrome", Nagelläsionen bei Alopecia areata.

Auch hier kann bei ***rechtzeitiger Therapie*** der Prozeß abgebrochen (oder unterbrochen) werden, ansonsten ist der Nagelverlust irreversibel. Lokaltherapie wirkungslos.

Bullöser, erosiver und ulzeröser Lichen ruber. Die Degeneration der Basalschicht bleibt beim klassischen Lichen ruber ein histopathologisches Phänomen; bei starker Ausprägung kommt es zur auch klinisch wahrnehmbaren Spaltbildung mit Blasenbildung und/oder Erosionen. Die häufigste derartige Manifestation ist der erosive Lichen ruber der Mundschleimhaut, selten anderer Schleimhäute (Ösophagus, Vulva, Vagina). Bullöser Lichen ruber der Körperhaut ist (wegen der höheren mechanischen Festigkeit) insgesamt seltener.

Erosiver Lichen ruber der Schleimhaut (Abb. 13.27) bildet sich in der Regel auf dem Boden eines klassischen Lichen ruber der Mundschleimhaut, selten auch der Genitalschleimhaut. Neben den typischen farnkrautähnlichen Läsionen finden sich oft ausgedehnte Erosionen an Wangen, Gingiva und Gaumen; diese sind (im Gegensatz zum typischen Lichen ruber) sehr schmerzhaft (Cave: saure, gewürzte, harte und adstringierende Speisen!), langwierig und therapieresistent. Erosionen *ohne* typische Lichen-ruber-Läsionen kommen vor.

Differentialdiagnose. Pemphigus vulgaris, Epidermolysis bullosa acquisita; vaginale Adenose, Erythroplasie, extramammärer M. Paget.

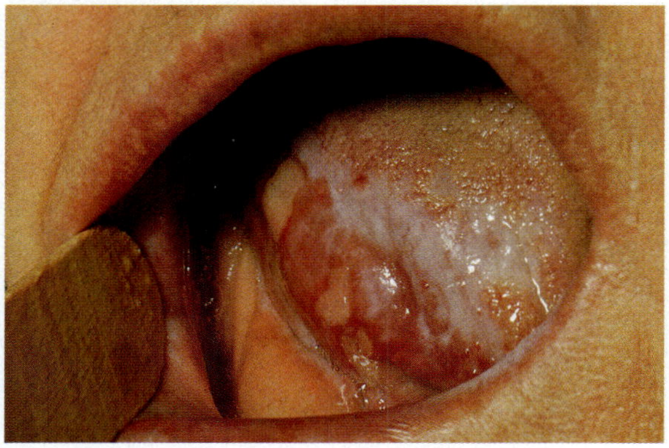

Abb. 13.27. Erosiv-ulzeröser Lichen ruber der Zungenschleimhaut

Fallbericht I: Ein 57 jähriger Handwerker stellt sich wegen ausgedehnter erosiver Veränderungen der Mundschleimhaut vor, die ihm seit einigen Monaten das Essen zunehmend erschweren. Erosionen finden sich an der Gingiva von Ober- und Unterkiefer, am Gaumen sowie der Wangenschleimhaut; hier zusätzlich farnkrautartige weißliche Zeichnungen. Eine Biopsie ergibt einen Lichen ruber mucosae oris. Therapie mit Kortikoid-Schleimhautsalbe, Etretinat und später systemischen Kortikosteroiden bringen nur mäßige Besserung. Ähnlich bescheiden wirksam sind Mundspülungen mit Cyclosporin A. Nach mehreren Monaten bleibt der Patient den Kontrollen fern, stellt sich aber nach 2 Jahren, diesmal zahnlos, wieder vor. Die Auspendelung bei einem praktischen Arzt habe eine Allergie auf Amalgam ergeben, daraufhin seien ihm alle Zähne gezogen worden. Die angefertigte Zahnprothese könne er wegen Schmerzen nicht tragen. Eine systemische Cyclosporin-A-Therapie wird beschlossen, der Patient kehrte aber bislang nicht wieder.

Fallbericht II: Eine 52 jährige Patientin sucht die Klinik wegen Dyspareunie und Schmierblutungen auf. Die Inspektion ergibt scharf und unregelmäßig begrenzte flächige düsterrote Erosionen im Introitus und im distalen Drittel der Vagina. An den inneren Labien milde weißliche netzartige Läsionen, Mundschleimhaut und restliches Integument sind frei. Die Biopsie ergibt einen erosiven Lichen ruber. Unter lokaler und systemischer Kortikosteroidtherapie kommt es innerhalb von zwei Monaten zur langsamen Abheilung.

Der ***bullöse Lichen ruber*** der Körperhaut manifestiert sich in der Regel mit wenigen wasserklaren Bläschen auf meist konfluierenden Läsionen eines typischen Lichen ruber; seltener treten eruptive prall gespannte Blasen auf, sowohl innerhalb von Lichen-ruber-Läsionen als auch auf scheinbar normaler Haut. Diese auch ***Lichen ruber pemphigoides*** genannte Variante ist oft durch lineäre Immunglobulinablagerungen an der Junktionszone gekennzeichnet und stellt möglicherweise eine eigenständige pemphigoidähnliche Immundermatose dar.

Ulzeröser Lichen ruber ist eine sehr seltene Variante und schwierig zu diagnostizieren. Prädilektionsstellen sind die Fußsohlen; der Betroffene ist gehunfähig. Differentialdiagnose: trophische Ulzera.

Fallbericht: Anfang der 70er Jahre wurde eine ca. 70jährige Patientin von ihren Angehörigen an die Klinik gebracht, weil sie in letzter Zeit kränkelte und nach dem Tod ihres Ehemannes nicht mehr für sich sorgen konnte. Sie habe seit vielen Jahren die Wohnung nicht mehr verlassen, weil sie wegen Geschwüren der Fußsohlen nicht mehr gehen und sich nur auf den Knien rutschend fortbewegen konnte. Die Inspektion ergab flache, blutrote Substanzdefekte der gesamten Sohlenhaut beidseits; der Rand der Geschwüre war senkrecht, wie durch ein Schnitzmesser geschnitten, und angedeutet polyzyklisch. Die umgebende Haut war unauffällig. Die Geschwürsgründe zeigten keine Nekrosen oder Störungen der Architektur – es fehlte lediglich die bedeckende Sohlenhaut; vereinzelt fanden sich Epithelinseln. Die Untersuchung der übrigen Haut war unauffällig, bis auf dicke Kalli im Bereich der Knie. Eine Biopsie aus dem Randbereich der Ulzera ergab einen Lichen ruber. Unter systemischen Kortikosteroiden und entsprechender Lokaltherapie kam es nach einigen Monaten zur Reepithelisierung.

Therapie der erosiv-ulzerösen Lichen-ruber-Formen besteht in systemischen Kortikosteroiden und Etretin.

Weitere seltene ***Varianten*** des Lichen ruber sind der ***erythrodermatische*** Lichen ruber; der in heißen Regionen an lichtexponierten Stellen vorkommende ***aktinische*** und schließlich der in Form eines ***linearen Nävus*** auftretende Lichen ruber. Letzterer entspricht in seiner Ausbreitung den Blaschko-Linien, tritt erst im Erwachsenenalter auf und ist spontan rückbildungsfähig.

13.2.2 Lichen nitidus

Eine seltene Dermatose unbekannter Ätiologie mit Ähnlichkeit zu Lichen ruber, die durch diskret stehende hautfarbene Knötchen mit charakteristischer Histologie ausgezeichnet ist und ohne Allgemeinsymptome oder Organmanifestationen abläuft.

Klinik. Die Läsionen unterscheiden sich von den Knötchen des Lichen ruber durch ihre halbkugelige bis zugespitzte Form, ihre helle hautfarbene Tinktion, ihre fast stets diskrete (nicht-konfluente) Anordnung, die Prädilektion für das männliche Genitale, das Fehlen von Mundschleimhautveränderungen, den sehr chronischen Verlauf und ihre subjektive Symptomlosigkeit. Der Lichen nitidus wirkt klinisch follikulär angeordnet, besitzt histologisch jedoch keine Beziehung zu den Haarfollikeln.

Histologie. Ein kugeliges lymphohistiozytäres Infiltrat, manchmal mit sarkoidalen Zeichen (Langhans-Riesenzellen) in der obersten Dermis, das vogelklauenartig von Epidermiszapfen umfaßt wird.

Ätiologie. Unklar. Der Lichen nitidus galt früher als Tuberkulid.

Therapie. Meist nicht erforderlich; teilweises Ansprechen auf lokale Kortikosteroide.

Differentialdiagnose. Lichen ruber, freie Talgdrüsen am Penisschaft, Verrucae planae, eruptive seborrhoische Warzen, Keratosis pilaris.

13.2.3 Lichen simplex chronicus (syn. „Neurodermitis circumscripta")

Eine durch chronisches Scheuern und Kratzen hervorgerufene umschriebene Lichenifikation der Haut. Lichen simplex chronicus ist eine klassische und häufige Dermatose, die traditionsgemäß zu den papulösen Dermatosen gezählt wird, jedoch enge Verwandtschaft zu Ekzemen und Schwielen hat. Er kann bei beiden Geschlechtern und grundsätzlich an allen Lokalisationen vorkommen. In Differentialdiagnose kommt der Lichen ruber und regionsspezifische Dermatosen (s. unten).

Ätiologie und Pathogenese. Chronisches Scheuertrauma führt zur Hyperplasie der Epidermis, verdicktem Str. corneum (Schwiele), Schuppung und verschieden stark ausgeprägter Entzündung. Ursache ist meist gewohnheitsmäßiges manuelles Reiben und Kratzen, oft auch ohne Juckreiz – „neurotisches" Kratzen). Analoge Veränderungen können auch durch akzidentelle Scheuertraumen entstehen.

Klinik. Meist einzelne, unscharf abgegrenzte, rundliche, grob texturierte, trocken-schuppige Herde mit reichlich zerkratzten, oft sehr derben hautfarbenen Papeln. Die Läsion ist hypopigmentiert, oft heftiger Juckreiz. Folgende typische Konstellationen des Lichen simplex chronicus werden unterschieden (Auswahl):

- Nackengegend. Ursache: nachdenkliches, oft unbewußtes Kraulen der Nackenhaut, wahrscheinlich als perpetuierte Manipulation an Follikulitiden. Betroffen sind häufig Frauen mittleren Alters.
- (Peri)Genitalregion (seitliche Skrotalgegend, Leisten, Mons pubis, Labia majora). Ursache: die Okklusivsituation der Inguinalregion, Proliferation der residenten Flora, enge Unterwäsche. Differentialdiagnose: Erythrasma, Epidermomykose. Therapie: desinfizierende Seifen, kurzzeitig milde Kortikosteroidsalben.

- Unterschenkel, Unterarme, Handrücken. Ursache: konstitutionelle Trockenheit der Regionen, Exponiertheit gegenüber Umwelteinflüssen, venöse Stase. Prädilektionsstelle: Malleolarregionen (Reiben der Füße aneinander).
- Ellbögen. Ursache: gewohnheitsmäßiges Aufstützen, z. B. beim Lesen im Liegen.
- über dem Os coccygis. Bei mageren Personen bis knotige Läsionen durch mechanischen Druck. Differentialdiagnose: Plattenepithelkarzinom (auch histologisch pseudoepitheliomatöse Hyperplasie).
- Keratoderma climactericum. Unter diesem versteht man eine sehr chronische plantare Hyperkeratose, ausgelöst durch Übergewicht und Okklusionssituation (Schwitzen). Differentialdiagnose: inverse Psoriasis, hereditäres palmoplantares Keratoderm.

Therapie. Aufklärung, Ausschalten des Kratz- und Scheuertraumas (wenn möglich). Gegebenenfalls Kortikosteroid- und/oder Pflegesalben.

13.2.4 Prurigoerkrankungen

Eine Gruppe von Dermatosen unklarer, wahrscheinlich unterschiedlicher Ätiologie, denen die Grundeffloreszenz des sog. Prurigoknötchens gemeinsam ist: eine heftig juckende entzündliche Papel (in akuten Formen auch Bläschen), die einer urtikariellen Basis aufsitzt. Auch die Prurigoerkrankungen werden traditionell zu den papulösen Dermatosen gerechnet, stellen aber im Prinzip exanthematisch disseminierte punktförmige Ekzemreaktionen dar. Man unterscheidet akute, subakute und chronische Prurigoformen:

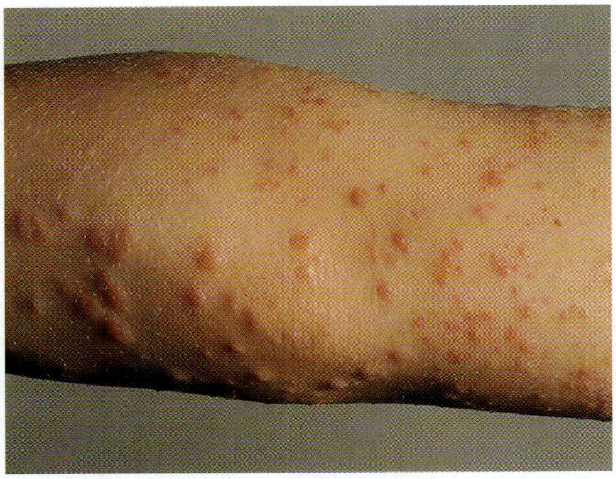

Abb. 13.28. Prurigo simplex acuta: Disseminierte vesikulo-urtikarielle Eruption bei einem 9 jährigen Knaben. Entstehung nach Spielen in einem Heuhaufen

Prurigo wird häufig mit Pruritus gleichgesetzt: Letzterer bedeutet die Empfindung des Juckreizes, erstere die genannte spezifische Hautläsion.

Prurigo simplex acuta (Strophulus infantum) (Abb. 13.28)

Eine akute, oft in mehreren Schüben vorwiegend bei Kindern auftretende Eruption aus deutlich exsudativen Prurigoeffloreszenzen, die auch größere Blasen ausbilden kann. Meist exanthematische Ausbreitung, vorwiegend am Rumpf. Es handelt es sich um eine durch exogene Irritantien getriggerte Reaktion (Heu, Pollen, Staub, Milben), meist bei atopischer Disposition. Schnelle Rückbildung unter lokaler Kortikosteroidtherapie.

Differentialdiagnose. Varizellen, Skabies.

Prurigo simplex subacuta (Urticaria papulosa, Lichen urticatus) und Prurigo chronica

Eine chronisch-rezidivierende disseminierte Eruption aus Prurigoknötchen ohne vesikulöse Komponente. Ein kausaler Zusammenhang mit exogenen Faktoren läßt sich hier meist nicht erheben, manchmal Ausgehen von Insektenstichen oder Follikulitiden. Eine wichtige und wahrscheinlich bestimmende Rolle spielt das Kratzen. Befallen sind häufig Frauen jüngeren und mittleren Alters, nicht selten mit neurotischer Stigmatisierung (u. a. auch Selbstbestrafungstendenzen). Typische Anamnese: An den betroffenen Stellen tritt zuerst ein ununterdrückbarer, punktförmiger Juckreiz auf, der erst nach Aufkratzen zum Stillstand kommt. Hierzu werden manchmal auch Instrumente verwendet (Nadeln, Scheren). Die Prurigo subacuta kann jedoch auch Manifestation eines organisch bedingte Pruritus sine materia sein (z. B. bei Niereninsuffizienz).

Die Grenze dieses Zustandsbildes zu Artefakten und auch zum Parasitenwahn ist oft nicht leicht zu ziehen. Viele Patienten sind der Meinung, daß solche umschriebene Juckstellen eigentlich nur durch Parasiten hervorgerufen werden können. Die Hinzuziehung eines Psychiaters ist empfehlenswert.

Klinik. Es finden sich bis linsengroße, entzündlich gerötete, intensiv juckende, urtikarielle Papeln, die frischere und ältere Kratzeffekte tragen und unter Hinterlassung atropher Narben mit hyperpigmentiertem Hof abheilen. Betroffen sind vorwiegend die Streckseiten der Oberarme und Oberschenkel, Mammae und oberen Rückenpartien.

! Nur die Regionen tragen Läsionen, die mit den Händen erreichbar sind! Die unzugänglichen Rückenregionen sind typischerweise frei (wobei die Grenze genau jenem Halbkreis folgt, der der Exkursionweite der über die Schulter geschlagenen Hand entspricht).

Differentialdiagnose. Skabies, Dermatitis herpetiformis, exsikkotisches Ekzem. Im Prinzip analoge Veränderungen des Gesichts treten bei Akne („Acne excoriée des jeunes filles") sowie beim seborrhoischen („Seropapeln") und atopischen Gesichtsekzem auf.

Therapie. Aufklärung, Versuch der Vermeidung des Kratzens. Externe Kortikoidpräparate, Antihistaminika.

Prurigo nodularis (Hyde)

Eine seltene Maximalform der Prurigo simplex chronica. Die Effloreszenzen sind hier groß, derb und knotig, die Kratzeffekte oft sehr tief, die Abheilung erfolgt mit sehr auffälligen, hyper- und hypopigmentierten atrophen, z. T. hypertrophen Narben. Der Juckreiz bei dieser Verlaufsform ist besonders quälend und spricht auf übliche juckreizstillende Mittel nicht an. Therapie: Unterspritzung mit Kortikosteroid-Kristallsuspension, Teer. In letzter Zeit wird auch mit Erfolg Capsaicin eingesetzt. Wirksam, wegen seiner Teratogenität aber nicht verwendet, ist Thalidomid.

Histologie. Bei sämtlichen Prurigoformen finden sich unspezifische Entzündungszeichen, Ödem der papillären Dermis, Spongiose und psoriasiforme Reaktion der Epidermis. Bei der Prurigo nodularis charakteristische neuromähnliche Verdickungen der Hautnerven.

13.3 Mit Neutrophilen und Eosinophilen assoziierte Dermatosen

Eine Reihe von eher seltenen, nicht-infektiösen Krankheiten unklarer, jedoch sehr verschiedener Ätiologie ist durch die Akkumulation von neutrophilen bzw. eosinophilen Granulozyten in der Haut gekennzeichnet. Die klinische Charakteristik dieser Krankheiten ist unterschiedlich: Manche manifestieren sich als sterile Pusteln, andere als einschmelzende Prozesse (Nekrosen), wieder andere als oberflächliche oder tiefe Gewebsinfiltration ohne Einschmelzung. Gemeinsam ist vielen dieser Krankheiten ein (chronisch)-rezidivierender Verlauf und eine fakultative Assoziation mit lympho- und myeloproliferativen Krankheiten.

13.3.1 Allgemeines

Neutrophile Granulozyten. Neutrophile sind Effektorzellen, die zur chemotaktischen Wanderung, Phagozytose und enzymatischen Destruktion von Mikroorganismen und Gewebe befähigt und an Antikörper-medierten zellulären zytotoxischen Reaktionen beteiligt sind. Sie entstehen im Knochenmark aus den Myeloblasten (ca. 10^{12} Zellen/Tag), verbleiben ca. zwei Tage im peripheren Blut und werden anschließend auf noch nicht ganz klare Weise abgebaut. Sie treten – anders als T-Lymphozyten – unter normalen Bedingungen *nicht* in die Haut ein.

Neutrophile enthalten zwei hauptsächliche Formen von Granula (azurophile und spezifische), in denen zahlreiche Enzyme enthalten sind (Elastase, Proteinase 3, Myeloperoxidase, mehrere Cathepsine; Kollagenase, alkalische Phosphatase u. a. m.). Sie werden bei Aktivierung der Neutrophilen durch Degranulation freigesetzt: Die proteolytischen Enzyme sind imstande, die meisten Strukturproteine der Haut (und anderer Gewebe) abzubauen; sie werden in ihrer Wirkung durch Gewebeinhibitoren gehemmt. Ein zweiter Aggressionsmechanismus ist die Produktion von Oxydantien (Superoxydanion, Wasserstoffperoxyd) durch die membranständige NADPH-Oxydase in Gegenwart von Eisen (sog. „respiratory burst"). Durch die Wirkung der Myeloperoxydase entsteht die sehr toxische Hypochlorsäure; als Selbstschutzmechanismus wird das Superoxydanion durch die Superoxid-Dismutase reduziert. Die oxydierenden Produkte sind nicht nur zur direkten Gewebsschädigung sondern auch zur Inaktivierung der Proteinaseinhibitoren imstande.

Neutrophile werden rezeptorvermittelt durch Chemotaxine aktiviert und erlangen dadurch die Fähigkeit zur Wanderung, Adhärenz, Phagozytose und Degranulation. Chemotaxine können mikrobieller Herkunft (z. B. FMPL – ein aus drei Aminosäuren bestehender „Duftstoff" von Bakterien, LPS) oder Entzündungsmediatoren sein (C5 a, IL-8 und andere Chemokine, LTB4, PAF). Wegen des meist schnellen Abbaus der Chemotaxine entsteht um den Produktionsort ein Konzentrationsgradient, dem der Neutrophile bei seiner Wanderung folgt. Aktivierte Neutrophile erzeugen selbst wieder Chemotaxine (z. B. LTB4 – Amplifikationsmechanismus). Die Aktivierung von Neutrophilen wird durch GM-CSF, G-CSF und TNF verstärkt.

Im Gegensatz zu anderen Entzündungszellen haben Neutrophile die Neigung, sich fokal anzureichern (Abszedierung, Pustelbildung – Folge der Eigenproduktion von Chemotaxinen). Während bei pyogenen Infekten die Initialzündung durch die Produktion von FMPL und analogen Substanzen erfolgt, ist deren Natur bei den neutrophilen Dermatosen weniger klar. Einige chemotaktische Substanzen wurden etwa in der Hornschicht bei Psoriasis nachgewiesen (IL-8, C5 a).

Eosinophile Granulozyten. Diese sind wie Neutrophile Effektorzellen mit der Fähigkeit zu Migration (hauptsächliches Chemotaxin: das Mastzellprodukt ECF-A – „eosinophilic chemotactic factor of anaphylaxis") und Phagozytose. Sie sind an der antikörpervermittelten zellulären Zytotoxizität, vornehmlich an Reaktionen gegen Parasiten, beteiligt, werden durch GM-CSF, IL-3 und IL-5 aktiviert und wirken durch Mediatorproduktion (Leukotriene!) auf die Gefäße permeabilitätssteigernd, chemotaktisch und leukozytenaktivierend. Eosinophile sind in der Genese urtikarieller Läsionen im Rahmen der „late phase reaction" beteiligt.

Eosinophile enthalten eine Peroxidase, die ähnlich der Myeloperoxydase von Neutrophilen die Bildung reaktiver Sauerstoffspezies katalysiert, und eine Reihe potenter toxischer Proteine, die bei der Attacke auf Parasiten freigesetzt werden (ECP – eosinophiles kationisches Protein, auch als Marker der Eosinophilenaktivität verwendet; EMP – „eosinophilic major protein", ein Neurotoxin, Lysophospholipase – Grundlage der Charcot-Leyden-Kristalle).

13.3.2 Neutrophile Dermatosen

Klassifikation. Mangels einer ätiologischen Klassifikation unterscheidet man solche mit Neutrophilenakkumulation in der Epidermis und in der Dermis.

Die Zuordnung in dieses Kapitel ist nicht einheitlich. Manche Autoren rechnen – formal zurecht – auch die Psoriasis pustulosa ein, andere auch die Immunkomplex- und ANCA-assoziierten Vaskulitiden und sogar die Dermatitis herpetiformis Duhring.

Subkorneale pustulöse Dermatose (Sneddon-Wilkinson)

Eine seltene, chronisch-rezidivierende, benigne Dermatose von charakterischem Bild aber unklarer Genese, die durch subkorneal gelegene Pusteln gekennzeichnet ist.

Epidemiologie. Die Krankheit ist weltweit verbreitet und betrifft vorwiegend Frauen in der 2. Lebenshälfte. Der Verlauf ist unregelmäßig schubartig mit oft langdauernden Spontanremissionen. Systemzeichen bestehen nicht. In seltenen Fällen Assoziation mit Myelom, Pyoderma gangraenosum oder Colitis ulcerosa.

Klinik. Subjektiv symptomlose, schlaffe, polyzyklische Pusteln, die rapide aus heiterem Himmel auf normaler oder leicht erythematöser Haut entstehen, zu größeren girlandenartigen anulären und serpiginösen Formen konfluieren, nach einigen Stunden bis Tagen eintrocknen und abschuppen. Die Abheilung der Herde erfolgt narbenlos. Rezidive treten meist in kurzer Folge ein, um schließlich in eine längerdauernde Remission überzugehen. Prädilektionsstellen: Intertrigobereiche, seltener Extremitäten. Schleimhäute stets frei.

Histologie. Charakteristische gut abgegrenzte subkorneale Pusteln, Epidermis und Dermis unauffällig.

Differentialdiagnose. Impetigo, Psoriasis pustulosa, Dermatitis herpetiformis, Pemphigus foliaceus.

Therapie. Sulfone (gutes Ansprechen).

Generalisierte Pustulose

Eine seltene generalisierte Eruption kleiner, fokal zu größeren Eiterseen konfluierender subkornealer Pusteln, die plötzlich und meist im Anschluß an fieberhafte Infekte auftritt und sich spontan nach Tagen bis Wochen rückbildet. Morphologie und Histologie sind der Psoriasis pustulosa ähnlich, Verwandtschaftsbeziehungen sind wahrscheinlich. Nekrotisierende Vaskulitis wurde als Ursache vermutet, jedoch nicht nachgewiesen. Auch Medikamente werden als Auslöser angeschuldigt. ***Therapie:*** meist gutes Ansprechen auf Retinoide.

Akute febrile neutrophile Dermatose (Sweet-Syndrom)

Hierunter versteht man eine seltene (oder selten diagnostizierte) Dermatose mit Ähnlichkeit zu Erythema multiforme und Erythema nodosum, die durch die Trias von typischen Hautläsionen, Fieber und peripherer Leukozytose charakterisiert ist. Es handelt sich um eine meist postinfektiöse, in etwa 20 % jedoch paraneoplastische akute Reaktion.

Epidemiologie. Weltweites Vorkommen, Prädilektion des weiblichen Geschlechtes und des mittleren Lebensalters.

Klinik (Abb. 13.29). Dem Beginn geht meist ein (Fokal-) (z. B. Tonsillitis) oder grippeähnlicher Virusinfekt voraus. Nach ein bis zwei Wochen stellt sich das oft dramatische Vollbild mit hohem Fieber, My- und Arthralgien, Kopfschmerz, Krankheitsgefühl und Hautläsionen ein. Letztere sind typisch: hell- bis lividrote, schmerzhafte, bis über münzgroße, aus einzelnen konfluierenden Papeln aufgebaute plattenförmige Infiltrate („Hügelland"). Durch pralle Ödembildung in der oberen Dermis sind die Papeln oft derb, blaß bis weißlich, transparent und dadurch Bläschen täuschend ähnlich („Pseu-

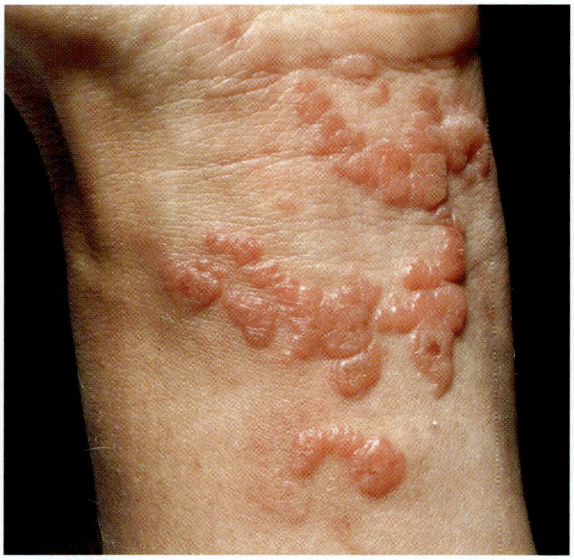

Abb. 13.29. Sweet-Syndrom. Hellrote, herdförmig angeordnete konfluierende Papeln („Hügellandschaft"). Beachte die transluzente Beschaffenheit der Läsionen („Pseudovesikel")

dovesikel"). Solche Läsionen erscheinen schubartig, einzeln oder multipel, unregelmäßig und asymmetrisch verteilt an Gesicht, Hals, oberen Extremitäten und seltener Rumpf. Herde an den Unterschenkeln sind oft von Erythema nodosum nicht unterscheidbar.

Die Systemsymptome können den Hautläsionen vorausgehen, sind jedoch nicht immer (etwa 50%) und nicht andauernd vorhanden (oft nur anamnestisch feststellbar). Ähnliches gilt für die periphere Leukozytose (s. unten). Innere Organe sind meist unbefallen; transiente leukozytäre Infiltrate von Leber, Lunge und Niere wurden beschrieben.

Histologie. Hochgradiges Ödem der papillären Dermis, dichtes, diffuses leukozytäres Infiltrat mit perivaskulärer Betonung (keine Vaskulitis!). In späteren Stadien zunehmende Beimengung von Lymphozyten. Immunfluoreszenz: unspezifisch.

Labor. Periphere Leukozytose (bis 20.000/mm^3, häufig nur phasenweise), erhöhte Senkung, Akutphaseproteine.

Ätiologie und Pathogenese. Häufigster Trigger sind bakterielle (Streptokokken, Yersinia enterocolitica) oder virale Infekte. In bis zu 20% ist die akute febrile neutrophile Dermatose mit myeloischer Leukämie assoziiert, wobei sie deren Ausbruch Monate bis Jahre vorausgehen kann (langfristige Kontrollen sind daher angezeigt). Seltenere Assoziationen bestehen mit Colitis ulcerosa, Bowel-bypass-Syndrom und benigner monoklonaler Gammopathie. Über den Pathomechanismus des offenbar leukotaktischen Geschehens besteht Unklarheit.

Verlauf und Therapie. Das Sweet-Syndrom verläuft entweder episodisch (zumeist) oder chronisch-rezidivierend (bei etwa 30%; vorwiegend bei Assoziation mit Leukämie). Unbehandelt besteht ein Krankheitsschub Wochen bis Monate und klingt dann mit Restitutio ad integrum ab. Die akute neutrophile Dermatose spricht schlagartig auf systemische Kortikoidstöße mittlerer Dosierung an. Therapie zweiter Wahl sind Dapson, Kaliumjodid und Colchizin.

Differentialdiagnose. Abgrenzungsschwierigkeiten können sich zum Herpes simplex (Unterscheidung: Pseudovesikel des Sweet-Syndroms können nicht abpunktiert werden), zum Erythema multiforme (keine Irisläsionen) sowie zu manchen Fällen von Granuloma anulare ergeben. Ähnlichkeit besteht ferner mit den Hautherden der Kryptokokkose.

Pyoderma gangraenosum

Pyoderma gangraenosum ist eine in ihrer bizarren Symptomatik hochcharakteristische, in ihrer Ätiologie und Pathogenese aber unklare Krankheit. Sie ist eine durch unkontrollierte Leukozytenaktivierung lokal zu Abszedierung und Nekrosebildung führende, destruierende und sehr schmerzhafte entzündliche Dermatose, die häufig mit inneren Krankheiten assoziiert ist.

Die Bezeichnung „Pyoderma" ist irreführend, da keine infektiöse Genese vorliegt (wohl aber kann eine Pyodermie als lokaler Trigger wirken).

Epidemiologie. Pyoderma gangraenosum ist eine nicht seltene, weltweit vorkommende Krankheit ohne Geschlechtsprädilektion; sie tritt meist im Erwachsenenalter auf.

Klinik (Abb. 13.30). Die Primärläsion ist eine schmerzhafte hämorrhagische Pustel, die häufig nach Traumen (z.B Insektenstiche, Bagatellverletzungen oder Operationswunden) entsteht, rasch nekrotisch wird, exulzeriert und sich in ein sich zentrifugal ausbreitendes flaches Geschwür umwandelt.

Die Geschwindigkeit der peripheren Ausbreitung hängt von der Aktivität des Prozesses ab (maximaler Zuwachs bis mehrere Zentimeter/Tag). Bei rascher Ausbreitung überwiegt die Nekrose, bei langsamer kommt eine vegetierend-granulomatöse Läsion mit aufgeworfenen Rändern zustande ***(Pyoderma vegetans)***.

Der Ulkusrand ist von düster lividroter Farbe, schwammigweicher Konsistenz, sehr druckschmerzhaft, unterminiert und von einem scharf begrenzten lividen entzündlichen Randsaum mit matschen Pusteln umgeben. Die Geschwüre gewinnen durch unaufhaltsame, unregelmäßige Progredienz („Abgrasen") eine serpiginöse Kontur. Der Ulkusgrund ist von schmierigen Nekrosen bedeckt. Der Verlauf ist schubartig mit erheblich schwankender Intensität und Akuität. Die meisten Fälle nehmen einen chronisch-rezidivierenden Verlauf, bedeuten für den Patienten eine erhebliche Belastung,

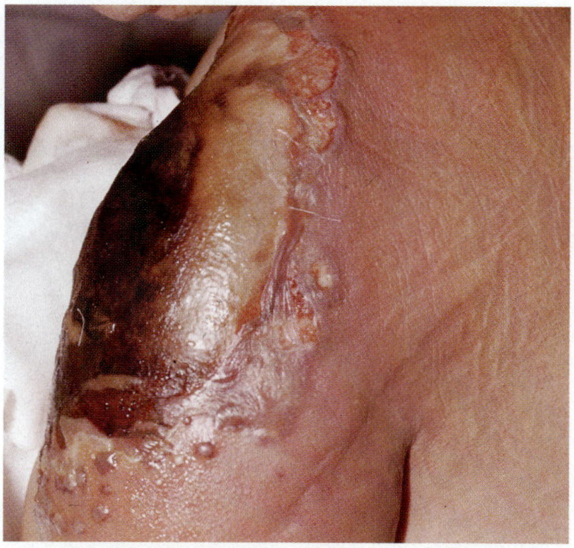

Abb. 13.30. Pyoderma gangraenosum. Lederartige Koagulationsnekrose an der linken Schulter mit matschem, pustelbestandenem Randsaum

sind aber nicht lebensbedrohend. Akut verlaufende Fälle können zu sehr ausgedehnten, foudroyant fortschreitenden bullösen hämorrhagischen Nekrosen und (selten) durch schwere Komplikationen (Sepsis, Schock) zum Tode führen.

Ohne Therapie kommt es nach Wochen bis Monate dauernder Ausbreitung zum spontanen Stillstand und zur meist sehr langsamen Abheilung. Die entstehenden Narben sind charakteristisch atroph, scheckig hyper- und hypopigmentiert, polyzyklisch, „wie gestrickt" (Abb. 13.31). Das Aussehen der Narben erlaubt bereits die Verdachtsdiagnose eines abgelaufenen Pyoderma gangraenosum (ähnliche Narben bei Skrofuloderm). Rezidive pflegen die Narben zu verschonen.

Varianten: Die Läsionen des Pyoderma gangraenosum sind oft nur ***oberflächlich***, können oft jedoch auch bis ins Fettgewebe vordringen ***(tiefes Pyoderma gangraenosum)***. Selten ist der Befall der Mundschleimhaut ***(Pyostomatitis vegetans)***.

Ein charakteristischer, auch für diagnostische Zwecke eingesetzter klinischer Befund ist das ***Pathergiephänomen:*** Minimaltraumen, etwa Nadelstiche im Rahmen einer Intrakutantestung, wandeln sich in hämorrhagische nekrotisierende Pusteln um, aus denen ein neuer Herd entstehen kann (Abb. 13.32).

> **!** Das Pathergiephänomen findet sich außer bei Pyoderma gangraenosum noch bei M. Behcet und der Wegener-Granulomatose.

Das Pathergiephänomen ist der klinische Ausdruck einer erniedrigten Schwelle zur Aktivierung von Neutrophilen. Es ist nur während aktiver Phasen (die nicht notwendig der klinisch manifesten Krankheit entsprechen müssen) positiv, dann aber prinzipiell überall am Körper auslösbar. Wird während dieser Zeit eine Operation durchgeführt, besteht die Gefahr der Umwandlung der gesamten Operationswunde in ein Pyoderma

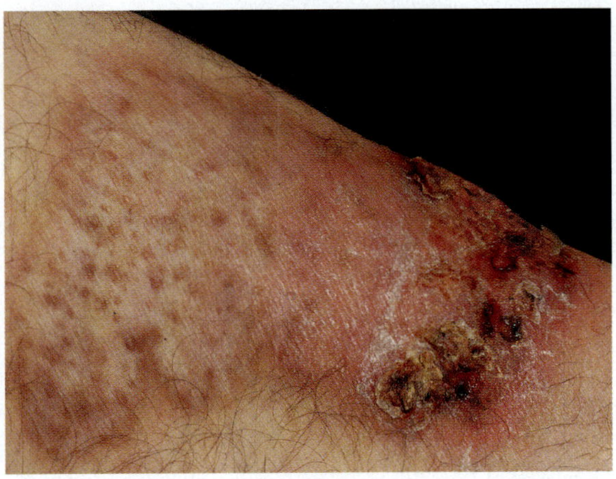

Abb. 13.31. Abgeheiltes Pyoderma gangraenosum mit „wie gestrickter" Narbenbildung. Am unteren Pol noch Aktivitätszeichen

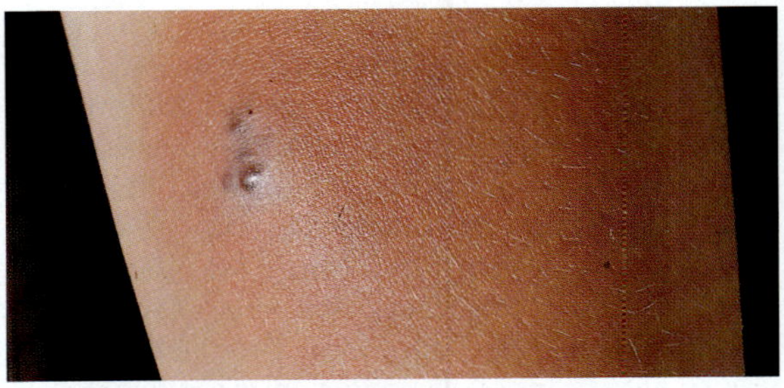

Abb. 13.32. Pathergie-Phänomen. Bei dieser Patientin mit Wegener-Granulomatose entstand nach Setzen einer Quaddel mit phys. Kochsalzlösung ein zentral hämorrhagisch-nekrotisches entzündliches Infiltrat

gangraenosum. Daher ist auch eine plastische Deckung vor Abflauen der entzündlichen Komponente kontraindiziert (und auch dann noch riskant).

> Fallbericht: Eine 42 jährige Patientin entwickelte ein mehr als handflächengroßes, hochaktives, schnell progredientes, bullös-nekrotisierendes Pyoderma gangraenosum an der linken Schulter. Unter systemischer Kortikosteroidtherapie kam es nach Wochen zum Verschwinden der Entzündung, das verbleibende Ulkus wurde (noch unter Kortikosteroiden) erfolgreich plastisch gedeckt, das Kortikoid nach Einheilen des Transplantats abgesetzt. Einige Wochen später wurde wegen Myomatose des Uterus eine Laparotomie durchgeführt; in den ersten postoperativen Tagen wandelte sich die Wunde in ein riesenhaftes, schnell progredientes Pyoderma gangraenosum mit Gefahr eines Platzbauches um. Durch einen abermaligen hohen Kortikoidstoß konnte diese Gefahr abgewendet werden.

System- und Laborzeichen. Fieber, Leukozytose, Anämie, erhöhte Senkung, Akutphasenproteine. Spezifische Laborparameter bestehen nicht: Zirkulierende Immunkomplexe fehlen, das totale hämolytische Komplement ist nicht reduziert, ANA und ANCA sind negativ (letztere sind in Einzelfällen bei assoziierter Colitis ulcerosa nachweisbar).

Assoziierte Krankheiten. Pyoderma gangraenosum ist häufig (bis zu 50 %) mit inneren bzw. Systemkrankheiten assoziiert. Alle diese haben eine „immunologische Komponente", können jedoch nur schwer auf einen gemeinsamen Nenner gebracht werden oder zur Ableitung eines pathogenetischen Prinzips dienen (immerhin ist der häufigste Fall immer noch das *Fehlen* assoziierter Störungen). Bei ca. einem Drittel der Fälle geht eine (pathogenetisch vielleicht verwandte) Colitis ulcerosa bzw. ein M. Crohn voraus oder koinzidiert; umgekehrt wird Colitis ulcerosa lediglich in etwa 5 % der Fälle von Pyoderma gangraenosum begleitet. Seltener finden sich andere abszedierende oder unspezifisch entzündliche Veränderungen des Gastrointestinal- oder Respirationstrakts. Etwa gleich häufig sind chronische Polyarthritis (seropositiv und seronegativ, mit oder ohne gastrointestinale Symptomatik), M. Reiter. Monoklonale Gammopathien (meist IgA) bestehen in etwa 10 %, seltener auch ein Myelom, myeloproliferativen Prozesse, Lymphome (M. Hodgkin), solide Tumoren, Systemvaskulitiden und Kollagenosen.

Histologie. Diffuse abszedierende leukzytäre Durchsetzung der Dermis, epidermale und dermale Nekrose verschiedenen Ausmaßes. Die klassischen Zeichen einer nekrotisierenden Vaskulitis fehlen. In der Immunfluoreszenz unspezifische Ablagerung von Immunreaktantien (C3, Fibrin).

Ätiologie und Pathogenese. Eine oder eine Gruppe von Funktionsanomalien der Neutrophilen ungeklärter Natur. Grundsätzlich kommt es fokal zur Leukozytenaktivierung (spontan oder im Sinn des Pathergiephänomens) mit daraus resultierendem Gewebsschaden; statt ausreichender Inaktivierung (durch Gewebs-Proteinaseinhibitoren) kommt es jedoch zur immer weiteren Rekrutierung von Leukozyten und zur ringförmigen zentrifugalen Ausweitung des Prozesses („glosende Lunte"). Alternativ kann die Aktivierungsschwelle der Neutrophilen entweder primär (bei myeloproliferativen Prozessen) oder durch Zytokinwirkung (Il-6, IL-8, TNFα) gesenkt, oder die Reaktion auf chemotaktische Signale durch Immunglobuline (Paraglobuline) verändert sein. Diskutiert wurde auch ein Shwartzman-Sanarelli-Phänomen.

Therapie. Systemische Kortikosteroide waren bis vor kurzen das Mittel erster Wahl: Sie unterbrechen den Krankheitsverlauf in vielen Fällen schnell und führen nach wochenlanger dekrementaler Verabreichung zur Abheilung. Oft genug muß eine plastische Deckung des Restulkus angeschlossen werden. Allerdings sind manchmal hohe Kortikoiddosen erforderlich, deren Nebenwirkungen eine vorzeitige Reduktion erzwingen, die wieder zum Rezidiv führt. Deswegen kann zur Rezidivprophylaxe gleichzeitig eine Dauerbehandlung (Monate) mit Salizylazosulfapyridin angesetzt werden. Dieses Medikament ist schwächer wirksam und hat einen verzögerten Wirkungseintritts (2–3 Wochen), ist daher zu Monotherapie im akuten Schub nicht geeignet. Antibiotika sind wirkungslos.

In den letzten Jahren hat sich Cyclosporin A als ausgezeichnet und schnell wirksam etabliert und sollte als erste Wahl eingesetzt werden. Das Wirkprinzip ist derzeit noch spekulativ. Allerdings sind, ebenso wie bei Kortikosteroiden, ein Teil der Fälle weitgehend resistent, und Kombinationstherapien erforderlich.

Differentialdiagnose. Nekrotisierendes Erysipel, Gangrän. Wenig progrediente Formen sind von chronischen Pyodermien, vegetierendem Herpes simplex, Pemphigus vegetans, Wegener-Granulomatose, venösen Ulzera oder Livedovaskulitis schwer zu unterscheiden. Wichtigstes diagnostisches Merkmal ist der livide, sehr schmerzhafte polyzyklische Randsaum mit matschiger Nekrose oder Pusteln.

Morbus Behçet

Eine durch die Leit-Trias von oralen und genitalen Aphthen und Augensymptomen sowie seltenere Zeichen (ZNS-Beteiligung, Thrombophlebitis, Hautsymptome) charakterisierte Multisystemkrankheit unbekannter Ursache. M. Behçet tritt in bestimmten ethnischen Gruppen gehäuft auf. Er verläuft chronisch schubhaft, kann zu Erblindung und Tod führen, aber auch spontan abklingen (Defektheilung).

M. Behçet wird, wie viele der neutrophilen Dermatosen, von manchen Autoren zum Spektrum der nekrotisierenden Vaskulitis gerechnet.

Epidemiologie. M. Behçet tritt weltweit auf, ist aber bis auf den Mittelmeerraum und die Region der sogenannten „Seidenstraße" (Türkei, Iran, China, Korea und Japan) selten. Die höchste Prävalenz besteht in der Türkei (100–300/100.000). Keine Geschlechtsprädilektion. Der Häufigkeitsgipfel liegt im frühen und mittleren Erwachsenenalter, Kinder erkranken selten. Die Krankheit verläuft bei Männern und Jugendlichen schwerer. Hohe Korrelation mit HLA-B51, jedoch nur selten familiäres Auftreten.

Klinik. Die Symptomatik ist vielgestaltig. Man unterscheidet mehrere (überlappende) Verlaufsformen: den ***mukokutanen***, den ***arthritischen***, den ***neurologischen*** und den ***okulären*** Typ.

Die ***Haut*** zeigt chronisch-rezidivierende Aphthen der gesamten Mundschleimhaut, oft inklusive Pharynx und Larynx, sowie der Genitalien (Glans, Labien, aber auch Skrotum und Vagina) bei knapp 100 % (Abb. 13.33). Sie sind meist vom Minor-, seltener vom Majortyp, insgesamt jedoch in Rezidivhäufigkeit und Schweregrad ausgeprägter als „gewöhnliche" Aphthen und heilen oft mit Narben ab. Weiter finden sich bei ca. 50 % „unspezifische" kutane Symptome: pyodermieähnliche papulopustulöse Effloreszenzen mit Nekroseneigung, Erythema nodosum, oberflächliche Thrombophlebitis. Das für M. Behçet typische Pathergiezeichen ist bei > 50 % positiv.

Bei M. Behçet ist das Pathergiezeichen nicht auf das Hautorgan beschränkt; so können etwa Operationen am Auge eine Uveitis auslösen.

An den ***Augen*** ist die Hauptmanifestation eine chronisch-rezidivierende Uveitis posterior, die in mindestens 20 % nach mehrjährigem Verlauf zur Blindheit führt. Seltener sind Iridozyklitis (Hypopyoniritis) (Abb. 13.34), Uveitis anterior, Komplikationen wie Katarakt und Glaukom sowie eine Neuritis nervi optici. Die Augensymptome können den Aphthen mit manchmal jahrelangem Verzug nachfolgen.

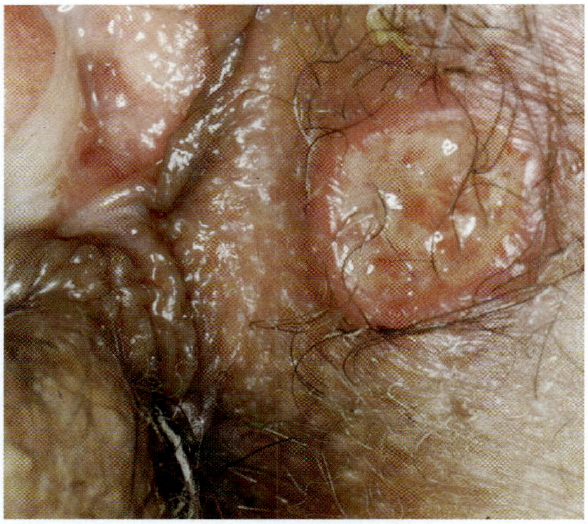

Abb. 13.33. M. Behcet. Aphthen vom Majortyp am weiblichen Genitale

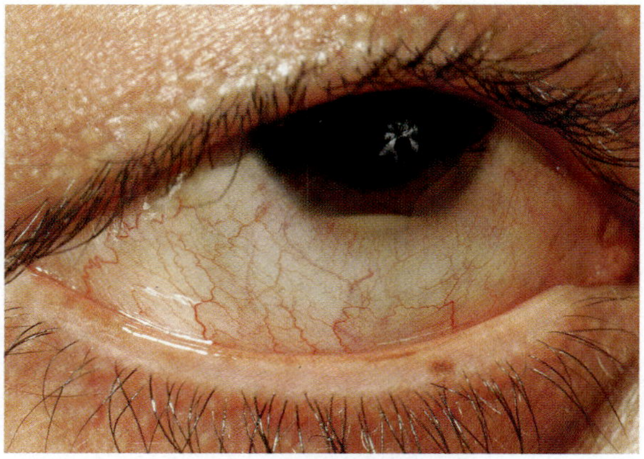

Abb. 13.34. M. Behcet. Hypopyon-Iritis. Beachte den Eiterspiegel in der Vorderkammer

An den ***Gelenken*** tritt in ca. 40 % eine nicht-erodierende periphere Oligoarthritis auf (keine Deformationen).

Eine *ZNS*-Beteiligung ist selten. In 5–10 % Meningoenzephalitis, Epilepsie, Hirndrucksymptomatik. Endzustand: Hirnatrophie.

Weitere Manifestationen sind ***Thrombophlebitiden***, die in 25 % der Fälle beobachtet werden, selten auch tiefe Thrombosen, ausnahmsweise Thrombosen der V. cava und Budd-Chiari-Syndrom. Selten, aber bedeutsam sind arterielle Thrombosen und Aneurysmen; letztere finden sich häufig in den Lungen (Hämoptyse). Schleimhautulzera in Ileum und Kolon (Perforationsgefahr).

Histologie der Hautläsionen. Frühe Läsionen zeigen leukozytäre Infiltration und Extravasation der postkapillären Venen sowie Leukozytoklasie, fallweise fibrinoide Nekrose der Gefäßwand und Fibrinthrombi. In späteren Stadien überwiegen lymphozytäre Infiltrate.

Labor. Spezifische Labortests existieren nicht, fallweise Abweichungen sind unspezifisch (erhöhte Senkung, Akutphasenproteine, milde Anämie). ANA, ANCA sind negativ. Abnormalitäten diverser Immunparameter (z. B. zirkulierende Immunkomplexe) und der Chemotaxis wurden fallweise beschrieben.

Ätiologie und Pathogenese. Unklar. Wahrscheinlich ist eine undefinierte leukozytäre Funktionsstörung, zu der eine Neigung zu (meist umschriebenen) Thrombosen hinzukommt; Abnormitäten des Gerinnungs- oder fibrinolytischen Systems wurden bislang nicht nachgewiesen. Infektiöse Trigger (bakteriell? viral?) wurden vermutet, ein Nachweis steht aus. Gleichfalls unbewiesen ist die Hypothese einer Autoimmunkrankheit.

Diagnose. Mangels spezifischer klinischer oder Labortest erfolgt die Diagnose nach Ausschluß anderer Systemprozesse, wie systemischem Lupus erythematodes und Wegener-Granulomatose, auf Basis „statistischer" Kriterien (Tabelle 13.2).

Therapie. Die Behandlung erfolgt entsprechend der vorliegenden Systemsymptomatik mit systemischen Kortikosteroiden (Ansprechen nicht immer sehr gut) und (in schwereren Fällen) mit Immunsuppressiva. Mittel der Wahl ist in der Anfangsphase Cyclosporin A; wegen eines häufig beobachteten langsamen Wirkungsverlusts und der Nierenkomplikationen werden später andere Medikamente kombiniert (Azathioprin). Bei den Augenveränderungen sehr gut wirksam ist ferner Chlorambucil. Eine (allerdings schwer steuerbare) Alternative ist Colchizin. Die Therapie der dermatologischen Läsionen erfolgt symptomatisch, fallweise mit kurzen Kortikosteroidstößen.

Verlauf. Nach jahrelangem, durch Remissionen und Exazerbationen gekennzeichnetem Verlauf kommt es zu Stillstand und Defektheilung.

Tabelle 13.2. Kriterien zur Diagnose des M. Behçet

Obligates Kriterium	Rezidivierende Aphthen der Mundschleimhaut (zumindest 3 x/Jahr; sowohl minor- als auch major- oder herpetiforme Aphthen)	Fakultative Kriterien	Rezidivierende genitale Aphthen Augensymptome (Uveitis anterior oder posterior, Läsionen der Retina) Hautsymptome (E. nodosum, Follikulitis, akneiforme Papulopusteln) Pathergiephänomen

Zur Diagnose müssen das obligate Kriterium und zumindest 2 fakultative Kriterien gegeben sein

13.3.3 Durch Infiltration mit Eosinophilen gekennzeichnete Dermatosen

Eosinophile Infiltrate der Haut können als Begleiterscheinung von Insektenstichen, Arzneimittelreaktionen, atopischer Dermatitis, bei Mycosis fungoides, sklerodermiformen Zustandsbildern („toxic oil syndrome“, eosinophile Fasziitis), bullösen Autoimmundermatosen granulomatöser Vaskulitis (Churg-Strauss-Granulomatose) u. a. m. auftreten. Bei den folgenden Krankheitsbildern sind sie jedoch an keinen zugrundeliegenden Prozeß gebunden:

Episodisches Angioödem mit Eosinophilie

Dies ist ein seltenes, chronisch rezidivierendes Krankheitsbild, das durch schwere Angioödeme, Urtikaria und oft sehr hohe periphere Eosinophilie (bis über $50.000/mm^3$) ohne faßbare Ursache gekennzeichnet ist. In Blut und Harn finden sich hohe Spiegel von EMP („eosinophilic major protein“) und IL-5; auch im Gewebe kann EMP nachgewiesen werden.

Ein klinisch und in den Laborbefunden ähnliches Bild wird als „capillary leak syndrome“ bei IL-2-Behandlung maligner Tumoren gesehen.

Eosinophile Zellulitis (Wells-Syndrom)

Ein vermutlich weniger seltenes als selten diagnostiziertes Reaktionsmuster der Haut mit Ähnlichkeit zum obigen Syndrom: Es handelt sich um einzelne, umschriebene, plötzlich einsetzende, phlegmonenähnliche Schwellungen von Haut und Subkutis ohne Einschmelzung. Häufig Überlagerung mit urtikariellen Herden, bei älteren Läsionen oft ein charakteristischer lividgrünlicher Farbton. Fieber, Arthralgien, periphere Leukozytose und Eosinophilie. Spontanheilung tritt nach Wochen ein, Rezidive sind häufig. In der Abheilungsphase stellt sich oft Fibrose und Hyperpigmentierung ein.

Die eosinophile Zellulitis wurde mit einer Reihe von Triggern bzw. Grundkrankheiten assoziiert: Traumen, Infektionskrankheiten, Insekten und Spinnenbisse, Leukämien, Lymphome und Medikamentenintoleranz. Sie kann von analogen Infiltrationen innerer Organe begleitet sein (eosinophile Pneumonie, Pleuritis und Perikarditis).

Histologie. Ödem, eosinophile Infiltration mit „flame figures“ (flammenartige eosinophile Strukturen – elektronenmikroskopisch mit Eosinophilengranula überzogene Kollagenfasern; verantwortlich für die grünliche Farbe der Hautläsionen), später granulomatöse Reaktion mit Riesenzellen.

Therapie. Systemische Kortikoide.

Fallbericht: Eine 62jährige Frau entwickelt nach einer Seitenstrangangina eine schmerzhafte, pralle, hitzende Schwellung des rechten Armes mit massiver Bewegungseinschränkung im Schultergelenk, Systemzeichen (Fieber bis 38,0 °C, extrem erhöhte Senkung, Leukozytose und Akutphasenproteine) und fleckig düsterroter, fokal fahl bläulicher Verfärbung der Haut. Eine Armvenenthrombose wird mit Dopplersonographie ausgeschlossen und ein Erysipel diagnostiziert. Trotz zweiwöchiger Antibiotikatherapie kommt es zur Progredienz. Sonographisch und computertomographisch zeigen sich ein Ödem von Haut und Fettgewebe und ausgedehnte Flüssigkeitsansammlungen um die tiefen Muskelfaszien (Rotatorenmanschette), in Interstitien und Schultergelenk. Eine Phlegmone wird diagnostiziert, die erwartete Einschmelzung bleibt jedoch aus. Unter Ultraschallsicht wird eine Punktion und eine tiefe Hautbiopsie durchgeführt. Das Punktat ergibt eine leicht trübe Flüssigkeit, die – wie vorher Blutkulturen – steril ist. Die Biopsie zeigt dichte tiefe lymphohistiozytäre Infiltrate mit reichlich Eosinophilen, vereinzelt Fremdkörperriesenzellen und „flame figures“. Im Differentialblutbild Metamyelozyten und Myelozyten. Ein Knochenmarkspunktat ergibt eine ausgeprägte reaktive Hämatopoese. Unter systemischer Kortikoidtherapie kommt es innerhalb von Stunden zum Abfiebern, innerhalb einer Woche zur Abheilung der Hautläsionen und im weiteren Verlauf zur Wiederherstellung der Beweglichkeit im Schultergelenk und Normalisierung der Laborwerte. Ein Rezidiv bleibt aus.

Differentialdiagnose. Erysipel, Phlegmone, Urtikaria; im Abheilungsstadium Morphäa.

Hautveränderungen im Rahmen des Hypereosinophilie-Syndroms

Das Hypereosinophilie-Syndrom ist eine seltene, hauptsächlich bei Männern auftretende Multisystemkrankheit unklarer Ursache, die durch eine mehr als 6 Monate persistente und nicht durch andere Ursachen (Tabelle 13.3) erklärbare periphere Eosinophilie (> 1500/mm3) und ein typisches Muster von Organbefall definiert ist: Herz (eosinophile Endokarditis, endomyokardiale Fibrose, restriktive und obliterative Kardiomyopathie), ZNS (fokale Läsionen oder Beeinträchtigung der Gesamtfunktion – Intellektverlust, Ataxie), periphere Neuropathie, eosinophile Lungeninfiltrate, thromboembolische Episoden und Hautläsionen. Die Serum-IL-5-Spiegel sind erhöht; die Organschädigung wird auf die toxischen Proteine (EMP, Neurotoxin) zurückgeführt. Prognose: Die 5-Jahre-Überlebenszeit beträgt 80 %.

Hautläsionen. Dermographismus und dermographische Urtikaria (bei ca. 75 % der Patienten), makulopapulöse oder knotige Exantheme, Ulzera der Mund- und Genitalschleimhaut.

Histologie. Eosinophile Infiltrate.

Tabelle 13.3. Ursachen peripherer Eosinophilie

Dermatosen	Urtikaria, toxische Erythrodermie, Dermatitis herpetiformis, Mycosis fungoides
atopische Krankheiten	atopische Dermatitis, allergische Rhinokonjunktivitis, Asthma bronchiale
Medikamentenreaktionen	
Parasitosen	Wurminfestationen, manche Systemmykosen
Systemkrankheiten	eosinophile Fasziitis, Systemvaskulitiden (Churg-Strauß-Granulomatose)
Neoplasien	M. Hodgkin, Lymphome, CML, eosinophile Leukämie, zerfallende solide Tumoren
eosinophile Infiltrate unbekannter Ursache	Löffler-Syndrom, Wells-Syndrom, Hypereosinophilie-Syndrom

Therapie. Systemische Kortikosteroide, bei Progression Hydroxyurea.

Differentialdiagnose. Chronische Eosinophilen-Leukämie (Unterscheidung durch Zytologie und Karyotypisierung).

Weitere eosinophile Dermatosen

Eosinophile Follikulitis (Ofuji-Syndrom). Eine fast ausschließlich in Japan vorkommende chronisch rezidivierende Eruption von Papeln und Pusteln an Gesicht, Rumpf und Extremitäten.

Histologie. Eosinophile Infiltrate der Haarfollikel. Eine klinisch und histologisch ähnliche Dermatose wird auch bei HIV-Infizierten beobachtet.

Granuloma eosinophilicum faciei (syn. Granuloma faciale). Eine seltene, außerordentlich therapieresistente, meist einzeln oder in geringer Zahl auftretende livid-bräunliche flach-knotige Läsion des Gesichts. ***Histologisch*** ein dichtes eosinophilenreiches entzündliches Infiltrat der Dermis mit Zeichen von Vaskulitis. Ursache unklar. Wegen der notorischen Therapieresistenz ist Nichtbehandlung eine gute Option. Versuche mit Dapson oder Unterspritzung mit Kortikosteroid-Kristallsuspension wurden als gelegentlich erfolgreich berichtet.

13.4 Granulomatöse Hautkrankheiten

13.4.1 Granuloma anulare

Eine selbstlimitierte entzündliche Dermatose unklarer Genese, die durch ringförmig angeordnete konfluierende Papeln in anulärer Anordnung gekennzeichnet ist. Grundlage der Papeln sind Palisadengranulome mit „Nekrobiose" des Bindegewebes.

Epidemiologie. Eine häufige Dermatose mit weltweitem Vorkommen. Altersprädilektion: Kinder und Jugendliche. Das weibliche Geschlecht ist doppelt so häufig befallen wie das männliche. In manchen Fällen liegt eine hereditäre Disposition vor. Die Herde treten ohne erkennbaren Auslöser auf; Assoziationen mit Begleitkrankheiten bestehen nicht.

Mehrere Unterformen werden unterschieden. Unter ihnen ist das „typische" Granuloma anulare häufig, alle anderen Formen sind selten bis extrem selten (und schwieriger erkennbar; die Diagnose wird allerdings oft durch begleitende „typische" Herde erleichtert.

Differentialdiagnose. (S. Tabelle 13.4).

Typisches Granuloma anulare

Dieses tritt meist einzeln oder in wenigen Herden auf und ist gewöhnlich auf die Streckseiten der Akren lokalisiert (Finger-, Handrücken, Knöchelregion) (Abb. 13.35). Es finden sich hautfarbene oder leicht gerötete, subjektiv symptomlose Ringe von bis Handtellergröße, die aus konfluierenden, derben, dermalen („wie unter einer Decke liegend" – keine epidermalen Veränderungen!) (Abb. 13.36) Knötchen aufgebaut sind; die Zentren sind – bis auf gelegentliche Rezidivknötchen – unauffällig. Die Herde verändern sich langsam durch periphere Ausbreitung, partielle Rückbildung und Rezidive in loco. Spontanheilung nach monate- bis jahrelangem Verlauf.

Differentialdiagnose. Sarkoidose, Viruswarzen, Heberden-Knötchen u. a. m.

Histologie. Kleinere und größere Herde der mittleren oder tiefen Dermis, in denen das Bindegewebe kernlos, das Kollagen verwaschen und die elastischen Fasern verschwunden sind. Sie sind leicht basophil gefärbt und enthalten fokal muzinöses (Alcian-positives) Material. Der historische Begriff „Nekrobiose" soll die Ähnlichkeit mit Nekrosen bei gleichzeitiger (zumindest teilweiser) Reversibilität ausdrücken. Die nekrobiotischen Areale werden von histiolymphozytären

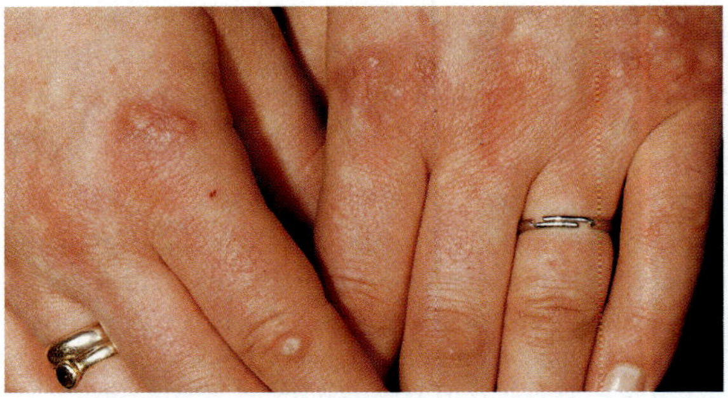

Abb. 13.35. Multiple Granulomata anularia in typischer Lokalisation an den Fingerknöcheln. Im Unterschied zu Verrucae vulgares ist die Oberfläche glatt. Beachte die gruppierte (ringförmige) Anordnung

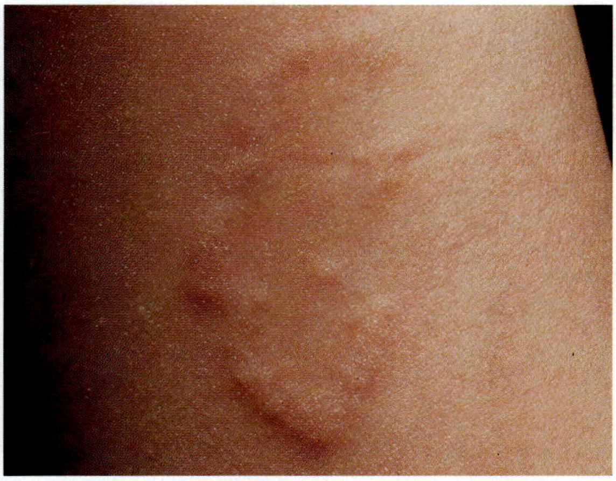

Abb. 13.36. Granuloma anulare am Unterarm. „Wie unter einer Decke liegende" derbe Knötchen in polyzyklischer Anordnung

Infiltraten in Palisadenstellung umscheidet („Palisadengranulom"). Gelegentlich sarkoidale Formationen mit mehrkernigen Riesenzellen. Immunfluoreszenz: manchmal Immunglobuline, Komplement und Fibrinogen in Gefäßen der Umgebung.

Ätiologie und Pathogenese. Unbekannt. Insbesondere ist unklar, ob die granulomatöse Reaktion Ursache oder Folge der „Nekrobiose" ist.

Sonderformen

Aktinisches Granulom ist ähnlich dem typischen Granuloma anulare; wegen seiner Lokalisation im Gesicht wird UV-Licht als Kausalfaktor vermutet.

Erythema arcuatum zeigt sich durch oberflächliche, bis handflächengroße, polyzyklische und diffus gerötete (im Zentrum oft blasser) Herde ohne deutliche Knötchenstruktur („eine in die Haut eingelassene Platte"). Meist am Rumpf lokalisiert.

Subkutanes Granuloma anulare (Abb. 13.37) äußert sich durch solitäre oder mehrere tiefsitzende, indolente, hautfarbene, derbe, bis einige Zentimeter große Knoten. Neben den üblichen Prädilektionsstellen finden sie sich auch palmoplantar, selten im Kopfbereich. Differentialdiagnose: Fremdkörpergranulom, histiozytäre und neurale Tumoren, Epithelioma caclicificans Malherbe.

Disseminiertes Granuloma anulare zeigt unzählige, klinisch meist typische, aber winzige (1–2 mm) Granulomata anularia an der gesamten Haut. Sehr selten, nur bei Erwachsenen. Äußerst therapieresistent. Differentialdiagnose: Lichen ruber.

Perforierendes Granuloma anulare (Abb. 13.38) ist durch multiple kleinere Granulomata anularia in meist typischer Lokalisation gekennzeichnet. In einzelnen Herden bilden sich zentrale Pfröpfe und Krusten, aus denen sich schmieriges Material entleeren kann.

Das perforierende Granuloma anulare ist ein Musterbeispiel der sog. „transepidermalen Elimination", eines alternativen Abraummechanismus von Fremd- oder Nekrosematerial aus der Dermis unter passagerer Kontinuitätstrennung der Epidermis (ein anderes Beispiel ist die Elastosis perforans serpiginosa).

Riesen-Granuloma anulare: Eine extreme Rarität.

Fallbericht: Eine 48jährige Frau stellte sich mit einem derben, indolenten, 2–3 Zentimeter hohen plattenartigen Tumor ein, der mehr als die Hälfte der oberen Rückenpartie einnahm. Der Tumor war glatt, hautfarben-bräunlich, mit der Unterlage verbacken. Es bestand ein angedeuteter Randwall, innerhalb der Tumormasse tastete man einzelne, konfluente, schlecht abgrenzbare Knotenanteile. Ein vorhergehendes Trauma wurde negiert. Verschiedene Diagnosen wurden erwogen, unter anderem die eines alten, organisierten Hämatoms, eines Weichteilsarkoms und eines Dermatofibrosarkoma protuberans. Mehrfache Biopsien zeigten ein Granuloma anulare. Die Laborwerte waren unauffällig. Unter systemischer Kortikosteroidtherapie bildete sich der Tumor innerhalb von 2 Monaten fast völlig zurück; eine Verdichtung des Gewebes mit Adhärenz blieb erhalten.

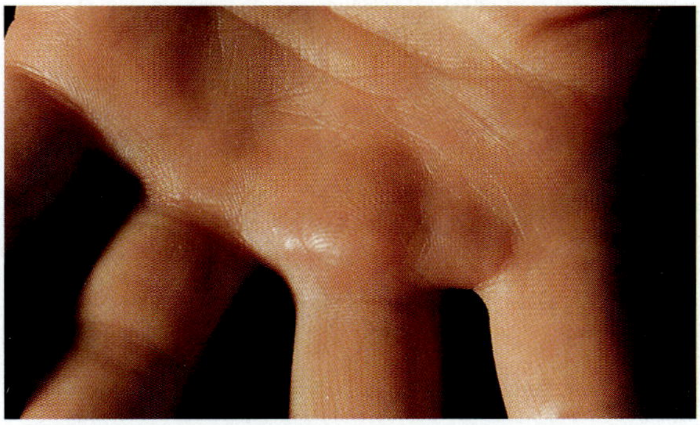

Abb. 13.37. Tiefes paraartikuläres Granuloma anulare (Grundgelenk des Mittelfingers)

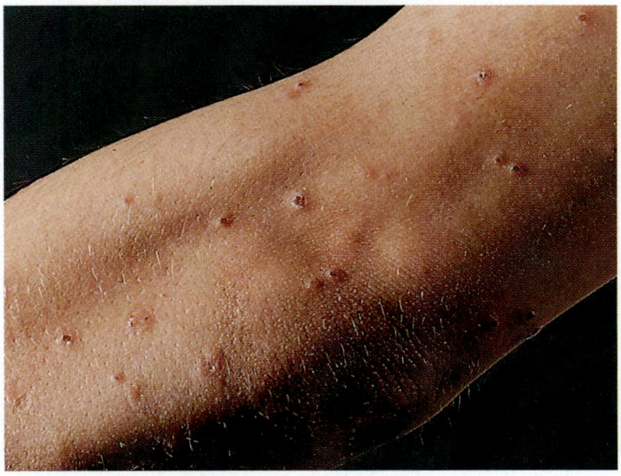

Abb. 13.38. Perforierende Granulomata anularia

Verlauf und Therapie. Das Granuloma anulare kommt meist innerhalb von bis zu zwei Jahren zur Spontanremission, Rezidive in loco sind jedoch häufig. Da es sich um selbstlimitierte, gutartige und subjektiv symptomlose Läsionen handelt, sind eingreifendere Therapieformen (z. B. systemische Kortikosteroide) in der Regel abzulehnen. Kryotherapie, Photochemotherapie und lokale Kortikoidtherapie unter Okklusion sind oft, insbesondere bei oberflächlichen Formen, gut wirksam; tiefere Herde bilden sich nach Infiltration mit Kortikosteroid-Kristallsuspension zurück. Die Wirksamkeit aller Modalitäten ist durch Spontanremissionen schwer zu beurteilen (hierauf beruht vermutlich die alte Dermatologenregel, daß das Granuloma anulare die einzige Hautkrankheit ist, bei der eine Biopsie auch gleichzeitig Therapie sein kann). Wegen der Rezidivhäufigkeit ist auch die Nichtbehandlung erwägenswert. Kosmetisch störende und disseminierte Granulomata anularia sprechen oft gut auf Dapson an.

Differentialdiagnose. S. Tabelle 13.4.

13.4.2 Granulomatosis disciformis, Necrobiosis lipoidica diabeticorum

Diese Krankheitszustände weisen sowohl klinisch als auch histologisch Ähnlichkeiten mit Granuloma anulare auf, unterscheiden sich aber durch das Fehlen von Nekrobiose bzw. durch das Vorhandensein von Lipiden; ihre Ursachen und ihr Verhältnis zueinander sind umstritten (s. Kap. „Hauterscheinungen bei Stoffwechselkrankheiten").

Tabelle 13.4. Differentialdiagnose des Granuloma anulare

Typisches	Epidermomykose Nekrobiosis lipoidica Sarkoidose CDLE Erythema elevatum et diutinum Viruswarzen
Subkutanes	Fremdkörpergranulom Rheumaknoten Epithelioma calcificans Schwannom
Disseminiertes	exanthematischer Lichen ruber
Perforierendes	Elastosis perforans serpiginosa
Erythema arcuatum	Sarkoidose Erythema anulare centrifugum subakut-kutaner LE

13.4.3 Sarkoidose

Eine chronische Multisystemkrankheit unbekannter Ursache, die durch nicht-verkäsende Granulome in verschiedenen Geweben und bestimmte Immunparameter gekennzeichnet ist. Die Sarkoidose manifestiert sich vorwiegend als Erkrankung des Mediastinums und des Respirationstraktes. Die Haut ist das am zweithäufigsten betroffene Organ.

Epidemiologie. Die Sarkoidose ist weltweit verbreitet und relativ häufig (Prävalenz ca. 1/10.000). Sie ist bei Afrikanern und in wärmeren Breiten häufiger, Geschlechtsprädilektion besteht nicht. Junges und mittleres Erwachsenenalter sind bevorzugt. Familiäres Vorkommen wurde beobachtet.

Ätiologie und Pathogenese

Die Ursache ist unbekannt. Frühere Anschauungen einer infektiösen Ursache blieben unbestätigt, erhielten jedoch durch den jüngsten Nachweis von mykobakterieller DNS in sarkoidalen Granulomen mittels PCR neuen Auftrieb. Nach heutiger Meinung beruht die Sarkoidose auf der fehlerhaften Modulation einer Immunreaktion gegen ein unbekanntes Antigen, deren Ausdruck die Kompartmentalisierung der Immunantwort (Ausbildung von Granulomen) und polyklonale B-Zell-Aktivierung ist.

Histopathologische Grundläsion der Sarkoidose ist das ***sarkoidale Granulom:*** rundliche Herde aus radiär gestellten Epitheloidzellen (Makrophagen) mit wechselnd reichlich mehrkernigen Langhans-Riesenzellen (fusionierte Epitheloidzellen). Das Zentrum des Granuloms ist reich an aktivierten CD4-Lymphozyten, die Peripherie an CD8-Lymphozyten. Im Gegensatz zu tuberkuloiden Granulomen findet sich *keine* Verkäsung. Solche Granulome ergeben konfluierende, knotige Herde, in denen später durch Faserbildung fibrotische Schrumpfung eintreten kann.

Granulome ähnlicher Art finden sich auch bei Fremdkörperreaktionen, insbesondere bei der Auseinandersetzung mit für Makrophagen unverdaulichen Fremdantigenen (Zirkonium, Silizium, Hornmaterial etc.). Das unidentifizierte Antigen der Sarkoidose ist demnach möglicherweise gleichfalls schlecht abbaubar (oder kann durch funktionelle Defekte der Makrophagen nicht abgebaut werden). In diesem Sinn könnten die für Sarkoidose typischen Einschlußkörperchen der Riesenzellen interpretiert werden (Asteroid-, Schaumann- und Residualkörperchen). Die Persistenz des Antigens führt zur T-Zell-Aktivierung (IL-1), diese wieder zur IL-2-gesteuerten T-Zell-Proliferation, zur Rekrutierung weiterer Monozyten („monocyte chemotactic factor") und deren Umwandlung in Epitheloidzellen und schließlich zur polyklonalen B-zell-Aktivierung („B-cell helper factor") und Immunglobulinproduktion.

Mit der Anreicherung der CD4-Lymphozyten in den Granulomen (CD4/CD8-Ratio im Granulom ist 5–10:1) geht deren Verminderung im peripheren Blut (Ratio 0,5–1:1) einher (Kompartmentalisierung!). Dies führt zu einer Hyp- oder Anergie im Intrakutantest auf verschiedene Recallantigene (Tuberkulin-, Candidin-, Mumpsantigene etc.) und zur reduzierten Stimulierbarkeit durch Phythämagglutinin (PHA). Die überschießende B-Zellreaktivität drückt sich in erhöhten Serumimmunglobulinspiegeln aus. In Perioden akuter Krankheitsaktivität finden sich auch ***zirkulierende Immunkomplexe*** (mitverantwortlich für die entzündlichen Symptome wie Eythema nodosum, Iridozyklitis, Arthralgien, etc. sowie des Fiebers). Beim chronisch-progressiven Verlaufstyp sind Immunkomplexe gering oder nicht nachweisbar.

Klinik und Verlauf

Sarkoidose kann sich in zahlreichen Organsystem manifestieren: Lunge und oberer Respirationstrakt, mediastinale und andere Lymphknoten (zervikal, axillär, inguinal, Sulcus bicipitalis), Haut, Gelenke (ähnlich der chronischen rheumatoiden Arthritis), Augen (Uveitis; in Kombination mit Parotitis und Hirnnervenausfällen als ***Heerfordt-Syndrom*** bezeichnet), Zentralnervensystem, Herz, Milz, Leber (oft sehr frühzeitig befallen!), Knochen und Nieren. Der Organbefall ist oft asymptomatisch, sein Ausmaß oft erst bei der Autopsie offenkundig.

Die Sarkoidose hat eine hohe Tendenz zur Spontanremission; diese ist besonders beim akuten Verlaufstyp ausgeprägt, der mit Systemzeichen einhergeht (Fieber, Schwäche, Gewichtsverlust, Arthralgien). Daneben besteht ein chronisch-progredienter Verlaufstyp, der zu Organzerstörung und Tod führen kann (Lungenfibrose, Cor pulmonale, Herzarrythmien, selten Leberzirrhose etc.).

Der Befall von Lunge und Mediastinum („***intrathorakale Sarkoidose***") dominiert zumeist das klinische Bild (vorwiegend oder ausschließlich extrathorakale Verlaufsformen kommen jedoch vor). Bei dieser werden 3 bzw. 4 Stadien unterschieden (Tabelle 13.5). Die Diagnostik erfolgt durch bildgebende Verfahren, bronchoalveoläre Lavage (hohe Zahl von CD4-Zellen) und evtl. Lungenbiopsie. Stadium I ist häufig mit dem Löfgren-Syndrom verbunden; im Stadium III ist extrathorakaler Befall gehäuft. Lungensarkoidose vom diffusen Typ ist durch restriktive Lungenfunktionseinschränkung gekennzeichnet.

Hautsymptome bei Sarkoidose

Die Manifestationen der Hautsarkoidose sind vielfältig; sie können spezifischer und unspezifischer Natur sein und sind häufig mit bestimmten Verlaufsformen der Sarkoidose korreliert.

Löfgren-Syndrom. Dieses ist als gemeinsames Auftreten von Erythema nodosum und bihilärer Lymphadenopathie definiert. Sie stellt die häufigste (und eine unspezifische) kutane Erscheinungsform der Sarkoidose dar. Betroffen sind hauptsächlich junge Frauen, mit saisonaler Häufung im Frühjahr. Der Beginn ist akut (Fieber, Arthralgien), der Verlauf im Gegensatz zu Erythemata nodosa anderer Ursachen jedoch protrahierter und mit häufigen Rückfällen. Das Löfgren-Syndrom ist selbstlimitert, die Rückbildung der mediastinalen Lymphadenopathie erfolgt innerhalb von Monaten; Übergang in Lungensarkoidose ist jedoch möglich.

Lupus pernio (Abb. 13.39). Diese ebenfalls relativ häufige Erscheinungsform ist die charakteristische Hautmanifestation des chronisch-progressiven Verlaufstyps der Sarkoidose und bedeutet für den Erkrankten eine ungünstigere Prognose. Typisch sind knotige, lividrote (Ähnlichkeit mit Frostbeulen!), mittelderbe, unscharf abgegrenzte, polsterartige Infiltrate im Gesicht (Wangen, Nase, Stirn, Ohren), selten an den Händen. Durch Fibrosierung werden die Läsionen später unregelmäßig gebuckelt, manchmal exulzeriert („Lupus"). Diese Form ist fast stets mit knotigen oder plaqueförmigen sarkoidalen Läsionen des oberen Respirationstrakts (insbesondere Nasenschleimhaut!), der Lunge und anderer innerer Organe verknüpft. Der Nasenschleimhautbefall verursacht zu Beginn Atembehinderung; bei längerem Bestand kommt es auch hier zu Fibrose und Exulzeration (Nasenseptumperforation!). Häufiges Begleitsymptom sind Knochenzysten insbesondere der Finger- und Mittelhandknochen (sog. Ostitis cystica multiplex).

Stadium I bihiläre Lymphadenopathie	meist asymptomatisch spontane Remission in ~75 % innerhalb von 2 Jahren; ~15 % → chronisch progredienter Verlauf
Stadium II bihiläre Lymphadenopathie, beginnender diffuser Lungenbefall	meist symptomatisch (Dyspnoe, Husten, restriktive Lungenfunktionsstörung, Vitalkapazität ↓) Remission in 50 % innerhalb 2 Jahren
Stadium III diffuser Lungenbefall ohne bihiläre Lymphadenopathie	symptomatisch Remission in 1/3 nach 2 Jahren 2/3 Progression zu Lungenfibrose
Stadium IV Endstadium (Lungenfibrose)	

Tabelle 13.5. Stadieneinteilung der intrathorakalen Sarkoidose

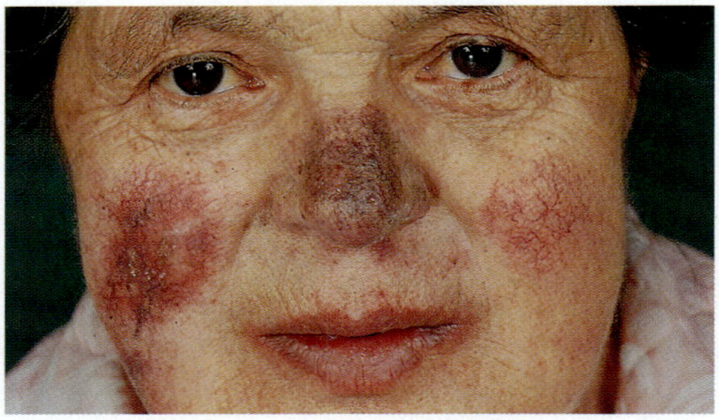

Abb. 13.39. Sarkoidose der Haut: Lupus pernio. Knotige braun-livide Infiltrate an Nase und Wangen

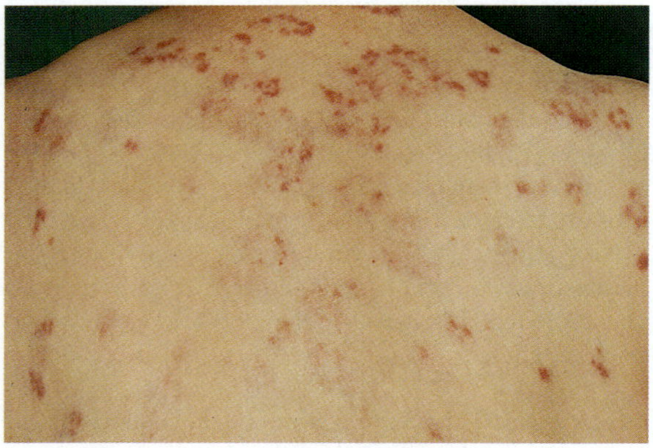

Abb. 13.40. Plaqueform der Hautsarkoidose: Exanthematische lividrote, teils randbetonte Plaques

Plaqueförmige Hautsarkoidose (Abb. 13.40). Eine exanthematische Eruption von münzgroßen oder größeren, flach erhabenen, lividroten Infiltraten, häufig in symmetrischer Verteilung an den Extremitäten und Hinterbacken. Diese besonders chronisch-persistente Erscheinungsform ist weniger häufig mit Befall der inneren Organe, häufig jedoch mit generalisierter Lymphadenopathie und Splenomegalie verknüpft.

Kleinpapulöse Hautsarkoidose (Abb. 13.41). Diese seltene Erscheinungsform ist durch multiple, kleine, lividrote, mittelderbe Knötchen an Rumpf und proximalen Extremitäten gekennzeichnet. Sie ist meist von Iridozyklitis, Parotitis etc. und Fieber begleitet, zeigt einen bewegteren Verlauf mit spontanen Remissionen und Rezidiven und ist gelegentlich auch mit Manifestationen an inneren Organen (Lunge, Leber) verknüpft.

Narbensarkoidose. Eine umschriebene Form der Sarkoidose, die sich in alten Narben (nach Art eines Köbner-Phänomens) lokalisiert und durch entzündliche Infiltration und lividrote Verfärbung (histologisch: sarkoidales Granulationsgewebe) äußert; kann oft schwer von einer sarkoidalen Fremdkörperreaktion in Narben unterschieden werden.

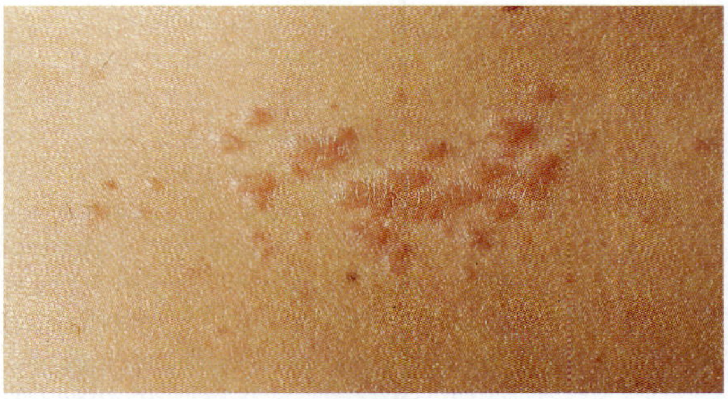

Abb. 13.41. Papulöse Hautsarkoidose. Konfluierende bräunliche Papeln

Labor

Hyperimmunglobulinämie, zirkulierende Immunkomplexe (bei akuten Formen), Hyperkalziämie und Hyperkalziurie (Ursache: vermehrte Kalziumresorption aus dem Darm durch Überproduktion aktiver Vitamin-D3-Metaboliten in Makrophagen). Eine wichtige Rolle in Diagnose und Überwachung der Therapie spielt das „Angiotensin-converting-enzyme“ (ACE), ein Produkt der Epitheloidzellen und daher ein (nicht stets zuverlässiges) Maß der Granulomlast.

Diagnose

Die Hautsarkoidose wird aus dem klinischen Bild, der Histologie, den negativen Reaktionen auf die Recallantigene und den typischen Laborveränderungen diagnostiziert.

Differentialdiagnose. Granuloma anulare, Hauttuberkulose, Syphilide, Fremdkörperreaktionen und Lymphome. Die Aufdeckung von Organbefall, insbesondere der Lunge, ist ein selbstverständliches – interdisziplinäres – Untersuchungsziel (Imaging-Methoden, Biopsien u. a. m.).

Therapie

Systemische Kortikosteroide: Umfang und Dauer der Medikation richtet sich nach Art und Intensität der Krankheit. Grundsätzlich wird nur bei symptomatischem Verlauf und Gefahr von Organschäden behandelt (bihiläre Lymphadenopathie z. B. nicht). Das Löfgren-Syndrom wird mit mittelhohen, langsam ausschleichenden Kortikoidstößen gut beherrscht (Cave: Reboundphänomen der Sarkoidose – mehrere Monate Behandlungsdauer!). Ausgedehnte Granulome in den inneren Organen oder der Haut werden mit langfristigen, niedrigdosierten Kortikosteroidgaben (z. B. 10 mg Prednisolon/Tag, Mindestdauer 1 Jahr) behandelt. Das Ansprechen ist in der Regel gut; fibrotische Läsionen zeigen nur geringe Rückbildungstendenz. Alternativmedikamente von geringerer Wirksamkeit sind Chloroquin und Methotrexat.

14 Hauterscheinungen bei Krankheiten innerer Organe und Stoffwechselstörungen (P. Fritsch, M. Schmuth)

ÜBERSICHT

14.1 Allgemeines

Krankhafte Veränderungen der Haut entstehen im Wechselspiel zwischen der genetischen Veranlagung, Einflüssen von außen und Signalen vom Gesamtorganismus. Die Gewichte dieser drei Faktoren sind oft sehr unterschiedlich, doch ist bei kaum einer Hautkrankheit einer davon gänzlich wegzudenken. Die Signale aus dem Gesamtorganismus werden zwar häufig überbewertet („die Haut als Spiegel des Organismus"), doch kann die Haut, als Nebenschauplatz, spezifische Zeichen von Allgemeinerkrankungen entwickeln, die der Perzeption direkt zugänglich und daher diagnostisch bzw. als Warnzeichen wichtig sind. Nicht selten treten solche begleitenden Hautveränderungen vor den pathologisch relevanten Organsymptomen auf und führen den Patienten zum Arzt.

Hautymptome können analoger Ausdruck von Krankheiten des Gesamtorganismus sein, z. B. bei strukturellen Fehlbildungssyndromen, angeborenen oder erworbenen Stoffwechseldefekten, Systemkrankheiten, Systeminfektionen, oder Metastasierung von Neoplasmen innerer Organe. Eine Fülle von Hautzeichen scheinen hingegen auf den ersten Blick selbständig zu sein; sie besitzen oft selbst Krankheitswert (z. B. nekrolytisches migratorisches Erythem bei Zinkmangel), kümmern den Patienten aber manchmal nur aus kosmetischen Gründen (z. B. Hirsutismus). Solche Zeichen der Haut sind Folgewirkungen systemisch in sie gelangter Substanzen, Wirkstoffe und Mediatoren, bzw. deren Mangel. Mehrere Muster solcher Zeichen können unterschieden werden:

- ***Änderungen in Anatomie und Physiologie:*** Solche Symptome sind u. a. Hypertrichose (Steroide, Androgene, Porphyrine), Hypertrophie der Haut (Wachstumshormon), Seborrhoe (Androgene, zentralnervöse Störungen), Verformung und Gelbfärbung der Nägel (Lymphödem), Bindegewebs- und Gefäßhypertrophie durch Wuchsstoffe (Trommelschlegelfinger, Teleangiektasien), Pigmentierung (ACTH, MSH), Schweißneigung (Hyperthyreose), Acanthosis nigricans (insulinähnliche und Tumor-Wachstumsfaktoren), Infektneigung (Veränderung der Hautflora) bei Diabetes und Immundefizienz u. a. m.
- ***Differenzierungsstörungen:*** Ekzemähnliche Läsionen bei Vitamin-, Nahrstoffmangelzuständen und Immundefekten
- ***Durchblutungszeichen der Haut:*** Blässe bei Anämie und Vasokonstriktion (Nikotinabusus), Röte bei Hypertonie und Polyglobulie, Zyanose bei Herz- und Lungenkrankheiten, Purpura bei Blutungsübeln.
- ***Speicherung:*** Diese kann entweder auf Überangebot (Lipide bei Xanthomen, Bilirubin bei Ikterus, Hämosiderin bei Hämochromatose, β-Carotin bei Hypothyreose) oder auf Hormon

wirkung beruhen (Glykosaminoglykane bei Myxödem). Auch pathologische Substanzen können gespeichert werden (Hyalinosis cutis et mucosae, Amyloidose).

- ***Auslösung bestimmter Reaktionen durch körpereigene pathologische Substanzen:*** phototoxische Reaktionen bei Porphyrien, Pannikulitis bei Pankreaskrankheiten (Lipasen).
- Eine weitere Gruppe sind diagnostische Einzelphänomene von nicht immer genau bekannter Genese. Hierher gehören das Gottron Zeichen bei Dermatomyositis (Rötung der Interphalangealgelenke), Nagelfalzblutungen bei Kollagenosen, generalisierte Livedo racemosa beim Sneddon-Syndrom, das Erythema rheumaticum beim akuten rheumatischen Fieber, verschiedene Paraneoplasien (E. gyratum repens), isolierte punktförmige akrale Hämorrhagien bei septischer Vaskulitis.

14.1.1 Hauterscheinungen bei kardiovaskulären Erkrankungen

Zyanose. Eine Erhöhung ungesättigten Hämoglobins führt zur bläulich-lividen Verfärbung der Haut. Die Verteilung dieser Verfärbung gibt Hinweise auf die Genese. Die ***zentrale*** Zyanose betrifft die orale Mukosa, Zunge und Konjunktiven und entsteht bei kardialem oder pulmonalen Rechts-Links-Shunt. Die ***periphere*** Zyanose manifestiert sich an Nase, Lippen, Ohrläppchen und Fingerspitzen und entsteht bei reduziertem Blutfluß durch Herzinsuffizienz oder periphere Vasospasmen. ***Akrozyanose*** ist bei jungen Patienten oft ein konstitutionelles Merkmal; zugrundeliegende Erkrankungen können Kollagenosen, Dysproteinämien, Kälteagglutininämie, Kryoglobulinämien oder arterielle Embolien sein.

Erythem und Flushsymptomatik. Permanent gesteigerte Rötung der Haut (häufig akzentuiert an den Wangen) findet sich bei Polycythaemia vera. Rötlich-zyanotische Wangen weisen auf einen Mitralklappenfehler hin ***(Facies mitralis)***. Paroxysmale Rötungen von Gesicht, Nacken, Thorax und Abdomen und Teleangiektasien an Gesicht und Nacken finden sich bei Serotonin-produzierenden metastasierenden Karzinoidtumoren. Eine Flush-Reaktion tritt nur dann auf, wenn bereits Lebermetastasen bestehen, weil andernfalls die Leber die vasoaktiven Stoffe abbaut. Eine Mastozytose mit ausgedehntem Befall innerer Organe kann über gefäßerweiternde Prostaglandine (PGD_2) ebenfalls eine Flush-Reaktion bewirken und geht mit Bronchospasmus, Rhinorrhoe und Hypotonie einher. Bei Begrenzung der Flushsymptomatik auf das Gesicht, zusammen mit Rötung oder Zyanose der Handflächen, muß an ein Phäochromozytom (dunkelrot, von Teleangiektasien durchsetzt), Diabetes mellitus (Rubeosis diabeticorum) oder Hyperthyreose gedacht werden. Nicht selten sind Flush-Reaktionen auch durch Alkohol, Medikamente oder die Menopause verursacht (Tabelle 14.1).

Uhrglasnägel und Trommelschlegelfinger. Diese schmerzlose Auftreibungen der distalen Phalangen an Fingern und Zehen sind seit der Antike als Begleitphänomen kongenitaler Herz- und Lungenerkrankungen mit chronischer Hypoxie beschrieben. Sie werden auch bei chronisch Entzündungen (z. B. Tuberkulose, Colitis ulcerosa, chronische Hepatitis), als Begleitsymptom von Malignomen oder idiopathisch beobachtet.

Cholesterin-Embolisierung. Diese treten bei Patienten mit Atherosklerose, insbesondere nach chirurgischen Eingriffen bzw. Angiographie auf und manifestieren sich als Nekrosen, umschriebene Livedo racemosa, in

Tabelle 14.1. Ursachen der Gesichtsrötung

Neoplasien	Karzinoidtumor (metastasierend), Mastozytose, Phäochromozytom, Nierenzellkarzinom, Medulläres Schilddrüsenkarzinom, Pankreastumor (VIPom), basophile Granulozyten-Leukämie
Medikamente	Vasodilatatoren (z. B. Nitroglyzerin, Prostaglandine) Kalziumkanal-Blocker (z. B. Nifedipin, Verapamil, Diltiazem) Nicotinamid Morphiumderivate Systemische Kortikosteroide Andere (z. B. Cyclosporin A, Rifampin, Cyproteron, Tamoxifen)
Alkohol	– direkt durch Histaminfreisetzung – zusammen mit Chemikalien (z. B. Trichloräthylen, Dimethylformamid, Xylene, Carbondisulfid) – zusammen mit Medikamenten (z. B. Griseofulvin, Ketoconazol, Metronidazol, Cephaloporine, Chloramphenicol, Disulfiram, Phentolamin)
Nahrungsmittel	Scharfe Gewürze, heiße Flüssigkeiten, Käse, Schokolade, Zitrone, Fisch, Natriumnitrit (z. B. in Schinken, Salami, Frankfurter)
Neurologische Ursachen	Migräne, Hirntumore, Rückenmarksläsionen (autonome Hyperreflexie), M. Parkinson, Menopause, „emotionales" Erythem (Angst, Scham etc.)
Andere Ursachen	Mitralklappenfehler (Facies mitralis), Hyperthyreose, Diabetes mellitus (Rubeosis diabeticorum), POEMS-Syndrom

manchen Fällen als rötliche bis gelblich-braune Blutungen an den Akren oder subungual. Histologisch können Cholesterinkristalle nachgewiesen werden. Diese Embolien sind Warnzeichen für Embolien im Zentralnervensystem.

14.1.2 Hauterscheinungen bei gastrointestinalen Erkrankungen

Hautzeichen bei Leberzirrhose. Typische Zeichen sind Aszites, Ikterus, erweiterter oberflächlicher Venenplexus (Caput medusae) und Gefäßzeichen: Naevi aranei, Palmarerytheme. Weitere Begleitsymtome sind Seborrhoe, Akne-ähnliche Läsionen des Gesichts, flächige Hypopigmentierungen, weibliche Schambehaarung und Gynäkomastie (Erniedrigung des freien Testosterons durch Erhöhung der Plasmakonzentration des SHBG, Erhöhung der Östronproduktion bei reduzierter hepatischer Clearance der Vorstufe Androstendion, Zunahme der Östrogenrezeptoren der Leber), Dupuytren-Kontraktur.

Ikterus. Gestörte Gallensekretion oder Obstruktion der Gallenwege führt zur diffusen Gelbfärbung der Haut. Weil sich das abgelagerte Bilirubin an die elastischen Fasern bindet, ist die Verfärbung an den Skleren, an der Haut und am weichen Gaumen am deutlichsten. Durch Einlagerung von Gallensäuren in die Haut kann ein quälender Juckreiz entstehen, der dem Ikterus zeitlich oft vorausgeht.

Hyperpigmentierung. Bei primär-biliärer Zirrhose (nicht jedoch bei der sekundär-biliären oder anderen Lebererkrankungen) ist eine schmutzig-braune periorbitale Hyperpigmentierung nachweisbar (Chloasma hepaticum, Masque biliaire). Bei Hämochromatose komt es zur verstärkten Hyperpigmentierung der UV-exponierten Areale und der Schleimhäute.

Hepatitis B oder C. Diese sind nicht seltene Ursachen von Typ-III-Urtikaria und nekrotisierender Vaskulitis. Hepatitis B ist mit Polyarteriitis nodosa assoziiert, Hepatitis C mit Kryoglobulinämie.

Pankreatitis und Pankreaskarzinom führen durch Freisetzung und Ausschwemmung von Pankreasenzymen zu Fettzellnekrosen und Pannikulitis.

Malabsorptionssyndrom. Gastrointestinale Resorptionsstörungen können ungeachtet ihrer Ursache zu Mangelzuständen an Vitaminen, Spurenelementen und essentiellen Fettsäuren führen. Ein Sonderfall ist die mit der glutensensitiven Enteropathie assoziierte Dermatitis herpetiformis Duhring. M. Crohn und Colitis ulcerosa sind mit Erythema nodosum und Pyoderma gangränosum assoziiert (s. entsprechende Kap.).

14.1.3 Hauterscheinungen bei chronischer Niereninsuffizienz

Patienten mit dieser haben ein charakteristisches fahles, ockergraues Hautkolorit, das besonders in den lichtexponierten Arealen auffällt. Ursache der gelblichen Komponente ist die Retention von Karotin und Urochrom, des Brauntons die Steigerung der Melaninproduktion durch mangelnde Exkretion von MSH über die Niere. Zusätzlich besteht meist Hauttrockenheit (Rarifizierung von Talgdrüsen und Schweißdrüsen), der Hautturgor ist erniedrigt. Häufig besteht ein Pruritus, dessen Genese nicht geklärt ist (s. S. 39). Bei fortgeschrittener Niereninsuffizienz werden die sogenannten „half and half nails“ beschrieben, bei denen eine rötlich-braune Verfärbung der distalen Nagelanteile vorliegt.

Nach Nierentransplantation immunsupprimierte Patienten zeigen eine erhöhte Inzidenz von viralen Infektionen (Viruswarzen) und Hauttumoren (Plattenepithelkarzinome, Basaliome).

14.2 Ernährungsstörungen

14.2.1 Überernährung

Adipöse Personen entwickeln häufig durch Friktion und verstärktes Schwitzen triviale Dermatosen wie intertriginöses Ekzem, Erythrasma, Epidermomykosen, Pyodermien, sowie diffuse Hyperpigmentierung der intertriginösen Areale mit Ausbildung multipler weicher Fibrome (Akrochorden): „Pseudoakanthosis nigricans“. Zusätzlich erhöhte Prädisposition zu Diabetes mellitus mit den entsprechenden dermatologischen Konsequenzen (s. unten).

Pseudoakanthosis nigricans ist mit erhöhten Spiegeln von Insulin und der Insulin-ähnlichen Wuchsstoffe (ILGF 1–3) bei Insulinresistenz assoziiert.

Manche Nahrungsmittel werden bei Überangebot in der Haut abgelagert. Beispiel: Karotinämie bei Hyperalimentation mit karotinoidhaltigen Nahrungsmitteln (Karotten, rotes Palmöl) führt zu kanariengelbem Teint mit Betonung von Handflächen und Fußsohlen (Absorption in der Hornschicht; je dicker diese ist, desto intensiver die Farbe – Schleimhäute und Skleren frei). Karotinämie ist auch ein Begleitsymptom von Diabetes mellitus und Myxödem. Medikamentös bedingt tritt sie bei Einnahme von β-Carotin auf (Therapie der erythropoetischen Protoporphyrie).

Einnahme von β-Carotin-Präparaten zur Vortäuschung von Sonnenbräune ist ein Modetrend. Diese „falsche Sonnenbräune“ sieht allerdings weder echt aus, noch schützt sie vor Sonnenbrand.

14.2.2 Mangelernährung

Allgemeine Mangelernährung

Chronische Mangelernährung (Hunger, Anorexia nervosa, konsumierende Krankheiten – Marasmus) führt nicht nur zu einem Defizit an Kalorien, sondern auch einer Reihe von essentiellen Nährstoffen (Vitamine, essentielle Fettsäuren, Spurenelemente etc.) und daher zu einem komplexen klinischen Bild. Neben Abbau der Fettschicht und Symptomen verschiedener Organsysteme kommt es zu Hautveränderungen, die denen im Alter ähnlich sind: die Haut ist verdünnt, trocken, craqueliert und schuppend („Pseudoichthyose") und zeigt follikuläre Hyperkeratosen (Vitamin-A- und Vitamin-C-Defizienz). Sie ist schlaff, kalt, bleich-grau (Anämie und Vasokonstriktion) und – vorwiegend an den sonnenexponierten Regionen – fleckig, schmutzig-braun hyperpigmentiert. Die Haare sind stumpf, trocken, oft ergraut, stellen das Wachstum ein und werden rarefiziert (Telogeneffluvium). Die Nägel wachsen langsam und sind längsgeriefelt. Bei Kindern zusätzlich Wachstumsrückstand.

Kwashiorkor („Krankheit des Säuglings", Protein-Energie-Malnutrition). Ein hauptsächlich in Notstandsgebieten der Dritten Welt bei Säuglingen und Kleinkindern auftretender Zustand, der durch Proteinmangel bei adäquater Einnahme von Kohlehydraten bedingt ist. Hauptzeichen sind Wachstumsrückstand, hypalbuminämische Ödeme (Gesicht!), Fettleber, psychomotorische Fehlregulation und charakteristische Hautsymptome: depigmentierte Areale perioral und an den Beinen, dunkelrote elevierte „emailleartige" Läsionen von wachsiger Konsistenz vorwiegend an Druckstellen (Windelregion, Haut über Knochenvorsprüngen). Die Haut ist sehr verletzlich (Reibetraumen, Blasenbildung), trocken und pseudoichthyotisch. Die Haare zeigen Telogeneffluvium und Pigmentverlust (dunkle Haare werden blond oder rötlich). In manchen Fällen wechseln Abschnitte geschädigter Haare mit normalen Abschnitten ***(Signe de la bandera)***, bedingt durch wechselnde Verfügbarkeit von Nahrung.

Hautinfektionen bei chronischer Mangelernährung. Durch Marasmus und die den Hunger begleitende sekundäre Immundefizienz werden Infektionen begünstigt (opportunistische Keime!). Mit Hunger in der Dritten Welt besonders assoziiert sind destruktive Infektionen durch das fusospirilläre Gemisch (Bacterium fusiforme, Spirochäta refringens):

Nekrotisierende ulzerierende Gingivitis (Noma, Cancrum oris). Eine hauptsächlich bei Säuglingen und Kleinkindern auftretende Gangrän von Gingiva, Kiefer und Haut. Schreitet rapide fort und führt zu ausgedehnten Substanzdefekten und, unbehandelt, zum Tod.

Tropisches Geschwür. Ein analoger Prozeß an den Unterschenkeln, gewöhnlich durch infizierte Verletzungen oder Insektenstiche. In den Spätstadien auch aerobe Keime. *Differentialdiagnose.* Buruli-Ulkus, eine atypische Mykobakteriose (Mycobacterium ulcerans), das sich initial aus einer Papel oder einem Knoten entwickelt.

Therapie. Massive Antibiotika-Gaben (Penizillin!, in chronischen Fällen Clindamycin, Metronidazol), nach Beherrschen der Infektion plastische Deckung.

Vitaminmangel und -überschuß

Vitamine wirken als Kofaktoren bei verschiedenen Stoffwechselreaktionen. Die Fähigkeit zur Synthese von Vitaminen im Körper ist im Laufe der Evolution durch Mutationen verloren gegangen, wodurch sie zu essentiellen Nahrungsbestandteilen geworden sind. Weil sie nicht zur Energiegewinnung oder als Strukturbestandteile der Zelle dienen, werden sie in relativ geringen Mengen benötigt. Manche Vitamine (z. B. Pantothensäure) scheinen so ubiquitär in der Nahrung vorzukommen, daß Mangelerscheinungen nicht beobachtet werden.

Hypovitaminosen sind heute in unseren Breiten selten und kommen fast ausschließlich bei einseitiger Ernährung, Alkoholismus, Resorptionsstörungen (nach Darmoperationen oder bei gastrointestinalen Krankheiten), parenteraler Ernährung oder infolge hereditärer Stoffwechseldefekte vor. Da Hypovitaminosen gewöhnlich kombiniert auftreten, ist die Spezifität mancher Hautsymptome noch nicht gänzlich geklärt. Die Therapie erfolgt durch Substitution.

Heute werden Störungen durch Vitaminüberschuß häufiger beobachtet (meist Folgen überschießender Substitution). Weil lipophile Vitamine im Körper gespeichert werden, neigen sie eher zur Akkumulation. Toxische Syndrome bei Überdosierung fettlöslicher Vitamine (A, D, E, K) sind ausführlich beschrieben, während die entsprechenden Syndrome wasserlöslicher Vitamine noch nicht ausreichend geklärt sind.

Vitamin A

Vitamin-A-Mangel. Frühzeichen: Nachtblindheit (Defizienz der Rhodopsinsynthese). Die Hauterscheinungen werden durch das Grundsymptom der Hyperkeratose bestimmt: sowohl diffuse Verdickung des Stratum corneum als auch Ausbildung von Hornpröpfen in den Follikelostien und Schweißdrüsenausführungsgängen (ähnlich ausgedehntem Lichen pilaris): „Phrynoderm". Die Haut ist trocken und schuppend, das Str. corneum um ein Vielfaches verdickt. Gleichzeitig Plattenepithelmetaplasie an den nicht verhornenden Schleimhäuten (Keratoconjunctivitis sicca – Bitôt-Flecken; kann im Extremfall zu Keratomalazie führen). Chronischer Vitamin-A-Mangel führt zu erhöhter Inzidenz von Karzinomen (antineoplastische Wirkung der Retinoide).

Fallbericht: Eine 47jährige, attraktive Stationsschwester klagt seit Monaten über trockene, brennende Augen und Sehbehinderung. Der endlich aufgesuchte Ophthalmologe stellt Bitot-Flecken fest. Die Anamnese ergibt, daß die Schwester seit längerem eine fast nur aus Zwieback bestehende Abmagerungsdiät einhält. Eine Inspektion des Integuments wird verweigert.

Differentialdiagnose. Ichthyosis vulgaris, Lichen pilaris und M. Darier. Die spezifische Assoziation der Hyperkeratosen mit einem Vitamin-A-Mangel ist nicht zur Gänze gesichert. Eine kombinierte Ätiologie kann nicht ausgeschlossen werden.

Therapie. Vitamin-A-Zufuhr führt zur schnellen Besserung der Augensymptomatik, jedoch erst nach Wochen zur Normalisierung des Hautzustands.

Bemerkung: Die ichthyoseähnliche Hyperkeratose beim Phrynoderm war das Rationale der Vitamin-A-Therapie zahlreicher Verhornungsstörungen (Ichythosen, Psoriasis). Der früher verwendete Vitamin-A-Alkohol (Retinol) führte allerdings erst in subtoxischen Dosen zu wesentlichen therapeutischen Effekten und konnte sich daher nicht durchsetzen. Die modernen synthetischen Retinoide vereinen niedrige Toxizität mit hoher Wirksamkeit.

Hypervitaminose A. Kommt außerordentlich selten alimentär zustande (klassisches Beispiel: Genuß von Eisbärleber), war jedoch obligatorisches Begleitzeichen der historischen Retinol-Behandlung diverser Dermatosen. Hauptsymptome: Gelbliche Hautverfärbung, später diffuse Schuppung, Pruritus, Haarausfall, Nausea, Kopfschmerzen (Erhöhung des Hirndrucks), Erhöhung der Transaminasen und Blutlipide.

Differentialdiagnose. Im Unterschied zum Ikterus sind die Skleren nicht betroffen und Augenlider, Ohren und Axillarfalten weniger stark verfärbt.

Vitamin-B-Komplex

Vitamin-B2 (Riboflavin)-Mangel. Riboflavin ist als Koenzym von Flavinmononukleotid (FMN) und Flavin-Adenin-Dinukleotid (FAD) an Redoxreaktionen beteiligt. Mangelerscheinungen an Vitamin B2 kommen durch riboflavinfreie Diät, Antagonisten (z. B. Galaktoflavin) oder medikamentös zustande (Phenothiazine und trizyklische Antidepressiva; letztere induzieren allein *keinen* Mangel). Es kommt zu Veränderungen von Haut, Augen und Erythropoese: ekzematische Veränderungen ähnlich der seborrhoischen Dermatitis an Gesicht (Nasolabialfalten), Kapillitium und Genitalregion; Anguli infectiosi, Cheilosis (trockene, rhagadendurchsetzte Lippen), Zungenatrophie; anguläre Blepharitis, manchmal assoziiert mit Konjunktivitis und kornealer Vaskularisation; normochrome, normozytäre Anämie.

Differentialdiagnostsich müssen seborrhoisches Ekzem sowie Zinkmangelsyndrom ausgeschlossen werden.

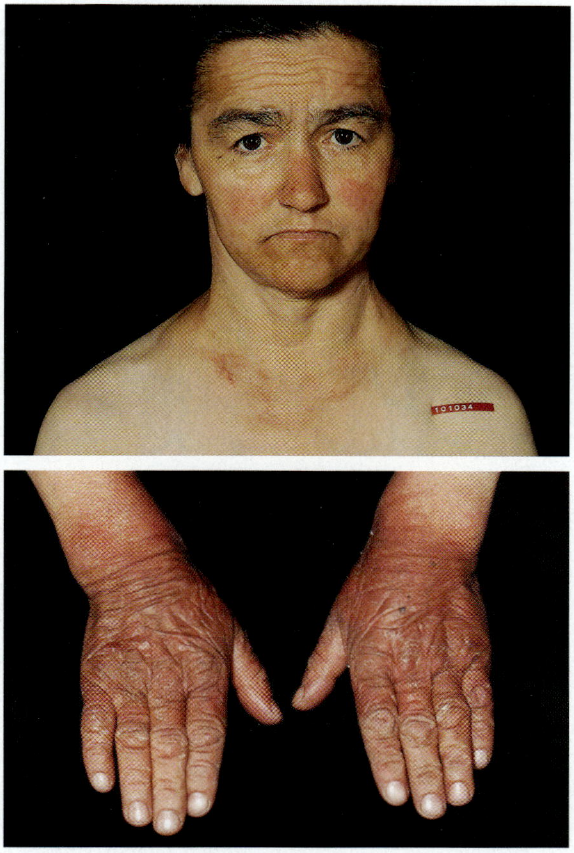

Abb. 14.1. Pellagra. Schuppende erythematöse Herde an lichtexponierten Regionen. Beachte das sog. Casal-Halsband

Vitamin-B3-(Niacin-)Mangel: Pellagra. Die relativ häufige Pellagra ist durch Störungen an Haut, Nervensystem und Gastrointestinaltrakt gekennzeichnet ***(„3D“: Dermatitis, Demenz, Diarrhö).***

Klinik. Prodromalsymptome (Abb. 14.1) sind häufig Diarrhoen; im weiteren Verlauf gesteigerte UV-Empfindlichkeit der lichtexponierten Areale (Gesicht, Handrücken, Unterarme) mit Ausbildung von sonnenbrandähnlichen, juckenden und brennenden Erythemen, manchmal Blasenbildung. Die Gesichtsläsionen sind dem Schmetterlingerythem bei Lupus erythematodes ähnlich; sie treten nie isoliert auf. Typisch ist ein Streifen unbefallener Haut unterhalb des Haaransatzes an der Stirn sowie eine halsbandartige ekzematische Läsion, die sich krawattenartig bis zum Sternum fortsetzt ***(Casal-Halsband).*** Im subakuten Stadium wird die Haut rauh, rot bis braun-schwarz pigmentiert, craqueliert mit hämorrhagischen Schuppen und Krusten, induriert und fissuriert. Häufig auch analoge Hautläsionen an bedeckten Körperstellen (Füße, Genitalregion). Seltener sind Glossitis und Stomatitis. Neurologische Symptome: periphere Polyneuropathie, psychiatrische Veränderungen (Depression), Enzephalopathie.

Ätiologie. Niacin ist Bestandteil von Nikotinamid-Adenin-Dinukleotid (NAD +) und Nikotinamid-Adenin-Dinukleotid-Phosphat (NADP +), die als Katalysatoren in Redoxreaktionen fungieren. Es kann im Körper aus Tryptophan biosynthetisiert werden (deshalb zur Bewertung einer Mangelerscheinung auch Tryptophan-Spiegel bestimmen!). Getreide, Kartoffeln und Mais enthalten in hohem Ausmaß gebundene, für den Körper nicht verwertbare Formen von Niacin, die Pellagra ist daher in Gegenden mit vorwiegendem Maiskonsum endemisch (Südamerika). In anderen Gegenden mit Maiskonsum hingegen tritt die Pellagra nicht auf, was auf eine Abhängigkeit der Bioverfügbarkeit vom Verarbeitungsmodus der Rohprodukte hinweist. Aggravierende Faktoren: Alkoholismus, länger andauernde Therapie mit Breitbandantibiotika, INH, 5-Fluoruracil und entzündliche Darmerkrankungen.

Die Pellagra war bis zum ersten Weltkrieg in Südtirol endemisch und kommt auch heute noch sporadisch vor. Grund: Mais war bei der einkommensarmen Bevölkerung das Grundnahrungsmittel.

Pellagra tritt auch als Folge zweier Störungen des Tryptophanmetabolismus auf: Karzinoidsyndrom und Hartnup-Erkrankung.

Labor. Die Diagnose erfolgt klinisch. Biochemische Tests sind wenig aussagekräftig (NAD/NADP und Tryptophan können erniedrigt sein).

Differentialdiagnose. Kontaktekzem, phototoxisches Ekzem und die Porphyria cutanea tarda.

Therapie. Bereits geringe Mengen Niacin sind zur Behandlung der Pellagra ausreichend. Cave: Exogene Gabe kann Histaminfreisetzung bewirken (Urtikaria, Verschlechterung eines bestehenden Asthmas); Niacin*amid* besitzt diese Nebenwirkung nicht.

Vitamin-B6-(Pyridoxin-)Mangel. Selten. Klinisch zeigen sich der seborrhoischen Dermatitis ähnliche Läsionen um Augen, Nase und Mund; Cheilosis. Pyridoxin wirkt als Kofaktor zahlreicher Enzyme des Aminosäurestoffwechsels (Transaminasen, Synthetasen, Hydroxylasen etc.) und bei der Umwandlung von Linolsäure in Arachidonsäure.

Vitamin-B12-(Zyanokobalamin-)Mangel. Bei der perniziösen Anämie werden manchmal symmetrische Hyperpigmentierungen der Akren beschrieben.

Biotin-Mangel. Ausgedehnte, exfoliative Dermatitis vorwiegend der Extremitäten, Cheilosis, Alopezie, Zeichen der Immundefizienz, Enteritis. Das Bild ähnelt dem bei essentiellen Fettsäure-Mangel. Biotin ist Kofaktor von Karboxylasen.

Vitamin C

Vitamin-C-Mangel: Skorbut.

Epidemiologie. Skorbut ist selten; heute tritt er vor allem in städtischen Armenvierteln auf, am ehesten bei Säuglingen und alleinlebenden Männern.

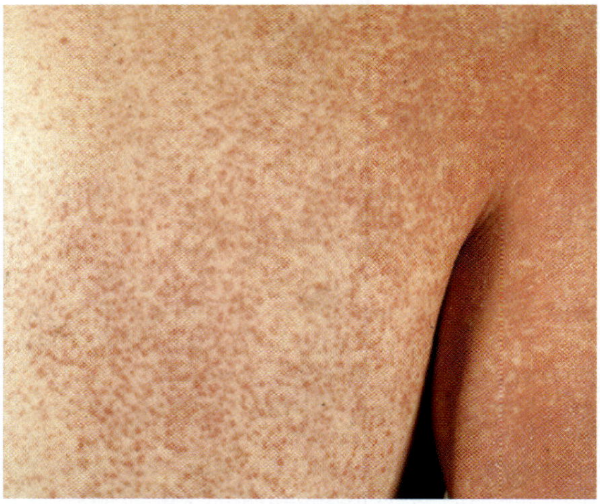

Abb. 14.2. Skorbut. Ausgedehnte follikuläre Hyperkeratosen mit Einblutungen

Klinik (Abb. 14.2). Vitamin-C-Entzug führt nach einigen Wochen zu follikulären Hyperkeratosen, vorwiegend der Extremitäten-Streckseiten. Bei längerem Bestand kommt es – aus statischen Gründen vorwiegend an den Beinen – zu Einblutungen in und um diese Hornpfröpfe (pathognomonisches Zeichen). Bei monatelangem Vitamin-C-Mangel Entwicklung der charakteristischen Paradontitis, Gingivitis und einer „schwammigen" Entzündung des Gaumens mit hämorrhagischen Nekrosen, Blutungen und später Zahnverlust. Wundheilungsstörungen. Bei starker Verminderung des Vitamin-C-Pools zusätzlich Ödeme, Oligurie, Anämie, Dyspnoe und Neuropathie.

Die Neigung zu Hämorrhagien beruht auf einer Schwäche der Gefäßwände und ist beim Vitamin-C-Mangel des Säuglings- und Kleinkindesalters ***(Möller-Barlow-Krankheit)*** noch deutlicher ausgeprägt: Hier kommt es auch zu Petechien (besonders an mechanisch belasteten Körperstellen) und zu Blutungen im Magen-Darm- und Harntrakt. Subperiostale Blutungen führen zu einer charakteristischen Schmerzhaftigkeit der Knochen (insbesondere der unteren Extremitäten).

Fallbericht: Ein 22jähriges Mädchen mit Trisomie 21 lebt seit Jahren in einem städtischen Kinderheim. Obwohl ansonsten angepaßt, verweigert es strikt das Essen von Obst und Gemüse. Überredungsversuche werden vom Personal schließlich aufgegeben. Es entwickelt sich ein ausgedehnter Lichen pilaris vor allem der Extremitäten; über einige Wochen kommt es zur progressiven Einblutung in die Hornpfröpfe und perifollikulär. Das Kind wird mit Verdacht auf nekrotisierende Vaskulitis in die Hautklinik eingewiesen. Hier fällt die düsterrote Verfärbung der Gingiva und des Gaumens mit Blutungsneigung auf. Die Vitamin C-Blutspiegel erweisen sich als stark erniedrigt. Nach entsprechender Substitution kommt es innerhalb einiger Wochen zur Abheilung der Haut- und Schleimhautläsionen.

Ätiologie. Beim Menschen ist – im Gegensatz zu den meisten Tieren – die Fähigkeit zur Askorbinsäuresynthese aus Glukose durch eine Mutation verloren gegangen. Askorbinsäure bewirkt die Reduktion freier Radikale, reduziert prosthetische Metallionen und spielt eine wichtige Rolle bei der Hydroxylierung des Prokollagens und im Eisenstoffwechsel.

Vitamin-C ist als Radikalfänger Bestandteil einiger Kosmetika und Lichtschutzpräparate.

Differentialdiagnose. Im Frühstadium: Lichen pilaris.

Hypervitaminose C. Längerfristige hochdosierte diätetische Gabe von Vitamin C kann mit dem Vitamin-B_{12}-Stoffwechsel interferieren. Bei gleichzeitiger Östrogenmedikation vermehrte Ausfällung von Oxalatnierensteinen.

Andere Vitamine

Vitamin-D. Vitamin-D-Mangel manifestiert sich als Rachitis (Kinder) oder Osteomalazie (Erwachsene) und geht nicht mit Hautveränderungen einher. Allerdings haben Vitamin-D-Analoga wegen ihrer antiproliferativen und differenzierungsfördernden Wirkung zunehmende Bedeutung als Lokaltherapeutika (z. B. in der Therapie der Psoriasis). Als Folge einer Hypervitaminose kann sich bei bestimmten Stoffwechselkonstellationen eine Calcinosis cutis ausbilden (s. S. 407).

Vitamin-E. Der sehr seltene Mangel dieses Vitamins verursacht neurologische Ausfälle; keine Hautveränderungen. Wegen seiner antioxidativen Wirkung als Radikalfänger ist Vitamin E häufiger Bestandteil von Pflegepräparaten. ***Hypervitaminose E*** ist selten und tritt lediglich nach hohen Dosen auf: gastrointestinale Beschwerden, Cephalaea, Wechselwirkung mit oralen Antikoagulantien, Ikterus bei Frühgeborenen. Hypervitaminose E durch perkutane Resorption wurde bisher nicht berichtet.

Vitamin-K-Mangel. Haut- und Schleimhautblutungen durch Hypoprothrombinämie.

„Metalldermatosen"

Einige Metalle gehören zu den Spurenelementen und sind an verschiedenen Stoffwechselvorgängen, häufig als integraler Bestandteil von Enzymen, beteiligt. Ein Mangel entsteht meist durch gestörte enterale Resorption, Interaktion mit anderen Metallen oder bei parenteraler Ernährung. Auch Metalle, die keine Funktion im Stoffwechsel erfüllen, können durch Ablagerung Ursache dermatologischer Krankheitsbilder werden.

Zinkmangelsyndrom

Zink ist ein essentielles Spurenelement und Bestandteil einer großen Zahl von Metalloenzymen (z. B. Laktat-Dehydrogenase, alkalische Phosphatase, Superoxyd-Dismutase), DNA- und RNA-Polymerasen und Transkriptionsfaktoren („zinc-finger"). Es spielt daher eine Schlüsselrolle in Stoffwechsel, Wachstum und Entwicklung.

Zink wird im Darm mit Hilfe eines (oder mehrerer) Liganden resorbiert (Tagesbedarf etwa 15 mg) und im Blut hauptsächlich an Albumin gebunden transportiert. 99 % des Zinkgehaltes des Körpers findet sich intrazellulär. Muttermilch enthält einen besonders wirksamen, dem der Kuhmilch bei weitem überlegenen Liganden; die klinische Manifestation des hereditären Zinkmangelsyndroms erfolgt daher zumeist nach dem Abstillen. Zinkaufnahme und -ausscheidung unterliegen einem komplexen homöostatischen Regulationsmechanismus. Die Zinkreservoirs des Körpers (Gesamtgehalt 2–3 g) sind bei negativer Bilanz relativ schnell erschöpft: Erste Symptome des Zinkmangels treten schon nach etwa einem Monat zinkfreier Ernährung auf.

Zinkmangelerscheinungen können auf hereditären oder erworbenen Störungen beruhen. Die klinischen Erscheinungsbilder sind sehr ähnlich und durch die klinische Trias von akraler Dermatitis, Alopezie und Diarrhöen sowie durch Zeichen von Immundefizienz charakterisiert. Trotz bedrohlicher Symptomatik ist das Zinkmangelsyndrom durch Zinkzufuhr schnell und vollständig behebbar.

Hereditäres Zinkmangelsyndrom (Acrodermatitis enteropathica). Ein seltenes, autosomal rezessives Zustandsbild, das durch stark reduzierte Zinkresorption im Dünndarm (ein bislang unbekannter Defekt des Resorptionsmechanismus) hervorgerufen wird.

Klinik. Tage bis Wochen nach Umstellung auf Kuhmilch bei Neugeborenen bzw. Säuglingen zuerst an Gesicht (perioral), Kapillitium und Windelbereich, später an den Akren von Händen und Füßen eine vorerst schuppende, später großflächig vesikulierende und nässend-krustöse Dermatitis (typisches Zeichen: Perlèche). An der Mundschleimhaut finden sich Ulzerationen und eine Glossitis. Im weiteren Verlauf Auftreten alopezischer Herde und hartnäckiger Superinfektionen (eitrige Paronychien, Kandidainfektionen etc.). Palmar finden sich Erytheme sowie anuläre Läsionen mit kragenförmiger Schuppung. Bestimmendes Symptom sind Diarrhöen, die individuell und zeitlich von wechselnder Intensität sind und zu Exsikkose und Elektrolytverlust führen können. Weitere Symptome: Wachstumsrückstand, Anorexie, Anämie, Hypogonadismus, verzögerte Wundheilung, Photophobie und gestörte emotionelle und geistige Entwicklung. Häufig liegt eine Immundefizienz, insbesondere der T-Zellen vor.

Verlauf. Vor Einführung der Zinkbehandlung starben die Kinder zumeist in der Säuglings- oder Kleinkinderperiode an Kachexie bzw. Infektionen. Bei Erreichen geschlechtsfähigen Alters besteht zumeist Infertilität; kommt eine Konzeption zustande, sind Mißbildungen häufig.

Erworbenes Zinkmangelsyndrom. Erworbener Zinkmangel, meist geringeren Ausmaßes, ist ein wahrscheinlich nicht seltenes Begleitgeschehen von exzessiv einseitiger Diät bzw. parenteraler Ernährung mit inadäquater Zinkzufuhr, sowie von zahlreichen Krankheiten, die mit Malabsorption, Katabolismus und abnormer Zinkausscheidung einhergehen (Tabelle 14.2). Die häufigste Ursache sind langwierige Durchfallkrankheiten.

Klinik. Perorifizielle und akrale Dermatitis ähnlich Acrodermatitis enteropathica, diffuse Alopezie und Systemzeichen: Schwäche, Lethargie, Reizbarkeit, Anorexie, Beeinträchtigung des Geruchs- und Geschmackssinns, Diarrhöen. Anorexie und Diarrhöen bewirken eine Verschlechterung im Sinne eines Circulus vitiosus.

Pathogenese. Bei Zinkmangel ist der Einbau essentieller Fettsäuren in Eikosanoide gestört (mögliche Erklärung der hyperproliferativen, ekzematösen Hautveränderungen). Wirkmechanismus und Hautsymptomatik zeigen auffällige Analogien zur Defizienz an essentiellen Fettsäuren.

Fallbericht: Eine alleinstehende 52jährige Alkoholikerin ernährte sich seit Monaten vorwiegend von Wein, gekochten Eiern und Essiggurken. Sie fühlte sich müde, depressiv und antriebslos, litt an Durchfällen und Appetitlosigkeit. Zusätzlich stellten sich scharf abgegrenzte, symmetrische, nässende und eitrig-krustende Ekzemherde perioral, perianogenital und palmoplantar ein, wegen derer sie die Klinik aufsuchte. Die Durchuntersuchung ergab außer Steatose der Leber und Hypalbuminämie eine deutliche Reduktion des Plasmazinkspiegels. Nach entsprechender Substitution heilten die Hautherde innerhalb einiger Wochen ab.

Labornachweis. Bestimmung der Plasmazinkspiegel (untere Normgrenze: 70 mg/dl). Die alkalische Phosphatase kann erniedrigt sein (eingeschränkte Sensitivität).

Differentialdiagnose. Seborrhoische bzw. Streuekzeme; Unterscheidung: typische Lokalisation, Allgemeinsymptomatik. Dem Zinkmangelsyndrom ähnliche Hauterscheinungen können auch bei Mangelkrankheiten anderer Art (Aminosäuredefizienzen, Biotinidase-Defizienz, essentieller Fettsäuremangel etc.) sowie beim Glukagonom-Syndrom auftreten („nekrolytisches migratorisches Erythem").

Therapie. Orale oder intravenöse Zinkzufuhr (Zinksulfat oder -chlorid entsprechend 30–50 mg molekularem Zink, 2–3x tgl.) bewirkt innerhalb von Tagen ein Sistieren der Diarrhö und Allgemeinsymptome, innerhalb von Wochen auch der dermatologischen Symptomatik.

Bemerkung: Da bakterielle und mykotische Superinfektion sowie Wundheilungsstörungen typische Symptome des Zinkmangels sind, wurde Zink bei verschiedenen hartnäckigen „infektiösen" Dermatosen (etwa Akne vulgaris) oder schlechter Wundheilung (etwa Ulcera cruris) *ohne* Zinkmangel empfohlen und angewendet. Der Beweis für die Wirksamkeit steht allerdings aus. Hingegen wurden toxische Symptome bei Überdosierung beschrieben (Erbrechen, Magenblutungen, Schwindel und Neutropenie durch begleitende Erhöhung der Serumkupferspiegel). Bei langfristiger Zinksubstitution müssen daher regelmäßig Serumzinkspiegel und Blutbild kontrolliert werden.

Lokale Zinkrezepturen werden in der Aknetherapie verwendet. Möglicherweise hat Zink als Radikalfänger eine antiinflammatorische Wirkung. In vitro konnte Zink das Wachstum von ***Proprionibacterium acnes*** hemmen.

Tabelle 14.2. Ursachen erworbenen Zinkmangels

Mangelhafte Resorption	Malabsorptionssyndrome Chronische Leber- und Pankreaserkrankungen Krankheiten des Gastrointestinaltraktes Alkoholismus diätetisch parenterale Ernährung ohne Zinksubstitution
Verstärkte Ausscheidung	Leberzirrhose tubuläre Nierenkrankheiten Diabetes mellitus Dialyse
Verstärkter Katabolismus	maligne Tumoren chronische Infekte Trauma, Verbrennungen
Spätstadium AIDS	Chemotherapie bei Kindern mit Leukämien
Hypalbuminämie	nephrotisches Syndrom Leberzirrhose

Eisenstoffwechsel

Der Serumeisenspiegel (normal 60–150 μg/dl) unterliegt einem genauen Regulationsmechanismus von intestinaler Resorption (zweiwertiges Eisen), proteingebundener Transportform (Transferrin) und Eisenspeichern des Körpers (Ferritin). Zirka 95% des in der Nahrung enthaltenen Eisens werden aufgrund des sogenannten Mukosablocks nicht resorbiert. Der Großteil des Körpereisens wird zur Hämoglobinsynthese benötigt. Entsprechend sind chronische Blutungen die häufigste Ursache für einen Mangel.

Eisenmangel. Gekennzeichnet durch blasses Hautkolorit, trockene Haut, glanzlose, struppige Haare, später Effluvium, Koilonychie, Mundwinkelrhagaden und Atrophie der Zunge (Hunter-Glossitis).

Eisenüberschuß. ***Lokalisierte*** Eisenablagerungen manifestieren sich als rostbraune Verfärbung der Haut und entstehen nach Verwendung eisenhaltiger Hämostyptika. ***Generalisierte*** Eisenablagerungen werden bei der Hämochromatose beobachtet.

Hämochromatose. Durch eine bronzeartige Verfärbung der Haut gekennzeichnet, die eine frühzeitige

Diagnose ermöglicht. Ursache ist entweder ein defekter Mukosablock (*primäre* Hämochromatose) oder eine Umgehung des Regulationsmechnismus durch multiple Bluttransfusionen (*sekundäre* Hämochromatose). Hämochromatose ist relativ häufig (Prävalenz 0,2%), androtrop und autosomal rezessiv vererbt.

Klinik. Bronzediabetes: diffuse braun-gelbliche Hyperpigmentierung der lichtexponierten Areale und der Mundschleimhaut, Pankreasschädigung mit Ausbildung eines Diabetes mellitus. Außerdem finden sich Haarverlust, Koilonychie, Palmarerythem, Hepatosplenomegalie, Leberzirrhose, Kardiomyopathie, Arthropathie, Hypogonadismus, Gynäkomastie, Hypothreose.

Fallbericht. Ein 62jähriger Patient stand seit Jahren wegen rezidivierender Ulcera cruris bei chronisch-venöser Insuffizienz in ambulanter Behandlung. Die ausgeprägte braunschwärzliche Verfärbung der distalen Extremitäten wurde auf die Veneninsuffizienz zurückgeführt; eine genaue Inspektion der Körperhaut erfolgte erst, als der Patient wegen Therapieresistenz stationär aufgenommen wurde. Die Untersuchung ergab eine Leberzirrhose, Gynäkomastie, Hypothyreose und starke Erhöhung von Serumeisen und Ferritin. Eine Hautbiopsie zeigte massive Hämosiderinablagerungen und verstärkt epidermales Melanin.

Ätiologie. Grundsätzlich handelt es sich um eine heterogene Krankheit. Es findet sich jedoch bei einer relativ großen Gruppe von Erkrankten (bis zu 72%) eine homozygote Punktmutation am kurzen Arm des Chromosom 6 (6p21), die einen Aminosäureaustausch in einem Protein des Eisenmetabolismus (HLA-H) nach sich zieht, das deutliche Homologien mit HLA-I Molekülen aufweist. Diese Genmutation findet sich überzufällig häufig auch bei Patienten mit Porphyria cutanea tarda. Eine Assoziation der beiden Erkrankungen ist allerdings umstritten. Die Hyperpigmentierung entspricht nicht nur einer primären Eisenablagerung in der Haut, sondern entsteht wahrscheinlich durch eine proinflammatorische Wirkung des Eisens und vermehrte Bildung von Sauerstoffradikalen (Induktion der Melanogenese).

Labor. Serumeisen und Ferritin stark erhöht.

Therapie. Aderlässe sowie Gabe von Deferroxamin und Vitamin C. Die Prognose ist nur vor Manifestation von Organschäden gut.

Kupferstoffwechsel

Kupfermangel. Kupfer besitzt als Bestandteil von Enzymen Bedeutung für die Kollagen-, Elastin- und Melaninsynthese. Kupfermangel geht in seltenen Fällen, neben Anämie und Skelettveränderungen, mit einer Depigmentierung von Haut und Haaren einher. Tyrosinase ist ein kupferhaltiges Enzym, dilatierte Gefäße entstehen durch defekte Elastinsynthese. Kupfermangel entsteht durch einseitige Ernährung von Kleinkindern, bei Malabsorption oder bei parenteraler Ernährung.

Menke-Syndrom (syn. Kinky-hair-Syndrom, Trichopoliodystrophie). Eine seltene X-chromosomal rezessive intestinale Kupferresorptionsstörung, die durch erniedrigten Kupfer- und Coeruloplasminspiegel, Depigmentierung, follikuläre Hyperkeratosen, fehlende Augenbrauen und Wimpern gekennzeichnet ist. Charakteristisch sind brüchige, depigmentierte, um die Längsachse gedrehte Haare (Pili torti), manchmal auch Trichorrhexis nodosa. Kupfersubstitution führt nicht zur Besserung. Die Betroffenen sterben schon im Kleinkindesalter (schwere ZNS-Entwicklungsstörungen).

M. Wilson. Zugrunde liegt ein familiärer Coeruloplasminmangel, der zur Kupferablagerung führt. Im Vordergrund der Symptomatik stehen ZNS-Symptome und Leberzirrhose. Hautzeichen sind die der Leberzirrhose (Palmarerythem, Teleangiektasien etc.). Kupferablagerungen am Auge imponieren als Kayser-Fleischer-Kornealring.

Lokalisierte Kupferablagerung in den Haaren manifestiert sich als Grünfärbung. Sie entsteht nach dem Baden in stark kupferhaltigem Badewasser.

Andere Metalle

Selenmangel. Weißliche Verfärbung des Nagelbetts, Effluvium.

Argyrose (s. Abb. 11.50). Ablagerung metallischen Silbers in der Haut nach exogener Zufuhr. ***Klinik:*** auffallende diffuse schiefergraue Verfärbung der Haut an sonnenexponierten Arealen, Skleren, Mundschleimhaut, Fingernägeln (typischerweise Aussparung der Zehennägel). ***Diagnose:*** Nachweis der Metallpartikel im Dunkelfeldmikroskop, Elektronenmikroskop. Keine Therapie verfügbar.

Die Argyrose ist heute selten geworden. Früher wurde sie nach Einnahme silberhaltiger Medikamente beobachtet (Silber war häufig in Halstabletten und Antazida enthalten, z. B. „Rollkuren" bei Ulcus ventriculi). Bei äußerlichem Kontakt kann eine lokalisierte Argyrose entstehen (Schmuck, Akupunkturnadeln).

Chrysiasis. Analog und klinisch ähnlich der Argyrose: diffuse blau-grauen Hautverfärbung nach systemischer Goldtherapie. Meist ohne Beteiligung der Mundschleimhaut.

Unverträglichkeitsreaktionen unter Goldtherapie sind nicht selten und manifestieren sich an der Haut als makulopapulöse, vesikobullöse oder urtikarielle Exantheme, aber auch als Erythema multiforme oder toxische epidermale Nekrolyse.

Hautläsionen durch weitere Metalle. Chronische Blei- oder Quecksilber-Exposition führt zu einer blaugrauen Verfärbung der Gingiva. Aluminiumvergiftungen können porphyrieähnliche bullöse Dermatosen auslösen. Arsen ist ein notorisches Karzinogen und kann, neben inneren Neoplasien, als Spätfolge zu M. Bowen und (Rumpfhaut)Basaliomen führen. Quecksilber, Chrom, Nickel und Platin sind potente Kontaktallergene.

Störungen des Aminosäurestoffwechsels

Phenylketonurie. Autosomal rezessive Erkrankung, bei der es in Folge eines Defektes der Phenylalaninhydroxylase oder des Kofaktors Tetrahydrobiopterin zur Akkumulation von Phenylalanin und Phenylketonen kommt (Nachweis im Urin), die insbesondere auf das Zentralnervensystem toxisch wirken.

Durch die Störung des Phenylalanin-Metabolismus entsteht ein Tyrosinmangel, der klinisch an der Haut zu generalisierter Hypopigmentierung und Lichtempfindlichkeit führt. Gehäuftes Auftreten von Ekzemen, seltener auch sklerodermiformer Hautveränderungen. Im Vordergrund stehen mentale Retardierung, Mikrozephalie; charakteristisch ist ein mäuseartiger Uringeruch.

Prophylaxe. Frühzeitige Diagnose ist essentiell; diese wird durch pränatale Diagnostik und ein Harn-Screening beim Neugeborenen gewährleistet. Phenylalaninarme und tyrosinreiche (kein Nutrasweet!) Diät in der Zeit der Entwicklung des ZNS verhindert die toxischen Wirkungen; im Erwachsenenalter muß die Diät nicht beibehalten werden. Allerdings können erhöhte Phenylalanin-Werte im Blut einer betroffenen Mutter intrauterin zur Retardierung eines genotypisch gesunden Kindes führen.

Therapie. Lichtschutz und Hautpflege.

Eosionophilie-Myalgie-Syndrom. Eine sklerodermieähnliche Krankheit, die durch exogene Tryptophan-Zufuhr induziert wird (s. S. 447).

Tyrosinämie. Sehr seltenes, autosomal rezessives Leiden, das durch Akkumulation von Tyrosin und seinen Metaboliten mit schwerer Leber-, Nieren- und ZNS-Schädigung gekennzeichnet ist. Typ I ist ein Defekt der Fumarylacetoacetat-Hydroxylase; klinisch schwere Leberschäden. Dem Typ II (Richner-Hanhart-Syndrom) liegt ein Defekt der Tyrosin-Aminotransferase zugrunde (Chromosom 16q22–24). Klinisch finden sich Hornhautulzera, schmerzhafte palmoplantare Hyperkeratosen und mentale Retardierung. Die Augenveränderungen können als Herpeskeratitis fehlinterpretiert werden.

Therapie. Tyrosin- und phenylalaninarme Diät, keratolytische Maßnahmen.

Hartnup-Krankheit. Sehr seltene, autosomal rezessive Störung der intestinalen Resorption von neutralen Aminosäuren, wodurch ein Tryptophan-Mangel mit verminderter Nicotinamid-Synthese entsteht. Es findet sich eine pellagraähnliche Lichtdermatose (s. oben).

Argininbernsteinsäuren-Krankheit. Sehr seltene Defizienz der Argininosukzinase, gekennzeichnet durch erhöhte Brüchigkeit der Haare (Trichorrhexis nodosa) und Demenz.

Alkaptonurie. Autosomal rezessives Leiden, das durch Defizienz der Homogentisinsäure-Oxidase und folglich Akkumulation von Polymerisationsprodukten der Homogentisinsäure in Bindegewebe und Knorpel gekennzeichnet ist. Klinisch charakteristische grau-blaue Verfärbung der Ohrmuschel und Achseln (Ochronose), Arthritis. Der Urin dunkelt durch Oxydation spontan nach.

Essentieller Fettsäuremangel

Mangel an essentiellen Fettsäuren (z. B. Linolsäure, Linolensäure, Arachidonsäure) entsteht durch Unterernährung, Fehlernährung (z. B. parenterale Ernährung) oder Malabsorption bei chronischen Darmerkrankungen.

Klinik. Die Patienten zeigen eine Atrophie der Epidermis sowie diffus schuppende, ekzematöse Hautveränderungen mit Pruritus (in perorifiziell). Das Kapillitium kann bei längerdauerndem Mangel mitbetroffen sein: Depigmentierungen, Haarverlust.

Pathogenese. Die Symptome lassen sich durch Veränderungen in der Eikosanoid- und Second-messenger-Produktion erklären. Mangel an essentiellen Fettsäuren in der Nahrung wirkt in verschiedenen Organsystemen proliferationsfördernd bzw. differenzierungshemmend; eine Rolle als Kofaktor bei Entstehung und Wachstum neoplastischer Zellen wird diskutiert. In der Schwangerschaft kann die Defizienz eine fötale Wachstumsretardierung bewirken.

Differentialdiagnose. Acrodermatitis enteropathica, erworbener Zinkmangel, nekrolytisches migratorisches Erythem.

Therapie. Substitution der Fettsäuren.

14.3 Hauterscheinungen bei Hormonstörungen

Hormone beeinflussen eine Vielzahl von Stoffwechselreaktionen des Körpers, von denen eine bemerkenswerte Menge in der Haut nachweisbar ist. Störungen des Hormonstoffwechels sind daher häufig von Hautveränderungen begleitet (die bei Therapie des Endokriniums oft rückbildungsfähig sind).

Veränderungen der Hormonspiegel können sich in verschiedener Weise auf die Haut auswirken: als direkte Hormoneffekte (falls die Haut ein Zielorgan des betreffenden Hormons ist; Beispiel: Hirsutismus), durch Wirkungen anderer Hormone bei Störung der

Homöostase (Beispiel: Pigmentierung bei M. Addison) oder als Ausdruck hormonbedingter Regulationsänderungen des Gesamtorganismus (Beispiel: Mundhöhlenkandidiasis bei Hypoparathyreoidismus). Zusätzlich werden die Hormonwirkungen durch die lokalen Unterschiede der Hautphysiologie moduliert. Die dermatologischen Erscheinungsbilder sind daher komplex und im einzelnen oft nicht leicht zuzuordnen.

Die Zellen der Haut produzieren eine Vielzahl von Enzymen des Hormonstoffwechsels. In manchen Fällen sind trotz entsprechender Hautveränderungen Abnormalitäten der systemischen Hormonspiegel nicht nachweisbar. In solchen Fällen liegt eine lokale Dysregulationen vor (Beispiel: familiärer Hirsutismus durch erhöhte Sensitivität des Zielorgans).

Die Wirkung der Hormone ist abhängig vom Metabolismus der Vorläufersubstanzen sowie von Bindungsproteinen, Rezeptormolekülen und Inaktivierungsmechanismen. Die enzymatischen Aktivierungs- und Deaktivierungsvorgänge laufen nicht nur in den endokrinen Organen, sondern vielfach auch im Zielgewebe ab. Die Enzyme sind oft Zytochrom-P450-abhängig (Hormonstörungen als Nebenwirkung von Pharmaka). Unter den Hormonrezeptoren unterscheidet man intrazelluläre, die mittels spezifischer Bindung an DNS-Sequenzen wirken, von membranständigen, die über Signaltransduktionsvorgänge eine Konformationsänderung von Membranmolekülen bewirken oder durch Aktivierung von Transkriptionsfaktoren ebenfalls die Genexpression regulieren. In den letzten Jahren sind in zunehmenden Maße solche Hormonwirkungen in den Mittelpunkt des Interesses gerückt, die nicht über den Blutkreislauf vermittelt werden, sondern die unmittelbare Kommunikation der Zellen untereinander ermöglichen (parakrin, autokrin). Hierbei spielen Adhäsionsmoleküle, Zytokine, Chemokine und Wachstumsfaktoren eine tragende Rolle.

14.3.1 Störungen der Hypophysenhormone

Da die Hypophysenhormone überwiegend regulierende Funktionen auf nachgeordnete endokrine Drüsen ausüben, kommt es bei Regulationsstörungen einzelner zu Änderungen der gesamten hormalen Homöostase und dementsprechend zu vielfältigen, wenn auch nicht immer auffälligen Veränderungen der Haut.

Hyperpigmentierung bei Morbus Addison. Siehe unten.

Akromegalie. Die meist durch ein eosinophiles Adenom der Adenohypophyse bewirkte Überproduktion von Somatotropin bewirkt einen unproportionalen Wachstumsstimulus auf viele Organe, insbesondere Knochen, Knorpel und Haut. Betroffen sind vor allem die Akren (Hände, Füße, Nase, Kinn, Ohren, Zunge). Die Gesichtszüge vergröbern sich, die Nase wird fleischig, das Kinn steht vor, es entstehen prominente Stirnhöcker („Hut wird zu klein"). Die Haut der Handrücken ist verdickt, grob gefaltet („Haut wird zu groß"), die Finger plump („Ring wird zu eng"). Zusätzlich Hypertrichose, Verdickung der Nägel, vermehrtes Schwitzen, Hyperpigmentation, häufig Akanthosis nigricans. Systemzeichen umfassen Hypertension, Kardiomegalie, Myopathie, Diabetes sowie Symptome seitens des Hypophysentumors (Kopfschmerzen, Gesichtsfeldausfälle).

Histologie. Einlagerung von Glykosaminoglykanen in der Dermis, epidermale Hyperplasie.

Therapie. Die Hautzeichen (nicht jedoch die Skelettveränderungen) der Akromegalie sind bei frühzeitiger Therapie (operativ, Bestrahlung, Bromocriptin) teilweise reversibel.

Panhypopituitarismus. Der Ausfall des gesamten Hypophysenvorderlappens ist (neben der hier nicht zu besprechenden Systemsymptomatik) durch Hypopigmentation, Verdünnung der Haut, Blässe, Myxödemähnlicher Schwellung, progerische Veränderungen, Haarverlust, reduzierte Talgproduktion und vermindertes Schwitzen charakterisiert.

14.3.2 Störungen der Steroidhormone

Steroidhormone werden in der Haut metabolisiert. Sie wirken auf die Zellen von Epidermis und Dermis über die intrazelluläre Bildung von Komplexen mit spezifischen Rezeptoren, die im Zellkern durch direkte Bindung (meist über sogenannte ***„zinc-finger"***) an Palindromsequenzen der DNS ***(„responsive elements")*** die Transkription regulieren; sie wirken somit als ***Transkriptionsfaktoren.*** Steroidhormone können über diesen Wirkmechanismus unmittelbar im Zellkern die Expression spezifischer Gene beeinflussen.

Aufgrund ihrer Strukturähnlichkeit zeigen Steroidhormone, Schilddrüsenhormone, Vitamin A (auch Retinoide) und Vitamin D multiple Wechselwirkungen, die auf Heterodimer-Bildung der Rezeptorkomplexe beruhen.

Glukokortikoide

Glukokortikoide greifen in den Gewebsstoffwechsel ein (Reduktion der Synthese von Kollagen und Glukosaminoglykanen, Steigerung der Kollagenquervernetzung), regulieren die Tagesschwankungen der epidermalen Proliferation, beschleunigen die Differenzierung der Epidermalzellen und hemmen schließlich Entzündungsvorgänge. Letztere wesentliche Funktion beruht auf mehreren Grundlagen: Vasokonstriktion und damit verminderte Gefäßpermeabilität (Erhöhung der Empfindlichkeit der Gefäßmuskulatur gegenüber adrenergen Agonisten), Stabilisierung der Lysosomen und immunsuppressiver Effekt.

Letzterer Effekt kommt z. B. durch Hemmung der Phospholipase A und des Isoenzyms 2 der Zyklooxygenase (COX-2) zustande; diese Enzyme katalysieren die Metabolisierung der Arachidonsäure über die Zwischenstufe zyklischer Endoperoxide in hochwirksame Mediatoren der Entzündung (z. B. Prostaglandine, Leukotriene; s. S. 56). Ein anderer möglicher Mechanismus ist die in der Zellkultur nachweisbare Induktion von Interleukin-1-Rezeptor-Antagonist (IL-1ra).

Hyperkortizismus (M. Cushing bzw. Cushing-Syndrom). Man unterscheidet einen exogenen (medikamentös bedingten) und einen endogenen Hyperkortizismus (benigne oder maligne Nebennierenrindentumoren = Cushing-Syndrom, Überproduktion von ACTH durch Hypophyse oder extrahypophysäre Tumoren = M. Cushing). Das klinische Bild ist im wesentlichen gleich, doch kommen beim endogenen Hyperkortizismus meist zusätzlich Symptome überschießender Mineralokortikoid- bzw. Androgen-, beim M. Cushing auch ACTH-Produktion (Addison-ähnliche Hyperpigmentierung) hinzu. Medikamentös bedingter Hyperkortizismus ist häufiger als endogener und in seiner Ausprägung stark von individuellen Faktoren abhängig (bei alten Patienten meist intensiver). Die dermatologische Symptomatik ist in Tabelle 14.3 aufgelistet.

Glukokortikoidmangel. ***M. Addison:*** Mögliche Ursachen sind ***primäre*** (Autoimmunadrenalitis – 70 %, Tuberkulose, Status post Adrenektomie, idiopathische Atrophie) oder ***sekundäre*** Nebennierenrindeninsuffizienz (unzureichende hypophysäre ACTH-Stimulation, Langzeitbehandlung mit Kortikoiden), sowie endogene Blockade der Glukokortikoid-Biosynthese (adrenogenitales Syndrom).

Klinik (Abb. 14.3). Im Gegensatz zu den dominierenden Systemsymptomen ist die Haut in Morphologie und Funktion nur wenig verändert. Einzige Symptome sind ***diffuses Effluvium*** (typisch auch axillär!) und die pathognomonische ***Hypermelanose***, die bei ca. einem Drittel der Fälle der Ausbildung von Systemzeichen vorangeht (dermatologisches Warnzeichen!). Die Hypermelanose entspricht einer Verstärkung des normalen Pigmentmusters; dunkler werden daher insbesondere die sonnenexponierten Regionen (typische Anamnese: „Meine Sonnenbräune ist nach dem Sommer nicht abgeblaßt"), Intertrigostellen (insbesondere Genitalregion) und Areale von posttraumatischer, postinflammatorischer oder friktionsbedingter Hyperpigmentierung. Charakteristisch ist ferner Hyperpigmentierung der Akren (Handlinien, Paronychium, über den Fingergelenken) sowie der Mundschleimhaut (Zunge, Gingiva, Wange). In 15 % der Fälle Assoziation mit Vitiligo.

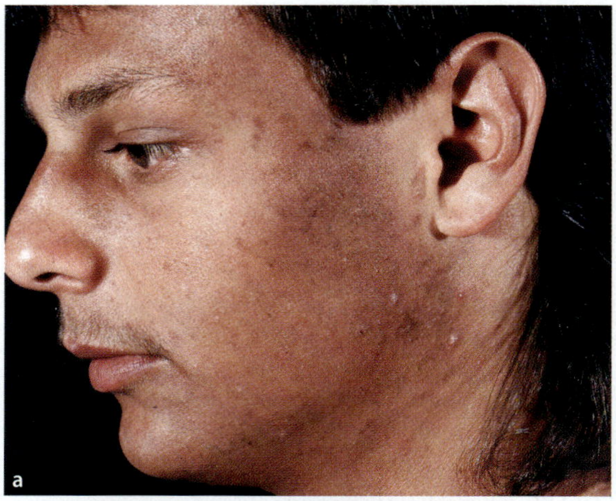

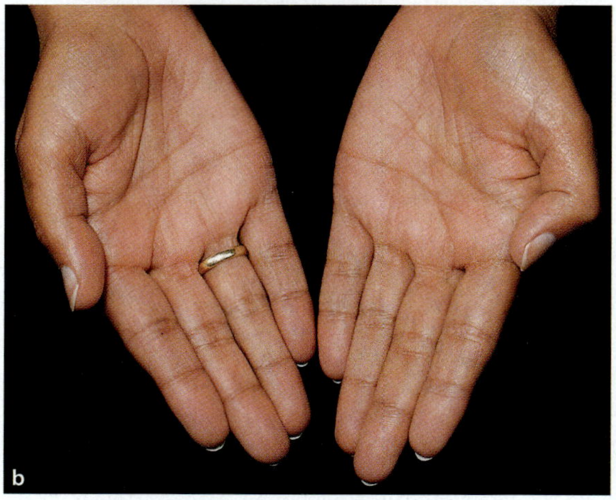

Abb. 14.3 a, b. M. Addison. **a** Diffuse Hyperpigmentierung des Gesichtes; **b** charakteristische Pigmentierung der Handfurchen

Umverteilung des Körperfettes (Extremitäten ↓, Rumpf, Hals, Gesicht ↑)	„Storchenbeine", „Mondgesicht", „Büffelhals"
Atrophie der Haut in allen Anteilen	Epidermis dünn, glänzend, Dermis locker, zerreißlich, Striae distensae
Vaskuläre Fragilität	Purpura senilis-ähnliche Hämorrhagien
Verzögerte Wundheilung	
Neigung zu Hautinfektionen	generalisierte Mykose, Pityriasis versicolor
Hypertension, Plethora	Rubor faciei, Teleangiektasien
follikuläre Hyperkeratosen	Kortikoidakne
Hypertrichose	generalisiert, manchmal auch Hirsutismus
Pigmentierung	Addison-ähnlich, Pseudoakanthosis nigricans

Tabelle 14.3. Dermatologische Zeichen des Hyperkortizismus (Cushing-Syndrom bzw. M. Cushing)

Pathogenese der Hypermelanose. Stimulation der Melanogenese durch Überproduktion von ACTH und verwandter Peptide (MSH, Betalipotropin); die Pigmentierung tritt daher ausschließlich bei der primären, nicht aber bei der sekundären Nebennierenrindeninsuffizienz auf (Unterscheidung!). Nur das epidermale Melanin ist vermehrt; keine dermalen Melanophagen!

MSH wird in Hypophyse, Nervenzellen, aber auch der Haut synthetisiert. Es wirkt nicht nur aktivierend auf die Melaninsynthese, sondern zeigt (unter anderem wahrscheinlich über eine Induktion von Interleukin 10) auch eine antiinflammatorische und immunsuppressive Wirkung: ein Beispiel für die Wechselwirkungen zwischen endokrinem, Nerven- und Immunsystem.

! Hyperpigmentierung der Handlinien (s. Abb. 14.3b) und der Mundschleimhaut ist bei Weißen (fast) diagnostisch für M. Addison, bei ethnisch dunkelhäutigen Personen hingegen physiologisch.

Sexualhormone

Androgene

Androgene werden in den Gonaden und Nebennieren gebildet; in ersteren ist Testosteron (T), in letzterer Dehydroepiandrosteron (DHEA) der Hauptmetabolit (Abb. 14.4). Sie wirken qualitativ gleich, aber verschieden stark (das potenteste: T). T wird an ein Transportprotein gebunden („sex hormone binding protein" – SHBG) und gelangt über die Blutbahn in die Zielorgane (u. a. Haut). Hier wird T durch die 5α-Reduktase zu Dihydrotestosteron (DHT), dem eigentlich aktiven Metaboliten, umgewandelt und an spezifische zytosolische Rezeptoren gebunden. Die Hormonrezeptorkomplexe regulieren die Transkription der spezifischen Genprodukte. Bei Frauen überwiegen die adrenalen Androgene das in den Ovarien gebildete T.

Nur das freie, nicht das an SBHG gebundene T ist für die Zielzelle verfügbar; bei Hormonbestimmungen ist daher das freie T wichtiger als das Gesamttestosteron (bei Frauen ca. 1%).

Androgene besitzen eine trophische Wirkung auf alle Anteile der Haut, insbesondere Haarfollikel und Talgdrüsen. In diesen sind sowohl Androgenrezeptoren als auch die Enzyme des Androgenstoffwechsels nachweisbar; das Fettgewebe ist reich an Aromatase, die die Konversion der Androgene in Östrogen katalysiert. Die Haut des Mannes ist im Vergleich zu der der Frau und von Kindern dicker (Kollagenvermehrung), stärker behaart, dunkler pigmentiert und fettiger (Talgdrüsen hypertroph und aktiviert). Das Ansprechen der Hautadnexe und des Pigmentsystems auf Androgene ist regional determiniert. Die Androgensensitivität von Zellen wird durch Gehalt und Aktivität androgenmetabolisierender Enzyme (5α-Reduktase und analoge Enzyme) bestimmt.

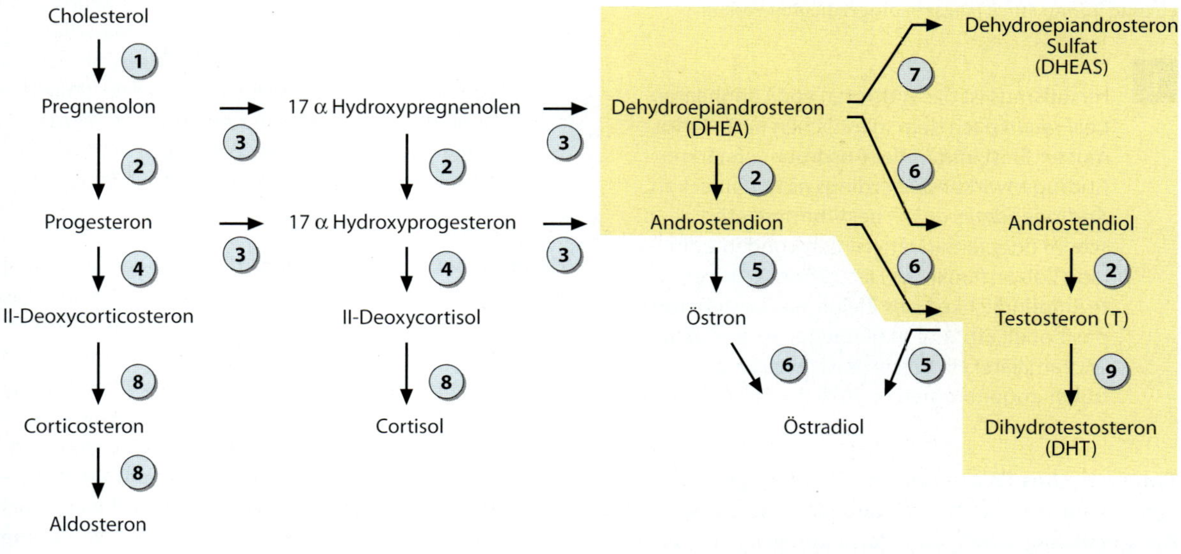

1 P-450 scc: 20,22 Hydroxylase, 20,22-Desmolase
2 3 β hydroxysteroid dehydrogenase, Δ5 - Δ4 Isomerase
3 $P\text{-}450_{C17}$: 17-Hydroxylase, 17,20 Desmolase
4 $P\text{-}450_{C21}$: 2I α Hydroxylase
5 P-450 Aromatase
6 17-Ketosteroid Reduktase
7 3 β-Hydroxysteroid Sulfotransferase
8 $P\text{-}450_{C11}$: II β Hydroxylase, 18-Hydroxylase, 18 Aldehydsynthetase
9 5 α Reduktase

Abb. 14.4. Schema des Stoffwechsels in der Steriodsynthese (gelber Bereich: Androgene). Die eingekreisten Zahlen zeigen die für die Umsetzung verantwortlichen Enzyme. Nach G. P. Redmond, 1995

Hyperandrogenismus. Von diesem sind vorwiegend Frauen betroffen. Unter ***Androgenisierung*** versteht man verstärkte Androgenwirkung bei postpubertären Frauen, nämlich Oligo-, oder Amenorrhoe, Infertilität sowie Androgenisierungszeichen der Haut: schwere und langwierige Akne vulgaris, Hirsutismus, androgenetisches Effluvium. Bestehen zusätzlich ein männlicher Habitus (männliche Charakteristik von Knochenbau, Fettverteilung und Hautbeschaffenheit, stärkere Muskulatur, bei Kindern vorzeitiger Epiphysenschluß) und Veränderungen der Genitalien (Clitoromegalie, evtl. skrotumartige Umwandlung der Labia majora etc.), spricht man von ***Virilisierung.***

Androgenisierung ist mit einer Prävalenz von 5–10 % der Frauen in den Industrieländern nicht selten. Ihr liegt meist (ca. 90 %) ein polyzystisches Ovar-Syndrom zugrunde, in ca. 10 % eine kongenitale adrenale Hyperplasie (CAH – früher adrenogenitales Syndrom), in Ausnahmefällen Akromegalie, Prolaktinämie, M. Cushing und androgenproduzierende Tumoren. Selbstverständlich führt auch exogene Androgenzufuhr zur Androgenisierung (Anabolika!).

Die Hautzeichen sind eine wichtigeres Warnsignal der Androgenisierung als Oligomenorrhoe, da sie früh auftreten und Menstruationsschwierigkeiten bei pubertierenden Mädchen häufig als „normal" gelten. Allerdings ist ihr Signalwert unterschiedlich: Seborrhoe und Akne treten als erste auf (7.–8. bzw. 10.–12. Lebensjahr); ob sie als „normal" oder verstärkt interpretiert werden, ist jedoch Ermessenssache. Das androgenetische Effluvium tritt als letztes auf (3. Dekade); es ist von Telogeneffluvien schwer zu unterscheiden und wegen seiner Rolle als psychologisch wichtiges Attribut schwer quantifizierbar. Eindeutig ist lediglich der Hirsutismus; er setzt mit der Pubertät ein und nimmt einen langsam progredienten Verlauf.

> **!** Hirsutismus ist das Auftreten von Langhaaren bei Frauen nach dem männlichen Verteilungsmuster. Er ist immer der Ausdruck verstärkter Androgenwirkung, allerdings *nicht immer* von ***Androgenämie,*** da bei bestimmtem ethnischem oder familiärem Hintergrund (mediterrane Völker; familiärer Hirsutismus) eine erhöhte Empfindlichkeit des Zielorgans besteht (dispositionell erhöhte Aktivität der 5α-Reduktase). Familiärer Hirsutismus ist seltener als früher angenommen (< 10 % der Fälle).

Polyzystisches Ovarsyndrom. Ein ätiologisch heterogenes Syndrom, das durch bilaterale Ovarialzysten und die gynäkologischen und dermatologischen Zeichen der Androgenisierung gekennzeichnet ist. Bei einem Teil besteht eine Assoziation mit Insulinresistenz, Insulinämie und Diabetes mellitus Typ II mit deren Folgen (Stammfettsucht, Triglyzeridämie, koronare Herzkrankheit etc.). Das Hormonprofil zeigt erhöhtes (und nicht pulsatil sezerniertes) LH (luteinisierendes Hormon), erhöhtes freies und Gesamttestosteron und erniedrigtes SHBG.

Pathogenese. Noch nicht gänzlich geklärt. Grundphänomen ist jedenfalls ein hormoneller Circulus vitiosus: In den Thekazellen des Ovars wird zuviel Androgen produziert; dieses hemmt die Follikelreifung, es kommt zu Follikelatresie, Ausbleiben des Corpus luteum und Zystenbildung. Die Reifungsstörung bedingt eine verringerte Konversion der Androgene in Östrogene (durch die Aromatase der Granulosazellen) und damit weiter erhöhten Androgengehalt.

Dieser Circulus vitiosus bedarf einer dispositionellen Grundlage und auslösender Faktoren. Erstere ist wahrscheinlich eine Überstimulierbarkeit des Zytochrom P450c17α (das Enzym, das die Konversion von Progesteron in Androgene katalysiert). Letztere sind zahlreich und verschiedenartig: primäre Überproduktion von LH, Anovulation (fehlender hormoneller Feedback), exogene oder endogene Androgene (z. B. bei CAH), Prolactin und vor allem Insulin (aktiviert Zytochrom P450c17α).

Die klinische Symptomatik ist wechselnd ausgeprägt. Man unterscheidet zwei extreme Verlaufstypen: den LH-Typ (*keine* Insulinresistenz und deren Folgen) und den HAIR-AN-Typ (*H*yperandrogenismus, *I*nsulin*r*esistenz, *A*kanthosis *n*igricans): normale LH-Werte, jedoch Insulinresistenz, Diabetes mellitus und dessen Folgen sowie das dermatologische Begleitsymtpom der Pseudoakanthosis nigricans. Dieser Typ ist mit erheblicher Morbidität verbunden. Mischformen sind häufig.

> **!** Akanthosis nigricans ist eine Paraneoplasie, die durch Hyperpigmentierung und Grobtexturierung vor allem der Intertrigostellen gekennzeichnet ist (s. S. 644). Von ihr unterschied man die harmlose Pseudoakanthosis nigricans, die sich vorwiegend bei Adipösen findet. Offensichtlich ist beiden die Ursache in zirkulierenden Wuchsstoffen gemeinsam (bei ersterer aus dem Tumor, bei letzterer ILGF („insulin like growth factor"-1).

Kongenitale adrenale Hyperplasie. Eine autosomal rezessive Defizienz der 21-Hydroxylase (ein Enzym, das in der Nebennierenrinde die Konversion von Hydroxyprogesteron in Hydroxykortisol katalysiert), selten auch verwandter Enzyme. Der Enzymblock bewirkt die Umleitung der Steroidsynthese von den Glukokortikoiden zu den Androgenen (Abb. 14.5). Durch den fehlenden negativen Feedback kommt es zur erhöhten Ausschüttung von ACTH (und, wie bei M. Addison, MSH und anderer Hypophysenhormone). Die Ausprägung des klinischen Bildes hängt vom Ausmaß der Defizienz ab. Sie ist selten schwer und entspricht dann dem „klassischen" adrenogenitalen Syndrom mit Virilisierung oft schon in der Fötalperiode bis zum Pseudohermaphroditismus, Kleinwuchs durch vorzeitigen Epiphysenschluß und Hyperpigmentierung ähnlich dem M. Addison. Mildere Defizienzen manifestieren sich bei Mädchen als Androgenisierung in der Kindheit

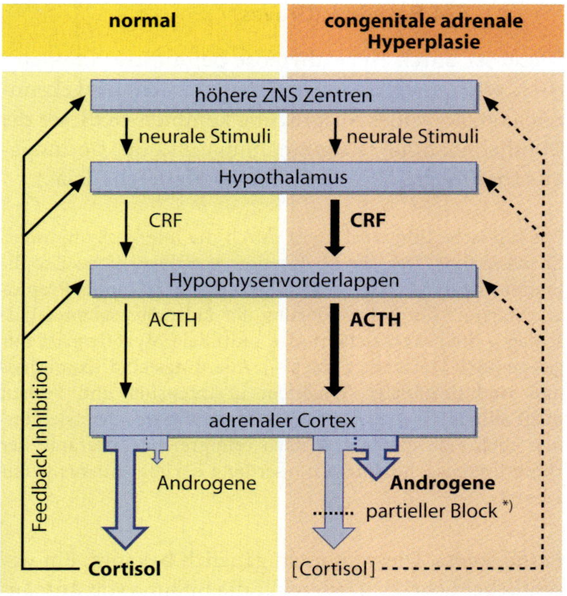

Abb. 14.5. Die Regulierung der Cortisolsekretion bei Gesunden und bei Patienten mit kongenitaler adrenaler Hyperplasie (früher „adrenogenitales Syndrom"). *) in ca. 90 % 21-Hydroxylase-Mangel. Nach G. P. Redmond, 1995.

oder ab der Pubertät (LOCAH – „late onset" CAH); das Extrem ist ein klinisch stummer, nur im Labor nachweisbarer Enzymmangel. LOCAH ist klinisch vom polyzystischen Ovarsyndrom kaum zu unterscheiden.

Androgenproduzierende Tumoren: Solche können in Ovar, Nebenniere wie auch ektop auftreten und sind eine seltene Ursache der Androgenisierung. Verdacht auf sie besteht, wenn die Androgenisierung in *späteren* Lebensjahren und *plötzlich* auftrat, und wenn die Androgenspiegel *stark* erhöht sind (> 2 ng/ml Testosteron, > 600 ng/ml DHEA).

Fallbericht: Eine 27 jährige Patientin hatte eine normal verlaufende Geburt. Die erste Regelblutung stellte sich erst 5 Monate danach ein und war schwach. Anschließend war die Patientin amenorrhoisch. Gleichzeitig entwickelte sich schnell und massiv ein Hirsutismus der Gesichts- und Körperbehaarung. Der zu Rate gezogene Dermatologe stellte eine massive Erhöhung der ovariellen Androgene fest. Die Ultraschalluntersuchung ergab einen 3 cm großen Tumor des linken Ovars.

Diagnostik bei Androgenisierungssyndromen. Neben der hier besonders wichtigen Anamnese, Inspektion und Untersuchung beruht die Diagnostik auf bildgebenden Verfahren (adrenale Hypertrophie? Ovarialzysten?) und der Bestimmung des Hormonprofils. Aufgabe des Dermatologen ist die grobe Orientierung: Besteht eine Hyperandrogenämie und, falls ja, der adrenalen oder der ovariellen Androgene? Hiefür ausreichend ist die Bestimmung von freiem und Gesamttestosteron, DHEA, 17α-Hydroxyprogesteron, Prolaktin und SHBG.

Häufig sind *sowohl* adrenale *als auch* ovarielle Androgene erhöht, da die gesteigerte Aktivität des einen Organs eine solche des anderen nach sich zieht. In solchen Fällen können mittels des Dexamethason-Suppressions- und des ACTH-Stimulationstests die adrenalen Androgene ab- bzw. aufreguliert und damit die ovariellen Androgene identifiziert werden.

Therapie der Androgenisierungssyndrome. Abgesehen von Lokalmaßnahmen ist die Therapie gemeinsam mit gynäkologischen oder internistischen Endokrinologen durchzuführen. LOCAH wird mit niedrigen Dosen Dexamethason behandelt (0,125- 0,375 mg abends; Rationale: ACTH-Suppression durch negativen Feedback. Dexamethason wird wegen seiner kurzen Halbwertszeit gewählt). Beim polyzystischen Ovarsyndrom sind situationsabhängig Kontrazeptiva, Antiandrogene (Cyproteronacetat, Spironolacton, Flutamid) und 5α-Reduktasehemmer (Finasterid) indiziert; beim HAIR-AN-Syndrom diätetische und medikamentöse Einstellung von Insulinresistenz und Diabetes.

Hypoandrogenismus. Von diesem sind naturgemäß vorwiegend Männer betroffen. Die Hautsymptomatik hängt davon ab, ob die Androgene vor oder nach der Pubertät ausfallen. Im ersteren Fall (Eunuchoidismus) bleibt die androgenbestimmte Entwicklung „männlicher Charakteristik" der Haut aus (s. oben; einzig erfreuliches Symptom: Ausbleiben des Androgeneffluviums und der Akne vulgaris). Androgenausfall nach der Pubertät führt zwar zu gradueller Abnahme, nicht jedoch zum Verschwinden der „männlichen" Charakteristik (inklusive Bartwuchs, gröberer Hauttextur, Talgproduktion).

Östrogene

Haben in physiologischen Dosen nur wenig Einfluß auf die Beschaffenheit der Haut, in pharmakologischen Dosen antagonisieren sie die Wirkung der Androgene auf die Hautadnexe. In der Haut lassen sich Östrogenrezeptoren nachweisen, die auf direkte Östrogenwirkungen hinweisen. Östrogene besitzen Einfluß auf den Kollagenstoffwechsel und fördern die Zelldifferenzierung der Keratinozyten (bei Hyperöstrogenismus manchmal Verhornung der Vaginalschleimhaut).

Den Östrogenen wird eine verjüngende Eigenschaft auf die Haut zugeschrieben.

Hyperöstrogenismus. Bei östrogenproduzierenden Tumoren (Gonaden, Hypothalamus). Folge ist Pubertas präcox bei Mädchen, bei Knaben Gynäkomastie, gelegentlich Hodenatrophie. Iatrogen tritt Hyperöstrogenismus bei oraler Kontrazeption auf. Hautsymptome: Effluvium diffusum, Melasma, Teleangiektasien und Naevi aranei, Neigung zu Kandidavaginitis. Seltenere Komplikationen sind Erythema nodosum, Porphyria cutanea tarda, Herpes gestationis sowie Auslösung eines systemischen Lupus erythematodes.

Hypoöstrogenismus. Ursache zumindest eines großen Teils der Gesamtumstellung des Organismus in der Menopause (Osteoporose!) und der klimakteriellen Beschwerden. Zu den dermatologischen Zeichen zählen das androgenetische Effluvium des Klimakteriums, Flushsymptomatik und diverse charakteristische subjektive Sensationen (Zungen-, Scheitelbrennen; s. S. 720).

14.3.3 Störungen der Schilddrüsenhormone

Die Schilddrüsenhormone spielen eine essentielle Rolle in der Embryonalentwicklung der Haut, in Proliferation und Differenzierung von Keratinozyten und Hautadnexen, der Steuerung des Energiehaushaltes und der Protein-, Proteoglykan- und Kollagensynthese; sie regulieren Hautdurchblutung, Hauttemperatur und Schweißsekretion. Klinisch manifest wird üblicherweise zuerst die Wirkung auf Haarwachstum, Extrazellulärmatrix, Talg- und Schweißsekretion. Die Schilddrüsenhormone (T3 und T4) werden nach Stimulation durch TSH („thyroid stimulating hormone") produziert (Feedback-Mechanismus), an ein Transportglobulin (TBG) gebunden über die Blutbahn an die Zielorgane verbracht, wo sie an zytosolische Rezeptoren (TR α, β) binden und die Transkription der spezifischen Genprodukte auslösen. TR bilden gemeinsam mit den Steroid- und Retinoid-Rezeptoren eine Rezeptoren-„Superfamilie".

Hyperthyreosen

Die Ursachen der Hyperthyreose sind verschiedenartig: Die häufigste ist der M. Basedow (Graves), eine Autoimmunkrankheit; seltener die toxische noduläre Struma, das toxische Schilddrüsenadenom, TSH-produzierende Hypophysenadenome, Schwangerschaft, die Frühphase einer Hashimoto-Thyreoiditis, Jod-Exposition u. a. m. Die klinische Symptomatik ist vielgestaltig (Schwitzen – auch palmoplantar, Nervosität und Reizbarkeit, Schlaflosigkeit, erhöhter Puls, Zittern, Gewichtsverlust, Durchfälle, Myopathie, flushartige Episoden, Verschlechterung von Herzkrankheiten, Oligomenorrhoe, Impotenz, neuropsychiatrische Störungen etc.) und im Ausmaß sehr unterschiedlich.

Hautzeichen treten umso mehr hervor, je schwerer die Symptomatik ist (***Thyreotoxikose***): Die Haut ist warm, glatt, weich und gerötet (Gesicht, Ellbögen, Palmarflächen), Neigung zu Schwitzen. Die Haare sind dünn und rarefiziert ***(Telogeneffluvium),*** distale Onycholyse *(„Plummer's nail").* In manchen Fällen Hyper- und Hypopigmentierungen, chronisch rezidivierende Urtikaria und generalisierter Pruritus.

M. Basedow (Graves)

Dieser ist durch Hyperthyreose bei diffuser (palpatorisch weicher, nicht schmerzhafter) Struma gekennzeichnet. Bei voller Ausprägung kommen zu dieser die Ophthalmopathie (Exophthalmus) und die Dermopathie (prätibiales Myxödem) hinzu (klassische Trias).

Das klinische Bild wird meist durch die interne Symptomatik dominiert. Der für M. Basedow sprichwörtliche Exophthalmus ist in der Regel nur milde ausgeprägt (milde Proptose, „Starren" durch Erweiterung der Lidspalte, seltener Lidschlag – Stellwag-Zeichen), das prätibiale Myxödem ist nur gelegentlich vorhanden (ca. 5 %). Allerdings sind Exophthalmus und prätibiales Myxödem in Intensität und Verlauf nicht an das Ausmaß der Hyperthyreose gebunden; sie können auch erst später, z. B. nach erfolgreicher Therapie der Hyperthyreose, hinzutreten oder lang darüber hinaus persistieren.

Pathogenese. Diese ist nicht gänzlich bekannt. Ein wesentlicher Schritt ist jedenfalls die Bildung von Autoantikörpern gegen die TSH-Rezeptoren an den Schilddrüsen-Follikelzellen. Einer dieser Antikörper (TRAb) wirkt stimulierend und löst damit eine autonome T3-, T4-Überproduktion aus, die weder durch T3 unterdrückbar noch durch TSH stimulierbar ist.

Ein anderer Autoantikörper (TBI – „thyreotropin binding inhibitor") bindet an den Rezeptor, stimuliert diesen jedoch nicht, sondern verhindert die Bindung von TSH. Dieser Antikörper findet sich gelegentlich bei M. Basedow, kann aber auch eine der Ursachen von Hypothyreose sein.

Diese Autoantikörper können die Hyperthyreose erklären, kaum aber die Ophthalmopathie und Dermopathie, die beide auf Proliferation und verstärkter Produktion von Glykosaminoglykanen durch Fibroblasten beruhen. Hierfür werden zelluläre Mechanismen verantwortlich gemacht: Retrobulbär und in dermopathischer Haut sind Infiltrate von CD8 + Supressor/zytotoxischen T-Zellen mit Restriktion des T-Zell-Rezeptorrepertoires nachweisbar, eine antigen-spezifische Aktivierung von Fibroblasten wird daher diskutiert. Das durch die Infiltratzellen produzierte Zytokinmilieu fördert Fibroblastenproliferation, Glykosaminoglykansynthese und die Expression von Adhäsionsmolekülen. In retrobulbären und prätibialen Patientenfibroblasten sind in vitro verstärkt Hitzeschockproteine (HSP) induzierbar. In der Schilddrüse selbst finden sich CD4 + T Zellinfiltrate.

Prätibiales Myxödem (Abb. 14.6). Eine hochcharakteristische Veränderung, die außer bei M. Basedow auch selten bei anderen Formen der Hyperthyreose oder isoliert auftritt. Das prätibiale Myxödem kann sich sowohl gleichzeitig mit den übrigen Symptomen oder auch erst nach medikamentöser Wiederherstellung der euthyreoten Stoffwechsellage einstellen. Knotige oder flache, nicht wegdrückbare, meist derb-pralle orange-bräunliche Ödeme symmetrisch der Unter-

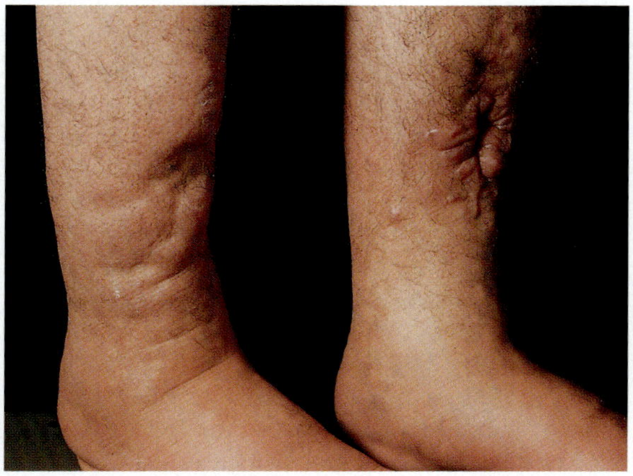

Abb. 14.6. Prätibiales Myxödem. Ödem, knotig-flächige Induration, Erythem, Vergröberung der Hauttextur mit Klaffen der Follikel (Orangenhaut). Diese Veränderungen sind im Bereich einer Narbe an der linken Schienbeinkante besonders deutlich

schenkelstreckseiten. Subjektiv symptomlos, die Haut fühlt sich kühl an. Bei längerem Bestand kommt es zu epidermaler Hyperplasie, Hyperkeratose und elephantiasisartiger Veränderung der gesamten Unterschenkel und Trommelschlegelfingern. Bei ca. 10 % der Patienten findet sich eine Onycholyse (häufig Ringfinger). Histologie: Massenhafte Einlagerung saurer Mukopolysaccharide (Hyaluronsäure, Chondroitinsulfat) in der retikulären Dermis, Kollagenverplumpung unter Auslassung einer subepidermalen Zone.

Differentialdiagnose. Erythema nodosum, Perniones, Lymphödem, chronisch-venöse Insuffizienz, Erysipel.

Ophthalmopathie. Meist nur milde, manchmal jedoch schwer ausgeprägt („maligner Exophthalmus") und Quelle erheblicher Belastung. Der Bulbus ist weit nach vorne gedrängt (Proptose), Ober- und Unterlider ödematös, Konjunktiven entzündlich gerötet und granulär verschwollen, Tränen, Sehstörungen, Ophthalmoplegie.

> **!** Die Kenntnis dieser Verlaufsform ist für den Dermatologen wichtig, da diese immer wieder für „allergische" Konjunktivitis, Quincke-Ödeme u. ä. gehalten wird, u. a. weil die Aktivität fluktuiert. Differentialdiagnostisch wichtig ist, daß die Lidödeme relativ prall sind.

Therapie. Zur Behandlung der Hyperthyreose selbst stehen die subtotale Thyroidektomie, Radiojodtherapie und Thyreostatika zur Verfügung; die Wahl der Mittel und die komplexe Begleittherapie sind nicht Aufgabe des Dermatologen. Die Behandlung von Ophthalmopathie und Dermopathie ist schwierig, oft erfolglos. Zunächst muß die Regulierung der Hyperthyreose erfolgen, die allein jedoch nicht oder kaum zur Rückbildung führt (manchmal sogar Verschlechterung). Verschieden gutes Ansprechen wird auf systemische Kortikosteroide und retrobulbäre Röntgenbestrahlung beobachtet. In schweren Fällen kann die chirurgische Dekompression der Orbita erforderlich sein. Beim prätibialen Myxödem ist okklusive Lokalapplikation von Kortikosteroidsalben eine zusätzliche Möglichkeit (partielle Rückbildung; keine Dauerlösung).

Kasuistiken beschreiben erfolgreiche Therapieversuche mit Plasmapherese und anschießender Azathioprin-Gabe, sowie hochdosierten Immunglobulinen.

Hypothyreose (Myxödem)

Unzureichende Produktion von Schilddrüsenhormonen kann sehr verschiedene Ursachen haben. Die bei weitem häufigsten sind die chronische Autoimmun-(Hashimoto-)Thyreoiditis sowie überschießende Therapie einer Hyperthyreose (operativ, Radiojod, Thyreostatika). Selten sind der (früher führende) Jodmangel oder primäre Synthesestörungen, Verletzungen oder unspezifische Entzündungen, Medikamentenwirkungen (Amiodaron) und schließlich sekundäre Hypothyreose durch Defizienz der Hypothalamus-Hypophysenachse (z. B. TSH-Mangel). Beginn und Fortschreiten ist meist langsam, die Diagnose erfolgt oft mit Verzug. Die Hypothyreose ist in der Regel irreversibel.

Die Hashimoto-Thyreoiditis ist das klassische Beispiel einer organbezogenen Autoimmunkrankheit. Sie ist durch lymphozytäre Infiltration mit Hyperplasie (Struma) und später Fibrose der Schilddrüse sowie zahlreiche Autoantikörper gekennzeichnet (Antithyreoglobulin, antimikrosomale und Antikörper gegen TSH-Rezeptoren – TBI, s. oben, u. a. m.). Sie ist von variablem, meist chronischem Verlauf und mündet, manchmal nach Episoden von Hyperthyreose, in Hypothyreose. Häufige Assoziation mit anderen Autoimmunkrankheiten (Sjögren-Syndrom, Lupus erythematosus, Diabetes mellitus, Vitiligo, auch M. Basedow).

Klinik (Abb. 14.7). Neben den klassischen Systemzeichen wie Obstipation, Heiserkeit, Müdigkeit, Kälteintoleranz, Anovulation und Impotenz, Arthralgien, Myalgien, Kopfschmerz und Parästhesien, spielen Hautzeichen eine wichtige Rolle. Typisch ist eine ödemähnliche, diffuse Volumenzunahme der Dermis (Einlagerung von Mukopolysacchariden; nicht wegdrückbar), die besonders an den Akren (Handrücken) und im Gesicht (Verschwellung, Verplumpung, Ausdruckslosigkeit) auffällt. Mangels Aktivierung des sympathischen Nervensystems (M. tarsalis superior) kommt es zur Ptosis.

Die ausdrucklose Fazies erinnert an das nephrotische Syndrom und die perniziöse Anämie.

Die Haut ist kalt (Erniedrigung der Kerntemperatur, Vasokonstriktion), blaß und trocken (vermindertes Schwitzen, Hyperkeratose), verdünnt, mit follikulären

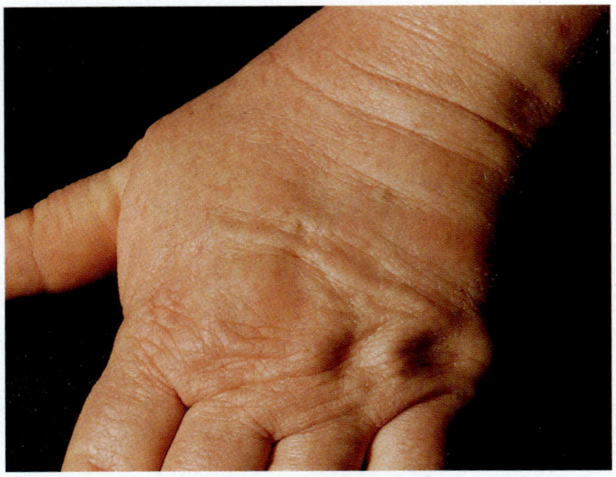

Abb. 14.7. Myxödem. Volumzunahme und Konsistenzerhöhung der Haut durch Einlagerung saurer Mukopolysaccharide. Folge sind wulstartige Falten

Hornpfröpfen (ähnlich Lichen pilaris, jedoch nicht auf die Extremitäten beschränkt). Die Haare sind trocken, spröde und wachsen langsamer (Telogeneffluvium) („Ich gehe immer seltener zum Friseur"); die lateralen Augenbrauen sind rarefiziert. Manche Patienten, besonders Kinder, entwickeln verstärkte Lanugobehaarung an Rücken, Schultern und Extremitäten. Das Nagelwachstum ist vermindert, die Nägel werden brüchig; auch die Talgdrüsenproduktion ist vermindert und die Wundheilung verlangsamt. Manchmal gelbliches Kolorit durch Karotin-Einlagerung besonders palmar, plantar und im Bereich der Nasolabialfalten.

Histologie. In der oberen Dermis, besonders periadnexiell, Ablagerungen von Hyaluronsäure und Chondroitin-Sulfat.

Therapie. Eine Normalisierung der Stoffwechselstörung mit Thyroxin führt in der Regel rasch zum Rückgang der Hautveränderungen.

14.3.4 Parathormon

Parathormon, ein Peptidhormon, ist ein Produkt der Nebenschilddrüse, das gemeinsam mit Vitamin D3 (Calcitriol) und Kalzitonin (ein in den parafollikulären Zellen der Schilddrüse synthetisiertes Polypeptid) den Kalzium- und Phosphatstoffwechsel reguliert.

Parathormon erhält die Homöostase des Blutkalziumspiegels: es erhöht die Phosphatclearance (gleichzeitig vermehrte Kalziumausscheidung), hemmt die Osteoblasten und stimuliert die Osteoklasten (Mobilisierung von Kalzium); gegensinnig wirkt vermehrte Kalziumrückresorption in den Nierentubuli und die Stimulierung der Vitamin-D3-Synthese in der Niere (Förderung der gastrointestinalen Kalziumresorption, Kalziumeinbau in den Knochen). Kalzitonin hemmt die Kalziummobilisierung aus dem Knochen durch die Osteoklasten.

Hyperparathyreoidmus

Man unterscheidet den *primären* (in der Regel durch ein Adenom) und den *sekundären* Hyperparathyreoidsmus (meist als Gegenregulation gegen Phosphatretention bei chronischer Niereninsuffizienz; seltener bei reduzierter Vitamin-D3- und Kalziumresorption). Leitsymptom ist die Knochendemineralisation, beim primären (nicht beim sekundären) Hyperparathyreoidismus auch Hyperkalziämie mit ihren Folgen in verschiedenen Organen (Niere, Gastrointestinal-, Herzkreislaufsystem, ZNS, Kalkgicht etc.).

Hyperparathyreoidismus ruft außer gelegentlichem Pruritus keine Hautsymptome hervor. Unter bestimmten Konstellationen kann es jedoch in der Haut (wie auch in inneren Organen) zum prekären Ereignis plötzlicher und ausgedehnter Kalziumablagerungen kommen (***Kalziphylaxie*** – s. S. 407).

Hypoparathyreoidismus

Unter Hypoparathyreoidismus versteht man den Mangel an wirksamem Parathormon. Er entsteht entweder durch unzureichende Synthese (primärer) oder durch Gewebsresistenz (Pseudohypoparathyreoidismus).

Primärer Hypoparathyreoidismus tritt am häufigsten als Komplikation der Thyroidektomie auf, seltener als sog. ***idiopathische*** Verlaufsform. Bei letzterer kann ein isolierter genetischer Defekt vorliegen (X-chromosomal), meist handelt es sich jedoch um ein komplexes Autoimmungeschehen gegen multiple endokrine Organe (Hashimoto-Thyreoiditis; M. Addison; Ovarialinsuffizienz). Assoziiert sind ferner auch perniziöse Anämie, Alopecia areata, Vitiligo und chronische mukokutane Kandidiasis (s. S. 295).

Leitsymptom des Hypoparathyreoidismus ist die Hypokalziämie; diese manifestiert sich bei schneller Entwicklung (z. B. post Thyroidektomie) als Tetanie, bei langsamer häufiger als depressiv-asthenisches Zustandsbild mit Muskelkrämpfen und Müdigkeit. Hautsymptome spielen eine untergeordnete Rolle: Ekzemneigung, Haar- und Nagelwachstumsstörungen, Xerosis cutis.

14.3.5 Glukagonomsyndrom (syn. Nekrolytisches migratorisches Erythem)

Ein vom Zinkmangelsyndrom klinisch nicht unterscheidbares dermatologisches Zustandsbild, das mit einem Glukagon produzierenden Pankreastumor assoziiert ist.

Klinik. Ein aus multiplen anulären, sich langsam peripher ausdehnenden, polyzyklischen Herden mit peripheren Bläschen, Schuppung und Krusten aufgebautes

Exanthem. Prädilektion der Perioral- und Perigenitalgegend.

Histologie. Charakteristische Einzelzellnekrosen im oberen Stratum spinosum.

Labor. Blutzuckererhöhung, verminderte Glukosetoleranz, Erhöhung der Glukagonspiegel. Nachweis des Pankreastumors mittels Computertomographie.

Therapie. Operative Therapie des Pankreastumors.

> **!** Da bei Glukagonomen Allgemeinsymptome zumindest anfangs meist fehlen, hat die geschilderte dermatologische Symptomatik Signalcharakter. Weitgehend identische Hautveränderungen können allerdings bei Zinkmangel, bei anderen alimentären Defizienzen sowie bei einem Spektrum gastrointestinaler Krankheiten (Leberzirrhose, Pankreatitis, Durchfallerkrankungen) auftreten.

14.4 Schwangerschaftsdermatosen

> **...** Die komplexen hormonellen und metabolischen Vorgänge der Schwangerschaft wirken sich auf die Haut in verschiedener Weise aus: in charakteristischen Änderungen der Hautphysiologie, Änderungen im Verlauf mancher präexistenter Dermatosen sowie im Auftreten einiger spezifischer Schwangerschaftsdermatosen. Insgesamt ist die Schwangerschaft eine Lebensperiode mit erhöhter Neigung zu Hautmanifestationen (teilweise auch wegen der mit ihr einhergehenden milden Immunsuppression). Die Wirkung der einzelnen Hormone auf die Haut ist nicht durchwegs im Detail bekannt. Schon allein wegen der möglichen erheblichen Verunsicherung der Schwangeren in Bezug auf eine etwaige Gefährdung des Fötus ist ein genaue Diagnosestellung und entsprechende Aufklärung notwendig.

14.4.1 Physiologische Hautveränderungen

Hyperpigmentierung. Es entsteht eine diffuse Hyperpigmentierung, die besonders an Brustwarzen und Genitalregion, weniger deutlich an den Intertrigostellen und im Bereich der Linea alba betont ist (Linie über der medianen Aponeurose der schrägen Bauchmuskeln; bei Schwangeren auch Linea nigra oder fusca genannt).

Genese. Stimulation der Melanozyten durch erhöhte Hormonspiegel (Östrogen, Progesteron und MSH). Auch Nävi, Lentigines und Narben werden dunkler. Die Hyperpigmentierung variiert individuell stark, ist bei Frauen mit dunkler Komplexion intensiver und wird durch UV-Exposition weiter gesteigert. Im Gesicht können Melasmen (Chloasmen) entstehen (s. S. 651): scharf begrenzte Pigmentflecken an Schläfen und Stirn. Nach Schwangerschaftsende geht die Pigmentierung langsam wieder auf Normalwerte zurück, kann jedoch auch persistieren.

Hypertrichose. Durch längeren Verbleib in der Anagenphase sind die Haare in der Schwangerschaft dichter, voller und länger. 1–5 Monate nach Schwangerschaftsende kommt durch synchronisierten Übergang in das Telogenstadium das postpartale Effluvium zustande, das sich meist innerhalb von 1 Jahr normalisiert (s. S. 664).

Manifestationen im Gefäßsystem. Während der Schwangerschaft besteht Neigung zu milden Ödemen; häufig treten Naevi aranei und palmoplantare Erytheme auf, die sich postpartal wieder zurückbilden. Teilweise auch mechanisch bedingt ist ein stärkeres Hervortreten bzw. Neuauftreten von Varizen und Hämorrhoiden (partiell rückbildungsfähig). An der Mundschleimhaut werden im 2. und 3. Trimenon vermehrt Granulomata pyogenica beobachtet.

Striae distensae (Schwangerschaftsstreifen). Multiple, parallel verlaufende Streifen an den Regionen mit größter Volumenenzunahme (Bauch, Hüften, Mammae); zuerst gerötet, später durch Abblassung weniger auffällig. Zugrunde liegt eine pathogenetisch unklare, irreversible Konformationsänderung des Kollagenfasergeflechts unter Einfluß hormoneller Faktoren und mechanischer Spannung. Striae distensae treten weiters bei exzessivem Längenwachstum (Abb. 14.8) und unter (auch iatrogenem) Hyperkortizismus auf (s. S. 133).

Molluscum fibrosum gravidarum. Auftreten von weichen Fibromen am lateralen Hals und axillär, die nach der Geburt persistieren.

14.4.2 Änderungen im Verlauf präexistenter Dermatosen

Manche Krankheiten werden durch die Schwangerschaft günstig beeinflußt; subjektiv eindrucksvoll ist dies bei der Seborrhoe und (zum Zeitpunkt der Schwangerschaft oft noch bestehenden) Akneresten („So schön war meine Haut nie, wie als ich schwanger war").

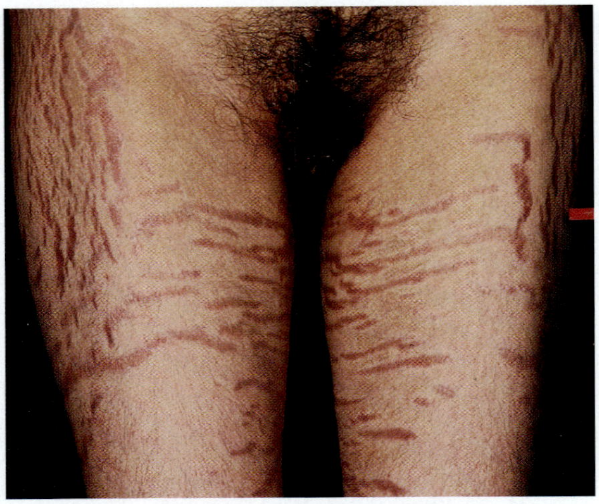

Abb. 14.8. Striae distensae bei 16jährigem Mädchen (Wachstumseffekt)

Andererseits bildet sich in manchen Fällen ab etwa dem 3. Monat eine ***Acne gravidarum*** aus, die bis zum Purperium persistiert und sich dann spontan zurückbildet.

Beispiel einer ungünstigen Beeinflußung von Dermatosen sind Condylomata acuminata; diese können in der 2. Schwangerschaftshälfte erheblich anwachsen und sogar zum Geburtshindernis werden. Podophyllin darf in der Schwangerschaft nicht verwendet werden, weil die Resorption zur Fruchtschädigung führen kann (Therapie: operative Abtragung, z. B. mit dem CO_2-Laser).

Schwangerschaft und atopische Dermatitis. Verschlechterung einer vorbestehenden atopischen Dermatitis wird wesentlich häufiger beobachtet als Besserung (ca. 2:1).

Therapie. Lokale Kortikosteroide, bei starkem Pruritus Antihistaminika der 1. Generation.

Fälle, bei denen systemische und fruchtschädigende Nebenwirkungen einer lokalen Korikoidtherapie berichtet wurden, betreffen besonders häufig Schwangere mit atopischer Dermatitis (exzessive Selbstmedikation führte zur Resorption über die entzündlich veränderte Haut)

Schwangerschaft und Psoriasis. Vorbestehende Psoriasis zeigt während der Schwangerschaft etwa zweimal häufiger Besserung als Verschlechterung. Bei fast allen Patientinnen stellt sich post partum ein Schub ein, überwiegend innerhalb der ersten 4 Monate. Lokaltherapie kann in üblicher Weise durchgeführt werden, systemische Therapie ist während Schwangerschaft und Stillperiode entweder kontraindiziert (Retinoide, Methotrexat) oder zumindest nicht ratsam, da keine adäquaten Tierstudien oder Erfahrungen beim Menschen vorliegen (Cyclosporin A, PUVA).

Schwangerschaft und Hauttumoren. Noch nicht klar beantwortbar ist die Frage, wie sich Gravidität auf (insbesondere metastasierende) Tumoren, etwa das Melanom, auswirkt. Nach einzelnen Literaturberichten treten in der Schwangerschaft vermehrt dyplastische Nävi auf, besitzen diagnostizierte Melanome eine höhere Tumordicke, und das Intervall bis zur Metastasierung ist verkürzt. Andererseits scheint die Überlebensrate jedoch unverändert, und weder die Anzahl der vorausgegangenen Schwangerschaften noch die Einnahme von Kontrazeptiva hat Einfluß auf die Melanominzidenz. Prospektive Studien an größeren Kollektiven liegen nicht vor. Eine Vermehrung von Hormonrezeptoren ist an den Tumorzellen nicht nachweisbar.

Schwangerschaft und systemischer Lupus erythematodes (s. S. 460).

14.4.3 Schwangerschaftsdermatosen

„Pruritic urticarial papules and plaques of pregnancy" (PUPPP; syn. polymorphe Schwangerschaftsdermatose). Eine klinisch charakteristische, aber ätiologisch unklare Eruption von benignem Verlauf. PUPPP ist die häufigste Schwangerschaftsdermatose; sie tritt vorwiegend bei Primigravidae im 3. Trimester auf (meist knapp vor, in Ausnahmefällen auch nach der Geburt). Es entstehen heftig juckende, entzündliche Papeln ***innerhalb der Striae distensae***, vor allem periumbilikal und an den Nates, die zu Plaques konfluieren und bald über die Striae hinausgreifen. Oberer Rumpf und Gesicht fast stets frei, gelegentlich Streuherde an den proximalen Extremitäten. Die Läsionen sind wegen starken Ödems manchmal transluzent (Pseudovesikel); Blasenbildung kommt nicht vor, Exkoriationen und Krusten sind selten. PUPPP bildet sich spontan einige Tage nach der Geburt zurück.

Histologie. Unspezifische entzündliche Infiltrate mit Eosinophilen, Immunfluoreszenz negativ.

Differentialdiagnose. Herpes gestationis.

Die ***Prognose*** ist gut. Das Neugeborene ist gesund. Kein Rezidiv bei weiteren Schwangerschaften.

Therapie mit lokalen Kortikoiden ist meist ausreichend, bei schwerem Verlauf kurze Kortikoidstöße.

Herpes gestationis. Siehe S. 439.

Impetigo herpetiformis. Siehe S. 345.

Neben den genannten „klassischen" Schwangerschaftsdermatosen werden in der Literatur eine Reihe seltenerer Krankheitsbilder beschrieben, deren tatsächliche Häufigkeit und Bedeutung schwer zu bewerten ist. Diese sind:

Prurigo gravidarum (syn. Benigne intrahepatische Cholestase bei Schwangerschaft). Ein bei etwa 1 % der Schwangeren auftretender Pruritus, der meist lokalisiert beginnt und sich im weiteren Verlauf auf das ge-

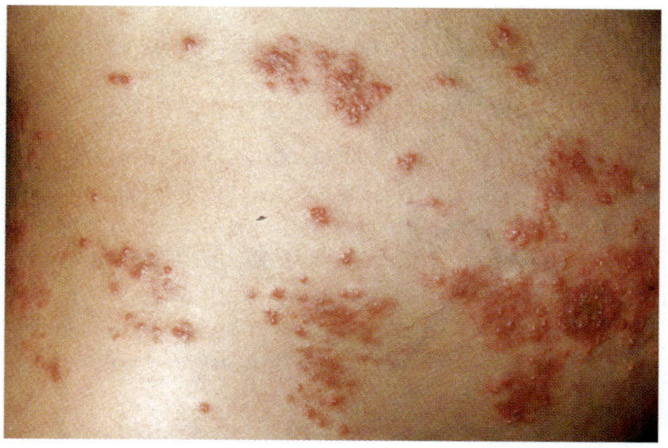

Abb. 14.9. Prurigo gestationis. Erytheme, Papeln und (ungewöhnlicherweise) Bläschen am Rumpf einer Schwangeren

samte Integument ausbreitet. Häufig Exkoriationen. Manchmal Krankheitsgefühl, Nausea, Vomitus oder Dunkelfärbung des Harns. Gleichzeitig oder bis zu 4 Wochen später Ikterus. Beginn meist im 3. Trimester. In einigen Fällen familiäre Häufung.

Das Neugeborene ist gesund, doch sind Frühgeburten und erniedrigtes Geburtsgewicht überzufällig häufig. Schnelle Rückbildung nach der Geburt. Bei weiteren Schwangerschaften gewöhnlich Rezidiv, manchmal auch nach Einnahme hormoneller Kontrazeptiva.

Therapie. Lokalmaßnahmen; bei exzessivem Juckreiz Cholestyramin oder Antihistaminika.

Schwangerschaftsfollikulitis mit Pruritus. Exkoriierte, follikulär gebundene erythematöse Papeln am gesamten Integument; Auftreten im 2. Trimenon.

Histologie. Peri- und intrafollikuläre neutrophile Entzündung.

Papulöse Dermatose der Schwangerschaft. Eine seltene Dermatose von fraglicher Eigenständigkeit. Sie wird als generalisierte Aussaat multipler erythematöser, exkoriierter Papeln in regelloser Verteilung beschrieben; erhöhte Choriongonadotropinspiegel.

Prognose. Erhöhte Inzidenz von Fehlgeburten.

Therapie. Systemische Kortikosteroide.

Prurigo gestationis (Abb. 14.9). Gekennzeichnet durch multiple, kleine, stark juckende Papeln an Stamm und Extremitätenstreckseiten, Exkoriationen. Auftreten im 2. Trimenon.

Prognose. Das Neugeborene ist gesund; die Läsionen heilen nach der Geburt rasch ab, postinflammatorische Hyperpigmentierung. Bei erneuter Schwangerschaft gewöhnlich kein Rezidiv.

Therapie. Lokale Kortikoide gewöhnlich ausreichend.

Autoimmun-Progesteron-Dermatitis. Im 1. Trimenon Auftreten follikulärer Papeln, Pusteln, Knötchen und Komedonen an Extremitäten und Nates, gleichzeitig Arthralgien, Eosinophilie und Gewichtsverlust. Schon im 1. Trimenon häufig Spontanabort mit anschließend raschem Rückgang der Dermatose. Als Ursache wird eine zelluläre Immunreaktion gegen endogenes Progesteron vermutet (positiver Hauttest bei intradermaler Injektion).

Erythema nodosum gravidarum. Im 1. Trimenon auftretendes Erythema nodosum, Rezidivneigung bei erneuten Schwangerschaften. Spontane Abheilung, Therapie deshalb üblicherweise nicht erforderlich.

14.4.4 Infektionskrankheiten der Haut in der Schwangerschaft:

Siehe Kap. „Infektionskrankheiten der Haut" und „Infektiöse Dermatosen der Neonatalperiode (S. 705, 894).

14.4.5 Lokaltherapie in der Schwangerschaft

Grundsätzlich sind zur Lokaltherapie schlecht resorbierbare Präparate zu empfehlen, um ein Übertreten in den plazentaren Kreislauf zu vermieden.

Mit lokaler Kortikoidtherapie liegt ausreichend Erfahrung vor. Hydrokortisonpräparate sind zu empfehlen, fluorierte Kortikoide sollten eher vermieden werden. Bei großflächiger lokaler Anwendung, insbesondere auf entzündlich veränderter Haut, muß eine mögliche systemische Resorption mit einer wachstumsverzögernden und in hohen Dosen teratogenen Wirkung bedacht werden.

Lokale Antimykotika sind unbedenklich. Eine Kandida-Vulvovaginitis tritt während der Schwangerschaft infolge der veränderten Hormon-(und Immun)lage gehäuft auf (bis zu 55 % der Schwangeren im 3. Trimenon). Sie ist jedenfalls therapiebedürftig (z. B. Clotrimazol, Nystatin), da sie die Infektionsquelle für die Soormykose des Neugeborenen ist.

Wegen der Gefahr einer aszendierenden Infektion ist auch eine bakterielle Vaginose zu behandeln (z. B. Metronidazol lokal).

Lokale Adstringentien dürfen verwendet werden. Für die Anwendung von Polypyrrolidon-Jod besteht ab dem 3. Schwangerschaftsmonat eine relative Kontraindikation, weil (abhängig von der Integrität des behandelten Hautareals) die Gefahr der Resorption und damit der Induktion einer Hyperthyreose des Neugeborenen besteht.

Während Schwangerschaft und Stillzeit sollte zur Skabiestherapie nur Permethrin verwendet werden, da dessen Toxizität deutlich geringer ist als die anderer verfügbarer Substanzen. Hexachlorcyclohexan wird beispielsweise diaplazentar in die Frucht aufgenommen und geht auch in die Muttermilch über.

14.4.6 Systemische Therapie in der Schwangerschaft

Für einen umfassenden Überblick zur Systemtherapie in der Schwangerschaft wird auf die Standardwerke der Gynäkologie und Geburtshilfe verwiesen bzw. Rücksprache mit dem Gynäkologen empfohlen. Generell ist zwischen der akuten Gefährdung der Mutter und des Kindes durch die jeweilige Krankheiten und der potentiellen Toxizität der Medikation abzuwägen.

Ist eine systemische Antibiotikatherapie erforderlich, sind von den dermatologisch relevanten Präparaten u. a. Penizillin, Cephalosporin und Erythromycin einsetzbar. Systemische Antimykotika sind dagegen durchweg kontraindiziert. Kontraindiziert in Schwangerschaft und Stillzeit sind bekanntlich auch Retinoide (teratogene Effekte) wie auch Chloroquin, Kumarinderivate, Antidiabetika, Vitamin B6 in hoher Dosierung und natürlich Zytostatika.

Wegen einer im Tierversuch dokumentierten Wachstumsretardierung durch Antihistaminika sind diese im 1. Trimenon und in der Stillzeit möglichst zu vermeiden. Antihistaminika der älteren Generation sind im allgemeinen unbedenklicher als die neueren. Zur Therapie z. B. einer akuten Urtikaria wird am ehesten Hydroxyzin, Chlorpheniramin oder Clemastin empfohlen. In der Stillperiode sollten weniger sedierende Präparate bevorzugt werden. Im Falle anaphylaktischer Reaktionen ist Adrenalin das Therapeutikum der Wahl. Eine bereits laufende Hyposensibilisierung in der Erhaltungsphase kann während der Schwangerschaft fortgeführt werden; vom Beginn einer solchen oder einer Dosissteigerung sollte jedoch abgesehen werden.

Impfungen in der Schwangerschaft. Inaktivierte Impfstoffe (z. B. Influenza, Tetanus, Pertussis, Diphterie, Rabies, Poliomyelitis-Salk und Cholera) stellen keine Gefahr für Mutter oder Kind dar. Lebendimpfstoffe (Masern, Mumps, Poliomyelitis-Sabin, Röteln) sollten jedoch vermieden werden, da ein 5–10 %iges Risiko einer tranplazentaren Infektion besteht (teratogenes Potential).

14.5 Diabetes mellitus

Diese Gruppe von Störungen des Kohlenhydratstoffwechsels prädestiniert, außer zur Schädigung von Herz-Kreislauf-, Nervensystem und Augen, auch zum Auftreten verschiedener Hautveränderungen, die in manchen Fällen zur Erstdiagnose der Erkrankung führen können.

14.5.1 Hautläsionen ohne Stoffwechselentgleisung

Necrobiosis lipoidica diabeticorum (Abb. 14.10). Eine für Diabetes hoch charakteristische Dermatose, die sich, meist in Form mehrerer Herde, an den Streckseiten der unteren Extremitäten findet. Sie tritt nur bei einer kleinen Zahl der Diabetiker auf (ca. 0.3 %), gelegentlich auch bei Personen mit latentem Diabetes; umgekehrt haben 50 % der Patienten mit Necrobiosis lipoidica einen Diabetes mellitus.

Klinik. Subjektiv symptomlose, bis mehrere Zentimeter große, flache, plattenartige, dunkelrote Läsionen mit zentraler Atrophie (Haut ist spiegelglatt) und erythematösem Randsaum. Die Herde vergrößern sich langsam peripher, werden polyzyklisch und sinken zentral ein. Durch Fetteinlagerung entsteht eine charakteristische gelbbraune Farbe. Die Läsionen sind sehr verletzlich, es besteht beträchtliche Neigung zur Exulzeration und schlechte Heilungstendenz.

Histologie. Palisadengranulom ähnlich einem Granuloma anulare, doch ausgedehntere eosinophile Nekrosen, Lipoidspeicherung mit Pseudoxanthomzellen.

Therapie. Exzision des Herdes, wenn erwünscht und möglich. Lokale Steroidbehandlung (auch Steroid-Kristallsuspension i. c.) führt zu partieller Regression, gleichzeitig aber auch zu verstärkter Atrophie.

Weitere Diabetes-assozierte Hautzeichen sind:

Diabetische Dermopathie. Multiple, rundliche, atrophe Herde von rötlich-brauner Farbe, v. a. an den Unterschenkelstreckseiten (ähnlich atrophen Narben). Die diabetische Dermopathie ist eine Manifestation der

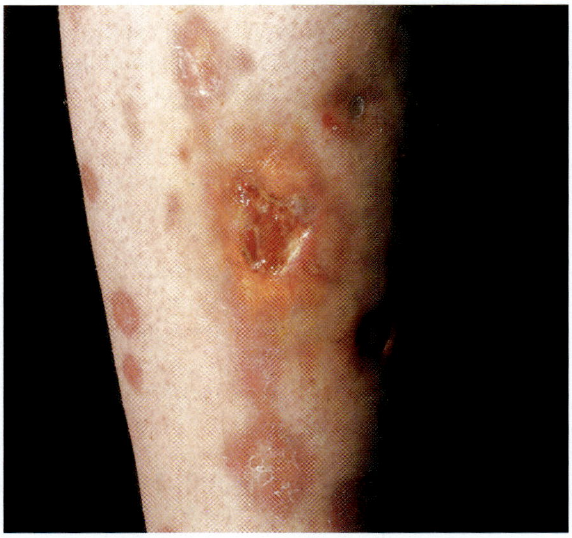

Abb. 14.10. Nekrobiosis lipoidica. Multiple, teils exulzerierte, zentral atrophe, flache Granulome mit Einlagerung gelblichen Materials

diabetischen Mikroangiopathie an der Haut. Histologisch findet man eine Verdickung und Hyalinisierung der dermalen Arteriolen und Kapillaren.

Rubeosis diabetica. Ein symmetrisches Erythem an Wangen, Händen, Brust und Iris (Rubeosis iridis) mit Teleangiektasien.

Bullosis diabeticorum. Eine umschriebene bullöse Eruption an den Unterschenkelstreckseiten und Füßen ohne entzündliche Reaktion, subjektive Beschwerden sind gering. Nach mehreren Wochen spontane Reepithelisation, Rezidive häufig. Pathogenese unklar. Histologisch findet man junktionale Blasen.

Pruritus diabeticorum. Manifestiert sich vorwiegend im Genitalbereich. Abzugrenzen ist Pruritus durch zugrundeliegende bakterielle oder mykotische Hautinfektionen oder bei diabetischer Nephropathie.

Lipodystrophie. Eine muldenartige Fettgewebsatrophie an den Insulin-Injektionsstellen; ein nicht seltenes Symptom bei insulinpflichtigen Diabetikern. In manchen Fällen entwickelt sich am Injektionsort hingegen eine lipomartige Fettgewebshypertrophie.

Bei Diabetes mellitus gehäuft auftretende Dermatosen sind Granuloma anulare, Exantheme bei Intoleranz von Insulin oder oralen Antidiabetika, Xanthelasmen, Xanthome, Scleroedema adultorum, Vitiligo, Porphyria cutanea tarda, Hypertrichose, Pseudoacanthosis nigricans. Mit Diabetes assoziierte Systemkrankheiten mit Hautsymptomatik sind u.a. Hämochromatose, Werner-Syndrom, Akromegalie, M. Cushing.

14.5.2 Hautläsionen bei Stoffwechselentgleisung

Bei manifester Hyperglykämie entsteht eine dichtere Besiedelung mit Hautkeimen (z.B. höhere Inzidenz von Erythrasma) sowie erhöhte Anfälligkeit gegenüber ***bakteriellen und mykotischen Infektionen.*** Das Erregerspektrum umfaßt in erster Linie Staphylokokken und Streptokokken (Follikulitis, Furunkel, Karbunkel, Ekthyma, Impetigo contagiosa, Erysipel, Abszesse der Plantarfaszien, Phlegmonen, Sepsis), aber auch Pyocyaneus, Gramnegative und seltenere Keime, sowie Candida albicans (Soor, Perlèche, Vulvovaginitis, Balanoposthitis, Intertrigo candidomycetica). Ursächlich sind ein erhöhtes Nährstoffangebot für die Keime und eine beeinträchtigte Leukozytenfunktion (Chemotaxis, Phagozytose).

> **!** Kandidamykosen bei Erwachsenen (außer der vulvovaginalen Kandidiasis und der Kandidiasis durch dauernde Durchfeuchtung der Haut) sind stets Hinweis auf eine Abwehrschwäche; deren häufigste ist der Diabetes mellitus.

14.5.3 Der diabetische Fuß

> **...** Der Fuß ist ein häufiger Manifestationsort diabetes-bedingter neurologischer, vaskulärer, orthopädischer und dermatologischer Beschwerden. Als „diabetischer Fuß" wird der Gesamtkomplex aus Früh- und Spätkomplikationen bezeichnet; typisches Kennzeichen ist eine charakteristische, durch Neuropathie bedingte Fehlstellung. Bei Überwiegen der neuropathischen Komponente finden sich ***trophische Ulzera,*** bei Überwiegen der Gefäßveränderungen kommt es häufig zur ***Gangrän.*** In den meisten Fällen liegen Mischformen vor.

Trophisches Ulkus (diabetisches Mal perforant du pied, Malum perforans pedis) (Abb. 14.11). Eine kreisrunde, scharf abgegrenzte Nekrose bzw. Ulcus in der Mitte des Vorfußes, die sich oft weit in die Tiefe erstreckt und von Osteomyelitis begleitet sein kann. Sie entsteht durch Vorwölbung der 2. und 3. Metatarsalköpfchen (s. unten) und die daraus resultierende Fehlbelastung. Beginn mit klavusartiger Hyperkeratose; Versuche des Patienten, diese spitz zu entfernen, führen wegen der Neuropathie leicht zu Verletzungen und Infektionen. Die Durchblutung ist meist gut (Fuß warm, rosig, Puls tastbar). Mit 70 % der Fälle das häufigste diabetische Fußsyndrom.

Diabetische Gangrän (Abb. 14.12). Eine akut auftretende, lividrote Verfärbung und Schwellung v.a. der Akren, die in Nekrose und anschließend in eine trockene oder auch feuchte Gangrän übergehen kann. Auslösende Faktoren sind banale Traumen, Rhagaden oder Pyodermien; durch den entzündlichen Prozeß kommt es zur weiteren Verschlechterung des Diabetes (Circulus vitiosus). Typischerweise ist der betroffene Körperteil kalt, Fußpulse sind nicht tastbar und der Dopplerindex erniedrigt.

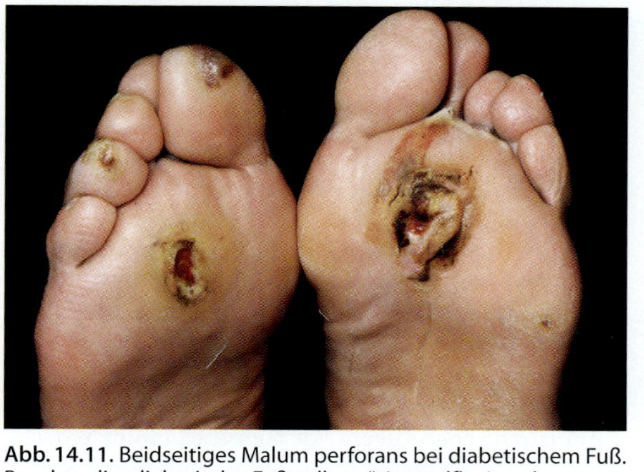

Abb. 14.11. Beidseitiges Malum perforans bei diabetischem Fuß. Beachte die „diabetische Fußstellung": Lateralflexion des ersten Zehenstrahls, plantare Vorwölbung

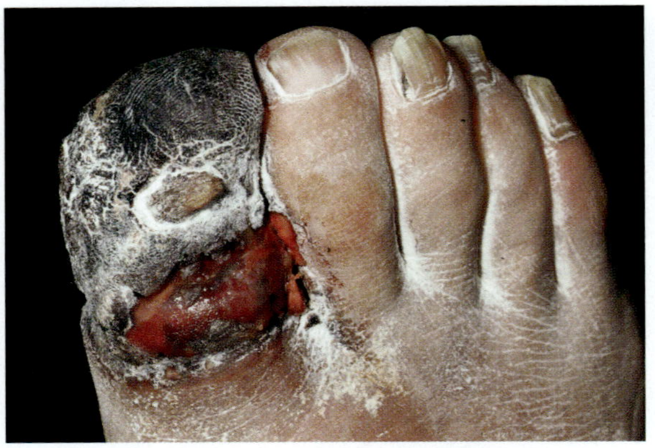

Abb. 14.12. Diabetische Gangrän der rechten Großzehe

Der Dopplerindex wird als Quotient der systolischen Drücke der A. tibialis posterior bzw. A. dorsalis pedis und der oberen Extremität ermittelt. Ein Wert < 1 ist pathologisch.

Die diabetische Gangrän beruht wohl meistens auf einer Erysipelphlegmone der chronisch mangeldurchbluteten Akren, obwohl eine ischämische Nekrose im Einzelfall morphologisch nicht ausgeschlossen werden kann. Jedenfalls ist intensive antibiotische Behandlung angezeigt. Auch hier ist Osteomyelitis eine häufige Komplikation; ein gefürchteter Verlauf ist die sog. „feuchte Gangrän", bei der es zu schneller Ausbreitung der Nekrose proximalwärts kommt. Amputationen nekrotischer Glieder dürfen nur bei *trockener* Nekrose, also nach Beherrschung der Infektion, vorgenommen werden. Andernfalls wandelt sich die Amputationslinie wieder in eine Nekrose um, die weitere Amputationen nach sich zieht („Salamieffekt").

Fallbericht: Ein 67jähriger Schützenmajor litt an Diabetes und hatte schon früher durch eine diabetische Gangrän einige Zehen des rechten Fußes eingebüßt. An einem kalten Wintervormittag mußte er im Rahmen eines sonntäglichen Umzugs mit seiner Kompanie zwei Stunden in Formation auf der eisigen Straße stillestehen. Trotz seiner neuropathischen Unempfindlichkeit empfand er seine Füße danach „wie zwei Eisblöcke", sie waren lividblau, kalt und gefühllos. Noch in der Nacht stellte sich mildes Fieber ein, eine Rötung des linken Vorfußes breitete sich proximalwärts aus; einige Tage darauf verfärbten sich einige Zehen schwärzlich, in den Interdigitalräumen entwickelten sich matschige hämorrhagische Nekrosen. Bei der Aufnahme bestand Fieber und Leukozytose, Blutzuckerwerte bis 300 mg/dl. Der Patient verbrachte 8 Wochen an der Klinik und kehrte nach Amputation von drei weiteren Zehen und plastischer Versorgung heim.

Ätiologie. Die wichtigsten pathogenetischen Faktoren des diabetischen Fußes sind die periphere *Neuropathie, arterielle Durchblutungsstörungen und Infektionen.*

- ***Neuropathie.*** Eine solche liegt bei 80 % der Patienten mit trophischen Ulzera vor (sensibel, motorisch, autonom – segmentale Demyelinisiermg durch Sorbitol-Anreicherung in den Nervenfasern). Die Untersuchung der nozizeptiven Sensibilität, des Vibrationsempfindens, der Diskriminationsfähigkeit und die Messung der Nervenleitgeschwindigkeit helfen bei der frühzeitigen Diagnose der Neuropathie.
  Hauptursache für die Entstehung der Ulzera ist eine kontinuierliche mechanische Traumatisierung, die aufgrund der ***sensorischen*** Neuropathie unbemerkt bleibt. Häufig handelt es sich um kontinuierlichen Druck von schlecht angepaßtem Schuhwerk über prominenten Knochenfortsätzen, Fußdeformitäten oder Verletzungen. Der Ausfall der ***motorischen*** Nervenfasern führt zu einer veränderten Fußstatik im Sinne eines ***Pes equinovarus.*** Knochen, Gelenke und Bandapparat werden fehlbelastet. Im weiteren Verlauf kommt es typischerweise zur Überhöhung des Hohlfußes und zum Verlust der Querwölbung des Vorfußes mit Verbreiterung der distalen Fußanteile. Zusätzlich Hyperextension und laterale, teilweise klauenartige Deviation der ersten vier Zehen (wie bei Hallux valgus). Die daraus folgende Fehlbelastung führt zu einer veränderten Druckverteilung mit atypischer Schwielenbildung im Bereich der verstärkt druckbelasteten Metatarsalköpfe II und III und häufig auch zum Malum perforans (Abb. 14.13). Manchmal sind die Zehen, besonders häufig die Großzehe, oder auch der gesamte Fuß ödematös aufgetrieben.
  Die Störung der ***autonomen*** Regulation des Gefäßtonus bewirkt Weitstellung, Flüssigkeitsaustritt und Ödemneigung sowie in manchen Fällen Anhidrose einzelner Hautareale.

- ***Arterielle Durchblutungsstörung.*** Die ***arterielle Durchblutung*** muß bei jedem Diabetes-Patienten mit Infektionen im Fußbereich untersucht werden. Man unterscheidet die diabetische ***Mikroangiopathie***, bei der es proportional zur Krankheitsdauer zu einer Verdickung der kapillären Basalmembran kommt (wahrscheinlich durch Glykosylierung von Proteinen der Basalmembran), von der ***Makroangiopathie***, die neben dem Befall von koronaren und zerebralen Gefäßen auch häufig Ursache einer peripheren Verschlußkrankheit ist. Eine Mikroangiopathie kann trotz tastbarer Fußpulse zu akralen Nekrosen führen. Bei 60 % der Diabetes-Patienten mit chronischen Ulzera liegt eine arterielle Durchblutungsstörung vor. Typischerweise sind die distalen Abschnitte der A. tibialis und der A. fibularis betroffen, während die den Fuß versorgenden Arterien (z. B. A. dorsalis pedis) ausgespart bleiben.
  Methode der Wahl zum Nachweis arterieller Durchblutungsstörungen ist die Arteriographie unter Einbeziehung der den Fuß versorgenden Gefäße. Nichtinvasive Methoden sind beim diabetischen Fuß wenig aussagekräftig. Ein verzögerter Kapillarpuls ist ein diagnostischer Hinweis für das Vorliegen einer Mikroangiopathie.

- ***Infektionen.*** Hinweise für eine lokale Infektion sind Rötung, Überwärmung, Schwellung, Eiterung, Fi-

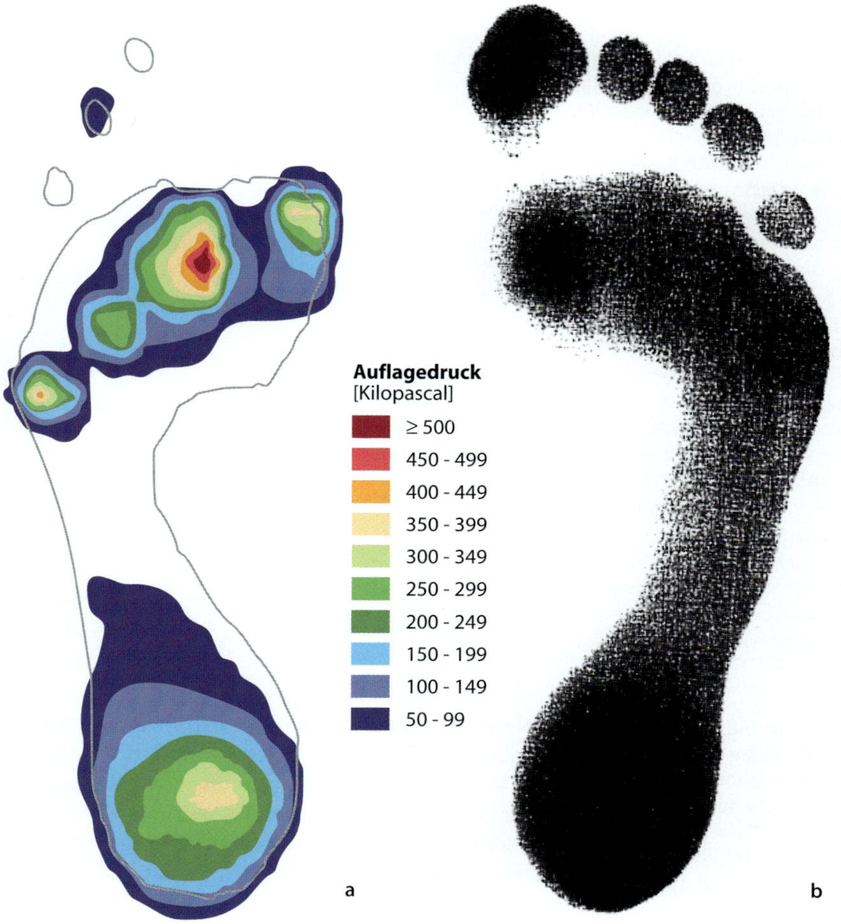

Abb. 14.13 a,b. Aufliegekontur (und -druck) bei einem diabetischen **(a)** und einem normalen Fuß **(b)**. Beim diabetischen Fuß liegt das Belastungsmaximum über dem 2. Metatarsalköpfchen, die Zehen und der Hohlfuß haben keinen Bodenkontakt. Aus: Caputo et al., 1994 (a), Rauber/ Kopsch: Anatomie des Menschen 1987 (b)

stelbildung oder Krepitation. Zwei Drittel der Patienten zeigen *keine* systemischen Infektionszeichen wie Fieber, Schüttelfrost oder Leukozytose. Wichtig ist die Unterscheidung zwischen oberflächlichen und tief penetrierenden Ulzera mit Knochenbeteiligung (Osteomyelitis). Eine Osteomyelitis kann auch dann vorliegen, wenn keine Entzündungszeichen vorliegen.

> **!** Eine Bakterienkultur muß vom Ulkus*grund* abgenommen werden, da sonst neben den ursächlichen Keimen auch (oder nur) die Begleitflora nachgewiesen wird. Die meisten Infektionen werden durch grampositive Kokken verursacht (Staphylococcus aureus, Streptokokken). In tief penetrierenden Ulzera liegt häufig eine Mischflora mit gramnegativen (E. coli, Klebsiella, Proteus) und anaeroben Keimen (Bakteroides, Peptostreptokokkus) vor.

Ein besonderes Problem ist der Nachweis einer Osteomyelitis, da Röntgenaufnahmen nur niedrige Sensitivität und Spezifität aufweisen. Nuklearmedizinische Untersuchungen (Technetium/Indium-Szintigraphie) sind ausreichend sensitiv, jedoch wenig spezifisch. Höchste Spezifität besitzt die Kultur aus Knochenanteilen (Probeentnahme nicht durch das Ulkus!); dabei ist wiederum entnahmebedingt die Sensitivität gering, weil nicht immer der tatsächlich befallene Anteil biopsiert wird. Auch die Kernspintomographie weist eine hohe Spezifität bei niedriger Sensitivität (und relativ hohen Kosten) auf.

Differentialdiagnose. Nicht diabetes-assoziierte arterielle Verschlußkrankheit, nicht-diabetische Neuropathien, hereditäre und nichthereditäre Formen der Acroosteopathia ulcero-mutilans, Hinterstrangläsionen.

Prophylaxe (Tabelle 14.4). Normoglykämische Stoffwechsellage ist von größter Wichtigkeit, um ein Fortschreiten der Neuropathie zu verhindern. Regelmäßige Inspektion und Palpation der Füße von Diabetes-Patienten kann frühzeitig auf einen Funktionsausfall der sensorischen Nerven aufmerksam machen. Diese Kontrolluntersuchungen und orthopädisches Schuhwerk verhindern Ulzerationen bzw. ermöglichen ihre Diagnose im Frühstadium. Auch eine sachgerechte Abtragung von Hyperkeratosen (nicht durch den Patienten selbst) verhindert die Ausbildung umschriebener Zonen erhöhten Drucks.

Tabelle 14.4. Prophylaxe von Komplikationen beim diabetischen Fuß

Hygiene/Pflege	• tägliche Fußwäsche mit lauwarmem (niemals heißem) Wasser, evtl. milde Seife • vorsichtiges, aber sorgfältiges Abtrocknen von distal nach proximal • Pflege mit Babyöl (Reibungsverminderung und Schuppenabtragen) • bei Schmerzen evtl. Einreibung mit Alkohol 1 x wöchentlich • Vermeidung irritierender Substanzen lokal • tägliche Selbstinspektion auf Verletzungen und Pilzinfektionen • bei Verletzung baldmöglichste Abdeckung mit sterilem Verbandsmaterial • vorsichtige Nagelpflege mit der Feile, niemals den lateralen Nagel einschneiden • falls professionelle Fußpflege: über Diabetes informieren
Druckentlastung	• Schuhwerk aus weichem Leder mit reichlich Freiraum für die Zehen, aber exaktem Sitz im Bereich von Ferse und Fußgewölbe • evtl. bei vorhandenen Druckstellen orthopädisches Schuhwerk • neue Schuhe langsam eintragen (z. B. 1/2 Stunde Steigerung täglich) • Vermeidung von Druck durch die Bettwäsche mittels Unterlegen eines Polsters • Abtragung von Hyperkeratosen (möglichst nicht durch den Patienten selbst) durch Einweichen in lauwarmem Schmierseifenbad (ca. 10 min.) mit anschließend vorsichtigem mechanischem Abtragen (z. B. Bimsstein, niemals spitz) • Druckentlastung durch vollständiges Abrollen beim Gehen (bis zu den Zehen)
Durchblutungsförderung	• Nikotinkarenz • warme, nicht zu enge Socken • bequemes Schuhwerk (s. oben) • nicht im Sitzen die Beine übereinanderschlagen • bei Varikositas keine Massage der Unterschenkel

Die Patienten sollten zur Selbstinspektion der Füße, zum häufigen Wechsel der Schuhe und zur Vermeidung potentieller Traumatisierung (Barfußlaufen ist nicht erlaubt, keine abschnürenden Strümpfe, keine Überwärmung) angeleitet werden. Tägliche Fußwäsche mit lauwarmem Wasser und anschließend sorgfältigem Abtrocknen werden empfohlen. Nikotinkarenz! Gerade diese einfachen Maßnahmen sind jedoch meist erstaunlich schwer realisierbar.

Therapie. Bei Vorliegen von Ulzera sollte eine gründliche Wundreinigung, oft in mehrzeitigem Vorgehen mit großzügiger Entfernung nekrotischen Materials (einschließlich Knochen) erfolgen; Nadelaspiration ist nicht ausreichend. Wegen der Neuropathie ist eine Analgesie meist nicht erforderlich. Zur Lokaltherapie eignen sich mit Kochsalz getränkte Kompressen. Die Anwendung jodhaltiger Externa, Adstringentien und von Wasserstoffperoxid ist umstritten, da sie die Granulation hemmen. Die Wirksamkeit hyperbaren Sauerstoffs und von bFGF konnte in randomisierten Doppelblindstudien nicht nachgewiesen werden. Über die erfolgreiche Verwendung von PDGF und GMCSF wurde berichtet.

Die betroffene Extremität sollte ruhiggestellt werden. Plantare Ulzera kommen in vielen Fällen nicht zur Abheilung, weil versäumt wird, die auslösenden Druckstellen zu eliminieren. Letzteres erfolgt durch Einhaltung von Bettruhe und Anpassung orthopädischer Schuhe, die das Gewicht auf die gesamte Plantarfläche und den Unterschenkel verteilen.

Die Beseitigung einer arteriellen Durchblutungsstörung ist Vorraussetzung der Abheilung. Je nach Ausmaß und Lokalisation der Stenosen können arterio-arterielle Gefäßtransplantate oder endovaskuläre Techniken wie Ballondilatationen bzw. intravasale Thrombolyse indiziert sein. Bei 92% der Patienten, die mittels autologer Venentransplantate versorgt wurden, konnte in einer Studie eine Amputation verhindert werden.

Bei Vorliegen einer Infektion muß nach Anlegen einer Kultur unverzüglich die antibiotische Therapie eingeleitet werden, die sich zunächst empirisch gegen die häufigsten Erreger richtet und nach Erhalt des Antibiogramms entsprechend modifiziert wird. Eine vier- bis sechswöchige Therapie ist meist ausreichend. Bei Knochenbeteiligung ist die chirurgische Resektion indiziert, bei der gleichzeitig die betroffenen knöchernen Prominenzen entfernt werden können. Amputation ist bei einem großen Teil der Patienten letztlich unvermeidbar.

14.6 Lipidstoffwechselstörungen

14.6.1 Dyslipoproteinämien

Dyslipoproteinämien sind durch erhöhte Triglyzerid- und/oder Cholesterinspiegel im Serum charakterisiert. Sie sind ein wesentlicher Faktor in der Entstehung der Atherosklerose, v. a. der koronaren Herzkrankheit, die nach wie vor in den Industrieländern die häufigste Todesursache darstellt, wie auch der akuten Pankreatitis. Sie sind ein Massenphänomen (ca. die Hälfte der Bevölkerung westlicher Länder hat mit einem signifikanten Risiko verbundene Cholesterinspiegel) und dementsprechend Ziel umfangreicher Aufklärungs- und Vorsorgeprogramme.

Die epidemische Verbreitung der Dyslipoproteinämien ist ein genetisches wie auch ein zivilisatorisches Phänomen. Einerseits scheint der Mensch generell zur Hyperlipoproteinämie disponiert, und zahlreiche einschlägige genetische Defekte wurden gefunden (wenn auch bei der Mehrzahl der Betroffenen kein solcher nachweisbar ist); andererseits weicht unsere Ernährung punkto Menge, Gehalt an (gesättigten) Fetten und leicht aufschließbaren Kohlehydraten erheblich von der unserer Vorahnen ab.

Die charakteristische Läsion der Haut bei Dyslipoproteinämien sind die ***Xanthome***, d.h. Aggregate von lipidspeichernden Histiozyten. Sie repräsentieren ein äußerlich sichtbares Warnzeichen für die analogen, pathophysiologisch viel gravierenderen Ablagerungen in den Gefäßwänden. Ihr Warncharakter wird allerdings dadurch relativiert, daß Dyslipoproteinämien keineswegs stets von Xanthomen begleitet sind, daß die Vielzahl der morphologischen Erscheinungsbilder mit dem Typ der Dyslipoproteinämie nur schlecht korrelieren, und daß Xanthome auch ohne Dyslipoproteinämie vorkommen (*normolipämische* Xanthome).

Grundsätzliches zum Lipoproteinstoffwechsel

Lipoproteine sind sphärische makromolekulare Komplexe von Lipiden und Proteinen (im Kern die Lipide – Triglyzeride, Cholesterinester; in der Hülle die Proteine – Apolipoproteine). Sie besorgen den intravasalen Transport der (sonst unlöslichen) Fette vom Ort der Resorption bzw. Synthese zum Ort des Verbrauchs. Apolipoproteine (kurz „Apo") fungieren als Kofaktoren von Enzymen bzw. Liganden von Rezeptoren. Fünf Klassen von Lipoproteinen werden nach den Kriterien von Größe, Dichte (Ultrazentrifugation), elektrophoretischem Verhalten und chemischer Zusammensetzung unterschieden (Tabelle 14.5). Transport und Metabolismus der Lipoproteine zerfällt in den *exogenen* und den *endogenen* Stoffwechselweg.

Der ***exogene*** Weg beinhaltet die Aufnahme der Nahrungsfette im Darm, deren Spaltung in Triglyzeride und Cholesterinester sowie deren Verpackung in Chylomikronen. Letztere erreichen über die Lymphgefäße die Zirkulation; dort bleiben sie nur einige Minuten nachweisbar, da die Triglyzeride durch die Lipoproteinlipase der Kapillarendothelien lysiert (Aktivator: Apo CII) und die freien Fettsäuren in Muskel bzw. Fettgewebe aufgenommen werden. Die geschrumpften Chylomikronen enthalten fast nur mehr Cholesterinester; sie werden mittels ihres Apo E von der Leber rezeptormediiert aufgenommen, lysosomal verdaut und ihr Inhalt gespeichert.

Der ***endogene*** Weg beginnt mit der Synthese von VLDL in der Leber und deren Sekretion in die Blutbahn. Sie werden – wie die Chylomikronen, aber langsamer – von Kapillarendothelien mittels der Lipoproteinlipase sukzessive ihrer Triglyzeride beraubt (Aufnahme in Muskel bzw. Fettgewebe); teils werden sie währenddessen von der Leber rezeptorvermittelt (hepatischer LDL-Receptor; Ligand Apo B,E) wieder aus dem Verkehr gezogen, teils wandeln sie sich in immer kleinere, dichtere und cholesterinesterreichere Lipoproteine um, nämlich IDL und LDL. Gleichzeitig kommt es zu einem Wandel der Funktion: LDL dienen dem Transport des Cholesterins in die Peripherie, wo es der Synthese von Zellmembranen, der Steroidhormone u.a.m. dient. Zu diesem Zweck wird auch der Apolipoproteinbesatz umgestellt (LDL besitzen *nur mehr* Apo B100, den Liganden für hepatische *und* periphere LDL-Rezeptoren). LDL werden innerhalb von einigen Tagen rezeptorvermittelt (zum geringen Teil auch über den sog. „scavenger"-Mechanismus – eine eigene Klasse von Rezeptoren) aus der Zirkulation entfernt (teils zurück in die Leber, teils in die Peripherie). Die periphere Zelle wandelt das Cholesterin nach der Aufnahme in dessen Speicherforn um (Cholesterinoleat) und drosselt gleichzeitig die Eigensynthese von Cholesterin und die Expression von LDL-Rezeptoren.

! Keratinozyten besitzen eine bemerkenswert geringe Dichte an LDL-Rezeptoren; die Lipidsynthese läuft in ihnen daher weitgehend unabhängig von systemischen Einflüssen ab. Diese Autonomie ist ein evolutionsgeschichtlicher Vorteil, da die epidermale Differenzierung mit Ausbildung einer funktionstüchtigen Lipidbarriere lebenswichtig ist und daher Vorrang vor anderen Organen genießt.

HDL-Stoffwechsel. HDL erfüllen die wichtige Aufgabe des Rücktransports von in der Peripherie freigewordenem Cholesterin (z.B. aus Zellmembranen) in die Leber (daher ihre populäre „günstige" Rolle). HDL entstehen in der Leber durch Synthese von Apo A und Phospholipiden; sie nehmen in der Peripherie freies Cholesterin auf, wandeln es mit Hilfe der zirkulierenden Lezithin-Cholesterol-Azyltransferase (LCAT) in Cholesterinester um und verbringen diese entweder direkt oder indirekt, nach Transfer in VLDL, in die Leber.

Tabelle 14.5. Charakteristika der Lipoproteine

	Durchmesser (A°)	Dichte (g/ml)	Elektrophorese	hauptsächlicher Gehalt	wichtige Apolipoproteine
Chylomikronen	800–5000	< 0,94	unbeweglich	exogene Triglyzeride	A,B-48,C,E
VLDL (very low density)	300–800	0,94–1,006	Prä-Beta	endogene Triglyzeride	B-100,C,E
IDL (intermediate density)	250–350	1,006–1,019	Prä-Beta	Cholesterinester, endogene Triglyzeride	B-1000,E
LDL (low density)	180–280	1,019–1,063	Beta	Cholesterinester	B-100
HDL (high density)	50–120	1,063–1,210	Alpha	Cholesterinester (Rücktransport)	A,C,D,E

Nach: SP Fortmann, DJ Maron: Disorders of lipid metabolism, 1993

Klassifikation der Hyperlipoproteinämien. Die Plasmaspiegel einzelner oder mehrerer Lipoproteine können erhöht sein. Dies ist entweder Folge einer anderen Stoffwechselstörung (z. B. Diabetes mellitus) – ***sekundäre Dyslipoproteinämien;*** oder Ausdrucks eines genetischen Defekts – ***primäre Dyslipoproteinämien.*** Eine Reihe solcher genetischer metabolischer Defekte an Apolipoproteinen, Zellmembranrezeptoren oder Enzymen des Lipidstoffwechsels wurde in den letzten Jahren aufgeklärt (wenn auch die meisten Fälle immer noch unter dem unscharfen Begriff der „polygenen" Cholesterinämie laufen müssen). Sie bilden die Grundlage der heute üblichen Klassifikation.

Wichtige primäre Dyslipoproteinämien

Familiäre Lipoproteinlipase-Defizienz. Selten, autosomal rezessiv. Durch den Enzymmangel ist die Clearance der Chylomikronen (und VLDL) schwer beeinträchtigt (nach fetthaltigem Mahl massive Triglyzeridämie durch einige Tage). ***Komplikationen:*** Hepatomegalie, akute Pankreatitis, eruptive Xanthome. *Kein* erhöhtes Atheroskleroserisiko.

> Fallbericht: Ein 20jähriger, bisher gesunder Landarbeiter wird wegen schwerer, schlecht lokalisierbarer Bauchschmerzen der chirurgischen Abteilung eines Provinzspitals zugewiesen. Er wird unter dem Verdacht einer akuten Appendizitis sofort operiert; die Appendix ist unauffällig. Dem Chirurgen fällt jedoch auf, daß das Blut ungewöhnlich beschaffen ist und sich bei längerem Stehen trübe Fettaugen bilden. Eine Notfalluntersuchung ergibt eine Triglyzeridämie von > 800 mg/dl. Die bestehende Pankreatitis wird von den Internisten behandelt und klingt nach einigen Wochen ab.

Familiäre Apolipoprotein-CII-Defizienz. Selten, autosomal rezessiv. Analog der Lipoproteinase-Defizienz, jedoch milder und mit späterem Beginn. Apo CII ist ein Aktivator der Lipoproteinase (s. oben).

Familiäre Hypertriglyzeridämie. Eine häufige autosomal dominante, milde verlaufende Lipidämie mit unbekanntem Defekt. VLDL sind besonders triglyzeridreich, jedoch nicht numerisch vermehrt.

Kombinierte familiäre Hyperlipidämie. Eine Gruppe verwandter Lipidämien, die durch vermehrte Synthese von Apo B und VLDL, oft auch LDL charakterisiert ist. Milder Verlauf, aber erhöhtes Risiko koronarer Herzkrankheit. Xanthome fehlen.

Familiäre Hypercholesterinämie. Autosomal dominanter Mangel bzw. Malfunktion des LDL-Rezeptors. Bei ***Homozygotie*** resultiert die völlige Unfähigkeit, VLDL und LDL aus der Zirkulation zu entfernen. Folge sind exzessive Cholesterinspiegel (bis 1200 mg/dl bei kaum erhöhten Triglyzeriden), die zur nicht-rezeptorvermittelten Aufnahme in Bindegewebe und Arterien zwingen: schon ab früher Kindheit Atherosklerose, koronare Herzkrankheit, plane wie tuberöse Xanthome der Haut, subperiostale und Sehnenscheidenxanthome, Herzklappenxanthome. Lebenserwartung kaum mehr als 30 Jahre. ***Heterozygote*** familiäre Hypercholesterinämie ist mit einer Prävalenz von 2/1.000 eine der häufigsten Erbkrankheiten. Sie verläuft deutlich milder als die homozygote Form (Cholesterinspiegel meist < 500 mg/dl; nur LDL erhöht), vorzeitige koronare Herzkrankheit und Xanthome werden in der Lebensmitte manifest.

Familiärer Apolipoprotein-B100-Defekt. Ein gleichfalls häufiges Erbleiden, das bei Heterozygotie von der heterozygoten familiären Hypercholesterinämie klinisch und labormäßig kaum unterscheidbar ist.

Dysbetalipoproteinämie. Ein häufiger Defekt im Apo E (Prävalenz ca. 1%), der allerdings nur bei zusätzlichen genetischen oder erworbenen Faktoren zum Tragen kommt. Das defekte Apo E verzögert die Aufnahme der VLDL in die Leber wie auch ihre Konversion in LDL; Folge: erhöhte VLDL- Cholesterin und Triglyzeride, niedrige LDL. Manifestation im Erwachsenenalter mit koronarer Herzkrankheit, peripherer Atherosklerose und Xanthomen der Haut (pathognomonisch: Xanthoma palmare striatum).

Weitere genetisch determinierte Hyperlipoproteinämien sind die familiäre Hypobetalipoproteinämie, die Abetalipoproteinämie und primäre Defekte am HDL (z. B. die autosomal-rezessive LCAT-Defizienz).

Sekundäre Dyslipoproteinämien

Verschiedene Stoffwechselstörungen können zu Hypercholesterinämie, Hypertriglyzeridämie oder kombinierter Hyperlipidämie führen und die selben Komplikationen hervorrufen wie die primären Dyslipoproteinämien. Die wichtigsten dieser Störungen sind:

Diabetes mellitus. Sowohl bei Typ I wie II ist die Aktivität der Lipoproteinlipase reduziert, es resultiert ein verzögerter Abbau (und daher Anstieg) der Chylomikronen und der VLDL. Ähnlich sind die Ursachen der Hypertriglyzeridämie bei chronischer Niereninsuffizienz.

Hypothyreose. Hier ist die LDL-Rezeptor-Aktivität reduziert, es resultiert deren Anstieg.

Nephrotisches Syndrom. Erhöhte LDL-Spiegel durch gesteigerte hepatische Cholesterinsynthese und verringerte hepatische LDL-Rezeptoren.

Primäre biliäre Zirrhose. Im Beginnstadium milde Erhöhung von VLDL und LDL, im fortgeschrittenen massive Hypercholesterinämie durch Reflux von in die Galle sezerniertem Cholesterin.

Sekundäre Dyslipoproteinämie durch exogene Substanzen. Alkohol erhöht die Triglyzeridsynthese in der Leber, die als VLDL in die Blutbahn gelangen; gleichzeitig Erhöhung der HDL (daher ist *mäßiger* Alkoholkonsum mit niedrigerem Atheroskleroserisiko assoziiert). Östrogene erhöhen HDL, und senken die LDL; Progestine und Androgene haben den gegenteiligen Effekt. Glukokortikoide, Retinoide und Thiazide erhöhen VLDL und LDL, Cyclosporin A nur LDL.

Diagnostik und Therapie der Dyslipoproteinämien. Dem Dermatologen fällt lediglich die Aufgabe der Überweisung an den Internisten zu. Grundpfeiler der Therapie sind Diät und, bei gegebener Indikation, Einsatz von Lipidsenkern (z. B. Cholestyramin, Colestipol, Lovastatin und Analoge, Niacin, Gemfibrozil).

Tabelle 14.6. Assoziation von sichtbaren Xanthomen mit familiären Fettstoffwechselstörungen

Xanthome	genetische Erkrankungen
Eruptive	familiärer LPL-Mangel, Fam. Apo CII-Defizienz familiäre Hypertriglyzeridämie Dysbetalipoproteinämie
Tuberöse	Dysbetalipoproteinämie familiäre Dysbetalipoproteinämie
Sehnenscheiden-	familiäre Hypercholesterinämie
Handlinien-	Dysbetalipoproteinämie
intertriginöse	familiäre Hypercholesterinämie
Xanthelasmen	familiäre Hypercholesterinämie
Arcus lipoides corneae[a]	familiäre Hypercholesterinämie

LPL: Lipoproteinlipase, Apo: Apolipoprotein
[a] Auftreten auch bei normolipämischen Personen ohne ursächliche genetische Fettstoffwechselstörung
modifiziert nach: Hrg. E. Macher et al., Jahrbuch der Dermatologie 1996

Dermatologische Manifestation: Xanthome

Xanthome sind zwar Markerläsionen für Dyslipoproteinämien (s. oben), mit diesen aber nicht streng korreliert. Viele treten im Rahmen von Dyslipoproteinämien auf (***hyperlipidämische*** Xanthome), aber keinesfalls stets (vorwiegend bei massiver Hyperlipidämie); andererseits kommen sie auch bei normalen Fettwerten vor (***normolipidämische*** Xanthome). Sie können unter verschiedenen klinischen Erscheinungsformen auftreten; die einzelnen Typen sind nicht spezifisch für bestimmte Dyslipoproteinämien, doch kommen einige typische Konstellationen vor (Tabelle 14.6).

Etwa die Hälfte der Patienten mit familiärer Lipoproteinlipasedefizienz zeigen Xanthome, zumeist vom eruptiven Typ. Bei Dysbetalipoproteinämie finden sich charakteristischerweise eruptive Xanthome oder Handlinienxanthome. Sehnenscheidenxanthome, Xanthelasmen oder ein Arcus lipoides corneae bei jungen Patienten deuten auf eine familäre Hypercholesterinämie. Umgekehrt findet sich nur bei etwa der Hälfte der Patienten mit Xanthelasmen eine Dyslipoproteinämie. Zu den Xanthomen *ohne* Lipidstoffwechselstörung zählen ferner das Xanthoma disseminatum, juvenile Xanthogranulome und mit Tumoren der Haut assoziierte Xanthome.

Sehnenscheidenxanthome. Derbe, unregelmäßige, langsam wachsende Knoten, v. a. entlang der Achillessehne und der dorsalen Fingersehnen. Gelegentliche Schmerzattacken führen zu Funktionsbeeinträchtigung, nicht jedoch zu Gelenkverformungen. Differentialdiagnose: Gicht, Rheumaknoten, Heberden-Knötchen etc.

Tuberöse Xanthome (Abb. 14.14). Weiche, subjektiv symptomlose, halbkugelig protuberierende Knoten, v. a. über den Ellbögen, Kniegelenken und Hinterbacken (mechanischer Faktor!). Die Haut über den Xanthomen ist unauffällig, die gelbe Eigenfarbe schimmert durch.

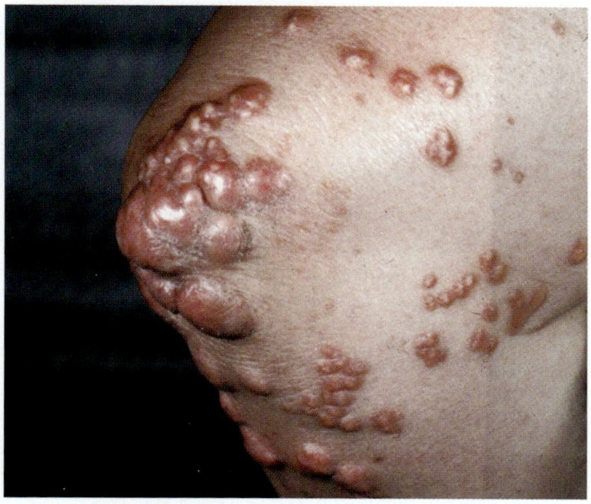

Abb. 14.14. Tuberöse Xanthome des Ellbogens

Plane Xanthome. Multiple, flach erhabene, plattenartige, gelbe Läsionen, bis zu mehreren Zentimetern Durchmesser, die häufig im Verein mit tuberösen Xanthomen auftreten und die Streckseiten der Extremitäten bevorzugen. Eine intermediäre Erscheinungsform sind papulöse und verruciforme Xanthome. Plane Xanthome finden sich gehäuft bei Patienten mit Leukämien und Lymphomen. Nicht selten besteht in Fällen mit normalen Blutfetten eine monoklonale Gammopathie. Sonderform: die sog. ***Xanthelasmen*** (Abb. 14.15), die durch Lokalisation an den Ober- und Unterlidern gekennzeichnet sind. Xanthelasmen treten auch bei normolipidämischen Patienten (familiär gehäuft!) auf.

Eruptive Xanthome. Sehr charakteristische, kleine, gelbliche, konfluierende Papeln, die exanthemisch in Einzelschüben auftreten. Prädilektionsstellen: Streckseiten der Extremitäten, Rücken, Hinterbacken.

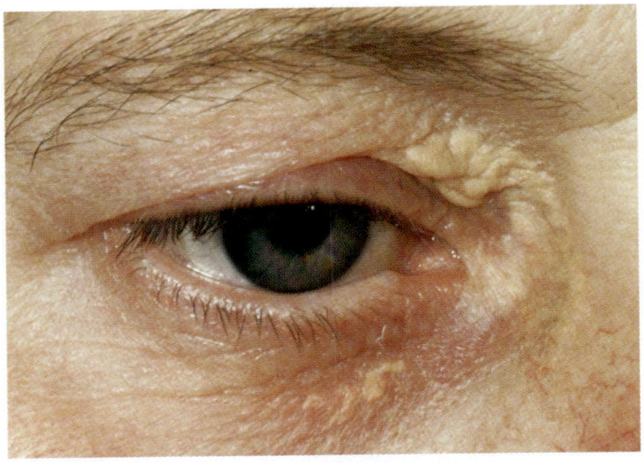

Abb. 14.15. Xanthelasmen. Polsterartige gelbliche Fetteinlagerungen vorwiegend des medialen Oberlids

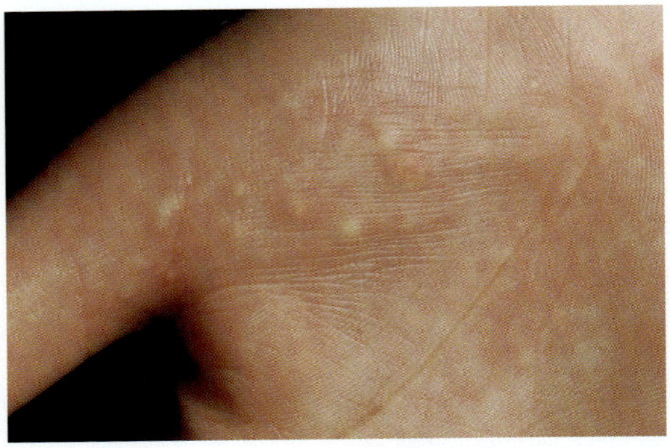

Abb. 14.16. Palmare Xanthome

Manchmal sind solche eruptiven Xanthome aggregiert und können tuberöse Formationen ausbilden ***(tuberoeruptive Xanthome)***. Eruptive Xanthome an Handflächen und Fußsohlen sind (wegen der besonderen anatomischen Verhältnisse) kaum eleviert und erscheinen oft als ein gelbliches Netz- und Streifenmuster ***(Xanthoma palmare striatum)*** (Abb. 14.16). Diese Form der Xanthome ist fast ausschließlich mit Dysbetalipoproteinämie und biliärer Zirrhose assoziiert.

Intertriginöse Xanthome. Ein für diese Lokalisation reservierter Terminus: flach erhabene, gelbliche Läsionen insbesondere im Bereich der Rima ani, aber auch in den Interdigitalräumen.

Schleimhautxanthome. Rötlich-gelbe flach erhabene, scharf begrenzte Plaques an Schleimhäuten (Mundschleimhaut, Larynx, Nasopharynx).

Xanthoma disseminatum (s. S. 628). Eine sehr seltene normolipämische Xanthomatose, die dem Kreis der Nicht-Langerhans-Zell-Histiozytosen angehört. Sie ist durch multipe disseminierte, symmetrisch verteilte rötlich- bis gelblichbraune konfluierende Papeln charakterisiert, Prädilektionsstellen: Beugeseiten der Extremitäten, Hals. Befall innerer Organe (Auge, Leber, Niere, Knochenmark, Herz, Lymphknoten etc.). Bei 40 % der Patienten Diabetes insipidus. Häufig Spontanremission.

Histologie der Xanthome. Diese bestehen aus Fibroblasten und lipidbeladenen Histiozyten (Schaumzellen) sowie Riesenzellen, teilweise vom Typ Touton. Die Lipide sind Sudan-positiv; in der Hämatoxylin-Eosin-Färbung stellen sie sich als Vakuolen dar. In der Umgebung manchmal Rundzellinfiltrate (eruptive Xanthome) oder Fibrosierung (tuberöse Xanthome).

Pathogenese. Hyperlipidämische Xanthome sind als Ablagerungen von im Überschuß zirkulierenden Lipiden erklärlich. Bei den normolipidämischen Histiozytosen handelt es sich offenbar um eine Fehlregulation der Histiozyten bzw. anderer dermaler Zellen. Da Histiozyten nur in begrenztem Maß über LDL-Rezeptoren verfügen, wird eine Rolle der Scavenger-Rezeptoren (s. oben) diskutiert.

Therapie. Eine adäquate Therapie erfordert eine vorhergehende Abklärung des Fettstoffwechsels. Besteht eine Dyslipoproteinämie, kommt es im Rahmen der entsprechenden Therapie (Diät, medikamentös) parallel zur Normalisierung der Plasmalipidwerte zum spontanen Rückgang der Xanthome, wobei die knotigen (insbesondere die Sehnenscheidenxanthome) zur Abheilung länger Zeit erfordern als die planen und eruptiven. Die artherosklerotischen Plaques sind in analoger Weise reversibel. Normolipidämische Xanthome können nur operativ entfernt werden, am zweckmäßigsten durch Exzision oder Laserbehandlung (gerade bei Xanthelasmen kosmetisch oft befriedigend).

14.6.2 Sphingolipidosen

Sphingolipidosen sind seltene Speicherkrankheiten mit schlechter Prognose, bei denen Sphingolipide aufgrund genetisch determinierter lysosomaler Enzymdefekte abgelagert werden (Tabelle 14.7). Im Folgenden werden jene Sphingolipidosen herausgegriffen, bei denen Hautveränderungen auftreten können. Warum es

Tabelle 14.7. Enzymdefekte bei Sphingolipidosen

M. Niemann-Pick	Sphingomyelinase
M. Gaucher	Glukozerebrosidase
M. Krabbe	Galactosylceramidase
G_{M1}-Gangliosidose	Galaktosidase
M. Fabry	Galaktosidase
G_{M2}-Gangliosidose	Hexosaminidase
M. Farber	Ceramidase

bei diesen Lipidspeicherkrankheiten nicht zum Auftreten von Xanthomen kommt, ist nicht bekannt

Sphingolipide sind Zeramide enthaltende Phospho- oder Glykolipide; Zeramide wiederum sind aus Sphingosin und Fettsäuren zusammengesetzt. Sphingolipide sind wichtiger Bestandteil von Membranstrukturen und spielen eine Rolle als „second messenger" in der Regulation von Proliferation, Differenzierung und Zelltod.

Angiokeratoma corporis diffusum universale (Morbus Fabry)

Eine seltene X-chromosomal rezessive Lipidose, die mit prognostisch ungünstigen kardiovaskulären und Nierenkomplikationen und charakteristischen Hautveränderungen einhergeht. Analoge Hautveränderungen können auch im Rahmen einer Fukosidose auftreten Sie manifestiert sich in der Pubertät und führt bei männlichen Patienten zumeist im 4. bis 5. Lebensjahrzehnt zum Tod. Bei weiblichen (heterozygoten) Patientinnen bestehen Symptome nur bei ca. 20 % und sind milder ausgeprägt.

Klinik. Erstsymptome, noch vor Auftreten der Hautveränderungen, sind Fieber, Muskelschwäche und sehr quälende Parästhesien an Handflächen und Fußsohlen. An der Haut finden sich symmetrisch am Rumpf, vorwiegend periumbilikal und inguinal, zunächst mehrere, später exzessiv zahlreiche kleine, dunkelrote bis blauschwarze, nicht wegdrückbare Gefäßektasien. Sie sind nur leicht erhaben, häufig nicht palpabel, eine keratotische Komponente nicht immer vorhanden. Begleitend häufig Hypo- oder Anhidrosis, die bei körperlicher Anstrengung zu Hitzestau prädisponiert (z.B bei militärischen Übungen).

Histologie. Angiokeratome (s. S. 612). In der retikulären Dermis vermehrt ektaktische Gefäße, deren Endothelien Lipidvakuolen aufweisen (entsprechen ultrastrukturell intrazellulären, lysosomalen Myelinfiguren).

Differentialdiagnose. Angiokeratomata scroti, multiple senile Angiome.

Assoziierte Symptome. Solche finden sich am häufigsten am Auge (90 % – konjunktivale Teleangiektasien, Katarakt der hinteren Kapsel, korneale Trübungen – *Cornea verticulata)*, im Herzkreislaufsystem (Angina pectoris, Myokardinfarkt, Hypertension), im ZNS (passagere Hemiplegien, epileptische Anfälle, psychotische Episoden, unklare Schmerzzustände), Gastrointestinaltrakt (Diarrhöen) und an der Niere (progressive Niereninsuffizienz). Todesursachen: Nierenversagen, Myokardinfarkt.

Ätiologie. Zugrunde liegt eine Defizienz der α-Galaktosidase (Chromosom Xq21); es akkumuliert ein – normalerweise von diesem Enzym metabolisiertes – neutrales Glykosphingolipid (Trihexosylceramid) und wird vor allem in Endothelzellen eingelagert. Folge: Ischämie und Infarzierung des abhängigen Gewebes (Arterienwände, Ganglienzellen, Bowmann-Kapsel der Nierenglomerule, distale Tubuli). Mehrere unterschiedliche Mutationen sind beschrieben.

Diagnose. Klinisch durch die charakteristischen Haut- und Augenläsionen. Mikroskopisch durch den Nachweis lipidspeichernder Makrophagen im Harn („Maulbeerzellen"), in der Hautbiopsie und im Knochenmark. Labor: erhöhte Trihexosylceramid-Werte in Serum und Harn. Der Enzymdefekt kann in Fibroblastenkulturen bestimmt werden.

Therapie. Enzymsubstitution. Bei Niereninsuffizienz wird eine Dialyse oder Nierentransplantation notwendig (Enzymquelle!). Die Parästhesien sprechen auf Phenytoin oder Carbamazepin an. Entfernung der Angiokeratome mit Elektrokaustik oder Laser. Pränatale Diagnostik ist möglich.

Morbus Gaucher

Eine autosomal rezessive Glykosylzeramid-Speicherkrankheit (die häufigste Sphingolipidose). Man unterscheidet eine benigne, chronische adulte von einer akuten malignen Form (letaler Verlauf). Eine subakute juvenile Form verläuft mit Beteiligung des Zentralnervensystems (Patienten sind schon frühzeitig auf den Rollstuhl angewiesen).

Klinik. Dominierende Symptome sind Hepatosplenomegalie, Anämie, Leukopenie, Thrombopenie, neurologische Störungen und (typischerweise) Knochenschmerzen. Die dermatologische Symptomatik beschränkt sich auf fleckige bräunlich-gelbe Hyperpigmentierungen, besonders im Gesicht (ähnlich dem Melasma).

Ätiologie. Defizienz der β-Glukozerebrosidase (Chromosom 1q21) mit daraus folgender Akkumulation von Glykosylzeramiden in Makrophagen von Zentralnervensystem, Leber, Milz und Knochenmark. Die Ursache der Hyperpigmentierung ist nicht bekannt.

Das Enzym spielt eine wichtige Rolle bei der Prozessierung der Lipid-Bilayer-Strukturen der Hornschicht. Eine definierte Untergruppe von Gaucher-Patienten weist ichtyosiforme Hautveränderungen auf („collodion baby").

Diagnostik. Nachweis der sogenannten Gaucher-Zellen im Knochenmarksaspirat (mehrere exzentrische Kerne, netzartige Zeramidanreicherung im Zytoplasma); Nachweis des Enzymdefekts in Kulturen von Hautfibroblasten.

Therapie. Enzymsubstitution durch Aglukerase, einer aus humaner Plazenta gewonnenen modifizierten

Form der β-Glukosidase. Bei ausgeprägten Blutbildveränderungen kann eine Splenektomie indiziert sein.

Disseminierte Lipogranulomatose (syn. Morbus Farber)

Eine seltene, stets tödlich verlaufende autosomal rezessive Zeramidspeicherkrankheit. Sie ist klinisch durch subkutane, periartikuläre Knoten an Fingern, Ellbögen und Knien, einhergehend mit schmerzhafter Bewegungseinschränkung der Gelenke, Heiserkeit sowie Zeramidablagerungen in Leber, Lunge und Gehirn gekennzeichnet.

Ätiologie. Defizienz der Zeramidase mit Akkumulation von Zeramiden in fast allen Organen. In den Hautläsionen sind Granulome mit lipidspeichernden Histiozyten nachweisbar (hoher Zeramidanteil). Elektronenmikroskopisch imponieren wurmartige Einschlüsse in Histiozyten (Farber-Bodies) oder Endothelzellen (Zebra-Bodies).

Differentialdiagnose. Maligne Histiozytosen.

Morbus Niemann-Pick

Eine autosomal rezessive Lipidose, die durch Ablagerung von Sphingomyelin gekennzeichnet ist. Die akute Form manifestiert sich häufig schon in der frühen Kindheit, geht mit Beteiligung des ZNS einher (Typ A) und führt vor dem 3. Lebensjahr zum Tode. Die subakute (mit Nervenbeteiligung – Typ A) und die chronische Form (ohne Nervenbeteiligung – Typ B) verlaufen protrahierter. In einer dritten, ebenfalls chronisch verlaufenden Form mit intrazellulärer Cholesterin-Speicherung (Typ C), die ätiologisch wahrscheinlich völlig unabhängig ist, läßt sich keine Sphingomyelinase-Defizienz nachweisen.

Klinik. Dominierend sind zentralnervöse Störungen (neurologische Ausfälle, Minderbegabung). Patienten, die nicht schon im Kindesalter versterben, entwickeln eine ausgeprägte Hepatosplenomegalie. Diagnostisches Zeichen: kirschrote Makula oder Halo-Makula (letzteres eine milde Form der Lipidablagerung in den Ganglienzellen der Retina). An der Haut findet sich häufig eine auffällige graue bis gelb-bräunliche Hyperpigmentierung; vereinzelt Purpura oder papulöse Läsionen.

Histologie. Lipidbeladene Makrophagen (Schaumzellen) in der oberen Dermis; ultrastrukturell intrazelluläre Einschlußkörperchen aus lamellären Membranstrukturen.

Ätiologie. Defizienz der (sauren) Sphingomyelinase (Chromosom 11p15) oder eines noch nicht identifizierten Enzyms (Typ C) mit Akkumulation von Sphingomyelin oder Cholesterin in den Makrophagen verschiedener Organe.

Die Sphingomyelinase gehört zu den lysosomalen sauren Hydrolasen und spaltet Sphingomyelin zu Zeramid und Phosphocholin.

Diagnose. Nachweis lipidbeladener Schaumzellen im Knochenmark (Niemann-Pick-Zellen); Nachweis der Enzymdefizienz in kultivierten Hautfibroblasten.

14.7 Gicht

Gicht ist der Sammelbegriff für eine Gruppe von Störungen des Purinstoffwechsels, die durch erhöhte Serum- bzw. Gewebsspiegel von Harnsäure und deren Ausfällung vorwiegend in Gelenken gekennzeichnet sind (klinisches Korrelat: Arthritis). Gicht ist in den industrialisierten Ländern nicht selten. Betroffen sind weit überwiegend Männer (bis 95%). Die Inzidenz nimmt mit steigendem Lebensalter zu; die Prävalenz bei erwachsenen Männern beträgt ca. 1,5%. Bei etwa 5% der Patienten, die wegen Gelenksschmerzen den Arzt aufsuchen, liegt eine Gicht zugrunde.

Harnsäure ist das Endprodukt des Abbaus der Purinbasen, die mit der Nahrung aufgenommen oder de novo synthetisiert wurden, und wird über die Nieren ausgeschieden (glomeruläre Filtration, tubuläre Sekretion). Die Löslichkeitsgrenze liegt bei 7 mg/dl; die Ausfällung (als Natriumurat) wird durch sauren pH, Kälte (Ohren, periphere Gelenke!) und geringe Albuminbindung gefördert. Die Serum-Harnsäurespiegel sind im Normalzustand sehr konstant. Die Wahrscheinlichkeit von Gichtanfällen ist mit der Höhe der Spiegel korreliert; sie beträgt etwa bei 10 mg/dl 90%.

Man unterscheidet metabolische und renale Ursachen der Hyperurikämie (letztere sind viel häufiger). Bei der ***metabolischen*** Hyperurikämie wird Harnsäure überproduziert, entweder primär durch genetische Enzymdefekte oder sekundär bei hohem Nukleinsäuren-Turnover (z. B. lymphoproliferative Krankheiten, Psoriasis, Fruktosegenuß etc.).

Genetische Enzymdefekte: Defizienz der HGPRT (Hypoxanthin-Guanin-Phosphoribosyltransferase; diese ist auch mit dem Lesch-Nyhan-Syndrom assoziiert); dispositionelle Aufregulierung der PRPP (Phosphoribosyl-Pyrophosphat)-Amidotransferase, des zentralen Enzyms der Purinsynthese.

Bei der ***renalen*** Hyperurikämie wird zuwenig ausgeschieden, entweder aufgrund eines idiopathischen Defekts oder bei Beeinträchtigungen der Nierenfunktion (chronische Niereninsuffizienz, Blei- und Berylliumvergiftung, Ketoazidose, Schwangerschaftstoxikosen, Medikamentenwirkung – z. B. Salizylate, Diuretika, Ethambutol, Cyclosporin A). Die Disposition zur Hyperurikämie tritt familiär gehäuft auf.

Es besteht eine geringe, jedoch statistisch signifikante positive Korrelation zwischen Harnsäurewerten und sozioökonomischen Standard.

Erstmanifestation ist meist der sogenannte akute Gichtanfall; Rezidive treten nach zuerst längeren (bis Jahre), später oft immer kürzeren Intervallen auf und leiten bei einem Teil der Patienten schließlich zur persistierenden chronisch-tophösen Gicht über (Intervall 10–20 Jahre). Ein beträchtlicher Teil der Patienten mit Hyperurikämie bleibt asymptomatisch.

14.7.1 Akuter Gichtanfall

Klinik. Eine plötzlich – oft nach reichlichem Mahl und Alkoholgenuß – einsetzende, anfallsartige Arthritis meist eines einzelnen Gelenks (in ca. 50 % das Metatarsophalangealgelenk I – „Podagra"), selten mehrerer (dann asymmetrischer Befall). Heftige Spontan- und Druckschmerzhaftigkeit („Druck der Bettdecke wird nicht ertragen"). Die Gelenksregion hitzt, ist hellrot und anfangs milde, später über die Region hinaus geschwollen; Begleitbursitis kommt vor (z. B. Bursitis olecrani, patellae). Gleichzeitig oft Systemzeichen (Fieber bis 39 °C). Spontanes Abklingen nach Tagen bis Wochen mit völliger Wiederherstellung des Gelenks.

Differentialdiagnose. Erysipel, Phlegmone, entzündeter Klavus, rheumatoide und Psoriasis-Arthritis, Arthrose, septische Arthritis, diabetische Gangrän, Trauma.

Labor. Hyperurikämie, Leukozytose, erhöhte Blutsenkung. In der Synovialflüssigkeit sind unter dem Polarisationsmikroskop meist intraleukozytäre doppelbrechende nadelförmige Kristalle nachweisbar.

> **!** Im akuten Gichtanfall sind die Harnsäurewerte häufig lediglich im oberen Normbereich – Gefahr der Fehldiagnose!

Pathogenese. Chronische Hyperurikämie führt zur Ausfällung von Harnsäurekristallen in Synovia und Knorpel, wo sie zunächst frei liegen (Mikrotophi – klinisch symptomlos!) und von Proteinen (Albumin, Immunglobuline, Fibronektin) umhüllt sind. Erst die Phagozytose durch Leukozyten und deren Zerfall (mechanischer Effekt durch die Kristalle?) setzt Mediatoren frei (Chemotaxine, Kinine, Eikosanoide, freie Radikale), die zur akuten Entzündung im Gelenk führen und weitere Leukozyten rekrutieren. Das saure Milieu verstärkt die Harnsäureausfällung (Circulus vitiosus).

Intraartikuläre Injektion von Harnsäurekristallen bewirkt im Tierversuch eine Arthritis; diese bleibt aus, wenn das Tier von Leukozyten depletiert wurde.

Trigger des akuten Gichtanfalls. Harnsäureanreicherung durch schnelle Ausschwemmung von Ödemen (Diuretika, Hochlagerung des Fußes über Nacht); Hemmung der tubulären Sekretion durch erhöhte Spiegel von Laktat, Azetoazetat etc. (Alkohol, Ketoazidose, Hunger); Mobilisierung der Reservoirs zu Beginn der Allopurinolbehandlung; hohes alimentäres Purinangebot, Einnahme harnsäureretinierender Medikamente; Trauma.

14.7.2 Chronisch-tophöse Gicht

Klinik (Abb. 14.17). Subkutane, harte, druckempfindliche Knoten („Tophi") mit perifokaler Entzündung am Ohr (Helix), paraartikulär (Finger, Zehen, Ellbögen, Knie), entlang der Sehnen, mitunter auch in inneren Organen (Myo-, Perikard, große Gefäße). Die Tophi sind bis zu mehrere Zentimeter groß und meist beweglich. Die bedeckende Haut ist erythematös, atroph und kann exulzerieren. Bei längerem Bestand kommt es zu atrophnarbigen Architekturänderungen an Knorpel, Knochen und Gelenken (charakteristische Röntgenveränderungen – ausgepunzte Erosionen) und zu Fistelbildung mit Entleerung weißlichen Materials (Uratkristalle) (Abb. 14.18).

Differentialdiagnose. Rheumatoide und Psoriasis-Arthritis, Arthrose, tuberöses Xanthom, Rheumaknoten, Heberden-Knoten, Calcinosis cutis, Chondrodermatitis helicis nodularis.

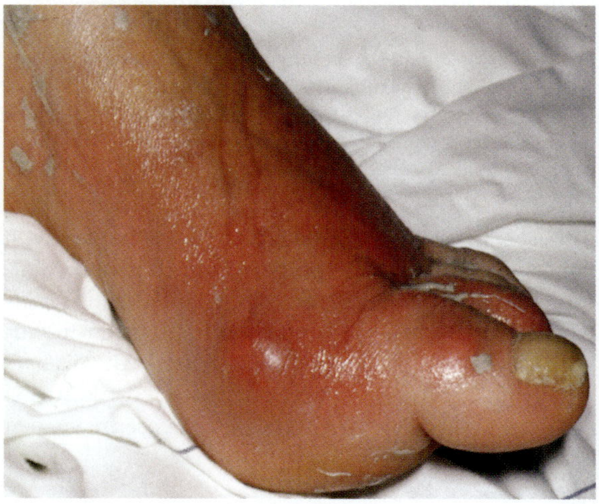

Abb. 14.17. Chronisch tophöse Gicht mit akutem Schub. Unregelmäßige Auftreibung, diffuse Rötung des Vorfußes (Grundgelenk des Hallux)

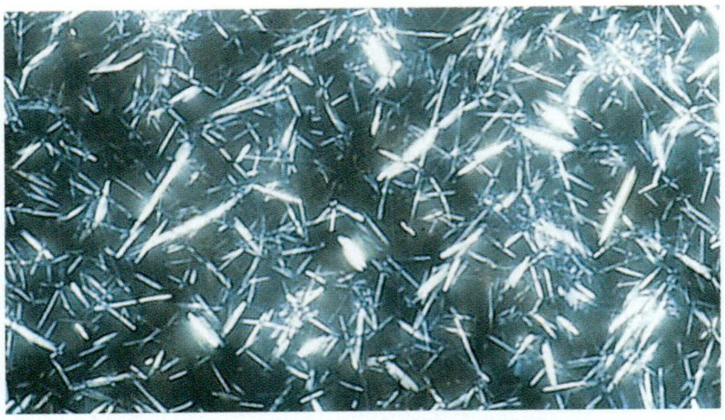

Abb. 14.18. Nadelförmige Uratkristalle in Gichttophus. Polarisationsmikroskopie, x 25

Histologie. Massenhaft Uratkristalle, mononukleäre Entzündungsreaktion, Fremdkörperriesenzellen, im Spätstadium Fibrose.

> **!** Da Urat in Formalin löslich ist, muß die Fixierung in absolutem Alkohol erfolgen.

Assoziierte Symptome innerer Organe. Hauptbetroffen ist die Niere; es finden sich interstitielle Nephritis mit Uratdepots, Nephrosklerose, aber auch Pyelonephritis, Uratsteine und deren Komplikationen. Massive Freisetzung von Harnsäure z. B. in der Induktionsphase einer Chemotherapie kann zur bedrohlichen akuten Uratnephropathie führen („Tumorlyse-Syndrom"). Gicht ist sehr häufig mit Hypertonie verbunden, häufig auch mit Adipositas, Triglyzeridämie und koronarer Herzkrankheit.

Therapie. Im akuten Anfall Ruhigstellung und antiinflammatorische Behandlung (z. B. Indomethacin 150 mg p. o., Erhaltungstherapie 50 mg alle 8 Stunden; Alternative: Phenylbutazon 3x100–200 mg/Tag).

Früher war Colchizin wegen seiner spezifischen, auch diagnostisch genützten, Wirkung die Standardtherapie beim akuten Gichtanfall (bis maximal 5 mg in 48 Stunden per infusionem). Heute wird es wegen seiner v. a. gastrointestinalen Nebenwirkungen nur als Alternative eingesetzt.

Außerhalb des Anfalls: purinfreie Diät (Meidung von Spinat, Fleisch, Fisch, Hülsenfrüchte), Flüssigkeitszufuhr, Vermeidung harnsäureretinierender Medikamente (Salizylate, Antihypertonika). Bei chronisch-tophöser Gicht ist Allopurinol das Mittel der Wahl (Dauermedikation 0,1–0,4 g/Tag). Alternativ: Urikosurika (Hemmer der Rückresorption der Harnsäure in den Tubuli, z. B. Probenecid).

Allopurinol ist ein Xanthinanalog, das nach Konvertierung in ein Ribonukleotid durch HGPRT das bestimmende Enzym der Purinsynthese, die PRPP-Amidotransferase, hemmt. Es drosselt daher die Harnsäureproduktion und führt zur Mobilisierung der Depots. Sowohl Urikosurika als auch Allopurinol können durch letzteren Effekt akute Gichtanfälle auslösen.

Allopurinol ist im Gegensatz zur weitverbreiteten Meinung reich an Nebenwirkungen (es führt z. B. zum gefährlichen Allopurinol-Syndrom – Erythrodermie, Eosinophilie, Leber- und Nierenschaden, und ist eine der häufigsten Ursachen der toxischen epidermalen Nekrolyse); zusätzlich ist es teuer. Allopurinol wird weltweit viel zu häufig verschrieben; die Verabreichung sollte nur bei gesicherter Gicht (einmalig erhöhte Harnsäurewerte genügen nicht!) und bei strenger Indikation erfolgen. Dazu zählt die chronisch-tophöse Gicht, insbesondere bei Verdacht auf Nierenbeteiligung, und die asymptomatische Urikämie bei Harnsäurespiegeln von > 9 mg/ml.

14.8 Heterotope Mineralisation

Unter heterotoper Mineralisation versteht man die extraosseäre Ausfällung von Kalziumsalzen im Gewebe (in der Haut: Dermis, Subkutis oder im angrenzenden Muskelgewebe). Man unterscheidet eine primär-idiopathische und eine sekundäre Form. Letztere ist durch systemische oder lokale Störungen des Kalzium-Stoffwechsels gekennzeichnet. Meist liegen die Präzipitate im Gewebe als amorpher Hydroxyapatit vor ***(Calcinosis cutis)***, seltener als kristallines Kalziumphosphat oder -pyrophosphat (z. B. Kalkgicht). In seltenen Fällen kann sich der Kalk in echten Knochen umwandeln (***heterotope kutane Ossifikation***, *Osteoma cutis*).

Kalzium- und Phosphationen liegen in der Extrazellulärflüssigkeit normalerweise in stabiler Lösung vor. Zur Ausfällung von Hydroxyapatit – $Ca_{10}(PO_4)_6(OH)_2$ – kommt es, wenn der Löslichkeitspunkt überschritten wird (d. h. wenn das Ionenprodukt von Kalzium und Phosphat 5,5 mmol/l übersteigt) (Tabelle 14.8). Dies kann entweder durch systemische Bedingungen ***(metastatische Kalzinose)*** oder durch im Detail nicht bekannte lokale Faktoren wie Alkalisierung des Gewebes, Fettansammlung, Traumen etc. erfolgen (***dystrophe Kalzinose)***. Bei der metastatischen Kalzinose sind daher die Serum-Kalzium-Phosphatspiegel pathologisch, bei der dystrophen normal. Die Verkalkung beginnt mit Einlagerung von Phosphationen in die Kollagen- bzw. Elastinmatrix, der die Bindung von Kalziumionen und in wesentlich geringerem Ausmaß anderer Metallionen (Eisen, Magnesium) nachfolgt. Bei der pathologischen Verkalkung entstehen bröckelige harte Massen, nicht jedoch wohlorganisierte Kalkkristalle wie bei der Bildung von Knochen und Zahnbein oder -schmelz.

Histologie. Kalzinosen erscheinen als amorphe Ablagerungen, die sich im Hämatoxylin-Eosin-Präparat blau und in der von Kossa-Färbung schwarz darstellen. In der Dermis sind die Aggregate meist klein, in der Subkutis oft massiv, oft begleitet von einer Fremdkörperreaktion. Bei Ossifikation sind neben den Osteoblasten auch Havers-Kanäle und manchmal sogar Knochenmark mit Hämatopoese nachweisbar.

Tabelle 14.8. Kalzinosen

Metastatische Kalzinosen	Dystrophe Kalzinosen
hyperkalziämisch primärer Hyperparathyreoidismus Tumore (Knochenmetastasen, multiples Myelom, M. Paget) **normokalziämisch** Niereninsuffizienz (mit sekundärem Hyperparthyreoidismus) primärer Hypoparathyreoidismus Pseudohypoparathyreoidismus Oxalurie	traumatisch (Narben, Hämatome, Verbrennungen etc.) Hauttumore (z. B. Trichilemmalzyste, Basaliom, Pilomatrixom, Angiom, Lipom, Syringom) postthrombotisches Syndrom entzündliche Hauterkrankungen (z. B. Akne vulgaris, Herpes, Fremdkörperreaktion, Parasiten) Systemkrankheiten (z. B. Sarkoidose, Sklerodermie, CREST-Syndrom, Lupus erythematodes, Dermatomyositis, Porphyria cutanea tarda, Ehlers-Danlos-Syndrom, Pseudoxanthoma elasticum)

14.8.1 Verkalkungen der Haut (Calcinosis cutis)

Metastatische Kalzinose

Eine gefährliche systemische Fehlregulation des Kalziumstoffwechsels, die sich in Ausfällung von Kalziumphosphat in multiplen Organen manifestieren kann. Die Haut ist *kein* Prädilektionsorgan, doch führt ihr Befall zu einem charakteristischen Krankheitsbild.

Pathogenese. Sowohl Erhöhung der Kalzium- als auch der Phosphationen (oder beider) kann zur Ausfällung führen, da der Löslichkeitspunkt durch das Ionenprodukt definiert ist (s. oben). Anstieg des Kalziums tritt auf bei Hypervitaminose D (alimentär, iatrogen oder bei Sarkoidose) und primärem Hyperparathyreoidismus; bei destruierenden Knochenkrankheiten (M. Paget, Sarkoidose, Myelom und Metastasen) sowie bei überhöhter peroraler Zufuhr (z. B. *Milch-Alkalisyndrom*). Eine häufigere Ursache der metastatischen Kalzinose ist die Erhöhung der Phosphate bei schwerer (dialysepflichtiger) Niereninsuffizienz mit sekundärem Hyperparathyreoidismus. Bei dieser kann es zur perakuten katastrophalen Kalziumausfällung kommen („Kalziphylaxis"), wenn die stets begleitende Osteoporose unkontrolliert mit Vitamin D3 und/oder Kalzium behandelt wird (prototypische Situation).

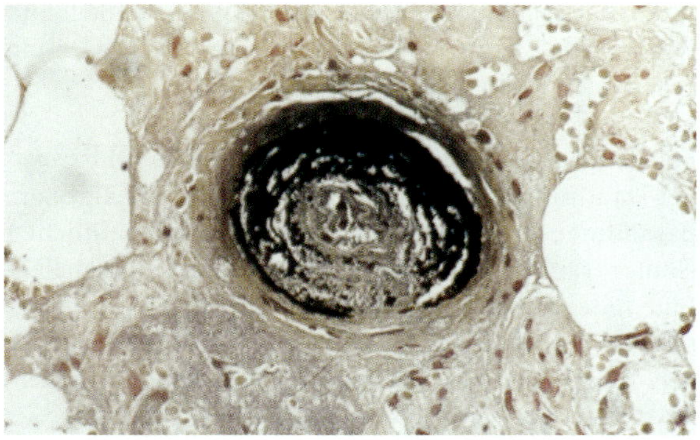

Abb. 14.19. Intravaskuläre Kalkniederschläge bei metastatischer Kalzinose. Kossa-Färbung, x45

Pathophysiologie. Niereninsuffizienz geht mit verminderter Phosphat-Elimination (Folge: Erhöhung des Serum-Phosphats), gestörter Kalzium-Reabsorption und verminderter renaler Vitamin-D-Produktion einher (Folge: reduzierte intestinale Kalziumresorption). Es droht Hypokalziämie. Zur Erhaltung der Homöostase entsteht ein sekundärer Hyperparathyreoidismus: Mobilisierung von Kalzium- und Phosphationen durch Osteoklastenaktivierung, Demineralisierung des Knochens. Resultat ist ein weiterer Anstieg des Serum-Phosphatspiegels bis nahe an das Löslichkeitsprodukt von Kalziumphosphat; die Kalziumspiegel sind im Normbereich. Wird nun die Osteoporose mit Vitamin D3 und Kalziumeinnahme behandelt, wird dieses überschritten, es erfolgt die Ausfällung.

Klinik. Die Kalkeinlagerungen betreffen vorwiegend die Nieren (Gefahr des Nierenversagens), das Bindegewebe von Lungen, Herz und periartikulär, Muskel, Magenschleimhaut und die Kornea.

Die Haut ist seltener betroffen; hier kommt es zur Kalzinose der kleinen und mittelgroßen Arterien und des Fettgewebes („Pannikulitis") (Abb. 14.19). Folge sind ischämische Infarkte sowie die Ausbildung multipler steinharter, sehr schmerzhafter plattenartig-knotiger Einlagerungen vorwiegend an Unterschenkeln, Rumpf und um die großen Gelenke. Begleitsymptom: Livedo racemosa. Die Knoten wandeln sich in extrem therapieresistente Ulzera um (Abb. 14.20).

Differentialdiagnose. venöse und arterielle Ulzera, Cholesterinemboli, Pyoderma gangränosum, rheumatische Vaskulitis, Phlebolithen, Erythema nodosum, Erythema induratum.

Fallbericht: Eine 61 jährige Patientin wird wegen venöser Ulcera cruris aufgenommen. Es besteht zusätzlich eine kompensierte Niereninsuffizienz (Hämodialyse seit 8 Jahren) und eine letztens stark verschlechterte Osteoporose. Wegen dieser hatte sie vom Hausarzt schon vor 3 Monaten eine Therapie mit Vitamin D3 und Kalzium p. o. erhalten, jedoch

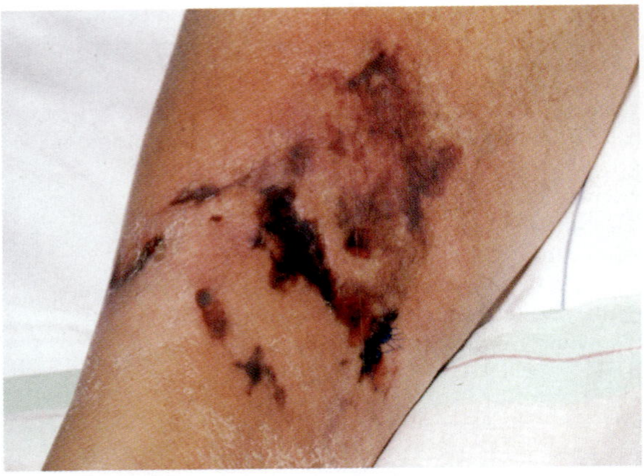

Abb. 14.20. Metastatische Kalzinose. Schmerzhafte, harte Infiltration des Unterschenkels mit bizarr konfigurierten hämorrhagischen Nekrosen

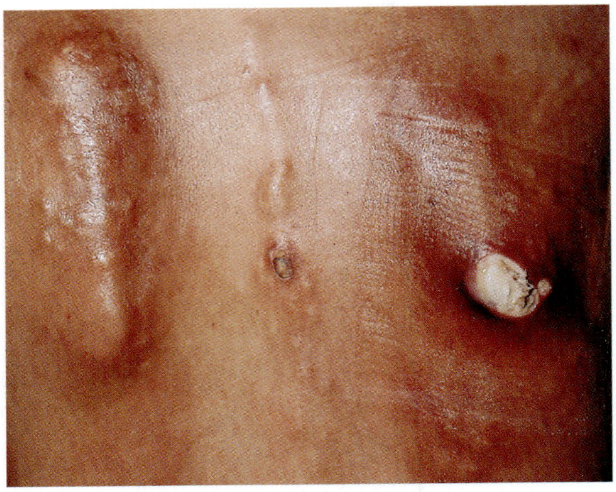

Abb. 14.21. Dystrophe Calcinosis cutis bei systemischer Sklerodermie. Beachte den Austritt weißen bröckeligen Materials aus einem Knoten am rechten Schulterblatt

nur unregelmäßig eigenommen. Diese Therapie wurde an der Klinik übernommen. Zwei Wochen später stellen sich über Nacht extrem schmerzhafte, harte, plattenartige Infiltrate beider Unterschenkelstreckseiten ein. Eine Biopsie ergibt massenhafte Kalkablagerungen in der Subkutis und den dermalen Blutgefäßen. Der Kalziumspiegel ist normal, das Phosphat erhöht, das Ionenprodukt beträgt 6 mmol/l. Der Parathormonspiegel ist massiv erhöht. Hinweise auf Verkalkung innerer Organe finden sich nicht. Aus den Knoten entstehen Ulzera, die erst nach Monaten abheilen.

Prognose. Abhängig vom Befall lebenswichtiger Organe (Niere, Lunge, Herz).

Therapie. Kalzium- und phosphatarme Diät. Gegebenenfalls chirurgische Resektion der Nebenschilddrüse (mit simultaner subkutaner Transplantation eines Restdrüsenanteils am Unterarm). Die Kalkdepots sind teilweise reversibel. Die operative Entfernung von Kalkknoten wird wegen der typischerweise sehr schlechten Wundheilung nicht empfohlen.

Dystrophe Kalzinose

Hierbei handelt es sich um lokale oder disseminierte Kalkablagerungen in Haut, Muskel-, Fett- und Fasziengewebe bei normalem Kalziumstoffwechsel und ohne Befall der inneren Organe. Entstehung typischerweise an Orten von Gewebsdegeneration oder Nekrose. Häufiger als die metastatische Kalzinose.

Disseminierte dystrophe Kalzinose. Diese ist Begleitsymptom von Systemkrankheiten (systemische Sklerodermie, CREST-Syndrom, Dermato- oder Polymyositis), manchmal von malignen Tumoren (Paraneoplasie). Es finden sich subkutane harte, knotige Depots mit Prädilektion um die großen Gelenke; später generalisiertes Auftreten mit Konfluenz (panzerartige Verkalkung) und beträchtlicher Bewegungsbehinderung (Abb. 14.21). Kalkknoten können eine entzündliche Begleitreaktion verursachen und exulzerieren (Austritt von weißlichem bröckeligem Material). In manchen Fällen liegt der Hauptbefall in der Muskulatur („Myositis ossificans progressiva"). Disseminierte dystrophe Kalzinose tritt ferner auch in Assoziation mit Ehlers-Danlos-Syndrom und Pseudoxanthoma elasticum auf.

Therapie. Behandlung der Grundkrankheit; die Kalkdepots sind kaum rückbildungsfähig. Palliative Maßnahmen (z. B. Exzision schmerzhafter Knoten).

Lokalisierte dystrophe Kalzinosen.

Akrokalzinose. Kleinknotige Kalkeinlagerungen an distalen Fingerabschnitten; Exulzeration kommt vor. Ätiologie unbekannt (Traumen?). Akrokalzinose bei progressiver systemischer Sklerodermie wird auch als ***Thibierge-Weissenbach-Syndrom*** bezeichnet.

Traumatische Kalzinose. Im Bereich mechanischer oder thermischer Traumen (z. B. am Ohr – chronischer Kälteschaden; Unterschenkel – Verletzung). Klinische Manifestationen reichen vom „kutanen Kalkknötchen" bis zu plattenartigen Kalkdepots. Ein Sonderfall ist die lokalisierte Myositis ossificans nach chronischen mechanischen Traumen (M. quadriceps femoris, Adduktoren-Reiter!).

Kalzinose bei postthrombotischem Syndrom. Selten; schalenartige Verkalkung im Bereich des fibrosierten, sklerosierten Bindegewebes der Unterschenkelhaut. Begleitende Entzündung, Exulzeration mit Entstehung bröckeliger Kalkmassen.

Lokalizierte dystrophe Kalzinose kann sich schließlich bei Hauttumoren (Pilomatrixom, Trichilemmalzysten, Basaliomen etc.) sowie bei chronisch entzündlichen Hauterkrankungen (z. B. Akne vulgaris) einstellen. Eine seltene Manifestation ist schließlich die idiopathische Kalzinose des Scrotums (knotige Kalkablagerungen wahrscheinlich entlang präexistierender Epidermalzysten.

Bei lokalisierten dystrophen Kalzinosen sind nur ***Palliativmaßnahmen*** möglich.

14.8.2 Kutane Ossifikation (Osteoma cutis)

Heterotope Knochenbildung der Haut ist selten. Sie kann wie die Calcinosis cutis primär-idiopathisch oder sekundär auftreten.

Primäre Ossifikation. Man unterscheidet ***kongenitale Osteome*** (knotig oder plattenartig, singulär oder multipel; sie liegen häufig an der Grenzfläche zwischen Dermis und Subkutis, mit Ausläufern in die Fettgewebssepten) und ***erworbene Osteome.*** Letztere kommen meist einzeln vor und imponieren als harte dermale Knoten (Kapillitium, Extremitäten). Exulzeration der darüberliegender Haut kommt vor. Eine Rarität sind die ***multiplen erworbenen Osteome des Gesichts.***

Sekundäre Ossifikation. Verschiedene pathologische Situationen können die sekundäre Ossifikation begünstigen: Narben, wiederholte Traumen, chronische venöse Insuffizienz, entzündliche Hauterkrankungen, Hauttumoren (häufig Pilomatrixome), Calcinosis cutis, Störungen des Parathormonstoffwechsels (Pseudohypoparathyreoidismus – *Albright's hereditäre Osteodystrophie*, Pseudopseudohypoparathyreoidismus).

14.9 Kutane Amyloidosen

Amyloidosen sind Krankheiten, die durch extrazelluläre Ablagerung von Amyloid, einer Gruppe von „Abfall"-Proteinen unterschiedlicher Herkunft und Struktur, in verschiedenen Organsystemen und daraus resultierende Funktionsstörungen gekennzeichnet sind. Hautablagerungen kommen bei vielen Manifestationsformen der Amyloidosen vor und sind oft wichtige Hinweise zu deren Diagnose.

Amyloid ist ein „Abfallprotein", das durch noch nicht im Detail bekannte Mechanismen aus unterschiedlichen Vorläuferproteinen entsteht und histologisch als blaß-eosinophile extrazelluläre Ablagerung erscheint. Es unterscheidet sich biochemisch von allen übrigen menschlichen Proteinen. Unabhängig von Herkunft und Lokalisation besteht Amyloid aus 7,5 bis 10 Nanometer messenden, starren, geraden, unverzweigten Fibrillen, deren Polypeptidketten großteils eine β-Faltblattstruktur aufweisen. Zu den Vorläuferproteinen gehören: Immunglobulin-Leichtketten (Amyloid L), Polypeptidhormone wie Proinsulin oder Präkalzitonin, verschiedene Präalbumine, z. B. beim familiären (Transthyretin, etc.) und senilen Amyloid, β-Protein, Keratinfilamente und Serum Amyloid A-Protein (Amyloid A). Alle Amyloidarten enthalten außerdem eine nichtfibrilläre Komponente, die vom physiologischen Serumbestandteil Serum-α-Globulin (SAP) abstammt, und Glykosaminoglykane. Amyloid ist zwar in vitro in destilliertem Wasser, nicht aber in physiologischen Flüssigkeiten löslich; es wird von Makrophagen nicht oder kaum aufgenommen und abgebaut. Die Ablagerung von Amyloid im Gewebe ist daher in der Regel irreversibel.

Diagnose durch Spezialfärbungen. Amyloid färbt sich mit Kongorot (im polarisierten Licht ***apfelgrün***), Methylviolett, fluoreszierenden Farbstoffen wie Thioflavin T und zeigt eine Metachromasie in der PAS- und Kristallviolett-Färbung. Bei manchen Verlaufsformen wird Amyloid in bis zu 50 % der Hautbiopsien außerhalb klinischer Läsionen gefunden. Falsch negative Befunde werden bei nur geringfügigen Amyloidablagerungen, falsch positive bei der Lipoidproteinose und bei Kolloidmilien beobachtet. Die verschiedenen Amyloidtypen sind immunhistologisch unterscheidbar.

Genese der Amyloidablagerungen. Die bisherige Einteilung der Amyloidosen in ***primäre*** (de novo Entstehung) und ***sekundäre*** (als Folge chronischer Entzündungsprozeße) hat durch die Entdeckung weiterer Amyloidosen (mutantes Transthyretin bei der familiären Amyloidose, β-Protein bei der Alzheimer-Erkrankung etc) an Bedeutung verloren. Man unterscheidet vielmehr nach dem in den Ablagerungen nachweisbaren Amyloidtyp. Die gemeinsame Endstrecke der Amyloidablagerung liegt wahrscheinlich im Zusammenspiel physikalischer Bedingungen (lokaler pH, elektrische Ladung der Zelloberflächen) im Bereich der Extrazellulärmatrix und einer Destabilisierung der Vorläuferproteine durch Aminosäurenaustausch in bestimmten Positionen.

! Amyloidablagerungen *geringen* Ausmaßes finden sich häufig bei älteren Personen. Von Amyloidose spricht man jedoch nur bei ***Vorliegen klinischer Symptome.***

Nach dem Verteilungsmuster der Amyloidablagerungen unterscheidet man ***lokalisierte*** Amyloidosen von ***systemischen*** Amyloidosen.

14.9.1 Lokalisierte kutane Amyloidosen

Auf die Haut beschränkte Amyloidoseformen, die durch subepidermale Amyloid-Ablagerungen (auch Amyloid K genannt) charakterisiert sind.

Lichen amyloidosus (Abb. 14.22). Die häufigste Form der Hautamyloidosen. Selten bei Weißen, meist bei Dunkelhäutigen und Asiaten, oft familiär gehäuft. Klinisch handelt es sich um außerordentlich chronische, heftig juckende, hautfarbene bis graubraune Papeln vor allem über den Schienbeinen, die sich manchmal über Beine, Arme und Stamm ausbreiten und zu größe-

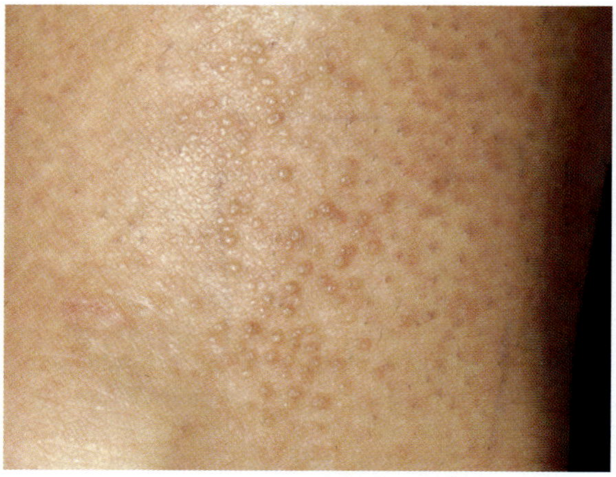

Abb. 14.22. Makulopapulöse kutane Amyloidose. Bräunliche retikulierte Flecken und Knötchen

ren Plaques manchmal mit gitterartiger Zeichnung konfluieren. Keine extrakutanen Symptome.

Histologie. Schollige Amyloidablagerungen in der papillären Dermis knapp unter der Junktionszone, Hyperplasie der Epidermis, Melanophagen. Positive Färbung mit Anti-Keratin-Antikörpern.

Pathogenese. Unklar. Apoptotische Keratinozyten (Keratin-Bodies) wandeln aus ungeklärten Gründen ihre α-Helix- in eine β-Faltblattstruktur um, werden dadurch von Makrophagen nicht aufgenommen und bleiben im Gewebe liegen.

Therapie. Schwierig. Dermabrasio, Ätzbehandlung, Kohlenstoff-Laser und chirurgische Exzision ziehen beim Lichen amyloidosus meist rasch ein Rezidiv nach sich. Systemische Etretinat-Behandlung ist manchmal erfolgreich.

Fallbericht: Eine 39jährige Perserin litt seit einigen Jahren zunehmend an einem ausgedehnten Lichen amyloidosus an Beinen, Oberarmen und Stamm, besonders zwischen den Schulterblättern. Mehr als der mittelschwere Juckreiz störte kosmetisch die schmutzig-fleckige graubraune Verfärbung. Schleifen und „chemical peeling" (1–5 % Phenol) brachten die Läsionen kurzzeitig zum Verschwinden, ein Rezidiv erfolgte innerhalb von Wochen. Die mit Phenol behandelten Probeareale hinterließen eine monatelang anhaltende Hyperpigmentierung (häufig bei Personen mit dunklerem Teint). Etretinat führte zum Abflachen der Papeln, wurde aber wegen des ungünstigen Verhältnisses von Wirkung zu Nebenwirkungen wieder eingestellt. 5 Jahre später erfolgte eine weitgehende Spontanrückbildung.

Varianten. Die seltenere ***maculöse Amyloidose*** ist durch graubraune Flecken in ähnlicher Lokalisation, nur mäßige Juckreiz und Fehlen der epidermalen Hyperplasie gekennzeichnet. Die ***Papillomatosis confluens et reticularis (Gougerot-Carteaud)*** tritt vorwiegend bei jungen Frauen am oberen Rumpf auf und ist häufig mit Adipositas, Diabetes und hormonellen Störungen assoziiert. Die ***anosakrale Amyloidose*** ist eine seltene, in Japan beschriebene Variente mit pigmentierten Flecken und Hyperkeratosen im Perianalbereich.

Als ***„sekundäre kutane Hautamyloidose"*** werden umschriebene, meist geringfügige Amyloid-K-Ablagerungen in Begleitung von diversen Hauttumoren (seborrhoische Warze, Plattenepithelkarzinom, Adnextumoren etc.), bei solarer Elastose und nach PUVA-Therapie bezeichnet; in der Regel Zufallsbefund.

14.9.2 Hautamyloidosen in Assoziation mit systemischen Amyloidosen

Systemische Amyloidosen sind durch Amyloidablagerungen in den mesenchymalen Anteilen innerer Organe (Herzmuskel, Niere, Leber, Gastrointestinaltrakt) gekennzeichnet, die zu deren schwerster Schädigung und schließlich zum Tod führen können. Daneben kommt es nicht selten auch zu Ablagerungen in der Haut und den hautnahen Schleimhäuten; diese ergeben oft den ersten und entscheidenden diagnostischen Hinweis.

Diagnostik. Prinzipiell sind die Amyloidablagerungen in allen befallenen Organsystemen durch eine Biopsie nachweisbar. Für den Nachweis von systemischen Amyloidosen ohne Hautläsionen hat sich die Biopsie der Rektalschleimhaut beziehungsweise die (weniger invasive) Feinnadelbiopsie subkutanen Fettgewebes nichtläsionaler Abdominalhaut bewährt. Eine bildgebende Darstellung ist mittels nuklearmedizinischer Verfahren (Tc^{99} m, I^{123}) möglich.

Amyloidose L (Immunglobulin-Amyloidose)

Fast immer kann eine klonale Plasmazell-Proliferation mit Ablagerung von Immunglobulin-Leichtketten in den Organen nachgewiesen werden. Bei bis zur Hälfte der Patienten kommt es zur Hautbeteiligung.

Klinik (Abb. 14.23). Leitsymptom der kutanen Amyloidose L sind petechiale, manchmal ausgedehnte Purpuraherde vorwiegend in den Hautfalten der Leisten, des Nackens und im Gesicht (periorbital!). Zusätzlich treten konfluierende weißgelbliche, wachsartige und häufig hämorrhagische Papeln oder Knoten an Gesicht, Kopfhaut, Augenlidern, Mundschleimhaut und Handflächen auf. Bei massivem Befall Exulzeration, vernarbende Alopezie oder Pseudosklerodermie. Typisch ist ferner eine derbe Makroglossie mit trockener, papulöser Zungenoberfläche, Fissuren und Ulzerationen (Differentialdiagnose: Aktinomykose, luetische interstitielle Glossitis). Massive Ablagerung in Gefäßwänden

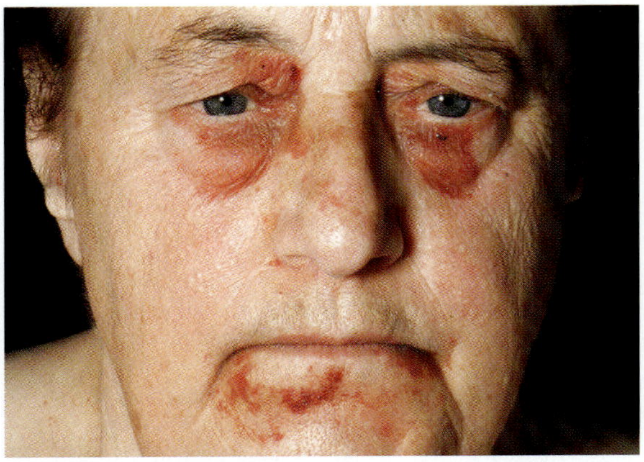

Abb. 14.23. Systemische Amyloidose. Knötchen und Plaques der Augenregion mit massiven, mechanisch bedingten Einblutungen

kann zu strangartigen Verdickungen der oberflächlichen Blutgefäße führen. Alle Hautläsionen sind subjektiv symptomlos.

Zu den extrakutanen Symptomen gehören Karpaltunnelsyndrom, periphere Neuropathie, Hepatomegalie und Unterschenkelödeme in Folge von amyloidbedingter Herzinsuffizienz oder nephrotischem Syndrom. Wegen des uncharakteristischen Beginns der Erkrankung mit Müdigkeit, Gewichtsverlust, Paraesthesien und Ödemen wird die Diagnose oft erst mit Verzögerung gestellt.

> **!** Papeln, die bei zarter Berührung hämorrhagisch werden, sind ein fast diagnostisches Zeichen der (systemischen) Amyloidose L. Nach Sicherung der Diagnose muß ein multiples Myelom ausgeschlossen werden.

Histologie. Amyloidablagerungen vorwiegend an Kapillaren (Purpuraherde), den Wänden größerer Gefäße (Papeln) von Dermis und Subkutis sowie in der Umgebung von Talg-, Schweißdrüsen und Fettzellen, meist in Form der charakteristischen „Amyloidringe".

Ätiologie. Über 50 verschiedene monoklonale Proteine konnten bisher aus Amyloidablagerungen und Urin der Patienten nachgewiesen werden. Immunglobulin-Leichtketten vom $\varkappa$-Typ und λ-Typ kommen im Verhältnis 1:3 vor.

Therapie. Neben einer symptomatischen Therapie mit Diuretika, Antipruriginosa und Herz-, Nierentransplantation konnten in letzter Zeit durch Chemotherapien (Melphalan und systemische Kortikosteroide) verlängerte Überlebenszeiten erzielt werden. Kalzium-Kanal-Blocker, Beta-Blocker und Digoxin sind kontraindiziert, weil sie bereits in therapeutischen Dosen toxische Effekte zeigen.

Amyloidelastose

Diese stellt eine seltene Erkrankung mit Amyloidablagerung ungeklärter Art entlang der elastischen Fasern der Haut, Blutgefäße und serösen Häute mit Beeinträchtigung lebenswichtiger Organfunktionen dar. Die Haut zeigt symmetrische gelb-bräunliche Papeln und Knoten ähnlich dem Pseudoxanthoma elasticum (Beugeseiten der Extremitäten, Hals, axillär, inguinal); verdickte derbe Hautgefäße und sklerodermiforme Veränderungen können vorliegen.

Pathogenese: Das präexistente, nicht fibrilläre SAP an den Mikrofibrillen der elastischen Fasern wirkt als Kristallisationspunkt für Amyloid Ablagerungen.

Noduläre Amyloidose

Eine seltene Verlaufsform, die durch einzelstehende oder multiple, oft mehrere Zentimeter große, derbe Knoten an Gesicht, Stamm, Genitale oder Extremitäten gekennzeichnet ist. Die Knoten sind derb, weiß bis gelbbraun und subjektiv symptomlos (Abb. 14.24).

Histologie. Amyloidmassen in der gesamten Dermis, Subkutis und gelegentlich auch den Gefäßwänden.

Ätiologie. Überschießende lokale Leichtkettenproduktion (Amyloid L) durch Plasmazellen, entsprechend einem extramedullären Plasmozytom. Die Krankheit bleibt häufig lokalisiert und nimmt einen benignen, protrahierten Verlauf (und wird dann von manchen Autoren verwirrenderweise der primären lokalisierten Hautamyloidose zugerechnet); manche Patienten entwickeln Paraproteinämie oder auch eine manifeste systemische Amyloidose.

Amyloidose A

Tritt bei chronischen (infektiösen oder nicht infektiösen) entzündlichen oder neoplastischen Erkrankungen, beim familiären Mittelmeerfieber und beim Muckle-Wells-Syndrom auf.

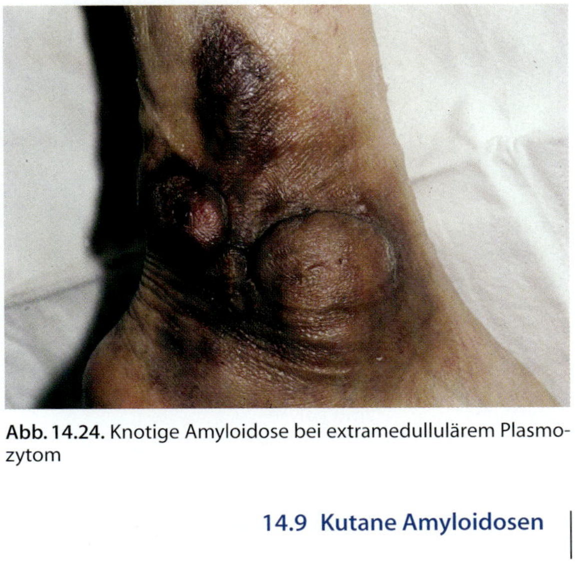

Abb. 14.24. Knotige Amyloidose bei extramedullulärem Plasmozytom

Klinik. Hautmanifestationen sind selten und manifestieren sich als Purpura, Plaques oder Knoten. Umgekehrt können schwere chronische Dermatosen (z. B. Epidermolysis bullosa acquisita, Psoriasis arthropathica, Hidradenitis suppurativa) Ursache einer Amyloidose A sein (Tabelle 14.9). Häufig liegen Proteinurie, renale Insuffizienz und Hepatosplenomegalie vor.

Ätiologie. Die Amyloidfibrillen bestehen *nicht* aus Immunglobulinen. Ein Vorläuferprotein des Amyloid A ist Serum Amyloid A (SAA – ein Akutphasenprotein). Es wird in der Leber synthetisiert und als High-Density-Lipoprotein (HDL3) sezerniert (apoSAA). Bislang wurden vier kodierende Gene beschrieben. Bei chronischen Entzündungsreaktionen stimuliert IL-1 die SAA-Produktion in den Hepatozyten; dieses wird anschließend von Monozyten abgebaut, wobei Amyloid A entsteht (Tabelle 14.9).

Therapie. Durch konsequente Behandlung der zugrundeliegenden chronischen Entzündung kann eine Progredienz verhindert werden.

Tabelle 14.9. Grunderkrankungen bei Amyloidose A

Infektionen	akut rezidivierende Infektionen (z. B. Osteomyelitis) chronische Infektionen (z. B. Tuberkulose)
Rheumatoide Erkrankungen/ Kollagenosen	rheumatoide Arthritis juvenile Arthritis M. Bechterew M. Reiter Sjögren-Syndrom systemischer Lupus erythematodes entzündliche Darmerkrankungen M. Adamantiades-Behçet
Neoplasien	Insulinom Schilddrüsenkarzinom M. Hodgkin
Dermatosen	generalisierte Psoriasis Psoriasis arthropatica lepromatöse Lepra chronische Ulcera chronische, superinfizierte Brandwunden chronisch rezidivierende Pyodermien bei i. v. Drogenabhängigen Akne conglobata Hidradenitis suppurativa nodulär nonsuppurative Pannikulitis ulzerierendes oder metastasierendes Basaliom Epidermolysis bullosa aquisita
Hereditäre Erkrankungen	X-chromosomale anhidrotische ektodermale Dysplasie familiäres Mittelmeerfieber Muckle-Wells-Syndrom Epidermolysis bullosa hereditaria heredofamiliäre Amyloid-Polyneuropathie
Sonstiges	Hämodialyse Bronchiektasien

Muckle-Wells-Syndrom. Ein seltenes, autosomal dominantes Zustandsbild, das durch chronisch rezidivierende Urtikaria (oder urtikarielle Vaskulitis), Fieberschübe, anfallsartige Gliederschmerzen und Schwäche, progrediente Innenohrschwerhörigkeit und sekundäre systemische Amyloidose (der Niere) gekennzeichnet ist.

Fallbericht. Ein 42jähriger Patient litt seit 9 Jahren an chronisch-rezidivierender Urtikaria mit passageren Fieberschüben und Gliederschmerzen. Sanierung von Zahnfoci und Kortikosteroidstöße brachten nur vorübergehende Erscheinungsfreiheit. Bei der Aufnahme zeigten sich extrem erhöhte Senkung, Proteinurie, erhöhtes CRP, Innenohrschwerhörigkeit (axonale Neuropathie), jedoch kein Komplementverbrauch. Eine Nierenbiopsie ergab eine Amyloidose A geringen Ausmaßes der Glomeruli und Nierengefäße; eine Hautbiopsie zeigte Amyloid-A-Ablagerungen an den Schweißdrüsen. Eine immunsuppressive Therapie mit Cyclophosphamid und Methylprednisolon führte zum Sistieren der Fieberschübe und Besserung der Urtikaria; bei Dosisreduktion folgten Rezidive. Ein Therapieversuch mit Dapson führte zu mäßiger Besserung. Zu weiteren Kontrollen erschien der Patient nicht.

Familiäre Amyloidose

Autosomal dominant, Hautveränderungen kommen hier nur als Sekundärphänomene vor (z. B. Hautatrophie). Klinisch kennzeichnend ist eine Neuropathie der unteren Extremitäten. Die betroffenen Familien zeigen charakteristische Symptomkombinationen, zu denen zusätzlich u. a. Fieber, Arthralgien, Glaskörpertrübungen, Karpaltunnelsyndrom, Herzrhythmusstörungen, Diarrhö, Gehirnblutungen und multiple endokrine Neoplasien Typ II gehören.

Ätiologie. In vielen Fällen finden sich Punktmutation im Transthyretin-Gen. Über 50 verschiedene Mutationen sind nachgewiesen. Die Zuordnung der molekularbiologischen Daten zur klinischen Symptomatik ist noch nicht abgeschlossen. Weil Transthyretin vorwiegend in der Leber synthetisiert wird, ist eine Lebertransplantation die Therapie der Wahl.

14.10 Porphyrien

Porphyrien sind eine Gruppe genetisch determinierter Störungen des Porphyrinstoffwechsels von heterogener klinischer Symptomatik, die auf enzymatischen Defekten der Häm-Biosynthese mit Akkumulation entsprechender Metaboliten beruhen. Diese entfalten – häufig erst nach Einwirkung zusätzlicher Realisationsfaktoren (UV-Strahlung, Alkohol, Hormone, Medikamente etc.) – toxische Effekte, die das jeweilige Krankheitsbild bestimmen.

Porphyrine sind Farbstoffe. Sie sind für das Grün des Chlorophylls und das Rot des Blutfarbstoffs verantwortlich. Das Häm, ein eisenhaltiger Tetrapyrrolring, ist prosthetische Gruppe einer Reihe wichtiger Zellproteine wie Hämoglobin, Myoglobin, Katalase, Peroxidase, Zytochrom, Guanylatzyklase, Prostaglandin-Endoperoxid-Synthase, Vitamin B12. Die Porphyrine spielen dabei eine wichtige Rolle für die Zellatmung, den Energiestoffwechsel und die Metabolisierung von Pharmaka und Umweltchemikalien in der Leber. Sie zeigen Rotfluoreszenz im langwelligen UV-Licht.

Epidemiologie. Die Porphyrien treten weltweit auf. Trotz der Häufigkeit mancher Formen liegen wenig genaue epidemiologische Daten vor. Häufigste Form ist die Porphyria cutanea tarda mit einer geschätzten Prävalenz von 20–50/100.000 Einwohner. Die Erkrankung zeigt keine geographische Prädilektion. In Europa, Südafrika und Südamerika ist die aquirierte Form häufiger als die hereditäre, für die USA gilt das Umgekehrte. Zweithäufigste Form ist die akut intermittierende Porphyrie (Prävalenz des Gendefektes 5–10/100.000, Häufung in Skandinavien, Großbritannien und Lappland), gefolgt von der Porphyria variegata und der erythropopetischen Porphyrie (je ca. 1/100.000).

Synthesegang des Häm (Abb. 14.25). Dieser beginnt mit Bildung der δ-Aminolävulinsäure, einer aliphatischen Aminosäure, die zu Porphobilinogen dehydriert, zu Hydroxymethylbilan deaminiert und schließlich polymerisiert wird: Aus je 4 Monopyrrolen entstehen Tetrapyrrolringe, die Uroporphyrinogene. Hierbei kommt es zu einer Weggabelung: Es werden 2 isomere Serien von Metaboliten gebildet (Serie I und III), von denen sich allerdings die Serie I als Sackgasse erweist; ihre Metaboliten können nicht zu Häm weiterverwandelt werden und werden durch Harn und Stuhl ausgeschieden. Aus dem Uroporphyrinogen III entsteht hingegen das Koproporphyrinogen III, daraus das Protoporphyrinogen, das Protoporphyrin, und schließlich – durch Chelierung eines zweiwertigen Eisenatoms – das Häm.

Porphyrinsynthese bei Porphyrien. Bei den verschiedenen Porphyrien sind ein oder mehrere der an diesem Synthesegang beteiligten Enzyme defizient (s. Abb. 14.25). Die akkumulierenden Substanzen sind jeweils die oxydierten Substrate des defekten Enzyms (Tabelle 14.10). In vielen Fällen handelt es sich jedoch um komplexe Geschehen, bei denen zusätzlich andere Enzyme der Hämsynthese aufreguliert werden. Die Syntheseorte des Häm und damit Sitz vieler pathologischen Vorgänge sind v. a. das Knochenmark und die Leber. Je nach dem vorwiegenden Bildungsort der akkumulierten Porphyrine unterscheidet man zwischen ***erythropoetischen*** (Knochenmark) und ***hepatischen Porphyrien.*** Der Porphyrinstoffwechsel unterliegt auf-

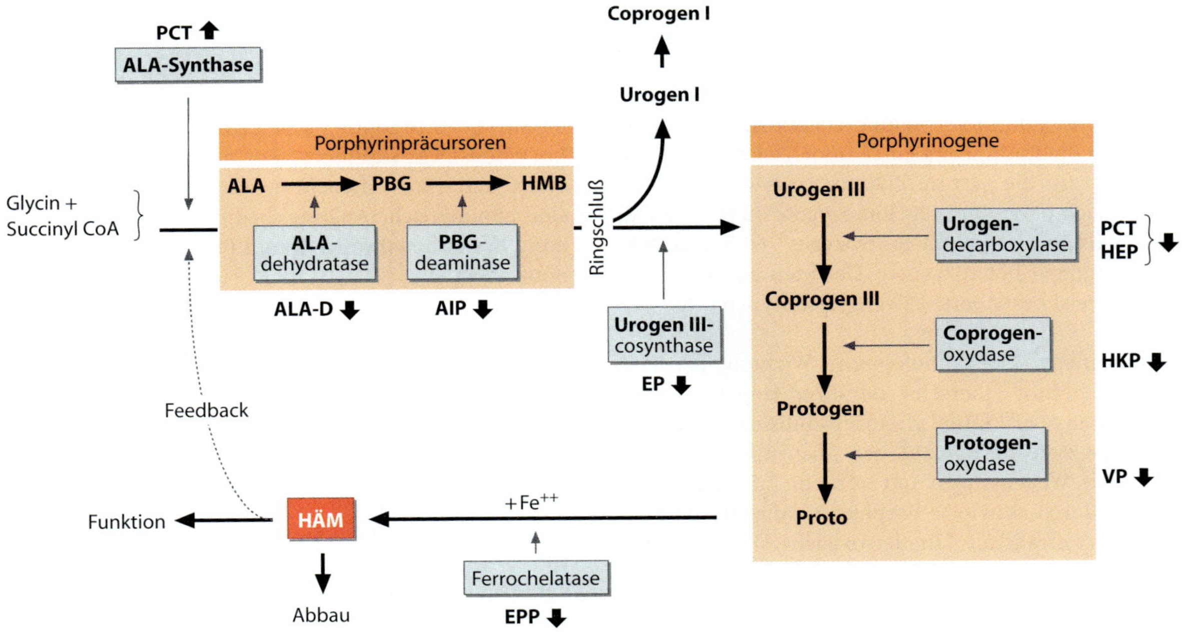

Abb. 14.25. Syntheseweg des Häm und bisher aufgedeckte Enzymdefekte innerhalb desselben bei verschiedenen Porphyrieformen. *ALA* Aminolävulinsäure, *PBG* Porphobilinogen, *HMB* Hydroxymethylbilan, *UROGEN* Uroporphyrinogen, *COPROGEN* Coproporphyrinogen, PROTOGEN Protoporphyrinogen, *PROTO* Protoporphyrin, *ALA*-D ALA-Defizienz, *AIP* akut intermittierende Porphyrie, *CP* kongenitale Porphyrie, *PCT* Porphyria cutanea tarda, *EPP* erythopoetische Protoporphyrie, *HEP* Hepatoerythrocytäre Porphyrie, *VP* Porphyria variegata, *EP* erythropoetische Porphyrie

Tabelle 14.10. Porphyriediagnostik

	Erythropoietische Porphyrien			Hepatische Porphyrien						Andere	
	EP	EPP	EK	PCT	HEP	AIP	VP	HKP	ALA	PP	SBA
Photosensibilität	⇑	⇑	⇑	⇑	⇑	–	⇑	(⇑)	–	⇑	⇑
Urin											
Porphobilinogen	–	–	–	–	–	⇑	⇑	(⇑)	–	–	–
Uroporphyrin	⇑	–	–	⇑	⇑	⇑	⇑	(⇑)	⇑	–	⇑
δ-Aminolävulinsäure	–	–	–	–	–	⇑	⇑	⇑	⇑	–	–
Fäzes											
Protoporphyrin	(⇑)	⇑	–	–		–	⇑	(⇑)	⇑	–	⇑
Koproporphyrin	⇑	⇑	–	⇑	⇑	(⇑)	⇑	⇑	⇑	–	–
Erythrocyten											
Uroporphyrin	⇑	–	–	⇑	–	–	–	–	–	–	–
Koproporphyrin	⇑	(⇑)	⇑	⇑	–	–	–	–	⇑	–	–
Protoporphyrin	(⇑)	⇑	⇑	–	⇑	–	(⇑)	–	⇑	–	⇑

EP Erythropoietische Porphyrie, EPP Erythropoeitische Protoporphyrie, EK Erythropoietische Koproporphyrie, PCT Porphyria cutanea tarda, HEP Hepatoerythropoietische Porphyrie, AIP Akute intermittierende Porphyrie, VP Porphyria variegata, HKP Hereditäre Koproporphyrie, ALA-D ALA-Defizienz, PP Pseudoporphyrie, SBA Sideroblastische Anämie

grund der kurzen Halbwertszeiten seiner Metaboliten einer präzisen Regulation. Die Wasserlöslichkeit nimmt mit der Reduktion von Karboxylseitengruppen im Verlauf der Hämbiosynthese ab. Hierdurch entstehen abhängig vom jeweiligen Enzymdefekt die charakteristischen Nachweismuster der Porphyrine in Harn, Stuhl oder Erythrozyten.

Nicht selten bleibt ein nachgewiesener Enzymdefekt klinisch stumm, oder der aufgrund der Klinik erwartete Enzymdefekt läßt sich nicht nachweisen. Deshalb ist eine Zusammenschau der drei diagnostischen Pfeiler (Klinik, Metabolitenmuster, Enzymaktivitäten) wichtig, wenn auch nicht stets durchführbar.

Die Aufklärung der molekularen Defekte der Erkrankungen macht schnelle Fortschritte. Die Mutationen bei den einzelnen Krankheitsbildern zeigen jedoch größere Variabilität als angenommen; eine molekularbiologische Routine-Screening-Diagnostik ist daher, wie auch die Einführung einer somatischen Gentherapie, nicht für die nächste Zukunft zu erwarten. So erweisen sich phänotypisch Homozygote nicht selten als genotypisch „compound heterozygot" (d.h. aus zwei unabhängigen heterozygoten Defekten zusammengesetzt – meist besonders schwere Phänotypen).

Pathogenese. Die pathologische Wirkung der Porphyrine beruht einerseits auf ihrer Hepatotoxizität, andererseits auf ihrer photosensibilisierenden Wirkung. Letztere beruht auf der Absorption von UV-Licht mit Wellenlängen um 400 nm („Soret-Band"); das hierdurch aktivierte Porphyrin induziert aktivierte Sauerstoffradikale (singlet oxygen), die durch Bildung von Lipidperoxiden zur Membranzerstörung sowie zur Generierung von Entzündungsmediatoren (IL-1, IL-6), und Kollagenasen führen (Mechanismus der Blasenbildung).

14.10.1 Erythropoetische Porphyrien

Erythropoetische Porphyrie (syn. Günther-Porphyrie, Porphyria congenita)

Die sehr seltene Porphyria congenita ist die schwerste Porphyrieform. Sie ist durch Vermehrung der Metabolitenserie I gekennzeichnet, ihr Erbmodus ist autosomal-rezessiv. Krankheitsbeginn im Kleinkindalter.

Klinik. Leitsymptom ist die exzessive Lichtempfindlichkeit. Beginn mit erythematös-blasigen Reaktionen ähnlich Verbrennungen an den sonnenexponierten Körperregionen, die zu Superinfektion, Ulzera, scheckiger Hyperpigmentierung, Hirsutismus, Narben und Mutilationen führen. Die bedeckte Haut bleibt unverändert. Schwere Augensymtomatik (Keratokonjunktivitis, Ektropion, Symblepharon). Typische Symptome: Erythrodontie (rote Zähne), weinroter Harn. Im Wood-Licht Rotfluoreszenz von Zähnen, Erythrozyten und Harn. ***Assoziierte interne Veränderungen*** sind hämolytische Anämie (bedingt durch Radikalbildung in den Erythrozyten und Photohämolyse), Splenomegalie.

Wegen der starken Lichtempfindlichkeit können die Patienten nicht bei Tageslicht das Haus verlassen. Man vermutet, daß die sagenhaften „Werwölfe" ihren Ursprung in der Günther-Porphyrie haben.

Ätiologie. Defizienz der Uroporphyrinogen-III-Cosynthase (Chromosom 1q24) im Knochenmark oder deren Überforderung bei erhöhter Aktivität der ALA-Dehydrase und PBG-Deaminase. Die große Zahl der bereits nachgewiesenen Mutationen (Deletionen, Insertionen, Punktmutationen) erklärt die Variabilität des Phänotyps.

Labor. Stark vermehrte Uro-, Proto- und Koproporphyrine I in Erythrozyten, Plasma, Harn und Fäzes.

Fluorozyten im Blutausstrich (siehe unten). Den ersten diagnostischen Hinweis bietet manchmal eine violett bis dunkelbraune Verfärbung der Windeln durch die Porphyrine.

Therapie. Verfügbar sind lediglich prophylaktische Maßnahmen wie UV-Schutz, Überwachung der Anämieneigung und Therapie von auftretenden Hautinfektionen. Über die Wirksamkeit langfristiger oraler Gaben von Tierkohle wird berichtet. Bei der Anämie scheinen sich Radikalfänger (Vitamin C und E) positiv auszuwirken; schwere Anämie kann Indikation zur Splenektomie oder Knochenmarkstrantplantation sein (wechselnde Erfolge). Erste In-vitro-Versuche eines Gentransfers von cDNS der Uroporphyrinogen-III-Kosynthase durch einen retroviralen Vektor in Mausfibroblasten waren erfolgreich.

Differentialdiagnose. Xeroderma pigmentosum, Epidermolysis bullosa hereditaria, juveniles Pemphigoid, Hydroa vacciniformia.

Erthropoetische Protoporphyrie (syn. Erythrohepatische Protoporphyrie)

Ein seltenes autosomal dominantes (mit inkompletter Penetranz), in anderen Fällen homozygot rezessives Erbleiden, das durch Akkumulation von Protoporphyrin IX in Erythrozyten gekennzeichnet ist. Die Prognose ist gut.

Klinik (Abb. 14.26). Die Krankheit beginnt in der frühen Kindheit. Hauptsymptom ist eine charakteristische Lichtempfindlichkeit: Kurz nach Sonnenexposition stellt sich ein brennendes, stechendes Gefühl in der betroffenen Region ein (besonders Gesicht und Handrücken), Entstehung von Erythemen und urtikariellen Läsionen, manchmal mit Begleitpurpura, typischerweise jedoch *nicht* von Blasen. Die Hautläsionen heilen spontan ab, hinterlassen jedoch charakteristische depigmentierte rundliche eingezogene Närbchen. Nach einigen Jahren stellt sich eine typische greisenartige Runzelung und Verdickung der Haut der Handrücken ein (Einlagerung von PAS-positivem Material).

Assoziierte Symptome sind hämolytische Anämie (selten), hohe Inzidenz von Cholelithiasis; selten cholestatische Zirrhose und akutes Leberversagen (5% der Fälle; Ursache: Ablagerungen von Protoporphyrin in Hepatozyten, Kupffer-Sternzellen und Gallenausführungsgängen).

Häufiges Erstsymptom: Säuglinge schreien, wenn sie ins Sonnenlicht gestellt werden.

Histologie. Es findet sich homogenes, amorphes, leicht basophiles, PAS-positives Material in den dermalen Gefäßwänden und der Basalmembran, hier jedoch in geringerem Ausmaß als bei der Porphyria cutanea tarda.

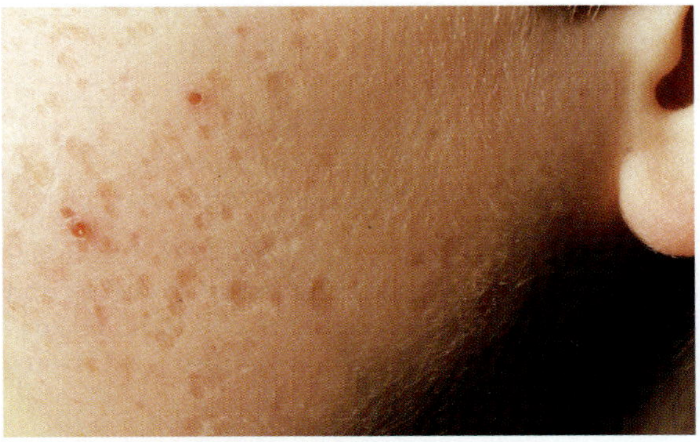

Abb. 14.26. Erythropoetische Protoporphyrie. Reizlose, schüsselförmig eingezogene Närbchen an den sonnenexponierten Regionen

Labor. Erhöhte Protoporphyrinwerte in Erythrozyten, weniger regelmäßig auch in Plasma und Fäzes; *keine* Porphyrine im Harn. Schnelldiagnostik: Einzelne Erythrozyten eines Blutausstriches zeigen rote Fluoreszenz („Fluorozyten").

Ätiologie. Defizienz der mitochondrialen Ferrochelatase, dadurch Störung der Umwandlung von Protoporphyrin in Häm (Einbau von Eisen). Protoporphyrin ist so hydrophob, daß es ausschließlich über die Galle ausgeschieden wird, dort akkumuliert und die Bildung von Gallensteinen begünstigt. Das kodierende Gen liegt am langen Arm des Chromosom 18; verschiedene Deletionen und Punktmutationen wurden nachgewiesen.

Differentialdiagnose. Polymorphe Lichtdermatose (Hydroa vacciniformia), solare Urtikaria, Angioödem, Lipidproteinose.

Therapie. Vermeidung von UV-Exposition bzw. externer Lichtschutz mit UVA-Blockern sind notwendig. β-Karotin (Wirkungsweise: Radikalfänger) hat in mehreren nicht kontrollierten Studien Wirksamkeit gezeigt (Nebenwirkung: orangefarbige Verfärbung der Haut). Die Wirkung von Cholestyramin und Vitamin E ist fraglich. Vom erfolgreichen Versuch eines In-vitro-Gentransfers intakter cDNS des Enzyms in Patienten-Fibroblasten wurde berichtet.

Sideroblastische Anämie. Die sideroblastische Anämie geht nicht selten mit erhöhten Protoporphyrin-Werten in den Erythrozyten und Hautveränderungen wie bei der erythropoietischen Protoporphyrie einher.

Kongenitale erythropoetische Koproporphyrie. Eine extrem seltene Verlaufsform mit Photosensibilität, Blasenbildung der Handrücken und erhöhten Proto- und Koproporphyrinwerte in den Erythrozyten.

14.10.2 Hepatische Porphyrien

Porphyria cutanea tarda (syn. symptomatische Porphyrie, akquirierte hepatische Porphyrie)

Porphyria cutanea tarda ist die häufigste Porphyrieform. Sie ist häufig mit Alkoholabusus assoziiert und durch ein charakteristisches klinisches Bild gekennzeichnet, das auf Akkumulation von Uro- und Koproporphyrinen beruht.

Epidemiologie. Trotz mehrerer tausend beschriebener Fälle ist die Epidemiologie nur mangelhaft aufgearbeitet. Porphyria cutanea tarda tritt im mittleren Erwachsenenalter auf und kam früher fast ausschließlich bei Männern vor, was wahrscheinlich an der Prävalenz des Alkoholismus lag (wichtigster toxischer auslösender Faktor). In den letzten Jahren zunehmende Inzidenz bei Frauen, wahrscheinlich im Zusammenhang mit oralen Kontrazeptiva (***Östrogene***!). Weitere wichtige auslösende toxische Agenzien sind γ-Hexachlorcyclohexan (Beispiel: epidemisches Auftreten von Porphyria cutanea tarda im Rahmen einer Massenvergiftung in der Türkei in den 50er Jahren durch Weizen, dem dieser Stoff als Insektenschutzmittel beigemengt war), Barbiturate. Ferner wurde eine erhöhte Inzidenz bei AIDS-Kranken beobachtet. Eine gehäufte Assoziation mit Hepatitis B und C wurde beschrieben (Stimulation der Expression von Ferritin-Rezeptoren an den Hepatozyten), konnte allerdings in neueren Arbeiten nicht bestätigt werden.

Die bekannten Realisationsfaktoren entfalten ihre Wirkung über die Induktion von Zytochrom P450, dem Regulator der Häm-Biosynthese.

Klinik (Abb. 14.27 u. 14.28). Hervorstechendste Veränderung ist die oft erhebliche Hyperpigmentierung der sonnenexponierten Haut. Dies trifft auch auf die Haare zu, die dunkel, manchmal schwarz werden, auch wenn sie vorher schon ergraut waren (wichtige anamnestische Frage: „Sind die Haare dunkler geworden"). Daneben Hypertrichose des Gesichts von nichtvirilem Typ (z. B. an den Schläfen, buschige Augenbrauen), Zeichen chronischen UV-Schadens (Favre-Racouchot-Syndrom: Elastosis cutis, senile Komedonen) und eine typische diffuse livide Rötung der Orbitalregion, manchmal der Handrücken. Fast diagnostisch ist eine hohe Verletzlichkeit der läsionalen Haut nach oft schon geringen mechanischen Traumen. Die Handrücken sind typischerweise mit frischen und älteren Exkoriationen, Blasen und Blutkrusten bedeckt, daneben zahlreiche depigmentierte Närbchen sowie reichlich Milien. Die Betroffenen sind sich oft, aber nicht immer dieser Verletzlichkeit bewußt („Da stoße ich mich nur immer an beim Arbeiten"). Sowohl an UV-exponierten als auch an den bedeckten Körperteilen können pseudosklerodermatische Hautverdickungen entstehen.

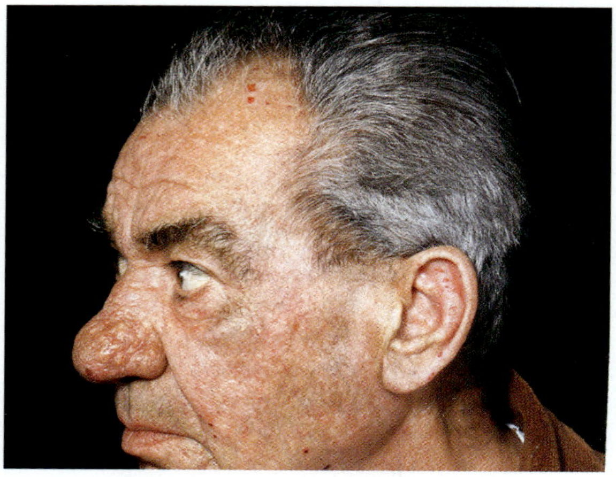

Abb. 14.27. Porphyria cutanea tarda. Diffuse Hyperpigmentierung der oberen Gesichtshälfte, Hypertrichose (Kapillitium, Augenbrauen, Schläfen), nachgedunkelte Kopfhaare (Schläfenhaare werden wieder schwarz!), krustige Läsionen. Nebenbefund: Rhinophym

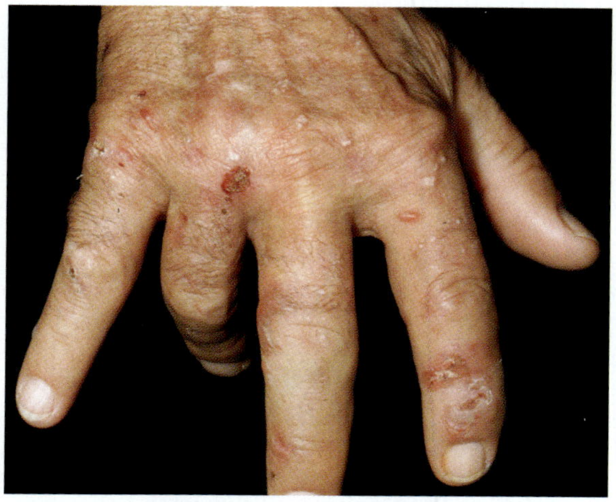

Abb. 14.28. Porphyria cutanea tarda. An Hand- und Fingerrücken zahlreiche frischere und ältere Blasen, Närbchen und Milien

Paradoxerweise besteht trotz der offensichtlich schädigenden Rolle des Lichts ***keine akute Photosensibilität*** (Sonnenempfindlichkeit wird meist verneint). Auch experimentell lassen sich trotz nachweisbar erhöhter Porphyrine in der Haut nicht vermehrt DNS-Strangbrüche oder akute phototoxische Reaktionen hervorrufen. Dennoch berichten die Patienten von einer saisonalen Besserung im Herbst und Verschlechterung im Frühjahr. Möglicherweise provozieren UV-Strahlen indirekt über Induktion von Kollagenasen die typischen Veränderungen.

Assoziierte Symptome sind ***weinroter Harn*** (wichtiges anamnestisches Symptom), Leberschäden (alkoholische Fettleber, Zirrhose, chronische Hepatitis und Leberkarzinom).

Ätiologie. Defizienz der Uroporphyrinogen-Dekarboxylase (Chromosom 1p21) in den Hepatozyten, Aktivitätssteigerung der ALA-Synthase. Man unterscheidet

Porphyria cutanea tarda	Äthylalkohol Östrogen Hexachlorbenzol Chlorierte Phenole Eisen Chloroquin (in hohen Dosen)
Akute intermittierende Porphyrie Prophyria variegata Hereditäre Koproporphyrie	Infekte Äthylalkohol Östrogen, Progestin Sulfonamide, Pyrazinamid, Chloramphenicol, Griseofulvin Barbiturate, Halothan Phenytoin, Carbamazepin, Primidon Benzodiazepine, Imipramin, Chlordiazepoxid, Methyldopa Clonidin, Ergot-Alkaloide Pentazocin, Phenylbutazon, Diclofenac Theophyllin Orale Antidiabetika (Hereditäre Koproporphyrie)
Pseudoporphyrie	Hämodialyse Furosemid, Chlortalidon, Aspirin Nalidixinsäure, Tetracyclin Pyridoxin Cyclosporin A, Retinoide Hexachlorbenzol Vit. B-Komplex

Tabelle 14.11. Auslösende Faktoren bei Porphyrien

eine ***akquirierte*** Form, bei der die Enzymdefizienz nur die Leber betrifft und deren Symptome durch einen Realisationsfaktor (Tabelle 14.11) (Alkohol, Östrogene, Eisen, polychlorierte Kohlenwasserstoffe) ausgelöst werden, von der selteneren (ca. 20 %) ***hereditären*** Form (autosomal dominant mit geringer Penetranz). Die homozygote Form der hereditären Erkrankung entspricht der sehr seltenen hepatoerythropoietischen Porphyrie.

Bei Patienten mit Prostatakarzinom und bei postmenopausalen Frauen kann eine Östrogengabe auslösend sein. Alkoholabhängige Patienten zeigen häufig Zeichen des Hyperöstrogenismus (Gynäkomastie, Spider naevi etc.) – mögliche zusätzliche pathogenetische Rolle.

Labor. Hauptmerkmale sind Eisenüberladung des Körpers (Überfüllung der Eisenreservoirs, Polyglobulie) und massive Porphyrinausscheidung im Urin.

Die Ursache der Eisenvermehrung im Organismus ist nicht bekannt. Die Wirkung des Eisens beruht möglicherweise darauf, daß sowohl die ALA-Synthase als auch die Ferritin- und Transferrinrezeptoren posttranskriptionell aufreguliert werden. In-vitro-Experimente zum Einfluß von Eisen auf die Uroporphyrin-Oxidase sind widersprüchlich.

Die Vermehrung der Porphyrine betrifft v. a. Uroporphyrine im Harn (sowohl Serie I als auch III) und die Uro-, Isokopro- und Koproporphyrine im Stuhl. Bei der Inspektion des Harns unter Woodlicht kommt es – in manchen Fällen erst nach Oxidation durch Zusatz von 10 % Essigsäure – zur Rotfluoreszenz (Abb. 14.29). Diese ist allerdings ein unzuverlässiges diagnostisches Kriterium (pos. ab ca. 5–6 mg Uroporphyrin/l). Plasma- und Erythrozytenkonzentrationen von Porphyrinen sind normal. Die Unterscheidung der akquirierten von der hereditären Krankheitsform erfolgt durch Bestimmung der Uroporphyrinogen-decarboxylase in den Erythrozyten.

Histologie. Subepidermale Blasenbildung und PAS-positive Hyalinisierung der dermalen Kapillaren. In der direkten Immunfluoreszenz IgG, IgM und C3 Ablagerungen an der Basalmembran.

Differentialdiagnose. Pseudoporphyrie, Porphyria variegata, Sklerodermie, Epidermolysis bullosa aquisita. Isokoproporphyrin im Stuhl findet sich ausschließlich bei der Porphyria cutanea tarda. Die Ratio von Uroporphyrin zu Koproporphyrin im Harn ist > 3:1 (gegenüber < 1:1 bei der Porphyria variegata).

Therapie. Mögliche Realisationsfaktoren müssen identifiziert und ausgeschaltet werden. Der erste und wesentliche Schritt der Behandlung sind ***Aderlässe*** (Entleerung der Eisenreservoirs, Aufhebung der hemmenden Wirkung des Eisens auf die Uroporphyrinogen-Decarboxylase bzw. der induzierenden Wirkung auf die ALA-Synthetase und damit Durchbrechung des Circulus vitiosus der Porphyrinsynthese,). Es werden 1–2mal wöchentlich 450 ml Blut entnommen. Nach einigen Sitzungen und bei Rückgang der Symptomatik kann die Frequenz reduziert werden, eine Remission wird üblicherweise nach einer Gesamtentnahme von 4–10 l erreicht. Bei Patienten mit Anämie kann eine gleichzeitige Gabe von Erythropoietin einen Teil des Eisens bin-

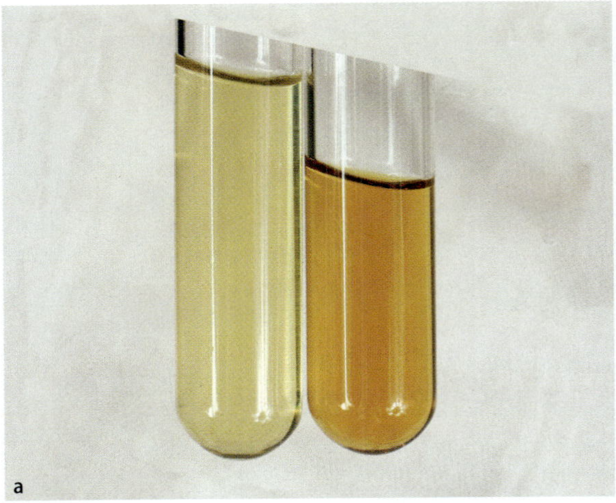

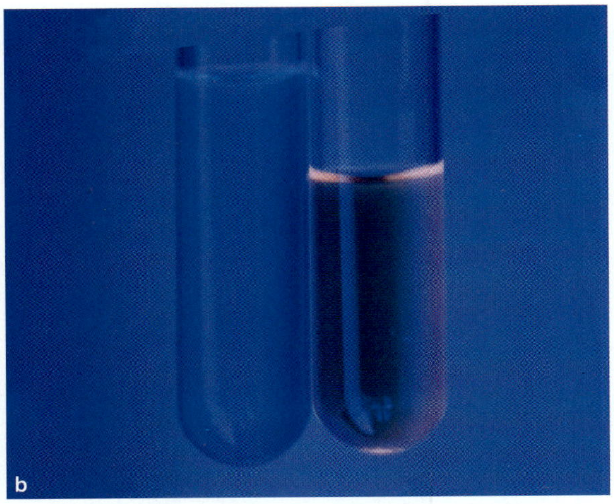

Abb. 14.29 a, b. Harnproben eines Patienten mit Porphyria cutanea tarda und einer Normalperson. Der Harn des Kranken ist im Tageslicht rötlich (**a**), im Wood-Licht *rot* fluoreszierend (**b**)

den und die Durchführung der Aderlaßtherapie ermöglichen oder ersetzen.

Als zweiter wesentlicher Schritt folgt eine ***kontrollierte Behandlung mit Chloroquin:*** Dieses bindet sich an die in der Leber lysosomal gespeicherten Porphyrine, macht sie dadurch besser wasserlöslich und bewirkt die Entleerung der Depots. Heute werden niedrigdosierte Schemen (125 mg 2 x wöchentlich oder 80 mg alle 2 Tage) hochdosierten vorgezogen (500 mg/ Tag – für therapieresistente Fälle!). Nach ca. 6–9 (selten mehr) Monaten kommt es üblicherweise zur völligen Remission. Kombinierte Behandlung von Aderlaß mit Chloroquin verkürzt die Therapiedauer.

In hoher Dosis verabreicht, kann Chloroquin durch massive Freisetzung der Porphyrine zu Leberzellnekrose und damit zu bedrohlichen Zuständen führen. Die Chloroquintherapie kann anfangs nebenwirkungsreich sein (gastrointestinale Symptomatik, Fieber, Muskelschmerzen) und muß daher *stets stationär* durchgeführt werden. Da es zu einer vorübergehenden Belastung der Leber kommt (Anstieg der Transaminasen), ist sie bei ausgeprägten Leberschäden kontraindiziert. Vor Beginn der Therapie und anschließend zweimal monatlich sollten Leberfunktionstests erfolgen. Wegen der möglichen Ausbildung einer Retinopathie (ab einer kumulativen Dosis von 100 g möglich) sind ***vor*** und in mehrmonatigen Abständen ***während*** der Therapie ophthalmologische Kontrollen durchzuführen.

Prognose. Gut, solange keine schweren Leberkomplikationen vorliegen.

Fallbericht: Ein 66jähriger Standespolitiker, der aus Berufsgründen häufig alkoholexponiert war und die Wochenenden auf seinem Segelboot am Bodensee zu verbringen pflegte, äußerte den Wunsch nach einer Salbe, die die letztens schlechte Wundheilung verbessern sollte. Es fanden sich zahlreiche Krusten, Närbchen und Milien an den Handrücken wie auch an der Glatze („Das war der Großbaum"), die durch Kontakt mit dem sperrigen Inventar des Segelbootes entstanden waren. Der Mann war stark sonnengebräunt, in der Gesichtsmitte kupferfarben, Schläfenhaare und Augenbrauen grobsträhnig und kohlschwarz. In den letzten Wochen hätte er sich müde und unwohl gefühlt, der Harn war dunkel („Aber hell war er nie"). Bei der Untersuchung fanden sich Polyglobulie (Hämoglobin 19,5), Eisenüberladung, erhöhte Transaminasen und eine Lebersteatose. Die Harnwerte für die Gesamtporphyrine waren stark erhöht (6300 µg/ 24 Stunden; Normalwerte < 150 µg/24 Stunden). Nach dreimaligem Aderlaß wurde eine niedrigdosierte Chloroquintherapie begonnen, die er bis auf milde Fieberschüben gut vertrug. Im Lauf von vier Monaten kam es zur Normalisierung der Porphyrinwerte, zur deutlichen Bessserung des Wohlbefindens und der Verletzlichkeit der Haut. Chloroquin wurde nach 9 Monaten abgesetzt. Der Alkoholkonsum wurde (laut Patient) auf Normalmaße reduziert, der Segelsport jedoch weiter ausgeübt.

Hepatoerythropoietische Porphyrie. Homozygote (oder auch „compound heterozygote") Form des hereditären Typs der Porphyria cutanea tarda. Schwerer Verlauf, schon ab dem Kindesalter ausgeprägte Photosensibilität, Blasenbildung, Pseudosklerodermie und sogar Mutilationen; oft schwere Lebersymptomatik.

14.10.3 Akute Porphyrien

Die folgenden vier Porphyrieformen manifestieren sich typischerweise in Form akuter Attacken. Hautsymptome spielen eine untergeordnete Rolle.

Akut intermittierende Porphyrie

Eine seltene, autosomal dominant vererbte Porphyrie, die durch erhöhtes Porphobilinogen im Harn gekennzeichnet ist. Sie ist häufiger bei Frauen und wird erst nach der Pubertät manifest. 90 % der Heterozygoten bleiben klinisch und laborchemisch unauffällig.

Klinik. Die akut intermittierende Porphyrie ist durch intensive gastrointestinale und neurologische Symptomatik gekennzeichnet. Typisch sind intermittierend, anfallsartig auftretende spastische Bauchschmerzen, teilweise von Erbrechen oder auch Stuhlverhalten begleitet. Die neurologische Symptomatik manifestiert sich am häufigsten als periphere Neuropathie, bis zur Ausbildung schlaffer Lähmungen. In manchen Fällen auch psychiatrische Symptome. Die häufigsten Auslöser sind Medikamente und der Menstruationszyklus.

Die Erkrankung kann lebensbedrohliche Ausmaße annehmen, so daß intensivmedizinische Überwachung notwendig wird (Atemlähmung). Die abdominalen Schmerzen können mit Leukozytose und Fieber einhergehen und frustrane exploratorische Laparatomien nach sich ziehen. Wird die hierzu notwendige Allgemeinnarkose mit Barbituraten eingeleitet, kann es zur fulminanten Verschlechterung der ohnehin vorliegenden akuten Attacke kommen.

Labor. Akkumulation von ALA und Porphobilinogen im Urin (im Gegensatz zur Pophyria variegata auch im anfallsfreien Intervall); da diese Substanzen nicht photosensibilisierend sind, fehlen Hautsymptome.

Ätiologie. Defizienz der PBG-Deaminase. Zum Ausbruch der Krankheit sind wieder zusätzliche Realisationsfaktoren (s. Tabelle 14.11, Medikamente, Hormone, hypokalorische, kohlenhydratarme Diät) erforderlich. Das kodierende Gen wurde auf Chromosom 11q23 lokalisiert. Eine Vielzahl verschiedener Mutationen und Polymorphismen wurden nachgewiesen. Dies erklärt die klinische Variabilität, wegen der die Krankheit den Spitznamen *„little imitator"* trägt.

Therapie. Vermeidung auslösender Medikamente. Während der Schmerzattacken großzügige Analgesie (Opiate) und Sedierung (Chlorpromazin). Als spezifische Therapie werden Infusionen mit Hämatin oder Häm-Arginin gegeben, die über eine Hemmung der ALA-Synthetase wirken. Metalloporphyrine und LHRH-Agonisten scheinen die Anfallsdauer zu verkürzen, sind jedoch von Nebenwirkungen begleitet.

Bei allen akuten Porphyrien ohne Gefährdung verwendbare Medikamente sind in Tabelle 14.12 aufgelistet.

ALA-Defizienz. Defizienz der ALA-Dehydratase (Chromosom 9q34) mit erhöhter δ-Aminolävulinsäure und Koproporphyrin im Harn. Klinische Symptomatik wie bei der akuten intermittierenden Porphyrie, keine Hautveränderungen. Sehr selten.

Porphyria variegata (Protokoproporphyrie)

Ein autosomal dominantes Krankheitsbild. Die Hautsymptome sind klinisch von der Porphyria cutanea tarda kaum unterscheidbar, die internen Manifestationen ähnlich denen der akut intermittierenden Porphyrie. Sie ist durch erhöhte Ausscheidung von Proto- und Koproporphyrin im Stuhl gekennzeichnet. Das Plasma zeigt eine Fluoreszenz mit einem Maximum bei 624–626 nm (Porphyrin-Protein-Konjugate). Die Symptome von Haut und internen Organen treten zeitlich unabhängig auf.

Ätiologie. Defizienz der Protoporphyrinogen-Oxidase (Chromosom 14q32), Aktivitätssteigerung der ALA-Synthetase. Auch bei dieser Porphyrie scheint es eine beträchtliche Heterogenität der Mutationen zu geben (mit Ausnahme der Fälle in Südafrika, die wahrscheinlich sämtlich auf eine 1688 aus den Niederlanden immigrierte Vorfahrin zurückgehen).

Fallbericht: Eine 32jährige türkische Hotelangestellte wird wegen des Verdachts auf M. Addison zugewiesen: Sie ist von dunkler Komplexion und zeigt eine scheckige Hyperpigmentierung des Gesichts, vor allem im seitlichen Wangenbereich, die erst seit einigen Monaten bestehe; eine deutliche Pigmentierung der Handfurchen fehlt jedoch. In den letzten Monaten sei sie schwach, es sei ihr ständig übel, sie könne kaum arbeiten, werde jedoch von Kollegen drangsaliert. Nähere Befragung ergibt massive psychosoziale Probleme: Sie fühlt sich in Österreich verloren und einsam, ihr Traum eines Studiums sei trotz Matura zerronnen, innerhalb der Familie sei sie isoliert, da sie eine vom Bruder arrangierte Ehe verweigert habe. Sie ist virgo intacta. Alkohol und Hormonpräparate werden verneint. Nach Erhalt eines norma-

Tabelle 14.12. Verwendbare Medikamente bei den akuten Porphyrien

Glucocortikoide	
NSAD	Aspirin, Ibuprofen, Indomethacin, Acetaminophen, Naproxen, Narkotika
Antibiotika	Penicilline, Cephalosporine, Tetrazykline, Chloramphenicol, Streptomycin, Nitrofurantoin
Psychopharmaka	Amitryptilin, Oxazepam, Phenotiazine, Chlordiazepoxid, Chloralhydrat, Lithium
Heparin	
Andere Pharmaka	Adrenalin, Atropin, Colchizin, Diphenhydramin, EDTA, Guanethidin, Insulin, Neostigmin, Prostigmin, Succinylcholin, Propranolol, Thyroxin, Thiouracil

len Hormonstatus wird die Verdachtsdiagnose einer ethnischen Hyperpigmentierung, verstärkt durch die irritative Wirkung ständigen Weinens, bei exogen depressivem Zustrandsbild gestellt. Psychiatrische Behandlung wird in die Wege geleitet. Erst am Tag der Entlassung treffen die Porphyrinwerte ein, die die Diagnose einer Porphyria variegata ergeben.

Hereditäre Koproporphyrie (Idiopathische Koproporphyrie)

Dies ist ein seltenes gynäkotropes Leiden mit stark erhöhtem Koproporphyrin in Harn und Fäzes, wahrscheinlich autosomal dominant. Die homozygote Form manifestiert sich als die extrem seltene Harderoporphyrie.

Klinisches Bild und Differentialdiagnose. Die Symptomatik gleicht der Porphyria variegata, die Anfälle sind jedoch milder und die neurologischen Ausfälle seltener. Leberfunktionsstörungen und Todesfälle mit Tetraplegie und Lähmung der Atemmuskulatur sind beschrieben. In ca. 20 % der Fälle liegt eine Photosensibilität vor. Im Gegensatz zur Porphyria variegata besteht eine Prädominanz von Koproporphyrin in den Fäzes.

Ätiologie. Vermutlich Defizienz der Koproporphyrinogen-Oxidase (Chromosom 9). Verschiedene Pharmaka (Barbiturate, orale Antidiabetika, Kontrazeptiva) sind potentielle Auslöser.

Pseudoporphyrie (PCT-artige bullöse Dermatose)

Unter Pseudoporphyrie versteht man Zustandsbilder, die klinisch und histologisch von einer echten Prophyria cutanea tarda nicht unterscheidbar, jedoch von keiner nachweisbaren pathologischen Porphyrinverteilung sind. Sie wurden nach Gabe von nichtsteroidalen Antiphlogistika (insbesondere bei Kindern mit juveniler rheumatoider Arthritis), Diuretika sowie vor allem bei Patienten mit dialysepflichtiger Niereninsuffizienz beschrieben (s. Tabelle 14.11). (Andererseits beobachtet man unter Dialysepatienten auch solche, die erhöhte Plasmaporphyrinwerte, jedoch keinerlei Symptome zeigen, s. unten). Ein Enzymdefekt konnte nicht nachgewiesen werde (Phänotyp einer Porphyria cutanea tarda ohne entsprechenden Genotyp). Die genaue Ursache ist nicht geklärt.

Therapie. Symptomatisch. Nach Absetzen der auslösenden Noxe rasch reversibel.

14.10.4 Sekundäre Porphyrinopathien

Von den Porphyrien sind Krankheitszustände zu unterscheiden, bei denen die Porphyrinurie lediglich Begleiterscheinung anderer Störungen ist und die definitionsgemäß keine klinische Symptomatik und damit auch keine Hautveränderungen zeigen. Sie treten bei Cholestasesyndromen, nach Dialyse und ausgelöst durch Alkohol, Blei und andere Umweltchemikalien auf (wahrscheinlich durch Enzymhemmung).

14.11 Lipoidproteinose (syn. Hyalinosis cutis et mucosae, M. Urbach-Wiethe)

Eine seltene, autosomal rezessive Erbkrankheit mit Ähnlichkeit zur erythopoetischen Protoporphyrie, die durch Ablagerungen eines „hyalinen" Materials (Lipoidprotein) an den Basallaminae von Haut und Schleimhaut, sowie Haut- und Hirngefäßen gekennzeichnet ist.

Pathogenese. Produzenten und genaue chemische Zusammensetzung des Ablagerungsproduktes sind unbekannt. Es handelt sich um ein PAS-positives, blaß-eosinophiles, homogenes, elektronenmikroskopisch fibrogranuläres Material, das biochemisch Glykoproteine (Typ-IV-Kollagen, Laminin) und Neutralfett- und Cholesterin-Tröpfchen enthält. Es findet sich in dicken konzentrischen Schalen um die reduplizierten Basallaminae von Gefäßen und Epidermis und bedingt Rigidität und Verletzlichkeit der betroffenen Gewebe; keine Photosensitivität.

Klinik. Bei Geburt ist das Kind normal, fällt aber durch sein *heiseres Schreien* auf. Bis zur Adoleszenz Entwicklung zum Vollbild, das im weiteren Verlauf stabil bleibt. Haut (vorwiegend des Gesichts) und die gesamte Mundschleimhaut bis zum Larynx (Heiserkeit!) erscheinen diffus verdickt, rigide, schlecht verschieblich (charakteristischer Palpationsbefund) und wächsern-transluzent; zusätzlich wächserne Papeln besonders an den Augenlidern und perioral. Alopezie von Wimpern und Augenbrauen kommt vor. Die Haut ist leicht verletzlich, die Wundheilung gestört; Ekzematisation, Krusten, Narben. In späteren Stadien Auftreten knotiger und plaqueartiger Infiltrate, die die Oberflächentextur der Haut buckelig erscheinen lassen. Die Zunge ist verhärtet, gelblich verfärbt und kann nicht herausgestreckt werden (*diagnostisches Zeichen!*) (Abb. 14.30). In 30 % der Fälle fehlen die oberen lateralen Schneidezähne. Die *Heiserkeit* bleibt während des Lebens bestehen. Durch Umscheidung ihrer Ausführungsgänge kommt es zur Obstruktion der Tränenpunkte, der Speicheldrüsenausführungsgänge, in intensiven Fällen auch des Larynx.

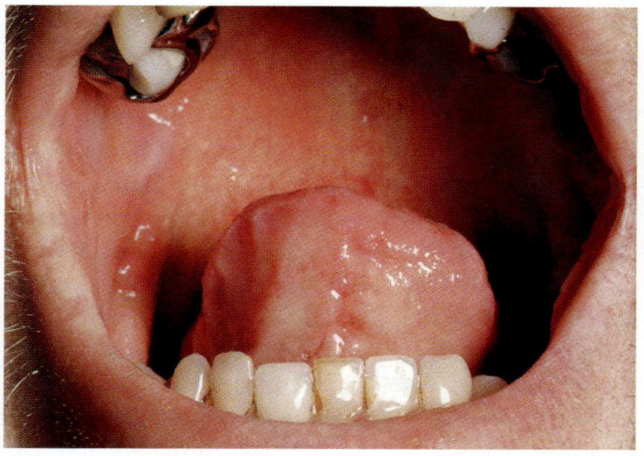

Abb. 14.30. Hyalinosis cutis et mucosae. Verkürzte und derbe Zunge (hier maximal herausgestreckt)

Neurologisch-psychiatrische Manifestationen. Epilepsie verschiedenen klinischen Typs, psychische Veränderungen, Beeinträchtigung des IQ.

Differentialdiagnose. Erythropoetische Protoporphyrie. Bei dieser sind jedoch die Schleimhäute frei (keine Heiserkeit), bei Lipoidproteinose besteht hingegen *keine* Lichtempfindlichkeit. Systemische Amyloidosen; beide Erkrankungen können gleichzeitig vorliegen.

Therapie und Prognose. Lebenserwartung nicht wesentlich beeinträchtigt; mögliche Todesursachen: neurologische Ausfälle, Obstruktion der oberen Luftwege. Keine Therapie bekannt.

14.12 Muzinosen

Eine Gruppe von Krankheiten, die durch umschriebene oder generalisierte Anreicherung von (auch unter physiologischen Bedingungen in der Dermis vorkommenden) Glykosaminoglykanen gekennzeichnet ist. Die Krankheitsgruppe besitzt gemeinsame histopathologische Merkmale, ist jedoch pathogenetisch heterogen.

Glykosaminoglykane bilden gemeinsam mit Kollagen- und elastischen Fasern, Mikrofibrillen, Salzen und Wasser die extrazelluläre Matrix der Dermis (s. Allgemeiner Teil). Es handelt sich um aus Disacchariden aufgebaute, stark anionische Polysaccharidketten. Durch hydrostatische Wechselwirkung der Glykosaminoglykane mit Wasser- und Salzmolekülen erhält die Dermis ihre Konsistenz und Druckfestigkeit. Bei Störungen des Glykosaminoglykan-Stoffwechsels kann es zur quantitativ und qualitativ veränderten Zusammensetzung der Extrazellulärsubstanz in der Dermis kommen – in der herkömmlichen Terminologie ***Mukopolysaccharidosen.***

Ätiologie und Pathogenese aller dieser meist seltenen Krankheiten sind unklar. Man klassifiziert vereinfachend primäre und sekundäre Muzinosen (Tabelle 14.13); bei letzteren ist die Muzinvermehrung Nebenaspekt anderer pathologischer Vorgänge.

Tabelle 14.13. Muzinosen der Haut

I. Primäre Muzinosen	Myxödem (systemisches und prätibiales) Skleroederma adultorum Buschke Papulöse Muzinose (Skleromyxödem) Hereditäre Mukopolysaccharidosen REM-Syndrom (retikuläre erythematöse Muzinose) Fokale Muzinose, Mukoidzyste Mucinosis follikularis
II. Sekundäre Muzinosen	Granuloma anulare Hauttumoren (epidermale, mesodermale, neurale) chron. UV-Schaden Ekzeme Psoriasis Lupus erythematodes, Dermatomyositis, Sklerodermie hypertrophe Narben Eosinophilie-Myalgie-Syndrom, toxic oil-syndrome

Histologie. Muzin stellt sich im HE-Schnitt als leicht basophiles, feinfaseriges, zwischen den Kollagenfasern liegendes Material dar („wie gesponnen"). Es reagiert mit Alcianblau und kolloidalem Eisen und färbt sich in der Toluidinblau-Färbung metachromatisch.

14.12.1 Papulöse Muzinose (syn. Lichen myxödematosus)

Eine seltene primäre Muzinose mit chronisch progredientem Verlauf, die durch papulourtikarielle Läsionen mit Neigung zu Konfluenz gekennzeichnet ist. Ausgedehnte, sklerosierende Formen werden als ***Skleromyxödem*** (Arndt-Gottron) bezeichnet. Assoziation mit Plasmozytom und HIV-Infektion wurde beschrieben.

Klinik (Abb. 14.31). Die mildeste Ausprägung des klinischen Spektrums sind einzelne hautfarben-rötliche Papeln, die konfluieren können und dann den Eindruck der Lichenifikation und/oder allgemeinen Verdickung der Haut erwecken. Prädilektionsstellen: Handrücken, Streckseiten der Arme, oberer Rumpf, Gesicht, axillär. Im Gesicht bewirken die Veränderungen eine mimische Starre. Bei der ***maximalen Variante***, dem ***Skleromyxödem***, finden sich plattenartige Einscheidungen der Gelenke mit Bewegungseinschränkung. Krankheit des mittleren Erwachsenenalters. Systemzeichen fehlen meist, obwohl auch in Koronargefäßen, Nieren, Nebennieren, Pankreas und Nerven Muzinablagerungen nachweisbar sind. Verlauf protrahiert.

Seltene assoziierte Zeichen: proximale Myopathie, Polyarthritis, Motilitätsstörung des Ösophagus, Heiserkeit, organisches Psychosyndrom.

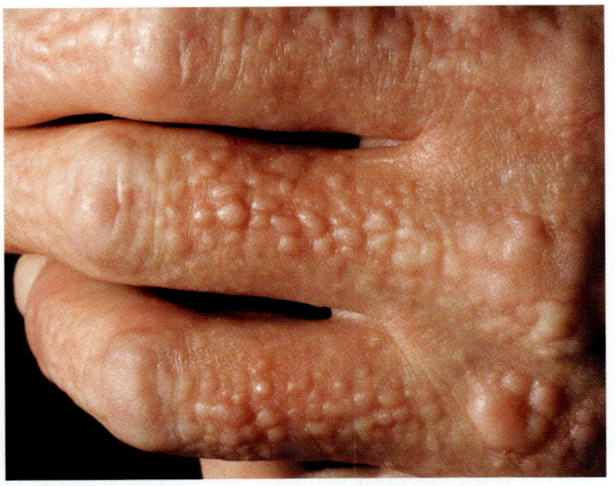

Abb. 14.31. Skleromyxödem. Derbe, glatte Papeln und Knoten der Akren

Histologie. Muzinmassen in der oberen und mittleren Dermis; Fibroblastenproliferation, milde perivaskuläre Entzündung.

Immunfluoreszenz. In manchen Fällen Ablagerungen von IgG und IgM in der papillären und oberen retikulären Dermis.

Labor. Meist kann im Serum ein monoklonales IgG (vorwiegend λ-Leichtketten) nachgewiesen werden.

Ätiologie und Pathogenese. Die Natur der zugrundeliegenden Plasmazelldysfunktion ist bislang undefiniert. Das Paraprotein ist ein 110 kD Molekül mit hohem Lysin-Anteil, das sich dementsprechend basophil anfärbt. Weil IgG-Moleküle 160 kD aufweisen, vermutet man, daß ein Teil des Fc-Fragmentes abgespalten ist. In-vitro-Experimente haben eine Induktion der Proliferation humaner Fibroblasten durch Patientenserum gezeigt (auch nach Extraktion des Paraproteins!).

Therapie. Unbefriedigend. Teilerfolge wurden durch Zytostatika (Cyclophosphamid, Chlorambucil, Melphalan evtl. in Kombination mit Kortikosteroiden), Isotretinoin, PUVA-Therapie, Bestrahlung mit schnellen Elektronen und Plasmapherese erzielt.

Differentialdiagnose. Trichoepitheliome, M. Pringle, Skleroedema adultorum Buschke, Amyloidose.

14.12.2 Skleroedema adultorum Buschke

Eine primäre Muzinose unbekannter Ätiologie mit Induration der Haut durch Vermehrung des dermalen Bindegewebes und Ablagerung von sauren Mukopolysacchariden; Gynäkotropie.

Epidemiologie. Sehr selten, weltweit verbreitet, Prädilektion von Frauen mittleren Alters und Kindern.

Klinik. Rasches (selten schleichendes) Auftreten einer symmetrischen, nicht wegdrückbaren (Fingerdruck bleibt nicht bestehen!) Induration der Haut. Beginn häufig zervikal, Ausbreitung innerhalb von Wochen auf Gesicht, Thorax und obere Extremitäten. Die Induration ist unscharf begrenzt und zeigt eine wachsartig bleich schimmende Oberfläche. Der Patient ist wie „eingescheidet", kann den Kopf kaum zur Seite drehen; die Exkursionsweite der Schultergelenke, manchmal auch die Atembewegungen sind beeinträchtigt. Die Hautoberfläche ist verstrichen, das Aufheben von Falten nicht möglich. Das Gesicht ist gedunsen, ausdruckslos, die Mimik aufgehoben, die Mundöffnung erschwert, gelegentlich Verdickung der Zunge. Systemzeichen fehlen.

Assoziierte Symptome: kardiale Beteiligung (diastolischer Galopp, S-T-Strecken-Senkung, negative T-Welle); in seltenen Fällen Gelenk-, Pleura-, Leber- und Skelettmuskelbeteiligung.

Histologie. Ödem der papillären Dermis, das Kollagen erscheint aufgefasert, schüttere lymphohistiozytäre Infiltrate. Die ekkrinen Schweißdrüsen liegen im oberen Drittel der Dermis, das subkutane Fettgewebe ist zugunsten des Bindegewebes vermindert. Letzteres ist Alcianblau-positiv und in der Toluidinblau-Färbung metachromatisch (Hyaluronsäure)

Labor. Antistreptolysin-Titer häufig erhöht. Assoziation mit Diabetes mellitus oder Hyperinsulinismus. In manchen Fällen sind monoklonale IgG im Serum nachweisbar.

Ätiologie und Pathogenese. Bei 65% der Patienten können Fieber, Krankheitsgefühl, Muskel- und Gelenkschmerzen sowie Streptokokkeninfekte vor Ausbruch der Hautveränderungen erhoben werden; viele Patienten sind adipöse Diabetiker. Auf welchem Weg die Bindegewebsproliferation induziert wird, ist unbekannt.

Therapie und Prognose. Bei der Mehrzahl der Patienten kommt es innerhalb von Monaten zur spontanen Rückbildung; bei Diabetikern ist dies seltener der Fall. Eine wirksame Behandlung ist nicht bekannt.

14.12.3 Muzineinlagerungen bei Schilddrüsendysfunktion (Myxödem, prätibiales Myxödem, s. S. 388)

14.12.4 Retikuläre erythematöse Muzinose (syn. REM-Syndrom)

Eine chronisch persistierende Dermatose unklarer Ursache, die durch ein charakteristisches klinisches Bild und histologisch durch Muzinablagerungen und Entzündungszeichen gekennzeichnet ist. Möglicher auslösender Faktor: UV-Licht.

Klinik (Abb. 14.32). Streifig-netzartige, urtikarielle (selten plaqueartige), leicht infiltrierte, gerötete Herde des oberen zentralen Rumpfes. Langsame Ausbreitung. Krankheit des jungen Erwachsenenalters, häufiger bei Frauen. Keine Systemzeichen.

Histologie. Alcianblau-positive Muzindepots in der Dermis, unauffällige Epidermis. Lymphozytäre Infiltrate perivaskulär und periappendikal.

Therapie. Lichtschutz. Chloroquin (250 mg/d für 4 Wochen, dann 125 mg/d bis zu 2 Monaten) manchmal wirksam. Spontane Rückbildungsneigung gering.

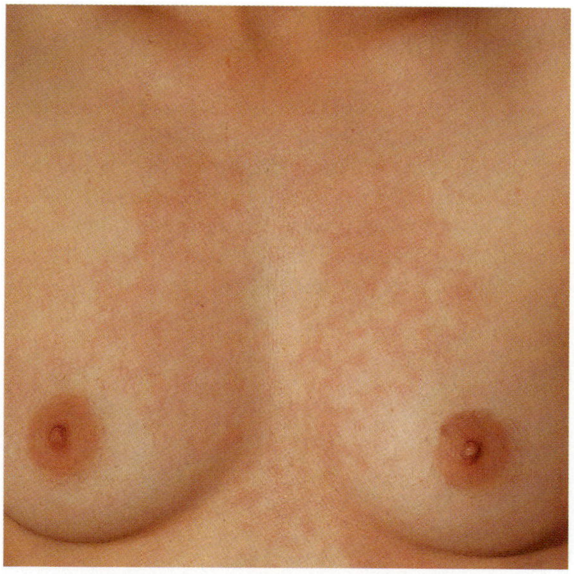

Abb. 14.32. Retikuläre erythematöse Muzinose (REM-Syndrom). Retikuläre erythematöse Infiltrate der Körpermitte

14.12.5 Mucinosis follicularis (syn. Alopecia mucinosa)

Eine Muzinose der Haarfollikel und Talgdrüsen. Sie tritt entweder isoliert (***idiopathische*** Form) oder in Assoziation mit einem kutanen T-Zell-Lymphom (seltener mit anderen Lymphomen oder Lupus erythematodes) auf (***symptomatische*** Form). Die beiden Formen sind morphologisch nicht unterscheidbar, die symptomatische oft ausgedehnter.

Klinik (Abb. 14.33). Herdförmig aggregierte, follikuläre, hautfarbene bis erythematöse Papeln, zum Teil hyperkeratotisch und schuppend, bei dunkel pigmentierten Personen mit Hypopigmentierung. Am behaarten Kopf führen die Muzinablagerungen zu einer nicht vernarbenden Alopezie. Die idiopathische Mucinosis follicularis tritt entweder subakut (wenige Läsionen, Spontanheilung innerhalb von Wochen), manchmal urtikaria-artig (meist Männer mittlere Alters, vorwiegend am Kopf und Hals) oder chronisch (multiple schuppende, entzündliche Plaques; oft jahrelange Persistenz) auf. Subjektiv symptomlos, in Ausnahmefällen jedoch exzessiver Pruritus (bei der symptomatischen Form).

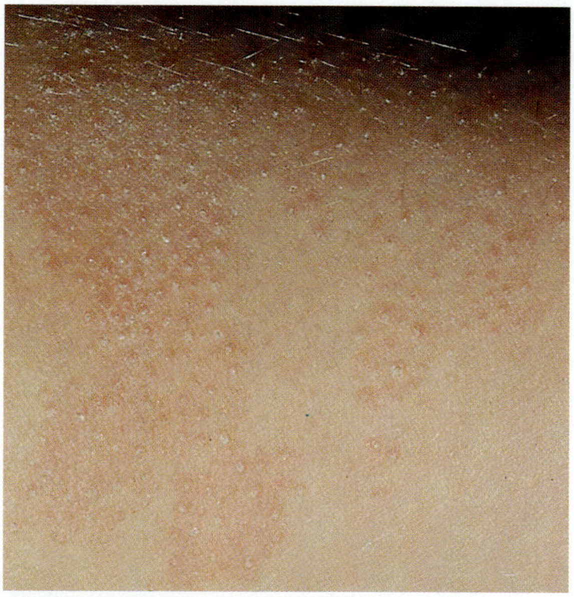

Abb. 14.33. Mucinosis follicularis, idiopathischer Typ. Rundliche, circinär begrenzte, kaum entzündliche Herde mit „gänsehautartig" prominenten Haarfollikeln

Histologie. Muzinablagerung in und um Haarfollikel und Talgdrüsen; pseudozystische Auflockerung mit typischem retikulärem Erscheinungsbild. Entzündungszellinfiltrate je nach Grundkrankheit.

Differentialdiganose. Lichen pilaris, Pityriasis alba, Lichen simplex chronicus; weiters pilotrope und syringotrope Formen der Mycosis fungoides, die ebenfalls follikulär gebundene Papeln aufweisen, allerdings ohne Muzinablagerung.

Therapie. Unbefriedigend.

14.12.6 Fokale Muzinose, Mukoidzyste

Umschriebene massive Muzinablagerung (Prädilektion: Gesicht, Rumpf, Akren – Fingerendglied, Abb. 14.34, Helix, Abb. 14.35) in Form von mittelweichen, hautfarben-rötlichen Papeln oder Knoten. Subjektiv symptomlos. Im Extremfall kommt es zur Zystenbildung, insbesondere unter der straff anliegenden Haut der Akren. Am häufigsten ist die Mukoidzyste am Paronychium: eine pralle, flache, durchscheinende Zyste, nach deren Punktion sich eine wasserklare, hochvisköse, fadenziehende Flüssigkeit ergießt.

Genese. Posttraumatisch (?).

Differentialdiagnose. Schleimzysten an Lippen oder in Gelenksnähe, die durch lädierte muköse Drüsen bzw. Synoviagewebe bedingt sind. Angiomyxom.

Therapie. Exzision oder Verödung mit Fibrinkleber.

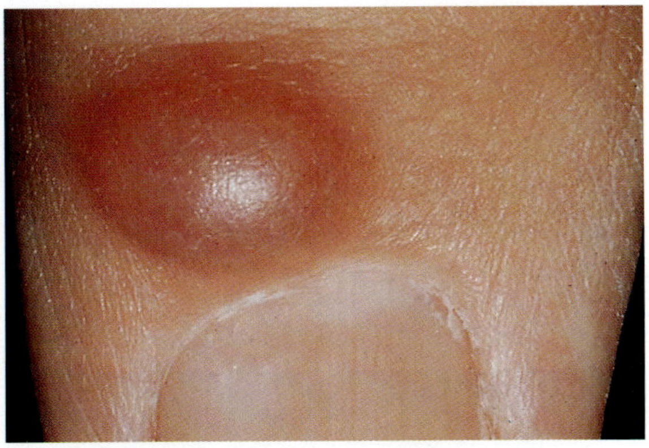

Abb. 14.34. Mukoidzyste am Perionychium

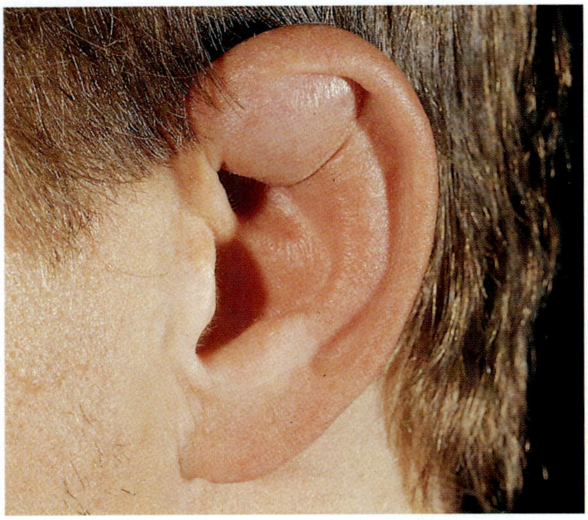

Abb. 14.35. Mukoidzyste am äußeren Ohr

14.12.7 Weitere sehr seltene Muzinosen unbekannter Ätiologie

Solche sind die ***selbstheilenden Muzinosen des Säuglings- und Kindesalters*** (hautfarben-rötliche Schwellungen, Papeln und Plaques vorwiegend an Extremitäten; manchmal milde Systemzeichen) und die ***akral persistierende Muzinose*** (analoge Papeln am Handrücken, Unterarmen; meist bei Frauen; geringe Selbstheilungstendenz)

14.12.8 Hereditäre Mukopolysaccharidosen (s. S. 528)

14.12.9 Hereditäre progressive muzinöse Histiozytose

Eine sehr seltene Non-Langerhans-Zell-Histiozytose, die klinisch hautfarbene bis rötlich braune Papeln an Gesicht, Händen, Unterarmen und unteren Extremitäten aufweist. Familiäres Auftreten, gehäuft in der zweiten Lebensdekade, langsame Progression, jedoch gutartig.

Histologie. Spindelzellförmige, histiozytäre Infiltrate in der oberen und mittleren Dermis, umgeben von Muzinablagerungen, vermehrt erweiterte Gefäße, Mastzellen.

15 Autoimmunkrankheiten der Haut

ÜBERSICHT

Autoimmunreaktionen spielen bei vielen Krankheiten des Hautorgans wichtige Rollen: So ist die Haut bevorzugte Zielstruktur mehrerer systemischer Autoimmunkrankheiten (der Kollagenosen), kann im Rahmen organspezifischer Autoimmunkrankheiten *anderer* Organe *mit*erkranken (z. B. prätibiales Myxödem bei Autoimmunthyreoiditis) und ist auch Träger *eigener* organspezifischer Autoimmunkrankheiten. Die schwerwiegendsten unter diesen sind die bullösen Autoimmundermatosen, besonders auffällige die Alopecia areata und die Vitiligo. Bei fast allen ist eine genetische Prädisposition nachgewiesen, die sich in erhöhtem relativem Risiko bei gestimmten MHC-Konstellationen zeigt. In den letzten Jahren wurde immer deutlicher, daß Autoimmunmechanismen auch bei einer Reihe „klassischer" Dermatosen mitbeteiligt sind: Psoriasis, Lichen ruber, Formen des Ekzems, der Urtikaria u. a. m.

15.1 Bullöse Autoimmundermatosen (P. Fritsch, N. Sepp, H. Hintner)

Eine Gruppe schwerer, zum Teil lebensbedrohlicher Krankheiten, deren pathologisches Grundereignis die Beeinträchtigung eines Teils des mechanischen Rahmengerüsts der Haut und deren Kardinalsymptom die Blasen- bzw. Spaltbildung ist. Es handelt sich um organ- (gewebs)spezifische Autoimmunkrankheiten, die durch pathogene Autoantikörper gegen Strukturproteine oder Adhäsionsmoleküle der Epidermis oder der dermoepidermalen Junktionszone vermittelt werden. Die Autoantikörper schädigen direkt oder über Entzündungsmechanismen die Integrität der Zielstrukturen und führen damit zu mechanischen Schwachstellen und Spaltbildung; aus Spalten entstehen durch Influx von Gewebsflüssigkeit Blasen. Chronisch-rezidivierende Blasenbildung führt zu Katabolismus, Superinfektion und funktionellen Schäden (Narben).

Blasen (s. auch Allgemeiner Teil) sind flüssigkeitsgefüllte Hohlräume innerhalb oder knapp unterhalb der Epidermis. Sie sind ein vieldeutiger und häufiger Läsionstyp der Haut und resultieren stets aus der Überforderung des komplexen Apparats, der die epidermale Kohärenz bzw. die dermoepidermale Adhärenz gewährleistet. Eine solche Überforderung tritt meist in zuvor normaler Haut als entzündlicher, physikalischer oder toxischer Noxen ein – z. B. Ekzemreaktion, Verbrennung, Scheuertrauma, Herpes simplex. Seltener liegt die Hauptschuld bei vorgegebenen Strukturschwächen der Haut (die bei schon geringfügigen zusätzlichen Belastungen eine Spaltbildung zulassen). Solche Strukturschwächen können entweder genetisch determiniert (hereditäre Epidermolysen) oder erworben sein; letzteres entweder durch metabolische Vorgänge (z. B. Porphyrien) oder Autoimmunmechanismen – bullöse Autoimmundermatosen.

15.1.1 Gemeinsame Charakteristika der bullösen Autoimmundermatosen

Klinik und Verlauf

Die bullösen Autoimmundermatosen werden durch hochaffine Autoantikörper verursacht, die gegen ein einziges oder wenige für die Haut (und hautnahen Schleimhäute) spezifische Antigene gerichtet sind. Die klinische und Labor-Symptomatik ist daher etwas monoton: Die Krankheit ist in der Regel auf Haut und hautnahe Schleimhäute beschränkt und umfaßt lediglich Blasen und deren Folgeerscheinungen (Erosionen, Superinfektion, Narben). System- oder Organzeichen kommen erst sekundär durch Infektion, Schwierigkeiten der Nahrungsaufnahme, Kachexie oder persistente Immunstimulation hinzu. Assoziierte Krankheiten innerer Organe kommen nur bei einzelnen Krankheitsbildern vor (glutensensitive Enteropathie bei Dermatitis herpetiformis, Thymom bei Pemphigus vulgaris, Lupus erythematosus bei Pemphigus erythematosus).

Bullöse Autoimmundermatosen sind meist von sehr chronischem Verlauf. Manche sind unbehandelt progredient bis zum tödlichen Ausgang (Pemphigus vulgaris), andere sind im Prinzip selbstlimitiert (lineare

IgA-Dermatose), können aber bei geschwächten Individuen dennoch zum Tod an Komplikationen führen (bullöses Pemphigoid). Manche können durch chronische Exulzeration und Vernarbung schwere Belastungen und Funktionsdefizite bedingen (z. B. Blindheit bei vernarbendem Schleimhautpemphigoid). Therapeutisches Hauptinstrument sind auch heute noch systemische Kortikosteroide, die häufig mit Immunsuppressiva kombiniert werden müssen. Das Ansprechen ist bei den einzelnen Krankheitsbildern sehr unterschiedlich. Bei manchen ist permanente Ausheilung erzielbar, insbesondere bei frühzeitigem Therapiebeginn.

Klassifikation

Die bullösen Autoimmundermatosen werden nach den betroffenen Zielstrukturen eingeteilt (Tabelle 15.1, Abb. 15.1). Man unterscheidet drei Hauptgruppen: solche mit Schädigung der intraepidermalen Kohärenz (Kardinalsymptom: Akantholyse – Pemphigusgruppe), solche mit Schädigung der dermoepidermalen Adhärenz (Kardinalsymptom: Abhebung der Epidermis in der Junktionszone – Pemphigoidgruppe) und solche mit Abhebung in der sublaminären Dermis (Dermatitis herpetiformis, Epidermolysis bullosa acquisita).

Ursprünglich wurden alle Dermatosen mit Blasen als Leitsymptom als „Pemphigus" bezeichnet (griech. Pemphix bzw. Pompholyx: Blase). Die Erkenntnis der Vielfalt von Ursachen und Mechanismen, die zu Blasen führen können, war langsam und ging mit einer Jahrzehnte dauernden Evolution der Klassifikation einher. In den letzten Jahren wurde klar, daß die bei den bullösen Autoimmundermatosen durch Immunmechanismen gesetzten Defekte spiegelbildlich den genetischen Defekten innerhalb der Epidermolysis bullosa-Gruppe entsprechen.

Es ist heute eine Selbstverständlichkeit, daß die bullösen Autoimmundermatosen ein Spektrum eigenständiger Krankheitsbilder sind, die sich in sämtlichen Parametern unterscheiden. Noch vor 30 Jahren fiel es schwer, diese Differenziertheit zu akzeptieren; viele glaubten, daß es nur eine einzige bullöse Dermatose gäbe, nämlich den Pemphigus, der sich unter individuellen Umständen in verschiedenen Formen manifestiere. Berühmt ist der Ausspruch des damaligen Doyens der österreichischen Dermatologie, der in einer wissenschaftlichen Sitzung erklärte: „Was Sie *dann* machen, ist mir gleich; aber solange ich lebe, gibt es nur *einen* Pemphigus."

Tabelle 15.1. Bullöse Autoimmundermatosen und ihre Zielantigene

Intraepidermale Spaltbildung	
Pemphigus vulgaris	Desmoglein III + Plakoglobin
Pemphigus vegetans	
Pemphigus foliaceus	Desmoglein I + Plakoglobin
Typ Cazenave	
P. brasiliensis	
P. seborrhoicus	
P. erythematosus	
paraneoplastischer Pemphigus	Desmoplakin I, II, BPAG I u. a.
medikamenteninduzierter Pemphigus	?
Junktionale Spaltbildung	
bullöses Pemphigoid	BPAG1, BPAG2
vernarbendes Pemphigoid	BPAG2, BPAG1, Laminin 5 α3-Kette
Herpes gestationis	BPAG2
lineare IgA-Dermatose	Ladinin
Sublaminäre (dermolytische) Spaltbildung	
Epidermolysis bullosa acquisita, bullöser SLE	Kollagen Typ VII
Dermatitis herpetiformis	Fibrillin der Mikrofibrillen?

Ätiologie und Pathogenese

Die pathogenen Autoantikörper sind hochaffine IgG (seltener IgA)-Immunglobuline mit hochmutierten V_H und V_L-Segmenten und daher offensichtlich das Produkt antigengetriebener Immunreaktionen; sie unter-

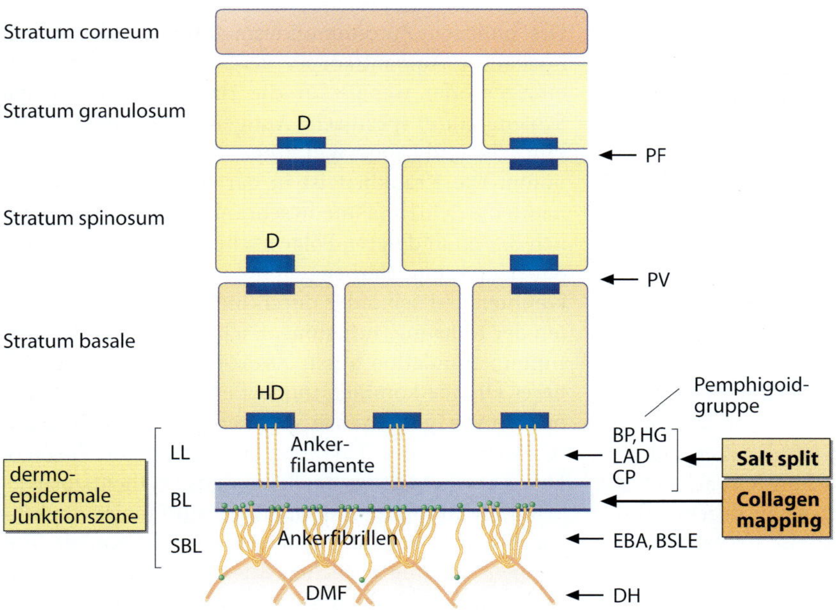

Abb. 15.1. Spaltebenen bei bullösen Autoimmundermatosen: *PF* Pemphigus foliaceus, *PV* Pemphigus vegetans, *BP* bullöses Pemphigoid, *HG* Herpes gestationis, *LAD* lineare IgA-Dermatose, *CP* vernarbendes Pemphigoid, *EBA* Epidermolysis bullosa acquisita, *DH* Dermatitis herpetiformis, *LL* Lamina lucida, *BL* Basallamina, *SBL* Sub-Basallamina, *AF* Ankerfilamente, *AFL* Ankerfibrillen, *DMF* dermale Mirkrofibrillen, *D* Desmosomen, *HD* Hemidesmosomen

scheiden sich damit von natürlichen Autoantikörpern, die niedrigaffine IgM mit Keimbahnkonfiguration sind. Die Ursache ihrer Entstehung ist unklar. Diskutiert werden molekulares Mimikry (bakterielle oder virale Infektionen), Freisetzung der natürlichen Antigene durch Traumen oder verwandter Antigene durch Tumoren, autoreaktive Lymphomzellklone sowie polyklonale Stimulierung durch z. B. EBV-Infektion. B-Zell-Aktivierung und Autoantikörperproduktion sind wahrscheinlich T-Zell-abhängig; zirkulierende aktivierte CD4 + T-Zellen wurden bei Pemphigus nachgewiesen, doch sind die zellulären Mechanismen noch nicht gut erforscht.

Die pathogene Wirksamkeit der Autoantikörper wurde bei manchen bullösen Autoimmundermatosen (Pemphigusarten, bullöses Pemphigoid u. a.) direkt in der Organkultur bzw. im Tiermodell nachgewiesen.

Klinische Erfahrungen legten dies schon vorher nahe: die spontane Abheilung bullöser Dermatosen von Neugeborenen erkrankter Mütter parallel zum Abfall der Autoantikörper; die Wirksamkeit der Plasmapherese und immunsuppressiver Therapien, sowie die beobachtete Verschlechterung eines koexistenten Pemphigus vulgaris bei therapeutischer Verabreichung von IL-2 im Rahmen von Tumorbehandlungen.

Die Mechanismen der Schädigung der Zielstrukturen sind verschieden. Akantholyse entsteht durch Bindung und direkte Einwirkung der Autoantikörper ohne (wesentliche) Beteiligung von Komplement und Entzündungszellen; mögliche Effekte sind Konformitätsänderungen der Antigene, Aktivierung epidermaler Proteasen oder Internalisierung der Antikörper-Desmosomenkomplexe. Schädigungen im Bereich der Junktionszone nach Bindung der Autoantikörper laufen hingegen über Komplementaktivierung und Chemotaxis Neutrophiler und Eosinophiler ab, deren Proteasen und Mediatoren die Zielstrukturen schädigen.

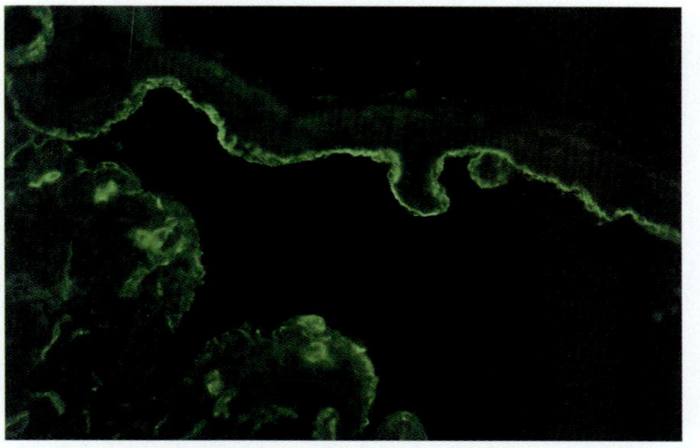

Abb. 15.2. „Collagen-Mapping". Bei dieser Patientin mit Epidermolysis bullosa dystrophicans wurde die Biopsie (beachte die Spaltbildung) mit anti-TypIV-Kollagen inkubiert und letzeres mit einem FITC-anti-IgG dargestellt. Die Bindung erfolgte am Blasendach, der Spalt liegt daher unterhalb der Lamina densa („dermolytische Blase")

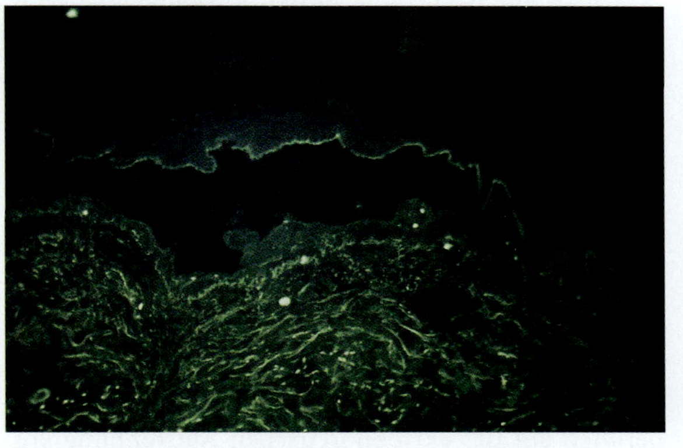

Abb. 15.3. „Salt-Split"-Präparat (indirekte Methode). Bei einer Patientin mit einer bullösen Dermatose mit junktionaler Spaltbildung (DD: bullöses Pemphigoid, Epidermolysis bullosa acquisita) wurde eine Biopsie aus nicht blasiger Haut in 1M NaCl-Lösung inkubiert (durch diese Prozedur erfolgt eine artefizielle Spaltbildung in der Lamina lucida) Die Antikörper im Patientenserum (mit einem FITC-Anti-IgG sichtbar gemacht) binden am Blasendach, es handelt sich daher um ein bullöses Pemphigoid

Diagnostik

Neben Klinik und Histologie ist die ***direkte Immunfluoreszenz*** die ausschlaggebende diagnostische Routinemethode. Nachgewiesen werden, an Kryostatschnitten periläsionaler Haut, in vivo gebundene Immunreaktantien; aus deren Natur (IgG, IgA, Komplement C3) und Lokalisation (interzellulär, junktional – linear oder granulär) kann oft die Diagnose erfolgen. Die Routinetechnik erlaubt allerdings nicht, zwischen den Krankheiten zu unterscheiden, die durch ein lineares Muster der Basalmembranzone gekennzeichnet sind (Pemphigoidgruppe, Epidermolysis bullosa acquisita). Für diese Situation gibt es zwei weiterführende Tests: die Salztrennmethode („salt split") und das sog. „Collagen mapping" (s. Abb. 15.1).

Collagen mapping (Abb. 15.2). Diese Methode erlaubt die Feststellung der Lokalisation einer in vivo erfolgten Spaltbildung im Verhältnis zur Lage der (färberisch dargestellten) Basallamina: liegt der Spalt über der Basallamina, handelt es sich um ein Pemphigoid; liegt er darunter, um eine Epidermolysis bullosa acquisita. Die Darstellung der Basallamina erfolgt durch Anti-Kollagen Typ IV-Antikörper (Anti-Laminin- und Pemphigoidantikörper werden als Kontrollen mitgeführt). Diese Methode kann natürlich generell zur Bestimmung der Lage des Spalts bei bullösen Dermatosen eingesetzt werden.

Salztrennmethode (Abb. 15.3). Diese Methode ist zur Feindiagnostik jener (nicht so seltenen) Fälle geeignet, bei denen Blasen nicht manifest (z. B. nach Behandlung) oder nicht frisch sind. Sie macht sich das Prinzip zunutze, daß sich Haut bei Inkubation in hypertoner Lösung artefiziell in Höhe der Lamina lucida in Epidermis und Dermis separiert; die Lage der in vivo gebundenen Immunreaktantien kann damit im Verhältnis zur Lamina lucida bestimmt werden.

Eine Probe periläsionaler Haut wird durch 24–48 stündige Inkubation in 1 m Kochsalzlösung (Kühlschrank) getrennt und die ***direkte*** Immunfluoreszenz angeschlossen. Lokalisieren sich die Immunreaktantien an die epidermale Hälfte, handelt es sich um ein bullöses Pemphigoid; bei Lokalisation an die Dermis um eine Epidermolysis bullosa acquisita. Ein Nebenprodukt der Salzinkubation ist erhöhte der Sensitivität der Antikörperbindung.

Dasselbe Prinzip kann auch zur *indirekten* Immunfluoreszenz eingesetzt werden: hier wird eine Probe normaler Haut separiert und mit Patientenserum inkubiert.

Eine genauere, aber auch aufwendigere Zuordnung kann mit Hilfe der Elektronen- bzw. Immunelektronenmikroskopie erfolgen.

Zirkulierende Autoantikörper werden mit der ***indirekten Immunfluoreszenz*** nachgewiesen. Allerdings fehlen zirkulierende Autoantikörper häufig (Herpes gestationis, vernarbendes Pemphigoid, Epidermolysis bulllosa acqusita) oder manchmal (Pemphigus, bullöses Pemphigoid), die Aussagekraft negativer Befunde ist daher limitiert. Der Titer korreliert bei manchen bullösen Autoimmundermatosen gut, bei anderen weniger gut mit der Krankheitsaktivität und kann daher als deren grobes Maß zu Verlaufskontrollen eingesetzt werden. Der Test wird auf Kryostat-schnitten normaler menschlicher Haut durchgeführt (zum Nachweis von Antikörpern gegen Basalmembranzonenantigene auch Mäuseohren).

Er wurde früher und wird heute manchmal immer noch am Affenösophagus durchgeführt (der sich zur Darstellung des ICS-Musters tatsächlich besonders gut eignet). Diese Praktik ist abzulehnen.

Die biochemische Bestimmung der Antigene, gegen die die Autoantikörper bei Patienten gerichtet sind, erfolgt durch Immunoblot oder Immunpräzipitation (beide beruhen auf der ektrophoretischen Auftrennung epidermaler Proteinextrakte und Reaktion mit Patienten-Antikörpern). Dieser exakte Nachweis ist für Routinezwecke meist nicht erforderlich, für eine unzweifelhafte Diagnosestellung jedoch unerläßlich.

Die Aufklärung der Struktur der relevanten Antigene erfolgte durch molekularbiologische Methoden: Anlegen sogenannter Expressions-cDNS-Banken von Keratinozyten (ein Repertoir von an Bakteriophagen gekoppelten cDNS-Bruchstücken, die nach Infektion von E. coli zur Produktion der jeweiligen rekombinanten Proteine führen), Sequenzierung von cDNS und Proteinen und Chromosomenkartierung.

15.1.2 Pemphigusgruppe

Eine Gruppe von bullösen Autoimmundermatosen, die durch intraepidermale Blasenbildung aufgrund von ***Akantholyse*** charakterisiert sind. Sie werden alle durch zirkulierende Autoantikörper gegen desmosomale Strukturproteine (Cadherine) verursacht; Hauptsitz der Schädigung ist das Desmosom. Die Vertreter der Pemphigusgruppe verlaufen verschieden schwer, führen unbehandelt jedoch alle potentiell zum Tod.

Mehrere Untergruppen des Pemphigus werden unterschieden: eine mit Spaltbildung (d.h. Maximum der Akantholyse) in ***suprabasaler*** Lage (Pemphigus vulgaris und vegetans), eine andere mit ***subkornealer*** Spaltbildung (Pemphigus foliaceus und Varianten); außerdem der medikamenteninduzierte und der paraneoplastische Pemphigus.

Die Höhe der Spaltbildung hängt davon ab, gegen welche(s) Autoantigen(e) die Immunreaktion gerichtet ist (differenzierungsbedingt werden die desmosomalen Strukturproteine in verschiedenen Höhen der Epidermis quantitativ unterschiedlich stark exprimiert). Es ist daher einleuchtend, daß Übergänge zwischen den beiden Untergruppen selten sind.

Pemphigus vulgaris

Eine schwere Pemphigusform, die durch suprabasale Akantholyse gekennzeichnet ist.

Epidemiologie. Pemphigus vulgaris (PV) ist in den meisten Ländern der häufigste Vertreter der Pemphigusgruppe; seine Inzidenz beträgt 0,1–0,5/100.000/Jahr. Es besteht keine Geschlechts-, wohl aber eine Prädilektion bestimmter Ethnien (mediterrane Völker, Juden). Korrelation mit HLA-A10, A-13 sowie -DR 4, -DRw4, -DRw6. Manifestationsalter: 4.- 6. Lebensdekade. PV kommt auch bei manchen Tieren vor (Hunde, Katzen, Ziegen, Pferde etc.).

Ätiologie und Pathogenese. PV wird durch IgG4-Autoantikörper gegen einen Proteinkomplex der Desmosomen (das 130Kd-Desmoglein III und das intrazellulär gelegene 85Kd-Plakoglobin) vermittelt. Der Autoantikörper bindet an die Zelloberfläche der Keratinozyten und führt direkt zur Akantholyse. Durch welche Mechanismen dies geschieht, ist nicht ganz klar; möglicherweise spielt die Aktivierung von Enzymen (des Plasminogenaktivatorsystems) oder eine direkte sterische Blockierung beim Aufbau bzw. Turnover der Desmosomen eine Rolle.

Desmogleine (von „glue" = Klebestoff) sind Adhäsionsmoleküle; sie gehören zur Proteinfamilie der Cadherine, die in Desmosomen und Adhärenzkontakten zahlreicher Gewebe zu finden sind. Sie sind durch Disulfidgruppen und kovalente Bindungen an Plakoglobin gebunden (s. auch S. 7)

Die „direkte" Auslösung der Akantholyse wurde mit gereinigten Immunglobulinfraktionen von Patienten mit Pemphigus vulgaris in Organkulturen der Haut nachgewiesen; Zusatz von Komplement verstärkt diesen Effekt. Kortikosteroide blockieren die Entwicklung der Akantholyse nicht, wohl aber Antiproteinasen. Durch intraperitoneale Verabreichung der Immunglobuline in neugeborene Balb/c Mäuse kann PV reproduziert werden.

Klinik (Abb. 15.4 a, b). PV beginnt in der Regel langsam, undramatisch und in einer charakteristischen Sequenz: Die Läsionen treten zuerst umschrieben in einer Region auf und bleiben auf diese oft monatelang im Wechsel zwischen Besserung und Rezidiv beschränkt. Ort der Erstmanifestation ist in bis zu 70 % die Mundschleimhaut, seltener andere hautnahe Schleimhäute (genitoanal), Intertrigostellen, Kapillitium oder präexistente Dermatosen (z. B. Nabelekzem, dyshidrotisches Fußekzem, chronische Paronychien u. a. m.): Diese ändern unmerklich ihren Charakter und werden zu Pemphigusherden. Nach bis zu einem Jahr schwelenden Verlaufs kommt es zur ***Generalisation***, die oft innerhalb kurzer Zeit zu ausgedehntem Befall führt.

Die Diagnose wird häufig nicht vor der Generalisation gestellt (s. Differentialdiagnose); leider ist dann auch das therapeutische Ansprechen weniger günstig.

Bei der Erstmanifestation ist die Haut unauffällig und nicht entzündlich. Klinisches Hauptmerkmal ist die Zerreißlichkeit der Epidermis, die sich zunächst an den Prädilektionsstellen (Mundschleimhaut! – hier ist die Schleimhaut ständigen Scherkräften ausgesetzt), später universell manifestiert: Durch milde Reibetraumen wird die Epidermis tangential abgeschoben („wie die Haut eines reifen Pfirsichs"), reißt dabei ein und legt eine nässende Erosion frei; an deren Rand liegt die zusammengeschobene Epidermis dann fein gefältelt („wie nasses Seidenpapier") der Unterlage an. Dieses Phänomen kann mit dem untersuchenden Finger ausgelöst werden (***direktes Nikolski-Zeichen***, s. Abb. 8.1).

> **!** Das Nikolskizeichen ist für Pemphigus typisch, aber nicht diagnostisch; es kommt auch bei der Epidermolysis bullosa hereditaria, bei schnell nekrotisierenden Prozessen der Epidermis wie Verbrühungen oder toxischer epidermaler Nekrolyse, beim SSS-Syndrom sowie, selten, beim bullösen Pemphigoid vor. Es soll nicht leichtfertig ausgelöst werden, da es schmerzhaft ist und die entstandenen Erosionen schlecht heilen. Zur Beurteilung der Krankheitsaktivität bei der Festsetzung der Therapie ist es aber immer noch unentbehrlich.

Blasen entstehen erst bei Generalisation in größerer Zahl und prägen insgesamt das Bild des PV meist nicht (wie der Name vermuten ließe). Entstehen Blasen, sind sie schlaff, nicht-entzündlich, breiten sich peripher manchmal bis mehrere Zentimeter Größe aus und verlaufen auf sanften Fingerdruck in der Umgebung ***(indirektes Nikolski-Zeichen)***; sie sind mit klarer Flüssigkeit gefüllt, trüben sich nach einigen Tagen ein und platzen leicht. Bei voller Entwicklung zeigt der PV ausgedehnte, konfluierende Erosionen, vorwiegend in Gesicht und Kapillitium sowie den mechanisch belasteten Stellen (Intertrigostellen, Schultern, sakral, Akren). Die Erosionen sind hellrot, nässend, leicht blutend, subjektiv brennend, zeigen am Rand halskrausenartig zusammengeschobene Epidermisfetzen und werden von (sekundär entstandenen) entzündlichen Höfen umgeben. Die Erosionen verkrusten hämorrhagisch und impetiginisieren bald; vereinzelt stellt sich partielle Reepithelisierung ein, gefolgt von Rezidiven. Das Auftreten von Blasen wird durch vorbestehende Narben begünstigt und kann durch UV-Bestrahlung ausgelöst werden (Köbner-Phänomen). Die Abheilung von Läsionen erfolgt auch unter Therapie schleppend (Wochen), mit postinflammatorischer Hyperpigmentierung, aber *ohne Narben;* reepithelisierte Herde neigen zu Rezidiven.

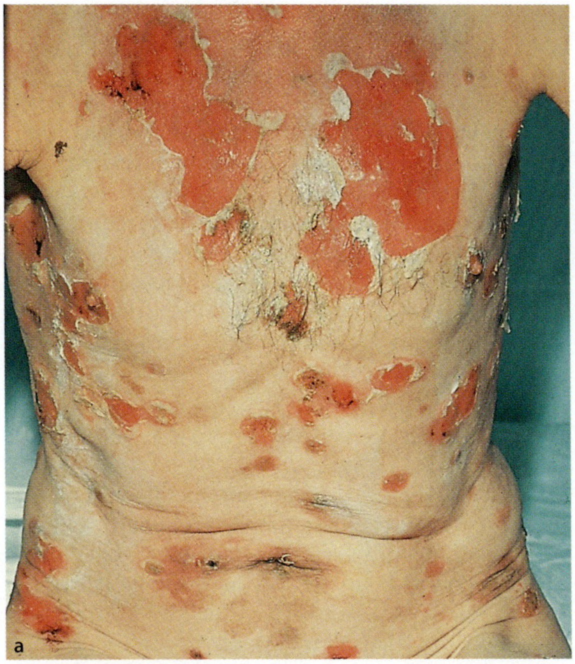

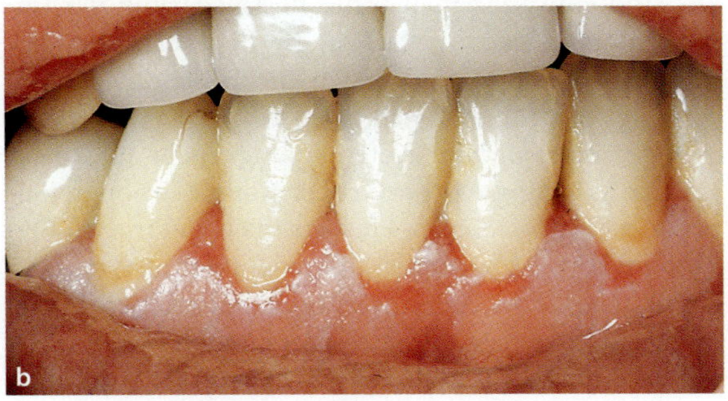

Abb. 15.4 a, b. Pemphigus vulgaris. **a** Disseminierte Erosionen, beachte randständige Blasenreste. **b** Erosionen der Gingiva

> **!** Weghängende Epidermisfetzen dürfen nur getrimmt, aber *nicht* abgezogen werden (Gefahr des „Kein-Ende-Findens"). Verbände dürfen *nicht* mit Klebestreifen fixiert werden, da beim Abnehmen die Epidermis „mitgeht".

Schleimhautbefall. Die Mundschleimhaut ist frühzeitig (s. oben), regelmäßig (fast 100 % im Verlauf der Erkrankung) und meist ausgedehnt und intensiv befallen. Prädilektionsstellen sind die mechanisch besonders beanspruchten Regionen: Lippen, harter und weicher Gaumen, Wangen und Gingiva, häufig auch Pharynx und Larynx (Heiserkeit!). Intakte Blasen werden wegen ihrer Kurzlebigkeit kaum beobachtet, häufig jedoch fetzige Blasenreste. Die entstehenden Erosionen sind sehr schmerzhaft und machen Essen, Schlucken und Sprechen beschwerlich. Es bestehen reflektorische Sialorrhö, blutiger Speichel und Foetor ex ore. Das Lippenrot ist oft dick mit hämorrhagischen Krusten bedeckt.

In der aktiven Phase ist vom Gebrauch der Zahnbürste abzuraten. Sekundäre Folgen sind oft Karies und Paradontitis.

Seltener als der Mundschleimhaut, aber hoch charakteristisch ist der Befall der Nasenschleimhaut (blutiger Schnupfen), der anogenitalen Haut-Schleimhautübergänge (Vulva – Dyspareunie) inklusive Urethra und Zervix, sowie der Konjunktiven (erosive Konjunktivitis; Gefahr des Ulcus corneae). Erosionen im Ösophagus sind eine Seltenheit (obwohl Ablagerung der Immunglobuline nachweisbar ist). Im Gegensatz zum vernarbenden Pemphigoid heilen die Schleimhautläsionen ohne Narben und Strikturen ab.

Allgemeinsymptome treten anfangs nicht auf, später sind sie abhängig von der Art der Komplikationen (Superinfektion bis Sepsis, Flüssigkeits-, Elektrolyt- und Proteinverlust, Marasmus). Assoziationen mit inneren Krankheiten sind nicht die Regel; gelegentlich koexistieren andere Autoimmunkrankheiten (SLE, Myasthenia gravis) oder Neoplasmen (vorwiegend Lymphome). Eine besondere Beziehung scheint zu Thymomen zu herrschen: Während PV mit diesem nur sehr selten einhergeht, wurde umgekehrt PV bei Thymomen in bis zu 30 % berichtet.

Differentialdiagnose. Das Vollbild des PV ist meist unschwer zu erkennen; abgegrenzt werden müssen das bullöse Pemphigoid, Pemphigus foliaceus, Erythema multiforme und SSS-Syndrom. Schwieriger sind hingegen die lokalisierten Frühformen zu erkennen: an der Mundschleimhaut die erosive Gingivitis, chronisch-rezidivierende Aphthen, Gingivostomatitis herpetica, Hand-Fuß-Mund-Krankheit, Kontaktstomatitis, Erythema multiforme und erosiver Lichen ruber; an der Körperhaut verschiedene Ekzemformen, z. B. impetiginisiertes seborrhoisches Ekzem der Kopfhaut, sowie Pyodermien. Biopsien sind bei Verdacht auf PV stets indiziert.

Labor. Zirkulierende ICS-Antikörper und durch die genannten Komplikationen verursachte Abweichungen.

Verlauf und Prognose. In den meisten Fällen tritt PV spontan auf; verschiedene ***auslösende Faktoren*** wurden vermutet (Infekte, Traumen, Kontaktdermatitis etc.), gesichert ist dies jedoch nur für UV-Exposition (experimentell zeigt sich nach UV-Bestrahlung verstärkte Ablagerung von Immunglobulinen und Komplement im Interzellularraum).

Vor der Kortikosteroidära war der PV eine schubweise progrediente Krankheit, die nach wechselhaftem Verlauf in der Regel innerhalb eines oder weniger Jahre zum Tod führte. Hauptsächliche Todesursachen waren Sepsis und Katabolismus. Gelegentlich war auch ein spontaner Rückgang der Aktivität zu beobachten, jedoch nur selten als komplette Remission sondern meistens als Umwandlung in die lokalisierte Form des Pemphigus vegetans. Mit den Kortikosteroiden stieg die Überlebenszeit erheblich an (Todesursache waren meist Kortikoidnebenwirkungen); seit Einführung der Kortikosteroid-Immunsuppressiva-Kombinationstherapie ist der Tod an PV eine Seltenheit; 80–90 % können ausgeheilt oder zumindest langfristig erscheinungsfrei gehalten werden.

Unter dieser Therapie zeigt sich ein undulierender Verlauf der Krankheitsaktivität: nach monatelanger Remission können sich wieder milde Rezidive einstellen (z. B. Epistaxis oder aphthen-ähnliche Läsionen). Auch nach jahrelange Gesundheit ohne Medikamentenbehandlung kann es zum Vollrezidiv kommen; langfristige weitmaschige Kontrollen sind daher angezeigt. Häufig bleiben niedrige ICS-Antikörpertiter längere Zeit, auch ohne klinische Aktivität, nachweisbar.

Schwangerschaften bei Patientinnen mit PV sind selten; kommt eine solche zustande, treten die Autoantikörper diaplazentar in die Frucht über und binden in dessen Epidermis. Die Totgeburtenrate ist erhöht (15–30 %). PV des Neugeborenen ist in der Regel eher milde und heilt spontan innerhalb einiger Wochen ab, Rezidivneigung besteht nicht.

Möglicherweise wirkt die an Desmosomen reiche Plazenta als spezifischer Filter für die antidesmosomalen Antikörper.

Juveniler PV, d. h. bei Jugendlichen unter 20 Jahren, ist sehr selten, verläuft aber gleich wie im Erwachsenenalter; besonders ausgeprägter Befall der Mundschleimhaut.

Diagnostik. *Histologie:*(Abb. 15.5 a) Spongiose, ***Akantholyse*** und horizontale Spaltbildung in den suprabasalen Zellschichten der Epidermis; akantholytische Zellen sind einzeln oder in Gruppen frei im Spalt bzw. der Blase schwimmende basophile, abgerundete Epidermalzellen ohne wesentliche Degenerationszeichen (z. B. hyperchromatischer Kern). Entzündliche Infiltrate treten erst bei voller Entwicklung der Blase auf. Charakteristischerweise bleiben die Basalzellen am Blasengrund auf der Basallamina „wie die Zinken eines Kammes“ stehen („tombstone-pattern“). Akantholyse findet sich auch in Haarfollikeln und den Ausführungsgängen der Schweißdrüsen. In älteren Läsionen Akanthose und Papillomatose.

Vor Einsetzen der Akantholyse findet man manchmal im Basallager eosinophile Leukozyten („eosionophile Spongiose“ –

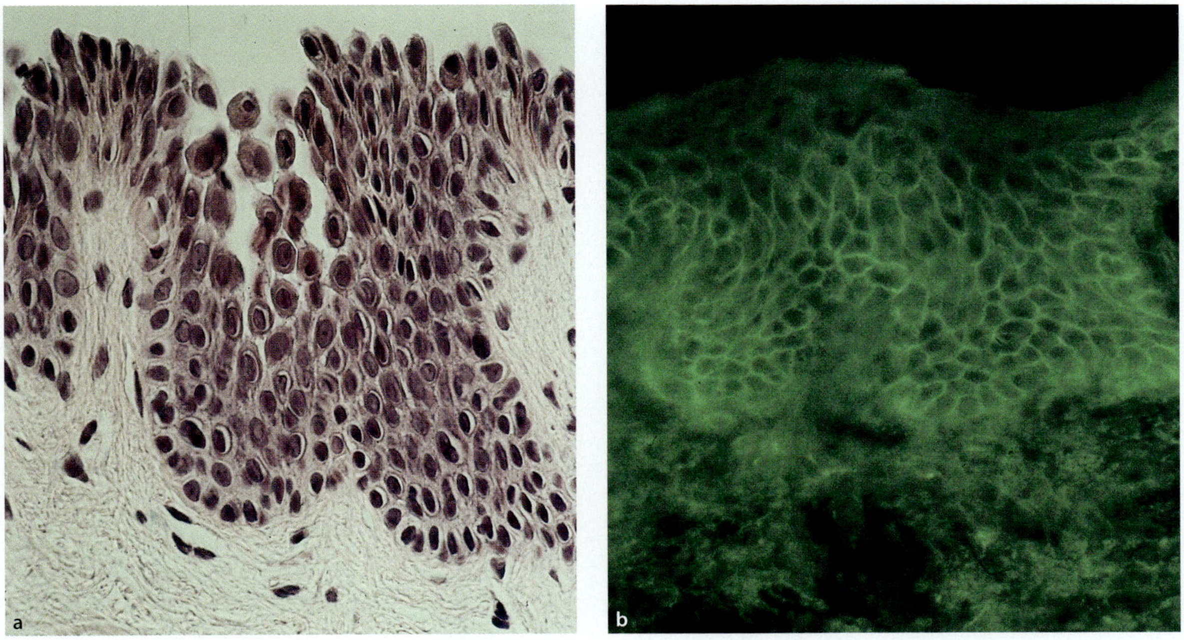

Abb. 15.5 a, b. Pemphigus vulgaris (Mundschleimhaut). **a** Akantholyse des Stratum spinosum; HE, x 45. **b** Direkte Immunfluoreszenz. Darstellung von in vivo an desmosomalen Proteinen gebundenen IgG-Antikörpern mit FITC-Anti-IgG. Netzartiges Aufleuchten des Interzellularraumes („ICS-Muster“)

ein unspezifisches Phänomen, das u.a. auch beim bullösen Pemphigoid auftritt).

> **!** Die Biopsie wird aus der *Nachbarschaft* frischer Läsionen entnommen (Blasen, insbesondere ältere, sind oft schlecht interpretierbar). Die Gewebsprobe wird je zur Hälfte der Routinehistologie und der direkten Immunfluoreszenz zugeführt. Eine gleichzeitig abgenommene Blutprobe dient zur indirekten Immunfluoreszenz.

Exfoliative Zytologie (Tzanck-Test). Ein Schnelltest in der Diagnose bullöser Dermatosen an Ausstrichpräparaten von Material, das vom Grund frischer Erosionen oder Blasen mit einer Meißelsonde entnommen wird. Beim PV zeigen sich die charakteristischen akantholytischen Zellen.

Immunfluoreszenz. Die ***direkte Immunfluoreszenz*** zeigt eine homogene Reaktion des Interzellularraums in der gesamten Dicke der Epidermis ***(ICS-Muster)*** (Abb. 15.5 b); die nachgewiesenen Immunreaktantien sind stets IgG, zusätzlich in ca. 50 % C3 und seltener IgM und IgA. Selten findet sich ausschließlich IgA („IgA-Pemphigus“). Zirkulierende Antikörper werden in 80—90 % mit der ***indirekten Immunfluoreszenz*** nachgewiesen (auch hier ein ICS-Muster). Die Höhe des Titers korreliert oft, aber nicht immer mit der Aktivität der Krankheit.

Zu Beginn des PV kann der Titer noch negativ sein; bei lang bestehender Krankheit kann der Titer trotz Fehlens von Läsionen noch positiv sein (Autoantikörper ohne akantholytische Aktivität?). Ferner kommen unter bestimmten Konstellationen zirkulierende ICS-Antikörper zur Beobachtung, die *nicht* mit Pemphigusläsionen korrelieren: Blutgruppenantikörper, Verbrennungen, TEN, Streptokokkeninfekte.

Therapie. Die erfolgreiche Therapie des PV erfordert die Einhaltung einiger Grundregeln, daneben Erfahrung und Flexibilität. Sie besteht aus systemischen Kortikosteroiden, einer additiven Behandlung mit Immunsuppressiva, einer kundigen pflegerischen Lokaltherapie (lokale Kortikosteroide sind weitgehend wirkungslos!) und eventuellen Zusatzmaßnahmen (z. B. Antibiotika). Je früher die Behandlung des PV einsetzt, desto schneller und wahrscheinlicher kommt es zur Ausheilung.

Die ***Kortikoidtherapie*** wird mit hohen Anfangsdosen eingeleitet (1–2 mg/kg/KG Methylprednisolon p. o. als Einzeldosis, morgens); diese werden bis zum Stillstand der Krankheitsaktivität (Nikolskizeichen negativ) bzw. beginnender Abheilung der Läsionen weitergegeben (in der Regel 1–3 Wochen). Bei besonders schwerem Verlauf initiale intravenöse Bolustherapie.

Häufige Fehler: intravenöse oder intramuskuläre Verabreichung, Verwendung nebenwirkungsreicher Steroide, zu geringe Anfangsdosis, zu schnelle Reduktion.

> **!** Eine adäquat hohe Anfangsdosis erlaubt einen schnelleren Abbau und senkt die kumulative Steroiddosis.

Kortikosteroide wirken durch Unterdrückung der Antikörperproduktion, beeinflußen aber den Prozeß der Akantholyse nicht. Daher spricht der PV langsamer an als z. B. das bullöse

Pemphigoid, bei dem durch die Kortikosteroide auch die Entzündung unterbrochen wird.

Anschließend erfolgt der „logarithmische" Abbau (immer langsamere Reduktion der Dosis), bis die Erhaltungsdosis (minimale Dosis bei völliger Unterdrückung des Pemphigus – bei Begleittherapie mit Immunsuppressiva oft Null) erreicht ist. Beim Abbau sollte auf „alternate day therapy" umgestellt werden.

Manchmal bleiben nach sonst gutem Ansprechen hartnäckige umschriebene Restläsionen bestehen (v.a. der Mundschleimhaut). Der Versuch, diese durch überhohe und -lange Kortikosteroiddosen zu bezwingen, kann zu erheblichen Nebenwirkungen führen. Solche Läsionen können manchmal durch intraläsionale Kortikosteroidinjektionen zur Abheilung gebracht werden.

Fallbericht: Eine 57jährige Frau erkrankte an generalisiertem PV mit ausgeprägtem Befall der Mundschleimhaut. Die Läsionen der Körperhaut sprachen auf die kombinierte Kortikosteroid-Azathioprin-Therapie gut an; die sehr schmerzhaften Mundschleimhautläsionen persistierten hingegen. Um diese zur Abheilung zu bringen, wurde die Patientin durch mehr als 2 Monate auf einer Erhaltungsdosis von 30 mg Prednisolon belassen. Es kam zur Reaktivation einer Lungentuberkulose. Die Patientin wurde an eine Lungenheilstätte transferiert, wo sie ein Jahr verbrachte und zusätzlich den Einbruch eines tuberkulösen Wirbelkörpers erlitt, der das langfristige Tragen eines Stützmieders erzwang. Während der gesamten Zeit blieben die Mundschleimhautläsionen, wenn auch in geringem Maße, erhalten. *Bemerkung:* Zur Reaktivierung der Tuberkulose wäre es wahrscheinlich auch bei kürzerer Steroidmedikation gekommen.

Bei zu schnellem Abbau kommt es zum Rezidiv. Ist dieses mild, genügt die Heraufsetzung auf die vorhergehende Dosis, ist es schwer, muß auf die Anfangsdosis zurückgegangen werden.

Eine ***Begleittherapie mit Immunsuppressiva*** ist meist, aber nicht immer erforderlich (Ausnahme: milde, lokalisierte Formen). Mittel der Wahl ist Azathioprin (3 mg/kg/KG; gut wirksam, nebenwirkungsarm). Hierdurch wird die Produktion der Pemphigusantikörper gebremst und Kortikosteroid eingespart; dieser Effekt tritt allerdings erst nach einigen Wochen ein. Behandlungsziel ist das völlige Absetzen des Kortikosteroids unter Fortführung der Immunsuppression. Nach etwa einem Jahr Rezidivfreiheit unter Azathioprin allein kann letzteres ausgeschlichen werden.

Alternative Immunsuppressiva sind Cyclophosphamid oder auch Cyclosporin A (kein Vorteil gegenüber Azathioprin, riskanter). Bleibt nach 2–3monatiger Verabreichung von Azathioprin der Effekt unbefriedigend, sollte eines dieser Mittel verwendet werden.

Immunsuppressiva sind in Monotherapie ***nicht*** ausreichend wirksam.

Fallbericht 1: Mitte der 60er Jahre wanderte eine etwa 30jährige, erst kurz vermählte Frau aus begütertem Haus mit ihrem Ehemann nach Australien aus. Dort stellten sich rezidivierende aphthenähnliche Veränderungen der Mundschleimhaut ein; der zugezogene Dermatologe diagnostizierte einen Pemphigus vulgaris und eröffnete dem Ehepaar die damals schlechten Aussichten. Man beschloß, die Krankheit zu Hause behandeln zu lassen und löste unter Verlusten die Existenz auf. In Österreich langte die Frau mit ausgeprägten generalisierten Hautläsionen an, verbrachte viele Monate an der Klinik und wurde mit dem damals als besonders wirkungsvoll geltenden Triamcinolon in Monotherapie behandelt. Teilremissionen folgten Rezidive, Erscheinungsfreiheit wurde nie erreicht. Schließlich bestanden quälende Pemphigusläsionen, insbesondere der Mund- und Genitalschleimhaut *und* gleichzeitig devastierende Kortikosteroid-Nebenwirkungen: Cushing-Symptom, Striae distensae, Muskelatrophie, Osteoporose etc. Die einstmals schöne Frau verfiel in eine tiefe Depression. Der Ehemann stand ihr in rührender Weise bei und vernachlässigte seinen Beruf. Nach vielen Monaten kam es zu einer emotionellen Verstimmung, der Ehemann blieb ihr einige Zeit fern, die Patientin beging Selbstmord.

Fallbericht 2: Der 12jährige Sohn eines bekannten Künstlers entwickelte nach einem fieberhaften Infekt multiple Erosionen an Lippen, Gingiva und dem Rest der Mundschleimhaut. Er wurde unter der Verdachtsdiagnose eines Erythema multiforme aufgenommen. Eine erste Biopsie war inkonklusiv; nach einem kurzen Kortikoidstoß kam es zur weitgehenden Abheilung, nach Absetzen jedoch sofort zum Rezidiv. Eine zweite Biopsie ergab suprabasale Akantholyse und in der Immunfluoreszenz ein ICS-Muster. Die indirekte Immunfluoreszenz war negativ (und blieb dies auch während des ganzen Krankheitsverlaufes). Unter der kombinierten Prednisolon-Azathioprin-Therapie kam es innerhalb von 2 Monaten zur Abheilung; generalisierte Läsionen traten nie auf. Nach zwei milden Rezidiven konnte schließlich das Kortikosteroid ein Jahr, Azathioprin 2 Jahre nach Krankheitsbeginn abgesetzt werden. Der junge Mann lebte 8 Jahre erscheinungsfrei und ohne Therapie. Im Zuge einer EBV-Infektion kam es dann zu einem massiven Rezidiv; der nunmehr 22jährige Patient weigerte sich aus Angst vor einer langfristigen Kortisonbehandlung, die Klinik aufzusuchen und vertraute sich einer Homöopathin an.

Kontrollen. Während der Erhaltungsbehandlung sind meist jahrelange Kontrollen zur Feinadjustierung der Medikamentendosen und zu Labor- (Blutbild!)kontrollen erforderlich (letztere anfangs wöchentlich, später maximal in Monatsabständen; Therapie mit Azathioprin kann manchmal zu unerwartet schnellem Leukozytensturz führen).

Lokaltherapie. Diese hat einen bloß pflegerischen, aber hohen Stellenwert: Milderung der Schmerzhaftigkeit, Verhinderung der Austrocknung, der Superinfektion und des Anklebens an Verbandmaterial (Metallfolien als Unterlage!). Cave: Verwendung von Pflastern.

Alternativbehandlungen. Als wirksame auxiliäre Maßnahme kann in besonderen Situationen der sonst langlebige Autoantikörperspiegel durch Plasmapherese oder Immunabsorption reduziert werden (nur bei gleichzeitiger immunsuppressiver Therapie, sonst Gefahr eines Reboundphänomens). Andere neue Therapieformen haben sich weniger bewährt (z. B. extrakorporale Photopherese) oder sind noch im Versuchsstadium (intravenöse Immunglobuline). Eine Methode zweiter Wahl ist die Behandlung mit Gold (intramuskulär; oft gut wirksam, nicht gut steuerbar, hohe Inzidenz von Intoleranzreaktionen).

Pemphigus vegetans

Pemphigus vegetans ist eine seltene (< 5%) Variante des PV, die durch chronischeren Verlauf, stärkere Neigung zu Spontanremissionen, weniger ausgedehnte Hautherde mit hypertroph-vegetierendem Charakter und bessere Prognose gekennzeichnet ist. Er tritt entweder als Initialstadium oder als spontanes Zwischenstadium eines PV auf, mündet unbehandelt aber fast stets (wieder) in einen solchen ein. Man unterscheidet den aggressiveren Typ Neumann und den umschriebenen, milderen Typ Hallopeau.

Klinik (Abb. 15.6 a,b). Beim ***Typ Neumann*** finden sich (weniger ausgedehnte) denudierte und verkrustete Areale als bei PV, jedoch von schmierig belegtem, pustulierend- hypertroph-papillomatotischem, später auch verrukösem Charakter. Prädilektionsstellen: Mundschleimhaut, Lippen und Intertrigostellen, seltener die Körperhaut (Unterschenkel). Beim ***Typ Hallopeau*** ist die pustulierende Komponente besonders stark ausgeprägt. Es bestehen meist nur einzelne oder mehrere scheibenförmige vegetierende Herde, Denudationen fehlen.

Histologisch finden sich oft exzessive Akanthose und Papillomatose, akantholytische Areale, prominentes neutro- eosinophiles Infiltrat, oft mit intraepidermalen Pusteln.

Der vegetierend-hypertrophe Charakter ist Ausdruck frustraner Wundheilungsversuche in den chronischen Erosionen.

Diagnostik und Therapie. Wie bei PV; meist gutes Ansprechen.

Differentialdiagnose. PV, chronisch vegetierende Pyodermie, vegetierender Herpes simplex, Pyoderma gangraenosum.

Pemphigus foliaceus

Eine schwere Pemphigusform, die durch subkorneale Akantholyse gekennzeichnet ist. Man unterscheidet den sporadischen Pemphigus foliaceus (PF) (Typ Cazenave) und den klinisch analogen, aber wahrscheinlich mit einem infektiösen Agens assoziierten, in Südamerika endemischen Pemphigus braziliensis. Weniger ausgedehnte chronische Verlaufsformen des PF sind der Pemphigus seborrhoicus und der Pemphigus erythematosus.

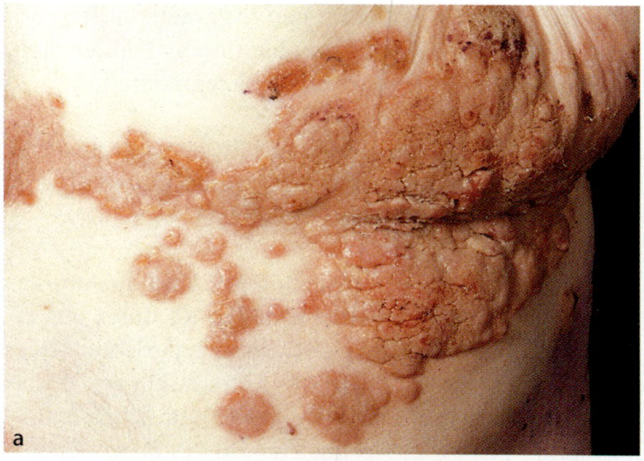

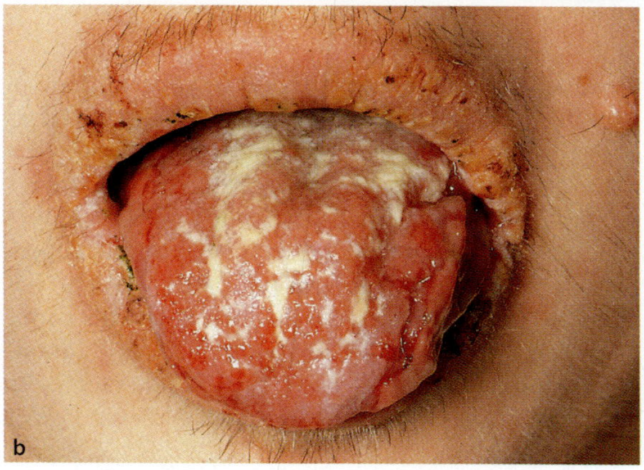

Abb. 15.6 a, b. Pemphigus vegetans. **a** hypertrophisch vegetierende Erosionen. **b** ausgedehnte Erosionen der Zunge und Lippen

Epidemiologie. Der sporadische PF kommt weltweit und ohne Bevorzugung bestimmter Ethnien vor. In Mitteleuropa ist er viel seltener als Pemphigus vulgaris; es besteht keine Geschlechtsprädilektion. Manifestationsalter ist das mittlere Erwachsenenalter.

Klinik. Der PF beginnt mit impetigoähnlichen Erosionen und Krusten im Gesicht-Halsbereich, die sich im Lauf von Wochen auf die seborrhoischen Areale, Rumpf, behaarten Kopf und akralwärts ausbreiten. Wegen der oberflächlichen Lage der Spaltbildung (dünne Blasendecke) sind intakte Blasen nicht häufig; Ausnahme ist die seltene akut-bullöse Verlaufsform. Das Vollbild wird von ausgedehnten, oft fast erythrodermatischen, aus konfluierten, rundlichen Erythemen und krustösen, schuppigen Erosionen gebildet (Vergleich: „ein nicht mehr frischer blasiger Sonnenbrand"). Im Unterschied zum Pemphigus vulgaris sind die Schleimhäute meist frei. In aktiven Krankheitsphasen ist das Nikolskizeichen auslösbar. Subjektive Beschwerden:

schwerer Juckreiz und Brennen. Aggravierender Faktor: Sonnenbestrahlung. Komplikationen: Pyodermien, Katabolismus. Abheilung mit Hyperpigmentation.

Histologie. Subkorneale Akantholyse und Spaltbildung. ***Immunfluoreszenz*** wie bei Pemphigus vulgaris, Betonung der subkornealen Höhenlage.

Ätiologie und Pathogenese. Beim PF sind die Autoantikörper gegen einen desmosomalen Komplex aus einem 160Kd- und einem 85Kd-Protein gerichtet (Desmoglein I und Plakoglobin). Autoantikörper-Transferexperimente in die neugeborene Maus führten analog zum Pemphigus vulgaris zur (subkornealen!) Akantholyse.

Brasilianischer Pemphigus (Fogo selvagem). Eine in Brasilien endemische (mehr als 15.000 Fälle registriert!), klinisch idente Verlaufsform des PF, wegen des niedrigeren sozioökonomischen Standards allerdings mit höheren Komplikationsraten und schwererem Verlauf. Der Pemphigus braziliensis tritt vermutlich in genetisch prädisponierten Personen (auch Weißen!) auf und wird wahrscheinlich durch einen noch unbekannten Erreger ausgelöst, der durch die „Black Fly" (Simulium pruinosum) übertragen wird (Endemiegebiete entsprechen den Flußläufen, an denen dieser Vektor heimisch ist).

Therapie und Prognose. Wie bei Pemphigus vulgaris; wegen guten Ansprechens ist eine begleitende Immunsuppression meist überflüssig (geringere Kortikosteroiddosen ausreichend). Unbehandelt eine Mortalität von 40–50 %.

Pemphigus seborrhoicus

Eine seltene, milde, chronischere und auf die seborrhoischen Areale lokalisierte Verlaufsform des Pemphigus foliaceus.

Klinik (Abb. 15.7). Konfluierende, nummuläre Herde ausschließlich der seborrhoischen Areale (Gesicht, Kapillitium, zentrale Brust- und Rückenpartien). Die Herde sind erythematös und mit eher trockenen, festhaftenden Schuppenkrusten bedeckt. Die Mundschleimhaut ist fast stets frei, das Nikolski-Zeichen nicht oder schwer auslösbar.

Diagnostik und Therapie. Wie bei Pemphigus foliaceus.

Pemphigus erythematosus (syn. Senear-Usher- Syndrom). Eine seltene Verlaufsform des Pemphigus seborrhoicus, die durch gleichzeitige Symptome eines SLE oder CDLE gekennzeichnet ist. In der direkten Immunfluoreszenz neben dem ICS-Muster (IgG) auch das Lupusband (IgM); gelegentlich antinukleäre Antikörper.

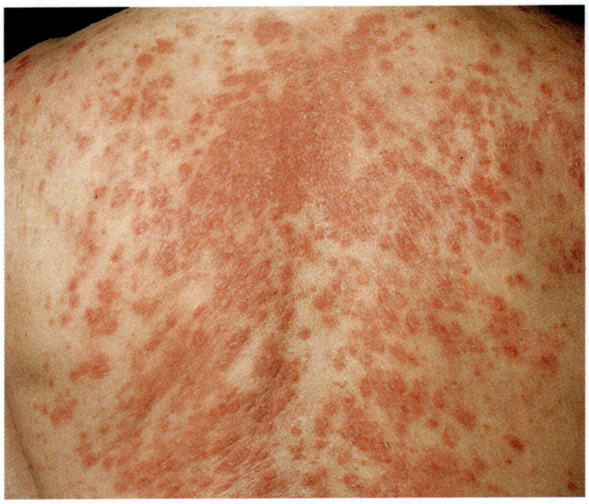

Abb. 15.7. Pemphigus seborrhoicus: erosiv-erythematös-squamöse Läsionen

Der Pemphigus erythematosus ist eine schlecht definierte und nicht allseits anerkannte Entität.

Paraneoplastischer Pemphigus

Eine seltene, erst in den letzten Jahren beschriebene Pemphigusform, die obligat mit malignen Krankheiten assoziiert ist.

Klinik (Abb. 15.8). Der paraneoplastische Pemphigus ist dem Pemphigus vulgaris ähnlich, aber komplexer. Die Mundschleimhaut weist extensive Erosionen auf, die neben Lippen, Gingiva, Wangen und Gaumen auch Naso- und Oropharynx, Larynx, Tonsillen sowie Epiglottis umfassen und sich in Ösophagus, Trachea und Bronchien fortsetzen können. Intensiv befallen sind ferner Konjunktiven, genitoanale Schleimhäute, oft auch die Urethra. Alle Erosionen sind persistent, exzessiv schmerzhaft und können vernarben. An der Körperhaut finden sich dem Pemphigus vulgaris entsprechende Erosionen, zusätzlich jedoch erythematöse, Lichen ruber- oder Erythema multiforme-artige Exantheme; diese sind vorwiegend an Gesicht, seborrhoischen Arealen und Akren lokalisiert und können sich gleichfalls in Erosionen umwandeln. Das klinische Bild besitzt daher einen polymorphen Charakter.

Assoziationen. Der paraneoplastische Pemphigus ist meist mit lymphoretikulären Neoplasien (B-Zell-Lymphome, chronisch lymphatische Leukämie, Castleman-Tumor) assoziiert, seltener mit Thymomen oder soliden Tumoren (Sarkome). Anders als bei den übrigen Pemphigusformen finden sich hier auch Manifestationen an inneren Organen (Lunge, Duodenitis, Colitis u. a. m.). Begleitende Myasthenia gravis wurde beobachtet.

Histologie und Immunfluoreszenz. Suprabasale Akantholyse, Einzelzellnekrosen, vakuolisierende Ba-

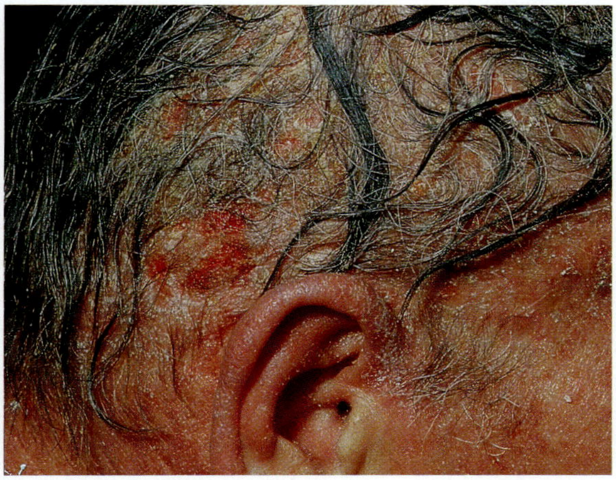

Abb. 15.8. Paraneoplastischer Pemphigus. Multiple verkrustete Erosionen am Kapillitium

salzelldegeneration und lichenoide Infiltrate in der oberen Dermis; ICS-Muster wie bei PV, oft aber auch junktionale Reaktantien. Zirkulierende ICS-Autoantikörper in oft hohen Titern. Diagnostisch für paraneoplastischen Pemphigus ist die interzelluläre Bindung der Autoantikörper in einfachen Übergangs- bzw. Zylinderepithelien (die bei anderen Pemphigusformen *nicht* binden; Rattenharnblase als Substrat).

Ätiologie und Pathogenese. Die Autoantikörper sind gegen das 250kD-Desmoplakin I, das 230kD bullöse Pemphigoid-Antigen 1, das 210kD-Desmoplakin II und gegen zwei weitere noch nicht identifizierte Proteine mit Molekulargewichten von 190 und 170kD gerichtet. Als Ursache werden Kreuzreaktivität von Autoantikörpern gegen Tumorantigene und desmosomale Strukturen oder autoreaktive Lymphomzellklone vermutet.

Patienten-IgG lösen an der neugeborenen Maus Akantholyse der Haut und des Ösophagus aus.

Therapie. Dem Pemphigus vulgaris entsprechend; das Ansprechen ist jedoch schlecht. Bei einigen Patienten führte die Beseitigung des Tumors zur Besserung. Meist Ausgang im Rahmen der Grundkrankheit.

Fallbericht: Anfang der 80er Jahre wurde ein 70jähriger Patient mit CLL wegen schmerzhafter Erosionen der Mundschleimhaut zutransferiert. Es fanden sich ausgedehnte Erosionen der Lippen, Gingiva und des Rachens, zusätzlich ein lichenoides Exanthem des (schütter behaarten) Kapillitiums, des Gesichts und der Arme. Eine Biopsie der Mundschleimhaut ergab suprabasale Akantholyse, die Immunfluoreszenz ein ICS-Muster. Ein Pemphigus vulgaris wurde diagnostiziert, hochdosierte Kortikosteroide angesetzt. Die erzielte Besserung war gering, das lichenoide Exanthem breitete sich sogar aus, ergriff Leistenregionen und Akren und bildete hier auch Blasen. Eine Biopsie ergab einen Lichen ruber; in der Immunfluoreszenz fand sich auch hier ein ICS-Muster mit junktionaler Ablagerung von C3. Die Diagnose wurde auf Pemphigus vulgaris, koexistierend mit Lichen ruber, erweitert. In der Folge am es zur Umwandlung des lichenoiden Exanthems in sehr schmerzhafte Erosionen (Kapillitium, Intertrigostellen, Akren). Der Patient wurde bettlägerig, entwickelte eine Pneumonie und schlitterte schließlich in eine Akzeleration seiner lymphatischen Leukämie. Er verstarb nach etwa zweimonatigem Spitalsaufenthalt an der Grundkrankheit.
Bemerkung: Der paraneoplastische Pemphigus wurde erst 1990 beschrieben.

Medikamenteninduzierter Pemphigus

Pemphigusähnliche Hautmanifestationen können nach Einnahme einer Reihe von Medikamenten (Tabelle 15.2) auftreten: weitaus am häufigsten nach Penicillamin, seltener anderen sulfhydrylhaltigen Substanzen, und schließlich nach einem Spektrum sporadischer Medikamente ohne chemische Gemeinsamkeiten. Stets findet sich Akantholyse, die Spaltbildung kann sowohl suprabasal als auch subkorneal erfolgen, das klinische Bild daher sowohl dem Pemphigus vulgaris wie folicaeus gleichen. Es ist oft durch vorangehende makulös-urtikarielle Exantheme und kleine, „herpetiforme“ Blasen gekennzeichnet; direkte und indirekte Immunfluoreszenz sind meist positiv. Neben ICS-Antikörpern finden sich manchmal auch andere Autoantikörper (z. B. ANA). In der Histologie häufig das Zeichen der eosinophilen Spongiose. Eine genetische Prädisposition zu medikamenteninduziertem Pemphigus ergibt sich aus der Prävalenz bestimmter MHC-Haplotypen (HLA-A26/B38/DR4 u. a.).

Lediglich bei Penicillamin ist medikamenteninduzierter Pemphigus nennenswert häufig: Er tritt nach Berichten bei 7% der > 6 Monate behandelten Personen auf.

Tabelle 15.2. Medikamenteninduzierter Pemphigus: Auslöser

Medikamente mit Sulfhydrylgruppe	Penicillamin Captopril Pyritinol Penizillin[a], Zephalosporine[a]
Pyrazolonderivate	Butazone, Phenazone Aminopyrin
Verschiedene	Rifampin Phenobarbital Piroxicam Lysin Levodopa Progesteron Heroin Interferon-β IL-2

[a] Wirkung über Penicillamin bzw. ähnliche Abbauprodukte?

Nach heutiger Auffassung gehören die Fälle von medikamenteninduziertem Pemphigus mehreren Kategorien an:

- Der ***transiente medikamenteninduzierte Pemphigus*** ist die bei weitem häufigste Form und mit Einnahme sulfhydrylhaltiger Medikamente assoziiert. Es lassen sich zirkulierende und in vivo gebundene ICS-Antikörper nachweisen. Die Symptome bilden sich nach Absetzen meist schnell zurück, können aber bei Wiedereinnahme rezidivieren.

  Sulfhydrylhaltige Medikamente können vermutlich direkt mit Desmosomen interferieren (Störung der Bindung Desmoglein-Plakoglobin? Akantholyse durch Penicillamin wurde in der Organkultur nachgewiesen) und zur Autoantikörperbildung führen.

- Der ***echte medikamentenausgelöste Pemphigus*** stellt eine viel kleinere Gruppe dar, hierbei wird ein immunpathologisch typischer Pemphigus ausgelöst, der auch nach Absetzen bestehen bleibt. Diese Kategorie ist überwiegend mit nicht-sulfhydrylhaltigen Medikamenten assoziiert.

  Hier liegt vermutlich die Stimulierung autoreaktiver Klone durch das verursachende Medikament vor.

- ***Medikamenteninduzierter Pemphigus ohne immunpathologisches Korrelat.*** Bei dieser seltensten Gruppe finden sich weder zirkulierende noch in vivo abgelagerte Immunreaktantien. Auch bei dieser, pathogenetisch unklaren Kategorie kommt es nach Absetzen zur Remission.

15.1.3 Pemphigoidgruppe

Eine Gruppe von bullösen Autoimmundermatosen, bei denen die Adhärenz der Epidermis an die Basallamina gestört ist. Hauptsitz der Schädigung und Ziel der zirkulierenden Autoantikörper sind das Hemidesmosom und die Ankerfilamente. Alle Vertreter der Pemphigoidgruppe sind durch junktionale Blasenbildung (Spaltbildung in der *Lamina lucida*) charakterisiert, unterscheiden sich aber erheblich in klinischem Bild und Prognose.

Bullöses Pemphigoid

Einer der häufigsten Vertreter der bullösen Autoimmundermatosen.

Epidemiologie. Das bullöse Pemphigoid (BP) kommt weltweit vor; seine Inzidenz ist ca. 1/100.000/Jahr. Es besteht keine Geschlechts- oder ethnische Prädisposition und keine sichere Korrelation mit HLA-Haplotypen. Manifestationsalter: (hohes) Alter (60–80 Jahre).

Ätiologie und Pathogenese. BP wird durch zirkulierende Autoantikörper gegen zwei Strukturproteine der Hemidesmosomen ausgelöst: das ***BP-Antigen 1*** (BPAG 1 – das Hauptantigen; in > 90 % als Autoantigen wirksam; ein 230 Kd-Glykoprotein mit Sequenzhomologien zu den Desmoplakinen; es liegt im intrazellulären Teil der Hemidesmosomen) und das ***BP-Antigen 2*** (BPAG 2 = Kollagen Typ XVII – in 50 % als Autoantigen wirksam; ein den Hemidesmosomen zugehöriges 180 Kd-Protein mit Kollagendomänen) (s. auch S. 8). Die Autoantikörper aktivieren Komplement (über den klassischen und alternativen Weg). Über chemotaktische Fragmente werden Leukozyten in die Basalmembranzone gelockt und aktiviert; durch Freisetzung von Proteasen und Entzündungsmediatoren aus Leukozyten und Mastzellen wird die dermoepidermale Haftung beeinträchtigt.

In einem eleganten Experiment gelang es, gegen das murine Sequenzhomolog der immundominanten Domäne des BPAG 2 gerichtete Kaninchenantikörper in neugeborene Balb/c Mäuse zu transferieren und Hautveränderungen auszulösen, die dem BP klinisch, histologisch und immunologisch entsprachen.

Die Autoantikörper bei BP sind dominierend vom IgG4-Isotyp, der wenig oder nicht Komplement aktiviert; diese Diskrepanz wird zum Teil durch häufig koexistente, komplementaktivierende IgG3 erklärt.

Klinik (Abb. 15.9). Das BP zeigt ein pleomorphes Bild aus disseminierten konfluierenden Erythemen, urtikariellen und multiformeartigen Läsionen sowie Blasen unterschiedlicher Größe. Die Blasen können sowohl auf normal scheinender, als auch auf (primär!) erythematöser Haut entstehen, sind prall mit seröser Flüssigkeit gefüllt und lassen sich nicht wegdrücken. Wegen der dicken Blasendecke (gesamte Epidermis) platzen sie nicht leicht. Kommt es zum Platzen, breiten sich die entstandenen Erosionen nicht peripher aus und heilen meist gut ab. Direktes und indirektes Nikolski-Zeichen sind negativ. Die Blasen finden sich in allen Entwick-

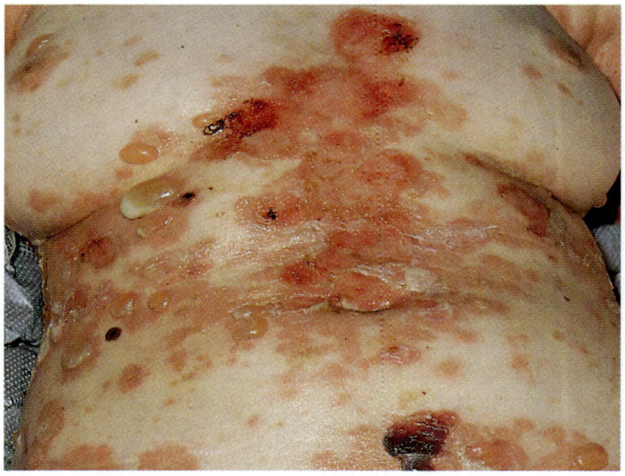

Abb. 15.9. Bullöses Pemphigoid. Frische, pralle, teils hämorrhagische Blasen neben zirzinären Erosionen

lungsstadien nebeneinander (klein, groß, prall, trocknen ein, schlaff, schuppen ab). Prädilektionsstellen: Intertrigostellen und Beugeseiten der Extremitäten. Subjektiv oft intensiver Juckreiz. Komplikation: Pyodermien. Abheilung mit postinflammatorischer Hyperpigmentierung.

> **!** Der Juckreiz geht dem Ausbruch des BP oft als Prodrom voraus und imponiert als Pruritus sine materia.

Die Mundschleimhaut ist nur selten betroffen; die Läsionen sind weniger ausgedehnt und milder als bei Pemphigus vulgaris und beeinträchtigen die Nahrungsaufnahme wenig.

Mundschleimhautbefall deutet eher auf eine Epidermolysis bullosa acquisita oder ein vernarbendes Schleimhautpemphigoid hin.

Varianten. Zahlreiche, eher seltene Spielarten des BP wurden beschrieben; sie alle besitzen die diagnostischen Autoantikörper des klassischen BP und können sich in dieses umwandeln bzw. aus diesem hervorgehen. Die wichtigsten sind:

- ***juveniles*** BP.
- ***Lokalisiertes*** BP: hier entstehen und rezidivieren Läsionen des BP immer an derselben Stelle, oft an den Extremitäten (Unterschenkel), nicht selten in Narbenbereichen.
- ***Dyshidrosiformes*** BP: ein lokalisiertes BP an Handflächen und Fußsohlen.
- ***Vesikulöses*** (herpetiformes) BP: durch besonders kleine Blasen ausgezeichnet.
- ***Erythrodermatisches*** BP: oft durch UV-Exposition ausgelöst.
- ***Vegetierendes*** BP: umschrieben, ähnlich einer vegetierenden Pyodermie.
- ***Noduläres*** BP: chronisch, juckend; der Prurigo nodularis ähnlich.

Differentialdiagnose. Pemphigus vulgaris, Epidermolysis bullosa acquisita, Erythema exsudativum multiforme, bullöse Kontaktdermatitis.

Allgemeinsymptome. Diese sowie Befall innerer Organe fehlen bei komplikationslosem Verlauf. Assoziationen mit zahlreichen inneren Krankheiten wurden vermutet, doch scheint es sich meist um zufällige Koinzidenzen zu handeln (Lebensalter!). So galt das BP früher auch als Paraneoplasie. Statistisch belegbar sind Assoziationen allerdings mit Diabetes, Psoriasis und Lichen ruber.

Verlauf. BP entsteht meistens spontan. Präzipitation durch UV-Licht wird immer wieder beobachtet (z. B. im Rahmen einer Phototherapie von Psoriasis). Seltene Auslöser sind Medikamente (Furosemid, Phenacetin). Der Verlauf ist schubartig rezidivierend (unbehandelt über Monate und Jahre), im Grunde aber selbstlimitiert. Wegen der Beeinträchtigung des Allgemeinzustands der ohnehin geschwächten alten Menschen ist das BP wegen seiner Komplikationen (Superinfektion, Pneumonie, Kräfteverfall, Kortikoidnebenwirkungen) jedoch trotzdem eine mögliche Todesursache.

Histologie. Die Epidermis ist unauffällig, in der Junktionszone blasig abgehoben. Ultrastrukturell erscheint die Basallamina am Blasenboden (junktionale Blase). Die papilläre Dermis zeigt bei nichtentzündlichen Läsionen eine geringe, bei entzündlichen eine beträchtliche rundzellige Infiltration mit reichlich Eosinophilen und Ödem. In Frühstadien manchmal „eosinophile Spongiose". Im Blaseninhalt (Tzanck-Test) vereinzelt eosinophile Leukozyten, jedoch keine akantholytischen Zellen. Differentialdiagnose: alle anderen bullösen Autoimmundermatosen mit junktionaler Spaltbildung (s. unten).

Immunfluoreszenz. In der ***direkten*** Immunfluoreszenz finden sich lineare IgG- (ca. 50 %) und C3-Ablagerungen (80–100 %) in der dermoepidermalen Basalmembranzone (BMZ-Muster). Seltener zusätzlich auch Niederschläge von IgA und IgM. Die Unterscheidung des BP von den anderen bullösen Autoimmundermatosen mit junktionaler Spaltbildung erfolgt mittels Salztrennversuch oder Immunelektronenmikroskopie. ***Indirekte*** Immunfluoreszenz: In ca. 70 % zirkulierende IgG-Anti-BMZ-Antikörper; der dominierende Isotyp ist IgG4. Die Titer sind oft sehr hoch; ihre Höhe korreliert jedoch schlecht mit der klinischen Aktivität und ist daher als Parameter des Therapieerfolgs nur bedingt einsetzbar. Nach erfolgreicher Behandlung verschwinden die IgG häufig innerhalb einiger Monate aus der Zirkulation, können aber auch – ohne klinische Symptomatik – lange Zeit persistieren.

Labor. Periphere Eosinophilie in bis 50 %, oft erhöhte IgE-Spiegel.

Therapie und Prognose. Kombinierte Kortikosteroid- und Azathioprintherapie wie beim Pemphigus vulgaris; allerdings sind wegen des besseren Ansprechens niedrigere Initialdosen ausreichend (60–100 mg Methylprednisolon/Tag), auch der logarithmische Abbau kann schneller erfolgen. Schließlich kann wegen der selbstlimitierten Natur oft auch die begleitende Azathiopringabe unterlassen werden. Meist kommt es nach einem mittellangen Kortikosteroidstoß zu einer anhaltenden Remission (Rezidive sind jedoch möglich).

Unbedingt nötig ist die genaue Einnahme der Medikamente – beim alten Menschen ein oft schwieriges Problem; Rezidive wegen unregelmäßiger Einnahme sind keine Seltenheit.

Vernarbendes Pemphigoid (syn. zikatrizierendes Pemphigoid, Schleimhautpemphigoid)

Das vernarbende Pemphigoid (CP) ist eine chronisch progrediente bullöse Autoimmundermatose vorwiegend der Schleimhäute, die durch Vernarbung zu Funktionsausfällen führen kann (Blindheit).

Epidemiologie. CP ist erheblich seltener als das BP, weltweit verbreitet, ohne geographische oder ethnische Prädilektion. Befallen sind häufiger Frauen (1,5:1), keine sichere Korrelation mit HLA-Haplotypen. Krankheitsbeginn meist im 7. Lebensjahrzehnt.

Das CP wurde früher auch als „benignes" Schleimhautpemphigoid bezeichnet, weil die auffällige Akutsymptomatik des BP hier fehlt. Auf lange Sicht ist das CP jedoch wegen seiner narbenbedingten Zerstörungen, Komplikationen und Therapieresistenz weitaus gravierender.

Klassifikation. Das CP ist klinisch eine eigenständige Dermatose, die sich trotz Überlappungen vom BP klar unterscheidet. Dieser Unterschied ist mit der derzeitigen Kenntnis der relevanten Autoantigene nicht gänzlich erklärbar (s. unten); nach Meinung mancher Autoren beruht die chrakteristische Neigung des CP zur Narbenbildung lediglich auf der chronischen Persistenz seiner Erosionen. Es ist zu vermuten, daß CP nicht ein einheitliches Krankheitsbild ist und daß noch weitere Pathomechanismen identifiziert werden.

Ätiologie und Pathogenese. Die Antikörper sind gegen dieselben Autoantigene gerichtet wie beim bullösen Pemphigoid (BPAG 1 und, hauptsächlich, BPAG 2), bei manchen Fällen gegen die $\alpha 3$-Kette des Laminin 5 (Epiligrin), ein Strukturprotein der Ankerfilamente (klinisch sind diese Formen nicht unterscheidbar). Die Ursache der Vernarbung ist unklar; man nimmt an, daß die Pathogenese weitgehend analog zu der des BP ist (Antikörperbindung, Komplementaktivierung, Attraktion von Entzündungszellen). Ein Tiermodell der CP existiert nicht. Die Spaltbildung erfolgt in der (tiefen) Lamina lucida.

Klinik (Abb. 15.10 a,b). Chronisch-rezidivierende, torpide Erosionen der hautnahen Schleimhäute (Mund, Nase, anogenital, Konjunktiven), die nach längerem Bestand zur Vernarbung und deren Komplikationen führen; intakte Blasen kommen kaum vor. Hautläsionen sind relativ selten.

Die ***Mundschleimhaut*** ist stets und meist als Erstmanifestation befallen: Rötung, Schwellung und schmerzhafte, torpide Erosionen der (lippenwärtigen) Gingiva, des harten und weichen Gaumens, der Wangen und Zunge. Partielle Regression erfolgt mit weißlich-retikulierten Narben, im späteren Verlauf Adhäsionen, Verlötung der Rezessus, im Extremfall Mikrostomie.

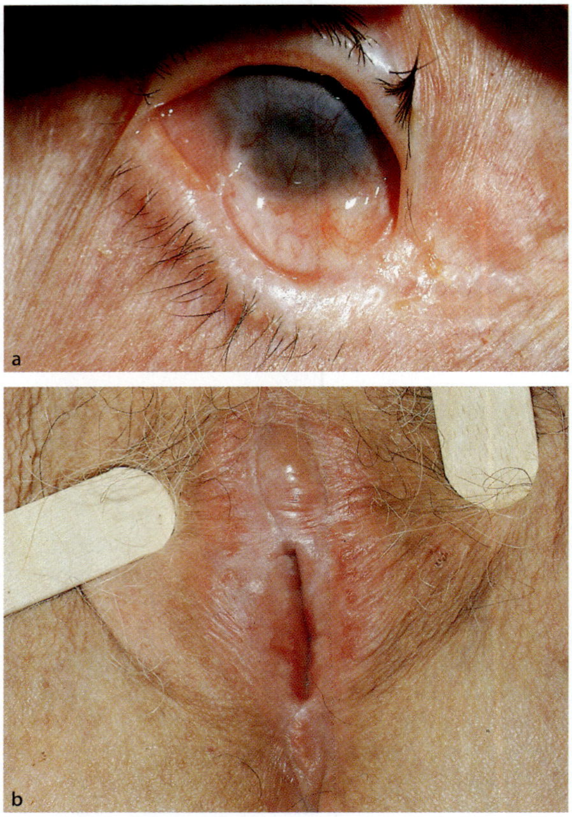

Abb. 15.10 a, b. Zikatrizierendes Pemphigoid, Spätstadium. **a** Pannus, Synechien und Symblepharon, **b** Verlötung der Labien, Striktur des Introitus vaginae

Die initiale klinische Symptomatik ist oft wenig charakteristisch und histologisch/immunfluoreszenzoptisch schwierig zu diagnostizieren. Für sie wurde daher der beschreibende Begriff „***desquamative Gingivitis***" eingeführt; dahinter verbirgt sich meist eine Frühmanifestation des vernarbenden Pemphigoids, selten aber auch des Pemphigus vulgaris oder der Epidermolysis bullosa acquisita. Weitere Differentialsdiagnosen: erosiver Lichen ruber, Kontaktstomatitis.

In 30–40 % dehnt sich der Befall auf Nasenschleimhaut, Naso- und Oropharynx, Uvula und Tonsillen aus (schmerzhaftes Schlucken, blutiger Schnupfen, Obstruktion der oberen Atemwege, narbige Striktur des Schlundringes). Seltener, aber bedrohlich ist der Befall des Larynx (Erosionen, Heiserkeit, Stimmverlust) und der Trachea (Obstruktion). Auch der Ösophagus ist relativ häufig befallen: Sodbrennen, Dysphagie, Phagodynie, Strikturen.

Die ***Konjunktiven*** sind in ca. 75 % der Fälle betroffen. Die Krankheit manifestiert sich meist beidseits mit chronischer fibrinöser Konjunktivitis mit Tränenfluß, Photophobie, Fremdkörpergefühl sowie Erosionen; selten Blasen. Nach längerem Verlauf Ausbildung weißlicher fibrotischer Narbenstränge und Adhäsionen, Verlötung und Schrumpfung zuerst des unteren, dann beider Fornices, narbige Verziehung der Lider, Entropion, Trichiasis, Symblepharon, Pannusbildung. Endzustand: Erblindung.

Ähnliche Endzustände resultieren aus Epidermolysis bullosa acquisita, Stevens-Johnson-Syndrom und TEN, Sjögren-Syndrom, Chlamydienkonjunktivitis, chronischer viraler oder bakterieller Konjunktivitis, Strahlen- oder Hitzetrauma, chronischem Gebrauch von Glaukomtropfen etc.

Der ***Anogenitalbereich*** zeigt chronische Erosionen, die mit Vernarbung abheilen und zu Strikturen führen können (Phimose, Vaginal- Urethralstenose, Verengung des Analkanals).

Hautläsionen finden sich nur bei ca. 25 % der Patienten und ähneln entweder milden Formen des BP oder repräsentieren umschriebene blasenbildende Herde, die gleichfalls mit Narben verheilen. Eine seltene nicht allseits anerkannte Variante ist das chronische lokalisierte CP (***Brunsting-Perry-Typ)***, bei dem *ausschließlich* die Haut betroffen ist (Narbenbildung).

Differentialdiagnose. BP, Epidermolysis bullosa acquisita, erosiver Lichen ruber, organspezifische vernarbende Prozesse an Auge, Genitale (Lichen sclerosus) etc.

Histologie und Immunfluorezenz. Junktionale Spaltbildung, gemischtes entzündliches Infiltrat mit reichlich Neutrophilen neben Eosinophilen und Mastzellen. Analog zum BP finden sich in der direkten Immunfluoreszenz von Schleimhautproben IgG- und/oder IgA-Anti BMZ-Antikörper und C3; die Körperhaut ist meist negativ. Zirkulierende Antikörper nur in 20–30 % (niedrige Titer). In der Salztrennmethode finden sich die Immunreaktantien am Blasendach, manchmal zusätzlich auch am Blasenboden.

Therapie und Prognose. Unbefriedigend. Manche Fälle verlaufen langsam und mit geringer Vernarbung, andere unbeeinflußbar progredient und mit starker Vernarbung; stets ist das Ansprechen auf systemische Kortikosteroide schlechter als beim BP. Eine Standardbehandlung existiert nicht; wirksam ist oft eine Kombination von Kortikosteroiden mit Dapson; bei ungenügendem Ansprechen immunsuppressive Begleittherapie (Azathioprin; von manchen wird Cyclophosphamid empfohlen). Eine wichtige Rolle spielt eine überlegte und vorsichtige Lokaltherapie (Augen!); hier sind topische Kortikosteroide oft wirksam. Bei narbigen Komplikationen sind manchmal operative Eingriffe erforderlich.

Herpes gestationis

Herpes gestationis (HG) ist eine dem bullösen Pemphigoid ähnliche selbstlimitierte Schwangerschaftsdermatose.

Epidemiologie. Eine seltene Schwangerschaftsdermatose (ca. 1/50.000 Schwangerschaften) mit weltweiter Verbreitung. Korrelation mit HLA-DR3 und 4 sowie dem C4A- und C4B-Null-Gen. Die Erstmanifestation trifft häufig schon die erste Schwangerschaft, oft auch erst spätere. Bei Folgeschwangerschaften pflegt die Ausprägung zuzunehmen, doch können Schwangerschaften auch „ausgelassen" werden.

Ätiologie und Pathogenese. Eine Autoimmunkrankheit mit Produktion von Anti-BMZ-Antikörpern gegen das BPAG 2. Nach Bindung erfolgt Komplementaktivierung (klassischer Aktivierungsweg) und Chemotaxis eosinophiler Leukozyten, Freisetzung proteinolytischer Enzyme (z. B. Gelatinasen). Die Reproduktion der Blasenbildung bei HG in vitro ist gelungen.

Der HG-Antikörper bindet in vivo auch an die Amnion-Basalmembran. Dies führte zur Vermutung, daß die primäre Immunreaktion in der Plazenta stattfindet: Lymphozytäre Infiltrate und MHC-Klasse-II-Expression in den Chorionzotten lassen sich als Ausdruck einer gegen paternale Antigene gerichteten allogenen Immunreaktion deuten; im Rahmen dieser werden auch Antikörper gegen das BPAG2 der plazentaren (Amnion)Basalmembran gebildet, die sich im mütterlichen Organismus an die entsprechenden Strukturen der Haut binden. HG kann jedoch auch bei Blasenmole und Chorionkarzinom auftreten (die beide kein Amnion besitzen).

Klinik (Abb. 15.11). HG setzt typischerweise mit exzessivem Juckreiz ein. Manchmal hat es damit sein Bewenden, meist jedoch entstehen erythematöse, urtikarielle oder multiformeartige Läsionen ***am und um den Bauchnabel*** und ***in den Striae distensae.*** Nach Tagen bis Wochen Generalisation (Rumpf, proximale Extremitäten) und Auftreten von Blasen innerhalb der Läsionen; diese sind eher klein und können auch ausbleiben. Das Gesicht bleibt in der Regel, die Schleimhäute stets frei.

Histologie. Junktionale Spaltbildung; zusätzlich fokale vakuolisierende Degeneration der Basalschicht, reichlich Eosinophile.

Immunfluoreszenz (Abb. 15.12). Lineäre Ablagerungen von C3 finden sich in der BMZ bei allen Patienten, von IgG in bis 40 %. Diese Ablagerungen liegen im

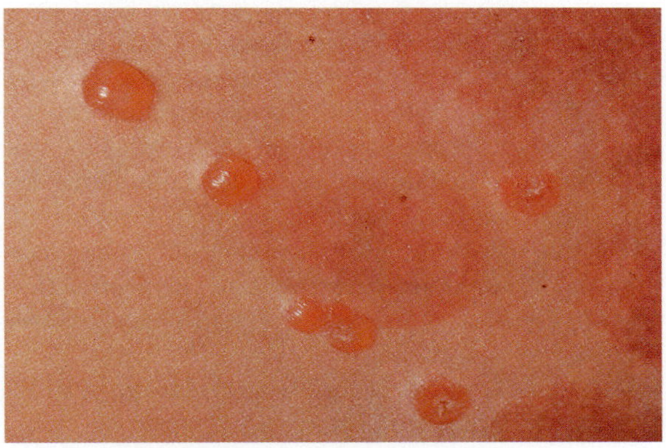

Abb. 15.11. Herpes gestationis. Beachte Irisformationen mit Satellitenblasen

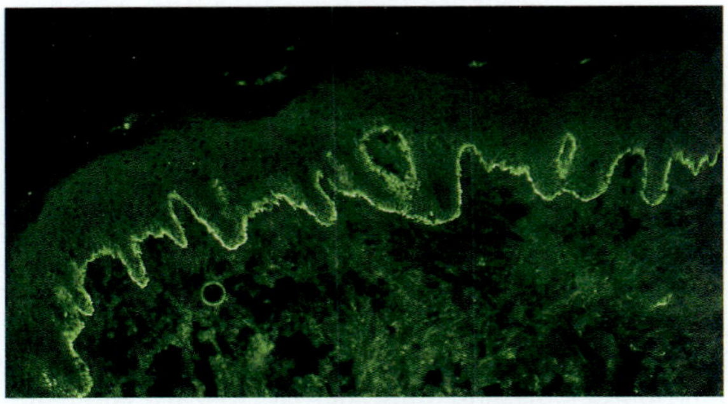

Abb. 15.12. Herpes gestationis, direkte Immunfluoreszenz. Lineare Ablagerung (in vivo) von Komplement C3 entlang der Basalmembran (Färbung mit FITC-antiC3-IgG)

„salt-split"-Versuch an der Epidermis, ultrastrukturell in der Lamina lucida entlang der epidermalen Zellmembran. Bei den meisten Patienten lassen sich mittels der indirekten Komplementfixationstechnik (mit Routine-indirekter Immunfluoreszenz nur in ca. 20%) zirkulierende Anti-BMZ-Antikörper (IgG1) nachweisen.

Verlauf. Beginn meist im 4.–7. Schwangerschaftsmonat, manchmal aber auch erst knapp vor oder sogar bis zu einige Tage nach der Entbindung. Bei frühem Beginn kann die Krankheit im letzten Schwangerschaftsdrittel spontan abklingen, doch kommt es bei ca. 75% zum perinatalen Rezidiv (manchmal explosiv). Nach der Entbindung bildet sich der HG innerhalb einiger Wochen bis Monate (selten darüber hinaus) spontan zurück, rezidiviert aber in ca. 20% bei den ersten Regeln oder der Einnahme von Kontrazeptiva.

Assoziierte Krankheiten. In bis 10% Autoimmunthyreoiditis, seltener perniziöse Anämie, Alopecia areata.

Schädigungen des Fötus. Solche sind nicht die Regel. In bis 10% weisen die Neugeborenen ein mildes, selbstlimitiertes HG-ähnliches Bild auf. Überdurchschnittlich häufig ist Frühgeburtlichkeit und reduziertes Geburtsgewicht; erhöhte Risiken von Totgeburt und Gedeihstörungen wurden berichtet, aber nicht bestätigt.

Therapie. Bei mildem Verlauf können lokale Kortikosteroide ausreichen; bei massiven Ausbrüchen sind auch während der Gravidität Kortikoidstöße indiziert, jedoch möglichst niedrig dosiert (bis 50 mg/Tag mit nachfolgender Reduktion). Nach der Entbindung erfolgt die Behandlung wie beim bullösen Pemphigoid, wegen des selbstlimitierten Verlaufs jedoch ohne Azathioprin. ***Orale Kontrazeptiva*** sind ***kontraindiziert (Rezidivgefahr).***

Differentialdiagnose. Prurigo gravidarum, PUPPP (s. S. 392), nummuläres Ekzem.

Lineare IgA-Dermatose und chronische bullöse Dermatose des Kindesalters

Die lineare IgA-Dermatose (LAD) und die chronische bullöse Dermatose des Kindesalters (CBDC) sind seltene, selbstlimitierte bullöse Autoimmundermatosen mit Ähnlichkeit zum bullösen Pemphigoid, die durch IgA-Autoantikörper gegen ein Antigen der Ankerfilamente (Ladinin) verursacht werden. LAD und CBCD sind historisch bedingte Krankheitsbegriffe für dasselbe Krankheitsbild in verschiedenen Altersstufen.

Klassifikation. Die LAD wurde früher der Dermatitis herpetiformis als deren „großblasige Variante" zugerechnet (s. unten). Die Frage der Zugehörigkeit war ein vieljähriges Diskussionsthema, das durch die Sperrigkeit des Krankheitsnamens noch angeheizt wurde. Diese Kontroverse ist heute durch die Identifikation des Autoantigens der LAD entschieden (Ladinin). Allerdings bestehen weiterhin Probleme, da lineare IgA-Ablagerungen der Junktionszone auch bei anderen seltenen bullösen Autoimmundermatosen vorkommen: der IgA-Epidermolysis bullosa acquisita und dem IgA-Pemphigoid. Diese wurden der LAD verschiedentlich zugerechnet, und die LAD daher oft auch als „heterogen" bezüglich der ursächlichen Autoantigene angesehen. Der LAD wird daher manchmal auch eine Neigung zur Vernarbung zugeschrieben, die ihr kaum zukommt, wenn sie als gegen ***Ladinin*** gerichtete Autoimmundermatose definiert wird.

Die Verwirrung beruht darauf, daß zur Definition der Krankheit nicht das Antigen, sondern die Antikörperklasse verwendet wurde; bullöse Autoimmundermatosen werden zwar dominierend durch IgG ausgelöst, doch kann offenbar jedes Autoantigen auch klassenspezifisch andere Antikörperreaktionen bewirken, z. B. IgA.

Epidemiologie. Selten. Betroffen sind Erwachsene mittleren Alters sowie Kinder im Vorschul- und Schulalter; keine Geschlechtsprädilektion, keine sichere Korrelation mit HLA-Haplotypen.

Ätiologie und Pathogenese. Als Autoantigen wurde ein 97kD-Protein identifiziert, das den Ankerfilamenten zugehört (Ladinin). Auslösung durch diverse Medikamente wurde berichtet.

Klinik (Abb. 15.13). Diese ähnelt dem bullösen Pemphigoid, doch sind die Blasen oft besonders groß, prall gefüllt, manchmal hämorrhagisch tingiert und typischerweise gruppiert angeordnet (frische Blasen rings um ältere). Hierdurch entstehen anuläre und/oder zirzinäre Konfigurationen („juwelenartiges" Aussehen). Zusätzlich erythematöse oder multiformeartige Läsionen, die in der Peripherie Blasen ausbilden können (charakteristisch). Prädilektionsstellen sind Rumpf, perigenital, perineal und proximale Extremitäten. Gelegentlich Befall auch der Mundschleimhaut. Glutensensitive Enteropathie oder andere Systemzeichen bestehen nicht.

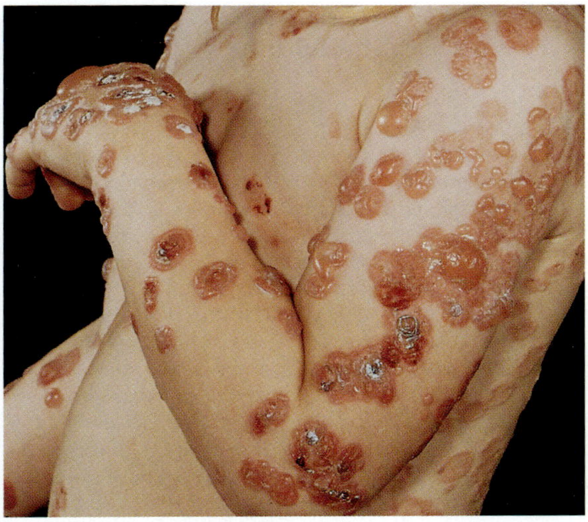

Abb. 15.13. Juveniles Pemphigoid. Beachte die zahlreichen intakten, teils prall gespannten Blasen („juwelen-artig")

Histologie. Junktionale Spaltbildung, entzüdliches Infiltrat mit Neutrophilen. ***Immunfluoreszenz:*** IgA- und C3-Ablagerungen ***linear*** in der dermoepidermalen Junktionszone, ultrastrukturell an den Ankerfilamenten der Lamina lucida lokalisiert. Zirkulierende IgA-BMZ-Antikörper vom IgA1-Isotyp sind meist in niedrigen Titern vorhanden.

Verlauf. Chronisch-schubartig. Spontanremission meist nach einigen Jahren, bei Kindern selten Fortdauern bis in die Pubertät.

Therapie. LAD spricht auf Dapson oft rasch und gut an; gelegentlich in Kombination mit Kortikosteroiden (bei Kindern mit Zurückhaltung). Immunsuppressive Therapie ist wegen des selbstlimitierten Charakters nicht erforderlich. Glutenfreie Diät ist wirkungslos.

15.1.4 Bullöse Autoimmundermatosen mit Spaltbildung unterhalb der Lamina densa

Eine Gruppe bullöser Autoimmundermatosen, bei denen die Verankerung der Basallamina im Netzwerk der dermaler Mikrofibrillen gestört ist. Die Basallamina löst sich von der Dermis (dermolytische Blase) und liegt daher im Blasen*dach*.

Epidermolysis bullosa acquisita

Epidermolysis bullosa acquisita (EBA) ist durch Antikörper gegen das Typ-VII-Kollagen der Ankerfibrillen, Blasenbildung unterhalb der Basallamina und einen chronischen, oft therapieresistenten Verlauf gekennzeichnet ist.

Epidemiologie. EBA ist seltener als das bullöse Pemphigoid, aber häufiger als alle übrigen Vertreter der Pemphigoidgruppe. Sie kommt weltweit ohne ethnische oder Geschlechts-Prädisposition vor, kann in jedem Lebensalter beginnen (am häufigsten in der 4.–5. Dekade) und ist mit HLA-DR2/DR5/DR8 korreliert. EBA ist dem bullösen SLE nahe verwandt; Patienten mit EBA scheinen gegenüber SLE empfänglicher zu sein.

Ätiologie und Pathogenese. Die Autoantikörper erkennen 290kD- und 145kD-Banden des Typ-VII-Kollagen, dem Baumaterial der Ankerfibrillen (s. auch S. 9). Die Schädigung der Ankerfibrillen durch die Antikörper erfolgt beim nichtentzündlichen Typ wahrscheinlich durch direkte mechanische Interferenz (der immundominante Bereich des Kollagen Typ VII ist eine nicht-kollagene Domäne, an der auch die Interaktion mit anderen Matrixmolekülen erfolgt), beim entzündlichen durch Komplementaktivierung und Leukotaxis. Ein Tiermodell der EBA existiert nicht.

Klinik (Abb. 15.14). EBA ist durch Blasen, Erosionen, Narben und Milien an Haut und Schleimhäuten gekennzeichnet. Verlauf und klinisches Erscheinungsbild zeigen eine erhebliche phänotypische Breite. Folgende Typen werden unterschieden:

- Der ***klassische Typ*** ähnelt dem dominanten Typ der Epidermolysis bullosa dystrophicans hereditaria, ist klinisch charakteristisch, wurde historisch zuerst entdeckt und war namensgebend. Er ist *primär nicht-entzündlich* und durch erhöhte Fragilität der Haut gekennzeichnet. Vorwiegend an den mechanisch exponierten Körperstellen (Akren, Knie, Ellbögen, Mundschleimhaut) treten durch mechanische Minimaltraumen ausgelöste Blasen und Erosionen auf, die mit atrophen, gefältelten Narben und Milien abheilen. Das Nikolski-Zeichen ist an unbefallener Haut negativ, im Narbenbereich positiv. Mitunter

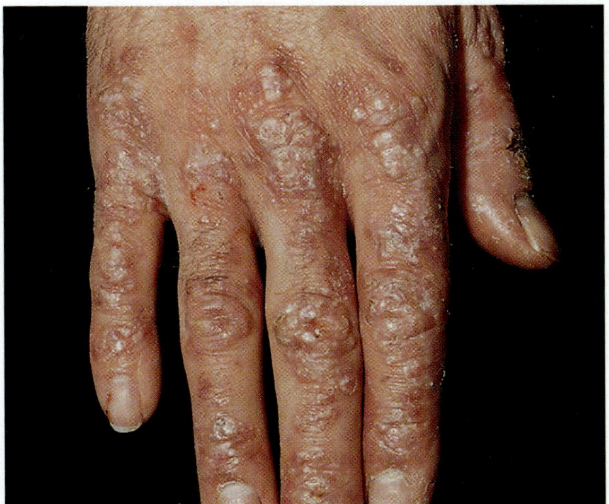

Abb. 15.14. Multiple Milienbildung bei Epidermolysis bullosa acquisita (Spätstadium)

Onychodystrophie. Differentialdiagnose: Epidermolysis bullosa hereditaria (Beginn mit Geburt), Porphyria cutanea tarda, Amyloidosen.

- Der ***bullöse Pemphigoid-artige Typ*** ist der bei weitem häufigste, ist *primär entzündlich* und sieht dem bullösen Pemphigoid zumindest anfangs zum Verwechseln ähnlich. Fragilität der Haut, Narben- und Milienbildung fehlen anfangs, kommen jedoch im weiteren Verlauf in wechselndem Maß hinzu. Prädilektionsstellen: wie beim BP, zusätzlich Mundschleimhaut.
- Der ***vernarbende Pemphigoid-artige Typ*** – die seltenste Verlaufsform. Sie kann das CP völlig imitieren und ist auch von seinen schwerwiegenden Sequelen gefolgt.

Studien zeigten, daß mindestens 10 % der früher als BP diagnostizierten Fälle in Wirklichkeit BP-artige EBA waren. Daß die eher seltene Mundschleimhautbeteiligung beim BP früher als recht häufig galt, beruht auf diesem Umstand. Auch zahlreiche als CP laufende Fälle entsprachen dem CP-artigen Typ der EBA.

! EBA ist eine der physisch und emotionell den Patienten am meisten beeinträchtigenden Hautkrankheiten.

Histologie. Subepidermale Blasenbildung. Ultrastrukturell liegt die Basallamina am Blasendach (dermolytische Spaltbildung). Unterhalb der Basallamina finden sich granuläre Niederschläge, innerhalb derer die Ankerfibrillen reduziert sind. Beim entzündlichen Typ neutrophilenreiche gemischte dermale Rundzellinfiltrate.

Immunfluoreszenz. Ausgeprägte lineare IgG-, oft auch IgA-, IgM- und C3- Ablagerungen der BMZ und der obersten Dermis; seltener *nur* IgA (sog. IgA-EBA). Immunelektronenoptischer Nachweis der Autoantikörper unter der Lamina densa im Bereich der Ankerfibrillen. Zirkulierende Anti-BMZ-Antikörper in 20–50 %.

Die Unterscheidung der EBA von den imitierten Verlaufsformen des Pemphigoids kann nur durch „Collagen-mapping", die „Salt-split-Methode" oder (Immun-) Elektronenmikroskopie, bei Vorhandensein von zirkulierenden Autoantikörpern am präzisesten durch Immunpräzipitation oder Immunoblot erfolgen.

Therapie und Prognose. Der Verlauf der EBA ist unvorhersehbar. Manche Fälle sind selbstlimitiert und kommen nach wenigen bis vielen Jahren zum Stillstand; andere verlaufen chronisch progredient. Das Ansprechen auf Therapie ist nie gut, manchmal völlige Therapieresistenz. Kortikosteroide mit oder ohne Dapson oder Immunsuppressiva (Azothioprin, Cyclosporin A, Cyclophosphamid) sind in manchen Fällen wirksam, oft nur vorübergehend; Phenytoin und Vitamin E sind unwirksam, Colchicin ist oft effektvoll, aber schlecht steuerbar. Therapieerfolge mit hoch- oder auch niedrigdosierten Immunglobulinen wurden beschrieben.

Fallbericht: Ein 39jähriger Patient ist seit 8 Jahren wegen einer EBA in Behandlung. Die Krankheit hatte ähnlich einem bullösen Pemphigoid begonnen, wofür es auch gehalten und behandelt wurde. Erst unbefriedigendes Ansprechen führte zur Reevaluierung („salt-split-„Test), die zur Korrektur der Diagnose führte. Der Patient wurde mit sämtlichen verfügbaren Mitteln behandelt, neben den gebräuchlichen auch Plasmapherese, Immunabsorption, Colchicin, Cyclosporin A; trotz vorübergehenden Ansprechens auf die meisten verschlechterte sich das Gesamtbild schubweise. Schließlich war fast der gesamte Körper, Mundschleimhaut und Genitoanalregion mit Erosionen, frischen Blasen und oberflächlichen Narben überzogen. Der Patient hatte längst seinen Beruf verloren, war invalidisiert und entwickelte eine depressiv-introvertierte Psyche mit nicht seltenen aggressiven (auch handgreiflichen) Intermezzi; er lag insgesamt viele Monate an der Klinik, aus der er sich immer wieder heimlich davonmachte, um bald aber wieder die diensthabenden Ärzte in oft stundenlange Telefonate zu verwickeln. Eine intravenöse Immunglobulintherapie hatte eine erstaunlich durchgreifende Wirkung: Innerhalb weniger Wochen heilten die Läsionen zum erstenmal nach Jahren ab; der Erfolg wurde durch monatliche Zyklen aufrechterhalten. Nach ca. einem Jahr ließ die Wirkung trotz Dosiserhöhung nach und blieb schließlich aus; ein volles Rezidiv trat ein. Ein Versuch mit Mykophenolsäure hatte eine ähnlich gute Wirkung; diese hält derzeit noch an.

Bullöser Lupus erythematodes

Eine seltene Verlaufsform des systemischen Lupus erythematodes, die durch Autoantikörper gegen Kollagen Typ VII gekennzeichnet ist.

Klinik. Neben den Merkmalen des SLE zeigt diese Verlaufsform eine ausgedehnte bullöse Eruption vorwiegend der lichtexponierten Regionen, Extremitäten und Mundschleimhaut. Die Blasen sind oft groß wie beim bullösen Pemphigoid, dann wieder klein – ähnlich der Dermatitis herpetiformis, entstehen meist auf erythematösem Grund und führen *nicht* zur Vernarbung. Fragilität der Haut fehlt. Histologie und Immunfluoreszenz entsprechen weitgehend der EBA, doch finden sich neutrophile Abszesse in den Papillenspitzen ähnlich der Dermatitis herpetiformis. Im Gegensatz zur EBA bildet sich der bullöse SLE meist im Zuge der Behandlung innerhalb eines (oder weniger) Jahre zurück. Gutes Ansprechen auf Dapson.

Dermatitis herpetiformis (Duhring)

Dermatitis herpetiformis (DH) ist eine chronische, notorisch heftig juckende, im Prinzip gutartige aber beschwerliche, papulovesikulöse Dermatose, die fast stets mit einer (allerdings meist asymptomatischen) glutensensitiven Enteropathie gekoppelt ist.

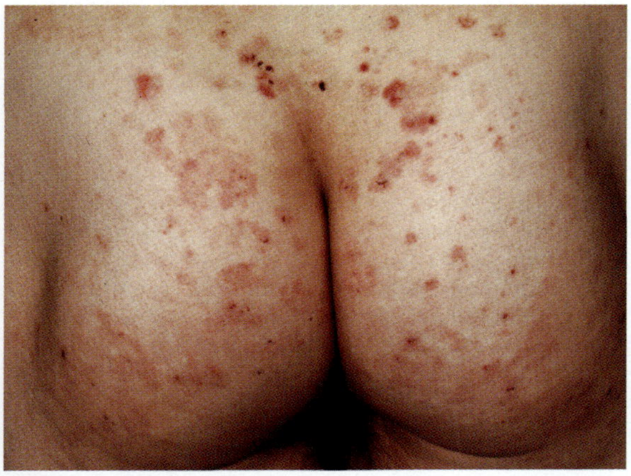

Abb. 15.15. Dermatitis herpetiformis Duhring. Ältere und frische papulovesikulöse Läsionen der Sakralregion

Epidemiologie. Relativ selten. Männer sind etwa doppelt so häufig betroffen wie Frauen, Krankheitsbeginn meist im frühen Erwachsenenalter. Hohe Assoziation mit HLA-B8/DR3/DQW2 (80–90 %).

Klinik (Abb. 15.15). Primärläsion ist eine heftig juckende, erythematöse Papel, die gelegentlich ein kleines, mit klarer Flüssigkeit gefülltes Bläschen trägt. Bläschen und Papel werden schnell zerkratzt, es bilden sich Erosionen mit serohämorrhagischen Krusten. Derartige Läsionen treten schubartig und gruppiert, bei stärkerem Befall disseminiert exanthematisch auf. Prädilektionsstellen sind die Streckseiten der Extremitäten (Knie, Ellbogen), Sakralgegend und das Kapillitium.

Ausdehnung und Intensität schwanken in weiten Grenzen. Die morphologische Minimalvariante ist eine fast völlig erscheinungsfreie Haut mit attackenartigem Juckreiz. Am anderen Ende des Spektrums steht ein dem bullösen Pemphigoid nahekommendes Bild mit ausgedehnten Vesikeln, Blasen, Krusten und sekundären Pyodermien.

Assoziierte Symptome: Glutensensitive Enteropathie (s. unten); als deren mögliche Folge Resorptionsstörung von Eisen und Folsäure (makrozytäre Anämie). Seltene Komplikation: gastrointestinale Lymphome.

Präzise formuliert ist die DH nicht von assoziierten Symptomen *begleitet*, sondern stellt selbst ein (seltenes) *kutanes Begleitsymptom* der glutensensitiven Enteropathie dar. Die „Systemzeichen" der DH sind nichts anderes als die glutensensitive Enteropathie selbst und deren Komplikationen.

Glutensensitive Enteropathie (GSE; syn. Zöliakie, nichttropische Sprue des Erwachsenen) ist eine chronische Intoleranzreaktion des Dünndarms (Jejunum > Ileum) gegen Gluten (alkoholunlösliche Proteinfraktion verschiedener Körnerfrüchte – Weizen, Roggen, Gerste, Hafer; Hauptnoxe des Glutens ist vermutlich das „toxische" α-A-Gliadin, ein 31kD-Polypeptid). Klinische Merkmale sind massige Stühle und Fettstühle, Pseudoaszites, Resorptionsstörungen (Vitamine, Eisen und Zink, Kalzium) – Nachweis: D-Xylose-Test; als deren Folge Malabsorptionssyndrom, Rachitis, Osteoporose, Anämie, Gedeihstörungen. Die GSE ist relativ häufig (Schätzungen inclusive subklinischer Formen zwischen 2 und 20 %), familiär gehäuft, stark mit den oben genannten Haplotypen assoziiert und möglicherweise autosomal dominant vererbt (Gluten-Sensibilitäts-Gen?). Die Pathogenese ist nicht ganz geklärt; Immunmechanismen spielen vermutlich eine wichtige Rolle, da IgA-Antigliadinantikörper meist (allerdings nicht immer) in der Darmflüssigkeit und im Serum gefunden werden (allerdings auch bei anderen Darmkrankheiten und gelegentlich bei Normalpersonen) und Ig-produzierende B-Lymphozyten und CD8 + T-Lymphozyten in der Lamina propria des Dünndarms nachweisbar sind. Das α-A-Gliadin besitzt eine ausgeprägte Sequenzhomologie mit dem E1β-Protein von Adenovirus 12 („molecular mimicry"?).

GSE beruht demnach auf einer Immunreaktion gegen Gliadin, der sich sekundär eine Autoimmunreaktion gegen Determinanten des Endomysiums des Darms zugesellt (antiendomysiale Antikörper in 80–90 %). Als Autoantigen wurde kürzlich die endomysiale Transglutaminase identifiziert. GSE ist nicht als Autoimmunkrankheit im üblichen Sinn zu verstehen, da selbst nach jahrelangem Bestand bei Glutenentzug völlige Erscheinungsfreiheit eintritt.

Die primäre Noxe der GSE betrifft die Dünndarmzotten und führt zur Schädigung der Epithelzellen (Vakuolisierung, vermehrte Abschilferung, und Mitoseaktivität in den zugehörigen Krypten; im weiteren Verlauf Verkürzung, Verplumpung und Atrophie der Zotten, Hypertrophie der Krypten); assoziiert ist ein Funktionsverlust des Epithels (Insuffizienz der wandständigen Verdauungsenzyme, Produktionsdefizit von Cholezystokinin und Sekretin, Resorptionsdefizit und gleichzeitig unkontrollierte „parazelluläre" Resorption).

Glutensensitive Enteropathie bei DH. Während mittels (meist mehrerer) Saugbiopsien aus dem Dünndarm in fast 100 % der Patienten mit DH eine GSE aufgedeckt werden kann, bestehen klinische Symptome nur in etwa 10 %; ca. 20 % haben Steatorrhoe und/oder pathologische Xylosetests. Wenn vorhanden, ist die GSE milde ausgeprägt und nur fokal nachweisbar.

Histologie (Abb. 15.16 a). „Mikroabszesse" in den dermalen Papillenspitzen aus neutrophilen und eosinophilen Leukozyten; multilokuläre Mikrovesikelbildung durch kleine Spaltbildungen an der Basalmembranzone, die durch Konfluenz größere Bläschen ergeben. Die Spaltbildung erfolgt unterhalb der Lamina densa (***dermolytische Blase***), bei größeren Blasen ist eine junktionale Spaltbildung (in der Lamina lucida) möglich („Überlaufen").

Immunfluoreszenz (Abb. 15.16 b). Granuläre IgA- (selten IgG-) und C3-Ablagerungen im Bereich der Papillenspitzen; die Ablagerungen finden sich auch in klinisch normal erscheinender Haut! Immunelektronenmikroskopisch Bindung an den dermalen Mikrofibrillenbündeln (genaue Zuordnung noch nicht erfolgt – Fibrillin der Mikrofibrillen?). ***Indirekte Immunfluoreszenz:*** zirkulierende IgA-Antikörper gegen Basalmembranzonendeterminanten nur selten nachweisbar.

Labor. Milde Leukozytose, periphere Eosinophilie, makrozytäre Anämie. Zirkulierende IgA-Immunkomplexe und Antigliadinantikörper sind in ca. 30 %, andere Au-

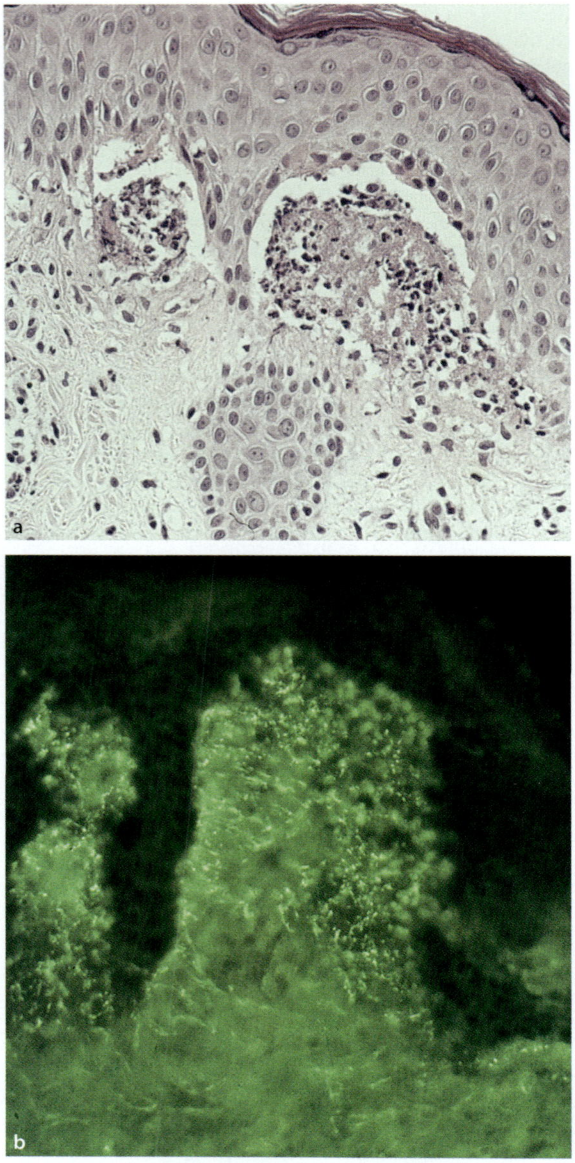

Abb. 15.16 Dermatitis herpetiformis. **a** Subepidermale multilokuläre Bläschen mit leukozytenreichem Inhalt. x25. **b** Direkte Immunfluoreszenz. „Schneegestöberartige" Ablagerungen von IgA in der papillären Dermis

toantikörper gelegentlich nachweisbar (Antiretikulin-, Antiendomysium-, Antithyroideaantikörper, ANA).

Ätiologie und Pathogenese. Nur teilweise bekannt. Die Herkunft der IgA-Ablagerungen in der papillären Dermis, deren zentrale Rolle offensichtlich ist, wird durch zwei Hypothesen erklärt: Entweder handelt es sich um Produkte einer spezifischen Immunreaktion im Darm, die als zirkulierende Immunglobuline oder Immunkomplexe in die Haut gelangen und dort an ein noch nicht identifiziertes Antigen binden (Kreuzreaktion mit Gliadin?); oder es werden IgA-bindende Antigene oder Lektine „parazellulär" aus dem Darm resorbiert und diese in der Dermis fixiert („Siebhypothese"). Die weiteren Schritte sind klarer: durch IgA-Quervernetzung Aktivierung der Komplementkaskade über den alternativen Weg, Produktion chemotaktischer Faktoren, Immigration von Leukozyten, Freisetzung leukozytärer Enzyme (Elastase!).

Die DH ist demnach ein „Epiphänomen" der GSE. Daß sie dennoch gegenüber der Grundkrankheit eine Eigenstellung besitzt, wird aus zahlreichen Fakten klar: Sie ist selten (GSE häufig), androtrop (GSE gynäkotrop), eine Krankheit des Erwachsenenalters (GSE schon der Kindheit), verläuft schubartig und kann spontan sistieren (GSE ist permanent und unlimitiert) und spricht auf Dapson an (GSE nicht). Welche Faktoren die Entwicklung einer DH auf dem Boden einer GSE auslösen, ist unbekannt.

Die bislang für zentral gehaltene Rolle des Glutens in der Genese der DH wurde durch kürzlich erhobene Befunde erschüttert: Bei Verabreichung einer „Elementardiät" (d.h. einer Diät ohne Polypeptide) kam es zum Rückgang aller Parameter der Krankheit, der durch Gabe von Gluten *nicht* zunichte gemacht wurde. Möglicherweise spielen also auch andere Antigene eine kausale Rolle.

Diagnose. Nachweis von granulären IgA-Ablagerungen in den Papillenspitzen *normaler* Haut ist eine Conditio sine qua non, HLA-Typisierung. Früher wurde bei unklaren Fällen die ***Jodprovokation*** durchgeführt (Jod führt zur Verschlechterung der Symptomatik, auch bei Zufuhr durch Lebensmittel – Meeresfrüchte!); heute obsolet. Eine Dünndarm-Saugbiopsie zum Nachweis der GSE ist nur in schweren Fällen angezeigt, da sich bei subklinischen Fällen keine Konsequenzen ergeben.

Therapie. Eine nahezu spezifische Wirkung besitzen ***Sulfon***e (Dapson), die oft schon in geringer Dosierung die klinische Symptomatik völlig unterdrücken. Deren Wirkungsweise ist nicht genau bekannt; man diskutiert u.a. eine Blockierung des alternativen Weges der Komplementaktivierung bzw. eine Inhibition der Adhärenz von neutrophilen Leukozyten an Antikörpern und Mikrofibrillen. Durchführung: 100–200 mg/Tag bis zur Unterdrückung der klinischen Symptomatik; anschließend Reduktion auf Erhaltungsdosis. Nebenwirkung: Methämoglobinbildung – daher Blutbild-Kontrollen und MetHb-Bestimmung zumindest 1 mal/Monat! Vor Beginn der Sulfontherapie muß die *Glukose-6-Phosphatdehydrogenase* bestimmt werden; Patienten mit angeborenem Mangel dieses Enzyms (klinisch unauffällig!) neigen zu starker Methämoglobinbildung. ***Alternative Medikation:*** Sulfapyridin, Salizylpyrimidin (weniger wirksam).

Unterstützende Therapie. Glutenfreie Diät – im wesentlichen Vermeidung von Weizenmehl (und Bier). Sie ist umständlich, unangenehm und teuer, ergibt jedoch bei genauer Durchführung (oft erst nach Monaten) eine signifikante Besserung sowohl der Haut- als auch der intestinalen Symptomatik, die manchmal das Absetzen der Sulfone erlaubt.

In milde verlaufenden Fällen ist glutenfreie Diät weder erforderlich noch beim Patienten durchsetzbar. Unabdingbar ist sie jedoch bei Dapson-Unverträglichkeit und manifester GSE-Symptomatik, da letztere durch Dapson *nicht* beeinflußt wird.

Verlauf. Chronisch, schubartig, unlimitiert. Spontanheilungen kommen vor, sind aber selten.

15.2 Kollagenosen (P. Fritsch, N. Sepp)

Der Begriff „Kollagenosen" („collagen vascular diseases", „diffuse inflammatory connective tissue diseases") umfaßt eine Reihe schwerwiegender, potentiell lebensbedrohlicher Systemkrankheiten unklarer Ätiologie und nur teilweise bekannter Pathogenese; sie sind Krankheiten gestörter Immunregulation bzw. systemische Autoimmunkrankheiten, wobei allerdings noch zusätzliche Pathomechanismen wirksam sind. Die Prototypen der Kollagenosen – Lupus erythematodes, rheumatoide Arthritis, Dermatomyositis und Sklerodermie – sind Krankheiten von markanter klinischer Eigenständigkeit, aber mit grundsätzlichen Analogien und hoher Variabilität (Überlappungen sind daher häufig). Ihnen ist der Befall mehrerer oder zahlreicher innerer Organe und häufig der Haut gemeinsam, mit besonderer Beteiligung von Gelenken, Sehnen, Muskeln, Bindegewebe und Gefäßen. Kennzeichnend ist ferner die hohe Inzidenz von Autoantikörpern, insbesondere antinucleären Antikörpern.

Der Begriff „Kollagenosen" gilt seit jeher als Fehlbezeichnung, da das kollagene Bindegewebe nicht das Ziel der ausschlaggebenden Vorgänge ist. Allerdings wurde bislang kein geeigneterer Terminus vorgeschlagen. In der rheumatologischen Literatur werden den Kollagenosen auch die Systemvaskulitiden zugeordnet.

Allgemeine Charakteristika der Kollagenosen

Kollagenosen sind durch ihre vielfältige klinische und Laborsymptomatik gekennzeichnet. Pathognomonische Einzelbefunde gibt es in der Regel nicht, die Diagnose erfolgt daher meist anhand charakteristischer Befundkonstellationen. Die auffälligsten Symptome gehen auf Autoantikörper zurück, doch spielt die Dysregulation des zellulären Immunsystems eine grundlegende Rolle. Wichtige Pathomechanismen sind Zell- und Gewebeschäden entweder durch direkte Wirkung der Autoantikörper (z. B. Blutbild), durch Immunkomplexbildung mit Komplementaktivierung (z. B. Nephritis, Vasculitis), durch Störung der Homöostase von Effektorsystemen (z. B. Gerinnungsstörungen) und Stoffwechselvorgängen (z. B. Sklerodermie). Modellfall der Kollagenosen ist der Lupus erythematodes, da er die umfassendste Symptomatik besitzt und dem Bild einer systemischen Autoimmunkrankheit am nächsten kommt. Seine Erforschung spielte eine Schlüsselrolle im Verständnis der gesamten Krankheitsgruppe.

Kollagenosen können akut auftreten und schnell zum Tode führen; weitaus häufiger nehmen sie einen chronischen, oft schubartig progredienten Verlauf, führen zu Funktionsausfällen einzelner oder mehrerer Organsysteme und „brennen" oft nach jahrelangem Bestand mit Defektzuständen aus. Spontanheilung kommt vor, ist aber selten. Auf einzelne Organe limitierte Formen sind bei vielen Kollagenosen häufig.

Antinukleäre Antikörper (ANA)

Die ANA repräsentieren den größten Teil der bei den Kollagenosen zahlreich vorkommenden Autoantikörper. Ihre Bestimmung zählt zu den wesentlichsten Labortests in der gesamten Krankheitsgruppe.

Sie sind gegen Antigene von Nukleinsäuren oder jener Struktur- bzw. Funktionsproteine gerichtet, die in die Aufgaben der Nukleinsäuren einbezogen sind. Hauptsächlich sind dies Determinanten des Zellkerns (Nukleinsäuren, Kernproteine, Enzyme des Nukleinsäurestoffwechsels, selten der Spindelapparat und Zentriolen), zum kleineren Teil solche des Zytoplasmas (Ribosomen, Mitochondrien). Die pathogene Wirksamkeit der ANA ist zwar nur in Einzelfällen bekannt (z. B. Anti-dsDNS bei Lupusnephritis), doch ist ihre diagnostische Bedeutung wegen ihrer Häufigkeit (ca. 90 % bei allen Kollagenosen) und ihrer Korrelation mit bestimmten Krankheiten und klinischen Verläufen (Tabelle 15.3) sehr groß. Die Art der vorgefundenen ANA ist gleichfalls mit bestimmten HLA-Haplotypen assoziiert.

ANA sind ein guter diagnostischer Marker, aber kein verläßlicher Parameter des Behandlungserfolgs (meist nur geringer Abfall in inaktiven Phasen). Außer bei Kollagenosen kommen ANA auch bei Autoimmun- Leber- und Schilddrüsenkrankheiten. Lymphomen u. a. m., passager bei Viruskrankheiten (EBV) und Medikamentenallergien, sowie (niedrigtitrig) bei ca. 2 % der Normalbevölkerung vor (Anstieg mit dem Lebensalter).

Nachweis. Das Routine-Screening erfolgt mittels indirekter Immunfluoreszenz an Gewebekulturzellen (Hep-Zellen). Die Kernfluoreszenz weist, je nach der Zielstruktur, verschiedene morphologische Muster auf (Abb. 15.17), die eine gute (aber nicht beweisende) Zuordnung zu klinischen Verlaufsformen des LE und anderer Kollagenosen zulassen (Tabelle 15.4). Die genaue Bestimmung der Zielantigene erfolgt, für weitergehende Fragestellungen, mit gereinigten Antigenen durch Immunoassays, Gelpräzipitation oder Westernblots.

Tabelle 15.3. Spezifische Korrelation von ANA mit klinischen Verlaufsformen und genetischen Markern

ANA gegen	klinisches Korrelat	genetischer Marker
ds DNS	SLE bei Titer > 1–640 wahrscheinlich (Nephritis!)	DR2
Histone H2A, H2B	medikamenten-induzierter LE	
Sm	SLE (Nephritis, ZNS)	DR2, DQw6
U1 RNP	„Mixed connective tissue disease"	DR4, DQw8
P	Lupus-Psychose	
28S RNS	SLE	
Ro/La	SCLE, Sjögren-Syndrom, neonatales LE-Syndrom	DR3. DQw2
antizentromer	CREST-Syndrom	
Scl-70	diffuse systemische Sklerodermie	
PM-Scl	Dermatomyositis – Sklerodermie-overlap	
Jo-1	Poly(Dermato-)myositis	DR3

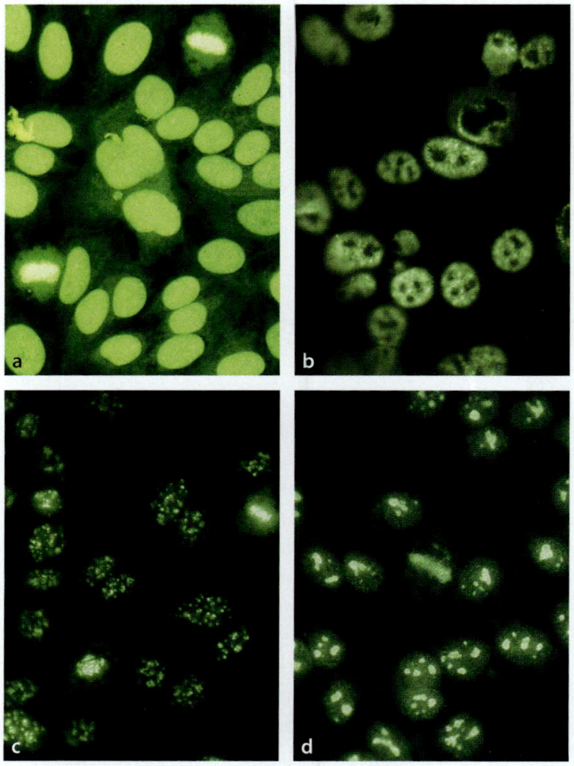

Abb. 15.17a-d. Immunfluoreszenzmuster antinukleärer Antikörper (ANA) an Hep2-Zellen. **a** Homogenes Muster. Beachte das Aufleuchten in der Mitose. **b** Partikuläres Muster. In der Interphase gesprenkelt, kein Aufleuchten in der Mitose. **c** Antizentromeres Muster. Grobkörnige Partikel in der Interphase. **d** Antinukleoläres Muster. Einzelne runde Körnchen pro Zellkern.

Ein historischer Vorläufer der ANA-Diagnostik war die Bestimmung des sogenannten LE-Faktors: ein Autoantikörper, der mit geschädigten Zellkernen reagiert – ein Antidesoxyribonukleoprotein. In Blutausstrichen (seltener histologischen Präparaten) wurden „LE-Zellen" nachgewiesen, d.h. Leukozyten, die Kernreste („Hämatoxylin-Bodies") phagozytiert hatten.

Zielantigene bei SLE (Abb. 15.18). Zielstruktur der häufigsten ANA (Inzidenz bis 95%) ist das ***Chromatin*** (Doppel- und Einzelstrang-DNS sowie Histone; meist liegen ANA gegen beide vor). Seltenere Zielstrukturen (bis 30%) sind die ***Ribonukleoproteine*** (die Proteine sind in wässrigen Lösungen extrahierbar, daher auch „extractable nuclear antigens" – ENA). Eine Gruppe derselben umfaßt die Antigene Sm und RNP, eine andere Ro/SSA und La/SSB; erstere ist mit spezieller Organsymptomatik assoziiert (Sm: Niere, ZNS; RNP: Überlappungssyndrome, z.B. U1RNP mit MCTD – „mixed connective tissue disease"), letztere mit SCLE und Sjögren-Syndrom. Sowohl Sm und RNP, wie auch Ro und La treten häufig, aber nicht immer gemeinsam auf. Zytoplasmatische Zielantigene sind ribosomale RNS (28S) und ribosomale Phosphoproteine. Sie sind bei ca. 10% von SLE vorhanden und mit ZNS-Symptomatik assoziiert.

Histone sind die Strukturproteine der ***Nukleosomen*** (spulenartige Körperchen, auf die die Doppelhelix aufgewickelt ist).

Muster	ANA-Typen	klinische Korrelationen
kontinuierlich		
homogen	dsDNS, ssDNS, Histone	SLE, andere Kollagenosen
peripher	dsDNS, ssDNS, Histone	SLE (Nierenbefall)
diskontinuierlich		
partikulär	Ro/SSA	SCLE, Sjögren-Syndrom
	La/SSB	SCLE, Sjögren-Syndrom
	Sm	SLE (Nephritis), ZNS-Befall
	U1RNP	"mixed connective tissue" disease
speckled (gefleckt)		
grob	antizentromere ANA	CREST-Syndrom
fein	Topoisomerase I (Scl-70)	diffuse systemische Sklerodermie
nukleolär	nRNP, RNS-Polymerase,	
	PM-Scl	Sklerodermie
Zytoplasmatische	Jo-1	Poly(Dermato)-myositis
	Anti P, Anti 28SrRNS	SLE (ZNS-Beteiligung)

Tabelle 15.4. Muster der Kernfluoreszenz und klinische Korrelation

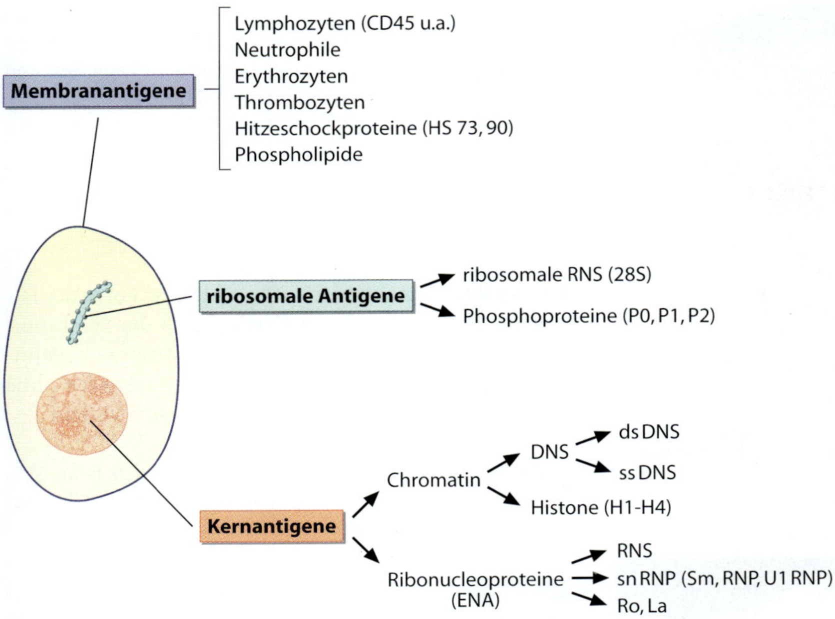

Abb. 15.18. Die wichtigsten Autoantigene bei SLE. Beachte: Die bei Sklerodermie und Dermatomyositis auftretenden speziellen ANA sind nicht eingetragen

Sm und RNP sind Bestandteile der sogenannten ***Spliceosomen*** (Organellen, die im Rahmen der RNS-Synthese die Introns aus der Prä-Messenger-RNS ausschneiden – ***splicing***); sie bilden Komplexe mit der uridinreichen snRNA („small nuclear RNA"). Ro- und La-Antigene sind an der Transkription von DNS in RNS beteiligt. 28S rRNS und ribosomale Phosphoproteine spielen wichtige Rollen bei der ribosomalen Proteinsynthese.

Zielantigene bei anderen Kollagenosen. Bei Dermatomyositis und Sklerodermie finden sich die meisten der genannten ANA, zusätzlich und spezifischer jedoch solche gegen andere Zielantigene.

- Sklerodermie: Für das CREST-Syndrom charakteristisch sind antizentromere ANA (70–90 %), für die systemische Sklerodermie ANA gegen Topoisomerase I (Scl 70; ca. 50 %). Bei allen Formen häufig sind ferner antinukleoläre ANA (bis 80 %) (Zielantigene: nRNP, RNS-Polymerasen, PM-Scl);

  Zentromere sind die Insertionspunkte der Kernspindeln an den Chromosomen; ANA-induzierte Malfunktion erklärt das häufige Auftreten von Chromosomenbrüchen etc.). Topoisomerase I ist ein Kernenzym, das die DNS-Helix vor der Replikation am Nukleosom abwickelt.

- Poly(Dermato)-myositis: Charakteristisch sind die in > 30 % positiven zytoplasmatischen Anti-Synthetasen-Antikörper (Jo-1, PL-7, PL-12 u. a.). Die nukleolären PM-Scl ANA (ca. 10 %) sind mit dem Dermatomyositis-Sklerodermie-Overlap-Syndrom assoziiert.

  Die Aminoacyl-tRNS-Synthetasen sind eine Gruppe von Enzymen mit wichtigen Rollen in der Proteinsynthese.

15.2.1 Lupus erythematodes

Lupus erythematodes ist eine systemische Autoimmunkrankheit vorwiegend junger Frauen, die durch B-Zell-Aktivierung bei beeinträchtigter T-Zellfunktion gekennzeichnet ist. Hauptmerkmal ist das Vorhandensein zahlreicher Autoantikörper, die u. a. als Immunkomplexe durch Komplementaktivierung pathogen werden können. Zahlreiche Organe können befallen werden; prognostisch am bedeutsamsten die Nieren, Herz und ZNS. Das nach den Gelenken am häufigsten befallene Organ ist die Haut (> 80 %); ihre Läsionen sind charakteristisch und diagnostisch wichtig. Die Verläufe reichen von akut bedrohlichen über chronisch schwelende zu milden limitierten Formen. Die Prognose wird von den verursachten Organschäden bestimmt.

Klassifikation. Das Vollbild der Krankheit wird als ***systemischer Lupus erythematodes*** (SLE) bezeichnet. Eine durch besondere klinische, dermatologische und Laborkennzeichen charakterisierte milde Verlaufsform des SLE ist der ***subakut-kutane Lupus erythematodes*** (SCLE). Von diesen abzugrenzen ist der auf die Haut limitierte, ungefährliche ***chronisch-diskoide Lupus erythematodes*** (CDLE), die häufigste Erscheinungsform des Lupus erythematosus überhaupt; ein Übergang in SLE kommt allerdings in < 5 % vor.

Es entspricht der dermatologischen Tradition, den CDLE als eigene Krankheitseinheit aufzufassen; dies ist in Hinblick auf seine besondere Symptomatik und seine Beschränkung auf die Haut auch sinnvoll.

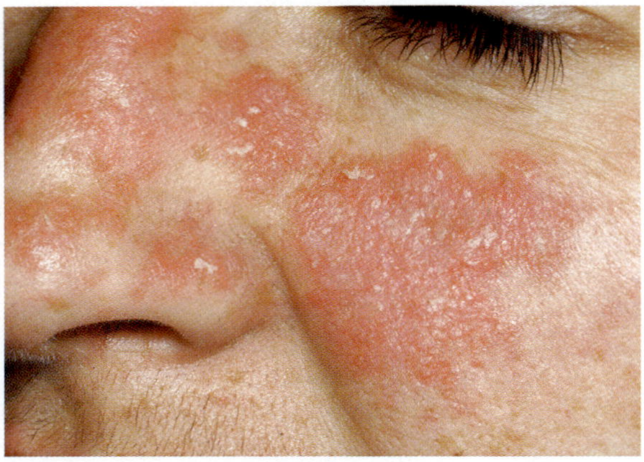

Abb. 15.19. Chronisch diskoider Lupus erythematodes: frische CDLE-Herde an Wangen und Nase. Rundliche Erytheme mit festhaftender Schuppung, klaffende Follikelostien

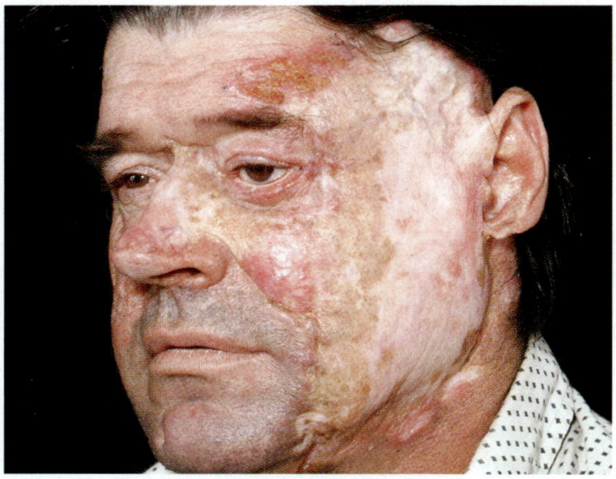

Abb. 15.20. Chronisch diskoider Lupus erythematodes: narbiges Spätstadium. Unregelmäßig konfigurierte ausgedehnte atrophe Areale; erythematöse Randsäume als Zeichen partieller Aktivität; beginnende Gewebsdestruktion (Ohrläppchen, Nase)

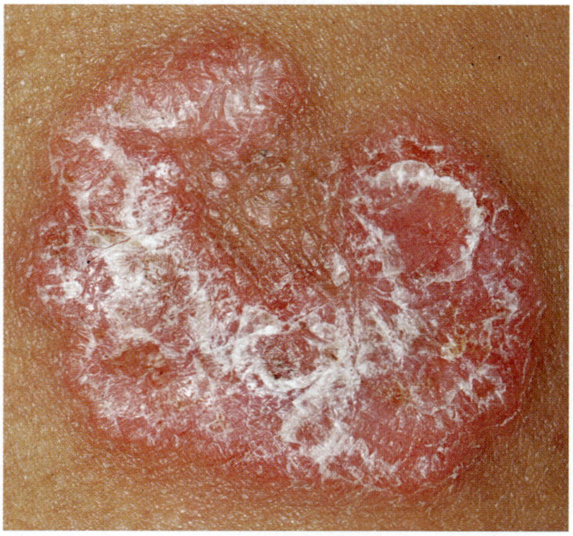

Abb. 15.21. Chronisch diskoider Lupus erythematodes: Hypertropher CDLE

Der Lupus erythematodes ist wahrscheinlich eine Familie verwandter Zustandsbilder, denen charakteristische Konstellationen klinischer Symptome, Autoantikörperspezies und genetischer Marker gemeinsam sind. Diese Merkmale reichen allerdings für eine umfassende Klassifikation noch nicht aus.

Chronisch-diskoider Lupus erythematodes (CDLE)

Eine weitgehend auf die Haut beschränkte Form des Lupus erythematodes, deren Herde durch die Symptomtrias von Erythem, Schuppung und Atrophie gekennzeichnet sind. Er ist selbstlimitiert, läuft fast stets ohne Systemzeichen ab und ist von schubartigem Verlauf.

Außer bei CDLE finden sich CDLE-Herde auch beim SLE, bei diesem allerdings in Begleitung von Organ- und Systemzeichen.

Epidemiologie. CDLE ist weltweit verbreitet und tritt vorwiegend im jungen bis mittleren Erwachsenenalter auf, Frauen im gebärfähigen Alter sind 2- bis 3mal häufiger betroffen als Männer. Seine Inzidenz ist ca. 10mal höher als die des SLE.

Klinik (Abb. 15.19–15.21). Die Patienten fühlen sich gesund. Häufig wird Lichtempfindlichkeit und Sonnenexposition vor dem Auftreten von CDLE-Schüben angegeben. Meist finden sich nur einzelne oder wenige Herde, vorwiegend an lichtexponierten Arealen (Nase, Stirn, Wangen, Lippen, Ohrmuschel, gelegentlich auch Handrücken), seltener an Kapillitium, Mundschleimhaut, Rumpf und palmoplantar. Spontane Rückbildung einzelner Herde erfolgt nach Wochen bis Jahren, die Krankheit selbst kommt nach Jahren bis Jahrzehnten zum Stillstand. Die Zahl der Herde ist mit der Krankheitsaktivität korreliert: ist diese hoch ***(disseminierter CDLE)***, ist der Übergang in SLE wahrscheinlicher.

Ein CDLE-Herd beginnt als subjektiv symptomloses münzgroßes, scheibenförmiges Erythem mit hyperkeratotisch-rauher Oberfläche, wächst langsam zentrifugal an und entwickelt eine festhaftende, in den Haarfollikeln fixierte Schuppung. Bei gewaltsamer Entfernung findet sich an der Unterseite ein aus dem Follikelostium stammender keratotischer Sporn – *„Reißnagelphänomen“*. Später wird das Zentrum „narbenähnlich“ atroph: die Haut wird dünn, glänzend, und wegen des Untergangs von Melanozyten und Haarfollikeln weiß bzw. haarlos. Die Peripherie erscheint als erythematosquamöser Ring („aktiver Randsaum“), der weiter schubartig anwächst und polyzyklische Figuren ausbildet. Schließlich kommt es zum Stillstand, der aktive Randsaum verschwindet, zurück bleiben depigmentierte, atrophe Areale, manchmal mit hyperpigmentiertem Randsaum.

Diese „ausgebrannten“ Herde sind oft sehr auffällig: an dunkler Haut wegen ihres hervorstechenden Weiß, am Kapillitium als scheibenförmige irreversible narbige Alopezie (vgl. Pseudoplade Brocq, S. 671), und an den Akren (Nase, Ohr) wegen narbiger Verziehungen oder sogar Mutilationen (letztere waren für die historische Bezeichnung „Lupus" namensgebend – s. Abb. 15.20).

CDLE-Herde der *Mundschleimhaut* (Prädilektion: hintere Wangenregion) sind scharf begrenzte, rundliche erythematöse Erosionen oder Ulzera, oft mit weißlich-leukoplakischen Läsionsanteilen.

Sonderformen des CDLE

Hypertropher CDLE (s. Abb. 15.21). Eine seltenere Variante mit flach bis knotig erhabenen hyperkeratotisch-indurierten Läsionen. Häufig an den Extremitätenstreckseiten oder palmoplantar, in der Regel von typischen Herden begleitet.

Extrem selten entstehen in CDLE-Herden Plattenepithelkarzinome. Dies scheint vorwiegend auf den hypertrophen CDLE zuzutreffen.

Lupus erythematosus profundus (Abb. 15.22) ***(Lupuspannikulitis).*** Bei dieser seltenen Form kommt es zur Mitbeteiligung des subkutanen Fettgewebes: tiefe, derbe, subjektiv symptomarme Knoten meist in den Schulter- und Beckengürtelregionen, seltener Gesicht. Sie heilen mit tief eingezogenen Narben ab. Über den Pannikulitisknoten häufig typische CDLE-Herde. Die Lupuspannikulitis entsteht nicht selten auch im Rahmen eines SLE.

Lupus erythematodes chronicus disseminatus ist eine seltenere, durch höhere Krankheitsaktivität gekennzeichnete Form, die auch eher in (allerdings meist milden) SLE übergeht. Es treten exanthematisch CDLE-Herde auf, auch außerhalb der lichtexponierten Regionen. Sämtliche Stadien bestehen nebeneinander. Manchmal Juckreiz.

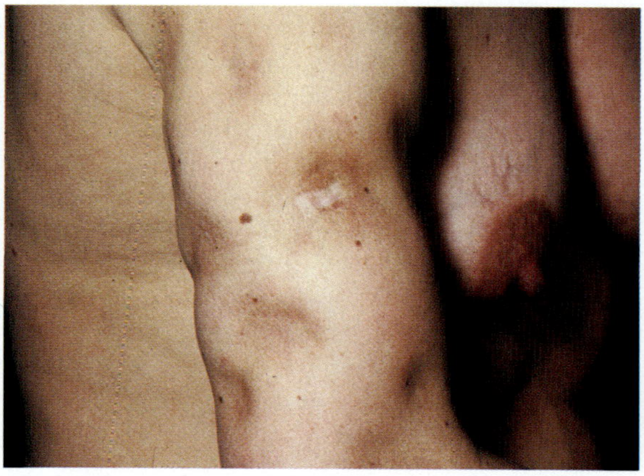

Abb. 15.22. Lupuspannikulitis, Spätstadium. Beachte die Konturveränderung durch multiple narbenähnliche Einziehungen

Fallbericht: Eine 32 jährige Frau leidet bei sonst voller Gesundheit seit etwa 10 Jahren an zahlreichen bisher therapieresistenten CDLE-Herden. Es finden sich Dutzende aktive und noch mehr atrophe Läsionen an Rumpf (Mamillen), Armen, Hals und Gesicht (Lippenrot – die Umschlaglinie nachziehend, Wangen, Augenbrauen, Ohrmuschel) und Kapillitium, manche davon vom hypertrophen Typ. Sie klagt über heftigen Juckreiz, zahlreiche Kratzeffekte sind erkennbar. Die Laborwerte sind unauffällig, die ANA liegen im Grenzbereich. Chloroquin wird nicht vertragen. Erst unter monatelanger niedrigdosierter systemischer Kortikosteroidtherapie, intensiver lokaler Steroidbehandlung und Kryotherapie kommt es zur Remission. Rezidive werden über weitere 4 Jahre beobachtet; Systemzeichen stellen sich nie ein.

Differentialdiagnose. Typische Läsionen sind leicht erkennbar; die histologische Sicherung ist dennoch angezeigt. Bei weniger klaren Läsionen kommen zahlreiche Dermatosen in Differentialdiagnose (Tabelle 15.5). Klinisch kaum unterscheidbar ist die sogenannte „lymphocytic infiltration" (Jessner-Kanof): eine seltene scheibenförmige Eruption des Gesichts, die keine follikuläre Hyperkeratosen zeigt und narbenlos abheilt.

Histologie. In der aktiven Phase vakuolisierende Degeneration der Basalschicht mit „cytoid bodies", kompakte Hyperkeratose, hyperkeratotische Pfröpfe der Haarfollikel, fleckige lymphozytäre Infiltrate der Dermis, v. a. um die Haarfollikel. In der atrophen Phase finden sich, außer der Atrophie, keine charakteristischen Veränderungen.

Immunfluorezenz. In der direkten Immunfluoreszenz findet sich bei ca. 75 % älterer (> 6 Wochen) aktiver CDLE-Herde der diagnostische Befund des ***„Lupusbands":*** klumpig-granuläre („lumpy bumpy") Ablagerungen von Immunglobulinen (IgM > IgG) und Komplementkomponenten (C3) entlang der dermoepidermalen Junktionszone. Das Lupusband findet sich nur in läsionaler Haut, die normale Haut ist unauffällig. Die indirekte Immunfluoreszenz ist negativ.

!

Das Lupusband entspricht Ablagerungen von Immunkomplexen, nicht aber Basalmembranzonenantikörpern.

Labor. Zumeist unauffällig. Bei ca. 5 % milde Laborabweichungen im Sinn des SLE: mäßige Leukopenie, Anämie, antinukleäre Antikörper grenzwertig erhöht. In solchen Fällen ist die Wahrscheinlichkeit eines Übergangs in SLE höher.

!

Jeder Patient mit CDLE muß wegen der Möglichkeit des Übergangs in SLE längerfristig kontrolliert werden.

Tabelle 15.5. Klinische Differentialdiagnose des CDLE

Früher CDLE	aktinische Keratosen, M. Bowen, oberflächliches Basaliom, polymorphe Lichtdermatose, seborrhoisches Ekzem, Psoriasis, „lymphocytic infiltration" Jessner-Kanof, Plaqueform der Sarkoidose
Später CDLE	anuläre Psoriasis E. anulare centrifugum Epidermomykose, oberfläche Trichomykose Korallenriff-Keratoakanthom
„ausgebrannter" CDLE	Vitiligo Atrophe Narben (z. B. nach Verbrennung)
CDLE am Kapillitium	Lichen ruber planopilaris Morphäa andere vernarbende Alopezien
CDLE der Mundschleimhaut	Lichen ruber erosivus Leukoplakie Chron. rezidiv. Aphthen
CDLE palmoplantar	Psoriasis, M. Reiter Tylose Hyperkeratotische plantare Mykose Porokeratose
Hypertropher CDLE	Hypertropher Lichen ruber Basaliom, Plattenepithelkarzinom, Keratoakanthom Prurigo nodularis
LE profundus	traumatische Pannikulitis Schwannom Epithelioma calcificans

Ätiologie und Pathogenese. Siehe unter SLE. Eine genetische Disposition ist bei CDLE wahrscheinlich, doch ist familiäre Häufung sehr selten. Korrelationen mit HLA-Typen sind nicht gesichert. Als auslösende Ursache spielt das UV-B eine wichtige Rolle. Patienten mit CDLE haben häufig eine verlängerte Erythemdauer. CDLE-Läsionen können im Testareal ausgelöst werden. Andere mögliche Trigger sind Gestagene (prämenstruelle Exazerbationen) und mechanische Noxen (Köbner-Phänomen).

Therapie. Systemische Kortikosteroidtherapie ist nur vorübergehend bei besonders ausgedehnten oder therapieresistenten Fällen indiziert. Kortikosteroidsalben, evtl. unter Okklusion, sind meist ausreichend wirksam. Intraläsionale Injektion von Kortikoidkristallsuspension ist noch wirksamer (cave Risiko der Fettgewebsatrophie!). Eine sinnvolle Begleitmaßmahme ist Kryotherapie (flüssiger Stickstoff). Bei Nichtansprechen und bei ausgedehnten Herden, insbesondere bei ananmnestischer Lichtsensibilität, ist eine systemische Behandlung mit Chloroquin indiziert und gut wirksam.

Die Wirkungsweise von Chloroquin ist nicht genau bekannt (antiinflammatorisch, lysosomenstabilisierend; man vermutet auch einen UV-Filtereffekt). Anfangsdosis: 500 mg/Tag (1 Woche), Erhaltungsdosis 250 mg/Tag. Nach Remission wird auf die kleinstmögliche Dosis reduziert. Nebenwirkungen s. S. 119.

> **!** Chloroquin ist bei Hepatopathien und Psoriasis kontraindiziert (Exazerbation!).

Systemischer Lupus erythematodes (SLE)

SLE ist eine bedeutsame Multisystemkrankheit mit vielfältigen Organ- und Systemsymptomen („SLE kann alle Krankheiten imitieren") und variablem Verlauf. Er verläuft schubartig, kann durch Organbefall zum Tode führen, jedoch auch spontan (mit Defektzuständen) „ausbrennen". Entsprechende Therapie bessert bzw. unterdrückt die Symptomatik und verhindert Komplikationen. Ob eine völlige Heilung möglich ist, wird verschieden beurteilt. Diagnostik und Therapie sind interdisziplinäre Aufgaben. Hautzeichen sind häufig und diagnostisch wertvoll, aber nicht stets so charakteristisch wie bei CDLE.

Epidemiologie. SLE ist weltweit verbreitet. Er scheint bei Afrikanern häufiger aufzutreten und schwerer zu verlaufen. Seine Prävalenz in den Industrieländern liegt zwischen 12 und 50/100.000, seine Inzidenz zwischen 2 und 8/100.00/Jahr. Manifestationsalter ist meist das junge Erwachsenenalter (15–25 Jahre). 80 % entfallen auf Frauen im gebärfähigen Alter (Geschlechterverhältnis 10:1), bei Kindern und Älteren ist das Verhältnis 3:1. SLE tritt familiär gehäuft auf, folgt allerdings nicht einem simplen Vererbungsmodus. Bei homzygoten Zwillingen besteht hohe Konkordanz (60 %); 5–12 % der Blutsverwandten von SLE-Patienten erkranken gleichfalls an SLE. SLE ist mit den Haplotypen HLA-DR 2, -DR 3, dem C4A-Null-Allel sowie HLA-A1 und B8 assoziiert. SLE-ähnliche Zustandsbilder sind bei hereditären Komplementdefizienzen bekannt (C2, C4).

Ätiologie und Pathogenese.

Beide sind nur teilweise bekannt. SLE ist eine Krankheit mit gestörter Immunregulation, die durch genetische (HLA-Haplotypen!), hormonelle (Gynäkotropie) und Umweltfaktoren beeinflußt wird. Hauptmerkmal ist eine B-Zellaktivierung, die sich in der Produktion von Autoantikörpern in oft großer Menge und Diversität manifestiert. Beigesellt sind Defekte der zellulären Immunität.

Primärer Defekt. Die zentrale Frage nach der ***Grundstörung*** bei SLE ist noch unbeantwortet. Als grundsätzliche Mechanismen der überschießenden B-Zell-Aktivierung werden diskutiert:

- ein intrinsischer B-Zell-Defekt (z. B. proliferieren und differenzieren SLE-B-Zellen in vitro auch ohne

Mitogene und reagieren stärker auf T-Zell-Wuchsfaktoren);
- ein ***primäres*** Kontrolldefizit der T-Zellen oder
- ein ***sekundäres*** Kontrolldefizit der T-Zellen durch B-Zellen (Autoantikörper gegen T-Lymphozyten).

Manche Gründen sprechen dafür, daß die B-Zell-Stimulation nicht ***unspezifisch polyklonal*** ist, wie sie als Folge eines intrinsischen Defekts, oder der Wirkung von Hitzeschockproteinen oder Superantigenen zustande käme, sondern eine ***antigengetriebene Immunantwort:***

- Die Autoantikörper sind nicht ziellos auf beliebige (Auto)Antigene gerichtet, sondern auf ein umfangreiches, aber ganz bestimmtes Spektrum von Strukturen: Determinanten der Zellmembranen, des Zytoplasmas, vor allem aber Kernstrukturen (antinukleäre Antikörper), seltener auch zirkulierende Antigene (s. Abb. 15.17);
- die Autoantikörper sind polyklonale IgG (meist IgG1 oder IgG3, selten auch IgM), wie sie für sekundäre Immunantworten bzw. persistierende Antigenstimulation typisch sind. Ihre Menge kann bis zu 20 % der IgG-Fraktion ausmachen;
- sie zeigen im Laufe der Krankheit Gen-Rearrangement und somatische Mutation mit Steigerung ihrer Affinität für die jeweiligen Antigene.

Die massive Synthese von Autoantikörpern ist jedenfalls Ausdruck einer profunden Beeinträchtigung der Immuntoleranz – einer Funktion der T-Zellen. Beweise für abnorme T-lymphozytäre Stammzellen, fehlerhaften Ablauf der klonalen Deletion im Thymus oder der klonalen Anergisierung (Antigenpräsentation ohne entsprechende akzessorische Signale) wurden bislang nicht gefunden. Als wahrscheinlicher Mechanismus des Toleranzverlustes gilt daher gegenwärtig das Versagen der peripheren Suppression autoreaktiver B-Zell-Klone durch defekte T-Suppressorfunktion oder exzessive T-Zell-Hilfe.

Die Kontrolle von autoreaktiven B-Zellklonen ist weniger streng als die von autoreaktiven T-Zellklonen; autoreaktive B-Zellklone sind auch in gesunden Individuen nachweisbar, werden bei intakter T-Zellfunktion jedoch unterdrückt (keine oder geringe Antikörperproduktion). So finden sich etwa ANA in niedrigen Titern bei gesunden älteren Personen.

Gibt es ein primäres Immunogen? Die Autoantikörper richten sich in der Regel gegen Strukturen, die erst bei Zellzerfall freigesetzt werden, also als *primäres Immunogen* wenig wahrscheinlich sind. Die Suche nach einem (den) primären Immunogen(en) hat eine lange Tradition. In Frage kommen sowohl endogene Antigene, deren Immunogenität durch Faktoren wie UV(!), reaktive Sauerstoffradikale, Medikamente oder andere Noxen gesteigert wurde, aber auch Fremdantigene, die durch molekulares Mimikry die Bildung von Autoantikörpern triggern. Wahrscheinlichste Kandidaten für letztere sind Viren, die seit langem als Auslöser des SLE verdächtigt, aber noch nicht nachgewiesen wurden. Schließlich kann auch fehlerhafte Regulierung durch Antiidiotypen-Antikörper Ursache oder aggravierender Faktor der übermäßigen Autoantikörperproduktion sein.

Vor kurzem wurde eine Kreuzreaktivität von Sm- und Ro-Antikörpern mit bestimmten Virusproteinen aufgedeckt.

Pathogene Rolle der Autoantikörper. Manche der Autoantikörper sind klar pathogen wirksam, andere zwar Ausdruck der Immundysregulation, aber möglicherweise nur belanglose Epiphänomene. Jedenfalls kommt ihnen wegen ihres konstanten Auftretens und der Assoziation bestimmter Antikörperspezies mit bestimmten klinischen Verläufen eine bedeutsame diagnostische Rolle zu (s. Tabelle 15.3 u. 15.4).

Autoantikörper können auf mehreren Wegen pathogen wirken:

- Manche – vor allem gegen Zellmembranantigene gerichtete – können *per se* zu Zell- oder Gewebsschaden führen: Lyse durch den Antikörper selbst oder zytotoxische T-Zellen, NK-Zellen (Entstehung der Blutbildveränderungen).
- Am folgenreichsten ist die Bildung von ***Immunkomplexen*** (meist IgG), deren Ausfällung und ***Komplementaktivierung.*** Hauptträger dieser Wirkung sind DNS-Histon-Immunkomplexe. Klinischer Ausdruck sind die Lupusnephritis und die bei allen Kollagenosen häufigen und gravierenden Formen der Vaskulitis und Vaskulopathien.
- Wieder andere greifen in die ***Homöostase von Effektorsystemen*** (Beispiel: Gerinnungsstörungen durch Antikardiolipinantikörper) oder ***Stoffwechselprozessen*** ein (Kollagenstoffwechsel).

Rolle des Komplementsystems. Der für SLE charakteristische Komplement-Verbrauch manifestiert sich in erniedrigten Spiegeln des gesamthämolytischen Komplements und einzelner Komponenten (C3, C2, C4). Die Komplementaktivierung erfolgt über den klassischen wie den alternativen Weg (Properdin in Nierenbiopsien nachweisbar). Im Lupusband *un*befallener unbelichteter Haut findet sich oft C3, in ***läsionaler*** Haut auch die Komponenten des Membranattack-Komplexes (pathogene Rolle). Häufig sind die Komplementrezeptoren CR1 an Erythrozyten reduziert; dieser Mangel fördert durch Behinderung des Abtransports von Immunkomplexen deren Ausfällung.

Rolle des zellulären Immunsystems. Dieses zeigt zahlreiche, nicht immer konsistente Abweichungen; eine Unterscheidung primärer von sekundären Effekten ist kaum möglich. Kennzeichnend ist die Verringerung der T-Zellen, wobei die Ratio der CD4 + /CD8 + T-Zellen variabel ist. Bestimmte Subsets scheinen präferentiell betroffen zu sein. Bedeutsamer als die Verringerung ist die Hemmung der T-Zellen in IL 2-

abhängigen Funktionen, die sich in mangelnder Stimulierbarkeit durch Mitogene und Antigene, sowie in gemischten Lymphozytenreaktionen äußert. IL-2-Sekretion und IL-2-Rezeptor-Expression sind vermindert. Klinische Folge: kutane Hypergie und Infektionsbereitschaft. Eine mögliche Ursache dieser Situation ist – ähnlich wie in manchen Tiermodellen des SLE – eine unbalancierte T-Suppressor-Zellfunktion: IL-2-sezernierende T-Zellen werden gehemmt, nicht aber B-Zellen.

Genetische Faktoren. Eine genetische Basis des SLE geht aus dessen familiärem Auftreten wie aus der Assoziation mit bestimmten Histokompatibilitäts-Antigenen hervor (s. oben). Die ausschlaggebenden Gene sind wahrscheinlich an den HLA-DR und/oder DQ-Loki lokalisiert. Eine modulierende Rolle spielen Sexualhormone sowohl beim Menschen als auch im Tierversuch: Östrogene verschlechternd, Androgene abmildernd.

Umweltfaktoren. UV-B-Licht kann SLE-Schübe auslösen; vermutliche Ursache: UV-bedingte Änderungen der Zellkernantigenität, die zu erhöhter Immunogenität führen (s. oben). Derartige Phänomene wurden im Tierversuch nachgewiesen. Als Trigger wirken ferner Medikamente, z. B. Hydralazin, Hydantoin und Penicillamin (verändern DNS-Antigenität durch Komplexbildung oder Änderung der Tertiärstruktur) – „drogeninduzierter SLE".

Nur durch Umwelteinflüsse interpretierbar ist die seltsame Beobachtung, daß Hunde von SLE-Patienten häufiger erhöhte ANA-Titer haben als ihre Artgenossen.

Klinik

Allgemeines zum Verlauf. Früher galt der SLE als foudroyantes Krankheitsbild, das unter hohem Fieber und schwerer Systembeteiligung mit Polyserositis, Befall von Muskeln, Gelenken, ZNS, Haut und Niere häufig und schnell zum Tode führt. Solche Fälle werden auch heute noch beobachtet, doch weiß man, daß mildere, protrahierte und oligosymptomatische Verläufe die Regel sind. Folgende typische Konstellationen werden unterschieden:

- ***Klassischer SLE:*** wie oben beschrieben – nicht stets jedoch foudroyant;
- ***„Latenter" SLE:*** milde Verläufe, bei denen nur ein oder zwei ARA-Kriterien erfüllt sind (s. unten) und eine Reihe weiterer typischer Symptome zutreffen (z. B. Fieberschübe, erhöhte Blutsenkung, positiver Rheumafaktor etc.). Ein Teil dieser Patienten geht schließlich in klassischen SLE über (meist ohne ZNS- oder Nierenbefall), die restlichen persistieren über Jahre;

  Die Existenz dieser unsicher definierten Gruppe (die laut ARA-Kriterien eigentlich gar kein SLE sind) ist klinische Realität. Diese Patienten sind schwierig zu führen und sollten nur symptomatisch behandelt werden.
- ***SLE mit Antiphospholipid-Syndrom:*** ca. 30–50 % der Patienten mit SLE haben Antiphospholipidantikörper. Diese Fälle verlaufen manchmal asymptomatisch, können aber durch schwere Komplikationen geprägt sein (tiefe Thrombose, Lungenembolie, zerebraler Insult, Pfortaderthrombose, habitueller Abort). Wahrscheinlich sind manche früher als Ausdruck des SLE selbst gedeutete Symptome Folgen des Antiphospholipidsyndroms (Endokarditis Libmann-Sacks) (s. S. 491).
- ***Medikamenteninduzierter SLE:*** eine mildere Verlaufsform (ohne Nieren- und ZNS-Beteiligung), die sich während der Einnahme des betreffenden Medikaments einstellt und nach dessen Absetzen wieder zurückbildet. Diverse ANA (häufig gegen Histone) treten auf und persistieren meist noch Monate nach Absetzen des Medikaments; Anti-nativ-DNS-Antikörper und Komplementverbrauch bleiben in der Regel aus. Tabelle 15.6 listet häufig als ursächlich angegebene Medikamente auf.

  Die zugrundeliegenden Mechanismen sind noch unklar (Interaktionen mit DNS, mit Immunzellen oder Komplement?). Häufiger bei langsamen Azetylierern als bei schnellen.

> **!** Medikamente, die den ***medikamenteninduzierten*** LE auslösen, verschärfen Schübe eines ***spontanen*** SLE ***nicht*** (könnten also prinzipiell gegeben werden).

- ***SLE im Spätstadium:*** durch die deutliche Verbesserung der Prognose im Frühstadium (erste 5 Jahre) gelangen heute mehr Patienten in Spätstadien, in denen die SLE-Aktivität gering ist und Organdefekte sowie aufgepfropfte Sekundärkrankheiten dominieren. Typische Sekundärkrankheiten sind Niereninsuffizienz, nephrotisches Syndrom, Atherosklerose, Valvulopathien, Thromboembolien, Osteonekrose, neuropsychiatrische Defektzustände, fibrotische Lungenschrumpfung.

Allgemeine klinische Charakteristika. SLE ist häufig durch folgende Eigenschaften gekennzeichnet:

- erhöhte Infektionsbereitschaft gegenüber bakteriellen (Pneumonie, chronisch rezidivierender Harnwegsinfekt, Sepsis, Neisserien, Salmonellen, opportunistische Erreger), viralen Erregern (grippaler Infekt, exanthematische Viruskrankheiten wie Rubeolen etc.) und Pilzen (Kandida);

  Ursache ist die zugrundeliegende Immundysregulation, vor allem die T-Zell-Dysfunktion, die erniedrigten Komplementspiegel und (weniger) die Neutropenie. Die Behandlung mit Kortikosteroiden und Immunsuppressiva

Tabelle 15.6. Medikamenteninduzierter SLE

definitive Assoziation	Procainamid, Hydralazin, Chlorpromazin, Methyldopa, Isoniazid
mögliche Assoziation	Penicillamin, Dilantin, Chinidin
fragliche Assoziation	Gold, diverse Antibiotika, Griseofulvin, u. v. a. m.

spielt eine doppelte Rolle; einerseits wirkt sie per se infektionsfördernd, andererseits setzt sie die Infektionsbereitschaft durch Besserung der Immunfunktion herab. Jede Infektion kann wieder einen Schub auslösen (Circulus vitiosus).

Fieber ist ein häufiges Symptom bei SLE; meist sind die Temperaturen mäßig (bis 38 °C), bei Aktivitätsgipfeln jedoch manchmal sehr hoch („Lupuskrisen"). Die Unterscheidung von Fieber bei okkultem Infekt oder „drug fever" ist ein bekannt schwieriges praktisches Problem.

- Auslösung von Schüben durch exogene Faktoren: Infektionen, Operationen, Schwangerschaft, physischer und emotioneller Streß, Sonnenexposition, Medikamente. Dies trifft sowohl auf die Erstmanifestation als auch auf spätere Schübe zu.

Fallbericht: Eine 47jährige Patientin mit seit 4 Jahren bestehendem, milde verlaufendem SLE (Hautläsionen, Leukopenie, Anti-nativ-DNS, Arthralgien) muß sich innerhalb zweier Jahre drei kleineren orthopädischen Operationen in Narkose unterziehen. Einige Tage nach jeder der Operationen stellen sich schwere Schübe mit Fieber und ausgedehntem multiformeartigen Exanthem ein. Die Schübe klingen jeweils erst nach wochenlanger Erhöhung der Kortikosteroiddosen ab.

Initialsymptomatik (Tabelle 15.7). Die Krankheit setzt manchmal plötzlich ein, häufiger schleichend. Die Initialsymptome sind meist unspezifisch (Unwohlsein, Müdigkeit, Gewichtsverlust, Fieber, Arthralgien, Exantheme, Raynaud-Zeichen, kognitive oder emotionelle Störungen); der häufigste Vorstellungsgrund sind Gelenks- und Hautsymptome. Milde derartige Episoden bleiben meist undiagnostiziert, bilden sich spontan zurück und kehren später, meist schwerer, wieder. Seltener ist der Beginn mit Befall eines oder mehrerer Organe (Pleuritis, Perikarditis, epileptische Anfälle, Nephritis, auch Pankreatitis) oder Blutbildveränderungen (z. B. Thrombopenie). Solche isolierte Symptome können oft längere Zeit persistieren, bevor weitere Zeichen den Verdacht auf SLE lenken.

Die Anamnese ergibt ein aus zahlreichen unspezifischen Symptomen zusammengesetztes, aber typisches Gesamtbild: Die Patientin gibt an, sie sei in den letzten Monaten deutlich weniger leistungsfähig, fühle sich ständig abgeschlagen, deprimiert und antriebslos und komme mit der Arbeit nicht zurecht. Schon zu Mittag ist sie erschöpft. Die Muskelkraft sei verringert, sie habe oft Muskelschmerzen, besonders das Treppensteigen falle ihr schwer, die Gelenke schmerzen und

Tabelle 15.7. Die häufigsten Initialsymptome des klassischen SLE

Allgemeinsymptome (Fieber, Müdigkeit etc.); Arthralgien (mit oder ohne Erguß)	75 %
Hautläsionen	60 %
Nierensymptome (meist nur Proteinurie)	40 %
Raynaud-Symptom	33 %
Lymphadenopathie	25 %
Pleuritis; Perikarditis; ZNS-Symptome	20 %

seien manchmal geschwollen und entzündet. Häufig bestehen unerklärte längerdauernde subfebrile Temperaturen. Bei Befragen geben die Patientinnen dann meist an, daß sie sonnenlichtempfindlich geworden seien (dies bezieht sich weniger auf die Neigung zu Sonnenbrand als auf nach Sonnenexposition auftretende Kopfschmerzen, Abgeschlagenheit und Fieber). Häufig wird auch in letzter Zeit aufgetretener erhöhter Blutdruck angegeben.

In solchen Konstellationen bedarf der Verdacht auf SLE der Aufmerksamkeit; häufig wird zunächst an virale bzw. bakterielle Infekte, psychisch-neurotische Störungen oder anderes gedacht. Oft steht die Patientin daher schon unter Medikamenten (Antibiotika, Psychopharmaka, Antihypertensiva), wenn sie wegen eines mittlerweile aufgetretenen Exanthems den Dermatologen aufsucht (der dieses dann als medikamentös-toxisches Exanthem fehlinterpretieren kann).

Fallbericht: Eine 27jährige Lehrerin leidet seit 10 Jahren an Plaque-Typ-Psoriasis, die anfangs gut auf lokale Kortikosteroide anspricht, vor vier Jahren jedoch vom Hautarzt zusätzlich mit UV-B behandelt wurde. Nach ca. 2 Wochen klagt die Patientin über Übelkeit, Müdigkeit, Muskel- und Gelenksschmerzen. Ein flüchtiges Erythem an Gesicht und Ausschnitt wird als UV-Reaktion gedeutet, die Bestrahlung abgesetzt. Die Beschwerden klingen ab, kehren aber in den folgenden Monaten – ohne UV-Therapie – mehrmals wieder. Ein Jahr später wird die Patientin mit einem schwereren Schub an die Klinik gesandt. Es findet sich ein makulöses Exanthem im Schmetterlingsbereich, Hals und Fingerstreckseiten sowie Arthralgien ohne Ergüsse. ANA sind grenzwertig positiv (homogen), die übrigen Laborparameter unauffällig. Verdacht auf beginnenden SLE wird ausgesprochen, die Patientin erholt sich unter Schonung und Salizylaten. Ein Jahr später wird sie mit hohem Fieber und gleicher, aber verschärfter Symptomatik aufgenommen; diesmal auch Thrombopenie, Leukopenie und Proteinurie (2 g/24 h); ANA sind 1:160, Sm positiv. Kurz nach der Aufnahme erleidet sie mehrere epileptische Anfälle. Sie wird auf Kortikosteroide gesetzt (80 mg/Tag Methylprednisolon Initialdosis), erholt sich relativ schnell und wird unter der Erhaltungsdosis von 20 mg/Tag entlassen. Nach 3 Monaten kommt es zum Rezidiv mit eingetrübtem Sensorium und deliranter Erregtheit; sie wird zunächst in eine Nervenheilstätte verbracht und erst nach Intervention an die Klinik transferiert; eine Nierenbiopsie ergibt eine membranproliferative Glomerulonephritis. Eine Cyclophosphamid-Bolus-Therapie wird angesetzt, drei Zyklen werden verabreicht, es kommt zur relativ schnellen Besserung aller Kriterien.

Organmanifestationen (Abb. 15.23)

Haut. Hautläsionen sind häufig, nicht mit Läsionen innerer Organe korreliert und daher ohne prognostische Bedeutung. Das häufigste Hautsymptom ist Photosensibilität. Folgende spezifischen Bilder können auftreten:

- ***Persistierende Erytheme***, der weitaus häufigste Läsionstyp, repräsentiert ein kontinuierliches Spektrum von Manifestationen. Anfangs finden sich eher scharf begrenzte helle Erytheme, entweder großflächig oder aus kleineren, konfluierenden Erythemen zusammengesetzt. Bei längerem Bestand treten papulöse Verdichtungen auf, aus denen eine (livid)rote Plaque mit milder, oft follikelbezogener Schuppung entsteht. Manche Läsionen bilden anuläre Formen aus (Läsionen wie bei SCLE). Andere schreiten zur zentralen Atrophie fort (entsprechend CDLE-Läsionen). Dieser Prozeß nimmt Wochen bis Monate in Anspruch und kann in jeder Phase stehenbleiben oder auch spontan abklingen. Die Erytheme sind manchmal stärker exsudativ und erscheinen dann urtikariell, selten auch multiformeartig oder sogar blasig (***bullöser*** LE, s. auch S. 442);

  Die Blasen des bullösen SLE sind subepidermal lokalisiert und kommen durch Komplementaktivierung und neutrophile Infiltrate der papillären Dermis zustande; Autoantikörper gegen Typ-VII-Kollagen wurden beschrieben).

  Eine charakteristische Erscheinungsform (ca. 1/3 der Fälle) ist das sog. ***Schmetterlingserythem*** (Abb. 15.24): ein symmetrisches, hellrotes makulourtikarielles Exanthem der Wangen, das über den Nasenrücken hin konfluiert. Es tritt bei ca. 50 % als Erstmanifestation auf, dauert oft nur einige Tage und wird leicht mit einem Sonnenbrand verwechselt. Es rezidiviert meist bei nachfolgenden Schüben. Bei Persistenz kann es sich in CDLE-ähnliche Herde umwandeln (s. oben).

  Begleitend sind häufig disseminierte ***makulourtikarielle Exantheme***, meist auf die obere Körperhälfte beschränkt (Rumpf, proximale Extremitäten). Sie ähneln infektiösen oder medikamentös-toxischen Exanthemen, sind jedoch in der Regel persistenter. Auch sie können bei längerem Bestand zu SCLE- oder CDLE-Läsionen werden.

  Typisch sind ferner erythematöse, manchmal schuppende Plaques an Handrücken und Fingerstreckseiten (im Gegensatz zur Dermatomyositis bleiben die Interphalangealgelenke ausgespart) sowie perionychial, palmoplantar und an den Finger- und Zehenballen. Der Nagelfalz zeigt häufig erweiterte Kapillarschleifen und Hämorrhagien (hoch charakteristisch für SLE und Dermatomyositis).

  Morphologisch voll ausgeprägte ***CDLE-Herde*** finden sich bei > 20 % der Fälle von SLE. Ihre Entstehung liegt etwa gleich häufig *vor* und *nach* dem Ausbruch der Systemerscheinungen (d. h. sie sind entweder das Resultat der Umwandlung von SLE-Erythemen – s. oben, oder präexistente Läsionen eines CDLE, der sich in einen SLE fortentwickelt hatte).

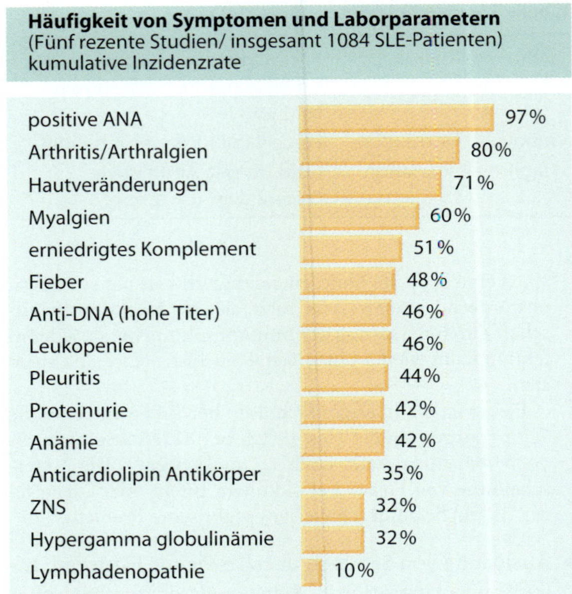

Abb. 15.23. Häufigkeit von Symptomen und Laborparametern (Nach Sepp et al., 1994)

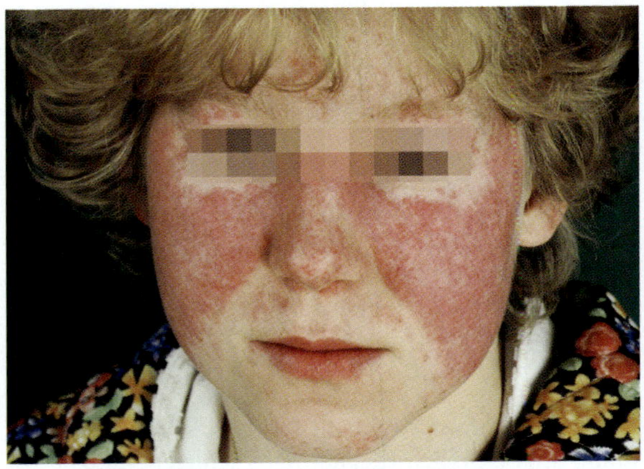

Abb. 15.24. Systemischer Lupus erythematodes. Schmetterlingserythem

- ***Schleimhautläsionen*** (Abb. 15.25) sind ein weniger häufiges (< 10 %) und unspezifisches Symptom: einzelne bis multiple, scharf begrenzte, schmerzhafte, meist kleinere Erosionen oder oberflächliche Ulzera mit entzündlichem Halo an Mund-, Nasen-, Rachen- und Genitalschleimhaut. Prädilektionsstelle: harter Gaumen. Differentialdiagnose: chronisch-rezidivierende Aphthen. Seltene Komplikation: Perforation des Nasenseptums, erworbener Wolfsrachen.

- *Vaskuläre Symptome:* Generalisierte ***Livedo reticularis*** bzw. ***racemosa***, v.a. der unteren Extremitäten, ist relativ häufig und Hinweis auf ein sekundäres ***Antiphospholipidsyndrom.*** Letzteres ist u.a. mit arteriovenösen ***Thrombosen*** assoziiert, die sich im Minimalfall als ***Livedovaskulitis*** (s. S. 510), im Maximalfall als foudroyante ***Gangrän*** verschiedenen Ausmaßes (häufig der Akren) manifestieren kann. Typische Begleitsymptome sind ferner die ***kutane nekrotisierende Vaskulitis,*** insbesondere die ***urtikarielle Vaskulitis*** und die ***rheumatoide Vaskulitis:*** Vaskulitis kleinerer Arterien an den Streckseiten von Unterarmen, Hand- und Fingerrücken mit daraus resultierenden nekrotischen Ulzera, die mit charakteristischen dellenförmigen atrophen Narben oder größeren Substanzdefekten abheilt (Abb. 15.26). **Das *Raynaudsymptom*** ist bei < 5% der Patienten vorhanden, meist schon vor Ausbruch der Systemzeichen.

- *Weitere Hautzeichen:* Aktiver SLE ist häufig von diffusem Effluvium begleitet. Charakteristisch ist ferner Struppigkeit und Unbändigkeit der Haare („Lupushaare"). SLE-Erytheme des Kapillitiums führen in wechselndem Maß zu Alopezie, bei Umwandlung in CDLE-Herde ist diese irreversibel. Thrombozytopenie kann thrombozytopenische Purpura verursachen. Aktivitätsschübe des SLE sind gelegentlich von einem charakteristischen Erythem und Ödem der oberen Gesichtshälfte begleitet („Erysipelas perstans" – vgl. Dermatomyositis). Eine seltene Manifestation ist weiters die Lupuspannikulits (s. oben).

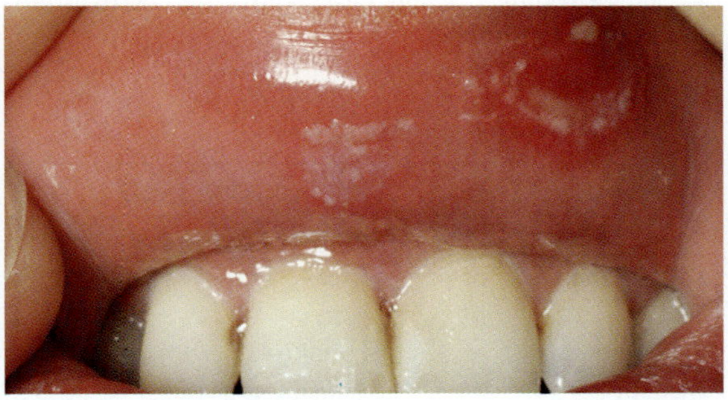

Abb. 15.25. Systemischer Lupus erythematodes: erosive Lippenschleimhautläsionen

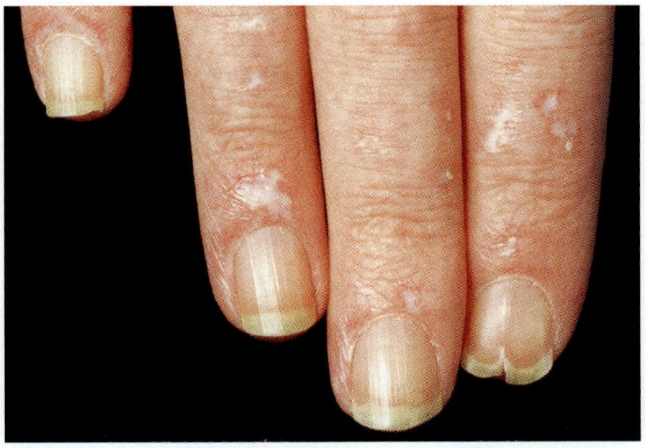

Abb. 15.26. Systemischer Lupus erythematodes: weißliche atrophe Narben nach Vaskulitis der Fingerrücken

Histologie. Analog dem CDLE, doch stehen Hyperkeratose und Atrophie zugunsten der vakuolisierenden Degeneration und entzündlichen Infiltration im Hintergrund. Die ***direkte Immunfluoreszenz*** zeigt, wie beim CDLE, das typische Lupusband (im Gegensatz zum CDLE *auch in nichtläsionaler Haut*).

Skelett-Muskelsystem. ***Arthralgien*** bzw. ***Arthritis*** sind der häufigste Vorstellungsgrund bei SLE (90%). Typisch ist polyartikulärer Befall (Knie-, Hand- und Interphalangealgelenke – Achsenskelett frei!), symmetrisch, episodisch, wechselhaft (*„hüpfender"* Charakter) und ohne Erguß. Die entzündlichen Läsionen sind nicht erosiv und destruktiv, röntgenologisch daher oft stumm und führen in der Regel *nicht* zu Deformitäten (Ausnahme: bei Synoviahyperplasie Subluxationen und erst reversible, später fixierte Deformitäten insbesondere der Interphalangealgelenke: Jaccoud-Gelenke, „Schwanenhals"-Deformität; assoziiert mit U1RNP). Seltener sind deformierende Arthropathien ähnlich der rheumatoiden Arthritis (Assoziation mit positiven Rheumafaktoren). Eine andere wichtige Manifestation sind ***aseptische Knochennekrosen*** (Hüftkopf, Knie) – ätiologischer Kofaktor meist systemische Kortikosteroide; häufig assoziiert mit Raynaudsymptom!

Myalgien/Myositis sind häufig (Schmerzhaftigkeit und Schwäche der befallenen Muskelpartien), jedoch klinisch und histologisch milder als bei Dermatomyositis; nur selten Anstieg der Muskelenzyme. Betroffen sind meist die Muskelgruppen in der Nähe befallener Gelenke, sowie Becken- und Schultergürtel-Muskulatur. *Differentialdiagnose:* kortikoidinduzierte Myopathie.

Häufig sind ferner ***Fibromyalgien*** und ***Tendosynovitis*** (Risse der Achilles- und Patellarsehnen kommen vor). Rheumaknoten finden sich in ca. 10%.

Nieren. Die Nieren („Lupusnephritis") sind in über 75% im Sinn einer Glomerulonephritis befallen, das Ausmaß schwankt jedoch in weiten Grenzen (oft nur milde histologische Zeichen – Tabelle 15.8). Nierenbefall ist kein häufiger Vorstellungsgrund, da er im Frühstadium vom Patienten meist unbemerkt bleibt, doch stellen sich bei 40% der Patienten schon im ersten Krankheitsjahr klinische oder zumindest Laborzeichen ein. Diese sind: Proteinurie, Hämaturie, zelluläre Zylinder; klinisch das nephrotische Syndrom und/oder langsam progrediente Niereninsuffizienz. Zur Diagnose ist die (mehrmalige!) Erhebung des Harnsediments und der Kreatinin-Clearance erforderlich; die genaue Klassifikation erfolgt mit der Nierenbiopsie (sowohl Immunfluoreszenz als auch Routinehistologie, da nur in ersterer Ig- und C3-Niederschläge nachweisbar sind – Frühsymptom).

Ausgangspunkt sind Ablagerungen von Immunkomplexen, die sich in der Immunfluoreszenz und elektronenoptisch nachweisen lassen; zunächst in den Mesangien, in späteren Phasen fokal oder diffus in den Glomerula. Man unterscheidet vier (nach der WHO-Klassifikation 6) histologische Typen bzw. Schweregrade der Lupusnephritis. Die mildesten Veränderungen finden sich am Mesangium (am häufigsten; klinisch meist asymptomatisch). Der Schweregrad wird umso höher, je intensiver die Glomerula einbezogen werden (reaktive Proliferation). Parameter einer ungünstigen Prognose sind diffuser glomerulärer Befall und Zeichen der Chronizität (sklerotische Glomerula, fibröse Halbmonde; Tubulusatrophie und interstitielle Fibrose).

Die Nierenbiopsie erlaubt Rückschlüsse auf die Prognose und entscheidet über die Art der Therapie. Sie sollte daher in allen Fällen von SLE mit Nierensymptomatik durchgeführt werden. Bei Fällen mit milder Proteinure findet sich meist nur eine Mesangioproliferation, die selten zu schwereren Stadien fortschreitet. Systemische Steroide sind bei Proteinurie > 1 g/Tag indiziert, kombinierte immunsuppressive Therapie (Steroide mit Endoxan Bolus) bei den WHO-Stadien III und IV (z. B. diffuse proliferative Glomerulonephritis). Eine wesentliche Funktion der Nierenbiopsie ist ferner die Feststellung, ob eine irreversiblel Schädigung vorliegt (Dialyse, Nierentransplantation).

Die Schädigung der Niere (sowie von ZNS und Herz) bestimmt die jeweilige Prognose; oft kommt es erst 5–10 Jahre nach der akuten Glomerulonephritis zum schleichenden Nierenversagen.

! Wegen der bei SLE bestehenden Abwehrschwäche ist auch die Inzidenz von bakterieller Pyelonephritis erhöht.

Zentralnervensystem. Neuropsychiatrische Zeichen des SLE (Tabelle 15.9) sind vielgestaltig, oft schwerwiegend, und treten nicht selten als Initialsymptomatik auf; oft bestehen mehrere Symptome gleichzeitig. Man unterscheidet diffuse und fokale Schäden. Zugrunde liegen unterschiedliche vaskuläre Läsionen: zumeist multiple Mikroinfarkte der Medulla, häufig partielle Gefäßokklusion durch subintimale Proliferation, Thrombose größerer Gefäße und/oder Hämorrhagien, Embolisation von Thromben (Herzklappen), selten eine Vaskulitis der Hirngefäße. ZNS-Symptome sind häufig mit Antiphospholipid-, antineuronalen und antiribosomalen Protein P-Antikörpern assoziiert; Diagnostik: Magnetresonanztomo- bzw. angiographie, SPECT, PET.

Häufigstes ***neurologisches Zeichen*** sind unbeherrschbare, oft migräniforme Kopfschmerzen. Epileptische Anfälle können generalisiert oder fokal sein. Zerebrovaskuläre Attacken werden als passagere Paresen, Aphasie etc. bis zum ausgeprägten Schlaganfall manifest. Der Chorea Sydenham ähnliche Bewegungsstörungen werden beobachtet. Selten, aber dramatisch ist eine transversale Myelitis. Häufig sind weiters (zunächst passagere) Hirnnervenausfälle: Seh-, Hör- und Gleichgewichtsstörungen, Ptosis, Nystagmus, Fazialisparese, Atrophie des N. opticus, Retinadegeneration, „cotton wool"-Herde und Hämorrhagien des Augenhintergrunds. Seltener sind Polyradikulitis und das Guillain-Barré-Syndrom sowie Befall peripherer Nerven: akralbetonte Neuropathien, Mononeuritis multiplex.

Psychiatrische Symptome umfassen im wesentlichen das organische Hirnsyndrom (Zustand diffus gestörter Hirnfunktion mit Delirium, Emotionssstörungen, Gedächtnis- und Konzentrationsverlust und kognitivem Defizit ohne nachweisbare Ursachen wie Sepsis, metabolische Störungen oder Drogenwirkungen), depressive Psychose, psychoneurotische Störungen und kognitive Dysfunktion. Suizidgefahr!

Die Unterscheidung der sog. „LE-Psychose" von kortikosteroidinduzierter Psychose ist oft schwierig.

Tabelle 15.9. ZNS-Manifestationen bei SLE

Neurologische Zeichen	Psychiatrische Zeichen
Epilepsie	organisches Psychosyndrom
Kopfschmerzen	Depression
Bewegungsstörungen	Neurosen
Schlaganfall	kognitive Dysfunktion
Myelitis	Affektlabilität
Neuropathie der Gehirnnerven	
periphere Neuropathie	

Tabelle 15.8. Formen der Lupusnephritis

Nephritis	Histologie	Immunrenctantien (C1q, C3 in 1F)	Klinik
Mesangiale	milde Erweiterung des Mesangiums, Hyperzellularität	mesangial	geringfügige Protein-, Hämaturie
Fokal proliferative	segmentale Proliferation im Glomerulum, mäßige Sklerose	fokal in Mesangium und Kapillarschlingen	Proteinurie, Hämaturie
Membranöse	uniforme Verdickung der Kapillarschlingen, mäßige mesangiale Proliferation und Sklerose	gesamtes Kapillarschlingennetz	Hämaturie, Proteinurie, nephrotisches Syndrom, Hypertonie
Diffus proliferative	diffuse Proliferation in den Glomerula, Sklerose, Halbmondbildung	diffus im gesamten Glomerulum	Hämaturie, Proteinurie, nephrotisches Syndrom, Hypertonie, Niereninsuffizienz

Serositis. Entzündung der serösen Häute ist ein Hauptsymptom des SLE, das entweder isoliert (Pleuritis > Perikarditis > Peritonitis) oder gemeinsam (Polyserositis; besonders bei foudroyantem Verlauf) auftreten kann. Klinisch wird die Serositis seltener symptomatisch als sie (bzw. ihre Folgen) autoptisch nachgewiesen wird (10–30 % vs. > 60 %). ***Pleuritis*** manifestiert sich als pleuritischer Schmerz mit meist geringem, selten massivem Erguß (alte Patienten, medikamenteninduzierter LE). ***Perikarditis*** ist die Hauptmanifestation des Herzbefalls. Auch sie verläuft meist ohne schweren Erguß (stärkerer Erguß bei Niereninsuffizienz – Urämie!) und klinisch wenig charakteristisch. Herzbeuteltamponade wurde beobachtet. ***Peritonitis*** ist die wahrscheinlich häufigste Ursache des sog. gastrointestinalen Syndroms bei akutem SLE: diffuse Bauchschmerzen, Erbrechen, Übelkeit. Massiver Aszites nur ausnahmsweise. Die akute Peritonitis kann in eine chronische mit deren Folgen übergehen: Peritonealfibrose, Adhäsionen, Ileus.

Lunge. Neben der Lupuspleuritis kann sich Lungenbefall als akute oder chronische „***Lupuspneumonitis***" manifestieren. Ursache: Immunkomplex-Ablagerung in Gefäßen und Alveolen, Vaskulitis. Die akute ähnelt der bakteriellen Pneumonie (Fieber, Dyspnoe, Hämoptyse), häufig mit „atypischem" Verlauf und von anderen Zeichen des SLE begleitet. Die chronische präsentiert sich als interstitielle Lungenkrankheit mit Belastungsdyspnoe, Lungenfibrose, pulmonaler Hypertension, nicht-produktivem Husten, Atelektasen „shrinking lung syndrome"). Mischbilder sind häufig. Häufige Komplikation: bakterielle oder virale Pneumonien.

Zur Differentialdiagnose sind Hochauflösungs-CT und/oder Gallium-Scan, häufig eine bronchoalveoläre Lavage oder sogar Lungenbiopsie erforderlich.

Weitere mögliche Manifestationen: massive Lungenblutungen (Vaskulitis von Lungengefäßen), pulmonale Hypertension. Bei SLE-assoziiertem Antiphospholipidsyndrom müssen auch Lungeninfarkte bedacht werden.

Herz. Neben Perikarditis sind Myokarditis, verruköse Lupusendokarditis (Libman-Sacks) und Koronarkrankheit Manifestationen des Herzbefalls. ***Myokarditis*** (Reizleitungsstörungen, Arrhythmien, Tachykardie, Kardiomegalie, Herzinsuffizienz) ist häufig mit Perikarditis und anderen SLE-Zeichen assoziiert. Ursache: multiple Mikroinfarkte. Herzversagen ist *keine* häufige Folge. Die ***Endokarditis*** wird heute viel seltener beobachtet als vor Einführung der Kortikosteroide (> 15 % bei der Autopsie) und ist häufig mit dem Antiphospholipidsyndrom assoziiert. Die Vegetationen reichen von bloßer Verdickung der Klappen bis zur erheblichen Beeinträchtigung der Klappenfunktion. Komplikationen: sekundäre bakterielle Besiedelung, Embolien. Vaskulitis der Koronararterien ist selten. Koronarkrankheit bei SLE wird viel häufiger in späteren Stadien durch Atherosklerose verursacht.

Gastrointestinaltrakt. Uncharakteristische abdominelle Schmerzzustände sind bei SLE häufig („gastrointestinales Syndrom"). Außer im Rahmen „konstitutioneller" Symptome und als Medikamentennebenwirkung (nichtsteroidale Antiphlogistika, Kortikosteroide) liegen ihnen folgende mögliche Ursachen zugrunde:

- ***Peritonitis*** (s. oben);
- ***Vaskulitis der Mesenterialgefäße:*** entweder chronisch-intermittierend oder akut auftretende (Thrombose!) Schmerzen im Unterbauch mit Stuhlverhaltung, Darmblutungen. Komplikationen: Darmgeschwüre mit Perforationsgefahr, Ileus, Peritonitis. Bei Verdacht auf Nekrose und/oder Darmperforation ist die chirurgische Intervention mandatorisch;
- ***Pankreatitis:*** eine seltenere (< 10 %), aber wohldokumentierte Manifestation. Sie tritt häufig in frühen Phasen des SLE (manchmal als Erstmanifestation) auf. Häufiger Kofaktor: Kortikosteroid- und Azathioprintherapie. Neben den typischen, schweren Bauchschmerzen Übelkeit, Erbrechen, Erhöhung der α-Amylase;
- klinische Bilder ähnlich der ***Colitis ulcerosa*** und ***M. Crohn*** (selten).

Leber. Hepatomegalie und erhöhte Leberenzyme (Transaminasen, LDH, alk. Phosphatase) ohne Ikterus sind eine häufige Begleiterscheinung von SLE, insbesondere bei Gabe nichtsteroidaler Antiphlogistika (Rückgang bei Absetzen). Davon zu unterscheiden ist der seltene primäre Leberbefall durch SLE („Lupushepatitis"); diese entspricht einer chronischen aktiven Hepatitis und kann zur Leberzirrhose führen.

Lymphknoten, Milz. Generalisierte Lymphadenopathie ist eine gängige Begleiterscheinung des SLE; in der Milz tritt periarterielle Fibrose auf („Zwiebelschalen-Läsionen"), in der Folge Milzatrophie (chronischer Stimulus durch Immunkomplex-Abraumfunktion).

Labor. Abweichungen der Laborparameter sind zahlreich und wechselnd, abhängig von der Aktivität sowie Art und Ausmaß des Organbefalls. Typische Befunde sind:

- antinukleäre Antikörper (bei ca. 95 %);
- erhöhte Blutsenkung, Akutphasenproteine (CRP);
- Verringerung sämtlicher Blutzellen (Panzytopenie jedoch selten - < 5 %):
  - Leukopenie (2500–4000/mm3),
  - Lymphopenie (< 1500/mm3),
  - Anämie; meist normochrome Entzündungsanämie, seltener auch autoimmun-hämolytische Anämie (Coombs-positiv),
  - Thrombopenie;

> **!** Trotz ihrer Signifikanz (die sich in ihrem Gebrauch als ARA-Kriterien zeigt) und ihrer Korrelation mit der Krankheitsaktivität, führen die Blutbild-Abweichungen doch nur selten zu klinischen Symptomen (Infekte, Purpura). Thrombopenie ist jedoch mit schlechter Prognose assoziiert. Die Hämatopoese im Knochenmark ist bei SLE reduziert.

- erniedrigtes Serumkomplement (totales hämolytisches Komplement, Komponenten C3, C4), zirkulierende Immunkomplexe
- Hypergammaglobulinämie, gemischte Kryoglobulinämie, positive Rheumafaktoren
- Gerinnungsstörungen: Antikardiolipidantikörper, erhöhtes PTT, positiver VDRL
- erhöhte Leberenzyme
- erhöhte Kreatinin und Harnstoff
- pathologisches Harnsediment: Proteinurie (> 500 mg/Tag), Zylinder, Mikrohämaturie. Cave: normales Sediment schließt beginnenden Nierenbefall nicht aus!

Diagnostik. Zur klinischen Diagnose des SLE sind heute die Kriterien der American Rheumatism Association in Gebrauch (ARA-Kriterien; Tabelle 15.10). Diese umfassen die wichtigsten und häufigsten klinischen und Labor-Symptome. Bei Vorhandensein von 4 dieser 11 Kriterien kann die Diagnose eines SLE gestellt werden. Die ARA-Kriterien haben eine Sensitivität und Spezifität von 80–90 %. Sie sind zur Klassifikation und für wissenschaftliche Zwecke nützlich; oligosymptomatische und mild verlaufende Fälle werden durch sie allerdings nicht erfaßt – ein häufiges klinisches Problem.

Eine wichtige diagnostische Hilfe ist ferner der ***Lupusband-Test.*** Unter diesem versteht man die Ablagerungen von Immunglobulinen und C3 an der Junktionszone (s. oben, Abb. 15.27). Während das Lupusband bei CDLE nur in läsionaler Haut erscheint, findet man es bei bis zu 80 % der Patienten mit aktivem SLE auch in nichtläsionaler Haut (lichtexponierte > bedeckt getragene Haut), bei bis zu 40 % der SLE-Patienten in inaktiven Stadien.

Die Entstehung des Lupusbandes wird hypothetisch durch Rückfließen von Autoantigenen aus der z. B. UV-B-bestrahlten Epidermis in die Junktionszone erklärt, wo sie auf die Antikörper treffen und ausfallen.

Therapie. Die Behandlung des SLE ist komplex und erfordert Erfahrung; sie ist eine interdisziplinäre Aufgabe. Die Grundpfeiler sind Maßnahmen zur Lebensführung, systemische Kortikosteroide und Immunsuppressiva, abhängig von den jeweiligen Gegebenheiten und vom Verlauf. Grundsätzlich gilt (noch), daß die Therapie auf die jeweilige Manifestation abzielen soll

Tabelle 15.10. ARA Kriterien des systemischen Lupus erythematodes, 1982

- Schmetterlingserythem
- CDLE-Läsionen
- Photosensibilität
- Geschwüre der Mundschleimhaut
- Arthralgien und Gelenkserguß
- Serositis: Pleuritis und Perikarditis
- Nierenbefall: Proteinurie (> 0,5 g/Tag) oder pathologisches Sediment (Hämaturie, Zylinder)
- ZNS-Befall: Epileptische Anfälle oder Psychosen (jeweils ohne bekannte metabolische oder medikamentöse auslösende Ursache)
- Hämatologische Zeichen: hämolytische Anämie oder Leukopenie (≤ 4000 mm) oder Lymphopenie (< 1500/mm^3) oder Thrombopenie (< 100.000/mm)
- Immunologische Zeichen: positives LE-Zellphänomen oder Anti-Nativ-DNA-Antikörper oder Anti-Sm-Antikörper oder falsch positive Syphilisserologie
- Antinukleäre Antikörper (in Immunfluoreszenz)

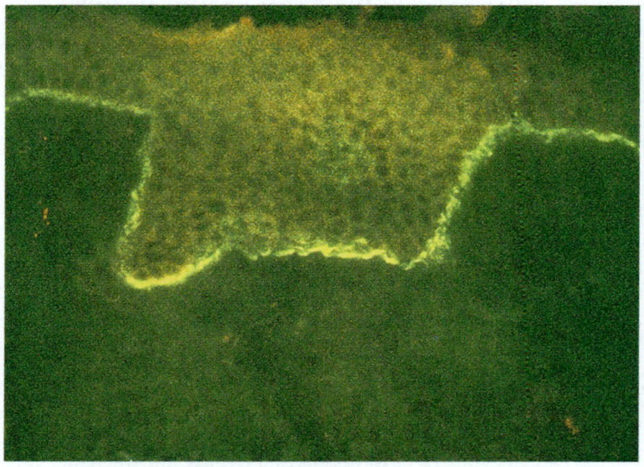

Abb. 15.27. Lupusband bei SLE. Ig- und C3-Ablagerungen der Junktionszone

und nicht auf den SLE als solchen (also auch keine Therapie der Laborabweichungen).

Lebensweise. Strenges Meiden von Sonnenexposition (Auslösung von Schüben!). Auch indirekte Sonnenbestrahlung ist schädlich (Reflexion von Wasser- oder Betonflächen; Sitzen im Schatten oder unter einem Sonnenschirm ist kein ausreichender Schutz!). Vermeidung von Überanstrengung in Beruf und Sport, jedoch kein Verzicht auf körperliches Training (cave einseitige Beanspruchung von Knochen, Muskeln und Bändern!). Vermeidung übertriebener Bettruhe (Osteoporose, Muskelatrophie). Aufschub nicht notwendiger Operationen, Verzicht auf unwichtige Medikamente, keine hormonellen Kontrazeptiva (auch nicht Hormonsubstitution in der Menopause), Meiden infektionsgefährdender Situationen (z. B. Kontakt mit Menschen, die mit Virusinfekten inkubiert sein können).

Medikamentöse Therapie. Bei milder Systemsymptomatik (Fieber, Arthralgien, Exantheme ohne Hinweis auf Organbefall – Nieren, ZNS oder andere) versucht man mit *Azetylsalizylsäure* in niedriger Dosierung (50–80 mg/Tag) auszukommen; dies ist gleichzeitig die Thromboseprophylaxe bei Vorliegen von Antiphospholipidantikörpern. Andere nichtsteroidale Antiphlogistika wirken nicht stärker als ASS, haben jedoch eine höhere Nebenwirkungsrate (Niere!). Bei unzureichender Wirksamkeit wird *Chloroquin* eingesetzt (s. oben) oder niedrig- bis mitteldosiert Kortikosteroid verabreicht (bis 40 mg Methylprednisolon). Auch die Blutbildveränderungen sprechen gut auf mittelhohe Kortikosteroide an.

SLE mit Organbeteiligung ist eine Indikation für hochdosierte *Kortikosteroide* (je nach Schweregrad 1–2 mg Methylprednisolon/kg), die nach Maßgabe der klinischen Besserung und der Normalisierung der Laborparameter langsam reduziert werden. Die zur Unterdrückung der Symptomatik erforderliche Erhaltungsdosis ist nicht selten relativ hoch (z. B. 20 mg/Tag), Nebenwirkungen daher auf die Dauer nicht vermeidbar. Zur Einsparung werden daher oft Immunsuppressiva zugefügt, z. B. das eher mild wirksame, aber nebenwirkungsarme Azathioprin. Cyclosporin A hat sich nicht bewährt, Methotrexat ist reich an Nebenwirkungen.

Das wirksamste Immunsuppressivum ist *Cyclophosphamid*. Es ist z. B. bei diffuser proliferativer Glomerulonephritis inidziert (in Kombination mit Methylprednisolon), auch bei schwerem Befall anderer Organe oder mangelndem Ansprechen auf weniger aggressive Therapie. Bevorzugt wird die Pulstherapie (monatliche Gaben von 500–1.000 mg/m² Körperoberfläche per infusionem bei gleichzeitig forcierter Diurese und Uromitexan-Schutz (Gefahr der Zystitis). Die Pulse werden bis zur Voll- oder mindestens Teilremission der Symptomatik fortgeführt; heute strebt man nach kürzerer Behandlungsdsauer (Gefahr von Blasentumoren nach jahrelanger Latenz!).

Die Dauer der medikamentösen Behandlung orientiert sich am klinischen Verlauf und der Normalisierung der Laborparameter (ANA sind generell kein verläßliches Maß der Krankheitsaktivität; am ehesten sind hierfür die Anti-dsDNS-ANA geeignet). Erstes Behandlungsziel ist jedenfalls die Unterdrückung der akuten Symptomatik, das zweite das Erreichen möglichst niedriger Erhaltungsdosen. Der Zeitpunkt von Absetzversuchen richtet sich nach Art und Schweregrad des SLE und seinem Ansprechen. Vor einem halben Jahr sollte er in der Regel nicht unternommen werden; bindende Regeln hierüber bestehen nicht.

Versuche, Autoantikörper (Anti-dsDNS) durch extrakorporale Immunabsorption oder Plasmapherese aus der Zirkulation zu entfernen, können in Notsituationen sinnvoll sein. Ob mit diesen sehr kostspieligen Maßnahmen ein Langzeiteffekt erzielt werden kann, ist fraglich.

Die ***Begleittherapie*** richtet sich nach dem Organbefall. Sie umfaßt die möglichst effiziente Behandlung bakterieller oder viraler Infekte (z. B. Pyelonephritis, Pneumonie, Sepsis - > Verschlechterung des SLE – Circulus vitiosus); antihypertensive Therapie; Therapie des Herz- und Lungenversagens sowie der neuropsychiatrischen Symptomatik u. a. m.

Prognose. Die Fünfjahresüberlebensrate hat sich von < 50 % (1955) auf > 90 % (1990) gebessert (teilweise wegen früherer Erkennung durch verfeinerte Diagnostik) – die Zehnjahresüberlebensrate liegt nur gering niedriger (d. h. lebensbedrohliche Komplikationen stellen sich meist innerhalb der ersten 5 Jahre ein). Ungünstige prognostische Faktoren sind Befall von Niere und ZNS, hohe Spiegel von Anti-dsDNS, Hypertonie, hohe Krankheitsaktivität, früher Krankheitsbeginn (Kindheit!) und langes Intervall zwischen Krankheitsbeginn und Diagnose (Therapie).

> **!** Ganz allgemein gilt die Regel, daß die Prognose von Immunkrankheiten umso schlechter ist, je verspäteter und je zögerlicher die Therapie begonnen wird.

Weitere Faktoren sind sozioökomomischer Status (Zugang zur medizinischen Versorgung), ethnische Zugehörigkeit (mäßig schlechtere Prognose bei Afrikanern) und Geschlecht (möglicherweise schwererer Verlauf bei Männern). Bei Patienten > 60 Jahren scheint die Prognose günstiger.

Haupttodesursachen sind in der akuten Phase zerebrale Vaskulitis, gastrointestinale Perforation bei Vaskulitis der Mesenterialgefäße; bei chronischem Organbefall Nieren-, Herz- und Lungenversagen. In allen Phasen können unbeherrschbare Infektionen (Sepsis in bis zu 30 %!) und Kortikoidnebenwirkungen zum Tode führen.

Subakut kutaner Lupus erythematodes (SCLE)

Eine seltenere (ca. 10 % der Fälle), mildere Verlaufsform des SLE, die durch ausgedehnte, kaum atrophisierende Hautläsionen, hohe Photosensitivität, Ro/SS-A-Antikörper und Assoziation mit dem neonatalen Lupussyndrom gekennzeichnet ist.

SCLE wurde früher als ein zwischen CDLE und SLE „übergreifendes" Subset aufgefaßt; die ARA-Kriterien sind jedoch meist erfüllt.

Klinik (Abb. 15.28). Exanthematisch an lichtexponierten Körperstellen (Akren!) und Rumpf disseminierte CDLE-ähnliche erythematöse, mäßig und fein schuppende Herde, häufig von anulärer Figur. Kapillitium und Mundschleimhaut (Gaumen) sind gelegentlich befallen. Nur geringe Neigung zur Atrophie, vernarbender Alopezie und Depigmentation. Systemzeichen sind unterschiedlich ausgeprägt, zumindest anfänglich je-

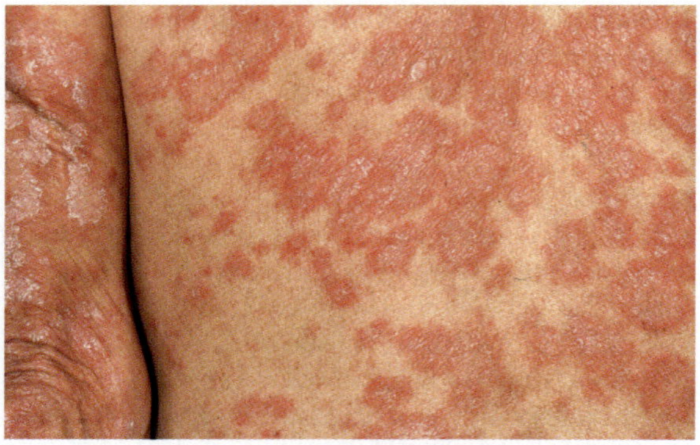

Abb. 15.28. Subakut-kutaner Lupus erythematodes. Ausgedehnte Psoriasis-ähnliche erythematöse Herde am Rumpf mit mäßiger Schuppung und zentraler Atrophie

doch milde. Differentialdiagnose: Psoriasis vulgaris, Erythema anulare centrifugum.

Die Hautherde entsprechen morphologisch frühen CDLE-Läsionen vor Beginn der Atrophie. Sie sind daher *nicht* spezifisch für SCLE, sondern können bei allen Formen des LE gefunden werden. Bei SCLE dominieren sie jedoch (wie auch bei LE-artigen Syndromen bei C2- und C4-Defizienz).

Histologie und Immunfluoreszenz. Analog CDLE, Zeichen der Atrophie milde. Lupusband in 25 % auch in nicht-läsionaler Haut.

Ro-Antikörper wurden in Hautbiopsien nachgewiesen – gesteigerte Bindung an Keratinozyten durch UV-Exposition (360–400 nm) (Photosensitivität!).

Labor. In 75 % Ro/SS-A-Antikörper (partikuläres Muster), antinativ-DNS-Antikörper meist negativ oder niedrigtitrig. Hohe Korrelation mit HLA DR3.

Ro/SS-A-Antikörper werden diaplazentar auf den Fetus übertragen (neonatales LE-Syndrom s. unten).

Verlauf und Therapie. SCLE ist meist selbstlimitiert, kann jedoch auch in SLE übergehen. Die Spontanheilung tritt nach Monaten bis Jahren ein, ohne oder mit geringer Atrophie und milder reversibler Hypopigmentierung. Systemische Kortikosteroide sind nur bei Systemsymptomen indiziert. Therapie erster Wahl ist Chloroquin, begleitet von lokalen Kortikosteroiden. Die Hautherde erweisen sich oft als sehr therapieresistent.

SLE und Schwangerschaft

Schwangerschaft bedeutet für die Mutter mit SLE wie für den Fötus ein Risiko, das jedoch unter geeigneten Begleitumständen geringer ist als früher angenommen. Hauptprobleme sind vermehrtes Auftreten von Spätgestosen, Plazentainsuffizienz und fötale Herzschäden durch das neonatale LE-Syndrom.

! Bis vor wenigen Jahren galt SLE als Kontraindikation für die Schwangerschaft und letztere, falls sie dennoch eintrat, als Indikation zur Abruptio. Heute ist jedoch klar, daß eine Abruptio sich auf den mütterlichen SLE kaum günstiger auswirkt als die Schwangerschaft selbst.

Risiken für die Mutter. Daß die Schwangerschaft selbst Schübe auslöst, gilt heute nicht mehr als sicher. Schübe können jedenfalls aggraviert werden, sprechen jedoch nicht schlechter auf die Therapie an als außerhalb der Schwangerschaft. Erhöht ist das Auftreten von Präeklampsie und Pfropfgestosen, enge Überwachung besonders im dritten Trimenon erforderlich.

Risiken für den Fötus. Spontanaborte und intrauteriner Fruchttod treten in bis zu einem Drittel auf, vorwiegend im zweiten Trimenon. Die Rate von Frühgeburtlichkeit und intrauteriner Dystrophie ist erhöht. Ursache ist Plazentainsuffizienz (Thrombosen und Infarkte von Deziduagefäßen – Antiphospholipidsyndrom, Nephropathie der Mutter). Eine spezifische Gefahr ist das Auftreten eines postmyokarditischen AV-Blocks durch diaplazentare Übertragung mütterlicher Ro-Antikörper (s. unten).

Führung von schwangeren SLE-Patientinnen. Eine ausführliche Beratung sollte schon *vor* Eintreten der Schwangerschaft stattfinden. Kinderwunsch sollte nur dann nachgegeben werden, wenn der SLE zumindest ein halbes Jahr inaktiv oder zumindest unter Therapie stabilisiert ist. Die Konzeptionsfähigkeit ist durch SLE nicht reduziert.

Statistisch ist das Risiko für Kinder von Müttern mit SLE, der > 6 Monate inaktiv war, nicht größer als in der Normalpopulation.

Die Meinung, daß SLE-Patientinnen wegen ihrer schweren Krankheit ohnehin nur selten schwanger würden, gilt längst nicht mehr. Es trifft jedoch zu, daß gerade Patientinnen mit SCLE wegen ihrer geringen Systemsymptome eher schwanger werden. Ro-Antikörper erhöhen *nicht* die Abortrate!

Tritt eine Schwangerschaft ein, wird eine bestehende Kortikoidtherapie weitergeführt (geringeres Risiko als ein Rezidiv!). Cyclophosphamid muß, Azathioprin und Chloroquin sollten abgesetzt werden. Schübe werden durch Erhöhung der Kortikoiddosis koupiert (prompt Ansetzen!).

Methylprednisolon wird bis zu Dosen von 60 mg/Tag in der Plazenta metabolisiert und erreicht den Fötus nicht. Hingegen sind fluorierte Kortikoide (Dexamethason) im Regelfall zu meiden, da sie die Plazentaschranke passieren. Bei Vorhandensein von Ro-Antikörpern sollte gerade aus diesem Grund Dexamethason verwendet werden, um einen AV-Block der Frucht zu verhindern.

Ab der 13. Schwangerschaftswoche wird zusätzlich niedrigdosiert (50–80 mg/Tag) Azetylsalizylsäure verabreicht (Thromboseprophylaxe – auch der Plazentargefäße!). Die Schwangerschaft wird in der Risikoambulanz überwacht (Laborkontrollen, Sonographie, Kardiotokographie). Nach der Geburt sind LE-Schübe häufig, die Kortikoidtherapie sollte daher über diese hinaus fortgeführt werden. Durch diese Maßnahmen hat sich die Prognose für Mutter und Kind in den letzten Jahren drastisch verbessert.

Neonatales LE-Syndrom

Eine durch Endokardfibroelastose, Blutbildschäden und Hautläsionen gekennzeichnete Krankheit des Neugeborenen, die durch diaplazentar übertragene mütterliche IgG-Antikörper (insbesondere Ro/SS-A) bedingt ist. Herzschäden treten in der Regel bei mütterlichem SCLE auf, fallweise aber auch bei SLE (Ro-Antikörper können auch bei diesem vorkommen).

Klinik. Wesentlichstes Merkmal sind Reizleitungsstörungen, bei maximaler Ausprägung ein irreversibler AV-Block (< 10 % der Fälle). Zusätzlich oft eine Coombs-positive hämolytische Anämie und Thrombopenie (letale Blutungen möglich), Hepatosplenomegalie. Die Haut zeigt ein dem SCLE analoges Exanthem, vorwiegend im Kopfbereich, wobei die Läsionen oft noch Wochen nach der Geburt auftreten können. Sie heilen nach Monaten mit milder Atrophie spontan ab (Abb. 15.29). Differentialdiagnose der Hautherde: seborrhoisches Säuglingsekzem, Kandidiasis.

Pathogenese. Diaplazentarer Transfer von IgG-Autoantikörpern. Ro/SS-A-Antikörper besitzen eine spezifische Affinität zum Endokard. Schon in utero entsteht eine Endomyokarditis, die in oft irreversible Reizleitungsstörungen (kompletter AV-Block), Endokardfibrose, Bradykardie und Klappenfunktionsstörungen resultieren kann.

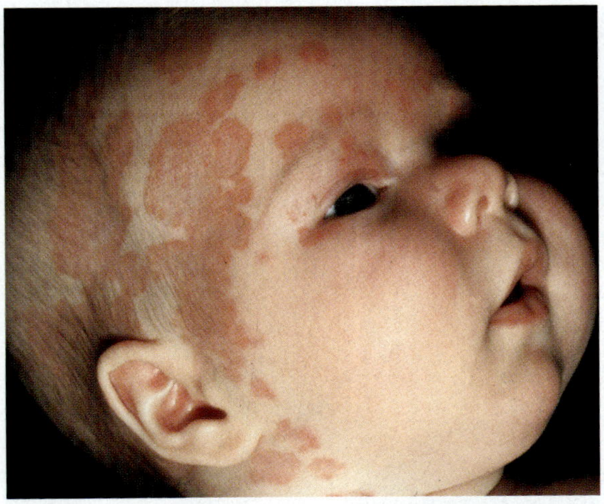

Abb. 15.29. Neonataler Lupus erythematodes. Bei diesem 2monatigen Knaben traten schon postpartal polyzyklische erythematöse Herde im Gesicht auf, die sich in flache Atrophien umwandelten

Prognose. Die Blutbildschäden sind ebenso wie die charakteristischen Hautläsionen spontan reversibel. Die Mortalität an Herzschäden beträgt innerhalb des ersten Lebensmonats bis zu 50 %, bei den Überlebenden können Entwicklungsstörungen resultieren.

Therapie. Kardiale Therapie, bei entsprechender Indikation Schrittmacher. Hautherde: lokale Kortikoide (Verhinderung der Atrophie).

15.2.2 Dermatomyositis

Die Dermatomyositis ist eine sich hauptsächlich an Skelettmuskeln (als entzündliche Myopathie) und Haut manifestierende Multisystemkrankheit wahrscheinlich von Autoimmungenese mit Parallelen zu SLE und zur Sklerodermie. Ihre Hautzeichen sind charakteristisch und diagnostisch. Ein Teil der Fälle ist mit malignen Tumoren innerer Organe assoziiert (Paraneoplasie).

Terminologie und Klassifikation. Unter „idiopathischen entzündlichen Myopathien" versteht man eine Gruppe erworbener Krankheiten, die sich durch Schwäche und Entzündung von Skelettmuskeln auszeichnen: „Polymyositis-, Einschlußkörperchenmyositis-, Dermatomyositis-Komplex". Die genannten Krankheiten sind einander ähnlich, unterscheiden sich aber in Klinik, Assoziationen und Labor (Tabelle 15.11). Die Dermatomyositis ist ihrerseits in ihrer Klinik variabel. Man unterscheidet zwei Hauptverlaufsformen: die kindliche und die adulte (letztere in einem Teil der Fälle mit malignen Tumoren assoziiert).

Die Dermatomyositis ist für den Dermatologen von großer Wichtigkeit, da sie eine klassische „Blickdiagnose" darstellt. Polymyositis und Einschlußkörperchenmyositis gelangen jedoch kaum primär zum Dermatologen und sind für diesen daher vorwiegend differentialdiagnostisch von Bedeutung.

Epidemiologie. Dermatomyositis ist mit einer jährlichen Inzidenz von < 1/100.000 relativ selten (ca. 4mal seltener als SLE). Sie tritt weltweit auf, etwas häufiger bei Frauen als bei Männern. Es findet sich ein kleinerer Gipfel in Kindheit und Adoleszenz (juvenile Form) und ein höherer im 3. Lebensdrittel (adulte Form). Eine Häufung des Krankheitsbeginns im Frühling wurde beschrieben (Coxsackie-B-Virus-Infektion?). Hohe Korrelation mit HLA-DR3.

Klinik

Die klinische (und Labor-)Symptomatik zeigt Ähnlichkeiten mit der des SLE, jedoch mit Akzentuierung der Muskelsymptome. Zu Beginn steht meist Krankheitsgefühl, Arthralgien, Raynaudsymptom und mildes Fie-

Tabelle 15.11. „Idiopathische" entzündliche Myopathien

	Dermatomyositis	Polymyositis	Einschlußkörperchen-Myositis
Krankheitseinheit	wohldefiniert	heterogen „Ausschlußdiagnose"	(wohl-)definiert
Hautzeichen	vorhanden	fehlen	fehlen
befallene Muskelgruppen	proximal > distal	proximal > distal	distal > proximal
Alter	Kindheit, Erwachsenenalter	alle Alter	> 50 Jahre
Assoziationen			
Sklerodermie, Sharp-Syndrom	ja	nein	nein
andere Autoimmunkrankheiten	selten	häufig	< 15 %
Tumoren	ja	nein	nein
Infektionen (viral, bakteriell, parasitär)	nein (?)	häufig	nein
Medikamente	selten	ja	nein
Ansprechen auf Therapie	(gut)	schwankend	schlecht

ber. Muskel- und Hautzeichen treten häufig, aber nicht stets gleichzeitig auf und sind auch in ihrer Intensität keineswegs korreliert. Erstere können den letzteren manchmal monate- bis jahrelang nachhinken und selten sogar auch ausbleiben (***„amyopathische Dermatomyositis“***).

Fallbericht: Ein 66jähriger Journalist stellt sich wegen schuppender Rötungen der Fingerrücken vor („Ich brauche irgendeine Handcreme"). Die Inspektion zeigt symmetrische, leicht schuppende Rötungen über sämtlichen Fingerknöcheln, erweiterte Nagelfalzkapillaren und eine milde Rötung der Orbitalregion. Es besteht kein Krankheitsgefühl, keine Muskelschwäche („Ich spiele jeden Tag eine Stunde Tennis"). Er wird unter der Verdachtsdiagnose Dermatomyositis aufgenommen, sämtliche Labor- und muskelspezifischen Untersuchungen sind unauffällig; kein Hinweis auf Tumoren der inneren Organe. Der Patient wird vier Jahre beobachtet und jährlich einer Tumorsuche unterzogen, die jedesmal negativ verläuft. Erst im 5. Jahr ergibt sich eine milde Erhöhung der CPK und der Aldolase, beim Stiegensteigen ist er etwas schneller ermüdbar als früher („Aber ich bin nicht mehr der Jüngste").

Muskelsymptome. Kennzeichnend ist eine meist langsam (Wochen bis Monate) einschleichende und nur selten akut auftretende, progrediente Muskelschwäche und -schmerzhaftigkeit (ähnlich einem „Muskelkater“), vorwiegend der Schulter- und Beckengürtelmuskulatur. Die betroffenen Muskelpartien sind druckschmerzhaft und bei Palpation teigig weich.

Typisch (und in der Anamnese zu erheben) sind: Schwierigkeiten beim Treppensteigen, Aufstehen aus einem Stuhl, Heben der Arme über den Kopf (Kämmen), Aufheben von Gegenständen. Außerdem häufig befallen sind die Nackenbeuger (Schwierigkeit, den Kopf vom Polster zu heben) und -strecker (Patient muß beim Sitzen den Kopf auf die Hände stützen). Wenig oder erst später werden die distalen Muskelgruppen betroffen: Auf-Zehen-Gehen, Handschluß und Feinmotorik sind zumindest anfangs normal. Typische Symptome ergeben sich ferner durch den Befall der Pharynx- und Larynxmuskulatur (oft bei der tumorassoziierten Form): heisere Stimme, nasale Sprache, häufiges Verschlucken.

Der Verdacht auf eine Dermatomyositis ergibt sich oft schon bei Gesprächsbeginn: Die Patienten stützen sich beim Hinsetzen und Aufstehen in charakteristischer Weise mit den Händen auf. Ihre Stimme ist „gebrochen“.

Hautzeichen. Einige dieser Zeichen sind für Dermatomyositis diagnostisch:

- schuppende, unscharf begrenzte livide Erytheme über den Fingerknöcheln, seltener über Ellbögen, Knien und Malleolen (Gottron-Zeichen, Abb. 15.30). Beim SLE finden sich ähnliche Erytheme über den Phalangen *unter Auslassung* der Fingerknöchel!
- Teleangiektasien und Hämorrhagien am Nagelfalz (Abb. 15.31) (ähnlich wie bei SLE);
- eine diffuse livide Rötung und Schwellung der oberen Gesichtshälfte, insbesondere der Augenlider – ***Heliotroperythem*** (Abb. 15.32). Dieses kann sich bei

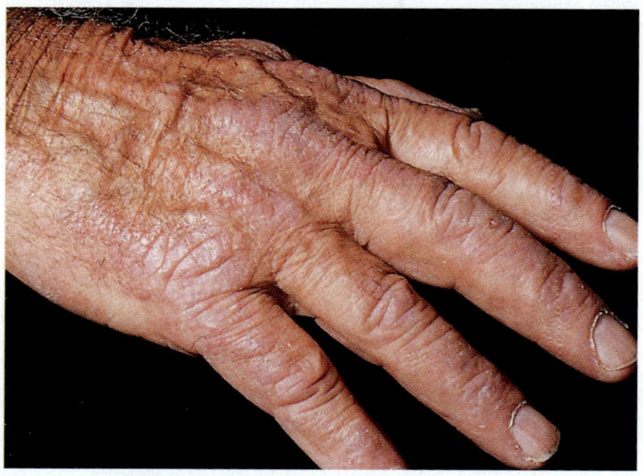

Abb. 15.30. Gottron-Zeichen bei Dermatomyositis: livide Infiltrate über den Fingerknöcheln

starker Ausprägung mit fleckigen konfluierenden Herden über das gesamte Gesicht, Hals und Brust („V-Ausschnitt") sowie Nacken und Schultern erstrecken.

Heliotrop ist der Name der Baldrianpflanze, deren Blüten ein charakteristisches Rotblau besitzen. Nicht gemeint ist der aus dem Decameron wohlbekannte Halbedelstein Heliotrop, der eine rostbraune Farbe hat.

Sowohl die Gottron-Erytheme als auch das Heliotroperythem sind zwar persistent, wechseln aber in ihrer Intensität nach der Krankheitsaktivität sowie nach Umgebungsbedingungen (Kälte, vor allem aber UV-Exposition).

Zusätzlich treten oft weitere, unspezifische Hautläsionen in Erscheinung: am häufigsten konfluierende erythematöse Exantheme (Rumpf, Schultern), die bei längerem Bestand mit scheckiger Hyperpigmentierung verbunden sind (Abb. 15.33) („***Poikilodermie***"), außerdem uncharakteristische psoriasiforme, multiforme- oder Lichen-ruber-artige Eruptionen, Livedo reticularis der unteren Extremitäten, umschriebene Herde von nekrotisierender Vaskulitis (rheumatoide Vaskulitis), die mit atrophen depigmentierten Narben abheilen.

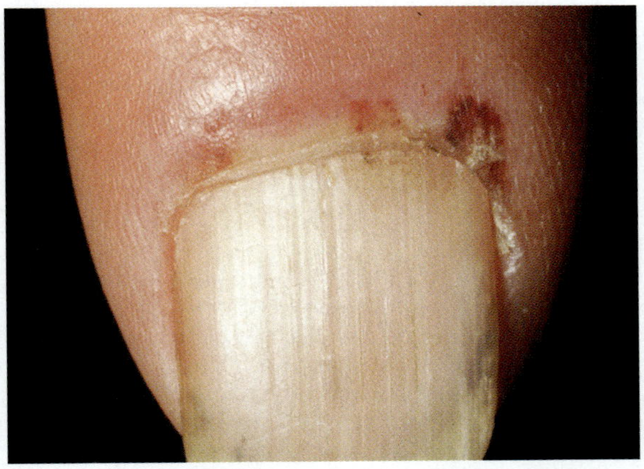

Abb. 15.31. Dermatomyositis. Erweiterte Nagelfalzgefäße und Hämorrhagien

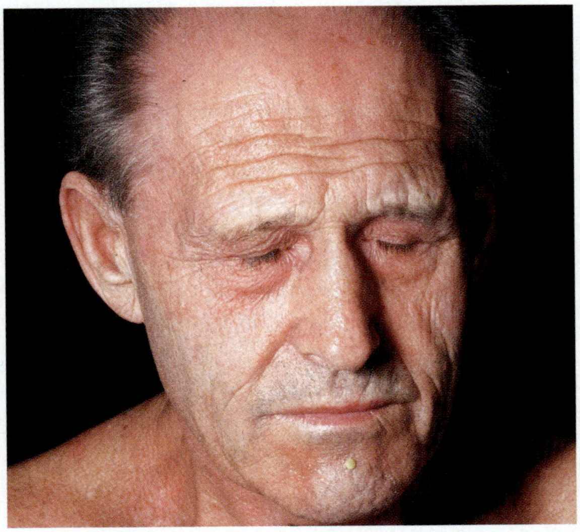

Abb. 15.32. Heliotrop-Erythem bei Dermatomyositis. Rötung und Schwellung der oberen Gesichtshälfte

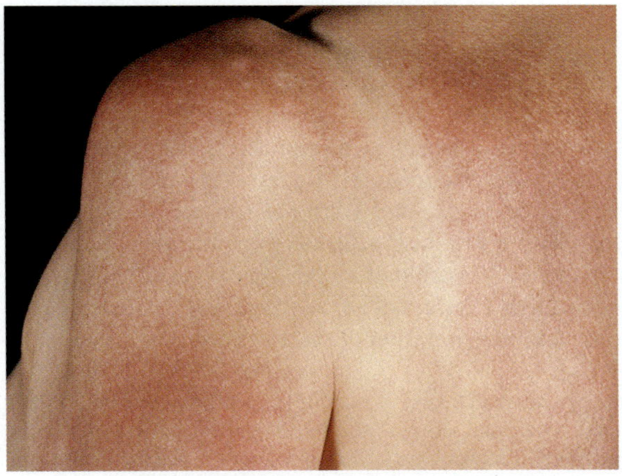

Abb. 15.33. Poikilodermie bei Dermatomyositis. Telangiektasien, scheckige Hyperpigmentierung

Organbefall. Der Herzmuskel ist in bis zu 40 %, in der Regel jedoch nur milde beteiligt (Reizleitungsstörungen, Tachyarrhythmien), selten ist eine ausgeprägte Kardiomyopathie. Befall glatter Muskel tritt in bis zu einem Drittel der Fälle auf, verursacht aber selten gravierende Symptome (Ösophagus – Dysphagie, Hypomobilität, M. detrusor vesicae – Entleerungsstörungen der Blase u. a. m.). Befall innerer Organe (Niere, Leber) ist selten und tritt meist nur bei Überlappungssyndromen mit SLE bzw. Sklerodermie auf. Lungenbefall wird in bis zu 10 % beobachtet (Bronchiolitis obliterans, interstitielle Pneumonitis) und führt zur progressiven Lungenfibrose.

Insbesondere bei der juvenilen Form können die tiefen Faszien beteiligt sein (Gefahr der Kontraktur). Bei längerem Bestand ist Verkalkung der Muskelfaszien häufig. Großknotige, oft multiple exophytische Verkalkungsherde der Subkutis können, bei Lokalisation an belasteten Stellen (Gesäß, Schultern, Rücken) zu Behinderung, Schmerzhaftigkeit und schlechtheilenden Ulzera führen.

Assoziationen. Dermatomyositis tritt in mehr als 20 % in Assoziation mit Sklerodermie bzw. „mixed connective tissue disease" auf („Überlappungssyndrome"). Assoziation mit malignen Tumoren: s. unten.

Bei Patienten mit Sklerodermie-Dermatomyositis-Überlappungssyndrom ist oft ein spezifischer Autoantikörper gegen ein nukleäres Protein nachweisbar (Anti-PM/Scl).

Histologie. Die Haut zeigt ähnliche, aber mildere Veränderungen als bei Lupus erythematodes: vakuolisierende Degeneration der Basalzellen, epidermale Atrophie, milde perivaskuläre entzündliche Infiltrate ohne Follikelbezogenheit. Immunfluoreszenz: negativ (*kein* Lupusband!).

Muskelbiopsien (aus befallenen! Muskelpartien; cave Quetsch- und Retraktionsartefakte!) sind zur Unterscheidung von Polymyositis, Einschlußkörperchenmyositis sowie nicht-entzündlichen Myopathien und neuromuskulären Degenerationskrankheiten erforderlich. Bei Dermatomyositis finden sich vorwiegend zwischen den Muskelfaszikeln und um die Muskelgefäße lokalisierte Rundzellinfiltrate, Fibrinthrombi und obliterierende Vaskulopathie der Muskelgefäße sowie Degeneration (Verlust der Querstreifung), Nekrose, Atrophie und Regeneration der Muskelfasern *in Bündeln*.

Bei Polymyositis und Einschlußkörperchenmyositis handelt es sich dagegen um eine ***endomysiale*** (*innerhalb* der Faszikel gelegene) Entzündung und disseminierte Einzelnekrosen von Muskelfasern. Letztere ist zusätzlich durch basophile Einschlußkörperchen ausgezeichnet (Membranaggregate).

Labor. Charakteristisch (stark) erhöht sind die Laborparameter des Muskelzerfalls: Aldolase (relativ spezifisch, nicht sehr sensitiv), Kreatinphosphokinase (vorwiegend der MM-Isotyp; der verläßlichste Parameter), Laktatdehydrogenase und Transaminasen (wenig spezifisch). Die Gesamtheit der Enzymveränderungen ergeben einen relativ feinen Maßstab der Krankheitsaktivität (auch Parameter des Therapieerfolgs!). Im Harn kann Kreatin nachgewiesen werden. Bei heftigem Verlauf bestehen Myoglobinämie und -urie (Gefahr des akuten Nierenversagens – Crushniere). Im EMG finden sich myopathische (im Stadium der Reinnervation regenerierter Muskeln auch neuropathische) Kurvenbilder.

Bei Dermatomyositis und Polymyositis ist die CPK bis zum 50fachen erhöht; bei der Einschlußkörperchenmyositis ist die Erhöhung deutlich geringer.

Das EMG-Muster erlaubt zwar nicht die Unterscheidung der Dermatomyositis von anderen entzündlichen Myopathien, wohl aber von neurogenen Krankheiten.

Insbesondere bei Überlappungssyndromen finden sich zusätzlich meist milde Abweichungen der Laborparameter wie bei SLE (Leukopenie, Anämie, Proteinurie etc.). In bis zu 50 % der Patienten werden antinukleäre Antikörper gefunden, meist niedrigtitrig (Anti-DNS, Anti-RNP, Anti-Ro). Für Dermatomyositis (und Polymyositis) spezifischer sind jedoch Autoantikörper gegen verschiedene Aminoazyl-Transfer-RNS-Synthetasen: Jo-I (Histidyl-tRNS-Synthetase), PL-7, PL-12. Jo-1 ist der wichtigste Antikörper dieser Gruppe; er ist bei ca. 50 % der Patienten mit Lungenbefall vorhanden und hat daher prognostische Bedeutung.

Ätiologie und Pathogenese. Nur teilweise bekannt. Die Wirkung von humoralen und zellulären Autoimmunmechanismen ist wahrscheinlich. Immunkomplexe wurden nachgewiesen, ihre Bedeutung ist allerdings unsicher (Dermatomyositis kommt auch bei Komplementdefizienz vor). Virale Trigger werden vermutet: Picorna-, Coxsackie B-Viren.

Die (noch unvollständige) Evidenz beruht darauf, daß Picornaviren ein Oberflächenmolekül besitzen, das den tRNA-Synthetasen ähnelt; gegen diese Gruppe von Enzymen werden bei Dermatomyositis Autoantikörper gebildet (Jo-1, PL-12) – ***„molecular mimicry“***.

Bei der HIV-Infektion (sowie der Infektion mit HTLV-1, z. B. im Rahmen der spastischen Paraparese) kann es zu einem Polymyositis-artigen Syndrom kommen, manchmal auch als Initialsymptom.

Verlauf und Prognose. Vor der Kortikosteroidära verliefen etwa zwei Drittel der Fälle von Dermatomyositis tödlich. Hauptsächliche Todesursachen sind Myokardiopathie, Atemlähmung (Befall der Interkostalmuskulatur, des Zwerchfells), Aspirationspneumonie (Befall der Pharynxmuskulatur), progrediente Lungenfibrose und Infektionen (Abwehrschwäche, Entkräftung). In den übrigen Fällen „brennt“ die Dermatomyositis nach unterschiedlich langer Bestandsdauer (gewöhnlich Jahre) spontan „aus“ und mündet in Defektzustände, die durch Fibrosierung, Sklerosierung und Verkalkung von Muskelpartien und dadurch bedingte Verformungen (bzw. bei der kindlichen Verlaufsform Entwicklungsstörungen) charakterisiert sind. Solche Deformitäten können Folgeerscheinungen verursachen (Arthrosen, Emphysem, Rechtsherz etc.) und zur Invalidität führen. Heute überleben ca. 80 % der Patienten, zum Teil allerdings mit erheblichen Funktionseinschränkungen.

Fallbericht: Eine 55 jährige Frau erkrankte an mittelschwerer Dermatomyositis. Ein internes Neoplasma wurde ausgeschlossen, die Therapie mit systemischen Kortikosteroiden und Azathioprin war wegen durch Nebenwirkungen suboptimaler Dosierung nur schleppend. Nach drei Jahren war die Muskelkraft (bis auf persistierende leichte Ermüdbarkeit) weitgehend wiederhergestellt, es verblieb eine Blasenentleerungsstörung durch Schwäche des M. detrusor vesicae. Die Patientin muß sich seither mehrmals täglich katheterisieren und leidet an chronisch-rezidivierenden Harnwegsinfekten.

Die Prognose der adulten Form wird ferner durch die Assoziation mit internen Neoplasien bestimmt. Deren Inzidenz wird zwischen 25 % und 75 % schwankend angegeben. Häufige Ursprungsorte sind der Gastrointestinal- und weibliche Genitaltrakt. Wird ein solches gefunden und adäquat behandelt, kommt es zum spontanen Stillstand der Dermatomyositis. Bei Tumorrezidiven exazerbiert auch die Dermatomyositis wieder.

Fallbericht: Bei einer 72 jährigen Frau wird eine schwere Dermatomyositis mit ausgeprägten Muskel- und Hautsymptomen, Atemstörungen, Gehbehinderung, Beteiligung der Pharynxmuskulatur und hohem Jo-1-Antikörpertiter festgestellt. Bei der Untersuchung findet sich ein Ovarialkarzinom mit Metastasen im kleinen Becken. Gemeinsam mit radikaler Operation, Bestrahlung und Chemotherapie wird eine hochdosierte Methylprednisolontherapie begonnen. Die Patientin spricht erstaunlich gut an; schon nach 2 Monaten sind die Muskelbeschwerden weitgehend zurückgebildet, es wird auf eine niedrige Erhaltungstherapie umgestellt. Zirka 1 Jahr später erfolgt ausgedehnte Metastasierung mit gleichzeitigem Rezidiv der Dermatomyositis. Diesmal schlechtes Ansprechen auf Kortikosteroide; die Patientin verstirbt an einer Pneumonie.

Therapie. Systemische Kortikosteroide in Anfangdosen von mindestens 1 mg/kg. Die Dermatomyositis spricht meist langsamer und schlechter an als etwa SLE. Parameter der Besserung sind Wiederkehr der Kraft und Abfall der CPK. Die Dosis muß meist 2–6 Wochen belassen werden, die Reduktion muß in kleinen Schritten erfolgen. Die Gesamtbehandlungsdauer liegt selten unter 6–12 Monaten.

!

Schneller Therapiebeginn ist wichtig, um den Muskelschaden und damit den verbleibenden Defekt möglichst gering zu halten.

Die Erytheme können oft extrem hartnäckig sein und sind bei Persistenz keine Indikation zur Fortsetzung der Therapie. Ähnliches gilt für persistierend milde erhöhte CPK (wird in ca. 10 % der Fälle beobachtet).

Bis zu 30 % der Fälle sprechen auf Steroide allein nicht oder nur mangelhaft an. In diesen Fällen muß eine steroidinduzierte Myopathie bedacht und eine kombinierte Therapie mit Azathioprin (Mittel erster Wahl; alternativ Methotrexate oder Cyclophosphamid) begonnen werden.

Der Nutzen von nichtsteroidalen Antiphlogistika und Immunsuppressiva ist nicht stringent erwiesen. Die zusätzliche Gabe von Azathioprin ist jedoch nach Meinung vieler Autoren jedenfalls ratsam, auch bei nicht-steroidresistenten Fällen (Einsparung von Steroiden).

Hervorragende auxiliäre Wirkung besitzt (die allerdings kostspielige) Behandlung mit Plasmapherese bzw. intravenösen Immunglobulinen. Patienten mit schwerer Dermatomyositis und Ateminsuffizienz bedürfen intensiver Überwachung und Atemhilfe. In der Frühphase ist Schonung und Bettruhe wichtig. Anschließend (*nicht zu früh!*) maßvolle physikalische Therapie.

Differentialdiagnose. Die Diagnose ist bei Vorhandensein der typischen Hautläsionen eindeutig. Sind diese mangelhaft ausgebildet, ist der Ausschluß der Polymyositis und der Einschlußkörperchenmyositis (Muskelbiopsie, klinisches Bild), infektiöser (Strepto- und Staphloykokken, Borreliose, Legionellose, HIV-Infektion, Toxoplasmose, Trypanosomen, Zystizerken), medikamenteninduzierter (Tabelle 15.12) oder metabolischer Myopathien (Schilddrüse), neuromuskulärer degenerativer Krankheiten u. a. m. erforderlich. Dies geschieht gemeinsam mit dem Neurologen und Internisten. Zu unterscheiden sind ferner der SLE und die Polymyalgia rheumatica.

Tabelle 15.12. Medikamenteninduzierte Myopathien

Entzündlich	Nicht-entzündlich
L-Tryptophan	Kortikosteroide
Penicillamin	Chloroquin
Zidovudin	Cimetidin
	Lovastatin
	Emetin

15.2.3 Sjögren-Syndrom

...

Eine Multisystem-Autoimmunkrankheit, die durch polyklonale Hypergammaglobulinämie und bestimmte Subsets von ANA, sowie klinisch vorwiegend durch Funktionsbeeinträchtigung, evtl. Zerstörung der exokrinen Drüsen (sog. ***Sicca-Symptomatik:*** Minderproduktion von Tränen, Speichel etc.) und kutane nekrotisierende Vaskulitis gekennzeichnet ist. Sie tritt entweder isoliert oder in Assoziation mit anderen Autoimmunkrankheiten auf („primäres" bzw. „sekundäres" Sjögren-Syndrom). Der Verlauf ist chronisch-progredient, jedoch kaum lebensbedrohend. Manchmal Entwicklung von B-Zell-Lymphomen.

Epidemiologie. Etwa gleich häufig wie SLE. Gynäkotropie (9:1), Prädilektionsalter ab dem 50. Lebensjahr. 2–5 % sonst gesunder alter Personen zeigen Teilsymptome des Sjögren-Syndroms. Primäres Sjögren-Syndrom ist mit HLA-DR3 und -DRw52 assoziiert.

Ätiologie und Pathogenese. Nicht im Detail bekannt. Das Sjögren-Syndrom entspricht einem Autoimmunphänomen mit spezifischer Symptomatik, das entweder für sich allein, in der Mehrzahl der Fälle jedoch im Rahmen anderer (systemischer) Autoimmunprozesse abläuft: SLE, systemische Sklerodermie, rheumatoide Arthritis, autoimmun-hämolytische Anämie, idiopathische thrombozytopenische Purpura, Autoimmunthyreoiditis, Graft-vs-host-Reaktion, HIV-Infektion u. a. m. Die nächstverwandte Krankheit mit fließendem Übergang ist der SCLE. Assoziation mit Hepatitis C.

Klinik. Die Entwicklung der Symptome erfolgt meist schleichend (bis 10 Jahre zur vollen Ausprägung), selten akut. Hauptmerkmale sind Keratoconjunctivitis sicca (Befall der Tränendrüsen) und Xerostomie (Befall der Speicheldrüsen) mit deren Folgen: Trockenheit und Rötung der Bindehäute, Photophobie, Infektionen, Erosionen der Kornea; Schwellung der Parotis, Sublingualdrüse; Schluckbeschwerden, Karies. Seltener Trockenheit des Respirationstrakts (Nasenbluten, Tracheobronchitis, Pneumonie) und der Genitalschleimhäute. Fakultativ assoziierte Symptomatik: Pankreatitis, biliäre Zirrhose, periphere Neuropathien, neuropsychiatrische Störungen, Nephropathie u. a. m. Ferner besteht ein erhöhtes Risiko (44fach gegenüber Kontrollen) zur Entwicklung von B-Zell-Lymphomen.

Die Entwicklung von Lymphomen beim Sjögren-Syndrom gilt als Modellfall der neoplastischen Transformation chronisch stimulierter B-Zellen. Sie verläuft über die Zwischenstufe von Pseudolymphomen in den Speicheldrüsen und regionalen Lymphknoten. Die Lymphomzellen produzieren häufig monoklonal dasselbe IgM$\varkappa$, das schon vorher als Rheumafaktor nachweisbar war.

Hautmanifestationen. Befall von Talg- und Schweißdrüsen ergibt das häufige Symptom der trockenen Haut. Seltener (ca. 30 %), aber bedeutsamer sind Symptome, die nicht mit den Drüsen verknüpft sind: chronisch-rezidivierende kutane nekrotisierende Vaskulitis (unter dem Bild der Purpura hypergammaglobulinaemica Waldenström bzw. der Purpura bei Kryoglobulinämie), seltener als urtikarielle Vaskulitis oder Vaskulitis größerer Gefäße mit Ulzera und Nekrosen; Raynaud-Symptom; Intoleranzreaktionen (Erythema multiforme, Erythema nodosum, Sweet-Syndrom).

Zwischen Sjögren-Syndrom und Purpura hypergammaglobulinaemica Waldenström bestehen fließende Übergänge und wechselweise Überlappung im Ausmaß von ca. 30 %.

Fallbericht: Eine 32 jährige Frau sucht vor 10 Jahren erstmals die Klinik mit einer milden kutanen nekrotisierenden Vaskulitis auf. Die Untersuchung erbrachte nur eine erhöhte Senkung. Nach Abklingen des ersten stellten sich weitere Schübe ein. Neuerliche Untersuchung ergab zusätzlich eine polyklonale Hypergammaglobulinämie; die Diagnose einer Purpura hypergammaglobulinaemica Waldenström wurde gestellt. Erst 1 Jahr später traten positiver Rheumafaktor, ANA 1:80 (partikuläres Muster) und SS-A und SS-B-Antikörper hinzu. Zirka 2 Jahre nach dem ersten Vaskulitisschub stellten sich beidseitige Schwellung der Parotiden, Mundtrockenheit und trockene, reizbare Bindehäute ein. Die Biopsie einer kleinen Speicheldrüse aus der Unterlippe ergab die Diagnose eines Sjögren-Syndroms. Weitere Vaskulitisschübe wurden mit milden Kortikosteroidstößen behandelt und blieben nach ca. 5 Jahren aus. Der Zustand der Patientin ist unter Gebrauch künstlichen Speichels und künstlicher Tränenflüssigkeit zufriedenstellend.

Diagnostik. Bestimmung verminderter Tränenproduktion (Schirmer-Test) und Speichelflußrate (mechanisch, Sialoszintigraphie). Die Keratoconjunctivitis sicca wird mittels Spaltlampenuntersuchung nach Vitalfärbung mit Bengalrosa diagnostiziert, eine Parotitis mittels Sialographie. Hilfreich ist die Biopsie kleiner Speicheldrüsen der Unterlippe: lymphozytäre Infiltration der Drüse (CD-4-Zellen), Atrophie der Azini, reaktive Hyperplasie der myoepithelialen Zellen.

Labor. Erhöhte Blutsenkung, Rheumafaktor ($\varkappa$-Leichtketten-Idiotyp; die diese produzierenden B-Zellen akkumulieren in den Speicheldrüsen, nicht aber in der Synovia!), häufig polyklonale Hypergammaglobulinämie und Kryoglobuline. Beim primären Sjögren-Syndrom oder bei Assoziation mit SLE finden sich antinukleäre Antikörper (partikuläres Muster) und Nukleoproteinantikörper der Typen SS-A und SS-B (Ro und La) in ca. 40 %. In aktiven Phasen zirkulierende Immunkomplexe und erniedrigtes totales hämolytisches Komplement. Zusätzlich manchmal Autoantikörper gegen verschiedene Zielzellen (Parietalzellen der Magenschleimhaut, Schilddrüsenepithelien, glatte Muskulatur, Mitochondrien etc.).

Therapie. Das unkomplizierte Sjögren-Syndrom bedarf keiner Therapie außer Ersatz der insuffizient produzierten Tränen- und Speichelflüssigkeit. Die Vaskulitis wird (bei schwererer Ausprägung) mit niedrigdosierten Kortikoidstößen, alternativ mit Chloroquin oder Dapson behandelt. Pflegemaßnahmen bei trockener Haut.

15.2.4 Sklerodermie (P. Fritsch, A. Grassegger)

Der Begriff Sklerodermie umfaßt eine heterogene Gruppe chronisch-entzündlicher Erkrankungen des kollagenen Bindegewebes, die mit dem klinischen Merkmal der Hautsklerose einhergehen und mit oder ohne Beteiligung innerer Organe ablaufen können:

- ***systemische*** Sklerodermie: eine chronisch-progrediente Multisystemkrankheit;
- ***zirkumskripte*** Sklerodermie (Morphäa): umschriebene Sklerodermieformen der Haut von benignem Verlauf (d. h. ohne Systembeteiligung) sowie
- ***Überlappungssyndrome*** mit anderen Autoimmunkrankheiten (SLE, Dermato-/Poly-Myositis, primäre biliäre Leberzirrhose u. a.).

Von diesen „echten" (primären) Sklerodermien werden ***Sklerodermie-ähnliche*** Krankheiten (Pseudosklerodermien) unterschieden. Manche der letzteren, insbesondere die durch exogene Substanzen (z. B. Vinylchlorid-Monomere) hervorgerufenen, können die systemische Sklerodermie oft täuschend imitieren („sekundäre" Sklerodermien, d.h. solche mit bekannter Ursache). Andere sind Krankheiten sui generis, die mit den Sklerodermien nur das Symptom der Hautsklerose gemeinsam haben (z.B. chronische venöse Insuffizienz, Atrophia cutis idiopathica).

Das Symptom der Hautsklerose. Unter diesem Begriff versteht man die Verhärtung und (im Gegensatz zur Fibrose) auch Schrumpfung des Bindegewebes der Haut. Zugrunde liegt eine Überproduktion von Kollagen, deren Mechanismen ungeklärt, vermutlich aber verschieden sind. Die Sklerosierung ist in erster Linie ein Phänomen der tiefen (retikulären) Dermis (grobbalkiges, verbreitertes Kollagen); zum Verständnis wichtig ist jedoch, daß die benachbarten Schichten – Fettgewebe, tiefe Faszien und papilläre Dermis – in wechselndem Ausmaß mitbetroffen sind. Diese Mitbeteiligung bestimmt wesentlich das klinische Bild der Sklerodermie. Alle Unterformen können in diesem Sinn als ein Kontinuum interpretiert werden.

Die *Septen des Fettgewebes* sind stets (unterschiedlich stark) beteiligt und bewirken die Unverschieblichkeit der betroffenen Haut. Greift das Geschehen auch auf die *tiefen Faszien* und *Sehnenscheiden* über, kommt es zur prallen, derben Schwellung (z.B. des Armes), die bei der nachfolgenden Schrumpfung in eine Beugekontraktur übergeht (eosinophile Fasziitis, pansklerotische Morphäa). Der Befall der *papillären Dermis* ist in der Regel nur mäßig, bewirkt aber doch zweierlei: die Adhärenz der Epidermis und einen charakteristisch opaquen, elfenbeinfarbenen Farbton. Bei ausgeprägtem Befall der papillären Dermis erscheint die Haut silbrigweiß und fühlt sich (wegen reaktiver Hyperkeratose) trocken („papieren") an (besonders deutlich ausgeprägt beim Krankheitsbild des Lichen sclerosus et atrophicans).

Die Sklerosierung kann in jedem der genannten Kompartimente isoliert, aber auch in mehreren Kompartimenten kombiniert auftreten. Die Charakteristik der verschiedenen Sklerodermieformen erklärt sich teilweise aus ihrer Lokalisation (so tritt die – zur Schrumpfung neigende – streifenförmige zirkumskripte Sklerodermie beispielsweise hauptsächlich an Kopf und Extremitäten auf – Regionen, wo Faszien knapp unter der Haut liegen).

Zirkumskripte Sklerodermie (Morphäa)

Eine durch umschriebene, sklerodermische Herde gekennzeichnete Dermatose von langwierigem, aber selbstlimitiertem Verlauf, die in Hautatrophie mündet und manchmal von Atrophie extrakutaner Gewebe begleitet wird. Typischerweise besteht weder Assoziation mit Raynaud-Phänomen noch Beteiligung innerer Organe.

Epidemiologie. Weltweites Vorkommen, etwa dreimal häufiger bei Frauen. Die Inzidenz beträgt 2–4.7/Mio. Einwohner/Jahr. Manifestationsalter ist die Adoleszenz und das frühe Erwachsenenalter. Die Morphäa verläuft unbehandelt protrahiert (Monate bis Jahre). Ein Übergang von Morphäa in die systemische Sklerodermie kommt nicht vor. Allerdings kann sich die letztere manchmal mit morphäaartigen Initialläsionen präsentieren oder mit ihr kombiniert auftreten. Spontanheilungen im entzündlichen Stadium werden beobachtet.

Klinik. Folgende Verlaufsformen der zirkumskripten Sklerodermie werden unterschieden:

- ***Plaqueförmiger Typ*** (Abb. 15.34). Diese häufigste und mildeste Erscheinungsform manifestiert sich als einzelne oder wenige runde bis ovale Herde, fast ausschließlich am Rumpf. Beteiligung der tiefen Faszien und der papillären Dermis sind gering.

  Die Läsionen beginnen als mehrere Zentimeter große, hellrote, unscharf begrenzte, derb-ödematöse Plaques, die kaum subjektive Beschwerden hervorrufen und sich langsam zentrifugal ausbreiten (***Stadium erythematosum***). Das Zentrum verfärbt sich gelb-weißlich („elfenbeinfarben") und wird hart (***Stadium indurativum***); das Erythem bleibt lediglich in einer ringartigen, aktiven Randzone erhalten (***Lilac-Ring;*** ein wichtiges diagnostisches Merkmal, das die Morphäa von der systemischen Sklerodermie und Sklerosen anderer Art unterscheidet). Der Herd ist nun bis handflächengroß, plattenartig derb induriert, die Epidermis atroph, matt glänzend, die Haarfollikel verstrichen. Nach einigen Monaten beginnt die Rückbildung. Zunächst verschwindet der Lilac-Ring, der Herd wird dann weicher, sinkt unter das Niveau der Haut ein, die Epidermis läßt sich zigarettenpapierartig fälteln, es entsteht eine charakteristische Hyperpigmentierung (***Stadium atrophicans***).

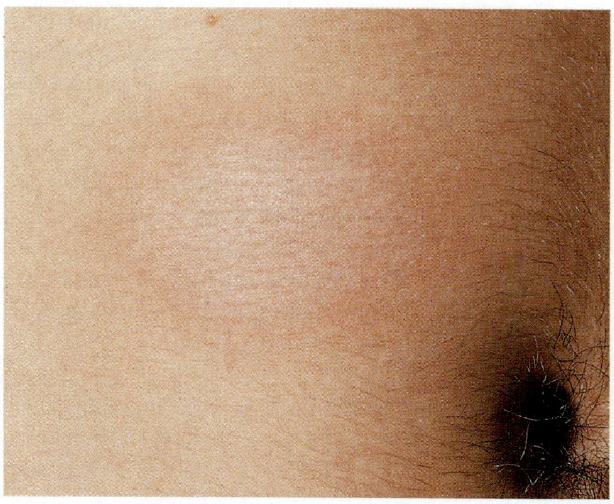

Abb. 15.34. Morphäaherd. Ein silbrig-weißer, indurierter Herd mit erythematösem Randsaum (Lilac-Ring)

Nicht selten geben Patienten im atrophen Stadium an, vorher keine typischen Morphäaherde gehabt zu haben – offenbar können diese sehr unauffällig verlaufen. Früher wurden solche Beobachtungen als eigene Dermatose aufgefaßt *(Atrophodermia pigmentosa Pasini-Pierini)*.

- ***Lineärer (streifiger) Typ.*** Diese vorwiegend im Kindesalter einsetzende Form ist morphologisch ähnlich, verläuft aber gravierender: die tiefen Faszien sind prominent befallen; durch ihre Schrumpfung können Beeinträchtigungen von Kontur und Funktion entstehen. Ein weiterer Unterschied zur Plaqueform ist das schlechtere Ansprechen auf Penizillin.

  Die Herde sind bandartig und finden sich fast ausschließlich an Extremitäten, Kapillitium und Stirn. Sie adhärieren fest an der Unterlage, die Faszien sind induriert und können – an den Extremitäten – die Muskeln straff umspannen (typische Komplikation: Karpaltunnelsyndrom). Ein Lilac-Ring fehlt meist (wegen der prallen Spannung). Im weiteren Verlauf kommt es zur Schrumpfung und Atrophie des Bindegewebes, oft auch der Muskulatur und sogar des Knochens. Manchmal assoziiert ist eine schollige Verkalkung der betroffenen Weichteile.

Die streifenförmigen Läsionen folgen weder Dermatomen noch den Blaschko-Linien.

Fallbericht: Eine 37 jährige Stenotypistin entwickelte seit etwa 10 Jahren am Rumpf und am rechten Arm teils plaqueartige, teils streifige Sklerodermieherde. Ein Herd am rechten Arm breitete sich zentrifugal auf den Handrücken aus und führte zur weitgehenden Immobilisierung der lateralen drei Finger. Unter Penizillinbehandlung und physikalischer Therapie nur geringfügige Besserung. Die Patientin konnte nicht mehr Schreibmaschine schreiben und mußte umgeschult werden.

Besonders auffällig ist die Atrophie bei Herden am Kapillitium, die meist paramedian in sagittaler Richtung verlaufen: durch Atrophie der Galea aponeurotica und oft auch des Knochens entsteht hier eine längliche, haarlose Eindellung (Atrophie der Haarfollikel – klassisches Beispiel einer vernarbenden Alopezie). Die Läsion erinnert an die Narbe nach einem Säbelhieb („*Coup de sabre*"-Typ) (Abb. 15.35). In schweren Fällen atrophisieren auch Binde-, Fett-, gelegentlich auch Knochengewebe der weiteren Umgebung: es resultiert die streng halbseitige ***Hemiatrophia faciei***, die die Kranken auf bizarre Weise entstellt, da die eine Gesichtshälfte normal, die andere „totenkopfartig" eingefallen erscheint.

In sehr seltenen Fällen kann sich das Krankheitsbild zu einer Hemiatrophia corporis ausweiten (Parry-Romberg-Syndrom; dessen Verwandtschaft mit der lineären Sklerodermie ist allerdings nicht allseits akzeptiert).

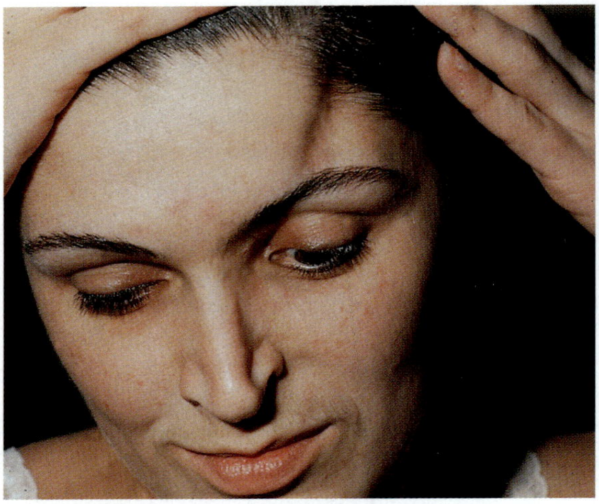

Abb. 15.35. Coup de Sabre-Sklerodermie. Streifenförmige Atrophie der linken Schläfe mit beginnender Hemiatrophia faciei (Wange, Nase). Eine atrophisierende Alopezie ist noch nicht manifest

- ***Kleinmakulöser Typ (Morphaea guttata).*** Eine seltene, durch bis münzgroße, oberflächliche Herde (oft in „systemisierter" Anordnung) gekennzeichnete Verlaufsform. Hier kommt es nicht zur Beteiligung der tiefen Faszie, wohl aber der papillären Dermis. Die Herde sind daher weißlich und dem Lichen sclerosus et atrophicans ähnlich. Der Lilac-Ring ist nur gering ausgeprägt, eine Atrophie des darunterliegenden Bindegewebes bleibt aus. Morphologisch analoge Herde können als Initialläsionen der systemischen Sklerodermie auftreten (s. oben).

- ***Generalisierte (pansklerotische) Morphäa*** (Abb. 15.36). Dieses sehr seltene Zustandsbild repräsentiert die maximale Ausprägung der Morphäa sowohl in Ausdehnung als auch bezüglich der befallenen Kompartimente der Haut. Sie ist durch multiple, über den gesamten Körper verteilte Herde gekennzeichnet, oft symmetrisch, manchmal durch Konfluenz universell. Die Haut ist weißlich-livide, verdickt – nur in großen Falten abhebbar, die Exkursion der meisten Gelenke herabgesetzt. Es handelt sich um ein langwieriges und schweres Krankheitsbild, das durch Muskelatrophie und Beugekontrakturen (an den Händen Krallenhandbildung) zur Invalidisierung führen kann. Differentialdiagnose: systemische Sklerodermie, Skleroedema adultorum. Keine Systemsymptomatik (kein Raynaud-Phänomen!).

- ***Eosinophile Fasziitis*** (Shulman-Syndrom). Eine seltene, angeblich oft nach mechanischen Traumen auftretende, akute Verlaufsform der Morphäa an den Extremitäten. Androtropie. Bei ihr steht der Befall der tiefen Faszien (und der Sehnenscheiden) im Vordergrund, typische sklerodermiforme Hautherde sind nur in ca. 20 % der Fälle vorhanden.

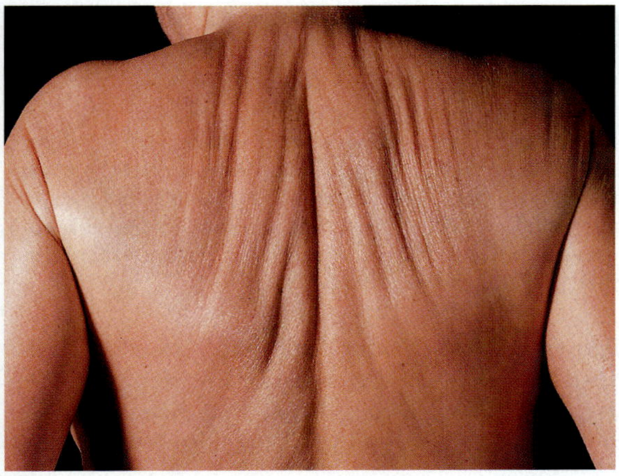

Abb. 15.36. Pansklerotische Morphäa. Diffuser Befall des Stammes. Beachte die Verdickung der Hautfalten

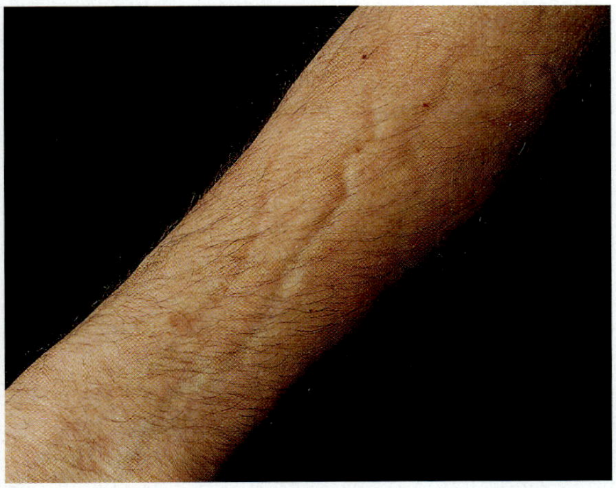

Abb. 15.37. Shulman-Syndrom. Der Unterarm ist zur Gänze straff infiltriert, negatives Venenzeichen

Klinik (Abb. 15.37): Eine diffuse, unscharf abgegrenzte, derb-pralle Schwellung meist einer Extremität, über der die Haut unverschieblich prall gespannt ist. Die Exkursionsweite der abhängigen Gelenke ist eingeschränkt. Häufig Auftreten eines Karpaltunnelsyndroms. Typisches klinisches Zeichen: Die großen Hautvenen sind nicht (wie normal) prominent, sondern erscheinen als strichförmige Eindellung („negatives Venenzeichen", Ursache: Die Venen stellen einen röhrenförmigen Hohlraum oberhalb der Faszie dar, der durch den erhöhten Druck kollabiert). Nach monate- bis jahrelangem Verlauf kommt es zur Defektheilung mit Schrumpfung der Faszie (Beugekontraktur, Krallenhand!).

Labor: periphere Eosinophilie.

Fallbericht: Ein 36jähriger Krankenhausarbeiter entwickelt aus voller Gesundheit innerhalb einiger Wochen eine kaum schmerzhafte, derbe, pralle Schwellung beider Unterarme und Unterschenkel bis über Ellbogen- bzw. Kniegelenke. Exkursionsweite von Hand und Fingern ist eingeschränkt. Die Histologie zeigt ein sklerodermieartiges Bild mit Befall der Muskelfaszie und Eosinophilie. Blutbild: Eosinophilie von 14%. Nach vorhergehenden Traumen befragt, antwortet er, daß solche berufsbedingt sehr häufig seien. Systemische Kortikosteroide bringen partiellen Rückgang der Schwellung. Nach einigen Wochen stellt sich Unfähigkeit zur völligen Fingerstreckung ein, später Fixierung in halbgebeugter Stellung. Physikalische Therapie wird begonnen. Nach 2jährigem Verlauf ist der Prozeß an den Beinen abgeheilt, die Beugekontraktur der Finger bleibt bestehen.

Ähnliche klinische Bilder, jedoch zusätzlich Myalgien, Arthralgien, Neuropathien, finden sich beim ***Eosinophilie-Myalgie-Syndrom*** sowie beim „***toxic oil***"-*Syndrom* (s. unten).

- ***Morphaea profunda*** (subkutane Morphäa). Eine seltene, subkutane Variante der Morphäa mit langsamem Beginn, Entzündung und Infiltration des Fettgewebes und – aufgrund der tiefen Lage – schlechter Abgrenzbarkeit zur umgebenden Haut. Assoziiert sind Arthralgien und Myalgien. Wahrscheinlich chronische Verlaufsform der eosinophilen Fasziitis.

Histologie. Im Stadium erythematosum finden sich uncharakteristische entzündliche, im Stadium indurativum für Sklerodermie diagnostische Veränderungen (s. unten). Immunfluoreszenz negativ. Elektronenmikroskopisch finden sich inmitten normal gestalteter dünnere, „unreife" Kollagenfibrillen. Bei der eosinophilen Fasziitis zusätzlich Fibrose des Fettgewebes. Die Muskelfaszien sind verdickt und entzündlich infiltriert.

Labor. Meist bestehen keine signifikanten Abweichungen. Eosinophilie ist häufiger (bis 30 %) als bei SS (7 %). In bis 40 % positive Rheumafaktoren. Antinukeoläre ANA werden in bis 50 % gefunden, am häufigsten bei Kindern mit linearer Sklerodermie und Patienten mit generalisierter Morphäa. Manchmal ANA gegen Zentriolen und Spindelapparat.

Ätiologie. Unklar.

Genetische, immunologische und Umweltfaktoren scheinen eine Rolle zu spielen (Assoziation mit HLA-DR2 und B7). Lokale Traumen gehen der Morphäa in ca. 20 % voraus. Eine Assoziation mit Borrelia-burgdorferi-Infektion wird immer wieder diskutiert, Beweise stehen bislang jedoch aus. Allerdings zeigt das Stadium 3 der Borreliose, die Acrodermatitis chronica atrophicans, klinische Ähnlichkeiten mit der linearen Sklerodermie.

Pathogenese. Überschießende Kollagensynthese, beginnend in der tiefen retikulären Dermis und später auf die gesamte Breite des Bindegewebes übergreifend.

Therapie. Eine verläßlich wirksame Therapie ist nicht bekannt. Die scheibenförmige Morphäa spricht oft gut auf eine oder mehrere Serien von Penizillin an (jeweils 2–3 Wochen, vorzugsweise parenteral; Wirkmechanismus unbekannt), manchmal schnell, meist aber nur mäßig und jedenfalls nur in den frühen Stadien. Das Stadium atrophicans ist ein irreversibler Endzustand. Die streifenförmigen und kleinmakulösen Varianten der Morphäa sprechen wie auch die eosinophile Fasziitis auf Penizillin wenig oder gar nicht an. Kortikoide sind bei der eosinophilen Fasziitis teilweise wirksam, bei den anderen Formen weitgehend unwirksam. Bei oberflächlichen Formen ist die Balneophotochemotherapie eine gute therapeutische Option.

Systemische (progressive) Sklerodermie

Die systemische Sklerodermie (SS) ist eine nicht seltene, meist langsam progredient verlaufende, potentiell tödliche Multisystemkrankheit von weitgehend unklarer Ursache. Außer der Haut werden auch innere Organe im Sinn einer Sklerose befallen (Gastrointestinal-, Respirationstrakt, Niere). Die SS ist, bei schwererem Verlauf, eine mit großem und langem Leiden und Invalidität einhergehende Krankheit. Die Therapie ist unbefriedigend.

Allgemeines. Der SS liegt offensichtlich ein bislang unaufgedeckter, systemisch wirksamer bzw. zirkulierender Faktor (humoral oder zellulär) zugrunde. Die letzte pathophysiologische Wegstrecke ist die überschießende Produktion von Kollagen und Bindegewebssubstanzen, die multifokal zu Fibrose, Sklerose und Schrumpfung führt. Dieser Wegstrecke vor- (oder parallel-)geschaltet bestehen jedoch auch profunde Störungen des Gefäßsystems (Mikroangiopathie) und des Immunsystems (Immunaktivierung mit Ausbildung von Autoantikörpern und aktivierten T-Zellen). Wie sich die Störungen der drei Systeme wechselseitig bedingen oder beeinflussen, ist bis heute nur umrißweise bekannt. Klar ist, daß alle drei Symptomkategorien die reichhaltige Symptomatik der SS prägen.

Die umschriebenen Sklerodermien unterscheiden sich von der SS dadurch, daß ein systemisch wirksamer Faktor (vermutlich) fehlt und Gefäß- und Immunsystem keine (oder keine wesentliche) Rolle spielen. Die Läsionen der Morphäa sind umschrieben und von der unbefallenen Haut gut abgrenzbar (bei der SS mit dieser verfließend).

Epidemiologie. Die Inzidenz wird von 2–20 (meist 10–12)/ Mio./Jahr angegeben, die Prävalenz zwischen 4–290/Mio. Bevölkerung. Frauen sind bevorzugt betroffen (3:1; in der 2. und 3. Dekade sogar bis 8:1). Manifestationsalter ist meist das 3. bis 5. Lebensjahrzehnt. Eine genetische Disposition für die Erkrankung und ihren Verlauf wird vermutet, ist aber noch unbewiesen. Angaben über Assoziationen mit HLA-Typen sind widersprüchlich.

Die enormen Schwankungen der Angaben über Inzidenz und Prävalenz erklären sich aus dem hohen Anteil an milden Verlaufsformen.

Klassifikation (Tabelle 15.13). Schnelligkeit des Verlaufs und Schweregrad (nach Ausmaß des Hautbefalls und Befall innerer Organe) sind sehr breit gestreut. Man unterscheidet zwei Grundtypen: die ***limitierte*** SS (früher „Akrosklerose-Typ") mit in der Regel langsamem und eher benignem Verlauf, und die oft rasch progrediente ***„diffuse"*** SS . Die limitierte SS beginnt an den Akren und breitet sich proximalwärts aus. Im deutschen Sprachraum unterteilt man sie je nach Ausdehnung weiter in die Typen I und II (s. S. 471). Die diffuse SS (Typ III) beginnt synchron an Extremitäten und Rest des Körpers. Weniger als 1/3 der SS sind der diffusen Form zuzurechnen. Außerdem werden Frühstadien (unter 5 Jahren Krankheitsdauer) und Spätstadien (über 5 Jahre) unterschieden.

Tabelle 15.13. Klassifikationen und Charakteristik der systemischen Sklerodermie

Internationale Klassifikation	limitierte systemische Sklerodermie		diffuse systemische Sklerodermie
Klassifikation im deutschsprachigen Raum	Typ I	Typ II	Typ III
Charakteristika			
Hautmanifestation	Sklerose der Akren, Ausbreitung zentripetal nur bis zum Hand-(Sprung-)gelenk	Sklerose der Akren und Gesicht, Ausbreitung zentrifugal über Hand-(Sprung-) gelenke hinaus	Sklerose der gesamten Haut Reihenfolge Stamm, Gesicht, Akren oder umgekehrt
Raynaud-Phänomen	häufig jahrelang vorausgehend, in fast 100 %		häufig < 1 Jahr bestehend, oft fehlend
Organbeteiligung	spät und häufig milde; pulmonale Hypertonie > Lungenfibrose		frühzeitig und meist schwer; Lunge (Alveolitis, Fibrose), Niere, GI-Trakt, Herz
Auto-Antikörper insgesamt bei > 90 % der Patienten	antizentromer	antizentromer	nukleolär; DNS-Topoisomerase I Ak (Scl 70) oder RNA Polymerase I, II, III Ak. Fehlen von antizentromeren Antikörpern
Prognose	oft jahrzehntelanger Verlauf		5-Jahre-Überlebenszeit 40–70 %

Diese klinische Klassifikation korreliert mit dem jeweils vorherrschenden Autoantikörperprofil (s. unten).

Klinik der limitierten systemischen Sklerodermie (Typ I, Typ II, CREST-Syndrom)

Diese Form ist durch Befall nur der Akren bis zum Hand- bzw. Sprunggelenk (Typ I) oder auch proximalerer Extremitätenteile und des Gesichts gekennzeichnet (Typ II). Der Rumpf ist selten (oder nur milde) betroffen. Die Beteiligung innerer Organe tritt weniger rasch und heftig auf als bei der diffusen Form, die Prognose ist insgesamt wesentlich besser. Charakteristisches Initialsymptom ist das Raynaud-Phänomen; es tritt in fast 100 % der Fälle auf und geht den Hautläsionen oft jahrelang voraus.

Das Raynaud-Phänomen beruht auf arteriellen Spasmen der Fingerarterien und tritt anfallsartig, als schmerzhafte weißliche Verfärbung einzelner Finger in Erscheinung, gefolgt von Stase mit hypoxischer Lividfärbung und konsekutiver reflektorischer Hyperämie (***„Tricolore-Phänomen)***. Da es durch Kälte ausgelöst werden kann, sind die Patienten in besonderem Maße kälteempfindlich („Wenn ich in die Kälte komme,

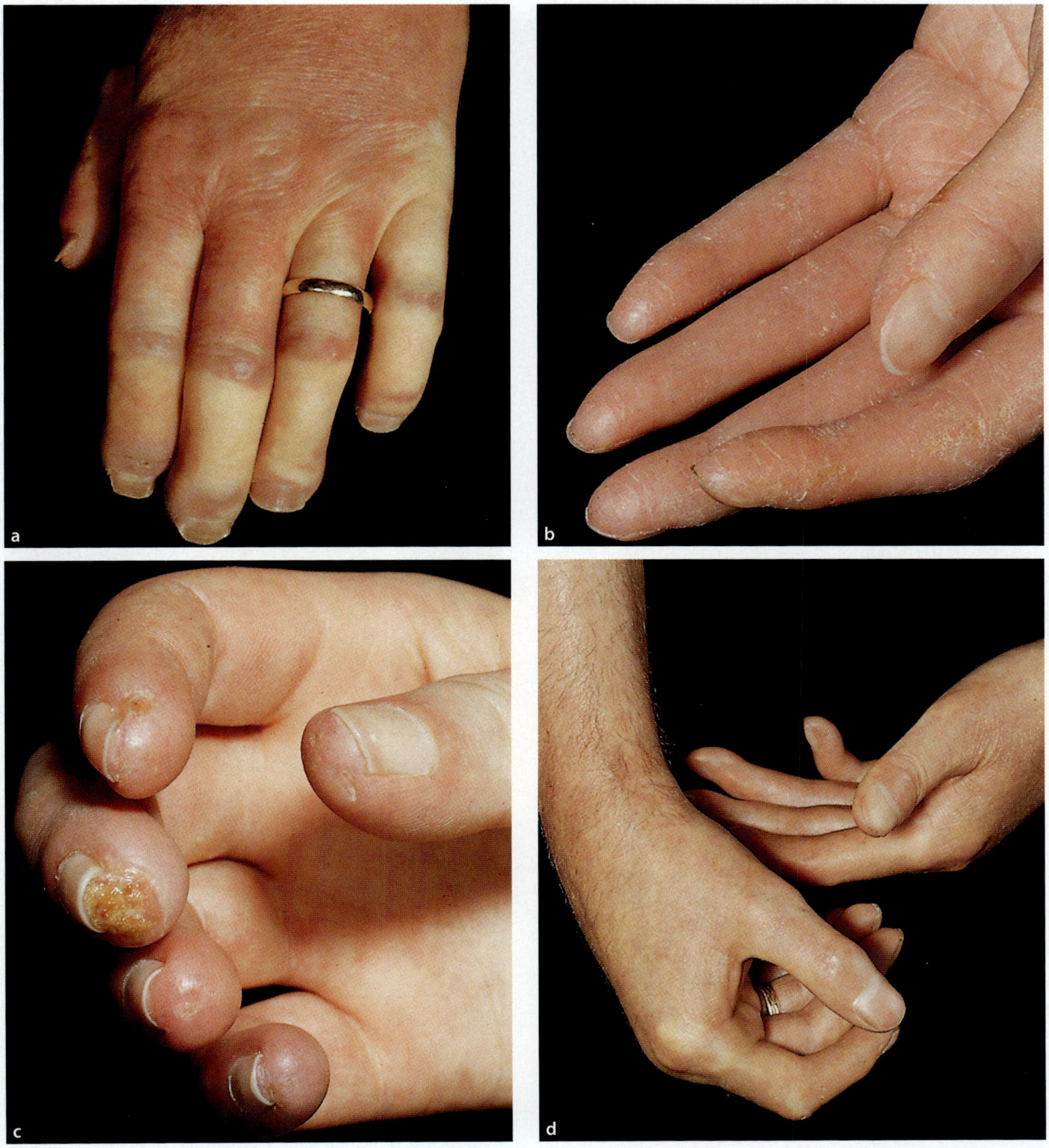

Abb. 15.38a-d. Systemische Sklerodermie: Sklerodaktylie. **a** Anämisierung der Finger in Streckstellung, Verkürzung der distalen Phalangen, Nageldystrophie. **b** Madonnenfinger. Atrophie der Fingerbeeren. **c** Rattenbißnekrosen. **d** Beugekontraktur der Finger

werden mir immer ein paar Finger weiß und dann blau"). Auch psychische Spannungssituationen können das Raynaud-Phänomen provozieren.

Am Nagelfalz finden sich häufig Teleangiektasien, Riesenkapillaren und Mikroblutungen, dazwischen avaskuläre Areale. Die Veränderungen sind mit freiem Auge, verläßlicher jedoch mit der Kapillarmikroskopie (Auflichtmikroskopie) sichtbar. Sie sind bei Typ III oft noch stärker ausgeprägt als bei der limitierten Form.

! Diese Läsionen des Nagelfalzes sind ein klassisches „Hautzeichen von Systemkrankheiten". Sie treten bei allen „Kollagenosen", besonders regelmäßig bei der SS, der Dermatomyositis und beim Antiphospholipid-Syndrom auf. Bei maximaler Ausprägung resultieren sie in keilförmige hämorrhagische Nekrosen.

Später beginnen Haut und Bindegewebe der Finger zu verhärten und zu schrumpfen (Akrosklerose, Sklerodaktylie)(Abb. 15.38a-d): Die Fingerbeeren verlieren ihre Wölbung (und treffen stumpfwinklig – nicht, wie normal, spitzwinklig – auf die Nagelplatte), die Fingerendglieder wirken verkürzt, schlank und „zugespitzt" („Madonnenfinger"). Werden die Finger durchgestreckt, erblassen die Fingerrücken und (typisch!) die normalerweise rosigen Nagelbetten. Der Prozeß dehnt sich langsam nach proximal aus, es kommt zur „Einscheidung" und Steifheit der Finger und damit zur bevorzugten Haltung in der halbgebeugten Mittelstellung.

Im weiteren Verlauf kommt es zu trophischen Störungen: partielle Onycholyse, Onychodystrophie, schließlich trophische Ulzera an den Fingerkuppen („Rattenbißnekrosen"). Diese heilen schlecht und unter Hinterlassung charakteristischer eingezogener Närbchen („pitted scars"). Als Folge der trophischen Störung können sich langwierige Eiterungen anschließen (Paronychien, Nagel- und schließlich Verlust von Fingergliedern). Schließlich ist die gesamte Hand gebrauchsunfähig in Krallenstellung fixiert, von einer derben, straff gespannten und glänzenden (Epidermisatrophie!) Haut überzogen und die Fingerglieder in verschiedenem Maße mutiliert. Die angrenzenden Teile des Unterarms sind bei Typ II gleichfalls sklerotisch; die Grenze zur unbefallener Haut verläuft unscharf (kein Lilac-Ring!).

Das Ausmaß der Hautsklerose läßt sich nur schwer quantifizieren (wichtig für Therapieversuche). Wichtige Meßparameter sind die Verschieblichkeit der Haut und die Abhebbarkeit von Hautfalten (bei voll ausgeprägter SS sind Falten *nicht* abhebbar; bei geringerem Ausmaß sind die Falten *kurz* und *breit*), ferner Exkursionsweite der Gelenke, Kraftmessung.

Bei Typ II können sich gleichzeitig analoge Veränderungen im Gesicht manifestieren (Abb. 15.39 a,b): Die Haut wird straffer, gespannt und glänzend, die altersbedingten Falten sind glattgezogen (Verjüngungseffekt) und die Mimik eingeschränkt („Maskengesicht"). Durch Schrumpfung entsteht eine Verengung der Mundspalte (Mikrostomie) mit charakteristischen radiären Furchen („Tabaksbeutelmund"). Oft kann der Mund auch nicht mehr ganz geschlossen werden („Zähneblecken"). Typisch, wenn oft auch schwer beurteilbar, ist ferner die Verkürzung und Fibrosierung des Zungenbändchens. Auffällig sind schließlich unterschiedlich zahlreiche Teleangiektasien (vorwiegend Gesicht).

Ein seltenes, aber hoch charakteristisches Symptom ist eine paraartikuläre Calcinosis cutis im Bereich der Fingergelenke, häufig mit besonders ausgeprägten Teleangiektasen (Gesicht!) assoziiert. Diese Konstellation wird als Thibierge-Weissenbach-Syndrom, in den USA als CREST-Syndrom bezeichnet (*C*alcinosis, *R*aynaud-Phänomen, *Ö*sophagus-Motilitätsstörung, *S*klerodaktylie und *T*eleangiektasien).

Charakteristisch für die limitierte SS einschließlich CREST, wenngleich nicht spezifisch, ist das Vorhandensein von antizentromeren Antikörpern im Serum (s. S. 473 u. Tabelle 15.14).

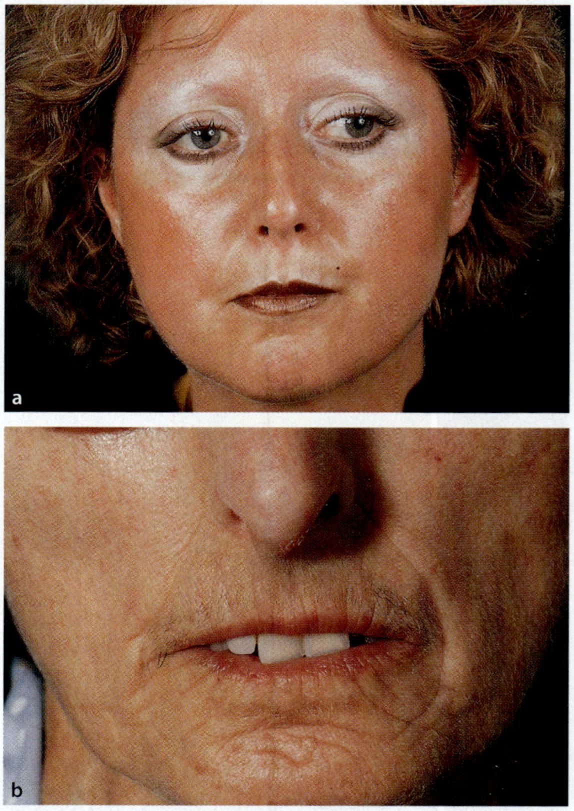

Abb. 15.39 a, b. Systemische Sklerodermie, Gesichtsveränderungen. **a** Straffe, faltenlose Gesichtshaut (Patientin ist ca. 50 Jahre), **b** Tabaksbeutelmund

Tabelle 15.14. Die wichtigsten Antikörper und ihre Charakteristik

Antikörper	Antigen (MW); Lokalisation	Häufigkeit, klinischer Verlauf	HLA-Assoziation
Topoisomerase I (Scl70)	DNA-Topoisomerase I (100 kDa, Spaltprodukt 70 kDa); nukleär	28–70 %; diffus progressiv; erhöhtes Risiko für Tumore (Mamma, Lunge)	DR5, DQB1
RNA -Polymerase I, II, III	Untereinheiten der RNA-Polymerase I-III; nukleolär	10–20 %; diffuser Verlauf	
antizentromere Antikörper	Kinetochoren, CENP-A, B, C, D, E, F	80–96 % bei CREST; 20–40 % bei lSSc.	DR1
Fibrillarin	nukleolärer U3 RNP Komplex	5–15 %; diffuser Verlauf, teleangiektasiereiche diffuse Variante mit schlechter Prognose	
PM-Scl	unbekannt (nukleärer Proteinkomplex)	24–75 % in Sklerodermie/Polymyositis-overlap	A1, B8, DR3,
Jo-1	Histidyl-tRNS-Synthetase	Polymyositis/Dermatomyositis und Lungenfibrose	A1, B8, DR3

Fallbericht. Eine jetzt 72jährige Patientin leidet seit 25 Jahren an hoher Kälteempfindlichkeit der Hände und einem sukzessive immer häufiger und intensiver auftretenden Raynaud-Phänomen. In der kalten Jahreszeit trägt sie stets Fellhandschuhe und erwärmt die Hände, sooft wie möglich, in heißem Wasser. An der Klinik erschien sie das erstemal vor 10 Jahren mit zweitgradigen Verbrennungen (dem Rat einer Bekannten folgend, hatte sie am Herd Wachs für ein „Paraffinbad" erhitzt, das dann Feuer fing). Damals waren die Fingerkuppen abgeflacht und zeigten eingezogene Närbchen („Ich verletze mich da oft, und die Wunden heilen schlecht"), die Nägel waren dystroph, es fanden sich Nagelfalzblutungen und eine Verhärtung der Haut der Handrücken und distalen Unterarme. Das Gesicht zeigte zahlreiche Teleangiektasien. Die Untersuchung ergab einen hohen Titer antizentromerer Antikörper, in der Lungenfunktionsmessung eine milde restriktive Ventilationsstörung. Die Patientin wurde mit Nifedipin und sachgerechten Paraffinbädern versorgt. Die Durchblutungsbeschwerden besserten sich, der Haut- und Lungenzustand blieb weiterhin stationär.

Klinik der diffusen progressiven Sklerodermie (Typ III)

Diese seltenere Verlaufsform ist durch sehr ausgedehnten (manchmal universellen) Hautbefall mit synchronem Beginn, rapiden Verlauf und ausgeprägten Befall innerer Organe gekennzeichnet.

Zu Krankheitsbeginn dominieren oft unspezifische Symptome wie Müdigkeit, Abgeschlagenheit, Arthralgien, Schwellungen der Hände und Finger („puffy hands"), seltener der unteren Extremitäten. Das Raynaud-Phänomen tritt häufig erst später hinzu und kann auch ausbleiben. Frühformen sind daher oft schwerer diagnostizierbar. Diagnostische Hilfen sind die oft besonders stark ausgeprägten Nagelfalz-Läsionen (s. oben) sowie das häufige tastbare Reiben der Sehnenscheiden im Extremitätenbereich (führt oft schon innerhalb der ersten 12 Monate zu ausgeprägten Gelenkskontrakturen!).

Innerhalb von Wochen bis Monaten kommt es zur Sklerosierung des Stammes, aber auch der Extremitäten und des Gesichts. Der Höhepunkt der Sklerosierung wird nach einigen Jahren erreicht. Anschließend verhält sich die diffuse SS stationär („ausgebrannt") oder bildet sich sogar partiell wieder zurück (spontanes Aufweichen vor allem jener Stellen, wo die Verhärtung zuletzt aufgetreten war, z. B. abdominal, Oberarme). Weitgehende Rückbildung ist jedoch eine Rarität. Auch der Allgemeinzustand zeigt langsame Besserung, die Gelenkskontrakturen bleiben hingegen in der Regel unverändert.

Auch bei der diffusen SS kommen im späten Stadium Kalzinose (s. Abb. 14.21) (häufig knotig, subkutan, an Aufliegestellen – Rücken, Hinterbacken; oft mit schlechtheilenden Ulzerationen) und reichlich Teleangiektasien vor – diese Symptome sind daher zur Unterscheidung der einzelnen Verlaufsformen nicht geeignet.

Fallbericht: Bei einer 21 jährigen griechischen Kinderkrankenschwester stellen sich mildes Fieber, Krankheitsgefühl, Arthralgien, Myalgien ein. Innerhalb einiger Wochen entwickelt sich eine Verhärtung der gesamten Haut (vorwiegend Schulter-, Nacken- und Beckenregionen). Die Patientin wird bettlägerig, depressiv und apathisch. Kontrakturen der Finger- und Handgelenke treten auf, die Exkursion anderer Gelenke ist reduziert. Trotz aufopfernder Pflege durch die Mutter nimmt sie in 2 Monaten 10 kg ab, es entwickeln sich Anämie, Hypotonie und ein sakraler Dekubitus. Die Untersuchung ergibt eine milde restriktive Ventilationsstörung, Alveolitis (Hochauflösungs-CT), eine BAL wird nicht durchgeführt. Ösophagus-Hypomobilität mit Refluxösophagitis. Herz- und Nierenfunktion unauffällig. Hochgradige Anämie, Thrombozytose, Hypalbuminämie, Transaminasen- und CPK-Erhöhung; hochtitrig antinukleäre (nukleolär) und Scl- 70-Antikörper. Hochdosiertes Methylprednisolon und Cyclophosphamid wird an- und über 1 Jahr reduziert, fortgesetzt. Die Progredienz kommt zum Stehen, gezielte physikalische Therapie bewirkt teilweise Mobilität. Anschließend Interferon γ durch ein weiteres Jahr. Ein Jahr später Auftreten multipler, bis apfelgroßer Kalzinoseherde vorwiegend der Aufliegestellen. Einzelne werden plastisch-chirurgisch entfernt. Im vierten Jahr der Krankheit sind Lungen- und Ösophagusveränderungen konstant und die Hautherde gebessert. Die Patientin ist beschränkt gehfähig und kann teilweise für sich sorgen.

Symptome seitens innerer Organe

Die Art des Befalls innerer Organe ist bei den einzelnen Verlaufsformen qualitativ gleich, im Ausmaß jedoch sehr unterschiedlich. Der Organbefall führt zur Funktionsstörung bzw. zu organspezifischen Sekundärsymptomen mit resultierenden möglichen Todesursachen. Zahlreiche Organe können befallen werden, meist mehrere gleichzeitig. Die Häufigkeit der Organbeteiligung ist etwa folgende: Gastrointestinaltrakt > Lunge > Niere > Herz.

Gastrointestinaltrakt. Am häufigsten betroffen sind Ösophagus (die beiden unteren Drittel) und das Ileum. Grundsymptome sind Starre, mangelhafte Motilität und Peristaltik. Daraus erwachsen als Folgesymptome Dysphagie, Refluxösophagitis (Insuffizienz der Kardia), Obstipation und Diarrhoe, Meteorismus und Tenesmen, bakterieller Überwuchs sowie – in Extremfällen – Malabsorptionssyndrom. Multiple Teleangiektasien können eine Quelle manchmal lebensbedrohender gastrointestinaler Blutungen sein (Gastroskopie!). Untersuchungsmethoden sind Ösophagusmanometrie (Nachweis fehlender Erschlaffung beim Schluckakt), radiologische Bestimmung der Ösophagusmotilität (Radiumbreischluck) und Ösophagusfunktionsszintigraphie.

Respirationstrakt. Lungenbefall ist typisch und häufig. Dominierende Manifestationen sind fibrosierende Alveolitis (ca. 75 %) und/oder pulmonale Hypertension (50 %). Belastungsdyspnoe ist nicht selten das Symptom, das den Patienten erstmals zum Arzt führt.

Die Infiltration der Alveolen mit Entzündungszellen führt zur Aktivierung der Zytokinkaskade mit Verstärkung des Entzündungsprozesses, Freisetzung proteolytischer Enzyme (Granulozytenelastase), Destruktion der Alveolen und schließlich zur zytokinvermittelten fibrotischen Umwandlung des Lungengewebes. Man unterscheidet eine lymphozytäre und eine neutrophil/eosinophile Alveolitis. Letztere verläuft (wegen der Elastaseproduktion der Granulozyten) schneller und aggressiver, führt rascher zur manifesten Fibrose und ist somit unverzüglich therapiebedürftig – Immunosuppression.

Alveolitis oder Fibrose äußern sich klinisch zunächst als Belastungs-, dann als Ruhedyspnoe; später kommen pulmonale Hypertension und Rechtsherzhypertrophie hinzu. Dieser regelhafte Verlauf ist bei den verschiedenen Formen der SS unterschiedlich ausgeprägt. So sind Lungenfibrose und ihre Komplikationen die häufigste Todesursache in späteren Stadien der Typ-III-Sklerodermie. Bei der limitierten SS ist hingegen pulmonale Hypertonie häufiger. Insbesondere beim CREST-Syndrom stellt sich diese – oft ohne Alveolitis – frühzeitig ein.

Lungenfibrose zeigt sich in der Spirometrie als restriktive Ventilationsstörung. Die sensitivsten ***Untersuchungsmethoden*** zur Erfassung der Lungenfibrose/Alveolitis sind Hochauflösungscomputertomographie und CO-Diffusionsmessung. Mittels ersterer können auch Alveolitis und Fibrose differenziert werden. Lymphozytäre und neutrophil/eosinophile Alveolitis werden mittels bronchoalveolärer Lavage unterschieden. Pulmonale Hypertonie wird mittels Echokardiographie oder Herzkatheteruntersuchung nachgewiesen. Ihr Vorhandensein impliziert ohne Therapie eine schlechte Prognose.

Nieren. Im Gegensatz zum SLE findet sich bei der SS eine Sklerose der Nierenarteriolen mit progredientem Ausfall des Nierenparenchyms, der zu langsam fortschreitender Niereninsuffizienz und Urämie führt. In manchen Fällen kommt es dagegen zum plötzlichen Nierenversagen im Rahmen einer exzessiven renalen Hypertension.

Renale Komplikationen (maligne arterielle Hypertonie, Niereninsuffizienz) stellten bis vor kurzem die häufigste Todesursache in frühen Stadien der SS dar. In den letzten Jahren erkannte man, daß die Progredienz der Nierenbeteiligung durch frühzeitige Gabe von ACE-Hemmern verhindert werden kann. Renale Krisen sind daher in den letzten Jahren seltener geworden.

Herz. Myo- wie auch Perikardfibrose sind insgesamt selten, können jedoch zu Reizleitungsstörungen, kardialer Insuffizienz, Perikarditis und Perikarderguß führen. Diagnostik: EKG, Echokardiographie und Herzkatheteruntersuchungen. Bei Herzbeteiligung ist mit einer schlechten Prognose zu rechnen. Erhöhte Digitalisempfindlichkeit!

Muskulatur. Sowohl entzündliche (Myositis) als auch nicht-entzündliche (Myopathie) Beteiligung der Muskulatur kommen, wenn auch eher selten, vor (Überlappung mit Dermatomyositis!). Diagnostik: Bestimmung der CPK, Aldolase, EMG.

Skelettsystem. Polyarthritis mit einem Verteilungsmuster ähnlich der rheumatoiden Arthritis ist in frühen Stadien der diffusen Form häufig (bis zu zwei Drittel). Diagnostik: Skelettszintigraphie. Ein charakteristisches radiologisches Symptom ist die Verbreiterung des Periodontalspalts sowie Knochenresorption am Angulus mandibulae.

Nervensystem. Das ZNS wird bei SS nur sekundär in Mitleidenschaft gezogen (z. B. Vitamin-B12 -Mangel bei Malabsorption, Krampfanfälle bei arterieller Hypertonie, renaler Insuffizienz). Peripheres Nervensystem: Trigeminusneuralgien, Karpaltunnelsyndrom (< 5 %).

Assoziierte Krankheiten. Die SS ist häufig mit ***anderen Autoimmunkrankheiten*** assoziiert: mit der primären biliären Zirrhose (ca. 15 %, limitierte SS häufiger als die diffuse; antimitochondriale Antikörper); Dermatomyositis und Polymyositis (ca. 10 %, häufiger die diffuse SS; Jo-1 und PM-Scl-Antikörper); Sjögren-Syndrom (15–20 %, häufiger die limitierte SS; Ro und La-Antikörper).

Histologie. Ähnlich der Morphäa Verbreiterung der retikulären und Verdünnung der papillären Dermis, Abflachung der epidermalen Retezapfen. Die (sonst an der Subkutisgrenze liegenden) Schweißdrüsen und Haarfollikel sind vom dichten Kollagen wie eingemauert. Letzteres ist monoton grobbalkig und kernarm. Milde perivaskuläre Rundzellinfiltrate, Intimaproliferation der Arterien und Arteriolen, Rarefikation der Kapillaren. Immunfluoreszenz: negativ.

Labor. Routinelaborparameter sind meist im Rahmen der Norm, mit Abweichungen entsprechend eventuellen Organmanifestationen. Typische Befunde sind Hypergammaglobulinämie, bei entzündlicher Symptomatik Erhöhung der BSG, Rheumafaktoren, Kryoglobuline und falsch positiver VDRL. In einer Minorität Antikörper gegen verschiedene Kollagentypen.

Die SS ist in > 90 % durch sehr hohe Titer antinukleärer Antikörper (gegen Nukleoproteine; dominierend sind nukleoläre, antizentromere und partikuläre Muster) gekennzeichnet. Titerhöhe und Titerverlauf korellieren *nicht* mit der Krankheitsaktivität. Die Bedeutung der bisher gefundenen Autoantikörper liegt vielmehr in ihrer ***prognostischen*** Relevanz (s. Tabelle 15.14). Im Gegensatz zum SLE fehlen Antinativ-DNS-Antikörper.

Topoisomerase- I-Antikörper (Scl 70) und RNS-Polymerase I-, II-, III-Antikörper sind ***spezifisch*** mit diffuser SS und frühzeitigem Organbefall assoziiert. Hingegen sind antizentromere Antikörper für Akrosklerose und CREST hochcharakteristisch, aber *nicht* spezifisch (Assoziation mit pulmonaler Hypertonie und oft schwerem Raynaud-Phänomen). Antizentromere Antikörper kommen *nicht* gemeinsam mit den genannten spezifischen Autoantikörpern vor.

Ätiologie. Die Ursache der SS ist unbekannt, eine genetische Prädisposition wahrscheinlich. Auch exogenen Faktoren kommt eine mögliche Rolle zu, da Exposition mit verschiedenen Chemikalien (z. B. Vinylchlorid-Monomeren) sklerodermieähnliche Zustandsbilder hervorrufen kann.

Pathogenese. Zahlreiche Details liegen vor (wobei relevante Daten von Epiphänomenen schwer zu unterscheiden sind), ein integrierendes Modell steht jedoch noch aus. Offensichtlich ist die Pathogenese komplex, weil – parallel oder sequentiell – drei Systeme beteiligt sind: *Blutgefäßsystem, Immunsystem* und *Bindegewebe*. Die Verzahnung zwischen den Störungen dieser Systeme ist nur zum Teil bekannt.

- ***Blutgefäßsystem.*** Dessen Rolle geht aus dem fast stets gegebenen Raynaud-Symptom, der mikroskopisch und ultrastrukturell in befallener Haut (und inneren Organen) nachweisbaren Mikroangiopathie (Endothelzelldegeneration, Reduplikation der Basalmembranen u. a. m.) und schließlich der Tatsache hervor, daß die überschießende Kollagenproduktion perivaskulär beginnt bzw. dort ihr Maximum hat.

Die Ursache des Gefäßschadens kann beim Raynaud-Symptom auf Dysregulation des Gefäßtonus mit Neigung zu arteriellen Spasmen zurückgeführt werden. Nachgewiesen ist etwa verminderte Freisetzung vasodilatativer Neuropeptide („Calcitonin gene related peptide", Substanz P). Spasmen und Reperfusion führen zu Hypoxie und Schädigung der Endothelzellen und deren Aktivierung: Expression von Adhäsionsmolekülen, Freisetzung von Zytokinen (TGF β, CTAP III), Thrombozytenaktivierung (Produktion von PDGF), Zunahme der prokoagulatorischen und Abnahme der fibrinolytischen Aktivität.

Da die Spasmusneigung kaum als Erklärung ausreicht, wurden andere Noxen gesucht: Beschrieben wurden endotheltoxische Serumfaktoren, gegen Basalmembranbestandteile (Kollagen IV, Laminin) reaktive zirkulierende Helferzellen u. a. m. Die Bedeutung keiner dieser Noxen ist gesichert.

- ***Immunsystem.*** Eine polyklonale Aktivierung des humoralen und zellulären Immunsystems ist offensichtlich (was mit Autoimmungenese nicht gleichzusetzen ist): Mindestens 90 % der Patienten zeigen Autoantikörper (s. oben); das periphere Blutbild ist oft lymphopenisch bei normaler T:B-Zell-Ratio; die CD4:CD8-Ratio ist zugunsten der CD4-Zellen verschoben. Auch die entzündlichen Infiltrate bestehen vorwiegend aus aktivierten Helferzellen. Zirkulierende IL-2- und IL-2-Rezeptor-Spiegel sind erhöht. Autoreaktive Klone (und auch Antikörper) gegen verschiedene Kollagentypen und Endothelzellen wurden beschrieben. Immungenetische Studien zeigten Assoziationen bestimmter Autoantikörper (Antitopoisomerase I bzw. antizentromere Antikörper) mit MHC-II-Molekülen

Natur und Relevanz der Antigene sind unklar. Diskutiert wurde eine ADCC gegen Endothelzellen, Immunreaktionen gegen Basalmembranen bzw. extrazelluläre Matrix sowie die Aktivierung von NK-Zellen (Gefäßschaden). Die wegen der Endothelschäden leichter zugänglichen Proteine der extrazellulären Matrix sind zumindest teilweise Liganden der β1-Integrine der T-Zellen und können somit akzessorische Signale zur Lymphozytenaktivierung abgeben.

Die Komplexheit der Situation wird dadurch erhöht, daß neben T-Lymphozyten auch Makrophagen, Plasmazellen, Mastzellen (Erhöhung des ECP!), Eosinophile und Basophile im befallenem Gewebe angereichert und an der Entzündungsreaktion bzw. am Zytokinkonzert beteiligt sind.

- ***Bindegewebsstoffwechsel.*** Kollagen, Fibronektin und Proteoglykane werden von Fibroblasten im Übermaß produziert und akkumulieren. Produktionsort ist vornehmlich die tiefe Dermis (Subkutisgrenze) und perivaskulär. In der Frühphase wird zunächst Typ III überproduziert, später Typ I und III gleichermaßen.

Die produzierten Kollagenfasern sind dünn und noch unvollständig gebändert. Die Überproduktion ist vermutlich das Resultat der Wirkung einer Reihe von Wuchsstoffen, die von Makrophagen, Endothelzellen, Plättchen, Mastzellen und Fibroblasten selbst produziert werden. Schlüsselzytokin ist der TGF-β2. Weitere beteiligte Zytokine sind u. a. PDGF, IL-1 sowie „connective tissue activating peptides" (CTAP I-V). Die Fehlregulation liegt auf der Transkriptionsebene: TGFβ-mRNA-Expression in Fibroblasten befallener Haut ist erhöht (autokrine Stimulation).

In Zellkultur behalten die Fibroblasten durch mehrere Passagen die erhöhte Kollagen-mRNS-Expression und Kollagenproduktion bei, proliferieren jedoch normal schnell und sind *nicht* transformiert (obwohl sie kontinuierlich das cmyc-Protoonkogen und PDGF-α-Rezeptoren exprimieren). Die Ursache der Fehlregulation liegt wahrscheinlich in Defekten der Transkriptions-Regulationsfaktoren. Eine frühere faszinierende Hypothese, die die ungebremste Kollagensynthese auf den Zusammenbruch des natürlichen Feedbackmechanismus durch das aminoterminale Prokollagen-Propeptid (dieses Spaltprodukt wird bei der Kollagenausschleusung freigesetzt und bremst die Kollagensynthese) zurückführte, konnte nicht bestätigt werden.

Eine vermutlich doppelte Rolle spielt Interferon γ: Dieser Makrophagenaktivator und Mittler der Differenzierung von B- und zytolytischen T-Zellen ist vermutlich ein Förderer der Autoimmunkomponente der Sklerodermie, andererseits aber auch der potenteste Hemmer der Kollagensynthese.

Therapie. Die SS gilt bis heute als relativ therapierefraktär. Keiner der zahlreichen bisher erprobten Ansätze hat sich in plazebokontrollierten Therapiestudien als sicher wirksam erwiesen. Therapeutische Strategien müssen sowohl auf eine Verbesserung der Mikrozirkulation abzielen als auch die Entzündungsreaktion und Sklerosierung der Haut und innerer Organe hemmen.

Vasoaktive Therapie. Kalziumantagonisten (z. B. Nifedipin 15–60 mg/Tag), ACE-Inhibitoren (z. B. Captopril 12,5–100 mg/Tag), Prostazyklin-Infusionstherapie (bei schwerer Raynaud-Symptomatik Verbesserung auch noch einige Wochen nach Therapieende; eine weitere Indikation ist die pulmonale Hypertension), Kalzitonin (wirkt über Prostazyklin-Freisetzung). Sympathektomie ist wenig oder nicht wirksam und wird heute nicht mehr empfohlen.

Antientzündliche/immunsuppressive Therapie. Kortikosteroide und Cyclophosphamid haben einen wichtigen Stellenwert in rasch progressiven Verläufen (dann auch gemeinsam mit Plasmapherese), sowie bei neutrophiler Alveolitis und Frühstadien der Lungenfibrose. Kortikoide sind als Monotherapie in der Regel wirkungslos oder sogar nachteilig (Verschlechterung der Nierenfunktionsparameter wird häufiger beobachtet).

Antifibrotische Therapie. D-Penicillamin ist, besonders bei langsam verlaufenden und limitierten Formen, mäßig wirksam, hat aber keinen Einfluß auf die Langzeitprognose. Mit erheblichen Nebenwirkungen ist zu rechnen (bei Langzeittherapie in bis zu 50 % Knochenmarksdepression, Proteinurie, Schleimhautulzera, reversible Geschmacksstörungen, gastrointestinale Symptome). Die Wirkung beruht auf Hemmung der Kollagenquervernetzung; zusätzliche immunmodulatorische Wirkungen werden diskutiert.

Interferon γ ist ein potenter Inhibitor der Fibroblastenproliferation und Kollagensynthese. Rezente Studien zeigen milde Wirksamkeit bei der Hautsymptomatik, weniger bei Befall innerer Organe. Behandlung in frühen Stadien scheint allerdings die Gefahr renaler Krisen zu erhöhen.

Zahlreiche andere Medikamente werden gegenwärtig erprobt (z. B. CD4-Antikörper, CD25-Antikörper – IL-2-Rezeptor u. a. m.).

Sonstige Therapiemaßnahmen. Wichtige allgemeine Maßnahmen zum Management dieser schweren Multisystemkrankheit umfassen konsequenten Kälteschutz zur Vermeidung trophischer Schäden (warme Fäustlinge, warme Paraffin-Handbäder, Verwendung von Lubrikantien zur Hautpflege), Nikotinkarenz, Verbesserung der Ösophagus- und Darmperistaltik und Prophylaxe der Refluxösophagitis (Cisaprid, Antazida; cave: Ca-Antagonisten können Reflux verstärken), sorgfältige antibiotische Therapie pulmonaler Infekte, physikalische Therapie zur Erhaltung der Gelenksfunktion u. a. m.

Prognose. Die SS hat eine Zehnjahresüberlebensdauer von 40–60 %, je nach Verlaufstyp mit erheblichen Unterschieden. Spontanheilungen kommen äußerst selten vor. Eine deutliche Besserung der Prognose bei Nierenbeteiligung erbrachte die frühzeitige Gabe von ACE-Hemmern (Verhinderung der Progredienz; Erhöhung der kumulativen Einjahresüberlebensrate von Patienten mit renaler Krise von 20 % auf 68 %). Regelmäßige Kontrollen von Harnsediment und Proteinurie!

Differentialdiagnose. Generalisierte Morphäa (Fehlen von Systemzeichen und Raynaud-Symptom, lokalisierte Herde oft abgrenzbar), Sklerödema Buschke, Skleromyxödem, chronische Graft-vs.-Host-Krankheit, Eosinophilie-Myalgie-Syndrom.

15.2.5 „Mixed connective tissue disease" (Sharp-Syndrom)

Als „mixed connective tissue disease" bezeichnet man ein Krankheitsbild, das überwiegend bei Frauen auftritt (80 %), klinische Aspekte von SLE, Sklerodermie, Dermatomyositis/Polymyositis umfaßt und durch

U1snRNP- Autoantikörper („U1 small nuclear ribonucleoprotein", ein „extractable nuclear antigen", ENA) charakterisiert ist.

Sogenannte „Überlappungssyndrome" sind bei Autoimmunkrankheiten häufig. Systemische Sklerodermie tritt häufiger mit Dermatomyositis kombiniert auf als mit Lupus erythematodes.

Klinik. Im Vordergrund der Symptomatik stehen sklerodermieartige Veränderungen, die jedoch einen mehr entzündlichen, ödematösen Charakter haben und von Arthralgien, häufig Gelenksläsionen ähnlich der rheumatoiden Arthritis, Lymphadenopathie, Myalgien und Muskelschwäche begleitet sind. Die klinische Ausprägung solcher Zustandsbilder kann je nach Gewichtung der Syptomatik recht unterschiedlich sein.

Komplizierend treten häufig neurologische Veränderungen hinzu: aseptische Meningitis, Trigeminusneuralgie, sogar Psychosen. Außerdem findet sich häufig eine pulmonale Hypertension. Diese wird auf eine Aktivierung von Endothelzellen mit Freisetzung angiogener Faktoren zurückgeführt, die zu einer proliferativen Angiopathie führt. Anders als bei SLE sind klinisch bedeutsame Nierenfunktionsstörungen selten (ca. 5 %; bioptisch jedoch bis zu 20 %).

Verlauf. Nach mehrjährigem Verlauf wandelt sich das Sharp-Syndrom in der Regel in eine eindeutige Sklerodermie oder in einen SLE um (jeweils etwa 50 %).

Therapie. Das Sharp-Syndrom spricht relativ gut auf Kortikosteroide an. Die pulmonale Hypertension wird mit vasodilatierenden Infusionen, z. B. Prostazyklin, behandelt. Die Prognose in diesem Stadium ist jedoch nicht günstig.

Das Sharp-Syndrom wird nicht generell als eigenständige Krankheit akzeptiert, obwohl die klinische Symptomatik, die konstanten ANA-Befunde (U1 RNP) und das gute Ansprechen auf Steroide dies nahelegen.

15.2.6 Sklerodermieähnliche Krankheiten (Pseudosklerodermien) durch chemische und physikalische Noxen

Sklerosierung der Haut tritt, außer bei den Sklerodermien, noch bei einer Reihe anderer Krankheiten mit sehr verschiedenen Ursachen auf. Der systemischen Sklerodermie oft sehr ähnlich sind durch Chemikalien und Umweltfaktoren hervorgerufene Pseudosklerodermien (Tabelle 15.15). Der häufigste Fall von Pseudosklerodermie ist die Verhärtung im Bereich einer chronischen venösen Insuffizienz; andere wichtige Beispiele werden unten oder an anderen Stellen behandelt.

Tabelle 15.15. Mit Pseudosklerodermien assoziierte Krankheiten und Noxen

Chron. venöse Insuffizienz	
Porphyria cutanea tarda	
Amyloidose	
Hyalinosis cutis et mucosae	
Skleroedema adultorum	
Skleromyxödem	
(Chron. Graft-vs.-host-Reaktion)	
Werner-Syndrom	
Lipodystrophie	
Atrophia cutis idiopathica	
Chemikalien	Vinylchlorid-Monomere
	Benzol, Toluol, Trichloräthylen
	Epoxyharze
	Anilin-vergälltes Rapsöl
	Silikone (fraglich)
Medikamente	L-Tryptophan
	Bleomycin
	Pentazocin
Physikalisches Trauma	chron. Vibrationstrauma (z. B. Preßlufthammer)
	Röntgenstrahlen (?)

Chemisch induzierte Pseudosklerodermien

Diese beruhen vermutlich, neben der exogenen Auslösung, auch auf einer (unbekannten) genetischen Disposition. Chemisch induzierte Pseudosklerodermien sind klinisch oft von SS nicht unterscheidbar.

Eosinophilie-Myalgie-Syndrom und „Toxic oil"-Syndrom. Das Eosinophilie-Myalgie-Syndrom (EMS) trat 1989 epidemisch in den USA, Kanada und Westeuropa auf und erfaßte insgesamt ca. 5.000 Menschen. Hauptsymptome waren generalisierte Myalgien, Schwellung und sklerodermiforme Verhärtung von Haut und Subkutis ähnlich der eosinophilen Fasziitis (Shulman-Syndrom), Lungenbefall und periphere Eosinophilie. Die Mortalität lag bei ca. 2 %. Alle Erkrankte hatten ein L-Tryptophan-Präparat eingenommen. EMS zeigte viele Gemeinsamkeiten mit dem schwerer verlaufenden „Toxic oil"-Syndrom (TOS). Dieses wurde 1981 in Spanien nach Konsum anilinvergällten Rapsöles beobachtet. Zirka 20.000 Menschen erkrankten, etwa 350 starben. Die auslösende Substanz wurde nie exakt definiert, es handelte sich jedenfalls – wie möglicherweise auch beim EMS – um aromatische Amine. Eine Latenzzeit von mehreren Monaten nach der Anilinexposition war typisch.

L-Tryptophan ist ein Vorläufer des Neurotransmitters Serotonin. Der Hauptabbauweg geht jedoch über den Kynurenin-Metabolismus mit Bildung von Nikotinsäure, Niacin und Nicotinamid-Dinucleotid (NAD). Störungen in diesem Abbauweg wurden als Ursache diskutiert. In den 80er Jahren wurden L-Tryptophan-Präparate gegen Schlafstörungen, Depression, Fettleibigkeit oder beim prämenstruellen Syndrom verabreicht. In der Folge wurden Verunreinigungen (aromatische Amine) in den Präparaten für die Erkrankung verantwortlich gemacht. Derzeit ist die Diskussion darüber nicht abgeschlossen, da neue Berichte wieder auf L-Tryptophan selbst als Ursache deuten. Der Vertrieb von L-Tryptophan wurde zwischenzeitlich in Deutschland und Österreich – allerdings nur vorübergehend – eingestellt.

Klinik. EMS und TOS sind Multisystemkrankheiten mit grippeähnlicher Symptomatik in der Akutphase. Charakteristisch sind ausgeprägte und generalisierte Myalgien sowie periphere Eosinophilie (oft > 40 %). Stamm und Extremitäten zeigen ein juckendes makulopapulöses Exanthem, daneben subkutane Ödeme der Extremitäten, die bald in sklerodermiforme Veränderungen ähnlich der eosinophilen Fasziitis übergehen. Im Gegensatz zur SS bleiben Gesicht und Akren ausgespart, ein Raynaud-Phänomen fehlt, die Nagelfalzkapillaroskopie ist unauffällig. Bei über 50 % der Patienten entwickeln sich chronisch persistierende Myalgien. ***Innere Organe.*** Lungenbefall ist bei EMS weniger stark ausgeprägt als bei TOS (toxisches Lungenödem, Pleuritis, restriktive und obstruktive Ventilationsstörungen – Dyspnoe und Husten), Herzarrhythmien und Reizleitungsstörungen, periphere Neuropathie (neurotoxischer Faktor: der Kynureninmetabolit Quinolinsäure?).

Histologie. Fibrosierung der Dermis, Subkutis und Faszien einschließlich des Perimysiums, perivaskuläres entzündliches Infiltrat reich an CD8 + Zellen, Makrophagen und Eosinophilen.

Therapie. Systemische Kortikosteroide führen zur Besserung von Eosinophilie, Lungensymptomatik und Ödemen, doch wird der Verlauf nicht wesentlich beeinflußt (Rezidiv nach Dosisreduktion). Immunsuppressiva, Plasmapherese, D-Penicillamin u. a. zeigten keine konstanten Erfolge.

Weitere chemisch bedingte Pseudosklerodermien.

Vinylchlorid-Monomere. Exposition durch Inhalation oder perkutane Resorption von Vinylchlorid-Monomeren (in der chemischen Industrie) kann bei entsprechender genetischer Disposition (HLA-DR3, DR5, B8) zu Raynaud-Phänomen, sklerodermieartigen Hautveränderungen, Akroosteolysen, Vitiligo und auch zu Organmanifestationen wie bei SS führen. Eine Unterscheidung von dieser ist oft nicht möglich. Die Erkrankung schreitet meist trotz Abbruch der Exposition weiter voran. Ähnliche Krankheitsbilder wurden auch nach Exposition mit Pestiziden und organischen Lösungsmitteln beschrieben (Trichloräthylen, Perchloräthylen, Xylol, Benzol).

Silikate, Silikone. Sklerodermie-ähnliche Hautmanifestationen und Lungenfibrose sind bekannte Komplikationen bei Arbeitern mit ***Quarzstaubexposition*** (z. B. Bergwerke). Auch die gefürchteten fibrotisch-fistulierenden Granulome nach Injektion von Silikonen (z. B. bei Mammaaufbauplastiken) wurden in Zusammenhang mit der Fähigkeit von Silikaten zur Auslösung sklerodermiformer Reaktionen gebracht.

Möglich ist eine direkte Silikonwirkung oder deren Umwandlung in Silikate. Im Tiermodell führt Injektion von Silikon *und* Silikaten zu generalisierter Fibrose. Auch andere Kollagenosen wurden, wenn auch seltener, mit Silikoninjektionen in Verbindung gebracht. Der endgültige Nachweis eines Kausalzusammenhangs zwischen Kollagenoseentstehung und Silikonplastiken steht jedoch noch aus.

Medikamentös induzierte Pseudosklerodermien wurden nach Bleomycin, vereinzelt auch Cisplatin beschrieben: Akrosklerose, Beugekontrakturen und Lungenfibrose. Lokale Sklerose wird nach intramuskulärer Injektion des Analgetikums Pentazocin beobachtet.

Physikalisch induzierte (Pseudo-)sklerodermien

Chronisches Vibrationstrauma (z. B. durch Arbeit mit dem Preßlufthammer, aber auch als Stenotypist, sogar als Pianist) kann das Raynaud-Phänomen, seltener sklerodermiforme Veränderungen der Haut und angeblich auch eine SS auslösen. Die kausalen Zusammenhänge sind naturgemäß schwer nachweisbar.

Chronische Vibration führt zu Endothelzellschäden der Arteriolen und vaskulärer Dysregulation. Spekulativ bleibt, ob es sekundär zur Auslösung jener Prozesses kommen kann, die bei der Pathogenese der SS genannt wurden.

15.2.7 Sklerodermieähnliche Krankheiten sui generis

Lichen sclerosus et atrophicans

Lichen sclerosus et atrophicans (LSA) ist eine lichenoide, vorwiegend die Genitalien betreffende und zur Sklerosierung führende, extrem chronische Krankheit unbekannter Ursache, deren klinisches Merkmal elfenbeinweiße Papeln sind („Weißfleckenkrankheit"). LSA gilt als eine fakultative Präkanzerose; die maligne Entartung ist allerdings sehr selten.

Epidemiologie. Weltweit verbreitet, relativ selten, häufiger bei Weißen, hohe Gynäkotropie (10:1). Die Krankheit beginnt häufig in der Kindheit. Ab dem frühen Erwachsenenalter Ansteigen der Inzidenz.

Klinik (Abb. 15.40 u. 15.41). Primäreffloreszenzen sind gruppierte, kleine, elfenbeinfarbene, oft rauh-hyperkeratotische Papeln mit scharfer Begrenzung. Durch Konfluenz Ausbildung weißlicher, unregelmäßig konfigurierter Plaques; diese sind häufig derb infiltriert. Mäßiger bis starker Juckreiz. Nach monate- (bis jahre-) langem Verlauf treten die Läsionen in die atrophsklerosierende Phase. Sie werden unscharf begrenzt, sinken ein und führen zur Schrumpfung, oft zur Stenose von Ostien. Die Läsionen des LSA sind mechanisch minderwertig, Rhagaden und Hämorrhagien daher häufige Komplikationen.

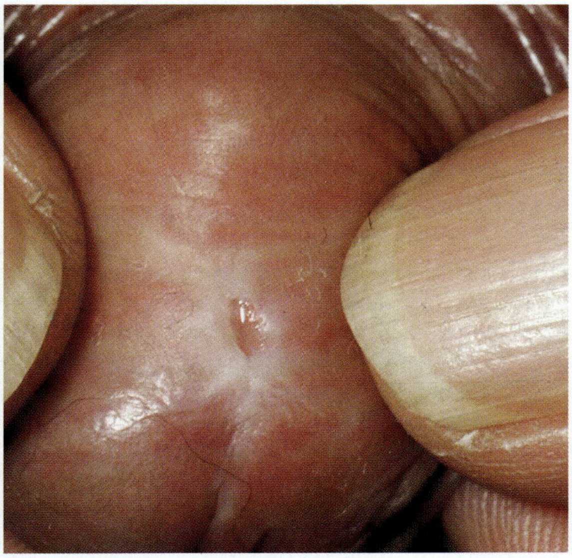

Abb. 15.40. Lichen sclerosus et atrophicans. Porzellanweiße, derbe, hyperkeratotische Papeln und Plaques. Typische Neigung zur Schrumpfung: punktförmige Stenose des Orificium urethrae

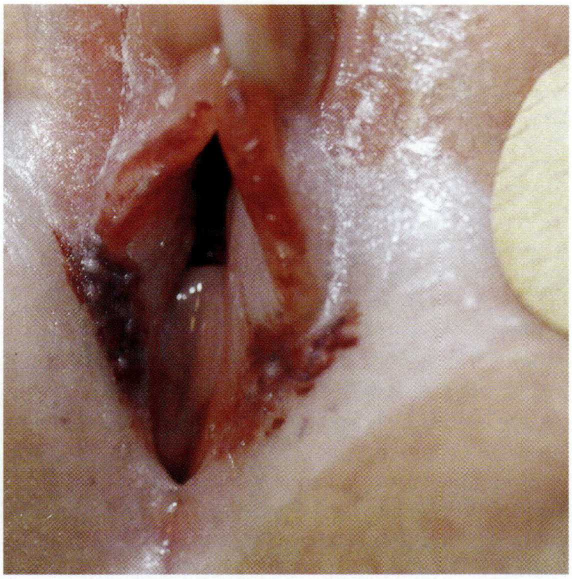

Abb. 15.41. Lichen sclerosus et atrophicans der Vulva bei präpuberalem Mädchen. Beachte die traumatisch induzierten Einblutungen (Juckreiz!)

Fallbericht: Ein 56 jähriger Schriftsteller entdeckte im Maturaalter erstmals weißliche, leicht juckende Papeln an der Umschlagstelle des Präputiums. Der aufgesuchte Hautarzt teilte ihm mit, es handle sich um eine Folge der Masturbation, für die es keine Behandlung gäbe. Nach mehrjährigem Bestand bildeten sich die Läsionen spontan zurück, um 10 Jahre später wiederzukehren, diesmal auch an Frenulum und Glans. Zunehmende Verletzlichkeit führten zu wiederholter Einblutung, Einrissen und Schmerzhaftigkeit beim Verkehr. Es wurden nun wiederholt Unterspritzungen mit Kortikoid-Kristallsuspension durchgeführt. Die Läsionen bildeten sich jeweils weitgehend zurück, rezidivierten jedoch stets nach Monaten oder Jahren. Schließlich stellte sich ein fast durchgehend mit schmerzhaften Rhagaden besetzter Schnürring am Präputium ein, der Verkehr wurde unerträglich. Das Ostium urethrae verengte sich, beim Harnlassen entstanden divergierende dünne Harnfontänen, die den Patienten zwangen, sitzend zu urinieren. Der Patient wurde der Urologie zur Zirkumzision und operativen Urethralerweiterung überwiesen.

Lokalisation. Bei Frauen die kleinen Labien, Introitus vaginae und Perianalgegend („Achterfigur"). Im Gegensatz zu den Erscheinungen beim Mann kann der LSA am Genitale der Frau (Kraurosis vulvae) exzessiven Juckreiz bedingen. Nach jahrelangem Verlauf kommt es zum Verstreichen der inneren Labien und zur Verengung des Introitus vaginae. Beim Mann lokalisieren sich die Läsionen hauptsächlich am inneren Blatt des Präputiums, an Glans penis und am Ostium urethrae. Häufige Folge: erworbene Phimose (Xerosis glandis et praeputii obliterans). Eine schwerwiegende Komplikation ist die Striktur der Harnröhrenöffnung, die potentiell zu Harnstau mit den entsprechenden Komplikationen führen kann. ***Extragenitale Lokalisation*** (Abb. 15.42): selten; Prädilektionsstellen: oberer Rumpf (typisch: zwischen den Schulterblättern), obere Extremitäten.

Histologie. Atrophie der Epidermis mit Orthohyperkeratose. Die papilläre Dermis ist gequollen, zellarm und hyalinisiert, elastische Fasern zerstört. Neigung zu junktionaler Spaltbildung.

Differentialdiagnose. Leukoplakien und Keratosen, Lichen simplex chronicus, Lichen nitidus, kleinfleckige Morphäa.

Die kleinfleckige Morphäa kann klinisch manchmal von extragenitalem LSA nicht unterschieden werden. Histologisch

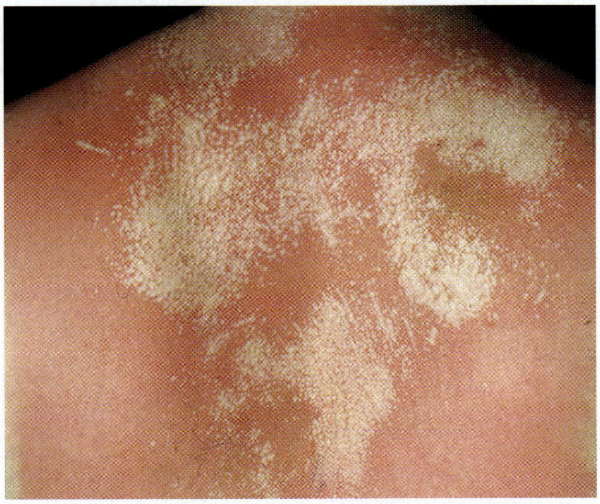

Abb. 15.42. Lichen sclerosus et atrophicans, Körperherde. Die porzellanweiße Farbe tritt wegen eines Sonnenbrandes besonders deutlich hervor (Versuch einer Selbstbehandlung)

ist jedoch der LSA durch Fehlen von Sklerose und Entzündungsinfiltrat in der retikulären Dermis und Rarefizierung der elastischen Fasern gekennzeichnet. Dennoch wird der LSA von manchen Autoren als oberflächliche Variante der Morphäa eingestuft.

Ätiologie und Pathogenese. Unbekannt. Die auffallend weiße Farbe der Läsionen geht auf die hyaline Umwandlung der papillären Dermis, Zerstörung der Melanozyten und Hyperkeratose zurück. Auch die Fragilität des Gewebes wird durch die Hyalinisierung bedingt.

Bei der Lokalisation des Lichen sclerosus dürften mechanische Faktoren eine Rolle spielen, da die Prädilektionsstellen den Stellen maximaler Belastung entsprechen (Männer: Frenulum, Ansatzstelle des Präputiums am Sulcus coronarius; Frauen: Labia minora). Ein Köbner-Phänomen wird beobachtet. Androgene Hormone spielen möglicherweise eine pathogenetische Rolle.

Verlauf. LSA nimmt in der Mehrzahl der Fälle einen langsamen, schubartig progredienten Verlauf. Die einzelnen Schübe können durch jahrelange Ruheperioden unterbrochen sein. Partielle oder völlige Rückbildung mit Repigmentierung kommt vor. Bei der kindlichen Form meist spontane Rückbildung bis zur Pubertät.

Die Krankheitscharakteristika des LSA bei Mann, Frau und Kind (Mädchen) sind so verschieden, daß an der Einheit des LSA gezweifelt wird.

Therapie. Lokale Kortikosteroidexterna können die Erscheinungen mildern (geringerer Juckreiz, Infiltration weniger intensiv), am progredienten Verlauf jedoch wenig ändern. Bei unerträglichem Juckreiz sind intraläsionale Depotsteroidinjektionen indiziert. Östrogenhältige Externa sind nicht wirksam. Lokale Testosteronapplikation führte in Doppelblindstudien zur Besserung (bei Frauen virilisierende Nebenwirkungen: Klitorishypertrophie, Hirsutismus, Akne vulgaris). Bei Männern sollte bei LSA-induzierter Phimose eine Zirkumzision erfolgen. Als Therapie der Wahl erscheint nach jüngster Erfahrung die Balneophotochemotherapie.

Scleroedema adultorum (Buschke)

Eine Bindegewebskrankheit unklarer Ursache, die mit Einlagerung von sauren Mucopolysacchariden und brettharter Sklerose der Haut einhergeht (Näheres s. S. 422).

Skleromyxödem

Skleromyxödem ist die generalisierte Verlaufsform der papulösen Muzinose (Lichen myxoedematosus). Es manifestiert sich mit ausgedehnten lichenoiden Papeln, die zu großflächigen Plaques konfluieren und zu ausgedehnter Verhärtung und Verdickung der Haut führen (Hände, Nacken, Gesicht, oberer Rumpf, später Generalisierung) (Näheres s. S. 421).

15.2.8 Rezidivierende Polychondritis

Eine gegen Kollagen Typ II (Knorpelgewebe) gerichtete, seltene, jedoch potentiell lebensbedrohliche Autoimmunkrankheit mit schubartigem Verlauf. Sie ist eine Systemkrankheit des mittleren Lebensalters, die durch charakteristische Läsionen von Ohr- und Nasenknorpeln, Gelenksbeteiligung ähnlich der primär chronischen Polyarthritis und Organmanifestationen gekennzeichnet ist. Häufig Assoziation mit anderen Autoimmunkrankheiten (ca. 30 %).

Klinik (Abb. 15.43). Plötzlich einsetzende erysipelähnliche, schmerzhafte Schwellung und hitzende Rötung eines Ohres, charakteristischerweise unter *Aussparung des Ohrläppchens*. Der Prozeß klingt spontan nach ein bis zwei Wochen ab, um nach variablem Intervall ein- (oder beid)seitig zu rezidivieren. Im Lauf der Zeit kommt es zum Verstreichen der Ohrkonturen, Verlust der Elastizität (Hängeohren, „floppy ears") und schließlich zur narbigen Schrumpfung („karfioláhnliche" Ohren – Zerstörung des Knorpels und Ersatz durch fibröses Narbengewebe). Analoge Vorgänge ergeben sich am Nasenknorpel: Entzündung, Schlaffwerden, Schrumpfung und Verformung der distalen Nasenhälfte (Sattelnase). In fast allen Fällen Gelenkssymptome, meistens als Polyarthritis mit (oder ohne) Gelenksergüssen von wechselndem und schubartigem Verlauf (gelegentlich als Monoarthritis). Zusätzliche

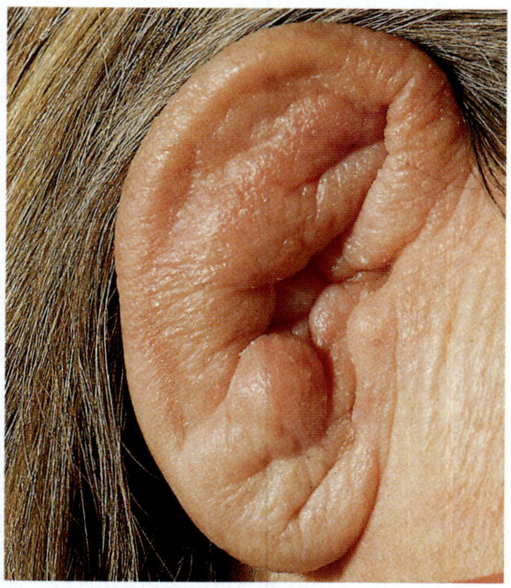

Abb. 15.43. Rezidivierende Polychondritis. Schmerzhafte Schwellung und Infiltration des Ohres mit Verlust der normalen Konturierung. Beachte, daß das Ohrläppchen unbefallen ist (Differentialdiagnose zum Erysipel)

Hautsymptome: Nageldystrophie, Alopezie, Pigmentierungen, subkutane Fettnekrose.

Organmanifestationen. Häufig betroffen sind Augen (Keratitis, Episkleritis, Iridozyklitis), Innenohr (Tinnitus, Taubheit, Nausea, Vertigo) und Respirationstrakt. Befallen sind hier sowohl Larynx (Heiserkeit, Aphonie), als auch Trachea und Bronchien (Tracheobronchitis mit Okklusion bzw. Kollaps des Lumens, Pneumonie). Befall der Aorta (< 10 %) führt zu Aortenklappeninsuffizienz und Aortenaneurysma. Myokarditis, Reizleitungsstörungen in < 10 %. In ca. 20 % segmentale proliferierende Glomerulonephritis.

Assoziierte Krankheiten. Systemvaskulitiden (Polyarteriitis nodosa, Churg-Strauß-Granulomatose, Riesenzellarteriitis), M. Behcet, Kollagenosen, rheumatoide Arthritis, Lymphome u. a. m.

Histologie. Verlust der Basophilie des Knorpels, perichondriales entzündliches Infiltrat, Fibrose. Immunfluoreszenz: Immunglobulin- und Komplementablagerungen.

Labor. Erhöhte Blutsenkung, milde Leukozytose, Anämie, häufig Autoantikörper gegen Kollagen-Typ-II.

Verlauf. Der Verlauf der Erkrankung ist unvorhersehbar. Unbehandelt kommt es in etwa 1/3 der Fälle durch tracheopulmonale oder kardiale Komplikationen zum Tod. Der Verlauf ist kapriziös, Rezidivhäufigkeit und Grad der Gewebszerstörung sehr unterschiedlich.

Therapie. In der akuten Phase gutes Ansprechen auf Kortikoide, alternativ (bei chronischen Verläufen) Indomethacin, in schweren Fällen Immunsuppressiva (Azathioprin). Wirksamkeit von Dapson ist zweifelhaft. Spontane Remissionen erschweren die Beurteilung der medikamentösen Therapie.

Differentialdiagnose. Erysipel (bei diesem ist die *gesamte* Ohrmuschel befallen!).

15.2.9 Hautveränderungen bei rheumatoider Arthritis

Die rheumatoide Arthritis ist eine Massenkrankheit, deren Abhandlung den Lehrbüchern der Rheumatologie vorbehalten bleibt. In ihrem Verlauf ist die Entwicklung von Hautsymptomen häufig, die meisten davon sind jedoch unspezifische Begleitsymptome.

Rheumaknoten. Diese charakteristischen Hautmanifestationen treten bei ca. 20 % der Fälle auf. Klinisch handelt es sich um derbe, wenig schmerzhafte subkutane Knoten von bis mehreren Zentimetern Durchmesser, manchmal unter entzündlich geröteter Haut. Sie neigen *nicht* zur spontanen Regression. Sie sind häufiger bei aktiver, seropositiver rheumatoider Arthritis, treten meist zu mehreren auf und bevorzugen mechanisch exponierte Regionen (Unterarmkante, Handrücken, Knie-, Sprunggelenks- und Sakralregion, Ohrmuschel). Sie entsprechen histologisch Palisadengranulomen mit zentraler fibrinoider Nekrose. Komplikationen: Exulzeration, Superinfektion. Differentialdiagnose: Granuloma anulare, Churg-Strauß-Granulome, Fibromyalgien. Therapie: konservative Maßnahmen erfolglos; Exzision meist nicht erforderlich.

Rheumatoide Vaskulitis. Ähnlich wie bei Lupus erythematodes werden (besonders bei aktivem Verlauf und Seropositivität) Nagelfalzblutungen, seltener umschriebene akrale Nekrosen und Arteriitis muskulärer Arterien mit ischämischer Nekrose beobachtet. Vaskulitis innerer Organe (Gastrointestinaltrakt, Milz, Herz Lunge) ist häufig, nicht selten auch als Initialsymptom.

Weitere nicht selten assoziierte, aber unspezifische Hautymptome sind: Palmarerythem, Urtikaria und makulourtikarielle Exantheme, Pannikulitis, Livedo racemosa, Ulcera cruris (durch Kontrakturen des Sprunggelenks), Dekubitalgeschwüre, umschriebene Pseudosklerodermie oder auch Hautatrophie u. a. m. Wegen der meist vorliegenden langdauernden Steroidmedikation finden sich häufig kutane Kortikoidnebenwirkungen (vor allem Kortikosteroidpurpura).

16 Purpura, Hyperkoagulabilitätssyndrome und Vaskulitis

ÜBERSICHT

Der normale Blutfluß in den Hautgefäßen ist nur gewährleistet, wenn die Gefäßwand intakt ist und die Komponenten des Gerinnungs- und des fibrinolytischen Systems zueinander in einem physiologischen Gleichgewicht stehen. Störungen jedes dieser Faktoren bewirken, bei Überschreiten der Toleranzgrenzen, Blutaustritt ins Gewebe *(Purpura)* bzw. Thrombose und allenfalls Okklusion des Gefäßes, oft auch beides. So führt Wandschwäche der Gefäße zur vaskulären Purpura (z. B. Kortikoid-Purpura, Skorbut), Defizienz des Gerinnungssystems zur sog. „intravaskulären" Purpura (z. B. bei Thrombozytopenie) und Hyperkoagulabilität zu Thrombosen der tiefen oder der Hautvenen (z. B. Livedo-Vaskulitis). Häufig greifen jedoch Schädigung der Gefäßwände und Gerinnungsstörungen ineinander. Entzündliche Insulte der Gefäßwand *(Vaskulitis)* führen nicht nur zur Hautblutung, sondern gleichzeitig auch zur lokalen Aktivierung des Gerinnungs- und fibrinolytischen Systems (Absiegelung durch Thrombosen, Eingrenzung der Thrombusbildung). Das klinische Spektrum von Krankheiten, die mit Purpura, Thrombose und Vaskulitis einhergehen, ist breit, ihre Wertigkeit reicht von nahezu trivial bis lebensbedrohend.

16.1 Hautblutungen (Purpura)

Terminologie. Unter *Purpura* versteht man Blutaustritte aus Hautgefäßen in das Gewebe; im weiteren Sinn auch Krankheiten, die mit solchen einhergehen. *Vaskulitis* hingegen bedeutet die Entzündung von Gefäßwänden und, im weiteren Sinn, auch Krankheiten, die durch eine solche gekennzeichnet sind.

Beide Begriffe sind historisch gewachsen und werden leider oft synonym gebraucht, obwohl sie sich auf verschiedene Sachverhalte beziehen. Beide Begriffe bezeichnen morphologische Symptome und präjudizieren keine Pathogenese. Sie sind häufig, aber nicht stets gekoppelt.

Symptom der „Hautblutung". Purpura ist morphologisch als eine durch Glasspateldruck nicht ausdrückbare Rötung der Haut definiert. Sie kann in Ausdehnung, Tiefe und Konfiguration sehr vielgestaltig sein. Diesem Umstand trägt eine Palette deskriptiver Termini Rechnung: ***Petechien*** und ***Sugillationen*** sind kleinmakulöse, ***Ekchymosen*** großmakulöse, ***Suffusionen*** flächenhafte, ***Vibices*** streifenartige (mechanische Komponente!) und **Hämatome** tiefe, manchmal fluktuierende Hautblutungen.

Bei kleinmakulöser („flohstichartiger") Purpura tritt das Blut aus den Kapillaren aus (z. B. Pigmentpurpura), bei Petechien und Ekchymosen aus den postkapillären Venolen (thrombozytopenische Purpura, nekrotisierende Vaskulitis), bei ausgedehnten Blutungen aus größeren Venolen (z. B. senile Purpura).

Der Farbton der Hautblutung ist von ihrer ***anatomischen Lage*** (Blut in der papillären Dermis erscheint rot bis schwarz, in der tiefen Dermis blau) und ihrem ***Alter*** abhängig (Abbau des roten Hämoglobins in das gelbbräunliche Hämosiderin). Ferner kann eine Purpuraläsion flach oder infiltriert („palpable Purpura"), entzündlich („Vaskulitis") oder nichtentzündlich sein. Diese morphologischen Kriterien geben oft klare Hinweise auf die Genese.

Pathogenese von Hautblutungen. Die laminäre Blutströmung ohne Extravasation wird im wesentlichen durch zwei Gleichgewichte aufrecht erhalten: das hydrostatische zwischen dem intravasalen Druck, den mechanischen Eigenschaften der Gefäßwand und dem als Widerlager wirkenden perivaskulären Bindegewebe; zweitens das dynamische Gleichgewicht der (prokoagulanten und antikoagulanten) Komponenten des Gerinnungs- und des fibrinolytischen Systems. Verschiebungen dieser beiden Gleichgewichte bleiben innerhalb relativ weiter Toleranzgrenzen folgenlos (sonst wären alle Anstiege des intravasalen Drucks und jede Antikoagulationstherapie von Hautblutungen begleitet), führen bei deren Überschreitung jedoch unweigerlich zur Extravasation. Demzufolge existieren zwei prinzipielle Ursachen der Hautblutung:

- Schäden der Gefäßwand („vaskuläre Purpura"),
- Gerinnungsstörungen.

Schäden der Gefäßwand bzw. Gerinnungsstörungen können beide für sich allein Hautblutungen verursachen; in der Regel handelt es sich jedoch um Wechselwirkungen. Gefäßschäden entstehen meist durch mechanische oder entzündliche Traumen, die gleichzeitig zur Aktivierung von Endothel, Thrombozyten und Gerinnungssystem führen; Leukozytenadhärenz und Thrombusbildung sind aneinander gekoppelt, da der prokoagulante von Willebrand-Faktor und Adhäsionsmoleküle gemeinsam in den Weibel-Palade-Körperchen gespeichert und gemeinsam entleert werden (z. B. nekrotisierende Vaskulitis). Umgekehrt können Thrombi in Hautgefäßen durch Rückstau Hautblutungen bewirken (z. B. Livedovaskulitis). Gleichzeitig mit der Thrombosierung werden auch antikoagulante Faktoren mobilisiert, die den Prozeß der Koagulation auf den Ort des Geschehens beschränken helfen. Massive Koagulation kann in eine Verbrauchskoagulopathie münden, die ihrerseits wieder zu Blutungen führt (z. B. systemische Endotoxinwirkung).

16.1.1 Hautblutungen durch Gerinnungsstörungen

Hautblutungen können Gerinnungsstörungen aller Art begleiten, doch sind die Manifestationen je nach Genese verschieden.

Das Gerinnungssystem (Abb. 16.1) wird bekanntlich in einen ***extrinsischen*** und einen ***intrinsischen*** Aktivierungsweg eingeteilt, die beide in den Schritt der Aktivierung von Faktor X → Xa einmünden (Xa ergibt mit Va, Phospholipid und Ca++ einen Komplex – Prothrombinase –, der die letzten Schritte der Gerinnung einleitet). Der extrinsische Pfad ist der physiologisch wichtigere („***erste Verteidigungslinie***"). Er beginnt mit Expression von „Tissue Factor" (Thromboplastin) im lädierten Gefäß, der durch Bindung von VIIa sofort die Konversion X → Xa bewirkt; die Aktivierung der Faktoren des intrinsischen Systems (VIII, IX, XI) durch Thrombin hat hier eine amplifizierende Wirkung.

Dies hat wesentliche Auswirkungen auf die Genese von Hautblutungen. Die Hautgefäße zählen zu den mechanisch am meisten belasteten Gefäße des Körpers. Defekte des extrinsischen Systems (z. B. im Rahmen der Thromboyztopenie) führen hier leicht zu umschriebenen Blutungen; die intakte Amplifizierungskaskade verhindert jedoch Massenblutungen. Umgekehrt kommt es bei Defekten des intrinsischen Systems (z. B. Hämophilien) eher zu Massenblutungen, während

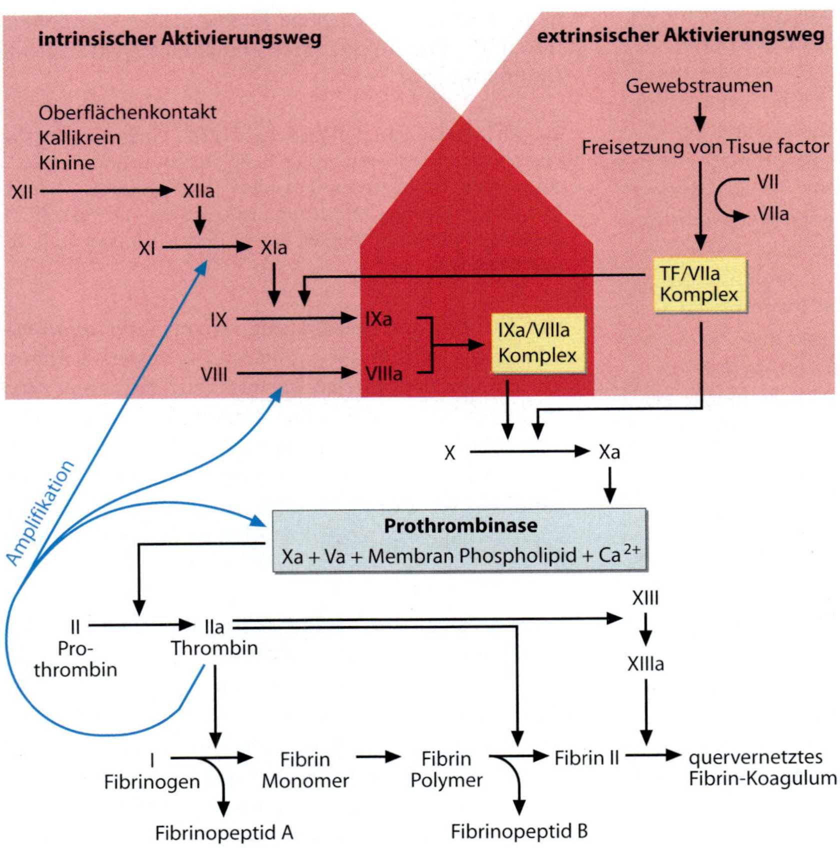

Abb. 16.1. Das Gerinnungssystem. Der intrinsische und der extrinsische Aktivierungsweg konvergieren beim Schritt der Aktivierung von Faktor *X → Xa*. Xa bindet an *Va*, seinen spezifische Rezeptor, an den Thrombozyten und bildet mit Phospholipiden (aus Thrombozyten und Endothelzellen) und *Ca⁺⁺* den Komplex Prothrombinase. Letztere aktiviert Prothrombin *(II)* zu Thrombin *(IIa)*, dieses wieder Fibrinogen *(I)* zu Fibrin. *FPA,B* Fibrinopeptid A, B (nach Schrier, S., 1995)

Hautblutungen wegen des intakten extrinsischen Systems unterbleiben. Defekte der Schlußkomponenten (Prothrombin-, Fibrinogenmangel) führen zu sowohl Haut- als auch Massenblutungen (z. B. Verbrauchskoagulopathie); erstere werden wegen ihrer geringeren Bedeutung jedoch weniger beachtet.

Thrombozytopenische Purpura

Bei Thrombozytopenie entstehen kleinfleckige Purpuraherde (aus postkapillären Venolen), da kleine Defekte der Gefäßwand nur mangelhaft durch Thrombozytenthrombi verschlossen werden. Daher sind die Prädilektionsstellen die Orte des höchsten hydrostatischen Drucks (distale Beine) und der stärksten Friktion (Mundschleimhaut – Kauen, wetzende Kleider – z. B. Hosenbund, Kratzeffekte etc.), sowie entzündliche Dermatosen.

Bei Gefäßläsionen werden gleichzeitig mit der Auslösung des extrinsischen Aktivierungsweges auch die Thrombozyten aktiviert (durch den Xa-Va-Komplex). Diese aggregieren durch Expression von GPIIb-IIIa-Rezeptoren und deren wechselseitige Bindung durch Fibrinogen (Stabilisierung durch Thrombospondin), wodurch die Läsion verschlossen wird.

Klinik. Generalisierte, vorwiegend petechiale Purpura verschiedener Intensität, oft in „artefizieller" Verteilung (streifenförmig) und mit prominenter Schleimhautbeteiligung. Letztere erscheint bei schwerem Verlauf als rotschwärzliche „Blutblasen" (Wangen-Biß!). Bei schwerer Thrombozytopenie treten auch starke Menstruationsblutungen sowie Blutungen in innere Organe auf (ZNS, Retina).

Pathogenese. Blutungen treten unterhalb 10.–30.000/mm³ auf (keine scharfe Grenze). Thrombozytopenien können in verschiedenen pathophysiologischen Situationen entstehen (Tabelle 16.1). Aufgabe des Dermatologen ist, aufgrund des klinischen Bildes den Verdacht zu fassen und die Thrombozytopenie nachzuweisen – die weitere Abklärung und Therapie erfolgt durch den Internisten. Für den Dermatologen wichtige Spezialfälle sind die ***EBV-assoziierte*** Thrombozytopenie, die ***idiopathische (Autoimmun-) thrombozytopenische Purpura*** im Rahmen der HIV-infektion, die sekundäre ***thrombozytopenische Purpura bei Kollagenosen*** (SLE) und Lymphomen sowie ***medikamenteninduzierte Thrombozytopenien*** (Heparin, Gold, Zytostatika, Butazone etc.), sowie die Transfusionspurpura.

Differentialdiagnose. Kleinfleckige nekrotisierende Vaskulitis ohne deutliche Entzündung ist klinisch schwer unterscheidbar; bei ihr ist die Mundschleimhaut *keine* Prädilektionsstelle. Klinisch der Thrombozytopenie analoge Symptome können auch bei ***Funktionsstörungen*** der Thrombozyten auftreten; trotz (oft) normaler Zahl sind diese dann in Adhäsion und/oder Aggregation beeinträchtigt.

Angeborene Funktionsstörungen der Thrombozyten beruhen entweder auf Membrandefekten (Bernard-Soulier-Syndrom, Thrombasthenie), Abnormitäten der Granula oder des von Willebrand-Faktors (von Willebrand-Krankheit). ***Erworbene*** Funktionsstörungen treten entweder als primär defekte Thrombozyten bei myeloproliferativen Prozessen (z. B. chronische myeloische Leukämie, akute Myeloblastenleukämie, Polycythaemia vera, essentielle Thrombozytose) oder als sekundäre Schädigung ursprünglich normaler Thrombozyten in Erscheinung (Urämie, Leberkrankheiten, Dysproteinämien, Medikamentenwirkung – Aspirin, nichtsteroidale Antiphlogistika, β-Laktam-Antibiotika, Dextrane, Dipyridamol, Alkohol u. a. m.).

Tabelle 16.1. Ursachen der Thrombozytopenie

Produktionsmangel	Panzytopenie	idiopathisch Bestrahlung, Zytostatika Myelofibrose
	selektive Bildungsstörung	Medikamente (Gold, Sulfonamid, Butazone), Alkohol Infektionen (z. B. Rubeolen) Vitamin-B12-, Folat-Mangel
Beschleunigter Abbau	immunologisch bedingt	idiopathische thrombozytopenische Purpura SLE, Coombs-positive hämolytische Anämie Lymphome (M. Hodgkin) Infektionen (EBV, Malaria, gramnegative Sepsis Medikamente (Heparin, Chinin, Phenytoin, Thiazide, Salizylate) Posttransfusion-Purpura
	nicht-immunologisch bedingt	thrombotisch-thrombozytopenische Purpura hämolytisch-urämisches Syndrom mikroangiopathische hämolytische Anämie Riesenhämangiome disseminierte intravaskuläre Koagulation
Sequestration	Splenomegalie	Leberzirrhose, Herzinsuffizienz Lymphome Infektionen (Tb, CMV) Sarkoidose chronische Hämolyse

Hautblutungen bei angeborenen Gerinnungsstörungen

Bei Defekten von Komponenten des intrinsischen Gerinnungssystems sind Wundblutungen, Hämatome, innere und Massenblutungen klinische Leitsymptome (z. B. Hämophilie A und B). Bei Defekten von Komponenten des extrinsischen Systems (Faktor X-, Faktor-VII-Mangel) begleiten Ekchymosen die genannten Symptome, ähnlich bei Defekten von Prothrombin und Fibrinogen. Hautblutungen können auch bei angeborenen Störungen des fibrinolytischen Systems auftreten (z. B. Defizienz von α2-Antiplasmin – zirkulierender Plasmin-Inhibitor).

Hautblutungen bei erworbenen Gerinnungsstörungen

Auch bei diesen sind Ekchymosen nur fakultatives Nebensymptom; Leitsymptom sind Suffusionen, tiefe, innere, Massen- und Wundblutungen.

Häufigste Ursache sind medikamentenbedingte Gerinnungsstörungen (Heparin-, Dicumarol-Überdosierung, thrombolytische Therapie). Schwere Lebererkrankungen führen nicht nur zu Thrombozytopenie und Plättchendefekten (s. oben), sondern auch zur mangelhaften Synthese von Prothrombin und der Faktoren V, VII, IX, X, Protein C und (oft) Verbrauch von Fibrinogen und Plasminogen. Seltenere Ursachen sind Vitamin-K-Mangel (Synthese eines inaktiven Prothrombin, Funktionsstörung anderer Gerinnungsfaktoren; bei Malabsorption, schwerer Fehlernährung, Leberkrankheiten und chronischer Einnahme von β-Laktamantibiotika) sowie zirkulierende Antikoagulantien (z. B. Autoantikörper gegen Faktor VIII).

Verbrauchskoagulopathie (disseminierte intravasale Koagulation). Eine seltene, rapide und dramatisch verlaufende erworbene Gerinnungsstörung, die durch die unkontrollierte Aktivierung der Gerinnungs- und fibrinolytischen Kaskaden gekennzeichnet und unbehandelt von ernster Prognose ist. Sie tritt bei massiven Endothelschädigungen verschiedener Art auf (Tabelle 16.2). Die Aktivierung des Gerinnungssystems führt zur intravasalen Koagulation; diese bedingt Gewebsnekrose, Verbrauch von Thrombozyten und prokoagulanter Faktoren sowie eine Mikroangiopathie, die zu weiterem Thrombozytenverbrauch führt. Gleichzeitig werden durch Amplifikation des ohnehin schon aktivierten fibrinolytischen Systems vermehrt prokoagulante Faktoren zerstört (Abb. 16.2). Resultat sind ausgedehnte Hämorrhagien, die Schock und Aktivierung des Komplementsystems bewirken; die dadurch bedingte Gefäßschädigung schließt den Circulus vitiosus.

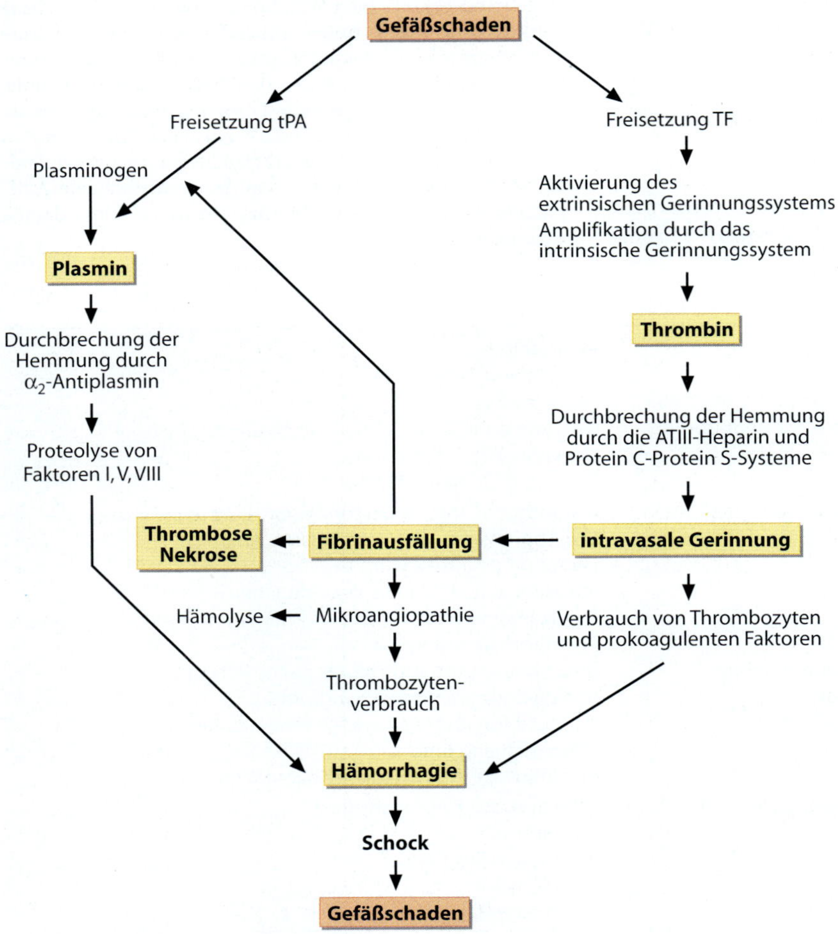

Abb. 16.2. Bei der disseminierten intravasalen Koagulation erfolgt durch ein massives Gefäßtrauma eine gleichzeitige Aktivierung des Gerinnungs- und des fibrinolytischen Systems, die nach Durchbrechung der jeweiligen Hemmsysteme zu intravasaler Gerinnung, Hämorrhagie und wieder zum Gefäßschaden führt. *TF* Tissue factor, *tPA* Gewebs-Plasminogenaktivator. (Nach Schrier, S. Disorders of hemostasis and thrombosis, Scientific American Medicine, 1995)

Tabelle 16.2. Auslösende Ursachen der disseminierten intravasalen Koagulation

Septische Vaskulitis	Meningokokkensepsis gramnegative Sepsis (Immunkomplex-Vaskulitis – selten)
Tumoren	Riesenhämangiom interne Neoplasien Promyelozytenleukämie
Traumen	Verletzungen, Operationen, Verbrennungen, Hitzeschlag, maligne Hyperthermie
Toxinämie	Schlangenbisse Eklampsie, Fruchtwasserembolie
Bluttransfusion	ABO-Mismatch

Die disseminierte intravasale Koagulation entsteht durch Freisetzung von Thrombin (und Plasmin) in solcher Menge, daß die Barrieren des Organismus zur Begrenzung des Prozesses durchbrochen werden: Antithrombin III, Protein C-Protein S-Komplex, Tissue Factor Inhibitor, α2-Antiplasmin, verdünnender Effekt der intakten Zirkulation, Entfernung partikulärer Elemente (z. B. Meningokokken) und aktivierter Faktoren durch das RES.

Die disseminierte intravasale Koagulation kann mit oder ohne Beteiligung der Haut ablaufen. Für den Dermatologen wichtig sind vor allem folgende zwei akut bedrohliche Manifestationen:

- das ***Kasabach-Merritt-Syndrom*** (s. S. 610): Thrombosierung eines Riesenhämangioms mit nachfolgender Verbrauchskoagulopathie (wichtiger pathogenetischer Faktor: Blutstase im Angiom). Klinisch dominieren neben den Veränderungen am Angiom eine disseminierte (thrombozytopenische) Purpura und innere Blutungen.
- Die ***Purpura fulminans*** (s. S. 234): eine disseminierte septische Vaskulitis (Streptokokken, Meningokokken) mit gleichzeitiger Verbrauchskoagulopathie. Die Hautläsionen wandeln sich in rasch expandierende und nekrotisierende Suffusionen um.

Diagnostik. Neben den (dermatologisch) charakteristischen Krankheitsbildern findet sich Abfall sämtlicher Laborparameter der Gerinnung und Fibrinolyse; im Unterschied zu primären Störungen der Fibrinolyse ist das Fibrin D Dimer nachweisbar (Abbauprodukt polymeren Fibrins).

Die ***Therapie*** besteht in der Behebung der Ursache, soweit möglich; intravenöse Therapie mit Heparin und Antithrombin III zur Unterbrechung der Koagulation.

16.1.2 Hautblutungen durch Wandschäden

Nichtvaskulitische vaskuläre Purpura

Sowohl Schäden der Gefäßwand selbst als auch des perivaskulären Bindegewebes (oft beider gemeinsam) können zu Hautblutungen führen (Tabelle 16.3).

Mechanisch-traumatische Purpura. Die häufigste Form der Purpura. Bei hierzu disponierten Individuen (meist Frauen mit weicher, „dünner" Haut – „Kapillarfragilität") können oft schon geringfügiger, v. a. tangential scherender Druck und Zug an der Haut Purpuraläsionen hervorrufen (Ekchymosen, Vibizes). Die Verteilung der Läsionen entspricht der Gewalteinwirkung: Abdruck der schlagenden Hand, von Fingerabdrücken bei Anfassen an Oberarm, Rumpf und Oberschenkel, Druckstellen von Kleidungsstücken, Marken der Saugelektroden des EKG, sogenannte „Knutschflecken" etc.

Hydrostatisch bedingte Purpura. Bei längerdauerndem venösem Überdruck und Stase kommt es auch aus normalen Blutgefäßen zur Extravasation, meist in Form von flohstichartiger Purpura. Beispiele: Purpura bei chronisch-venöser Insuffizienz, beim forcierten Rumpel-Leede-Versuch, Purpura im Gesichts- und Halsbereich nach dem Geburtsakt.

Fallbericht: Ein 22 jähriger Student kommt mit beidseitigen dichten punktförmigen bräunlichen Flecken der Knöchelregionen bis etwa zur Hälfte der Unterschenkel zur Untersuchung. Er fühlt sich ansonsten gesund, sämtliche Laborwerte sind unauffällig, die Venenfunktionsmessung ist grenzwertig normal. Die Anamnese ergibt, daß er als Ferienjob 3 Wochen im Gastgewerbe gearbeitet hatte und täglich ca. 10

Tabelle 16.3. Hautblutungen bei Schäden der Gefäßwand und/oder des perivaskulären Bindegewebes

normale Haut	mechanisch-traumatische Purpura, hydrostatisch bedingte Purpura
angeborene Bindegewebsdefekte	Ehlers-Danlos-Syndrom, Marfan-Syndrom, Pseudoxanthoma elasticum, M. Osler
erworbene Bindegewebsdefekte	hohes Alter, Kortikosteroidschaden, Skorbut
Einlagerung von Substanzen	Amyloidose, Porphyria cutanea tarda, Lichen sclerosus et atrophicans
Embolien	Fett-, Cholesterin-, bakterielle Embolie; losgelöste Thromben (z. B. von Herzklappen), Embolia cutis medicamentosa
Infektionen	Rickettsiosen, Meningokokkensepsis
Toxine	Schlangengifte
[Vaskulitis]	

Stunden fast ohne Unterbrechung hinter der Ausschank stand. Dabei seien ihm die Füße so angeschwollen, daß ihm bei Dienstschluß die Schuhe nicht mehr paßten.

Der hydrostatische Druck verstärkt ferner Hautblutungen *anderer* Ursache (daher sind die meisten Purpuraformen an den Beinen am stärksten ausgeprägt) und kann zu Einblutungen in entzündliche Hautläsionen führen, die normalerweise *nicht* mit Hautblutungen ablaufen (***„symptomatische Purpura“***).

!

Symptomatische Purpura ist ein nicht seltenes Begleitsymptom bei Exanthemen, Ekzemen oder Erysipelen u. a. m., vorwiegend an den Unterschenkeln und nach kranial hin abnehmend. Sie tritt bei Stauung, aber auch bei unterschwelliger Blutungsneigung auf (Thrombopenie, Aspirineinnahme u. a. m.). Sie muß von Blutungsübeln und Vaskulitis unterschieden werden (z. B. Unterschenkelekzem mit symptomatischer Purpura vs. nekrotisierende Vaskulitis).

Infektionen. Bei septischer Vaskulitis (Abb. 16.3), Meningokokkensepsis (s. Abb. 12.18) und Rickettsiosen verursachen Keime direkte Wandschäden mit nachfolgender Hautblutung. Ähnliches ist bei manchen Schlangengiften der Fall.

Emboli. Direkte Schädigung der Gefäßwand mit nachfolgender Purpura und allenfalls Nekrose tritt bei *klein*partikulären Embolien verschiedener Art in Erscheinung (*große* Emboli führen zu ischämischer Nekrose):

Fettemboli sind Komplikationen von Knochenbrüchen (lange Röhrenknochen, Becken), die mit Fieber, ZNS-Symptomen (Verwirrtheit) und petechialen Blutungen am oberen Rumpf, Hals und Gesicht einhergehen.

Cholesterinemboli treten vorwiegend an den Beinen auf, sind durch umschriebene Livedo racemosa und Petechien gekennzeichnet und werden meist durch traumatische Eröffnung atheromatöser Plaques im Rahmen gefäßchirurgischer Eingriffe ausgelöst.

Die ***Embolia cutis medicamentosa*** ist eine seltene Komplikation versehentlicher intraarterieller (statt intramuskulärer) Injektion visköser Medikamente, meist der Glutäalregion. Eine (augenblicklich) sehr schmerzhafte und tiefe hämorrhagische Nekrose, die nach Stunden bis Tagen manifest wird (Abb. 16.4).

Weitere Quellen von Emboli sind ***Gefäß- oder Klappenprothesen*** (vom Material selbst oder Thromben); diese können steril oder infiziert sein.

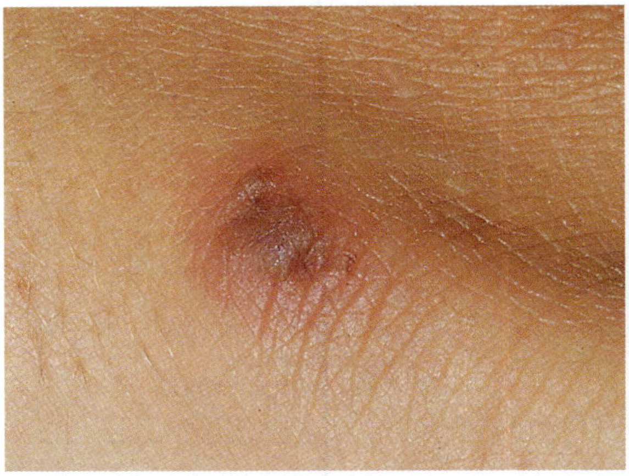

Abb. 16.3. Septische Vaskulitis (Zeigefinger – Grundgelenk). Einzelne, akrale, mehrere Millimeter große hämorrhagische Nekrosen mit entzündlichem Halo. Bei diesem Patienten bestand eine Streptokokkensepsis; analoge Bilder auch bei anderen Keimen (Gonorrhö, Endocarditis lenta etc.)

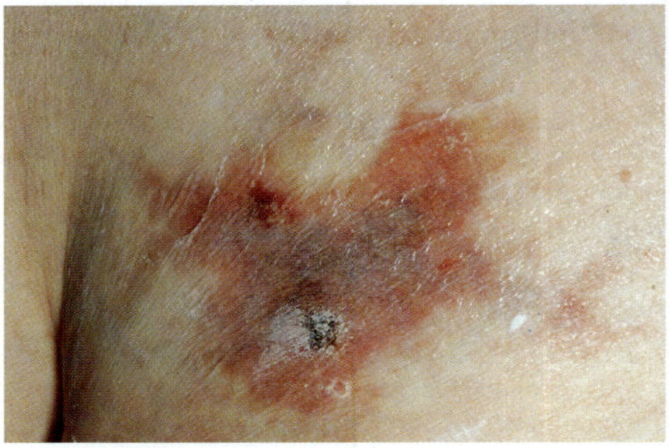

Abb. 16.4. Embolia cutis medicamentosa. Ein bizarr begrenzter, hämorrhagisch nekrotischer Bezirk der rechten Hinterbacke nach versehentlich intraarterieller Injektion eines Depot-Präparates

Angeborene Schwäche der Gefäßwand/des perivaskulären Bindegewebes. Die leichte Auslösbarkeit von Hautblutungen – wenn auch an und für sich harmlos – kann ein wichtiger dermatologischer Hinweis auf angeborene Defekte des Kollagenstoffwechsels (z. B. Ehlers-Danlos-, Marfan-Syndrom) (S. 525) oder den M. Osler (s. S. 612) sein.

Fallbericht: Ein 57jähriger Arzt verstarb plötzlich und aus voller Gesundheit an der Ruptur eines Aortenaneurysmas. Nach seinem Tod wurde bekannt, daß er, wie auch ältere Mitglieder seiner Familie, an einem Ehlers-Danlos-Syndrom gelitten hatte. Seinen dermatologischen Freunden war außer einer gewissen schwammigen Beschaffenheit seiner Haut nie etwas besonderes aufgefallen. Allen war allerdings bekannt, daß seine Haut bei Belastungen leicht Purpuraherde entwickelte; dies wurde darauf zurückgeführt, daß er seit Jahren prophylaktisch niedrigdosiertes Salizylat einnahm.

Erworbene Schwäche der Gefäßwand/des perivaskulären Bindegewebes. Verminderte Dehnbarkeit und/oder Reißfestigkeit des Gewebes führt zur leichteren mechanischen Traumatisierbarkeit der Hautgefäße und damit zu punktförmigen oder flächigen Blutungen.

Die häufigste Erscheinungsform ist die sog. ***senile Purpura***, die durch oft große, bizarr polyzyklisch begrenzte Hautblutungen von sattroter bis blaubrauner Farbe, v.a. an Handrücken und Dorsalseiten der Unterarme (mechanisch besonders exponierte Körperstellen!), gekennzeichnet und stets von Altersatrophie der Haut (dünne, gefältelte, schlaffe Haut, fleckige Hypo- und Hyperpigmentierung) begleitet ist. Ein analoges Bild entsteht bei langfristigem Kortikosteroidgebrauch (systemisch oder lokal; „***Kortikoidpurpura***", s. S. 132). Therapie: keine (außer Schutz der Hände durch Handschuhe).

Personen mit seniler bzw. Kortikoidpurpura geben beim Händeschütteln lediglich die Fingerspitzen, da der Druck des Daumens des Kontrahenten am Handrücken sofort zur Purpura führt.

Hautblutungen sind ein wichtiges diagnostisches Kriterium bei *Skorbut* (in follikuläre Hyperkeratosen) sowie bei *Amyloidose* (Einblutung bei Kneifen eines Amyloidoseherdes) und kann ein den Patienten erschreckendes Symptom beim *Lichen sclerosus et atrophicans* sein.

Fallbericht: Ein 17jähriger Architektensohn litt seit Jahren an ausgedehntem Lichen sclerosus an Glans und Präputium. Aus Scham hatte er die Läsionen weder den Eltern noch Ärzten gezeigt. Er wurde in ein Sommercamp nach Frankreich gesandt, wo er ein Mädchen kennenlernte. Am Abschiedsabend kam es zu einer langen und intensiven Liebesepisode, als deren Resultat sich eine massive fleckige Blutung der gesamten distalen Penishälfte einstellte. Die alarmierte Mutter brachte den Sohn zum Dermatologen; die Blutung bildete sich innerhalb einiger Wochen zurück, der Lichen sclerosus sprach auf Behandlung mit systemischen Retinoiden und lokalen Kortikosteroiden nur teilweise an.

Purpura als Ausdruck von Vaskulitis. Vaskulitis der oberflächlichen Hautgefäße geht in der Regel mit Purpura einher (s. weiter unten).

16.2 Hyperkoagulabilitätssyndrome

Thrombusbildung, d. h. umschriebene intravasale Blutkoagulation, ist ein physiologischer Schutzmechanismus gegen Extravasation bei Schädigungen der Gefäßwand (mechanisch, entzündlich, Atherosklerose u. a. m.). Sie wird durch gleichzeitige Aktivierung antikoagulanter Faktoren des Gerinnungssystems lokal beschränkt, und die Thromben anschließend unter Aktivierung des fibrinolytischen Systems aufgelöst bzw. organisiert. Wird diese Gegensteuerung durchbrochen, entstehen Thrombosen größerer Gefäße; bei Loslösung nicht fixierter Thromben kommt es zum prekären Ereignis der Embolie. Völliges Versagen der Gegenregulation führt zur disseminierten intravasalen Koagulation (s. oben).

Thrombusbildung ist daher in der Regel ein beschränktes und kontrolliertes Teilsymptom in einem pathologischen Szenario (z. B. bei Vaskulitis). Als Thrombose klinisch auffällig wird sie erst bei Durchbrechung der Kontrollmechanismen.

Thrombusbildung wird drastisch erleichtert, wenn

- das Blut langsam strömt bzw. stillsteht und
- das Gleichgewicht in den Gerinnungs- und/oder fibrinolytischen Systemen zugunsten prokoagulanter Faktoren verschoben ist (***Hyperkoagulabilitätssyndrome***).

Beide Situationen (Tabelle 16.4) spielen bei dermatologischen Krankheitsbildern eine wichtige Rolle. Hauptmanifestation sind arterielle Thrombosen mit ischämischer Gewebsnekrose, die oberflächliche Thrombophlebitis und die tiefe Phlebothrombose (s. S. 735).

Die ***oberflächliche Thrombophlebitis*** beruht vorwiegend auf traumatischen Gefäßschäden (Injektionsnadel, Endothelschaden durch injizierte Flüssigkeit, stumpfes Trauma) und ist (außer mit venöser Stase) seltener mit thrombosefördernden Faktoren assoziiert, tritt aber gehäuft im Rahmen der Thrombophlebitis migrans bei Neoplasmen und Systemkrankheiten (z. B. M. Behçet) auf.

Ein Sonderfall ist die ***Mondor-Phlebitis*** (Thrombophlebitis seitlicher Rumpfvenen), die mit entzündlichen oder neoplastischen Krankheiten der Abdominalorgane assoziiert sein soll (oder auch mit stumpfen Traumen).

Die ***tiefe Phlebothrombose*** resultiert in der Regel aus venöser Stase aufgrund chronischer Insuffizienz der tiefen Beinvenen; bei ihr sind zusätzliche thrombosefördernde Faktoren von hoher Bedeutung, am häufigsten Immobilisierung (z. B. lange Flugreisen, Bettlägerigkeit) und zirkulierende prokoagulante Faktoren (postoperativ, posttraumatisch, Sepsis u. a. m.). Hyperkoagulabilitätssyndrome durch zirkulierende prokoagulante oder Defizienz antikoagulanter Faktoren manifestieren sich durch Neigung zu häufigen und massiven Thrombosen der tiefen Bein- und Beckenvenen sowie Venen innerer Organe (Niere, Lebervenen und Pfortader, Mesenterium, ZNS, Vena cava) in frühem Lebensalter.

Langsame Blutströmung	
Venen- bzw. Klappeninsuffizienz	chron. venöse Insuffizienz, postthrombot. Syndrom
Ausfall der Muskelpumpe	Immobilität
kardiovaskulärer Schock	
Herzinsuffizienz	
Adipositas	
Hyperviskosität	
zelluläre Komponenten↑	Thrombozytose, myeloproliferative Krankheiten, Polycythämia vera
rigide Erythrozyten	Sichelzellämie, Hämoglobin-C-Krankheit, fam. Mittelmeerfieber
Proteindyskrasie	Kryoglobulinämie
Hyperkoagulabilität	
zirkulierende prokoagulante Faktoren (z. B. vWF)	posttraumatisch, postoperativ
zirkulierende proinflammatorische Mediatoren (IL-1, -6, -8, TNFα)	Sepsis, TEN
Defizienz antikoagulanter Faktoren	AT III, Protein-C-Protein S, Heparin-Kofaktor II
Defizienz fibrinolytischer Faktoren	tPA
Antiphospholipid-Antikörper	Antiphospholipid-Syndrom
Neoplasmen	Thrombophlebitis migrans
Medikamente	synthetische Östrogene, Heparin, Dicumarol

Tabelle 16.4. Thrombosefördernde Faktoren

16.2.1 Antithrombin (AT)-III-Mangel

Ein schwerwiegendes Zustandsbild, das durch Thrombose tiefer und Venen innerer Organe (s. oben) und Embolien in bis zu 50 % gekennzeichnet ist. AT-III-Mangel kann ***erworben*** (postoperativ, nach Thrombosen und zerebralen Insulten, bei nephrotischem Syndrom, Leberfunktionsstörungen, Östrogene) oder ***hereditär*** auftreten (Prävalenz 1/2.000). In letzterem Fall treten Thrombosen familiär gehäuft und meist schon im frühen Erwachsenenalter auf, oft durch Schwangerschaft, Kontrazeptiva oder Operationen ausgelöst. Steigende Thromboseinzidenz mit zunehmendem Alter.

AT III ist ein in der Leber gebildetes, im Blut zirkulierendes Protein, das mit (dem zirkulierenden) Heparin bzw. (dem an Endothelzellen wandständigen) Heparan einen Komplex bildet, der avide an Thrombin und andere aktivierte Gerinnungsfaktoren (IXa, Xa, XIa) bindet und diese inaktiviert. AT III wirkt damit gegen die Ausweitung lokaler Thrombosen.

Nachweis. Immuno- und/oder funktionelle Assays; Verringerung auf unter 60 % geht mit erhöhtem Thromboserisiko einher.

Behandlung. Diese ist bei symptomatischem Verlauf indiziert: im Akutfall AT-III-Konzentrate oder frisches Plasma; später lebenslange Antikoagulation mit Kumarinen (Heparin ist wenig wirksam und kann durch AT-III-Verbrauch das Thromboserisiko sogar erhöhen). Danazol erhöht die Lebersynthese von AT-III.

16.2.2 Protein-C-, Protein-S-Mängel

Es handelt sich dabei um häufigere und – außer der meist letalen homozygoten Protein-C-Defizienz – mildere Syndrome von Hyperkoagulabilität. Sie kommen erworben (Leberkrankheiten, nephrotisches Syndrom, disseminierte intravasale Koagulation, Dicumarol- und Östrogeneinnahme) und hereditär vor (beide autosomal dominant; Prävalenz des heterozygoten Protein-C-Mangels 1/200). Homozystinurie ist mit defizienter Expression von Thrombomodulin und mangelnder Protein-C-Aktivierung assoziiert.

Protein C und S sind Vitamin-K-abhängig in der Leber synthetisierte, zirkulierende antikoagulante Faktoren. Protein C wird durch – an Thrombomodulin an der Endothelzelle gebundenes – Thrombin aktiviert (APC), lagert sich gemeinsam mit Protein S an Phospholipidoberflächen (Zellmembranen, z. B. von Thrombozyten) ab und inaktiviert die aktivierten Faktoren Va und VIIIa. Das Thrombomodulin-Protein-C-Protein-S-System bewirkt daher gleichfalls eine lokale Eingrenzung der Thrombose. Gleichzeitig fördert es die Fibrinolyse durch Hemmung des Plasminogen-Aktivator-Inhibitors.

Nachweis. Immuno- und funktionelle Assays. Das Thromboserisiko ist variabel, gering bei Werten > 50 %.

Therapie. Bei symptomatischem Verlauf Antikoagulation mit Kumarinen, anfangs gemeinsam mit Heparin.

Kumarine senken die Blutspiegel der Gerinnungsfaktoren II, X und IX, noch schneller aber die von Protein C. Es kommt daher initial zu einer vorübergehenden Verstärkung der Hyperkoagulabilität, die zur Nebenwirkung der ***Kumarinnekrosen*** führen kann (umschriebene, bizarr begrenzte hämorrhagische Hautnkrosen).

16.2.3 Störungen der Fibrinolyse

Diese sind noch inkomplett erforscht, jedoch wahrscheinlich wichtige Ursachen der Hyperkoagulabilität. Thromboseneigung kann sowohl auf qualitativer als auch auf quantitativer Defizienz des Gewebe-Plasminogenaktivators (tPA) als auch auf überschießender Aktivität von Plasminogenaktivator-Inhibitoren beruhen. Selten sind Fälle von quantitativ oder qualitativ defizientem Plasminogen.

Die Fibrinolyse (Abb. 16.5) beginnt durch Bindung des Plasmaproteins Plasminogen an das Fibringerinnsel. Der von den Endothelzellen produzierte tPA bindet an den Plasminogen-Fibrinkomplex und aktiviert Plasminogen zu Plasmin. tPA wird durch zirkulierende Inhibitoren gehemmt (der wichtigste: Plasminogenaktivator-Inhibitor 1).

Die Produktion von tPA soll in verschiedenen Gefäßabschnitten verschieden sein, besonders niedrig in den Beinvenen.

16.2.4 Thrombophlebitis migrans (Trousseau-Syndrom)

Dies ist ein seltenes Krankheitsbild, das durch rezidivierende oberflächliche und tiefe Thrombosen sowie Embolien in wechselnder Lokalisation in Assoziation mit Neoplasmen (häufig: Mesotheliom!) gekennzeichnet ist. Zugrunde liegt eine langsam ablaufende disseminierte intravasale Koagulation, die durch prokoagulante Faktoren aus dem Tumor (Tissue factor?) ausgelöst wird. Typische Laborbefunde sind niedrige Thrombozyten- und Fibrinogenwerte, verlängerte Prothrombinzeit und Nachweis von Fibrinabbauprodukten.

16.2.5 Hyperkoagulabilität als Medikamentenwirkung

Eine solche findet sich klassischerweise bei synthetischen Östrogenen (erniedrigte AT-III- und Protein-S-Spiegel), Cyclosporin A sowie Heparin. Letzteres führt zur heparininduzierten Thrombozytopenie (HIT) durch antithrombozytäre Antikörper. Mechanismus: antikörpermediierte Thrombozytenaggregation sowie

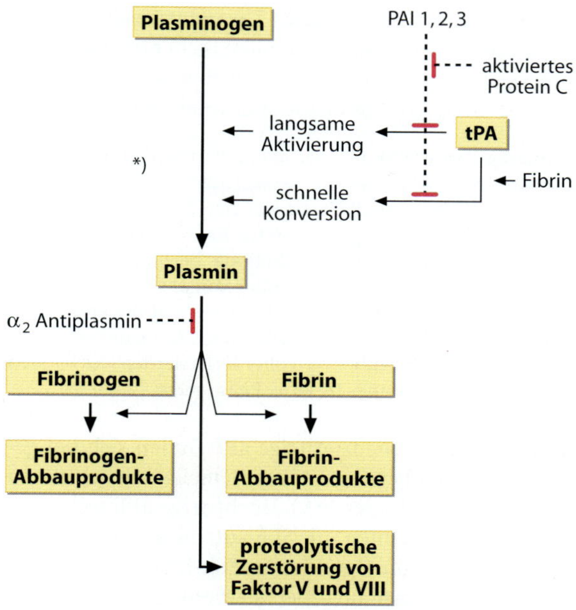

Abb. 16.5. Fibrinolysesystem. Plasminogen wird durch den Gewebeplasminogenaktivator *(tPA)* zu Plasmin umgewandelt; dieser Prozeß wird durch Fibrin beschleunigt und durch die Plasminogenaktivator-Inhibitoren *(PAI 1,2,3)* gehemmt. Die PAI werden ihrerseits durch aktiviertes *Protein C* inhibiert. Plasmin wird durch das zirkulierende *α2-Antiplasmin* inaktiviert. *) Ansatzpunkt der Streptokinase und Urokinase

Endothelzellschädigung durch Bindung der Antikörper an das endothelzellgebundene Heparan. Typische Folgen sind arterielle Thrombosen, die sich an der Haut als oft ausgedehnte, bizarre Nekrosen manifestieren können (klinisch trotz der verschiedenen Pathogenese den Kumarinnekrosen ähnlich).

16.2.6 Antiphospholipid-Syndrom (APS)

APS ist ein mit permanent erhöhten Antikörpern gegen Phospholipide (Kardiolipin) einhergehendes Zustandsbild, das durch rezidivierende venöse und arterielle Thrombenbildung, vorwiegend an Herz, ZNS, tiefen Venen und Haut sowie habituellen Abort gekennzeichnet ist. APS ist häufig mit systemischem Lupus erythematodes assoziiert (sog. „sekundäres" APS); es ist das am stärksten mit Hautsymptomen assoziierte Hyperkoagulabilitätssyndrom.

Antiphospholipidantikörper (aPL) sind eine heterogene Gruppe von Autoantikörpern, die gegen anionische Phospholipide (Abbauprodukte von Zellmembranen) gerichtet sind. Sie sind seit Jahrzehnten als Ursache der „falsch positiven" Wassermann- (bzw. VDRL- und RPRC-) Reaktionen bei verschiedenen Infektionskrankheiten und Kollagenosen bekannt (s. S. 819). Ihre Rolle bei der Gerinnung wurde zunächst mißinterpretiert („Lupus-*Anti*koagulant"); heute ist klar, daß aPL in hohen Titern ein schweres Thromboserisiko bedeuten. Phospholipide allein scheinen nicht oder kaum immunogen zu sein; beim APS bedürfen sie eines Kofaktors: β2-Glykoprotein I (Apolipoprotein H).

Antikoagulante Wirkung der aPL. aPL bewirken in ca. 60 % in vitro eine Verlängerung verschiedener Gerinnungstests (aPTT, weniger stark PT), die auf der Blockierung der im „Prothrombinase-Komplex" (Faktor Xa, Va, Ca++ und Phospholipide) enthaltenen Phospholipde beruht; Zugabe von Phospholipiden im Überschuß oder von aktivierten Thrombozyten normalisiert die Tests. In vivo spielt die antikoagulante Wirkung der aPL keine Rolle, da sie durch die verfügbaren aktivierten Thrombozyten überdeckt werden – es handelt sich somit um ein reines In-vitro-Phänomen.

Epidemiologie. Niedrigtitrige aPL finden sich bei gesunden älteren Personen bis 15 %, meist nur von einem Isotyp (IgG, IgM oder IgA). Hochtitrige aPL treten bei ca. 30 % der Patienten mit SLE auf, meist mehrere Isotypen gemeinsam (IgG dominieren); seltener und in niedrigeren Titern auch bei verwandten Autoimmunkrankheiten, M. Behçet und Myasthenia gravis. aPL finden sich ferner bei verschiedenen bakteriellen und viralen Infektionskrankheiten (Sepsis, Lepra, Tuberkulose, Rubeolen, HIV-Infektion). Niedrigtitrige aPL bei sonst gesunden Personen ohne Thromboseanamnese oder bei Infektionskrankheiten haben *kein* wesentliches Risiko von APS; hingegen entwickeln ca. 30 % der SLE-Patienten bei Vorhandensein von aPL ein solches („sekundäres" APS). Dennoch ist die Mehrzahl der Patienten mit APS nicht an definitivem SLE oder anderen Autoimmunkrankheiten erkrankt („primäres" APS), zeigt jedoch häufig entsprechende Teilsymptome.

Die Unterteilung zwischen „primärem" und „sekundärem" APS wird heute zunehmend verlassen, da SLE und APS zeitlich versetzt und in beliebiger Reihenfolge auftreten können. Man vermutet, daß *alle* gravierenden Formen des APS mit Autoimmunreaktionen in Zusammenhang stehen.

APS tritt meist im (jüngeren) Erwachsenenalter und gehäuft bei Frauen auf (2:1 beim „primären", 8:1 beim „sekundären" APS). Familiäre Häufung wurde nur selten beobachtet. Korrelationen mit HLA-Haplotypen sind noch nicht gesichert.

Pathogenese. Verschiedene Hypothesen bedürfen der Bestätigung:

- Direkte Schädigung der Endothelzellmembranen, Thrombozyten und/oder Gerinnungsfaktoren durch aPL.
- Hemmung der Protein-C-Aktivierung durch Interferenz mit der Bindung von Thrombin an Thrombomodulin oder Hemmung der Bildung aktivierter Protein-C-Protein-S-Aggregate auf Phospholipid-Zellmembranen (APC-Resistenz).
- Bindung und Inaktivierung von β2-GP1 durch aPL beim APS. Dieses ist selbst antikoagulant wirksam und hochaffin zu Membranlipiden (Leiteffekt für aPL?).

Klinik. APS ist durch rezidivierende venöse und arterielle Thrombosen mit vielfältiger klinischer Symptomatik und habituellen Abort gekennzeichnet. Sowohl große als auch mittelgroße und kleine Gefäße können ergriffen sein; der Verlauf ist subakut oder akut-lebensbedrohend (gleichzeitige thrombotische Ereignisse an Hirn, Nieren, Lungen etc.).

Arterielle Thrombosen betreffen häufig die Arterien des ZNS (TIA, ischämischer Insult, oft auch klinisch stumm; Migräne, Epilepsie, Chorea minor, psychiatrische Manifestationen u. a. m.); Mesenterial- und Koronararterien (Herzinfarkt bei jungen Patienten ohne Risikofaktoren!), Extremitätenarterien, A. centralis retinae. Befall der Nierenarterien (oder -arteriolen) führt zu renaler Symptomatik (milde Dysfunktion bzw. Proteinurie bis Nierenversagen; Hypertonie).

Venöse Thrombosen betreffen die tiefen Bein-, Beckenvenen, Mesenterial-, Leber-, Nierenvenen; V. subclavia, Sinus sagittalis, Vena cava (Budd-Chiari-Syndrom!) u. a. m. Hohe Embolieinzidenz.

Herzklappenläsionen. Hohe Inzidenz von Vegetationen von Endokard und Herzklappen wie bei Libmann-Sacks-Endokarditis; Aorten- und Mitralklappeninsuffizienz, zerebrale Embolien!

Habituelle Aborte. Hohe Inzidenz (ca. 50 %) von Abort, Fruchttod oder Frühgeburt; am häufigsten im 3. Trimenon. Pathogenese: Thrombose von Plazentargefäßen, Plazentarinfarkt; die abortierte Frucht ist unauffällig. IgM-aPL scheinen ein geringeres Abortrisiko zu bedeuten.

Die beschriebenen thrombotischen Symptome wurden früher als direkte Folge des SLE interpretiert; die genaue Zuweisung zum APS bzw. SLE ist bei vielen davon auch heute noch nicht möglich.

Hautläsionen. Die Symptomatik ist vielgestaltig, da sowohl Arterien als auch Venen verschiedenen Kalibers betroffen sein können. Am häufigsten sind oberflächliche und tiefe Venenthrombosen. Gravierend sind ferner Raynaud-Symptom und periphere Gangrän, sowie oft ausgedehnte Hautnekrosen (Verschluß von Hautarterien). Zusätzlich finden sich Livedo racemosa, Nagelfalzblutungen und petechiale Hämorrhagien wie bei septischer Vaskulitis. APS kann auch unter dem spezifischen klinischen Bild der Livedo-Vaskulitis auftreten (s. unten).

APS wurde früher fälschlich als Ursache des Sneddon-Syndroms betrachtet (s. unten).

Labor. Beweisend ist der Antikardiolipin-Antikörper-Test (ein Solidphasen-ELISA); dieser Test ist in ca. 20 % konkordant mit positivem Lupus-Antikoagulant-Test (Verlängerung des aPTT auf >50 sec) und in ca. 40 % mit einem „biologisch falsch positiven" VDRL (letzterer niedrigtitrig). Weitere Laboranomalien sind durch den oft koexistenten SLE bedingt: ANA, Komplementverbrauch, positiver Coombs-Test, Thrombozytopenie.

Therapie. Arterielle und venöse Thrombosen werden nach den üblichen Richtlinien durch Thrombolyse und (langfristige bis lebenslange) orale Antikoagulation behandelt. Zusätzlich, insbesondere bei foudroyantem Verlauf, werden initial hochdosiert Kortikosteroide gegeben (von manchen Autoren auch Immunsuppressiva; evtl. Plasmapherese). Bislang asymptomatische Patienten werden prophylaktisch mit niedrigdosiertem Aspirin (75–150 mg/Tag) oder, bei Schwangerschaft, Heparin behandelt; genaue Überwachung in Risikoambulanz erforderlich!

16.2.7 Livedo-Vaskulitis

Siehe unter Livedo-Syndrome, S. 507.

16.3 Vaskulitis

Der Begriff „Vaskulitis" bezeichnet ein Spektrum ätiologisch, pathogenetisch, morphologisch und prognostisch verschiedener Krankheiten, deren gemeinsames Hauptmerkmal die entzündliche Alteration oder Zerstörung der Gefäßwand ist. Letztere bedingt Schäden, manchmal Nekrose des umgebenden (abhängigen) Gewebes bzw. Organs, und häufig Blutextravasation (Purpura).

Diese Definition der „Vaskulitis" ist zwangsläufig etwas unscharf: Gefäße sind Mittler *jeder* Art von Entzündungsreaktion und daher stets mehr oder minder deutlich verändert (Weitstellung, Diapedese von Entzündungszellen, Wandschäden).

Ätiologie und Pathogenese. Diese sind bei vielen Vaskulitisformen noch nicht aufgeklärt. Folgende pathogenetische Wege sind grundsätzlich möglich:

- ***Direkter*** Gefäßschaden: bei septischer Vaskulitis (Rickettsien, Meningokokken etc.), Embolisation, Thrombose etc. Solche Zustandsbilder werden als symptomatische oder „sekundäre" Vaskulitis bezeichnet und in der Klassifikation der „primären" Vaskulitiden nicht berücksichtigt;
- Gefäßschaden durch ***spezifische*** Mechanismen gegen Komponenten der Gefäßwand: Antibasalmembran-Antikörper können Kapillaritis der Lunge und Niere (Goodpasture-Syndrom) hervorrufen, nicht jedoch der Hautgefäße. Antiendothelzell-Antikörper wurden bei verschiedenen Kollagenosen, Wegener-Granulomatose und beim Kawasaki-Syndrom beschrieben; ihre Relevanz bei den primären Vaskulitiden ist ungeklärt;
- ***Indirekte*** **Beteiligung** des Gefäßes an gegen *andere* Ziele gerichtete Entzündungsreaktionen (Hautgefäße als „innocent bystander"): Dies ist der bei „primärer" Vaskulitis hauptsächlich wirksame pathogenetische Weg. Mechanismen: Komplementaktivierung durch Immunkomplexe; Mediatorfreisetzung durch Bindung von ANCA an Determinanten der Leukozyten- und Endothelzelloberfläche (s. unten); zelluläre Immunreaktionen (?).

Klassifikation. Diese ist ein noch nicht abgeschlossenes jahrzehntelanges Diskussionsthema und erfolgt immer noch nach morphologischen Kriterien; verschiedene Schemen liegen vor (Tabelle 16.5 und 16.6). Die hierbei angewendeten Parameter sind Kaliber des befallenen Gefäßes (Tabelle 16.7), dominierender Typ der Entzündung (lymphozytär, leukozytär, Riesenzelltyp) und gegebene oder fehlende systemische Natur des Prozesses.

Tabelle 16.5. Klassifikation der Vaskulitiden (aus der Sicht des Dermatologen)

kutane Vaskulitis	lymphozytäre Vaskulitis (chronische Pigmentpurpura) Nodulärvaskulitis (Erythema induratum Bazin)
kutane Vaskulitis mit Systembeteiligung	kutane nekrotisierende Vaskulitis Schönlein-Henoch-Purpura Urtikarielle Vaskulitis Erythema elevatum et diutinum Vaskulitis bei Kryoglobulinämie Purpura hypergammaglobulinämie „rheumatoide" Vaskulitis
nekrotisierende Systemvaskulitiden	Wegener-Granulomatose Polyarteritis nodosa Churg-Strauß-Granulomatose mikroskopische Polyangiitis Kawasaki-Syndrom
Riesenzellarteritis	Polymyalgia rheumatica, Arteriitis temporalis Takayasu-Arteriitis
Sneddon-Syndrom	

Tabelle 16.6. Chapel-Hill-Klassifikation der primären systemischen Vaskulitiden (1992) (aus der Sicht des Rheumatologen)

Vaskulitis der großen Gefäße	Riesenzellarteriitis Arteriitis temporalis, Takayasu-Arteriitis
Vaskulitis der mittelgroßen Gefäße	Polyarteriitis nodosa Kawasaki-Arteriitis
Vaskulitis der kleinen Gefäße	Wegener-Granulomatose Churg-Strauß-Syndrom mikroskopische Polyangiitis Purpura Schönlein-Henoch Vaskulitis bei essentieller Kryoglobulinämie leukozytoklastische Vaskulitis (der Haut)

Tabelle 16.7. Befall verschiedener Gefäßkaliber bei Vaskulitis-Syndromen

	Aorta und Äste	Große und mittlere Arterien	Mittlere muskuläre und kleine Arterien	Venulen, Arteriolen	Kapillaren
Riesenzellarteriitis	x	x			
Polyarteritis nodosa		x	x		
Kawasaki-Syndrom		x	x		
Churg-Strauß-Syndrom[a]		x	x		
Wegener-Granulomatose[a]			x	x	
mikroskopische Polyangiitis[a]			x	x	x
„rheumatoide" Vaskulitis			x	x	
leukozytoklastische Vaskulitis			x	x	x
Pigmentpurpura					x

[a] ANCA-assoziiert

Grundsätzlich ist jede Vaskulitisform, außer der Pigmentpurpura, ein Systemprozeß; allerdings sind bei manchen (z.B. kutane nekrotisierende Vaskulitis) die Systemzeichen oft geringfügig ausgebildet.

16.3.1 Lymphozytäre Vaskulitis

Unter diesem Begriff versteht man Dermatosen, die durch lymphozytäre Entzündung von Gefäßen mit Blutextravasation gekennzeichnet sind.

Diese unscharf definierte Krankheitsgruppe war früher umfangreich (sie umfaßte etwa auch die Pityriasis lichenoides und die lymphomatoide Papulose), machte aber einen Bestandsschwund mit und besteht heute nur mehr aus einem einzigen Krankheitstyp, der sog. chronischen Pigmentpurpura.

Chronische Pigmentpurpura

Eine Gruppe verwandter Dermatosen unbekannter Ursache, die durch chronischen Verlauf, Nebeneinander alter und frischer Läsionen (Hämosiderineinlagerungen und Purpura) und histologisch lymphozytäre Kapillaritis gekennzeichnet sind.

Epidemiologie. Die chronische Pigmentpurpura ist relativ selten; sie bevorzugt das frühe Erwachsenenalter und das männliche Geschlecht.

Klinik (Abb. 16.6). Beine, Hinterbacken, seltener auch der Rumpf, zeigen ein scheckiges, aus teils scharf, teils unscharf begrenzten Flecken bzw. flachen Plaques aufgebautes Exanthem, dessen Einzelläsionen aus kleinen, flohstich- bis millimetergroßen Purpurapünktchen in sämtlichten Stadien der Entwicklung (von hellrot über orange und braun zu gelb) aufgebaut sind. Dominierend sind meist ältere, braune Pünktchen (charakteristischer „cayennepfefferartiger" Aspekt). Lokaler Überdruck (z.B. Anlegen einer Blutdruckmanschette) provoziert die Eruption frischer Blutungen. ***Assoziierte***

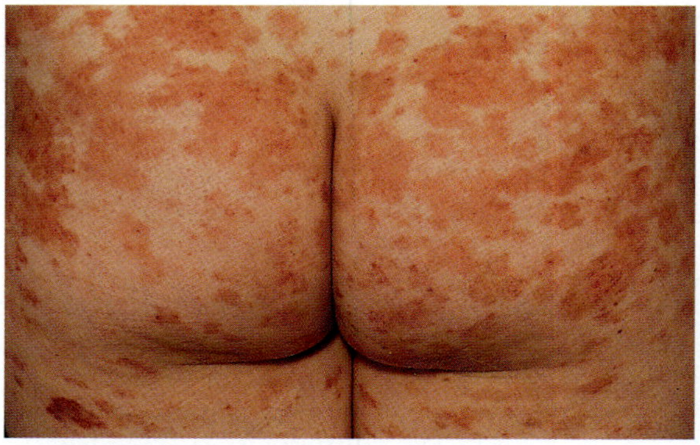

Abb. 16.6. Purpura pigmentosa. Scheckige anuläre Purpura-Herde an den Nates in verschiedenen Entwicklungsstadien. Frische Einblutungen erscheinen als dunkelrote Pünktchen, bei Rückbildung rostbraune Farbe („cayennepfefferartig")

Systemzeichen fehlen. ***Histologie:*** Lymphozytäre Kapillaritis, Blutextravasate.

Die Morphologie dieser klassischen Dermatose ist wechselnd; mehrere Unterformen werden geführt, die sich nur in Details unterscheiden. In manchen Fällen überwiegen plaqueartige *(Purpura pigmentosa progressiva Schamberg),* manchmal anuläre Herde *(Purpura anularis teleangiektodes Majocchi),* in anderen Fällen finden sich eingestreute entzündliche Knötchen *(lichenoide Pigmentpurpura Gougerot-Blum).* Selten sind die Läsionen von Juckreiz begleitet *(ekzematoide Pigmentpurpura).* Letztere ist oft generalisiert und tritt besonders dicht an mechanisch belasteten Stellen (Gürtellinie) auf. Lokalisierte Pigmentpurpura wird auch als *Lichen aureus* bezeichnet.

Ätiologie. Unbekannt (Typ-IV-Reaktion auf Antiendothelzell-Antikörper?). Früher wurde eine Medikamentengenese vermutet (damals vielverwendete bromhaltige Schlafmittel); die Anamnese ist meist leer.

Labor. Unauffällig. Gerinnungsparameter im Normbereich.

Differentialdiagnose. Stauungspurpura bei chronisch-venöser Insuffizienz, nekrotisierende Vaskulitis. Klinisch und histologisch von der chronischen Pigmentpurpura ununterscheidbare Läsionen treten manchmal als Frühsymptom einer Mykosis fungoides auf.

Verlauf und Therapie. Nach jahrelangem Verlauf meist Spontanheilung. Systemische Kortikosteroide unterbrechen den Prozeß, nach Absetzen erfolgt jedoch schnell ein Rezidiv. Lokaltherapie ist wirkungslos. Manchmal Ansprechen auf Photochemotherapie und Tetrazykline.

16.3.2 Nekrotisierende Vaskulitis

Eine heterogene Gruppe von Krankheiten, die durch Zerstörung der Gefäßwand durch Leukozyten (selten mit granulomatöser Infiltration) gekennzeichnet und meist von unbekannter Ätiologie sind („primäre" nekrotisierende Vaskulitis). Es handelt sich durchwegs um ***Systemkrankheiten,*** die in der Regel mit Hautbeteiligung ablaufen. Letztere ist bei manchen das dominierende Zeichen („kutane" nekrotisierende Vaskulitis), bei anderen stehen die Veränderungen innerer Organe im Vordergrund („systemische" nekrotisierende Vaskulitis). Dermatologisches Hauptmerkmal ist die ***palpable Purpura*** (Tabelle 16.8).

Die Unterscheidung zwischen „kutaner" und „systemischer" nekrotisierender Vaskulitis ist nützlich, wenn auch etwas willkürlich. Die häufige Feststellung, daß es eine rein kutane nekrotisierende Vaskulitis nicht gäbe, ist trivial.

Pathogenese

Gemeinsame pathophysiologische Endstrecke aller Formen der nekrotisierenden Vaskulitis ist die Aktivierung und Bindung von Neutrophilen an die Gefäßwand; der Gefäßschaden entsteht dann durch Freisetzung der Leukozytenenzyme aus den Granula (Proteinasen) und Generierung freier Sauerstoffradikale (Myeloperoxidasen).

Tabelle 16.8. Vaskulitissyndrome, die unter dem Bild der „palpablen Purpura" ablaufen können

- Kutane nekrotisierende Vaskulitis, klassischer Typ
- Schönlein-Henoch-Purpura
- Vaskulitis bei Sjögren-Syndrom (Hypergammaglobulinämie Waldenström)
- Vaskulitis bei gemischter essentieller Kryoglobulinämie
- Vaskulitis bei Kollagenosen („rheumatoide Vaskulitis")
- Vaskulitis bei Myelom (monoklonale Gammopathie)
- palpable Purpura als Hautzeichen bei
  Wegener-Granulomatose
  mikroskopische Polyangiitis
  Churg-Strauß-Syndrom

Aus diesem Grund ist die „Primäreffloreszenz", die palpable Purpura, allen Vaskulitisformen der Haut klinisch und histologisch gemeinsam.

Verschieden sind allerdings die Wege, die *zur* Aktivierung der Leukozyten führen. Man kennt zwei Hauptwege:

- über ***zirkulierende Immunkomplexe*** bzw. aggregierte monoklonale Paraproteine und Komplementaktivierung;
- in ***Assoziation mit antizytoplasmatischen Neutrophilen Antikörpern („ANCA").***

Der erste Weg ist der häufigere, länger bekannt und besser analysiert; der zweite vermittelt in der Regel schwerere Krankheiten und ist noch weniger gut bearbeitet. Die beiden Wege scheinen einander nicht auszuschließen. Beide Wege, vor allem der letztere, lassen manche Fragen der Pathogenese der Vaskulitis unerklärt; es ist wahrscheinlich, daß weitere Alternativen aufgedeckt werden.

Immunkomplexe als Mittler der nekrotisierenden Vaskulitis. Am Beginn der pathophysiologischen Kettenreaktion steht die Bildung zirkulierender Immunkomplexe, der die Komplementaktivierung zur Erleichterung des Abtransports folgt (Abb. 16.7).

Immunkomplexe sind nicht-kovalente Verbindungen von Antigen und Antikörpern, die in Gitterstrukturen organisiert sind. Ihre Löslichkeit sinkt mit zunehmender Größe; letztere hängt vom Antigen, der Antikörperklasse (IgM>IgA>IgG) und der Antigen/Antikörper-Ratio ab (größte Komplexe am Äquivalenzpunkt oder bei mildem Antigenüberschuß). Ihre Ausfällung in Gefäßen (nach dem Gesagten am ehesten bei Antigenämie) führt zu Schäden und stellt eine Panne bzw. Überforderung der physiologischen Abraummechanismen von Immunkomplexen dar. Letztere sind:

- Bindung an Fc-Rezeptoren von Makrophagen in Leber und Milz und anschließende Phagozytose;
- bei Überforderung der Kapazität erfolgt Aktivierung des Komplements (IgM- und IgG- über den klassischen, IgA-Komplexe über den alternativen Weg). C3b „opsonisiert" (d.h. zerkleinert und bindet) die Komplexe, die nun an Komplementrezeptoren (CR1) der Erythrozyten andocken und dem RES (Milz, Leber) zugeführt werden;
- bei Überforderung auch dieses Weges erfolgt die Ausfällung; die entstehende nekrotisierende Vaskulitis kann als letzte Reserve des Körpers zur Elimination der Immunkomplexe verstanden werden, die allerdings mit Eigenschäden abläuft.

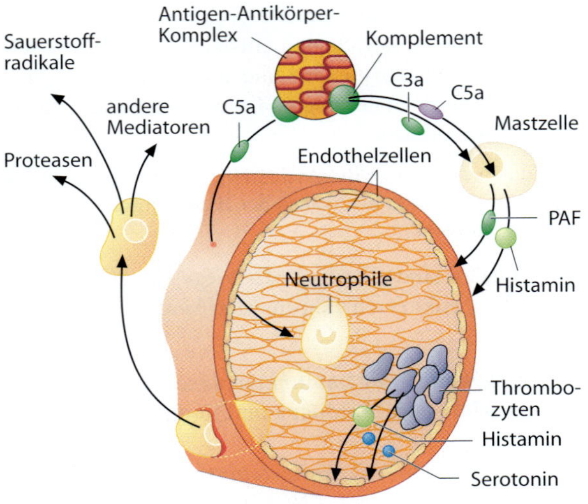

Abb. 16.7. Immunkomplexe werden noch in der Zirkulation durch Komplement C3b opsonisiert, das Komplementsystem wird aktiviert. C3a und C5a führen zur Freisetzung von *PAF* („platelet activating factor") und vasoaktiven Aminen aus Mastzellen und Basophilen. Die Gefäße werden permeabel, Immunkomplexe gelangen ins Interstitium, die Endothelzellen werden aktiviert, Thrombozyten lagern sich ab und verstärken durch Histaminfreisetzung die Gefäßweitstellung. Neutrophile werden angelockt, aktiviert und durchdringen die Gefäßwand. In und um diese setzen sie durch Freisetzung von Proteasen und freier Sauerstoffradikale Gewebsschäden. (Nach Piessens W, David J, 1995)

Komplementaktivierung bedeutet jedoch nicht nur verbesserten Abtransport der Immunkomplexe, sondern auch Freisetzung der chemotaktischen Fragmente C3a und C5a. Letztere bereiten durch vielfältige Effekte, noch *während* die Immunkomplexe zirkulieren, die Szene für das kommende Geschehen vor:

- Mastzell- und Basophilendegranulation mit Freisetzung von Histamin und „Platelet activating factor" (PAF) bewirkt Weitstellung der Gefäße (Quaddeln!) und Verlangsamung des Blutflusses;
- PAF aktiviert Thrombozyten, stimuliert sie zur Freisetzung von Histamin und Serotonin und verstärkt die Vasodilatation;
- Aktivierung der Endothelzelle mit Expression von Adhäsionsmolekülen und prokoagulatorischen Proteinen;
- Anlockung und Aktivierung zirkulierender Neutrophiler; diese exprimieren gleichfalls Adhäsionsmoleküle, setzen IL-1 und TNF frei und marginieren.

Das Szenario für die Schlacht ist nun geschaffen; die Attacke bleibt aus, wenn der Abtransport der Immunkomplexe ausreichend effektiv war (in diesem Fall bleibt der Prozeß bei einer Typ-III-Urtikaria stehen). Andernfalls dringen die Immunkomplexe durch das nun permeable Endothel (zumeist der postkapillären Venen; der Ort wird wahrscheinlich von mikrohämodynamischen Faktoren bestimmt), binden an die Basallamina, aktivieren weiter Komplement bis zur Generation des Membranattackkomplexes (Endothelschäden) und bewirken Thrombozytenaggregation. Neutrophile binden an Komplexe (Fc-Rezeptoren) und Endothelzellen (Adhäsionsmoleküle) und setzen ihre lysosomalen Enzyme (Elastase, Kollagenase u.a.m.) und Sauerstoffradikale frei; diese zerstören die Endothelzellen (eosinophile Nekrose) und öffnen den Weg zur Leukozyten- und Erythrozytendiapedese.

Die Rolle aller genannten Faktoren wird durch folgende Beobachtungen veranschaulicht:

- Bei Komplementdefizienzen (frühe Faktoren) und SLE (verminderte CR1 an Erythrozyten) ist nekrotisierende Vaskulitis ein häufiges Begleitphänomen;
- die Krankheitsaktivität korreliert mit dem Titer der Immunkomplexe;
- Gefäßweitstellung erleichtert die Ablagerung von Immunkomplexen („immune complex trapping"): verstärktes Einbluten bei nekrotisierender Vaskulitis in Ekzemherde; „Histamintest" (s. unten);
- bei Entfernung von Komplement oder Leukozyten aus dem Versuchstier bleibt trotz hoher Immunkomplextiter die nekrotisierende Vaskulitis aus.

Am Höhepunkt wird das entzündliche Szenario durch weitere Momente verstärkt: Die bedrängten Endothelzellen setzen proinflammatorische (Zytokine – IL-1, IL-6, TNFα und Eikosanoide), vasokonstriktorische (Eikosanoide, Endothelin) und prokoagulatorische Mediatoren frei („Tissue factor", von Willebrand-Faktor); Folgen sind Attraktion weiterer Leukozyten, Vasokonstriktion und Thrombusbildung. Alle diese Konsequenzen werden durch Gegenregulationsmechanismen (s. oben) lokal begrenzt und schließlich durch die Wundheilung behoben (Fibrinolyse, Phagozytose, Wiederherstellung der Gefäße durch Aktivierung von VEGF, aFGF und bFGF etc.). Die Läsionen heilen bei kleinerer Dimension mit restitutio ad integrum, bei größeren Läsionen narbig ab.

ANCA-assoziierte nekrotisierende Vaskulitis. Welche Ursachen zur Ausbildung von ANCA führen, ist noch unklar; Infekte scheinen eine auslösende Rolle zu spielen.

ANCA sind eine Gruppe vorwiegend gegen lysosomale Antigene von Neutrophilen bzw. Makrophagen gerichteter IgG-Autoantikörper, die sich (im Gegensatz z. B. zu ANA) *nicht* bei Gesunden finden. Sie sind vorwiegend mit primären Systemvaskulitiden, seltener mit Kollagenosen und anderen System- oder Infektionskrankheiten assoziiert. Sie werden nach ihrem Immunfluoreszenz-Muster und nach ihren Zielantigenen klassifiziert (s. Tabelle 16.10).

Daß ANCA eine wesentliche Rolle in der Pathogenese nekrotisierender Vaskulitisformen (Tabelle 16.9) spielen, ist eine gut begründete Hypothese (wenig wahrscheinliche Alternative: ANCA sind ein Epiphänomen). Nach dem derzeitigen Erklärungsmodell exprimieren Leukozyten, wenn sie durch z. B. TNF im Rahmen einer Entzündung aktiviert werden, die primär intrazellulär gelegenen Zielantigene der ANCA auch

Entität	cANCA(%)	pANCA(%)	Zielantigen(e)
Vaskulitiden:			
Wegener-Granulomatose			
• Initialphase	50	< 5	PR3[a]
• Generalisation	90	< 5	PR3[a]
Churg-Strauß-Syndrom	20	20	PR3, MPO[a]
mikroskopische Polyangiitis	10	60	MPO[a]
Purpura Schönlein-Henoch	–	< 5	
kryoglobulinämische Vaskulitis	–	–	
leukozytoklastische Vaskulitis	–	–	
Polyarteriitis nodosa	< 5	< 5	
Kawasaki-Arteriitis	–	–	
Riesenzell-Arteriitis	–	5	
Takayasu-Arteriitis	–	–	
Kollagenosen und verwandte entzündlich rheumatische Erkankungen			
SLE	–	25	LF, HLE, LZ[b]
Sjögren-Syndrom	–	25	LF, HLE, CG, LZ[b]
Polymyositis	–	< 10	
rheumatoide Arthritis	–	20	LF, HLE, CG, LZ[b]
rheumatoide Vaskulitis	–	50	LF, HLE, CG, LZ[b]
Felty-Syndrom	–	50	LF, HLE, CG, LZ[b]
Spondarthritiden	–	< 10	

[a] diagnostische Relevanz;
[b] Nachweis in niedriger Häufigkeit, diagnostische Relevanz nicht gesichert nach W. Gross, 1995
PR3 = Proteinase 3, MPO = Myeloperoxidase, LF = Laktoferrin,
HLE = humane Leukozyten Elastase, CG = Cathepsin G, LZ = Lysozym

Tabelle 16.9. ANCA bei Vaskulitiden, Kollagenosen und anderen entzündlich rheumatischen Erkrankungen

an ihrer Oberfläche. Zirkulierende ANCA binden nun sowohl an ihr Zielantigen wie auch, über das Fc-Fragment, an die Fc-Rezeptoren der Leukozyten: Dies bewirkt eine maximale Aktivierung derselben mit Ausschleusung ihrer toxischen lysosomalen Produkte. Deren Wirkung wird durch die Adhäsion der Neutrophilen an die Endothelzellen (im Rahmen der entzündlichen Aktivierung exprimieren Leukozyten z. B. LFA-1, Endothelzellen ICAM-1) entscheidend verstärkt und fokusiert.

Eine alternative Erklärung fordert, daß die von Neutrophilen ausgeschleusten lysosomalen Proteasen durch Bindung an ANCA für die im Plasma ubiquitären Antiproteasen unangreifbar werden; eine dritte, daß aktivierte Endothelzellen gleichfalls Zielantigene der ANCA exprimieren und dadurch zum Angriffspunkt einer ADCC werden. Die Rolle von ANCA bei Krankheiten außerhalb der Systemvaskulitiden ist noch weniger klar. Bei rheumatoider Arthritis sollen pANCA mit einem aggressiveren Verlauf assoziiert sein.

Die entstehende vaskulitische Reaktion ist von einer Immunkomplex-mediierten klinisch und histologisch nicht unterscheidbar; da sie ohne Immunglobulin- und Komplementablagerung abläuft, wird sie auch als „pauci-immun" bezeichnet. Die Abheilung verläuft wie oben; ein Unterschied ist allerdings die Neigung ANCA-assoziierter Vaskulitiden zur Granulombildung (Makrophagenaktivierung).

Nachweis der ANCA geschieht mittels der indirekten Immunfluoreszenz an alkoholfixierten Neutrophilen und Monozyten (Inkubation mit Testserum, zweiter Schritt FITC-markiertes Anti-IgG). Man unterscheidet ein feingranuläres zytoplasmatisches Färbemuster (cANCA, Abb. 16.8), ein perinukleäres (pANCA) und ein atypisches (homogen-wolkiges; a/pANCA, Tabelle 16.10). Die weitere Charakterisierung der Zielantigene erfolgt mit ELISA- und Immunoblot-Techniken.

(Kutane) Immunkomplex-Vaskulitis (Venulitis) (syn. allergische Vaskulitis, hypersensitivity angiitis, leukozytoklastische Vaskulitis, kutane nekrotisierende Vaskulitis)

Es handelt sich um eine Immunkomplex-mediierte nekrotisierende Vaskulitis der postkapillären Venolen vorwiegend der Haut; sie ist in verschiedenem Ausmaß von Allgemeinsymptomen und Befall innerer Organe

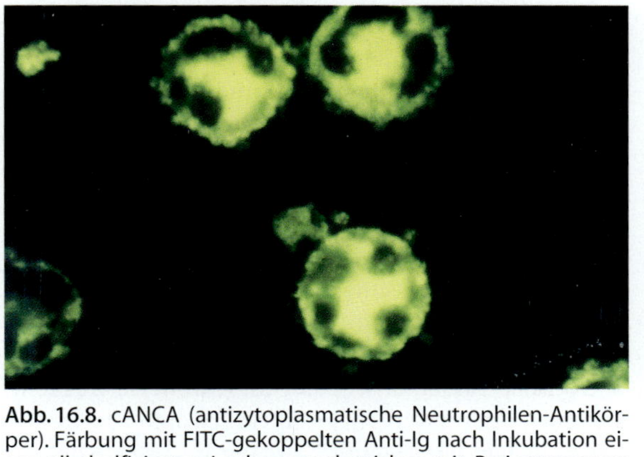

Abb. 16.8. cANCA (antizytoplasmatische Neutrophilen-Antikörper). Färbung mit FITC-gekoppelten Anti-Ig nach Inkubation eines alkoholfixierten Leukozytenabstriches mit Patientenserum (W. Gross, Lübeck)

Tabelle 16.10. ANCA-Subtypen, Zielantigene und assoziierte Krankheiten

Akronym	Zielantigen(e)	assoziierte Erkrankungen
cANCA („klassische" ANCA)	Proteinase 3	Wegener-Granulomatose; eine Minderheit von: mikroskopischer Polyangiitis Churg-Strauß-Syndrom sowie amöbenbedingter Leberabszeß
pANCA (perinukleäre ANCA)	Myeloperoxidase	mikroskopische Polyangiitis renale Vaskulitis (idiopathische „rapid progressive glomerulonephritis")
	Laktoferrin, Cathepsin G. Elastase, Lysozym	entzündlich-rheumatische Erkrankungen wie rheumatoide Arthritis und Vaskulitis, SLE, Sjögren-Syndrom
a/pANCA (atypische ANCA)	?	Colitis ulcerosa primär sklerosierende Cholangitis 10–20 % M. Crohn

nach W. Gross, 1995

begleitet. Sie tritt entweder als „klassischer" Typ oder einer der unten beschriebenen Sondertypen auf.

Epidemiologie. Der „klassische" Typ der kutanen Immunkomplex-Vaskulitis ist die häufigste Manifestationsform der nekrotisierenden Vaskulitis (10–20/10^5/Jahr). Sie tritt in allen Alterskategorien und bei beiden Geschlechtern etwa gleich häufig auf. Der Verlauf ist, je nach der zugrundeliegenden Ursache, episodisch oder chronisch-rezidivierend.

Ätiologie und Pathogenese. Das gegebene Antigen bleibt oft unbekannt; nachgewiesen (oder als sehr wahrscheinlich vermutet) sind v. a. bakterielle und virale Antigene (Streptokokken!, Hepatitis B und viele andere), Arzneimittel und Chemikalien (Salizylate, Sulfonamide, Antibiotika etc.), Fremdeiweiße (Serumkrankheit!, Desensibilisierungsantigene) und Autoantigene (im Rahmen von Kollagenosen und Neoplasien).

Klinik (Abb. 16.9). Akut und schubweise innerhalb weniger Tage auftretende, dunkelrote Petechien oft nur der Unterschenkel- und Knöchelregion, bei intensiverem Befall auch an Oberschenkeln, Rumpf (Aufliegestellen!) und Rest des Körpers.

Verteilung und Dichte wird durch den hydrostatischen Druck und Vorhandensein entzündlicher Dermatosen beeinflußt (z. B. dichte Aussaat in ekzematischen Arealen) (Abb. 16.10).

Die Größe der Petechien schwankt von stecknadelkopfgroß bis mehrere Millimeter; sie sind entzündlich, flach erhaben, tastbar, heiß und brennend schmerzhaft („palpable Purpura"). Sie können sich peripher vergrößern, konfluieren und zu düsterroten schmerzhaften Infiltraten wachsen. Kleinere und mildere Läsionen bilden sich gewöhnlich innerhalb von Tagen bis Wochen unter Hinterlassung von Hämosiderin-Hyperpigmentierung zurück. Größere, heftig entzündliche Läsionen bilden hingegen zentrale, hämorrhagische und nekrotische Blasen aus, später disseminierte trockene Nekrosen oder hämorrhagisch verkrustete Ulzera. Bei diesen dauert der Heilungsvorgang mehrere Wochen, es entstehen hyperpigmentierte, leicht atrophe Narben.

Die Läsionen zeigen neben Purpura auch eine ***entzündliche*** Komponente (durch Glasspatel *wegdrückbarer* Anteil der Rötung). Manchmal überwiegt die entzündliche Komponente sogar, die Läsionen erscheinen dann urtikariell, auch anulär oder multiformeartig (Übergangsformen zur urtikariellen Vaskulitis bzw. E. multiforme).

Systemzeichen, Befall innerer Organe. Milde Systemzeichen wie Fieber, Krankheitsgefühl, Arthralgien sind fast stets vorhanden (ca. 75 %), klinisch manifester Organbefall in bis zur Hälfte der Fälle: Gelenke (50 %), Muskel (40 %), Niere (30 %), Gastrointestinaltrakt (15 %) und ZNS (10 %). Der Organbefall ist meist milde; gelegentlich treten jedoch dramatische Komplikationen auf wie erosive Gastritis, Magenulzera, Darmkoliken, Meläna und Diarrhöen, Intussuszeption und Ileus; Meningismus, Makrohämaturie, (mesangiale) Glomerulonephritis.

Histologie. Nekrotisierende *Venulitis* („fibrinoide" Gefäßwandnekrose vorwiegend der postkapillären Venen) mit Leukozytendiapedese; um die Gefäße, Ödem und zerfallende Leukozyten („Leukozytoklasie"), Erythrozytenextravasate (Abb. 16.11). Die Immunkomplexe können immunfluoreszenzoptisch in Vaskulitisläsionen nur innerhalb weniger Stunden nachgewiesen werden, da sie sehr schnell von Makrophagen phagozytiert werden (Abb. 16.12). Durch intrakutane Injektion von Histamin in nichtläsionale Haut können frische Vaskulitisläsionen induziert werden („immune complex trapping"), in denen die Immunkomplexe nachweisbar sind („Histamintest").

Labor. Leukozytose, erhöhte Senkung; Albuminurie, evtl. Hämaturie; okkultes Blut im Stuhl, zirkulierende Immunkomplexe (meist IgM, seltener IgA; Nachweis: Clq-Bindungstest, Rajizell-Test u. a. m.), Verminderung des totalen hämolytischen Komplements. Weitere Befunde je nach Art des Systembefalls. Gerinnungsstatus normal!

Differentialdiagnose und Untersuchungsgang. Die Unterscheidung von nichtvaskulitischer (z. B. thrombozytopenischer) Purpura ist in der Regel leicht; bei

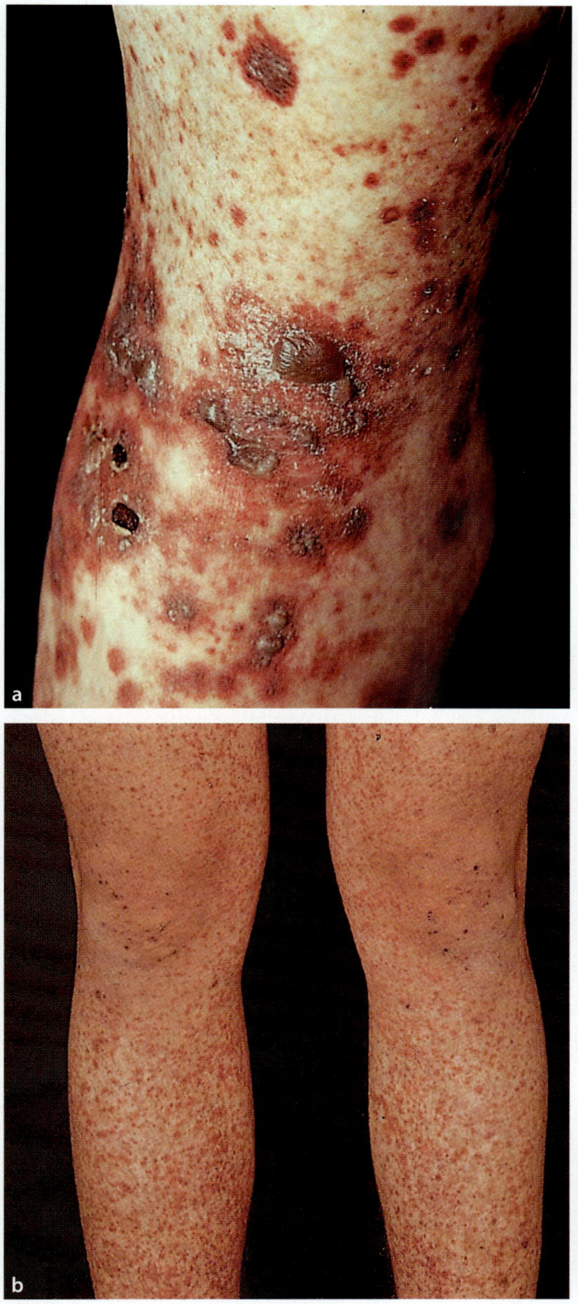

Abb. 16.9 a, b. Kutane nekrotisierende Vaskulitis. **a** schütter verteilte, aber größere hämorrhagisch-nekrotische Blasen. **b** exanthematische „palpable Purpura"

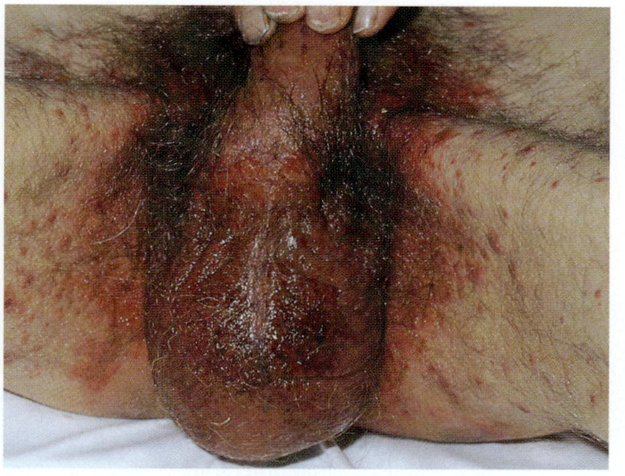

Abb. 16.10. Ausgedehnte Hämorrhagien im Bereich einer Kontaktdermatitis des Skrotums bei nekrotisierender Vaskulitis. Unspezifische Entzündungen, z.B. Dermatitis, begünstigen die Ablagerungen von Immunkomplexen bei Immunkomplexvaskulitis

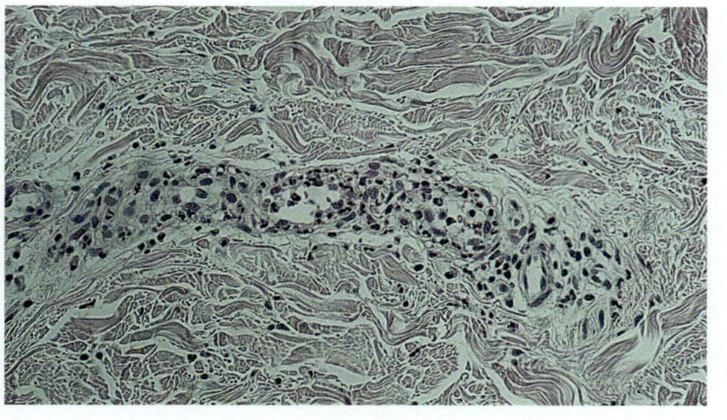

Abb. 16.11. Nekrotisierende Vaskulitis. Leukozytenadhäsion, -diapedese und Karyorrhexis in einer frühen Läsion von Wegener-Granulomatose. Beachte: das Bild ist von einer frühen Immunkomplexvaskulitis nicht unterscheidbar

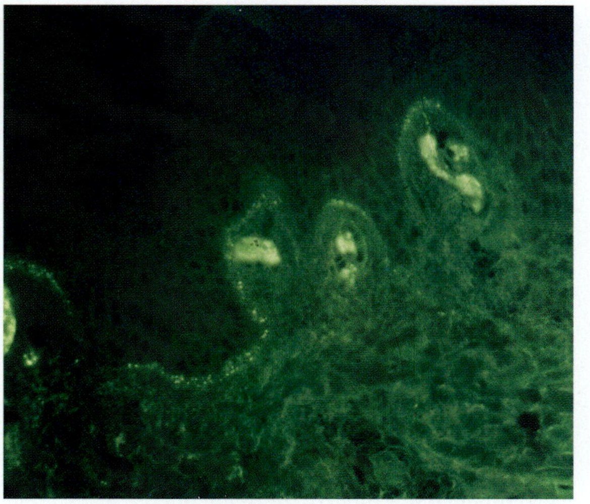

Abb. 16.12. Nekrotisierende Vaskulitis, direkte Immunfluoreszenz. In den Gefäßen der papillären Dermis Ablagerungen von Komplement C3

sehr kleinen Läsionen kann eine Biopsie erforderlich sein. Ist die Diagnose gesichert, muß durch Labor, Anamnese und klinisches Bild das Vorliegen der (morphologisch nicht unterscheidbaren) Hautmanifestation einer Systemvaskulitis ausgeschlossen werden. Steht die Diagnose der Immunkomplex-Vaskulitis fest, wird nach der Ursache gesucht. Die ***episodische*** Immunkomplex-Vaskulitis hat in der Regel einen episodischen (und häufig aufdeckbaren) Trigger: Fokalinfekte (Streptokokken-Tonsillitis, Erysipel, gastrointestinale Infekte), Virusinfektionen (z.B. Virushepatitis), seltener Einnahme von Medikamenten. In bis zu einem Drittel der Fälle wird jedoch keine auslösende Ursache gefunden. Bei chronisch-rezidivierender Immunkomplex-Vaskulitis muß nach persistierenden Ursachen gefahndet werden: chronische Infekte (Hepatitis B), Lymphome (Myelom!) und Neoplasmen, Hypergammaglobulinämie, Kollagenosen. In solchen Fällen ist die Aufdeckung der Ursache oft erfolglos.

Fallbericht: Eine 47 jährige Operationssaalschwester fühlte sich schon etwa eine Woche müde und abgeschlagen. Als sich zusätzlich Fieber bis 38 °, schmerzhafte Gelenkschwellungen und Urtikaria einstellten, wurde sie unter dem Verdacht auf eine Typ-III-Urtikaria aufgenommen. Außer erhöhter Blutsenkung, milder Leukozytose und Erhöhung der Transaminasen war das Labor zunächst unauffällig. Einige Tage später stellte sich ein generalisierter Schub palpabler Purpura ein, gleichzeitig Hämaturie und Bauchkrämpfe. Die mittlerweile fertiggestellten Komplementtests zeigten massive Erniedrigung des totalen hämolytischen Komplements und von C3; IgM-Immunkomplexe wurden nachgewiesen. Eine mittelhoch dosierte systemische Kortikoidtherapie wurde begonnen. Die Patientin fieberte ab, neue Purpuraschübe traten auf; wieder einige Tage später setzte eine massive Gelbfärbung der Skleren, später der Haut ein, gleichzeitig Anstieg des Bilirubin und der Transaminasen; die Hepatitis-B-Serologie war positiv. Die Anamnese ergab, daß die Schwester routinemäßig Blutabnahmen durchführte und keine Hepatitis-B-Impfung erhalten hatte. Die Purpuraschübe dauerten, in milderer Form, fast zwei Monate an.

Prognose. Meist Restitutio ad integrum. Schwerer Organbefall kann zu Defektheilungen führen (Niere!).

Therapie. Die Behandlung zielt, sofern möglich, auf Elimination des Triggers (Infekte, Absetzen ursächlicher Medikamente; Behandlung der Systemkrankheiten bzw. Neoplasien). Die Immunkomplexvaskulitis als solche bedarf, bei milder Ausprägung, keiner Systemtherapie (evtl. Gabe von Salizylaten). Kortikoidstöße sind bei schwererem Verlauf (Gefahr von Hautnekrosen), jedenfalls aber bei System-(Nieren!-)befall angezeigt. In therapierefraktären Ausnahmefällen können Zytostatika indiziert sein (Cyclophosphamid).

Sonderformen der kutanen Immunkomplex-Vaskulitis

Schönlein-Henoch-Syndrom. Ein nicht seltenes, in klinischem Bild und Laborparametern der kutanen Immunkomplex-Vaskulitis analoges Krankheitsbild, das – gewöhnlich bei Kindern im Schulalter – nach einer Streptokokkeninfektion des Respirationstraktes auftritt, prominente Systemzeichen und Organbeteiligung aufweist (Gastrointestinaltrakt, Niere, Gelenke, seltener ZNS) und durch ***IgA-Immunkomplexe*** bedingt ist (letztere typischerweise auch in nicht-läsionaler Haut nachweisbar). Die Komplementspiegel sind meist normal. Bei Erwachsenen ist das Schönlein-Henoch-Syndrom seltener, aber durch schwereren Verlauf (Gastrointestinalsymptomatik!) gekennzeichnet.

Fallbericht: Eine 31 jährige Frau wird mit Erscheinungen eines akuten Abdomens in ein peripheres Krankenhaus eingeliefert und laparoskopiert; dieser Eingriff erbringt keine Erklärung. Tags darauf stellen sich Fieber, Arthralgien und generalisierte palpable Purpura ein. Die Patientin wird wegen Verdachts auf Arzneimittelallergie an die Hautklinik transferiert. Die Biopsie weist eine nekrotisierende Venulitis und intraläsionales IgA nach. Es besteht ein Subileus, Albumin- und Hämaturie. Die Anamnese ergibt einen grippalen Infekt eine Woche vor Krankheitsbeginn, die Tonsillen sowie einige Zähne sind beherdet. Auf Antibiotika und einen Kortikosteroidstoß spricht die Patientin schnell an, doch kommt es durch 2 Monate zu rezidivierender Purpura, die Albuminurie normalisiert sich nur zögerlich.

Ansprechen auf die Therapie ist gewöhnlich gut (Antibiotika; bei schwererem Verlauf Kortikoidstoß), doch ist der Verlauf protrahierter als bei der „klassischen" Form und neigt auch mehr zu Rezidiven. Nierenversagen im akuten Stadium wird beobachtet, Spätschäden der Nieren sind nach Literaturberichten nicht selten.

Das ***akute hämorrhagische infantile Ödem*** ist ein dem Schönlein-Henoch-Syndrom ähnliches, aber durch IgM-Immunkomplexe mediiertes Krankheitsbild bei Kindern unter 2 Jahren. Beginn mit urtikariellen Läsionen, die sich bald in Purpuraherde umwandeln. Auslösung durch (Streptokokken-)Infekte der oberen Luftwege oder Arzneimittel. Selbstlimitierter unkomplizierter Verlauf.

Urtikarielle Vaskulitis (syn. Hypokomplementämische Vaskulitis). Eine seltenere Form, die durch exzessiv chronischen, undulierenden Verlauf (Jahre bis Jahrzehnte) und ihre Quaddeln zum Verwechseln ähnlich sehenden Hautläsionen gekennzeichnet ist (Abb. 16.13). Sie tritt vorwiegend im mittleren Alter und bei Frauen auf.

Die „Quaddeln" der urtikariellen Vaskulitis unterscheiden sich von „echten" Quaddeln durch ihr fahlgelbliches Kolorit, ihre Persistenz (länger als zwei Tage) und durch zentrale Blutungspunkte (unter Glasspateldruck erkennbar). Ferner fehlt der Juckreiz; nach Rückgang bleibt eine zarte Hämosiderinpigmentierung zurück. Trotz der Unterschiede wird fast stets zunächst eine chronisch-rezidivierende Urtikaria diagnostiziert.

Systemzeichen (Fieber, Arthralgien) sind häufig, meist jedoch mild. Seltener finden sich Konjunktivitis und Uveitis, gastrointestinaler und Nierenbefall. Die urtikarielle Vaskulitis führt kaum je zu ernsthaften Organschäden, kann aber Vorläufer von Systemkrankheiten sein (Kollagenosen, Wegener-Granulomatose etc.).

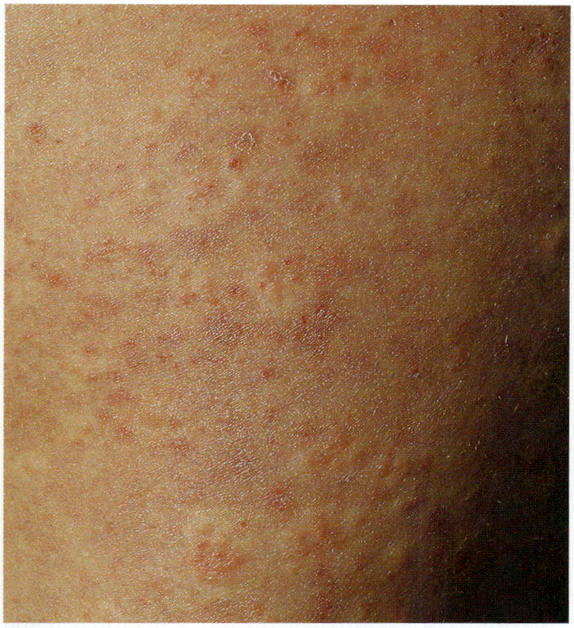

Abb. 16.13. Urtikarielle Vaskulitis. Multiple, teils rötliche, teils weißliche Quaddeln mit zarter hämorrhagischer Komponente

Labor. Charakteristisch ist eine erhebliche Erniedrigung des total-hämolytischen Komplements. ANA negativ.

Histologie. Sehr mild ausgeprägte nekrotisierende Venulitis.

Differentialdiagnose. Chronisch rezidivierende Urtikaria, Erythema anulare centrifugum, SCLE. ***Ätiologie.*** Unbekannt; vermutet werden Autoantikörper gegen C1q, die zur Komplementaktivierung führen. ***Therapie.*** Mittel der Wahl ist Indomethacin; Antihistaminika sind kaum, Kortikoide nur in relativ hohen Dosen wirksam; in Ausnahmefällen Cyclophosphamid.

Nekrotisierende Vaskulitis bei Kryoglobulinämie (Purpura cryoglobulinaemica). Eine Gruppe seltener Immunkomplexvaskulitiden, die mit verschiedenen Systemkrankheiten assoziiert sind.

Kryoglobuline sind zirkulierende Immunglobuline oder Immunkomplexe, die in der Kälte (4 °C) reversibel ausfallen. Man unterscheidet drei Typen: Typ I sind monoklonale IgG bzw. IgM (bei Myelom, CLL, Makroglobulinämie Waldenström), die beiden übrigen Immunkomplexe von monoklonalem IgM-Rheumafaktor (Typ II) oder polyklonalen Immunglobulinen (Typ III) mit anderen Immun- oder auch Nicht-Immunglobulinen. Typ II und III werden daher als ***„gemischte“*** Kryoglobuline bzeichnet. Typ II ist mit den genannten B-Zell-Krankheiten, Sjögren-Syndrom und rheumatoider Arthritis assoziiert, Typ III mit Kollagenosen, biliärer Zirrhose und diversen Virusinfekten (Hepatitis C!). Serumspiegel der Typ-I-Kryoglobuline sind typischerweise hoch, der beiden anderen Typen niedrig. Typ-III-Kryoglobuline kommen etwa gleich häufig vor wie die beiden anderen Typen zusammen. Typ II und III aktivieren Komplement, Typ I bewirkt Thrombosen. Die Antigene bei Typ-II- und -III-Kryoglobulinen können sowohl autologer (z. B. DNA, Lipoproteine, Fibronektin) als auch exogener Natur sein (z. B. Virusantigene); sie bleiben häufig unidentifiziert.

Klinik. Kryoglobulinämie Typ I ist mit Akrozynanose, Livedo racemosa, Raynaud-Symptom, peripheren arteriellen Thrombosen und Ulzera sowie Retinablutungen assoziiert. Typen II und III manifestieren sich hingegen als chronisch-rezidivierende Immunkomplexvaskulitis mit prominenter Nieren- (und gelegentlich neurologischer) Beteiligung. Betonung der Läsionen an den Akren (Temperatureffekt!). Verlauf, Prognose und Therapie richtet sich nach den jeweils vorliegenden ursächlichen Systemkrankheiten (meist Kollagenosen). Die ***essentielle gemischte Kryoglobulinämie*** ist eine Typ-II-Kryoglobulinämie, bei der keine zugrundeliegende Systemkrankheit gefunden wird („essentiell“). Nach Literaturangaben ist sie häufig mit Hepatitis-C-Infektion assoziiert. Klinisch ist sie durch chronisch-rezidivierende kutane nekrotisierende Vaskulitis, Systemzeichen, Lymphadenopathie, Hepatosplenomegalie, Raynaud-Symptom, Polyneuritis und Nierenbefall in ca. 50 % (diffuse proliferative Glomerulonephritis) gekennzeichnet. *Labor:* Komplementverbrauch. Der Verlauf ist meist langsam progredient und führt nach Monaten bis Jahren zur Niereninsuffizienz. *Therapie:* Neben Kortikosteroiden und Immunsuppressiva (Cyclophosphamid) ist Interferon γ (Hepatitis C) indiziert.

Purpura hypergammaglobulinaemica (Waldenström). Eine seltene, mit polyklonaler Hypergammaglobulinämie assoziierte Form der kutanen nekrotisierenden Vaskulitis. Sie ist häufig mit dem Sjögren-Syndrom assoziiert und tritt oft als dessen Initialsymptom auf (s. S. 465).

Erythema elevatum et diutinum. Ein durch charakteristische Hautläsionen gekennzeichnetes, sehr seltenes vaskulitisches Krankheitsbild der Haut von überaus chronischem Verlauf (bis Jahrzehnte).

Klinik. Symmetrisch verteilte, teils konfluente, runde, polsterartige, hell- bis braun-rote Papeln und Knoten an den Streckseiten der großen und kleinen Gelenke, vorwiegend der Fingerknöchel und Knie. Fehlende oder geringfügige Purpurakomponente. Selten ausgedehntere Eruption (Stamm). Fehlen von Systemmanifestationen.

Histologie. Leukozytoklastische Vaskulitis, in älteren Läsionen fibrotische Umwandlung und Fettspeicherung.

Pathogenese. Zirkulierende Immunkomplexe wurden nachgewiesen; häufig Assoziation mit Myelom oder monoklonaler Gammopathie.

Differentialdiagnose. Granuloma anulare, tuberöse Xanthome, Hautherde der Wegener-Granulomatose.

Therapie. Gutes Ansprechen auf Dapson; langfristige Spontanheilung wurde beobachtet.

„Rheumatoide“ Vaskulitis. Nekrotisierende Vaskulitis im Rahmen von „Kollagenosen“. Bei rheumatoider Arthritis, SLE, Sjögren-Syndrom und Dermatomyositis ist chronisch-rezidivierende kutane nekrotisierende Vaskulitis (unter dem „klassischen“ Bild oder einem der genannten Sonderformen) ein nicht seltenes Indiz zirkulierender Immunkomplexe. Zusätzlich zählte man der „rheumatoiden" Vaskulitis früher verschiedene vaskuläre (oder vaskulitische) Bilder zu, die nach heutiger Auffassung eher durch Antiphospholipidantikörper als durch die Krankheitsprozesse selbst (also Immunkomplexe) zustandekommen. Diese sind:

- knotige, hämorrhagisch infarzierte Nekrosen durch Thrombose mittelgroßer und kleinerer Arterien (vorwiegend der unteren Extremitäten); daraus resultierende schmerzhafte Ulzera;
- analoge kleinere akrale Nekrosen (Finger!), die mit Atrophie blanche-artigen Narben abheilen
- Nagelfalznekrosen, Nekrosen der Fingerendglieder
- begleitende thrombotische Vaskulopathie innerer Organe (Mesenterialvenenthrombose, Milzinfarkt, Verschluß der Vasa nervorum → Neuropathie u. a. m).

Die „rheumatoide" Arteritis tritt angeblich häufig dann auf, wenn bei der Behandlung von rheumatoider Arthritis das Kortikoid (abrupt) entzogen wird.

16.3.3 Nekrotisierende (granulomatöse) Systemvaskulitis

Eine Gruppe relativ seltener, lebensbedrohlicher Vaskulitiden unbekannter Ätiologie, deren Hauptsymptomatik in den inneren Organen (Respirationstrakt, Niere, Zentralnervensystem etc.) und der Haut liegt. Bei manchen Vertretern spielen ANCA eine wichtige pathogenetische Rolle. Gemeinsam ist allen der Befall vorwiegend mittelgroßer und kleiner Arterien (an der Haut auch der postkapillären Venulen) durch nekrotisierende Vaskulitis sowie, bei vielen, durch vaskuläre und extravaskuläre Granulome. Trotz ihrer ätiopathogenetischen Verschiedenheit besitzen die Systemvaskulitiden gemeinsame Charakteristika im klinischen Verlauf.

Sie beginnen in der Regel mit unspezifischen ***Prodromalsymptomen*** von Wochen bis Jahren Dauer: Fieber, Müdigkeit, Leistungsknick, Anorexie und Gewichtsverlust, wechselhafte Myalgien, Oligoarthritis, Laborzeichen entzündlicher Systemprozesse (hohe Senkung, Hypalbuminämie, Anämie, Leukozytose, Thrombozytose, Akutphasenproteine, manchmal zirkulierende Immunkomplexe). Im weiteren Verlauf stellen sich häufig ***Schlüsselsymptome*** ein, die die Aufmerksamkeit auf das Vorliegen einer Systemvaskulitis lenken sollten: vaskulitische Hautläsionen (palpable Purpura, nekrotisierende Knoten und Hämorrhagien, ischämische Infarkte, Vaskulitis der Finger), Mononeuritis multiplex, Masseterkrämpfe und Nierensymptomatik (pathologisches Sediment).

Die Diagnostik in diesen Frühphasen ist oft schwierig, insbesondere die Differenzierung zwischen den einzelnen Formen der Systemvaskulitis; die Histologie ergibt oft nur unspezifische Befunde oder leukozytoklastische Vaskulitis mittelgroßer Arterien („large vessel vaskulitis"). Die ANCA-Diagnostik hat die Chancen der Frühdiagnostik erheblich verbessert.

Vor der Kortisonära verliefen die nekrotisierenden Systemvaskulitiden in der Regel innerhalb eines oder weniger Jahre tödlich. Systemische Kortikoide unterdrücken schnell die jeweilige Symptomatik, doch kommt es bei Reduktion der Dosis schnell zum Rezidiv; die Patienten haben eine erhöhte Lebenserwartung, sind jedoch durch die Kortikoidnebenwirkungen bedroht. In den letzten Jahren hat sich eine Kombinationstherapie von Kortikosteroiden mit Cyclophosphamid als Therapie der Wahl herausgestellt. Unter dieser Therapie kommt es zur langfristigen Remission und nicht selten zur permanenten Ausheilung.

Wegener-Granulomatose

Eine Multisystemkrankheit, die durch nekrotisierende Vaskulitis kleiner und mittelgroßer Arterien und Venen, destruierende Granulome vorwiegend im oberen und unteren Respirationstrakt und Nierenbefall gekennzeichnet ist. Die Wegener-Granulomatose (WG) ist in hohem Maß mit cANCA assoziiert.

Epidemiologie. Inzidenz ca. 1/100.000/Jahr. Die Geschlechter sind gleichmäßig betroffen, Beginn meist in der Lebensmitte, hohe Bevorzugung der Weißen. Klare Assoziation mit HLA-Typen und familiäre Häufung fehlen.

Klinik. Typisch ist ein zweigipfeliger Verlauf: Einem bis Jahre dauernden larviertem Vorstadium, manchmal mit regionalem Organbefall („limitierte WG") folgt meist unvermittelt das foudroyante Stadium der Generalisation mit schweren Systemzeichen und Multiorganbefall. Erste Krankheitszeichen sind fast stets Entzündungen des oberen Respirationstrakts, die zunächst meist als triviale Infekte fehleingeschätzt werden, ihre systemische Natur aber bald durch rasche Progredienz, nekrotisierenden Charakter und Befall anderer Organe verraten.

Typische Initialveränderungen sind eitrig-hämorrhagische Rhinitis und Sinusitis (bis 90 %), weniger häufig Otitis media, Dakryozystitis, Gingivitis und Laryngo-Pharyngitis, seltener auch Symptome seitens des unteren Respirationstrakts (produktiver Husten, Dyspnö, „bronchopneumonische" Infiltrate). Die übrigen Organsysteme sind meist noch klinisch stumm.

Im generalisierten Stadium prägen nekrotisierende ulzerierende Granulome des oberen Respirationstraktes (oft ausgedehnte Gewebsdestruktionen, z. B. Sattelnase, Perforation des Nasenseptums; bei besonders massivem Befall unter dem Bild des „lethal midline granuloma"), der Mundhöhle und oft multiple einschmelzende Lungeninfiltrate das Bild (Brustschmerzen, Hämoptysen, Kavernen, Pneumonitis, Pneumothorax); hinzu kommt oft schnell progredienter Nierenbefall (etwa 90%; fokale segmentale Glomerulonephritis, Granulombildung), der in Hypertension und Urämie mündet. Andere häufig befallene Organe sind Gelenke (Arthralgien mit oder ohne Ergüsse in ca. 50%), Augen (Dakryozystitis, Episkleritis, Neuritis N. optici, Uveitis), Nervensystem (ca. 25%; Mononeuritis multiplex, Vaskulitis der zerebralen Arterien mit Subarachnoidal- bzw. intrazerebraler Hämorrhagie), Herz (ca. 10%; Perikarditis, Endokarditis mit Klappendestruktion, Vaskulitis der Koronararterien, Reizleitungsstörungen) sowie die Haut.

Hautläsionen (Abb. 16.14). Hautbefall ist häufig (ca. 50%) und vielfältig: uncharakteristische makulo-papulo-urtikarielle Exantheme, Vaskulitis unter dem Bild der klassischen kutanen nekrotisierenden, aber auch der urtikariellen Vaskulitis oder des Erythema elevatum et diutinum, nekrotisierende Pyodermien ähnlich dem Pyoderma gangraenosum, atypische Pyodermien (Erysipel, Phlegmone, manchmal mit Osteomyelitis), noduläre, manchmal einschmelzende Pannikulitis. Ein diagnostisch wichtiges Hautzeichen ist ferner das positive Pathergiephänomen (s. S. 364) (s. Abb. 13.32).

Histologie. In der Haut wie auch den befallenen inneren Organen zeigt sich die Trias von nekrotisierender leukozytärer Vaskulitis, Granulom und Nekrose. Die Granulome sind intramural, an die Gefäße angrenzend oder auch außerhalb dieser. Sie sind histiozytär-epitheloid-leukozytär mit oft reichlich Riesenzellen. Die Nekroseneigung ist in den Granulomen der Lunge am stärksten ausgeprägt.

Labor. In der Frühphase milde, ab Generalisation massive Erhöhung der unspezifischen Entzündungsparameter, keine zirkulierenden oder läsionalen Immunkomplexe; Rheumafaktor in ca. 50%. Nachweis von cANCA in der Frühphase in 50%, bei Generalisation in >90%. Der Titerverlauf ist mit der Krankheitsaktivität korreliert.

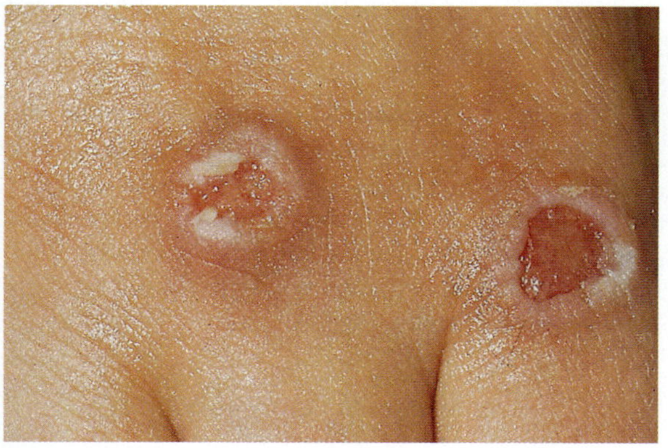

Abb. 16.14. Wegener-Granulomatose. Nekrotisierende Ulzera der Haut

Ätiologie und Pathogenese. Unklar (s. oben). Mit Infekten besteht eine gleichfalls noch ungeklärte Wechselbeziehung: Sie können Krankheitsschübe (und vielleicht die Krankheit selbst) auslösen; andererseits neigen Läsionen der WG sehr zur Sekundärinfektion (Staph. aureus!).

Verlauf und Prognose. Unbehandelt beträgt die durchschnittliche Lebenserwartung im generalisierten Stadium 5 Monate, die Einjahresüberlebensquote 20%. Durch die kombinierte Kortikosteroid-Cyclophosphamid-Therapie ist die Mortalität auf <20% gesunken, komplette Remission wurde zur Regel (>90%); Rezidive werden in bis 50% beobachtet, bei neuerlicher Behandlung pegeln sich ca. 75% auf eine langfristige Ausheilung ein (rezidivfreie Nachbeobachtungszeit von 5 Jahren). Allerdings ist die Vollremission in >80% mit Defektzuständen verbunden (Niereninsuffizienz, Trachealstenose, Deformität der Nase, Hör- und Sehverlust etc.).

Fallbericht: Eine 22jährige Frau, bis vor einigen Monaten gesund und seither an Abgeschlagenheit, Arthralgien und rezidivierenden grippalen Infekten leidend, stellte sich wegen polsterartig erhabener entzündlicher Knoten symmetrisch über den Fingergelenken vor. Die Histologie ergab eine nekrotisierende Vaskulitis, ein Erythema elevatum et diutinum wurde diagnostiziert. Das Ansprechen auf Kortikoidsteroide war schleppend, einige Knoten exulzerierten; später folgte eine therapieresistente urtikarielle Vaskulitis. Wieder einige Monate später stellten sich hohes Fieber, eine akute Dakryozystitis rechts mit Ptose, eine eitrige Sinusitis maxillaris beidseits sowie aphthöse Mundschleimhautulzera ein. Die Untersuchung ergab hohe Senkung, Akutphasenproteine (ANCA wurden damals noch nicht bestimmt), Leukozytose und eine Bronchopneumonie im rechten Unterlappen. Eine Testung auf Recall-Antigene ergab eine Pathergiereaktion. Das Ansprechen auf Antibiotika war mäßig; gleichzeitig fiel ein pathologisches Harnsediment (Erythrozyten, Eiweiß, Zylinder) auf. Eine Nierenbiopsie ergab eine segmentale nekrotisierende Glomerulonephritis. Eine Wegener-Granulomatose wurde diagnostiziert, eine kombinierte Methylprednisolon-Cyclophosphamid-Therapie begonnen. Die Symptome bildeten sich innerhalb einiger Wochen zurück. Zirka 3 Monate später unternahm die Patientin gegen ärztlichen Rat eine Studienreise in die USA, wobei die Medikamente nur unregelmäßig eingenommen wurde. Es stellte sich ein gangränisierendes Erysipel am rechten Fuß mit Begleitosteomyelitis des vierten Zehenstrahles ein. Nach mehrmonatigem Spitalsaufenthalt war der Zustand wieder stabilisiert. Die Patientin ist derzeit seit mehr als 5 Jahren rezidivfrei.

Therapie. Standardbehandlung ist die gleichzeitige Verabreichung von Cyclophosphamid (2 mg/kg/Tag) und Methylprednisolon (1 mg/kg/Tag). Letzteres wird nach Stabilisierung der Krankheit (nach ca. 1 Monat) langsam abgebaut und je nach klinischem Verlauf (nach meist 2–3 Monaten) gänzlich abgesetzt. Cyclophosphamid wird mindestens für ein Jahr nach Erreichung der Remission in gleicher Dosis weitergegeben und dann in kleinen Dekrementen (z. B. 25 mg/2 Monate) reduziert und bei Ausbleiben eines Rezidivs abgesetzt. Die Gesamtbehandlungsdauer mit Cyclophosphamid liegt meist bei ca. 2 Jahren. Bei Rezidiven erfolgt Rückgang auf höhere Dosen. Milde Rezidive können manchmal durch antibiotische Therapie abgefangen werden (z. B. Cotrimoxazol; Hinweis für die auslösende Rolle von Infektionen). Zu dieser Kerntherapie sind natürlich weitere organbezogene Maßnahmen erforderlich; die Therapie der WG (wie aller Systemvaskulitiden) ist eine interdisziplinäre Aufgabe.

Die Feineinstellung erfolgt anhand der Leukozytenwerte (Fall unter 3000/mm^3 bzw. 1500 Neutrophile/mm^3 ist unerwünscht; in der Beginnphase tägliche Blutbildkontrollen, nach Stabilisierung nicht seltener als 1x/2 Wochen!), und der cANCA-Titer (schneller Abfall nach Therapiebeginn und Verschwinden zwischen 3 Wochen bis 3 Monaten). Bei überschießender Immunsuppression können Infekte resultieren, die oft schwer von Rezidiven der WG unterscheidbar sind (letztere werden von neuerlichem Anstieg der ANCA begleitet).

Mikroskopische Polyangiitis

Eine der WG ähnliche Multisystemvaskulitis, die jedoch *nicht* mit Granulombildung einhergeht und mit pANCA assoziiert ist.

Die mikroskopische Polyangiitis war als Krankheitseinheit lange umstritten und wurde als Variante der WG oder auch der Polyarteritis nodosa geführt. Erst der Nachweis ihrer Assoziation mit pANCA machte ihre Eigenstellung klar. Der Begriff „mikroskopisch" bedeutet hier, daß makroskopisch weder Granulome noch Aneurysmen faßbar sind.

Klinik. Im Vordergrund steht meist die nekrotisierende, halbmondbildende Glomerulonephritis mit rapide progressivem Verlauf, häufig begleitet von einer hämorrhagisch-nekrotisierenden Kapillaritis der Lungenalveolen (pulmorenales Syndrom), und vaskulitischen Läsionen der Haut (nekrotisierende kutane Vaskulitis und Unterformen), des Auges (Episkleritis etc.), des Darmes und des Nervensystems (Mononeuritis multiplex).

Labor. In ca. 70 % der Fälle finden sich pANCA (Zielantigen: Myeloperoxidase).

Therapie und Verlauf. Im Prinzip wie bei der WG. Über die Prognose sind noch keine fundierten Aussagen möglich.

Churg-Strauss-Granulomatose (syn. Allergische Granulomatose)

Eine Systemkrankheit mit Ähnlichkeit zur WG und Polyarteritis nodosa, die durch die klinischen Merkmale von Atopie (Asthma bronchiale), Eosinophilie, und segmentaler granulomatöser Arteritis mit Ausbildung disseminierter nekrotisierender Palisadengranulomen gekennzeichnet ist. Sie ist in ca. 50 % mit ANCA assoziiert.

Epidemiologie. Die seltene Krankheit befällt vorwiegend Erwachsene; familiäre oder Geschlechtsprädilektion besteht nicht. Häufig Familienanamnese von Atopie.

Klinik. Die Krankheit entwickelt sich meist subakut aus einem oft Jahre bestehenden Asthma bronchiale. Nach den (üblichen) Prodromi stellen sich schubartig, oft durch eine Hyposensibilisierungstherapie ausgelöst, Palisadengranulome an Haut und inneren Organen ein. Die Granulome der Haut erscheinen als derbe, schmerzhafte, verbackene kutan-subkutane Knoten, meist in Gruppen oder lineär (entlang hautnahen Arterien). Sie wachsen langsam an, exulzerieren aber nur selten.

Granulome der inneren Organe treten vorwiegend in der Lunge (Fibrose, Hämorrhagien, Funktionsausfall, *keine* Kavernenbildung!), seltener in Gastrointestinaltrakt (Hämorrhagien) bzw. Mesenterium, Leber und Milz, Herz, Muskel und Genitale auf. Hinzu kommen „unspezifische" eosinophile Infiltrate der inneren Organe (Löffler-Syndrom, Mononeuritis multiplex etc.). Die Niere ist in >60 % der Fälle betroffen, allerdings meist ohne klinisches Korrelat.

Histologie. Die Morphologie der Granulome ist sehr auffällig: große, teils vaskuläre, teils extravaskuläre Palisadengranulome mit zentraler Nekrose, von massenhaft zerfallenden Eosinophilen durchsetzt (Churg-Strauss-Granulome). Der Kernstaub bedingt starke Basophilie; reichlich Riesenzellen.

Labor. Außer den üblichen Parametern der Entzündung Leukozytose mit oft exzessiver peripherer Eosinophilie (bis 80 %), hohes IgE; häufig Rheumafaktoren, Kryoglobuline, Immunkomplexe, ANA. ANCA werden in ca. 50 % gefunden (je zur Hälfte cANCA und pANCA).

Ätiologie und Pathogenese. Unbekannt; eine Rolle wird der Allergenüberschwemmung zugewiesen. Eine Erklärung der Koexistenz von Immunkomplexen und ANCA steht aus.

Therapie und Prognose. Unbehandelt beträgt die Mortalität 30–50 % innerhalb des ersten Jahres nach Diagnose. Todesursachen sind Ateminsuffizienz, Herzversagen, Herzinfarkt, Status asthmaticus, Nierenversagen u. a. m. Im Zuge der kombinierten Kortikosteroid-Cyclophysphamid-Behandlung ist die Fünfjahresüberlebensquote auf >60 % angestiegen.

Kutane granulomatöse Vaskulitis

Hierunter versteht man das seltene Auftreten von isolierten Churg-Strauss-(oder auch WG-)Granulomen im Rahmen von Kollagenosen, Infektionskrankheiten wie Syphilis, Tuberkulose und Lepra, Lymphomen, oder auch ohne zugrundeliegende Systemkrankheit. Solche Granulome lokalisieren sich an tiefe Gefäße der Haut und führen hier zu knotigen Infiltraten, manchmal zu Exulzerationen, oft lediglich zu einer Livedo-racemosa-Zeichnung.

Polyarteritis nodosa

Eine seltene Multisystemkrankheit unbekannter Ursache, die durch segmentale nekrotisierende Arteritis (sehr selten mit Granulombildung) mittelgroßer Arterien mit nachfolgender Ausbildung von Aneurysmen, Okklusion und/oder Hämorrhagien gekennzeichnet ist. Hauptbefallen sind Niere, Naut, Herz, periphere Nerven, seltener ZNS. Polyarteritis nodosa ist nicht mit ANCA assoziiert, jedoch mit Komplementverbrauch und Immunkomplexen, in 10–50 % mit HBs-Antigenämie.

Epidemiologie. Inzidenz <1/100.000/Jahr; in Hepatitis-B-hyperendemischen Gebieten bis 8/100.000/Jahr. Androtropie (2:1). Polyarteritis nodosa kommt in allen Ethnien und allen Alterskategorien vor. Beginn meistens in der 2. Lebenshälfte.

Klinik. Nach oft monatelangen Prodromi (Fieber, Myalgien, Arthralgien, gastrointestinale Koliken, neurologische Symptome – Kopfschmerz) Beginn meist mit Nierenbefall (70 %; Vaskulitis der Aa. renales: Ausfall von Nierenparenchym, Glomerulosklerose, Hyperreninämie, Hypertonie – Circulus vitiosus; progressive Einschränkung der Nierenfunktion, die in Urämie mündet). Häufig ist ferner der Befall des Gastrointestinaltrakts (ca. 50 %; Arteritis der Intestinalgefäße – wobei alle Abschnitte des Darms, Magen, Pankreas oder auch Gallenblase befallen sein können; Magenulzera, ulzeröse Enteritis, ischämische Kolitis, Darmperforationen; Schmerzen, Erbrechen, Diarrhoe, Darmblutungen; ein charakteristisches Symptom ist die postprandiale „intestinale Angina") und des zentralen und peripheren Nervensystems (ca. 50 %). Neurologische Symptome umfassen gemischte motorisch-sensible Neuropathie, handschuhartige sensible Ausfälle, Dysästhesien und Paresen; ischämische Insulte, Hirnnervenausfälle, Psychosen und Epilepsie. Seltener betroffen sind Herz (Perikarditis, Vaskulitis der Koronararterien – Infarkt!) und Augen (z. B. Vaskulitis und Aneurysma der A. centralis retinae).

Haut. Diese ist häufig (ca. 50 %) und vielfältig befallen: papulourtikarielle Exantheme, „klassische" kutane nekrotisierende Vaskulitis, schmerzhafte, oft exulzerierende hämorrhagische entzündliche Knoten und Stränge entlang befallener Gefäße, Livedo-racemosa-Zeichnung. Ein dramatisches akutes Ereignis ist die periphere Gangrän (Finger, Zehen).

Histologie. Leukozytoklastische Vaskulitis mittelgroßer Arterien.

Labor. Parameter der Entzündung; häufig Immunkomplexämie und Komplementverbrauch. HBs-Antigenämie in bis 50 %.

Diagnostik. Wichtigstes Kriterium ist der Nachweis typischer Gefäßläsionen (Biopsien aus Haut, befallenem Muskel, Hodenbiopsie); Nachweis multipler Aneurysmen mittels Angiographie.

Ätiologie. Unbekannt; kontinuierliche Produktion von Immunkomplexen durch persistierende Antigenämie (HBs, Streptokokken, Auto- und Tumorantigene – Haarzelleukämie!) wird diskutiert.

Therapie und Prognose. Unbehandelt liegt die 5-Jahres-Überlebensquote knapp über 10 %, unter Kortikosteroidtherapie bei >50 %. Der Nutzen einer kombinierten Methylprednisolon-Cyclophosphamid-Behandlung ist nicht erwiesen.

„Kutane Polyarteritis nodosa". Diese nicht allseits anerkannte Variante der Polyarteritis nodosa entspricht einer (weitgehend) auf die Haut beschränkten milderen Verlaufsform (s. S. 512).

16.3.4 Riesenzellarteritis

Der Begriff „Riesenzellarteritis" bezeichnet eine Gruppe granulomatöser Vaskulitiden, die durch Okklusion bzw. Zerstörung der Media mittlerer oder großer Arterien durch Riesenzell-reiche Granulome unbekannter Ursache charakterisiert ist. Die Gruppe umfaßt den Komplex Polymyalgia rheumatica – Arteritis temporalis, sowie die Takayasu-Arteritis. Alle genannten Krankheiten gehen mit erheblicher Morbidität, aber häufig ohne dermatologische Symptomatik einher.

Polymyalgia rheumatica – Arteritis temporalis-Komplex

Terminologie. Polymyalgia rheumatica (PR) und Arteritis temporalis (AT) sind historisch gewachsene Bezeichnungen (Erstbeschreibungen vor mehr als 100 Jahren); es handelt sich jedoch um Manifestationen desselben Prozesses. AT ist ein Teilsymptom der PR mit besonders ausgeprägtem Befall der Arterien des Kopfbereichs, insbesondere der Aa. temporales. PR hat mit rheumatoider Arthritis nichts zu tun.

Epidemiologie. PR und AT sind Krankheiten des höheren Alters, weltweit verbreitet und etwa doppelt so häufig bei Frauen. Beginn selten vor dem 50. Lebensjahr, Gipfel in der 7. und 8. Dekade (Prävalenz in dieser Altersgruppe ca. 0,5 %). PR ist etwa viermal häufiger als AT; ein Übergang von PR in AT wird in ca. 15 % beobachtet.

Klinik. PR entwickelt sich entweder schleichend oder akut (Tage bis Wochen) und ist durch unspezifische Allgemeinsymptome (mildes Fieber, Müdigkeit, Übelkeit, Gewichtsverlust, Depression) und charakteristische Muskelschmerzen und -rigidität gekennzeichnet. Befallen sind besonders Schulter- und Beckengürtel (typisch: Schmerzen beim Aufstehen, Kämmen etc.) sowie der Nacken; typisch ist ferner eine Verschlechterung in der zweiten Nachthälfte mit morgendlicher Steifigkeit. Druckschmerzhaftigkeit der Muskeln und Kraftverlust fehlen.

AT verläuft in 3 Stadien. Das ***Prodromalstadium*** (Wochen bis Jahre) entspricht der PR; zu dieser gesellen sich charakteristische beidseitige Kopfschmerzen von ansteigender Intensität. Das ***akute Stadium*** ist durch plötzliche Verschlechterung der Kopfschmerzen gekennzeichnet; diese sind diffus oder lokalisiert (meist temporofrontal oder -parietal) und von brennendem, manchmal lanzinierendem Charakter. Die betroffene Skalpregion ist ödematös, entzündlich und druckschmerzhaft; die Aa. temporales superficiales sind sicht- und tastbar (mit fokalen knotigen Verdickungen), mäandriert, entzündlich infiltriert, schmerzhaft und pulslos. In Ausnahmefällen entwickelt sich (meist beidseits) eine extrem schmerzhafte, trockene, manchmal bullös-hämorrhagische Gangrän, die den Schädelknochen erreichen und diesen sogar perforieren kann (Abb. 16.15).

Parallel dazu finden sich Symptome durch Befall anderer Arterien im Kopfbereich. In 50 % der Fälle sind die Augen (meist beidseits) mitbetroffen: vorübergehende Sehschwäche oder Erblindung (Amaurosis fugax), die schnell permanent werden kann, Doppelbilder, Ptose, ischämische Neuritis Nervi optici; Maximalsymptom: Ophthalmoplegie. Häufig und diagnostisch wichtig ist ferner eine aktivitätsabhängige Schmerzhaftigkeit der Muskeln des Kau- und Schluckapparates („Claudicatio masseterica"). Seltener sind Schäden des Hör- und Gleichgewichtsapparates, Sprechstörungen, Nekrose der Zunge, Subarachnoidalblutungen, Psychosen und Demenz.

In etwa 15 % finden sich klinisch meist stumme Läsionen extrakranialer Arterien. Typisch (jedoch selten) sind Aortenaneurysma, Angina pectoris, Claudicatio intermittens. Befall der A. subclavia ergibt das typische Symptom der Pulslosigkeit.

Nach monatelangem Verlauf klingen die Symptome spontan ab: ***chronisches Stadium.*** Dieses ist durch schmerzlose, aber drahtharte pulslose Aa. temporales und Defekte gekennzeichnet, die sich aus den oben genannten Symptomen ergeben (z. B. Blindheit).

> Fallbericht: Eine 90jährige demente Frau, Pflegling in einem psychiatrischen Krankenhaus, entwickelte am (dicht behaarten) Kapillitium eine ausgedehnte derb-inkrustierte plattenartige Läsion, die zunächst als hygienischer Artefakt gedeutet wurde. Mehrmalige Versuche, die Krusten durch Waschen zu entfernen, scheiterten, erwiesen aber die Schmerzhaftigkeit der betroffenen Region. Nach Transferierung an die Hautklinik und Schneiden der Haare zeigte sich eine symmetrische, überhandflächengroße lederartige Nekrose der Galea; die oberflächliche A. temporalis war als pulsloser fibrotischer Strang tastbar. Deren Biopsie ergab eine Riesenzellarteritis. Die augenärztliche Untersuchung wies eine (bislang nicht bekannte) Blindheit nach. Unter Kortikosteroiden kam es zur schnellen Besserung der Schmerzhaftigkeit; die Nekrose wandelte sich in ein großes Geschwür mit erstaunlich guter Granulations und Reepithelisation um. Gleichzeitig verfiel der Allgemeinzustand der Patientin; sie verstarb im zweiten Monat des Spitalsaufenthalts an einer interkurrenten Infektion.

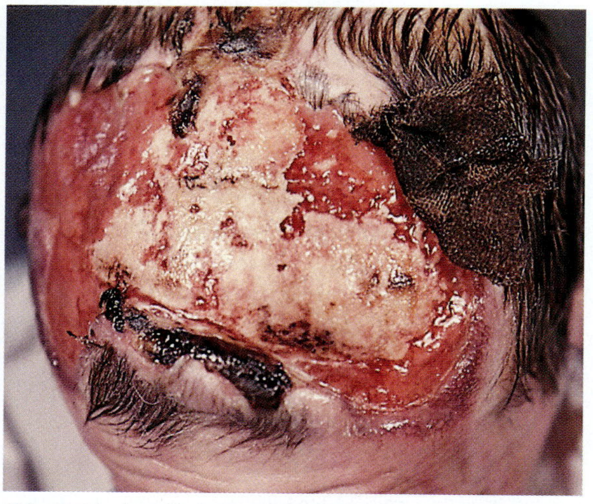

Abb. 16.15. Arteritis temporalis. Ausgedehnte, symmetrische plattenartige Nekrose bzw. Ulzeration der Kopfschwarte

Histologie. Die frühesten Läsionen sind fibrinoide Verquellung und (mäßige) Nekrose der Tunica media sowie Rundzellinfiltrate; anschließend intramurale Granulome mit reichlich Riesenzellen und (später) Verkalkung; Aufsplitterung der Lamina elastica interna, Proliferation der glatten Muskelzellen. In allen Stadien häufig Thromben. Die Läsionen sind segmental und umschrieben.

Labor. Außer einer stark erhöhten Blutsenkung in der Regel unauffällig.

Ätiologie und Pathogenese. Unbekannt. Die Granulombildung wird auf schlecht abbaubare Antigene der Arterienwand zurückgeführt (Elastika? degenerierte Muskelzellen?), die im Rahmen des Alterungsprozeßes (UV? Infrarotstrahlen?) erzeugt werden. Die Interpretation als Immunkomplexvaskulitis ist obsolet.

Zum Verständnis ist wichtig, daß die Granulome die Arterien in der Regel nur einengen, nicht aber schnell und völlig verschließen. Es können sich daher meist ausreichende Kollateralkreisläufe ausbilden (aus diesem Grund sind Gangräne selten, und die Exzision der befallenen A. temporalis superficialis zur histologischen Untersuchung führt nicht zur Nekrose). Tritt eine Gangrän auf, beruht dies meist auf Thrombosen.

Diagnostik. AT wird durch den histologischen Nachweis der Riesenzellarteritis in der A. temp. superf. diagnostiziert (Biopsat muß wegen der fokalen Anordnung der Läsionen ca. 2 cm lang sein). Vor der Biopsie sollte die (fehlende) Durchgängigkeit des Gefäßes dopplersonographisch geprüft werden. Extrakranialer Befall kann durch Sonographie und Arteriographie diagnostiziert werden.

Bei PR hat die Histologie eine geringere Trefferquote und daher nicht obligatorisch (man begnügt sich mit der Verdachtsdiagnose unter Ausschluß der Differentialdiagnosen – s. unten). Indiziert ist die Biopsie jedenfalls bei Nichtansprechen auf Kortikosteroide.

Therapie und Verlauf. PR und AT sprechen sehr gut auf Kortikosteroide an, die – wegen des meist hohen Alters – vorsichtig dosiert werden müssen. PR bildet sich unter niedrigen Dosen (10–40 mg Prednisolon/die) innerhalb einiger Tage zurück; entsprechend dem klinischen Verlauf Reduktion und Erhaltungstherapie zwischen 6 Monaten und 2 Jahren (manchmal lebenslang). Bei AT sind höhere Dosen (40–100 mg/die) erforderlich, die Reduktion erfolgt langsamer, die Behandlungsdauer ist meist 2 Jahre (manchmal lebenslang). Rezidive sind bei frühzeitigem Absetzen häufig, im späteren Verlauf selten. Zusätzliche Gaben von Immunsuppressiva sind überflüssig.

Prognose. PR und AT sind prinzipiell selbstlimiert, die natürliche Krankheitsdauer beträgt etwa 5–7 Jahre. Letale Ausgänge sind selten (z. B. zerebraler Insult), Defektheilungen bei AT jedoch häufig. Behandelte Patienten haben eine gleichgute Überlebenschance wie die Gesamtbevölkerung.

Differentialdiagnose. PR muß von primär chronischer Polyarthritis, Fibromyalgien, Dermatomyositis, infektiöser Myositis, degenerativen Gelenkserkrankungen und malignen Tumoren (Lymphome, Leukämien) mit paraneoplastischer Myopathie unterschieden werden. Die Differentialdiagnose der AT sind Migräne und andere Arten von Kopfschmerzen, Glaukom, Trigeminusneuralgie und Hirntumoren. Bei Vorliegen einer Kopfschwartengangrän müssen Phlegmone, tiefe Trichomykose, Dekubitalgeschwüre, das Angiosarkom des Skalps und andere Tumoren (z. B. ein Ulcus rodens) bedacht werden.

Takayasu-Arteritis

Eine seltene, gynäkotrope (8:1), bei jungen Erwachsenen und fast ausschließlich in Südostasien vorkommende Riesenzellarteritis der Aorta und der großen Arterien. Die klinische Symptomatik ist je nach dem vorherrschenden Befall verschieden (Aneurysmen und/oder Stenosen des Aortenbogens, der Aorta abdominalis, der A. pulmonalis oder Kombinationen aller); Hypertonie ist wegen Beteiligung der Nierenarterien häufig, ein typisches Symptom ist Pulslosigkeit. Dermatologische Zeichen finden sich in der Regel nicht; manchmal besteht ein Raynaud-Phänomen, gelegentlich auch knotig-ulzeröse Läsionen ähnlich dem E. nodosum bzw. E. induratum. Die Takayasu-Arteritis spricht nicht so gut auf Kortikosteroide an wie der PR-AT-Komplex.

16.4 Livedosyndrome

Livedosyndrome sind eine heterogene Gruppe vaskulärer Syndrome mit prominenter Livedozeichnung. Unter letzterer versteht man eine rotbläuliche netzartige Hautzeichnung, die auf den ersten Blick mit durchschimmernden Gefäßen verwechselt werden kann, jedoch in Wirklichkeit Hautbezirken mit niedrig oxygeniertem (dunklem) Blut entspricht. Eine Livedozeichnung entsteht bei verlangsamtem Blutfluß im Kapillarbett und kann daher sowohl ein physiologisches Phänomen als auch Ausdruck verschiedener Zirkulationsstörungen sein.

Man unterscheidet zwei Arten der Livedozeichnung:

- ***Livedo reticularis*** (Abb. 16.16a). Ein regelmäßiges Netzmuster aus intakten, „geschlossenen" Kreiselementen, die „Maschengröße" beträgt 2–3 cm. Sie ist großflächig, bevorzugt die Extremitäten, verschwindet bei Erwärmung und kehrt bei Abkühlung am selben Ort wieder. Livedo reticularis ist meist ein physiologisches Phänomen (z. B. *Cutis marmorata).*
- ***Livedo racemosa*** (Abb. 16.16b). Ein unregelmäßiges, oft bizarres Netzmuster aus „offenen" (unvollständigen), *ranken*artigen Kreissegmenten. Sie ist scheinbar großkalibriger (wegen der Fragmentierung der Kreise) und meist dunkler, bleibt bei Erwärmung bestehen und ist gleichfalls lagestabil. Sie tritt herdförmig disseminiert auf und bevorzugt die unteren Extremitäten. Livedo racemosa ist ein vieldeutiges Warnsignal der Haut, dessen Ursache erhoben werden muß (Tabelle 16.11).

Im englischen Sprachraum existiert nur der Begriff „Livedo reticularis", der ohne weitere Unterscheidung angewandt wird. Dies führt zu nicht unbeträchtlicher Verwirrung.

Entstehung der Livedozeichnung. Die netzartigen Streifen entsprechen Hautbezirken mit niedriger kapillarer Sauerstoffspannung; niedrig oxygeniertes Blut ist dunkel und erscheint durch die Haut bläulich. Das kreisförmige Grundelement der Livedozeichnung erklärt sich aus der Anatomie der Blutversorgung der Haut: Diese erfolgt durch Arterien, die jeweils ein (im Vertikalschnitt sektorförmiges, in der Aufsicht kreisförmiges) Stück Haut speisen (Abb. 16.17). Im Zentrum

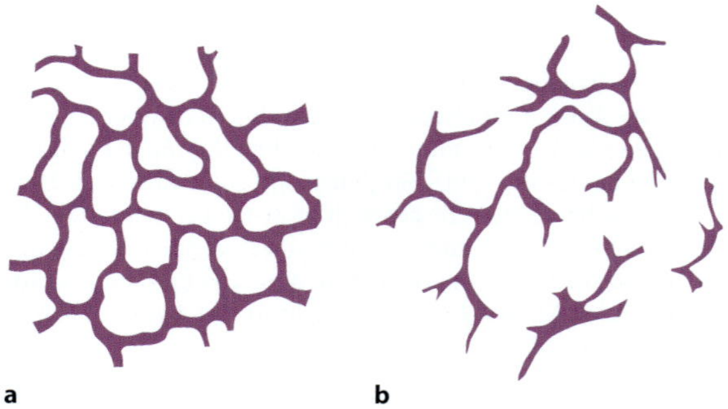

a b

Abb. 16.16 a. Livedo reticularis: runde, geschlossene, regelmäßige Kreisfiguren. b Livedo racemosa: unregelmäßig bizarr konfigurierte Kreissegmente

eines solchen Areals ist die Sauerstoffspannung am höchsten, im Grenzbereich zu den benachbarten Arealen am niedrigsten. Das Gefälle ist unter Normalbedingungen allerdings gering; bei Verlangsamung des Blutflusses und dadurch gesteigertem Gefälle tritt der Grenzbereich als dunklerer Kreis gegenüber dem helleren Zentrum zutage.

Die Livedozeichnung ist somit anatomisch begründet und ortsfixiert. Sie ist nur bei dünner und heller Haut wahrnehmbar (daher bei Frauen eher als bei Männern) und verschwindet auch bei Sklerose und Ödem.

Livedo reticularis beruht auf einer ***generellen*** Strömungsverlangsamung und Hypoxygenierung des Blutes der betroffenen Region. Die Ursachen sind meist „funktionell" und harmlos. Die häufigste ist Unterkühlung der Haut – Cutis marmorata; seltener sind Viskositätserhöhungen des Blutes (z. B. Polyglobulie, Kryoglobulin- und Kälteagglutininämie) sowie zentrale Innervationsstörungen (Apoplexie, Traumen).

Livedo racemosa kommt hingegen durch ***fokale*** Verlangsamung des Blutflußes durch umschriebene, meist mutiple Strömungshindernisse zustande, die zu fokal schwankender, unregelmäßiger Oxygenierung des kapillären Blutes und kreissegmentartiger Livedozeichnung führt. Ob das Strömungshindernis dabei im arteriellen oder venösen Schenkel liegt, spielt wenig Rolle. Typische Ursachen sind arteriosklerotische Plaques, Cholesterinemboli, Verengung der Strombahn durch subintimale Profileration, Fibrinthrombi, nekrotisierende Vaskulitis u. a. m.

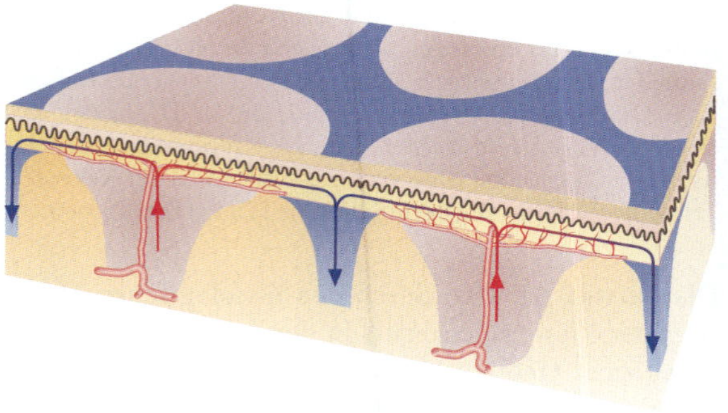

Abb. 16.17. Die anatomische Grundlage der Livedo reticularis: Die Haut wird in trichterförmigen Segmenten von arteriellen Gefäßen gespeist. Der kapillare Blutfluß in diesen Sektoren ist zentrifugal, so daß die peripheren Regionen (Bereiche der venösen Drainage) vergleichsweise hypoxygeniert sind. Bei Strömungsverlangsamung wird der Unterschied der Oxygenierung manifest: Das *(dunklere)* venöse Blut schimmert livide durch die Haut. (Gezeichnet nach Copeman, 1975)

16.4.1 Sneddon Syndrom (syn. Livedo racemosa generalisata, Livedo reticularis and cerebrovascular lesions Sneddon, Livedo racemosa apoplectica)

Das Sneddon-Syndrom ist eine potentiell lebensgefährliche systemische Gefäßkrankheit unbekannter Ursache, die durch fokale Proliferation der subintimalen Muskelzellen in mittelgroßen Arterien und deren Verschluß charakterisiert ist. Klinisch manifestiert es sich als zerebrokutanes Krankheitsbild mit den Kardinalsymptomen einer generalisierten Livedo racemosa und zentralnervöser Erscheinungen.

Das Sneddon-Syndrom wurde erstmals 1907 vom Wiener Dermatologen Ehrmann beschrieben und als Manifestation der Syphilis interpretiert. Seither blieb die Vermengung mit anderen Krankheiten sein Schicksal: Heute gängige Gleichsetzungen sind solche mit der Livedo-Vaskulitis, dem Lupus erythematodes und dem Antiphospholipid-Antikörper-Syndrom.

Epidemiologie. Selten, vermutlich jedoch erheblich häufiger als diagnostiziert (die Livedozeichnung tritt meist Jahre vor der neurologischen Symptomatik auf; sie wird vom Dermatologen oft als „idiopathisch" und später vom Neurologen als bedeutungslos gewertet).

Einflußhindernis (arteriell)	Abflußhindernis (venös)	Viskositätserhöhung
Arteriosklerose Emboli (Cholesterin) Arteriitis Polyarteriitis nodosa SLE Thrombangitis obliterans Sneddon-Syndrom Livedovaskulitis	Nekrotisierende Vaskulitis Livedovaskulitis (Thrombose oberflächlicher Venen)	Kryoglobulinämie Thrombozytose Polyglobulie Leukämien intravasale Gerinnung oder Agglutination

Tabelle 16.11. Mit Livedo racemosa assoziierte Krankheitsbilder (Auswahl)

Krankheitsbeginn meist im jungen Erwachsenenalter; Gynäkotropie.

Klinik (Abb. 16.18). Ein schubweises, langsam und chronisch progredientes Geschehen. Erstsymptom ist gewöhnlich die – subjektiv symptomlose – Livedo racemosa, die mit Einzelherden meist an den Beinen einsetzt und langsam generalisiert. Die Einzelherde sind zwar lagefixiert (s. oben), doch ergibt sich langfristig, durch Rekanalisierung fokaler Gefäßverschlüsse, eine gewisse Fluktuation.

Der neurologischen Symptomatik gehen meist typische, wenn auch unspezifische ***Prodromi*** voraus: Kopfschmerzen, Gleichgewichtsstörungen. Die ***nervösen Ausfälle*** hängen von der Lokalisation des Verschlusses ab. Hauptsächliche Manifestationen sind transiente ischämische Attacken (TIA), transiente Amnesien, Aphasien, Hirnnervenlähmungen, epileptische Anfälle, organisches Psychosyndrom, psychiatrische Störungen, Demenz. Die Symptomatik bildet sich nach den Schüben jeweils nur teilweise zurück und führt zu immer größerem neurologischem Defizit. Maximale Manifestation ist der ischämische Insult (häufigste Todesursache). Die Krankheit kann sehr verschieden schnell ablaufen; jahrelange stationäre Phasen sind nicht selten. Ob komplette Spontanremissionen vorkommen, ist noch ungeklärt.

Assoziierte Symptomatik. Obwohl Gefäßläsionen in allen Organen vorkommen können, sind klinische Symptome fast stets auf Haut und ZNS beschränkt; seltene Manifestationsorgane sind Nieren und Augen. Bei einem kleinen Teil der Patienten kommt es in der Knöchelregion zu schmerzhaften Ulzera, die der Livedo-Vaskulitis entsprechen.

> **!** Sneddon-Syndrom und Livedo-Vaskulitis sind zwei verschiedene Krankheiten; allerdings propft sich letztere manchmal der ersteren auf, da der verlangsamte Blutfluß als auslösender Faktor der Thrombusbildung wirken kann (s. unten).

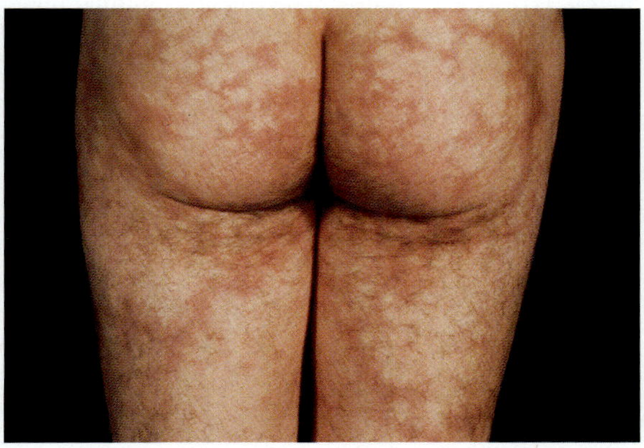

Abb. 16.18. Ausgedehnte Livedo racemosa bei Sneddon-Syndrom

Histologie und Pathogenese. Die Gefäßveränderungen der Haut sind fokal, betreffen die muskulären Arterien der Dermis-Subkutisgrenze und laufen stadienhaft ab. Initialläsion ist eine „Endothelitis" (lymphozytäres Infiltrat am Endothel und dessen Abschilferung), der die Bildung eines thrombusartigen okkludierenden Pfropfes folgt (Stadium II). Letzterer wird durch proliferierende glatte Muskelzellen (Myofibroblasten) aus der Media organisiert („subintimale Proliferation" – Stadium III). Im letzten Stadium (IV) erfolgt Ablagerung von Kollagen, Schrumpfung und evtl. partielle Rekanalisation. Der Prozeß verläuft mit auffallend geringen Entzündungszeichen. Analoge Veränderungen laufen an den mittelgroßen Arterien des ZNS und – klinisch stumm – anderer Organe ab.

> **!** Die polsterförmige Proliferation subendothelialer glatter Muskelzellen ist ein unspezifisches Reaktionsmuster der Arterien auf Intimaläsionen verschiedener Art (mechanisch, entzündlich, bei Arteriosklerose), und ist im Prinzip zumindest teilweise rückbildungsfähig.

Ätiologie. Sowohl die Natur der Intimaläsion als auch die Ursache der Perpetuation des Prozesses sind unklar. Das Initialstadium der Endothelitis macht eine Immunreaktion wahrscheinlich. Als zusätzliche ursächliche Faktoren werden hormonelle Kontrazeptiva, Nikotinabusus und Hypertonie vermutet.

Labor. In der Regel unauffällig. Der Nachweis zytotoxischer Endothelzell-Autoantikörper wurde berichtet; in einer Minorität der Fälle werden Antiphospholipid-Antikörper gefunden.

> **!** Das Antiphospholipid-Antikörper-Syndrom ist eine vom Sneddon-Syndrom in Klinik, Histologie und Labor verschiedene Krankheit (s. unten). Allerdings scheint ersteres in Ausnahmefällen klinisch ähnliche Bilder produzieren zu können wie letzteres.

Diagnostik. Durch den histologischen Nachweis der charakteristischen Veränderungen in den Hautarterien.

Wichtig ist hierbei die richtige Auswahl der Biopsiestellen: Die pathologisch veränderte Arterie findet sich nicht ***unterhalb eines lividen Areals,*** sondern im ***Mittelpunkt eines Kreissegmentes,*** also in klinisch unauffälliger Haut. Die Auswahl der Biopsiestelle bei der Livedo-Vaskulitis ist hingegen weniger wichtig, da multiple Venen im gesamten Areal betroffen sind.

Neurologische Diagnostik. In den frühen Phasen bleibt das ZNS trotz ausgeprägter neurologischer Symptomatik oft erstaunlich lang im CT unauffällig. Methoden zur Funktionsmessung der zerebralen Durchblutung

(SPECT) und MRI sind sensitiver. Im späteren Verlauf multifokale Atrophie und zystische Aufhellungen.

Therapie. Keine etablierte Therapie ist verfügbar. Experimentell wird langzeitig „low dose"-Heparin eingesetzt. Systemische Kortikosteroide sind unwirksam bzw. möglicherweise verschlechternd.

16.4.2 Livedovaskulitis (syn. Idiopathische Atrophie blanche, „Livedo reticularis with winter and summer ulcerations", segmentale hyalinisierende Vaskulitis)

Unter Livedovaskulitis versteht man eine auf die untere Extremität, vorwiegend die Knöchelregion, beschränkte thrombotische Vaskulopathie dermaler Gefäße, die durch die Trias von Atrophie blanche, Livedo racemosa sowie schmerzhafte und schlecht heilende Ulzera gekennzeichnet und wegen ihrer hohen Schmerzhaftigkeit und Langwierigkeit gefürchtet ist. Die Livedovaskulitis beruht auf einer individuellen Disposition; diese kann „idiopathisch" oder symptomatisch sein (z. B. bei Koagulopathien und Krankheiten mit erhöhter Blutviskosität, Tabelle 16.12). Nach gegenwärtiger Lehrmeinung entspricht das Gros der Fälle der „idiopathischen" Form.

Die Livedovaskulitis ist ein Reaktionsmuster der Haut, das bei voller Ausprägung zwar eine „Blickdiagnose" darstellt, insgesamt jedoch weder klinisch noch ätiopathogenetisch gut definiert ist. Dies hat zur Folge, daß sie in manchen Zentren häufig, in anderen selten diagnostiziert wird, außerdem, daß sie immer wieder mit anderen Kranheiten in Verbindung gebracht bzw. gleichgesetzt wurde (z. B. Sneddon-Syndrom, Antiphospholipid-Antikörper-Syndrom). Die Bezeichnung „Vaskulitis" ist, da es sich um eine thrombotische Vaskulopathie handelt, irreführend; sie geht auf die historische (unrichtige) Zuordnung zur Immunkomplex-Vaskulitis zurück.

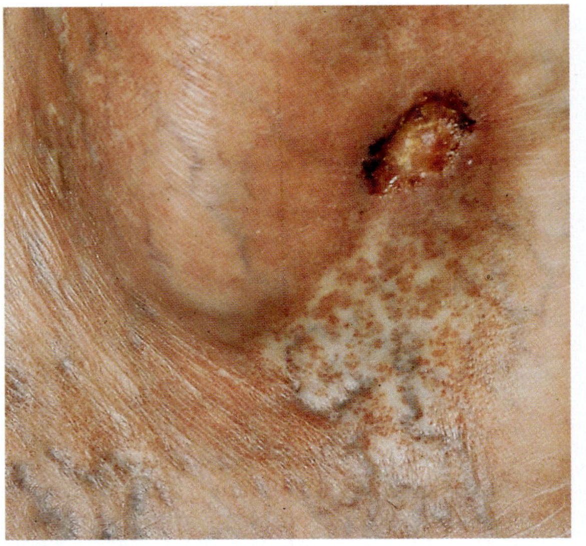

Abb. 16.19. Livedovaskulitis. Retromalleoläres Ulkus, Atrophie blanche

Epidemiologie. Ein nicht seltenes (>3/100.000/Jahr), aber vermutlich unterdiagnostiziertes Krankheitsbild der zweiten Lebenshälfte. Gynäkotropie (ca. 3:1), kein Erbfaktor. Die Livedovaskulitis verläuft schubartig mit Perioden relativer Ruhe; die Schübe sind angeblich saisonal gehäuft (sommers, winters) und oft durch Traumen ausgelöst.

Klinik (Abb. 16.19). Leitsymptome sind Livedo racemosa der unteren Extremitäten, Atrophie blanche und Ulzera vorwiegend der Knöchelregion. Keines dieser Leitsymptome ist für die Livedovaskulitis spezifisch, auch sind nicht stets alle gleichzeitig ausgebildet.

Livedo racemosa, eine unregelmäßig disseminierte Livedozeichnung („star-burst"), betrifft vorwiegend die Knöchelregion, oft auch die Sohlen und reicht selten bis über die Kniehöhe hinaus. Die Intensität ist von der Umgebungstemperatur und der Krankheitsaktivität abhängig; bei Ödem oder Sklerose der Haut ist sie nicht nachweisbar.

Ulzera. Beginn mit umschriebenen Arealen hämorrhagischer Infarzierung der Malleolargegend (häufiger lateral; typische anamnestische Angabe: Spinnenbiß!): äußerst berührungs- und spontanschmerzhafte münz-

bei Hyperkoagulabilität	Antiphospholipid-Antikörper-Syndrom Protein-C-, Protein-S-Mangel AT-III-Mangel Thrombozytose
bei Störungen des fibrinolytischen Systems	tPA-Mangel Plasminogenaktivator-Inhibitor-Erhöhung
bei Hyperviskosität	Polyglobulie Sichelzellanämie, Thalassämie myeloproliferative Prozesse Kryoglobulinämie, Kryofibrinogenämie
bei Strömungsverlangsamung	venöse Stase Sneddon-Syndrom

Tabelle 16.12. „Symptomatische" Livedovaskulitis

große Läsionen, die sich über einige Wochen vergrößern, in solide trockene, hämorrhagische Nekrosen und schließlich in rundliche oder sternförmige Ulzera umwandeln. Im akuten Schub ist die gesamte Knöchelregion ödematös, schmerzhaft; Hochlagerung und Wärme verstärken die Schmerzen (ischämische Nekrose!). Anschließend treten die Ulzera in eine Monate dauernde stationäre Phase, verlieren an Schmerzhaftigkeit und heilen langsam ab. Typischerweise keine Systemzeichen.

Atrophie blanche sind porzellanweiße derbe meist rundliche fibrotische Plaques der Knöchelregion.

Ob die Atrophie blanche ein primäres degeneratives Geschehen ist oder nur Narben nach Ulzera, wurde lange Zeit diskutiert. Manche Patienten geben klar an, daß diese Herde *ohne* vorhergehende Ulzera entstanden. Histologisch zeigt sich eine Hyalinisierung des Bindegewebes und der Gefäße.

Beim ***Vollbild der Livedovaskulitis*** kommen zu den drei Leitsymptomen hämorrhagische Areale und scheckige Hämosiderinablagerungen. Häufig sind multiple kleinere und größere Ulzera („wurmstichig"). Die Beine zeigen manchmal milde, typischerweise jedoch *keine* schweren Zeichen chronischer venöser Insuffizienz wie z. B. Dermatosklerose.

Fallbericht: Eine 67jährige pensionierte Lehrerin litt seit ca. 2 Jahren an progredienter Schmerzhaftigkeit der Knöchelregionen, die ihr beim Gehen starke Beschwerden verursachte. Verschiedene Venenmittel waren unwirksam. Sie entschloß sich zum Aufsuchen der Hautklinik, weil ihr das sonntägliche Orgelspiel in der Kirche unmöglich wurde. Es fanden sich keine Zeichen der chronischen venösen Insuffizienz, jedoch eine ausgeprägte Livedo racemosa von Unterschenkel, Knöchelregion und Fußsohlen, sowie einzelne Atrophie-blanche-Herde. Laboruntersuchungen erbrachten eine Polycythaemia rubra vera mit Begleitthrombozytose (>600.000/mm^3). Nach Systembehandlung mit Hydroxyurea normalisierte sich das Blutbild, gleichzeitig verschwanden die Hautsymptome, die Funktion des Sprunggelenks wurde wiederhergestellt.

Histologie. Multiple kleinere und größere dermale Venen, aber auch Arterien sind durch Fibrinthrombi okkludiert; manchmal keilförmige Nekrose im abhängigen Gewebsbereich. Milde entzündliche Infiltration, Leukozyten fehlen. In späteren Phasen Organisation und Hyalinisierung der Gefäßwände und der Dermis.

Labor. Bei der „idiopathischen" Livedovaskulitis außer erhöhter Blutsenkung unauffällig; bei der „symptomatischen" Laborzeichen der Grundkrankheit.

Daß die idiopathische Livedovaskulitis labormäßig stumm verläuft, ist ein Dogma, das auf mangelndem Einsatz sensitiver Untersuchungstechniken basiert. Bei genauerer Untersuchung lassen sich häufig subtile Defekte im Gerinnungs- bzw. fibrinolytischen System aufdecken (z. B. erhöhte Spiegel von Fibrinopeptid A – ein Fibrinogen-Spaltprodukt, das auf vermehrte Generation von Thrombin schließen läßt). Es ist zweifelhaft, ob die Kategorie „idiopathische Livedovaskulitis" Bestand haben wird.

Ätiologie und Pathogenese. Die Ursache für die Bildung der Fibrinthrombi ist nicht gänzlich geklärt. Nach dem gegenwärtigen Konzept sind hierfür 2 bzw. 3 Voraussetzungen erforderlich:

- regionale Disposition zur Thrombusbildung in den Gefäßen der Unterschenkel (verminderte Gewebeplasminogenaktivator-Aktivität);

  Experimentelle Daten zeigen, daß die Gefäße der unteren Extremität eine geringere fibrinolytische Aktivität besitzen als die der oberen. Individuell besonders niedrige Aktivität könnte die Symptome der „idiopathischen" Livedovaskulitis erklären.

- Auslösefaktoren (mechanisch, Kälte, Hitze, venöse Stase);
- systemische Hyperkoagulabilität, Hyperviskosität oder verlangsamter Blutfluß.

  Zahlreiche und sehr verschiedenartige Störungen dieser Art wurden in Assoziation mit Livedovaskulitis (bzw. mit klinisch von dieser nicht zu unterscheideen Läsionen) beschrieben (s. Tabelle 16.12). Es ist einleuchtend, daß derartige Defekte bei gleichzeitig bestehender regionaler Disposition leicht zur Thrombusbildung führen können: „symptomatische" Livedovaskulitis.

Therapie. In der frühen Phase Bettruhe, Analgetika, „low dose"-Heparin (z. B. 2.500 I. E./2x/Tag). Kortikosteroide sind wirkungslos! Nach Abklingen der akuten Erscheinungen Erhaltungstherapie mit 1–3x/Woche 2.500 I. E. Heparin. Dauertherapie bzw. Prophylaxe mit Salizylaten oder Dipyramidol (Thrombozytenaggregationshemmung). Bei größeren Ulzera ist Exzision und plastische Deckung kaum vermeidbar. Bei symptomatischer Livedovaskulitis Therapie des Grundleidens.

Differentialdiagnose. Die wichtigste Differentialdiagnose sind venöse Ulzera, die schwierigste Pyoderma gangränosum und die kutane Polyarteritis nodosa (Tabelle 16.13). Zu bedenken sind ferner alle anderen Ursachen von Unterschenkelgeschwüren (s. Kap. Phlebologie).

16.4.3 Kutane Polyarteritis nodosa

Eine durch benignen Verlauf, Beschränkung auf die Haut bei nur milden Systemzeichen und gutes therapeutisches Ansprechen gekennzeichnete Verlaufsform (bzw. Abortiv- oder Frühform) der Polyarteritis nodosa.

Tabelle 16.13. Differentialdiagnose der Livedovaskulitis

	Livedo-vaskulitis	venöse Ulzera	Pyoderma gangr.	kutane Polyarteritis nodosa
Livedo racemosa	+++	0	0	++/+++
Atrophie blanche	+++	+	0	0
Ulzera				
hämorrh. Nekrose	ja	nein	+/++	++/+++
periphere Ausbreitung	anfangs	wenig, langsam	ständig	nein
polyzyklische Begrenzung, matscher Randsaum	nein	nein	ja	nein
Schmerzhaftigkeit	+++	+/++	+++	+++
Zeichen chronischer venöser Insuffizienz	+	+++	0	0
Allgemeinsymptome	0	0	0	++
Anderes				typische Schmerzhaftigkeit der Füße, Sohlen, Gehbehinderung, subkutane schmerzhafte Knoten und Stränge

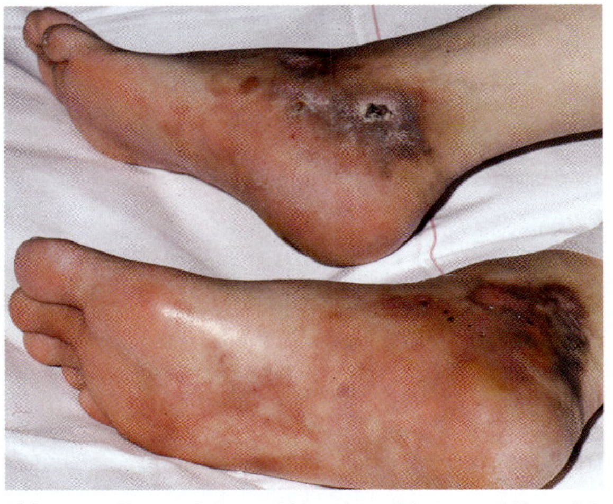

Abb. 16.20. Kutane Polyarteritis nodosa. Frische und ältere hämorrhagisch-nekrotisierende Läsionen der Knöchelregion, Livedo racemosa der Fußsohle

Die Kenntnis der kutanen Polyarteritis nodosa ist ungeachtet der Uneinigkeit über ihre klassifikatorische Zuteilung wichtig, da sie fast immer lange Zeit als ungewöhnliche chronisch-venöse Insuffizienz gedeutet und inadäquat behandelt wird.

Epidemiologie. Selten; keine Geschlechtsprädisposition.

Klinik (Abb. 16.20). Die Manifestationen beschränken sich meist auf Unterschenkel und Füße: auffällige, sternförmige („Starburst") Livedo racemosa mit Übergreifen auf die Fußsohlen (typisch!); schmerzhafte verhärtete subkutane Knoten und Stränge, Fußödeme, im weiteren Verlauf oft auch nekrotisierende Ulzera und Hämorrhagien. Klinisches Leitmerkmal ist die oft bis zur Gehunfähigkeit reichende Druckschmerzhaftigkeit der Fußsohlen. Im Gegensatz zur systemischen Polyarteritis nodosa fühlt sich der Patient ansonsten jedoch im wesentlichen gesund; die schweren subjektiven Beschwerden stehen oft im Gegensatz zum dürftigen objektiven Befund.

Histologie. Wie bei Polyarteritis nodosa.

Labor. Milde Entzündungsparameter (Senkungserhöhung, Leukozytose etc.); Hepatitis-Serologie negativ.

Therapie. Systematische Kortikoidtherapie, gegebenenfalls kombiniert mit Cyclophosphamid.

17 Erbliche Krankheiten der Haut

ÜBERSICHT

17.1 Hereditäre Verhornungsstörungen (W. Küster, P. Fritsch, R. Happle)

17.1.1 Ichthyosen

Ichthyosen sind eine heterogene Gruppe von Erbkrankheiten, die durch übermäßige diffuse Hornproduktion charakterisiert sind. Die verschiedenen Ichthyoseformen unterscheiden sich im klinischen Bild, Schweregrad, Vererbungsmodus und histologischem Bild.

Klassifikation. Man unterscheidet 2 Haupttypen: vulgäre Ichthyosen mit meist milder Ausprägung ohne entzündliche Komponente (Ichthyosis vulgaris, X-chromosomale Ichthyose), und kongenitale lamelläre Ichthyosen mit häufig schwererer klinischer Symptomatik und entzündlicher Komponente. Beide Typen treten als isolierte Ichthyosen ohne zusätzliche Symptomatik oder als Ichthyose-Syndrome mit assoziierten Symptomen auf, wobei es sich bei diesen Syndromen um seltene Krankheitsbilder handelt.

Die molekularen Grundlagen der Ichthyosen sind erst teilweise bekannt, jedenfalls sehr heterogen. Die Ursache des Leitsymptoms der Ichthyosen, die Verdickung der Hornschicht, kann in jedem ihrer beiden Bestandteile liegen: im Keratin der Hornzellen („Ziegel") und in den interzellulären Lipidlagen („Mörtel", s. S. 14).

Autosomal-dominante Ichthyosis vulgaris

Die häufigste Ichthyoseform (1:300). Erbgang: autosomal-dominant. Die individuelle Ausprägung schwankt in weiten Grenzen. Das Manifestationsalter ist die frühe Kindheit; Neugeborene sind meistens erscheinungsfrei.

Klinik (Abb. 17.1 u. 17.2): Die gesamte Haut ist trocken, rauh und von kleinen bis mittelgroßen polygonalen weißen bis schmutziggrauen, relativ stark haftenden Schuppen bedeckt (Vergleich: „wie Hobelspäne auf einem schlecht gehobelten Brett"). Bei stärkerer Ausprägung sind die Schuppen größer, dicker und dunkler und geben der Haut einen gefelderten Eindruck (Vergleich: „Eidechsenleder"). Extremitäten sind schwerer befallen als Rumpf und Gesicht. Prädilektionsstellen: Streckseiten der Extremitäten. Charakteristischer Befund: Die großen Beugen (Kniekehlen, Ellenbeugen, Axillen, Inguinalregion) sind sehr wenig befallen. Handflächen und Fußsohlen sind oft leicht schwielig verdickt und zeigen eine verstärkte Furchung der Handlinien („I-

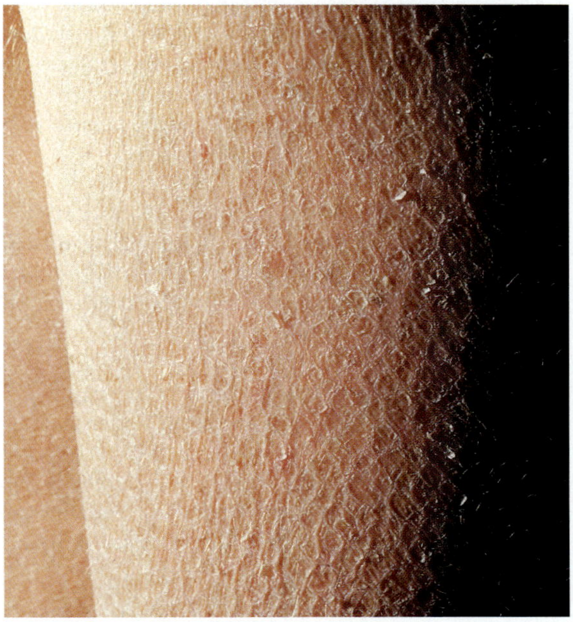

Abb. 17.1. Ichthyosis vulgaris. Die Haut ist charakteristisch trocken, schuppig, eidechsenlederartig

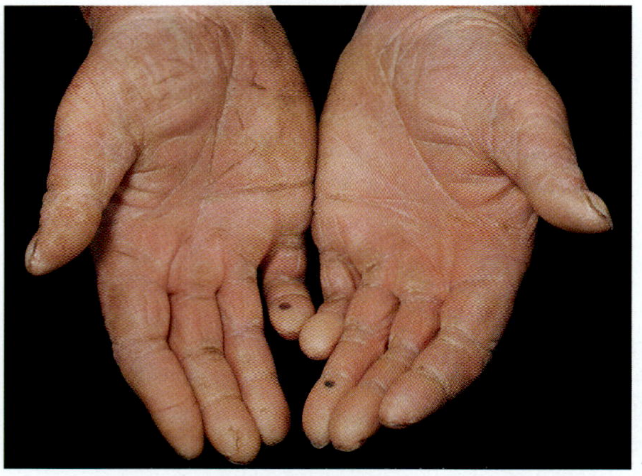

Abb. 17.2. Ichthyosis vulgaris. Diffuse Hyperkeratose der Handflächen, Betonung der Handfurchen

Hand = Ichthyose-Hand": diagnoseweisend!). Subjektive Beschwerden: gering („trockene Haut").

Assoziierte Symptome. Lichen pilaris (häufig), atopische Disposition (seltener).

Histologie. Orthohyperkeratose, Fehlen des Stratum granulosum!

Ätiologie und Pathogenese. Der epidermale Turnover ist normal; die Hyperkeratose ist demnach eine Retentionshyperkeratose (die abnorm gesteigerte Kohäsion der Hornzellen verzögert den physiologischen Abschuppungsmechanismus).

X-chromosomal rezessive Ichthyosis vulgaris

Die zweithäufigste Ichthyoseform (1:6.000). Erbgang: X-chromosomal-rezessiv; erkrankt sind daher nur Männer, Frauen sind symptomlose Überträger (allerdings Wehen-Schwäche bei Geburten mit verzögertem Verlauf). Manifestationsalter: Säuglingsalter, sehr selten bei der Geburt. In letzterem Fall ist die Manifestation als „Kollodiumbaby" möglich (s. unten).

Klinik. Ähnlich wie bei Ichthyosis vulgaris, aber stärker ausgeprägt. Die Schuppen sind schmutziggrau, dicker, gröber gefeldert (Vergleich: „Krokodilleder"). Die Körperbeugen sind meistens ausgespart. Handflächen und Fußsohlen sind frei. Keine „I-Hand"!

Assoziierte Symptome. Hornhauttrübungen (an der Descemet-Membran; regelmäßig); diese finden sich, allerdings seltener, auch bei weiblichen Überträgern. Aufdeckung nur bei Spaltlampenuntersuchung, da das Sehen durch sie nicht beeinträchtigt wird. Hodenhochstand. Lichen pilaris und atopische Disposition sind *nicht* gegeben.

Histologie. Orthohyperkeratose. Stratum granulosum ist vorhanden!

Ätiologie und Pathogenese. Der zugrunde liegende Enzymdefekt ist eine Defizienz der Steroidsulfatase (chromosomale Lokalisation: Xp 22.32). Dieses Enzym ist am Lipidmetabolismus beteiligt und spielt möglicherweise eine Rolle in Synthese und Abbau der zementartigen Kittsubstanz zwischen den Hornzellen. Auch hier handelt es sich um eine Retentionshyperkeratose (epidermaler Turnover normal).

Lamelläre Ichthyose

Eine seltenere Ichthyose (1:100 000); Erbgang: autosomal-rezessiv. Manifestationsalter: Geburt.

Klinik (Abb. 17.3). Häufig liegt bei Geburt das klinische Bild des „Kollodiumbabys" vor. Das Neugeborene ist vollständig in eine durchsichtige, pergamentähnliche Membran eingehüllt, die einige Tage post partum spontan einreißt und sich in den ersten Lebenswochen ablöst. Danach entwickelt sich entweder auf erythrodermischer Haut eine mittellamellöse, hellbraune Schuppung (syn. *kongenitale ichthyosiforme Erythrodermie*) (Abb. 17.4), oder auf wenig oder nicht geröteter Haut eine groblamellöse, schmutzigbraune Schuppung, die das gesamte Leben erhalten bleibt. Stärkere verruköse Schuppung findet sich im späteren Leben vorwiegend über den Gelenken. Handflächen und Fußsohlen sind schwielig verdickt, Lippen und Schleimhäute frei.

Die Haut neigt zu Fissuren, in deren Folge chronisch-rezidivierende Pyodermien auftreten. Die chronische Entzündung der Haut führt zur Neigung zu Narbenzügen, die sich als periorifizielle Hautspannungen und als Ektropion (regelmäßiges und diagnostisches Zeichen!) manifestieren können; bei exzessiver Ausbildung können sich vernarbende Alopezien und sogar Kontrakturen der Extremitäten einstellen.

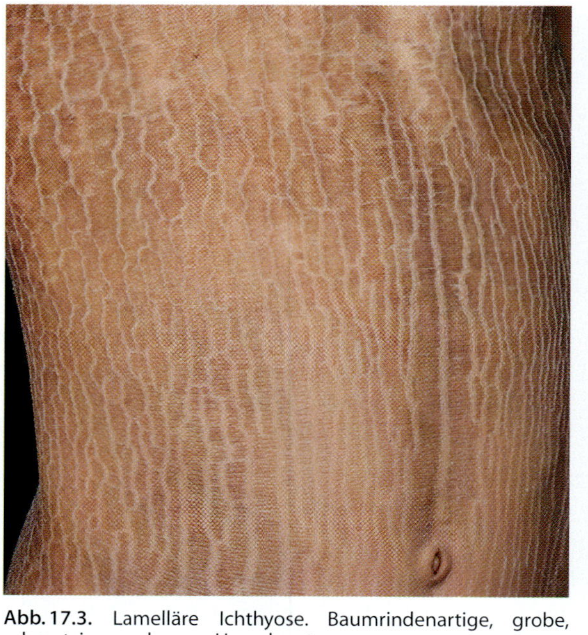

Abb. 17.3. Lamelläre Ichthyose. Baumrindenartige, grobe, schmutzig grau-braune Hyperkeratose

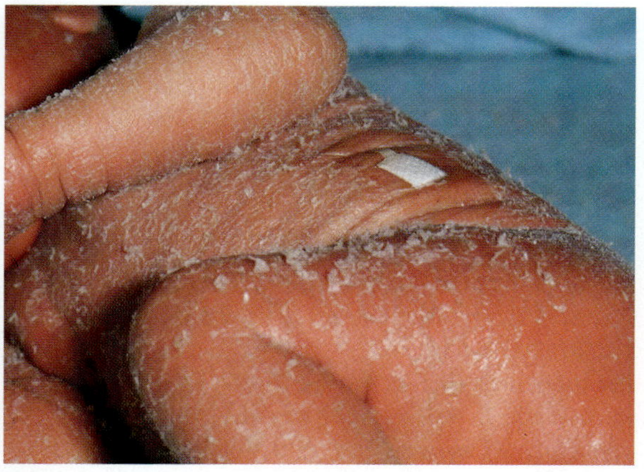

Abb. 17.4. Kongenitale ichthyosiforme Erythrodermie. Dieses einige Tage alte Neugeborene zeigt eine Erythrodermie und universelle groblamellöse Schuppung

Mögliche assoziierte Symptome. Wachstumsrückstand. Hypohidrose (Verstopfung der Schweißdrüsenausführungsgänge durch Hornmaterial). Folge: Neigung zu Hyperpyrexie bei hohen Außentemperaturen und Anstrengung. Nageldystrophie.

> Fallbericht: Ein 22jähriger Patient aus Salerno leidet seit Geburt an einer schweren lamellären Ichthyose. Seine körperliche und geistige Entwicklung verlief trotz ausgeprägter Schuppung, Rötung und Irritabilität der Haut normal; während der Sommermonate erlitt er schon mehrere Episoden von Hitzekollaps. Da ihm, wie er sagt, nur der Fahrtwind beim Mopedfahren Erleichterung bringt, fährt er täglich mehrere Stunden auf der Amalfitana.

Histologie. Hyperkeratose, Akanthose, Stratum granulosum vorhanden.

Ätiologie. Mutationen im Transglutaminase-Gen auf Chromosom 14q11.

Pathogenese. Noch nicht vollständig bekannt. Es handelt sich um einen hyperproliferativen Prozeß mit erhöhtem epidermalen Turnover, also um eine Proliferationshyperkeratose. Die Transglutaminase ist für die Bildung der Zellmembran („cell envelope") der Hornschichtzellen zuständig.

Seltene ichthyosiforme Dermatosen

Epidermolytische Ichthyose (Kongenitale bullöse ichthyosiforme Erythrodermie Brocq). Selten (1:300.000). Erbgang: autosomal-dominant. Manifestationsalter: Geburt. Die Neugeborenen zeigen eine erythrodermische Haut mit Blasenbildung (Bild des „verbrühten Kindes").

Klinik. Im Laufe der ersten Lebensjahre bilden sich Erythrodermie und Neigung zur Blasenbildung langsam zurück; zunehmendes Auftreten groblamellöser Schuppen und verruköser Hyperkeratosen (Gelenkbeugen!). Das Hornmaterial ist dunkelbraun und übelriechend (Bakterienbesiedlung). Blasen und Erosionen treten periodisch disseminiert während des ganzen Lebens auf.

Assoziierte Symptome sind Neigung zu Hautinfektionen; Keratosen an Handflächen und Fußsohlen. Nageldystrophie. Wachstumsrückstand.

Histologie. „Epidermolytische Hyperkeratose": Orthohyperkeratose, breites Stratum granulosum mit klumpigem Keratohyalin, Akanthose, vakuolisierende Degeneration des oberen Stratum spinosum (diagnostisch!).

Pathogenese. Mutationen der Gene für Keratin 1 und 10. Pathogenese nicht vollständig geklärt. Die Keratine 1 und 10 sind Stützproteine in der oberen Epidermis, die für die Zellstabilität und den Zell-Zell-Kontakt von Bedeutung sind.

Refsum-Syndrom (Heredopathia atactica neuritiformis). Eine autosomal-rezessive, milde Ichthyose mit Ähnlichkeit zur Ichthyosis vulgaris und Manifestation teilweise erst im Erwachsenenalter. Zu den frühesten Symptomen zählen Retinitis pigmentosa, Nachtblindheit; im späteren Verlauf Entwicklung von peripherer Polyneuritis, zerebellarer Ataxie und Taubheit. Die geistige Entwicklung ist normal.

Ursache. Akkumulation von Phytansäure (enthalten in Pflanzen) durch Enzymdefekt.

Therapie. Phytansäurefreie Diät.

Sjögren-Larsson-Syndrom. Eine autosomal-rezessiv vererbte Ichthyose mit Ähnlichkeit zur lamellären Ichthyose und kongenitalem Beginn. Assoziierte Symptome sind spastische Di- oder Tetraplegie, Epilepsie, atypische Retinitis pigmentosa. Geistige Behinderung.

Ursache. Enzymdefekt im Fettalkoholstoffwechsel.

Chondrodysplasia punctata, Typ Happle. Eine X-chromosomal dominant vererbte Ichthyose mit kongenitalem Beginn. Anfangs eine Erythrodermie in streifenförmiger Anordnung (Blaschko-Linien), später Abklingen der Ichthyose und Auftreten von streifenförmigen Hyperpigmentierungen. Assoziierte Veränderungen sind follikuläre Atrophodermien, vernarbende Alopezie, sektorielle Katarakt, verschiedene Knochenveränderungen und Minderwuchs. Geistige Entwicklung normal. Als ***Ursache*** wird ein peroxisomaler Enzymdefekt vermutet.

Tay-Syndrom. Eine autosomal-rezessiv vererbte Ichthyose mit Ähnlichkeit zur lamellären Ichthyose. Erythem und Schuppung ab Geburt. Spärliches, brüchiges Kopfhaar. Assoziierte Symptome: Hypogonadismus, Minderwuchs, geistige Behinderung. Die ***Ursache*** liegt vermutlich in einem Stoffwechseldefekt. Verminderter Zystingehalt der Haare (Trichothiodystrophie; Bänderung bei Polarisationsmikroskopie: „Tigerschwanz-Muster").

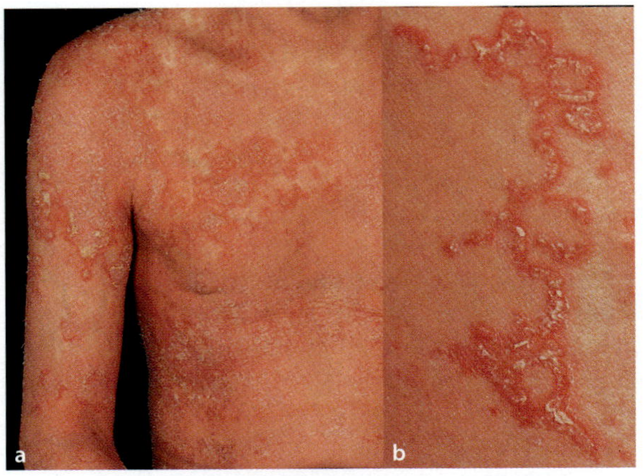

Abb. 17.5 a, b. Ichthyosis linearis circumflexa bei Netherton-Syndrom. **a** Übersicht, **b** girlandenartig schuppende Herde

Netherton-Syndrom. Autosomal-rezessiv. Manifestation als kongenitale Erythrodermie, die später in zwei verschiedene Phänotypen übergehen kann: eine erythrodermische lamelläre Ichthyose oder eine Ichthyosis linearis circumflexa (polyzyklische, girlandenförmige Läsionen mit doppeltem Schuppensaum) (Abb. 17.5). Assoziierte Symptome: Trichorrhexis invaginata (Bambushaare), Atopieneigung und manchmal Immundefizienz.

Fallbericht: Ein jetzt 35 jähriger Mann wird mit einer kongenitalen ichthyosiformen Erythrodermie geboren, die sich nach einem Jahr in eine Ichthyosis linearis circumflexa umwandelt. Die Haare sind brüchig und werden nie länger als einige Zentimeter (mikroskopisch: Bambushaare). Es stellen sich Gedeihstörungen und Minderwuchs ein, die geistige Entwicklung ist normal. Im Kleinkindesalter wird eine Neurodermitis manifest, die die Ichthyose überlagert. Sowohl Ichthyose als auch Neurodermitis erweisen sich als extrem therapieresistent; Versuche mit niedrigdosierten Retinoiden führen zu massiven Exazerbationen. IgE-Werte sind maximal hoch, es besteht periphere Eosinophilie. Die Testung auf Recall-Antigene ergibt hyporeaktive Werte. Seit dem Schulalter bestehen exzessiv zahlreiche, therapieresistente Viruswarzen, vor allem der Akren und im Gesicht (ähnlich einer Epidermodysplasia verruciformis). Mit 22 Jahren stellt sich, von den Warzen ausgehend, ein ausgedehntes Plattenepithelkarzinom der linken Hand ein, das eine Teilamputation erforderlich macht. Der von seinem Hautleiden gequälte und trotz psychotherapeutischen Zuspruchs zutiefst depressive Patient unternimmt einen erfolglosen Selbstmordversuch.

Harlekin-Ichthyose. Eine autosomal-rezessiv vererbte, schwerste Ichthyoseform, die bei Geburt durch plattenartige Hornpanzer gekennzeichnet ist. Früher letal, heute bei frühzeitiger Retinoidgabe überlebensfähig. Später Übergang in schwere erythrodermische lamelläre Ichthyose.

Neutrallipid-Speicherkrankheit (Dorfman-Chanarin Syndrom). Eine autosomal-rezessiv vererbte lamelläre Ichthyose mit milder Erythrodermie. ***Assoziierte Symptome*** sind Katarakte, Nystagmus, Taubheit, Ataxie, Hepatosplenomegalie. Geistige Behinderung. ***Ursache.*** Speicherung von Neutrallipiden, genauer Enzymdefekt nicht bekannt.

Erythrokeratodermia figurata variabilis Mendes da Costa. (Abb. 17.6 a, b). Diese autosomal-dominante Erbkrankheit besteht aus 2 voneinander unabhängigen Komponenten: bizarr konfigurierte, in ihrem Muster wechselnde Erytheme und weniger wechselhafte ichthyosiforme Läsionen unterschiedlicher Ausprägung.

KID-Syndrom (Keratitis, Ichthyosis, Deafness). Autosomal-dominant. Irreführender Begriff, da keine Ichthyose, sondern eine Erythrokeratodermie vorliegt. Assoziierte Symptome sind beidseitige Innenohrschwerhörigkeit, Hornhautanomalien, Störungen des Papillarleistenmusters.

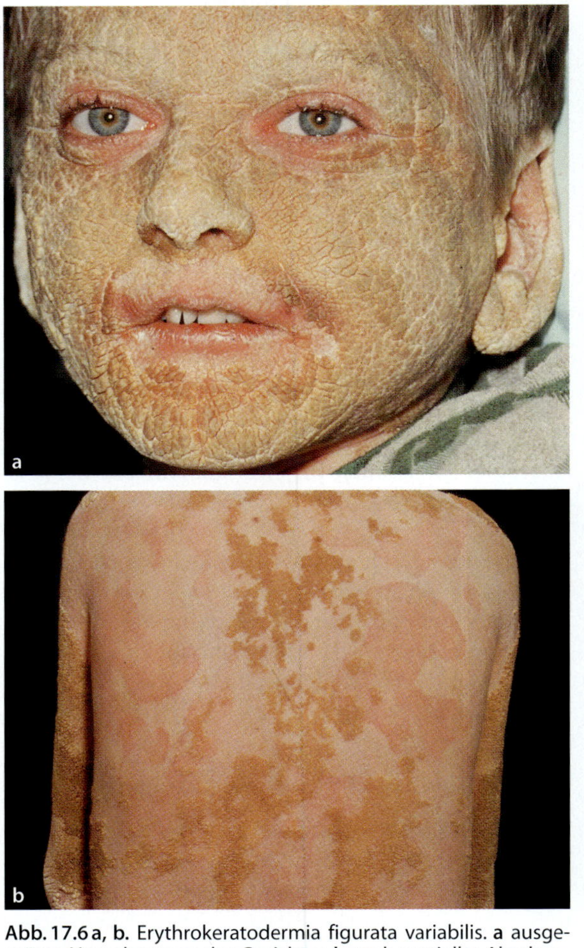

Abb. 17.6 a, b. Erythrokeratodermia figurata variabilis. **a** ausgeprägte Hyperkeratose des Gesichtes. **b** nach partieller Abschuppung zeigen sich am Rücken Reste der Hyperkeratosen sowie bizarr konfigurierte Erytheme

Therapie der Ichthyosen

Eine kausale Behandlung ist nicht möglich; Ausnahme: diätetische Vermeidung der Phytansäure bei der Refsum-Krankheit. Bei milderen Ichthyosen genügen keratolytische Lokalmaßnahmen (Salizylsäure, Milchsäure, Kochsalz) und Geschmeidighalten der trockenen Haut durch Erhöhung ihrer Hydratation (Harnstoffsalben, „rückfettende Bäder“). Bei schwereren Fällen ist die Anwendung von Retinoiden (Acitretin) indiziert. Diese wirken oft dramatisch (antikeratinisierende Wirkung) und stellen eine nahezu normale Beschaffenheit der Haut her, müssen allerdings zeitlebens eingenommen werden.

17.1.2 Pseudoichthyosen (Akquirierte ichthyosisähnliche Zustände)

Unter diesem Begriff versteht man eine Gruppe von Zuständen, bei denen die ursprünglich normale Haut eine trockene, der Ichthyosis vulgaris ähnliche gefelderte und schuppende Beschaffenheit annimmt. Betroffen ist vorwiegend die Haut der Streckseiten der Extremitäten, in geringerem Maß des restlichen Körpers. Vorkommen: im Alter (Xerosis cutis, Exsikkose), bei Marasmus, Hypothyreoidismus und neoplastischen Prozessen (Lymphome!); seltener auch bei Störungen des Fettmetabolismus (essentielle Fettsäuredefizienz) und als Folge einer Behandlung mit Triparonol. Ursache ist weniger eine (altersbedingte) Atrophie der Talgdrüsen, sondern Differenzierungsstörungen der Hornschicht.

17.1.3 Hereditäre Palmoplantarkeratosen

Eine heterogene Gruppe von Erbkrankheiten, denen eine überschießende Hornproduktion an Handflächen und Fußsohlen gemeinsam ist. Die verschiedenen Formen unterscheiden sich nach klinischem Bild, Vererbungsmodus und assoziierter Symptomatik.

Morphologisch kann man diffuse, papulöse bzw. striäre Formen unterscheiden; letztere treten meist ohne assoziierte Symptome auf. Erstere können entweder

- gleichfalls isoliert auftreten,
- assoziierte Symptome aufweisen oder
- selbst Teilsymptom einer Ichthyose darstellen.

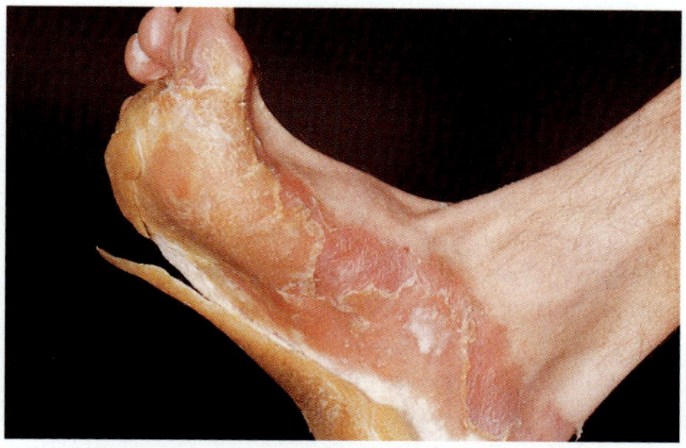

Abb. 17.7. Epidermolytische palmoplantare Hyperkeratose, Typ Vörner. Bei diesem Patienten kam es nach 3-wöchiger Etretinat-Behandlung zur Ablösung der hyperkeratotischen Sohlenhaut in einem Stück

Diffuse hereditäre Palmoplantarkeratosen

Vörner-Typ (Abb. 17.7). Der häufigste Typ; autosomal-dominant, assoziierte Symptome fehlen. Manifestationsalter: erste Lebensmonate, der Verlauf ist stationär.

Klinik. Hyperkeratose, die plattenartig-schwielig mit glatter Oberfläche ist; sie schneidet an Hand- bzw. Fußrändern und den Fingerseiten mit einem roten Randsaum scharf ab.

Histologie. Epidermolytische Hyperkeratose.

Ursache. Mutation im Keratin-9-Gen.

Fallbericht: In einer Großfamilie sind sieben der 14 Mitglieder aus drei Generationen am palmoplantaren Keratoderm des Vörnertyps erkrankt. Keiner der Betroffenen hat nennenswerte Beschwerden, doch beeinträchtigen die Hyperkeratosen stark die Sensibilität. An 4 Patienten wird eine systemische Retinoidtherapie begonnen; nach einigen Wochen sind die Hyperkeratosen abgestoßen und das kosmetische Ergebnis sehr befriedigend. Die Patienten lehnen eine weitere Therapie jedoch ab, weil die neugebildete Haut sehr fragil ist und sich schnell Friktionsblasen bilden.

Die Existenz des sogen. Unna-Thost-Typs mit gleicher Klinik ohne epidermolytische Hyperkeratose ist umstritten.

Greither-Typ. Eine autosomal-dominant vererbte, innerhalb des ersten Lebensjahrzehnts einsetzende Hyperkeratose, die außer den Palmoplantarregionen auch Hand- und Fußrücken („transgredient“) sowie Ellbögen und Knie ergreift und langsam progredient verläuft.

Diffuse Palmoplantarkeratosen mit assoziierten Symptomen

Pachyonychia congenita. Autosomal-dominant. Verdickung der Nägel, Neigung zu plantaren Erosionen, follikuläre Keratosen an Ellenbogen und Knien, Leukoplakien der Mundhöhle. Ursache: Mutationen in den Keratin-Genen 16 und 17.

Mal de Meleda (Abb. 17.8). Autosomal-rezessiv. Progredient und transgredient verlaufende Erkrankung mit Beginn in den ersten Lebensmonaten. Langsames Übergreifen auf Unterarme und Unterschenkel. Dermatogene Fingerkontrakturen. Hauptverteilungsgebiet: In Dalmatien (Insel Mljet).

Papillon-Lefèvre-Syndrom. Autosomal-rezessiv. Übergreifen der Keratose auf Hand- und Fußrücken, Ellbögen und Knie. Assoziierte Symptome: Gingivitis, Parodontitis, Zahnverlust.

Mutilans-Typ (Vohwinkel). Autosomal-dominant. Eine transgrediente Keratose mit Ausbildung schmerzloser Schnürfurchen und Spontanamputationen von Fingern und Zehen (Abb. 17.9). Innenohrschwerhörigkeit.

Diffuse Palmoplantarkeratosen sind ferner Teilsymptom fast aller Ichthyosen (Ausnahme: X-chromosomal rezessive Ichthyose).

Papulöse Palmoplantarkeratosen

Typ Buschke-Fischer-Brauer. Eine relativ häufige, autosomal-dominante Erbkrankheit. Manifestationsalter: zwischen 20. und 40. Lebensjahr.

Klinik (Abb. 17.10). Multiple, harte warzenähnliche Keratosen unterschiedlicher Größe. Die Läsionen zeigen Progredienz (Zunahme und Vergrößerung der Läsionen), greifen jedoch niemals über die Fuß- bzw. Handkanten hinaus. Die Behinderung für den Betroffenen ist anfangs gering, kann jedoch im weiteren Verlauf erheblich werden und das Gehen sehr erschweren.

Differentialdiagnose. Plantare Warzen, Klavi, und Arsenkeratosen.

Richner-Hanhart-Syndrom. Eine autosomal-rezessiv vererbte papulöse Palmoplantarkeratose, die durch schmerzhafte plaqueförmige Keratosen gekennzeichnet ist. ***Assoziierte Symptome:*** Hornhautdystrophie, Lichtscheu (Leitsymptom!), Minderwuchs und Oligophrenie. Die ***Ursache*** ist ein Enzymdefekt im Tyrosinstoffwechsel mit Tyrosinämie. Besserung der Symptome durch tyrosin- und phenylalaninarme Kost.

Striäre Palmoplantarkeratose

Typ Brünauer-Fuhs-Siemens. Autosomal-dominant. Im zweiten Lebensjahrzehnt beginnende Erkrankung mit streifenförmigen Keratosen der Handflächen und plaquesförmigen Keratosen der Fußsohlen. Die Ursache ist unbekannt. Genlokus 18 q 12.

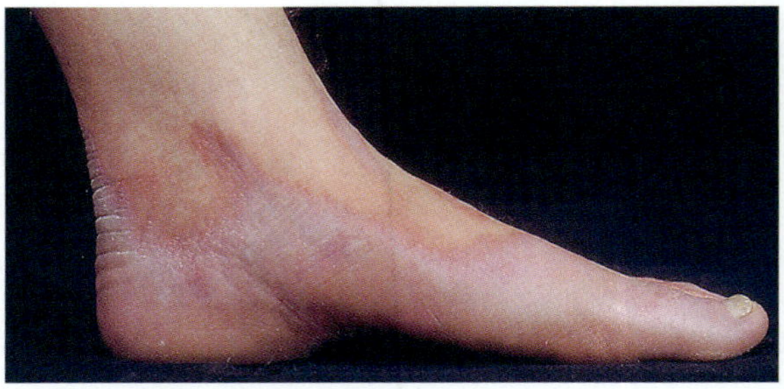

Abb. 17.8. Mal de Meleda. Progredienz und Transgredienz der Hyperkeratose (langsames Übergreifen auf Fußrücken und Knöchelregion)

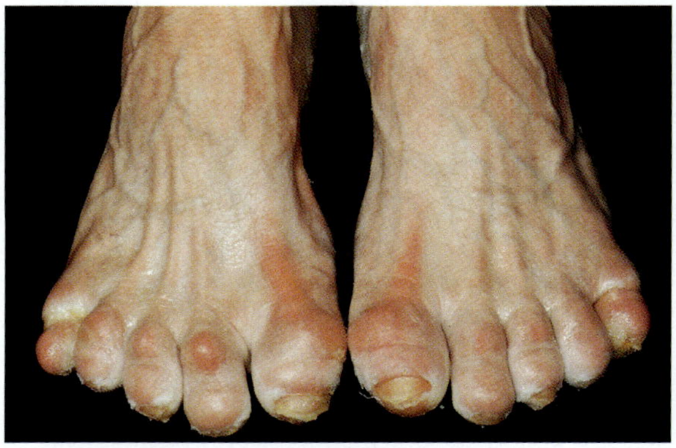

Abb. 17.9. Multilierendes palmoplantares Keratoderm (Vohwinkel). Die Hyperkeratose ist auf die Sohlen (im Bild nicht sichtbar) und die Zehen beschränkt. Beachte die Schnürringe an beiden Kleinzehen

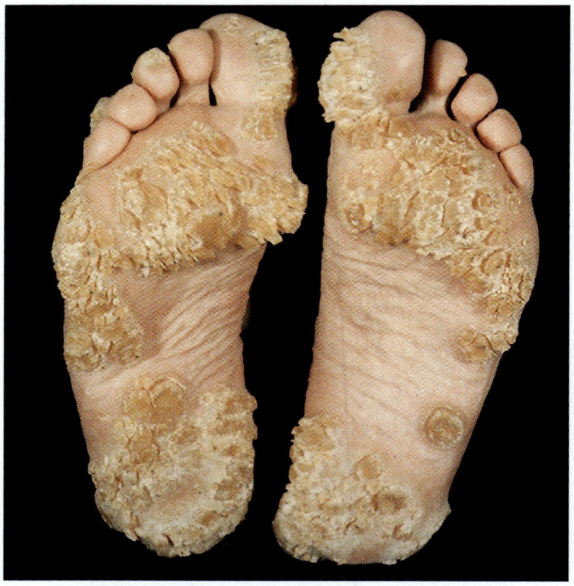

Abb. 17.10. Punktiertes palmoplantares Keratoderm in massiver Ausprägung

Therapie der hereditären Palmoplantarkeratosen. Wie bei den Ichthyosen. Zusätzlich mechanische Methoden der Hornentfernung.

17.1.4 Hereditäre follikuläre Verhornungsstörungen

Keratosis-pilaris-Gruppe

Ein Spektrum von (meist) genetisch determinierten Zuständen, die durch follikuläre Hornpfropfbildung (Hyperkeratose des Infundibulums der Haarfollikel) gekennzeichnet sind.

Follikuläre Hornpfropfbildung ist ein außerordentlich häufiges Symptom: Begleitsymptom anderer Verhornungsstörungen (Ichthyosis vulgaris, Erythrokeratodermien), diverser entzündlicher Krankheiten (Neurodermitis, Acne vulgaris) oder von Hormonstörungen (Hyperthyreoidismus, Hyperkortizismus) und Vitamin-A-Defizienz („Phrynoderm") oder Anomalie sui generis. Bei letzterer werden zwei Unterformen unterschieden.

Lichen pilaris. Ein wegen seiner Häufigkeit (etwa die Hälfte aller Individuen) fast physiologischer harmloser Zustand, tritt bei beiden Geschlechtern und weltweit gleicherweise auf und wird wahrscheinlich autosomal-dominant vererbt.

Klinik (Abb. 17.11). Multiple kleine, hautfarbene, oberflächliche (lassen sich leicht abkratzen!), subjektiv symptomlose, follikuläre, rauhe Knötchen vorwiegend an den Streckseiten von Armen und Beinen. Treten im Kleinkindalter auf und bilden sich im Erwachsenenalter weitgehend zurück. Fast regelmäßiges Begleitsymptom von Ichthyosis vulgaris und Neurodermitis.

Eine Therapie ist meistens nicht erforderlich, evtl. keratolytisch wirksame Salben.

Atrophisierende Keratosis pilaris. Diese seltene Verlaufsform von Keratosis pilaris führt entzündungsbedingt zur Zerstörung des Haarfollikels (irreversible Alopezie) und zu klaffenden Follikelöffnungen („wurmstichiges Aussehen"). Je nach Lokalisation spricht man von ***Ulerythema ophryogenes*** (Abb. 17.12) (seitliche Augenbrauen, Schläfen), ***Atrophodermia vermiculata*** (Gesicht, Wangen) oder ***Keratosis pilaris decalvans*** (Kapillitium). Es handelt sich um in der Kindheit beginnende, chronisch-progressive, therapieresistente Zustände. Die maximale Ausprägung ist die seltene ***Keratosis follicularis spinulosa decalvans*** (Siemens, Abb. 17.13): eine generalisierte, häufig mit Neurodermitis assoziierte und mit irreversiblem Haarverlust einhergehende Dermatose.

Systemische Retinoidtherapie ist in frühen Stadien erfolgreich (Wiederwachstum der Haare wurde beobachtet).

Morbus Darier (Dyskeratosis follicularis)

Eine relativ häufige, genetisch determinierte Verhornungsstörung, die durch charakteristische überwiegend follikuläre, keratotische Papeln, typische assoziierte Symptome und diagnostische Histologie gekennzeichnet ist. Der Vererbungsmodus ist autosomal-dominant. Manifestationsalter ist die Adoleszenz; die Ausprägung schwankt in weiten Grenzen.

Klinik (Abb. 17.14). Hautfarbene oder entzündliche, hirsekorngroße oder größere harte keratotische Papeln in dichter Aussaat v. a. in den seborrhoischen Arealen (Gesicht, Kapillitium, vordere und hintere Schweißfurche). Die Haut greift sich rauh an („Reibeisen"). Die Lä-

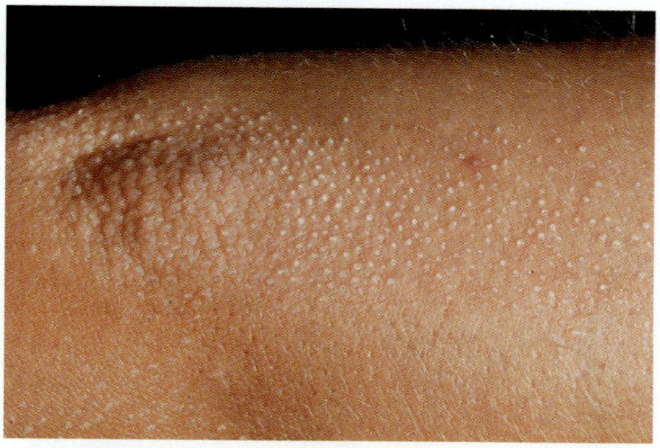

Abb. 17.11. Lichen pilaris. Follikuläre hyperkeratotische Papeln

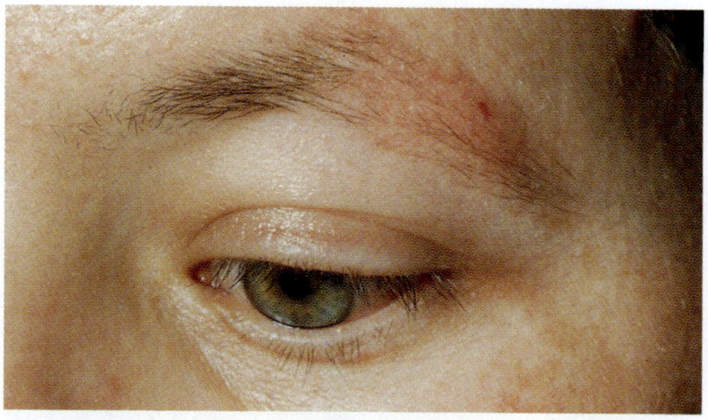

Abb. 17.12. Ulerythema ophryogenes. Follikuläre Hornpfröpfe, Rötung und Haarverlust an der lateralen Augenbraue

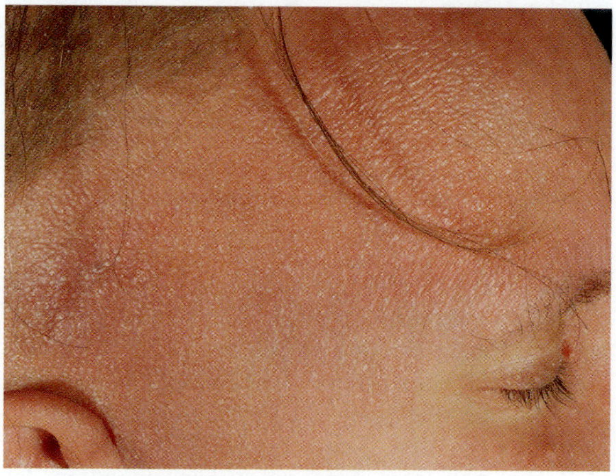

Abb. 17.13. Keratosis pilaris decalvans. Diffuses Erythem, Follikelhyperkeratosen, klaffende Ostien und subtotaler Haarverlust

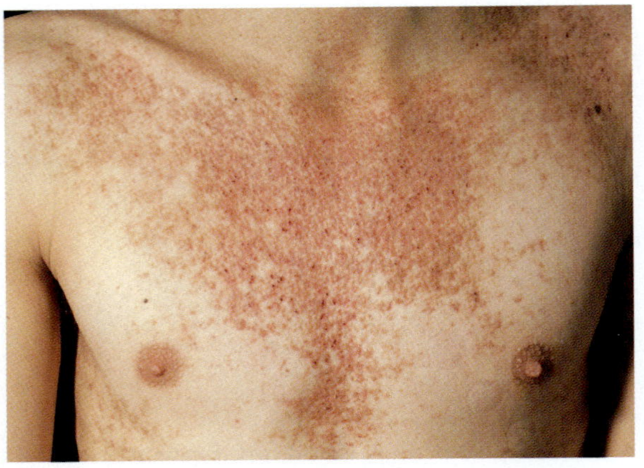

Abb. 17.14. M. Darier. Am oberen Stamm aggregierte bräunlichrote rauhe follikuläre Knötchen

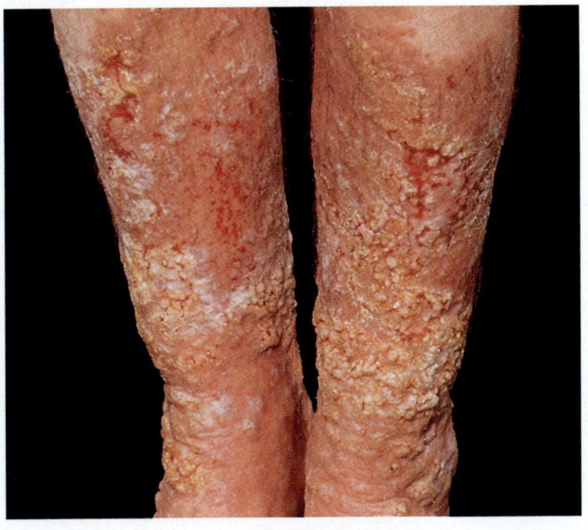

Abb. 17.15. Hyperkeratotischer M. Darier. Plattenartige, warzenartige hyperkeratotisch-erosive Läsionen der Unterschenkel

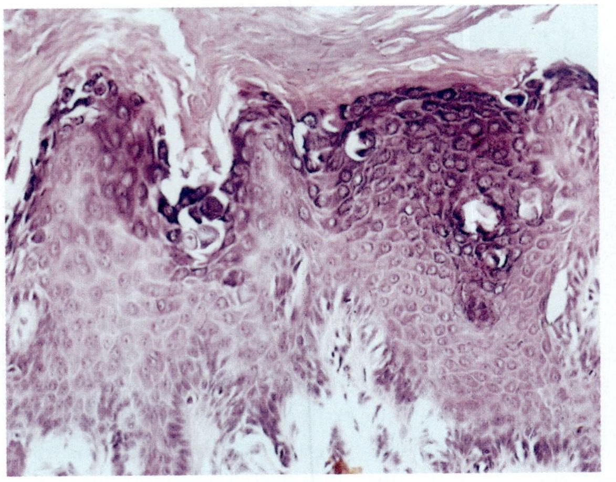

Abb. 17.16. M. Darier. Unregelmäßige Hyperkeratose, Hypergranulose, fokale Akantholyse (Lakunen), x 25

sionen sind an Zahl und Ausprägung leicht progredient, saisonale Schwankungen sind häufig (Irritationen und Exazerbationen im Sommer durch Schwitzen und UV-Licht); manchmal Ausbildung von stark hypertroph vegetierenden Läsionen mit erheblichem Fötor, v. a. an den Unterschenkeln („hypertropher" M. Darier, Abb. 17.15). Neigung zu Superinfektion der Haut (Pyodermien, Herpes simplex).

Assoziierte Symptome. Nageldystrophie, palmoplantare „pits" (multiple punktierte Eindellungen an Handflächen und Fußsohlen), warzenähnliche Papeln an den Dorsalseiten der Finger (Akrokeratosis verruciformis), leukoplakieähnliche Veränderungen der Mundschleimhaut, insbesondere des harten Gaumens („Pflastersteinläsionen"). Häufig intellektuelle Minderbegabung.

Histologie (Abb. 17.16). Orthohyperkeratose; fokale Akantholyse mit Ausbildung unregelmäßig verlaufender Spalträume in der Epidermis (Lakunen), in denen sich einzelne akantholytische Zellen finden. Diese sind häufig dyskeratotisch und tragen klassische Namen: im Stratum spinosum spricht man von „Corps ronds" (eosinophile Körperchen), im Stratum granulosum von „Grains" (ähnlich einer parakeratotischen Hornzelle).

„Dyskeratotische Akantholyse" findet sich außer bei M. Darier nur bei M. Hailey-Hailey (s. unten), beim „warty dyskeratoma" (seltener benigner Tumor mit darierartiger Histologie) und bei der transienten akantholytischen Dermatose (s. unten).

Ätiologie und Pathogenese. Unbekannt. Genlokus 12q23–24.1. Der Keratinisationsdefekt ist mit Kohäsionsverlust verbunden, Resultat: Akantholyse (Lakunen).

Therapie. Keratolytische und antibakterielle Lokalmaßnahmen. Gute Wirksamkeit: Dermabrasion, Acitretin (bei schwereren Fällen).

Krankheiten mit Ähnlichkeit zu M. Darier

Pemphigus familiaris (Hailey-Hailey). Eine autosomal-dominant vererbte bullöse Genodermatose mit erheblicher histologischer, weniger klinischer Ähnlichkeit mit M. Darier. Es handelt sich um eine seltene, im jungen Erwachsenenalter einsetzende und zeitlebens persistierende, schubartig verlaufende Dermatose, die durch erosiv-vegetierende Läsionen aufgrund eines intraepidermalen Kohärenzdefektes gekennzeichnet ist.

M. Hailey-Hailey ist die einzige bullöse Dermatose außerhalb der Pemphigusgruppe, die aus historischen Gründen als „Pemphigus" bezeichnet wird (nicht immunologisch bedingt!).

Klinik (Abb. 17.17). Chronisch-vegetierende, nur selten bullöse Läsionen in den intertriginösen Arealen. Aus-

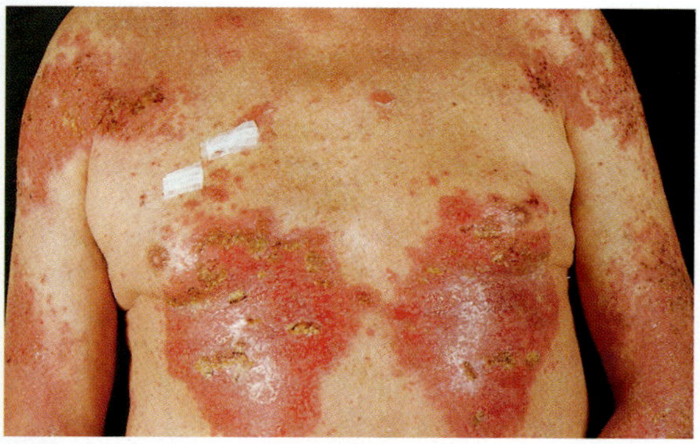

Abb. 17.17. Pemphigus familiaris Hailey-Hailey. Ausgedehnte entzündlich-impetiginisierte Herde mit charakteristischen retikulären Erosionen

lösende Faktoren: Friktion, bakterielle Infektion, Schwitzen.

Histologie. Ausgedehnte Akantholyse der gesamten Epidermis („Explosionsbild"), „Grains", „Corps ronds".

Ursache ist unbekannt. Genlocus 3q23–24.

Therapie. Antibiotika und Kortikoide haben eine gewisse Wirksamkeit. Dramatische Besserung mit Abheilung erfolgt durch Dermabrasion (Reepithelisierung durch nichtbetroffene Follikelanteile).

Transiente akantholytische Dermatose (M. Grover)
Ein Spektrum benigner, selbstlimitierter Dermatosen unbekannter Ätiologie, die histologisch durch Akantholyse gekennzeichnet sind. Wahrscheinlich nicht selten. Betrifft vorwiegend Männer der zweiten Lebenshälfte; Auslösung oft durch UV-Exposition oder Begleitkrankheiten (Köbner-Phänomen?). Ein Erbfaktor wurde nicht nachgewiesen.

Die transiente akantholytische Dermatose entspricht möglicherweise unterschwelligen Verlaufsformen von M. Darier bzw. M. Hailey-Hailey, bei denen die dyskeratotische Akantholyse erst durch zusätzliche Trigger (UV-Licht) manifest wird.

Klinik. Ein fast ausschließlich auf die obere Rumpfpartie beschränktes Exanthem von papulokeratotischem, papulovesikulösem bis bullösem Charakter. Auftreten plötzlich, spontane Abheilung nach 3 Wochen bis 3 Monaten. Subjektiv: Wechselnd intensiver Juckreiz, keine Allgemeinsymptome.

Histologie. Dyskeratose und Akantholyse, die fallweise der bei M. Darier, der bei M. Hailey-Hailey und manchmal auch der bei Pemphigus (vulgaris bzw. foliaceus) ähneln kann.

Morbus Kyrle. Diese sehr seltene, genetisch determinierte Verhornungsstörung ist durch multiple warzige follikuläre und parafollikuläre Hyperkeratosen, vorwiegend der Extremitäten, gekennzeichnet. Die Hornmassen können spontan in die Dermis durchbrechen und hier zu Entzündung mit narbiger Abheilung führen. Meistens sporadisches Auftreten, autosomal-dominante Vererbung kommt vor.

17.2 Epidermolysis-bullosa-hereditaria-Gruppe (H. Hintner, P. Fritsch)

...

Ein Spektrum seltener Erbkrankheiten mit gestörter Kohärenz der Haut und Schleimhaut, denen eine starke Neigung zur Entwicklung von Blasen nach oft nur geringen mechanischen Traumen gemeinsam ist. Es sind über 20 Formen solcher „mechanobullösen Dermatosen" bekannt. Die Inzidenz wird auf 1–2/100.000 Geburten geschätzt (kumulativ für alle Formen).

Das Spektrum reicht von milden bis zu schwersten, mutilierenden und tödlich verlaufenden Formen; die einzelnen Vertreter sind im Pathomechanismus heterogen und unterscheiden sich in Vererbungsmodus, klinischem Bild und assoziierter Symptomatik. Die ***Hauptklassifikation*** erfolgt nach der Lokalisation der mechanischen Schwachstelle, d. h. nach dem Sitz der ***Spalt- bzw. Blasenbildung.*** Man unterscheidet 3 Hauptgruppen:

- ***Epidermolysis bullosa simplex*** (EBS): Spaltbildung *epidermolytisch* (intraepidermal durch Zytolyse von Keratinozyten);
- ***Epidermolysis bullosa junctionalis*** (EBJ): Spaltbildung *junktional* (in der Lamina lucida der Basalmembranzone);
- ***Epidermolysis bullosa dystrophicans*** (EBD): Spaltbildung *dermolytisch* (in der Dermis unterhalb der Lamina densa der Basalmembranzone).

Ätiologie und Pathogenese. Durch biochemische und molekulargenetische Untersuchungen wurden bei den Hauptformen der Epidermolysis bullosa spezifische, durch Genmutationen bedingte Defekte an verschiedenen Strukturproteinen der Keratinozyten und der dermoepidermalen Junktionszone identifiziert. Folgende Strukturproteine sind betroffen:

- in basalen Keratinozyten (EBS): Keratinfilamente;
- an Hemidesmosomen und deren Ankerfilamenten (EBJ): die Strukturproteine Laminin 5 bzw. bullöses Pemphigoid-Antigen 2;
- an Ankerfibrillen (EBD): Typ-VII-Kollagen.

!

Bei einigen der Subtypen der Epidermolysis bullosa wurden spezifische Gendefekte nachgewiesen, wobei verschiedene Punktmutationen am selben Gen zu unterschiedlichen klinischen Bildern führen können (Beispiel: Epidermolysis bullosa simplex Typen Köbner, Weber-Cockayne und Dowling-Meara); zahlreiche weitere „Kandidatengene" werden derzeit untersucht.

Bei den einzelnen Typen der Epidermolysis bullosa sind morphologische Veränderungen jener Strukturen nachweisbar, für die (auch experimentell) Genmutationen und, daraus resultierend, die Synthese fehlerhafter Strukturproteine aufgedeckt wurden: Verklumpung von Keratinfilamenten bei der EBS Dowling Meara; Reduktion der Zahl von Hemidesmosomen bei der EBJ; und schließlich rudimentäres Vorkommen von Ankerfibrillen bei der EBD. Ein direkter Zusammenhang zwischen Gendefekt und Zellyse bzw. Kohärenztrennung in der Basalmembranzone ist daher plausibel.

Transgene Mäuse, in deren Keimbahn ein mutiertes Keratingen 14 eingeschleust wurde, zeigten einen der Epidermolysis bullosa simplex analogen Phänotyp.

17.2.1 Epidermolysis-bullosa-simplex-Gruppe

Diese Gruppe umfaßt insgesamt 11 Varianten (Tabelle 17.1), die alle durch vergleichsweise milden Verlauf, keinen Entwicklungsrückstand und Fehlen sekundärer Veränderungen (außer Milien) charakterisiert sind. Der Gendefekt beruht bei einigen Typen (Köbner, Weber-Cockayne, Dowling-Meara) auf Mutationen der Gene von Keratin 5 und 14; aus ihm resultiert eine Störung der Stabilität des Keratinfilamentnetzwerks, die bei mechanischer Belastung zur Zytolyse der basalen Keratinozyten (zunächst zwischen Zellkern und Hemidesmosomen) und schließlich zur intraepidermalen Blasenbildung führt. Die Blasen sind sehr dünnwandig und heilen ohne Narbenbildung ab.

Man unterscheidet akrale und generalisierte Formen. Die häufigste (und mildeste) Epidermolyse überhaupt ist die autosomal-dominant vererbte EBS ***Typ Weber-Cockayne.*** Diese ist durch Neigung zu palmoplantarer Blasenbildung bei forciertem Gehen gekennzeichnet (typische Anamnese: „Ich wetze mir immer furchtbar leicht Blasen auf"). Manifestationsalter ist die Kindheit oder auch erst das Jugendalter. Die Beeinträchtigung der Lebensführung ist meist gering (Betroffene sind wehruntauglich).

Die Untertypen Köbner und Dowling-Meara zeigen generalisierte Blasenbildung (letztere von herpetiformem Charakter). Die Krankheitsaktivität ist in der Kindheit oft hoch, nimmt aber mit zunehmendem Alter ab.

17.2.2 Epidermolysis-bullosa-junctionalis-Gruppe

Diese besteht aus 6 Varianten, denen ein autosomal-rezessiver Erbgang, rudimentäre bzw. fehlende Hemidesmosomen und junktionale Spaltbildung gemeinsam sind, die sich jedoch im klinischen Bild und in der Prognose sehr unterscheiden.

Tabelle 17.1. Untertypen der Epidermolysis bullosa hereditaria[a]

	Erbmodus	Prädilektionsstellen	Bemerkung
Epidermolysis bullosa simplex (EBS)			
EBS generalisata	AD	generalisiert	Typ Köbner
EBS localisata	AD	akral	Typ Weber-Cockayne
EBS localisata	AR	akral	
EBS Ogna	AD	akral	nur in Norwegen
EBS mit „mottled pigmentation"	AD	generalisiert	mit Pigmentanomalie
EBS herpetiformis	AD	generalisiert	Typ Dowling-Meara
EBS herpetiformis mit „mottled pigmentation"	AD	generalisiert	mit Pigmentanomalie
EBS mit Muskeldystrophie	AR	generalisiert	frühe Muskelatrophie
EBS letalis	AR	generalisiert	im Sudan, hohe Mortalität
EBS Kallin	AR	akral	Anodontie, Haar-, Nagelanomalien
EBS Mendes da Costa	X-	akral	Alopezie, Hyperpigmentierung
Epidermolysis bullosa junctionalis (EBJ)			
EBJ gravis	AR	generalisiert	Typ Herlitz, letal
EBJ generalisata	AR	generalisiert	EBJ atrophicans mitis
EBJ inversa	AR	große Beugen	
EBJ localisata	AR	akral	
EBJ progressiva	AR	akral	späte Manifestation
EBJ cicatricans	AR	generalisiert	Vernarbung
Epidermolysis bullosa dystrophicans (EBD)			
EBD generalisata	AD	generalisiert	Typ Pasini
EBD localisata	AD	akral	Typ Cockayne-Touraine
EBD generalisata mutilans	AR	generalisiert	Typ Hallopeau-Siemens
EBD generalisata non-mutilans	AR	große Beugen	
EBD localisata	AR	akral	rezessive und dominante Form oft nicht unterscheidbar

AD = autosomal-dominant; AR = autosomal-rezessiv; X- = X-chromosomal
[a] nach L. Bruckner-Tudermann, 1995

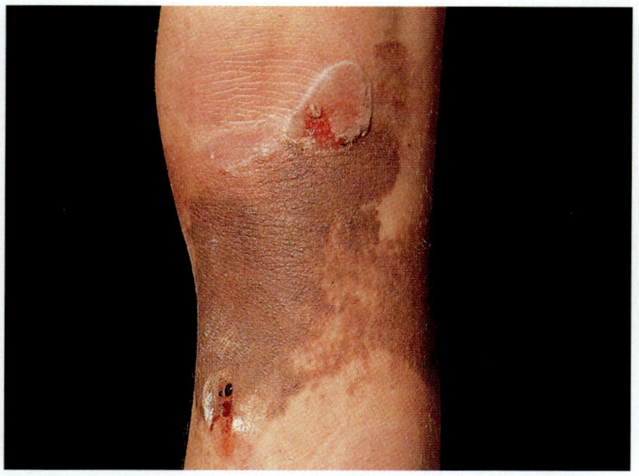

Abb. 17.18. Generalisierte Epidermolysis bullosa hereditaria junctionalis mitis bei einem13jährigen Mädchen. Beachte mehrere geplatzte Blasen und einen ausgedehnten Pigmentnävus der rechten Kniekehle mit polyzyklischen Begrenzung. Entstehung des Nävus: Dissemination von Nävuszellen innerhalb der junktionaler Blaser. Solche auffallende Pigmentierungen sind charakteristisch für diese Form der Epidermolysen; ihre Entstehung koinzidiert mit der erhöhten Proliferation von Pigmentzellnävi im Rahmen der Pubertät.

Typ Herlitz. Bei dieser Form löst sich die Epidermis in großen Fetzen schon während der Geburt ab; die Betroffenen sterben meist in den ersten Lebensjahren an Superinfektion, Flüssigkeits- und Proteinverlust. Bei längerem Bestehen Ausbildung von exzessivem Granulationsgewebe.

Bei einigen Familien wurden Mutationen des Laminin-5-Gens (Ankerfilamente der Hemidesmosomen) nachgewiesen, bei Patienten mit Epidermolysis bullosa junctionalis und Pylorus-Atrophie Defekte des $\alpha 6\beta 4$-Integrins.

Generalisierte atrophisierende benigne Epidermolysis bullosa (GABEB) (Abb. 17.18). Diese Verlaufsform ist nicht lebensbedrohlich, die körperliche und geistige Entwicklung meist normal. Assoziation mit mukokutanen Entwicklungsstörungen wie Hautatrophie, atrophisierender Alopezie, Nageldystrophien, Zahndefekten und großen Nävuszellnävi. Häufig Besserung ab der Pubertät. Mutationen wurden im Gen des bullösen Pemphigoid-Antigens 2 bzw. von Laminin 5 nachgewiesen.

17.2.3 Epidermolysis-bullosa-dystrophicans-Gruppe

Diese ist ein Spektrum von 6 Untertypen von verschiedenem Erbgang und Schweregrad. Gemeinsamkeit: Die nach Minimaltraumen auftretenden Blasen heilen – durch den Sitz der Spaltbildung in der Dermis! – mit ***Narben*** ab. Folge: Milienbildung (diagnostisch wichtig), Mutilationen, Synechien, Fusionen u. a. m. Oft schwere Entwicklungsstörung, Befall der Schleimhäute

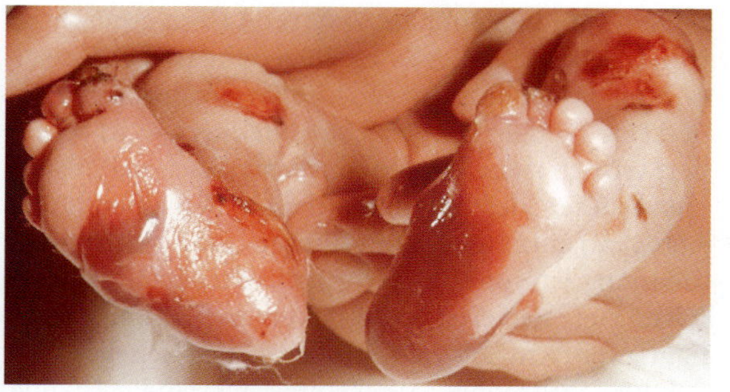

Abb. 17.19. Epidermolysis bullosa hereditaria dystrophicans. Ausgedehnte, teils hämorrhagische Blasenbildung bei einem neugeborenen Mädchen

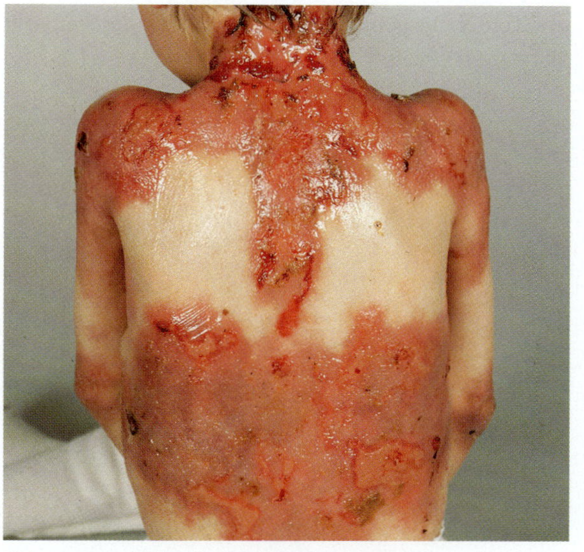

Abb. 17.20. Epidermolysis bullosa hereditaria dystrophicans bei einem 12jährigen Mädchen: ausgedehnte Erosionen und Narben am Rumpf

(oberer Respirationstrakt, Konjunktiven, Ösophagus). Die Gendefekte sind verschiedene Punktmutationen im Gen des Kollagen Typ VII; dieses Strukturprotein ist entweder fehlerhaft ausgebildet oder fehlt; die daraus bestehenden Ankerfibrillen sind (ultrastrukturell) rudimentär angelegt oder nicht vorhanden.

Typ Cockayne-Touraine und Typ Pasini. Milde Verlaufsformen mit autosomal-dominantem Erbgang. Die Blasenbildung kann generalisiert auftreten oder auf die Extremitäten beschränkt sein. Milde Mitbeteiligung der Mundschleimhaut. Beim Typ Pasini zusätzlich weißliche Papeln am Stamm („albopapuloidea-Form").

Typ Hallopeau-Siemens. Erbgang autosomal-rezessiv; die klinische Ausprägung ist schwer und reicht bis zu schwerster Invalidität. Krankheitsbeginn meist bei Geburt (Abb. 17.19).

Das klinische Bild wird durch oft exzessive Blasenbildung nach geringfügigen mechanischen Traumen und deren Sequelen (narbige Abheilung) gekennzeichnet (Abb 17.20). Prädilektionsstellen: Akren, Aufliegestellen, Mundschleimhaut. Aufgrund der chronisch-rezidivierenden Erosionen und Reepithelisierung resultiert eine atrophe, glänzende, äußerst vulnerable Haut und eine Tendenz zur ***Synechienbildung;*** dies ist besonders typisch zwischen den Fingern: manchmal Zusammenwachsen der gesamten Haut („Pergamenthülle", Abb. 17.21) und Beugekontrakturen. Eine chirurgische Trennung ist nur auf beschränkte Zeit erfolgreich, es folgen stets Rezidive! Schwere Mundschleimhautbeteiligung führt zu Schwierigkeiten bei der Nahrungsaufnahme, Dystrophie, Wachstumsrückstand, Anämie. Häufige Komplikation: Ösophagusstrikturen, schwere Zahndefekte (Abb. 17.22).

Die ***Prognose*** ist nur in milden Fällen quoad vitam gut; die Kinder sterben häufig vor Erreichen der Pubertät an Auszehrung und Superinfektionen.

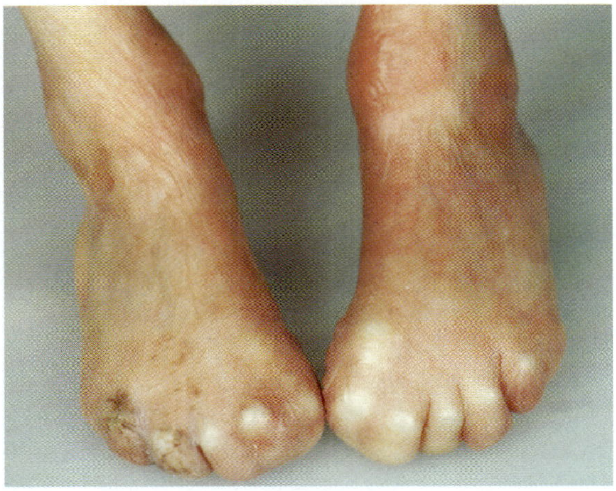

Abb. 17.21. Epidermolysis bullosa hereditaria dystrophicans: „flossenartige" Syndaktylien, Hautatrophie

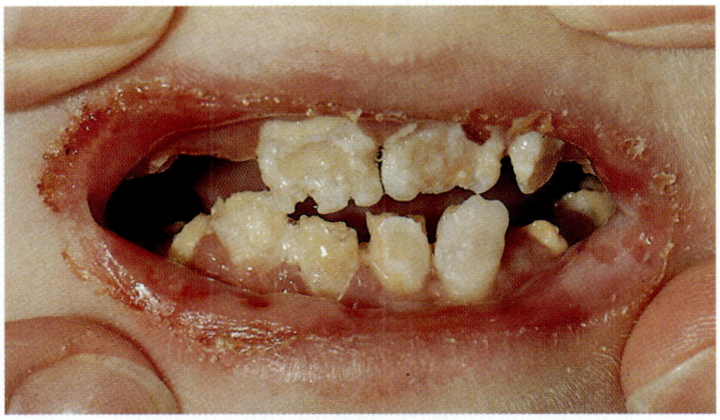

Abb. 17.22. Epidermolysis bullosa hereditaria dystrophicans: Zahnschmelzdefekte, Karies, Zahnsteinbildung und Parodontitis

Fallbericht: Ein neugeborenes Mädchen (zwei ältere Geschwister sowie der Rest der Familie gesund) erleidet schon beim Geburtsvorgang massive Hautablösungen. Es verbringt fast das ganze erste Lebensjahr an der Klinik; die Diagnose einer dermolytischen EBJ wird elektronenmikroskopisch gestellt. Die Blasenbildung kommt auch nach der Entlassung nie zum Stillstand; Schwerpunkte sind Akren, Aufliegestellen am Rücken und Mundschleimhaut. Ausgedehnte Erosionen derselben machen die Nahrungsaufnahme schwierig; das Kind ist ängstlich und vom Leid gezeichnet, zeigt einen immer stärkeren Entwicklungsrückstand, Anämie (bis zum Extremwert von 4 g% Hämoglobin), jahrelang bestehende Thrombozytose, Hypoproteinämie, häufige Pyodermien. Das Milchgebiß ist extrem kariös; eine adäquate Zahnhygiene ist unmöglich. Nach einigen Lebensjahren sind sämtliche Finger- und Zehennägel abgegangen, die Finger beginnen an den Zwischenseiten zu verlöten und werden einige Jahre später in toto von einer krustigen pergamentähnlichen, äußerst fragilen Hauthülle eingescheidet. Versuche operativer Trennung durch plastische Chirurgen führen zu schneller neuerlicher Verwachsung. Der Mund kann wegen narbiger Verlötungen der Rezessus nur wenig geöffnet werden. Die Mobilität ist wie der Gebrauch der Hände schwer beeinträchtigt. Die Bewegungen des Kindes sind langsam und vorsichtig. Mit 10 Jahren entwickelt sich eine Ösophagusstriktur, die die Nahrungsaufnahme weiterhin erschwert. Eine Osteoporose wird festgestellt. Das Mädchen wird von seiner Mutter hingebungsvoll und sehr sachgerecht gepflegt; trotzdem waren bislang 13 meist längere stationäre Aufenthalte an der Hautklinik zur Behandlung verschiedener Komplikationen erforderlich (z. B. zahlreiche Ery-Konzentrate wegen bedrohliche Anämie, Zahnsanierung, Ausräumung einer Koprostase etc.). Mit jetzt 23 Jahren ist das Mädchen 118 cm groß und 18 kg schwer, ist jedoch intellektuell nahezu normal entwickelt. Alle Medikamente mit vermuteter Wirkung gegen die Grundkrankheit waren erfolglos erprobt worden (Vitamin E, Phenytoin, aromatisches Retinoid); ebenso erfolglos waren kostenintensive Bemühungen von Alternativmedizinern.

Diagnostik der Epidermolysen. Der Sitz der Spaltbildung kann durch die Elektronenmikroskopie festgestellt werden. Ein schnelleres und wegen der größeren Dimension der Biopsie oft auch günstigeres Verfahren ist das „Antigen-Mapping": ein Immunfluoreszenzverfahren, das durch den Gebrauch von verschiedenen Antikörpern die Lokalisation des Spaltes mit verschiedenen Antigenen der Basalmembranzone in Beziehung setzt (Antikörper gegen Laminin 5, Kollagen Typ IV, VII etc.).

Therapie. In Ermanglung einer kausalen Therapie (die somatische Gentherapie stellt die einzige Zukunftshoffnung dar) spielen pflegerische Maßnahmen die wesentlichste Rolle. Behandlung der Epidermolysis bullosa Typ Hallopeau-Siemens mit Diphenylhydantoin (Kollagenasehemmer) und mit Vitamin E erbrachten nicht den erwünschten Erfolg.

17.3 Hereditäre Bindegewebsdefekte

... Diese Gruppe seltener erblicher Krankheitsbilder ist durch mangelhafte Synthese des kollagenen oder elastischen Bindegewebes charakterisiert. Die zugrundeliegenden biochemischen Defekte sind nur zum Teil bekannt.

17.3.1 Ehlers-Danlos-Syndrom

Eine Gruppe hereditärer Störungen der Kollagensynthese meist unbekannter molekularer Ursache, die durch qualitativ minderwertiges (und meist quantitativ reduziertes) Kollagen gekennzeichnet ist. Hauptsächliche klinische Symptome sind: Hyperextensibilität von Haut und Gelenken, schlechte Wundheilung, leichte Verletzlichkeit der Haut und mechanische Insuffizienz tiefer und innerer Strukturen (große Gefäße, Herz, Darm, Uterus, Faszien).

Klassifikation. Bislang sind 10 Unterformen bekannt. Sie werden überwiegend autosomal-dominant vererbt (Typen I-IV, VII und VIII), Typen V, IX und X chromosomal-rezessiv, die restlichen autosomal-rezessiv. Die Typen unterscheiden sich erheblich im Schweregrad, aber auch in der Symptomatik (bei manchen fehlt z. B. die typische Dehnbarkeit der Haut). Typ I ist die klassische Form des Syndroms mit schwerem Verlauf (Gravis-Form), Typen II und III verlaufen milde (Mitis-Form bzw. „familiäre Hypermobilität"). Eine Zuordnung auf klinischer Basis ist oft schwer oder nicht möglich. Manifestationsalter: Kindheit.

Zugrundeliegende Defekte. Ehlers-Danlos-Syndrom Typ IV beruht auf defizienter Synthese bzw. Sekretion von Typ-III-Kollagen (Chromosom 2q31); das Schwergewicht der Symptomatik liegt daher an inneren Organen (Gefäße, Darm, Uterus), Haut und Gelenke sind normal dehnbar. Typen VI und IX beruhen auf mangelnder Kollagen-Quervernetzung durch Defizienz der Lysyl-Hydroxylase (Chromosm 5), das Schwergewicht liegt daher an Haut und Gelenken. Typ VII: mangelhafte Fibrillogenese durch Defizienz der Prokollagen-N-Proteinase oder Fehlen ihres Substrats.

Histologie. Reduktion und gestörte Architektur der Kollagenfaserbündel.

Klinik (Abb. 17.23–17.25). Bei den meisten Typen ist die Haut weich, dünn, leicht verschieblich und hyperextensibel; nach Loslassen aufgehobener Hautfalten kehrt die Haut sofort wieder in die Ausgangslage zurück (wie ein Gummiband). Die Haut ist sehr fragil; beim Nähen von Hautwunden schneidet der Faden

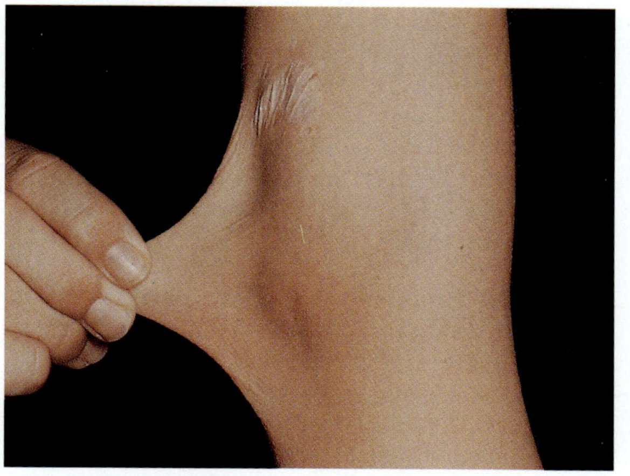

Abb. 17.23. Ehlers-Danlos-Syndrom: Hyperextensibilität der Haut

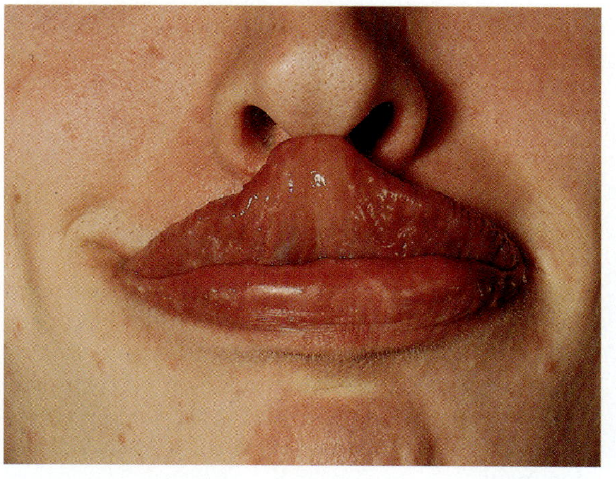

Abb. 17.24. Ehlers-Danlos-Syndrom: Hyperextensibilität der Zunge

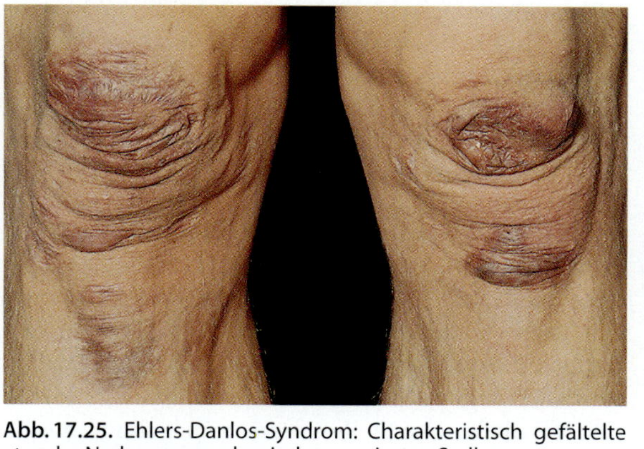

Abb. 17.25. Ehlers-Danlos-Syndrom: Charakteristisch gefältelte atrophe Narben an mechanisch eyponierten Stellen

häufig durch; die Narbenbildung ist meist atroph, zigarettenpapierartig.

! Die Dehnbarkeit der Haut ist eine Funktion der kollagenen Fasern, das Zurückschnellen in die Ausgangslage die der elastischen Fasern!

Ein weiteres typisches Syndrom ist die ***Hyperextensibilität der Gelenke:*** Die Betroffenen können allerlei akrobatische Körperverrenkungen durchführen (etwa Finger bis auf den Handrücken durchstrecken, Hand nach oben und unten auf den Unterarm klappen, mit der Zungenspitze die Nase berühren etc.). Die mechanische Beanspruchung kann frühzeitig zu schwerer Osteoarthritis führen.

Assoziierte Symptome. Knochenstellungsanomalien (Skoliose, Senkfuß), Hüftluxation, Hernien, Varizen, Darm- und Blasendivertikel. Gefährliche Komplikationen: Mitralklappenprolaps, Aortenaneurysma, Ruptur großer Gefäße (Arteriographie in solchen Fällen besonders riskant!), gastrointestinale Perforation. Geburtskomplikationen (Frühgeburten!) seitens Mutter und Kind sind häufig.

Andere hereditäre Kollagensynthesestörungen (Marfan-Syndrom, Osteogenesis imperfecta u. a.) zeigen nur milde Hautveränderungen (dünne Haut, atrophe Narben, Striae distensae).

17.3.2 Pseudoxanthoma elasticum

Ein erbliches degeneratives Syndrom der elastischen Fasern, das durch typische xanthomähnliche Läsionen der Haut und Organmanifestationen (Augen, Gefäße) gekennzeichnet ist. Manifestationsalter: 2. Lebensjahrzehnt oder später. Fünf klinische Typen sind bisher beschrieben; ihr Erbgang ist autosomal-rezessiv, seltener -dominant.

Der zugrundeliegende Defekt dieses nicht sehr seltenen Syndroms (Prävalenz $1/10^5$) ist nicht bekannt. Erste faßbare pathologische Veränderung ist die Inkrustation elastischer Fasern mit Kalziumapatit und Ablagerung von Glykosaminoglykanen (Brüchigkeit!). Pseudoxanthoma-elasticum-artige Hautveränderungen können nach Behandlung mit D-Penicillamin auftreten (interferiert mit Ausbildung von „Cross-links").

Klinik (Abb. 17.26). Die Haut an Hals, Intertrigostellen, Ellenbeugen etc. erscheint zu weit und zeigt Einlagerung multipler, pflastersteinartiger, weicher Plaques von grau-gelblicher Farbe (xanthomähnlich!). Diese Hautveränderungen ähneln der aktinischen Elastose, sind allerdings größer, zahlreicher und anders lokalisiert als diese. Durch Progredienz manchmal ausgedehnter Befall und ausgeprägte Schlaffheit der Haut. Analoge Läsionen finden sich manchmal an der Wangen- (ähnlich großen ektopen Talgdrüsen), Genital- und Rektumschleimhaut.

Histologie. Fragmentierte, kalzifizierte, unregelmäßig geknäuelte Massen von elastischen Fasern in der tiefen Dermis.

Assoziierte Läsionen. Diagnostisch sind die ***„angiod streaks"*** des Augenhintergrunds (Einrisse der elastikareichen Bruch-Membran, die in Verlauf und Kaliber Blutgefäßen ähnlich sehen, Abb. 17.27). Entstehung durch Zug der Augenmuskel. Mögliche Komplikationen: Netzhautblutung, -ablösung.

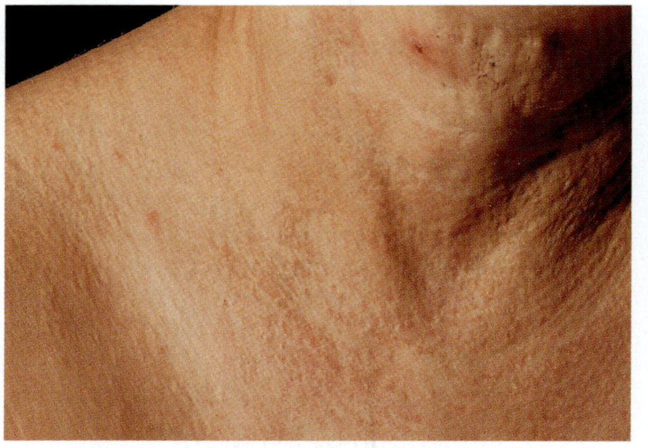

Abb. 17.26. Pseudoxanthoma elasticum. Elastosis kutisähnliche Plaques in typischer Lokalisation (Hals, oberer Stamm)

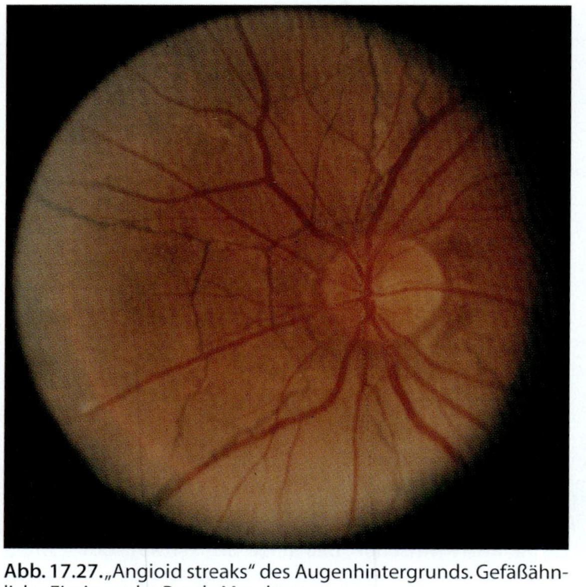

Abb. 17.27. „Angioid streaks" des Augenhintergrunds. Gefäßähnliche Einrissse der Bruch-Membran

Gefäßbefall. Durch Mediaverkalkung Blutungen (besonders im Gastrointestinaltrakt, häufige Todesursache!) und Ischämien (Angina pectoris, bei Befall der Nierenarterien Hypertonie). Typisches Symptom: *Pulslosigkeit der Extremitäten.*

17.3.3 Cutis laxa (generalisierte Elastolyse)

Eine Gruppe von hereditären Synthesestörungen der elastischen Fasern, die klinisch durch eine zu groß erscheinende, lose Haut gekennzeichnet sind. Zumindest

3 Untergruppen (autosomal-dominant, autosomal-rezessiv und X-chromosomal-rezessiv) sind bekannt; die erstere ist vorwiegend als kosmetisches Problem relevant, bei den letzteren sind Systemmanifestationen häufig.

Ätiologie. Unklar; Desmosin-Gehalt und Elastin mRNS sind reduziert, in manchen Fällen erhöhte Elastaseaktivität.

Histologie. Elastische Fasern vermindert und fragmentiert.

Klinik (Abb. 17.28). Die Krankheit ist meist schon bei Geburt vorhanden und verschlechtert sich progressiv. Die Haut erscheint insgesamt als zu groß, hängt besonders an Stellen mit ohnehin lockerer Texturierung sackartig herab (Augenlider, Wangen) und ist hyperextensibel; im Unterschied zum Ehlers-Danlos-Syndrom bleibt jedoch eine aufgehobene Hautfalte lange Zeit bestehen. Mechanisch ist die Haut intakt (*nicht* abnorm vulnerabel); Hypermobilität der Gelenke und schlechte Wundheilung *fehlen.*

Assoziierte Symptome. Tiefe Stimme (zu lange Stimmbänder), Hernien, gastrointestinale Komplikationen, Aortendilatation; bedeutsamste Begleiterscheinung: progressives Lungenemphysem, Rechtsherz.

Cutis-laxa-ähnliche Bilder finden sich auch bei den autosomal-rezessiven De Barsky und „wrinkly skin"-Syndromen. Beide sind durch spärliche, rudimentäre elastische Fasern gekennzeichnet; Ursache: Transkriptionsdefekt?

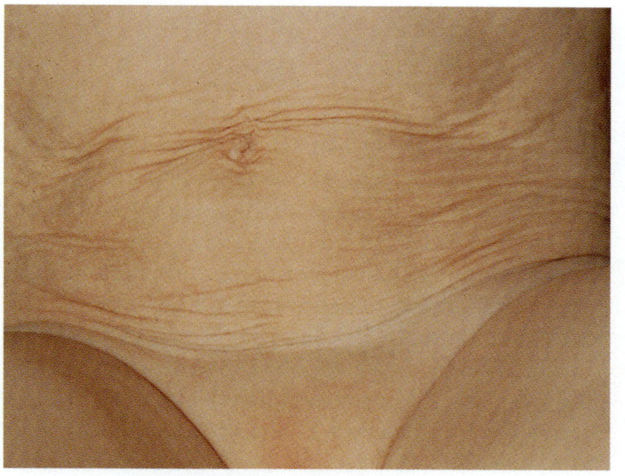

Abb. 17.28. Cutis laxa. Hängende faltige Haut bei einem Säugling

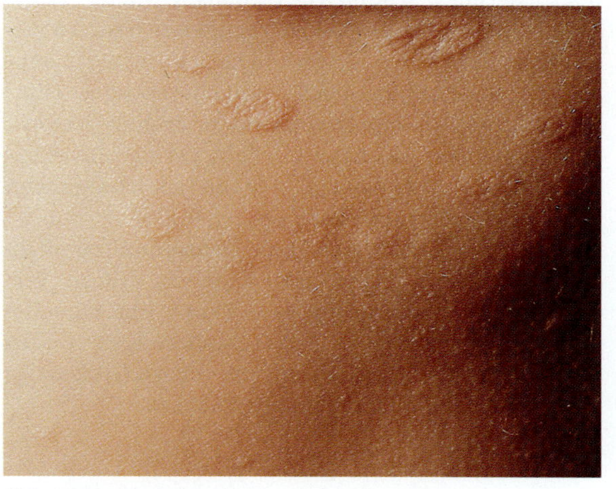

Abb. 17.29. Anetodermie (Typ Jadassohn-Pelizzari). Beachte die quaddelähnlichen entzündlichen Frühstadien und die narbenähnlichen atrophen Herde

17.3.4 Anhang: Erworbene Elastolysen

Systemische erworbene Elastolyse (Cutis laxa acquisita). Ein potentiell lebensbedrohendes, seltenes, der hereditären Cutis laxa ähnliches Krankheitsbild unbekannter Ätiologie. Auftreten häufig nach fieberhafter Vorkrankheit oder D-Penicillamin-Therapie sowie bei systemischer Amyloidose. Keine wirksame ***Therapie*** bekannt.

Umschriebene erworbene Elastolysen (Anetodermien). Eine Gruppe von seltenen, gutartigen Dermatosen unbekannter Ätiologie, die durch exanthematische rundliche Herde von Elastolyse gekennzeichnet sind; letztere entsprechen atroph eingesunkenen bzw. (bei seitlichem Zusammendrücken) hernienartig vorgestülpten Hautarealen.

Klinik. Man unterscheidet die idiopathische (Schwenninger-Buzzi) und die postinflammatorische Anetodermie (Jadassohn-Pellizari, Abb. 17.29). Bei beiden handelt es sich um konfettigroße, schubartig auftretende Anetodermieherde bevorzugt am Rumpf, die bei der ersteren de novo, bei der letzteren nach einem (insektenstichähnlichen) urtikariellen oder sogar bullösen Initialstadium auftreten.

Histologie. Fragmentation, Rarefikation und Phagozytose der elastischen Fasern, entzündliche Infiltrate. Kollagenfasern unbefallen.

Therapie. Im frischen Schub sind Kortikoide fraglich wirksam. Atrophe Areale bleiben unverändert bestehen.

Differentialdiagnose. Initialstadium: Urtikaria, Insektenstiche, papulöse Muzinose. Atrophes Stadium: alle Prozesse, die zu hernienartiger Vorstülpung der Haut führen: Neurofibrome, Bindegewebsnävus, Fettgewebshernie, Kortikoidatrophie.

> **!** Zahlreiche (entzündliche) Prozesse der Dermis führen zu umschriebener Elastolyse und kommen daher im weiteren Sinn in Differentialdiagnose: Syphilide, Lupus vulgaris, Lichen sclerosus, eosinophile Zellulitis, Morphäa (Atrophoderma Pasini-Pierini).

17.3.5 Hereditäre Mukopolysaccharidosen

Eine Gruppe seltener lysosomaler Speicherkrankheiten, die auf hereditärer Defizienz verschiedener, den Abbau von Mukopolysacchariden mediierender lysosomaler Enzyme beruhen und zu progressiven Multisystemschäden führen. Zehn solcher Syndrome sind bekannt, durch Komplementationsexperimente als eigenständig erwiesen und die Art des defekten Enzyms festgestellt. Alle sind rezessiv, die Mukopolysaccharidose II (Hunter-Syndrom) ist X-chromosomal-rezessiv vererbt. Die überwiegend gespeicherten Mukopolysaccharide sind Dermatansulfat (Maroteaux-Lamy) und Heparansulfat (Sanfilippo A-D), oft beide (Hurler, Scheie, Hunter, Sly). Elektronenmikroskopisch findet man grotesk verformte speichernde Lysosomen (z. B. „Bananen-Bodies").

Die Phänotypen dieser Erbkrankheiten besitzen viele Ähnlichkeiten; bei vielen finden sich Hepatosplenomegalie, Skelettanomalien, Pseudoatherosklerose (Einlagerung von Mukopolysacchariden; Angina pectoris, Cor pulmonale), Hornhauttrübung, geistige Retardierung, Wachstumsrückstand. Der Tod tritt häufig schon in Kindheit oder Jugendalter ein.

Bei allen Syndromen steht die Hautsymptomatik im Hintergrund; es findet sich lediglich diffuse Verdickung, manchmal hautfarbene Papeln und Hirsutismus. Charakteristische Hautveränderungen finden sich nur beim Hunter-Syndrom: pflastersteinartige Textur der Haut über den Schulterblättern.

17.4 Hereditäre neurokutane Syndrome

... Damit wird eine Gruppe von erblichen Fehlbildungssyndromen bezeichnet, die durch Läsionen sowohl der Haut als auch des zentralen und/-oder peripheren Nervensystems gekennzeichnet sind. Sie werden auch mit dem wenig erklärenden Begriff „Phakomatosen" bezeichnet (ursprünglich für Flecken der Retina bei M. Pringle verwendet) und umfassen die Neurofibromatosen, die tuberöse Hirnsklerose Bourneville-Pringle und die zerebrokutanen Angiomatosen.

Das Kapitel der „Phakomatosen" ist offen; manchmal werden auch Ataxia teleangiektatica, kongenitale Poikilodermien und die sogenannten „Melanophakomatosen" eingerechnet: LAMB- und LEOPARD-Syndrome sowie ausgedehnte kongenitale Nävuszellnävi mit meningealer Beteiligung.

17.4.1 Neurofibromatosen

Diese sind autosomal-dominant erbliche Multisystem-Fehlbildungssyndrome, die durch multifokale Proliferation von aus der Neuralleiste abstammenden Zellen (Schwann-Zellen, Gliazellen, Melanozyten) gekennzeichnet sind; ihre bestimmende Grundläsion ist das ***Neurofibrom.*** Man unterscheidet die Neurofibromatose I (Typ Recklinghausen) und die Neurofibromatose II (zentraler Typ); Übergangsformen kommen vor. Insbesondere bei Typ I ist der Phänotyp variabel; abortive Erscheinungsbilder („formes frustes") sind häufig. Bei beiden Typen ist die Lebenserwartung, u. a. wegen Neigung zu Malignitäten, etwas reduziert. Selten kommen auch segmentale Typen der Neurofibromatose vor.

Epidemiologie und Genetik. Die Neurofibromatose I (NF I) hat eine Prävalenz von 1:3.000. Sie ist weltweit verbreitet und gering androtrop. Das NF-I-Gen wurde am langen Arm des Chromosom 17 lokalisiert und kloniert (pränatale Diagnostik ist möglich). Es ist mit ca. 100 Kilobasen eines der größten Gene; dies ist vermutlich der Grund der hohen Spontanmutationsrate (bis zur Hälfte der Fälle). NF II ist erheblich seltener (Prävalenz 1: 50–100.000). Das Gen wurde am kurzen Arm von Chromosom 22 lokalisiert.

Das ***normale*** NF-I-Gen gehört zur Gruppe der Tumorsuppressor-Gene; seinem Gen-Produkt, Neurofibromin, wird eine wachtumsregulierende Funktion zugeschrieben. es ist plausibel, daß bei seinem Fehlen benigne und maligne Tumoren entstehen können.

Neurofibromatose I

Diese ist durch zwei kutane Leitsymptome gekennzeichnet: Neurofibrome und Café-au-lait-Flecken. Erstere entwickeln sich gewöhnlich erst während der Kindheit und vermehren sich dann progressiv mit Zenith im mittleren Erwachsenenalter; letztere sind schon bei oder kurz nach der Geburt vorhanden.

Café-au-lait-Flecken (Abb. 17.30). Sie sind einige Zentimeter große, scharf und unregelmäßig begrenzte, über den Körper regellos verteilte homogen kaffeebraune

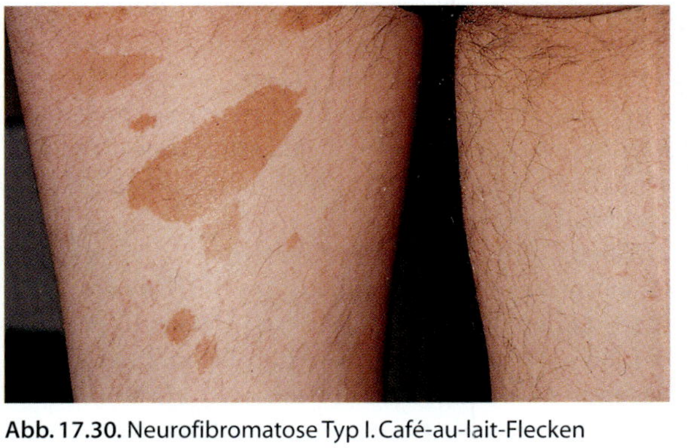

Abb. 17.30. Neurofibromatose Typ I. Café-au-lait-Flecken

Pigmentherde. Obwohl isoliert auch bei Normalpersonen vorkommend, sind sie ein wichtiges diagnostisches Zeichen: 6 oder mehr dieser Läsionen sind bei Kleinkindern ein nahezu sicheres Indiz einer künftigen Neurofibromatose. Histologisch entsprechen sie einer Vermehrung von Melanozyten (*keine* Nävuszellnester); diese können Riesenmelanosomen enthalten. Eine weitere häufige und diagnostisch wichtige Pigmentstörung ist eine ***disseminierte Lentiginose*** des Rumpfes, vorzüglich der Axillen.

Neurofibrome. Sie treten als ***kutane, subkutane*** oder ***plexiforme*** Varianten in Erscheinung (s. S. 623, Abb. 17.31). In ausgeprägten Fällen ist das gesamte Integument von bis zu vielen Hunderten kutanen Neurofibromen verschiedener Größe (Millimeter bis Zentimeter) übersät. Sie liegen teils unter der Oberfläche und sind nur bei seitlicher Betrachtung als hügelige Unebenheiten zu erkennen; andere bauchen die Haut kalottenförmig oder kugelig aus und können sogar gestielt sein. Alle sind ebenmäßig rund, weich, in die Tiefe dislozierbar (Knopflochphänomen) und hautfarben bzw. leicht rötlich; manche sind durchschimmernd und leicht bläulich (myxoide Degeneration). Große Neurofibrome haben eine schlaffe Konsistenz und entwickeln polypoide, manchmal lappige oder sackartig pendulierende Formen („Skrotum ohne Testikel", Abb. 17.32). Gelegentlich entstehen riesenhafte, manchmal schürzenartige Läsionen („Wammen" – Abb. 17.33). Tiefe (subkutane, plexiforme) Neurofibrome sind als derbe, schmerzhafte Verdickungen von peripheren Nerven tastbar. Sie führen zu diffusen Anschwellungen und können Extremitäten(teile) oder Gesichtspartien zu unförmigen Massen umwandeln; durch die begleitende Hypertrophie von Haut, oft auch Knochen und Bindegewebe, ergibt sich das Bild der „Elephantiasis".

NF I besitzt somit eine reichhaltige, „unruhige" kutane Symptomatik (klassische „Blickdiagnose"). In früheren Zeiten stellten sich manchmal Patienten mit NF I als „Elephantenmänner" zur Schau.

Assoziierte extrakutane Symptome. Hauptbefallen sind Augen, Knochen, ZNS und die spinalen Nervenwurzeln.

Augen. In fast 100 % der Fälle vorhanden und daher diagnostisch sehr wichtig sind die (harmlosen) ***Lisch-Knötchen*** (Abb. 17.34): mehrere runde gelbe bis braune *scharf* begrenzte (DD zu Iris-Nävi) Knötchen der Iris; bei dunkeläugigen Personen nur mit der Spaltlampe erkennbar. Gliome des N. opticus oder des Chiasma opticum sind selten (ca. 15 %), treten aber fast ausnahmslos bei Kindern unter 5 Jahren auf (meist Astrozytome I oder II; bei symptomatischem Verlauf – Sehverlust, Hydrozephalus, Endokrinopathien – Versuch chirugischer Entfernung oder Chemotherapie).

Lisch war ein in Wörgl in Tirol praktizierender Augenarzt.

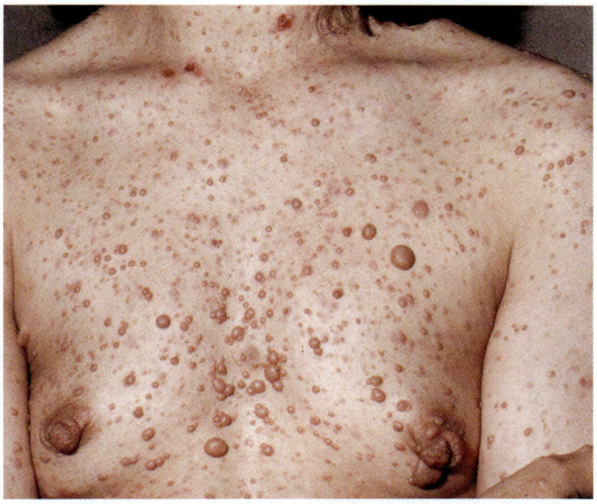

Abb. 17.31. Neurofibromatose Typ I. Multiple halbkugelige kutane Neurofibrome

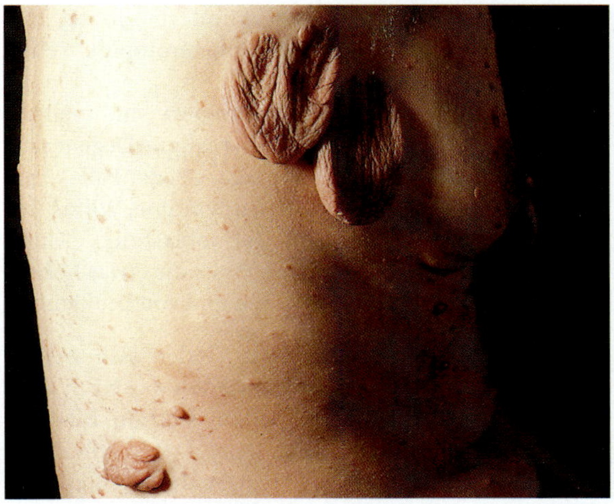

Abb. 17.32. Neurofibromatose Typ I. Große, pendulierende Neurofibrome

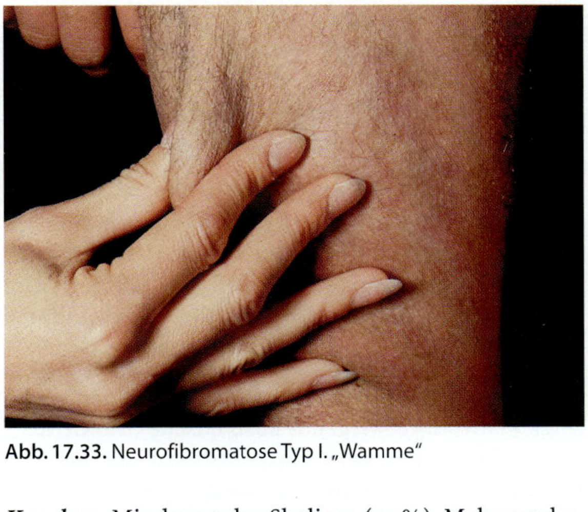

Abb. 17.33. Neurofibromatose Typ I. „Wamme"

Knochen. Minderwuchs, Skoliose (20 %), Makrozephalie, partielle Knochenhypertrophie, Pseudarthrosen (Tibia) und Knochenzysten; ein seltenes, jedoch eindrucksvolles Symptom ist der pulsierende Exophthalmus bei Knochendefekten des Os sphenoidale.

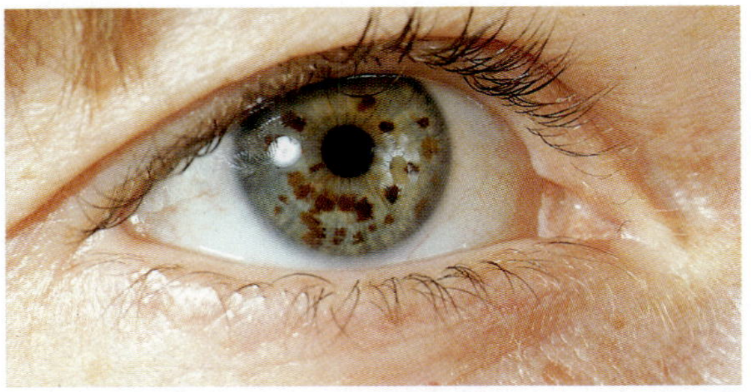

Abb. 17.34. Lisch-Knötchen der Iris bei Neurofibromatose. Lisch-Knötchen ähneln klinisch den (häufigen) Pigmentnävi der Iris. Die Unterscheidung erfolgt mit der Spaltlampe (Lisch-Knötchen sind erhaben, Nävi flach)

ZNS. Befall der Hirnnervenwurzeln sind bei NF I nicht die Regel; häufig hingegen sind Neurofibrome und Schwannome der zervikalen und lumbalen spinalen Nervenwurzeln, gelegentlich Tumoren des Rückenmarks. Häufig besteht Minderbegabung (bis 30%) und Epilepsie (durch Gliaheterotopie). Selten Pubertas praecox.

Mit NF I assoziierte maligne Tumoren sind maligne Schwannome (de novo oder durch maligne Degeneration präexistenter Neurofibrome – ca. 5% der Fälle), maligne Gliome des N. opticus, Ependymome, Wilms-Tumor, Phäochromozytome, Retinoblastom, Rhabdomyosarkom. Fraglich signifikant ist die etwas höhere Inzidenz anderer solider Tumoren und von Leukämien.

Neurofibromatose II. Bei dieser finden sich wenige oder keine der typischen Hautläsionen der NF I; auch Lisch-Knötchen fehlen. Leitsmptom sind die bilateralen sog. Akustikus-Neurinome (korrekter Vestibularis-Schwannome, da sie vom vestibulären Anteil des VIII. Gehirnnerven ausgehen), die mit einer Penetranz von über 95% meist im jungen Erwachsenenalter auftreten und sich zuerst durch Hörverlust und Gleichgewichtsstörungen, später durch Hirndruckzeichen, zentrale Fazialisparese und zerebelläre Symptomatik bemerkbar machen. Bei fast 50% von NF II findet sich eine juvenile Katarakt der hinteren Kapsel. Assoziierte Tumoren sind Meningeome, Ependymome des Rückenmarks und Gliome.

Seltene ***Sonderformen*** der Neurofibromatose sind die segmentale (Abb. 17.35), die abdominale (Neurofibrome nur im Gastrointestinaltrakt) und eine solche Form, bei der nur die plexiforme Varietät der Neurofibrome auftritt.

Therapie. Exzision von Neurofibromen ist nur angezeigt, wenn schwerwiegende kosmetische Gründe, neurologische Symptomatik oder Verdacht auf maligne Entartung bestehen (schnelles Wachsen der Läsion), da die Exzision eines Neurofibroms den Funktionsausfall des betroffenen Nerven nach sich zieht. Alle Patienten mit NF I und NF II müssen mit Imaging-Verfahren auf innere Läsionen und assoziierte Tumoren untersucht und regelmäßig kontrolliert werden.

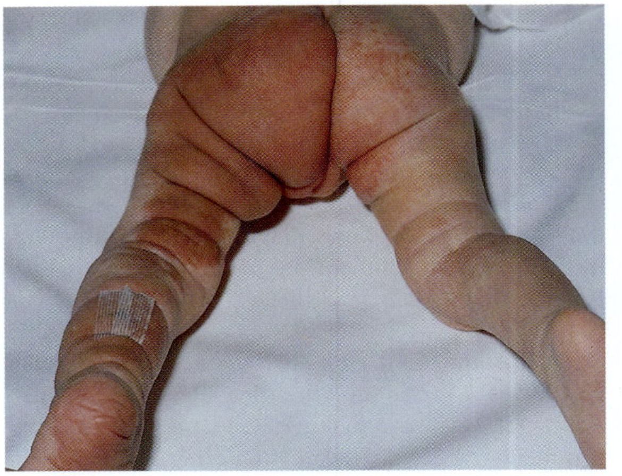

Abb. 17.35. Segmentales Neurofibrom der linken unteren Extremität bei einem neugeborenen Mädchen

17.4.2 Tuberöse Hirnsklerose (M. Bourneville-Pringle)

Ein autosomal-dominant vererbtes neurokutanes Multisystem-Fehlbildungssyndrom, das durch Läsionen in ZNS, Haut, aber auch Herz und Nieren sowie, seltener, anderer innerer Organe gekennzeichnet ist. Die Phänotypen sind sehr variabel, formes frustes häufig.

Epidemiologie. M. Pringle kommt weltweit, ohne Geschlechtsprädilektion vor und hat eine geschätzte Prävalenz von 1/6–9.000. Das Gen wurde auf Chromosom 9q34 lokalisiert, andere Genloci werden diskutiert. Die Neumutationsrate ist hoch (mehr als 2/3 der Fälle).

Klinik. M. Pringle ist durch multiple, tumorartige Neubildungen vorwiegend im ZNS und an der Haut charakteristiert; es handelt sich hier allerdings nicht um echte Tumoren, sondern um fokale Hypertrophien verschiedener Zellen und Gewebstypen (Fibroblasten, Glia- und Neuroblasten): die Läsionen im Zentralnervensystem sind von gliomähnlichem (knotige „Sklerosen" – kortikale und subendymale verkalkte Knoten), die der Haut von fibromähnlichem Charakter. Daneben kommen auch echte Tumoren vor: Retinagliome, Rhabdomyome des Herzens (Komplikationen: Arrhythmien, Herzversagen, thromboembolische Zwischenfälle), Angiomyolipome der Nieren (meist asymtomatisch), Riesenzellastrozytome des ZNS (Hirndrucksteigerung, Verschlechterung der Epilepsie).

Krankheitsentwicklung. Bei Geburt sind die Kinder meist normal, erst im Laufe der ersten Lebensjahre stellen sich Entwickungsrückstand, Epilepsie (80%), Schwachsinn (ca. 2% aller Schwachsinnigen leiden an tuberöser Hirnsklerose), Verhaltensstörungen (Hyperkinese, Autismus, Aggressivität, Psychosen) und schließlich ein individuell verschieden ausgeprägtes Spektrum neurologischer Symptome ein, die durch

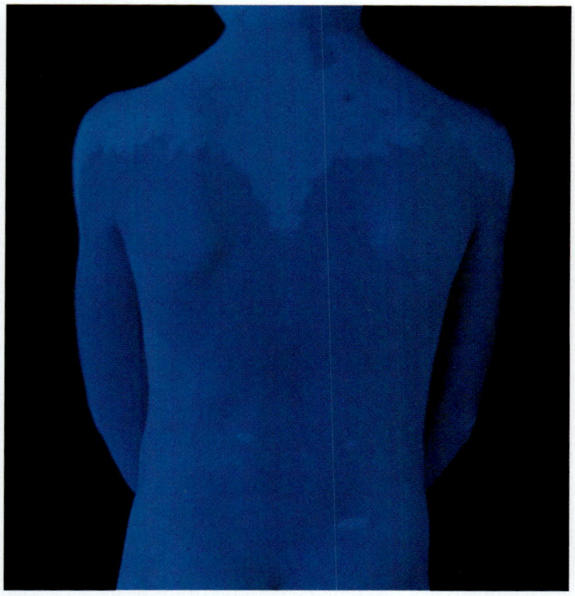

Abb. 17.36. M. Pringle. Eschenlaubflecken und ausgedehnte Hypopigmentation im Woodlicht

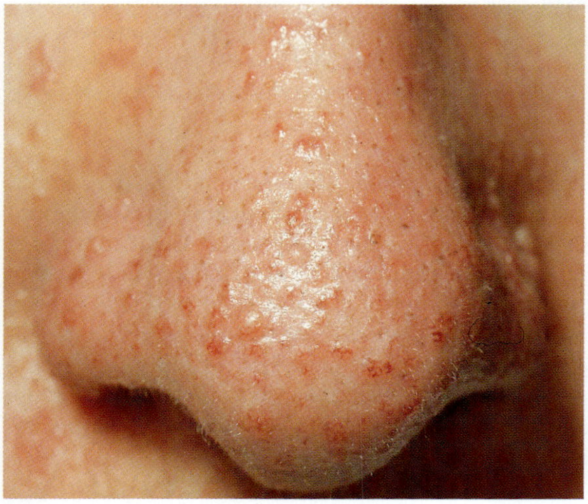

Abb. 17.37. M. Pringle. Angiofibrome

den Sitz der jeweils gegebenen Hirnherde bestimmt werden (sie reichen von Hydrozephalus bis Paraplegie, Gesichtsfeldausfällen etc.).

Hautsymptome. Schon bei Geburt vorhanden ist das wenig auffällige, aber höchst charakteristische Zeichen der „***Eschenlaubflecke***" (Abb. 17.36): einige Zentimeter große, regellos verteilte, oft zahlreiche hypomelanotische Flecken, die Vitiligoherden ähnlich sind (allerdings nur *partieller* Melaninverlust: Melanozyten sind vorhanden, produzieren jedoch weniger Melanosomen). Einzelne solche Flecken kommen gelegentlich auch bei Normalpersonen vor, 4 oder 5 bedeuten jedoch die Diagnose eines M. Pringle.

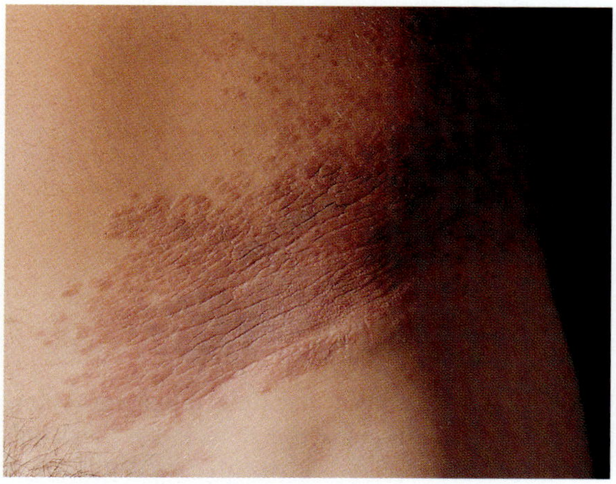

Abb. 17.38. M. Pringle. Chagrinläsion

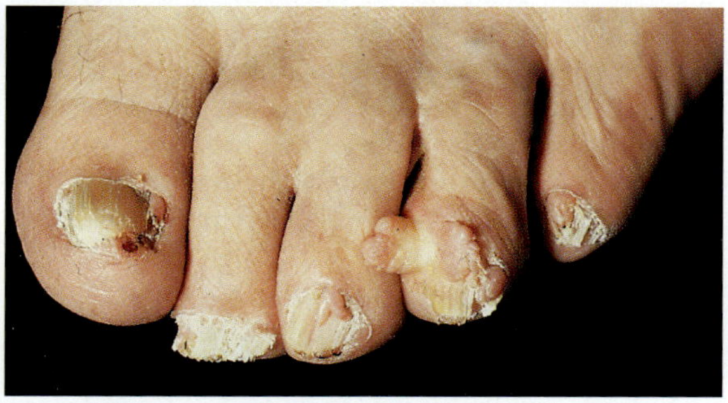

Abb. 17.39. M. Pringle. Könen-Tumoren

Eschenblätter haben eine charakteristische Form; sie sind länglich und besitzen ein rundes und ein zugespitztes Ende. Eschenlaubflecke können durch Wood-Licht deutlicher sichtbar gemacht werden: eine wichtige Untersuchung bei abortiven Fällen (genetische Beratung!).

Erst in der Kindheit oder Pubertät entsteht das ***Adenoma sebaceum*** (Abb. 17.37): multiple kleine rötliche Angiofibrome in den zentralen Gesichtspartien (Differentialdiagnose: Akne vulgaris papulosa). Weitere charakteristische Hautsymptome sind die ***Chagrinflecke*** (umschriebene Plaques von lederartigem Aussehen – hautfarben bis bräunlich, grobtexturiert; sie beruhen auf fokaler Kollagenverdichtung ähnlich Bindegewebsnävi, Abb. 17.38) und die ***Könen-Tumoren*** (fibromähnliche Knoten an den distalen Fingergliedern und subungual; gewöhnlich erst in der Pubertät, Abb. 17.39).

Diagnose. Der – bei voller Ausprägung leichten – klinischen Diagnose muß eine sorgfältige Untersuchung der Prädilektionsorgane folgen (ZNS).

Therapie. Symptomatisch. Das Angioma sebaceum eignet sich gut zur Laserbehandlung.

17.4.3 Neurokutane Angiomatosen

Diese Gruppe von Phakomatosen lassen sich nur bedingt in das Konzept erblicher neurokutaner Mißbildungssyndrome einordnen, da sie entweder fast ausschließlich das ZNS (Hippel-Lindau-Syndrom) oder die Haut (Klippel-Trenaunay-Syndrom) betreffen oder nicht erblich sind (Sturge-Weber-Syndrom).

Hippel-Lindau-Syndrom (retino-zerebelläres Hämangioblastom). Ein autosomal dominantes Syndrom, das durch ein (langsam wachsendes) kapilläres Angiom im Bereich des Kleinhirns, ein- oder beidseitige Angiome der Retina und (selten) teleangiektatische Angiome der Haut (meist okzipital) charakterisiert ist. Die klinischen Symptome werden durch erhöhten Hirndruck, zerebelläre Symptomatik, Netzhautblutungen und -ablösung geprägt. Das Gen, vermutlich ein Tumorsuppressor-Gen, wurde auf Chromsom 3p25 lokalisiert. Das Syndrom ist mit Hypernephrom, Nieren- und Pankreaszysten und Polyglobulie assoziiert.

Sturge-Weber-Syndrom (kraniofaziale Angiomatose mit zerebraler Verkalkung). Es umfaßt einen meist ausgedehnten Naevus flammeus im Versorgungsbereich des N. ophthalmicus, angiomatöse Veränderungen der Konjunktiva und im Auge (Buphthalmos, Blindheit) und ZNS (v. a. Meningen und parietookzipitaler Kortex); Verkalkungsherde (in gliotischen Arealen *um* die Angiome) sind röntgenologisch ab dem Schulalter nachweisbar). Häufigste ZNS-Symptome sind spastische Hemiparese kontralateral zum Hautbefall, Hemianopsie, unilaterale oder fokale Epilepsie und geistige Retardierung (mehr als 50 %). Familiäre Häufung ist nur episodisch beschrieben.

N. flammei des Gesichts sind ein bei Normalpersonen häufiger Befund, zerebrale Beteiligung im Sinn des Sturge-Weber-Syndroms jedoch selten.

Klippel-Trenaunay-Syndrom (Abb. 17.40). Dieses setzt sich aus einem unilateralen, eine gesamte Extremität (meist Bein) umfassenden ***Naevus flammeus***, einer *„primären"* (ohne vorangehende tiefe Thrombose auftretende) ***Varikose*** und ***Riesenwuchs*** der betroffenen Extremität zusammen (letzterer tritt erst im Schulalter oder noch später in Erscheinung). Folgen: Beckenschiefstand, Fehlhaltungen der Wirbelsäule mit den sich daraus ergebenden orthopädischen Konsequenzen, Hinken. Häufig sind auch die Muskulatur, seltener Meningen und Spinalmark von analogen Venenkonvoluten durchsetzt (neurologische Symptomatik).

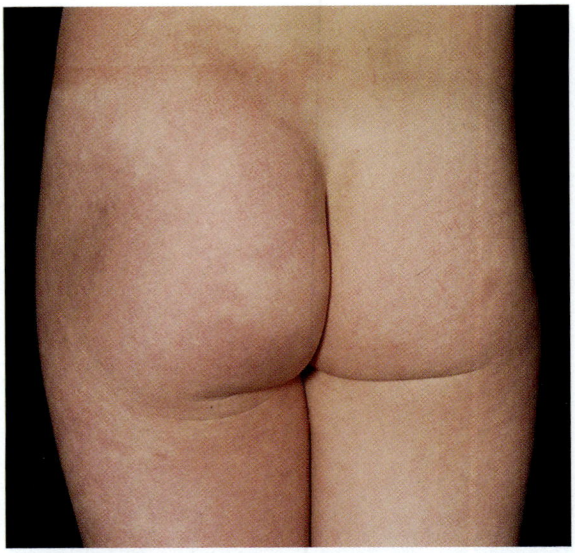

Abb. 17.40. Klippel-Trenaunay-Syndrom. Ein ausgedehnter Naevus flammeus der linken unteren Körperhälfte. Beachte die Hypertrophie der linken Gesäßbacke und unteren Extremität

Die Varizen dürfen *nicht* durch Verödung ausgeschaltet werden, da die tiefen Venen meist gleichfalls defekt sind und die oberflächlichen Venen notwendige Abflußwege darstellen.

Fakultative Symptome sind plattenartige oder knotige, entzündliche Läsionen, manchmal schwarzbraunbläulicher Farbe, die histologisch Gefäßkonvoluten mit Endothelproliferation entsprechen. Diese Knoten werden aufgrund ihrer Ähnlichkeit mit dem Kaposi-Sarkom auch ***Pseudo-Kaposi-Sarkom*** genannt. Zusätzlich finden sich manchmal kongenitale, meist mehrfache arteriovenöse Anastomosen; in diesem Fall wird das Syndrom als ***Parkes-Weber-Syndrom*** bezeichnet.

Die kongenitalen arteriovenösen Kurzschlüsse haben ernste Folgen: die Peripherie (Akren) ist mangelhaft durchblutet (Gefahr der Gangrän), das Herz auf Dauer überlastet (Gefahr der Rechtsherzinsuffizienz mit Dekompensation).

Die ***Differentialdiagnose*** zwischen Klippel-Trenaunay- und Parkes-Weber-Syndrom ist daher sehr wichtig. Ist das erkrankte Bein wärmer, ist schon klinisch der Verdacht auf arteriovenöse Kurzschlüsse gegeben. Gesichert wurde die Diagnose früher durch Serienarteriographie oder szintigraphisch (allerdings kein Nachweis der Lokalisation der AV-Anastomose). Heute wird die MRI-Angiographie eingesetzt, die auch die Lokalisation der Kurzschlüsse erlaubt. In günstig gelegenen Fällen kann man diese Kurzschlüsse chirurgisch ausschalten.

17.5 Erbkrankheiten mit erhöhtem Tumorrisiko und/oder defekter Resistenz gegenüber physiko-chemischen Noxen

Eine heterogene Gruppe von relativ bis sehr seltenen Erbkrankheiten mit nur zum Teil bekannten molekularen Schäden und Empfindlichkeit gegenüber unterschiedlichen Noxen (meist UV-Strahlen). Häufige gemeinsame Kennzeichen sind: progressive Degeneration von Organfunktionen („frühzeitiges Altern"), UV-Empfindlichkeit, Immundefizienz und Neigung zu malignen Tumoren der Haut und innerer Organe. Hauptbetroffene Organe sind Haut, Auge, Zentralnerven- und Immunsystem.

Trotz ihrer Seltenheit sind diese Syndrome von großem medizinischen Interesse: Einerseits, weil sie Modellfälle der Karzinogenese darstellen; andererseits, weil Heterozygote bei manchen von ihnen durchaus nicht selten sind (z. B. ist 1% der Bevölkerung heterozygot für Ataxia teleangiectatica) und ein erhöhtes Malignomrisiko haben.

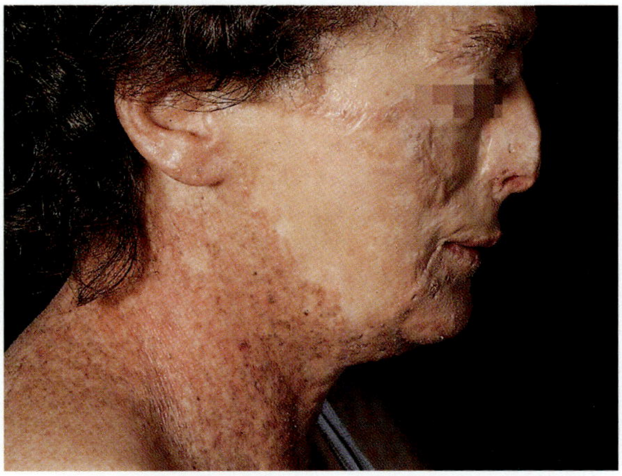

Abb. 17.41. Xeroderma pigmentosum (Variante). Diese 49jährige Frau ist seit Geburt sehr sonnenempfindlich, entwickelte schon als Kind einen schweren UV-Schaden (beachte diffuses Erythem und scheckige Hyperpigmentierung an Hals und Nacken) und mehrere Dutzend Keratoakanthome und Plattenepithelkarzinome der lichtexponierten Regionen (Gesicht, Unterarme). Sie wurde unzähligen plastisch-chirurgischen Eingriffen unterzogen; schließlich wurde fast das gesamte Gesicht mit freien Transplantaten rekonstruiert (beachte: die transplantierte Haut ist glatt und homogen, da sie vom nicht-lichtexponierten Oberschenkel stammt!). Eine Rekonstruktion der Nase (beachte die Verstümmelung) erfolgte zu einem späteren Zeitpunkt

17.5.1 Erbkrankheiten mit defekten DNS-Reparations-Mechanismen (chromosomaler Instabilität)

Xeroderma pigmentosum

Eine Gruppe autosomal-rezessiv vererbbarer Krankheiten, die durch Defekte der DNS-Reparation (s. S. 148) verursacht wird und durch hohe UV-Empfindlichkeit, exzessiven chronischen Lichtschaden und Neigung zu Hauttumoren gekennzeichnet ist. Xeroderma pigmentosum kommt weltweit vor, die Inzidenz ist ca. $1/10^6$ Lebendgeborene.

Klinik (Abb. 17.41). Schon im Kleinkindesalter wird die UV-Empfindlichkeit durch schwere Sonnenbrände bei minimaler Sonnenexposition manifest. Daraus entwickelt sich innerhalb einiger Jahre das Bild des chronischen Lichtschadens (beschränkt auf die sonnenexponierten Hautareale): Epheliden-ähnliche Lentiginose und fleckige Hypopigmentierung, Teleangiektasien, schwielige Verdickung und Lichenifikation der Haut, Entwicklung zahlreicher aktinischer Keratosen und Hauttumoren (Plattenepithelkarzinom, Keratoakanthom, Basaliom und Melanom) schon ab dem Schulkindalter. Die aktinische Elastose fehlt bemerkenswerterweise.

Hinzu kommen ***ophthalmologische*** (Photophobie, Konjunktivitis, Keratitis, Ektropium, Pannusbildung) und ***neurologische*** Symptome. Letztere sind mit 40% relativ häufig und reichen von milden Zeichen – Hyporeflexie – über geistige Entwicklungsstörungen zur Maximalform, dem DeSanctis-Cacchione-Syndrom: Ataxie, Athetose, Spastizität, schweres Intelligenzdefizit, Epilepsie u. a.m (axonale Degeneration). Schließlich ist auch die Inzidenz von Tumoren der nicht UV-exponierten Mundschleimhaut und innerer Organe erhöht (ZNS, Genitale, Gastrointestinaltrakt, Leukämien u. a. m.).

Pathogenese. Die DNS-Reparationsdefekte bei Xeroderma pigmentosum sind nicht einheitlich. Bislang sind 7 Komplementationsgruppen (A-G) mit Defekten des Exzisionsrepairs bekannt. Bei der achten, mildesten Form (Xeroderma-pigmentosum-„Variante") ist hingegen der Postreplikationsrepair defekt.

Komplementationsgruppen. Das derzeit geübte Verfahren zur Klassifikation (nur in spezialisierten Labors möglich). Prinzip: Fusioniert man in vitro Zellen von zwei verschiedenen Patienten, bleibt der DNS-Reparationsdefekt erhalten, falls beide Patienten *denselben* molekularen Schaden hatten. Hatten sie jedoch *unterschiedliche* Schäden, korrigieren die Zellen einander gegenseitig und der DNS-Reparationsschaden ist aufgehoben).

Die Häufigkeit der Komplementationstypen ist (auch regional) verschieden; der häufigste ist Typ A, gefolgt von XP „Variante" und Typ C. Alle drei zusammen machen mehr als 90% der Fälle aus. Auch Schwere und klinische Ausprägung der Typen sind verschieden (Typ A hat z. B. die geringste Repairaktivität, die schwersten Haut- und die häufigsten neurologischen Veränderungen). Die Gene der meisten der Komplementationsgruppen wurden geklont, die Funktion der von ihnen kodierten Proteine ist bekannt (Typ A z. B.

kodiert das Schaden-spezifische DNS-bindende Protein); alle Gene liegen auf verschiedenen Chromosomen (Typ A z.B. 9q34).

Labor. UV-bestrahlte Haut zeigt bei Autoradiographie mit ^{3}H-Thymidin eine sehr reduzierte „unscheduled DNA-synthesis" (Ausdruck des DNS-Repair). Kultivierte Xeroderma-pigmentosum-Zellen wachsen unbestrahlt normal, nach Bestrahlung zeigen sie Hypermutabilität (z.B. vermehrt Chromosomenbrüche und Schwesterchromatidaustausche). Empfindlichkeit besteht nicht nur gegen UV, sondern auch gegen manche chemische Agentien (Karzinogene, Zytostatika, Psoralene, Nitrofurantoin und Chlorpromazin).

Therapie und Prognose. Die Lebenserwartung ist, je nach Schwere des Krankheitsbildes, vorwiegend durch Tumoren (der Haut aber auch innerer Organe) reduziert. Lebenslanger *strenger* Lichtschutz (Haut und Augen), Vermeidung von Karzinogenen (Rauchen!) und der oben genannten Medikamente. Verabreichung von Retinoiden führt langfristig zu einer verminderten Inzidenz der Hauttumoren.

Cockayne-Syndrom

Ein seltenes, autosomal-rezessives degeneratives Erbleiden, das durch Minderwuchs, Taubheit, frühzeitiges Altern (Progerie) und Symptome ähnlich dem Xeroderma pigmentosum gekennzeichnet ist, jedoch *kein* erhöhtes Tumorrisiko birgt.

Klinik. Beginn im Kleinkindesalter: Gedeihstörungen, Zwergenwuchs, Mikrozephalie, Verlust des subkutanen Fetts („Vogelgesicht"), Lichtempfindlichkeit und milde scheckige Hyperpigmentierung. ***Neurologische*** Symptome sind progressive Taubheit, Polyneuropathie, progressive neurologische und intellektuelle Beeinträchtigung (Kalzifikation der Basalganglien). Retinitis pigmentosa. *Keine* Neigung zu Neoplasien.

Pathogenese. Kultivierte Zellen des Cockayne-Syndroms verhalten sich gegenüber UV und Karzinogenen analog dem Xeroderma pigmentosum. Bislang wurden drei Komplementationstypen gefunden (A-C). Der Exzisionsrepair (und die „unscheduled DNA-synthesis") ist normal.

Warum Xeroderma pigmentosum ein stark erhöhtes Karzinogeneserisiko hat, das Cockayne-Syndrom jedoch nicht, ist noch unerklärt. Die Ursache liegt vermutlich daran, daß bei letzterem die Reparation der dimeren Photoprodukte (Zyklobutanringe) defekt ist, der Repair der (folgenschwereren) nicht-dimeren hingegen normal.

Trichothiodystrophie. Eine sehr seltene, dem Cockayne-Syndrom ähnliche autosomal-rezessive Erbkrankheit (Minderwuchs, intellektuelles Defizit, neurologische und ophthalmologische Störungen), dazu Sterilität, ichthyosiforme Haut und Sprödigkeit der Haare (Schwefelmangel). Manche Patienten sind UV-empfindlich; diese zeigen einen Defekt des Exzisions-Repair analog dem Xeroderma pigmentosum (Komplementationsgruppe D), haben jedoch *kein* erhöhtes Karzinomrisiko.

Werner-Syndrom

Ein seltenes ($1/10^5$), autosomal-rezessives Erbleiden, das durch frühzeitiges Altern (Pangerie), typische Haut- und Systemveränderungen und Neigung zu multiplen malignen Tumoren gekennzeichnet ist. Die durchschnittliche Lebenserwartung liegt bei 55 Jahren.

Klinik (Abb. 17.42). Das vorzeitige Altern manifestiert sich im Aspekt des Gesichts, frühzeitigem Ergrauen und Alopezie, aber auch in früher Arteriosklerose, Diabetes, juvenilen Katarakten und erhöhter Hyaluronsäureausscheidung. Das Fettgewebe ist atroph (typisch die vorstehende Nase – Vogelgesicht) und pseudosklerodermiform (z.B. trophische Unterschenkelgeschwüre – häufig der Vorstellungsgrund!), die Haut ist xerotisch, mit Hyperkeratosen über Knochenvorsprüngen, manchmal scheckig hyperpigmentiert und gerötet (Poikilodermie). Es bestehen multiple endokrinologische Störungen (z.B. Hypogonadismus). Charakteristische hohe, schwache Stimme (Atrophie der Stimmbänder). Malignitäten werden in 10–15% beobachtet: Fibro- und Leiomyosarkom, Melanom, Schilddrüsen- und Hautkarzinom. Der molekulare Defekt ist unbekannt. Kultivierte Zellen zeigen ein Mosaik von Chromosomentranslokationen.

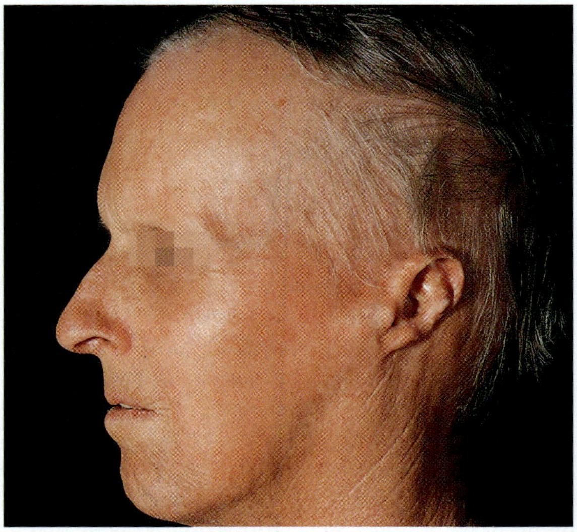

Abb. 17.42. Werner-Syndrom. Der 47jährige Patient zeigt Zeichen des frühzeitigen Alterns (schüttere graue Haare, dünne gefurchte Haut), Atrophie und Fettschwund des Gesichts („Vogelnase"; „Tabaksbeutelmund"), scheckige Hyperpigmentierung. Vorstellungsgrund waren Ulcera cruris bei Pseudosklerodermie der Unterschenkel. Nebenbefunde: St.p. Kataraktoperation bds. Beachte: die Veränderungen des Ohres sind verletzungsbedingt)

Bloom-Syndrom

Ein sehr seltenes, autosomal-rezessives Erbleiden, das auf einer hohen Rate somatischer Mutationen beruht und durch Photosensitivität, charakteristische morphologische und funktionelle Merkmale (Immundefizienz) und hohe Inzidenz oft multipler maligner Tumoren (bis 300 fach) gekennzeichnet ist. Die durchschnittliche Lebenserwartung liegt bei 20 Jahren.

Klinik. Minderwuchs, charakteristische Fazies: Dolichozephalie, vorspringende Nase, fliehendes Kinn; hohe Stimme. Häufig intellektuelle Minderbegabung.

LE-ähnliche Teleangiektasien an lichtexponierten Regionen (Gesicht) schon im Kleinkindesalter („kongenitale Poikilodermie“), scheckige Hyper -und Hypopigmentierung, Café-au-lait-Flecken. ***Systemzeichen:*** Diabetes, Hypogonadismus, Infertilität, Immundefizienz, Infektneigung. Enorm gesteigerte Inzidenz von ***Neoplasien*** oft vor dem 20. Lebensjahr, insbesondere Lymphome, Adenokarzinome des Sigma, Plattenepithelkarzinome von Mundschleimhaut und Ösophagus.

Das Gen wurde auf Chromosom 15q26 lokalisiert, exzessive Neigung zu Spontanmutationen; Chromosomenbrüche und -anomalien, Schwesterchromatidaustäusche. Eine fast diagnostische Chromosomenanomalie sind die sog. Quadriradialfiguren. Kultivierte Zellen zeigen Hypermutation und Zelltod nach Exposition gegenüber UV, Röntgenstrahlen und zahlreichen chemischen Substanzen (insbes. Zytostatika).

Rothmund-Thomson-Syndrom. Ein seltenes, dem Bloom-Syndrom ähnliches, jedoch milderes autosomal-rezessives Krankheitsbild. Krankheitsbeginn im ersten Lebenshalbjahr. Klinisch findet man manchmal blasige Erytheme und Teleangiektasien an Gesicht und Extremitäten, konfluierende lentiginöse und depigmentierte Läsionen, Hypotrichie, Onychodystrophie. Photosensitivität nicht sicher nachgewiesen. Juvenile Katarakte, Skelettanomalien, Entwicklungsstörungen. Malignome seltener als beim Bloom-Syndrom (Plattenepithelkarzinome der Haut). Molekularer Defekt unbekannt; Chromosomenanomalien und defekte Repairmechanismen nicht sicher nachgewiesen.

Fanconi-Anämie

Eine nicht so seltene ($1/10^4$ Lebendgeborene), autosomal-rezessive Erbkrankheit, die auf einer hohen Spontanmutationsrate (Chromosomenbrüche) beruht und durch progressives Knochenmarkversagen mit Beginn in früher Kindheit, Skelettanomalien und Mißbildungen, charakteristische Hyperpigmentierung sowie hohe Inzidenz von Malignomen (Leukämien) gekennzeichnet ist. Die Phänotypen sind sehr variabel. Durchschnittliche Lebenserwartung bei 40 Jahren.

Klinik. Gedeihstörungen, typische Fazies (geringer frontookzipitaler Schädelumfang, Mikrophthalmie) und verschiedene Mißbildungen (Skelett, Nieren und Genitale, Auge, Ohr, ZNS).

Störungen der Hämatopoese (Anämie, Leukopenie, Thrombopenie) sind manchmal schon bei Geburt vorhanden, setzen jedoch spätestens vor dem 10. Lebensjahr ein und führen meist in den zwei folgenden Jahrzehnten zum Knochenmarksversagen.

Neoplasmen: 3–4 fache Inzidenz myelomonozytärer Leukämien, erhöhtes Risiko solider Tumoren (Brust, Leber, Mundschleimhaut, Ösophagus).

Hautzeichen: diffuse Hyperpigmentierung an Abdomen, Genitale, Beugen (Nacken!), betont an mechanisch beanspruchten Körperteilen; zusätzlich Lentigines an lichtexponierten Arealen.

Pathogenese. Kultivierte Fanconi-Anämie-Zellen haben eine hohe Rate spontaner Chromosomenanomalien, die durch bestimmte chemische Substanzen (Crosslinkbildnern) weiter gesteigert wird (Psoralene, INH, Mitomycin C, Stickstofflost etc.). Normale Reaktion gegenüber UV! Bislang wurden 4 Komplementationsgruppen gefunden; das Gen der Gruppe C wurde geklont (Chromosom 9q22).

Diepoxybutan-Test. Lymphozyten bilden bei Inkubation mit diesem Crosslinker Chromosomenbrüche aus (ein fast spezifischer Test für Fanconi-Anämie; wird in der pränatalen Diagnostik eingesetzt).

Therapie. Knochenmarkstransplantation (möglichst frühzeitig, da bei Panzytopenie die Komplikationen der konditionierenden Therapie hoch sind).

Dyskeratosis congenita (Zinsser-Cole-Engman-Syndrom)

Ein seltenes Krankheitsbild mit Ähnlichkeiten zur Fanconi-Anämie und zur ektodermalen Dysplasie. Erbgang X chromosomal-rezessiv.

Klinik (Abb. 17.43). Allgemeine Zeichen sind Entwicklungsrückstand, Zahn- und Skelettanomalien, dünnes und spärliches Haar. Im Vordergrund stehen die ***Hautsymptome:*** eine um das 10. Lebensjahr beginnende progressive retikulierte Hyperpigmentierung der UV-exponierten Körperteile sowie von Hals, Oberschenkel; teleangiektatische Erytheme (Gesicht), Nageldystrophie und -verlust, Palmarerytheme, Verlust der Papillarleisten und (prämaligne!) ***Leukoplakien.*** Letztere vorwiegend an der Mundschleimhaut, seltener in Ösophagus, Tränengang, Rektum, Vagina und führen zu Schluckbeschwerden, Tränenfluß, Stenosen etc. Assoziiert in der Hälfte der Fälle ***Knochenmarksdepression*** (Anämie, Leukopenie, Thrombopenie), gelegentlich Immundefizienz sowie eine hohe Rate von Neoplasien (15–20 %), vorwiegend Plattenepithelkarzinome von Haut und Schleimhäuten, Ösophagus und Rektum.

Der Defekt ist auf Xq28 lokalisiert. Vermehrter Schwesterchromatidaustausch bei in vitro UV-bestrahlten Lymphozyten wurde beobachtet.

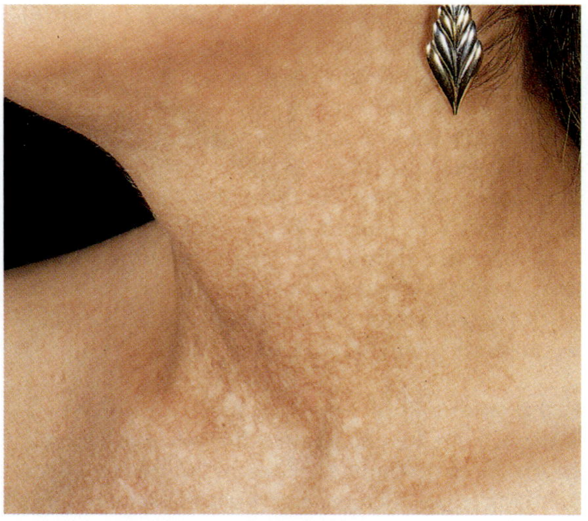

Abb. 17.43. Dyskeratosis congenita. Retikulierte Hyperpigmentierung im Halsbereich. Die Patientin litt seit dem 17. Lebensjahr an progredienter Panzytopenie, entwickelte mit 27 eine (autoimmun?) Zirrhose und verstarb mit 33 Jahren an Leber-Herz-Versagen in kompletter Knochenmarks-Aplasie

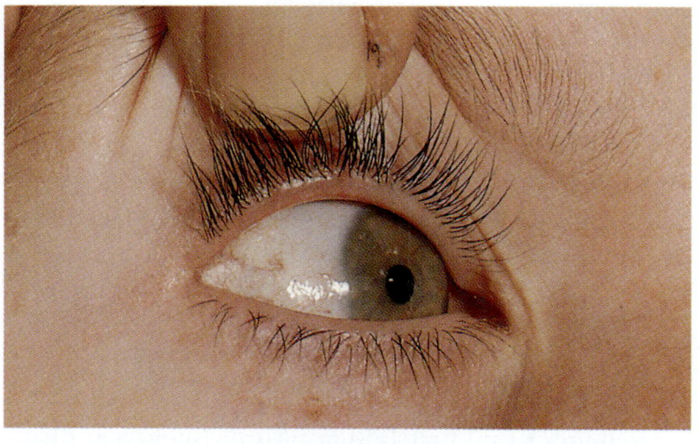

Abb. 17.44. Ataxia teleangiectatica bei einem 5 jährigen Mädchen. Beachte die überlangen Augenwimpern und die Teleangiektasien der Conjunktiva bulbi

Ataxia teleangiectatica

Eine nicht so seltene (1/30.000 Lebendgeborene) autosomal-rezessive Erbkrankheit, die durch Hautzeichen, neurologische Symptome, Immundefizienz und hohe Inzidenz von Tumoren (Lymphome, Tumoren innerer Organe) gekennzeichnet ist. Lebenserwartung 10–20 Jahre.

Klinik (Abb. 17.44). Die ***neurologischen*** Symptome erscheinen zuerst (mit etwa 2 Jahren): ataktische Kopf- und Augenbewegungen, Choreoathetose, Myoklonien; progressive zerebelläre Ataxie – um die Pubertät ist meist ein Rollstuhl erforderlich. Die ***Hautsymptome*** treten ca. um das 5. Lebensjahr auf: auffallende Teleangiektasien der Konjunktiven, später auch an Gesicht, Ohren, Extremitäten; Xerose, Hypo-, Hyperpigmentationen, Vitiligo, Café-au-lait-Flecken, vorzeitiges Ergrauen der Haare, Hypertrichose (Wimpern!), progerische Veränderungen des Gesichts, Photophobie. Die ***Immundefizienz*** manifestiert sich sowohl im humoralen (IgA-Defizienz) als auch im zellulären Schenkel (Thymusfehlentwicklung, mangelnde T-Zell-Stimulierbarkeit in 70 %). Folge sind chronisch-rezidivierende Infekte der Haut und des Respirationstrakts (häufige Todesursache). ***Malignome:*** Bei 10 % B-Zell-Lymphome, CLL; seltener solide Tumoren (Mamma-, Magenkarzinom). Auch Heterozygote haben ein stark erhöhtes Karzinomrisiko!

Der Defekt wurde auf Chromosom 11q22 lokalisiert. Bisher sind 5 Komplementationsgruppen bekannt. Kultivierte Zellen zeigen häufig spontane Chromosomenschäden (Brüche, Translokationen etc.), deren Inzidenz bei Exposition mit Röntgenstrahlen und Radiomimetika (Bleomycin) drastisch ansteigt.

> **!** Röntgenbestrahlung ist bei Patienten mit Ataxia teleangiektatica kontraindiziert (besonders wichtig in den Fällen, wo Lymphome der Vorstellungsgrund sind).

17.5.2 Erbkrankheiten mit erhöhtem Tumorrisiko durch mögliche Defekte an Tumorsuppressorgenen

Basalzellnävus-Syndrom (Gorlin-Syndrom)

Ein relativ häufiges (1/60.000) autosomal-dominantes Erbleiden, das durch Entwicklung zahlreicher Basaliome schon in der Jugend, assoziierte Neoplasmen der inneren Organe und ein breites Spektrum von Entwicklungsdefekten gekennzeichnet ist. Manifestationsalter 2.–4. Dekade.

Klinik. Allgemeine Zeichen sind hoher Körperwuchs und eine charakteristische Fazies: Makrozephalie mit weitem frontookzipitalem Umfang, Hypertelorismus, breiter Nase, Stirnhöckern, evtl. Strabismus, manchmal intellektuelle Minderbegabung. Das Syndrom ist mit zahlreichen Fehlbildungen assoziiert (Tabelle 17.2), die sehr variabel ausgebildet sein können.

Haut (Abb. 17.45 a,b). Schon ab Kindheit und Jugend Entstehen multipler (bis mehrere Hunderte) Basaliome in typischer Lokalisation (Gesicht, Rumpf); nur 10 % entwickeln Basaliome erst nach dem 30. Lebensjahr. Mit fortschreitendem Alter Akzeleration. Die Basaliome wachsen langsamer als sporadische, bleiben öfter stationär und werden seltener invasiv. Zusätzliche Symptome sind Milien und Hornzysten, Lipome, Fibrome, sowie die sehr charakteristischen „pits" (punktförmige Einziehungen der Palmoplantarregion).

Assoziierte Tumoren sind Medulloblastom (bis 20 %), seltener Ovarial- und Kardialfibrome, Ovarialkarzinom, Fibro- und Rhabdomyosarkome, verschiedene andere (Melanom).

Tabelle 17.2. Fehlbildungen beim Basalzellnävussyndrom (Auswahl)

Kieferzysten
Prognathie
Kiefer-Lippen-Gaumenspalten
hoher Gaumen
Verkalkungen der Dura, Tentorium, Falx cerebri
Agenesie des Corpus callosum
Meningeome
Katarakt, Iriskolobom
Verschmelzung von Wirbelkörpern
Kyphoskoliose
Spina bifida
Rippenfehlbildungen
Hohlbrust
lymphatische Mesenterialzysten
Nierenfehlbildungen
Ovarial-, Kardialfibrome
Verkürzung des IV. Metakarpalknochens (Albright-Zeichen)
Polydaktylie
Medulloblastom
Fibrosarkome (Ovarium)

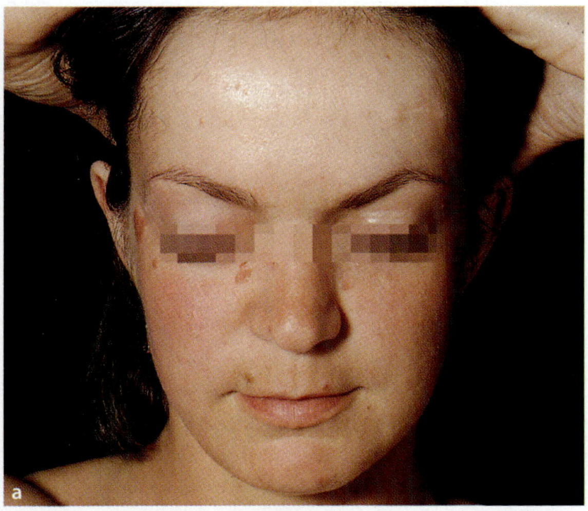

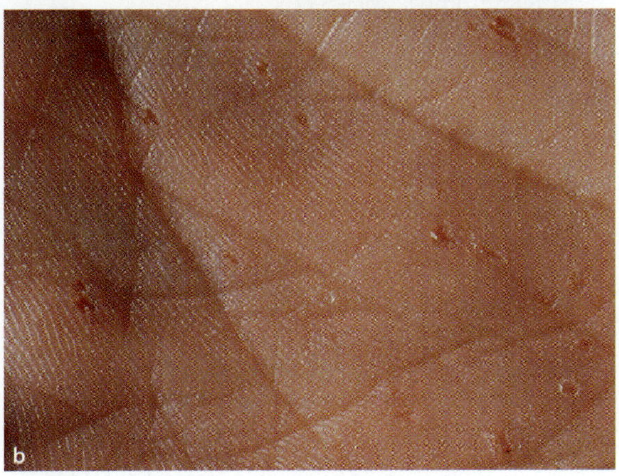

Abb. 17.45 a, b. Basalzellnävus-Syndrom. **a** Das Gesicht zeigt typische Züge: Dominanz des Hirnschädels, ausgeprägte Stirnhöcker, Hypertelorismus. Im Gesicht mehrere pigmentierte Basaliome (Ähnlichkeit mit Pigmentnävi). **b** Multiple Auspunzungen der Handflächenhaut („Pits")

Pathogenese. Das Gen wurde auf Chromosom 9q22–31 lokalisiert und als das von der Fruchtfliege (Drosophila) bekannte „patch"-Gen (ptc) identifiziert – ein Morphogen, das u. a. die Segmentbildung und die Entwicklung der Körperachsen steuert. Dieses Gen wird als Tumorsuppressorgen interpretiert; beim Basalzellnävus-Syndrom ist es durch eine Keimlinienmutation inaktiviert, die allerdings erst nach einem „second hit" am bislang gesunden Allel in Erscheinung tritt (wahrscheinlicher „second hit": UV-induzierte Punktmutationen). Chromosomeninstabilität wurde mehrmals postuliert, aber nie nachgewiesen. Beim sporadischen Basaliom finden sich gleichfalls Deletionen des ptc.

Therapie. Siehe Kap. „Tumoren der Haut". Kontraindiziert ist die Verwendung von Röntgen, da im bestrahlten Gebiet nach kurzer Zeit multiple invasive Basaliome entstehen.

Fallbericht: Eine 27 jährige Sekretärin entwickelte mit 15 Jahren ihr erstes Basaliom an der Stirn, dem im Lauf der nächsten Jahre etliche weitere folgten. Die Untersuchung zeigt eine vor allem in der oberen Hälfte breite Kopfform, Hypertelorismus und etwas vorstehende Augen, Kyphoskoliose und multiple palmoplantare pits. Sie ist Gebißträgerin, da sie zwischen 15 und 25 sämtliche Zähne verlor. Das Schädelröntgen zeigt eine Verkalkung der Falx cerebri. Die Haut ist von kleinen und größeren, meist pigmentierten und nicht exulzerierten Basaliomen übersät. Eine konsequente Therapie mit Kürettage, Exzision und plastischer Deckung wird begonnen und durch 5 Jahre fortgesetzt. Eine Verabreichung von cis-Retinsäure führt zu keiner merkbaren Verbesserung. Die Frau wird schließlich trotz Aufklärung schwanger und gebiert ein (noch) gesundes Kind. Einige Monate später teilt sie mit, ein zweites Kind haben zu wollen und hält weitere Kontrolltermine nicht mehr ein.

Seltene Erbsyndrome mit hohem Risiko interner Tumoren

Gardner-Syndrom. Autosomal-dominant, selten. Hautzeichen: multiple Talg- und epidermale Hornysten vorwiegend am Skalp, Fibrome, Lipome. Gastrointestinaltrakt: adenomatöse Kolon-, Magen- und Ileumpolypen (Polyposis intestini) ab ca. der 3. Dekade (50–100 %), aus denen fast stets Adenokarzinome entstehen. Seltener: periampulläres Gallenblasen-, Schilddrüsen- und Leberkarzinom. Assoziiert: Osteome der Kiefer und des Schädels, retroperitoneale Desmoidtumoren, Pigmentläsionen des Augenfundus (90 %). Molekularer Mechanismus unbekannt, verringerte Resistenz gegen UV, Röntgenstrahlen und Karzinogene; häufig Kernpolyploidie.

Peutz-Jeghers-Syndrom. Autosomal dominant. Hautzeichen ist die charakteristische kleinfleckige (ephelidenartige) Hyperpigmentation an Lippenrot, perioral, der Wangenschleimhaut (Differentialdiagnose: die größerfleckige Lentiginose der Mundschleimhaut) sowie der Akren (Finger, Zehen, Nägel). Die Flecken sind bei Geburt oft schon vorhanden oder erscheinen kurz danach; geringe Rückbildungstendenz. Hauptsymptom ist eine gastrointestinale Polypose (vor allem im Ileum), die meist in der 2.–3. Dekade manifest wird: Obstruktion, Diarrhoen, Intussuszeption und Ileus, blutende Ulzera, Anämie. Maligne Entartung relativ selten (2–3 %). Hohe Inzidenz (fast 40 %) anderer Malignitäten (Bronchus, Mamma, Ovar, Pankreas, Hoden).

Muir-Torre-Syndrom. Ein wahrscheinlich autosomal dominantes Erbleiden, das durch meist reichliche Talgdrüsentumoren und assoziierte interne Neoplasmen gekennzeichnet ist. Erstere umspannen das gesamte Spektrum der Dignität (Talgdrüsenhyperplasie, -adenome, -karzinome), sind meist an Kopf und Rumpf lokalisiert und nicht selten mit Keratoakanthomen assoziiert. Letztere sind zumeist kolorektale Karzinome (50 %), häufig auf Basis einer Polyposis coli, seltener genitourinäre (25 %) Tumoren oder andere (z. B. Larynx).

Multiples Hamartom-Syndrom (Cowden-Syndrom, Abb. 17.46). Ein autosomal-dominantes Erbleiden, das durch oft exzessiv reichliche warzenähnliche fibromatöse Läsionen des Gesichts (sog. Trichilemmome), der Mundschleimhaut und der Akren (keratotische Papeln) gekennzeichnet ist. Zusätzlich Hämangiome, Neurome, Lipome u. a. m. Assoziiert: hamartomatöse rektosigmoidale Polypen. Das Cowden-Syndrom ist durch seine sehr hohe Inzidenz des Mammakarzinoms wichtig: 30–50 % der Frauen (prophylaktische Mastektomie wird empfohlen!); fast ebenso häufig sind Schilddrüsenkarzinome, seltener Tumoren des Genitaltrakts und diverse andere.

Die warzenähnlichen Hautläsionen wurden verschiedentlich irrig als Viruswarzen interpretiert. Dies trifft schon deshalb nicht zu, weil derart disseminierte Warzen eine Immundefizienz zur Voraussetzung hätten (die nicht vorliegt).

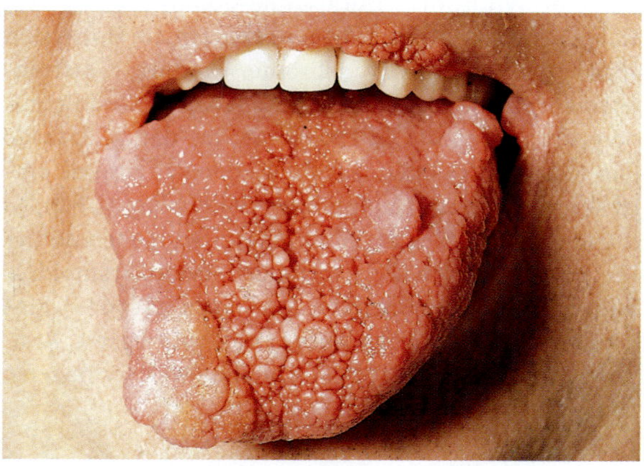

Abb. 17.46. Cowden-Syndrom. Papillomatose der Mundschleimhaut

Schleimhautneurom-Syndrom (syn. Multiples endokrines Neoplasien-Syndrom, MEN III). Autosomal dominant. Leitsymptom sind oft exzessiv reichliche Neurome der Mund-, Nasenschleimhaut, Konjunktiven und Schleimhaut des oberen Gastrointestinaltrakts; klinisch kleine, mitteldberbe Knötchen mit glatter Oberfläche. Zusätzlich oft multiple Fehlbildungen des Bindegewebes und Knochens. Hohe Inzidenz von medullären Karzinomen der Schilddrüse, Phäochromozytomen.

Howell-Evans-Clark-Syndrom. Autosomal dominant. Tylotische palmoplantare Hyperkeratosen, orale Leukoplakien, Ösophaguskarzinom in bis 95 %.

Weitere dermatologische Erbsyndrome mit erhöhter Inzidenz innerer Neoplasien sind verschiedene Formen primärer Immundefizienz (siehe unten).

17.6 Primäre Immundefizienzen

Eine Gruppe in der Regel sehr seltener genetisch bedingter Defekte des Immunsystems, die mit erhöhter Infektanfälligkeit und meist reduzierter Lebenserwartung einhergehen. Man unterscheidet 4 große Kategorien: humorale und zelluläre Immundefizienzen, solche der Neutrophilen-Makrophagen sowie solche des Komplementsystems. Die klinischen Bilder zeigen innerhalb dieser Gruppen Parallelen. Die primären Immundefizienzen werden in aller Regel autosomal-rezessiv oder X-chromosomal-rezessiv vererbt. Die Haut ist ein häufiges Manifestationsorgan der Infekte wie auch anderer assoziierter Symptome (Tabelle 17.3).

17.6.1 Defekte am humoralen und zellulären Schenkel des Immunsystems

Immundefizienzen dieser Kategorie entstehen durch Blockierung der Reifung der B- bzw. T-Lymphozyten an bestimmten Punkten des Reifungsprozesses. Viele dieser blockierenden Defekte sind bekannt und kartiert.

Vorwiegend humorale Immundefekte: Immunglobulin-Mangelsyndrome

Diese sind (bei entsprechender Behandlung) in der Regel durch viele Jahre mit dem Leben vereinbar. Vorherr-

Infekte	bakterielle	Pyodermien, Abszesse, Granulome	H, NM, K
	virale	Herpes simplex, Viruswarzen	Z
	mykotische	mukokutane Kandidiasis	Z
	opportunistische		Z
Ekzeme	ähnlich atopischem Ekzem		
	ähnlich seborrhoischem Ekzem		H
GvH-Reaktion			Z
LE-artige Bilder			H,K
andere	Teleangiektasien (Ataxia teleangiektatica), Albinismus (Chediak-Higashi-Syndrom), hereditäres Angioödem, Petechien (Wiskott-Aldrich-Syndrom, Chediak-Higashi-Syndrom), Tumoren		

H Defekte des humoralen Schenkels; Z des zellulären Schenkels
NM der Neutrophilen-Makrophagen; K Komplementdefizienz

Tabelle 17.3. Hautläsionen bei primären Immundefizienzen

schende Infektionen sind solche durch extrazelluläre Bakterien, insbesondere des Respirationstrakts; virale und mykotische Erreger stellen meist kein Problem dar (Ausnahme: Enteroviren). Erhöhte Inzidenz von Autoimmunkrankheiten und malignen Tumoren. Mit allen primären Immunglobulindefizienzen können Ekzeme ähnlich der atopischen Dermatitis assoziiert sein!

X-chromosomale Agammaglobulinämie (Bruton). Diese entsteht durch ausbleibende Reifung von Prä-B- zu B-Lymphozyten; Ursache ist ein defektes btk-Gen (ein Tyrosinkinase-Gen; Xp21.2–22) bei weitgehend normaler zellulärer Immunität. Das Serum Betroffener enthält kaum B-Zellen und nur Spuren von Immunglobulinen; Milz und Lymphknoten enthalten keine Keimzentren. Die befallenen Knaben sind die ersten 6–9 Lebensmonate durch maternale Immunglobuline geschützt, später entwickeln sie rezidivierende Infekte vorwiegend des Respirationstrakts (Sinusitis, Otitis media, Pneumonie), in zweiter Linie der Haut (Furunkel, Impetigo), des Gastrointestinaltrakts und Knochens. Hauptsächliche Erreger sind H. influenzae und Str. pneumoniae, seltener Staph. aureus und Str. pyogenes. Virale und mykotische Infekte werden gut überwunden; Ausnahmen: Poliomyelitis, ECHO- und Hepatitis-B-Viren. Therapie: Antibiotika und lebenslange Substitution mit Immunglobulinen.

Hyper-IgM-Syndrom. Ein X-chromosomal vererbtes Krankheitsbild, das durch hohe IgM- (und IgD)-Spiegel bei Fehlen von IgA und IgG und normalen peripheren B-Zell-Werten gekennzeichnet ist. Ursache ist der ausbleibende „Isotyp-Switch" der Immunglobulinsynthese von IgM zu IgA und IgG.

Der Isotyp-Switch wird von aktivierten T-Zellen durch 2 Signale ausgelöst: IL-4 und Synthese des CD40-Liganden, der an das CD40 der B-Zelle bindet. Beim Hyper-IgM-Syndrom ist der CD40-Ligand der T-Zelle defekt (Xq26). Es handelt sich also um eine Störung des humoralen Schenkels, deren Ursache im zellulären Schenkel liegt.

Die ***Klinik*** ist ähnlich der X-gebundenen Agammaglobulinämie; auch hier bleibt die Entwicklung von Keimzentren (trotz normaler B-Zell-Werte) aus. Zusätzliche Symptome beruhen auf Störungen des zellulären Schenkels: Neigung zu opportunistischen Infekten (z. B. Pneumocystis carinii), Autoimmunkrankheiten (autoimmun-hämolytische Anämie und Thrombozytopenie); ferner Neutropenie und unkontrollierte Proliferation polyklonaler IgM-produzierender Plasmazellen, die durch massive Infiltration des Gastrointestinaltrakts zum Tod führen können. Diese Proliferation kann durch EBV ausgelöst werden („X-linked lymphoproliferative syndrome", „Duncan's disease"). Die ***Therapie*** ist analog der X-chromosomalen Agammaglobulinämie.

„Common Variable Immunodeficiency". Ein Sammelbegriff für heterogene Bilder, die mit erniedrigten IgG-, oft auch IgA und IgM-Spiegeln einhergehen, durch späten Krankheitsbeginn (2.–3. Lebensjahrzehnt) und klinische Symptomatik ähnlich der X-chromosomalen Agammaglobulinämie gekennzeichnet sind. Die Erbgänge sind unterschiedlich, die molekularen Defekte unbekannt; Ausbleiben der B-Zell-Reifung durch mangelnde T-Zell-Hilfe wird vermutet. Häufig assoziiert sind Autoimmunkrankheiten (> 20 %), gastrointestinale Tumoren (Magenkarzinom – 50 faches Risiko!) und Lymphome.

Selektive Immunglobulindefizienzen. Die häufigste ist die selektive IgA-Defizienz (s. S. 711). Die meisten Patienten sind gesund, manche zeigen erhöhte Inzidenz von Infekten, Autoimmunkrankheiten, atopisches Ekzem. Die selektive IgM-Defizienz zeigt ein ähnliches Bild, darüber hinaus auch Infektbereitschaft gegenüber Neisserien und Papillomviren.

Vorwiegend zelluläre Immundefizienzen

Diese schwerwiegenden Krankheitsbilder sind durch frühen Krankheitsbeginn, schwere virale und opportunistische Infekte, Gedeihstörungen und schlechte Prognose gekennzeichnet. Zugrunde liegt eine Blockierung der T-Zell-Reifung, die in unterschiedlichem Maß Reifungsstörungen der B-Zellen nach sich zieht. Wirksame Behandlung ist nur durch Knochenmarkstransplantation möglich.

Schwere kombinierte Immundefizienz (SCID). Eine heterogene Krankheitsgruppe, die durch das Fehlen von T-Zellen im peripheren Blut und damit der zellulären Immunreaktionen gekennzeichnet ist; als Sekundärphänomen auch humorale Defizienz (Hypogammaglobulinämie). Die wenigen zirkulierenden Lymphozyten (< 1.000/mm³) sind unreife B-und NK-Zellen.> 50 % der Fälle werden X-chromosomal rezessiv vererbt; zugrunde liegt eine Mutation der γ-Kette des IL-2-Rezeptors (Xq13). Die autosomal rezessiven Fälle sind überwiegend Defizienzen von Enzymen des Purinstoffwechsels. Eine mildere Verlaufsform mit normalen Immunoglobulinspiegeln wird auch als ***Nezelof-Syndrom*** bezeichnet.

Die Kinder sind schon ab dem 3. Lebensmonat symptomatisch: schwere Kandidiasis, Diarrhoen, Pneumonien (z. B. Pneumocystis carinii), Gedeihstörungen; der Tod erfolgt meist innerhalb von 2 Jahren an schweren viralen Infekten (Zytomegalie, Varizellen etc.). BCG-Impfung führt zur tödlichen Systeminfektion. Nicht selten entwickelt sich postpartal eine gvh-Reaktion durch maternale CD3 + Zellen oder iatrogen nach Bluttransfusion. Zeitgerechte Knochenmarkstransplantation kann die Immunkompetenz wiederherstellen. SCID durch Adenosindeaminase-Defizienz war die erste Krankheit, in der die somatische Gentherapie erfolgreich eingesetzt wurde.

MHC I/II-Defizienz („bare lymphocyte syndrome"). Sehr seltene, wegen ihres Modellcharakters bedeutsame Immundefizienzen, die durch die Unfähigkeit gekennzeichnet sind, verschiedene Anteile der MHC-II-oder I-Moleküle zu synthetisieren, auszuschleusen und zusammenzusetzen. MHC-II-Defizienz ist durch den Mangel an CD4 + Zellen, MHC-I-Defizienz durch einen solchen an CD8 + Zellen charakterisiert. Klinisch ähnelt die Krankheit der SCID, verläuft jedoch weniger foudroyant.

Mit anderen Fehlbildungen assoziierte Immundefekte

DiGeorge-Syndrom (kongenitale Thymusaplasie). Eine seltene Entwicklungsanaomalie der 3. und 4. Schlundtasche, die das Fehlen bzw. Fehlbildungen von Thymus, Nebenschilddrüsen, Aortenbogen, Herzsepten etc. zur Folge hat. Sporadisches Auftreten, gelegentlich autosomal dominant. Die Immundefizienz betrifft stets die T-Zellen (mild bis gravierend), der humorale Schenkel ist in wechselndem Maß betroffen. Klinik ähnlich dem SCID, assoziiert sind hypokalzämische Krämpfe und charakteristische Gesichtsstigmen (Hypertelorismus, kurzes Philtrum, niedrige Ohren).

Wiskott-Aldrich-Syndrom. Ein seltenes (4/10⁶ Lebendgeborene) X-chromosomal-rezessives Syndrom von unbekanntem Pathomechanismus, das durch schwere Ekzeme ähnlich der Neurodermitis, respiratorische Allergien, rezidivierende pyogene und opportunistische Infekte der Haut und innerer Organe (Respirationstrakt, ZNS) sowie thrombozytopenische Purpura gekennzeichnet ist. Krankheitsbeginn innerhalb der ersten 3 Lebensmonate mit progredienter Reduktion der Zahl und Stimulierbarkeit der T-Lymphozyten; B-Zellen sind in normaler Zahl vorhanden, IgM und IgG erniedrigt, IgA und IgE erhöht. Unbehandelt erfolgt der Tod innerhalb des ersten Lebensjahrzehnts an Infekten, inneren Blutungen (intrakranial), inneren Tumoren oder Lymphomen. Einzig wirksame Therapie ist die Knochenmarkstransplantation (komplette Wiederherstellung des Immundefizienz, der Thrombopenie und des Ekzems).

Die T-Zellen zeigen ultrastrukturell Desorganisation des Zytoskeletts und der Mikrovilli (zur pränatalen Diagnostik geeignet) sowie biochemisch Instabilität des CD43-Oberflächenmoleküls Sialophorin. Der Gendefekt wurde auf Xp11.23 lokalisiert; die Funktion des kodierten Proteins ist unbekannt.

Weitere Immundefekte sind die Chronische mukokutane Kandidiasis (s. S. 295) und das Hyper-IgE-Syndrom (s. S. 711).

17.6.2 Immundefizienzen durch Defekte phagozytärer Zellen

Chronische Granulomatose. Ein seltenes Krankheitsbild, das überwiegend X-chromosomal-rezessiv, seltener autosomal-rezessiv vererbt wird und durch die Unfähigkeit der Neutrophilen-Makrophagen charakterisiert ist, phagozytierte Mikroorganismen mittels toxischer Sauerstoffradikale intrazellulär abzutöten. Zugrunde liegt bei der X-chromosomal-rezessiven Form ein Defekt des Zytochrom p558, bei der autosomal-rezessiven der NADPH-Oxydase. Das Gen ist noch nicht endgültig lokalisiert. Krankheitsbeginn ist im ersten Lebensjahr mit rezidivierenden schweren Pyodermien, Abszessen und Granulomen der Haut, Mundschleimhaut, Lymphknoten und innerer Organe (Respirations-, Gastrointestinal-, Urogenitalstrakt). Haupterreger sind Staphylokokken, Gramnegative und Aspergillen. Diagnose: Neutrophile und Makrophagen sind im Nitroblautetrazolium-Reduktionsassay und Chemoluminizenztest negativ. Einzig wirksame Therapie der ansonsten infausten Krankheit ist die Knochenmarkstransplantation. Erfolge mit Interferon wurden berichtet.

Chediak-Higashi-Syndrom. Siehe S. 654.

Leukozyten-Adhäsionsprotein-Defizienz (LAD). Dieses seltene, autosomal-rezessive Krankheitsbild ist durch kongenitales partielles oder komplettes Fehlen des CD18 (ein mehreren Integrinen gemeinsames Molekül) an der Zelloberfläche von Neutrophilen, Monozyten und Lymphozyten gekennzeichnet; Folgen sind Unfähigkeit der Entzündungszellen zur Diapedese, Defekte der Chemotaxis, Phagozytose und NK- sowie ADCC-mediierten Zytotoxizität. Krankheitsbeginn oft schon im Neugeborenenalter (Frühsymptom: verzögertes Abfallen der Nabelschnur): nekrotisierende Ulzera der Haut, Schleimhaut (Gingivitis), Phlegmonen, einschmelzende Lymphadenitis etc. Typischerweise fehlt die Ausbildung von Eiter; periphere Granulozytose. Unbehandelt letaler Ausgang innerhalb von 2 Jahren an rezidivierenden unbeherrschbaren Infektionen. ***Therapie.*** Knochenmarkstransplantation.

17.6.3 Immundefizienzen durch Defekte des Komplementsystems

Diese sind relativ selten und werden (mit Ausnahme des autosomal dominanten hereditären angioneurotischen Ödems) autosomal rezessiv vererbt. Viele der Betroffenen sind gesund; assoziierte Krankheitsbilder fallen in drei Kategorien:

- hereditäres angioneurotisches Ödem: Defizienz des C1-Esterase-Inhibitors; s. S. 193;
- SLE-artige Bilder und/oder nekrotisierende Vaskulitis bei Defizienz der frühen Komplementkomponenten (C1 q, C1 r, C1 s, C4, C2, C3). Die häufigste Komplementdefizienz ist der C2-Mangel (Inzidenz 1/10.000); Homozygote entwickeln in bis zu 50 % ein Krankheitsbild ähnlich dem subakut-kutanen LE, Lupusnephritis und charakteristischem palmoplantarem Keratoderm;
- chronisch rezidivierende Infekte bei Defizienz späterer Komponenten (C3, C5–9) und solcher des alternativen Aktivierungsweges. Hauptsächlicher Erreger: Neisserien.

18 Tumoren der Haut (P. Fritsch, B. Zelger, N. Sepp)

ÜBERSICHT

Die Haut hat unter allen Organen des Körpers die höchste Inzidenz und Vielfalt an Tumoren. Unter ihnen ist das Melanom einer der aggressivsten Tumoren des Menschen. Die Plattenepithelkarzinome der Haut und deren Anhangsgebilde sind meist weniger aggressiv als die analogen Tumoren innerer Organe. Die Mehrzahl der Hauttumoren ist benigne.

Ursachen ihres Tumorreichtums sind die Größe der Haut, ihr strukturreicher Aufbau und ihre exponierte Lage gegenüber karzinogenen Noxen der Umwelt. Das herausragende Karzinogen ist das (kurzwellige) UV-Licht. Durch die vermehrte Sonnenbelastung bei Freizeitaktivitäten ist die Inzidenz mancher Tumoren in den letzten Jahrzehnten dramatisch angestiegen („Hautkrebs-Epidemie"). Die Zuwachsraten betragen zwischen 3 und 7 % pro Jahr. Diese Tumoren sind daher ein erhebliches sozioökonomisches Problem.

Neben den relativ wenigen häufigen Tumoren (Tabelle 18.1) existiert eine große Zahl seltener Tumoren. Jeder Baustein der Haut ist möglicher Ausgangspunkt eines Spektrums von Tumoren, das von harmlosen Hamartomen zu malignen Neoplasmen reicht (Tabelle 18.2).

Die Therapie der Hauttumoren, falls erforderlich, ist in der Regel die einfache Exzision. Melanome müssen entsprechend dem vertikalen Tumordurchmesser mit verschieden breiten Randsäumen im Gesunden exzidiert werden. Chemotherapie ist in der Regel nur für metastasierende Hauttumoren indiziert. Die Bedeutung der früher weit verbreiteten Strahlentherapie ist zurückgegangen, in gewissen Situationen aber immer noch Mittel der Wahl.

18.1 Epitheliale Tumoren

Diese umfassen die benignen und malignen Tumoren der Epidermis und der Anhangsgebilde der Haut (Adnexe). Wegen der schlechten Abgrenzbarkeit werden auch die nävoiden Fehlbildungen und Zysten epithelialer Abkunft in diesem Kapitel abgehandelt.

18.1.1 Epitheliale Nävi

Terminologie. „Nävus" bedeutet „Mal", also eine angeborene, umschriebene Fehlbildung der Haut. Dieser Begriff wird für zwei Gruppen von Läsionen verwendet:

- ***Hamartome der Haut:*** Fehlprogrammierungen im Rahmen der Ontogenese, die in ein Zuviel oder ein Zuwenig von normalen (bzw. normal scheinenden) Gewebselementen oder Organen resultieren. Diese Nävi sind häufig durch ihre streifige Anordnung entlang der Blaschko-Linien gekennzeichnet („systemisierte" Nävi); gelegentlich erscheinen sie tumorartig, wobei die Grenzziehung zu echten Tumoren schwierig und unscharf ist (bzw. echte Tumoren aus Nävi

Pigmentnävi	jeder	
seborrhoische Warzen	jeder > 50 Jahre	
senile Angiome	fast jeder > 50 Jahre	
Fibroma molle („skin tag")	sehr häufig (Adipositas!)	
Basaliom	5/1.000/Jahr	mittlere geographische Breite; Weiße
Plattenepithelkarzinom	1/1.000/Jahr	
Keratoakanthom	1/1.000/Jahr	
Melanom	2/10.000/Jahr	

Tabelle 18.1. Die häufigsten Tumoren der Haut

Tabelle 18.2. Verschiedene Erscheinungsbilder von Tumoren und Fehlbildungen der Haut[a])

	Charakteristik	Beispiel
Hamartom	ontogenetisch bedingte Fehlbildung	Naevus verrucosus
Hyperplasie	erworbene Gewebsvermehrung	senile Talgdrüsenhyperplasie
„reaktive" Tumoren (Wucherungen)	Pseudoneoplasie durch (bekannten) Stimulus	Orf
Zysten	enkapsuliert, homogener Inhalt	Hornzyste
benigner Tumor	wohldifferenziert; kein unlimitiertes Wachstum	Adenome, Papillome, Fibrom
semimaligner Tumor	unvollkommen differenziert; unlimitiertes Wachstum, aber keine Metastasierung	Basaliom, Epitheliome
maligner Tumor	dedifferenziert, metastasierend	Melanom

[a]) Diese grobe Klassifikation erlaubt die Einordnung zahlreicher Neubildungen nicht.

entstehen können – z.B. Trichoblastome in Nävi sebacei). Hamartomatöse Nävi können von allen Geweben und Organen der Haut ausgehen und isoliert oder generalisiert auftreten. Trotz ihrer angeborenen Natur sind sie bei Geburt oft noch nicht oder nur mäßig ausgebildet und entwickeln erst in den folgenden Jahren ihre endgültige Ausdehnung und Ausprägung, bleiben dann aber unabänderlich bestehen. Sie sind in der Regel benigne und nur von kosmetischer Bedeutung; etwaige Komplikationen entstehen durch mögliche Assoziation mit anderen Entwicklungsanomalien, Superinfektion oder (selten) neoplastische Transformation.

- ***Pigmentnävi*** (Muttermäler): Diese nehmen eine Sonderstellung ein, weil sie die weitaus häufigsten Nävi sind und *nicht* entlang der Blaschko-Linien angeordnet sind. Die meisten sind durch eine besondere Art von Pigmentzellen, die sog. Nävuszellen, charakterisiert (Nävuszellnävi).

Im dermatologischen Umgangston sind mit „Nävi" immer Nävuszellnävi gemeint.

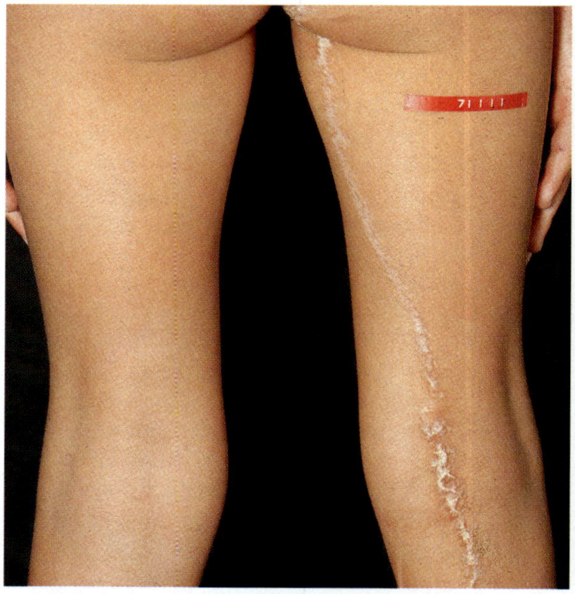

Abb. 18.1. Naevus verrucosus (lineärer verruköser Nävus, M. striatus). Gewöhnlicher Typ

Epidermaler Naevus (syn. hyperkeratotischer Nävus, Naevus verrucosus, M. striatus) (Abb. 18.1)

Epidemiologie. Prävalenz ca. 1/1.000, keine Geschlechtsprädilektion. Familiäres Auftreten wurde berichtet. Epidermale Nävi sind meist bei Geburt vorhanden oder entwickeln sich in den ersten Lebensjahren.

Klinik. Meist streifenförmige hyperkeratotisch-verruköse Läsionen von unterschiedlicher Ausdehnung, Art und Ausmaß der Hyperkeratose sowie Farbe. Bei Vorkommen am Rumpf spricht man auch von ***zosteriformen*** epidermalen Nävi, wegen des meist einseitigen Befalls auch vom ***Naevus unius lateris.*** Letzterer stellt oft einen schmalen hyperkeratotischen Streifen an einer Extremität dar, der – manchmal unterbrochen – von der Medianlinie bis in die äußerste Peripherie reicht (treffender Vergleich: „verrutschter Strumpfsaum"). Subjektive Beschwerden: in der Regel keine. Maligne Entartung wurde (außerordentlich selten) beschrieben.

Manche epidermalen Nävi sind lediglich unauffällige samtige Streifen; andere bestehen aus derben, warzigen, weißlichen Papeln und Streifen; wieder andere aus weichen, seborrhoischen Warzen ähnelnden Vegetationen. Die Farbe schwankt von hautfarben bis grau- oder dunkelbraun; in letzterem Fall gelegentlich Verwechslung mit Tierfellnävi.

Histologie. Mäßige bis massive Orthohyperkeratose, oft mit kirchturmspitzenartig ausgezipfelter Akanthose und Papillomatose. Zusätzlich manchmal Störungsmuster angeborener Verhornungsstörungen z. B. epidermolytische Hyperkeratose, Porokeratose, Dyskeratose oder Akantholyse (wie bei M. Darier).

Sonderformen

Naevus sebaceus (syn. organoider Nävus). Ein relativ häufiger Nävus (Abb. 18.2 a,b), meist als solitäre und kleine Läsion am Kapillitium (seltener im Gesicht) lokalisiert und durch seine streifige Form, gelb-rötliches Kolorit, weiche Konsistenz und höckerige Oberfläche gekennzeichnet. Die Läsion ist haarlos und tritt im

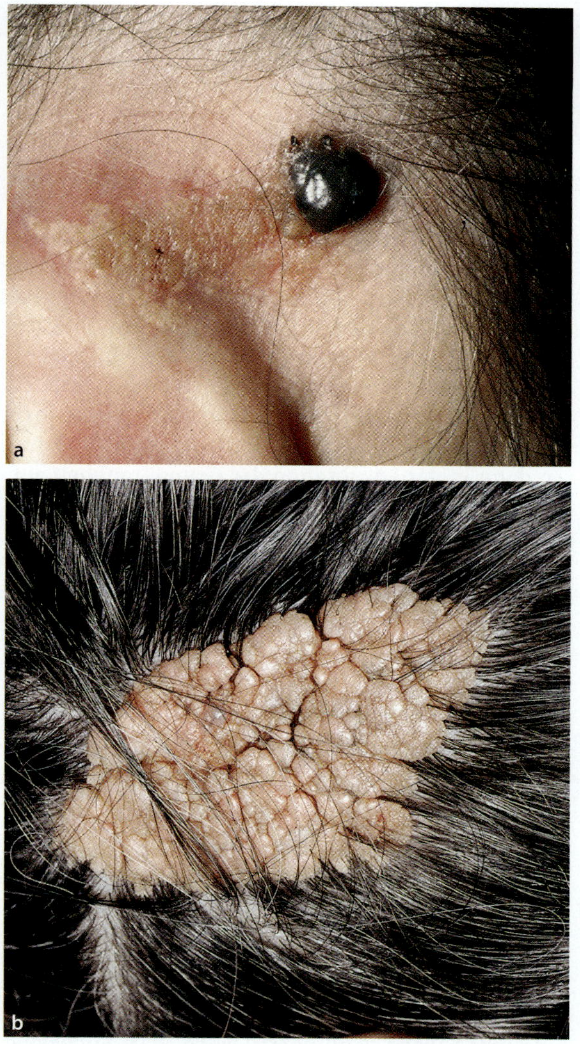

Abb. 18.2 a, b. Naevus sebaceus. **a** bei einem Erwachsenen: papillär; pigmentiertes Basaliom am rechten Läsionsrand, **b** ausgeprägt papilläre Wuchsform (Erwachsener)

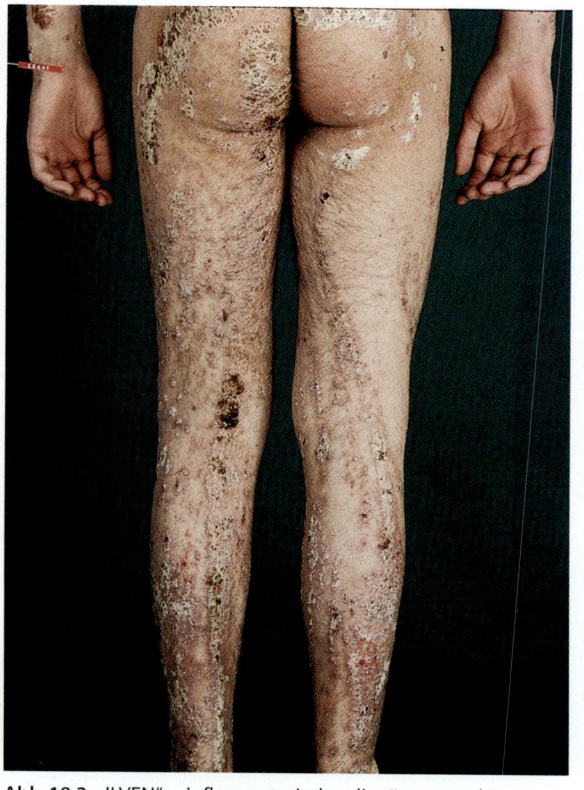

Abb. 18.3. „ILVEN" = inflammatorischer linearer verruköser epidermaler Nävus. Im Unterschied zum gewöhnlichen linearen Nävus ist der inflammatorische gerötet, krustig und sehr juckend

Frühkindesalter in Erscheinung. Histologisch findet sich ein Bild wie bei Naevus verrucosus, zusätzlich reichlich ***Adnexanlagen*** (Talgdrüsen, Haare, apokrine Schweißdrüsen). Im Erwachsenenalter dominieren Talgdrüsen (Wachstum ab Pubertät). Im Naevus sebaceus entwickeln sich gelegentlich verschiedene Adnextumoren, v. a. Trichoblastome, Basaliome und das Syringocystadenoma papilliferum; er ist daher der einzige epitheliale Nävus, dessen Entfernung von manchen Autoren für medizinisch indiziert erachtet wird.

Inflammatorischer linearer Naevus verrucosus (ILVEN). Bei dieser seltenen Variante (Abb. 18.3) finden sich zusätzlich klinisch und histologisch Entzündung und oft beträchtlicher Juckreiz; oft täuschende Ähnlichkeit mit Psoriasis.

Fallbericht: Ein jetzt 42 jähriger Mann hatte schon bei Geburt ausgedehnte, auffallend streifige Herde am gesamten Körper. Im Schulkindesalter stellte sich eine schuppende und entzündliche Qualität ein; es bestand heftiger Juckreiz. Die Diagnose einer Psoriasis wurde gestellt und bioptisch erhärtet. Alle Therapieversuche führten nur zur Minderung der Schuppung, die Herde blieben unverändert. Erst im 17. Lebensjahr wurde die Diagnose eines ILVEN gestellt. Einige Jahre später wurde er versuchsweise unter Etretinat gesetzt; die Läsionen wurden flacher und weniger auffällig, blieben jedoch erhalten.

Lichen striatus. Eine seltene Manifestationsform des ILVEN, die klinisch und histologisch einem Lichen ruber entspricht. Im Gegensatz zum psoriasiformen ILVEN ist der Lichen striatus spontan rückbildungsfähig.

„White sponge nevus". Ein Pendant des epidermalen Nävus an der Mundschleimhaut (Abb. 18.4; s. S. 693).

Becker-Nävus. Siehe S. 651.

Epidermales Nävus-Syndrom (Schimmelpenning-Syndrom). Eine heterogene Reihe assoziierter Fehlbildungen von Haut, Auge, Skelett- und ZNS wurde beschrieben; weder über Leitassoziationen noch über deren Häufigkeit besteht Einigkeit.

Therapie. Wird außer beim Naevus sebaceus nur auf Wunsch des Patienten durchgeführt. In Frage kommen nur Maßnahmen, die zur Entfernung bzw. Zerstörung der befallenen Epidermis *und* papillären Dermis (induktiver Effekt!) führen: Exzision (bei geringerer Ausdehnung), Laserkoagulation oder auch Schleifen (hiemit gelingt meist nur eine Besserung). Lokaltherapie ist erfolglos.

Andere epitheliale Nävi leiten sich von den Hautadnexen ab (s. unten).

18.1.2 Zysten der Haut

Zysten sind epithelumkleidete Hohlräume der Dermis mit flüssigem oder breiigem Inhalt von unterschiedlicher Abkunft und Genese. Sie können sowohl von der Epidermis als auch den Adnexen ausgehen, aus traumatischer Verlagerung von Epidermis in das Bindegewebe oder durch Retention bzw. Obstruktion von Ausführungsgängen entstehen. Andere Zysten sind anlagebedingte Fehlentwicklungen oder neoplastischer Natur.

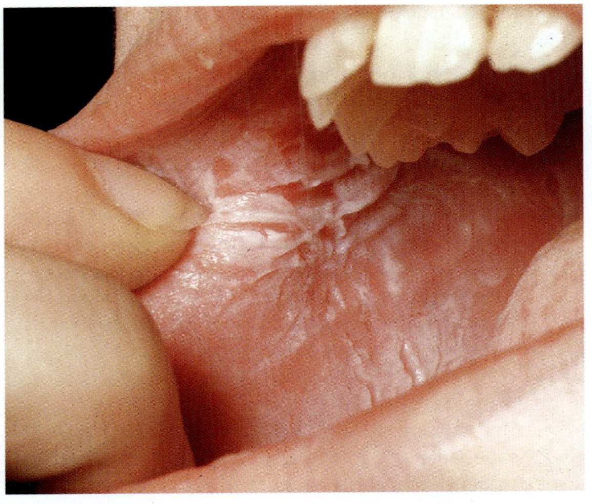

Abb. 18.4. „White sponge"-Nävus der Wangenschleimhaut. Eine umschriebene, weißliche verrukös-hypertrophe Läsion

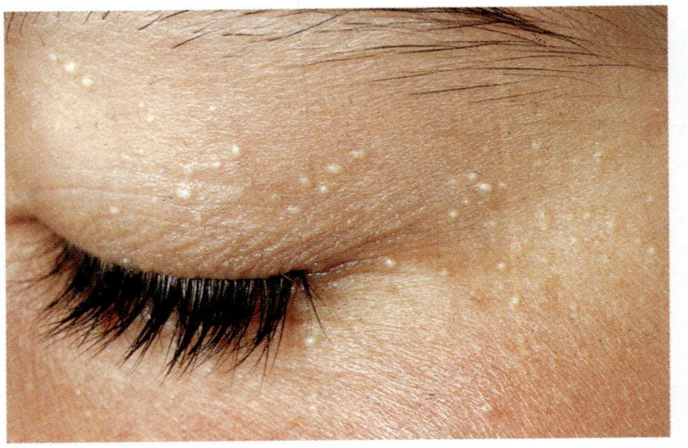

Abb. 18.5. Milien. Stecknadelkopfgroße, weiße, derbe Hornzystchen. Die Augenlider sind eine typische Lokalisation für spontan auftretende Milien

Hornzysten

Von geschichtetem Plattenepithel mit epidermoidalem Verhornungstyp ausgekleidete Zysten, die von lamellierten Hornmassen erfüllt sind. Folgende Arten werden unterschieden:

Milien. Meist multiple, oberflächliche, halbkugelige, 1–2 mm kleine, weißliche, derbe Hornzysten (Vergleich: winzige, in die Haut eingelassene Perlen). Häufig; bei Gesunden ein unbedeutender Nebenbefund (Prädilektionsstellen: Gesicht – periorbital, Wangen) (Abb. 18.5). Milien sind jedoch auch ein fast obligates Begleitsymptom von bullösen Dermatosen mit subepidermaler Spaltbildung (Epidermolysis bullosa acquisita und dystrophicans, Porphyria cutanea tarda, toxische epidermale Nekrolyse, Verbrennungen) und treten dann in der Lokalisation der Grundkrankheit auf. Entstehung wahrscheinlich durch versprengte adnexale Epithelinseln.

Therapie. Die das Milium bedeckende Epidermis wird mit einem Skalpell eingeritzt, anschließend Expression.

> **!** Milien können ohne Kontinuitätstrennung der bedeckenden Epidermis *nicht* exprimiert werden! Derartige Versuche sind schmerzhaft und fruchtlos.

Traumatische Epithelzyste. Meist oberflächliche, derbe, kugelige bis erbsengroße Hornzyste; entsteht durch traumatische Verlagerung von Epidermis in die Dermis (typisches Beispiel: Nadelstich. Ein häufiger Sonderfall sind Epithelzysten nach Stechen der Ohrläppchen; ihre Entstehung wird verhindert, wenn der Stichkanal durch sofortiges Einlegen eines Stiftes am Zuwachsen gehindert wird).

Epidermoidale Hornzyste. Diese besonders bei jüngeren Erwachsenen sehr häufige Läsion entsteht durch Obstruktion des Haarfollikelostiums und Weiterproliferation des infundibulären Follikelepithels (Abb. 18.6).

Epidermoidale Hornzysten wurden und werden gemeinsam mit den Trichilemmalzysten (s. unten) häufig als „Atherome", Talg-, Horn-, Epithelzysten oder Steatome bezeichnet.

Klinik. Kalottenförmige, bis mehrere Zentimeter große, teigig-weiche Läsionen mit Prädilektion der seborrhoischen Areale. Histologisch ist das Epithel durch epidermoidale Verhornung (Str. granulosum!) gekennzeichnet; der Zysteninhalt besteht aus lamelliertem Keratinmaterial und Lipidmassen (Cholesterinkristalle!), die sich nach Inzision als käsig-bröckeliges Material von üblem ranzigen Geruch exprimieren lassen. Hohe Neigung zu Sekundärinfektion mit Kokken und Anaerobiern („Atheroma inflammatum"); manchmal Ausgangspunkt von Erysipel, Lymphangitis, -adenitis und Phlegmone.

Therapie. Bei nicht-entzündlichen Zysten Schlitzen der darüberliegenden Haut und Ausschälen mitsamt der Zystenwand („Balg"). Bei infizierten Zysten Inzision und Entleerung des Inhalts; dies bringt meist keinen Dauererfolg, da sich die Zyste bald wieder füllt.

Differentialdiagnose. Furunkel, Karbunkel und tiefe Trichomykose.

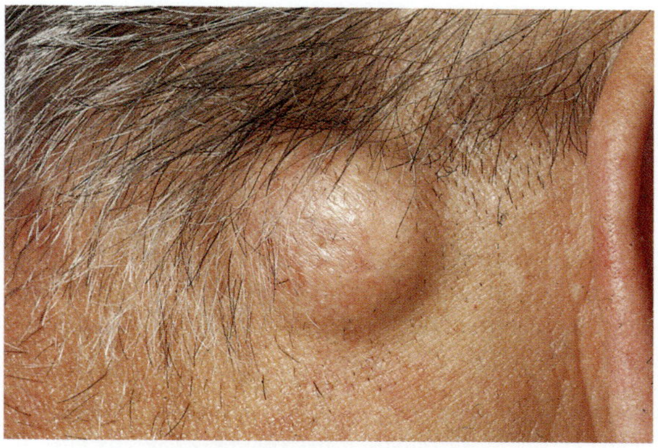

Abb. 18.6. Epidermoidale Hornzyste. Eine halbkugelige, teigig weiche, hautfarbene Zyste im Okzipialbereich

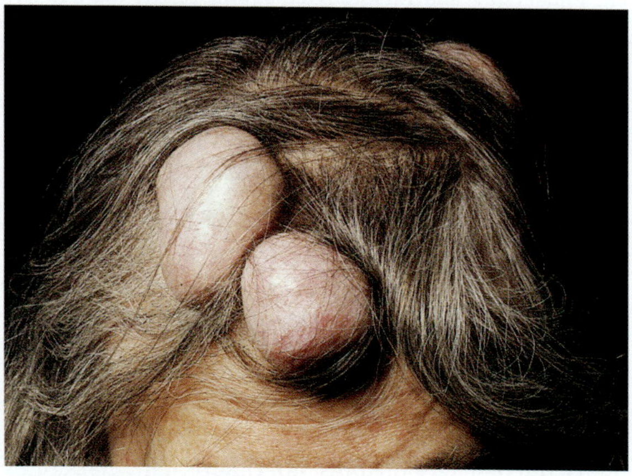

Abb. 18.7. Trichilemmalzysten am Kapillitium

Trichilemmalzyste. Eine der epidermoidalen Hornzyste klinisch ähnliche Läsion, die solitär oder familiär gehäuft (autosomal dominant), jedoch fast ausschließlich am Kapillitium von Frauen in der 2. Lebenshälfte und multipel auftritt (Abb. 18.7). Sie leitet sich von der äußeren Haarwurzelscheide (Trichilemm) ab und zeigt daher den trichilemmalen Vorhornungstyp, der durch abrupte Verhornung *ohne* Ausbildung eines Str. granulosum und kompaktes Hornmaterial gekennzeichnet ist. Trichilemmalzysten neigen weniger zur Infektion als epidermoidale Zysten; sie können selten maligne entarten („proliferierende Trichilemmalzyste"; s. S. 569).

Therapie. Operative Ausschälung.

Differentialdiagnose. Dermoidzyste, Metastasen der Kopfschwarte, Zylindrome und Angiosarkom.

Seltenere Zysten

Steatocystoma multiplex. Diese autosomal-dominant erbliche, sehr seltene Genodermatose ist durch unzählige zystische Läsionen gekennzeichnet; es handelt sich um Zysten des Talgdrüsenausführungsganges mit gezackt-sägezahnartiger luminaler Grenzfläche und lobulärer Talgdrüseneinlagerung in der Zystenwand. Fließender Übergang zu den ***eruptiven Vellushaarzysten***, bei denen im Zysteninhalt zusätzlich Vellushaare gefunden werden. Manifestation: nach der Pubertät.

Klinik. Unzählige Zysten an Rumpf, Gesicht und proximalen Extremitäten (hier sind gewöhnliche Hornzysten außerordentlich selten). Sie können einschmelzen, durchbrechen (öliger Inhalt), fistulieren und eitern.

Therapie. Bei Multiplizität schwierig; operative Entfernung besonders störender Läsionen.

Ekkrine und apokrine Hidrozystome. Retentionszysten der Schweißdrüsen durch Verschluß des Ausführungsganges. Sie treten bevorzugt im Gesicht (periokulär) bei Erwachsenen auf und werden wegen ihrer bläulichen Farbe häufig als blauer Nävus oder pigmentiertes Basaliom verkannt. Histologie: uni- bis multizystische Läsion mit zweireihigem (apokrinem) Epithel. Gelegentlich findet sich eine stärker ausgeprägte epitheliale Reaktion: apokrines Zystadenoma papilliferum.

Dermoidzysten. Seltene Zysten, die durch Versprengung epithelialer Zellnester bei der Verlötung der Haut nach Anlage des Neuralrohres entstehen. Sie finden sich häufig in der Medianlinie (Skalp, Nase, sakral und perineal) sowie an den Schläfen und lateralen Augenbrauen. Klinisch sind sie den epidermoidalen Zysten ähnlich; sie enthalten neben Horn- und Talgmaterial Haarfollikel, Talgdrüsen etc. in der Zystenwand. Besonders die Zysten der Medianlinie kommunizieren häufig durch Knochenkanäle mit dem Schädelinneren (!). ***Behandlung.*** Ausschälung.

Branchiogene Zysten. Genese: durch inkompletten Verschluß des 2. oder 3. Kiemenbogens versprengte Zellnester. Die Zysten liegen im seitlichen Halsbereich und können durch Fisteln mit dem Pharyngealraum verbunden sein. Eine häufigere Unterform sind die Präaurikularzysten bzw. -fisteln. Histologisch variables respiratorisches Epithel (Flimmer- und hochprismatisches Epithel, Becherzellen).

Mediane Raphezyste. Kleine Papel am ventralen Penisschaft bzw. der Glans. ***Histologisch*** besteht die Zyste aus ein- bis mehrreihigem prismatischem Epithel.

Kutane ziliäre Zyste. Bevorzugt am Oberschenkel von Frauen; Entstehung aus versprengten Epithelresten des Müller-Ganges. *Histologie:* Zystische Läsion mit ein- bis mehrreihigem Flimmerepithel.

18.1.3 Benigne Tumoren der Epidermis

Verruca seborrhoica (seborrhoische Warze)

Die Verruca seborrhoica ist ein benignes Papillom der Haut von charakteristischer Morphologie. Sie ist der häufigste Tumor der Haut und wahrscheinlich des menschlichen Organismus überhaupt, ein markantes Merkmal der Altershaut und lediglich von kosmetischer Bedeutung. Sie ist die wichtigste Differentialdiagnose des Melanoms.

Seborrhoische Warzen haben mit Talgdrüsen nichts zu tun. Ihr Name leitet sich von der glatten („fettigen“) Oberfläche ab.

Epidemiologie. Außerordentlich häufig; man findet sie bei fast jedem Individuum in der zweiten Lebenshälfte, ihre Zahl kann von wenigen bis zu hunderten reichen. Eine genetische Disposition wird diskutiert.

Pathogenese. UV-Licht scheint eine geringe oder keine pathogenetische Rolle zu spielen.

Klinik (Abb. 18.8). Seborrhoische Warzen können überall außer an den Akren auftreten; Prädilektionsstellen sind Gesicht und Rumpf. Sie beginnen als hautfarbene, manchmal zart rötlich-bräunliche, matte, scharf abgegrenzte, regelmäßig (rund, oval) konturierte Flecken (flache seborrhoische Warzen). Sie vergrößern sich langsam peripher, werden erhabener und stärker pigmentiert (Melanin) – bis mehrere Zentimeter groß, mehrere Millimeter hoch, und im Kolorit bis dunkelbraun oder grauschwarz. Sie behalten jedoch immer ihre ***runde*** (nicht polyzyklische) ***Kontur***, ihren ***homogenen Aufbau*** und konfluieren selbst bei dichter Aussaat kaum. Ihre Oberfläche fühlt sich meist glatt („fettig“) an. Diagnostisch ist deren regelmäßige papilläre („gestippelte“) Beschaffenheit (porenartige Krater; diese entstehen durch Abstoßung zahlreicher kleiner Hornzysten und Hornpfröpfe). Subjektive Symptome bestehen meist keine; gelegentlich Juckreiz.

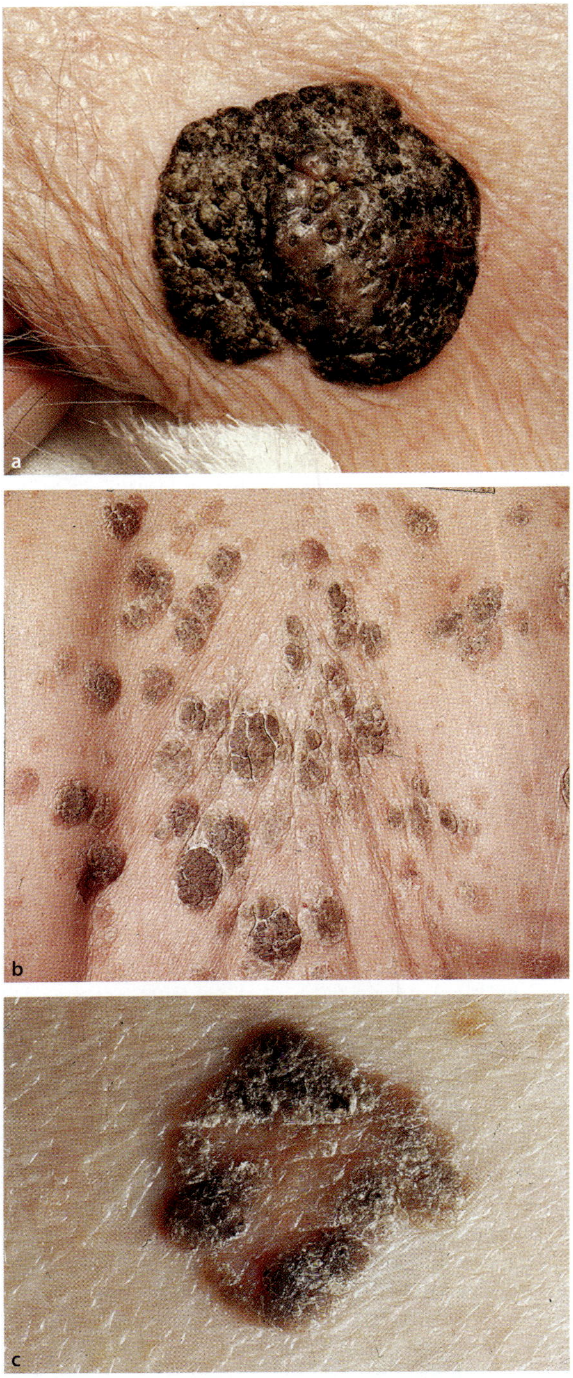

Abb. 18.8 a–c. Seborrhoische Warze. **a** eine runde, flach erhabene, dunkel pigmentierte, homogene Läsion mit zahlreichen Hornpfröpfchen und erweiterten Follikelöffnungen („gestippelte Oberfläche“), **b** multiple seborrhoische Warzen verschiedener Größe und Pigmentierungsgrades. **c** seborrhoische Warzen können – wie hier – sich spontan (partiell oder total) abstoßen

Größere seborrhoische Warzen wirken charakteristischerweise „wie aufgeklebt"; dieser Eindruck verstärkt sich für den Träger dadurch, daß sie gelegentlich teils oder gänzlich (oft in Bröckeln) unter Hinterlassung normaler Haut abfallen können. Maligne Entartung seborrhoischer Warzen kommt (wahrscheinlich) *nie* vor!

Klinische Sonderformen.

- ***Filiforme seborrhoische Warzen:*** meist sehr zahlreiche kleine und schmalbasige, rundliche Läsionen, die besonders im Gesicht- und Halsbereich vorkommen und weichen Fibromen („skin tags") ähnlich sehen. Sie sind oft auch dunkel pigmentiert („Dermatosis papulosa nigra").
- ***Eruptive V. seborrhoicae:*** plötzlich auftretende sehr zahlreiche, oft heftig juckende seborrhoische Warzen vorwiegend am Stamm (werden von manchen Autoren als Paraneoplasie betrachtet: „Leser-Trélat-Zeichen").
- ***V. seborrhoica irritata:*** durch Traumatisierung (Kratzen) entzündlich veränderte Läsion mit pseudoepitheliomatösem histologischem Bild.
- ***Stukkokeratose***: eine häufig an den Beinen lokalisierte Variante, hyperkeratotisch und meist unpigmentiert.

Histologie. Oft mächtige Akanthose und Orthohyperkeratose, von der benachbarten Haut steilschultrig abgesetzt. Monotoner basaloider Zelltyp ohne Kernatypien. Typisches Kennzeichen: Die normalerweise vertikal orientierte Differenzierung ist einer „wirbeligen" Durchmischung unterschiedlich differenzierter Regionen gewichen; die Epidermis wird durch reichlich Hornzysten durchsetzt. Melanozyten und Melanin in verschiedenem Ausmaß. Als Nebenbefund manchmal fokale Atpyien (z. B. bei der irritierten V. seborrhoica).

Histologische Varianten: Die ***intraepidermale*** V. seborrhoica (V. s. vom klonalen Typ) ist durch meist kugelige, scharf abgegrenzte intraepidermale Zellnester innerhalb ansonsten normaler Epidermis gekennzeichnet (Differentialdiagnose M. Bowen, M. Paget, intraepidermales Porom); das ***Melanoakanthom*** (ungewöhnlich hoher Anteil dendritischer Melanozyten) und die ***retikuläre*** V. seborrhoica (feinverästeltes Netzwerk von Epithelsträngen).

Therapie. Im Prinzip nicht erforderlich, jedoch häufig gewünscht. Keratolytische Topika sind wenig erfolgreich, die mechanische Entfernung jedoch meist leicht (Kürettage mit scharfem Löffel nach oberflächlichem Vereisen mit Chloräthyl oder Lokalanästhesie mit anschließender *oberflächlicher* Elektrokaustik).

Differentialdiagnose. Compoundnävus, Melanom, pigmentiertes Basaliom.

Die seborrhoische Warze ist die klassische Differentialdiagnose des Melanoms und die häufigste Läsion, die dem Dermatologen im Rahmen der Melanomvorsorge gezeigt wird (typische Anamnese: „Mich schickt eigentlich nur meine Frau"). Die Unterscheidung ist fast stets sicher und leicht; dennoch gibt es wohl kaum einen Dermatologen, dem nicht schon Verwechslungen passiert wären. Folgende einfache Unterscheidungshilfen bestehen:

- Bei *zartem* Betupfen mit flüssigem Stickstoff bildet sich an deren Oberfläche ein dünner Reif, der die papilläre Oberflächenstruktur deutlicher hervortreten läßt.
- Die seborrhoische Warze ist einer der wenigen Tumoren, die spontan teilweise oder gänzlich abfallen können; dies muß der Patient gefragt werden.
- Die seborrhoische Warze läßt sich leicht mit dem scharfen Löffel abtragen, ohne daß ein Substanzdefekt zurückbleibt (kein infiltratives Wachstum; „wie aufgeklebt"). Diese Manipulation darf allerdings nur erfolgen, wenn man sich der Diagnose weitgehend sicher ist. Das gewonnene Präparat muß jedenfalls histologisch untersucht werden.
- Eine wichtige Unterscheidungshilfe ist ferner die Auflichtmikroskopie, die jedoch bei knotigen Läsionen wenig nützlich ist.

Weitere benigne epidermale Tumoren

Klarzellakanthom. Ein seltener benigner Tumor, meist an den Unterschenkeln älterer Patienten (Abb. 18.9). Klinisch flach elevierte rötliche Knoten von wenig charakteristischem Aussehen.

Histologie. glykogenspeichernde („klare") Epidermalzellen.

Differentialdiagnose. M. Bowen.

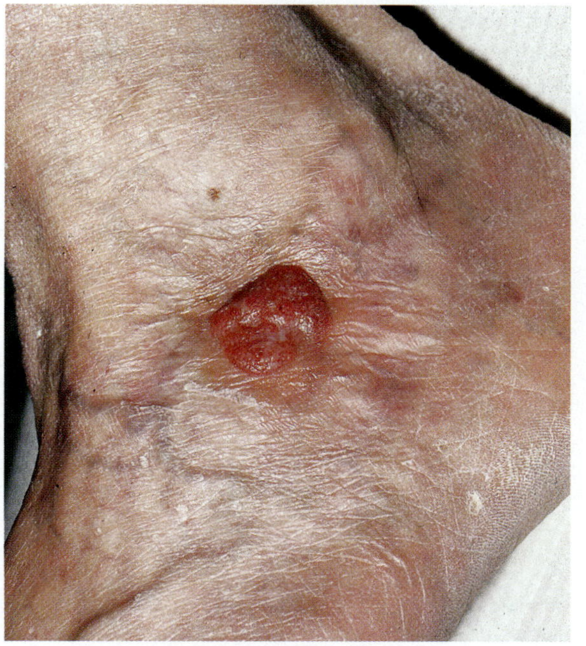

Abb. 18.9. Klarzellakanthom. Ein papillärer, rundlicher, gegliederter, flacher Knoten der Knöchelregion

Dyskeratom (syn. „warty dyskeratoma"). Ein seltener benigner Tumor, der als langsamwachsender (meist nur 1–2 cm großer), rundlicher Knoten mit zentralem Hornpfropf vorwiegend im Kopf- und Nackenbereich bei Personen mittleren Alters auftritt. Histologisch eine Hornzyste, deren Zentrum dyskeratotische Zellen und „corps ronds" analog zum M. Darier besitzt.

18.1.4 Maligne Tumoren der Epidermis: Plattenepithelkarzinome

Terminologie. Plattenepithelkarzinome sind die von den Keratinozyten der Epidermis bzw. der hautnahen Schleimhäute ausgehenden malignen Tumoren. Im Begriff nicht enthalten sind die Karzinome der Hautanhangsgebilde, das Basaliom und das Keratoakanthom.

Im englischsprachigen Schrifttum hat es sich eingebürgert, die malignen Tumoren der Haut in 2 große Gruppen einzuteilen: Melanom und „non-melanoma skin cancer". Der Vorteil der Einfachheit dieses Konzepts wird durch den Nachteil der hohen Heterogenität der zweiten Gruppe getrübt.

Karzinogenese der Haut

Das Verständnis der Karzinogenese ist trotz großer Fortschritte nur bruchstückhaft. Die wesentlichen Erkenntnisse beruhen auf Experimenten zur Entstehung des ***Plattenepithelkarzinoms;*** die Karzinogenese bei den übrigen Hauttumoren verläuft wohl in den Grundzügen analog, jedoch nicht identisch.

Der ***neoplastische Phänotyp*** ist durch Verlust der wohldefinierten Form und Funktion von Normalzellen (Dedifferenzierung) und unkontrollierte (d.h. inhibierende exogene Signale ignorierende) Proliferation gekennzeichnet. Zusätzlich bildet er neue, für ihn vorteilhafte Eigenschaften aus (Proteasen, Neoantigene, Escape-Mechanismen gegenüber dem Immunsystem) und erlangt die Fähigkeit, Organgrenzen zu durchbrechen. Dieser phänotypische Wandel beruht auf irreversiblen Änderungen des Genoms; er kann Ausdruck vieler molekularer Konstellationen und Resultat zahlreicher Entwicklungsgänge sein.

Mehrschrittmodell der Karzinogenese. Die Transformation normaler in neoplastische Zellen ist ein schrittweiser Prozeß von meist langer Dauer (oft viele Jahre dauernde Latenzphasen) und mit zahlreichen Zwischenstufen; er wird durch eine von Karzinogenen verursachte Mutation in Gang gesetzt, setzt sich mit Selektion immer autonomerer Zellklone fort und wird schließlich durch die vollendete Umkehr in den neoplastischen Phänotyp abgeschlossen. Auch nachher bleibt das Genom der transformierten Zelle instabil, die Vorgänge von Mutation und klonaler Selektion setzen sich fort und führen zur Entstehung immer aggressiverer Zellklone. Diese Klone sind oft schon makroskopisch erkennbar (z.B. invasive Knoten in einem Melanom) und sind die Grundlage des charakteristischen „chaotischen" Erscheinungsbildes vieler Tumoren. Die aggressivsten Tumorklone verdrängen die weniger aggressiven und bestimmen daher die Prognose; die Klonbildung ist auch Grundlage der Resistenzentwicklung gegen Zytostatika (Selektion resistenter Klone).

Die Stadien der Karzinogenese sind im Einzelnen (Abb. 18.10):

- ***Initiation:*** Die Erstmutation bewirkt die irreversible ***Transformation*** der Zelle, hat aber nur bescheidene sofortige Konsequenzen: Der Phänotyp scheint unverändert, doch ist die Fähigkeit zur terminalen Differenzierung beeinträchtigt und die Elimination geschädigter Zellen durch den programmierten Zelltod (Apoptose) nicht mehr oder nur noch teilweise möglich.
- ***Promotion:*** Initiierte Zellen reagieren auf differenzierungsfördernde Stimuli nicht mit Reifung, sondern mit Proliferation (Proliferationsvorteil gegenüber Normalzellen). Bei der experimentellen Karzinogenese nützt man diesen Umstand durch Verwendung von Promotoren (z.B. Phorbolester); es kommt zur Proliferation des Klons der initiierten Zellen in Form ***benigner Papillome.*** Diese sind ***reversibel*** und euploid (Promotoren sind *nicht* mutagen!). In vivo

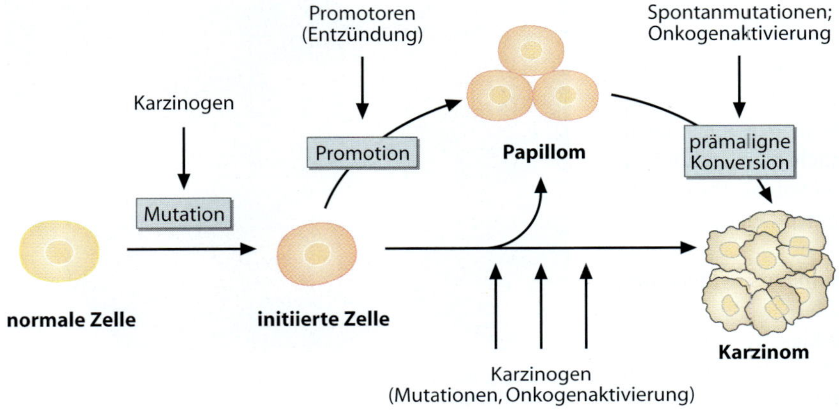

Abb. 18.10. Modell der (chemischen) Karzinogenese der Haut. Entstehung von Karzinomen mit und ohne klinisch manifeste Präkanzerosen

entsprechen der Wirkung von Promotoren etwa chronisch entzündliche, chemische oder mechanische Noxen. Die Promotion ist eine notwendige Voraussetzung des weiteren Fortschreitens der Karzinogenese.

Anmerkung: Die Ursache für das Ausbleiben der Differenzierung durch Promotoren liegt zumindest häufig in einem metabolischen Block der Proteinkinase C, dem Induktor der Differenzierungsvorgänge.

- ***Prämaligne Progression:*** Diese wesentliche (und längste) Phase läuft spontan, d. h. Promotor-unabhängig, ab und ist durch Entstehen mehrerer neuer Klone durch chromosomale Defekte (Punktmutationen, Deletionen, Duplikationen etc.) gekennzeichnet. Die Klone stehen miteinander in Konkurrenz, der Prozeß der klonalen Selektion setzt ein. Das Resultat sind irreversible ***prämaligne Papillome.***

Zumindest ein wesentlicher Grund für die nunmehr autonome Progression ist die hohe Mitoserate der Papillome (Mitosen sind der fehleranfälligste Teil des Zellzyklus). Natürlich können auch Karzinogene dieses Stadium auslösen.

- ***Maligne Konversion:*** Eine neuerliche Mutation bringt den neoplastischen Phänotyp zur vollen Entwicklung: Fähigkeit zum invasiven Wachstum und Metastasierung.

Schutzmechanismen gegen die Karzinogenese. Gegen die Entstehung von Tumoren sind eine Reihe wirksamer Schranken eingerichtet, die im Rahmen der Tumorgenese überwunden werden müssen. Die wichtigsten sind:

- ***Richtiger Ort und ausreichende Zahl von (Punkt-) Mutationen:*** Mutationen sind nur karzinogen wirksam, wenn sie an für die Proliferationstätigkeit wichtigen DNS-Regionen entstehen (Protoonkogenen und Tumorsuppressorgenen) und zumindest in Zweizahl vorhanden sind („two hit"-Theorie nach Knudsen).
- ***DNS-Reparationsmechanismen:*** Mehrere Reparationssysteme exzidieren und ersetzen unablässig durch karzinogene Noxen entstandene DNS-Schäden (s. S. 148).
- ***Apoptose:*** Erweist sich ein DNS-Schaden als unreparierbar, wird (durch p53) das Selbstmordprogramm (Apoptose) induziert. Erst wenn ein DNS-Fehler *beide* Kontrollschranken unentdeckt passiert hat, wird er an die Tochterzellen weitergegeben: ein ***transformierter Klon.***
- ***Immunreaktionen:*** Tumoren exprimieren häufig modifizierte oder neue (Oberflächen-) Antigene, die vom Immunsystem als fremd erkannt werden. Die resultierende Immunreaktion erklärt die bei malignen Tumoren meist beobachtete Entzündung und führt häufig zur partiellen (selten totalen) spontanen Rückbildung. Gegen die Immunreaktion bedienen sich manche Tumoren (z. B. Melanom) einiger Escape-Mechanismen.

Mutationen durch Karzinogene. ***Karzinogene*** sind mutagene exogene Faktoren, die zu umschriebenen (oft sehr spezifischen) DNS-Schäden führen und den Prozeß der Karzinogenese in Gang setzen (s. oben). Karzinogene können physikalischer (UV-, Röntgenstrahlen), chemischer (z. B. Arsen) oder viraler (HPV, EBV) Natur sein. Um karzinogen wirksam zu sein, müssen die Karzinogene Protoonkogene oder Tumorsuppressorgene treffen.

Protoonkogene sind Normalgene, die die Zellproliferation positiv regulieren und gemeinsam mit Tumorsuppressor- und modulierenden Genen die Homöostase der Gewebsproliferation gewährleisten. Ihre Genprodukte sind Rezeptoren von Wachstumsstoffen, Steuerer intrazellulärer Proliferationssignale oder Proteine, die die Zellteilung regulieren. ***Aktivierende*** Mutationen wandeln sie in ***Onkogene*** um und führen zur ***dauernden Überexpression*** dieser Genprodukte. Mehr als 60 solcher Onkogene sind bekannt; bei Hauttumoren bedeutsame Onkogene sind u. a. ***ras, erb, myc*** und ***fos.*** Mutiertes ras läßt sich regelmäßig bei chemisch induzierten Papillomen der Maus, häufig aber auch bei spontan entstandenen Plattenepithelkarzinomen, Keratoakanthomen und Basaliomen nachweisen.

!

Der Nachweis *eines* Onkogens bedeutet noch nicht das Vorhandensein eines malignen Tumors. Ras ist zwar das häufigste in Hautumoren gefundene Onkogen, aber nicht das einzige und auch nicht stets vorhanden.

Onkogene müssen nicht stets durch Mutation in der Zelle entstehen sondern können auch durch Viren hineingebracht werden.

Tumorsuppressorgene sind solche, die para- bzw. autokrin wirksame wachstumsinhibierende Proteine bzw. Moleküle kodieren. Beispiele sind die Gene für TGFβ, DCC („deleted in colon carcinoma"), NF-1 (Neurofibromatose), RB (Retinoblastom) u. a. Deletierende Genschäden verursachen den Wegfall einer Proliferationsbremse. Früher zu den Tumorsuppressorgenen gerechnet, tatsächlich aber ein negativer Regulator der Zellproliferation ist das p53-Gen. Dieses spielt in der Tumorgenese der Haut eine herausragende Rolle (s. unten).

Eindrucksvolle Beweise für die Gültigkeit der „Two Hit-Theorie" wurden mit Gen-Knockout-Mäusen geführt. Transplantiert man in vitro mit aktiviertem ras transfizierte Keratinozyten auf Normalmäuse, ergeben sich keine Folgen. Transplantiert man sie jedoch auf TGFβ- oder p53-Knockout-Mäuse, ergeben sich schnell wachsende Papillome oder Karzinome.

Karzinogene der Haut

Chemische Karzinogene. Diese spielten historisch (Skrotalkarzinom von Schornsteinfegern!) und bei der experimentellen Erforschung der Karzinogenese wichtige Rollen; ihre aktuelle Bedeutung hat durch besseren Arbeitsschutz erheblich abgenommen. Immerhin sind manche Berufsgruppen noch erheblichem Risiko ausgesetzt (Schornsteinfeger, Kohle- und Metallarbeiter, in der petrochemischen Industrie, der Erzeugung von Pestiziden etc.). Die wichtigsten chemischen Karzinogene sind in Tabelle 18.3 zusammengefaßt. Besondere Bedeutung haben aromatische Kohlenwasserstoffe, vorwiegend ***Teerinhaltsstoffe*** (Methylcholanthren, Dimethylbenzanthrazen). Diese spielen eine wichtige Rolle bei der Entstehung von Mundschleimhautkarzinomen bei Rauchern.

Chemische Karzinogene binden kovalent an (oft sehr spezifische) DNS-Regionen und erzeugen Addukte, die bei der Replikation zu Fehlern führen. Die Wirksamkeit der Karzinogene hängt von Bindungsaffinität und -ort ab (so bindet DMBA beispielsweise an einem bestimmten Kodon des H-ras und bewirkt eine Adenosin → Thymin-Transversion). Manche Substanzen wirken als ***Prokarzinogene:*** Sie binden nicht selbst an die DNS, sondern bedürfen zuvor der Metabolisierung durch das Entgiftungssystem der Haut (Zytochrom-P450-Enzyme), aus der das reaktive Karzinogen hervorgeht. Die DNS-Karzinogenaddukte werden schnell (aber nicht gänzlich) durch das Repairsystem von der DNS entfernt.

Ein wichtiges chemisches Karzinogen ist ferner ***Arsen***, das als Kontaminante von Quellwasser (z.B. Taiwan) vorkommt und früher als Pestizid (Weinbau), als Bestandteil von Farben und Beizmitteln, aber auch als Medikament verwendet wurde (Arsen ist ein vorzügliches Roborans und wurde bis vor etwa 40 Jahren bei konsumierenden Krankheiten eingesetzt – Anämien, Tuberkulose, aber auch bei Psoriasis u.a.). Arsen bewirkt nach jahre- bis jahrzehntelanger Latenz (je weniger zugeführt wurde, desto länger) das Auftreten multipler Hauttumoren von sehr charakteristischer Morphologie: Sie entstehen entweder als sog. ***Arsenkeratosen*** (warzige Läsionen an Handflächen und Fußsohlen) oder als multipel auftretende oberflächliche Basaliome und M. Bowen-Herde am Rumpf; ein zusätzliches charakteristisches Merkmal ist die ***Arsenmelanose*** (gesprenkelte schmutzigbraune Pigmentierung am Rumpf; „Regentropfen im Sand"). Diese arseninduzierten Veränderungen haben Signalwirkung, da häufig gleichzeitig maligne Tumoren innerer Organe bestehen (Magen-Darm-, Respirations-, Urogenitaltrakt).

Tabelle 18.3. Wichtige chronische Karzinogene

Arsen	
polyzyklische Kohlenwasserstoffe	Dimethylbenzanthracen Benzpyren Methylcholanthren Tabakteer
aromatische Amine	Azetylaminfluoren
Nitrosamine	
alkylierende Agentien	Nitrosurea Cisplatin
Urethane	
Dinitropyren	

Fallbericht: Ein 65jähriger Schulwart aus Südtirol hatte als junger Mensch Psoriasis entwickelt und wurde von seinem Hausarzt, als keine Lokaltherapie fruchtete, mit den „Asiatischen Pillen" behandelt (ein damals gängiges Arsenpräparat). Die Psoriasis sprach gut an, der Patient verschaffte sich über einen befreundeten Apotheker weiterhin das Medikament und nahm es, nach eigener Dosierung und bei Bedarf, ca. 30 Jahre ein. Vor ca. 20 Jahren erschienen am Rumpf zahlreiche oberflächliche Basaliome, die der Patient zunächst für Psoriasis hielt. Erst als einige zu exulzerieren begannen, ging er zur Behandlung nach Nordtirol („In Südtirol kennen mich alle"). Hier wurden über 30, teils über handflächengroße und tief exulzerierte Basaliome festgestellt, die in mehreren Sitzungen teils operativ, teils durch Kürettage entfernt wurden. Die Untersuchung ergab ferner ein inoperables, den rechten Oberlappen diffus infiltrierendes Bronchialkarzinom.

Virale Karzinogene. Humane Papillomviren sind Erreger der häufigen benignen Viruspapillome. In letzter Zeit wurde deutlich, daß sie auch Erreger häufiger genitoanaler Karzinome sind; hier handelt es sich um „high risk"-Schleimhaut-HPV-Typen. Der Mechanismus der Karzinogenese durch diese Typen beruht auf einer Komplexbildung der Virusproteine E7 mit dem Retinoblastomprotein bzw. E6 mit p53; die Komplexe zerfallen schnell, was zur Depletion an beiden Tumorsuppressorproteinen führt. Zumindest bei Immunsupprimierten und bei Patienten mit Epidermodysplasia verruciformis spielen auch eine Gruppe kutaner „high-risk"-HPV (z.B. Typen 5 und 8) eine gesicherte Rolle. Zuletzt wurden in malignen Tumoren von Transplantierten zahlreiche neue kutane Warzenvirustypen der EV-Gruppe entdeckt; ihre Verbreitung in der sonst gesunden Bevölkerung ist noch nicht untersucht und eine eventuelle Beteiligung bei Hautkrebs daher noch spekulativ. Die bekannten genitoanalen „high-risk"-Papillomviren hingegen werden häufig auch in Karzinomen der Mundschleimhaut nachgewiesen.

Viren sind die Verursacher zahlreicher Tiertumoren; beim Menschen besitzen Hepatitis-B- und Epstein-Barr-Viren (assoziiert mit myc-Aktivierung) karzinogenes Potential (Leberzellkarzinom bzw. Burkitt-Lymphom, bestimmte B-Zell-Lymphome und das nasopharyngeale Karzinom). Ferner ist HTLV-1 der Erreger einer akuten T-Zell-Leukämie.

UV-Karzinogenese. Das kurzwellige UV-B-Licht (280–320 nm) ist das bei weitem wichtigste und häufigste Karzinogen der Haut. Diese Tatsache ist überzeugend durch Tierexperimente nachgewiesen; sie geht aber auch klar aus klinischen und epidemiologischen Beobachtungen hervor, wonach die Inzidenz spontaner Hautumoren dort ihr Maximum erreicht, wo die wirksame kumulative UV-Belastung am höchsten ist:

Diese Feststellung gilt voll nur für die aktinischen Präkanzerosen und Plattenepithelkarzinome. Basaliome, Keratoakanthome und vor allem Melanome weichen in ihrem Verteilungsmodus etwas ab (s. entsprechende Kap.).

- Die meisten Plattenepithelkarzinome der Haut treten an sonnenexponierten Körperregionen auf (Gesicht, Handrücken, Unterarme) und sind hier in ihrer Häufigkeit ein genaues Spiegelbild der Sonnenbelastung: Prädilektionsstellen sind die am meisten exponierten Stellen (Nasenrücken, Unterlippe, Stirn).
- Ihre Inzidenz ist von der Hautfarbe abhängig. Afrikaner (gut durch Melanin gegen UV-Licht geschützt) entwickeln fast nie, Ostasiaten selten Hautkarzinome (bezeichnende Ausnahme: Albinos). Bei Weißen korreliert die Inzidenz deutlich mit dem Pigmentierungstyp. Menschen mit dunkler Komplexion sind viel weniger betroffen als solche mit heller, insbesondere der vom sog. „keltischen“ Typ: hellhäutig, zahlreiche Epheliden, blauäugig, rotblond (Phäomelanin schützt viel schlechter gegen UV als Eumelanin).
- Ferner korreliert die geographische Inzidenz der Hautkarzinome linear mit der pro Jahr eingestrahlten Sonnenenergie. Die Karzinomhäufigkeit in tropischen Gegenden ist ein Vielfaches der in gemäßigten Breiten, und in meist wolkenfreien Regionen höher als in gewöhnlich verhangenen.

Die Kolonisation sonnenintensiver Weltteile durch die häufig „keltischen“ Engländer stellt ein „Experiment der Natur“ dar. Die Inzidenz an Melanomen und „non-melanoma skin cancer“ ist in Australien die höchste der Welt, mit einigem Abstand gefolgt von Südafrika und den südlichen Bundesstaaten der USA.

UV-induzierte Mutationen manifestieren sich meist als spezifische Punktmutationen (sog. C → T-Transversionen) als Resultat von UV-induzierten Pyrimidin-Dimeren („fingerprint“ – wird von keinem anderen Karzinogen bewirkt).

UV bricht die Bindung zwischen zwei benachbarten Pyrimidinbasen, meist Zytosin-Zytosin, anschließend entsteht unter Ringbildung eine neue Bindung, ein Pyrimidin-Dimer. Im Rahmen der Zellteilung sind die geschädigten Zytosine nicht in der Lage, im Komplementärstrang das ihnen eigentlich zustehende Guanin anzudocken und binden statt dessen jeweils ein Adenin. Der Komplementärstrang wieder bindet bei der folgenden Zellteilung folgerichtig zu den Adeninen je ein Thymin. Der Nettoeffekt ist daher der Austausch zweier benachbarter Zytosin- gegen Thyminbasen. Diese Punktmutation ist permanent, selbst wenn das ursprüngliche Dimer exzidiert und repariert wird; erfolgt die Punktmutation in relevanten DNS-Abschnitten, wird die Karzinogenese in Gang gesetzt.

UV und p53. Das p53-Gen ist das häufigste Target-Gen bei menschlichem Krebs (Mutationen bei ca. 50 %) und ist auch bei der UV-Karzinogenese der wichtigste Ansatzpunkt (p53-Mutationen finden sich bei > 90 % aller Plattenepithelkarzinome und aktinischen Präkanzerosen, und zwar mit der typischen C → T-Transversion). Es handelt sich um ein 53kD Phosphoprotein, das auf Chromosom 17p kodiert wird und als negativer Regulator der Zellproliferation wirkt.

Funktion des intakten p53. p53 ist bei ruhenden Zellen nicht nachweisbar und wird bei Einwirkung karzinogener Noxen (UV, Röntgenstrahlen) aufreguliert. Hauptfunktion ist die Arretierung der Mitose, bis die Reparationsvorgänge abgeschlossen sind („Hüter des Genoms“). Erweist sich der Schaden als irreparabel, leitet es die Apoptose ein.

Auswirkung von Schäden am p53. Mutationen in konservierten Regionen des p53-Gens führen zur Produktion eines inaktiven Proteins (mit verlängerter Halbwertszeit). Der Funktionsausfall bewirkt, daß weder für die Reparation genügend Zeit bleibt noch schwer geschädigte Zellen der Apoptose anheimfallen (Beweis: Nach UV-Bestrahlung von p53-Knockout-Mäusen finden sich keine Sonnenbrandzellen). Die mutierten Zellen können also ungehindert proliferieren und einen Klon ausbilden.

Sie werden darin noch durch zwei weitere Faktoren unterstützt: die Promotoreigenschaft des UV-Lichts (die zwei Hits nach Knudsen werden also auf einmal verabreicht) und die Mitosehemmung der benachbarten Zellen mit intaktem p53 (Proliferationsvorteil).

Ähnliche karzinogene Wirkung wie UV besitzen ***ionisierende Strahlen*** (Röntgen-, Gammastrahlung). Röntgenkarzinome sind heute selten, da durch die moderne Technologie die Exposition gering gehalten wird. Sie traten in 2 typischen Konstellationen auf:

- ***beim Patienten*** (bei chronischer Radiodermitis nach Tumorbestrahlung, etwa Mammakarzinom; auch nach sog. „Epilationsbestrahlungen“, früher zur Behandlung von Mykosen durchgeführt);
- ***beim Röntgenologen:*** Charakteristisch war hier die chronische Radiodermitis der rechten Hand mit Entwicklung von Röntgenkeratosen und -karzinomen (gewohnheitsmäßiges Zeigen mit der bloßen Hand am Bildschirm). Wegen der jahrzehntelangen Latenz der durch Röntgenbestrahlung gesetzten DNS-Schäden werden auch heute noch derartige Fälle beobachtet.

! Röntgenexponierte Haut muß besonders achtsam vor weiteren karzinogenen Schäden bewahrt werden, um die Auslösung des zweiten Schrittes der Karzinogenese zu verhindern oder zu verzögern (Vermeidung von UV-Bestrahlung, aber auch mechanischer und sonstiger Beanspruchung).

Genetische Faktoren der Karzinogenese. Diese sind bei der Karzinogenese der Haut insofern von Bedeutung, als der Pigmentierungsgrad genetisch determiniert ist (Pigmentierungstypen). Spezifische genetische Dispositionen zur Entwicklung von Hauttumoren kommen bei zahlreichen eher seltenen Krankheitsbildern vor; deren genetische Grundlage ist verschieden: Syndrome mit defekten Repairmechanismen (Xeroderma pigmentosum), mit defekten Tumorsuppressorgenen (Neurofibromatose, Li-Fraumeni-Syndrom), mit Instabilität des Genoms bei physikalischen und chemischen Noxen (Ataxia teleangiectatica, Bloom-, Werner-, Cockayne-Syndrom) und schließlich Krankheitsbilder mit noch nicht abgeklärten Mechanismen (multiples Hamartomsyndrom, u.a).

Die „Pandemie des Hautkrebses"

UV-induzierte Hauttumoren nehmen seit einigen Jahrzehnten weltweit bei der weißen Bevölkerung in erheblichem Ausmaß zu. Die jährlichen Zuwachsraten sind für das Melanom am höchsten (bis 7%; dies ist die höchste Zuwachsrate aller malignen Tumoren), für den „non-melanoma skin cancer" zwischen 3–5%. Für 1995 erwartet man in den USA insgesamt eine Million Fälle (Melanom, Plattenepithelkarzinom, Keratoakanthom und Basaliom zusammengerechnet); dies entspricht etwa der Summe aller anderen Krebserkrankungen. Auch wenn die überwiegende Mehrzahl davon wenig aggressive Tumoren sind, betragen die Behandlungskosten etwa soviel wie die der Mammakarzinome. Es handelt sich demnach um ein medizinisches (und ökonomisches) Problem von großer Tragweite.

Der Schluß ist gerechtfertigt, daß diese Pandemie durch Sonnenexposition in einer in der Menschheitsgeschichte noch nicht dagewesenen Intensität im Rahmen der Freizeitgestaltung verursacht wird. Weltweite Aufklärungskampagnen sind bestrebt, dem Modetrend zum Sonnenbad entgegenzutreten.

Es fällt auf, daß Warnungen vor chemischen Karzinogenen („Umweltverschmutzung") viel leichter aufgenommen werden als solche vor der kaum minder bedrohlichen übermäßigen UV-Exposition. Auch die Gefahren letzterer werden gerne auf das (von „anderen" verursachte) Ozonloch projiziert. Die durch fluorierte Hydrokarbone bewirkte Verdünnung der stratosphärischen Ozonschicht bedeutet zwar tatsächlich eine Erhöhung der UV-Belastung auf der Erdoberfläche, doch werden die karzinogenen Folgen erst nach jahrelanger Latenzzeit nachweisbar sein. Die heute zur Beobachtung kommenden Hauttumoren können darauf nicht zurückgeführt werden.

18.1.5 Vorläuferläsionen des Plattenepithelkarzinoms der Haut (Präkanzerosen)

Plattenepithelkarzinome gehen fast stets – nach meist jahrelanger Latenz – aus typischen Vorgängerläsionen hervor (***Präkanzerosen***). Man unterscheidet ***obligate*** und ***fakultative*** Präkanzerosen (Tabelle 18.4). Erstere sind präinvasive Plattenepithelkarzinome, d.h. Läsionen, in denen Klone neoplastischer Zellen zur Gänze intraepithelial liegen (Carcinoma in situ). Letztere sind heterogene ***nicht-neoplastische*** Zustandsbilder der Haut, in denen karzinogene Stimuli wirksam sind; in ihnen ist die Karzinomentstehung selten.

Tabelle 18.4. Präkanzerosen

Obligate	Fakultative
aktinische Keratosen	chronische Entzündungen
aktinische Cheilitis	Pyodermien
Arsenkeratosen	Osteomyelitis
Röntgenkeratosen	Akne conglobata
verruköse Leukoplakie	Lupus vulgaris
M. Bowen	Fisteln
bowenoide Papulose	chronische Ulzera
Erythroplasie	venöse Ulcera cruris
	Gummen
	Lichen sclerosus
	CDLE (?)
	Lichen ruber mucosae

Obligate Präkanzerosen

Diese sind fokale Läsionen der Haut, in denen ein (oder mehrere) neoplastisch transformierter Keratinozytenklon die normale Epidermis ersetzt hat, ohne jedoch die Basalmembran zu durchbrechen und invasiv zu wachsen. Alle karzinogenetischen Faktoren (UV-Licht, chemische Agentien, virale) können zu obligaten Präkanzerosen führen, eine Unterscheidung auf morphologischer Basis ist nur mit Einschränkung möglich. Grundsätzlich kann man 2 Grundtypen unterscheiden: einen exophytischen warzigen Typ („Keratosen") und einen flächigen Typ (M. Bowen u.a.). Die Übergänge sind fließend.

Trotz ihres unterschiedlichen Bildes haben die obligaten Präkanzerosen folgende gemeinsame Eigenschaften:

- Sie sind klinisch und histologisch scharf von der normalen Haut abgegrenzt.
- Sie zeigen häufig einen „Feldeffekt" (d.h. multiples Auftreten in einer Region, die demselben karzinogenen Faktor ausgesetzt war – z.B. aktinische Keratosen in Arealen chronischen UV-Schadens, bowenoide Papeln am Genitale, multiple Leukoplakien an der Mundschleimhaut von Rauchern etc.).
- Sie zeigen Differenzierungsstörungen: klinisch meist Hyperkeratose (sowohl durch gesteigerte Proliferation als auch durch das Unvermögen zur physiologischen Desquamation) oder auch Atrophie, histologisch die Aufhebung der normalen Stratifizierung der Epidermis.
- Die transformierten Keratinozyten sind durch Zellatypien, erhöhte Kern-Plasma-Ratio, vermehrte Mit-

osen gekennzeichnet („dysplastische" Keratinozyten); sie können fokal auftreten oder die gesamte Epidermis einnehmen.

- Die Klone transformierter Keratinozyten breiten sich durch peripheres Wachstum aus. Die Ausbreitung ist ausgeprägter bei aggressiveren Klonen (daher sind Läsionen von M. Bowen meist ausgedehnter als aktinische Keratosen); umgekehrt können wenig aggressive Klone wieder von der normalen Epidermis verdrängt werden (d. h. spontan heilen).
- Entzündung

Diese Anomalien sind bei den jeweiligen Krankheitsbildern verschieden ausgeprägt; insgesamt besteht ein Kontinuum von normaler Epidermis zum voll ausgebildeten Plattenepithelkarzinom.

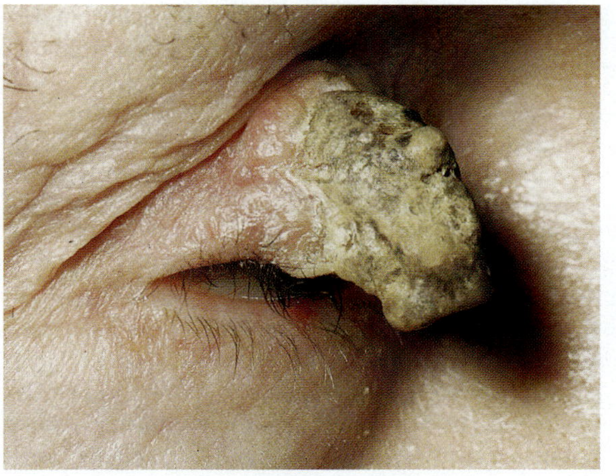

Abb. 18.12. Ein derbes hornartiges Cornu cutaneum am rechten Oberlid. Daß es sich hier schon um ein invasives Plattenepithelkarzinom handelt, geht aus der ringartig infiltrierten Basis hervor

Aktinische Keratosen (syn. „senile" Keratosen)

Epidemiologie. Die häufigste Präkanzerose; sie tritt, meist multipel, etwa ab dem 50. Lebensjahr auf chronisch UV-geschädigter Haut und in Abhängigkeit von Hauttyp und kumulativer UV-Belastung auf. Männer sind häufiger betroffen. Bei Albinismus können aktinische Keratosen und Plattenepithelkarzinome schon in der Jugend auftreten (Länder mit hoher Sonneneinstrahlung!); besonders häufig und aggressiv verlaufend sind aktinische Keratosen bei immundefizienten Personen (z. B. nach Nierentransplantation).

Klinik (Abb. 18.11). Prädilektionsstellen sind Gesicht, insbesondere Stirn, Glatze, Nase, Ohrmuschel (bei Männern), Wangen, Oberlippe; in zweiter Linie Handrücken. Aktinische Keratosen beginnen als punktförmige bis konfettigroße, besser tast- als sichtbare Rauhigkeiten der Haut *(flache Keratosen)*. Die Oberfläche ist matt, das Kolorit hautfarben bis rötlichbraun. Im Verlauf von Monaten und Jahren vergrößern sich die Keratosen peripher, werden erhabener, wandeln sich in unregelmäßig höckerige, weißliche oder mißfarbige, warzige Läsionen um und greifen sich rauh und hart an *(hypertrophe Keratosen)*. Treffender Vergleich: „Mörtel- oder Kalkspritzer im Gesicht". Diese Läsionen sind festhaftend; bei gewaltsamer Entfernung kommt es zum Bluten.

Im weiteren Verlauf können diese Läsionen in dorn- oder hornartige Höcker von bis einigen Zentimetern Länge auswachsen *(Cornu cutaneum)* (Abb. 18.12). An der Basis solcher Hauthörner infiltrieren gewöhnlich schon Tumorzapfen die Dermis; die Basis des Hauthorns ist dann infiltriert, oft ringartig verbreitert, in der Tiefe schlecht abgrenzbar und mangelhaft verschieblich (beginnendes Plattenepithelkarzinom).

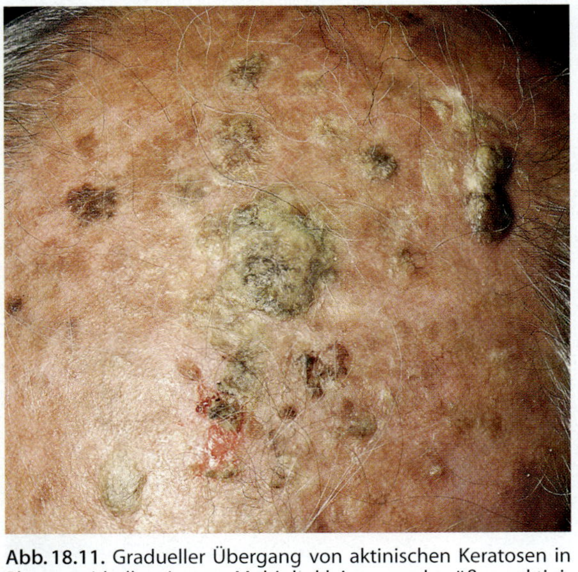

Abb. 18.11. Gradueller Übergang von aktinischen Keratosen in Plattenepithelkarzinome. Multiple kleinere und größere, aktinische Keratosen

Fallbericht: Eine 65 jährige alleinstehende Frau entwickelte seit mehr als 10 Jahren im Gesicht mehrere flache aktinische Keratosen. Eine an der rechten Stirnseite, knapp unter der Haargrenze, zeigte exzessives Wachstum und entwickelte sich zu einem ca. 7 cm langen, nach oben ragenden, derben, mißfarbigen Horn, das sie durch kunstvolles Drapieren des Haars verbarg. Sie suchte die Klinik erst auf, als das sich lichtende Haar das Horn nicht mehr verdecken konnte. Histologisch ergab sich an der Basis des Horns ein infiltrierendes Plattenepithelkarzinom.

Sonderformen. Manche Läsionen sind nur wenig hyperkeratotisch, flach, rötlich, relativ groß und zeigen histologisch ausgeprägte Kernatypien: *„bowenoide"* Keratose. Andere Varianten sind die *atrophe*, die *pigmentierte* sowie die *Lichen-ruber-artige* aktinische Keratose (lichenoides Infiltrat und basale vakuolisierende Degeneration – Immunreaktion?).

Histologie. Oft eine exzessive kompakte Orthohyperkeratose, fokale Parakeratose, Fehlen eines regulären Stratum granulosum; dyskeratotische Zellen und Kernatypien der Basalschicht oder der gesamten Epidermis. Manchmal Tumorakantholyse. Die Basalschicht fällt durch stärkere Tinktion (erhöhte Kern-Plasma-Ratio) und Überfüllung mit Basalzellen auf („Umrändelung").

Prognose. Die de facto Häufigkeit der Entstehung von Plattenepithelkarzinomen aus aktinischen Keratosen wird auf ca. 20 % geschätzt. Durch adäquaten Lichtschutz und regelmäßige Therapie (s. unten) kann das Risiko sehr niedrig gehalten werden. Aus aktinischen Keratosen entstandene Plattenepithelkarzinome haben eine nur geringe Metastasierungsneigung.

Differentialdiagnose. Seborrhoische Warze, Lentigo simplex und CDLE.

Keratosen durch andere physikochemische Agentien. Den aktinischen Keratosen morphologisch und biologisch ähnliche Läsionen werden (selten) durch Infrarotstrahlen (im Rahmen eines chronischen Wärmeschadens, Livedo calorica) und durch Röntgenstrahlen (im Rahmen der chronischen Radiodermitis) hervorgerufen. ***Arsenkeratosen*** sind flache bis warzige hyperkeratotische Läsionen v. a. an Handflächen und Fußsohlen.

Aktinische Cheilitis. Diese entspricht einem Analogon der aktinischen Keratosen am Lippenrot, ist aber riskanter, da Lippenkarzinome häufiger metastasieren als Plattenepithelkarzinome der Körperhaut. Klinisch eine diffuse fleckige, weißliche Verfärbung des Lippenrotes, oft leicht papillär und schuppend; Neigung zur Entwicklung von Erosionen und Fissuren. Befallen sind häufiger Männer und fast ausschließlich die Unterlippe (stärkere UV-Licht-Exposition; oft Kombinationsschaden mit Tabakteer bei Rauchern).

Präkanzeröse (papilläre, verruköse) Leukoplakie. Eine analoge Läsion der Mundschleimhaut. Sie zeigt sich klinisch als umschriebene, meist solitäre, relativ scharf und unregelmäßig begrenzte weißliche Verfärbung der Schleimhaut mit rauher, papillärer Oberfläche. Kausaler Faktor: meistens Teerstoffe bei Rauchern. Prädilektionsstellen: Unterlippe (Zigarettenraucher), harter Gaumen (Pfeifenraucher). Rötlich-erosive Areale innerhalb einer Leukoplakie zeigen höhere Aggressivität oder schon erfolgtes invasives Wachstum an. Hohe Aufmerksamkeit muß auch Leukoplakien an den Prädilektionsstellen von Mundhöhlenkarzinomen gewidmet werden: Mundboden, ventrale und seitliche Zungenanteile, weicher Gaumen.

Histologie. Hyperkeratose, basale oder bowenoide Kernatypien.

Differentialdiagnose. Die flache (reaktive) Leukoplakie, Lichen ruber, Narben, CDLE.

> **!** Nur die *verrukösen* Leukoplakien (die Minderheit) sind Präkanzerosen, nicht aber die *flachen!*

Unter Leukoplakien verstand man ursprünglich *alle* weißen Läsionen hautnaher Schleimhäute; die weiße Farbe beruht auf Verhornung der normalerweise unverhornten, durchscheinenden Schleimhaut. Die Ursache der Verhornung kann ein Carcinoma in situ sein (verruköse Leukoplakie); viel häufiger jedoch handelt es sich um eine ***reaktive Verhornung*** (ähnlich wie Schwielen der Körperhaut) als Antwort auf zahlreiche Reize: mechanische Friktion durch z. B. schlechtsitzende Gebiße, Zahnmaterial, Hitze u. a. Die solcherart entstandenen Läsionen sind harmlos und werden ***flache Leukoplakien*** genannt. Sie haben eine glatte Oberfläche, unscharfe Begrenzung, regelmäßige Form und zeichnen sich oft durch einen offensichtlichen Zusammenhang mit der Ursache aus (liegen beispielsweise gegenüber einer Zahnruine). Dennoch kann die Unterscheidung von benignen und präkanzerösen Leukoplakien klinisch schwierig sein; eine gewisse Hilfe erlaubt hier der ***Toluidinblautest:*** bei Aufpinselung dieses Farbstoffes kommt es bei verrukösen Leukoplakien wegen der gestörten Differenzierung zu einer Imbibition (Blauverfärbung), während die flachen Leukoplakien weiß bleiben (Hornschicht verdickt, aber von normaler Beschaffenheit). Im Zweifelsfall ist jedenfalls die Biopsie indiziert.

M. Bowen

Eine relativ häufige obligate Präkanzerose vom flächigen Typ. Sie tritt etwa ab dem 60. Lebensjahr auf, ist meist solitär und nicht an lichtexponierte Regionen gebunden; Prädilektionsstellen: Rumpf und distale Extremitäten. Ätiologische Faktoren: neben UV-Licht chemische Karzinogene (Arsen!) und wahrscheinlich auch humane Papillomviren (Abb. 18.13).

Klinik. Ein scharf und unregelmäßig begrenzter, meist hellroter Herd mit samtiger, verschieden intensiv schuppender Oberfläche. Subjektive Beschwerden fehlen. Durch Jahre langsames peripheres, dann plötzlich

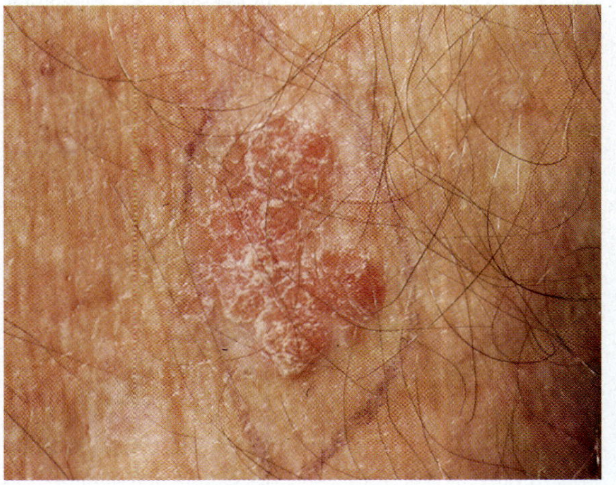

Abb. 18.13. M. Bowen. Ein erythematös-papillärer, leicht schuppender, polyzyklischer Herd

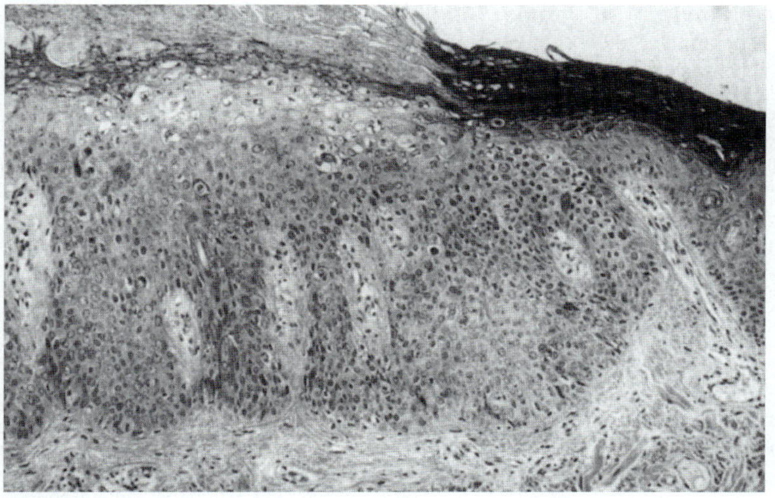

Abb. 18.14. Inzipientes Bowen-Karzinom. Wie mit dem Messer abgeschnitten, grenzt die akanthotische neoplastische Epidermis an die normale Haut. Beachte das Fehlen der normalen Stratifizierung der Epidermis, ausgeprägte Zellpolymorphie, Dyskeratosen, Mitosen, HE, Vergr. 25:1

einsetzendes invasives Wachstum (schnell wachsender Knoten – Bowenkarzinom). ***Sonderformen:*** hyperkeratotischer und pigmentierter M. Bowen.

Histologie. Epidermis verbreitet, Verlust der normalen Schichtung („Zellen bunt durcheinander gewürfelt"), starke Kernpolymorphie, reichlich Mitosen, dyskeratotische Zellen (Einzelzellverhornung) (Abb. 18.14).

Differentialdiagnose. Chronische Ekzemplaques, Psoriasis, oberflächliches Basaliom, extramammärer M. Paget. M. Bowen wird häufig sowohl vom Patienten als auch vom Arzt zunächst als Ekzem interpretiert und manchmal jahrelang erfolglos behandelt. Unterscheidungsmerkmale sind seine scharfe, poyzyklische Begrenzung sowie das Fehlen der Lichenifikation und subjektiver Symptome.

Bowenoide Papulose. Durch „high-risk"-HPV hervorgerufene flache Lichen-ruber-ähnliche Viruswarzen der Genitoanalregion (s. unter Condylomata plana). Sie finden sich bei jungen Erwachsenen, sind multipel und zeigen weniger ausgeprägte Dysplasie als die Erythroplasie. Übergang in Genital- bzw. Analkarzinome nach jahrelanger Latenz möglich.

Erythroplasie. Eine dem M. Bowen analoge, flächige, solitäre Läsion an Glans penis oder Präputium, seltener an den Labien bei Personen in fortgeschrittenem Alter. „High risk"-HPV werden in einem hohen Anteil nachgewiesen. Klinisch ein scharf begrenzter, düsterroter, scharf und unregelmäßig polyzyklisch begrenzter Fleck von mattem Glanz und samtiger Oberfläche (Abb. 18.15). Langsame Vergrößerung über Jahre, keine subjektiven Beschwerden.

Differentialdiagnose. Balanitis bei Diabetes, Soorbalanitis, Balanitis (atrophisierende Balanitis, s. S. 698).

Therapie der obligaten Präkanzerosen

Grundsätzlich ist die (knappe) Exzision anzustreben (aktinische Cheilitis, Leukoplakie!); einzelne aktinische Knoten können auch mit Exochleation behandelt werden. Für sehr ausgedehnte oder multiple Läsionen kommen folgende konservative Therapiemöglichkeiten in Frage:

- ***Kryotherapie:*** durch oberflächliches Einfrieren der Läsion mit flüssigem Stickstoff kommt es zur Nekrose der Epidermis und ihrer blasigen Abhebung in der Lamina lucida; epidermale Läsionen werden dadurch entfernt, durch Reepithelisierung vom Rande her kommt es zur Restitutio ad integrum (keine Narbenbildung);
- ***Lokale Chemotherapie*** (5-Fluorouracil): bei sehr ausgedehnten aktinischen Keratosen oder bei M. Bowen (Erythroplasie). Die Behandlung erfolgt unter Okklusivverbänden über ca. eine Woche; die Keratosen werden mit einer heftigen entzündlichen Reaktion abgestoßen.

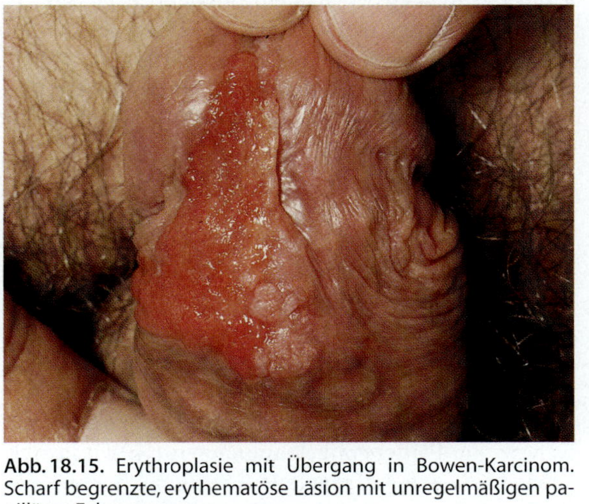

Abb. 18.15. Erythroplasie mit Übergang in Bowen-Karcinom. Scharf begrenzte, erythematöse Läsion mit unregelmäßigen papillären Exkreszenzen

Langfristige Nachsorge ist stets indiziert.

Nach einer 5-FU-„Schälkur" erscheint die Haut glatt und rosig. Neue aktinische Keratosen können sich jedoch nach 1–3 Jahren einstellen (muß dem Patienten mitgeteilt werden). Es ist auch wichtig, ***stationär*** zu behandeln; bei Aushändigung der 5-FU-Salbe beendet der Patient die Behandlung häufig, bevor sich die zur Abheilung erforderliche Entzündungsreaktion einstellt.

Ob die letztens propagierte Ätztherapie mit Fruchtsäuren gleiche Resultate liefert wie mit 5-FU, ist nicht gesichert.

Fakultative Präkanzerosen

Am Ort chronischer entzündlicher Prozesse und Narben unterschiedlicher Genese entwickeln sich selten, aber mit statistischer Häufung Plattenepithelkarzinome. Typische Beispiele sind

- Verbrennungsnarben,
- infektiöse Prozesse wie Lupus vulgaris („Carcinoma in lupo vulgare"),
- chronische Eiterungen und Fisteln z. B. bei Osteomyelitis oder dissezierender Akne,
- chronisch entzündliche Krankheiten wie CDLE, Lichen sclerosus oder
- jahrelang bestehende Ulcera cruris.

In fakultativen Präkanzerosen entstehende Karzinome sind in der Regel sehr aggressiv.

18.1.6 Plattenepithelkarzinom der Haut

Epidemiologie. Plattenepithelkarzinome der Haut sind in gemäßigten Breiten mit ca. 100/100.000/Jahr (Männer) und ca. 50/100.000/Jahr (Frauen) häufig. Die Inzidenz stieg in den letzten Jahren zwischen 3–6 % pro Jahr. Die wesentlichen epidemiologischen Charakteristika wurden oben genannt:

- linearer Anstieg der Inzidenz mit dem Lebensalter,
- Manifestwerden meist ab dem 40.Lebensjahr,
- Prädilektion des männlichen Geschlechts,
- ausgeprägte Abhängigkeit von ethnischer Pigmentierung und individuellem Hauttyp sowie
- kumulativer UV-Belastung.

Ätiologische Faktoren. Der weitaus überwiegende Faktor ist die UV-Schädigung; die Prädilektionsstellen der Plattenepithelkarzinome sind daher ein Spiegelbild der Sonneneinstrahlung (Gesicht und Handrücken; s. oben, Abb. 18.16). Von den chemischen Ursachen (Arsen, Kohlenwasserstoffe etc.) spielt nur das Rauchen eine wichtige Rolle (Karzinome von Mundschleimhaut und Lippen). Steigende Bedeutung hat ferner die virale Genese von Plattenepithelkarzinomen (HPV); in welchem Maß auch extragenitale Karzinome hiervon betroffen sind, ist noch nicht völlig geklärt.

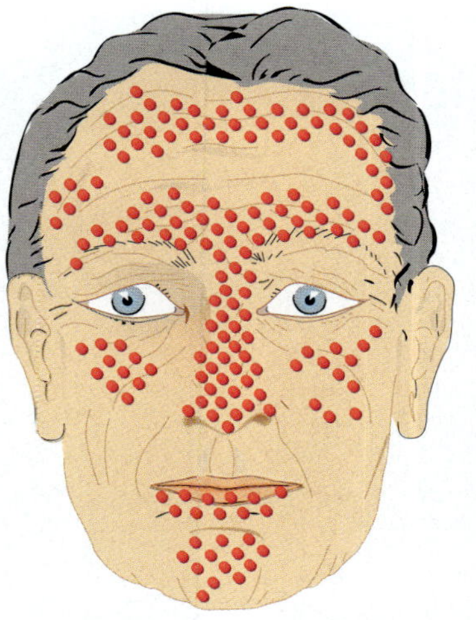

Abb. 18.16. Prädilektionsstellen der aktinischen Keratosen und Plattenepithelkarzinome im Gesicht; deutliche Abhängigkeit vom Grade der Lichtexposition!

Klinik (Abb. 18.17a-d). Plattenepithelkarzinome entstehen in der Regel aus Präkanzerosen, nur selten ***de novo.*** Erstes Zeichen ist das Auftreten derber, manchmal glatter, öfters verruköser hautfarbener bis rötlicher Knoten innerhalb der Präkanzerose (meist einer aktinischen Keratose). Der Knoten wächst peripher und vertikal (exophytisch und in die Tiefe) langsam an (Monate bis Jahre) und zerfällt schließlich geschwürig.

Jede dieser möglichen Entwicklungen kann dominieren und damit das klinische Bild bestimmen: man kennt ***flächige, knotig-exophytische*** (mit oder ohne Exulzeration), flach ***diffus infiltrierende, oberflächlich oder tief exulzerierte*** (und an den Akren mutilierende) Verlaufsformen. Den meisten Läsionen gemeinsam ist eine sehr derbe Konsistenz, oft brettharte Infiltration der Unterlage, eine grobgebuckelte, unregelmäßige Oberfläche (sowohl bei nicht exulzerierten als auch des Ulkusgrunds), relativ geringe Verletzlichkeit, geringe oder fehlende subjektive Beschwerden. Die Herde sind oft polyzyklisch begrenzt und zeigen häufig (bei Exulzeration) einen derben Randwall. Häufig sind auch weißliche bis mißfarbige verruköse keratotische Areale. Zwischen den genannten Typen bestehen fließende Übergänge.

Die Metastasierung erfolgt lymphogen, in aller Regel spät und wird daher normalerweise kaum beobachtet. Die regionären Lymphknotenmetastasen sind oft sehr groß und bretthart; aus ihnen können benachbarte vitale Strukturen infiltriert werden (z. B. A. carotis). Fernmetastasen treten nur sehr selten auf. Plattenepithelkarzinome der Haut sind im Durchschnitt viel weniger aggressiv als solche der hautnahen Schleimhäute oder innerer Organe.

Sonderformen von Plattenepithelkarzinomen. Eine seltene Verlaufsform ist das ***dedifferenzierte Plattenepithelkarzinom*** (Abb. 18.18). Dieses entsteht meist nicht aus aktinischen Keratosen, sondern aus M. Bo-

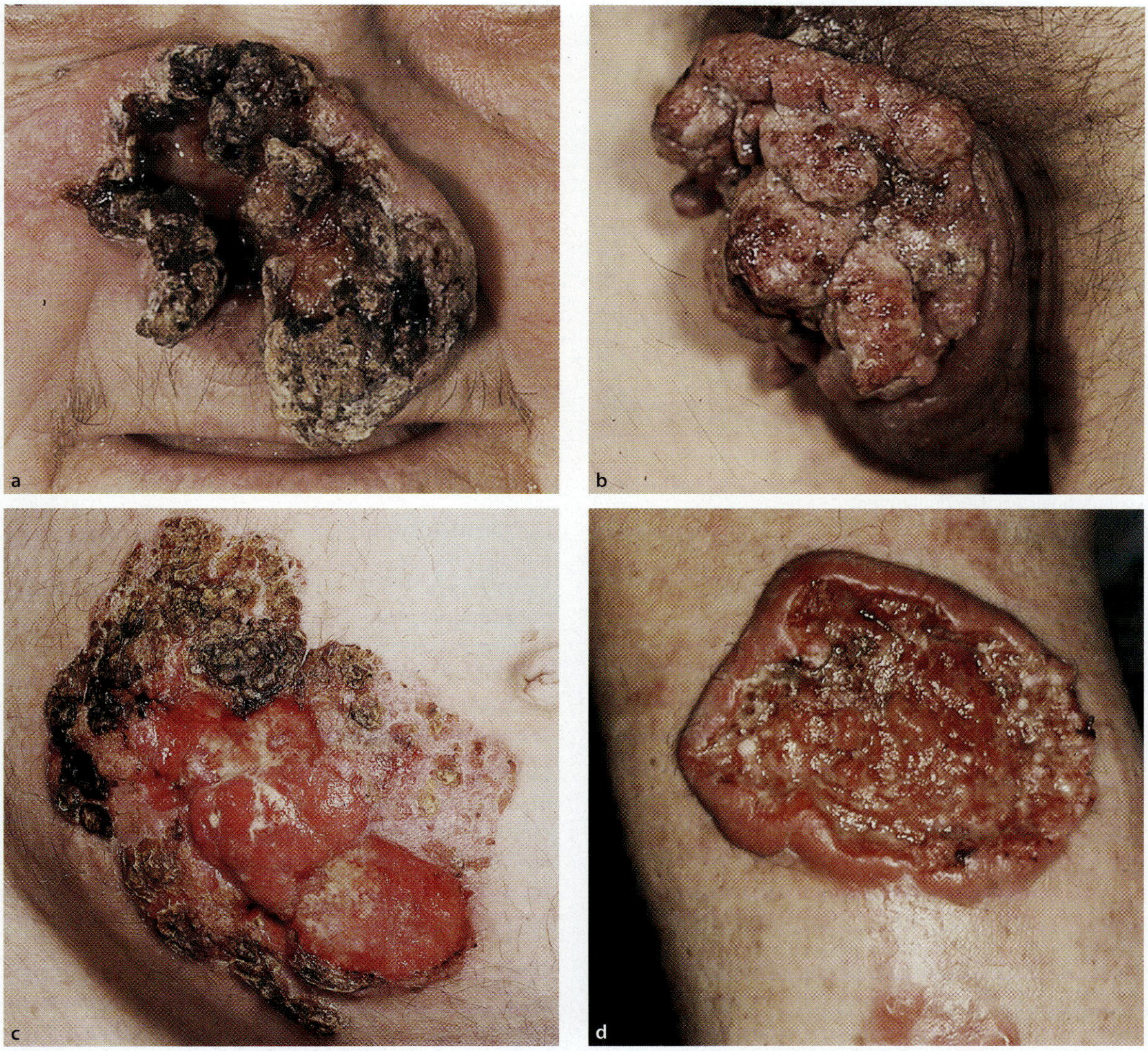

Abb. 18.17 a. 2 Ulzerös mutilierendes Karzinom der Nase; **b** Peniskarzinom. Ein den Penis destruierendes, aus multiplen exulzerierten Knoten bestehendes Karzinom; **c** Arsenkarzinom, linker Unterbauch. Ein polyzyklisch begrenzter, teils hyperkeratotischer, teils exulzerierender Knoten; **d** Exophytisch-ulzeröses Karzinom des Unterschenkels. Die Läsion zeigt einen (im Unterschied zu Basaliomen nicht in Knötchen gegliederten!) Randwall und einen unregelmäßig gebuckelten Ulkusgrund

wen, Erythroplasie, fakultativen Präkanzerosen oder de novo. Es handelt sich um schnellwachsende, meist exophytische, eher weiche, zerreißliche, leicht blutende und zerfallende Tumoren, die früh lymphogen metastasieren und zum Tode führen können. Histologisch sind diese Tumoren dedifferenziert (anaplastisch, Spindelzellkarzinome).

Sonderformen sind wegen ihrer meist schnellen Entstehung und aggressiven Wuchsweise auch die ***Karzinome der hautnahen Schleimhäute*** (Mund-, Genitoanalschleimhaut), die Gruppe der verrukösen Karzinome hingegen wegen ihrer niedrigen Malignität und ihrer charakteristischen Morphologie (s. unten).

Histologie. Epidermal differenzierte Tumoren, die in Strängen oder diffus das präexistente Gewebe infiltrieren; meist heftige entzündliche Reaktion. Die epidermale Differenzierung manifestiert sich im Gewebsmuster und in der Verhornung (Hornperlen bei wohl, dyskeratotische Zellen auch bei weniger gut differenzierten Karzinomen); sie schwankt beträchtlich zwischen den Tumoren, wobei Dedifferenzierung grob mit höherer Aggressivität korreliert (Abb. 18.19). Der Grad der Dedifferenzierung wird nach Broders in eine viergradige Skala eingeteilt, wobei Grad IV völlig dedifferenziert bedeutet (anaplastische und Spindelzellkarzinome). Gelegentlich beobachtete morphologische Facetten sind Areale mit pseudoglandulärer Differenzierung und Akantholyse („Tumorakantholyse", Erklärung: Kohäsionsschwäche neoplastischer Keratinozyten als Dedifferenzierungsphänomen). Selten, aber besonders aggressiv, sind muzinproduzierende Varianten.

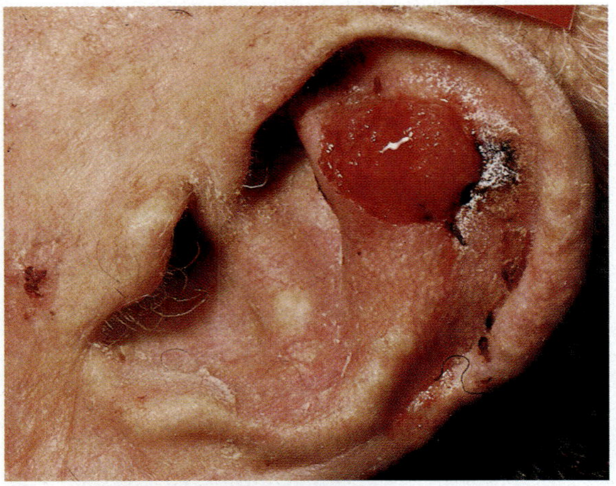

Abb. 18.18. Bowen-Karzinom (dedifferenziertes Plattenepithelkarzinom) der Ohrmuschel. Kalottenförmiger, roter, leicht verletzlicher, schnell wachsender Knoten

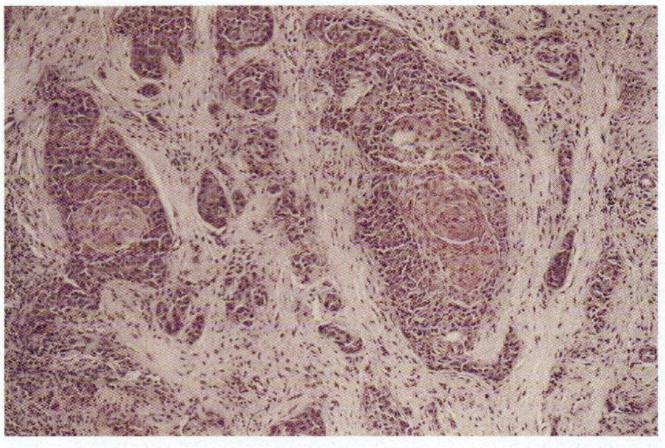

Abb. 18.19. Plattenepithelkarzinom der Haut, tiefer Anteil. Die Tumorzellinseln sind kleiner, aufgesplittert, nur schwach basophil, keine Palisadenstellung. Es finden sich Kernatypien und zentrale Anteile höherer Differenzierung („Hornperlen"). HE, x45

Je schlechter ein Karzinom differenziert ist, desto mehr überwiegen monotone Zellmassen mit Kernatypien und Mitosen, desto schlechter ist die Demarkierung des Tumors vom Stroma und desto augenfälliger wird Invasion und Destruktion des Gewebes. Spindelzellkarzinome sind oft schwer von Sarkomen unterscheidbar. In solchen Fällen ist der Einsatz von immunhistochemischen Keratinmarkern erforderlich; manche dedifferenzierte Tumoren enthalten auch Vimentinfasern.

Therapie. Plattenepithelkarzinome werden durch chirurgische Exzision mit einem ca. 1 cm breiten Sicherheitsrand entfernt. Bei kleinen und oberflächlichen Karzinomen ist die Elektrokoagulation akzeptabel (Nachteil: histologischer Nachweis der Entfernung in toto ist nicht möglich), Kryotherapie führt zu unsicheren Ergebnissen und sollte daher unterlassen werden. In schwierigen Lokalisationen (Gesicht, Genitale etc.) sind plastisch-chirurgische Techniken erforderlich. Die Radiotherapie von primären Plattenepithelkarzinomen wird nur in Ausnahmefällen durchgeführt; allerdings sind diese gut strahlenempfindlich. Radiotherapie ist auch als Zusatz (oder auch als Alternative) zur operativen Therapie von regionären Metastasen unentbehrlich. *Cave:* verruköse Karzinome werden *nicht* bestrahlt (s. unten).

Besondere Schwierigkeiten bereiten die Plattenepithelkarzinome der Mundschleimhaut (mit Ausnahme der Lippen), die wegen vitaler Funktion (Zunge, weicher Gaumen) oder Knochennähe eine radikale Entfernung erschweren. Für solche Tumoren werden heute gewöhnlich kombinierte chirurgische und radiotherapeutische Behandlungen durchgeführt.

Inoperable metastasierende Plattenepithelkarzinome der Haut werden mit Bleomycin, einem Zytostatikum mit spezifischer Wirkung auf verhornende Plattenepithelkarzinome behandelt. Bleomycin ist gut wirksam; es führt nicht zur Myelosuppression, kann jedoch eine lebensbedrohliche Lungenfibrose induzieren. Das Risiko hierzu ist dosisabhängig und steigt mit zunehmendem Alter an.

Differentialdiagnose. Basaliom, depigmentiertes Melanom, verschiedene Adnextumoren, Keratoakanthom, Viruswarzen, granulomatöse Prozesse (z. B. Fremdkörpergranulom, tiefe Trichophytie etc.). In der Umgebung von Plattenepithelkarzinomen finden sich oft multiple aktinische Keratosen.

Verruköses Karzinom

Eine Gruppe seltener, sehr chronisch verlaufender, niedrig maligner Plattenepithelkarzinome, die durch einen exophytischen, papillomatös-verrukös-vegetierenden Wuchstyp, langsame flächenhafte Ausbreitung, im späteren Verlauf lokale Destruktion und nur seltene Metastasierung gekennzeichnet sind.

Terminologie. Das „verruköse" Karzinom ist ein Sammelbegriff für mehrere analoge klinische Entitäten, deren historisch gewachsene Bezeichnungen noch heute in Gebrauch sind (s. unten). Es galt früher wegen seiner wohldifferenzierten Histologie als „Pseudokanzerose".

Daß verruköse Karzinome nicht „Pseudokanzerosen" sind, ist von großer praktischer Bedeutung. Wegen der großen flächigen Ausdehnung an heiklen Körperstellen fällt der Entschluß zur radikalen Operation nicht leicht; subtotale Entfernung führt jedoch unweigerlich zum Rezidiv.

Epidemiologie. Selten; vorwiegend bei Personen des letzten Lebensdrittels.

Ätiologie. Die verrukösen Karzinome sind vermutlich alle mit humanen Papillom-Viren assoziiert; gesichert ist dies allerdings nur für die Riesen-Kondylome („low risk"-Typen 6 und 11). Häufiger Kofaktor sind chronische Irritationen (mechanisch, chemisch, entzündlich).

Verruköses Karzinom der Mundhöhle (syn. Floride orale Papillomatose; Abb. 18.20). Ein bis jahrzehntelang langsam progredienter Prozeß, häufiger bei Männern und fast stets bei Prothesenträgern und starken Rauchern. Beginn mit meist multizentrischen, leukoplakischen Herden („Feldphänomen", oft verantwortlich für

Rezidive trotz adäquater Exzision) mit rauher, granulärer Oberfläche, die sich langsam peripher ausdehnen und zu papillären Vegetationen, pflastersteinartigen verrukösen Plaques und fissurierten blumenkohlartigen Knoten fortentwickeln, schließlich destruierend in tiefere Gewebsschichten infiltrieren. Invasion in die Kieferknochen kommt vor.

Verruköses Karzinom des Genitalbereiches (Riesen-Condylomata-acuminata Buschke-Löwenstein). Ein analoger Prozeß vorwiegend an Glans und Präputium nicht zirkumzidierter Männer, seltener an der Vulva (s. Abb. 12.42), Vagina und Perineum. Beginn häufig aus gewöhnlichen Condylomata acuminata. Rhagadenbildung und Exulzeration führt zu Superinfektion, übelriechenden Belägen. Nach meist jahrelangem Verlauf Destruktion und Mutilation der präexistenten Strukturen, Fistelbildung. Riesenkondylome sind aggressiver als die floride orale Papillomatose (Infiltration in tiefe Gewebsschichten – kleines Becken!, jedoch keine Fernmetastasen).

Fallbericht: Ein 42jähriger Mann entwickelte mit 27 Jahren ausgedehnte Condylomata acuminata an Glans penis und Präputium. Diese wurden chirurgisch entfernt und eine Zirkumzision durchgeführt; histologisch wurden die Viruspapillome bestätigt. Es kam bald zum Rezidiv; nach erfolgloser Behandlung mit 5-Fluorouracil blieb er weiteren Kontrollen fern. 5 Jahre später kehrte er mit riesenhaften Kondylomen am gesamten Genitale und in der Urethra, bis zur Prostata, wieder zurück; Biopsien ergaben teils typische Kondylome, teils ein verruköses Karzinom. Eine Radikaloperation wurde verweigert, eine Spaltung der Urethra mit Laserkoagulation der Läsionen wurde neben chirurgischer Abtragung der Hautherde durchgeführt. Eine adjuvante Interferon-α-Therapie wurde begonnen. Ein Jahr später kehrte er mit einem massiven Rezidiv wieder (gesamtes Genitale, perianal, Urethra, Prostata und Blasenhals). Es wurden eine Zystoprostatektomie mit Uretero-Sigmoidostomie durchgeführt und wieder sämtliche Hautherde exzidiert (Histologie: Kondylome *und* verruköses Karzinom).

Das nächste Mal kehrte der Patient erst nach 5 Jahren wieder. Die Perianal-, Perigenitalregion und die Hinterbacken waren in eine einzige vegetierende, exulzerierte Tumormasse umgewandelt. Im CT zeigte sich eine Infiltration in Perirektalraum und kleinem Becken. Die Leistenlymphknoten waren vergrößert. Diesmal wurden neben der Entfernung aller Tumormassen und einer Beckenrekonstruktion auch eine Resektion des Rektums und Teilen des Sigmas durchgeführt und eine Ureteroileostomie angelegt.

Wieder 3 Jahre später war eine weitere ausgedehnte plastische Operation der Hinterbacken und Glutäalmuskeln erforderlich. Seither ist der Patient nicht wiedergekehrt. Laborhinweise für HIV-Infektion oder Immundefizienz anderer Natur wurden nicht gefunden.

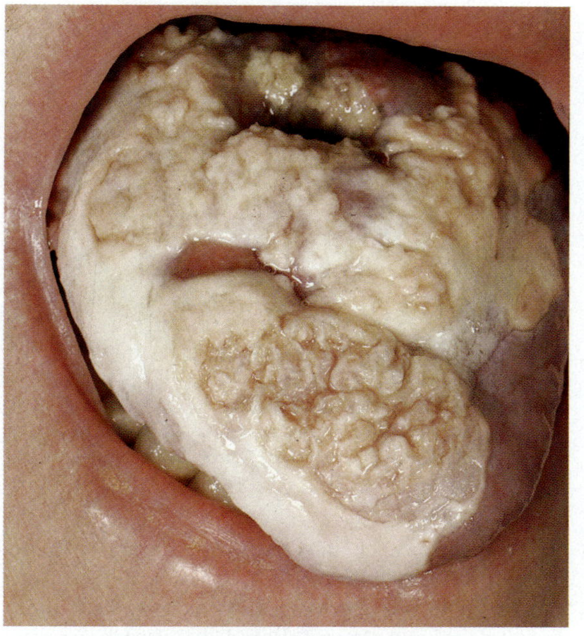

Abb. 18.20. Verruköses Karzinom der Zunge. Ein teils leukoplakischer, teils unregelmäßig gehöckerter und exulzerierter Knoten der Zunge. Diese Patientin wurde jahrelang wegen einer „Candidainfektion" behandelt

Ungewöhnliche Schleimhautlokalisationen des verrukösen Karzinoms sind Larynx, Konjunktiva, Ösophagus, u. a.

Verruköses Karzinom der Haut (Papillomatosis cutis carcinoides, Epithelioma cuniculatum, kutanes Riesenpapillom, Abb. 18.21). Eine chronisch-progrediente, papillär-verruköse Läsion, die sich nach jahrelangem Bestand in eine erosive, blumenkohlartige Vegetation umwandeln kann. Prädilektionsstellen: Unterschenkel und Narbenareale (Osteomyelitis). Eine häufige Variante ist das ***Epithelioma cuniculatum*** (verruköses Karzinom der Sohlenhaut), das aus mechanischen Gründen teilweise endophytisch und fistulierend wächst.

Histologie. Plumpe, keulenartige Akanthose und Papillomatose, breite ortho- und parakeratotische Hornschicht. Auffallend reife Differenzierung des Epithels, weitgehendes Fehlen von Kernatypien, dyskeratotischen Zellen und geringe Zahl von Mitosen. Die normale Stratifizierung des Epithels ist erhalten.

Differentialdiagnose. Viruspapillome, verruköse Leukoplakie, Plattenepithelkarzinom. Carcinoma cuniculatum: Mal perforant du pied.

Prognose und Therapie. Soweit möglich, ist die operative Behandlung indiziert; häufig sind ausgedehnte plastische Eingriffe erforderlich. Bei inadäquater chirurgischer Therapie (zu knapp, zu oberflächlich, elektrokaustisch oder durch Kryotherapie) kommt es unweigerlich zum Rezidiv. Radiotherapie als Monothera-

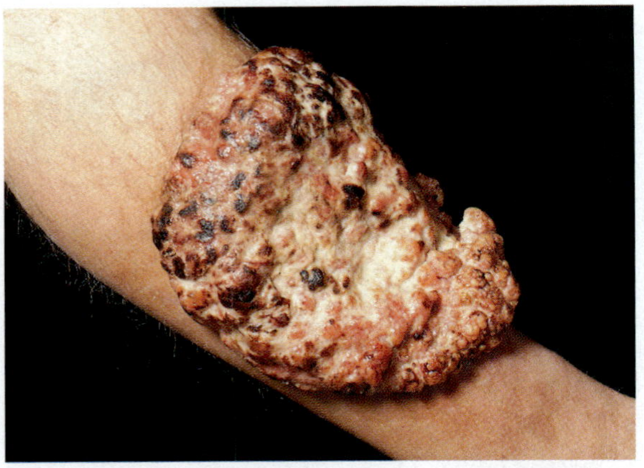

Abb. 18.21. Verruköses Karzinom am Unterschenkel. Ein exophytischer, oberflächlich nekrotischer Tumor von blumenkohlartigem Aufbau

pie scheidet aus, da das verruköse Karzinom meist wenig strahlenempfindlich ist und sich bei Bestrahlung sogar in ein aggressives Plattenepithelkarzinom umwandeln kann. Ausgedehnte Fälle werden am ehesten durch Kombinationsregimen beherrscht (Operation, Bestrahlung und Chemotherapie – Methotrexate, Bleomycin).

18.1.7 Pseudokanzerosen

Dieser Begriff bezeichnet(e) verschiedene benigne Krankheitsbilder, die klinisch und/oder histologisch Plattenepithelkarzinome imitieren.

Terminologie. Die „Pseudokanzerosen" repräsentieren ein eigentlich obsoletes historisches Konzept. Früher umfaßte es die bowenoiden Papeln sowie heute als echte Tumoren unbestrittene Bilder (Keratoakanthom, verruköse Karzinome, proliferierende Trichilemmalzysten und andere). Der Begriff sollte für einzelne Entitäten bewahrt bleiben, bei denen die Ähnlichkeit zu Plattenepithelkarzinomen tatsächlich das Hauptmerkmal ist.

„Pseudoepitheliomatöse Hyperplasie". Dieser histologische Begriff bezeichnet eine dem Plattenepithelkarzinom ähnliche Hypertrophie der Epidermis (Mitosenreichtum, Kernatypien und scheinbar infiltratives Wachstum). Sie tritt bei kausal sehr verschiedenen hyperproliferativen Prozessen auf: bei der Wundheilung bzw. am Rand von Ulzera, bei infektiösen Prozessen (z. B. Orf, Viruswarzen, Fremdkörpergranulome etc.), bei chronisch entzündlichen Prozessen und benignen Tumoren (z. B. CDLE, Dermatofibrom, Verruca seborrhoica irritata etc.).

Akanthoma fissuratum. Eine tumorähnliche reaktive Hyperplasie an fokal belasteter Haut, die als derber und schmerzhafter, oft von Fissuren durchzogener verkrusteter Knoten in Erscheinung tritt. Prädilektionsstellen: Druckstellen von Brillen, Kokzygealregion hagerer Menschen. Analoge Läsionen werden manchmal auch an Stellen chronischen Reibens beobachtet (z. B. Augenlid).

Histologie. Pseudoepitheliomatöse Hyperplasie.

Differentialdiagnose. Basaliom, Plattenepithelkarzinom.

18.1.8 Keratoakanthom

Keratoakanthome (KA) sind relativ häufige benigne Tumoren des Haarfollikels vom charakteristischer Klinik und Histologie.

Epidemiologie. KA kommen weltweit vor, sind bei dunkelhäutigen Völkern selten und bei Männern etwa doppelt so häufig wie bei Frauen. Ihre Inzidenz in gemäßigten Breiten entspricht etwa der Hälfte der von Plattenepithelkarzinomen. Vorwiegend betroffen sind Personen im letzten Lebensdrittel. Eine genetische Disposition wird diskutiert, ist aber unbewiesen.

Karzinogene Faktoren. Hauptfaktor ist das UV-Licht. Mögliche Auslöser sind auch chemische Karzinogene (z. B. Teerinhaltsstoffe – können im Tierversuch Keratoakanthome auslösen). Die Rolle von Papillomviren ist noch unsicher; HPV-DNS wurde in KA mehrmals nachgewiesen.

Histogenese und Biologie. KA sind Tumoren des Follikelinfundibulums, die durch plötzlich einsetzende Proliferation entstehen (und in diesem mitosereichen Stadium „pseudokanzerös" wirken), sukzessive zu Hornmaterial differenzieren und schließlich unter Ausstoßung eines Hornpfropfs spontan abheilen. Wachstums- und Abstoßungsphasen werden als Analogie zum Haarzyklus interpretiert. Bei vielen KA (jedem?) sind mehrere benachbarte Follikel betroffen (Feldeffekt? Ausbreitung eines infektiösen Agens?). Manche sind zur horizontalen Ausbreitung befähigt („Korallenriff-KA").

Welcher Anteil der Haarfollikel betroffen ist, ist nicht restlos klar. Manche Autoren unterscheiden einen oberflächlichen (aus dem Infundibulum, Typ I) und einen tiefen Typ (aus der Haarmatrix, Typ II). Diese Unterscheidung ist fragwürdig, da diese beiden Strukturen morphologisch und funktionell sehr unterschiedlich sind. Die Verhornung des KA ist eher vom infundibulären als vom trichilemmalen Typ; andererseits macht das Infundibulum als ruhender Teil des Haarfollikels den Haarzyklus nicht mit. Eine hypothetische Erklärung wäre, daß das KA aus den Matrixzellen des sog. „bulge" stammt (s. S. 24).

Klinik. Klassische Keratoakanthome treten fast ausschließlich in lichtexponierten Regionen auf (Gesicht, Nacken, Unterarme). Sie sind meist einzeln.

Das ***klassische Keratoakanthom*** (Abb. 18.22) ist ein schnellwachsender (Wochen, Monate), derber, glatter, regelmäßig geformter, halbkugeliger, rötlicher oder hautfarbener Knoten. Im Zentrum bildet sich eine kraterförmige Einsenkung, in der ein derber Hornpfropf erscheint (dieser ist oft aus filiformen oder granulären Elementen zusammengesetzt). Der Pfropf wird spontan ausgestoßen und hinterläßt eine schüsselförmige Narbe. Entstehung und Abheilung dauern zwischen 6 Wochen und 6 Monaten. KA werden selten größer als 1 cm, maximal 3 cm im Durchmesser.

Sonderformen:
- ***multiple Keratoakanthome*** (Ferguson-Smith-Tumoren, Abb. 18.23): selten, familiär gehäuft, auch am Rumpf; Zunahme von Inzidenz und Aggressivität mit steigendem Alter. Multiple Keratoakanthome treten ferner gemeinsam mit Tumoren sebazeärer Differenzierung beim Muir-Torre-Syndrom auf;
- ***eruptive Keratoakanthome:*** sehr zahlreiche kleine, extrem therapieresistente KA;
- ***Riesen- und multifokale Keratoakanthome:*** selten, platten- bis ringförmig, polyzyklisch, ausgedehnt („Korallenriff"-artig).

Sehr selten können KA-ähnliche Tumoren auch an unbehaarten Körperstellen auftreten, z. B. am Nagelbett und an der Mundschleimhaut etc. (auch hier gibt es Areale infundibulärer Differenzierung, nämlich an Drüsenausführungsgängen). Diese Tumoren sind in der Regel nicht rückbildungsfähig. Ihre Zugehörigkeit zu den echten KA wird bezweifelt.

Histologie. Eine gekämmert erscheinende kugelige Hornzyste, deren Zentrum von orthokeratotischem Hornmaterial erfüllt ist. Die Zystenwand besteht aus solidem geschichtetem Plattenepithel, das in der Frühphase mit zahlreichen Tumorsträngen in die Umgebung einwuchert (pseudoepitheliomatös-hyperplastisches Epithel). Starke gemischtzellige entzündliche Reaktion. Das Zystendach besitzt einen zentralen Porus, der beidseits von einem dünnlippigen Epidermiskragen begrenzt ist.

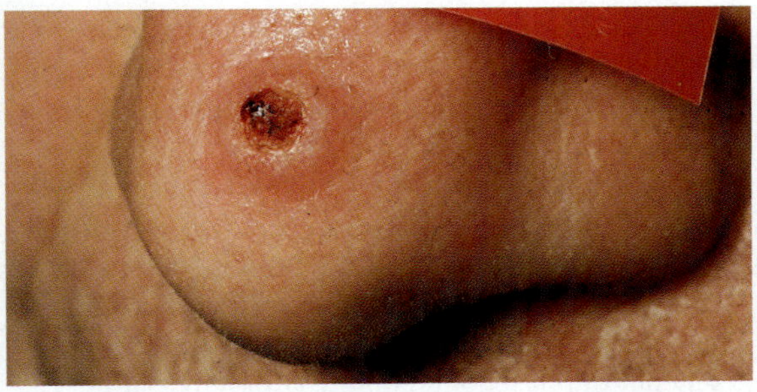

Abb. 18.22. Keratoakanthom. Eine kugelige, unscharf begrenzte, hautfarbene Läsion; die Epidermis spannt sich straff über die Seitenflächen und bedeckt schmallippig zirkulär einen zentralen dunklen Hornpfropf

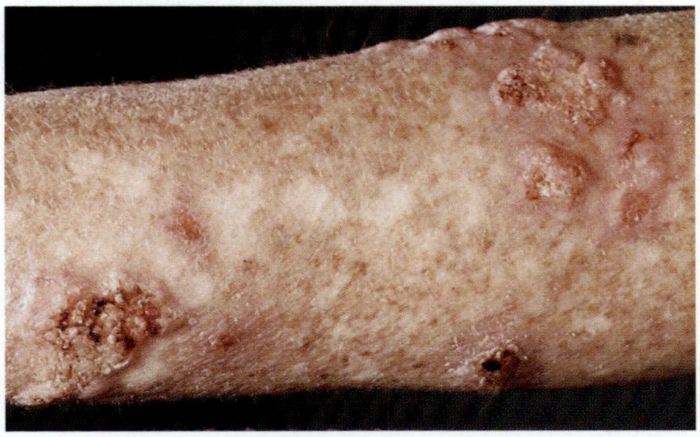

Abb. 18.23. Multiple Keratoakanthome am Unterarm bei einer Patientin mit Xeroderma pigmentosum

> **!** Die Unterscheidung zwischen KA und Plattenepithelkarzinom kann sehr schwierig sein. Ein wesentliches Kriterium ist die Architektur des Tumors. Diese kann nur beurteilt werden, wenn die Schnittebene durch die Mittelachse führt (also nur nach Exzision); die Beurteilung einer Biopsie aus dem Tumorrand ist irreführend.

Therapie. Exzision ist angezeigt; einerseits zur histologischen Sicherung, andererseits um die Narbenbildung gering zu halten (bzw. um Gewebsdestruktion, etwa der Nase, zu vermeiden). Auch die Exkochleation ist ein simpler und zu befriedigenden Resultaten führender Eingriff. Nachteil: mögliche Schwierigkeiten bei der histologischen Befundung; Rezidivrate von bis zu 30 % bei inkompletter Entfernung. Bei sehr großen oder multiplen Keratoakanthomen kann eine medikamentöse Therapie mit Etretinat versucht werden (gut wirksam, aber langwierig).

Prognose. Gut. Nicht endgültig geklärt ist die Frage, ob in seltenen Fällen Plattenepithelkarzinome in KA entstehen können.

18.1.9 Basaliom (syn. „basal cell carcinoma", „basal cell epithelioma")

Das Basaliom ist der häufigste nicht-benigne Tumor der Haut. Es ist von charakteristischem klinischem und histologischem Erscheinungsbild, tritt vorwiegend im hohen Alter und nur an Haarfollikel-tragenden Körperregionen auf. Es besitzt eine ausgeprägte Fähigkeit zur lokalen Invasion und Destruktion, setzt aber nur sehr selten Metastasen.

Epidemiologie. Das Basaliom kommt weltweit vor, ist bei dunkelhäutigen Völkern jedoch zumindest zehnmal seltener als bei Weißen, bei Männern doppelt so häufig wie bei Frauen (Männer halten sich mehr im Freien auf). Die Inzidenz ist steigend (knappe Verdoppelung in den letzten 20 Jahren; 3–6% jährlicher Zuwachs) und beträgt in den USA derzeit ca. 400/100.000/Jahr (Männer) und 200/100.000/Jahr (Frauen). Auftreten vor dem 40. Lebensjahr ist selten, die Inzidenz steigt etwa linear mit dem Lebensalter. Ferner korreliert die Inzidenz mit dem Hauttyp (bei Typ I am höchsten), mit dem Beruf (Außenberufe bevorzugt) und der UV-Einstrahlung am Wohnort. Die Mortalität ist gering, doch liegen hierüber keine verläßlichen Daten vor.

Terminologie und Dignität. Basaliome werden im englischen Sprachraum als „basal cell carcinoma" bezeichnet, im deutschen mit dem sich nicht festlegenden Begriff „Basaliom". Diese Unschärfe ist hier von Vorteil, da maligne Tumoren (Karzinome) durch die Fähigkeit zur Metastasierung definiert sind. Das Basaliom ist hingegen „semimaligne", da es zwar schrankenlos lokal wächst, aber außerordentlich selten metastasiert. Trotzdem kann ein Basaliom durch lokale Zerstörung lebenswichtiger Strukturen zum Tode führen (etwa Arrosion von Arterien, Eindringen in die Schädelkapsel: Meningitis).

Histogenese. Aufgrund der histologischen Ähnlichkeit glaubte man früher, daß Basaliome Tumoren der Basalschicht der Epidermis seien; heute ist man der Meinung, daß sie sich von einer undefinierten Zelle des Basallagers ableiten, die die Fähigkeit zur Bildung von Adnexstrukturen erhalten hat (persistierende „primordiale" Haarfollikelkeime).

Die Histogenese der Basaliome ist ein altes Diskussionsthema. Basaliome entstehen zwar nicht aus Haarfollikeln, doch wird ihre Nähe zu diesen aus manchen Beobachtungen deutlich: ihre histologische Ähnlichkeit mit dem Follikelepithel, ihre Fähigkeit zur Ausbildung abortiver Adnexstrukturen, Gehalt follikulärer Zytokeratine sowie der Umstand, daß sie ***nie an Körperstellen ohne Haaranlagen*** auftreten).

Karzinogene Faktoren. Auch beim Basaliom ist UV-Licht der stärkste ursächliche Faktor, doch ist dessen Auswirkung weniger evident als beim Plattenepithelkarzinom (s. unten). Ein typischerweise assoziiertes Karzinogen ist Arsen. Gehäuftes Auftreten bei hereditären Fehlbildungssyndromen mit erhöhter Tumorinzidenz (Basalzellnävus-Syndrom). Eine lokale Hautläsion, die die Entstehung von Basaliomen begünstigt, ist der Nävus sebaceus.

Klinik des Basalioms

Verteilung. Basaliome können prinzipiell überall am Körper, mit Ausnahme nicht-follikeltragender Regionen (Handflächen, Fußsohlen) und der Mund- und Genitalschleimhaut, entstehen. Bevorzugt ist der Kopfbereich (90%!), zumeist die Gesichtsmitte (Nase, Orbital- und Präaurikulärregion). Im Gegensatz zu den Plattenepithelkarzinomen kommen sie jedoch auch nicht selten an kaum UV-belasteten Körperstellen (Kapillitium, retroaurikulär) wie auch an Körperstellen *ohne* deutliche aktinische Vorschäden sowie am Rumpf vor. Das Verteilungsmuster der Basaliome korreliert daher *nicht* streng mit der kumulativen UV-Belastung.

Primäreffloreszenz. Basaliome sind durch eine diagnostisch wichtige Primäreffloreszenz gekennzeichnet, das sog. ***Basaliomknötchen:*** ein bis mehrere Millimeter großes, halbkugeliges, derbes, fahl hautfarbenes und manchmal transluzentes Knötchen von perlmutterartigem Glanz, das von kleinen bis größeren Teleangiektasien umgeben und überzogen ist (Basaliome erscheinen daher oft rötlich). Die Oberfläche ist glatt (keine Verhornung!). In manchen Basaliomknötchen erkennt man Pigmentpünktchen

> **!** Palpiert man ein Basaliom zwischen zwei Fingern, ergibt sich typischerweise ein praller, „knackiger" Eindruck; die meisten anderen Hauttumoren fühlen sich hart oder „fleischig" an.

Entwicklung. Ein Basaliom besteht aus einem einzigen, später mehreren aggregierten Basaliomknötchen in oft kranzartiger Anordnung (Abb. 18.24 b, c). Das Wachstum erfolgt sehr langsam (Jahre!) sowohl peripherwärts als auch vertikal; im späteren Verlauf kommt es häufig zu zentraler Atrophie und fibrotischer Schrumpfung des Umgebungsgewebes (Abb. 18.24 h), schließlich zur Exulzeration.

> **!** Die morphologische Individualität von Basaliomen ist hoch; das Erscheinungsbild hängt wesentlich davon ab, welche der genannten Komponenten überwiegt. Diagnostisch wichtig ist, daß Basaliome ***gegliedert*** erscheinen und fast stets zumindest *ein* Basaliomknötchen erkennen lassen.

Klinische Unterformen.

- ***knotiges Basaliom*** (Abb. 18.24 a, b): der gewöhnliche Verlaufstyp. Selten (und schwierig zu diagnostizieren) sind bis mehrere Zentimeter große *ungegliederte* Basaliome;
- ***zystisches Basaliom*** (Abb. 18.24 e): seltener; im Gegensatz zum knotigen transluzent, zystisch durchschimmernd, manchmal fluktuierend. Bei Anstechen kann sich seröse Flüssigkeit entleeren. Zystische Basaliome entstehen durch muzinöse Degeneration, seltener durch seboglanduläre Differenzierung;
- ***pigmentiertes Basaliom*** (Abb. 18.24 d): wie das knotige Basaliom, jedoch von bräunlicher bis schwarzbrauner Farbe. Durch die Pigmentierung ist manch-

mal gut der feine Läppchenaufbau erkennbar; das Pigment ist im Auflichtmikroskop feinkörnig aggregiert;

Bescheidene Pigmenteinlagerungen können bei jedem Basaliomtyp, so zum Beispiel auch beim oberflächlichen, gefunden werden. Beim pigmentierten dominieren sie das Bild.

- ***oberflächliches Basaliom*** (Rumpfhautbasaliom, psoriasiformes Basaliom, Abb. 18.24 g): eher selten; die Herde sind im Niveau der Haut oder etwas eingesunken, nur leicht infiltriert, nummulär, manchmal polyzyklisch, leicht gerötet und besitzen oft lediglich am Rande einen Saum von Basaliomknötchen. Die Herde kommen meist multipel ***am Rumpf*** (Ausnahme!) vor und sehen Psoriasisherden ähnlich (früher häufige Assoziation: chronischer Arsenizismus).

  Oberflächliche Basaliome sind histologisch durch multiple, kleine Basaliomzellkonglomerate charakterisiert, die von der Epidermis tropfenartig in die oberflächliche Dermis hängen.

  Eine spezielle Ausprägung ist das sog. ***Fibroepitheliom nach Pinkus:*** klinisch einer seborrhoischen Warze ähnlich, histologisch besteht ein feinverästeltes Netzwerk von Basaliomgewebssträngen im Stroma;

- ***sklerodermiformes (sklerosierendes) Basaliom*** (Abb. 18.24 f): die seltenste Variante. Sie ist auch am schwierigsten zu erkennen, da es sich um flache Herde im Niveau der Haut handelt, die sich lediglich durch sklerodermiforme Infiltration, Schrumpfung und kaum Basaliomknötchen und Teleangiektasien auszeichnen;

  Ursache ist die exzessive fibromatöse Reaktion des Stromagewebes. Die Basaliomherde sind beim sklerodermiformen Basaliom verästelt und können oft weit über die klinisch sichtbare Grenze des Tumors in die benachbarte Dermis eindringen. Bei knapper Exzision kommt es daher häufig zu Rezidiven.

- ***exulzerierte Basaliome*** (Abb. 18.25 i–k): Oberflächliche Erosionen sind auch bei kleinen Basaliomen häufig; geschwüriger Zerfall tritt aber meist erst nach längerer Bestandsdauer (Jahre) auf. Dies wird vom Patienten nicht selten als Erstsymptom registriert („Ich habe da eine Wunde, die nie ganz zugeht"). Die Ulzera sind schüsselförmig, mit oft sehr steilen Rändern (typischer Aspekt: wie „mit dem Schnitzmesser ausgeschnitten"), schmerzlos, nässend-krustös. An ihrem Rand finden sich stets noch Basaliomknötchen. Die weitere Entwicklung ist entweder durch flächenhafte Ausdehnung oder durch Tiefenwachstum (oder eine Kombination von beidem) geprägt: bei horizontalem „Abgrasen" entstehen oft weitflächige, oberflächliche, polyzyklisch begrenzte exulzerierte Basaliome („nagender" Typ – ***Ulcus rodens***), bei Wachstum in die Tiefe werden vitale Strukturen oft bald erreicht („bohrender" Typ – ***Ulcus terebrans***). Ohne Therapie wachsen alle Basaliome schließlich (nach Jahren bis Jahrzehnten) in die tiefen Schichten ein (Fett, Faszien, Muskel) und führen dann z. B. durch Arrosion großer Gefäße zum Tode.

  Ob ein Basaliom „nagend" oder „bohrend" wächst, ist nicht zuletzt auch vom Terrain abhängig. So entsteht ein Ulcus rodens typischerweise über der Schädelkapsel, ein Ulcus terebrans über Weichteilen; trifft ein Basaliom auf einen Knochenkanal (z. B. Hirnnervenaustrittsstellen), kann es durch diesen „bohrend" in das Schädelinnere vorwachsen.

  Riesige exulzerierte Basaliome mit Mutilation von Akren (Nase, Ohren, Lippen), fibrotischer Verziehung des Gesichtes (Lagophthalmus!), Zerstörung des Auges etc. waren früher wegen des langsamen Wachstums und der subjektiven Beschwerdearmut nicht selten; heute werden sie kaum mehr beobachtet.

Fallbericht: In den 60er Jahren stand ein damals ca. 70 jähriger Mann in Behandlung, der ca. 20 Jahre zuvor an der rechten Schläfe ein Ulcus rodens entwickelt hatte. Er begab sich erst in Behandlung, als er wegen narbiger Verziehung das rechte Auge nicht mehr schließen konnte. Einer ersten Operation mit Erhaltung des Auges folgte ein Rezidiv. In einer zweiten wurde das Auge enukleiert, die Orbita weitgehend von Tumormassen befreit und postoperativ röntgenbestrahlt; eine plastische Deckung war vorgesehen. Es entstand ein zerfallender, nässender Prozeß, der trotz täglicher Tamponade nicht abklang. Einige Wochen später erfolgte durch den Canalis opticus ein Durchbruch in die Schädelkapsel, der Patient verstarb an eitriger Meningitis.

Metastasierung von Basaliomen. Eine solche ist zwar prinzipiell möglich, kommt aber sehr selten vor (< 0,1 %; Lymphknoten, Lunge, Knochen). Die seltenen Läsionen, die tatsächlich metastasieren, werden als ***Basalzellkarzinom*** bezeichnet. Es handelt sich hierbei um histologisch dedifferenzierte, aggressiv wachsende basaloide Tumoren („verwilderte Basaliome"); sie entstehen entweder spontan oder aber durch ungenügende Strahlenbehandlung von Basaliomen (Induktion weiterer Mutationen!).

Histologie. Basaliome bestehen aus gleichförmigen basaloiden Zellen mit leicht basophilem Plasma und hoher Kern-Plasma-Ratio; Kernatypien und Mitosen sind selten (Abb. 18.26). Der Tumor setzt sich aus scharf abgegrenzten lappigen, strang- oder fingerförmigen Zellnestern zusammen; die periphere Zellage ist in Palisadenstellung (Ähnlichkeit mit Haarfollikeln) und häufig von halbmondförmigen Retraktionsartefakten umgeben (das Stroma ist reich an Mukopolysacchariden, bei Fixierung Schrumpfung). Um den Tumor ist das Bindegewebe schalenartig verdichtet (fibrosierende Stromareaktion) – besonders ausgeprägt beim sklerosierenden Typ. Nicht selten finden sich reichlich Melanozyten

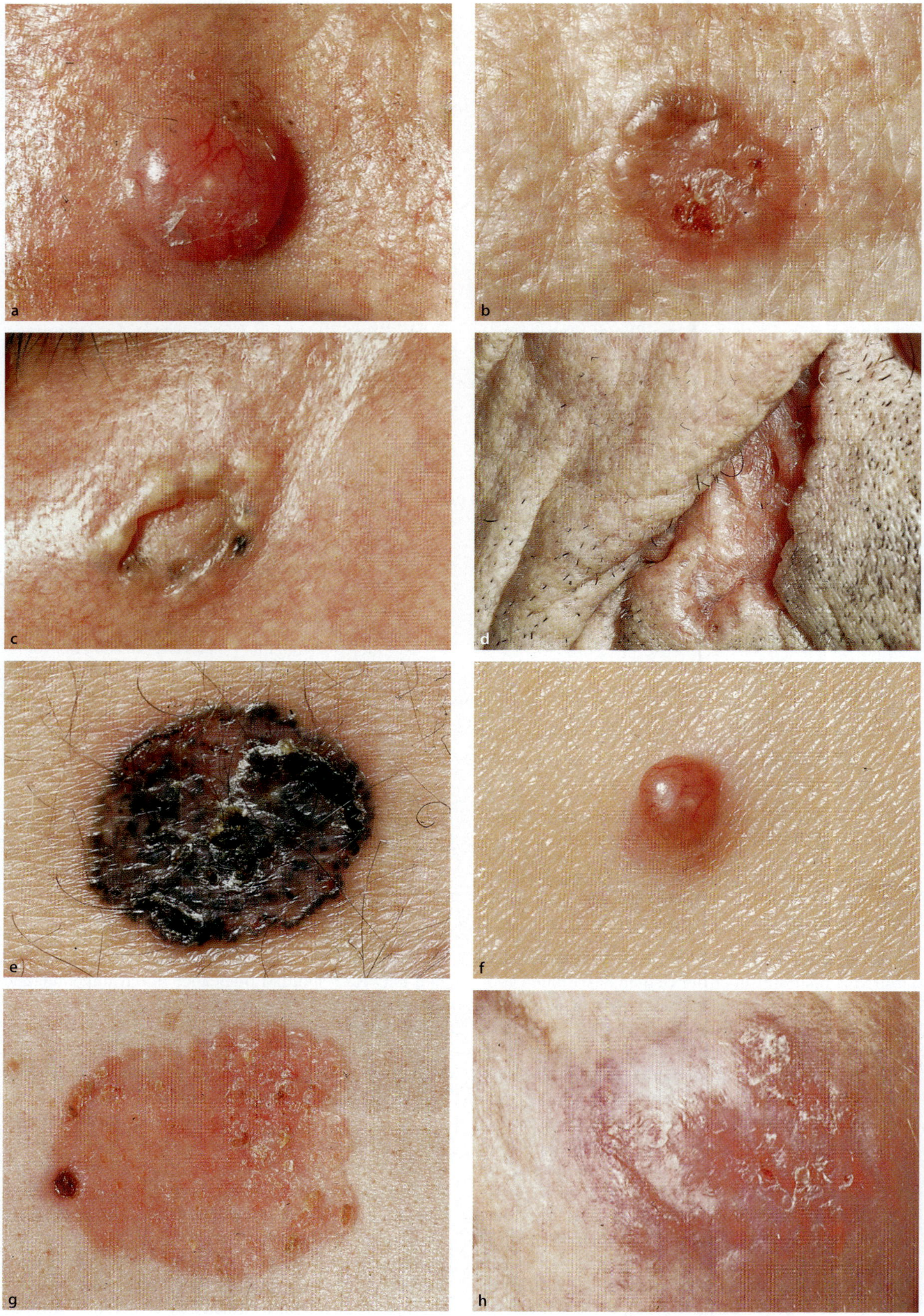
a
b
c
d
e
f
g
h

◁ **Abb. 18.24a–h.** Erscheinungsformen des Basalioms. **a** knotiges Basaliom: perlmuttartiger Glanz, Teleangiektasien. Angedeutete Untergliederung in Einzelknötchen (Warenballenartige Figur), **b** zentral eingesunkenes Basaliom mit aus Basaliomknötchen aufgebautem Randwall. Transluzente Beschaffenheit der Knötchen und geringe Pigmentbildung am oberen Läsionspol. **c** zentral atrophes Basaliom mit deutlichem perlschnurartig gegliederten Randwall. **d** atrophes Basaliom. Eine schlitzförmige, scharfrandige Einsenkung (keine Exulzeration!), „wie geschnitzt". Nur durch den Randwall am linken Läsionsrand als Basaliom erkennbar; **e** pigmentiertes Basaliom. Die Läsion ist aus multiplen pigmentierten Basaliomknötchen aufgebaut, zeigt Randwall und atrophe zentrale Bezirke, **f** zystisches Basaliom, **g** oberflächliches Basaliom. Ein großer, flächiger, polyzyklischer erythematöser Herd mit Schuppen. Daß es sich um ein Basaliom handelt, ist nur am aus kleinen Knötchen bestehenden Randwall zu erkennen. **h** sklerodermiformes Basaliom. Beachte die unscharfe Begrenzung, das fast völlige Fehlen von Basaliomknötchen und die weißliche Verfärbung des Zentrums. Dieses Basaliom ist besser tastbar (Infiltration) als sichtbar

(pigmentierte Basaliome). Manche Tumoren weisen Zeichen von Differenzierung auf: pseudoglanduläre Strukturen (Imitation von Schweiß- oder Talgdrüsen) – ***adenoide Basaliome;*** Hornperlen (Haarimitation) – ***keratotische Basaliome.***

Therapie. Standardbehandlung ist Exzision mit relativ knappem (beim sklerodermiformen Basaliom größerem) Sicherheitsabstand, bei Unmöglichkeit primären Wundverschlusses mit plastisch-chirurgischen Methoden. Daneben bestehen folgende Alternativen:

- ***fraktionierte Kürettage*** (Mohs-Technik), d. h. „Auskratzen" des Basalioms mit einer kleinen Kürette in meist mehreren Sitzungen unter histologischer Kontrolle, Abwarten spontaner Wundheilung. Dieses Verfahren wird bei mäßig ausgedehnten, aber primär nicht verschließbaren Basaliomen angewendet; der „Klang" der Kürette ist ein guter Indikator, ob sie sich noch im Basaliom oder schon im gesunden Gewebe bewegt. Erfordert große Erfahrung, gibt aber erstaunlich schöne Narben. Nachteil: bei mangelnder Exaktheit Rezidiv;
- ***Röntgenbestrahlung*** bei alten oder nicht operationsfähigen Patienten; Basaliome sprechen gut auf Röntgenbestrahlung an. Vorteil: wenig belastend, gute Akzeptanz. Nachteile: lange Therapiedauer, histologische Sicherung der Erfassung in toto nicht möglich; nach Jahren Strahlenatrophie.
- ***Kryotherapie und topisches 5-Fluorouracil*** ist nur bei oberflächlichen Basaliomen sinnvoll; weniger wirksam als bei aktinischen Keratosen;
- Die ***photodynamische Therapie*** befindet sich noch im experimentellen Stadium;
- ***medikamentöse Therapie:*** Interferon α ist im Prinzip wirksam, wegen langer und aufwendiger Behandlung, Nebenwirkungen und Kosten jedoch impraktikabel. Synthetische Retinoide (z. B. Isotretinoin) haben möglicherweise prophylaktische Wirkung beim Basalzellnävus-Syndrom.

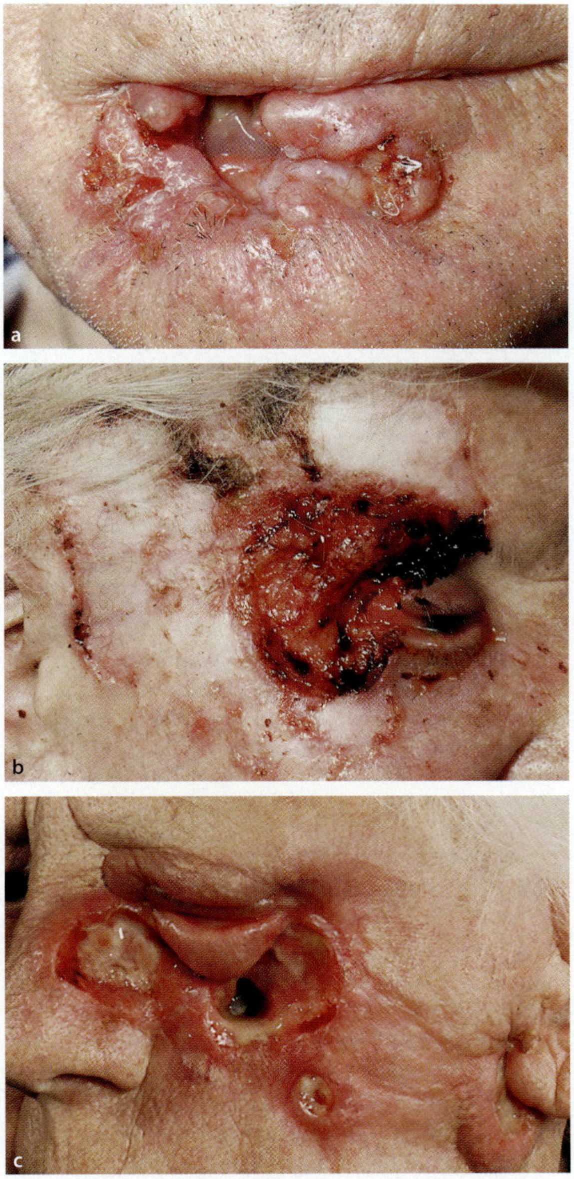

Abb. 18.25a–c. Erscheinungsformen des Basalioms. **a** Mutilierendes Basaliom der Unterlippe (Ausgangspunkt unterhalb des Lippenrots). Beachte den gegliederten Tumorrand mit Basaliomknötchen. Der Patient suchte ärztliche Hilfe nur deshalb, weil er nicht mehr trinken konnte. **b** Exulzerierendes Basaliom der Schläfe (Ulcus rodens). Ektropium. **c** Exulzerierendes Basaliom der linken Wange mit Penetration in den linken Sinus sphenoidalis (Ulcus terebrans)

Differentialdiagnose. Kleine knotige Basaliome müssen von Milien, seniler Talgdrüsenhyperplasie, aktinischen Keratosen und seborrhoischen Warzen, manchen Adnextumoren (z. B. Trichoepitheliomen) und dermalen Nävi unterschieden werden. Pigmentierte von Histiozytomen, Pigmentnävi und Melanomen; oberflächliche von M. Bowen, Psoriasis, nummulärem Ekzem; zystische von Adnextumoren (z. B. Hidrozystome). Exulzerierte Basaliome von Plattenepithelkarzinomen und anderen exulzerierten Tumoren (z. B. Melanomen, Paget-Karzinom etc.).

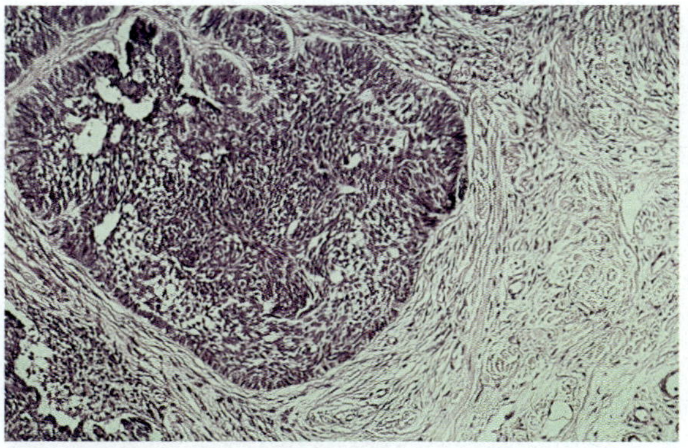

Abb. 18.26. Basaliom, Tumorlappen. Ein (wegen der hohen Kern-Plasma-Ratio) basophiles, wohl abgegrenztes Tumorzellaggregat mit wenig Kernatypien, peripherer Palisadenstellung und (mäßig) zystischen Hohlräumen. Ein zweiter Tumorlappen (linker unterer Bildrand) zeigt einen typischen peripheren Retraktionsartefakt („mondsichelförmig"). Beachte die zwiebelschalenartige Bindegewebsverdichtung um die Tumorlappen (Stroma-Reaktion). HE, x25

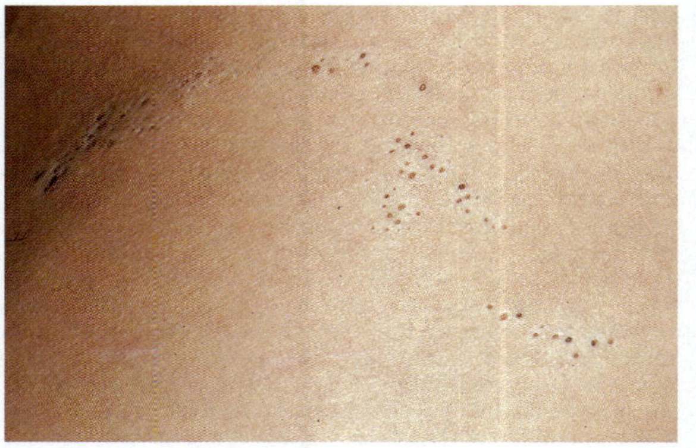

Abb. 18.27. Naevus comedonicus. Beachte die wellige Konfiguration (entsprechend der Blaschko-Linie)

Basalzellnävussyndrom. Ein autosomal-dominant erbliches Fehlbildungssysndrom, das durch Auftreten zahlreicher Basaliome am gesamten Körper ab der frühen Jugend sowie Entwicklungsdefekte charakterisiert ist (s. S. 536; s. Abb. 17.45).

18.1.10 Adnextumoren der Haut

Unter Adnextumoren versteht man jene Tumoren, die von den Anhangsgebilden der Haut ausgehen. Sie sind außerordentlich vielfältig, da sie verschiedene Grade der Dedifferenzierung repräsentieren können. Im Gegensatz zu ihrer histologischen Vielfalt besitzen viele der Adnextumoren jedoch keine typische klinische Morphologie; die Diagnose erfolgt dann oft erst retrospektiv. Sie sind mit wenigen Ausnahmen (z. B. Paget-Karzinom) benigne oder nur mäßig aggressiv.

Die Terminologie der Adnextumoren fußt auf historischen Beschreibungen und Konzepten. Sie ist daher oft eher verwirrend als plausibel und widerspricht manchmal den zeitgemäßen Vorstellungen der Histogenetik. Die Zuordnung der Tumoren zu den jeweiligen Adnexen beruht auf dem Nachweis charakteristischer Differenzierungsmerkmale.

Beispiele solcher Differenzierungsmerkmale sind: Haarmaterial, eosinophile Trichohyalingranula oder Haarpapillenformation bei ***follikulären***, Sebozyten bei ***sebazeären*** und apokrine Sekretion bei ***apokrinen*** Tumoren. Nur ekkrine Drüsen haben keine spezifischen Charakteristika und müssen daher per exclusionem diagnostiziert werden.

Tumoren (bzw. Gebilde) der Haarfollikel

Hamartome. Der ***Naevus comedonicus*** (Abb. 18.27) ist eine nävogene Fehlbildung, die durch Fehlen des Haares, seiner Matrix und der inneren Haarwurzelscheide gekennzeichnet ist. Die Haarfollikel bestehen lediglich aus großen komedoähnlichen Hornpfröpfen, die in einer ausgeweiteten äußeren Haarwurzelscheide stecken (Verhornung vom „epidermalen" Typ). Der Naevus comedonicus besteht aus zahlreichen derartigen „Komedonen" in sonst unauffälliger Haut, ist meist linear (systemisch) angeordnet, bevorzugt die Kopf-Halsregion und tritt oft erst in der Pubertät in Erscheinung. Neigung zur Superinfektion. Therapie: wenn erwünscht, Exzision. Eine Variante lediglich an einem einzigen Haarfollikel ist die sog. ***dilatierte Pore (infundibuläre Horn-Zyste).*** Sie tritt vorwiegend im Gesicht bei Männern auf.

Echte Komedonen sind Horn- und Lipidzysten, die exprimiert werden können (was oft und gern geschieht); die Hornpfröpfe des Naevus comedonicus sind hart, wurstförmig und kaum ausdrückbar (Versuche führen zur Entzündung).

Trichofollikulom und ***Haarfollikelnävus*** sind zwei seltene, verwandte Hamartome. Ersteres ist eine halbkugelig erhabene, hautfarbene Papel mit einem zentralen Haarbüschel, meist im Gesicht. Histologie: zahlreiche, von einem komedoartig ausgeweiteten zentralen Haarfollikel ausgehende, radiär angeordnete und unterschiedlich gut differenzierte Sekundär-Follikel (oft mit Haaren!). Letzterer ist eine umschriebene flächige Läsion und besteht aus zahlreichen dichtstehenden Primärfollikeln (münden durch die Epidermis an die Oberfläche). Der Haarfollikelnävus ist möglicherweise nur ein Prozessierungsartefakt des Trichofollikuloms (tangentiale Anschnitte). Differentialdiagnose: fibröse Papel der Nase oder des Gesichtes (s. unten) und der akzessorische Tragus (ein bei Neugeborenen als präaurikuläres Anhängsel erscheinendes Hamartom).

Weitere ***seltene Hamartome des Follikelapparats*** sind die ***fibröse Papel*** der Nase oder des Gesichts, das ***Trichoadenom*** (klinisch eine derbe Papel, meist im Gesicht, histologisch eine multizystische Läsion mit follikulosebazeärer Differenzierung) und das ***Fibrofollikulom*** bzw. ***Trichodiskom.*** Letztere sind verwandte Läsionen, die als hautfarbene dermale Papeln im Gesicht oder am Rumpf Erwachsener imponieren. Multiple (bis Hunderte) solcher Läsionen, familiär gehäuft und mit medullären Schilddrüsenkarzinomen assoziiert, werden als ***Birt-Hogg-Dubé-Syndrom*** bezeichnet. Histologisch sind diese Hamartome Mischungen follikulosebazeärer und mesenchymaler Strukturen (bei Fibrofollikulom vertikal, bei Trichodiskom mehr horizontal orientiert).

Hyperplasien. ***Invertierte follikuläre Keratose*** und ***Trichilemmom*** wurden früher für spezielle Adnextumoren gehalten. Es handelt sich dabei um exo-endophytische (Virus?)Papillome mit Befall vorwiegend des Follikelinfundibulum. Sie finden sich zumeist im Gesicht älterer Erwachsener. Multiple Trichilemmome sind Teilkomponente des Cowden-Syndroms (s. S. 538).

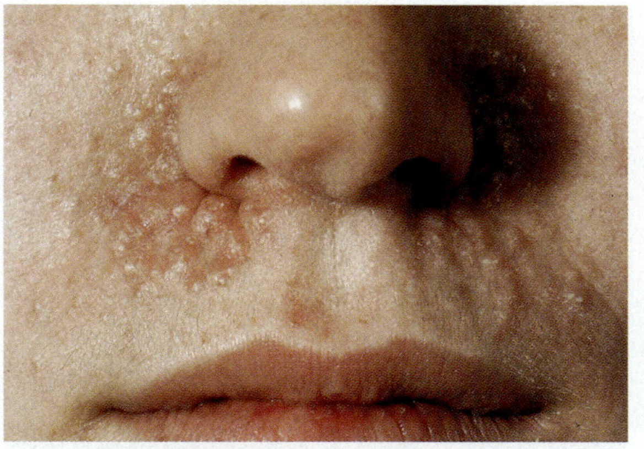

Abb. 18.28. Trichoepitheliome. Multiple konfluierende hautfarbene Knötchen der Nasolabialregion

Benigne Tumoren

Trichoepitheliom (Trichoblastom, Abb. 18.28). Ein benigner Tumor der follikulären Stammzelle mit variabler follikulärer Differenzierung. Das Trichoepitheliom unterscheidet sich vom dermal-subkutanen Trichoblastom durch seine rein intradermale Lage (eine willkürliche Subklassifikation).

Die undifferenzierte ***Stammzelle*** der follikulo-sebazeo-apokrinen Einheit wächst im Rahmen der Organogenese als kleiner Sproß aus der Epidermis aus und ist für die Entwicklung aller Strukturen des Haares, der Talg- und apokrinen Drüsen verantwortlich; follikuläre Tumoren sind daher gelegentlich mit sebazeären und apokrinen, nicht jedoch mit ekkrinen Tumoren bzw. Differenzierungsarealen kombiniert!).

Das Trichoepitheliom tritt entweder solitär (häufig mit Naevi sebacei assoziiert) oder multipel auf (autosomal-dominant vererbt). Klinisch handelt es sich um hautfarbene, mäßig derbe Knötchen bis Tumoren, vorwiegend im Gesicht (Sulcus nasolabialis) oder lumbosakral. Erstmanifestation nach der Pubertät, langsame Progredienz.

Differentialdiagnose. Dermale Nävi, Basaliome.

Histologie. Ein regelmäßig gestalteter Tumor aus epithelialen und mesenchymalen (bindegewebige Haarwurzelscheide) follikulären Elementen. Man unterscheidet zwei Varianten:

- ***desmoplastisches Trichoepitheliom:*** oberflächlich, zusätzliche infundibuläre, duktale und sebazeäre Differenzierung, fibrosiertes Stroma. Histologische Differentialdiagnose: Syringom (keine Hornzysten!);
- ***Panfollikulom:*** Tumor mit sehr ausgereifter, follikulärer und infundibulärer Differenzierung

Pilomatrixom (Epithelioma calcificans Malherbe, Abb. 18.29). Ein nicht seltener, benigner Tumor der Haarmatrixzellen. Klinisch ein meist solitärer, bis mehrere Zentimeter großer, kutan-subkutaner und mit der Haut verbackener, steinharter Knoten (verkalkt!) von manchmal lappigem Aufbau. Vorkommen: besonders bei Kindern, an Gesicht und Armen.

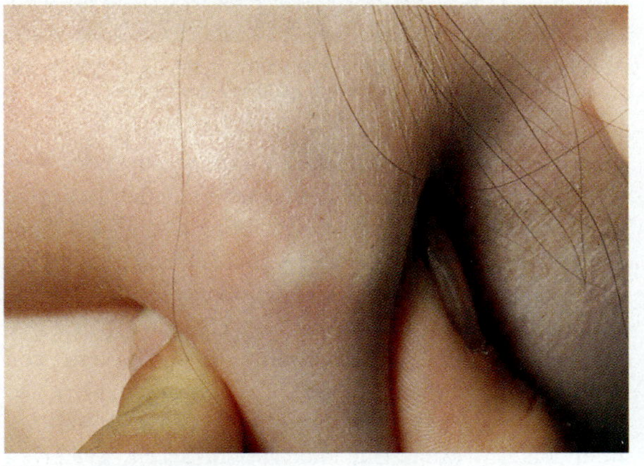

Abb. 18.29. Epithelioma calcificans. Ein subkutaner, harter, untergliederter Knoten

Histologie. Solide Epithelmassen mit unregelmäßig gestalteten Nekrose- und Verkalkungszonen. Typisches Zeichen: „Schattenzellen" (nekrotische Zellen, an denen bei fast geschlossener Blende die Konturen der Zellgrenzen und des Kerns deutlich erkennbar sind).

Weitere seltene benigne Tumoren des Haarfollikels sind das ***Akanthom der Haarwurzelscheide*** (ein basaliomähnlicher Knoten des Gesichts, der aus einem oberen infundibulär-zystischen Anteil mit radiären ausstrahlenden Tumorpürzeln besteht, die analog der inneren Haarwurzelscheide differenziert sind, sowie der ***Tumor des follikulären Infundibulums***, eine vorwiegend bei Frauen > 50 im Gesicht auftretende basaliomähnliche flache Papel. Histologisch plattenartige „fenestrierte" Läsion mit Differenzierung analog der inneren Haarwurzelscheide.

Proliferierende Trichilemmalzyste (proliferierendes, follikulär-zystisches Neoplasma, Abb. 18.30). Ein relativ seltener, gering aggressiver zystischer Tumor der äußeren Haarwurzelscheide, der früher den Pseudoneoplasien zugeordnet wurde. Auftreten fast ausschließlich am Kapillitium älterer Frauen und in Kombination mit gewöhnlichen Trichilemmalzysten (Vorläufer!).

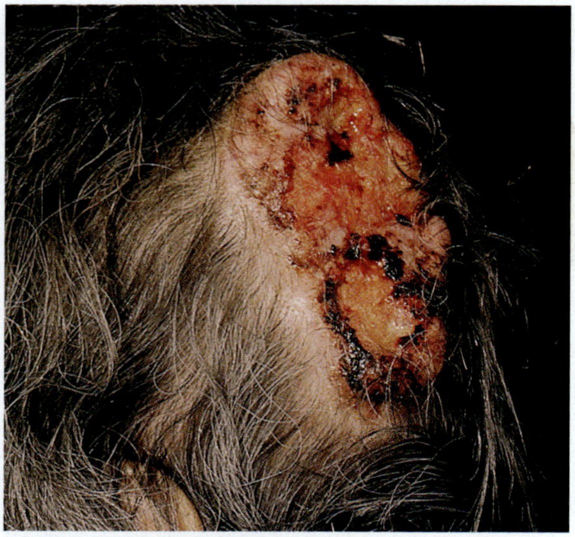

Abb. 18.30. Proliferierende Trichilemmalzyste. Eine große kastenförmige, derbe, oberflächlich exulzerierte Läsion

Klinik. Ein schmerzloser, langsam wachsender derber Knoten, der anfangs von einer Trichilemmalzyste ununterscheidbar ist, aber weit über deren Maximalgröße (~5 cm) hinaus anwächst, exulzeriert und sich in eine „kastenartige", verbackene, fistulierende und vegetierende Läsion umwandelt.

Histologie. Eine bindegewebig umschlossene, von trichilemmal verhornendem Epithel ausgekleidete Zyste (trichilemmale Verhornung, s. S. 24). Der Inhalt besteht aus Hornmaterial, das von bizarren, gyrierten und regellos verflochtenen epidermoidalen Zellsträngen durchsetzt ist. Bei älteren Läsionen Fistelbildung.

Differentialdiagnose. Gewöhnliche Trichilemmalzyste, Pilomatrixom, Haarfollikelkarzinom und Metastasen.

Therapie. Exzision. Im frühen Stadium läßt sich die proliferierende Trichilemmalzyste leicht ausschälen, später verbäckt sie mit der Umgebung. Rezidive wurden (selten) beschrieben, Metastasierung kommt nicht vor.

Maligner Tumor des Haarfollikels. Das ***Haarfollikelkarzinom (malignes Pilomatrixom, Matrixkarzinom)*** ist ein sehr seltenes, klinisch uncharakteristisches, meist an Rumpf oder Extremitäten im mittleren Lebensalter auftretendes malignes Analogon des Pilomatrixoms (entsteht jedoch de novo!).

Tumoren (bzw. Gebilde) der Talgdrüsen

Von Talgdrüsen ausgehende (sebazeäre) ***Fehlbildungen*** sind die ***ektopen Talgdrüsen*** (d.h. Talgdrüsen *ohne* Haarfollikel) der Mundschleimhaut (Fordyce-Zustand) und des Brustwarzenhofes (Montgomery-Knötchen), der ***Naevus sebaceus*** (s. S. 545) und das ***Steatozystoma multiplex*** (s. S. 547).

> **!** Es sei daran erinnert, daß viele Tumoren follikulärer Abkunft, Basaliome und (selten) auch Viruswarzen Areale sebazeärer Differenzierung aufweisen können.

Hyperplasie. Die ***senile Talgdrüsenhyperplasie*** zeigt sich als kleine, flach erhabene, gelbliche Knötchen mit gelapptem Aufbau im Gesicht (Stirn > Wange > Nase), zumeist bei Männern über 40; kleinen Basaliomen oft täuschend ähnlich. Histologisch vollausgereifte Talgdrüsenläppchen mit einschichtiger Basalzellage; Öffnung in einen (gelegentlich mehrere) Haarfollikeltrichter.

Benigne Tumoren. ***Talgdrüsenadenome:*** eine gelblich-rötliche Papel, meist an Gesicht oder Skalp von betagten Personen. Histologie: ovale, aus horizontal orientierten Drüsenläppchen aufgebaute Tumoren mit unvollständig ausgeprägter sebazeärer Differenzierung; die Läppchen münden in mehrere nebeneinander gelegene kraterartige Infundibula. Klinisch und histologisch ähnlich ist das ***Sebazeom.*** Es unterscheidet sich durch ein mehrreihiges (noch undifferenziertes) Basallager und ist daher weniger gelblich; histologisch sebazeäre Ausführungsgänge.

> **!** Verwechslung mit ***Adenoma sebaceum,*** einer historisch sanktionierten Fehlbezeichnung für multiple Angiome bei Morbus Pringle.

Maligner Tumor der Talgdrüse: Talgdrüsenkarzinom. Selten; es kann in zwei Varianten auftreten: als sogenannte ***okuläre*** (Karzinom der Meibom-Drüsen) oder (seltener) als ***extraokuläre*** Variante. Erstere erscheint als langsam wachsender, oft jahrelang als Chalazion fehlinterpretierter Knoten der Augenlider (häufiger Ober- als Unterlid) vorwiegend älterer Frauen. Letztere ist klinisch uncharakteristisch, ähnelt Plattenepithelkarzinomen oder Basaliomen und findet sich im Gesichts- bzw. Kopfbereich älterer Patienten. Histologie: asymmetrische, partiell sebazeär differenzierte, Atypie- und Mitose-reiche Tumoren, oft mit „pagetoider" intraepidermaler Ausbreitung. Wegen der tieferen Lokalisation und der häufig späten adäquaten Therapie (v. a. bei der okulären Variante) ist die Prognose schlechter als bei Plattenepithelkarzinomen (Rezidivneigung, Metastasierung und letaler Verlauf in 10–20 %).

Multiple sebazeär differenzierte Hauttumoren (Adenom, Sebazeom, Karzinom; Keratoakanthome mit fokal sebazeärer Differenzierung), assoziiert mit inneren Neoplasien (meist niedrig maligne Dickdarmkarzinome) finden sich beim autosomal-dominant vererbten ***Muir-Torre-Syndrom*** (Manifestationsalter 4. oder 5. Dezennium).

Tumoren bzw. Gebilde der ekkrinen Schweißdrüsen

Eine seltene ***hamartomatöse Fehlbildung*** der ekkrinen Drüsen ist der ekkrine Nävus. Vergleichsweise häufig dazu das ekkrine Hidrozystom (s. S. 547), eine erworbene Zyste.

Syringom (Abb. 18.31). Einer der häufigen und klinisch charakteristischen Adnextumoren. Es handelt sich um ***Hamartome*** des dermalen Anteils des ekkrinen Drüsen-Ausführungsganges; Syringome treten vorwiegend bei erwachsenen Frauen auf und sind im Wachstum selbstlimitiert.

Klinik. Stets multiple, einige Millimeter große, hautfarbene, mäßig derbe Knötchen am Unterlid (selten Hals, Brust, Genitale).

Histologie. Multifokale meist solide „tennischlägerartige" oder „kommaförmige" epitheliale Pürzel in der oberen Dermis, von fibrosiertem Stroma umgeben.

Differentialdiagnose. Xanthelasmen (meist größer, gelblich, am Oberlid), Milien (derbe, weiße kugelige Knötchen), Trichoepitheliome (klinisch sehr ähnlich, aber in der Nasolabialfurche), Adenoma sebaceum (rötlich, zentrofazial). Therapie: nicht erforderlich.

Porome (Abb. 18.32). Eine Gruppe seltener benigner Tumoren der intraepidermalen und/oder dermalen Anteile des ekkrinen Ausführungsganges. Gemeinsam ist allen die Bevorzugung des Alters (6. bis 8. Dezennium) und der Extremitäten sowie die rötliche Farbe der klinisch sonst wenig charakteristischen Tumoren (Differentialdiagnose: Hämangiom, Granuloma pyogenicum, Basaliom). Sie treten meist solitär, gelegentlich auch multipel in nävoider Anordnung auf. Hauptvertreter ist das ***ekkrine Porom*** (ein solitärer, großer, mit der Epidermis kommunizierender Tumor).

Histologie. Tumorzellnester aus zwei Zelltypen: kleine, dicht gepackte, daher dunkel wirkende Zellen (ähnlich der peripheren Zellage der Ausführungsgänge), und hellere (den luminalen Zellen entsprechend).

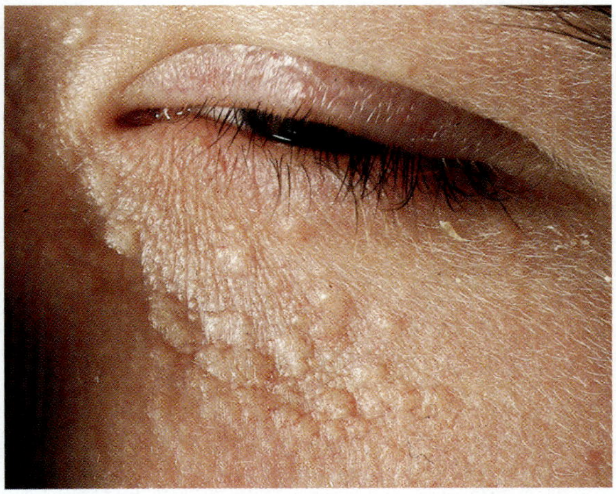

Abb. 18.31. Syringome. Flach erhabene hautfarbene Knötchen am Unterlid

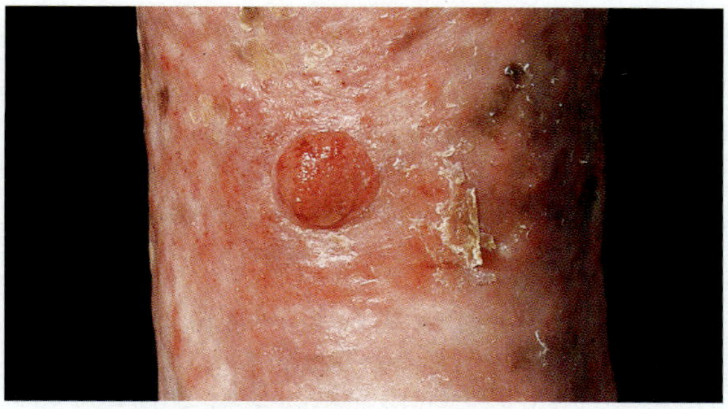

Abb. 18.32. Ekkrines Porom. Kalottenförmiger, dunkelroter Knoten. Porome sind häufig an den unteren Extremitäten, besonders akral lokalisiert. Dieser Patient entwickelte multiple Porome im Bereich einer chronischen Radiodermitis des linken Unterschenkels (therapeutische Bestrahlung wegen Osteomyelitis im Kindesalter)

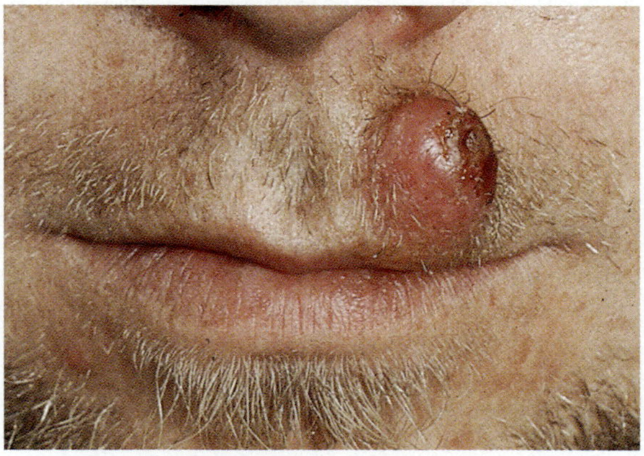

Abb. 18.33. Solid-zystisches Hidradenom

Varianten des Poroms sind:

- ***Hidroacanthoma simplex bzw. intraepidermales Porom*** (sogenannter Borst-Jadassohn-Typ): multiple, kleine, der Epidermis anhaftende Tumorzellpürzel);
- ***Dermal-Duct-Tumor:*** multiple, kleine, nicht mit der Epidermis verbundene, puzzleartig aggregierte Tumorzellnester;
- das ***ekkrine*** oder ***poroide Hidradenom:*** solitärer, solid-zystischer, tief dermaler bis subkutaner Tumor, häufig an Kopf, seltener Extremitäten und Rumpf (Abb. 18.33).

Den Poromen zugehörig ist vermutlich auch das sehr seltene ***ekkrine Syringofibroadenom*** (histologisch den fibroepithelialen Basaliomen ähnlich, aber mit kleinen Drüsenformationen).

Der sog. ***gemischte Tumor der Haut*** (ekkriner Typ) ist ein sehr seltener, aber hochcharakteristischer benigner Tumor, der aus Drüsen- und myoepithelialem Epithel aufgebaut ist („gemischt"). Er tritt vorwiegend bei Männern im mittleren Lebensalter als solitärer Tumor im Kopf-Halsbereich auf. Klinisch: dermal/subkutaner Knoten mit Pseudokapsel (springt bei Inzision heraus!). Histologie: kleine Drüsenformationen mit fließendem Übergang in Stromakomponente (myxoid, fibrotisch bis knorpelähnlich).

Tumoren bzw. Gebilde der apokrinen Schweißdrüsen

Hamartome. Eine seltene hamartomatöse Fehlbildung der apokrinen Drüsen ist der ***apokrine Nävus.*** Vergleichsweise häufig dagegen ist das ***apokrine Hidrozystom*** (s. S. 547), eine erworbene Zyste.

Benigne Tumoren. Das ***Hidradenoma papilliferum*** ist ein benigner, eher seltener Tumor des Drüsenkörpers der apokrinen Drüsen, tiefsitzend. Er tritt fast ausschließlich im Genitoanalbereich von Frauen auf und wird meist als Lymphknoten, Bartholin-Zyste, thrombosierter Varixknoten o. ä. verkannt. Histologie: ein wohl umschriebener dermaler Tumor mit papillärem Aufbau und ausgeprägter apokriner Sekretion.

Das ***Syringozystadenoma papilliferum*** ist ein gleichfalls eher seltener benigner Tumor des apokrinen Drüsenkörpers und Ausführungsganges. Er ist oberflächlicher gelegen, imponiert klinisch als Papel, Plaque oder „Warze" und findet sich meist bei Kindern und jungen Erwachsenen an Kapillitium und Gesicht (oft in Assoziation mit Naevus sebaceus) oder Brustwarze („***erosive Adenomatose der Brustwarze***)". Histologie: ein wohl umschriebener dermaler Tumor mit papillärem Aufbau, zweireihigem apokrinen Epithel, Kommunikation mit der reaktiv-hyperplastischen Epidermis und deutlicher entzündlicher Reaktion.

Das ***(ekkrine) Spiradenom*** (Abb. 18.34) ist ein benigner, (trotz seines Namens vermutlich apokriner) Tumor der tiefen Drüsenausführungsgänge bzw. Drüsen. Er tritt vorwiegend in der 2. Lebenshälfte an Kopf oder Brust auf; gelegentliche Assoziation mit Trichoepitheliomen und Zylindromen. Klinisch wenig charakteristisch; solitär (gelegentlich multipel in nävoider Anordnung), tief, oft schmerzhaft. Histologie: solitäre oder gruppierte tief dermale oder subkutane Tumorzellnester aus peripheren kleinen, dicht aggregierten, daher dunklen, und zentralen, größeren, daher helleren Zellen. Tubuläre Gangformationen und intraepithelial hyaline Globuli (Basalmembranmaterial). Keine Kommunikation mit der Epidermis.

Das ***Zylindrom*** (Abb. 18.35) ist ein benigner, vermutlich apokriner Tumor der tiefen Drüsen und Ausführungsgänge. Übergangsformen zu ekkrinen Spiradenomen! Manifestation in der 2. Lebenshälfte, Gynäkotropie (4:1). Es tritt entweder solitär oder multipel auf (in ca. 10 %; autosomal-dominant; sogenannte ***Turbantumoren***). Lokalisation zumeist am Kopf (Stirnhaargrenze, retroaurikulär). Klinisch halbkugelige, hautfarben-fleischige Tumoren. Gelegentlich Assoziation mit Trichoepitheliomen. Histologie: puzzleartige Aggregation kleinerer Tumorzellnester mit sehr prominenter Basalmembran, ansonsten den ekkrinen Spiradenomen ähnlich. Differentialdiagnose: multiple Trichilemmalzysten, Metastasen innerer Tumoren. Therapie: aus kosmetischen Gründen meist chirurgische Abtragung erforderlich. Maligne Entartung ist selten.

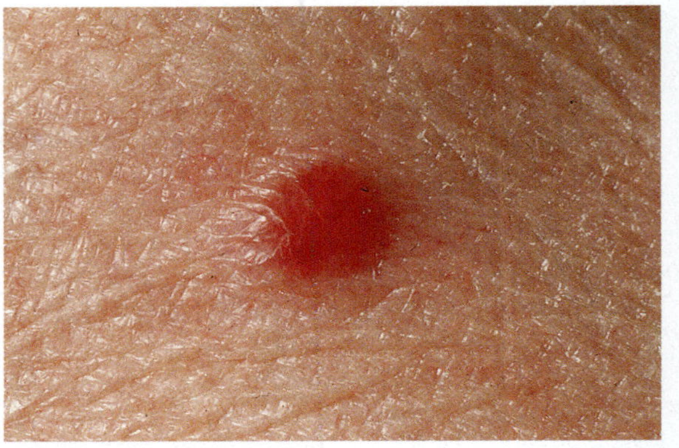

Abb. 18.34. Ekkrines Spiradenom. Flach-erhabener, sattroter Knoten

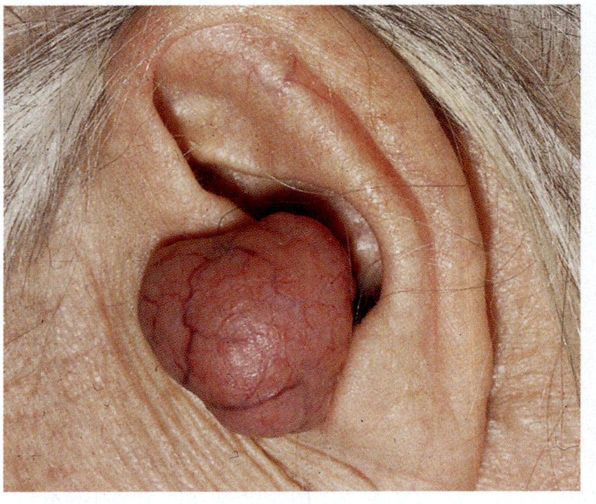

Abb. 18.35. Zylindrom. Ein schmalbasig aufsitzendes, kugeliges, hautfarben bis rötliches, derbes Gebilde an der Ohrmuschel. Beachte: solitäre Zylindrome sind vorwiegend im Gesicht, multiple fast ausschließlich an der behaarten Kopfhaut lokalisiert

Seltene benigne apokrine Tumoren.

- ***apokrines Syringofibroadenom;***
- ***gemischter Tumor der Haut, apokriner Typ*** (chondroides Syringom): mit dem ekkrinen Typ ident, jedoch apokrine Sekretion;
- ***das apokrine (Klarzell-) Hidradenom:*** dem ekkrinem Typ ähnlich, jedoch apokrine Sekretion, zehnmal häufiger;
- ***das papillär-tubuläre Adenom:*** ein gynäkotroper (5:1), vermutlich apokriner Tumor v. a. bei Schwarzen, vorwiegend in der 2. Lebenshälfte, an den Extremitäten. Histologie: wohl umschriebener, papillär aufgebauter tubulärer Tumor mit zweischichtigem Epithel (gelegentlich apokrine Sekretion) in muzinös-fibrösem bis sklerotischem Stroma.

Karzinome von ekkrinen und apokrinen Schweißdrüsen

Diese sind sehr seltene Tumoren, die in der Regel durch langsames, lokal infiltrativ-destruierendes Wachstum charakterisiert sind und nur ausnahmsweise und spät metastasieren. Sie treten meist in der 2. Lebenshälfte auf, manche gehäuft beim weiblichen

Geschlecht. Klinisch handelt es sich um uncharakteristische Läsionen; histologisch kann ihre Unterscheidung von Basaliomen mit teilweiser Drüsendifferenzierung Schwierigkeiten bereiten. Je nach ihrer Differenzierung unterscheidet man mehrere Varianten, die – falls vorhanden – analog ihren gutartigen Gegenspielern bezeichnet werden. Eine eindeutige Unterscheidung zwischen ekkrinen und apokrinen Tumoren ist oft nicht möglich, da ekkrinen Drüsen spezifische Charakteristika fehlen; allerdings ist die Unterscheidung auch nicht bedeutungsvoll, da sich diese Tumoren in Therapie und Prognose *nicht* voneinander unterscheiden.

Syringomatöse Karzinome und Morbus Paget sind die häufigsten und damit wichtigsten Tumoren aus diesem Formenkreis.

Syringomatöse Karzinome. Hier unterscheidet man hochdifferenzierte (syn. ***mikrozystischer Adnextumor;*** Prädilektionsstelle: Gesicht, Lippe); mäßig differenzierte (syn. ***syringoides ekkrines Karzinom;*** Prädilektionsstelle: Skalp – Alopezie!) und schlecht differenzierte (syn. ***ekkrin duktales Karzinom***).

Porokarzinom. Prädilektionstelle: untere Extremität. Diese Variante neigt zur Bildung von Lymphknoten- und epidermotropen Hautmetastasen

Weitere charakteristisch differenzierte Drüsenkarzinome. ***Spiradenokarzinom*** (Entstehung häufig aus präexistentem Spiradenom), ***Zylindrokarzinom*** (vorwiegend am Skalp älterer Frauen), ***Hidradenokarzinom*** und ***„malignes gemischtes Karzinom“*** (Prädilektion: weibliches Geschlecht, Extremitäten).

Adenoid-zystisches Karzinom. Prädilektionsstelle am Kopf, seltener am Rumpf. Histologie: basaloide Tumorzellen in kribriformer, solider und/oder tubulärer Formation; muzinöses Sekret, neurotrope Ausbreitung (analog zu adenoid-zystischen Karzinomen anderer Lokalisation). Häufig Lokalrezidive (50 %), Metastasierung selten.

Muzinöses Karzinom. Prädilektion von Männern der 2. Lebenshälfte, Kopf – periorbital.

Histologie. Muzinseen mit epithelialen Inseln und fibrösen Septen (ähnlich dem Komedokarzinom der Mamma). Lokalrezidive häufig, Lymphknotenmetastasen in ca. 15 %, keine Fernmetastasen.

Aggressives digitales papilläres Adenokarzinom. Prädilektion von Männern der 2. Lebenshälfte, Hände. Lokalrezidive häufig (50 %), Fern (Lungen-)Metastasen in ca. 40 %.

> **!** Die Diagnose eines primären Karzinoms der Hautanhangsgebilde sollte mit Zurückhaltung gestellt werden. In nicht eindeutigen Fällen muß immer an ein adnexal differenziertes Basaliom und an Metastasen (tubulärer) innerer Neoplasien (Mammakarzinome!) gedacht werden. Letztere müssen durch Hinterfragung der Vorgeschichte und entsprechende Durchuntersuchung ausgeschlossen werden.

Paget-Karzinom (historisch: M. Paget mamillae)

Ein intraduktales Karzinom des Milchdrüsenausführungsganges, das die Epidermis der Areola mammae durchsetzt und dadurch eine ekzemähnliche Läsion hervorruft. (Abb. 18.36 a).

Der M. Paget wurde früher unter die Präkanzerosen gerechnet. Das ist *falsch*, da die an der Haut sichtbaren Veränderungen nur die Spitze des Eisberges darstellen; darunter, im Milchgangssystem verzweigt und nicht immer tastbar, liegt fast stets der Hauptteil des Karzinoms, der bei bloß lokaler

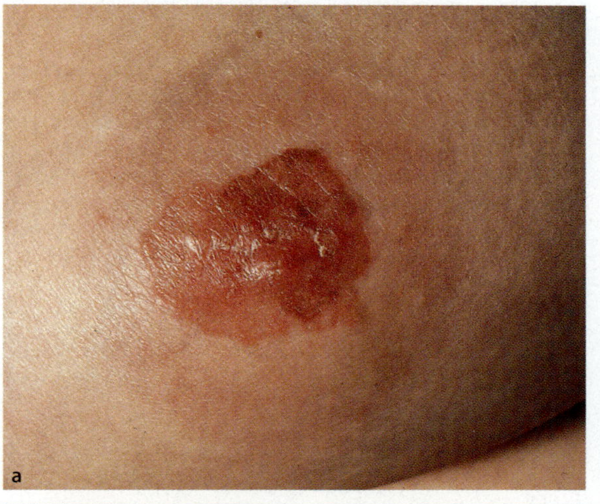

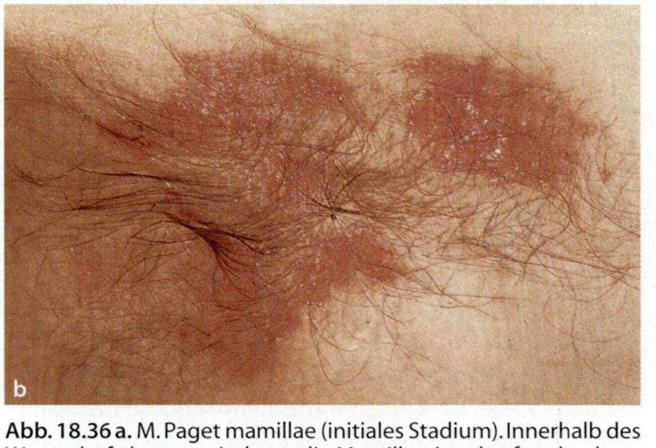

Abb. 18.36 a. M. Paget mamillae (initiales Stadium). Innerhalb des Warzenhofs, konzentrisch um die Mamille, ein scharf und polyzyklisch begrenztes Erythem mit angedeuteten Randwall. Die Kontur der Mamille ist verstrichen, die Hauttextur verwaschen. **b** Extramammärer M. Paget: mehrere, teils konfluierende, scharf und polyzyklisch begrenzte erythematöse Herde der Achsel

Exzision liegenbleiben würde. Daher: Lege-artis-Mammaoperation ist unbedingt erforderlich!

Klinik. Ein scharf und unregelmäßig begrenzter, rötlicher, leicht infiltrierter und leicht schuppender Bezirk an der Areola mammae. Keine subjektiven Beschwerden! Palpatorisch ist retromamillär häufig ein Tumorknoten zu tasten.

Differentialdiagnose. Mamillarekzem (meist beidseits, unscharf begrenzt, lichenifiziert und juckend), M. Bowen.

Histologie. Diffuse Durchsetzung der Epidermis mit „Paget-Zellen", einzeln oder in Gruppen („Epithelparasitismus"): helle, vakuolisierte (PAS-positive) Zellen mit atypischen pyknotischen Kernen; liegen im Gegensatz zu Melanozyten zumeist nicht in der Basalzellschicht und sind positiv für epitheliale Marker.

Eine „pagetoide" Durchsetzung der Epidermis mit Tumorzellen findet sich außer beim M. Paget auch beim superfiziell spreitenden Melanom und bei der „pagetoiden Retikulose" (Woringer-Kolopp).

Beim ***extramammären Paget-Karzinom*** (Abb. 18.36 b) können klinisch und histologisch analoge Herde – solitär, manchmal multifokal – anal (häufigste Lokalisation), in den Axillen und inguinal beobachtet werden.

Die Milchdrüsen sind modifizierte apokrine Schweißdrüsen; Paget-Karzinome können auch aus allen anderen apokrinen Drüsen entstehen. Da diese Drüsen viel oberflächlicher liegen als die Milchdrüse, wird das extramammäre Paget-Karzinom früher klinisch manifest (oft rein intraepidermal gelegene Adenokarzinome) und hat daher in der Regel eine etwas günstigere Prognose. Allerdings kann das extramammäre Paget-karzinom auch (seltener) mit tiefen Karzinomen assoziiert sein, z. B. Rektumkarzinom.

Differentialdiagnose. Analekzem (fast jeder anale M. Paget wird zuerst für ein Analekzem gehalten) und die Psoriasis inversa.

18.1.11 Merkel-Zell-Tumor

Ein seltener, maligner Tumor der neuroendokrinen Merkelzellen (s. S. 22). Klinisch ein relativ rasch wachsender erosiver Knoten mit bläulichem Farbton, meist im Gesicht älterer Personen. Histologie: trabekuläre bis solide kleinzellige verwaschen-basophile Tumorstränge mit massenhaft (atypischen) Mitosen. Immunhistochemie: positive Reaktion für epitheliale Marker mit typisch punktförmigem paranukleären Muster; diffus zytoplasmatische Reaktion mit neuroendokrinen Markern (neuronspezifische Enolase, Chromogranine u. a. m.). Ultrastrukturell die für Merkel-Zellen typischen sekretorischen Granula.

Therapie. Weite Exzision. Häufig Metastasierung (Lunge!) mit letalem Verlauf.

18.2 Melanozytäre Tumoren

Die Tumoren der Pigmentzellen umfassen die Pigmentzellnävi und das Melanom. Pigmentzellnävi gehören zu den häufigsten Läsionen der Haut; sie sind gutartig, jedoch potentieller Ausgangspunkt des Melanoms. Das Melanom ist der bösartigste Tumor der Haut und einer der aggressivsten Tumoren überhaupt.

18.2.1 Naevi pigmentosi (syn. Nävuszellnävi, Pigmentzell-, Muttermäler)

Nävuszellnävi (NZN) sind eine morphologisch vielfältige Gruppe gutartiger melanozytärer Läsionen, die histologisch durch Nävuszellnester definiert sind (s. unten).

Terminologie. Unter „Nävus" („Mal") versteht man umschriebene Fehlbildungen der Haut verschiedener Natur. ***Pigmentmäler*** sind durch fokale Vermehrung von Pigmentzellen bedingt (im Gegensatz zu z. B. Epheliden, bei denen vermehrt Melanin durch normal viele Pigmentzellen produziert wird). Diese Vermehrung ist entweder durch einzeln liegende oder zu Aggregaten gehäufte Pigmentzellen ***(Nävuszellnester)*** bedingt; im ersten Fall spricht man von Lentigines (Linsenflecken), im letzteren von ***Nävuszellnävi*** (Pigmentzellmäler). NZN sind bei weitem häufiger als Lentigines; die klinische Unterscheidung ist oft nicht einfach (Lentigines sind Flecken, NZN zumindest leicht erhaben).

Klinisch sind NZN in der Regel runde, kleine, gut abgegrenzte, flache und (zumindest gerade noch) tastbare Erhabenheiten von rötlich-brauner bis schwärzlicher Farbe und regelmäßigem Aufbau; in ihnen sind Nävuszellnester oft als punktförmige Knötchen fühl- und (mit dem Auflichtmikroskop, oft auch mit freiem Auge) sichtbar.

NZN gehören zu den häufigsten Läsionen der Haut und sind deshalb von großer Bedeutung, weil ihre Unterscheidung vom Melanom schwierig sein kann. Man unterscheidet ***angeborene*** (kongenitale) und ***erworbene*** NZN; diese Kategorien lassen sich nicht nur anamnestisch, sondern in der Regel auch klinisch und histologisch voneinander trennen (allerdings existiert kein stets verläßliches Unterscheidungskriterium).

Im Prinzip sind NZN potentielle Vorläuferläsionen des Melanoms; der Übergang ist jedoch, gemessen an der Häufigkeit der NZN, sehr selten. Ein kleiner Teil zeigt allerdings Atypien im klinischen und/oder histologischen Bild; diese NZN stehen in ihrer Morphologie in einem Kontinuum zum voll ausgeprägten Melanom und können sich auch in ein solches entwickeln. Solche NZN werden mit dem (nicht allseits akzeptierten) Begriff ***„atypische (dysplastische*** NZN" bezeichnet; ihre korrekte Zuordnung ist schwierig und stellt eine der wichtigsten Aufgaben des Dermatologen dar.

„Nävuszellen". Die Bausteine der NZN. Es handelt sich um zu kugeligen, strang- oder haufenartigen Nestern aggregierte (und nur selten einzeln liegende) Pigmentzellen, die sich von normalen Melanozyten durch folgende Merkmale unterscheiden:

- Melanozyten liegen intraepidermal, einzeln und sind dendritisch; Nävuszellen dagegen in der Junktionszone, aber auch in der Dermis und gelegentlich tiefer, sind aggregiert und nicht oder kaum dendritisch. Ihre Form ist bei oberflächlicher Lage kuboidal (epitheloid), bei tiefer spindelförmig mit Neigung zur Ausbildung neuroider Formationen (z. B. Verocay-Körperchen);

  Daneben gibt es noch einige seltenere morphologische Varianten der Nävuszellen: runde, ovale, pagetoide, ballonierte, riesenzellige u. a. m.

- Melanozyten synthetisieren Tyrosinase, Melanosomen und Melanin; Nävuszellen sind an all diesem ärmer; parallel zum Abtropfungsvorgang (s. unten) geht ihnen die Fähigkeit, Melanin zu synthetisieren, teilweise verloren. Dermale Nävuszellnester sind deswegen meist unpigmentiert.
- Nävuszellen sind von einer Basallamina umgeben;
- sie zeigen manchmal Merkmale der Transformation (leichtere Kultivierbarkeit; Expression von Melanommarkern – NGF-Rezeptor, p97-Antigen, HLA-DR + ; Wachstum in weichem Agar; Anomalien des Karyotyps).

Diese Beobachtungen legen nahe, daß Nävuszellen genetisch veränderte Pigmentzellen und NZN demnach (benigne) Neoplasmen sind.

Herkunft der Nävuszellen. Diese Frage war Gegenstand einer jahrzehntelangen Diskussion und ist auch heute nicht gänzlich gelöst. Zwei Thesen standen im Widerstreit: Nach der ***Abtropfungstheorie*** entstehen die Nävuszellen aus epidermalen Melanozyten; nach der ***neurogenen*** Theorie entstehen sie aus Nervenstrukturen der tiefen Dermis. Für beide Thesen lassen sich histologische und histochemische Argumente anführen. Die ***duale*** Theorie vereinigt die Argumente beider Thesen.

Nach heutiger Anschauung sind die Nävuszellen das Produkt defekter Melanoblasten (Nävomelanoblasten), die gemeinsam mit den normalen Melanoblasten die Haut besiedeln. Sie proliferieren entweder schon in utero und führen zur Bildung der ***kongenitalen*** NZN; oder sie bleiben als Keime in der Haut liegen und bilden erst später die ***erworbenen*** NZN aus.

Angeborene NZN wurden früher als Hamartome, erworbene als benigne Tumoren betrachtet. Diese Grenzziehung ist in dieser Schärfe nicht aufrecht zu erhalten.

Erworbene Nävuszellnävi

Zahl und Form der erworbenen NZN werden von dispositionellen und äußeren Faktoren sowie vom natürlichen Entwicklungsgang der NZN bestimmt. Wichtige äußere Faktoren sind das UV-Licht und Sexualhormone.

Epidemiologie. Erworbene NZN sind häufiger als angeborene. Sie kommen bei allen Hautfarben vor, allerdings in unterschiedlicher Zahl (seltener bei Dunkelhäutigen). Bei Weißen schwankt ihre Zahl individuell stark; werden auch die kleinsten mitgerechnet, entfallen ***im Durchschnitt*** 30 oder mehr NZN auf jede Person; werden – wie bei Statistiken dieser Art häufig – nur solche ab 3mm Durchmesser gezählt, sind es zum Zeitpunkt der maximalen Ausprägung 15–25. Die Zahl der NZN ist mit hellem Hauttyp und Neigung zu Sonnenbränden assoziiert, zusätzlich besteht aber eine vom Hauttyp unabhängige genetische Konstitution (autosomal-dominant mit unregelmäßiger Penetranz). Solche Personen entwickeln viele Dutzende „gewöhnlicher" NZN, darunter gelegentlich auch „atypische".

Diese „Nävuskonstitution" ist nicht identisch mit dem familiären atypischen Nävussyndrom, doch ist die Abgrenzung unscharf.

Entwicklung der NZN. Erworbene NZN sind definitionsgemäß bei Geburt noch nicht vorhanden; sie treten sukzessive im Lauf der Kinderjahre auf und vergrößern sich langsam durch peripheres Wachstum. Während und nach der Pubertät setzt ein deutlicher Wachstumsschub ein: Die Zahl der NZN steigt (oft sprungartig) an, sie werden größer und dunkler. Ihre maximale Zahl und Größe erreichen sie in der 3.–4. Dekade. Allerdings können auch später noch NZN hinzukommen (***„Naevi tardi"***); diesen schreibt man ein höheres Melanomrisiko zu. Anschließend bilden sich die NZN langsam zurück; sie können im hohen Alter gänzlich verschwunden sein, der verbleibende Rest ist meist unpigmentiert („dermale Nävi").

Männer haben meist mehr NZN als Frauen (um 30–50%). Bei Frauen pflegen die NZN während der Schwangerschaft größer und dunkler zu werden; ein analoges Phänomen wird durch Sonnenbestrahlung ausgelöst. NZN können zwar überall am Integument auftreten, doch sind sie an stets bedeckten Regionen sehr spärlich (z. B. Hinterbacken, Innenseiten der Oberarme). Das Auftreten von NZN nach Sonnenbränden ist bekannt; diese besitzen eine typische Morphologie (punktförmig klein, homogen und schwärzlich).

Klinik. NZN können in großer morphologischer Vielfalt auftreten (Abb. 18.37a-g), die in erster Linie Ausdruck ihres histologischen Entwicklungsganges ist. Folgende Eigenschaften sind ihnen in der Regel gemeinsam: sie sind meist kreisrund, klein (meist < 5 Millimeter), nicht gänzlich scharf begrenzt („verdämmern"), nicht übermäßig pigmentiert und in Aufbau und Pigmentierung homogen („wie aus einem Stück gegossen"). Oft fügen sie sich organisch in die Textur der Haut und wirken in dieser nicht wie ein Fremdkörper (im Unterschied zum Melanom).

Histologischer Entwicklungsgang der NZN. Der Lebensweg eines NZN (Abb. 18.38) umfaßt folgende Schritte: Beginn mit einer umschriebenen Pigmentzellverdichtung an der dermoepidermalen Junktionszone mit Elongation und Verplumpung der Retezapfen (*„Naevus incipiens"*); die Nävuszellen zeigen wenig Tendenz zur horizontalen Ausbreitung sondern haften zähe aneinander und bilden dreidimensionale kugelige Aggregate in der Junktionszone *(„Junktionsnävus")*. Diese Zellhaufen können zu beachtlicher Größe anwachsen (manchmal mit freiem Auge als kleine Pünktchen erkennbar). Im Lauf der Jahre „tropfen" sie in die Dermis ab, wo sie ihre Kugelform verlieren, zu größeren strang- oder nestartigen Aggregaten kuboidaler oder spindeliger Zellen werden und die Pigmentbildungsfähigkeit sukkessive verlieren; sie sind nun sowohl an der Jumktionszone als auch in der Dermis vorhanden (*„Compoundnävus"*). Bei älteren NZN bildet sich die junktionale Komponente zugunsten der dermalen zurück und verschwindet schließlich: es finden sich nur noch (unpigmentierte) Nävuszellnester der Dermis *(„dermaler Nävus")*.

Junktionsnävi. Meist klein (einige Millimeter Durchmesser), flach, gerade noch tastbar, hell- bis dunkelbraun, regelmäßig in Konfiguration und Aufbau. Häufig granuläre Beschaffenheit durch (sichtbare) Nävuszellnester.

Histologie. Nävuszellnester lediglich in der Junktionszone, Elongation der Retezapfen. Entzündliche Infiltrate fehlen oder sind sehr spärlich (trifft auf alle NZN zu) (Abb. 18.39).

Differentialdiagnose. Lentigines, Epheliden, flache seborrhoische Warzen, Urtikaria pigmentosa, Histiozytom, v. a. aber das Melanom.

Compoundnävi. Diese zeigen eine mehrgestaltige Morphologie und oft auch komplexeren Aufbau. Durch die Volumenvermehrung sind sie größer, erhabener, knotiger (kalottenförmig, manchmal gestielt) und zeigen eine grobtexturierte, manchmal papillomatöse Oberfläche *(Naevi papillomatosi)*. Ihre Farbe reicht von hell- bis schwarz-braun und ist gleichfalls homogen; allerdings finden sich in älteren Compoundnävi gelegentlich unpigmentierte Knötchen, die dermalen Nävuszellnestern entsprechen und nicht mit depigmentierten Herden in Melanomen verwechselt werden dürfen (letztere sind meist eingesunken und bizarr konfiguriert). Umgekehrt finden sich oft auch dunklere Punkte (fokale Melaninvermehrung, Melanophagen). Im Compoundnävus wachsen oft dunkelpigmentierte, borstenartige Haare *(Naevi pilosi)*, die manchmal von den dermalen Nävuszellmassen stranguliert und zu Hornzysten umgewandelt werden.

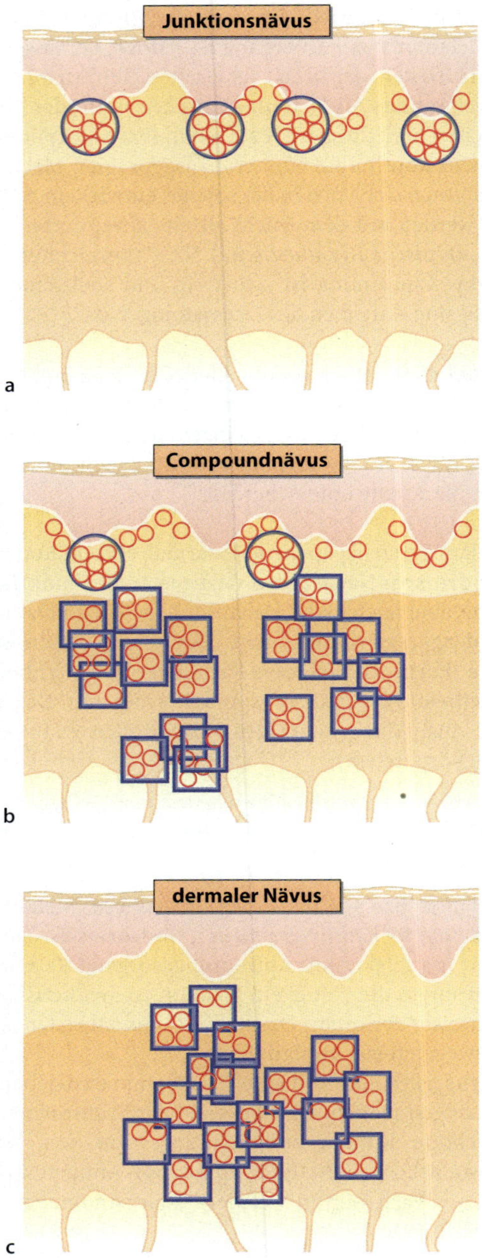

Abb. 18.38a–c. Entwicklungsgang der Pigmentnellnävi (Erläuterung s. Text)

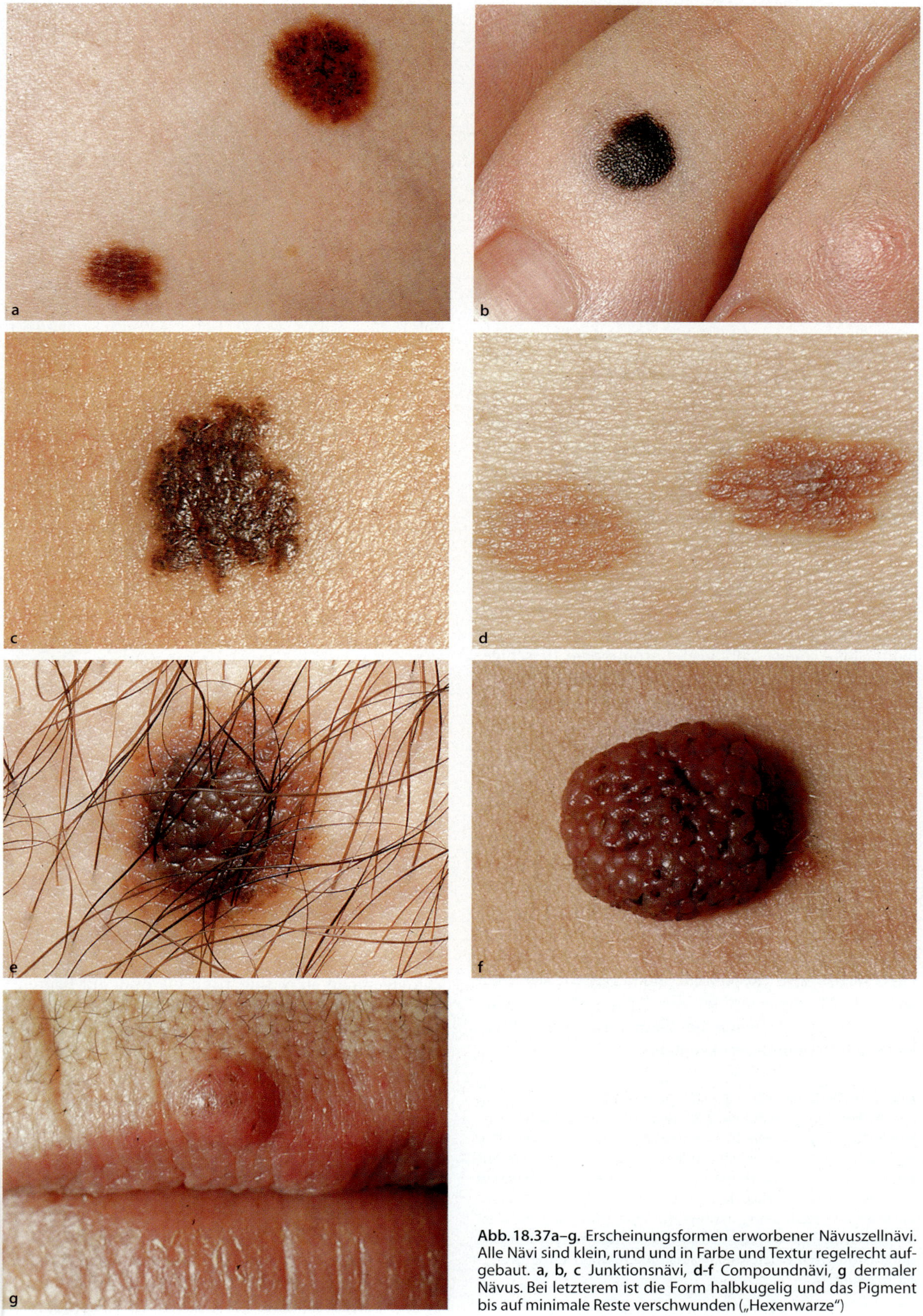

Abb. 18.37a–g. Erscheinungsformen erworbener Nävuszellnävi. Alle Nävi sind klein, rund und in Farbe und Textur regelrecht aufgebaut. **a, b, c** Junktionsnävi, **d-f** Compoundnävi, **g** dermaler Nävus. Bei letzterem ist die Form halbkugelig und das Pigment bis auf minimale Reste verschwunden („Hexenwarze“)

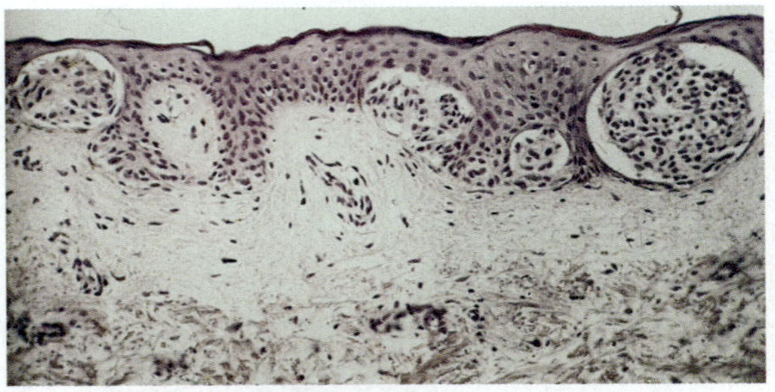

Abb. 18.39. Nävuszellnävus (Junktionstyp). Kugelige Nävuszellnester an der dermoepidermalen Junktionszone. Kernatypien und entzündliche Reaktion fehlen. HE, x25

Solche Hornzysten entzünden sich leicht und stellen die häufigste Ursache von Juckreiz bei den sonst subjektiv symptomlosen Nävi dar (Differentialdiagnose zum Melanom!).

Histologie. Junktionale und dermale Nävuszellnester, reaktive Hyperplasie der Epidermis, Hornzysten, oft Einscheidung der Haarfollikel. In den tiefen Anteilen manchmal neuroide Formationen.

Differentialdiagnose. Melanom, pigmentiertes Basaliom.

Dermale Nävi. Sie finden sich erst in der 2. Lebenshälfte und werden vom Patienten oft als Warzen gedeutet (Volksmund: „Hexenwarzen"). Es handelt sich um hautfarbene, meist halbkugelig prominente, fleischige, fibromähnliche Gebilde mit glatter Oberfläche, aus denen manchmal noch einzelne borstige Haare ragen.

Histologie. Lediglich dermale Nävuszellnester; häufig sog. „neuroide Strukturen" (nervenähnliche Zellzüge, vielkernige Nävuszellen).

Differentialdiagnose. Fibrom, Basaliom.

Therapie. NZN müssen nicht generell entfernt werden; dies ist jedoch immer indiziert, wenn Verdacht auf einsetzende oder bevorstehende Umwandlung in ein Melanom besteht (s. unten). Empfohlen wird auch die Entfernung von Junktionsnävi, die einer ständigen Traumatisierung ausgesetzt sind (Nävi der Fußsohlen (Abb. 18.40), am Hosenbund etc.). Entscheidet man sich zur Therapie, erfolgt diese bei größeren NZN durch (knappe) Exzision, bei kleinen ist auch elektrokaustische Behandlung akzeptabel.

Exzision ist vorzuziehen, da die histologische Untersuchung den Beweis liefert, daß kein Melanom vorgelegen hatte. Elektrokaustische Behandlung ist entgegen früherer Meinungen, daß Manipulationen an Nävi zu Melanomen führen, nicht mit erhöhtem Transformationsriosiko verbunden. Bei ***dermalen*** NZN ist die tangentiale Kappung mit dem Skalpell kosmetisch sehr befriedigend. Inkomplette Entfernung von NZN ist in aller Regel zu vermeiden, da ein Rezidiv häufig klinisch und histologisch einem Melanom ähnlich sehen kann („Pseudomelanom").

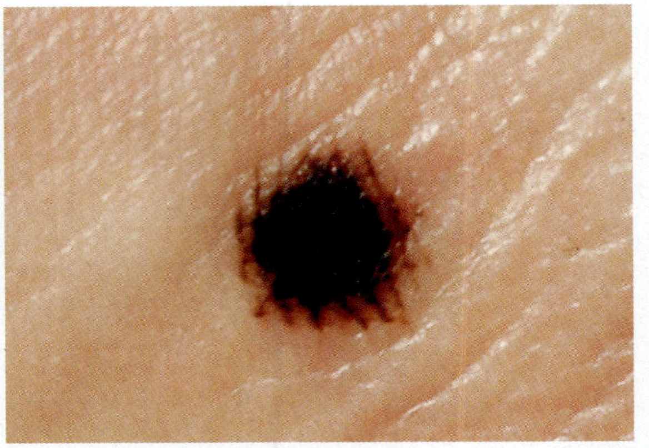

Abb. 18.40. Junktionsnävus der Fußsohle. Wegen Bezug zu den Papillarleisten unregelmäßige Ausläufer

Kongenitale NZN

Diese sind bei Geburt vorhanden oder stellen sich bald darauf ein (Wochen). Sie sind erheblich seltener als erworbene NZN und unterscheiden sich von diesen klinisch und histologisch, die Übergänge sind jedoch fließend. Aus ihnen entstehen häufiger Melanome; sie werden daher zu den Präkursorläsionen gerechnet (s. unten).

Epidemiologie. Die globale Inzidenz bei Neugeborenen ist ca. 1%. Große Läsionen (> 10 cm) finden sich bei $1/10^4$, kongenitale Riesen-NZN sind selten ($1/5.10^5$). Kongenitale NZN sind zu ca. 90% solitär und meist relativ klein (1 bis 3 cm). Sie sind familiär gehäuft (autosomal dominant mit unregelmäßiger Penetranz); keine Geschlechtsprädilektion.

Klinik. Kongenitale NZN sind den erworbenen ähnlich, unterscheiden sich von diesen jedoch meist durch ihre Größe, voluminösere Beschaffenheit (tiefere Infiltration durch Nävuszellen), komplexeren Aufbau, Wachstum entlang der Adnexe, Nerven und Gefäße, deutlichere Charakteränderung im Lauf der Entwicklung und potentielle extrakutane Beteiligung (Abb. 18.41 u. 18.42).

Kongenitale NZN sind rund bis oval, gut begrenzt und selten größer als 3 cm. Dann können sie jedoch riesenhaft sein und diffus große Teile des Rumpfs oder der Extremitäten einnehmen („Badetrikot-Nävi"). In seltenen Fällen ist das Integument von zahlreichen kongenitalen NZN verschiedener Größe übersät.

Entwicklungsgang. Bei Geburt sind kongenitale NZN meist kaum erhaben und nur leicht pigmentiert (Abb. 18.43). Postpartal wachsen sie proportional dem Körperwachstum, gelegentlich aber auch aktiv darüber hinaus. Im Lauf der Jahre dunkelt die Farbe bis bräunlichschwarz, die Textur vergröbert sich (chagrinlederartig, gebuckelt, verrukös, papillär); bei starker Ausprägung knotige, lobuläre bis zerebriforme Formationen (am Kopf das Bild der „Cutis verticis gyrata"). Ferner sprießen schwarze Borsten- oder Langhaare, manch-

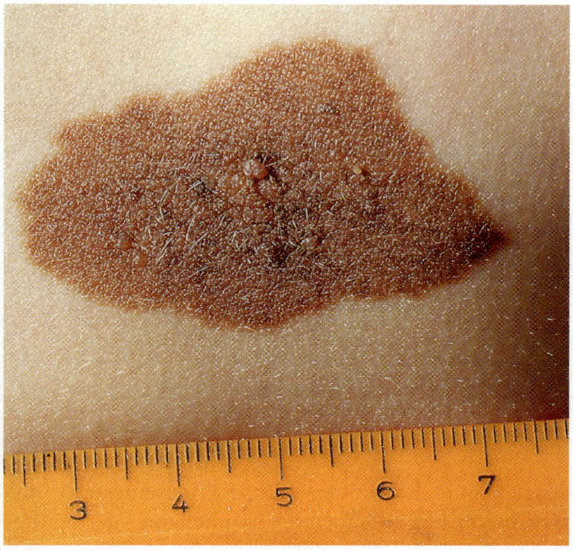

Abb. 18.41. Kongenitaler Nävuszellnävus. Beachte Größe, Vergröberung der Textur, unregelmäßige Begrenzung

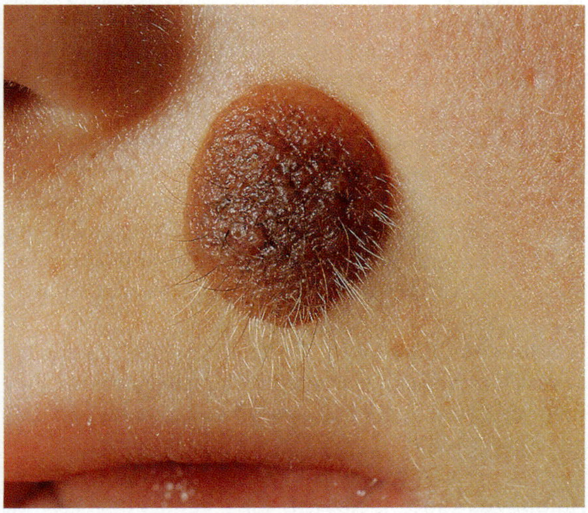

Abb. 18.42. Kongenitaler Nävuszellnävus. Beachte papillären Aufbau, Behaarung

mal exzessiv, fellartig („Tierfellnävus“, Abb. 18.44). Generell haben kongenitale NZN eine geringere Tendenz zur spontanen Rückbildung als erworbene.

Assoziierte Läsionen. Fehlen meist. Bei ausgedehnten Läsionen wurden verschiedene Fehlbildungen beschrieben (z. B. von Augen und Ohren, des Skeletts, Spina bifida etc.). Seltene, aber wichtige Assoziationen sind die Neurofibromatose und die sog. ***Melanozytose der Leptomeningen*** (Besiedelung der Hirnhäute mit NZN-„Melanophakomatose“; Gefahr der Hirndruckerhöhung, häufig jedoch asymptomatisch). Bei ausgedehnten kongenitalen NZN, insbesondere aktiv wachsenden, finden sich oft Nävuszellnester in den tiefen Geweben und den regionalen Lymphknoten („Metastasen“ – deren Existenz bedeutet nicht zwangsläufig maligne Entartung!).

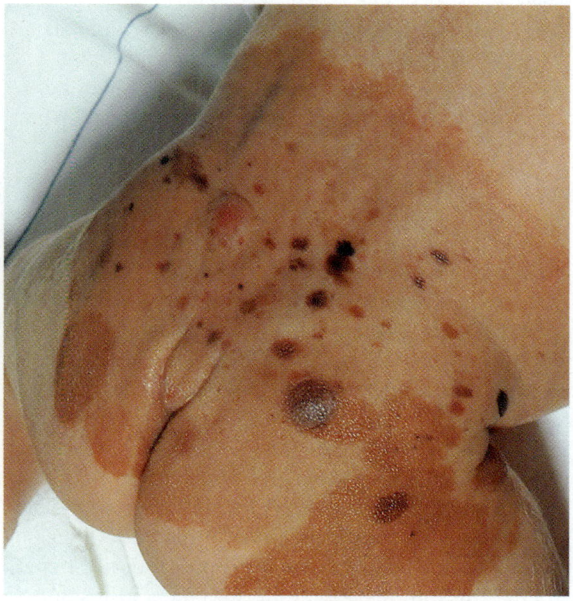

Abb. 18.43. Kongenitaler Nävuszellnävus. Riesenhafter kongenitaler Nävus bei Neugeborenem, aus mehreren unterschiedlichen Nävuszellklonen zusammengesetzt. Der Nävus ist überwiegend sehr flach und noch unbehaart

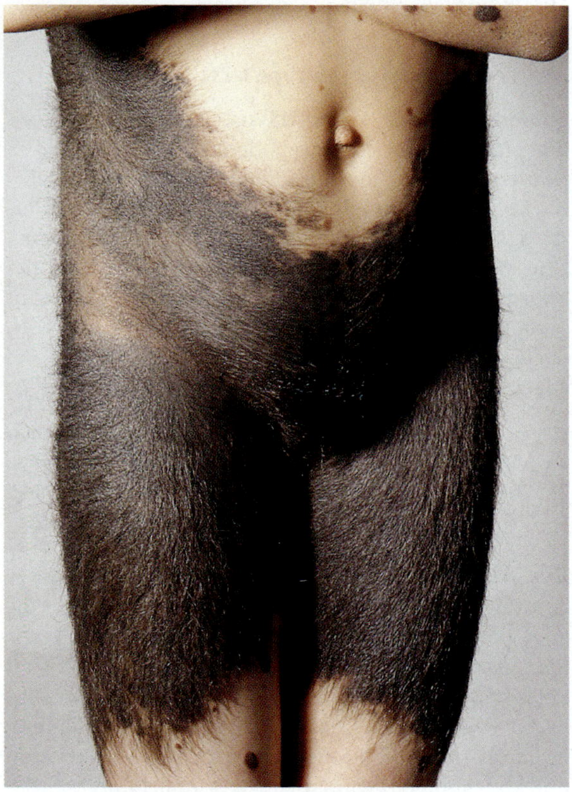

Abb. 18.44. Tierfellnävus („Badetrikotnävus“)

Kongenitale NZN bei Erwachsenen. Kleine solche NZN bilden häufig weder die klinischen noch die histologischen Merkmale kongenitaler NZN typisch genug aus, um sie mit Sicherheit von erworbenen zu unterscheiden.

> **!** Eine Faustregel besagt, daß NZN von mehr als 1,5 cm Durchmesser (also alle, die die Fingerspitze nicht bedecken kann), entweder kongenitale, atypische NZN oder Melanome sind. Wie alle Faustregeln ist auch diese nützlich, trifft aber nicht stets zu.

Histologie. Kongenitale NZN sind durch die Masse der Nävuszellnester, ihre tiefe Infiltration und ihre Heterogenität ausgezeichnet. Die Nävuszellnester liegen sowohl junktional als auch in der mittleren oder tiefen Dermis, manchmal bis in die Fettgewebssepten. Haarfollikel, Gefäße und Nerven sind umscheidet, in der Tiefe oft neuroide Formationen. Die Nävuszellen sind in Nestern, Strängen, größeren Konvoluten und gelegentlich auch einzeln angeordnet; bei größeren Läsionen finden sich spindelige und epitheloide Areale sowie dermale Melanozyten. Die Epidermis ist hypertroph, ihre Kontur papillär. Kernatypien, Mitosen und Entzündungsinfiltrate fehlen in der Regel. Metastasenartige Nävuszellnester in Venen und Lymphgefäßen werden beobachtet.

Therapie. Siehe unten.

Sonderformen von NZN

Spindelzellnävus (Spitz-Nävus, Spindelzelltumor). Ein nicht seltener Nävustyp, dessen Inzidenzgipfel in Kindesalter und Adoleszenz liegt (aber auch bei Erwachsenen vorkommt) und klinisch und vor allem histologisch Melanomen täuschend ähnlich sehen kann. Sein Merkmal ist sein zellreicher spindel- bzw. epitheloidzelliger Aufbau mit atypischen Zügen und Entzündung. Der Spindelzellnävus ist ein erworbener NZN, doch kommen gleichartgie spindelzellige Areale bei angeborenen NZN vor.

Wegen seiner pseudoneoplastischen Histologie wurde früher die unglückliche Bezeichnung „juveniles Melanom" geprägt, die immer wieder zu ungerechtfertigt radikalen Exzisionen verleitete.

Klinisch handelt es sich um relativ große (bis einige Zentimeter), kalottenförmige, eher derbe, höckerige oder glatte Knoten, die haarlos, (fast) völlig unpigmentiert und durch ihren Gefäßreichtum rötlich sind (Abb. 18.45); häufig im Kopfbereich lokalisiert. Sie sind in der Regel solitär, gelegentlich zu mehrt; sie können ferner als multiple Läsionen innerhalb von Nävi spili und kongenitalen NZN auftreten (s. Abb. 19.4).

Wahrscheinlich häufiger als die klassische Form ist der pigmentierte Spindelzellnävus (Reed-Tumor). Dieser ist auffallend dunkelbraun bis schwarz und tritt gewöhnlich bei Erwachsenen auf (Oberschenkel junger Frauen).

Histologie. Compoundnävus, Junktions- und dermale Spitznävi kommen jedoch vor. Kennzeichnend sind

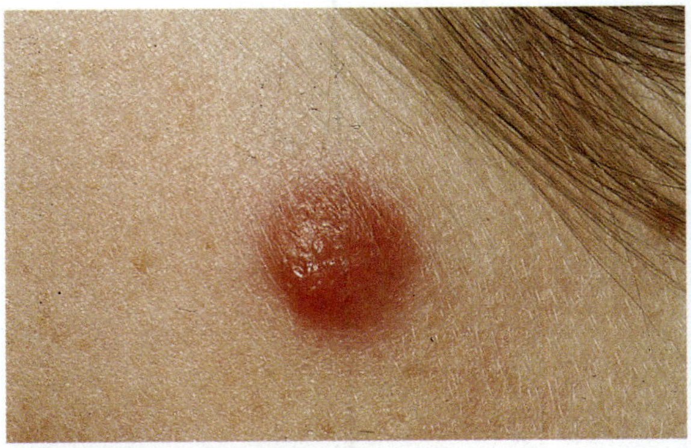

Abb. 18.45. Spitznävus. Eine rötliche, unpigmentierte, regelmäßig aufgebaute Läsion bei einem Kind

ausgedehnte Konvolute von Nävuszellnestern aus großen, oft bizarr geformten spindeligen oder epitheloiden Nävuszellen; mehrkernige Nävuszellen kommen vor. Das Bild ist Melanomen ähnlich, unterscheidet sich jedoch durch regelmäßigen, symmetrischen Aufriß, epidermale Hyperplasie und Hyperkeratose, junktionale Apoptose der Nävuszellen (sog. Kamino-Körperchen); Kernatypien, pagetoide Durchsetzung der Epidermis und entzündliches Infiltrat sind nur gering ausgeprägt.

Prognose. Spindelzellnävi werden von den meisten Autoren als harmlos bewertet. Sie wandeln sich im Laufe der Jahre in typische Compound- und später dermale Nävi um. In einigen Fällen wurde die Entwicklung von Melanomen berichtet; es ist zu vermuten, daß bei diesen von Beginn an ein spindelzelliges Melanom vorgelegen hatte.

Differentialdiagnose. Xanthogranulom, Histiozytom, seborrhoische Warze und Klarzellakanthom. Pigmentierte Spitznävi werden meist erst histologisch diagnostiziert.

Halonävus (Sutton-Nävus). Eine auffallende Läsion, die durch einen bis mehrere Zentimeter großen kreisrunden, vitiligoartigen, weißen Randsaum um NZN (meistens Compoundnävi; manchmal auch kongenitale NZN) charakterisiert ist (Abb. 18.46). In den Anfangsstadien ist der NZN noch gut erkennbar, im Laufe von Monaten bis Jahren kommt es häufig (nicht immer) zur völligen Rückbildung. Anschließend wird die Läsion durch Melanozyten aus der Peripherie repopularisiert („Zuwachsen"). Halonävi sind relativ häufig (Prävalenz ca. 1%), treten vorwiegend am Rumpf von Jugendlichen auf und sind oft multipel.

Halonävi sind der Ausdruck einer (zellmediierten) Autoimmunreaktion und daher häufig (bis 20%) mit Vitiligo, anderen Autoimmunreaktionen oder Melanom assoziiert.

Histologie. Dichte lymphozytäre Infiltrate um die Nävuszellnester, degenerative Veränderungen der Melanozyten im Halo. Cave: Verwechslung mit Melanom!

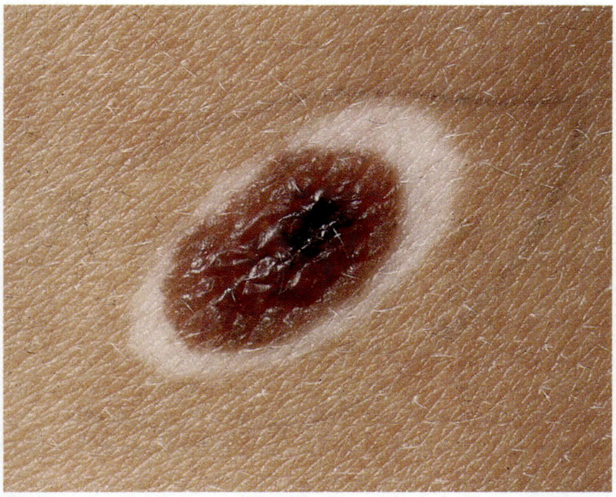

Abb. 18.46. Halo-Nävus. Ein Compound-Nävus, umgeben von einem vitiligoartigen depigmentierten Hof

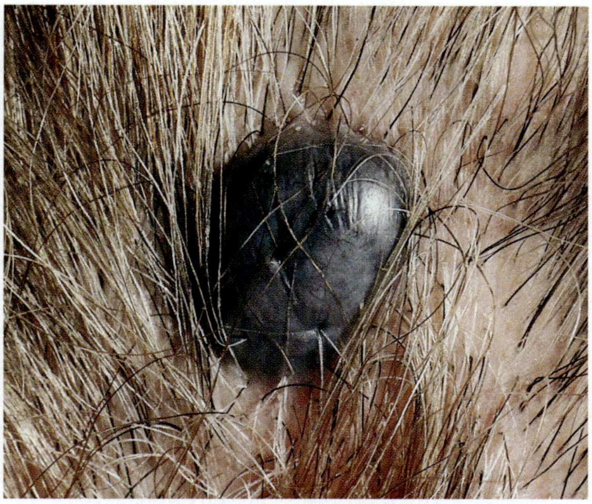

Abb. 18.47. Blauer Nävus. Ein polsterförmiger homogen-glatter, derber, schwarz-blauer Knoten

Die histologischen Merkmale von Halonävi findet man klinisch häufig auch an (noch) unauffälligen NZN. Warum die Autoimmunreaktion gerade an einzelnen Nävi ansetzt, wurde hypothetisch mit vorhergehender Traumatisierung beantwortet.

Blaue Nävi

Blaue Nävi sind benigne Tumoren (oder Aggregate) dermaler dendritischer Melanozyten („dermale Melanozytome"), die durch Melaninproduktion in tiefen Gewebsschichten blau erscheinen (Tyndall-Effekt). Man unterscheidet den „gewöhnlichen" blauen Nävus, den „zellulären" blauen Nävus und seltenere Formen.

Die Prävalenz blauer Nävi liegt bei ca. 1%; sie treten meist in Kindesalter bzw. Jugend in Erscheinung. Ihre Herkunft wird auf im Laufe der Ontogenese im Bindegewebe liegengebliebene Melanozyten zurückgeführt.

Klinik (Abb. 18.47). Einige Millimeter bis etwa 1 cm große, meist halbkugelig prominente, derbe, glatte Knoten von stahl- bis graublauer Farbe; die Epidermis über dem Knoten ist unauffällig. Prädilektionsstellen: Hand- und Fußrücken, Gesicht, Nacken; gelegentlich auch an den Schleimhäuten. Sie wachsen außerordentlich langsam und bestehen wahrscheinlich zeitlich unbegrenzt.

Histologie. Ein fibromatöser Knoten der mittleren und tiefen Dermis mit Einlagerungen fibroblastenähnlicher dendritischer dunkelpigmentierter Melanozyten und reichlich Melanophagen. Manchmal finden sich in der Junktionszone über blauen Nävi akkumulierte Melanozyten *(blaue Compound-Nävi)*.

Zellulärer blauer Nävus. Dieser ist seltener, meist etwas größer und derber, manchmal schmalbasig aufsitzend; Prädilektionsstelle: sakral. Histologisch zeichnet er sich zusätzlich durch inselartige, meist epitheloide pigmentierte Melanozyten (ähnlich Nävuszellen) aus. Diese ähneln durch erhebliche Kernpolymorphie oft einem Melanom.

Prognose. Blaue Nävi sind in aller Regel harmlos. Umwandlung in Melanome kommt vor („maligner blauer Nävus"), doch ist deren Häufigkeit unklar (maligne blaue Nävi sind von Melanommetastasen oft schwer zu unterscheiden). Nach traditioneller Lehrmeinung neigen zelluläre blaue Nävi mehr zu maligner Entartung als gewöhnliche. Möglicherweise beruht diese Meinung auf deren leichterer Verwechselbarkeit mit Melanomen.

Differentialdiagnose. Compoundnävus, Melanommetastase, thrombosiertes Angiom, apokrines Hidrozystom, pigmentierter Spindelzellnävus, Tätowierung (z. B. Amalgamtätowierung der Mundschleimhaut).

Varianten. ***„Combined nevus"*** (Abb. 18.48): Diese eher seltene Läsion entspricht einem blauen Nävus mit einem darübergelagerten NZN (Junktions-, Compound-, Clark- oder Spindelzellnävus). Sie ist wegen ihres melanomverdächtigen klinischen Bildes wichtig. *„Deep penetrating nevus"*, u. a. m.

Therapie. Blaue Nävi von langem, stabilem Bestand bedürfen keiner Therapie. Kürzlich aufgetretene oder größere Läsionen sollten exzidiert werden (Ausschluß eines Melanoms oder von Melanommetastasen).

Melanom-Präkursoren

Terminologie. Unter Melanom-Präkursoren versteht man Läsionen, die mit höherer Wahrscheinlichkeit als „gewöhnliche" NZN in Melanome übergehen. Davon zu unterscheiden sind ***Frühformen des*** Melanoms (Melanom in situ) und ***Melanommarker*** (Läsionen, die die Melanomneigung ihres Trägers anzeigen).

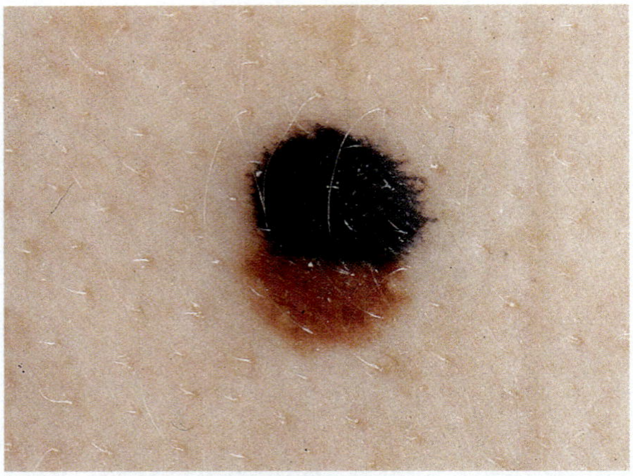

Abb. 18.48. „Combined nevus“: Kombination eines blauen mit einem Compoundnävus

Zwei Typen von Pigmentläsionen werden als Präkursorläsionen bezeichnet: ***kongenitale*** und ***atypische*** Nävi. Die Lentigo maligna, manchmal gleichfalls in diesen Begriff einbezogen, ist ein Melanom in situ.

Kongenitale Nävi als Melanom-Präkursoren. Die Assoziation zwischen kongenitalen NZN und Melanomen ist gut belegt, obwohl die berichteten Daten differieren. Große kongenitale NZN (> 10 cm) bedeuten für den Träger ein Melanom-Lebensrisiko von ca. 10 % (auch pessimistischere Schätzungen liegen vor); kleinere Läsionen haben ein proportional kleineres Risiko, doch scheinen selbst bescheiden große kongenitale NZN riskanter zu sein als gleichgroße erworbene. Trotz ihres hohen Melanomrisikos entstehen aus kongenitalen NZN nur ein kleiner Teil aller Melanome (< 10 %).

Melanome in großen kongenitalen NZN zeichnen sich durch ihr häufiges Auftreten in der Kindheit, oft unbemerkten Beginn (Knotenbildung, nicht selten auch in tieferen Gewebsschichten) und aggressiven Verlauf aus. Risikounterschiede zwischen weiß- und dunkelhäutigen Personen bestehen bei dieser Form des Melanoms nicht.

Therapie. Im Prinzip sollten alle kongenitalen NZN exzidiert werden, wobei jedoch stets das Melanomrisiko mit dem Operationsrisiko und den kosmetischen Konsequenzen abgewogen werden muß. Bei Verdacht auf bereits einsetzende Entwicklung von Melanomen muß sofort exzidiert werden; fehlt ein solcher Verdacht, kann bei großen Läsionen bis etwa zum 6. Lebensmonat (kleineres Operationsrisiko), bei kleinen bis zum 12. Lebensjahr zugewartet werden (mit der Pubertät steigt das Melanomrisiko sprunghaft an). Jedenfalls ist die Fotodokumentation aller kongenitaler NZN erforderlich. Die Operation großer NZN erfolgt meist in mehreren Sitzungen und bedarf plastisch-chirurgischer Techniken.

Atypische NZN (syn. dysplastische NZN, Clark-Nävi)

Atypische NZN (Abb. 18.49a–e) unterscheiden sich morphologisch von „typischen“ NZN (s. unten) und gelten als Melanompräkursoren und gleichzeitig Marker der (erblichen) Melanomkonstitution. Sie können isoliert oder im Rahmen des ***atypischen Nävussyndroms*** auftreten.

Konzept der atypischen (dysplastischen) NZN. Dieses spielte in der Ideengeschichte des Melanoms eine wichtige Rolle, da es – entsprechend der Theorie der schrittweisen Karzinogenese – eine Zwischenstufe vom benignen NZN zum malignen Melanom in einen Begriff faßte und mit der erblichen Melanomkonstitution in Verbindung brachte. Grundthese dieses verlockenden Konzepts ist, daß atypische und typische NZN verschiedene und unterscheidbare Phänotypen darstellen. Diese These ist in den letzten Jahren aus folgenden Gründen ins Wanken geraten:

- Atypische NZN – im Idealfall eine klinische „Blickdiagnose“ – entziehen sich einer exakten und umfassenden klinischen und histologischen Definition. Die Grenze zu den „typischen“ NZN verläuft fließend.
- In Melanomfamilien ist das Auftreten von Melanomen nicht streng auf Personen mit atypischen NZN beschränkt. In der Regel tritt eine „Übersegregation“ in Erscheinung, d. h., atypische NZN finden sich bei mehr Personen als solchen mit Melanomrisiko. Das Melanomrisiko ist besser mit der Gesamtzahl der NZN als der Zahl der atypischen NZN korreliert.
- Die Zuordnung des „atypischen NZN-Syndroms“ zu einem Defekt an Chromosom 1p hielt einer kritischen Analyse nicht stand. Vielmehr fand sich als wahrscheinliche Ursache des erblichen ***Melanomrisikos*** eine Deletion an Chromosom 9p (s. unten); die Assoziation dieses Defekts mit atypischen NZN ist unklar, jedenfalls nicht streng.
- Die klinischen Kriterien atypischer NZN korrelieren nicht sehr gut mit den histologischen der ***Dysplasie.*** So erweisen sich atypische NZN nur in ca. der Hälfte der Fälle auch histologisch als dysplastisch; umgekehrt zeigt die Histologie typischer NZN nach Schätzungen in 8–40 % „dysplastische“ Züge.

Es ist daher wahrscheinlich, daß atypische und typische NZN nicht zwei verschiedene Phänotypen, sondern die Extreme eines einzigen Phänotyps sind. Atypische NZN entstehen vermutlich auf der Basis einer besonderen genetischen Konstellation und erworbener Faktoren.

Das Konzept der atypischen/dysplastischen NZN besitzt zweifellos einen richtigen Kern, wenn auch die Sachlage komplexer erscheint als ursprünglich angenommen. Das Fehlen exakter Definitionen beschränkte die praktische Umsetzbarkeit und förderte eine gewisse Subjektivität der Diagnostik; dieses Konzept sorgte daher für eine der hitzigsten Kontroversen der neuen Dermatologie, die auch heute noch im Gange ist.

Epidemiologie. Atypische NZN scheinen nur bei Weißen vorzukommen. Ihre Prävalenz korreliert mit

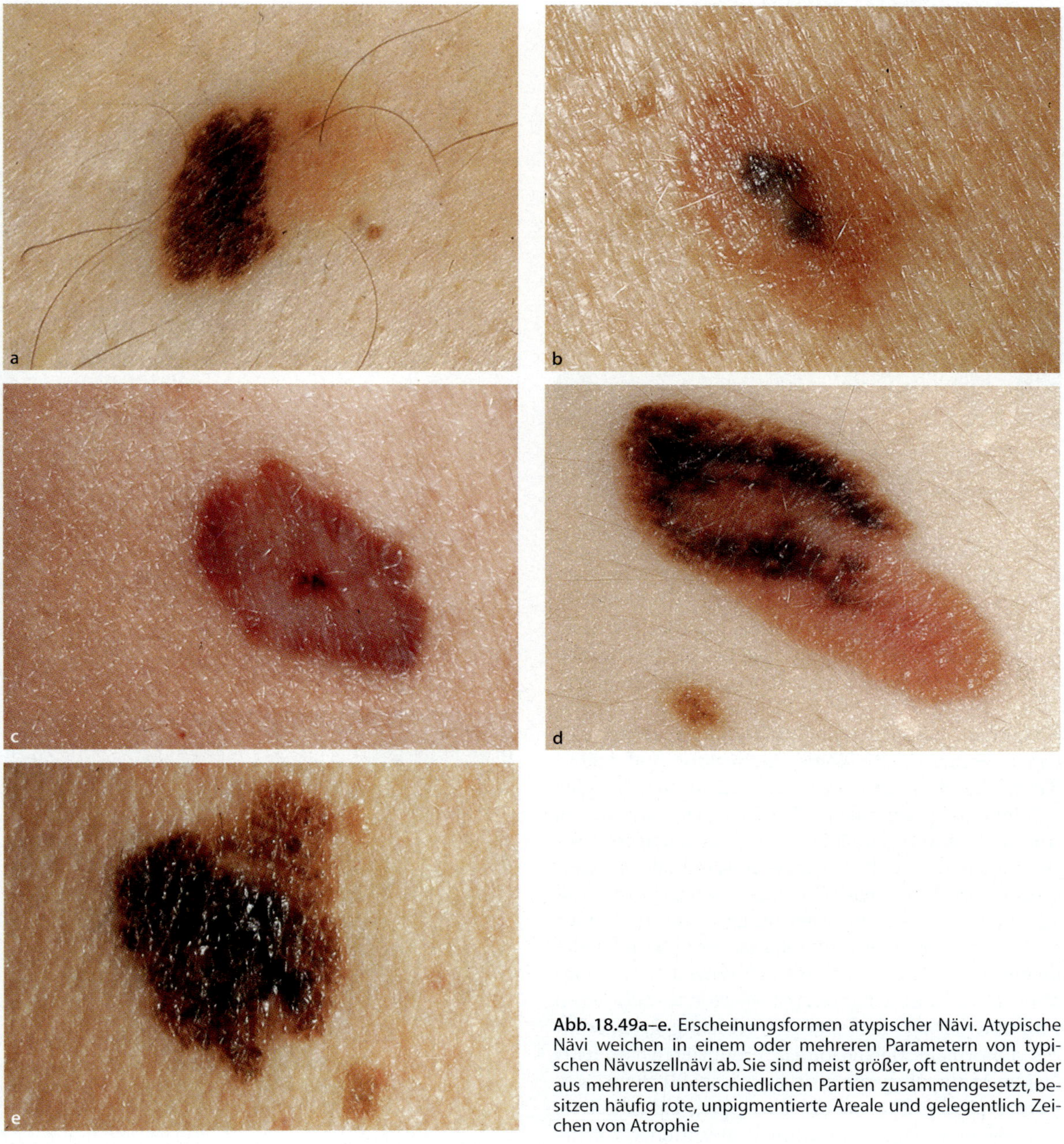

Abb. 18.49a–e. Erscheinungsformen atypischer Nävi. Atypische Nävi weichen in einem oder mehreren Parametern von typischen Nävuszellnävi ab. Sie sind meist größer, oft entrundet oder aus mehreren unterschiedlichen Partien zusammengesetzt, besitzen häufig rote, unpigmentierte Areale und gelegentlich Zeichen von Atrophie

hellem Hauttyp, Leben in Regionen mit starker UV-Belastung (und hoher Aufmerksamkeit gegenüber dem Melanom): sie wird für mittlere Breiten mit ca. 2 %, für Australien mit 10 % angegeben. Atypische NZN sind umso häufiger, je mehr „gewöhnliche" NZN vorhanden sind; bei hoher Zahl von NZN stellen sie manchmal einen hohen Anteil, dann wieder einen niedrigen oder fehlen. Auch kommen atypische NZN als isolierter Befund bei Personen sonst ohne NZN vor.

Klinik. Atypische NZN weichen in einem oder mehreren Parametern vom Kriterium der „Regelmäßigkeit" typischer NZN ab, ohne jedoch die völlige Unregelmäßigkeit von Melanomen zu erreichen ***(Melanom en miniature)***.

Diese Definition belegt die schlechte Definierbarkeit atypischer NZN und die Subjektivität der Diagnostik.

Sie sind größer als typische NZN (> 5mm), meist auch dunkler, wirken wie „Fremdkörper" am Hintergrund der Haut und der übrigen typischen NZN und sind auch individuell voneinander verschieden. Ihre Kontur ist oft unregelmäßig, die Begrenzung scharf, teilweise unscharf; sie sind häufig aus zwei oder mehreren verschieden gefärbten und/oder texturierten (z. B. erhabenen und flachen) Anteilen zusammengesetzt. Ein typischer Sonderfall sind z. B. „Spiegelei-NZN": erhabene, runde, dunkle Zentren, umgeben von flachen, helleren Rändern. Typisch ist ferner das Hervortreten einer satten braunrötli-

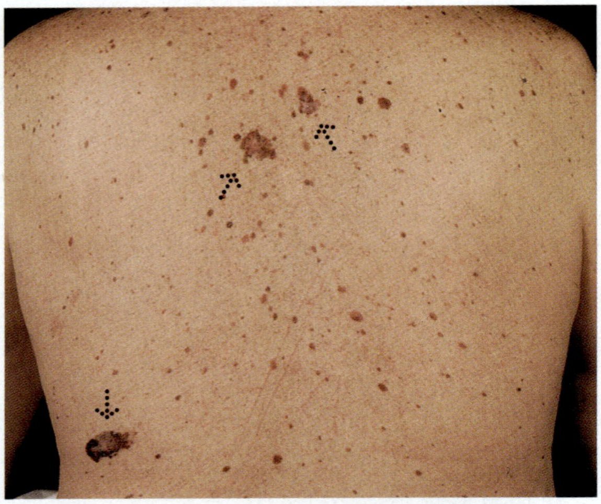

Abb. 18.50. Multiple primäre Melanome bei atypischem Nävussyndrom. Am Rücken des Patienten sind 3 SSM erkennbar *(Pfeile)*, 2 weitere fanden sich an Brust bzw. Konjuktiva

chen Farbe, entweder in Läsionsteilen oder im gesamten NZN.

Atypische NZN sind bei Kindern selten und werden meist erst um das 20. Lebensjahr manifest. Sie entstehen bis weit in die 2. Lebenshälfte, sind jedoch im Alter selten. Sie sind offensichtlich spontan rückbildungsfähig.

Histologie. „Dysplastische" NZN unterscheiden sich von typischen in Zytologie, Architektur und sekundären Veränderungen. Die Hauptveränderungen finden sich im intraepidermalen NZN-Anteil. Die Nävuszellen sind teils zu unregelmäßigen („schwarmartigen") Nestern aggregiert, teils liegen sie einzeln oder in unterbrochenen ein- bis mehrschichtigen Lagen in der Basalschicht (Lentigo-artige Anordnung). Einzelne Zellen finden sich gelegentlich suprabasal. Die Retezapfen der Epidermis sind elongiert, oft von Nävuszellen wie „umrändelt" und durch charakteristische Nävuszellbrücken verbunden. Die Zellen sind unregelmäßig, groß, besitzen abnormale Melanosomen, produzieren vermehrt Phäomelanin und zeigen in unterschiedlichem Maß Kernatypien. Infiltrierendes Wachstum fehlt; die Dermis zeigt eine mäßige entzündliche Reaktion, vermehrte Vaskularisation und Kollagenverdichtung.

Atypisches Nävussyndrom (Abb. 18.50). Dieses ist durch Auftreten manchmal exzessiv zahlreicher Nävi, darunter vieler atypischer (> 10), bis weit in das Erwachsenenalter gekennzeichnet. Dieses Syndrom kann ***sporadisch*** auftreten, ist jedoch oft ***familiär*** gehäuft (autosomal-dominant). Es ist häufig mit erblichem Melanomrisiko assoziiert; ein molekularer Defekt an Chromosom 9p wurde bei diesen „Melanomfamilien" aufgedeckt: Betroffene entwickeln frühzeitig und häufig Melanome, nicht selten multiple primäre (gewöhnlich vom SSM-Typ). Das Melanom-Risiko scheint beim sporadischen atypischen NZN-Syndrom niedriger zu sein als beim familiären. Kultivierte Zellen sind erhöht UV-empfindlich.

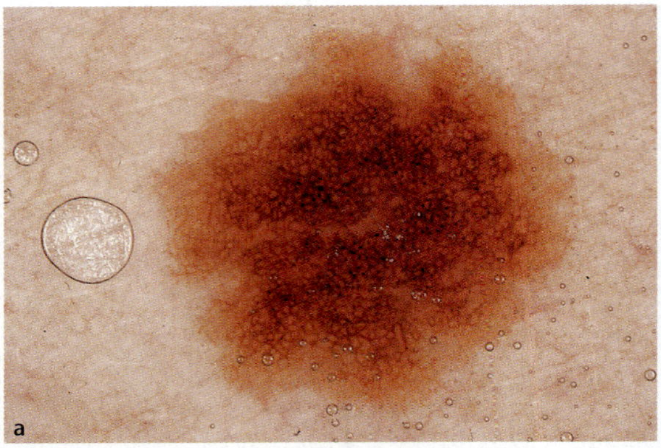

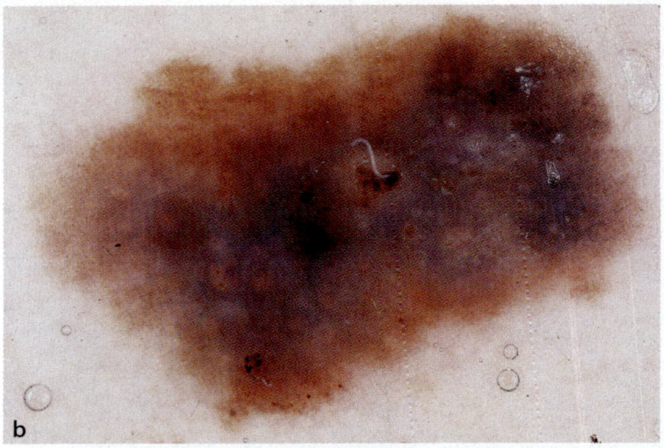

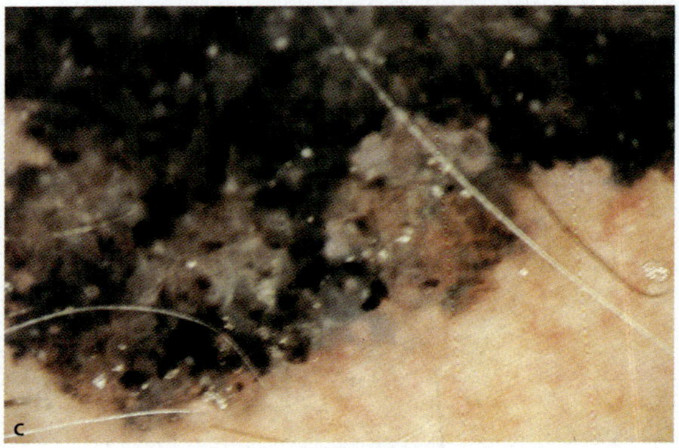

Abb. 18.51a–c. Auflichtmiskroskopie. **a** Junktionsnävus. Beachte die regelmäßige Form, Farbe und Pigmentnetz. **b** SSM. Beachte die unregelmäßige Form, Areale unterschiedlicher Farbe (blaugrau), „milchiger" Schleier, Pigmentdepots und Abbrüche des Pigmentnetzes. **c** SSM. Beachte die peripheren pseudopodienartigen Pigmentabbrüche in verschiedener Höhe (schwarz – Junktionszone, blau – Dermis)

Atypische NZN als Melanom-Präkursoren. Daß atypische NZN sich in Melanome umwandeln können, ist eine klinische Erfahrung. Wie häufig dies der Fall ist, ist unbestimmt, sicherlich jedoch nur in niedrigem Prozentsatz. Es ist auch nicht erwiesen, daß bei Personen mit erblicher Melanomneigung die Entstehung von Melanomen in der Regel den Umweg über atypische NZN nimmt. Das ***Melanomrisiko*** ist eher ein solches der Person als der Läsion, wobei die Schätzungen des Lebensrisikos zwischen 10 und 100 % liegen.

Therapie. Jeder atypische NZN sollte mit einem schmalen Randsaum (2–3 mm) exzidiert werden.

Tabelle 18.5. Auflichtmikroskopische Unterscheidung zwischen Pigmentzellnävi und Melanom

Kriterien	Nävus	Melanom
Pigmentnetz	regelmäßig, diskret, engmaschig fein, in Umgebung verlaufend	unregelmäßig, prominent, weitmaschig grob, abbrechend oder irreguläre oder radiäre Ausläufer
Zusätzliche Kriterien		
braune Tupfer (dermale Pigmentzellnester)	regelmäßig	unregelmäßig
schwarze Pünktchen (Pigmentzellnester der Hornschicht)	–	+
weiße Areale „Schleier" (Hyperkeratose)	–	+
„narbenartige Areale" (Fibrose, Regression)	–	+
graublaue Areale (Melanophagennester)	–	+

Diesbezüglich besteht Einigkeit; weniger klar ist die Definition eines atypischen NZN (s. oben). Wegen deren Unschärfe kommt es sowohl vor, daß NZN in übertriebener Radikalität entfernt werden (wenig sinnvoll, da das Melanomrisiko im Genom verankert ist), als auch, daß zu großzügig zugewartet wird.

Management von Patienten mit zahlreichen und atypischen NZN. Neben der Exzision aller verdächtiger Läsionen müssen lebenslang engmaschige Kontrollen (6 bis 12 Monate) durchgeführt und der Patient vor den Gefahren der UV-Exposition gewarnt werden. Ferner muß auf die Warnzeichen hingewiesen werden, die die drohende (oder schon erfolgte) Umwandlung eines NZN in ein Melanom anzeigen (s. unten).

Differentialdiagnose. Die Unterscheidung zwischen typischen, atypischen NZN und beginnenden Melanomen ist naturgemäß schwierig und in manchen Fällen trotz großer Sachkenntnis klinisch unmöglich. Zu ihrer Erleichterung stehen 2 zusätzliche Parameter zur Verfügung:

- ***Ganzkörperphotodokumentation:*** Bei Patienten mit sehr vielen NZN, mit oder ohne atypischen NZN, wird das gesamte Integument nach einem festgelegten Protokoll regionsweise und in regelmäßigen Abständen (z. B. jährlich) photographiert und jede Region bei den Kontrollen auf aktiv wachsende NZN abgesucht. Auf diese Weise wird neben den morphologischen Eigenschaften das Kriterium „dynamisches Verhalten" mit eingebunden und eine gezielte Exzision verdächtiger Läsionen ermöglicht (ein sehr aufwendiges, aber nützliches Verfahren).

- ***Auflicht-(Epiluminiszenz)-Mikroskopie:*** Dieses Hilfsmittel dient zur detaillierteren Betrachtung verdächtiger Läsionen. Solche werden mit einem Tropfen Immersionsöl bedeckt und durch ein sogenanntes ***Dermatoskop*** betrachtet (ein einfaches Linsensystem als Handgerät, dessen plane Unterfläche direkt der Läsion aufgesetzt wird – hierdurch wird die Epidermis transparent; Vergrößerung 12x). Diese Methode gestattet die Analyse des Läsionsrandes und anderer morphologischer Kriterien (Abb. 18.51, Tabelle 18.5). Ursprünglich wurden Operationsmikroskope verwendet (Vergrößerung bis etwa 50x). Diese waren unhandlich und die hohe Auflösung eher hinderlich. Neuerdings wurden Dermatoskope mit automatisierter EDV-Analyse eingeführt.

18.2.2 Melanom

> Das Melanom ist der maligne Tumor der Pigmentzellen; es ist die am häufigsten tödlich verlaufende Hautkrankheit, bei der weißen Bevölkerung weltweit in steilem Anstieg und der Tumor mit der höchsten Steigerungsrate überhaupt. Das Melanom stellt in mittleren Breiten etwa 3 % aller Krebsfälle (nicht gerechnet das Plattenepithelkarzinom der Haut) und 1–2 % der Todesfälle an Krebs.

Epidemiologie

Inzidenz. Das Melanom ist vorwiegend ein Tumor des Weißen. Bei Afrikanern und Asiaten ist er selten (0,2–0,4/10^5/ Jahr), von konstanter Inzidenz und betrifft vorwiegend nicht-UV-exponierte Körperregionen (Handflächen, Fußsohlen, Schleimhäute). Bei Weißen hingegen hängt die Inzidenz von der UV-Belastung der geographischen Region ab; in mittleren Breiten beträgt sie ca. 12/ 10^5/Jahr (unter Einschluß der präinvasiven Melanome bis 25/10^5/Jahr). Sie ist am höchsten in Australien (>40/10^5/Jahr). Die Inzidenz bei Weißen ist weltweit im Anstieg, besonders stark wieder in Ländern mit hoher Lichteinstrahlung: Der jährliche

Zuwachs beträgt zwischen 4 und 8%; dies bedeutet eine Verdopplung ca. alle 10–15 Jahre und eine drastische Erhöhung des Lebenszeitrisikos (1935 1:1.500, 1985 1:150, für 2000 geschätzt 1: 75).

Geschlechts- und Altersverteilung. Frauen sind etwa 1,5mal häufiger betroffen (in den USA allerdings etwa gleich); diese Benachteiligung wird durch einen etwas milderen Verlauf ausgeglichen. Melanome können in jedem Alter auftreten, sind jedoch im Kindesalter sehr selten (meist aus kongenitalen NZN); die Mehrzahl entsteht zwischen dem 20. und 70. Lebensjahr (Durchschnittsalter 56 Jahre). Das Lentigo-maligna-Melanom hat hingegen seine höchste Inzidenz im 9. Jahrzehnt.

Auslösende bzw. prädisponierende Faktoren (Tabelle 18.6). Der wichtigste Faktor ist auch beim Melanom das ***UV-Licht.*** Dies geht aus der Korrelation der geographischen Inzidenz mit der UV-Belastung bei Weißen, der Seltenheit bei dunkelhäutigen Völkern (Ausnahme: Albinos!) und schließlich der deutlichen Bevorzugung UV-empfindlicher Personen (Hauttyp I und II, „keltische" Komplexion) hervor. Ein wichtiges Argument ist auch die hohe Inzidenz bei Xeroderma pigmentosum. Auch der drastische Anstieg der Melanome wird auf die geänderten Lebens- bzw. Freizeitgewohnheiten zurückgeführt.

Im Gegensatz zu den Plattenepithelkarzinomen korreliert die Verteilung der Melanome am Körper jedoch nur schlecht mit der kumulativen Sonnenexposition: Die konstant der Sonne exponierten Körperteile (Gesicht, Handrücken, Unterarme) sind Prädilektionsstellen nur einer Unterart des Melanoms, der (vergleichsweise milden und seltenen) ***Lentigo maligna.*** Die übrigen klinischen Typen finden sich vorwiegend an sonst bedeckten bzw. nur intermittierend exponierten Regionen (Rumpf, bei Frauen auch Unterschenkel). Studien haben gezeigt, daß die Inzidenz solcher Melanome mit der Häufigkeit schwerer Sonnenbrände korreliert ist.

Bei chronischer Sonnenexposition filtert die permanente Bräunung einen beträchtlichen Teil der kumulativen UV-Belastung aus; dies ist jedoch nicht der Fall, wenn der bleiche Körper intermittierend massiv der Sonne ausgesetzt wird. Es sind also die Städter, die in kurzer Zeit durch exzessive Sonnenbäder eine „sportive" Bräunung erwerben wollen („Ich fahre immer an die Adria und lasse mich abbrennen"), mehr melanomgefährdet als die Landbewohner, die lebenslang der Sonne ausgesetzt sind. Daher sind auch die sozioökonomisch bessergestellten Schichten vom Melanom mehr betroffen und entwickeln dies auch an anderen Regionen (Rumpf, Unterschenkel vs. Gesicht).

Tabelle 18.6. Risikofaktoren zur Entstehung von Melanomen

dispositionelle Faktoren:	ethnische Zugehörigkeit (Weiße) Hauttyp (I,II) Albinismus gestörter DNA-Repair (z. B. Xeroderma pigmentosum) positive Familienanamnese Geschlecht (weiblich)
erworbene Faktoren:	Anamnese von Sonnenbränden Höherer sozio-ökonomischer Status Immundefizienz
Vorläufer-Läsionen:	multiple „typische" NZN „atypische" NZN kongenitale NZN

Von besonderer prognostischer Relevanz sind Sonnenbrände in Kindesalter und Jugend, insbesondere um die Pubertät. Zu dieser Zeit erfolgt schon normalerweise (s. oben) eine sprunghafte Vermehrung der NZN, die durch Sonnenbrände entscheidend verstärkt wird; wahrscheinlich erfolgen parallel die ersten Schritte der Tumorgenese. Studien aus Australien haben gezeigt, daß im vorpubertären Alter eingewanderte Personen später, analog den einheimischen Weißen, zahlreiche erworbene NZN und eine gleich hohe Melanomneigung entwickeln. Bei Immigration nach der Pubertät blieben die Zahl der NZN und die Melanomneigung gering.

Bei ca. 10% der Melanome besteht eine ***familiäre Häufung*** (meist nur einzelne Fälle/Familie; sog. „Melanomfamilien" sind selten). Der Erbmodus ist autosomal-dominant mit unregelmäßiger Penetranz. Familiäre Melanome scheinen früher aufzutreten (Durchschnittsalter 40 Jahre) und etwas milder zu verlaufen als sporadische.

Präkursorläsionen. Die Zahl der typischen erworbenen NZN korreliert mit dem Melanomrisiko (z. B. geschätztes 64faches Risiko bei 50 NZN > 2mm Durchmesser). Für das mit atypischen NZN assoziierte Risiko liegen unterschiedliche, meist höhere Angaben vor. Reste dysplastischer NZN in der Nachbarschaft von Melanomen wurden histologisch zwischen 10 und 30% gefunden. In ca. 50% von Melanompatienten findet sich zumindest ein atypischer NZN an einer distanten Körperstelle. Die Rolle lentiginöser Läsionen an Handflächen, Fußsohlen und Mund- bzw. Genitalschleimhaut als Präkursorläsionen ist noch ungeklärt.

Pathogenese

Das Susceptibilitätsgen für Melanome wurde in mehreren Studien aus verschiedenen Weltteilen auf Chromosom 9p21 lokalisiert. In Analogie zu anderen erblichen Neoplasmen vermutet man, daß dieser Gendefekt (vermutlich die Deletion eines Tumorsuppressorgens) der Initiation der Melanomentstehung entspricht, der Promotion und weitere Mutationen durch UV-Licht folgen. Die Wirkung chemischer und viraler Karzinogene ist nicht erwiesen. Ob die Neigung zur Ausbildung zahlreicher typischer und/oder atypischer NZN auf pleiotrope Effekte desselben Gens, interferierende Effekte anderer Gene (z. B. 1p, 6) oder epigenetische Effekte zurückgeht, ist noch unklar. Ebenso unklar ist, ob „atypische" NZN eine (fakultative) Zwischenform auf dem Weg der Melanomentstehung oder ein Epiphänomen darstellen. Punktmutationen in Onkogenen (ras, myc) werden relativ selten gefunden (ca. 15%). Auch

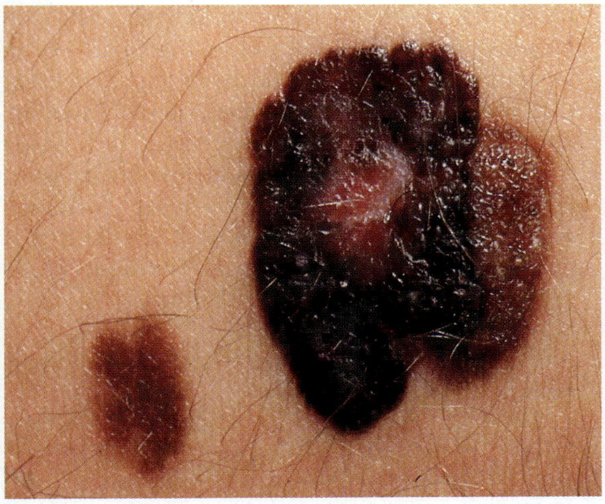

Abb. 18.52. Wahrscheinliche Entstehung eines SSM aus einem Compoundnävus. Am rechten Pol des SSM findet sich der Rest eines Compoundnävus

die Mutationsrate von p53 ist niedrig (im Gegensatz zum Plattenepithelkarzinom und leptomeningealen Melanom).

Melanome entstehen nach überkommener Auffassung zu etwa einem Drittel aus NZN (Abb. 18.52), der Rest aus scheinbar unveränderter Haut. Ausgangspunkt sind hauptsächlich die epidermalen Anteile der NZN (Ausnahmen: kongenitaler NZN, maligner blauer Nävus).

Diese Schätzung beruht auf der Koexistenz von NZN und Melanomen im histologischen Präparat (da Verlaufsstudien naturgemäß nicht möglich sind). Der Anteil liegt in Wahrheit möglicherweise höher, da der NZN-Anteil durch das wachsende Melanom zerstört wird.

Klinisches Bild und weiterer Verlauf der Melanome werden durch 2 wesentliche Faktoren geprägt: die schrittweise Selektion aggressiverer Zellklone und modulierende Effekte der Immunabwehr.

Klassifikation und Stadieneinteilung

Die prognostisch wichtigste Klassifikation der Melanome ist die ***Stadieneinteilung*** (Tabelle 18.7 u. 18.8).

Tabelle 18.7. Klinische Stadieneinteilung des Melanoms

Stadium I	Primärtumor ohne regionäre Lymphknoten- oder Fernmetastasen (Lokalrezidive, Satelliten- und In-Transit-Metastasen fallen noch in Stadium I)
Stadium II	Regionäre Lymphknotenmetastasen
Stadium III	Fernmetastasen

Tabelle 18.8. TNM-Klassifikation des Melanoms (1990)

T[a] (Primärtumor)	pTis	Melanom in situ	
	pT1	≤ 0,75 mm	– Level II
	pT2	0,75–1,5 mm	– Level III
	pT3	1,5–4,0 mm	Level IV, V
	pT4	> 4.0 mm	Level IV, V
	pT4b	Satellitenherde	
N[a] (regionäre Lymphknoten)	N1	≤ 3mm	
	N2a	> 3mm	
	N2b	In-Transit-Metastasen	
	N2c	a + b	
M[a] (Fernmetastasen)	M1a	Haut, Subkutis, Lymphknoten	
	M1b	Viszerale Metastasen	

[a] mit dem Suffix O werden das Fehlen, mit dem Suffix X die Nichtbeurteilbarkeit bezeichnet PTO bedeutet z. B. „kein Primärtumor"

Bei Melanomen im Primärstadium lassen sich morphologische Typen unterscheiden, die mit verschieden schneller Metastasierung assoziiert sind (***klinische Klassifikation der primären Melanome)*** (Tabelle 18.9). Die prognostische Bedeutung dieser Einteilung erstreckt sich allerdings ***nur*** auf das Primärstadium (d.h. für Melanome jenseits von Stadium I ist die morphologische Variante des Primärtumors irrelevant).

Dieser Klassifikation liegen zwei wesentliche Phänomene zugrunde:

- Melanomzellen sind in frühen Phasen noch nicht fähig, invasiv zu wachsen, und breiten sich daher zunächst flächig aus ***(horizontale Wachstumsphase).*** Diese Phase dauert verschieden lang: Jahre bis Jahrzehnte bei der Lentigo maligna („benignester" Verlaufstyp), und sehr kurz beim nodulären Melanom

Tabelle 18.9. Klinische Klassifikation der Melanome

	rel. Häufigkeit	Prädilektionsstellen	Prädilektionsalter	Dauer der horizontalen Wuchsphase (Jahre)
Lentigo-maligna-Melanom	5%	Gesicht, Handrücken	> 60	Jahre bis Jahrzehnte (bis 15–20 Jahre)
„Superficial spreading melanoma"	65%	alle sonnenexponierten Regionen	30–60	Jahre (bis 5–7)
Noduläres Melanom	15%	alle sonnenexponierten Regionen	40–60	Monate (bis 1 Jahr)
akral-lentiginöses Melanom	5%	Akren, Nagelbett	40–60	Jahre (bis 3)
unklassifizierbare Melanome Schleimhautmelanome Melanome innerer Organe	~10%	Mund-, Genitalschleimhaut Auge, ZNS, Lymphknoten	Erwachsenenalter	meist kurz (Monate)

(sofortige Invasion – aggressivster Verlaufstyp). Nach Erlangung der Fähigkeit zum invasiven Wachstum tritt das Melanom in die ***vertikale Wachstumsphase.*** Diese ist durch Auftreten knotiger Läsionen gekennzeichnet und führt schnell zur Metastasierung.

- Relativ wohldifferenzierte Melanomzellen haben die Tendenz, an der dermoepidermalen Junktionszone zu verbleiben (***lentiginöse*** Wuchsform); diese Wuchsform entspricht klinisch einem ***Fleck.*** Ist dabei die Basalmembran noch nicht durchstoßen, handelt es sich um ein präinvasives Melanom ***(Lentigo maligna).*** Weniger gut differenzierte Melanomzellen haften von Anfang an nur mangelhaft und durchsetzen die Epidermis als Einzelzellen (***„pagetoide“*** Wuchsform). Läsionen von pagetoider Wuchsform entsprechen klinisch einer beetartigen Erhabenheit (***superficial spreading melanoma***“). Die Hauptzahl der Melanomzellen liegt zwar auch hier in der Junktionszone, doch wird ein Teil vom Förderband der aufsteigenden Keratinozyten mitgetragen und durchsetzt die gesamte Epidermis (analog dem M. Paget). Diese Melanomzellen durchbrechen auch viel leichter die Basalmembran; präinvasive Melanome vom „pagetoiden Typ“ sind daher seltener (werden heute allerdings häufiger, da Melanome in früheren Stadien diagnostiziert werden). Beim ***nodulären*** Melanom ist die Neigung der Tumorzellen zum Verbleib in der *Junktionszone* nicht vorhanden.

„Akral-lentiginöse“ Melanome sind eine lokalisationsspezifische Sonderform mit klinischer Ähnlichkeit zum Lentigo-maligna-Melanom. Sie gelten als relativ aggressiv (wahrscheinlich deshalb, weil sie oft erst spät entdeckt werden) und zeichen sich häufig durch dendritische oder spindelzellförmige Melanomzellen und Neurotropismus aus.

Die Melanome der Haut machen etwa 90 % aller Melanome aus. Neben ihnen kommen noch Schleimhautmelanome und Melanome des Auges, des ZNS und – extrem selten – der inneren Organe vor.

Klinik

Gemeinsame morphologische Eigenschaften. Ungeachtet des klinischen Typs ist (fast) allen primären Melanomen der Haut das Grundmotiv des Unregelmäßigen, Chaotischen gemeinsam. Dies beruht auf der Existenz mehrerer Klone mit verschiedenen Charakteristika und manifestiert sich in sämtlichen dermatologischen Parametern:

- ***Kontur:*** unregelmäßig polyzyklisch (verschieden schnelles Wachstum in verschiedenen Richtungen);
- ***Begrenzung:*** teils scharf, teils unscharf (oberflächliche Tumornester zeichnen sich scharf ab, tiefe unscharf);
- ***Farbe:*** eine „bunte“ Mischung brauner, schwarzer, blau-grauer, weißer und roter Farbtöne (Ursachen: wechselnd starke Melaninproduktion, auch von Phäomelanin; Tyndalleffekt tiefen Pigments; Depigmentation durch fokale Rückbildung; Entzündung und Vaskularisation). Melanome sind meist dunkler als NZN;
- ***Architektur:*** Die Läsion ist aus mehreren Portionen zusammengesetzt, die mehr oder weniger, flach oder knotig erhaben sein können; oft auch atrophe Regionen, in späteren Stadien Sekundärveränderungen (Schuppen, Erosionen, Ulzera, Krusten).

Hinzu kommen 2 weitere wesentliche morphologische Elemente:

- Melanome sind meist groß – zumindest größer als 5mm (Folge des aktiven Wachstums);
- Melanome heben die vorgegebene Textur der Haut auf.

Die Faustregel, daß maligne Tumoren meist groß, benigne meist klein sind, hat natürlich zahlreiche Ausnahmen (z. B. Lipome), ist aber doch sehr nützlich.

Melanome zerstören das Muster des Hautreliefs und der dermoepidermalen Junktionszone durch Infiltration, Atrophie oder Fibrose. NZN hingegen benützen das Muster zur manchmal grotesken Übertreibung.

Lentigo maligna

Die Lentigo maligna (Abb. 18.53) ist ein flächiges präinvasives Melanom, das nach jahre- bis jahrzehntelangem Bestand in das ***Lentigo-maligna-Melanom*** übergeht. Sie ist eine Läsion des Alters (Inzidenzgipfel im 9. Lebensjahrzehnt) und findet sich fast ausschließlich in sonnenexponierten Körperregionen (Gesicht, Handrücken, Unterarme). Sie besteht aus einem einige Millimeter bis handtellergroßen Fleck (nicht tastbar!) mit scharfer polyzyklischer Begrenzung, unregelmäßiger Gestalt, dunkelbrauner bis schwarzer Farbe und von scheckigem Aussehen. Die Scheckigkeit wird durch Tumorklone verschiedener Pigmentbildung sowie durch fokale Rückbildung bedingt.

Ein Lentigo-maligna-***Melanom*** zeigt zusätzlich tastbare Erhabenheiten, die entweder knotig oder beetartig sein können (vertikale Wachstumsphase).

Histologie. Die Epidermis ist atroph; die Basalschicht zeigt ein einschichtiges kontinuierliches Band vakuolisierter, teils melanisierter Zellen mit deutlichen Kernatypien und Mitosen. Die neoplastischen Melanozyten wandern ***auch in die Haarfollikel*** ein.

Differentialdiagnose. Lentigo senilis und simplex, flache seborrhoische Warzen, flache aktinische Keratosen.

Therapie der Lenigo maligna. Grundsätzlich ist die (knappe) Exzision Methode der Wahl. Diese ist oft wegen zu großer Ausdehnung, Befall heikler Regionen (z. B. Augenlider, Konjunktiven etc.) oder hohen Alters

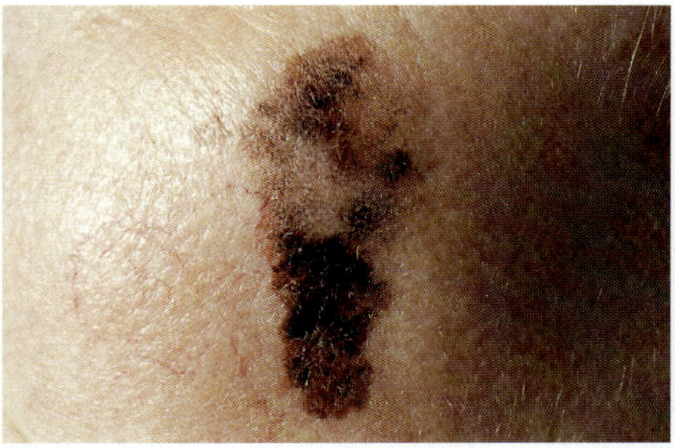

Abb. 18.53. Lentigo maligna: ein unregelmäßig begrenzter, scheckig pigmentierter Fleck

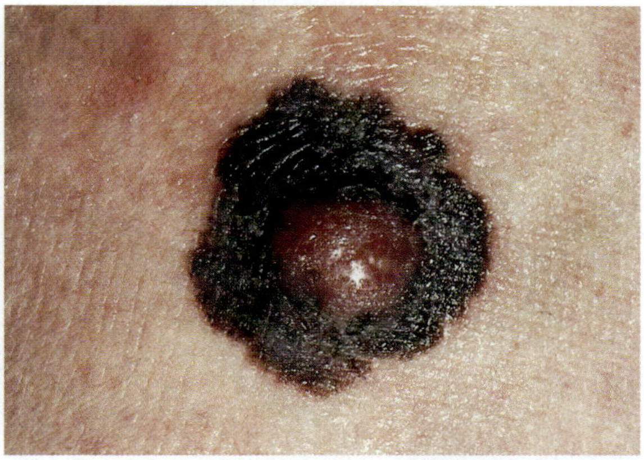

Abb. 18.54. SSM mit depigmentiertem nodulärem Anteil

und Multimorbidität nicht möglich. Als Alternativen stehen für solche Ausnahmefälle Röntgenbestrahlung (meist gutes Ansprechen), Dermabrasion und Kryochirurgie zur Verfügung. Wegen der Invasion von Hautadnexen (s. oben) kommt es jedoch häufig zum Rezidiv. Therapie des Lentigo-maligna-*Melanoms*, s. unten.

„Superficial spreading melanoma" (syn. superfizell spreitendes Melanom, pagetoides Melanom, SSM)

Diese häufigste Variante des Melanoms (Abb. 18.54 u. 18.55) kommt während des gesamten Erwachsenenalters vor und zeigt die größte morphologische Vielfalt. Es handelt sich um beetartig erhabene, dunkelbraun bis schwarze Herde von einigen Millimetern bis Zentimetern Größe, die – wegen der Vielfalt vorhandener Zellklone – sehr heterogene Bilder bieten: die ***Begrenzung*** ist polyzyklisch, unregelmäßig, bizarr, meist aber scharf. Die ***Höhe*** des Tumors ist unterschiedlich, erhabene und eingesunkene Areale gehen ineinander über, die ***Oberfläche*** ist daher unregelmäßig. Die ***Farbe*** ist inhomogen: Verschieden pigmentierte, oft scharf voneinander abgegrenzte Bezirke ergeben eine Mischung von hell- bis dunkelbraun und schwarz; daneben Areale mit blau-schwarzer oder stahlblauer (pigmentierte Tumormassen in der tiefen Dermis), rötlicher (Gefäßreichtum!) und weißlicher Farbe (depigmentierte Tumorzellaggregate oder partielle Involution). Das SSM bietet daher ein ***scheckiges buntes Bild*** („Farben der US-Flagge").

Das SSM ist mäßig derb bis weich und relativ leicht verletzlich. Es wächst relativ rasch; der Übergang in die vertikale Wachstumsphase erfolgt nach Monaten bis Jahren und ist durch das Auftreten von Knoten gekennzeichnet.

Histologie. Die Tumorzellen finden sich in einem mehrschichtigen Band in der Junktionszone, teils oberhalb, teils unterhalb der Basalmembran; zusätzlich disseminierte Durchsetzung der Epidermis durch Melanomzellen (M. Paget-artig) (Abb. 18.56).

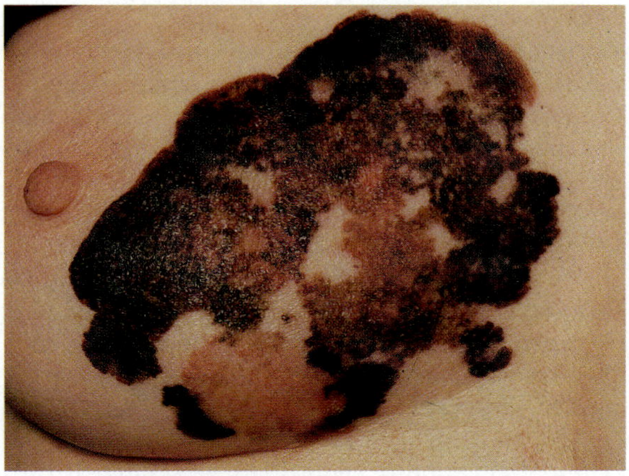

Abb. 18.55. Riesenhaftes SSM. Beachte den charakteristischen Aufbau (Tumorklone von verschiedener Charakteristik)

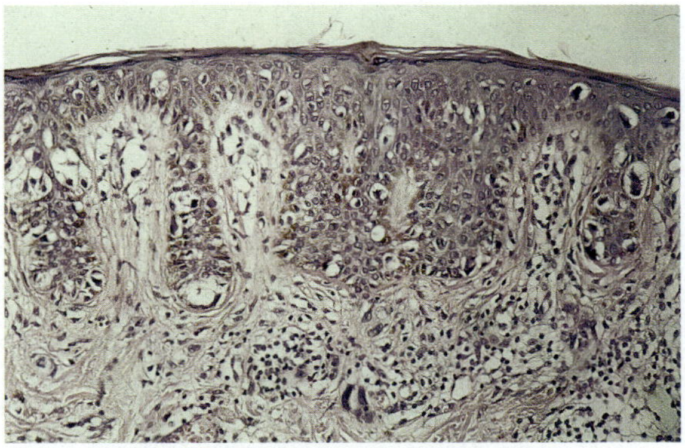

Abb. 18.56. Melanom in situ (SSM). Die leicht akanthotische Epidermis ist unregelmäßig von atypischen melanozytären Zellen durchsetzt (groß, helles Plasma, Kernatypien). Entzündliches Infiltrat der papillären Dermis. HE, x25

Differentialdiagnose. Junktionsnävus, Verruca seborrhoica, pigmentiertes Basaliom.

Noduläres Melanom

Diese aggressivste Variante des Melanoms (Abb. 18.57) ist durch das Fehlen einer (klinisch wahrnehmbaren) horizontalen Wuchsphase und sofortiges vertikales

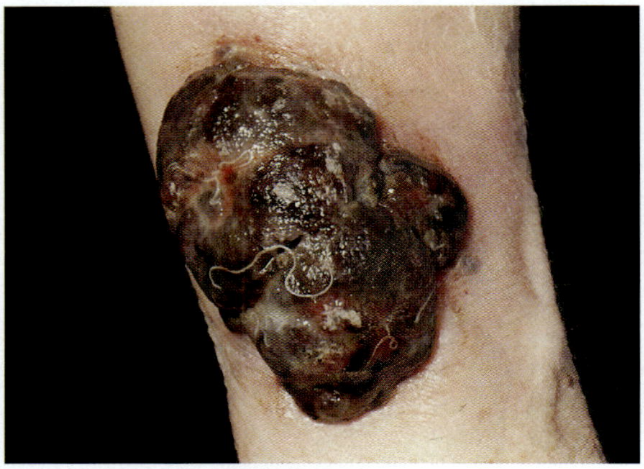

Abb. 18.57. Noduläres Melanom

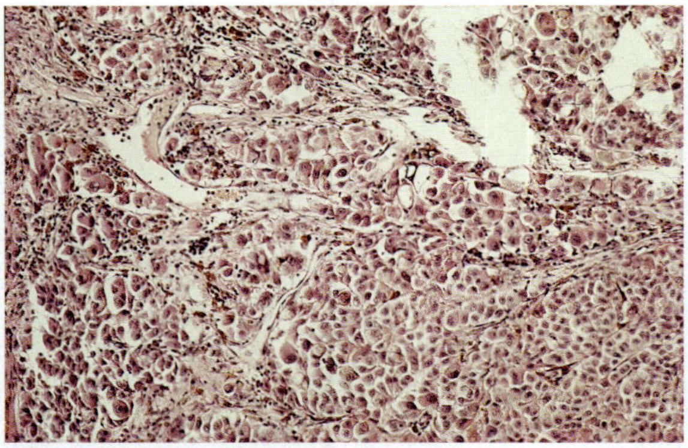

Abb. 18.58. Noduläres Melanom, tiefer Anteil. Das Tumorgewebe ist aus hochgradig atypischen epitheloiden Zellen in nestförmigen Aggregaten aufgebaut. HE, x25

Wachstum gekennzeichnet. Es besteht aus einem rasch wachsenden (Monate!) Knoten von einigen Millimetern bis Zentimetern Größe, der nicht selten gestielt und meist dunkelbraun-schwarz und oft scheckig pigmentiert ist. Das noduläre Melanom ist meist relativ weich, verletzlich, nicht selten erosiv oder exulzeriert, teilweise nekrotisch. Blutungsneigung!

Histologie. Die Melanomzellen bilden einen großen dermalen Knoten, der die Epidermis halbkugelig nach oben verdrängt. Nur geringfügige epidermale Tumoranteile (Abb. 18.58).

Differentialdiagnose. Pigmentiertes Basaliom, Histiozytom, thrombosiertes Angiom, Granuloma pyogenicum.

! Die gegebene Beschreibung der Melanomtypen ist idealisierend, Überlappungsformen kommen vor *(unklassifizierbare Melanome).* Dies trifft besonders für flache Formen von SSM zu, die nahtlos (klinisch wie histologisch) in eine Lentigo maligna übergehen können. Ferner können knotige Tumorareale in einem Lentigo-maligna-Melanom oder SSM klinisch und histologisch dem nodulären Melanom völlig gleichen; bei schnellem Wachstum solcher Knoten kann die ursprüngliche Wuchsform des Melanoms überdeckt und daher unkenntlich werden.

Akral-lentiginöses Melanom

Eine bei Weißen eher seltene Verlaufsform, die wegen ihre Lokalisation an den Akren (dicke Hornschicht!) flacher, d.h. lentiginöser scheint, als es ihrem biologischen Verhalten entspricht (Abb. 18.59 u. 18.60). Es tritt vorwiegend bei alten Personen auf (> 60 Jahre) und hat eine (angeblich; s. oben) schlechtere Prognose als das SSM der Körperhaut. Das akral-lentiginöse Melanom findet sich meist an Handflächen und Fußsohlen, Fingern und Zehen, aber auch am Nagelapparat (subungual oder Matrix). Klinisch erscheint es als polyzyklischer, bizarr konfigurierter, dunkelbrauner bis schwarzer gescheckter Fleck, in dem nach Monaten bis Jahren exulzerierte Knoten auftreten; diese sind oft depigmentiert (bei Lokalisation an der Naelmatrix: Gefahr der Verwechslung mit Paronychie). Melanome der Nagelmatrix manifestieren sich zu Beginn als longitudinaler braunschwarzer Strich der Nagelplatte, der später Breitenwachstum zeigt und von Verformungen der Nagelplatte und schließlich Knoten der Endphalanx begleitet wird.

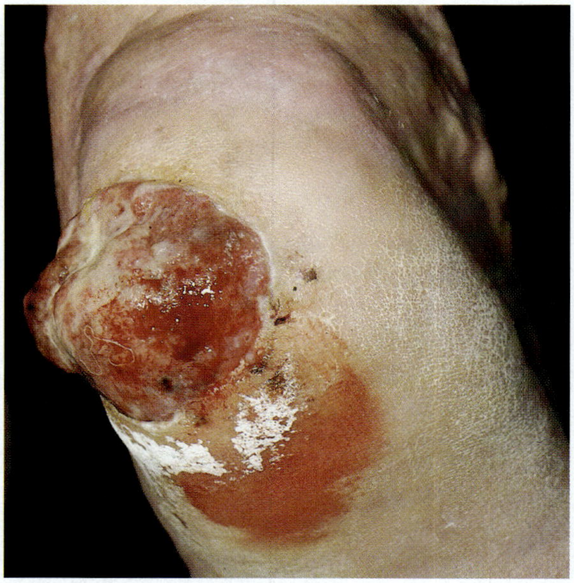

Abb. 18.59. Depigmentiertes, akral-lentiginöses Melanom

Histologie. Entspricht einem SSM mit auffallend großen, manchmal dendritischen oder spindeligen Melanomzellen.

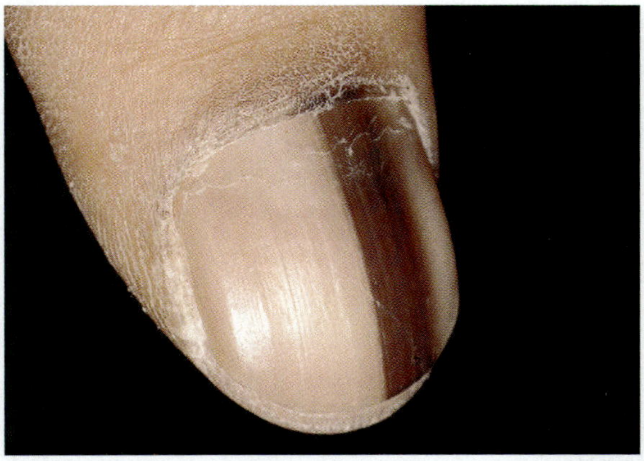

Abb. 18.60. Melanom der Nagelmatrix. Beachte den breiten Pigmentstreifen an Nagel und Kutikula sowie die durchschimmernde tiefe Pigmentierung am Nagelfalz. Zur Unterscheidung von Pigmentnävi der Nagelmatrix ist eine Biopsie erforderlich

!

Strichförmige longitudinale Hyperpigmentierungen der Nagelplatte („Melanonychia striata") sind eine klassische, schwierige (klinisch manchmal unmögliche) Differentialdiagnose. Sie sind immer Ausdruck fokal vermehrter Produktion von Melanin in der Matrix und dessen Abgabe in die Nagelplatte (Förderbandprinzip); sie entsteht meist funktionell ***ohne*** Vermehrung der Pigmentzellen (***„habituelle" Hyperpigmentierung*** – relativ häufig, insbesondere bei Ostasiaten, hellbraun), seltener durch Aggregate von Pigmentzellen in der Nagelmatrix (NZN oder Melanom). NZN der Matrix produzieren meist dünnere, hellere Streifen, die über lange Zeit unveränderlich sind und keine Schädigungen der Nagelplatte hervorrufen. Die korrekte Abklärung besteht aus ***Entfernung der Nagelplatte*** (nur so kann die ***gesamte*** Läsion eingesehen werden) und einer repräsentativen Stanzbiopsie aus der Läsion (Nagelmatrix).

Differentialdiagnose. Posttraumatische Blutung, Schmutzpigmentierung, Kaposi-Sarkom, Plattenepithelkarzinom, Plantarwarzen, ekkrines Porom, Granuloma pyogenicum, Paronychie etc.

Fallbericht: Eine 75 jährige Frau hatte vor einigen Jahren an der linken Ferse einen symptomlosen scheckigen schwärzlichen Fleck entwickelt, den sie zunächst für einen „eingezogenen" Schmutzfleck hielt. Als dieser allen Reinigungsversuchen widerstand, nahm sie ihn zur Kenntnis, wurde aber später durch ein Fremdkörpergefühl beim Gehen wieder auf ihn aufmerksam. Sie suchte ihren Hausarzt auf, der eine Hautblutung wegen Fehlbelastung diagnostizierte, ihr weiches Schuhwerk anriet und eine Heparinoidsalbe verschrieb. Ein halbes Jahr später stellte sich eine nässende Exulzeration ein; die Frau gewöhnte sich am linken Fuß den Zehengang an und entwickelte im Lauf weiterer Monate eine Spitzfußstellung. Schließlich suchte sie einen Hautarzt auf. Die Biopsie ergab ein 2,5 mm dickes akral-lentiginöses Melanom. Die gesamte Fersenhaut wurde entfernt und mit Vollhaut gedeckt. Metastasen blieben bislang aus.

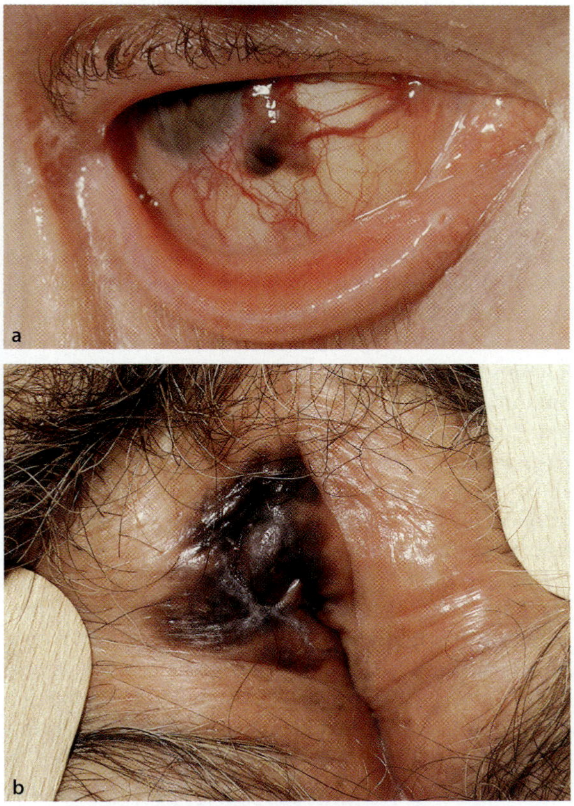

Abb. 18.61 a, b. Schleimhautmelanome. **a** der Konjunktiva. Beachte die massive Ausbildung von Gefäßen (Tumorangiogenese). **b** der Vulva

Schleimhautmelanome. Eine seltene Verlaufsform, die im Aufbau dem SSM oder dem nodulären Melanom entspricht (Abb. 18.61 a,b). Schleimhautmelanome haben eine schlechtere Prognose als vergleichbar dicke Melanome der Körperhaut. Prädilektionsstellen sind die physiologisch pigmentierten Schleimhautareale (Gingiva, Nase, Vulva etc.).

Sonderformen der Melanome

Depigmentiertes Melanom. Depigmentierte Areale kommen in Melanomen häufig vor und sind aus dedifferenzierten Zellen zusammengesetzt, die zur Melaninproduktion nicht befähigt sind. Gänzlich depigmentierte Melanome sind selten und werfen oft große differentialdiagnostische Probleme auf. Alle Melanomtypen können mitunter als depigmentierte Varianten auftreten (sogar die Lentigo maligna, die dann als rötlicher Fleck erscheint); meist sind es jedoch noduläre Melanome: hautfarbene oder rötliche, gebuckelte, erosive oder exulzerierte Tumorknoten, die von dedifferenzierten Plattenepithelkarzinomen oder einem Granuloma pyogenicum schwer unterscheidbar sind. Bei genauer Inspektion finden sich meist kleine, oft sehr unauffällige pigmentierte Bezirke, die zur Diagnose führen.

Partiell oder total rückgebildetes Melanom. Partielle Rückbildung (Abb. 18.62) ist ein charakteristisches und mit 20 % häufiges Phänomen bei sämtlichen Melanomtypen; sie beruht auf der Immunabwehr, die beim Melanom stärker ausgeprägt ist als den meisten malignen Tumoren (z. B. auch assoziiertes Auftreten von Vitiligo und Halonävi – s. oben). Sie äußert sich in einer bezirksweisen Durchsetzung des Melanoms mit weißlichen, eingesunkenen, unregelmäßig konfigurierten Arealen, oft mit grau-blauer Pünktelung (dermale Melanophagennester oder Melanominseln).

Demgegenüber ist die ***totale*** spontane Rückbildung vor Ausbildung von Metastasen wahrscheinlich selten (über deren Häufigkeit kann man naturgemäß keine Aussagen treffen). Nicht so selten (ca. 5 %, vorwiegend bei Männern) ist hingegen die totale Rückbildung des Primärherdes bei schon eingetretener Metastasierung („metastasierendes Melanom ohne Primärtumor"). Ein völlig zurückgebildeter Primärherd kann meist nur indirekt erschlossen werden (unauffälliges hypopigmentiertes Areal im Einzugsbereich der befallenen Lymphknotenstation, Anamnese eines früheren Muttermals an dieser Stelle etc.)

Solche Fälle stellen möglicherweise viele jener Fallbeschreibungen von primären Melanomen der inneren Organe dar.

Desmoplastische und neurotrope Melanome. Mit der vertikalen Wuchsphase meist von Lentigo maligna- oder akrallentiginösen Melanomen assoziierte Sonderformen spindelzelliger Melanome, die sich

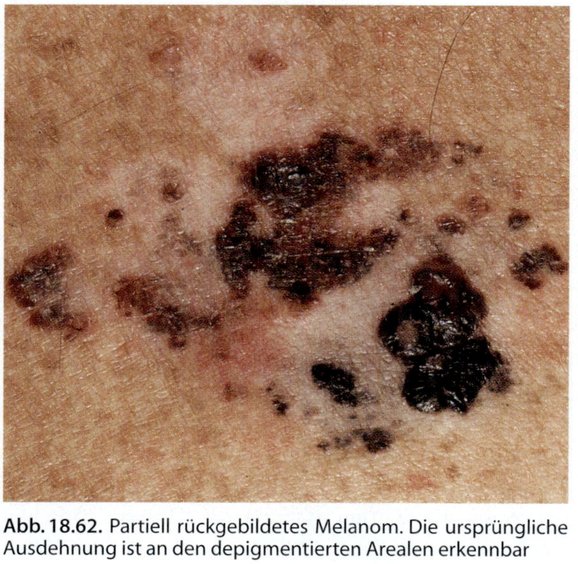

Abb. 18.62. Partiell rückgebildetes Melanom. Die ursprüngliche Ausdehnung ist an den depigmentierten Arealen erkennbar

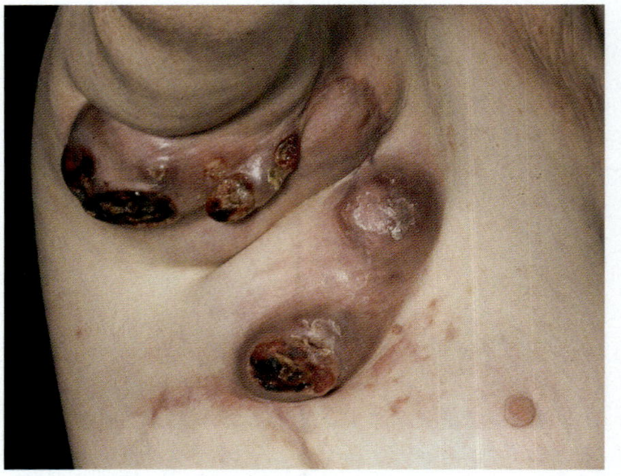

Abb. 18.63. Lymphknotenmetastasen bei Melanom. Verbackene, tiefsitzende, knotige, teils nekrotische Knoten

durch intensive fibrosierende Stromareaktion bzw. Invasion tiefer Nerven und Bildung neuroider Formationen auszeichnen und meist depigmentiert sind. Desmoplastische Melanome kommen meist im Gesicht oder akral vor und haben ein uncharakteristisches klinisches Aussehen (ähnlich einem Dermatofibrosarcoma protuberans, atypischem Fibroxanthom etc.). Sie führen häufig zu Rezidiven, relativ selten zu Fernmetastasen.

Die Charakteristika „desmoplastisch" und „neurotrop" treten häufig, aber nicht zwangsläufig gemeinsam auf.

Metastasierendes Melanom

Das primäre Melanom metastasiert vorwiegend lymphogen; paradoxerweise metastasieren dünne Melanome zwar seltener, aber häufiger hämatogen als dickere. Das Risiko der Metastasierung ergibt sich aus der Tumordicke und sekundären prognostischen Faktoren (s. unten).

Lymphknotenmetastasen (Abb. 18.63) sind derb, bis zu mehrere Zentimeter groß, oft multipel und im späteren Verlauf verbacken. Sie unterscheiden sich nicht von Metastasen anderer Tumoren. Nicht selten entwickeln sich Straßen befallener Lymphknoten und der tiefen Weichteile z. B. im kleinen Becken und entlang der Aorta.

Fernmetastasen entstehen hämatogen. Sie finden sich in abnehmender Häufigkeit in Lunge, Haut, Leber, ZNS, Nieren, Nebennieren, Knochen. Die daraus resultierende Symptomatik ist vielgestaltig und abhängig vom Ort des Befalls.

Die ***Haut*** ist ein wichtiges Prädilektionsorgan der Metastasierung. Sie kann entweder lymphogen (in der Regel vom Primärtumor aus) oder hämatogen (in der Regel im Rahmen der Fernmetastasierung) besiedelt werden. ***Lymphogene*** Metastasen liegen meist oberflächlich ***(kutan)***, ***hämatogene*** meist tief ***(subku-***

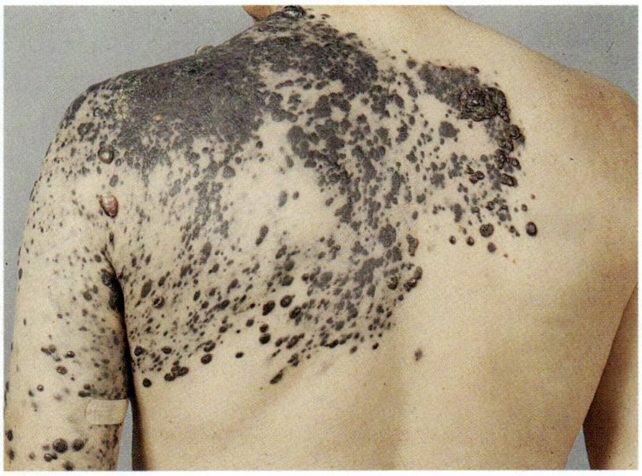

Abb. 18.64. Lymphogene Metastasierung bei Melanom. Kleine, teils konfluierende blau-schwarze Knötchen; flächige zentrifugale Ausbreitung im Lymphgebiet; der Primärtumor lag in der Schlüsselbeinregion

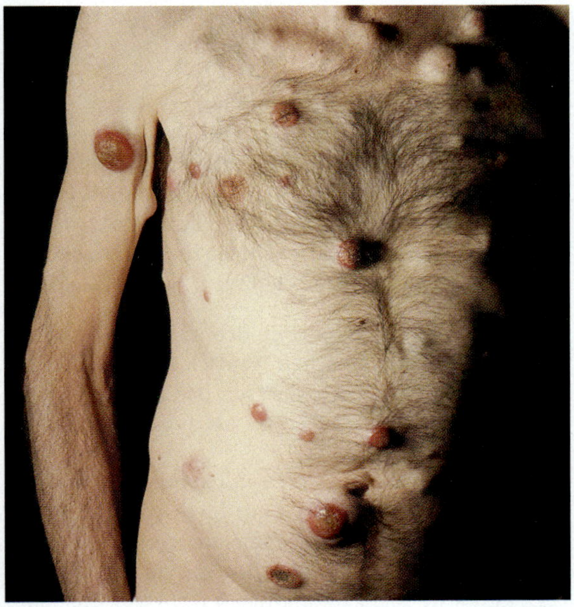

Abb. 18.65. Hämatogene Metastasierung des Melanoms. Multiple, halbkugelige, meist hautfarbene, regellos disseminierte subkutane Knoten

tan). Man unterscheidet folgende Typen von Hautmetastasen:

- ***Satellitenmetastasen*** sind im Umkreis von 2 cm um den Primärtumor entstehende kutane Metastasen. Diese werden noch dem Primärstadium zugerechnet.

  Die Möglichkeit des Vorhandenseins klinisch noch nicht manifester Satellitenmetastasen war der Grund, daß früher sehr ausgedehnte Tumorresektionen durchgeführt wurden (z. B. 5 cm Tumorrand). Es hat sich erwiesen, daß die aus Satellitenmetastasen resultierende Gefahr früher überschätzt wurde.

- ***In-Transit-Metastasen*** sind mehr als 2 cm vom Primärtumor entfernte kutane oder subkutane Metastasen. Ein Sonderfall sind weit ausgedehnte lymphogene In-Transit-Metastasen, die in oft exzessivem Ausmaß als kleine, schwarze bis schwarz-bläuliche Knötchen die gesamte Region des Primärtumors befallen (Abb. 18.64). Dieses Phänomen deutet auf einen – im Vergleich zu anderen Metastasierungstypen – oft protrahierten Verlauf.
- ***subkutane Metastasierung:*** multiple, große hautfarbene Knoten (liegen zu tief, als daß das Pigment durch die Haut durchschimmern könnte) (Abb. 18.65). Dieser Metastasierungstyp erfolgt ***hämatogen*** und ist daher in der Regel mit inneren Metastasen verknüpft.
- ***diffuse Metastasierung:*** Der gesamte Körper wird von disseminierten, einzeln stehenden Melanomzellen durchsetzt („der Körper ist eine einzige Metastase"). Folge: diffuse grau-bräunliche Verfärbung der Haut (Abb. 18.66). Solche Patienten scheiden (wie gelegentlich auch Patienten mit dem subkutanen Typ der Metastasierung) Melanin und dessen Vorstufen im Harn aus.

Prognose

Die Prognose des Melanoms hat sich drastisch verbessert. Die 5-Jahres-Überlebensrate (für alle Stadien zusammen) lag vor 50 Jahren noch unter 20 %, heute beträgt sie ca. 80 %. Dies ist überwiegend das Verdienst der Kampagnen zur Früherkennung des Melanoms. Weniger die modernen Therapieformen (s. unten) haben die Prognose verbessert als der Fakt, daß Melanome heute viel häufiger in frühen, prognostisch günstigen Stadien diagnostiziert (Lernprozeß von Arzt, und zwar nicht nur der Dermatologen, und Patienten) und sachgerechter Therapie unterzogen werden. Beispiel eines erfolgreichen Lernprozesses ist der Niedergang des Dogmas vom „Noli me tangere": eine auch heute noch nicht gänzlich überwundene volkstümliche Anschauung, daß Muttermäler durch „Schneiden" bösartig werden.

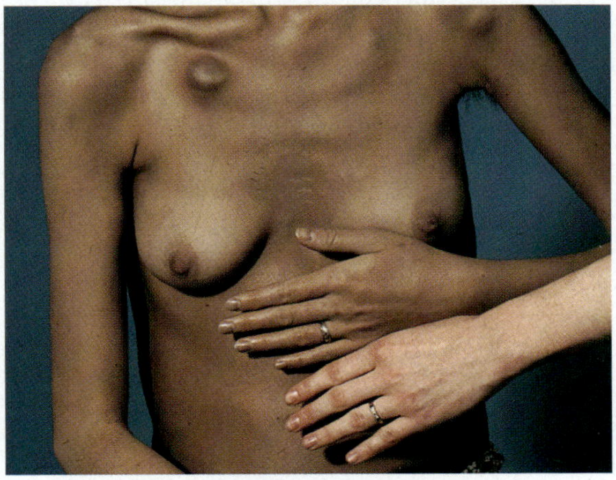

Abb. 18.66. „Diffuse" Metastasierung des Melanoms. Diffuse Hyperpigmentierung der Haut (Vergleiche mit dem Teint einer Normalperson). Nebenbefund: 2 knotige Metastasen

Fallbericht: Der Friseur erzählt, während er sein Handwerk ausübt, dem Dermatologen folgende „wahre" Geschichte: Ein Kunde hatte durch Jahre am Kopf ein schwarzes Muttermal, das beim Kämmen mehrmals aufgerissen wurde und blutete. Die Aufforderung, dieses Mal doch entfernen zu lassen, beantwortete der Kunde damit, ein bekannter Primar hätte ihm davon ernstlich abgeraten, da es durch den Eingriff „böse" werden könne. Als das Mal beträchtlich wuchs und eines Tages exulzerierte, suchte er gegen diesen Rat ein Spital auf und ließ sich operieren. Einige Wochen später sei er an Metastasen gestorben, was die „Richtigkeit" des Ratschlags unter Beweis stelle.

Anmerkung: Natürlich war dieser Ratschlag falsch, da nur die Operation Heilung bringen kann. Allerdings produzieren Tumoren angiogenetische Wuchs- und Hemmstoffe. Erstere (VEGF) haben eine längere Halbwertszeit; bei Exzision des Primärtumors kann daher ein vorübergehendes Übergewicht der Wuchsstoffe eintreten, das die Entwicklung schon gesetzter Metastasen fördert.

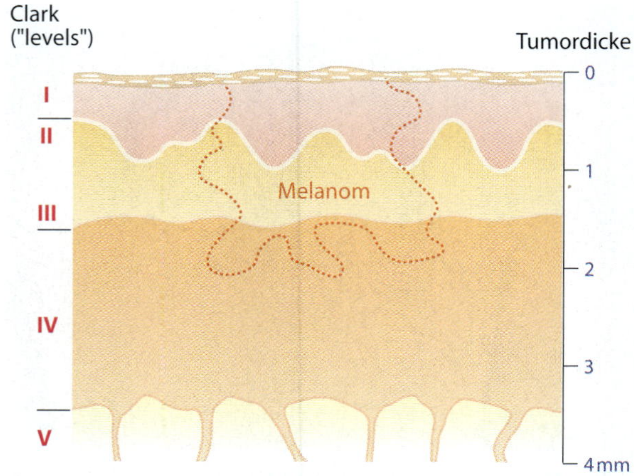

Abb. 18.67. Messung der Eindringtiefe von Melanomen mit dem Clark- und dem Breslow-Einteilungssystem (Millimeterskala nicht maßstabgetreu). „Levels of inasion" nach Clark: Melanomzellen finden sich bei *Level I* nur in Epidermis (Melanom in situ); *Level II* fokal in der papillären Dermis; *Level III* in der gesamten papillären Dermis; *Level IV* in der retikulären Dermis; *Level V* im Fettgewebe

Die Prognose wird von zahlreichen Faktoren bestimmt. Der entscheidende Faktor ist das klinische ***Tumorstadium*** zu Therapiebeginn. Die Fünfjahres-Überlebensquote von Melanomen im Stadium I (ohne Rücksicht auf Wuchstyp) beträgt ca. 85 %, im Stadium II etwa 25 %, im Stadium III knapp über 0 %. Die Zehnjahres-Überlebensquoten liegen bei etwa 70 % für Stadium I und unter 10 % bei Stadium II.

Bei Melanomen ist die 5-Jahres-Überlebensrate eine noch künstlicher gezogene Grenze als bei anderen Tumoren. Patienten müssen daher über 10 Jahre regelmäßig, im weiteren Verlauf lockerer nachkontrolliert werden.

Da mehr als 80 % der Patienten im ***Primärstadium*** zur Therapie kommen, sind die Prognoseparameter dieses Stadiums von besonderer praktischer Bedeutung. An ihnen kann das Risiko abgeschätzt werden, ob es überhaupt zu einer Metastasierung kommen wird. Falls es zur Metastasierung kommt, tritt sie meist (zu ca. zwei Drittel) in den ersten beiden Jahre nach Exzision des Primärtumors ein; anschließend sinkt das Risiko stark ab, erreicht die Nullinie jedoch auch nach 5 Jahren nicht. Erstmalige Metastasen sogar nach 20 bis 30 Jahren kommen vor, wenn auch als Rarität. Das Erstauftreten von Metastasen signalisiert in aller Regel einen progredienten Krankheitsverlauf.

Prognosekriterien im Stadium I

Das Risiko zur Progression ist bei Primärmelanomen ausschlaggebend mit der Eindringtiefe (vertikaler Tumordurchmesser) und weniger stark mit einer Reihe klinischer Kriterien korreliert.

Vertikaler Tumordurchmesser. Wie bei vielen malignen Tumoren ist die Prognose mit der Tumormasse korreliert; die Eindringtiefe (ein nur scheinbar simples Kriterium) ***ist*** ein Maß der Tumormasse (eine marginal bessere Korrelation ergäbe die aufwendige dreidimensionale Rekonstruktion des Tumors), zusätzlich aber auch der ***Invasionsfähigkeit*** (vertikale Wuchsphase) und der ***Proliferationstätigkeit.*** Sie kann mit zwei Skalen gemessen werden (Abb. 18.67):

- Die ***Clark-Skala*** mißt die Eindringtiefe relativ an den ergriffenen anatomischen Hautschichten. Die 5-Jahres-Überlebensquoten sind mit den „Levels of invasion" korreliert und reichen von 100 % (Level I) bis ca. 30 % (Level V).
- Die ***Messung der absoluten maximalen Tumordicke nach Breslow*** wird durch ein Meßokular bestimmt (Distanz vom Stratum granulosum zum unteren Tumorrand). Sie ist verläßlicher, da sie von den regionären Kaliberschwankungen der Haut unabhängig ist. Die Meßwerte erlauben eine recht klare Schätzung des Metastasierungsrisikos (Tabelle 18.10).

Die Clark-Skala hat gegenüber der Breslow-Skala (s. unten) an Bedeutung eingebüßt, da die Aussage beider meist kongruent, die letztere aber klarer definiert ist. Allerdings ist die Clark-Skala in bestimmten Situationen aussagekräftiger (z. B. Level-IV-Melanome in dünner Haut sind trotz ihres geringen Durchmessers

Tabelle 18.10. Risikogruppen entsprechend der vertikalen Tumordicke (nach Breslow)

Tumordicke (mm)	5-Jahres-Überlebensrate (%)	Risiko
< 0,75	> 95 %	minimal
0,75–1,5	~90 %	niedrig
1,5–4,0	~70 %	mittel
> 4,0	< 50 %	hoch

prognostisch ungünstig). Beide Skalen stoßen bei exulzerierten oder partiell rückgebildeten Melanomen an die Grenzen ihrer Aussagekraft.

Feinmorphologische Parameter. Da trotz der generell guten Korrelation von Prognose und Tumordicke immer wieder „dünne" Melanome mit schlechter und „dicke" mit guter Prognose beobachtet werden, suchte man seit langem nach weiteren, von der Dicke unabhängigen prognostischen Markern. Weder die Mitoserate noch die Fähigkeit zur Setzung von Satellitenherden noch der histologische Zelltyp erfüllte diese Erwartungen. Hingegen scheint die Expression histochemischer bzw. von Immunmarkern auch schon in frühen (d. h. dünnen) Melanomen ein verläßliches Maß der Metastasierungsfähigkeit zu sein. Solche Marker sind HLA-DR und ICAM-1 (s. unten) sowie die Metallothionine.

Metallothionine sind ubiquitäre niedermolekulare (Apo)Proteine des Schwermetall-Metabolismus. Neben Entgiftungsfunktionen (z. B. Cadmium) kommt ihnen eine entscheidende Rolle im Einbau von Kupfer und Zink in essentielle Enzyme des Zellstoffwechsel zu (z. B. DNS-Polymerasen). Ihre Expression ist mit der Stoffwechselaktivität von Zellen korreliert, bei Melanomen mit deren Aggressivität und Prognose. So haben dünne Melanome, nach üblichem staging prognostisch günstig, eine hohe Metastasierungrate, wenn sie Metallothioninpositiv sind.

Klinische Kriterien. Der ***Tumorwuchstyp*** hat insofern prognostische Bedeutung, als er mit der Dauer der horizontalen Wuchsphase korreliert; ist die vertikale Wuchsphase aber erreicht, richtet sich die Prognose nur mehr nach der Eindringtiefe. So ist die 5-Jahres-Überlebensquote eines nodulären Melanoms kaum schlechter als die eines Lentigo-maligna-Melanoms mit nodulärem Anteil selber Dicke.

Folgende weitere, von der Tumordicke unabhängige Faktoren bedeuten eine (mäßig) ungünstigere Prognose:
- männliches ***Geschlecht***,
- höheres ***Alter***,
- ***Lokalisation*** axial (Kopf, Nacken, Rücken) oder akral.
- Die Rollen von Exulzeration, exophytischem Wachstum etc. sind umstritten.

Eine wesentliche, derzeit schlecht quantifizierbare Rolle spielt ferner die Abwehrlage des Organismus. Bei Immundefizienz nehmen Melanome oft einen foudroyanten Verlauf (bei Immunsuppression, Lymphomen, Niereninsuffizienz etc.). Auf dieser Beobachtung beruhen die Bemühungen zur Immuntherapie und -prophylaxe des Melanoms (s. unten).

Stadien II und III

In diesen ist der Verlauf des Melanoms variabel und schlecht voraussagbar. Die Prognose im ***Stadium II*** hängt vor allem von der Zahl der befallenen Lymphknoten und allfälligem stummem über die Lymphknotenstation hinausreichendem Befall ab; die Prognoseparameter des Primärtumors (Wuchstyp, vertikaler Durchmesser, Lokalisation) haben wenig oder keine Auswirkungen mehr.

Im ***Stadium III*** hängt die Prognose von Zahl, Lokalisation (innere Organe ungünstiger als Haut), Geschlecht (ungünstiger für Männer) und vor allem begleitenden Systemkrankheiten (Immundefizienz) ab. Die durchschnittliche Überlebensdauer ist 6 Monate.

Die folgenden Fallberichte sollen deutlich machen, in welch weiten Grenzen der individuelle Verlauf des Melanoms schwanken kann.

Fallbericht I: Ein damals 50 jähriger Mann erkrankte 1977 an einem akrallentiginösen Melanom am rechten Innenknöchel (Tumordicke 2,5 mm). 6 Monate später traten Lymphknotenmetastasen der Leiste auf, eine radikale Ausräumung folgte. Der damaligen Lehrmeinung entsprechend, wurde der Patient 10 Zyklen Dacarbazin und einer jahrelangen adjuvanten BCG-Therapie unterzogen. Trotzdem entwickelten sich im Lauf der Zeit ca. 20 In-Transit-Metastasen am rechten Bein, die alle exzidiert wurden. Dreimal erfolgten zusätzlich großflächige Röntgenbestrahlungen der Operationsfelder. Erst Ende 1995 stellten sich Fernmetastasen der Rumpfhaut, etwas später der Lungen ein, denen der Patient schließlich erlag.

Fallbericht II: Bei einem 56 jährigen Mann wurde ein unpigmentierter Tumor am Scheitel von einem niedergelassenen Dermatologen (knapp) exzidiert. Die Histologie ergab ein depigmentiertes noduläres Melanom, Tumordicke 2,7 mm, der Patient wurde zur Nachexzision überwiesen. Schon vor dieser zeigten sich im Wundbereich kleine Knötchen, die sich histologisch als Lokalrezidive erwiesen. Eine großzügige Exzision mit freier Deckung wurde durchgeführt. Das Transplantat wurde an einigen Stellen durch neuentstandene Tumorknoten abgehoben und nekrotisch. Eine noch größere Exzision führte zum selben Ergebnis; diesmal entstanden auch in der Umgebung Tumorknoten. Die Durchuntersuchung ergab ein begleitendes myelodysplastisches Syndrom mit Leukozytenwerten bei 2500/mm^3. Auf weitere Operationen wurde verzichtet und eine Strahlentherapie begonnen. Der Patient entwickelte trotz dieser nahezu explosiv lokale, später regionäre und schließlich Hirnmetastasen, an denen er nach zweimonatigem Krankheitsverlauf verstarb.

Fallbericht III: Eine 35 jährige Frau erlitt im Urlaub Krampfanfälle und eine Halbseitensymptomatik. Sie wurde an die Klinik geflogen; eine Raumforderung der rechten Hemisphäre wurde festgestellt, neurochirurgisch entfernt und histologisch als solitäre Melanommetastase diagnostiziert. Bei der Durchuntersuchung zeigten sich zusätzlich massive Raumforderungen im kleinen Becken, Lymphknotenmetastasen der Leiste und ein pigmentierter Herd am rechten Unterschenkel. Letzterer wurde exzidiert und erwies sich als noduläres Melanom, Tumordicke 2,3 mm. Erstere wurden radikal aúsgeräumt. Die Frau erholte sich erstaunlich gut und wurde insgesamt 10 Zyklen Fotemustin unterzogen. Sie lebt nunmehr 4 Jahre ohne Hinweis auf Rezidive.

Immunologie des Melanoms. Melanome sind von einem entzündlichen Infiltrat umgeben, das Ähnlichkeiten mit dem der Transplantatabstoßung besitzt. Daß dennoch keine Zerstörung erfolgt, liegt an mehreren aktiven Escape-Mechanismen des Tumors, die im Zuge der Progression zum Tragen kommen:

- ***Herabregulierung der MHC-I*** (durch das c-myc Onkogen). Hierdurch geht die Zielstruktur für zytotoxische Lymphozyten verloren, die Interaktion unterbleibt. Interferon α und γ können die MHC-I-Expression wiederherstellen;
- Expression des Adhäsionsmoleküls ICAM I auf den und ***Produktion löslichen ICAMs I*** durch die Melanomzellen (induziert durch INF γ und TNF α seitens der Entzündungszellen). Hierdurch wird die Bindung zytotoxischer T-Lymphozyten an den Tumorzellen durch Konkurrenz behindert;
- Unterlaufen der Immunabwehr durch ***antigene Heterogenität*** der Melanomzellen. Diese führt durch immunologische Selektion zum Auswachsen und Metastasieren antigennegativer Klone. Tumorinfiltrierende Lymphozyten aus dem Primärmelanom können demnach kultivierte Zellen aus diesem selbst, nicht aber solche aus Metastasen abtöten;
- Induktion einer ***spezifischen Toleranz*** in Melanomantigenspezifischen CD4-Lymphozyten durch Expression von MHC-II in Melanomzellen ohne gleichzeitige Expression des „kostimulatorischen Signals" (B7). Die HLA-DR-Expression ist demnach gleichfalls ein Marker schlechter Prognose; HLA-DR-positive Melanomzellen finden sich meist in der vertikalen Wuchsphase. Zur Perpetuation der Toleranz führt die Produktion von IL-10 durch Lymphozyten (und Melanomzellen).

Diese komplexe Situation macht plausibel, warum dem Melanom durch simple Impfung mit Melanomantigenen nicht beizukommen war (s. unten).

Melanom und Schwangerschaft. Im Gegensatz zu früheren Auffassungen hat die Schwangerschaft keine nachweisbaren Auswirkungen auf den Verlauf des Melanoms, eine Abruptio aus medizinischen Gründen ist daher nicht indiziert. Ein während der Schwangerschaft diagnostiziertes Melanom ist unverzüglich zu entfernen; Narkose und Strahlenbelastung beim Staging sind zu vermeiden. Nach der Geburt sollte die Plazenta auf Metastasen untersucht werden; Kontrollen des Neugeborenen sind angezeigt. Neuerliche Schwangerschaften sind problemlos, wenn es sich um ein Melanom niedriger Risikoklasse gehandelt hatte; bei hoher Risikoklasse sollte die Periode der wahrscheinlichsten Metastasensetzung (2 Jahre) abgewartet werden.

Therapie

Eine ***kurative Therapie*** des Melanoms ist bei Primärmelanomen möglich und bei etwa zwei Drittel derselben Realität; in erster Linie bei solchen, die noch vor Eintritt in die vertikale Wuchsphase exzidiert wurden. Endgültige Ausheilung in späteren Stadien scheint zwar grundsätzlich möglich, ist jedoch sehr selten. Vor jeder Therapie muß eine Untersuchung des Patienten zur Erfassung sämtlicher Tumorherde (unter Gebrauch der entsprechenden Imaging-Techniken), eventueller Begleitkrankheiten und zum Nachweis der Operationsfähigkeit erfolgen.

Operative Therapie. Die Therapie des ***Primärtumors*** erfolgt grundsätzlich operativ durch großzügige weite (Sicherheitsränder nach allen Seiten von 0,5–1 cm bei Melanom in situ, von 1 cm bei Melanomen mit Tumordicke < 1 mm, von 2 cm bei Tumordicke 1–4 mm und von 3 cm bei solchen > 4 mm) und tiefe Exzision (bis zur Muskelfaszie). Der Defekt wird primär, nötigenfalls durch Verschiebelappen, Spalt- oder Vollhautlappen gedeckt. Bei Lokalisationen akral, im Gesicht und an den Schleimhäuten ist die radikale Entfernung der Melanome meist nur mit Kompromissen möglich und eingreifend. Bei akral-lentiginösen Melanomen (Finger/Zehen) erfolgt die Teilamputation.

Lokalanästhesie ist statthaft, wenn plastisch-chirurgische Eingriffe nicht erforderlich sind (kein Risiko der Verschleppung von Tumorzellen).

Die Dicke der Melanome kann präoperativ durch Ultraschallgeräte mit hochfrequenten Schallköpfen bestimmt werden.

Vorgehen bei Melanom-verdächtigen Läsionen. Ist die klinische Diagnose nicht hinreichend klar, erfolgt eine „Exzisionsbiopsie" (d. h. vollständige Exzision mit geringem Sicherheitsrand, je nach Lokalisation bis 1,0 cm). Ergibt die Histologie ein Melanom, wird falls nötig innerhalb von 4 Wochen die Nachexzision mit entsprechendem Sicherheitsrand angeschlossen.

Diese Methode hat mehrere Vorteile: In vielen Fällen sind weitere Eingriffe nicht erforderlich, die Narben sind kosmetisch befriedigend, die Histologie stützt sich auf die gesamte Läsion. Schließlich können nicht, wie bei Inzisionsbiopsien oft befürchtet, Tumorzellen verschleppt werden (wofür es allerdings keine Beweise gibt).

Intraoperative Schnellschnittuntersuchung. Eine solche wird von Chirurgen zwar immer wieder gefordert, ist jedoch wenig sinnvoll. Es können zwar Angiome, Basaliome und seborrhoische Warzen etc. mühelos im Gefrierschnitt unterschieden werden, nicht mit ausreichender Sicherheit jedoch Spitznävi, Halonävi, dysplastische Nävi etc.

Regionäre Lymphknotenexstirpation. Sind regionäre Lymphknotenmetastasen klinisch nachweisbar (durch Tasten oder mit bildgebenden Verfahren), erfolgt gleichzeitig mit der Exzision des Primärtumors eine ***radikale Lymphadenektomie***, nach Möglichkeit en bloc.

Es ist seit langem bekannt, daß bei einer hohen Zahl primärer Melanome (in Abhängigkeit von der Tumordicke bis zu 30 %) die Lymphknoten klinisch zwar unbefallen sind, in histologischen Serienschnitten jedoch Mikrometastasen aufweisen. Demzufolge wurde durch viele Jahre der Nutzen einer ***prophylaktischen („elektiven")*** Lymphadenektomie diskutiert. Große Studien zeigen, daß diese eingreifende Maßnahme nur bei der Subgruppe mit „mittlerem Risiko" (1,5–4 mm Tumordicke) eine marginal bessere 5-Jahres-Überlebensquote erbrachte (Interpretation: wenige Mikrometastasen fallen offenbar häufig der Immunabwehr zum Opfer; bei zahlreichen sind manche Tumorzellen schon über die regionären Lymphknoten hinausgewandert).

Dieses Dilemma scheint durch die Einführung der selektiven Lymphknotenexstirpation (bei Melanomen ab 1–1,5 mm Tumordicke) weitgehend gelöst („lymphatic mapping"). Intraoperativ wird der Tumor mit Patentblau oder radioaktivem Technetium umspritzt und optisch bzw. mittels Geigerzähler jene Lymphknoten ermittelt, die als Vorposten („sentinel lymph nodes") als erste und wahrscheinlichste der Lymphknotengruppe Metastasen enthalten. Diese werden exzidiert und histologisch untersucht. Enthalten sie Metastasen, wird eine radikale Lymphknotenausräumung angeschlossen.

Operative Behandlung von Metastasen. Satelliten- und In-Transit-Metastasen werden mit mäßigem Sicherheitsabstand exzidiert; eine regionäre Nachbestrahlung ist zu empfehlen. Die Behandlung regionärer Lymphknotenmetastasen wurde oben besprochen.

Grundstrategie bei Fernmetastasen ist deren radikale oder zumindest weitgehende – soweit möglich und zumutbar – Entfernung („Reduktion der Tumorlast", um das Immunsystem zu entlasten und die Chancen der adjuvanten Therapie zu verbessern; s. unten); zudem können oft lokale Komplikationen vermieden werden (Einschmelzung und Exulzeration, Stauung, Funktionsausfälle). Auch die Entfernung gut zugänglicher solitärer Hirn- (Leber-, Lungen)metastasen ist sinnvoll. Röntgennachbestrahlung ist zu empfehlen. Bei regionalen Metastasen der Extremitäten ist die isolierte regionale Perfusion mit Zytostatika (Melphalan) oder TNF α unter Hyperthermie (41,5 °C) die Methode erster Wahl.

Chemo- und Immunotherapie

Konservative Behandlungsversuche des Melanoms haben eine lange Geschichte, wahrscheinlich eine glänzende Zukunft, aber immer noch eine bescheidene Gegenwart. Man unterscheidet zwei Behandlungsziele: ***adjuvante*** Therapie (Verhinderung eines Rezidivs nach der operativen Behandlung des Primärtumors) und die ***palliative*** Chemotherapie.

Adjuvante Therapie. Die Verabreichung von Zytostatika (s. unten) bei Risikomelanomen im Stadium I bewirkt keine Verbesserung der Lebenserwartung; Chemotherapie wird erst nach Lymphadenektomie bei regionärem Lymphknotenbefall (Stadium II) und im Stadium III mit Sinn angewendet. Wohl aber lassen rezente Studien vermuten, daß das rezidivfreie Intervall durch adjuvante immunmodulierende Therapie mit Interferon α bei Hochrisiko-Primärmelanomen verlängert werden kann.

Daß das Immunsystem einen, leider meist letztlich erfolglosen, Kampf gegen das Melanom führt, geht aus der ca. 20 % Rate spontaner partieller Regression hervor. Der Gedanke lag nahe, das Immunsystem in diesem Kampf zu unterstützen und damit okkulte Metastasen zu vernichten. Frühe Versuche von Impfungen mit Melanomextrakten schlugen fehl. Unspezifische Immunstimulation mit bakteriellen Substanzen, lebendem BCG-Impfstoff oder Kontaktallergenen schien anfangs erfolgreich, da sich Hautmetastasen oft tatsächlich zurückbildeten; nach ca. zwei Jahrzehnten sehr umfangreicher Testung ist nunmehr klar, daß BCG-Prophylaxe und -Therapie keine Prognosebesserung bringt.

Die bescheidene Wirkung der BCG-Therapie ist auf die durch sie induzierten Zytokine (z. B. Interferone, IL-2 u. a. m.) zurückzuführen. Es war der absehbare nächste Schritt, diese Zytokine als gentechnologisch hergestellte Medikamente einzusetzen.

Immuntherapie des metastasierenden Melanoms. Interferon α, γ, IL-2 werden hier seit Jahren eingesetzt. Als Monotherapie wirkt INF α kaum besser als die gängigen Chemotherapeutika (ca. 20 % Remission; s. unten), doch ergibt es (und IL-2) in Kombination mit diesen bessere Werte (30–50 %) und induziert vor allem längere Phasen stabiler Krankheit. Interferon α ist in der gebräuchlichen Dosierung (3 Mio. E/3 x/Woche) für viele Patienten in seinen Nebenwirkungen zu ertragen (grippeähnliche Symptomatik, Leukopenie etc.), IL-2 ist hingegen nebenwirkungsreich („capillary leak syndrome"; Autoimmunreaktionen, Induktion von Kardiolipinantikörpern).

Völlig neue Perspektiven eröffnen in letzter Zeit Versuche mit ***Tumorvakzinen.*** Der erste Ansatz war der teilweise erfolgreiche therapeutische Einsatz von in vitro expandierten tumorinfiltrierenden Lymphozyten. Derzeit in Gang sind Vakzinierungsstudien mit IL-2-transfizierten, abgetöteten autologen Melanomzellen (Stimulierung tumorreaktiver Lymphozytenklone in vivo). In den letzten Jahren ist es gelungen, eine Reihe melanomspezifischer Antigene zu isolieren, die durch definierte MHC-Moleküle präsentiert werden (z. B. MAGE 1 und MAGE 3 durch HLA-A1, andere Peptide durch HLA-A2). Diese sollten es möglich machen, eine spezifische Immunreaktion in vivo entweder durch direkte Vakzinierung oder über Vermittlung durch autologe, in vitro expandierte dendritische Zellen herbeizuführen. Voraussetzung ist allerdings die

Pigmentnävi	seborrhoische Warze	Hautblutung	Histiozytom
blauer Nävus	Basaliom (pigm.)	Varixknoten	Fibrom
Lentigo simplex	aktinische Keratosen (pigm.)	Angiokeratom	Mastozytom
Lentigo senilis	Adnextumoren	Kaposi-Sarkom	
	verruköses Karzinom	Granuloma pyogenicum	

Tabelle 18.11. Die wichtigsten klinischen Differentialdiagnosen des Melanoms

Durchbrechung einer etwaigen schon vorhandenen Toleranz.

Chemotherapeutika. Die wirksamsten Substanzen sind der Imidazolabkömmling ***Dacarbazin*** (DITC) und die Platinderivate Cisplatin und Carboplatin; in Monotherapie liegt das (komplette plus partielle) Ansprechen bei 20–25 %. DTIC ist das am häufigsten verwendete Medikament. Es wird in dreiwöchigen Zyklen verabreicht (250 mg/m² Körperoberfläche/Tag durch 5 Tage). Eine wichtige Nebenwirkung ist Übelkeit (Gebrauch nur gleichzeitig mit Antiemetika); es ist in seltenen Fällen hepatotoxisch, aber nur wenig myelosuppressiv. Es ist nicht liquorgängig, daher für die Behandlung intrazerebraler Metastasen (häufiger Metastasierungsort!) ungeeignet.

Alternativpräparate sind Nitrosoureaabkömmlinge (Carmustin, Lomustin, Fotemustin etc.). Ihr Wirkungsgrad ist dem von DTIC vergleichbar; Fotemustin ist liquorgängig und daher bei Hirnmetastasen einsetzbar.

Verschiedenste Kombinationstherapien wurden erprobt; eine klar den anderen oder auch DTIC in Monotherapie überlegene Kombination wurde nicht nachgewiesen. Hingegen wird die Wirkung aller Chemotherapeutika durch Kombination mit INF α verbessert.

Radiotherapie. Die Melanome galten früher als wenig strahlenempfindlich. Moderne Methoden (Hyperfraktionierung) scheinen allerdings viel wirkungsvoller zu sein. Das gute Ansprechen der Lentigo maligna wurde erwähnt. Weitere mögliche Indikationen sind in erster Linie Hautmetastasen (gruppierte oder wegen ihre Zahl oder Tiefe schlecht operable) und Lymphknotenmetastasen. Eine unverzichtbare Indikation ist die Bestrahlung der (sehr schmerzhaften) Knochenmetastasen.

Diagnose, Differentialdiagnose und Frühdiagnose

Die klinische Diagnose ist bei typisch ausgebildeten Melanomen leicht (s. oben), bei weniger typischen kommen einige Dutzend anderer Hautläsionen in Differentialdiagnose (s. oben und Tabelle 18.11). Die klinische Diagnostik der Melanome ist daher ausschließlich die Domäne des Dermatologen.

Die histologische Diagnostik betrifft im wesentlichen die Unterscheidung der Melanome von verschiedenen Formen von Pigmentnävi. Auch diese kann außerordentlich schwierig sein und erfordert histologische und klinische Erfahrung. Nützlich sind die diagnostischen Kriterien nach Ackermann (Tabelle 18.12). Bei dedifferenzierten Tumoren wie auch Metastasen wird die Diagnostik durch die Verwendung immunhistochemischer Marker erleichtert: Konstitutive Marker sind S100, HMB 45, Nk1-C3, Transferrin-Rezeptor (PAL-M1).

Die ***Frühdiagnose*** von Melanomen ist eine der wichtigsten und schwierigsten Aufgaben des Dermatologen. Kleine (< 5 mm) Melanome lassen die vollausgeprägten morphologischen Charakteristika, wie oben beschrieben, in der Regel noch vermissen; als Hilfe (für Arzt und Patienten) gilt die sogenannte ABCD-Regel:

Tabelle 18.12. Histologische Kriterien zur Melanomdiagnose (nach A. B. Ackerman)

Muster	• Asymmetrie des Tumors • Unscharfe Begrenzung der lateralen intraepidermalen melanozytären Komponente • Fehlende „Reifung" der Tumorzellen in der tieferen Dermis • Einzelformationen von Pigmentzellen überwiegen fokal oft im Vergleich zu Pigmentzellennestern in der Epidermis • Intraepidermale Pigmentzellennester zeigen ungleichmäßige Abstände voneinander • Pigmentzellennester in der Epidermis und Dermis variieren in Form und Größe und zeigen Konfluenzneigung • Pigmentzellen – einzeln und in Nestern – häufig in allen Epidermisschichten nachweisbar • Pigmentzellenausbreitung entlang der epithelialen Adnexstrukturen
Zytomorphologie	• Atypische Pigmentzellen • Mitosen • Nekrotische Pigmentzellen
Weitere Kriterien	• Zeichen aktinischer Elastose • Mitosen in den Pigmentzellen an der Tumorbasis • Regressionsphänomene, wie Fibrose und/oder Melanose mit Verbreiterung des Stratum papillare • Unregelmäßige, fleckförmige Verteilung des Melanins im Tumor • Nachweis von Plasmazellen • Pigmentzellen mit pagetoider Morphologie

- A (**Asymmetrie**): Die Figur ist nicht rund, sondern ungleichmäßig gestaltet; Textur und Aufriss heterogen;
- B (**Begrenzung**): Die Begrenzung ist unregelmäßig, teils scharf, teils unscharf;
- C (**Colorit**): Farbmischung aus braun, schwarz, blau, rot, weiß, grau;
- D (**Durchmesser**): Der Herd wächst (während Nävi unverändert bleiben).

Weitere Warnzeichen sind Auftreten von Sekundärveränderungen (Erosion, Krusten, Blutung) sowie Juckreiz.

18.3 Tumoren und Fehlbildungen des Bindegewebes

18.3.1 Hamartom: Bindegewebsnävus

Bindegewebsnävi sind eher seltene Hamartome des Bindegewebes; sowohl kollagene wie elastische Fasern können fokal vermehrt sein (oft beide gemeinsam).

Klinik. ***Solitäre*** Bindegewebsnävi sind mäßig erhabene, aus mehreren flachen Knoten aggregierte („pflastersteinartige"), meist systemisch angeordnete hautfarbene bis bräunliche Herde von mäßig derb-elastischer Konsistenz; die Epidermis ist unverändert. Meist am Rumpf, Größe von einigen Zentimetern bis Handflächengröße.

Multiple disseminierte Bindegewebsnävi können bei tuberöser Hirnsklerose, als autosomal dominantes Erbleiden („familiäres kutanes Kollagenom") und schließlich im Rahmen der Dermatofibrosis lenticularis disseminata mit Osteopoikilie (Buschke-Ollendorf-Syndrom) auftreten. Letzteres, gleichfalls autosomal-dominant, ist durch multiple kleine elastische Nävi vorwiegend der Extremitäten und epiphysennahe hyperdense Knochenherde gekennzeichnet (Unterscheidung von osteoplastischen Knochenmetastasen!).

Histologie. Lokale Bindegewebsvermehrung, wobei der Zuwachs entweder vorwiegend die Kollagen- oder die elastischen Fasern betreffen kann. Je nach dieser Relation wird von Kollagen- bzw. Elastikanävi gesprochen.

Differentialdiagnose. Nävus lipomatosus superficialis (von ähnlichem Aussehen, aber immer an den Hinterbacken lokalisiert, schimmert gelblich durch); Pseudoxanthoma elasticum (zumeist kleinere, gelbliche Herde vorwiegend an mechanisch beanspruchten Arealen).

18.3.2 Benigne bindegewebige Tumoren

Dermatofibrom (hartes Fibrom, Histiozytom, Fibroxanthom)

Eine häufige fibrohistiozytäre Bindegewebsreaktion von charakteristischer (stadienhafter) Morphologie. Sie tritt bevorzugt bei erwachsenen Frauen an den unteren Extremitäten auf (Abb. 18.68).

Ob Dermatofibrome echte benigne Tumoren oder ein Reaktionsmuster („subepidermal nodular fibrosis"; „fibrosing dermatitis") auf verschiedene lokale Traumen (Insektenstiche, Follikulitis, Verletzungen etc.) sind, wurde kontrovers beurteilt. Heute neigt man der letzteren Meinung zu.

Klinik. Einige Millimeter bis Zentimeter große, kreisrunde, derbe, knapp unter der Epidermis sitzende und an diese fixierte, meist plattenartige Knoten („in die Haut eingelassene Linse"). Häufig multipel. Typisches diagnostisches Zeichen: Wenn man von beiden Seiten ein Fibrom zusammendrückt, wird es in die Tiefe verdrängt und zieht gleichzeitig die Epidermis nach unten (Eindellung!). Fibrome sind meist hell-, selten dunkelbraun pigmentiert. Subjektive Beschwerden bestehen nicht. Spontane Rückbildung kommt vor (Schwangerschaft!).

Histologie. Regelmäßig aufgebaute fibrohistiozytäre Läsionen der Dermis, meist bis knapp an die Epidermis reichend mit mäßiger lymphozytärer Umgebungsreaktion. Manchmal erhebliche epidermale Hyperplasie (Basaliom-ähnlich). Man unterscheidet 2 Typen (mit allerdings fließenden Übergängen): das faserreiche ***Fibrom***, aufgebaut aus wirbelig angeordneten Spindelzellaggregaten und Kollagenbündeln, und das zellreiche ***Histiozytom.*** Letzteres besitzt Zellen mit den Charakteristika von Histiozyten: Speichervermögen (Siderophagen, Schaumzellen), mehrkernige Riesenzellen, teilweise bizarr („***Dermatofibrom mit Monsterzellen***") bis atypisch („***pseudosarkomatöses fibröses Histiozytom***").

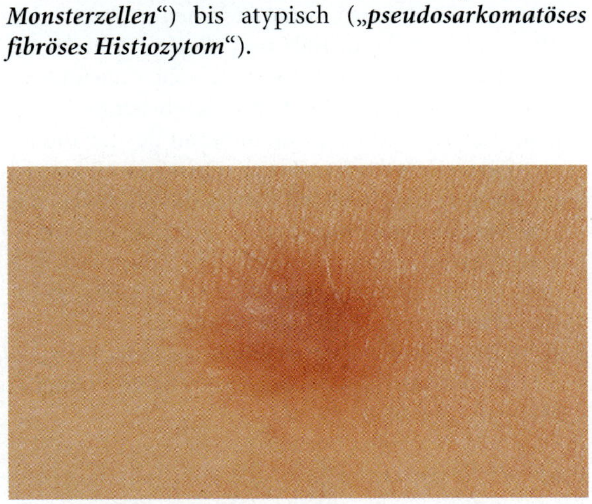

Abb. 18.68. Fibroma durum (Histiozytom). Ein gelb-bräunlicher, derber Knoten, unscharf begrenzt, derb, „wie in die Haut eingelassen"

Frühe Läsionen sind meist zell- und gefäßreich, spätere zeigen Fibrosierung oder, als Folge von Einblutung, Siderophagen („hämosiderotisches Histiozytom") und (mehrkernige) Schaumzellen. Das immunhistochemisches Markerprofil ist stadienabhängig: positiv für Faktor XIIIa und (glatte Muskulatur)-Aktin in frühen, weitgehend negativ in späten Stadien.

Differentialdiagnose. Dermatofibrosarcoma protuberans, Pigmentnävi, Melanom, Basaliom, Kaposi-Sarkom.

Varianten.

- ***Tief penetrierendes Dermatofibrom:*** eine exo-endophytische, bis ins subkutane Fettgewebe reichende Läsion, die klinisch (aufgrund ihrer Größe – bis zu mehreren cm) wie histologisch oft als Dermatofibrosarcoma protuberans verkannt wird. Oft kurze, radiäre Ausläufer entlang Fettgewebssepten.
- ***Oberflächliches atrophes Dermatofibrom:*** eine rötliche, flach-knotige Läsion, meist am Rumpf (Schulter) erwachsener Frauen; im Vergleich zur umgebenden Dermis deutlich eingesunken. Differentialdiagnose: Basaliom.
- ***Epitheloides Histiozytom:*** eine hautfarbene bis rötliche, halbkugelig erhabene Läsion ähnlich dermalen Nävi. Histologisch charakteristische Silhouette: klauenförmige Umfassung der meist oberflächlichen Läsion durch hyperplastische Epidermiszapfen; bizarr ausgezipfelte, epitheloide Histiozyten (Faktor XIIIa positiv). Differentialdiagnose: epitheloide oder Spitznävi (S100-Protein positiv).

Weitere Varianten: das ***aneurysmatische (angiomatoide)***, das ***zelluläre benigne fibröse Histiozytom*** und das ***gefäßreiche Riesenzellhistiozytom.***

Therapie der Fibrome. Falls erwünscht, Exzision.

Weiches Fibrom (Fibroma molle, Fibroma pendulans, Akrochordon, fibroepithelialer Polyp, „Papillom", „skin tag")

Eine sehr häufige, gleichfalls reaktive bindegewebige Exkreszenz, die als „Hautanhängsel" in zwei Varianten auftritt:

- als multiple, kleine filiforme Säckchen (Abb. 18.69) in oft enormer Zahl an Hals und Nacken (hier oft bei Trägerinnen von Halsketten), an den Augenlidern, sowie in Achseln und Leistenbeugen beleibter Personen; letztere ergeben zusammen mit der für die Intertrigoareale adipöser Leute typischen Hyperpigmentierung und Lichenifikation das Bild der sog. ***„Pseudoakanthosis nigricans"***. An der Entstehung ist mechanische Friktion wesentlich beteiligt. Differentialdiagnose: gestielte dermale Nävi, gestielte seborrhoische Warzen, Akanthosis nigricans;
- als solitäres, großes Fibroma molle: seltener, bis mehrere Zentimeter groß, sackartiges Gebilde („halbes Skrotum") (Abb. 18.70).

Beide Varianten bestehen histologisch aus lockerem Bindegewebe. Große weiche Fibrome können auch Fettgewebe enthalten ***(Lipofibrom)***. Komplikation: schmerzhafte Stieldrehung (Infarzierung).

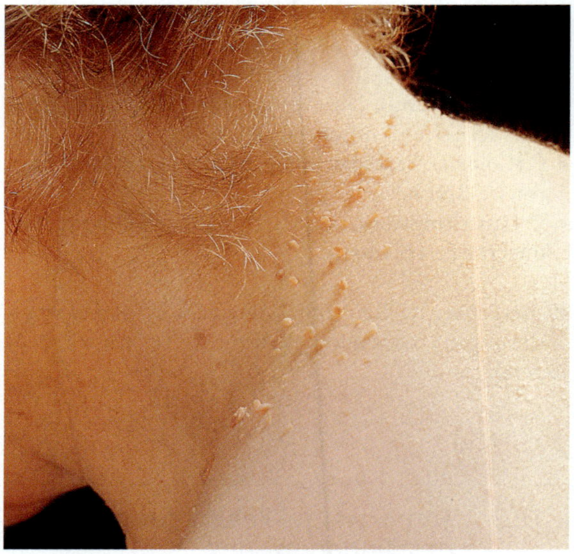

Abb. 18.69. Weiche papilläre Fibrome („Skin tags")

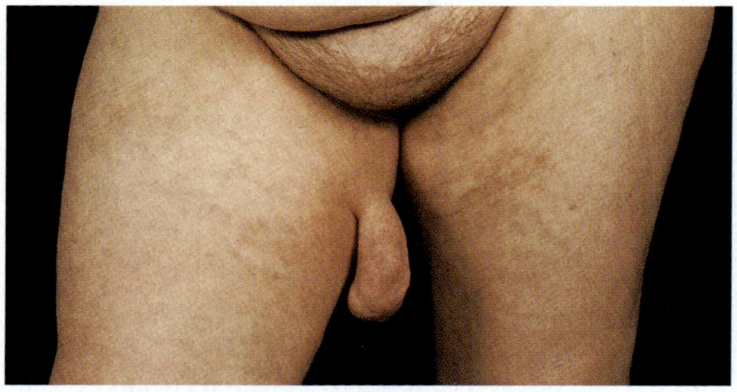

Abb. 18.70. Fibroma molle pendulans

Therapie. Elektrokaustische Abtragung.

Sehnenscheidenfibrom

Dieser von den Sehnenscheiden ausgehende benigne Tumor tritt vorwiegend an Händen und Füßen von Männern (2:1) in der 3.–5. Dekade auf. Histologie: multilobulärer Knoten aus ovalären bis spindelförmigen Fibroblasten in kollagen- und gefäßreichem Stroma und charakteristischen, kurvilineären, gefäßmarkernegativen Gewebsspalten. Therapie: Exzision; Rezidive in ca. 25 %.

Verwandt ist der ***Sehnenscheidenriesenzelltumor*** (Abb. 18.71). Bei diesem dominieren kleine, rund-ovaläre bis polygonale Zellen; es finden sich eisenspeichernde Riesenzellen, Schaumzellen und pseudoglanduläre Spalten. Leichte Gynäkotropie.

Angiofibrome (gefäßreiche Fibrome)

Angiofibrome sind bindegewebige Hamartome. Man unterscheidet folgende Typen:

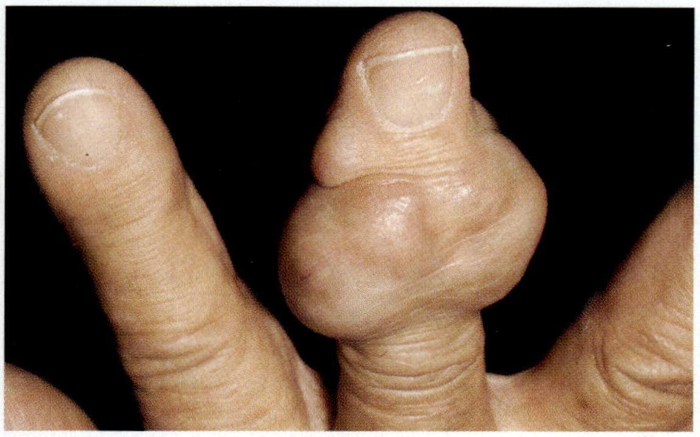

Abb. 18.71. Riesenzellsynovialom des Fingers. Ein aus mehreren Partien aufgebauter derber, schmerzloser Tumor, typischerweise an den Fingergelenken lokalisiert. Differentialdiagnose: Rheumaknoten

Solitäres Angiofibrom. Diese gutartige und nicht seltene Läsion tritt in der 2. Lebenshälfte, vorwiegend im Gesicht (Nase!) auf. Sie wird als hautfarbenes Knötchen mit Teleangiektasien („***fibrous papule of the nose or face***") klinisch oft als Basaliom oder dermaler Nävus diagnostiziert.

Multiple Angiofibrome. Treten am häufigsten als sog. „Hirsuties papillaris coronae glandis" („pearly penile papules") auf: eine Reihe von silbrig-weißen, kleinen Papeln im Sulcus coronarius glandis, die von Heranwachsenden oft als Krankheit oder Mißbildung mißinterpretiert werden. Es handelt sich um eine harmlose, atavistische Varietät (findet sich physiologischerweise am Penis mancher Tierarten).

„Adenoma sebaceum". Wichtigste Manifestation multipler Angiofibrome (s. Abb. 17.37): multiple, kleine, hautfarbene bis rötliche Papeln der Nasolabialfalten und Wangen. Das Adenoma sebaceum ist mit der ***tuberösen Hirnsklerose*** (M. Pringle) assoziiert (s. S. 530) und dessen dermatologisches Leitsymptom (ca. 90 % der Fälle). Es kann selten auch bei ansonsten erscheinungsfreien Verwandten von Patienten mit tuberöser Hirnsklerose auftreten (Abortivformen).

Seltene bindegewebige Tumoren

Elastofibroma dorsi. Ein langsam wachsender Tumor, meist bei älteren Patienten (> 60 Jahre) am kaudalen Ende des Schulterblattes. Leichte Gynäkotropie. Histologie: ein zellarmer Tumor mit charakteristischem Nebeneinander von kollagenen und fragmentierten, elastischen Fasern. Vermutlich ein degenerativer Pseudotumor, verursacht durch Friktionstrauma.

Myofibrome. Seltene, gutartige, aus Myofibroblasten abgeleitete (immunhistochemisch daher zumindest partiell glatte-Muskulatur-Aktin-positive) Tumoren. Man unterscheidet das ***Dermatomyofibrom*** (Rumpf-Nackenbereich), das ***solitäre, kutane Myofibrom*** (histologisch ähnlich der ***infantilen Myofibromatose*** und das ***intranodale „amianthoide" Myofibroblastom.*** Nach Exzision gelegentlich Rezidive.

Plexiformer fibrohistiozytärer Tumor. Eine an den oberen Extremitäten von Mädchen und jungen Frauen (3:1) vorkommende plexiforme Spindelzelläsion der Dermis-Subkutisgrenze mit charakteristischem Osteoklasten-ähnlichem Anteil.

Angiomyxom. Ein vorwiegend bei Jugendlichen und jungen Erwachsenen an Rumpf und Extremitäten auftretender muzinreicher Tumor mit prominenten Gefäßen und Fibroblasten mit spinnenförmigen Zellausläufern; gelegentlich epitheliale Hornzysten. Tritt solitär oder im Rahmen des ***Carney-Komplexes*** auf (ein kardiokutanes Syndrom, das in 2 Varianten vorkommt: das *NAME*- und das *LAMB*-Syndrom (s. S. 650).

18.3.3 Fibromatosen

Fibromatosen sind eine heterogene Gruppe von Krankheiten, denen eine nicht-neoplastische, oft aber tumorähnliche Proliferation (ohne Metastasierung!) von (Myo)Fibroblasten gemeinsam ist; sie werden auch den Pseudosarkomen zugerechnet (s. S. 605). Die größte Vielfalt an – jeweils sehr seltenen – Fibromatosen besteht in der Kindheit („kindliche Fibromatosen"), die höchste Inzidenz – von allerdings nur wenigen Typen – hingegen im Erwachsenenalter. Manche (vorwiegend kindliche) Fibromatosen wachsen lokal aggressiv und können dadurch bei geeigneter Lokalisation auch zum Tode oder zu Defektzuständen führen; andere wachsen nur langsam oder bleiben stationär; wieder andere (gleichfalls vorwiegend kindliche) können sich spontan zurückbilden. Man unterscheidet umschriebene und disseminierte Fibromatosen.

Infantile Fibromatosen

Infantile Digitalfibrome. Relativ selten, jedoch der häufigste Vertreter der infantilen Fibromatosen

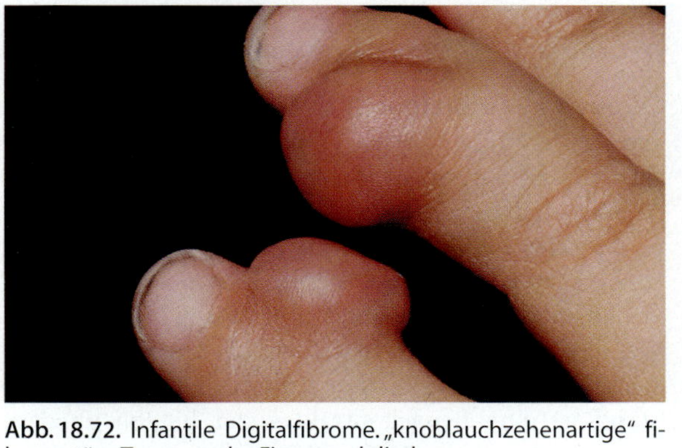

Abb. 18.72. Infantile Digitalfibrome. „knoblauchzehenartige" fibromatöse Tumoren der Fingerendglieder

(Abb. 18.72). Einzelne oder multiple kalottenförmige hautfarbene Tumoren an Finger- und Zehenendgliedern („knoblauchzehenartig"). Sie treten schon bei oder bald nach der Geburt in Erscheinung, neigen nach operativer Entfernung zum Rezidiv, bilden sich aber nach Monaten oder Jahren spontan zurück. Histologie: pseudo-fibrosarkomatöser Aspekt, eosinophile zytoplasmatische Einschlußkörperchen (keine Viruspartikel sondern kondensierte Aktinfilamente).

Erworbene Digitalfibrome (aquirierte digitale Fibrokeratome). Diese kommen bei Erwachsenen vor, sind eher solitär, ihre Rückbildungstendenz ist gering; sie haben eine verruköse Oberfläche und sind vermutlich Spätstadien von Viruspapillomen.

Weitere umschriebene kindliche Fibromatosen sind das ***kalzifizierende aponeurotische Fibrom*** (palmoplantar bei Kindern und Jugendlichen; multinodulär infiltrierend mit Kalzifikationen – zellreiche Formen werden oft als Sarkome verkannt) und das ***infantile fibröse Hamartom:*** ein im 1. Lebensjahr vorwiegend bei Knaben (2:1) in der Achselregion auftretender dermal-subkutaner Knoten, der in einem irregulär organoiden Muster aus fibrohistiozytärem Gewebe, unreifen Rundzellen in muzinöser Matrix und reifem Fettgewebe aufgebaut ist. Therapie: Exzision (keine Spontanrückbildung).

Disseminierte Fibromatosen des Kindesalters. Die infantile Myofibromatose umfaßt ein Spektrum vermutlich genetisch determinierter Bilder von unklarem Erbgang. Die schwerste Manifestation, die ***kongenitale, generalisierte Fibromatose***, befällt mit bis zu hunderten Läsionen Haut, Knochen und innere Organe und kann, lokalisationsbedingt, in der frühen Kindheit zum Tode führen. Histologisch findet sich ein biphasisches Muster spindelzelliger Aggregate, zentral zellreich und hämangioperizytom-ähnlich (dilatierte und verzweigte Gefäße), peripher leiomyomähnlich. Cave: Monophasisch-zellreiche Formen werden häufig als Weichteilsarkome (z. B. Synovialsarkom) verkannt. Die seltene ***juvenile hyaline Fibromatose*** ist durch multiple, große, langsam wachsende Spindelzelltumoren im Kopfbereich und den Extremitäten gekennzeichnet (innere Organe bleiben meist frei). Sie tritt bei Kleinkindern, selten auch bei Jugendlichen und sogar Erwachsenen auf.

Adulte Fibromatosen

Dupuytren-Kontraktur (palmare Fibromatose). Hyperproliferation, knotige Verdickung und Kontraktur der palmaren Aponeurose; tritt meist beidseitig in der 2. Lebenshälfte, vorwiegend bei Männern auf (5:1).

Typisches Initialsymptom ist, daß der 4. Finger nicht mehr ganz ausgestreckt werden kann, an der Handfläche entsteht hierbei ein derber Strang mit einer Einziehung am 4. Metakarpalköpfchen. Die weitere Entwicklung läuft verschieden schnell ab (Jahre). Endzustand ist eine Beugekontraktur der beiden ulnaren, manchmal auch der übrigen Finger.

Pathogenetisch werden neben einer klaren genetischen Komponente (familiäre Häufung, Befall von Zwillingen) Traumen sowie degenerative Wirbelsäulenveränderungen diskutiert. Gelegentlich kombiniertes Vorkommen mit einer plantaren Fibromatose (syn. ***M. Ledderhose;*** seltener, führt kaum zu Kontrakturen) und peniler Fibromatose.

Therapie. Frühzeitige Exzision des fibrotischen Anteils der Aponeurose.

Penile Fibromatose (syn. Induratio penis plastica, Peyronie-Kontraktur). Ein der Dupuytren-Kontraktur analoger Prozeß im fibrösen Septum zwischen den Corpora cavernosa und dem Corpus spongiosum penis. Folge: bei Erektion Abknickung des Gliedes nach einer Seite.

Therapie. In frühen Phasen Röntgenbestrahlung; Exzision der Aponeurose.

18.3.4 Keloide und hypertrophe Narben

Beide Begriffe bezeichnen eine überschießende, posttraumatische Bindegewebsproliferation; hypertrophe Narben sind auf den Bereich des Traumas beschränkt, Keloide greifen über diesen hinaus. Beim sog. Spontankeloid (meist über dem Sternum gelegen, Abb. 18.73) geht die Entwicklung des Keloids scheinbar ohne vorhergehendes Trauma vor sich.

Klinik. Wulstartig erhabene, derbe, prall gespannt wirkende Läsionen, anfangs hellrot, im späteren Verlauf hautfarben oder etwas hyperpigmentiert, mit gelegentlich krähenfußartigen Ausläufern in die Umgebung.

Histologie. Man findet eine enorm verbreiterte Dermis mit wirbeligen Kollagenmassen, reich an Fibroblasten und Mastzellen; bei Keloiden hyalin verbreiterte kollagene Fasern in vermehrt mukoider Grundsubstanz.

Die Entwicklung von Keloiden wird durch individuelle Dispositionen beeinflußt; Afrikaner neigen hierzu viel mehr als Weiße, Kinder mehr als Erwachsene. Auch die Situation bei der Wundheilung ist von Bedeutung: postinflammatorische (Aknenarben) oder Verbrennungsnarben disponieren hierzu viel mehr als die Narben nach blanden Schnittwunden. Bevorzugte Areale: Sternum, Schulter. Ausgedehnte Keloide können zu Wachstumsstörungen und funktionellen Behinderungen (z. B. Atmungshindernis bei Lokalisation am Rumpf!) führen. Keloide bilden sich nach jahrelangem Bestand teilweise spontan zurück.

Therapie. Bei beginnender Narbenhypertrophie (z. B. nach Verbrennungen oder Exzisionen im Kindesalter) kann eine Lokalbehandlung mit Kortikoidsalben unter Okklusion versucht werden; spezielle Druckverbände,

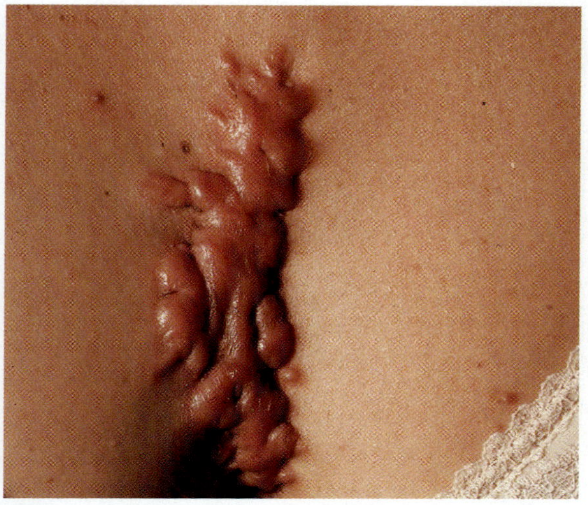

Abb. 18.73. Spontankeloid. Zopfartig geflochtener, derb fibröser Strang mit glatter Oberfläche. Typische Lokalisation!

durch Monate getragen, sind ein wertvolles zusätzliches Mittel. Bei frischen manifesten hypertrophen Narben bzw. Keloiden kann eine partielle oder weitgehende Rückbildung durch intraläsionale Injektion von Depotsteroiden (cave subkutane Verabreichung – Atrophie!) oder Röntgen-Bestrahlung erreicht werden (alte Keloide sind weitgehend resistent). Exzision allein ist kontraindiziert, da die resultierende Narbe wieder zu einem – und zwar noch größeren – Keloid wird (bei plastischer Deckung auch die Entnahmestelle, da die Keloidneigung natürlich ubiquitär ist). Werden Keloide exzidiert, muß die Operationswunde unmittelbar danach bestrahlt werden. Noch im experimentellen Stadium ist die Therapie von Keloiden (wie auch der Fibromatosen) mit Interferon γ.

18.3.5 Desmoidtumoren

Hauptsächlich am Stamm lokalisierte, knotige, tiefsitzende, reaktive Bindegewebshypertrophie mit infiltrativem Charakter; Ausgangspunkt: tiefe Faszien. Je nach Lage werden ***extraabdominelle*** (Erwachsene beiderlei Geschlechts, bevorzugt an Schulter, Brustwand, Rücken, Oberschenkel), ***abdominelle*** (v. a. bei Frauen postpartal in Bauchwand) ***und intraabdominelle Fibromatosen*** (im Becken und Mesenterium) unterschieden; letztere sind oft kombiniert mit Polypose, Osteomen und kutanen (Horn-)Zysten bei Gardnersyndrom. Therapie: weite Exzision.

18.3.6 Semimaligne Bindegewebstumoren

Lokal aggressiv wachsende Tumoren mit charakteristischer Neigung zu lokalen Rezidiven, aber äußerst seltener Metastasierung. Histologisch finden sich weder wesentliche Kernatypien noch vermehrt Mitosen.

Dermatofibrosarcoma protuberans

Ein relativ seltener, klinisch anfangs fibromähnlicher Tumor, der typischerweise im weiteren Verlauf nach Exzisionsversuchen immer wieder rezidiviert und dabei erhebliche Größe (faustgroß) erreichen kann (Abb. 18.74). Gynäkotropie (4:1), vorwiegend in der zweiten Lebenshälfte, meist am Rumpf.

Klinik. Ein aus mehreren derben, plattenartigen und knotigen Anteilen zusammengesetzter, hautfarbener, unregelmäßig gebuckelter Tumor mit häufig vorgebirgsartigen Ausläufern in die Umgebung. Die Haut über diesem Knoten ist gespannt, atroph und besitzt reichlich Teleangiektasien.

Histologie. Fibromähnlich, sehr zellreich; besonders auffällige, wirbelige Anordung von Kollagenfasern und Zellkernen („storiform", d. h. mattenartig, Radspeichenstrukturen). Im Gegensatz zu den tief penetrierenden Dermatofibromen (Differentialdiagnose!) besteht eine irreguläre Fettgewebsinfiltration, „hühnerleiterartig" entlang der Septen und netzförmig lobulär; epidermale Hyperplasie, prominentes (peripheres) Kollagen und lymphozytäre Umgebungsreaktion fehlen. Der Tumor ist CD34-positiv.

Sonderformen. Das ***atrophe*** (plaqueförmig, ähnlich Narbe oder Keloid; ca. 10 %) und die seltenen ***myxoiden*** (histologisch häufig als neurogener Tumor verkannt), ***pigmentierten*** (mit eingestreuten, melaninspeichern-

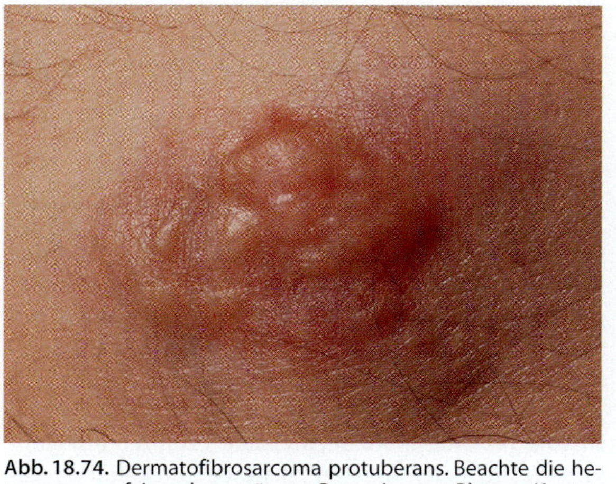

Abb. 18.74. Dermatofibrosarcoma protuberans. Beachte die heterogene, aufeinander getürmte Bauweise aus Platten, Knoten und Strängen. Unter dem Hautniveau ist der Tumor viel weiter ausgebreitet als am Bild ersichtlich

den dendritischen Melanozyten; sog. ***Bédnar-Tumor***) und ***juvenilen*** Varianten. Letzteres ist durch Riesenzellen entlang pseudoglandulärer Gewebsspalten gekennzeichnet (ursprünglich ***Riesenzellfibroblastom***).

Therapie. *Weite* Exzision.

Aggressives Angiomyxom

Solitärer, langsam wachsender Tumor des weiblichen Genitoanalbereichs (Vulva!; 3. bis 6. Dezenium), häufig als Bartholin-Zyste oder Hernie fehlinterpretiert.

Histologie. infiltrierender muzinreicher Tumor mit prominenten Gefäßen und spindel- bis sternförmigen Myofibroblasten. Partiell glattes Muskel-Aktin positiv, andere Marker negativ.

Differentialdiagnose. Angiomyofibroblastom der Vulva.

18.3.7 Maligne Bindegewebstumoren

Eine Gruppe seltener maligner Tumoren mit unterschiedlicher Klinik, Histologie und Prognose.

Atypisches Fibroxanthom

Ein schnellwachsender (Monate), meist kleiner (1–2 cm), rötlich-hautfarbener, oft exulzerierter dermaler Knoten. Fast stets im Gesicht älterer Personen (wahrscheinlich UV-induziert); wird klinisch meist für ein Basaliom oder Plattenepithelkarzinom gehalten.

Histologie. Pleomorph-storiformer Tumor der Dermis mit enormem Reichtum an atypischen Mitosen und partieller histiozytärer Differenzierung (mehrkernige Riesenzellen, Eisen- und Fettspeicherung). Das histologische Bild ist ident zum malignen fibrösen Histiozytom der Subkutis bzw. tieferen Gewebslogen.

Therapie und Prognose. Vollständige Heilung bei kompletter Exzision.

Myxofibrosarkom (myxoides malignes fibröses Histiozytom)

Langsam wachsende, knotig-plattenförmige, gallertige subkutane Tumoren; vorwiegend an den (unteren) Extremitäten älterer Personen; Männer sind häufiger betroffen. Häufig Lokalrezidive, gelegentlich Lymphknoten- oder Fernmetastasen (Abb. 18.75).

Histologie. Multilobuläre, myxoide Tumoren mit elongierten, „gebogen-linearen“ Gefäßen und kleinen spindel- bis sternförmigen Zellen mit Muzinvakuolen („Pseudolipoblasten“).

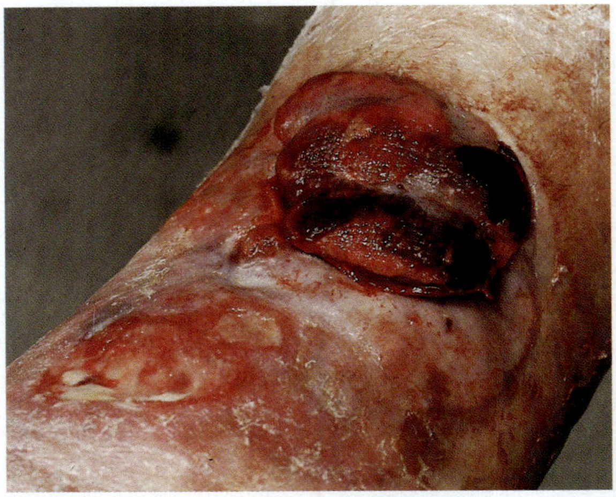

Abb. 18.75. Myxofibrosarkom. Ein aus mehreren weichen, gallertigen Knoten aufgebauter Tumor

Man findet verschiedene Grade der Dedifferenzierung: hochdifferenziert sind das „Myxom NOS“ („non otherwise specified“) und iuxtaartikuläre Myxome; ferner mäßig bis intermediär differenzierte Myxofibrosarkome und schließlich dedifferenzierte Formen mit klassisch storiform-pleomorphem Muster („malignes fibröses Histiozytom“ – s. unten). Zunehmender Differenzierungsverlust bei Rezidiven.

Therapie. Weite Exzision.

Malignes fibröses Histiozytom

Dieses ist keine eigenständige Entität sondern ein Reaktionsmuster verschiedener dedifferenzierter Sarkome (Leiomyo-, Myxofibro-, Rhabdomyosarkome), aber auch von Karzinomen oder Melanomen. Histologisch gemeinsam ist diesen anaplastischen Tumoren ein storiform-pleomorpher, riesenzellbetonter oder entzündlich-xanthomatöser Charakter. Sie kommen vorwiegend in tiefen Gewebslogen, z. B. intramuskulär im Oberschenkel, oder in inneren Organen (Retroperitoneum, Niere, etc.) vor. Die klare Zuordnung zu einem ursprünglichen Tumor gelingt auch mit immunhistochemischen Methoden nicht immer (Markerdedifferenzierung). Prognose meist infaust.

(Subkutanes) Fibrosarkom

Dieser maligne Tumor geht meist aus tiefen Muskelsepten oder Aponeurosen, selten aus dem subkutanen Bindegewebe hervor. Prädilektion: proximale Extremitätenanteile, seltener Rumpf; 4.–6. Dezennium. Typisches klinisches Bild: schnell wachsende, knollige, fleischige, später exulzerierende Tumoren.

Histologie. Monomorphe Faszikel von Spindelzellen in „Fischgräten“-Formation. Zahlreiche (atypische) Mitosen.

Therapie. Weite Exzision. In ca. 50 % Entwicklung von Lokalrezidiven. Die Metastasierung erfolgt meist hämatogen (Lunge, Knochen).

Epitheloides Sarkom

Ein meist von Sehnenscheiden ausgehender, relativ langsam wachsender Tumor, der typischerweise bei jungen Männern und in akraler Lokalisation auftritt. Klinik: ein subkutan oder tiefer gelegener, multilobulärer, harter Knoten mit lokoregionärer („sporotrichoider“) Ausbreitung per continuitatem entlang präexistenten Gewebslogen (Sehnen, Nerven). Spät Exulzeration und lymphogene und hämatogene Metastasierung (Lungen!).

Histologie. Inseln kuboidaler Tumorzellen („Epitheloidzellen“) mit granulomähnlichem Aussehen und zentraler Tumornekrose. Häufige Fehldiagnose: Granuloma anulare. Immunhistochemisch ähnlich Synovialsarkomen mit positiver Reaktion auf epitheliales Membranantigen.

Therapie. Weite Exzision bzw. frühzeitige Amputation.

Prognose. Gute 5-, aber schlechte 20-Jahres-Überlebensquote.

Therapie aller Sarkome. Ausgedehnte Tumorresektion; bei Metastasierung Polychemotherapie. Sarkome sind zumeist röntgenstrahlenresistent.

18.3.8 Bindegewebige Pseudoneoplasmen (Pseudosarkome)

Eine heterogene Gruppe von Krankheitsbildern entzündlich-“reaktiver“ Natur bzw. benignen Tumoren, die klinisch und histologisch Sarkome imitieren. Alle haben eine gute Prognose.

Zu den Pseudosarkomen zählen – analog den Verhältnissen in der Epidermis – einerseits pseudosarkomatöse ***Reaktionen*** bei chronischen Entzündungen, z. B. Fremdkörperreaktionen („Fremdkörpersarkome“), Granulomen (Xanthogranulome), Strahlenreaktionen („atypisch proliferierende Strahlenfibrosen“, u. a. m.), andererseits eigene ***Entitäten*** („echte Pseudosarkome“). Letztere können aus jedem mesenchymalen Gewebstyp hervorgehen, z. B. Bindegewebe (Fibromatosen; pseudosarkomatöses fibröses Histiozytom; noduläre und proliferierende Fasziitis), Fettgewebe (Spindelzell- und pleomorphes Lipom), Gefäße (Pseudo-Kaposi-Sarkom, papilläre endotheliale Hyperplasie, epitheloide Hämangiome u. a. m.).

Noduläre Fasziitis

Rasch wachsende (Wochen!) knotige Läsionen der tiefen Faszien, Muskulatur und gelegentlich Subkutis, meistens an der oberen Extremität junger Erwachsener. Nach Erreichen der maximalen Ausdehnung (einige Zentimeter) bleibt die Läsion unverändert (seltener spontane Regression).

Als ***proliferative Fasziitis*** bezeichnet man einen ähnlichen Prozeß bei älteren Personen (histologisch durch typische basophile, ganglienzell-ähnliche Fibroblasten gekennzeichnet).

Klinik. Tiefer, unverschieblicher, derber Knoten; subjektive Beschwerden gering.

Histologie. Zell- und mitosenreiche, enkapsulierte oder bizarr-sternförmige Spindelzellproliferation mit lymphozytärem Infiltrat und Gefäßreichtum, muzinreiche Matrix („federnähnliches“ Bild). Zelluläre Polymorphie meist wenig ausgeprägt.

Therapie. Exzision.

Varianten. ***Parosteale, ossifizierende und intravaskuläre Formen*** (bevorzugt bei Kindern und jungen Erwachsenen). ***Kraniale Fasziitis*** (ausschließlich bei Kindern am Kopf, Knochendefekte!). ***Proliferierende Myositis*** (intramuskuläres Analog der proliferierenden Fasziitis. Vor allem in der Muskulatur des Rumpf-Schultergürtelbereiches bei 40–50 jährigen).

18.4 Gefäßtumoren

Gefäßneubildungen sind durch Proliferation und/oder vermehrte Zahl von Blut- oder Lymphgefäßen bzw. deren Strukturelementen gekennzeichnet. Sie umfassen neben echten Tumoren auch reaktive Hyperplasien und Fehlbildungen (Hamartome); die Zuordnung der einzelnen Läsionen zu diesen Kategorien ist jedoch nicht selten unsicher. Gefäßneubildungen sind häufig morphologisch vielfältig und von sehr unterschiedlicher Relevanz. Gutartige Neubildungen überwiegen bei weitem; eine logische und allgemein akzeptierte Klassifikation derselben existiert bis heute nicht.

18.4.1 Klassifikation und Genese

Gefäßneubildungen können im Prinzip als ***Fehlbildung***, oder als Resultat von ***Gefäßproliferation*** entstehen; letztere basiert entweder auf ***„reaktiver“ Hyperplasie*** oder ***Neoplasie***.

Die Fülle der Gefäßneubildungen der Haut steht wahrscheinlich im Zusammenhang mit einer gewissen Fehleranfälligkeit des Gefäßsystems während der foetalen Entwicklung und damit, daß es auch postpartal einem ständigen Umbau unterworfen ist.

Gefäßfehlbildungen. Diese beruhen auf Fehlprogrammierungen im Rahmen der Gefäßentwicklung in

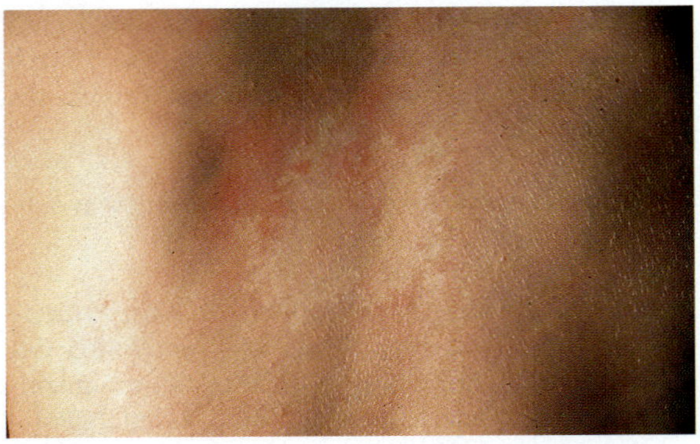

Abb. 18.76. Naevus anaemicus. Die makulösen weißlichen Areale treten durch die reflektorische Rötung der Umgebung (nach Reiben) besonders deutlich hervor; differentialdiagnostischer Handgriff zur Unterscheidung vom Naevus depigmentosus

utero. Sie sind angeboren, entsprechen meist ektatischen Gefäßen und sind von statischer Natur (Fehlen von Proliferation und spontaner Rückbildung, Wachstum nur proportional dem Körperwachstum). Sie können venöser, arterieller, lymphatischer oder auch gemischter Abkunft sein. In Gefäßfehlbildungen sind die ektatischen Gefäße entweder nicht vermehrt (z. B. in verschiedenen Teleangiektasien, Nävus flammeus) oder hyperplastisch (z. B. kavernöses Hämangiom).

> **!** Als klinischer Begriff bezeichnet das Wort „Teleangiektasie" individuelle, mit freiem Auge sichtbare Gefäße der oberen Dermis.

Gefäßfehlbildungen resultieren zwar überwiegend, aber nicht ausschließlich in ektatische Gefäße. So ist der ***Naevus anaemicus*** (Abb. 18.76) eine Fehlbildung, die sich als blasser Fleck manifestiert (Genese: umschriebenes dispositionell gesteigertes Ansprechen auf die vasokonstriktorische Wirkung von Katecholaminen). Naevi anaemici sind selten, treten vorwiegend bei Frauen am Rumpf auf und können isoliert oder mit anderen Gefäßmißbildungen assoziiert sein. Diagnose: Durch Reiben kann keine Rötung des Naevus anaemicus provoziert werden (auch nicht durch Injektion vasodilatierender Agentien, z. B. Histamin). Differentialdiagnose: Naevus depigmentosus.

Proliferative Gefäßläsionen. Diese beruhen auf Proliferation der Endothelzellen (und in wechselndem Ausmaß auch anderer Gefäßzellen, z. B. Perizyten, Dendrozyten, Glomuszellen) durch Kontrollverlust gegenüber wachstumsmodulierenden Faktoren (s. unten). Resultat sind entweder intakte neugebildete Gefäße (meist Kapillaren) oder ungeordnetes Zellwachstum (maligne Gefäßtumoren).

Schwierigkeiten der Klassifikation entstehen daraus, daß einerseits viele tumorartige Gefäßläsionen nicht zwanglos in die genannten Kategorien eingeordnet werden können. So ist z. B. unklar, ob das – häufige – infantile kapilläre Hämangiom ein echter Tumor oder eine reaktive Hyperplasie ist. Andererseits werden diese simplifizierenden Kategorien von der Realität nicht konsequent eingehalten: Infantile kapilläre Angiome etwa können mit kavernösen Angiomen (Fehlbildungen!) assoziiert sein oder sich auch in solche fortentwickeln; teleangiektatische Angiome (Naevus flammeus; eine Fehlbildung) können gelegentlich von Gefäßproliferation begleitet sein; kavernöse Angiome können mit begleitender Proliferation von Endothelzellen, Perizyten, glatten Muskelzellen oder Dendrozyten ablaufen.

Endothelzellproliferation ist die notwendige Grundlage des Gefäßneu- und -umbaus im Rahmen der physiologischen und pathologischen Angiogenese. Bei den

Tabelle 18.13. Angiogenetische Faktoren

Substanz	Vorkommen	mitogen	chemotaktisch	Wirkung
bFGF(basic fibroblast growth factor)	Tumorzellen	+	+	induziert Kapillarsprossung in vitro
aFGF (acidic fibroblast growth factor)	Endothelzellen Makrophagen	+	+	
VPF/VEGF (vascular permeability/ endothelial growth factor)	Keratinozyten Tumorzellen	+	?	synergistisch mit bFGF
TGF-α (transforming growth factor α)	Blutplättchen	+	?	induziert Angiogenese wenn s. c. injiziert
PD-ECGF (platelet derived endothelial growth factor)	Blutplättchen	+	+	potenziert Wirkung von bFGF
Angiogenin	humanes Plasma		?	induziert Angiogenese in vitro
TGF-β (transforming growth factor β)	sehr viele Zellen	–	?	angiogenetisch in vivo, aber nicht in vitro
IL-8 (Interleukin-8)	Endothelzellen Leukozyten Keratinozyten	+	+	angiogenetisch in vitro
TNF-α (tumor necrosis factor α)	Leukozyten Keratinozyten	–	–	angiogenetisch in vivo
Angiotropin	Makrophagen	–	+	induziert Vasodilatation und Angiogenese

meisten tumorartigen Gefäßneubildungen liegt eine fokale Endothelzellproliferation vor. Diese wird von einem Spektrum von Wachstumsfaktoren reguliert (Tabelle 18.13). Welche(r) Faktor(en) bei konkreten Gefäßläsionen unkontrolliert aktiviert sind, ist im Detail nicht bekannt.

Angiogenese ist die Neubildung von Blutgefäßen. *Physiologisch* tritt sie in der Embryonalentwicklung (hier als ***Vaskulogenese*** bezeichnet) und bei der Wundheilung in Erscheinung. *Pathologische* Angiogenese findet sich bei vielen Krankheitsprozessen: beim Wachstum und der Metastasierung von Tumoren, der Retinopathia diabetica, bei chronischen entzündlichen Gelenksaffektionen sowie bei hyperproliferativen Hautkrankheiten (z. B. Psoriasis) u. a. m. Die Mechanismen der Angiogenese sind noch nicht vollständig geklärt; sie beruhen auf einem komplexen Zusammenspiel angiogenetischer, entzündlicher und chemotaktischer Faktoren mit der extrazellulären Matrix.

Die ***embryologische*** Entwicklung von Blutgefäßen beginnt mit primitiven mesenchymalen Zellen, die in Vorläufer von Endothelzellen ***(Angioblasten)*** übergehen. Aus ihnen entwickeln sich in der Folge die Endothelzellen. Nach Entwicklung der ersten Gefäße läuft die weitere Angiogenese nach denselben Prinzipien ab wie beim Erwachsenen, nämlich: die zur Gefäßneubildung notwendigen Endothelzellen rekrutieren sich aus präexistenten Gefäßen (aus der Mikrovaskulatur – vorwiegend von venösen Segmenten). Signale für die Angiogenese sind Vasodilatation, Erhöhung der Gefäßpermeabilität und der „vascular endothelial growth factor" (VEGF). Die Endothelzellen vergrößern und teilen sich, bilden Pseudopodien, wandern aus dem Verband aus und bilden dadurch Gefäßsprossen. Die Auswanderung setzt den umschriebenen Abbau der Basalmembran voraus, der durch zelleigene Proteasen erfolgt; hiebei werden auch angiogenetische Faktoren wie bFGF freigesetzt, die in der Basalmembran deponiert sind. Die entlang von Fibrin (oder anderen extrazellulären Matrixmolekülen) wandernden Endothelzellen formen dann entweder durch Auskleiden flüssigkeitsgefüllter Hohlräume oder Konfluenz intrazytoplasmatischer Lumina neue Gefäßstrukturen.

Pathologische Angiogenese: Die Fähigkeit zur Gefäßneubildung spielt beim Wachstum maligner Tumoren eine entscheidende Rolle und ist für dessen Aggressivität mitbestimmend. Chronische Entzündungen bzw. die damit verbundenen Gewebsschädigungen sind nicht zuletzt durch pathologische Gefäßneubildung bedingt (z. B. Knorpelzerstörung durch gefäßreiches Granulationsgewebe bei rheumatoider Arthritis).

Histopathologie der vaskulären Neubildungen. Das histologische Grundmuster der meisten vaskulären Läsionen ist (ungeachtet ihrer benignen oder malignen Natur) das eines ***lobulär aufgebauten kapillären Hämangioms.*** Die einzelnen Parameter variieren allerdings erheblich: Die von Perizyten umgebenen Kapillaren sind unterschiedlich dicht aggregiert und mehr oder weniger deutlich durch Septen getrennt; das zytologische Profil der dominierenden Zellformen reicht von dendritisch (mikrovenuläres Angiom) über klassisch spindelförmig zu epitheloid (epitheloides Hämangiom, Angiosarkom); die Ausbildung von Lumina reicht von minimal (epitheloides Hämangioendotheliom) bis ausgeprägt (sinusoidales Hämangiom); Erythrozytenreichtum/-extravasation und Eisenspeicherung sind gering bei epitheloidem, ausgeprägt bei Spindelzell-Hämangioendotheliom und beim targetoiden hämosiderotischen Hämangiom.

Der Großteil der Läsionen reagiert mit den üblichen paraffingängigen (Faktor VIII, Ulex europaeus Agglutinin, CD31 und CD34) und Gefriermittel erfordernder [EN4, PAL-E, BMA-120] Gefäßmarker). Manche Läsionen zeigen jedoch erhebliche Variabilität (z. B. Markerverlust bei fortgeschrittenen Kaposi-Sarkomen) bzw. „tückische" Reaktivität mit anderen Markern (z. B. Keratin-Positivität epitheloider Angiosarkome – Verwechslung mit Metastasen großzelliger Plattenepithelkarzinome!).

Die Unterscheidung der in ihrer Fülle auf den ersten Blick verwirrenden Gefäßläsionen ist durch deren unterschiedliche Prognose bzw. die unterschiedlichen therapeutischen Konsequenzen gerechtfertigt. So ist etwa die unbehandelt tödlich verlaufende ***bazilläre Angiomatose*** (eine dem Granuloma pyogenicum ähnliche, durch Rochalimaea Henselae induzierte Gefäßläsion) durch Erythromycin heilbar.

18.4.2 Gutartige Blutgefäßtumoren und -fehlbildungen

Die zahlreichen hierher gehörenden und oft summarisch als „Angiome" bezeichneten Läsionen können als Ausdrucksformen von drei „Idealtypen" gedacht werden:

- ***Teleangiektasie*** (teleangiektatisches Angiom): Erweiterung, nicht aber Vermehrung dermaler Kapillaren *ohne* Gefäßproliferation;
- ***kavernöses Angiom:*** Vermehrung dermaler und tiefer Kapillaren und deren exzessive Ausweitung (ektatische venöse Malformation) *ohne* Proliferation der Endothelzellen;
- ***kapilläres Angiom:*** Vermehrung dermaler Kapillaren mit Proliferationsaktivität der Endothelzellen, Dendrozyten und Perizyten *ohne* Gefäßfehlbildung.

Die klinische und histologische Morphologie der einzelnen Vertreter wird durch gelegentliche Überlappung dieser Merkmale sowie durch individuelle Charakteristika bestimmt (z. B. Hyperkeratose bei den Angiokeratomen). Einige, insbesondere die häufigsten der „Angiome" haben eine besondere Beziehung zur Frühkindheit: sie sind bei der Geburt entweder schon vorhanden (Fehlbildungen) oder entwickeln sich bald danach (kapilläre Angiome).

18.4.2.1 *Infantile Hämangiome*

Kutanes kapilläres infantiles Hämangiom („Erdbeerangiom")

Ein häufiges, meist harmloses, wegen seiner blutroten Farbe allerdings etwas erschreckendes Angiom des Frühkindesalters, das sich in der Regel innerhalb der ersten Lebensjahre spontan zurückbildet. Mischformen mit tiefen (subkutanen) Hämangiomen sind nicht selten.

Epidemiologie. Auftreten bei 1–3 % der Neugeborenen, überwiegend beim weiblichen Geschlecht (3:1) und vermehrt bei Frühgeborenen (bis zu 22 %). Neun von zehn Hämangiomen entstehen innerhalb der ersten 4 Lebenswochen.

Klinik (Abb. 18.77 u. 18.78). Prädilektionsstellen sind Gesicht-Halsbereich (ca. 60 %) und Stamm (ca. 25 %). Voll ausgebildet sind die kutanen infantilen Hämangiome manchmal riesig, im Schnitt jedoch selten größer als 2–3 cm. Es handelt sich um scharf begrenzte, kalottenartig erhabene, weiche, ausdrückbare Knoten von intensiv hellroter Farbe und manchmal gekämmert wirkendem Aufbau; fallweise Satellitenherde. Meist nur eine oder wenige Läsionen.

Entwicklungsgang. Entstehung meist kurz nach der Geburt; Initialläsion ist ein unscharf begrenzter, blasser Fleck. Das in diesem entstehende Angiom wächst rasch (innerhalb einiger Monate) an, geht dann in eine stationäre Phase über und bildet sich in fast allen Fällen langsam (innerhalb von Jahren) spontan durch Fibrosierung wieder zurück (50–60 % bis zum fünften, 90 % bis zum neunten Lebensjahr). Der Beginn der Rückbildung kündigt sich durch weißliche netzartige, eingesunkene Areale innerhalb des Hämangioms an, die sich ausdehnen und es schließlich ersetzen. Meist bleiben einzelne Teleangiektasien bestehen (die noch beim Erwachsenen erkennbar sind); gelegentlich erfolgt die Abheilung mit anetodermieartiger Atrophie. In manchen Fällen bleibt die Fibrosierung aus; Umwandlung durch Ausweitung der Gefäßhohlräume in ein kavernöses Angiom.

Histologie. Eine Läsion der Dermis, oft auch der Fettgewebssepten. Ein frühes Angiom besteht aus strang- und nestartigen Zellhaufen (Endothelzellen und kuboidale, interstitielle Zellen – Perizyten, dermale Dendrozyten –, reichlich Mastzellen) mit nur mäßig ausgeprägten Lumina. Letztere entwickeln sich erst im späteren Verlauf. Schließlich Fibrose mit Verödung der Gefäßhohlräume.

Pathogenese. Unklar. Man vermutet eine Fehlregulation angiogenetischer Wuchsfaktoren (vermehrtes Auftreten bei Frühgeborenen; Nachweis von bFGF im Harn von Säuglingen mit ausdegehnten Hämangiomen).

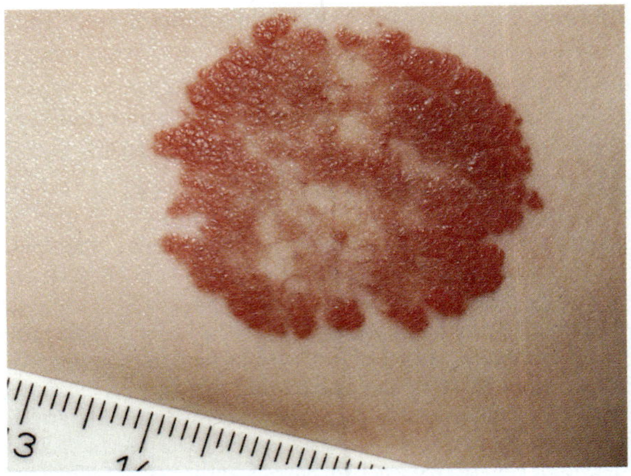

Abb. 18.77. Kapilläres infantiles Angiom (flach). Beachte beginnende Spontanrückbildung: eingesunkenes weißliches Zentrum

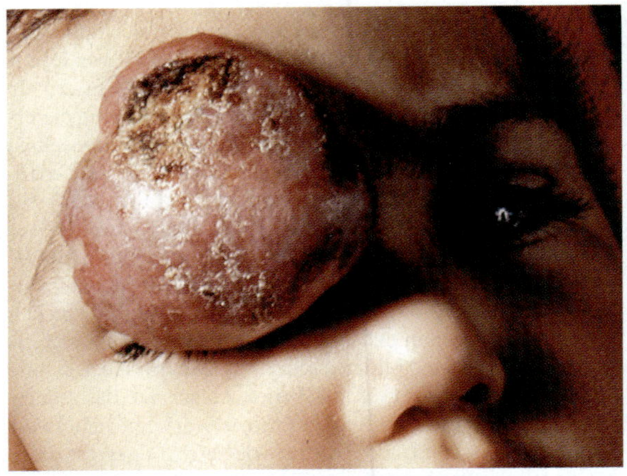

Abb. 18.78. Kapilläres Riesenangiom. Derartige Angiome in Augennähe können zur Amblyobia ex anopsia führen

Subkutanes infantiles Hämangiom

Dieses ist ein ***kavernöses*** Angiom (venöse Fehlbildung); es ist seltener als das kutane infantile Hämangiom, tritt jedoch häufig mit diesem kombiniert auf.

Klinik. Die Läsion erscheint als unscharf abgegrenzte, dunkelrot-blaue oder hautfarbene, aber bläulich durchschimmernde, ausdrückbare Schwellung bzw. Platte oder Knoten. Sie ist im Durchschnitt größer als die kutanen Hämangiome (bis 10 cm Durchmesser und mehr). Sie tritt entweder (meist) in Verbindung mit kutanen kapillären Angiomen auf („kutan-subkutane" oder „gemischte" Hämangiome), seltener isoliert oder im Rahmen systemischer vaskulärer Fehlbildungssyndrome. Subkutane Hämangiome sind bei der Geburt meist schon vorhanden, wachsen wenig und haben eine geringe spontane Regressionstendenz (bleiben oft lebenslang bestehen).

In manchen kavernösen Angiomen finden sich arteriovenöse Anastomosen (Strömungsgeräusch!); in langbestehenden kavernösen Angiomen kann es zur Hyperplasie der Epidermis kommen („verruköses kavernöses Angiom").

Histologie. Eine Läsion der tiefen Dermis und des Fettgewebes; sie besteht aus kavernösen blutgefüllten venösen Hohlräumen mit fibrotischen Septen. Wenig oder keine Zeichen der Endothelzellproliferation.

Tiefe Angiome

Diesen ist ihre Ausdehnung in die tiefen Gewebe (Subkutis bis Muskulatur), ihre meist teigig-weiche Konsistenz und Auspreßbarkeit sowie die häufige Nachweisbarkeit von Pulsation und/oder Strömungsgeräuschen gemeinsam. Bei Verdacht Diagnosesicherung durch Angiographie.

Arteriovenöses Hämangiom („Angioma racemosum"). Dieses besteht aus rankenförmig (Name!) ineinander verschlungenen Arterien und Venen mit zahlreichen Anastomosen (Abb. 18.79). Man unterscheidet oberflächliche (dermale) und tiefe Formen (letztere mit großem Shuntvolumen). Bei Kompression Bradykardie ***(Branham-Zeichen).*** Prädilektionsstellen: Kopf (periorifiziell) oder Extremitäten. Die ***Diagnose*** erfolgt durch Nachweis von Pulsation und Shuntgeräuschen, bei tiefen Formen durch Arteriographie und bildgebende Verfahren.

Therapie. Exzision, bei größeren Läsionen angiographische Verödung.

Prognose. In der Regel gut.

Intramuskuläre Hämangiome. Tiefe intramuskuläre kapilläre und/oder kavernöse, teils auch ausschließlich venöse Angiome, vorwiegend bei jungen Erwachsenen an den unteren Extremitäten und Kopf. ***Diagnose:*** bildgebende Verfahren, Arteriographie (Spätphasendarstellung).

Diagnostik von Hämangiomen innerer Organe. Mit bildgebender Diagnostik (MRI, Farbdoppler-Ultraschall) können Meningozelen, Dermoidzysten und neoplastische Prozesse, insbesondere aber Fehlbildungen großer Gefäße (s. unten) ausgeschlossen werden; kapilläre Hämangiome haben in der Farbdoppleruntersuchung allerdings einen ähnlich hohen Durchfluß wie arteriovenöse Anastomosen. Die früher unentbehrlichen Arteriographie wurde durch die modernen Techniken zurückgedrängt; nach wie vor unentbehrlich ist sie als therapeutisches Hilfsmittel (Embolisation).

Subkutane und kutane Angiome im Rahmen von Fehlbildungssyndromen

Angiome treten bei Säuglingen manchmal multipel (bis zu hunderten) auf und werden dann als ***benigne neonatale Hämangiomatose*** bezeichnet. Die Hämangiome sind eher klein (1–10 mm); bei Assoziation mit viszeralen Läsionen (Leber, Gastrointestinaltrakt) spricht man von der (komplikationsreichen) ***diffusen neonatalen Hämangiomatose.***

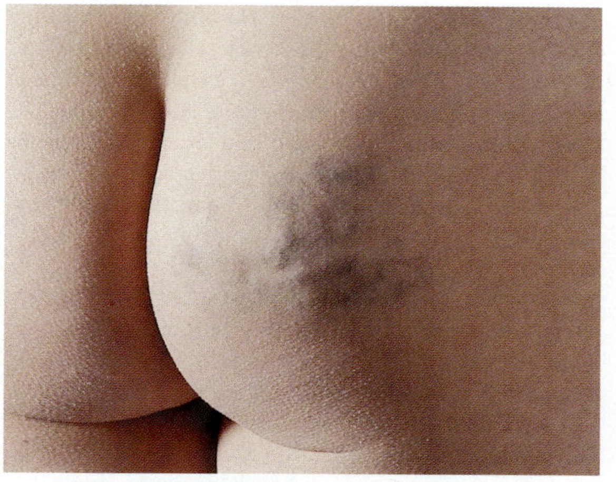

Abb. 18.79. Rankenangiom. Ein bläulich durchschimmerndes venös-arterielles Gefäßkonvolut der rechten Gesäßbacke. Beachte die umschriebene Hypertrophie! Bei diesem Angiom waren arteriovenöse Anastomosen nachweisbar

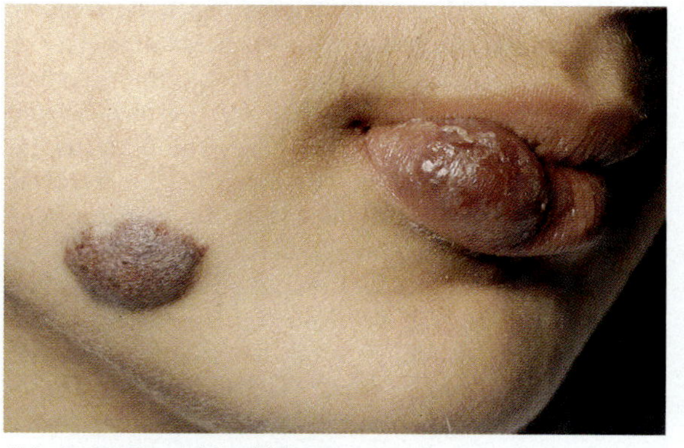

Abb. 18.80. Blue rubber bleb-Angiome: Blau-rote, kalottenförmige, relativ derbe Angiome, kaum ausdrückbar

Eine Sonderform ist das ***„Blue-rubber-bleb"-Syndrom*** (Abb. 18.80). Hier sind die oft großen Angiome (manchmal Glomangiome) relativ prall und schimmern (wegen des Fehlens einer kutanen Komponente) bläulich durch die Haut. Sie sind hauptsächlich am Rumpf- lokalisiert und durchsetzen oft auch innere Organe (Leber, Milz, ZNS) und Muskeln. Charakteristisch ist der Befall des Gastrointestinaltrakts; Folge: gastrointestinale Blutungen (potentiell tödlich). Familiär gehäuft (autosomal-dominant?). Histologisch finden sich oft in den tiefen Anteilen dickwandige muskuläre Gefäße.

Tiefe kavernöse Angiome von Haut und inneren Organen sind ferner Teilsymptom des ***Maffucci-Syndroms:*** Dieses ist, neben zahlreichen Häm- und Lymphangiomen, durch multiple Knochendeformationen und -frakturen gekennzeichnet (Ursache: Dyschondroplasie, d. h. fehlerhafte Knorpelentwicklung – mangelnde Ossifikation in den Metaphysen, Ausbildung von Enchondromen). Etwa 50 % der Patienten gehen an Chondrosarkomen zugrunde.

Säuglinge mit ***lumbosakralen Hämangiomen*** sollten auf Anomalien des Urogenitaltraktes, des Sakrums und des Rückenmarks (Myelozele) untersucht werden (MRI). ***Große Gesichtshämangiome*** können mit Bildungsanomalien von Knochen und Weichteilen (abdominell und thorakal, hintere Schädelgrube – Dandy-Walker-Malformation) sowie mit Koarktation der Aorta verknüpft sein.

Komplikationen infantiler Hämangiome. Solche treten fast ausschließlich bei großen (kutan-) subkutanen Hämangiomen auf. Man unterscheidet ***lokale*** und ***systemische*** Komplikationen.

Posttraumatisch oder spontan kann es zu Blutung, Thrombose, Nekrose, Infektion und Exulzeration kommen. Bei entsprechendem Sitz können Angiome bei Säuglingen ferner zu Funktionseinschränkungen und Entwicklungsstörungen führen: etwa des Auges bei Hämangiomen der Lider (Amblyopie!), respiratorischer Insuffizienz (bei solchen der Atemwege), Hörverlust (der Parotis), Okklusionsstörung (der Kieferregion), Entwicklungsstörungen von Knochen, Mamma etc.

Komplikationen viszeraler Hämangiome (diffuse neonatale Hämangiomatose, Blue-rubber-bleb-Nävus) hängen von der Lokalisation (z. B. Verschlußikterus, gastrointestinale Blutungen, Ateminsuffizienz, zerbrale Drucksymptomatik) und der Masse der Hämangiome ab („high-output"-Herzinsuffizienz).

Eine lebensbedrohliche Komplikation ist schließlich das ***Kasabach-Merritt-Syndrom:*** (eine Verbrauchskoagulopathie, die durch Thrombosen in einem Riesenhämangiom ausgelöst wird. Therapie: schnellstmögliche Unterbrechung weiterer Thrombenbildung (Antikoagulation), erst anschließend Substitution und Behandlung des Angioms (z. B. Röntgenbestrahlung). Mortalität 20–30 %!

Therapie der (capillären) infantilen Angiome. Da sich die große Mehrzahl der Hämangiome komplikationslos spontan zurückbildet, ist ***Nichtbehandlung*** die Regel. Eine Behandlung ist allerdings in jenen etwa 20 % erforderlich, wo Komplikationen drohen oder auftreten. Folgende Therapiemöglichkeiten stehen zur Verfügung:

Farbstofflaser. Dieser zerstört Blutgefäße selektiv, unter Schonung der Umgebung. Er wird in der Behandlung von kleinen oberflächlichen Hämangiomen, vor allem an anatomisch heiklen und funktionell wichtigen Lokalisationen (z. B. Oberlider) eingesetzt. Tiefere Anteile werden allerdings nicht erfaßt. Argon-, KTP- und Neodym-YAG-Laser sind wegen der Schädigung des umgebenden Gewebes nur begrenzt einsetzbar.

Interferon α. Bei großen bedrohlichen Hämangiomen (auch der inneren Organe) Mittel der Wahl. Dosierung: 3 Mill I. U./m² Körperoberfläche, 3 x/Wo.

Systemische Corticoidbehandlung (2 bis 4 mg/kgKG). In einem Teil der Fälle wirksam (Regression in einem Drittel, in einem weiteren Drittel Stillstand), wird bei ausgedehnten und rasch wachsenden Hämangiomen mit Bedrohung vitaler Strukturen durchgeführt. Nachteil: wegen der Notwendigkeit relativ hoher Dosen und wochenlanger Therapiedauer sind Kortikoidnebenwirkungen unvermeidlich.

Plastisch-chirurgische Exzision und Rekonstruktion. Bei Gefahr der akuten Funktionsbehinderung indiziert; eine kosmetische Besserung ist nicht immer sicher zu erreichen.

Heute nur mehr ausnahmsweise eingesetzt werden folgende Behandlungsmodalitäten:

- Röntgenbestrahlung: im Prinzip gut wirksam und früher weitgeübt, führt jedoch zu bleibender Atrophie und gefährdet die Entwicklung naher Strukturen (Mamma, Längenwachstum der Knochen etc.). Ein weiteres Risiko ist die Induktion maligner Tumoren nach jahrelanger Latenz;
- Infiltration mit Kortikoiden: wirksam, jedoch Gefahr von Atrophie und Nekrose;
- intraläsionale Injektionen mit hypertoner Kochsalzlösung (induziert Thrombose): schmerzhaft, wenig erfolgreich.

Therapie tiefer Hämangiome. Exzision (bei leichter Zugänglichkeit), angiographisch kontrollierte Verödung, Interferon-α.

18.4.2.2 Teleangiektatische Fehlbildungen

Teleangiektasien sind mit freiem Auge sichtbare, erweiterte Hautkapillaren. Sie sind meist erworbener Natur und treten als Begleitsymptom eines Spektrums verschiedener Haut- (chronisch-venöse Insuffizienz, Rosazea, Licht-, Wärme-, Kälteschäden) und Systemkrankheiten auf (z. B. Karzinoid-Syndrom, Ataxia teleangiektatika, Kollagenosen, Mastozytosen, angeborene Poikilodermien, Poikilodermie bei Mykosis fungoides). Bei den folgenden Krankheiten sind Teleangiektasien jedoch die primäre Veränderung.

Naevus flammeus (Feuermal)

Ein häufiges, harmloses, nur in bestimmten Konstellationen rückbildungsfähiges teleangiektastisches Hamartom.

Epidemiologie. Eine der häufigsten nävogenen Fehlbildungen; der mediane nuchal-frontale Naevus flammeus („Storchenbiß") findet sich bei bis zu jedem dritten Neugeborenen. Naevi flammei sind schon bei Geburt vorhanden und entwickeln sich in den ersten Lebensjahren zur bleibenden Größe. Rückbildungstendenz besteht nur beim vorderen Anteil des Storchenbisses und bei den gleichfalls häufigen Naevi flammei der Oberlider (innerhalb des ersten Lebensjahres).

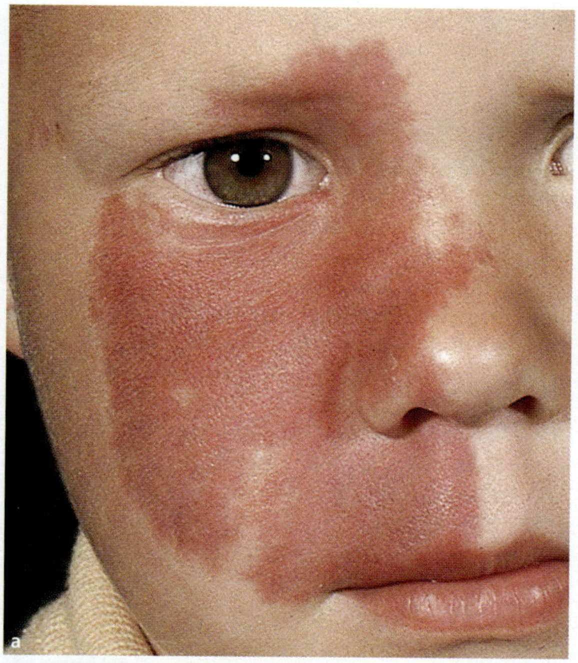

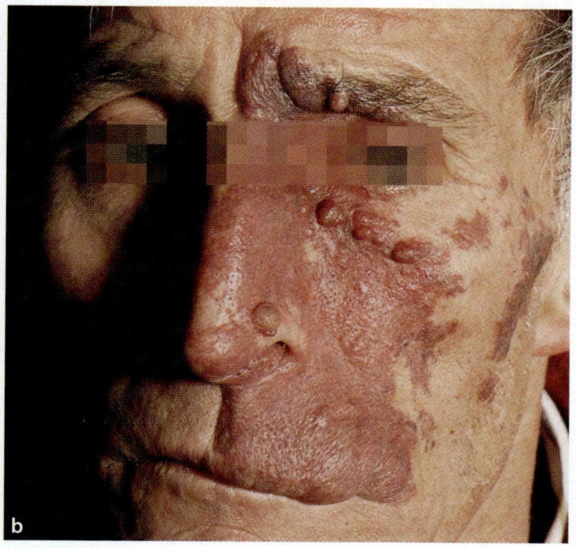

Abb. 18.81 a, b. Naevus flammeus. **a** Streng halbseitiger, scharf begrenzter, rotweinfarbiger Fleck der rechten Maxillargegend (systemische Anordnung). **b** Naevus flammeus bei Erwachsenem. Streng halbseitig, Maxillarbereich. Beachte, daß Naevi flammei im Erwachsenenalter zu Hypertrophie (linke Oberlippe) und knotigen Angiomen führen können

Klinik (Abb. 18.81 a,b). Eine umschriebene, meist bandartige, einseitige, wechselnd hell- bis lividrote, scharf abgegrenzte und in oft bizarren Streifen und Satellitenherden auslaufende diffuse Rötung der Haut („Portweinnävus"). Prädilektionsstelle ist das Gesicht. Die Anordnung ist (wenn auch nicht stets klar erkennbar) „systemisch", d.h. entsprechend den Blaschko-Linien. Als Ursache wird ein lokaler Gefäßrezeptorenmangel vermutet, der die Gefäßkonstriktion verhindert. Dennoch besitzen die betroffenen Kapillaren eine gewisse Reagibilität: Feuermale wechseln oft erheblich ihre

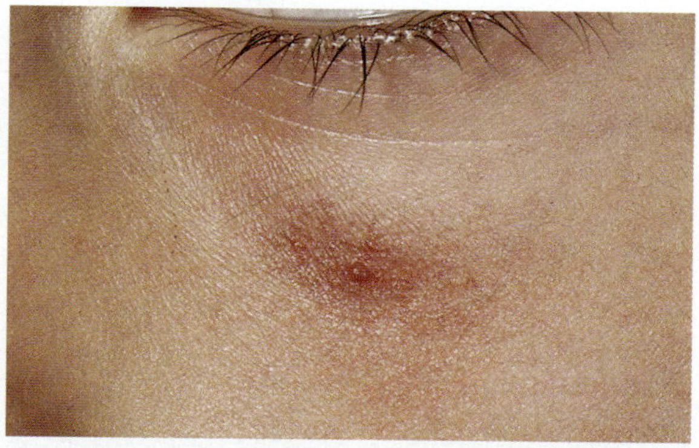

Abb. 18.82. Naevus araneus („Spidernävus"). Ein zentrales ektatisches arterielles Gefäß, von dem peripherwärts Teleangiektasien (wie die Beine eines Weberknechts) ausgehen

Farbintensität je nach Umgebungstemperatur und psychischer Lage.

Der Nävus flammeus wird nach vieljährigem Bestand meist dunkler, die Haut verdickt und manchmal pflastersteinartig von angiomatösen Knoten durchsetzt. Gelegentlich assoziierte Veränderungen sind tiefe Gefäßfehlbildungen (tiefe Dermis, Muskel), bei Naevi flammei des Gesichtes analoge Veränderungen der Meningen und des Auges (Glaukom!).

Mit ausgedehnten Naevi flammei assoziierte Fehlbildungssyndrome sind das ***Klippel-Trenaunay-Syndrom*** und das ***Sturge-Weber- Syndrom*** (s. Kap. Genodermatosen).

Histologie. Erweiterte, aber zunächst nicht vermehrte Kapillaren und kleine Venen; frühe Läsionen zeigen oft auch keine pathologischen Veränderungen. Bei alten Läsionen knotige angiomatöse Anteile.

Therapie. Naevi flammei können ein erhebliches kosmetisches Problem darstellen. Einzig wirksam ist die Lasertherapie (Argon-, Farbstofflaser; Vorteil des letzteren: wenig schmerzhaft – keine lokale Anästhesie notwendig). Eine bei mangelhaftem Ansprechen vernünftige Behandlung ist die Überdeckung des Naevus flammeus (Bart oder Schminke).

Früher nicht selten „ausprobierte" Behandlungen wie Verödung, Kryotherapie und Röntgenbestrahlung sind erfolglos und daher kontraindiziert.

Differentialdiagnose. Makulöse Form des Kaposi-Sarkoms; persistierende Erytheme (z.B. Erysipelas perstans, Fragmente von Livedo racemosa und Erythema migrans).

Weitere teleangiektatische Fehlbildungen

Naevus araneus. Relativ häufige, meist multiple, harmlose vaskuläre Läsionen von Münzgröße und runder Form; sie bestehen aus einem zentralen hellroten erhabenen Pünktchen, von dem sich (wie die langen Beine eines Weberknechts von seinem Körper)

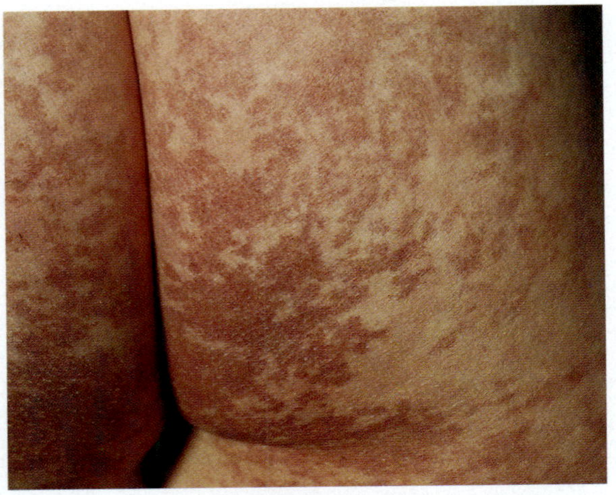

Abb. 18.83. Angioma serpiginosum. Ein durch gruppierte, anuläre und serpiginöse Teleangiektasien gekennzeichnetes Angiom, vorwiegend an Gesäß und unteren Extremitäten

dünne Gefäßreiserchen in die Nachbarschaft erstrecken (Abb. 18.82). Das zentrale Pünktchen ist eine erweiterte Hautarteriole, deren Pulsation manchmal erkennbar ist und aus dem das Gefäßmal gespeist wird. Drückt man den Naevus araneus aus, füllt er sich in Sekundenschnelle wieder aus diesem zentralen Gefäß. Naevi aranei treten gehäuft bei jungen Frauen, in der Schwangerschaft und bei Leberzirrhose auf.

Naevi aranei sind keine Angiome, sondern erworbene Gefäßektasien. Eine ursächliche Rolle von Östrogenen wird vermutet, ist jedoch unbewiesen.

Therapie. Verödung des zentralen Gefäßes mit Argonlaser oder Elektrokaustik; die abhängigen Gefäßreiserchen bilden sich dann von selbst zurück.

Essentielle Teleangiektasie („Angioma serpiginosum"). Eine progressive nävoide Fehlbildung, die aus einer Vielzahl punkt- und strichförmiger Teleangiektasien mit Tendenz zur Ausbildung von gruppierten und bizarr konfigurierten Herden besteht (Abb. 18.83). Manchmal familiär gehäuft; beginnt meist in der Pubertät, die unteren Extremitäten sind meist stärker befallen. Essentielle Teleangiektasien können auch halbseitig vorkommen oder nur einzelne Körperteile befallen.

Therapie. Argon- oder Farbstofflaser.

Familiäre hämorrhagische Teleangiektasie (M. Osler). Eine autosomal-dominant vererbte Krankheit, die durch zahlreiche zarte Teleangiektasien der Haut (Prädilektionsstellen: Lippen, Akren), der hautnahen Schleimhäute (Nasen- und Mundschleimhaut) und der inneren Organe (Gastrointestinaltrakt) gekennzeichnet ist. Im Gegensatz zu den Teleangiektasien der Haut sind die der Schleimhäute sehr vulnerabel und bluten leicht. Initialsymptom ist häufig Epistaxis; gastrointestinale Blutungen sind regelmäßige Begleiterscheinungen, allerdings häufig asymptomatisch. Assoziierte Symptome: arteriovenöse Fisteln der Lunge, Leberzirrhose.

Therapie. Nicht verfügbar.

Differentialdiagnose. CREST-Syndrom.

Angiokeratome

Angiokeratome sind eine heterogene Gruppe von benignen Blutgefäßläsionen, die durch Vermehrung ektatischer Gefäße in der oberen Dermis und eine begleitende hyperproliferativ-hyperkeratotische Reaktion der Epidermis charakterisiert sind. Es handelt sich um benigne, entweder nävogene oder erworbene Läsionen. Lediglich die generalisierten Angiokeratome bei M. Fabry sind dermatologisches Warnzeichen einer bedrohlichen Systemkrankheit.

Das ***Angiokeratoma circumscriptum*** (Abb. 18.84) ist eine meist schon bei der Geburt vorhandene, scharf und oft unregelmäßig zackig begrenzte warzige, rotschwärzliche Läsion. Prädilektionsstelle: Beine. Die Läsion ist meist etwa münzgroß, kann im Extremfall jedoch die gesamte Extremität bedecken (dann mit Hypertrophie einhergehend).

Differentialdiagnose. Kaposi-Sarkom, Melanom, Livedo-Vaskulitis.

Therapie. Bei kleineren Herden Exzision (Neigung zu Thrombose und chronisch-rezidivierender Entzündung).

Ähnliche, meist kleinere Läsionen auf erworbener Basis (meist nach Trauma; Auftreten im Schulkind- bis Erwachsenenalter) werden als ***solitäre Angiokeratome*** bezeichnet. Gleichfalls erworben sind die multiplen, bei älteren Personen relativ häufigen ***Angiokeratomata scroti*** bzw. ***vulvae*** (Fordyce); diese entsprechen ektatischen Venen.

Das ***Angiokeratoma Mibelli*** ist ein autosomal-dominantes, gynäkotropes Erbleiden; Assoziation mit Frostbeulen und Kälteintoleranz. Klinisch vorwiegend akral, über Knochenvorsprüngen lokalisierte dunkelrote verruköse Angiome.

Angiokeratoma corporis diffusum (M. Fabry) (s. S. 403)

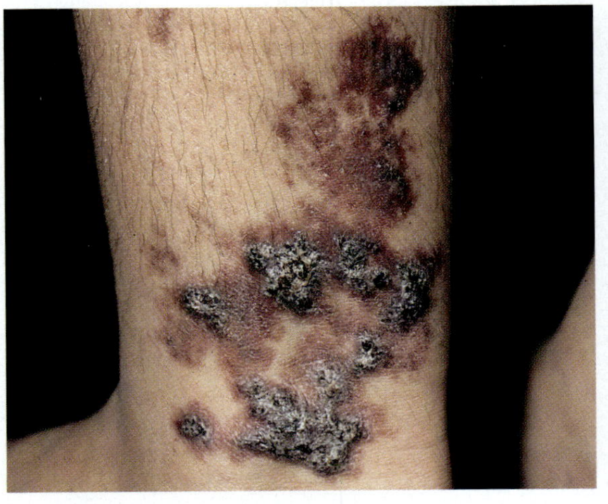

Abb. 18.84. Angiokeratoma circumscriptum

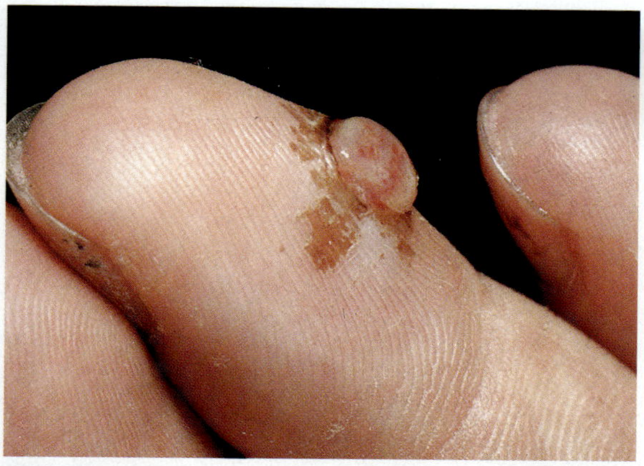

Abb. 18.85. Granuloma pyogenicum, frisches Stadium: glatt, halbkugelig, schmalbasig, blutend, erosiv, schmerzhaft. Der Knoten ist von einem Randwall umgeben („sitzt wie in einem Kelch")

18.4.2.3 Sonderformen kapillärer Angiome

Solche Sonderformen können in einer verwirrenden Formenvielfalt auftreten. Manche davon sind trivial, aber wegen ihrer Häufigkeit wichtig; andere sind relativ bis sehr selten, aber trotzdem wichtig, weil sie histologisch (und teils auch klinisch) Angiosarkomen, insbesondere dem Kaposi-Sarkom, täuschend ähnlich sein können. Das Auftreten des HIV-assoziierten Kaposi-Sarkoms in den letzten 15 Jahren hat die Aufmerksamkeit auf diese benignen Gefäßläsionen gelenkt; eine Reihe solcher Entitäten wurde erst in den letzten Jahren neu beschrieben. Für die Studenten sei hinzugefügt, daß es auch seltene und dennoch – nach heutigem Wissen – unwichtige Angiome gibt; von denen ist hier nicht die Rede.

Granuloma pyogenicum

Ein häufiges eruptives, vermutlich traumatisch induziertes (Biß, kleine Verletzung, Stich etc.) oder in Pyodermien entstehendes kapilläres Angiom, das durch oberflächliche Lage, Erosion und leukozytäre Entzündung gekennzeichnet ist.

Klinik. Ein schnell wachsender, schmerzhafter, dunkelroter, erosiv-nässender, oft schmalbasig aufsitzender Knoten mit serös-hämorrhagischen Krusten (Abb. 18.85). Prädilektionsstellen: akral oder periorifiziell, kann jedoch überall auftreten. Entwickelt sich häufig sekundär in superinfizierten Erosionen (z. B. Unguis incarnatus). Wächst bis zu einer Größe von 1–2 cm und bleibt dann meist unverändert bestehen. Nur geringe spontane Regressionstendenz.

Varianten.
- *tiefes/subkutanes Granuloma pyogenicum:* schmerzloser, tief dermal oder subkutan gelegener, fleischig-weicher Tumor. Differentialdiagnose: Lipom;
- *intravenöses Granuloma pyogenicum:* ebenfalls tiefe, schmerzlose Knoten (< 2 cm) vorwiegend der Nackenregion junger Erwachsener. Differentialdiagnose: Lipom;
- *Granuloma pyogenicum mit Satellitenläsionen („agminiertes granuloma pyogenicum")*: eine seltene, klinisch dem Kaposi-Sarkom ähnliche Läsion; sie tritt vorwiegend am Rumpf und im mittleren Erwachsenenalter auf. Die Satellitenherde erscheinen manchmal erst nach Entfernung eines sonst typischen Granuloma pyogenicum.

Histologie. Exzessive Kapillarproliferation, durch fibröse Septen lobulär strukturiert („lobuläres kapilläres Hämangiom"); oft erheblicher Mitosereichtum. Bei Erosion ist das Stroma locker ödematös und reichlich von Leukozyten durchsetzt.

Differentialdiagnose. Unpigmentiertes Melanom (klinisch); Kaposi-Sarkom (histologisch).

Therapie. Exzision oder elektrokaustische Entfernung.

Einzelne oder multiple eruptive Granuloma pyogenicum-artige Läsionen sind das Erscheinungsbild der ***bazillären Angiomatose***, einer mit fortgeschrittener HIV-Infektion assoziierten Infektion durch das angiotrope Bakterium Rochalimaea henselae (s. S. 248). Die Histologie ist die eines Granuloma pyogenicum mit neutrophiler Durchsetzung bis in die Tiefe; die Erreger (basophiler Debris) werden mit der Whartin-Starry-Spezialfärbung dargestellt.

Häufige, harmlose Angiome

Senile Angiome. Meist multiple, stecknadelkopfgroße, subjektiv symptomlose aber durch ihre hellrote Farbe auffallende und oft für Beunruhigung sorgende Angiome (Abb. 18.86); sie sind im Gegensatz zu den meisten anderen Angiomen oft nicht ausdrückbar. Prädilektionsstelle: Rumpf. Auftreten in der zweiten Lebenshälfte, manchmal in sehr großer Zahl. Therapie: wenn erwünscht Elektro- oder Laserkoagulation.

Von den senilen Angiomen sind die seltenen, klinisch ident aussehenden, histologisch jedoch durch glomerulus-artige Kapillarstrukturen gekennzeichneten ***glo-***

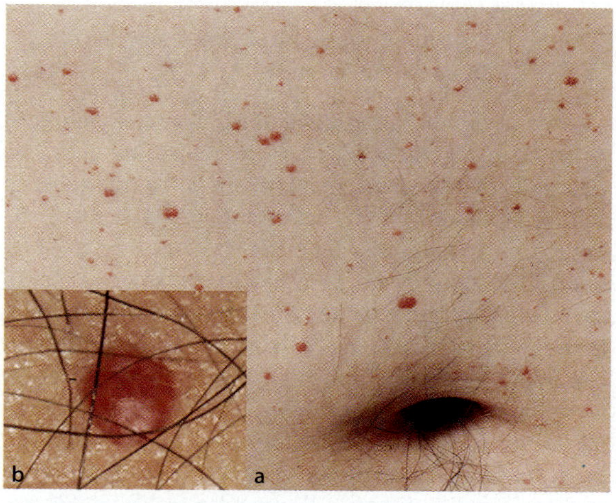

Abb. 18.86 a,b. Senile Angiome. **a** Multiple, stecknadelkopfgroße, blutrote Erhabenheiten. **b** (inset): Detail

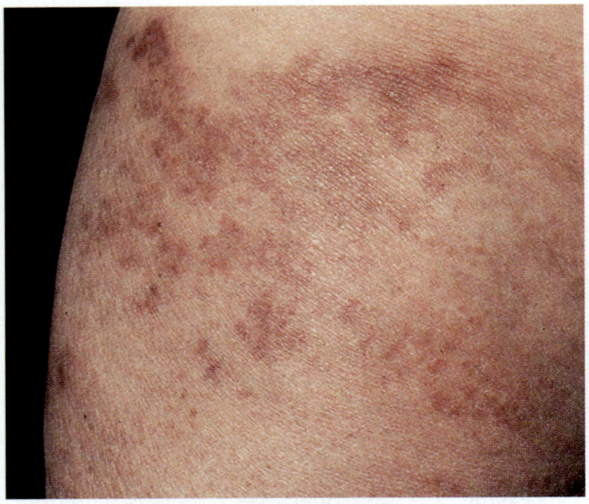

Abb. 18.87. „Tufted Angioma". Ein aus bizarr aggregierten punkt- und rankenförmigen Anteilen bestehendes kapilläres Angiom

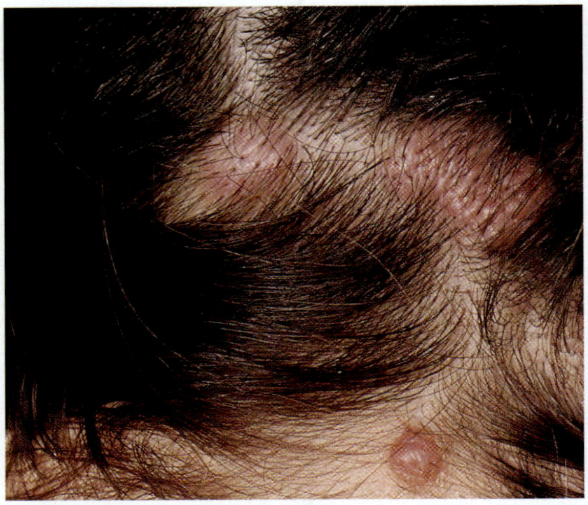

Abb. 18.88. Angiolymphoide Hyperplasie mit Eosinophilie. Polsterartige, derbe, gerötete Knoten vorwiegend am Hinterkopf

meruloiden Angiome zu unterscheiden. Sie sind mit dem POEMS-Syndrom und der Castleman-Krankheit assoziiert.

Das ***POEMS-Syndrom*** ist eine Multisystemerkrankung mit *P*olyneuropathie, *O*rganomegalie, *E*ndokrinopathien, *M*-Protein und „*S*kin"-Befall (Angiome, sklerodermiformes Bild, Hyperpigmentierung, Hypertrichose); vermutlich Paraneoplasie bei extramedullärem Plasmozytom. Bei der ***Castleman-Krankheit*** handelt es sich um eine „Plasmazelldysplasie" mit charakteristischer angiofollikulärer Lymphknotenhyperplasie.

„Blutseen". Kleine, bläuliche, polsterartig erhabene, weiche, auspreßbare Venektasien, v. a. im Gesicht alter Menschen (Lippen!). *Differentialdiagnose:* Schleimzyste der Lippen.

Thrombosiertes Angiom. Entzündlicher, bläulichschwarzer, derber, etwas schmerzhafter Knoten, meistens im Gesicht. Präexistente Läsionen: Angiokeratom, Varixknoten oder unverändertes Hautgefäß. *Differentialdiagnose:* Melanom.

Seltene Angiome mit Ähnlichkeit zu (Kaposi-)Sarkomen

„Tufted angioma" (Angioblastom). Eine aus mehreren Anteilen agminierte Läsion, die meist bei Kindern (< 10 Jahre) und vorwiegend in den Hals- oder oberen Rumpfregionen auftritt. Klinisch manchmal schmerzhafte, multiple, hautfarbene bis rötliche Flecken, Plaques oder Papeln; die Läsion wächst langsam bis zu 10–20 cm Durchmesser an (Abb. 18.87). *Histologie:* charakteristische „schrotschußartig" in Dermis und oberer Subkutis verteilte kugelige Areale von Angiomgewebe mit dem Aufbau eines lobulären kapillären Hämangioms. *Differentialdiagnose:* Kaposi-Sarkom. Selbstlimitierter benigner Verlauf, bei Schmerzen ev. Steroidinstillationen, Röntgenbestrahlung (cave: spätere Atrophien) oder Exzision.

Targetoides hämosiderotisches Hämangiom. Ein solitäres fleckiges bis plaqueartiges Angiom, klinisch von Schießscheiben-ähnlicher Gestalt. Bevorzugt am Rumpf von Männern im mittleren Lebensalter. *Histologisch* zeigt sich eine kapillarreiche Läsion mit massiver Eisenspeicherung. *Differentialdiagnostisch* muß an das Kaposi-Sarkom gedacht werden.

Sinusoidales Hämangiom. Vorwiegend am Rumpf (Brust) junger Frauen; klinisch relativ große (< 4 cm), solitäre, blau durchschimmernde Knoten der tiefen Dermis und Subkutis. Histologie: riesige, „Rücken an Rücken" gelegene sinusoidale Hohlräume, die Angiosarkome imitieren können.

Epitheloides Hämangiom (syn. „Angiolymphoide Hyperplasie mit Eosinophilie"). Ein seltenes, aber sehr charakteristisches chronisch-persistentes Krankheitsbild vorwiegend bei Frauen mittleren Alters (Abb. 18.88).

Klinik. multiple, hautfarbene bis rötliche, derbe Knoten an Kapillitium, Ohr- und Nackenbereich; wenig subjektive Symptome.

Histologie. Kapillarproliferation mit charakteristischen, polsterartig ins Lumen vorspringenden („epitheloiden") Endothelzellen und subendothelialer Vakuolisierung; häufig (60 %) an einem größerem Gefäß lokalisiert. Dichte lymphozytäre Infiltrate mit reichlich Eosinophilen.

Das epitheloide Hämangiom ist ein vieldiskutiertes Krankheitsbild. Die auffallende Morphologie der Endothelzellen entspricht einer besonderen Reaktionsform, die auch durch Änderungen des Markerprofils gekennzeichnet ist (z. B. Expression histiozytärer Enzyme, wie saurer Phosphatase – daher der alte Name „histiozytoide Angiome"); sie kann als Nebenbefund anderer entzündlicher Hautläsionen, aber auch in extrakutanen Gefäßläsionen auftreten (Knochengefäße, große Gefäße, Lymphgefäße, Endokard). Das epitheloide Hämangiom wurde verschiedentlich als Gefäßtumor, Lymphom oder

Pseudolymphom gedeutet. Es stellt jedoch vermutlich einen „reaktiven“ Prozeß dar (20 % Traumaanamnese).

Therapie. Exzision störender Läsionen, lokale Kortikoidinfiltration führt gelegentlich zur Besserung.

Differentialdiagnose. ***Kimura-Krankheit*** („chronisches Granuloma pyogenicum“), ein in Japan endemisch vorkommendes Pseudolymphom oder niedrig malignes Lymphom von ähnlicher klinischer und histologischer Charakteristik.

Weitere Sonderformen kutaner kapillärer Angiome: das ***verruköse Angiom*** (kapilläre oder kavernöse Hämangiome mit epidermaler Hyperplasie; meist an den unteren Extremitäten von Kindern); ***das mikrovenuläre Angiom*** (rötlich-livide plaqueartige Läsionen, vorwiegend an den Unterarmen junger Erwachsener; histologisch charakteristische, irregulär verzweigte Venolen).

18.4.2.4 Glomustumoren

Benigne Tumoren der Glomuszellen; sie kommen solitär oder multipel vor.

Glomuszellen sind myovaskuläre Zellen an arteriovenösen Anastomosen (besonders zahlreich an den Akren!); Funktion: Konstriktion des Verbindungsganges.

Solitärer Glomustumor. Ein klinisch charakteristischer kleiner, dunkelroter, derber, sehr berührungsschmerzhafter und auch spontane Schmerzparoxysmen verursachender Knoten, zumeist am Fingerendglied. Auftreten vorwiegend im mittleren Lebensalter ohne Geschlechtspräferenz (Ausnahme: subunguale Glomustumoren finden sich zu 75 % bei Frauen). ***Histologisch*** zeigt sich ein von einer fibrösen Kapsel umgebener Knoten aus zahlreichen vaskulären Hohlräumen, dazwischen Inseln aus monomorphen, kuboidalen Zellen mit rundem Zellkern („Glomuszellen“). ***Therapie.*** Exzision.

Varianten. ***Glomangiom*** (ca. 20 %; Dominieren der Gefäßhohlräume) und ***Glomangioleiomyom*** (ca. 10 %; zusätzlich Leiomyomkomponente). Beide kommen vorwiegend an den Armen vor.

Multiple Glomustumoren. Diese sind ein seltenes, autosomal-dominantes Erbleiden. Diese Glomustumoren sind nicht schmerzhaft, tief gelegen und ausdrückbar (ähnlich subkutanen Hämangiomen – auch histologisch). Teilkomponente des Blue-rubber-bleb-Syndroms.

18.4.3 Semimaligne Blutgefäßtumoren (Hämangioendotheliome)

Eine heterogene Gruppe seltener, klinisch zumeist lokalisierter, langsam wachsender Tumoren mit histologisch Kaposi- oder Angiosarkom-ähnlichen Zügen, jedoch nur geringer Tendenz zur Metastasierung.

Kaposiformes Hämangioendotheliom. Ein meist im 1. Lebensjahrzehnt in den tiefen Weichteilen der oberen Extremität auftretender Tumor, der mit Lymphangiomatose oder Riesenhämangiomen assoziiert sein kann.

Histologie. Kavernöses Hämangiom mit Spindelzell- („kaposiformen“) Arealen. Gefahr der Verbrauchskoagulopathie.

Therapie. Exzision.

Spindelzellhämangioendotheliom. Vorwiegend im 3. Dezennium an den (distalen) Extremitäten auftretende solitäre oder multiple, rotblaue Knoten der Dermis oder Subkutis; manchmal mit kongenitalem Lymphödem, Maffucci- oder Klippel-Trenaunay-Syndrom assoziiert.

Histologie. Kavernös-angiomatöse Areale, oft mit Thromben und Phlebolithen, entlang präexistenter Venen; Spindelzellproliferation und vereinzelt Nester runder und epitheloider Zellen.

Verlauf. benigne.

Therapie. Exzision störender Läsionen.

Retiformes Hämangioendotheliom. Prädilektion des mittleren Lebensalters; meist an den Extremitäten lokalisiert, manchmal mit Lymphödem assoziiert. ***Histologisch*** netzförmig verzweigte Gefäße mit prominenten epitheloiden Endothelzellen und fokaler endovaskulär-papillärer Proliferation. Jahrzehntelanger ***Verlauf*** mit häufigen Rezidiven, selten Metastasierung.

Therapie. Exzision.

Epitheloides Hämangioendotheliom. Ein in jedem Alter (Ausnahme Kindheit) ohne Geschlechtspräferenz auftretender solitärer, häufig (50 %) an ein großes Gefäß gebundener, leicht schmerzhafter Tumor der tiefen Weichteile.

Histologie. Ein flächig diffus wachsender Tumor mit myxoidem bis fibrotischem Stroma, durchsetzt von strang- oder nestförmig angeordneten epitheloiden Tumorzellen. Charakteristisch: intrazytoplasmatische Lumenformation mit Erythrozyten!

Differentialdiagnose. Karzinommetastasen.

Verlauf. jahrelang protrahiert; Rezidive in ca. 10 %, Metastasierung in ca. 30 %, meist in Lymphknoten, seltener in inneren Organen. Mortalität ca. 10 %.

Therapie. weite Exzision.

18.4.4 Maligne Blutgefäßtumoren: Angiosarkome

Angiosarkome sind selten. Man unterscheidet einige hoch charakteristische Entitäten; daneben bestehen seltene, weniger gut definierte Verlaufstypen.

Kaposi-Sarkom (Haemangiosarcoma haemorrhagicum multiplex).

Ein morphologisch charakteristischer primär multifokaler Gefäßtumor von eher langsamem Verlauf, der spontan oder im Rahmen der HIV-Infektion auftritt und hauptsächlich Männer betrifft (s. auch S. 858).

Das Kaposi-Sarkom wurde erstmals 1872 beschrieben, galt aber durch 100 Jahre in unseren Breiten als selten. Beginn der 80 er Jahre wurde es unversehens durch seine Assoziation mit AIDS (als häufigster HIV-assoziierter Tumor) in den Mittelpunkt der Aufmerksamkeit gerückt. Das Kaposi-Sarkom wirft auch heute noch mehrere ungelöste Fragen auf und ist ein vielbearbeitetes Modell der Tumorentstehung.

Epidemiologie. Vier Untergruppen mit verschiedenem epidemiologischem Profil werden unterschieden. Allen ist eine deutliche Bevorzugung des männlichen Geschlechts gemeinsam (3–18:1).

- Das ***klassische Kaposi-Sarkom*** ist ein bei HIV-negativen Weißen in entwickelten Ländern dominierender Typ. Es ist selten (< 0,5 % aller malignen Tumoren) und mit bestimmtem ethnischem Hintergrund assoziiert (Osteuropäer, mediterrane Völker – Griechen, Juden, Korsen). Keine familiäre Häufung, keine HLA-Assoziation. Krankheitsbeginn in der 2. Lebenshälfte mit multiplen akralen Herden, langsame Progredienz; er führt spät und nur bei etwa 10–20 % der Betroffenen zum Tode (durchschnittliche Krankheitsdauer 10 Jahre). In bis zu 90 % der Fälle besteht meist asymptomatischer Befall innerer Organe. Erhöhte Inzidenz von Lymphomen.
- Das ***afrikanische (endemische) Kaposi-Sarkom*** ist ein in Äquatorialafrika häufig vorkommender Tumor (bis 10 % aller malignen Tumoren); das endemische Vorkommen wurde in den 50 er Jahren, also Jahrzehnte vor der AIDS-Epidemie entdeckt. Es kann entweder analog dem klassischen oder aggressiver – sog. „floride" bzw. „infiltrative" Varianten – verlaufen (vegetierende Tumoren, schneller Verlauf, viszerale Läsionen häufiger). Eine besonders foudroyante Variante ist das vorwiegend bei Kindern und Jugendlichen auftretende lymphadenopathische Kaposi-Sarkom.
- Das ***iatrogene Kaposi-Sarkom*** ist eine dem klassischen Kaposi-Sarkom analoge Verlaufsform, die bei Immunsuppression nach Organtransplantation auftritt (< 2,5 %; Latenz von 2–5 Jahren; Assoziation mit Cyclosporin A?). Spontane Remission nach Reduktion der immunsuppressiven Therapie wird beobachtet.
- Das ***epidemische (HIV-assoziierte) Kaposi-Sarkom*** tritt fast ausschließlich bei homo- oder bisexuellen männlichen HIV-Infizierten auf und ist eine AIDS-definierende Krankheit (s. S. 858). Zu Beginn der AIDS-Epidemie entwickelten mehr als ein Viertel dieser Personengruppe ein Kaposi-Sarkom, in der Folge ging die Inzidenz jedoch zurück. Das epidemische Kaposi-Sarkom unterscheidet sich vom klassischen durch klinische Merkmale (Prädilektion von Gesicht, Genitale, Rumpf, Mundschleimhaut, aggressiverer Verlauf), häufigen symptomatischen Befall innerer Organe (ca. 30 %) und kürzere Lebenserwartung (1,5–2 Jahre).

Klinik (Abb. 18.89). Die Erstmanifestation betrifft fast stets Haut und hautnahe Schleimhäute; diese Prädilektion bleibt auch später erhalten Man unterscheidet einen Extremitäten- und einen Stammtyp; letzterer ist ausgeprägter mit Läsionen der Schleimhäute und der inneren Organe assoziiert und von schlechterer Prognose. Die Läsionen treten multifokal in grob symmetrischer Verteilung auf. Sie zeigen einen stadienhaften Entwicklungsgang von Fleck über Knötchen und Plaques zu exulzerierenden Knoten und tiefen, oft ausgedehnten Infiltraten (Folge: pralle, diffuse Lymphödeme). An frühen Läsionen ist ein angiomatöser Charakter durch die dunkellividrote Farbe und teilweise Ausdrückbarkeit (Fleckstadium) erkennbar; ältere Läsionen gewinnen durch Hämosiderinablagerung einen oft intensiven Braunton und, durch die Spindelzellproliferation, solide Beschaffenheit. Partielle Regression wird beobachtet.

Das ***klassische Kaposi-Sarkom*** manifestiert sich meist als akraler Typ. Initialläsionen sind multiple Flecken ähnlich Naevi flammei an beiden Füßen und Unterschenkeln, später auch an Händen und Unterarmen. Die Eruption breitet sich über Jahre langsam zentripetal aus, gleichzeitig Anwachsen der Einzelläsionen und Umwandlung zu braunlividen derben Plaques, tiefen Infiltraten und Tumoren. Die Läsionen sind teils symptomlos, teils schmerzhaft. Eine seltene Variante ist das zystische Kaposi-Sarkom (Lymphzysten).

Das ***epidemische Kaposi-Sarkom*** ist meist vom Stammtyp. Im Initialstadium finden sich multiple kleine, oft unscheinbare insektenstichähnliche Flecken und Knötchen, nicht selten entlang den Spaltrichtungen der Haut oder in alten Narben (z. B. nach Zoster; Köbner-Phänomen). Besonders dicht befallen sind Ge-

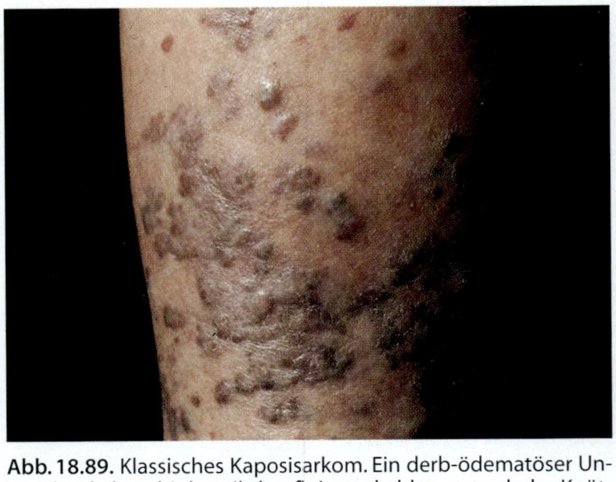

Abb. 18.89. Klassisches Kaposisarkom. Ein derb-ödematöser Unterschenkel, multiple, teils konfluierende blau- rote, derbe Knötchen, Knoten und Flecken, teils im Niveau der Haut liegend, teils flach prominent

sicht und Mundschleimhaut (Gaumen, Zunge, Gingiva), daneben auch Konjunktiva und Genitale. Exulzerierte Tumormassen und tiefe Infiltrate entstehen seltener als beim klassischen Typ.

Befall innerer Organe. Grundsätzlich können alle Organe außer dem ZNS befallen werden, am häufigsten betroffen sind Gastrointestinaltrakt (Magen, Duodenum) und Respirationstrakt, Lymphknoten und Perikard. Im Gegensatz zum klassischen Kaposi-Sarkom ist der Organbefall beim epidemischen oft symptomatisch: Hämorrhagien und Ulzera des Magendarmtrakts, Perforation, Ileus, Bronchospasmen, unstillbarer Husten, progressive respiratorische Insuffizienz, Kachexie.

Differentialdiagnose. Im Fleckstadium teleangiektatische Angiome, im Knoten- und Plaquestadium Insektenstiche, Histiozytome, andere Angiome sowie indurierte Plaques bei chronisch-venöser Insuffizienz; insbesondere bei arteriovenösen Fisteln im Unterschenkelbereich können dem Kaposi-Sarkom klinisch wie histologisch ähnliche Infiltrate entstehen (Pseudo-Kaposi-Sarkom). In fortgeschrittenen Fällen kommen alle Zustände mit multiplen pigmentierten oder angiomatösen Knoten bzw. elefantiastischer Schwellung von Extremitäten in Betracht: Melanom, Glomustumoren, Lymphome, Madurafuß, Filariasis etc.

Histologie. Das histologische Erscheinungsbild ist vielgestaltig und besteht aus drei Komponenten: der ***angiomatösen***, der ***spindelzelligen*** und der ***entzündlichen*** Phase. Frühe Läsionen erinnern an (Lymph)angiome; unregelmäßig bizarre schlitz- und spaltenartige vaskuläre Hohlräume mit flachem Endothel, die (auch außerhalb präexistenter „Gefäßlogen") die gesamte Dermis durchsetzen und von spindelzelligen Elementen eingefaßt werden; Erythrozyten gelegentlich auch intracytoplasmatisch. Später gewinnen spindelzellige Aggregate das Übergewicht; sie durchsetzen in soliden Strängen und Bündeln das präexistente Bindegewebe. Kernatypien und Mitosen sind selten. Ältere Läsionen zeigen ausgedehnte Hämorrhagien, Eisenspeicherung und Nekrosen. In allen Stadien ferner mäßige Rundzellinfiltrate.

Immunhistochemie, Elektronenmikroskopie. Die Zellen des Kaposi-Sarkoms reagieren mit vaskulären Markern wie CD31/JC70A und CD34/Q Bend10 oder HPCA1 (positiv sowohl für Blut- als auch Lymphgefäße), nicht aber mit PAL-E (spezifisch für Blutgefäße). Die Ergebnisse sind abhängig vom Differenzierungsgrad variabel. Die Tumorzellen sind von einer Basallamina umgeben, enthalten jedoch keine Weibel-Palade-Körperchen.

Histogenese des Kaposi-Sarkoms. Die schon lange diskutierte Frage, ob sich das Kaposi-Sarkom von Blut, Lymphgefäßen oder primitiven mesenchymalen Zellen ableitet, ist noch nicht geklärt (von manchen Autoren werden Lymphgefäße favorisiert). Der Grund liegt darin, daß Lymphendothelien kein immunhistochemisches oder ultrastrukturelles Merkmal besitzen, das nicht auch bei weniger ausgereiften Formen von Blutgefäßendothelien gefunden werden könnte.

Pathogenese. Diese ist trotz einer Fülle rezenter experimenteller Daten noch ungeklärt.

Klar ist, daß das Kaposi-Sarkom zwar vom Immunstatus des Patienten beeinflußt wird (Regression bei Besserung der Immunabwehr oder Reduktion immunsuppressiver Therapie), jedoch nicht bloß Funktion der Immundefizienz ist (300mal häufiger bei AIDS als bei iatrogener Immunsuppression), und daß ein Konnex mit dem männlichen Geschlecht (Hormonwirkung?) und männlicher Homosexualität (oroanale Kontakte?) besteht. Die Überlegungen zielen auf einen speziellen Erreger dieses Tumors und/oder spezifische Mechanismen der Wachstumsregulation.

Zahlreiche ***Erreger*** wurden als kausativ vermutet (CMV, manche HPV, Mykoplasmen, ein unidentifiziertes Retrovirus u. a. m.), konnten als solche aber nicht bestätigt werden. HIV selbst wird im Kaposi-Sarkom nur ausnahmsweise nachgewiesen, doch ist das Produkt seines ***tat***-Gens ein potentes Mitogen dieser Tumorzellen (tat-transgene männliche Mäuse entwickeln von Kaposi-Sarkomen ununterscheidbare Tumoren). Der Erreger schien gefunden, als man sowohl im klassischen als auch epidemischen Kaposi-Sarkom ein neues Herpesvirus (HHV 8) auffand. Allerdings stellte sich jüngst heraus, daß dieses Herpesvirus auch in anderen Tumoren immunsupprimierter Patienten nachweisbar ist.

Kaposi-Sarkomzellen werden durch eine Reihe von ***Wachstumsfaktoren*** mitotisch stimuliert: IL-1, -6, bFGF, PDGF, TGFβ, GM-CSF, VPF, Oncostatin M (letzteres, dem IL-6 verwandt, ist das potenteste Mitogen). Diese Faktoren werden teilweise durch HIV-infizierte T-Lymphozyten und Makrophagen, teils auto-/parakrin durch Kaposi-Sarkomzellen selbst produziert. bFGF, Mäusen injiziert, führt gleichfalls zu Kaposi-Sarkom-ähnlichen Tumoren.

Therapie. Diese ist palliativ. Das Kaposi-Sarkom ist sehr empfindlich gegen ionisierende Strahlen; mit Röntgenweichstrahlen behandelte Hautläsionen (Gesamtdosis 20–30 Gy), bilden sich gut zurück, doch werden Rezidive nicht verhindert. Isolierte Läsionen können allenfalls exzidiert, Fleck- und Plaqueläsionen mit dem Farbstofflaser behandelt werden. Bei ausgedehntem Befall und nicht sehr ausgeprägtem Immundefekt (CD4-Zellen > 200/ml) ist Interferon-α (hochdosiert). Bei fortgeschrittenem Kaposi-Sarkom bleibt nur die Option der Chemotherapie (Vincristin, Vinblastin; Kombinationsschemen der genannten mit Bleomycin oder Adriamycin; Etoposid in Monotherapie).

Angiosarkom der Kopfhaut

Ein seltener, klinisch charakteristischer und hoch aggressiver Tumor, fast stets am Kapillitium bzw. im oberen Kopfbereich alter Menschen (häufiger Männer als Frauen).

Klinik. Schnell wachsende, derbe, hautfarbene oder dunkellivid-rote Knoten, die sich durch zentrifugales Wachstum und Tochterherde vermehren und bald das gesamte Kapillitium, Gesicht und Hals mit gebuckelten, teilweise exulzerierten und nekrotischen, hämorrhagischen Tumorherden bedecken (Abb. 18.90).

Histologie. Mitosereiche, atypische Tumorzellmassen mit schlitzförmigen, das präexistente Gewebe dissezierenden Gefäßspalten, Nekrosen, Hämorrhagien.

Prognose. Abhängig von der Größe; ungünstig bei Tumoren mit > 4cm Durchmesser: schnelle regionale und Fernmetastasierung (Lunge; Pneumothorax!).

Therapie. Röntgenbestrahlung, bei kleineren Läsionen Exzision.

Weitere Angiosarkome

Angiosarkom in chronischem Lymphödem (syn. Steward-Treves-Syndrom). Dieses charakteristische Angiosarkom etabliert sich nach vieljährigem Bestand innerhalb von Lymphödemen des Armes nach Mastektomie; es leitet sich wahrscheinlich von Lymphgefäßendothelien ab, ist klinisch durch schnell wachsende derbe Knoten und frühe Metastasierung gekennzeichnet und nimmt einen foudroyanten Verlauf. Therapie: Versuch der chirurgischen Ausräumung, meist Amputation.

Angiosarkom der Brust. Vorwiegend bei Frauen im mittleren Lebensalter; rasch wachsende, intramammäre (nicht subkutane) Tumoren mit vergleichsweise wenig atypischer Histologie. Differentialdiagnose: Sinusoidale Hämangiome. Lebenserwartung < 2 Jahre.

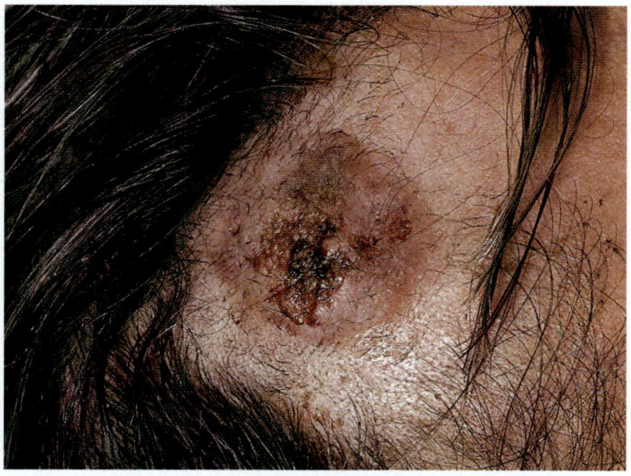

Abb. 18.90. Angiosarkom der Kopfhaut (Frühstadium) Ein kalottenförmiger, derber, wenig auffälliger Knoten. Beachte Hämosiderinpigmentierung am oberen Läsionspol

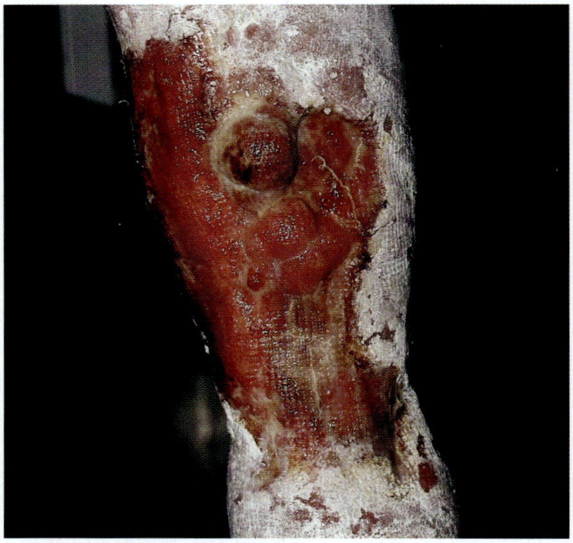

Abb. 18.91. Angiosarkom des Unterschenkels (fortgeschrittenes Stadium). Eine große, unregelmäßig begrenzte ulzeröse Läsion mit unregelmäßig gebuckeltem Ulkusgrund. Beachte die blutrote Farbe

Epitheloides Angiosarkom. Meist bei Männern der zweiten Lebenshälfte auftretende, rasch wachsende Tumoren der tiefen Weichteile, selten der Haut (Abb. 18.91). Histologisch diffus-flächenhafte Infiltration durch große, epitheloide Zellen mit (häufig übersehener) Lumenformation. Immunhistochemie: Gefäßmarker und Keratin positiv. Cave Fehldiagnose als Metastasen epithelialer Tumoren. Lebenserwartung < 1 Jahre (Ausnahme dermale Formen).

Bestrahlungsinduziertes Angiosarkom. Ein oft schon nach kurzer Latenz (5 Jahre) nach Röntgenbestrahlung (Hämangiome, Mammakarzinome) ohne begleitendes Lymphödem auftretendes Angiosarkom. Prognose unterschiedlich.

18.4.5 Hämangioperizytom

Dieser seltene Tumor ist vermutlich keine eigenständige Entität, sondern ein histologisches Reaktionsmuster verschiedener Gefäßtumoren; es ist durch („hirschgeweihartig") verzweigte, Endothel-ausgekleidete, ektatische vaskuläre Hohlräume charakterisiert, die von dicht gepackten runden bis ovalären Zellen umgeben werden. Dieses Reaktionsmuster findet sich sowohl bei gutartigen Prozessen (z. B. Histiozytomen oder der infantilen Myofibromatose) als auch bei verschiedenen malignen Tumoren (z. B. malignen fibrösen Histiozytomen, Synovialsarkomen oder mesenchymalen Chondrosarkomen). Dieser Aspekt erklärt die sehr divergierenden Angaben über Klinik, Immunhistochemie und Prognose.

18.4.6 Pseudosarkome der Blutgefäße

Pseudo-Kaposi-Sarkom

Unter diesem (wenig glücklichen) Terminus werden vaskuläre Läsionen mit klinischer (und weniger histologischer) Ähnlichkeit zum Kaposi-Sarkom zusammengefaßt, die aufgrund einer chronischen venösen Stase entstehen.

Akroangiodermatitis (Mali). Ein meist beidseitiges, ab der Lebensmitte entstehendes Bild chronischer Veneninsuffizienz der Unterschenkel, das durch livid-bräunliche Flecken und Plaques überlagert wird. ***Histologie:*** dickwandige, hyalinisierte Gefäße, lobuläre Gefäßproliferation in den Gefäßlogen, keine schlitzartigen Lumina, keine Spindelzellproliferation.

Trotz der Trivialität der Differentialdiagnose kann die Akroangiodermatitis von einem echten Kaposi-Sarkom gelegentlich klinisch kaum unterscheidbar sein.

Stewart-Bluefarb-Syndrom. Ein ähnliches, meist einseitiges und schon im ersten Lebensdrittel auftretendes Zustandsbild, das durch Gefäßfehlbildungen (arteriovenöse Anastomosen) bedingt ist. Gleichartige Läsionen werden beim Klippel-Trenaunay-Syndrom wie auch bei artefiziellen Shunts (Hämodialyse) gefunden.

Papilläre endotheliale Hyperplasie (Pseudoangiosarkom, Masson-Tumor)

Eine häufige reaktive vaskuläre Proliferation, die nach Thrombenbildung in einem präexistenten Angiom, Gefäß (z. B. Varixknoten) oder in einer Gewebshämorrhagie auftritt. Klinisch ein derber, schmerzhafter, langsam wachsender, manchmal bläulich durchschimmernder subkutaner Knoten vorwiegend im Kopf-Halsbereich oder akral.

Histologie. Eine gut umschriebene, tumorähnliche Proliferation verästelter Kapillaren, oft inmitten eines thrombosierten Gefäßes.

Therapie. Exzision.

Unter den Begriff der Pseudoangiosarkome fallen ferner die oben besprochenen seltenen kapillären Angiome: das epitheloide Hämangiom, das „Tufted angioma", das targetoide hämosiderotische und das sinusoidale Hämangiom.

18.4.7 Lymphangiome

Lymphangiome sind viel seltener als Hämangiome und treten manchmal mit diesen gemeinsam auf. Man unterscheidet ***kapilläre*** und ***kavernöse*** Lymphangiome, die jeweils ***lokalisierte*** oder ***ausgedehnte***, ***oberflächliche*** oder ***tiefe*** Läsionen darstellen können. Sie sind zumeist schon bei der Geburt vorhanden, doch wachsen v. a. die kavernösen Lymphangiome oft noch über mehrere Jahre an.

Klinik. Man unterscheidet man 3 Haupttypen:

- Das ***lokalisierte Lymphangiom*** (entspricht dem lokalisierten Angiokeratom): ein meist kleiner (etwa 1 cm) Herd, der durch sagokornartige, klare Bläschen der papillären Dermis gekennzeichnet ist; hämorrhagische Tingierung mancher dieser Bläschen kommt vor. Eine hyperproliferativ-hyperkeratotische Reaktion der Epidermis ist nicht selten ***(Lymphangiokeratom).***

- Das ***Lymphangioma circumscriptum*** (entspricht dem Angiokeratoma circumscriptum) bezeichnet größere Herde, die meist „systemisch" konfiguriert sind. Im Gegensatz zum Angiokeratom sind hier allerdings in etwa der Hälfte der Fälle tiefer gelegene ausgedehnte kavernöse Lymphangiome in Bindegewebe und Muskeln vorhanden, die mit den oberflächlichen, sichtbaren Portionen kommunizieren. Während beim lokalisierten Lymphangioma circumscriptum die bloße Exzision erfolgreich ist, ergibt sich hier stets ein Rezidiv.

- ***Tiefe Lymphangiome*** (alter Name: zystisches Hygrom) sind oft weit ausgedehnte Lymphangiome des Bindegewebes und der Muskulatur, die als schlecht ausdrückbare diffuse Schwellungen erscheinen. Fast stets finden sich noch zumindest einzelne oberflächliche Lymphangiome. Solche tiefen Lymphangiome können eine beträchtliche Mißbildung des Kindes bewirken und schwere funktionelle Störungen bedingen: Wegen der häufigen Lokalisation im Gesichts- und Halsbereich kann es zu Makroglossie, Makrocheilie etc. mit Sprech-, Eß- und Atembehinderungen kommen (Abb. 18.92).

! Alle Lymphangiome werden häufig durch Erysipele kompliziert (Circulus vitiosus!).

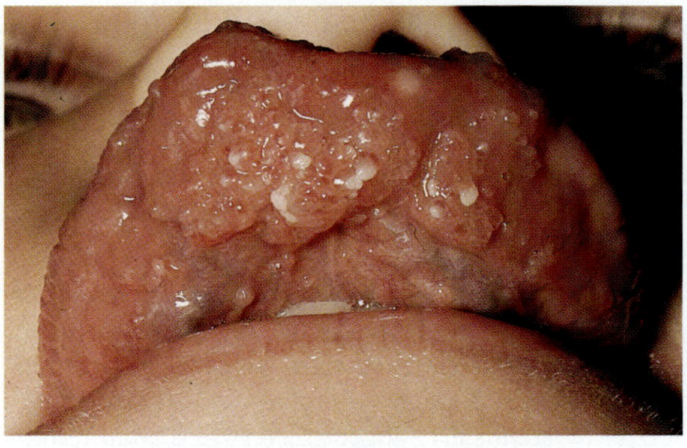

Abb. 18.92. Lymphangiom der Zunge. Die Zunge ist vergrößert und von papillären, zystisch-knotigen Gewebsmassen überzogen („froschlaichartiges" Bild). Beachte: vereinzelt nekrotische Papillen und Blutpünktchen

Histologie. Im Gegensatz zu Angiomen oder Angiokeratomen dünne, teilweise (ultrastrukturell) fenestrierte Gefäßwand mit abruptem Übergang zu umgebenden Weichteilen. Intraluminal häufig papilläre Epithelbrücken, lymphozytäre Umgebungsreaktion mit gelegentlicher Lymphfollikelausbildung. Oft sekundäre Einblutung.

Abhängig von Gefrier- oder Paraffinmaterial sowie Fixation (Formalin, Perjodat-Lysin-Paraformaldehyd, Methacarn u.a.m.) unterschiedlich starke Reaktivität mit Gefäßmarkern (EN4, Ulex europaeus Agglutinin > Laminin > CD31 und CD34; nicht: PAL-E und Faktor VIII).

Differentialdiagnose. Oberflächliche Lymphangiome können Lymphektasien bei Lymphödemen (z.B. nach Erysipel) ähnlich sehen.

Therapie. Chirurgisch, nur bei strenger Indikation (Rezidivneigung).

18.4.8 Hereditäres Lymphödem

Ein familiär gehäuft auftretender Zustand, der sich manchmal schon bei Geburt, oft aber erst in der Kindheit oder Jugend durch Lymphödeme meist aller (manchmal nur einer unteren) Extremitäten manifestiert. Frauen sind häufiger betroffen als Männer. Das Ödem ist hart, beginnt akral und zeigt einen langsam progressiven Verlauf. Wahrscheinliche Ursache: angiomähnliche Dysplasie großer Lymphgefäße (in der Inguinalregion) mit fibrosierender Reaktion und Lymphstau der abhängigen Regionen. Der Verlauf wird durch rezidivierende Erysipele kompliziert. Keine wirksame Therapie bekannt.

Diagnose. Lymphangiographie.

Differentialdiagnose. Erworbene Lymphödeme.

18.5 Tumoren und Fehlbildungen des Fettgewebes

18.5.1 Hamartome

Naevus lipomatosus superficialis (Abb. 18.93)

Selten, fast stets in der Glutäalregion bzw. den angrenzenden Rumpf- und Oberschenkelregionen lokalisiert. Ein plattenartig aus mehreren weichen, gelb durchschimmernden Knötchen und Knoten zusammengesetzter, „systemisiert" angeordneter Herd. Manifestationsalter: Kindheit, Jugend.

Histologie. Fettgewebsinseln in der retikulären Dermis.

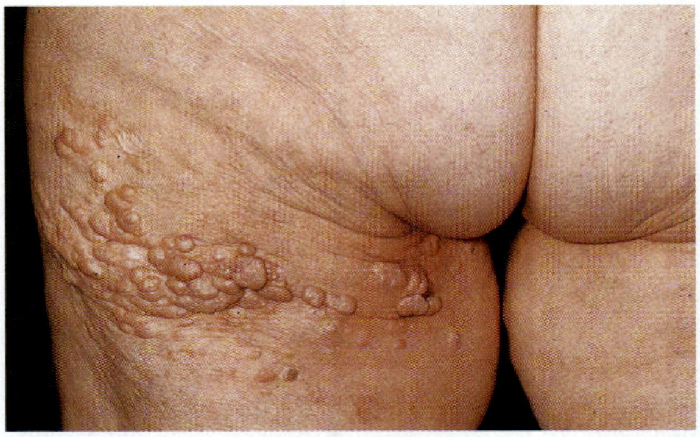

Abb. 18.93. Naevus lipomatosus. Beachte: fast alle Naevi lipomatosi sind in der Glutäalregion lokalisiert

Differentialdiagnose. Kollagennävus.

Fibrolipomatöses Hamartom von Nerven. Eine seltene, fast immer an den Händen vorkommende herdförmige bis diffuse (Makrodaktylie!) Auftreibung größerer Nerven(äste), z.B. des N. medianus oder ulnaris. Die Veränderungen treten solitär, langsam über Jahre wachsend auf und verursachen oft neurologische Beschwerden (Parästhesien, motorisches Defizit, Karpaltunnelsyndrom). Manifestationsalter: Jugendliche, junge Erwachsene; keine Geschlechtspräferenz. Histologie: konzentrische Anordnung von Fett- und sklerotischem Bindegewebe um zentrale Nervenbündel. Diagnose durch Biopsie oder Exzision (cave Nervenausfälle!). Benigner Verlauf.

18.5.2 Benigne Tumoren: Lipome

Typische Lipome

Lipome sind häufige Tumoren des subkutanen Fettgewebes, können aber auch in tiefen Geweben (z.B. Muskeln) und inneren Organen entstehen; sie sind palpatorisch in der Regel leicht erkennbar und treten vorwiegend in der Lebensmitte, etwas häufiger bei Frauen, auf.

Klinik. Ein meist nur bis einige Zentimeter, ausnahmsweise bis faustgroßer, weicher bis derb-elastischer, typischerweise ***gelappter*** Knoten in subkutaner Lage, der die darüberliegende Haut polsterartig vorwölbt. Prädilektionsstellen: Rumpf, proximale Extremitäten. Lipome kommen einzeln oder zu mehrt vor; bei exzessiver Ausprägung spricht man von ***multipler Lipomatose***, die auch als autosomal-dominantes Erbleiden vorkommt (Abb. 18.94).

Lipome sind subjektiv meist symptomlos, gelegentlich aber schmerzhaft (Druckschmerz und spontane Schmerzattacken von unklarem Mechanismus; teils durch Kompression von Nerven). Dies scheint besonders bei den sog. ***Angiolipomen*** der Fall zu sein. Multiple schmerzhafte Lipome, vorwiegend an der oberen Extremität, am Rumpf und in Gelenksnähe, werden

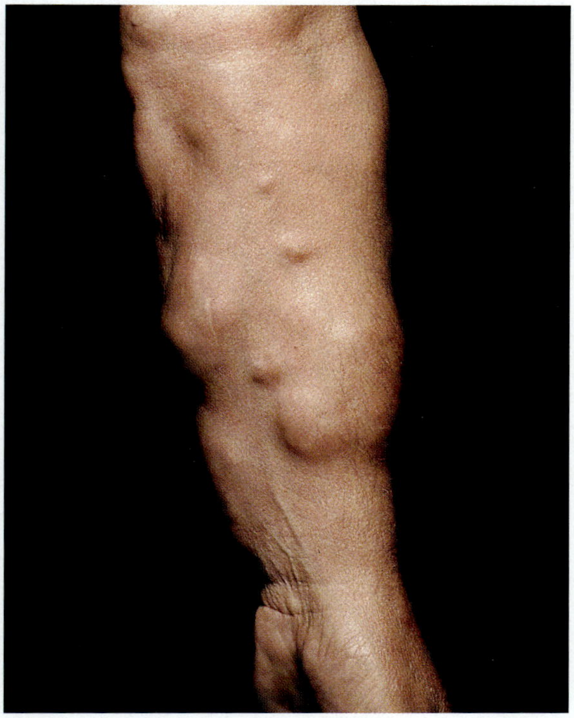

Abb. 18.94. Multiple Lipome. Kugelige, weich-elastische, gelappte Tumoren

manchmal bei Frauen in der Menopause beobachtet und als ***Adipositas dolorosa*** (M. Derkum) bezeichnet. Diese geht oft mit undefinierten Schwächegefühlen und Befindlichkeitsstörungen, jedoch keinen Systemmanifestationen einher. Die Therapie ist problematisch: Medikamente (z. B. i. v. Lokalanästhetika) sind wenig erfolgreich bzw. auf Dauer impraktikabel, Exzision einzelner Lipome führt oft nicht zu Beschwerdefreiheit, großzügigere chirurgische Behandlung scheitert an der Zahl der Lipome.

M. Derkum ist eine der nicht allzu zahlreichen Dermatosen, bei denen Akupunktur indiziert ist.

Lipome der ***tiefen*** Gewebe manifestieren sich meist ***intra-*** bzw. ***intermuskulär*** (vorwiegend in den großen Muskeln des Schulter- oder Beckengürtels, bei Männern der zweiten Lebenshälfte; histologisch schlecht umschrieben mit diffuser Muskelinfiltration) oder als ***Sehnenscheiden-Lipom*** (meist im Handbereich, frühes Erwachsenenalter, keine Geschlechtsprädilektion).

Histologie. Enkapsulierte, von bindegewebigen Septen durchzogene Anhäufungen reifen Fettgewebes, oft gefäß- (Angiolipome) oder faserreich (Fibrolipome). Regressive Veränderungen sind häufig: myxoide Areale, Nekrosen, Entzündung mit Lipophagen und mehrkernigen Riesenzellen, selten auch Verkalkung.

Therapie. Lipome lassen sich relativ leicht ausschälen, oft wegen Adhärenz an der Umgebung jedoch nur scharf (Blutungen). Sie sollen daher (bei Sicherheit der Diagnose) nur bei Beschwerden entfernt werden. Eine mögliche Alternative ist die Expression von Lipomen durch einen mit einer großen Hautstanze erzeugten Kanal.

Differentialdiagnose. Subkutane Metastasen (gelappter Aufbau fehlt).

Sonderformen

Lipoblastom. Ein durch unreifes Fettgewebe gekennzeichnetes infantiles Analogon der adulten Lipome; vorwiegend bei Knaben in den ersten 3 Lebensjahren, meist an den Extremitäten. Cave: Fehldiagnose eines myxoiden Liposarkoms. Neben solitären Läsionen wird gelegentlich auch eine diffuse, die Muskulatur infiltrierende ***Lipoblastomatose*** beobachtet.

Hibernom. Ein seltener, klinisch von normalen Lipomen nicht unterscheidbarer Tumor, der aus „braunen" Fettzellen (zahlreiche kleine Fettvakuolen, runder zentraler Kern) aufgebaut ist. Er wird vorwiegend interskapulär bzw. im Schulterbereich junger Erwachsener gefunden.

Zervikale symmetrische Lipomatose (Madelung-Fetthals) (Abb. 18.95). Bei dieser stellen sich vorwiegend an Nacken und Schultergürtelregion symmetrische große, schlecht abgrenzbare bzw. diffus-infiltrative Lipome ein, die den Eindruck einer diffusen Hypertrophie erwecken (pseudoathletisches Aussehen) und die Beweglichkeit des Halses einschränken. Tritt bevorzugt bei Männern im 4. bis 6. Dezennium mit Alkohol- und/oder Leberanamnese auf; Besserung und Verschlechterung parallel zu Grundleiden.

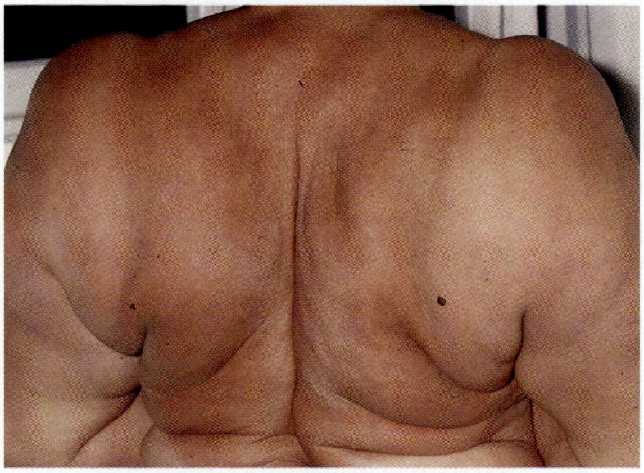

Abb. 18.95. Zervikale symptomatische Lipomatose im Schultergürtelbereich (Launois-Bensaude-Syndrom, Madelung-Fetthals) Die diffuse Lipomatose bewirkt ein „pseudoathletisches" Aussehen

18.5.3 Pseudosarkomatöse Lipome

Seltene Lipome, die histologisch Ähnlichkeit mit Liposarkomen besitzen, klinisch aber von normalen Lipomen kaum unterscheidbar sind (manchmal etwas größer, derber, langsam wachsend). Sie sind gutartig, Rezidivneigung besteht nicht.

Spindelzell-Lipom. Hauptsächlich im Nacken-Rückenbereich von Männern der zweiten Lebenshälfte. Histologisch durch Durchsetzung mit Fibroblasten-ähnlichen Spindelzellinseln und muzinöses Stroma mit gelegentlichen pseudovaskulären Zysten gekennzeichnet.

Pleomorphes Lipom. Wie oben, darüber hinaus Zellatypien, Riesenzellen.

18.5.4 Liposarkom

Liposarkome umfassen ein Spektrum verschieden aggressiver Tumoren des Fettgewebes. Sie entstehen selten im subkutanen Fett, häufig in den tiefen Faszienräumen (meist der Extremitäten und im Retroperitoneum), vorwiegend bei älteren Männern (40–70 Jahre). Sie entstehen de novo und nicht als maligne Entartung präexistenter Lipome! Tendenz zur Entwicklung riesiger Dimensionen (Tumoren von mehr als 20 kg wurden beobachtet). Histologisch können Liposarkome außerordentlich vielgestaltig sein, wobei der Grad der Aggressivität mit dem histologischen Typ korreliert. Am aggressivsten sind die ***rundzelligen*** und ***pleomorphen***, am benignesten die ***wohldifferenzierten***, eine intermediäre Stellung nehmen die ***myxoiden*** Liposarkome ein. Histologisches Charakteristikum aller Liposarkome sind Lipoblasten, Zellen mit multivakuolärem Zytoplasma und eingedelltem Zellkern.

18.6 Tumoren des Muskelgewebes

18.6.1 Tumoren der glatten Muskulatur

Leiomyom. Benigner Tumor des glatten Muskelgewebes. Glatte Muskeln innerhalb der Haut finden sich in den Mm. arrectores pilorum, in der Tunica dartos, der Brustwarze und in den Gefäßwänden. Von den ersteren leiten sich die ***multiplen***, von den übrigen die ***solitären*** Leiomyome ab.

Klinik. Kalottenförmige, flach kugelig-elliptische, mäßig derbe, rötlich-braune Knoten. Die multiplen Leiomyome ***(Piloleiomyome)*** sind bis etwa 1 cm groß, oberflächlich, mit der Haut verbacken, aber über der Unterlage frei verschieblich. Prädilektion des Jugend- und frühen Erwachsenenalters, Lokalisation meist an den Streckseiten der Extremitäten. Die Anordnung ist manchmal gruppiert (näviform). Typisches Symptom: Schmerzhaftigkeit bei Berührung (insbesondere bei Zusammenpressen). Manchmal familiär gehäuft (autosomal-dominant).

Die solitären ***Angioleiomyome*** werden mehrere Zentimeter groß, treten meist an den unteren Extremitäten (Knöchelregion!) von Frauen mittleren Alters auf, sitzen tiefer und sind nur in ca. 50 % der Fälle schmerzhaft.

Histologie. Piloleiomyome zeigen aus multiplen Faszikeln glatter Muskeln aufgebaute Tumoren mit unscharfer Abgrenzung. Typische zigarrenförmige Zellkerne und wabiges Zytoplasma. Genitale und Angio-Leiomyome sind zumeist rundliche, wohl abgegrenzte Tumoren, letztere von zahlreichen schlitzartigen Gefäßen durchgesetzt. Alle Formen sind Desmin-positiv.

Differentialdiagnose. Histiozytom, Trichoepitheliom und dermale Nävi.

Angiomyofibroblastom der Vulva. Ein seltener, solitärer, langsam wachsender Tumor in der Subkutis der Vulva (klinische Diagnose meist Bartholin-Zyste); Auftreten im 3. bis 6. Dezenium. Histologisch ein epitheloides Angioleiomyom (Desmin-positiv) mit myxoidem bis hyalinem Stroma.

Differentialdiagnose. Aggressives Angiomyxom – schlechter umschrieben, weniger zellulär und gefäßreich.

Leiomyosarkome. Maligne Tumoren der glatten Muskulatur. Sie treten meist in inneren Organen (Uterus!) auf; Leiomyosarkome der Haut sind außerordentlich selten. Sie entstehen de novo (nicht aus präexistenten Leiomyomen), Prädilektionsstelle sind die unteren Extremitäten, meist von Männern im 5. bis 7. Dezennium. Ihre Prognose ist mit der Gewebstiefe ihrer Entstehung korreliert: ***Kutane*** (intradermale) Leiomyosarkome sind klein (< 2cm) und neigen nach weiter Exzision weder zu Rezidiv noch Metastasen; ***subkutane*** sind größer (> 5cm) und führen häufig sowohl zu Lokalrezidiven (50 %) als auch zur Metastasierung (30–40 % – v. a. der Lungen).

Histologie. Asymmetrisch multilobuläre Tumoren mit faszikulärem Aufbau; zytologisch wie Leiomyome, aber mit Atypien, Nekrosen und Einblutungen.

18.6.2 Tumoren der quergestreiften Muskulatur

Rhabdomyom. Benigne, außerhalb des Herzens extrem seltene Tumoren der quergestreiften Muskulatur. Sie treten fast ausschließlich in den Muskeln von Kopf und Hals, der Mundhöhle sowie des weiblichen Genitales auf. Es handelt sich um runde bis polypoide Knoten, die histologisch durch Aggregate rund-polygonaler oder spindeliger eosinophiler Zellen mit partieller Querstreifung charakterisiert sind; Färbungen auf Aktin, Myosin und Myoglobin sind positiv.

Rhabdomyosarkom. Das häufigste Sarkom bei Kindern und Jugendlichen, bevorzugt von Knaben; es entsteht de novo (nicht aus präexistenten Rhabdomyomen!) zumeist in den tiefen Gewebslogen der Kopf-Halsregion, paratestikulär, im Retroperitoneum oder den Extremitäten. Histologisches Merkmal sind die Rhabdomyoblasten: Zellen mit dichtem, homogen-eosinophilem Zytoplasma (Glykogenspeicherung) und partieller Querstreifung. Rhabdomyosarkome sind außerordentlich vielgestaltig, die Aggressivität ist mit dem histologischen Typ korreliert. ***Pleomorphe*** Rhabdomyosarkome sind am aggressivsten, ***spindelförmige*** am benignesten, die ***embryonalen, botryoiden*** (zumeist in der Vagina) und ***alveolären*** nehmen eine Mittelstellung ein. Therapie: operativ, kombiniert mit Radio-Polychemotherapie.

18.7 Tumoren des Nervengewebes

18.7.1 Neurome

Die meisten Neurome sind reaktive (d.h. nicht-neoplastische) posttraumatische Proliferationen peripherer Nerven unter Beteiligung aller Strukturkomponenten (Axone, Schwannzellen, Nervenscheiden). ***Klinisch*** handelt es sich um schmerzhafte, derbe, dermale oder subkutane Knoten, z.B. nach Appendektomie, Amputation ***(Amputationsneurom)*** oder bei plantarer Fehlbelastung zwischen den Metatarsalköpfchen (***Morton-Neurom;*** bevorzugt bei Frauen – fehlbelastendes Schuhwerk). ***Histologisch*** findet sich ein Gemisch irregulär proliferierender Nervenfaszikel in fibrotischem Stroma; beim Morton-Neurom zusätzlich degenerative Veränderungen.

Daneben wird der Begriff „Neurom" auch für echte benigne Tumoren verwendet, die durch Proliferation von Schwannzellen *und* Neuronen gekennzeichnet sind.

Solitäres umschriebenes Neurom („palisaded encapsulated neuroma"). Ein den Schwannomen ähnlicher, aber zahlreiche Axone enthaltender gutartiger Tumor. Klinisch ein kleiner, dermaler, symptomloser Knoten, meist im Gesicht nahe mukokutaner Grenzen (Lippe, Nase – wird fast stets als Basaliom oder dermaler Nävus diagnostiziert) oder akral lokalisiert. Auftreten im 3. bis 5. Dezennium.

Histologie. Ähnlich dem Schwannom, aber nur Antoni-A-Muster, zahlreiche Axone.

Therapie. Ausschälung.

Das solitäre umschriebene Neurom ist nicht mit M. Recklinghausen oder dem Syndrom multipler endokriner Neoplasien assoziiert.

Multiple Schleimhautneurome. Diese seltene Manifestation ist Teilsymptom des Syndroms multipler endokriner Neoplasien III: Kombination von medullärem Schildrüsenkarzinom, Phäochromozytom und meist sehr zahlreichen, großflächigen Schleimhaut-Neuromen (Lippen, Mundhöhle, Konjunktiven). Autosomal dominanter Erbgang, Deletion am Chromosom 20p.

Differentialdiagnose. Cowden-Syndrom.

18.7.2 Nervenscheidentumoren

Neurofibrom

Ein häufiger benigner Tumor (oder auch organoide reaktive Hyperplasie) der Schwann-Zellen und des Endoneuriums.

Neurofibrome treten entweder solitär (bevorzugt im 2. und 3. Dezennium ohne Geschlechtspräferenz oder Prädilektionsareal) oder multipel im Rahmen der ***Neurofibromatose Recklinghausen*** auf (s. S. 528); an der Haut kommen ***kutane*** (von Hautnerven entstandene) und ***subkutane*** („plexiforme", von größeren Nervensträngen ausgehende) Neurofibrome vor.

Klinik (s. Abb. 17.30 u. 17.35). Kutane Neurofibrome sind meist halbkugelige weiche oder mittelderbe Knoten von Hautfarbe oder (bei Gefäßreichtum) rötlichblauer Farbe. Sie wechseln in ihrer Größe außerordentlich; solitäre Neurofibrome sind kaum größer als 1 cm, Neurofibrome im Rahmen der Neurofibromatose können von wenigen Millimetern bis fast unbegrenzter Größe reichen. Charakteristisches klinisches Zeichen: das ***Knopflochphänomen*** (das Neurofibrom kann mit dem Finger unter die Haut invaginiert werden. Ursache: umschriebener Defekt des dermalen Bindegewebes).

Subkutane (plexiforme) Neurofibrome bewirken eine diffuse Verdickung der Nervenstränge und -plexus mit ihren Verzweigungen; das Resultat sind oft mächtige, harte strangartige verwobene fibröse subkutane Platten (treffender Vergleich: „stromkabelartig").

Histologie. Unscharf begrenzte, myxoide Tumoren mit charakteristischen welligen oder zick-zack-förmigen Zellkernen und wenig feinstrukturiertem Kollagen. Mastzellreichtum. Lediglich plexiforme Varianten sind durch die Nervenscheide scharf begrenzt bzw. enkapsuliert. Zellreichere Formen teilweise mit Palisadenstrukturen. Mit Spezialfärbungen sind Axone nachweisbar.

Eine Variante ist das ***pigmentierte Neurofibrom:*** Fokal melanozytäre Differenzierung mit Melanineinlagerung (gemeinsamer Ursprung aus Neuralleiste).

Schwannom (Neurilemmom, Neurinom)

Ein seltener, gutartiger Tumor der Schwann-Zellen. Schwannome sind im Gegensatz zu Neurofibromen ***solitär*** (oft allerdings mit Neurofibromatose assoziiert), bevorzugen die zentralen Partien peripherer Nerven (Spinalganglien, Kleinhirnbrückenwinkel) und kommen in der Haut nur selten vor (entlang Nervensträngen). Auftreten in der Lebensmitte, keine Geschlechtspräferenz.

Klinik. Tiefsitzende (subkutane), derbe, symptomlose Knoten, bevorzugt im Kopf-Halsbereich und den Beugeseiten der Extremitäten.

Histologie. Ein enkapsulierter Knoten, der von einem Nerven in exzentrischer Weise ausgeht und diesen komprimiert; er ist aus Bündeln fibroblastischer Zellen in Palisadenstellung (Antoni-A-Muster; dazwischenliegende faserige Kollagenstrukturen werden als ***Verocay-Bodies*** bezeichnet) und streifigen, locker angeordneten fibroblastischen Zellsträngen in gefäß- und muzinreichem Stroma (Antoni-B-Muster) aufgebaut.

Varianten sind ***zelluläre*** (zellreich; cave Fehldiagnose Sarkom!), ***plexiforme*** (multinoduläres Wachstum) und ***degenerierte*** Schwannome. Das letztere (auch „ancient Schwannoma") manifestiert sich als lange bestehender, daher meist größerer, Tumor mit degenerativen Veränderungen: Zysten, Blutungen, Nekrosen, Verkalkung oder Hyalinisierung, Kernatypien (jedoch keine Mitosen); cave Fehlinterpretation als malignes Schwannom!

Differentialdiagnose. Fibrom, Pilomatrixom.

Therapie. Ausschälung (ohne Schädigung des Nerven!).

Neurothekome

Eine heterogene Gruppe von Tumoren vermutlich der Zellen der Nervenscheiden oder Perineuralzellen (Verwandtschaft mit Meningeomen?).

Klinik. Zumeist im Kindes- oder frühen Erwachsenenalter, vorwiegend beim weiblichen Geschlecht und an der oberen Körperhälfte auftretende asymptomatische, dermale oder subkutane Tumoren.

Histologie. ***Myxoide Formen:*** multilobulär myxoider Aufbau aus gruppierten, rund-spindelförmigen Zellen, Kollagengewebe; Reaktivität für epitheliales Membran-Antigen (Perineuralzellmarker). ***Zelluläre Formen:*** ähnlicher Aufbau, allerdings kein muzinöses Stroma und mehr epitheloide, polygonale Zellen; Reaktivität für NK1C3 (CD57) (neurogener Marker).

Differentialdiagnose. Spitznävi, maligne Melanome (bei zellulären Formen).

Therapie. Exzision.

18.7.3 Granularzelltumor (Abrikossoff-Tumor)

Ein seltener, benigner Tumor vermutlich neurogener Herkunft, der histologisch durch charakteristische eosinophile zytoplasmatische Granula gekennzeichnet ist („Granularzellneurom, -neurofibrom, -schwannom", Abb. 18.96). Früher wurde eine myofibroblastäre Genese vermutet („Granularzellmyofibroblastom").

> **!** Granularzellveränderungen kommen auch in anderen Läsionen und Tumoren, wie Dermatofibromen, Leiomyomen, Basaliomen etc. vor.

Klinik. Zumeist im 4. bis 6. Dezennium bei Frauen auftretende, solitäre, asymptomatische, dermale oder subkutane Tumoren. Prädilektion: Zunge (häufigste Lokalisation), Lippen, Thorax, Extremitäten.

Histologie. Diffuses oder nestförmiges Wachstum großer polygonaler Zellen mit granulärem PAS-positivem Zytoplasma; oft ausgeprägte epidermale Hyperplasie (Fehldiagnose: Plattenepithelkarzinom). Perineurale Ausbreitung.

Differentialdiagnose. Rhabdomyome, Hibernome, Xanthogranulome.

Therapie. Exzision.

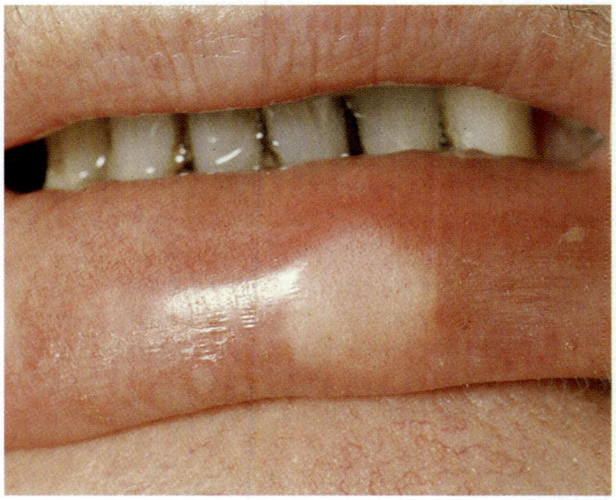

Abb. 18.96. Abrikosoff-Tumor. Dieser Turmor ist häufig an der Mundschleimhaut lokalisiert

18.7.4 Maligne Schwannome (Neurofibrosarkome)

Sehr seltene maligne neurogene Tumoren. Bevorzugt bei Männern im 5. bis 6. Dezennium, in ca. 50% mit Neurofibromatose assoziiert. Klinisch handelt es sich um rasch wachsende Tumoren, die häufig von präexistenten Neurofibromen (an Nervenplexus oder größeren Nerven) ausgehen.

Histologie. Faszikulärer Aufbau mit landkartenähnlichem Wechsel von zellreichen mit myxoiden Arealen; zytologisch wellige, komma- bis zickzack-förmige Zellkerne, oft in Palisadenstellung. Ausbildung Tastkörperähnlicher Formationen, peri-/intraneurale Ausbreitung. Immunhistochemisch meist völlig negativ für alle Differenzierungsmarker (auch für S100-Protein).

Differentialdiagnose. Andere Sarkome; histologisch vor allem Melanome.

Therapie. Radikale Exzision. Prognose zumeist infaust (neurotrope Ausbreitung).

18.8 Histiozytosen (Histiozytose-Syndrome)

Unter diesem Begriff wird ein heterogenes Spektrum von Krankheiten unbekannter Ursache zusammengefaßt, die durch Proliferation und fokale Anhäufung in bzw. Infiltration des Gewebes (häufig der Haut) durch Zellen des Monozyten/Makrophagen-Systems (konventionell: „histiozytäre Zellen") gekennzeichnet sind. Das Spektrum umfaßt einzelne relativ häufige, und zahlreiche sehr seltene Vertreter; einige davon harmlos und selbstlimitiert, andere bedrohlich. Wie bei anderen proliferativen Krankheiten ist die Grenze zwischen „reaktiv" und „neoplastisch" schwer zu ziehen. Die Pathogenese dieser Krankheiten ist noch weitgehend unklar, die Klassifikation daher lediglich ein Arbeitsbehelf.

Die Histiozytosen sind von Krankheiten abzugrenzen, die durch histiozytäre Infiltrate ***bekannter*** Ursache gekennzeichnet sind: Infektionskrankheiten (z.B. Mykobakteriosen), Speicherkrankheiten (z.B. M. Gaucher), granulomatöse Krankheiten (z.B. Sarkoidose). Ferner überlappen die Histiozytosen mit den Lymphomen und Leukämien.

Klar ist, daß zumindest zwei Zellarten Ausgangspunkt von „Histiozytosen" sein können: Langerhans-Zellen (lymphoide dendritische Zellen) und mononukleäre Phagozyten (Histiozyten). Beide stammen von hämatopoetischen Vorläufern im Knochenmark ab, gelangen über die Blutbahn in die Organe und besiedeln diese nach entsprechender (gewebespezifischer) Reifung; die Vielfältigkeit des Milieus der Gewebe ist vielleicht mit ein Grund der Vielfältigkeit der Histiozytosen. Neben Histiozytosen aus diesen beiden Zellen verbleibt eine Gruppe, die aus Zellen mit Charakteristika beider Zelltypen aufgebaut ist („indeterminate cells").

Langerhans-Zellen (s. S. 21) sind dendritische antigenpräsentierende Zellen der Epidermis, die die primäre Immunantwort vermitteln und ultrastrukturell durch die sogenannten Birbeck-Granula und verschiedene Marker gekennzeichnet sind (HLA-DR, CD1A, S 100, ATPase, Fc-Rezeptoren).

Histiozyten (Gewebsmakrophagen, „retikuloendotheliale Zellen") sind von den Monozyten des Blutes abgeleitete Bindegewebszellen, deren Hauptaufgabe die Vermittlung von zellulären Immunreaktionen und Entzündungsprozessen, vor allem der granulomatösen Bindegewebsreaktion nach Gewebsschädigung, ist. Histiozyten besitzen die Fähigkeiten der Phagozytose und der Speicherung (Lipide, Eisen) und bilden histologisch unterschiedliche Zellformen aus: mononukleäre – vakuolisierte, xanthomatöse, spindelförmige, sternförmig-ausgezipfelte, onkozytäre (homogen-granulär eosinophiles „***angeschwollenes***" Zytoplasma) Zellen und multinukleäre Riesenzellen (Fremdkörper-, Langhans-, Touton- und Riesenzellen mit milchglasartigem Zytoplasma). Immunhistochemisch sind sie mit Makrophagen- (KiM1p, KP1, HAM56) und dermal dendritischen Zellmarkern (Factor XIIIa) positiv. Ultrastrukturell finden sich verschiedene lysosomale Strukturen (z.B. wurmartige oder dichte Körperchen, pleomorphe Einschlüsse, Myelinfiguren), jedoch keine (für Langerhans-Zellen spezifische) Birbeck-Granula.

Die Histiozytosen werden gegenwärtig in folgende 4 Klassen eingeteilt:

- Klasse I: Langershans-Zell-Histiozytosen (Ausgangszellen besitzen die Charakteristika der Langerhans-Zellen);
- Klasse II: Nicht-Langerhans-Zell-Histiozytosen (Ausgangszellen: benigne mononukleäre Makrophagen ohne Kennzeichen von Langerhans-Zellen);
- Klasse III: Histiozytosen mit Charakteristika von Langerhans-Zell- *und* Nicht-Langerhans-Zell-Histiozytosen;
- Klasse IV: maligne Histiozytosen. Vertreter: akute Monozyten-Leukämie, Ki-1-Lymphom (s. Kap. Lymphome), „maligne Histiocytose" (histiozytäres Lymphom).

Durch moderne diagnostische Methoden wird die maligne Histiozytose wesentlich seltener diagnostiziert; die Mehrzahl der früher als solche diagnostizierten Kranheiten entsprechen dem anaplastischen Ki-1-Lymphom oder einer akuten Monozytenleukämie.

18.8.1 Langerhans-Zell-Histiozytosen („Histiozytosis X")

Eine Gruppe von Histiozytosen von charakteristischer Symptomatik, die von lokalisierten, selbstlimitierten Formen über systemische Verlaufsformen bis zu foudroyant verlaufenden Schwerstformen reicht.

Ätiologie und Pathogenese. Unbekannt; die Langerhans-Zell-Histiozytosen wurden konventionell als reaktive Geschehen interpretiert, da spontane Remissionen auftreten können und der DNS-Gehalt der Zellen normal ist. Kürzlich wurde allerdings molekularbiologisch nachgewiesen, daß es sich um klonal proliferative, also vermutlich doch neoplastische Erkrankungen handelt.

Epidemiologie. Weltweit verbreitet aber relativ selten (Inzidenz 0.2–1.0/100.000 Kinder), Bevorzugung des Kindesalters (60–70 % vor dem 2. Lebensjahr) und des männlichen Geschlechts (2:1). Chronische und lokalisierte Formen finden sich hauptsächlich zwischen 2–15 Jahren.

Klinik. Prädilektionsorgane sind insbesondere die Haut (s. unten); außerdem Knochen und Knochenmark (Folgen: Anämie, Granulopenie, Thrombopenie), Lunge (Tachypnoe, Dyspnoe, Hustenreiz), Leber (Hypoproteinämie, Ödeme, Aszites, Hyperbilirubinämie), Dünndarm (chronische Diarrhoe, Malabsorption), Hirnhäute und Hypothalamus-Hypophysen Region (Wachstumstörungen, Diabetes insipidus, Galaktorrhoe, Pubertas präcox oder tarda, Sehstörungen), Milz (Splenomegalie) und Lymphknoten. Der Organbefall bestimmt aufgrund seiner Art, Ausdehnung und verursachten Destruktion die Symptomatik.

Folgende typische Verlaufsformen werden unterschieden:

- Das *eosinophile Granulom des Knochens* ist die häufigste Verlaufsform (ca. 80 %); es finden sich lediglich ein oder wenige Granulome in Knochen (Schädel, Schulter- und Beckengürtel, Wirbelsäule); benigne, selbstlimiert.
- Das *eosinophile Knochengranulom mit milder Systembeteiligung* zeigt zusätzlich zu den Knochenherden Anämie, Haut – und Schleimhautläsionen, meningeale Granulome, fallweise Diabetes insipidus.
- Das *eosinophile Granulom mit Systemsymptomatik* (Hand-Schüller-Christian-Syndrom) weist zusätzlich zu den genannten Symptomen Infiltrate der Lungen, milde Hepatomegalie, Lymphadenopathie und ausgeprägten Hautbefall auf (Abb. 18.97).
- Die *systemische Langerhans-Zell-Histiozytose* (Abt-Letterer-Siwe-Syndrom) ist ein rasch verlaufendes Krankheitsbild mit Fieber, Panzytopenie, Hepatosplenomegalie, generalisierter Lymphadenopathie und Lungeninfiltration. Schlechte Prognose: Exitus innerhalb von Wochen bis Monaten an sekundärer Sepsis.

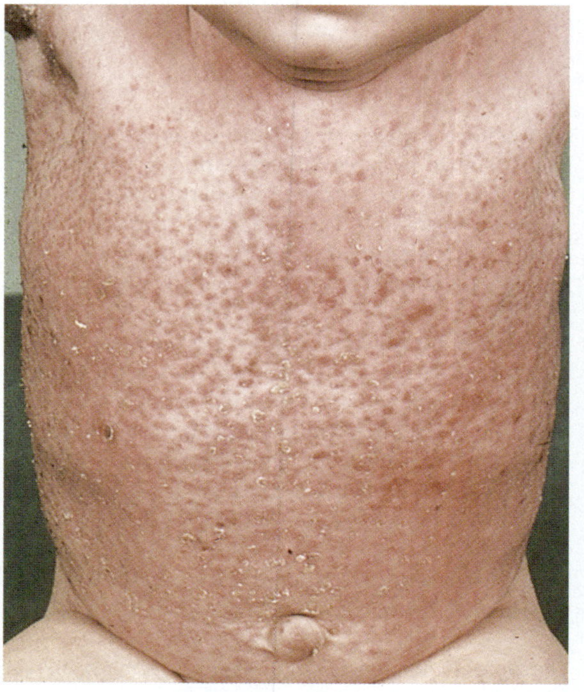

Abb. 18.97. Langerhanszell-Histiozytose, Typ Hand-Schüller-Christian. Multiple disseminierte Papeln des Rumpfes bei einem Säugling

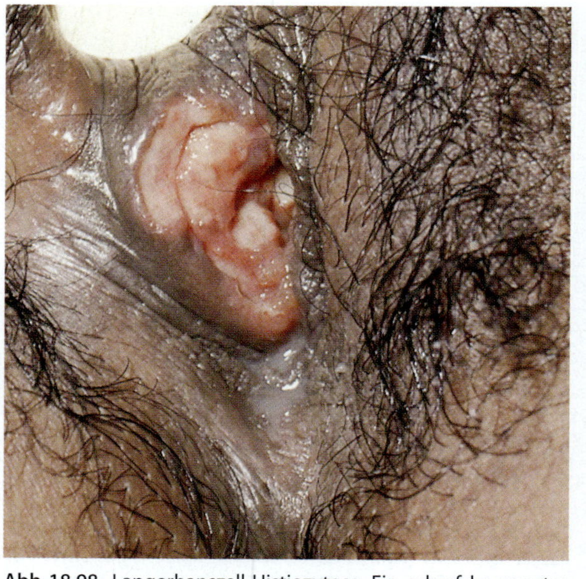

Abb. 18.98. Langerhanszell-Histiozytose. Ein scharf begrenztes nekrotisches, unregelmäßig gestaltetes Ulkus am Genitale einer jungen Erwachsenen

Hautläsionen. Hautveränderungen sind häufig (30–40 %), vielgestaltig, nicht selten Primärsymptom und daher diagnostisch besonders wichtig. Folgende typische Läsionen werden beobachtet:

- Disseminierte erythematöse fettige, schuppig-erosive Papeln von bis einigen Millimetern Größe und charakteristischer Ockerfarbe (besonders im subakuten Stadium). Prädilektionsstellen sind intertriginöse Areale (Inguinal-, Perianalregion, retroaurikulär), Skalp, Schultern, Rücken. Bei längerem Bestand können aus den disseminierten Papeln ausgedehnte, konfluierende (plattenartige), verrukös-nässende, heftig juckende Vegetationen (Perigenital- und Analregion!) sowie derb in-filtrierte, oft multiple Ulzera hervorgehen (Abb. 18.98).

Differentialdiagnose. Seborrhoische und atopische Dermatitis, Windelekzem, „Granuloma glutaeale infantum", M. Darier, Plattenepithelkarzinome (bei Erwachsenen; Vulvakarzinom!). Bei disseminierten Papeln: juveniles Xanthogranulom und Xanthoma disseminatum.

- Schleimhautveränderungen: weißliche granulomatöse Plaques mit Übergang in fragile, leicht blutende Ulzera an der Mundschleimhaut (Gaumen, Wangenschleimhaut, Gingiva – hier wirken die Ulzera wie „ausgestanzt"!). Analoge Ulzera können im Gastrointestinal- und Urogenitaltrakt (Vagina) auftreten.

Eine Sonderform ist die auf die Haut beschränkte „***kongenitale selbstheilende Retikulohistizytose***" (Hashimoto-Pritzker-Syndrom); diese ist durch einzelne bis multiple rotbraune bis dunkelblaue, derbe Knötchen an Stamm, Gesicht und Skalp charakterisiert. Sie heilt nach Monaten mit Hyperpigmentierung spontan ab.

Histologie. Histiozytäre Granulome (Langerhanszellaggregate mit Beimengung von Eosinophilen und Rundzellen) mit lokal destruierendem Wachstum. Die Langerhanszellen sind besonders groß, haben ein hellrosa Zytoplasma und „kaffeebohnenartigen" Kern und zeigen massiven Epidermotropismus (Ursache des erosiven Charakters). Ältere Läsionen sind weniger zellreich; es dominieren Makrophagen und Fibroblasten, Pseudoxanthomzellen und fibrotischer Umbau. Vor allem in Knochengranulomen und Lymphknoten finden sich Osteoklasten-ähnliche vielkernige Riesenzellen. Das histologische Bild korreliert nicht mit Aggressivität und Ausmaß der Erkrankung.

Diagnose. Elektronenmikroskopisch (Birbeck-Granula) oder immunhistochemischer Nachweis des CD1a-Antigens.

Therapie. Je nach Art des Hautbefalls lokale Kortikosteroide, Exzision größerer Herde sowie Radiotherapie (die Langerhans-Zell-Histiozytose ist besonders strahlensensibel; bei lokalisierter Knochenbeteiligung reichen z. B. oft nicht mehr als 10 Gray zur Ausheilung). Disseminierte Hautläsionen sprechen gut auf Photochemotherapie an. Bei multiplem Organbefall systemische Therapie (Prednison, Vinblastin, 6-Merkaptopurin, Methotrexat, Etoposide wie VP-16); Erfolge mit Interferon α wurden berichtet.

Prognose. Individuell variabel, korrespondiert jedoch grob mit dem klinischen Bild. ***Lokalisierte Formen*** (Knochen, Haut) haben einen günstigen Verlauf; Remissionen sind (auch spontan!) die Regel. ***Disseminierte Formen***, besonders in Kombination mit Systembeteiligung, haben gewöhnlich eine schlechte Prognose (Kinder unter 2 und Patienten über 60 Jahren haben die höchste Mortalitätsrate – bis 50 %). Bei erfolgreicher Behandlung oft Spätfolgen wie Diabetes insipidus, Hörstörungen, orthopädische und neurologische Defekte.

18.8.2 Nicht-Langerhans-Zell-Histiozytosen

Nicht-Langerhanszell-Histiozytosen manifestieren sich häufig im Kindesalter und sind meist von guter Prognose. Manche davon werden zu den normolipämischen Xanthomen gerechnet

Juveniles Xanthogranulom (alter Name: Nävoxanthoendotheliom)

Eine nicht seltene selbstlimitierte benigne knotige Histiozytenproliferation bei Kindern (Abb. 18.99).

Klinik. Charakteristisch orangefarbene Papeln, die in der Neugeborenen- oder Säuglingsperiode auftreten, rasch bis knapp 1 cm anwachsen können, einige Monate bis Jahre bestehen bleiben, sich dann langsam zurückbilden und mit Hyperpigmentation und zarter Atrophie abheilen. Meist bestehen nur einige wenige, in Ausnahmefällen zahlreiche Herde. Prädilektionsstellen: Kapillitium, Gesicht und proximale Extremitäten. Subjektive Symptome fehlen, die Kinder sind ansonsten gesund, die Laborwerte unauffällig. In Ausnahmefällen analoge Läsionen an den inneren Organen (Lunge, Knochen, Leber) und Assoziation mit Neurofibromatose Recklinghausen. Übergang in monozytisch-myeloische Leukämie wurde beschrieben.

Differentialdiagnose. Spindelzellnävus, Mastozytom.

Varianten

Benigne kephale Histiozytose: analoge Läsionen auf Kopf-Hals-Region beschränkt, histologisch monomorph (vakuolisierte Histiozyten). ***Papulöses Xanthom:*** analoge Läsionen, gelblich; histologisch ein xanthomatöser Zelltyp. ***Solitäres Riesenxanthogranulom:*** eine seltene großknotige Form (bis 8 cm).

Histologie. Polymorphes Bild mit Vorherrschen vakuolisierter, xanthomatöser und spindelförmiger Zellen sowie Touton-Riesenzellen.

Therapie. Nicht erforderlich.

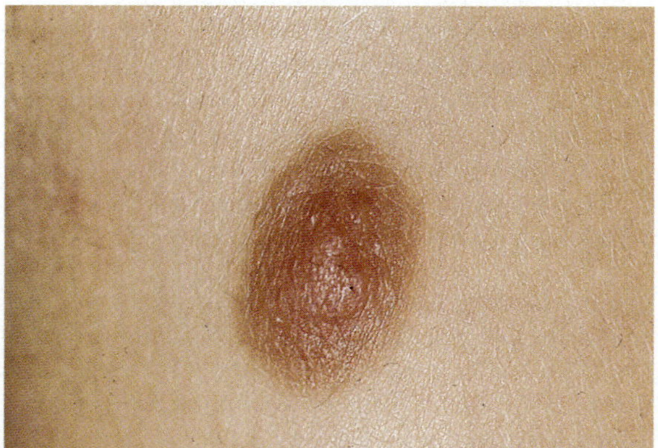

Abb. 18.99. Xanthogranulom. Ein kalottenförmig erhabener, gelblich-roter Knoten. Differentialdiagnose: Spindelzellnävus

Adultes Xanthogranulom

Eine zumeist solitäre, benigne knotige Histiozytenproliferation im mittleren Erwachsenenalter ohne Geschlechtspräferenz. Es handelt sich um uncharakteristische dermale, vorwiegend am Kopf lokalisierte gelblich-rote Tumoren (klinische Verdachtsdiagnose Xanthom, Nävus, Basaliom, Dermatofibrom). ***Histologie.*** Polymorphes Bild mit Vorherrschen spindeliger (***Spindelzellxanthogranulom)*** und/oder onkozytärer Histiozyten.

Progressive noduläre Histiozytose: Eine seltene Sonderform mit multiplen adulten Xanthogranulomen, teils als generalisierte Papeln, teils als halbkugelige Knoten (bis 5 cm). Kapriziöser, jahre- bis jahrzehntelanger, selbstlimitierter Verlauf mit langsamer Regression einzelner Herde und gleichzeitigem Auftreten neuer. Gelegentlich Assoziation mit multizentrischer Retikulohistiozytose (s. unten). Keine wirksame Therapie bekannt.

Weitere Nicht-Langerhans-Zell-Histiozytosen

Xanthoma disseminatum. Ein meist bei Männern mittleren Alters auftretendes exanthematisches Krankheitsbild: gelbliche, zur Konfluenz neigende Papeln vorwiegend der großen Beugen und periokulär. Gelegentlich Befall von Schleimhäuten, Augen (Glaukom!) und innerer Organe (Diabetes insipidus). ***Histologie:*** Vorherrschen sternförmig-zipfeliger und xanthomatöser Histiozyten, wenige Touton-Riesenzellen. Serumlipide normal, kein Diabetes mellitus! Ähnlich kapriziöser Verlauf wie progressive noduläre Histiozytose, jedoch ohne assoziierte Grundleiden. ***Differentialdiagnose:*** plane/eruptive Xanthome (Hyperlipidämie).

Retikulohistiozytom. Eine klinisch uncharakteristische solitäre, hautfarbene kalottenförmige Papel bzw. Knoten. ***Histologie:*** Onkozytäre Histiozyten und zahlreiche bizarre, bis 200 μ großer Fremdkörperriesenzellen mit eosinophilem „milchglasartigem" Zytoplasma.

Multizentrische Retikulohistiozytose. Ein meist bei 40–50 jährigen Frauen auftretendes Krankheitsbild; eine generalisierte Aussaat von Retikulohistiozytomen (Betonung der Akren und des Gesichtes – Maximalform: Facies leonina), häufig mit systemischen Begleitzeichen: Polyarthritis vorwiegend der Hand- und Fingergelenke, seltener (ca. 25%) Assoziation mit Kollagenosen (Dermatomyositis, Lupus erythematodes) oder internen Neoplasmen (Karzinome, Lymphome, Sarkome).

Differentialdiagnose. Rheumaknoten, Gichttophi.

Generalisierte eruptive Histiozytome. Zumeist bei 40–50 jährigen Frauen. Generalisierte kleine bräunliche, Dermatofibrom-ähnliche Tumoren vorwiegend an Rumpf und Gesicht. Histologisch monomorphe vakuolisierte Histiozyten.

Dieses seltene Krankheitsbild ist vermutlich keine eigene Entität, sondern das Frühstadium verschiedener anderer Histiozytosen (Xanthoma disseminatum, multizentrische Retikulohistiozytose, multiple adulte Xanthogranulome, Histiozytose der indetermierten Zelle).

18.8.3 Histiozytosen mit Charakteristika von Langerhans-Zell- und Nicht-Langerhans-Zell-Histiozytosen

Histiozytose der indeterminierten Zelle. Befallen werden meist Patienten im 4.–5. Dezennium ohne Geschlechtspräferenz unter dem klinischen Aspekt generalisierter eruptiver Histiozytome (s. oben). Immunhistochemisch zeigen die Infiltratzellen Reaktivität für Makrophagen- und Langerhans-Zell-Histiozytose-Marker; ultrastrukturell fehlen Birbeck-Granula. Der ***Verlauf*** ist selbstlimitiert, gelegentlich Regression. Keine effiziente ***Therapie*** bekannt.

Die indeterminierte Zelle ist möglicherweise eine auf dem Weg von der Haut in den Lymphknoten arretierte dendritische (Langerhans-) Zelle, die die Langerhans-Zell-Histiozytose-Marker teilweise verloren und gleichzeitig Makrophagenmarker ausgebildet hat.

Sinushistiozytose mit massiver Lymphadenopathie (Dorfmann-Rosai). Diese seltene systemische Histiozytose ist durch Hautinfiltrate (rötlich-gelbe Papeln, Plaques oder Knoten vorwiegend im Kopf-Rumpfbereich), meist zervikale Lymphadenopathie und Systemzeichen gekennzeichnet (Fieber, Leukozytose, Anämie, beschleunigte Blutsenkung, polyklonale Hypergammaglobulinämie).

Auch innere Organe können befallen sein: Augen, ZNS, Knochen, oberer Respirations- und Verdauungstrakt. Schwere Fälle gehen mit Befall mehrerer Lymphknotenstationen, multiplen extranodalen Herden und Immunstörungen einher. Keine Geschlechts- oder Altersprädisposition. ***Histologie:*** Histiozytenvermehrung im Gewebe und in den Lumina erweiterter Lymphspalten („Pseudosinus"), gemischtes entzündliches Infiltrat. Die Histiozyten zeigen eine charakteristische ausgeprägte Phagozytose anderer Zellen ***(Emperipolesis)***; sie exprimieren Makrophagen- und einzelne Langerhans-Zell-Marker (S100, alkalische Phosphatase, nicht jedoch CD1). Die Prognose ist abhängig von der Ausdehnung: zumeist selbstlimitiert, bei schweren Formen letaler Ausgang möglich. Keine sicher wirksame Therapie bekannt.

Histiozytische zytophagische Pannikulitis (familiär-, Infektions- sowie Tumor-assoziiertes hämatophagozytierendes Syndrom). Eine seltene Histiozytose, die als chronisch rezidivierende Pannikulitis mit Plaques, Knoten und Ulzerationen (v.a. Schulter-Nackenbereich und Gesicht) in Erscheinung tritt und mit Fieberschüben, Systemzeichen, Hepatosplenomegalie und gelegentlich generalisierter Lymphadenopathie assoziiert ist. Verlauf oft letal (Blutungsneigung, Leberversagen). ***Histologie:*** septal-lobuläre Pannikulitis mit lymphohistiozytären Infiltrat und charakteristischen „bean-bag"-Zellen (mit phagozytierten Lymphozyten, Zellfragmenten und Erythrozyten angeschoppte Histiozyten). Assoziation mit B- und T-Zell-Lymphomen. ***Pathogenese:*** unklar; Stimulierung

Tabelle 18.14. Klassifikation der Mastozytosen (NIH-Konsensuskonferenz)

I. „Indolente" Mastozytose	• nur Hautbefall Urticaria pigmentosa diffuse kutane Mastozytose Mastozytom Teleangiectasia macularis eruptiva perstans • systemische Mastozytose Knochenmarks-, Magen-, Darm- oder Knochenbeteiligung
II. Mastozytose mit assoziierten hämatologischen Erkrankungen	• myeloproliferative Erkrankungen essentielle Thrombozythämie Polyzytämia rubra vera • Dysmyelopoese myelodysplastisches Syndrom • akute nicht-lymphatische Leukämien • maligne Lymphome • chronische Neutropenie
III. Aggressive Mastozytose Lymphadenopathie mit Mastozytose und Eosinophilie	
IV. Mastzelleukämie	

Merke: alle Formen der Mastozytose können von Hautsymptomen entsprechend einer Urticaria pigmentosa begleitet sein. Die Häufigkeit dieser Assoziation nimmt von I–IV ab.

der Histiozyten-Phagozytose durch T-Zellaktivierung? ***Differentialdiagnose:*** angioimmunoblastische Lymphadenopathie mit Dysproteinämie.

18.9 Mastozytosen

Ein Spektrum von Krankheitsbildern, die durch fokale Akkumulationen von Mastzellen in verschiedenen Organen (am häufigsten Haut, Magendarmtrakt, Knochenmark, Lymphknoten, Leber und Milz) gekennzeichnet sind. Die Wertigkeit der Mastozytosen reicht von selbstlimitiert, benigne bis zur Mastzelleukämie.

Eine „unspezifische" Vermehrung von Mastzellen im Gewebe wird bei verschiedenen entzündlichen bzw. proliferativen Krankheiten gefunden (z. B. in Lymphknoten bei Immunozytomen, in Hautbiopsien von Hämangiomen, Sklerodermien, bei chronischen Ekzemen etc.). Die Abgrenzung von Mastozytosen ist manchmal schwierig.

Alle Mastozytosen (ausgenommen die Urticaria pigmentosa) sind seltene Krankheitsbilder ohne ethnische und klare Geschlechts-, wohl aber mit einer Altersprädisposition: Kinder sind häufiger befallen als Erwachsene – 55 % der Fälle treten vor dem 2. Lebensjahr, 2/3 vor dem 15. Lebensjahr auf. Etwa die Hälfte der kindlichen Mastoyztosen bilden sich bis zur Pubertät spontan zurück.

Man unterscheidet zwischen kutanen und systemischen Mastozytosen sowie solchen, die mit hämatologischen Erkrankungen assoziert sind (Tabelle 18.14). Übergänge zwischen den einzelnen Formen kommen vor. Hautherde können bei allen Mastozytosen auftreten; sie sind allgemein mit besserer Prognose assoziiert, lassen aber keinen Schluß auf das Ausmaß etwaiger Organbeteiligung zu. Bei kindlichen Mastozytosen dominieren die Hautmanifestationen, Beteiligung innerer Organe ist selten.

Die Ursache der Mastzellenvermehrung bei den Mastozytosen ist unklar. Man vermutet, daß sie auf Überstimulation durch von im Gewebe selbst (Fibroblasten,

Histamin	s. Tabelle 18.16
Heparin	Osteoporose
Tryptase, Chymase	Knochenveränderungen
Leukotriene	Bronchokonstriktion, erhöhte Gefäßpermeabilität Vasokonstriktion (LTC4), Vasdilatation (LTD4, LTE4)
Prostaglandin D2	Vasodilatation Bronchokonstriktion
Thrombozyten aktivierender Faktor	Vasopermeabilität, Vasodilatation, Bronchokonstriktion
proinflammatorische Faktoren	
Tumor necrosis Faktor-α	Aktivierung von Endothelzellen
transforming growth factor-β	Fibrose, Angiogenese
Interleukin 8	Chemoattraktans für Leukozyten

Tabelle 18.15. Mastzellmediatoren und deren Effekte

Tabelle 18.16. Durch Histamin ausgelöste Reaktionen

Haut	Urtikaria, Dermographismus, Pruritus Flush-Syndrom Teleangiektasien
Herz-Kreislauf-System	Vasodilatation, Schocksymptomatik
Gastrointestinaltrakt	Nausea, Erbrechen Diarrhö Hypersekretion, Ulcus ventriculi
Respirationstrakt	Rhinorrhö, Bronchokonstriktion
Peripheres Blut	Eosinophilie

Keratinozyten) produzierten Mastzellwachstumsfaktoren wie IL-3 und dem sog. Stammzellfaktor beruht.

Alle Mastozytosen, insbesondere die ausgedehnten und mit Organbefall einhergehenden, können von (meist episodischen) Allgemeinsymptomen durch Mediatorausschüttung (Histamin!) begleitet sein (Tabelle 18.15, 18.16).

18.9.1 Kutane Mastozytosen

Mastozytom (umschriebene Mastozytose) (Abb. 18.100)

Selten. Eine bei oder nach der Geburt (bis zum 3. Lebensmonat) auftretende solitäre plaqueartige oder knotige rotbraune Läsion, meist an den Extremitäten (ausgenommen Handflächen und Fußsohlen). Das Darier-Zeichen (s. unten) ist positiv; die inneren Organe sind frei, manchmal Assoziation mit Flush-Symptomatik. Das Mastozytom ist selbstlimitiert und bildet sich innerhalb einiger Monate zurück.

Generalisierte kutane Mastozytosen

Diese treten in 3 klinischen Varianten in Erscheinung:

- ***Diffuse kutane Mastozytose:*** Ein sehr seltenes Zustandsbild bei Neugeborenen und Säuglingen (Auftreten vor dem 3. Lebensjahr). Die Haut kann normal erscheinen, ist aber meist erythrodermisch (rotgelbbräunlich), diffus ödematös, verdickt und vergröbert (Mastzellinfiltrate): „schmalzige" Konsistenz. Es bestehen eine oft exzessive, durch Weinen ausgelöste Flushsymptomatik, Systemzeichen der Histaminwirkung (Diarrhoen!) sowie starker Dermographismus, oft mit Ausbildung von hämorrhagischen Blasen. Blasen, meist am Rumpf, können sich auch spontan einstellen ***(bullöse Mastozytose)*** und bei der Geburt das erste Zeichen der Mastozytose sein (wichtige Differentialdiagnose bei Blasenbildung in der Neonatalperiode!). Die Spontanheilung erfolgt gewöhnlich bis zum 5. Lebensjahr.

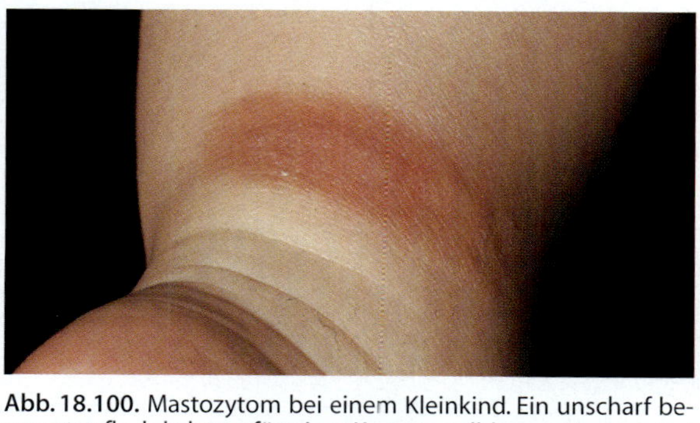

Abb. 18.100. Mastozytom bei einem Kleinkind. Ein unscharf begrenzter, flach kalottenförmiger Knoten, gelbbraun. Zentral sind urtikarielle Erhabenheiten erkennbar (Darier-Zeichen)

> **!** Bei diesen Kindern besteht ein erhöhtes Risiko von Schock und gastrointestinalen Blutungen.

- ***„Teleangiectasia macularis eruptiva perstans"*** ist ein gleichfalls sehr seltener chronisch progredienter Prozeß bei Erwachsenen, vorwiegend Frauen. Er ist klinisch durch generalisierte fleckige bräunliche und teleangiektatische Erytheme vorwiegend im Rumpfbereich gekennzeichnet. Juckreiz ist milde, Blasenbildung bleibt aus. Gelegentlich Assoziation mit Splenomegalie und Mastzellbefall des Knochenmarks. Keine Spontaninvolution.

- ***Urticaria pigmentosa*** (Abb. 18.101). Dieser häufigste Typ aller Mastozytosen manifestiert sich als regellos disseminierte Aussaat makulopapulöser Läsionen am gesamten Integument; diese haben einen

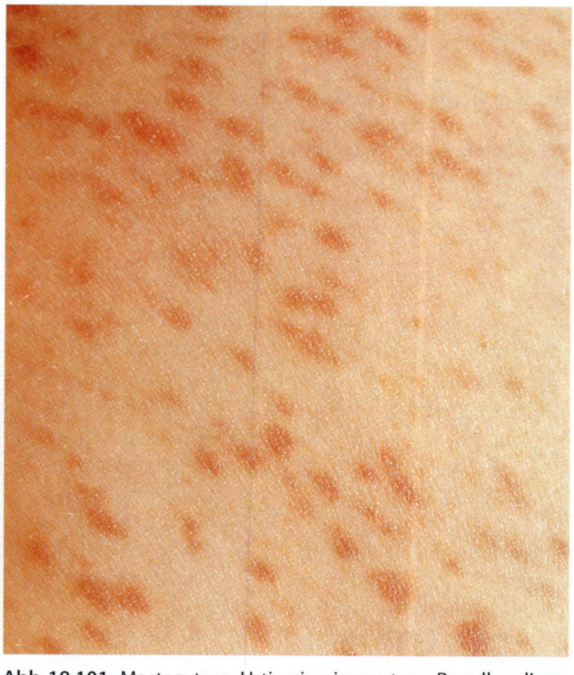

Abb. 18.101. Mastozytose, Urticaria pigmentosa. Regellos disseminierte bräunliche Papeln und Flecken

hellbräunlichen Farbton (durch die Mastzellen hervorgerufene Melanozytenaktivierung; vermehrter Melaningehalt des Stratum basale) und werden daher häufig für eine generalisierte Lentiginose gehalten. Nahezu diagnostisch ist das Darier-Zeichen: bei Reiben solcher makulöser Läsionen kommt es (durch Histaminausschüttung) zur Entstehung einer Quaddel.

„Urticaria pigmentosa" ist ein durch langen Gebrauch sanktionierter Begriff. Es handelt sich natürlich nicht um eine wirkliche Urtikaria.

Urticaria pigmentosa kann grob in eine ***juvenile*** und eine ***adulte*** Verlaufsform eingeteilt werden. Die juvenile Form ist sehr selten mit Befall innerer Organe korreliert, selbstlimitiert und heilt nach einigen Jahren spontan aus. Die adulte Form ist persistent oder chronisch progressiv, häufig mit Systemzeichen durch Histaminausschüttung sowie mit Systemmanifestationen gekoppelt (in ca. einem Drittel) und kann (selten) in eine Mastzellenleukämie übergehen.

Der Befall innerer Organe durch Mastzellinfiltrate betrifft hauptsächlich das Skelett (osteosklerotische oder osteoporotische Herde von Kalvaria und Röhrenknochen), Leber, Milz und Lymphknoten (Hepato-, Splenomegalie, Lymphadenopathie) und den Gastrointestinaltrakt (Gastritis, Magenulzera, Malabsorption). Das Knochenmark kann diffus oder nodulär (meist paratrabekulär) befallen sein; eine diffuse Vermehrung der Mastzellen wird auch bei anderen myeloproliferativen Erkrankungen gesehen, ein nodulärer Befall ist für Mastozytosen hingegen diagnostisch (bei ca. 30–50 % aller Patienten mit Urticaria pigmentosa). Die Mastzellen sind oft nur immunhistochemisch (Chlorazetatesterase) feststellbar, da sie hier anders als in der Haut oft spindelig sind. Knochenmarksbeteiligung wird oft von Bluteosinophilie, Anämie und Thrombopenie sowie Knochenschmerzen begleitet.

Histologie der kutanen Mastozytosen. Ansammlungen von Mastzellen in der papillären Dermis (mindestens das 5fache der normalen Dichte). Diese können entweder disseminiert (Teleangiectasia macularis perstans), flächenartig (Urticaria pigmentosa) oder knotig sein. Schwierigkeiten bei der Diagnosestellung ergeben sich, wenn die Mastzellen im Biopsiepräparat durch die Manipulation degranuliert wurden und die metachromatischen Granula daher nicht mehr nachweisbar sind (Toluidinblau-Giemsafärbung, Chlorazetatesterase-Reaktion).

Therapie. Symptomatische Behandlung mit Histamin-(H1 und H2)- Rezeptoren-Blocker sowie Untderdrückung der Histaminliberation durch Chromoglicat und Ketotifen. Alle Formen der Mastozytose sind sehr therapieresistent. Bei kutanen Mastozytosen führt Photochemotherapie zur manchmal subtotalen Rückbildung (Rezidive werden allerdings nicht verhindert). Die Wirkung von Interferon α auf Mastozytosen wird unterschiedlich beurteilt.

! Patienten mit Mastozytose müssen genau über Mastzelliberatoren (s. S. 33, 197) instruiert werden, um systemische Komplikationen durch abrupte generalisierte Degranulation zu vermeiden (Bronchokonstriktion, Kreislaufkollaps u. a. m.).

Differentialdiagnose der kutanen Mastozytosen. *Urticaria pigmentosa:* Nävuszellnävi, Lentiginose, eruptive Fibrome, Xanthome und Xanthogranulome, Histiozytosis X, papuläre Sarkoidose und sekundäre Syphilis. Die *diffuse Mastozytose* des Säuglingsalters muß von anderen Erythrodermien (physiologische, psoriatische, Ichthyosen), die *bullöse Mastozyose* von der Incontinentia pigmenti und anderen blasenbildenden Erkrankungen des Säuglingsalters unterschieden werden. *Teleangiectasia macularis eruptiva perstans* kann mit M. Osler verwechselt werden. Bei Flush-Symptopmatik systemischer Mastozytosen muß das Karzinoidsyndrom ausgeschlossen werden (Bestimmung der 5-Hydroxyindolessigsäure im Harn – Abbauprodukt des Serotonin).

18.9.2 Systemische Mastozytosen

Mastzellinfiltrate der inneren Organe treten entweder als Begleit- bzw. dominierendes Symptom bei generalisierten kutanen Mastozytosen, manchmal aber auch ohne Hautläsionen auf (prognostisch ungünstiges Zeichen!). Die maligneste Spielart ist die Mastzelleukämie, eine sehr seltene, schnell verlaufende (meist kürzer als 6 Monate) Leukämieform mit zirkulierenden unreifen Mastzellen und Anschoppung des Knochenmarks.

Diagnostik. Falls Hauterscheinungen vorliegen, ist die Diagnose leicht zu stellen bzw. bioptisch zu verifizieren. Bei deren Fehlen bilden folgende Symptome Verdachtsmomente einer systemischen Mastozytose: unerklärte Symptomatik episodischer Histaminausschüttung (Flush, anaphylaktoide Reaktionen, Diarrhoen, Synkopen, polyvalente Nahrungsmittel- oder Medikamenten-„Allergien"), peptische Ulzera, Malabsortionssyndrom, Knochenschmerzen, Hepatosplenomegalie, Blutbildveränderungen u. a. m. Die Diagnose erfolgt durch radiographischen Nachweis von Knochenherden (Technetium-Scan) und Knochenmarkspunktion bzw. -histologie. Hilfreich sind ferner erhöhte Plasmaspiegel von Histamin, Mastzelltryptase, sowie von Prostaglandin-D-Metaboliten im Urin.

Therapie. Symptomatische Behandlung der durch die Histaminausschüttung bedingten Manifestationen;

Therapie der evtl. vorhandenen hämatologischen Begleitkrankheit. Die Mastzelleukämie ist gegenüber Chemotherapie weitgehend resistent.

> Fallbericht: Eine 51jährige Patientin zeigt seit Monaten zunehmende Medikamentenunverträglickeiten, besonders auf Azetylsalizylsäure. Später tritt eine „Nahrungsmittelunverträglichkeit" auf Fischprodukte sowie Flushsymptomatik nach Genuß von Alkohol auf. In der Pricktestung zeigt sie positive Reaktionen auf sämtliche getesteten Substanzen. In den folgenden Monaten tritt eine Splenomegalie, vermehrte Müdigkeit und Nachtschweiß auf; die Untersuchung erbringt osteosklerotische Knochenveränderungen des Femurs und eine massive Mastozytose des Knochenmarks. 2 Monate später wird ein Immunozytom des Bauchraums diagnostiziert.

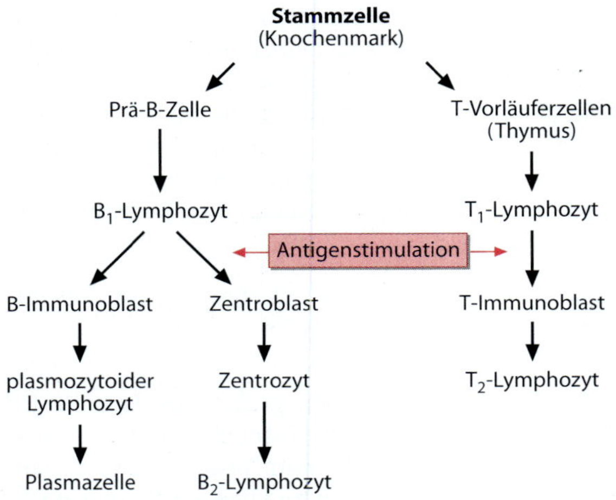

Abb. 18.102. Entwicklungsreihe der lymphatischen Zellen

18.10 Maligne Lymphome und Pseudolymphome

> Lymphome sind klonale Proliferationen lymphatischer Zellen und stellen Neoplasien des Immunsystems dar. Pseudolymphome sind lymphomähnliche, meist polyklonale, lymphozytäre Proliferationen.

Klassifikation. In den modernen Klassifikationen wird der am meisten erforschte und im Stadiumverlauf gut klassifizierbare M. Hodgkin allen anderen Lymphomen („Non-Hodgkin-Lymphome") gegenübergestellt; letztere werden wieder in B- und T-Zell-Lymphome unterschieden. Da die malignen lymphatischen Zellen ihre physiologische Identität teilweise bewahren, werden sie analog zur normalen Lymphozytenentwicklung (Abb. 18.102) klassifiziert und benannt (Tabelle 18.17). In der Dermatologie sind vorwiegend die Non-Hodgkin-Lymphome von Bedeutung.

Das traditionell schwierige Gebiet der Klassifikation und Diagnostik der Lymphome hat durch die Immunhistochemie und Molekularbiologie entscheidende Fortschritte erfahren. Die Aufklärung der Entwicklungsreihe der lymphatischen Zellen (v. a. der Dichotomie von B- und T-Zellreihen), die Aufdeckung von Oberflächen- und immunhistochemischen Markern zur Differenzierung der verschiedenen Tumorzelltypen und der molekularbiologische Nachweis der Klonalität ermöglichten ein Konzept, das die Lymphome als neoplastisches Äquivalent morphologisch und immunologisch definierter Zellen des lymphatischen Gewebes ableitet. Alte, teilweise verwirrende Nomenklaturen wurden verlassen (z. B. „Retikulosen").

Lymphome der Haut. Der Befall der Haut durch Lymphome (insbesondere niedrigen Malignitätsgrades) ist relativ häufig (ca. 5% aller Lymphome). Der überwiegende Teil (75%) der Hautlymphome sind kutane T-Zell-Lymphome, der Rest B-Zell-Lymphome. Die Hautlymphome besitzen, durch die architektonischen Eigenheiten der Haut, eine gewisse Autonomie in ihrem histologischen Bild; eine solche besteht auch in Verlauf, Prognose und Therapie.

Die Haut besitzt, entsprechend ihrer Rolle als Abwehrorgan zur Umwelt, alle Anteile des Immunsystems (antigenpräsentierende Zellen, B- und T-Lymphozyten sowie eine Reihe potentieller akzessorischer Immunzellen wie Keratinozyten und Endothelzellen) und ist immunologisch sehr aktiv (ein Insektenstich kann etwa bereits zu einer massiven lymphohistiozytären Reaktion führen). Dies und die komplexe architektonische Gliederung der Haut bedingen eine außerordentliche morphologische Variationsbreite der Lymphome; deren Diagnostik ist daher schwierig. Viele Hautlymphome sind ferner relativ niedrig-aggressiv, von protrahiertem Verlauf (z. B. Mykosis fungoides) und sprechen auf hämatologische Standardtherapien schlecht an (z. B. kutane T-Zell-Lymphome). Sekundäre Hautlymphome treten nicht selten unabhängig vom Stadienverlauf des Grundprozesses auf.

Hautläsionen. Im Gegensatz zur Mikromorphologie sind die spezifischen klinischen Läsionen der Hautlymphome nur bei Mycosis fungoides und verwandten kutanen T-Zell-Lymphomen charakteristisch. Bei den übrigen Lymphomen herrschen monotone Bilder vor, die nur sehr bedingt eine Unterscheidung untereinander, von Pseudolymphomen und zwischen primären und metastastischen Läsionen erlauben: groß- oder kleinknotige, manchmal plattenartige, derbe Infiltrate, deren Farbe von hautfarben bis lividrot oder rotbraun schwankt. Die großknotigen Formen können bis faustgroße, manchmal exulzerierende Tumoren ergeben. Knotige Läsionen treten häufig exanthematisch auf, bevorzugen Gesicht und Rumpf und zeigen eine gewisse Neigung zur symmetrischen Verteilung. Eine weitere charakteristische Hautveränderung, v. a. bei leukämisch verlaufenden Lymphomen, ist die *Erythrodermie*.

Unspezifische dermatologische Begleitsymptome. Sie spielen bei allen, besonders bei extrakutanen (metastasierenden) Lymphomen eine wichtige Rolle: Pruritus sine materia, Prurigo, Ekzematisation, Melanodermie, uncharakteristische makulourticarielle Exantheme, Erythrodermie etc. Bei fortgeschrittenen, mit Marasmus und Immundefizienz verbundenen Lymphomen kommen Pseudoichthyose und Infekte hinzu (nekrotisierender Herpes zoster, vegetierender Herpes simplex, Pyodermien, Kandidamykosen, Kryptokokkose u. v. a. m.).

Therapeutische Fortschritte der letzten Jahre (Entwicklung neuer Zytostatika- und Kombinationsschemen, Einsatz von Zytokinen und Retinoiden) erbrachten eine dramatische Verbesserung der Prognose mancher hochmaligner Lymphome.

18.10.1 Morbus Hodgkin

Der M. Hodgkin (Lymphogranulomatose) ist ein relativ häufiges, stadienhaft ablaufendes, von den Lymphknoten ausgehendes, gut erforschtes und in den Anfangsstadien gut behandelbares Lymphom mit nur indirekten Beziehungen zur Dermatologie; es soll daher hier nicht ausführlich besprochen werden.

Spezifische Hautveränderungen eines M. Hodgkin sind extrem selten (die Diagnose eines kutanen M. Hodgkin sollte stets noch einmal überprüft werden!) und zur Diagnosesicherung von nur geringer Bedeutung. Es handelt sich um kutane oder subkutane, knotige oder plattenartige, teils exulzerierte Infiltrate, je nach Sitz hautfarben (tief) oder rötlich-bräunlich (oberflächlich); sie finden sich meist in der Umgebung befallener Lymphknotenstationen und am Rumpf. ***Unspezifische*** Hautveränderungen sind wesentlich häufiger (30 %). Unter den oben genannten ist der Pruritus sine materia als Frühsymptom hervorzuheben.

> Fallbericht: Eine 31 jährige Ärztin spricht „im Vorübergehen" in der Ambulanz vor und klagt über seit Monaten bestehenden starken Juckreiz bei sonstigem Wohlergehen. Eine Untersuchung ergibt außer milder Exsikkose einen unauffälligen Hautstatus. Sie wird mit aufklärenden Worten über Hauttrockenheit und Juckreiz und einem Rezept über Badeöl entlassen. Ein halbes Jahr später wird auf Umwegen bekannt, daß bei ihr ein M. Hodgkin in einem gerade noch behandelbaren Stadium entdeckt wurde, und daß sie über die Hautambulanz wenig freundliche Worte verlöre.

Histologie. Entspricht dem M. Hodgkin der Lymphknoten, jedoch meist weniger klar ausgeprägt. Zur Diagnose ist der Nachweis der Sternberg-Reed-Zellen notwendig.

18.10.2 Non-Hodgkin-Lymphome

Diese umfassen ein Spektrum lymphoproliferativer Zustände sehr verschiedener morphologischer und klinischer Expression und Prognose; zu ihrer Klassifikation sind mehrere Systeme in Gebrauch, von denen sich die „Kieler Klassifikation" vor allem in Europa durchgesetzt hat. Diese Klassifikation stützt sich auf zytologisch/immunologische Kriterien, die anhand der Diagnostik der Lymphknotenlymphome erstellt wurden. Da Hautlymphome jedoch aufgrund ihrer Besonderheiten von den Lymphomen der Lymphknoten abweichen, ist eine modifizierte Kiel-Klassifikation gebräuchlich (s. Tabelle 18.17). Eine scharfe Tren-

T-Zell-Lymphome	lymphoblastisches Lymphom-T-Typ
	periphere T-Zell-Lymphome
	Mycosis fungoides, Sézary-Syndrom
	chronische lymphozytische Leukämie T-Typ
	pleomorphe T-Zell-Lymphome
	immunoblastisches T-Zell-Lymphom
	großzellig-anaplastisches Lymphom-T-Typ
	seltene/unklassifizierbare T-Zell-Lymphome
B-Zell-Lymphome	lymphoblastisches Lymphom-B-Typ
	lymphozytische Lymphome
	chronische lymphozytische Leukämie-B-Typ
	lymphoplasmozytisches/lymphoplasmozytoides Lymphom (Immunozytom)
	plasmozytisches Lymphom (Plasmozytom)
	Keimzentrumlymphome
	zentroblastisch-zentrozytisches (follikuläres) Lymphom
	zentrozytisches Lymphom
	zentroblastisches Lymphom
	immunoblastisches Lymphom-B-Typ
	seltene/unklassifizierbare B-Zell-Lymphome

Tabelle 18.17. Klassifikation der kutanen Non-Hodgkin-Lymphome

Tabelle 18.18. Wichtige B- und T-Zellmarker in der Diagnostik von kutanen B- und T-Zell-Lymphomen

CD1	Thymozyten, Langerhans-Zellen
CD3	Pan-T-Lymphozyten
CD4	Helfer-T-Lymphozyten
CD5	Pan-T-Lymphozyten, einzelne B-Zell-Subpopulationen
CD19	Pan-B-Lymphozyen
CD22	Pan-B-Lymphozyten
CD15	Reed-Sternberg-Zellen, myeloische Zellen
CD30	Reed-Sternberg-Zellen, aktivierte Lymphozyten, EBV transformierte B-Lymphozyten (Ki-1 Antigen)
CD45	Pan-Leukozytenmarker

CD = Cluster Destination oder Differenzierungscluster: internationale Definition eines Antigens, welches von verschiedenen Antikörpern erkannt wird

nung zwischen Lymphomen und Leukämien erfolgt nicht, da alle Lymphome *fallweise leukämisch* verlaufen können.

Die ***Diagnostik*** der kutanen Lymphome beruht zunächst auf der Histologie. Beurteilt wird hierbei nicht nur die Zytomorphologie der Tumorzellen, sondern auch die Architektur der Läsion; beim sogenannten ***T-Zellmuster*** durchsetzen die Lymphomzellen die papilläre Dermis und von hier aus diffus die Epidermis („Epidermotropismus"); beim ***B-Zellmuster*** hingegen bilden die Lymphomzellen dichte fleckige Infiltrate um Gefäße und Haarfollikel in der tiefen Dermis und Subkutis. B- und T-Zellmuster treten allerdings nur bei Lymphomen niedrigen Malignitätsgrads in Erscheinung und geben daher nur einen groben diagnostischen Hinweis.

Die weiterführende Diagnostik basiert auf den heute etablierten ***immunhistochemischen Methoden*** (Tabelle 18.18). Diese erlauben u. a. die sichere Abgrenzung lymphatischer von nicht-lymphatischen (v. a. bei großzelligen, undifferenzierten Tumoren), die Unterscheidung von T- und B-Zell-Lymphomen und die Feststellung der Monoklonalität von B-Zell-Proliferationen (neoplastische B-Zellen exprimieren nur einen Typ von Immunglobulinleichtketten an ihrer Oberfläche – Lambda oder Kappa; „***monoklonale Restriktion***"). Weitere hilfreiche Methoden sind der Nachweis des partiellen Verlustes T-Zell-assoziierter Oberflächenantigene bei T-Zell-Lymphomen und die Beurteilung der Expression von Proliferationsmarkern. Nahezu zur Routine zählen schließlich ***molekularbiologische*** Methoden wie etwa der Nachweis klonaler Populationen durch ***Gen-Rearrangement*** oder von ***Gen-Translokationen.***

Der Nachweis einer ***monoklonalen*** Population ist hoch verdächtig und eine Conditio sine qua non für die Diagnose eines Lymphoms (für sich allein allerdings noch nicht beweisend, da auch in Pseudolymphomen, z. B. der lymphomatoiden Papulose, klonale Populationen gefunden wurden). Der Test beruht auf dem Nachweis eines „Rearrangement"-Musters von Immunglobulin- oder T-Zell-Rezeptor-Genen. Diese Gene repräsentieren eine limitierte Anzahl von Gensegmenten und sind in allen Zellen des Organismus in Form der sogenannten „Keimbahnkonfiguration" angelegt. In den frühen Stadien der Differenzierung von Lymphozyten verlassen einzelne Gensegmente die Keimbahnkonfiguration und lagern sich – bei jedem Lymphozyten anders – zu neuen Sequenzen aneinander (Rearrangement). Die fast unlimitierten Kombinationsmöglichkeiten stellen eine ähnlich unlimitierte funktionale Variabilität der neu entstandenen Gene sicher. Die rearrangierte Gensequenz (die später in für Immunoglobulin oder T-Zell-Rezeptor spezifische mRNA transkribiert wird) ist ein molekularer Marker („Fingerabdruck") für jeden individuellen Lymphozyten und somit auch für ein Lymphom, das aus diesem entsteht.

In der Southern-Blot-Analyse wird die gesamte genomische DNA durch Restriktionsenzyme verdaut, elektrophoretisch aufgetrennt, auf eine Membran transferiert und mit markierten, für bestimmte konstante Regionen der Immunglobulin- oder T-Zell-Rezeptor-Gene spezifischen molekularen Proben hybridisiert. Monoklonale Lymphozyten-Subpopulationen, die nach einem einheitlichen Muster rearrangieren, erscheinen als zusätzliche Bande neben der Keimbahnkonfiguration. Die Sensitivität des Verfahrens ist dadurch begrenzt, daß mindestens 1–3 % der Zellen der Gewebsprobe monoklanal sein müssen, um eine sichtbare Bande zu ergeben. Wesentlich empfindlicher, aber in ihrer Spezifität noch nicht endgültig definiert, sind Methoden unter Verwendung der Polymerase-Kettenreaktion (PCR).

Follikuläre B-Zell-Lymphome (Keimzentrumslymphome) weisen in einem hohen Prozentsatz (60–80 %) Chromosomentranslokationen (z. B. von Chromosom 18 auf Chromosom 14) mit einer assoziierten vermehrten Expression des bcl-2-(B-cell leukemia, lymphoma) Proto-Onkogens auf. Durch Feststellung dieser Translokation mit der PCR-Methode können auch im peripheren Blut, im Knochenmark oder in Hautbiopsien monoklonale Zellen festgestellt werden (wichtig für das „Staging" und die Beurteilung des Therapieerfolges).

18.10.2.1 Kutane T-Zell-Lymphome

Unter diesen versteht man Neoplasien des Immunsystems, die durch eine Proliferation von T-Lymphozyten charakterisiert sind, bevorzugt die Haut infiltrieren und eine besondere Affinität zu den T-Zonen des lymphatischen Gewebes aufweisen. Man unterscheidet ***Lymphome der Vorläuferzellen der T-Lymphozyten*** (undifferenzierte, lymphoblastische Lymphome) und ***periphere*** (differenzierte) Lymphome. Die wichtigsten T-Zell-Lymphome der Haut sind die Mykosis fungoides und das Sezary-Syndrom.

Mykosis fungoides

Die Mykosis fungoides ist ein primäres T-Zell-Lymphom der Haut von niedrigem Malignitätsgrad.

Der Name Mykosis fungoides leitet sich von der angeblich pilzartigen Gestalt der Tumoren später Stadien ab und ist eine irreführende (Mykosis fungoides hat mit Mykosen natürlich nichts zu tun), aber durch 150 jährigen Gebrauch sanktionierte Bezeichnung.

T-Stadium: Mycosis fungoides	T1: Plaquestadium < 10 % Oberfläche T2: Plaquestadium > 10 % Oberfläche T3: Tumorstadium T4: erythrodermische Form
N-Stadium: kutane Mycosis fungoides mit Lymphknotenbefall	N1: dermatopathische Lymphadenopathie N2: spezifischer Lymphknotenbefall
M-Stadium: kutane Mycosis fungoides mit mit Befall innere Organe	

Tabelle 18.19. TNM-Stadieneinteilung der Mycosis fungoides

Epidemiologie. Mykosis fungoides ist das häufigste (ca. 70 % aller kutaner Lymphome) primäre kutane Lymphom, weltweit verbreitet, mit Krankheitsbeginn in der Lebensmitte. Prädilektion des männlichen Geschlechtes (2:1).

Verlauf und Stadieneinteilung (Tabelle 18.19). Mykosis fungoides ist eine exzessiv chronische, sich manchmal über Jahrzehnte erstreckende und erst in den Spätphasen über Hautbefall hinausgreifende Krankheit. Die Hautsymptome zeigen meist, jedoch nicht immer, einen charakteristischen Stadienverlauf (klassische Verlaufsform nach Alibert-Bazin). Diese entwickelt sich in 3 Stadien: dem ***erythematösen*** (ekzematoiden), dem ***Plaque***- und dem ***Tumorstadium.*** Die Verweildauer im ersteren ist Jahre bis Jahrzehnte, in den beiden letzteren erheblich geringer. Alle 3 Stadien werden nach der neueren Klassifikation als „cutane Mykosis fungoides" (T-Stadium) bezeichnet. Im Laufe des Tumorstadiums stellt sich eine generalisierte zuerst unspezifische (***Stadium N1***), später spezifische ***(Stadium N2)*** Lymphknotenschwellung ein. Im weiteren Verlauf kommen Absiedlungen in inneren Organen (Knochenmark, Milz, Leber, Lungen) hinzu ***(Stadium M)***; letzteres Stadium führt meist rasch zum Tod.

Klinik (Abb. 18.90). Die Initialläsionen der Mykosis fungoides sind zumeist regellos am Rumpf disseminierte, scharf und polyzyklisch begrenzte, zart atrophe gelbrötlich-braune Flecken, die kaum schuppen und subjektiv symptomlos sind. Diese Läsionen entsprechen dem Krankheitsbild der sog. „großfleckigen Parapsoriasis en plaques" (s. S. 349). Verdachtszeichen bevorstehender Weiterentwicklung in spätere Stadien der Mykosis fungoides ist ein deutlich poikilodermischer (Teleangiektasien, Erytheme und retikuläre Hyperpigmentierung) und atrophischer Charakter. Solche Läsionen werden oft als „Prämykose" bezeichnet (bes. ausgeprägte Form: ***„Poikiloderma atrophicans vasculare"***). Ein charakteristisches Kennzeichen in diesem Stadium ist die „individuelle" Ausprägung der Herde (kein Herd ist dem anderen ganz gleich). ***Alternative Initialsymptome*** sind ekzem- oder psoriasisähnliche Läsionen.

Die makulösen Läsionen der frühen Mycosis fungoides zeichnen sich durch oft jahrelanges Bestehen am selben Ort aus, wobei jedoch partielle Regressionen und Auftreten von Läsionen an anderen Stellen vorkommen. Die oft nur zarten Veränderungen werden durch sommerliche Bräune übertüncht, um beim winterlichen Abblassen charakteristischerweise an derselben Stelle wieder hervorzutreten.

Im Laufe von Jahren werden die einzelnen Läsionen mehr infiltriert, als plattenartiges Infiltrat tastbar ***(Plaquestadium)*** und nehmen an Menge und Ausdehnung zu (Abb. 18.103). Manche Plaques, besonders bei ausgeprägtem Epidermotropismus (s. unten) werden erosiv-nässend, in Ausnahmefällen bullös. Das Bild wird durch das Nebeneinanderbestehen verschiedener Entwicklungsstadien bunter, und schließlich treten in einzelnen Läsionen die für das Spätstadium charakteristischen weichen, roten, oft halbkugeligen und bald nekrotisch zerfallenden Tumoren („Tomatentumoren", Abb. 18.104) auf. Alle diese Läsionen sind meist subjektiv symptomlos, doch kann ein quälender, manchmal universeller Juckreiz bestehen (durch Infiltration der Hautnerven, resistent gegen Antipruriginosa!).

Die Tumoren treten zunächst meist innerhalb von Plaques, im späteren Verlauf jedoch auch de novo auf. Prädilektionsstelle ist das Gesicht (Facies leonina). In

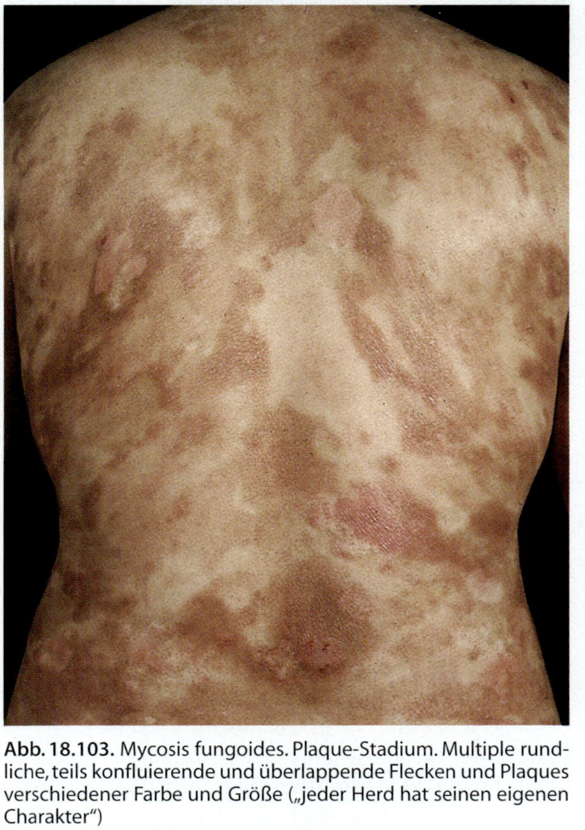

Abb. 18.103. Mycosis fungoides. Plaque-Stadium. Multiple rundliche, teils konfluierende und überlappende Flecken und Plaques verschiedener Farbe und Größe („jeder Herd hat seinen eigenen Charakter")

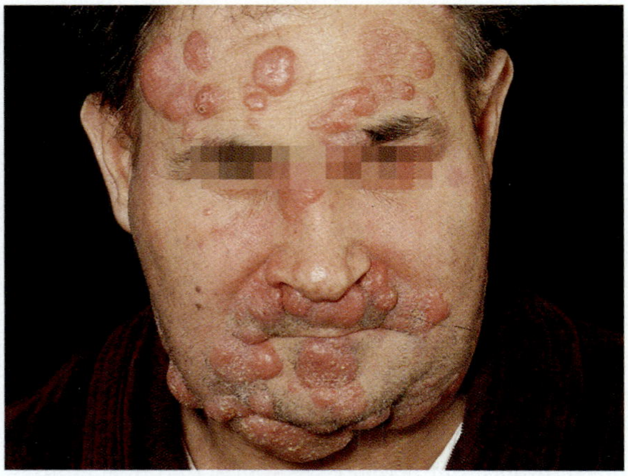

Abb. 18.104. Mycosis fungoides. Multiple knotige Infiltrate („Tomatentumoren")

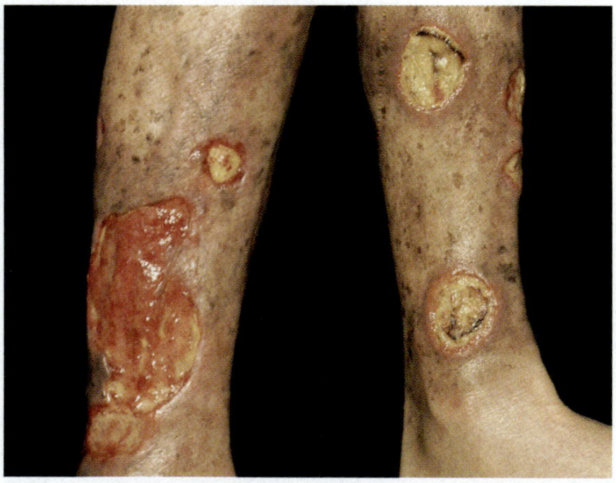

Abb. 18.105. Mycosis fungoides. Nekrotisch ulzerierte Tumoren

der letzten Krankheitsphase leiden die Patienten unter massiven Schmerzen durch Nekrosen und Ulzerationen (Abb. 18.105), Kachexie, Fieber, Organsymptomen (z. B. ZNS-Befall, Dyspnoe durch vergrößerte Halslymphknoten) und Infektionen (z. B. Sepsis, Pneumonie, Kryptokokkose etc.).

Organbeteiligung. Außer Lymphadenopathie und einer allfällig begleitenden Splenomegalie ist die Beteiligung innerer Organe selten und tritt erst in sehr späten Phasen auf. Befallen werden meist Knochenmark, Leber, Lungen und ZNS. Oft geht die vermehrte Krankheitsaktivität mit Gewichtsverlust, Kräfteverfall, Fieber und Nachtschweiß einher (B-Symptomatik). Das Labor zeigt gelegentlich eine periphere Lymphozytose, Verminderung der Immunglobuline, eine absolute Eosinophilie (> 1500/ mm^3) und erhöhte IgE-Spiegel (letztere beiden durch Zytokinwirkung des vorherrschenden T-Helfer-Zell-Typs 2).

Histologie. In den Anfangsphasen schüttere perivaskuläre lymphozytäre Infiltrate ohne auffällige zytologische Anomalien (histologische Diagnose meist noch nicht definitiv möglich). Im weiteren Verlauf stellt sich das charakteristische T-Zellmuster ein (s. oben), in der Epidermis bilden sich fokale Akkumulationen von Lymphozyten (Pautrier-Mikroabszesse). Der morphologisch überwiegende Teil der Zellen sind kleine oder mittelgroße atypische Lymphozyten mit ausgeprägtem Kernmembranfaltungen (zerebriforme Zellen, Abb. 18.106). Das Tumorstadium ist nicht selten durch die Wandlung zu einem relativ monomorphen großzelligen Infiltrat mit geringerem Epidermotropismus gekennzeichnet (Transformation in ein T- immunoblastisches oder ein pleomorphes T-Zell-Lymphom; gilt als Hinweis für eine ungünstige Prognose).

Immunohistochemie. Die neoplastischen Zellen entsprechen in ihrem Phänotyp reifen T-Zellen und exprimieren meist Antigene des T-Helfer-Typs (CD4 + / CD3 +). Mycosis fungoides mit neoplastischem Populationen von T-Supressor- (CD8 +) Zellen) sind durch einen wesentlich aggressiveren Verlauf gekennzeichnet. Sonderform: CD4-/CD8-/CD3 + γ/δ-positive kutane T-Zell Lymphome, deren Zellen „natural-killer" Aktivität aufweisen (s. unten).

Molekularbiologische Rearrangement-Analyse. Diese zeigt klonale T-Zell-Proliferationen (Rearrangement meist des α/β-T-Zell –, seltener des γ/δ-T-Zell-Rezeptors); mittels Southern-Blot meist erst im Tumor-, mit PCR schon im erythematösen und Plaquestadium.

Prognose. Trotz des manchmal jahrzehntelangen Verlaufs der Mycosis fungoides beträgt die mittlere Überlebenszeit (ohne Behandlung) vom Zeitpunkt der histologischen Diagnosestellung weniger als 5 Jahre, bei spezifischer Lymphadenopathie und kutanen Tumoren weniger als 2 1/2 Jahre. Prognostisch ungünstige Zeichen sind Lymphknotenbeteiligung und Erythrodermie. Häufigste Todesursache: Immunsuppression (Mycosis fungoides ist eine Erkrankung der T-Helfer-Zellen, daher defekte zelluläre Abwehr; zusätzlicher Faktor: aggressive Therapieformen) mit Auftreten von therapierefraktären viralen, bakteriellen oder mykoti-

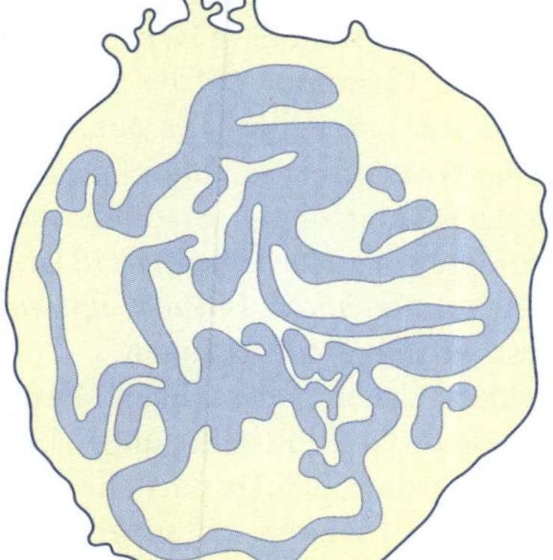

Abb. 106. Sézary-Zelle (Erläuterungen s. Text)

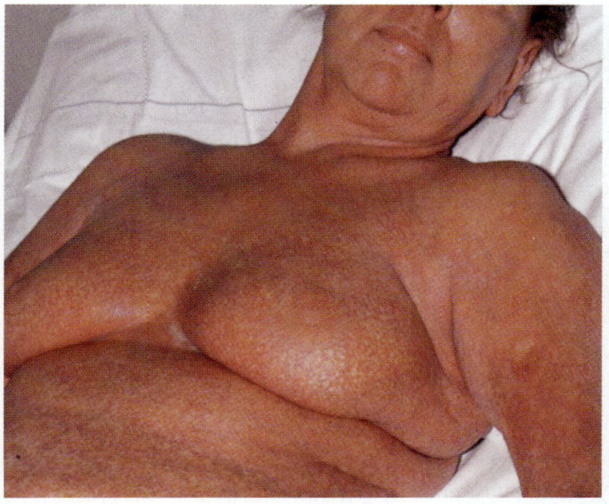

Abb. 18.107. Mycosis fungoides, erythrodermatische Form

schen Infektionen (z. B. unbeherrschbare Septikämien durch Staph. aureus, Pseudomonas u. a. m.)

Sonderformen der Mykosis fungoides

Mycosis fungoides d émblée. Eine seltene, besonders rapide verlaufende Form der Mycosis fungoides, bei der die Krankheit schon mit dem Tumorstadium einsetzt. Diese klassische Entität ist umstritten; nach Meinung mancher handelt es sich um ein primär kutanes großzelliges T-Zell-Lymphom.

Erythrodermatische Mycosis fungoides (Abb. 18.107). Spezifische Erythrodermien können in jedem Stadium der Mycosis fungoides einsetzen und auch die primäre Manifestationsform sein. Differentialdiagnose: Sezary-Syndrom.

Sézary-Syndrom (Abb. 18.108 a,b,c). Leukämische Form der Mycosis fungoides. Weniger häufig als die klassische Mycosis fungoides, aber keineswegs eine Seltenheit. Das typische Krankheitsbild ist durch eine chronische livid-rötlich-bräunliche Erythrodermie („homme rouge"), diffuse Infiltration der Haut (charakteristische Verdickung der Hautfalten), generalisierte Lymphknotenschwellung, Ödemneigung, ekzemähnliche Hyperkeratose von Handtellern und Fußsohlen und Haar- und Nagelveränderungen gekennzeichnet. Manchmal bestehen ekzem- oder psoriasisähnliche Vorläuferläsionen. Starker Juckreiz! Labor: Lymphozytose bis 30.000/mm^3 mit Vermehrung der T-Helfer-Zellen (CD4:CD8-Ratio bis 8:1). Diagnostischer Befund: Nachweis von Sezary-Zellen (große Lymphozyten mit zerebriformem Kern) im peripheren Blut. Das Sezary-Syndrom entwickelt sich typischerweise langsam und wird oft erst nach Jahren erkannt. Differentialdiagnose: Handekzem mit Streuung.

Pagetoide Retikulose. Eine sehr seltene Variante der Mycosis fungoides mit besonders ausgeprägtem Epidermotropismus (Durchsetzung der Epidermis mit neoplastischen Zellen ähnlich dem M. Paget).

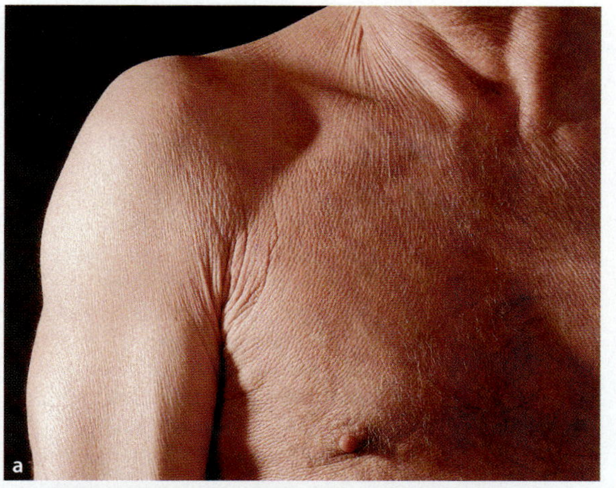

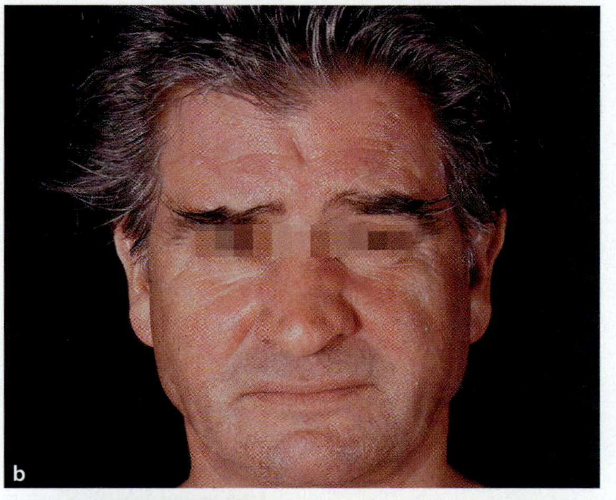

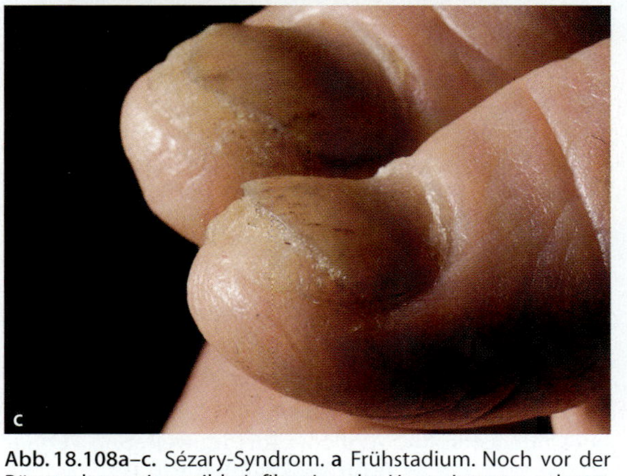

Abb. 18.108a–c. Sézary-Syndrom. **a** Frühstadium. Noch vor der Rötung kann eine milde Infiltration der Haut eintreten, erkennbar an der Fältelung im Achselbereich (wo die Haut normalerweise nie gefältelt ist). **b** Kupferbraune Erythrodermie, Infiltration der Haut, **c** Onychodystrophie

γ/δ-T-Zell-Rezeptor positive kutane T-Zell-Lymphome. Umfaßt ca. 2% aller kutanen T-Zell-Lymphome und zeigt klinisch Charakteristika sowohl der pagetoiden Retikulose, einer pleomorphen Mycosis fungoides als auch eines subkutanen T-Zell-Lymphoms. Immun-

Stadium I und IIA	lokale Kortikosteroide Photochemotherapie (auch kombiniert mit Interferon α) lokale Chemotherapie mit Stickstoff-Lost-Präparaten[a] (Mechlorethamin, Carmustin) Interferon-α und Retinoide (meist in Kombination) Methotrexat Röntgenbestrahlung Ganzhautbestrahlung mit schnellen Elektronen[b]
Stadium IIB	Ganzhautbestrahlung mit lokaler Aufsättigung Interferon α und Retinoide systemische Chemotherapie (z. B. COP, CHOP-Schema)
Stadium III, IVA	Photochemotherapie Interferon α und Retinoide Systemische Chemotherapie
Stadium IVB	systemische Chemotherapie experimentelle Therapien: extrakorporale Photopherese, Fludarabin, Knochenmarkstransplantation

[a] Karzinogene, daher entsprechende Vorsichtsmaßnahmen für das Personal erforderlich (Gasmaske, Schutzhandschuhe, ausreichende Lüftung des Behandlungsraumes). Therapie täglich bis zu 6 Monaten. Nebenwirkungen: irritative und allergische Kontaktdermatitis, Poikilodermie.
[b] nicht zu verwechseln mit Ganzkörperbestrahlung (zur Vorbereitung auf eine Knochenmarkstransplantation)

Tabelle 18.20. Therapiemöglichkeiten bei Mycosis fungoides

histochemisch zeigt die Tumorzelle einen den „natural killer cells" ähnlichen Phänotyp (nicht aber die Marker von T-Helfer- oder T-Suppressor-Zellen). Wichtig: Behandlung mit Interferon α bewirkt bei dieser Form eine Exazerbation.

Fallbericht: Eine 59jährige Frau mit einer 6jährigen Anamnese einer Mycosis fungoides erhielt nach anfänglicher Photochemotherapie eine Ganzhautbestrahlung mit schnellen Elektronen, worauf es zu einer 6monatigen Remission kommt. Nach neuerlichem Auftreten von Hautläsionen wird eine Behandlung mit Etretinat und Interferon α eingeleitet, worauf es innerhalb weniger Tage zu einem massivem Auftreten von Tumoren kommt. Eine nochmalige Untersuchung des Gewebes zeigte, daß es sich um ein γ/δ-positives T-Zell-Lymphom handelte.

„Granulomatous slack skin" (kutanes elastolytisches Lymphom). Ein sehr seltenes Lymphom, das durch Affinität zu und Zerstörung der elastischen Fasern gekennzeichnet ist. Beginn meist mit erythematösen Plaques in Leisten und Axillen, führt im weiterem Verlauf zu generalisierten Infiltraten und Cutis laxa-artigen Veränderungen. Assoziation mit M. Hodgkin der Lymphknoten. ***Histologie:*** tuberkuloide Granulome mit Riesenzellen, Phagozytose elastischer Fasern. Die Lymphomnatur dieses Krankheitsbildes wird durch klonales T-Zell-Rearrangement nahegelegt.

Therapie der Mykosis fungoides und ihrer Sonderformen (Tabelle 18.20). Grundsätzlich ist die Therapie noch nicht so standardisiert wie die der soliden malignen Tumoren. Wie bei der Behandlung maligner Lymphome überhaupt, schwanken die Positionen bei Mycosis fungoides zwischen 2 Extrempositionen („Falken" und „Tauben"): erstere befürworten eine möglichst aggressive Therapie mit dem idealen Endziel einer völligen Eliminierung der Tumorzellen, letztere akzeptieren die Mycosis fungoides als unabänderliches, wenn auch sehr protrahiertes Schicksal und sehen ihr Ziel darin, durch das jeweils adäquate Mittel das vorliegende Stadium möglichst zu verlängern. Eine aggressive Therapie (Chemotherapie, Ganzhautbestrahlung mit Elektronen im Anfangsstadium) führt nicht zu einer längeren Lebenserwartung, kann aber längere Erscheinungsfreiheit und damit bessere Lebensqualität bewirken.

Zu unterscheiden sind lokale und systemische Maßnahmen, die stadiengerecht zur Anwendung kommen.

Mittel der ersten Wahl im erythematösen oder Plaque-Stadium ist die ***Photochemotherapie.*** Die ***Ganzhautbestrahlung mit schnellen Elektronen*** bringt längere Remissionen. Nebenwirkungen: reversible Alopezie, Verlust der Funktionsfähigkeit der Schweißdrüsen.

Bei Beteiligung innerer Organe ist eine systemische Behandlung mit Zystostatika (z. B. COP, CHOP) indiziert. Auch Kombinationsbehandlungen mit Interferon α und Retinoiden sind effektiv.

Die langfristige Behandlung mit Chlorambucil in niedriger Dosierung (2–6mg/die) und Prednisolon ist nach wie vor die Standardtherapie beim Sézary Syndrom. Als Alternative kommen Methotrexat und die extrakorporale Photopherese in Frage. Cave Photochemotherapie (oft Verschlechterung!).

Differentialdiagnose. Im prämykotischen und erythematösen Stadium Psoriasis vulgaris, chronisch lichenifiziertes Ekzem, atopische Dermatitis und Exsikkationsekzem; im Tumorstadium: Pseudolymphome und andere Non-Hogkin-Lymphome.

Ätiologie. Die Ursache der Mycosis fungoides ist ungeklärt. Folgende ätiologische Momente werden diskutiert:

- chronische T-Zell-Stimulation (persistierendes Antigen?) bei chronischen Entzündungen der Haut (chronisches allergisches Kontaktekzem bzw. photallergisches Ekzem) mit Übergang zu oligoklonaler und schließlich monoklonaler T-Zell-Proliferation;
- de novo Entstehung monoklonaler T-Zellen;

IL-7-transgene Mäuse entwickeln kutane T-Zell-Lymphome; IL-7 ist ein für T-Zell-Wachstum und -Reifung sowie als Wachstumsfaktor menschlicher Leukämien wichtiges Zytokin.

- Karzinogene (Teerprodukte, Farbstoffe etc.);
- radioaktive Strahlung;

Fallbericht: Am 21. 1. 1968 verunglückt ein B-52-Bomber mit Atomwaffen nahe einer Militärbasis auf Grönland. Radioaktives Material, u. a. Plutonium, wird frei und durch den starken Wind weit über das Eis verteilt. An den Aufräumungsarbeiten nehmen auch dänische Arbeiter teil. 1980, 12 Jahre später, registrieren die dänischen Gesundheitsbehörden gehäuft Mycosis fungoides unter den Arbeitern von damals.

- Retroviren: Das Retrovirus HTLV-1 ist bei der Entstehung der adulten T-Zell-Leukämie (vorwiegend in Japan und der Karibik) beteiligt. Außer in vereinzelten Berichten wurde HTLV-1 in Europa in kutanen T-Zell- Lymphomen nicht beobachtet.

Pleomorphe T-Zell-Lymphome

Diese sind aggressiv verlaufende T-Zell-Lymphome, die sich entweder primär oder im Rahmen einer fortgeschrittenen Mycosis fungoides entwickeln. Die ursprünglich kleinen neoplastischen Lymphozyten werden mittelgroß und nehmen bizzarre Kernformen an, oft gleichzeitig Verlust des Epidermotropismus. Zu den pleomorphen T-Zell-Lymphomen zählt auch das durch das Retrovirus HTLV-1 hervorgerufene ***„Adult T-Cell Leukemia lymphoma“*** (ATL) (s. oben). Ungünstige Prognose.

Großzelliges anaplastisches Lymphom vom T-Typ (syn. Ki-1-Lymphom). Dieses Lymphom kann primär entstehen oder durch Progression aus einer Mycosis fungoides bzw. einer lymphomatoiden Papulose hervorgehen. Vorkommen auch bei Kindern. Der Verlauf ist sehr ungünstig, insbesondere bei gleichzeitigem Auftreten extrakutaner Manifestationen. Solitäre oder lokalisierte Formen haben eine günstigere Prognose.

Klinik. Schnell wachsende halbkugelige, meist ulzerierende nekrotisierende Infiltrate von rotbrauner bis lividroter Farbe.

Histologie. Große Tumorzellen mit breitem Zytoplasma, unregelmäßigen Kernen und prominenten Nukleoli; Epidermotropismus fehlt.

Diagnose. Konstantes Merkmal ist die Expression des Ki-1-Markers.

18.10.2.2 Kutane B-Zell-Lymphome

B-Zell-Lymphome sind Neoplasien des Immunsystems, die den B-Lymphozyten in ihren unterschiedlichen Differenzierungsgraden entsprechen. Zirka 25 % aller Hautlymphome sind B-Zell-Lymphome, von diesen wieder ca. 10–20 % sekundäre Lymphome (Metastasen primärer Lymphome innerer Organe). Die vorherrschenden histologischen Typen kutaner B-Zell-Lymphome sind die ***Keimzentrumslymphome*** (zentroblastisch/zentrocytisch) und die ***Mantelzellymphome*** (zentrozytisch).

B-Zell-Lymphome niedriger Malignität

Hier können folgende Formen unterschieden werden:

Chronische lymphozytische Leukämie (B-CLL). Diese Systemkrankheit ist durch ihre bekannten Zeichen charakterisiert (periphere Lymphozytose, generalisierte Lymphadenopathie, Knochenmarksinfiltration, Hepatosplenomegalie); Hautveränderungen sind definitionsgemäß sekundär, häufiger als bei myeloischen Leukämien und treten erst nach jahrelangem Bestand auf.

Klinik. Oft große bräunlichrote oder rotlivide Knoten mit Neigung zu akraler Lokalisation (v. a. Hände und Gesicht – „Facies leonina“).

Histologie. Monomorphe kutan-subkutane Infiltrate aus kleinen Lymphozyten (runder Kern, schmales Zytoplasma).

Immunhistochemie. Reaktivität der B-Zell-Marker (CD19, CD20, CD22) und (charakteristisch!) des CD5 - Antigens.

Verlauf und ***Therapie*** sind abhängig von Dauer und Stadium der Grundkrankheit.

Lymphoplasmozytoides Lymphom (Immunozytom). Ein niedrig-malignes Lymphom, das durch Proliferation lymphoplasmozytoider Zellen mit Produktion von Immunglobulinen gekennzeichnet ist. An der Haut kann es primär oder sekundär auftreten; primäre Immunozytome sind häufig und bleiben oft auf die Haut beschränkt (günstige Prognose). Sezernierte Immunoglobuline sind im Serum meist nur bei den (ausgedehnteren) sekundären Immunozytomen nachweisbar; sie gehören in der Regel der IgM-Klasse an und erscheinen elektrophoretisch als monoklonale Gammopathie (z. B. ***M. Waldenström***). In manchen Fällen läßt sich das Immunoglobulin nur intrazytoplasmatisch nachweisen (Defekt im Sekretionsmechanismus durch Dedifferenzierung).

Klinik. Primäre Immunozytome der Haut manifestieren sich meist als solitäre rote bis rotbraune Knoten und Plaques, v.a. an Extremitäten, Lid- und Orbitalregion. Sekundäre Immunozytome zeigen eine generalisierte Aussaat ähnlicher Knoten.

Histologie. Dichte tumorförmige Infiltrate aus kleinen lymphoiden, lymphoplamozytoiden Zellen und Plasmazellen. Diagnostisch sind PAS-positive kugelige Einschlüße im Kern („Dutscher bodies") und/oder im Zytoplasma („Russel-Körperchen").

Immunhistochemie. Nachweis von zytoplasmatischem Immunoglobulin.

Zentroblastisch-zentrozytische Lymphom (follikuläres Keimzentrumslymphom). Ist das häufigste B-Zell-Lymphom der Haut; es ist durch Morphologie und immunologische Marker der Keimzentrum-Zellen des Lymphknotens (Zentrozyten und Zentroblasten) gekennzeichnet. In der Haut kann es sowohl primär als auch sekundär, bei vorbestehendem Lymphknoten- oder Knochenmarksbefall, entstehen. Im ersten Fall ist der Verlauf günstig (5-Jahres-Überlebensrate > 90 %).

Klinik. Solitäre oder mehrere rötliche bis bläuliche Knoten mit Prädilektion von Kopf, Rücken und Unterschenkel (ältere Personen). Schleimhautbeteiligung kommt bei sekundärer Aussaat vor.

Histologie. Kutan-subkutane Infiltrate mit oder ohne Ausbildung von Keimzentren. Vorherrschender Zelltyp: Zentrozyten (mittelgroße Lymphozyten mit gekerbtem Kern) und Zentroblasten (große Zellen mit hellen rundlichen Kernen und randständigen Nukleolen).

Immunhistochemie. B-Zell-Proliferation, von einem Randsaum aus T-Zellen umgeben (Keimzentrum!). Im Zentrum finden sich auch dendritische Retikulumzellen. Diagnostisch wichtig: CD5 Antigen nicht nachweisbar. Monoklonale Restriktion der Immunoglobulinleichtketten (meist Lambda).

Bei Keimzentrumlymphomen von Lymphknoten findet sich in 60–80 % eine Translokation (14;18) mit Expression des Bcl-2-Antigens (ein Onkoprotein, das mit verlängertem Überleben der Lymphomzellen assoziert ist).

Plasmozytom. Ein sehr seltenes niedrig malignes Lymphom mit Proliferation von Plasmazellen. An der Haut kann es primär oder sekundär (als Metastase ossärer Plasmozytome; häufiger) auftreten.

Primär kutane Plasmozytome sind solitäre oder multiple Papeln oder Knoten, die histologisch aus „normalen" oder atypischen Plasmazellen bestehen. ***Sekundäre*** Plasmozytome sind entweder subkutane Metastasen oder per continuitatem von einem Knochenherd in die tiefen Weichteile einwachsende Tumoren.

Plasmozytome produzieren pathologische Immunglobuline und können dadurch eine Reihe unspezifischer Hautveränderungen auslösen: Amyloidose, Kryoglobulinämie, Raynaud-Symptom, Ulzerationen, Skleromyxödem, disseminierte plane Xanthome, Pyoderma gangränosum.

Die Therapie besteht bei primären Plasmozytomen in der Exzision oder lokalen Bestrahlung, bei sekundären in der Polychemotherapie.

Zentrozytisches Lymphom (Mantelzell-Lymphom): Ein relativ häufiger Keimzentrumstumor, der von den CD5-positiven Mantelzellen ausgeht. Er kann sowohl primär an der Haut entstehen (Androtropie 7:1; relativ schlechte Prognose) als auch sekundär, meist vom Lymphknoten, in diese metastasieren (bei ca. 20 % der zentrozytischen Lymphome des Lymphknotens; oft der Grundkrankheit vorausgehend).

Klinik. Multiple Knoten, teilweise generalisiert.

Histologie. Nichtfollikuläres, diffuses Wachstum von hyperchromatischen, gekerbten Zellen („cleaved cells").

B-Zell-Lymphome höherer Malignität

Immunoblastische Lymphom (B.Typ). Ein großzelliges Lymphom hohen Malignitätsgrades mit Proliferation von B-Immunoblasten. Diese Lymphome wurden früher als Retikulosarkome oder histiozytäre Lymphome bezeichnet.

Klinisch zeigen sich schnell wachsende, solitäre, halbkugelige Knoten, Plaques, ulzerierte Herde sowie seltener multiple kleinknotige Läsionen (Abb. 18.109).

Histologie. Dichte monomorphe Infiltrate großer basophiler Zellen mit ovalem Zellkern und prominentem zentralem Nukleolus.

Lymphoblastisches Lymphom (B-Typ). Eine hochmaligne Proliferation von B-Vorläuferzellen. Es tritt meist als akute B-lymphoblastische Leukämie (ALL), selten in Tumorform auf. Hautveränderungen werden vor allem bei Kindern beobachtet und manifestieren sich als solitäre oder multiple Knoten vorwiegend im Kopf-Hals-Bereich. Histologisch dominieren kleine bis mittelgroße Zellen mit gyriformem („convoluted") Zellkern und schmalem Zytoplasma. Auch das Epstein-Barr-Virus-assoziierte Burkitt-Lymphom zählt zu den lymphoblastischen Lymphomen.

Zentroblastisches Lymphom. Ein seltenes Lymphom der Haut, das meist durch Progression aus einem

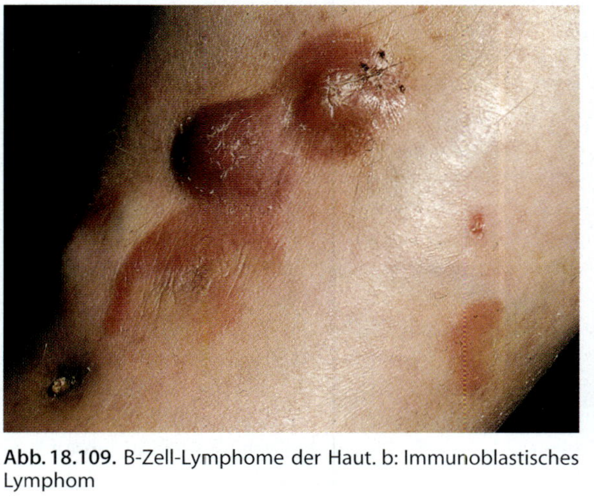

Abb. 18.109. B-Zell-Lymphome der Haut. b: Immunoblastisches Lymphom

Keimzentrumslymphom entsteht. ***Klinisch*** durch schnell wachsende Tumoren gekennzeichnet.

Histologie. große, blastische Zellen mit hellem Zellkern und randständigen Nukleoli.

Therapie der kutanen B-Zell-Lymphome. Bei primären, niedrig malignen Lymphomen ist eine lokale Röntgenbestrahlung ausreichend. Sekundäre (metastatische) B-Zell-Lymphome sowie blastische, höher maligne Lymphome erfordern eine zusätzliche Chemotherapie. Die oft schwierige Unterscheidung zwischen primären und sekundären Lymphomen ist daher zur korrekten Therapie unerläßlich; sie erfolgt durch bildgebende Verfahren, Knochenmarksbiopsien sowie durch den Nachweis zirkulierender Lymphomzellen mittels molekularbiologischer Techniken.

18.10.3 Pseudolymphome

Es handelt sich um meist häufige gutartige lympho(histio-)zytäre Proliferationen der Haut, die klinisch und histologisch maligne Lymphome imitieren. Folgende Arten von Pseudolymphomen werden je nach der Architektur und dem dominierenden Lymphoyztensubtyp unterschieden:

- ***Follikuläre B-Zell-Pseudolymphome*** (Ausbildung von Lymphfollikeln und Keimzentren): typischer Vertreter: Lymphadenosis cutis benigna (Lymphozytom);
- ***Nicht-follikuläre B-Zell-Pseudolymphome*** (keine Keimzentren): typischerVertreter: persistierende Insektenstichreaktion;
- ***Knotige T-Zell-Pseudolymphome:*** vorwiegend T-Zell-Infiltrate. Typischer Vertreter: lymphomatoide Papulose.

Lymphomähnliche Gewebsreaktionen können ein (relativ häufiger) Begleitbefund zahlreicher entzündlicher Hauterkrankungen sein oder distinkte Krankheitsbilder (s. unten) darstellen. Ersteres trifft besonders auf T-Zell-Proliferationen zu: Pityriasis lichenoides, Erythema anulare centrifugum, chronisches Ekzem ***(lymphomatoide Kontaktdermatitis)***, photoallergisches Ekzem (***aktinisches Retikuloid)***, Arzneimittelexantheme ***(lymphomatoide Arzneimittelexantheme)***, Lues II, Gewebsreaktion um Hauttumoren etc. Die meisten dieser zeigen histologisch bandartige Infiltrate der oberen Dermis und sind mitunter schwer von Mycosis fungoides zu unterscheiden; klinisch fällt die Diagnose allerdings meist leicht. Im Unterschied dazu können B-Zell-Pseudolymphome diagnostisch schwierig sein; in Tabelle 18.21 sind die hauptsächlichen Unterscheidungsmerkmale aufgelistet.

Lymphadenosis cutis benigna (Lymphozytom). Ein durch Borrelia burgdorferi hervorgerufenes B-Zell-Pseudolymphom (s. unter Borreliosen). Ob andere Ursachen gleichfalls zur Entwicklung einer Lymphadenosis cutis benigna führen können, wird unterschiedlich beurteilt.

Klinik. Meist solitäre, manchmal multiple knotige, weiche, wohl abgegrenzte, polsterartige Läsion von dunkel- bis lividroter Farbe, gelegentlich im Zentrum eines Erythema chronicum migrans. Das Lymphozytom tritt vor allem bei Kindern und jungen Erwachsenen sowie bei Frauen in der 2. Lebenshälfte auf. Typische Prädilektionsstellen: Ohrläppchen, Mamillargegend, Gesicht, Skrotum.

Histologie. Scharf abgegrenzte B-Zell-Proliferation, Ausbildung von Lymphfollikeln und Keimzentren (Lymphozyten, Zentroblasten, Immunoblasten und Plasmazellen). Immunhistochemisch zeigt sich (im Gegensatz zu malignen Keimzentrumslymphomen!) eine ***polyklonale***, vorwiegend B-Zell-Proliferation.

Therapie. Tetrazyklin. Unbehandelt kommt es nach Wochen bis Monaten zur Spontaninvolution.

Persistierende Insektenstichreaktion. Nach Biß oder Stich von Arthropoden können massive knotige Hautreaktionen ähnlich der Lymphadenosis cutis benigna entstehen, die histologisch oft sehr „maligne" wirken, aber keine Keimfollikelstrukturen aufweisen. Beispiele: Zeckenstichreaktion, noduläre Skabies etc.

Differentialdiagnose. Prurigo nodularis, lymphomatoide Papulose.

Sonderform. Akrales pseudolymphomatöses Angiokeratom (APACHE).

Klinik. Unilaterale angiomähnliche Papeln an den unteren Extremitäten von Kindern.

„Lymphocytic infiltration". Eine seltene, vorwiegend bei erwachsenen Männern auftretende chronische Dermatose, die durch bläulich- lividrote Papeln und Plaques bzw. plattenartige Infiltrate vor allem an Stirn, Gesicht (Schläfenregion) charakterisiert ist; Verschlechterung nach Sonnenexposition wurde beobachtet. Die „lymphocytic infiltration" ist nicht generell als eigenes Krankheitsbild anerkannt.

Histologie. Periadnexiell und perivaskulär scharf abgegrenzte („strangförmige") dichte Infiltrate der oberen und mittleren Dermis, immunhistochemisch vorwiegend T-Zellen.

Therapie. Intraläsionale Kortikoidinjektionen.

Verlauf. Chronisch mit wechselhafter Intensität.

Differentialdiagnose. Die tumide Form des Lupus erythematodes (keine Vernarbung) oder die polymorphe Lichtdermatose (keine epidermale Mitbeteiligung).

Lymphomatoide Papulose. Eine chronische entzündliche Hautkrankheit von unklarer Dignität. Sie nimmt trotz „maligne" erscheinender Histologie meist einen benignen Verlauf (spontane Rückbildung von Hautläsionen, allerdings oft gleichzeitig Neuauftreten anderer). Die Abheilung erfolgt nach 2–8 Wochen; sie kann jedoch auch über Jahre persistieren. Bei ca. 10 % entwickeln sich nach jahrelangem Verlauf maligne Lymphome (z. B. Mycosis fungoides, M. Hodgkin, immunoblastisches Lymphom, Ki-1-Lymphom). Die lympho-

Tabelle 18.21. Unterschiede von B-Zell-Lymphomen und B-Zell-Pseudolymphomen

	B-Zell-Lymphom	B-Zell-Pseudolymphom
Klinik		
Alter	Erwachsene	Kinder, Erwachsene
Läsion	meist multipel	solitär
Ätiologie	unbekannt	Borrelien, Insektenstiche
Histologie		
Architektur	Zunahme des Infiltratvolumens und der Dichte in der Tiefe („bottom heavy")	keilförmige Abnahme des Infiltrats in der Tiefe („top heavy")
	Aufbau asymmetrisch	Aufbau symmetrisch
Infiltrat	monomorph, dicht, schlecht abgegrenzt, infiltrierendes Wachstum	polymorph, weniger dicht, gut abgegrenzt
	adnexielle Strukturen betroffen	ausgespart
Keimzentren	selten, mit dünnem Randwall (Verlust des zonalen Aufbaues)	oft, mit dickem Randwall
Gefäße	keine vermehrte Anzahl von Gefäßen	zahlreiche Gefäße mit plumpen Endothelzellen
Eosinophile	selten	häufig
Nekrosen	möglich	fehlen
Immunhistochemie		
monoklonale Restriktion (Leichketten Restriktion)	ja	nein
Southernblot	Rearrangement	kein Rearrangement

matoide Papulose wird daher zumeist als niedrig malignes T-Zell-Lymphom eingestuft (mittels „Southern blot" wurden monoklonale Zellpopulationen gefunden). Betroffen sind vorwiegend Frauen in der 3. und 4. Lebensdekade.

Klinik. Eine exanthematische Dermatose, deren Variabilität ihren verschiedenen Entwicklungsstadien entspricht. Die Krankheit beginnt mit disseminierten erythematösen Papeln, die innerhalb von Tagen oder Wochen zu Knoten anwachsen können, rotbräunlich, hämorrhagisch und erosiv und teilweise nekrotisch werden. Die lymphomatoide Papulose hat klinisch und auch histologisch Ähnlichkeit mit der Pityriasis lichenoides (chronica und acuta), deren lymphomatoide Variante sie möglicherweise darstellt. Die Abheilung erfolgt mit hypo- oder hyperpigmentierten, varioliformen Narben.

Histologie. Dichte, scharf abgegrenzte T-Helfer-Zell-Infiltrate mit atypischen, monozytoiden (Reed-Sternberg-Zellen ähnlichen) Lymphozyten. Letztere exprimieren das Ki-1-Antigen.

Therapie. Photochemotherapie, systemische Kortikosteroide, Methotrexat und Interferon α.

18.10.4 Myeloproliferative Erkrankungen der Haut

Hautveränderungen bei myeloischen oder (myelo-) monozytären Leukämien treten in der Regel erst nach der Diagnose durch den Hämatologen auf. Seltener treten sie als erstes Symptom der Krankheit auf und geben den entscheidenden Hinweis auf die Diagnose (bei Monozytenleukämie bis 50 %!).

Unspezifische Hautveränderungen finden sich in etwa 30 % aller myeloischen Leukämien. Man unterscheidet solche durch Knochenmarksinsuffizienz (Hautblässe durch Anämie, Hämorrhagien, Pyodermien, Herpes-Infektionen) und solche reaktiver (paraneoplastischer) Natur: bullös-hämorrhagische Läsionen, figurierte Erytheme, akute neutrophile Dermatose, Pyoderma gangraenosum.

Spezifische Hautveränderungen manifestieren sich als erythematöse Papeln, kleinere oder größere Knoten (Myelosarkom, „Chlorom") und plattenartige Infiltrate. Die Läsionen sind eher weich und von braunroter, lividroter oder blaugrauer Farbe. Bei Monozyten- bzw. myelomonozytären Leukämien findet man nicht selten generalisierte blaßrote Flecke und Papeln, die an ein Exanthem bei Syphilis II erinnern. Besondere diagnostische Bedeutung haben höckrige Infiltrate oder eine diffuse Hyperplasie der Gingiva.

Histologie. Durchsetzung des kollagenen Bindegewebes mit Myeloblasten, und Ausbildung von teilweise „wirbelartigen" Strukturen. ***Immunhistochemie:*** zytochemischer Nachweis spezifischer Enzyme der myelo- und monozytären Reihe (Leukozyten-Elastase, Naphthol-AS-D-Chlorazetatesterase, saure Phosphatase)

Therapie. Systemische Polychemotherapie.

18.11 Hautveränderungen bei Tumoren innerer Organe

18.11.1 Hautmetastasen

Hautmetastasen kommen bei 5–10% von malignen Tumoren innerer Organe vor, doch schwankt die Inzidenz erheblich nach der Art des Primärtumors. Die höchste Neigung zur Metastasierung in die Haut haben (neben Melanomen!) Mamma-, Urogenital-, Bronchuskarzinome sowie Karzinome des Gastrointestinaltrakts.

Die Diagnose der Abkunft von Hautmetastasen kann bei unbekanntem Primärtumor schwierig sein, da sie nicht selten histologisch nur mangelhaft differenziert sind (einer der klassischen Problemfälle der Pathohistologie); große Fortschritte brachte die Einführung der modernen Markerdiagnostik. Hinweise ergeben sich manchmal durch die Lokalisation: Metastasen der Bauchwand stammen häufig aus dem Gastrointestinaltrakt, Niere oder Ovar (Sonderfall: isolierte Metastase des Bauchnabels – besonders schlechte Prognose! Cave Verwechslung mit Nabelhernie, Endometriose); solche der Brustwand und des Rückens häufig von Karzinomen der Lunge und der Mamma; solche des Skalps aus Brust und Lunge, und solche des Gesichts von oropharyngealen Karzinomen.

Klinische Bilder. Man unterscheidet zwei hauptsächliche Erscheinungsformen von Hautmetastasen, die allerdings im fortgeschrittenen Stadium überlappen:

- in der ***tiefen Dermis und Subkutis*** sitzende große knotige Metastasen: Diese kommen durch hämatogene Streuung zustande, sind anfangs meist solitär und subjektiv symptomlos und können im späteren Verlauf häufig zu riesigen nekrotisierenden und exulzerierenden Massen werden. *Differentialdiagnose:* Lipome (Unterschied: gelappter Aufbau) und Talgzysten (teigig-fluktuierend);
- ***oberflächliche, „lentikuläre" Metastasen*** (Abb. 18.110): Diese sind in der oberen Dermis gelegen und meist multipel; sie entstehen durch lymphogene Streuung und finden sich daher vorwiegend in der Region des Primärtumors. Sie sind gleichfalls subjektiv symptomlos und tendieren weniger zur Exulzeration. Lentikuläre Metastasen sind besonders typisch für Mammakarzinome und Melanome. *Differentialdiagnose:* Histiozytome, dermale Nävi, Leiomyome.

Hautveränderungen können seltener auch durch per continuitatem Einwachsen von Tumormassen aus der Tiefe entstehen; sie manifestieren sich als derbe, mit der Umgebung verbackene Platten und Knoten. Ein nicht seltener Sonderfall ist das sogenannte

- ***„Carcinoma erysipelatodes"*** (syn. Erysipelas carcinomatosum, inflammatorisches Karzinom; Abb. 18.111): dieses findet sich fast ausschließlich bei Mammakarzinomen (gelegentlich Ovarialkarzinomen) und ist durch regionale lymphogene Ausbreitung aus dem Primärtumor („karzinomatöser Lymphbahninfarkt") und Produktion von proinflammtorischen Mediatoren bedingt.

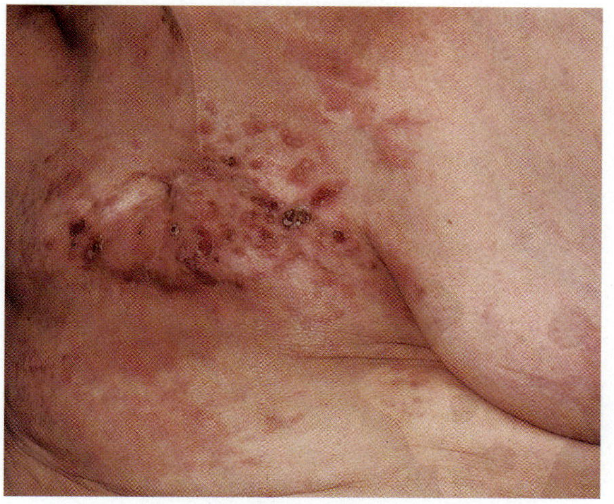

Abb. 18.110. Erysipelas carcinomatosum und lenticuläre Metastasen als Hautsymptome der regionalen Ausbreitung des Mammakarzinoms. Dominanz der lentikulären Metastasen; in der Peripherie unregelmäßige Erytheme (carcinomatöser Lymphbahneninfarkt – Erysipelas carcinomatosum)

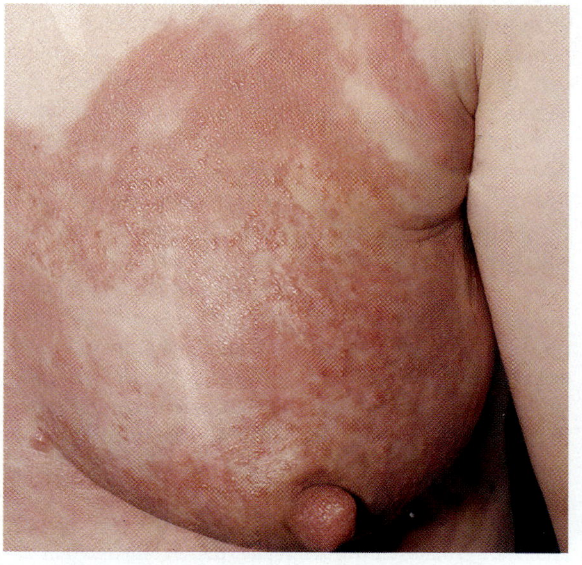

Abb. 18.111. Erysipelas carcinomatosum und lentikuläre Metastasen als Hautsymptome der regionalen Ausbreitung des Mammakarzinoms. Dominanz der entzündlichen Veränderungen (Erysipelas carcinomatosum). Nur vereinzelte lentikuläre Metastasen erkennbar

Klinik. Eine diffuse, sich peripher in flammenartige Ausläufer (Lymphbahnen!) auflösende plattenartige Rötung und Infiltration der Haut, die sich klinisch von einem echten Erysipel nur durch meist geringere Entzündung (hitzt weniger), langsamen Beginn, Fehlen von Allgemeinsymptomen sowie meist derbere Infiltration und Vorhandensein lentikulärer Metastasen unterscheidet. Das erysipelatöse

Karzinom kann sowohl Primärmanifestation als auch Erscheinungsform eines Lokalrezidivs sein; sein Endstadium ist der sogenannte „Cancer en cuirasse".

Die Differentialdiagnose zwischen Erysipelas carcinomatosum und „echtem" Erysipel wird noch dadurch erschwert, daß letzteres keine seltene Komplikation in alten Mastektomienarben mit chronischer Radiodermitis ist (gute Eintrittspforte!).

18.11.2 Paraneoplasien

Paraneoplasien sind meist seltene, erworbene Hautkrankheiten und -symptome, die als Begleiterscheinungen interner Neoplasmen auftreten und deshalb Signalcharakter besitzen. Ihre Assoziation mit Neoplasien kann obligat oder fakultativ sein.

Eine große Zahl (ca. 50) dermatologischer Zeichen wurde den Paraneoplasien zugeordnet, doch sind nur wenige streng mit internen Tumoren korreliert. Paraneoplasien sind durch häufige Assoziation mit einem (oft bestimmten) Neoplasma und einen engen Zusammenhang des Verlaufs gekennzeichnet: synchrones Auftreten (können auch ein wenig vorauseilen oder nachhinken) und synchrone Remissionen und Rezidive (typisch ist z. B. das Verschwinden der Paraneoplasie nach Exzision des Tumors und das Wiederkehren beim Rezidiv).

Bei der Mehrzahl der Paraneoplasien ist die pathogenetische Beziehung zwischen Neoplasma und Paraneoplasie unklar (Produktion von Wachstumsfaktoren oder Mediatoren aus dem Tumor), bei vielen ist der Zusammenhang umstritten. Die wenigen unzweifelhaften Paraneoplasien haben jedoch eine erhebliche Signalwirkung, die zur intensiven Suche nach dem Primärtumor verpflichtet.

Manche Dermatosen wurden früher den Paraneoplasien zugeordnet, weil sie vorwiegend im hohen Alter auftreten (z. B. bullöses Pemphigoid, eruptive seborrhoische Warzen – sog. Leser-Trélat-Zeichen); bei gewichteter Statistik ist eine überproportionale Tumorinzidenz jedoch nicht nachweisbar.

„Obligate" Paraneoplasien

Als solche werden hier Paraneoplasien verstanden, die zwischen 50 und 100 % mit inneren Tumoren assoziiert sind.

> **!** Die Assoziation ist einseitig: die meisten inneren Tumoren sind nicht mit Paraneoplasien assoziert. Über die tatsächliche Höhe der Korrelation finden sich in der Literatur unterschiedliche Angaben.

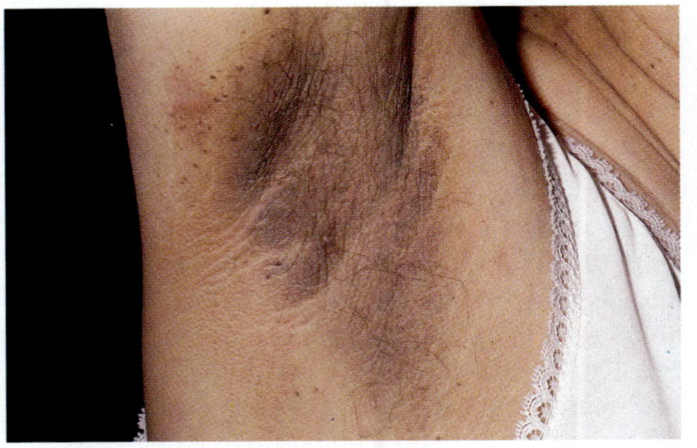

Abb. 18.112. Akanthosis nigricans bei einer Patientin mit Adenokarzinom des Magens. Diffuse schwärzliche Verfärbung der linken Axille, grob texturierte Haut mit Einlagerung pigmentierter Papeln

Acanthosis nigricans. Eine klinisch sehr charakteristische, wahrscheinlich in 100 % mit internen Neoplasien (vorwiegend Adenokarzinome insbesondere des Magens) korrelierte Paraneoplasie.

Klinik (Abb. 18.112). Eine unscharf begrenzte, graubräunliche bis schwarze Verfärbung der Intertrigostellen (Axillen, Inguinalregion) mit milder bis erheblicher papulös-verruköser Hyperplasie, lichenifizierter Hauttextur; zusätzlich manchmal zahlreiche weiche Fibrome. Im späteren Verlauf greifen ähnliche Veränderungen auf Hals und Gesicht und Streckseiten der Extremitäten über. Subjektiv symptomlos. Eine charakteristische, mit Akanthosis nigricans assoziierte Veränderung der Handflächen sind die sog. „tripe palms" (mächtig hypertrophe Papillarleistenmuster, die an die Textur der Dünndarmoberfläche erinnern).

Differentialdiagnose. Die echte maligne Acanthosis nigricans muß von der viel häufigeren Pseudoacanthosis nigricans unterschieden werden, die konstitutionell bei adipösen (oft diabetischen) Individuen mit dunkler Komplexion auftritt. Hier kommt es zu einer diffusen schmutzig-braunen Verfärbung der Intertrigines mit zahlreichen pendulierenden Fibromen (Pathogenese: Friktionstrauma; Produktion von „insulin like growth factors"). Unterschied zur echten Acanthosis nigricans: Adipositas, Auftreten in der Jugend, Fehlen von verrukösen Papeln. Acanthosis-nigricans-ähnliche Zustände können ferner als Teil verschiedener Mißbildungenssyndrome, bei bestimmten hormonellen Störungen (z. B. Akromegalie) und als erbliche Disposition auftreten.

Paraneoplastischer Pemphigus (s. S. 434)

Akrokeratosis (Bazex). Eine papulosquamöse, symmetrische Eruption an Akren und Gesicht, später Extremitäten und Rumpf mit festhaftender Schuppung und Fissuren (besonders deutlich an den Fingerbeeren), Onychodystrophie. Assoziation mit Bronchus- oder Ösophaguskarzinom.

Thrombophlebitis migrans. Eine seltene, häufig mit Pankreaskarzinomen und Mesotheliom assoziierte Paraneoplasie (s. S. 491)

Hypertrichosis lanuginosa. Plötzliches exzessives Wachstum weicher, manchmal rötlich gefärbter Lanugohaare (in Ausnahmefällen bis zu mehreren Zentimetern). Beginn im Gesicht, später am gesamten Körper. Sehr selten.

Differentialdiagnose. Hereditäre Hypertrichosis lanuginosa.

Pachydermoperiostose. Selten; mächtige derbe Verdickung der Haut insbesondere an Stirn, Gesicht und Skalp („Cutis verticis gyrata") mit tiefer bizarrer Furchung; Makroglossie. Gleichzeitig hypertrophe Osteoarthropathie der Akren. Pachydermoperiostose kann außer mit malignen Tumoren (meistens Bronchuskarzinom) auch mit chronischen Lungenkrankheiten (Tuberkulose, Bronchiektasien etc.) assoziiert sein.

Differentialdiagnose. Familiäre Form der Pachydermoperiostose.

Erythema gyratum repens (Gammel). Eine seltene Sonderform des Erythema anulare centrifugum, die durch konzentrische, bizarr polyzyklische, rasch wandernde Figuren gekennzeichnet ist („Holzmaserung"). Assoziierte Tumoren: Adenokarzinome der Mamma, des Gastrointestinaltrakts, Bronchuskarzinom.

Glukagonom-Syndrom (syn. Migratorisches nekrolytisches Erythem). Ein seltenes, dem Zinkmangelsyndrom ähnliches Zustandsbild, das durch polyzyklische, randständig squamokrustöse Erytheme vorwiegend der Unterbauchregion sowie perioral und perianogenital gekennzeichnet ist. Zusätzliche Symptome: atrophe Glossitis, Alopezie, Diarrhoen, Marasmus u. a. m. Labor: erhöhte Glukagon-, erniedrigte Lipid-, Protein- und Zinkspiegel.

Fakultative Paraneoplasien

Unter diesen werden hier solche Dermatosen verstanden, die in maximal 50 % mit internen Tumoren korreliert sind.

Dermatomyositis. Die adulte Form der Dermatomyositis galt früher als in hohem Maße mit internen Neoplasien assoziiert; in jüngeren Serien werden erheblich niedrigere Zahlen angegeben (10–30 %) (s. S. 461).

„Pseudoichthyose". Ichthyosis vulgaris-artige Veränderung der Haut ist ein charakteristisches Merkmal aller interner Krankheiten, die mit Marasmus einhergehen, so auch bei fortgeschrittenen internen Tumoren.

Weitere fakultative Paraneoplasien: Die ***multizentrische Retikulohistiozytose*** ist in bis zu 25 % mit soliden inneren Neoplasien assoziiert (s. 628), das ***Sweet-Syndrom*** (s. S. 362) etwa gleichhäufig vorwiegend mit akuter myeloischer Leukämie, ***Porphyria cutanea tarda*** (seltener) mit hepatozellulärem Karzinom, ***nekrotisierende Panniculitis*** mit Pankreaskarzinom.

19 Gewebs- und regionsspezifische Krankheiten der Haut

ÜBERSICHT

19.1 Störungen des Pigmentsystems

Störungen des Pigmentsystems sind häufig; sie wirken sich entweder als Überschuß (Hypermelanose) oder als Mangel an Melanin (Hypomelanose) aus. Beiden kann eine Vielzahl von Pathomechanismen zugrunde liegen, die man grob in genetisch fixierte, ontogenetisch bedingte und erworbene unterteilen kann. Sowohl Hyper- als auch Hypomelanose können durch Systemprozesse oder durch Dysfunktion des Pigmentsystems selbst hervorgerufen werden. Beide können das gesamte Integument betreffen oder nur fokal auftreten. Da die Hautfarbe ein bedeutendes kosmetisches und soziales Attribut ist, kommt allen Pigmentstörungen ein hoher individueller Stellenwert zu. Die Therapie – vor allem geringfügiger – Hyperpigmentierungen ist gut etabliert, die der Hypopigmentierungen meist schwierig oder noch nicht möglich.

Pathophysiologie des Pigmentsystems und Definitionen. Das Pigmentsystem ist als integraler Teil der Epidermis grundsätzlich von allen krankhaften Prozessen der Haut mitbetroffen – allerdings nicht immer wahrnehmbar, wenn seine Reaktion vom eigentlichen Krankheitsprozeß überdeckt wird (Beispiel: Hypopigmentierung beim atopischen Ekzem). Bei vielen Krankheiten prägt das Pigmentsystem die Eigenart des klinischen Bildes mit, ohne selbst primär betroffen zu sein (Beispiel: postinflammatorische Hyperpigmentierung). Nur bei einer kleinen Krankheitsgruppe ist das Pigmentsystem alleiniger oder Hauptträger der pathologischen Vorgänge.

Das Pigmentsystem kann seine Aufgabe, die Zellen vor UV-Licht, freien Radikalen und anderen Noxen zu schützen, nur erfüllen, wenn alle Anteile ordnungsgemäß funktionieren.

Dies impliziert die normale Funktion der ca. 150 Gene der Melaninproduktionsmaschinerie, das Fehlen interferierender pathologischer Gene, normale Auswanderung der Melanozyten aus der Neuralleiste und Einwanderung in die Epidermis sowie schließlich Interaktion mit den Keratinozyten (s. Allgemeiner Teil).

Fehlentwicklungen in diesem „langen Marsch" manifestieren sich in der Regel als Pigmentmangel ***(Hypomelanosen)***. Einem solchen kann entweder ein Mangel an Melanozyten zugrundeliegen (***Melanozytopenie*** – z. B. Piebaldismus) oder Mangel an Melanin bei Vorhandensein funktionsuntüchtiger Melanozyten (***Melanopenie*** – z. B. Albinismus). Die übrigen Hypomelanosen resultieren aus Störungen eines korrekt ausgebildeten Pigmentsystems (entzündlich, degenerativ, Störungen des Pigmenttransfers). Totaler Pigmentverlust wird als ***Depigmentierung***, partieller als ***Hypopigmentierung*** bezeichnet. Analog können auch Hypermelanosen auf bloßer Vermehrung von Melanin (z. B. Epheliden) oder auf Vermehrung von Melanozyten (z. B. Lentigo simplex) beruhen.

Das Pigmentsystem läßt eine ***Reihe gesetzmäßiger Reaktionsweisen*** gegenüber pathophysologischen Reizen erkennen:

- ***Aktivierung der Melanozyten.*** Die auffallendste Fähigkeit der Melanozyten ist, durch verschiedene Noxen zu höherer Aktivität stimuliert zu werden – Dendritogenese, Steigerung von Melaninproduktion und -transfer sowie oft auch der Mitosetätigkeit. Die wichtigsten solchen zu ***Hyperpigmentierung*** führenden Stimuli sind UV-Licht (Sonnenbräunung) und

Mediatoren der Entzündung (proinflammatorische Zytokine, Lipidmediatoren – postinflammatorische Hyperpigmentierung). Weitere stimulierende Faktoren sind Hormone (M. Addison, Melasma), chronische Wärmeexposition (Erythema e calore) und chronisch-mechanisches Trauma.

- *„Gedächtnis“.* Ein typisches Phänomen bei vielen erworbenen Hyperpigmentierungen ist ihre Fähigkeit, auch noch nach Jahren und mittlerweile vollständiger Abblassung, wie ein „Reibebild“ nach UV-Exposition plötzlich wieder hervorzutreten (Beispiele: Melasma, Epheliden, Berloque-Dermatitis).
- ***Melanozyten sind empfindliche Zellen.*** Sie können durch physikalische (Kälte, Röntgenstrahlen), toxische (z.B. verschiedene organische Verbindungen, bakterielle Toxine) und entzündliche Reize relativ leicht zerstört werden (Beispiele: unachtsame Behandlung mit flüssigem Stickstoff, beruflicher Kontakt mit Vinylchlorid, postinflammatorische Depigmentierung nach Varizellen, Herpes zoster etc).
- ***Melanozyten sind soziale Zellen.*** Für die normale Funktion der Melanozyten ist die Interaktion mit den Keratinozyten unerläßlich. Bei krankhaften Veränderungen der Epidermis resultieren häufig Störungen des Pigmenttransfers, die sich als Hypopigmentierung manifestieren (Beispiele: Psoriasis, atopische Dermatitis, Pityriasis alba).

In diesem Zusammenhang ist interessant, daß man Melanozyten erst in Reinkultur züchten konnte, als man dem Medium Wuchsstoffe der Keratinozyten zusetzte (z. B. MSH).

- ***Langsamkeit der Migration.*** Die Repigmentierung depigmentierter (melanozytenfreier) Areale (etwa Narben) erfolgt außerordentlich langsam. Dies liegt an der sehr geringen Wanderungsgeschwindigkeit der Melanozyten entlang der dermoepidermalen Junktionszone: Eine Wunde ist oft schon nach einigen Tagen reepithelisiert, ihre Repigmentierung kann Wochen bis Monate dauern. Die Melanozyten wandern hierbei meist aus den Haarfollikeln aus.
- ***Pigmentabtropfung (-inkontinenz).*** Diese tritt bei Zugrundegehen von Melanozyten auf. Es kommt zum Abtropfen von Melanin in die Dermis, wo es von Histiozyten langzeitig gespeichert wird (Melanophagen); es resultiert eine „dermale“ Pigmentierung von charakteristisch schmutzig graublauer Farbe (Tyndall-Phänomen) (Beispiele: Lichen ruber, Incontinentia pigmenti, Melanome).

Aus den genannten Eigenschaften des Pigmentsystems ergibt sich zwangsweise die Neigung zu einer gewissen Heterogenität; selbst die scheinbar völlig homogen getönte Haut des jungen Menschen scheint bei stärkerer Vergrößerung im Auflichtmikroskop wolkig scheckig, da Melanozyten und Melanozytenklone in verschiedener Dichte und von verschiedenem Funktionszustand nebeneinander bestehen. Durch Zerstörung und Selektion von Klonen wird im Rahmen des Alterungsprozesses der scheckige Charakter der Haut immer deutlicher und findet schließlich seinen Ausdruck im Bild der sog. „Altershaut“ (chronischer UV-Schaden).

19.1.1 Hypermelanosen

Epidermale Melaninhyperpigmentierung manifestiert sich als bräunlich-schwarze Färbung, die je nach vorliegender Ursache diffus oder umschrieben, in letzterem Fall einzeln, multipel oder gemustert (streifig, netzartig etc.) sein kann. Dermale Hyperpigmentierung ist durch grau-bläuliche Färbung gekennzeichnet; sie tritt in der Regel in umschriebener Form auf. Dermale Hyperpigmentierung ist manchmal mit epidermaler assoziiert, als isolierter Befund jedoch selten. Beide Typen der Melaninpigmentierung müssen von der Einlagerung anderer Pigmente unterschieden werden.

Tabelle 19.1. Diffuse generalisierte Hyperpigmentierung

Epidermale Pigmentierung	Dermale Pigmentierung	Andere Pigmente
Ethnisch	Marasmus	Ochronose
Dispositionell	Einzelmetastasierung bei	Argyrose, Chrysiasis
Erworben	Melanom	Wismuth, Arsen
Hormonstörungen	medikamentös	Amiodaron
M. Addison, ACTH-Therapie, ACTH-produzierender Tumor, M. Cushing, Hyperthyreose	Phenothiazine, Thiazide	Tetrazykline
Leberkrankheiten		
Zirrhose, POEMS-Syndrom		
metabolische Störungen		
Marasmus, Vitamin-B-, Folatmangel, Porphyrien, AIDS, Hämochromatose		
Paraneoplasie		
Dermatosen		
Sézary-Syndrom, chron. photoallergisches Ekzem, Sklerodermie		
medikamentös		
Cyclophosphamid, MTX, 5-FU, Clofazimin		

19.1.1.1 Diffuse Hypermelanosen

Diffuse (d.h. die gesamte Körperhaut betreffende) epidermale Melaninhyperpigmentierung kommt – außer bei dispositionell bzw. ethnisch bedingter dunkler Hautfarbe – bei einer Reihe innerer Krankheiten, Kachexie, als Paraneoplasie, bei verschiedenen Dermatosen und auch als Medikamentennebenwirkung vor (Tabelle 19.1).

Diffuse erworbene Hyperpigmentierung ist ein dermatologisches Alarmzeichen, das in erster Linie auf M. Addison hinweist (s. S. 384). Bei diesem entspricht die Pigmentierung einem „natürlichen" Farbton und ist morphologisch charakteristisch. Bei der Hämochromatose tritt hingegen ein erdfarbener Braunton auf („Bronzediabetes"), ein fahlgrauer bei der generalisierten Argyrose (s. Abb. 11.50).

Eine extrem seltene, wahrscheinlich durch Neumutation entstandene diffuse Hyperpigmentierung ist die *universelle acquirierte Melanose* bei Weißen („Kohlenbaby"). Bei betroffenen Kindern entwickelt sich, von den Akren ausgehend, progredient eine pechschwarze Hautfarbe, die (im Gegensatz zu ethnisch schwarzen Menschen) die Handflächen und Fußsohlen nicht ausspart. Ultrastrukturell liegen zahlreiche große, einzelliegende Melanosomen vor.

19.1.1.2 Umschriebene Hypermelanosen

Bei diesen kann das Melanin gleichfalls epidermal oder (seltener) dermal lokalisiert sein

Epidermale umschriebene Hypermelanosen

Epheliden (Sommersprossen) (Abb. 19.1). Multiple, kleine, runde, scharf begrenzte disseminierte bräunliche Pigmentflecken an den lichtexponierten Körperstellen, die bei hellhäutigen (rothaarigen) Kindern nach Sonnenbränden auftreten. Epheliden sind permanente Läsionen, blassen jedoch winters stark ab und treten bei neuerlicher Sonneneinstrahlung wieder hervor. Histologisch ist zwar das Melanin vermehrt, die Melanozytenzahl jedoch unverändert. Epheliden treten auch als Teilsymptom von Fehlbildungssyndromen auf (Neurofibromatose, Progerie-Syndrome, Xeroderma pigmentosum).

Vermutete Ursache: Phäomelanin setzt bei UV-Bestrahlung Sauerstoffradikale frei, die zur Aktivierung (und Schädigung) der Melanozyten führen.

Gruppe der Lentigines (Linsenflecke). Lentigines beruhen auf einer ***Vermehrung*** der Melanozyten und sind unveränderliche Läsionen. Sie ähneln Epheliden (sind aber meist größer – ca. 5 mm – und dunkler als

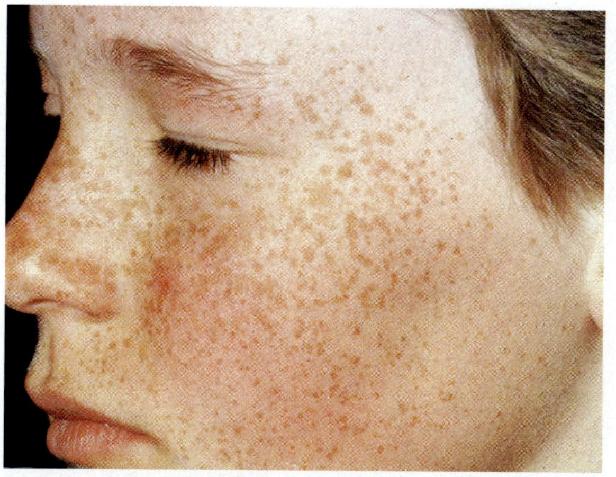

Abb. 19.1. Epheliden (Sommersprossen). Punktierte runde Pigmentläsionen an lichtexponierten Stellen bei Kindern mit lichtempfindlichem Hauttyp

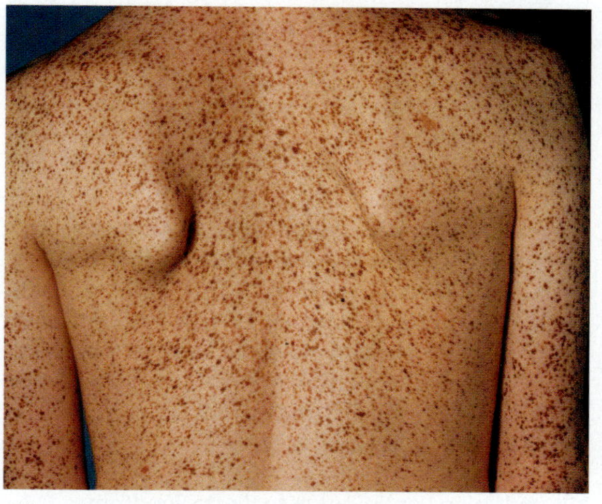

Abb. 19.2. Lentiginosis profusa. Bei diesem jungen Patienten bestanden keine weiteren Fehlbildungen (s. Text)

diese) und Junktionsnävi (diese sind leicht erhaben; die Unterscheidung ist oft nur histologisch möglich – bei Junktionsnävi Nävuszellnester). Lentigines treten unter folgenden Manifestationen auf:

- ***Lentigo simplex:*** eine meist solitäre Läsion ohne Prädilektionsstelle; von UV-Bestrahlung unabhängig. Auftreten im Kindesalter;
- ***Multiple Lentigines*** (Abb. 19.2): Diese sind meist generalisiert (Lentiginosis profusa), gleichfalls UV-unabhängig und treten häufig im Rahmen bestimmter Fehlbildungssyndrome auf (s. unten). Multiple Lentigines können auch regional bzw. nävogen entlang den Blaschko-Linien auftreten;
- ***Lenitigines der Mund- bzw. Genitalschleimhaut*** (s. Abb. 19.55 u. 19.62): einzelne oder mehrere oft unregelmäßig begrenzte Pigmentflecken. Wahrscheinlich als exzessive physiologische Pigmentierung zu interpretieren, doch wurde die Entstehung von Melanomen beschrieben;

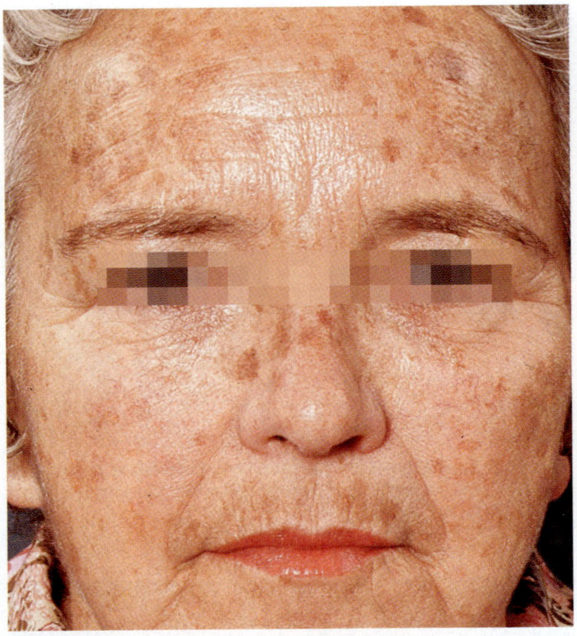

Abb. 19.3. Senile Lentigines. Multiple, kreisrunde, mittelbraune, runde Flecken. Sie finden sich ausschließlich in sonnenexponierten Arealen

- ***Lenitigines seniles (solares)*** (Abb. 19.3): durch chronischen UV-Schaden entstanden, auf lichtexponierte Areale beschränkt (Gesicht, Handrücken). Sie sind mit flachen seborrhoischen Warzen eng verwandt. Eine Sonderform sind die durch forcierte Photochemotherapie oder Solariumbestrahlung entstandenen Lentigines (besonders massiv an den sonst unbestrahlten Hautpartien – Gesäß!).

Mit multiplen Lentigines assoziierte Syndrome

- Mit intestinaler Polypose assoziierte Syndrome: Cronkhite-Canada- und Peutz-Jeghers-Syndrom (s. S. 538).
- LEOPARD- (Moynahan-)Syndrom: ein seltenes, autosomal-dominant vererbtes Syndrom, das durch **L**entigines, **E**KG-Störungen, **o**kulären Hypertelorismus, **P**ulmonalstenose, **a**bnormale Genitalien (Hypogonadismus), **r**etardiertes Wachstum und Taubheit (**d**eafness) gekennzeichnet ist.
- LAMB- (Carney-) Syndrom: **L**entigines, **a**triales Myxom, **m**ukokutane Myxome, **b**laue Nävi. Zusätzliche Symptome sind autoantikörpermediierte Nebennierenrindenhyperplasie mit Cushing-Syndrom, Hodentumoren, Wachstumshormon-produzierende Hypophysentumoren (Riesenwuchs, Akromegalie).
- Andere: zentrofaziale neurodysraphische Lentiginose, Tay-Syndrom, Sotos-Syndrom.

Größerflächige nävoide Pigmentflecken. Eine Gruppe kongenitaler Läsionen, die *nicht* durch Nävuszellnester charakterisiert sind:

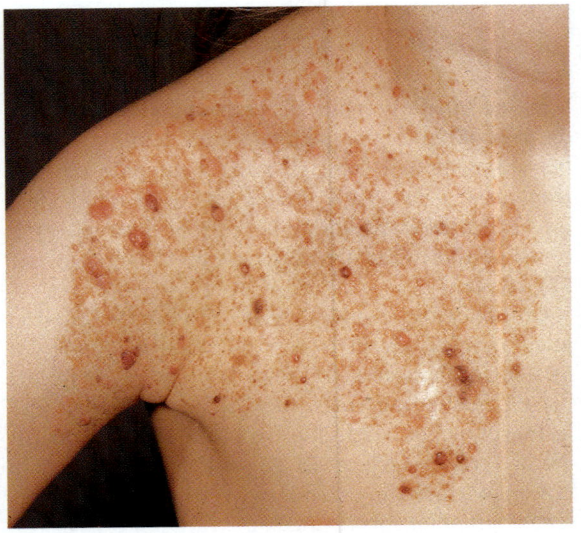

Abb. 19.4. Naevus spilus mit zahlreichen Spitznävi. Ein großflächiger, scharf begrenzter hellbrauner Fleck der rechten Schulterregion, in dem zahlreiche kleinere und größere fleckige bis knotige Sekundärläsionen erkennbar sind (Spitznävi)

- ***Café-au-lait-Flecken*** (s. S. 528, s. Abb. 17.30) sind hellbraune, scharf begrenzte Flecken, die entweder solitär oder als Teilsymptom des M. Recklinghausen oder M. Pringle auftreten.
- ***Naevus spilus*** (Abb. 19.4). Ein relativ häufiger fleckförmiger (nicht tastbarer!) kongenitaler Nävus. Er ist hell- bis dunkelbraun, scharf und manchmal polyzyklisch begrenzt und histologisch durch vermehrt Melanin und milde Vermehrung der Melanozyten gekennzeichnet. Er ähnelt Cafe-au-lait-Flecken, unterscheidet sich jedoch durch dunkel punktierte Sprenkoelung. Die Sprenkeln entsprechen Spindelzellnävi, die im Lauf der Jahre knotig anwachsen können. In seltenen Fällen wurde die Entstehung von Melanomen beobachtet.

Naevi spili sind ein Läsionstyp, in dem sich nävogene Pigmentläsionen mit und ohne Ausbildung von Nävuszellnestern überschneiden.

- ***Becker-Nävus*** (Abb. 19.5) ist ein meist handflächengroßer, wohl abgegrenzter, dunkel pigmentierter linearer epidermaler Nävus, der durch milde epidermale Hyperplasie, aber starke Hypertrichose und verstärkten Melaningehalt (bei normaler Zahl von Melanozyten) gekennzeichnet ist. Der Becker-Nävus tritt fast stets bei Männern auf, bevorzugt die Schulterregion und entwickelt sich meist in der zweiten Dekade. Keine assoziierten Symptome.
- ***Familiäre Hyperpigmentierung der Augenlider*** sind ein seltenes, autosomal dominant vererbtes Zustandsbild, das durch persistente „halonierte" Augen gekennzeichnet ist. Histologie: epidermale und dermale Pigmentierung.

Erbkrankheiten mit progredienter retikulärer Pigmentierung. Als isolierter Befund tritt eine solche retikuläre Hyperpigmentierung, beginnend in den Intertrigoregionen und sich langsam auf die restliche Haut ausbreitend, beim M. Dowling-Degos auf; als Nebenbefund bedeutsamer Systemsymptome bei der Dyskeratosis congenita und der Fanconi-Anämie (s. S. 535).

Postinflammatorische Hyperpigmentierungen. Zahlreiche entzündliche Dermatosen werden von oft Monate dauernder Hyperpigmentierung gefolgt; die Neigung hierzu ist umso größer, je dunkler der Hauttyp ist. Beispiele sind (Kontakt)Ekzeme, medikamentös toxische Exantheme, physikochemische Traumen- z. B. Röntgenbestrahlung!, chronisches Druck-, Reibetrauma), UV-Photosensitivität (z. B. Pellagra), phototoxische Reaktionen (z. B. Berloque-Dermatitis – s. S. 154, Abb. 19.6) u. a. m.

> **!** Der Übergang zwischen epidermaler und dermaler Hypermelanose ist ein fließender, da es bei entzündlichen Dermatosen stets, wenn auch in unterschiedlichem Ausmaß, zur Pigmentabtropfung kommt. Die Neigung zur Pigmentinkontinenz ist ethnisch verschieden (höher bei ostasiatischer oder lateinamerikanischer Herkunft).

Gemischt epidermal-dermale Hypermelanosen

Melasma (alter Name: Chloasma uterinum). Eine häufige großfleckige, meist symmetrische Eruption von scharf, oft bizarr begrenzten Pigmentflecken im Gesicht (Schläfen, Stirn, Wangen). Epidermale Melasmen sind dunkelbraun; je mehr dermales Melanin vorhanden ist, umso grauer wird die Farbe. Das Melasma ist wahrscheinlich eine Hormon- und UV-Licht-abhängi-

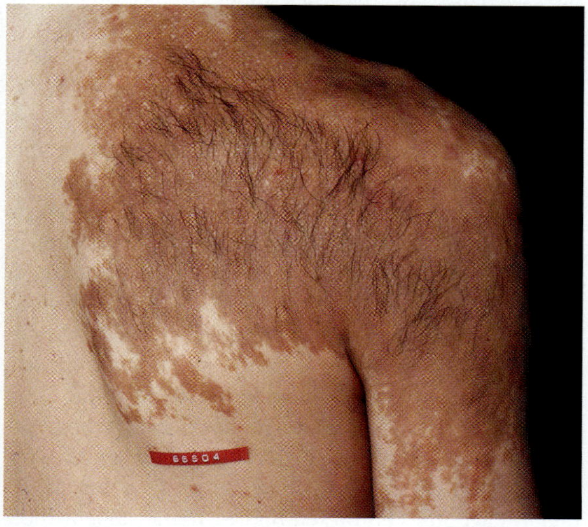

Abb. 19.5. Becker-Nävus. Großflächiger pigmentierter, flacher epidermaler Nävus mit dunklen und hypertrophen Haaren. Becker-Nävi sind fast stets an der Schulter (von Männern) lokalisiert

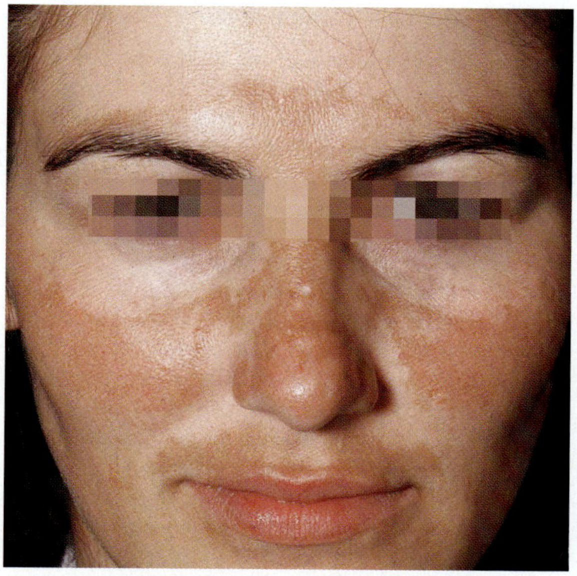

Abb. 19.6. Berloque-Dermatitis. Scharf und unregelmäßig begrenzte Hyperpigmentierung an Stirn, Wangen und perioral. Die Läsion entstand durch Sonnenexposition nach Kühlen des Gesichtes mit Eau de Toilette

ge Läsion (eine zusätzliche Rolle von Kosmetika wird diskutiert); es tritt hauptsächlich bei jungen Frauen (jedoch selten auch bei Männern) auf und ist häufige Begleiterscheinung der ***Schwangerschaft*** oder der Einnahme ***oraler Kontrazeptiva***, selten hormonproduzierender Tumoren (Ovarialkarzinom). In der Postpartalperiode bilden sich Melasmen meist spontan zurück, können jedoch auch viele Jahre persistieren. Deutliche Abhängigkeit von Sonnenbestrahlung (Abblassen im Winter, Hervortreten im Frühjahr).

Differentialdiagnose. Berloque-Dermatitis.

Therapie. Bleichsalbe (beim dermalen Typ allerdings kaum wirksam) und UV-Schutz.

Melanodermitis toxica (Riehl-Melanose, Teermelanose). Hierbei zeigt sich eine fleckige grau-braune Hyperpigmentation des Gesichts oder – berufsbedingt (z. B. Teerarbeiter) – an Händen und Unterarmen. Zugrunde liegt eine chronische phototoxische Reaktion gegen Teer, Pech, Öle, Kohlenwasserstoffe, aber auch Inhaltstoffe von Kosmetika.

Die Riehl-Melanose war während des 1. Weltkriegs in Österreich epidemieartig an Soldaten, Transportarbeitern etc. beobachtet und zunächst als Vergiftung durch kontaminierte Lebensmittel gedeutet worden. Die eigentliche Ursache lag wahrscheinlich in der kriegsbedingten starken Exposition gegenüber Ölen, Ruß und Teer und Sonnenexposition (Transport auf unüberdachten Bahnwaggons). Die Riehl-Melanose wird in der damals beschriebenen exzessiven Form heute nicht mehr beobachtet. Nicht selten sind jedoch durch Kosmetikaabusus bedingte fleckige Hyperpigmentationen der Gesichtshaut. Melanodermitis toxica ist der Berloque-Dermatitis verwandt.

Dermale Hypermelanosen

Dermale Melaninpigmentierung wird entweder durch dermale Melanozyten oder durch nach Pigmentabtropfung in dermalen Melanophagen gespeichertes Melanin (Pigmentinkontinenz) verursacht. Der Pigmentabtropfung gehen in der Regel entzündliche Veränderungen der Epidermis voraus.

Dermale Melanozytosen. ***Mongolenfleck*** (kongenitale dermale Melanozytose) (Abb. 19.7). Ein oder mehrere, mäßig scharf begrenzte, graublaue Flecken der Lumbosakralregion Neugeborener, die sich in den ersten Lebensmonaten (-jahren) spontan zurückbilden. Vorkommen häufig bei Ostasiaten, sporadisch bei Weißen (Osteuropa). Genese: Verzögerung der normalen Besiedlung der Epidermis durch Melanozyten. Histologie: in der mittleren Dermis bandförmig angeordnete dendritische Melanozyten. Selten sind ***aberrierende*** (Lokalisation z. B. Gesicht oder Extremitäten) und ***persistierende*** Mongolenflecke.

Nävus Ota (okulodermale Melanozytose) (Abb. 19.8). Eine „nävoide", meist schiefergraue (manchmal mit Braun-, Rot- oder Schwarztönen) flächige und fleckige Verfärbung der Haut im Bereich der beiden ersten Trigeminusäste sowie der Sklera und der inneren Augenanteile. Der Nävus Ota betrifft vorwiegend Ostasiaten, ist meist einseitig, gynäkotrop und tritt meist schon bei Geburt oder in der Kindheit auf. Seine Größe ist variabel. Er ist eine persistente Läsion; erfolgreiche Lasertherapie wurde berichtet. Die Entwicklung von Melanomen wurde beobachtet.

Der ***Nävus Ito*** ist eine Variante des Nävus Ota in der Schulter- und seitlichen Armregion.

Knotige Akkumulationen dermaler Melanozyten erscheinen klinisch als ***blaue Nävi*** (dermale Melanozytome – s. S. 581).

Dermatosen mit dermaler Pigmentspeicherung. Eine ***dermale postinflammatorische Hyperpigmentierung*** kann nach Lichen ruber, fixem Arzneimittelexanthem, infektiösen Hautkrankheiten (z. B. Pinta) und anderen entzündlichen Dermatosen entstehen; dunkler Hauttyp und ostasiatische bzw. lateinamerikanische Herkunft sind wichtige prädisponierende Faktoren. Eine charakteristische Sonderform ist das ***Erythema dyschromicum perstans*** („ashy dermatosis"), eine in Lateinamerika verbreitete, sonst seltene Pigmentstörung, die durch gruppierte kleine, konfluierende, unscharf begrenzte aschgraue Herde vorwiegend am Stamm ansonsten gesunder Menschen gekennzeichnet ist. Der Pigmentierung geht ein mildes entzündliches Stadium voraus, das histologisch dem Lichen ruber ähnlich ist (als dessen Variante das Erythema dyschromicum perstans auch angesehen wird).

Dermale Pigmentierung, die teils aus Melanin, zusätzlich jedoch aus exogenen Substanzen besteht, findet sich bei der ***makulären Amyloidose*** und als Nebenwirkung von Medikamenten (Phenothiazin, Tetrazykline, Minocyklin, Amiodaron).

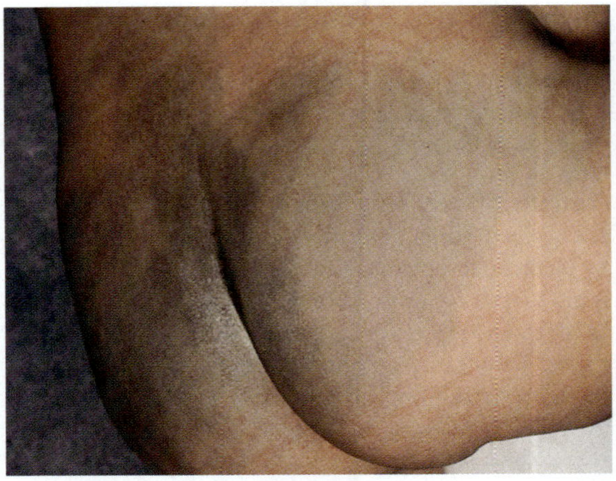

Abb. 19.7. Mongolenfleck. Unscharf begrenzte, graublaue Flecken der Sakralregion

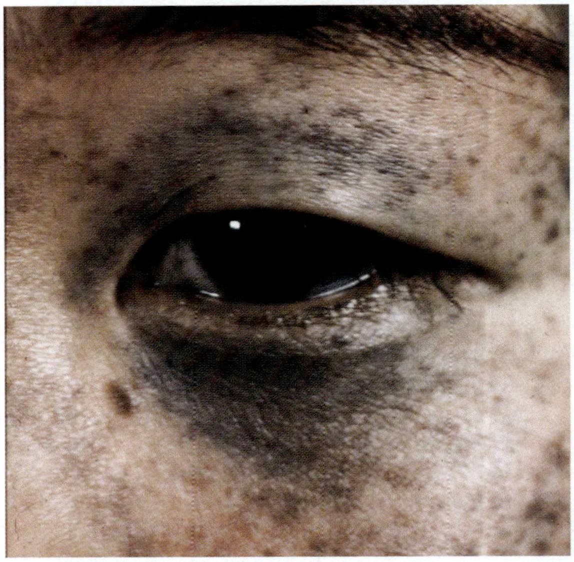

Abb. 19.8. Naevus ota. Eine flächige und fleckige schiefergraue Verfärbung der linken Periorbitalregion, Oberlider und Skleren (Prof. T. Nishikawa, Tokyo)

Incontinentia pigmenti (Bloch-Sulzberger). Eine X-chromosomal vererbte (Xp11?) Systemkrankheit, die bei Homozygotie (also auch Knaben) einen Letalfaktor darstellt und bei heterozygoten Mädchen durch charakteristische Hautveränderungen, physischen und geistigen Entwicklungsrückstand, neurologische Symptome, Skelett- und Zahnanomalien sowie retrolentikuläre Fibroplasie gekennzeichnet ist. Die Hautveränderungen laufen in 3 charakteristischen Stadien ab. Augenfällig ist ihre streifige Verteilung entlang der Blaschko-Linien, die Ausdruck chromosomalen Mosaizismus sind.

Klinik. Die Hautläsionen sind bei Geburt schon vorhanden oder stellen sich innerhalb der ersten Lebenswochen ein: v. a. am seitlichen Rumpf und den proximalen Extremitäten disseminierte, linear angeordnete Erytheme und Bläschen ***(vesikulöses Stadium)*** (Abb. 19.9). Einige Wochen später Umwandlung in verruköse, papillomatöse, hypertrophe Läsionen ***(ver-***

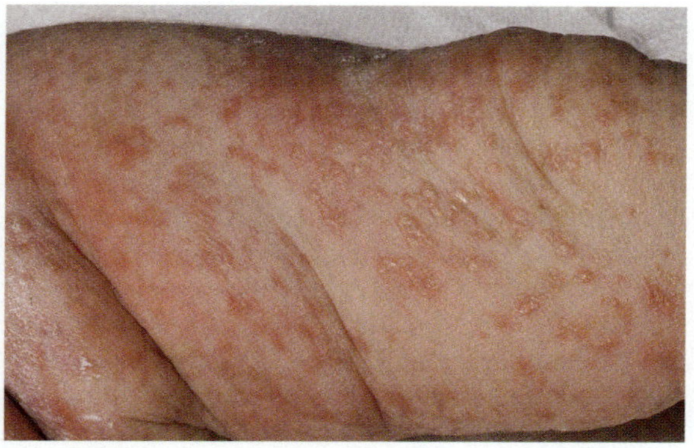

Abb. 19.9. Incontinentia pigmenti, vesikulöses Stadium. Streifige Erytheme und Blasen am Oberschenkel eines neugeborenen Mädchens

ruköses Stadium), nach 2–3 Monaten stellt sich das ***pigmentierte Stadium*** ein. Die Pigmentierungen sind charakteristisch striär, wirbelartig und von schmutzig- bis schiefergrauer Farbe. Sie bleiben einige Jahre bestehen und klingen später langsam ab, manchmal sogar mit Hypopigmentierung und Atrophie.

Histologie. Im frühen Stadium Spongiose mit reichlich Eosinophilen, später verruköse Hypertrophie, reichlich dermale Melanophagen.

Differentialdiagnose. Bullöse Dermatosen, lineare epidermale Nävi und Hypomelanosis Ito.

Mildere Varianten sind das Franceschetti-Jadassohn-Syndrom (keine Augen- und ZNS-Zeichen) und das Naegeli-Syndrom (*nicht* X-chromosomal vererbt).

19.1.2 Hypomelanosen

Mangel an Melaninpigment kann durch angeborene Malfunktion des Pigmentsystems oder durch sekundäre Störungen entstehen. In beiden Fällen kann der Defekt diffus oder umschrieben, partiell oder total sein.

19.1.2.1 Diffuse Hypomelanosen

Diffuse (die gesamte Haut betreffende) Hypomelanose tritt überwiegend auf genetischer Basis auf: ethnische bzw. dispositionelle Pigmentarmut (Hauttyp I), erbliche Defekte der Melaninproduktion (Albinismus), erbliche Stoffwechselkrankheiten mit Auswirkungen auf das Pigmentsystem (Phenylketonurie, andere Aminazidurien, Menke-Syndrom). ***Erworbene*** universelle Hypomelanose tritt nur bei der seltenen universellen Vitiligo, bei schweren Ernährungsstörungen bzw. manchen Systemkrankheiten (Malabsorptionssyndrom, Nephrose etc.) und Hormonanomalien auf (Hypopituitarismus, Hypogonadismus).

Diffuse Hypomelanosen zeigen mit Ausnahme des Tyrosinase-negativen Albinismus (IA) und der universellen Vitiligo keinen vollständigen, sondern nur partiellen Pigmentverlust.

Okulokutaner Albinismus (OCA)

Eine Gruppe von (fast ausschließlich) autosomal-rezessiven Erbleiden, bei denen die Melanozyten zwar in normaler Zahl vorhanden, jedoch nicht zur Synthese reifer Melanosomen befähigt sind. Den insgesamt 11 bekannten Unterarten liegen unterschiedliche Defekte zugrunde, auch die klinische Ausprägung ist verschieden. Gemeinsame klinische Leitsymptome sind universelle Verminderung oder Fehlen von Melanin in Haut, Haar und Augen, Nystagmus, Photophobie und Sehschwäche. Durch mangelnden UV-Schutz besteht erhöhtes Risiko von Hauttumoren.

Weitere vier Formen von *okulärem* Albinismus (Pigmentveränderungen der Haut sind sehr diskret oder fehlen überhaupt) werden hier nicht behandelt.

Epidemiologie. Die Prävalenz des OCA ist 1:20.000; die beiden Haupttypen (tyrosinase-positiver und tyrosinase-negativer OCA) stellen je knapp 50 %, die 9 restlichen Typen sind selten.

Klassifikation. Eine vollständige molekularbiologische Klassifikation existiert derzeit noch nicht. Man unterscheidet Formen, bei denen die Melaninsynthese selbst defekt ist, von solchen, wo sie indirekt durch andere Defekte betroffen ist (Tabelle 19.2). Bei ersteren spielen Defekte der Tyrosinase (dem Schlüsselenzym der Melanogenese) eine Hauptrolle; der Gendefekt liegt auf Chromosm 11 q.

Defekt der Melaninsynthese	Defekt außerhalb der Melaninsynthese
Defekt der Tyrosinase: Typ I	Chédiak-Higashi Syndrom
Typ I-A: Tyrosinase-negativ	Hermansky-Pudlak-Syndrom
Typ II-B: „Yellow mutant"	Prader-Willi-Syndrom
Typ I-MB: „Minimal pigment"	
Typ I-TS: „Temperature-sensitive"	
Defekt *nicht* der Tyrosinase	
Typ II: Tyrosinase-positiv	
roter OCA	
brauner OCA	
autosomal-dominanter OCA	

Tabelle 19.2. Klassifikation des okulokutanen Albinismus

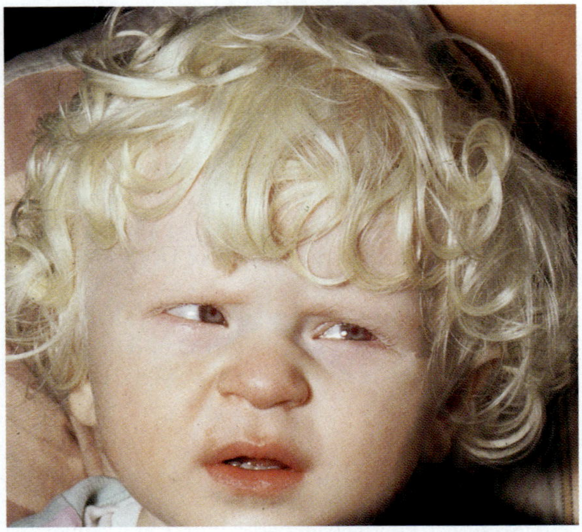

Abb. 19.10. Tyrosinase-negativer okulokutaner Albinismus. Weiße Haut, weißblonde Haare, wässrig-blaue Iris, rot durchschimmernde Pupillen

Gemeinsame Eigenschaften der Formen des OCA. Pigmentverdünnung findet sich stets, doch in unterschiedlichem Maß. Völlig weiße Haut und Haare hat nur Typ IA; bei allen anderen finden sich Spuren von Pigment, die einen gelblichen, bräunlichen oder rotbräunlichen Farbton bewirken (so kann ein Afrikaner mit OCA sogar dunkler sein als ein normal pigmentierter Weißer). Häufig dunkeln die Betroffenen im Lauf des Lebens leicht nach. Auch das Auge ist nur bei Typ IA völlig unpigmentiert, die Iris daher hellblau, die Pupille rot reflektierend (unpigmentierter Augenfundus), bei allen anderen Typen findet sich zarte Pigmentierung.

Die Iris ist bei OCA häufig stärker pigmentiert als die Haut, da die Pigmentzellen des Auges „kontinent" sind (d. h. nicht beständig Melanosomen in die Nachbarschaft abgeben).

Abhängig vom Grad der Pigmentverdünnung besteht eine starke UV-Empfindlichkeit, die die Gefahr von Sonnenbränden, Lichtalterung und Tumoren der Haut mit sich bringt (Plattenepithelkarzinom, Melanom). Allen Typen gemeinsam (und für die Diagnose zu fordern) ist ferner die ***Augensymptomatik:*** Nystagmus, Photophobie, Hypoplasie der Fovea, herabgesetzte Sehstärke, manchmal Strabismus und Refraktionsstörungen; auch diese Symptome sind verschieden ausgeprägt und nicht stets vollzählig ausgebildet.

Die Augensymptome sind nur teilweise Folge des Pigmentmangels. Bei allen Formen von OCA (ungeachtet der Genese) liegen Fehlentwicklungen des N. opticus vor, insbesondere ein Fehlen ipsilateraler Fasern im Chiasma opticum (daher kein räumliches Sehen!); diese Fehlentwicklung kann mittels evozierter Potentiale nachgewiesen werden. Man vermutet, daß das Melanin des Auges die richtige Einwanderung der Nervenfasern induziert.

Klinische Manifestationen des OCA

Tyrosinase-negativer OCA. Bei allen 4 Untereinheiten wird wird in den Melanozyten eine nicht bzw. mangelhaft funktionelle Tyrosinase synthetisiert, die Melanosomen enthalten ultrastrukturell kein Melanin (Melanosomen nur von Grad I und II)(s. Tabelle 19.2). Zahlreiche Punktmutationen des Tyrosinasegens wurden bisher entdeckt, Art und Lokalisation bestimmen das Ausmaß der Symptomatik. Typ IA stellt die schwerste Erscheinungsform mit völliger Depigmentierung von Haut und Haaren und schwerer Augensymptomatik dar (Abb. 19.10). Typen IB und IMP sind mildere Formen. Typ IB ist durch ein auffallendes, gelb-rötliches Pigment der Haare, einem geringfügig positiven DOPA-Haarwurzeltest bei Zusatz von L-Cystein und sein hauptsächliches Vorkommen bei Amerikanern deutscher (Amish!) und polnischer Abkunft ausgezeichnet. Typ ITS besitzt durch Pigmentierung der Akren bei Pigmentmangel am Stamm ein auffallendes Verteilungsmuster (die produzierte Tyrosinase ist temperaturabhängig – d. h. sie wird bei Normaltemperatur inaktiviert).

Tyrosinase-positiver OCA (Typ II) ist klinisch ähnlich, doch werden geringe Mengen von Melanin produziert (langsame Zunahme im Laufe des Lebens). Die molekularen Mechanismus sind unbekannt; auch hier enthalten die Melanozyten nur wenige ausgereifte Melanosomen.

Der Unterscheidung zwischen tyrosinase-positivem und -negativem Albinismus dient ein einfacher Labortest: Einige Haare werden ausgezupft und in einer Lösung von Dopa (Melaninpräkursor) inkubiert. Kommt es zur Schwärzung der Haarwurzeln (enthalten viable Melanozyten!), ist das Vorhandensein von Tyrosinase nachgewiesen.

Hermansky-Pudlak-Syndrom. Ein seltenes, autosomal rezessives Erbleiden, das durch relativ milde Haut-, aber schwere Augenbeteiligung, assoziiert mit einem Defekt der Thrombozyten (Epistaxis, Hämatome, Hämorrhagien) und multiplem Organversagen in der Lebensmitte (Lungenfibrose, Herz-, Nierenversagen) gekennzeichnet ist. Dieses Syndrom ist wahrscheinlich eine Speicherkrankheit (zeroidähnliche Einschlüsse in Lymphozyten und diversen Organzellen – Niere, Herz, Darm, Alveolarmakrophagen).

Chediak-Higashi-Syndrom. Ein seltenes, autosomal-rezessives Erbleiden, das durch Abwehrschwäche (häufige Kokkeninfektionen), OCA, neurologische Symptomatik und Neigung zu Neoplasien (lymphoproliferative Krankheiten) gekennzeichnet ist und meist schon im Kindesalter zum Tod führt. Pathomechanismus: ein lysosomaler Defekt, der die Fusion mit Phagosomen beeinträchtigt (daher Defekt des „intracellular killing" von phagozytierten Mikroorganismen, aber auch des Pigmenttransfers). Es finden sich ultrastrukturell in den Neutrophilen Riesenlysosomen, in Melanozyten

Riesenmelanosomen. Klinisch ist die Haut beim Chediak-Higashi-Syndrom durch einen silbergrauen Farbton gekennzeichnet (Analogon im Tierreich: der silbergraue Aleutennerz).

Prader-Willi-Syndrom. Ein seltenes Entwicklungsstörungssyndrom mit unbekannter genetischer und pathophysiologischer Basis, das durch milden OCA, geistige Retardation, Verhaltensstörungen und Hypogonadismus gekennzeichnet ist.

Therapie. OCA, gleichgültig welchen Untertyps, ist ***therapierefraktär.*** Besonders wichtig ist daher die ***Prophylaxe von UV-Schäden:*** Dies gilt sowohl für das Auge (Sonnenbrillen) als auch für die Haut (konsequente Verwendung von Sonnenschutzmittel), v. a. in Ländern mit hoher UV-Einstrahlung. So findet man bei einheimischen Albinos in Afrika häufig schon in der Jugend aktinische Keratosen oder Plattenepithelkarzinome.

19.1.2.2 Umschriebene Hypomelanosen

Umschriebener Melaninmangel kann durch fokal fehlende oder mangelhafte Anlage des Pigmentsystems in der Haut oder durch dessen sekundäre (Zer)störung zustandekommen. Bei der ersteren Gruppe spielen Defekte der Ontogenese eine entscheidende Rolle.

Melanoblasten wandern aus dem Neuroektoderm aus, durch das Mesenchym hindurch, in die Epidermis ein und differenzieren dort zu mit den Keratinozyten interagierenden Melanozyten. Auf dieser Wanderschaft können Fehler eintreten, die sich gesetzmäßig als umschriebene Pigmentanomalien (allenfalls mit assoziierten Organsymptomen) manifestieren. Prototypen dieser ontogenetisch bedingten Pigmentstörungen sind Piebaldismus, Hypomelanosis Ito, Nävus depigmentosus und die dermale Melanozytose.

Ontogenetisch bedingte Hypomelanosen

Piebaldismus (Abb. 19.11). Ein relativ seltener (Prävalenz ca. 1/15.000) autosomal-dominant vererbter, vitiligoähnlicher Zustand mit großfleckiger Depigmentierung an Rumpf und Extremitäten, der schon bei Geburt gegeben ist und lebenslang unverändert bestehen bleibt. Die Flecken sind weiß (*de*pigmentiert), unregelmäßig begrenzt, auffallend symmetrisch und können in sich hyperpigmentierte Areale aufweisen. Prädilektionsstellen sind Rumpfseiten, die Mittelpartie der Extremitäten (unter Aussparung der Akren) sowie ein zwickelförmiger zentraler Bereich an Stirn und Kapillitium. Innerhalb der Flecken sind die Haare weiß; ein charakteristisches Symptom ist daher eine frontale Strähne weißen Haares („*white forelock*"). Die klinische Ausprägung kann sehr verschieden sein; die „white forlock" ist das konstanteste Symptom (ca. 90 %) und kann auch isoliert als Abortivform vorkommen.

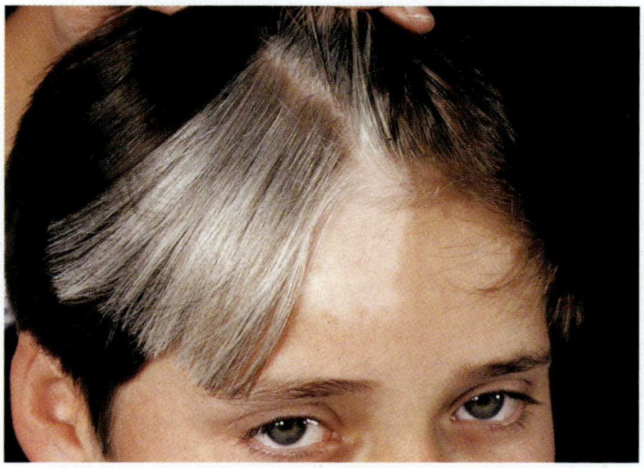

Abb. 19.11. Piebaldismus. Zwickelförmiges, depigmentiertes Areal an der Stirn, in diesem Bereich eine weiße Haarsträhne („white forlock")

Analogie: Frontale Schecken sind im Tierreich häufig, etwa bei Pferden.

Assoziierte Befunde sind manchmal Heterochromia iridum und Schwerhörigkeit bzw. Taubheit.

Histologie. In den betroffenen Arealen nur vereinzelte Melanozyten mit atypischen, nicht melaninisierten Melanosomen.

Pathogenese. Der Piebaldismus ist mit Deletionen des c-kit-Protoonkogens (Chromosom 4q12) assoziiert (kodiert für die Mastzell/Stammzell-Faktor-Rezeptor-Tyrosinkinase). Da SCF auch ein Wachstumsfaktor für Melanozyten ist, vermutet man eine Reifungsstörung und Untergang der Melanoblasten entweder schon in der Neuralleiste oder bald nach Kolonisierung der Haut. Beim klassischen Piebaldismus scheint dieser Gendefekt auf Pigmentzellen beschränkt zu sein (Mastzellen unauffällig!).

Waardenburg-Syndrom. Ein sehr seltenes (Prävalenz 1: 200.000) autosomal-dominantes piebaldismusähnliches Syndrom, das durch zusätzliche Symptome erschwert ist: Heterochromia iridum, neurosensorische Taubheit, hypopigmentierte Augenfundi, Hypertelorismus, vorzeitiges Ergrauen der Haare, M. Hirschsprung u. a. m.

In der Literatur finden sich Fälle von ausgeprägter ZNS-Beteiligung bei Piebaldismus bzw. Waardenburg-Syndrom: zerebelläre Ataxie, geistige Retardierung u. a. m. Es ist wahrscheinlich, daß alle genannten Leiden einen einheitlichen Komplex ergeben, der von isolierter „white forlock" über klassischen Piebaldismus und das Waardenburg-Syndrom zum Waardenburg-Syndrom mit schwerer ZNS-Beteiligung reicht.

Hypomelanosis Ito. Ein seltenes, wahrscheinlich autosomal-dominantes Erbleiden, das durch auffällige Hautzeichen und häufig (bis 90 %) assoziierte Systemzeichen charakterisiert ist. Die Haut zeigt generalisierte bizarr streifige Areale von Hypopigmentierung entlang der Blaschko-Linien. Diese sind meist schon bei Geburt vorhanden (oder entstehen in der ersten Lebenszeit), können sich aber nach jahrelangem Bestand

Abb. 19.12. Naevus depigmentosus. Ein lanzettförmiger, hypopigmentierter Fleck

spontan zurückbilden. Assoziierte Zeichen sind verschiedenartige Fehlbildungen des Muskel/Skelettsystems, der Augen, Zähne, ZNS-Symptome, Epilepsie und geistige Retardierung.

Histologie. Im befallenen Bereich sind die Melanozyten nicht wesentlich verringert, sind aber klein und besitzen nur wenige reife Melanosomen.

Pathogenese. Es handelt sich um ein Mosaikmuster, das durch einen Klon normaler und einen aus mangelhaft differenzierten Melanozyten gebildet wird. Auch die Hypomelanosis Ito ist vermutlich durch einen molekularen Defekt bedingt, der an den Melanoblasten der Neuralleiste wirksam wird und Melanosomenreifung und -transfer behindert.

Die Hypomelanosis Ito wirkt wie ein Umkehrbild der Incontinentia pigmenti und wurde deshalb auch als „Incontinentia pigmenti achromians" bezeichnet. Dies ist irreführend.

Naevus depigmentosus (Abb. 19.12). Eine relativ seltene kongenitale, solitäre, nicht hereditäre, scharf, bizarr und unregelmäßig begrenzte hypopigmentierte Läsion, die entlang der Blaschko-Linien verläuft. Prädilektionsstelle: Rumpf. Die Haare in Naevi depigmentosi sind weiß. Assoziierte Zeichen sind selten (neurologische Störungen). Der Nävus depigmentosus ist vermutlich eine forme fruste der Hypomelanosis Ito.

Histologie. Wie bei dieser.

Differentialdiagnose. Naevus anaemicus (rötet sich nicht bei Reiben) und segmentale Hypopigmentierung bei tuberöser Hirnsklerose.

Erworbene umschriebene Hypomelanosen

Hauptursachen erworbener umschriebener Hypomelanosen sind immunologisches, toxisches, entzündliches und aktinisches Trauma.

Vitiligo. Vitiligo ist eine klinisch durch charakteristischen fleckartigen Pigmentverlust gekennzeichnete, häufige und kosmetisch bedeutsame Dermatose, die auf der Destruktion epidermaler Melanozyten wahrscheinlich durch Autoaggressionsmechanismen beruht und oft mit Systemsymptomen assoziiert ist.

Die kosmetische Bedeutsamkeit resultiert aus der großfleckigen, kreideweißen Entfärbung insbesondere an den freigetragenen Körperregionen (Gesicht, Handrücken), die bei dunkelhäutigen Völkern klarerweise besonders auffällig ist. Menschen mit Vitiligo wurden seit altersher häufig für „aussätzig" gehalten und sozial stigmatisiert – die Gleichsetzung der Vitiligo mit Leukodermen bei Lepra geht schon auf die Bibel zurück.

Epidemiologie. Vitiligo ist mit einer Prävalenz von 0,5–4 % relativ häufig. Sie ist weltweit verbreitet, tritt vorwiegend bei Jugendlichen bzw. in der ersten Lebenshälfte auf und ist deutlich familiär gehäuft (bei ca. 30 % positive Familienanamnese). Autosomal-dominante oder polygene Vererbung wird diskutiert. Klare Assoziationen mit HLA-Typen bestehen nicht.

Krankheiten analog der Vitiligo werden auch im Tierreich beobachtet: die Lipizzanerpferde sowie verschiedene Schweine- und Fischarten.

Klinik (Abb. 19.13). Vitiligo ist durch völlig depigmentierte, kalkweiße, ansonsten aber unauffällige Herde gekennzeichnet. Diese sind meist rund, von einem dunkleren (manchmal entzündlichen) Halo umgeben und scharf begrenzt. Zu Beginn einige Millimeter groß, vergrößern sich die Herde langsam durch peripheres Wachstum, werden polyzyklisch und sind somit in der Wachstumsphase *nach außen konvex*. In Herden befindliche Haare bleiben oft lange Zeit pigmentiert. Prädilektionsstellen sind periorifizielle Regionen (um Augen, Nase, Mund, perianal und -genital) sowie häufig traumatisierte Stellen: Streckseiten der großen Gelenke, Achseln, Handgelenksbeugen sowie Hand- und Fingerrücken. Die Herde sind auffallend symmetrisch verteilt. Auch die hautnahen Schleimhäute sowie Handflächen und Fußsohlen können befallen sein. Ein positives Köbnerphämomen ist häufig (bis zu 30 %). Die Perianalregion ist eine differentialdiagnostisch sehr wichtige Prädilektionsstelle, da sie fast stets und sehr früh betroffen ist.

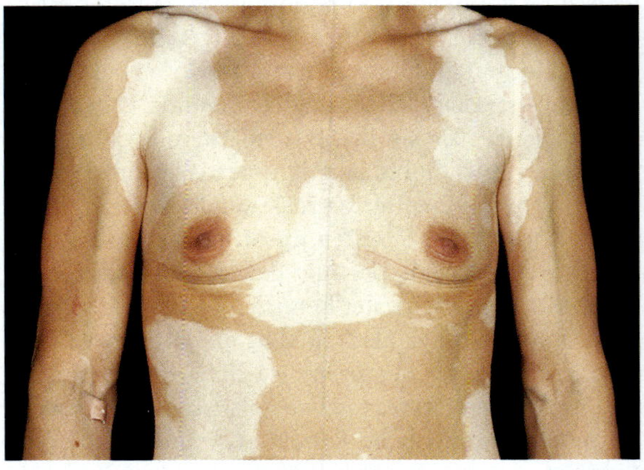

Abb. 19.13. Vitiligo. Auffallend symmetrische, scharf und polyzyklisch begrenzte depigmentierte Herde

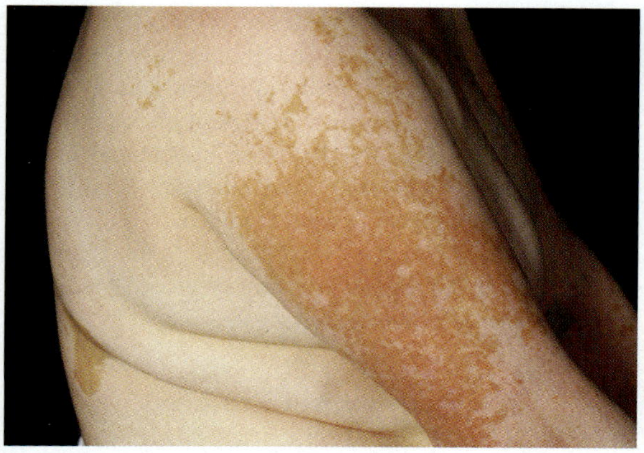

Abb. 19.14. Subtotale Vitiligo. Es verbleiben nur mehr einzelne pigmentierte Hautstellen, die einem Naevus spilus ähneln

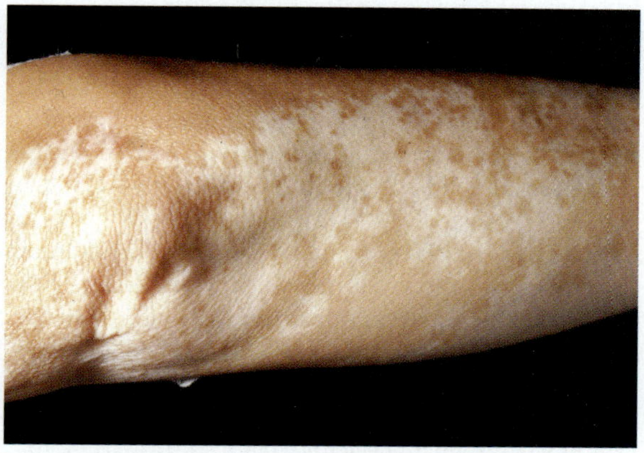

Abb. 19.15. Repigmentierung eines Vitiligoherdes aus den Haarfollikeln

Bei Progredienz entsteht ein (wegen des Befalls der freigetragenen Körperregionen) sehr auffälliges grobscheckiges Bild. Schließlich können die depigmentierten Areale durch Konfluenz den gesamten Körper überziehen, wobei nicht selten Inseln normaler Haut inmitten der vitiliginösen Haut übrig bleiben (Abb. 19.14).

In solchen Fällen wird häufig zunächst die vitiliginöse Haut für blaß, aber normal, und die verbleibende normale Haut für einen Naevus spilus gehalten. Bei derart ausgedehnter Vitiligo ist die komplette Depigmentierung das Therapieziel.

Morphologische Klassifikation. Man unterscheidet eine ***fokale*** (einzelne Herde), eine ***regionale*** (Verteilung entspricht ungefähr einem Dermatom; diese Form gilt als besonders persistent) und eine ***generalisierte*** Vitiligo (häufigster Typ). Eine Sonderform ist die sog. Trichrom-Vitiligo: zusätzlich zu den normalen und den depigmentierten Arealen finden sich, deutlich abgesetzt, hypopigmentierte Anteile (Zwischenstadium zu völliger Depigmentierung).

Verlauf. Sehr variabel und kaum vorhersagbar. Der Krankheitsbeginn ist meist schleichend, nur selten rapide. Manchmal lassen sich mechanische Traumen oder starke Sonnenbestrahlung als präzipitierender Faktor feststellen (Köbner-Phänomen); starke UV-Expositionen können schubartige Verschlechterungen auslösen. Psychische Erschütterungen werden häufig als auslösender Faktor angegeben (und auch geglaubt). In der Folge kommt es zur unterschiedlich schnellen (meist sehr langsamen) schubartigen Progredienz. Die Vitiligo kommt entweder nach Jahren zum Stillstand und hinterläßt einige oder zahlreiche permanent depigmentierte Herde (häufiger), oder schreitet zum totalen Pigmentverlust fort (progressiver Verlaufstyp). Perioden fokaler bzw. multifokaler Repigmentierung kommen während des gesamten Krankheitsverlaufs vor. Auch gänzliche spontane Rückbildung wird beobachtet, ist jedoch der Ausnahmefall.

Die Rückbildung der Herde erfolgt durch Einwandern von Melanozyten entweder vom Rande her und/oder aus den meist unbefallenen Haarfollikeln (Abb. 19.15). Typische Repigmentierungsmuster sind daher Epheliden-bzw. konfettiartige Flecke um die Haarfollikel und konkave Begrenzungslinien.

> **!** Progrediente Herde sind nach außen ***konvex***, regrediente ***konkav***.

Histologie. In befallenen Arealen fehlen Melanozyten. Im Randbereich meist milde lymphozytäre Infiltrate; ultrastrukturell pyknotische Melanozyten.

Assoziierte Symptome und Krankheiten. Diese können sein:

- ***Haut:*** Die Haare sind in ca. 30 % mitbefallen, entweder in Form fokaler Depigmentierung (Poliosis) oder vorzeitigen Ergrauens (Kanities). Halo-Nävi sind häufig; eine Assoziation mit Melanom ist eindeutig (nach Schätzungen 180 fache Inzidenz bei Vitiligo). Alopecia areata in ca. 20 %;
- ***Augen:*** Mitbefall nicht selten (ca. 10 %), aber meist klinisch stumm: Hypo- und Depigmentationen sowie Närbchen von Iris und Chorioidea; floride Uveitis ist selten, noch seltener Retinitis pigmentosa;
- ***Innenohr:*** Assoziation von Hörproblemen mit klassischer Vitiligo ist unsicher, jedenfalls nicht häufig;
- ***Autoimmunkrankheiten:*** Assoziation mit (Autoimmun)Thyreoiditis (bzw. Thyreotoxikose, Myxödem, toxische Struma etc.) besteht in ca. 30 %. Seltener assoziiert sind Alopecia areata, Diabetes mellitus (5 %), ausnahmsweise Autoimmunhypoparathyreoidismus, perniziöse Anämie, M. Addison und multiglanduläre hormonelle Insuffizienz.

Bei letzteren Assoziationen wird diskutiert, ob sie nicht zufällig sind. Dem widerspricht, daß bei allen diesen die Inzidenz von Vitiligo überzufällig häufig ist. Es ist wahrscheinlich, aber nicht generell akzeptiert, daß Vitiligo in Assoziation mit Autoimmunkrankheiten aggressiver abläuft.

Komplikationen. Systemische Komplikationen ergeben sich aus den genannten Begleitkrankheiten. Die vitiliginösen Hautareale sind durch den fehlenden Lichtschutz besonders UV-empfindlich (Sonnenbrände!). Aktinische Keratosen und Plattenepithelkarzinome bei chronischer Vitiligo sind jedoch paradoxerweise selten.

Labor. Die Routinetests sind unauffällig, doch können in bis zu 20 % Autoantikörper gegen verschiedene Körperzellen bzw. Zellstrukturen nachgewiesen werden: Schilddrüsen-, glatte Muskel-, Belegzellen, Melanozyten; Mitochondrien, Mikrosomen; antinukleäre Antikörper. Melanozytotoxische Autoantikörper finden sich nur in einem Teil (wenn auch nach isolierten Literaturberichten bis 80 %), oft auch bei Normalpersonen.

Pathogenese. Eine Autoimmungenese wird durch die Assoziation mit den genannten Autoantikörpern und -immunkrankheiten, die häufige Nachweisbarkeit (in vitro) melanozytotoxischer Antikörper sowie die Anwesenheit aktivierter CD4 + und CD8 + Lymphozyten im aktiven Randsaum nahegelegt. Alternative Erklärungen: die Selbstmord- (Fehlen eines Schutzmechanismus, der normale Melanozyten gegen toxische Melaninsyntheseprodukte bewahrt) und die neurogene Hypothese (Freisetzung melanozytotoxischer Substanzen aus Nervenendigungen).

Therapie. Lokale Kortikosteroide sind wenig wirksam und kommen nur zur Behandlung kleiner Läsionen in Betracht; systemische sind nicht angezeigt. Mittel der Wahl ist die Photochemotherapie; als phototoxische Substanz eignen sich besonders Trisoralen, 5-Methoxypsoralen und Khellin. Die Therapie ist langwierig; erst nach Monaten wird eine meist nur inkomplette Repigmentierung erzielt (die Läsionen an den freigetragenen Körperstellen sprechen häufig besonders schlecht an).

Eine noch nicht ausgereifte Methode ist die Autotransplantation isolierter Melanozyten (Problem: wegen des Köbnerphänomens kann an der Entnahmestelle ein neuer Vitiligoherd entstehen). Eine ultima ratio an besonders auffälligen Regionen (z. B. Lippen) kann die Tätowierung mit Eisenoxyd sein (bleibt kosmetisch oft unbefriedigend). Eine keinesfalls unvernünftige Lösung ist die Verwendung wasserstabiler Schminken (die auch nach dem jeweiligen Pigmentierungszustand der Haut gemischt werden können). Restherde normaler Haut können durch permanente Bleichung mit der für Melanozyten toxischen Substanz Hydrochinonmonobenzyläther entfernt werden.

Differentialdiagnose. Narben, ausgebrannter CDLE, Vinylchloridkrankheit, Piebaldismus, Pityriasis versicolor alba.

Vogt-Koyanagi-Harada-Syndrom. Eine seltene Systemkrankheit, die mit einer transienten, oft milden meningoenzephalitischen Vorphase beginnt und bald in das Vollbild übergeht: Uveitis anterior und posterior (nicht selten mit Ablatio retinae), bilaterale Dysakusis (ca. 50 %) sowie ausgedehnte Vitiligo und Poliosis. Manche ZNS-Symptome können permanent erhalten bleiben (Paresen, Persönlichkeitsveränderungen).

Pathogenese. Vermutlich eine Maximalvariante der Vitiligo. Virale Auslösung wird erwogen.

Therapie. Systemische Kortikosteroide sind zur Behandlung der Augenveränderungen erforderlich, die Vitiligo spricht darauf nur gering an.

Weitere erworbene umschriebene Hypomelanosen

Postinflammatorische Hypopigmentierung. Eine häufige Folge verschiedener entzündlicher Dermatosen: Psoriasis, Ekzeme (atopische Dermatitis; Pityriasis alba), Cutis vagantium, Sarkoidose, Sklerodermie, Lymphome etc. Eine eigene Kategorie mit oft besonderer Morphologie sind Hypopigmentierungen bei oder nach Infektionskrankheiten: Pityriasis versicolor, Treponematosen (Syphilis, Pinta, Frambösie), Lepra, Kala Azar. Pathogenese: direkte Schädigung der Melanozyten durch Entzündungsmediatoren und/oder Störung des Pigmenttransfer.

Postinflammatorische *De*pigmentierung ist seltener (z. B. Herpes simplex und zoster).

Toxische Hypo- und Depigmentierung. Eine Reihe von Chemikalien der Arbeitswelt können bei Kontakt zur vorübergehenden oder bleibenden Schädigung der Melanozyten führen (Tabelle 19.3). Zur irreversiblen Zerstörung führt der Monobenzyläther des Hydrochinon (s. oben). Hydrochinon ist Bestandteil vieler Bleichcremen.

Aktinisch bedingte Hypomelanose. Die ***idiopathische Hypomelanosis guttata*** ist eine diskrete, perifollikuläre (?) kleinfleckige Hypopigmentierung, die vorwiegend an den Unterschenkeln von Frauen in der 2. Lebenshälfte mit chronischem UV-Schaden auftritt (Abb. 19.16). Pro-

Tabelle 19.3. Hypo-/Depigmentierung induzierende Chemikalien

Aromatische Verbindungen	Phenol und Analoge (Alkyl-, Amyl-, Butyl-)
	Hydroxytoluol und Analoge
	Katechol und Analoge (Methyl-, Isopropyl-, Butyl-)
	Hydrochinon und Analoge (Methyl-, Äthyl-, Benzyläther)
Sulfhydryle	diverse Mercaptoamine (Äthyl-, Propyl-)
Medikamente	Benzoyl-Peroxid
	5-Fluorouracil
	Thiotepa
	Carmustin
	Vitamin-A-Säure
	Kortikosteroide

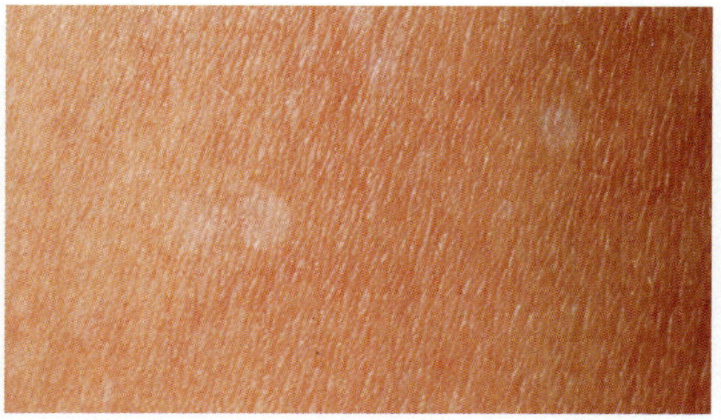

Abb. 19.16. Hypomelanosis guttata. Konfettigroße, runde, scharf begrenzte hypopigmentierte Areale vorwiegend der unteren Extremitäten

gredienter Verlauf. Möglicher zusätzlicher kausaler Faktor ist Rasieren bzw. Epilation der Körperhaare. Eine maximale Erscheinungsform sind bizarre, atrophe narbenähnliche Depigmentationen der UV-geschädigten Unterarme im hohen Alter („stellate pseudoscars").

Erworbener Pigmentverlust der Haare

Ergrauen der Haare als Teil des physiologischen Alterungsprozesses wird als *Canities* bezeichnet, beruht auf langsamer Reduktion der Melanosomenproduktion und schließlich Zugrundegehen der Melanozyten des Haarfollikels. Typisches Verteilungsmuster (Beginn: Schläfen, Scheitel, dann Rest), irreversibel (Ausnahme: Wiederdunkelwerden der Haare bei Porphyria cutanea tarda). Die Haare ergrauen individuell (gefärbte Haare erkannt man am monotonen Farbton des Kapillitiums).Setzt mit etwa 25 Jahren ein, und ist mit etwa 70 abgeschlossen; erhebliche individuelle Schwankungen. Afrikaner ergrauen später als Weiße. ***Prämature Canities*** tritt entweder als (autosomal-dominant) vererbte Anlage oder als Begleitsymptom progerieähnlicher Fehlbildungssyndrome auf.

19.2 Krankheiten des Fettgewebes

...

Das Fettgewebe ist zwar bei tiefen Prozessen oft *mit* betroffen (z. B. Phlegmonen, infektiöse oder nicht-infektiöse Granulome), selbst jedoch nur selten Manifestationsort von Krankheiten. Noxen können auf das Fettgewebe sowohl durch die Zirkulation (z. B. Erythema nodosum) oder direkt lokal einwirken (Trauma, Injektion). Sie werden, eher monoton und genormt, mit Entstehung einer ***Pannikulitis*** beantwortet: tiefsitzende, rote bis livide Knoten, häufig an den Beinen loalisiert. Geht im Rahmen der Pannikulitis Fettgewebe zugrunde, entstehen gravierendere Läsionen wie Einschmelzung, Fisteln, Fibrosierung, Sklerose und Schrumpfung. Eine andere, seltenere Reaktionsweise ist die ohne vorhergehende Entzündung auftretende Atrophie.

Das Fettgewebe ist – entsprechend seiner Funktion als mechanisches Schutzpolster – gegen mechanische Traumen wenig empfindlich, um so empfindlicher jedoch gegenüber chemischen, entzündlichen und auch Kältetraumen. Die Reaktionsweisen des Fettgewebes sind in ihrer Zahl beschränkt; unterschiedliche Krankheiten laufen daher unter ähnlichen Bildern ab und werden unter dem Begriff „Pannikulitis" subsummiert.

Klassifikation der Pannikulitis (Tabelle 19.4). Grundlage ist die Unterscheidung zwischen ***septaler*** und ***lobulärer*** Pannikulitis: bei der septalen sind die entzündlichen Veränderungen auf die (die Gefäße tragenden) Septen zwischen den Fettläppchen beschränkt, bei der lobulären Pannikulitis sind die Fettläppchen in ihrer Gesamtheit ergriffen.

!

Alle Formen der Pannikulitis, deren primärer Ausgangspunkt eine Schädigung der Fettzellen ist, sind lobulär; alle Formen, deren primäre Noxe am Gefäß-Bindegewebssystem ansetzt, sind (zumindest anfangs) septal. Eine septale Pannikulitis kann sich jedoch in eine lobuläre fortentwickeln. Die Gefässe sind bei der Pannikulitis entweder Mittler der Entzündungsreaktion oder selbst deren Ziel (Vaskulitis). Lobuläre Pannikulitis ist der gravierendere Befund, da er mit Nekrose des Fettgewebes einhergeht und zur unten beschriebenen pathophysiologischen Kettenreaktion führt.

Pathologische Reaktionen bei lobulärer Pannikulitis. Untergang von Fettzellen ist Endresultat vieler Traumen, das selbst wieder eine Kaskade pathophysiologischer Vorgänge auslöst: Das frei ins Gewebe gelangende Fett, zum überwiegenden Teil Triglyzeride, wird durch Blut- oder Gewebelipasen gespalten. Die entstehenden freien Fettsäuren führen zu einer heftigen entzündlichen Reaktion, durch die im Sinn eines Circulus vitiosus weiteres Fettgewebe zugrunde geht. Makrophagen wandern ein, die das Fett phagozytieren (Lipophagen) und Granulome ausbilden (Lipogranulom). Letztere führen zu Fibrosierung und Sklerosierung.

Stehen bei lobulärer Pannikulitis Zelluntergang und Entzündung im Vordergrund, kommt es zur Einschmelzung des Fettgewebes – von nur histologisch erkennbaren „Mikroölzysten" bis zu fluktuierenden Knoten mit Fistelbildung und Absonderung eines öligviskösen Exsudats. Überwiegen hingegen die produktiven Veränderungen, entstehen torpide, knotige oder plattenartige Lipogranulome. Endzustand ist in beiden Fällen eine intensive Fibrosierung und narbige Schrumpfung der Pannikulitisherde, die zu charakteri-

Tabelle 19.4. Klassifikation der Pannikulitis

	lobuläre Pannikulitis	septale Pannikulitis
OHNE Vaskulitis	idiopathische Pannikulitis (Pfeifer-Weber-Christian) α_1-Antitrypsin-Defizienz physikalische Pannikulitis (Kälte, traumatische, chemisch) neonatale Pannikulitis (Sklerema neonatorum, neonatale Fettgewebsnekrose) bei Systemkrankheiten (LE, Sarkoidose, Pankreaskrankheiten, Lymphome)	E. nodosum eosinophile Fasziitis Eosinophilie-Myalgie-Syndrom systemische Sklerodermie
MIT Vaskulitis	Nodulärvaskulitis	bei Thrombophlebitis bei Arteriitis

stischen Einziehungen und dadurch zu erheblichen Reliefveränderungen der Haut, zu Sklerosierung und Adhärenz der Haut an den tiefen Faszien führt.

Diagnostik. Wegen der Ähnlichkeit vieler Krankheitsbilder ist eine histologische Sicherung meist angezeigt. Hierfür ist die korrekte Durchführung der Biopsie Voraussetzung: Diese muß nicht nur ausreichend groß sein, sondern auch das Fettgewebe miterfassen (häufiger Fehler: Biopsien zu oberflächlich).

19.2.1 Septale Pannikulitis

Der häufigste Vertreter dieser Kategorie ist das ***Erythema nodosum*** (s. S. 204). Eine septale Pannikulitis ist ferner Begleitsymptom aller Formen der Sklerodermie (s. S. 466) und mancher tiefer vaskulitischer Prozesse (Thrombophlebitis, Systemvaskulitiden).

19.2.2 Lobuläre Pannikulitis

Lobuläre Pannikulitis kann entweder als umschriebener oder als Systemprozeß auftreten; in letzterem Fall kann es sich um Krankheiten sui generis oder Begleitsymptome anderer Systemkrankheiten handeln.

Umschriebene lobuläre Pannikulitis

Diese ist die häufigste Form der lobulären Pannikulitis; sie entsteht durch direkte Einwirkung von physikochemischen Traumen.

Mechanisch-traumatische Pannikulitis (traumatische Fettgewebsnekrose). Relativ selten, gewöhnlich bei sehr adipösen Personen. Prädilektionsstellen: Brüste, Hinterbacken. Klinik: schmerzhafte knotige und plattenartige derb-fibrotische Infiltrate. Ausheilung mit Atrophie.

Kältepannikulitis. Eine seltene, nach langdauernder Kälteexposition auftretende knotige Form der Pannikulitis vorwiegend bei Säuglingen und Kleinkindern. Sie verläuft selbstlimitiert, Einschmelzung bleibt aus. Prädilektionsstellen: der kalten Luft oder kalten Gegenständen (Eis!) exponierte Regionen (Wangen, seltener Extremitäten, Skrotum). Bedrohliche Formen der kälteinduzierten lobulären Pannikulitis im Neugeborenenalter sind das Sklerema neonatorum und die neonatale subkutane Fettnekrose (s. S. 708).

Kleinkinder sind deswegen besonders empfindlich, weil ihr Fett einen höheren Anteil gesättigter Fettsäuren besitzt und daher leicht in der Kälte erstarrt. Der Gehalt an gesättigten Fettsäuren normalisiert sich im ersten Lebensjahr.

Pannikulitis nach Injektion von Fremdsubstanzen. Zahlreiche intramuskulär zu verabreichende Medikamente führen, wenn fälschlich in die Subkutis injiziert, zur Fettgewebsnekrose und, in deren Folge, zum sog. „Spritzenabszeß". Auslösend sind entweder primär irritierende Substanzen (Beispiel: Pentazocin) oder ölige Lösungsmittel. Nicht selten entstehen solche Formen der Pannikulitis durch Selbstinjektion (Suchtgifte, Artefakte).

Klinisch zeigen sich schmerzhafte, häufig einschmelzende und fistulierende Knoten an der Injektionsstelle von oft erheblicher Größe, die mit unregelmäßig eingezogenen Narben ausheilen.

Differentialdiagnose. Embolia cutis medicamentosa, eine unregelmäßig begrenzte, extrem schmerzhafte Nekrose nach versehentlicher intraarterieller Injektion von (viskösen oder schlecht aufgelösten) Medikamenten.

Eine Sonderform stellen ***Silikongranulome*** dar. Früher wurden aus kosmetischen Gründen Paraffin- oder Silikonpräparate *frei* in das Fettgewebe injiziert. Das unausbleibliche (wenngleich auch oft erst nach Monaten auftretende) Resultat waren extrem chronische, fistulierende und fibrosierende Veränderungen und daher Entstellung der so behandelten Körperteile (Brüste, Gesicht, gelegentlich auch männliche Genitalien). Das Silikon wird nicht von Makrophagen abtransportiert! Die Verabreichung von freiem Silikon ist heute kontraindiziert, eine solche von abgepacktem Silikon wird jedoch geübt.

Systemische lobuläre Pannikulitis

Eine Gruppe von Krankheitsbildern, die durch multiple knotige Läsionen von Pannikulitis an der Haut, oft auch im Fettgewebe innerer Organe und Systemzeichen gekennzeichnet sind.

Diese Krankheitsgruppe bestand ursprünglich aus einer einzigen Krankheit unbekannter Ursache, der „febrilen non-suppurativen Pannikulitis" (Pfeifer-Weber-Christian). Aus dieser wurden zunehmend einzelne Einheiten ausgegliedert, für die eine Ursache gefunden wurde (s. unten). Es ist zu vermuten, daß der verbleibende Rest ätiologisch gleichfalls heterogen ist.

Idiopathische lobuläre Pannikulitis (Pfeifer-Weber-Christian). Eine seltene systemische lobuläre Pannikulitis unbekannter Ursache, die selten ist und vorwiegend bei Frauen mittleren Lebensalters auftritt

Klinik. Eine schubartig verlaufende chronische Krankheit, die mit Fieber, Arthralgien und Krankheitsgefühl einhergeht. An der Haut, hauptsächlich an Beinen und im Beckenbereich (Gesicht ist nie befallen), erscheinen meist symmetrisch verteilte, schmerzhafte, entzündliche knotige Herde von einigen Zentimetern Durchmesser, die sich in der Regel nach einigen Wochen spontan mit Fibrose zurückbilden. Selten kommt es zur Exulzeration, Entleerung serös-öligen Exsudats und Ausbildung von Fisteln. In den meisten Fällen beschränken sich die Läsionen auf das subkutane Fettgewebe. An inneren Organen können sie zu unterschiedlichen Symptomen führen: Perikarditis, Pleuritis, akute Abdominalsymptomatik, Hepatomegalie; selten auch Befall des Knochenmarks mit Thrombo- und Leukopenie.

Histologie. Lobuläre Pannikulitis mit gemischtzelligem Infiltrat, im späteren Verlauf Lipophagie und Fibrose.

Labor. Unspezifische Entzündungszeichen und eine hohe Senkung. Bestimmung des Pankreasenzyme und des α1-Antitrypsin erforderlich!

Therapie. Allgemein akzeptierte Therapierichtlinien existieren nicht. Ansprechen auf systemische Kortikoide ist wechselhaft, milde Wirkung von Tetrazyklinen. Chloroquin und Dapson sind häufig gut wirksam.

Prognose. Letale Ausgänge für schwer verlaufende Fälle mit Systembeteiligung wurden berichtet. In der Regel kommt es nach jahrelangem rezidivierenden Verlauf zum Sistieren der Symptomatik.

Idiopathische Lipogranulomatose (Rothman-Makai-Syndrom). Eine seltene Variante der Pfeifer-Weber-Christian-Krankheit, die hauptsächlich bei Kindern vorkommt und durch multiple derbe, knotige oder plattenartige Infiltrate v. a. der Extremitäten gekennzeichnet ist. Die Erscheinungen bilden sich meist innerhalb eines Jahres spontan zurück. Keine Systembeteiligung. ***Histologie:*** Lipogranulome und ausgeprägte Fibrose.

Lobuläre Pannikulitis bei α1-Antitrypsinmangel. Eine vermutlich nur selten *diagnostizierte* Form der systemischen lobulären Pannikulitis. Das klinische (und histologische) Bild ist analog, jedoch durch größere Knoten, Prädilektion des Rumpfes und stärkere Neigung zur Exulzeration und Fistelbildung gekennzeichnet.

α1-Antitrypsin ist die hauptsächliche Antiproteinase des zirkulierenden Blutes. Sie wird in der Leber gebildet, ist ein Akutphasenprotein und Hemmer zahlreicher Enzyme, u. a. der Leukozytenelastase. Bei homozygotem Mangel (Prävalenz 1/7.000) sind die Plasmaspiegel auf 0–20 % reduziert; es resultiert ein Ungleichgewicht zwischen Leukozytenproteinasen und -antiproteinasen, das an der Lunge zu früh auftretendem schwerem Emphysem führt (in ca. 80 %; Elastase der durch z. B. Rauchen in die Bronchien gelockten Leukozyten wird nicht ausreichend inaktiviert). Der Mangel ist auch mit früher, progredienter Leberzirrhose assoziiert (Akkumulation durch Ausschleusungsdefizit aus Leberzellen). Heterozygote (Plasmaspiegel 50 %) scheinen nicht gefährdet zu sein.

Pathogenese. Vermutlicher *Auslöser* sind Traumen, die durch mangelnde Inaktivierung der Leukozytenproteinasen zur Fettzelldestruktion führen.

Diagnose. Nachweis des Enzymmangels aus dem Serum.

Therapie wie oben; kontinuierliche Substitution mit gereinigtem α1-Antitrypsininhibitor kann Erscheinungsfreiheit bewirken. Die Langzeitprognose hängt von den assoziierten inneren Manifestationen ab.

Lobuläre Pannikulitis bei Pankreatitis und Pankreaskarzinom. Eine seltene Form systemischer lobulärer Pannikulitis, die mit Freisetzung von Pankreasfermenten aus dem krankhaft veränderten Pankreas assoziiert ist. Männer sind viel häufiger betroffen als Frauen. Das klinische Bild ähnelt wieder der idiopathischen Form, neigt jedoch mehr zur Einschmelzung. Histologisch sind basophile nekrotische Fettzellen charakteristisch („ghost cells"). Systemzeichen sind Fieber, Arthralgien, Polyserositis.

Zugrunde liegen kann sowohl eine Pankreatitis (traumatisch, bei Gallensteinkrankheit, meist jedoch bei Alkoholismus) oder ein Pankreaskarzinom (meist vom azinären Typ). Pankreasenzyme (Lipase, Amylase) sind in Blut und Harn, aber auch in den Herden der Pannikulitis erhöht; durch Spaltung der Neutralfette werden freie Fettsäuren freigesetzt.

Manifestationen von Systemkrankheiten unter der Form von lobulärer Pannikulitis

Klinisch einer lobulären Pannikulitis entsprechende und von ihr nicht oder nur schwer unterscheidbare Infiltrate des Fettgewebes können bei einer Reihe von Systemkrankheiten auftreten. Systemischer Lupus erythematodes (Lupuspannikulitis), Sarkoidose, Lymphome und Leukämien, sowie die kalzifizierende Pannikulitis bei metastatischer Kalzinose (s. die jeweiligen Kapitel).

Lobuläre Pannikulitis mit Vaskulitis: Nodulärvaskulitis (syn. Erythema induratum Bazin)

Ein durch chronische, teils exulzerierende subkutane Knoten an den Unterschenkeln meist von Frauen gekennzeichnetes Krankheitsbild, das auf Vaskulitis mittelgroßer Gefäße, Pannikulitis und granulomatöser Entzündung beruht.

Epidemiologie. Nodulärvaskulitis ist nicht ganz selten und anscheinend an bestimmte Bedingungen geknüpft: Befallen sind fast ausschließlich Frauen mittleren Alters, an der Dorsalseite der Unterschenkel. Diese Frauen sind meist adipös („schwammige", „säulenartige" Beine), besonders kälteempfindlich und haben oft Zeichen eines chronischen Frostschadens. Die Nodulärvaskulitis galt früher als Tuberkulid; die heute beobachteten Fälle werden jedoch überwiegend nicht mit Tuberkulose assoziiert. Neuerdings wurde allerdings mittels PCR in einem hohem Prozentsatz DNS von M. tuberculosis nachgewiesen.

Klinik. Meist bilateral an den Unterschenkeln (selten auch Oberschenkeln) finden sich mehrere derbe, unscharf abgegrenzte, indolente tiefsitzende Knoten, die an der deckenden Haut fixiert sind; manche dieser Knoten bilden sich spontan zurück, andere schmelzen ein und bilden Fistelgänge. Es kommt zu atropher Narbenbildung und Neueruption solcher Knoten; schließlich wandelt sich der Unterschenkel in eine höckrige, derb infiltrierte, von Fisteln, Ulzera und Einziehungen durchsetzte derbe Platte um. Der Prozeß ist auf die Region beschränkt; keine Systemzeichen.

Histologie. Leukozytär-granulomatöse Vaskulitis der kleineren und mittelgroßen Arterien und Venen, ausgedehnte fibrinoide Nekrosen des Fettgewebes mit lobulärer, zuerst unspezifischer, dann tuberkuloid-granulomatöser, schließlich fibrosierender Entzündung. Hierdurch Zugrundegehen des Fettgewebes und Ersatz durch Fibrose („Wucheratrophie").

Pathogenese. Ursache unbekannt; abnorme Kältereaktionen der Gefäße sind wahrscheinlich, Immunreaktionen auf bakterielle bzw. mykobakterielle Antigene möglich.

Diagnose. In nicht wenigen Fällen hochpositiver Tine-Test. Ausschluß einer Organtuberkulose ist angezeigt.

Prognose und Therapie. Auch bei Tine-Test-negativen Patienten sollte ein Versuch mit INH erfolgen. Bei Wirkungslosigkeit nichtsteroidale Antiphlogistika, Tetrazykline, Dapson. Unbehandelt besteht der Prozeß durch viele Jahre weiter.

Differentialdiagnose. Erythema nodosum, kutane Polyarteritis nodosa.

19.2.3 Fettgewebsatrophien

Atrophien des Fettgewebes. Diese treten regelmäßig nach lobulärer Pannikulitis verschiedener Genese auf (s. oben), aber auch nach Sklerodermie (Atrophoderma Pasini, Hemiatrophia faciei), Sarkoidose etc. Auf nicht-entzündlicher Basis beruht die umschriebene Fettgewebsatrophie nach subkutaner Injektion von Depotkortikoiden und Insulin. Letztere Herde sind in der Regel rückbildungsfähig.

Lipodystrophien. Sehr seltene Krankheitsbilder unbekannter Ursache, bei denen es zum progredienten Verlust des Fettgewebes von umschriebenen Körperteilen oder des gesamten Körpers (auch des extrakutanen Fetts) kommt.

Die ***partielle*** Lipodystrophie ergreift fast ausschließlich präpubertäre Mädchen, beginnt im Gesicht und breitet sich langsam nach kaudal fort, ergreift aber meist die unteren Extremitäten nicht. Die Haut selbst bleibt unverändert. Assoziation mit Diabetes, Komplement-C3-Defizienz und Glomerulonephritis.

Die ***generalisierte*** Lipodystrophie kommt familiär gehäuft vor und ist mit insulinresistentem Diabetes und dessen Komplikationen (Retinopathie, Nierenveränderungen etc.), aber auch mit Hepatomegalie, Akanthosis nigricans und disseminierten Xanthomen assoziiert.

Von den Lipodystrophien zu unterscheiden sind die harmlosen umschriebenen fokalen ***Lipoatrophien:*** erworbene fokale, meist zu mehrt an Rumpf und Extremitäten auftretende Herde von Fettgewebsatrophie unbekannter Ursache (postpannikulitisch?). Eine Sonderform ist die ***Lipatrophia semicircularis:*** beidseits symmetrisch an der Vorderseite der Oberschenkel auftretende Schnürfurchen-ähnliche Eindellungen. Dieses seltene klinische Bild ist unbekannter Ursache und tritt vornehmlich bei jungen Frauen auf (Abb. 19.17).

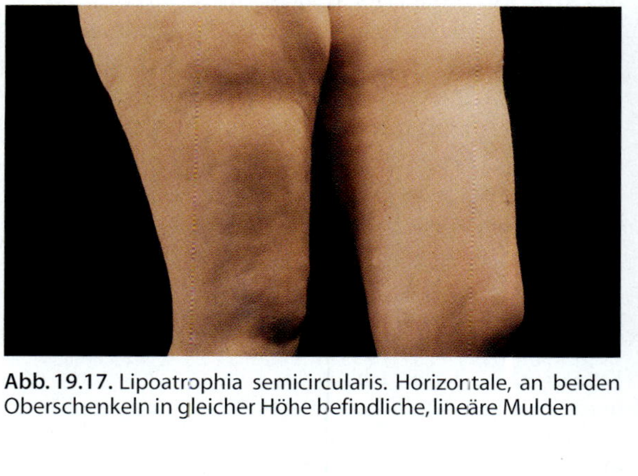

Abb. 19.17. Lipoatrophia semicircularis. Horizontale, an beiden Oberschenkeln in gleicher Höhe befindliche, lineäre Mulden

19.3 Krankheiten des Haarapparats

Das Haar ist eine bestimmende Komponente der äußeren Erscheinung. Seine Krankheiten und Anomalien sind für den Betroffenen daher oft weit über ihre medizinische Relevanz bedeutsam. Haarprobleme werden in der kosmetikbewußten Gegenwart zunehmend an den Dermatologen herangetragen und sind im allgemeinen schwierig zu lösen.

Die Krankheiten bzw. Anomalien des Haarapparats werden konventionell nach dem jeweiligen Leitsymptom in drei Gruppen eingeteilt:

- ***Mangel*** an Haaren: Effluvien, Alopezien, Atrichien;
- ***Überschuß*** an Haaren: Hypertrichosen, Hirsutismus;
- ***Strukturdefekte*** von Haaren: Haarschaftsanomalien, Pigmentstörungen.

19.3.1 Effluvien und Alopezien

Definitionen. ***Effluvium*** bezeichnet (Kopf-)Haar*ausfall*, also einen *Vorgang*. ***Alopezie*** ist das Resultat dieses Vorgangs: die erworbene Haarlosigkeit (Glatze), also ein *Zustand*. Ein Effluvium mündet häufig, aber nicht immer in eine Alopezie. Angeborene partielle oder totale Haarlosigkeit wird ***Atrichie*** bzw. ***Hypotrichie*** genannt.

Der Begriff „Alopezie" (ethymologisch eine Anspielung auf die „Räude des Fuchses") wird oft unscharf auch für andere Zustände als jene gebraucht, wo die Haare tatsächlich fehlen. Der klinische Eindruck einer „Glatze" entsteht etwa auch, wenn statt normaler Langhaare unscheinbare Lanugohärchen wachsen (androgenetisches Effluvium), die Haare dünn und spärlich sind (z. B. ektodermale Dysplasien) oder vorzeitig abbrechen (z. B. Mikrosporie).

Pathophysiologische Wege zum Haarverlust. Haarausfall kann auf zwei Hauptwegen zustandekommen: durch *Verstärkung der physiologischen Haarmauserung* oder durch *Schädigungen der Haarmatrix*. Solche Schädigungen können vorübergehend oder permanent sein und durch systemische oder lokale Noxen verursacht werden.

- ***Störungen des physiologischen Haarzyklus:*** Der Haarbestand ist der sichtbare Ausdruck eines Fließgleichgewichts zwischen ausfallenden („Mauserung") und nachwachsenden Haaren; seine Konstanz ist Folge des asynchronen Ablaufs des Haarzyklus in den individuellen Haarfollikeln (s. „Allgemeiner Teil"). Physiologische Faktoren (s. unten), aber auch milde systemische Noxen (z. B. Fieber) können durch Auslösung der Apoptose in den Haarmatrices zum synchronen, oft vorzeitigen Wachstumsstop und Übertritt in die Telogenphase führen. Da Telogenhaare nach etwa 2–3 Monaten spontan ausfallen, ergibt sich zu diesem Zeitpunkt ein Wellenberg der natürlichen Haarmauserung, das ***Telogeneffluvium.***

  Das Telogeneffluvium ist der häufigste Typ des Haarausfalls. Es ist ein polyätiologisches Reaktionsmuster des Haarapparats, betrifft das gesamte Kapillitium, ist reversibel und durch ein langes Intervall zwischen Noxe und Haarausfall gekennzeichnet. Es kann durch eine Erhöhung der Telogenhaarrate im Trichogramm nachgewiesen werden. Die ausfallenden Haare sind normale Telogenhaare.

  Trichogramm: mit einer Klemme werden aus der Stirn-, Scheitel- und Hinterkopfregion beidseits je ein Büschel von 20–30 Haaren ausgezupft, die Haarwurzeln im Mikroskop untersucht und der Anteil der Telogenhaare bestimmt. Liegt dieser über 15–20 %, liegt ein Telogeneffluvium vor.

> **!** Es ist unumgänglich, ausge*zupfte* Haare zu untersuchen, da ausge*fallene* klarerweise stets Telogenhaare sind. Untersuchung mitgebrachter Haare ist daher wertlos (wie auch die von manchen wenig seriösen Firmen angebotene Befundung postalisch eingesandter Haare).

- ***Schädigungen der Haarmatrix*** können durch systemische Noxen oder im Rahmen von Krankheiten des Haarfollikels oder der umgebenden Haut entstehen:

  Schwere *systemische* (z. B. Vergiftungen) oder *lokale* (z. B. Röntgenbestrahlung) Noxen führen zu Degeneration bis Nekrose von Haarmatrix und Wurzelscheiden und zum Ausfall der Haare noch im Anagenstadium (das Telogenstadium wird nicht erreicht – ***Anageneffluvium***). Das Intervall zwischen Noxe und Haarausfall ist kurz (Tage bis Wochen), die ausfallenden Haare sind geschädigte (dystrophe) Anagenhaare; letztere prägen auch das Trichogramm (bei normaler Telogenhaarrate). Anageneffluvien sind erheblich seltener als Telogeneffluvien, gleichfalls polyätiologische Reaktionsmuster und gleichfalls häufig reversibel; sie können jedoch in schweren Fällen zum Verlust der Follikel und damit zum bleibenden Haarverlust führen.

  Telogen- und Anageneffluvien sind theoretisch säuberlich trennbar, praktisch sind die Grenzen jedoch fließend. Bei beiden ist die Kopfhaut selbst unauffällig.

Haarausfall als Folge (klinisch manifester) Dermatosen: Hautläsionen im Follikelbereich können zu vorübergehender oder permanenter Schädigung der Haarmatrix führen. Oberflächliche bakterielle oder mykotische Follikulitis etwa kann vorübergehenden Haarausfall bewirken, eine tiefe abszedierende Entzündung des Follikels führt zu dessen Zerstörung. Atrophie und Verödung des Follikels tritt ferner bei chronisch entzündlichen (z. B. CDLE) oder ulzerierenden Prozessen, Hauttumoren u. a. m. auf.

Reversibilität von Haarausfällen. Alle Formen von Haarausfall sind reversibel, solange es nicht zur Zerstörung bzw. Atrophie des Follikels kommt. Manche Formen führen schnell bzw. unbehandelt stets hierzu; diese werden als „vernarbende" (zikatrizierende) Alopezien bezeichnet (z. B. CDLE, tiefe abszedierende Follikulitis). Andere, die „nicht-vernarbenden" Alopezien, führen seltener oder nur nach längerem Bestand zum Follikelverlust (Beispiele: Alopecia areata, mechanische Alopezien). Es sind daher auch die Grenzen zwischen reversiblem und irreversiblem Haarausfall fließend.

Der Begriff „vernarbend" ist irreführend, da klinische Narbenbildung kaum je vorkommt. Es handelt sich vielmehr um ein Verschwinden des Follikels durch Atrophie und Fibrose, was klinisch durch Fehlen der Follikelostien („Poren" der Haut) feststellbar ist.

Klassifikation der Effluvien und Alopezien. Die zahlreichen Formen von Haarausfall werden auch heute noch nach morphologischen Gesichtspunkten eingeteilt (Tabelle 19.5): man unterscheidet grundsätzlich ***diffuse*** (das gesamte Kapillitium betreffende) und ***umschriebene*** (scheibenförmige), ***nicht-vernarbende*** und ***vernarbende*** Effluvien und Alopezien.

19.3.1.1 Diffuse Effluvien

Diese sind das häufigste Haarproblem, mit dem Dermatologen konfrontiert werden. Zumeist handelt es sich um ***physiologische*** bzw. ***altersbedingte*** oder ***androgenetische***, seltener um toxische bzw. metabolische Telogeneffluvien. Anageneffluvien begegnet man nur ausnahmsweise. Klinisch sind alle diffusen Effluvien durch Haarausfall am ganzen Kapillitium bei völlig erscheinungsfreier Kopfhaut charakterisiert; bei sanftem Durchstreichen bleiben zahlreiche Haare hängen.

Die Unterscheidung zwischen normaler Mauserung und mildem Telogeneffluvium ist oft schwierig. Anamnestische Angaben sind mit Vorsicht aufzunehmen; einerseits, weil eine Verminderung der Haare erst ab 30 % objektiv auffällig wird, andererseits weil die Haare als bedeutsames Prädikat oft einer übergenauen Eigenbeobachtung unterzogen werden. Von Effluvium spricht man erst, wenn pro Tag mehr als 100 Haare ausfallen.

Nur noch locker im Follikel steckende Kolbenhaare werden natürlich bei geringer mechanischer Belastung leicht ausgezogen; dies wird vom Patient oft als krankhaft mißinterpretiert (typische Aussage: „Ich trau mich schon gar nicht mehr kämmen und Haare waschen").

Die Ursache diffuser Effluvien kann durch Anamnese, Klinik und entsprechende Laboruntersuchungen geklärt werden. Das Trichogramm erlaubt die Unterscheidung zwischen Telogen- und Anageneffluvium.

Telogeneffluvien

Eine Gruppe von diffusen Effluvien, die im Trichogramm durch vermehrt Telogenhaare gekennzeichnet sind. Sie verlaufen bei punktuellen Ursachen als Episode (allerdings von einigen Monaten Dauer) und reversibel, bei dauerhaften Ursachen chronisch und können daher zu bleibender Rarefizierung der Haare führen. Man unterscheidet *physiologische* und *toxisch-metabolische Telogeneffluvien;* ein Sonderfall ist das Androgeneffluvium.

Physiologische Effluvien. Man unterscheidet:

- ***Effluvium des Neugeborenen:*** In utero sind alle Haarfollikel in der Anagenphase; mit der Geburt treten sie synchron in die Telogenphase ein. Dies führt nach 6–8 Wochen zum meist restlosen Haarausfall; in den folgenden Monaten treten die Haarfollikel wieder sukzessive asynchron in die Anagenphase ein, es kommt zur Ausbildung von Langhaaren;
- ***postpartales Effluvium:*** Während der Gravidität werden viele (bis 95 %) Haarfollikel in der Anagenphase

Diffuse Effluvien	• nicht-vernarbende	Telogen Anagen androgenetisches
	• vernarbende	Keratosis follicularis atrophicans M. Darier, manche Ichthyosen
Umschriebene Effluvien	• nicht-vernarbende	Alopecia areata mechanische Alopezien
	• vernarbende	Pseudopelade Brocq Folliculitis decalvans Epidermolysis bullosa weitere entzündliche, infektiöse, granulomatöse und neoplastische Prozesse, Geburtstrauma, physikochemisches Trauma

Tabelle 19.5. Klassifikation der Effluvien und Alopezien

festgehalten und treten postpartal synchron in die Telogenphase. Es resultiert ein diffuses Effluvium etwa ab der 8. Woche post partum, das sich nach einigen Monaten wieder normalisiert. Das Effluvium ist meist mild, manchmal klinisch auffällig (zusätzlicher Faktor: Geburtsstreß?), in Ausnahmefällen kommt es zur irreversiblen Rarefizierung des Haares. Therapie: In schwereren Fällen hormonelle Kontrazeptiva.

Ein ähnliches Phänomen tritt nicht selten nach dem Absetzen von hormonellen Kontrazeptiva auf.

- ***postpubertäres Effluvium:*** ein meist mildes Telogeneffluvium; meist bei Mädchen zwischen 16 und 20 Jahren;

Das postpubertale Effluvium wird auch als Erstmanifestation des androgenetischen Effluviums interpretiert; Auslöser: Beginn der Androgenproduktion.

Die Haarfülle kulminiert etwa zur Zeit der Pubertät; anschließend setzt der physiologische Alterungsprozess ein, der langsam sowohl zur Rarefikation als auch zum Dünnerwerden der Haare führt. Dieser Prozeß verläuft nicht gleichförmig, sondern eher stufenweise, wobei jede Stufe als Effluvium und damit oft als krankhaft wahrgenommen wird (während die maximale Haarfülle der Jugend als „normal" in Erinnerung bleibt). Die erste dieser Stufen ist das postpubertäre Effluvium. Obwohl durchaus vorstellbar, daß die einzelnen Stufen durch äußere Trigger ausgelöst werden (z. B. Androgenproduktion, Infektionskrankheiten etc.; am häufigsten werden von den Patienten psychische Ursachen vermutet), läßt sich kaum je eine entsprechende organische Ursache nachweisen.

Typische Anamnese: Eine 65jährige Patientin mit völlig normal wirkendem Haarbestand gibt an: „Mir gehen seit 5 Jahren die Haare so stark aus, Sie können sich gar nicht vorstellen!"

- ***seniles Effluvium:*** Durch progrediente Atrophie der Haarfollikel werden im fortgeschrittenem Alter die Haare zunehmend spärlicher und dünner; die individuelle Variation ist groß, die Abgrenzung zum androgenetischen Effluvium oft schwierig.

Toxische und metabolische Telogeneffluvien. Haarfollikel haben in der Anagenphase eine hohe metabolische Aktivität; Stoffwechselstörungen und toxische Einflüsse verschiedener Art können sich leicht in Minderung der Syntheseleistung (Verdünnung der Haare) und vorzeitigem Ende der Anagenphase (Telogeneffluvium) auswirken. Die auslösenden Prozesse können ***episodischer*** (z. B. fieberhafte Krankheit) oder ***chronischer*** Natur sein (z. B. Eisenmangelanämie, Mangelernährung). Bei episodischem Telogeneffluvium dauert es bis zu einem Jahr (bei Frauen), bis das Haarvolumen voll ersetzt ist. Chronische Telogeneffluvien können durch Follikelatrophie zu dauernder Verdünnung und Rarefizierung der Haare führen.

Häufige Ursachen eines episodischen Telogeneffluviums sind schwerer Blutverlust, hohes Fieber, akute schwere Infektionskrankheiten (Grippe, Typhus, Syphilis etc.), Operations- oder traumatischer Schock, Schübe von Systemkrankheiten (z. B. Kollagenosen), forcierte Diäten, manche Medikamente (Tabelle 19.6). *Pathogenese:* systemische Ausschüttung von IL-1?

Häufige Ursachen eines chronischen Telogeneffluviums sind Eisenmangel (Hypermenorrhö!), Zinkmangel, Proteinmangelernährung, Malabsorptionssyndrome (glutensensitive Enteropathie), inadäquate parenterale Ernährung, konsumierende Krankheiten, Vitaminmangel (Folsäure, Vitamin B12). Mangelhafte Syntheseleistung liegt bei genetisch determinierten Stoffwechselstörungen, namentlich Aminoazidurien vor (Homozysteinurie, Orotazidurie, Phenylketonurie; bei letzterer sind die Haare nicht nur verdünnt, brüchig und kräuselig, sondern auch blond). Klassische Ursachen sind ferner endokrine Störungen, insbesondere Hyper- und Hypothyreoidismus, Hyperparathyreoidismus und Hypopituitarismus.

Bei Hypothyreoidismus sind typischerweise die lateralen Augenbrauen besonders betroffen (dieses Symptom findet sich auch beim syphilitischen Effluvium und bei der Neurodermitis – Hertoghe-Zeichen).

Therapie. Außer dem Versuch, die zugrundeliegende Störung zu beheben, sind keine wirksamen Therapiemöglichkeiten gegen Telogeneffluvien bekannt. Die Wirksamkeit früher in großem Umfang verabreichter Vitamin-B-Mischpräparate ist zweifelhaft.

Klasse	Beispiele	
Zytostatika	Cyclophosphamid, MTX, Doxorubicin u.v.a.m.	bei niedrigen Dosen Telogeneffluvien, bei höheren Anageneffluvien
Retinoide	Etretinat, Accutan	Telogeneffluvien
ZNS-Mittel	L-DOPA, Trimethadion	
Lipidsenker	Triparanol	
Betablocker	Propanolol	
Antikoagulantien	Heparin Dicumarol	
Hormonblocker	Thiouracil, Bromocriptin	

Tabelle 19.6. Medikamente als Ursache von Effluvien

Androgeneffluvium (Syn. Androgenetische bzw. Andro-Genetische Alopezie, Haarausfall vom männlichen Typ, „male pattern alopecia")

Epidemiologie. Die ***Prävalenz*** der androgenetischen Alopezie bei postpuberalen Personen wird – je nach gewählten Parametern – zwischen 30 und 80% geschätzt. Im Gegensatz zur Volksmeinung ist sie bei beiden Geschlechtern gleich häufig auf, tritt bei Frauen jedoch später in Erscheinung (oft erst nach dem Klimakterium), verläuft viel milder und führt nur selten zur Kahlköpfigkeit. Die Anlage zum Androgeneffluvium wird polygen vererbt („autosomal-dominant mit unregelmäßiger Penetranz").

In Anbetracht ihrer Häufigkeit kann auch argumentiert werden, daß es sich um eine universell vorhandene, nur in ihrer Ausprägung unterschiedliche Anlage handelt. Daß Kahlköpfigkeit der Väter eine solche der Söhne begünstigt, ist Volkswissen; ebenso aber, daß diese Regel oft schlecht erfüllt scheint. Genauere Prognosen sind möglich, wenn man die gesamte Aszendenz inklusive der Frauen einbezieht. Das Risiko einer signifikanten androgenetischen Alopezie korreliert dann gut mit dem Anteil der Aszendenz, der gleichfalls ein solche hatte (wobei bei Frauen und Männern natürlich die unterschiedliche Expression berücksichtigt werden muß).

Klinik (Abb. 19.18). Ein mit Einsetzen der Pubertät beginnendes und sehr unterschiedlich schnell und regelhaft verlaufendes Effluvium. Die Lichtung des Haars beginnt bei Männern an bestimmten Prädilektionsstellen: den seitlichen Stirnregionen (Hofratsecken) und der Scheitelplatte; meist im 4. Lebensjahrzehnt werden diese Bereiche kahl. Durch Ausdehnung und Konfluenz derselben reduziert sich der Haarbestand auf einen charakteristischen Kranz von Schläfen- und Okzipitalhaaren, der im Lauf der Jahre zwar weiter schmilzt, aber doch in der Regel erhalten bleibt. Über der Glabella (zwischen den Hofratsecken) bleibt oft lange eine solitäre Haarlocke bestehen (Abb. 19.19). Aktive Phasen des Haarverlusts sind häufig (auch ohne begleitendes seborrhoisches Ekzem) mit Juckreiz und unangenehmem Organgefühl verbunden. Das androgenetische Effluvium wird häufig von den übrigen androgenabhängigen Dermatosen begleitet: Seborrhoe, seborrhoisches Ekzem, Akne vulgaris und Hirsutismus. Eine Verschärfung des Effluviums durch die Entzündung beim seborrhoischen Ekzem wird vermutet.

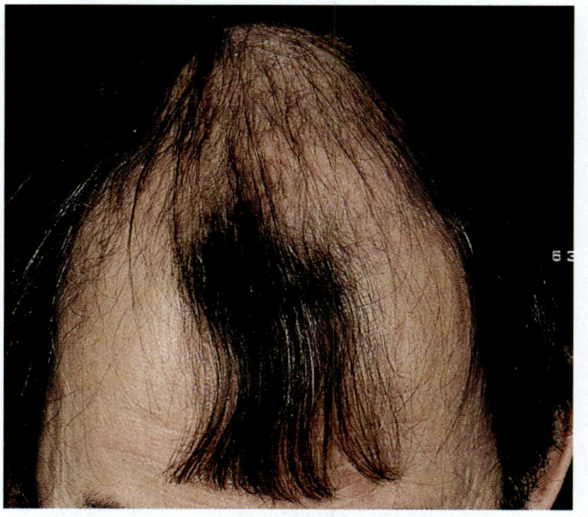

Abb. 19.19. Androgenetisches Effluvium beim Mann

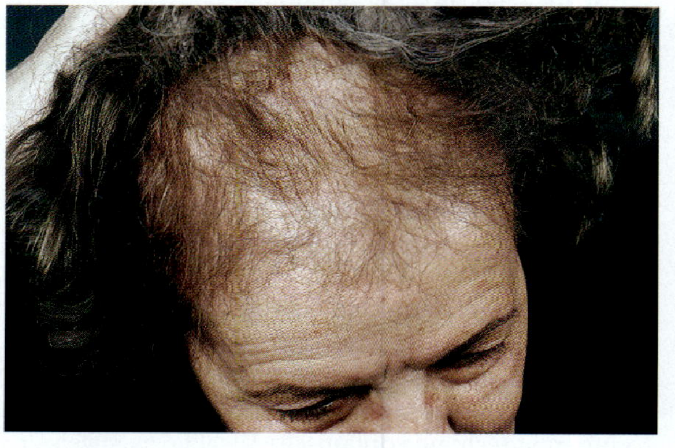

Abb. 19.20. Androgenetisches Effluvium bei der Frau. Beachte, daß bei der Frau die frontale Haaransatzlinie zumindest angedeutet erhalten bleibt

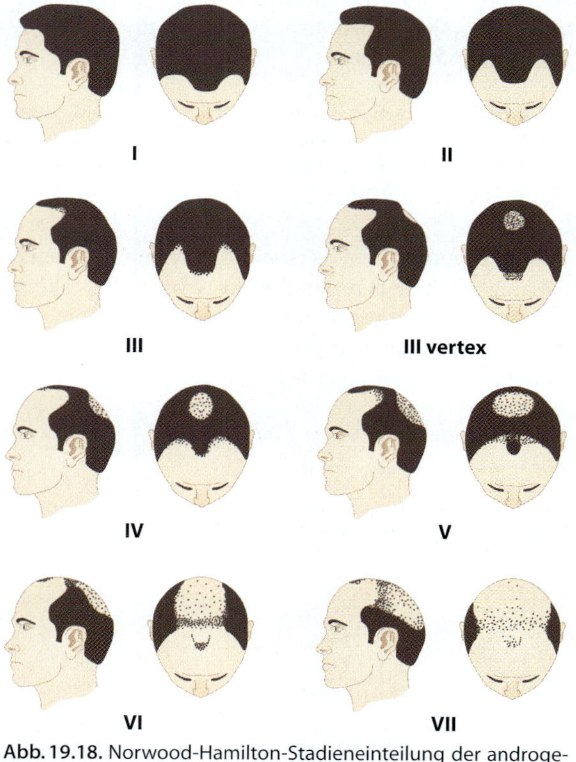

Abb. 19.18. Norwood-Hamilton-Stadieneinteilung der androgenetischen Alopezie

Bei ***Frauen*** (Abb. 19.20) unterscheidet sich das Bild nicht nur durch geringere Intensität (Kahlheit tritt selten ein), sondern auch morphologisch: Die Lichtung der Haare beschränkt sich auf die Scheitelplatte, der frontale Haaransatz bleibt erhalten. Das Androgeneffluvium der Frauen kommt während des geschlechtsfähigen Alters lediglich bei Virilisierung oder medikamentös bedingt (bei Einnahme eines Kontrazeptivums mit starker Progesteronkomponente) vor, nach dem Klimakterium in Folge eines relativen Androgenüberschusses.

Pathogenese. Zugrunde liegt der androgenetischen Alopezie eine Akzeleration des Haarzyklus durch Verkürzung der Anagenphase; Haare und Haarfollikel werden bei jedem Haarwechsel dünner bzw. kleiner („Miniaturisierung"). Schließlich werden nur mehr Lanugohaare produziert. Bei langer Dauer atrophisiert der Haarfollikel gänzlich und verschwindet, die Glatze ist dann tatsächlich völlig haarlos. Diese Vorgänge werden durch Androgene mediiert.

Für die essentielle Rolle der Androgene gibt es überzeugende „klassische" Beweise: Androgeneffluvium kommt bei Eunuchen nicht vor (selbst bei starker genetischer Belastung); ein bestehendes Androgeneffluvium wird durch Kastration unterbrochen und setzt sich bei Androgensubstitution wieder fort.

Androgene bewirken eine Verkürzung der Anagenphase, während Östrogene sie verlängern. Das hauptwirksame Prinzip, Dehydrotestosteron (DHT), wird durch periphere Konversion in der dermalen Papille aus den Präkursoren synthetisiert: freiem Testosteron (T) beim Mann, bei der Frau Dehydroepiandrosteron (DHEA). Der Androgeneffekt am Follikel kommt in der Regel nicht durch vermehrtes Angebot von Präkursoren aus dem Blut, sondern durch erhöhte Aktivität jener Enzyme zustande, die diese periphere Konversion vollziehen: 5α-Reduktase bei T und zwei spezifische Dehydrogenasen bei DHEA. Die erhöhte Aktivität dieser Enzyme kann in befallenen Follikeln nachgewiesen werden, in gesunden ist sie normal.

Frauen scheinen durch eine (im Vergleich zu Männern) höhere Aktivität von Aromatase im Langhaarfollikel einen Schutzmechanismus gegen die androgenetische Alopezie zu besitzen: Aromatase baut den (aus DHEA entstandenen) Metaboliten Androstendion schneller zu Östron um als die oben genannten spezifischen Dehydrogenasen zu T bzw. DHT. In Follikeln, die von androgenetischer Alopezie ergriffen sind, findet sich diese Erhöhung nicht.

Diagnostik. Die Erkennung der androgenetischen Alopezie ist bei voller Ausprägung einfach, im Beginnstadium kommen die übrigen Telogeneffluvien in Differentialdiagnose. Die Hormonwerte im Blut sind in der Regel unauffällig; eine bedeutsame Ausnahme sind Androgenisierungssyndrome der Frau (s. S. 385).

Therapie. Bis heute stehen keine gänzlich befriedigenden Maßnahmen zur Therapie des Androgeneffluviums zur Verfügung. Von mehreren prinzipiell erfolgreich scheinenden Wegen (Antiandrogene, Apoptosehemmer) ist bislang keiner sowohl sicher als auch wirksam. Erfolgversprechend ist hingegen ein spezifischer Hemmer der 5α-Reduktase (Typ II – nur in Haarfollikeln und in der Prostata vorhanden), Finasterid. Dieses Medikament, seit langem zur Therapie der benignen Prostatahypertrophie zugelassen, führt zum Wiederwuchs der Haare im frühen Stadium der androgenetischen Alopezie. Das Androgeneffluvium der Frau bei Androgenisierung kann durch entsprechende hormonelle Therapie stabilisiert werden.

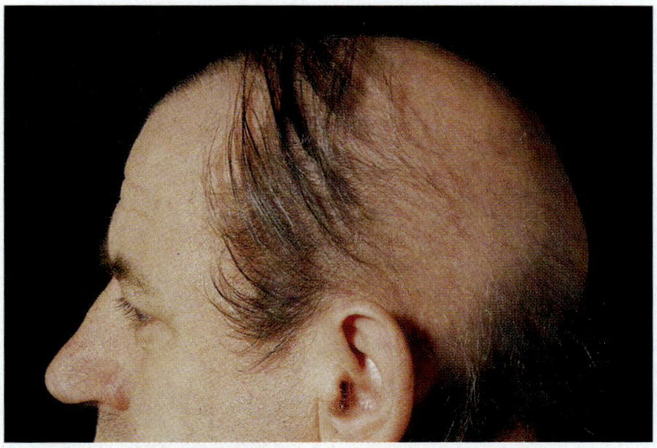

Abb. 19.21. Anageneffluvium nach Röntgenbestrahlung eines Hirntumors. Beachte die für jede andere Art von Haarausfall untypische Lokalisation

In den letzten Jahren wurde Minoxidil zur Lokalbehandlung eingeführt (ein Antihypertensivum, das als Nebenwirkung zu Hypertrichose führt). Minoxidil bewirkt tatsächlich bei manchen Patienten (mit nicht weit fortgeschrittener Alopezie) mäßigen Wiederwuchs der Haare, muß aber lebenslang verabreicht werden; bei Absetzen oder Unterbrechung kommt es zu baldigem Wiederausfall. Minoxidil wird nicht unbeträchtlich resorbiert, systemische Nebenwirkungen werden nicht beobachtet.

Sorgsame Behandlung des oft koexistenten seborrhoischen Kopfhautekzems schaltet einen das Androgeneffluvium beschleunigenden Faktor aus.

Diffuse Anageneffluvien (dystrophische Effluvien). Dieses seltene Art von Effluvien kommt zumeist bei schweren Vergiftungen oder als Nebenwirkung medikamentöser Therapie zustande und wird durch Schädigung der in Mitose befindlichen Zellen des Anagenfollikels bewirkt. Ist der Schaden nur gering, wird die Proliferationstätigkeit des Haarfollikels nach kurzer Zeit wieder aufgenommen. Folge ist eine ringartige Einschnürung des Haars (bei Verabreichung mehrerer Zytostatikazyklen kommt es nicht selten zu intermittierenden Schnürfurchen). Bei starkem Schaden kommt es zu Degeneration und Zelltod der sich teilenden Haarfollikelzellen und nach 1–3 Wochen zum diffusen und meist fast vollständigen Haarausfall (Unterschied zum Telogeneffluvium!).

Typische auslösende Ursachen: Thallium (früher als Rattengift verwendet), Colchizin, Röntgenbestrahlung (Abb. 19.21). Die ausfallenden Haare zeichnen sich durch unregelmäßig verjüngte, nekrotische Haarwurzeln aus ***(dystrophische Haare)***. Das Anageneffluvium ist, wenn die Ursache eliminiert wird, nur in seltenen Fällen (bei gänzlicher Nekrose der Haarfollikel) irreversibel.

Differentialdiagnose. Telogeneffluvium.

Therapie. Keine. Unterkühlung des Kapillitiums (Eishaube) während der Zytostatikatherapie kann dem Haarausfall teilweise vorbeugen.

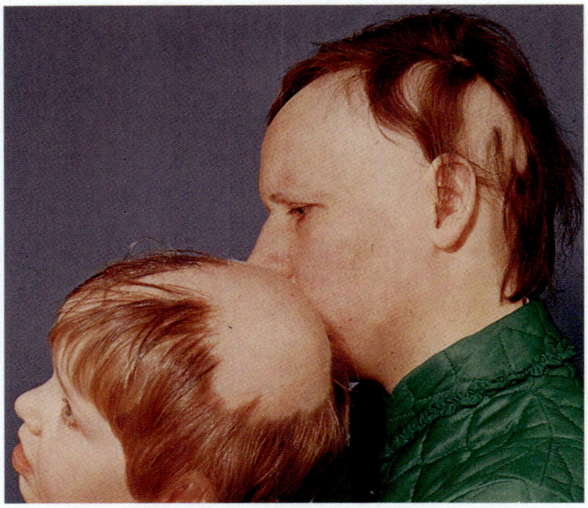

Abb. 19.22. Alopecia areata bei Mutter und Tochter (bei der Mutter vom Ophiasis-Typ)

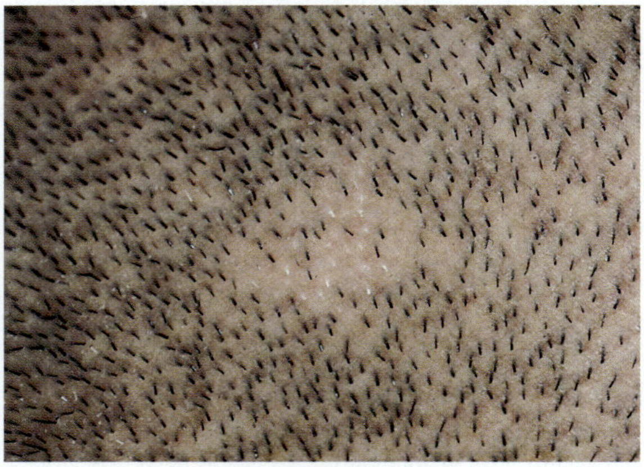

Abb. 19.23. Alopecia areata barbae. Inmitten dieses kleinen alopezischen Herdes (alle Haarfollikel erhalten!) finden sich noch isolierte Resthaare (Telogenhaare). Graue Haare sind anfangs resistenter als pigmentierte (das alopezische Areal hat daher viel mehr graue Haare als die Umgebung. Dieses Phänomen ist die Ursache des sprichwörtlichen „Ergrauens über Nacht")

19.3.1.2 Umschriebene Alopezien

Alopecia areata

Eine relativ häufige, wahrscheinlich autoimmunologisch bedingte nicht-vernarbende Alopezie, die pathologisch einem Anageneffluvium entspricht, durch schubartigen, scheibenförmigen, oft ausgedehnten Haarausfall gekennzeichnet ist und bei einem Teil der Fälle in eine permanente Alopezie mündet.

Epidemiologie. Alopecia areata kann in jedem Lebensalter auftreten, meist jedoch in der Lebensmitte. Es besteht keine Geschlechtsdisposition. In etwa 30 % findet sich familiäre Häufung. Die Lebensinzidenz beträgt etwa 1 %.

Klinik (Abb. 19.22 u. 19.23). Die Krankheit beginnt meist mit plötzlichem Haarausfall in einem oder mehreren münzgroßen Bereichen am Haupt- oder Barthaar; subjektive Beschwerden fehlen. Selten sind foudroyante Verläufe – „Kahlwerden über Nacht". Die kahle Hautstelle ist unauffällig (keine Entzündung, keine Schuppung, Follikelostien erhalten), gegenüber der Umgebung allerdings etwas eingesunken (*keine* Atrophie, sondern Folge des Fehlens der Haarschäfte). Einzelne Haare bleiben innerhalb der kahlen Stelle zurück (Telogenhaare, die vom Krankheitsprozeß unberührt bleiben, jedoch bald ohnehin ausfallen). Auffallend ist, daß weiße Haare resistenter zu sein scheinen als pigmentierte (Abb. 19.23).

Die alte Volksweisheit, daß das Haar vor Schrecken „über Nacht weiß" werden kann, hat seine Wurzel vielleicht in diesem Phänomen. Bei einer akut einsetzenden ausgedehnten Alopecia areata können tatsächlich die meisten dunklen Haare ausfallen und nur die weißen übrigbleiben.

Die Herde breiten sich zentrifugal aus; am aktiven Rand lassen sich die Haare leicht büschelweise ausziehen. Nach einiger Zeit setzt in variabler Weise ein Wiederwuchs, oft von der Peripherie her, ein. In den meisten Fällen bilden sich nur einzelne oder mehrere bis handgroße alopezische Herde aus, wobei auch Augenbrauen und Wimpern befallen sein können. Selten ist der Befall großflächig; ist das gesamte Kapillitium betroffen, spricht man von ***Alopecia areata totalis***, bei Befall auch der Körperhaare von ***Alopecia areata universalis.***

Häufig assoziierte Zeichen sind Läsionen der Nägel (Tüpfelnägel, Längsrillen, Atrophie), selten Katarakte. Nicht selten kombiniert sind ferner andere organspezifische Autoimmunkrankheiten (perniziöse Anämie, Autoimmunthyreoiditis, Vitiligo, M. Addison, chronisch aktive Hepatitis), das Down-Syndrom und atopische Dermatitis.

Histologie. Dichte lymphozytäre Infiltrate, vorwiegend CD8 +, um die tiefen Portionen der Haarfollikel.

Pathogenese. Alopecia areata ist nach heutiger Meinung ein von zytotoxischen Lymphozyten mediierter Autoimmunprozeß gegen die Zellen des Follikelapparats. In der Anagenphase kommt es zum abrupten Absinken oder Stillstand von Proteinsynthese und Mitosen sowie zur Apoptose. Als Folge wird mechanisch minderwertiges Keratin produziert, in der keratogenen Zone entsteht eine mechanische Schwachstelle, an der das Haar abbricht. Die Keratinproduktion setzt meist nicht gänzlich aus: Es wird ein abortiver krümeliger Stummel produziert, der nach einiger Zeit als sog. „mumifiziertes" bzw. „Ausrufungszeichenhaar" aus dem leeren Follikel austritt (typisches Zeichen der Alopecia areata). In schweren Fällen oder bei längerem Bestand führt die Schädigung der Matrix zur irreversiblen Follikelatrophie.

Die Schädigung betrifft auch die Melanozyten des Haarfollikels; „mumifizierte" Haare sind demnach meist unpigmentiert. Nicht selten sind dies auch die bei Spontanremission nachwachsenden, normal gestalteten Haare („Poliosis circumscripta“).

Verlauf und Prognose. Alopecia areata schwankt meist Monate oder Jahre zwischen partiellen Remissionen und schubartigen Rezidiven. Das Schicksal der Patienten kann grundsätzlich 3 Wege gehen (wobei nach einer alten Regel jeder etwa gleich wahrscheinlich ist):

- Spontanheilung;
- chronisch-rezidivierender Verlauf, der schließlich mit einigen bleibenden alopezischen Herden zum Stillstand kommt;
- progredienter Verlauf, der in eine permanente totale oder universelle Alopezie einmündet.

Die Voraussage, zu welcher dieser 3 Gruppen ein Patient zählt, ist kaum möglich, doch gibt es einige grobe Regeln:

- Auf *gute* Prognose deuten einzelne oder wenige Herde, Befall des Bartbereichs, langsames Wachstum, kurzer Bestand, Beginn im Erwachsenenalter, Fehlen familiärer Häufung und assoziierter Systemkrankheiten.
- Auf *schlechte* Prognose deuten die gegenteiligen Merkmale; darüber hinaus mehrere Rezidive und Befall an der Haargrenze im Bereich des Hinterkopfes („Ophiasis“).

Diagnose. Bei typischer Ausprägung ist die Alopezia areata leicht klinisch zu erkennen. Akut verlaufende Fälle können (*vor* der Ausbildung scheibenförmiger Herde!) mit diffusen Effluvien, insbesondere Anageneffluvien verwechselt werden. Scheibenförmige Herde müssen von der Pseudopelade Brocq unterschieden werden (letztere eine vernarbende Alopezie). Patienten mit Alopecia areata müssen auf das Vorliegen der genannten assoziierten Autoimmunkrankheiten untersucht werden.

Therapie. Topische Kortikoide sind wenig wirksam, können jedoch versuchsweise bei kleinen Herden eingesetzt werden. Systemische Kortikosteroide bewirken einen augenblicklicher Stopp des Haarausfalls, doch sind die erforderlichen Dosen relativ hoch, und nach Absetzen kommt es sofort zum Rezidiv – diese Behandlung ist daher abzulehnen. Von fraglichem Nutzen ist die Behandlung mit Irritantien (Anthralin, Tinctura capsici) und Photochemotherapie.

Therapie der ersten Wahl bei schwereren Fällen ist die ***Immunotherapie:*** Induktion einer allergischen Kontaktdermatitis in den alopezischen Herden mit Diphencypron (DPCP) oder Quadratsäure; diese Therapie ist bei frischeren Fällen meist wirksam und bei älteren des Versuches wert. Ihr Nachteil ist die unbestimmt lange Dauer (Jahre; Abbruch, bevor die Alopecia areata „ausgebrannt“ ist, führt zum Rezidiv) und die Belästigung durch die chronische (milde) Ekzemreaktion.

Beide Substanzen sind starke Sensibilisatoren, weder kanzerogen noch mutagen (wie das früher verwendete DNCB) und kommen in der normalen Privat- und Arbeitswelt nicht vor. Das vermutete Wirkprinzip ist die Verdrängung des spezifischen zytotoxischen Infiltrats aus dem Follikelbereich durch die provozierte entzündliche Reaktion.

Durchführung: Der Patient wird epikutan mit 2% DPCP in Vaseline sensibilisiert. Nach 2 Wochen beginnt man mittels Patchtest, die niedrigste Konzentration von DPCP zu bestimmen, die noch eine allergische Kontaktdermatitis erzeugt. Diese Konzentration wird zu wöchentlichen Applikationen an den alopezischen Herden verwendet.

Während die kurzfristige Wirksamkeit der DPCP-Therapie unbestritten ist (Wiederwuchs in > 70%), wurden Zweifel geäußert, ob damit auch das langfristige Schicksal der Alopezie beeinflußt werden kann. Es ist wahrscheinlich, daß die Alopecia areata, wie viele andere Immunkrankheiten, „ausbrennen“ kann; wird die DPCP-Therapie bis zu diesem Zeitpunkt durchgeführt, bleibt nach Absetzen ein Rezidiv aus.

Weitere, nicht vernarbende, umschriebene Alopezien

Alopecia areolaris specifica. Kleinfleckiger Haarausfall in der späteren Lues II mit Maximum an Schläfen und Hinterkopf. Treffender Vergleich: „wie von Motten zerfressen“. Ursache: Die alopezischen Herde entstehen am Ort zurückgebildeter lokalisierter Papeln durch lokale Toxinwirkung aus den Treponemen. Reversibel.

Frühe Lues II führt zu einem toxischen Telogeneffluvium. Beide Formen sind heute selten, doch sollte die alte Regel nicht vergessen werden, bei allen ätiologisch nicht völlig klaren Effluvien und Alopezien Blut zur Syphilisserologie abzunehmen.

Mechanisch bedingte Haarausfälle. Obwohl ein gesundes Anagenhaar erstaunlich fest im Bulbus haftet und seine gewaltsame Entnahme schmerzhaft ist, sind Haare gegenüber chronisch reibender, ziehender oder drückender mechanischer Traumatisierung relativ empfindlich. Folge: Abbrechen des Haarschafts oder Herausreißen aus der Matrix; in beiden Fällen kommt es zur Alopezie, die meist reversibel ist, aber bei zu starker oder chronischer Traumatisierung zur irreversiblen Verödung des Haarfollikels führt. Folgende charakteristische Situationen führen zu mechanisch bedingten Alopezien:

- ***Traktionsalopezie*** beispielsweise durch forcierte Friseuraktionen, etwa bei Ausrichten gekräuselter oder bei Eindrehen gerader Haare; gewisse Frisurtypen (z. B. Pony-Frisur), die dauernden Zug an der Haarwurzel verursachen (Gummiband!);
- ***dauerndes Tragen von Kopfbedeckungen, Perücken etc.***;
- ***Aufliegestellen des Hinterkopfes am Polster*** (bei Kleinkindern und Bettlägerigen) (Abb. 19.24);
- ***Trichotillomanie*** (Abb. 19.25), ein durchaus nicht seltenes Zustandsbild, das durch gewohnheitsmäßiges Ziehen, Reißen, Reiben, Zupfen und Eindrehen von

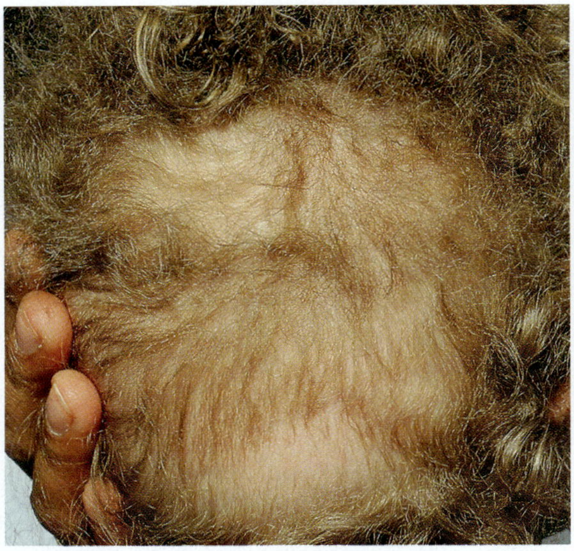

Abb. 19.24. Mechanisch bedingte Effluvien. Rarefikation der Haare des Hinterkopfes bei Kleinkind durch chronisches Reibetrauma

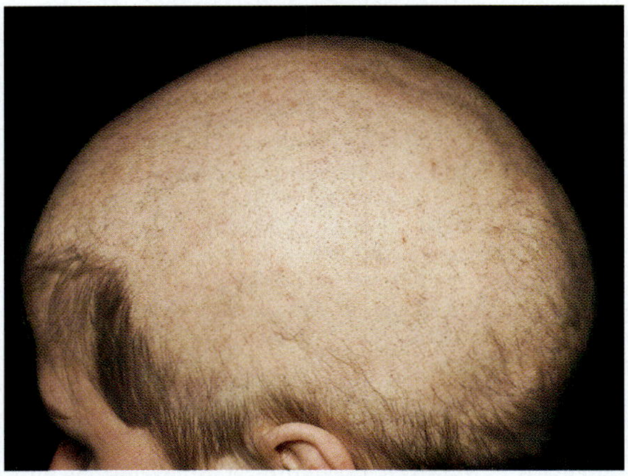

Abb. 19.25. Mechanisch bedingte Effluvien. Trichotillomanie mit typischer tonsurartiger Konfiguration. Beachte die durchwegs erhaltenen Haarfollikel mit Haarstummeln

Haarsträhnen zustande kommt. Klinisch findet sich meist ein eher unscharf begrenzter, scheibenförmiger alopezischer Herd, an dem alle Haarfollikel sichtbar sind und verschieden lange Haarstummel tragen („schlecht gemähte Wiese"). Trichotillomanie tritt meist bei neurotischen Kindern auf und wird gewöhnlich für eine Pilzkrankheit gehalten. Da die Dissimulierungstendenz groß ist, stößt die Diagnose nicht selten auf Unglauben.

Auch Körperhaare werden durch jahrelanges Tragen von engen Strümpfen, Hosen („Wadenglatze"), Gürteln etc. vernichtet.

Vernarbende Alopezien

Unter dieser Bezeichnung werden alle jene verschiedenartigen Krankheiten zusammengefaßt, die durch

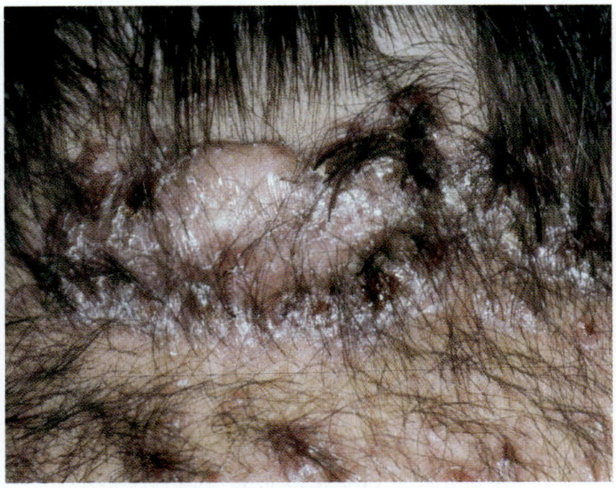

Abb. 19.26. Akne keloidalis nuchae. Mischbild hyperkeratotischer follikulärer Papeln, Keloidnarben, entzündlicher follikulärer Infiltrate und zikazitrierender Alopezie

Atrophie oder entzündliche Zerstörung der Haarfollikel („Vernarbung") zur irreversiblen Alopezie führen. Es handelt sich meist um umschriebene entzündliche Prozesse des Follikelapparats selbst bzw. der Kopfhaut.

Vernarbende Alopezien bei Genodermatosen. Solche finden sich klarerweise bei hereditären Verhornungsstörungen der Haarfollikel: der Gruppe der atrophisierenden Keratosis follicularis (Maximalform: Keratosis follicularis spinulosa decalvans Siemens, s. Abb. 17.13) und bei M. Darier; ferner bei manchen Ichthyosen (X-rezessive, epidermolytische, Conradi-Syndrom), manchen Formen der Epidermolysis bullosa hereditaria, Incontinentia pigmenti u. a. m., aber auch bei umschriebenen Läsionen (epidermale Nävi) und Defekten.

Aplasia cutis idiopathica ist ein fast stets median gelegener kongenitaler Bildungsdefekt der Skalphaut, der in den ersten Lebensmonaten narbig abheilt und ein haarloses atrophes Areal hinterläßt. Differentialdiagnose: traumatische Skalpdefekte anläßlich der Geburt (Vakuumextraktion).

Nach physikochemischen Traumen. Mechanisches Trauma (Geburtstrauma, Dekubitus), Verbrennungen, Verätzungen, ionisierende Strahlen sind typische Ursachen für vernarbende Alopezien.

Als Folge infektiöser Prozesse. Die häufigste Ursache vernarbender Alopezien. Ein fast trivialer Befund sind kleine narbige Herde nach ***Furunkeln*** der Kopfhaut, meist im Rahmen eines seborrhoischen Ekzems. Gravierender ist die ***Folliculitis decalvans*** , eine herdförmige (meist am Scheitel), enorm chronische und therapieresistente pyogene tiefe Follikulitis; außerdem die seltene ***Folliculitis et perifolliculitis capitis abscedens et suffodiens***, eine gleichfalls enorm chronische pyogene Infektion – diese ist durch multiple tiefe Abszesse und Fisteln gekennzeichnet und gilt als (seltenes) Teilsymptom der sog. Acne conglobata (s. diese).

Nicht selten ist schließlich die sog. ***Acne keloidalis nuchae*** (Abb. 19.26), eine durch derbe Knötchen gekennzeichnete, sehr chronische pustulierende Follikulitis der Nackengegend (wichtiger auslösender bzw. perpetuierender Faktor: Kratzen!). Weitere infektiöse Ursachen umschriebener vernarbender Alopezien: tiefe Mykosen, Lupus vulgaris, Leishmaniose, Varizellen etc.

Im Rahmen diverser entzündlicher Dermatosen. Mehrere klassische entzündliche Hautkrankheiten sind häufig mit vernarbender Alopezie assoziiert: CDLE, Lichen ruber (follicularis), systemische und zirkumskripte (Coup-de-sabre-Typ) Sklerodermie, Hemiatrophia faciei, vernarbendes Pemphigoid, hepatoerythrozytäre Porphyrie, systemische Amyloidose u. a. m. Die meisten dieser Krankheiten sind im frischen Zustand klinisch und mit den entsprechenden Laboruntersuchungen leicht zu diagnostizieren. Im „ausgebrannten" Zustand kann dies schwierig oder auch unmöglich sein. Aus diesem Grund hat sich ein historischer Sammelbegriff für den Endzustand vieler derartiger Dermatosen bis heute erhalten: die ***„Pseudopelade Brocq"***.

„Pelade" ist der französische Begriff für Alopecia areata. Brocq (einer der Begründer der französischen Dermatologie) hielt seine Pseudopelade allerdings für eine Krankheit sui generis.

Das „typische" Bild der Pseudopelade Brocq ist ein meist einzelner (oder nur oder wenige), größerer, scheibenförmiger, eingesunkener, relativ unregelmäßig begrenzter alopezischer Herd, häufig in der Scheitelgegend von Personen mittleren Lebensalters. Die Haut erscheint atroph und ohne Entzündungszeichen, manchmal mit zarten narbigen Zügen; Haarfollikel fehlen. Die häufigsten zugrundeliegenden, meist schon ausgeheilten Krankheiten sind Lichen ruber („Lichen planopilaris", s. Abb. 13.25), der chronisch-diskoide Lupus erythematodes (CDLE) und seltener die zirkumskripte Sklerodermie („Coup-de-sabre-Form").

Anhaltspunkte zur klinischen Differentialdiagnose: Beim Lichen ruber ist der Rand oft kleinfleckig strukturiert, dazwischen einzelne Büschel normaler Haare. CDLE zeigt großzügigere polyzyklische Begrenzung, die lineare Sklerodermie oft noch die charakteristische Induration. In Zusammenschau mit der Histologie kann die Diagnose meist gestellt werden.

Bei Mucinosis follicularis (s. Abb. 14.33). Ein seltenes, aber wichtiges Krankheitssymptom mit typischem klinischem und histologischem Bild, jedoch unbekannter Pathogenese: plaqueartige elevierte erythematöse, oft hypopigmentierte, mäßig derbe Läsionen mit etwas vorragenden Haarfollikeln („Gänsehaut"), in denen nach einiger Zeit die Haare ausfallen. Prädilektionsstellen sind Skalp und Gesicht, weniger häufig der übrige Körper. Die Histologie zeigt muzinöse Degeneration der äußeren Haarwurzelscheide.

Man unterscheidet eine ***idiopathische*** und eine ***symptomatische*** Mucinosis follicularis. Erstere tritt meist bei jungen Erwachsenen auf; die Läsionen sind selbstlimitiert (Spontanheilung nach Monaten bis Jahren). Klinisch bestehen fließende Grenzen zur sogenannten Pityriasis alba (s. S. 174). Die symptomatische Mucinosis follicularis ist mit Lymphomen, meist Mycosis fungoides, assoziiert: Hier sind die Plaques meist generalisiert; histologisch finden sich auch die Infiltrate des Lymphoms. Oft heftiger Juckreiz!

Bei Tumoren. Basaliome der Kopfhaut („Ulcus rodens"); Melanom, Angiosarkom.

Bei granulomatösen Entzündungen der Kopfhaut. Diese eher seltene Ursache von herdförmigen vernarbenden Alopezien ist bei Granuloma anulare, Nekrobiosis lipoidica, Sarkoidose gegeben.

19.3.2 Strukturdefekte des Haarschafts

Strukturdefekte des Haarschafts sind meist genetisch determiniert und treten entweder isoliert oder im Rahmen übergeordneter Störungen auf. Viele gehen mit erhöhter Brüchigkeit einher.

Atrichien und Hypotrichien

Eine Reihe seltener Erbsyndrome, bei denen die Langhaare nur spärlich (verringerte Follikelzahl), dünn und kurz ausgebildet werden, aber meist keine deutlichen Haarschaftsanomalien aufweisen. Bei vielen dieser Syndrome entsteht der (nicht ganz richtige) Eindruck der Kahlköpfigkeit.

Bei der autosomal rezessiven ***Atrichia congenita universalis*** werden die Kinder zwar mit den fetalen Lanugohaaren geboren, es entwickelt sich aber kein Terminalhaarkleid. Bei der autosomal-dominanten ***hereditären Hypotrichie*** (Abb. 19.27) entsteht zwar schütteres Terminalhaar, verschwindet jedoch nach der Pubertät durch progressive Follikelatrophie. Bei beiden Syndromen handelt es sich um ***isolierte*** Haardefekte.

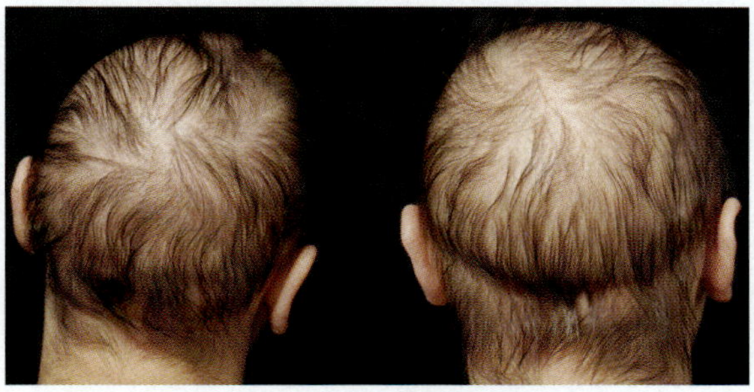

Abb. 19.27. Hypotrichia congenita (Zwillingspaar)

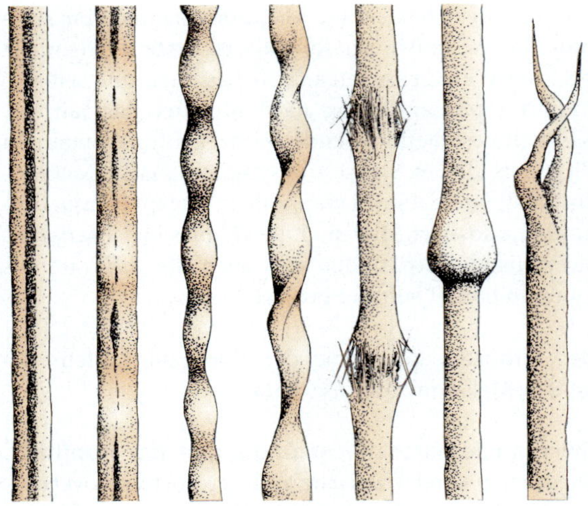

Abb. 19.28. Einige Haarschaftanomalien (in Anlehnung an Braun-Falco, 1984) *Von links nach rechts:* normales Haar *(1)*, Pilus anulatus *(2)*, Monilethrix *(3)*, Pilus tortus *(4)*, Trichorrhexis nodosa *(5)*, Trichorrhexis invaginata *(6)*, Trichoschisis *(7)*

Bei zahlreichen anderen Syndromen ist Hypotrichie nur Teilsymptom ausgedehnterer Entwicklungsstörungen. Wichtigste Gruppe sind die ***ektodermalen Dysplasien.*** Zumindest vier Vertreter sind bekannt; alle sind neben Hypotrichie (Skalp, Gesicht, manchmal auch Körper) durch verschiedene Entwicklungsanomalien gekennzeichnet: Dystrophie der Nägel, Palmoplantarkeratosen, Zahn- und Skelettanomalien, retardierte Entwicklung u. a. m. Bei der seltenen, X-chromosomal oder autosomal-rezessiv vererbten ***anhidrotischen*** Form besteht zusätzlich eine Aplasie der Schweißdrüsen (Hitzeintoleranz!). Die ***hidrotische*** und die ***hypohidrotische*** ektodermale Dysplasie sind autosomal dominant vererbt.

Hypotrichie ist ferner ein Merkmal verschiedener Progerie- und Fehlbildungssyndromen, seltener der Dyskeratosis congenita, der Pachyonychia congenita u. a. m.

Haarschaftanomalien (Abb. 19.28)

Diese sind charakteristische, meist genetisch determinierte Bildungsstörungen des Haarschafts bei normaler Follikelzahl. Sie können isoliert oder als Teilsymptom übergeordneter Störungen auftreten.

Haarschaftsanomalien mit erhöhter Haarbrüchigkeit. Viele Haarschaftsanomalien führen zur mechanischen Minderwertigkeit und damit zu abnorm kurzem (oft nur einige Zentimeter), oft auch scheinbar schütterem Haar. Trotz ihrer Verschiedenheit ähneln sich die klinischen Bilder, die Diagnose kann nur durch mikroskopische Untersuchung erfolgen. Die Strukturdefekte sind unbekannt.

Typische anamnestische Angabe: „Ich war bis zur Matura nie beim Friseur".

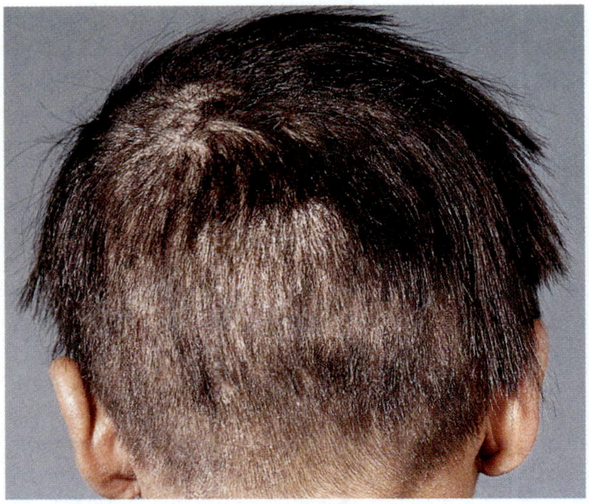

Abb. 19.29. Trichorrhexis nodosa bei einem Knaben mit Netherton-Syndrom. Kurze, glanzlose, brüchige Haare

- ***Monilethrix*** ist ein autosomal-dominant vererbtes Zustandsbild mit inkompletter Penetranz, das durch intermittierende, knotige Verdickungen des Haares charakterisiert ist (Monile: lat. (Perlen)halsband). Krankheitsbeginn in den ersten Lebensmonaten, manchmal bis zur späten Kindheit. Betroffen sind sowohl Haupt- als auch (seltener) Körperhaar. Keine sicher assoziierten Symptome.
- ***Trichorrhexis nodosa*** ist gleichfalls durch knotige Auftreibungen der Haare gekennzeichnet; in diesen kommt es jedoch zu einer partiellen Fraktur mit charakteristischer Aufsplitterung der Bruchenden („zwei mit der Borstenseite aufeinandergesteckte Besen"). Trichorrhexis nodosa ist die häufigste Haarschaftsanomalie und ist meist erworben (wohl Zusammenspiel einer dispositionellen Haarschwäche und mechanischer Traumatisierung – forciertes Kämmen!). Assoziation mit Stoffwechselstörungen und Ichthyosen wurde berichtet.
- ***Trichorrhexis invaginata*** (Abb. 19.29) ist ebenso ein intermittierender Haardefekt, der durch Plastizität des Haarkeratins gekennzeichnet ist. Folge: Der distale Anteil des Haarschaftes wird an der Schadstelle teleskopartig ein Stück in den proximalen hineingeschoben („Bambushaare"). Auftreten isoliert oder als Teilsymptom des ***Netherton-Syndroms.***
- ***Pili torti.*** Die Haare sind abgeflacht und in der Längsrichtung eingedreht; Ursache: Biegung der Haarfollikel. Selten erworben (z. B. Bazex-Syndrom), meist autosomal-dominant ererbt. Assoziation mit Menke-Syndrom (s. S. 381), Trichothiodystrophie u. a. m.

Trichothiodystrophie: ein autosomal rezessives Fehlbildungssyndrom, das durch physischen und intellektuellen Entwicklungsrückstand, verringerte Fertilität, häufig Ichthyose, Nageldystrophie und Lichtempfindlichkeit gekennzeichnet ist. Die Haare zeigen im polarisierten Licht eine Bänderung, im Lichtmikroskop Pili torti und Trichorrhexis nodosa. Stark reduzierter Schwefelgehalt.

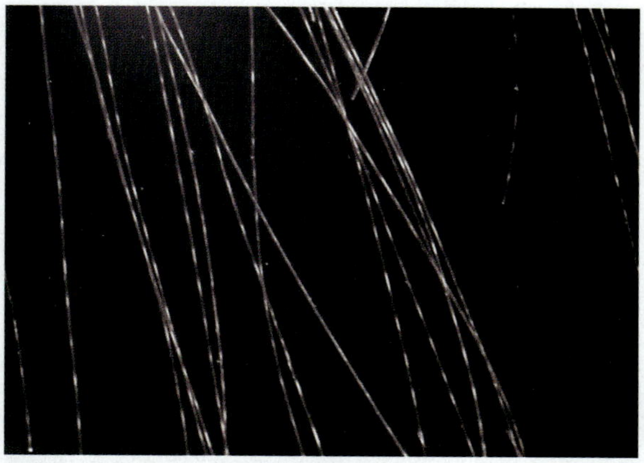

Abb. 19.30. Pili anulati. Die Haare erscheinen gebändert (pigmentierte und unpigmentierte Abschnitte)

Durch chronisch-mechanisches Frisiertrauma bedingte ***erworbene*** Haarschaftsanomalien sind ferner ***Trichoschisis*** (Spaltung der Haare vom freien Ende in der Längsrichtung; Ursache: Defekte der Kutikula), ***Trichomalazie*** (Bruchstellen durch Zug) und ***Trichonodosis*** (Knotenbildung – vornehmlich bei gekräuseltem Haar).

Haarschaftanomalien ohne erhöhte Brüchigkeit. Typische Manifestationen sind:

- ***Pili anulati*** (Abb. 19.30). Eine periodische ringartige Dunkel- und Hellfärbung der Haare. Ursache: Lichtreflexion durch Luftbläschen im Haarkortex; Vererbung autosomal-dominant.
- ***Kräuselhaare.*** Negroide Kräuselung der Haare bei Weißen. Häufig mit anderen Haarschaftanomalien und Pigmentanomalien kombiniert; autosomal-dominant. Kann auch als nävusartige Bildung inmitten ansonsten normalen Terminalhaars auftreten.
- ***Pili trianguli et canaliculati*** (Cheveux incoiffables). Unkämmbar verfilztes Haar. Ursache: dreieckiger Querschnitt mit Längsrillen macht Gerade- und Parallelrichtung der Haare unmöglich. Autosomal-dominant.

Eine Therapie der Haarschaftsanomalien ist nicht möglich. Systemische Retinoidtherapie kann zur Besserung führen (z. B. Monilethrix), Dauerbehandlung ist jedoch nicht indiziert. Prophylaxe: Vermeidung von Trauma.

Pigmentstörungen des Haares

Häufigste Pigmentstörung ist das physiologische Ergrauen der Haare ***(Canities)*** (s. S. 659).

Obwohl weiße Haare sich nur durch den Pigmentmangel von den pigmentierten unterscheiden, besitzen sie dennoch andere physikalische Eigenschaften: Sie sind borstiger, lassen sich daher schlechter kämmen („graue Wirrköpfe") und stehen weiter vor. Ein frisch getrimmter gemischt grauer Bart erscheint daher dunkler als ein wuchernder.

Weiße oder gelblichweiße Haare finden sich bei ***Albinismus***, auffallend helle ferner beim Menke-Syndrom, der Phenylketonurie, Mangelernährung, Eisenmangelanämie u. a. m. Unter ***Poliose*** versteht man isolierte Strähnen weißen Haares. Solche finden sich angeboren etwa beim Piebaldismus, beim M. Pringle und der Neurofibromatose, erworben z. B. bei Nachwuchs von Alopecia areata oder beim Vogt-Koyanagi-Syndrom. Auch Haare in Nävi pilosi ergrauen oft früher als normale Haare.

> Fallbericht: Ein 30jähriger Studentenfunktionär (heute keine Seltenheit) hat seit Geburt einen streifigen Pigmentnävus an der linken Kinnseite, in dem borstige dunkle Haare wuchsen. Kurz nach der Pubertät ließ er sich einen Bart wachsen, der Nävus stach in diesem weiterhin durch seine schwärzlichen Haare hervor. Mit ca. 25 Jahren ergrauten die Haare ausschließlich im Nävusbereich und bildeten einen auffälligen, schlohweißen Streifen.

19.3.3 Hypertrichosen

Unter diesem Begriff versteht man Zustände, die durch ein „Zuviel" an (Körper)haaren gekennzeichnet sind. Eine Hypertrichose der androgenabhängigen Haarfollikel (außerhalb des Kapillitiums) bei Frauen wird als ***Hirsutismus*** bezeichnet.

Bei Hypertrichose und Hirsutismus sind nicht zuviele Haarfollikel angelegt, sondern die Haare länger und dicker als der Norm entspricht.

Angeborene Hypertrichosen

Bei der autosomal-dominanten ***kongenitalen generalisierten Hypertrichose*** (Abb. 19.31) ist das Gesicht und der gesamte Körper, abgesehen von Handflächen und Fußsohlen, schon bei Geburt oder bald danach mit wolligem Lanugohaar bedeckt, das sich später in Langhaar umwandeln kann. Es bestehen keine anderen Abnormalitäten.

Generalisierte Hypertrichose ist ferner Teilsymptom bei einer Reihe von angeborenen Stoffwechselstörungen (z. B. Mukopolysaccharidosen – Hurler-, Morquio-Syndrom, Leprechaunismus, Porphyrien) und Fehlbildungssyndromen (Cornelia-de-Lange-Syndrom u. a. m.).

Umschriebene kongenitale Hypertrichose kann als eigene nävoide Fehlbildung oder in Form komplexer Nävi (z. B. „Tierfellnävus", Becker-Nävus etc.) auftreten. Eine wichtige Signalfunktion hat die umschriebene Hypertrichose bei Dysraphien des Achsenskeletts (Spina bifida) (Abb. 19.32).

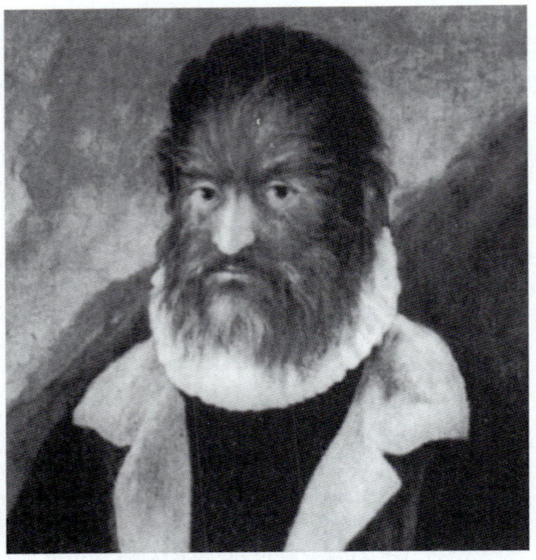

Abb. 19.31. Historisches Beispiel einer hereditätren Hypertrichosis lanuginosa: „Haarmensch" (deutsch, um 1580, Gemäldesammlung Schloß Ambras, Tirol). Im Katalog der Sammlung finden sich folgende Angaben: „Petrus Gonsalvus, geboren 1556 auf Teneriffa, kam noch als Kind an den Hof König Heinrich II. in Frankreich, der ihn erziehen und unterrichten ließ. Er lebte später in Flandern am Hof der Margarethe von Parma, Statthalterin der Niederlande, nach 1583 in Parma. Auf der Reise nach Italien wurden der Haarmensch und seine Familie von dem Basler Arzt Felix Plater und in Italien selbst von dem Bologneser Naturforscher Ulysses Aldrovandi untersucht. Die Ergebnisse sind in ausführlichen Berichten festgehalten... Petrus Gonsalvus verheiratete sich wahrscheinlich noch in den Niederlanden und hatte 2, nach anderen Beschreibungen 4 Kinder". 2 Kinder des Haarmenschen waren mit derselben Anomalie behaftet.

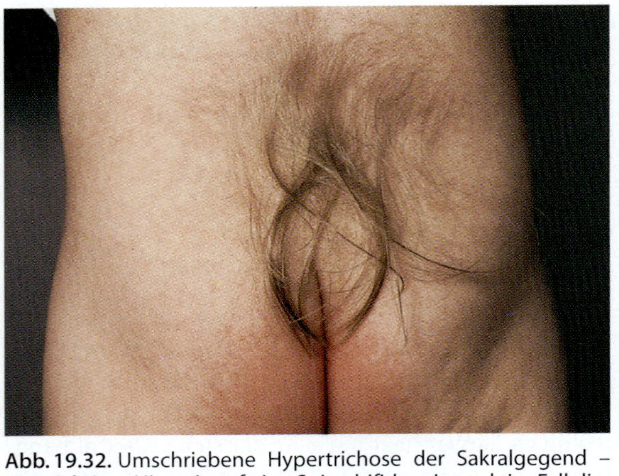

Abb. 19.32. Umschriebene Hypertrichose der Sakralgegend – ein wichtiger Hinweis auf eine Spina bifida, wie auch im Fall dieses 2jährigen Mädchens

Erworbene Hypertrichosen

Die ***akquirierte Hypertrichosis lanuginosa*** ist ein seltenes, dramatisches Zustandsbild, bei dem beim Erwachsenen plötzlich lange Lanugohaare im Gesicht und oft am ganzen Körper auftreten. Es handelt sich um eine (fast) obligate Paraneoplasie, wobei die Hauterscheinungen dem Auftreten des Tumors oft Jahre vorausgehen können.

Generalisierte Hypertrichose kann ferner als Symptom schwerer Systemkrankheiten (Marasmus, multipler Sklerose, nach Schädelhirntraumen), Stoffwechselkrankheiten (Cushing-Syndrom) auftreten. Ursächlich können auch Medikamente sein: Steroide, Cyclosporin A, Minoxidil, Penicillamin, Phenytoin.

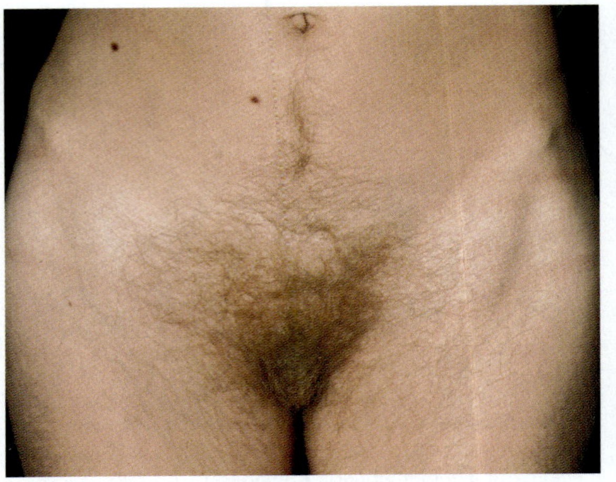

Abb. 19.33. Hirsutismus. Männliches Verteilungsmuster der Pubes bei einer jungen Frau mit Hyperandrogenisierungssyndrom

Lokalisierte erworbene Hypertrichosen sind nicht selten. Man findet sie am häufigsten als Folge langdauernder lokaler Kortikoidtherapie, regelmäßig bei Porphyria cutanea tarda an lichtexponierten Körperstellen, seltener an Stellen chronischer Hyperämie (z. B. über Angiomen, chronischen Entzündungen, postthrombotischem Syndrom, prätibialem Myxödem etc.) und ausnahmsweise bei Läsionen peripherer Nerven.

Hirsutismus

Hirsutismus bedeutet ein männliches Haarwachstumsmuster bei Frauen. Er ist entweder anlagemäßig bedingt (in solchen Fällen auch erblich) oder beruht auf Androgenisierung.

Epidemiologie. Hirsutismus liegt bei 5–10 % der Frauen in den Industrieländer vor; die Zahlen schwanken, da die Grenze zum Normalzustand schwer zu ziehen ist und große Unterschiede nach dem ethnischen Hintergrund bestehen (was z. B. bei Frauen mediterraner Herkunft der Norm entspricht, müßte etwa bei ostasiatischen als Hirsutismus gelten).

Klinik (Abb. 19.33). Langhaare anstelle unscheinbarer Lanugohaare an Kinn, submental, Kotelettenbereich, Oberlippe (lateral > medial); am Körper über dem Sternum, im Mamillarbereich und am medianen Unterbauch (zwickelförmiges Auslaufen der Schambehaarung zum Nabel). Die Ausprägung des Hirsutismus kann von kaum wahrnehmbar bis schwer reichen. Er kann ein isolierter Befund oder von anderen Zeichen der ***Androgenisierung*** (androgenetisches Effluvium, Akne vulgaris (bes. Akne tarda), Menstruationsstörungen, Seborrhö) oder der ***Virilisierung*** begleitet sein (männlicher Habitus, Vergrößerung der Klitoris, tiefere Stimme etc).

> **!** Obwohl hirsute Frauen häufig auch einen überdurchschnittlichen Wuchs der Körperhaare haben, ist weder dieser noch buschiges Haupt-, Scham- und Achselhaar ein Zeichen von Hirsutismus.

Pathogenese. ***Idiopathischer Hirsutismus*** ist oft durch familiäres Vorkommen, einschleichenden Beginn nach der Pubertät mit voller Ausprägung im 3. Lebensjahrzehnt, Fehlen weiterer Androgenisierungszeichen und normale Hormonspiegel gekennzeichnet. Der idiopathische Hirsutismus beruht auf erhöhter Ansprechharkeit des Endorgans (Ausschluß der symptomatischen Formen erforderlich!). Hirsutismus durch ovarielle, adrenale und andere hormonelle Störungen (s. S. 385).

Therapie. Die systemische Behandlung allfälliger Hormonstörungen ist Aufgabe des Endokrinologen. Antiandrogene (z. B. Cyproteronacetat) bewirken durch Kompetition um den Rezeptor in mehr als 50 % eine Besserung des Hirsutismus (allerdings erst nach Monaten; Nebenwirkungen sind depressive Verstimmung und Verlust der Libido). Topisch wirksame Antiandrogene existieren noch nicht. Milde Formen des Hirsutismus können durch Bleichung unauffälliger gemacht werden. Rasieren und chemische Entfernung bringen nur zeitweilige Besserung; sachgerechte Epilation ist schmerz-, aber dauerhaft.

19.4 Krankheiten der Talgdrüsen

19.4.1 Seborrhoe

Der Begriff ***Seborrhoea oleosa*** bezeichnet die Neigung zu fettiger (Gesichts)haut und fetten Haaren durch übermäßige Talgproduktion ohne weitere klinische Symptome. Dieser Zustand steht am Rande des Physiologischen, tritt nach der Pubertät auf und bildet sich gewöhnlich im dritten Lebensjahrzehnt weitgehend zurück. Er ist meist Ausdruck der individuellen Reaktionsweise auf die endogene androgene Stimulation und Objekt oft eher subjektiver Beurteilung. Er ist häufig, jedoch nicht zwangsläufig, mit Akne vulgaris und seborrhischem Ekzem verbunden. Männer haben häufiger Seborrhoea oleosa als Frauen (deren Talgdrüsen physiologisch nicht voll stimuliert sind), diese suchen jedoch häufiger Abhilfe.

Vermehrter Talgfluß kann auch Zeichen innerer Krankheiten sein: So ist z. B. Akromegalie fast stets von Seborrhoe begleitet (Wirkung eines hypothetischen sebotropen Hypohysenhormons?), ebenso M. Parkinson („Salbengesicht"). Bei letzterem sind die zugrundeliegenden Regulationsstörungen unbekannt, doch führt Therapie mit L-DOPA zur Normalisierung. Weitere, weniger sicher mit Seborrhoe assoziierte Krankheiten sind Phenylketonurie und Thyreotoxikose (Hypothyreose führt hingegen zur Drosselung der Talgproduktion). Manche Medikamente besitzen eine talgflußfördernde Wirkung: Anabolika, ACTH und Kortikosteroide.

Die Möglichkeiten der Therapie sind gering. In extremen Fällen kann der Einsatz von Isotretinoin gerechtfertigt sein.

19.4.2 Akneiforme Krankheiten

Unter solchen werden Dermatosen verstanden, die durch entzündliche Knötchen und/oder Pusteln an den Haarfollikeln gekennzeichnet sind. Die meisten entstehen durch Okklusion des Follikelinfundibulum.

Acne vulgaris

Eine androgenabhängige, selbstlimitierte entzündliche Dermatose der Adoleszenz und des frühen Erwachsenenalters. Ihre Primärläsion ist der Komedo, ihr Erscheinungsbild ist durch einen gesetzmäßigen Ablauf entzündlicher Veränderungen am Komedo gekennzeichnet, ihr Endzustand ist narbige Abheilung.

Epidemiologie. Acne vulgaris ist außerordentlich häufig und tritt wahrscheinlich bei jedem Individuum in bzw. nach der Pubertät zumindest in Minimalform in Erscheinung. Die Geschlechter sind etwa gleich häufig betroffen, doch ist der Verlauf bei Knaben meist schwerer. Der Beginn fällt gewöhnlich in das 12. Lebensjahr oder noch früher (bei Mädchen häufig vor der Menarche). Die Intensität der Akne ist sehr unterschiedlich; schwere Akneformen sind familiär gehäuft (genetischer Faktor?). *Faustregel:* Je früher der Beginn, desto schwerer der Verlauf und desto später das (spontane) Ende der Akne. Letzteres fällt im günstigsten Fall mit dem Ende der Pubertät zusammen, kann sich jedoch (insbesondere bei Frauen) bis zum 30. Lebensjahr hin erstrecken; hierbei spielen hormonelle und Sekundärfaktoren (Kosmetika, Manipulation) bedeutende Rollen.

Primäreffloreszenz. Der Komedo ***(Mitesser)*** ist eine auf Hyperkeratose des Follikelostiums beruhende Talgretentionszyste. Man unterscheidet sog. ***offene*** und ***geschlossene*** Komedonen. Bei den offenen (schwarzen) Komedonen klafft die Follikelöffnung, darinnen sieht man den am oberen Pol schwarzen Horn-Lipid-Pfropf (Ursache: Schmutz, Melanin). Bei den geschlossenen Komedonen ist das Follikelostium vollständig oder weitgehend obliteriert; der weißliche Talg scheint durch (weiße Komedonen). Geschlossene Komedomen neigen mehr als die offenen zur Entzündung und eitri-

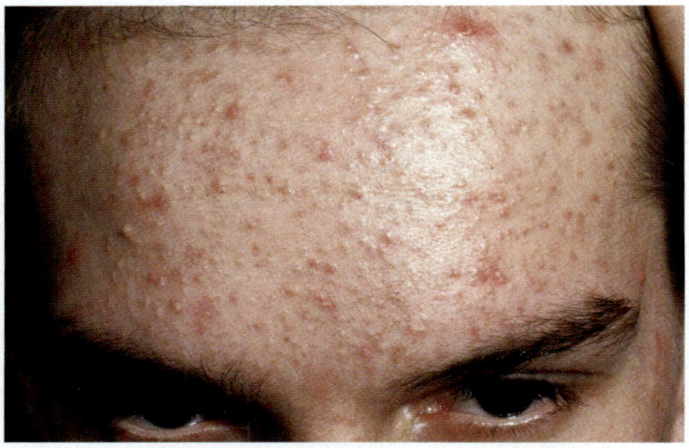

Abb. 19.34. Akne vulgaris comedonica. Vorwiegend geschlossene (weiße) Komedonen der Stirn

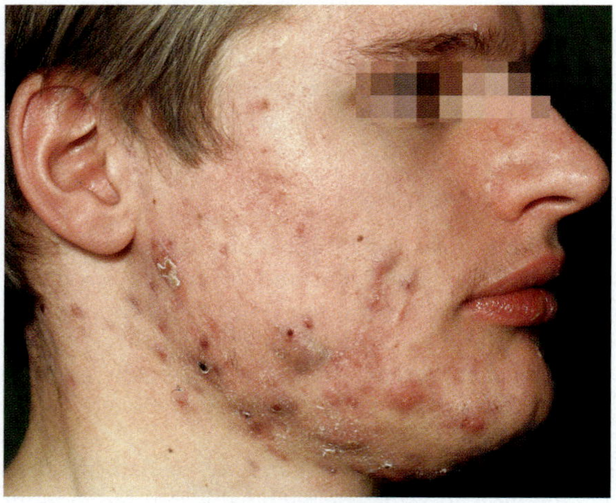

Abb. 19.35. Übergang von Akne papulopustulosa zu Akne conglobata

gen Einschmelzung. Beide Arten von Komedonen treten zumeist gemeinsam auf.

Klinik (Abb. 19.34 u. 19.35). Je nach dem Entwicklungsstadium unterscheidet man folgende Erscheinungstypen (bzw. Stadien) der Acne vulgaris:

- Erstmanifestation ist die ***Acne comedonica***, die durch mehr oder minder zahlreiche Komedonen vorwiegend an Stirn, Nase, nasolabial und im Kinnbereich gekennzeichnet ist. Dieses Stadium kann monate- bis jahrelang andauern und wird vom Betroffenen häufig wenig beachtet.
- Im weiteren Verlauf kommt es zu entzündlichen Veränderungen an den Komedonen, die vorerst ohne, später mit Pustelbildung ablaufen (***Acne papulopustulosa***). Die Pusteln entsprechen zumeist einer oberflächlichen Follikulitis, können sich jedoch gelegentlich zu tiefen, Furunkel-ähnlichen Läsionen weiterentwicklen. In diesem Stadium bleiben Fälle mit durchschnittlich schwerem Verlauf stehen; es dauert einige Jahre an und heilt dann spontan ab. Jede tiefe Follikulitis hinterläßt eine meist eingezogene, seltener hypertrophe Narbe, deren Größe der Massivität der vorangegangenen Entzündung entspricht; meist sind sie wenig auffällig.
- Bei weiterem Fortschreiten entstehen multiple knotige perifollikuläre abszedierende Infiltrate (z. T. durch Platzen follikulärer Pusteln), die dadurch zu ausgedehnten Abszessen mit multiplen Fistelöffnungen konfluieren und im Extremfall weite Teile der Haut von Gesicht, Brust und Rücken fuchsbauartig unterminieren können (***Acne nodulocystica bzw. Acne vulgaris conglobata***). Gerade in solchen ausgedehnten Fällen ist die Schmerzhaftigkeit oft geringer als erwartet.

Bei schwerer nodulozystischer Akne entleert sich bei Druck an einer Hautstelle Eiter aus mehreren, oft weit entfernten Fistelöffnungen.

Extrem ausgeprägte Fälle der Akne vulgaris sind durch ein buntes Nebeneinander von allen bisher beschriebenen Läsionen und zusätzlich sehr auffälligen, wie gestrickt aussehenden atrophen und hypertrophen Narben (Aknekeloid) gekennzeichnet. Auch im Abheilungsstadium bleiben die Narben weiterhin auffällig („pockennarbig").
Der Schweregrad der Akne vulgaris wird entsprechend einer Einteilung nach Pocchi klassifiziert (Tab. 19.7).

Ätiologie und Pathogenese. Die Akne wird durch das gleichzeitige bzw. sukzessive Wirken mehrerer Faktoren ausgelöst.

- Als erster Schritt der Genese kommt es in der Pubertät unter dem Einfluß der Androgene zur Volumenzunahme der Talgdrüsen und zur ***Steigerung der Lipidsynthese***. Diese Reaktion wird durch Androgenrezeptoren in den Talgdrüsen mediiert. Die Talgdrü-

Tabelle 19.7. Gradeinteilung der Akne (nach Pocchi et al, 1991)

	mild	mäßig	schwer	sehr schwer
Komedonen	wenige (< 20)	zahlreich (> 20)	zahlreich (> 20)	Fistelkomedonen
Papeln/Pusteln	keine oder wenige (< 10)	wenige bis zahlreich (10–20)	zahlreich bis sehr zahlreich (> 20)	sehr zahlreich (> 30)
knotige Infiltrate	keine	keine	wenige (< 5)	wenige bis zahlreich (> 5)
„Zysten"	keine	keine	wenige (< 5)	wenige bis zahlreich (> 5)
Fisteln	keine	keine	wenige (< 5)	wenige bis zahlreich (> 5)
Narben	keine	keine	vorhanden	zahlreich

sen sind in ähnlicher Weise androgen-sensitiv wie die Haarfollikel der Bartregion; Kastraten entwickeln keine oder nur geringfügige Akne. Bei Frauen kommt es zur charakteristischen prämenstruellen Verschlechterung der Akne durch die höheren Progesteronspiegel (androgenähnliche Wirksamkeit).

- Gleichzeitig mit der Steigerung des Talgflusses kommt es im tieferen Anteil des Follikelinfundibulums zur Proliferationssteigerung des Epithels und zur Umstellung auf einen epidermalen Verhornungstyp (Ausbildung eines Stratum granulosum, „cornified envelopes" und Stratifizierung); das Resultat ist ein aus ***orthohyperkeratotischen Hornmassen bestehender Pfropf***, der den Haarfollikel in der Gegend des Infundibulums ausfüllt und auftreibt. Proximal davon kommt es zum Stau der intensiv weiterproduzierten Lipidmassen. Es entsteht ein mit Lipid-Keratin gefüllter Sack, der Komedo.

Die Ursache der follikulären Hyperkeratose ist nicht genau bekannt; entweder ist auch sie eine direkte Folge der Hormoneinwirkung, oder sie wird sekundär durch die Talghyperproduktion hervorgerufen (Mangel an Linolensäure?). Daß Talg „komedogen" wirkt, kann am Kaninchenohr (Tiermodell zur Akneentstehung) nachgewiesen werden: Lokale Applikation von Talg führt zur Ausbildung von follikulären Hornpfröpfen und damit zu Komedonen.

- Gleichzeitig zur Komedobildung kommt es auch zur sprunghaften ***Keimproliferation*** der sonst kaum pathogenen aeroben, lipophilen und lipolytischen Begleitkeime Corynebacterium acnes und granulosum. Diese Keime bewohnen physiologischerweise den Grund des Haarfollikels; im Komedo finden sie ideale Lebensbedingungen vor und spalten mit Lipasen die reichlich vorhandenen Neutralfette auf. Die Corynebakterien sind zur Komplementaktivierung befähigt; im Serum von Aknepatienten sind häufig Antikörper gegen sie nachweisbar.

  Die entstehenden *freien Fettsäuren* wirken stark inflammatorisch und führen zu ***Leukotaxis*** und weiterem Druckanstieg im Komedo (entzündliche Papel, oberflächliche Pustel). Letzterer platzt entweder spontan oder durch Nachhelfen des Patienten (Ausdrücken!) und ergießt seinen Inhalt in das umgebende Bindegewebe. Dies führt zur heftig entzündlichen, tiefen abszedierenden Reaktion.

Klarerweise neigen geschlossene Komedonen mehr zur Ruptur als offene, da sich hier der Druckanstieg nach außen entladen kann. Geschlossene Komedonen gleichen hingegen „Zeitbomben, die durch das Hinzutreten von C. acnes gezündet werden".

Bei Tieren (auch bei Primaten) tritt Acne vulgaris nicht oder nur unter sehr speziellen Bedingungen auf (Kaninchenohr). Auch beim Menschen ist die Akne auf jene Bezirke beschränkt, wo große Talgdrüsen mit Lanugohaaren gekoppelt sind. Dicke Terminalhaare verhindern demnach vermutlich auch bei starker Talgproduktion die Bildung von Komedonen.

Androgene und Akne. Die Stimulierung der Talgdrüse durch Androgene erfolgt wieder über Bildung von DHT im Endorgan (aus freiem T, mittels der 5α-Reduktase) und Bindung eines DHT-Rezeptorkomplexes im Zellkern. Die überschießende Androgenwirkung bei Akne beruht bei beiden Geschlechtern in aller Regel *nicht* auf erhöhten Androgenspiegeln sondern auf dispositionell überhöhter Enzymaktivität des Endorgans. Hiefür sprechen experimentelle Daten, aber auch die klinische Beobachtung, daß die Akne im späteren Verlauf trotz etwa gleichbleibender T-Spiegel spontan rückläufig ist (Gewöhnungseffekt?).

Selbstverständlich können auch erhöhte Androgenspiegel zur Akne führen. Dies ist bei einer Minorität von Frauen der Fall, bei denen die (meist schwere, früh einsetzende und lang andauernde) Akne von anderen Zeichen der Androgenisierung (s. S. 385) begleitet ist. Zugrunde liegt in solchen Fällen häufiger ein ovarieller (polycystisches Ovarsyndrom) als ein adrenaler (LO-CAH) Androgenismus. Seltener sind erniedrigte Spiegel des SHBG (sex hormone binding globulin) verantwortlich, bei denen mehr T zur Konversion in DHT verfügbar ist (bei Hypothyreoidismus, Adipositas, Akromegalie, Corticoidmedikation).

In manchen Serien wurden in selektierten Kollektiven (Spätakne) in bis zu 30 % zumindest geringfügige Zeichen des polycystischen Ovarsyndroms gefunden.

Therapie. Ein Spektrum sehr wirksamer Therapiemöglichkeiten steht zur Verfügung; diese setzen an verschiedenen Gliedern der pathogenetischen Kette an.

- ***Komedolytische Therapie.*** Diese wesentlichste Säule der Aknetherapie erfolgt lokal durch Applikation von ***Vitamin-A-Säure*** (Trans-Retinsäure); diese wirkt stark antikeratinisierend, löst bestehende follikuläre Hornpfröpfe auf, ermöglicht damit die Entleerung des gestauten Talgs und verhindert die Ausbildung neuer Komedonen. Sie ist bei Acne comedonica und papulopustulosa indiziert und ist langwierig: ihre Wirkung wird erst nach etwa 3 Wochen deutlich, und sie muß im Prinzip solange weitergeführt werden wie die Neigung zur Akne besteht (Jahre!).

  Vitamin-A-Säure wirkt leicht irritierend (Brennen, Rötung, Schuppung) und muß daher sorgsam dosiert werden. Viele Patienten mißinterpretieren die Irritation als „Allergie" („Das habe ich schon gehabt, das vertrage ich nicht"). Sie kann auch zu Therapiebeginn durch synchrones „Reifen" der Komedonen zur scheinbaren Verschlechterung der Akne führen. Außerdem bewirkt sie erhöhte UV-Lichtempfindlichkeit (Vorsicht bei Badeaufenthalten, Gletscher-Schilauf etc.).

- ***Antibiotische Therapie.*** Intensiver entzündliche Fälle von Acne papulopustulosa bedürfen vor und während der Vitamin-A-Säure-Therapie einer antibiotischen Behandlung. Diese kann, je nach Intensität, ***lokal*** (Erythromycin, Clindamycin, Benzoyl-peroxyd) oder ***systemisch*** erfolgen (orale *Tetrazykline* bzw. *Minozyklin*). Tetrazykline drängen (natürlich nur vorübergehend) die bakterielle Komponente der Akne zurück und werden solange angewendet als abszedierende Veränderungen vorhanden sind (kaum länger als 1–2 Monate), kann bei Rezidiven aber jederzeit wieder angesetzt werden. Langzeittherapie ohne komedolytische Begleitbehandlung ist nicht sinnvoll.

C. acnes ist außerordentlich empfindlich gegenüber diesen Antibiotika (schon geringe Dosen sind wirksam, z.B. 50–100 mg Minocyclin/Tag); zusätzlich werden die von C. acnes erzeugten Lipasen gehemmt. *Lokale* Antibiotika dringen in tiefe Infiltrate jedoch *nicht* ein!

Komedolytische *und* antibakterielle Wirksamkeit vereinigt *Benzoyl-Peroxyd;* allerdings stellt es keine Alternative zu Tetrazyklinen bei tiefen Entzündungen dar und ist der Vitamin-A-Säure unterlegen.

- ***Unterdrückung der Talgproduktion.*** Ausschließlich bei Frauen können ***Antiandrogene*** (Cyproteronacetat) eingesetzt werden, die durch Rezeptorblockade die Wirkung der körpereigenen Androgene weitgehend ausschalten.

Nachteil: nur milde Wirksamkeit, oft nicht sehr gute Verträglichkeit. Auch hier gilt, daß eine Systemtherapie ohne Lokalbehandlung wenig Sinn hat.

Adrenale Androgenproduktion (bei LOCAH) kann durch niedrig dosiertes Dexamethason gebremst werden.

Das stärkste gegen Akne wirksame Mittel ist ***Isotretinoin*** (cis-Retinsäure, Accutan), ein orales synthetisches Retinoid, das die Talgdrüsen zur langdauernden, aber reversiblen Involution und die Akne zum Stillstand bringt. Isotretinoin ist das Mittel der Wahl bei schwerer nodulozystischer Akne. Es wird meist in Dosen von 1,0 mg/kg durch 1–3 Monate verabreicht, anschließend wird – je nach Verlauf – entweder abgesetzt oder mit Erhaltungsdosen von 0,2 bis 0,5 mg/kg weiterbehandelt. Nach Abschluß der Therapie kommt es zur langsamen Wiederkehr der Talgproduktion, meist aber nur zu milden (oder keinen) Aknerezidiven. Nebenwirkungen und Kontraindikationen sind ähnlich wie bei Etretinat (Teratogenität, Transaminasen- und Lipidanstieg, Notwendigkeit hormoneller Kontrazeption). Isotretinoin und Tetrazykline sollten nicht gleichzeitig gegeben werden (Gefahr des Pseudotumor cerebri).

In seltenen Fällen tritt nach Isotretinoin eine paradoxe Verschlechterung auf: Fieber, multiple neue Läsionen, schmerzhafte Granuloma pyogenicum-ähnliche Granulationen.

Ein für sehr stark entzündliche Fälle von Akne geeignetes Chemotherapeuticum ist schließlich *Dapson.* Leider wenig wirksam ist die *Azelainsäure:* Diese ist ein Stoffwechselprodukt von Malassezia furfur, einem Saprophyt des Haarfollikels, der eine wachstumshemmende Wirkung auf C. acnes besitzt.

Zur Behandlung der Acne vulgaris wurden früher (und werden noch heute) verschiedene *Diäten, Schälkuren* und andere Maßnahmen, insbesondere die manuelle Entfernung der Komedonen, empfohlen. Keinerlei Diät beeinflußt den Verlauf der Akne und erhöht nur die Belastung des ohnehin meist sensiblen Aknepatienten. Maßnahmen, die ausschließlich auf Entfernung der Komedonen ausgerichtet ist (manuell oder Schälkuren), haben nur vorübergehende Wirkung, Manipulationen bringen das Risiko der Follikelruptur mit sich. Allerdings sind Bemühungen, Patient/innen vom Ausdrücken von Komedonen und Pusteln abzubringen, meist wenig erfolgreich.

Wenig bzw. nicht wirksam sind einige viel geübte Praktiken:

- lokale Desinfektion und Säuberung mit Seifen. Die oberflächliche Entfernung von Hautfett bzw. Hautkeimen haben keinen Einfluß auf den Verlauf der Akne;
- kommerziell erhältliche „Peeling“-Präparate. Eine Ausnahme davon sind möglicherweise die derzeit „aktuellen“ Fruchtsäurepräparate;
- UV-Bestrahlungen.

Komplikationen der Acne vulgaris.

Superinfektion mit Staphylokokken ist ein nicht seltenes Ereignis, das sich klinisch als den typischen Veränderungen der Acne vulgaris aufgepfropfte Furunkulose manifestiert. ***Therapie:*** penicillaseresistentes Penicillin.

„Gramnegative Follikulitis“. Eine Superinfektion meist mit Klebsiellen oder Enterobakterien. Die gramnegative Follikulitis äußert sich als akute Episode multipler oberflächlicher Pusteln mit heftiger entzündlicher Reaktion im Rahmen einer Acne vulgaris; auch tiefer liegende nodös-zystische Läsionen durch gramnegative Keime (meist Proteus) kommen vor. ***Therapie:*** Aminoglykoside, Quinolone.

Sonderformen der Acne vulgaris

Acne cosmetica. Meistens mäßig entzündliche Akneform, die sich durch reichlich Komedonen und relativ tief sitzende entzündliche fibrotische Knötchen auszeichnet. Ursache: komedogene Substanzen in Kosmetikartikeln. Diese Akneform wird in besonderem Maße durch Manipulation (Drücken, Kratzen) genährt; ihre Hauptlokalisation sind die beiden Kinnseiten. Bevorzugung über 20jähriger Frauen.

Bis ins Erwachsenenalter persistierende Akne bei Frauen ist häufig durch milden Hyperandrogenismus bedingt (meist bei polyzystischem Ovarsyndrom). Diese ***Spätakne*** ist durch fibrosierte Akneeffloreszenzen am Kinn *(Kinnakne),* Kratzzwang, milde Zeichen der Hormondysregulation (Menstruationsunregelmäßigkeiten, milder Hirsutismus) sowie prämenstruelle Exazerbation gekennzeichnet (Abb. 19.36).

Acne excoriée des jeunes filles. Psychogen überlagerte Akne, reichlich Kratzeffekte.

Acne tropica. Eine wegen Superinfektion mit Staph. aureus besonders intensiv verlaufende Acne vulgaris

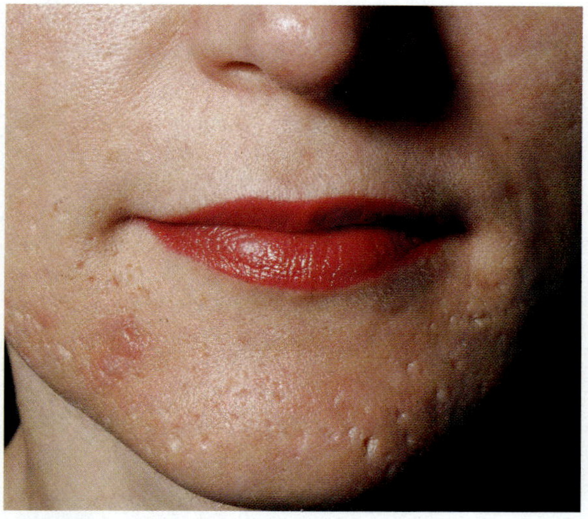

Abb. 19.36. Aknenarben. Atrophe eingezogene Narben nach Kinnakne (artefizielle Komponente)

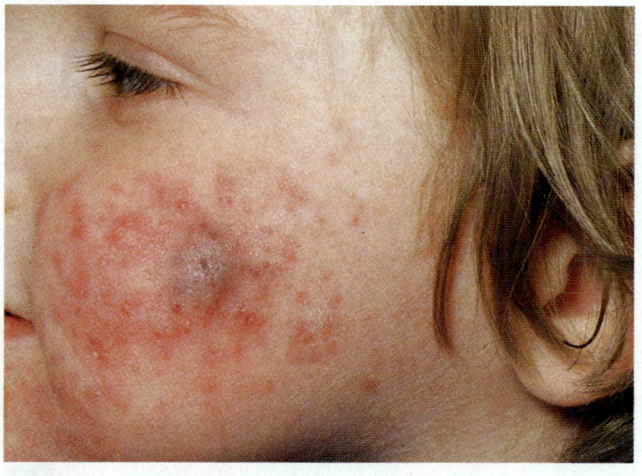

Abb. 19.37. Akne infantilis bei 5 jährigem Knaben

(starkes Schwitzen fördert die Proliferation der Hautflora).

Acne neonatorum. In der Postpartalperiode (seltener im Kleinkindesalter) auftretende Acne papulopustulosa (Abb. 19.37). Genese: restierende mütterliche Androgene. Heilt spontan ab.

Akneähnliche Dermatosen

Medikamenteninduzierte Akne. Manche Medikamente rufen nach systemischer Gabe akneiforme Exantheme hervor. Die Ähnlichkeit beschränkt sich allerdings auf die Follikelobstruktion durch Hornpfröpfe mit entzündlicher Begleitreaktion (Abb. 19.38); echte Komedonen werden kaum gebildet. Prädisponiert sind junge Patienten, die gleichzeitig eine echte Acne vulgaris haben.

Klassisches Beispiel ist die ***Steroidakne:*** vorwiegend am oberen Rumpf und den proximalen Extremitäten schütter disseminierte entzündliche Papeln um kleine follikuläre Hornpfröpfe. Die Steroidakne hat ein charakteristisches Bild (Blickdiagnose) und tritt meist schon kurze Zeit (etwa 2 Wochen) nach hochdosierten Kortikoidstößen auf. Ähnliche Exantheme kommen oft bei *INH* und nahezu stets bei Kombination dieser beiden Medikamente zustande (Behandlungsmodus bei bestimmten Formen der Tuberkulose). Akneartige Bilder können ferner *Hydantoine* sowie *Halogene* (Jod, Brom) hervorrufen; bei letzteren ist das Bild allerdings durch starke Entzündung gekennzeichnet.

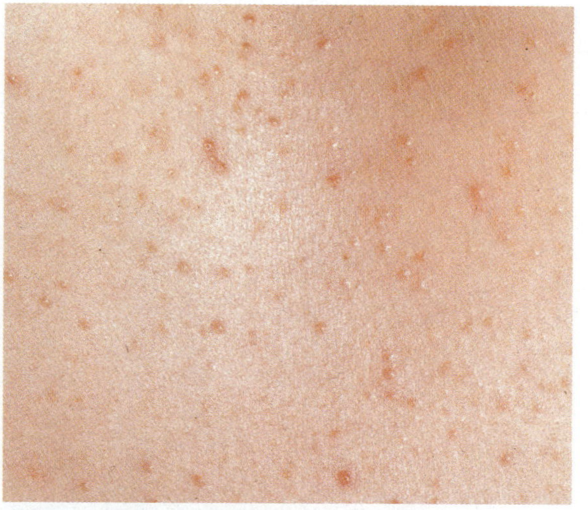

Abb. 19.38. INH-Akne. Zahlreiche am Rumpf lokalisierte hyperkeratotische, pustulierende Papeln

Exogen bedingte Akne (Öl-, Teerakne). Verschiedene industriell verwendete Substanzen können akneähnliche Bilder erzeugen; die häufigsten Beispiele sind Öle und Teer. Öle kommen entweder als feine Tröpfchen in der Luft mit der Gesichtshaut in Kontakt (etwa in Webereien, Schleifereien etc.) und verursachen dort oft ungemein reichlich Komedonen (Prädilektionsstellen: Schläfen und Jochbeingegend). Direkter Kontakt mit Öl, beispielsweise durch Öl verschmutzte Arbeitskleider, kann Akneerscheinungen an den betroffenen Körperstellen hervorrufen.

Acne fulminans. Dieses akute Krankheitsbild ist sehr selten, tritt fast nur bei Knaben in der Pubertät und oft ohne vorhergehende Akneläsionen auf. Es ist ähnlich der nodulozystischen Akne, doch exulzerieren die sehr schmerzhaften Läsionen und heilen mit starker Narbenbildung ab; es bestehen ausgeprägte Systemzeichen (Fieber, Leukozytose, Polyarthralgien).

Acne conglobata (follikuläres Okklusionssyndrom, Aknetetrade, chronische Hidroadenitis suppurativa) (Abb. 19.39).

Zur Nomenklatur: Acne conglobata ist nicht dasselbe wie Acne *vulgaris* conglobata, ist aber häufig von dieser begleitet.

Ein seltenes charakteristisches und schweres Krankheitsbild, das durch exzessiv chronische, unbeherrschbar fortschreitende, nodulozystische akneartige Verän-

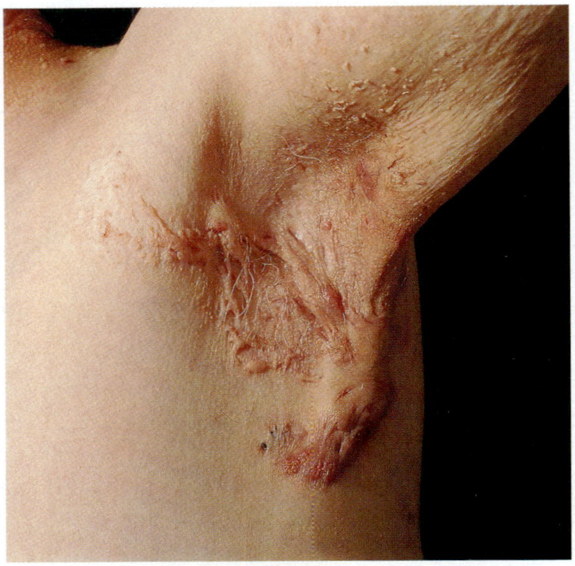

Abb. 19.39. Follikuläres Okklusionssyndrom (chronische Hidradenitis suppurativa). Wie gestrickt aussehende Narben nach Infiltraten und Fisteln; ein frisch entzündlicher Knoten am *unteren Bildrand*

derungen mit multipler Fistelbildung in den Regionen der Acne vulgaris, im Nacken sowie den Regionen apokriner Schweißdrüsen (axillär, inguinal, perianal) gekennzeichnet ist. Der Krankheitsbeginn liegt meistens im frühen Erwachsenenalter, Männer sind viel häufiger befallen. Konservative Maßnahmen (Antibiotika, Stichinzisionen) bringen nur vorübergehend Abhilfe, auch Isotretinoin ist weniger wirksam als ursprünglich angenommen. Einzige zielführende Therapie ist oft die radikale Exzision der betroffenen Areale und plastische Deckung. Ursache, insbesondere die Rolle der apokrinen Schweißdrüsen sind unklar.

19.4.3 Formenkreis der Rosazea

Rosazea

Eine morphologisch charakteristische akneähnliche entzündliche Krankheit der Gesichtshaut von unbekannter Ätiologie, die in der zweiten Lebenshälfte auftritt und *nicht* von Komedonen begleitet ist.

Epidemiologie. Rosazea ist eine häufige, harmlose, auf die Haut beschränkte Krankheit der zweiten Lebenshälfte, die bei beiden Geschlechtern etwa gleich häufig vorkommt, bei Männern jedoch intensiver abläuft. Bei Patienten mit Alkoholabusus, gastrointestinalen Störungen und solchen, die sich häufig Wind und Wetter aussetzen, ist die Inzidenz höher.

Klinik. Die Rosazea kann sich morphologisch variabel präsentieren. Sie verläuft in 3 bzw. 4 Stadien, doch kann sie in jedem derselben stehenbleiben, dieses exzessiv ausbilden oder andere überspringen. Der Beginn ist meist langsam und wird vom Patienten zunächst nicht registriert.

- ***Stadium teleangiektaticum*** (Abb. 19.40): Als erstes stellt sich eine Neigung zu Flush-artiger Rötung des Gesichts ein. Die Anfälle stellen übersteigerte Reaktionen auf Reize dar, die auch physiologisch zur Gesichtsröte führen: Temperaturschwankungen, Wind und Wetter sowie Anstrengung, Kaffee und Alkohol. Im Lauf der Zeit entstehen zarte, fleckig verdichtete Teleangiektasien an Nase und Wangen, die sich in Monaten und Jahren ausbreiten und dem Gesicht einen charakteristischen dunkellividroten Ausdruck verleihen (daher der wenig geglückte deutsche Name „Kupferfinne");
- ***Stadium papulosum und papulopustulosum*** (Abb. 19.41): Auf den Erythemen entwickeln sich zunehmend entzündliche Knötchen v. a. an Wangen und Nase: das nunmehr persistent lividrote Gesicht wirkt höckerig. Bei weiterem Fortschreiten Umwandlung der Knötchen in oberflächliche Pusteln;

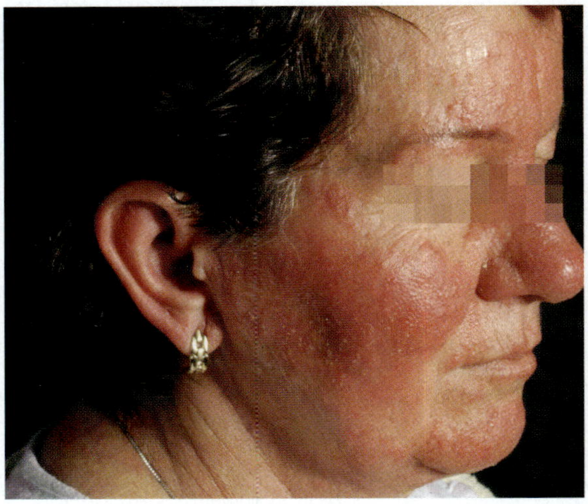

Abb. 19.40. Rosacea. Teleangiektatisches Stadium

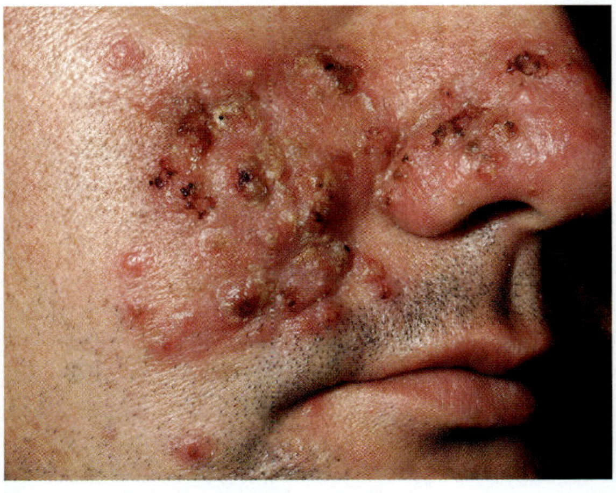

Abb. 19.41. Rosacea. Papulopustulöses Stadium

- ***Rhinophym:*** Schließlich kommt es – fast ausschließlich bei Männern – zu oft mächtiger Hypertrophie der Talgdrüsen, die zur bizarren Vergrößerung der Nase führen kann: Diese ist riesenhaft, unregelmäßig höckrig, unförmig, von schwammig-wabiger Beschaffenheit und wegen klaffender, eingezogener Follikelöffnungungen von „wurmstichiger" Oberfläche.

Variabilität der Morphologie. Das Spektrum der Rosazea reicht von zarter Rötung der Wangen über umschriebene, auffällige Rötungen (z. B. „Rubor nasi" – „Schnapsnase") und solide knotige Läsionen („sarkoidale Rosazea") zu ausgedehnten entzündlichen, eitrigen Formen. Das Rhinophym entsteht etwa gleich häufig als Krönung einer vollausgeprägten Rosazea wie als nahezu isoliertes Phänomen.

Der Verlauf ist chronisch, schubartig, Exazerbationen häufig nach Alkoholzufuhr oder Kälteexposition. Die Rosazea heilt spontan meist nicht ab, doch sind vorübergehende Remissionen nicht selten. *Keine* Narbenbildung.

Histologie. In frühen Stadien lediglich lympho-leukozytäre perifollikuläre Infiltrate, später meist wenig intensive, manchmal beträchtliche sarkoidale Begleitkomponente (in solchen Fällen sprach man früher von „Lupus miliaris disseminatus faciei" bzw. sarkoidaler Rosazea).

Ätiologie und Pathogenese. Die Ätiologie ist unbekannt. Es bestehen zwei grundlegende Störungen, deren Konnex unklar ist: einerseits die pathologische Gefäßdilatation der Gesichtsregion auf physiologische Stimuli; andererseits die Entzündung der Haarfollikel, die wahrscheinlich bakterieller Genese ist, da sie auf Antibiotika anspricht (übermäßige Wucherung der residenten Flora des Haarfollikels?).

Differentialdiagnose. Acne vulgaris; außer der verschiedenen Altersprädilektion (die jedoch nicht immer ein verläßliches Kriterium ist) unterscheidet sich die Rosazea durch das *Fehlen von Komedonen* und den charakteristischen kupfer- bis lividroten Farbton. Systemischer Lupus erythematodes.

Therapie. Breitbandantibiotika können die Rosazea vorübergehend komplett unterdrücken. Da die Rosazea jedoch auf einer erworbenen Disposition beruht, kommt über kurz oder lang ein Rezidiv zustande (worauf der Patient aufmerksam gemacht werden muß). Bei milden Formen ist Lokaltherapie (Erythromycin-, Clindamycinpräparationen) ausreichend, bei schwereren orale Tetrazykline bzw. Minozyklin. Unter systemischer Therapie gewöhnlich schon nach einigen Wochen fast völlige Rückbildung. Bei schlecht ansprechenden Fällen ist ein Versuch mit Metronidazol (lokal oder systemisch) angezeigt.

Wenig oder nicht spricht hingegen das Rhinophym auf alles Genannte an. Behandlungsversuche mit Isotretinoin (systemisch) sind oft erfolgreich; bei ausgeprägten Formen ist nur die operative Therapie (Dekortikation) sinnvoll.

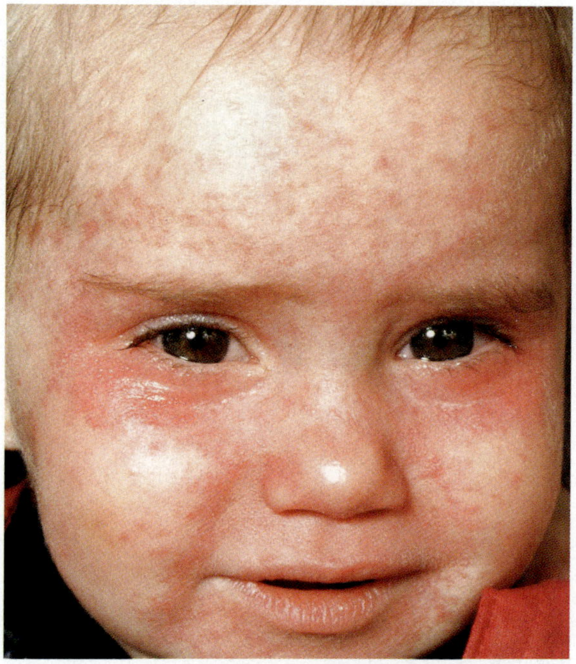

Abb. 19.42. Periorale Dermatitis bei 3 jährigem Knaben. Ursache: routinemäßige Gesichtspflege mit Feuchtigkeitscreme

Periorale Dermatitis (syn. Rosazeaartige Dermatitis)

Eine auf die Gesichtshaut beschränkte, entzündliche Dermatose vorwiegend bei Frauen jüngeren und mittleren Alters oft mit milder atopischer Disposition. Ihre wahrscheinliche Ursache ist chronische Quellung und Überfeuchtung durch kosmetische Cremes. Sie ist eine zwar harmlose, kosmetisch jedoch sehr störende Krankheit, die auf geeignete Behandlung (Entzug der Cremes) ausgezeichnet anspricht.

Epidemiologie. Dieses der Rosazea ähnliche Krankheitsbild hat sich erst vor ca. 35 Jahren fast epidemisch in den westlichen Ländern ausgebreitet, parallel zum Wohlstand und dem Gebrauch von Kosmetika auch in breiteren Schichten. Betroffen sind ausschließlich Personen, die regelmäßig Feuchtigkeitscremes applizieren („Tages-, Nachtcremes"). Dies sind weit überwiegend Frauen ab dem Nachschulalter; die seltenen Männer bzw. Kleinkinder mit perioraler Dermatitis hängen derselben Gewohnheit an bzw. werden von ihren Müttern mit Feuchtigkeitscremes „gepflegt" (Abb. 19.42). Disponierend ist ein trockener Hauttyp; oft besteht eine Anamnese milder Neurodermitis.

Klinik (Abb. 19.43). Die Gesichtshaut ist diffus milde geschwollen, matt (wenn nicht gerade von Creme bedeckt), zeigt verwaschene, manchmal strichförmige

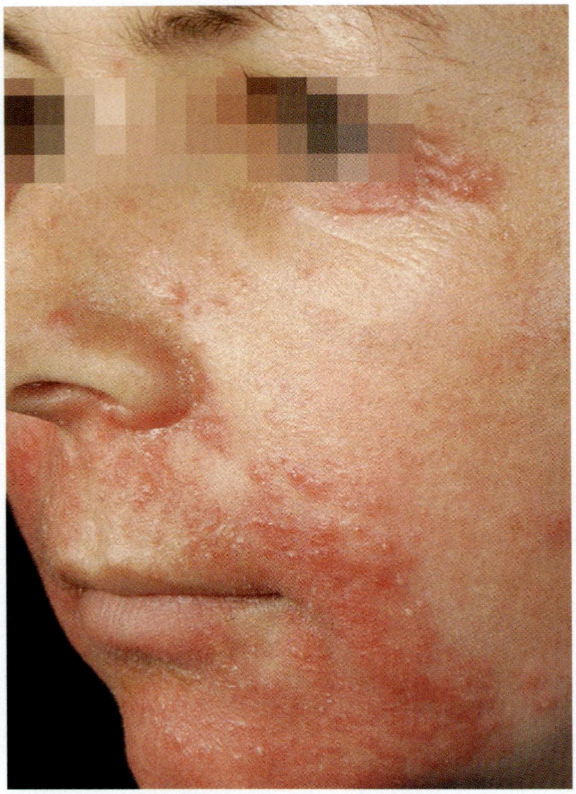

Abb. 19.43. Periorale Dermatitis. Erythem und Papeln perioral und periokulär

Erytheme (Dermographismus) und hat eine durch zahlreiche kleine Papeln unebene („grießelige") Oberfläche. Die Papeln sind anfangs hautfarben, später hell- bis dunkelrot und teils konfluierend. Sie sind an typischen Hautstellen verdichtet: der seitlichen Perioralgegend, an den Augenlidern und seitlich dieser (Regionen der Fältchenbildung, wo Cremes vorwiegend aufgetragen werden), können jedoch das ganze Gesicht ergreifen.

Die Patientin klagt über ein trockenes, brennendes Organgefühl der Gesichtshaut, das nur durch Applikation der Creme gemildert werden kann. In ausgeprägten Fällen kommt es zu intensiver Rötung und Schwellung, Ausbildung multipler oberflächlicher Pusteln und starkem Brennen, weniger Jucken. Die periorale Dermatitis hat einen schubartigen, unbehandelt eminent chronischen Verlauf, ist jedoch im Grunde selbstlimitiert. Prämenstruelle Exazerbationen sind typisch.

Histologie. Ähnlich der Rosazea. *Keine* Spongiose.

Typischer Entwicklungsgang. Aus der Anamnese läßt sich fast stets eruieren, daß die ersten klinischen Symptome erst *nach* Beginn der routinemäßigen Applikation von Gesichtscremen entstehen. Erstes Symptom ist ein Gefühl der Trockenheit und des Spannens, das als primär „empfindliche" Haut interpretiert wird. Tatsächlich läßt die Trockenheit nach, wenn die Creme appliziert wird und kehrt wieder, wenn dies unterlassen wird: es stellt sich eine *Abhängigkeit* ein („Wenn ich meine Creme nicht verwende, ist die Haut ganz trocken und spannt").

Die Feuchtigkeitscremen werden nun umso systematischer verwendet, die „Empfindlichkeit" nimmt jedoch weiter zu. Die Patientin meint nun, daß sie diese spezielle Creme nicht vertrüge und beginnt die Suche nach geeigneteren. Oft werden Dutzende Präparate ausprobiert, die sich jedoch bald alle als unbrauchbar erweisen („Ich vertrage *gar* nichts mehr"). Häufig sind sich die Betroffenen der überschießenden Kosmetikaapplikation nicht bewußt („Ich habe sowieso nur eine ganz normale Creme verwendet"). Es wird nun ein Arzt aufgesucht, der die „richtige" Creme empfehlen oder eine Salbe verschreiben soll, die sie ihre Cremen wieder vertragen macht. Dies ist häufig eine Kortikosteroidsalbe, die zwar die Beschwerden sehr schnell mildert, jedoch zur langfristigen Verschlechterung führt (Circulus vitiosus). Alle exzessiven Fälle von perioraler Dermatitis sind solche, die von kutanen Kortikoidnebenwirkungen überlagert sind („Tomatengesicht").

Ätiologie und Pathogenese. Quellung der Hornschicht führt zur Verschlechterung der Barrierefunktion und damit zur verstärkten Austrocknung; letztere bewirkt eine vermehrte Irritabilität der Haut (Trockenheit, Spannen, Brennen). Feuchtigkeitscremes haben den Zweck, die Hornschicht zu quellen (um damit kleine Fältchen vorübergehend zum Verschwinden zu bringen – „Verjüngungseffekt"). Ist die Haut von vornherein eher trocken (milde atopische Disposition), wird die genannte pathogenetische Kette um so eher ausgelöst. Die ständige Durchfeuchtung der Haut führt ferner zur Proliferation der Keimflora der Follikel (entzündliche Knötchen, Pusteln).

Prinzipiell können, bei geeigneter Disposition, alle Feuchtigkeitscremes zur perioralen Dermatitis führen, manche Produkte vielleicht häufiger als andere (zusätzliche irritative Ingredienzien?). Hauttestungen auf Kontaktallergien sind in aller Regel negativ.

Motive der Applikation von Cremes. Diese ist nicht nur ein (durch ständige Reklame glaubhaft gemachtes) vermeintliches Mittel zur Verzögerung der Hautalterung, sondern auch Teil des Selbstverständnisses nicht weniger moderner Frauen („Ich fühle mich ganz einfach gut und frisch"). Die ausgeprägte Empfindlichkeit der Haut wird nicht selten positiv konnotiert („Waschen Sie Ihr Gesicht mit Wasser?" „Nein, um Gottes Willen") und hingenommen, daß angeblich für jede Gesichtsregion und jede Tageszeit verschiedene (aber stets teure) Cremen erforderlich sind. Bei der perioralen Dermatitis ist eine „ganzheitliche" Aufklärung nicht immer gefragt.

Therapie. Kortikosteroidsalben sind kontraindiziert (s. unten). Gut wirksam sind, wie bei der Rosazea, Breitbandantibiotika (Tetrazykline, Minozyklin); sie werden in milderen Fällen lokal, in schwereren systemisch verabreicht. Nach einer Anfangsperiode mit nicht seltener passagerer Verschlechterung bilden sich die Läsionen zurück; die Behandlung sollte jedoch durch mehrere Wochen weitergeführt werden.

Wesentlichster Punkt ist die Entwöhnung von der übersättigenden Cremeapplikation. Da abruptes Absetzen zur sofortigen Exazerbation führt, muß dies sukzessive geschehen. Am besten bewährt sich der Rat, die Cremeapplikation *unabhängig von der Tageszeit* immer *nur dann* durchzuführen, wenn sich das Gefühl der Trockenheit und Spannung einstellt. Da das physische Bedürfnis nach der Creme bald schwindet, nimmt die Häufigkeit der Applikation ab; allein durch diese Strategie kommen die meisten Fälle innerhalb einiger Wochen zur Abheilung.

19.5 Krankheiten der Schweißdrüsen

Die Krankheiten der Schweißdrüsen sind nicht sehr vielfältig. Man unterscheidet quantitative und qualitative Funktionsstörungen sowie Zustände, die auf Okklusion der Schweißdrüsenausführungsgänge basieren.

19.5.1 Ekkrine Schweißdrüsen

Störungen der Zusammensetzung des Schweißes

Mineralokortikoide regulieren den Salzgehalt des Schweißes; daher finden sich bei Funktionsstörungen der Hypophyse und Nebennierenrinde charakteristische Änderungen. Bei ***Aldosteronismus*** und ***Cushing-Syndrom*** sinkt die Natriumchlorid- und steigt die Kaliumkonzentration; umgekehrte Änderungen ergeben sich bei ***M. Addison*** (klinisch bedeutungslos, aber gewisser diagnostischer Wert). Eine 3- bis 5fach erhöhte Salzkonzentration findet sich ferner im Schweiß von Kindern mit ***zystischer Fibrose*** („Plattentest“).

Bei ***Urämie*** steigt die Konzentration von Harnstoff im Schweiß an und kann sich sogar (wie das Salz bei zystischer Fibrose) in Form weißlicher Kristalle an der Haut absetzen.

Diverse Chemikalien, die mit dem Schweiß ausgeschieden werden, können zur ***ekkrinen Chromhidrose*** (gefärbter Schweiß; Antimalariamittel, Farbstoffe) oder ***Bromhidrose*** (stinkender Schweiß) führen (z. B. verleiht DMSO dem Schweiß einen knoblauchartigen Geruch).

Störungen der Quantität produzierten Schweißes

Hyperhidrose. Eine ***generalisierte Hyperhidrose*** ist häufig lediglich der Ausdruck der thermoregulatorischen Funktion der Schweißdrüsen, etwa bei Anstrengung, emotioneller Erregung oder fieberhaften (Infektions)Krankheiten (IL-1 erhöht die zentrale Temperatureinstellung). Sie tritt ferner bei orthostatischer Hypotension, Diabetes mellitus, M. Hodgkin, verschiedenen Hormonstörungen (Thyreotoxikose, Phäochromozytom, Karzinoidsyndrom, Hypopituitarismus), posttraumatischen oder degenerativen Rückenmarks- und zerebralen Syndromen sowie schließlich bei systemischer Verabreichung cholinergischer Substanzen oder Azetylcholinesteraseinhibitoren auf. ***Nächtliches Schwitzen*** ist ein Zeichen von Systemkrankheiten (z. B. Tuberkulose, Kollagenosen, Lymphome).

Die häufigste Ursache nächtlichen Schwitzens ist der Alkoholismus.

Lokalisierte Hyperhidrose tritt meist als ***axilläre*** oder als ***palmoplantare Hyperhidrose*** in Erscheinung. Erstere ist entweder Teilsymptom des generalisierten Schwitzens oder dispositioneller Natur, letztere vorwiegend emotionell bedingt („nervöses“ Schwitzen).

Das palmoplantare Schwitzen wird nicht vom thermoregulatorischen, sondern von einem eigenen Zentrum im ZNS reguliert und läuft über sympathische Fasern. Es tritt daher im Schlaf *nicht* auf. Es ist nicht nur ein erhebliches psychosoziales Problem, sondern behindert auch die manuellen Tätigkeiten.

Eine seltene lokalisierte Form ist ferner die ***umschriebene idiopathische Hyperhidrose***, ein auf ein bestimmtes Areal (Gesicht, Extremitäten) beschränktes, anfallsartig auftretendes Schwitzen. Von diagnostischer Bedeutung ist die häufige Assoziation von lokalisierter Hyperhidrose mit inkompletten Läsionen peripherer Nerven und Läsionen des Hintertrakts des Rückenmarks, wobei das hyperhidrotische Areal jeweils in der Randzone des anästhetischen Areals lokalisiert ist. Eine Sonderform nervös bedingter lokalisierter Hyperhidrose ist das ***aurikulotemporale Syndrom*** Frey („pathologisches gustatorisches Schwitzen“). Hier kommt es, gewöhnlich nach einer Operation an der Parotis, zum Einwachsen von sekretomotorischen Fasern aus der Parotis in den aurikukotemporalen Ast des N. trigeminus. Die Folge ist einseitiges Schwitzen der temporalen Gesichtshaut gleichzeitig mit der Speichelproduktion bei Nahrungsaufnahme (Abb. 19.44).

Therapie. Diese ist generell nicht stets befriedigend. Bei *generalisierter* Hyperhidrose müssen zunächst die genannten systemischen Ursachen ausgeschlossen bzw., falls möglich, eliminiert werden. Eine Behandlung mit systemischen Anticholinergika ist wegen der atropinartigen Nebenwirkungen nur selten angezeigt.

Bei *lokalisiertem* Schwitzen sind zahlreiche Lokaltherapeutika, meist auf Basis konzentrierter Aluminiumsalze (z. B. 25 % Aluminiumchlorid) verfügbar. Diese wirken durch Steigerung der Durchlässigkeit des Schweißdrüsenausführungsganges (man „schwitzt ins Gewebe“) und sind bei axillärem Schwitzen gut brauchbar (Risken: Kontaktallergie, Periporitis). Exzessive axilläre Hyperhidrose kann, wenn zugrundeliegende Systemkrankheiten ausgeschlossen wurden, durch Exzision des schweißdrüsentragenden Hautareals in der Axilla behandelt werden. Diese Operation führt meist zu sehr gutem Erfolg und ist bei korrekter Durchführung nur von akzeptabler Narbenbildung begleitet.

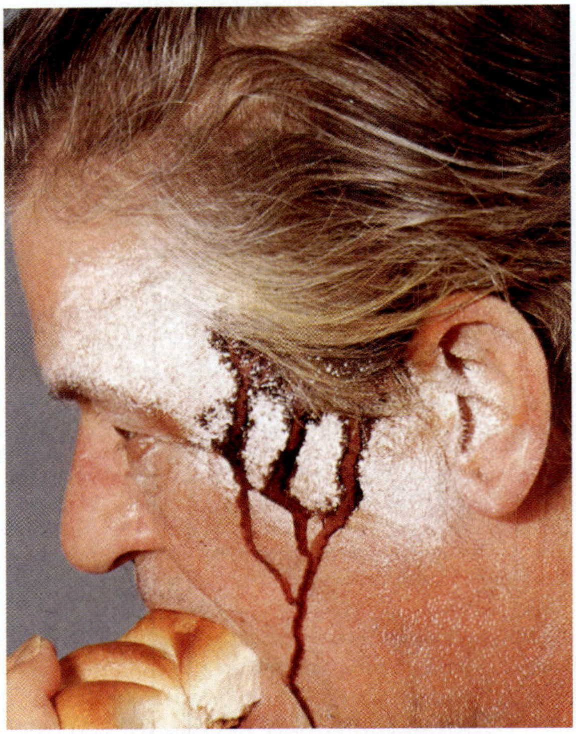

Abb. 19.44. Pathologisches gustatorisches Schwitzen: Demonstration mit dem Jodstärketest. Die Schläfenhaut wurde mit Jodlösung bestrichen und nach deren Eintrocknen mit Stärkepuder bestäubt. Selbst der Genuß einer trockenen Semmel löst sekretomotorische Impulse und Schweißsekretion aus

Bei *palmoplantarem* Schwitzen sind Lokaltherapeutika nur beschränkt wirksam und in der Anwendung unangenehm. Umständlich, aber sehr gut wirksam ist die ***Iontophorese*** mit Leitungswasser: Die Akren werden im Wasserbad einem Stromfluß von 15–25 mA ausgesetzt. Die Behandlungen erfolgen täglich durch ca. 30 Minuten, nach Ansprechen kann die Frequenz individuell reduziert werden (Erhaltungstherapie oft 1 Anwendung/2 Wochen). Wirkungsmechanismus: unbekannt.

Die ultima ratio in der Behandlung der palmaren Hyperhidrose ist die – früher nicht selten durchgeführte – zervikale Sympathektomie. Mit dieser werden die Beschwerden zumindest längerfristig beseitigt, doch kann sich als Komplikation ein Horner-Syndrom einstellen.

Eine seit kurzem erhältliche Alternative sind Injektionen mit Botulinustoxin.

„Ekkrine Bromhidrose". Folge der Hyperhidrose ist ständige Durchfeuchtung der Hornschicht mit nachfolgender Proliferation der residenten Keimflora. Es kommt zur Zersetzung des Keratins mit Entwicklung üblen Körpergeruchs (kurze Fettsäuren, Amine; eine metabolische Leistung vorwiegend der Mikrokokken). Dieser ist insbesondere bei Patienten mit Ichthyosen oft sehr intensiv (ein weiteres soziales Handicap), bei „Normal"personen meist – bis auf die intertriginösen Areale und Füße – nicht merklich. Der Schweißgeruch der Füße ist oft auch mit sichtbaren Veränderungen verknüpft: wurmstichige, weißliche Verquellung der Sohlenhaut (***„pitted keratolysis"***). Manchmal entfaltet auch das Kapillitium eine dezente Duftnote (hier sind allerdings auch Zerfallsprodukte aus dem Talg und gegebenenfalls der apokrinen Drüsen beteiligt).

Therapie. Hygiene und lokale Antisepsis.

Fallbericht: Eine Mutter kommt mit der 9 jährigen Tochter in die Sprechstunde und klagt über „unerträglichen" Geruch der auffallend voluminösen, aber ansonsten unauffälligen Haare des Kindes; dieses pflichtet dem wichtig bei. Sie seien schon bei vielen Ärzten gewesen, aber die hätten das „nicht geglaubt" oder „nicht gekannt". Eine Nasevoll ergibt tatsächlich einen milden ungelüfteten Geruch. Die Anamnese zeigt, daß das Kind viel schwitzt und die Haare, wegen der schönen Frisur, selten gewaschen werden. Nach Gebrauch eines antiseptischen Shampoos ist der Geruch gebessert („Aber ganz weg ist er nicht").

Überwertige Ideen von üblem Körper- und Haargeruch sind ein typisches Bild der Dysmorphophobie (s. S. 726).

Die ekkrine Bromhidrose muß vom „fischigen" Körpergeruch bei erblichen Aminosäurestoffwechselstörungen unterschieden werden (Phenylketonurie, Trimethylaminurie).

Hypohidrose und Anhidrose. Eine ***generalisierte Anhidrose*** tritt entweder bei Fehlen von Schweißdrüsen (anhidrotische ektodermale Dysplasie) oder bei schweren Dermatosen auf. Ursache ist hiebei oft die Okklusion der Ausführungsgänge – z. B. manche Ichthyosen, ausgedehnte Ekzeme etc., in anderen Fällen eine entzündungsbedingte vorübergehende oder bleibende Schädigung der Schweißdrüsen (z. B. toxische epidermale Nekrolyse), oft ist sie unbekannt (z. B. Sklerodermie, Sjögren-Syndrom, Angiokeratoma corporis diffusum).

Schweißdrüsen sind metabolisch sehr aktiv, haben einen hohen Sauerstoffbedarf und sind daher sehr empfindlich gegenüber Anoxie, toxischen Wirkungen und vor allem einer Kombination beider. Schweißdrüsennekrosen finden sich daher z. B. häufig bei Aufliegestellen nach versuchtem Suizid mit Barbituraten, CO-Vergiftung und analogen Situationen.

An- oder Hypohidrose bei morphologisch normalem Hautbefund findet sich bei verschiedenen neurologischen Störungen (multiple Sklerose, Läsionen des Thalamus, diabetische akrale Neuropathie) sowie (typisch) bei Hypothyreoidismus.

Lokalisierte, auf einzelne Schweißdrüsen beschränkte *Anhidrose* findet sich ferner bei und als Folge der ***Miliaria.***

Läsionen durch Okklusion der Schweißdrüsenausführungsgänge

Miliaria (Abb. 19.45 u. 19.46). (Meist) entzündliche Reaktion auf Abflußstörungen im Schweißdrüsenausführungsgang durch Pfropfbildung aus Bakterien-

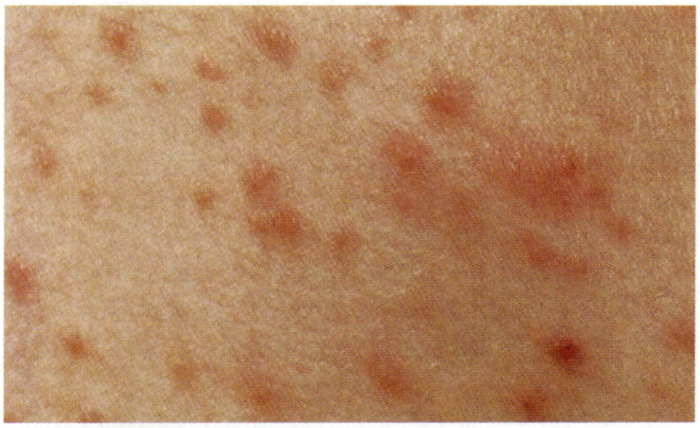

Abb. 19.45. Miliaria rubra

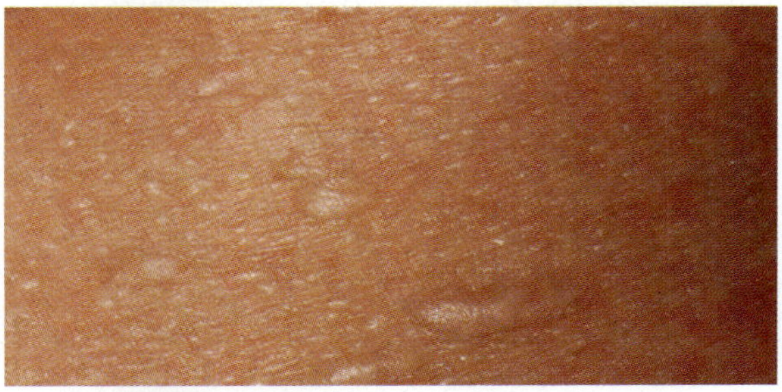

Abb. 19.46. Miliaria cristallina

massen der residenten Keimflora und gequollenem Keratin.

Bei ***Miliaria rubra*** erfolgt die Blockade unterhalb des Stratum granulosum; der Schweiß tritt ins Gewebe, sickert bis in die papilläre Dermis und bewirkt dort eine entzündliche Reaktion. Klinisch handelt es sich um eine papulovesikulöse exanthematische Eruption, die an den bedeckten Körperstellen des Rumpfes lokalisiert ist und heftig juckt und brennt. Miliaria rubra treten nur im Zusammenhang mit längerdauerndem Schwitzen auf und bedürfen zur Entstehung eines feuchten Klimas (Okklusiveffekt unter Kleidungsstücken). Sie sind daher besonders häufig bei Säuglingen (werden gern überwarm angezogen) und in den Tropen. Manchmal kommt es zur Vereiterung ***(Miliaria pustulosa)*** oder Ausbildung tieferer Infiltrate ***(Miliaria profunda)***. Die Miliaria bilden sich wenige Tage nach Eintritt in eine kühlere Situation zurück, die anhidrotische Folgeperiode dauert bis zu 2 Wochen (Lösung des Pfropfs durch natürliche Abschliferung).

Therapie. Vermeidung von weiterem Schwitzen (kühle Bäder etc.), lokale Kortikoidlotionen und antiseptische Maßnahmen.

Bei den ***Miliaria cristallina*** liegt die Abflußbehinderung im Stratum corneum; es kommt *nicht* zur Diffusion des Schweißes in die Dermis und daher auch nicht zu einer entzündlichen Reaktion. Miliaria cristallina erscheinen als multiple, kleine, mit wasserklarer Flüssigkeit gefüllte Bläschen.

Periporitis suppurativa: s. S. 240.

19.5.2 Apokrine Schweißdrüsen

Apokrine Chromhidrose. Ein seltener Zustand, bei dem der axilläre Schweiß eine blau-grüne bis schwarze Farbe annimmt; in seltenen Fällen auch ektop an Stirne und Schläfe. Auftreten erst nach der Pubertät. Afrikaner sind häufiger betroffen als Weiße. Pathogenese: dispositionelle Anhäufung von Lipofuszin in der apokrinen Schweißdrüse (bei starker Ausprägung schimmern die Schweißdrüsen in der Achsel bläulich durch).

Therapie. Keine.

Apokrine Bromhidrose. Übelriechender Achselschweiß. Ein bei Personen mit wenig intensiven Waschgewohnheiten häufiger Zustand. Der Geruch entsteht aus dem primär geruchlosen apokrinen Schweiß durch Wirkung von Mikrokokken und Koryneformen; häufig assoziiert mit Trichomykosis palmellina.

Läsionen durch Okklusion der apokrinen Schweißdrüsenausführungsgänge. Die ***Fox-Fordyce-Krankheit*** („apokrine Miliaria") ist eine vorwiegend bei Frauen nach der Pubertät auftretende, relativ häufige chronische Dermatose der apokrine Drüsen-tragenden Regionen (Achseln, Genitalregion, Mamillen). Sie ist durch multiple heftig juckende Papeln, Zystchen, chronische Pyodermien, Lichenifikation und schließlich atrophisierende Alopezie gekennzeichnet. Ätiologie: Verstopfung der Schweißdrüsenausführungsgänge durch bakterielle Pfröpfe. Therapie: lokale Antisepsis.

Die ***Hidrosadenitis suppurativa*** ist eine tiefe, abszedierende Entzündung der apokrinen Schweißdrüsen (s. S. 240, und S. 679).

19.6 Krankheiten der Nägel

Die krankhaften Veränderungen des Nagelorgans sind sehr vielfältig, können jedoch auf ein begrenztes Spektrum von charakteristischen Störungsmustern zurückgeführt werden. Grundsätzlich können sich pathologische Prozesse des Nagelorgans entweder an der Nagelplatte selbst (meist Matrixschäden), am Nagelbett oder in der unmittelbaren Umgebung des Nagels abspielen. Überlappungen sind hierbei nicht selten. Der morphologische Ausdruck von Nagelveränderungen ist entweder eine Verformung, eine Farbänderung oder eine Änderung der Konsistenz. Auch hier sind Überlappungen die Regel. Alle genannten Veränderungen können anlagemäßig bedingt oder erworben, reversibel oder irreversibel sein. Nagelläsionen sind oft typische Begleitsymptome von Hautkrankheiten (Tabelle 19.8); andere sind für Systemkrankheiten charakteristisch.

Tabelle 19.8. Dermatosen mit charakteristischen Nagelveränderungen

Psoriasis	Tüpfelnägel; psor. „Ölfleck"; subunguale Hyperkeratosen
Ekzem (akral)	Tüpfelnägel
Lichen ruber	Längsriefelung, Atrophie, Pterygium, Anonychie
Sézary-Syndrom	Onychodystrophie
M. Darier	keilförmige Verdickung
Epidermolysis bullosa congenita	Onychodystrophie, Anonychie
Alopecia areata	Tüpfelnägel; Atrophie
M. Wilson	blau-braune Verfärbung der Lunula (Kupfer!)

19.6.1 Läsionen der Nagelplatte

Pathomorphologie des Nagelwachstums. Eine gleichmäßige Ausbildung der Nagelplatte hat eine gleichförmige Proliferationsstätigkeit der Matrix und eine gleichförmige Zellzahl der Matrixzellpopulation zur Voraussetzung (die Dicke des Nagels ist Funktion der Zahl der Matrixzellen). Sind diese Voraussetzungen erfüllt, gleicht der kontinuierlich vorwachsende Nagel dem unbeschriebenen, kontinuierlich durchwandernden Papierstreifen eines Telegraphen. Bei Störungen der Nagelmatrix entstehen Läsionen, die von der Nagelplatte „wie die Zeichen des Morsealphabets auf dem Telegrammstreifen" herausgetragen werden.

Ein kurzdauerndes umschriebenes Trauma der Matrix führt zu einem ***Punkt***, ein langdauerndes umschriebenes Trauma zu einem ***Längsstrich;*** ein kurzdauerndes Trauma der gesamten Matrix zu einem ***Querstrich***, ein langdauerndes Trauma der gesamten Matrix zur ***gänzlichen Veränderung*** der Nagelplatte. Verschieden schnelle Proliferation an Teilen der Matrix führt zu gekrümmten, lateral abweichenden und, im Extremfall, zu zopfartig eingedrehten Nägeln.

Ein ***mildes Trauma*** der Nagelmatrix bewirkt eine passagere Hyperproliferation (Parakeratose). Solche kernhaltigen Hornzellen sind ***undurchsichtig*** und ***von geringerer interzellulärer Kohäsion.*** Je nach ihrer Höhenlage innerhalb der Nagelplatte sind die Konsequenzen verschieden: bei oberflächlicher Lage (Traumatisierung der proximalen Matrix) brechen die lockeren Zellnester heraus und hinterlassen Substanzdefekte ***(Grübchen).*** Liegen sie in der Tiefe des Nagels (Traumatisierung distaler Matrixteile), werden sie durch die darüberliegende normale Nagelsubstanz am Platz gehalten und erscheinen dann als ***opake weiße Flecken.***

Ein ***schwereres Trauma*** der gesamten Matrix bewirkt einen vorübergehenden Proliferationsstopp, der zur Verdünnung der Nagelplatte führt. Bei kurzdauerndem Trauma entsteht daher eine ***Querrille.*** Umschriebene längerdauernde Traumen (oder punktuelle Atrophie der Matrix – Nagel des alten Menschen) führen zu ***Längsrillen.*** Atrophie der gesamten Matrix bewirkt Atrophie des Nagels, schwerste Schädigung Nekrose und Verödung der Matrix zur Anonychie.

> **!** Alle Nagelläsionen, die auf einer ***Matrixstörung*** beruhen, wandern mit dem Nagel aus. Alle Nagelläsionen, die auf eine Störung des ***Nagelbetts*** beruhen, sind stationär. Traumen der Nagelmatrix erscheinen erst dann als Läsionen der Nagelplatte, wenn die betroffene Stelle unter der Kutikula hervorgewachsen ist (1–3 Monate).

Eine Darstellung der wichtigsten Nagelläsionen findet sich in Abb. 19.47.

Nagelläsionen durch Matrixstörungen

Tüpfelnägel (s. Abb. 13.7 a). Multiple, punktförmige Punzungen der Nagelplatte durch umschriebene, kurzdauernde milde hyperproliferative Traumen der *proximalen Matrix.* Sie finden sich – in geringer Zahl – an normalen Nägeln, sind jedoch typisch bei ekzematösen Veränderungen der Fingerendglieder (Neuro-

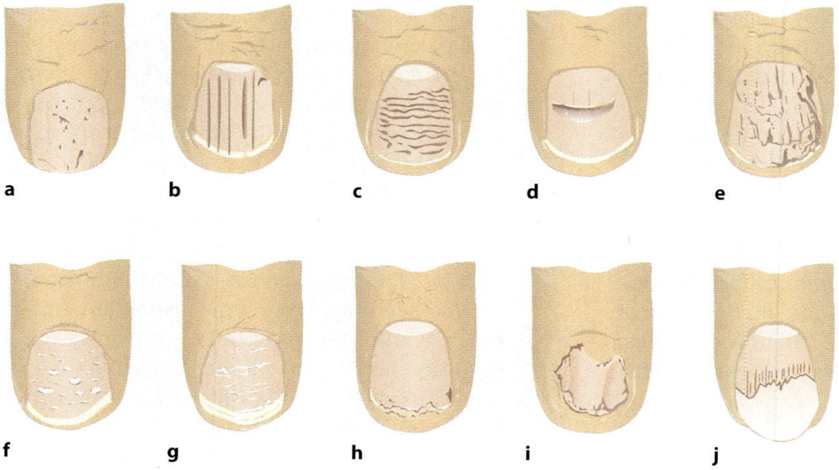

Abb. 19.47a-j. Nagelwuchsstörungen: **a** Tüpfelnagel, **b** Längsriefelung, **c** Querriefelung, **d** Beau-Linie, **e** Trachyonychie, **f** Leukonychia punctata, **g** Leukoychia linearis, **h** Onychoschisis, **i** Lichen ruber-Nagel (mit Pterygium unguis), **j** Onycholysis semilunaris

dermitis!), bei Alopecia areata und v.a. bei Psoriasis. Bei Traumatisierung der ***gesamten Breite*** der Nagelmatrix kommt es zu wellenartigen Querrillen und Fragmentierungen der Nagelplatte („***Trachyonychie***", „rauhe Nägel"; bei Paronychien, Stoffwechselstörungen, Hyperthyreoidismus etc. sowie angeboren).

Leukonychia punctata. Weißliche Punkte, Flecke oder Striche durch umschriebene kurzdauernde Traumen der ***distalen Nagelmatrix*** (meistens mechanischer Natur). Einige solcher Läsionen stellen einen Normalbefund nach Bagatelltraumen dar. Ist die Matrix in der gesamten Breite betroffen entsteht ein weißer Querstrich. Eine solche ***„Leukonychia linearis"*** ist meist das Resultat eines fieberhaften Infekts oder einer Intoxikation (typisch bei Arsen – ***„Mees-Streifen"***); sie treten an allen Nägeln gleichzeitig auf und erlauben durch Messung des Abstands zur Matrix eine ungefähre Bestimmung des Zeitpunkts der abgelaufenen Schädigung.

Querrillen (Beau-Linien). Durch vorübergehende ***Hypoproliferation*** der Nagelplatte bei intensiveren Traumen (schwere Systemkrankheiten, Vergiftungen – Zytostatika). Sie erscheinen an allen Nägeln. Ist das Trauma langdauernd (etwa bei chronischen entzündlichen Veränderungen, Lichen ruber), geht ein Teil der Matrixpopulation zugrunde. Es resultiert ein dünner, weicher Nagel. Da die Reduktion der Matrixpopulation kaum je gleichförmig erfolgt, ergeben sich Dickenunterschiede des Nagels, die sich beim Herauswachsen als ***Längsriefelung*** manifestieren.

Das häufigste Beispiel für Längsriefelung der Nägel ist die ***altersbedingte Atrophie*** (Altersnagel: dünn, weich, längsgeriefelt). Eine Sonderform der Längsriefelung ist die sog. ***Dystrophia mediana canaliformis:*** Der Nagel ist durch eine tiefe, meist median gelegene Furche wie „eingeschnitten" (posttraumatisch oder angeboren) (Abb. 19.48 a).

Onychodystrophie. Eine gänzliche Verformung der Nagelplatte durch langdauerndes Trauma der gesamten Matrix. Alle oben genannten pathophysiologischen Vorgänge können bei starker Ausprägung zur Onychodystrophie (Abb. 19.48 b) führen. Das klinische Bild reicht von unregelmäßiger Buckelung des Nagels zu grober Rillung und Aufsplitterung bis zu zopfartig gedrehten, klauenartigen Nägeln (***Onychogryphose***, Abb. 19.48 c). Häufigste Ursache der Onychodystrophie sind mechanische Traumen (einmalige schwere oder dauernde, unterschwellige – z.B. Schuhdruck). Dystrophe Nägel zeichnen sich häufig durch langsames Wachstum, Verdickung und außerordentliche Härte aus. Eine nicht so seltene, v.a. bei Kindern vorkommende erworbene Form der Onychodystrophie unklarer Genese ist das „Twenty nail syndrome" (Befall sämtlicher Nägel).

Schwerste Traumen der Matrix (gewöhnlich mechanisch; entzündliche Prozesse wie Lichen ruber, Atrophie wie bei arteriellen Durchblutungsstörungen, Sklerodermie) können zum Untergang der Nagelmatrix führen. In diesem Fall kommt es zur Ablösung des Nagels und zur Überhäutung der Matrix von der umgebenden Haut (***Pterygium unguis).***

Läsionen der Nagelplatte bei intakter Matrix

Onychoschisis lamellosa (Abb. 19.48 d): Durch Traumen oder häufige Entfettung (Laugen, Detergenzien, Nagellackentferner) kommt es zu einer lamellierten Aufspaltung von distal her entlang einer physiologisch vorgegebenen Spaltebene (Grenze zwischen den vom proximalen und distalen Matrixteil gebildeten Nagelschichten). Kalkmangel, wie oft vermutet, spielt keine Rolle (Kalk hat am Nagel *keine* mechanische Funktion). ***Therapie:*** Ausschaltung der Noxen.

Weiche, brüchige Nägel. Die Ursache dieser häufigen, fast nur bei Frauen auftretenden Störung ist unbekannt. Vermutliche Ursache ist die häufige Entfettung durch Nagellackentferner.

Onychomykosen. Siehe S. 288.

Nagelveränderungen als Symptom von Systemkrankheiten. Bei ***„Half and half nails"*** (Terry-Nägel) ist der proximale Anteil des Nagels weiß, der distale (normal) rot. Häufig bei Niereninsuffizienz oder Leberzirrhose. Ursache dieser Farbgebung unbekannt, liegt jedoch im Nagelbett, da permanent.

Koilonychie (Hohlnägel) kommt als angeborene Fehlbildung vor oder ist erworben (bei Eisenmangelanämie).

Uhrglasnägel sind vergrößert und sowohl transversal als auch longitudinal gerundet. Diese Erscheinung ist stets mit einer trommelschlegelartigen Vergrößerung der Endphalanx verbunden. Uhrglasnägel können einzeln oder generalisiert auftreten – ersteres stets bei lokalen Gefäßveränderungen (Aneurysma, arteriovenöse Fistel), letzteres entweder ***idiopathisch*** (autosomal-dominant mit männlicher Prädominanz; Teilsymptom der ***Pachydermoperiostose)*** oder ***erworben*** (Bronchuskarzinom, Rechtsherz, Leberzirrhose). Ursache: Hyperplasie des fibrovaskulären Gewebes zwischen Knochen und Nagelmatrix (vermutlich durch Aufregulierung von Wachstumsfaktoren durch mangelnde Sauerstoffsättigung).

Fehlbildungssyndrome mit Nagelveränderungen

Anonychie und ***Nageldystrophie*** können isoliert, ohne assoziierte Symptome, oder als Begleitdefekt einer Reihe von Fehlbildungssyndromen auftreten: hidrotische ektodermale Dysplasie, Dyskeratosis congenita, Progerie, Nagel-Patella-Syndrom (Dystrophie der Nägel, Fehlen oder Hypoplasie der Patella).

In typischer Weise verändert sind die Nägel bei ***M. Darier*** (Dystrophie mit medianer zwickelartiger Ver-

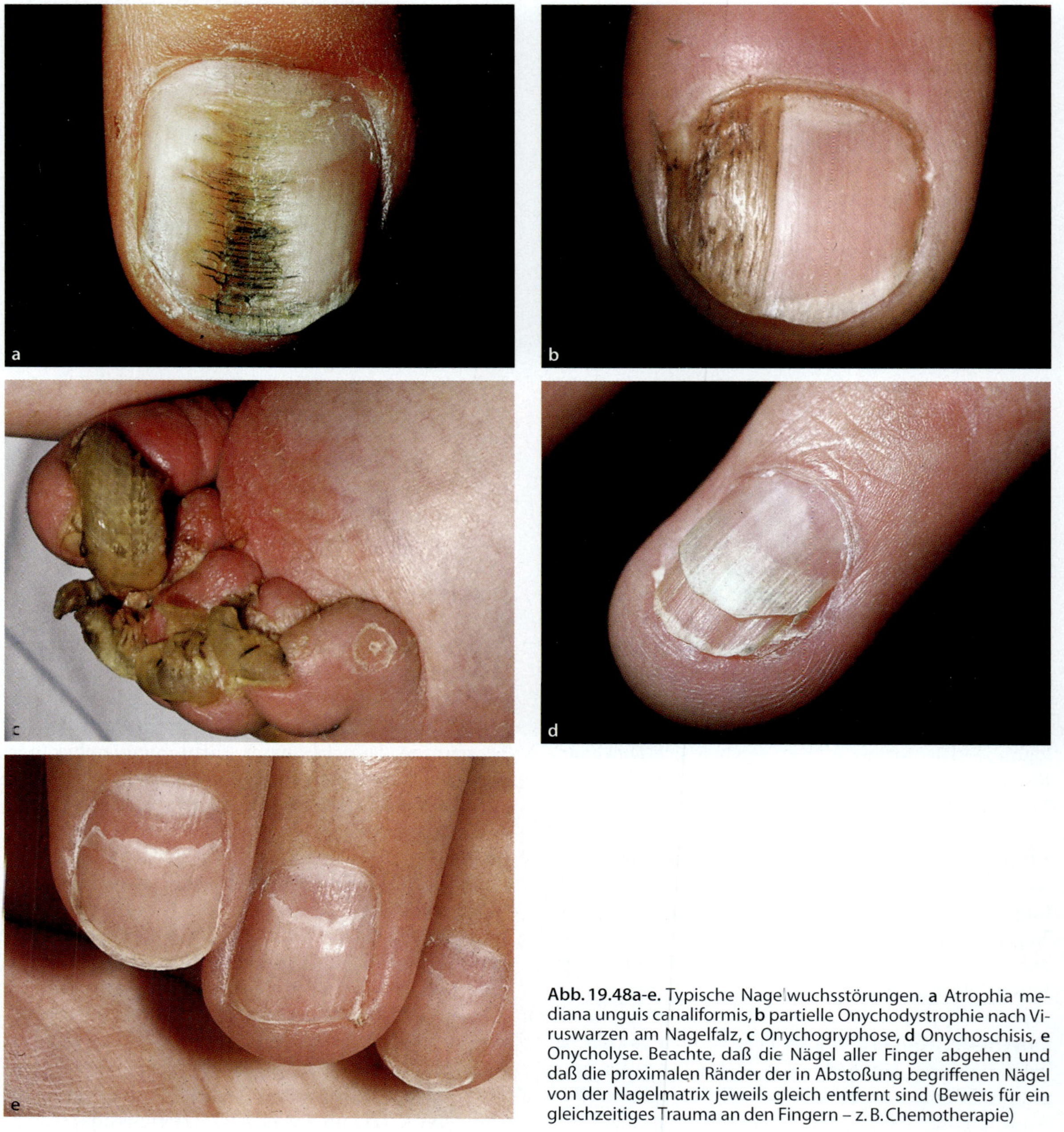

Abb. 19.48a-e. Typische Nagelwuchsstörungen. **a** Atrophia mediana unguis canaliformis, **b** partielle Onychodystrophie nach Viruswarzen am Nagelfalz, **c** Onychogryphose, **d** Onychoschisis, **e** Onycholyse. Beachte, daß die Nägel aller Finger abgehen und daß die proximalen Ränder der in Abstoßung begriffenen Nägel von der Nagelmatrix jeweils gleich entfernt sind (Beweis für ein gleichzeitiges Trauma an den Fingern – z. B. Chemotherapie)

breitung der Nagelplatte) und ***Pachyonychia congenita.*** Letztere ist eine autosomal-dominante Genodermatose, die durch verdickte, langsam wachsende dystrophe Nägel, Leukoplakien der Mundschleimhaut und durch Neigung zu Ulzeration der Fußsohlen charakterisiert ist.

Therapie der Nagelveränderungen durch Matrixschäden. Keine wirksame bekannt. Die weit geübte Verabreichung von Gelatine und Zystein ist bei Onychodystrophie wirkungslos. Verschiedene kommerziell erhältliche Nagelhärter sind von nur begrenztem Nutzen. Nagelextraktion: nur auf Wunsch des Patienten bei gleichzeitiger Verödung der Matrix. Extraktion des Nagels allein ist bei Matrixschäden sinnlos, da der Nagel kaum je schöner nachwächst.

Pigmentierungsanomalien der Nagelplatte

Die Nagelplatte ist bei Weißen durchscheinend, das rosafarbige Nagelbett schimmert daher durch; bei dunkelhäutigen Personen ist die Nagelplatte hingegen in verschiedenem Ausmaß pigmentiert.

Abnorme Melaninpigmentierung. ***Diffuse*** Hyperpigmentierung der Nägel findet sich bei M. Addison und beim Peutz-Jeghers-Syndrom. ***Umschriebene*** braune Längsstreifen der Nagelplatte sind zumeist Folge von ***Pigmentnävi***, seltener eines ***akrolentiginösen Melanoms im Matrixbereich.*** Die Differentialdiagnose ist, solange das Melanom nicht durch Wachstum klinisch manifest wird, nur durch Biopsie möglich.

> **!** Die Unterscheidung zwischen Nävus und Melanom der Nagelmatrix gehört zu den schwierigsten der Dermatologie. Zwar weisen bestimmte klinischen Zeichen auf ein Melanom (der braune Streifen ist meist dunkler, von kurzem Vorbestand und von Onychodystrophie begleitet), doch sind Biopsien stets angezeigt. Wichtig ist deren korrekte Durchführung (Stanzbiopsie aus der Nagel*matrix*), da in der pigmentierten Nagelplatte oft nur Melanin nachzuweisen ist.

Pigmentierung durch Medikamente. Phenolphthalein und Silber lagern sich als grauer Niederschlag im Bereich der Lunula ab, Antimalariamittel (Chloroquin) im Nagelbett und an der Nagelplatte (blau-braun).

Pigmentierung bei Systemkrankheiten. Das sog. „*Yellow-nail-Syndrom*" ist durch verdickte, gelbe Nägel bei Lymphödemen der betroffenen Extremität charakterisiert. Bei M. Wilson lagert sich Kupfer im Bereich der Lunula ab (blau-braun).

Nagelverfärbung durch lokale Infektionen. Begleitinfektion durch Aspergillen und/oder Schimmelpilze (häufig bei Onychomykose durch Dermatophyten oder bei Onychodystrophie) führt zu fleckiger brauner oder schwarzer Verfärbung; grüne Verfärbung tritt bei Besiedelung mit Pseudomonas auf.

Leukonychia totalis. Eine harmlose, in ihrer Natur ungeklärte Weißfärbung aller Nagelplatten, meist angeboren. Differentialdiagnose: die oberflächliche Form der Onychomykose durch Dermatophyten (fleckig, unregelmäßig, Oberfläche fissuriert).

19.6.2 Nagelläsionen mit Sitz am Hyponychium (Nagelbett)

Onycholysen (Loslösung der Nagelplatte vom Nagelbett)

Die Nagelplatte haftet am Nagelbett durch die Verzahnung der vom Nagelbett gebildeten Hornzellen mit der Nagelplatte. Bei Schädigung dieser Verlötungsstelle kommt es zur Loslösung des Nagels. Solche Schäden können verschiedener Natur sein (traumatisch, chemisch, entzündlich u. a. m.) (Abb. 19.48 e).

Traumatische Onycholyse. „Abgehen" des Nagels einige Wochen nach stumpfem Trauma, meist assoziiert mit subungualem Hämatom.

Onycholysis semilunaris. Unterminierung des Nagels vom freien Ende her; die Ablösung reicht im medianen Nagelteil am weitesten nach proximal („halbmondförmig") und ist nie vollständig (führt nicht zu Anonychie). Ursache: Extraktion der Hornschichtlipide durch ständige Befeuchtung, Alkalien und Detergenzien (Hausfrauen!): Differentialdiagnose: Onychomykose. Diese beginnt von den Ecken, unter dem abgehobenen Nagelrand Hornkrümel.

Nagelpsoriasis (subungualer Typ). Lamelliertes parakeratotisches Hornmaterial unter partiell abgehobener Nagelplatte (mangelhafte mechanische Verankerung) (s. Abb. 13.7 b).

Infektiöse Onycholyse. Onychomykosen, Pseudomonas!

Photoonycholyse. Nagelablösung im Anschluß an eine phototoxische Reaktion am Nagelorgan. Seltene Nebenwirkung von Tetrazyklinen und Photochemotherapie, kann auch bei Porphyrien auftreten.

Subunguale Hämorrhagien

Subunguale Hämorrhagien sind fleckige, je nach Alter rote, blaue oder schwarze Blutansammlungen zwischen Nagelplatte und Nagelbett. Sie sind in der Regel leicht zu erkennen. Kleine, schwarze Hämorrhagien können klinisch oft schwer von subungualen Melanomen unterscheidbar sein.

Diagnose. Auflichtmikroskopie.

Geringfügige subunguale Blutungen nehmen durch die unter dem Nagel vertikal verlaufenden Papillarleisten eine strichförmige Figur an (sog. Splitterhämorrhagien). Auch diese sind zumeist traumatischer Genese (besonders bei distalem Sitz). Sie können jedoch auch (besonders bei proximalem Sitz) ein klassisches Hautzeichen schwerer Systemkrankheiten sein: Endocarditis lenta, systemischer Lupus erythematodes, chronische Glomerulonephritis.

19.6.3 Nagelveränderungen durch Läsionen benachbarter Strukturen

Das Wachstum der Nagelplatte wird durch Läsionen in ihrer unmittelbaren Umgebung beeinflußt. Beispiele sind Tüpfelnägel bei akralen Ekzemen, Onychodystrophie bei Paronychie, perionychialen Warzen (Abb. 19.48 b), Mukoidzyste der distalen Phalanx, Nagelfalznekrosen bei Dermatomyositis u. a. m.

Die Haut um das Nagelorgan ist nicht selten ***Sitz von benignen und malignen Tumoren:*** Junktionsnävi, akrolentiginöse Melanome, Bowen-Karzinome. Sowohl Melanome als auch Karzinome sind manchmal schwer von den häufigen ***Granulomata pyogenica*** bei ***Unguis incarnatus*** zu unterscheiden.

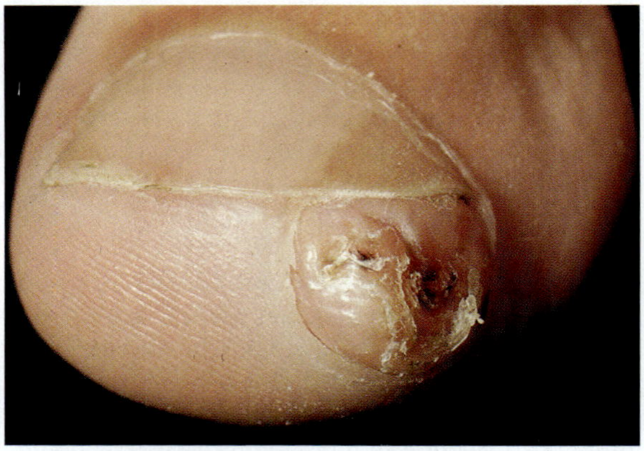

Abb. 19.49. Subunguales Osteochondrom. Ein unter dem lateralen Nagelrand sitzender, harter, adhärenter Knoten

Ungues incarnati (eingewachsene Nägel) entstehen durch chronische Traumatisierung und pyogene Superinfektion des seitlichen Nagelfalzes durch eine Nagelkante. Prädilektionsstelle: lateraler Hallux. Auslösende Faktoren: Schuhdruck, dispositionsmäßig stark gewölbte Nagelplatte, ***Ausschneiden der Nagelecken*** (hierdurch „versperrt" das seitliche Nagelbett dem vorwachsenden Nagelrand den Weg: Folge: Druckulkus, Pyodermie, Schwellung der Endphalange mit noch tieferem Einpressen des Nagels, Granuloma pyogenicum. Unguis incarnatus ist eine sehr schmerzhafte chronische Läsion, deren Therapie entweder ***konservativ*** (Antibiotika, Lokaltherapie, Nagel auswachsen lassen) oder ***chirurgisch*** erfolgt (Operation nach Nicoladoni: Resektion des seitlichen Nagels mit Verödung des Matrixanteils).

Die Nagelgegend ist ferner Sitz fibromatöser Tumoren (juvenile Fibrome – ***Knoblauchzehenfibrom***) (s. Abb. 18.72), Koenen-Tumoren bei M. Pringle (s. Abb. 17.39). Ein charakteristischer subungualer oder an der Nagelecke entstehender Tumor ist ferner das ***subunguale Osteochrondrom*** (Abb. 19.49): ein benigner, harter, mit dem Knochen verbackener Knoten, der die Nagelplatte aufwölbt und bei Belastung Beschwerden verursacht. Es wird nicht selten mit einem Unguis incarnatus verwechselt.

19.7 Krankheiten der Mundschleimhaut

Die Mundschleimhaut ist bei vielen Hautkrankheiten mitbetroffen und zählt oft auch zu deren Prädilektionstellen (Tabelle 19.9). Darüber hinaus findet man an ihr zahlreiche regionsspezifische Läsionen und Krankheitsbilder, die sich aus der besonderen anatomischen und funktionellen Situation der Mundhöhle ergeben.

Tabelle 19.9. Dermatosen mit Prädilektion für die Mundschleimhaut

Erythema multiforme
Angioödem
Lichen ruber
bullöse Autoimmundermatosen
LE, CDLE
M. Behçet
M. Reiter
Viruswarzen
Herpes simplex, Herpes zoster
Kandidiasis
Syphilis
Kaposi-Sarkom

19.7.1 Biologie und Pathophysiologie der Mundschleimhaut

Die Mundhöhle ist ein ständig von Speichel bespülter Raum, dessen Innenauskleidung funktionsspezifisch von verschiedener Gestaltung ist. Sie ist das natürliche Habitat einer diversen und zahlreichen residenten Keimflora (höhere Keimdichte findet sich nur noch im Kolon!), die durch ein wohlfunktionierendes unspezifisches und spezifisches Abwehrsystem im Schach gehalten wird.

Der Speichel wird in den großen Speicheldrüsen (Parotis, Glandula sublingualis) pulsatil, in den kleinen kontinuierlich produziert. Seine Funktionen sind: Medium zur Erzeugung des Speisebreis, Beförderung der gelösten Stoffe zu den Geschmackrezeptoren, Bereitung einer „rutschigen" Schleimhautoberfläche (Muzine), Abtransport der Keimflora, Transport natürlicher Abwehrstoffe (Lysozym, sekretorisches IgA) und Wuchsstoffe (EGF, TGF).

In der Mundhöhle lassen sich funktionell 3 Räume unterscheiden, in denen die Schleimhaut verschieden gestaltet ist:

- die Umschlagszone zur Außenwelt, das ***Lippenrot:*** Dieses besteht aus einem mäßig verhornten Plattenepithel mit freien Talgdrüsen, zahlreichen Nervenendigungen, einem reichen Gefäßplexus und wenig Melanozyten (Prädilektionsstelle für Sonnenbrand!);
- der für die ***Nahrungsverarbeitung bestimmte Teil:*** harter Gaumen, Zungenrücken, Zähne und äußere und innere Gingiva. Hier ist das Epithel dick, para- oder hyperkeratotisch verhornt und teils oberflächlich strukturiert: Zungenpapillen und Querrillen (Rugae) des harten Gaumens – mechanische Funktion. Hier ist das mastikatorische Epithel unbeweglich und fest an der Unterlage (Periost) verankert;
- ***Reserve- und Leiträume:*** Innenseite von Lippen und Wangen, Ventralseite der Zunge, Mundboden, weicher Gaumen. Hier ist die Schleimhaut dünn, unverhornt, beweglich (Lamina propria ist reich an elastischen Fasern und Gefäßen).

Die Zunge ist ferner Träger der Geschmackspapillen.

Insgesamt ist die Mundschleimhaut sehr reibefest, hat einen hohen Turnover (ca. 5 Tage) und heilt damit sehr schnell. Sie ist relativ unempfindlich gegen Hitzereize (heißer Tee wird im Mund vertragen, der Finger empfindet Schmerz). Die Mundschleimhaut besitzt Melanozyten, erscheint aber bei Weißen nicht pigmentiert; bei Afrikanern ist regelmäßig, bei Weißen mit dunkler Komplexion häufig eine fleckige Pigmentierung zu erkennen (Gingiva, Wangen).

Spezifische Reaktionsweisen der Mundschleimhaut. Erytheme sind an der Mundschleimhaut wenig gut erkennbar (Ausnahme: Rachenring); Blasen und Pusteln platzen schnell (sind daher selten zu beobachten) und wandeln sich in Erosionen bzw. Ulzera um. Morphologische Leitveränderung der Mundschleimhaut ist die ***weißliche Verfärbung***, die Ausdruck verstärkter Verhornung ist (meist als Antwort auf chronische Reize) und den überwiegenden Teil der Läsionen in diesem Bereich begleitet. Eine analoge Reaktion des Zungenrückens ist die Hypertrophie der Papillen (***Haarzunge***).

Normale Mundschleimhaut ist durchscheinend (rosa); bei Verhornung wird sie undurchsichtig (weiß). Weißliche Veränderungen wurden früher summarisch als ***Leukoplakien*** bezeichnet; da man bald erkannte, daß sowohl harmlose wie prämaligne Zustände als solche manifest werden, unterschied man zwischen *planen* (reaktiven) und ***verrukösen*** (präkanzerösen) Leukoplakien. Allerdings ist diese Unterscheidung weder im Konzept noch in der Praxis sehr nützlich, so daß vorgeschlagen wurde, den Begriff der Leukoplakie überhaupt zu verlassen.

19.7.2 Akut entzündliche Zustände

Akute Entzündung der Mundschleimhaut (Stomatitis) ist häufig Folge von Verbrühungen oder Verätzungen (Prädilektionsstellen: Lippen, Zunge, Gaumen), seltener einer toxischen oder allergischen Kontaktdermatitis (Zahnpflegemittel, Zahnprothesen) oder von Medikamentenintoleranz (fixes Arzneimittelexanthem, Erythema multiforme). Schwere „Mukositis" entsteht bei Radiotherapie und/oder Chemotherapie (z. B. Methotrexate). Stomatitis mit Erosionen bzw. Ulzera ist auch Begleitsymptom von Infektionskrankheiten (Kandidiasis, Gingivostomatitis herpetica, Herpes zoster, Herpangina, Lues II u. a. m.) sowie von manchen Systemkrankheiten (Lupus erythematodes, bullöse Autoimmundermatosen, zyklische Neutropenie).

Chronisch-rezidivierende Aphthen

Ein häufiger, chronisch-rezidivierender Prozeß unbekannter Ursache, der durch multiple, schmerzhafte, rundliche Ulzerationen der Mundschleimhaut („Aphthen") gekennzeichnet ist.

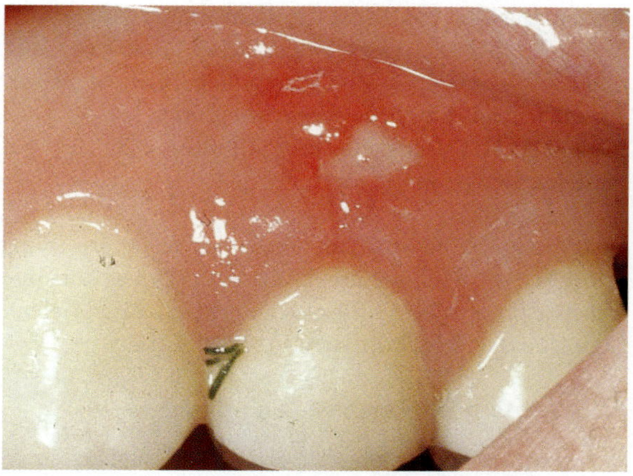

Abb. 19.50. Chronisch rezidivierende Aphthen, Minortyp

Chronisch-rezidivierende Aphthen haben nichts, wie häufig angenommen, mit der Herpes simplex-Infektion zu tun, deren Primärmanifestation früher „Stomatitis aphthosa" genannt wurde. Zur Verwirrung trägt bei, daß im englischen Schrifttum der Begriff „aphthous stomatitis" auch heute noch für chronisch-rezidivierende Aphthen gebraucht wird. Aphthen heißen auf griechisch nichts anderes als Ulcera.

Epidemiologie. In milder Ausprägung und vorübergehend sehr häufig (Prävalenz bis 20 %). Frauen sind bevorzugt betroffen. Krankheitsbeginn häufig in Kindheit und Jugend. Die Häufigkeit der Rezidive schwankt zwischen Wochen und Jahren und pflegt nach der Lebensmitte nachzulassen.

Klinik. Man unterscheidet drei Verlaufsformen: die häufigen Minor-, und die seltenen Major- und herpetiformen Aphthen. Es ist nicht klar, ob diese Formen Varianten desselben oder eigene Krankheitsbilder darstellen.

Bei der ***Minorform*** (Abb. 19.50) entstehen, nach einer ca. eintägigen Prodromalzeit mit brennenden und juckenden Sensationen, eine oder mehrere hyperästhetische erythematöse Läsionen, die zentral oberflächlich nekrotisieren (manchmal ein kurzlebiges Bläschen bilden) und sich in ein sehr schmerzhaftes, rundes, „wie ausgestanztes", schmierig belegtes Geschwür mit gerötetem Halo umwandeln. Die Einzelläsion hat meist nur wenige Millimeter Durchmesser, bei Konfluenz kommt es zu serpiginösen Ulzera. Prädilektionsstellen sind Lippen- und Wangenschleimhaut (Rezessus!), seltener Gingiva und Gaumenschleimhaut. Die Schmerzhaftigkeit macht Essen und Sprechen schwierig. Begleitsymptome: Sialorrhö, Foetor ex ore. Die Läsionen heilen üblicherweise nach 1–2 Wochen narbenlos ab.

Die ***Majorform*** („Grande aphthose", Mikulicz-Aphthen) ist selten, hat aber eine ungleich schwerere, belastendere Symptomatik. Die Ulzera sind groß (> 1 cm Durchmesser), tief und derb infiltriert mit oft wallartig erhabenen Rändern. Die Abheilung dauert erheblich länger und erfolgt mit Narben.

Seltenste Verlaufsform sind die ***herpetiformen Aphthen:*** sehr zahlreiche, oberflächliche, konfluierende Läsionen. Das Bild hat große Ähnlichkeit zur Gingivostomatitis herpetica, unterscheidet sich jedoch durch weniger ausgeprägte regionale Lymphadenitis, negativen Virusnachweis und hohe Rezidivneigung.

Bei der HIV-Infektion sind Aphthen aller Art ein häufiges Symptom.

Histologie. Subepitheliale und perivaskuläre lympho(CD8 +) -leukozytäre Infiltrate, schüsselförmige Nekrose bis in die papilläre Dermis (manchmal tiefer). Keine klassische nekrotisierende Vaskulitis.

Ätiologie und Pathogenese. Unbekannt.

Erwogene und nicht gesicherte Hypothesen sind: zytotoxische Autoimmunreaktion gegen Mundschleimhautepithel oder kleine muköse Speicheldrüsen, Intoleranzreaktion gegen bakterielle Produkte, Immunkompexvaskulitis. Manche Fälle von Aphthen werden als Abortivform des M. Behçet interpretiert.

Die Zahl der pro Attacke auftretenden Aphthen ist ebenso verschieden wie die Dauer der Intervalle. Aphthen werden häufig durch Bagatelltraumen der Mundschleimhaut ausgelöst (versehentlicher Biß in die Wangenschleimhaut, Stich von Fischgräten; oft auch nur hartes Brot oder scharfgewürzte Speisen) – ähnlich dem *Pathergiephänomen* (s. dieses).

Labor. Meist unauffällig In seltenen Fällen Veränderungen des Blutbildes (zyklische Neutropenie, Eisenmangelanämie). Assoziation mit HLA-B5, -B12, -B27.

Therapie. Eine wirksame kausale Therapie ist nicht bekannt. Lokaltherapie zielt auf Linderung (Mundspülungen, Lokalanästhetika), lokale Antisepsis (Wasserstoffperoxyd) sowie Tetrazyklin- und Kortikosteroidpräparate. In schweren Fällen werden mit wechselndem Erfolg systemische Kortikoidstöße und Immunsuppressiva (Cyclosporin A) versucht.

Prognose. Selbstlimitiert, doch können die Attacken jahrzehntelang fortdauern.

Differentialdiagnose. Milder oder inzipienter M. Behcet, aphthöse Läsionen bei M. Reiter, Erythema multiforme, erosiver Lichen ruber, Pemphigus vulgaris, chronisch-rezividierender Herpes simplex, Herpangina, Hand-foot-mouth-Krankheit. Bei einzelnen (v.a. Major-) Aphthen müssen ein Lymphom, ein Plattenepithelkarzinom, bei mehreren Systemvaskulitiden (Wegener-Granulomatose) ausgeschlossen werden.

Gingivitis-Komplex

Entzündungen des Periodontiums und der Gingiva gehören zum Bereich der Zahnheilkunde. Der Dermatologe wird manchmal mit der ***schnell progredienten Periodontitis*** konfrontiert, eine akute Rötung, Schwellung der Gingiva mit disseminierten Nekrosen, die zu vorzeitigem Zahlverlust führt. Sie wird vorwiegend bei Personen mit gestörter Abwehrlage gefunden (z. B. zyklischer Neutropenie, HIV-Infektion); ein juveniler und ein adulter Typ wird unterschieden.

Eine Sonderform ist die ***akute nekrotisierende ulzerative Gingivitis***, die durch das fusospirilläre Gemisch (Bacterium fusiforme, Spirochäta refringens) erregt wird. Sie tritt bei schlechter Hygiene und beeinträchtigter Abwehrlage (z. B. Truppen im Kriegseinsatz – I. Weltkrieg) manchmal epidemisch auf und ist durch plötzlich auftretende Schmerzhaftigkeit, Blutungen und rapide matschige, jauchige Nekrose der zahnnahen Gingiva gekennzeichnet. Begleitsymptome sind Sialorrhoe, Foetor ex ore, Fieber, Lymphadenopathie. Die Infektion kann sich auf den weichen Gaumen und den Schlundring ausweiten (Plaut-Vincent-Angina). Therapie: Penizillin, lokale Antisepsis.

19.7.3 Chronische Irritationen der Mundschleimhaut

Adäquate Antwort der Mundschleimhaut auf chronische physikalische, chemische und entzündliche Reize ist die weißliche Verfärbung durch Hyperkeratose (ein der ***Tylose*** analoger Prozeß; s. oben).

Die mildeste Ausprägung ist das häufige ***Leuködem:*** eine diffuse zart-weißliche Verfärbung und Verdickung meist nur der Wangenschleimhaut. Vermutliche Ursache: Rauchen und Friktiontrauma (Reiben der Zähne oder auch z. B. der gebräuchlichen rotierenden Zahnbürsten an der Wangenschleimhaut). Massiver ausgeprägt ist die sogenannte ***Morsicatio*** (Biß), eine polsterartige weißliche Verbreiterung der Wangenschleimhaut entlang der Zahnschlußleiste, die oft die Negativabbilder der Zähne eingepreßt trägt. Sie ist durch gewohnheitsmäßiges Einziehen der Wange zwischen die Zähne und nachdenkliches Kauen bedingt und muß vom Lichen ruber, dem „White sponge"-Nävus und der hypertrophen Kandidiasis unterschieden werden (Abb. 19.51).

Ähnliche diffuse Weißverfärbung kann man bei gewohnheitsmäßigem Genuß heißer Getränke und bei starken Pfeifenrauchern beobachten. Bei letzteren ist der harte Gaumen weißlich verfärbt, später auch rauh und verletzlich (***Leukokeratosis nicotinica palati***). Sie ist ein chemisch-thermischer Kombinationsschaden, schneidet typischerweise scharf an der Grenze zum weichen Gaumen ab und ist von einzelnen roten Pünktchen durchsetzt (unverhornte Ausführungsgänge der Schleimdrüsen). Die Leukokeratosis nicotinica bildet sich langsam zurück, wenn das Rauchen aufgegeben wird, ist jedoch Prädilektionsstelle für Karzinome der Mundschleimhaut.

Ähnliche, noch gravierendere Läsionen finden sich bei Zigarettenrauchern, die „umgekehrt" rauchen (d. h. mit dem brennenden Zigarettenende in der Mundhöhle). Zigarettenraucher entwickeln präkanzeröse Leukoplakien vorwiegend an

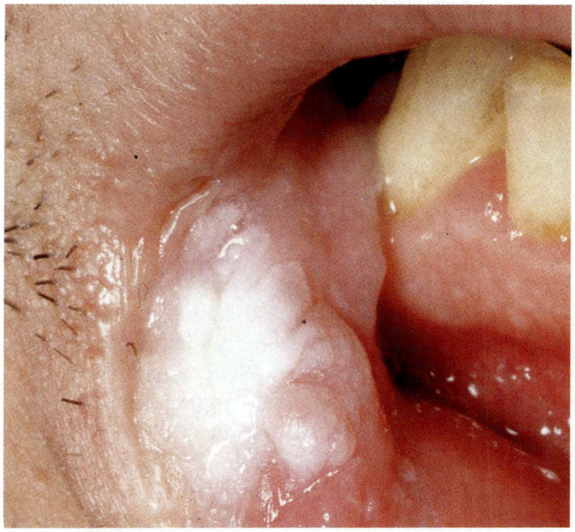

Abb. 19.51. Plane Leukoplakie der Unterlippe (Ursache: chronisches Kauen)

der Unterlippe, Zigarrenraucher an der Zunge. Überlappungen sind häufig.

Wirkt das chronische Trauma fokal ein, entwickeln sich umschriebene Hyperkeratosen (sogenannte ***flache, nicht präkanzeröse Leukoplakien***): meist unscharf abgegrenzte, homogen opaque, weißliche Flecken mit glatter Oberfläche. Sie sind auf den Einwirkungsort der meist klar erkennbaren Noxe beschränkt (Zahnkanten, -ruinen, Druckstellen schlecht sitzender Zahnprothesen). Sie sitzen meist an Wangen- und Lippenschleimhaut und Zungenseitenfläche. Differentialdiagnose. Verruköse Leukoplakie (s. auch Präkanzerosen, S. 556), Lichen ruber, chronisch-diskoider Lupus erythematodes, Narben, submuköse Fibrome.

Präkanzeröse (verruköse) Leukoplakien sind zwar in der Regel von rauher Oberfläche, scharf und unregelmäßig begrenzt und lassen den Bezug zu einer mechanischen Noxe vermissen, doch ist die klinische Unterscheidung unsicher und muß durch eine Biopsie unterstützt werden, wenn die Leukoplakie nach Entfernung etwaiger möglicher Noxen bestehen bleibt. Dies gilt insbesondere für Leukoplakien bei Risikopatienten (Raucher) und bei Lokalisation auf der Zungenunterseite und am Mundboden (hier sind friktionale Leukoplakien selten, Karzinome jedoch häufig).

Orale Haarleukoplakie (s. Abb. 25.55). Ein typisches dermatologisches Merkmal der HIV-Infektion (jedoch auch selten anderer Formen der Immundefizienz), das auf lokaler Infektion mit dem Epstein-Barr-Virus beruht. Klinik: ein subjektiv symptomloser weißer Bezirk des seitlichen Zungenrandes, der durch Betonung der Schleimhautfalten und Papillenhypertrophie eine unregelmäßige, „haarige" Oberfläche entfaltet. Oft Superinfektion mit Kandida.

19.7.4 Näviforme und neoplastische Läsionen der Mundschleimhaut

„White sponge"-Nävus (s. Abb. 18.3). Ein relativ seltener, autosomal-dominant vererbter Zustand, bei dem die Wangenschleimhaut (und/oder Gaumen, Zungen- und Lippenschleimhaut) in einem oder mehreren wohlabgegrenzten Arealen weiß verfärbt, verdickt und gefurcht ist. Die Läsion entspricht einem Naevus verrucosus, entsteht in der Kindheit, bleibt stationär und ist subjektiv symptomlos.

Mit Leukoplakien assoziierte Erbkrankheiten. Die ***Pachyonychia congenita*** (s. S. 517) ist neben den Veränderungen an Handflächen, Fußsohlen und Nägeln auch durch Leukoplakien besonders an mechanisch belasteten Regionen der Mundschleimhaut gekennzeichnet (harter Gaumen, Zungenrücken, Zungenseiten).

Die ***Dyskeratosis congenita*** (s. S. 535, s. Abb. 17.43) ist ein der Fanconi-Anämie verwandter Zustand, der u. a. durch Mundschleimhautläsionen (erosive Entzündung, später Leukoplakien mit Neigung zu maligner Entartung) gekennzeichnet ist.

Verruköse Leukoplakie und Plattenepithelkarzinom der Mundschleimhaut. ***Präkanzeröse Leukoplakien*** sind durch ihre Form, Lokalisation und ihre rauhe Oberfläche gekennzeichnet (s. oben). Sie sind zu Beginn oft unscheinbar, werden bald fleckig weiß-rötlich und entwickeln bei beginnender Invasion fokale Erosionen. Nach Monaten bis Jahren entwickeln sie sich zu derb infiltrierten, schüsselförmig exulzerierten Herden mit unregelmäßig (papillär-gebuckelter) Oberfläche und Begrenzung.

Das ***Plattenepithelkarzinom der Mundschleimhaut*** ist nicht selten (ca. 1.000 neue Fälle/Jahr in Österreich). Hauptrisikofaktoren sind Rauchen und Alkohol (scharfe Getränke), zusätzlich chronisches entzündliches und mechanisches Trauma (Prothesen). Männer sind häufiger befallen als Frauen. Manifestation meist in der zweiten Lebenshälfte, die Inzidenz steigt mit dem Lebensalter. Karzinome der Mundhöhle sind viel aggressiver als Plattenepithelkarzinome der Haut; sie metastasieren in der Regel schnell. Die 5-Jahres-Überlebensrate liegt im Durchschnitt bei 60 %. Die Therapie besteht aus kombinierten chirurgischen, strahlen- und chemotherapeutischen Maßnahmen.

Lippenkarzinome entsprechen in Verhalten und Prognose mehr den Karzinomen der Haut.

Verruköses Karzinom der Mundschleimhaut (Floride orale Papillomatose, s. Abb. 18.20). Eine durch sehr langsame Progredienz, verrukös-hypertrophe Oberfläche, geringfügige Atypie im histologischen Bild, späte Invasion und seltene Metastasierung gekennzeichnete Sonderform (s. S. 560).

19.7.5 Typische Veränderungen der Zunge

Haarzunge (Lingua nigra, Abb. 19.52). Ein häufiger und harmloser Zustand, der die Maximalform der „belegten Zunge" darstellt. Durch reaktive Hypertrophie der filiformen Papillen am Zungenrücken bei Einwirken chronischer Reize (Rauchen, Austrocknen des Mundes, Fieber) entsteht ein strähniges mattenartiges Geflecht mit mißfarbigen, partiell wegschabbaren Belägen. Debris und darin verfangene Speisereste sind ein guter Nährboden für Mikroorganismen, die eine Verfärbung von weißlich bis gelb-braun und schwarz bewirken können (letzteres die Farbe von Schimmelpilzen – Überwucherung bei z. B. Antibiotikatherapie).

Therapie. Elimination der Ursache, lokale Antisepsis (Wasserstoffperoxyd).

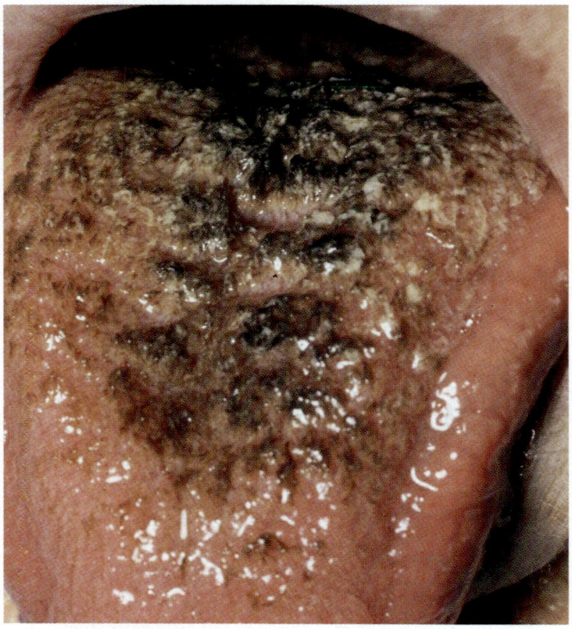

Abb. 19.52. Lingua nigra bei Raucher

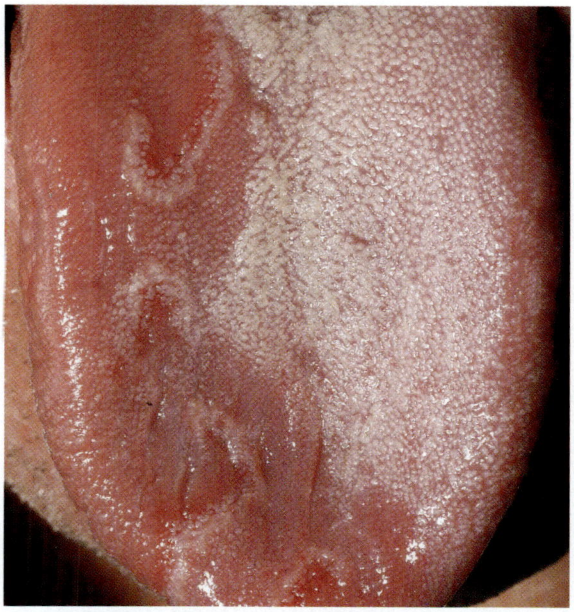

Abb. 19.53. Lingua geographica. Polyzyklisch begrenzte Areale, in denen die hyperkeratotischen Papillen (wie an der kontralateralen Seite noch zu sehen) abgestoßen sind. Keine Erosion!

Lingua geographica (Exfoliatio areata linguae, Abb. 19.53). Eine sehr charakteristische, gutartige, chronisch entzündliche Affektion der Schleimhaut des Zungenrückens; sie ist durch ein Nebeneinander von Regionen mit hypertrophen und atrophen filiformen Papillen gekennzeichnet, wobei die Begrenzung sehr scharf, polyzyklisch und bizarr (landkartenähnlich) verläuft. Die atrophen Regionen erscheinen gerötet und verursachen subjektiv Brennen (cave Gewürze, heiße Getränke). Die Krankheit besteht oft lebenslang. Eine Sonderform ist die *Atrophia mediana rhomboidalis linguae. Genese:* Es liegt eine chronische Entzündung der Zungenschleimhaut unbekannter Ursache zugrunde, die in einer ersten Phase zur Hypertrophie und im späteren Verlauf zur Abstoßung der hypertrophen Papillen in großen Fetzen führt. Anschließend werden die hypertrophen Papillen wieder aufgebaut, es entsteht daher ein sehr wechselhaftes Bild. Häufig bei Rauchern.

Die Exfoliatio areata linguae wurde auch als Schleimhautmanifestation der Psoriasis vulgaris gedeutet.

Lingua plicata (Lingua scrotalis, Abb. 19.54). Eine bei etwa 2 % der Normalbevölkerung vorgefundene architektonische Anomalie der Zunge, die durch tiefe multiple Furchung (nach der deftigen Sprache der alten Dermatologen „hodensackähnlich") gekennzeichnet ist. Häufig bei Mongolismus, Teilsymptom des Melkersson-Rosenthal-Syndroms.

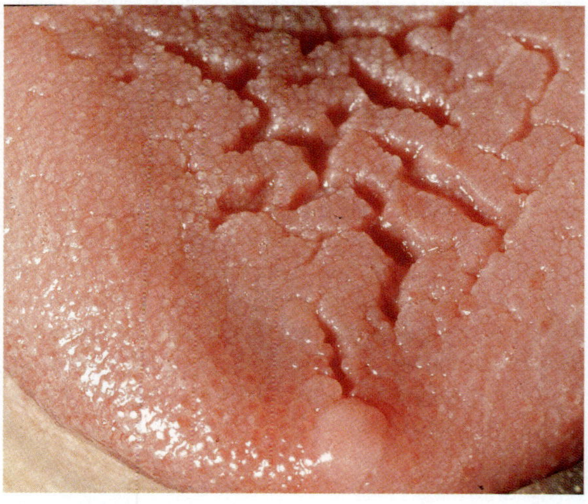

Abb. 19.54. Lingua plicata

19.7.6 Pigmentstörungen der Mundschleimhaut

Physiologische Pigmentierung. Bei Weißen normalerweise kaum sichtbar, bei dunkelhäutigem ethnischen Hintergrund meist deutlicher: fleckig, symmetrisch, vorwiegend an der mastikatorischen Mukosa lokalisiert (Gingiva, harter Gaumen). Bei chronischer mechanischer oder entzündlicher Irritation erscheint die Pigmentierung akzentuiert (z. B. über den prominenten Anteilen der Gingiva).

Makulöse orale Melanose (Abb. 19.55). Ein nicht sehr seltener Zustand, der durch einen oder einige, bis einige Zentimeter große schwärzliche Flecken mit scharfer, oft unregelmäßiger Begrenzung gekennzeichnet ist. Prädilektion: Lippenrot. Diese Läsion ist das Analogon zur genitalen makulösen Melanose: klinisch einer Lentigo maligna ähnlich, histologisch jedoch lediglich basale Hyperpigmentierung ohne melanozytäre Anomalien. Zur Sicherung der Diagnose sollte in jedem Falle eine Biopsie erfolgen.

Pigmentnävi. Diese sind in der Mundschleimhaut selten; alle Typen von Nävi kommen vor, besonders häufig sind blaue Nävi (Differentialdiagnose: Amalgameinsprengung). Da die morphologischen Charakteristika nicht so klar ausgeprägt sind wie auf der Haut, sind Biopsien stets angezeigt.

Mundschleimhautmelanom. Relativ selten (ca. 2 % aller Melanome). Sie treten vorwiegend im dritten Lebensdrittel auf, bei dunklen Ethnien relativ häufiger als bei Weißen. Prädilektionstellen: die pigmentierten Areale der Mundschleimhaut (s. oben). Melanome der Mundschleimhaut sind klinisch oft uncharakteristisch und häufig unpigmentiert (20 %). Sie haben generell eine schlechtere Prognose als Melanome der Haut.

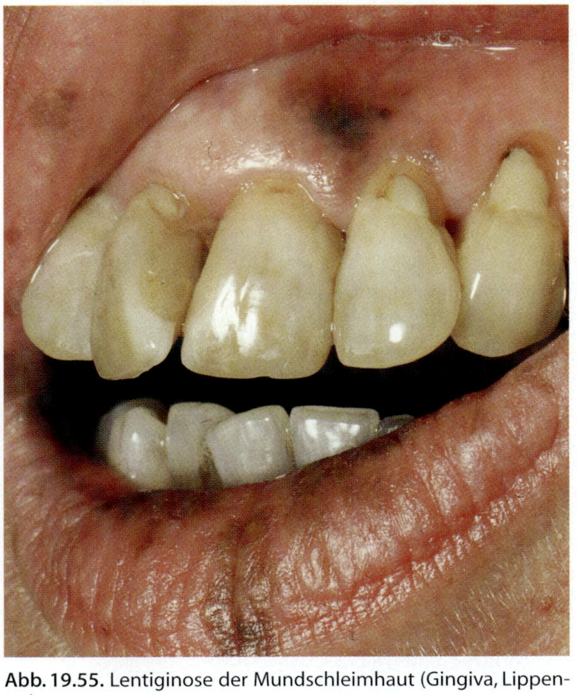

Abb. 19.55. Lentiginose der Mundschleimhaut (Gingiva, Lippenrot)

Mukokutane Melanose mit gastrointestinaler Polypose (Peutz-Jeghers-Syndrom). (s. S. 538). Hautsymptome sind ephelidenähnliche, gelegentlich zu größeren Herden konfluierende hellbraune bis schwärzliche Flecken perioral, am Lippenrot sowie an der Lippen- und Wangenschleimhaut.

Differentialdiagnose. Epheliden (unterscheiden sich nur durch andere Lokalisation), makulöse orale Melanose und Pigmentierung bei M. Addison (fleckig-diffus).

Mundschleimhautpigmentierung durch andere Pigmente. Am häufigsten sind ***Amalgameinsprengungen:*** bläulich durchschimmernde Läsionen unter intakter Mukosa, meist in Nähe eines plombierten Zahnes oder auch fern eines solchen (Einschuß durch den rotierenden Bohrer). Selten sind graue Bleieinlagerungen in der marginalen Gingiva bei chronischer Bleivergiftung (Mees-Streifen) und Pigmentierung nach Tetrazyklinen.

19.7.7 Weitere charakteristische Veränderungen der Mundschleimhaut

Cheilitis granulomatosa (Abb. 19.56). Diese nicht seltene Dermatose unbekannter Ätiologie tritt etwa gleich häufig isoliert oder im Rahmen des Melkersson-Rosenthal-Syndroms auf (s. unten). Es ist durch eine subjektiv symptomlose, relativ derbe (nur teilweise ausdrückbare!), einseitige rüsselartige Schwellung der Ober- oder Unterlippe, manchmal beider, und der angrenzenden Wangenpartien gekennzeichnet. Die Schwellung tritt attackenartig auf (wird zumeist anfangs für ein Angioödem gehalten) und bildet sich nach einigen Wochen unter Hinterlassung einer derben Restschwellung zurück. Wiederholte Rezidive (die Abstände schwanken zwischen Tagen und Monaten) führen zur Verstärkung der Restschwellung, die dann permanent bestehen bleibt. Manifestation im mittleren Erwachsenenalter. Außer der Lippen können selten auch andere Gesichtsteile betroffen sein: die Wangenschleimhaut ***(Pareitis granulomatosa)***, Stirn ***(Uranitis granulomatosa)*** u. a. m.

Histologie. In frühen Phasen Ödem und lymphozytäre Infiltration des tiefen Binde- und Muskelgewebes, die im späteren Verlauf einen sarkoidalen Charakter annimmt. Tiefe Biposie zur Diagnose erforderlich!

Therapie. Unbefriedigend. Systemische Kortikosteroide sind zwar oft wirksam, die erforderlichen Dosen

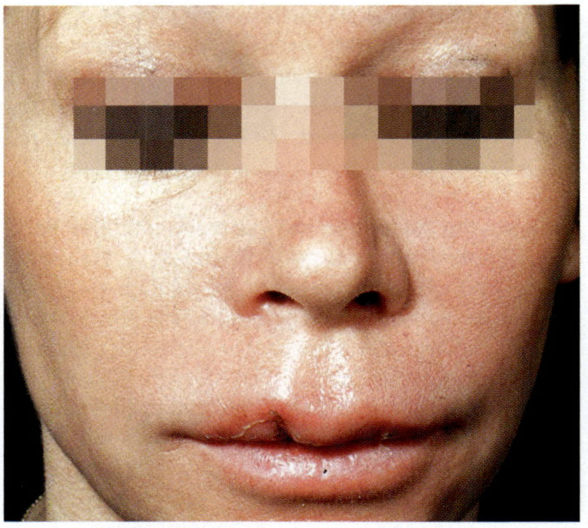

Abb. 19.56. Melkersson-Rosenthal-Syndrom, Cheilitis granulomatosa. Beachte die vorwiegend linksseitige Lippenschwellung (typischerweise bis zum Nasenansatz reichend)

jedoch relativ hoch. Relativ gut wirksam ist das Lepramittel Clofazimin (Langzeittherapie).

Melkersson-Rosenthal-Syndrom. Dieser nicht so seltene Symptomkomplex unbekannter Ursache ist durch die Trias von Lingua plicata, Cheilitis granulomatosa und rezidivierende periphere Fazialisparesen gekennzeichnet. Lingua plicata ist schon bei Geburt vorhanden, die rezidivierenden Fazialisparesen können der Cheilitis granulomatosa vorausgehen oder erst mit jahrelanger Verzögerung nachfolgen. Ursache der Fazialisparese: Strangulierung des Nerven durch Granulationsgewebe im Canalis Faloppii.

Schleimzyste. Eine der häufigsten Läsionen der Mundschleimhaut: eine bis 1 cm große, mit visköser klarer, bläulich durchschimmernder Flüssigkeit gefüllte fluktuierende Zyste. Prädilektionsstelle: Lippenrot und Mukosa der Unterlippe. Traumatisch bedingte Ruptur des Ausführungsganges einer Schleimdrüse, Akkumulation des Schleims im dermalen Gewebe. Es handelt sich also strenggenommen nicht um eine ***Zyste*** (definitionsgemäß ein epithelausgekleideter Hohlraum). Im späteren Verlauf chronisch entzündliche Reaktion („Schleimgranulom").

Differentialdiagnose. Seniles Angiom („Blutsee") der Unterlippe.

Granularzelltumor (Abrikosoff-Tumor) (s. Abb. 18.96) Ein seltener benigner Tumor, der auch überall sonst, mit Vorliebe jedoch an der Zunge auftritt: ein langsam wachsender, harter, symptomloser Knoten, der bis zu mehreren Zentimetern groß werden und gelegentlich auch ulzerieren kann. Die Abkunft dieses Tumors ist nicht genau bekannt (s. Kap. 624).

Differentialdiagnose. Plattenepithelkarzinom.

Therapie. Knappe Exzision.

Multiples Hamartom-Syndrom (Cowden-Syndrom) (s. Abb. 17.46). Ein seltenes, autosomal-dominantes Erbleiden, das sich durch außerordentlich zahlreiche Hamartome der Haut und des gesamten Gastrointestinaltrakts kennzeichnet (s. S. 538). Die Läsionen der Mundschleimhaut sind dichtstehende, zu riesigen Platten mit himbeerartiger Oberfläche konfluierende Adenofibrome. Sehr hohes Risiko von Mamma-Karzinomen und anderen Malignitäten.

Harmlose, den Patienten oft beunruhigende Anomalien. *Fordyce (freie) Talgdrüsen* an der Wangenschleimhaut in Höhe der Zahnschlußleiste (ein Streifen multipler kleiner, gelb durchschimmernder Punkte); weiters sich höckrig durch die Mukosa der Unterlippe abzeichnende kleine *Speicheldrüsen* (Cheilitis granularis).

19.8 Krankheiten der äußeren Genitalien

Die äußeren Genitalien können einerseits Sitz des gesamten Spektrums von Hautkrankheiten und mitunter deren Prädilektionsstellen sein (Tabelle 19.10). Andererseits sind sie Schauplatz der sexuell übertragbaren Krankheiten (s. Kap. 25, Venerologie), schließlich aber auch von eigenständigen dermatologischen Krankheitsbildern, die durch die anatomisch-physiologischen Bedingungen dieser Regionen geprägt sind.

Gemeinsam ist diesen Dermatosen, daß sie vom Patienten häufig nicht emotionslos getragen, sondern mit übermäßiger Sorge, Scham oder schlechtem Gewissen belegt werden. Häufig wird grundlos sexuelle Übertragbarkeit befürchtet, der Gang zum Arzt hinausgezögert oder werden Normalbefunde als krankhaft interpretiert (Selbstbeobachtungsphänomene).

Tabelle 19.10. Dermatosen mit Prädilektion für die Genitalregion

Lichen simplex chronicus
Lichen ruber, Lichen nitidus
Erythema multiforme
fixes Arzneimittelexanthem
M. Reiter
Pemphigus vulgaris, zikatr. Pemphigoid
Vitiligo
Angiokeratoma corporis diffusum (Fabry)
Aphthen, M. Behçet
Lymphozytom (Borreliose)
Viruswarzen
Herpes simplex
Kandidiasis
Skabies
Kaposi-Sarkom
Langerhans-Zell-Histiozytose
Akanthosis nigricans
Zinkmangel-, Glukagonom-Syndrom

19.8.1 Regionsspezifische Dermatosen des männlichen äußeren Genitales

Die Haut von Penis und Skrotum besitzt in Aufbau und Physiologie einige Besonderheiten: Der Penis trägt zahlreiche freie (d.h. nicht an Haarfollikel gebundene) Talg- und apokrine Schweißdrüsen; die Hornschicht der Glans penis und des inneren Vorhautblatts ist sehr dünn, die Barrierewirkung gering. Im Präputialraum herrscht daher ein Klima der „feuchten Kammer"; in ihm kann sich *Smegma* ansammeln (Hornschichtdebris, Drüsensekret und Keime). Die Keimflora des Präputialraumes beherbergt außer den üblichen Keimen häufig Gramnegative (E. coli, Klebsiellen, Pseudomonas), Candida species, Staphylococcus aureus und Streptokokken der Gruppe B. Sie steht im labilen Gleichgewicht der ***Kolonisierung;*** Änderungen der Milieufaktoren wie Phimose (mangelnde Rückschiebbbarkeit des Präputiums), Diabetes mellitus oder Immundefizienz lassen das Gleichgewicht leicht zur ***Infektion*** umschlagen.

Die Feuchtigkeit des Präputialraums ist der wichtigste prädisponierende Faktor für viele Infektionen: Kondylome, Herpes genitalis, Kandida-Balanitis. Diese Infekte, zusammen mit der chronisch irritierenden Wirkung des Smegma, werden dafür verantwortlich gemacht, daß Peniskarzinome fast ausschließlich bei Nicht-zirkumzidierten Männern auftreten. Die Zirkumzision schafft trockene Verhältnisse an der Glans penis und damit eine erheblich günstigere Grundsituation. Als Argument *gegen* sie wird gebraucht, daß ca. 1% der Neugeborenen Infektionen oder andere operationsbedingte Komplikationen erleiden und daß Balanitiden zwar weitgehend, aber nicht gänzlich ausgeschaltet werden. Die Sensitivität der Glans ist bei Zirkumzidierten trotz der reaktiv dickeren Hornschicht nicht beeinträchtigt. Bei Zirkumzision im Erwachsenenalter kann allerdings die Ungeschütztheit der bislang bedeckten Glans zu Irritationen und Entzündungen führen.

Mechanisch besonders beanspruchte Stellen sind das Frenulum präputii und der Sulcus coronarius glandis. An diesen Stellen lokalisieren sich daher vornehmlich Verletzungen und Infektionen, aber auch Dermatosen (im Sinne eines Köbner-Phänomens, z.B. Lichen sclerosus).

Epidermis und Hornschicht der Skrotalhaut sind gleichfalls dünn (Cave – schnelle Resorption von z.B. Kortikosteroiden!). Die Haut ist reich an Haarfollikeln, Talg- und Schweißdrüsen und deshalb oft feuchtlich. Sowohl die Haut des Penis als auch des Skrotums haben ein sehr locker gewebtes Bindegewebe; bei Entzündungen stellen sich daher oft massive Ödeme ein.

Balanoposthitis

Balanoposthitis (Entzündung von Glans und innerem Vorhautblatt) ist sehr häufig; sie ist klinisch durch Rötung, Schwellung, Nässen, Brennen und Jucken, vermehrte Smegmabildung und (selten) Erosionen bzw. sogar Ulzerationen gekennzeichnet. Die Veränderungen schneiden an der Umschlagstelle zum äußeren Vorhautblatt scharf ab. Die Abheilung erfolgt in der Regel mit Restitutio ad integrum; bei chronischer Balanitis kann eine Fibrose des Präputiums entstehen, die zur Phimose (s. unten) führt bzw. eine solche verstärkt. Zur Entstehung der Balanoposthitis können prinzipiell folgende Faktoren beitragen:

- mechanische Faktoren (Friktion);
- Mazeration durch die Feuchte-Kammer-Situation (häufiger bei relativer Phimose bzw. überlangem Präputium);
- Entfettung durch Seifen;
- Überwuchern der Keimflora bzw. Infektion (E. Coli, Candida);
- altersbedingte Atrophie der Epidermis.

Diese Ursachen haben naturgemäß in verschiedenen (Alters-) Gruppen unterschiedliches Gewicht. Folgende Formen der Balanoposthitis können unterschieden werden (Überlappungen kommen natürlich vor):

Balanoposthitis bei präpubertären Knaben. Diese tritt bei ca. 5% auf und ist häufig mit kongenitaler relativer oder absoluter Phimose (oft bei überlangem, „rüsselförmigem" Präputium) oder partieller Konglutination der Glans assoziiert. Sie tritt meist als akuter episodischer, oft purulenter Infekt in Erscheinung; Erreger: Staphylokokken, Streptokokken der Gruppe B. Aufsteigende Infektion (Urethritis) ist möglich.

Balanoposthitis beim jungen, geschlechtsreifen Mann. Insgesamt in diesem Lebensabschnitt seltener. Im Vordergrund stehen sexuell erworbene Infektionen oder deren Folgen, z.B. Begleitbalanitis bei Condylomata acuminata, urethralem Fluor bei Gonorrhoe, Chlamydieninfektion u. a. m. Häufig sind eher milde irritative Kontaktbalanitiden, die durch sexuelle Überaktivität, Kontakt mit Partnerinnen mit vaginalem Fluor (Kandidavulvitis, Trichomoniasis, anaerobe Vaginitis – „Meine Freundin hat so einen scharfen Ausfluß") oder auch Kontakt mit chemischen Agentien (Kontrazeptiva, Kondome) zustande kommen. In der Regel selbstlimitiert bzw. Abheilung nach Behandlung der Infektion. Eine seltene, morphologisch charakteristische Form ist ferner die Balanitis circinata bei M. Reiter (s. Abb. 13.19).

Balanoposthitis beim reifen Mann. In diesem Alter nehmen Infektionen ab, konstitutionelle Faktoren jedoch zu. Ein charakteristisches Zustandsbild ist die sog. ***Reinlichkeitsbalanitis*** (Abb. 19.57 a); manche Männer waschen, aus übertriebener Reinlichkeit, das Glied täglich ein- oder mehrmals mit Seife. Die ständige Entfettung schädigt die ohnehin physiologisch schwache Barriere weiter, es kommt zur Mazeration. Das klinische Bild ist typisch: eine diffuse, stumpfe Rötung,

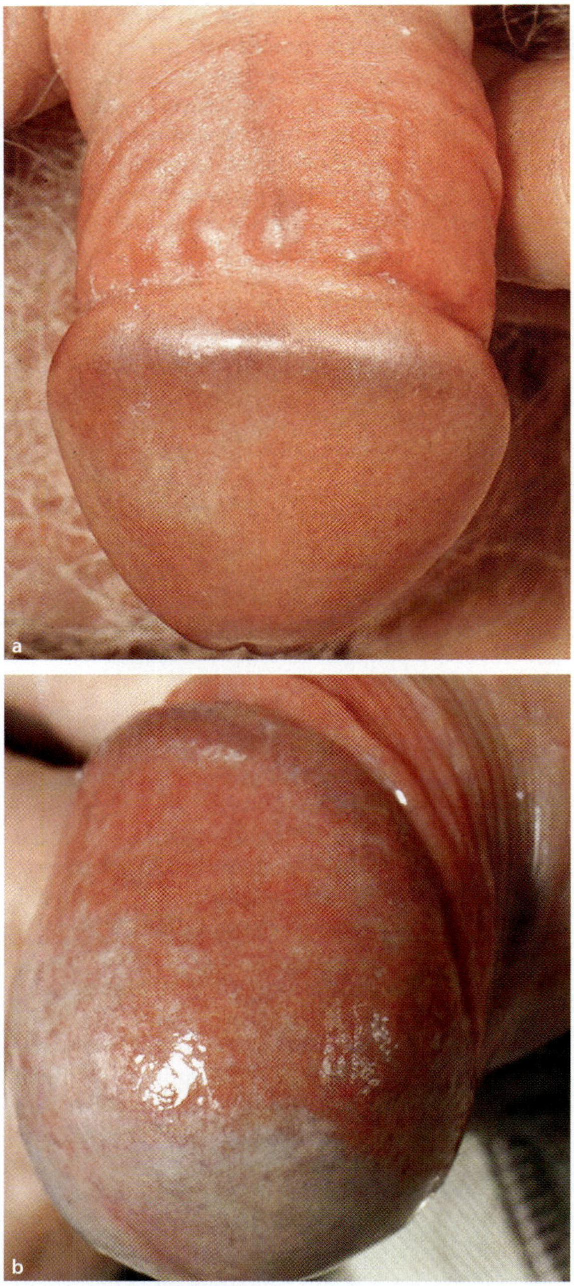

Abb. 19.57 a, b. Typische Läsionen der Glans penis. **a** „Reinlichkeitsbalanitis". Gesamte Glans und inneres Vorhautblatt betroffen, Haut leicht ödematös, stumpf gerötet, matt, vermehrt Smegmabildung. **b** Atrophe Balanitis. Betroffen ist die proximale Glans und das innere Präputialblatt; die Läsion ist scharf begrenzt, glänzend („lackfarben") mit Teleangiektasien, frischen und älteren punktförmigen Einblutungen

Schwellung (Verdickung der Falten) und ständiges Abgehen mazerierter Hornmassen. Oft wird die Reinlichkeitsbalanitis durch Kortikosteroidbehandlung perpetuiert und verschlechtert.

Die Reinlichkeitsbalanitis ist eine sehr häufige, chronische Dermatose, die den Betroffenen extrem belästigt und fast stets als „Pilz" diagnostiziert und behandelt wird.

Seltener sind infektiöse Balanitiden; Diabetes mellitus ist in ca. 30 % mit chronisch-rezidivierender bakterieller (E. coli) oder Kandida-Balanoposthitis assoziiert.

Lang bestehende Balanoposthitis (häufig diabetisch) kann zur progredienten Fibrose mit fast knorpelartiger weißlich-transluzenter Verdickung der Vorhaut und Verengung des Umschlagringes im Extrem auf Sondendicke mit Miktionsbeschwerden führen ***(Balanitis xerotica obliterans, postentzündliche Phimose).*** Bei Versuchen, die Vorhaut zu reponieren, entstehen sehr schmerzhafte Rhagaden, deren Infektion die fibrotische Schrumpfung noch weiter beschleunigt (Circulus vitiosus). Durch die Smegmaretention entstehen manchmal akute Eiterungen im Präputialsack.

> Ein 42 jähriger Mann hatte immer schon eine etwas enge Vorhaut, die sich jedoch gänzlich reponieren ließ (relative Phimose). In der Jugend hatte er mehrmals Entzündungen, die jedoch problemlos abheilten. Vor drei Jahren gewann er eine neue Partnerin, mit der er ausgiebige Sexualbeziehungen einging. Es kam dabei zunächst einmalig, später immer wieder zu „Einrissen" der Vorhaut, die den Verkehr schmerzhaft gestalteten. Seit einem Jahr ist die Vorhaut nahezu stets entzündet. Vor 3 Wochen stellte sich eine rapide Verengung ein, die eine Reposition unmöglich machte. Eine Zirkumzision wurde in die Wege geleitet.

Balanitis xerotica obliterans ist auch das Endstadium eines Lichen sclerosus.

Balanoposthitis des alten Mannes (atrophe oder plamazelluläre Balanitis, Zoon-Balanitis, Abb. 19.57 b). Ein typisches und häufiges Bild, das schon im 6. Lebensjahrzehnt beginnen kann, aber im Greisenalter kulminiert. An der Glans (vorwiegend im proximalen Teil – hier „klebt" die Vorhaut beim Zurückrollen) und am inneren Vorhautblatt finden sich ein oder mehrere scharf abgegrenzte (lackartig) glänzende erosive Herde, in denen zarte punktförmige frische und ältere Einblutungen erkennbar sind. Die Histologie zeigt Fehlen der Hornschicht, atrophe ödematöse Epidermis und ein mildes, plasmazellreiches Entzündungsinfiltrat.

> **!** Chronische Entzündungen der hautnahen Schleimhäute sind meist reich an Plasmazellen.

Ursache: Altersbedingte Atrophie der Epidermis, chronische Mazeration und dadurch erhöhte Verletzlichkeit, häufig auch starke Kolonisierung mit Gramnegativen.

Therapie. Schaffung einer möglichst trockenen Situation im Präputialsack, gegebenenfalls auch lokale Antisepsis. Bei starken Beschwerden ist die Zirkumzision indiziert (anschließend meist schnelles Abheilen).

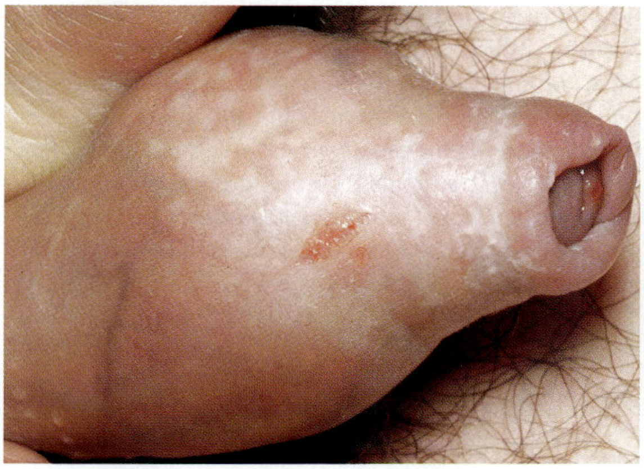

Abb. 19.58. Lichen sclerosus et atrophicans als Ursache einer absoluten Phimose

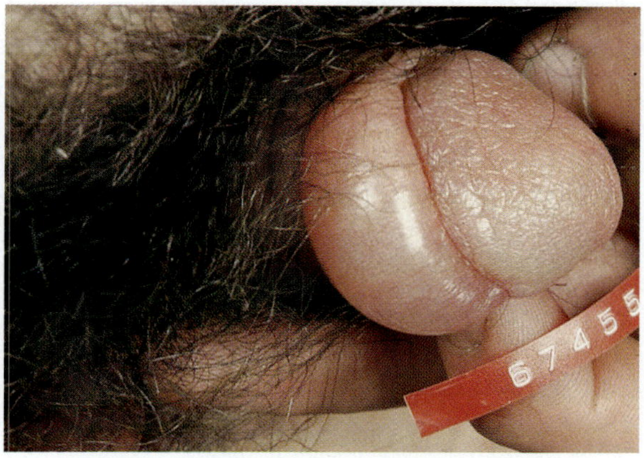

Abb. 19.59. Paraphimose („spanischer Kragen"). Nach forcierter Reposition bei relativer Phimose wirkt die Umschlagstelle zwischen äußerem und innerem Präputialblatt wie ein Schnürring. Massives Ödem von Präputium und Glans

Differentialdiagnose. Erythroplasie; diese ist gleichfalls durch einen oder einzelne, scharf begrenzte Herde gekennzeichnet, die Oberfläche ist jedoch matt, stumpf gerötet (deckfarben), oft leicht granuliert und ohne Einblutungen. Erosiver Lichen ruber.

Phimose und Paraphimose

Unter ***Phimose*** versteht man eine Enge der Vorhaut, die es schwierig (***relative*** Phimose) oder unmöglich macht (***absolute*** Phimose), diese zu reponieren. Sie ist entweder angeboren oder erworben; in ersterem Fall ist sie häufig mit langem, rüsselförmigen Präputium assoziiert. Im letzteren kann sie vorübergehend durch entzündliche Schwellung (z. B. bei Podophyllinbehandlung von Kondylomen) oder permanent durch postinflammatorische Fibrose entstehen (häufig diabetische Balanoposthitis, Lichen sclerosus, Abb. 19.58). Komplikationen sind Sekretstau, eitrige Balanoposthitis, Schwierigkeiten und Verletzungen beim Geschlechtsverkehr.

Eine ***Paraphimose*** (Abb. 19.59) entsteht, wenn bei relativer Phimose die Vorhaut zurückgezogen wird und dann wegen Ödembildung nicht mehr reponiert werden kann. Gefahr der Nekrose im Bereich des Schnürrings und der Glans. Therapie: Versuch der manuellen Reposition durch Auspressung des Ödems der Glans; bei Unmöglichkeit Spaltung des Präputiums. Selbst bei erfolgreicher Reposition empfiehlt sich die Zirkumzision zur Verhütung von Rezidiven.

Entzündliche Phimosen und Paraphimosen entstehen häufig bei venerischen Infektionen („genital ulcer disease").

Weitere regionsspezifische Dermatosen

Penile Fibromatose (Peyronie) (Induratio penis plastica). Eine häufig mit palmoplantarer Fibromatose (Dupuytren-Kontraktur) assoziierte plaqueförmige Verdichtung der Dorsalseite der Tunica albuginea unbekannter Ursache. Sie beginnt meist in der Lebensmitte, ist langsam progredient, führt zur Verkrümmung

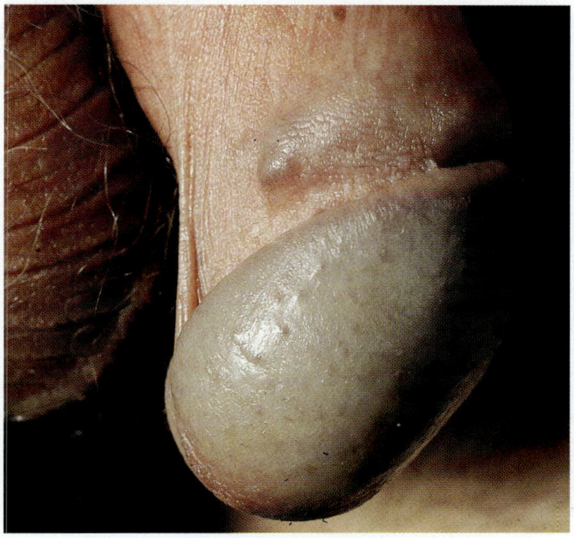

Abb. 19.60. Lymphopathia venerea. Derbe, bläulich durchschimmernde strangartige Verhärtung am Sulcus coronarius

bei Erektion und Schmerzen beim bzw. Unmöglichkeit des Koitus (s. S. 602).

Kranzfurchenlymphangitis (Lymphopathia venerea) (Abb. 19.60). Eine derbe, schmerzlose strangartige Verhärtung parallel und knapp proximal zum Sulcus coronarius, die einem verdickten, entzündlich infiltriertem Lymphgefäß entspricht. Ätiologie: unklar; Assoziation mit Traumen und vehementem Geschlechtsverkehr. Spontanheilung nach einigen Wochen.

Fehlbildungen, Anomalien. Die ***mediane Raphezyste*** ist ein aus urothelialem Epithel aufgebauter Gang an der Raphe penis, meist in Frenulumnähe. Meist asymptomatisch, manchmal Entzündungen.

Hirsuties papillaris coronae glandis (Abb. 19.61): multiple kleine derbe, diskret stehende weißliche (verhornte) Papeln der Glans unmittelbar an der Kranzfurche. Eine harmlose Anomalie bei ca. 20 % der Männer.

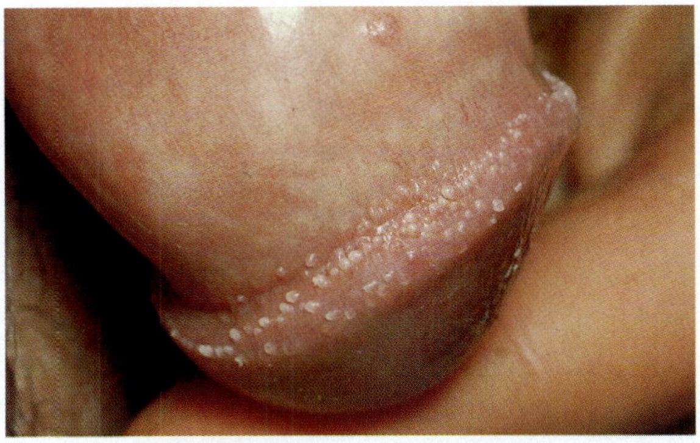

Abb. 19.61. Hirsuties papillaris coronae glandis. Nebenbefund: ein kleines Kondyloma acuminatum am inneren Präputialblatt

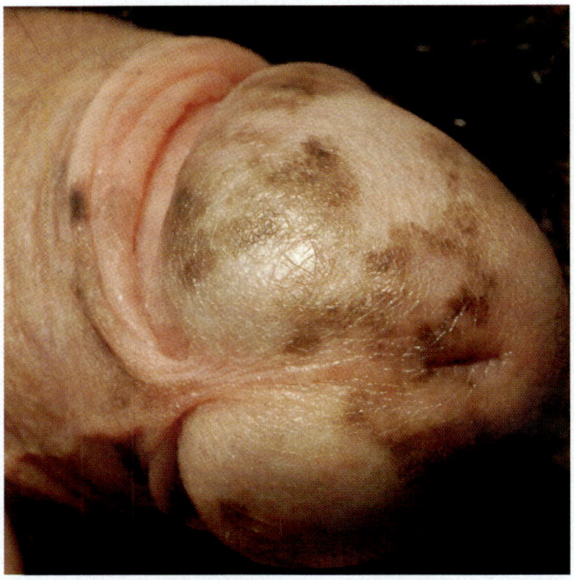

Abb. 19.62. Lentiginose der Glans penis

Werden von vielen Patienten für krankhaft gehalten. Histologie: Angiofibrome.

Bei manchen Säugetieren (Hunde, Katzen) sind solche Papeln oft stark ausgebildet und haben eine mechanische Funktion. Beim Menschen Atavismus.

Makulöse penile Melanose (Abb. 19.62). Eine seltene harmlose, jedoch beunruhigende Dermatose, die durch einzelne oder mehrere dunkelbraun-schwarze, scharf und polzyklisch begrenzte Flecken an der Glans charakterisiert ist. Die Läsionen ähneln einer Lentigo maligna, entsprechen histologisch jedoch nur einer basalen Hyperpigmentierung ohne melanozytäre Atypien. Auftreten im frühen oder mittleren Erwachsenenalter. Differentialdiagnose: Melanom. Die Diagnose der makulösen penilen Melanose muß immer histologisch verifiziert werden.

Die penile makulöse Melanose ist in der Regel auf den Penis beschränkt; gleichartige Läsionen kennt man auch an den Lippen (und der Vulva).

Regionsspezifische Präkanzerosen und Karzinome. Viruspapillome durch High-risk-HPV-Typen sind Erreger der für die Genitoanalregion spezifischen ***Condylomata plana*** (s. S. 264). Die ***Erythroplasie*** (s. Abb. 18.15) ist eine dem M. Bowen entsprechende obligate Präkanzerose; sie erscheint als irregulär gestalteter leicht granulierter Fleck an Glans oder Präputium (s. S. 557). Ein regionssepzifisches Karzinom sind schließlich die Riesencondylomata Buschke-Löwenstein

19.8.2 Häufige, nicht regionsspezifische Läsionen des männlichen Genitales

Lichen sclerosus et atrophicans (s. Abb. 15.39). Eine relativ häufige, bei Frauen ungleich häufigere sklerodermiforme Dermatose meist des Genitales, die durch weißliche hyperkeratotische Papeln, Verlust der Elastika und Brüchigkeit der Dermis mit Neigung zu Einblutungen gekennzeichnet ist. Im Endstadium Atrophie und Schrumpfung (s. S. 478).

Lichen simplex chronicus des Skrotum. Das Skrotum ist nicht selten Sitz eines chronischen intertriginösen Ekzems und Ursache eines oft sehr lästigen genitalen Pruritus. Gefahr: Entrittspforte für das oft vehement verlaufende genitale Erysipel.

Weitere für die Region charakteristische Läsionen sind multiple Talgzysten des Skrotum, die Angiokeratomata scroti u. a. m.

19.8.3 Regionsspezifische Krankheiten des weiblichen äußeren Genitales

Die Labia majora tragen reichlich Haare, Talg- und Schweißdrüsen, die zarten Labia minora sind in ihrem äußeren Teil von verhornender Epidermis mit freien Talgdrüsen, innen jedoch von nichtverhornendem Schleimhautepithel bedeckt *(Vestibulum vaginae)*. Das Vestibulum erstreckt sich von der Klitoris bis zur hinteren Kommissur und beinhaltet die Mündungen von Urethra, Vagina, der Bartholin-Drüsen sowie kleinerer Drüsen und Gänge. Es ist der empfindlichste Teil der Vulva, reichlich mit Nervenendigungen versorgt, aus lockerem, schwellungsbereitem Gewebe aufgebaut und wegen des dünnen Epithels mit einer nur mäßigen Barrierefunktion ausgestattet (Vorsicht bei lokaler Kortikosteroidbehandlung!).

Auch (und ganz besonders) im Vestibulum herrscht wegen des Epitheltyps und des auch physiologisch milde vorhandenen Fluor vaginalis ein Klima der feuchten Kammer, das bei stärkerem Fluor die gesamte Vulva betrifft. Vagina und Vestibulum besitzen ihre eigene residente Keimflora, die bei Milieuänderungen oder Infektionen leicht umschlagen und pathologischen Keimen (z. B. Candida albicans) Raum geben kann. Fluor, Friktion durch enge Unterkleidung und die regional hohe Körpertemperatur schaffen die geeignete Voraussetzungen zu lokalen chronischen Irritationen.

Vestibulitis. Ein durch meist nur geringe Rötung im Bereich des Vestibulums und erhebliche Berührungsschmerzhaftigkeit bei Fehlen sonstiger objektiver Symptome gekennzeichneter Zustand. Die Patientinnen sind zum Geschlechtsverkehr kaum imstande, auch Radfahren etc. ist mit erheblichen Beschwerden verbunden. Therapie: symptomatisch, psychologische Hilfe (psychosomatische Komponente).

Vestibulitis ist natürlich auch Begleitsymptom von Fluor vaginalis infektiöser oder nicht-infektiöser Ursache und Vulvitis (z. B. bei Kandidainfektion).

Pruritus vulvae, Lichen simplex vulvae. Ein sehr häufiges Symptom, das etwa 10% der gynäkologischen (und einen nicht unbeträchtlichen Teil der dermatologischen) Konsultationen ausmacht. Es kann Begleitsymptom objektiver lokaler Läsionen (z. B. Lichen ruber, Pedikulosis, Kandidiasis, Kontaktekzeme und Lichen sclerosus) oder auch von Systemkrankheiten sein (z. B. M. Hodgkin, Diabetes mellitus, Verschlußikterus). In mehr als der Hälfte der Fälle läßt sich eine Ursache jedoch nicht aufdecken; offensichtlich handelt es sich um einen Circulus vitiosus von Juckreiz und Kratzen, dessen ursprünglicher Trigger nicht mehr nachweisbar ist (ähnliches ist von manchen anderen Körperöffnungen bekannt, die sämtlich kitzel- bzw. juckbereite Regionen sind – Anus, Konjunktiven, Lippen etc.). Chronischer Pruritus vulvae führt zu oft beträchtlicher Lichenifikation.

Pruritus vulvae ist ein außerordentlich belastendes Problem. An seiner Entstehung sind oft psychiatrische (endogene oder klimakterische Depression) oder psychologische Momente beteiligt.

Therapie. Ausschaltung bzw. Behandlung etwaiger Ursachen, Vermeiden weiterer Irritationen, Versuch lokaler Kortikoide (nicht als Dauerbehandlung geeignet).

Ein verwandter Zustand ist die ***Vulvodynie*** (Schmerzhaftigkeit der Vulva). Auch sie kann Symptom von Entzündungen und Infekten (z. B. Kandidavulvitis oder HPV-Infektion) oder seniler Atrophie sein und ist bei Fehlen objektiver Befunde nicht selten Ausdruck einer Involutionsdepression. Die Vulvodynie ist eine Ursache der Dyspareunie (schmerzhafter Geschlechtsverkehr); sie ist nicht mit Lichen simplex chronicus assoziiert.

Atrophie der Vulva, Plasmazell-Vulvitis. Bei postmenopausalen Frauen kommt es zur meist milden, manchmal ausgeprägten Atrophie des gesamten äußeren Genitales ohne weitere objektive Zeichen. Sie kann von Vulvodynie begleitet sein. Therapie: lokale Östrogenpräparate.

Zu unterscheiden ist die Atrophie bei Lichen sclerosus, die in ihrem Endstadium zum Verschwinden der Labia minora und teilweise der Labia majora führen kann.

An der Vulva älterer Frauen finden sich seltener umschriebene Herde, die klinisch und histologisch der Zoon-Balanitis entsprechen.

Bartholinitis, Bartholin-Zyste. Eine heftig schmerzhafte Entzündung der Bartholin-Drüse (kaudaler Bereich der Labia majora, Einmündung des Ausführungsganges im Vestibulum), die bei Gonorrhoe (s. Kap. „Gonorrhoe") oder pyogenen Infekten auftreten kann. Chronische Entzündung mit Okklusion des Ausführungsganges führen zur Zystenbildung. Therapie: entsprechende Antibiotika, evtl. Inzision. Bartholin-Zysten werden durch Marsupialisation saniert (Schaffung eines permanenten Ausganges).

Vaginale Adenose. Ein seltener Zustand, der durch die Persistenz von Epithel des Müller-Ganges im vorwiegend oberen Anteil der Vagina, manchmal bis ins Vestibulum, gekennzeichnet ist. Klinisch mehrere scharf und unregelmäßig begrenzte erythematöse Läsionen, die leicht bei Berührung und spontan bluten. Das Bild ist von einem erosiven Lichen ruber klinisch kaum unterscheidbar. Histologisch Metaplasie primitiver Epithelien. Therapie: soweit möglich, operativ. Oberflächliche Entfernung (z. B. Laserung) führt zum Rezidiv aus tiefgelegenen Epithelinseln.

Die vaginale Adenose wird schon in utero angelegt und führte bei mütterlicher Einnahme von Stilböstrol (heute nicht mehr erhältlich) zu ausgedehnten Läsionen, die sich häufig in Vaginalkarzinome umwandelten. Sie kommt nicht selten auch ohne medikamentöse Induktion bei jungen Mädchen vor, verläuft jedoch asymptomatisch oder bildet sich zurück. Möglicherweise unter dem Einfluß von Kontrazeptiva oder hormoneller Substitution kann es im Klimakterium zu ausgedehnten Läsionen kommen.

Weitere regionsspezifische Läsionen. Ähnlich wie beim männlichen Genitale können sich am weiblichen die ***vulväre makulöse Melanose***, Condylomata plana, ein extramammärer M. Paget und Riesencondylomata acuminata Buschke-Löwenstein ausbilden (s. oben).

19.8.4 Häufige, nicht regionsspezifische Läsionen des weiblichen Genitales

Lichen sclerosus et atrophicans. Das weibliche Genitale ist Hauptlokalisation dieser grundsätzlich überall auftretenden Dermatose (s. S. 478). Es handelt sich um manchmal extrem juckende weißliche Papeln, die, zu Plaques konfluiert, das Genitale und meist auch die

Analregion umschließen („8-Figur“). Zwei Inzidenzgipfel: präpubertäre Mädchen (bei diesen spontane Abheilung möglich, s. Abb. 15.40) und Frauen mittleren Lebensalters. Nach jahrelangem Verlauf Atrophie mit Verstreichen von Teilen des Genitales und Strikturen (s. oben).

Der Lichen sclerosus des weiblichen Genitales gilt als fakultative Präkanzerose (Karzinomrisiko ca. 5%); regelmäßige Kontrollen, evtl. auch operative Entfernung schwer befallenen Gewebes sind indiziert. Bei milden Formen ist eine Unterspritzung mit Kortikoid-Kristallsuspension vorübergehend sehr wirkungsvoll, Rezidive sind jedoch häufig (kann wegen der Gefahr der Atrophie nicht häufig wiederholt werden).

Lichen ruber planus. Mitbeteiligung der Vulva bei Lichen ruber ist häufig, selten jedoch der erosive Lichen ruber des Vestibulums und der Vagina. Es handelt sich um ausgedehnte, schmerzhafte, scharf und unregelmäßig begrenzte düsterrote und leicht blutende Herde, die sich als extrem therapieresistent erweisen. Diagnose: Histologie. Differentialdiagnose: Pemphigus, zikatrizierendes Pemphigoid, vaginale Adenose.

Vulvakarzinome sitzen häufig im Vorderteil des Vestibulum und sind oft – ebenso wie der extramammäre M. Paget – initial unscheinbar (erythematöse Verhärtungen).

20 Altersspezifische Krankheiten der Haut

ÜBERSICHT

20.1 Pädiatrische Dermatologie

Im Neugeborenen- und Kindesalter sind Hautkrankheiten besonders häufig. Viele davon sind für diese Lebensperiode spezifisch: Manche resultieren aus der fötalen Entwicklung, der Geburt oder der Adaption an die extrauterinen Verhältnisse, andere aus der Unreife der kindlichen Haut und des Immunsystems, ein Rest aus der Lebenssituation des Kindes. Intoleranzreaktionen und Infektionen spielen eine führende Rolle. Viele kindliche Dermatosen sind durch abruptes Auftreten, schnellen und günstigen Verlauf und Spontanheilung gekennzeichnet. Schließlich ist die Frühkindheit der Lebensabschnitt, in dem Erbkrankheiten, Fehl- und Mißbildungen erstmals zutage treten.

20.1.1 Morphologie und Physiologie der kindlichen Haut

Die Haut des Neugeborenen

Die ***Epidermis*** des reifen Neugeborenen entspricht in Aufbau und Gehalt an Organellen (Filamente, Desmosomen etc.) weitgehend der des Erwachsenen. Die mechanische Kohärenz ist jedoch physiologisch schwach, Blasenbildung daher leichter (auch bei sonst nicht blasenbildenden Dermatosen wie Mastozytose, Urtikaria). Die ***Barrierefunktion*** ist weitgehend ausgereift, die Haut allerdings empfindlicher gegenüber Irritantien. Exogen applizierte Stoffe penetrieren kaum rascher als bei Erwachsenen; trotzdem kommt es leichter zu Intoxikationen durch Resorption (ungünstigere Volumen-Oberflächen-Ratio; zusätzliche Ursache: Okklusion durch Windelhose und warme Babywäsche). Die transepidermale Abdunstung des Neugeborenen ist gering (Fehlen des Schweißes).

Die ***Melanozyten*** sind noch spärlich und weniger aktiv (Neugeborene auch von Afrikanern sind hellhäutig und dunkeln erst sukzessive nach; Ausnahme: Mamillen und Genitalgegend – hormon-sensitive Melanozyten).

Die ***Dermis***, besonders das Stratum reticulare, ist dünn und auffallend zellreich. ***Kollagen***- und ***elastische Fasern*** sind feiner und kürzer; letztere enthalten weniger Elastin (geringere Färbbarkeit) und zeigen noch nicht ihre charakteristische kandelaberartige Konfiguration. Nerven und Blutgefäße sind noch als eher regellose Netzwerke angeordnet; die Architektur der subpapillären Plexus stellt sich erst im Lauf einiger Monate ein.

Die ***Hautanhangsgebilde*** sind bei Geburt vollständig ausgebildet; die ***Behaarung*** besteht aus Lanugohaaren, die ***Talgdrüsen*** sind hypertroph und aktiv (mütterliche Hormone!), die ***Schweißdrüsen*** in den ersten Lebenswochen noch nicht funktionstüchtig. Die Fähigkeit zu Schwitzen stellt sich erst sukzessive ein (Gesicht und Kopf, später Handflächen und Fußsohlen und schließlich der restliche Körper). Die volle autonome nervöse Kontrolle der Schweißdrüsen wird erst nach 2 bis 3 Jahren erreicht.

Unreif ist zum Zeitpunkt der Geburt ferner die nervöse Kontrolle des Blutgefäßsystems (Beispiel: Der Axonreflex ist nur mangelhaft auslösbar). Alle genannten Faktoren und schließlich der noch spärliche Fettpolster bewirken eine Labilität des Neugeborenen in der ***Thermoregulation*** (Neigung sowohl zu Überhitzung als auch Unterkühlung).

Bei der Geburt ist die Haut von der ***Vernix caseosa*** bedeckt, einem schmierigen Gemisch von in utero produziertem Talg und Hornzelldebris. Der pH-Wert der Haut ist neutral und sinkt erst im Lauf des ersten Lebensmonats langsam auf physiologische Werte (~5,0) ab. Die anfangs hohe Talgproduktion wird fast gänzlich eingestellt, die Talgdrüsen atrophisieren. Als Resultat ist die Haut im Kindesalter trocken, jedoch geschmeidig und wegen des hohen Gewebsturgors prall.

! Volle Maturität der Hautfunktionen wird erst am Ende des ersten Lebenshalbjahres erreicht. Anschließend bleibt die Haut im wesentlichen bis zum Beginn der Pubertät unverändert.

Die *Haut des Frühgeborenen* ist in allen Abschnitten dünn (retikuläre Dermis!), auffallend rot (Blutgefäße schimmern durch), „hängt" wegen der noch mangelhaften Fettschicht locker und ist noch nicht voll ausdifferenziert (z. B. Desmosomen noch spärlich). Folgen sind höhere Verletzlichkeit, besonders insuffiziente Thermoregulation und Barrierefunktion. Frühreife entwickeln seltener ein Erythema toxicum neonatorum. Die Haut des *Übertragenen* ist blaß, schuppig und durch Mekonium verfärbt, die Lanugohaare und Nägel lang.

Das *Immunsystem des reifen Neugeborenen* ist noch nicht voll funktionsfähig/ausgereift. Manche Bestandteile des humoralen Immunsystems sind in noch niedrigen Spiegeln vorhanden (Immunglobuline, Komplementkomponenten – insbesondere C3 und C5). Folgen sind Schwäche der Keimneutralisation, Opsonisation und der Chemotaxis. Die Migration von Leukozyten und Monozyten ist träger, die intrazelluläre Bakteriozidie mangelhaft. Auch das zelluläre Immunsystem ist noch nicht voll funktionstüchtig; so ist z. B. das Auftreten einer Kontaktallergie im Säuglingsalter eine Rarität.

Mikrobiologie der Neugeborenen- und kindlichen Haut. Schon im Geburtskanal taucht das anfangs sterile Neugeborene in die Keimwelt der Umgebung und wird innerhalb einiger Tage kolonisiert. Diese Phase ist für das abwehrschwache Neugeborene kritisch; Keime finden eine oder zwei gute Eintrittspforten: Nabelschnurstumpf und gegebenenfalls die Zirkumzisionswunde. Foudroyant verlaufende Infekte sind demnach unter schlechten hygienischen Verhältnissen keine Seltenheit.

Die Keimbesiedelung nimmt von Nabelschnur-, Anogenital- und Intertrigoregionen und später Nasopharynx ihren Ausgang; die Keimdichte steigt sprungartig an und erreicht nach etwa 6 Wochen Erwachsenenwerte.

Allerdings unterscheidet sich die Mikroflora erheblich von der des Erwachsenen. Am schnellsten besiedeln koagulasenegative Mikrokokken (Staphylococcus epidermidis) die Haut; aerobe und anaerobe Diphtheroide treten erst später und in geringerer Zahl auf. Pityrosporum ovale wurde zwar während der ersten Lebenswochen isoliert, gewinnt jedoch erst ab der Pubertät Bedeutung. Neben den apathogenen Keime treten auch – meist asymptomatisch – pathogene Keime auf, insbesondere Staphylococcus aureus (s. unten).

Die Keimflora älterer Kinder zeigt zwar gleiche Dichte wie beim Erwachsenen, jedoch ein breiteres Keimspektrum mit vermehrt Gramnegativen (Fehlen der antimikrobiell wirkenden freien Fettsäuren aus dem Talg?).

20.1.2 Dermatosen der Neugeborenen- und Säuglingsperiode

Passagere nicht infektiöse Dermatosen

Post partum tritt die Anpassung des Neugeborenen an die extrauterine Umwelt ein. Diese findet an der Haut durch einige meist harmlose, passagere Zeichen ihren Ausdruck (Tabelle 20.1).

Die ***physiologische Erythrodermie*** des Neugeborenen kann bei starker Ausprägung erschreckend wirken und muß von konnatalen Erythrodermien unterschieden werden (konnatale ichthyosiforme Erythrodermie, andere Ichthyosen wie z. B. Netherton-Syndrom, konnatale erythrodermatische Psoriasis). Die ihr häufig folgende psoriasiforme Abschuppung muß von der Schuppung übertragener Neugeborener bzw. bei Plazentainsuffizienz und konnatal manifesten Ichthyosen abgegrenzt werden.

Erythema toxicum neonatorum. Eine häufige (30–70%; bei Frühgeburten seltener), charakteristische und selbstlimitierte Dermatose unbekannter Ursache. In den ersten Lebenstagen erscheinen regellos disseminierte, großfleckige „schummrige" Erytheme in individuell sehr unterschiedlicher Dichte (einzelne bis Hunderte); Handflächen und Fußsohlen bleiben

Geburtstraumen	Caput succedaneum, Zephalhämatom
postpartale Hyperämie	einige Stunden dauernde Rötung der gesamten Haut; Adaptationsphänomen
generalisierte Abschuppung (oft psoriasiform)	Folge ausgeprägter postpartaler Hyperämie; von einigen Tagen Dauer
Cutis marmorata	Livedo-reticularis-Zeichnung; Ausdruck der Kälteempfindlichkeit (Unreife der Thermoregulation)
Erythema toxicum neonatorum	(s. Text)
Milien	spontane Rückbildung innerhalb Wochen
Pubertät „en miniature"	Rückbildung innerhalb Wochen bis Monaten
vergrößerte Mammae	
Talgdrüsenhyperplasie	
Komedonen	
neonatale Akne	
Hyperpigmentation des Genitales, der Mamillen	

Tabelle 20.1. „Physiologische" passagere Hautzeichen der Neugeborenenperiode

frei. Die Erytheme können Papeln (oder seltener) Pusteln tragen. Allgemeinsymptome fehlen, Spontanheilung innerhalb von zwei Wochen. Im Pustelausstrich finden sich Eosinophile, histologisch eosinophile Infiltrate um die Haarfollikel. Bei dichter Aussaat auch Bluteosinophilie. Eine ***Therapie*** ist nicht erforderlich.

Unter „***transienter neonataler pustulöser Melanose***" versteht man eine ähnliche, aber seltenere (weniger als 5 %) Dermatose vorwiegend bei dunkelhäutigen Ethnien, die zu über Monate persistierenden Hyperpigmentationen führt. *Histologie:* subkorneale neutrophile Pusteln.

! Pusteln in der Neugeborenenperiode sind stets auf bakterielle Sepsis verdächtig (Staphylokokken, Pseudomonas u. a. m.) und erfordern deren Ausschluß, insbesondere bei Vorhandensein von Systemzeichen (Lethargie, Untertemperatur, Durchfälle, Weinerlichkeit, Saugschwäche etc.) (Tabelle 20.2).

Eine bedeutsame Krankheit der Neugeborenenperiode ist schließlich das neonatale Lupus-Syndrom (s. S. 461).

Acne neonatorum. Hauptsächlich bei männlichen Säuglingen (assoziiert mit erhöhten Testosteronspiegeln – Eigenproduktion in utero); Beginn am Ende der Neonatalperiode oder später, spontane Abheilung fast stets innerhalb des ersten Lebensjahres. Die Akne neonatorum ist hauptsächlich an den Wangen lokalisiert und zeigt die typische Morphologie der Akne vulgaris, doch fehlen meist tiefsitzende abszedierende Infiltrate. Knaben mit Akne neonatorum entwickeln in der Pubertät besonders schwere Akne vulgaris.

Temperatur-induzierte Zustände

Regelmäßiger Befund ab den ersten Lebenstagen ist die Neigung zu ***Cutis marmorata*** bei kühler Umgebungstemperatur. Diese Neigung bildet sich nach einigen Wochen zurück; in seltenen Fällen geht aus ihr eine persistente und auffällige Form, die Cutis marmorata teleangiektatica (van Lohuizen) hervor. Diese ist histologisch durch Gefäßerweiterungen und gelegentliche Assoziation mit orthopädischen Anomalien gekennzeichnet. Auch sie bildet sich häufig bis zur Pubertät zurück.

Miliaria rubra. Im ersten Lebensmonat, nach Einsetzen des Schwitzens besonders häufig. Pathogenese: Okklusionseffekt durch Babykleidung und vermutlich auch Unreife der Verhornung.

Subkutane Fettnekrose. Eine relativ seltene, umschriebene und selbstlimitierte Krankheit sonst gesunder reifer Neugeborener. Zugrunde liegt wahrscheinlich eine erhöhte Kälteempfindlichkeit neonatalen Fettgewebes (höherer Schmelzpunkt wegen höheren Anteils gesättigter Fettsäuren). Beginn innerhalb der ersten Lebenstage oder -wochen: einzelne oder mehrere bis einige Zentimeter große, derbe bis steinharte subkutane Knoten mit oft gelappter Oberfläche, über denen die Haut rotviolett verfärbt ist. Nur gelegentlich schmerzhaft. Prädilektionsstellen: Wangen, Nates, proximale Extremitäten. Meist spontane Auflösung innerhalb einiger Wochen, manchmal Einschmelzung, Fistelbildung oder Verkalkung (dann eingezogene Narben). ***Therapie*** nicht erforderlich. Fluktuierende Läsionen werden punktiert.

Tabelle 20.2. Differentialdiagnose pustulöser Eruptionen bei Neugeborenen

Staphylokokken-Pustulose
bakterielle Sepsis
Herpes simplex neonatorum
Kandidasepsis
konnatale kutane Kandidiasis
Impetigo contagiosa
Erythema toxicum neonatorum
Varizellen (diaplazentare Übertragung)
Herpes zoster
Acne infantum

Sclerema neonatorum. Eine (heute) sehr seltene, lebensbedrohliche Krankheit bei Frühgeborenen; sie ist mit Unterkühlung und meistens mit schweren Systemkrankheiten assoziiert (Sepsis, Herzmißbildungen, respiratorischem Distreß, Dehydration etc.). Der Prozeß ist der subkutanen Fettgewebsnekrose ähnlich, aber generalisiert: er beginnt symmetrisch an den Beinen und Nates und schreitet schnell über den gesamten Körper fort. Die Haut wird gelblich-weiß, marmoriert, steinhart und „leichenähnlich", die Extremitäten unbeweglich, das Gesicht maskenartig. Schwere Systemzeichen, Stupor, Schock, Mortalität bei 50–70 %. Die ***Therapie*** liegt in der Behandlung der begleitenden Systemkrankheit, intravenöse Elektrolyt- und Flüssigkeitskorrektur, Wärme- und Sauerstoffzufuhr, Kortikosteroide.

Infektiöse Dermatosen der Neonatalperiode

Infektionen der Neugeborenen können schon in utero (konnatal) oder während bzw. kurz nach der Geburt erfolgen. ***Konnatale*** Infektionen zeigen trotz der Verschiedenheit der verantwortlichen Erreger oft ähnliche klinische Bilder: Minderwuchs, Zeichen der Unreife, Hapatosplenomegalie, Ikterus, Anämie und Thrombozytopenie, Purpura, Chorioretinitis etc. Wegen dieser Ähnlichkeit hat sich im angloamerikanischen Schrifttum der Sammelbegriff „STORCH-Syndrom" eingebürgert – ein Akronym für die hauptsächlichen Erreger: konnatale Syphilis, Toxoplasmose, „other infections" (diverse Virusinfektionen), Rubeolen, Cytomegalie, Herpes simplex. Diagnostik und Therapie des STORCH-Syndroms sind schwierige perinatologische Probleme und sprengen den Rahmen dieses Buches.

Peri- und postnatale Infektionen sind dadurch gekennzeichnet, daß die Frucht klinisch gesund geboren wird und die Krankheitssymptome erst nach mehrtägiger Inkubationszeit einsetzen. Viele dieser Infektionen sind potentiell lebensbedrohlich; viele sind durch die Morphe der Pusteln gekennzeichnet (s. Tabelle 20.2). Im folgenden werden die wichtigsten beschrieben.

Herpes simplex neonatorum. Die gefürchtete Infektion (meist HSV-II) erfolgt gewöhnlich schon im Geburtskanal (florider Herpes genitalis), beginnt meist in der 1. Lebenswoche und kann auf die Haut lokalisiert bleiben oder disseminiert bzw. systemisch verlaufen. Mortalität > 70 %; aphlegmasische Verlaufsformen kommen vor. Detailliertere Beschreibung s. S. 273).

Staphylokokkeninfektionen. Staph.aureus ist der häufigste bakterielle Erreger der Neonatalperiode. Etwa ein Drittel der Neugeborenen wird innerhalb einer Woche mit Staphylokokken besiedelt (Prädilektionsstellen: Nabelstumpf, Intertrigostellen und Nasenschleimhaut), viele werden Keimträger (Nasopharynx). Das Spektrum der Krankheitserscheinungen ist breit. Die Übertragung der Staphylokokken erfolgt durch Schmierinfektion; die Isolierung infizierter Kinder ist daher angezeigt (Gefahr von Epidemien).

Die mildeste Form ist die ***Staphylokokken-Pustulose:*** In den vorwiegend kolonisierten Regionen entstehen disseminierte, oft ausgedehnte Eruptionen kleiner, oberflächlicher Pusteln. Diese Manifestation kann zu schwerwiegenderen Pyodermien fortschreiten oder spontan abheilen; sie muß von der gefährlichen, manchmal innerhalb von Stunden zum Tod führenden ***Staphylokokkensepsis*** mit ***metastatisch-embolischen Abszessen*** unterschieden werden (Kulturen aus Blut, Harn, Haut).

Bedeutsam ist die eitrige ***Omphalitis;*** aus dem entzündeten Nabelstumpf ergießt sich eitriges Sekret; Infektion des umgebenden Gewebes kann zu Phlegmone, Peritonitis und Sepsis führen; sie ist auch der klassische Fokus eines „staphylococcal scalded skin syndrome“. Eitrige ***Paronychien*** führen häufig zu Osteomyelitis (Phalanx oder in metastatischer Lokalisation). Bei Kontinuitätstrennungen der Haut (Blutentnahmen etc.) können ***Abszesse, Phlegmonen*** und ***Osteomyelitis*** entstehen. Weitere Manifestationen: ***Furunkel, Gangrän*** und ***Sepsis.*** Infektion mit Staph. aureus der Phagengruppe II führt (bei Hautbefall) zur ***bullösen Impetigo*** und bei systemischer Verbreitung von Extoliatin zum ***SSS*** (s. S. 236) ***Therapie:*** geeignete systemische Antibiotika (Penicillinase-resistentes Penizillin).

Infektionen durch Staphylococcus epidermidis. Dieser normalerweise apathogene Keim ist Teil der mikrobiellen Hautflora, doch kommen Infektionen bei Frühgeborenen und immundefizienten Kindern vor. Hauptmanifestationen: Kopfschwartenphlegmonen und eitrige Konjunktivitis.

Streptokokkeninfektionen. Vergleichsweise selten. Streptokokken sind transiente Keime und halten sich meist nur einige Wochen an der Haut; der Nasopharynx und das Rektum können längerfristig kolonisiert werden. Hauptmanifestationen: Omphalitis, Paronychien, Impetigo, Erysipel und Phlegmonen.

Infektionen durch gramnegative Keime. Obwohl häufige Ursache schwerwiegender Systeminfektionen (Sepsis, Meningitis, Pneumonie), führen gramnegative Keime nur selten zu Hautinfektionen bei Neugeborenen. Meist handelt es sich um metastatische Absiedelungen im Rahmen einer Sepsis (hämorrhagisch-nekrotisierende Knoten, schwere Systemzeichen). Primäre Hautinfektionen erfordern eine Eintrittspforte (Traumen mit Kontinuitätsstreuung; Resultat: Phlegmonen). Haupterreger: Escherichia coli, Pseudomonas aeruginosa, Klebsiellen, Serratien, Proteus etc.

Pseudomonas aeruginosa. Die lebensbedrohliche Infektion mit diesem Erreger kann sich sehr verschiedenartig manifestieren: erythematöse Papeln, hämorrhagische Vesikulopusteln, tiefe Knoten, Abszesse, Phlegmonen und Erythema-multiforme-ähnliche Läsionen. Wichtigste Manifestation und pathognomonisch ist das ***Ekthyma gangränosum.*** Dieses entsteht zumeist auf metastatisch-embolischer Basis bei Pseudomonas-Sepsis (gelegentlich auch durch direkte Inokulation) und besitzt eine charakteristische Morphologie: fokales Ödem und Erythem mit einer zentral hämorrhagischen Vesikulopustel, die platzt und sich sehr schnell (12–24 Stunden) in ein nekrotisches Ulkus mit elevierten Randsaum umwandelt. ***Diagnose:*** Gramabstrich und Kultur aus Aspirat einer Läsion. ***Therapie:*** Breitspektrum-Penizillin kombiniert mit Aminoglykosid (sofort, noch vor Eintreffen des Kulturbefunds!).

Kandidiasis. Die Besiedlung des Neugeborenen mit ***Candida albicans*** erfolgt zumeist schon im Geburtskanal; Ort der Kolonisation ist zunächst die Mundhöhle (hier können die Hefen bei 20 % der Neugeborenen schon nach einer Woche, nach einem Monat bei fast allen nachgewiesen werden). Von hier werden der Gastrointestinaltrakt und Teile der Haut (hauptsächlich Intertrigines) besiedelt (s. unten).

Weniger als 10 % der gesunden Neugeborenen entwickeln eine ***orale Kandidiasis*** (Mundhöhlensoor): zwischen dem 5. und 8. Lebenstag erscheinen weißliche, wegwischbare Beläge der Mundschleimhaut auf erythematösem Grund, um sich nach etwa 1 Monat wieder spontan zurückzubilden. ***Therapie:*** Lokalapplikation von Nystatinsuspension.

Bei Frühgeburten, immundefizienten Neugeborenen sowie nach Geburtstrauma, protrahierter Geburt, Malnutrition und systemischer Behandlung mit Antibiotika und Kortikosteroiden tritt der Mundhöhlensoor nicht nur viel häufiger auf sondern kann auch Ausgangspunkt einer ***systemischen Kandidiasis*** (Kandidasepsis) werden (alternative Streuquelle: Venenkatheter etc.). Kandidasepsis ist durch schwere Systemzeichen und Organbefall (Endokarditis, Meningitis, Hirnabszeß, Peritonitis, Pneumonie, Nierenabszesse u. a. m.) gekennzeichnet; zumeist bestehen auch ausgedehnte Herde an Haut und Schleimhaut. Die Hautläsionen umfassen neben papulopustulösen Primärherden auch knotige erythematöse Läsionen ***(metastatisch-embolische Abszesse)***. ***Diagnose:*** Abstriche und Pilzkulturen aus Blut, Urin, Biopsiematerial. ***Behandlung:*** Itrakonazol, Fluconazol.

Eine seltene Manifestation ist schließlich die ***konnatale kutane Kandidiasis***, eine präpartal aszendierte Infektion von Amnionhöhle und Fötus, die auch bei intakten fötalen Membranen zustande kommen kann (mögliche Wegbereiter: Fremdkörper, z. B. Pessar). An Plazenta und Nabelschnur finden sich multiple miliare weißliche Knötchen (Kandidagranulome), das Fruchtwasser ist trüb; das Neugeborene zeigt eine generalisierte papulopustulöse Eruption (Handflächen und Fußsohlen typischerweise befallen), die nach einigen Tagen abschuppt. Die konnatale kutane Kandidiasis bleibt meist auf die Haut beschränkt und führt nur selten zu Komplikationen (Pneumonie, Sepsis). ***Diagnose:*** direkter und kultureller Pilznachweis aus den Pusteln. ***Lokaltherapie*** (Nystatin, Clotrimazol) ist meist ausreichend. Bei Verdacht auf Progredienz Systembehandlung.

Hautinfektionen bei primären Immundefizienz-Syndromen. Besonders heftige, atypische, langwierige, inkomplett auf Antibiotika ansprechende und chronisch rezidivierende Infektionen müssen stets den Verdacht auf das Vorliegen primärer Immundefekte erwecken. Hautinfekte sind hierbei klinisch und diagnostisch von besonderer Bedeutung. Man unterscheidet folgende Grundmuster (Näheres S. 538):

- ***Defekte der humoralen Immunität*** (X-gebundene Hypogammaglobulinämie, „common variable immunodeficiency", selektive Immunglobulin-Defizienzen-IgA, IgM, u. a. m.): Bei diesen kommt es, meist erst nach dem Abfall der maternalen Antikörper (4–6 Monate post partum), neben Infekten des oberen und unteren Respirationstrakts, des Gastrointestinaltrakts und Otitis media, zu chronisch rezidivierenden Pyodermien (Follikulitis, Furunkel, Impetigo etc.). Bevorzugte Erreger sind Pneumokokken, Hämophilus, Strepto- und Staphylokokken, Enterobakterien. Virus- und Pilzinfektionen verlaufen hingegen normal.
- ***Defekte der zellulären Immunität*** (Di George-Syndrom, SCID, Wiskott-Aldrich-Syndrom, Ataxia teleangiektatica, u. a. m.): Sie verlaufen insgesamt bedrohlicher, sind mit schweren Gedeihstörungen assoziiert, die Lebenserwartung ist oft stark eingeschränkt. Hier dominieren schwere virale, Pilz- und opportunistische Infektionen (z. B. Pneumocystis-carinii-Pneumonie); Impfung mit Lebendvakzinen kann zu tödlicher Infektion führen (z. B. BCG), Bluttransfusionen mit unbestrahltem Blut zur Graft-vs-Host-Reaktion.
- ***Defekte von Granulozyten und Makrophagen*** (chronische Granulomatose, das Hyperimmunglobulin-E-Syndrom, u. a.m): Diese sind durch rezidivierende Infekte des Respirationstrakts und der Haut gekennzeichnet: oft („kalte") Abszesse, Granulome und Pyoderma-gangränosum-ähnliche Läsionen.
- ***Defekte des Komplementsystems:*** Diese äußern sich als Infektbereitschaft gegenüber Bakterien (insbesondere Meningokokken).

Genodermatosen der Neonatalperiode (siehe auch Kap. „Genodermatose")

Die milderen ***Ichthyosen*** (Ichthyosis vulgaris, X-rezessive Ichthyose) sind bei Geburt nicht oder kaum ausgeprägt und entwickeln sich erst in den Folgewochen bis -monaten. Dasselbe gilt für die diffusen Palmoplantarkeratodermien; die punktierten entwickeln sich, wie auch der M. Darier, erst im Erwachsenenalter.

Die schweren Ichthyosen (epidermolytische Ichthyose, kongenitale ichthyosiforme Erythrodermie und seltenere Formen, z. B. Netherton-Syndrom) manifestieren sich schon bei Geburt als schuppende Erythrodermie, erstere auch mit disseminierter Blasenbildung. Die lamelläre Ichthyose präsentiert sich meist als „Collodiumbaby"; dieses Bild kann auch bei anderen Ichthyosen und sogar bei später gesunden Neugeborenen auftreten. Die schwerste Verhornungsstörung der Neonatalperiode ist der nicht lebensfähige ***Harlekinfötus*** (Einscheidung in massive, panzerartige Keratinplatten).

Die schweren Krankheitsbilder der Epidermolysis bullosa hereditaria sind gleichfalls schon bei Geburt manifest und können zu ausgedehnten Hautverlusten beim Geburtsakt führen. Die milderen Formen entwickeln sich oft erst später.

In der Neonatalperiode manifeste ererbte Störungen des Pigmentstoffwechsels sind Albinismus, Phenylketonurie und die Incontinentia pigmenti.

Mißbildungssyndrome, umschriebene Anomalien, Nävi und Tumore

Die zahlreichen systemischen Mißbildungssyndrome mit Hautsymptomatik sind Teil der Pädiatrie, der Hautarzt ist mit ihnen meist nur als Konsiliar befaßt. Mannigfaltige auf embryonaler Fehlentwicklung beruhende, umschriebene Anomalien der Haut bzw. mit überwiegender Beteiligung derselben gelangen hingegen (zumindest zunächst und oft erst weit nach der Neugeborenenperiode) zum Dermatologen; ihre Kenntnis ist daher wichtig. Diese Anomalien reichen in ihrer Bedeutung von trivial bis gravierend; eine Übersicht über die häufigsten Mißbildungen der Haut gibt Tabelle 20.3.

Aplasia cutis congenita. Anlagebedingtes Fehlen der Haut an umschriebener Stelle, meistens am Hinterkopf

Tabelle 20.3. Häufige umschriebene Fehlbildungen der Haut

Aplasia cutis congenita	angeborener Substanzdefekt der Haut (meist okzipital)
Cutis verticis gyrata	„hirnwindungsartige" Wulstung der Scheitelhaut; manchmal erblich, manchmal mit assoziierten Defekten des ZNS
Pterygium colli	freie Hautfalte am seitlichen Hals, Turner-Syndrom ausschließen!
Epicanthus	Trisomie 21 u. ä. ausschließen!
Lippen-Kiefer-Gaumenspalte	operative Therapie frühzeitig durch Plastischen Chirurgen erforderlich
ontogenetisch bedingte Zysten und Fisteln branchiogene Zysten und Fisteln thyroglossale Zysten und Fisteln Aurikular- Zysten und Fisteln	medial oder lateral am Hals bzw. präaurikulär ; Blindgang oder mit tiefen Strukturen kommunizierend (Pharynx); Sekundärinfektion häufig, operative Entfernung erforderlich
Aurikularanhänge	verschieden gestaltete fibromähnliche Gebilde an der Ohrmuschel; harmlos
dermale Sinuszysten	auf unvollkommener Trennung des Neuroektoderms vom epithelialen Ektoderm beruhende Zysten oder Kanäle meist okzipital (grundsätzlich an der gesamten Medianlinie bis zum Os coccygis möglich). Oft unscheinbar, manchmal zystische Erhabenheiten; meist als „Atherom" diagnostiziert. Gefährlich, da direkte Verbindung zu den Meningen! Infektionsgefahr!
Pilonidalsinus (Sakraldermoid)	keine Verbindung zum Meningealraum. Gefahr der Superinfektion!
Mamilla accessoria	entlang der Milchleiste, meist als Pigmentnävus diagnostiziert
Mongolenfleck	
Pseudoainhum	durch Amnionstränge bedingte Abschnürung von Gliedern, Atrophie
Klinodaktylie, Syndaktylie, Hemihypertrophie	akrale Mißbildungen
Digitus supernumerarius	oft nur häutige Fibrom-ähnliche Anhängsel
Vierfingerfurche	Trisomie 21 ausschließen!
Hypospadie, Epispadie	Anomalien der Harnröhrenöffnung
kongenitale Phimose	
Conglutinatio präputii	Verklebung der Vorhaut mit der Glans penis. Löst sich oft von selbst
trichterförmige Einziehungen („dimpling")	oft Amniozentesenarben; auch als spontaner Entwicklungsdefekt möglich (z. B. über dermalen Sinuszysten)

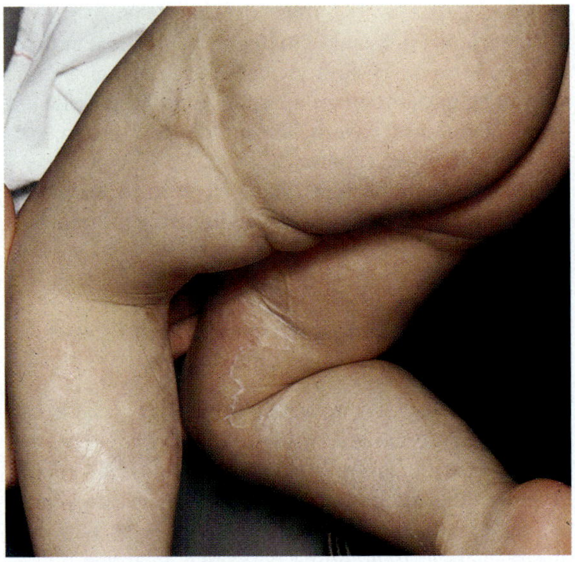

Abb. 20.1. Aplasia cutis congenita. An beiden Beinen mehrere lineäre eingezogene Narben

(Abb. 20.1). Es handelt sich um ovaläre, meist nur kleine Ulzera (einige Zentimeter Größe) oder auch Substanzdefekte, in denen die Haut durch eine zellophanartig dünne, durchsichtige Lamelle ersetzt ist.

Therapie. Plastische Korrektur.

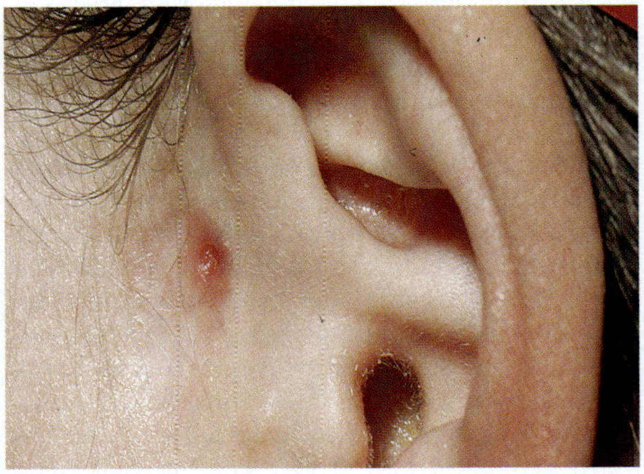

Abb. 20.2. Branchiogene Fistel präaurikulär

Amniotische Schnürfurchen. Blande Einschnürungen von Extremitäten durch amniotische Stränge (Simonart'sche Bänder). Intrauterine Gliedamputation möglich.

Branchiogenen (Abb. 20.2) oder anderen **Zysten und Fisteln** sowie **dermalen Sinus** ist ein oft unscheinbares Aussehen gemeinsam. Vor der Operation ist es nötig, die Kommunikation mit tiefen Strukturen auszuschließen (positivenfalls Überweisung an den Chirurgen!).

Fallbericht: Ein 20jähriger Mann will ein seit Jahren bestehendes, subjektiv symptomloses „Atherom" am medianen Hinterkopf entfernen lassen. Die Präparation in die Tiefe findet kein Ende, es zeigt sich, daß es an der Sagittalnaht adhäriert und durch diese in die Schädelkapsel zieht. Der Operateur muß den diensthabenden Neurochirugen holen, der dann die Operation abschließt.

Nävogene Fehlbildungen (siehe entsprechende Kapitel). Diese Fehlbildungen werden naturgemäß meist in der Neonatalperiode entdeckt. Nicht alle Nävi sind allerdings schon bei Geburt vorhanden oder zur Gänze ausgebildet. Insbesondere Bindegewebsnävi, aber auch manche epidermale und appendikale (z. B. Naevus unius lateris, Naevus comedonicus); sind oft erst in der Pubertät endgültig ausgeformt.

Wohl vorhanden, jedoch noch oberflächlich und wenig pigmentiert und behaart sind die konnatalen ***Pigmentnävi.*** Auf die prognostische Bedeutung der Café-au-lait-Flecken bei Neurofibromatose und dem Albright-Syndrom (gewöhnlich nur 1 Fleck) sowie „Eschenlaubflecken" bei M. Pringle sei verwiesen. Naevi flammei sind häufig und meist nur von kosmetischem Belang. Bei größerer Ausdehnung haben sie Warncharakter und erfodern den Ausschluß von Fehlbildungssyndromen (Klippel-Trenaunay-, Sturge-Weber-Syndrom). Kapilläre und kavernöse Angiome (s. S. 607)

An der Grenze zwischen Hamartom und benignem Tumor stehen seltene Läsionen wie das Glioma nasi (ein meist an der Nasenwurzel sitzender, hämangiomähnlicher Knoten, der aus gefäßreichem Gliagewebe mit Ganglienzellen besteht und oft mit dem ZNS kommuniziert), das Meningeom und das Osteom der Haut. Selten, aber typisch für das Kleinkindesalter sind Pseudosarkome des Bindegewebes (Digitalfibrome, juvenile Fibromatosen). Maligne Tumoren in diesem Lebensabschnitt sind extrem selten (Melanom, Fibro- Myxosarkom, maligne Teratome)

20.1.3 Ekzeme und ekzemähnliche Dermatosen

Neonatale und kindliche Haut ist leicht irritierbar und reagiert auf verschiedenste Noxen mit Ekzemen. Man unterscheidet zwar einige Grundtypen kindlicher Ekzeme, doch sind deren Ätiologie und auslösende Faktoren nicht stets klar und oft überlappend. Allergische Kontaktekzeme sind im Frühkindesalter sehr selten.

Grundtypen kindlicher Ekzeme

Irritatives Kontaktekzem. Sehr häufig, meist milde, in Verteilung und Charakter abhängig von der auslösenden Noxe. Beispiele: ***Periorales Ekzem*** durch Herabfließen von Speichel oder Kindernahrung; ***intertriginöses Ekzem*** an Hals, Axillen und Fettfalten durch Schwitzen; ***disseminiertes Ekzem*** durch mangelhaft entfernte Waschmittel, Badezusätze, kitzelnde Babykleidung (Wolle) oder diverse Präparationen der Babykosmetik. Wichtigstes Beispiel ist die ***irritative Windeldermatitis***

Atopische Dermatitis. Diese entsteht voll ausgeprägt zwar erst im zweiten oder dritten Lebensmonat, geht jedoch häufig aus vorbestehenden Läsionen hervor, die als irritatives oder seborrhoisches Ekzem erscheinen. Alle oben genannten Manifestationen irritativer Ekzeme können Vorboten einer atopischen Dermatitis sein (am häufigsten: Windelekzem).

Seborrhoisches Ekzem. Eine häufige, bei klassischer Ausprägung leicht, oft jedoch schlecht von den anderen Grundtypen unterscheidbare Ekzemform. Es macht wenig Beschwerden, ist von wenig exsudativem Charakter, bildet trockene, sich fettig anfühlende Schuppen aus und bevorzugt die „seborrhoischen Areale" (am Kapillitium manchmal sehr massiv, „Gneis") und die Windelregion. Nummuläre Streuherde haben oft ein psoriasiformes Aussehen und werden gelegentlich als infantile Psoriasis interpretiert. Beginn in den ersten Lebenswochen, spontanes Ende spätestens am Ende des ersten Lebensjahres. Zur Unterscheidung von der atopischen Dermatitis (Tabelle 20.4).

	Seborrhoisches Ekzem	Atopische Dermatitis
Lokalisation	Windelbereich und Kopf	Windelbereich und Kopf
Morphologie	scharf abgegrenzte Erytheme, Satellitenpapeln, am Stamm, häufig psoriasiform	unscharf abgegrenzte Herde, erythematöse Papeln, keine Satellitenpapeln, Nässen, Krusten
Beginn	4–12 Wochen	6–16 Wochen
Familienanamnese	meist negativ	meist positiv
Stimmung	zufrieden	unzufrieden
Nahrungsaufnahme	normal	oft schwierig
Schlaf	normal	oft schlecht
Juckreiz	fehlt	vorhanden
Verlauf	selbstlimitiert	chronisch

(Aus: H. Traupe, 1992)

Tabelle 20.4. Differentialdiagnose zwischen seborrhoischer Säuglingsdermatitis und atopischer Dermatitis

Therapie der kindlichen Ekzeme: Elimination der Noxen, bei Bedarf adäquate Lokaltherapie mit Hydrokortisonsalben und pflegerischen Maßnahmen (Bäder, Pflegesalben).

Windeldermatitis

Eine primär irritative Dermatitis der Windelregion bei Neugeborenen und Säuglingen, die durch Kontakt mit Stuhl unter Okklusion verursacht wird. Disponierende bzw. fördernde Faktoren sind atopisches und seborrhoisches Ekzem, Psoriasis und Besiedelung mit Candida albicans. Die Windeldermatitis ist außerordentlich häufig und das Musterbeispiel einer Dermatose von multifaktorieller Genese.

Epidemiologie. Die Windeldermatitis tritt bei etwa zwei Drittel aller Säuglinge auf, davon in 10–20 % mittelstark bis stark. Sie kann schon im ersten Trimenon auftreten, ihre Hauptmanifestation fällt meist ins vierte Trimenon. Sie heilt ab, sobald das Kind der Windeln entwöhnt ist (oder geht in eine atopische Dermatitis über). Gestillte Kinder entwickeln seltener eine Windeldermatitis als solche, die mit Kuhmilch ernährt werden.

Pathogenese. Das Windelekzem ist eine Zivilisationskrankheit, deren Ursache in der beabsichtigten Verhinderung des freien Abflusses von Fäzes und Harn durch Windeln liegt. Der Okklusionseffekt und das häufige Harnlassen des Säuglings (in den ersten Lebenswochen bis zu zwanzigmal, bis Ende des ersten Lebensjahres ca. siebenmal/Tag) führen zur Quellung der Hornschicht und zur Steigerung ihrer Permeabilität und Verletzlichkeit. An Stellen vermehrter Friktion (Innenseite der Oberschenkel, Gesäß, Bauch, Genitale und Analregion; die tiefen Falten bleiben typischerweise ausgespart: W-Figur!) manifestiert sich daher die irritierende Wirkung des Stuhls zuerst und am stärksten. Diese ist Folge der im Stuhl enthaltenen Verdauungsenzyme (Trypsin, Chymotrypsin, Lipasen).

Diese Enzyme haben ihr Aktivitätsoptimum im alkalischen pH-Bereich. Kuhmilch-ernährte Säuglinge haben in ihrer Darmflora mehr Urease-produzierende Enterobakterien; durch den Abbau von Harnstoff zu Ammoniak ist ihr Stuhl daher alkalischer, die Verdauungsenzyme aktiver.

Das Ausmaß der irritativen Reaktion wird durch die individuelle Ekzembereitschaft bestimmt. Diese ist bei Kindern mit atopischer oder „seborrhoischer“ Disposition besonders hoch. Ähnliches gilt auch für den (sehr seltenen) Fall einer frühkindlichen Psoriasis.

Klinik. (Abb. 20.3a-d) Diffuse Rötung und Nässen („Wundsein“) der Windelregion unter Aussparung der

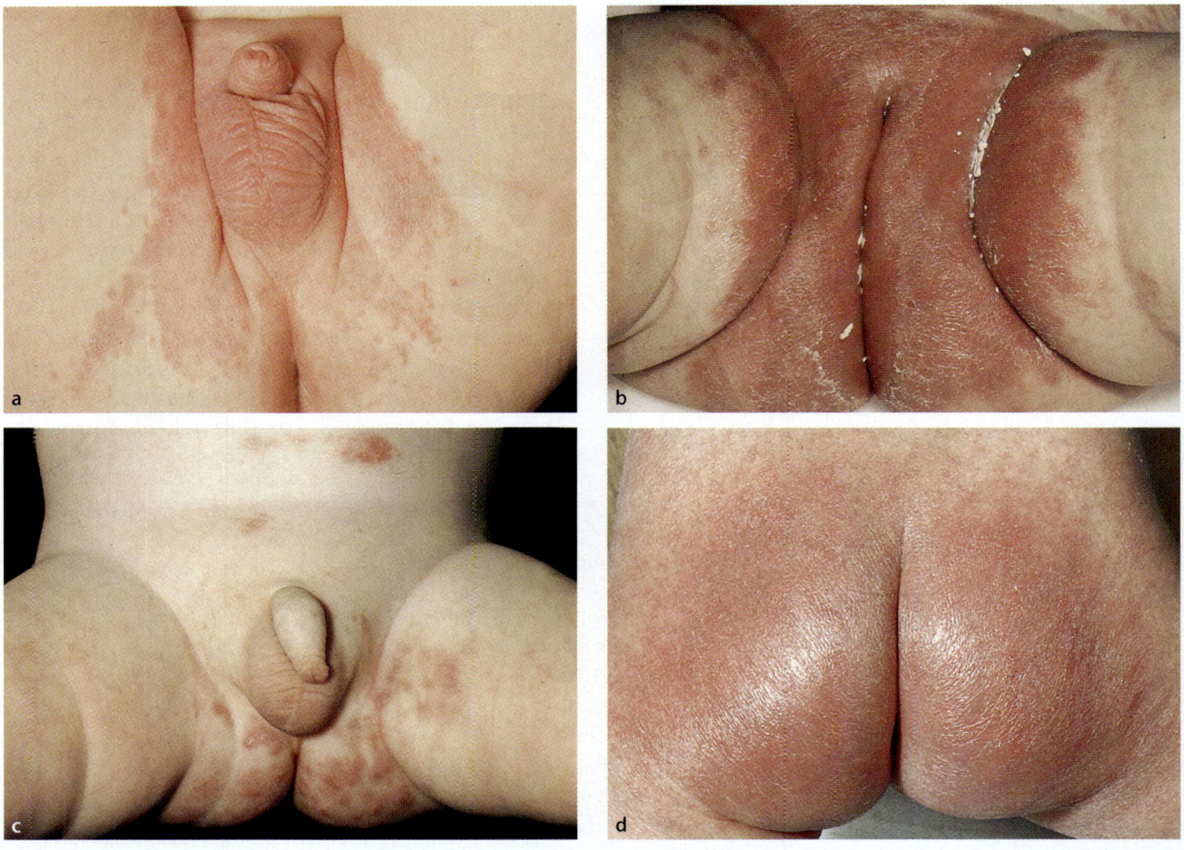

Abb. 20.3a-d. Windeldermatitis. **a** Irritative Windeldermatitis, mi d. Das Maximum der Veränderungen liegt an den Aufliegestellen des Windelrandes. **b** ausgedehnte Windeldermatitis mit Kandida-Superinfektion. **c** Granuloma glutaeale infantum. Multiple rot-livide Knoten. **d** Kortikoidatrophie der Haut bei chronischem Windelekzem

großen Falten. Komplikation: Sekundäre Besiedlung mit Candida albicans aus dem Stuhl ist häufig (Verstärkung der Entzündungsreaktion, Auftreten von Pusteln und zirzinärer Schuppung; vermehrte Schmerzhaftigkeit, Schreien der Kinder beim Harnlassen).

Die Frage, welchen Stellenwert Candida albicans bei der Windeldermatitis besitzt, ist ein lange diskutiertes Thema. Früher neigte man dazu, Sproßpilze in allen Fällen als Kofaktor zu betrachten („Windelsoor"); heute interpretiert man die häufige Isolierung von Sproßpilzen als Sekundärphänomen. Diese „sekundäre" Kandidose ist von der (relativ seltenen) „primären" Kandidose abzugrenzen, die durch Befall der Falten und Fehlen der diffusen irritativen Ekzemreaktion gekennzeichnet ist. Eine Unterscheidung ist oft nur schwer möglich.

Differentialdiagnose. Atopische Dermatitis, seborrhoisches Ekzem, Windelpsoriasis, primäre Kandidose, bullöse Impetigo, Langerhanszell-Histiozytose.

Therapie. Zum Erfolg führt nur die Elimination der Ursache, also des Kontakts der Haut mit Fäzes. Am besten, wenn auch unbequemsten, ist häufiges Offenstehenlassen und Austrocknen der Windelregion; ein brauchbarer Kompromiß sind die modernen, stark saugenden Windeln (Pampers), insbesondere bei häufigem Wechsel, sowie weiche Zinkpaste zur Abdeckung. Zur Behandlung des akuten Schubs sind (mäßig dosiert) Hydrokortisonsalben manchmal unentbehrlich. Als Alleinmedikation sind sie jedoch untauglich. Fluorierte Kortisonsalben sind wegen der Okklusionssituation (besonders leichte Resorption; Hautatrophie und Teleangiektasien!) kontraindiziert. Bei Superinfektion mit Kandida zusätzlich Nystatin lokal.

Granuloma glutaeale infantum. Eine seltene Komplikation der chronische Windeldermatitis: eine benigne, selbstlimitierte Dermatose, die klinisch durch lividrote bis nußgroße Knoten der Windelregion, selten außerhalb dieser (Abdomen, Hals, Axillen) gekennzeichnet ist. Es handelt sich um eine granulomatöse Gewebsreaktion (auf Candidaantigene? unterstützt durch lokale Kortikoide?).

Differentialdiagnose. anogenitale Warzen, Lues connata („Pseudolues papulosa").

Therapie. wie bei Windeldermatitis; Spontanregression innerhalb einiger Monate.

Dem Windelekzem analoge klinische Bilder entstehen auch außerhalb des Kindesalters bei Inkontinenz (Alter, dysraphische Zustände, Querschnittslähmung etc.).

Seltene Ekzemarten bzw. ekzemähnliche Dermatosen des Frühkindesalters

Ekzeme können zahlreiche Systemkrankheiten begleiten, die mit Malabsorption, Gedeihstörungen, chronischen Infekten u. a. m. einhergehen (z. B. Acrodermatitis enteropathica, Diarrhoen diverser Ursache und Mangelzustände, Netherton-Syndrom, Langerhanszell-Histiozytose). Am deutlichsten ausgeprägt ist dies bei primären Immundefizienzen. Die Ekzeme sind oft von verwaschener klinischer Charakteristik; sie ähneln der atopischen Dermatitis meist mehr als dem seborrhoischen Ekzem. Sie können Ausdruck des spezifischen Immunschadens und/oder sekundärer Faktoren sein (Ekzembereitschaft der kindlichen Haut, metabolische Faktoren, Hautinfektionen, Schwitzen).

Erythrodermia desquamativa Leiner. Eine historische, heute kaum mehr diagnostizierte Dermatose, die durch eine ekzematische Erythrodermie, schwere Diarrhoen, Gedeihstörungen und Neigung zu System- und Hautinfektionen (häufig gramnegative Keime) gekennzeichnet ist; die Mortalität betrug etwa ein Drittel. Sie galt als Maximalvariante des seborrhoischen Ekzems, stellte jedoch vermutlich ein Sammelbecken verschiedener mit Ekzemen assoziierter Immundefizienzen dar (Defizienz der Komplementkomponente C5, schwere kombinierte Immundefizienz – SCID, Ataxia teleangiektatica und die multiple Karboxylasedefizienz).

Wiskott-Aldrich-Syndrom. (s. S. 540).

Selektive IgA-Defizienz. Die häufigste Immunglobulin-Defizienz (Prävalenz 1/500–700), gynäkotrop, wahrscheinlich in den zugrundeliegenden Defekten heterogen (z. T. Reifungsstörung der IgA-B-Zellen; Genlokus auf Chromosom 14); leichte Formen haben eine normale Lebenserwartung und werden oft erst im späten Kindesalter oder der Adoleszenz diagnostiziert. IgA fehlen partiell oder gänzlich (inklusive der sekretorischen IgA), IgE-Spiegel sind in 30 % erhöht; Autoimmunantikörper werden häufig gefunden (darunter anti-IgA; cave Zwischenfälle bei Bluttransfusionen!). ***Klinik:*** häufige Infekte des oberen und unteren Respirations- sowie Gastrointrestinaltrakts, Autoimmunkrankheiten (Kollagenosen), Häufung atopischer Krankheiten (ca. 25 %): atopisches Ekzem, Rhinitis und Asthma, Urtikaria.

Hyper-IgE-Syndrom. Ein wenig gut abgegrenztes Spektrum seltener (ca. 1/ 500.000) Zustände, die durch exzessiv hohe IgE-Spiegel, periphere Eosinophilie, atopisches Ekzem, rezidivierende (v. a. Staphylokokken-) Infekte der Haut und innerer Organe (Respirationstrakt) sowie defekte Neutrophilen-Chemotaxis gekennzeichnet sind. Je nach Überwiegen klinischer Symptome werden verschiedene Untertypen unterschieden: das ***Job-Syndrom*** (kein Eponym, sondern in Anlehnung an die biblische Figur; charakterisiert durch multiple „kalte" Abszesse, Vergröberung der Gesichtszüge) und das ***Buckley-Syndrom*** (Schwergewicht auf der atopischen Symptomatik). Erbgang autosomal dominant oder sporadisch. Die zugrundliegenden Defekte sind unklar.

Gelegentlich von Ekzemen begleitet werden ferner SCID, X-gebundene A-gammaglobulinämie, X-gebundene Immundefizienz mit Hyper IgM, die selektive IgM-Defizienz und die chronische Granulomatose.

20.1.4 Dermatosen des Klein- und Schulkindalters

Dieser Lebensabschnitt umfaßt die erste Erforschung der Umwelt; die Kombination von faustischem Trieb und Unerfahrenheit führt zu schmerzlichen Erfahrungen auch dermatologischer Natur: Verbrühungen und Verbrennungen (höchste Inzidenz in diesem Lebensabschnitt!), Verätzungen und Verletzungen, Schürfwunden, Sonnenbrände, Tierbisse, Insektenstiche etc.

Ferner erfolgt der erste Kontakt mit zahlreichen Erregern, infektiöse Dermatosen spielen daher eine wesentliche Rolle: exanthematische „Kinderkrankheiten", Viruswarzen, Mollusca contagiosa, Pyodermien etc. Manche Stoffwechselstörungen manifestieren sich erstmalig, z. B. Lipoidproteinose, erythropoetische Protoporphyrie, Hidroa vacciniformia. Schließlich können manche Dermatosen bzw. Systemkrankheiten unter für dieses Alter besonderen Manifestationsformen auftreten: kindliche Dermatomyositis, Sklerodermie, Lichen sclerosus etc. Nur wenige Hautkrankheiten haben jedoch ein für dieses Alter spezifisches Gepräge.

Juveniles squamöses palmoplantares Ekzem

Kinder dieser Altersperiode neigen in besonderer Weise zu palmoplantare Ekzemen, wahrscheinlich als Ausdruck noch nicht vollzogener Gewöhnung an die mechanische Beanspruchung durch die Umwelt (Mazeration). Verschlechternd wirkt atopische Disposition. Beginn der Beschwerden fällt meist in jene Zeit, wo das Kind schuhbewehrt (Okklusiveffekt – Moonboots) seine Welt zu erforschen beginnt und gern überall hingreift (meist ins Nasse) („Pritschelekzem").

Klinik. Die Haut ist trocken, mit fetzigen Schuppen bedeckt (ein Teil des Forscherdranges richtet sich auf das Abziehen der Schuppen) und oft durch radiäre Rhagaden durchzogen (typische Anamnese: „Dem Kind kommt immer das rohe Fleisch heraus!").

Therapie. Aufklärung, abdeckende Salben, Neutralseifen; manchmal kurzzeitige Behandlung mit Steroidsalben erforderlich.

Dieses häufige Krankheitsbild wird immer wieder als „Pilz" diagnostiziert, dementsprechend behandelt und dadurch perpetuiert.

Infantile papulöse Akrodermatitis (Gianotti-Crosti-Syndrom)

Eine relativ seltene, exanthematische Krankheit des Kleinkindesalters; gilt als altersspezifische und milde verlaufende Manifestation einer (Erst)Infektion mit dem Hepatitis-B-Virus.

Klinik. Monomorphes Exanthem aus nicht juckenden, dunkelroten Papeln an Wangen, Nates und distalen Extremitäten, generalisierte Lymphknotenschwellung und meist anikterische, akute Hepatitis; grippeähnliche Systemzeichen.

Labor. Lymphozytose, Entzündungsparameter, HBs-Antigen nachweisbar, Transaminasen erhöht. Exanthem und Lymphadenopathie klingen nach 3–4 Wochen spontan ab. Die Hepatitis nimmt einen meist milden Verlauf, kann jedoch in eine chronisch aggressive Hepatitis münden.

Differentialdiagnose. Papulovesikulöses akrolokalisiertes Syndrom (s. unten) und diverse Virusexantheme.

Therapie. Symptomatisch.

Papulovesikulöses akrolokalisiertes Syndrom. Ein ähnliches Krankheitsbild, jedoch häufiger und polymorpher (Erytheme, Papeln, Vesikeln) (Abb. 20.4), meist von kürzerer Dauer und juckend; Lymphadenopathie, Leberbeteiligung und Systemzeichen fehlen. Gilt als gemeinsamer Ausdruck verschiedener (Virus)Infektionen (manchmal Epstein-Barr-Virus, meist wird kein ätiologisches Agens gefunden).

Differentialdiagnose. Infantile papulöse Akrodermatitis, Hand-Foot-Mouth-Disease und diverse Virusexantheme.

Therapie. Symptomatisch.

Kawasaki-Syndrom

Eine durch ein unbekanntes infektiöses Agens hervorgerufene Systemkrankheit, die durch Fieber, zervikale Lymphknotenschwellung, charakteristische Hautsymptome und Organkomplikationen (insbesondere

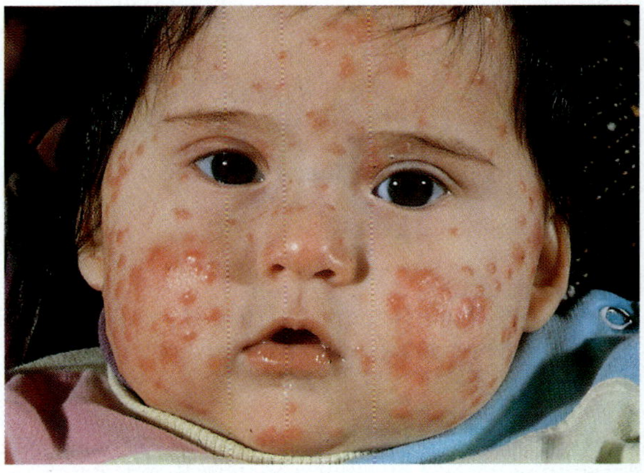

Abb. 20.4. Akrolokalisierte papulovesikulöse Dermatose. Disseminierte Papulovesikeln an Gesicht (sowie Unterarmen und Handrücken)

Aneurysmen der Koronararterien) gekennzeichnet ist. Es handelt sich um eine meist selbstlimitierte, jedoch potentiell lebensbedrohliche Krankheit des Kleinkindesalters.

Epidemiologie. Das Kawasaki-Syndrom tritt weltweit auf, vorwiegend jedoch in Japan (Inzidenz 67/100.000/Jahr) und den USA. Es ist am häufigsten bei Asiaten und am seltensten bei Weißen; sein Auftreten ist epidemisch, mit einem Inzidenzgipfel in Spätwinter und Frühjahr. Milder Androtropismus. Beginn ist meist im zweiten Lebensjahr, nur selten nach dem achten. Ob Adoleszente oder sogar Erwachsene befallen werden können, ist unklar. Assoziation mit atopischer Diathese.

Klinik. Ähnlichkeit mit Scharlach. Man unterscheidet eine Früh- und eine Spätphase von je 7–14 Tagen. Beginn akut mit hohem Fieber (bis 40 °) von wechselndem Verlauf und zumindest 7 Tagen Dauer; gleichzeitig zervikale Lymphknotenschwellung, konjunktivale Injektion, Enanthem (gerötete, geschwollene Lippen und Mundschleimhaut, die Zunge mit prominenten Papillen – Erdbeerzunge), Erythem und Ödem der Hände und Füße; hinzu treten skarlatiniforme, urtikarielle multiformeartige oder uncharakteristische Exantheme. Die Kinder sind unruhig und weinerlich; häufig bestehen Arthralgien und Ergüsse der kleinen, später der großen Gelenke, Nackensteifigkeit (lymphozytäre Meningitis), gelegentlich grippale Symptomatik mit Bronchitis, Gastroenteritis und Ikterus.

Die gravierendsten Veränderungen ergeben sich am Herzen: In 2/3 der Fälle kommt es zumindest elektrokardiographisch schon in der Frühphase zu milder Myokarditis und Myokarderguß, Arrythmien und bei 10–25 % zu Verschluß oder Aneurysmen der Koronararterien; die Herzsymptomatik setzt oft erst in der 3. Woche nach scheinbarer Abheilung ein (Herzinfarkt!). In der Abheilungsphase nehmen Fieber, Haut- und Systemzeichen sukzessive ab, meist Restitutio ad integrum. Ähnlich wie bei Scharlach charakteristisches handschuhartiges Abschuppen von Handflächen und Fußsohlen.

Labor. Leukozytose, Thrombozytose, IgE-Erhöhung, polyklonale B-Zellaktivierung, Akutphasenproteine, Transaminasenerhöhung, zirkulierende Immunkomplexe. Keine Autoantikörper (Rheumafaktor, ANA).

Pathologie. Das Kawasaki-Syndrom ist eine systemische Vaskulitis mit Bevorzugung der mittelgroßen und großen Arterien und Ähnlichkeiten zur Polyarteritis nodosa. Klinisch kommt nur der Befall der Koronararterien zur Geltung, autoptisch kann der Befall analoger Arterien innerer Organe nachgewiesen werden.

Prognose. Die Mortalität beträgt unter 1 %; Todesursachen sind Herzversagen und Arrythmien (Frühphase), Aneurysmenblutung und Herzinfarkt (Spätphase). Bei mehr als der Hälfte der Überlebenden kommt es zur Spontanregression der Aneurysmen.

Therapie. In Ermangelung einer spezifischen Behandlung Thrombozytenaggregationshemmung mit Aspirin; Verabreichung intravenöser Immunglobuline (bewirken niedrigere Inzidenz und geringere Größe der Aneurysmen). Systemische Kortikoide sind kontraindiziert (verschlechternd: häufiger Koronaraneurysmen), Antibiotika sind wirkungslos.

Differentialdiagnose. Scharlach, toxisches Schock-Syndrom, Virusexantheme, Polyarteritis nodosa.

Juveniles Xanthogranulom

Ein für diese Altersstufe charakteristische tumorähnliches Granulom (s. S. 627).

20.2 Geriatische Dermatologie

Auch im letzten Lebensdrittel sind Hautkrankheiten besonders häufig. Jede zweite Person über 70 Jahren hat nach Schätzungen zumindest eine behandlungswürdige Dermatose; geriatische Hautprobleme sind daher ein großer und stets wachsender Anteil dermatologischer Tätigkeit. Viele dieser Krankheiten sind zwar nicht bedrohlich, schränken die Lebensqualität aber oft stark ein. Die Schwierigkeiten ihrer Behandlung liegen oft mehr in der Multimorbidität alter Menschen, ihrer eingeschränkten Beweglichkeit und Handlungsfähigkeit und in psychosozialen Problemen.

Viele der Altersdermatosen sind Ausdruck der physiologischen oder lichtinduzierten Alterungsvorgänge der Haut und deren Komplikationen; andere sind Hautzeichen altersbedingter Insuffizienz oder Krankheiten extrakutaner Organe. Manche Dermatosen laufen im wesentlichen gleich ab wie in früheren Lebensabschnitten, andere werden in klinischem Bild, Verlauf und Prognose nachhaltig durch die Situation des Alters geprägt.

Beispiele: Die Behandlung venöser Unterschenkelgeschwüre scheitert oft an der Unfähigkeit alter Menschen, sich selbst elastische Binden anzulegen. Rezidive eines bullösen Pemphigoids kommen oft zustande, weil der alte Patient vergißt, seine Medikamente einzunehmen. Dekubitalulzera entstehen, weil alte Menschen, zu lange unbeaufsichtigt, bewegungslos in derselben Lage verbleiben. Viele dieser Probleme sind Folge des Zerfalls der traditionellen Familienstruktur. Sozialeinrichtungen und -helfer sind hierfür ein segensreicher aber doch nur teilweiser Ersatz.

20.2.1 Morphologie und Physiologie der Altershaut

Die wesentlichen Kennzeichen der Altershaut sind Trockenheit, Schlaffheit, Faltenbildung, Ausbildung multipler meist gutartiger Neubildungen, Zeichen chronischen UV-Schadens, Karzinogenese und funktionelle Defizite (z. B. verringerte Fähigkeit zur Entzündung).

„Intrinsische" und „extrinsische" Hautalterung

Unter ***intrinsischer*** Alterung versteht man den vorprogrammierten, unabänderlich ablaufenden physiologischen Alterungsprozeß, der nach Erreichen der physischen Reife einsetzt (ein „Plateau" optimaler Funktionstüchtigkeit existiert nicht) und individuell verschieden schnell fortschreitet. Er ist durch zunehmenden Verlust an Zellzahl, Substanz und Funktion in allen Systemen der Haut gekennzeichnet. Die ***extrinsische*** (Licht-, UV-) Alterung ist Folge der kumulativen UV-Belastung der Haut; sie ist daher bei hellhäutigen Personen intensiver ausgeprägt und auf die lichtexponierten Hautareale beschränkt. Die Lichtalterung ruft analoge Veränderungen hervor wie die intrinsische Alterung, darüber hinaus jedoch auch spezifische Veränderungen (Elastosis cutis, Pigmentverschiebungen etc.). Sie wirkt als Verstärker des intrinsischen Alterns und ist Hauptkomponente bei besonders ausgeprägter Altershaut.

„Altershaut" ist meist ein Mischbild aus intrinsischer und Lichtalterung. Bei der städtischen Bevölkerung findet sich „reine" intrinsische Alterung fast nur an den stets bedeckten Körperregionen (Hinterbacken). Bei alten Landarbeitern ist Gesicht und Hals schwer sonnengegerbt, die Körperhaut hingegen oft nahezu jugendlich; die Grenze dazwischen verläuft sehr scharf.

Merkmale und Biologie der Altershaut

Alle der wohlbekannten „Stigmata" sind Ausdruck struktureller und/oder funktioneller Änderungen definierter Bestandteile der Haut (Tabelle 20.5 u. 20.6). Diese Änderungen wirken sich fast durchwegs im Sinne von ***Reduktion*** aus: Die Haut ist in allen Schichten verdünnt, zellärmer und an funktionstragenden Strukturen rarefiziert.

Änderungen im Sinn von ***Vermehrung*** sind die Ausnahme: nicht selten das Fettgewebe, Borstenhaare des Gesichts (Augenbrauen, in Ohrmuschel und Naseneingang, isolierte Haare an Nase und Wangen – früher „Krebs"haare genannt), Hypertrophie isolierter Talgdrüsen. Häufiger ist eine ***scheinbare*** Vergrößerung, z. B. von Nase, Ohren, Lippen etc., die auf der Schlaffheit der Gewebe beruht. Auch häufiges Schwitzen ist nicht Ausdruck einer besseren Schweißdrüsenfunktion, sondern einer gestörten (zentralen) Thermoregulation.

Die ***Epidermis*** ist dünn, ihre Stammzellpopulation verringert, ihre Mitoserate reduziert (^{3}H-Thymidin-Markierungsindex sinkt von 5 % auf 3 %), der epidermale Turnover verlangsamt. Folge: Langsamere Reepithelisation bei Wundheilung (bis zur doppelten Dauer).

Tabelle 20.6. Merkmale der Lichtalterung („Dermatoheliosis")

• Merkmale der intrinsischen Hautalterung	
• fokale Hyper- und Hypopigmentierungen	aktinische Lentigines, flache seb. Warzen Epheliden Hypomelanosis guttata „stellate pseudo-scars"
• Elastosis cutis	Favre-Racouchot-Syndrom Cutis rhomboidalis nuchae
• Teleangiektasien	Erythrosis interfollicularis colli
• Karzinogenese	aktinische Keratosen, -Cheilitis Plattenepithelkarzinom andere maligne Tumoren

rauh	Unregelmäßigkeiten in der Anordnung der Hornzellen
trocken	Vermindertes Wasserspeicherungsvermögen der Hornschicht
dünn	Atrophie aller Gewebsschichten
schlaff, faltig	verminderter Gewebsturgor, Reduktion elastischer Fasern
weniger reißfest	Reduktion kollagener Fasern
weniger dehnbar	geringerer Verflechtungsgrad der Kollagenfaserbündel
bleich	Reduktion der Melanozyten
blaß	Reduktion der Hautgefäße
irritabel	Barrieredefekt (?)
weniger schmerzempfindlich	Reduktion der Nervenendigungen
entzündungsschwach	Reduktion der Blutgefäße, der Mastzellen und der Immunkompetenz
verzögerte Wundheilung	Proliferationsschwäche
Haarlosigkeit, veringertes Schwitzvermögen	numerische Reduktion und Atrophie der Hautanhangsgebilde

Tabelle 20.5. Merkmale der Altershaut (intrinsisches Altern)

Die ***dermoepidermale Junktionszone***, beim Jugendlichen durch ihr sägezahnartiges Profil gekennzeichnet, ist eingeebnet (Abflachung oder Verschwinden der Retezapfen). Folgen: gesteigerte mechanische Verletzlichkeit gegenüber Schertraumen, Neigung zu Blasenbildung, schlechtere Ernährungsverhältnisse der Epidermis.

Die ***Hornschicht*** besteht zwar aus gleich viel Zellagen wie im Jugendalter, doch ist ihr regelmäßiger Aufbau gestört und ihr Turnover fast doppelt so langsam (schädigende Umwelteinflüsse wirken entsprechend länger ein). Folge: Rauhigkeit und feine Kontinuitätstrennungen (Sprünge), verstärkte Irritabilität. Die Barrierefunktion der Hornschicht ist meist nur gering beeinträchtigt (keine wesentlichen Anstiege von transepidermalem Wasserverlust bzw. Resorption), doch ist das Wasserbindungsvermögen reduziert (wahrscheinliche Ursache der Trockenheit der Altershaut).

Die ***epidermalen Symbionten*** nehmen im Lauf des Alterns linear an Zahl ab. Die ***Melanozyten*** verringern sich in jeder Dekade um 10–20 %. Dieser Verlust wird weniger an der Körperhaut auffällig (die Reduktion der Keratinozyten verläuft etwa parallel) als an der Behaarung (***Kanities;*** die Melanozyten des Haarbulbus machen erheblich mehr Zellteilungen durch und sind daher früher erschöpft. Langhaare ergauen daher auch früher als Körperhaare) und im Verlust von Pigmentnävi (sind jenseits von 80 Jahren praktisch verschwunden). Die ***Langerhans-Zellen*** nehmen im Alter um etwa 50 % ab (parallel zur generellen Abnahme der Immunkompetenz).

Von den ***Hautanhangsgebilden*** zeigen die ***Haare*** die auffälligsten Veränderungen: Rarefizierung der Haarfollikel, Verlangsamung des Wachstums, Umwandlung der Lang- in Vellushaare, Verlust der Kräuselung von Scham- und Achselhaaren, Struppigkeit der (verbleibenden) Kopfhaare. ***Schweiß- und Talgdrüsen*** sind einer progredienten Reduktion in Zahl und Funktion unterworfen: Die Schweißproduktion kann bis zu 50 % abnehmen (Folge: Hitzeschlag ist bei alten Personen häufiger). Bei Greisen ist die Haut ähnlich talgarm wie bei präpubertären Kindern (dies erklärt die altersbedingte Trockenheit der Haut jedoch *nicht*, denn die Haut präpubertärer Kinder ist nicht trocken). Die Nägel wachsen 30–50 % langsamer, die Nagelplatte ist dünner, weicher und weniger ebenmäßig.

Auch in der ***Dermis*** kommt es zur Rarefikation aller Bestandteile. Die Abnahme an Mukopolysacchariden der Interzellularsubstanz (Hyaluronsäure) resultiert in verringerten Gewebsturgor (Wasserbindungsvermögen) und damit in Schlaffheit der Haut. Die Kollagenfaserbündel sind an Zahl reduziert aber dichter gepackt, verlaufen gestreckter und sind weniger filzartig verflochten als in der Jugend. Folge: mindere Reißfestigkeit und geringere Dehnbarkeit (die einzelnen Kollagenfasern sind jedoch wegen stärkerer Quervernetzung reißfester).

Die ***elastischen Fasern*** sind rarefiziert (besonders an der dermoepidermalen Junktionszone), die einzelnen Fasern verplumpt. Massive Veränderungen treten im Rahmen der Lichtalterung auf: Ablagerung granulärer Massen von Elastin zwischen den elastischen Mikrofibrillen („Elastose") (s. Abb. 10.11). Folge: Verlust der Elastizität (Haut kehrt nach Dehnung nicht in Ruhestellung zurück): Schlaffheit, Hautsäcke. Die Fältchen und Falten der Altershaut beruhen auf Defizienz der oberflächlichen elastischen Fasern, die tiefen Furchen (Knicklinien) auf Veränderungen der Bindegewebssepten im Fettgewebe.

Das ***Gefäßsystem*** der Haut ist massiv betroffen. An den postkapillären Venen kommt es zum Verlust von Adventitiazellen, zur Weitstellung und Wandstarre. Folge: Teleangiektasien, Hämorrhagien nach Trivialtraumen (Purpura senilis). Die Zahl der Kapillaren nimmt erheblich ab (Verlust von bis zu 30 % des kumulativen Gefäßquerschnitts), die Kapillarschleifen sind verkürzt. Folgen: die für das Alter typische Blässe, Teleangiektasien, verschlechterte Thermoregulation und verzögerter Abtransport von Substanzen aus dem Bindegewebe der Haut (etwa nach intrakutaner Injektion). Dies erklärt auch die Neigung der Altershaut zu chronischen irritativen Ekzemen.

Die Zahl der ***Nervenendigungen*** und der ***Sinnesorganellen*** (z. B. Meissner'sche Tastkörperchen) sind verringert. Folgen: verringerte Schmerz- und Sinnesperzeption. Brandverletzungen verlaufen häufig schwerer.

Die Haut des alten Menschen ist auch in ihren ***Reaktionsweisen*** erheblich verändert. Sie ist irritabler (s. oben), aber wegen des rarefizierten Gefäßsystems (und einer bis 30 % reduzierten Zahl von Mastzellen) weniger reagibel. Entzündliche und immunmediierte Reaktionen verlaufen langsamer und milder (ältere Personen neigen weniger zu Sonnenbränden; allergologische Testreaktionen fallen schwächer aus), doch entstehen leichter Nekrosen (z. B. bei Herpes zoster). Die Haut ist ***verletzlicher***, die Wundheilung ***verzögert.***

> **!** Die Stigmen der Altershaut gelten dem Zeitgeist als unästhetisch, und der Kampf gegen sie wird mit rationalen und irrationalen Mitteln ausgetragen – ein Millionengeschäft, an dem u. a. auch Dermatologen teilhaben. Allerdings liegt Schönheit, nach einer alten Weisheit, im Auge des Betrachters. Der Verlust der jugendlichen Ebenmäßigkeit wird durch die Komplexität der Altershaut wettgemacht, die in idealer Weise Eigenheiten, Charakter, Temperament, Stimmungslage und Botschaften ihres Besitzers zum Ausdruck kommen läßt. So betrachtet ist erst die Haut des Alters schön.

20.2.2 Altersdermatosen

Stigmen der Altershaut und deren Komplikationen

Exsikkose (Xerose, Asteatose) der Haut. Diese ist eine der häufigsten Dermatosen; sie wird um die Lebensmitte merklich, verläuft progredient und ist bei Personen mit dispositionell trockener Haut stärker ausgeprägt (Atopiker, milde Ichthyose). Sie ist auch vom Klima und den Lebensgewohnheiten abhängig (stärker bei Lufttrockenheit und chronischer Entfettung der Haut durch überreichliche Körperpflege – „Zivilisationskrankheit"). Die Haut ist trocken, rauh, matt und diffus mit feinen Schuppen bedeckt („wie mit Puder bestreut"; typischer Befund: „Rieseln" beim Ablegen der Unterwäsche). Am stärksten betroffen sind die Unterschenkel (und Unterarme); hier besteht oft eine charakteristische Hautfelderung ähnlich der Ichthyosis vulgaris (***„Pseudo-Ichthyose"***). Milde Exsikkose ist symptomlos, schwerere verursacht ein unangenehmes „Organgefühl" bis quälenden Juckreiz (*„Pruritus senilis"*). Komplikation: das „Exsikkationsekzem" (s. S. 182).

Als Pseudo-Ichthyose bezeichnet man auch analoge Hautveränderungen bei Marasmus und malignen Tumoren. Gemeinsame Ursache ist eine Proliferations- und Differenzierungshemmung von Epidermis und Hornschicht (s. oben), die Parallelen zur „Retentionshyperkeratose" der Ichthyosis vulgaris besitzt.

Therapie. Die Exsikkose ist als solche nicht behebbar und bedarf ständiger Behandlung mit Pflegesalben und „rückfettender" Zusätze beim Baden. Besonders wichtig: die Bewußtmachung der Ursachen und Änderung der Waschgewohnheiten – Vermeidung häufiger Entfettung der Haut durch heiße und lange Bäder (Duschen!) und Seife. Besonders entfettend wirken Schaumbäder und Duschgele. Das Exsikkationsekzem spricht meist sehr gut auf Kortikosteroidsalben an.

Zur Stillung des Juckreizes bei Exsikkose werden oft ungeeignete Hausmittel verwendet, z. B. Tinkturen (Franzbranntwein, Arnika etc. – Alkohol trocknet noch mehr aus, Inhaltsstoffe können sensibilisieren) oder verschiedene kosmetischen oder anderen Zwecken dienende Salben (durchblutungsfördernde Salben etc.) und Präparate aus dem Repertoire der Naturheilkunde (etwa Ringelblumensalbe – ein bekanntes Allergen).

Pruritus senilis. Diese immer seltener verwendete Bezeichnung ist ein Sammelbegriff für Juckreiz ohne erkennbare Hautläsionen („Pruritus sine materia") im Alter. Pruritus bei Exsikkose ist hier die häufigste Ursache (strenggenommen handelt es sich nicht um einen Pruritus sine materia – auch gering ausgeprägte Exsikkose ist erkennbar). Die Diagnose eines „Pruritus senilis" erfordert dringlich den Ausschluß anderer, im Alter gleichfalls gehäuft auftretender Ursachen von Juckreiz (okkulte Neoplasmen, Lymphome, Leber, Niereninsuffizienz).

Andere ekzematische Manifestationen. Der ***Lichen simplex chronicus*** sind umschriebene, durch gewohnheitsmäßiges Kratzen stark lichenifizierte und heftig juckende Ekzemherde, meist okzipital und am Nacken. ***„Oid-oid-Syndrom"***: eine eher scherzhafte Bezeichnung für (leider nicht so seltene) extrem therapieresistente und diagnostisch unklare generalisierte Ekzeme im Alter.

Die ***„Alterserythrodermie"***: ein obsoleter Begriff für eine ekzematöse Erythrodermie unklarer Genese mit „reaktiver" generalisierter Lymphknotenschwellung, wenig Allgemeinsymptomen und schlechtem therapeutischem Ansprechen (umfaßte wahrscheinlich ein Spektrum von Kontaktekzemen bis zu nicht erkannten Fällen von Sézary-Syndrom)

Falten, Furchen, schlaffe Haut. Diese Symptome der Altershaut sind Objekt intensiver Bemühungen der kosmetischen Dermatologie. Fältchen und milde Elastosis cutis können (wie auch xerotische Haut und Lentigines seniles) bis zu einem gewissen Grad und vorübergehend durch Behandlung mit lokalen Retinoiden oder durch „Peeling" („Schälen") z. B. mit den sogenannten „Fruchtsäuren" (α-Hydroxysäuren) oder Glutaraldehyd ausgeglättet werden. Tiefere Furchen und schlaffe „überschüssige" Haut müssen durch kosmetisch-chirurgische Eingriffe (Exzision, „Lifting") behoben werden; alternativ steht die Unterspritzung mit löslichem Kollagen oder die autologe Fettgewebsimplantation zur Verfügung. Alle genannten Techniken gehören nicht in ungeübte Hände.

Pèrleche (Faulecke). Mazeration und Entzündung der Mundwinkel mit schmerzhaften Fissuren. Diese häufige Läsion entsteht bei alten Menschen mit tiefer, überhängender Faltenbildung im Mundwinkelbereich und beruht auf dessen ständiger Durchfeuchtung (Speichel rinnt ab, kann nicht abdunsten). Auslösender Faktor ist häufig das Einreißen des mazerierten Mundwinkels beim Einführen von Zahnprothesen.

Therapie. Bewußtmachen der Ursache; austrocknende und antibiotische Lokalbehandlung.

Differentialdiagnose. Kandida-Mykose, syphilitische Papeln. Perleche kann auch bei Kindern (Neurodermitiker!) durch ständiges Lippenschlecken entstehen („Cheilosis").

Pigmentläsionen im Rahmen der Lichtalterung. Siehe Tabelle 20.6. Die Therapie von Epheliden kann, wenn erwünscht, mit Bleichsalben (Hydrochinon) erfolgen. Lentigines seniles sprechen auf Kryotherapie und „Peeling" an.

Vaskuläre Läsionen im Rahmen der Lichtalterung. Teleangiektasien des Gesichts und am Hals („Erythrosis interfollicularis colli") können versuchsweise mit dem Argon- bzw. Farbstofflaser behandelt werden. Das kosmetische Ergebnis ist nicht immer befriedigend.

Alterstypische Tumoren und Hyperplasien

Die meisten malignen und semimalignen Hauttumoren treten im Alter gehäuft auf (Basaliome, Plattenepithelkarzinome, Kaposi-Sarkom), manche verlaufen auch schwerer (Melanome). Ursachen: Akkumulation karzinogener Noxen, Immuninkompetenz, altersbedingte Reduktion des DNA-Repair. Für die Altershaut geradezu kennzeichnend sind jedoch eine Reihe gutartiger und oft in enormer Zahl auftretende Neubildungen:

Talgdrüsenhyperplasie. Kleine, flach erhabene, gelbliche Knötchen mit gelapptem Aufbau im Gesicht. Kleinen Basaliomen oft täuschend ähnlich.

Stukkokeratosen (Abb. 20.5). Hautfarben-bräunliche, warzenähnliche, kleine Hyperkeratosen an Unterschenkeln und Unterarmen. Histologisch umschriebene Verdickungen des Stratum corneum (der häßliche Terminus drückt aus, daß das Hornmaterial der unveränderten Epidermis wie Stuck aufsitzt). ***Therapie:*** keratolytische Salben.

Seborrhoische Warzen (s. S. 548).

Dermatosen durch altersbedingte Atrophie oder degenerative Veränderungen der Haut

Verletzlichkeit der Haut. Die Minderung der Reißfestigkeit der Haut, insbesondere gegenüber Scherkräften, bewirkt erhöhte Anfälligkeit gegenüber Schürf- und Kratzwunden, Ablederung der Haut bei Unfällen, vermehrte Neigung zu Blasenbildung bei Friktionstrauma und dermalen Ödemen etc.

Die Verletzlichkeit der Altershaut kann auch dramatische iatrogene Folgen haben, z. B. das „Mitgehen“ der Haut bei unachtsamem Abreißen eines Klebepflasters (Abb. 20.6).

Abb. 20.5. Stukkokeratosen. Weißliche, wie aufgeklebt wirkende hyperkeratotische Papeln (Fußrücken)

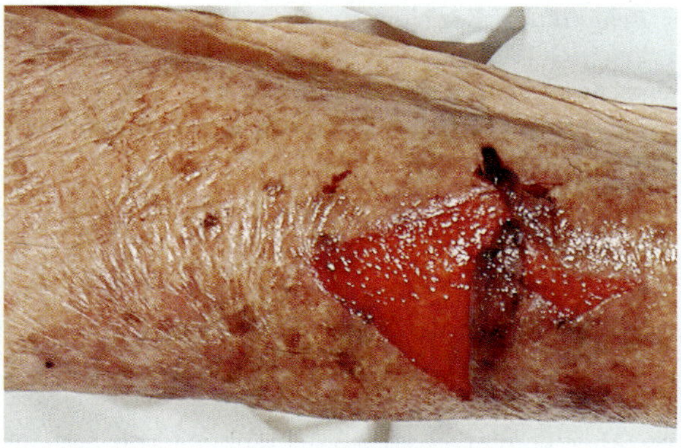

Abb. 20.6. Altersatrophie der Haut. Durch ein mildes mechanisches Trauma kam es bei dieser 90 jährigen Patientin zum Abledern eines dreieckigen Hautstücks

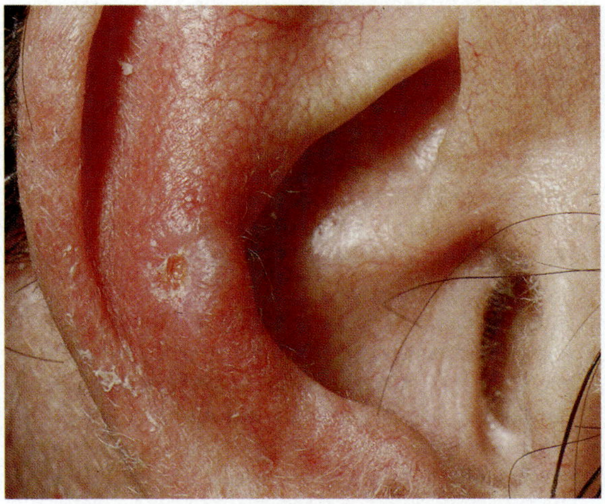

Abb. 20.7. Chondrodermatitis helicis nodularis. Ein kleines, schmerzhaftes entzündliches Knötchen der Anthelix mit zentralem Ulkus

Purpura senilis. Flächenförmige Hämorrhagien an Handrücken und Unterarmen nach geringfügigen mechanischen Traumen (z. B. herzhaftem Händedruck). Meist bestehen nebeneinander Blutungen in verschiedenen Stadien der Resorption (lividrot bis gelbbraun). Zur *Pathogenese* s. oben. *Therapie* nicht möglich. *Differentialdiagnose:* Kortikoid-Purpura.

Atrophe (Zoon) Balanitis (s. S. 698).

Chrondrodermatitis helicis nodularis (Abb. 20.7). Eine relativ häufige, sehr charakteristische und wahrscheinlich auf mechanisch oder aktinisch bedingter Degeneration des Perichondriums beruhende Erscheinung: am freien Rand der Helix (seltener an anderen Stellen der Ohrknorpel) bildet sich (meist nur) ein derbes, bis kirschkerngroßes, am Knorpel adhärentes Knötchen mit milden Entzündungszeichen der Haut. Die Läsion ist sehr druckschmerzhaft (charakteristische Anamnese: „Ich kann auf diesem Ohr nicht schlafen“).

Histologie. Fibrinoide Nekrose des Perichondriums und ein begleitendes entzündliches Infiltrat.

Behandlung. Exzision, konservative Therapie wenig erfolgreich (Unterspritzung mit Kortikosteroidkristallsuspension kann versucht werden).

Differentialdiagnose. Aktinische Keratosen mit perifokaler Entzündung.

20.2.3 Dermatosen als Folge der Alterung des Gesamtorganismus

Im Alter kommt es zur Einschränkung von Systemfunktionen und Schäden extrakutaner Organsysteme, die häufige und typische Dermatosen hervorrufen. Einige typische Situationen sind:

- Die ***sinkende Immunkompetenz*** führt zu Häufung und schwererem Verlauf von Infektionskrankheiten (Herpes zoster, Kandidamykosen, Pyozyaneus-Sepsis) und zur Rekrudeszenz latenter Infekte (Viruswarzen), ist ein Teilfaktor bei der Entstehung maligner Tumoren und begünstigt das Auftreten von Autoimmunkrankheiten (bullöses Pemphigoid);
- die ***verminderte Medikamententoleranz*** bewirkt Häufung und schwereren Verlauf von Arzneimittelexanthemen;
- ***Hormoninsuffizienz*** kann die komplexen und schweren Auswirkungen des Diabetes mellitus auf die Haut zur Folge haben oder subtile Änderungen der Hautphysiologie bewirken (Sexualhormone);
- ***Atherosklerose*** führt zu Durchblutungsstörungen, trophischen Ulzera, Cholesterinembolien, Livedo reticularis und Onychomykose;
- der jahrzehntelange, zumindest physisch aufrechte Gang ist im Alter die Ursache von Masseninvalidität durch ***chronische venöse Insuffizienz*** und deren Folgeerscheinungen.

Fußprobleme des alten Menschen spielen eine besonders wichtige und nur scheinbar triviale Rolle. Jahrzehntelange (Fehl)Belastung des Fußskeletts (Tragen von Stöckelschuhen bei Damen!) führt zu orthopädischen Fehlstellungen und Verformungen des Fußskeletts (z. B. Hallux valgus). Diese sind nicht nur selbst schmerzhaft, sondern geben an den Druckpunkten wieder Anlaß zu ***Scheuerblasen***, oft sehr hartnäckigen ***Ulzera***, Infekten, sogar Osteomyelitis und Fisteln.

Bei chronischem Druck entstehen ***Tylosen*** (Schwielen) und schließlich ***Klavi*** (Hühneraugen). Letztere sind reißnagelartige Hornstachel, die wegen ihrer runden und glatten Oberfläche kaum ihre hohe Schmerzhaftigkeit erkennen lassen. Man unterscheidet die ***plantaren*** (Köpfchen der Metatarsalknochen), die ***dorsalen*** (proximale Interphalangealgelenke) und die seltenen ***interdigitalen Klavi*** (werden häufig mit Interdigitalmykose verwechselt).

Hinzu kommen ***dystrophe Zehennägel***, die wegen ihrer Härte auch von jungen Händen nur schwer getrimmt werden, und zu Druckgeschwüren benachbarter Zehen oder, wenn als ***Tonnenägel*** ausgebildet, zum ***Unguis incarnatus*** (eingewachsener Nagel) und infektiösen Komplikationen führen können.

All diese Läsionen können durch ihre Schmerzhaftigkeit weitgehende Gehunfähigkeit verursachen. Kompliziert wird die Situation durch die Immobilität und Schwäche alter Menschen, die eine Selbstpflege erschwert. Die Therapie besteht aus dem Tragen geeigneten orthopädischen Schuhwerks, speziellen Pölsterchen zur Entlastung der Druckstellen und der ***regelmäßigen*** Reduktion der Klavi durch keratolytische Salben bzw. Pflaster oder mit dem Hauthobel.

> **!** Das häufig durchgeführte „Herausbohren" von Klavi in langen Abständen (Wochen bis Monate) ist zwar verlockend, aber sinnlos (baldige Neubildung, große Verletzungsgefahr); ähnliches gilt für die chirurgische Exzision. Sinnvoll ist die ständige maßvolle Höhenreduktion; bei glücklichem Verlauf wandert der Hornstachel durch den Gewebedruck nach oben aus.

Besonders intensiv und schwerwiegend (wenn auch schmerzlos) verlaufen die genannten Veränderungen bei Neuropathien (insbesondere bei Diabetes mellitus). Durch die gestörte Innervation kommt eine charakteristische Fehlstellung zustande („diabetischer Fuß"), unter den klavus-artigen Druckstellen entwickeln sich tiefe Nekrosen, Fisteln („Mal perforant du pied") und bei (der häufigen) Superinfektion eine diabetische Gangrän.

20.2.4 Hautläsionen durch mangelnde Pflege

Alte Menschen sind oft nicht mehr imstande (oder willens), die erforderliche Körperpflege selbst durchzuführen. Daraus resultierende Dermatosen sind etwa die irritative Dermatitis im Windelbereich bei Inkontinenz oder die ***Intertrigo***, eine meist scharf begrenzte irritative Dermatitis der großen Beugen, die durch Wärme, Feuchtigkeit und bakterielle Proliferation (Treibhausklima) im Bereich der in Kontakt stehenden Hautbereiche bedingt ist. Bei chronischem Bestand gesellt sich Lichenifikation hinzu ***(intertriginöses Ekzem)***. Eine potentiell lebensbedrohliche Folge mangelnder Pflege ist hingegen der ***Dekubitus***.

Tabelle 20.7. Risikofaktoren für die Dekubitusentstehung

Immobilität, Lähmungen, Schwäche
Sensibilitätsstörungen, Kontrakturen, Frakturen
Demenz und psychiatrische Erkrankungen (Depression)
Alter und Kachexie
Fieber
Durchblutungs- und Stoffwechselstörungen (Diabetes mellitus)
Anästhesie, Tranquilizer, Neuroleptika
Hypotonie, Anämie, Hypoxie, Hypovolämie, Schock, Koma
Kardiale Dekompensation
Inkontinenz
Übergewicht
Ödeme, Infektionen

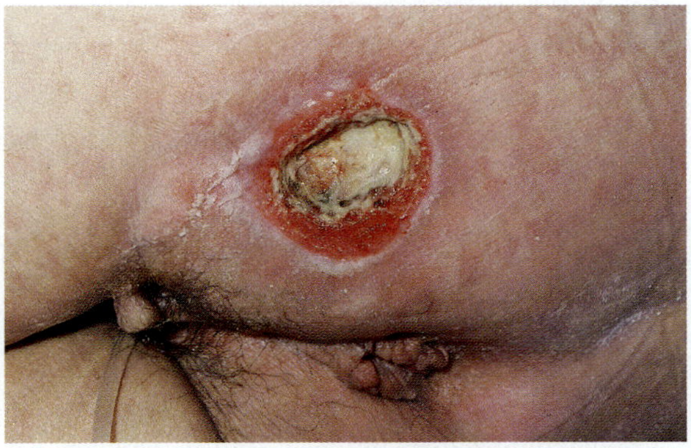

Abb. 20.8. Decubitus III°. An der Aufliegestelle ein bis an die Muskulatur reichendes nekrotisches Ulkus

Dekubitus (Druckbrand)

Es handelt sich um ischämische Drucknekrosen der Haut und des subkutanen Gewebes an Aufliegestellen.

Epidemiologie. Eine häufige und potentiell lebensbedrohende Komplikation der Immobilität bei Bettlägrigen, die oft die ausschlaggebende Todesursache im hohen Alter, bei Marasmus, nach apoplektischen Insulten, komatösen Zuständen etc. darstellt. Durch besseres Verständnis der Genese und bessere Hilfsmittel zu Prophylaxe und Therapie ist der Dekubitus heute zwar besser beherrschbar, doch nimmt das Ausmaß des Problems wegen der steigenden Zahl geriatischer Patienten insgesamt eher zu.

Pathogenese. Ein Dekubitus entsteht, wenn auf das Gewebe durch längere Zeit konstant Druck ausgeübt wird. Ist der Druck mäßig (Kompression der Venolen), entsteht eine reversible Hautschädigung. Der hypoxische Gewebsschaden bewirkt zunächst eine Permeabilitätssteigerung der Gefäße, Plasmaexsudation und eine entzündliche Reaktion, die sich als Rötung (reaktive Hyperämie) manifestiert (Grad I). Übersteigt der Druck den mittleren Kapillardruck (44 g/cm^2) und hält er länger an als 1–2 Stunden, kommt es zur irreversiblen Schädigung, einer ischämischen Nekrose, die in ihrem Ausmaß von einer oberflächlichen schwärzlichen Schorfbildung bis zu einer tiefen Nekrose (bis zum Knochen) reichen kann (Grad II bis IV). Der Nekrose folgt nach Tagen bis Wochen ein geschwüriger Zerfall, der in sehr ausgedehnten und tiefen Gewebsverlust resultieren kann. Nekrose und Substanzdefekt verstärken durch Eiweiß- und Elektrolytverlust Katabolismus und Marasmus und bedeuten eine gefährliche Eintrittspforte für Infektion und Sepsis.

Bei jungen, organisch gesunden Patienten kommen Dekubiti nur im Rahmen eines Komas vor (posttraumatisch, bei Intoxikationen, insbesondere bei Suizidversuchen). Im Alter treten wichtige Sekundärfaktoren hinzu, die das Auftreten eines Dekubitus auch ohne länger dauerndes Koma ermöglichen (Tabelle 20.7). Eine wesentliche Rolle spielt ferner die altersbedingt herabgesetzte Schmerzempfindlichkeit (Ausfallen des Alarmsignals bei Ischämie).

Klinik (Abb. 20.8). Entsprechend dem Stadium des Dekubitus (Tabelle 20.8) finden sich entweder ein scharf umschriebenes Erythem *(Grad I)* oder nekrotische Ulzera verschiedener Ausdehnung und Tiefe *(Grad II-IV)*. Dekubiti von Grad IV heilen mit konservativen Mitteln nicht mehr ab und sind meist auch durch chirurgische Eingriffe nur schwer beherrschbar. Septische Komplikationen sind häufig.

Je nach Bestanddauer bzw. Pflegezustand können Dekubitalgeschwüre das Bild einer heftig entzündlichen Infiltration, gegebenenfalls mit septischer Streuung („Zustand C"), von Nekrosen und schmierig belegter Granulationen („Zustand B") oder von sauberem, rotem Granulationsgewebe („Zustand A") bieten.

Tabelle 20.8. Dekubitus: Klassifikation

Läsionstiefe	Grad I: Hautrötung, die auf Fingerdruck verschwindet. Keine Schmerzen, heilt bei Druckentlastung in kurzer Zeit ab. Grad II: Blasenbildung, bläulich livide Hautverfärbung, heftige Schmerzen (Epidermis und Dermis betroffen). Grad III: Umwandlung in Nekrose, Ödem und Entzündung des Randbezirkes; rückläufige Schmerzsymptomatik (Hautdefekt bis Periost). Grad IV: Offenes Dekubitalulkus (alle Schichten inkl. Periost und evtl. Knochen beteiligt).
„Wund"zustand	Stadium A: sauber, infektionsfreie, rasenartige, hellrote Granulationen. Stadium B: schmierig belegt bis nekrotisch, Zeichen der lokalen Infektion; Umgebung unauffällig Stadium C: ausgedehnte, infizierte Nekrosen, Umgebung entzündlich infiltriert, ödematös, evtl. Zeichen der systemischen Infektion

Tabelle 20.9. Fehler bei der Dekubitusprophylaxe

zu lange Umlagerungsintervalle
fehlerhafte Lagerungstechnik
Verwendung nicht atmungsaktiver Lagerungsmaterialien (z. B. Gummiring)
Einsatz druckbelastender Lagerungshilfsmittel (z. B. Luftring)
falsche Körperpflege (z. B. austrocknender Franzbranntwein)
zu lange verordnete Bettruhe
fehlende Physikotherapie

Prädilektionsstellen sind jene Aufliegeregionen, wo die Haut von der harten Unterlage des Knochens nur durch eine dünne Fettschicht getrennt wird: die Sakral, Fersen- und Malleolarregion sowie die Haut über den Trochanteren und den Sitzbeinhöckern.

Dekubitusprophylaxe. Grundprinzip ist die Vermeidung längerfristiger konstanter Belastung der Aufliegestellen bei dekubitusgefährdeten Patienten. Zu diesem Zweck stehen zahlreiche Hilfsmittel zur Verfügung: Naturfelle, superweiche „Dekubitusmatratzen", Gummiringe (Fersen), Wasserpolster (sakral) sowie diverse Spezialbetten (unterteilte Luftmatratzen, Wechseldruckkissen, Drehbetten, Sandbetten, pneumatische Matratzen); sie alle verteilen den Aufliegedruck und entlasten die hauptgefährdeten Stellen. Mindestanforderung (in Normalbetten) ist das Einhalten einer 30°-Schräglage und die regelmäßige Umbettung (jede Stunde). Selbstverständlich ist ferner, sofern möglich, das Ausschalten der oben genannten Sekundärfaktoren; physikalische Therapie und, falls erzielbar, frühzeitige Mobilisation. Fehler bei der Dekubitusprophylaxe siehe Tabelle 20.9.

Therapie. Wesentliche erste Maßnahme ist die Druckentlastung. Oberflächliche Nekrosen (Grad II) sollten trocken (Puder) behandelt und ihre Spontandemarkation und Abstoßung abgewartet werden. Dekubiti von Grad III und IV bedürfen einer operativen (in manchen Fällen enzymatischen) Abtragung der Nekrosen, geeigneter antibiotischer Therapie und, bei nicht allzu großer Ausdehnung und entsprechendem Allgemeinzustand, einer plastisch-chirurgischen Versorgung. Spalthautlappen führen hier selten zum Erfolg, meistens sind Vollhaut- bzw. Hautmuskellappen erforderlich.

20.2.5 „Klimakterielle" Beschwerden ohne faßbares morphologisches Substrat

Im Rahmen der Involution können sehr charakteristische Beschwerdekomplexe ohne faßbares klinisches Korrelat auftreten. Oft besteht ein zeitlicher Zusammenhang mit dem Klimakterium der Frau; diese Zeichen werden als „Depressionsäquivalente" betrachtet, sind jedoch viel weniger bekannt als häufig und werden immer wieder als organische Leiden fehlinterpretiert („Pilzkrankheiten"). Sie zeichnen sich durch quälenden Juckreiz, Brennen und „Organgefühl" aus. Die Patienten sind häufig durch Leidenswege über mehrere Ärzte verunsichert. Patienten mit derlei Beschwerden kommen oft mit sehr ausgefeilten rationalen Erklärungen und beträchtlicher Beharrlichkeit zum Arzt; die Grenzziehung zu phobischen Zuständen analog der Parasitophobie und Kanzerophobie, neuerdings auch der AIDS-Phobie, fällt dem Nicht-Psychiater gelegentlich schwer.

Pruritus vulvae. Quälender Juckreiz und Brennen der Genital- und Analregion.

Pruritus der Kopfhaut. Quälender brennend-schmerzhafter Juckreiz der Kopfhaut. Typisches klinisches Zeichen: Schmerzhaftigkeit der Haarfollikel, die besonders bei Kämmen und Umlegen von Locken empfunden wird („verlegte Haare").

Brennen von Zunge (Glossodynie) und Gingiva. Außer einer meist gegebenen milden Atrophie sind keine pathologischen Veränderungen faßbar. Die Beschwerden werden häufig auf schlecht passende Zahnprothesen oder auf Allergien gegenüber Prothesenmaterial zurückgeführt (was oft zusätzlich stimmt).

Differentialdiagnose. Atrophie der Zunge bei perniziöser Anämie („Spiegelzunge")

Generalisierter Pruritus sine materia

In manchen Fällen können die Beschwerden bei Patientinnen in der Menopause schlagartig durch Östrogensubstitution beseitigt werden; Beiziehung eines psychiatrischen Konsiliarius ist häufig angezeigt. Klarerweise bedarf die Diagnose der oben genannten „klimakteriellen" Beschwerden des Ausschlusses organischer Ursachen.

21 Haut und Psyche

ÜBERSICHT

Hautkrankheiten können psychische Folgewirkungen haben; dies ist gut belegt, häufig und oft schwerwiegend. Umgekehrt können psychische Ursachen Auswirkungen auf die Haut (und Hautkrankheiten) zeitigen; diese Effekte sind mit Unklarheiten behaftet und ein Objekt der Spekulation, aber als Modetrend viel beachtet.

Ob und inwieweit psychische Ursachen klassische organische Hautkrankheiten auslösen oder verschärfen, ist Gegenstand der Kontroverse. Relativ häufig sind jedoch Selbstbeobachtungsphänomene und überwertige Vorstellungen oder Mißempfindungen bei neurotischen oder depressiven Personen. Nicht selten sind ferner wissentlich oder unwissentlich, oft mit Täuschungsabsicht, selbst zugefügte Hautläsionen (Artefakte). Oft sehr gravierend sind die ohne dermatologisches Substrat ablaufenden, aber auf die Haut projizierten Wahnvorstellungen und Phobien (z. B. Parasitenwahn).

Die Interaktionen zwischen psychischen Vorgängen und Hautkrankheiten sind ein vieldiskutiertes Thema, bei dem wenig Konkretes vielen Unklarheiten und Spekulationen gegenübersteht. Als gesichert kann gelten:

- derlei Interaktionen existieren in beiden Richtungen;
- sie sind relativ häufig, wenn auch in Art und Grad sehr verschieden (nach Schätzungen lassen sich bei bis zu einem Drittel der Hautkranken psychische Abweichungen erheben);
- die Manifestationen sind individuell sehr verschieden und überlappend, da sie von zahlreichen Variablen abhängig sind (u. a. von der prämorbiden Persönlichkeit und organischen Dispositionen);
- bei allen Hautkrankheiten steht das subjektive Erleben wegen der Ichnähe des Hautorgans im Vordergrund.

Versteht man im gegebenen Zusammenhang „Psyche" als integrale Funktion des ZNS, die gleichzeitig als letzter Empfänger und Interpret der nervösen und humoralen Impulse aus der Peripherie wie als neuroendokriner Regulator der Homöostase der Körperfunktionen (inklusive des Immunsystems) wirkt, leuchtet trotz aller Wissenslücken ein, daß die Interaktionen wechselseitig und nicht säuberlich trennbar sind.

Eine Klassifikation der Interaktionen zwischen Haut und Psyche wird in Tabelle 21.1 versucht.

Tabelle 21.1. Haut(krankheiten) und psychische Störungen

Psychische Störungen durch organische Hautkrankheiten
alle chronischen konsumierenden, verunstaltenden, schmerzhaften oder juckenden Dermatosen
maligne Tumoren
Neurodermitis, Psoriasis, Akne vulgaris
Hauterscheinungen durch psychische Ursachen
überschießende physiologische Reaktionen
Auslösung organischer Hautkrankheiten durch psychische Ursachen (?)
Hautläsionen durch Selbstmanipulation
Verschlechterung präexistenter Dermatosen
Schädigung gesunder Haut durch faxenartige Gewohnheiten
Artefakte
Hautbezogene psychische Störungen ohne pathologisches Substrat
Selbstbeobachtungsphänomene
überwertige Vorstellungen und Empfindungen (Dysmorphophobie)
Wahnvorstellungen: Parasitenwahn, Melanomwahn
Phobien: Venero-, Melanom-, AIDS-Phobie

21.1 Psychische Auswirkungen organischer Hautkrankheiten

21.1.1 Akute Hautkrankheiten

Schwere akute Hautschäden durch Infektionen, physikochemische Noxen oder Intoleranzreaktionen bedingen – wie Schäden anderer Organe – die Einschwemmung von Toxinen, Antigenen, Zerfallsprodukten peripherer Gewebe und Mediatoren ins ZNS; aktivierte Glia- und Endothelzellen setzen proinflammatorische Zytokine frei (IL-1, -2, -4, -6, TNF α). Klinische Folge sind funktionelle Störungen, die von milden Verhaltensveränderungen, Schläfrigkeit, Eintrübung des Sensoriums bis Delir, Fieber, Bewußtlosigkeit und Koma reichen können (organisches Psychosyndrom). Eine Restitutio ad integrum bleibt nur bei Zerstörung von Neuronen aus.

Psychodynamische Entwicklung nach akuten Hautschäden. Akute Hautschäden bleiben zumeist ohne psychische Dauerfolgen. Ausnahmen sind für den Betroffenen besonders erschreckende Krankheiten, wie z. B. die primäre genitale Herpes-simplex-Infektion (nach Schätzungen entwickeln > 10 % dauerhafte Schwierigkeiten in Partnerbeziehungen).

21.1.2 Chronische Hautkrankheiten

Häufiger führen chronische Leiden der Haut zu ungünstigen psychischen Folgen: depressive Verstimmung, Introvertiertheit, Vereinsamung, Mißtrauen und – je nach Persönlichkeit – Hoffnungslosigkeit, Weinerlichkeit oder Aggressivität. Dies ist um so ausgeprägter, je mehr Schmerzen, Juckreiz oder Behinderung mit der Krankheit verbunden sind. Manche Patienten ertragen allerdings ihr Schicksal in bewundernswerter Ausgeglichenheit und wachsen daran.

Typische Beispiele für Dermatosen dieser Art sind das follikuläre Okklusionssyndrom, Pyoderma gangränosum, schwere Ulcera cruris, psoriatische Arthropathie, Neurodermitis des Erwachsenen, Mycosis fungoides u. a. m.

Besonders schwerwiegend sind die psychischen Dauerfolgen, wenn die Hautkrankheit schon in der formativen Phase der Psyche, also der Kindheit, auftritt.

Es ist nicht verwunderlich, wenn Kinder mit Neurodermitis, die jahrelang von ständigem Juckreiz gequält, dauernder Behandlung unterzogen, mit eingrenzenden Verhaltensverboten belegt und dazu noch bemitleidet werden, eine unsichere, introvertierte und übellaunige Seele, gestörte Elternbeziehungen, Kontaktschwierigkeiten mit dem anderen Geschlecht und schließlich Anpassungsschwierigkeiten im Beruf erleiden können (schon die alten Dermatologen sprachen vom „Neurodermitiker-Charakter"). Psoriatiker erkranken meist erst im gefestigten Erwachsenenalter und sind daher in der Regel besser gestellt (abgesehen von einer höheren Inzidenz von Alkoholismus); bei Erstauftreten in der Kindheit sind analoge Entwicklungen wie bei Neurodermitis möglich.

Störungen des Selbstwertgefühls. Die Haut ist der (zumindest teilweise) frei sichtbare Teil des Körpers und Träger eines wichtigen Teils der von der Umgebung als attraktiv oder unattraktiv gewerteten Eigenschaften eines Individuums. Dessen Bild in der Gesellschaft und damit seine soziale Stellung wird nicht unwesentlich aus den Eigenschaften der Haut extrapoliert. Das Bild, das sich eine Person von ihrer *eigenen* Erscheinung macht („body image"), und daraus resultierend ihr Selbstbewußtsein, hängt stark von ihrer Wertung in der Gesellschaft ab (jeder kennt das hohe Selbstbewußtsein von Personen, die bewundernde Blicke gewohnt sind).

Die Ichnähe der Haut konzentriert sich in gewissen, kommunikativ besonders bedeutsamen Regionen: Gesicht (Augen, Nase, Mund), Haare, weibliche Brust, Genitalien, Hände. Es ist bezeichnend, daß fast alle Selbstbeobachtungsphänomene und überwertige Vorstellungen und Empfindungen hier lokalisiert sind.

Auffallende und für den Laien unästhetische chronische Dermatosen setzen das Bild des Betroffenen in der Umgebung und damit dessen Selbstwertgefühl entscheidend herab: Die Patienten fühlen sich beobachtet, ausgegrenzt, abgewiesen, manchmal verspottet und in der Regel stigmatisiert (nicht immer grundlos). Sie passen sich dieser Situation durch Überdeckung und Verbergung der Hautläsionen an (Make-up, Bart, Frisuren, Kleidung; Vermeiden der Berührung, des Ausziehens etc.), werden mißtrauisch, introvertiert und mutlos im Anbahnen von intimen Beziehungen. Der Alltag bringt ihnen (für den Laien kaum vorstellbare) Probleme: das Finden von Friseuren, von Bädern, Probieren von Kleidern etc.

Hautkranke sind gewohnt, daß die Menschen sie nur ungern berühren. Sie geben daher selbst oft nicht die Hand. Allein dies ist eine schwere Beeinträchtigung der Lebensqualität, da ausreichend Körperkontakt offenbar Voraussetzung zum Glücklichsein ist.

> Fallbericht: Eine 50jährige Frau steht seit 20 Jahren wegen multipler Hauttumoren in Behandlung. Aus ihrem Gesicht wurden zahlreiche Läsionen exzidiert, ausgedehnte Spalthautplastiken durchgeführt, die Nase plastisch rekonstruiert. Obwohl alle Operationen ausgezeichnet gelangen, ist ihr Gesicht dennoch auffällig verändert. Sie lebt in einem kleinen Ort und leidet unter zunehmender Vereinsamung. Leute vermeiden körperliche Berührung mit ihr, da sie ihre Hautkrankheit für infektiös halten. In den letzten Jahren vermeidet sie, in das Kaufhaus des Ortes zu gehen, da sie die Ablehnung der Leute spürt. Sie würde aus dem Ort wegziehen, wenn sie wüßte, wohin.

Das Gesagte trifft insbesondere auf Neurodermitis, ausgedehnte Psoriasis, schwere Ichthyosen, auffällige Feuer- oder sonstige Mäler, Alopezien, Hypertrichosen u. a. zu. Ein besonderes Problem sind schwere Verlaufsformen der Acne vulgaris, deren Auftreten mit dem Eintritt in die Erwachsenenwelt koinzidiert.

Untersuchungen haben gezeigt, daß die Arbeitslosenrate bei jungen Menschen mit Akne höher liegt als bei solchen ohne – auch dies vermutlich teils wegen deren geringeren Selbstvertrauens.

Gelingt es dem Patienten nicht oder nur unzureichend, seine Krankheit zu verarbeiten, ist psychotherapeutische Hilfe angezeigt (auch wenn die Realitäten dadurch nicht geändert werden). Einen besonderen Stellenwert nimmt die psychotherapeutische Unterstützung von Melanompatienten ein. Eine solche sollte stets angeboten werden; sie wird allerdings, da der Patient sich in den frühen Stadien des Melanoms nicht krank fühlt, oft auch ausgeschlagen (was respektiert werden muß, da dies keineswegs stets Verleugnung oder Bagatellisierung, sondern oft genug auch eine günstige Krankheitsverarbeitung bedeutet). Erwähnt seien schließlich die komplexen psychischen Probleme von AIDS-Patienten.

21.2 Hauterscheinungen durch psychische Ursachen

Die Rolle der Haut als bevorzugtes Zielorgan psychischer Störungen gilt in der Laienwelt, bei den Patienten, aber auch in manchen medizinischen Kreisen als ausgemachte Sache.

In einer eigenen Befragungsaktion an 100 zufällig ausgesuchten Patienten zeigte sich, daß mehr als die Hälfte – völlig unabhängig von der vorliegenden Diagnose, die von Onychomykose bis zu aktinischen Keratosen reichte – an eine zumindest teilweise psychische Ursache ihrer Hautleiden glaubten. Ähnliche Werte fanden sich übrigens auch bei der Frage nach der ursächlichen Rolle von Waschmitteln und der Umwelt, mit nur geringem Abstand folgten die „Pilze".

Offensichtlich liegt hier ein Klischeedenkmodell vor, das in dieser Globalität nicht akzeptabel ist. Fraglos ist das Thema etwas emotionalisiert; starken persönlichen Überzeugungen steht jedoch ein dürftiges Faktenmaterial gegenüber.

Warum viele Patienten auffallend gerne psychische Ursachen ihrer Hautbeschwerden akzeptieren und solche dem Dermatologen manchmal geradezu abringen wollen, kann nur vermutet werden: die nichts erklärende, aber dennoch befriedigende Deutung einer als unverständlich empfundenen Hautkrankheit; der Wunsch der Betonung des passiven Erleidens als Gegengewicht zur unschönen Erscheinung der Dermatose und wahrscheinlich andere Motive mehr. Bezüglich Ärzten, die willig diesem Bedürfnis des Patienten entgegenkommen, drängt sich manchmal der Verdacht auf, daß die Psychosomatik als goldener Weg aus diagnostischen und therapeutischen Zwickmühlen benutzt wird.

Trotz aller gebotenen Skepsis ist jedoch die prinzipielle Möglichkeit psychischer Auswirkungen auf die Haut(krankheiten) unzweifelhaft. Dies geht einerseits aus der Existenz nahezu trivialer neurovegetativer Phänomene, andererseits aus den (bislang mehr experimentellen) Beobachtungen der noch jungen Neuro- und Psychoimmunologie hervor.

21.2.1 Überschießende physiologische Reaktionen

Jedem Laien sind psychisch bedingte überschießende Gefäßregulationen wie Schamesröte (***Erythema pudicitiae*** oder auch ***iracundiae)*** und Zornesblässe bekannt. Das Erythema pudicitiae ist durch kurzdauerndes, diffuses Erröten von Gesicht und Hals gekennzeichnet, oft begleitet von einem unregelmäßigen makulösen Exanthem des oberen Rumpfes (Differentialdiagnose: toxisches Exanthem). Manche Personen (besonders junge Frauen) neigen dispositionell zu häufigen und unkontrollierbaren Attacken („blushing"). Meist spontane Rückbildung in der Lebensmitte.

Fallbericht: Eine junge Turnusärztin litt an heftigem, schon durch nichtige Anlässe auslösbarem und sie in arge Verlegenheit bringendem „blushing". Manche Kollegen machten sich einen Spaß daraus, solche Attacken zu provozieren. Jahre später kam sie wieder an die Klinik, um sich wegen unklarer Hautbeschwerden beraten zu lassen. Auf die sofort gestellte Frage, ob sie immer noch so erröte, antwortete sie, das habe schon vor längerer Zeit aufgehört. Die Untersuchung ergab eine Pediculosis pubis. Nach Mitteilung der Diagnose lief sie sofort glühend rot an.

Eine analoge Reaktion ist der Angstschweiß (eine psychisch ausgelöste, palmoplantar betonte Hyperhidrose). Auch dieser tritt bei besonders disponierten Personen auf und kann zu einem erheblichen Problem werden (hypothetische Erklärung: abortiver Flucht- oder Greifreflex – Verbesserung der palmoplantaren Haftung).

Ein weiteres klassisches Beispiel psychischer Einflüsse auf Hautfunktionen ist die Regulierung von Juckreiz und Schmerz. Diese kann in gegensätzlicher Richtung erfolgen: bei Anspannung und Konzentration im Sinn der Abmilderung, bei Angst und Panik im Sinn der Verstärkung.

Die Alltagswelt kennt viele Beispiele dazu: das des Soldaten, der im Kampf seine eigene Verwundung nicht merkt; die Beobachtung, daß die meisten Autofahrer beim Halten vor der Ampel (Wegfall der Anspannung) Gesicht und Kopf kratzen;

daß fast jeder Juckreiz (nicht nur bei Skabies) in der unruhigen Nacht am stärksten wütet; der vorhergesehene und prompt eingetroffene Schmerz im Zahnarztstuhl.

21.2.2 Neuroendokrine Steuerung von Entzündungs- und Immunfunktionen

Das ZNS (die Psyche) kann auf mehreren Wegen regulierend in Entzündungsvorgänge eingreifen:

- ***Direkte Schädigung*** bewirkt die Ausschüttung proinflammatorischer Zytokine (IL-1, -6, TNF α) in die Blutbahn;
- ***Aktivierung der Hypothalamus-Hypophysenachse:*** Die Sekretion jedes der Vorderlappenhormone wird durch den Hypothalamus gesteuert, der wieder durch vorgeschaltete Stimuli (darunter emotioneller Streß) beeinflußt wird. Jedes dieser Hormone hat sowohl direkte als auch indirekte (über nachgeordnete Drüsen) Auswirkungen auf Entzündungs- und Immunfunktion.

Manche Hormone haben (unterschiedlich) hemmende Wirkungen auf Lymphozyten- und Makrophagen-Aktivität, -proliferation und Mediatorsynthese (ACTH, Kortikosteroide, α-Endorphin, Somatostatin, α-MSH), andere hingegen stimulierende („Corticotropin releasing hormone", Prolactin, Wachstumshormon, Östrogene, β-Endorphin). Lymphozyten tragen Rezeptoren für die meisten der genannten Hormone.

- ***Aktivierung des autonomen Nervensystems*** (Freisetzung von Katecholaminen aus dem Nebennierenmark und den sympathischen Nervenendigungen): Leukozytose, Lymphopenie (Sequestrierung), Hemmung der „natural killer cells";
- ***weitere Mechanismen:*** Freisetzung von Neuropeptiden (von denen wieder manche – z. B. Substanz P – proinflammatorische, andere – z. B. VIP – lymphozytenproliferationshemmende Eigenschaften besitzen); Histaminliberalisierung (z. B. durch Angst und Schmerz: Zahnbohren).

Umgekehrt wurde gezeigt, daß auch Immunzellen (möglicherweise auch Keratinozyten) zur Synthese von Peptidhormonen und Neuropeptiden befähigt sind. Welche klinische Bedeutung diese Beobachtung hat, ist noch unklar.

Es besteht demnach ein komplexes Puzzle von Daten, das die Verzahnung von ZNS, endokrinem System, Immunsystem und Entzündung belegt, konkrete krankheitsbezogene Schlüsse aber noch nicht erlaubt. Immerhin geben sie Anlaß, einschlägige, primär wenig glaubhafte Berichte nicht von vornherein in den Bereich der Märchen zu verlegen.

Beispiele: Die Inzidenz von Autoimmunkrankheiten ist bei Linkshändern höher als bei Rechtshändern.

Unter Psychotherapie ist die Überlebenszeit bei metastasierendem Melanom höher als ohne.

Bei Medizinstudenten produzieren T-Lymphozyten unter Prüfungsstreß weniger Interferon γ als sonst.

Schlechte (= gestreßte) Schüler erkranken häufiger als gute an infektiöser Mononukleose, entwickeln höhere Antikörpertiter und sind länger rekonvaleszent.

Nach dem Tod geliebter Ehepartner ist die Mortalität der verwitweten Partner höher als statistisch erwartet.

Momente wie Angst, Streß, Schmerz, Freude und Trauer besitzen offenbar regulierende Wirkungen auf das endokrine und Immunsystem; allerdings lehrt die Erfahrung, daß ihre Effekte auf schwere organische Prozesse nicht überschätzt werden dürfen.

21.2.3 Psychische Auswirkungen auf organische Hautkrankheiten

Auslösung oder Verschlechterung zahlreicher Hautkrankheiten durch psychische Momente wurde behauptet; bei manchen sind modulierende derartige Einflüsse bei gegebener Disposition plausibel oder sogar hypothetisch erklärbar (Auslösung von Schüben bei Pruritus, Mastozytose, chronisch rezidivierender Urtikaria, Neurodermitis durch psychogene Histaminliberalisierung, Schübe eines systemischen Lupus erythematodes durch psychischen Streß), bei den meisten geht die Beweislage über Kasuistiken jedoch nicht hinaus. Auffälligerweise handelt es sich meist um chronische, therapieresistente Dermatosen: Psoriasis, chronisch rezidivierende Aphthen, dyshidrotisches Handekzem, Vitiligo, Alopecia areata u. a. m.

Psychische Einflüsse sind vielleicht nicht stets ungünstig; nach Erzählungen alter Dermatologen gab es im Krieg weniger Psoriasis – oder hatten die Patienten weniger Zeit zum Arztbesuch?

Mit Skepsis müssen Tendenzen betrachtet werden, psychische Faktoren als alleinige oder dominierende Ursachen von Hautkrankheiten zu erklären. Die tägliche Erfahrung, etwa bei Kindern mit Neurodermitis, mahnt zur Vorsicht; selbst wenn diese offensichtlich psychisch ungestört sind, sind ihre Mütter häufig über vermeintliche psychische Grundlagen sehr in Sorge („Glauben Sie, mein Bub hat was?") und können gerade dadurch eine ungünstige psychodynamische Entwicklung fördern.

„Laientheorien" der Patienten über die Ursache ihrer Hautkrankheit sind oft eklatant abwegige Konstrukte; sie haben jedoch insofern etwas Gutes, als sie einen Mechanismus der Krankheitsverarbeitung darstellen, aus dem die Patienten kämpferischen Geist und Kraft zur Einschränkung im Rahmen der behandlungsbedingten Änderung des Lebensstils schöpfen können. Es ist die Sorge des Klinikers, daß solche, oft von der Laienpresse und den von der Öffentlichkeit gehätschelten Alternativmedizinern geförderte Laientheorien die

Compliance gegenüber notwendigen Maßnahmen senken und dem Patienten Schaden bringen können. Diese Sorge ist sehr berechtigt, wenn auch die Compliance generell um so besser ist, je ernsthafter eine Krankheit ist.

21.3 Hautläsionen durch Selbstmanipulation

Diese auf indirekte Weise psychisch bedingten Läsionen sind häufig.

An normale Verhaltensweisen grenzen ***Manipulationen an präexistenten Dermatosen:*** Kratzen bei Pruritus, Ausdrücken von Mitessern oder Pusteln, Abheben von Krusten etc. Gewohnheitsmäßig durchgeführt, bewirken diese Maßnahmen oft erhebliche Verschlechterung, Superinfektion und Persistenz der vorliegenden Dermatose. Oft bestimmen die Kratzeffekte das dermatologische Erscheinungsbild (Acne excoriée, Lichen simplex chronicus, Prurigo nodularis).

Die Gruppe ***dermatologischer Zeichen spielerischer oder neurotischer Gewohnheiten*** („Faxen") umfaßt ein breites Spektrum trivialer Einzelerscheinungen bei vorher gesunder Haut. Die Patienten sind häufig Kinder, deren Eltern die Symptome als organische Krankheit werten und die Aufklärung nicht immer willig akzeptieren. Hierher gehören: trockene, oft rissige und verkrustete Lippen (***Cheilosis***), ***Perlèche*** und ***periorales Ekzem*** durch gewohnheitsmäßiges Schlecken (oft bei Atopie), ***Handekzeme*** durch nervöses Händereiben und Hautzupfen; ***Tylose*** am Handrücken durch Reiben der Zähne beim Auslösen des Brechreflexes (Bulimie); die ***Trichotillomanie***, die von bescheidenen münzgroßen Alopezien durch Lockenzwirbeln bis zur nahezu völligen Depletion des Kapillitiums reichen kann. Weitere Manifestationen sind chronische Entzündungen der Mamille durch Reiben, ***Onchodystrophie*** durch Nagelbeißen, rezidivierende Erysipele des äußeren Ohrs durch gewohnheitsmäßiges Stochern im äußeren Gehörgang, degeneratives Handekzem bei neurotischem Waschzwang, Exsikkose der Haut durch gewohnheitsmäßiges Bürsten u. a. m.

Gemeinsam ist allen derartigen Hautzeichen, daß ihnen ein Signalcharakter fehlt und daß den Betroffenen die Ursache meist nicht klar ist; die Selbstmanipulation erscheint ihnen als „ganz normal" oder als sinnvolle gesundheitsfördernde Maßnahme. Aufklärung hat hier gute Chancen auf Besserung oder Heilung.

Es braucht nicht mehr besonders erwähnt zu werden, daß viele der genannten Symptome immer wieder als „Pilz" fehldiagnostiziert werden.

Als ***Artefakte*** bezeichnet man Hautläsionen, die sich Patienten selbst mit Absicht zufügen. Artefakte besitzen meist Signalcharakter, wenn das Signal auch nicht immer an die Außenwelt gerichtet ist (z. B. im Rahmen der Schizophrenie); auch liegt ihnen nicht immer Täuschungsabsicht zugrunde. Sie sind keinesfalls selten. Artefakte kommen sowohl bei Psychosen (Depression, Schizophrenie – hier in ihrer brutalsten Form, z. B. Selbstkastration, Selbstverstümmelung,), im Rahmen von Zwangsvorstellungen (bei denen oft vermeintliche Parasiten, maligne Tumoren oder anderes mit aggressiven Mitteln aus der Haut entfernt werden), wie auch bei unreifen, neurotischen Personen vor, denen die Flucht in die Krankheit ein hilfloser Ausweg aus einer psychischen Zwangslage ist; schließlich auch bei Normalpersonen (z. B. Rentenbegehren). Solches autodestruktives Verhalten steht oft in Zusammenhang mit schwerer Traumatisierung in Kindheit und Jugend der Patienten und ist nicht selten mit Drogenabhängigkeit, Anorexia nervosa oder Bulimie assoziiert.

Dermatologen haben in der Regel mit wenig dramatischen Artefakten zu tun, die geschickt, oft mit medizinischer Sachkenntnis und nicht selten mit Täuschungsabsicht zugefügt und oft erst nach langer Zeit (oder überhaupt nicht) erkannt werden. Die Motive sind sehr verschieden: Selbstbestrafung, Protest gegen die Umgebung, Wunsch nach Außerordentlichkeit, Zwangsvorstellungen.

Fallbericht I: Die 57jährige Ehefrau eines 25 Jahre älteren begüterten Pensionisten stellt sich mit zahlreichen und tiefen Kratzeffekten im Gesicht vor. Sie leide an Talgzystchen, die sie aus der Haut entfernen müsse. Nach einem kurzem Gespräch gibt sie an, sie hätte mit ihrem Mann sehr schöne Jahrzehnte verbracht und liebe ihn immer noch, auch sei sie ihm immer eine gute Hausfrau gewesen. Seit mehr als 5 Jahren allerdings gehen die Dinge schlechter: Sie habe ihren Vater einige Jahre bis zum Tod gepflegt und dabei den Ehemann vernachlässigen müssen. Anschließend sei beim Ehemann beginnender geistiger Abbau eingetreten, der als M. Alzheimer diagnostiziert wurde. Er sei extrem vergeßlich, mißtrauisch, kontaktfeindlich und oft ausfällig. Er läßt sie die Wohnung kaum verlassen und sei ständig um sie herum. In der Nacht komme er mehrmals in ihr Schlafzimmer, um zu sehen, ob sie noch da sei. Sie ist sich ihrer Aggressionen ihm gegenüber bewußt und von schlechtem Gewissen geplagt. Der einzige Ort an dem sie ungestört sei, ist das Badezimmer. Hier schließt sie sich oft ein und betreibt intensive Körperpflege. Oft fragt sie sich, ob sie sich mit dem Zerkratzen ihres Gesichtes nicht selbst bestrafen möchte. Sie schließt mit der Bitte um eine Salbe, die ihr die Notwendigkeit zum Kratzen nimmt.

Fallbericht II: Eine junge Frau kommt mit zahlreichen punktförmigen Narben an Gesicht, Schultern und Oberarmen zur Beobachtung. Sie gibt an, daß sie immer wieder an ganz umschriebenen, unter der Haut liegenden Punkten unerträglichen

Juckreiz verspüre, der nur durch Herausbohren mit Pinzette oder Schere stillbar sei. Sie vermutet, daß an diesen Stellen Tierchen sitzen. Sie demonstriert diese Art der Selbstbehandlung (Abb. 21.1).

Fallbericht III: Ein 20jähriges Mädchen aus bäuerlichem Milieu kommt mit münzgroßen, wenig entzündlichen Nekroseherden an die Klinik. Es wird die Verdachtsdiagnose einer Pityriasis lichenoides acuta gestellt. Erst nach mehrwöchigem Aufenthalt wird sie von der Nachtdienstschwester überrascht, wie sie sich Pflaster mit Schmierseife appliziert. Die Exploration ergibt, daß das Mädchen in einer oppressiven Familie lebt und mit einem Bruder ein schwerverkraftetes Konkurrenzverhältnis besteht.

Artefakte treten unter verschiedenen Bildern auf: als Acne excoriée, Wunden, Verätzungen, Infektionen (z. B. Einreiben von Fäzes in Hautwunden etc.), mechanische Purpura, Hämatome (sog. „autoerythrocyte sensitization syndrome"), Ödeme durch Abbinden von Extremitäten (Abb. 21.2), selbst als Kontaktdermatitís (durch Applikation eines bekannten Allergens) etc. Es handelt sich oft um uncharakteristische Läsionen; der Verdacht auf Artefakte entsteht, wenn die Läsionen in Art und Verteilung, angegebenen subjektiven Beschwerden sowie Anamnese in das Muster keiner bekannten Dermatose passen (aber in Reichweite der Hände liegen).

Die Behandlung der Artefakten zugrundeliegenden psychischen Störungen muß wegen der Suizidneigung Betroffener ernstgenommen und Psychiatern bzw. Psychologen überlassen werden. Den Patienten zur Rede zu stellen, ist nutzlos.

Manche Patienten entwickeln eine erstaunliche Geschicklichkeit und medizinische Sachkenntnis in der Täuschung der Ärzte und wandern von Spital zu Spital, um oft sehr ausgedehnte Untersuchungen und Operationen über sich ergehen zu lassen (*„Münchhausen-Syndrom"*).

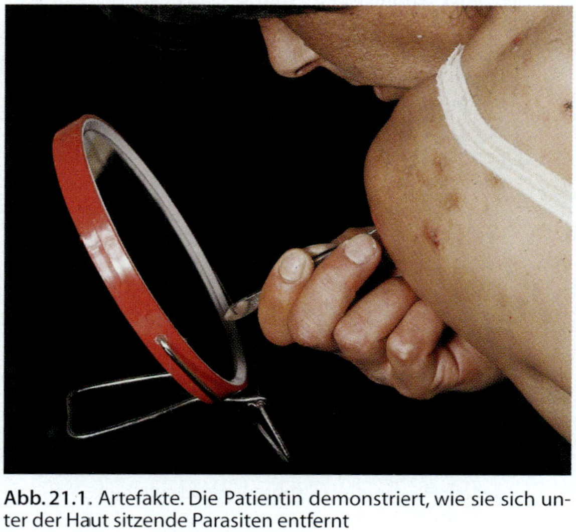

Abb. 21.1. Artefakte. Die Patientin demonstriert, wie sie sich unter der Haut sitzende Parasiten entfernt

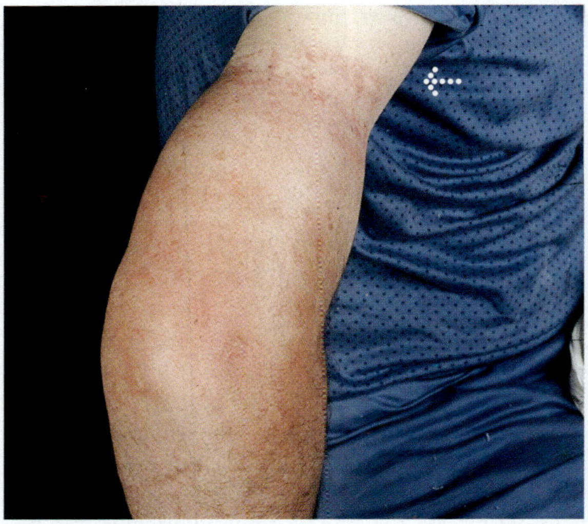

Abb. 21.2. Artefakt. Schwellung des rechten Armes nach Einschnürung *(Pfeil)*

21.4 Hautbezogene psychische Störungen ohne relevantes pathologisches Substrat

Selbstbeobachtungsphänomene. Hier handelt es sich meist um ängstliche junge Männer, die von normalen oder an der Grenze des Normalen liegenden Hautstrukturen beunruhigt sind. Diese Symptome sind fast ausschließlich an den „ichbezogenen" Körperstellen lokalisiert: ***Hirsuties papillaris coronae glandis*** (s. Abb. 18.61), ***freie Talgdrüsen am Penisschaft***, ***Talgzystchen*** am Skrotum, Smegma, etc. An zweiter Stelle steht die Mundschleimhaut: ***freie Talgdrüsen der Zahnschlußleiste*** oder die granuläre Beschaffenheit der Lippen und Wangenschleimhaut durch prominente Schleimdrüsen (*„Cheilitis granularis"*). Die Sorgen der Betroffenen können durch Aufklärung meist behoben werden.

Manchmal ist es schwer, die Patienten von der Normalität der genannten Läsionen zu überzeugen, während die „psychosomatische" Natur anderer (mit Sicherheit organischer) Krankheiten nicht bezweifelt wird.

Überwertige Vorstellungen und Mißempfindungen. Diese nicht seltenen Zustandsbilder sind durch objektiv nicht oder kaum wahrnehmbare, jedoch subjektiv extrem störende dermatologische Beschwerden charakterisiert, die meist an den genannten „ichbezogenen" Körperstellen auftreten und allen Behandlungsversuchen trotzen. Sie werden als ***Dysmorphophobie*** oder auch treffend als *„Dermatological Non-Disease"* bezeichnet und sind meist Ausdruck einer (Involutions)Depression.

Häufige Beschwerden sind diffuse Effluvien, angebliche Veränderungen von Form, Farbe und Beschaffenheit des Gesichts, Fettigkeit oder Röte der Gesichtshaut, erweiterte Poren, „übelriechender Talg" oder als extrem störend empfundene, kaum sichtbare Papeln. Andere Beschwerden sind subjektiver Natur: Brennen von Zunge, Gingiva und Lippen, Jucken und Brennen des Kapillitiums (Haarwurzeln! – typisches Symptom: das Umlegen einer Haarlocke ist schmerzhaft) und der Anogenitalgegend (z. B. urethrales Brennen, Syndrom des geröteten Skrotums).

Die Behandlung solcher Symptome ist sehr schwierig, da es sich um fixierte somatisierte Beschwerden handelt (bei denen die Behebung der meist bescheidenen dermatologischen Ursache nicht ausreicht) und die Patienten zum Besuch des Psychiaters kaum bewegt werden können (eine Hautkrankheit ist eine akzeptablere Option als eine psychiatrische). Da beruhigende Erklärungen des Dermatologen kaum akzeptiert werden, ist hier die Einrichtung eines Liaisondienstes hilfreich. Jedenfalls ist in solchen Fällen ein besonders sorgfältiger Ausschluß organischer Ursachen erforderlich (schlecht sitzendes Gebiß, Kontaktallergie gegen Prothesenbestandteile, klimakterisches seborrhoisches Kopfekzem, Hämorrhoidalbeschwerden, Descensus uteri).

Man sollte nicht vergessen, daß viele der genannten Beschwerden im Rahmen des Klimakteriums auftreten können. Nach Hormonsubstitution (sofern möglich) verschwinden sie oft erstaunlich schnell.

Wahnvorstellungen und Phobie. Die Haut ist, als ichbezogenes Organ, ein bevorzugtes Objekt wahnhafter Vorstellungen und Ängste (Phobien). Die häufigste Manifestation ist der Parasitenwahn, seltener der Wahn, an einem malignen Tumor erkrankt zu sein (Melanom, Abb. 21.3); die häufigsten Phobien sind die Parasitophobie, Venerophobie und neuerdings die AIDS-Phobie.

In der Nachkriegszeit beging ein bekannter deutschsprachiger Dermatologe Selbstmord, weil er überzeugt war, an einem Melanom erkrankt zu sein und daß man ihm ein falsches histologisches Präparat unterschoben hätte.

Parasitenwahn. Dieser Wahn, von Parasiten befallen zu sein, ist die wohl schwierigste und frustrierendste psychodermatologische Krankheit. Er ist in voller Ausprägung selten, unabänderlich und meist mit organischen Hirnschäden verbunden (Frontalhirnatrophie, Demenz), in milder Form jedoch häufiger, von bizarren Persönlichkeitsstrukturen nur schwer trennbar und manchmal sogar heilbar. Der Parasitenwahn ist keine spezifische Krankheit, sondern eine (wahrscheinlich durch die prämorbide Persönlichkeit geformte) Ausdrucksmöglichkeit diverser psychischer Störungen.

Die Patienten sind von ihrem Befall durch Parasiten überzeugt, bringen unaufhaltsam und detailreich oft sehr komplexe und bizarre Anamnesen vor und sind durch nichts von ihrer Meinung abzubringen. Mitgebrachte Schmutzpartikel etc. werden zur Überprüfung vorgelegt, ein „negatives" Resultat wird auf Unzulänglichkeit der Untersuchung zurückgeführt.

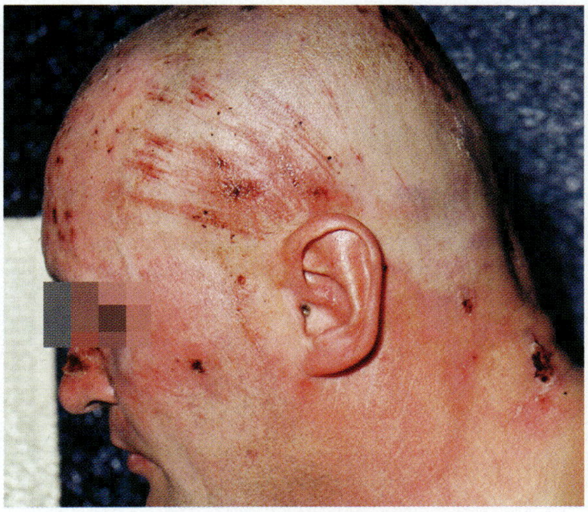

Abb. 21.3. Melanomwahn. Dieser 39jährige Skilehrer ist seit langem wegen einer paranoid-halluzinatorischen Psychose in Behandlung, scheut Umgang mit Menschen und lebt seit 5 Jahren in einem Zelt. Er glaubt, an einem Melanom erkrankt zu sein, das in Form von Knoten und „Straßen" von seinem Kopf abwärts wandert. Mit strenger Diät, Massage und durch Entfernung mit Nadeln und Rasierklingen glaubt er, die Ausbreitung des Melanoms verhindert zu haben

Die Patienten stehen unter großem Leidensdruck, fühlen sich im Mittelpunkt obskurer Machenschaften, entwickeln querulatorische Aktivitäten und verstehen oft, ihre Partner (vorübergehend) von der Existenz der Parasiten zu überzeugen („Folie à deux"). Sie entwickeln oft umständliche Rituale zur Säuberung und Desinfektion von sich selbst und ihrer Umgebung und geraten schließlich in Vereinsamung und Verbitterung. Sie versterben häufig an zentralnervösen Ursachen.

Fallbericht: Eine alleinstehende pensionierte Volksschuldirektorin, seit jeher von an Pedanterie grenzender Ordnungsliebe, merkte, daß von der mit wildem Wein bewachsenen Mauer des Nachbarhauses immer wieder kleine Insekten auf ihr Fenster fielen und in die Wohnung krochen. Eines Tages fand sie diese Insekten auch in ihren Kleidern und ihrem Bett; gleichzeitig stellte sich Juckreiz ein. Nach einer professionellen Desinfektion der Wohnung war eine Zeitlang Ruhe; dann mußte sie allerdings feststellen, daß sich die Insekten im Haus eingenistet hatten und sich auch von ihrem Körper nur vorübergehend vertreiben ließen, ja sogar manche sich in ihre Haut einbohrten und dort juckende Entzündungen hervorriefen. Sie geriet mit den Nachbarn in Streit, weil diese nicht bereit waren, den wilden Wein entfernen zu lassen. Sie fing einige Insekten in Streichholzschachteln und wollte sie von ihrem Hausarzt bestimmen lassen. Dieser allerdings vermochte nichts zu sehen, wie auch andere Ärzte nach ihm. Vom Naturhistorischen Museum, dem sie einige Exemplare geschickt hatte, erhielt sie keine Antwort. Sie beschloß, die Klinik aufzusuchen, um zumindest den unerträglichen Juckreiz durch die Parasiten loszuwerden. Auf der Bahnfahrt in die Hauptstadt aß sie im Speisewaggon zu Mittag und mußte zu ihrem Entsetzen feststellen, daß ihr Insekten aus dem Kragen und dem Mund hervorkrochen und auf ihren Teller fielen. Mehrere Mitreisende verfolgten dieses ekelerregende Schauspiel. In der Klinik angekommen wurde sie stationär aufgenommen und nach Konsultation des Psychiaters auf Haloperidol eingestellt. Sie wurde schließlich mit teilweiser Einsicht in ihren Wahn entlassen. Bei einer Kontrolle wurde ein volles Rezidiv festgestellt. Sie hatte die Einnahme des Medikaments eingestellt, da sie es, wie sie sagte, nicht brauchte.

Die Behandlung des Parasitenwahns ist Domäne des Psychiaters; da die Patienten kaum je zum Besuch eines solchen zu bewegen sind, empfiehlt sich die stationäre Aufnahme. Das Ansprechen auf Psychopharmaka ist manchmal gut, die Rezidivrate bei Absetzen hoch.

22 Phlebologie (R. May †, H. Partsch)

ÜBERSICHT

22.1 Anatomie des Venensystems des Beines

22.1.1 Fußvenen

Die Fußsohle besitzt ein dichtes Venengeflecht; wir gehen nicht nur auf einem Fettpolster, sondern auch auf einem „Venenpolster", das wir mit jedem Schritt auspressen. Die Venen des Fußes werden zwar in oberflächliche und tiefe Venen unterteilt, sind aber eine funktionelle Einheit: Die Verbindungsvenen zwischen oberflächlichen und tiefen Venen des Fußes sind zum Teil klappenlos, und die meisten der mit Klappen besetzten Verbindungsvenen lassen nur eine Strömung von plantar nach dorsal zu. Ganz unterschiedlich verhalten sich die Venen des Beins.

22.1.2 Beinvenen

Hier sind die oberflächlichen und tiefen Venen (Abb. 22.1) durch die Faszie wie durch eine Mauer mit nur einzelnen Pförtchen getrennt; ein ***Kollateralsystem*** zwischen oberflächlichen und tiefen Venen existiert *nicht*. Eine Kommunikation zwischen den beiden Systemen ist nur durch Verbindungsvenen möglich, die durch diese Faszienlücken verlaufen (***Vv. perforantes***).

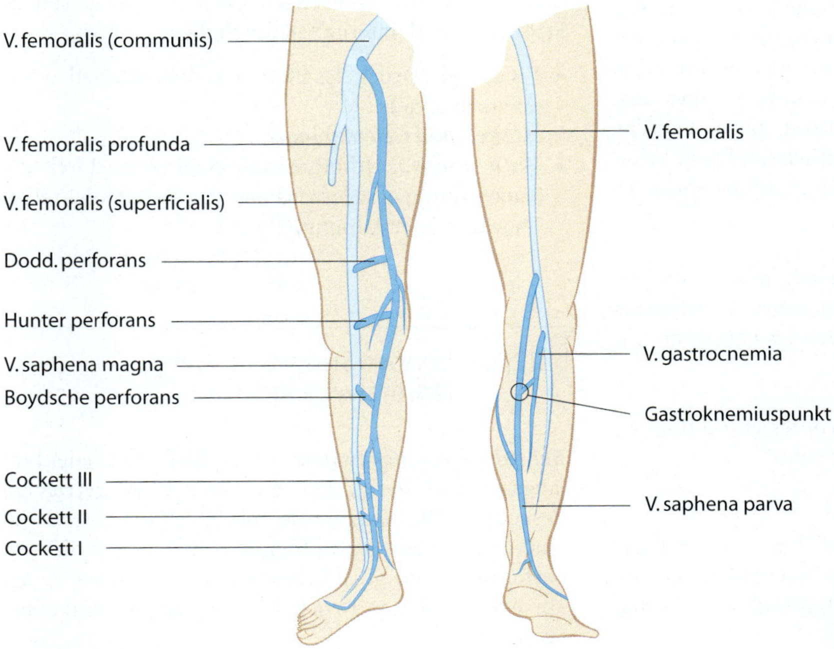

Abb. 22.1. Venensystem der unteren Extremität

Oberflächliche Venen. Die *V. saphena magna* läuft, vom medialen Fußrand kommend, ventral des Malleolus medialis und weiter an der Medialseite des Unter- und Oberschenkels und mündet in der Fossa ovalis knapp unterhalb der Leiste in die V. femoralis. Die *V. saphena parva* zieht von der lateralen Malleolusgegend entlang der Dorsalseite des Unterschenkels und mündet in sehr variabler Höhe in der Kniekehle in die V. poplitea. Beide Einmündungen werden als *Krossen* bezeichnet („Saphena-magna-", „Saphena-parva-Krosse"; „Crosse" = frz. Hirten- oder Bischofsstab).

Tiefe Venen. Die tiefen Venen folgen den Beinarterien und sind nach diesen benannt. Sie sind am Unterschenkel paarig (*Vv. tibiales anteriores et posteriores, Vv. fibulares)* und vereinigen sich in der Kniekehle in sehr variabler Höhe zur *V. poplitea* (häufig paarig, gelegentlich dreifach angelegt), die sich wieder als *V. femoralis* fortsetzt. In sie mündet etwa 4 Querfinger unter dem Leistenband eine starke Muskelvene ein, die *V. profunda femoris.* Von hier ab nennt sie der Chirurg *V. femoralis communis*, der Anatom kennt eine solche Unterscheidung nicht. Diese ist aber praktisch wichtig: Eine Unterbindung der V. femoralis ist funktionell von geringerer Bedeutung, die Ligatur der V. femoralis communis jedoch, wie sie immer wieder irrtümlich bei Varizenoperationen vorkommt, ist funktionell sehr schwerwiegend.

Beckenvenen. Die V. femoralis communis setzt sich proximal vom Leistenband in die medial der gleichnamigen Arterie liegende *V. iliaca externa* fort. Nach Einmündung der *V. iliaca interna*, welche das Blut aus dem Venenplexus des kleinen Beckens sammelt, spricht man von der *V. iliaca communis*, die sich mit jener der Gegenseite zur *V. cava inferior* vereinigt.

Die Beckenvenen sind normalerweise großteils klappenlos. An jener Stelle, an der die linke V. iliaca communis von der rechten Arteria iliaca communis gekreuzt wird, kann durch die Kompression eine Proliferation der Venenintima bis hin zur Ausbildung eines sog. Beckenvenensporns entstehen. Diese physiologische Enge ist die Ursache für die wesentlich häufigere Lokalisation einer Bein- oder Beckenvenenthrombose an der linken Seite.

Venae perforantes. Hierunter versteht man durch Faszienlücken verlaufende Verbindungsvenen zwischen dem oberflächlichen und dem tiefen Venensystem.

> **!** Unterscheide: ***Vv. communicantes*** sind Verbindungsvenen in *derselben* Schicht!

Die Klappen der Vv. perforantes stellen sicher, daß das Blut nur in Richtung zu den tiefen Venen fließen kann. Es gibt rund 100 Vv. perforantes. Praktisch wichtig sind jedoch nur wenige (s. Abb. 22.1):

- Die *Cockett-Vv. perforantes;* diese verbinden den hinteren Ast der V. saphena magna und die Vv. tibiales posteriores. Sie finden sich an der Medialseite der Wade in einer Höhe von ca. 7 cm (Cockett I), 14 cm (Cockett II) und 18 cm (Cockett III) vom Boden. Eine vierte Perforans kann oft bei 24 cm gefunden werden.
- Die *Boyd-V. perforans;* verbindet dieselben Venen knapp distal des medialen Kniegelenkspaltes.
- Die *Hunter-V. perforans;* verbindet die V. saphena magna mit der V. femoralis superficialis in Höhe des Adduktorenkanals (proximal des Kniegelenks).
- Die *Dodd-V. perforans;* verbindet dieselben Venen im Bereich der Oberschenkelmitte medial.
- Eine Perforans zwischen der V. saphena parva und einer Gastroknemiusvene in der Wadenmitte (*„Gastroknemiuspunkt"*).

Die genannten Lokalisationen unterliegen einer erheblichen Variabilität und sind nur als Faustregeln aufzufassen.

Muskelvenen. Im Inneren des M. soleus finden sich sehr starke Venen (*Soleusvenen)*, die in die Vv. tibiales posteriores, im M. gastrocnemius die *Gastroknemiusvenen*, die in die V. poplitea münden. Sie entarten ab dem 30. Lebensjahr häufig varikös und verlieren ihre Klappenfunktion. Die Muskelvenen sind deshalb von besonderer Bedeutung, weil von ihnen rund 70 % aller tiefen Thrombosen ihren Ausgang nehmen.

22.2 Hämodynamik

Normalerweise fließen 90 % des Blutes durch die tiefen und 10 % durch die oberflächlichen Venen. Die venöse Strömung wird unterhalten durch die

- *Vis a tergo* (Druck des Blutes aus dem arteriellen Kapillarschenkel),
- *Muskel- und Gelenkpumpe*,
- *Vis a fronte* (kardiothorakale Aspiration durch die Saugwirkung des Herzens und den Druckwechsel im Thorax bei der Atmung).

22.2.1 Venöse Strömung unter Normalverhältnissen

Bei ruhigem, entspanntem Stehen fließt das Venenblut langsam und stetig, von der Vis a tergo getrieben, herzwärts. Alle Klappen des oberflächlichen und tiefen Venensystems sind offen, nur die Klappen der Vv. perforantes sind geschlossen (da in den tiefen Venen ein etwas höherer Druck herrscht als in den oberflächlichen).

Beim Gehen, also bei ***Kontraktion der Wadenmuskeln („Systole")***, wird das Blut herzwärts gepreßt. Die sich in Richtung zur Peripherie schließenden Klappen stellen sicher, daß das Blut nur nach proximal fließt.

Bei Muskelerschlaffung („Diastole") verhindern die Venenklappen, daß das Blut retrograd fließt. Der dabei auftretende Druckabfall in den tiefen Venen wirkt als Sog auf die oberflächlichen Venen und die Muskelvenen, aus denen das Blut daher in die tiefen Venen strömt. Hierbei öffnen sich die Klappen der Vv. perforantes ***(„Blow in")***, bis der Druckausgleich wiederhergestellt ist (Schließen der Klappen der Vv. perforantes). Der Druckabfall in den tiefen Venen bei Bewegung der Wadenmuskeln kann durch die Venendruckmessung bestimmt werden.

Das Auspressen der Sohlenvenen bei jedem Schritt, die Bewegung im Sprunggelenk und die Tätigkeit der Beinmuskulatur sind wichtige Hilfsmechanismen für den venösen Rückfluß. Wir sprechen von einer „venösen Beinpumpe" (Gelenks-Muskelpumpe).

22.2.2 Venöse Strömung bei Varizen

Bei ruhigem, entspanntem Stehen fließt das Blut in den tiefen Venen, von der Vis a tergo getrieben, herzwärts. In den Varizen und Vv. perforantes hingegen steht das Blut völlig still, es herrscht keine Strömung.

Bei Beinbewegung fließt das Blut in den Varizen infolge einer Klappeninsuffizienz nach distal, also retrograd. Diese veränderte Strömung erklärt die Beschwerden bei Varizen und bestimmt auch die Therapie.
Folgen der Strömungsumkehr:

- Die veränderte – retrograde – Strömung führt zu einem Überdruck in der Peripherie. Dies hat schon Trendelenburg 1882 beschrieben und als „venösen Privatkreislauf" bezeichnet. Wir sprechen heute von einem ***„Blow down"***.
- Die Vv. perforantes werden durch das stark vergrößerte Blutangebot erweitert; die Klappen werden insuffizient (sofern sie dies nicht schon anlagebedingt waren oder durch variköse Degeneration gleichzeitig zur Varizenentstehung wurden) und degenerieren. Daraus ergibt sich folgende Konsequenz: Das Varizenblut fließt zwar noch durch die Vv. perforantes in die tiefen Venen *(„**Blow in**")*; durch das Fehlen der Klappen kann aber bei Wadenmuskelkontraktion nun auch Blut von den tiefen Venen nach außen fließen: ***„Blow out"***.

  Merke: Auch bei Varizen überwiegt stets die Strömung von außen nach innen; „Blow in" ist größer als „Blow out"!
- Die tiefen Venen erhalten durch die Varizen erheblich mehr Blut als bei normaler Strömung, sie werden überlastet und erweitert. Ihre Klappen können daher gleichfalls insuffizient werden.

Der ungenügende venöse Abtransport aus den Hautvenolen des Unterschenkels (venöse Stase) erklärt die weiteren Komplikationen (s. unten). Die Konsequenz für jede Therapie der Varizen heißt daher in erster Linie: Beseitige den „Blow down", in zweiter Linie: Beseitige bei größeren Venae perforantes den „Blow out".

22.2.3 Venöse Strömung bei Insuffizienz der tiefen Venen

Bei Klappeninsuffizienz in den tiefen Venen („tiefe Leitveneninsuffizienz", postthrombotisches Syndrom) kann in den betroffenen Venenabschnitten ein pathologischer Rückfluß, in insuffizienten Vv. perforantes ein „Blow out" überwiegen.

22.3 Klinische Symptomatik

22.3.1 Varizen (Krampfadern)

Varizen sind unregelmäßig geschlängelte Venen mit meist sackartigen Erweiterungen; ihre Klappen sind entweder insuffizient (schließen nicht mehr) oder zerstört bzw. fehlen. Man unterscheidet ***primäre*** (anlagebedingte) und ***sekundäre*** Varizen (Folge eines entarteten Kollateralkreislaufes bei chronischem Verschluß oder tiefer Veneninsuffizienz); die Unterscheidung ist in der Praxis oft schwierig.

Die Bezeichnung „Krampfadern" leitet sich vom althochdeutschen „Krimpfan" = Krümmen ab, aus dem später die „Krummader" wurde. Krampfadern haben also mit Krämpfen nichts zu tun; sie verursachen *keine* Wadenkrämpfe.

Als ***Phlebektasien*** oder ***Venektasien*** bezeichnen wir erweiterte, gerade verlaufende Hautvenen (z. B. „Athleten- oder Sportlervenen").

Geradeverlaufende, sich besonders durch die dünnere Haut von Frauen abzeichnende Venen sind *keine* Varizen!

Varizentypen

- ***Besenreiservarizen*** (Abb. 22.2 b): intradermal gelegene, feine Krampfäderchen, die je nach Durchmesser mehr rot (um 0,1 mm) oder mehr blau (bis 1 mm) erscheinen. Sie werden meistens von etwas größeren Nährvenen gespeist, kollabieren nicht bei Hochlagerung des Beines und sind nur von kosmetischer Bedeutung;
- ***Retikuläre Varizen:*** netzartig an der Korium-Subkutisgrenze gelegen, ernähren oft teleangiektatische Besenreiserherde;

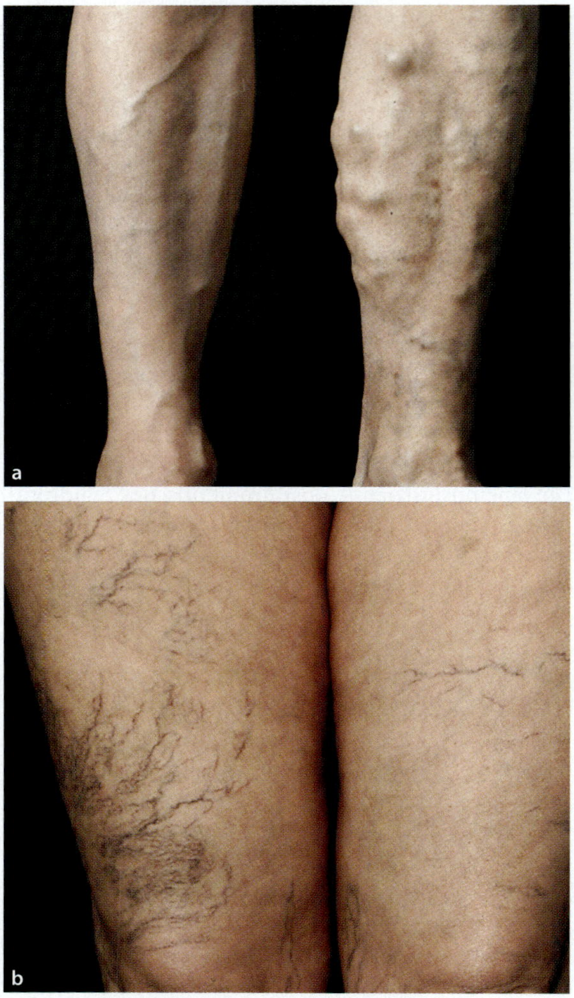

Abb. 22.2 a, b. Varizen. a Unkomplizierte Varizen vorwiegend im Vena saphena magna-Bereich, b Besenreiservarizen

- *Stammvarizen* (Abb. 22.2 a): variköse Entartung bzw. Klappeninsuffizienz der großen Venenstämme (V. saphena magna bzw. parva). Erweiterte und geschlängelte Varizenabschnitte sind klinisch oft nur am Unterschenkel erkennbar, wobei aber durch eine Doppler-Ultraschall-Untersuchung eine Insuffizienz der Mündung und des proximalen Stammes nachgewiesen werden kann;
- *Nebenastvarizen:* variköse Erweiterung von Seitenästen der V. saphena magna (V. circumflexa anterior an der Vorderseite, bzw. posterior an der Hinterseite des Oberschenkels, V. femoropoplitea = Giacomini-Vene, Verbindung zwischen Saphena magna und parva);
- *Insuffiziente Venae perforantes:* In seltenen Fällen können auch von einer isolierten insuffizienten Vena perforans Varizen ausgehen.

Epidemiologie. Primäre Varizen finden sich nur an den unteren Extremitäten des Menschen und bei keinem anderen Lebewesen. Sie hängen offenbar mit dem aufrechten Stand des Menschen zusammen. Wir finden sie auch bei Naturvölkern und in den Papyri der alten Ägypter. Eine hohe Prädisposition von Frauen wird zwar allgemein vermutet, trifft aber nicht zu. Global haben die Frauen zwar etwas häufiger Varizen, sehr ausgeprägte Formen überwiegen aber bei Männern. In unserer erwachsenen Bevölkerung haben fast 50 % Krampfadern.

Ätiologie. Primäre Varizen sind im wesentlichen anlagebedingt. Begünstigende Faktoren sind erbliche Belastung (77 %), Alter und hormonelle Einflüsse. Sekundäre Varizen entstehen bei Abflußhindernissen im Bereich der tiefen Venen, vor allem nach Thrombosen. Varizen über dem Mons pubis ***(präpubische Varizen)*** sind ein Zeichen für (ältere) Verschlüsse der Beckenvenen nach Thrombosen. Varizen am (Unter-) Bauch sind ein Zeichen für einen chronischen Verschluß der V. cava inferior.

In der Praxis wichtig ist die Unterscheidung blander, unkomplizierter Varizen von solchen, die mit krankhaften Veränderungen einhergehen („chronische Veneninsuffizienz“).

Subjektive Symptomatik. Sämtliche Varizentypen können mit lokalen Beschwerden einhergehen. Typisch sind Schwere-, Schwellungs- und Müdigkeitsgefühl der Beine besonders gegen Abend, nach langem Stehen und Sitzen sowie in der warmen Jahreszeit. Krämpfe, Parästhesien und unruhige Beine haben meist *nichts* mit gleichzeitig bestehenden Krampfadern zu tun.

22.3.2 Chronische Veneninsuffizienz (CVI)/Postthrombotisches Syndrom (PTS)

Ein durch chronische Abflußstörungen im Bereich der Beinvenen bedingter Symptomenkomplex, der durch Ödeme, subfasziale Stauung und Hautveränderungen an den distalen Unterschenkeln gekennzeichnet ist. Die klinische Symptomatik ist unabhängig davon, ob die Stauung durch CVI oder PTS verursacht ist.

Stadieneinteilung (nach L. Widmer)

- Stadium I: Ödem, subfasziale Stauung (Konsistenzerhöhung in der Tiefe der Wade bei Palpation), „Corona phlebectatica paraplantaris“ (= „ankle flare“: besenreiserartige Hautvenen unterhalb des Innenknöchels);
- Stadium II: Induration der Haut des distalen Unterschenkels, Dermatosklerose, Hyperpigmentation („Dermite ocre“), Ekzem, Atrophie blanche;
- Stadium III (Abb. 22.3): Ulkus bzw. Ulkusnarbe.

Epidemiologie

Symptome der CVI finden sich bei ca. 15 % der erwachsenen Bevölkerung. Mehr als 1 % haben ein venöses Beingeschwür (in der BRD ca. 1 Million Menschen).

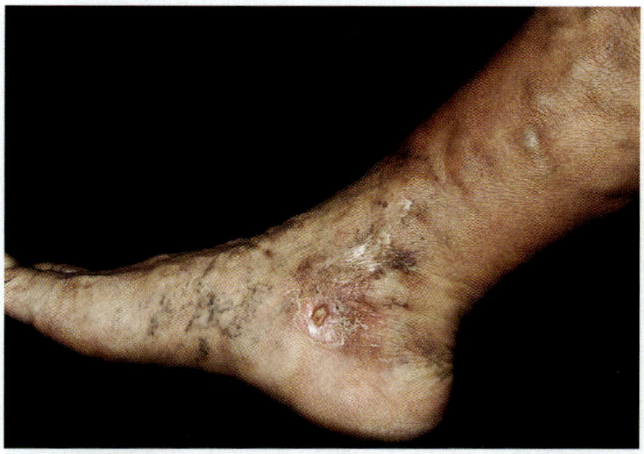

Abb. 22.3. Chronisch venöse Insuffizienz III°. Varizen im Vena saphena magna-Bereich, Ödem und Sklerose des Unterschenkels, Hyperpigmentierung (Hämosiderin), Ulcus cruris venosum und atrophe Narben im Malleolarbereich

Ätiologie

Wie der Begriff „chronische Veneninsuffizienz" impliziert, liegt die Ursache in einer Störung des venösen Rücktransports in den tiefen Venen. Diese tritt auf:

- Bei ausgeprägten Varizen, die meist mit Insuffizienz der tiefen Venen („tiefe Leitveneninsuffizienz") und von Vv. perforantes einhergehen („dekompensierte Primärvarikose");
- Im Rahmen eines postthrombotischen Syndroms durch organische Schäden der tiefen Venen an Wand und Klappen (Organisation und Rekanalisation von Thromben);
- Bei Störung oder Nichtbetätigung der venösen Gelenks-Muskelpumpe aus orthopädischen oder neurologischen Ursachen, bei Kompressionssyndromen, Angiodysplasien, arteriovenösen Fisteln.

Pathogenese

Der pathologische Rückfluß des Blutes führt in den tiefen Venen, aber auch den oberflächlichen Stammvenen und den Vv. perforantes bis zu den Venolen der Haut zu einer Stauungssituation, die zur Extravasation und Ausbildung eiweißreicher Ödeme führt. Letztere regen die Bildung kollagener Fasern an (Induration, Sklerose). Die Ausbildung von Fibrinscheiden um die Venolen bewirkt eine Behinderung des Stoffaustauschs, lokale Mikroangiopathie und Lymphangiopathie, trophische Störungen der Haut und schließlich Gewebstod.

Klinik

Ödeme und Induration bedingen eines der Leitsymptome der CVI, die Beinschwellung (Tabelle 22.1). Weitere häufige Stauungsfolgen sind Dermatosklerose und scheckige Hyperpigmentation (Hämosiderin) der distalen Unterschenkel, manchmal auch der Fußrücken. Gelegentlich bestehen schmerzhafte, gerötete, derbe Infiltrate (***„Hypodermitis"***), die oft mit einem Erysipel verwechselt werden (Unterscheidungsmerkmale: kein Fieber, keine Lymphknotenschwellung). Hyperpigmentierte Areale und Platten auch an Fuß- und Zehenrücken (***„Akroangiodermatitis"***) können klinisch und histologisch einem Kaposi-Sarkom ähnlich sein (***„Pseudo-Kaposi"***).

Unterschenkelekzeme (Abb. 22.4). Sie entstehen in der Regel zunächst durch die venöse Zirkulationsstörung selbst („Stasis-Dermatitis"). Im weiteren Verlauf treten zusätzliche ätiologische Faktoren hinzu: Kontaktsensibilisierung durch Inhaltsstoffe von Salben, chronische Irritation durch Sekrete aus den Ulzera und mikrobielle Besiedelung. Starke Neigung zur Entwicklung nummulärer Streuherde.

> **!** Die Prävalenz von Kontaktallergien (Neomycin, Konservierungsmittel, Perubalsam, Salbengrundlagen) erreicht bei sehr chronischen venösen Ulzera fast 100 % und stellt ein großes therapeutisches Problem dar, da man manchmal kaum mehr Salben findet, die vertragen werden.

Tabelle 22.1. Differentialdiagnose des „Dicken Beins"

Venöse Abflußbehinderung	Chronische Veneninsuffizienz Tiefe Thrombose Postthrombotisches Syndrom „Dependency syndrome" (bei langem bewegungslosem Sitzen) Kompression (z. B. Stau-Artefakt, Baker-Zyste, Tumor, Aneurysma)
Kardiale Ödeme	Symmetrisch, Zeichen der Herzdekompensation
Onkotisch bedingte Ödeme	Hypoproteinämie bei Nephropathie, Hepatopathie, Malignomen
Störung der Kapillarpermeabilität	Entzündliche Ödeme (Umgebung einer Arthritis, Erysipel, Phlegmone etc) „Zyklisch-idiopathische Ödeme" (bei geschlechtsreifen Frauen, wahrscheinlich hormonell bedingt) Postischämische Ödeme (nach Rekonstruktion eines arteriellen Verschlußes)
Lymphödem	Benignes Lymphödem (idiopathisch oder hereditär, z. B. M. Nonne-Milroy-Meige-Syndrom) „Malignes" (sekundäres) Lymphödem bei Metastasen der (inguinalen) Lymphknoten
Lipödem („Fettbein", „Säulenbein")	Symmetrische, weiche Schwellung, besonders proximal der Sprunggelenke bei älteren Frauen (Fußrücken frei!)

Ulcus cruris venosum. Das Symptom maximaler Ausprägung der CVI, gleichzeitig die häufigste Ursache von Unterschenkelgeschwüren und Spitzenkandidat von „Einzelleistungen" niedergelassener Dermatologen sowie dermatologischer Abteilungen.

Das typische „venöse" Geschwür liegt in der Gegend des Innenknöchels, ist meist (anfangs) einzeln, rund, nur mäßig schmerzhaft und von pathologisch veränderter Haut (induriert bis kallös, meist ekzematisiert) umgeben (s. Abb. 22.3 u. Abb. 22.4). Oft führt eine Krampfader vom Ulkus weg („Muttervarize", „Nährvene"). Das venöse Ulcus cruris neigt sehr zum Rezidiv; je häufiger es rezidiviert, desto stärker wird das Gewebe induriert, und desto ausgedehnter, tiefer und therapieresistenter werden die Rezidivulzera. Bei exzessiver Ausprägung ist die Knöchelregion in der gesamten Zirkumferenz von einer strumpfartigen sklerotischen Platte eingeschnürt; manchmal bilden sich hier auch zirkuläre Ulzera („Gamaschenulzera") (Abb. 22.5). Durch den gestörten Lymphabfluß stellen sich distal davon Lymphödeme ein. Die Ulzera werden nicht selten superinfiziert und sind wichtige Eintrittspforten für das Erysipel. Eine weitere wichtige Komplikation ist die Spitzfußstellung (Fixierung des Sprunggelenks in Streckstellung – Schonhaltung!), die durch Beinträchtigung der Muskelpumpe die Zirkulation noch weiter verschlechtert.

Patienten mit chronischen venösen Ulzera, meist alte Frauen, sind durch ihr Leiden zwar nicht akut gefährdet, aber schwer beeinträchtigt. Wegen der nötigen häufigen Verbandwechsel (die sie selbst oft nicht durchführen können) sind sie Dauergäste in Ambulanzen und Ordinationen und pendeln zwischen Spital und Heim; ihr Tagesablauf kreist um die Geschwüre. Als typische Pflegefälle sind sie Stiefkinder der Ökonomie-orientierten Medizin.

Pathogenese. Gewebstod durch Störung der Mikrozirkulation aufgrund des venösen Refluxes. Andere Ursachen gestörter Mikrozirkulation sind Abfall des arteriellen Perfusionsdrucks und Erhöhung der Blutviskosität; sind solche gegeben, spricht man von „gemischten" Ulzera.

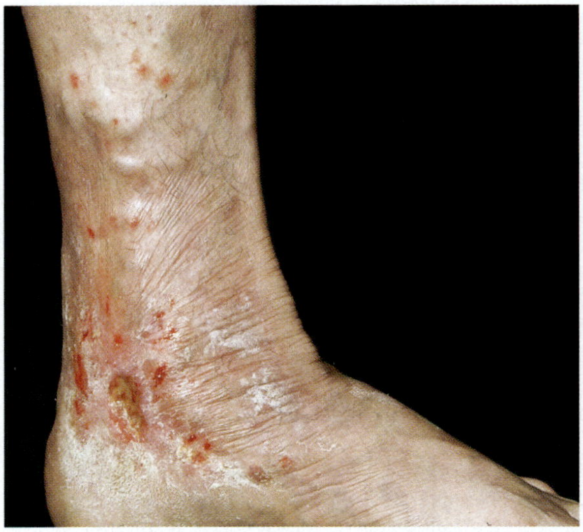

Abb. 22.4. Ekzema cruris bei chronischer venöser Stauung. Beachte das retromalleoläre Ulcus cruris venosum und die zahlreichen (teils strichförmigen) Kratzeffekte

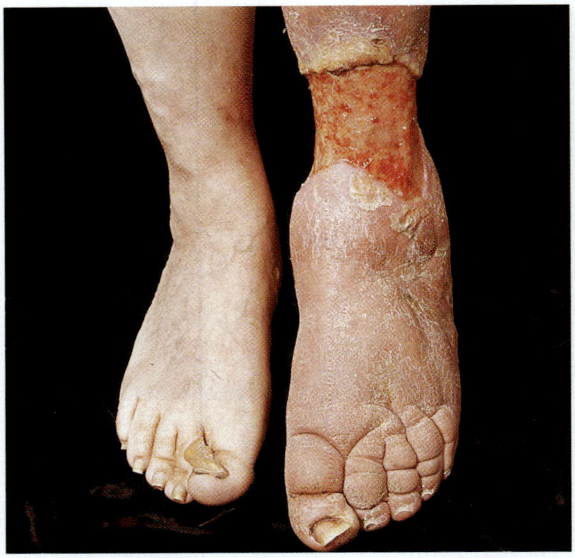

Abb. 22.5. Gamaschenulkus. Beachte das Lymphödem distal des Ulkus (Schwellung bis zu den distalen Zehenphalangen, Stemmer-Zeichen!)

Diagnose und Differentialdiagnose. CVI ist zwar die häufigste, aber doch nur eine unter vielen Ursachen von Unterschenkelgeschwüren (Tabelle 22.2). Die Diagnose wird durch das Vorhandensein der klinischen Zeichen der CVI und durch deren apparativen Nachweis (s. unten) gestellt. Die wichtigsten Ulcera cruris nicht-venöser Genese sind:

- ***arterielles Ulcus cruris:*** Dieses ist vorwiegend an der Außenseite des Unterschenkels lokalisiert, sehr schmerzhaft, besitzt „wie ausgestanzte" Ränder. Zeichen venöser Insuffizienz fehlen in der Regel, Arterienverschlüsse sind nachweisbar;
- ***arterioläre und mikroangiopathische Ulzera:*** Hautnekrosen bei durchgängigen Stammarterien. Die häufigsten Ursachen sind Diabetes mellitus, rheumatoide Arthritis, Polyzythämie, Thrombozytose u. a.;
- ***Livedo-Vaskulitis:*** bizarr konfigurierte, sehr schmerzhafte Ulzera der Knöchelregion durch Fibrinthrombi in dermalen Gefäßen bei umschriebener Livedo racemosa und Atrophie blanche;
- ***posttraumatisches Ulcus cruris:*** „artefiziell" lokalisiertes und konfiguriertes Ulkus. Das vorausgehende Trauma wird nicht immer erinnert, die Heilungstendenz ist wegen der altersbedingt reduzierten Durchblutung oft schlecht;
- ***Pyoderma gangränosum, Hauttumoren.***

! „Ulcus cruris" ist keine Diagnose, sondern nur ein Symptom.

Tabelle 22.2. Ätiologie von Unterschenkelgeschwüren

I Exogene Noxen (oft von zusätzlicher Bedeutung)	Mechanische Traumen	Verletzungen, Druckstellen, Dekubitus, Artefakte
	Thermische Noxen	Verbrennung, Erfrierung
	Aktinische Noxen	z. B. Röntgenstrahlen
	Chemische Noxen	Verätzung, Sensibilisierung
	Iatrogene Noxen	Phlebographie, Verödung
	Mikrobielle Noxen	Pyodermien, Ekthyma, Osteomyelitis, tiefe Mykosen, Mykobakterien, Parasitosen (Leishmaniose, Filiariasis)
II (Vorwiegend) Vaskuläre Noxen	Arterielle Ulzera	bei arterieller Verschlußkrankheit
	Arterioläre Ulzera	nekrotische Angiodermitis, Sonderform: Ulcus hypertonicum Martorell; diabetische Ulzera
	Ulzera durch Embolisation	Cholesterinembolie
	Vaskulitische Ulzera	z. B. Livedovaskulitis, exulzerierte Nodularvaskulitis, rheumatoide Vaskulitis
	Bluterkrankungen	z. B. Thrombozytose, Lupusantikoagulans, Sphärozytose, Fibrinolysestörungen (z. B. Klinefelter-Syndrom)
	Venöse Ulzera	infolge chronischer venöser ambulatorischer Hypertension bei chronischer Veneninsuffizienz
	Arteriovenöse Fisteln	können zur chronischen Veneninsuffizienz führen
	„Ulcus mixtum"	arterielle Verschlußkrankheit + chronische Veneninsuffizienz
	Dermatologische Erkrankungen	Pyoderma gangraenosum, Necrobiosis lipoidica, Sklerodermie, Radioderm, Frostbeule, Sarkoidose
	exulzerierte Tumore	Basaliome, Spinaliome, Melanom, M. Kaposi
III Neurotrophische Ulzera (immer an Druckstellen besonders der Sohlen, oft Knochenmitbeteiligung im Sinne einer Akroosteolyse, akrale bis sockenförmige Sensibilitätsstörungen)	Periphere Neuropathien	Diabetes mellitus
		exogen-toxische Ursachen (Alkoholismus, Polyvinylchlorid, INH)
		Nervenverletzungen
		gastrointestinale Resorptionsstörungen (z. B. Perniciosa)
		Lepra
		hereditäre Formen („Acropathie ulceromutilante pseudo-syringomyelique familiale")
	Zentralnervöse Ursachen	Syringomyelie
		Myelodysplasie
		Tabes dorsalis

22.3.3 Oberflächliche Venenentzündung (Thrombophlebitis)

Typisch sind die klassischen Entzündungssymptome im Bereich einer Krampfader (Rötung, schmerzhafte Verhärtung, Hitzen). Bei einer Phlebitis im Mündungsbereich von Saphena magna und parva können Thrombenanteile bis in die tiefen Venen reichen und Lungenembolien verursachen.

! Bei Entzündungen *nicht*-varikös veränderter Hautvenen, die oft auch wandern bzw. springen (Phlebitis migrans, saltans), muß immer an Systemkrankheiten gedacht werden (Endangitis obliterans Winiwarter-Buerger, Malignom!). Eine Sonderform ist die sog. Mondor-Phlebitis am seitlichen Rumpf (Assoziation mit Neoplasmen des Gastrointestinaltrakts; bei in der Schulter abgewinkeltem Arm zeichnet sich in der vorderen Axillarfalte der verhärtete Strang der Vene ab).

22.3.4 Tiefe Phlebothrombose

Die Phlebothrombose (der tiefen Beinvenen) ist eine sehr häufige und schwerwiegende Krankheit; ihr Ernst beruht auf der möglichen Folge der Lungenembolie und der Spätkomplikation des postthrombotischen Syndroms.

Lungenembolien können vor allem bei klinisch nicht erkannter und unbehandelter Thrombose tödlich verlaufen. Zirka 50 % der Patienten haben schon bei Diagnosestellung Lungenembolien, die allerdings überwiegend klinisch völlig stumm und nur durch entsprechende szintigraphische Methoden nachweisbar sind. Wird die Thrombose diagnostiziert und behandelt, ist die Komplikation der tödlichen Lungenembolie ein sehr seltenes Ereignis (unter 1 %).

Die Schädigung der tiefen Beinvenen beruht auf insuffizienter Rekanalisation mit Zerstörung der Klappen. Vor allem die Klappeninsuffizienz kann in den Folgejahren zu dauernder Stauung im Sinne eines postthrombotischen Syndroms führen. Nach konservativer Therapie einer tiefen Beinvenenthrombose sind derartige Folgeerscheinungen nach 5–10 Jahren in einer Häufigkeit von ca. 30 % zu erwarten, ein venöses Unterschenkelgeschwür entwickelt sich in ca. 8 %.

Epidemiologie. Die Inzidenz steigt linear mit dem Alter an: Im Obduktionsgut wird sie in 16 % der 30- bis

40jährigen, in 50 % der 50- bis 60jährigen und in 68 % der 60- bis 80jährigen nachgewiesen.

Pathogenese. Die Ursache der tiefen Phlebothrombose liegt in der sog. ***Virchow-Trias:***

- Strömungsverlangsamung,
- Schädigung des Gefäßendothels und
- Veränderung der Blutzusammensetzung.

Hauptfaktor ist die ***Strömungsverlangsamung***, da Stase allein zur Schädigung des Gefäßendothels und zur Anreicherung von prokoagulanten Faktoren führen kann. Strömungsverlangsamung kommt oft bei Bettruhe zustande, etwa nach einer Operation. Wir kennen aber auch eine ***„ambulante" tiefe Thrombose,*** die sich scheinbar aus heiterem Himmel ereignet. Der auslösende Faktor ist hier häufig überlanges Sitzen, etwa bei Flugzeug- und Autofahrten, wobei die V. poplitea weitgehend abgeknickt ist. Der Beginnpunkt der Thrombose liegt am Ort der stärksten Strömungsverlangsamung, das sind vor allem die Wadenmuskelvenen.

In den Industriestaaten sind diese Venen, wahrscheinlich infolge mangelnder körperlicher Bewegung, ab dem 30.Lebensjahr bei 30–60 % der Bevölkerung praktisch klappenlos und oft varikös erweitert, was die Stagnation des Blutes erheblich begünstigt.

Im Bereich der *linken* V. iliaca communis wird die Strömung noch weiter durch den ***Beckenvenensporn*** verlangsamt, der ähnlich einem Brückenpfeiler in einem Fluß Wirbelbildungen auslöst und die Entstehung von Thrombosen begünstigt. Dieser Sporn findet sich bei rund 23 % aller Erwachsenen (s. oben).

Gefäßwandveränderungen: Orale Kontrazeptiva, besonders in Kombination mit Rauchen, führen zur subintimalen Zellproliferation und begünstigen dadurch die Entstehung von Thrombosen.

Änderungen der Blutzusammensetzung: Postoperativ, vor allem nach Bauchoperationen, werden gerinnungsfördernde Substanzen ausgeschüttet. Übergewichtige sowie Patienten mit Varizen und nach Thrombosen haben 3mal häufiger Thrombosen als Normalpersonen.

Thromboseneigung besteht auch bei Malignomen sowie im Rahmen von erworbenen oder hereditären Gerinnungsstörungen (z. B. AT-III-, Protein-C-, Protein-S-Mangel, APC-Resistenz, Antiphospholipid-Antikörper).

> **!** Bei Thrombosen muß stets nach einem zugrundeliegenden okkulten Malignom gefahndet werden!

Klinik. Die Frühsymptome sind oft wenig eindrucksvoll: es besteht ein ***einseitiger Wadenschmerz***, der einem Muskelkater ähnelt. Die subfasziale Konsistenz ist bei sorgfältiger Palpation erhöht. Der Schmerz verstärkt sich auf Druck und bei brüsker Dorsalflexion des Vorfußes. Bei beginnender Beckenvenenthrombose ist die Leiste leicht verstrichen, die Gefäßloge druckschmerzhaft. Beim Aufstehen färbt sich das Bein leicht livid. Besonders bei Bettlägrigen ist eine Lungenembolie oft das erste Frühzeichen; die Symptome am Bein sind oft so geringfügig, daß sie erst einige Tage nach der Embolie registriert werden.

> **!** Jede „Pleuritis" bei Bettlägrigen ist verdächtig auf eine Lungenembolie. Ein Kreislaufkollaps mit längerem Blutdruckabfall und Tachykardie bedeutet häufig eine versteckte Lungenembolie.

Vollbild der tiefen Thrombose: schmerzhafte, diffuse teigig-weiche bis pralle Schwellung und livide Verfärbung des Unterschenkels oder des gesamten Beines, Fieber. Unter ***Phlegmasia coerulea dolens*** versteht man eine massive Thrombose mit lividem, pulslosem Bein.

Differentialdiagnose. Erysipel, Phlegmone.

> **!** Im Gegensatz zur oberflächlichen Venenentzündung, die eindeutige Symptome macht, ist die Diagnose einer tiefen Beinvenenthrombose allein nach klinischen Kriterien schwierig und unzuverlässig. Schon geringer Verdacht (alle unklaren einseitigen Beinbeschwerden besonders bei Bettlägrigen) stellt die Indikation zur sofortigen objektiven Klärung dar. Zu dieser stehen neben der Phlebographie heute eine Reihe von nichtinvasiven Untersuchungsmethoden zur Verfügung (s. unten).

22.4 Untersuchungsmethoden

22.4.1 Klinische Untersuchung

Zunächst erfolgt die ***Inspektion*** der unbedeckten Beine des stehenden Patienten von vorne und hinten. Folgende Punkte sind besonders zu beachten: eventuelle Deformitäten der Zehen bzw. des Fußgewölbes, Hautveränderungen in der Umgebung des Innenknöchels (hier manifestieren sich venöse Stauungserscheinungen zuerst; der Patient nimmt die „Charly-Chaplin-Stellung" ein), Schwellung des Beines, Längendifferenz, suprapubische Varizen (Symphysenkollateralen bei persistierendem Beckenabflußhindernis – „Spontan-Palma"). Als nächstes werden die Mündungen der Vv. saphenae aufgesucht und auf etwaige Insuffizienz untersucht.

Klopftest nach Schwartz. Man tastet mit einer Hand am stehenden Patienten die oberste Mündung der V. saphena parva (Kniekehle) bzw. V. saphena magna (Leiste). Mit der anderen Hand wird eine distal davon gelegene Varize perkutiert, wodurch eine Welle ausgelöst wird, die mit der tastenden Hand verspürt wird. Dieser Test dient nur zur Lokalisation der Mündung, ist aber zum Nachweis einer Insuffizienz ungeeignet.

Hustentest. Man palpiert die Mündung der V. saphena magna, ohne die Mündung mit der tastenden Hand zu komprimieren. Der Patient wird zum Husten aufgefordert: Bei insuffizienter Mündungsklappe wird eine retrograde Blutströmungswelle palpiert.

Trendelenburg-Test. Dient zur Feststellung der Suffizienz der Mündungsklappe der V. saphena magna.

Durchführung: Der Patient liegt auf dem Rücken, das Bein wird stark angehoben. Folge: Entleerung aller oberflächlichen Varizen. Nun preßt man mit einem Finger kräftig auf die Mündung der V. saphena magna in der Leiste. Der Patient steht nun auf. Die oberflächlichen Varizen, insbesondere die varikös veränderte V. saphena magna, bleiben zunächst leer. Man hebt nun den Fingerdruck auf; schießt jetzt das Blut von proximal in die Varizen (Blow down!), ist der Trendelenburg-Test positiv, d.h. die Klappen sind insuffizient. Sind sie suffizient *(*Trendelenburg-Test negativ*)*, füllen sich die Varizen nur langsam von distal her.

22.4.2 Apparative Untersuchungen

Doppler-Ultraschalluntersuchung

Zweck. Ortung der insuffizienten Mündung, Nachweis einer retrograden Strömung in den Stammvarizen, Beurteilung proximaler Strombahnhindernisse (Becken).

Prinzip. Ultraschallwellen, die in einer bleistiftartigen Sonde von einem Piezokristall emittiert werden, dringen durch die Haut ein und werden an strömenden Blutpartikeln in oberflächlichen Gefäßen mit einer Frequenzänderung reflektiert (Dopplereffekt). Die Frequenzdifferenz zwischen emittierten und reflektierten Wellen liegt im hörbaren Bereich und kann über Lautsprecher akustisch wahrnehmbar gemacht oder auch in Kurvenform mittels Schreiber registriert werden.

Über insuffizienten Venen können durch Stuhlpressen („Valsalva-Versuch") sowie durch Kompressionsmanöver retrograde Strömungen nachgewiesen werden (Nachweis von Klappeninsuffizienz in Varizen, Vv. perforantes, tiefe Beinvenen).

Die Dopplersonde ist weiters die wichtigste apparative Methode für die praktische Diagnostik von arteriellen Gliedmaßenverschlüssen, Karotisdiagnostik, tiefer Venenthrombose (s. Screening-Methoden bei Verdacht auf tiefe Beinvenenthrombose), arteriovenösen Fisteln. „Direktionale" Geräte erlauben die Bestimmung der Strömungsrichtung.

Duplex, Triplex

Zweck. Anatomische und gleichzeitig funktionelle Beurteilung von interessierenden Gefäßabschnitten (Beurteilung von Obstruktion und Reflux in oberflächlichen und tiefen Venen).

Prinzip. Beim Duplexgerät handelt es sich um eine Kombination einer Ultraschall-Bilddarstellung (B-Scan) mit einer Doppler-Registrierung des strömenden Blutes. Farbkodierte Geräte erlauben die zusätzliche bildhafte Darstellung der Strömungsrichtung („Triplex").

Photoplethysmographie, Lichtreflexionsrheographie

Zweck. Beurteilung der venösen Pumpfunktion speziell nach gezielter Kompression des Saphenastamms bzw. der Vv. perforantes.

Prinzip. In die Haut eingestrahltes Infrarotlicht wird in Abhängigkeit von der lokalen Blutfülle (dermaler Plexus) reflektiert. Mit Hilfe von kleinen Sensoren können so Schwankungen von lokalen Blutvolumina in den untersuchten Hautregionen registriert werden.

Durchführung. Unter standardisierten Bewegungsübungen (Fußwippen, Kniebeugen) entleeren sich die Venenplexus der Haut am Fuß oder dem distalen Unterschenkel, der resultierende Anstieg der Lichtreflexion wird in Kurvenform registriert. Normalerweise ist die „Auffüllzeit", also der Ausgleich der Lichtreflexionsverhältnisse nach Bewegungsübung, länger als 20 Sekunden. Bei venösem Reflux (Klappeninsuffizienz) bzw. venösen Abflußhindernissen ist sie verkürzt. Durch Kompressionsversuche am Saphenastamm bzw. an den Vv. perforantes, deren physiologische Aufgabe die Verhinderung pathologischer Rückströmungen ist, kann eine pathologisch verkürzte Wiederauffüllzeit verlängert oder sogar normalisiert werden. Dadurch kann die Wirksamkeit einer für später geplanten therapeutischen Varizenausschaltung vorhergesagt werden.

Volumenänderungen von ganzen Extremitätensegmenten können durch aufwendigere plethysmographische Verfahren (Dehnungsmeßstreifen, Air-Plethysmographie, Fußvolumetrie) quantitativ erfaßt werden (s. Screening-Methoden bei Verdacht auf tiefe Beinvenenthrombose).

Phlebographie

Zweck. Nachweis bzw. Lokalisation einer Thrombose (sicherste Nachweismethode); evtl. präoperative Darstellung von Varizen und Vv. perforantes.

Prinzip. Nach Einspritzen eines Kontrastmittels in eine Fußrückenvene kann man unter Monitorkontrolle die oberflächlichen und tiefen Venen exakt darstellen, ebenso die Vv. perforantes.

Zur genauen Lokalisation der Saphena-parva-Mündung sowie bei Rezidivvarizen zur Darstellung des Abflußes in die Tiefe genügt oft eine ***Varikographie***, also eine Injektion von Kontrastmittel in eine Varize.

Venendruckmessung

Zweck. Bestimmung der Venendrainage unter Betätigung der Muskelpumpe, eventuell bei gleichzeitiger Kompression (= Ausschaltung) der Varizen („dynamische Venendruckmessung“).

Prinzip. Am stehenden Patienten wird eine Fußrückenvene punktiert, an die Nadel ein Katheter und an diesen ein Manometer anschlossen. Der gemessene Venendruck entspricht dem Gewicht der Blutsäule zwischen der Meßstelle (also in diesem Fall der Fußrückenvene) und dem „hydrostatischen Indifferenzpunkt“. Letzterer ist als jener Punkt definiert, an dem der venöse Druck bei jedem Lagewechsel des Körpers gleichbleibt. Beim Menschen liegt der hydrostatische Indifferenzpunkt rund 5–10 cm unter dem Zwerchfell. Man kann approximativ sagen: Man mißt einen Druck, der dem einer Blutsäule von der Meßstelle bis zum rechten Vorhof entspricht.

Der ***normale Ruhedruck*** beträgt bei mittlerer Körpergröße rund 90 mmHg. Durch Aktion der Muskelpumpe (Zehenstände, Kniebeugen) sinkt der Druck erheblich ab (***normaler Druckabfall 50–60 mmHg***).

Bei ***chronischer Veneninsuffizienz*** ist der Druckabfall durch den Blow down ***erheblich geringer (10–40 mmHg)***, bei primären unkomplizierten Varizen im Vergleich zum Gesunden nur mäßig eingeschränkt.

> **!** Der Ruhedruck ist von geringer Bedeutung. Wichtig ist nur das Ausmaß des Druckabfalles bei Betätigung der venösen Beinpumpe.

Ein eingeschränkter Venendruckabfall im Gehen, also eine sog. ***chronische venöse ambulatorische Hypertension***, ist das entscheidende pathophysiologische Substrat für alle klinischen Erscheinungen der chronischen Veneninsuffizienz. Eine funktionelle Indikation zur Varizenausschaltung bei Vorliegen von schweren Hautveränderungen am Bein im Sinne einer chronischen Veneninsuffizienz besteht dann, wenn bei Kompressionsversuchen von Varizenabschnitten ein verstärkter Venendruckabfall, also eine Reduktion der chronischen venösen ambulatorischen Hypertension nachgewiesen werden kann.

Screening-Methoden bei Verdacht auf tiefe Beinvenenthrombose

Doppler-Ultraschalluntersuchung. Bei gesunden Venen registriert man infolge der atemsynchronen Schwankung des venösen Blutstromes ein gleichmäßiges Auf- und Abschwellen des Tons oder eine Wellenbewegung der Kurve. Bei einem venösen Strombahnhindernis wird distal davon ein *kontinuierliches*, nicht von der Atmung moduliertes Strömungssignal registriert.

Die Methode hat bei Beckenvenenverschlüssen und Untersuchung der V. femoralis in der Leiste eine Trefferquote von rund 90 %. Je weiter distal der Thrombus sitzt, umso höher wird die Fehlerquote. Vorteil der Doppler-Methode: einfach, nicht belastend.

Mit Hilfe von Ultraschall-B-Scan bzw. Duplex-Scan können Thromben in verschiedenen Venenabschnitten dargestellt werden.

Plethysmographie. Messung des venösen Abstroms aus dem größten Wadensegment (Volumenabnahme nach Aufhebung einer 3 Minuten dauernden Stauung am distalen Oberschenkel). Treffsicherheit von ca. 90 % bei proximalen Thrombosen.

Thermographie. Hier wird die Überwärmung der Haut bei Vorliegen einer Thrombose registriert. Nachteile: geringe Spezifität (oberflächliche Phlebitis, Hämatome und Entzündungen anderer Art müssen vor der Untersuchung ausgeschlossen werden).

Duplex-Sonographie. Diese Untersuchung, eventuell auch in der farbkodierten Version, gilt heute als die treffsicherste, nichtinvasive Methode zum Nachweis bzw. Ausschluß einer phlebographisch nicht darstellbaren tiefen Beinvenenthrombose (z. B. in der V. femoralis profunda).

Technetium-Plasmintest. Radioaktiv markierte Thrombosemarker (^{99m}Tc-Plasmin; früher auch ^{125}J-, ^{131}J-Fibrinogen) lagern sich nach intravenöser Injektion im Bereich eines Thrombus ab und können dort durch Oberflächenmessung mit Szintillationssonden nachgewiesen werden (markiertes Fibrinogen frühestens nach 6 Stunden, Technetium-Plasmin nach 30 Minuten). Während das aus gepoolten Humanseren gewonnene Fibrinogen heute kaum mehr verwendet wird, hat sich der aus Schweine-Plasmin hergestellte Tracer vor allem für die Diagnose von Unterschenkelvenenthrombosen sehr bewährt.

Isotopenphlebographie. *Vorteile* dieser Methode im Vergleich zur Röntgenphlebographie sind das geringe Injektionsvolumen (~1 ml) sowie die Beurteilbarkeit der pulmonalen Perfusionsverhältnisse (Emboliennachweis!) durch das bei Verwendung von ^{99m}Tc-markierten Mikrosphären mitgelieferte Lungenszintigramm. *Nachteil:* schlechtes Auflösungsvermögen, sichere Aussagen nur im Beckenbereich möglich.

22.5 Therapie

22.5.1 Varizenbehandlung

Physikalische Behandlung

Ein allgemeiner Grundsatz ist die Lebensführung nach der bewährten ***3S-3L-Regel:*** „Sitzen und Stehen ist schlecht. Lieber Liegen oder Laufen".

Konkrete ***Verhaltensmaßregeln*** sind ferner:

- Bewegungsübungen der Wadenmuskeln bei hochgelagerten Beinen;
- richtiges Hochlagern während der Nachtruhe: der Unterschenkel soll in Herzhöhe liegen und das Knie gebeugt sein;
- Vermeidung übermäßiger Wärme. Schlecht: heiße Bäder, Sonnenbäder, Thermalbäder, Fangopackungen; Gut: kalte Duschen, Schwimmen im kühlen Wasser (bis 27 °C);
- Übergewicht bekämpfen!

> **!** Übergewicht bewirkt zwar nicht die Ausbildung, wohl aber die Verschlechterung vorhandener Varizen.

- Kompressionsstrümpfe („Gummistrümpfe"): Es gibt 4 Kompressionsklassen; bei leichten Krampfadern genügt die Kompressionsklasse I, sonst II. Nicht ausreichend sind Stützstrümpfe („Suppho-se"strümpfe).

Medikamentöse Behandlung

Die medikamentöse Behandlung ist umstritten, wobei subjektive Meinungen objektive Daten überwiegen. Ihr kommt bestenfalls eine unterstützende Wirkung zu.

- „Venenmittel" auf pflanzlicher Basis: Sie enthalten entweder Aescin (Roßkastanienextrakt) oder Flavonoide (Pflanzenfarbstoffe). ***Wirkung:*** ödemprotektiv, lindern die *subjektiven* Beschwerden;
- Dihydroergotamin: wirkt auf Venen im allgemeinen und Varizen tonisierend.

> **!** Blande Varizen ohne subjektive Symptomatik *müssen* nicht unbedingt komprimiert oder medikamentös behandelt werden.

Aktive Behandlung – Verödung und Varizenoperation

Ziel der Behandlung. Beseitigung des Blow down, Entfernung der störenden Varizen.

Indikation. Für diese gilt folgender Grundsatz: Krampfadern*träger* (geringe Beschwerden, keine Komplikationen) *kann* man aktiv behandeln, Krampfadern*kranke* (erhebliche Beschwerden, haben oder hatten Komplikationen) *muß* man aktiv behandeln.

Das Verhältnis von Krampfadern*kranken* zu Krampfadern*trägern* verschiebt sich mit zunehmendem Alter: Unter 50 Jahren hat jede zwanzigste Person deutliche Krampfadern, aber nur jede fünfzigste ist venenkrank. Ab 50 Jahren hat jede sechste Person erhebliche Krampfadern, und jede vierte ist venenkrank.

Wann veröden – wann operieren? Sind die großen Venenstämme (die Klappen der Stammvarizen) suffizient (negativer Trendelenburg-Test, negativer Doppler), kann man die varikösen Äste veröden oder mit kleinen Häkchen operativ entfernen. Zeigt ein positiver Trendelenburg-Test bzw. ein Reflux bei der Doppler-Untersuchung an, daß die Klappen der großen Venenstämme insuffizient sind, ergibt die Operation bessere Resultate.

Varizenverödung

Prinzip. Durch chemische Reizung der Venenintima wird die Varize in einen soliden fibrösen Strang umgewandelt. Nach Injektion des Verödungsmittels werden die Venenwände durch einen Kompressionsverband zusammengepreßt. Dadurch wird Thrombenbildung und nachfolgende Rekanalisation verhindert.

Verödungsmittel. Die intimaschädigende Wirkung der modernen Verödungsmittel beruht auf ihren oberflächlichenaktiven Eigenschaften (Netzmittel).

Verödungstechnik. Ohne Stauung punktiert man die Krampfadern am leicht herabhängenden Bein, anschließend wird das Bein etwas über die Horizontale gehoben. Man injiziert je nach Größe der Krampfader 0,5–2 cm^3 des Verödungsmittels (Gesamtmenge von 5 cm^3 soll in einer Einzelsitzung nicht überschritten werden). Sofort nach der Injektion, bei noch leicht angehobenem Bein, legt man eine Tupferrolle auf die verödete Krampfader und darüber einen festen Kompressionsverband. Falls erforderlich, entleert man nach einer Woche durch kleine Stichinzisionen den gut fühlbaren Thrombus („intravariköses Hämatom"). Der Patient ist angewiesen, solange zu bandagieren, bis jede harte Stelle am Ort der früheren Krampfadern verschwunden ist. Bettruhe während der Behandlung ist kontraindiziert.

Kontraindikationen der Verödung

- Zustand nach frischer Thrombose;
- Schäden an den tiefen Venen;
- Arterielle Verschlußkrankheit Stadium III und IV;
- Bettlägrigkeit des Patienten;
- Gleichzeitig bestehende Infekte, Eiterungen, Grippe, Fieber etc.;

- Bekannte Unverträglichkeit des Verödungsmittels (in diesem Fall: Verödungsmittel wechseln).

Komplikationen

- ***Überempfindlichkeit*** gegenüber dem Verödungsmittel (anaphylaktischer Schock bzw. -fragment); Behandlung nach den Prinzipien der Schockbehandlung. Die nötigen Medikamente müssen stets bereitliegen, bevor eine Verödung ausgeführt wird!
- ***Thrombosen und Lungenembolien*** sind so selten, daß im Einzelfall der ursächliche Zusammenhang mit der Verödung fraglich ist (sofern die Maximaldosis von 5 cm^3 eingehalten und Bettruhe vermieden wurde!);
- ***Gangrän*** bei versehentlicher intraarterieller Injektion (Sofortmaßnahme: Kortison und Heparin intraarteriell – Spitalseinweisung!);
- ***Lokale Hautnekrosen***, meist infolge paravenöser Injektion oder Überdosierung des Verödungsmittels. Die Nekrosen sollten so bald wie möglich exzidiert werden;
- ***Zu starke entzündliche Reaktion:*** Behandlung mit lokalen Antiphlogistika (Umschläge, Salben), Kompression, evtl. orale Antiphlogistika;
- ***Verfärbung der Haut*** (Hämosiderin) nach der Verödung am Ort der früheren Krampfader kann nicht immer ganz verhütet, durch exakte Stichinzision und Entleerung des Thrombus aber reduziert werden. Kompressionsverbände und Vermeidung der Sonnenbestrahlung 2 Monate nach der Verödung. Die Verfärbung verschwindet in einem Jahr fast vollständig:
- ***„Matting“:*** Ausbildung feinster Besenreisernetze im Verödungsbereich

Varizenoperation (hohe Ligatur der Vena saphena magna, „Venenstripping“)

Technik. Die V. saphena magna wird an ihrer Einmündung in die V. femoralis freigelegt, mit allen Seitenästen unterbunden und durchtrennt. Sodann wird ein schmiegsamer Draht (Stripper) nach distal vorgeschoben, welcher lediglich klappeninsuffiziente Venenabschnitte passieren kann. Nebenäste und Varizenabschnitte distal des Stripperaustrittes werden mittels 2–3 mm langer Hautinzisionen unter Zuhilfenahme von kleinen Häkchen entfernt. Bei einem invaginierenden Stripping nach distal ist die Schädigung begleitender Lymphgefäße und Nerven minimal. Auch insuffiziente Venae perforantes können mittels der Hakentechnik entfernt werden. Endoskopische Verfahren zur Perforantendurchtrennung sind fortgeschrittenen Stadien einer chronischen Veneninsuffizienz vorbehalten.

22.5.2 Therapie der oberflächlichen Venenentzündung (Thrombophlebitis)

Entscheidend ist das Anlegen fester Kompressionsverbände, deren Andruck auf die entzündeten Venen lokal durch modellierte Schaumgummiplatten erhöht werden kann. Fixverbände (Klebebinden), die Tag und Nacht belassen werden können, sind zu bevorzugen. Der Patient wird aufgefordert, möglichst viel zu gehen, Bettruhe ist kontraindiziert. Entzündungshemmende „Venensalben“ sind nicht erforderlich.

Abhängig vom Lokalbefund können Thromben nach Stichinzision exprimiert werden, wobei nach anschließender fester Kompression eine schlagartige Schmerzerleichterung auftritt. Nach Abklingen der Entzündung sind die Krampfadern häufig verödet – Spontanheilung; anderenfalls können sie durch Operation oder Verödung ausgeschaltet werden.

Wenn Thromben im Bereich der Krosse bis in die Vena femoralis ragen, ist an eine akute Krossektomie zu denken. Bei derartigen proximalen Phlebitisformen, bei häufig rezidivierenden Verläufen sowie nur teilmobilen Patienten ist eine Antikoagulantienbehandlung empfehlenswert.

22.5.3 Therapie der Krampfadernblutung

Hochlagerung des Beins und Anlegen eines festen, durch eine Schaumgummiplatte verstärkten Kompressionsverbandes. Der Patient muß gehen. Nach Sistieren der Blutung kann die zuführende Varize oberhalb der Blutungsstelle verödet werden.

22.5.4 Therapie der chronischen CVI und des PTS

Dem Patienten muß erklärt werden, daß die Ursache seines Leidens, der Ausfall der venösen Pumpe, irreparabel ist und Komplikationen nur durch lebenslange Kompressionsbehandlung verhütet werden können. Gehen unter Kompressionsverbänden aktiviert die venöse Pumpe und verhütet bzw. beseitigt die Abflußstauung. Eine exakt und konsequent durchgeführte ***Dauerkompression*** ist daher die Grundlage der Behandlung der chronischen venösen Stauung.

Zur Kompressionsbehandlung eignen sich am besten Kurzzugbinden, die auch über Nacht belassen werden können. Unterlegte Schaumgummiplatten unterstützen die Wirkung (Tabelle 22.3). Derartige un-

Tabelle 22.3. Kompressionstherapie

„Elastische" Verbände (Langzugbinden)	**„Unelastische" Verbände** (Kurzzugbinden und Zinkleimverbände)
sehr elastisch mit hohem Ruhedruck und niedrigem Arbeitsdruck	nur geringe Dehnbarkeit, daher relativ unelastisch. Da sie einen niedrigen Ruhedruck besitzen, können sie auch nachts belassen werden (daher auch die Bezeichnung „Fixverbände"). Diese Verbände besitzen einen hohen Arbeitsdruck.
Ruhedruck: An der ruhenden, also inaktiven Extremität wird aufgrund der hohen Elastizität ein oberflächlicher Dauerdruck durch die Rückschnellkraft der Binde erzeugt. Bei Muskelkontraktion gibt diese Binde „elastisch" ohne wesentliche Druckerhöhung nach.	*Arbeitsdruck:* Durch die Unelastizität wird eine effiziente Druckerhöhung bei Muskelkontraktion gewährleistet. Diese Druckerhöhung setzt sich bis in die tiefen Leitvenen fort.
Indikationen	
Kompression bei immobilen Patienten, oberflächliche Ruhe-Kompression, z. B. bei Lymphödem.	Kompressionstherapie bei mobilen Patienten mit CVI, Ulcus cruris venosum, CVI-bedingten Ödemen, auch bei arterieller Durchblutungsstörung Grad I-II möglich.
Kontraindikationen:	
ambulante Kompressionstherapie bei mobilen Patienten mit Veneninsuffizienz, arterielle Durchblutungsstörung, Mikroangiopathie, Hautinfektionen, kardiale Insuffizienz	schwerste arterielle Durchblutungsstörung, schwere kardiale Insuffizienz

Medizinische Kompressionstrümpfe („graduated compression stockings")

Kompressionsklassen I-IV, je nach Stärke der gewünschten Kompressionswirkung. Zur ambulanten Therapie sehr gut geeignet. Diese Strümpfe werden nach entsprechenden Maßen hergestellt und individuell angemessen (cave: vorhandene Ödeme ergeben falsche Größen)

Indikationen:

Kompressionsklasse I:	Thromboseprophylaxestrümpfe, milde chronische Veneninsuffizienz, retikuläre Varikositas
Kompressionsklasse II:	Varikositas, chronische Veneninsuffizienz Grad II, erst nach der Beseitigung von Ödemen sinnvoll.
Kompressionsklasse III:	chronische Veneninsuffizienz Grad III, schwere Dermatosklerose, schwerer postthrombotischer Schaden
Kompressionsklasse IV:	irreversible Lymphödeme, indurierte Ödeme

Kontraindikationen: nässende Dermatosen, Hautinfektionen, Ödeme, arterielle Durchblutungsstörungen (unter 70 mmHg Knöchelarteriendruck ist jede Kompressionstherapie kontraindiziert).

Die Akzeptanz von Kompressionsstrümpfen seitens des Patienten ist nicht immer groß. Zur Erhöhung der Compliance wurden zahlreiche moderne Fabrikate in diversen Farben hergestellt. Bei Behinderung sind Anziehhilfsgestelle im Fachhandel beziehbar.

Apparative Kompression

mit aufblasbaren Manschetten, die intermittierende Drucke ausüben, evtl. auch mehrkämmrige Druckwellenmassagegeräte.
Indikation: Thromboseprophylaxe bei Bettlägrigen, Entstauungstherapie (zusätzlich zu Kompressionsverbänden und manueller Therapie) besonders bei Lymphödemen und anderen schweren Ödemursachen.

nachgiebige Fixverbände verzeihen allerdings kaum Fehler beim Anlegen, so daß die Wickeltechnik gelernt werden muß.

> **!** Ein Kompressionsstrumpf eignet sich weniger zur Beseitigung eines Ödems als zur Verhütung des Wiederauftretens von Ödemen nach Entstauung (Kompressionsklasse II-III).

Durch entsprechende Funktionstests (Photoplethysmographie/ Lichtreflexionsrheographie, Venendruckmessung, Fußvolumetrie mit und ohne digitaler Kompression von insuffizienten Venenabschnitten) kann eruiert werden, ob die Ausschaltung von Varizenabschnitten bzw. Vv. perforantes zur Funktionsverbesserung führt. In diesen Fällen ist eine Sanierung der betreffenden Leckstellen durch Operation oder Verödung angezeigt.

22.5.5 Therapie des Ulcus cruris venosum

Voraussetzung: Bei jedem venösem Unterschenkelgeschwür muß die intakte arterielle Durchblutung mittels Palpation und gegebenenfalls durch Ultraschalluntersuchung der Fußpulse gesichert sein. Bei herabgesetztem systolischen Knöchelarteriendruck darf für Verbände nur völlig unnachgiebiges Material mit einem sehr geringen Andruck und guter Polsterung der Sehnen verwendet werden.

Konservative Therapie

Das *1. Grundprinzip* ist die Beseitigung der Stauung durch Kompression und Gehübungen bei Tag sowie exakte Hochlagerung bei Nacht.

Das *2. Grundprinzip* besteht in der Aufhebung der „Rammstöße" in den Venae perforantes durch Ge-

gendruck: zusätzliche Auflage von Schaumgummiplatten.

Die ***Lokalbehandlung*** ist nebensächlich, die lokale Keimbesiedelung von untergeordneter Bedeutung. Synthetische Wundverbände können die Abheilung beschleunigen. Die systemische Therapie mit Antibiotika ist überflüssig. Bei schweren und therapierefraktären Ulzera ist eine stationäre Behandlung hilfreich.

Chirurgische Therapie

Plastische Deckung von Ulcera cruris mit Maschentransplantaten ***(Meshgraft)*** ist besonderen Situationen vorbehalten und nur sinnvoll, wenn der venöse Rückstau beseitigt und nachfolgende konsequente Kompressionsbehandlung gewährleistet ist. Unter diesen Voraussetzungen kann Heilung der Ulzera oder zumindest längere Rezidivfreiheit erwartet werden.

Vor diesen Eingriffen wird wieder deren Erfolg durch geeignete Funktionsuntersuchungen abgeschätzt (s. oben).

In den letzten Jahren wurde bei nicht heilenden venösen Ulzera (z. B. Manschettenulzera) die ***Fasziotomie*** (komplette Entfernung der Faszie) bzw. die großzügige Exzision von Geschwüren empfohlen.

22.5.6 Therapie der Beinvenenthrombose

Folgende Behandlungsmethoden stehen zur Verfügung, wobei die Lysebehandlung ebenso wie die Thrombektomie nur für spezielle Indikationen reserviert ist.

Fibrinolytika

Verwendet werden Streptokinase (Stoffwechselprodukt aus hämolytischen Streptokokken), Urokinase (aus menschlichem Urin, neuerdings auch synthetisch) oder rekombinanter Plasminogenaktivator (rtPa).

Grundsätzliche Vorteile. Alle genannten Medikamente sind in der Lage, frische, auch sehr ausgedehnte Thromben aufzulösen. Die Venenklappen bleiben bei erfolgreicher Lyse weitgehend erhalten, ein postthrombotisches Syndrom entwickelt sich seltener.

Nachteile. Positive Resultate nur bei ganz frischen Thrombosen (am besten bis 1 Woche alt). Ferner ist die Behandlung belastend, nicht ungefährlich (Hauptkomplikationen: schwere Blutungen, Unverträglichkeitsreaktionen, Loslösung von Thrombusteilen mit Lungenembolie) und teuer. Die Anwendung dieser Medikamente erfordert die laufende Kontrolle einer Reihe von Gerinnungsfaktoren durch ein gut eingespieltes Gerinnungslabor (am besten in Intensivstationen).

Patienten jenseits des 65. Lebensjahres, mit nicht ganz frischen sowie auf den Unterschenkel beschränkten Thrombosen werden sinnvollerweise *nicht* mehr einer Lysebehandlung unterzogen. Dementsprechend kommen höchstens 10 % aller Thrombosen für eine derartige Behandlung in Frage.

Kontraindikation. Wie bei Behandlung mit Antikoagulanzien (s. unten), jedoch strengere Auswahl!

Thrombektomie

Innerhalb der ersten Woche kann der Gefäßchirurg den Thrombus operativ durch Inzision der Vene in der Leiste mittels eines Ballonkatheters (Fogarty-Katheter) aus den Becken- und Beinvenen entfernen. Die Ergebnisse sind der fibrinolytischen Therapie ebenbürtig.

Wichtigste Indikation. Isolierte, frische Beckenvenenthrombosen, Phlegmasie coerulea dolens.

Nachteil. Der Blutverlust während des Eingriffes ist stets sehr hoch (Transfusionen erforderlich).

Konservative Therapie

Die Einführung der ***Antikoagulantien*** hat die Inzidenz tödlicher Lungenembolien von 5 auf 0,5 % gesenkt, die Progression der Thrombose bzw. Rezidivthromben in den ersten drei Monaten von 13 auf 5 % und die Häufigkeit eines postthrombotischen Syndroms von über 50 auf ca. 20 % reduziert.

Entscheidend für den Erfolg ist eine ausreichend intensive Heparinverabreichung in den ersten 2–3 Tagen mit über 30.000 E pro Tag sowie die überlappende Umstellung auf orale Antikoagulantien, die mindestens 3 Monate lang gegeben werden sollten. Ferner werden durch eine exakte Kompressionstherapie, am besten mit unnachgiebigen Fixverbänden (s. Tabelle 22.3), folgende Effekte angestrebt:

- Fixation des Thrombus an der Venenwand,
- Förderung der lokalen Fibrinolyse,
- Verhinderung des Fortschreitens der Thrombose durch venöse Strömungsbeschleunigung.

Soweit möglich sollten Patienten, die bis zur Diagnosestellung mobil waren, unter engmaschigen Kontrollen weiter mobil bleiben. Bei bettlägrigen Patienten erfolgt die Mobilisierung nach einwöchiger Bettruhe, während die frische Thrombenbildung durch entsprechende Antikoagulation verhindert wird. Nach dieser Zeit kann angenommen werden, daß die Thromben an der Gefäßwand fixiert sind. Nach 4 Wochen werden medizinische Kompressionsstrümpfe verschrieben, die mindestens ein halbes Jahr in Abhängigkeit von der Ödemneigung getragen werden sollen.

Heparin. Hemmt das Gerinnungssystem an einer Reihe von Ansatzpunkten, v. a. Thrombin. Sofortwirkend! Anwendung i. v. oder s. c.

Tabelle 22.4. Dosierung für unfraktioniertes Heparin

- 5.000–10.000 E i. v. (Bolus)
- 2 x täglich 15.000 E s. c.
- APTT oder Thrombinzeit nach 6 Stunden: Ziel = Vorwert x2
- Weiter 3 x täglich 7.500–20.000 E s. c. oder 800–2.000 E pro Stunde i. v.
- Weitere Dosisadaptierungen durch APTT-Kontrollen

Dosierung: Tabelle 22.4. ***Nachteile:*** Kurze Wirkungsdauer (4–6 Stunden); in therapeutisch wirksamen Dosen können nach längerer Anwendung Haarausfall, Osteoporosen u. a. auftreten.

Kontrollmethoden: Bestimmung der Thrombinzeit bzw. partiellen Thromboplastinzeit. Der optimale therapeutische Wert beträgt das 2- bis 3fache des Ausgangswertes. Thrombozyten-Kontrollen zur rechtzeitigen Erkennung einer heparininduzierten Thrombopenie (HIT) sind obligat.

Komplikationen: Blutungen. ***Gegenmittel:*** Protaminsulfat i. v. (hemmt die Heparinwirkung sofort).

Eine ***bedrohliche Nebenwirkung*** ist die Heparin-induzierte Thrombopenie Typ II (HIT II) Sie kommt bei ca. 3 % der mit unfraktioniertem Heparin erstmalig behandelten Patienten zustande und tritt zwischen dem 3. und 15. Tag (im Mittel am 10. Tag) – bei Reexposition auch schon nach Stunden – auf. Ursache ist die Bildung von IgG-Antikörpern gegen einen Komplex von Heparin, Plättchenfaktor 4 und Thrombozyten. Letztere werden dadurch aktiviert und adhärieren an den Gefäßwänden. Dies führt zum akuten Thrombozytenabfall mit oder ohne begleitende Thrombembolien im arteriellen oder venösen System. Mögliche Folgen sind zerebraler Insult, Myokard-, Mesenterialinfarkt, Gangrän von Extremitäten oder Pulmonalembolien u. a. Auch Blutungen können resultieren. Die Mortalität thromboembolischer Komplikationen beträgt etwa 30 %.

Regelmäßige Kontrollen der Thrombozytenwerte sind daher erforderlich. Bei bestehender HIT II muß Heparin sofort gestoppt werden. Falls nötig kommen alternative Antikoagulanzien, z. B. rekombinantes Hirudin oder Orgaran, ein Mukopolysaccharidgemisch aus niedermolekularem Dermatansulfat, Heparansulfat, Chondroitinsulfat, zum Einsatz.

Die HIT II wird sehr viel seltener (0,1–0,5 %) durch niedermolekulare Heparine ausgelöst. *Konsequenz:* wöchentliche Thrombozytenkontrollen, Heparin absetzen bei Abfall unter 100 G/l bzw. unter 50 % des Ausgangswertes.

> **!** Die häufig in den ersten Tagen der Heparinbehandlung auftretende passagere HIT I ist harmlos und ohne Konsequenz.

Niedermolekulare Heparine. Durch Fragmentierung von Standardheparin werden Heparine mit relativ kleiner Molekülgröße gewonnen, die vor allem über Inaktivierung von Faktor Xa wirken und einige praktische Vorteile aufweisen: geringere Blutungsneigung bei gleicher antithrombotischer Wirksamkeit, längere Halbwertszeit (eine Injektion pro Tag genügt), aufwendige Laborkontrollen sind nicht erforderlich. In Österreich sind zur Zeit Fragmin® und Lovenox® zur Therapie zugelassen. Die Tabelle 22.5 zeigt ein Dosierungsschema. Keine speziellen Gerinnungskontrollen erforderlich. Rezente Studien sprechen für eine mindestens gleich gute bis sogar bessere Wirkung von niedermolekulärem gegenüber unfraktioniertem (konventionellem) Heparin.

Tabelle 22.5. Dosierungsschema für niedermolekulares Heparin

Internationale Bezeichnung	Markenname	Dosierung
Dalteparin	Fragmin	200 IE/kg/Tag
Enoxaparin	Clexane, Lovenox	200 IE/kg/Tag
Nadroparin[a]	Fraxiparine	184 IE/kg/Tag
Tinzaparin	Innohep[b]	175 IE/kg/Tag

Keine speziellen Gerinnungskontrollen erforderlich.
[a] seit 1997 auch in Deutschland zur Therapie zugelassen
[b] vorher als Logiparin (Novo) bekannt.

Kumarine (Sintrom, Marcumar). Als orale Antikoagulantien hemmen sie in der Leber die Bildung der Gerinnungsfaktoren VIII und X sowie II und IX. Der Wirkungseintritt erfolgt bei Sintrom in 24 h, bei Marcumar in 2–3 Tagen.

> **!** Aufgrund seiner kurzen Halbwertzeit (6–8 Stunden) fällt Protein C unter Kumaringabe rasch ab, andere prokoagulatorische Faktoren des Prothrombinkomplexes hingegen sind viel langsamer (nach 24–48 Stunden). Daher ist zu Beginn einer Kumarinbehandlung eine vorübergehende Hyperkoagulabilität gegeben (Gefahr von Thrombosen und den sog. „Kumarinnekrosen").

Dosierung: Tabelle 22.6. ***Vorteile:*** Perorale Anwendung und unbegrenzte Anwendungsdauer, Kumarine sind daher das ***Mittel der Wahl*** für eine Langzeitbehandlung.

Kontrollmethoden: Thromboplastinzeit nach Quick (therapeutisches Optimum 15–30 % des Normalwertes); genauer ist der Thrombotest nach Owren (therapeutisches Optimum: 5–15 %). Die Angabe einer „International Normalized Ratio" (INR) berücksichtigt die in jedem Labor unterschiedlich verwendeten Thromboplasmin-Chargen (Angestrebte Werte 2,0–3,0).

Komplikationen: Blutungen.

Gegenmittel: Vitamin K1 (p. o. oder i. v.); die Wirkung tritt jedoch erst nach 12 h ein. Eine sofortige Gegenwirkung erzielt man durch das Prothrombinkonzentrat PPSP (Behring).

Tabelle 22.6. Therapieschema für orale Antikoagulation

- Ab 1. oder 2. Tag Beginn mit oraler Antikoagulation, überlappend mit Standard- oder niedermolekularem Heparin
- Wenn die Prothrombinzeit im therapeutischen Bereich ist (INR 2–3 = Thrombotest 9–17 %): Fortführen der Heparintherapie über 2 Tage, dann absetzen (Protein-C-Mangel bei noch normalem Prothrombinkomplex)
- Nach 3 Monaten Ende der oralen Antikoagulation bei Ersthrombose ohne Gerinnungsdefekt

Dauertherapie bei Patienten mit rezidivierenden Thromboembolien oder nachgewiesener Gerinnungsstörung.

> **!** Bei der konservativen Thrombosetherapie wird immer mit Heparin begonnen (ausreichende Dosis!); alleinige orale Antikoagulation von Beginn an bringt höhere Rezidivraten!

Vorteile der Antikoagulanzien. Die Behandlung ist risikoarm, die Kontrollmethoden sind einfach, die Medikamente billig. Antikoagulanzien können auch im hohen Alter angewandt werden. Die Emboliegefahr, und das ist besonders wichtig, wird erheblich verringert (im gleichen Ausmaß wie durch die Fibrinolytika).

> **!** Wechselwirkung mit anderen Medikamenten (Barbiturate, Salizylate, orale Antidiabetika, Herzglykoside, Diuretika u. a.)!

Kontraindikationen sind:

- Hypertonie (diastolische Werte über 110);
- Ulcera ventriculi und duodeni, Blutungsgefahr;
- Leber- und Nierenschäden;
- Gravidität: Heparin ist in den ersten 12 Wochen verboten, bei Kumarinen besteht eine absolute Kontraindikation während der ganzen Schwangerschaft;
- Zerebralsklerose.

Nach einer einmaligen Thrombose sollte durchschnittlich mindestens 3 Monate antikoaguliert werden, bei rezidivierenden Thromboembolien praktisch lebenslänglich bzw. bis eine Operation oder eine Zahnextraktion das Absetzen der Antikoagulation erzwingt.

Thromboseprophylaxe

Die Thromboseprophylaxe ist heute bei Immobilisierung in der postoperativen Phase sowie bei internistischen und neurologischen Erkrankungen schon aus medikolegalen Gründen obligat.

Folgende Risikokategorien werden unterschieden:

- ***Niedriges Risiko:*** Patienten unter 40 Jahre, Operation in Allgemeinnarkose 30–60 Minuten;
- ***Mittleres Risiko:*** Alter über 40 Jahre, Operationsdauer länger als 30 Minuten, Adipositas, Varizen, Ovulationshemmer, Gravidität, manche Grundkrankheiten (z. B. Kardiopathie);
- ***Hohes Risiko:*** Patienten über 40 Jahre mit früherer Thromboembolie, Malignomoperationen, große orthopädische Operationen und/oder 2 Faktoren wie oben.

In der niedrigen Risikogruppe genügt eine physikalische Prophylaxe, in den beiden anderen Risikogruppen sind zusätzlich medikamentöse Maßnahmen erforderlich.

Physikalische Prophylaxe. Hochlagern der Beine, Thromboseprophylaxe-Strümpfe, systematische Beingymnastik, postoperative Früh-, wenn möglich Sofort-Mobilisation.

Medikamentöse Thromboseprophylaxe. ***Low-dose Heparin*** (2–3 x täglich 5.000 E Standardheparin s. c.), Laborkontrollen nicht erforderlich.

Beim ***niedermolekularen Heparin*** genügt im allgemeinen eine einmal täglich Applikation.

Nach Hochrisiko-Eingriffen (z. B. Hüftendoprothesen, Gipsruhigstellung nach Unterschenkelfraktur) empfiehlt sich Vollheparinisierung bzw. orale Antikoagulation.

23 Proktologie (S. Unterkircher, P. Fritsch)

ÜBERSICHT

Proktologie, die Lehre von den Krankheiten des Enddarmes und des Analbereiches, ist eine interdisziplinäre Spezialität von Chirurgie, Dermatologie und Gastroenterologie. Sie ist eine wichtige Disziplin, da sie sowohl außerordentlich häufige als auch schwerwiegende Krankheiten umfaßt: ***Hämorrhoiden*** und ***Analekzem*** sind Massenleiden (etwa 1/3 der Bevölkerung!); das ***Rektumkarzinom,*** einer der häufigsten malignen Tumoren, ist für die höchste Malignom-bedingte Mortalität verantwortlich und zeigt eine immer noch steigende Frequenz. Die Zuständigkeit des Dermatologen ist zwar vorwiegend auf den hämorrhoidalen Symptomenkomplex beschränkt, doch sind Grundkenntnisse der Gesamtdisziplin zur sachgerechten Beurteilung des Patienten unerläßlich. Unerläßlich ist ferner die Kooperation mit proktologisch tätigen Chirurgen.

23.1 Normale Anatomie und Physiologie

Funktionen von Enddarm und Anus sind ***Defäkation*** und ***Kontinenz;*** sie werden durch ein komplexes Zusammenspiel einer Reihe anatomischer Strukturen erfüllt („***anorektales Kontinenzorgan***“, Abb. 23.1): dem ***Rektum***, der ***Muskulatur***, dem ***Corpus cavernosum recti*** (Plexus haemorrhoidalis), dem ***Anoderm*** und dem zugehörigen ***Nervensystem.*** Viele proktologische Zustandsbilder lassen sich auf durch Zivilisationsfaktoren bedingte Funktionsstörungen des anorektalen Kontinenzorgans zurückführen.

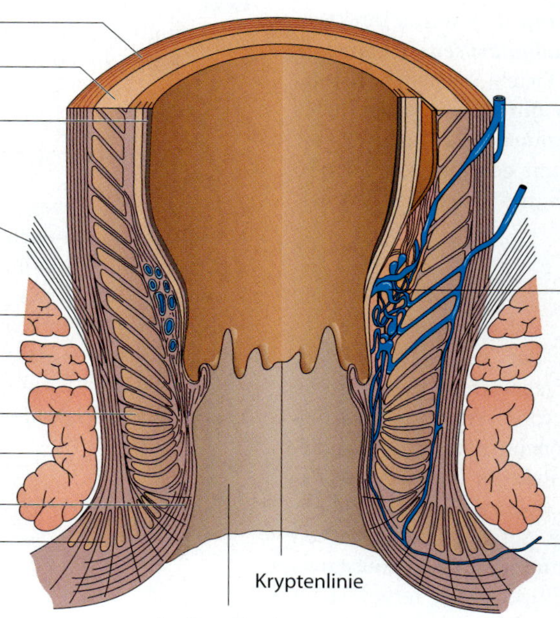

Abb. 23.1. Schematische Darstellung des anorektalen Kontinenzorgans (Frontalschnitt). (Nach Hansen und Stelzer 1981)

23.1.1 Aufbau

Rektum und Analkanal

Das Rektum geht 15 bis 18 cm über dem Anus aus dem Sigmoid hervor, liegt in seinem kranialen Teil intra- und retroperitoneal, in seinem kaudalen Teil jedoch extraperitoneal. Letzterer ist bindegewebig an das Kreuzbein fixiert und dadurch stark nach hinten konvex gekrümmt. Dieses „Rectum fixum" ist zur Aufnahme des Stuhles vor der Defäkation bestimmt (im Intervall ist es meist leer!) und daher stark erweiterungsfähig (Ampulla recti). Die Ampulla recti schlägt fast rechtwinkelig in den Analkanal um ***(Rektoanalwinkel)***. Dieser Winkel wird durch den Tonus eines Teiles des M. levator ani (des M. puborectalis) aufrechterhalten und ist ein Teilfaktor der ***Grobkontinenz***.

Das Rektum besitzt eine kräftige, mit Dehnungsrezeptoren ausgestattete Ringmuskulatur, die drei charakteristische transversale Falten in das Darmlumen vorspringen läßt (Plicae rectales; die kräftigste davon ist die mittlere – „Kohlrauschfalte").

Innenauskleidung. Das Zylinderepithel des Rektums setzt sich bis ins mittlere Drittel des Analkanales fort. Es folgt ein schmaler Streifen von „Übergangsepithel", in dem sukzessive die Umwandlung zum geschichteten Plattenepithel erfolgt. Diese Region (s. Abb. 23.1) ist entwicklungsgeschichtlich interessant (Lokalisation der ehemaligen Proktodäalmembran, der Grenzmembran zwischen Ektoderm und Entoderm) und von komplexem Aufbau: taschenartige Ausstülpungen ***(Morgagni-Analkrypten)*** wechseln mit zipfelförmigen Vorstülpungen (Analpapillen, ***Columnae anales***) und ergeben dadurch eine wellige Linie ***(„Linea dentata", „Kryptenlinie")***. Sie ist auch pathophysiologisch von Bedeutung: Die Krypten können Anlaß zu Kotstau und Entzündungen geben (Kryptitis); durch Infektion der hier mündenden ***Proktodäaldrüsen*** (Rudimente der Kloakendrüsen) können Fisteln entstehen. Kaudal der Kryptenlinie findet sich nur mehr geschichtetes Plattenepithel, das nicht verhornende, hochsensible ***Anoderm***. An der Anokutanlinie geht das Anoderm in die dunkelpigmentierte Haar- und drüsenreiche Analhaut über.

Muskulatur

M. levator ani. Dieser ist der tragende Teil der ***Beckenbodenmuskulatur***; er entspringt in mehreren Portionen zirkulär an der vorderen und seitlichen Beckenwand, zieht trichterförmig nach dorsokaudal, umfaßt schleifenförmig das Rektum und setzt an Fasern der Gegenseite, am Os coccygis sowie am Septum anococcygicum an. Die Aufgabe dieser derben Muskelplatte ist der Verschluß des Beckenausgangs (Tragen des Gewichts der Eingeweide); ferner spielt er mittels des M. puborectalis eine wichtige Rolle bei der Kontinenz (Anpressen des Rektums gegen Prostata oder Vagina; Aufrechterhalten des Rektoanalwinkels).

M. sphincter ani internus. Fortsetzung der (glatten) Ringmuskulatur des Rektums, durch Längsfaserbündel verstärkt. Dieser autonome Muskel besitzt keine intramuralen Ganglienzellen (Integrationsapparat der Peristaltik in der Ringmuskulatur des Darmes); er ist in Ruhestellung in einem dauernden ***Kontraktionszustand*** und somit der wesentliche Mechanismus der ***Grobkontinenz***.

M. sphincter ani externus. Ein aus mehreren Anteilen (subkutane, oberflächliche und tiefe Schicht) bestehender ovalärer Ring aus quergestreifter, willkürlich kontrahierbarer Muskulatur.

Corpus cavernosum recti

Ein submuköses Schwellkörpergewebe im kranialen Drittel des Analkanales (zwischen Anorektallinie und Kryptenlinie, s. Abb. 23.1), das vom M. canalis ani durchsetzt wird und die anatomische Grundlage der Columnae rectales bildet. Es handelt sich um ein Geflecht weitlumiger, dünnwandiger Gefäße, die direkt und in ***konstanter topographischer Lage*** (bei 3, 7 und 11 Uhr in Steinschnittlage) aus Endarterien der A. rectalis superior mit arteriellem Blut versorgt werden. Es handelt sich also nicht um einen „venösen Plexus", sondern um einen Schwellkörper, dessen Funktion die ***Feinkontinenz*** des Analkanals ist. Der venöse Abfluß erfolgt zum Teil über retrorektale Venen, zum anderen Teil durch den M. sphincter ani internus (pathophysiologisch wichtig!).

> **!** Hypertrophie des Corpus cavernosum ist die pathophysiologische Grundlage der inneren Hämorrhoiden.

Nervensystem

Afferente und efferente Nervenfasern aus der Rektumampulle, dem Anoderm und dem Perineum sind über das Ganglion pelvinum und das Sakralmark zu einem komplexen Regelkreis verbunden. Die Innervation des M. sphincter ani internus erfolgt über den N. hypogastricus, die des M. sphincter ani externus über den N. pudendus. Der M. puborectalis wird vom N. pudendus und direkt von Sakralnerven innerviert.

23.1.2 Funktionen

Kontinenz

Man unterscheidet zwischen Grobkontinenz und Feinkontinenz.

Die ***Grobkontinenz*** ist – außer der reflektorischen Erweiterung der Rektumampulle bei Drucksteigerung – eine ausschließlich muskuläre Funktion, die durch den anorektalen Winkel (M. puborectalis), den Dauertonus des unwillkürlichen M. sphincter ani internus und den willkürlichen M. sphincter ani externus bewirkt wird. Letzterer Muskel kann gemeinsam mit dem M. puborectalis bei anflutenden Peristaltikwellen aus dem Rektum, die mit Erschlaffung des M. sphincter ani internus einhergehen, den Defäkationsreiz kurzfristig (etwa 30 Sekunden) unterdrücken. Nur etwa 15–20 % der Dauerkontinenzleistung des anorektalen Kontinenzorgans werden durch den M. sphincter ani externus geleistet. Querschnittsgelähmte sind daher häufig noch kontinent.

> **!** Anal- und Urethralsphinkter sind die einzigen Sphinktermuskeln des Menschen, die im Ruhestand fest verschlossen sind (Ruhedruck 40–100 mm H_2O).

Die ***Feinkontinenz*** wird durch das in der Kryptenlinie polsterartig vorragende Corpus cavernosum recti bewirkt, das als Widerlager des Muskelringes dient (Kontraktion eines Ringmuskels allein kann nur zum unvollständigen Verschluß eines Lumens führen!). Die Lokalisation des Corpus cavernosum recti entspricht genau dem Punctum maximum des Muskeldruckes des M. sphincter ani internus.

Defäkation

Diese ist ein komplexer Vorgang, der durch entsprechende neurologische „Programme" gesteuert und von vielen (darunter auch psychischen) Faktoren beeinflußt wird. Die Stuhlmassen werden von kraftvollen peristaltischen Wellen des Kolon in die (sonst meist leere) Ampulla recti getrieben. Die Peristaltik selbst, die Erregung der Dehnungsrezeptoren des Rektum und die Reizung der Schleimhaut an der Kryptenlinie (die zur Diskrimination des Rektuminhalts – fest, flüssig oder gasförmig – imstande ist), führen zur Vorbereitung des Kontinenzorgans zur Defäkation: Erschlaffung des M. sphincter ani internus und Kontraktion der Mm. sphincter ani externus und puborectalis (anorektaler Reflex; der Stuhlgang wird willentlich aufgeschoben). Der eigentliche Defäkationsakt wird durch die Bauchpresse eingeleitet. Es kommt zur Erschlaffung aller Beckenboden- und Sphinktermuskeln, der anorektale Winkel verschwindet, gleichzeitig setzt die entleerende kaudalwärts gerichtete Peristaltik von Sigma und Rektum ein.

23.2 Untersuchungsgang

23.2.1 Anamnese

Dieser kommt in der Proktologie ein hoher Stellenwert zu, da häufig durch gezielte Befragung auf bestimmte Erkrankungen geschlossen und der Untersuchungsablauf darauf abgestimmt werden kann. Sie umfaßt Fragen nach Stuhlgewohnheiten und deren Veränderung (Obstipation, Diarrhoe, Bleistiftstühle, Gebrauch von Abführmitteln), Blutungen (spritzend oder dem Stuhl aufgelagert, Beimengung von Eiter oder Schleim), Schmerzen (defäkationsabhängig oder andauernd, drückend, krampfartig, brennend), Juckreiz (besonders nachts, dauernd), Prolapserscheinungen (nur nach Defäkation oder dauernd, reponierbar); Inkontinenzbeschwerden (für Gase, für Stuhl), bekannte Allergien (Kontaktallergien und Medikamentenallergien – besonders bezüglich Sklerosierungsmittel und Lokalanästhetika), Medikamenteneinnahme (Antikoagulantien), Allgemeinzustand (Schwangerschaft, Diabetes), früher durchgemachte Krankheiten und Eingriffe im Analbereich.

> **!** Bei jeder proktologischen Untersuchung sollte an die Möglichkeit eines Rektumkarzinoms gedacht werden. Neben Fragen nach Blutungen und Änderungen von Stuhlfrequenz und -kontinenz muß daher nach Darmkrebs in der Familie gefragt werden (familiäre Polypose – Präkanzerose!).

23.2.2 Klinische Untersuchung

Inspektion. Die Inspektion des Analbereiches erfolgt in Knie-Ellenbogenlage, Seitlage links oder in der (von uns bevorzugten) Steinschnittlage (SSL); letztere ermöglicht eine gleichzeitige Palpation der Abdominalorgane, wird vom Patienten als relativ angenehm empfunden und läß eine gute Kontaktaufnahme zu.

Bei guter Beleuchtung werden die Nates auseinander gezogen und die Aftergegend inspiziert. Hat der Patient beim Entfalten des Anus heftige Schmerzen, muß eine akute Analfissur vermutet werden – die digitale oder instrumentelle Untersuchung muß dann in örtlicher Betäubung erfolgen. Man fordert nun den Patienten zum Pressen und zur aktiven Sphinkterkontraktion auf, um einen nicht fixierten Prolaps sichtbar werden zu lassen bzw. die Sphinkterfunktion grob zu beurteilen. Eine genauere Einschätzung derselben ermöglicht die immer anschließende digitale Tastuntersuchung; hierbei wird der Ruhetonus sowie die Willküraktivität der Mm. puborectalis und Sphincter ani externus beurteilt. Die Tastuntersuchung ist auch für die Früherkennung von Rektumkarzinomen von eminenter Bedeutung (etwa 2/3 aller Rektumkarzinome können so erfaßt werden), andererseits können entzündliche Infiltrate und Polypen erkannt werden. Zur genaueren Lokalisation verwendet man die Einteilung des Ziffernblattes (vordere Kommissur: 12 Uhr in SSL). Man beurteilt auch die Beschaffenheit der Prostata oder der Portio uteri. Schließlich wird der Patient durch die Palpation auch auf die meist anschließende instrumentelle Untersuchung (Proktoskopie oder Rektoskopie) vorbereitet.

Proktoskopie. Diese dient im wesentlichen zum Nachweis innerer und intermediärer Hämorrhoiden (die weder der Digitaluntersuchung noch der Rektoskopie zugänglich sind!). Verwendet werden Proktoskope mit seitlichem Fenster (nach Blond) oder vorne offene Instrumente (nach Morgan). Die Proktoskoptuben sind 8–15 cm lang und erlauben dadurch eine Beurteilung des Analkanals wie auch der unteren bis mittleren Rektumabschnitte. Instrumente mit besonders kurzem Tubus zur Beurteilung des distalen Analbereiches werden ***Anoskope*** genannt. Bei Vorliegen von Fissuren, Kryptiden und Fisteln kann eine zusätzlich Untersuchung mit dem Analspreizspekulum, einem scherenartig spreizbaren Instrument notwendig sein; dieses läßt einen besonders guten Einblick in der Längsrichtung auf das jeweils interessierende Segment des Analkanals zu.

! Patienten über 40 Jahre und alle jüngeren, bei denen die Symptomatik nach Abschluß der Proktoskopie nicht mit Sicherheit zugeordnet werden kann, müssen einer Rektoskopie zum Ausschluß eines Rektumkarzinoms zugeführt werden. 60 % aller Dickdarmkarzinome werden längere Zeit übersehen, weil die Beschwerden auf gleichzeitig bestehende Hämorrhoiden zurückgeführt werden.

23.3 Die häufigsten Veränderungen im Analbereich

23.3.1 Innere Hämorrhoiden

Innere Hämorrhoiden sind aufgrund chronisch erhöhten Drucks entstandene hypertrophe und fibrosierte Konvolute des Corpus cavernosum recti.

Epidemiologie

Innere Hämorrhoiden sind ein zivilisationsbedingtes Massenleiden (ca. 1/3 der Gesamtbevölkerung); es besteht weder eine Geschlechts- noch eine ethnische Disposition, die Manifestation erfolgt gewöhnlich im zweiten Lebensdrittel. Innere Hämorrhoiden stellen den Ausgangspunkt eines Spektrums weiterer krankhafter Veränderungen des Analbereichs dar (Abb. 23.2).

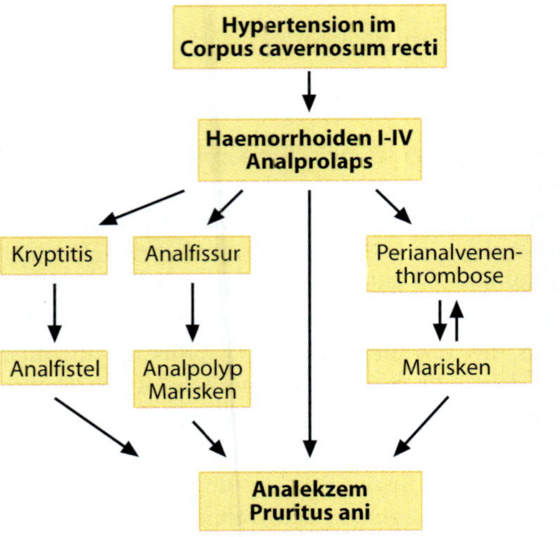

Abb. 23.2. Vereinfachtes Schema der pathogenetischen Zusammenhänge im Bereich des anogenitalen Kontinenzorgans

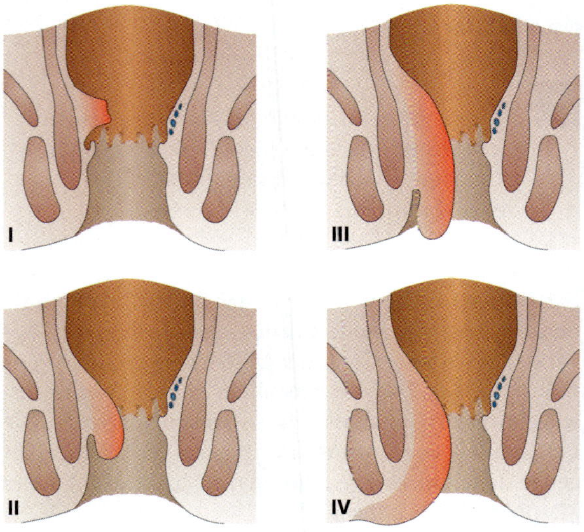

Abb. 23.3. Stadieneinteilung der inneren Hämorrhoiden (nach Wienert, 1985)

Pathogenese (Abb. 23.3)

Beginn der pathogenetischen Entwicklung sind stets Fehlregulationen der Defäkation. Ballastarme Ernährung, chronische Obstipation, seltener Diarrhoen, chronischer Laxantienabusus und unregelmäßige Stuhlgewohnheiten führen zu habituellen Defäkationsversuchen unter forcierter Bauchpresse bei nichterschlafftem M. sphincter ani internus (s. oben). Da hierdurch die wesentlichen venösen Abflüsse gedrosselt sind, resultiert ein Überdruck im Corpus cavernosum recti, der zur Ausweitung und Hypertrophie der Gefäßkonvolute und schließlich zur reaktiven Fibrose und zur Zerstörung des M. canalis ani führt.

Erstmanifestation sind halbkugelige prominente Hämorrhoidalknoten an den Mündungsstellen der arteriellen Zuflüsse (bei 3, 7 und 11 Uhr in SSL). Bei Fortschreiten des Leidens entstehen Satellitenknoten und vergrößern sich die Hämorrhoidalknoten nach kaudal in das Anoderm („intermediäre Hämorrhoiden"). Diese Ausweitung bedingt nicht nur einen Verlust der Feinkontinenz (Folge: Der Analkanal wird für Schleim etc. durchlässig, Entstehung des Analekzems), sondern die bislang kaum bemerkten Hämorrhoiden werden schmerzhaft (das Anoderm ist hochsensibel!), was insbesondere bei der Defäkation zu reflektorischen Spasmen des M. sphincter ani internus führt und dessen Erschlaffungsfähigkeit im Sinne eines Circulus vitiosus weiter schädigt. Bei weiterer Vergrößerung der Hämorrhoidalknoten wandern diese noch weiter nach kaudal, prolabieren vorerst vorübergehend (bei Ausübung der Bauchpresse), später irreversibel. In diesem Stadium ist der M. canalis ani zerstört, der Venenabfluß durch bindegewebige Stränge stark behindert und die Architektur des gesamten Analkanals in Mitleidenschaft gezogen.

Klinik

Innere Hämorrhoiden sind durch drei Hauptsymptome gekennzeichnet: Blutung, Schmerzen und Prolaps.

Im ***1. Stadium*** besteht lediglich Abgang von hellrotem Blut, meistens in Form von Schmierblutungen (selten starke, spritzende Blutungen); bei längerem Verlauf Eisenmangelanämie. Hämorrhoiden 1. Grades sind weder bei äußerer Inspektion des Anus noch durch digitale Palpation des Analkanals feststellbar (die Knoten sind weich und ausdrückbar!): die Diagnose kann nur mit Proktoskopie gestellt werden. Der Tonus der Analmuskulatur ist unauffällig.

Im ***2. Stadium*** erscheinen die Knoten beim Pressen in der Analöffnung, ziehen sich jedoch spontan zurück; auch hier erfolgt die Diagnose durch Proktoskopie. Im 2. Stadium besteht die Gefahr der Inkarzeration eines prolabierten Hämorrhoidalknotens („akuter Hämorrhoidalvorfall"): eine extrem schmerzhafte, sich schnell entwickelnde pralle Knotenbildung (venöse Drosselung, Ödem, Thrombose). Im Lauf einiger Tage kommt es entweder zum Abklingen der Entzündung, Organisation des Thrombus und spontaner Reposition, oder aber zur Progression in Gangrän, Abszeß und Verjauchung. ***Differentialdiagnose:*** prolabierende Anal- oder Rektumpolypen, Perianalvernenthrombose, Marisken, Analkarzinom.

Im ***3. und 4. Stadium*** sind die Hämorrhoidalknoten permanent prolabiert und können nur mehr manuell (Stadium 3) bzw. überhaupt nicht mehr (Stadium 4) reponiert werden. Der Prolaps unterhält einen ständigen Schleimfluß aus dem Analkanal (Folge: Pruritus ani, Analekzem). Schmerzen und Blutung kommen in diesem Stadium wohl noch vor, die subjektiven Hauptbeschwerden verursacht jedoch die durch den Analprolaps gestörte Kontinenz.

Therapie

Voraussetzung einer erfolgreichen Therapie ist entsprechende Stuhlregulierung (*ohne* Laxantiengebrauch; ballaststoffreiche Ernährung, Flüssigkeitszufuhr). Die eigentliche Behandlung erfolgt stadiengerecht durch Sklerotherapie, Gummiligatur oder Operation.

! Die häufig durchgeführte Behandlung mit diversen Salben und Zäpfchen bringt bestenfalls passagere Linderung und ist als Therapiekonzept abzulehnen. Fast jeder Patient mit einem Leiden des Enddarms kommt mit der selbstgestellten Diagnose „Hämorrhoiden" zum Arzt. Verschreibung von Hämorrhoidalzäpfchen ohne exakte Untersuchung ist Unfug.

Sklerotherapie. Die heute am weitesten verbreitete „kausale" Behandlung. Sie wird im Stadium 1 (Erfolgsquote 90 %) und im Stadium 2 (Erfolgsquote 25 %) angewendet.

Durchführung: Eine besondere Vorbereitung (etwa Einlauf) ist nicht notwendig bzw. eher störend. Zwei Methoden stehen zur Verfügung:

- ***Methode nach Blanchard:*** Zirka 1 ml eines phenol- oder jodhaltigen Verödungsmittels wird oralwärts der Hämorrhoidalknoten in die Zuflußgebiete der Hämorrhoidalknoten bei 3, 7 und 11 Uhr submukös injiziert. Die Injektion ist bei korrektem Sitz schmerzlos. Erfolgt sie jedoch in das Anoderm, sind heftige Schmerzen die Folge!
- ***Methode nach Blond:*** Mittels Tropfspritze nach Roschke wird durch das seitliche Proktoskopfenster direkt in den sich vorwölbenden Hämorrhoidalknoten tropfenweise (ca. 0,1 ml) 20 %ige Chinin-dihydrochloridlösung injiziert. Pro Sitzung erhält der Patient maximal 1,0 ml verteilt auf bis zu 10 Injektionsstellen.

Ziel der Behandlung ist ***nicht*** (wie bei der Verödung von Varizen) die Induktion einer Intimareaktion, sondern Erzeugung einer Fibrose *um* die Gefäße, die den arteriellen Zustrom drosselt.

Üblicherweise sind 4 bis 8 Sitzungen in monatlichen Abständen vorgesehen, mehrwöchige Injektionsintervalle sind erforderlich! Vor jeder Sitzung wird der Patient befragt, ob die vorausgegangene Injektion gut vertragen wurde; durch rektale Tastung werden Restinfiltrate ausgeschlossen.

Komplikationen (Nekrosen, Ulzera, Abszesse, Fisteln) sind bei richtigem Sitz der Injektion außerordentlich selten.

Kontraindikationen sind Allergie gegen das Verödungsmittel, Schwangerschaft, Antikoagulantientherapie, hochdosierte Steroidtherapie, akute entzündliche Prozesse, starke Schmerzen und Restinfiltrate nach vorausgehender Injektion.

Hämorrhoidektomie. Hämorrhoiden im 3. und 4. Stadium können meist nur operativ erfolgreich behandelt werden; am meisten geübt ist die Operation nach Milligan. Sie gehört in die Domäne der Chirurgie.

Alternative Methoden der Hämorrhoidenbehandlung. Behandlungsmethoden wie Infrarotkoagulation oder Kryotherapie bringen keine Vorteile und haben sich nicht durchgesetzt.

23.3.2 Mukosaprolaps

Ein durch habituelles Pressen (bei Obstipation) bedingter Vorfall der Rektumschleimhaut in den Analkanal. Subjektive Symptome sind Defäkationshemmung, Bolusgefühl, Gefühl der inkompletten Entleerung, Schleimabgang und Blutungen. Die Diagnose wird proktoskopisch gestellt (pressen lassen!). Eine moderne und bei Behinderungen der Defäkation (Beckenboden-Senkung, Prolaps, Inkontinenz u. a. m.) sehr aussagekräftige Methode ist das ***Defäkogramm***, eine dynamische Röntgenuntersuchung, bei der der Defäkationsvorgang mit Bariumfüllung dokumentiert wird. Die Therapie erfolgt konservativ (Stuhlregulierung), erforderlichenfalls mit Gummibandligatur oder chirurgisch.

23.3.3 Analprolaps

Ein meist gleichzeitig mit Hämorrhoiden im 4. Stadium vorkommender Prolaps der Analschleimhaut (Abb. 23.4). Solange dieser reponibel ist, kann Sklerotherapie (in reponiertem Zustand) und/oder Gummiringligatur versucht werden, ansonsten bleibt nur die Möglichkeit der Hämorrhoidektomie. Als Komplikation kann sich der inkarzerierte Analprolaps, eventuell mit Fortschreiten in eine Gangrän, einstellen.

Wichtig ist die Unterscheidung vom Rektumprolaps (Mastdarmvorfall); bei diesem ist die gesamte invaginierte Darmwand zirkulär vorgestülpt. Der Rektumprolaps tritt gehäuft bei Frauen auf, besonders Multiparae mit Inkontinenz bei chronischer Obstipation. Bei Kleinkindern kommt es relativ häufig zum Rektumprolaps mit guter Spontanheilungstendenz; im Erwachsenenalter ist hingegen die operative Fixierung notwendig (Rektopexie).

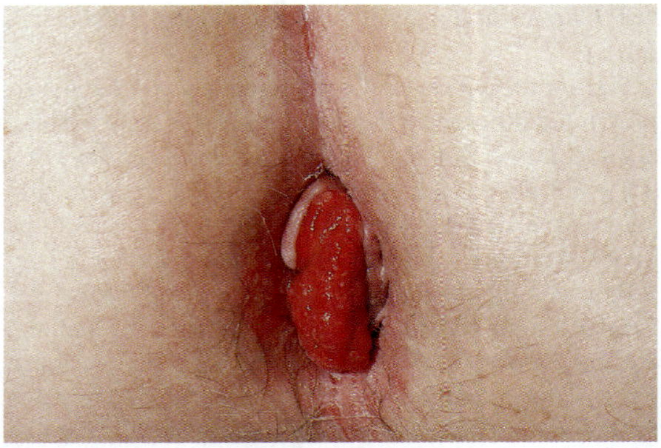

Abb. 23.4. Hämorrhoidal- und Analprolaps. An der rechten Zirkumferenz ist ein Hämorrhoidalknoten mit einem Teil der Analschleimhaut vorgestülpt. Nebenbefund: Marisken

23.3.4 Analekzem

Das Analekzem – ein Ekzem des Anoderms und der Anal- und Perianalhaut – ist das häufigste proktologische Zustandsbild überhaupt; es ist von polyätiologischer Natur und kann fast alle übrigen anorektalen Krankheitsprozesse begleiten (Tabelle 23.1, Abb. 23.5, s. auch Abb. 23.2).

Man unterscheidet ein ***akutes*** („Wolf") und ein ***chronisches*** Analekzem; ersteres entsteht vorwiegend durch episodische, meist exogene Reize (mangelnde Hygiene, Schwitzen, Durchfälle, Reiben), letzteres fast durchwegs durch Sekretion aus dem Analkanal im Rahmen der Hämorrhoidalkrankheit. Das chronische Analekzem kann notorisch quälend und außerordentlich therapieresistent sein.

Charakteristischerweise sucht der Patient den Arzt erst nach längerer Selbstbehandlung mit diversen Topika, üblicherweise Kortikoidmischpräparaten, auf.

Pathogenese. Der bei weitem wichtigste ursächliche Teilfaktor ist die Störung der Feinkontinenz des anorektalen Kontinenzorgans im Rahmen innerer Hämorrhoiden. Hierdurch kommt es zur ständigen Befeuchtung der Analhaut („Symptom des feuchten Afters"); diese zusammen mit Stuhlresten und dem neutralen pH-Wert der Perianalregion führen zu einer exzessiven regionalen Keimvermehrung, darunter auch Kandida (aus dem Darmtrakt). Alle Faktoren führen zu Mazeration, Irritation und Juckreiz, Ekzematisation und Lichenifikation. Eine verstärkende, aber meist

Tabelle 23.1. Ursachen des Analekzems

Hämorrhoiden	Darmparasiten
Hämorrhoidal-, Analprolaps	falsche Hygiene (zu viel, zu wenig)
Marisken	Trichteranus
chronische Analfissur	Kontaktallergie
Analpolypen	
Analfisteln	
anorektale Tumoren	

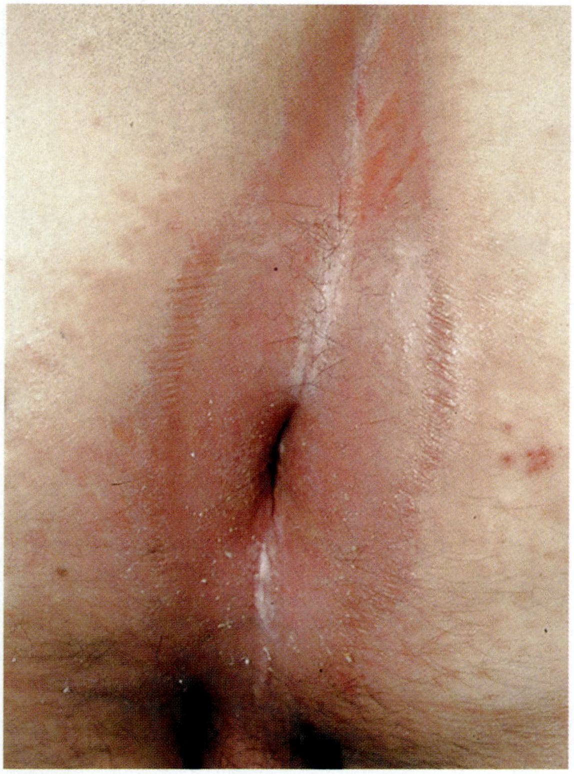

Abb. 23.5. Chronisches Analekzem

überschätzte Rolle spielt das Schwitzen bei adipösen Patienten mit sitzender Tätigkeit. Ein weiterer prädisponierender Faktor ist der Trichteranus (Hygiene erschwert).

Klinik. Rötung, Lichenifikation sowie häufig Erosionen und Rhagaden der Anal- und Perianalhaut. Im akuten Stadium überwiegt Brennen, im chronischen ein oft quälender Juckreiz. Typisches anamnestisches Symptom: Wäscheverschmutzung (Schleim, Sekret, Kotreste) sowie Blutreste am Papier (durch Kratzeffekte).

Therapie. Dauerhafte Ausheilung ist nur nach Ausschaltung der Ursachen möglich (d.h. Sklerosierungsbehandlung der Hämorrhoiden bzw. Elimination der in Tabelle 23.1 angegebenen übrigen Ursachen). Eine intestinale Kandidose muß durch diätetische Maßnahmen (zucker- und kohlehydratarme Kost) und orale antimykotische Therapie (Nystatin) beseitigt werden. Kortikoidhaltige Externa sind meist schlagartig wirksam, dürfen aber nur kurzfristig angewendet werden. Bei längerer Verabreichung kommt es zum Wirkungsverlust, Auftreten von Nebenwirkungen (z.B. Atrophie der Analhaut; Wirkungsverstärkung durch Okklusionseffekt!), und schließlich zur Perpetuation der Symptomatik. Besonders wichtig ist eine ausführliche Anleitung zur Analhygiene: Verzicht auf Toilettenpapier über längere Zeit, statt dessen Waschen nach der Defäkation (Neutralseife). Allerdings sollte auch eine übertriebene Pflege durch zu häufiges Waschen unterbleiben.

! Hinweise zur Analhygiene sollen dem Patienten spontan gegeben werden, da er aus falscher Scheu diesbezügliche Fragen meist unterläßt.

Differentialdiagnose. Inverse Psoriasis (scharfe Begrenzung, zwickelförmige Ausdehnung nach sakral) und extramammärer M. Paget (Biopsie bei Therapieresistenz von Analekzemen!), Kandidamykose (Pilzbefund!), M. Bowen.

23.3.5 Pruritus ani

Ursachen wie bei Analekzem, allerdings fehlen sichtbare äußere Veränderungen. In diesen Fällen ist es besonders notwendig, den Patienten durch den Ausschluß eines Malignoms zu beruhigen. Mögliche psychische Komponenten sollten berücksichtigt werden (Pruritus ani und genitalis sine materia sind häufig Menopausebeschwerden!).

23.3.6 Marisken (Analläppchen, -falte, -karunkel)

Harmlose und sehr häufige (bis 80 % im Senium) fibromatöse Falten an der Linea anocutanea.

Marisken werden manchmal fälschlich als „äußere Hämorrhoiden“ bezeichnet. Unterscheidung: Marisken füllen sich beim Pressen *nicht*.

Marisken verursachen nur selten Beschwerden (Juckreiz, Analekzem), vor allem wenn ab einer gewissen Größe die Analhygiene erschwert wird. Ihre Entfernung ist nur in Ausnahmefällen nötig (Abtragung in Lokalanästhesie mit Skalpell oder Elektroschlinge; einzeitige Behandlung der gesamten Zirkumferenz birgt die Gefahr von Analstenosen!). Verschluß auch relativ großer Wundflächen durch Naht ist zu vermeiden, da es ansonsten zur Taschen- und Fistelbildung kommen kann. Offene Wunden im Analbereich heilen erstaunlich gut ohne Superinfektion ab!

Differentialdiagnose. Condylomata acuminata, Analkarzinom, hypertrophe Analpapille.

23.3.7 Condylomata acuminata (Feigwarzen)

Viruspapillome (s. S. 263), die vorwiegend durch die „Low-risk"-HPV 6 und 11 hervorgerufen werden.

Klinik. Spitzkegelige, weiche, hautfarbene Wärzchen, meist in beetartigen Aggregaten oder blumenkohlartigen Knoten. Sie setzen sich häufig in den Analkanal bis zur Linea dentata fort, können diese aber auch im Extremfall überschreiten. Symptome sind Verlust von Feinkontinenz, übelriechender Fluor, Analekzem.

Therapie. Bei weniger ausgedehnten Kondylomen Ätzbehandlung (Podophyllin, Trichloressigsäure). Bei ausgedehnten und tiefsitzenden Kondylomen ist die operative Abtragung unumgänglich (elektrokaustisch oder mit Laserfulguration). Diese sollte stets alle erkennbaren Kondylome umfassen, da ansonsten ein Rezidiv sicher ist. Bei zu ausgiebigen Eingriffen besteht die Gefahr der Analstenose, der allerdings durch konsequente Bougierung begegnet werden kann. Konsequente Nachbeobachtung wegen Rezidivgefahr!

23.3.8 Condylomata plana

Viruspapillome, vorwiegend durch die „High-risk"-HPV-Typen 16 oder 18 erregt: flache, unscheinbare Knötchen der Anokutangrenze, aus denen nach jahre- bis jahrzehntelanger Latenz Analkarzinome entstehen können (s. S. 264).

23.3.9 Perianalvenenthrombose

Akute Thrombose einer Vene des Analkanals, meist an der Anokutangrenze; häufig mit inneren Hämorrhoiden assoziiert. Auslösende Faktoren sind forcierte Defäkation, Obstipation oder Diarrhoe, körperliche Anstrengung.

Die Perianalvenenthrombose wird auch fälschlich als „entzündeter Hämorrhoidalknoten" bezeichnet.

Klinik (Abb. 23.6). Ein meist sehr schmerzhafter, bis zu pflaumengroßer, bläulich durchscheinender perianaler Knoten, der den Patienten bis zur Gehunfähigkeit behindern kann. Im subakuten Stadium läßt die Schmerzhaftigkeit nach, spontane Rückbildung tritt innerhalb einiger Tage bis Wochen ein. Rezidive sind häufig (Rezidivprophylaxe: Sklerosierung innerer Hämorrhoiden!). Komplikationen: Spontanperforation, Blutung.

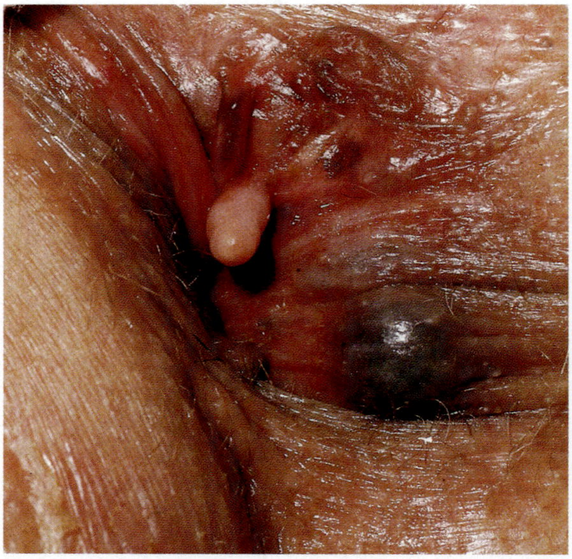

Abb. 23.6. Perianale Venenthrombose. Ein entzündlicher, bläulich durchschimmernder schmerzhafter Knoten knapp seitlich des Anus. Nebenbefund: eine zapfenartige Vorbotenfalte

Therapie. Konservative Maßnahmen (systemische und lokale Antiphlogistika, Bettruhe, kühle Kompressen) führen meist binnen weniger Tage zu Schmerzfreiheit und Abheilung. Inzision in Lokalanästhesie schafft umgehend Erleichterung; die Koagula sollten jedoch immer mit dem scharfen Löffel zur Gänze entfernt (bei gekammerten Perianalvenenthrombosen schwierig) oder mit der Diathermieschlinge abgetragen werden.

Differentialdiagnose. Perianaler Abszeß bzw. Fistel, Mariske.

23.3.10 Analfissur (Afterriss)

Ein ovaläres, tiefes (bis in die Fasern des M. sphincter ani internus reichendes) Ulkus des Anoderms unmittelbar distal der Linea dentata.

Ätiologie. Multifaktoriell. Meist liegen innere Hämorrhoiden vor, das Ulkus entsteht durch einen mechanische (z. B. harter Stuhl) oder Entzündungsreiz (Perianalvenenthrombose, Kryptitis etc.). Etwa 80 % der Analfissuren finden sich bei 6 Uhr in SSL.

Klinik. Die akute Analfissur ist das schmerzhafteste Zustandsbild der Proktologie; meist im Lauf oder nach einer forcierten Defäkation kommt es neben (meist geringer) Blutung zu einem heftigen, bis mehrere Stunden anhaltenden krampfartig-stechenden Schmerz, der zu spastischer Sphinkterkontraktion, Stuhlverhaltung (aus Angst) und dadurch zu einem Circulus vitiosus führt.

Therapie und Verlauf. Die akute Fissur kann spontan heilen oder mit konservativer Therapie (Salben, Injektionen eines Lokalanästhetikums in den Fissurgrund oder Selbstanwendung eines Analdehners über einige Wochen) zur Abheilung gebracht werden. Als besonders nützlich hat sich die lokale Anwendung einer 2% Nitroglyzerinsalbe zur Entspannung des inneren Schließmuskels erwiesen. Andernfalls geht sie in die subakute bzw. chronische Analfissur über. Letztere ist weit weniger schmerzhaft, führt jedoch reaktiv zur Entwicklung einer sog. ***Vorpostenfalte*** am analen Fissurende (Mariske) und einer hypertrophen Papille am kranialen Ende. Chronische Analfissuren haben keine Selbstheilungstendenz; sie können Ausgangspunkt von Analfisteln sein. Konservative Therapieversuche sind hier nicht erfolgreich, operative Fistelspaltung oder Fissurektomie meist unumgänglich.

Differentialdiagnose. Rhagade (weniger tiefreichend, weniger schmerzhaft, diffus brennend, bei Analekzem), syphilitischer Primäraffekt, Analkarzinom, Morbus Crohn.

23.3.11 Hypertrophe Analpapille (Analpolyp, Katzenzahn)

Fibromatöse Wucherungen einer (oder mehrerer) Analpapillen bei chronischen Reizzuständen verschiedener Art (Proktitis, Kryptitis, Hämorrhoiden, Analfissur etc.). Es handelt sich um breitbasige oder gestielte bis walnußgroße, blaßrosa bis weißliche Knoten an der Linea dentata. Eine maligne Entartung dieser Polypen kommt (im Gegensatz zu den Rektumpolypen!) praktisch nicht vor. Chirurgische Abtragung in Lokalanästhesie ist nur bei Beschwerden nötig (größere Polypen bedeuten eine Störung der Feinkontinenz, sind bei Defäkation schmerzhaft und können prolabieren!)

Differentiatialdiagnose. Rektumpolyp, Condylomata acuminata, Analkarzinom.

23.3.12 Kryptitis

(Abszedierende) Entzündung der Morgagni-Krypten (Proktodäaldrüsen). Ein häufiges Zustandsbild, das meist mit inneren Hämorrhoiden assoziiert und Ausgangspunkt von Analfisteln ist (s. unten).

Pathogenese. Die Morgagni-Krypten sind taschenartige Ausstülpungen des Darmepithels an der Linea dentata, in die die Proktodäaldrüsen in einem kranialwärts etwas spitzen Winkel einmünden. Diese anatomisch ungünstige Situation prädisponiert zum Eindringen von Kotmaterial und Sekretstau. Es kann zum Verschluß des Lumens und damit zu einer abszedierenden Entzündung der Krypte kommen, die sich entlang der Proktodäaldrüse ausbreiten kann. Die weitere Entwicklung hängt wesentlich von der individuell recht unterschiedlichen anatomischen Beschaffenheit der Proktodäaldrüse ab: Je nach Tiefe und Verzweigung des Drüsenkörpers im submukösen Raum und in den Logen der Sphinktermuskeln kann es zu unterschiedlich lokalisierten Fistelbildungen kommen (s. unten).

Klinik. Die Kryptitis bleibt oft lange unbemerkt; erst bei Abszedierung stellen sich deutliche Symptome ein: dumpf stechende, schlecht lokalisierbare Schmerzen im tiefen Analbereich bei und nach Defäkation, häufig auch als Intervallschmerz. Die schmerzhafte Stelle kann bei Palpation meist genau lokalisiert werden. Die Diagnosestellung erfolgt mit Proktoskopie und durch retrograde Sondierung der Krypte mit der Hakensonde.

Therapie. Voraussetzung eines anhaltenden Therapieerfolges ist die Sanierung der Hämorrhoiden (Sklerosierung); gleichzeitig konservative Therapie mit adstringierenden Suppositorien, Analtampons. Nur bei Therapieresistenz Kryptotomie oder Kryptektomie.

Differentialdiagnose. Submuköse und intersphinktäre Analabszesse, Analfissur, anorektale Gonorrhoe.

23.3.13 Analabszeß, Analfisteln

Bei diesem nicht seltenen Krankheitsbild handelt es sich um abszedierende Entzündungen verschiedener Lokalisation im submukösen und muskulären Raum des Analbereiches, die ihren Ausgangspunkt von einer Kryptitis nehmen. Fisteln unterscheiden sich von Abszessen durch ihre gangartige Ausbreitung *ohne* (inkomplette Fistel) oder *mit* (komplette Fistel) Perforation zur Perianalhaut. Die meisten Abszesse bzw. Fisteln liegen dorsokaudal und submukös bzw. intersphinktär (Abb. 23.7). Auch weit verzweigte fuchsbauartige Gänge kommen vor (nur bei solchen ist eine radiologische Kontrastmitteldarstellung zweckmäßig).

Klinik. Abszesse bewirken dumpfe, klopfende und drückende, meist heftige Schmerzen im Analbereich, Sitzbeschwerden, Fieber und allgemeines Krankheitsgefühl. Bei Fistelbildung kommt es zusätzlich zu ständiger eitrig-seröser Sekretion und rezidivierenden Entzündungsschüben durch Sekretstau. Der Verlauf ist chronisch progredient, spontane Heilung ist nicht zu erwarten.

Diagnostik. Bei perianaler und analer Palpation finden sich schmerzhafte entzündliche Schwellungen, die Diagnose wird durch Proktoskopie und Sondierung gestellt.

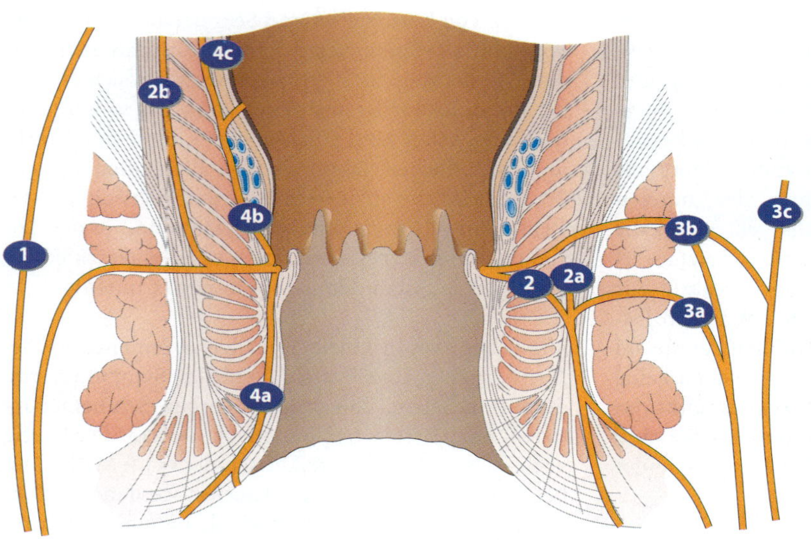

Abb. 23.7. Schematische Darstellung der verschiedenen Analfisteltypen. *1* Pelvirektale Rektumfistel; *2* intersphinktäre Fisteln, *2 a* intersphinktärer inkompletter Nebengang, *2 b* suprasphinktäre Fistel; *3* transsphinktäre Fisteln: *3 a* atypischer Verlauf, *3 b* hohe Variante, *3 c* ischiorektales Resthöhlensystem; *4 a*-c intrasphinktäre Fisteln: *4 a* subkutan, *4 b* submukös, *4 c* inkomplett, submukös

Therapie. Abszesse werden breit inzidiert und genau nach Vorhandensein inkompletter Fisteln sondiert. Ungenügende Inzisionen führen zur Fistelbildung! Fisteln müssen durch vollständige Exzision aller Fistelgänge saniert werden (*keine* Stichinzisionen!). Eine nützliche Technik ist hierbei die Fadendrainage: Ein Faden wird durch den Fistelgang gelegt, im Anallumen zu einem Ring verknotet und belassen. Es kommt zur Drainage und Reinigung des Fistelganges; nach einigen Wochen wird der mit dem Faden markierte Fistelgang operativ saniert.

> **!** Alleinige Antibiotikabehandlung von Analabszessen und -fisteln ist erfolglos. „Reifenlassen" von Abszessen führt zur Ausbreitung und ist daher kontraindiziert.

Differentialdiagnose. M. Crohn und Colitis ulcerosa können ausgedehnte, meist atypisch gestaltete Fisteln verursachen.

23.3.14 Analkarzinom

Karzinome des Anoderms und der Analhaut sind selten (im Gegensatz zu den Rektumkarzinomen!); meist handelt es sich um Plattenepithelkarzinome (Assoziation mit „high-risk"-HPV). Viel seltener sind verruköse Karzinome, Basaliome und kloakogene Karzinome. Auftreten fast stets im höheren Lebensalter.

Klinik. Knotige, derbe Läsionen, im späteren Verlauf ulzerierend. Die Symptome sind oft uncharakteristisch, bei Sitz im Analkanal bleiben die Analkarzinome nicht selten vom Patienten unbemerkt. Im fortgeschrittenen Stadium kommt es zu Fremdkörpergefühl, Juckreiz oder Schmerzen, Nässen, Analekzem, Defäkationsstörungen und Blut am Stuhl.

Differentialdiagnose. Marisken, Condylomata acuminata, chronische Analfissur, Melanom.

Therapie. Analrandkarzinome werden primär exzidiert. Bei Karzinomen des Analkanals hat sich die kombinierte Radio- und Chemotherapie als gleich wirksam, aber weniger eingreifend erwiesen.

> **!** Bei therapieresistentem Analekzem muß immer an ein Karzinom des Analkanals gedacht werden.

23.3.15 Inkontinenz

Unter Inkontinenz versteht man den unkontrollierten Abgang von Gasen (Grad I), Flüssigkeit (Grad II) und Stuhl (Grad III).

Inkontinenz kommt besonders häufig bei älteren weiblichen Patienten vor. Prädisponierende bzw. ursächliche Faktoren sind: Zustand nach Analoperationen (Analkarzinom), traumatischen Geburten, Verletzungen im Analbereich; bei Analprolaps, Querschnittläsion, bei chronischer Obstipation.

Therapie. Aktives Schließmuskeltraining führt häufig zur Besserung (dieses sollte bei Risikopatienten schon in mittleren Lebensjahren begonnen werden). Bei mangelndem Erfolg sind chirurgische Maßnahmen angezeigt. Diese umfassen (neben rekonstruktiven Eingriffen nach Verletzungen) verschiedene Raffungstechniken („anterior" oder „postanal" Repair) und die Schaffung eines „Neosphinkters" mittels des verlagerten und elektrostimulierten M. gracilis. Als ultima ratio ist in manchen Fällen ein Anus praeter notwendig. Allen Operationen muß eine exakte neurologische Untersuchung, anale Sonographie und eine digitale und apparative Messung des Resttonus des Sphinkters ***(Anomanometrie)*** vorausgehen.

23.4 Krankheiten des Rektums und Kolons

Diese Krankheiten gehören zum Fachgebiet der Gastroenterologie bzw. Chirurgie und werden hier daher nur kursorisch behandelt. Für den Dermatologen dient die Kenntnis dieser Krankheiten ausschließlich zur korrekten Überweisung.

23.4.1 Proktitis

Proktitis (entzündliche Veränderungen des unteren Rektums) ist ein nicht seltenes polyätiologisches Zustandsbild: Mögliche Ursachen sind Infektionen (z. B. Herpes simplex, Amöbenruhr, Dysenterie, Gonorrhoe etc.), Colitis ulcerosa und M. Crohn, Störungen der Darmflora (Antibiotikaproktitis-Tetrazykline!) und schließlich Röntgenbestrahlung maligner Tumoren im Urogenitalbereich (Strahlenproktitis). Unabhängig von der Ursache manifestiert sich die Proktitis mit schleimigblutigen, bisweilen eitrigen Stühlen, Tenesmen und dumpfen Unterbauchschmerzen. Die Diagnostik erfolgt durch Prokto- und Rektoskopie, mikrobiologischem und/oder serologischem Erregernachweis und eventuell Biopsie. Die Therapie richtet sich nach dem Grundleiden.

23.4.2 Kolorektale Polypen

Kolorektale Polypen sind knotige, manchmal gestielte Vorwölbungen der Darmschleimhaut.

Dieser morphologische Begriff impliziert keine ätiologische Diagnose; man unterscheidet ***neoplastische*** (Adenome, Carcinoma in situ) und ***nicht-neoplastische*** (Hamartome, entzündliche) Polypen. Alle Polypen müssen – bis zum histologischen Ausschuß – als Präkanzerosen gelten. Im Rahmen der familiären Polypose kommt es stets zur malignen Transformation, nicht jedoch beim Peutz-Jeghers-Syndrom. Kolorektale Polypen sind besonders im höheren Lebensalter häufig, zu etwa 75 % distal der linken Kolonflexur gelegen und meist asymptomatisch. Gelegentlich Abgänge von Blut und Schleim. Diagnostischer Hinweis: Test auf okkultes Blut im Stuhl positiv. Nachweis mit Rektoskopie und Koloskopie bzw. radiologisch. Komplikationen der Kolorektalpolypen sind maligne Entartung, Blutungsanämie, Ileus.

Therapie. Chirurgische Entfernung (Polypektomie). Keine Biopsie!

23.4.3 Rektumkarzinom

Dieses entsteht in der Regel sekundär durch maligne Entartung von Rektumpolypen (meist Adenokarzinome von unterschiedlichem Differenzierungsgrad); Männer sind etwas häufiger befallen als Frauen, Häufigkeitsgipfel im Senium. Rektumkarzinome sind im Anfangsstadium – außer okkultem Blut im Stuhl – meist symptomlos; im weiteren Verlauf Abgänge von Blut und Schleim, Tenesmen, Defäkationsstörungen (Bleistiftstühle). Die ***Diagnose*** erfolgt durch digitale Tastuntersuchung, Prokto- und Rektoskopie und Histologie. Die ***Therapie*** richtet sich nach Sitz und Differenzierung des Rektumkarzinoms; chirurgische Alternativen sind lokale Exzision, Kontinenzerhaltende Resektion oder Rektumamputation. Zusätzlich kommen Chemotherapie und Bestrahlung in Frage. ***Komplikationen*** sind Metastasierung, Ileus und Fistelbildung in Nachbarorgane.

23.4.4 Kolonkarzinom

Dieser häufigste maligne Tumor der westlichen Welt ist zu etwa 70 % im Grenzbereich zwischen Sigmoid und Rektum lokalisiert und kommt daher bei der Untersuchung durch den Dermatologen mit dem Proktoskop nicht zur Darstellung. Auch die klinische Symptomatik wirkt sich nicht im Bereich des anorektalen Kontinenzorgans aus (im Gegensatz zu Analkarzinomen und tiefsitzenden Rektumkarzinomen): im Frühstadium bestehen – wieder abgesehen von okkultem Blut im Stuhl – meist keine Symptome. Später kommt es zu Blut- und Schleimabgang, Stuhlunregelmäßigkeiten, Meteorismus und tumorassoziierten Systemzeichen (Gewichtsverlust, Anämie etc.).

Die Aufgabe des Dermatologen beschränkt sich darauf, die anamnestischen Angaben des Patienten stets im Hinblick auf ihm nicht zugängliche Karzinome von Rektum und Kolon zu überdenken und ihn bei Verdachtsmomenten dem Chirurgen zur geeigneten Diagnostik und Therapie zu überweisen.

> **!** Wegen der Häufigkeit kolorektaler Karzinome sollten ab dem 45. Lebensjahr regelmäßig

(jährlich) Vorsorgeuntersuchungen durchgeführt werden. Dem Dermatologen fällt diese Aufgabe nicht zu, da seine Tätigkeit auf Diagnostik und Behandlung von Beschwerden des anorektalen Kontinenzorgans beschränkt ist. Er muß sich jedoch bewußt sein, daß auch er eine Anlaufstelle für Patienten mit kolorektalen Karzinomen ist, die ihre Beschwerden irrtümlicherweise dem Analbereich zuschreiben.

23.4.5 Colitis ulcerosa und Morbus Crohn

Diese beiden Systemkrankheiten mit Hauptmanifestation im Ileum und Kolon sind Teilgebiet der Gastroenterologie; adäquate Diagnostik und Therapie fällt dieser Disziplin zu. Für den proktologisch tätigen Dermatologen stellt sich die Aufgabe, Verdachtszeichen für das Vorliegen dieser Krankheiten zu erkennen und für die Überweisung zu sorgen. Solche Verdachtszeichen sind häufige, blutige, schleimige Durchfälle, abdominelle Schmerzen, Tenesmen, Systemsymptome (Krankheitsgefühl, Kachexie, Anämie), rektale Blutungen. Bei der Untersuchung des Darmes finden sich im Anal-, vor allem aber Rektalbereich entzündliche Infiltrate, Ulzerationen, Abszesse und Fistelbildungen, Fissuren, Stenosen und gelegentlich Perforationen (Abb. 23.8).

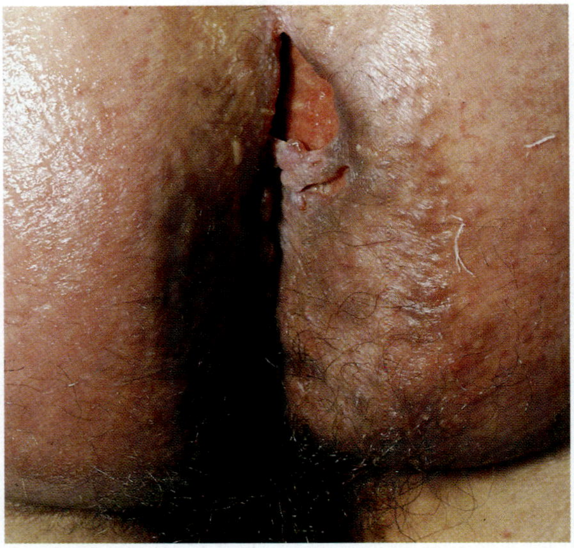

Abb. 23.8. Perianale Ulzera bei M. Crohn. Unterminiert, matschig

24 Andrologie (W.-B. Schill und F.-M. Köhn)

ÜBERSICHT

Andrologie ist eine interdisziplinäre Spezialität, die sich mit der (Patho-)Physiologie der männlichen Fertilität beschäftigt. Ihr klinischer Schwerpunkt liegt bei der Diagnostik und Therapie männlicher Fertilitätsstörungen. Historisch hat sie sich im deutschsprachigen Raum aus der Dermato-Venerologie entwickelt, aber auch Gynäkologie, Urologie, Endokrinologie und Humangenetik haben ihre moderne Entwicklung maßgeblich beeinflußt. Durch die Betreuung des kinderlosen Ehepaares und neuere Methoden der assistierten Reproduktion ist die Andrologie mit der Gynäkologie besonders eng verknüpft. Moderne operative Therapieansätze mit Entnahme von Spermatozoen aus dem Nebenhoden oder aus dem Hoden zur Verwendung für Mikroinjektionen haben bereits zur Bildung reproduktionsmedizinischer Zentren geführt.

1988 gab es in der BRD ca. 410.000 ungewollt kinderlose Ehepaare. Unter Einbeziehung der noch ***unerkannt*** sub- oder infertiler Ehepaare (ca. 25 %) erhöht sich die Zahl der ungewollt kinderlosen Ehepaare auf 585.000. Der Bedarf an andrologischen Untersuchungen ist also erheblich, da die Ursachen für Partnersterilität in ca. 40–50 % beim Mann liegen dürften.

Darüber hinaus beschäftigt sich die Andrologie mit Problemen der Potentia coeundi (bis zu 10 % des betreuten Patientengutes). Schwerpunkte gegenwärtiger andrologischer Forschung sind die Auswirkung von Umweltfaktoren, die Entwicklung von Kontrazeptiva für den Mann und, wegen der demographisch bedingten Zunahme älterer Männer, altersbedingte Veränderungen der Sexualfunktion.

24.1 Anatomie und Funktion des männlichen Genitalapparates

Das männliche Genitale (Abb. 24.1 u. 24.2) besteht aus den beiden Hoden (Testes) und den Adnexorganen: Nebenhoden (Epididymis), Samenleiter (Ductus deferens), Bläschendrüsen (Glandulae vesiculosae), Vorsteherdrüse (Prostata) und Cowper-Drüsen (s. Abb. 24.2). Das äußere männliche Genitale besteht aus dem männlichen Glied (Penis), der Harnsamenröhre (Urethra) und dem Hodensack (Skrotum).

Die männlichen Genitalorgane sind in ihrer Funktion von den Sexualhormonen abhängig: Die Entwicklung des männlichen Individuums, Sexualität und Fertilität werden durch die endokrinen Organe Hypothalamus, Hypophyse und Hoden (Leydig-Zellen) gesteuert.

24.1.1 Hoden

Die Testes sind eiförmig (Elipsoid) und besitzen ein Volumen zwischen 15–25 ml; ihr Längsdurchmesser beträgt ca. 5 cm. Ihre Konsistenz ist prall-elastisch, die Oberfläche glatt. Nach außen hin werden sie durch eine derbe Bindegewebshülle (Tunica albuginea) abgegrenzt und vom Epi- und Periorchium umgeben. An ihrer Rückseite liegt der Nebenhoden, der mit dem Hoden über 8–12 Ductuli efferentes verbunden ist. Hoden und Nebenhoden werden arteriell und venös über die Gefäßranke des Samenstranges versorgt, die überwiegend aus den Windungen der A. testicularis (Syn.: A. spermatica in-

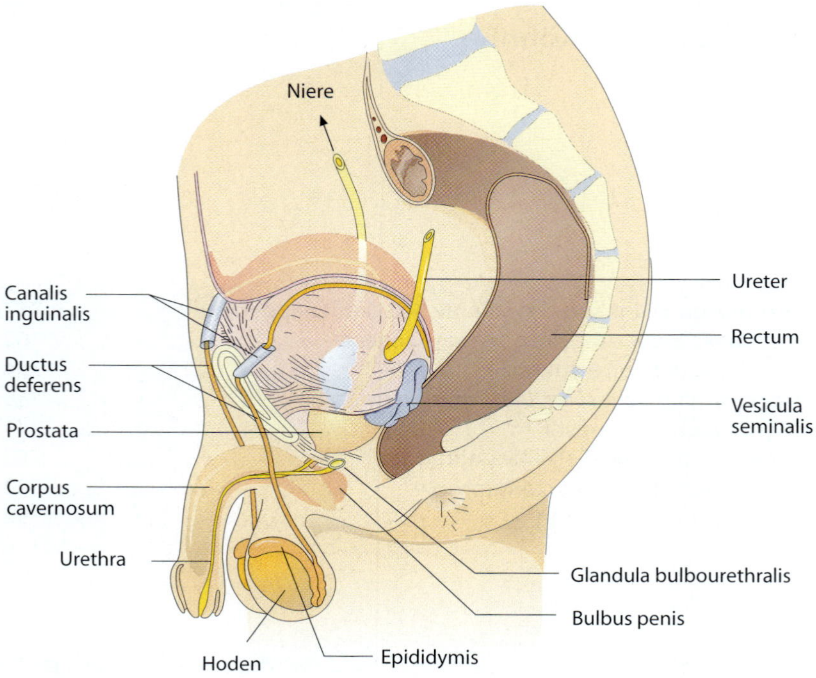

Abb. 24.1. Schematische Übersicht des männlichen Genitaltraktes (Nach M. Breckwoldt et al., 1991)

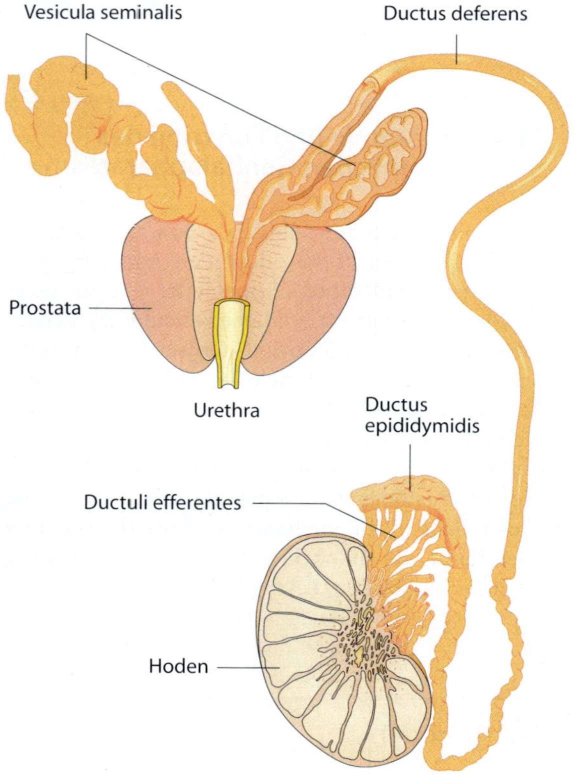

Abb. 24.2. Samenableitende Wege und akzessorische Geschlechtsdrüsen (Aus: Breckwoldt et al., 1991)

terna) besteht und von dem engmaschigen Venennetz des Plexus pampiniformis durchflochten ist. Eine zusätzliche Versorgung erfolgt über A. und V. ductus deferentis und A. und V. cremasterica. Der venöse Abfluß des Hodens und Nebenhodens erfolgt über den Plexus pampiniformis, der zahlreiche Anastomosen mit oberflächlich gelegenen Venen besitzt und im Bereich des Leistenrings in die V. testicularis übergeht. Die linke V. testicularis mündet fast senkrecht in die linke Nierenvene, während die rechte in einem spitzen Winkel (30–40 °) direkt in die V. cava inferior eingeht (ca. 4 cm unterhalb der Einmündung der rechten Nierenvene). Der erweiterte Plexus pampiniformis stellt das anatomische Substrat der klinisch wichtigen Varikozele dar.

Der Hoden besteht aus zwei Kompartimenten: Die Hauptmasse (90 %) entfällt auf das Tubuluskompartiment mit den keimepitheltragenden Tubuli seminiferi (Hodenkanälchen).

Jede Gonade besitzt etwa 500 Tubuli mit einer geschätzten Gesamtlänge von 150–300 m. Die Tubuli laufen auf das Rete testis zu und sind von dort über die Ductuli efferentes mit dem Nebenhodenkopf verbunden. Das zweite Kompartiment (Leydig-Zellkompartiment) stellt ein endokrines Organ dar, das aus den Leydig-Zwischenzellen im interstitiellen Hodengewebe besteht und für die Testosteronbiosynthese verantwortlich ist. Beide Hodenkompartimente sind funktionell eng miteinander verknüpft.

Die Tubuli seminiferi sind von peritubulären Zellen umgeben, die kontraktile Elemente enthalten den Sekret- und Spermatozoentransport in den Nebenhoden bewirken. Im Lumen der Tubuli finden sich die Sertoli-Zellen, die als Stütz- und „Ammen"zellen der Spermatogenese engen Kontakt mit den Keimzellen sämtlicher Stadien der Spermatogenese haben und eine intensive Stoffwechselaktivität aufweisen. Sie sind für die Aufrechterhaltung der Blut-Testis-Schranke verantwortlich, zur Phagozytose befähigt und synthetisieren eine Reihe spezifischer Substanzen (Enzyme, Steroide, Androgen-bindendes Protein, Inhibin) zur Regulation und Aufrechterhaltung der Spermatogenese.

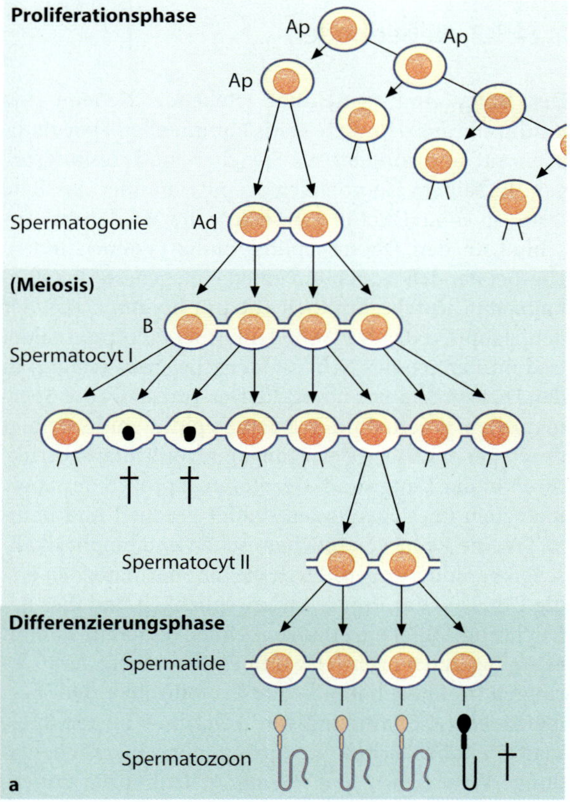

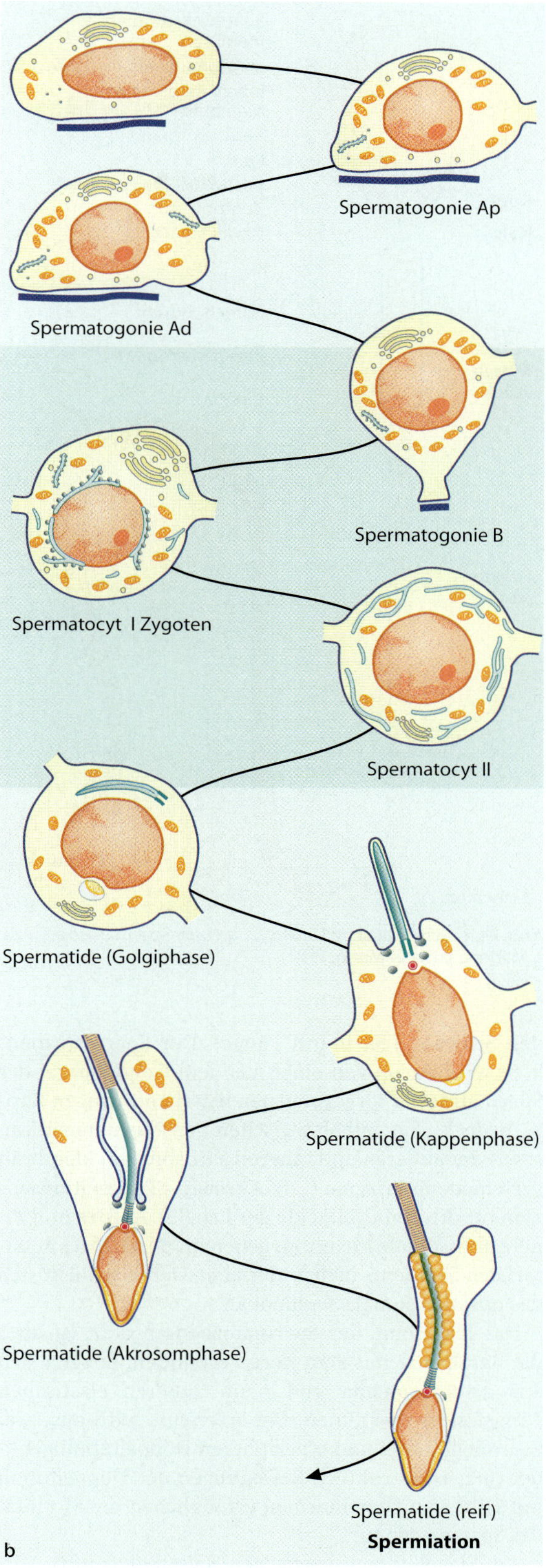

Abb. 24.3 a. Schematische Darstellung der Spermatogenese beim Menschen. Degenerierende Keimzellen sind mit einem *schwarzen Kern* versehen und durch ein *Kreuz* markiert (Aus: Bustos-Obregon et al. [1975]). **b** Halbschematische Illustration der Ultrastruktur der einzelnen Spermatogenesestufen beim Menschen (Aus: Bustos-Obregon et al. [1975]) *AL* Spermatogonie Typ A long; *Ap* Spermatogonie Typ A pale; *Ad* Spermatogonie Typ A dark; *B* = Spermatogonie Typ B

Das Keimepithel besteht aus den verschiedenen Stadien der Spermatogenese (Abb. 24.3 a, b) mit A- und B-Spermatogonien, Spermatozyten I. und II. Ordnung, frühen und späten Spermatiden. Die erste (zwischen Spermatozyten I. und II. Ordnung) und zweite (zwischen Spermatozyten II. Ordnung und Spermatiden) Reifeteilung führen durch Reduktion des diploiden Chromosomensatzes zur Ausbildung einer haploiden Gamete; diese verwandelt sich während der Spermiohistogenese durch Kerndekondensation und Differenzierung des Akrosoms und des Geißelapparates in eine Spermatide, um schließlich den Verband des Keimepithels zu verlassen („Spermiation"). Die Spermatogenese erfolgt innerhalb der Tubuli in synchronen, spiralig (helikal) ablaufenden Wellen. Die Dauer der Spermatogenese bis zur Spermiation beträgt 74 Tage; hinzu kommt die Nebenhodenpassage von ca. 7–14 Tagen (nach neueren Untersuchungen sogar nur bis zu 3 Tagen), so daß die Entwicklung von den Spermatogonien bis zu den ausgereiften Spermatozoen im Ejakulat ca. 90 Tage in Anspruch nimmt.

Das Spermatozoon (Abb. 24.4) besitzt einen längsovalen Kopf (3–5 μm Breite) und einen axial verlaufen-

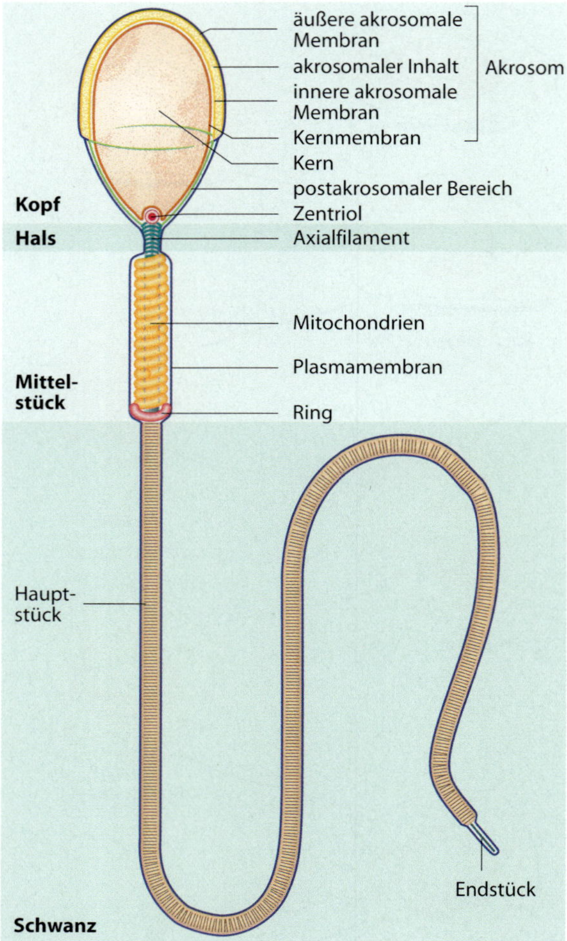

Abb. 24.4. Schematische Darstellung eines Spermatozoon (Aus: T. Mann, C. Lutwak-Mann, 1981)

den Schwanz (ca. 50 μm Länge). Der Spermatozoenkopf wird zu 2/3 von einer aus dem Golgiapparat der Spermatide hervorgegangenen bläschenförmigen Kappe bedeckt. Sie enthält zwischen der Plasmamembran sowie der äußeren und inneren akrosomalen Membran verschiedene Enzyme (z. B. Akrosin – Penetrationsenzym für die Zona pellucida der Eizelle). Äußere und innere akrosomale Membran gehen im Bereich des äquatorialen Segments ineinander über. Daran schließt sich das postakrosomale Segment an.

Das Flagellum, der Spermatozoenschwanz, ist über die Basalplatte mit dem Kern verbunden. Er setzt sich aus dem Axonema und neun äußeren elastischen Längsfasern zusammen. Das Axonema wird aus zwei zentralen Tubuli und 9 peripheren Doppeltubuli gebildet (9×2 + 2-Struktur). Bewegungen der Doppeltubuli mit Hilfe von Dyneinarmen ermöglichen die Motilität des Spermatozoons.

Am Flagellum wird zwischen Halsstück (1 μm), Mittelstück (3,5–5,0 μm), Hauptstück (44–50 μm) und Endstück (6–10 μm) unterschieden. Das Mittelstück enthält die Mitochondrien als Energielieferanten für die Motilität.

24.1.2 Nebenhoden

Der unter Androgeneinfluß stehende Nebenhoden nimmt die aus dem Rete testis kommenden Spermatozoen auf und fungiert als Speicher- und Reifungsorgan. In seinem Kopfbereich (caput) mündet das Rete testis in 8–12 Ductuli efferentes, die wiederum Anschluß an den Ductus epididymidis (3–6 m) finden. Hierbei handelt es sich um einen einzigen, stark aufgeknäuelten, durchschnittlich 200 μm breiten Gang, der den Hauptteil des Nebenhodenkörpers (corpus) bildet und im Bereich des Nebenhodenschwanzes (cauda) in den Ductus deferens übergeht. Der Transport der Spermatozoen innerhalb des Ductus epididymidis erfolgt durch peristaltische Bewegungen myofibrillärer Strukturen in der Gangwand. Der Reifungsprozeß der Spermatozoen im Nebenhoden erfolgt graduell und beinhaltet eine Reihe von biochemischen und biophysikalischen Veränderungen, durch die die Spermatozoen erst die Fähigkeit zur Progressivbeweglichkeit und ihre Befruchtungsfähigkeit erlangen. Unter anderem kommt es zu folgenden nachweisbaren Phänomenen: Veränderungen im Phospholipid- und Proteingehalt der Spermatozoen (z. B. Bindung von Adhäsinen an die Spermatozoenoberfläche), Änderung der Oberflächenladung, Verfestigung der Membranstrukturen, zunehmende Kernkondensation, Veränderungen des Energiemetabolismus, Veränderungen der Lektinrezeptoren, Aufnahme androgenkontrollierter Antigene aus dem Nebenhoden sowie Ausbildung von Rezeptoren an der Spermatozoenoberfläche für die Eierkennung und Bindung an Zona pellucida and Vitellusmembran. Im Gegensatz dazu dient der Nebenhodenschwanz als Spermatozoenreservoir: Von dort werden die Spermatozoen durch muskuläre Kontraktionen während der Emissionphase (s. unten) in die hintere Harnröhre weitertransportiert. Das Nebenhodenepithel hat resorbierende Funktionen (z. B. tote Spermatozoen, testikuläre Flüssigkeit), sezerniert aber auch zahlreiche Substanzen, die für die Reifung der Spermatozoen von Bedeutung sind (s. unten).

24.1.3 Ductus deferens

Der Ductus deferens tritt im Verbund des Samenstranges zusammen mit Arterien, Venen, Lymphgefäßen und Nerven nach Durchlaufen des Leistenkanals in die Bauchhöhle ein und erweitert sich in Prostatanähe zur Ampulla ductus deferentis. Er ist von einer starken dreischichtigen Muskelschicht umgeben (je eine äußere und innere Längs- und eine mittlere Ringsfaserschicht). Die Nervenversorgung besteht aus einem weitmaschigen Plexus mit überwiegend α-adrenergen und in geringerem Maße cholinergen Rezeptoren. Die Ampulle geht in den Ductus ejaculatorius über, der im Bereich des Colliculus seminalis in die hintere Harnsamenröhre eintritt. Zwischen Ampulle und Ductus ejaculatorius mündet die Bläschendrüse ein.

24.1.4 Akzessorische Geschlechtsdrüsen

Bläschendrüse

Dieses paarig angelegte Organ stammt entwicklungsgeschichtlich vom Wolff-Gang ab und liegt hinter der Prostata unterhalb der Blase. Es handelt sich um einen ca. 5–12 cm langen, stark gewundenen, derben, muskulären Schlauch, der durch Septen unterteilt ist. Das Sekret der Bläschendrüsen macht ca. 60 % des Ejakulatvolumens aus, ist alkalisch und enthält charakteristische Sekretionsprodukte (z. B. Fruktose, Prostaglandine, Trypsin-Inhibitoren, Lactoferrin). Die Funktion der Bläschendrüsen ist androgenabhängig; ihre Kontraktion wird durch sympathische Nerven des Plexus hypogastricus gesteuert. Während der Ejakulation werden die Bläschendrüsen weitgehend entleert.

Prostata

Die Prostata ist ein kegelförmiger Drüsenkörper, der die durch sie hindurchlaufende Harnröhre umgreift. In Abhängigkeit vom Alter des Mannes beträgt der sagittale Durchmesser 2,5–3,7 cm, der transversale 4,5–5,7 cm und der longitudinale 2,8–4,0 cm. Die tubuloalveolären Drüseneinheiten münden mittels zahlreicher Ausführungsgänge im Bereich der Pars prostatica der Harnröhre um den Colliculus seminalis in die hintere Harnröhre ein. Das Stroma der Prostata besitzt zahlreiche Gefäße und glatte Muskelfasern, die während der Ejakulation durch Kontraktion zur Entleerung des Drüsensekretes führen. Täglich werden 0,5 bis 2,0 ml Prostatasekret produziert. Der größte Teil des Sekrets (pH 6,4) ist in der ersten Fraktion des Ejakulats enthalten. Insgesamt hat es einen Anteil von ca. 30 % am Seminalplasma und enthält spezifische Substanzen (z. B. saure Prostataphosphatase, Spermin, Spermidin, Proteasen); unter Androgeneinfluß werden auch größere Mengen von Zitrat, Zink, Magnesium und antibakteriellen Substanzen (Lysozym) ausgeschieden. Das Sekret der Prostata ist für die Motilität der Spermatozoen nach der Ejakulation von großer Bedeutung; Störungen der Prostatafunktion führen zu Motilitäts- und Verflüssigungsstörungen nach der Ejakulation.

Cowper-Drüsen

Über die Funktion dieser Gebilde ist wenig genaues bekannt. Zusammen mit den Littré-Drüsen unterstützen sie die Lubrikation der Urethra unmittelbar vor der Ejakulation.

24.1.5 Penis und Urethra

Der Penis besteht aus den paarig angelegten und im hinteren Bereich an den Ossa ischii fixierten Corpora cavernosa und dem Corpus spongiosum, das die Urethra umhüllt. Die beiden untereinander in Verbindung stehenden Corpora cavernosa setzen sich aus glatter Muskulatur und kollagenem Bindegewebe zusammen und stellen blutgefüllte Hohlräume (Sinusoide) dar, die von einer festen, fibrösen Hülle (Tunica albuginea) umgeben sind. Die arterielle Versorgung der Schwellkörper erfolgt überwiegend aus den paarig angelegten Aa. profundae penis, zu einem kleineren Teil aus Ästen der Aa. dorsales penis. Beide Arterien sind Äste der A. pudenda interna, die wiederum aus der A. iliaca interna entspringt. Die aus den Aa. profundae penis und Aa. dorsalis penis in das Schwellkörpersystem mündenden, korkenzieherartig gewundenen Gefäße werden als Aa. helicinae bezeichnet. Die Blutversorgung der Glans penis erfolgt aus den Aa. dorsales penis. Der venöse Abstrom aus dem Präputium und der Haut des Penisschaftes wird über die V. dorsalis superficialis geleitet (Abb. 24.5). Der Blutabfluß aus den Corpora cavernosa führt über die V. dorsalis penis profunda mit ihrem über die Vv. circumflexae und Vv. emissariae mit dem Schwellkörper in Verbindung stehenden Venengeflecht sowie über die am Schwellkörperhilus austretenden Vv. cavernosae.

Erektionsvorgang. Dieser wird parasympathisch über die Nervi pelvici (Nn. erigentes) aus dem Sakralmark (S2-S4) gesteuert, wo sich das parasympathische Erektionszentrum befindet. Die Erektion kann sowohl reflexogen durch lokale genitale Reizung als auch psychogen über zerebrale Zentren aktiviert werden. Die Afferenzen gelangen auf sensiblen peripheren Bahnen des N. pudendus in das spinale Erektionszentrum, während die zentrale psychogene Erektionsauslösung direkt über sympathische Fasern der thorakolumbalen Rückenmarksegmente T11-L2 vermittelt wird, die über den Grenzstrang und N. hypogastricus zu den Schwellkörpern laufen. Eine Erektion ist die Folge aufeinander abgestimmter physiologischer Prozesse an Gefäßen und Schwellkörpersystem. Durch Dilatation der zuführenden Arterien erhöht sich der Blutzufluß in die Corpora cavernosa; gleichzeitig vergrößern sich die Sinusoide durch Relaxation der glatten Muskulatur. Die Ausdehnung bewirkt eine Verminderung des venösen Abstroms durch Kompression ableitender Venengeflechte gegen die derbe Tunica albuginea. Im Verlauf der Erektion werden phasenweise Elongation (Verlängerung des Penisschaftes), Tumeszenz (Durchblutungsvermehrung), Erektionsphase (Druck in den Corpora cavernosa 10–20 mmHg unter dem systolischen Blutdruck), Rigidität (Druck innerhalb der Corpora cavernosa über dem systolischen Blutdruck) und Detumeszenz (Verlust von Größe und Steifigkeit) durchlaufen. Durch Kontraktionen der Musculi ischiocavernosi und bulbocavernosi können die intrakavernösen Druckwerte kurzzeitig bis auf 500 mmHg steigen.

Ejakulationsvorgang. Die Samenaustreibung läuft zeitlich koordiniert in drei Teilabschnitten ab: ***Samenemission, Blasenhalskontraktion*** und ***antegrade Ejakulation.*** Voraussetzung für die Ejakulation ist der Orgasmus: eine psychogene Sensation, bei der afferente Impulse vorwiegend genitaler Vorgänge – wie Kontraktionen glatter und quergestreifter Muskulatur – verarbeitet werden. Die Emissionsphase mit Entleerung der Samenspeicher (Nebenhodenschwanz) und der Sekrete der akzessorischen Geschlechtsdrüsen in die hintere

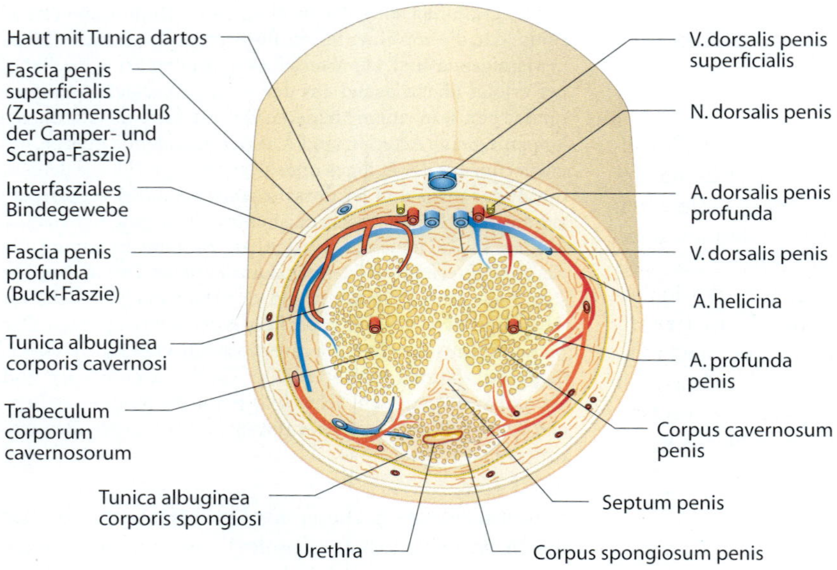

Abb. 24.5. Querschnitt des Penis (Nach W. Bähren, J. E. Altwein, 1988)

Harnröhre wird durch sympathische Nervenfasern aus dem Bereich des spinalen sympathischen Emissionszentrums T11-L2 ermöglicht. Parallel dazu erfolgt reflektorisch der ebenfalls sympathisch gesteuerte Blasenhalsschluß (Kontraktion des Blasensphinkters), wodurch eine retrograde Ejakulation in die Harnblase verhindert wird. Die eigentliche antegrade Ejakulation mit Herausschleudern des Ejakulats kommt durch klonische Kontraktionen der Beckenbodenmuskulatur und der quergestreiften Mm. ischiocavernosi und bulbocavernosi zustande. Dieser Teil des Ejakulationsvorganges wird über das spinale parasympathische Ejakulationszentrum in den Sakralmarksegmenten S2-S4 gesteuert und läuft über somatische Fasern des N. pudendus. Sobald das Ejakulat durch die Emissionsvorgänge in den prostatischen Teil der Urethra gelangt, lösen Dehnungsrezeptoren über den afferenten Schenkel eines Reflexbogens (Nn. pelvici) die antegrade Ejakulation aus.

24.1.6 Skrotum

Der Hodensack umschließt die Hoden, Nebenhoden und Samenstränge. Er enthält reichlich glatte Muskelfasern, die durch Kontraktion die Skrotumoberfläche verändern können und zusammen mit dem Plexus pampiniformis maßgeblich an der Wärmeregulation der Hoden beteiligt sind.

24.2 Hormonelle Steuerung der Spermatogenese

Initiierung und Aufrechterhaltung der Spermatogenese setzen eine intakte intratestikuläre Testosteronproduktion und diese wieder ein intaktes Hypothalamus-Hypophysenvorderlappen-Gonadensystem voraus. Die Regulation erfolgt über einen negativen Feedback-Mechanismus. Daneben existiert ein komplexes endokrines Feinregulationssystem innerhalb des Tubulus seminiferus/Leydigzell-Apparates, das im Sinne einer parakrinen Modulation wirkt. Abbildung 24.6 zeigt den endokrinen Regulationskreis zur Steuerung der endokrinen (Leydigzell-Apparat) und exokrinen (Tubuluskompartiment) Gonadenfunktion. Diese erfolgt durch die gonadotropen Hormone follikelstimulierendes Hormon (FSH) (Spermatogenese) und luteinisierendes Hormon (LH) (Steroidogenese) aus dem Hypophysenvorderlappen, deren Sekretion wieder durch Gona-

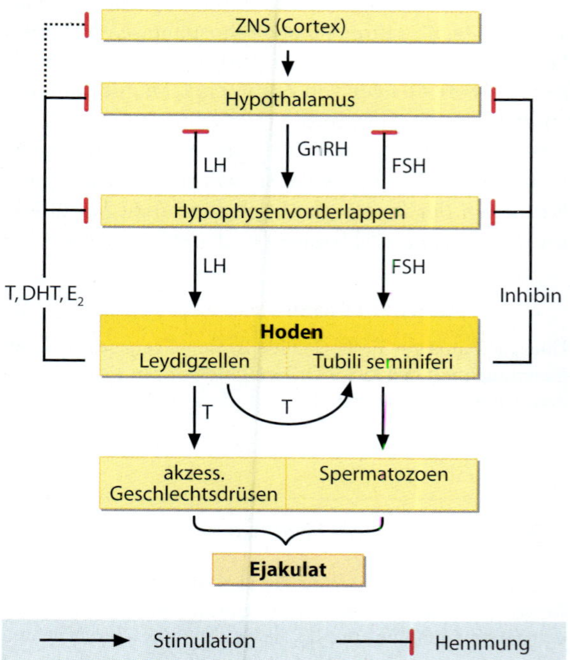

Abb. 24.6. Hormonelle Steuerung der Hodenfunktion

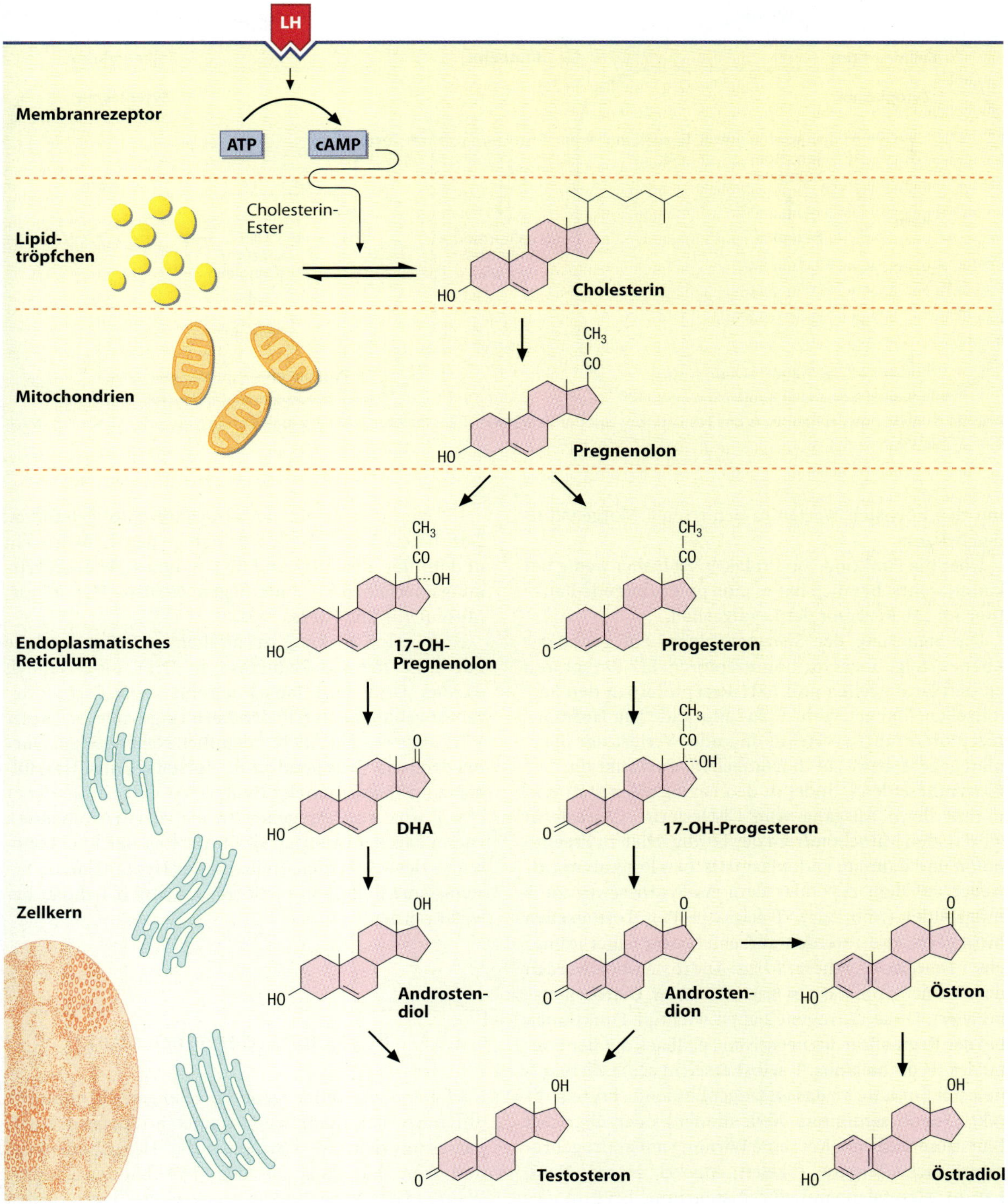

Abb. 24.7. Testosteron-Biosynthese in den Leydigzellen (Nach Nieschlag, 1981)

dotropin-Releasing-Hormon (GnRH) aus dem Hypothalamus gesteuert wird. Die Regulation der LH- bzw. GnRH-Sekretion erfolgt durch die Steroidhormone Testosteron (T), Dihydrotestosteron (DHT) bzw. das Aromatisierungsprodukt des T, Östradiol (E2). Die Regulation der FSH-Sekretion wird auf Hypophysenvorderlappenebene durch Inhibin, ein Proteohormon aus den Sertolizellen der Hodentubuli, gesteuert.

GnRH ist ein Dekapeptid und wird aus dem Hypothalamus pulsatil freigesetzt (8–12 GnRH-Pulse über 24 Stunden). Die biologische Halbwertszeit liegt im Minutenbereich. Der Sekretionsablauf des FSH ist relativ stabil mit nur geringen Schwankungen. Im Gegensatz dazu finden sich starke Kurzzeitschwankungen der Serumkonzentrationen von LH, T und Prolaktin. Von Prolaktin wie von T ist eine zirkadiane Biorhythmik

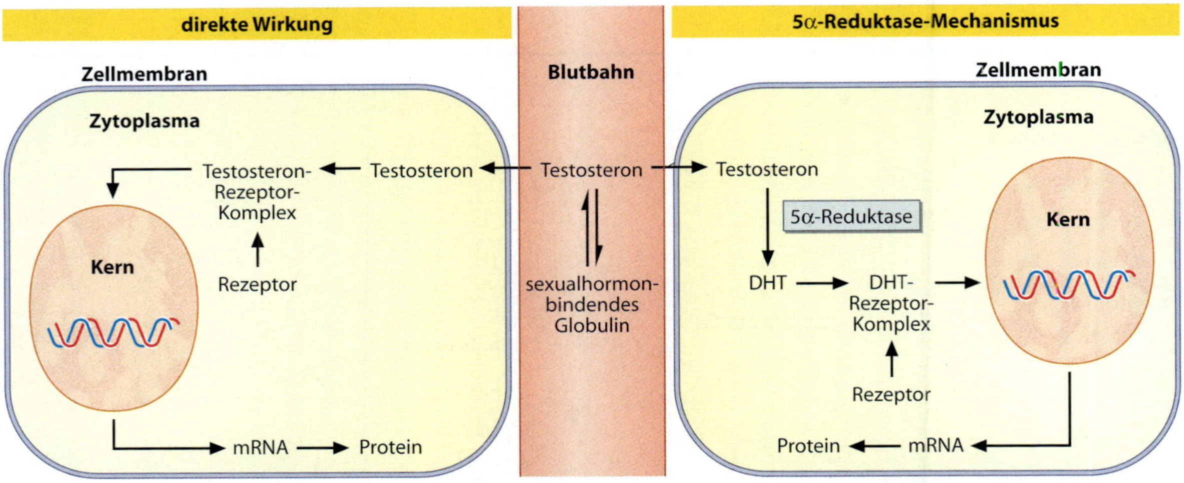

Abb. 24.8. Wirkungsmechanismus des Testosterons auf der Zellebene (T Testosteron, *SHBG* sexualhormonbindendes Globulin) (Nach Nieschlag, 1981).

mit den höchsten Werten in den frühen Morgenstunden bekannt.

Über die Funktion von Prolaktin ist bisher wenig bekannt; wahrscheinlich hat es eine potenzierende Funktion am LH-Rezeptor der Leydigzellen.

Die Steuerung der Spermatogenese auf gonadaler Ebene erfolgt über Hormonrezeptoren: LH-Rezeptoren an den Leydigzellen und FSH-Rezeptoren an den Sertolizellen. Mangel, Verlust bzw. Blockade von Hormonrezeptoren führt zu Hemmung oder Verlust der Spermatogenese bzw. zur hormonellen Dysfunktion. Die Biosynthese des T findet in den Leydigzellen statt und nimmt ihren Ausgang vom Cholesterin. Cholesterin wird in den Mitochondrien der Leydigzellen in Pregnenolon und dann im endoplasmatischen Retikulum entweder auf dem Δ4- oder dem Δ5-Syntheseweg zu T umgebildet (Abb. 24.7). T kann in den Leydigzellen nicht gespeichert werden und entstammt daher immer einer De-novo-Synthese. T bzw. Androstendion werden durch eine Aromatase in Östradion bzw. Östron metabolisiert. Diese Östrogene haben wichtige Funktionen bei der Regulation des negativen Feedback auf der Ebene des Hypothalamus. T selbst erreicht seine Zielorgane nach Bindung an das androgenbindende Protein direkt (Tubuli seminiferi, Nebenhoden) oder über den Blutstrom und entfaltet seine Wirkung auf androgenrezeptorreiche Organe (Skelett, Muskel, Haare, Haut, Larynx, Genitalapparat, Spermatogenese, Erythropoese) sowie auf Libido und Potenz. Das in die Blutgefäße gelangende T wird zum Teil an Albumin und das in der Leber synthetisierte Sexualhormon-bindende Globulin (SHBG) gebunden. Unter Normalbedingungen sind beim erwachsenen Mann 2% des zirkulierenden Ts frei, während 40% an Albumin und mehr als 50% an SHBG gebunden sind. Nur das freie T ist auch biologisch aktiv.

T dringt in die Zielzellen ohne aktiven Transport ein und entfaltet seine Funktionen auf folgenden ***alternativen*** Wegen (Abb. 24.8):

1. T wird wird an einen Androgenrezeptor gebunden. Der T-Rezeptor-Komplex dringt in den Zellkern ein und initiiert die DNS- und RNS-Synthese. Diesem Wirkungsmechanismus unterliegen Gehirn, Hypophyse, Muskulatur und Niere.

2. Um seine Wirkung zu entfalten, muß T in der Zelle mit Hilfe der 5-α-Reduktase zu DHT umgewandelt werden. DHT wird danach an einen spezifischen Rezeptor gebunden und in den Kern eingeschleust. Dieser Wirkungsweg gilt für Keimepithel, Nebenhoden, Ductus deferens, Bläschendrüsen, Prostata, Penis, Haarfollikel und Talgdrüsen der Haut.

3. T wird zu Östrogenen aromatisiert (Aromatase). Dieser Mechanismus spielt im Bereich der Rückkopplung des Gonaden-Hypophysen-Hypothalamus-Systems eine Rolle, kann jedoch auch durch T direkt bewirkt werden.

24.3 Physiologie der Befruchtung

Nach der Spermiation (s. oben) gelangen die nunmehr differenzierten männlichen Gameten (Spermatozoen) passiv mit dem Sekretstrom in den Nebenhodenkopf und von hier aus in den Nebenhodenschwanz. Während der Nebenhoden-Passage unterliegen sie den oben erwähnten Reifungsvorgängen und erlangen die volle Befruchtungsfähigkeit (in-vivo) erst im Nebenhodenschwanz. Durch die modernen Methoden der assistierten Reproduktion konnte allerdings nachgewiesen werden, daß auch testikuläre und epididymale Spermatozoen nach Mikroinjektionen zur Schwangerschaft führten. Die Spermatozoen lagern bis zur Ejakulation im Nebenhodenschwanz und dem nebenhodennahen Anteil des Ductus deferens.

Während der Ejakulation kommt es zur Vermischung des spermatozoenhaltigen Nebenhodensekre-

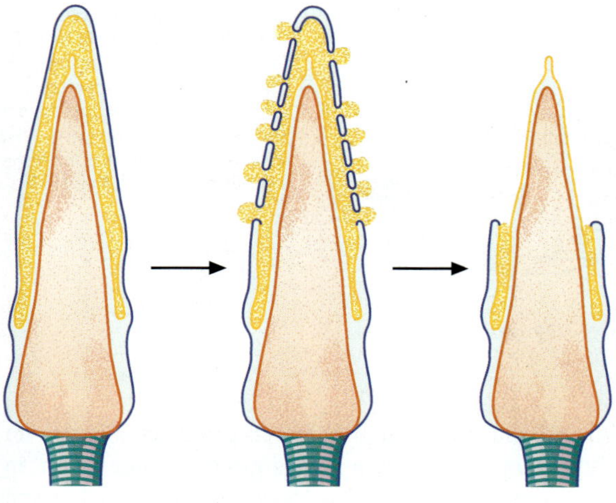

a **b** **c**

Abb. 24.9. Schematische Darstellung der Akrosomreaktion. **a** Intaktes Akrosom mit dem enzymreichen elektronendichten akrosomalen Inhalt; **b** durch Fusion der Zellmembran (Plasmamembran) mit der äußeren akrosomalen Membran kommt es zu einer sich elektronenmikroskopisch darstellenden Bläschenbildung (Vesikulation) mit Austritt des akrosomalen Inhalts; **c** vollständiger Verlust der Zellmembran in der vorderen Hälfte des Spermatozoen-Kopfes. Die innere akrosomale Membran und das Äquatorialsegment bleiben erhalten. Das im Bereich der inneren akrosomalen Membran lokalisierte Akrosin ist jetzt ungeschützt zugängig und steht als Zonalysin für die Penetration der Zona pellucida zur Verfügung (Aus: Schill, 1978).

tes mit den Sekreten der akzessorischen Geschlechtsdrüsen. Dies bewirkt eine individuell unterschiedlich ausgeprägte Spermakoagulation, deren funktionelle Bedeutung beim Menschen unbekannt ist und die möglicherweise ein evolutionäres Relikt des sogenannten „vaginal plug" bei Nagern darstellt. Dabei werden große Mengen von Spermatozoen in einem dreidimensionalen schwammartigen Proteinnetz eingeschlossen, das aus Spermafibrin besteht und aus den Bläschendrüsen stammt. Nach wenigen Minuten (bis 30') beginnt unter Einwirkung des Prostatasekrets die Verflüssigung; Störungen der Sperma-Verflüssigung können zur Einschränkung der Fertilität führen. Durch den Kontakt der Spermatozoen mit dem Seminalplasma wird die Spermatozoenoberfläche mit sogenannten Sperm-Coating-Antigens überzogen, unter anderem einem Faktor, der den ejakulierten Spermatozoen ihre Befruchtungspotenz nimmt (Dekapazitationsfaktor). Erst während des Einwanderns der Spermatozoen in den weiblichen Genitaltrakt wird dieser Faktor wieder abgelöst, und die Samenzellen erlangen damit ihre Befruchtungsfähigkeit wieder.

Wenige Minuten nach der Ejakulation dringen bereits zahlreiche Spermatozoen in das alkalische Sekret des Zervixmukus ein, der im Bereich des Muttermundes eine physiologische Barriere bildet und nur periovulatorisch Spermatozoen passieren läßt. Bedingt durch diese Zervixbarriere und die intrauterine leukozytäre Phagozytose erreicht nur etwa jede 100.000ste Samenzelle die Tube. 100–200 Spermatozoen müssen im Eileiter anwesend sein, damit das reife Ei nach der Ovulation schließlich durch eine Samenzelle befruchtet werden kann. Der ovulatorische Zervixmukus erlaubt den schnellen Durchtritt von Samenzellen in die Gebärmutter, dient aber gleichzeitig auch als Spermatozoenreservoir und gewährleistet dadurch die kontinuierliche Abgabe von Samenzellen in das Uteruslumen. Zudem stellt er ein Filterorgan für fehlgeformte Spermatozoen dar.

Während der intrauterinen Migration laufen weitere funktionelle Reifungsprozesse im Bereich der Spermatozoenmembranen ab (z. B. Ablösung des Dekapazitationsfaktors – „Kapazitation"). In vitro benötigt ein Spermatozoon mindestens 3 Stunden, um zu kapazitieren. Es handelt sich dabei um komplexe Vorgänge der akrosomalen Membranen, die in die ***akrosomale Reaktion*** übergehen (Abb. 24.9), bei der es zu einer Fusion der Plasmamembran mit der äußeren akrosomalen Membran kommt („Vesikulation"). Dadurch wird die Enzymausstattung des Akrosoms freigesetzt und an die Umgebung abgegeben, um das Eindringen der befruchtungsfähigen Samenzelle in die Eizelle zu ermöglichen. Physiologische Stimuli zur Induktion der akrosomalen Reaktion sind wahrscheinlich Bestandteile der Follikularflüssigkeit und ein Protein der Zona pellucida (das sog. ZP 3).

Im Akrosom, das ein modifiziertes Lysosom darstellt und die vorderen zwei Drittel des Spermatozoenkopfes bedeckt, finden sich Penetrationsenzyme, die zum Durchdringen der vorhandenen drei Eihüllen (Zona pellucida, Corona radiata, Cumulus oophorus) erforderlich sind: Akrosin, eine potente trypsinähnliche Proteinase als Schlüsselenzym zur Penetration der Zona pellucida, und Hyaluronidase zur Dispersion der Interzellularbrücken des Cumulus oophorus (Abb. 24.10). Die Regulation der Enzymaktivitäten erfolgt zum Teil durch intraakrosomal gelegene Inhibitoren, zum Teil durch solche aus dem Seminalplasma. Beim Kontakt der Samenzelle mit der Zona pellucida läuft die akrosomale Reaktion mit Freisetzung der intraakrosomalen Enzymausstattung ab. Ein Teil des Akrosins bleibt jedoch an die innere akrosomale Membran gebunden. Nach Durchdringen der Zona pellucida kommt es zur Verschmelzung der postakrosomalen Membran der Samenzelle mit der Zellmembran der Eizelle. Der Befruchtungsvorgang wird durch die nachfolgende Kernverschmelzung unter Ausbildung einer Zygote abgeschlossen.

24.4 Ursachen männlicher Fertilitätsstörungen

Die männliche Gonade reagiert außerordentlich empfindlich auf verschiedene exogene und endogene Noxen mit vorübergehender oder permanenter Bremsung der Spermatogenese. Männlichen Fertilitätsstörungen

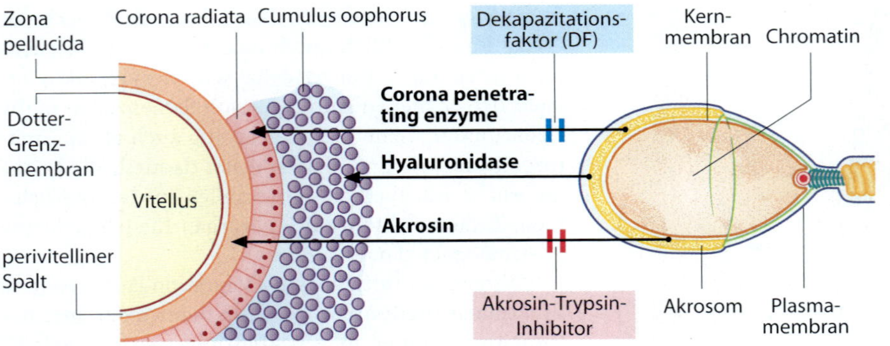

Abb. 24.10. Schematische Darstellung von Eizelle und Spermatozoon mit den akrosomalen Penetrationsenzymen und deren biologischen Substraten sowie den entsprechenden Spermaplasma-Inhibitoren (Aus: Schill, 1978)

können Beeinträchtigungen nicht nur des Hodens mit seinen zwei Kompartimenten (Tubulus- und Leydigzellkompartiment), sondern auch aller anderen Anteile des Genitales, der übergeordneten hormonellen Regulationszentren sowie des allgemeinen und psychischen Befindens ursächlich sein. Die Schädigungen können exogener Natur sein (Medikamente, Umweltnoxen oder radioaktive Strahlen), aber auch auf genetischen, entzündlichen oder anderen Auslösefaktoren beruhen (Tabelle 24.1).

24.4.1 Primäre Hodenschäden

Diese sind als Schädigungen definiert, die primär und direkt den Hoden selbst betreffen. Hierbei können das Tubulus- bzw. Leydigzellkompartiment einzeln oder kombiniert betroffen und somit exkretorische (Spermatozoenbildung) oder inkretorische (Testosteronproduktion) Hodenfunktionen beeinträchtigt sein.

Störungen des Tubulusapparates (tubuläre Hodeninsuffizienz) können herdförmig oder diffus sein und zu reduzierter oder völlig fehlender Spermatogenese führen. Der Spermiogrammbefund reicht in diesen Fällen von Oligozoospermie, Oligoasthenoteratozoospermie bis zur Azoospermie. Bei vollständiger Zerstörung des Keimepithels liegt eine germinale Aplasie vor: Die Tubuli enthalten dann nur noch Sertolizellen.

Tabelle 24.1. Ursachen von Störungen der männlichen Fertilität

primäre Hodenschäden
angeborene
erworbene
sekundäre Hodenschäden
extratestikuläre Störungen
Störungen im Bereich des Nebenhoden oder der ableitenden Samenwege
Störungen im Bereich der akzessorischen Geschlechtsdrüsen
Arzneimittelnebenwirkungen
Umweltnoxen
immunologische Faktoren
psychosoziale Faktoren
Infertilität ohne Ursache
Impotentia coeundi

Als mögliche Ursachen kommen praktisch alle der im folgenden diskutierten Schädigungsmechanismen in Betracht. Schäden des Tubuluskompartiments können mit einer kompensatorisch erhöhten Ausschüttung von FSH einhergehen und damit diagnostisch faßbar werden.

Störungen der Leydigzellfunktion führen zu einer endokrinen Hodeninsuffizienz mit Androgenmangel. Sekundär kommt es zur Störung der Spermatogenese.

Angeborene Störungen

Chromosomale Anomalien. Am häufigsten sind numerische Chromosomenaberrationen, an erster Stelle (Häufigkeit ca. 1:500) das ***Klinefelter-Syndrom (XXY)***. Die Häufigkeitsangabe bei infertilen Männern schwankt zwischen 2,2 und 19,6 % und erhöht sich bei Patienten mit Azoospermie auf 20 bis 30 %. Zugrunde liegt eine Störung der Meiose. Bis zur Pubertät sind die Patienten meist klinisch unauffällig. Nach manchmal verzögert einsetzender Pubertät kann sich ein eunuchoider Hochwuchs ausbilden. Weitere klinische Leitsymptome sind verkleinerte Hoden (< 10 ml) bei erhöhten FSH- und LH-Werten (hypergonadotroper Hypogonadismus) und beidseitige Gynäkomastie; im Spermiogramm finden sich häufig Azoospermie und Verminderung der Ejakulatmenge (Bläschendrüseninsuffizienz bei Androgenmangel). Infertilität ist bei Männern mit Klinefelter-Syndrom aber nicht obligat; bei einigen Patienten ist die Spermatogenese noch teilweise erhalten. Auch bei Klinefelter-Patienten mit Azoospermie sind bei Hodenbiopsien teilweise noch Inseln mit Restspermatogenese nachweisbar, aus denen Spermatozoen für eine Mikroinjektion extrahiert werden können. Hier ist das Vorliegen eines „chromosomalen Mosaiks“ wahrscheinlich. Weitere Chromosomenaberrationen sind: XX-Mann, XYY-Syndrom, männliches Turner-Syndrom (XO/XY) und Down-Syndrom (Trisomie 21). Daneben kommen Translokationen der Autosomen vor, die auch im balancierten Zustand zu Störungen der Spermatogenese oder Neigung zu Frühaborten führen können.

Spermatozoendefekte. Fehlbildungen bestimmter Organellen, die alle Samenzellen gleichmäßig betreffen. Beispiel: die Globozoospermie, eine wahrscheinlich autosomal-rezessive Störung, bei der es während der Spermatohistogenese zum Verlust des Akrosoms kommt. Im Nativ- und Ausstrichpräparat findet sich eine Teratozoospermie mit ausschließlich rundköpfigen Spermatozoen („Kugelkopfspermatozoen"); das Penetrationsenzym Akrosin fehlt. Andere den Spermatozoenkopf betreffende morphologische Schäden sind das Dekapitationssyndrom (vollständiger Verlust des Kopfes) und das Kraterdefektsyndrom.

Beim Immotile-Cilia-Syndrom fehlen die Dynein-Arme (ATPase-haltiges Protein, verantwortlich für die Schwanzbewegung) im Bereich der Schwanzfibrillen, was zur Immobilität der Spermatozoen bei erhaltener Vitalität führt. Häufig ist dieser Defekt mit gleichartigen Veränderungen an den Zilien des Bronchialsystems kombiniert (chronisch-rezidivierende Infekte der oberen Luftwege). In 50 % der Fälle ist ein Situs inversus assoziiert (Kartagener-Syndrom). Weitere Spermatozoendefekte sind das sog. „Stummelschwanz-Syndrom" („tail stump syndrome") oder das „short tail syndrome", bei denen die Spermatozoenschwänze schon lichtmikroskopisch erkennbar nur rudimentär angelegt sind (Verlust der Spermatozoenmotilität).

Mißbildungssyndrome. Zu den hereditär-degenerativen Syndromen mit primärem Hypogonadismus zählt die Myotonia atrophicans Steinert, das Werner- und Rothmund-Thomson-Syndrom, das Laurence-Moon-Biedl-Syndrom, das Prader-Labhart-Willi-Syndrom, das Bloom-Syndrom und die Mukoviszidose.

Anorchie ist definiert als das Fehlen des Hodens (leeres Skrotum) bei gleichzeitig ausbleibendem Anstieg des Testosteronwertes nach hCG-Gabe. Vermutlich wurde zunächst Hodengewebe angelegt, aber dann während der späteren embryonalen Entwicklung wieder zerstört. ***Differentialdiagnose:*** Kryptorchismus.

Hodenatrophie bzw. -hypoplasie. Kongenitale Störung, die durch gegenüber der Norm verkleinerte Testes gekennzeichnet ist. Erworbene Hodenatrophien bzw. -hypoplasien können Folge einer postpartalen Hodenschädigung oder das Endstadium einer chronischen Orchitis sein.

Hodendystopie. Hierunter fallen alle Formen des Maldescensus testis sowie die Ectopia testis. Beim Maldescensus testis unterscheidet man den Kryptorchismus (Bauchhoden), den Leistenhoden und den Gleithoden (läßt sich ins Skrotum luxieren, springt jedoch sofort in die Leiste zurück). Im Gegensatz zum Gleithoden liegt der sonst intraskrotal lokalisierte Pendelhoden nur bei Kältereizen oder psychischer Anspannung im äußeren Leistenkanal, reponiert sich aber spontan. Kryptorchismus ist bei 4–6 % der Neugeborenen vorhanden und wird bis zum Ende des ersten Lebensjahres ebenso wie ein Pendelhoden zu den physiologischen Varianten gerechnet. Am Ende des 1. Lebensjahres findet sich ein Leistenhoden nur noch bei 0,8 % der Kinder. Beim ein- oder beidseitigen Maldescensus testis kann der Hodenschaden bereits primär bestehen; auch der kontralaterale, normal deszendierte Hoden kann in 40–50 % der Fälle beeinträchtigt sein. Das Auftreten von Hodentumoren ist erhöht.

Bei der Hodenektopie ist der Deszensus in falscher Richtung erfolgt; der Hoden kommt penil, femoral, krural, perineal oder transversal zu liegen (1 bis 2 % der Hodendystopien). Hodendystopien sind häufig mit anderen Mißbildungssyndromen kombiniert (Klinefelter-Syndrom, Noonan-Syndrom, Trisomie D und E, Gregg-Syndrom usw.).

Germinale Aplasie. Diese auch als Del-Castillo- oder Sertoli-cell-only-Syndrom bezeichnete Veränderung ist durch vollständiges Fehlen des Keimepithels bei vorhandenen Sertolizellen gekennzeichnet. Die Tubuli seminiferi sind zart, das Interstitium einschließlich der Leydigzellen jedoch unauffällig. Die Funktion der Sertolizellen kann gestört sein, worauf ein erhöhter Serum-FSH-Spiegel hinweist. Das Keimepithel ist entweder prä-, peri- oder postpartal zugrunde gegangen oder hat sich infolge einer Störung der Sertolizellfunktion völlig zurückgebildet.

Störungen der Testosteron-Biosynthese. Eine Gruppe von Störungen der Virilisierung von unterschiedlicher klinischer Ausprägung, die auf autosomal-rezessiv vererbten Enzymdefekten der T-Biosynthese beruhen. Das Ausmaß der Störung hängt von der Natur des jeweiligen Enzymdefekts (d. h. von der biologischen Wirksamkeit der vor dem Enzymblock angehäuften Steroide) ab; das klinische Spektrum reicht vom phänotypischen Mann mit Hypospadie bis zum phänotypisch weiblichen Individuum. Folgende fünf Enzyme der T-Biosynthese können betroffen sein: 20,22-Desmolase, 3-β-Hydroxysteroid-Dehydrogenase, 17-Hydroxylase, 17,10-Desmolase und 17-Ketosteroidreduktase.

α-Reduktase-Mangel. Dieser autosomal-rezessiv vererbten Form des familiären inkompletten männlichen Pseudohermaphroditismus (Typ II nach Wilson) liegt ein Defekt der 5-α-Reduktase in den androgenen Erfolgsorganen zugrunde. Hierdurch läuft die Bildung von DHT aus T mangelhaft ab, während die T-Biosynthese selbst und die Bindung von DHT an das Rezeptorprotein ungestört ist. Das Krankheitsbild manifestiert sich als eine schwere Entwicklungsstörung des äußeren Genitales mit perinealer Hypospadie, Mikrophallus, klaffendem labienartigem Skrotum bzw. blindendender Vagina. Meist besteht ein Leistenhoden, selten finden sich die Hoden in labienartigen Skrotalwülsten. Die Individuen werden meist als Mädchen erzogen. Erst nach der Pubertät kommt es bei Einsetzen der T-Biosynthese zur Virilisierung mit deutlichem Peniswachstum und Hodendeszensus.

Androgen-Rezeptor-Defizienzen. Dieser Gruppe von Fehlbildungssyndromen sind das Fehlen oder Defekte der intrazellulären Androgenrezeptoren in den Zielorganen bzw. die Unfähigkeit der Zielzelle, den 5-α-Dihydrotestosteronrezeptorkomplex in den Kern zu transferieren, gemeinsam. Das Resultat ist eine Androgenresistenz der Zielorgane, die sich in verschiedenen Ausprägungsgraden manifestieren kann.

Bei der ***kompletten testikulären Feminisierung*** findet sich ein weiblicher Phänotyp mit blind-endender Vagina. Die Hoden liegen in den großen Labien. Nebenhoden, Ductus deferens und akzessorische Geschlechtsdrüsen sind nicht angelegt. Die ausbleibende Virilisierung ist durch ein defektes zytoplasmatisches Rezeptorprotein, das kein 5-α-DHT am Zielorgan binden kann, bedingt („hairless women").

Bei einer ***inkompletten testikulären Feminisierung*** besteht ein weiblicher Phänotyp mit spärlicher Virilisierung, die meist in der Pubertät eintritt (Axillar- und Puberalhaarung, partielle Verschmelzung der Labien, Skrotalwülste und Klitorismegalie). Die Wolff-Gängen sind unterentwickelt und die Ductus ejaculatorii münden in die Vagina.

Der ***familiäre inkomplette männliche Pseudohermaphroditismus*** (Typ I nach Wilson) umfaßt Syndrome, die geschlechtsgebunden rezessiv vererbt werden und das gesamte Spektrum vom weiblichen bis zum männlichen Phänotyp umfassen: das Lubs-Syndrom (weiblicher Phänotyp mit Labioskrotal-Fusion), das Gilbert-Dreifuß-Syndrom (männlicher Phänotyp mit Hypospadie, Mikrophallus und Gynäkomastie), Reifenstein-Syndrom (perineoskrotale Hypospadie, Skrotum bifidum, Gynäkomastie) und das Rosewater-Syndrom (normale Genitalorgane, Sterilität).

Erworbene Störungen

Tubulusinsuffizienz. Eine tubuläre Insuffizienz kann als Folge sehr unterschiedlicher Noxen auf das Keimepithel entstehen (Tabelle 24.2). Die Störung des Keimepithels kann reversibel oder irreversibel sein. Die Orchidopathia e varicocele kann neben allen Graden einer Schädigung des Keimepithels auch eine Tubulussklerose und Leydigzellinsuffizienz bewirken. Ursachen einer irreversiblen Schädigung des Keimepithels sind die Mumpsorchitis sowie eine Reihe anderer Virusinfekte, Umweltschadstoffe (Schwermetalle, chlorierte Kohlenwasserstoffe etc.) und iatrogene Schäden der Gonaden nach operativen Eingriffen (Herniotomie, Orchidopexie) oder durch Verwendung von Zytostatika. Allerdings liegen bei Tubulusinsuffizienz häufig weder anamnestisch noch klinisch Anhaltspunkte für die mögliche Ursache vor.

Hodentumoren. Seminome, Teratokarzinome und Chorionepitheliome können zu einer Schädigung des Keimepithels auch im nichtbefallenen kontralateralen Hoden führen. Worauf diese „sympathische" Reaktion zurückzuführen ist, ist unbekannt; sie wird jedoch in analoger Weise bei verschiedenen Störungen (Varikozele, Retentio testis, Tumoren) beobachtet.

Tabelle 24.2. Ursachen der Tubulusinsuffizienz

Infektionen
Virusinfektionen
Mumps, Varizella, Masern, Grippe
Bakterielle Infektionen
Lues, Lepra, M. Bang
Intoxikationen
Kadmium, Blei, Quecksilber
Herbizide, Pestizide, chlorierte Kohlenwasserstoffe
Inhalationsanästhetika, Bakterientoxine
Genußgifte (Alkohol, Nikotin, Opiate)
Traumen
Verletzungen, Quetschungen, Herniotomie, Orchidopexie
Wärmeschäden
Varikozele, Leistenhoden, schwere Vernarbungen der Skrotalhaut
Ionisierende Strahlen
Hypoxämie
Schock, chronische Anämie, Aufenthalt in großen Höhen und Tiefen (Piloten, Bergsteiger, Caissonarbeiter)
Durchblutungsstörungen
Gefäßverschlüsse, Arteriosklerose, Mikroangiopathien (Diabetes mellitus)
Ernährungsstörungen
Malabsorptionssyndrom, Alkoholismus
Medikamente

Leydigzell-Insuffizienz. Die postpuberale Leydigzell-Insuffizienz manifestiert sich in erster Linie durch eine Erniedrigung des Fruktosespiegels im Seminalplasma bei normalen Spermaparametern.

Kombinierte Tubulus- und Leydigzell-Insuffizienz. Klassisches Beispiel einer erworbenen primären Schädigung beider Hodenkompartimente ist die chemische Kastration durch Antiandrogene; außerdem die postpuberal auftretende totale, progressive Hodenatrophie (Ursache unbekannt) und das sogenannte falsche Klinefelter-Syndrom, das bis auf einen normalen männlichen Chromosomensatz (XY) dem Klinefelter-Syndrom gleicht. Auch Noxen, die zur isolierten Tubulusinsuffizienz führen, können bei chronischer Einwirkung eine Leydigzell-Insuffizienz bewirken.

24.4.2 Sekundäre Hodenschäden

Diese werden durch Störungen der übergeordneten hormonellen Regulationszentren in Hypothalamus und Hypophysenvorderlappen verursacht. Man unterscheidet eine isolierte Leydigzell-Insuffizienz durch isolierten LH-Mangel (Syndrom des fertilen Eunuchen) und eine isolierte Tubulusinsuffizienz durch isolierten FSH-Mangel idiopathischer Genese bzw. infolge endogener oder exogener Östrogenzufuhr. In den meisten Fällen handelt es sich jedoch um kombinierte Tubulus-Leydigzell-Insuffizienzen unterschiedlicher Ur-

Tabelle 24.3. Ursachen sekundärer Hodenschäden

Idiopathischer hypogonadotroper Hypogonadismus
Kallmann-Syndrom
Fertiler Eunuch
Pubertas tarda
Partielle Hypophysenvorderlappeninsuffizienz
Panhypopituitarismus
Hypophysenadenome
chromophobes Adenom
Prolaktinom
Cushing-Syndrom
Akromegalie
Hypothalamische Tumoren und Zysten
Dysgerminom
Kraniopharyngeom
ZNS Infektionen
Meningitis (bakterielle, Pilze)
Enzephalitis
Schädeltrauma
Sarkoidose
Hämochromatose
Langerhanszell-Histiozytose
Bestrahlungen der Hypophyse
Anorexia nervosa
Hunger, Kachexie
Störungen anderer endokriner Drüsen
adrenogenitales Syndrom
Hypo-, Hyperthyreose

sache mit Mangel an Gonadotropin-Releasing-Hormon, Gonadotropinen und T (Tabelle 24.3).

Bei sekundären Hodenschäden ist der Zeitpunkt des Auftretens von großer Bedeutung: Bei präpuberalem Beginn wird die körperliche und psychische Entwicklung gestört (Eunuchoidismus); bei einer postpuberalen Störung bleiben die Körperproportionen unbeeinträchtigt, doch bilden sich die sekundären Geschlechtsmerkmale (Terminalbehaarung) zurück und es resultiert eine Hemmung der Spermatogenese (pathologischer Ejakulatbefund mit hochgradiger Oligo- bzw. Azoospermie).

24.4.3 Extratestikuläre genitale Störungen

Verschlüsse der ableitenden Samenwege

Angeborene oder erworbene Verschlüsse im Bereich der Ductuli efferentes, der Nebenhoden, des Samenleiters und der Ductus ejaculatorii finden sich bei ca. 3% aller andrologischen Patienten und führen zur sogenannten Verschlußazoospermie.

Bei angeborenen Verschlüssen handelt es sich um Aplasien des Ductus deferens bzw. Agenesien des Nebenhodenschwanzes und der Samenleiter, kombiniert mit Fehlen der Bläschendrüsen (Folge einer Fehlbildung der gemeinsamen Anlage aus dem Wolff-Gang). Angeborene bilaterale Agenesien der Ductus deferentes treten häufig assoziiert mit zystischer Fibrose auf. Erworbene Verschlüsse sind meist Folge einer gonorrhoischen oder nicht-gonorrhoischen Epididymitis, von Traumen oder chirurgischen Eingriffen (Herniotomie).

Inkomplette Verschlüsse (Stenosen) führen zu hochgradiger Oligozoospermie bei normaler endokriner Situation und regelrechten Spermatogenesebefunden in der Hodenbiopsie.

Störungen der Funktionen von Nebenhoden und akzessorischen Geschlechtsdrüsen

Diese treten postinflammatorisch als Folge einer männlichen Adnexitis auf und bedingen Störungen der Spermakoagulation und -verflüssigung sowie der Spermatozoenvitalität und -motilität. Besonders bedeutsame Auswirkungen auf die Spermatozoenmotilität scheint die Produktion eines biochemisch und funktionell minderwertigen Prostata- und Bläschendrüsensekretes zu haben.

Postinfektiöse Funktionsstörungen bzw. Fibrose der Bläschendrüsen können zur Erniedrigung der Seminalplasmafruktose führen. Durch einen Androgentest (75 mg Mesterolon oder 80 mg Testosteronundecanoat täglich über 4 Wochen) kann eine androgenabhängige von einer androgenrefraktären Bläschendrüseninsuffizienz abgegrenzt werden (Anstieg bzw. kein Anstieg des Fruktosespiegels). Fehlendes Ansprechen auf Androgenstimulation deutet auf eine postinfektiöse Atrophie, Narbenbildung oder Verschluß der Bläschendrüsen, Ansprechen auf einen relativen oder absoluten Androgenmangel.

Abnorme Viskositätsverhältnisse spielen ebenfalls eine Rolle. Fehlende Spermakoagulation läßt auf ein qualitativ minderwertiges Bläschendrüsensekret schließen (Fehlen des Spermafibrins); seltener ist ein pathologisches Prostatasekret die Ursache. Verzögerte oder ausbleibende Verflüssigung des Spermas findet sich hingegen bei erniedrigter Proteinaseaktivität im Prostatasekret (chronisch-entzündliche Adnexerkrankungen, Enzymdefekte, vegetativ-funktionelle Störungen).

Transport- und Entleerungsstörungen

Eine Emissionsstörung (Ejaculatio deficiens) liegt vor, wenn der Spermatozoentransport aus den Nebenhodenspeichern zusammen mit dem Sekret der akzessorischen Geschlechtsdrüsen in die hintere Harnröhre unterbleibt: Es resultiert ein „trockener" Orgasmus (Aspermie). Ist lediglich der Blasenhalsverschluß gestört, resultiert eine retrograde Ejakulation des Spermas in die Blase. Als Ursache der Aspermie kommen die in Tabelle 24.4 zusammengestellten Faktoren in Frage. Weitere Ejakulationsstörungen sind die Ejaculatio praecox (vorzeitiger Samenerguß) und die Ejaculatio retardata (Eintritt des Orgasmus verzögert).

Tabelle 24.4. Ursachen der Aspermie

- Angeboren
  - Innervationsstörungen
  - Mißbildungen
- Erworben
  - Urethralstrikturen (postinfektiös)
  - Trauma (Harnröhrenabriß)
  - neurogen (Diabetes mellitus, MS, Querschnittslähmung)
  - Alterungsvorgänge
  - mechan. Hindernisse (Prostatahypertrophie, ausgeprägte Phimose)
  - psychogen
  - iatrogen
    Blasenhalsstörungen (z. B. transurethrale Prostatektomie)
    lumbale Sympathektomie
    retroperitoneale Lymphadenektomie
    abdominoperineale Resektionen
    chemische Sympathektomie (Antihypertensiva, Tranquilizer)

Pathologisch-anatomische Veränderungen der Genitalorgane

Mißbildungen oder entzündlich bzw. degenerativ bedingte Veränderungen des äußeren Genitales können den Koitus erschweren und verhindern, daß das Ejakulat im Bereich des Muttermundes und des hinteren Scheidengewölbes deponiert wird. Die häufigsten Genitalmißbildungen sind, neben angeborenen Phimosen, Hemmungsmißbildungen: Hypospadie (glandis penis bis hin zur perineoskrotalen Hypospadie) und die viel seltenere Epispadie. Erworbene Kohabitationshindernisse sind sehr verschiedenartiger Natur: Phimose, Balanitis verschiedener Genese, Hämangiome, Lichen sclerosus, Schwellkörperverletzungen, Condylomata acuminata, Peniskarzinome und die Induratio penis plastica.

Induratio penis plastica. Die Induratio penis plastica (IPP) ist eine von der Tunica albuginea ausgehende und auf das Schwellkörpergewebe übergreifende Fibrosierung (ca. 1% der männlichen Bevölkerung mit Erkrankungsgipfel zwischen dem 50. und 60. Lebensjahr). Proximale, mittlere und distale Anteile der Dorsalseite des Penis sind zu gleichen Anteilen betroffen. Bei der Ätiologie der IPP werden genetische Faktoren und Mikrotraumen angeschuldigt, die zu einer Aktivierung von Fibroblasten führen. Resultiert aus den Fibrosierungen eine Penisdeviation mit Einschränkung der Kohabitationsfähigkeit, müssen operative Verfahren (Plaqueentfernung, Nesbit-Operation oder Implantation von Penisprothesen) angewandt werden.

Kongenitale Penisdeviationen. Über die Prävalenz liegen nur Schätzungen vor (vermutlich bei 0,4/1.000 Männern). Penisdeviationen äußern sich als nach lateral, dorsal oder ventral gerichtete Verbiegungen bei Erektion, die die Fähigkeit zum Geschlechtsverkehr einschränken. Als Ursache wird ein unegales Wachstum der Tunica albuginea diskutiert. In der Regel sind die Corpora cavernosa nicht mit betroffen.

Varikozele. Diese ist eine pathologische Erweiterung des Plexus pampiniformis bei insuffizienten Klappen der V. spermatica interna. Die Prävalenz beträgt ca. 15%, im andrologischen Patientengut jedoch bis zu 40%. Kann der Reflux dopplersonographisch – ohne tastbare Vergrößerung des Plexus pampiniformis – gesichert werden, liegt eine subklinische Varikozele vor. Ist die Varikozele nur bei Erhöhung des intraabdominalen Druckes tastbar, besteht eine Varikozele I°. Kann sie auch ohne Valsalva-Manöver getastet werden, wird sie als Varikozele II° klassifiziert. Deutlich sichtbare Venenkonvolute entsprechen Varikozelen III°. Als mögliche ätiologische Faktoren werden Aplasien oder Insuffizienz der Venenklappen und Kollateralen zwischen der V. renalis und der V. spermatica interna diskutiert. In ca. 80–90% der Fälle besteht die Varikozele auf der linken Seite. Die rechtwinklige Einmündung der linken V. spermatica interna in die V. renalis, die größere Länge der linken V. spermatica interna und Kompressionsphänomene durch die A. mesenterica superior (Nußknackerphänomen) werden als Erklärung für diesen Seitenunterschied angeführt. Ein Zusammenhang zwischen Varikozele und Beeinträchtigung der männlichen Fertilität ist wahrscheinlich, da die Sanierung durch Sklerosierung oder Operation zu Verbesserungen der Ejakulatqualität und Erhöhung der Schwangerschaftsraten führen kann. Über welche Mechanismen die Varikozele Hodenfunktionen beeinflußt, ist noch ungeklärt. Störungen der Thermoregulation, Reflux von Katecholaminen aus der Nebennierenvene und testikuläre Durchblutungsstörungen durch Rückstau werden diskutiert.

24.4.4 Arzneimittelnebenwirkungen auf Sexualverhalten und Fertilität

Arzneimittel können sowohl die Potentia coeundi wie generandi beeinträchtigen und damit zur Einschränkung der männlichen Sexualfunktion führen. Zahlreiche Medikamente können Libido, Erektion, Ejakulation und/oder Orgasmus des Mannes negativ beeinflussen; die Erfahrung stützt sich allerdings weitgehend auf Kasuistiken, kontrollierte Untersuchungen liegen nur vereinzelt vor. Entscheidend ist sicherlich die individuelle Reaktionsbereitschaft. Häufig kann nur schwer differenziert werden, ob die sexuellen Funktionsstörungen durch die Grunderkrankung oder deren medikamentöse Therapie ausgelöst sind.

Noch schwieriger ist die Beurteilung arzneimittelbedingter Fertilitätsstörungen, da subjektive Beschwerden hier fehlen und der Schaden meist erst bei Kinderwunsch im Rahmen andrologischer Untersuchungen festgestellt wird.

Beeinflussung des männlichen Sexualverhaltens durch Arzneimittel

Grundsätzlich ist mit Arzneimittelnebenwirkungen auf sexuelle Funktionen dann zu rechnen, wenn die Arzneimittel

- endokrin wirksam sind und den Testosteronspiegel verändern,
- zentralnervöse Angriffspunkte besitzen,
- mit Dopamin und/oder Serotonin interferieren,
- zur Änderung der Prolaktinsekretion führen,
- die periphere Durchblutung beeinflussen und/oder
- am peripheren vegetativen Nervensystem angreifen.

Die Potentia coeundi kann daher durch die in Tabelle 24.5 zusammengefaßten Substanzgruppen mit Auswirkung auf Libido, Erektion und Ejakulation beeinträchtigt werden. Exogen zugeführte Sexualhormone (Östrogene, Gestagene) führen über eine Hemmung der Gonadotropinsekretion zu einer Erniedrigung des Testosteronspiegels, antiandrogen wirksame Substanzen wie Cyproteronacetat zu einer kompetitiven Hemmung der Androgenrezeptoren am Erfolgsorgan. Typisch sind Impotenz und Adynamie. Auch eine Erhöhung des Prolaktinspiegels kann zur Libidoreduktion und Erektionsschwäche führen. Psychopharmaka und Antihypertensiva hemmen über zentralnervöse Angriffspunkte. Antihypertensiva bewirken zusätzlich zur Blutdrucksenkung periphere Ganglienblockade und Beeinflussung des Sympathikus. Unter Betarezeptorblockern können Erektionsstörungen durch Abfall der peripheren Durchblutung im äußeren Genitale entstehen.

Arzneimittelnebenwirkungen auf die männliche Fertilität

Arzneimittel können eine vorübergehende Herabsetzung bzw. eine permanente Aufhebung der Zeugungsfähigkeit des Mannes durch Hemmung folgender Funktionen bewirken: Spermatogenese, Spermatozoenreifung im Nebenhoden, Spermatozoentransport, Spermatozoenstoffwechsel und -beweglichkeit, Spermaverflüssigung, Kapazitation und Ovumpenetration. Am besten untersucht ist die Bremsung der Spermatogenese bis zum Eintritt einer Azoospermie durch Substanzen mit direkt proliferationshemmenden Effekten auf das Keimepithel. Demgegenüber bremsen hormonell aktive Pharmaka die Spermatogenese indirekt durch Hemmung der gonadotropen Partialfunktion des Hypophysenvorderklappens. Eine Beeinflussung des Spermatozoentransportes kann durch Hemmung der sympathisch gesteuerten Emissionsphase der Ejakulation erfolgen („chemische Sympathektomie"). Schließlich kann die Spermatozoenmotilität durch Beeinträchtigung von Zellmembranfunktionen gehemmt werden.

Tabelle 24.5. Arzneimittel mit möglicher Beeinträchtigung der Potentia coeundi

- Hormone und Hormonantagonisten
  Östrogene, Gestagene
  Antiandrogene
    Cyproteronacetat, Spironolacton, Cimetidin, Ketoconazol
  GnRH-Analoge
- Medikamentös induzierte Hyperprolaktinämie
  Neuroleptika
    Phenothiazine, Thioxanthene, Butyrophenone, Sulpirid, Metoclopramid
  Opiate, Beta-Endorphin
  Antihypertensiva
    Reserpin, Methyldopa
  Östrogene
  Arginin
- Antihypertensiva
  Rauwolfia-Alkaloide, Methyldopa, Clonidin, Hydralazine, Prazosin, Guanfacin, Labetalol, Benzothiadiazine, Guanethidin, Alpharezeptorenblocker
- Herzwirksame Pharmaka
- Betarezeptorenblocker
  Perhexilin, Propafenon, Diopyramid, Digoxin
- Verschiedene Pharmaka
  Lipidsenker
  Parasympatholytika
  Antibiotika
    Isoniazid, Etionamid, Demeclocyclin, Thiabendazol
  Antimykotika
    Ketoconazol

Hormone und Hormonantagonisten. Eine Spermatogenesehemmung ist durch Östrogene, Gestagene, Androgene, Anabolika, Antiandrogene und Glukokortikoide (ab 30–50 mg Prednisolon täglich bei Langzeittherapie) möglich.

Antispermatogene Substanzen. Eine direkte Proliferationshemmung der Spermatogenese bewirken alle Arten von Zytostatika und Psychopharmaka vom Typ der Antidepressiva, der Antiemetika und der Antiepileptika, wie auch Antibiotika und Chemotherapeutika bei höherer Dosierung und Langzeittherapie (Nitrofurantoin, Cotrimoxazol, Gentamicin und Niridazol). Salazosulfapyridin führt durch Resorption von toxischen Metaboliten (Sulfapyridin) zu einer direkten Hemmung der Spermatogenese.

Motilitätshemmende Substanzen. Pharmaka mit motilitätshemmenden Effekten in vitro sind: Nitrofurantoin, 2,6-Diamino-3-Phenazopyridin, Tetrazycline, Gentamicin, Metoclopramid, Imipramin, Chlorpromazin, Nortriptylin, Lithium, Trifluoperazin, Levamisol, Propranolol, Phentolamin, Dibenamin, Stropin und Bentropinmesylat.

Hemmung des Spermatozoentransports. Folgende α-adrenolytisch wirkende Substanzen beeinflussen den Spermatozoentransport durch Blockierung der

Emissionsphase („chemische Sympathektomie") des Ejakulationsreflexes: Antihypertensiva (Guanethidin, Reserpin, Methyldopa), Psychopharmaka (Thioridazin, Chlorprothixen, trizyklische Antidepressiva, Chlordiazepoxid), Ganglienblocker (Hexamethonium, Mecamylamin) und Alpharezeptorenblocker (Phentolamin, Phenoxybenzamin).

24.4.5 Immunologische Ursachen

Ein Teil der Fälle chronischer Orchitis wird als (Typ IV)-Autoimmunorchitis interpretiert. Die am besten untersuchte Ursache immunologischer Sterilität ist das Vorkommen zirkulierender Autoantikörper (IgG, IgA) gegen Spermatozoenantigene (Nachweis im Serum und Seminalplasma). Diese können Spermatozoenfunktionen wie Kapazitation, akrosomale Reaktion und Interaktion mit der Oozyte beeinträchtigen, zur Asthenozoospermie oder zu Agglutinationsphänomenen führen. Dadurch kann das Eindringen der Spermatozoen in den Zervixmukus behindert werden. Typischerweise finden sich dann bei Zervixmukuspenetrationstests Schüttelphänomene („shaking"), die durch hohe Schlagfrequenz der Spermatozoenflagella ohne Vorwärtsmotilität des Spermatozoons gekennzeichnet sind. Spermatozoenantikörper finden sich im Serum gehäuft nach entzündlichen Adnexprozessen, nach Hodentraumen und Verschlüssen der ableitenden Samenwege (Vasektomie!). Eine immunologisch bedingte Sterilität wird in bis zu 20 % der Fälle vermutet.

24.4.6 Psychosoziale Faktoren

Unter den Ursachen männlicher Fertilitätsstörungen wird emotionalen Faktoren (Streß) eine besondere Bedeutung zugeschrieben. Folgende Faktoren sollen fertilitätsmindernd wirken: Todes- und Existenzangst, Furcht, Berufsstreß, Störung der Persönlichkeitsentwicklung, gestörte Partnerbeziehung, sexueller Leistungsdruck, ambivalentes Verhalten gegenüber Kinderwunsch und unerfüllter Kinderwunsch (Frustrationen). Aber auch die situativ bedingte Einschränkungen der Ejakulatqualität (Spermagewinnung im Krankenhaus, „Reproduktionsstreß" vor Inseminationen, IVF, ICSI) müssen berücksichtigt werden.

24.4.7 Infertilität ohne nachweisbare Ursachen

Trotz der vielen bekannten kausalen Faktoren und den großen diagnostischen Fortschritten bleibt nicht selten die Suche nach der Ursache männlicher Subfertilität erfolglos („idiopathische" Sterilität; bis zu 40 % der infertilen Männer). Natürlich läßt sich bei solchen Patienten keine kausale Therapie durchführen; allenfalls sind empirische Behandlungsmaßnahmen anzuwenden. In einem Teil der Fälle liegen wahrscheinlich funktionelle Störungen der Spermatozoen bei der Gameteninteraktion vor.

24.4.8 Impotentia coeundi

Kohabitationsstörungen durch psychische oder organische Ursachen können zur Infertilität führen. Die Inzidenz der erektilen Dysfunktion steigt mit dem Alter und beträgt 2 % bei unter 40 jährigen und ca. 19 % bei 50–60 jährigen. Ging man noch vor ca. 20 Jahren von überwiegend psychogen bedingten Störungen der Potentia coeundi aus, so wird heute der Anteil organisch verursachter erektiler Dysfunktion mit ca. 80 % angegeben. Sekundäre psychische Faktoren durch Störungen des Selbstwertgefühls, Versagensängste und Partnerschaftskonflikte treten in einem weit höherem Anteil auf. Tabelle 24.6 faßt die möglichen Ursachen der erektilen Dysfunktion zusammen.

Zu den ***psychischen Ursachen*** von Kohabitationsstörungen (Libido-, Erektions- und Ejakulationsstörungen) gehören Störungen der Persönlichkeitsentwicklung (Neurosen), Psychosen (Depression, Schizophrenie), Partnerschaftsprobleme, situationsbedingte Potenzstörungen, Versagensangst und sexueller Leistungsdruck, aber auch Störungen durch mangelhafte sexuelle Aufklärung und die primäre Anorgasmie.

Organische Ursachen der Impotentia coeundi sind: Allgemeinerkrankungen und Infektionen, Tumorleiden, Herz-Kreislauf- und Gefäßerkrankungen, Störungen der Leber- und Nierenfunktion, Störungen des ZNS

Tabelle 24.6. Ursachen der Impotentia coeundi

Organische Störungen		
	vaskulär	- arteriell
		- venös
	neurogen	
	lokal	- Induratio penis plastica
		- Penisdeviationen
		- seltene angeborene Mißbildungen
		- posttraumatisch, iatrogen
Psychogene Störungen		
Endokrinologische Störungen		
Medikamente		

und des peripheren Nervensysems, endokrine Störungen (Diabetes, Hyper- und Hypothyreose, NNR-Insuffizienz, Hypogonadismus), das sog. Klimakterium virile (altersbedingter Symptomenkomplex mit Abnahme der Androgenproduktion bei Leydigzellinsuffizienz), operative Eingriffe im kleinen Becken und Retroperitoneum, Fehl- und Mißbildungen, Traumatisierungen und entzündliche Erkrankungen des äußeren Genitale, Erkrankungen der männlichen Adnexe, chronischer Arzneimittelgebrauch (Tabelle 24.5), Umweltschadstoffe (Schwermetalle, chlorierte Kohlenwasserstoffe) und chronischer Genußmittelabusus (Alkoholismus, Nikotin, Drogen).

24.5 Andrologische Diagnostik

Diese beruht auf klinischen und laboranalytischen Untersuchungsverfahren, wobei der Spermaanalyse eine zentrale Stellung zukommt.

Das diagnostische Vorgehen läßt sich prinzipiell in konsekutive Untersuchungsphasen gliedern, die in Tabelle 24.7 zusammengefaßt sind.

24.5.1 Klinische Untersuchung

Sie umfaßt die anamnestische Befragung und körperliche Untersuchung des Patienten mit Inspektion und Palpation des Genitalapparates. Zusätzliche Informationen bieten physikalische Untersuchungsverfahren wie Thermographie, Doppler-Sonographie, Hodensonographie, transrektale Prostata- und Bläschendrüsensonographie, Phlebographie, Röntgendiagnostik, Computertomographie und Kernspintomographie.

Anamnese

Die Befragung des Patienten läßt häufig bereits Schlüsse auf die Ursache einer Fertilitätsstörung zu. Erkrankungen während der Kindheit (chronisch-rezidivierende Infekte, Hodenhochstand, Herniotomie, Diphtherie, Typhus) und postpuberale Erkrankungen (Geschlechtskrankheiten, Mumpsorchitis, Leberkrankheiten, Typhus, Malaria) können Hinweise auf eine herabgesetzte männliche Fertilität geben. Insbesondere sind erst in den letzten Monaten abgelaufene Krankheiten wichtig, die zu einer Bremsung der Spermatogenese führen können, wie Virusinfekte (Masern, Hepatitis) oder allein hohes Fieber unterschiedlicher Ätiologie. Verletzungen und operative Eingriffe im Unterbauch und Genitalbereich können Transport- und Entleerungsstörungen des Spermas bewirken. Zu fragen ist auch nach Gefäßerkrankungen, abgelaufenen schweren Allgemeinerkrankungen und Stoffwechselstörungen (Diabetes mellitus).

Wichtig ist ferner die Erhebung der Medikamenten- und Genußmittelanamnese. Bei der Berufsanamnese interessieren überdurchschnittlicher Berufsstreß und Umweltschadstoffe (Strahlen, Isotope, Anästhetika, organische Lösungsmittel, Kunststoffmonomere). Eingegangen werden muß auf die sexuelle Entwicklung des Patienten unter Berücksichtigung des Sexualverhaltens in der Ehe (Häufigkeit des Geschlechtsverkehrs, Potenzstörungen, Ejaculatio praecox). Wichtig ist, ob bereits Kinder aus dieser oder einer anderen Verbindung existieren. Gefragt werden muß schließlich nach der Dauer der Ehe und des Kinderwunsches, nach gezielten Kohabitationen zum Ovulationstermin unter Einbeziehung der Methode der Basaltemperaturmessung und früher durchgeführten andrologischen Untersuchungen und Therapieversuchen. Wurden bei einem Paar bereits Methoden der assistierten Reproduktion (insbesondere IVF) angewandt, sollte auch erfragt werden, ob es hierbei zur Fertilisierung von Oozyten durch die Spermatozoen gekommen war. Diese Daten beeinhalten wichtige Informationen über die Spermatozoen/Oozyten-Interaktion in vivo.

Die Anamnese beinhaltet ferner Fragen nach Alter und gynäkologischem Befund der Partnerin, insbesondere nach dem Ergebnis des Postkoitaltests nach Sims-Huhner, dem Nachweis ovulatorischer Zyklen, Fehl- und Frühgeburten und Kindern aus anderen Verbindungen.

Wird die Anamnese zur Abklärung einer erektilen Dysfunktion erhoben, sollte der Patient frei über die Problematik berichten, aber auch gezielt zu Details befragt werden (morgendliche Erektionen, nächtliche Pollutionen, Erektionsqualität bei Masturbation, Partnerabhängigkeit der Erektionsstörungen).

Körperliche Untersuchung

Die körperliche Untersuchung besteht aus der Beurteilung der Körperproportionen (eunuchoider Hochwuchs?), der Muskel- und Fettverteilung und der Kopf-, Bart- und Terminalbehaarung (Feminisierung?) sowie der Brustdrüsen (Gynäkomastie?). Nach der Inspektion des Genitales wird das Präputium zurückgestreift

Tabelle 24.7. Diagnostik männlicher Sterilitätsfaktoren

Phase 1	Anamnese, körperliche Untersuchung, bildgebende Verfahren, Spermiogramm, Hormone
Phase 2	erweiterte Spermaanalyse, funktionelle Spermadiagnostik, Mikrobiologie, Hormontests, Immunologie, genetische Untersuchungen, Hodenbiopsie
Phase 3	Vorbereitung für Methoden der assistierten Reproduktion (probeweise Spermaaufbereitung)
[Phase 4]	Interdisziplinäre Kooperation mit Gynäkologie, Urologie, Endokrinologie, Psychosomatik, Neurologie, Humangenetik

(Phimose? Balanitis? Hypospadie?), die Hoden abgetastet (normale Größe? glatte Oberfläche? prall-elastische Konsistenz?) und die Nebenhoden und Ductus deferentes palpiert. Von besonderer Wichtigkeit ist der Ausschluß einer Varikozele bei stehendem Patienten mit Hilfe das Valsalva-Preßmanövers. Die anschließende rektale Untersuchung der Prostata gibt Auskunft über die Entwicklung dieses androgenabhängigen Organs, dessen Konsistenz, Abgrenzbarkeit und Verhärtungen.

Physikalische Untersuchungsverfahren

Ein etabliertes Verfahren ist die Hoden-, Prostata- und Bläschendrüsensonographie. Aufgrund der anatomischen Verhältnisse hat sich die Darstellung von Prostata und Bläschendrüsen durch transrektale Plazierung der Ultraschallsonde bewährt. Auch anatomische Strukturen wie ventrale Prostataanteile und Bläschendrüsen können beurteilt werden. Die Bläschendrüsen sollten noch vor der Ejakulatabgabe untersucht werden, da sie danach entleert und schmäler sind.

Von Bedeutung ist die Erkennung einer subklinischen Varikozele. Als orientierende Untersuchung kann die ***Kontaktthermographie*** eingesetzt werden, die beim Vorliegen einer Varikozele hypertherme Zonen zeigt. Der venöse Reflux läßt sich im Rahmen eines Valsalva-Preßmanövers durch Ultraschalluntersuchung (Duplexsonographie, Dopplersonographie) erfassen. Zur Sicherung der Diagnose ist auch eine ***transfemorale selektive Phlebographie*** der V. spermatica interna möglich.

Bei urologischen Fragestellungen (z. B. mechanische oder funktionelle Blasenentleerungsstörungen) werden urodynamische Verfahren (***Uroflowmetrie***) und die ***retrograde Urethrographie*** herangezogen. Eine Routineuntersuchung bei Verdacht auf Strikturen und Anomalien im Bereich der Harnröhre (Divertikel, Klappenbildung etc., Fremdkörper) ist die ***Urethro-Zystoskopie.*** Selten wird hingegen die Spermatozystographie mit urethroskopischer Sondierung der Mündungen der Samenleiter am Colliculus seminalis eingesetzt.

Die apparative Diagnostik bei Abklärung der erektilen Dysfunktion umfaßt die ***dopplersonographische*** (Duplex-, Farbduplexsonographie) ***Darstellung*** der proximalen und distalen Pulse der Aa. profundae penis und Aa. dorsales penis. Es empfiehlt sich, die Untersuchung in der Tumeszenzphase nach Injektion vasoaktiver Substanzen durchzuführen. Fehlende Pulse können erste Hinweise auf eine arterielle Genese der Erektionsstörung sein. Zusätzlich gelingt bei der dopplersonographischen Untersuchung in Einzelfällen die Erfassung von Abströmgeräuschen bei venöser Insuffizienz der Schwellkörper. Nächtliche penile Tumeszenzen können durch spezielle Meßgeräte (z. B. Rigiscan®) aufgezeichnet werden. Aussagekräftige Ergebnisse mit diesen teuren Geräten sind jedoch erst nach einer Eingewöhnungsphase des unter Klinikbedingungen veränderten Schlafverhaltens zu erwarten.

Tritt auch nach Injektion vasoaktiver Substanzen in das Corpus cavernosum (SKIT = Schwellkörperinjektionstest) keine Erektion ein und bieten die dopplersonographischen Untersuchungen keinen Anhalt für eine arterielle Durchblutungsstörung, sind ***Kavernosographie*** und ***Kavernosometrie*** indiziert. Hierbei wird Kontrastmittel direkt in die Corpora cavernosa injiziert. Gleichzeitig können intrakavernöse Druckverhältnisse im Verlauf der Erektion nach Injektion vasoaktiver Substanzen erfaßt und über ein Pumpensystem die Flußraten gemessen werden, die zur Erhaltung einer Erektion mit vollständiger Rigidität notwendig sind. Auf diese Weise gelingt die Diagnose venöser Schwellkörperinsuffizienzen. Arterielle Durchblutungsstörungen können durch gezielte ***Arteriographie*** der iliakalen und pudendal-penilen Gefäße objektiviert werden.

Neurophysiologische Untersuchungen beinhalten Messung der Bulbo-Cavernosus-Reflexzeit (BCR) und Ableitung somatosensibel evozierter Potentiale (SSEP) des Nervus dorsalis.

24.5.2 Labordiagnostik

Die Spermaanalyse umfaßt physikalisch-chemische, biochemische, morphologische und funktionelle Untersuchungen des Ejakulats. Zur Basisdiagnostik gehören weiterhin endokrinologische und mikrobiologische, in ausgewählten Fällen auch immunologische und zytogenetische Untersuchungen.

Spermaanalyse

Die Spermauntersuchung umfaßt das routinemäßig durchgeführte Spermiogramm und gegebenenfalls Zusatzuntersuchungen im Rahmen der erweiterten Spermaanalyse. Die Ejakulatgewinnung erfolgt durch Masturbation nach einer Karenzzeit von 4–5 Tagen. Um einen repräsentativen Eindruck vom Fertilitätsstand des Patienten zu erhalten, sind jedoch mindestens 2–3 Spermiogramme während eines Spermatogenesezyklus (3 Monate) erforderlich.

Spermiogramm

Unter einem Spermiogramm versteht man die Gesamtheit der Befunde, die sich aus einer Ejakulatuntersuchung ergeben. Es werden verschiedene Parameter bestimmt, zum einen durch physikalisch-chemische Untersuchungen (Ejakulatvolumen, pH-Messung, Geruch, Farbe, Motilitätsprüfung etc.), zum anderen durch biochemische Untersuchungen (Marker) (Tab. 24.8).

Physikalisch-chemische Untersuchungen

Ejakulatvolumen. Das Ejakulat besteht zu 95 % aus den Sekreten der akzessorischen Geschlechtsdrüsen; sein Volumen stellt ein Maß für deren funktionelle

Tabelle 24.8. Normalwerte des Spermiogramms

Volumen	≥ 2.0 ml
pH	7,2–8,0
Verflüssigung	< 60 Minuten
Konzentration der Spermatozoen	$\geq 20.0 \times 10^6$/ml
Gesamtzahl der Spermatozoen	$\geq 40 \times 10^6$/Ejakulat
Motilität	≥ 50 % (Kategorie a + b) oder ≥ 25 % (Kategorie a)
Morphologie (Normalformen)	≥ 30 %
Vitalität	≥ 75 %
Leukozyten	$< 1 \times 10^6$/ml
Fruktose	≥ 13 μmol/Ejakulat
α-Glukosidase	≥ 20 mU/Ejakulat
Zink	≥ 2,4 μmol/Ejakulat
Zitronensäure	≥ 52 μmol/Ejakulat
Saure Phosphatase	≥ 200 U/Ejakulat

Aktivität dar. Normalwert: ≥2 ml. Von einer Aspermie spricht man, wenn keine Ejakulatflüssigkeit produziert wird; ein Ejakulatvolumen unter 2 ml wird als Hypospermie und über 6 ml als Hyperspermie bezeichnet. Ursachen für eine Aspermie sind: Emissionsstörungen (Transportaspermie), retrograde Ejakulation, Anorgasmie, Hypogonadismus. Ursachen für eine Hypospermie sind: Androgenmangel, chronisch-entzündliche Prostatovesikulitis, Bläschendrüsenaplasie, Verschluß im Bereich der Ductus ejaculatorii, partielle retrograde Ejakulation, Allgemeinerkrankungen, Hungerzustände, Medikamente (z.B. Belladonna-Präparate, Antihypertensiva, Antiandrogene), fehlerhafte Ejakulatgewinnung, zu kurze Karenzzeit. Als Ursache einer Hyperspermie wird eine sekretorische Fehlregulation der akzessorischen Geschlechtsdrüsen diskutiert, z.B. bei entzündlichen Adnexprozessen und infolge sexueller oder vegetativ-parasympathischer Überstimulation.

pH-Messung. Normalwert: 7,2–8,0. pH-Verschiebungen in den Bereich über 8,0 kommen bei akut entzündlichen Adnexerkrankungen vor. Bei chronisch-entzündlichen Adnexprozessen, insbesondere beim Verschluß der Ductus ejaculatorii, kann der pH-Wert bis 6,4 absinken.

Geruch und Farbe. Das Ejakulat erscheint durch korpuskuläre Elemente und Lipidtröpfchen aus der Prostata als milchig-weiße Flüssigkeit. Bei Blutbeimengungen (Hämospermie) wird der Farbton rötlich-bräunlich, bei Eiterbeimengungen (Pyospermie) gelblich-gallertig. Der Geruch wird mit dem Duft frischer Kastanienblüten verglichen. Bei bakterieller Kontamination (z.B. E. coli) kann das Ejakulat süßlich-faulig riechen.

Koagulation und Verflüssigung des Ejakulates. Unmittelbar nach der Ejakulation besitzt das koagulierte Sperma eine gallertig-zähflüssige bis fadenziehende Konsistenz. Die Verflüssigung tritt innerhalb von 5–20 Minuten ein und sollte nach spätestens 60 Minuten abgeschlossen sein. Die Spermaviskosität wird mit Hilfe eines Glasstabs bestimmt. Erhöhte Viskosität findet man häufig bei chronisch-entzündlichen Adnexerkrankungen.

Analysen des Nativpräparates. 30 Minuten nach der Ejakulatgewinnung wird ein Nativpräparat erstellt. Unter dem Phasenkontrastmikroskop wird außer der Beurteilung der Spermatozoendichte und -beweglichkeit besonders auf unspezifische Verklumpungsphänomene der Spermatozoen (Agglomerationen) bzw. spezifische Agglutination (Kopf-zu-Kopf, Schwanz-zu-Schwanz, gemischte Agglutination) geachtet, ebenso wie auf Kontaminationen mit Erythrozyten, Epithelien, Bakterien, Trichomonaden und Rundzellen (Leukozyten, Spermatogenesevorstufen).

Motilitätsbestimmung. Ein wichtiger Parameter für die Erfassung der Spermaqualität ist die Motilität der Spermatozoen. Für die Routinediagnostik hat sich die Schätzmethode mit Unterscheidung zwischen quantitativer und qualitativer Spermatozoenmotilität bewährt: bei 400facher Vergrößerung wird die Beweglichkeit der Spermatozoen im Nativpräparat beurteilt und in vier verschiedene Kategorien klassifiziert:

- schnelle und lineare progressive Beweglichkeit (WHOa);
- langsame, träge lineare oder nicht-lineare progressive Beweglichkeit (WHOb);
- nicht-progressive Beweglichkeit (WHOc);
- Immotilität (WHOd).

Normalerweise weisen 50 % oder mehr der Spermatozoen eine Motilität der Kategorien a und b oder 25 % oder mehr eine Beweglichkeit der Kategorie a auf.

Für experimentelle Zwecke stehen Computer-gesteuerte Videosysteme („computer aided sperm analysis" = CASA) zur Verfügung, die verschiedene Motilitätsparameter und die Geschwindigkeiten der Spermatozoen quantifizieren.

Bestimmung der Spermatozoendichte. Nach Verdünnung des Ejakulates 1:20 oder 1:10 mit geeigneten, die Spermatozoen immobilisierenden Lösungen (z.B. 10 % Kochsalzlösung) wird die Spermatozoenkonzentration bevorzugt in einem Hämozytometer (Neubauer-Kammer) oder alternativ in einer Makler-Kammer bestimmt. Normalwert für die Spermatozoendichte: $\geq 20 \times 10^6$/ml; Normalwert für die Gesamtzahl: $\geq 40 \times 10^6$/ml.

Eosintest. Die Supravital-Färbung mit 0,5 % Eosin in physiologischer Kochsalzlösung (1 Tropfen Sperma + 1 Tropfen Eosinlösung) erlaubt nach 1–2 Minuten die Unterscheidung toter (Eosin-positiver) von vitalen (Eosin-negativen) Spermatozoen. Eine Vitalitätsprobe sollte insbesondere dann durchgeführt werden, wenn mehr als 50 % der Spermatozoen unbeweglich sind. Normalerweise sollten nicht mehr als 25 % der Spermatozoen mit Eosin anfärbbar, d.h. tot sein. Ein weiterer Test, der Informationen über die Integrität der Spermatozoenmembranen und damit über die Vitalität liefert, ist der hypoosmotische Schwelltest (HOS-Test).

Hierbei wird der prozentuale Anteil der Spermatozoen angegeben, die unter hypoosmotischen Bedingungen Schwellungen der Plasmamembran zeigen (normalerweise > 60 %).

Spermatozoenmorphologie. Die lichtmikroskopische Differenzierung morphologisch normaler und pathologischer Spermatozoen erfolgt im gefärbten Ausstrichpräparat (Papanicolaou, Hämatoxylin-Eosin, Giemsa, Shorr oder Hämalaun) unter Ölimmersion. Es werden 200 Spermatozoen ausgezählt und auf Kopf-, Mittelstück- und Schwanzveränderungen geprüft; besonders wird auf das gehäufte Vorkommen umschriebener Spermatozoendefekte geachtet (z. B. Rundkopfspermatozoen, kopflose Spermatozoen). Von besonderer Bedeutung ist die Beurteilung des Akrosoms und der Flagella. Nur Spermatozoen mit normalem Akrosom können in die Eizelle eindringen; morphologische Veränderungen der Spermatozoenschwänze erklären u. U. eine reduzierte Beweglichkeit. Normalerweise kommen 30 % oder mehr normal geformte Spermatozoen im Ejakulat vor.

Peroxidasepositive Zellen. Bei vermehrtem Auftreten von Rundzellen im Nativpräparat erfolgt die Identifikation der Granulozyten mit der Peroxidase-Färbung (normalerweise $< 1 \times 10^6$ Leukozyten/ml Ejakulat). Bei höheren Werten sind mikrobiologische Untersuchungen des Seminalplasmas sowie von Urethralausstrichen, Prostatasekret und Urinsediment indiziert.

Biochemische Untersuchungen

Die ***biochemische Analyse*** der Spermabestandteile gibt Auskünfte über Funktionen der Spermatozoen und der akzessorischen Geschlechtsdrüsen. Zur Klärung spezieller Fragestellungen hat die Bestimmung folgender Substanzen diagnostische Bedeutung erlangt:

Marker für die akzessorischen Geschlechtsdrüsen. *Fruktose* wird von den Bläschendrüsen sezerniert und stellt daher eine Markersubstanz zur Charakterisierung der Bläschendrüsenfunktion (Tabelle 24.9) dar. Eine Korrelation mit dem Testosteronspiegel besteht nicht. Normalwert: 13 μmol/Ejakulat.

Saure Phosphatase ist ein Markerenzym zur Charakterisierung der Prostatafunktion. Bei Androgenmangel, entzündlichen Prostatopathien, Prostataatrophie und Prostatakarzinom fällt die Aktivität des Enyzms im Spermaplasma unter den Normbereich ab. Normalwert: > 200 mU/Ejakulat.

Zwei andere biochemische Marker für die Prostatafunktion sind ***Zink*** und ***Zitronensäure*** im Seminalplasma. Normalwerte für Zink: 2,4 μmol/Ejakulat, für Zitronensäure: 52 μmol/Ejakulat.

α-Glukosidase. Das im Nebenhoden produzierte Carnitin sowie das Glycerophosphocholin sind als biochemische Nebenhodenmarker von der α-Glukosidase weitgehend verdrängt worden. Die Bestimmung des neutralen Isoenzyms der α-Glukosidase im Seminalplasma gestattet unter gleichzeitiger Berücksichtigung der Ejakulatparameter und Hormonwerte z. B. eine Differenzierung zwischen Störungen der Spermatogenese oder Verschlüssen im Bereich der ableitenden Samenwege. Es ist allerdings zu beachten, daß bei Verschlüssen im Bereich des Rete testis oder proximalen Nebenhodenkopfes die α-Glukosidase normwertig (> 20 mU/Ejakulat) sein kann.

Tabelle 24.9. Differentialdiagnose der erniedrigten Spermaplasmafruktose

1. Androgenabhängige Bläschendrüseninsuffizienz (relativer oder absoluter Androgenmangel)
   a) Primärer Hypogonadismus
      - sogenanntes Klimakterium virile
      - Potenzstörungen bei Männern unter 40 Jahren
      - Hodenhochstand
      - Morbus Klinefelter
      - beiderseitige Hodenatrophie
      - andere primäre Störungen der Leydig-Zell-Funktion
   b) Sekundärer Hypogonadismus
      - sogennante postpuberale Leydig-Zell-Insuffizienz
      - chronische Lebererkrankungen
      - Diabetes mellitus
      - andere Störungen des Hypothalamus-Hypophysen-Systems
2. Androgenrefraktäre Bläschendrüseninsuffizienz
   - Entzündungen (akute und chronische)
   - postinflammatorische Schleimhautatrophie (Narbenbildung)
   - Verschluß
   - Aplasie
   - Enzymdefekt
   - ungeklärt
3. Medikamentöse Ursachen
   - Antiandrogene
   - Zytostatika
4. Fehler bei der Ejakulatgewinnung
   - unvollständiges Ejakulat
   - Karenzzeit zu lange
5. Hohe Fruktolyse

Die biochemische Analyse der genannten Marker für Nebenhoden-, Prostata- und Bläschendrüsensekret eignet sich in besonderen Fällen zur Eingrenzung anatomischer Defekte und Lokalisation funktioneller Störungen im Genitaltrakt. Am häufigsten kommen Bläschendrüsenstörungen vor (Aplasie, postinflammatorische Atrophie, Verschluß).

Entzündungsmarker. Entzündungen im Bereich der männlichen Adnexe führen zu erhöhter Durchlässigkeit der Blut-Spermaplasma-Schranke und dadurch zu vermehrtem Übertritt von Serumproteinen in das Sperma. Der quantitative Nachweis von Komplementkomponente ***C3*** hat sich als geeignet erwiesen, funktionelle von chronisch-entzündlichen Adnexstörungen abzugrenzen. Normalwert: negativ (bis Spuren).

Die Bestimmung der in den polymorphkernigen Granulozyten enthaltenen ***Elastase*** ist ein empfindlicher und spezifischer Entzündungsparameter. Der Test eignet sich zur Abgrenzung chronisch-entzündlicher von vegetativ bedingten Störungen (anogenitaler Symptomenkomplex, vegetatives Urogenitalsyndrom) und zur Unterscheidung der entzündlichen und nicht-entzündlichen Hämospermie. Normalwert: < 250 ng/ml.

Marker für Spermatozoenfunktionen. Die Messung der ***Akrosinaktivität*** ist zur Sicherung der Diagnose Globozoospermie (100 % akrosomenlose Rundkopfspermatozoen) erforderlich, bestätigt aber auch bei anderen Malformationen des Spermatozoenkopfes (z. B. Stummelkopfspermatozoen) den Verlust von Penetrationsenzymen. Bei Polyzoospermie kann die Akrosinaktivität erniedrigt sein. Die Akrosinaktivität wird entweder enzymatisch gemessen oder mit der Gelatinolyse semiquantitativ bestimmt (Lysishöfe in Gelatine-Platten). Normalwerte: Enzymassay 3,2–7,2 mU/10^6 Spermatozoen; Gelatinolyse: Halodurchmesser > 10 μm, Anteil der Spermatozoen mit Halos > 50 %.

Anilinblaufärbung. Das Ziel des Spermatozoons ist der Transport von DNS in die weibliche Eizelle. Hierzu wird das genetische Material verdichtet (Chromatinkondensation). Während dieses Prozesses werden lysinreiche Histone durch Protamine ersetzt. Persistenz der Histone kann durch Anfärbung mit saurem Anilinblau nachgewiesen werden. Normalerweise sind > 75 % der Spermatozoen ungefärbt.

Reaktive Sauerstoffspezies können über Lipidperoxidation („oxidativer Streß") und Störung der Membranintegrität eine Beeinträchtigung von Spermatozoenfunktionen bewirken (verminderte Beweglichkeit und Fertilisierungskapazität, z. B. im heterologen Ovum-Penetrationstest). Erhöhte Konzentrationen reaktiver Sauerstoffspezies sind auch ein Indikator entzündlicher Samenwegserkrankungen.

Erweiterte Spermaanalyse

Dazu zählen: Analyse des Urinsediments zum Ausschluß einer retrograden Ejakulation, Zytogramm zur Differenzierung von Spermatogenesevorstufen, zytochemische, immunologische und elektronenmikroskopische Untersuchungen an Spermatozoen und Hodenbiopsiepräparaten und schließlich spezielle biochemische Tests wie z. B. die Bestimmung der Superoxiddismutase. Andere Untersuchungen wie die Akridin-Orange-Färbung (Erfassung denaturierter Spermatozoen-DNS) und die Bestimmung der Phospholipid/Cholesterol-Ratio der Plasmamembran (Marker für die Kapazitation) haben bisher nur experimentelle Bedeutung erlangt.

Funktionelle Spermaanalyse

Die konventionelle Spermaanalyse beschreibt lediglich die Spermaqualität zum Untersuchungszeitpunkt und erlaubt keine eindeutige individuelle Fertilitätsprognose. Zusätzliche funktionelle Untersuchungstechniken, insbesondere bei Patienten mit idiopathischer Sterilität sind daher angezeigt, um Aussagen über die Befruchtungsfähigkeit der Spermatozoenpopulation und die Interaktion mit der Eizelle treffen zu können. Zur Zeit stehen folgende derartige Verfahren zur Verfügung:

Bestimmung der Überlebensfähigkeit der Spermatozoen. Der Motilitätsabfall innerhalb einer Beobachtungszeit von 4 h sollte nicht mehr als 15 % betragen.

Zervixmukus-Interaktionstests. Diese geben wichtige Basisinformationen über das Penetrationsverhalten der Spermatozoen in den weiblichen Genitalsekreten.

Ein In-Vivo-Test ist der Postkoital-Test nach Sims-Huhner, bei dem zum Zeitpunkt der Ovulation 9–24 Stunden nach Geschlechtsverkehr Zervixmukus entnommen und die Anzahl sowie Beweglichkeit der darin enthaltenen motilen Spermatozoen bestimmt werden. Normalerweise sollten mehr als 50 motile Spermatozoen (Kategorie a + b) pro Blickfeld (x 400) nachweisbar sein. Der Test erlaubt eine Beurteilung der Qualität des ovulatorischen Zervixmukus, Aussagen über das Penetrationsverhalten der Spermatozoen durch den Mukus und kann Hinweise für das Vorliegen von Spermatozoenantikörpern geben.

In-Vitro-Tests sind der Spermatozoen-Zervixschleim-Kontakt-Test („sperm mucus contact test" = SCMC), der Kapillar-Test nach Kremer und der Objektträger-Test nach Kurzrok-Miller. Bei Durchführung von gekreuzten Penetrationstests unter Hinzuziehen eines fertilen Spenderejakulates und eines fertilen Spendermukus wird die Differenzierung eines männlichen bzw. weiblichen Sterilitätsfaktors möglich.

Spermatozoen-Stimulationstest. Durch Zusatz motilitätsstimulierender Substanzen (Pentoxifyllin) wird überprüft, ob eine Verbesserung der Spermatozoenbeweglichkeit möglich ist.

Splitejakulat-Untersuchung. Durch die fraktionierte Gewinnung von Ejakulaten wird bei den meisten Patienten eine Konzentrierung der Spermatozoen in der ersten Splitfraktion erreicht, die hauptsächlich aus den Sekreten der Hoden-Nebenhoden und der Prostata besteht, während die zweite Hälfte des Ejakulats überwiegend Bläschendrüsensekret enthält. Die Motilität ist in der ersten Fraktion häufig besser als im Gesamtejakulat.

Beurteilung der Gefrierfähigkeit. Die Überprüfung der individuellen Gefrierfähigkeit von Spermaproben wird vor Langzeitlagerung bei Tumor- und Risikopatienten erforderlich. Der durchschnittliche Motilitätsverlust nach dem Einfrieren und Auftauen beträgt 40 %. Das Spektrum der Anwendungsmöglichkeiten von Kryosperma hat sich durch die Einführung neuer Methoden der assistierten Reproduktion erweitert. Da für die intrazytoplasmatische Spermatozoeninjektion nur einzelne lebende Spermatozoen benötigt werden, haben sich die Anforderungen an die Qualität des eingefrorenen Ejakulates reduziert.

Beurteilung der spontanen und induzierten akrosomalen Reaktion. Zur Bestimmung akrosomal reagierter Spermatozoen steht eine Vielzahl von Färbemethoden zur Verfügung, die auf Farbstoffen, fluoreszieren-

Tabelle 24.10. Terminologie pathologischer Ejakulatbefunde

Aspermie	kein Sperma
Hypospermie	zu wenig Sperma (< 2 ml)
Hyperspermie	zu viel Sperma (> 6 ml)
Azoospermie	keine Spermatozoen im Samen
Kryptozoospermie	< 1 Mill. Spermatozoen/ml
Oligozoospermie	< 20 Mill. Spermatozoen/ml
Polyzoospermie	> 250 Mill Spermatozoen/ml
Asthenozospermie	herabgesetzte Motilität (< 50 %) bei normaler Morphologie und normaler Spermatozoenzahl
Teratozoospermie	> 70 % abnormale Spermatozoen bei normaler Spermatozoenzahl
Nekrozoospermie	alle Spermatozoen tot (durch Eosintest gesichert)

den Antikörpern oder fluoreszierenden Lektinen beruhen. Die am häufigsten angewandten Verfahren sind das „Triple Staining“ (Bengal-Rosa, Bismarck-Braun, Trypan-Blau) und die Verwendung fluoreszierender Pisum sativum Agglutinine (FITC-PSA). Beide Verfahren erlauben eine Differenzierung lebender und toter akrosomal reagierter Spermatozoen. Zur Induktion der akrosomalen Reaktion in vitro können u. a. Ca-Ionophor A23187, Zona pellucida oder eine Kälteschocktherapie eingesetzt werden. Die Induzierbarkeit der akrosomalen Reaktion, d. h. die Differenz zwischen dem Anteil spontan und induziert akrosomal reagierter Spermatozoen korreliert mit den Ergebnissen des IVF-Programms.

Beurteilung des Bindungsverhaltens der Spermatozoen an die Zona pellucida. Eine labortechnisch aufwendige Untersuchung, die Informationen über die akrosomale Reaktion der Spermatozoen und ihr Bindungsverhalten an die Zona pellucida gibt, ist der Hemizona-Assay (HZA). Hierbei werden humane Hemizonae geteilt und die zwei Hälften derselben Eizelle mit Spermatozoen eines fertilen Spenders, bzw. den Spermatozoen eines Patienten inkubiert. Aus der Anzahl der an die Hemizonae gebundenen Spermatozoen läßt sich ein Index berechnen, der im Idealfall 100 % ergibt, d. h. im Bindungsverhalten beider Spermatozoenpopulationen bestehen keine Unterschiede.

Beurteilung des Fusionsverhaltens menschlicher Spermatozoen. Die Fähigkeit der Spermatozoen, in eine Oozyte einzudringen und zu dekondensieren, wird mit Hilfe des heterologen Ovum-Penetrationstest (HOP) erfaßt. Dazu werden Hamstereizellen von ihrer Zona pellucida befreit und danach mit Spermatozoen des Patienten inkubiert. In mindestens 10 % der eingesetzten Eizellen sollte eine Fusion mit den Oozyten stattfinden.

Beurteilung des Spermiogrammbefundes. Das Ziel der andrologischen Diagnostik ist die Erstellung einer Fertilitätsprognose mit Zuordnung des Patienten in eine der folgenden Gruppen: normale Fertilität, Subfertilität und Infertilität. Allerdings läßt das Spermiogramm nur bedingt derartige Prognosen zu, da es letztlich nur ein Symptom beschreibt (etwa vergleichbar dem der Anämie in der Inneren Medizin) und nur selten die Diagnose eines eigenständigen Krankheitsbildes ergibt (z. B. das der Globozoospermie). Das entscheidende Kriterium für die Beurteilung der Fertilität eines Mannes ist daher nach wie vor die Erzeugung einer Schwangerschaft. Tabelle 24.8 faßt die Normalwerte, Tabelle 24.10 die Nomenklatur des Spermiogrammbefundes zusammen.

24.5.3 Hormondiagnostik

Endokrinologische Untersuchungen sind von großer diagnostischer, therapeutischer und prognostischer Bedeutung und gehören daher bei pathologischem Spermiogramm zur Basisdiagnostik. Folgende Sexualhormone werden im Serum bestimmt: FSH, LH, T, freies T, SHBG, Prolaktin, Östradiol und ggf. α-Fetoprotein und β-HCG. Tabelle 24.11 stellt die Normalwerte der Hormone im Serum dar. Zu beachten ist, daß einige Hormone zirkadiane Schwankungen (z. B. T) aufweisen, bzw. durch andere Faktoren wie Nahrungsaufnahme und Streß (z. B. Prolaktin) beeinflußbar sind und deshalb vergleichbare Abnahmebedingungen (Tageszeit!) bestehen müssen. Diese Bestimmungen erlauben, Störungen des Leydigzell-Kompartiments (T, LH) und des Tubuluskompartiments (FSH) zu differenzieren und zwischen einem primären und sekundären Hypogonadismus zu unterscheiden. Bei Patienten mit Impotentia coeundi und sekundärem Hypogonadismus ist zusätzlich eine Messung des Prolaktinspiegels im Blut erforderlich, um eine Hyperprolaktinämie als Ursache einer Potenzstörung bzw. einer gebremsten GnRH-Ausschüttung auszuschließen.

Bei der Keimepithelinsuffizienz bzw. einer Leydigzell-Insuffizienz kommt es zu einem signifikanten Anstieg des Basiswertes für FSH bzw. LH. Erniedrigte Gonadotropin- und T-spiegel finden sich beim sekundären Hypogonadismus. Im Gegensatz dazu liegt bei Azoospermie mit normalen Gonadotropinwerten der Verdacht auf einen Verschluß oder Fehlbildung der ableitenden Samenwege nahe (z. B. kongenitale bilaterale Agenesie der Samenleiter = CBAVD).

Tabelle 24.11. Physiologische Hormonkonzentration im Serum erwachsener, gesunder Männer

Hormon	Konzentration
FSH	2–10 mU/ml
LH	2–10 mU/ml
Testosteron	12–30 nmol/l
Freies Testosteron	30–160 pmol/l
Prolaktin	44–370 mU/l
Östradiol	< 0,036–0,164 nmol/l
SHBG	11–71 nmol/l

Die Bestimmung der Basiswerte der genannten Hormone kann durch die Überprüfung der funktionellen Reservekapazität der Hypothalamus-Hypophysen-Gonadenachse mit Hilfe von dynamischen Funktionstests ergänzt werden. Hierfür stehen der HCG-Test und der GnRH-Test zur Verfügung.

Der ***HCG-Test*** (3 Tage 5.000 IE HCG i. m.) erlaubt die Erfassung der funktionellen Reservekapazität der Leydig-Zwischenzellen: normalerweise folgt nach 4 Tagen ein T-Anstieg um einen Faktor 1,5–2,5; erniedrigter oder fehlender T-Anstieg spricht für eine latente oder manifeste Leydigzellinsuffizienz. Der HCG-Test erlaubt auch die Differenzierung zwischen Anorchie (kein Anstieg des T-Spiegels bei erniedrigtem Basiswert) und Kryptorchismus (Anstieg des T-Spiegels).

Mit Hilfe des ***GnRH-Tests*** wird nach intravenöser Bolusinjektion von 100 µg GnRH die Freisetzung von LH und FSH aus dem Hypophysenvorderlappen überprüft. Normalwerte: Stimulationsfaktor nach 30 Minuten: für LH 2–5, für FSH 1,5–2,0. Indikationen für den GnRH-Test sind eine Differenzierung zwischen hypothalamischem und hypophysärem Hypogonadismus sowie die Differentialdiagnose zwischen konstitutioneller Pubertas tarda (LH- und FSH-Anstieg vorhanden) und idiopathischem hypogonadotropem Hypogonadismus.

Außerdem kann damit eine erhöhte hypophysäre Reservekapazität erfaßt werden, die sich in überschießender Freisetzung von FSH äußert und auf einen testikulären Schaden hinweist. Sind die Stimulationswerte erniedrigt, liegt eine hypophysäre Störung vor.

Die Hormondiagnostik ermöglicht, das Patientengut unter endokrinologischen Gesichtspunkten in drei Gruppen zuzuordnen:

- hypergonadotroper Hypogonadismus: die Basissekretion von FSH ist erhöht;
- hypogonadotroper Hypogonadismus: die Gonadotropin-Basissekretion ist erniedrigt oder grenzwertig normal;
- eugonadotrope Störung (endokrinologisch unauffällig): überwiegend extratestikuläre Fertilitätsstörungen (z. B. Varikozele, Verschlußazoospermie, retrograde Ejakulation, Störungen der Spermatozoenlagerung und -reifung im Nebenhoden, akute und chronische Adnexprozesse, vegetativ-funktionelle Störungen) einschließlich der idiopathischen Oligozoospermie.

24.5.4 Hodenbiopsie

Die Indikationen für Hodenbiopsien haben sich durch die Etablierung der intrazytoplasmatischen Spermatozoeninjektion und der testikulären Spermatozoenextraktion verändert. So ist selbst eine starke Erhöhung des FSH-Spiegel im Blut keine Kontraindikation mehr für die Hodenbiopsie. Auch bei dieser Konstellation mit deutlichem Hinweis auf einen testikulären Schaden können in über 50 % bei der Durchmusterung des Präparates noch einzelne intakte Tubuli gefunden und dann Spermatozoen für spätere Mikroinjektionen gewonnen werden. Damit haben Hodenbiopsien heute nicht mehr nur diagnostische Aussagekraft sondern auch therapeutische Bedeutung.

Um die Wahrscheinlichkeit für das Auffinden von Tubuli seminiferi mit erhaltener Restspermatogenese zu erhöhen, sollten mehrere Biopsien (5–10) an verschiedenen Stellen des Hodens unter Berücksichtigung des physiologischen Gefäßverlaufes gewonnen werden. Die Biopsie kann als explorativer Eingriff mit vollständiger Freilegung des Hodens oder in Form einer kleinen Biopsie („Knopflochbiopsie") in Vollnarkose oder Lokalanästhesie durchgeführt werden. Die explorative Biopsie gestattet eine bessere Beurteilung der anatomischen Verhältnisse, insbesondere des Nebenhodens. Im Falle eines gestauten Nebenhodenganges kann dann eine mikrochirugische epididymale Spermatozoenaspiration erfolgen.

Hodenbiopsien sollten heute idealerweise mit der Kryokonservierung des entnommenen Hodengewebes kombiniert werden, das nicht für die histologische Begutachtung benötigt wird. So kann zunächst durch Aufbereitung des Hodengewebes sichergestellt werden, daß auch Spermatozoen nachweisbar sind. Die übrigen Gewebeproben werden kryokonserviert. Nach Planung des gynäkologischen Prozedere wird später die Mikroinjektion durchgeführt.

Für die histologische Beurteilung des Hodengewebes wird ein reiskorngroßes Hodengewebsstück unter Vermeidung von Quetschartefakten in das Fixiermedium eingebracht (z. B. Bouin'sche Lösung, *Formalinlösung darf nicht verwendet werden!*). Die Beurteilung der Hodenhistologie erfolgt entweder an konventionellen Paraffin- oder Semidünnschnitten oder – bei besonderen Fragestellungen – mit Hilfe der Elektronenmikroskopie.

Beurteilt werden die Hodentubuli (Durchmesser 170–300 µm) mit dem Keimepithel, den Sertolizellen und den Tubuluswandstrukturen (Basalmembran, peritubuläres Gewebe) sowie im Interstitium des Hoden die Leydig'schen Zwischenzellen und Gefäße. Bei normalem Keimepithel sind alle Stadien der Spermatogenese im Tubuluslumen regelrecht angeordnet; man findet mindestens 15 bis 20 späte Spermatiden pro Tubulusquerschnitt. Eine semiquantitative Erfassung der Spermatogenese und ihrer Störungen ist mit Hilfe des sog. Johnsen-Score oder nach der von Holstein angegebenen Score Count-Methode möglich.

Die **histopathologische Untersuchung** kann zu folgenden Ergebnissen führen:

- Normalbefund: regelrecht ablaufende Spermatogenese, zarte Tubuluswandungen und unauffälliges Interstitium
- Spermatogenesehemmung (Hypospermatogenese)
- Desorganisation und Desquamation des Keimepithels
- Spermatogenesestopp (komplett oder inkomplett)
- Sertoli-Cell-Only-Syndrom (ausschließlich Sertolizellen im Tubuluslumen) bzw. Depopulationssyndrom
- Inhomogene Tubulusschädigung mit Arealen normaler Spermatogenese („mixed atrophy")

- Tubulussklerose, -fibrose, -hyalinose
- Interstitielle (peritubuläre) Fibrose
- Leydigzellhyperplasie
- Nachweis entzündlicher Infiltrationen
- Carcinoma in situ

24.5.5 Mikrobiologische Untersuchungen

Bei Verdacht auf einen entzündlichen männlichen Adnexprozeß bzw. einen Samenwegsinfekt (Symptome: pH > 8,0, Agglomerationen, Leukospermie, Hämospermie, Bakteriospermie, Viskosipathie, Asthenozoospermie, positiver Cytur-Test, Fruktoseerniedrigung) sind bakteriologische Untersuchungen des steril gewonnenen Ejakulates und u. U. verschiedener Urinportionen und des Prostatasekretes („Vier-Gläser-Probe") mit Resistenzbestimmung notwendig. Häufig nachweisbare Erreger sind: E. coli, Streptococcus faecalis, Proteus, Mykoplasmen, Chlamydien und Trichomonaden. Vor Kryospermakonservierung und dem Einsatz von Ejakulaten für Methoden der assistierten Reproduktion sind außerdem serologische Untersuchungen (Hepatitis, HIV) notwendig.

24.5.6 Immunologische Untersuchungen

Durch Kontakt des Immunsystems mit den Spermatozoen, die durch Trauma, Verschlüsse der ableitenden Samenwege oder entzündliche Adnexprozesse extravasal gelangen, kann es beim Mann zur Ausbildung von Spermatozoenautoantikörpern bzw. bei der Frau zur Bildung von Isoantikörpern gegen Samenzellen kommen. Sie sind als Infertilitätsursache dann von klinischer Bedeutung, wenn sie mit der Zervixmukus-Penetration oder Motilität der Spermatozoen interferieren. Der Nachweis der Spermatozoenantikörper erfolgt im Serum, Seminalplasma und im ovulatorischen Zervixmukus. Zum Nachweis von Spermatozoenantikörpern können der MAR-Test („mixed antiglobulin test") und der Immunobead-Test verwendet werden. Die klinische Relevanz von Spermatozoenantikörpern kann durch die Spermatozoen-Zervixmukus-Interaktions-Tests überprüft werden.

24.5.7 Zytogenetische Untersuchungen

Chromosomenanalyse

Zwei Prozent aller infertilen Männer haben eine kongenitale Chromosomenaberration, während der Anteil bei Patienten mit Oligozoospermie auf 6–12% und bei Azoospermie sogar auf 15–20% steigen kann. Die Chromosomenanalyse erlaubt die exakte Bestimmung numerischer und struktureller (Deletionen, Translokationen) Anomalien. Indikationen zur Durchführung einer Chromosomenanalyse sind der begründete Verdacht auf Chromosomenaberrationen (z. B. hypergonadotroper Hypogonadismus, Gynäkomastie und Azoospermie bei Klinefelter-Syndrom), schwere therapieresistente Oligo- oder Azoospermien sowie vor Durchführung der intrazytoplasmatischen Mikroinjektion.

Mehrere auf dem langen Arm des Y-Chromosoms (q 11) gelegene Gene („Azoospermie-Faktor" = AZF, „deleted in azoospermia" = DAZ) scheint für die genetisch bedingten Azoospermien verantwortlich zu sein. Bei 1–2% aller infertilen Männer liegt eine bilaterale Agenesie der Samenleiter („congenital bilateral absence of the vas deferens" = CBAVD) vor. Da eine Assoziation mit der zystischen Fibrose (CF) besteht und nun durch die neuen Methoden der assistierten Reproduktion (s. unten) auch bei diesem Patientenkollektiv Schwangerschaften erzielt werden können, muß eine humangenetische Abklärung der CF-Gene (z. B. F508) erfolgen.

24.5.8 Diagnostisches Vorgehen

Die Vielzahl der Einzelbefunde, die sich aus den Ergebnissen der Spermaanalyse und der Zusatzuntersuchungen ergeben, führen zusammen mit dem klinischen Befund zur Diagnose. Um das diagnostische Vorgehen unter ätiologischen Gesichtspunkten und im Hinblick auf therapeutische Konsequenzen zu vereinfachen, haben Lunefeld und Glezerman (1977) algorithmische Tafeln eingeführt, die in modifizierter Form in den Abbildungen 24.11–24.18 wiedergegeben werden.

24.6 Therapie männlicher Fertilitätsstörungen

Die Therapie männlicher Fertilitätsstörungen hat zum Ziel, die Fertilität des männlichen Individuums zu verbessern oder zu normalisieren, um die Konzeptionschance eines Paares innerhalb eines definierten Zeitraumes, z. B. eines Jahres, zu erhöhen. Dieses Ziel ist bei irreversibler Fertilitätsstörung nicht erreichbar (z. B. Chromosomenaberrationen, Depopulationssyndrom); diese Patienten müssen daher von der Therapie ausgeschlossen werden. Durch Fortschritte bei den Methoden der assistierten Reproduktion und in der urologischen Mikrochirurgie hat der Anteil der Patienten, denen mit Hilfe operativer Eingriffe geholfen werden kann, zugenommen.

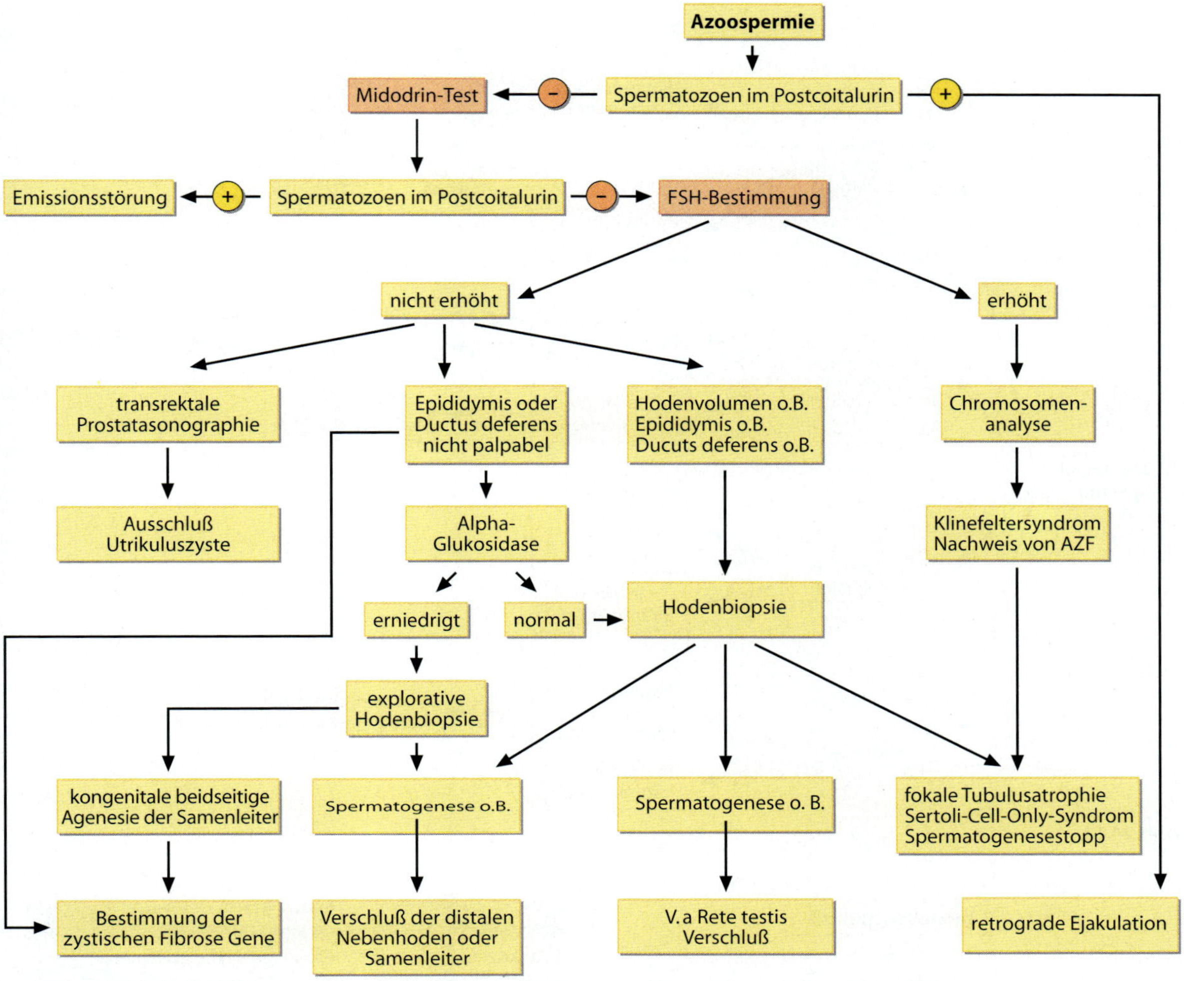

Abb. 24.11–24.18. Algorithmische Tafeln zur Erleichterung der Diagnosestellung (Nach: Lunen und Glezerman (1981) Diagnostik und Therapie männlicher Fertilitätstörungen. Grosse, Berlin)

Die endokrinologische Zuordnung der Patienten stellt die Basis für die einzuschlagende Therapie dar.

Hypergonadotroper Hypogonadismus (primärer Hodenschaden). Eine Behandlung ist bei diesen Patienten gewöhnlich erfolglos. Es besteht nur die Möglichkeit, durch Aufbereitungsverfahren des Ejakulates (Glaswollfiltration, Swim-up, Dichtegradientenzentrifugation, Migration-Sedimentation) ausreichend große Mengen lebender und progressiv motiler Spermatozoen für intrauterine Inseminationen oder In-Vitro-Fertilisationen bzw. intrazytoplasmatische Spermatozoeninjektionen zu isolieren.

Hypogonadotroper Hypogonadismus (sekundärer Hodenschaden). Hier ist eine Substitution mit Gonadotropinen meist erfolgreich.

Eugonadotrope Hormonsituation. Diese ist mit verschiedenartigen andrologischen Krankheitsbilder verknüpft. Je nach Ätiologie werden diese Patienten einer operativen oder medikamentösen Therapie zugeführt.

24.6.1 Operative Therapie

Die operative Therapie bei andrologischen Indikationen wird überwiegend von Urologen wahrgenommen und erfordert deshalb eine enge Zusammenarbeit.

Maldescensus testis

Kryptorchismus, Leistenhoden und Gleithoden sollten bereits im Kindesalter behandelt werden, da in Abhängigkeit zur Lage des nicht deszendierten Hodens ein bis zu 20× höheres Risiko für eine testikuläre Neoplasie besteht (Aufklärung der Patienten später wichtig!). Auch nach adäquater Therapie des Maldescensus testis muß in bis zu ca. 50 % der Fälle mit Infertilität im Erwachsenenalter gerechnet werden.

Da in der Regel mit einem spontanen Deszensus nach dem 6. bis 9. Lebensmonat nicht mehr gerechnet werden kann und statistisch das Anästhesierisiko mit der Beendigung des ersten Lebensjahres für die nächsten 50 Jahre nicht mehr steigt, sollte frühzeitig im Al-

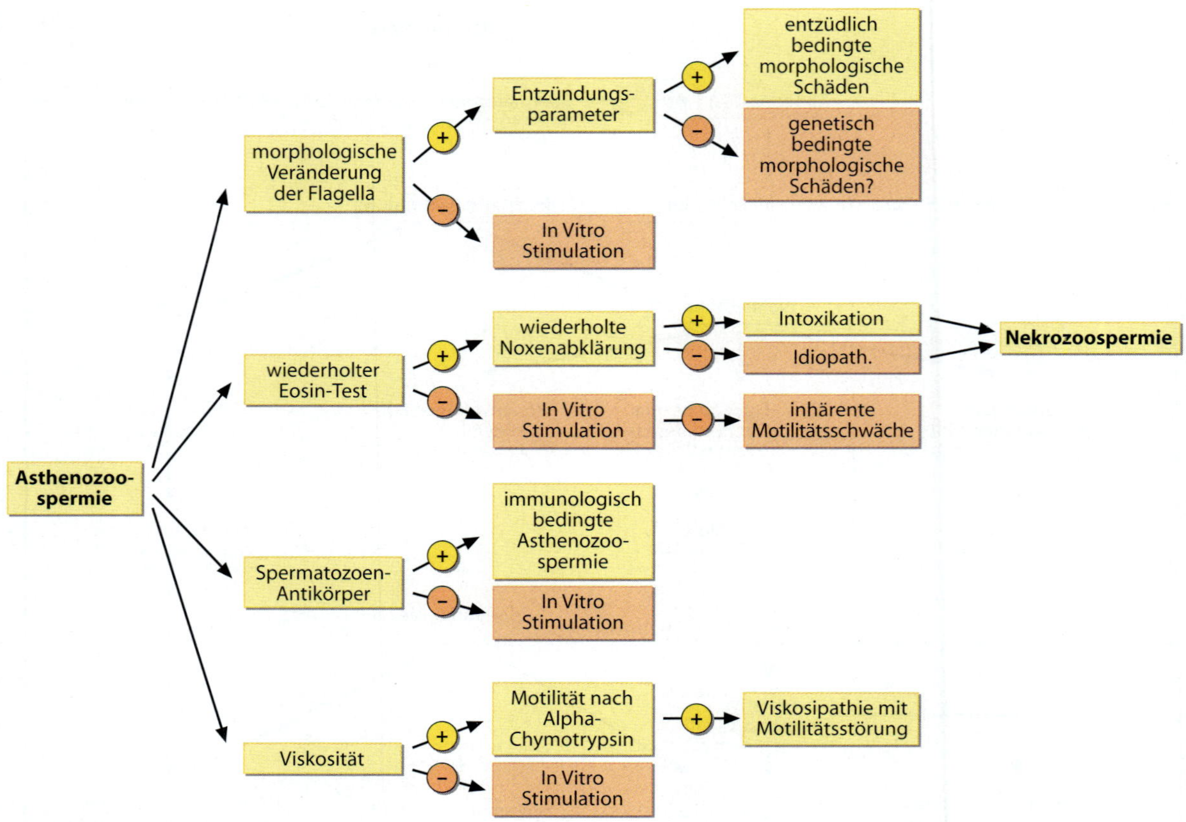

Abb. 24.12.

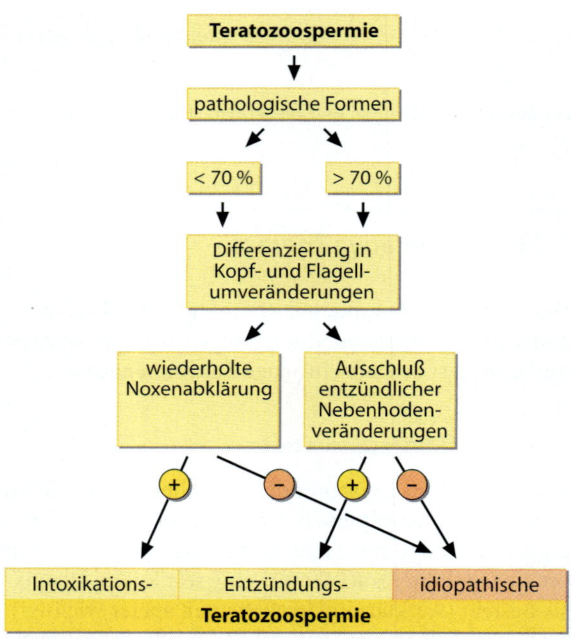

Abb. 24.13.

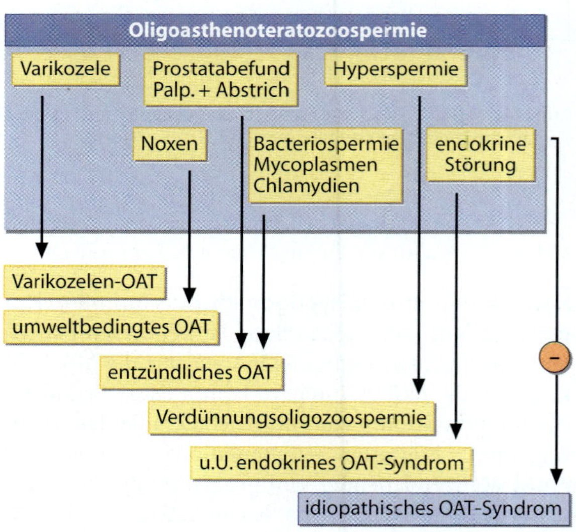

Abb. 24.14.

ter von ein bis zwei Jahren operiert werden, wenn eine konservative Therapie mit Hormonpräparaten nicht zum Erfolg führt. Präoperativ muß der Hoden zunächst lokalisiert werden. Nur ca. 4 % von zwei nicht deszendierten Hoden sind nicht palpierbar. In diesen Fällen fehlen in ca. 20 % die Hoden vollständig. Zur Lokalisation kann eine ***Laparoskopie*** notwendig werden. Die Orchidopexie erfolgt inguinal oder laparoskopisch.

Die medikamentöse Therapie mit HCG wird wie folgt durchgeführt: Säugling: 2×250 IE HCG/Woche, Kleinkind bis 6 Jahre: 2×500 IE HCG/Woche, Schulkind: 2×1000 IE HCG/Woche. Behandlungsdauer: 5 Wochen; gegebenenfalls ist eine Wiederholungskur möglich. Die Therapie mit Gonadotropin-Releasinghormon als Nasenspray schreibt die täg-

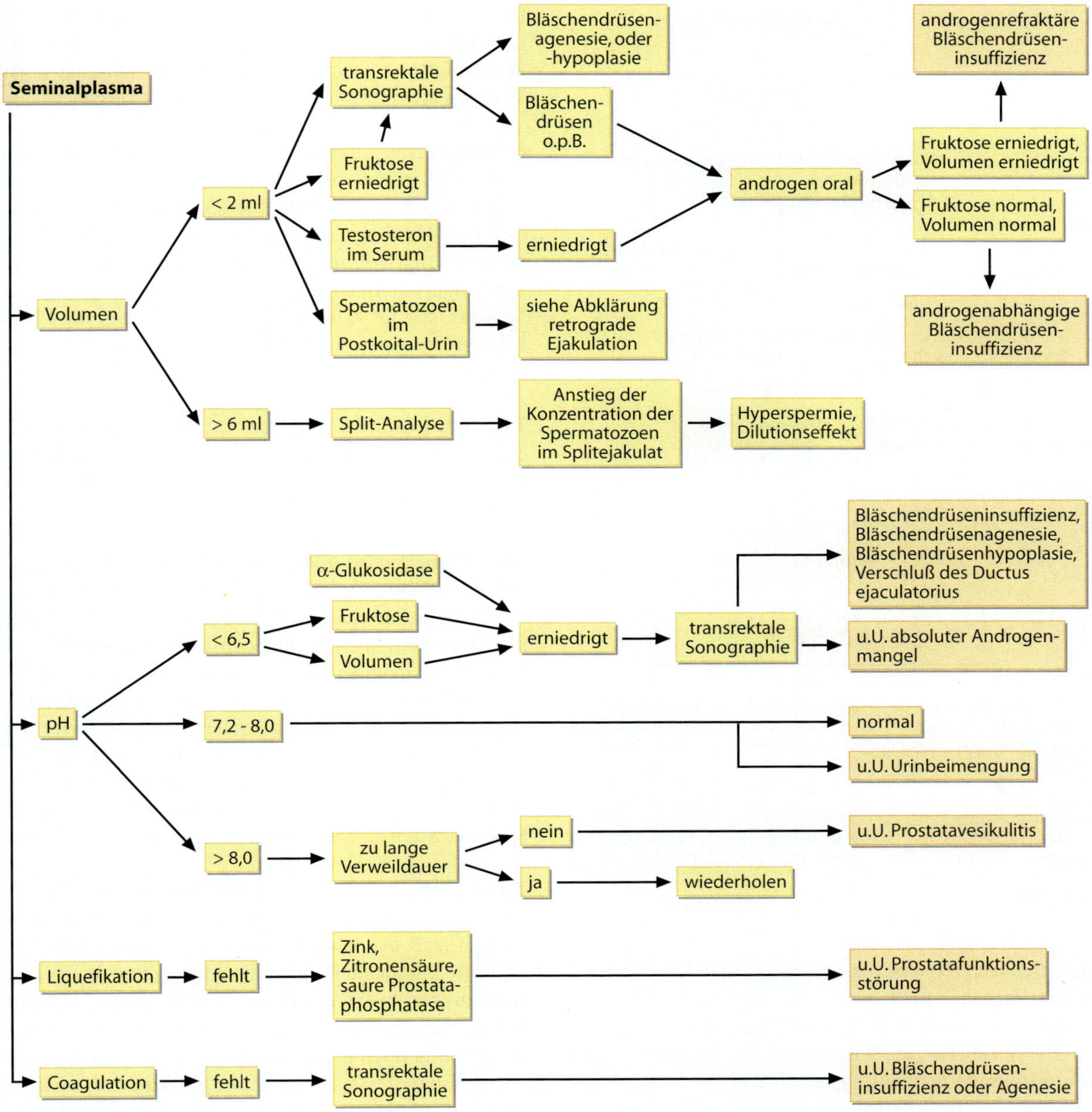

Abb. 24.15.

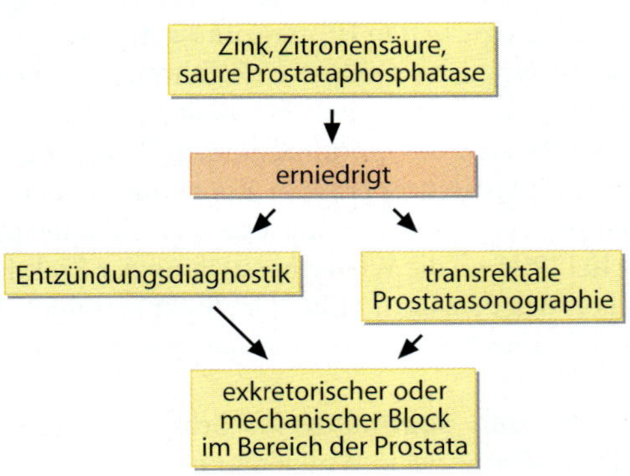

Abb. 24.16.

liche Gabe von 1,2 mg Gonadorelin in Form von 6 Sprühstößen von je 200 μg vor. Behandlungsdauer: ein Monat, Wiederholung gegebenenfalls nach 3 Monaten. Bei Kryptorchismus muß der retroperitonal gelegene Hoden wegen erhöhten Tumorrisikos und infolge fehlender Kontrollierbarkeit extirpiert werden.

Varikozele

Die operative Behandlung der Varikozele umfaßt inguinale, subinguinale, retroperitoneale, laparaskopische und mikrochirurgische Eingriffe. Ziel ist eine Unterbindung der V. spermatica interna unter Schonung der A. testicularis und der lymphatischen Abflußwege. Das Risiko einer Varikozelenpersistenz ist beim mikrochirurgischen Vorgehen mit ca. 0,5 % am geringsten, bei den anderen Verfahren bei 5–25 %. Hy-

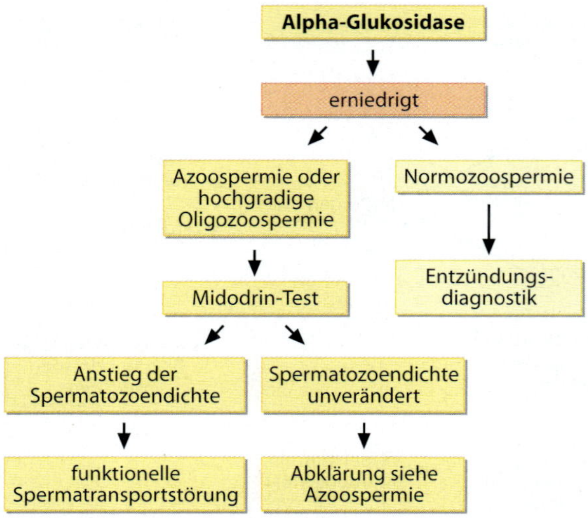

Abb. 24.17.

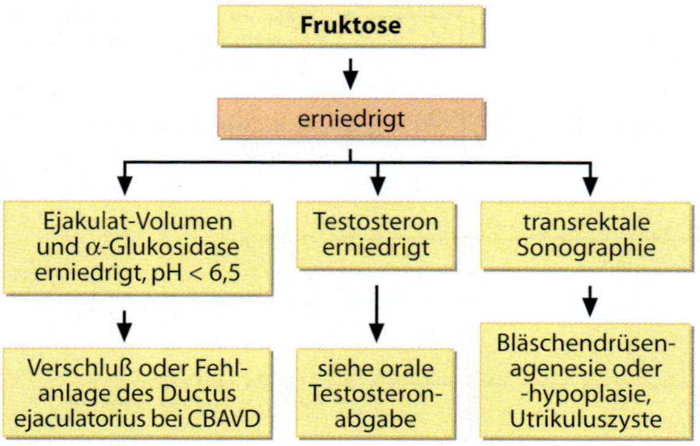

Abb. 24.18.

drozelen treten (sonst bis zu 15 %) nach mikrochirurgischem Vorgehen nicht auf.

Alternative ambulant durchführbare und weniger invasive Verfahren zur Behandlung der Varikozele sind die retrograde (Zugang inguinal über die rechte V. femoralis – V. cava inferior – V. spermatica interna) oder antegrade (Zugang skrotal direkt in die V. spermatica interna) Sklerosierung, die zudem eine Kontrastmitteldarstellung der V. spermatica interna und ihrer anatomischen Varianten erlaubt. Auch künstliche Embolisationen durch Implantate (z. B. Bucrylat) werden erfolgreich durchgeführt.

Weitere operative Verfahren

Vasovasostomie. Indikationen sind vorausgegangene Vasektomien oder umschriebene Obstruktionen im Bereich der Samenleiter. Da das Lumen des Ductus deferens nur 0,3 bis 0,4 mm mißt, müssen diese Eingriffe mikrochirurgisch erfolgen. Die durchgängigen Enden des Samenleiters werden mobilisiert und schichtweise verschlossen. In Abhängigkeit von der Indikation zur Vasovasostomie (Zustand nach Vasektomie oder Obstruktionen anderer Genese) und der zeitlichen Dauer der Obstruktion werden Durchgängigkeiten bis ca. 90 % und Schwangerschaften bis ca. 50 % erreicht. Bis zum Wiederauftreten von Spermatozoen im Ejakulat nach Vasovasostomie können mehrere Monate vergehen.

Epididymovasostomie. Operative Anastomosen (End-zu-End oder End-zu-Seit) zwischen Samenleiter und Nebenhoden können bei Obstruktionen beider anatomischer Strukturen notwendig werden. Die Durchgängigkeiten nach einem Jahr (maximal 50 %) und die Schwangerschaften (15 %) sind deutlich geringer als bei Vasovasostomie. Alternativ besteht auch hier die Möglichkeit der operativen Entnahme von Nebenhodenspermatozoen für die Mikroinjektion.

Tubulovasostomie. Bei der Tubulovasostomie wird eine direkte Verbindung des an einer Stelle eröffneten Nebenhodenganges mit dem Ductus deferens durch eine mehrschichtige Naht hergestellt.

Mikrochirurgische epididymale Spermatozoen-Aspiration (MESA). Sind rekonstruktive Maßnahmen wie Vasovasostomie oder Epididymovasostomie nicht möglich oder haben sie nicht zum Erfolg geführt, können epididymale Spermatozoen während eines mikrochirurgischen Eingriffs direkt aus dem Nebenhoden entnommen und sofort oder nach Kryokonservierung für eine IVF oder Mikroinjektion eingesetzt werden. Unter Umständen muß der Nebenhoden an mehreren Stellen punktiert werden, bis proximal des Verschlusses Spermatozoen gewonnen werden können.

Testikuläre Spermatozoen-Extraktion (TESE). Können aus dem Nebenhoden keine Spermatozoen isoliert werden (z. B. bei sehr proximalen Obstruktionen), besteht die Möglichkeit einer Gewinnung von Spermatozoen aus testikulärem Gewebe. Hierzu ist eine Hodenbiopsie notwendig. Im Falle von Verschlüssen sind dann häufig noch motile Spermatozoen intratestikulär nachweisbar. TESE ist auch bei testikulären Schäden möglich. Schwangerschaften wurden bereits mit runden Spermatiden erreicht.

Alloplastische Spermatozele. Die Implantation einer Kunststoffpelotte im Bereich des Nebenhodens ist durch die oben erwähnten neuen Verfahren der operativen Andrologie in den Hintergrund getreten.

Weitere mögliche operative Verfahren zur Wiederherstellung der männlichen Fertilität und Kohabitationsfähigkeit sind die Zirkumzision zur Beseitung einer Phimose, plastisch-operative Korrekturen bei Hypospadie bzw. Epispadie, die operative Plaqueentfernung bei IPP und die Wiederherstellung der Erektionsfähigkeit des Penis mit Hilfe der „Small-carrion"-Prothese oder durch Revaskularisationsoperationen.

Hydrozele und Spermatozele. Größere Hydrozelen werden operativ nach Winkelmann angegangen. Bei der operativen Beseitung von Spermatozelen im fortpflanzungsfähigen Alter sollte man bedenken, daß durch die Abtragung der Spermatozele meist ein Verschluß des Nebenhodenganges mit Sub- bzw. Infertilität resultiert.

24.6.2 Medikamentöse Therapie

Es werden kausale und empirische Therapieverfahren unterschieden. Die kausale Behandlung beruht auf bekannten pathophysiologischen Konzepten und setzt eine strenge Patientenauswahl voraus. Demgegenüber erlaubt die **empirische Behandlung** keine Patientenauswahl, daher ist der Behandlungserfolg auch nicht voraussagbar. Die Erfolge der empirischen Therapie werden auch durch den Einschluß von Patienten mit irreversiblen Hodenparenchymschäden und idiopathischen Fertilitätsstörungen verringert. Zudem erschweren große individuelle Schwankungen der Ejakulatparameter und nicht erkannte männlich-weibliche Sterilitätsfaktoren eine sichere Beurteilung der Wirksamkeit.

Die ***kausale Therapie*** beinhaltet in erster Linie die Substitutionsbehandlung bei Hormonmangelzuständen. Werden Spermatozoenautoantikörper nachgewiesen, kann mit immunsuppressiven Substanzen (Kortikosteroide) ein Behandlungsversuch unternommen werden. Bei Emissions- und Ejakulationsstörungen sind α-Sympathomimetika und Anticholinergika meist erfolgreich. Entzündungen müssen schließlich einer antibiotisch-antiphlogistischen Behandlung zugeführt werden.

Empirische Therapie durch Substanzen mit Zulassung zur Behandlung männlicher Fertilitätsstörungen

Kallikrein. Kallikrein ist eine aus dem Schweinepankreas gewonnene Kallidinogenase, die zur Freisetzung von Kininen führen. Die Substanz ist zur Behandlung von Astheno-, Oligo- und Oligoasthenozoospermien zugelassen. Kallikrein ist auch in Kryoprotektiva enthalten, da es in vitro die Spermatozoenmotilität stimuliert. Seine Effekte auf die Spermatogenese und Motilität sind noch nicht geklärt. Diskutiert werden indirekte Wirkungen auf die Spermatogenese, insbesondere die Sertolizellen, und Funktionsverbesserungen der akzessorischen Geschlechtsdrüsen durch gesteigerte Blutversorgung. Zwar liegen positive Erfahrungen bei der Behandlung mit 3 x 200 Kallikrein-Einheiten (KE) pro Tag in einer doppelblinden und plazebo-kontrollierten Studie vor. Da sich diese Ergebnisse aber nicht in späteren doppelblinden, randomisierten und plazebo-kontrollierten Studien bestätigen ließen, ist die Therapie mit Kallikrein heute nicht mehr allgemein als wirksam anerkannt.

Empirische Therapie mit Substanzen ohne Zulassung zur Behandlung männlicher Fertilitätsstörungen

Pentoxifyllin. Pentoxifyllin ist ein Methylxanthinderivat und Phosphodiesterasehemmer, der zu einem Anstieg intrazellulärer ATP- und cAMP-Konzentrationen durch Hemmung der Phosphodiesterase führt. Als andrologische Indikationen für Pentoxifyllin wurden Asthenozoospermie, Oligozoospermie und Verminderung des Ejakulatvolumens sowie vaskulär bedingte erektile Dysfunktion vorgeschlagen (3 x 400 mg oder 3 x 600 mg pro Tag). Randomisierte, doppelblinde Studien über die Wirksamkeit bei diesen Indikationen fehlen jedoch.

Tamoxifen. Tamoxifen ist das trans-Isomer eines Triphenylethylen-Derivates mit antiöstrogener Wirkung. Bei andrologischer Indikation wird die Wirkung mit der kompetitiven Hemmung der Östrogenbindung an hypothalamische und hypophysäre Östrogenrezeptoren erklärt. Dadurch soll es zur vermehrten Produktion von Gonadotropinen und Stimulation der Spermatogenese kommen. Als andrologische Indikationen für Tamoxifen wurden Oligozoospermie bei normo- oder hypergonadotropen Patienten vorgeschlagen. Heilversuche bzw. Studien wurden mit täglichen Dosierungen von 5–40 mg Tamoxifen durchgeführt. Am häufigsten erfolgte eine Dosierung von 2 x 10 mg/d. In fast allen größeren Studien zeigten sich signifikante Zunahmen der LH-, FSH- und Testosteronkonzentrationen im Serum. Während die meisten offenen Studien aber eine signifikante Erhöhung der Spermatozoenkonzentration ergaben, war dieser Effekt bei randomisierten Studien nicht einheitlich nachvollziehbar.

Clomiphen. Clomiphen ist eine Mischung aus cis- und trans-Isomeren (Zuclomiphen, Enclomiphen) einer nicht-steroidalen, synthetischen Substanz. Bei andrologischer Indikation soll Clomiphenzitrat ähnlich wirken wie Tamoxifen. Es wurde bei Oligo- und Asthenozoospermie eingesetzt. Die Dosierungen bei diesen Indikationen betrugen: 25 mg Clomiphenzitrat pro Tag oder 25 mg Clomiphenzitrat täglich für 25 Tage mit anschließender Therapiepause für weitere 5 Tage. Bis Anfang der 90er Jahre wurden ca. 20 offene und kontrollierte Studien zur Wirksamkeit von Clomiphenzitrat bei andrologischer Indikation mit widersprüchlichen Ergebnissen durchgeführt. Die WHO veranlaßte schließlich eine doppelblinde, randomisierte und plazebokontrollierte Studie an 190 Männern mit idiopathischer Oligo- oder Asthenozoospermie. Es konnten keine signifikanten Effekte der Therapie auf die Ejakulatqualität oder die Schwangerschaftsraten nachgewiesen werden.

Mastzellblocker (Ketotifen, Tranilast). Mastzellblocker wirken stabilisierend auf die Mastzelle. Darüber hinaus blockt Ketotifen Histamin (H1)-Rezeptoren und hemmt die SRS-A (slow reacting substance of anaphylaxis) sowie Phosphodiesterase mit Erhöhung intrazellulärer cAMP-Konzentrationen. Bei andrologischer Indikation wird der Effekt mit einer Hemmung der bei einigen infertilen Männern im testikulären Gewebe vermehrt auftretenden Mastzellen erklärt. Als andrologische Indikationen für Ketotifen wurden Oligo- und Asthenozoospermie vorgeschlagen. Die tägliche Dosierung beträgt dann 2x 1 mg Ketotifen. Positive Effekte auf Spermatozoenkonzentration und -motilität konnten in einer offenen Studie nachgewiesen werden. Eine plazebo-kontrollierte, aber nicht doppelblinde Studie mit dem Mastzellblocker Tranilast (300 mg/d über 3 Monate) demonstrierte ebenfalls signifikant verbesserte Schwangerschaftsraten unter Therapie.

Testolacton. Testolacton ist ein synthetisches Testosteronderivat ohne signifikante androgene Wirkung. Es hemmt die Aromatase und damit die Produktion von Östradiol. Durch die Reduktion intratestikulärer Östradiolkonzentrationen wurde der mögliche Wirkmechanismus beim Einsatz zur Behandlung von Fertilitätsstörungen des Mannes erklärt. Als andrologische Indikation für Testolacton wurde normogonadotrope Oligozoospermie vorgeschlagen (2x 500 mg pro Tag). Offene Studien über 3–6 Monate an kleinen Patientenzahlen zeigten einen signifikanten Anstieg der Spermatozoenkonzentration. Die Schwangerschaftsraten lagen aber nicht über der zu erwartenden spontanen Konzeptionsrate. Eine doppelblinde, plazebo-kontrollierte Crossover-Studie mit 2 g Testolakton/d über 8 Monate an 25 Männern mit idiopathischer Oligozoospermie zeigte zwar endokrinologische Effekte mit Erhöhung von freiem Testosteron, LH und FSH, aber keine Effekte bezüglich Spermatozoenkonzentration oder Schwangerschaftsrate.

Vitamin E. Vitamin E (alpha-Tocopherol) ist ein fettlösliches Vitamin. Bei andrologischer Indikation wird der Effekt von Vitamin E mit der protektiven Wirkung auf die Lipidperoxidation in Spermatozoenmembranen durch freie Sauerstoffradikale erklärt. In einer doppelblinden, randomisierten, plazebo-kontrollierten Studie fand sich unter einer Therapie mit 3x 100 mg Vitamin E täglich über 6 Monate ein Anstieg der Spermatozoenmotilität. In einer offenen Studie konnte zudem ein positiver Effekt auf die Fertilisierungsraten im IVF-Programm demonstriert werden.

Captopril. Captopril ist ein Hemmer des Angiotensin-Converting-Enzyms. Bei andrologischer Indikation (2x 25 mg pro Tag) wird der Effekt mit einer Beeinflussung der parakrinen Regulation der Spermatogenese erklärt. Als andrologische Indikation für Captopril wurde ursprünglich Asthenozoospermie vorgeschlagen, da man sich einen motilitätssteigernden Effekt auf menschliche Spermatozoen durch erhöhte Kininkonzentrationen nach Hemmung von Kininase II durch Captopril versprach. In einer doppelblinden, randomisierten, plazebo-kontrollierten Studie unter Einschluß von Männern mit Astheno- oder Oligozoospermie fand sich kein signifikanter Anstieg der Spermatozoenmotilität, wohl aber erhöhte Spermatozoenkonzentrationen. Ein Effekt auf die Schwangerschaftsraten war aber nicht nachweisbar.

Alpha-Rezeptoren-Blocker. Bunazosin ist ein selektiver alpha-1-adrenerger Rezeptorenblocker, der für die Behandlung der essentiellen Hypertonie zugelassen ist. Bei andrologischer Indikation wird der Effekt mit einer Dilatation stenotischer Abschnitte von Tubuli seminiferi durch Relaxation myoider Zellen erklärt. Als andrologische Indikation für Bunazosin wurden Oligo- und Azoospermie vorgeschlagen. Bisher liegt nur eine offene, nicht randomisierte oder plazebo-kontrollierte Studie vor, in der positive Effekte nachweisbar waren.

Zinksalze. Bei andrologischen Indikationen werden Zinkhydrogenaspartat und Zinksulfat eingesetzt. Der Effekt dieser Zinksalze auf die Spermatogenese oder Zellfunktionen ist noch unklar. Eine Zinktherapie wurde sowohl bei verstärkter Exfoliation von Spermatogenesezellen und damit einhergehendem testikulären Zinkverlust als auch bei sekretorischen Dysfunktionen von Prostata und Bläschendrüsen vorgeschlagen (3x 80 mg Zinksulfat). Die Auswirkungen dieser Therapie auf die Ejakulatqualität wurden bisher aber nur in offenen, nicht randomisierten oder plazebo-kontrollierten Studien mit inkonsistenten Ergebnissen überprüft.

Wachstumshormon. Hauptindikation für die Anwendung von Somatropin sind Wachstumshormon-Mangelzustände. Aus andrologischen Indikationen wurde Wachstumshormon eingesetzt, weil die Sekretion des Hormons bei Männern mit Azoospermie, Oligozoospermie oder Asthenozoospermie gestört zu sein scheint. Der Effekt von Wachstumshormon auf die Spermatogenese ist noch nicht geklärt. Mehrere Studien haben bisher keine eindeutig positiven Effekte zeigen können.

Kausale hormonelle Therapie: Gonadotropine

Humanes Choriongonadotropin (HCG). HCG ist ein Polypeptid mit Wirkung des aus der Hypophyse freigesetzten luteinisierenden Hormons (LH). LH stimuliert die testikulären Leydigzellen und damit die Testosteronproduktion. HCG ist in Deutschland bei Frauen zur Ovulationsauslösung, bei Kindern zur Behandlung des Hodenhochstandes und der Pubertas tarda sowie bei Erwachsenen zur Therapie des hypogonadotropen Hypogonadismus zugelassen. Darüber hinaus wird es auch zu diagnostischen Zwecken im HCG-Test bei der Beurteilung der Leydigzellfunktion eingesetzt. HCG kann intramuskulär oder subkutan appliziert werden. Bei hypogonadotropem Hypogonadismus beträgt die übliche Dosierung 2- bis 3mal wöchentlich 1000–2500 IE HCG. Unter dieser Therapie normalisieren sich die Testosteronkonzentrationen im Serum, und es kommt zu einer Zunahme des Hodenvolumens. Die Substitution mit HCG wird bei hypogonadotropem Hypogonadismus und gleichzeitig bestehendem Kinderwunsch mit der Injektion von humanem Menopausengonadotropin (hMG) kombiniert und dann in der Regel über mehrere Monate bis Jahre durchgeführt. Bei fehlendem Kinderwunsch wird aus Kostengründen lediglich Testosteron substituiert. Ein positiver Effekt von HCG/hMG auf die Ejakulatqualität normogonadotroper Männer konnte bisher in kontrollierten Studien nicht nachgewiesen werden.

Humanes Menopausengonadotropin (hMG). Humanes Menopausengonadotropin (hMG) wird aus dem Urin menopausaler Frauen gewonnen und enthält sowohl FSH- als auch LH-Aktivität. Das unter physiologischen Bedingungen aus der Hypophyse freigesetzte follikelstimulierende Hormon (FSH) stimuliert die Spermatogenese über die Sertolizellen. Bei Männern bezieht sich die Zulassung von hMG auf männliche Sterilität bzw. Induktion der Spermatogenese bei hypogonadotropem oder normogonadotropem Hypogonadismus. Es kann intramuskulär oder subkutan appliziert werden. Bei hypogonadotropem Hypogonadismus wird hMG zusammen mit HCG appliziert. Die übliche Dosierung beträgt 3mal wöchentlich 75–150 IE hMG. Wenn der hypogonadotrope Hypogonadismus längere Zeit nicht behandelt oder der Patient zuvor mit Testosteron substituiert wurde, empfiehlt sich zunächst die Gabe von HCG zur Stimulation der körpereigenen testikulären Testosteronproduktion. Erst nach 1–3 Monaten wird dann zusätzlich hMG gegeben. In bis zu über 90 % setzt die Spermatogenese wieder ein, so daß Spermatozoen im Ejakulat gefunden werden. Bei normogonadotropen Männern konnte in einer kontrollierten Studie durch die HCG-/hMG-Kombinationstherapie keine Verbesserung der Ejakulatqualität erreicht werden.

Pures und rekombinantes FSH. Hochgereinigtes FSH und rekombinantes FSH weisen höhere spezifische Aktivitäten auf als hMG. Bei rekombinantem FSH ist die Aminosäuresequenz mit der des natürlichen FSH identisch. Bisher ist es für andrologische Indikationen nicht zugelassen. In einer Studie wurde der Einsatz von purem FSH bei Männern ohne vorhergehende Fertilisierung im IVF-Programm und Patienten mit reduzierter Ejakulatqualität untersucht. Die Patienten wurden mit 150 I.E. purem FSH i.m. dreimal wöchentlich über mindestens 3 Monate behandelt. Während dieser Zeit kam es nicht zu signifikanten Veränderungen der Ejakulatqualität; allerdings stiegen die Fertilisierungsraten. In anderen Studien fand sich ein signifikanter Anstieg von Spermatozoenkonzentration und Gesamtzahl motiler Spermatozoen nur bei denjenigen Männern, die nach Injektion von GnRH mit einer geringeren FSH-Sekretion reagierten.

Gonadotropin Releasing Hormone (GnRH). GnRH steht als synthetisches Produkt in Form von Gonadorelin zur Verfügung. Gonadorelin ist in seiner Struktur identisch mit dem nativen, hypothalamisch sezernierten GnRH. Es stimuliert die Freisetzung von LH und FSH aus der Hypophyse. Unter physiologischen Bedingungen wird GnRH pulsatil alle 60–120 Minuten sezerniert. In Deutschland ist die Substanz als Lösung zur intranasalen Applikation bei ein- oder beidseitigem Hodenhochstand, als Injektionslösung zur diagnostischen Verabreichung bei hypothalamischen, hypophysären oder gonadalen Funktionsstörungen und zur Therapie der Pubertas tarda sowie des tertiären hypogonadotropen Hypogonadismus mit gestörter Hodenfunktion zugelassen. Bei Langzeitanwendung können Antikörper gebildet werden, die die Wirkung der Substanz beeinträchtigen. Die unter physiologischen Bedingungen pulsatil erfolgende Sekretion von GnRH wird therapeutisch durch eine am Körper getragene Pumpe imitiert, die Gonadorelin pulsatorisch subkutan injiziert. Indikationen sind der tertiäre hypogonadotrope Hypogonadismus (z. B. Kallmann-Syndrom oder idiopathischer hypogonadotroper Hypogonadismus) und die Pubertas tarda. Bei diesen Indikationen beträgt die übliche Dosierung 5–20 µg Gonadorelin pro Puls alle 120 Minuten über mehrere Monate. Unter dieser Therapie normalisieren sich die Testosteronkonzentrationen im Serum, und es kommt zu einer Zunahme des Hodenvolumens. Bei Störungen der Spermatogenese und gleichzeitig erhöhten FSH-Konzentrationen ist GnRH nicht wirksam.

Androgene: Intramuskulär applizierbare Präparate

Testosteronenantat. Testosteronenantat ist eine veresterte Form des körpereigenen Testosterons. Es ist beim Mann zur Behandlung des Hypogonadismus, der Pubertas tarda, des überschießenden Längenwachstums von Knaben sowie der Therapie aplastischer und renaler Anämien zugelassen. Die Veresterung erfolgt, um die Absorption nach intramuskulärer Injektion zu verlangsamen und so die Verfügbarkeit des Hormons nach einmaliger Injektion über einen längeren Zeitraum sicherzustellen. Wird Testosteronenantat zur Substitutionstherapie bei Hypogonadismus eingesetzt, erfolgen die Injektionen in zwei- bis vierwöchigen Abständen (Einzeldosis 250 mg Testosteronenantat). Der Nachteil dieser Therapieform besteht darin, daß zunächst über mehrere Tage nach der Injektion supraphysiologische Testosteronkonzentrationen erreicht werden. Testosteronenantat wird nicht nur bei primärem, d. h. testikulär bedingtem Hypogonadismus appliziert, sondern kann auch bei sekundärem (hypophysärem) oder tertiärem (hypothalamischem) Hypogonadismus indiziert sein, solange kein Kinderwunsch besteht. Alternativ zur HCG-Therapie kann Testosteronenantat auch bei Pubertas tarda verordnet werden, um durch schnellere männliche Differenzierung den Leidensdruck für die jungen Patienten zu mindern. Das Präparat wurde früher zur Auslösung eines sog. „Rebound-Effektes" bei Oligozoospermie eingesetzt; wöchentliche Injektionen führten durch Suppression der Gonadotropine zur Azoospermie. Danach wurde die Injektionstherapie ausgesetzt und eine Initiierung der Spermatogenese abgewartet. Diese Therapie muß heute als obsolet angesehen werden. Auch die Behandlung der erektilen Dysfunktion mit Testosteronenantat trotz normaler Testosteronkonzentrationen im Serum ist nicht indiziert.

Oral applizierbare Präparate

Testosteronundecanoat. Testosteronundecanoat ist ein in Position 17β mit Undecansäure verestertes Testosteron. Dadurch wird die Substanz so lipophil, daß sie aus dem Gastrointestinalsystem in die Lymphbahn aufgenommen wird. Vom Ductus thoracicus gelangt Testosteronundecanoat über die Vena subclavia in den Blutkreislauf und schließlich zu den Zielorganen. Auf diese Weise wird eine vorzeitige Metabolisierung des Testosterons in der Leber durch den „first pass"-Effekt vermieden. Testosteronundecanoat ist zur Substitutionstherapie bei Hypogonadismus, Behandlung männlicher klimakterischer Symptome und Störungen der Spermatogenese durch Androgenmangel sowie bei androgenmangelbedingter Osteoporose zugelassen. Einnahme mit fettreicher Mahlzeit erhöht die Absorption. Zur Substitutionstherapie werden 80–160 mg Testosteronundecanoat täglich verordnet. Der Effekt auf die Ejakulatqualität bei normaler Hormonlage ist umstritten.

Mesterolon. Mesterolon ist die 1α-Methylverbindung des 5α-Dehydrotestosterons, das als Testosteronmetabolit Wirkungen an androgenabhängigen Geweben entfaltet. Da es sich aber um ein Dehydrotestosteron-Derivat handelt, erfolgt – im Gegensatz zu Testosteron – keine Aromatisierung zu Östrogenen. Das Wirkungsspektrum ist deshalb eingeschränkt und entspricht nicht vollständig dem des Testosterons. Mesterolon kann somit nicht allein zur Substitutionstherapie bei Hypogonadismus empfohlen werden. Mesterolon ist auch zur Behandlung männlicher Fertilitätsstörungen eingesetzt worden. In kontrollierten Studien konnte aber ein signifikanter Effekt des Präparates auf die Schwangerschaftsraten nicht verifiziert werden. Eine von der Weltgesundheitsorganisation durchgeführte randomisierte, doppelblinde und plazebo-kontrollierte Studie kommt zu einer etwas vorsichtigeren Beurteilung, da sich eine Tendenz zu höheren Schwangerschaftraten in den mit Mesterolon behandelten Gruppen zeigte.

Kutan applizierbare Präparate. Es stehen mehrere Systeme zur Verfügung. Mit Testosteron beladene Membranen können skrotal appliziert werden; alternativ gibt es entsprechende Pflaster, die auch auf die Haut außerhalb der Genitalregion aufgetragen werden kann. Darüber hinaus ist in Frankreich ein Gel mit 5α-Dehydrotestosteron auf dem Markt, das nach großflächiger Applikation am Integument als Substitutionstherapie bei Hypogonadismus wirksam ist.

Prolaktinhemmer. Bei Hyperprolaktinämie führt die tägliche Gabe von 2.5 bis 10 mg Bromocriptin zur Normalisierung des Prolaktinspiegels.

Antibiotisch-antiphlogistische Behandlung

Zirka 10–20 % der andrologischen Patienten weisen entzündliche Veränderungen auf, die mit Antibiotika bzw. in Kombination mit Antiphlogistika behandelt werden müssen (Tabelle 24.12). Bei den Antiphlogistika haben sich Indomethacin (täglich 100–150 mg) und Diclofenac (täglich 2×50 mg) bewährt. Bei Nachweis erhöhter Konzentration reaktiver Sauerstoffspezies und als begleitende Therapie bei entzündlichen Samenwegserkrankungen können antioxidative Substanzen wie Vitamin C (täglich 0,5–1 g) in Kombination mit Vitamin E eingesetzt werden.

Immunsuppressiva

Die Behandlung der immunologischen Sterilität des Mannes bei Nachweis von Spermatozoenantikörpern im Seminalplasma erfolgt durch hochdosierte Gabe von Steroiden (täglich 100 mg Prednisolon) eine Woche vor dem errechneten Menstruationstermin der Partnerin. Gegebenenfalls kann diese Therapie an den zwei folgenden Zyklen wiederholt werden. Ansonsten stellt IVF die Therapie der Wahl bei immunologischer Sterilität dar.

Tabelle 24.12. Antibiotische Therapie von Samenwegsinfektionen

Wirkstoff	Dosierung	Behandlungsdauer
Teracycline	1,5–2,0 g/die	10–21 Tage
Doxycyclin	200 mg/die	10–21 Tage
Co-trimoxazol	Trimethoprim: 320 mg/die Sulphamethoxazol: 2 g/die	10–21 Tage
Erythromycin	2 g/die	10–21 Tage
Ofloxacin	400 mg/die	10 Tage
Ciprofloxacin	500–1000 mg/die	10 Tage
Sultamicillin	1,125 g/die	10 Tage
Amoxicillin	1,5 g/die	10 Tage
Clarithromycin	750 mg/die	10 Tage
Metronidazol	500 mg/die	6 Tage

24.6.3 Spermaaufbereitungsverfahren

Bei Therapieresistenz gegenüber Medikamenten kann ein höherer Anteil progressiv motiler Spermatozoen durch bestimmte Gewinnungstechniken oder Aufbereitungsverfahren in vitro erreicht werden.

Durch getrenntes Auffangen der ersten 2–3 und restlichen Ejakulationsportionen (Split-Ejakulat) läßt sich in der Regel eine Konzentrierung der Spermatozoenzahl und Verbesserung der Motilität in der ersten Splitfraktion erreichen.

Bei geringer Spermatozoendichte oder nur geringen Mengen progressiv motiler Spermatozoen werden zwei Ejakulate im Abstand von 1–2 Stunden gewonnen. Diese werden zusammen aufgearbeitet (Pool-Ejakulat), so daß eine größere Zahl progressiv motiler Spermatozoen zur Verfügung steht.

Sind α-Glukosidase, Spermatozoendichte oder Ejakulatvolumen erniedrigt, können 30 Minuten vor der Ejakulation 15 mg Midodrin (α-Sympathomimetikum) intravenös appliziert werden (Midodrin-Test). Führt dies zu einem Anstieg der Spermatozoendichte, liegt eine funktionelle Spermatransportstörung vor. Sind Inseminationen geplant, empfiehlt sich eine Wiederholung zur optimalen Spermagewinnung.

Zur Trennung progressiv motiler Spermatozoen von toten oder unbeweglichen Spermatozoen und korpuskulären Strukturen eignen sich Swim-up, Swim-down, Dichtegradientenzentrifugation, Glaswollfiltration und Migration/Sedimentation. Bei diesen Verfahren schwimmen die gut beweglichen Spermatozoen entweder aktiv gegen die Schwerkraft in spezielle Medien oder werden mit Hilfe der Schwer- oder Zentrifugalkraft durch die Maschen von Glaswolle oder Medien unterschiedlicher Dichte separiert. Einzelne Spermatozoenfunktionen lassen sich durch Aufbereitungsverfahren verbessern (z. B. Chromatinkondensation durch Glaswollfiltration).

24.6.4 Künstliche Inseminationen

Kommt es auf natürlichem Wege trotz gesicherter Tubendurchgängigkeit z. B. aufgrund eines Zervixfaktors bei der Partnerin nicht zur Schwangerschaft, können intrauterine Inseminationen mit aufbereitetem Ejakulat (s. oben) durchgeführt werden. Dies erhöht den Anteil progressiv motiler Spermatozoen und vermindert durch die Waschvorgänge der Spermatozoen das Risiko prostaglandinbedingter (im Seminalplasma reichlich vorhanden) Uteruskontrakturen. Inseminationen erfordern ein exaktes Ovulationstiming durch den Gynäkologen (sonographische Follikelmessung, endokrinologische Parameter) oder evtl. durch die Patientin selbst. Während bei der intrauterinen Insemination das Ejakulat in die Gebärmutter appliziert wird, erfolgt bei der sog. „Kappeninsemination" die Plazierung direkt vor der Zervix, wobei ein Portioadapter einen Spermareflux in die Vagina verhindern soll.

Künstliche Inseminationen werden mit dem Sperma des Ehemannes („homolog") oder mit Sperma eines Spenders („heterolog") durchgeführt. Es kann frisches („Nativsperma") oder zuvor kryokonserviertes Ejakulat („Kryosperma") zur Anwendung kommen. Bei homologen Inseminationen liegen die Erfolgsraten bei 20–40 % pro Patient, können aber bei andrologischen Faktoren auf ca. 10 % sinken. Nach heterologen Inseminationen können Schwangerschaften in 50–70 % der Fälle erreicht werden.

24.6.5 Andere Methoden der assistierten Reproduktion

In-Vitro-Fertilisation mit Embryo-Transfer (IVF-ET)

Bei IVF-ET werden durch transvaginale Punktion nach vorheriger hormoneller Stimulation und Auslösung der Ovulation Oozyten gewonnen und mit aufbereiteten Spermatozoen in vitro inkubiert. Nach Fertilisierung werden maximal drei Embryonen in den Uterus, bzw. die Tuben transferiert. Indikationen für IVF-ET sind vorrangig Tubenverschlüsse und schwere Formen der Endometriose. Bei Tubenverschlüssen liegt die Schwangerschaftsrate bei ca. 20 % pro Zyklus, bei Endometriose in Abhängigkeit zum Ausprägungsgrad bei ca. 2–14 %. Die IVF-ET wird außerdem bei Vorliegen andrologischer Sterilitätsfaktoren angewandt.

In den letzten Jahren wurden neue Methoden entwickelt und kombiniert, um den Spermatozoen im Rahmen eines IVF-ET das Eindringen in die Eizelle zu erleichtern. Dazu wurde mit speziellen Techniken (enzymatisch, mechanisch, Laser) die Zona pellucida partiell eröffnet („zona drilling").

„Gamete intrafallopian transfer" (GIFT)

Im Gegensatz zur konventionellen IVF werden bei GIFT durch Laparaskopie gewonnene Oozyten und kapazitierte Spermatozoen zusammen in den Eileiter zurückgegeben, so daß die Befruchtung im natürlichen Milieu ablaufen kann. Voraussetzung für dieses Vorgehen ist zumindest ein offener Eileiter. Von Nachteil ist, daß hierfür eine Laparoskopie oder „Mini-Laparatomie" notwendig ist. Die Lebendgeburtrate pro GIFT-Zyklus beträgt ca. 20–25 %. Die Implantationsrate der Embryonen mit GIFT ist höher als mit konventioneller IVF, was auf die natürlicheren Bedingungen, in denen sich der Embryo entwickelt, zurückgeführt wird. Bei höhergradigen andrologischen Sterilitätsfaktoren liegt die Schwangerschaftsrate aber weit niedriger als bei anderen Indikationen (z. B. Endometriose, idiopathische Sterilität).

Tubarer Embryo-Transfer (TET), „zygote intrafallopian transfer" (ZIFT), „pronuclear stage tubal transfer" (PROST)

Die Beobachtung, daß die Implantationsrate von GIFT besser ist als bei IVF, aber die Schwangerschaftsraten insbesondere bei andrologischem Sterilitätsfaktor niedriger sind, führte zur Entwicklung von Protokollen, die eine Fertilisierung der Oozyten in vitro und eine anschließende Plazierung des Embryos in den Eileiter vorsehen. Hierdurch ist der Kontakt von Eizellen mit höher konzentrierten motilen Spermatozoen in vitro möglich, während danach der Vorteil der natürlichen Umgebung für die Entwicklung des Embryos zum Tragen kommt.

Wird eine befruchtete Eizelle mit zwei Vorkernen übertragen, handelt es sich um PROST, wird eine befruchtete Eizelle mit diploidem Chromosomensatz übertragen, spricht man von ZIFT, während es sich bei Übertragungen nach der ersten Zellteilung um TET handelt. Diese Methoden sind aber seit Etablierung von ICSI weitgehend in den Hintergrund getreten.

Intrazytoplasmatische Spermatozoeninjektion (ICSI)

Stehen für die konventionelle Befruchtung von Eizellen in vitro nicht ausreichend große Mengen vitaler Spermatozoen zur Verfügung (z. B. Kryptozoospermie, hochgradige Einschränkungen der Motilität) oder sind wesentliche Spermatozoenfunktionen gestört (z. B. akrosomale Reaktion, Bindung an die Zona pellucida), können einzelne Spermatozoen direkt in das Zytoplasma der Oozyte injiziert werden (ICSI = Mikroinjektion). Erst durch die Etablierung von ICSI sind andere moderne Methoden der assistierten Reproduktion wie MESA und TESE möglich geworden. Das Prozedere erfordert eine kostenaufwendige Mikromanipulations-Anlage. Für die Partnerinnen der Patienten ist das medizinische Vorgehen ähnlich dem bei IVF. Die Fertilisierungsraten liegen mit ICSI bei 50–70 %, die Schwangerschaftsraten bei ca. 35 % pro Zyklus; aufgrund der hohen Abortrate beträgt die Rate der fortlaufenden Schwangerschaften ca. 20–25 % pro Zyklus. Bisherige Untersuchungen belegen, daß die Rate der Fehlbildungen nach ICSI nicht gegenüber dem unter normalen Bedingungen zu erwartenden Risiko erhöht ist. Allerdings finden sich bei Kindern nach ICSI signifikant mehr autosomale und gonosomale Chromosomenaberrationen. Ein besonderes Augenmerk ist auf die Möglichkeit der Weitergabe genetisch determinierter Fertilitätsstörungen an die Nachkommenschaft zu richten (z. B. durch AZF).

24.6.6 Spermakonservierung

Die Konservierung von Sperma in flüssigem Stickstoff (-196 °C) erlaubt, Humansperma unter optimalen Voraussetzungen zu sammeln und zu einem späteren Zeitpunkt für Inseminationszwecke zu verwenden. Das Anlegen von Kryospermadepots ist einfach: Als Kryoprotektivum wird Glyzerin-Eidotter-Verdünner zugegeben, um extra- und intrazelluläre Eiskristallbildung zu verhindern. Das Spermagemisch wird in Pailletten oder Kunststoffröhrchen aufgenommen, luftdicht verschlossen abgekühlt und kann in tiefgefrorenem Zustand über Monate und Jahre gelagert werden. Die kontinuierliche Versorgung mit Stickstoff muß gewährleistet sein.

Nachteil der Konservierung ist die Qualitätsverminderung des Spermas (durchschnittlicher Motilitätsverlust 30–50 %).

Indikationen für die Anlage von Spermakonserven sind: Konservierung von Spendersperma im Rahmen einer Samenbank und prophylaktische Spermakonservierung als Zeugungsvorsorge bei absehbarem Verlust der Zeugungsfähigkeit z. B. durch Zytostatika oder Röntgenbestrahlung.

Neue Entwicklungen in der Kryospermakonservierung betreffen die Verbesserung der Motilität durch Zugabe von Pentoxifyllin und die Konservierung von epididymalen oder testikulären Spermatozoen für die spätere Verwendung bei Methoden der assistierten Reproduktion.

24.6.7 Adoption

Besteht eine irreversible Störung der männlichen oder weiblichen Fertilität, muß das Ehepaar auf die Möglichkeit der Adoption eines Kindes hingewiesen werden. Diese bedeutet, daß das Kind wie ein eheliches voll in die Familie eingegliedert (Volladoption) und ganz aus seinem ursprünglichen Familienverband herausgelöst wird. Gegenwärtig besteht ein Mißverhältnis zwischen adoptivwilligen Eltern und der kleinen Zahl zur Adoption anstehender Kinder, so daß meist der Fremdspermainsemination der Vorzug gegeben wird.

24.6.8 Therapie der Impotentia coeundi

Allgemeine Empfehlungen betreffen die Reduktion von Nikotin- und Alkoholkonsum, ausreichenden Schlaf und sportliche Betätigung.

Medikamentöse Therapie

Grundsätzlich müssen internistische Erkrankungen wie Hypertonie, Diabetes mellitus, Hyperlipoproteinämien oder Schilddrüsenfunktionsstörungen medikamentös und/oder diätetisch adäquat behandelt werden. Bei der Gabe von Medikamenten ist darauf zu achten, daß sie selbst eine erektionshemmende Wirkung haben können.

Zur Behandlung der Hypertonie bei gleichzeitigen Erektionsbeschwerden ist u. U. der Kalziumantagonist Nifedipin geeignet.

Kausale medikamentöse Therapieansätze bestehen bei endokrinen Störungen wie Testosteronmangel und Hyperprolaktinämie bzw. eine Senkung der Prolaktinspiegel mit Bromocriptin (s. oben).

Zum Einsatz kommt auch der α-Rezeptoren-Blocker Yohimbin. Bei psychogener Impotenz wurden Ansprechraten von bis 46 % mitgeteilt.

Eine neue und hochwirksame Substanz zur medikamentösen Behandlung der erektilen Dysfunktion ist Sildenafil, ein Hemmer der Phosphodiesterase Typ 5. Hierdurch wird der Abbau des zyklischen Guanosinmonophosphat gehemmt. Als Folge dessen kommt es durch Relaxation der glatten Muskulatur der Schwellkörper zur Erektion. Sildenafil wird oral eine Stunde vor dem Geschlechtsverkehr eingenommen. Die Ansprechraten bei verschiedenen Ursachen der erektilen Dysfunktion betragen bis zu 80 %. Auf mögliche Nebenwirkungen wie Störungen des Farbsehens und (lebensbedrohliche) Blutdruckabfälle, insbesondere bei gleichzeitiger Einnahme von nitrathaltigen Medikamenten sollte geachtet werden.

Bei älteren Patienten mit frühzeitiger geistiger Involution und Hinweis auf Leydigzellinsuffizienz (Hodengröße, Testosteron) kann eine Kombinationstherapie mit Mesterolon und Piracetam empfohlen werden. Auf die Kontrolle der Prostata vor einer solchen Therapie in dieser Altersgruppe sei ausdrücklich hingewiesen.

Schwellkörperautoinjektionstherapie (SKAT)

Patienten mit vaskulären oder neurogenen Erektionsstörungen, die nicht operabel sind oder schon erfolglos operiert wurden und die auf eine Schwellkörperinjektion (5–20 µg Prostaglandin E1) mit suffizienter Erektion ansprechen, können in ein SKAT-Programm aufgenommen werden.

Hierbei führt der Patient nach einer Test- und Lernphase die Injektionen bis zu zweimal wöchentlich selbständig zu Hause durch. Dies erfordert eine hohe Compliance des Mannes, da er sich zur Protokollführung und regelmäßigen Kontrollen verpflichtet. Letztere dienen auch der Erfassung unerwünschter Schwellkörperfibrosierungen. Die bei anderen Pharmaka (Papaverin) gefürchtete Nebenwirkung des Priapismus wird bei Verwendung von Prostaglandin E1 und sachgemäßer Durchführung nicht beobachtet.

Ein neuartiges Applikationssystem für Alprostadil ist ein 3–6 mm langes Alprostadil-Pellet mit einem Durchmesser von 1,4 mm, das nach dem Urinieren in die Harnröhre eingeführt wird. Die Abkürzung für diese neue Applikationsform ist MUSE (medicated urethral system for erection). PgE1 wird innerhalb von 10 Minuten zu 80 % über die Harnröhrenschleimhaut resorbiert und entfaltet dann seine Wirkung an der Muskulatur der Schwellkörper. Die Dosierung von Alprostadil bei urethraler Applikation beträgt 125 bis 1000 µg.

Gefäßoperative Verfahren.

Arterielle Durchblutungsstörungen können durch verschiedene operative Verfahren behoben werden; allerdings sind die Ergebnisse langfristig meist nicht zufriedenstellend. Die venöse Schwellkörperinsuffizienz ist in ca. 55 % der Fälle durch Resektion der V. dorsalis penis profunda korrigierbar.

Penisprothesen.

Penisprothesen werden implantiert, wenn eine Erektionsstörung kausal nicht behoben werden kann, SKAT nicht möglich ist und ausführliche psychologische Explorationen eine Prothesenversorgung sinnvoll erscheinen lassen. Man unterscheidet semirigide (Vollkunststoffprothesen: z. B. Typ Small-Carrion, Flexirod; drahtgestützte Prothesen: z. B. Typ Jonas, AMS 600 Malleable, Mentor) und hydraulische Prothesen (z. B. AMS, Mentor); letztere basieren auf Flüssigkeitsverschiebungen aus einem Reservoir. Semirigide Prothesen haben den Nachteil mechanischer Komplikationen und unphysiologischer Verhältnisse durch dauernde Erektion.

Erektionshilfesysteme

Hierunter versteht man manuell bedienbare Vakuumpumpen, die über den Penis gestülpt werden und durch Unterdruck eine Tumeszenz induzieren, die durch Anlegen eines Gummizuges um die Penisbasis erhalten wird. Erektionshilfesysteme können Patienten, die Penisprothesen ablehnen, angeboten werden. Bei falscher Benutzung können lokale Ischämien durch Druck des Gummibandes ausgelöst werden.

Psychotherapie

Der Psychotherapie kommt nach wie vor eine wesentliche Bedeutung zu, auch wenn die Diagnose psychogen induzierter Erektionsstörungen in den letzten Jahren seltener gestellt wird.

24.6.9 Therapie der Ejaculatio praecox

Der vorzeitige Samenerguß kann mit der sog. „Stop-and-Start-Technique" oder „Squeeze-Technique" behandelt werden, bei der im Rahmen einer partnerschaftlichen Interaktion mehrfach eine sexuelle Stimulation des Patienten erreicht wird, ohne daß es zur Ejakulation kommt. Auf diese Weise wird eine zunehmende Erregungssicherheit entwickelt. Eine medikamentöse Therapie kann mit Imipramin (bis 75 mg/die) oder Phenoxbenzamin (10–20 mg/die) versucht werden. Außerdem können lokal Anaesthetika auf die Glans penis appliziert werden.

24.6.10 Therapie der retrograden Ejakulation oder Emissionsstörungen

Bei medikamentös verursachten Störungen der Ejakulation: Absetzen des entsprechenden Präparates.

Medikamentöse Therapie

Hier kommt die intravenöse Injektion des α-Sympathomimetikums Midodrin (5–15 mg) 30 Minuten vor der Ejakulation unter Beachtung der Kontraindikationen (Hypertonus) in Betracht. Oral können Imipramin (täglich 25–75 mg), Brompheniramin (2×8 mg/die), Phenylpropalonamin (150 mg/die) und Ephedrin (100–200 mg/die) eingesetzt werden.

Aufbereitungsverfahren

Führen medikamentöse Therapieansätze nicht zum Erfolg, können die retrograd ejakulierten Spermatozoen entweder nach Alkalisierung des Urins und Einstellung der Osmolarität (orale Wasseraufnahme) oder nach vorheriger Instillation von IVF-Medium in die Blase gewonnen und für künstliche Inseminationen oder andere Methoden der assistierten Reproduktion aufbereitet werden.

Bei querschnittsgelähmten Patienten mit Ejakulationsstörungen kommen außerdem rektal applizierte Elektroden oder Vibratoren zur Anwendung.

24.7 Zum Problem des „Climacterium virile"

Aufgrund der demographischen Entwicklung in den industrialisierten Ländern ist damit zu rechnen, daß in Zukunft mehr ältere Männer mit altersbedingten andrologischen Beschwerden den Arzt aufsuchen werden. Derzeit wird die Frage, ob es ein „Climacterium virile" gibt, kontrovers diskutiert.

Bei der klimakterischen Frau kommt es in einem relativ eng umschriebenem Zeitraum zu grundlegenden endokrinologischen Veränderungen und Verlust der Reproduktionsfähigkeit (Menopause). Die resultierenden Beschwerden wie Hitzewallungen, depressive Verstimmung, Atrophie der Genitalhaut und Osteoporose lassen sich durch Östrogensubstitution therapieren. Beim Mann hingegen finden sich keine ähnlich eingreifenden altersbedingten Umstellungen. Zwar nehmen die mittleren Testosteronkonzentrationen zwischen dem 4. und 7. Lebensjahrzehnt um ca. 1% pro Jahr ab, bleiben aber dennoch häufig innerhalb der für gesunde Männer geltenden Normwerte. Die verminderte Testosteronproduktion ist auf eine reduzierte Syntheseleistung der in ihrer Zahl verminderten und auf LH schwächer ansprechenden Leydigzellen zurückzuführen. Insbesondere bei über 70 jährigen Männern sind außerdem die SHBG-Konzentrationen erhöht, so daß das freie, biologische aktive Testosteron erniedrigt ist. Die Fertilität des Mannes ist aber nur bei ca. 50% der 80 jährigen vollständig aufgehoben.

Trotz dieser Unterschiede zum Klimakterium der Frau klagen auch Männer neben Zeichen reduzierter Virilität (Abnahme von Muskelmasse, Sexualbehaarung und Libido) über vegetative Beschwerden, nachlassendes Gedächtnis, Konzentrationsmangel, Müdigkeit, Nervosität und verminderte Streßresistenz. Diese Beschwerden scheinen aber eher psychosoziologischen als biologischen Ursprungs zu sein.

24.8 Kontrazeption beim Mann

Die einzigen derzeit weit verbreiteten kontrazeptiven Maßnahmen für den Mann sind die Vasektomie und der Gebrauch von Kondomen.

Die Unterbindung beider Samenleiter wird in Deutschland nur von ca. 3% aller Männer im reproduktionsfähigen Alter gewählt. Vor Vasektomie muß aus Dokumentationsgründen ein Spermiogramm veranlaßt werden; nach dem Eingriff sind bis zum Nachweis von zwei Spermiogrammen mit Azoospermie (im Zentrifugat!) andere kontrazeptive Maßnahmen indiziert. Die Vasektomie kann nicht in allen Fällen rückgängig gemacht werden (s. oben). In China werden neben der Unterbindung der Samenleiter (skrotaler Eingriff) auch intraduktale Injektionen polymerisierender Substanzen vorgenommen.

Zwei Drittel aller Männer entwickeln nach Vasektomie Spermatozoen-Antikörper im Serum. Vereinzelte Studien berichteten über einen möglichen Zusammenhang zwischen Vasektomie und kardiovaskulären Erkrankungen sowie Prostatakarzinomen, doch ergaben große Kontrollstudien keine Hinweise auf gesundheitliche Risiken. Die WHO empfiehlt die Vasektomie nach wie vor als sicheres Kontrazeptionsverfahren.

Die zweite kontrazeptive Methode für den Mann, das Kondom, weist allerdings einen Pearl-Index (Schwangerschaften pro 100 Frauenjahre) von nur 8–12 auf und ist damit weniger zuverlässig.

Seit mehreren Jahrzehnten ist die reversible Hemmung der Spermatogenese durch hochdosierte Testosterongabe bekannt. So läßt sich bei 65% aller Männer durch wöchentliche i.m. Injektion von 100 mg Testosteronönanthat nach durchschnittlich 3–4 Monaten eine reversible Azoospermie erreichen. Wird diese Maßnahme für ein weiteres Jahr fortgeführt, ergibt sich für diese Zeit ein Pearl-Index von 0,8. Alternativ kommen neue Testosteronderivate mit besserer Pharmakokinetik (19-Nortestosteron-Hexoxyphenylpropionat = Anadur, Testosteron-Buciclat) in Betracht. Erfolgsversprechend sind auch Kombinationen von Testosteron- und Gestagenderivaten (Medroxyprogesteron) sowie von Testosteron und GnRH-Antagonisten. Ob sich diese Form der Kontrazeption beim Mann unter dem Gesichtspunkt der Kosten und Praktikabilität (Verfügbarkeit, Compliance) für bevölkerungsreiche Länder durchsetzen kann, muß allerdings mit Zurückhaltung beurteilt werden.

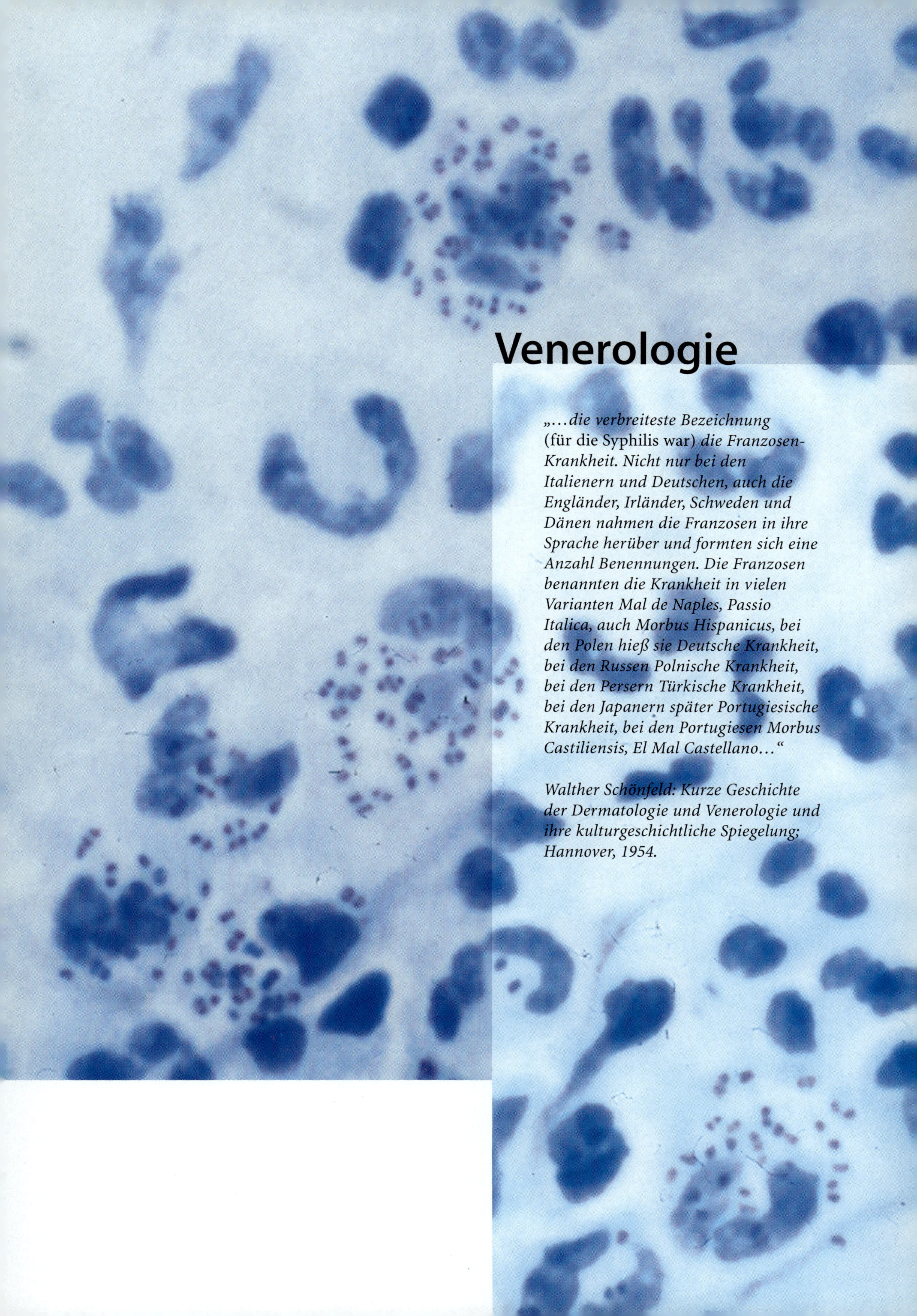

Venerologie

„...die verbreiteste Bezeichnung (für die Syphilis war) *die Franzosen-Krankheit. Nicht nur bei den Italienern und Deutschen, auch die Engländer, Irländer, Schweden und Dänen nahmen die Franzosen in ihre Sprache herüber und formten sich eine Anzahl Benennungen. Die Franzosen benannten die Krankheit in vielen Varianten Mal de Naples, Passio Italica, auch Morbus Hispanicus, bei den Polen hieß sie Deutsche Krankheit, bei den Russen Polnische Krankheit, bei den Persern Türkische Krankheit, bei den Japanern später Portugiesische Krankheit, bei den Portugiesen Morbus Castiliensis, El Mal Castellano...“*

Walther Schönfeld: Kurze Geschichte der Dermatologie und Venerologie und ihre kulturgeschichtliche Spiegelung; Hannover, 1954.

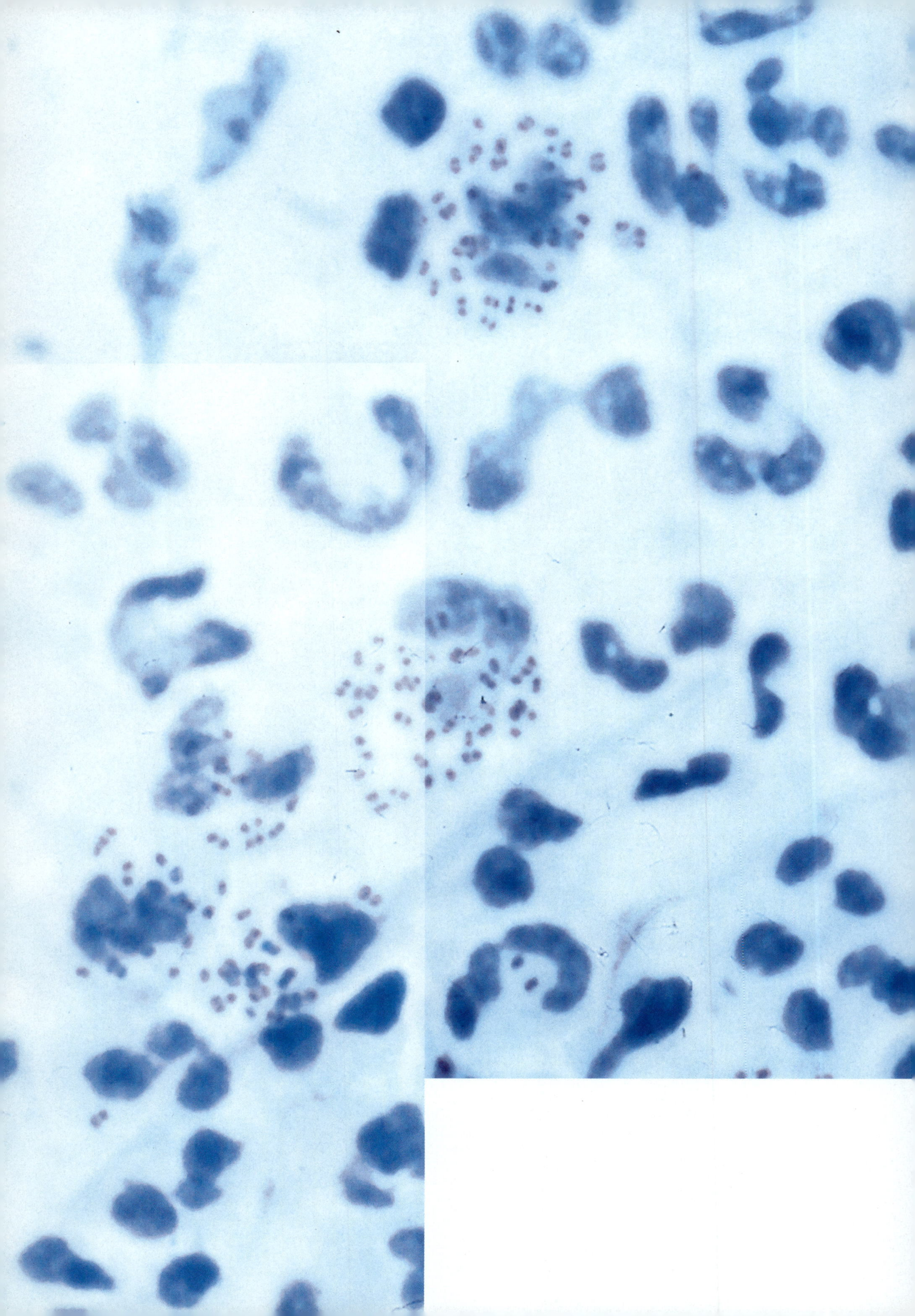

25 Venerologie (P. Fritsch, A. Stary, B. Trenkwalder)

ÜBERSICHT

25.1 Allgemeiner Teil

Venerea (Geschlechtskrankheiten) sind vom Gesetzgeber als solche bezeichnete meldepflichtige Infektionskrankheiten: Syphilis, Gonorrhö, Ulcus molle und Lymphogranuloma venereum. Üblicherweise hinzugezählt wird das Granuloma inguinale, obwohl im Gesetz vieler Staaten (z. B. BRD und Österreich) nicht enthalten. ***Genitale Kontaktinfektionen*** (sexuell übertragbare Krankheiten, „sexually transmitted diseases" – STD) sind eine nicht streng abgegrenzte Gruppe von Infektionskrankheiten, die in der Regel durch Geschlechtsverkehr übertragen werden und Krankheitserscheinungen vorwiegend der Genitalregion hervorrufen (Tabelle 25.1).

Innerhalb der STD besitzen die Venerea eine Sonderstellung: Sie sind bedeutsam, mit potentiell schwerwiegenden Folgen, „klassisch", d. h. im wesentlichen schon seit Jahrzehnten abgeklärt,

Tabelle 25.1. Genitale Kontaktinfektionen („sexually transmitted diseases") und ihre Erreger

bakterielle Infektionen	Treponema pallidum	Syphilis	Venerea
	Neisseria gonorrhoeae	Gonorrhö	Venerea
	Haemophilus ducreyi	Ulcus molle	Venerea
	Donovania granulomatosis	Granuloma inguinale	Venerea
	Chlamydia trachomatis, L1-L3	Lymphogranuloma venereum	Venerea
	Chlamydia trachomatis, D-K	okulogenitale Infektion	
	genitale Mykoplasmen	urogenitale Infektion	
	anaerobe Bakterien	bakterielle Vaginose	
	Darmbakterien	Enteritiden	
	Shigellen		
	Salmonellen		
	Kampylobakter		
virale Infektionen	humanes Immundefizienzvirus (HIV)	AIDS	
	humane Papillomviren (HPV)	Condylomata acuminata, bowen. Papeln, zervikale intraepitheliale Neoplasie,	
	Molluscum contagiosum Virus (MCV)	Mollusca contagiosa	
	Hepatitis-B-Virus (HBV)	Hepatitis B	
	Herpes-simplex-Virus (HSV)	Herpes genitalis	
	Zytomegalievirus (CMV)	Zytomegalie	
Pilzinfektionen	Sproßpilze	genitale Kandidiasis	
durch Protozoen bedingte Infektionen	Trichomonas vaginalis	Trichomoniasis	
	enteritische Protozoen	Enteritiden	
	Giardia lamblia		
	Entamoeba histolytica		
	Cryptosporidium		
durch Ektoparasiten bedingte Infektionen	Phthirus (Pediculus) pubis	Pedikulose	
	Sarcoptes hominis	Skabies	

(zumindest bis vor kurzem) eine ernsthafte Bedrohung der Volksgesundheit und daher durch strenge Gesetzesmaßnahmen reguliert. Im Gegensatz dazu sind die „übrigen" STD weit verbreitet, meist weniger komplex und – von schweren Systemkrankheiten wie AIDS oder Hepatitis B abgesehen – weniger gravierend und daher in den meisten Ländern nicht meldepflichtig.

Die Venerologie (Lehre der Geschlechtskrankheiten und der übrigen genitalen Kontaktinfektionen) ist, weil ein wesentlicher Teil ihrer Symptomatik das Hautorgan betrifft, ein integraler und historisch gewachsener Teil der Dermatologie mit Berührungspunkten zur Urologie, Gynäkologie, Pädiatrie, Infektiologie und Neurologie.

Die ***Venerologie*** wurde bis in die Nachkriegsjahrzehnte durch die klassischen Venerea geprägt. In den letzten Jahren haben sich jedoch einschneidende Änderungen ergeben (Tabelle 25.2): die Inzidenz der STD sinkt – nach einem Gipfel vor ca. 20 Jahren – wieder ab. Ihr Schwerpunkt hat sich zu den nicht-venerischen STD verschoben, weil die Venerea dank den Kontrollmaßnahmen zurückgingen. Die bedeutsamen Komplikationen der urogenitalen Chlamydieninfektion und die mit männlicher Homosexualität verknüpften Infektionen wurden erkannt. Die bedeutendste Änderung war jedoch das Auftreten der HIV-Infektion, die der Venerologie eine hohe Aktualität verlieh und wegen der Beeinflussung der klinischen Bilder und Verläufe der STD neue Einblicke vermittelte. Schließlich wurden Diagnostik und Therapie aller STD erheblich effektiver und sicherer.

Historisch stellten Dermatologie und Venerologie zwei etwa gleichgroße Teile unseres Doppelfaches dar; der Formenreichtum der Syphilis war ein starker Motor zur Entwicklung der Dermatologie. Durch die Einführung der Antibiotika verlor die Venerologie an Bedeutung; sie wurde fast zum Anhängsel der Dermatologie und nicht selten aus den Namen der Wissenschaftlichen Gesellschaften und Journale eliminiert. Die endgültige Ausrottung der Geschlechtskrankheiten schien nur mehr eine Frage der Zeit. Das Auftreten der HIV-Infektion hat diese Entwicklung gründlich umgekehrt.

Eine bekannte Wiener Dermatologin führte ihre Privatpraxis in einem Mietshaus, das einem wohlhabenden Kloster gehörte. Ende der 60er Jahre wurde ihr bedeutet, daß das Arztschild „Fachärztin für Haut- *und Geschlechts*krankheiten" unzeitgemäß sei. Sie überklebte die Worte *„und Geschlechts"* mit einem Leukoplaststreifen, der bis zu ihrer Pensionierung verblieb.

Tabelle 25.2. Jährliche Inzidenz sexuell übertragbarer Infektionen weltweit

weicher Schanker	2 Millionen
Chlamydieninfektionen	50 Millionen
Gonorrhoe	25 Millionen
Syphilis	3,5 Millionen
Hepatitis-B-Virus (HBV)	2 Millionen
Herpes-simplex-Virus (HSV)	20 Millionen
humanes Immundefizienzvirus (HIV)	1,6–1,7 Millionen
humanes Papillomvirus (HPV)	30 Millionen
Trichomoniasis	120 Millionen

Quelle: World Health Organisation Features, 1990

25.1.1 Allgemeine Charakteristika genitaler Kontaktinfektionen

Trotz der großen Vielfalt von Erregern (Treponemen, Bakterien, Viren, Chlamydien, Parasiten) und klinischer Symptome folgen die genitalen Kontaktinfektionen einer begrenzten Zahl von pathologischen Grundmustern. Weitere Gemeinsamkeiten betreffen Eigenschaften der Erreger, Epidemiologie und schließlich psychologische Konfliktsituationen.

Pathologische Grundmuster

- ***Ulzera an der Eintrittspforte*** („Primäraffekt") und lymphogene Ausbreitung: Syphilis, Ulcus molle, Lymphogranuloma venereum und Granuloma inguinale – neuerdings auch als „genital ulcer disease" (GUD) bezeichnet.
- ***Nicht aszendierende epitheliale Infektion der Hohlorgane des Urogenitaltrakts*** („Lower genital tract infection", LGTI): lokalisierte Infektionen von Zervix und/oder Urethra durch Neisseria gonorrhoea, verschiedene Erreger der „nichtgonorrhoischen" Urethritis und Zervizitis, z. B. durch Chlamydia trachomatis, und andere Erreger;
- ***Aszendierende epitheliale Infektion der Hohlorgane des Urogenitaltrakts*** („Upper genital tract infection", UGTI), im Anschluß an eine LGTI: Gonorrhö, urogenitale Chlamydieninfektion.
- ***Vulvovaginitis/Vaginose:*** Hierzu zählen die Vaginitis durch Trichomonas vaginalis und Sproßpilze sowie die bakterielle Vaginose;
- ***Lokalisierte Virusläsionen mit Rezidivtendenz:*** Herpes genitalis, Infektionen mit humanen Papillom-Viren;
- ***Ektoparasitosen:*** Skabies, Pediculosis pubis.;
- ***Systemkrankheiten*** durch (häufig homo-) sexuelle Übertragung: diverse Darminfektionen (durch oroanale Kontakte), Hepatitis B, AIDS.

Gemeinsame Eigenschaften der meisten Erreger

- Weitgehende ***Spezialisierung auf den Menschen:*** Folgen sind Fehlen von Tierreservoirs, Notwendigkeit der Übertragung von Mensch zu Mensch; Ermangelung oder nur bedingte Verwertbarkeit von Tiermodellen;

- Weitgehende ***Spezialisierung auf die Genitalgegend*** (Schleimhautepithel: Gonokokken, Scheidenmilieu: Trichomonaden, Haarquerschnitt: Pediculi pubis etc.);
- ***Hohe*** Empfindlichkeit gegenüber physikalischen (und meist auch ***chemischen) Noxen***, insbesondere Austrocknung. Die Überlebenszeit der Erreger außerhalb des Organismus ist meist sehr kurz, indirekte Übertragung nur unter besonderen Umständen möglich;
- ***Relativ geringe Infektiosität:*** Die Erreger sind meist nicht infektiös genug, daß flüchtige direkte Kontakte zur Übertragung führen. Voraussetzungen sind in der Regel längerwährender physischer Kontakt und/oder mechanische Friktion und feuchtwarmes Milieu. Diese Voraussetzungen sind beim Geschlechtsverkehr am wirksamsten erfüllt; andererseits können aber venerische Infektionen auch unter anderen Umständen, die diesen Bedingungen gerecht werden, übertragen werden: im Familienkreis, unter schlechten sozioökonomischen Umständen, in Massenquartieren etc;
- ***Neigung zu Mehrfach- und Mischinfektionen:*** Wegen des gemeinsamen Übertragungsmodus können oft mehrere STD gleichzeitig erworben werden. Da die Inkubationszeiten recht unterschiedlich sind, bleibt die „langsamere" Krankheit häufig zunächst unbemerkt. Daraus ergibt sich z. B. die Gefahr der unzureichenden Mitbehandlung einer noch nicht manifesten Syphilis durch die Gonorrhö-Therapie (das Primärstadium der Syphilis wird unterdrückt, der Erkrankte kann direkt in die Latenzphase eingehen). Ein anderes Beispiel ist die häufige Mischinfektion von Gonorrhö und Chlamydienurethritis („postgonorrhoische" Urethritis nach Therapie der Gonorrhö).

> **!** Grundsätzlich ist jede genitale Kontaktinfektion Anlaß, nach den anderen STD zu fahnden. Eine solche Alarmfunktion haben auch und insbesondere jene STDs, deren Übertragungsmodus nicht ausschließlich durch Genitalkontakt erfolgt (z. B. Skabies, Hepatitis B, Kondylome etc.).

Gemeinsame Eigenschaften der meisten genitalen Kontaktinfektionen, die eine erfolgreiche Bekämpfung erschweren

- Viele verursachen, zumindest in bestimmten Phasen, nur geringe oder keine Beschwerden und können dennoch übertragen werden.
- Die meisten hinterlassen keine protektive Immunität. Dies erklärt, daß Epidemien immer wieder dieselben Risikopopulationen durchlaufen; andererseits, daß die Bemühungen nach aktiven Immunisierungen bisher – mit Ausnahme der Hepatitis B – erfolglos geblieben sind.
- Virale STD (Condylomata acuminata, Herpes genitalis) können nur beschränkt kausal behandelt werden. Eine Eliminierung der Viren erfolgt nicht (latente Infektion und Rezidivgefahr).
- Epidemiologische Gemeinsamkeiten s. unten.
- Ihre Verknüpfung mit dem Geschlechtstrieb setzt die Wirksamkeit rationaler Aufklärung und prophylaktischer wie gesetzgeberischer Bemühungen herab.
- Die Tabuisierung der Genitalsphäre wirkt als Hindernis zur Aufdeckung der Infektionsketten.

Psychologische Konfliktsituationen

Diese betreffen klarerweise vorwiegend die meldepflichtigen Venerea:

- ***Partnerkonflikt:*** Die Einschleppung einer klassischen venerischen Infektion in eine Partnerbeziehung muß notwendigerweise von dritter Seite erfolgt sein. Selbst bei STD, die auch auf nicht-sexuelle Weise übertragen werden können, bedeutet dies eine Belastung der Partnerschaft;
- ***Konflikt mit der sozialen Umgebung*** und am Arbeitsplatz: Venerea werden nicht selten mit moralischen Werturteilen belegt, woraus für die Betroffenen empfindliche Konsequenzen entstehen können;

> Fallbericht: Vor 20 Jahren erkrankte der Schulwart einer kleinen Provinzschule nach einem Besuch in der Hauptstadt an Syphilis. Er teilte dies der vorgesetzten Stelle mit, worauf (völlig überflüssigerweise) sämtlichen Schülern Blut zur Luesserologie abgenommen wurde. Der Schulwart wurde zum Tagesgespräch und mußte kündigen.

- ***Konfliktsituation mit dem Gesetz:*** Der Betroffene versucht aus Mißtrauen gegen die Administration nicht selten, der Meldepflicht zu entgehen („Ich zahle gerne als Privatpatient, wenn Sie mich nicht melden!"). Aus ähnlichen Motiven werden auch Sexualkontakte oft verschwiegen (mißverstandener Beschützerwunsch oder um die eigene Rolle als Infektionsquelle zu verschleiern). In Österreich besteht *keine* namentliche Meldepflicht der erkrankten Person.
- Der venerisch Erkrankte fühlt sich oft in einer *Zwangssituation*, aus der er sich mit untauglichen Mitteln zu lösen versucht. Nicht selten wird die Möglichkeit einer venerischen Infektion rundweg geleugnet oder die Schuld dem sozial Unterlegenen zugeschoben („In meinem Betrieb benützen wir dieselbe Toilette wie die Gastarbeiter") oder unbedenklich an die Wundergläubigkeit des Arztes appelliert („Ich habe ja nur das Penthouse gelesen").

> Fallbericht: Ein 70jähriger Mann mit einem syphilitischen Primäraffekt wird nach extramatrimoniellen Kontakten befragt. Er antwortet: „Ich habe in meinem ganzen Leben nur mit meiner Frau Verkehr gehabt, und das nur ungern."

25.1.2 Epidemiologie der genitalen Kontaktinfektionen

Aus der Verknüpfung mit dem Geschlechtsakt resultiert eine Reihe epidemiologischer Charakteristika *aller* STDs.

Risikogruppen. Bestimmte Bevölkerungsgruppen haben ein deutlich höheres Infektionsrisiko. Bestimmend sind hier vor allem die Häufigkeit des Partnerwechsels sowie die Möglichkeit und die Qualität der medizinischen Versorgung.

- ***Altersprädilektion:*** STDs können zwar in jedem Alter jenseits der Pubertät auftreten (unter geeigneten Umständen auch davor), doch liegt der Inzidenzgipfel im frühen Erwachsenenalter (20–24 Jahre: Periode der höchsten sexuellen Aktivität und des häufigsten Partnerwechsels). Der Inzidenzgipfel liegt bei Frauen früher als bei Männern.
- ***Geschlechtsprädilektion:*** Lediglich im Alter unter 20 Jahren überwiegt das weibliche Geschlecht, danach stets das männliche (durchschnittlich 2,1:1).
- ***Demographische Prädilektion:*** Die Inzidenz von STD ist in Städten höher als am Land und in Großstädten höher als in kleinen.
- ***Soziale Prädilektion:*** „Höhere" Schichten haben weniger STD als „niedere". Dies liegt am schwereren Zugang der letzteren zur medizinischen Versorgung und dem dadurch längeren Intervall zwischen Infektion und Behandlung (Dauer der Infektiosität). Sozial „höhere" Geschlechtskranke werden auch häufiger bei Privatärzten behandelt (wo die statistische Erfassung eher unterbleibt);

  Die höchste Inzidenz von Venerea in den USA hat Alaska; dies liegt weniger an der Heißblütigkeit seiner Bewohner, sondern an seinem hervorragenden öffentlichen Gesundheitssystem. Aus analogen Gründen scheint in den USA die Inzidenz von STD bei Schwarzen höher auf als bei Weißen.

- ***Prädilektion unterentwickelter Länder:*** In manchen Ländern der dritten Welt schaukeln sich schlechte medizinische Versorgung und der Zwang zur Prostitution als Erwerbsquelle gegenseitig auf.
- ***Berufliche Prädilektion:*** Neben Angehörigen einschlägiger Berufe (Prostituierte etc.) sind dies vor allem Personenkreise, die unter erzwungener zeitweiliger sexueller Enthaltsamkeit leben müssen (Militär, Schiffsbesatzungen, Gastarbeiter etc.).

  Prostituierte stellen entgegen Laienmeinung keine herausragende Ansteckungsquelle dar; die interessierten Amateure sind ein größeres Risiko als die (von amtswegen kontrollierten) Professionisten. Dies gilt allerdings nur in den entwickelten Ländern.

- Prädilektion von Menschen mit *aktivem Sexualleben* (und deren Partner).
- Männliche Homosexuelle: Diese stellen eine Risikogruppe besonderer Art dar.

Inzidenz der genitalen Kontaktinfektionen. Nachkriegszeiten und Perioden gesellschaftlicher Wirren sind mit Ansteigen der Inzidenz von Geschlechtskrankheiten verknüpft (Abb. 25.1, Tabelle 25.3). Der letzte Inzidenzgipfel in den 70 er Jahren ist mit der „sexuellen Revolution" und dem Anstieg des Reiseverkehrs korreliert (Abb. 25.2). In den letzten etwa 20 Jahren kam es in den westlichen Industrieländern zu einer Abnahme der Infektionszahlen sowohl der „klassischen" Venerea als auch der übrigen STD. Die Ursachen dafür sind mannigfach:

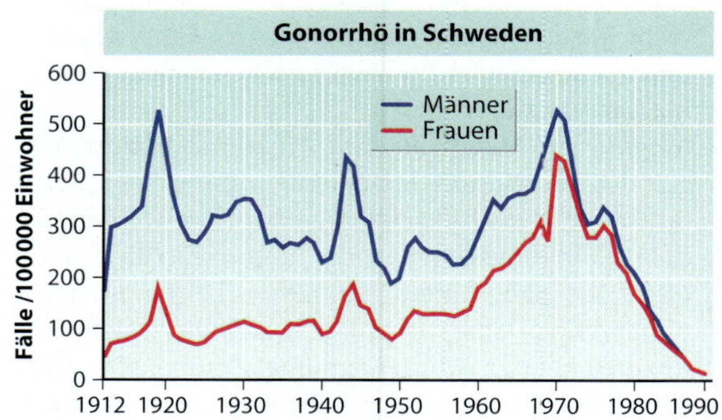

Abb. 25.1. Parallelität gesellschaftlicher Vorgänge mit der Inzidenz von Venerea, demonstriert am Beispiel der Gonorrhö in Schweden. Inzidenzgipfel finden sich nach den beiden Weltkriegen, zu Zeiten der Wirtschaftsrezession (1930) und in den 70 er Jahren („sexuelle Revolution", Reiseverkehr). Beachte, daß die Prädilektion des männlichen Geschlechts im Lauf des Jahrhunderts immer geringer wurde – ein Ausdruck sowohl der Emanzipation der Frau als auch der verbesserten Diagnostik (s. Kap. Gonorrhö) (nach Luger, 1994)

Tabelle 25.3. Meldungen von Geschlechtskrankheiten in Wien (1946–1997)

Jahr	Syphilis	Gonorrhoe	Ulcus molle	Lymphogranuloma venereum	Gesamt
1946	5.994	13.012	135	0	19.145
1951	420	2.709	3	0	3.132
1965	240	1.340	1	0	1.581
1970	397	3.462	2	0	3.861
1981	424	3.638	41	0	4.103
1988	163	1.299	3	2	1.467
1992	107	1.160	0	1	1.268
1993	95	846	0	0	931
1994	109	836	0	0	945
1995	152	661	0	1	814
1996	182	448	0	1	631
1997	167	291	0	0	458

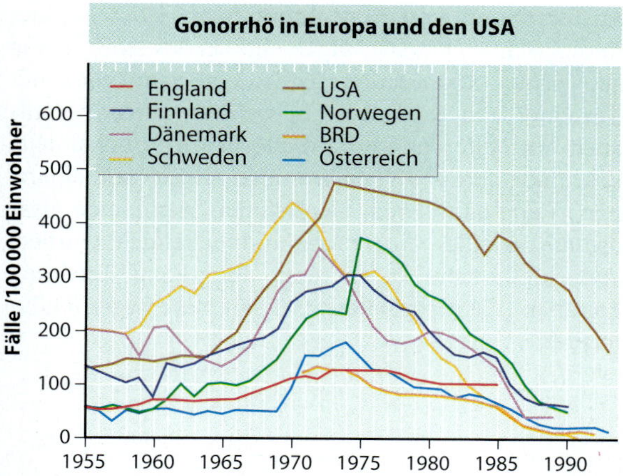

Abb. 25.2. Der Inzidenzgipfel der Gonorrhö in den 70er Jahren verhielt sich in den westlichen Industrienationen im wesentlichen gleichsinnig (nach Luger, 1994)

- Angst vor der HIV-Infektion.
- Bessere Aufklärung über Infektionsprophylaxe, insbesondere über wirksamen mechanischen Schutz (Kondom, Pessar).
- Verbesserung der diagnostischen Möglichkeiten.
- Zunahme des Gesundheitsbewußtseins.
- Verbesserte Behandlungsmöglichkeiten: Verkürzung der Therapiedauer und besser verträgliche Medikamente erhöhen die Compliance des Patienten.

Daß die Abnahme der Inzidenz von STD nicht deutlicher ausfiel, liegt an folgenden Ursachen:

- Anstieg des Lebensstandards und damit des Freizeitangebots, das soziale Kontakte erleichtert.
- Erhöhte Reisetätigkeit.
- Abbau sexueller Tabus, in dessen Folge Partner häufiger gewechselt und geschlechtliche Aktivitäten in jüngerem Alter begonnen werden. Zusätzlich werden früher tabuisierte Praktiken eher vollzogen (orogenitale, anogenitale Kontakte).
- orale Kontrazeption und die dadurch geförderte hohe Inakzeptanz des bzw. Verzicht auf das Kondom.

Nach der Öffnung des „Eisernen Vorhangs" nahmen die Venerea in den „Ostblockstaaten" sprunghaft zu, teils bis zum 50fachen – ein Ausdruck des Einflußes politischer und sozialer Veränderungen auf die epidemiologische Situation der Venerea.

Infektionsketten. Früher vermutete man die Ursache der Persistenz der STD trotz allen medizinischen und gesetzlichen Bemühungen in deren endemischem Vorkommen (Reservoirs) bei latent infizierten Personen (Frauen mehr als Männer). Heute macht man sich ein mehr dynamisches Bild: Die Persistenz erklärt sich durch ständig ablaufende kleine Epidemien (Infektionsketten), die wellenartig die Risikogruppen durchlaufen. Nur die Gipfel dieser Wellen werden entdeckt, ihre breite Basis entspricht den Fällen mit asymptomatischem Verlauf bzw. in der Inkubationszeit.

25.1.3 Charakterwandel der Venerea

Manche Venerea, insbesondere Syphilis und Gonorrhö, stehen in einem kontinuierlichen Prozeß der Abmilderung der klinischen Symptome: Vehemente Verlaufsformen werden seltener, asymptomatische hingegen häufiger. Schwere einschmelzende Komplikationen bei Gonorrhö etwa sind zur Rarität geworden. Bei der Syphilis kommt es seltener als früher zu gravierenden Spätkomplikationen, und selbst in diesen Fällen ist die Symptomatik ungleich milder als noch vor einigen Jahrzehnten. Die Ursachen dieser Entwicklung liegen wahrscheinlich in einer natürlichen Selektion der Erreger (Übertragungsvorteil bei milderem Verlauf, das heißt weniger virulentem Erregerstamm); dieser Vorgang wurde fraglos durch die modernen Antibiotika verstärkt.

25.1.4 Gesetzesvorschriften

Die besondere Gesetzeslage bei Venerea wird durch das Geschlechtskrankheitengesetz geregelt (Österreich: Gesetz vom 22. August 1945, St.GBl 152, BGBl 54; BRD: Gesetz vom 23. Juli 1953, BGBl. I 700). Die Vorschriften sehen folgende Pflichten vor:

- ***Allgemeine Behandlungspflicht:*** Jeder Geschlechtskranke ist während der Dauer der Übertragbarkeit der Krankheit verpflichtet, sich behandeln zu lassen.
- ***Untersuchung Krankheitsverdächtiger:*** Personen, von denen mit Grund angenommen werden kann, daß sie geschlechtskrank sind, können von der Sanitätsbehörde zur ärztlichen Untersuchung verhalten werden.
- ***Beschränkte Meldepflicht:*** Jeder Arzt, der in Ausübung seines Berufes von einer Geschlechtskrankheit Kenntnis erhält, ist zur Meldung des Falles an das Gesundheitsamt verpflichtet, wenn eine Weiterverbreitung zu befürchten ist oder sich der Erkrankte der Behandlung oder Beobachtung entzieht.
- ***Belehrungspflicht:*** Jeder Arzt, der einen Geschlechtskranken untersucht oder behandelt, ist verpflichtet, ihm das vom Staatsamt für Soziale Verwaltung ausgegebene Merkblatt gegen Empfangsbestätigung auszuhändigen.

Dies bedeutet, daß der behandelnde Arzt die Zahl der betreuten Fälle von Venerea den Gesundheitsbehörden mitteilen muß, die Anonymität des Erkrankten aber gewahrt bleibt. Führt der Patient die Behandlung und erforderlichen Kontrollen jedoch nicht ordnungsgemäß durch, muß eine namentliche Meldung erfolgen, und er kann polizeilich hierzu aufgefordert werden. Darüber hinaus ist der Arzt verpflichtet, die Kontaktpersonen des Erkrankten zu erheben, deren Untersuchung und Behandlung durchzuführen oder schriftliche Bestätigungen über andernorts durchgeführte Untersuchungen und Behandlungen einzuholen und aufzubewahren.

Die ärztliche Schweigepflicht gilt auch und ganz besonders bei Venerea. Fragen des mißtrauischen Ehepartners nach der Krankheit des Gemahls sind nicht unerlebt und dürfen nur mit Einstimmung des Erkrankten beantwortet werden.

Wer wissentlich eine Geschlechtskrankheit auf jemand anderen überträgt, begeht eine ***schwere Körperverletzung.***

Ausforschung von Kontaktpersonen. Diese epidemiologisch wichtigste Aufgabe des Arztes stößt häufig auf geringe Kooperation des Patienten und muß mit Ausdauer und Delikatesse betrieben werden, notfalls auch mit Hilfe der Sanitätsbehörden. Der behandelte Erkrankte darf den Verkehr mit seinem(n) Sexualpartner(n) erst dann wieder aufnehmen, wenn auch diese ordnungsgemäß untersucht und behandelt wurden; andernfalls kann es zur sog. „Ping-Pong"-Infektion kommen (die nicht selten als Therapieversager fehlinterpretiert wird).

25.1.5 Führung von Patienten mit genitalen Kontaktinfektionen

Pflicht zur exakten Diagnose und das Problem der prophylaktischen Behandlung. Wegen der juristischen Implikationen kommt der Diagnostik der Venerea eine besonders wichtige Rolle zu. Jede Behandlung muß auf einer beweiskräftigen Diagnose beruhen, „klinische" bzw. „Vermutungsdiagnosen" sind unzulässig. Kann die Diagnose nicht sofort gestellt werden und ist das Aufschieben der Behandlung nicht zumutbar (Beispiel: akute Urethritis), müssen vor Therapiebeginn zumindest alle erforderlichen Untersuchungsparameter abgenommen sein (Kultur, Serologie). Der Grund für diese strenge Einstellung liegt nicht nur in der Gesetzeslage: Der Patient hat das Recht auf Gewißheit (nach antibiotischer Behandlung ist die Diagnosestellung häufig nicht mehr möglich), andererseits ist die Diagnose zur Erhebung der Kontaktpersonen unerläßlich.

Während dieser Grundsatz heute unverändert gilt, ist in der Einstellung zur prophylaktischen Behandlung (also von klinisch und labormäßig gesunden Personen, von denen aufgrund der Anamnese angenommen werden kann, daß sie sich in der Inkubationsperiode befinden) eine Lockerung eingetreten. Während früher solche Patienten bis zum Eintreten klinischer Symptome unbehandelt blieben, wird heute eine vorbeugende Behandlung weitgehend toleriert oder sogar empfohlen. Eine prophylaktische Behandlung nicht informierter Patienten ist jedoch verboten!

Fallbericht: Ein an Gonorrhö erkrankter Ehemann fordert den Arzt auf, seine noch erscheinungsfreie Frau unter irgendeinem Vorwand mit Penizillin zu behandeln.

!

Unkontrollierte prophylaktische antibiotische Behandlung (z.B. im Vietnamkrieg) war mitverantwortlich für die Entwicklung antibiotikaresistenter Gonokokken.

25.2 Venerea

25.2.1 Syphilis (syn. Lues venerea, „Lustseuche")

...

Syphilis ist eine potentiell lebensbedrohliche systemische Geschlechtskrankheit, die durch Treponema pallidum hervorgerufen wird und durch einen chronischen, stadienhaften Verlauf gekennzeichnet ist.

Syphilis ist die klassische Geschlechtskrankheit schlechthin und galt seit ihrem plötzlichen erstmaligen epidemischen Auftreten (s. unten) als erschreckend und geheimnisvoll: sie war lebensbedrohend, führte zu verunstaltenden Veränderungen, hatte einen kapriziösen Verlauf mit langen Remissionen und unerklärlichen Rückfällen und manifestierte sich schließlich in unerschöpflicher Variantenvielfalt („Syphilis ist der Affe unter den Krankheiten"). Zudem war sie bis zur Entdeckung des Salvarsan unheilbar und auch mit diesem nicht stets und nur unter großem Aufwand. Bis zur Penizillinära war die Infektion mit Syphilis eine persönliche Katastrophe, die zu Siechtum, Wahnsinn und oft zum Tod, jedenfalls aber ins soziale Abseits führte. Bis heute ist die Reputation der Syphilis außer Proportion zu ihrer tatsächlichen Bedeutung.

Historisches. Die Geschichte der Syphilis ist faszinierend und lehrreich. Ihr Erstauftreten in der „zivilisierten" Welt ist genau dokumentiert, nämlich im Jahr 1495 um Neapel. Ob der plötzliche Charakterwandel eines präexistenten Erregers (Alte-Welt-Theorie) oder die Einschleppung eines in Europa nicht vorhandenen Erregers aus Amerika (Neue-Welt-Theorie) verantwortlich war, ist bis heute Gegenstand der Kontroverse. Folgende Tatsachen stützen die ***Neue-Welt-Theorie:***

Während an Skeletten präkolumbianischer Indianer mögliche Spuren von Knochensyphilis gefunden wurden, gibt es für die Existenz der Syphilis am alten Kontinent vor Columbus keine Hinweise (dies schließt natürlich das Vorhandensein milderer Erscheinungsformen nicht aus; in diesem Sinn könnten auch Textstellen bei Hippokrates, Celsus und Plinius interpretiert werden). Tatsache ist ferner, daß eine scheinbar lückenlose Beweiskette die neapolitanische Epidemie mit dem karibischen Raum verbindet.

Karl VIII. von Frankreich zog 1495 mit einem Söldnerheer durch Italien gegen Alfons II. von Neapel, gegen den er ein Erbrecht geltend machte. Zur Unterstützung erhielt er Hilfstruppen von Ferdinand von Aragon, unter ihnen auch Seeleute, die mit Columbus die Neue Welt entdeckt hatten. Columbus war auf seiner ersten Reise auf der Karibikinsel Hispaniola (Haiti) gelandet, wo eine Treponematose (Frambösie oder Syphilis) endemisch war. Sexuelle Kontakte zwischen den Schiffsbesatzungen und Einheimischen sind dokumentiert. Die Syphilis breitete sich, vermutlich von infizierten Söldnern ausgehend, in den Heeren der Belagerer wie der Belagerten aus; es resultierte eine Epidemie ungeheuren Ausmaßes, die kriegsentscheidend wirkte. Karl VIII. zog zwar siegreich in Neapel ein, mußte aber aufgrund hoher Mannschaftsausfälle sehr bald aus Italien abziehen, seine Armee auflösen und starb 1498 (angeblich selbst an der Syphilis). Die hohe Mortalität wird durch das Schicksal von 8.000 Schweizer Söldnern deutlich: nur 148 Überlebende erreichten ihre Heimat (wo ihnen aus Angst vor Ansteckung der Eintritt in die Stadt Bern verwehrt wurde).

Die Heimkehr der Söldner führte zur rapiden Verbreitung der Syphilis in Europa. Gleichzeitig wurde die Seuche durch portugiesische Seeleute nach Indien, Japan und China verbracht. Sie überraschte eine immunologisch unvorbereitete Bevölkerung und hatte deshalb (und wahrscheinlich wegen höherer Virulenz des Erregers) einen maligneren Verlauf. Ihr Erscheinungsbild wurde durch entstellende Knoten und Ulzera, erhebliche Systemsymptome und hohe Sterblichkeit bestimmt. In der resultierenden Panik wurde die Syphilis zunächst als Strafe für Gotteslästerung interpretiert; ihre Übertragung durch Geschlechtsverkehr – wahrscheinlich zu Beginn nicht der einzige Infektionsmodus – wurde erst einige Jahre später klar erkannt. Die Verknüpfung ihres erschreckenden Charakters mit der Sexualsphäre verlieh der Syphilis vollends jene besondere mysteriöse und „sündige" Qualität, die ihr in Laienkreisen bis heute erhalten blieb (Syphilitiker wurden beispielsweise im Frankreich der Neuzeit zeitweise ausgepeitscht). Diese Qualität fand auch im Lehrgedicht „Syphilis sive Morbus Gallicus" von Girolamo Fracastoro (1530) ihren Ausdruck: Der Hirte Syphilus hatte Apollo beleidigt und wurde von diesem zur Strafe mit der Krankheit geschlagen, die seither seinen Namen trägt.

Im Verlauf der Jahrhunderte wandelte sich die Syphilis in eine chronische, durch lange Latenzphasen ausgezeichnete Krankheit, die zu subtileren kardiovaskulären und zentralnervösen Zuständen und nur mehr selten und langsam zum Tode führt. Gelegentlich, vor allem bei Immundefizienten, beobachtete vehemente Krankheitsverläufe („Lues maligna") geben eine Vorstellung von der historischen Aggressivität der Krankheit.

Die Erforschung der Syphilis und die Entwicklung adäquater Diagnostik und Behandlung waren ein enorm langsamer Prozeß. Obwohl schon im 16. und 17. Jahrhundert der Stadienablauf und die wichtigsten Systemmanifestationen beschrieben wurden, blieb die Abgrenzung zu anderen genitalen Infektionen, insbesondere der Gonorrhö, lange strittig.

1767 führte John Hunter seinen berühmt gewordenen Selbstversuch zur Klärung dieser Frage durch: Er inokulierte sich mit dem eitrigen Ausfluß eines an Gonorrhö Erkrankten und entwickelte – da dieser zufällig auch an Syphilis laborierte – beide Venerea gleichzeitig. Dies schien die Identität von Gonorrhö und Syphilis zu beweisen und bedeutete einen Rückschritt, der erst nach 70 Jahren („Zeitalter der Verwirrung") endgültig korrigiert wurde.

Angesichts des historischen Irrtums John Hunters, eines bedeutenden schottischen Arztes, sollte man nicht vergessen, daß bis vor kurzem die Gonorrhö von der genitalen Chlamydieninfektion nicht unterschieden wurde – eine nicht unähnliche Situation.

Die Behandlung erfolgte mit dem wenig wirksamen und sehr toxischen Quecksilber in Form von Schmierkuren („graue Salbe").

Die Entdeckung des Treponema pallidum erfolgte wegen seiner schlechten Färbbarkeit erst Jahrzehnte nach der großen mikrobiologischen Entdeckerära, mittels der Dunkelfeldmikroskopie (Schaudinn und Hoffmann, 1905). Ab nun folgten die Fortschritte schnell: 1906 die erste Seroreaktion (Wassermann); 1907 synthetisierte Ehrlich Salvarsan und legte damit den Grundstein zur erfolgreichen Chemotherapie. 1917 erhielt Wagner von Jauregg den Nobelpreis (Malariatherapie der progressiven Paralyse). Die Einführung des Penizillins in die Luestherapie (1943) führte zu ihrem (vorübergehenden) dramatischen Rückgang nach dem 2. Weltkrieg.

Diese Errungenschaften dienten nicht nur der Volksgesundheit, sondern gaben auch bedeutsame Impulse zur Entwicklung der gesamten Medizin. War Syphilis durch Jahrhunderte das Exerzierfeld für phänomenologische Beschreibung und Schulung des ärztlichen Blickes (Sir Thomas Osler: „Kennst du die Syphilis, kennst du die ganze Medizin"), fungierte sie später als Modellfall der chronisch-spezifischen Entzündung, in deren phasenhaftem Verlauf die Auseinandersetzung zwischen Organismus und Keim studiert werden konnte. Schließlich wirkten die für die Syphilis erdachten Nachweismethoden als Wegbereiter der Serologie und Immunologie.

Die Geschichte der Syphilis und die der HIV-Infektion zeigen manche Parallelen.

Der Erreger

Treponema pallidum gehört dem Genus Treponema an (das mit den Borrelien und Leptospiren die Familie der Treponemaceae bildet); daneben umfaßt dieses Genus noch

- ***Erreger der „tropischen" Treponematosen*** (s. S. 824) diese sind von T. pallidum morphologisch nicht unterscheidbar, besitzen gemeinsame Antigene und einen hohen Grad an DNS-Homologie.
- ***Saprophytische Treponemen:*** Diese bewohnen die Mundhöhle, insbesondere kariöse Zähne und den Genitalbereich.
- ***Die Reiter-Kulturtreponemen:*** ein apathogener Stamm, der (als einziges Treponema) in vitro gezüchtet werden kann und der Bereitung von Testreagenzien dient.

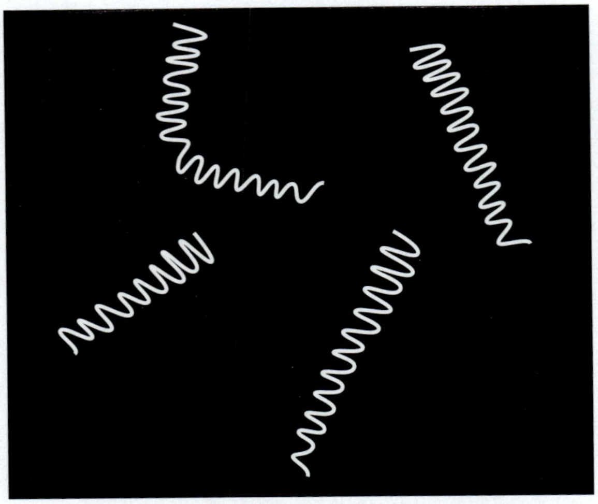

Abb. 25.3. Schematische Darstellung von Treponema pallidum

T. pallidum ist ein ca. 7–15 zu 0,25 μ messender schraubenförmiger, beweglicher Keim mit engen, regelmäßigen Windungen (Abb. 25.3); charakteristische Knickbewegungen, die nach dem Rückstoßprinzip der aktiven Lokomotion dienen, sind ein wichtiges diagnostisches Kriterium. T. pallidum besteht aus einem Protoplasmazylinder mit axialen Filamenten und ist von einer dreischichtigen äußeren Hülle umgeben. Für den Therapieansatz wichtig ist die innerste Schichte, das Mureinmakromolekül (Stützskelett). Penizillin interferiert mit dessen Synthese und führt dadurch zur Lyse.

T. pallidum hat eine sehr lange Generationszeit von ca. 30 h (bei den häufigsten pathogenen Keimen nur 20–40 min), die Zellteilung erfolgt transversal. T. pallidum ist ein „mikroaerophiler" Keim: Er benötigt freien Sauerstoff, doch ist eine zu hohe O_2-Spannung toxisch (optimale Konzentration: 1–3 %; dies entspricht etwa den Verhältnissen in der Dermis, wo sich T. pallidum auch am stärksten vermehrt). Der Keim ist sehr empfindlich gegenüber Eintrocknung, Hitze (hohes Fieber kann schon zur Abtötung der Treponemen führen – Grundlage der früher geübten Malariatherapie) und Kälte (bei 4° C Verlust der Vitalität innerhalb 24 h) sowie verschiedenen Desinfizienzien, Seife und Detergenzien.

Epidemiologie

Syphilis ist weltweit verbreitet, tritt gehäuft in Großstädten auf, bevorzugt das junge Erwachsenenalter (20–24 Jahre) und das männliche Geschlecht (Verhältnis 2,5:1; bei Männern auch höhere Neigung zu Organschäden in der Spätsyphilis) und betrifft überdurchschnittlich häufig männliche Homosexuelle (in den USA stellt diese Personengruppe fast die Hälfte aller Fälle von Frühsyphilis). Durch die häufige Koinzidenz der Syphilis mit der HIV-Infektion und den damit verbundenen Problemen gewinnt die bereits selten gewordene Syphilis wieder an Bedeutung.

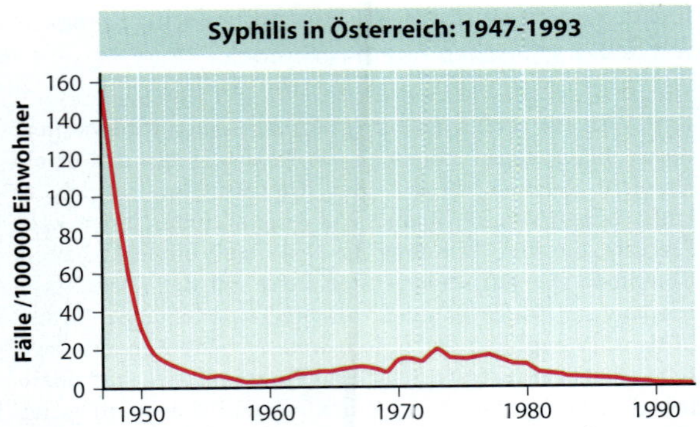

Abb. 25.4 a. Jährliche Inzidenz der Syphilis in Österreich, 1947–1993. Beachte den starken Abfall Anfang der 50er Jahre und den milden Gipfel in den 70er Jahren (nach Luger, 1994)

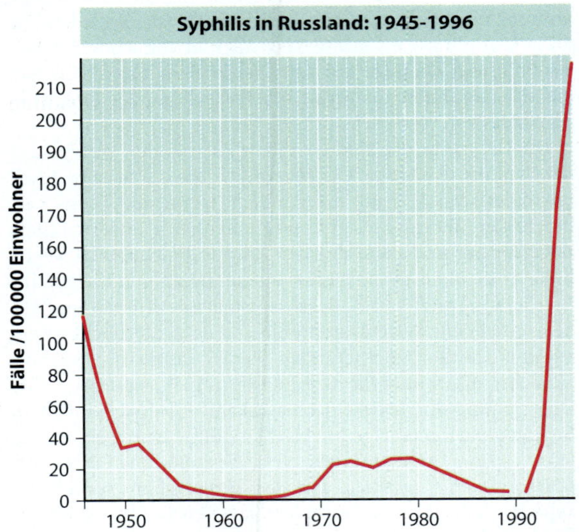

Abb. 25.4 b. Jährliche Inzidenz der Syphilis in Rußland, 1945–1996. Beachte den starken Abfall Anfang der 50er Jahre und den exzessiven Anstieg nach 1991 (nach Akovbyan et al., 1997)

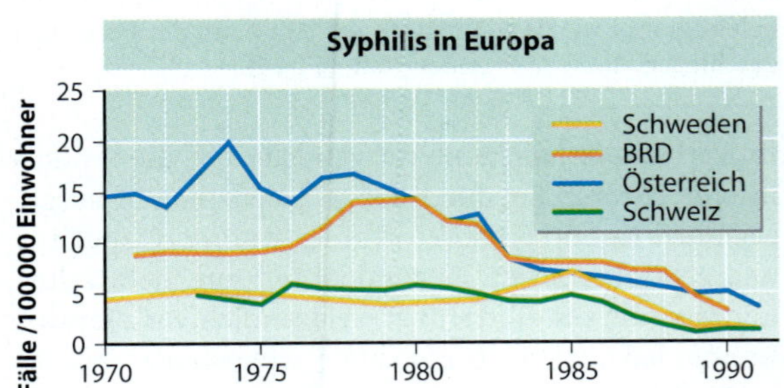

Abb. 25.5. Syphilis in Europa (1970–1991). Beachte die sinkende Tendenz seit ca. 1980 (BRD und Österreich) bzw. das gleichbleibend niedrige Niveau (Schweden, Schweiz) (nach Luger, 1994)

Inzidenz. Diese stieg in den westlichen Ländern seit der Jahrhundertwende an, erreichte zu Ende des Zweiten Weltkrieges einen Gipfel und verschwand nach Einführung des Penizillins fast gänzlich (1955–1960) (Abb. 25.4). Anschließend kam es wieder zum Anstieg, der seit 1980 deutlich abflacht (Abb. 25.5). In den letzten Jahren beträgt die Inzidenz in den westlichen Ländern zwischen 3–8 gemeldete Fälle/100.000/Jahr, in den Ballungszentren ist sie bis 4mal höher. In den USA war die Inzidenz der Frühsyphilis 1990 20/100.000, in manchen Teilen Afrikas sogar 360/100.000. Die Dunkelziffer ist vermutlich hoch.

Auffallend und in Diskrepanz mit vielen anderen westlichen Ländern ist der Anstieg der Inzidenz in den USA, der sich auch in einer Zunahme der konnatalen Syphilis widerspiegelt. Die Ursache liegt wahrscheinlich in der Zunahme des Drogenmißbrauchs (Beschaffungsprostitution). In vielen ehemaligen „Ostblockländern“ kam es nach der „Wende“ zu einem exzessiven und beispiellosen Anstieg der Syphilis (Abb. 25.4b).

Infektionsmodus. Syphilis kann grundsätzlich durch Kontaktinfektion und hämatogen übertragen werden.

Voraussetzung für eine ***Kontaktinfektion*** ist auf Seiten des infizierenden Partners das Vorhandensein ***treponemenhaltiger*** Läsionen *mit* ***Epitheldefekt***, durch den diese austreten können. Daher sind nur Läsionen der Frühsyphilis infektiös und in dieser nur Erosionen bzw. Ulzera (Primäraffekt, nässende lokalisierte Papeln). Faustregel: Ein Syphilitiker ist nur während der beiden ersten Krankheitsjahre infektiös. Auf Seiten des infizierten Partners sind gleichfalls Epitheldefekte zur Penetration in die Dermis erforderlich (T. pallidum kann die intakte Haut nicht durchdringen). Solche Mikrodefekte sind allerdings meist vorhanden bzw. entstehen während des Geschlechtsverkehrs.

Untersuchungen an Sexualpartnern von Syphilitikern haben Transmissionsrisiken zwischen 10–60 % ergeben (über 30 % bei Syphilis im Primärstadium).

Da der Erreger extrem empfindlich ist, muß das infektiöse Material in feuchtem, körperwarmem Zustand an die Infektionspforte gelangen. Die Infektion erfolgt daher in über 90 % beim Geschlechtsverkehr und auch beim Rest meist durch sexuelle Kontakte; „akzidentelle“ Infektionen machen nur einen minimalen Prozentsatz aus (z. B. Infektion des Zahnarztes durch Schleimhautläsionen eines syphilitischen Patienten). Noch seltener, wenn auch häufig angeschuldigt, ist indirekte Übertragung über unbelebte Gegenstände, Kämme, Zigaretten, Eßbesteck etc., da der Erreger solchen Transport kaum überlebt (beschrieben sind hingegen Infektionen durch „second hand“ Kaugummi und vorgekaute Babynahrung).

Die wichtigste Form ***hämatogener*** Übertragung ist die diaplazentare Infektion, die zur Syphilis connata führt.

Hämatogene Übertragung erfolgte früher auch als „Transfusionssyphilis“, fast ausschließlich bei der heute nicht mehr ausgeübten ***direkten*** Bluttransfusion. Hierbei blieb das Primärstadium aus („Syphilis d'emblée“). Die Transfusionssyphilis kommt heute nicht mehr vor: Blutspender werden serologisch voruntersucht; zudem geht T. pallidum in gekühlten Blutkonserven innerhalb von 24 h zugrunde.

Epidemiologisch bedeutsam ist schließlich, daß bei Syphilis *keine protektive Immunität* entsteht. Während der floriden Infektion ist der Organismus gegen neuerliche Inokulationen weitgehend geschützt (sog. „Schankerimmunität“). Bei massiver Inokulation entstehen trotz hoher Antikörperspiegel Läsionen, die dann ein stadiengerechtes klinisches Bild annehmen (bei Lues III etwa ein Gumma). Nach adäquater Therapie schwindet dieser relative Schutz bald, und Neuinfektionen sind möglich.

Krankheitsverlauf

Traditionell unterscheidet man ***drei Stadien*** der Syphilis, die durch verschiedene Reaktionslagen und klinische Manifestationen gekennzeichnet sind. Die Krankheitsaktivität verläuft zyklisch; aktive Phasen werden von ***Latenzphasen*** unterbrochen: Frühlatenz (innerhalb des Stadium II) und Spätlatenz (zwischen Stadien II und III). In den letzten Jahren setzte sich vom amerikanischen Schrifttum aus eine neue Einteilung durch, die nur zwischen ***Früh-*** (infektiöser) und ***Spät-*** (nichtinfektiöser) ***Syphilis*** unterscheidet; die Grenze zwi-

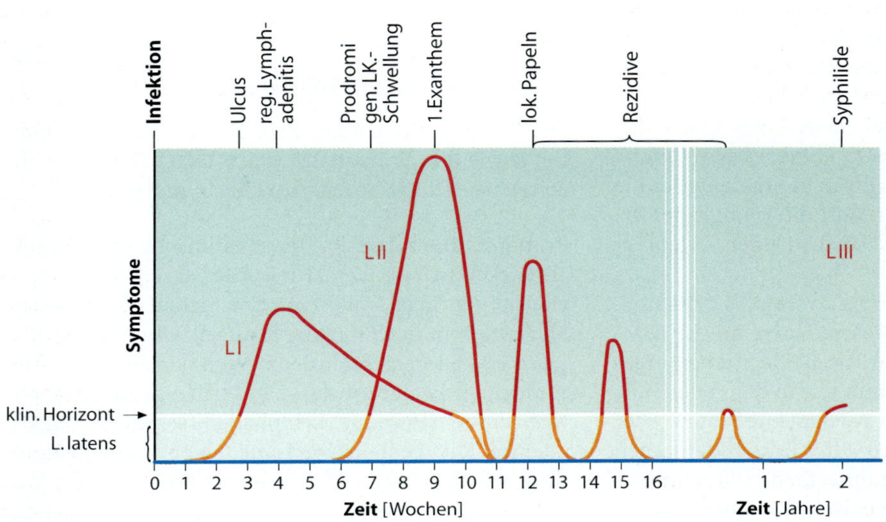

Abb. 25.6. Die Manifestationen der Frühsyphilis in ihrem zeitlichen Verlauf

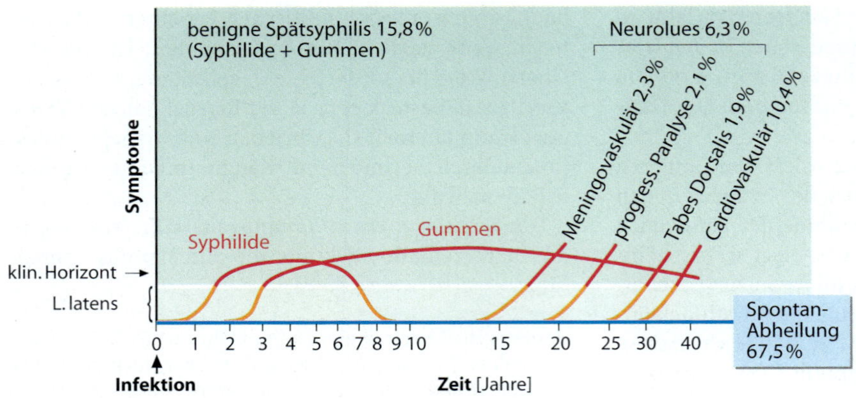

Abb. 25.7. Die Manifestationen der Spätsyphilis in ihrem zeitlichen Verlauf

schen beiden wurde etwas künstlich mit 1 Jahr (CDC) bzw. 2 Jahren (WHO) nach Infektion festgesetzt. Eine nicht genau abschätzbare Zahl von Fällen verläuft asymptomatisch; viele dieser gehen vermutlich auf inkomplette Ausheilung durch Zufallsbehandlung zurück.

Primärstadium. Die Infektion ist (Abb. 25.6) schon zu diesem Zeitpunkt eine systemische. Nach seinem Eindringen (ein Inokulum von 50 Erregern führt in 50 % der Fälle zur Infektion) gelangt T. pallidum über die Lymphbahnen schnell in den Organismus (schon Stunden nach Inokulation sind Treponemen im Lymphknoten nachweisbar); erst viel später entwickelt sich an der Eintrittsstelle der Primäraffekt, gefolgt von einer regionären Lymphknotenschwellung. Eine lokale Antibiotikabehandlung kann daher *nicht* zur Abheilung der Syphilis führen. Der Primäraffekt heilt nach einigen Wochen spontan ab. Noch im Primärstadium, meist ab der 3. Woche, werden die Seroreaktionen positiv (sog. seronegative und seropositive Phasen der Lues I).

Sekundärstadium. Dieses ist durch die systemische Auseinandersetzung des Organismus mit dem Erreger gekennzeichnet. Die Symptomatik umfaßt Systemzeichen (Fieber, Knochenschmerzen etc.), Exantheme und multiple metastatische Absiedelungen der Treponemen (vermutlich wegen der günstigen Temperaturverhältnisse vorwiegend in der Haut lokalisierte Papeln). Die Seroreaktionen sind stets hoch positiv. Im Stadium II konnte früher der Tod durch überwältigende Infektion erfolgen, heute klingt es oszillierend mit immer schwächeren Rezidiven ab und leitet in die Spätlatenz über. Bis zu dieser läuft die Syphilis gesetzmäßig und vorhersagbar ab. Danach ist der Verlauf jedoch sehr individuell.

Die Kenntnis des „natürlichen" Verlaufes der unbehandelten Syphilis geht im wesentlichen auf die ***Oslo***- und die ***Tuskegee***-Studien zurück. Beide Studien ergaben, daß sich ein Tertiärstadium nur in ca. 1/3 der Fälle einstellt; der Rest mündet in permanente Latenz oder sogar Spontanheilung. Etwa 10 % der Erkrankten gehen an der Syphilis zugrunde. Die auftretenden Organmanifestationen sind an charakteristische Zeitintervalle gebunden und treten üblicherweise alternativ auf (Abb. 25.7).

In beiden Studien wurden größere Kollektive von Syphiliskranken absichtlich ohne Behandlung gelassen; bei der Oslo-Studie geschah dies, weil die damals (1891–1910) verfügbare Therapie (Quecksilber) so toxisch war, daß die Nichtbehandlung ethisch vertretbar erschien. Die Krankengeschichten dieser Patienten wurden 1955 retrospektiv analysiert. Bei der viel späteren Tuskegee-Studie (1968 vom US-Department of Health veröffentlicht) wird die ethische Rechtfertigung kritisch beurteilt.

Tertitärstadium. Dieses ist durch selektiven Befall eines oder mehrerer Organe (Haut, Knochen, Herz, ZNS etc.) gekennzeichnet. Verantwortlich ist weniger der Erreger (Läsionen der Lues III sind fast frei von Treponemen), sondern eine zelluläre Immunreaktion mit Ausbildung von teils produktiven, teils nekrotisierenden Granulomen. Ausdruck der geänderten Immunitätslage ist ein positiver Luetintest (s. unten).

Histologisch findet sich in allen aktiven Läsionen der Syphilis eine obliterierende Endangitis mit plasmazellreichen perivaskulären Rundzellinfiltraten. Bei völligem Verschluß der Gefäße kommt es zur Nekrose der versorgten Gewebspartien (Primäraffekt, zerebro- und kardiovaskuläre Syphilis). In den Gummen erscheinen die Nekrosen als „Verkäsung" mit umgebendem tuberkuloiden Granulationsgewebe.

Klinik der Frühsyphilis

Die Frühsyphilis umfaßt Primär- und Sekundärstadium sowie die „Frühlatenz" (nach WHO-Definition die ersten beiden Krankheitsjahre nach Infektion).

Primärstadium (Lues I). Der syphilitische Primäraffekt entwickelt sich nach einer Inkubationszeit von 2–3 Wochen (9–90 Tage, Dauer von der Menge des Inokulats abhängig) an der Eintrittspforte aus einer derben Papel, die sich (meist Ende der 3. Woche) in ein Ulkus umwandelt. Etwa eine Woche später tritt eine meist einseitige, derbe regionäre Lymphadenitis hinzu („Skleradenitis"). Allgemeinsymptome fehlen. Ohne Behandlung heilt der Primäraffekt je nach Größe nach 3–8 Wochen spontan narbig ab; zu Beginn des Stadiums der

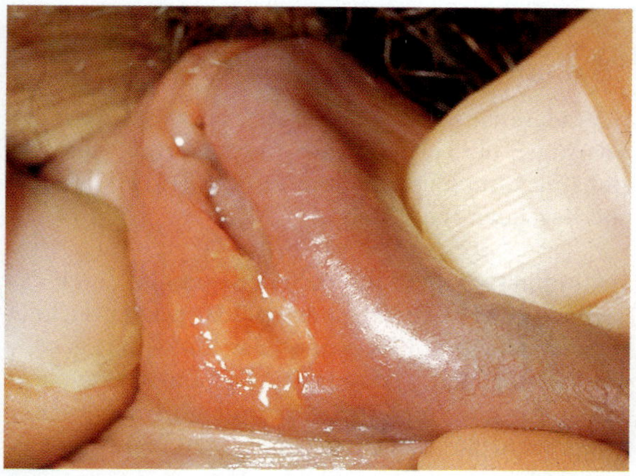

Abb. 25.8. Syphilitischer Primäraffekt beim Mann: ein kreisrundes, schmierig belegtes Ulkus mit derb infiltrierten Rändern und schinkenbraunroter Farbe

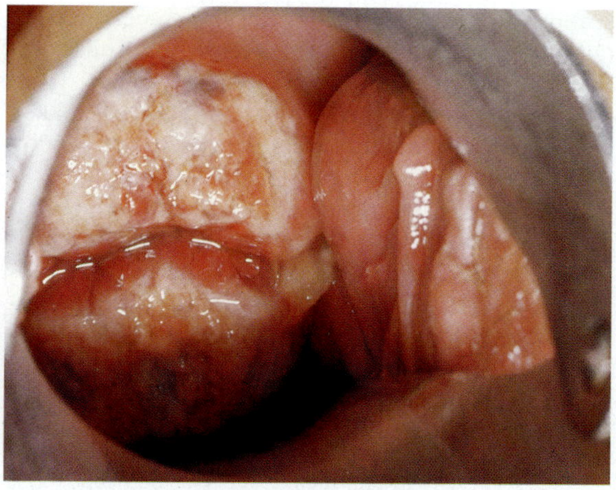

Abb. 25.9. Syphilitischer Primäraffekt an der Cervix uteri. Differentialdiagnose: Zervixkarzinom

Lues II (etwa 7 Wochen nach Infektion) sind daher häufig noch Reste des Primäraffektes erkennbar.

Der ***Primäraffekt*** (syn. harter Schanker, Ulcus durum, Sklerose) ist ein fast stets solitäres, derbes, entzündlich infiltriertes schüsselförmiges Ulkus von „schinkenbraunroter" Farbe. Es ist scharf begrenzt, mit steil abfallendem Rand (nie unterminiert!), fein granuliertem Grund und von geringer Schmerzhaftigkeit (außer bei extragenitalen Lokalisationen und Superinfektion). Die Umgebung des Ulkus ist ödematös geschwollen (Abb. 25.8).

Primäraffekte sind meist (~90 %) genital lokalisiert. Prädilektionsstellen sind beim Mann das Frenulum präputii und der Sulcus coronarius (mechanisch am meisten beanspruchte Stellen – Epitheldefekte!), weniger häufig Glans, Präputium und Penisschaft; bei der Frau die hintere Kommissur (korrespondierende Stelle zum Frenulum präputii), die kleinen Labien und die Portio uteri, seltener Klitoris, Urethralöffnung und Vaginalwand.

Klapphänomen: Bei Lokalisation am inneren Präputialblatt klappt der Primäraffekt während des langsamen Reponierens der Vorhaut wie eine Platte um – ein Ausdruck der Derbheit des Geschwürs.

> **!** Ein Primäraffekt an der Portio uteri ist häufig nekrotisch und unregelmäßig konfiguriert – klassische Differentialdiagnose des Portio-Karzinoms (Abb. 25.9).

Pathogenese. Vermehrung der Treponemen in den Lymphspalten, Ausbildung eines lympho-plasmozytären entzündlichen Infiltrats. Der Gefäßbefall führt zu regionalem Lymphstau (derbe Konsistenz!) und ischämischer Nekrose.

Es gibt zahlreiche ***Sonderformen.*** Primäraffekte können folgendermaßen von der Norm abweichen:

- Größe: Riesen- und Zwergschanker;

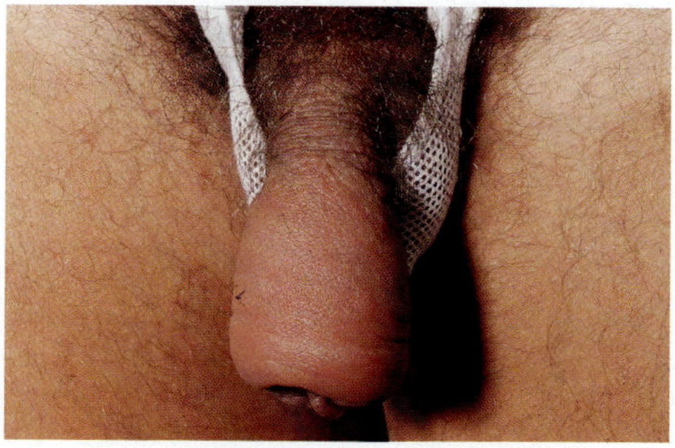

Abb. 25.10. Glockenschwengelpenis. Ödem und Verhärtung des distalen Penisanteils. Unter der entzündlichen Phimose ein syphilitischer Primäraffekt

- Zahl: multiple Primäraffekte (typisches Beispiel: die sog. „Abklatsch-Sklerose": zwei oder mehrere Sklerosen an korrespondierenden Stellen);
- Lokalisation: extragenitale Primäraffekte. Diesen sind lokalisationsbedingte Charakteristika und die häufig späte Diagnose gemeinsam. Prädilektionsstellen sind zum einen die ***Mundhöhle*** (Lippen, Gaumen, Zunge, Tonsillen): einseitige, ulzerös-nekrotische Läsionen mit meist stark ausgeprägter regionaler Lymphknotenschwellung (typisch für Primäraffekte im Kopfbereich!).

> **!** Nicht-sexuelle Übertragung der Syphilis auf Kinder erfolgt meist durch Küssen und führt zu Primäraffekten im Kopfbereich (Lippen) mit begleitender massiver regionaler Lymphadenitis (häufige Verdachtsdiagnose: Mumps).

Weitere Prädilektionsstellen sind der ***Analbereich*** (Anus, Rektum – Inspektion mit dem Proktoskop!), die ***Mamillen***, und schließlich die ***Finger:*** die einzige Lokalisation, an der der Primäraffekt als schmerzhaft gilt (gute Nervenversorgung der Akren); Ähnlichkeit mit akuter Paronychie;

- Superinfektion: mit Staphylo- und Streptokokken oder als „Ulcus mixtum" (bei gleichzeitiger Infektion mit Haemophilus ducreyi);
- Morphologie: In seltenen Fällen exulzeriert der Primäraffekt nicht und manifestiert sich lediglich als derbes umschriebenes Infiltrat („Ödema indurativum"). Häufiger bei Frauen (einseitige radiergummiartige Schwellung der großen oder kleinen Labien, regionale Skleradenitis). Bei Männern tritt manchmal ein sog. „Glockenschwengelpenis" auf (Abb. 25.10).

Unter „Glockenschwengelpenis" versteht man eine starke Schwellung der vorderen Penispartie, häufig mit entzündlicher Phimose (cave Paraphimose bei forcierter Reposition!). Typisch bei Primäraffekten der Fossa navicularis: in der Tiefe der Glans tastbare Verhärtung, verdickter und derber Lymphstrang am Dorsum penis, serös-sanguinulenter Ausfluß. Bei einer entzündlichen Phimose muß immer ein Primäraffekt der Glans oder des inneren Präputialblattes ausgeschlossen werden („Sklerosis in phimosi").

- Ausbleiben des Primäraffektes: Bei erstaunlich vielen Patienten mit Lues II oder III kann man weder klinisch (Narbe) noch anamnestisch einen vorausgegangenen Primäraffekt nachweisen (40–60 %). Mögliche Gründe sind: insuffiziente (prophylaktische) antibiotische Behandlung; geringe subjektive Beschwerden z. B. bei Primäraffekten an Portio oder Rektum; meist jedoch wohl mangelnde Selbstbeobachtung. Historisch bei Infektion durch Bluttransfusion (s. oben).

Differentialdiagnose des Primäraffekts: siehe Tabelle 25.4.

Skleradenitis. Diese manifestiert sich als eine meist einseitige, derbe, indolente Vergrößerung der regionären Lymphknoten ohne Verbackung mit der darüberliegenden Haut.

Sekundärstadium (Lues II). Sein Beginn ist durch das Einsetzen von Systemsymptomen klar gekennzeichnet (7–10 Wochen nach Infektion), das Ende hingegen etwas künstlich mit 2 Jahren festgelegt. Dazwischen liegt eine in Art und Intensität außerordentlich wechselnde Symptomvielfalt, denen folgende Merkmale gemeinsam sind:

- Schubhafter Verlauf mit oft langen erscheinungsfreien Intervallen (Frühlatenz). Die Latenzphasen werden immer länger, die Schübe kürzer und milder; nach dem ersten Jahr sind klinische Erscheinungen überhaupt selten.
- Die Schübe sind meist mild: bei vielen Patienten (70 %) kommt es nur zu einem einzigen Schub, manchmal bleibt die Lues II sogar asymptomatisch.
- Den einzelnen Schüben – am ausgeprägtesten dem ersten – gehen unspezifische Prodromalsymptome voraus.

Prodromalsymptome. Meist wenig charakteristische System- und Organmanifestationen: „grippale" Beschwerden mit subfebrilen Temperaturen, Gewichtsverlust, Inappetenz, Kopf- und Halsschmerzen, Heiserkeit, konjunktivale Reizung, Nasenkatarrh sowie Gelenks- und Knochenschmerzen. Milz und Leber sind

Tabelle 25.4. Wichtigste Differentialdiagnosen luetischer Primäraffekte

	Bemerkung
genital	
Pyodermie nach Traumen („Haarriß")	Stark entzündlich, eiternd, Auftreten kurz nach Traumen (Verkehr)
Herpes genitalis	stark entzündlich, schmerzhaft, aus mehreren Bläschen oder Erosionen zusammengesetzt, häufig Anamnese früherer Episoden
chron-rezid. Aphthen (Major-Typ)	pelzige Nekrose, meist multipel, Lymphadenitis fehlt meist, Anamnese früherer Episoden
Ulcus molle	schmerzhaft, weich, unterminierte Ränder, schlitzförmig oder hypertroph, meist multipel, kurze Inkubationszeit
Lichen ruber (anuläre Form)	kein Ulkus, livider Farbton, Infiltration fehlt, schmerzlos, keine Lymphadenitis, andere Herde von Lichen ruber
Karzinome (Penis-, Vulva-, Zervix-)	mittleres bis höheres Alter des Patienten, weniger entzündlicher Charakter und besonders derbe Infiltration, unregelmäßig gehöckerter Ulkusgrund
extragenital	
Lippenfurunkel	schmerzhaft, eitrig, nicht so derb infiltriert
chron-rezid. Aphthen (Major-Typ)	s. oben
Herpes simplex	s. oben
Angina-Plaut-Vincentii	ausgedehnte matschig-nekrotisierende Entzündung
akute Paronychie	akut entzündlich, schmerzhaft
entzündliche Haemorrhoidalknoten, Analfissur	akut entzündlich, schmerzhaft
Karzinome (Lippen-, Zungen-, Tonsillen-, Rektum)	s. oben; Koexistenz von Präkanzerosen

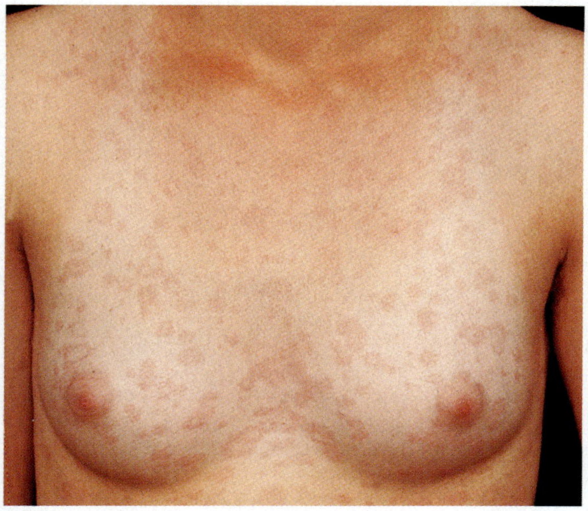

Abb. 25.11. Makulöses syphilitisches Frühexanthem mit Ähnlichkeit zur Pityriasis rosea

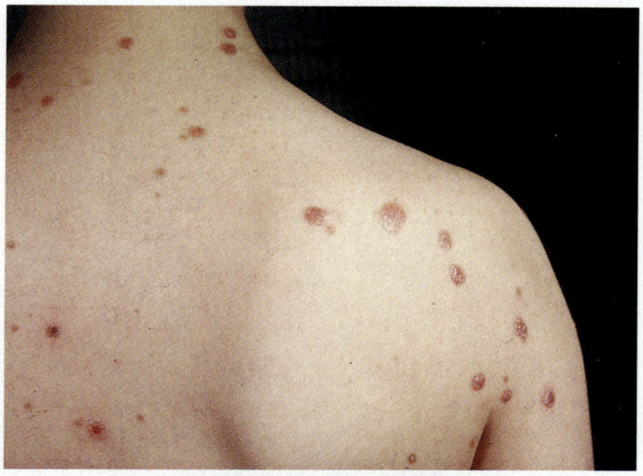

Abb. 25.12. Papulöses syphilitisches Spätexanthem mit Ähnlichkeit zur Pityriasis lichenoides. Beachte die schüttere Aussaat und beginnende Tendenz zur Gruppierung

Tabelle 25.5. Wichtigste Differentialdiagnosen syphilitischer Exantheme

	Bemerkung
Früheexantheme	
Taches bleues	vorwiegend am Unterbauch; Pediculosis pubis und Nissen nachweisbar
Seborrhoisches Ekzem	Prädilektion der seborrhoischen Areale, ekzematöse Charakteristik, Juckreiz
Pityriasis rosea	Primärplaque vorhanden; Anordnung in Spaltrichtung der Haut, Coleretteschuppung
Virusexantheme (Masern, Rubeolen, Coxsackie-, Echoviren, Mononukleose etc.)	Exanthem meist intensiver und Systemzeichen stärker ausgeprägt; falls gegeben, spezifische Eigenart der Exantheme (z. B. Rubeolen)
Arzneimittelexantheme	wie oben
Eruptive Psoriasis	rundliche Herde, intensiv rote Farbe, psoriasiforme Schuppung
Spätexantheme	
Psoriasis (eruptiv oder Plaquetyp)	s. oben
Lichen ruber	typische Primäreffloreszenz, lividrote Farbe, Juckreiz
Pityriasis lichenoides chronica	„Sargdeckel"-Schuppung, milde hämorrhagische Komponente
Urticaria pigmentosa	Darier Zeichen (Urtikation nach Reiben)

oft vergrößert, die Blutsenkung beschleunigt, Leukozytose (absolute Lymphozytose) und leichte Anämie.

Die *Kopfschmerzen* sind Folge erhöhten intrakraniellen Drucks bei der frühsyphilitischen Meningitis – einer basalen Meningitis mit oft asymptomatischem, fast immer jedoch gutartigem Verlauf („Meningealkatarrh"). Seltene Komplikationen: akuter Hydrozephalus, neurologische Ausfälle wie Aphasien, Hemiparesen etc., Neuritis nervi optici und Hirnnervenläsionen. Die Liquorveränderungen sind mild (Pleozytose, geringgradige Vermehrung der Globuline) und nicht stets vorhanden (5–30 %); der Erregernachweis im Liquor ist meist negativ.

Die ***Knochenschmerzen*** beruhen auf einer Periostitis (Prädilektionsstelle: Vorderseite der Tibia) und sind das einzige charakteristische (wenn auch ein seltenes) Prodromalsymptom der Lues II: „*Dolores osteocopi nocturni*". Weitere seltene Manifestationen sind Hepatitis (mit oder ohne Ikterus), Glomerulonephritis (Albuminurie, selten Oligurie und Ödeme) und die syphilitische Iridozyklitis.

Die ***Aktivitätsschübe*** der sekundären Syphilis sind durch die folgenden fünf klassischen klinischen Manifestationen gekennzeichnet:

- ***Generalisierte Lymphknotenschwellung:*** Während der Aktivitätssphasen sind (in mehr als 50 %) alle zugänglichen Lymphknoten derb, vergrößert, indolent und nicht verbacken. Zum Nachweis einer *generalisierten* Lymphadenopathie palpiert man den sonst nicht tastbaren Lymphknoten im Sulcus bicipitalis medialis.

- ***Exantheme:*** Man unterscheidet Früh- (Erstlings-) und Spät-(Rezidiv)exantheme. Typisch ist deren Vielgestaltigkeit.

  Das ***Erstlingsexanthem*** (Roseola syphilitica, Kieler Masern) ist immer makulös, oft sehr zart, blaßrosa-bläulich und vorwiegend seitwärts am Stamm lokalisiert (Abb. 25.11). ***Rezidivexantheme*** können sowohl makulös, papulös als auch vesikulös („Varicella syphilitica"), vesikulo-krustös, papulo-pustulös, squamös („Rupia syphilitica") und sogar ulzerös sein.

Alte Dermatologen-Weisheit: „Die Lues kann alles". Daraus leitet sich die (im Rahmen von Rigorosen oft arg strapazierte) Verpflichtung ab, bei jedem unklaren Exanthem die Lues in Differentialdiagnose zu ziehen (Tabelle 25.5).

Frühe Exantheme sind makulös, generalisiert (Prädilektion der Körpermitte), dicht, regellos disseminiert und symmetrisch; später werden sie immer spärlicher,

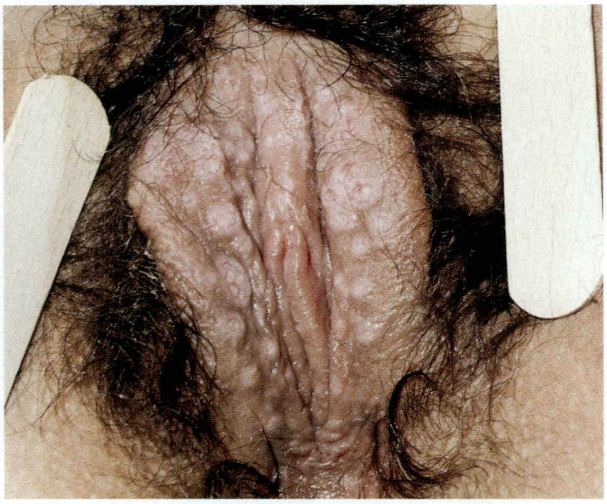

Abb. 25.13. Condylomata lata, breitbasig aufsitzende, erosive, konfluierende Papeln

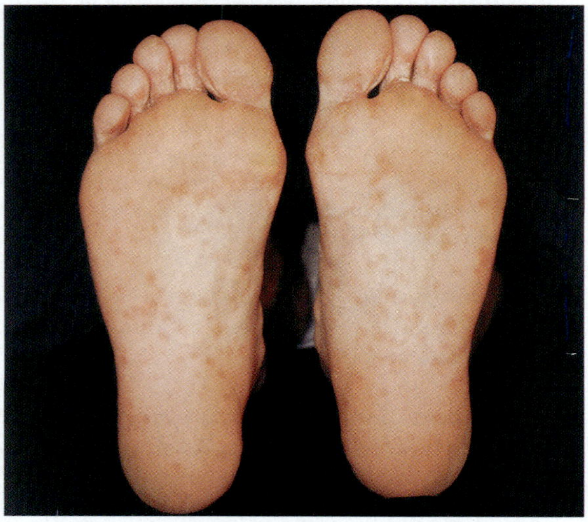

Abb. 25.14. Plantare syphilitische lokalisierte Papeln („Clavi syphilitici")

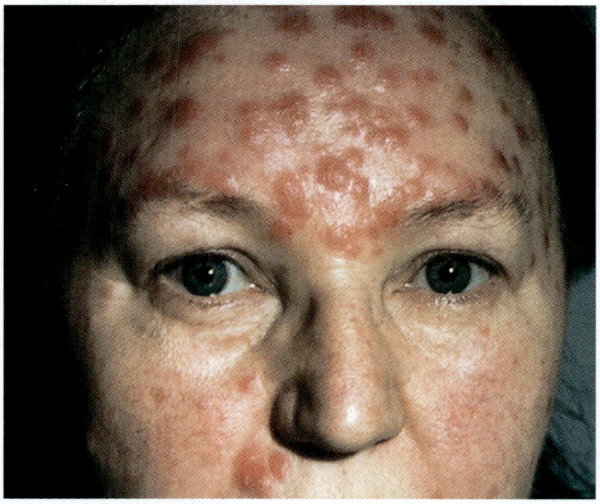

Abb. 25.15. Lokalisierte Papeln der Stirne (seborrhoische Papeln, „Corona venerea")

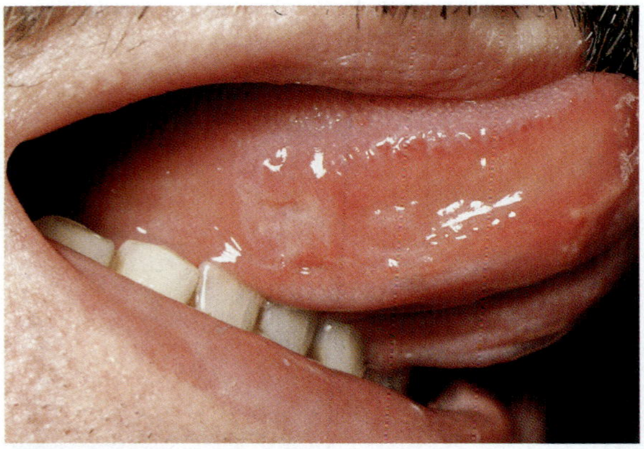

Abb. 25.16. Lokalisierte Papeln der Mundschleimhaut (Plaques muqeuses). Rundliche erosive Läsionen (hier) am Zungenrand

papulöser, deutlicher gruppiert und an bestimmten Prädilektionsstellen lokalisiert (Nacken, Schulter, proximale Extremitäten) (Abb. 25.12). Alle luetischen Exantheme sind subjektiv symptomlos und zeichnen sich durch bräunlichroten Farbton aus.

! „Papulöse luetische Exantheme" und „lokalisierte Papeln" (s. unten) sind manchmal schwer unterscheidbar, aber *nicht* dasselbe. Erstere sind Intoleranzreaktionen der Haut und entstehen *nicht* durch direkte Einwirkung der Treponemen. Der Dunkelfeldnachweis ist daher kaum erfolgreich. Letztere sind metastatische Absiedlungen von Treponemen und zum Dunkelfeldnachweis ideal geeignet.

- ***Lokalisierte Papeln:*** Spezifische Infiltrate, die durch fokale Anreicherung von Treponemen bedingt und das charakteristischste Symptom der Lues II sind. Es handelt sich um gruppierte, braunrote, flache, indolente Knötchen, die vorwiegend folgende Prädilektionsstellen besiedeln:
  - ***Genital-perineal-perianal:*** beetartige, düster rot-braune erodierte Papeln; oft große, flache, oder vorgewölbte Herde ***(Condylomata lata)*** (Abb. 25.13).
  - ***Handflächen und Fußsohlen:*** livid- braunrote, manchmal schuppende flache Papeln (historische Bezeichnungen: „Psoriasis palmoplantaris luetica", „Clavi syphilitici") (Abb. 25.14).
  - ***Große Beugen*** und ***seborrhoische Areale:*** Im Gesicht sind vorwiegend Augenbrauen und die Nasolabialfalten betroffen („***seborrhoische Papeln***") (Abb. 25.15). Am Capillitium verdichten sich die Läsionen besonders am Haaransatz („***Corona veneris***").
  - ***Mundschleimhaut:*** Hier kann jeder Bereich einschließlich des Pharynx die typischen ovalen, erhabenen, erosiven, mit graugelben Fibrinbelägen bedeckten Läsionen tragen („***Plaques***

Tabelle 25.6. Differentialdiagnosen der lokalisierten Papeln

Capillitium	seborrhoisches Ekzem Psoriasis Follikulitis
Gesicht	seborrhoisches Ekzem Rosacea
Mundwinkel	Anguli infectiosi
Lippen	Herpes simplex desquamative Cheilitis
Mundschleimhaut	Lichen ruber Chron.-disc. LE Chron.-rez. Aphthen Lingua geographica Leukoplakie Herpangina Hand-foot-mouth-disease Pharyngitis
Axillär, inguinal	intertriginöses Ekzem inverse Psoriasis
Genitoanal	Condylomata acuminata Lichen ruber bowenoide Papeln Langerhanszell-Histiozytose
Handflächen, Fußsohlen	Psoriasis inversa Tylosis, Clavi Verrucae plantares pitted keratolysis palmoplantares Keratoderm

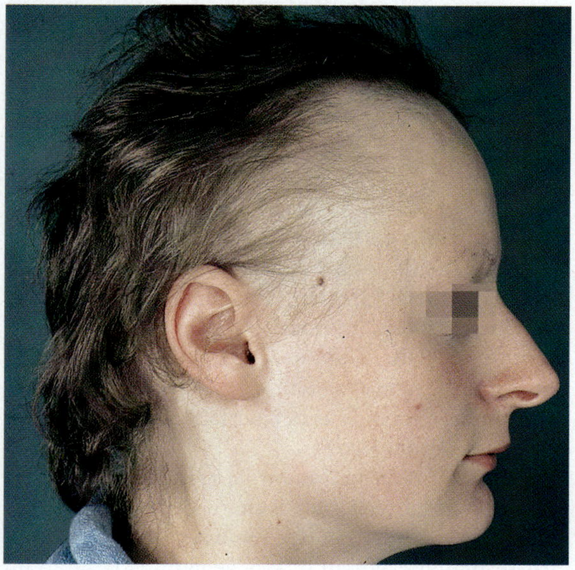

Abb. 25.17. Diffuses syphilitisches Effluvium mit typischer Lichtung der Parietalregion

muqueuses"). Besondere Größe erreichen sie an der Zunge (Abb. 25.16). Häufig findet sich zusätzlich eine diffuse Entzündung des gesamten Pharynx ***(Angina specifica)***. Charakteristisch sind ferner Papeln der Mundwinkel ***(„syphilitische Perlèche")***. Mundschleimhautläsionen treten in etwa einem Drittel der Fälle von Lues II auf und sind hochinfektiös.

Zur ***Differentialdiagnose:*** Tabelle 25.6.

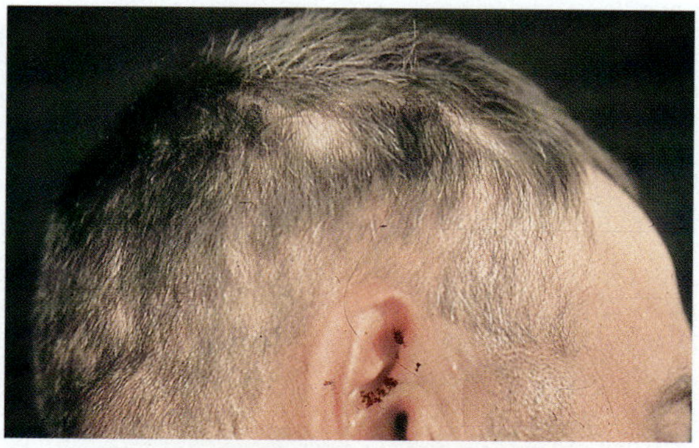

Abb. 25.18. Alopecia areolaris specifica. Kleinfleckiger, konfluierender reversibler Haarverlust („wie von Motten zerfressen")

- ***Luetischer Haarverlust:*** Die Syphilis kann zwei verschiedene Arten von Haarausfall verursachen; beide sind reversibel und durch Prädilektion der Parietal- und Okzipitalregionen gekennzeichnet. Das ***diffuse luetische Effluvium*** ist ein toxisches Telogeneffluvium im Rahmen der frühen Lues II (Abb. 25.17). Die ***Alopecia areolaris specifica*** ist ein disseminierter kleinfleckiger Haarausfall, wobei die betroffenen Stellen nie ganz kahl sind („von Motten angefressen") (Abb. 25.18); ein Symptom der späten Lues II, das auf lokaler Toxineinwirkung in (zum Zeitpunkt des Haarausfalls schon zurückgebildeten) lokalisierten Papeln der Kopfhaut beruht. Differentialdiagnose: Alopecia areata, Mikrosporie.
- ***Luetisches Leukoderm:*** Symptom der späten Lues II; konfettigroße hypopigmentierte Flecken vorwiegend am Nacken und der seitlichen Halspartie, meist gemeinsam mit Alopecia areolaris specifica. Genese: postinflammatorische Hypopigmentierung nach luetischen Papeln.

Infektiös sind grundsätzlich alle entzündlichen Läsionen der Lues II, Blut und andere Körpersäfte. Eine reale Ansteckungsgefahr bergen jedoch fast nur die treponemenreichen erosiven lokalisierten Papeln von Genitoanalbereich und Mundschleimhaut.

> **!** Erosive lokalisierte Papeln sind die erregerreichsten Läsionen der Syphilis (Millionen Treponemen/ml Gewebssaft) und die wichtigste Ansteckungsquelle.

Die ***Frühlatenz*** entspricht der klinisch erscheinungsfreien Phase der Frühsyphilis (bis 2 Jahre nach Infektion). Während der Latenzphasen kann die Syphilis nur serologisch diagnostiziert werden.

„Frühlatenz" und „Spätlatenz" können weder klinisch noch serologisch, sondern nur anamnestisch unterschieden werden; im Zweifelsfall sollte immer entsprechend der Diagnose „Spätlatenz" vorgegangen werden.

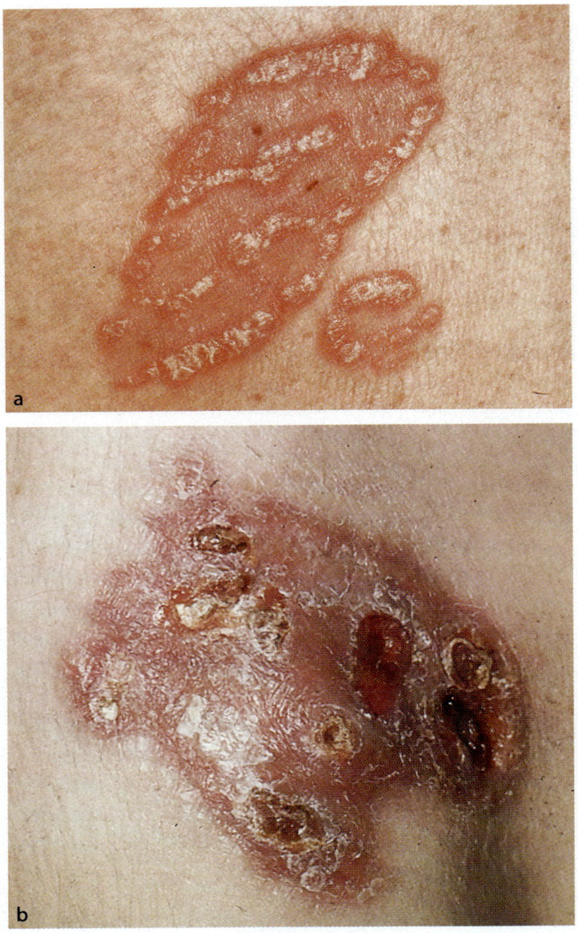

Abb. 25.19. Syphilide. **a** Psoriasiformes Syphilid, **b** ulzero-serpiginöses Syphilid. Eine polyzyklisch begrenzte erythematöse Plaque, mehrere Ulzera

Tabelle 25.7. Wichtigste Differentialdiagnosen der Syphilide

	Bemerkung
Lupus vulgaris	viel langsameres Wachstum; Herde weniger zahlreich und weniger ausgedehnt; apfelgeleeartige Eigenfarbe; Sondenphänomen positiv; Rezidive in Narbe; ausgeprägte Mutilation
Lupus erythematodes	Trias: Erythem, Schuppung, Atrophie
Mykosis fungoides	multiple disseminierte Herde, Exulzeration erst später (Tumorstadium)
Sparkoidose (anuläre bzw. Plaque-Form)	charakteristische rotlividbraune Farbe, Konsistenz derber, keine Tendenz zur Exulzeration

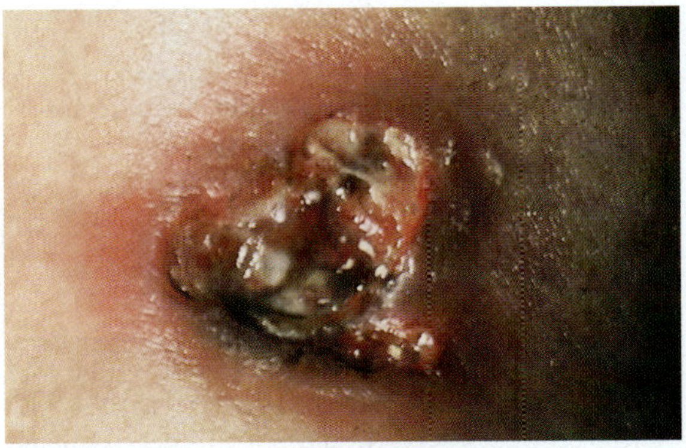

Abb. 25.20. Gumma der Schienbeinkante. Ein tiefes, nekrotisches Ulkus mit scharfen, steil abfallenden Ulkusrändern („wie mit dem Locheisen ausgestanzt")

Klinik der Spätsyphilis

Syphilis ab Ende des 2. Krankheitsjahres (Definition der WHO) bzw. des 1. Krankheitsjahres (Definition der CDC); sie umfaßt das Stadium der „Spätlatenz" und die Lues III.

Tertiärstadium (Lues III): Lues III ist durch eine zelluläre Abwehrreaktion bei gleichzeitiger Erregerarmut gekennzeichnet. Sie kann durch Zerstörung eines oder mehrerer Organe zum Tod führen. Nur etwa ein Drittel der Patienten entwickelt klinisch aktive Spätsyphilis. Klinisch unterscheidet man drei Komplexe der tertiären Syphilis: die *benigne Spätsyphilis* („late benign syphilis"), die *Neurosyphilis* und die *kardiovaskuläre Syphilis*. Manche Patienten entwickeln gleichzeitig mehrere dieser Formen.

Benigne Spätsyphilis. Diese ist durch fokale proliferative oder destruktive Granulome gekennzeichnet, die Haut, Schleimhäute und Knochen (etwa gleich häufig) bevorzugen. Die destruktiven Veränderungen sind oft erheblich, jedoch nur bei ungünstiger Lokalisation lebensgefährlich und weitgehend schmerzlos. Die benigne Spätsyphilis tritt bei etwa 15 % der unbehandelten Lueskranken mit erheblicher *zeitlicher Streuung* auf (1 bis 40 Jahre nach Infektion; Inzidenzgipfel bei 15 Jahren). Die früheste Manifestation sind die ***Syphilide*** (zwischen 3. und 6. Jahr); Gummen der Haut oder innerer Organe werden fast nie vor dem 3. postinfektiösen Jahr gesehen und können sich noch nach Jahrzehnten bilden.

- ***Spätsyphilis der Haut:***
  Syphilide sind flache, braunrote, gruppierte, oft serpiginös konfigurierte und asymmetrisch angeordnete plattenartige oder knotige Läsionen (tuberöse, tubero-serpiginöse Syphilide) mit Neigung zu Ulzeration, Narbenbildung und Mutilation (Nase, Ohren). Prädilektionsstellen: Rücken, Streckseiten der oberen Extremitäten und Gesicht (Abb. 25.19). Histologie: dermale entzündliche Infiltrate mit granulomatösem Charakter. Differentialdiagnose: Tabelle 25.7.

  Gummen sind die „klassische" Läsion der Spätsyphilis; ihr Name leitet sich angeblich von ihrer charakteristischen Konsistenz ab. Es handelt sich um Knoten von bis zu mehreren Zentimetern Größe aus zentral verkäsendem tuberkuloidem Granulationsgewebe. Sie können in jedem Organ, am häufigsten jedoch an

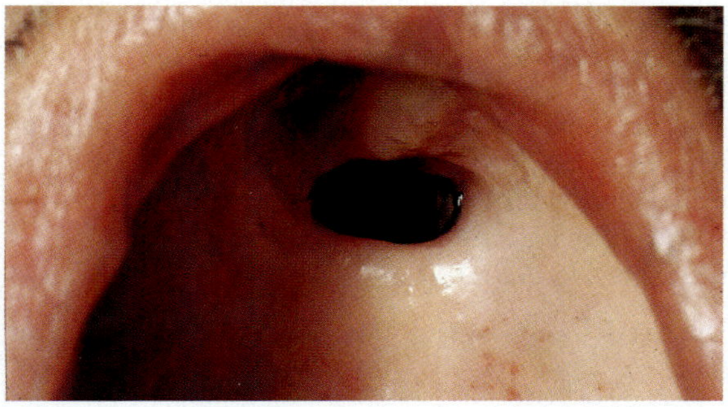

Abb. 25.21. Perforation des harten Gaumens nach syphilitischem Gumma („Wolfsrachen")

Haut, Schleimhäuten und Knochen auftreten. Gummen der Haut gehen von der Subkutis, bzw. vom Periost aus und erscheinen erst als livid-braunrote, derb elastische, flache Knoten, die später einschmelzen, exulzieren und scharf begrenzte, „wie mit dem Locheisen ausgestanzt" aussehende Ulzera bilden (Abb. 25.20). Prädilektionsstellen sind das Kapillitium, die mediale Klavikularregion sowie an den langen Röhrenknochen (Tibia), Gaumen (Perforation führt zum „Wolfsrachen") (Abb. 25.21) und Nasenseptum (Einbruch führt zur Sattelnase). Häufig sind weiters Gummen von Lippen, Zunge, Rachen und Larynx. Differentialdiagnose: Tumoren (Plattenepithelkarzinom); Ulcus cruris venosum, Tuberkulom.

- ***Spätsyphilis der Knochen:*** weitaus häufigste Manifestation sind Gummen. Prädilektionsstellen: Tibia, Sternum, Klavikula, Wirbeln, Rippen und lange Röhrenknochen. Befall der darüberliegenden Haut oder Schleimhaut ist häufig (s. oben). Die luetische ***Periostitis*** führt zu schalenförmigen Knochenauflagerungen und zur Osteolyse; endostale Spätsyphilis (selten) bewirkt eine Sklerosierung des Markraumes („Elfenbeinknochen").

- ***Weitere betroffene Organe*** sind Augen (Uveitis, Chorioretinitis, Optikus-Atrophie), Leber, Magen, Lymphknoten, Genitaltrakt und Skelettmuskeln. In den viszeralen Organen sind Gummen die häufigste Manifestation, die klinische Symptomatik sehr unterschiedlich. Am häufigsten ist die Leber betroffen (Hepar lobatum – von Gummen durchsetzt oder Zirrhose infolge interstitieller Entzündung).

Spätsyphilis des Zentralnervenssystems (Lues cerebrospinalis, Neurolues). Diese ist seit Einführung der Penizillintherapie selten. Als Folge des häufigen (oft ungezielten) Einsatzes von Antibiotika haben abortive, maskierte, oft monosymptomatische Formen die klassischen Bilder abgelöst. Die Neurolues beruht auf 3 wesentlichen pathologisch-anatomischen Substraten:

Spezifische Meningitis vorwiegend der Hirnbasis und des Rückenmarks, weniger der Konvexität. Von der Meningitis ausgehend können (selten) auch Gummen entstehen.

Obliterierende Endarteritis der meningealen und zerebralen Gefäße mit Thrombosen.

Da diese beiden Formen meist kombiniert auftreten, spricht man von „meningovaskulärer Neurolues" mit vorwiegend meningitischer oder vorwiegend vaskulärer Symptomatik.

Parenchymdegeneration mit geringgradiger entzündlicher Komponente: Die Pathogenese derselben ist nicht gänzlich geklärt. Treponemen finden sich, wenn überhaupt, nur in der Arachnoidea.

Nach der Oslo-Studie erkranken 6,5 % der unbehandelten Syphilis-Patienten an einer Spätform der Neurolues, etwa zu gleichen Teilen an meningovaskulärer Lues, Tabes dorsalis und progressiver Paralyse. Frühester Manifestationszeitpunkt ist 7–12 Jahre, Inzidenzgipfel der meningovaskulären Syphilis ist bei ca. 17 Jahren, der Paralyse bei 22 und der Tabes bei 30 Jahren nach der Infektion. Unbehandelt sterben zwei Drittel der Erkrankten an Neurolues, der Rest erleidet Defektheilungen (Invalidität).

Klinisch werden folgende Formen unterschieden:

- ***Asymptomatische Neurosyphilis:*** üblicherweise ein Zufallsbefund. Bei einem Teil der Betroffenen (10–35 %) Übergang in eine symptomatische Form, daher auch als „Paralysis imminens" bezeichnet.

- ***Meningovaskuläre Neurosyphilis:*** vielgestaltige klinische Symptomatik. Überwiegt die meningitische Komponente, dominieren basale Hirnnervenausfälle (besonders III, VI, IX) und Optikusatrophie (Arachnitis im Bereich des Chiasma opticum). Vorwiegend vaskulärer Befall führt zu zerebrovaskulären ischämischen Insulten (häufig A. cerebri media).

  Spinale Manifestationen sind häufig (10–30 % der Fälle); sie reichen von radikulären Syndromen über eine spastische Spinalparalyse bis zum akuten vaskulären Querschnittsyndrom.

- ***Lues parenchymatosa:*** *Tabes dorsalis* (Entmarkung der Hinterstränge und der Dorsalwurzeln, Zeichen chronischer Leptomeningitis): typische Symptome sind tabische Schmerzen (heftige, krisenartig auftretende, brennende Schmerzen in den Extremitäten oder im Bauch), Pupillen-, Koordinationsstörungen, organisches Psychosyndrom, vestibulocochleäre Symptome, Optikusatrophie, Reflex- und Sensibilitätsverlust, Blasenstörungen, Impotenz, neurotrophische Störungen (Mal perforans, Charcot-Gelenke).

  Argyll-Robertson-Phänomen: Klassisches Pupillenzeichen der Lues parenchymatosa (Beeinträchtigung der Lichtreaktion bei erhaltener Konvergenzreaktion). Früher galt, daß dieses bei der Tabes nie, bei der progressiven Paralyse nur selten fehlte; nach neueren Untersuchungen ist es jedoch nur in ca. 60 % bis 70 % vorhanden.

  Progressive Paralyse (spezifische, luetische primäre chronische Enzephalitis mit frontalhirnbetonter Parenchymschädigung und Atrophie; daneben chronische Leptomeningitis): Leitsymptom ist das organische Psychosyndrom in verschiedener Ausprägung, begleitet von Sprachstörungen, Pupillen- und Reflexanomalien, epileptischen Anfällen, Koordinationsstörungen, Hirnnervensymptomen u. a.

Verdacht auf Vorliegen einer Neurolues besteht bei:

- neurologischer Symptomatik bei Lues in jedem Stadium (behandelt oder unbehandelt, symptomatisch oder nicht),
- verzögertem Lipoidantikörper-Titerabfall (VDRL) innerhalb von 2 Jahren nach Behandlung einer Lues II oder III,
- jeder neurologischen Symptomatik bei reaktiver Blutserologie (TPHA).

Kardiovaskuläre Spätsyphilis. Diese ist die Manifestationsform mit der höchsten Mortalität (70–90 %). An ihr erkranken 10–15 % der unbehandelten Luespatienten. Sie kann sich entweder als Gumma des Myokards (selten) oder als kardiovaskuläre Lues im engeren Sinn manifestieren. Ausgangspunkt ist eine obliterierende Endarteritis der Vasa vasorum (vorwiegend der Aorta ascendens). Es folgt die Ausbildung multipler epitheloidzelliger Granulome in den Gefäßwänden, die durch fibröses, knotiges Narbengewebe ersetzt werden („baumrindenartig" zerfurchtes Aussehen). Diese Situation bewirkt:

- Das minderwertige Narbengewebe hält dem intraaortalen Druck nicht stand; es kommt zur Dilatation der Aorta ascendens, zur Insuffizienz der Aortenklappen und/oder zur Ausbildung eines Aneurysmas;
- die Ostien der Koronararterien werden stenosiert (Folge: pektanginöse Beschwerden).

Diese charakteristischen luetischen Herzleiden waren in der ersten Hälfte des 20. Jahrhunderts noch für 10–15 % der kardialen Todesfälle verantwortlich.

Klinische Manifestationen sind:

- ***Aorteninsuffizienz*** (bei ca. 50 %) mit Linksherzhypertrophie und kardialer Insuffizienz;
- ***Aneurysmen:*** wesentlich seltener; bunte Symptomatik durch Druck auf verschiedene umliegende Strukturen (Trachea, Bronchi, Ösophagus, N. recurrens etc.); Tod durch kardiale Dekompensation oder Ruptur (Sekundenherztod);
- ***pektanginöse Beschwerden:*** die seltenste Manifestation.

Konnatale Syphilis

Eine in utero von der Mutter auf den Fötus übertragene Lues. Das ungeborene Kind einer an Syphilis erkrankten Frau wird nicht stets diaplazentar infiziert. Ob eine Infektion stattfindet und welche Konsequenzen diese hat, hängt von der Menge der in den Föten eingeschwemmten Treponemen und damit von der Phase der Syphilis der Schwangeren ab. Folgende Endausgänge sind für das Kind grundsätzlich möglich:

- Abort (Spätabort, meist nach der 18. SSW, mit Häufigkeitsgipfel im 8. Lunarmonat);
- Totgeburt zum Termin;
- Lues connata (Frühgeburt oder zum Termin);
- Ausbleiben der Infektion.

Die Art des Endausgangs unterliegt folgenden Faustregeln:

1. Regel. Erfolgt die Infektion zum Zeitpunkt der Konzeption oder bis zum 7. Lunarmonat der Schwangerschaft, ist die Wahrscheinlichkeit der Übertragung fast 100 %; überwiegende Ausgänge sind Abort, Totgeburt und schwere Lues connata praecox. Je länger die Infektion der Konzeption jedoch vorausgeht, desto häufiger bleibt die Infektion der Frucht aus (2 Jahre: 50 %, 2–5 Jahre: 75 %, > 5 Jahre: > 80 %); stellt sich eine solche jedoch ein, überwiegt die Lues connata (Fruchttod selten).

Diese Feststellungen beziehen sich natürlich auf unbehandelte Frauen. Heute sind selbst bei unerkannter Lues in der Schwangerschaft die realen Zahlen eher günstiger, da die Chancen der Zufallsbehandlung nicht gering sind.

Früher wurde angenommen, daß eine diaplazentare Übertragung bis zur 18. SSW nicht erfolgen könne (Postulat: Plazentarschranke für Treponemen in der Langerhans-Schicht des Chorionepithels). Diese Anschauung beruhte auf den Beobachtungen, daß bei luetischen Müttern Aborte vor dem 5. Lunarmonat selten sind und daß in diesem Zeitraum behandelte Frauen später völlig gesunde Kinder zur Welt bringen. Erfolgt die Therapie jedoch erst nach dem 5. Lunarmonat, weisen die Kinder sehr oft Defektheilungen mit typischen Stigmata der Lues connata (s. unten) auf. Diese beiden Beobachtungen sind auch heute noch nicht gänzlich befriedigend erklärt, doch weiß man, daß eine solche Plazentarschranke nicht existiert und Treponemen schon ab der 9. Woche beim Fetus nachgewiesen werden können.

2. Regel. Bei Infektion zwischen dem 7. Lunarmonat und Geburt nimmt das Infektionsrisiko des Kindes kontinuierlich ab, und das Absterben des Kindes im Falle der Infektion wird zunehmend unwahrscheinlicher. Bei Infektion in den letzten 3–6 Wochen unterbleibt eine diaplazentare Übertragung zumeist, doch kann es bei der Geburt zur Infektion des Neugeborenen am Primäraffekt der Mutter kommen (es entsteht eine Lues acquisita des Neugeborenen mit typischem Primäraffekt an der Inokulationsstelle).

Klinik. Die Lues connata läuft wie die Syphilis des Erwachsenen in Stadien ab, wobei ein Äquivalent zur Lues I natürlich fehlt. Man unterscheidet:

- Frühmanifestationen (Lues connata praecox; Säuglingsalter bis Ende des 2. Lebensjahres),
- Erscheinungen der sog. Rezidivperiode (2. bis 4. Lebensjahr) und

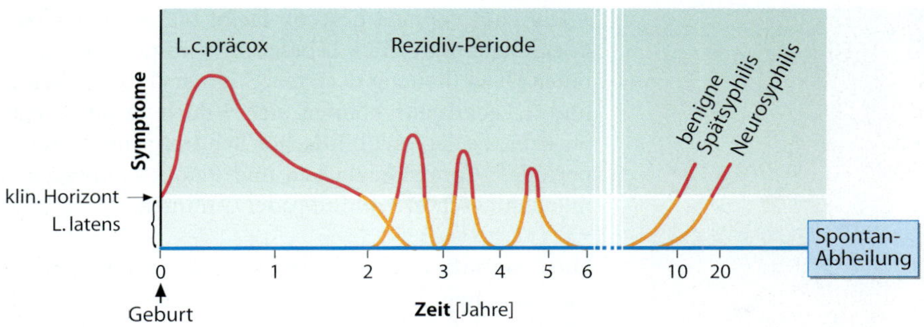

Abb. 25.22. Die Manifestationen der Lues connata in ihrem zeitlichen Verlauf

- Spätmanifestationen (Lues connata tarda; Schul- und Jugendalter).

Die Erscheinungen der Frühperiode führen (behandelt wie unbehandelt) häufig zu charakteristischen Defektheilungen, die zeitlebens als „Stigmata der Lues connata" erhalten bleiben (s. unten; Abb. 25.22).

Epidemiologie. In den westlichen Ländern ist die Lues connata sehr selten geworden, da im Rahmen der Schwangeren-Vorsorge innerhalb der ersten drei Monate routinemäßig eine serologische Untersuchung auf Syphilis durchgeführt und bei positivem Ausfall rechtzeitig behandelt wird. Allerdings fehlt in den meisten Vorsorge-Programmen eine zweite Blutuntersuchung in der 2. Hälfte der Schwangerschaft.

Infektiosität. Infektiös sind die entzündlichen Läsionen und das Blut in der Frühperiode, außerdem die syphilitischen Infiltrate an Plazenta und Nabelschnur; die Veränderungen der Lues connata tarda hingegen nicht.

! Die diaplazentare Übertragung einer Lues connata auf die nachfolgende (dritte) Generation ist nicht möglich.

Lues connata praecox. Die Kinder sind meist Frühgeburten, untergewichtig, mit gelblich-schlaffer Haut, „greisenhaftem" Gesicht, wimmern statt kräftig zu schreien und haben ein ungewöhnlich großes Abdomen („kleiner alter Mann mit großem Bauch").

Dieses oft als „klassisch" für konnatale Syphilis beschriebene Bild sieht man auch bei Frühgeborenen mit anderen schweren intrauterinen Infektionen.

Spezifische Läsionen sind bei der Geburt meist noch nicht vorhanden; die Säuglingssterblichkeit ist erhöht. Die Plazenta ist vergrößert und zeigt, wie die Nabelschnur, treponemenreiche syphilitische Infiltrate.

Hautläsionen erscheinen, begleitet von generalisierter Lymphadenitis, zwischen der 2. und 6. Woche und entsprechen den lokalisierten Papeln der Lues II. Sie sind meist große, „saftige", charakteristisch braunrote nässende Infiltrate vorwiegend an Körperöffnungen (perioral, anogenital-Ausbildung von Fissuren), Handflächen, Fußsohlen und in den Beugen („luxurierende" Papeln, Condylomata lata). In den Läsionen der Mundwinkel (***Hochsinger*-Infiltrate**) kommt es durch Schreien zu tiefen Einrissen, die mit typischen lebenslang verbleibenden radiären Narben abheilen ***(Parrot-Furchen)*** (s. Abb. 25.25 a). Seltener sind Blasen mit serös-eitrigem Inhalt an Handflächen und Fußsohlen (***„Pemphigus palmoplantaris syphiliticus"***) (Abb. 25.23). Häufigstes Schleimhautsymptom ist eine erst trockene, später seröse oder blutige Rhinitis durch Papeln der Nasenschleimhaut ***(Coryza neonatorum)*** (Abb. 25.24). Bei ausgeprägtem Befall werden die Knochen der Nasenwurzel destruiert (Spätfolge: „syphilitische Sattelnase") (Abb. 25.25 a, b). Alle Schleimhaut- und Hautaf-

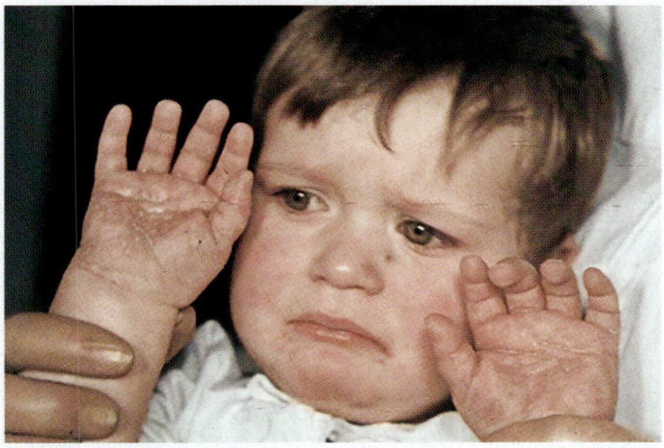

Abb. 25.23. Lues connata praecox. Palmoplantare lokalisierte Papeln. Die Collerette-förmige Abschuppung zeigt an, daß die Läsionen früher vesikulös waren („Pemphigus syphiliticus neonatorum")

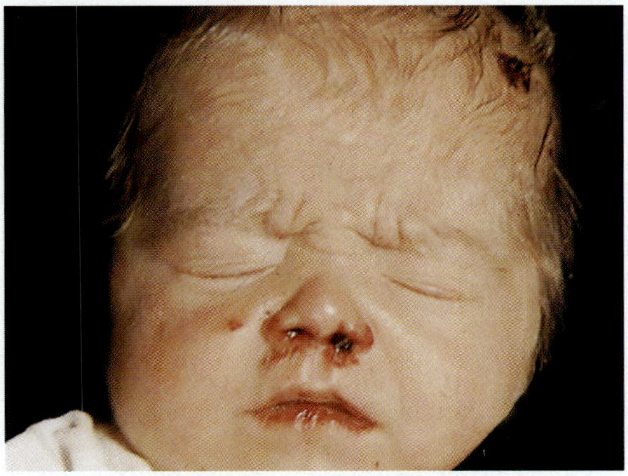

Abb. 25.24. Lues connata praecox: Coryza syphilitica

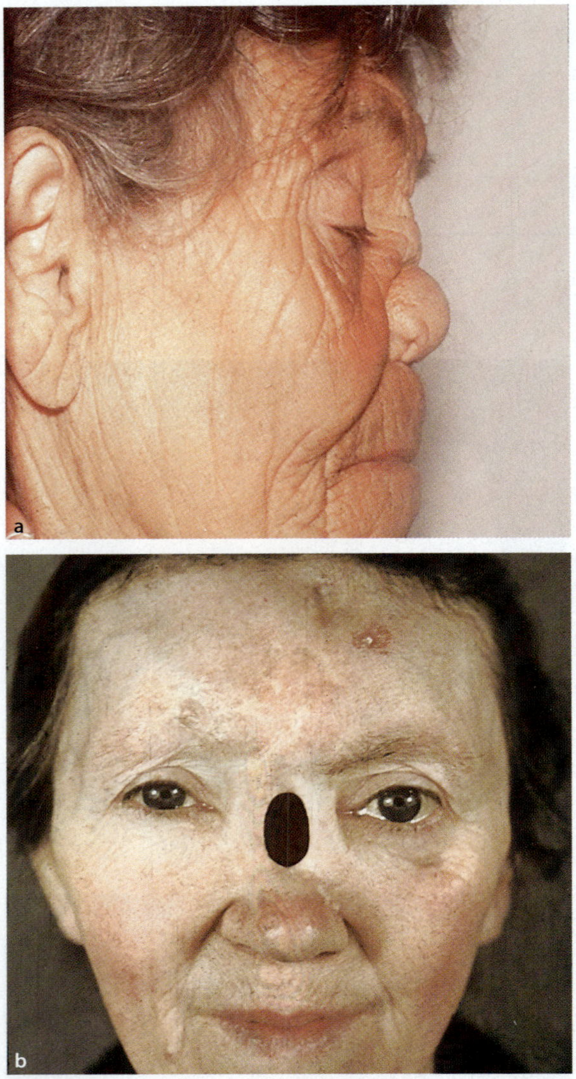

Abb. 25.25 a, b. Lues connata tarda im Erwachsenenalter. a Luetische Sattelnase und Parrot-Furchen am Mundwinkel, b Sattelnase mit Perforation. Beachte Konturveränderungen der Stirn durch abgelaufene Gummen

fektionen sind reich an Treponemen und daher hoch infektiös.

Knochenveränderungen stellen sich meist im 4. Monat ein. Die ***Osteochondritis dissecans Wegener*** führt zur Epiphysenlösung und schmerzbedingten Ruhigstellung einer Extremität ***(Parrot-Pseudoparalyse)***, die luetische Periostitis zu schalenförmigen Auflagerungen an Diaphysen und flachen Knochen (im Bereich der Ossa frontalia die bekannte „Olympierstirn"), die sehr seltene Osteomyelitis zum sog. „Elfenbeinknochen".

Systemische Manifestationen treten in mehr als der Hälfte der Fälle auf: Hepatosplenomegalie, seltener eine interstitielle Pneumonie (***Pneumonia alba)*** oder eine interstitielle Hepatitis („***Feuersteinleber***"), Iritis und Chorioiditis, Anämie und Thrombopenie. Viele Kinder zeigen ferner eine klinisch aktive oder stumme Neurolues.

Die Lues connata praecox bleibt bis zu einem Jahr oder länger aktiv; im 2. Lebensjahr kommt es zur spontanen Defektheilung (s. unter „Stigmata"). Zwischen 2. und 4. Lebensjahr können sich jedoch Rezidive entwickeln, die sog. „syphilitischen Syndrome der Rezidivperiode": Condylomata lata und Plaques muqueuses, manchmal schon Syphilide oder Gummen.

Lues connata tarda. Die Hautmanifestationen stellen sich zwischen dem 5. und 20. Lebensjahr ein und entsprechen denen der „benignen Spätlues"; daneben treten jedoch für die Lues connata tarda hoch charakteristische Zustände auf:

Häufigstes Symptom (ca. ein Drittel) ist die luetische interstitielle Keratitis (***Keratitis parenchymatosa***) (Abb. 25.26). Sie führt unbehandelt zur diffusen oder fleckförmigen Trübung der Kornea, Vaskularisierung und schließlich Blindheit. Die Patienten leiden an Schmerzen, Photophobie und herabgesetztem Visus.

Die luetische Neurolabyrinthitis ist eine seltene und späte, aber sehr typische Manifestation und führt zu Innenohrschwerhörigkeit bzw. Taubheit. Sie ist nicht von Liquorveränderungen begleitet. Als ***Hutchinson-Trias*** bezeichnet man die Kombination von Keratitis parenchymatosa, Innenohrschwerhörigkeit und die gleichnamigen Veränderungen der Schneidezähne (s. unten).

Zweithäufigstes Symptom war nach alten Statistiken die Neurosyphilis, die sich als Mischung von Tabes und progressiver Paralyse präsentierte und meist gegen Ende des 2. Lebensjahrzehntes auftrat.

Neben den Zeichen der floriden Lues connata tarda zeigt der Patient zusätzlich die „Stigmata" der Lues connata praecox (diagnostisch bedeutsame Defektheilungen nach Läsionen der Frühperiode und der pränatalen Zeit). Diese sind:

- Parrot-Furchen;
- Säbelscheidentibia: Verformung durch ossifizierende Periostitis;
- Caput natiforme („Quadrat-Schädel", „Olympierstirn"): Auflagerungen am Stirnbein nach Periostitis;
- Perforationen von Nasenseptum und Gaumen, Sattelnase (Folgen der frühluetischen Rhinitis) (s. Abb. 25.21 u. 25.25 a, b);

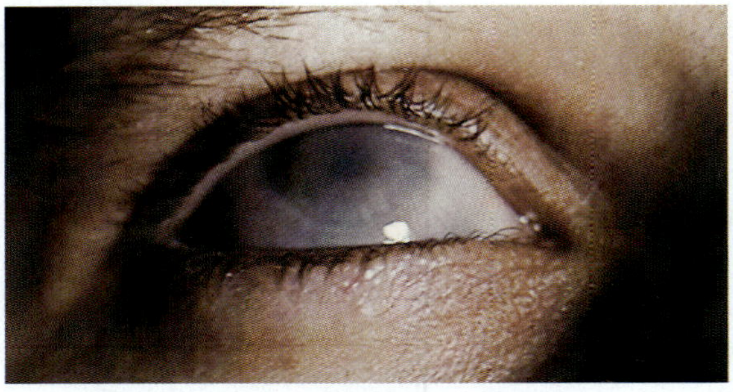

Abb. 25.26. Lues connata tarda. Keratitis parenchymatosa

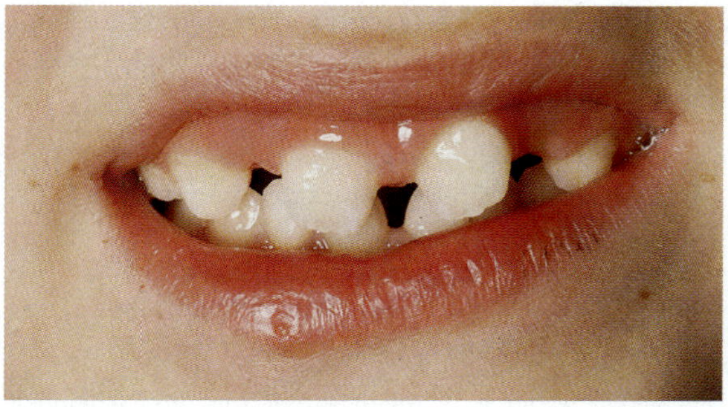

Abb. 25.27. Hutchinson-Zähne. Kleine, sich distalwärts verjüngende Zähne, Diastemata

- Zahnveränderungen: Während das Milchgebiß normal bleibt, werden die Anlagen der bleibenden Zähne gegen Ende der Schwangerschaft und in den ersten Lebensmonaten nachhaltig geschädigt. Man unterscheidet ***Hutchinson-Zähne*** und ***Moon-Zähne:*** Bei den Hutchinson-Zähnen sind die mittleren oberen Schneidezähne verkleinert, haben an der Schneide eine halbmondförmige Ausnehmung und sind an der Krone schmäler als an der Basis; dazwischen Diastemata (Zahnlücken) (Abb. 25.27). Hutchinson-Zähne sind fast diagnostische Veränderungen der Lues connata tarda. Die ***Moon-Zähne*** zeigen maulbeerartige Vorwölbungen an der verkleinerten Kaufläche der ersten Molaren (weniger typisch).

Syphilis und HIV-Infektion

Zwischen HIV-Infektion und Syphilis gibt es zahlreiche Interaktionen:

- Genitale Ulzera im Rahmen der Syphilis (und anderer Krankheiten) erhöhen das Transmissionsrisiko von HIV.
- Syphilis verläuft bei HIV-infizierten Personen beschleunigt und aggressiver.
- Beeinflussung der Seroreaktionen auf Syphilis: Im ***Frühstadium*** der HIV-Infektion sind die Titer oft erhöht (insbesondere nicht-spezifische Tests); wegen der polyklonalen B-Zell-Aktivierung können auch falsch positive unspezifische Seroreaktionen (VDRL) auftreten. Im ***Spätstadium*** können Lues-Seroreaktionen hingegen stark verzögert und nur niedrigtitrig positiv werden oder sogar negativ bleiben. Zusatzuntersuchungen (PCR, Immunfluoreszenz, Westernblot) sind hier zur weiteren Abklärung erforderlich. Auch die serologische Antwort auf adäquate Therapie kann reduziert ausfallen oder überhaupt fehlen (erschwerte Beurteilung des Therapieeffekts).
- Beeinflussung des Therapieerfolges: Sogar im sonst leicht auf die Therapie ansprechenden Primärstadium wird bei HIV-Positiven nach ***adäquater Einzeittherapie*** mit Penizillin Therapieversagen beschrieben (z. B. durch Auftreten einer frühen Neuro- und okulären Syphilis – „Neurorezidiv").

! Das Neurorezidiv galt früher als typisches Erscheinungsbild der wiederaufflammenden Syphilis nach inadäquater Therapie (Salvarsan!).

Das ZNS ist potentieller Ausgangspunkt des Rezidivs bei HIV-infizierten Personen; es wird daher bei diesen eine aggressivere Therapie (nach dem Therapieschema der Neurosyphilis, s. unten) erwogen. Aber selbst diese verhindert das Ausbleiben der serologischen Antwort auf die Therapie sowie das Wiederauftreten klinischer Symptome nicht verläßlich.

Diagnostik

Grundsätzlich stehen der direkte Erregernachweis und Sero- bzw. molekularbiologische Reaktionen zur Verfügung. Kulturen sind nicht möglich. Die Wahl des sinnvollsten Nachweises hängt vom Stadium ab

Möglich, wenn auch extrem zeitaufwendig, ist die In-vivo-Vermehrung von T. pallidum im Kaninchenhoden (treponemenreiches Syphilom). Auch die experimentelle Infektion von Primaten ist möglich.

Lues I. Diese wird immer mit dem raschen und sicheren direkten Erregernachweis diagnostiziert. Serologische Tests sind in der ersten Phase zwar negativ, aber dennoch obligatorisch (Beurteilung der serologischen Ausgangssituation). Sind bei dringendem klinischen Verdacht sowohl Erregernachweis als auch Serologie negativ, empfehlen sich Kontrollen durch weitere drei Wochen sowie HIV-Tests (mögliche Ursache negativer Syphiliserologie).

Lues II. Serologie und direkter Erregernachweis sind hier etwa gleich bedeutend; grundsätzlich könnte man die Erreger in allen Organen und Körpersäften direkt nachweisen, doch sind sie lediglich in den lokalisierten Papeln in ausreichender Menge vorhanden.

Früh- und Spätlatenz. Serologie.

Benigne Spätsyphilis. Serologie; der direkte Erregernachweis aus Syphiliden und Gummen ist erfolglos (obwohl Treponemen durch Inokulationsexperimente am Kaninchenhoden nachgewiesen wurden).

Neurolues. Die Diagnostik beruht auf der spezifischen Syphilisserologie im Blut sowie der Liquoruntersuchung mit Testung folgender Parameter:

- *Zellzahl:* in zwei Drittel der Fälle über 5/mm³;
- *Gesamteiweiß:* über 40 mg%;
- *Liquorelektrophorese:* Erhöhung aller Eiweißfraktionen als Ausdruck einer gestörten Blut-Liquor-Schranke (meningovaskuläre Neurolues), oligoklonale Zonierung als Zeichen einer lokalen entzündlichen Immunantwort (progressive Paralyse, Tabes dorsalis).

! Die Zellzahl muß unverzüglich bestimmt werden, da die Ergebnisse sonst durch Zellyse verfälscht werden.

Normale Zellzahlen im Liquor, wenn auch ungewöhnlich, schließen eine Neurolues (insbesondere Lues parenchymatosa!) nicht aus. Früher galt als Regel, daß bei fast allen Neuroluetikern (95 %) eine deutliche Liquorpleozytose bestehe; heute findet sich diese nur bei ca. zwei Drittel (höchste Zellzahlen bei der meningitischen Neurolues). Auch das Liquor-Gesamteiweiß ist heute seltener erhöht. Beides spricht für die Mitigation des Ablaufs der Neurolues.

Kardiovaskuläre Syphilis. Serologie; kardiologische Diagnostik.

Lues connata. Serologie; direkter Erregernachweis nur bei florider Lues connata praecox. Die konnatale Syphilis wird in der Regel zufällig, als latente Infektion, bei Routineuntersuchungen aufgedeckt. Bei Erwachsenen ohne typische Stigmata ist die Unterscheidung zwischen konnataler und erworbener Lues latens schwierig (serologische Untersuchung von Mutter und Geschwistern!).

> **!** Der serologische Nachweis einer Lues connata bei Neugeborenen bedarf des Nachweises kindlicher 25*IgM*-Antikörper. IgG-Antikörper finden sich im Nabelschnurblut auch bei völliger Ausheilung einer mütterlichen Lues (plazentagängig!, klassische Fehldiagnose!).

HIV-Diagnostik. Jeder Syphilisdiagnose sollten wegen der diagnostischen und therapeutischen Konsequenzen HIV-Tests angeschlossen werden.

Erregernachweis. T. pallidum färbt sich nicht mit den in der Bakteriologie gebräuchlichen Farbstoffen („pallidum"); es kann daher nicht in Ausstrichpräparaten, sehr leicht aber im Dunkelfeld- oder Phasenkontrastmikroskop erkannt werden. Die Dunkelfelduntersuchung ist auch heute noch der einfachste und verläßlichste Nachweis.

Technik. Beläge des Ulkus (oder der erosiven Papel) werden mit Kochsalzlösung entfernt und dieses (mit behandschuhter Hand) seitlich zusammengepreßt, um Gewebsflüssigkeit zu exprimieren („Reizsekret"). Gelingt dies nicht, wird der Ulkusgrund mit einer Nadel vorsichtig skarifiziert (auch an „indolenten" Ulzera schmerzhaft!). Der gewonnene, meist klare oder etwas blutig tingierte Tropfen wird mit einer Glaskapillare aufgenommen, auf einen Objektträger geblasen, mit einem Deckglas bedeckt (möglichst dünne Schicht) und als Nativpräparat im Dunkelfeldmikroskop untersucht.

> **!** Meist finden sich nur wenige Erreger; zur Diagnose reicht das Auffinden eines einzigen T. pallidum aus (obligatorisch pathogener Keim). Stets ist Material aus der Randzone des Ulkus zu verwenden, da hier die Treponemen am reichlichsten sind.

Die Identifikation des Erregers im Dunkelfeld erfolgt anhand seiner Morphologie und der charakteristischen Bewegungen:

- episodische Knickbewegung mit abwechselnder Ausbildung von stumpfen und spitzen Winkeln („Klappmesser") – ***diagnostisch;***
- Rotation um die Längsachse („Korkenzieher");
- langsame, zitternde Streck- bzw. Schrumpfbewegungen in der Längsachse („Ziehharmonika").

Die beiden letzteren Bewegungsarten sind wahrscheinlich passiv (Flüssigkeitsströme im Nativpräparat) und haben keine diagnostische Bedeutung.

Differentialdiagnose der Treponemen im Dunkelfeldmikroskop: Saprophytäre Treponemen sind manchmal schwer von T. pallidum unterscheidbar, besitzen jedoch nicht die Fähigkeit zur Knickbewegung. Wichtig ist die Unterscheidung von der Spirochaeta refringens, die zusammen mit dem Bacterium fusiforme („fusospirilläres Gemisch") verjauchende nekrotisierende Entzündungen hervorruft (Angina Plaut Vincenti, Ulcus gangraenosum penis etc.). Sie zeichnet sich durch ihr größeres Format, weniger und unregelmäßige Windungen sowie schnelle, schlangenähnliche Bewegungen aus.

Gelingt der Nachweis von T. pallidum aus einer suspekten Läsion nicht, muß er mehrmals wiederholt werden. Bleibt er wieder ohne Erfolg (Hauptursachen: Erregerarmut, Lokalbehandlung mit Antiseptika oder Antibiotika), werden Umschläge mit phys. Kochsalzlösung verordnet (mehrmals wechseln, feucht halten) und die Versuche am nächsten Tag fortgesetzt. Bei abermaligem Mißerfolg können die vergrößerten regionalen Lymphknoten punktiert werden.

Eine relativ häufige Ursache negativer Spirochätenbefunde ist eine vorhergehende ***systemische*** Antibiotikabehandlung (z. B. Penizillineinnahme wegen „grippalen Infekts"). In diesem Fall sind Wiederholungen und Lymphknotenpunktion sinnlos.

Neben der Dunkelfelduntersuchung ist ein ***direkter Immunfluoreszenz***-Nachweis verfügbar. Als Testserum verwendet man ein FITC-markiertes Konjugat (Antikörper gegen das 37kD-Oberflächenprotein von T. pallidum). Dieser Test ist auch in Gewebsschnitten anwendbar; allerdings kommen sowohl falsch positive (Kreuzreaktion mit anderen Treponemen) als auch falsch negative Resultate (zu geringe Diffusion der Antikörper ins Gewebe) vor.

In Gewebsschnitten wird T. pallidum mit ***Versilberungsmethoden*** (Levaditi) nachgewiesen.

Testverfahren auf Basis der ***Polymerasekettenreaktion*** zum Nachweis treponemaler DNA aus klinischen Proben sind vielversprechend, aber noch nicht routinemäßig verfügbar. Diese Methoden sind insbesondere bei klinischem Verdacht auf Syphilis und negativer Serologie (z. B. bei HIV-Infektion) oder der Differentialdiagnose von Neurolues und neurologischen (z. B. raumfordernden) Prozessen der HIV-Infektion nützlich, könnten aber auch die Diagnostik im frühen, seronegativen Stadium der Syphilis verbessern.

Serologie der Syphilis. Man unterscheidet spezifische und nicht-spezifische Tests. Erste Ergebnisse von Westernblot-assays als Bestätigungsreaktionen wurden berichtet. „Spezifische“, d.h. mit Treponemen-Antigenen nachweisbare, ***IgM-Antikörper*** gegen T. pallidum werden schon während der zweiten Krankheitswoche, also noch vor Auftreten des Primäraffekts, gebildet. Ihr Titer steigt bis zur 5. und 6. Woche an, fällt dann langsam wieder ab und kann nach Jahren (Jahrzehnten) unter die Grenze der Nachweisbarkeit sinken. Spezifische ***IgG-Antikörper*** erscheinen gegen Ende der 4. Woche, also kurz nach dem Primäraffekt, und überwiegen schon im Verlauf der nächsten beiden Wochen. Ihr Titer sinkt auch nach Jahrzehnten unbehandelten Verlaufs nur wenig ab (Abb. 25.28).

Nach Behandlung sinken die spezifischen IgM-Titer bei der Frühsyphilis innerhalb einiger Wochen (Monate) auf Null, bei der Spätsyphilis dauert dies etwa ein Jahr. Die IgG-Titer sinken dagegen auch nach erfolgreicher Therapie nur wenig (sowohl bei Früh- als auch Spätsyphilis; Ausnahme: Therapie in den ersten Wochen nach Infektion) und bleiben zeitlebens erhalten („Seronarbe“). IgM-Antikörper zeigen also eine floride Infektion an. IgG-Antikörper lassen hingegen nur den Schluß zu, daß ein Kontakt mit dem Erreger bestanden hat.

Neben „spezifischen“ werden auch ***„unspezifische“ Antikörper („Reagine“)*** produziert. Diese waren lange vor den spezifischen Antikörpern bekannt (historisch ältester serologischer Lues-Test: Wassermann-Reaktion).

Reagine sind Autoantikörper gegen Phospholipide der Mitochondrienmembran. Wahrscheinlich enthält T. pallidum ein ähnliches Phospholipid, das immunogen wirkt. Die gebildeten Antikörper reagieren nicht nur mit dem Erreger, sondern auch mit verschiedenen menschlichen und tierischen Organextrakten (deshalb „unspezifisch“). Ein Extrakt aus Rinderherzen erwies sich als geeignetstes Antigen; die wirksame Substanz, Cardiolipin, wurde erst später identifiziert: ein Diphospholipid, das erst nach Zusatz von Lezithin und Cholesterin zum serologisch aktiven Antigen wird. Reagine kommen außer bei Syphilis auch bei einer Reihe anderer Erkrankungen (s. unten) und sogar – in sehr niedrigen Titern – im Serum gesunder Menschen vor.

Auch Reagine gehören zunächst der IgM-, später der IgG-Klasse an. Der Titer des Unbehandelten erreicht nach einem raschen Anstieg in der 5. und 6. Woche einen Gipfel zwischen dem 1. und 5. Krankheitsjahr, um dann wieder langsam abzusinken, manchmal unter die Schwelle der Nachweisbarkeit mit Standardmethoden (VDRL). Die unspezifischen Antikörper sind in aktiven Phasen der Lues regelmäßig nachweisbar; ihr Titer ist ein grobes Maß der Krankheitsaktivität. Dies gilt insbesondere auch für die Lues III.

Seroreaktionen als ***Therapiekontrolle.*** Wichtigster Parameter ist der Abfall der Lipoidantikörper (VDRL): Ihr Titer sinkt nach Behandlung der Frühsyphilis rasch ab (umso rascher, je kürzer sie bestanden hatte) und wird bei Krankheitsdauer unter 12 Monaten negativ.

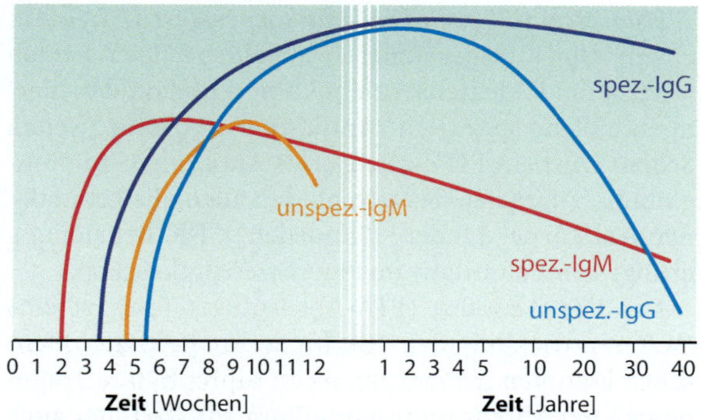

Abb. 25.28. Der Titerverlauf spezifischer und unspezifischer Antikörper bei unbehandelter Syphilis

Bei Therapie zu einem späteren Zeitpunkt sinkt der VDRL zwar ebenfalls ab, kann jedoch in niedrigen Titern jahrelang bis zeitlebens reaktiv bleiben.

> **!** Das Absinken des VDRL um 2 Titerstufen gilt als Beweis einer erfolgreichen Therapie. Hingegen ist ein Ansteigen um mehr als zwei Titerstufen oder das Bestehenbleiben der Reaktivität auf mehr als 1:8 ein Jahr nach Therapieende das Zeichen persistierender Infektion und Indikation einer neuerlichen Behandlung.

Das Absinken der spezifischen IgM-Titer wird mit den SPHA- und (19S) IgM-FTA-ABS-Tests beurteilt. Der SPHA sollte bei Frühsyphilis innerhalb 2–3 Monaten nach Therapie, bei Spätsyphilis innerhalb eines Jahres negativ werden.

Spezifische serologische Testverfahren.
Treponema pallidum-Hämagglutinationstest (TPHA): Mit T. pallidum-Antigen beschichtete Hammelerythrozyten werden mit Patientenserum inkubiert. Sind spezifische Antikörper vorhanden, kommt es zur Agglutination. Die Auswertung erfolgt in einer geometrischen Verdünnungsreihe mit dem Faktor 4 (Titer 1:80, 1:320, 1:1280 etc.). Es reagieren sowohl IgM- als auch IgG-Antikörper; verläßlich positive Ausfälle sind erst mit Anstieg des spezifischen IgG-Spiegels, also Ende der 4. Erkrankungswoche, zu erwarten. Falsch reaktive Befunde sind sehr selten. Die praktische Durchführung ist durch automatisierte Verfahren (AMHA – automatisierter Mikro-Hämagglutinationstest) einfach und schnell. Der TPHA ist daher der ideale Screening-Test für Syphilis.

Positiver Ausfall bedeutet, daß der Patient Syphilis hatte oder noch hat; aus der Titerhöhe können keine verläßlichen Schlüsse auf die Krankheitsaktivität abgeleitet werden. Der Test eignet sich *nicht* zur Beurteilung des Behandlungserfolges (kann auch nach adäquater Therapie zeitlebens positiv bleiben „Seronarbe“). Beim Neugeborenen beweist ein positiver TPHA *nicht* eine Lues connata (s. oben)!

Fluorescent-T. pallidum-Antikörper Test (FTA): Auf einem Objektträger fixierte, abgetötete Treponemen werden mit Patientenserum inkubiert und binden hierin enthaltene spezifische Antikörper. In einem zweiten Schritt wird ein FITC-markiertes Antihuman-Immunglobulin zugesetzt, das sich an den allenfalls gebundenen Antikörper bindet („Sandwich"). Die Beurteilung erfolgt semiquantitativ im Fluoreszenzmikroskop.

*Der **FTA-ABS-Test*** (FTA-Absorptions-Test) ist eine Weiterentwicklung des FTA. Im Serum gesunder Menschen kommen Antikörper gegen saprophytäre Treponemen der Mund- und Genitalflora vor, darunter auch gegen treponemale Gruppenantigene. Um diese Antikörper zu beseitigen, wird das zu beurteilende Serum vor der eigentlichen Testreaktion mit einem Extrakt aus Reiter-Treponemen absorbiert. Dieser Absorptionsschritt hat die Spezifität des Tests wesentlich erhöht und ist daher zur Routinemaßnahme geworden. Der FTA-ABS-Test weist spezifische IgG *und* IgM nach; falsch reaktive Befunde sind selten (7–10 %), z. B. bei Leberzirrhose, Diabetes, in der Schwangerschaft und bei „Kollagenosen".

FTA-ABS-IgM bzw. IgG: Hier verwendet man im letzten Schritt selektiv Antihumanglobuline gegen IgM oder IgG und wertet zusätzlich quantitativ aus (Verdünnungsreihe). Praktisch wichtig ist der FTA-ABS-IgM: in der serologischen Frühdiagnostik (spezifische IgM-Antikörper oft schon in der 2. Woche nach Infektion) und der Diagnostik der Lues connata (positiver FTA-ABS-IgM in Serum bzw. Liquor beweist die Infektion).

Fehlerquellen: Bei sehr hohen IgG-Titern kommt es durch Substratkonkurrenz zu falsch negativen Reaktionen (häufig bei Reinfektion: enorme IgG- und nur geringe IgM-Produktion). Auch falsch positive Befunde kommen vor (Autoimmunreaktion gegen treponemenspezifische IgG bei später Lues).

19S-IgM-FTA-ABS-Test: eine weitere Verfeinerung, die die mittels HPLC isolierte IgM-Antikörperfraktion (19S-IgM-Fraktion) des Patientenserums für den FTA-ABS-IgM einsetzt. Dieser Test ist allen anderen serologischen Methoden an Spezifität überlegen; er wird bei besonderer Fragestellung in Speziallabors durchgeführt und ist die „letzte Instanz" bei zweifelhaften Seren.

Vermutlich werden bald molekularbiologische Methoden die „letzte Instanz" sein.

Solid-Phase-Häm-Adsorptionstest (SPHA). Prinzip: Bindung von spezifischen IgM-Antikörpern an eine Festphase. Der Test wird in Mikrotiterplatten durchgeführt, deren Ausnehmungen mit Antihuman-IgM-Serum beschichtet sind. Enthält das Testserum T. pallidum-spezifische IgM, binden diese – wie alle anderen IgM auch – an die Wände der Ausnehmungen. In einem zweiten Schritt, der Hämadsorption, werden mit Treponemenantigen beschichtete Hammelerythrozyten zugegeben. Sind an den Seitenwänden spezifische IgM gebunden, werden die Erythrozyten an diesen fixiert. Fehlen solche im Testserum, sinken die Hammelerythrozyten zu Boden. Die Befunde gelten ab einem Titer von 1:4 als positiv.

Der SPHA ist ein verläßlicher Test zum Nachweis spezifischer IgM-Antikörper und damit einer behandlungsbedürftigen Infektion. Er übertrifft den FTA-ABS-IgM durch eine geringere Fehlerquote und höhere Empfindlichkeit und erreicht fast die Verläßlichkeit des 19s-IgM-FTA-ABS. Zum Nachweis einer Neurosyphilis sowie zur Beurteilung einer Reinfektion ist der SPHA-Test unentbehrlich, da gerade in diesen Fällen der FTA-ABS-IgM-Test oft falsch negativ ist.

Fehlerquellen: IgM-Autoantikörper gegen treponemenspezifische IgG können falsche reaktive Ergebnisse hervorrufen (sehr selten). Im Primärstadium der Lues ist die Reaktivität aus ungeklärter Ursache mangelhaft.

Unspezifische serologische Tests

Der ***Rapid-Plasma-Reagin-Test (RPR)*** ist ein Flokkungstest, bei dem Cardiolipin suspendiert in Cholin als Antigen dient. Um bei Zusatz von Serum zur Testlösung eine Ausflockung gut sichtbar zu machen, sind der Präparation Kohleteilchen beigemengt. Die Untersuchung wird auf Wegwerf-Testkarten makroskopisch durchgeführt. Beurteilung: Ein brauchbarer Schnell-Test, in Spezifität und Empfindlichkeit dem VDRL ähnlich.

Der ***„Venereal Disease Research Laboratory Test" (VDRL)*** ist ein Flockungstest, bei der eine Mischung aus Cardiolipin, Cholesterin und Lezithin als Antigen dient. Die Durchführung erfolgt auf Mikrotiterplatten. Serum und Antigenzubereitung werden aufgetropft und die Platte einige Minuten gemischt. Die quantitative Auswertung erfolgt in einer geometrischen Reihe mit dem Faktor 2 (1:2, 1:4, 1:8 etc.). Beurteilung: Idealer unspezifischer Test zur Therapie- und Aktivitätskontrolle der Lues (Therapieleitreaktion). Der VDRL wird ab der 5. Woche positiv und bleibt im weiteren Verlauf entsprechend der Krankheitsaktivität positiv; er kann in der Spätlatenz auch ohne Therapie negativ werden.

Fehlerquellen: Unspezifisch positive Ausfälle können bei „Kollagenosen" (s. Antiphospholipid Syndrom, S. 491), nach der Pockenimpfung, in der Schwangerschaft, und bei verschiedenen Infektionskrankheiten (z. B. Malaria) eintreten (Tabelle 25.8). Falsch negative Ergebnisse kommen in ca. 1 % der Fälle vor, wenn das Serum hohe Antikörpermengen enthält (Prozonenphänomen). Erst nach geeigneter Verdünnung ergibt sich ein positives Ergebnis.

Liquor-Serologie. Unspezifische Tests sind für die ***(Liquor-) Diagnostik*** bei Neurolues unzureichend. Negativer Ausfall der spezifischen Tests im Liquor (TPHA, FTA-ABS) schließen eine Neurolues aus; geringe Reaktivität ist jedoch kein Beweis der Neurolues, da IgG-Antikörper partiell liquorgängig sind und daher aus dem Serum stammen können. Erst der Nachweis der Produktion spezifischer Antikörper im ZNS sichert die Diagnose. Um eine solche zu beweisen, gibt es zwei Möglichkeiten:

Tabelle 25.8. Biologisch falsch-positive Reaktion mit Lipoid Antigenen (VDRL)

Transient (wenige Wochen bis maximal 6 Monate)	Chronisch (länger als 6 Monate)
• Schwangerschaft Schlafmittelabusus • Pockenimpfung • Enterovirus-Infektionen • Mykoplasmen-Pneumonie • zahlreiche weitere Infektionskrankheiten: Tuberkulose, Scharlach, Masern, Mumps, Lymphogranuloma venereum etc. • technische Fehler	• Antiphospholipid-Syndrom • Autoimmunkrankheiten: SLE, Dermatomyositis, Sklerodermie, MCTD, Hashimoto-Thyreoiditis, Erkrankungen des rheumat. Formenkreises • Polyarteritis nodosa • Lepra • Cirrhosis hepatis • Schlafmittel-Abusus • Lymphome • Senium • idiopathisch, familiär

- Errechnung des TPHA-Index (nach Luger); dieser setzt den Titer der spezifischen Antikörper im Liquor mit der jeweils gegebenen Funktion der Blutliquorschranke in Beziehung und schaltet damit mögliche Fehler durch Schrankenstörung weitgehend aus. Als Maß der Funktion der Blutliquorschranke gilt der sogenannte Albumin-Quotient:

$$\text{Albuminquotient} = \frac{\text{Liquoralbumin (mg/dl)} \times 10^3}{\text{Serumalbumin (mg/dl)}}$$

Normalwerte: 3 bis 8; bei gestörter Schrankenfunktion Anstieg bis > 20.

Der TPHA-Index errechnet sich aus der Formel:

$$\text{TPHA-Index} = \frac{\text{TPHA-Titer im Liquor}}{\text{Albuminquotient}}$$

Werte über 500 sind diagnostisch für eine Neurolues, bei Werten zwischen 100 und 500 ist die Erkrankung wahrscheinlich.

- Nachweis spezifischer IgM-Antikörper mittels des SPHA: Dieser eignet sich wegen besserer Sensitivität zur Liquordiagnostik weitaus besser als die Fluoreszenztests. Ein reaktiver Liquor-SPHA (>1:8) ist für Neurosyphilis diagnostisch.

Grundsätze zur Therapie

Zur Behandlung sind grundsätzlich β-Laktam-Antibiotika, Tetrazykline und Makrolidantibiotika geeignet. Sie darf erst begonnen werden, wenn

- Die Diagnose exakt nachgewiesen ist (Erregernachweis oder Serologie)
- Die Parameter zur Klassifizierung von Stadium und etwaigem Organbefall erhoben wurden (hiervon hängen Therapieplan und Nachfolgeuntersuchungen ab) und
- Ein HIV-Test erhoben wurde.

Penizillin ist nach wie vor das Mittel der Wahl; Penizillin-Resistenz von T. pallidum wurde bisher noch nicht beobachtet.

Wirkmechanismus des Penizillins: Während der Keimteilung Hemmung von Transpeptidasen, die die Zellwandbiosynthese katalysieren; dadurch bleiben Lücken im Mureingitter, das Stützskelett des Treponema wird brüchig und die Zytoplasmamembran überdehnt: Bakteriolyse.

T. pallidum ist sehr penizillinempfindlich (minimale Hemmkonzentration 0,0025 E/ml); aus Sicherheitsgründen wird zur Therapie die 10fache Konzentration angestrebt (ca. 0,03 E/ml). Diese muß wegen der langen Generationszeit (in Frühläsionen ca. 30 Stunden, in späten noch länger) über mindestens 7–10 Tage aufrecht erhalten werden; sie darf auch nicht kurzzeitig unterschritten werden (dem Keim genügen angeblich schon 20 min „Pause“, um genügend Transpeptidase zum Überleben zu produzieren). Diesen Anforderungen genügt am besten das Langzeit-Depot-Präparat Benzathin-Penizillin; die Heilungschancen unkomplizierter Syphilis vor der HIV-Ära lagen jedenfalls bei > 95%. Hingegen führt die Behandlung der Neurolues mit Benzathin-Penizillin zu einer hohen Quote von Therapieversagern (schlechte Liquorgängigkeit des Penizillin – Liquorspiegel erreichen nur ca. 2–5% der Serumspiegel). Am aussichtsreichsten ist die i. v.-Behandlung mit Na Penizillin G in sehr hohen Dosen (20 Mio. E/die i. v. ergeben ungefähr 1,8–2,5 IE/ml Liquor).

Je stärker die entzündliche Aktivität einer Neurolues, desto durchlässiger ist die Blut-Hirn-Schranke, und desto höher sind die erreichbaren Liquor-Penizillinwerte; heute läuft die Neurolues allerdings meist wenig entzündlich ab.

Auch in der Schwangerschaft ist Benzathin-Penizillin nicht zu empfehlen (durch die Plazentarschranke werden im Föten nur ca. 25% des Serumspiegels der Mutter erzielt). Man weicht hier auf Halbdepot-Präparate (Procain- oder Clemizol-Penizillin) aus, das in 24stündigen Abständen injiziert wird.

Eine orale Penizillintherapie wäre theoretisch möglich, sollte aber unterlassen werden (Probleme der Compliance).

Zephalosporine sind grundsätzlich wirksam, aber nicht praktikabel (es gibt keine Depot-Präparate).

Tetrazykline wirken bakteriostatisch (Hemmung der Proteinsynthese); nur bei Patienten mit Penizillin-Allergie. Vorteil: Gute Liquorgängigkeit.

Bei Behandlung Gravider und von Kindern bis zum 8. Lebensjahr muß bedacht werden, daß Tetrazykline (außer angeblich Doxycyclin) im Knochen abgelagert werden und zu einer Gelbbraun-Verfärbung der Zähne führen; ob es auch zur Hemmung des Skelettwachstums und einem Kernikterus kommen kann, wird unterschiedlich beurteilt.

Bei Neurolues im Kindesalter und nachgewiesener Penizillin-Allergie (sehr seltene Kombination!), sind Tetrazykline das Mittel der Wahl. Verwendet wird hauptsächlich Doxycyclin (beste Wirksamkeit bei geringster Nebenwirkungsquote).

Erythromycin wirkt ebenfalls bakteriostatisch. Vorteil: gut wirksam, arm an Nebenwirkungen. Nachteil: schlechte Plazenta- und Liquorgängigkeit. Bei Neurolues ist Erythromycin kontraindiziert und bei Schwangeren nur bedingt anwendbar, da es im Fötus nur 6–20 % der Serumkonzentration der Mutter erreicht; auch bei höchstmöglicher Dosierung ist der Behandlungserfolg beim Kind nicht gesichert. Hat man bei einer Graviden eine Erythromycin-Therapie durchgeführt, muß das Kind post partum liquorpunktiert werden und erhält anschließend eine regelrechte Behandlung mit Penizillin (unabhängig vom Vorhandensein von Krankheitssymptomen). Anwendungsbereich: nur bei Penizillin-Allergie.

Gegen Treponema pallidum wenig wirksame oder unwirksame Antibiotika sind: Aminoglykoside (Gentamicin, Tobramycin etc.), Spectinomycin, Rifampicin, Bacitracin, Neomycin, Griseofulvin, Metronidazol. Wirksam, jedoch wegen Nebenwirkungen ungeeignet: Chloramphenicol und Thiamphenicol.

Behandlungschemen

Bestandsdauer der Syphilis kürzer als 1 Jahr. Dies betrifft Lues I, II, Frühlatenz. Hier ist die Therapie der Wahl (WHO): Erwachsene: 2,4 Mio E Benzathin-Penizillin G i. m. als Einzeldosis. Kinder mit akquirierter Syphilis: 50.000 E Benzathin-Penizillin G/kg KG i. m. als Einzeldosis.

Alternativen: bei Penizillinallergie: Doxycyclin 2× tgl. 100 mg (p. o.) durch 14 Tage. Bei Penizillin- und Tetrazyklinallergie: Erythromycin 4× tgl. 500 mg (p. o.) durch 14 Tage.

Bestandsdauer der Syphilis länger als 1 Jahr. Dies betrifft Lues II und Frühlatenz unbekannter Dauer, Lues III und Spätlatenz mit Ausnahme der Neurosyphilis.

Therapie der Wahl: 3×2,4 Mio E Benzathin-Penizillin G i. m. im Abstand von je einer Woche (Gesamtdosis 7,2 Mio E).

Alternativen: bei Penizillinallergie: Doxycyclin 2× tgl. 100 mg (p. o.) durch 30 Tage, bei Allergie auf Penizillin *und* Tetrazyklin: Erythromycin 4× tgl. 500 mg (p. o. durch 30 Tage)

Neurosyphilis. Therapie der Wahl: Wasserlösliches kristallines Penizillin G 24 Mio E/die i. v. (4 Mio E alle 4 h) durch 10–14 Tage, gefolgt von 3×2,4 Mio E Benzathin-Penizillin G i. m. in wöchentlichen Abständen. Sollten bei dieser hohen Dosierung Nebenwirkungen auftreten (Epilepsie), kann bis auf 12 Mio E/die i. v. (2 Mio E alle 4 h) reduziert werden.

Alternative: Doxycyclin 2× tgl. 100 mg i. v. durch 30 Tage.

Syphilis in der Gravidität. Therapie der Wahl: 2,4 Mio E Benzathin-Penizillin i. m. (je nach Stadium 1 x oder 3 x in einwöchigen Abständen.

Alternativen bei Penizillinallergie: Erythromycin 4× 500 mg tgl. durch 30 Tage p. o.; post-partum-Behandlung des Kindes mit Penizillin (s. bei Lues connata). Risiko: insuffiziente Behandlung des Föten, Entwicklung von Stigmata der Lues connata.

Doxycyclin 2×100 mg (per os oder i. v.) durch 30 Tage. Risiko: Nebenwirkungen von Doxycyclin auf den Feten (s. oben).

Nach Therapie einer Frühsyphilis bei Graviden sollten die serologischen Kontrollen in Monatsabstanden erfolgen.

Lues connata. Folgendes Vorgehen wird empfohlen (CDC 1993):

Indikation zur Abklärung einer Lues connata besteht bei Kindern, deren seropositive Mutter entweder nicht, oder schlecht dokumentiert, oder im letzten Monat vor der Geburt behandelt wurde; wenn nach Therapie der Titerabfall ausblieb oder keine serologischen Kontrollen erfolgten.

Die Abklärung umfaßt die klinische Untersuchung, klassische Syphilisserologie, IgM-Bestimmung (SPHA, 19S-IgM-FTA-ABS); bei positivem Ausfall Liquoruntersuchung, Röntgen der Röhrenknochen und Untersuchung der Plazenta.

Indikationen zur Therapie:

- klinisch und röntgenologisch gesicherte Syphilis,
- positiver 19S-IgM-FTA-ABS,
- positiver VDRL im Liquor,
- abnormer Liquorbefund (auch bei negativer Serologie),
- VDRL-Titer des Kindes vierfach höher als jener der Mutter,
- unbehandelte Syphilis der Mutter.

Therapie im Neugeborenenalter: Da während der Neugeborenenperiode die Interpretation der Liquorbefunde schwierig ist, erfolgt eine Therapie, die auch für eine mögiche Neurosyphilis kurativ ist. Schema: Wäßriges Penizillin G 100.000–150.000 E/kg Körpergewicht tgl. i. v., 10–14 Tage.

Sicherheitsbehandlung von Kindern mit Normalbefunden und negativer Syphilisserolgie ist indiziert, wenn die Syphilistherapie der Mutter mit Erythromycin oder weniger als 1 Monat vor der Geburt erfolgte oder ohne Titerabfall blieb. Schema: 50.000E/kgKG/ im Benzathin-Penizillin G als einmalige Sicherheitsgabe.

Therapie von Kleinkindern: Wäßriges Penizillin G 2–300.000 E/kg KG täglich i. v. oder i. m. (Einzeldosen von 50.000 E alle 4–6 Stunden) für 10–14 Tage.

Alternativtherapie: Procain-Penizillin 50.000 E/kg/die i. m. durch 10–14 Tage.

Therapie von Kindern und Jugendlichen bei Verdacht auf oder gesicherter Neurosyphilis:

Wäßriges Penizillin G 2–300.000 E/kg KG täglich i. v. oder i. m. (Einzeldosen von 50.000 E alle 4–6 Stunden) für 10–14 Tage.

Bei Ausschluß einer Neurosyphilis: Benzathin-Penizillin G 2.4 Milo E i. m. als Einzeldosis.

Alternative bei Penizillin-Allergie (bei Kindern sehr selten): Kinder ohne neurologische Symptome im 1. Lebensjahr: Erythromycin 4× tgl. 5–10 mg/die p.o., 15 Tage; ab dem 2. Lebensjahr 30 Tage.

Kinder mit neurologischen Symptomen: vor dem 8. Lebensjahr Erythromycin wie oben. Bei lebensbedrohlicher Syphilis-Meningitis muß Tetrazyklin gegeben werden: 2×2 mg (bei älteren Kindern bis 4 mg) Doxycyclin/kg KG, 30 Tage p. o., besser i. v.

Pathologische Liquorbefunde im Säuglingsalter entsprechen der „frühsyphilitischen Meningitis" der Lues II („Meningenkatarrh"). Kinder mit derartigen Veränderungen entwickeln später in einem höheren Prozentsatz eine Neurolues.

Syphilistherapie bei HIV-Positiven. Allgemeingültige Therapierichtlinien für HIV-Positive bestehen nicht. Einerseits ist bei diesen eher mit neurologischen Komplikationen und Behandlungsversagen zu rechnen. Andererseits ist die Orientierung schwierig, da sowohl höhere Serotiter als bei HIV-Negativen als auch negative Seroreaktionen beobachtet werden und die Beurteilung des Behandlungserfolgs am Titerabfall problematisch ist. Von manchen Seiten wird empfohlen, die Syphilis bei HIV-Positiven grundsätzlich und unabhängig vom Krankheitsstadium wie eine Neurosyphilis zu behandeln.

Bei ***Frühlues ohne neurologische Symptome*** wird die Standard-Benzathin-Penizillin-Therapie gegeben; 3malige Verabreichung wie bei Lues mit mehr als 1 Jahr ist empfehlenswert. Kontrollen müssen engmaschig sein (monatlich, nach 3 Monaten vierteljährlich). Bei Verdacht auf Behandlungsversagen oder Ausbleiben des Titerabfalls: Wiederholung der 3maligen Gabe von Benzathin-Penizillin und Liquoruntersuchung.

Latente Syphilis (> 1 Jahr) ohne neurologische Symptome: wie bei HIV-Negativen.

Neurosyphilis: Behandlung wie bei HIV-Negativen.

Nebenwirkung der Penizillintherapie bei Syphilis. Es kann zum Auftreten der sog. ***Jarisch-Herxheimer-Reaktion*** kommen. 2–6 (bis maximal 12) h nach Penizillinbehandlung kommt es durch die rapide Bakteriolyse zur Freisetzung von Endotoxinen, die oft vehemente Reaktionen auslösen: grippeähnliche Symptome, Fieber bis 40° C, Kopf-, Gelenks- und Muskelschmerzen. Die granulomatösen Veränderungen des Spätstadiums entwickeln einen massiven entzündlichen Schub (z. B. Hirndrucksymptome, im Extremfall Aortenruptur). Die Intensität der Symptome hängt von der Menge vorhandener Erreger ab; niedrige Anfangsdosierung des Antibiotikums („Einschleichen") ist zwecklos (Alles-oder-Nichts-Reaktion).

Bei jungen Patienten ohne Organsyphilis ist die Jarisch-Herxheimer-Reaktion bedeutungslos und durch Antipyretika leicht unterdrückbar. Bei später Lues, Säuglingen und Kleinkindern soll ein Kortikoidstoß verabreicht werden (1 mg Prednisolon/kg/Tag oral für 1–2 Wochen).

Nachbeobachtung. Zweck: Serologische Kontrollen zur Beurteilung des Therapieerfolges bzw. Erkennen einer Reinfektion.

Nach einer ***Frühsyphilis*** (bzw. Lues connata im 1. Jahr) wird der Serumtiter 3, 6, 12 und 24 Monate nach Behandlung kontrolliert. Folgende Entwicklungen müssen eintreten:

- VDRL: kontinuierlicher Abfall innerhalb eines Jahres zu Negativität oder sehr niedrigen Titern (Abfall mindestens 2 Titerstufen);
- FTA-ABS-IgM, SPHA: Die Reaktivität erlischt meist nach 3, jedenfalls nach 6 Monaten.;
- TPHA: sinkt ab (bei sehr früh behandelter Syphilis evtl. negativ). Die Höhe des verbleibenden Titers erlaubt keine Aussage bezüglich erfolgter Heilung.

Nach ***Spätsyphilis*** (bzw. Lues connata nach dem 1. Jahr): Kontrollen nach 3, 6, 12 Monaten und weiter halbjährlich, bis der VDRL negativ wird oder gleichmäßig auf niedrigen Titern bleibt. Der Liquor wird nach 2 Jahren kontrolliert (!).

- VDRL: fällt umso langsamer ab, je länger die Syphilis bestanden hat. Abfall um mindestens 2 Titerstufen wird auch hier als Beweis eines Therapieerfolges gefordert;
- FTA-ABS-IgM, SPHA: müssen innerhalb von 12 Monaten nichtreaktiv sein;
- TPHA: sinkt nur wenig und bleibt lebenslang positiv.

Nach ***Neurolues*** müssen, neben den üblichen serologischen Kontrollen, auch regelmäßige Liquorkontrollen erfolgen: in 3monatigen Abständen bis zur Normalisierung der Werte, dann halbjährlich bis mindestens 3 Jahre nach Therapiebeginn.

> **!** Erfolgte die Behandlung nicht mit Penizillin, sind engmaschigere Kontrollen erforderlich.

Hinweise auf ***Therapieversagen*** sind:
- Bestehenbleiben der Reaktivität von SPHA und FTA-ABS-IgM über mehr als 3 Monate (Frühsyphilis) bzw. mehr als 1 Jahr (Spätsyphilis);
- Persistenz der Reaktivität eines hochtitrigen VDRL bzw. fehlender Abfall über 2 Titerstufen.

Hinweise auf ***Reinfektion*** sind:
- neuerliches Positivwerden von SPHA und FTA-ABS-IgM;
- rasches Ansteigen des VDRL um mehrere (3–4) Stufen nach ursprünglichem Abfall;
- Anstieg des TPHA (nicht aussagekräftig).

Eine ***neuerliche Behandlung*** muß erfolgen, wenn Anzeichen eines Therapieversagens oder einer Reinfektion vorliegen. Es muß entsprechend dem jeweiligen Schema behandelt werden. Da keine Resistenz auf Penizillin bekannt ist und es keine bessere Alternative gibt, darf nicht auf ein anderes Antibiotikum ausgewichen werden! Meistens handelt es sich um Reinfektionen, nicht um Therapieversagen („Ping-Pong-Infektion"). In den seltenen Fällen von tatsächlichem Therapieversagen kann dies – abgesehen von einer möglichen HIV-Infektion – auf eine beschleunigte individuelle Penizillinausscheidung zurückgehen; man kann hier die Dosis verdoppeln und die Behandlung um eine Woche verlängern.

Management der Sexualpartner. Das Übertragungsrisiko ist bei Vorhandensein mukokutaner Läsionen am größten und nimmt im Laufe des ersten Jahres ab. Danach ist eine Transmission äußerst selten. Alle Sexualpartner eines an Frühsyphilis Erkrankten müssen serologischen und klinischen Kontrollen unterzogen und positivenfalls behandelt werden. Verlaufen diese negativ, ist eine Sicherheitsbehandlung unter folgenden Umständen angezeigt:

- wenn sexuelle Kontakte innerhalb der letzten 90 Tage stattgefunden hatten (auch bei *negativer* Serologie),
- wenn diese Kontakte zwar länger als 90 Tage zurückliegen, aber weitere serologische und klinische Kontrollen nicht möglich sind.

Tropische (endemische) Treponematosen

Eine Gruppe vorwiegend in tropischen Gebieten endemischer Treponematosen, die im klinischen Bild der Syphilis ähneln, deren Erreger von T.pallidum weder morphologisch noch serologisch unterscheidbar sind und deren Übertragung auf nicht-geschlechtlichem Wege erfolgt.

Die Beziehung dieser endemischen Treponematosen zur Syphilis ist noch unklar; die mangelnde Kultivierbarkeit aller Treponemen verhindert die definitive Beurteilung ihrer Verwandtschaft. Die klinischen Unterschiede beruhen entweder auf biologischen Differenzen der Treponemenstämme (hierfür sprechen am Versuchstier beobachtete, allerdings nicht stets stabile Pathogenitätsunterschiede); oder es handelt sich um identische Krankheitserreger, die durch spezifische regionale (Klima, Umwelt- und sozioökonomische Verhältnisse etc.) und immunologische Faktoren verschiedene Krankheitsprozesse hervorrufen.

Frambösie. Frambösie wird durch das Treponema pertenue erregt, kommt in Afrika, Südamerika, Indien, Indonesien, Australien und der Karibik vor. Die Übertragung erfolgt durch direkten Kontakt, möglicherweise auch durch Insektenstiche. Infektionsalter ist meistens die frühe Kindheit.

Die Frambösie beginnt ähnlich wie die Syphilis mit einem schmerzlosen Primäraffekt, mit begleitender regionaler Lymphadenitis. Hauptlokalisation: untere Extremitäten. Nach einigen Wochen Auftreten von Exanthemen und Veränderungen ähnlich den lokalisierten Papeln; durch Superinfektion häufig nässend, krustig, vegetierend. Besonders charakteristisch sind der „pitted keratolysis" ähnliche Läsionen der Fußsohlen. Noch in diesem Stadium können schmerzhafte periostitische Läsionen hinzutreten. Im späteren Verlauf tritt eine Latenzphase ein, die nach fünf bis zehn Jahren in ein Spätstadium ähnlich der Lues III übergehen kann. Dominierend sind destruktive gummaartige Veränderungen an Knochen und Gelenken (Säbelscheidentibia – s. Abb. 25.29, Wolfsrachen, „luetische" Sattelnase etc.). Kardiovaskuläre und zentralnervöse Veränderungen sind sehr selten. Übertragung auf den Fötus in utero wird nicht beobachtet (vermutlicher Grund: Infektion der Frau noch lange vor der Geschlechtsreife).

Pinta. Diese am wenigsten aggressive Treponematose ist im zentralen Südamerika beheimatet; ihr Erreger, Treponema carateum, wird schon in der Kindheit übertragen; Primäraffekt, meistens an den Beinen, nach einigen Wochen generalisierte Hautläsionen; destruktive Knochenläsionen bzw. Befall von ZNS und kardiovaskulärem System bleiben aus. Keine Übertragung auf den Fötus in utero.

Endemische Syphilis. Verlaufsform der Syphilis bei so hoher Durchseuchung, daß die nicht-geschlechtliche Übertragung zur Regel wird. Die Klinik ist wie bei Syphilis, doch treten die Veränderungen der Spätphase schon in der Adoleszenz auf. Diaplazentare Übertragung kommt aus den oben genannten Gründen nicht vor.

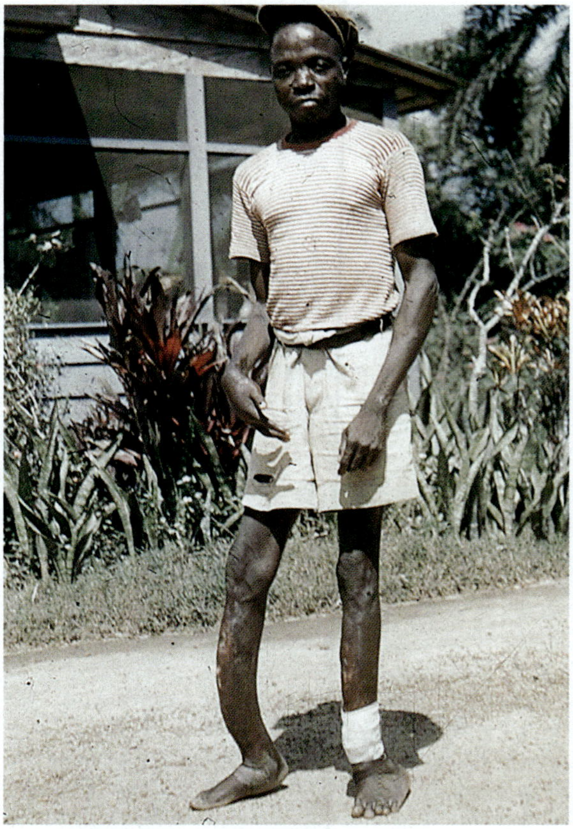

Abb. 25.29. Frambösie: Säbelscheidentibia

Bejel. Eine im Nahen Osten und Afrika beheimatete Sonderform der endemischen Syphilis; das klinische Bild ist dieser gleich, doch fehlt ein Primäraffekt. Neben den charakteristischen Hauterscheinungen finden sich typischerweise Veränderungen an Larynx und Knochen. Spätformen mit Befall der ZNS und kardiovaskulären Systems werden nicht beobachtet, keine Übertragung auf den Föten in utero.

Diagnostik und Therapie aller endemischen Treponematosen: analog zur Syphilis.

25.2.2 Gonorrhö (Tripper)

Eine durch Neisseria gonorrhoeae (Gonokokken) hervorgerufene Geschlechtskrankheit, die die Epithelien vorwiegend des Urogenitaltraktes, weniger häufig extragenitaler Regionen betrifft. Sie kann durch eitrige Einschmelzung und Vernarbung zu schweren lokalen Komplikationen führen, in den oberen Genitalbereich aufsteigen und selten auch schwere hämatogene Systemkomplikationen hervorrufen. Ihre schwersten Folgen sind Endokarditis und Meningitis im Rahmen der Gonokokkensepsis, Sterilität und Extrauteringravidität. Vor der Antibiotikaära stellte Gonorrhö eine ernste Bedrohung der Volksgesundheit dar; heute ist ihr Verlauf generell milder, Komplikationen sind seltener. Trotzdem verursacht Gonorrhö immer noch eine beträchtliche Morbidität (Beispiel: Pro Jahr werden in den USA ca. 80.000 Frauen durch Gonorrhö steril).

Gonorrhö ist seit altersher bekannt, wurde allerdings anfangs nicht klar von der Syphilis unterschieden. Der Erreger wurde 1879 von Neisser entdeckt und 1882 von Leistnikov kultiviert, 1906 wurde der erste serologische Gonorrhö-Test eingeführt (Müller-Oppenheim-Reaktion). Die Kultivierung wurde 1964 durch den Selektionsnährboden (Thayer und Martin) entscheidend erleichtert. Einen bedeutenden Fortschritt brachte die intrakonjunktivale Silbernitrat-Prophylaxe beim Neugeborenen durch Credé (1884). 1976 tauchten erstmals (in den Philippinen) β-laktamasebildende (penizillinresistente) Gonokokkenstämme auf.

Epidemiologie

Die Inzidenz der Gonorrhö (Abb. 25.1 u. 25.2) erreichte zum Ende des Zweiten Weltkriegs in den westlichen Ländern einen Gipfel und sank anschließend sehr stark ab. Ab ca. 1960 setzte trotz weltweiter Kontrollmaßnahmen und wirksamer Therapie ein steiler Aufwärtstrend ein; Höhepunkt der Inzidenz war in den USA 1975 (rund 48 Fälle pro 100.000 Bevölkerung). Seit 1980 ebbt die Gonorrhö in erster Linie wegen besserer individueller Schutzmaßnahmen vor der HIV-Infektion, andererseits verbesserter therapeutischer und diagnostischer Möglichkeiten, aus.

Gonorrhö ist heute mit über 60 Millionen Neuerkrankungen pro Jahr (Schätzungen der WHO) die häufigste meldepflichtige Infektionskrankheit (etwa 25mal häufiger als Syphilis). Gonorrhö zeigt saisonale Inzidenzgipfel im Sommer und Täler im Winter (Folge der Freizeitaktivitäten). Frauen sind am häufigsten im Alter von 15 bis 19, Männer von 20 bis 24 Jahren betroffen.

Einige der Ursachen für diese hohen Erkrankungsziffern sind: die hohe Infektiosität (50–70 %), das Fehlen eines risikoarmen Intervalls nach der Infektion (mit Gonorrhö Infizierte sind schon während der Inkubationszeit infektiös!), die Kürze der Inkubationszeit (schnelle Ausbreitung der Epidemien erschwert die Durchbrechung der Infektionskette) und schließlich die hohe Zahl symptomloser Verläufe (bei Männern 2–5 %, bei Frauen 40–50 %, Hauptinfektionsquelle!) (Abb. 25.30).

Die heute generell mildere Symptomatik der Gonorrhö beruht auf dem Selektionsvorteil weniger virulenter (d. h. häufiger unentdeckter) Gonokokkenstämme (Folge adäquater Behandlung). Diese Entwicklung ist epidemiologisch zumindest ebenso bedeutsam wie das Entstehen antibiotikaresistenter (vor allem β-laktamasebildender) Stämme (Folge inadäquater oder prophylaktischer Behandlung).

Infektionsmodus. Fast ausschließlich durch Geschlechtsverkehr. Nicht-geschlechtliche Übertragung durch Schmierinfektion oder Kontakt mit kontaminierten Gegenständen (Toilettegegenstände, Thermometer etc.; der Erreger kann bis zu einigen Stunden in eingetrocknetem Exsudat überleben) ist in der Regel nur bei präpuberalen Mädchen möglich, die noch nicht durch sauren Scheiden-pH geschützt sind (Vulvovaginitis gonorrhoica infantum). Kindesmißbrauch muß ausgeschlossen werden! Intra partum kann Gonorrhö auf den Neugeborenen übertragen werden und führt zur Gonoblenorrhoe, früher die Hauptursache kindlicher Blindheit; seit Einführung der Crede-Prophylaxe ist diese Komplikation fast verschwunden (weniger als 5 % der Fälle von Blenorrhoe des Neugeborenen!).

Die Infektionswahrscheinlichkeit nach Kontakt mit einem erkrankten Partner hängt von der Keimdichte (entsprechend Stadium und Verlaufstyp) und vom Geschlecht ab: Frauen werden durch Verkehr mit einem erkrankten Partner fast stets infiziert (80 %), Männer hingegen nur in etwa 20 % (s. Abb. 25.30). Gonorrhö kann auch durch Anal- und Oralverkehr erworben und weitergegeben werden.

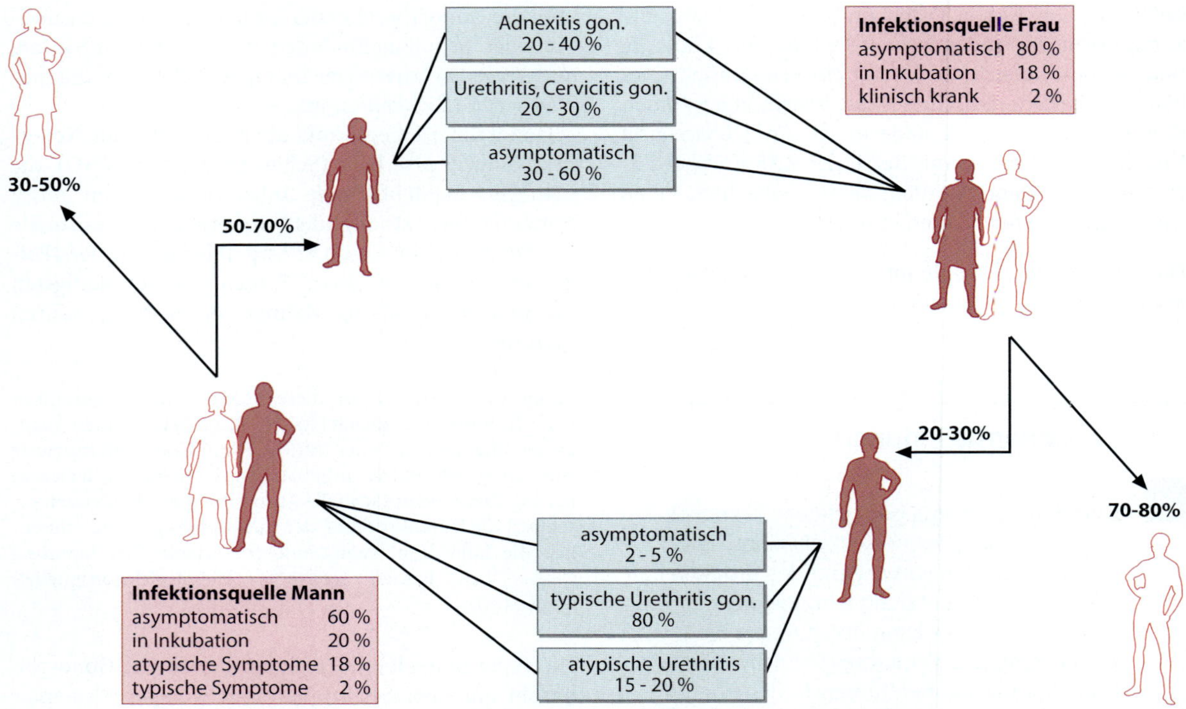

Abb. 25.30. Schematische Darstellung des Infektionszyklus bei Gonorrhö. Verkehrt ein infektiöser Mann mit einer gesunden Frau *(linkes Paar)*, resultiert in 50–70 % der Fälle eine Infektion der Frau. Die resultierende klinische Symptomatik entspricht den in den 3 *oberen Kästchen* eingetragenen Möglichkeiten. Epidemiologisch betrachtet kommt den verschiedenen klinischen Erscheinungsbildern eine sehr unterschiedliche Bedeutung als Infektionsquelle zu: Den Hauptanteil stellen asymptomatische Verläufe, während klinisch kranke Frauen lediglich in 2 % der Fälle als Infektionsquelle fungieren. Verkehrt eine infektiöse Frau nun mit einem gesunden Mann *(rechtes Paar)*, ist eine Infektion des Mannes nur in 20 %-30 % der Fälle zu erwarten. Die sich hieraus ergebenden klinischen Manifestationsformen sind in den drei *unteren Kästchen* eingetragen. Epidemiologisch betrachtet, sind diese Verlaufsformen wieder von sehr unterschiedlicher Bedeutung als Infektionsquelle: Den Hauptanteil nehmen wieder asymptomatische oder atypische Fälle sowie Fälle in Inkubation ein, während klinisch typisch erkrankte Männer lediglich in einem verschwindenen Prozentsatz als Infektionsquelle fungieren. *Volle Figuren* infizierte Personen, *leere Figuren* gesunde Personen

Der Erreger

Neisseria gonorrhoeae (Abb. 25.31) ist ein schnell wachsender (Generationszeit ca. 5 Minuten), gramnegativer aerober Diplokokkus, der auf hämoglobinhaltigen Nährböden in 3 % CO_2-Atmosphäre kultiviert werden kann (Temperaturoptimum 35 °C) (Abb. 25.32). Von den übrigen Vertretern des Genus Neisseria kann er durch die Produktion einer Indophenoloxydase und seine Zuckervergärungseigenschaften unterschieden werden.

Mehr als 70 Stämme von N. gonorrhoeae werden differenziert. Basis der Differenzierung sind unterschiedliche Wachstumseigenschaften auf definierten Medien („Auxotypen"), verschiedene Varianten der Oberflächenproteine I, II, III und der Lipooligosaccharide der äußeren Zellmembran (Serotypen). Die für die Pathogenität wichtigsten Strukturen des Erregers sind die „Pili". Diese bedecken – als Fibrillen arrangiert – die gesamte Zelloberfläche und sind für die Adhärenz am Epithel verantwortlich. Sie unterliegen einer raschen Variation ihrer Antigenstrukturen.

Krankheitsverlauf

Die ***Inkubationszeit*** beträgt 2 bis 4 (1 bis 10) Tage. Bei asymptomatischem oder atypischem Verlauf (Frauen, passive Homosexuelle) ist die Bestimmung des Infektionszeitpunktes oft nur schwer möglich.

Gonokokken sind „Epithelparasiten" und besitzen (heute) wenig Neigung zur Gewebsdestruktion. Die Infektion beginnt in der Fossa navicularis bzw. Zervix und breitet sich, per continuitatem am betroffenen Epithel aszendierend, aus. Gonokokken haben eine deutliche Prädilektion für Zylinderepithel; geschichtetes Platten- und Übergangsepithel ist weitgehend unempfindlich.

Diese Tatsache erklärt die Prädilektionsstellen der gonorrhoischen Infektion: beim Mann die Urethra und ihre Anhangsgebilde, Prostata und Nebenhoden; bei der Frau die Bartholin-Drüsen, Urethra, Zervix und Tuben. Rektum und Pharynx können bei beiden Geschlechtern betroffen sein; Harnblase, oberer Harntrakt, Vulva, Vagina und Endometrium sind kaum je ergriffen (Abb. 25.33).

Nach der Infektion stellt sich die ***akute Phase*** der Gonorrhö mit oft vehementen Erscheinungen ein. Die Symptomatik ist beim Mann meist stärker und bleibt selten unbemerkt; bei Frauen kann sie sich hingegen

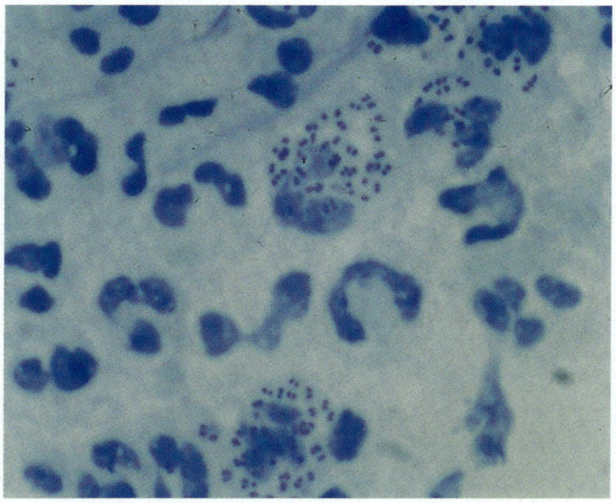

Abb. 25.31. Direkter Erregernachweis bei Gonorrhö: *methylenblau*-gefärbtes Ausstrichpräparat bei akuter gonorrhoischer Urethritis anterior des Mannes. Beachte die multiplen Diplokokken im Zytoplasma einzelner neutrophiler Leukozyten. x 100, Ölimmersion

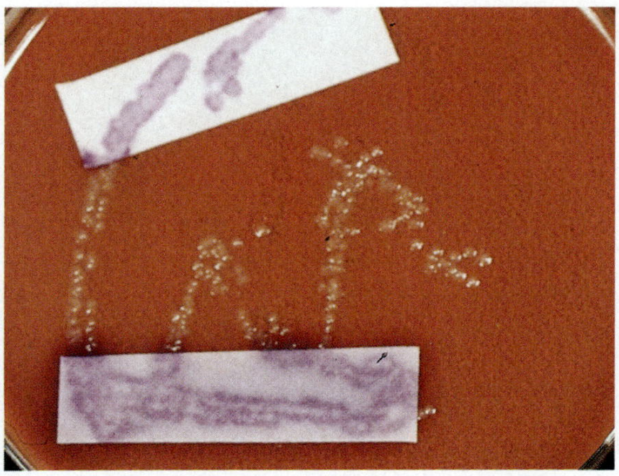

Abb. 25.32. Gonokokkenkultur auf Thayer-Martin-Nährboden. Diese 48 Stunden alte Kultur zeigt entlang des Inokulationsstriches multiple grauweißliche konfluierende feuchte Kolonien. Beachte die Violettverfärbung der aufgelegten Filterstreifen (positiver Oxydase-Test)

lediglich als kaum merklicher verstärkter Fluor äußern. Unbehandelt geht die akute in die symptomarme subakute bzw. chronische Phase über, die in Spontanheilung münden kann (nach 6–12 Monaten). Bedingung hierfür ist ausreichende Drainage der befallenen Epithelien und evtl. der Aufbau einer lokalen Immunität; anderenfalls kann sich jederzeit ein Rezidiv (z. B. Adnexitis) einstellen.

Obwohl meist eine mit sensitiven Methoden (ELISA) nachweisbare Immunantwort erfolgt (oft hohe, aber passagere Titer aller Immunglobulinklassen), kommt eine klinisch relevante Immunität nicht zustande. Ursache hierfür ist die ungewöhnliche Heterogenität des Antigenbesatzes der Gonokokken, die zu hochspezifischer Abwehr gegen nicht mehr begegnete Stämme führt. Tatsache ist jedenfalls, daß eine Reinfektion sehr bald nach Abheilung erfolgen kann.

Komplikationen der Gonorrhö sind durch folgende mögliche Entwicklungen gekennzeichnet: Subepitheliale Fibrose als Folge der Entzündung (Strikturen!), Befall von Anhangsgebilden des betroffenen Epithels (Drüsen) mit oder ohne eitriger Einschmelzung und schließlich hämatogene Dissemination (Sepsis; DGI-disseminierte gonorrhoische Infektion). Komplikationen wurden vor der Antibiotikaära häufig gesehen, heute stellen sie Ausnahmen dar.

Assoziation mit der urogenitalen Chlamydieninfektion. Chlamydia trachomatis (Serotypen D-K) bewirkt eine aszendierende Infektion des Urogenitaltrakts, die in vieler Hinsicht der Gonorrhö gleicht, aber milder ausgeprägt ist (s. unten). Sie wird oft gemeinsam mit der Gonorrhö übertragen (ca. 50 % der Fälle von Gonorrhö) und erscheint wegen ihrer längeren Inkubationszeit und Resistenz gegen die Gonorrhö-Standardbehandlung als „Folge"krankheit der Gonorrhö („postgonorrhoische Urethritis"). Sie wurde nicht selten als Rezidiv gedeutet und verursachte Verwirrung wegen vermeintlicher Penizillinresistenz von Gonokokken. Bei jedem Fall von Gonorrhö sollte daher auch eine Untersuchung auf Chlamydia trachomatis erfolgen.

Klinik

Akute Gonorrhö des Mannes. Diese beginnt als ***Urethritis anterior*** und bleibt meist auf diese beschränkt. Erste Symptome sind Prickeln der Fossa navicularis und Brennen der Harnröhre, das sich beim Urinieren verstärkt (Dysurie). Meist innerhalb von 24 h folgt ein eitriger, „rahmiger" gelb bis gelb-grünlicher und reichlicher Urethralausfluss (verräterische Flecken der Unterwäsche) (Abb. 25.34). Der Meatus urethrae ist gerötet, manchmal (insbesondere bei Phimose) findet sich eine Begleitbalanitis. Systemsymptome fehlen meist.

Die subjektiven Beschwerden der akuten Gonorrhö waren früher schwerer; sie werden in alten Lehrbüchern mit „wie ein glühender Stab" oder „wie Glassplitter" in der Harnröhre beschrieben.

Aszendiert die Infektion über den Sphincter urethrae externus – die Barriere zwischen Urethra anterior und posterior – entwickelt sich eine ***Urethritis posterior*** (bei Ausbleiben der Behandlung nach 10 bis 14 Tagen). Dies wird durch mechanisches Einbringen gonorrhoischen Eiters aus der Urethra anterior beschleunigt (Reiten, Motorradfahren, etc.). Es resultiert Verstärkung der Dysurie, Harndrang und terminale Hämaturie (nur bei schweren Fällen). Gleichzeitig stellen sich Systemzeichen ein: Fieber, Krankheitsgefühl, Gelenksbeschwerden, grippales Zustandsbild.

Der Unterscheidung zwischen Urethritis anterior und posterior dient die ***Zweigläserprobe:*** Der Patient entleert die erste Portion des Urins (etwa 30 ml) in ein erstes, den Rest in ein zweites Glas. Bei Urethritis anterior ist die erste Portion trüb, die zweite klar; bei Urethritis posterior sind beide Fraktionen trüb. Eine verfeinerte Technik ist die ***Dreigläserprobe:*** Die Urethra anterior wird mit Oxyzyanatlösung gespült und die

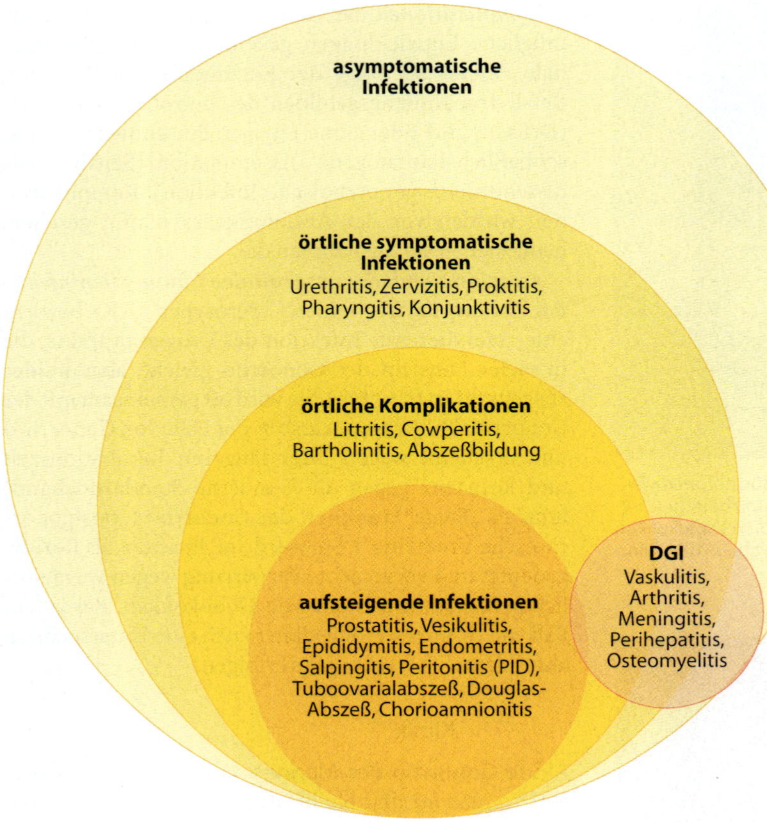

Abb. 25.33. Das klinische Spektrum der durch Neisseria gonorrhoeae hervorgerufene Infektionen (nach Holmes et al., 1990)

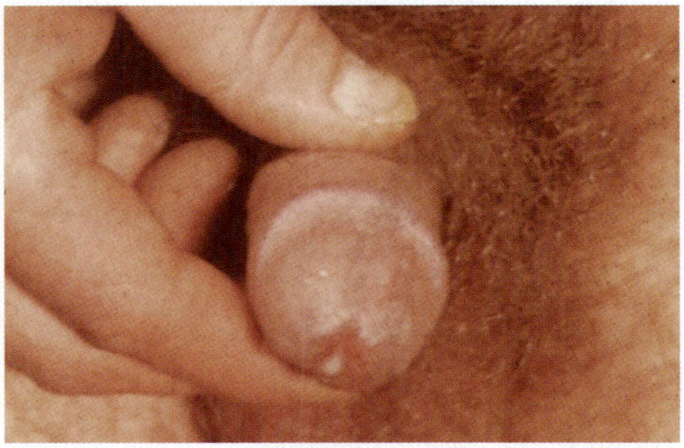

Abb. 25.34. Gonorrhö des Mannes. „Rahmiger", eitriger Urethralausfluß

Spülflüssigkeit im ersten Glas gesammelt; ist die Urethra anterior von Eiter befreit, wird der Urin wieder in 2 Portionen abgelassen. Ist die zweite Portion auch jetzt noch trüb, handelt es sich mit großer Wahrscheinlichkeit um eine Infektion der Harnblase (sog. „Trigonumvesizitis").

Bei Homosexuellen ist in 40 % der Gonokokkeninfektionen ein isolierter rektaler Befall durch die direkte Inokulation der Rektalschleimhaut zu beobachten. Symptome sind analer Pruritus und mukopurulenter Ausfluß, manchmal Blutungen. Seltener sind starke Schmerzen und Tenesmen.

Komplikationen der akuten Urethritis. Sämtliche Strukturen und Anhangsgebilde der Urethra können allein oder kombiniert ergriffen werden; die daraus resultierende Symptomatik propft sich jener der unkomplizierten Urethritis gonorrhoica auf.

***Komplikationen der Urethritis anterior*:**

- ***Balanoposthitis:*** fast nur bei (relativer oder absoluter) Phimose; diffuse Rötung der Glans penis und des inneren Präputionalblatts, manchmal mit Ulzerationen im Frenulumbereich. Genese: Irritation durch den eitrigen Urethralausfluß (keine gonorrhoische *Infektion* !).
- ***Tysonitis:*** abszedierende Entzündung der beidseits des Frenulum gelegenen freien Tyson-Talgdrüsen. Selten, Folge der gonorrhoischen Balanoposthitis.
- ***Paraurethritis:*** selten; Entzündung der paraurethralen Gänge (aus der Fossa navicularis abgehende Blindgänge). Symptomatik: Schmerzen im Bereich der Fossa navicularis. Die Diagnose wird durch genaue Inspektion des Meatus urethra gestellt: Bei Druck auf die paraurethralen Gänge entleert sich ein Tropfen Eiters.
- ***„Littritis"*** *und* ***„Morgagnitis":*** Entzündung der gleichnamigen Drüsen bzw. Lakunen. Diese Gebilde sind stets (auch bei unkomplizierter Urethritis anterior) ergriffen, daher keine eigentliche Komplikation. Laborzeichen: „Fibrinfäden" im Harnsediment (fibrinöse, durch Epithelzellen und Leukozyten durchsetzte Ausgüsse). Bei Verschluß der Ausführungsgänge der Littre-Drüsen resultieren kleine

Abszesse entlang der Urethralwand, die zum Periurethralabszeß führen können.

- ***Periurethritis:*** Diese früher häufige Komplikation bezeichnet eine subepitheliale entzündliche Infiltration der Urethra. Eine solche tritt im Prinzip stets auf, verläuft jedoch meist asymptomatisch und folgenlos. Bei Assoziation mit Littre-Abszessen kann sie zur Persistenz des Ausflusses und zur periurethralen Fibrose mit Strikturen führen (s. unten).
- ***Periurethralabszeß:*** Entsteht durch Konfluenz von Littre-Abszessen im Corpus spongiosum penis und manifestiert sich als vorerst derber, später fluktuierender tiefer Strang an der Ventralseite des Penis (Folge: schmerzhafte Erektion mit Deviation des Gliedes nach ventral -„Chorda venerea"). Es bestehen zwei Prädilektionsstellen: eine vordere im Bereich der Fossa navicularis und eine hintere im Bereich des Bulbus urethrae. Periurethralabszesse brechen häufig in die Urethra, seltener nach außen durch und entleeren dann massenhaft Eiter; manchmal entstehen auch Kommunikationen mit der Harnröhre (Urethralfisteln). Multiple periurethrale Fisteln an der Glans penis können die bizarre Folge „gießkannenartiger Miktion" nach sich ziehen.
- ***„Cowperitis":*** Entzündung der Cowper-Drüsen. Die Entzündung des Drüsenkörpers führt meist zu einem Abszeß. Symptome: klopfender Schmerz im Perineum, brennendes Fremdkörpergefühl in der Analgegend (treffender Vergleich: „glühende Kastanie im After"). Die Defäkation ist schmerzhaft, es besteht Harndrang, Fieber und manchmal akute Harnverhaltung durch reflektorischen Spasmus des M. compressor urethrae. Die Cowperitis ist meist einseitig und kann durch rektale Palpation nachgewiesen werden (gleichzeitige Palpation mit dem Zeigefinger im Rektum und dem Daumen am Perineum; vorsichtig, da sehr schmerzhaft!). Der Abszeß bricht gewöhnlich am Perineum durch.

Komplikationen der Urethritis posterior:

- ***Prostatitis:*** Entzündung der Prostataausführungsgänge ist ein häufiges asymptomatisches Begleitsymptom. Steigt die Infektion jedoch in die glandulären Azini auf, entsteht eine akute Prostatitis oder – bei Verschluß eines oder mehrerer Ausführungsgänge – ein Prostataabszeß. Alle diese Komplikationen sind heute sehr selten. Die akute Prostatitis äußert sich in hohem Fieber, Krankheitsgefühl, perinealen und oft auch suprapubischen Schmerzen, Harndrang und terminaler Dysurie. Rektale Palpation (äußerste Vorsicht!) zeigt eine meist einseitig geschwollene, schmerzhaft indurierte Prostata. Ein Prostataabszeß ist durch analoge, noch intensivere Symptomatik gekennzeichnet: Tenesmen, akute Harnverhaltung, starke Allgemeinbeschwerden; er öffnet sich gewöhnlich in die Harnröhre (profuse Entleerung von Eiter); auch Durchbrechen in das Rektum kommt vor.
- ***Befall der Vesiculae seminales und des Ductus ejaculatorius:*** Sehr seltene Komplikationen, meist bei gonorrhoischer Prostatitis. Ihre Symptomatik gleicht der der akuten Prostatitis und Urethritis posterior; als pathognomonisches Zeichen galt früher terminale Hämaturie und Hämatospermie (können jedoch auch bei schwerer akuter Urethritis posterior auftreten). Bei rektaler Untersuchung (höchste Vorsicht!) können die befallenen Samenbläschen als schmerzhafte, derb geschwollene, wurstähnliche Gebilde am oberen Rand der Prostata getastet werden; medial davon manchmal die entzündete geschwollene Ampulle des Ductus ejaculatorius.

  Befall der Vesiculae seminales galt als häufiger Ausgangspunkt metastatischer Manifestationen der Gonorrhö.
- ***Befall der Vasa deferentia und der Nebenhoden:*** Früher eine relativ häufige Komplikation, heute selten (< 1% der Fälle). Die akute gonorrhoische Epididymitis ist nicht an gleichzeitiges Bestehen einer Prostatitis gebunden und kann auch, scheinbar aus heiterem Himmel, als Komplikation der chronischen Gonorrhö auftreten. Klinisch ist sie durch eine plötzlich einsetzende, heftig schmerzende Schwellung im Bereich des unteren Nebenhodens, mit entlang dem Samenstrang in den Unterbauch ausstrahlenden Schmerzen gekennzeichnet (Differentialdiagnose: Appendizitis). Das Skrotum ist an der betroffenen Seite (selten beidseitig) vergrößert, gerötet, ödematös; der Nebenhoden ist prall geschwollen, verdickt und außerordentlich schmerzhaft; die Abgrenzung zwischen Hoden und Nebenhoden ist wegen der begleitenden Schwellung der Tunica albuginea oft kaum möglich (Abb. 25.35). Es bestehen hohes Fieber (bis 40°C), Krankheitsgefühl und Laborzeichen der akuten Entzündung.

  Die akute Epididymitis heilt mit Fibrose und Obstruktion des Lumens des Nebenhodens ab. Beidseitige Epididymitis führt daher mit hoher Wahrscheinlichkeit zur Sterilität.

Die Pathomechanismen, die zum Aufsteigen der Infektion führen, sind nicht gänzlich klar; wahrscheinlich breitet sich die Infektion per continuitatem aus, möglicherweise durch retrograden Flux keimhaltigen Urins durch plötzliche Druckerhöhungen im Bereich der Urethra posterior (bei Geschlechtsverkehr oder im Zuge der früher üblichen Urethralspülungen, iatrogen durch rektale Untersuchungen oder äußeren Druck auf den Perinealbereich, etwa bei Reiten oder Motorradfahren).

Differentialdiagnose. Hodentorsion. Zur Unterscheidung dient das Prehn-Zeichen: Bei Heben des Skrotums empfindet der Patient bei Epididymitis Erleichterung, bei Hodentorsion eine Verschlimmerung des Schmerzes.

Chronische Gonorrhö des Mannes. Unbehandelt nimmt die Akuität der Gonorrhö sukzessive ab. Die Menge des Ausflusses wird geringer, seine Beschaffenheit schleimig. Nach Wochen bis Monaten wird die Go-

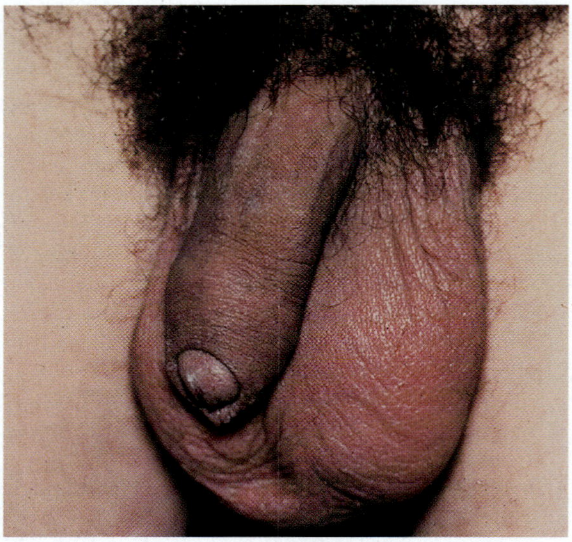

Abb. 25.35. Epididymitis. Linksseitig vergrößertes, gerötetes, ödematöses Skrotum. Darunter ein prall geschwollener Nebenhoden und Hoden

norrhö asymptomatisch; Restsymptom ist der sog. „Bonjour-Tropfen" (während der Nacht angesammelter Schleimtropfen in der Urethralöffnung). Die Keimzahl im Sekret ist regredient, Abstrichpräparate häufig negativ.

Diese Entwicklung kann in Spontanheilung münden; meist entsteht jedoch eine milde chronische gonorrhoische Urethritis, die durch periodische Exazerbationen (forcierter Geschlechtsverkehr, Verkühlung, Begleitkrankheiten etc.) und durch eine Anzahl typischer ***Komplikationen*** gekennzeichnet sein kann:

- Die ***chronische Littritis*** ist gekennzeichnet durch derbe entzündliche Knötchen im Verlauf der Urethra um die Littre-Drüsen.
- Die ***chronische Periurethritis*** und ***fibröse Strikturen*** der Urethra sind heute selten. Sie entstehen durch fibröse Schrumpfung entzündlicher Infiltrate der Urethralwand, können überall im Verlauf der Urethra auftreten und röhren-, ring- oder diaphragmaartige Gestalt haben. Prädilektionsstelle ist der Bulbus urethrae, seltener der Meatus urethrae. Mögliche Folgen solcher Strikturen sind Harnstau und dessen Konsequenzen.

Urethralstrikturen zählten früher zu den am meisten gefürchteten Folgen der Gonorrhö, die mit langwierigen und schmerzhaften Bougierungen behandelt werden mußten.

- ***Chronische Cowperitis*** zeigt sich durch persistierenden schleimigen morgendlichen Urethralausfluß; subjektiv Gefühl der schmerzhaften Schwere im Perineum. Rektaluntersuchung: vergrößerte, leicht schmerzhafte Drüsen.
- ***Chronische Prostatitis, chronische Vesikulitis seminalis, chronische Epididymitis***

Akute Gonorrhö der Frau. Bei Frauen verläuft die Gonorrhö in der ***Initialphase*** generell milder; in etwa 50 % der Fälle bleibt sie unbemerkt. Sind subjektive Symptome vorhanden, sind sie meist uncharakteristisch (80 % bemerken nur einen vermehrten Ausfluß). Die Periode der Infektiostiät ist daher erheblich länger als beim Mann und das Risiko zur Entwicklung einer chronischen Gonorrhö höher. Die Gonorrhö der Frau ist weniger vielgestaltig als beim Mann, da weniger anatomische Strukturen befallen werden können, doch ist die Häufigkeit schwerer und systemischer Komplikationen höher.

Die Gonorrhö der Frau beginnt – anders als beim Mann – häufig an mehreren Lokalisationen gleichzeitig: als Urethritis (Nachweisquote 75 %), Zervizitis (90 %) und Proktitis (40 %); die Vagina bleibt ausgespart (resistent wegen ihres geschichteten Plattenepithels und bei geschlechtsreifen Frauen sauren Milieus). Die Infektion kann per continuitatem (unter Aussparung des Endometriums) in die Tuben aufsteigen und zur gonorrhoischen Salpingitis („pelvic inflammatory disease") und deren Komplikationen führen.

Urethritis. Verläuft nur in ca. 10 % symptomatisch und milde: vermehrter Harndrang, Dysurie. Eitriger Ausfluß ist selten und spärlich; manchmal kann von der Vagina aus tropfenweise eitriges Sekret aus der Urethralöffnung ausmassiert werden. Systemzeichen fehlen.

Zervizitis. Subjektiv häufig symptomlos, manchmal unklare Schmerzen im Kreuz- oder Unterbauchbereich, Dysmenorrhoe, keine Systemzeichen. Nur in schweren Fällen fällt der Patientin ein eitriger Fluor auf; bei Spiegelung findet sich ein zervikaler eitriger oder nur schleimig-eitriger Fluor, oft assoziiert mit einer Portioerosion. Der sogenannte ***Swabtest*** ist positiv (Wattestieltupfer zur Reinigung des Zervikalkanals verfärbt sich gelblich).

Komplikationen der akuten Gonorrhö:

- ***Vulvitis:*** Rötung und Schwellung der Vulva, eitrigschleimiger Ausfluß. Bei Erwachsenen selten (Mitbeteiligung von Begleitkeimen – Kandida, Trichomonaden – ausschließen!).
- ***Skenitis:*** Entzündung der Skene-Gänge (paraurethrale Blindgänge, die knapp proximal des Meatus von der Urethra abgehen). Beschwerden meist gering; manchmal tastet man ein schmerzhaftes Infiltrat. Aus der Skenitis kann der seltene ***Periurethralabszeß*** hervorgehen: eine sehr schmerzhafte Vorwölbung der vorderen Vaginalwand, die nach Einschmelzung in die Vagina durchbrechen kann (Abb. 25.36).
- ***Bartholinitis.*** Entzündung der Bartholin-Drüse.

Die Bartholin-Drüse ist eine paarige tubulo-azinäre Drüse; sie liegt im dorsalen Drittel des Labium majus, ihr Ausführungsgang mündet an der Innenseite des Labium minus. Sie erzeugt ein viskös-mukoides Sekret, das bei sexueller Stimulation in die Vulva abgegeben wird und der Lubrikation dient. Die Mündung des Ausführungsganges ist

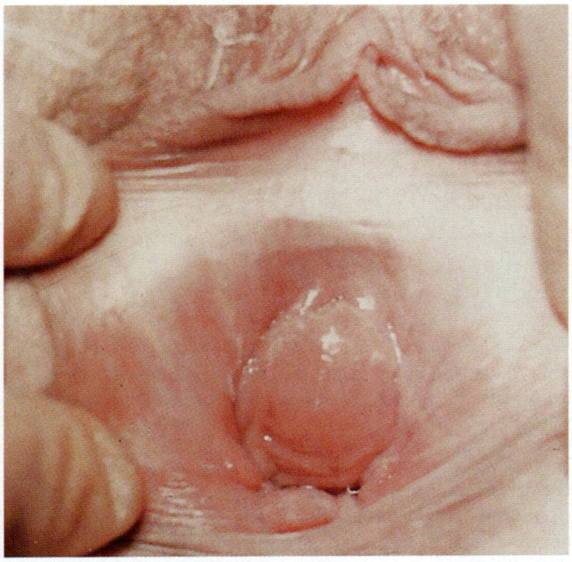

Abb. 25.36. Gonorrhö der Frau: Periurethralabszeß. Schmerzhafte entzündliche Vorwölbung der vorderen Vaginalwand

zwar von einer klappenartigen Schleimhautfalte abgedeckt, doch ist eine aufsteigende Infektion der Drüse (gewöhnlich durch Geschlechtsverkehr ausgelöst) keine Seltenheit; ursächliche Erreger waren früher in mehr als 50 % Gonokokken, heute in weniger als 10 % (Haupterreger: Staphylokokken).

Klinisch findet sich ein außerordentlich schmerzhafter tiefer, prallgespannter Knoten im unteren Labium majus, der die Vulva einseitig vorwölbt; das Labium minus zeigt ein beträchtliches Kollateralödem und ein Erythem um die Mündung des Ausführungsganges („Sänger-Fleck"). Die Schmerzhaftigkeit erzwingt einen „diagnostischen" breitbeinigen Gang.

Bei offenem Ausführungsgang kann man mit sanftem (!) Druck einige Tropfen Eiters gewinnen; bei Obstruktion desselben (meist der Fall) resultiert ein Bartholinitischer Abszeß, der durch Fluktuation gekennzeichnet ist und nach außen oder in die Vagina durchbricht.

Nach einer akuten Bartholinitis kann es immer wieder zur Obstruktion des Ausführungsganges und damit zum Rezidiv kommen. Ein möglicher Endzustand ist die Bartholin-Zyste, deren Therapie nur mehr chirurgisch erfolgen kann (Exzision oder sog. „Marsupialisation": breite Eröffnung der Zyste mit Schaffung einer permanenten Mündung; erhält die Funktion der Bartholin-Drüse).

- *Zystitis:* Milde „Trigonum-Vesizitis" ist nicht ungewöhnlich, schwere Zystitis sehr selten. Symptome: Harndrang, Dysurie.
- *Salpingitis und PID:* eine relativ häufige (ca. 10 %) und die schwerwiegendste Komplikation der weiblichen Gonorrhö; sie stellt sich relativ frühzeitig ein, in einem Drittel der Fälle sogar als Erstsymptom. Sie ist auch gesundheitspolitisch wichtig (häufige Ursache der Sterilität, besonders in der Dritten Welt).

  Klinisch zeigt sich eine akute krampfhafte Schmerzsymptomatik im unteren Abdomen (meist einseitig, im Anschluß an Menstruation), Fieber bis 39 °C, Allgemeinsymptome, Leukozytose. Häufig gehen der akuten Attacke ähnliche mildere, mit Menorrhagien und Dysmenorrhoe assoziierte Episoden voraus. Bei der Untersuchung finden sich Druckempfindlichkeit und Infiltration im Bereich einer oder beider Fossae iliacae, in schwereren Fällen mit Abwehrspannung. Bei der manuellen Exploration Schmerzen bei seitlicher Bewegung der Zervix, Schmerzhaftigkeit der Fornices.

  Alle pelveoperitonealen Komplikationen der Gonorrhö sind auch verdächtig auf Mitbeteiligung von Chlamydien. Die gonorrhoische Salpingitis verläuft klinisch meist vehementer als eine solche durch C. trachomatis.

  Die Diagnostik der Salpingitis sowie ihrer Komplikationen ist schwierig und muß in Kooperation mit dem Gynäkologen erfolgen.

- ***Gonorrhoische Perihepatitis*** (Fitz-Hugh-Curtis-Syndrom): eine seltene Komplikation der Gonorrhö, fast ausschließlich bei Frauen; sie entsteht als Resultat direkter Aszension von einer gonorrhoischen Adnexitis oder (selten) metastatisch bei Gonokokkensepsis.

  Es zeigt sich ein akutes Krankheitsbild mit Schmerzen im rechten oberen Abdomen, die gelegentlich in die rechte Schulter ausstrahlen und sich beim Atmen, Husten und Rumpfbeugen verstärken. Erbrechen, Übelkeit. Der rechte obere abdominelle Quadrant ist sehr druckempfindlich, Abwehrspannung. Die gonorrhoische Perihepatitis ähnelt der akuten Cholezystitis bzw. subphrenischem Abszeß. Die Diagnose erfolgt bei klinischem Verdacht (Anamnese genitaler Symptome einer Gonorrhö) durch den Erregernachweis aus dem Genitale.

Chronische Gonorrhö der Frau. Unbehandelt geht die akute Gonorrhö in oligosymptomatische chronische Zustände über (mukopurulenter Fluor, rezidivierende Portioerosionen, Retentionszysten der Zervix – Ovula Nabothii, milde chronische Urethritis, rezidivierende Bartholinitis bzw. Bartholin-Zysten). Die Diagnostik der chronischen Gonorrhö der Frau ist schwierig, da Ausstrichpräparat und Kultur häufig negativ bleiben. Mitbeteiligung von Chlamydien muß ausgeschlossen werden!

Bedeutsamer sind die Endzustände einer aszendierten unerkannten Gonorrhö. Am häufigsten ist die chronische Adnexitis, die sich als rezidivierende Schmerzattacken im Unterbauch mit Fieberschüben, Menstruationsunregelmäßigkeiten, Dysmenorrhö und Dyspareunie äußert. Menorrhagien können zu oft ausgeprägter hypochromer Anämie führen. Wesentliche Dauerschäden resultieren ferner aus narbigen Fibrosen: Verschluß einer oder beider Tuben, Sterilität, hohes Risiko von Tubenschwangerschaften, fibröse Adhäsionen des Uterus (können in Retroversionsstellung resultieren), Hydrosalpinx und tuboovarielle Zysten.

Extragenitale Gonorrhö. Die ***oropharyngeale Gonorrhö*** tritt selten isoliert auf (weniger als 5%); genitale Gonorrhö ist in bis 10% mit ihr assoziiert. Die Ansteckung erfolgt durch Oralverkehr, fast nie durch Küssen (die isolierte pharyngeale Gonorrhö ist keine effiziente Infektionsquelle). Sie äußert sich meist nur in milder Pharyngitis oder Tonsillitis, geringer Schluckschmerz, oft asymptomatisch.

Die ***anorektale Gonorrhö*** ist bei Männern fast stets Folge von Analverkehr, in Ausnahmefällen von durchbrechenden Prostata- oder Cowper-Abszessen. Bei Frauen erfolgt die Infektion in 35–50% durch Ausbreitung vom Genitale.

Es kommt in der Regel lediglich zu Pruritus ani; seltener (hauptsächlich bei Männern) besteht eine Proktitis: Rötung, Schwellung und Schmerzhaftigkeit der Haut bzw. Schleimhaut des Analtrichters („Kryptitis"), schleimig-eitriger, manchmal blutiger Ausfluß, Tenesmen, schmerzhafte Defäkation. In seltenen Fällen Entwicklung von proktitischen oder periproktitischen Abszessen und Analfissuren.

! Anorektale und oropharyngeale Gonorrhö haben Gemeinsamkeiten: steigende Inzidenz und Symptomarmut, schwierige Diagnostik (Differenzierung von anderen Neisserien erfordert Fermentationstechniken), oft inadäquates Ansprechen auf Standardbehandlung (Problem der Bioverfügbarkeit?).

Gonorrhoische Blepharokonjunktivitis (Gonoblennorrhö), die akute Infektion des Konjunktivalsacks, ist eine potentiell zur Erblindung führende Manifestation der Gonorrhö. Sie ist bei Erwachsenen sehr selten, war bei Kindern jedoch früher relativ häufig (Ophthalmia neonatorum) und die häufigste Ursache der Blindheit.

Ophthalmia neonatorum (Abb. 25.37) ist eine in den ersten Tagen (bis 3 Wochen) nach der Geburt auftretende akute eitrige Konjunktivitis. Sie kann durch eine Reihe von Keimen aus dem Geburtskanal bedingt sein (Chlamydien, Staphylokokken etc.), doch verläuft die gonorrhoische am stürmischsten und komplikationsreichsten. 1–3 Tage nach der Geburt kommt es zu einer akuten Rötung und Schwellung der Augenlider; aus der Augenspalte quillt reichlich dickflüssiger rahmiger Eiter. Die Konjunktiven sind gerötet, die Bulbi schmerzhaft; Photophobie. Setzt die Behandlung zeitgerecht ein, kommt es zur Restitutio ad integrum; bei Ausbleiben entwickeln sich Ulcera corneae und, als maximale Komplikation, eine Panophthalmie. Bei Erwachsenen nimmt die Gonoblenorrhö einen ähnlichen, weniger riskanten Verlauf; sie ist meist einseitig und entsteht durch Autoinokulation.

Die Ophthalmia neonatorum wurde durch die gesetzlich vorgeschriebene Crede-Prophylaxe (1%ige Silbernitratlösung in den Konjunktivalsack unmittelbar nach der Geburt) weitgehend zurückgedrängt.

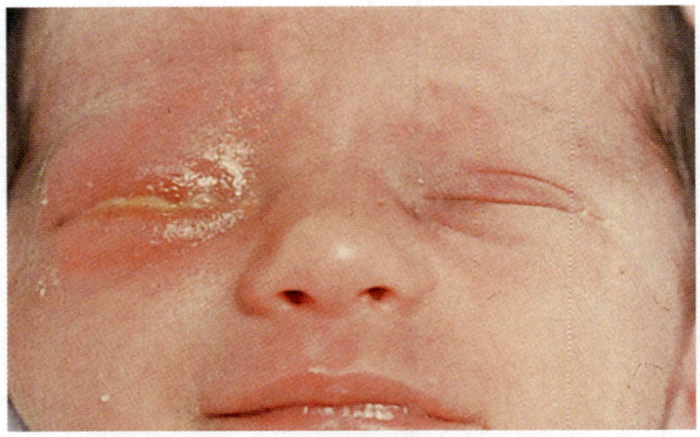

Abb. 25.37. Gonoblennorrhö des Neugeborenen. Rötung und Ödem des *rechten* Auges, eitrige Sekretion aus dem Konjunktivalsack

Die Crede-Prophylaxe wirkt nur gegen die gonorrhoische Ophthalmie, nicht oder kaum gegen die weit häufigere Blennorrhö durch Chlamydien. Aus diesem Grund werden heute statt Silbernitrat meist Tetrazyklin- oder Erythromycin-Präparationen verabreicht; letztere schützen allerdings nicht vor einer durch C. trachomatis bedingten Nasopharyngitis oder Pneumonie.

Seltene andere Manifestationen der Gonorrhö beim Neugeborenen sind anorektale Gonorrhö, gonorrhoische Omphalitis, Rhinitis und Pneumonie sowie gonorrhoische Abszesse der Kopfschwarte. Gefürchtetste Komplikation ist die neonatale Gonokokkensepsis.

Systemische Komplikationen. Die ***disseminierte gonorrhoische Infektion (DGI)*** ist Folge einer gonorrhoische Bakteriämie. Sie äußert sich am häufigsten als sogenanntes ***Arthritis-Dermatitis-Syndrom.*** Dieses tritt bei 0.3–3% der Patienten mit unbehandelter Gonorrhö auf. Die DGI ist häufiger bei Frauen (besonders während der Menstruation und in der 2. Schwangerschaftshälfte) als bei Männern (Homosexuelle!). Sie kann von einer Adnexitis bzw. einer komplizierten Urethritis posterior ausgehen, ist jedoch häufig nicht mit floriden Veränderungen des Genitaltrakts verknüpft.

Die DGI wird häufig von Gonokokken eines bestimmten Auxotyps hervorgerufen (sog. AHU-Typ: Arginin-Hypoxanthin-Uracil-abhängig). Dieser Auxotyp ist zwar gut penizillinempfindlich aber resistent gegenüber Komplement-mediierter Bakteriolyse im Serum. Dies macht verständlich, warum die DGI meist nicht aus einer überwältigenden Infektion des Genitaltrakts entspringt.

Klinisch ist die DGI durch die Symptomtrias von intermittierendem *Fieber* (selten über 39 °C), *Arthralgien* und *Exanthemen* gekennzeichnet.

Der ***Gelenksbefall*** (Abb. 25.38) beginnt mit asymmetrischen Polyarthralgien, später Übergang in Arthritis (mit Erguß) einzelner (zwei oder drei) Gelenke – Knie, Handgelenke, Knöchel, Ellenbogen, Fingergelenke. Die Bewegung ist durch die Schmerzhaftigkeit stark behindert. Die Haut über dem Gelenk ist gerötet und hitzt; Aspiration erbringt rahmigen Eiter mit reichlich Gonokokken (Diagnose!). Röntgenologisch zeigt sich eine

Verschmälerung des Gelenksspalts (Zerstörung des Gelenksknorpels); die gonorrhoische Arthritis kann zur Ankylose führen.

> **!** Die Gonokokken-Arthritis ist eine zwar seltene Komplikation der Gonorrhö, gilt jedoch als häufigste Ursache eitriger Arthritiden. Sie muß von der häufigen Begleitarthritis urogenitaler Chlamydien-Infektionen unterschieden werden.

Die ***Exantheme*** bestehen typischerweise aus papulopustulösen und hämorrhagischen Läsionen ähnlich denen bei Endocarditis lenta, die relativ schütter (bis etwa 20 Einzeleffloreszenzen) vorwiegend an den distalen Extremitäten lokalisiert sind. Sie entsprechen metastatischen Herden (septische Vaskulitis) (Abb. 25.39); analoge metastatische Läsionen innerer Organe wurden beschrieben. Selten sind makulöse toxische Exantheme (Prädilektion: Rumpf). Während der Fieberschübe kann der Erreger in etwa 50 % aus dem Blut isoliert werden.

Gonorrhoische Endokarditis und Meningitis sind seltene, dramatische und komplikationsreiche Verlaufsformen der DGI („Gonokokkensepsis"), mit akuter Gefährdung des Patienten. Endo- bzw. Myo-, Pericarditis und Meningitis, septische Temperaturen (40 °C oder mehr).

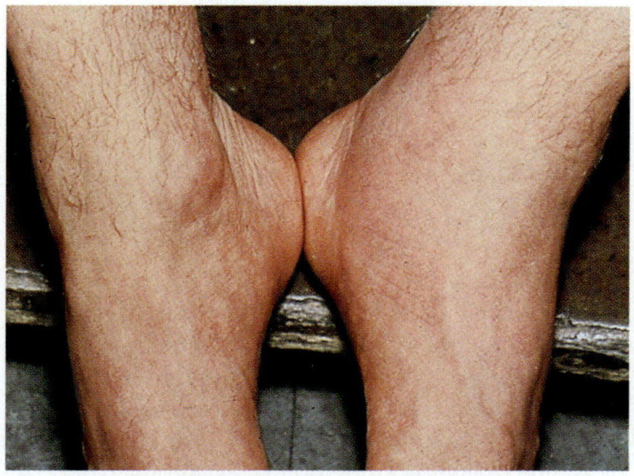

Abb. 25.38. Gonorrhoische Arthritis. Schmerzhafte Schwellung des *linken* Sprunggelenks

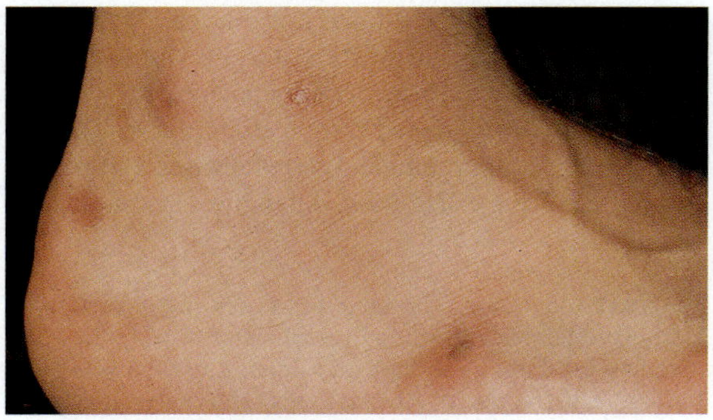

Abb. 25.39. Hämorrhagische Pusteln am seitlichen Fuß bei metastatischer Gonokokkensepsis vom benignen Typ

Diagnostik der Gonorrhö

Grundsätzlich stehen der direkte Erregernachweis, die Kultur, serologische Methoden, Antigennachweis sowie DNS-Hybridisierungsverfahren zur Verfügung (kommerzielle Kombinationstestkits für Gonokokken und C. trachomatis auf Basis der DNS-Amplifizierungsmethoden mittels Polymerase- und Ligasekettenreaktion sind in Entwicklung bzw. bereits im Handel erhältlich). Der direkte Erregernachweis hat die Bedeutung einer meist ausreichenden Screening-Untersuchung, besitzt jedoch keine Beweiskraft; diese kommt nur der kulturellen Identifikation zu. Die serologischen Methoden sind praktisch bedeutungslos. Antigen- und DNS-Nachweisverfahren eignen sich besonders dann, wenn Transportprobleme die Qualität der Kultur beeinträchtigen.

Direkter Erregernachweis. Dieser wird an Ausstrichpräparaten mittels verschiedener Färbemethoden durchgeführt (für Routinezwecke dient die ***Methylenblaufärbung***). Beim Mann wird Urethralsekret (seltener Prostatasekret nach Prostatamassage) gewonnen. Bei Frauen entnimmt man Abstriche aus der Zervix (korrekte Abnahme notwendig, da im Vaginalsekret keine Gonokokken enthalten sind) *und* aus der Urethra (isolierte urethrale Infektion ist möglich). Gleichzeitig sollten bei beiden Geschlechtern routinemäßig Ausstriche aus dem Analkanal und vom Pharynx durchgeführt werden (Abnahme mit sterilem Stieltupfer, Färbung nach Gram – Mischflora!).

Durchführung: Beim Mann wird ein Tropfen Urethralsekret mit einer ausgeglühten Platinöse (bei Fehlen von Ausfluß mit einem sterilen dünnen Wattestab, der 2–4 cm in die Urethra eingeführt und dort vorsichtig gedreht wird) aufgenommen und möglichst dünn auf einem Objektträger ausgestrichen. Nach Lufttrocknung wird das Präparat kurz (beschichtete Seite nach oben) durch die Gasflamme geführt; hierdurch erfolgt Koagulation des Eiweißes (Hitzefixierung). Nach Abkühlung wird der Objektträger in eine 1 %ige Methylenblau-Lösung getaucht, nach 10 sec mit Leitungswasser gespült, mit Löschpapier getrocknet und im Durchlichtmikroskop mit Ölimmersionsobjektiv (100 fache Vergrößerung) untersucht.

Interpretation des Ausstrichpräparates (s. Abb. 25.31). Im Methylenblau-gefärbten Präparat sind Zellen und Bakterien gut beurteilbar. Gonokokken, so vorhanden, liegen intraleukozytär (nur in frühen Stadien auch extraleukozytär) und paarweise (10 bis 20 pro befallenen Leukozyt; das Gros der Leukozyten ist frei). Sie sind typisch paarweise gelagert (kaffeebohnenartig) und von regelmäßiger Größe.

Tabelle 25.9.

	G	L	E	B	S
Akute Gonorrhö	+++	+++	+/–	+/–	+
Chronische Gonorrhö	+	+/++	++/+++	++	+++

G Gonokokken
L Leukozyten
E Epithelzellen
B Bakterien, andere als Gonokokken
S Schleim

Das Erscheinungsbild des Gonorrhöausstrichs unterliegt einem charakteristischen stadienabhängigen Wandel (Tabelle 25.9): Im akuten Stadium finden sich massenhaft Leukozyten, Epithelzellen und Schleim dagegen nur wenig; Gonokokken sind reichlich und der alleinige oder überwiegende Keim. Je chronischer die Gonorrhö wird, umso mehr sinkt die Zahl der Leukozyten und treten abgeschilferte Epithelzellen und Schleim in den Vordergrund. Im selben Maße nehmen die Gonokokken ab und machen einer Mischflora Platz. Daraus ergeben sich diagnostische Schwierigkeiten, die die Durchführung einer Gram-Färbung erforderlich machen.

Die ***Gramfärbung*** wird durchgeführt, wenn im Methylenblau-Präparat eine bakterielle Mischflora vorgefunden wird. Sie erlaubt den Ausschluß grampositiver Keime.

Durchführung: Ausstrichpräparate werden mit einer 1%igen Karbolgentianaviolettlösung überschichtet (1 min); die Farblösung wird dann abgekippt und durch Lugol-Lösung (Jod-Jodkali) ersetzt (1 min). Hierauf wird differenziert, d. h. mit absolutem Alkohol so lange gespült, bis keine Farbschwaden mehr abgehen; dieser Schritt ist entscheidend, da absoluter Alkohol alle Keime entfärbt, die in ihrer Zellwand nicht den sog. Gramstoff besitzen (ein Polysaccharid, das Gentianaviolett in Anwesenheit von Jod irreversibel bindet). Schließlich wird mit Karbolfuchsin gegengefärbt (10 sec). Als Resultat erscheinen die gramnegativen Keime rot, die grampositiven sind immer noch blau-violett gefärbt.

Die Gramfärbung ist die klassische Standard-Färbung der Gonorrhö-Diagnostik. Leider erhöht sie die Trefferquote der Methylenblaufärbung nur wenig, da die tatsächlich schwer unterscheidbaren Keime gleichfalls gramnegativ sind (N. meningitidis und fakultative pathogene Neisserien wie N. catarrhalis, Diplococcus crassus, ferner sog. „Mimea"-Formen aus den Genera Moraxella, Azinetobakter und Veilonella). Die Gramfärbung ist vor allem zur Bewertung der Mischflora im Zervikalsekret hilfreich.

Treffsicherheit des direkten Erregernachweises: bei Männern mit symptomatischer Gonorrhö ca. 95 %, bei Frauen 50–75 % (unmittelbar vor der Menstruation am höchsten!). Zur Beurteilung des Therapieerfolges bei Frauen sowie bei analer und pharyngealer Gonorrhö ungeeignet.

Kulturverfahren. Die kulturelle Sicherung der Diagnose ist schon aus forensischer Gründen stets erforderlich. Neben der höheren Sensitivität erlaubt die Kultur auch die Resistenzprüfung auf Antibiotika.

Durchführung: Die Kultur erfolgt auf Selektivnährböden (z. B. Thayer-Martin-Nährboden). Diese enthalten neben denaturiertem Hämoglobin und anderen Nährstoffen ein Spektrum von Antibiotika (Vancomycin, Colistin, Trimethoprim) und Antimykotika (Nystatin), die das Überwuchern durch Begleitkeime unterbinden. Gleichzeitiges Beimpfen von Nährböden *ohne* Antibiotika erhöht die Aussagekraft. Die Nährböden sollen nicht älter als 2–3 Wochen sein und müssen im Brutschrank (35 °C) bis unmittelbar vor der Inokulation gelagert werden (Kälteempfindlichkeit der Gonokokken). Die Probe wird direkt mit der Platinöse auf den vorgewärmten Agar ausgestrichen und in einem luftdichten Container in einer Atmosphäre von 3–6 % CO_2 inkubiert (z. B. im bewährten und billigen Kerzentopf: Die optimale Atmosphäre ist bei Erlöschen der Kerze erreicht). Die Gonokokken wachsen innerhalb von 48 Stunden zu entlang der Inokulationslinie konfluierenden grauweißlichen, feuchten, glänzenden Kolonien aus (s. Abb. 25.32).

Die ***Treffsicherheit*** liegt bei Männern (Urethralabstrich) bei etwa 98 %, bei Frauen (alleiniger Zervikalabstrich) bis 80 % bzw. 95 % (Zervikal- plus Urethralabstrich); bei pharyngealer und analer Gonorrhö (die aber nur in jeweils 5 % isoliert vorkommen) ist die Trefferquote niedriger. Zur Kontrolle des Therapieerfolges wird in Österreich laut Geschlechtskrankheitengesetz eine Kontrollkultur gefordert.

Sensitivität der Kultur und Trefferquote hängen wesentlich von der Transportdauer des Untersuchungsmaterials zum nächsten venerologischen Labor ab (käufliche Transportmedien stehen zur Verfügung – Stuart's Medium, Amie's Medium). Gonokokken überleben Transporte über 24 h zumeist nicht; optimale Bedingungen sind nur bei sofortiger Inkubation nach Abnahme gegeben.

Diagnose der DGI ist schwierig, da oft multiple Blutkulturen (während des Fieberschubes!) zur Züchtung des Erregers erforderlich sind. Zusätzlich müssen Ausstriche und Kulturen aus den metastatischen Hautläsionen (Biopsiematerial – Trefferquote ca. 60 %), vom Genitalbereich sowie aus Rektum und Pharynx durchgeführt werden.

Identifikation des Erregers. Brauchbar, wenn auch nicht beweiskräftig, ist der ***Oxydasetest:*** ein (mit dem farblosem Indophenolpräkursor Tetramethyl-Paraphenylendiamin imprägnierter) Papierstreifen wird auf die Kolonien aufgelegt. Bei Vorhandensein von Neisserien verfärbt er sich innerhalb von Sekunden violett (Indophenolblau).

Auch alle anderen Neisserien sind Oxydase-positiv. Eine weitere Differenzierung ist für den Erregernachweis aus genitalen Proben überflüssig, nicht jedoch bei extragenitalem Untersuchungsmaterial, wie etwa bei DGI und pharyngealer oder rektaler Gonorrhö.

Die exakte Identifikation erfolgt durch Zuckervergärung in der sog. erweiterten ***Lingelsheim-Reihe*** (wichtig bei forensischen Fragestellungen). Gonokokken fermentieren Glukose, jedoch nicht Maltose, Saccharose und Laktose und unterscheiden sich hierdurch von anderen gramnegativen Diplokokken, etwa

N. meningitidis, N. catarrhalis, Azinetobakter, Veillonella etc. Ferner sind einige Testkits (Phadebact-Test, Go-Check ROCHE) erhältlich, die auf Basis biochemischer Reaktionen die Differenzierung verschiedener Neisserienarten und damit eine exakte Identifikation ermöglichen. Letztere kann auch mit käuflichen FITC-markierten monoklonalen Antikörpern gegen Gonokokkenantigene erfolgen (Kultur-Bestätigungstest). Hingegen hat sich der immunfluoreszenzoptische Nachweis von Gonokokken direkt aus dem Ausstrichpräparat wegen zu geringer Sensitivität nicht bewährt.

Antigennachweis. Antigennachweisverfahren mittels ELISA ermöglichen eine gegenüber der Kultur raschere und automatisierte Diagnostik der Gonorrhö, bei der auch Transportprobleme keine Rolle spielen. Dennoch setzten sich diese Tests nicht durch; wesentliche Nachteile gegenüber der Kultur liegen im Fehlen einer Resistenzprüfung sowie in geringerer Sensitivität (73–100 %) und Spezifität (90–100 %). Zudem sind sie nicht für die Testung extragenitaler Proben zugelassen.

DNS-Hybridisierung. Wie für C. trachomatis (s. dort) ist auch ein DNS-Hybridisierungsverfahren für den Gonokokkennachweis kommerziell erhältlich (Gen-Probe). Der DNS-Nachweis erfolgt mittels Chemolumineszenz und hat dieselben Vor- aber auch Nachteile wie der Antigennachweis (s. oben).

DNS-Amplifizierung. Erste Vergleichsstudien der PCR (AmplicorR) oder LCR (LCXR) mit der Kultur als Goldstandard zeigen, daß Amplifizierungsverfahren der Kultur (vor allem bei extragenitalen Proben) überlegen sind. Auch hier gilt, daß eine Resistenzprüfung auf Antibiotika nicht erfolgen kann.

Serologie. Die Müller-Oppenheim-Reaktion (eine Komplementbindungsreaktion) ist nur bei der DGI eine diagnostische Hilfe. Sie wird im unkomplizierten Fall wegen meist negativer und relativ häufig falsch positiver Resultate kaum eingesetzt.

Therapie

Allgemeines. Zahlreiche Antibiotika kommen zur Behandlung der Gonorrhö in Frage. Die Auswahl des jeweils angezeigten Medikaments richtet sich nach der Resistenzlage des Erregers, der Lokalisation der Infektion (genital oder extragenital), Nebenwirkungen und auch Kosten.

Die Resistenz von N. gonorrhoeae hat sich im Lauf der Jahrzehnte erheblich geändert. Zu Ende des 2. Weltkrieges waren, nach jahrelangem Einsatz, etwa ein Drittel der Stämme gegen Sulfonamide resistent. Später erwies sich N. gonorrhoeae als einer der gegen Penizillin empfindlichsten Erreger, und dieses war daher durch Jahrzehnte Mittel erster Wahl. Die Empfindlichkeit der Neisserien ist seither beträchtlich gesunken (Verminderung der Permeabilität für Penizillin durch chromosomale Mutation). Penizillin ist heute aus folgenden Gründen in den Therapieempfehlungen der WHO nicht mehr enthalten:

- die häufige Assoziation der Gonorrhö mit der (penizillinresistenten) urogenitalen Chlamydieninfektion,
- die mangelhafte Bioverfügbarkeit von Penizillin bei extragenitaler Gonorrhö und schließlich
- die steigende Inzidenz penizillinresistenter (β-laktamasebildender) Gonokokkenstämme (Penizillinase-producing Neisseria gonorrhoeae: PPNG).

β-laktamasebildende Gonokokkenstämme werden weltweit mit steigender Inzidenz isoliert, stellen aber immer noch eine kleine Fraktion. Sie entstanden durch die weitläufig geübte Praxis der prophylaktischen (unterdosierten) Penizillineinnahme bei Militärpersonal und Prostituierten im Südostasiatischen Raum. Die Penizillinase-Produktion wird von einem Plasmid gesteuert, das bei Propagation des Keimes auch wieder verloren gehen kann. Die klinische Symptomatik durch β-Laktamasebilder unterscheidet sich kaum von der üblichen. Plasmid-Analyse und Auxotypisierung lassen vermuten, daß zwei Typen penizillinasebildender Gonokokken (von Afrika, von Asien) existieren. Neben der plasmidmediierten kennt man auch eine chromosomal mediierte Penizillinresistenz, die nicht auf der Produktion von β-Laktamase beruht. Die Diagnose einer Gonorrhö durch β-laktamasebildende Gonokokken muß durch exakte Diagnose des Erregers (Zuckervergärung) und Nachweis der Penizillinresistenz in vitro gesichert sein.

Mangelnde Bioverfügbarkeit des Penizillin bei extragenitaler Gonorrhö betrifft nicht die ehemalige Standard-Injektionstherapie mit wäßrigem Penizillin, wohl aber die aus Gründen der Annehmlichkeit häufig geübte orale Penizillintherapie. Ähnlich schlechte Bioverfügbarkeit haben auch Tetrazykline und Spectinomycin.

In den USA werden wegen der häufigen Verknüpfung von Gonorrhö und urogenitaler Chlamydieninfektion in den Richtlinien der CDC Tetrazykline (oral, Behandlungsdauer 1 Woche) zusätzlich zur Einzeittherapie (Ceftriaxon) empfohlen. Vorteil dieser Behandlung ist die fast stets erfolgreiche Eradikation beider Erreger. Die automatische Mitbehandlung einer möglichen Chlamydien-Begleitinfektion kann jedoch bestenfalls ein Kompromiß sein. Sind die Möglichkeiten einer Chlamydiendiagnostik gegeben, sollte diese erfolgen.

Behandlungsziel. Erreichen hoher Serumkonzentrationen des verwendeten Antibiotikums durch einige (4–6) Stunden als Einzeitbehandlung, unabhängig von der Lokalisation der Infektion.

Die kurze Behandlungsdauer ist wegen der kurzen Generationszeit der Gonokokken ausreichend. Hohe Spiegel entsprechen der Strategie des „overkill“, die auf die Verhinderung der Entstehung resistenter Mutanten abzielt.

Therapieschema bei unkomplizierter genitaler, pharyngealer und rektaler Gonorrhö (entsprechend Empfehlungen von WHO und CDC). ***Standardtherapie:*** Ceftriaxon 125mg i. m., einmalig verabreicht. ***Alternativ-Therapien:*** Cefixim 400 mg p. o., einmalig; Spectinomycin 2 g i. m., einmalig; Ofloxacin 400 mg oral, einmalig; Ciprofloxacin 500 mg oral, einmalig.

Ceftriaxon in einmaliger Gabe wird seit 1985 von der WHO als Mittel erster Wahl empfohlen. Dosierungen von 125 mg oder 250 mg ergeben ausreichende Spiegel, um die unkomplizierte Gonorrhö aller Lokalisationen erfolgreich zu behandeln (Heilungsrate > 95 %). Ceftriaxon ist auch bei Schwangeren geeignet und verhindert eine (gleichzeitig erworbene) Syphilis in der Inkubationszeit. Resistenzen sind bisher noch nicht beschrieben.

Quinolone haben den Vorteil der oralen Verabreichungsform, bei der ebenfalls ausreichend hohe bakterizide Spiegel erreicht werden. Nachteil: in der Schwangerschaft kontraindiziert.

Spectinomycin ist ein nebenwirkungsarmes Aminoglykosid-Antibiotikum, fast ausschließlich gegen N. gonorrhoeae wirksam (keine Verschleierung gleichzeitig erworbener Syphilis) und das Ausweichpräparat erster Wahl. Die Heilungsquoten bei Gonorrhö sind fast ebenso hoch wie bei Penizillin. Nachteil: geringere Wirksamkeit bei pharyngealer Gonorrhö, Resistenzen bekannt.

Therapie komplizierter Gonorrhö. Komplizierte Gonorrhö (z. B. Epididymitis, Adnexitis) werden mit denselben Antibiotika in analoger Dosierung behandelt wie unkomplizierte Formen, jedoch länger (üblicherweise 7 Tage, DGI bis zu einem Monat). Bestehen bei aszendierenden Infektionen Unklarheiten über den Erreger (leider nicht selten), sollten Breitbandantibiotika vorgezogen werden. Gleichzeitig Verabreichung von Antiphlogistika und entsprechende unterstützende Maßnahmen.

Gonoblenorrhoe beim Erwachsenen: 1 g Ceftriaxon i. m., einmalig. Gonoblenorrhoe des Neugeborenen: Ceftriaxon 50mg/kgKörpergewicht, einmalig.

Nachkontrollen. Schon wenige Stunden nach adäquater Therapie sind Gonokokken nicht mehr kultivierbar. Spätestens eine Woche nach Therapie erfolgt eine klinische ***Nachuntersuchung*** mit Versuch des Erregernachweises mittels Kultur (in Österreich gesetzlich vorgeschrieben). Wird bei diesen Kontrollen ein Therapieversagen festgestellt (d. h. finden sich immer noch klinische Symptome und gramnegative Diplokokken in Ausstrich oder Kultur), ist die wahrscheinlichste Interpretation die Reinfektion: Jedenfalls muß eine exakte Abklärung des Keimes mit Resistenzbestimmung erfolgen.

Finden sich trotz Persistenz oder Neuaufflammen der klinischen Symptomatik keine gramnegativen Diplokokken, liegt mit großer Wahrscheinlichkeit eine „postgonorrhoische" Urethritis oder Zervizitis vor. Spätestens dann muß in diesem Fall der Versuch des Chlamydiennachweises und eine Behandlung mit Tetrazyklinen angeschlossen werden.

Partnerbehandlung. Zur Vermeidung einer sogenannten „Ping-Pong"-Infektion ist die exakte Untersuchung und allenfalls ***Therapie des (der) Geschlechtspartner*** des Patienten erforderlich, bevor der Geschlechtsverkehr wieder aufgenommen werden kann. Eine blinde Partner-Mitbehandlung ist abzulehnen.

Mischinfektion mit Syphilis. Wegen ihrer längeren Inkubationszeit kommt Syphilis nur in Ausnahmefällen vor Beginn der Gonorrhö-Therapie zur Entwicklung. Um daher eine syphilitische Begleitinfektion nachweisen zu können, sind klinische und Serumkontrollen bis 3 Monate nach durchgeführter Therapie erforderlich.

Beste ***Prophylaxe*** der ***Ophthalmia neonatorum*** ist die Vorsorgeuntersuchung der Graviden am Ende der Schwangerschaft (auf Gonorrhö *und* Chlamydien!). In den USA ist die Crede-Prophylaxe nach wie vor legal verpflichtend. In Österreich wird davon immer mehr Abstand genommen, da Reizungen der Konjunktiva häufig sind, die Gonoblenorrhoe hingegen sehr selten. Statt Silbernitrat wird Erythromycinlösung (0.5 %) gegeben; diese verhindert in einem hohen Prozentsatz auch die Chlamydienkonjunktivitis, jedoch nicht die nasopharyngeale Chlamydieninfektion.

25.2.3 Ulcus molle (syn. Weicher Schanker, Chancroid)

Ulcus molle ist eine durch Haemophilus ducreyi hervorgerufene, lokal und regional invasive Geschlechtskrankheit ohne systemische Ausbreitung.

Epidemiologie. In Westeuropa und USA selten und hauptsächlich auf Hafenstädte beschränkt; in tropischen und subtropischen Gegenden ist Ulcus molle endemisch und relativ häufig (Südostasien, Afrika), in manchen dieser Länder sogar die häufigste Ursache genitaler Ulzera („genital ulcer disease"). Die genaue Inzidenz ist nicht bekannt. Männer sind erheblich häufiger betroffen (berichtete Relationen 6 bis 185:1), Frauen sind wahrscheinlich meist symptomlose Keimträger. Altersverteilung wie bei den übrigen Venerea. Übertragung erfolgt häufig durch Prostituierte.

Erreger. Ein gramnegativer, kurzer und schlanker Kokkobazillus (0,2 x 1,5μ), der schwer kultivierbar ist und in Kultur und Abstrich eine Neigung zu kettenförmiger Anordnung („Fischzugformation") (Abb. 25.40) besitzt. Experimentelle Infektion von Labortieren ist (schwer) möglich. Ribosomale RNS-Analysen haben gezeigt, daß der Erreger der Spezies Aktinobazillus näher als anderen Hämophilus-Spezies verwandt ist.

Verlauf. Die Inkubationszeit ist mit 1 bis 5 Tagen kurz, in Ausnahmefällen bis zu 30 Tagen. Anschließend entstehen genitale Ulzera, die unbehandelt nach mehreren Wochen spontan, manchmal inkomplett, abheilen. In etwa 50 % entsteht Tage bis Wochen nach den Ulzera eine massive regionale Lymphadenitis („Bubo"). Systemische Symptome fehlen. Die Infektion bewirkt keine Immunität; durch Autoinokulation können immer wieder neue Ulcera mollia entstehen; Reinfektion kann unmittelbar nach Abheilung erfolgen. Erkrankungen bei Neugeborenen von Müttern mit Ulcus molle sind nicht bekannt; bei Immundefizienz keine Gefahr systemischer Invasion.

Bei Zirkumzision ist das Infektionsrisiko erheblich geringer (Risikofaktor: feuchte Kammer).

Klinik (Abb. 25.41). Die Läsionen sind meist multipel. Sie beginnen als entzündliche Papeln, die nach kurzer Zeit pustulieren und sich in sehr schmerzhafte, scharf begrenzte Ulzera umwandeln. Diese sind meist oval bis schlitzförmig und durch ausgefranste, überhängende Ränder charakterisiert. Der Ulkusgrund ist weich, mit eitrigem, schmierig-nekrotischem Material bedeckt und blutet bei Berührung leicht. Die Ulzera sind flach und reichen von kaum mehr als stecknadelkopfgroß („Zwergchankroid") bis zu mehreren Zentimetern Größe. Oft sind mehrere Ulzera linear angeordnet. Charakteristisches Symptom: heftig brennende Schmerzen beim Darüberfließen des Urins (typische Anamnese; häufig Grund zum Aufsuchen des Arztes). Prädilektionsstellen: inneres Vorhautblatt, Frenulum präputii, Fossa navicularis. Bei Frauen: hintere Kommisur, Labia minora und Meatus urethrae. Extragenitale Ulzera (Hand, Mund, Mamillen) sind selten.

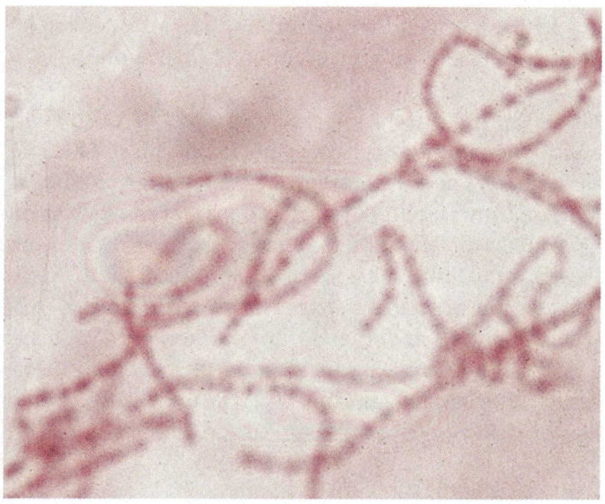

Abb. 25.40. Hämophilus ducreyi, Ausstrichpräparat (Kultur): kettenförmig angeordnete Stäbchen. Giemsafärbung, x 100, Ölimmersion

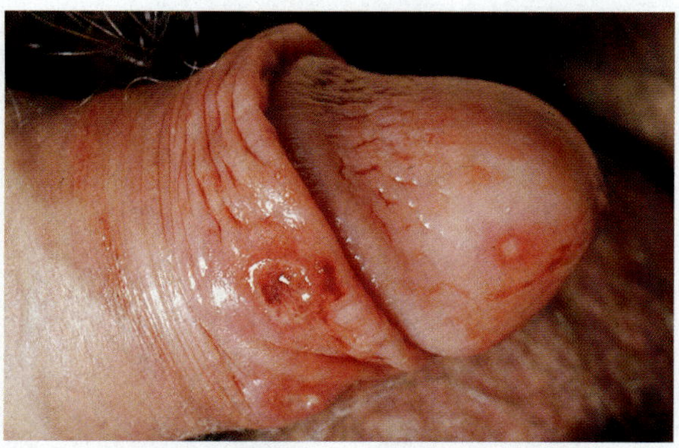

Abb. 25.41. Ulcera mollia an Präputialblatt und Glans penis. Weiche, rundliche, relativ kleine, schmierig belegte Ulzera mit überhängenden Rändern

Varianten: Ulcera mollia können sowohl in Größe, als auch in (unbehandelter) Krankheitsdauer erheblich schwanken:

- Als „transientes Chancroid" bezeichnet man kleine Ulzera, die innerhalb einiger Tage abheilen und erst durch die Entwicklung des Bubo einige Wochen später diagnostiziert werden.
- Das „Riesen-Ulcus molle" (serpiginöses Ulcus molle) entsteht durch periphere Ausbreitung vom Primärulkus oder vom durchgebrochenen Lymphknoten und kann beträchtlich große, nekrotisierende, polyzyklische Ulzera der Genital-, Perianal- und suprapubischen Region hervorrufen.
- Das Ulcus molle elevatum beginnt als Geschwür, wird jedoch durch hypertrophe Granulation plattenbzw. pilzartig erhaben. Differentialdiagnose: Condylomata lata. Phagedänisches Ulcus molle: sich besonders schnell ausbreitende nekrotisierende Ulzera, die zur Destruktion der äußeren Genitalien führen können; häufig Superinfektion mit dem fusospirillären Gemisch.

Komplikationen sind Phimose, Paraphimose, Urethralfisteln. H. ducreyi kann auch eine akute purulente Urethritis hervorrufen (in afrikanischen Endemiegebieten 1–2 % der Urethritis-Fälle).

Die ***regionäre Lymphadenitis (Bubo)*** ist meist einseitig und umfaßt mehrere Lymphknoten; diese sind vergrößert, schmerzhaft und miteinander verbacken, die bedeckende Haut gerötet. In etwa der Hälfte der Fälle kommt es zur eitrigen Einschmelzung (Fluktuation!) mit Ausbildung einer unilokulären Abszeßhöhle. Bei Ausbleiben bzw. zu spätem Beginn der Behandlung bricht der Abszeß durch, es entsteht ein großes, dem Ulcus molle ähnliches Geschwür.

Differentialdiagnose genitale Ulzera anderer Ursachen: luetischer Primäraffekt (Dunkelfeld, Serologie), Herpes genitalis, Pyodermien.

Ulcus molle koinzidiert in manchen Ländern (v. a. Afrika) mit der HIV-Infektion. Entsprechende Tests sind daher angezeigt.

Diagnostik. *Abstrichpräparate* aus genitalen Ulzera sind das wichtigste diagnostische Hilfsmittel, wenngleich selbst bei korrekter Durchführung und Erfahrung nur in etwa einem Drittel der Fälle positiv. Der Erregernachweis aus dem Bubo ist immer negativ, solange sich kein Abszeß gebildet hat. Das Material für den Abstrich (nekrotisches Gewebe) muß von unterhalb der überhängenden Ränder gewonnen werden (Grund: der aktive Rand des Geschwürs ist am keimreichsten). Das

Ausstrichpräparat wird gramgefärbt (Alternative: Methylgrün-Pyronin nach Pappenheim) und nach den charakteristischen Fischzugformationen des H. ducrey abgesucht (s. Abb. 25.40). Mehrere Abstrichpräparate anlegen!

Wegen der Seltenheit der Krankheit ist die ***Kultur*** nur an wenigen Speziallabors routinemäßig und verläßlich eingeführt. Ihre Trefferquote ist kaum höher als beim Abstrichpräparat (unter optimalen Bedingungen bis zu 80 %). Das Wachstum erfolgt lediglich auf Blutagarplatten mit Zusatz von Hämin und Serum (z. B. Schokoladegar mit Vancomycin); Wachstumsoptimum 28 °-35 °C bei 5-10 % CO_2. Der Keim wächst relativ schnell, nach 72 Stunden erscheinen kleine, graue, glatte transparente Kolonien. In Ausstrichen dieser Kolonien imponiert wieder die fischzugartige Anordnung der Bakterien (s. Abb. 25.40).

Obsolete Verfahren: Die wenig verläßliche Ito-Reenstierna-Reaktion (Inokulationstest mit abgetöteten Erregern) und die Autoinokulation (Inokulation von Material aus dem Ulkus in eine Skarifikation der Bauchhaut unter einem Uhrglasverband; aus den entstehenden Läsionen gelingt der Erregernachweis leichter als aus dem Primärulkus). Obsolet ist auch eine Komplementbindungsreaktion (häufig falsch-positive Resultate).

Therapie. H. ducrey zeigt zunehmende Resistenz auf Tetrazykline, Penizillin und Sulfonamide.

Behandlungsschema (entsprechend den Empfehlungen der WHO und CDC): Ceftriaxon 250 mg i. m., einmalig oder Azithromycin 1 g oral einmalig.

Alternativ: Erythromycin 500 mg oral, 4× täglich durch 7 Tage; Ciprofloxacin 500 mg oral, einmalig oder 2× täglich durch 3 Tage.

25.2.4 Lymphogranuloma venereum (Synonym: Lymphogranuloma inguinale)

Eine durch Chlamydia trachomatis, Serotypen L1-L3, hervorgerufene Geschlechtskrankheit von regionärer Charakteristik. Sie wird im Kapitel über genitale Chlamydienkrankheiten abgehandelt (s. S. 877).

25.2.5 Granuloma inguinale (Granuloma Venereum, Donovaniose)

Eine durch Donovania (Calymmatobacterium) granulomatis erregte Geschlechtskrankheit von chronisch-progressivem und destruktivem Charakter und lokaler bzw. regionaler Ausbreitung. Systemische Ausbreitung (Metastasierung) ist selten, aber möglich.

Epidemiologie. Granuloma inguinale kommt in Westeuropa nur sehr selten, in den südlichen USA gelegentlich vor. Hauptvorkommen: tropische und subtropische Gebiete. Männer sind etwa doppelt so häufig befallen wie Frauen.

Erreger. Calymmatobacterium granulomatis ist ein kleines (0,7 x 1,5 m) enkapsuliertes Stäbchen noch ungeklärter näherer Zugehörigkeit (Klebsiellen?). Der Erreger lebt intrazellulär (Histiozyten, Leukozyten, Plasmazellen), vermehrt sich innerhalb multipler Vakuolen, reift und wird schließlich durch Zellyse freigesetzt. Die Kultur ist zwar verschiedentlich gelungen (Dottersack), gilt jedoch als schwierig. Die Erfüllung des dritten Koch-Pustulats (Reproduktion der Krankheit durch Inokulation des gezüchteten Erregers) ist noch ausständig.

Verlauf. Die Inkubationszeit ist nicht genau bekannt (8-80 Tage). Die Krankheit nimmt einen chronisch-progressiven Verlauf und führt nicht zur Spontanheilung. Systemzeichen sind selten, können jedoch durch metastatische Läsionen (Knochen, Leber) oder bei sehr ausgedehntem Lokalbefund entstehen. Donovaniose ist bei früh einsetzender Behandlung harmlos, führt jedoch andernfalls zu gravierenden Destruktionen.

Klinik. Erstmanifestation sind schmerzlose, derbe entzündliche subkutane Papeln und Knoten, die sich in Geschwüre und langsam anwachsende granulomatöse Massen umwandeln (Abb. 25.42). Primäre Lokalisation sind meist die Genitalien, seltener Inguinalregion und Perineum. Durch periphere Ausbreitung und Autoinokulation entstehen ausgedehnte schmerzlose, verletzliche und leicht blutende, düsterrote, verkrustete ulzero-granulomatöse Läsionen, die durch früh einsetzende Fibrose zu narbigen Strikturen und durch Lymphstau zu Elephantiasis führen können. Bei (oft

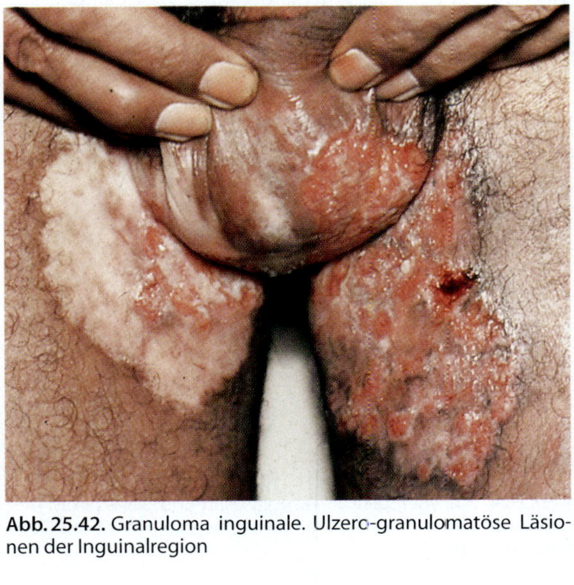

Abb. 25.42. Granuloma inguinale. Ulzero-granulomatöse Läsionen der Inguinalregion

eintretender) Superinfektion treten Nekrosen auf. Die regionären Lymphknoten sind manchmal betroffen. Ihre Einschmelzung kann in Geschwüre analog der Primärläsion resultieren.

Differentialdiagnose. Frühe Läsionen ähneln einer Lues II (Condylomata lata) und, bei starker nekrotischer Komponente, der kutanen Amöbiasis, fortgeschrittene Läsionen Plattenepithelkarzinomen (wichtige Fehldiagnose; histologisch ein pseudoepitheliomatöses Bild) und inveterierte Läsionen dem Anogenitalsyndrom des Lymphogranuloma venereum.

Diagnose. Gewebsausstriche von Biopsiematerial werden Giemsa-gefärbt; im positiven Fall zeigen sie diagnostische große mononukleäre Zellen mit intraplasmatischen Zysten, gefüllt mit zahlreichen tiefblau gefärbten Partikeln („Donovankörperchen"), die eine typische bipolare Chromatinverdichtung („sicherheitsnadelartig") zeigen. Donovankörperchen können auch in Biopsien gefunden werden.

Therapie. Routinebehandlung ist Tetrazyklin (4× 500 mg durch 2 bis 3 Wochen (bzw. bis zur endgültigen Abheilung der Läsionen, sonst Rezidivgefahr!). Alternative: Erythromycin (4 × 500 mg), Cotrimoxazol. Bei Resistenz Chloramphenicol oder Gentamicin.

25.3 Andere sexuell übertragbare Krankheiten

25.3.1 AIDS (R. Zangerle)

Definitionen

AIDS („acquired immunodeficiency syndrome") ist ein bisher immer zum Tod führendes Syndrom – ein Spektrum klinischer Merkmale, die Folge der Störung wesentlicher Teile des Immunsystems sind: opportunistische Infektionen, maligne Tumoren, das HIV-Auszehrungssyndrom und die HIV-Enzephalitis. Ursache von AIDS ist die chronische Infektion mit dem Retrovirus HIV („human immunodeficiency virus"), das durch Geschlechtsverkehr, Blut-Blutkontakt und vertikal von der Mutter auf das Kind übertragbar ist.

Retroviren sind RNS-Viren, die ihre genetische Information in der Wirtszelle mittels eines spezifischen viralen Enzyms – der reversen Transkriptase – in doppelsträngige DNS umschreiben können.

Allgemeines. AIDS ist auf absehbare Zeit nicht heilbar und stellt deshalb für die biomedizinische Wissenschaft eine enorme Herausforderung dar. Bei kaum einer anderen Krankheit ist der zum Tod führende körperliche Verfall mit einer ähnlichen sozialen Stigmatisierung verbunden, wie sie der Diagnose einer HIV-Infektion häufig folgt. AIDS hat vielschichtige gesellschaftliche Konsequenzen gezeitigt. So ist in den Industrieländern die sexuelle Revolution der 60 er und 70 er Jahre deutlich verändert worden, auch gibt es Einflüsse auf den Umgang mit Drogen (z. B. Methadonprogamme). Für viele Entwicklungsländer ist AIDS eine Katastrophe. Das Bevölkerungswachstum ist zwar trotz der hohen Zahl an AIDS Erkrankter nicht rückläufig (dazu müßte die Wachstumsrate unter 3% betragen), doch verlieren die betroffenen Länder einen substantiellen Teil ihrer Arbeitsproduktivität.

AIDS hat das Gesundheitssystem mit schwierigsten Problemen konfrontiert. Deren hauptsächliche sind: die Kollision zweier hoher Rechtsgüter, nämlich das Recht der Allgemeinheit auf Schutz vor Infektion gegenüber dem Recht des Individuums auf Schutz seiner Intimsphäre; die Verknüpfung von AIDS mit der Sexualsphäre (insbesondere der Homosexualität) und der Drogensucht; die hohen Kosten adäquater Diagnostik, Therapie und Pflege der Betroffenen und schließlich die Aufklärung der Öffentlichkeit trotz kultureller und religiöser Kontroversen (z. B. Kondomgebrauch).

Wesentliche biologische Eigenschaften der HIV-Infektion sind:

- Der ***lebenslange Verbleib*** des Virus im Wirtsgenom.
- Die dadurch gegebene ***lebenslange Infektiosität.***
- Die sehr ***lange Zeit von der Infektion bis zur Manifestation*** von AIDS (im Mittel 10 Jahre; die geschätzte Wahrscheinlichkeit, innerhalb von 20 Jahren in das Endstadium AIDS zu gelangen, liegt bei ca. 90%) und schließlich
- der außerordentliche ***Polymorphismus*** des Virus, der die Aussichten auf eine Vakzine trübt.

Historisches. Mehrere Gruppen in den USA beschrieben 1981 ein neues erworbenes Immundefekt-Syndrom, anfangs bei homosexuellen Männern, 1982 auch bei injizierenden Drogenbenützern, Transfusionsempfängern, Hämophilen, Säuglingen und Immigranten aus bestimmten Ländern. Die erstmalige Isolierung eines humanen Retrovirus gelang 1983 Luc Montagnier aus dem Institut Pasteur (Paris). Dies wurde zu diesem Zeitpunkt aber nicht als bahnbrechender Durchbruch erkannt. Als definitiv wurde diese Entdeckung erst gewertet, als ein Jahr später Robert Gallo aus dem NIH ebenfalls das Virus isolierte.

1984 gelang der Nachweis von Antikörpern gegen das neu entdeckte Retrovirus, das später (1986) humanes Immundefektvirus (HIV) genannt wurde. Neutralisierende Antikörper und zytotoxische T-Zellen als Ausdruck der Immunantwort auf HIV wurden in den Jahren 1985–1987 beschrieben. 1984 wurde das CD4-Molekül als wichtigster Virusrezeptor identifiziert, 1985 wurde das Virus erstmals geklont und seine Nukleotidsequenz bestimmt. Ebenfalls 1985 wurde gezeigt, daß ein Affenvirus, („simian") SIV_{MAC} bei Makaken eine AIDS-ähnliche Erkrankung auslösen kann. Ein zweites, biologisch unterscheidbares HIV, nämlich HIV-2, wurde 1986 gefunden.

1985 führten die meisten Industrieländer den HIV-Test zum Screening der Blutspenden ein. Im selben Jahr wurde das klinische Spektrum der HIV-Infektion weiter gefaßt: von der akuten HIV- Infektion, über ein asymptomatisches Carrierstadium bis zu einem fortgeschrittenem Stadium mit Demenz. Die Ära der antiretroviralen Therapie begann 1986 mit dem Nachweis, daß Zidovudin (AZT) bei Personen mit fortgeschrittener HIV-Infektion das Überleben verlängern kann. Bald darauf wurde eine Reihe weiterer Substanzen, vorwiegend Dideoxynukleoside, beschrieben, die wie Zidovudin die reverse Transkriptase hemmen. Ein Rückschlag war die Entdeckung der raschen Entstehung von Resistenzen gegen all diese Substanzen durch Mutationen der reversen Transkriptase (1989). Ende der 80er Jahre wurde die HIV-spezifische Protease kristallisiert und, davon ausgehend, die Synthese zahlreicher Inhibitoren ermöglicht („Designer Medikamente").

1996 war ein Jahr großer Fortschritte: Erste Studien zeigten die dramatische Wirksamkeit von Kombinationsregimen, bestehend aus zwei Nukleosidanaloga und einem Proteaseinhibitor („Tripletherapie"). Für die Infektion von CD4 + T-Lymphozyten und Makrophagen notwendige Korezeptoren (Chemokinrezeptoren) wurden entdeckt.

Ungeklärt blieb, trotz einiger Hypothesen, der Ursprung sowohl des HIV als auch der AIDS-Epidemie. Die erste humane HIV-1-Infektion, durch Antikörper in eingefrorenem Spenderplasma nachgewiesen, ist für 1959 in Zentralafrika dokumentiert. Die Seroprävalenz der HIV-1-Infektion, auch in Zentralafrika, war zu diesem Zeitpunkt sehr gering (< 1%) und blieb dies auch während der 60er und 70er Jahre. Die Prävalenzraten stiegen in Zentralafrika erst in den 80er Jahren dramatisch an (allerdings in höchst unterschiedlichem Ausmaß). Das Auftreten der ersten AIDS-Fälle erfolgte zeitgleich in Zentralafrika und den USA.

Ein Vorläufervirus von HIV-1 wurde aus Schimpansen isoliert, was die Möglichkeit des Ursprungs von HIV aus nichthumanen Primaten eröffnete. Unterstützt wird diese Hypothese durch die Isolierung neuer HIV-1- und -2-Stämme, die genetisch dem SIV näher stehen als die ursprünglichen Stämme. Wildlebende, mit SIV-infizierte Affen (grüne Meerkatze u.a.) entwickeln *keine* AIDS-ähnliche Erkrankung bzw. klinische Immundefizienz. Nur der Virusstamm SIV_{MAC}, entstanden durch einen unbeabsichtigten Transfer von SIV_{SM} von natürlich infizierten Mangaben („Sooty Mangabey") auf in Gefangenschaft gehaltene Makaken (wildlebende Makaken sind nicht mit SIV infiziert) führte zu einer AIDS- ähnlichen Erkrankung. Diese Beobachtungen legen nahe, daß Primaten-Lentiviren in ihren natürlichen Wirten apathogen sind und daß die Übertragung von einer Spezies zur anderen eine Änderung ihrer Virulenz bewirken kann.

Nach dem derzeitigen Wissensstand sind HIV-1- und -2-Erreger einer Zoonose, die von Affen auf Menschen unter natürlichen Bedingungen übertragen wurde; sowohl Art der Transmission als auch die Primatenspezies ihres Ursprungs sind jedoch nicht klar. Alternative Hypothesen einer Übertragung wurden diskutiert, etwa die unbeabsichtigte Inokulation von HIV durch in Affengewebe hergestellten Polioimpfstoff oder Malariaexperimente mit Bluttransfusionen. Die letzteren Hypothesen sind epidemiologisch unwahrscheinlich.

Übertragung

Sexualverkehr. Analverkehr ist in der Übertragung von HIV wirksamer als Vaginalverkehr. Das geschätzte Risiko eines einzelnen Vaginalverkehrs für eine HIV-Übertragung ist wesentlich kleiner als 1%, kann allerdings durch bestimmte Risikofaktoren stark erhöht sein (Tabelle 25.10). Das größte Risiko einer HIV-Übertragung besteht beim rezeptiven („passiven") Analverkehr. Beim Vaginalverkehr erfolgt die Übertragung Frau-Mann weniger häufig als umgekehrt. Oralverkehr kann, wenngleich sehr selten, gleichfalls zur HIV-Übertragung führen. Kondome, von guter Qualität und richtig angewendet, schützen vor der HIV-Infektion (wenn auch nicht absolut).

Blut zu Blut. Eine Stichverletzung mit einer (durch unmittelbar vorhergehende Benutzung) HIV-kontaminierten Nadel bei medizinischem Personal führt in etwa 0,4% der Fälle zur HIV-Infektion, Kontakt von HIV-kontaminierten Blut mit Schleimhäuten (Konjunktiven!) durch Blutspritzer in etwa 0,1%. Das Risiko einer HIV-Infektion durch gemeinsames Benützen des Injektionsbestecks bei Drogenbenützern („needle-sharing") dürfte ein bis einige Prozente betragen, das einer HIV-kontaminierte Bluttransfusion über 90%.

Übertragung von Mutter auf Kind. Intrauterin bzw. perinatal werden etwa 15–25% der Kinder HIV-positiver Mütter infiziert. Alle Säuglinge HIV-positiver Mütter haben jedoch 18 bis 24 Monate nach der Geburt mütterliche Antikörper (der HIV-Test fällt in diesem Zeitraum „positiv" aus, auch wenn keine Infektion vorliegt).

Persönliche Kontakte wie Händeschütteln, Abschieds- und Begrüßungsküsse oder gemeinsames Benutzen von Toiletten führen zu *keiner* HIV-Übertragung. Auch eine Übertragung durch Insekten ist praktisch nicht möglich.

Epidemiologie

Nach Schätzungen der WHO sind bis Ende 1997 11,7 Millionen Menschen an AIDS verstorben, davon 2,7 Millionen Kinder. Insgesamt haben sich bis zu diesem Zeitpunkt 42,2 Millionen Personen mit HIV infiziert („kumulative Inzidenz").

Bei einer chronischen pandemischen Infektionskrankheit wie der HIV-Infektion ist zu Beginn die geschätzte ***kumulative Inzidenz*** weitgehend ident mit der ***Prävalenz***. Sobald aber mehr Personen sterben, wird der Unterschied zwischen diesen beiden Meßgrößen immer größer. Nach der WHO wird Ende 1997 die Prävalenz der HIV-Infektion weltweit auf 30,6

Expositionsrisiko	Übertragungsrisiko
Häufigkeit des Partnerwechsels	sexuelle Praktiken (Analverkehr!)
Zahl der gleichzeitigen Partner	andere STD („genital ulcer disease"!)
Grad der sexuellen Durchmischung der Gesellschaftschichten	Krankheitsstadium
	Virussubtyp (?)
	Defekt des Viruskorezeptors (CCR5)
	Kondomgebrauch
	Zirkumzision

Tabelle 25.10. Risikofaktoren bei der sexuellen Übertragung der HIV-Infektion

Millionen (darunter 5,8 Millionen Neuinfektionen aus dem Jahr 1997) geschätzt, für das Jahr 2000 erwartet man über 40 Millionen. Mittels komplizierter Rückrechnungsmethoden („back calculation") auf Grundlage der bekannten AIDS-Fälle schätzt man die HIV-1-Prävalenz 1997 europaweit auf 530.000, in Deutschland auf 35.000, in Österreich auf 8.000 und in der Schweiz auf 12.000.

Die Ausbreitung der HIV-Infektion ist sehr heterogen, die Variation zwischen und innerhalb der verschiedenen Länder groß. Weltweit ist der heterosexuelle Geschlechtsverkehr die häufigste Übertragungsart der HIV-Infektion; in West- und Nordeuropa wird HIV meist über homosexuelle Kontakte übertragen, in Südeuropa bei intravenösem Drogenkonsum (Tabelle 25.11).

Epidemiologische Studien zeigen, daß sich in manchen Regionen (in Europa z. B. Dänemark, Deutschland, Niederlande, Schweiz) und manchen Populationen (z. B. homosexuelle Männer in London, Amsterdam und Kopenhagen) die HIV-Prävalenz stabilisiert, da sich Mortalität und Rate der geschätzten Neuinfektionen einander nähern. Eine solche Stabilität der HIV-Prävalenz kann auch wichtige Veränderungen in der Verbreitung der HIV-Infektion verdecken: In vielen Ländern Europas beobachtet man einen langsamen, aber kontinuierlichen Anstieg von HIV-Infektionen unter Heterosexuellen (deren Partner meist Drogenbenützer sind oder aus Endemiegebieten stammen) und einen überproportionalen Anstieg in jüngeren Altersgruppen (< 30 Jahren). Diese Phänomene sind Hinweise für den Übergang der HIV-Epidemie in eine HIV-Endemie.

Mögliche Faktoren dieser Stabilisierung sind: Sättigung (Personen mit hohem Risiko sind bereits infiziert oder verstorben), Verhaltensänderungen, Änderung der Virulenz von HIV und die Änderung in der Infektiösität HIV-Infizierter gemäß dem Stadium der HIV-Infektion.

Die Infektiosität korreliert mit dem Ausmaß der Virämie. Sie ist während der akuten HIV-Infektion am höchsten. Da sich zu Beginn der Epidemie die relativ meisten Individuen in diesem Stadium befanden, muß aufgrund des stadienhaften Ablaufs der Krankheit zwangsläufig eine Abnahme der Inzidenz folgen.

Ob die eingeschlagenen Präventionsstrategien an dieser mancherorts festgestellten Stabilisierung eine Rolle spielen, mag plausibel sein, ist epidemiologisch jedoch nur längerfristig erkennbar. Unbeantwortbar ist derzeit auch der Einfluß der verschiedenen Phänotypen des Virus, von denen 8 in einer Hauptgruppe (Subtypen A-H) zusammengefaßt werden. Sehr selten wurden (vorwiegend aus Kamerun) divergierende HIV-Stämme beschrieben, die als Subtyp O („Outlier") bezeichnet (und in einigen Testsystemen nicht erfaßt) werden. Der in den USA und Westeuropa vorherrschende Typ B ist möglicherweise bei heterosexueller Übertragung weniger wirksam. Dieser Virustyp fand sich z. B. bereits vor Jahren in Thailand; die starke Verbreitung durch heterosexuellen Geschlechtsverkehr erfolgte dort jedoch durch den Subtyp E. Es ist jedoch ebenso möglich, daß je nach Selektionsdruck (Mutationsrate von HIV und Verhalten der Menschen) *alle* HIV-Subtypen heterosexuell leichter übertragbar werden könnten. Veränderte Aminosäurezusammensetzung der V3 Schleife des Glykoproteins gp 120 (es genügen Unterschiede in 3 Aminosäuren) bewirken Unterschiede biologischer Eigenschaften von HIV-1, wie Tropismus, Zytopathogenität und Interaktion mit dem CD4-Molekül, die mit Unterschieden in der Übertragbarkeit assoziiert sind.

Tabelle 25.11. Neuerkrankungen an AIDS/Tausend, 1995

180	Spanien	24	Belgien
101	Italien	22	Schweden
89	Frankreich	22	Griechenland
87	Schweiz	21	Deutschland
77	Portugal	15	Norwegen
42	Dänemark	8	Finnland
32	Niederlande	8	Slowenien
30	Großbritannien	3	Ungarn
26	Österreich	1	Tschechien

Bei Personen, die trotz häufig ungeschütztem Verkehr von einer HIV-Infektion verschont bleiben, wurde ein Defekt des Chemokin-Rezeptors 5 (CCR 5) beschrieben (s. unter Virusrezeptoren). Etwa 1 % der Kaukasier haben einen homozygoten Defekt des CCR5, der sie gegen die sexuelle Übertragung von HIV-1 resistent macht. Zirka 15 % haben einen heterozygoten Defekt; sie sind vermutlich partiell resistent, die HIV-Infektion verläuft bei ihnen günstiger.

Virologie

Erreger. HIV-1 ist der Prototyp eines Lentivirus (Untergruppe der Retroviren); diese verursachen charakteristisch träge Infektionen, die häufig das Zentralnervensystem betreffen, eine lange klinische Latenzzeit haben und, bei persistierender Virämie, eine nur schwache Immunantwort hervorrufen.

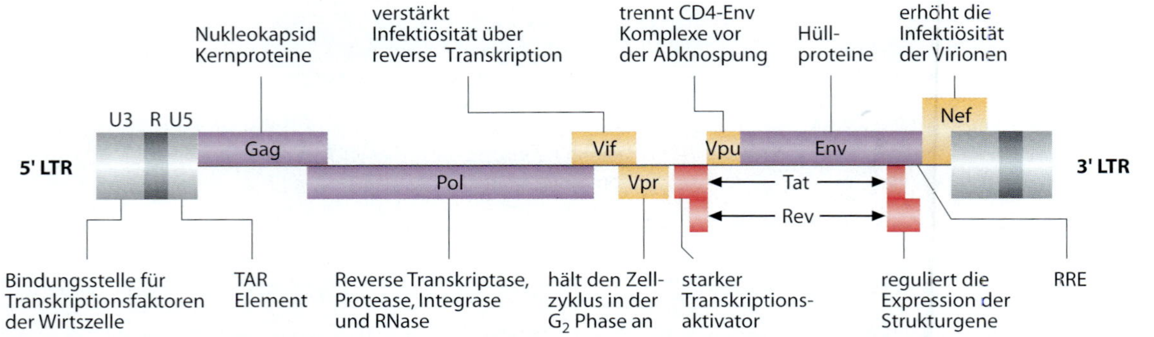

Abb. 25.43. Struktur des Genoms von HIV-1. Die 9 bekannten HIV-1 Gene und ihre jeweiligen Aufgaben sind summarisch dargestellt. Die 5' und 3' „Long Terminal Repeats" *(LTRs)*, mit regulatorischen Sequenzen, die von einigen Transkriptionsfaktoren der Wirtszelle erkannt werden, befinden sich an den beiden Enden des Genoms. Ebenfalls dargestellt sind die Positionen der Tat und *Rev* RNA „Response elements"-Transactivation Response (*TAR*" und *REV* Response Element *(RRE)*".

Andere Lentiviren sind das Visna- und das Maedi-Virus (demyelinisierende Enzephalomyelitis bzw. interstitielle Pneumonie bei Schafen), das feline Immundefektvirus (FIV), das equine infektiöse Anämie-Virus und SIV bei Makaken.

Lentiviren haben ein komplexes Genom; dies unterscheidet sie von anderen Retroviren, die meistens nur die drei essentiellen Strukturgene ***gag, pol*** und ***env*** haben. gag und env kodieren für die Nukleokapsidproteine des Kerns und die Hüllproteine, pol für die reverse Transkriptase und die anderen Enzyme. Das Genom von HIV-1 enthält in seinem 9 Kilobasen langen RNS Strang jedoch noch mindestens sechs weitere proteinkodierende Gene, die vermutlich alle eine kritische Rolle für die Pathogenität von HIV-1 *in vivo* spielen (Abb. 25.43). Zwei dieser Proteine, ***tat*** und ***rev***, sind für die Replikation *in vitro* essentiell, während die anderen, nef, vif, vpr und vpu nicht per se die Genexpression regulieren und daher, zumindest *in vitro*, entbehrlich sind. Vom therapeutischen Standpunkt aus könnte dieses komplexe Genom die Achillesferse von HIV-1 sein, sofern es gelingt, Inhibitoren für die einzelnen Gene zu entwickeln.

Inokulation von SIV_{MAC} Varianten, bei denen nef entfernt worden war, führt bei Makaken nicht nur zu keiner AIDS-ähnlichen Erkrankung, sondern schützt sogar vor Infektion mit dem Wildtyp SIV_{MAC}. Dies traf allerdings nur bei erwachsenen Makaken zu, bei neugeborenen führte dasselbe Experiment zu einer tödlichen Erkrankung.

Morphologie (Abb. 25.44). Im Elektronenmikroskop zeigt das HIV-1 Virion eine Ikosaeder-Struktur, aus der 72 Zacken („Spikes") ragen. Diese entsprechen Tri- oder Tetrameren des Hüllglykoproteins gp 120, das über das gp 41 in der doppellagigen Lipidhülle verankert ist. Die letztere stammt von der Wirtszelle und enthält auch deren Proteine, einschließlich der MHC I und II-Antigene. Der Kern von HIV-1 enthält vier Nukleokapsidproteine (p24, p17, p9 und p 6 – Spaltprodukte des 53 kD gag Vorläuferproteins durch die HIV-Protease) und zwei Kopien einer Einzelstrang RNS, die wieder mit präformierten viralen Enzymen assoziiert sind (reverse Transkriptase, Ribonuklease H, Integrase und HIV-Protease).

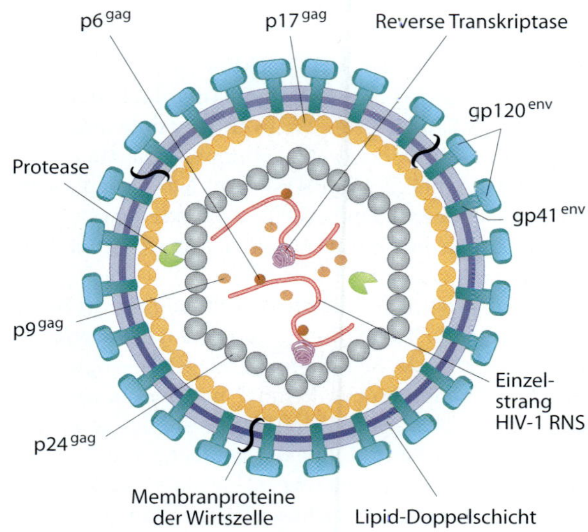

Abb. 25.44. Aufbau von HIV-1

Virale Pathogenese:Lebenszyklus (Abb. 25.44). Der erste Schritt der Infektion mit HIV-1 ist die Bindung des Glykoprotein gp 120 an den Rezeptor der Wirtszelle, das CD4-Molekül; die wesentlichen Zielzellen der Infektion sind daher CD4 + T-Lymphozyten, Monozyten/Makrophagen (inklusive Mikroglia) und dendritische Zellen.

CD4-*un*abhängige Infektionsmechanismen, über Galaktosylceramid in Gehirn- und Darmzellen sowie Fc-Rezeptoren (wenn das Virus mit Antikörpern Komplexe bildet) wurden *in vitro* in bestimmten Zellinien beschrieben, ihre biologische Bedeutung ist jedoch unklar.

Gp 120 und CD4 erfahren durch ihre Bindung Konformationsänderungen, die die Bindung von gp 120 an weitere Rezeptoren, nämlich Chemokinrezeptoren, ermöglicht. T-Zell-trope HIV binden an den C-X-C-Che-

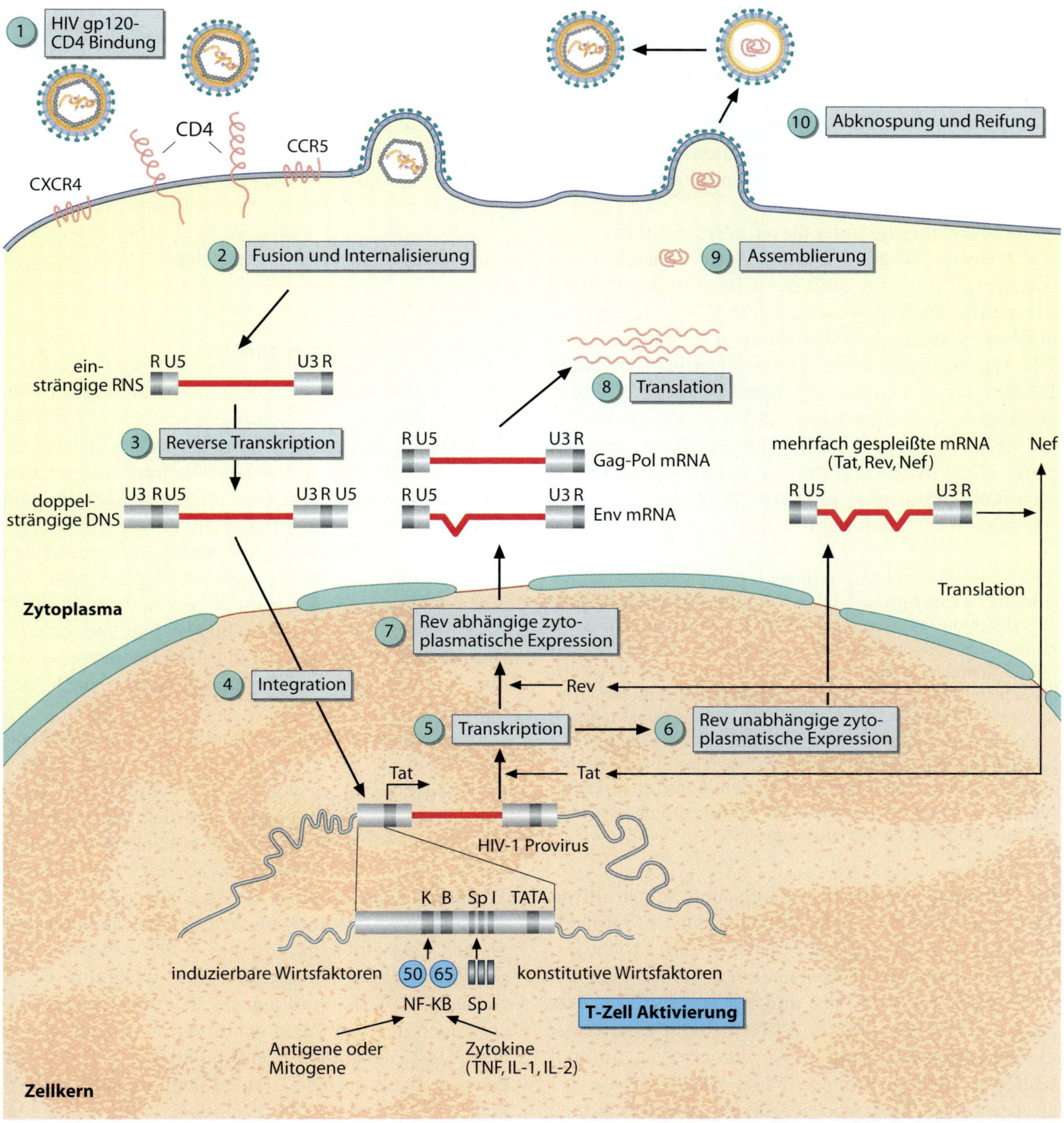

Abb. 25.45. Der Replikationszyklus („Lebenszyklus") von HIV-1 Reverse Transkription und Integration sind in ruhenden CD4 + T Lymphozyten unvollständig.

mokinrezeptor (CXCR 4), Makrophagen-trope HIV an den C-C-Chemokinrezeptor CCR 5 (die sexuelle Übertragung erfolgt über Makrophagen-trope HIV).

Zusätzliche Chemokinrezeptoren (CCR 2b und CCR 3) können gleichfalls als Korezeptoren für HIV dienen; CXCR 4 wirkt bei bestimmten Viren (z. B. HIV-2) als alleiniger primärer Rezeptor („Promiskuität von HIV"). Natürliche Liganden dieser Chemokinrezeptoren sind RANTES, MIP-1α und -β (CCR 5) und SDF-1 („stroma cell derived factor") (CXCR 4).

Die Einverleibung des Virions erfolgt nach der pH-unabhängigen, durch das transmembranöse virale Glykoprotein gp 41 mediierten Fusion von Virus- und Zellmembran. Die Erfordernisse für die Internalisierung des HIV-1 Virions und die Freisetzung seines Inhalts ins Zytoplasma sind nicht geklärt.

Die virale Replikation beginnt mit Synthese einer Einzelstrang-DNS-Kopie der viralen RNS, katalysiert durch die reverse Transkriptase. Nach partiellem Abbau der RNS-Vorlage (Ribonuklease H) beginnt die Synthese des DNS-Doppelstrangs (ebenfalls reverse Transkriptase). Diese Schritte laufen im Zytoplasma der Wirtszelle ab; im Zellkern wird dann die Doppelstrang DNS als Provirus in das Wirtsgenom eingebaut (Integrase). Die Orte dieser Integration sind zufällig; Nach dem Einbau in das Wirtsgenom kann HIV-1 im Sinn einer latenten, persistierenden Infektion in diesem verbleiben. Bei ruhenden als auch aktivierten

CD4+ T Lymphozyten ist der Anteil der Zellen mit stabilem, integriertem, replikationskompetentem Provirus sehr klein (<0.1 %) („Post-Integrations Latenz"). Unter ruhenden CD4 + T Lymphozyten kann ein viel höherer Anteil (1 %) nicht-integrierte HIV DNA im Zytoplasma beherbergen (Prä-Integrations Latenz"), die, wenn die Zelle längere Zeit nicht aktiviert wird, zerfällt.

Die biochemische Basis dieser latenten Infektion ist nur teilweise bekannt, hängt jedoch wahrscheinlich vorwiegend mit dem Grad der zellulären Aktivierung zusammen. Viele Viren (nicht nur HIV-1) replizieren nicht in ruhenden T-Zellen, da dann vermutlich kritische Wirtsfaktoren fehlen. Die Aktivierung der CD4 + T-Zellen durch Antigene, Mitogene, bestimmte Zytokine (TNF α, IL-1) oder Genprodukte verschiedener Viren (HTLV-I, Herpes simplex-, Epstein-Barr-, Zytomegalie-, Hepatitis B- und humanes Herpesvirus Typ 6) schafft ein permissives zelluläres Milieu, das die HIV-1 Replikation nach sich zieht.

Viele dieser immunaktivierenden Agentien induzieren bestimmte Transkriptionsfaktoren des Wirtes („induzierbare Transkriptionsfaktoren"), vor allem Proteine der NFk-B Familie. Diese Proteine, die normalerweise die Expression zellulärer Gene regulieren (z. B. für IL-2 oder IL-2-Rezeptor), binden und aktivieren die zwei B Verstärkerelemente („Enhancer") der proviralen LTR-Region („long terminal repeat") – ein wichtiger initialer Stimulus für den Übergang von der latenten in die produktive Infektion. Darüber hinaus werden zur Transkription bestimmter HIV-1 Gene konstitutive Faktoren der Wirtszelle („konstitutive Transkriptionsfaktoren", z. B. Sp1 und TATA Faktor) benötigt.

Die Bindung von induzierbaren und konstitutiven Transkriptionsfaktoren der Wirtszelle an die LTR-Region von HIV-1 führt zu einer niedrigen, aber wichtigen Expression von HIV-1 Genen. Zuerst werden lediglich die Regulatorgene tat, rev und nef transkribiert. Das tat-Protein ist ein potenter Aktivator sämtlicher Gene, die Transition zur Synthese der von env, gag, und pol kodierten Strukturproteine hängt zusätzlich von rev ab. Letzteres scheint vorwiegend posttranskriptionell zu regulieren (Aktivierung des Transports von HIV-1 RNS aus dem Kern). In weiterer Folge werden env, gag, und pol transkribiert und in die entsprechenden Struktur- und Enzymproteine translatiert. Der virale Kern (gag- und polkodierte Proteine) wird im Zytoplasma zusammengesetzt; die (env-kodierten) Hüllproteine werden in die Wirtszellmembran eingelagert. Beim Verlassen der Wirtszelle („budding", Abknospen) umhüllt sich der Viruskern mit der Wirtszellmembran und bildet auf diese Weise ein neues, intaktes Virus.

Die Zeit zwischen initialer Infektion und Manifestation der Erkrankung wird oft als „Latenzzeit" bezeichnet. Die HIV-Infektion ist jedoch auch in dieser Phase (trotz Vorhandenseins zahlreicher latent infizierter Zellen in Lymphgewebe und Blut) *keine latente* sondern der Protoyp einer *chronischen* Infektion mit ständiger und hoher Virusreplikation. Im Rahmen der akuten HIV-Infektion ist die Virämie am höchsten, die Zahl zellfreier Virionen („Plasma RNA") beträgt dann oft > 10^6/ml. In den folgenen 3–6 Monaten fällt die Viruskonzentration stark ab und pendelt sich auf ein individuell unterschiedlich hohes Niveau ein („set-point"), das über Monate anhält. Pro Tag werden etwa 10^{10} Viren gebildet, die Halbwertszeit beträgt < 6 Stunden. Kurzfristige Abweichungen von diesem „steady state level" zwischen Replikation und Clearance treten bei Infektionen oder Schutzimpfungen auf.

Immunpathogenese

Die fundamentale pathologische Auffälligkeit bei HIV-Infizierten ist der kontinuierliche Abfall der Zahl der CD4 + T-Lymphozyten, der kritischen Schaltstelle in der Einleitung und Aufrechterhaltung kompetenter Immunantworten gegen viele infektiöse Agentien und Tumoren. CD4 + T-Lymphozyten aktivieren B-Lymphozyten, NK-Zellen, zytotoxische T-Lymphozyten und Monozyten/Makrophagen vorwiegend über von ihnen gebildete Zytokine und, in geringerem Ausmaß, über Zell-zu-Zell-Kontakte. Quantitative und qualitative Veränderungen der CD4 + T-Lymphozyten müssen demnach gravierende Konsequenzen nach sich ziehen.

Entscheidend für die Immunpathogenese dürfte die Bindung des HIV-Virions über gp 120 an das CD4-Molekül sein (das außer auf CD4 + T-Lymphozyten auch auf Monozyten/Makrophagen und dendritischen Zellen einschließlich der epidermalen Langerhans-Zellen vorhanden ist). Die physiologische Aufgabe der CD4 + T-Lymphozyten, nämlich die Auslösung einer spezifischen Antwort auf Antigene, erfolgt über die Interaktion des CD4-Moleküls und des T-Zell-Rezeptors mit den MHC-Klasse-II-Molekülen der antigenpräsentierenden Zellen. Die Bindung von HIV über gp 120 (welches auch in freier Form vorkommt – „shedding") an das CD4-Molekül kann somit qualitative Veränderungen der Funktion der CD4 + T-Lymphozyten bewirken.

Hypothesen. Zahlreiche Hypothesen über Mechanismen des Abfall der CD4 + Lymphozyten wurden diskutiert. Ein direkter zytopathischer Effekt ist sicherlich gegeben, aber schwerlich der alleinige Faktor, da der Abfall der CD4 + T-Lymphozyten bereits einsetzt, wenn nur sehr wenige Zellen aktiv HIV replizieren („Viele Tote, wenig Munition"). Ein weiterer durch In-vitro-Daten belegter Mechanismus ist die Synzytienbildung; durch diese kann eine infizierte Zelle viele nicht-infizierte Zellen zerstören. Ferner werden Kofaktoren wie Mykoplasmen oder HHV-6 und eine Reihe immunpathologischer Mechanismen (u.a. Autoimmunphänomene) diskutiert. Nachgewiesene Homologien zwischen den viralen Hüllproteinen und den MHC-Klasse-II-Molekülen könnten etwa allogene Antworten induzieren, die gleichzeitig qualitative und quantitative Defekte der CD4 + T-Lymphozyten bewirken. Auch eine idiotypisch/anti-idiotypische Immunantwort könnte zur Abnahme der CD4 + T-Lymphozyten beitragen.

Große Aufmerksamkeit wurde dem bei der HIV-Infektion vermehrt beobachteten programmierten Zelltod (Apoptose) gewidmet. Ein viel diskutiertes Umschalten der Zytokinproduktion der CD4 + T-Lymphozyten von einem Th1- (Interferon γ; zellvermittelte Immunität fördernd) zu einem Th2-Muster (IL 4; humorale Immunität fördernd) wurde durch neuere Arbeiten nicht bestätigt. Neuerdings wird die Progression der HIV-Infektion von manchen als Folge einer direkten Schädigung durch HIV-spezifische zytotoxische T-Lymphozyten gesehen.

Alle erwähnten Mechanismen sind plausibel und *in vitro* belegt, eine Rolle *in vivo* ist nicht auszuschließen. Daß einer dieser Mechanismen das primäre pathologische Ereignis darstellt, ist allerdings weniger wahrscheinlich, als daß sie alle Epiphänomene einer generalisierten Immunaktivierung sind.

Duale Rolle der Immunaktivierung (Abb. 25.46). HIV-Infizierte befinden sich vom Zeitpunkt der akuten, primären Infektion an in einem Zustand der Immunaktivierung (durch die Immunantwort wird HIV nicht komplett aus dem Körper eliminiert, seine Persistenz bewirkt eine chronische Immunaktivierung). Jede Komponente des aktivierten Immunsystems kann auf die HIV-Infektion potentiell ***protektive*** oder ***schädliche*** Auswirkungen haben (dualer Effekt).

Die initiale Lokalisierung von HIV im Lymphgewebe ist kritisch für die Ausbildung einer Immunantwort. In dieser Phase der Dissemination finden sich enorme Virusmengen frei im Plasma, in mononukleären Zellen des Blutes und im Lymphgewebe in Form Virus-exprimierender Zellen; sie alle nehmen nach dem Auftreten von zytotoxischen T-Lymphozyten dramatisch ab.

Bestimmte Komponenten der primären Immunantwort, z. B. komplementbindende Antikörper, tragen signifikant zur Clearance von HIV durch Einfangen („trapping") im Netzwerk der follikulären dendritischen Zellen des Lymphknotens bei. Dort kommt HIV extrazellulär in Immunkomplexen zu liegen und stellt eine kontinuierliche Quelle von de novo-Infektionen dar. Viren werden im Lymphknoten auch dann repliziert, wenn sie im peripheren Blut kaum nachweisbar sind. Diese kontinuierliche virale Aktivität ist bedeutsam, da normalerweise mehr als 98 % der T-Lymphozyten in den lymphatischen Organen lokalisiert sind: Die virale Replikation erfolgt auf hohem Niveau und

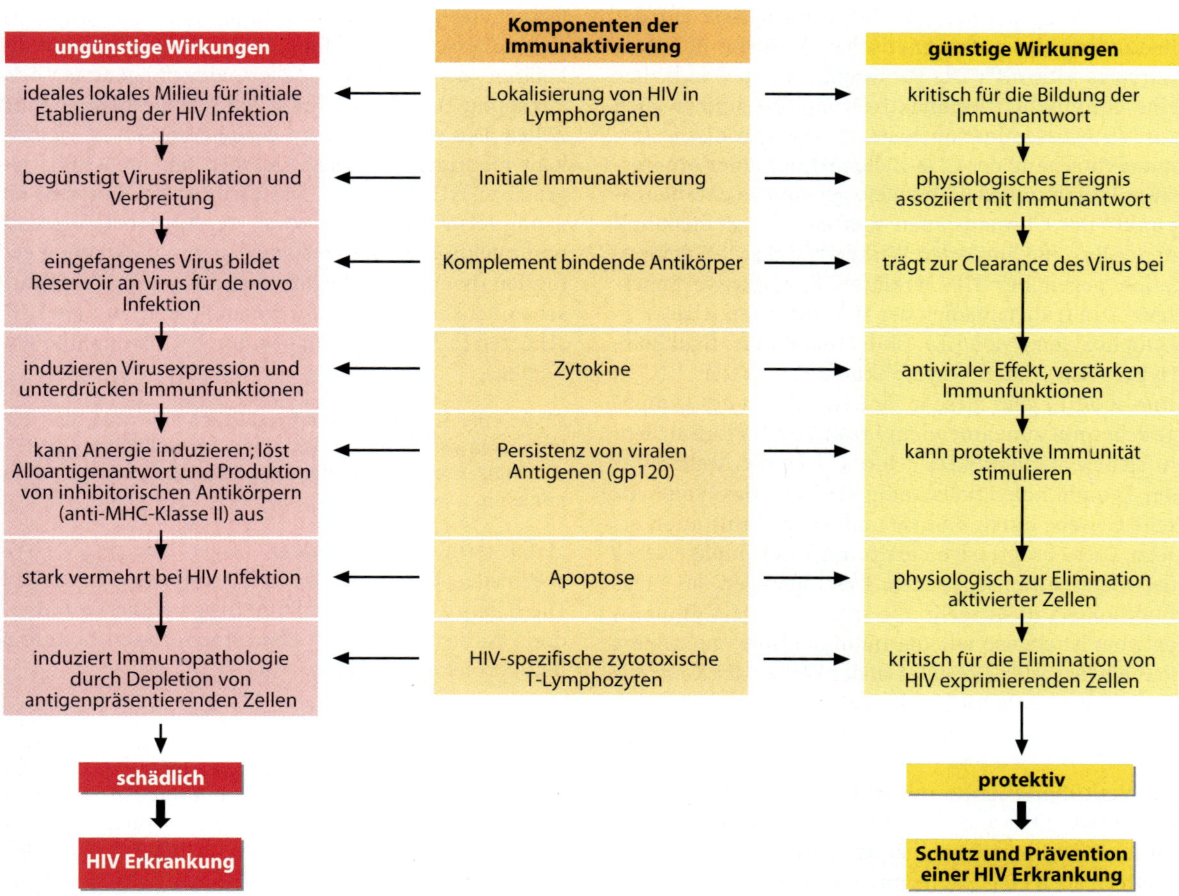

Abb. 25.46. Das Janusgesicht der Immunaktivierung bei der HIV-Infektion

mit schnellem Turnover. Die Halbwertszeit von HIV-replizierenden CD4 + Lymphozyten beträgt ca. 2 Tage.

Neutralisierende Antikörper treten erstmals auf, nachdem das Virus im Netzwerk der follikulären dendritischen Zellen eingefangen wurde. Die Produktion bestimmter Zytokine mag antiviralen Effekt haben und die Immunantwort verstärken, andere hingegen verstärken die Virusexpression und schwächen die Immunantwort; manche Zytokine können beides (z. B. IL-2, Interferon-γ). Die Persistenz von HIV mag die protektive Immunantwort stimulieren, umgekehrt können virale Antigene (z. B. gp 120) die Interaktion von CD4 + T-Lymphozyten mit antigenpräsentierenden Zellen beeinträchtigen. Die Apoptose, ein physiologischer Mechanismus zur Elimination von aktivierten Immunzellen, ist bei der HIV-Infektion deutlich vermehrt. Nicht zuletzt können zytotoxische T-Lymphozyten zwar Virus-exprimierende Zellen eliminieren, aber auch antigenpräsentierende Zellen zerstören und damit zur Immunpathologie beitragen.

> **!** Für die Progression der HIV-Infektion ist also die Balance zwischen protektiver und schädlicher Immunaktivierung kritisch.

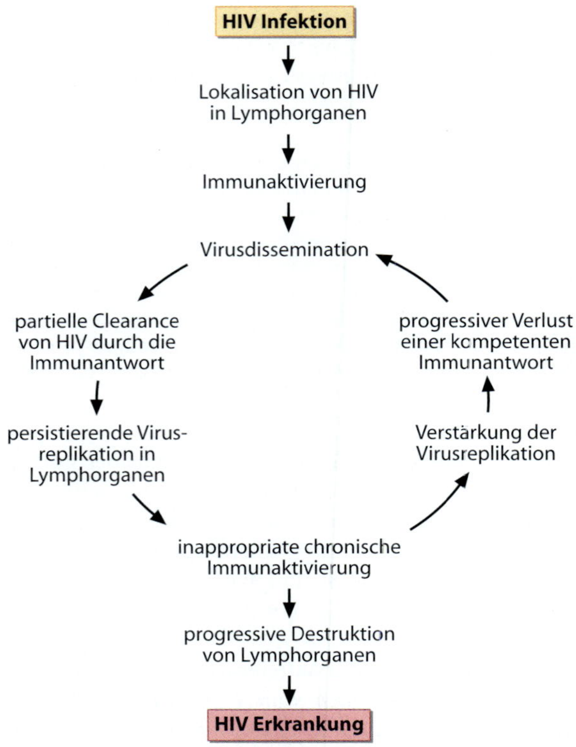

Abb. 25.47. Der Circulus vitiosus der HIV-Pathogenese

Circulus vitiosus der Immunaktivierung (Abb. 25.47). Das Fortschreiten der HIV-Infektion basiert auf der Redundanz der pathogenetischen Prozesse in einem „circulus vitiosus“: Die Persistenz von HIV induziert eine chronische Immunaktivierung, die immer auch zur Virusdissemination beiträgt. Die chronische Immunaktivierung der CD8-Zellen ist mit einer progressiven Verkürzung der Telomere assoziiert („Aufhängepunkt“ der Chromosomen während der Zellteilung); dieser Prozeß könnte den Wirkverlust dieser Subpopulation gegenüber HIV erklären („replikative Seneszenz“). In frühen Stadien der HIV-Infektion (CD4 + T-Lymphozyten $> 500/\mu L$) findet man eine follikuläre Hyperplasie der Lymphknoten; später (CD4 $200–500/\mu L$) geht diese in eine Involution des Lymphgewebes mit zunehmendem Ersatz durch Fibrose über. In späten Stadien (CD4 $< 200/\mu L$) ist die Architektur der Lymphknoten vollständig verloren, das lymphatische Gewebe durch Fibrose und fettige Infiltration ersetzt. Diese progressive Zerstörung des Lymphgewebes hat wichtige Konsequenzen: Das Einfangen des Virus funktioniert nicht mehr, die spezifische HIV-Immunantwort ist ebenso wie die Immunantwort auf andere Pathogene gestört. Resultat ist der Verlust der Kontrolle über HIV, und damit ein dramatischer Anstieg der Virusmenge, vor allem im peripheren Blut.

Langzeitüberlebende mit HIV („Long-term Nonprogressors“). Etwa 5 % der HIV-Infizierten haben auch nach 10 Jahren nicht nur keine klinischen Symptome, sondern auch eine stabile und im Normbereich liegende Zahl von CD4 + T-Lymphozyten. Virologische Untersuchungen fanden im Lymphknoten eine niedrige, aber unterschiedliche Rate an im Netzwerk der follikulären dendritischen Zellen eingefangenen Viren („trapping“) und nur sehr selten Virus-exprimierende Zellen. Die Virusmenge im peripheren Blut ist signifikant niedriger (4–20 fach) als bei Patienten mit progressiver HIV-Infektion. Das Virus ist bei den meisten „Long-term Nonprogressors“ replikationskompetent und infektiös. Bei einigen wurden virale Mutanten gefunden (in einem Fall fehlte nef), die mit großer Wahrscheinlichkeit vor der Infektion mit einem zweiten HIV schützen (z. B. multiple Exposition bei Hämophilie-Patienten).

Es ist eine Ironie dieser schrecklichen Infektion, daß die Immunantwort ausreicht, vor einer Zweitinfektion mit HIV zu schützen, nicht aber, die ursprüngliche Infektion zu eliminieren.

„Long-term Nonprogressors“ zeigen eine starke HIV-spezifische humorale wie zellvermittelte Immunität. Die Balance der Immunaktivierung bei diesen Individuen verbleibt demnach über einen langen Zeitraum beim protektiven Effekt.

Möglicherweise beruht diese Eigenheit der Immunaktivierung auf einer qualitativ und quantitativ besonderen Verwendung des T-Zell-Rezeptor-Repertoires (Diversität der Vβ-Klone) im Rahmen der akuten HIV-Infektion. In dieser Antwort könnten auch immungenetische Faktoren eine Rolle spielen (HLA-Typ). HLA-B35 korreliert z. B. mit einem schnellen Abfall der CD4 + T-Lymphozyten.

Immunität gegen HIV. Manche Personen, die wiederholten oder vermuteten Kontakt mit HIV gehabt haben (homosexuelle Männer, Prostituierte in Afrika, Kinder von HIV-positiven Müttern), bleiben HIV-Antikörper-negativ. Im Blut dieser Personen finden sich relativ häufig zytotoxische T-Zellen gegen HIV-Antigene, oder ihre Lymphozyten reagieren in vitro nach Exposition mit HIV-Antigenen mit der Produktion von Zytokinen. Daraus folgerten viele, daß es Individuen gibt, die eine HIV-Infektion erfolgreich abwehren können.

Serodiagnostik

Der HIV-Test ist eine differentialdiagnostische Hilfe zur Abklärung von Symptomen und Erkrankungen. Für diesen Zweck (medizinische Indikation) wird der HIV-Test oft zu selten eingesetzt. Als ***Suchtest*** wird der empfindliche ***Enzymimmunoassay (ELISA)*** eingesetzt.

Prinzip. Mit rekombinantem Virusantigen beschichtete Mikrotiterplatten werden mit Serum inkubiert. In diesem enthaltene spezifische Antikörper binden sich an die Antigene. In einem zweiten Schritt wird mit einem enzymmarkierten Antihuman-Immunglobulin inkubiert und das Ausmaß von dessen Bindung in einem letzten Schritt durch eine Enzym-mediierte Farbreaktion gemessen. Die derzeit zugelassenen HIV-Tests (ELISA) sind sogenannte Kombinationstests, d.h. es können Antikörper gegen HIV-1 und HIV-2 nachgewiesen werden.

Die Serokonversion (Auftreten von IgG-Antikörpern gegen HIV) tritt nach Berechnungen des CDC zu 50 % innerhalb von 1,5 Monaten nach Exposition und Infektion mit HIV auf, 90 % innerhalb von 3 Monaten, 99–100 % in 6 Monaten. Nach Exposition und möglicher Infektion mit HIV (auch: Verletzung mit HIV-kontaminierten Gegenständen bei medizinischem Personal) wird eine Untersuchung auf Antikörper gegen HIV nach 3 und 6 Monaten empfohlen. Für eine Untersuchung zu einem späteren Zeitpunkt besteht keine Indikation.

Ein im ELISA erhobenes positives Testergebnis *muß* in einem zweiten Testverfahren *bestätigt* werden: In der Regel geschieht dies mit Hilfe der ***Westernblot-Technik.***

Virusantigene werden nach Gel-elektrophoretischer Auftrennung (nach Molekülgröße) auf Nitrozelluloseazetatfolien aufgebracht. Die Bindung der im Serum enthaltenen Antikörper an die einzelnen viralen Proteine wird wieder mit enzymmarkierten Antihuman-Antikörpern nachgewiesen.

Die Kriterien zur Beurteilung des Westernblots sind nicht überall gleich und wurden auch mehrfach geändert. Derzeit (1998) gelten folgende Kriterien: Ein positiver Westernblot liegt dann vor, wenn mindestens zwei Banden, davon eine aus dem ***env***-Bereich (Hüllproteine gp 41, gp120 und gp160), sowie eine aus dem ***gag***-(Kernproteine) oder ***pol***-Bereich (Enzyme, z.B. reverse Transkriptase) auftreten. Der Westernblot ist nur dann als negativ zu beurteilen, wenn er keinerlei Banden aufweist. Bei Positivität aller anderen Banden allein oder in Kombination mit anderen lautet das Ergebnis: „unbestimmt". In diesen Fällen ist die Untersuchung nach 1 und 6 Monaten zu wiederholen.

Verlauf der HIV-Infektion und Progressionsparameter

In Studien über den Verlauf der HIV-Infektion, von der Serokonversion bis zur Manifestation von AIDS, wurden für die verschiedenen Übertragungskategorien unterschiedliche Progressionsraten gefunden. Die Progressionsrate zu AIDS, d.h. der Prozentsatz HIV-Infizierter, die in einem definierten Zeitraum AIDS entwickeln, hängt von der Definition von AIDS ab. Diese Definition ist sehr heterogen und beinhaltet Krankheiten mit unterschiedlicher Prognose. Der Begriff AIDS hat daher vorwiegend epidemiologischen Nutzen (kontinuierliche Erfassung der Fallzahlen).

Die Definition AIDS umfaßt auch Krankheiten, die nicht bei allen Übertragungskategorien gleich häufig auftreten. So findet man das Kaposi-Sarkom fast nur bei homosexuellen Männern; es kann bereits bei einer relativ hohen Zahl an CD4 + T-Lymphozyten auftreten. Würde man das Kaposi-Sarkom als *nicht* AIDS-definierend werten, wäre der Verlauf der HIV-Infektion bei homosexuellen Männern dem Verlauf in anderen Übertragungskategorien ähnlicher (Tabelle 25.12). Eine weitere Annäherung der unterschiedlichen Progressionsraten erhält man, wenn man nach dem Alter korrigiert. In Studien entwickelten ältere HIV-Infizierte rascher AIDS. Studien über den Einfluß von Geschlecht, Drogen, Alkohol und depressiver Verstimmung auf den Abfall der CD4 + T-Lymphozyten kamen zu einander widersprechenden Schlußfolgerungen. Man kann deshalb annehmen, daß diese Einflüsse nur von marginaler Bedeutung sind.

Schätzungen nach statistischen Modellen.
Klinische Marker. Zahlreiche Prädiktoren („Marker") der Progression der HIV-Infektion wurden untersucht (Tabelle 25.13). So gibt es Hinweise, daß Individuen mit einem symptomatischen akuten retroviralen Syndrom einer raschereren Progression unterliegen als solche, die asymptomatisch serokonvertieren. Die zuverlässigsten klinischen Marker sind orale Kandidiasis, persistierendes Fieber, Diarrhoen unklarer Ursache und (unbeabsichtigter) Gewichtsverlust. Ebenfalls wichtige Hinweise sind die orale haarige Leukoplakie und Herpes zoster (bei Befall > 2 Dermatome oder rezidivierend). Lymphadenopathie ist nicht mit Progression assoziiert, eine schnelle Involution von vergrößerten Lymphknoten ist jedoch ein prognostisch ungünstiges Zeichen. Klinische Marker sind insgesamt als wenig sensitiv zu werten, weil sie keine Meßgröße sind, die bei allen HIV- Infizierten zu einem gegebenen Zeitpunkt erhoben werden können (s. Tabelle 25.13).

Virologische Marker. Die direkte Messung von HIV ist zum Standardmarker sowohl der Progression als auch des antiretroviralen Therapieeffekts geworden.

Tabelle 25.12. Progressionsrate zur Manifestation von AIDS (ohne Behandlung)

	Homosexuelle	injizierende Drogenbenützer	Hämophile
HIV-Infektion in Jahren:			
4	8%	7%	3%
6	20%	14%	7%
8	37%	20%	15%
10	51%	41%	25%
12	58%	n.b.	39%
15	75%[a]	n.b.	55%[a]
20	90%[a]	n.b.	75%[a]

[a] Schätzungen nach statistische Modellen; n.b.: es liegen keine Daten vor

Bei Interpretation aller viraler Marker ist zu bedenken, daß sich während der langen Latenzperiode der Hauptteil der Virusreplikation in den Lymphorganen abspielt und nur etwa 2% des gesamten Pools an CD4 + T-Lymphozyten im peripheren Blut zirkulieren.

p 24 war der erste virale Marker, jedoch selbst bei AIDS- Patienten in nur ca. 50 % nachweisbar. Die Sensitivität ist nach Säuredissoziation von p-24-Immunkomplexen höher, doch ist die Korrelation mit der Plasma-Virämie nicht befriedigend.

Neue Techniken ermöglichen die quantitative Messung viraler RNS im Plasma (die Messung proviraler DNS ist aufwendiger und für diesen Zweck weniger geeignet). Die HIV-RNS-Plasmakonzentration ist der HIV-Gesamtmenge direkt proportional (Plasma-RNS und Lymphgewebe-RNS korrelieren meist sehr gut). Die Plateaukonzentration von Plasma-HIV-RNS, die sich ca. 6 Monate nach Infektion einstellt, hat hohen prädiktiven Wert für den Zeitpunkt der Manifestation von AIDS und des Todes (MACS – Multicenter AIDS Cohort Study, 1996). Entsprechend einer Analyse der Universitätsklinik Innsbruck starben Personen mit höherer HIV-Serum-Konzentration (> 10^6/ml) signifikant früher als solche mit niedrigerer (<10^4/ml) (Abb. 25.48).

Drei Methoden stehen zur spezifischen und sensitiven Messung der HIV-RNS zur Verfügung: „branched DNS" (bDNS), „reverse transcription-PCR" (RT-PCR) und „nucleic acid sequence-based amplification" (NASBA). Im RT-PCR und im NASBA wird die virale RNS enzymatisch in DNS umgewandelt und amplifiziert, während beim bDNS eine Signalvervielfältigung ohne enzymatische Schritte über die Bindung verzweigter DNS-Fragmente an die virale RNS erfolgt. Die Sensitivität dieser Verfahren wird laufend verbessert; heute ist bereits die Messung < 20 Viruskopien/ml Plasma möglich. Ein weiterer mit rascherer Progression assoziierter viraler Marker sind Bioassays für Synzytium-induzierende Viren im peripheren Blut.

Immunologische Marker. Die Bestimmung der CD4 + T-Lymphozyten im peripheren Blut ist seit Beginn der HIV-Epidemie die zentrale Methode. Ihre Rolle als prognostischer Marker zu einem frühen Zeitpunkt der Infektion ist jedoch zweifelhaft; nach der MACS (1996; s. oben) entwickelte nur das Quartile der Patienten mit der niedrigsten CD4-Zellzahl (< 375/μl) rascher AIDS, bei den drei übrigen Quartilen (CD4-Zellen > 375/μl) fand sich keine Korrelation. Schwere opportunistische Infektionen treten meist erst bei Zahlen unter 200/μl auf, doch bedeutet eine niedrige CD4-Zahl nicht automatisch eine unmittelbar bevorstehende Krankheit. In einigen Studien war der Prozentanteil der CD4-Zellen ein besserer Progressionsmarker als deren absolute Zahl. Die $CD4^+$ T-Lymphozytenzahl verhält sich im Lauf des HIV-Infektion gegensinnig zur Menge der HIV-Kopien im Plasma (Abb. 25.49).

Wertvoller für die Beurteilung der Progression der HIV-Infektion als die absolute Zahl der CD4 + T-Lymphozyten ist häufig die Rate des CD4-Abfalls („slope"). Dieser beträgt durchschnittlich 40–80 Zellen/μl/ Jahr, doch haben viele Patienten über längere Zeiträume stabile CD4-Zahlen (auch im pathologischen Bereich); andere dagegen machen einen rapiden und jähen Abfall durch. Vorhersagen sind daher schwierig.

Komplizierend kommen methodologische Probleme hinzu: Schwankungen je nach Tageszeit (50–150 Zellen/μL) und zwischen den verschiedenen Labors. Aus diesem Grund sollte die

Klinische Marker	Soorstomatitis orale haarige Leukoplakie Herpes zoster (≥ 2 Dermatome oder rezidivierend) konstitutionelle Symptome (Gewichtsverlust, Diarrhoe > 1 Monat, Fieber)
Immunologische Marker	CD4 + T Lymphozyten ↓ rascher Abfall der CD4 + T-Lymphozyten (> 7%/Jahr) Intrakutantest auf Recallantigene ↓ β2-Mikroglobulin, Neopterin, lösliche TNF-Rezeptoren Typ I und II ↑ Günstigerer Verlauf bei Defekt der Viruskorezeptoren (CCR5 und CCR2)
Virale Marker	Plasma RNA ↑ HIV p24 Antigenämie Auftreten Synzytium-induzierender HIV
Andere	HDL-Cholesterin ↓ Anämie

Tabelle 25.13. Progressionsmarker der HIV-Infektion

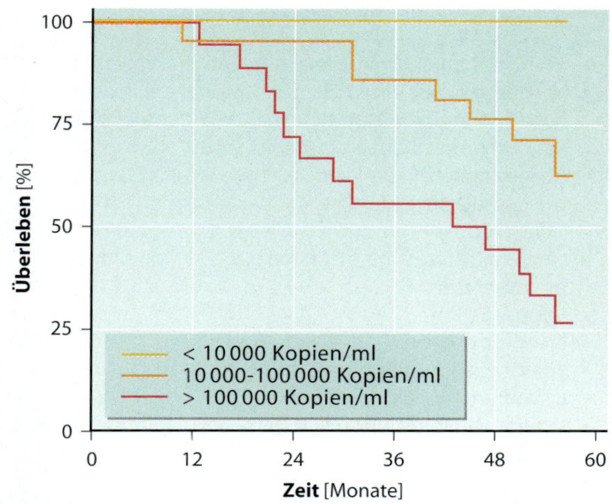

Abb. 25.48. Kaplan-Meier-Überlebensanalyse einer HIV-1 seroprävalenten Kohorte der Universitätsklinik Innsbruck, aufgetrennt je nach Ausgangswerten des Serum HIV-RNS-Konzentration

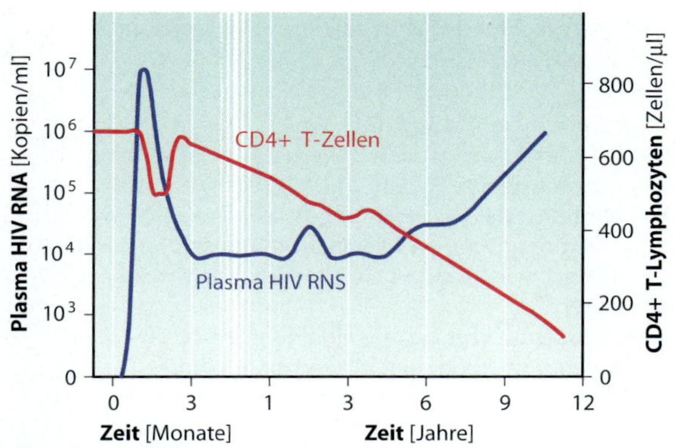

Abb. 25.49. Plasma HIV-RNS und CD4 + T-Lymphozyten im Verlauf der HIV-Infektion

Bestimmung der CD4 + T-Lymphozyten jeweils zur gleichen Tageszeit und im selben Labor durchgeführt werden.

Erhöhte Konzentrationen löslicher Marker der Immunaktivierung, z. B. β2-Mikroglobulin, Neopterin und lösliche Rezeptoren für Tumor-Nekrose-Faktor (sTNFR) sind bei HIV-Infizierten mit einem rascheren Abfall der CD4 + T-Lymphozyten, Anämie, Gewichtsverlust und erniedrigtem HDL-Cholesterin assoziiert. Diese Marker haben seit Einführung der quantitativen HIV-RNS-Bestimmung im Plasma an Bedeutung verloren, bringen aber in gewissen Konstellationen zusätzliche Information.

Beispiele: Bei der asymptomatischen HIV-Infektion haben CD4 + -Lymphozyten-Zahlen > 200/µl wenig prädiktiven Wert (s. oben); erhöhte sTNFR-Werte, in Ergänzung zu hoher Viruslast, stellen einen ungünstigen prognostischen Parameter dar. Bei fortgeschrittener HIV-Infektion (AIDS oder CD4 + -Zellen < 100/µl) sind erhöhte Neopterinwerte Prädiktoren weiterer Verschlechterung (in dieser Konstellation ist die Bestimmung von Neopterin der der HIV-RNS überlegen).

Ein zwar selten verwendeter, aber gleichfalls etablierter Progressionsmarker ist das Maß der Expression von CD38 pro CD8 + Lymphozyt („relative Fluoreszenzintensität“). Nach einer Analyse der MACS ist dieser der zuverlässigste Progressionsmarker der HIV-Infektion (auch im Vergleich zur HIV-RNS).

Die Progressionsparameter dienen zur Hilfe bei der Entscheidung, ob und welche therapeutischen Maßnahmen zu ergreifen sind. Bislang wurde allerdings in fast allen Therapiestudien die Zahl der CD4 + Lymphozyten als alleiniges Kriterium der Klassifikation („Stratifizierung“) verwendet, und andere Marker, wie z. B. HIV-RNS, erst nachträglich oder als Therapiemarker eingesetzt. Die Frage, ab wann behandelt werden soll, ist daher bislang nicht präzise beantwortbar.

Klassifikation der HIV-Infektion

Die klinische Nützlichkeit auch der neuen Klassifikation der CDC (1993) ist begrenzt (Tabelle 25.14). Es sei in Erinnerung gerufen, daß diese Klassifikation mehr ein Werkzeug für epidemiologische Zwecke als für ein ausgeklügeltes klinisches „Staging“ darstellt. Die neue Klassifikation sieht vor, die Patienten in eine von drei klinischen Kategorien (A, B und C) und eine von drei CD4-Lymphozyten Kategorien (1, 2 und 3) einzuordnen. Eine Rückstufung innerhalb sowohl der klinischen als auch der Laborkategorien nach Besserung ist *nicht* vorgesehen (Tabelle 25.15, s. Tabelle 25.14).

Initiale Untersuchung von HIV-Infizierten („Staging“). Das Staging hilft Patient und Arzt, eine prognostische und therapeutische Strategie zu formulieren. Es dient der initialen Bestandsaufnahme und zur Abschätzung des individuellen Risikos für bestimmte Infektionen und umfaßt die Erhebung des Immunstatus (s. Progressionsparameter), eine körperliche Untersuchung mit Anamnese (Abb. 25.50) und Laboruntersuchungen: Blutsenkungsgeschwindigkeit, Blutbild inkl. Differentialblutbild, Leber- und Nierenfunktionsparameter, Harnstatus, Ultraschall des Abdomens und Thorax-Röntgen. Bei Frauen (unabhängig vom Alter) kommt ein Zervikalabstrich (halbjährliche Kontrollen!) hinzu. Eine initiale Untersuchung des Augenhintergrundes empfielt sich erst bei CD4 + Zellzahl < 100/µL.

Es ist verlockend, sich auf Labormarker zu verlassen, doch kommt klinischen Befunden ein höherer Stellenwert zu. Ausgeprägte klinische Beschwerden weisen eher auf eine niedrige CD4 + T-Lymphozytenzahl hin als umgekehrt niedrige CD4-Zellzahlen auf klinische Symptome. Keinesfalls sollte man sich auf einen einzigen, vielleicht falschen, Laborwert stützen; dies kann für das betroffene Individuum gravierende Konsequenzen haben.

Tabelle 25.14. Klassifikation der HIV-Infektion (CDC, 1993 und europäische AIDS-Falldefinition für Meldezwecke 1993)

Kategorie A
- asymptomatische HIV-Infektion
- persistierende generalisierte Lymphadenopathie (LAS)
- akute („primäre") HIV-Infektion (auch in der Anamnese)

Kategorie B (früher „ARC")
Krankheitssymptome oder Erkrankungen, die nicht in die AIDS-definierende Kategorie C fallen, aber dennoch der HIV-Infektion zuzuordnen sind. Hierzu zählen:
- bazilläre Angiomatose
- oropharyngeale Kandida-Infektionen
- vulvovaginale Kandida-Infektionen: chronisch (länger als ein Monat) oder schlecht therapierbar
- zervikale Dysplasien oder Carcinoma in situ
- konstitutionelle Symptome wie Fieber über 38.5 (> 1 Monat) oder Diarrhoe (> 1 Monat)
- orale Haarleukoplakie
- Herpes Zoster: Befall mehrerer Dermatome oder Rezidive in einem Dermatom
- idiopathische thrombozytopenische Purpura
- Listeriose
- Entzündungen des kleinen Beckens besonders bei Komplikationen (Tuben-, Ovarialabszeß)
- periphere Neuropathie

Kategorie C (= AIDS)
AIDS-definierende Erkrankungen
- Kandidiasis von Trachea, Bronchien oder Lungen
- Kandidiasis des Ösophagus
- invasives Zervixkarzinom
- disseminierte Kokzidioidomykose (an anderer Lokalisation als oder zusätzlich zu den Lungen, den zervikalen oder Hiluslymphknoten)
- extrapulmonale Kryptokokkose
- chronische intestinale Kryptosporidiose, > als ein Monat persistierend
- Zytomegalievirus-Erkrankung bei Patienten, die älter als ein Monat sind
- Zytomegalievirus-Retinitis mit Visusverlust
- HIV-Enzephalopathie oder „subakute HIV-Enzephalitis"
- Herpes-simplex-Virus (Ulkus > 1 Monat persistierend) oder Pneumonie/Ösophagitis unbestimmter Dauer bei Patienten, die älter als ein Monat sind
- disseminierte Histoplasmose (andere Lokalisation als oder zusätzlich zu Lungen-, zervikalen oder Hiluslymphknoten)
- chronische intestinale Isosporiasis, > als ein Monat persistierend
- Kaposi-Sarkom
- Lymphom: Burkitt- oder Nicht-Burkitt-Typ
- Lymphom: immunoblastischer Typ
- Lymphom des ZNS
- jede disseminierte, durch andere Mykobakterien als M. tuberculosis verursachte mykobakterielle Erkrankung
- extrapulmonale Tuberkulose: an zumindest einer anderen Lokalisation außer den Lungen, ohne Berücksichtigung auf gleichzeitige pulmonale Beteiligung
- Lungentuberkulose
- Pneumocystis-carinii-Pneumonie
- rezidivierende Pneumonie
- progressive multifokale Leukenzephalopathie
- wiederkehrende Salmonellenseptikämie (nontyphoid)
- Toxoplasmose des Gehirns
- HIV-Auszehrungssyndrom (HIV-Kachexie)

bei Kindern unter 13 Jahren:
- lymphoide interstitielle Pneumonie und/oder pulmonale lymphoide Hyperplasie (LIP/PLH-Komplex)
- Multiple oder wiederkehrende schwere bakterielle Infektionen, und zwar jede Kombination von mindestens 2, welche innerhalb einer Periode von 2 Jahren liegen:
  Septikämie, Pneumonie, Meningitis, Knochen- oder Gelenksinfektion oder Abszeß eines inneren Organs oder einer Körperhöhle (ausgeschlossen Otitis media, oberflächliche Haut- und Schleimhautinfektionen und Katheter-assoziierte Infektionen).

Tabelle 25.15. Klassifikation der HIV-Infektion (CDC 1993) (Zusammenfassung)

CD4 Lymphozyten	Klinische Stadien A asymptomatisch Lymphadenopathie	B symptomatisch (früher „ARC")	C AIDS-definierende Erkrankungen
(1) > 500/μl (> 28 %)	A1	B1	C1
(2) 200–499/μl (14–28 %)	A2	B2	C2
(3) < 200/μl (< 14 %)	A3	B3	C3

Klinische Manifestationen

Das klinische Spektrum HIV-bedingter Krankheitsbilder ist fachüberschreitendend und mannigfaltig. Im folgenden werden nur die wichtigsten und häufigsten dargestellt (Tabelle 25.16 u. 25.17).

Akute („primäre") HIV-Infektion (akutes retrovirales Syndrom). Die akute HIV-Infektion ist ein polymorphes virales Syndrom, das einige Wochen (minimal 2) nach Exposition und nachfolgender Infektion mit HIV auftritt. Das Spektrum reicht von Symptomlosigkeit (30 %?) über ein „Mononukleose"-ähnliches Syndrom bis, extrem selten, zu einem lebensbedrohlichen Krankheitsbild. Sie wird meist nicht diagnostiziert – einerseits wegen ihrer Symptomarmut, andererseits weil sie nicht erkannt wird.

Dennoch ist die akute HIV-Infektion ein ***erkennbares*** klinisches Syndrom. Die Diagnose sollte immer erwogen werden, wenn eine HIV-Exposition möglich war und eine fieberhafte Episode ***akut*** auftritt. Klinische Manifestationen, die die Verdachtsdiagnose unterstützen, sind: makulopapulöse Exantheme, mukokutane Erosionen (Abb. 25.51), Lymphadenopathie und eine nicht-eitrige Pharyngitis (Tabelle 25.18).

Gewichtsverlust/KG	/
Temperatur > 38 Grad	
Diarrhoe	
Nausea/Anorexie	
Nachtschweiß	
Abgeschlagenheit	/
Haut	
Mundschleimhaut	
Lymphknoten axillär	
cervical	
andere	
CD4-Lymphozyten/μL vs. %	/
CD4/CD8 Ratio	
Neopterin/β2-Mikroglobulin	
Intrakutantest	
Plasma RNA	
CMV-Ak (KBR, IgG, IgM)	/ /
CMV (DNA-PCR/pp65 Ag)	/
Toxo-Ak (KBR, IgG, IgM)	/ /
Hepatitis B (Ag/Ak)	/
Hepatitis C (RNA/Ak)	/
Lues (VDRL/TPHA)	/
Tuberkulin (10 IU PPD)	
BSG/CRP	/
Hb (MCV/MCH)	(/)
Leuko (Neutro/Ly)/Thrombo	(/)/
LFP/NFP	/
Elektrolyte/BZ/LDH,CPK)	
Harnstatus	
Husten/Dyspnoe	
Abdomen-Sono/Thorax-Rö	/
Neurologie	
Zahlen-Symbol Test	
Augen	
Gynäkologie	

Abb. 25.50 Initialuntersuchungen bei HIV-Infizierten (Dokumentationsblatt der Universitäts-Hautklinik Innsbruck)

Das Exanthem der akuten HIV-Infektion ist erythematös, nicht-juckend, makulopapulös, vereinzelt varizelliform, symmetrisch, die Läsionen 5–10 mm groß; es befällt meist Gesicht und Stamm, kann jedoch auch generalisiert sein. Begleitsymptome sind Fieber, Arthralgien und andere Systemzeichen. Es kann einem Exanthem bei Röteln, den (solange keine Antibiotika eingenommen wurden) seltenen Exanthemen bei EBV- und CMV-Infektion und einem Erstlingsexanthem bei Lues II ähneln (Tabelle 25.19). Die Histologie ist nicht diagnostisch.

Die Diagnose erfolgt wegen der fast immer fehlenden IgG-Antikörper während der symptomatischen Phase durch den p24 HIV-Antigentest aus dem Serum bzw. durch molekularbiologische Amplifizierung von Plasma RNS (z. B. PCR-Technik). Der HIV-Antigennachweis gelingt während der symptomatischen Phase in etwa 80 %. Mittels PCR ist die Diagnose in allen Fällen möglich.

Das Erkennen einer akuten HIV-Infektion ist für den Betroffenen, aber auch epidemiologisch sehr bedeutsam: unverzügliche und aggressive antiretrovirale Behandlung mit Reduktion der Virusdissemination noch vor dem „set point" könnte sowohl die Progression („Pharmakovakzination") als auch die Infektiosität dramatisch herabsetzen. Zusätzlich schafft ein kurz (Wochen) zurückliegender Kontakt leichter die Möglichkeit, den Partner zu untersuchen. Der Beratung Betroffener (die ja meist in einem Alter stehen, wo sie ärztliche Hilfe nur selten suchen müssen) kommt in der Situation der akuten HIV-Infektion eine Schlüsselrolle zu.

Opportunistische Infektionen. „Opportunistisch" sind Infektionen mit meist ubiquitär vorkommenden Erregern, die Immungesunden wenig bis nichts anhaben können. Die vorwiegend betroffenen Organe sind Haut/Schleimhaut, Lunge, ZNS, Auge und Darm. Beim Management von Infektionen im Rahmen der HIV-Infektion, insbesondere opportunistischer Infektionen, sind folgende fünf wichtige ***Grundregeln*** zu beachten:

- Bei Immunschwäche auftretende Infektionen sind gewöhnlich schwer, durch eine hohe Anzahl an Erregern gekennzeichnet und meist disseminiert.
- Die Mehrzahl HIV-assoziierter Infektionen resultiert aus einer Reaktivierung vorbestehender Besiedelungen und stellt nur selten eine Bedrohung für andere Menschen dar. Leicht übertragbare HIV-assoziierte Infektionen sind die Tuberkulose, Salmonellose und Infektionen mit dem Varizella-Zoster-Virus.
- Isolierte Infektionen sind selten; häufig sind gleichzeitig oder kurz hintereinander auftretende Infektionen mit verschiedenen Organismen. Bestimmte klinische Zeichen oder schlechtes Ansprechen auf Therapie können daher von einer zweiten Infektion stammen und müssen nicht Folge eines Behandlungsfehlers sein.
- Die Häufigkeit bestimmter opportunistischer Infektionen hängt von der Häufigkeit der jeweiligen Erreger in der Gesamtbevölkerung ab. In Zentraleuropa gibt es bei Patienten mit AIDS daher mehr Fälle von zerebraler Toxoplasmose als in den USA, in Afrika hingegen viel mehr Fälle von Tuberkulose. Ein weiteres Beispiel ist die viszerale Leishmaniose in manchen Regionen Südeuropas.
- Infektionen innerer Organe mit Pilzen, Parasiten und Viren sind selten heilbar. Ziel ist deshalb, akute episodische Erkrankungen zu kontrollieren und dann lebenslang zu unterdrücken.

Tabelle 25.16. Zeithorizont für klinische Manifestationen bei HIV Infizierten (ohne Behandlung)

CD4 + Zellen/μL	Jahre nach HIV-Infektion	Infektionen	Direkte HIV-Effekte und Tumore
1000–500	0		HIV-Mononukleose
> 500	0–7	Soorvaginitis	asymptomatisch, Lymphadenopathie, Guillain-Barre Syndrom Polymyositis aseptische Meningitis
200–500 (treten auch bei < 200 auf)	1–9	Lungentuberkulose Soorstomatitis orale haarige Leukoplakie Herpes zoster Kryptosporidiose (akut)	asymptomatisch, Kaposi-Sarkom B-Zell-Lymphom zervikale intraepitheliale Neoplasie idiopathische thrombozytopenische Purpura Anämie
< 200 (meist < 100)	2- > 8	Pneumocystis-carinii-Pneumonie, miliar- u. extrapulm. Tuberkulose Soorösophagitis Toxoplasmoseenzephalitis chronische herpetische Ulzera Kryptokokkenmeningitis Kryptosporidiose (chronisch) Mikrosporidiose	HIV-assoziierte Demenz HIV-assoziierte Myelopathie HIV-Enteropathie Aphten (z. T. riesig) HIV-Auszehrungssyndrom (Wasting) periphere Polyneuropathie ZNS-Lymphom Kardiomyopathie
< 50		M. avium complex (Dissemination) Zytomegalievirusretinitis Azol-resistente Soorstomatitis/ -ösophagitis	

	Initiale AIDS Erkrankungen (%)	Kumulative Häufigkeit (%)
Pneumozystis-Pneumonie	30–40	40–50
HIV-Auszehrungssyndrom	10–15	70–90
Soorösophagitis	10–15	30–40
Toxoplasmoseenzephalitis	10–15	15–25
Kaposi-Sarkom	5–10	10–20
HIV-assoziierte Enzephalopathie	5–10	40–50
disseminierte CMV Infektion	5–10	40–50
chronischer mukokutaner Herpes simplex	5–10	10–25
disseminierte M. avium-Infektion	4–6	30–40
Lymphom	2–4	3–5
Kryptokokkenmeningitis	2–4	6–10
Kryptosporidiose	2–4	10–1

Tabelle 25.17. Häufigkeit der AIDS-definierenden Erkrankungen (vor Einsatz antiretroviraler Kombinationstherapien)

Individuelles Risiko für bestimmte Infektionen und deren Prophylaxe.

Toxoplasmose: Bei Vorhandensein von Antikörpern, d.h. einer latenten Infektion, entwickelten 30–50% der AIDS-Patienten eine zerebrale Toxoplasmose, davon die Hälfte als initiale AIDS-Manifestation. Prophylaktisch empfohlen werden Dapson (50 mg tgl.) und Pyrimethamin (50 mg wöchentlich) oder Trimethoprim/ Sulfamethoxaziol (160/800 mg tgl.) bei CD4-Lymphozyten < 200/μL. Bei Fehlen von Antikörpern beschränkt man sich auf die Expositionsprophylaxe (kein ungenügend erhitztes Fleisch; Meiden von Katzenkot etc.).

Zytomegalie (CMV) bei Fehlen von Antikörpern (bei homosexuellen Männer und i. v. Drogengebrauchern lediglich eine kleine Minderheit) sollten im Bedarfsfall CMV-freie Blutprodukte verabreicht werden.

Tuberkulose: Bei positivem Tuberkulintest (Knötchen > 5 mm bei 10E PPD) wird in den USA eine Prophylaxe empfohlen, da das Risiko einer Reaktivierung der Tuberkulose mit 8/100 Personen-Jahre angegeben wird. Der Tuberkulintest sollte zur Beurteilung der Recall-Reaktionsfähigkeit gemeinsam mit einem generellen Intrakutantest (z. B. Multitest Merieux) durchgeführt werden. Die Rate falsch negativer Tuberkulinreaktionen nimmt mit der Progression der HIV-Infektion zu.

Syphilis: Das Risiko einer Neurolues trotz Behandlung einer primären, sekundären oder latenten Lues mit Benzathin-Penizillin ist erhöht.

Hepatitis B. Bei Fehlen von Antikörpern ist eine Impfung zu erwägen.

Pneumocystis-carinii-Pneumonie: kann durch Prophylaxe vollständig vermieden werden. Letztere erfolgt stadienabhängig: Bei CD4-Lymphozyten von

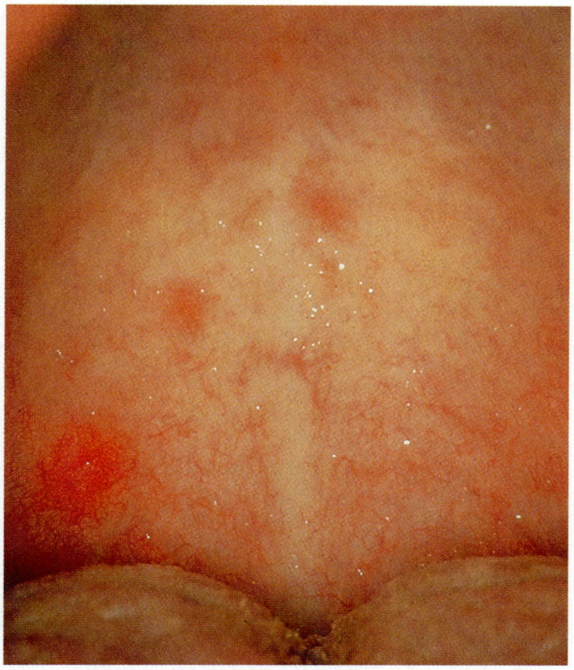

Abb. 25.51. Erosionen des weichen Gaumens bei akuter HIV-Infektion

Tabelle 25.18. Klinische Manifestationen der akuten HIV-Infektion

Allgemein	**Gastrointestinal**
Fieber (97 %)	Diarrhoe (33 %)
Pharyngitis (73 %)	Übelkeit, Erbrechen
Lymphadenopathie (77 %)	oraler Soor (10 %)
Arthralgien, Myalgien (58 %)	**Neurologisch**
Lethargie, Malaise	Kopfschmerzen (30 %)
Anorexie, Gewichtsverlust	selten:
Dermatologisch	periphere Neuropathie
Exanthem (70 %)	Meningoenzephalitis
mukokutane Erosionen (35 %)	Radikuloneuritis
Urtikaria	
Abschuppen, Alopezie	

Tabelle 25.19. Differentialdiagnose der akuten HIV-Infektion

Epstein-Barr-Virus-Mononukleose
Zytomegalie-Virus-Mononukleose
Toxoplasmose
Röteln
virale Hepatitis
Lues II
disseminierte Gonokokkeninfektion
Primäre Herpes-simplex-Infektion
andere: Malaria, Grippe

100–200/µl sind monatliche Inhalationen mit Pentamidin (300 mg mittels Respirgard II) und Trimethoprim/Sulfamethoxazol (160 mg/800 mg tgl.) gleichwertig. Bei CD4 T-Lymphozyten < 100/µl ist Trimethoprim/Sulfamethoxazol das Mittel der ersten Wahl; bei Unverträglichkeit sind Dapson 100 mg tgl. (besser als 50 mg) tgl. und Pentamidin-Inhalation Alternativen.

Infektionen der Lunge. Die ***Pneumocystis-carinii-Pneumonie*** (Tabelle 25.20) ist die vorherrschende Infektion der Lunge und in etwa 30–40 % immer noch die initiale Erkrankung bei AIDS. Ihr Beginn ist schleichend; die ersten Symptome sind trockener Husten und Fieber, später Atemnot, vorerst bei Belastung. Mit fortschreitender Dauer kann sie einen fulminanten Verlauf nehmen; die rechtzeitige Diagnose ist daher wichtig, oft aber schwierig, weil sowohl die physikalische Untersuchung als auch, zu Beginn, das Thoraxröntgen (30 %!) unauffällig sein können. Erst später zeigt das Thoraxröntgen die charakteristischen bilateralen, sich schmetterlingsförmig in die Peripherie ausbreitenden, jedoch nicht diagnostischen Infiltrate. Zum Erregernachweis sind daher oft Spezialuntersuchungen erforderlich: die Bronchiallavage (Sensitivität: 95–99 %) oder das (durch Inhalation hypertoner Kochsalzlösung) „induzierte" Sputum (Sensitivität: 80–90 %).

Mittel erster Wahl bei der ***Therapie*** ist hochdosiert Trimethoprim/ Sulfamethoxazol (15–20 bzw. 75–100 mg/kg/Tag), das in diesen Dosen sehr toxisch sein kann (Leukopenie, Thrombopenie, Erbrechen, schwere Arzneimittelexantheme). In leichteren Fällen ($pO_2 >$ 70 mmHg) ist Trimethoprim 300 mg alle 8 Stunden in Kombination mit Dapson 100 mg/d eine nebenwirkungsärmere, aber ebenso wirksame Alternative. Bei Unverträglichkeit gegen diese Therapien wird meist Pentamidin 4 mg/kg gegeben; schwere Nebenwirkungen sind häufig (Nephrotoxizität, Hypotension, Hypo- und Hyperglykämien, Pankreatitis). Nur in leichteren Fällen sollte bei Unverträglichkeit auf neuere Thera-

Symptome	Thoraxröntgen
• trockener Husten	• normal bei 25 %
• Fieber	• bilaterale Infiltrate
• Belastungsdyspnoe	Diagnose
Verlauf	• induziertes Sputum
• schleichender Beginn	• Bronchiallavage
• fulminantes Ende	• (transbronchiale Biopsie)
Befunde	Therapie
• Auskultation normal	• TMPS (15–20/75–100 mg/kgKG)
• LDH ↑, pO_2 ↓	• Pentamidin i. v.
	• in schweren Fällen Steroide ($pO_2 < 70$ mmHg)

Tabelle 25.20. Pneumocystis-carinii-Pneumonie

pieformen zurückgegriffen werden (z.B. Clindamycin/Primaquin oder Atovaquon).

Die Sterblichkeit an einer ersten Pneumocystis-carinii-Pneumonie wurde in erfahrenen Zentren vor allem durch den Einsatz von Kortison (ab pO2 < 70 mmHg) und rechtzeitige Behandlung von 20–30 % auf unter 5 % Prozent gesenkt.

Wird nach einer ersten Episode keine ***Prophylaxe*** gegeben, entwickeln 60 % der Patienten innerhalb von 12 Monaten ein Rezidiv. Mittel erster Wahl der Prophylaxe ist wieder Trimethoprim/Sulfamethoxazol (s. oben); diese soll auch vor einer zerebralen Toxoplasmose schützen. Hat der Patient keine Antikörper gegen Toxoplasma gondii, sind Pentamidin-Inhalationen eine Alternative. Die Prophylaxe beginnt, sobald die Zahl der CD4-Lymphozyten unter 200/µl abgefallen ist.

Bakterielle Pneumonien werden, besonders bei Drogenbenützern, zunehmend häufig beobachtet. Hauptsächliche Erreger sind Pneumokokken, Staphylokokken, H. influenzae und, bei weit fortgeschrittener HIV-Infektion, Pseudomonas aeroguinosa. Oft sind bakerielle Pneumonien mit Bakteriämie assoziiert, die Erreger daher aus dem Blut kultivierbar. Besonders H. influenzae kann diffuse Infiltrate verursachen, die fälschlicherweise für eine Pneumocystis-carinii-Pneumonie gehalten werden. Die Behandlung erfolgt mit den adäquaten Antibiotika bzw. nach Resistenzbestimmung. Wichtig: Alle HIV-Infizierten sollen gegen Pneumokokken geimpft werden.

In bestimmten Regionen und Bevölkerungskreisen, z.B. Drogenkonsumenten und sozial Benachteiligten, steigen die ***Tuberkuloseerkrankungen*** unter den HIV-Infizierten an. Sie manifestiert sich meist als extrapulmonale Tuberkulose, oft jedoch in Verbindung mit Lungentuberkulose. Die Behandlung erfolgt mit den gängigen Tuberkulostatika, das Ansprechen ist gut.

Infektionen des Verdauungstraktes (Tabelle 25.21). Die häufigste opportunistische Infektion ist die ***Soorstomatitis*** (über 90 % aller AIDS-Patienten) und die ***Soorösophagitis.*** Der Erreger ist meist Candida albicans und, mit zunehmender Häufigkeit, C.krusei und C.glabrata; Häufigkeit und Schwere korreliert mit der Schwere der Immundefizienz. Die erstere beginnt häufig diskret mit Erythemen (erythematös-atrophe Form, Abb. 25.52 b) und geht später in die typische pseudomembranöse Form über (Abb. 25.52 a). In Spätstadien treten exzessiv schwere Verlaufsformen auf, bei denen der Mund „wie ausgepflastert" mit Azol-resistenten Kandida-Spezies ist. Zur Behandlung ist zu Beginn meist eine Lokaltherapie mit Nystatin Suspension, Amphotericin-B-Lutschtabletten oder Miconazol Gel ausreichend.

Die Soorösophagitis kann die Nahrungsaufnahme durch Dysphagie („Das Essen bleibt stecken") oder Odynophagie („Schmerzen beim Schlucken") stark beeinträchtigen. Häufige Symptome können aber auch diffuse epigastrische Beschwerden oder Singultus sein.

Tabelle 25.21. Prinzipien für die Untersuchung von Patienten mit gastrointestinalen Symptomen (gilt auch für andere Organe)

- Jede denkbare Ursache a priori mit einbeziehen
- Neue Ursachen an ungewöhnlichen Stellen und gewöhnliche Ursachen an ungewöhnlichen Stellen bedenken
- Multiple Ätiologien sind die Regel
- Konsequent sein und im Bedarfsfall aggressiv
- Falls keine gastrointestinale Veränderung gefunden wird, anderswo fahnden
- Falls Infektion gefunden wird:
  möglicherweise fehlendes Ansprechen auf Standardtherapie
  kann häufig rezidivieren
  permanente Erhaltungstherapie kann erforderlich sein
- Nicht alle Symptome sind notwendigerweise Folge von HIV-bedingter Immundefizienz

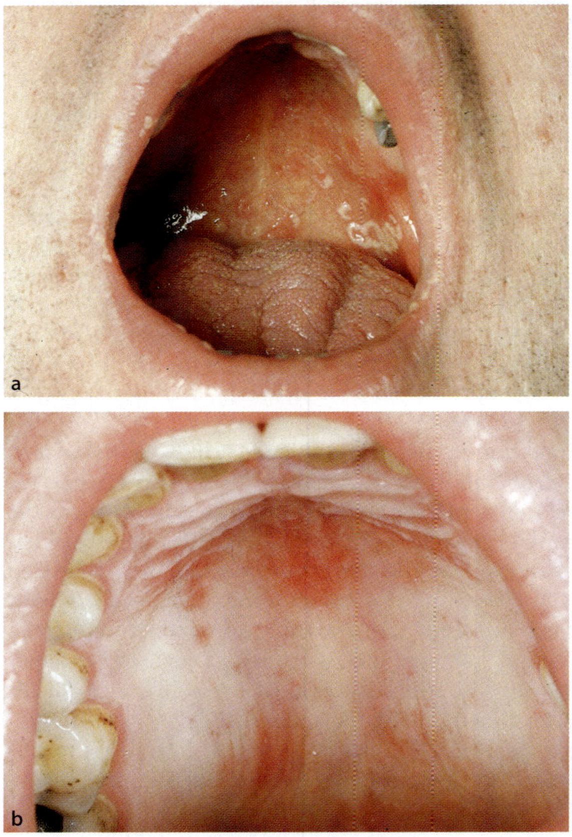

Abb. 25.52 a, b. Soorstomatitis bei HIV-Infektion. **a** weißliche, wegwischbare Beläge und circinäre Erosionen, **b** atrophe Form: flächige glatte Erytheme, Beläge fehlen

Die Diagnose erfolgt klinisch aufgrund der Anamnese (Soorstomatis nicht immer begleitend) und wird durch erfolgreiche Behandlung bestätigt. Diese erfolgt systemisch mit Fluconazol (200 mg/Tag) oder Itraconazol, in schweren Fällen mit parenteralem Amphotericin B. Bei fehlendem Ansprechen nach 7–10 Tagen ist eine endoskopische Untersuchung indiziert.

Ösophagitis mit Ulkusbildung kann, außer durch Kandida, auch durch HSV oder CMV verursacht werden. Die Ulzera sind meist riesig und reaktionslos. CMV ist auch Erreger einer Gastritis und in vielen Fällen einer Kolitis. Die Diagnostik erfolgt mit Biopsie (für CMV typisch veränderte Zellen haben ballonierte Kerne mit Einschlußkörperchen – „Eulenaugenzellen").

Diarrhöen: Das Vorkommen von gastrointestinalen Symptomen variiert unter den verschiedenen Populationen stark. In den Industrieländern beobachtet man bei der Hälfte aller homosexuellen AIDS-Patienten Durchfälle, bei Drogenbenützern sind diese seltener. Die Durchfälle können bei Dünndarmbefall (Kryptosporidiose) überaus massiv sein und zu Wasserverlust von > 10 Liter täglich führen. Die Abklärung einer Diarrhoe erfolgt in Stufen:

- bei akuter Diarrhoe: Salmonellen, Shigellen, Kampylobakter und, bei vorhergehender Antibiotikaeinnahme, Clostridium difficile;
- bei chronischer Diarrhoe (> 1 Monat) zusätzlich: Kryptosporidien, Mikrosporidien, CMV, atypische Mykobakterien, sowie – routinemäßig – Wurmeier und Parasiten) (Tabelle 25.22).

Wenn die Stuhluntersuchungen nicht diagnostisch sind, Fieber fehlt und die Stühle keine Blutbeimengungen aufweisen, sollte zunächst eine symptomatische Therapie mit Loperamid versucht werden. Erst wenn diese nicht erfolgreich ist, ist eine konsequente Abklärung mit Endoskopien und Biopsien indiziert. Bei etwa einem Drittel der Patienten findet sich keine spezifische Ursache der Diarrhoen; diese werden dann meist als „HIV-Enteropathie" interpretiert. Allerdings sollte man bedenken, daß auch die Pneumocystis-carinii-Pneumonie und die viszerale Leishmaniasis seltene Ursachen von Diarrhoen sind.

Kryptosporidien und Mikrosporidien sind mit je etwa 20 % die häufigsten Erreger chronischer Diarrhoen; diese treten fast stets erst bei starker Immundefizienz auf (bei CD4 > 200/µl selbstlimitierter Verlauf). Eine durchgreifend wirksame kausale Behandlung der Kryptosporidiose ist nicht bekannt; eine Besserung (für die Dauer der Verabreichung) wurde für Paromomycin, Makrolide (Spiramycin, Clarithromycin, Azithromycin), hyperimmunes Rinderkolostrum und Letrazuril (ein Antiparasitenmittel der Veterinärmedizin) dokumentiert. Ähnlich problematisch ist die Behandlung der Mikrosporidiose. Metronidazol wirkt unbefriedigend; Albendazol (400 mg alle 12 Stunden für einen Monat) führt bei Infektion mit der Spezies Enterocytozoon bieneusi trotz Persistenz der Erreger im Stuhl zu signifikanter Besserung und Gewichtsanstieg, bei Infektionen mit der neuen Spezies Septata intestinalis (Speziesdiagnostik mit Elektronenmikroskopie!) sogar zum Verschwinden des Erregers.

Symptomatisch wird eine Ballaststoff- und fettarme sowie möglichst laktosefreie Diät, zur Dämpfung der Darmmotilität Loperamid verwendet (in schwereren Fällen auch Kodein und Opiumtinktur). Das synthetische Somatostatinanalog Octreotid (verlangsamt den Transit durch den Darm, vermindert die Darmsekretion und unterdrückt sämtliche gastrointestinalen Hormone) ist nicht generell wirksam, kann aber bei einzelnen Patienten indiziert sein.

Tabelle 25.22. Ätiologie von Diarrhoen bei HIV-Infizierten

Dünndarm	Kryptosporidium
	Mikrosporidium
	Isospora belli
	Mycobacterium avium intracellulare
	Salmonella species
	Campylobacter species
	Giardia lamblia
	HIV ?
Dickdarm	Zytomegalievirus
	Kryptosporidium
	Mycobacterium avium intracellulare
	Shigella; group D
	Clostridium difficile
	Campylobacter species
	Adenovirus
	Herpes simplex
	Pneumocystis carinii(selten)
	HIV ?
Andere	Antibiotika
	Laktoseintoleranz
	Pankreatitis

Das ***hepatobiliäre System*** nimmt bei der HIV-Infektion keine zentrale Rolle ein, doch weisen fast alle HIV-Infizierte im Verlauf ihrer Erkrankung (meist bei CD4 + Lymphozyten < 200µl) pathologische Leberfunktionsparameter auf. Die Ursachen sind vielschichtig: die Leber kann sowohl das Reservoir (oft) vorbestehender, mit unterschiedlichen Risikosituationen assoziierter Infektionen (Hepatitis B – homosexuelle Männer, Hepatitis C – Hämophile und Drogenbenützer) als auch Zielorgan bestimmter opportunistischer Infektionen sein (Mykobakteriosen, CMV, Kryptokokkose); schließlich manifestieren sich dort nicht selten Medikamentennebenwirkungen (Trimethoprim/Sulfamethoxazol, Sulfadiazin, die meisten antimykobakteriellen Therapeutika).

Die ***Gallenwege***, einschließlich der Gallenblase, sind in fortgeschrittenen Stadien der HIV-Infektion (CD4 < 50/µl) häufig von Kryptosporidien, Mikrosporidien und/oder CMV befallen. Charakteristische Symptome sind dumpfe Schmerzen im rechten Oberbauch oder Epigastrium und Fieber (20 %), Ikterus ist selten. Im Ultraschall zeigt sich eine Erweiterung der intra- und/oder extrahepatischen Gallenwege und Gallenblase und Wandverdickung (***„sklerosierende Cholangitis"***). Bleibt die Diagnose bei fehlendem Nachweis der Kryptosporidien im Stuhl oder fehlender Koinzidenz mit anderen Komplikationen der CMV-Infektion (Retinitis!) ungewiß, ist eine endoskopische retrograde Cholangiopankreatographie (ERCP) indiziert. Eine Papillenstenose findet sich häufig, bei starken Beschwerden ist eine endoskopische Papillotomie angezeigt.

Tabelle 25.23. Erkrankungen des zentralen Nervensystems

	Verlauf	Häufigkeit	Charakteristika	Diagnose
Toxoplasmose	akut	15–25%	Bewußtsein: reduziert Temperatur: Fieber CT, MRI: Ringförmig anspeichernde Läsionen mit massivem Ödem, meist multiple Läsionen Lokalisation: Basalganglien, Kortex	typische klinische und radiologische Merkmale; Ansprechen auf empirische Toxoplasmosetherapie, Serum IgG positiv > 90%
Lymphom	typisch subakut	3%	Bewußtsein: variabel Temperatur: afebril CT, MRI: solide, anspeichernde Läsion mit Raumforderung, multipel in 60% Lokalisation: periventrikuär	typische klinische und radiologische Merkmale; Nichtansprechen auf Toxoplasmosetherapie; EBV DNA (Liquor) und Thallium SPECT positiv; stereotaktische Biopsie
PML[a]	subakut	1–3%	Bewußtsein: klar[b] Temperatur: afebril CT, MRI: vielgestaltige, nichtanspeichernde diskrete multifokale Läsionen ohne Raumforderung Lokalisation: subkortikale weiße Substanz	typische klinische und radiologische Merkmale: stereotaktische Biopsie: Antikörper gegen SV40
Kryptokkokose	subakut oder chronisch	4–8%	Bewußtsein: klar Temperatur: Fieber CT, MRI: keine fokalen Läsionen	Liquor: Antigen and Kultur positiv; Blut: Antigen positiv > 90%
HIV-Enzephalopathie	subakut oder chronisch	30–50%	Bewußtsein: klar[b] Temperatur: subfebril CT, MRI: Atrophie und Veränderungen der weißen Substanz Lokalisation: tiefe weiße Substanz	typisches klinisches Bild neuropsychologische Tests
CMV-Enzephalitis	akut	? Autopsie: 25%	Bewußtsein: Delirium Temperatur: subfebril; CT, MRI: periventrikuläre Aufhellung, leptomeningeale Anspeicherung (Gadolinium) Lokalisation: periventrikulär, disseminiert	Liquor: CMV DNA PCR positiv; Kultur negativ (60%), Hyponatriämie; systemische CMV Erkrankung häufig frühe empirische Therapie?

[a] Progressive multifokale Leukoenzephalopathie
[b] in schweren Fällen reduziert

Infektionen des zentralen Nervensystems (Tabelle 25.23). Häufigste Manifestation ist die ***zerebrale Toxoplasmose.*** Sie ist fast immer Folge der Reaktivierung einer latenten Infektion; Antikörper sind daher nachweisbar, bei Patienten mit zerebraler Toxoplasmose in 90–95%. Sie präsentiert sich meist mit Wesensveränderungen, lokalen Herdzeichen (üblicherweise Lähmung einer Gliedmaße), Kopfschmerz, Anfällen, Fieber und Bewußtseinsstörungen. Die Diagnose erfolgt mit der Computertomographie (typische, meist mehrere ringspeichernde Raumforderungen) *und* deren Ansprechen auf eine antitoxoplasmotische Therapie (Pyrimethamin 75–100 mg/d und Sulfadiazin 4 g/d, oder Pyrimethamin 75–100 mg/d und Clindamycin 2.4–3.6 g/d). Die Akuttherapie dauert sechs bis zehn Wochen; Nebenwirkungen (Übelkeit, Erbrechen, Leukopenie, Exanthem) werden häufig beobachtet. Anschließend ist eine lebenslange Supprimierungstherapie notwendig (Pyrimethamin 25 mg/d und Sulfadiazin 2 g/d).

Kryptokokkenmeningitis ist seit der häufigen Verwendung von Flukonazol als Behandlung der Soorstomatitis/-ösophagitis selten geworden. Sie kann bei AIDS-Patienten ein sehr uncharakteristisches Bild zeigen: meist nur Kopfschmerzen und Fieber, Fehlen von Meningismus und Entzündungszeichen im Liquor.

CMV-Enzephalitis wird autoptisch zwar in bis zu 25% der Fälle gefunden, aber sehr selten intra vitam diagnostiziert (die PCR-Technologie ermöglicht frühere Entdeckung und Behandlung). Sie führt, zumindest unbehandelt, zu einem dementiellen Syndrom.

! Nicht alle dementiellen Krankheitsbilder im Rahmen von AIDS dürfen der HIV-assoziierten Enzephalopathie zugeordnet werden.

Komplikationen durch das Zytomegalievirus. Klinische Manifestationen einer CMV-Infektion stellen sich bei bis zu 50% der Patienten im Verlauf von AIDS ein. Am häufigsten sind Retinitis, Kolitis und Ösophagitis, seltener Hepatitis und Pneumonie, Cholezystitis, Cholangitis, Adrenalitis, Polyradikulomyelitis, Mononeuritis multiplex und Enzephalitis.

Die ***CMV-Retinitis*** tritt bei bis zu 25% der AIDS-Patienten auf. Sie ist nur selten eine initiale Manifestation sondern entwickelt sich meist erst Monate bis Jahre nach der Diagnose AIDS (CD4 + T-Lymphozyten < 50/mL). Sie beginnt meist unilateral, im weiteren Verlauf ist jedoch beidseitiger Befall häufig (wie auch Symptome einer disseminierten Infektion und/oder Befall anderer Organe). Zu Beginn bestehen Schleiersehen, Flimmerskotome oder Gesichtsfeldausfälle ohne Schmerzen oder Photophobie; die ophthalmologische Untersuchung (Diagnose erfolgt klinisch!) ergibt weißgelbliche, wolkig-fleckige Exsudate und Hämorrhagien entlang der Gefäße.

Wichtig ist die Unterscheidung dieser Läsionen von den bei fortgeschrittener HIV-Infektion ebenfalls häufigen „Cotton-wool-Herden" (Mikroinfarkte der Retina). Cotton-wool-Herde sind weiß, schärfer begrenzt als die Exsudate der CMV-Retinitis und nicht von Hämorrhagien begleitet.

Die Veränderungen der CMV-Retinitis treten zuerst meist in der Peripherie auf, schreiten aber unbehandelt nach zentral fort, führen zu schweren Sehstörungen und schließlich zur Blindheit. Die Therapie bewirkt in 80–90 % Stillstand, selten auch Rückbildung; trotz Supprimierungstherapie treten immer wieder Rezidive auf (vor Einführung hochwirksamer retroviraler Therapien im Mittel schon nach 75 Tagen). Nach einjährigem Bestand führt die CMV-Retinitis trotz Behandlung in 50 % zur Netzhautablösung.

Komplikationen durch CMV treten vorwiegend bei weit fortgeschrittener HIV-Infektion auf (Ausnahmen: Pneumonie, Polyradikulitis und Mononeuritis multiplex). Die dann fast immer vorhandenen Infektionen mit anderen Erregern machen es schwierig, den Anteil der CMV-Komplikationen an der Morbidität und Mortalität von AIDS-Patienten zu bewerten. Neuere Studien zeigen, daß dieser Anteil ein erheblicher ist.

Die Behandlung erfolgt mit Ganciclovir oder Foscarnet. Ganciclovir ist stark myelotoxisch (Leukopenie, Thrombozytopenie), Foscarnet führt zu Nierenfunktionsstörungen und Elekrolytverlusten. Nach zumindest 21tägiger Akuttherapie (Ganciclovir 5 mg/kg 2×/Tag i. v. oder Foscarnet 100 mg/kg 2×/Tag) muß eine lebenslange Supprimierungstherapie (drei bis sechs Infusionen/Woche) durchgeführt werden, fast ausschließlich über implantierte Katheter (z. B. Port-A-Cath®). Eine weitere Option ist die Einsetzung eines Glaskörperimplantats, das für 6 Monate Ganciclovir freisetzt; wegen der hohen Komplikationsrate (Sehverschlechterung in 10 %) ist dies jedoch nur bei makulanaher und damit sehbedrohender CMV-Retinitis indiziert. Erhaltungstherapie mit oralem Ganciclovir (1000 mg alle 8 Stunden = 12 Tabletten täglich) ist weniger wirksam (Bioverfügbarkeit < 10 %) und deshalb nur bei leichter, peripherer Retinitis und wenn CMV-DNS bei Diagnosestellung im Plasma nicht oder nur in sehr geringer Menge nachweisbar ist indiziert.

Derzeit sind Konjugate von Ganciclovir („Prodrug") mit Bioverfügbarkeit > 60 % in Entwicklung, die möglicherweise die parenterale Verabreichung überflüssig machen werden.

Die Rezidivneigung der CMV-Retinitis ist vor allem Folge inadäquater Bioverfügbarkeit, zunehmend aber auch von Resistenz. Bei letzterer ist Cidofovir, ein Nukleotid mit extrem langer Halbwertszeit, oft wirksam (Ganciclovirresistenz beruht häufig auf Mutationen im Phosporylierungsgen; Cidofovir ist bereits phosphoryliert). Bei Fortschreiten der CMV-Retinitis unter Ganciclovir oder Foscarnet kann auf das jeweils andere Medikament gewechselt werden; meist werden Kombinationstherapien vorgezogen.

Foscarnet-behandelte Patienten hatten eine längere Lebenszeit, vermutlich weil es auch die HIV-Replikation hemmt. Dieser Effekt ist seit Einführung der hochwirksamen antiretroviralen Kombinationstherapien von marginaler Bedeutung.

Anzustreben ist eine primäre Prophylaxe der CMV-Erkrankungen. Studien zeigten, daß orales Ganciclovir mäßig und nur dann prophylaktisch wirksam ist, wenn die Plasma CMV-DNS-Mengen gering sind. Hoffnungen werden auf die Ganciclovirkonjugate gesetzt (s. oben).

Disseminierte Infektion mit Mycobacterium avium-intracellulare (Tabelle 25.24). Disseminierte Infektion mit Mycobacterium avium-intracellulare wird zunehmend zu einer der wichtigsten opportunistischen Infektion bei AIDS. Sie betrifft 30–50 % aller Patienten und tritt meist bei Abfall der CD4-Zellen unter 50/μL auf.

Bei Patienten *ohne* HIV-Infektion verursacht M. avium-intracellulare, selten, Lymhadenitiden und Pneumonien, aber kaum je eine disseminierte Erkrankung.

M. avium-intracellulare kommt ubiquitär vor. Die Besiedelung erfolgt vorwiegend über den Gastrointestinaltrakt (Nachweis aus Stuhl und Sputum bedeutet daher nicht unbedingt Infektion; die disseminierte Infektion wird über Blutkulturen mit Spezialmedien, meist BACTEC, nachgewiesen). Die Dissemination erfolgt über das retikuloendotheliale System, wobei die Konzentration der Erreger in diesem bis zu 10^{10} „colony-forming units" betragen kann. Trotz dieser exzessiven Erregerzahl ist der pathologisch-anatomische Schaden in den betroffenen Geweben gering. Deshalb, aber auch aus Gründen der Komorbidität mit anderen Erregern, wurde die Rolle dieses Erregers in der Morbidität und Mortalität von AIDS-Patienten, wie auch seine Behandelbarkeit, erst in letzter Zeit erkannt.

Die Behandlung erfolgt mit einer Kombinationstherapie aus Clarithromycin (alternativ: Azithromycin) und Ethambutol. Diese Therapie kompliziert die ohnehin schon komplexe antiretrovirale Therapie allein durch die große Zahl oral zu nehmender Medikamente, noch mehr jedoch durch Interaktionen und dadurch vermehrte Nebenwirkungen (so senkt z. B. Rifabutin die Plasmaspiegel der Proteasehemmer; letztere führen zu einer Verdreifachung der Rifabutinspiegel). Eine häufige und, falls nicht rechtzeitig behandelt, gefährliche Nebenwirkung von Rifabutin ist eine Uveitis. Die

Tabelle 25.24. Mycobacterium avium intracellulare – Infektion bei HIV-Infizierten

Pathogenese	primäre Infektion und nicht Reaktivierung	
	Vorkommen:	Nahrungsmittel, Wasser, Erde und Hausstaub
	Kolonisation:	Gastrointestinaltrakt
		Respirationstrakt
	Dissemination:	Retikuloendotheliales System (bis zu 10^{10} cfu/g)
		andere: Pankreas, Nebenniere, Schilddrüse, Niere, Muskel, Gehirn, Haut.
Symptome und Befunde	CD4 + T Lymphozyten: > 100/μL:	
		Fieber, Lymphadenopathie, Pneumonie
	CD4 + T Lymphozyten: < 100/μL:	
		Fieber, Gewichtsverlust > 10 %, Diarrhoe, Nachtschweiß, Anämie, erhöhte alkalische Phosphatase, Granulozytopenie Lymphadenopathie (abdominell), Hepatosplenomegalie
Therapie	Clarithromycin 500 mg alle 12 Stunden (evtl. Azithromycin)	
	Ethambutol 15–25 mg/kg Körpergewicht	
	fallweise zusätzlich eines oder mehrere der folgenden Therapeutika:	
	Amikacin 10–15 mg/kg Körpergewicht (1. Behandlungsmonat)	
	Rifabutin 300–450 mg/d	
	Clofazimin 100–200 mg/d	
	Ciprofloxacin 750 mg alle 12 Stunden (bei M. avium induzierter Diarrhoe)	

Therapie war bis zur Einführung der hochwirksamen Kombinationstherapien lebenslang.

Auch bei der M. avium-intracellulare-Infektion ist eine primäre Prophylaxe anzustreben. Bei CD4+ T-Lymphozytenzahlen von < 50/μl ist eine solche mit Clarithromycin oder Azithromycin indiziert.

Maligne Tumoren

Die Disposition von Immundefizienten zur Entwicklung von Neoplasien ist bekannt. Bei AIDS-Patienten ist diese Neigung in besonderer Weise ausgeprägt.

Kaposi-Sarkom (Abb. 25.53). Dieses ist der häufigste HIV-assoziierte Tumor (S. 616). Homosexuelle AIDS-Patienten entwickeln im Lauf ihrer Erkrankung sehr häufig (ca. 30 %) Kaposi-Sarkome, Drogenkonsumenten, Hämophile oder heterosexuell Infizierte hingegen nur selten (weniger als 5 %). Diese unterschiedliche Inzidenz ist derzeit nicht befriedigend erklärbar; ein sexuell und über transplantierte Gewebe übertragbarer Erreger wurde seit langem vermutet.

Mit molekularbiologischen Methoden („representational difference analysis") wurden kürzlich bei > 90 % von Kaposi-Sarkomen DNS-Sequenzen eines neuen Herpesvirus isoliert. Da dies sowohl beim HIV-assoziierten Kaposi-Sarkom als auch bei den übrigen Typen gelang (klassisches, mediterranes, afrikanisches und Kaposi-Sarkom bei Transplantierten), ist eine ätiologische (und nicht bloß kontaminierende opportunistische) Rolle dieses neue Herpesvirus wahrscheinlich. Das Virus wurde inzwischen isoliert, kultiviert und als Kaposi-Sarkom-assoziiertes Herpes Virus (KSHV) bzw. humanes Herpesvirus 8 (HHV-8) bezeichnet. Es besitzt 30–50 % Homologien mit EBV und dem Affenvirus Herpes saimiri sowie Homologien zum humanen IL-6- und Cyclin D-Gen. Mittels PCR-unterstützter In-situ-Hybridisierung findet man HHV-8 in Endothelzel-

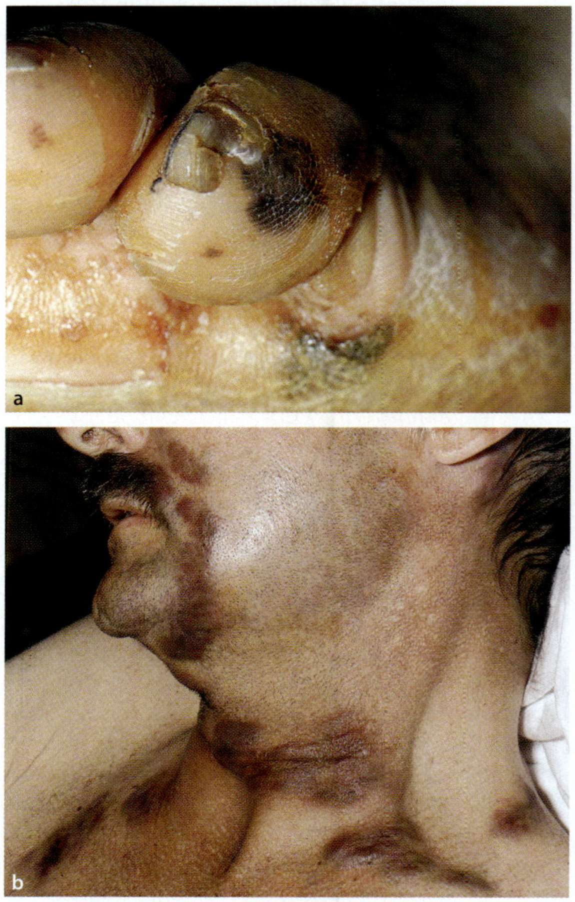

Abb. 25.53 a, b. Kaposi-Sarkom bei HIV-Infektion. **a** Fleckförmige akrale hämorrhagische Läsionen; Gelbfärbung der Haut bei Hepatitis-B. Die Biopsie dieses unscheinbaren M. Kaposi-Herdes führte zur Diagnose des ersten Falls von AIDS in Tirol (1983), **b** knotige Herde an Gesicht und Hals

Tabelle 25.25. Vorgeschlagene Klassifikation des Kaposi-Sarkoms nach ACTG (AIDS Clinical Trials group)

Günstige Prognose („good risk") bei Vorhandensein sämtlicher untenstehender Faktoren	Schlechte Prognose („poor risk") bei Vorhandensein eines der untenstehenden Faktoren
Tumor (T)	
• begrenzt auf Haut und/oder Lymphknoten und/oder minimale orale Erkrankung[a]	• Tumor-assoziiertes Ödem oder Ulzeration • extensives orales Kaposi-Sarkom • gastrointestinales Kaposi-Sarkom • Kaposi-Sarkom in anderen inneren Organen
Immunsystem (I)	
• CD4 + Lymphozyten > 200/μL	• CD4 + Lymphozyten < 200/μL
Systemerkrankung (S)	
• keine opportunistischen Infektionen • keine „B"-Symptome[b] • Karnofskyindex > 70	• opportunistische Infektionen • „B"-Symptome vorhanden • Karnofskyindex < 70 • andere HIV-assoziierte Erkrankungen (z. B. neurologische Manifestation, Lymphom)

[a] Minimale orale Erkrankung: makulöse Läsionen auf den Gaumen beschränkt
[b] „B"-Symptome: Fieber ungeklärter Genese, Nachtschweiß, Gewichtsverlust (> 10 %) oder Diarrhoe (> 2 Wochen)

len und Spindelzellen von Kaposi-Sarkomen. HHV-8 erwies sich in Zellkultur als empfindlich gegen Foscarnet und Cidofovir, teilweise empfindlich gegen Ganciclovir und unempfindlich gegen Acyclovir.

Erste serologische Studien wiesen Antikörper gegen HHV-8 bei Patienten mit Kaposi-Sarkom und Personen mit hohem Risiko für ein solches nach, nur selten aber bei der Allgemeinbevölkerung. HHV-8 gilt als notwendige, aber nicht ausreichende Voraussetzung zur Entstehung des Kaposi-Sarkoms; Kofaktoren sind das HIV tat-Gen und Zytokine (Interferon-γ). βHCG oder βHCG-ähnliche Moleküle wirken wachstumshemmend. Zumindest Ausdehnung und Progredienz des Kaposi-Sarkoms hängen von diesen Begleitfaktoren ab.

Das Kaposi-Sarkom ist initial vermutlich eine durch HHV-8 und die oben genannten Faktoren induzierte Hyperplasie, die sich erst bei längerem Bestand in ein Sarkom umwandelt. Diese Auffassung wird durch zahlreiche Fälle gestützt, bei denen die Läsionen unter hochwirksamer antiretroviraler Therapie ihre Progredienz verloren oder sich sogar zurückbildeten. Retrospektive Analysen zeigten ferner, daß Patienten, die wegen CMV-Komplikationen Foscarnet erhalten hatten, signifikant seltener Kaposi-Sarkome entwickelten. Über die Wirksamkeit von Foscarnet als Monotherapie des Kaposi-Sarkoms liegen widersprüchliche Angaben vor; Fallberichte über die Kombination einer Tripletherapie (s. unten) mit Foscarnet sind vielverprechend.

Das Kaposi-Sarkom verhält sich nicht wie maligne Tumoren sonst: Es metastasiert nicht, sondern tritt an mehreren Stellen gleichzeitig auf. Der bestimmende Faktor für die Prognose des Kaposi-Sarkoms ist die zugrundeliegende Immundefizienz und die Koinzidenz opportunistischer Infektionen. Basierend auf diesen Erkenntnissen hat das Onkologie-Subkomitee der „AIDS Clinical Trials Group" in den USA (ACTG) eine neue Klassifikation vorgeschlagen (Tabelle 25.25).

Das Kaposi-Sarkom war bis zur Einführung der antiretroviralen Kombinationstherapien unheilbar; selbst komplettes Ansprechen hielt nur für die Dauer der Therapie an. Einfluß auf die Überlebenszeit bestand nicht (mögliche Ausnahme: pulmonales Kaposi-Sarkom). Primäres Behandlungsziel war daher die Palliation von Symptomen (Schmerzen, Schluckbeschwerden, Husten, Atemnot, Obstipation u. a.) und kosmetische Verbesserung (häufig auffallende Herde im Gesicht!).

Die Wahl der ***Therapie*** (Tabelle 25.26) richtet sich nach der Ausdehnung der Tumoren (vor allem Befall innerer Organe) und dem Ausmaß der HIV-bedingten Immunstörung. Einzelne kutane Läsionen werden nur beobachtet oder mit Lokalmaßnahmen behandelt (Exzision, Kryo-, Laser-, Strahlentherapie oder intraläsionale Chemotherapie mit Vincaalkaloiden). Bei raschem Fortschreiten oder ausgedehntem kutanen Befall und bei CD4 + T-Lymphozyten > 200/μl kann eine Therapie mit Interferon α indiziert sein. Nebenwirkungen führen häufig zum Abbruch dieser Therapie. Bei symptomatischem Befall innerer Organe ist Chemotherapie die einzige Möglichkeit, wegen myelosuppressiver Effekte in späteren Stadien der HIV-Infektion jedoch oft unmöglich; dies gilt vor allem für die vermutlich wirksamste Substanz, Adriamycin. Liposomale Darreichungsformen von Doxorubicin und Daunorubicin entsprechen in ihrer Wirkung einer Polychemotherapie (ABV), sind aber besser verträglich. Vor jeder dieser

Tabelle 25.26. Therapie des Kaposi-Sarkoms bei HIV-Infizierten

Kriterien: Ausdehnung, Befall innerer Organe CD4 + T-Lymphozyten, Immunaktivierung
Abdecken mit medizinischem Make-up (z. B. Covermark)
Kryotherapie, Lasertherapie
Strahlentherapie
Interferon α
Vinblastin u. Vincristin alternierend
liposomales Doxorubicin oder Daunorubicin
Polychemotherapie (Adriamycin, Bleomycin, Vincristin)

Tabelle 25.27. Häufige Hautmanifestationen bei der HIV Infektion

Erkrankung	Morphologie	Prädilektionsstellen
Staphylokokken-Follikulitis	erythematöse Pusteln oder Papeln; kann stark jucken	Gesicht, Stamm, Leiste
bazilläre Angiomatose (Bartonella henselae)	verletzliche, vaskuläre Papeln, Plaques oder subkutane Knoten	Gesicht, Knochen, Leber, Milz, Lymphknoten
Herpes zoster	Gruppen von Bläschen auf erythematösem Grund oft nekrotisierend	Dermatom; häufig Mitbefall benachbarter Dermatome
Herpes simplex	Bläschen auf gerötetem Grund oberflächliche mukokutane Erosionen oder Fissuren chronisch-nekrotisierende Ulzera	Gesicht, anogenital, Hand
Mollusca contagiosa	kleine, perlartige Papeln mit zentraler Nabelung	Gesicht, anogenital DD: kutane Kryptokokkose
Insektenstichreaktionen	Erythematöse, urtikarielle Papeln	Axilla, Fingerzwischenräume, Leiste (Skabies) Unterschenkel (Flohstiche) Extremitäten und exponierte Areale (Mücken)
Photosensitiviät	Ekzem-ähnlich	Gesicht (Nasenspitze), Unterarmstreckseite, Nacken
Arzneimittelexantheme	makulopapulöse urtikarielle Exantheme Erythema multiforme, Stevens-Johnson-Syndrom	Gesicht, Stamm, untere Extremitäten, Hand- und Fußsohlen
Kaposi-Sarkom	Pigmentierte, livide Makulae oder Knoten	gesamte Körperoberfläche (Gesicht, Nasenspitze, Ohren, Rumpf, Extremitäten, Leisten, anogenital)
eosinophile Follikulitis	urtikarielle follikuläre Papeln	Stamm, Gesicht
sborrhoische Dermatitis	Erytheme, weißlich-gelbliche fette Schuppung	zentrofazial, Nasolabialfalte, Augenbrauen, Axilla, Leiste
Psoriasis and Reiter-Syndrom	erythematosquamöse Plaques, Pusteln	streckseitig, lumbobosakral Hand- und Fußsohlen

Therapien sollte ein Ansprechen des Karposi Sarkoms auf die antiretrovirale Therapie abgewartet werden.

Lymphome. Non-Hodgkin-Lymphome treten bei bis zu 10 % aller AIDS-Patienten auf. In der Mehrzahl handelt es sich um hochmaligne B-Zell-Lymphome, etwa gleich häufig lymphoblastische (Burkitt- und Non-Burkitt-Typen), großzellige und immunoblastische Lymphome. Ihre Entstehung beruht nicht nur auf dem HIV-bedingten Immundefekt, sondern vor allem auf der kontinuierlichen Aktivierung von B-Lymphozyten durch HIV und EBV, die zur Translokation des c-myc Onkogens und schließlich zur unkontrollierten Proliferation führen kann. In 50 % der AIDS-assoziierten Lymphome kann das EBV-Genom nachgewiesen werden.

Eine klinische Besonderheit dieser Lymphome ist ihr häufiges primär extranodales Vorkommen; bevorzugt sind ZNS, Gastrointestinaltrakt und Knochenmark sowie ansonsten atypische Lokalisationen (Hoden, Lunge, Muskeln u. a.). B-Symptomatik ist häufig. Gleichzeitige opportunistische Infektionen sind prognostisch besonders ungünstig. Die eingeschränkte Knochenmarksreserve dieser Patienten gestaltet eine Chemotherapie schwierig. Zur Anwendung kommen das CHOP- oder ein modifiziertes m-BACOD-Schema. Empfohlen wird eine intrathekale Chemoprophylaxe mit Zytosin-Arabinosid oder Methotrexat zur Verhinderung leptomeningealer Absiedlungen (in ca. 20 %).

Anogenitale Plattenepithelkarzinome. Die Assoziation von Immundefizienz mit anogenitalen Plattenepithelkarzinomen ist lange bekannt; so haben immunsupprimierte Transplantatempfänger ein 100faches Risiko von Anal- oder Vulva- und das 14fache Risiko von Zervixkarzinomen.Ähnliches ist für AIDS-Patienten zu erwarten, obwohl dies in den Statistiken bislang noch keinen Niederschlag findet (so war die Inzidenz invasiver Analkarzinome bei HIV-positiven und HIV-negativen homosexuellen Männern bisher gleich). Dies ist vermutlich Folge der verkürzten Lebenszeit HIV-Infizierter; bei deren Ansteigen ist auch mit gehäuftem Auftreten von Analkarzinomem zu rechnen. Ein Hinweis darauf ist, daß High-risk-HPV-DNS viel häufiger in der (unbefallenen) Analhaut HIV-positiver als HIV-negativer homosexueller Männer gefunden wird (54 vs 29 %); auch anale intraepitheliale Neoplasien sind bei diesen häufiger (24 vs 7 %).

Ähnlich ist bei HIV-infizierten Frauen das Risiko einer zervikalen intraepithelialen Neoplasie deutlich erhöht, jedoch wurden bisher nur wenige Fälle invasiver Zervixkarzinome beschrieben. Auch hier muß bei Verbesserung der Behandlung von opportunistischen Infektionen mit einer Zunahme gerechnet werden. Seit 1993 gehört das Zervixkarzinom zur Definition von AIDS.

nicht infektiös	infektiös
seborrhoische Dermatitis	Herpes zoster
Xerosis/Pseudoichthyosis	chronische herpetische Ulzera
Kaposi Sarkom	Molluscum contagiosum
eosinophile Follikulitis	orale haarige Leukoplakie
Psoriasis	Staphylokokken (Follikulitis, Ekthymata)
Lichtempfindlichkeit	Soor (Schleimhäute, Nägel, Haut)
Arzneimittelexantheme	Onycho-, Epidermomykosen
Hyperpigmentierung nach AZT	Skabies (S. norvegica)
Genitalulzera nach Foscarnet	bazilläre Angiomatose
Aphten nach ddC	kutane Kryptokokkose
Plattenepithelkarzinome?	

Tabelle 25.28. HIV assoziierte dermatologische Manifestationen

Dermatologische Manifestationen (Tabelle 25.27)

Hautsymptome sind bei AIDS häufig und von besonderer diagnostischer Bedeutung (Tabelle 25.28). Die meisten HIV-Infizierten entwickeln Hautläsionen, sofern sie über einen längeren Zeitraum beobachtet werden. Einige Dermatosen sind „neu“ und (fast) pathognomonisch (z. B. orale haarige Leukoplakie, bazilläre Angiomatose, eosinophile Follikulitis), die Mehrzahl sind hingegen *unspezifisch* (z. B. seborrhoische Dermatitis, chronische bakterielle Follikulitis, Xerosis/Pseudoichthyosis). Oft verlaufen diese „alten“ Dermatosen in ihrer Schwere, Lokalisation und Manifestationsalter ungewöhnlich. So treten etwa Arzneimittelexantheme bei AIDS-Patienten häufiger auf; sie können unter unspezifischer (makulopapulöser) Morphologie, aber auch als toxische epidermale Nekrolyse verlaufen (wichtige Auslöser: Sulfa-Präparate, Clindamycin, Antiepileptika u. a.). Schließlich findet man bei HIV-Infizierten häufig Hautläsionen, die in keinem direkten Zusammenhang mit der HIV-Infektion selbst, sondern mit bestimmtem Risikoverhalten („Lifestyle“) stehen (z. B. Einstichstellen bei intravenösem Drogengebrauch) (Tabelle 25.29).

Hautkrankheiten bei der HIV-Infektion spiegeln im allgemeinen nicht exakt den Grad der Immundefizienz wider, doch treten die meisten erst bei CD4 + T-Lymphozyten < 100/μl auf (vor allem Infektionen!). Einige verschlechtern sich parallel zum Fortschreiten der HIV-Infektion (seborrhoische Dermatitis, Xerosis/Pseudoichthyosis, Psoriasis).

> **!** Bei Dermatosen mit ungewöhnlichem klinischem und/oder histologischem Bild sollte unbedingt die Möglichkeit einer HIV-Infektion bedacht werden (häufiges Indiz: zwei oder mehrere Dermatosen gleichzeitig oder unmittelbar nacheinander).

Seborrhoische Dermatitis (Abb. 25.54). Bei etwa 80 % der HIV-Infizierten; sie findet sich gewöhnlich zentrofazial und am Kapillitium, weniger häufig in den seborrhoischen Arealen und großen Beugen (Differentialdiagnose intertriginöse Kandidiasis) und ist durch

Tabelle 25.29. Dermatologische Manifestationen

fraglich assoziiert mit HIV:	assoziiert mit „Lifestyle“:
Morbus Reiter	Einstichstellen
Granuloma anulare	Hämatome und/oder Pyodermien
Aphthen	Tätowierungen
atopische Dermatitis	Geschlechtskrankheiten
Pseudothrombophlebitis	Plattenepithelkarzinome? (anal, zervikal)
„yellow nail syndrome“	
Erythema dyschronicum perstans	

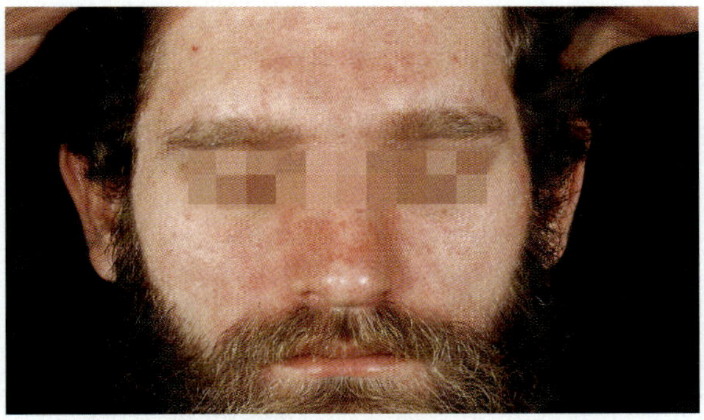

Abb. 25.54. Seborrhoisches Gesichtsekzem bei HIV-Infektion

Erytheme mit gelblicher pityriasiformer Schuppung gekennzeichnet. Sie ist nicht selten das erste klinische Zeichen der HIV-Infektion. Behandlung: Kombination von niedrig potenten (bei refraktären Läsionen auch potenten) lokalen Steroiden mit topischen Imidazoldeerivaten, z. B. Ketokonazol-Shampoo.

Exsikkose/Pseudoichthyose. Diese häufige, oft plötzlich einsetzende Trockenheit der Haut ist sehr belästigend und bedarf intensiver Pflege (Ölbäder, Fettsalben).

Psoriasis ist bei HIV-Infizierten häufig. Oft triggert die HIV-Infektion eine Erstmanifestation, präexistente Psoriasis exarzerbiert. Häufig beginnt die Psoriasis zentrofazial und am Haaransatz; die nachfolgende Generalisation erfaßt zunächst die großen Beugen, erst dann die klassischen Prädilektionsstellen. Die Läsionen haben oft einen exsudativeren Charakter als bei HIV-Negativen („Seborrhiasis“). Nicht selten findet man hyperkeratotische Papeln und Pusteln an Handflächen und Fußsohlen ähnlich dem Keratoderma blennorrhagicum bei M. Reiter, häufig auch eine begleitende Arthritis. Differentialdiagnose: Syphilide können bei HIV-Infizierten einer Psoriasis sehr ähnlich sein! Milde Psoriasis spricht gut auf topische Steroide an, in schwereren Fällen ist AZT gut wirksam (Effekt ist dosisabhängig und kann bei den derzeit empfohlenen niedrigen Dosen daher ausbleiben). Andere retrovirale Medikamente (ddC, ddI, d4T) haben keine antipsoriatische Wirkung.

„Papular dermatitis of AIDS". Nicht ungewöhnlich bei der HIV-Infektion sind ferner schlecht definierbare, Neurodermitis- oder auch Psoriasis-ähnliche Bilder, die bei hoher Immundefizienz auftreten (CD4 + T-Lymphozyten < 200/μl), Histologie: Infiltrat aus Plasmazellen und Eosinophilen, Interface-Dermatitis mit Einzelzellnekrosen.

Eosinophile Follikulitis ist eine akneiforme, follikuläre, papulöse Eruption bei HIV-Infizierten mit CD4 + Lymphozyten < 200/μL: urtikarielle Papeln von 0,3–1 cm Größe, Prädilektionsstellen Gesicht (Stirn), Hals, oberer Stamm und proximale obere Extremitäten. Charakteristisch ist der chronische undulierende Verlauf und häufig starker Juckreiz. Die Pathogenese ist nicht geklärt, mikrobiologische Untersuchungen blieben unergiebig. Histologie: zahlreiche Eosinophile im Infundibulum des Haarfollikels. Behandlung: topische Steroide, allenfalls Antihistaminika. UVB-Phototherapie ist wirksam, muß jedoch meist kontinuierlich erfolgen. Ungeklärt ist die bei 50 % beobachtete günstige Wirkung von Itrakonazol (fehlt bei Ketokonazol und Flukonazol).

Hyperpigmentierungen sind ein häufiger Befund bei HIV-Infizierten. Sie manifestieren sich als diffuse, fleckige Läsionen des Gesichts (ähnlich dem Melasma), vorwiegend bei weit fortgeschrittener Infektion (CD4 + Lymphozyten < 50/ml); sie sind meist mit generalisierter Xerosis assoziiert. Bei AZT-Therapie wird gelegentlich eine diffuse graubräunliche Nagelpigmentierung mit longitudinalen Streifen, sowie gleichfarbige Flecken an Lippen und Mundschleimhaut beobachtet.

Staphylococcus aureus ist der häufigste kutane Erreger bei der HIV-Infektion. Er kann eine Vielzahl von Läsionen hervorrufen: Follikulitis (häufigste Manifestation; Prädilektionsstellen Gesicht, Stamm, Leistenregion; klinisches Bild oft als Prurigo simplex subacuta), bullöse Impetigo, Furunkel, Phlegmone, Hidradenitis suppurativa-ähnliche Plaques, selten Botryomykose. Mittel erster Wahl sind Penizillinase-resistente Penizilline oder Zephalosporine.

Bei Rezidiven gilt es zu bedenken, daß bis zu 50 % der HIV-Infizierten im Naseneingang Staphylokokken tragen („Carrier"), weshalb eine mehrtägige Therapie mit Rifampicin indiziert sein kann (bei Drogengebrauchern vermehrtes Vorkommen von Methicillin-resistenten Staphylokokken – „MRSA").

Bazilläre Angiomatose ist eine seltene, fast nur bei Immunsupprimierten (insbesondere HIV-Infizierten) vorkommende, subakut-chronische bakterielle Infektion mit den Erregern ***Bartonella** (Rochalimaea) henselae* oder ***quintana*** (auch Ursache rezidivierender Bakteriämien). Bartonella henselae ist bei Immunkompetenten (neben ***Afipia felis***) der Erreger der Katzenkratzkrankheit. Katzenkratzwunden oder -bisse sind die einzigen bisher definierten Risikofaktoren; möglicherweise wirken auch verschiedene Arthropoden als Vektoren. Die kutane bazilläre Angiomatose ist durch gefäßreiche knotige Läsionen ähnlich dem Granuloma pyogenicum oder dem Kaposi-Sarkom gekennzeichnet; manchmal finden sich auch subkutane, oft phlegmonöse Knoten. Extrakutane Herde können sich in allen Organen finden, häufig in Lymphknoten, Leber, Milz und Knochen. Die Erreger sind sehr schwer kultivierbar, daher ist die Histologie (Warthin-Starry-Silberfärbung) für die Diagnose meist entscheidend. Therapie: Erythromycin oder Doxycyclin; unbehandelt verläuft die Infektion bei HIV-Infizierten tödlich.

Sehr häufig sind Infektionen sowohl mit ***HSV und VZV***. Beide sind durch ihren schweren, nekrotisierenden und langwierigen Verlauf gekennzeichnet. Herpes simplex tritt bei HIV-Infektion häufig als Herpes genitalis bzw. perianalis in Erscheinung; er kann zu großen, torpiden und sehr schmerzhaften Ulzera der Analregion führen (ständige Beobachtung der Genitoanalregion der Patienten wichtig!). Die Abheilung großer Ulzera kann, selbst unter optimaler Therapie (Acyclovir und Lokaltherapie) mehrere Wochen dauern. Bei niedrigen CD4-Lymphozyten ist anschließend eine lebenslange Dauertherapie mit Acyclovir erforderlich.

Mollusca contagiosa sind bei fortgeschrittener HIV-Infektion sehr häufig; Prädilektionsstellen Gesicht, Genitalregion und Stamm. Die Läsionen sind 2–5 mm groß und meist von großer Zahl; manchmal werden auch riesige Mollusken (> 1 cm) beobachtet. Sie können der kutanen Kryptokokkose oft täuschend ähnlich sein. Differentialdiagnose bei Lokalisation im Gesicht: Basaliome. Behandlung wie bei HIV-Negativen.

Skabies stellt bei der HIV-Infektion oft ein besonderes Problem dar. Bei CD4 + T-Lymphozyten > 200/μl ist ihre Klinik, Diagnose und Therapie gleich wie bei HIV-Negativen. Bei fortgeschrittener HIV-Infektion stellen sich jedoch atypische Bilder ein: ***disseminierte Papeln ohne Juckreiz*** (anergische Form), oder ***generalisierter Befall mit disseminierten Papeln*** ähnlich einem Arzneimittelexanthem (exazerbierte Form) und schließlich eine ***generalisierte krustig-schuppige Form*** („Scabies norvegica"). Die Behandlung erfolgt mit Permethrin. Hexachlorcyclohexan und Crotamiton sind generell weniger wirksam und sollte bei HIV-Infizierten nicht verwendet werden. Wichtig ist die Behandlung des *ganzen* Körpers (im Gegensatz zu HIV-Negativen auch Capillitium!). Gleichzeitige Behandlung der Haushaltsangehörigen ist unbedingt erforderlich. Die Diagnose einer Skabies zieht die Untersuchung auf weitere STD nach sich.

Bedeutsam sind ferner ***Läsionen der Mundschleimhaut*** (Tabelle 25.30). Die ***orale haarige Leukoplakie*** (Abb. 25.55) ist eine mehrere Millimeter bis Zentimeter große weißliche Verdickung der Mundschleimhaut,

Tabelle 25.30. Orale Manifestationen bei der HIV Infektion

Pilze	Bakterien	Viren	Malignome	Andere
Kandidiasis erythematös pseudomembranös hyperplastisch Perlèche Aspergillose Kryptokokkose	HIV-assoziierte Gingivitis HIV-assoziierte Periodontis nekrotisierende Stomatitis bazilläre Angiomatose Klebsiella Stomatitis Mykobakterien (Ulzera)	Herpes simplex Herpes zoster Zytomegalievirus haarige Leukoplakie Warzen	Kaposi-Sarkom Plattenepithelkarzinom Non-Hodgkin-Lymphome	Aphten Speicheldrüsen-vergrößerung

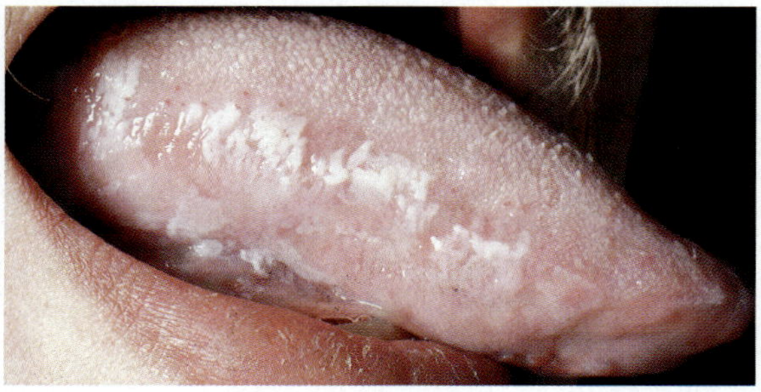

Abb. 25.55. Orale Haarleukoplakie. Eine weißlich hyperkeratotisch-verruköse Läsion am lateralen Zungenrand

meistens nur des seitlichen Zungenrandes, häufig mit vertikalen Falten und Furchen. Differentialdiagnose: pseudomembranöse Kandidiasis, flache und präkanzeröse verruköse Leukoplakie, „white sponge nevus" und Lichen ruber. Die orale haarige Leukoplakie kommt nur selten außerhalb der HIV-Infektion vor (Transplantatempfänger, Chemotherapie). Ultrastrukturell, immunhistochemisch und durch In-situ-Hybridisierung wurde EBV nachgewiesen. Sie wird als eine EBV-induzierte benigne epitheliale Hyperplasie interpretiert (Rückbildung unter Aciclovir und Ganciclovir). Die Läsionen bereiten kaum Beschwerden und sind kosmetisch unauffällig, eine Therapie ist daher nur selten erforderlich. Die Bedeutung der oralen haarigen Leukoplakie ist eine diagnostische (fast pathognomonisch für HIV-Infektion) und eine prognostische (Hinweis auf baldige Progression zu AIDS; innerhalb von 16 Monaten 48 %, von 31 Monaten 83 %).

Erkrankungen des gingivoparodontalen Gewebes werden bei bis zu 50 % der HIV-Infizierten gefunden: ***HIV-assoziierte Gingivitis*** (Rötung der Gingiva entlang einer oder mehrerer Zahngruppen, auch in Abwesenheit von Plaques) und ***HIV-assoziierte Periodontitis*** (rascher und gleichzeitiger Verlust von Schleimhaut und Knochen mit nachfolgender Zahnlockerung und -ausfall). Die Pathogenese dieser Veränderungen ist nicht gänzlich geklärt (vermutlich Assozation mit anaeroben Keimen der Mundhöhle, ähnlich der konventionellen Periodontitis). Therapie: Abtragung des nekrotischen Gewebes, Spülungen mit Desinfizientien; Antibiotika (Metronidazol oder Amoxycyllin/Clavulansäure).

Tabelle 25.31. Symptome der HIV-assoziierten Enzephalopathie

frühe	späte
kognitive Fähigkeiten	globale Demenz
Unaufmerksamkeit	
verminderte Konzentration	
Vergeßlichkeit	
motorische Fähigkeiten:	
Verlangsamung	Paraplegie
Unbeholfenheit	
Ataxie	
Verhalten	
Apathie	Mutismus
Persönlichkeitsveränderung (Agitation)	

Neurologische Erkrankungen

HIV-assoziierte Enzephalopathie (Tabelle 25.31). Etwa ein Drittel der Erwachsenen und die Hälfte der Kinder mit AIDS entwickeln eine Enzephalopathie als direkte Folge der HIV-Infektion (d. h. auch in Abwesenheit opportunistischer Infektionen oder Tumoren!). Die daraus resultierenden neurologischen Störungen sind zunächst Einschränkung des Kurzzeitgedächtnisses, psychomotorische Verlangsamung und Beeinträchtigung koordinierter Bewegungen, in späten Stadien globale Demenz. Patienten mit Demenz sind in der Regel nicht imstande, sich ohne Gehhilfe fortzubewegen.

Diese Erkrankung wird im amerikanischen als AIDS-Demenz-Komplex bezeichnet; sie sollte besser als HIV-assoziierter kognitiv-motorischer Komplex genannt werden, weil Demenz nicht immer auftritt.

HIV wird schon in frühen Stadien der Infektion über die Monozyten des Blutes in das Gehirn verbracht (HIV ist ***neuroinvasiv***). Im Unterschied zu anderen viralen Enzephalitiden entstehen die schwerwiegenden klinischen Symptome jedoch nicht durch Infektion der Neurone (HIV ist ***nicht neurotrop***). Infiziert werden Makrophagen, Mikroglia und vielkernige Riesenzellen, Astrozyten hingegen höchst selten (nur bei Kindern). Die neurologischen Schäden werden erst in späten Stadien der HIV-Infektion manifest (HIV ist ***neurovirulent***). Die Schädigung der Neurone erfolgt wahrscheinlich indirekt durch die chronische Aktivierung der Makrophagen (INF γ, lösliches gp 120) über deren Stoffwechselprodukte (Stickstoffmonoxyd, Quinolonsäure, Arachidonsäure, PAF) und Zytokine (TNF, IL-1).

Die HIV-assoziierte Enzephalopathie ist im Anfangsstadium, das durchaus auch mit massiven Symptomen einhergehen kann, durch adäquate antiretrovirale Therapie reversibel. Der die Wirksamkeit determinierende Faktor ist die Zahl der schon zugrundegegangenen Neuronen. Zur Prophylaxe der HIV-assoziierten Enzephalopathie sollte jede antiretrovirale Kombinationstherapie AZT oder d4T enthalten, bei manifester Enzephalopathie empfiehlt sich zusätzlich Nevirapin.

Vakuoläre Myelopathie. Eine meist gemeinsam mit der HIV-assoziierten Enzephalopathie auftretende subakute, langsam progrediente Erkrankung des Rückenmarks. Klinisch finden sich relativ früh schwere Gangstörungen mit Ataxie und Spastik, Harn- und Stuhlinkontinenz. Diese Erkrankung ähnelt den degenerativen Veränderungen bei Vitamin-B12-Mangel (Vitamin-B12-Spiegel sind allerdings normal).

Periphere Polyneuropathie. Verschiedene Formen von Polyneuropathien werden je nach dem Stadium der HIV-Infektion in unterschiedlichem Ausmaß gefunden. Mononeuritis multiplex oder akute demyelinisierende Polyneuropathie treten (wenngleich selten) in frühen Stadien auf. In späten Stadien findet man sehr häufig eine distal betonte, vorwiegend sensorische axonale Neuropathie, ähnlich der Neuropathie bei Diabetes mellitus. Die Behandlung ist symptomatisch, ein Ansprechen auf Nukleosidanaloga nicht beschrieben. Manche dieser Medikamente (ddC, d4T und ddI) lösen vielmehr eine Polyneuropathie aus.

HIV-Auszehrungssyndrom („Wasting syndrome")

Gewichtsverlust ist ein sehr charakteristisches Symptom der HIV-Infektion und kann enorme Ausmaße annehmen (> 20 % des Körpergewichts); bei mehr als 10 % spricht man von einem HIV-assoziierten Auszehrungssyndrom. Der Gewichtsverlust trägt wesentlich zur Morbidität und Mortalität von AIDS-Patienten bei. Seine Genese ist multifaktoriell:

- verminderte Nahrungsaufnahme durch Läsionen im oberen Gastrointestinaltrakt oder Anorexie;
- intestinale Dysfunktion durch Durchfallserkrankungen;
- metabolische Störungen.

Hauptfaktor ist die verminderte Nahrungsaufnahme. Eine solche ist zwar generell für systemische Infektionen typisch, aber meist von nur kurzer Dauer; bei der HIV-Infektion besteht sie jedoch entweder permanent oder wiederholt sich bei jeder Episode opportunistischer Infektionen ohne zwischenzeitliche Normalisierung des Gewichts. Biochemische Mediatoren der Auszehrung wurden bisher nicht identifiziert, diskutiert werden INF γ, IL-1, IL-6 und TNF α. Zahlreiche therapeutische Maßnahmen (Tabelle 25.32) brachten bis zur Ära der hochwirksamen antiretroviralen Kombinationstherapien nur bescheidene Erfolge. Seither ist dieses Krankheitsbild in vielen Fällen weitgehend reversibel. Dies spricht für die Rolle der Immunaktivierung in der Pathogenese.

Tabelle 25.32. Strategien gegen HIV-assoziierten Gewichtsverlust

optimierte enterale Ernährung (PEG, Zusätze)
parenterale Ernährung
Megestrolazetat
Dronabinol (Tetrahydrocannabinol)
Thalidomid
Pentoxifyllin
Wachstumshormon
Testosteron

Hyperinflammatorische und Autoimmunphänomene

Die chronische HIV-Infektion ist nicht nur durch ***Immundefizienz***, sondern auch durch ***Immundysregulation*** charakterisiert, das Auftreten vieler Autoimmunphänomene daher nicht verwunderlich: Produktion von Autoantikörpern, polyklonale B-Zellaktivierung, Aufregulierung der Zytokinproduktion, antivirale Zytotoxizität und Kreuzreaktionen zwischen HLA-Determinanten und HIV-1-Hüllproteinen.

Diffuses infiltratives Lymphozytose-Syndrom. Bei Personen mit bestimmten HLA-Merkmalen (HLA DR 5–7, Subtyp HLA-DRB1) wird eine HIV-getriebene Expansion von CD8 + T-Lympohozyten beobachtet, die zu einem oder mehreren der folgenden Krankheitsbilder führen kann: Vergrößerung der Speicheldrüsen (Parotis in 100 %), meist verknüpft mit milder Sicca-Symptomatik; Polyarthralgien, Myopathien; lymphozytäre interstitielle Pneumonie, lymphozytäre Hepatitis; Fazialisparese; Nierensymptome; Splenomegalie. Selten erfolgt eine diffuse Infiltration der Haut mit HIV-Antigen-spezifischen CD8 + T-Lymphozyten unter dem Bild eines Sezary-Syndroms. Die Behandlung dieser Krankheitsbilder ist nicht etabliert; systemische Kortikosteroide sind symptomatisch hilfreich.

HIV-assoziierte Thrombozytopenie. Unter den (vielen möglichen) Ursachen einer Thrombozytopenie im Rahmen der HIV-Infektion ist die immunmediierte (mit Autoantikörpern gegen Thrombozytenantigene einhergehende) die häufigste. Ihre Inzidenz korreliert nicht mit dem Fortschreiten der HIV-Infektion. Im Gegensatz zur idiopathischen Thrombozytopenie bei HIV-Negativen findet man meist eine mäßige Splenomegalie. Antiretrovirale Therapie korrigiert die Werte meist soweit, daß keine weiteren Maßnahmen (z. B. Splenektomie) erforderlich sind.

Therapie

Antiretrovirale Therapie. Diese hat 1996 große Veränderungen erfahren. Es wurde klar, daß Monotherapien nicht ausreichen, um den raschen und hohen Turnover von HIV und die Entwicklung von Resistenz zu unterdrücken. Die Entwicklung neuer Medikamente erlaubte neue Strategien zur Vermeidung von Resistenzen. Besonders vorteilhaft ist, daß die Wirkung der Medikamente in vivo nunmehr direkt durch die Messung der Plasma HIV-RNS beurteilt werden kann.

Mehrere Stellen des Lebenszyklus von HIV sind Angriffspunkte therapeutischen Eingreifens (Tabelle 25.33 u. 25.34). Die derzeit geeignetsten sind die reverse Transkriptase und die HIV-spezifische Protease. Die Erwartungen nicht erfüllt haben Konstrukte aus löslichem CD4, Inhibitoren von tat und die Beeinflussung der Abknospung („Budding").

Nukleosidanaloge reverse Transkriptase-Hemmer. Die reverse Transkiptase von HIV ist eine RNS-abhängige DNS-Polymerase. Nukleosidanaloge Hemmer konkurrieren mit den natürlich vorkommenden Nukleotiden um die Bindungsstelle an diesem Enzym und werden als falsche Bausteine in die DNS eingebaut. Derzeit stehen sechs Substanzen zur Verfügung: Abacavir, Didanosin (ddI), Lamivudin (3TC), Stavudin (d4T), Zalcitabin (ddC) und Zidovudin (AZT).

Zidovudin (AZT), das erste dieser Medikamente, wurde vor mehr als 30 Jahren entwickelt. Es ist ein Dideoxynukleosid, in dessen 3' Position eine Hydroxylgruppe fehlt, wodurch eine weitere Polymerisation der DNS-Kette verhindert wird („Kettenabbruch").

Monotherapie mit diesen Substanzen führt zu einem transienten Anstieg der CD4 + T-Lymphozyten, im Mittel von 30–40 Zellen/µl. Die höchste mediane Abnahme der Plasma HIV-RNS nach 6monatiger Therapie wurde mit 0,7 log (80 %) angegeben.

Monotherapien mit Nukleosidanaloga können den Ausbruch der Krankheit bei symptomfreien HIV-Positiven verzögern und die Überlebenszeit von AIDS-Patienten verlängern. Zidovudin (die anderen Therapeutika, außer Didanosin, wurden diesbezüglich nicht untersucht) kann jedoch *nicht* das Leben symptomfreier HIV-Positiver verlängern. Dieses Paradoxon erklärt sich aus der zeitlich beschränkten Wirkungsdauer von Monotherapien, da relativ rasch resistente Viren auf-

Tabelle 25.33. Mögliche Angriffspunkte chemotherapeutischer Intervention im Lebenszyklus von HIV

Bindung von HIV gp120 an CD4
rekombinantes lösliches CD4 (rsCD4) oder CD4 Immunoglobulin-Hybrid (CD4-IgG)
monoklonale Antikörper gegen Hüllprotein gp120
Fusion/Internalisierung
monoklonale Antikörper gegen gp41 („fusogenes Protein")
reverse Transkriptase
Nukleosidanaloga (AZT, ddI, ddC, d4T, 3TC)
Nicht-Nukleoside (Nevirapin u. a.)
Integration von HIV-DNS in zelluläre DNS
Inhibitoren der Integrase (noch nicht erhältlich)
Transkription von HIV-RNS
Inhibitoren der rev- und tat-Aktivität
veränderte tat-Moleküle
Ribozyme (Zerstörung von HIV-spezifischer mRNS)
Translation von HIV
Antisense-Nukleotide
Prozessierung von HIV-Proteinen
Proteaseinhibitoren (Saquinavir, Ritonavir, Indinavir, Nelfinavir)
Assemblierung/Abknospung des HIV
Interferone

Tabelle 25.34. Übersicht antiretroviraler Medikamente. Eine häufige (> 50 %), z. T. schwerwiegende Nebenwirkung von Kombinationstherapien mit Proteasehemmern (seltener auch ohne Proteasehemmer!) ist die „Lipodystrophie": starke Reduktion von subkutanem Fett an den Extremitäten und Gesicht, gleichzeitig Zunahme von viszeralem Fett. Gleichzeitig häufig Hypertriglyceridämie, seltener Hyperglykämie

	Dosis/Frequenz	Toxizität
Reverse Transkriptase Hemmer		
Nukleosid-Analoga		
Abacavir	300 mg bid	Hypersentivitätssyndrom
Didanosine (ddI)	200 mg bid	Pankreatitis, periphere Neuropathie,
Lamivudin (3TC)	150 mg bid	keine signifikante
Stavudine (d4T)	40 mg bid	periphere Neuropathie
Zalcitabine (ddC)	0.75 mg tid	Aphten (oral), periphere Neuropathie, Exanthem
Zidovudine (ZDV, AZT)	300 mg bid	Anämie, Neutropenie, Nausea, Erbrechen
Nicht-Nukleoside		
Delavirdine	400 mg tid	Exanthem
Efavirenz	600 mg qd	Exanthem
Nevirapine	200 mg bid	Exanthem
Proteasehemmer		
Amprenavir	1200 mg bid	unzureichende Erfahrung
Indinavir	800 mg tid	Nephrolithiasis, Hyperbilirubinämie
Nelfinavir	1250 mg bid	Diarrhoe
Ritonavir	600 mg bid	Nausea, Erbrechen, zirkumorale Hypästhesie
Saquinavir	1200 mg tid	Übelkeit

treten. Zahlreiche Mutanten der reversen Transkriptase wurden beschrieben.

Beispiele: Aminosäuresubstitutionen in den Positionen („Codons") 41, 67, 70, 215 und 219 für AZT-Resistenz; in den Positionen 65, 69, 184 für ddC-Resistenz; 65, 74, 184 für ddI; 184 für 3TC; 50, 75 für d4T. Die genotypische Mutation an Position 184 durch 3TC führt zur 500fachen Verminderung der Empfindlichkeit gegenüber 3TC (***phänotypische*** Resistenz) und zur etwa 5fachen Verminderung gegenüber ddC und ddI. 3TC ist deshalb eine Substanz mit einer „niedrigen genetischen Barriere."

Nicht-nukleosidanaloge reverse Transkriptase-Hemmer. Hier erfolgt die Hemmung durch nicht-kompetitive Bindung an eine hydrophobe Tasche des Enzymmoleküls. Beispiele sind Nevirapin und Efavirenz; auch Foscarnet gehört hierzu. Diese Substanzen haben eine vergleichbare, häufig sogar stärkere Wirkung auf die HIV-Replikation als Nukleosidanaloga. In Monotherapie führen sie sehr rasch (wenige Wochen) zur Resistenz („niedrige genetische Barriere"). Ihr klinischer Einsatz ist derzeit nicht klar definiert.

Nevirapin ist gut liquorgängig; sein Einsatz zur Behandlung der HIV-assoziierten Enzephalopathie wird empfohlen. Es ist ferner ein vielversprechendes Medikament zur Vermeidung der Mutter-Kind-Übertragung der HIV-Infektion. Möglicherweise kann mit Einmaldosen einige Stunden vor und 2–3 Tage nach Geburt das Übertragungsrisiko deutlich reduziert werden (eine solche Behandlung wäre vor allem für Entwicklungsländer praktikabel).

HIV-Proteasehemmer. Die HIV-Protease ist ein Dimer aus zwei identen, gefalteten Untereinheiten aus je 99 Aminosäuren. Sie spaltet die viralen gag- und pol- Proteinpräkursoren an einer Phenylalanin-Prolin-Peptidbindung zu funktionsfähigen HIV-Enzymen und Kapsidproteinen. Dieses Spaltungsmuster ist für retrovirale Proteasen spezifisch, was die Synthese hochselektiver HIV-Proteasehemmer ermöglichte.

Proteasehemmer sind „peptidomimetische" Moleküle; sie ähneln dem natürlichen Substrat des Enzyms, den gag- und pol-Vorläuferproteinen und binden wie diese an die HIV-Protease. Sie besitzen jedoch keine hydrolysierbare Phenylalanin-Prolin-Bindung und blockieren daher das Enzym. Die Blockierung führt zur Bildung unreifer, nicht-infektiöser Virionen und damit zur Unterbrechung der Virusausbreitung. Durch ihre Wirkung in der Posttranslationsphase der HIV-Replikation sind Proteasehemmer auch bei langlebigen, chronisch infizierten Zellen, wie etwa Monozyten/Makrophagen, wirksam.

Die wichtigsten derzeit eingesetzten Proteasehemmer sind Indinavir, Nelfinavir, Ritonavir und Saquinavir. Ihr klinischer Nutzen hängt wesentlich von ihren komplexen pharmakokinetischen und pharmakodynamischen Eigenschaften ab (die auch die Entwicklung dieser Substanzklasse kompliziert haben); sie alle werden vom Zytochrom p450-System metabolisiert und zeigen mit anderen Medikamenten Interaktionen, über die erst langsam Erfahrungen gesammelt werden.

So sind einige Entwicklungen dieser Substanzklasse in vivo wirkungslos, obwohl *in vitro* höchst aktiv, weil das Serum-α1-saure Glykoprotein ihren intrazellulären Einbau verhindert.

Um die Resorption zu verbessern, sind bei allen Proteasehemmern strenge Einnahmemodalitäten zu beachten, z. B. Nüchternheit bei Indinavir (2 h vorher und 1 h nachher), während Ritonavir, Nelfinavir und Saquinavir *mit* Mahlzeiten eingenommen werden müssen.

Sämtliche Proteasehemmer werden – in unterschiedlichem Ausmaß – vom Zytochrom-p450-3A-System metabolisiert („first pass effect"). Das hatte bei der alten Applikationsform von Saquinavir („Hart-Gel") zur Folge, daß die Bioverfügbarkeit auf 4 % reduziert wurde.

Entscheidender wirkt sich auf die Bioverfügbarkeit jedoch aus, daß Proteasehemmer das Zytochrom-p450-3A-System *hemmen* (Ritonavir zusätzlich p450 2D6). Bei kombinierter Gabe von Proteasehemmern kann daher die Konzentration des einen vom jeweils anderen erheblich beeinflußt werden (ausgeprägtestes Beispiel: Ritonavir kann die Konzentration von Saquinavir um das 20fache anheben!).

Schließlich muß bedacht werden, daß Medikamente mit niedriger therapeutischer Breite, die durch Zytochrom p450 3A metabolisiert werden, bei gleichzeitiger Gabe von Proteasehemmern hohe Plasmakonzentrationen erreichen und daher kontraindiziert sein können (z. B. Astemizol, Terfenadin, Cisaprid, Midazolam, Ergotalkaloide). Bei Ritonavir enthält die Liste noch weitere kontraindizierte Medikamente (z. B. Amiodarone, Bupropion, Clozapin, Encainid), bzw. solche, deren Spiegel oder Wirkung streng kontrolliert werden müssen (z. B. Kalziumantagonisten, Amitryptilin).

Medikamente, die Zytochrom p450 3A induzieren (z. B. Rifampicin, Phenytoin) oder hemmen (z. B. Ketokonazol), führen zu erniedrigten bzw. erhöhten Konzentrationen des Proteasehemmer. Dies macht deren Einsatz in solchen Fällen problematisch oder unmöglich (z. B. Rifampicin).

Selbst Monotherapien mit Proteasehemmern bewirken einen eindrucksvollen dosisabhängigen Anstieg der CD4 + T Lymphozyten (im Mittel 50–200 Zellen/μl) und Abfall der Plasma HIV-RNS (1–2 log Stufen). Bei niedriger Dosierung ist die Wirkung – wegen Resistenzbildung – vermindert und von kürzerer Dauer. Eine Abnahme der Empfindlichkeit gegen Proteasehemmer (***phänotypische*** Resistenz) erfordert die Akkumulation mehrerer Mutationen von HIV (***genotypische*** Resistenz), („hohe genetische Barriere"), die schrittweise erfolgt. Fast immer ist eine Mutation in Position 82 Teil einer solchen Mehrfachresistenz, die meist auch Kreuzresistenz gegenüber anderen Proteasehemmern bedeutet.

! Monotherapien sind heute obsolet; eine Ausnahme kann die Prävention der Mutter-Kind-Übertragung sein, wenn die schwangere Frau eine niedrige Menge an Plasma HIV RNS und eine hohe Zahl an CD4 Zellen hat.

Kombinationstherapien. Resistenzentwicklung und daraus folgender Verlust antiretroviraler Aktivität ist das wesentliche Limit für die Langzeitwirksamkeit sämtlicher Medikamente gegen HIV. Da die HIV-Replikation sehr hoch ist (täglich 10^{10} Viruspartikel) und ständig Mutationen auftreten, lag der Schluß nahe, daß resistente Mutanten teils auch schon *vor* einer Therapie vorhanden sind („Quasispezies"). Darauf basiert ein „neues" Behandlungsmodell: die Virusreplikation so lange und so stark wie möglich zu senken, um die Mutationsrate zu reduzieren. Dieses Ziel kann durch Kombinationstherapien erreicht werden.

Nach diesem Modell ist die Entwicklung von Resistenzmutationen dann am wahrscheinlichsten, wenn sich der Selektionsdruck durch die antiretrovirale Aktivität und die Virusreplikation, die in reziprokem Verhältnis zur antiretroviralen Aktivität steht, die Waage halten (Abb. 25.56).

Ohne oder unter unwirksamer antiretroviraler Therapie haben resistente Virusmutanten keinen Wachstumsvorteil gegenüber denWildtypen, eine Resistenzselekion ist daher unwahrscheinlich. Schwach wirksame oder unzureichend dosierte antiretrovirale Therapie führt hingegen zur teilweisen Suppression der Virusreplikation (nämlich des empfindlichen Wildtyps); resistente Virusmutanten können daher die Oberhand gewinnen. Bei starker antiretroviraler Aktivität können vorbestehende resistente Virusmutanten keinen höheren Resistenzgrad (phänotypische Resistenz) entwickeln, weil dazu meist – s. oben – die Anhäufung mehrerer genotypischer Mutationen notwendig ist, die wieder eine höhere Virusreplikation voraussetzt. Der Prozeß der Entstehung dieser Mutationen wird daher gebremst.

Die bisher vorliegenden klinischen Studien bestätigen die Richtigkeit dieses Konzepts, doch scheinen die In-vivo-Verhältnisse erheblich komplexer zu sein.

Trotz der großen Zahl von Studien mit Kombinationstherapien ist eine endgültige Beurteilung noch nicht möglich. Die Gründe hiefür sind mehrere: ständige vielversprechende Neuentwicklungen; manche Kombinationen sind aufgrund des Nebenwirkungsprofils (Zalcitabin und Didanosin) oder eines Antagonismus (Stavudin und Zidovudin) kontraindiziert (Tabelle 25.35); schlechte Vergleichbarkeit vieler Studien

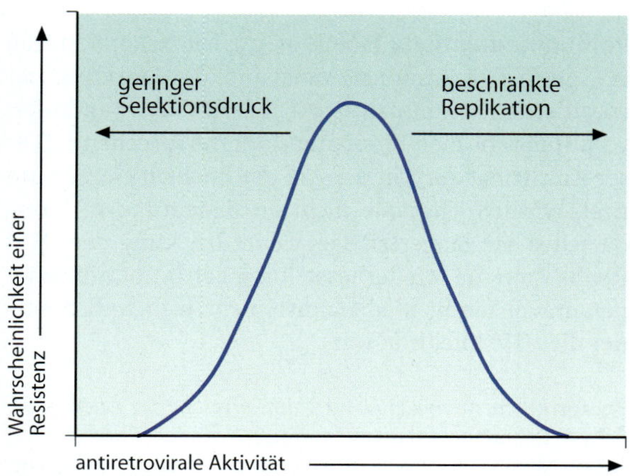

Abb. 25.56. Die Selektion von resistenten Mutanten als Funktion der antiretroviralen Therapie

Tabelle 25.35. Antiretrovirale Therapie: Kombinationen von Nukleosidanaloga

Wirksame Kombinationen	Zidovudin + Zalcitabin[a]
	Zidovudin + Didanosin
	Zidovudin + Lamivudin
	Stavudin + Lamivudin
	Stavudin + Didanosin
Mögliche Kombination	Lamivudin + Didanosin
Zu vermeidende Kombinationen	Zidovudin + Stavudin (Antagonismus)
	Stavudin + Zalcitabin
	Didanosin + Zalcitabin
	Lamivudin + Zalcitabin

[a] nur bei Patienten ohne Vorbehandlung mit Zidovudin

wegen Unterschieden in Vorbehandlung und Stadium der HIV-Infektion der Patienten; die große Zahl der Kombinationsmöglichkeiten, insbesondere unter Einbeziehung der Proteasehemmer; schließlich wurden auch Methodik und Therapieziele der Studien enorm komplizierter: War zu Beginn (z. B. Monotherapie mit AZT 1986) die Mortalität die Meßgröße, wurden später Auftreten opportunistischer Infektionen und die Manifestation von AIDS (gemeinsam mit der Mortalität) zum Kriterium der Wirksamkeit. Solche Studien waren enorm aufwendig (einige tausend Teilnehmer, Dauer mehrere Jahre).

Es war daher wichtig, Kriterien für eine raschere Beurteilung der Wirksamkeit zu entwickeln. Dies gelang mit der Bestimmung der Plasma HIV-RNS, mit der der antiretrovirale Effekt direkt gemessen werden kann. So wurde z. B. gezeigt, daß wenn bei asymptomatischen Patienten die Plasma HIV-RNS nach 8wöchiger Therapie um eine 10 er-Potenz (1 log) absank, dies mit einer Reduktion der Progressionrate um 65 % innerhalb der mittleren Studiendauer (122 Wochen) assoziiert war. Der klinische Nutzen einer bestimmten Therapie kann demnach aus dem Ausmaß der Verminderung der Plasma HIV-RNS und dem Anstieg der CD4 + T-Lymphozyten mit Einschränkungen vorhergesagt werden.

Kombiniert man zwei reverse Transkriptase-Hemmer, z. B. Zidovudin und Lamivudin (***konvergente*** Kombination), so fallen die Plasma-HIV-RNS-Werte nach einem Jahr um ca. 1,0 log, bei Zidovudin- bzw. Lamivudin*mono*therapie hingegen nur um 0,20 bzw. 0,29 log.

Bei den meisten nur mit Lamivudin behandelten Patienten war die gesamte Viruspopulation Lamivudin-resistent geworden (Substitution von Methionin durch Valin in Position 184). Der trotzdem vorhandene Therapieeffekt könnte auch bedeuten, daß Resistenz mit verminderter Replikation korreliert ist (Wunschvorstellung: Resistenz gegen alle Medikamente = replikationsunfähiges Virus). Auffälligerweise wurden bei Patienten, die in Kombination auch Zidovudin erhalten hatten, vorher (genotypisch und phänotypisch) Zidovudin-resistente Virusmutanten wieder (phänotypisch) Zidovudin-empfindlich (trotz Beibehalten der Aminosäuresubstitution in Positionen 41 und 215, die zur Zidovudin-Resistenz geführt hatten).

Dramatisches Ansprechen wird bei Kombinationen aus einem Proteasehemmer und zwei Reverse-Transkriptase-Hemmern („Tripletherapie") beobachtet: Die Plasma HIV-RNS kann um > 2 log Stufen vermindert werden (beim Großteil der Patienten sinken die Werte unter die Nachweisbarkeitsgrenze der Amplifizierungstechniken – bei 90 % der nicht vorbehandelten Patienten nach einem Jahr). Die Zahl der CD4 + T-Lymphozyten wird (abhängig vom Stadium der HIV-Infektion und/oder Vorbehandlung) im Mittel um 100–200 Zellen/μl angehoben. Auch die Menge an HIV-RNS im lymphatischen Gewebe sinkt dramatisch ab. Eine Verminderung der Zahl der latent infizierten Zellen (provirale DNS im Genom) wurde bisher auch nach 2 Jahren nicht beobachtet.

Exakte Daten über Reduktion der Progression der HIV-Infektion und/oder Lebensverlängerung durch die Kombinationstherapien liegen noch nicht vor. Indirekte Hinweise sind jedoch reichlich: Schon im ersten Jahr nach Einführung der Proteaseinhibitoren wurden dramatische Rückgänge an Hospitalisierungen, neuen AIDS-Manifestationen und Todesfällen gemeldet.

Die enorme antiretrovirale Potenz der Kombination von Proteasehemmern mit Nukleosidanaloga ist der vermutliche Grund für die beobachtete geringe und verzögerte Resistenzbildung. Die Kombination Indinavir/Zidovudin zeigt gegenüber Monotherapien mit diesen Substanzen eine deutlich verzögerte Resistenzbildung (Tabelle 25.36).

Bei der Wahl der antiretroviralen Medikamente für eine Kombinationstherapie sollten überschneidende toxische Wirkungen nach Möglichkeit berücksichtigt werden (z.B: periphere Neuropathie für ddI und ddC). Einige dieser Nebenwirkungen können zum Absetzen/Wechseln zwingen (s. Tabelle 25.34).

Was ist der beste Zeitpunkt des Therapiebeginns? Die ideale Studie zur Beantwortung dieser Frage wäre plazebokontrolliert, mit Patienten aus verschiedenen Stadien und klaren klinischen Endpunkten (Manifestation von AIDS und/oder Tod). Eine solche ist aus praktischen und ethischen Gründen undurchführbar.

Soll „früh" behandelt werden, um irreversible Schäden möglichst zu vermeiden, oder „spät", um Wirkverluste durch Resistenzbildung (oder Nebenwirkungen) zu verhindern? Auch hier ergibt sich ein methodisches Problem: je wirksamer die Therapie ist, desto länger dauert es, bis Daten über klinische Langzeitfolgen vorliegen. Deshalb müssen Analysen bereits durchgeführter Studien *gemeinsam* mit solchen über den natürlichen Verlauf der HIV-Infektion als Entscheidungsgrundlage für den Behandlungsbeginn dienen.

Tabelle 25.36. Resistenz gegen Indinavir und Zidovudin (genotypisch) (lt. USA Fachinformation für Indinavir)

Behandlungsgruppe	Resistenz gegen Indinavir	Resistenz gegen Zidovudin
Monotherapie		
Zidovudin	6 %	65 %
Indinavir		
< 2,4 g/Tag	84 %	–
2,4 g/Tag	43 %	6 %
Kombinationstherapie		
Indinavir + Zidovudin	18 %	5 %

Es gibt daher keine allgemeingültigen Therapieregeln, sondern lediglich Interimsempfehlungen von Expertenrunden. Nach diesen ist der Behandlungsbeginn jedenfalls angezeigt, *bevor* HIV-assoziierte Symptome auftreten, und zwar

- wenn CD4 + T-Lymphozyten < 350/μl,
- bei CD4 > 350, aber < 500μl, wenn Plasma HIV-RNS > 20 000 Kopien/ml,
- bei CD4 > 500, wenn Plasma HIV-RNS > 100.000 Kopien/μl, oder wenn CD4 + T-Lymphozyten rasch abfallen,
- bei schwangeren Frauen,
- bei Nadelstichverletzungen/massiver Kontamination mit HIV,
- bei der primären (akuten) HIV-Infektion (in Erwägung zu ziehen).

Welche Kombination soll gewählt werden? Bei fortgeschrittener HIV-Infektion soll die antiretrovirale Therapie möglichst potent, d. h. als Tripletherapie mit Proteasehemmer, begonnen werden. In weniger fortgeschrittenen Stadien ist eine 3 fach-Kombination von reversen Transkriptasehemmern vielleicht ratsamer, da die Patienten schon auf diese gut ansprechen und zudem die Möglichkeit eines „Trainings" haben, das ihnen später bei Verwendung von Proteasehemmern zugute kommt. Abgeraten werden muß von einer Kombinationstherapie mit 2 Nukleosid-analogen Reverse Transkriptasehemmern

Tripletherapien mit Proteasehemmern stellen enorme Anforderungen an die Compliance der Patienten: Eingriff auf Eß- und Schlafrhythmus, die Anforderung, keine Dosis zu vergessen. Eine „Schulung" ist daher unerläßlich.

Essentielle Begleitmaßnahme jeder Therapie ist ein adäquates Monitoring: Jede Therapie muß klare Veränderungen der Labormarker bewirken, nämlich:

- Anstieg der CD4 + T-Lymphozyten;
- Abfall der HIV-RNS unter die Nachweisbarkeitsgrenze, zumindest unter 5.000 Kopien/ml;
- Rückgang/Normalisierung der Immunaktivierung.

Immunmodulation (Tabelle 25.37). Die Rekonstitution des gestörten Immunsystems und die Stärkung der spezifischen Immunantwort auf HIV ist zumindest vom theoretischen Standpunkt vielversprechend. Dieser Ansatz hat auch in der Ära der hochwirksamen antiretroviralen Therapie nicht an Bedeutung verloren, da selbst bei längerfristiger Unterdrückung der HIV-Replikation die Wiederherstellung der Immunfunktionen unvollständig bleibt (umso mehr, je fortgeschrittener die HIV-Infektion war).

Bei fortgeschrittener HIV-Infektion erreicht der Anstieg der CD4 + T-Lymphozyten unter antiretroviraler Therapie nur selten Normwerte. Auch ihre Funktion ist nicht vollwertig: Die Expansion von Memory-Zellen ist mangelhaft, naive T-Zellen expandieren erst nach Monaten. Opportunistische In-

Tabelle 25.37. Immunmodulatorische Therapien bei der HIV Infektion

Generelle Immunmodulierung	HIV-spezifische Immunaktivierung
Isoprinosin	passive Immuntherapie mit monoklonalen Antikörpern
N-Acetyl-Cystein	Ex-vivo-Expansion von CD8 + T-Lymphozyten
Prozystein	Impfung mit viralen Antigenen
Thymopentin	
Zytokine: Interferon-α	
Interferon-β	
Interleukin-2	
Interleukin-10	
Anti-TNF: Pentoxyphyllin	
Thalidomid	

fektionen können daher noch bei relativ hohen CD4 + T-Lymphozytenzahlen auftreten, wie es bei *Unbehandelten* nicht zu erwarten ist (z. B. CMV-Retinitis bei > 100 μl).

Studien mit Isoprinosin, N-Acetyl-Cystein, Thymopentin, Interferon-α, Interferon-β und den Anti-TNF-Substanzen Pentoxyfyllin und Thalidomid zeigten jedoch kaum klinischen, immunologischen oder virologischen Nutzen. Bereits Mitte der 80er Jahre wurde IL-2 zur Behandlung der HIV-Infektion eingesetzt, doch zwangen starke Nebenwirkungen (Fieber, „capillary leak syndrome", gehäuft Bakteriämien) zum Abbruch.

Eine Modifikation der Verabreichungsform (z. B. kontinuierliche Infusion durch 5 Tage alle 8 Wochen) führte zu einem anhaltenden und substanziellen Anstieg der CD4 + T-Zellen *ohne* Anstieg der Plasma HIV-RNS, die Zahl der CD8 + T-Lympohozyten blieb konstant, eine Verminderung von Aktivierungsparametern (HLA-DR und CD38) und eine Erhöhung der CD28 Expression dieser Zellpopulation wurde beobachtet (was eine Stärkung der CD8 + Effektor-Funktion bedeuten könnte). Antiretrovirale Kombinationstherapien mit komplementärer IL-2-Therapie sind daher ein attraktives Konzept für die Rekonstituion des Immunsystems.

Die Gabe von ex vivo expandierten CD8 + T-Lymphozyten scheint vom theoretischen Ansatz her vielversprechend. Die einzige publizierte Studie zeigte allerdings, daß der Transfer von HIV-spezifischen zytotoxischen T-Lymphozyten zu einem Abfall der CD4 + T-Lymphozyten und einem Anstieg an proviraler DNS als auch des p24 im Serum führte.

Sonstige Therapien. Die Therapie der mit AIDS assoziierten opportunistischen Infektionen und Tumoren umfaßt das gesamte Spektrum der chemotherapeutischen, chirurgischen, radiologischen und supportiven Behandlungsmaßnahmen. Deren eingehende Darstellung kann hier nicht erfolgen; zwei spezifische Aspekte sollen jedoch hervorgehoben werden:

Ernährung. Zahlreiche Mangelzustände wurden im Verlauf der HIV-Infektion beschrieben, z. B. an Zink, Selen, Vitamin A, Vitamin B6 und Vitamin B12. Zur Behebung dieser Mangelzustände wurden ebenso zahlreiche Nahrungszusätze und Diäten entwickelt, ohne daß jemals ein klarer Nutzen dokumentiert wurde. Es hatten sogar Patienten, denen Zink verabreicht wurde, in mehreren Studien eine schlechtere Prognose; es muß daher vor einer Zinksubstitution, die den geschätzten Tagesbedarf übersteigt, gewarnt werden.

Ähnliches gilt für den Vitamin-A-Mangel. Dieser ist zwar mit einer schlechteren Prognose und höherer Übertragungsrate von der HIV-positiven Mutter auf das Kind assoziiert, doch gilt dasselbe für ein Zuviel an Vitamin A (sogenannte „U-Kurve"). Zur Substitution des Vitamin-A-Mangels wird β-Karoten empfohlen (Hypervitaminose ausgeschloßen). Keine Zurückhaltung sollte hingegen in der Substitution von Vitamin B6 und B12 geübt werden. Für Vitamin B12 ist sogar in vitro eine Anti-HIV-Wirkung dokumentiert. Vitamin C und E wurden von manchen Zentren zur günstigen Beeinflussung des „oxydativen Streß" aktivierter Lymphozyten empfohlen; Ergebnisse klinischer Studien liegen nicht vor.

Derzeit ist keine Diät bekannt, die eine günstige Beeinflussung der HIV-Infektion nach sich zieht.

Andere Therapiemodalitäten wie Psychotherapie, Sport oder andere Vorschläge zur Lebensgestaltung sind ein Beitrag zum allgemeinen Wohlbefinden, haben jedoch nach derzeitigen Wissensstand keinen Einfluß auf die Progression der HIV-Infektion.

Impfungen können als zusätzliche Maßnahme wichtig sein. Folgende Impfungen werden für HIV-Infizierte empfohlen: die Pneumokokkenvakzine, die jährliche Grippeimpfung, Impfung gegen Hämophilus B und Hepatitis B. Folgende Impfungen sind kontraindiziert: BCG, orale Polio-Lebendimpfung (gilt auch für Haushaltsangehörige!), Typhus-Lebendimpfstoff und Gelbfieber. Nach Abwägung von Nutzen und Risiko erlaubt sind Impfungen gegen: Tetanus, Mumps, Röteln, Masern, Polysaccharid-Typhus, Cholera, Tollwut, Meningokokken, FSME und japanische Enzephalitis B.

Prävention

Blut-zu-Blut Übertragung. Die Einführung des HIV-Tests zum Screening von Blutspenden hat das Risiko einer Übertragung von HIV im ***Transfusionswesen*** drastisch vermindert. Eine Übertragung ist aber nach wie vor möglich, weil die mittlere Dauer von der Infektion bis zum Auftreten von Antikörpern gegen HIV („Serokonversion") 45 Tage beträgt.

Die Wahrscheinlichkeit, in Deutschland oder Österreich eine HIV-Antikörper-negative, aber dennoch HIV-kontaminierte Transfusion zu erhalten, wurde mit 1:500 000 berechnet.

Medizinisches Personal sollte prinzipiell jedes Blut (bzw. sämtliche Blutbestandteile wie Serum, Plasma u. a.) als potentiell infektiös ansehen, ebenso Samen, Vaginalsekret, Liquor, Gelenks-, Pleura-, Perikard-, Peritonealflüssigkeit (Aszites), Fruchtwasser und alle Gewebe. Alles andere (Harn, Stuhl, Speichel, Nasensekret, Tränen, Erbrochenes) hat – außer wenn sichtbare Blutbeimengungen enthalten sind – für die Übertragbarkeit von HIV und HBV (Hepatitis-B-Virus) keine praktische Bedeutung. Nadeln oder Skalpelle dürfen *nie* in die Hülle zurückgesteckt werden (häufigste Ursache für Verletzungen!), sondern müssen *sofort* (selbst!) an Ort und Stelle – und wenn möglich, ohne die Nadel von der Spritze zu trennen – in einem stichfesten und verschließbaren Behälter entsorgt werden. Postexpositionelle Prophylaxe mit antiretroviraler Kombinationstherapie nach Nadelstichverletzungen oder schwerer Kontamination mit HIV wird generell empfohlen. Deren Art richtet sich nach dem Risiko der Exposition.

Injizierende Drogenbenützer. Die starke Verbreitung der HIV-Infektion unter diesen hat den Umgang mit Drogen und Drogenabhängigen deutlich im Sinne einer Politik der Schadensbegrenzung („Harm reduction") beeinflußt. Es gilt, den größten Schaden abzuwenden, das ist in diesem Fall die HIV-Infektion; die Erreichung einer absolute Drogenfreiheit muß dahinter zurückstehen. Folgen dieser Politik war die Legalisierung der Nadel- und Spritzenabgabe, Nadelaustausch- und Methadonprogramme sowie andere Maßnahmen. Ob der in den letzten Jahren beobachtete Rückgang neuer HIV-Infektionen unter injizierenden Drogenbenützern Folge dieser Politik ist, läßt sich derzeit wissenschaftlich nicht belegen.

Sexuelle Übertragung. Hauptinstrument der Prävention ist die Aufklärung, die die Idee des „safer sex" durchsetzen soll (Verwendung von Kondomen, Vermeidung von Kontakt mit dem infektiösen Sperma etc.). Untersuchungen an homosexuellen Männern zeigen, daß die Rate der Kondombenützer heute wesentlich höher liegt als noch vor einigen Jahren (allerdings verwenden in Kohorten aus mehreren Städten immer noch 25% der homosexuellen Männer selten oder nie Kondome). Auch ist die Rate der homosexuellen Männer mit Analverkehr und die Zahl deren Partner deutlich zurückgegangen. Ob diese Verhaltensänderungen Folge der Aufklärung sind, läßt sich nicht schlüssig beweisen. Die große Schwierigkeit wird sein, diese Verhaltensänderungen über lange Zeit aufrechtzuerhalten.

Sehr kontrovers wird die Prävention der heterosexuellen Übertragung von HIV diskutiert. Das Risiko der Akquisition einer HIV-Infektion ist in der Gesellschaft sehr ungleich verteilt. Epidemiologische Daten zeigen ein hohes Risiko für Personen, deren Sexualpartner Drogenbenützer waren oder sind oder aus Endemiegebieten stammen; ein erhöhtes Risiko haben auch Personen mit STD, der größte Teil der Heterosexuellen hingegen ein außerordentlich geringes. Daraus ergibt sich ein Dilemma: Soll die Aufklärung gleichermaßen *alle* ansprechen („AIDS kann jede(n) treffen"), oder soll sie sich auf *wesentliche* Gruppen beschränken („AIDS betrifft die Risikogruppen")?

Die erstere Option läuft – selbst bei Betonung des niedrigen Risikos (und schrecklichen Ausgangs) – Gefahr, bei Vielen im Laufe von Jahren unglaubwürdig zu werden. Die meisten Menschen tun sich mit der Verarbeitung solcher „abstrakter" Botschaften schwer und unter- oder überschätzen deshalb ihr Risiko. Diese meist nicht sehr gefestigten Einschätzungen leicht durch neue Informationen aller Art (deren es beim Thema AIDS mehr als genug gibt) in ihr Gegenteil verkehrt werden. Gleichzeitig kann leicht der Eindruck entstehen, daß mit der Information manipuliert wurde, was die AIDS-Prävention insgesamt in Frage stellen könnte.

Die Konzentrierung der Aufklärung auf „Risikogruppen" birgt hingegen die Gefahr einer verstärkten Stigmatisierung der hauptsächlich von der HIV-Infektion Betroffenen und schafft ein Klima, das die Prävention ebenfalls ungünstig beeinflußt (neben den schädlichen Folgen auf den sozialen Zusammenhalt).

Die HIV/AIDS-Aufklärung darf deshalb nicht mit zu simplen Botschaften arbeiten. Sehr wichtig für die Prävention ist, für eine umfassende „sexuelle Gesundheit" zu werben und die Behandlung von Personen mit STD (besonders die Chlamydieninfektion der Frau) zu optimieren.

Übertragung von Mutter auf das Kind. AZT-Behandlung der HIV-positiven Mutter während der Schwangerschaft und des Neugeborenen in den ersten Lebenswochen führt zur Verminderung des Übertragungsrisikos von 25% auf 8%. Wird diese Therapie in Kombination mit einer *elektiven* Sectio caesarea in der 38. Schwangerschaftswoche durchgeführt, so wird das Übertragungsrisiko weiter, auf etwa 2%, reduziert. Derzeit laufen Studien, in denen eine Kombination von AZT-3TC mit vs. ohne Nevirapin verglichen wird (unmittelbar vor Geburt und 48–72 Stunden danach).

Empfohlen wird ferner das Unterlassen des Stillens, weil auch auf diesem Weg eine HIV-Übertragung vorkommen kann (wenngleich sehr selten). Sehr wichtig ist, daß invasive Maßnahmen, wie Amniozentese, das Plazieren einer Schädelelektrode und das Sammeln von fötalem Blut vermieden wird. Unbedingt sollten auch alle Geschlechtskrankheiten behandelt werden. Verhindert muß auf alle Fälle werden, daß zwischen Blasensprung und Entbindung mehr als 4 Stunden verstreichen.

Impfstoffe (Tabelle 25.38).

Inaktiver oder attenuierter Impfstoff. Inaktives HIV, das Schimpansen injiziert wurde, führte zu keinem Schutz vor einer Infektion mit „aktivem" HIV. Die prinzipielle Möglichkeit einer Impfung mit attenuierten Viren wurde jedoch experimentell an SIV_{MAC} -Varianten mit entferntem nef-Gen an Makaken gezeigt (s. oben). Allerdings birgt ein attenuierter Impfstoff die Gefahr der Rückmutation in den Wildtyp in sich. Deshalb wurden solche Impfstoffe am Menschen bisher nicht verwendet.

„Subunit" Vakzine. Eine Vielzahl von Impfstoffen aus bestimmten viralen Proteinen oder Antigenen (meist gp 160 oder gp 120) wurden getestet. Schutz konnte nur für bestimmte Laborstämme erreicht werden, nie für das Wildtyp-Virus. Zwei dieser Impfpräpa-

Tabelle 25.38. Unterschiede der HIV-Infektion zu jenen Virusinfektionen, die durch Impfung erfolgreich bekämpft werden können

Virusinfektionen mit erfolgreicher Impfung	HIV-Infektion
• obligate Virämie vor Befall der Zielorgane	frühe direkte Infektion der Zielorgane (Lymphozyten, Monozyten/Makrophagen und dendritische Zellen)
• präexistierende neutralisierende Antikörper schützen vor Infektion in immunkompetenten Personen; infektiöses Virus liegt als freies Virus vor	hohe Titer neutralisierender Antikörper schützen möglicherweise vor freiem Virus; HIV wird jedoch auch via zellulär integriertem Virus übertragen
• stabile Antigene oder begrenzte Anzahl von Mutanten	ausgeprägte genetische Diversität von HIV sowohl zwischen den Infizierten als auch im individuellen HIV-Infizierten selbst
• Exposition einer geimpften Person führt zu begrenzter lokaler Replikation; rasche sekundäre Immunantwort führt zu inapparenter Infektion	Exposition einer geimpften Person kann zu früher Integration und latentem Provirus führen
• Tiermodelle allgemein verfügbar; ausgelöste Krankheit nicht immer gänzlich ident mit Krankheit beim Menschen	HIV-1 induziert in Schimpansen aktive und persistierende Infektion, selten mit Krankheit; SIV löst in Makaken AIDS-ähnliche Erkrankung aus, hat aber wichtige Unterschiede im Genom und Funktion
• Impfung mit dominanten Oberflächenantigenen führt zu starker und andauernder Bildung funktioneller Antikörper mit Langzeitschutz (Jahre)	in bisherigen Impfversuchen nur mäßige und transiente Bildung von neutralisierenden Antikörpern; keine Wirksamkeit gegen Wildtyp
• Immunsystem des Wirtes durch Infektion nicht signifikant beeinträchtigt	Immunsystem ist Zielorgan
• Virus persistiert normalerweise nicht; nie jedoch Integration in das Wirtsgenom	Integration als Provirus Vorausetzung für Replikation
• nach durchgemachter Erkrankung Schutz vor Wiedererkrankung (jedoch nicht komplett)	HIV-Infektion (fast?) immer fatal

rate wurden bereits an HIV-negativen Personen getestet, die Verträglichkeit war gut. Im Juni 1994 wurden die Ausweitung der Testung solcher Impfstoffe eingestellt, als sich zeigte, daß sich einige geimpfte Personen mit HIV infiziert hatten.

Die drastische Verminderung an Virus-exprimierenden Zellen durch das Auftreten von zytotoxischen T-Lymphozyten während der akuten HIV-Infektion und das häufige Vorhandensein letzterer bei HIV-Negativen mit hohem Infektionsrisiko legen nahe, daß zytotoxische T-Zellen für eine erfolgreiche Impfung eine zentrale Rolle spielen.

Eine Hypothese geht sogar davon aus, daß eine erfolgreiche Impfung nur diese, nicht aber Antikörper ausbilden soll. Es wurde vorgeschlagen, lediglich minimale Dosen Impfstoff zu verwenden, um dieses Ziel zu erreichen. Erste Versuche an Makaken waren nicht erfolgreich.

HIV-Infektionen im Kindesalter

HIV-assoziierte Symptome sind bei Geburt nur selten vorhanden, doch erkranken 20–25% der infizierten Kinder schon im ersten Lebensjahr an AIDS. Nach diesem vermindert sich die Progressionsrate auf 6–8% pro Jahr; mit 8 Jahren sind (nach Studien) ca. 75% der Kinder zu AIDS fortgeschritten. Nur ein Teil der HIV-infizierten Kinder erreichte vor dem Einsatz antiretroviraler Kombinationstherapien das Jugendalter. Im Vergleich zu Erwachsenen schreitet die HIV-Infektion bei Kindern daher rascher fort; Ursache dafür dürfte das nicht ausgereifte Immunsystem sein, wobei insbesondere bei Säuglingen auch Defekte der humoralen Immunantwort hinzukommen (deshalb sind in diesem Lebensalter auch bakterielle Infektionen AIDS-definierend). Kinder mit HIV-Infektion sind auch primären Infektionen mit opportunistischen Erregern ausgesetzt, die sich in ihrer Symptomatik von reaktivierten Infektionen bei Erwachsenen unterscheiden.

Eine frühe Diagnose der HIV-Infektion erfordert den direkten Virusnachweis mittels Kultur oder PCR. In der ersten Lebenswoche ist die Sensitivität von Viruskultur und PCR sehr niedrig (40%), steigt aber bald steil an (nach einem Monat Viruskultur 90%, PCR noch höher). Ein negativer Ausfall aller Virustests bis zum 2. oder 3. Lebensmonat bei HIV-Infizierten wäre sehr ungewöhnlich; zum Ausschluß einer Infektion bedarf es allerdings negativer Antikörperbefunde *nach* dem Verschwinden der mütterlichen Antikörper (nach 18 Monaten).

Die wesentlichen klinischen Manifestation von AIDS bei Kindern sind primäre opportunistische Infektionen, wie Pneumocystis-carinii-Pneumonie, CMV und möglicherweise EBV, das vermutlich zur Pathogenese der häufigen lymphozytischen interstitiellen Pneumonie (LIP) beiträgt. Auch neurologische Manifestationen sind bei rasch fortschreitender HIV-Infektion im Kindesalter häufig (typischerweise deutliche Pyramidenbahnzeichen im zweiten Lebenshalbjahr). Rezidivierende bakterielle Infekte und die lymphozytische interstitielle Pneumonie sind wichtige Manifestationen bei Kleinkindern, Wachstumsrückstand und Verzögerung der Pubertät bei älteren Kindern.

Im Gegensatz zu Erwachsenen ist die absolute Zahl der CD4 + T-Lymphozyten bei Säuglingen und Kleinkindern ein schlechter Marker für das Ausmaß der Immundefizienz. So kann eine Pneumocystis-carinii-

Pneumonie schon bei CD4 + Lymphozyten > 500μL auftreten („problems within problems"); deshalb wird für alle HIV-Infizierten dieses Lebensalters eine Prophylaxe mit Trimethoprim/ Sulfamethoxazol gefordert (schützt gleichzeitig vor bakteriellen Infekten). Zusätzlich werden als antibakterielle Prophylaxe Impfungen gegen Pneumokokken und Haemophilus influenzae, und einmal monatlich Immunglobuline (400 mg/kg KG) verabreicht.

HIV-infizierte Kinder sollen alle Routineimpfungen außer BCG erhalten, bei Polio muß ein inaktivierter Impfstoff verwendet werden (auch bei den Haushaltsangehörigen!). Bei Verschlechterung des Immunstatus sollten Auffrischungsimpfungen erfolgen.

In welcher Form die antiretrovirale Therapie bei Kindern durchgeführt wird, hängt vor allem von der Plasma HIV-RNS-Konzentration ab.

25.3.2 Genitale Chlamydieninfektionen

Chlamydia trachomatis ist eine weltweit verbreitete Erregergruppe, die in den meisten Ländern für erhebliche Morbidität verantwortlich ist. Sie verursacht zwei sehr unterschiedliche genitale Kontaktinfektionen: das Lymphogranuloma venereum (Serotypen L1 bis L3) und eine in Symptomatologie und Komplikationen der Gonorrhö vergleichbare aufsteigende „okulogenitale" Epithelinfektion (Serotypen D bis K). Chlamydia trachomatis der Serotypen A bis C ist der Erreger des Trachoms.

Die okulogenitalen Chlamydieninfektionen sind in mehreren medizinischen Disziplinen bedeutsam (Dermatologie, Gynäkologie, Urologie, Ophthalmologie und Pädiatrie). In den letzten Jahren wurden die Möglichkeiten der Diagnostik entscheidend verbessert (Antigennachweis im direkten Immunfluoreszenztest und in Enzymimmunassays, molekularbiologische Tests in Zellkulturen und Tierversuchen, gentechnologische Erregernachweisverfahren). Die Verfügbarkeit automatisierter Testverfahren läßt die Aufnahme der Labordiagnose von C. trachomatis in das routinemäßige STD-Screeningprogramm erwarten.

Chlamydien wurden 1907 erstmals von Halberstädter und Prowazek dargestellt und „Chlamydozoen" benannt („Manteltierchen" – die Elementarkörperchen scheinen von ihrer Matrix wie von einem Mantel umhüllt). Sie wurden zunächst den Protozoen zugeordnet, später als große Viren klassifiziert (Miyagawanellen, Bedsonien). Zwei charakteristische Krankheitsbilder sind seit altersher bekannt: das Trachom (schon im Papyrus Ebers erwähnt) und das Lymphogranuloma venereum. Die dritte, häufigste Manifestation – die aufsteigende Urogenitalinfektion – wurde trotz des frühen Nachweises Trachom-ähnlicher Einschlußkörperchen bei nicht-gonorrhoischer Blenorrhoe Neugeborener und der Urethritis deren Väter (Lindner 1910) erst in den letzten drei Jahrzehnten aufgeklärt. Das Konzept der venerischen Krankheiten wurde durch die Erkenntnisse der Chlamydienforschung entscheidend gewandelt und erweitert.

Die Erregergruppe

Chlamydien sind kleine, gramnegative und obligat intrazelluläre Bakterien: Sie sind unfähig, energiereiche Verbindungen (Adenosintriphosphat) zu synthetisieren und beziehen diese von der Wirtszelle („Energie-Parasiten"). Ihre Vermehrung erfolgt durch einen Entwicklungszyklus, bei dem sie zwei spezifische Erscheinungsformen durchlaufen (Abb. 25.57).

Die 0,2–0,3 m großen, metabolisch inaktiven und gegenüber äußeren Einflüssen resistenten *Elementarkörperchen* sind die infektiöse, extrazelluläre Form der Chlamydien: sie lagern sich an die Wirtszelle an, induzieren ihre Aufnahme, kommen intrazellulär in endozytotische Vakuolen zu liegen, werden metabolisch aktiv und vergrößern sich innerhalb 6 bis 9 Stunden zu reifen ***Initialkörperchen.*** Diese vermehren sich rapide durch Teilung, die angeschwollenen Vakuolen konfluieren zum sogenannten ***Einschlußkörperchen***, das das Zytoplasma schließlich weitgehend einnimmt. Zirka 20 h nach Infektion der Zelle formen sich durch DNS-Kondensation aus jedem Initialkörperchen wieder je 2–4 Elementarkörperchen (Zwischenstufen: „***intermediate bodies***"). Nach ca. 48 h enthält das Einschlußkörperchen tausende Chlamydienpartikel aller Entwicklungsstadien, die schließlich durch Lyse der Wirtszelle freigesetzt werden (zytopathogener Effekt).

Eine alternative Form des Zellparasitismus, die ***latente*** Infektion, ist durch einen stark verzögerten Vermehrungszyklus (nicht durch inaktive, teilungsunfähige Dauerformen) gekennzeichnet. Die Elementarkörperchen werden hier nicht durch Zellyse, sondern durch Exozytose durch die intakte Zellmembran freigesetzt, die befallene Zelle bleibt lebens- und sogar teilungsfähig (infizierte Tochterzellen!). Latente bzw. persistente Infektionen liegen chronisch-rezidivierenden Chlamydieninfekten zugrunde (Aufflammen der Infektion bei Absinken der Immunlage).

Manche Detailfragen um latente bzw. persistente Infektionen sind noch unklar: Sind sie zwangsläufige Folge einer initialen Infektion? Sind sie von lebenslanger Dauer oder spontanlimitiert? Welche Rolle bei ihrem Zustandekommen spielt das Immunsystem? Wie erfolgreich ist antibiotische Therapie im latenten Stadium?

Klassifikation. Die Gattung Chlamydia umfaßt die Arten C. trachomatis, C. pneumoniae und C. psittaci; diese Arten sind durch einige typische Merkmale voneinander unterschieden (Tabelle 25.39, Abb. 25.58).

Die Spezies ***C. psittaci*** umfaßt mindestens 26 molekularbiologisch differenzierbare Varianten. Sie hat ein breites Wirtsspektrum und ist der Erreger der Ornitho-

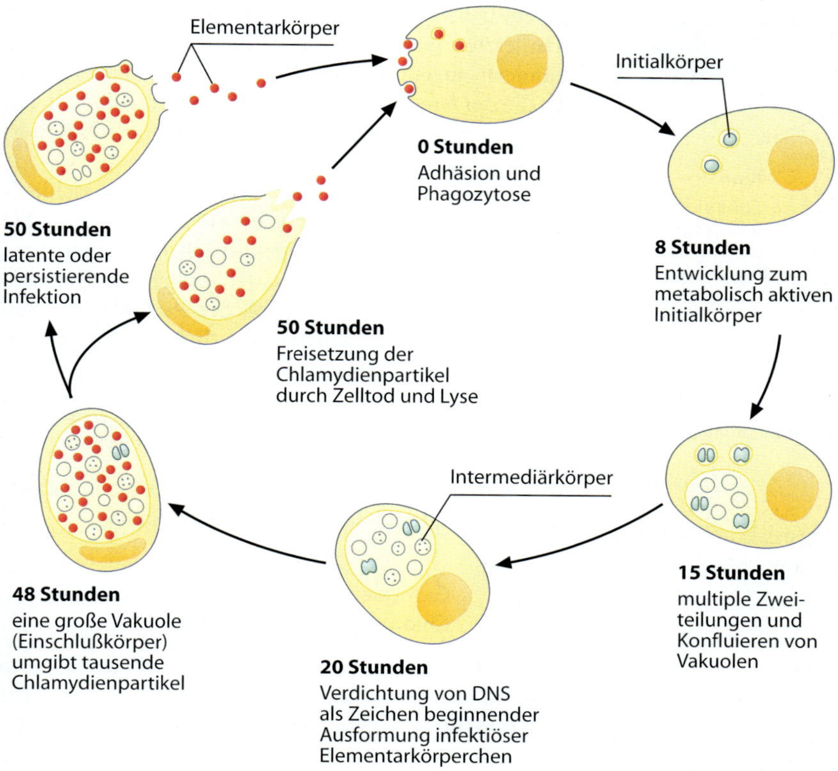

Abb. 25.57. Schematische Darstellung des Vermehrungszyklus der Chlamydien

Tabelle 25.39. Unterschiedliche Eigenschaften der Chlamydiengattungen

	Chlamydia trachomatis	Chlamydia psittaci	Chlamydia pneumoniae
Pathogenität	hauptsächlich humanpathogen	hauptsächlich tierpathogen	humanpathogen
Einschlußkörperchen	kompakt, mit Jod anfärbbar (enthalten Glykogen)	diffus verteilt, mit Jod nicht anfärbbar	nur in geringer Zahl in Primärisolaten
Kultur	Wachstum nur auf Cyclohexi-mid-vorbehandelten Kulturen (McCoy-Zellen) und nach Zentrifugation	Wachstum auch auf nicht-vorbehandelten Kulturen (McCoy-Zellen), ohne oder nach geringer Zentrifugation	schwierig Wachstum am ehesten auf HL- oder Hep2-Zellen, nach geringer Zentrifugation
LPS-Antigennachweis mittels EIA	positiv	positiv	positiv
Diagnose	Erregernachweis (Kultur, Antigennachweis, DNS-Amplifizierung) Serologie (nur bei bestimmter Indikation)	Antikörper-Nachweis (cave Kreuzreaktion mit C. pneumoniae)	Erreger- und Antikörper-Nachweis (beides schwierig; cave Kreuzreaktionen)

se (Psittakose): eine seltene Infektionskrankheit, die von infizierten Vögeln (Hühner, Papageien etc.) erworben wird, sich meist als atypische Pneumonie oder selten als akute Sepsis-ähnliche Krankheit manifestiert und dann eine Letalität von etwa 20 % hat; sie ruft keine menschlichen Urogenitalinfektionen hervor.

C. pneumoniae ist eine erst kürzlich definierte Chlamydienspezies, die zunächst der Spezies C. psittaci zugeordnet worden war. Dieser ausschließlich humanpathogene Erreger verursacht akute respiratorische Infektionen; Epidemien von Pneumonien sind beschrieben.

C. trachomatis umfaßt die Erreger des Trachoms und verschiedener genitaler Kontaktinfektionen, manchmal gefolgt von reaktiver Arthritis; man unterscheidet insgesamt 15 durch verschiedene Proteinantigene definierte Serotypen, die mit den Buchstaben A bis C, D bis K und L1 bis L3 bezeichnet werden (s. Abb. 25.58). Die Serotypen sind gruppenweise mit bestimmten Krankheitszuständen assoziiert, innerhalb der Gruppen jedoch in Pathogenität und Art des erzeugten Krankheitsbildes gleich. Die Serotypen L1-L3 (Erreger des Lymphogranuloma venereum) sind invasiver als die übrigen; sie vermehren sich schneller in der Zellkultur, führen nach Inokulation zu Infektionen von Labortieren und können auch andere Gewebe als Epithelien befallen (z. B. Lymphozyten).

C. psittaci, C. pneumoniae und C. trachomatis besitzen ein gemeinsames hitzestabiles Lipopolysaccharid-Antigen; dieses ist die Grundlage einer heute unge-

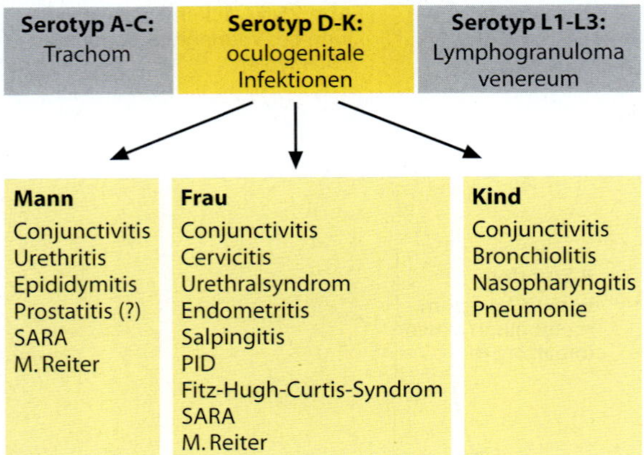

Abb. 25.58. Schema der durch Chlamydia trachomatis erregten Krankheiten

bräuchlichen Komplementbindungsreaktion (früher der einzige serologische Nachweis von Chlamydieninfektionen – s. unten).

Infektion durch Chlamydia trachomatis A-C: Trachom

Trachom ist eine durch Schmierinfektion übertragene subakut-chronische Konjunktivitis (sowohl der Conjunctiva tarsi als auch bulbi), die durch seröse Sekretion, Knötchenbildung („Follikel"), oberflächliche Geschwüre und schließlich Keratitis, Pannus, Trichiasis und Symblepharon gekennzeichnet ist. Trachom ist durch die Besserung des Lebensstandards und die Einführung der Antibiotika aus den westlichen Ländern fast gänzlich verschwunden, in den hyperendemischen Ländern der Dritten Welt (Nordafrika, Naher Osten, Indien) jedoch immer noch eine führende Ursache der Blindheit.

Infektionen durch Chlamydia trachomatis D-K: aszendierende okulogenitale Chlamydieninfektion

Serotypen D-K sind Epithelparasiten des Urogenital- und Konjunktivalepithels. Sie rufen typischerweise „katarrhalische" (serös-muköse) Sekretion mit geringer Entzündung und milder Allgemeinsymptomatik hervor. Eitriges Sekret, Einschmelzung und Durchbruch in das subepitheliale Bindegewebe sind selten, asymptomatische Infektionen häufig (Chlamydienzervizitis!).

Die Symptomatik hängt von der Lokalisation der Infektion ab und ist ein Gegenstück zur Gonorrhö; von dieser unterscheidet sie sich durch die Neigung zu mildem aber – unbehandelt – chronisch-rezidivierendem Verlauf. Die Hauptgefahr der Chlamydieninfektion bei der Frau liegt in den Spätfolgen (Tubensterilität, Extrauteringravidität). Weitere schwerwiegende Komplikationen betreffen die Perinatalperiode.

Die ***Risikogruppen*** entsprechen den bei STD üblichen. Asymptomatische Infektion wird besonders häufig bei Jugendlichen beobachtet (Prävalenz etwa 5–10 %). In den letzten Jahren hat die Inzidenz in den westlichen Ländern abgenommen, liegt jedoch weiterhin höher als die der Gonorrhö: allein für die Chlamydienadnexitis werden in den USA pro Jahr bis zu 300 000 Neuerkrankungen geschätzt.

Die Übertragung erfolgt wahrscheinlich ausschließlich durch Geschlechtsverkehr (Keime verlieren bei Zimmertemperatur ihre Infektiosität nach 48 h) bzw. beim Geburtsakt auf das Neugeborene. Die Infektiosität ist sehr hoch: Bei > 60 % der Partnerinnen von Männern mit Chlamydienurethritis kann der Keim in der Zervix nachgewiesen werden.

Dieser Wert muß vermutlich bei Anwendung sensitiverer Nachweismethoden noch nach oben korrigiert werden.

Die okulogenitale Chlamydieninfektion ist in Schweden, Finnland und der Schweiz meldepflichtig.

Genitale Infektion des Mannes durch Chlamydia trachomatis D-K

Pathogenese. Primär wird das Epithel der distalen Urethra infiziert. Von hier kann die Infektion über die gesamte Harnröhre und manchmal über die Vasa deferentia auf die Tubuli des Nebenhodens aufsteigen. Ob auch das Prostataepithel befallen werden kann, ist noch nicht geklärt.

Urethritis. Die häufigste Manifestation. Sie tritt unter dem Bild der „unspezifischen Urethritis" auf (s. S. 882), deren Ursache sie in etwa der Hälfte der Fälle ist.

Klinik. Beginn typischerweise nach einem Wechsel des Sexualpartners; nach einer Inkubationszeit von 1–3 Wochen stellen sich Dysurie sowie ein oft diskreter, wäßrig-schleimiger, selten schleimig-eitriger Ausfluß ein. Klinisch stumme Infektionen kommen vor. Unbehandelt bildet sich die Urethritis innerhalb einiger Tage bis Wochen zurück. Im weiteren Verlauf individuell verschieden häufige Exazerbationen, die durch Trigger wie Infekte (Gonorrhö, grippale Infekte, „Verkühlungen") oder mechanisches Trauma (Sport, vehementer Koitus etc.) ausgelöst werden können. Klinisch sind Erstinfektion und Exazerbationen nicht unterscheidbar.

Assoziation mit Gonorrhö. Gonorrhö wird in zumindest 15–30 % von einer Chlamydienurethritis begleitet (gleichzeitige Akquisition oder Exazerbation). In beiden Fällen wird die Chlamydienurethritis zuerst von der Gonorrhö überdeckt und tritt typischerweise erst nach deren Behandlung als „postgonorrhoische Urethritis" (PGU) in Erscheinung. PGU ist ein klinischer Begriff, der als persistierende (Symptome der Gonorrhö werden nach erfolgter Therapie lediglich schwächer) oder rezidivierende (nach einigen Tagen oder Wochen) Urethritis nach ausreichend behandelter Gonorrhö und Verschwinden von N. gonorrhoeae definiert ist.

Komplikationen. Urethral-Strikturen, Epididymitis, Prostatitis.

Klinisch bedeutsame Urethral-Strikturen sind seltener als bei Gonorrhö; symptomlose Strikturen finden sich urethroskopisch jedoch bei 5% der Patienten mit abgeheilter Chlamydienurethritis.

Epididymitis. Die akute Chlamydien-Epididymitis gleicht der gonorrhoischen (s. diese), ist jedoch milder. Sie beginnt mit einer schmerzhaften Schwellung und Verhärtung am unteren Nebenhodenpol und weitet sich schnell über den gesamten Nebenhoden und meist auch Hoden aus (Epididymo-Orchitis). Die Schmerzen strahlen in schweren Fällen in Leiste und Unterbauch aus, es besteht Krankheitsgefühl und Fieber. Das Skrotum kann gerötet und geschwollen sein. Der Befall ist meist einseitig. Spätfolge bei bilateralem Befall: Sterilität.

> **!** Bei älteren Männern ist eine Epididymitis meist Folge einer bakteriellen Harnwegsinfektion bei Prostatahypertrophie oder nach chirurgischen Eingriffen, bei jungen Männern jedoch hauptsächlich venerischer Natur (in mehr als drei Viertel durch C. trachomatis).

Prostatitis. C. trachomatis wurde immer wieder als Erreger der akuten wie der chronischen „abakteriellen" Prostatitis erwogen, doch steht bis heute der serologische und kulturelle Chlamydiennachweis im Sekret der erkrankten Prostata aus. Einziges Indiz ist das gelegentlich gute Ansprechen auf Breitbandantibiotika.

Chlamydienproktitis („nicht-gonorrhoische Proktitis" – NGP) männlicher Homosexueller. Proktitis ist ein häufiger Befund bei Homosexuellen („gay bowel syndrome"), für den sowohl das chronisch-mechanische Trauma als auch verschiedene Erreger verantwortlich sind. C. trachomatis spielt hier allerdings keine so wichtige Rolle wie bei der unspezifischen Urethritis (Nachweis gelingt nur in etwa 4% der Fälle). Homosexuelle scheinen insgesamt seltener Chlamydien-Infektionen zu erwerben als Heterosexuelle; die Gründe dafür sind noch unklar.

Genitale Infektionen der Frau durch Chlamydia trachomatis D-K

Pathogenese. Erster und häufigster Infektionsort ist die Zervix; von hier aus kann die Infektion in Endometrium, Adnexe und schließlich auch das kleine Becken und Peritoneum aufsteigen. Daneben kann C. trachomatis auch bei der Frau eine Urethritis verursachen.

Zervizitis. Die Durchseuchung der weiblichen Bevölkerung mit C. trachomatis und demzufolge die Häufigkeit einer Zervizitis ist stark von der sozialen Schicht bzw. vom Sexualverhalten abhängig: in Screening-Untersuchungen in STD-Ambulanzen wurden Chlamydien bei ca. 25% der Frauen, bei Geheimprostituierten sogar in ca. 50% aus der Zervix isoliert (bei anderen Bevölkerungsgruppen zwischen 0 und 5%). Zu den Risikopersonen zählen somit Frauen mit promiskuitivem Verhalten sowie Jugendliche (Inzidenz der zervikalen Chlamydieninfektion nimmt mit zunehmendem Alter ab). Über dem Durchschnitt liegen die Prozentzahlen in Schwangeren-Ambulanzen (5–10%).

Die ***Assoziation mit Gonorrhö*** ist höher als beim Mann (bei 25–50% der Fälle von florider Gonorrhö).

Klinik (Abb. 25.59). Unspezifischer Fluor mit dickem, mukösem Ausfluß aus dem Zervikalkanal; häufig besteht eine Zervixerosion. Etwa 30–50% der C. trachomatis-positiven Frauen mit isoliertem Zervixbefall sind jedoch symptomlos.

Dieser makroskopische Befund allein rechtfertigt nur bedingt den Verdacht auf eine Chlamydienzervizitis: eine Ektopie des Zylinderepithels der Zervix kann den Eindruck einer Erosion ergeben, muköser Ausfluß kann Folge eines gestagenen Stimulus sein (Kontrazeptiva, Schwangerschaft). Ob C. trachomatis tatsächlich Erosionen der Portio hervorruft, wird bezweifelt und die häufige Assoziation durch leichteres „Angehen" der Chlamydien an Ektopien erklärt („hypertrophe mukopurulente Zervizitis").

> **!** Der Chlamydien-Nachweis aus der Zervix sollte bei jeder gynäkologischen Routineuntersuchung der jungen, sexuell aktiven Frau, bei der Schwangerenuntersuchung und bei jeder Patientin, die wegen genitaler Kontaktinfektionen oder gynäkologischer Eingriffe den Arzt aufsucht, durchgeführt werden.

Urethritis („female urethral syndrome"). Meist ein Begleitbefund der Chlamydienzervizitis, nur in etwa 10% isoliert. Nur etwa die Hälfte der Betroffenen hat subjektive Beschwerden (Dysurie, Harndrang).

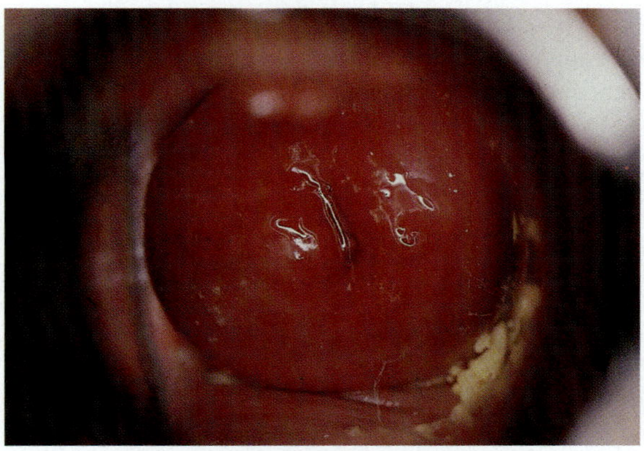

Abb. 25.59. Chlamydienzervizitis: die Portio einer Graviden mit ödematös glänzender Ektopie und mukopurulentem Exsudat

Gleichartige Symptome können auch durch andere Erreger, etwa E. coli oder N. gonorrhoeae, hervorgerufen werden.

Bartholinitis. C. trachomatis wurde bei akuter Bartholinitis nachgewiesen, fast immer gemeinsam mit N. gonorrhoeae. Ob Chlamydien allein eine Bartholinitis auslösen können, ist fraglich.

Salpingitis, „pelvic inflammatory disease" (PID). Der im deutschsprachigen Raum gebräuchliche Begriff „Salpingitis" bezeichnet aszendierende Infektionen aus Vagina und Zervix in Endometrium, Tuben und/oder angrenzende Strukturen. Im angloamerikanischen Schrifttum wird der treffendere Ausdruck „pelvic inflammatory disease" (PID) verwendet. PID kann einerseits durch „endogene" Keime, also solche der physiologischen Vaginal-, Vulva- oder Darmflora (etwa 25 % der Fälle; meist Anaerobier) hervorgerufen werden, andererseits durch Erreger genitaler Kontaktinfektionen (N. gonorrhoeae, C. trachomatis, Mycoplasma hominis? Ureaplasma urealyticum?). Letztere sind bei jungen Frauen der westlichen Länder die Hauptursache (bis 75 %), wovon auf C. trachomatis wieder zwischen 50 und 70 % entfallen (der in allen Statistiken am häufigsten isolierte Keim!).

Klinik. Die typische Patientin mit Chlamydiensalpingitis ist jung (75 % < 25 Jahre) und hat eher milde Beschwerden: meist schon mehrere Tage bestehende menstruationsähnliche Bauch- oder Rückenschmerzen; Metrorrhagien (ca. 40 %), Fieber (ca. 30 %), mäßig erhöhte Blutsenkung. Der objektive Tastbefund der Beckenorgane ist nicht sehr ausgeprägt, im Gegensatz dazu zeigt die laparoskopische Untersuchung heftig entzündliche Adnexe.

Differentialdiagnose. Gonorrhoische PID verläuft heftiger, fast immer mit hohem Fieber und gut palpabler Schwellung der Adnexe. Patientinnen mit „endogener" Salpingitis sind meist älter, zeigen einen akuten Krankheitsbeginn und die am stärksten ausgeprägte Symptomatik. Doppelinfektionen der Zervix sind zwar häufig, doch wird in den Tuben meist nur ein Erreger nachgewiesen.

Schwerwiegendste ***Spätfolgen*** sind die Tubensterilität und das (mit jeder Episode steigende) Risiko der Extrauteringravidität. 10–20 % der Frauen sind nach einer einzigen Episode infertil, nach zwei Episoden 20–30 % und nach drei oder mehr 50 bis 60 %. Das Risiko einer extrauterinen Schwangerschaft ist schon nach einmaliger Salpingitis auf das 7- bis 10 fache erhöht.

Post-partum-Endometritis. Die Geburt triggert oft die Exazerbation einer latenten Chlamydieninfektion und kann zum Befall des (sonst nur selten befallenen) Endometriums führen. Die Patientin fiebert an, eine auffällige Vergrößerung oder Druckempfindlichkeit des Uterus bleibt aus. Oft wird eine Infektion mit endogenen Keimen vermutet und erst retrospektiv durch das Nichtansprechen auf Penizilline als irrig erkannt (schlagartiges Ansprechen auf Tetrazykline). Eine Endomyometritis mit schwerer Blutung gehört *nicht* zu den Komplikationen der aufsteigenden Chlamydieninfektion.

Befundinterpretation bei aszendierender Chlamydieninfektion: Ein positiver Zervikal- oder Urethralabstrich bei Symptomen einer Salpingitis ist kein Beweis, aber ein starker Hinweis auf eine Chlamydieninfektion. Umgekehrt schließt ein negativer Befund eine solche nicht aus. Die Diagnose muß dann in Zusammenschau mit Klinik, Serologie etc. erfolgen.

Perihepatitis (Fitz-Hugh-Curtis-Syndrom). Die betroffenen Frauen zeigen eine charakteristische Schmerzsymptomatik im rechten Oberbauch, die meist als Pleuritis, Pneumonie, Pulmonalembolie, Cholezystitis, Cholelithiasis oder sogar als perforiertes Ulcus duodeni interpretiert wird (Folge: oft aufwendige Untersuchungen bis zur explorativen Laparotomie). Laparoskopisch zeigen sich fibröse Plaques und kleine fleckige Hämorrhagien an der Leberkapsel. Restzustand: „violinsaitenartige" Adhäsionen zwischen Leber und vorderer Bauchwand.

Perihepatitis wurde bereits 1919 als seltene Komplikation der Salpingitis beschrieben und galt früher ausschließlich als Komplikation der Gonorrhö (s. oben); heute weiß man, daß in mindestens 50 % C. trachomatis verantwortlich ist.

Proktitis. Bei wenigen Patientinnen mit genitaler Chlamydieninfektion kann C. trachomatis auch von der Rektalschleimhaut isoliert werden, klinische Symptome einer Proktitis fehlen meist. Im Auflichtmikroskop finden sich in etwa 40 % „Follikel", „Knötchen", „Pflastersteinmuster", Vernarbungen der Mukosa etc. (s. Chlamydienophthalmie).

C. trachomatis (Serotyp D-K)-Infektionen bei beiden Geschlechtern

Paratrachom des Erwachsenen („adult chlamydial ophthalmia" – ACO). Die Infektion erfolgt durch Autoinokulation aus Genitalsekreten. 90 % der weiblichen und 50 % der männlichen Patienten mit ACO leiden gleichzeitig an einer genitalen Chlamydieninfektion.

Häufigste klinische Erscheinungsform (Abb. 25.60) ist die ***Einschlußkörperchen-Konjunktivitis*** („inclusion conjunctivitis" – IC), eine meist unilaterale chronisch-follikuläre Konjunktivitis mit akutem oder subakutem Beginn. Nach einer Inkubationzeit von 1–2 Wochen (2–21 Tage) entwickeln sich konjunktivales Fremdkörpergefühl, Tränenfluß, mukoid-mukopurulentes Sekret, Photophobie und Lidschwellung. Die Konjunktiven sind mäßig hyperämisch, diffus infiltriert und ödematös. Nach ca. einer Woche zunehmende follikuläre Hypertrophie (lymphoides Gewebe!) der Konjunktiven, besonders in den Fornices. Typisches Spätsymptom: Ptosis. Die Kornea ist meist unbefallen; manchmal entsteht eine (spontan abheilende) milde punk-

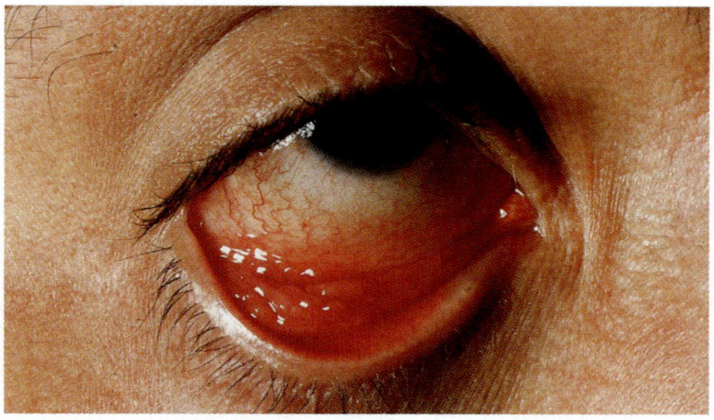

Abb. 25.60. Einschlußkörperchen-Konjunktivitis (Paratrachom) des Erwachsenen. Injektion der Konjunktiven, follikuläre Hypertrophie besonders des Fornixbereiches

tierte Keratitis. ACO heilt unbehandelt ohne Dauerschäden, oft jedoch erst nach vielen Monaten.

Komplikationen sind präaurikuläre Lymphadenopathie, Otitis media, seltener Pharyngitis und Laryngitis. Selten (wahrscheinlich assoziiert mit HLA B27) entsteht auch eine milde Iritis; diese spricht auf Steroide oder Mydriatika rasch an und führt nie zu Synechien. Eine sehr seltene Verlaufsform ist das sogenannte ***„Trachoma of sexual transmission":*** Diese ist durch marginale Infiltrate und Pannusbildung mit Neigung zu narbiger Abheilung charakterisiert.

Reaktive Arthritis („sexually acquired reactive arthritis" – SARA, M. Reiter) (s. S. 351). Eine auf noch nicht gänzlich geklärten Immunmechanismen beruhende sterile Synovitis und Begleitsyndrom von Infektionskrankheiten (meist einer urogenitalen Chlamydieninfektion, seltener Infektionen des Darmtrakts). Bei einem Drittel der Patienten kann C. trachomatis aus dem Genitaltrakt isoliert werden, über 70 % zeigen hohe IgG Antikörper-Titer, wobei der Titer parallel zur Krankheitsaktivität verläuft.

Perinatale Chlamydieninfektionen. Bei der Passage durch den mit C. trachomatis infizierten Geburtskanal steht das Neugeborene unter erheblichem Infektionsrisiko: 60–70 % der Kinder erleiden (klinisch oft stumme) Infektionen, hauptsächlich der Konjunktiven (25–50 %) und des Respirationstrakts (10–20 % Pneumonie). Auswirkungen einer mütterlicher Chlamydieninfektion auf Frühgeburtenrate und perinatale Mortalität sind noch ungeklärt (möglich: reduziertes Geburtsgewicht, vorzeitiger Blasensprung).

Einschlußkörperchen-Konjunktivitis („inclusion conjunctivitis of the newborn" – ICN): eine mukopurulente Konjunktivitis, die bei ca. 30 % der Kinder chlamydienpositiver Mütter 5–14 Tage nach Geburt auftritt und fast stets nach 2–3 Wochen spontan abheilt. Dauerschäden sind selten (Extremfall: Erblindung).

Die lange Inkubationszeit unterscheidet die ICN von der viel früher auftretenden und auch stürmischer verlaufenden gonorrhoischen Ophthalmie. Die Crede-Prophylaxe mit Silbernitrat ist gegen die ICN unwirksam. Topische Verabreichung von Erythromycin- oder Tetrazyklin verhindert die ICN, nicht jedoch Infektionen der Luftwege durch C. trachomatis.

Rhinitis: Die Symptome reichen von milde bis sehr ausgeprägt (nasopharyngeale Obstruktion). Typisches Prodrom der Chlamydienpneumonie.

Bronchitis bzw. ***Pneumonie:*** Bei ca. 3 % der Kinder chlamydienpositiver Müttern. Die Inkubationszeit der meist a(sub)febrilen Pneumonie beträgt 2 Wochen bis 4 Monate (Gipfel bei 10 Wochen). Symptome sind hackender, trockener Husten und inspiratorischer Stridor. Das Thoraxröntgen zeigt eine Überblähung der Lungen und fleckige interstitielle Verschattungen. Typische Laborbefunde sind Hypergammaglobulinämie (IgM) und Eosinophilie. Selbstlimitiert, Langzeitfolgen auch bei Nichtbehandlung nicht bekannt.

Die seröse ***Otitis media*** ist meist mit Chlamydienpneumonie assoziiert. Selbstlimitiert, mögliche Langzeitschäden derzeit noch nicht beurteilbar.

Infektionen durch Chlamydia trachomatis L1-L3: Lymphogranuloma venereum (LGV)

Lymphogranuloma venereum ist eine seltene, durch die Serotypen L1, L2 und L3 von C. trachomatis verursachte genitale Kontaktinfektion von regionaler Charakteristik, die im Spätstadium zu schwerwiegenden Komplikationen führen kann (genitoanorektaler Symptomenkomplex). In Österreich meldepflichtig.

Epidemiologie. Eine weltweit verbreitete, hauptsächlich in Entwicklungs- und tropischen Ländern endemische Krankheit. Die genaue Inzidenz ist nicht bekannt. Meist wird das LGV durch Seeleute eingeschleppt und tritt dann sporadisch in Hafenstädten auf. Vermutlich besteht eine hohe Dunkelziffer.

In Indien soll LGV 6 % aller behandelten genitalen Kontaktinfektionen stellen; in der US-Armee wurden im Vietnamkrieg 14 Erkrankungen/1.000 Mann/Jahr registriert. Die Inzidenz in den USA und in Europa ist sehr niedrig (in der BRD jährlich ca. 30 Erkrankungsfälle).

Klinik. Man unterscheidet: das Primär- (Veränderungen an der Eintrittspforte), das Sekundär- (Befall der regionalen Lymphknoten), und das Tertiärstadium (genitoanorektaler Symptomkomplex).

Die ***Primärläsion*** entsteht nach einer Inkubationszeit von ca. 7–10 (3–30) Tagen als meist unauffälliges, schmerzloses, Herpes-simplex-ähnliches Bläschen, das später exulzeriert und nach etwa 14 Tagen abheilt. Bei intraurethraler Primärläsion manifestiert sich das Primärstadium als Urethritis. Prädilektionsstellen sind beim Mann Glans penis und Präputium, bei der Frau das äußere Genitale, Vaginalwand und Zervix. Extragenitale Lokalisationen sind selten. Bei Auftreten der charakteristischen Lymphknotenschwellung (Sekundärstadium), ist die Primärläsion meist schon abgeheilt

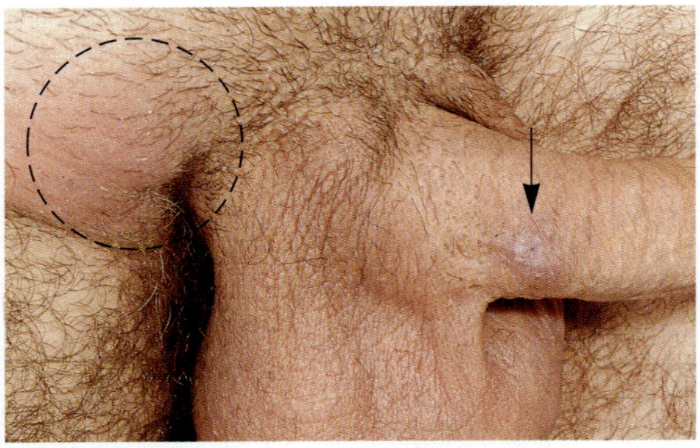

Abb. 25.61. Lymphogranuloma venereum. Am Penisschaft *(Pfeil)* ist ein kleines Närbchen nach dem Primäraffekt zu erkennen. Bubo der rechten Inguinalregion *(Ring)*

(Abb. 25.61). Bei der Erstuntersuchung findet sich eine Primärläsion nur in 5 % der Fälle (Anamnese einer solchen allerdings in 24–40 %).

Beim ***Sekundärstadium*** kommt es 3–4 Wochen nach Infektion unter Temperaturanstieg und Krankheitsgefühl zur zunehmend dolenten, meist einseitigen inguinalen Lymphknotenschwellung („Bubo"-Leitsymptom des LGV), manchmal auch der femoralen Lymphknoten („Doppelbubonen"). Die schließlich bis faustgroßen Bubonen sind heftig entzündlich, mit der darüberliegenden akut geröteten Haut wie mit der Unterlage verbacken, schmelzen eitrig ein und wandeln sich in fistulierende Abszeßhöhlen um. Unbehandelt heilen sie innerhalb etwa eines halben Jahres langsam ab; gleichzeitig aszendieren die Chlamydien bei einem Teil der Patienten in die Lymphknoten des kleinen Beckens und können nach Jahren das Tertiärstadium auslösen.

Über 90 % der diagnostizierten LGV sind Männer im Sekundärstadium, die wegen der schmerzhaften Bubonen Behandlung suchen. Grund dieses Mißverhältnisses ist, daß bei Frauen meist die retroperitonealen Lymphknotenstationen betroffen sind (die inguinalen nur in etwa 10 %); die Infektion bleibt daher häufig unbemerkt und kann in das Tertiärstadium fortschreiten.

Das ***Tertiärstadium*** beginnt nach 5–10 Jahren und erstreckt sich meist über Jahrzehnte. Es ist durch eine teils destruktive, teils produktive granulomatöse Entzündung um Rektum, Analgegend und äußere Geschlechtsorgane mit akzidentell hinzutretenden Sekundärinfektionen gekennzeichnet; Lymphödeme spielen eine zusätzliche Rolle. Bei der Frau führen diese Prozesse zu massiven periproktitischen Infiltraten, Abszessen, Rektovaginalfisteln, chronischen Geschwüren der Vulva (teils mit Mutilationen, teils mit elephantiastischen Schwellungen) und manchmal zur Zerstörung der Urethra. Beim Mann entsteht eine Elephantiasis des Genitales, seltener chronische destruierende Ulzera des Penis. Die chronische Proktitis führt meist zu zirkulärer Stenose durch massive Granulome (seltener Narbenstenose).

Proktitis als Primärläsion: In manchen Fällen schwerer Proktitis, hauptsächlich bei Homosexuellen, wird Chlamydia trachomatis L1-L3 als Erreger isoliert. Das Krankheitsbild ist weit schwerer als die Proktitis durch C. trachomatis D-K: Neben weit ausgeprägterem Lokalbefund mit schmerzhafter Stuhlverhaltung bestehen auch Allgemeinsymptome mit Fieber, Krankheitsgefühl und starker Gewichtsabnahme. Die Rektoskopie zeigt nekrotische Ulzera und/oder hypertrophe Granulationen (Histologie ähnlich der Colitis ulcerosa). Differentialdiagnose: Herpes-simplex-Proktitis.

Nachweismethoden (Tabelle 25.40)

Abnahme des Untersuchungsmaterials. Eine häufige Fehlerquelle bei der Chlamydiendiagnostik ist die inadäquate Abnahmetechnik. Abstriche aus dem Genitalbereich werden beim Mann aus der Urethra, bei der Frau aus Urethra und Zervix gewonnen. Verzichtete man bei der Frau auf die Untersuchung der Urethra, würden etwa 10–15 % der Chlamydieninfektionen übersehen. Grundsätzlich kann man auch bioptisch oder laparoskopisch aus allen eventuell infizierten Organen (z. B. Prostata, Nebenhoden, Salpinx etc.) Proben gewinnen. Für die Praxis haben diese Methoden jedoch keine Bedeutung; man geht davon aus, daß in den meisten Fällen aszendierter genitaler Chlamydieninfektionen auch der Urethral- bzw. Zervikalabstrich positiv ist.

Technik: Beim Mann wird der aus einem dünnen Draht mit Baumwollspitze bestehende Abnahmetupfer 2–4 cm in die Urethra eingeführt und mindestens 15 Sekunden mit leichtem Druck gegen die Harnröhrenwand gedreht, um genug Epithelzellen zu gewinnen. Bei der Frau erfolgt der Ausstrich aus dem Zervikalkanal: Die Portio wird von Schleim und Exsudat gereinigt; anschließend führt man den Abnahmetupfer so weit in den Zervikalkanal ein, daß die Baumwollspitze gerade nicht mehr sichtbar ist. Wieder erfolgt eine Rotationsbewegung (wie oben); beim Zurückziehen sollte eine Berührung der Vaginalwand vermieden werden (falsch positive Ergebnisse beim ELISA-Verfahren durch Bakterienverunreinigung!).

Die Entnahme eines Abstrichs von der Rektalschleimhaut wird analog nach Reinigung der Schleimhaut, am besten durch das Fenster eines Proktoskops, durchgeführt. Bei Konjunktivitis erfolgen Abstriche von der Konjunktiva. Beim LGV wird Material für das Ausstrichpräparat direkt vom Ulkus oder durch Punktion der befallenen Lymphknoten gewonnen.

Kultureller Erregernachweis. Bis zur Einführung der Antigennachweismethoden und molekularbiologischer Verfahren war die Kultur von C. trachomatis auf Zellkulturen (meist McCoy-Zellen) der einzig sichere und im Vergleich zu Dottersackbeimpfungen einfachste Nachweis.

Nach Überimpfung auf die mit Cycloheximid vorbehandelte Zellkultur und einem Zentrifugationsschritt (zur mechanischen Anlagerung der Elementarkörperchen an die Zellmem-

Tabelle 25.40. Diagnoseverfahren bei Chlamydia Trachomatis

VERFAHREN	VORTEIL	NACHTEIL
Zellkultur	Spezifität 100 % Sensitivität hoch (80–95 %)	zeit- und kostenaufwendig Transport aufwendig Kulturverfahren nicht einheitlich standardisiert
Antigennachweis		
– direkte Immunfluoreszenz (DIF)	Beurteilung der Abnahmequalität möglich Testvorgang rasch und einfach Transport einfach	Bewertung subjektiv Testkapazität gering Spezifität und Sensitivität < Zellkultur (~90 % bzw. 85 %)
– ELISA	Testkapazität hoch Transport einfach Testvorgang rasch und einfach Bewertung objektiv	Bestätigung positiver Resultate Kreuzreaktionen mit manchen Bakterien Spezifität und Sensitivität < Zellkultur (~90 % bzw. 85 %)
DNS-Hybridisierung	Testkapazität hoch Beurteilung objektiv Transport einfach Testvorgang rasch und einfach	Bestätigung grenzwertiger Resultate erforderlich Spezifität und Sensitivität < Zellkultur (~90 % bzw. 85 %)
Amplifizierung: PCR, LCR, TMA	Sensitivität hoch Spezifität hoch Beurteilung objektiv	zeit- und kostenaufwendig Testvorgang anspruchsvoll

bran) bilden sich nach etwa 48 h Einschlußkörper, die mit der Jod-bzw. Giemsafärbung oder – sensitiver – mit monoklonalen Antikörpern gegen das „Major Outer Membrane Protein" (MOMP) dargestellt werden können (Abb. 25.62a-c).

Die Gewebekultur ist immer noch der Goldstandard des Chlamydiennachweises, mit dem andere Methoden verglichen werden. Ihre Nachteile sind:

- lange Dauer (mindestens 48 h);
- Aufwendigkeit;
- direktes Beimpfen nur an den Zentren möglich, die über eine entsprechende Gewebekultur verfügen;
- Versand von Patientenmaterial an das Labor muß gekühlt (-20 °C) erfolgen;
- Chlamydiennachweis aus dem Harn nicht möglich.

Die Sensitivität der Gewebekultur wird bei Berechnungen mit einem „erweiterten Goldstandard", in den auch Amplifizierungsverfahren einbezogen werden, mit etwa 80 % angegeben, während die Spezifität annähernd 100 % beträgt. Ein positiver Kulturbefund ist somit immer ein sicherer Hinweis auf eine Chlamydieninfektion, ein negativer Befund kann in etwa 20 % falsch negativ sein.

Antigennachweise. Der direkte Erregernachweis durch ***Ausstrich und Färbung*** (Giemsa) ist heute wegen seiner viel zu niedrigen Trefferquote überholt (Ausnahme: Lymphogranuloma venereum; Abb. 25.63).

Für den Antigennachweis können folgende zwei Antigene herangezogen werden:

- MOMP-Antigen (s. oben): dieses ist *spezies*spezifisch (daher zur Diagnostik spezifisch von C. trachomatis geeignet); käufliche monoklonale Antikörper werden in Immunfluoreszenztests eingesetzt;
- Lipopolysaccharid (LPS)-Antigen: *genus*spezifisch (C. trachomatis kann daher nicht von C. pneumoniae oder psittaci differenziert werden); mono- oder polyklonale Antikörper werden in ELISA-Tests eingesetzt.

Der ***direkte Immunfluoreszenz- (DIF)*** Chlamydiennachweis am Ausstrichpräparat ist die einfachste und

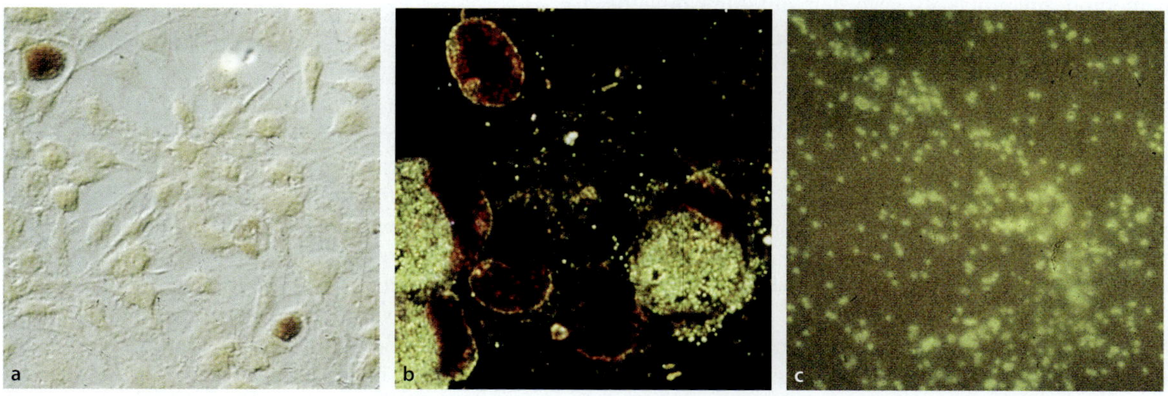

Abb. 25.62a-c. Kultureller Nachweis von C. trachomatis. Darstellung der Einschlußkörperchen in McCoy-Zellen (Monolayer) mit der Jodfärbung (**a**), Giemsa-Färbung im Dunkelfeld (**b**) und mit monoklonalen Antikörpern in der Immunfluoreszenz (**c**)

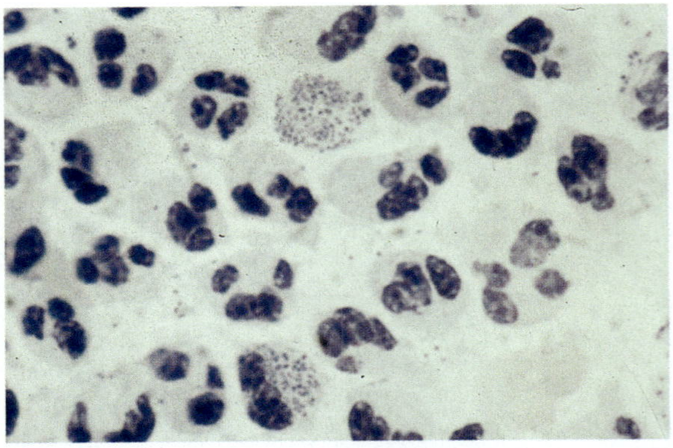

Abb. 25.63. Giemsa-gefärbtes Ausstrichpräparat aus einem Lymphknotenpunktat bei Lymphogranuloma venereum: manche der im Bild enthaltenen Leukozyten enthalten multiple Chlamydienpartikel. x 100, Ölimmersion

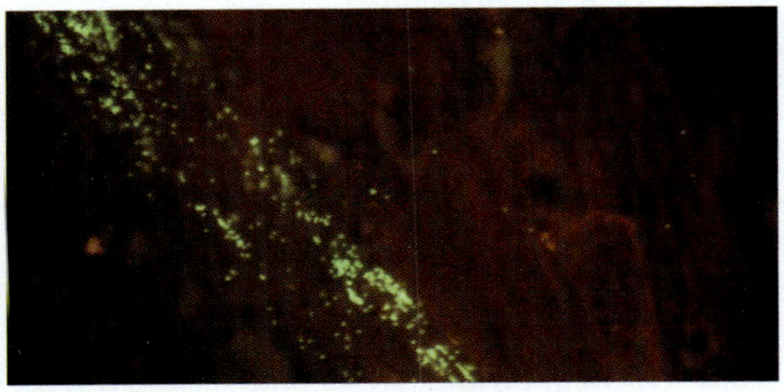

Abb. 25.64. Direkter Immunfluoreszenznachweis von C. trachomatis im Urethralausstrich. Gefärbt erscheinen die extrazellulären Elementarkörperchen

billigste Nachweismethode. Er erreicht (im Vergleich zur weit aufwendigeren Kultur) hohe Spezifität (98%) und Sensitivität (80–90%).

Angefärbt werden die extrazellulär gelegenen Elementarkörperchen (Abb. 25.64), die (bei Erfahrung!) leicht identifiziert werden können. Dieses Verfahren erlaubt als einziges auch die Bewertung der Abnahmequalität. Nachteile: Beurteilung subjektiv, Genauigkeit erfahrungsabhängig, Zahl der täglich befundbaren Proben limitiert.

Der ***„enzyme linked immunosorbent assay“*** (ELISA) zum Antigennachweis ist in den letzten Jahren Routinemethode vieler Labors geworden; mit ihm kann eine große Zahl von Proben objektiv und rasch getestet werden. Positive Resultate müssen mit sogenannten „Blockingtests“ oder DIF bestätigt werden, da Kreuzreaktionen mit anderen Bakterien falsch positive Ergebnisse erbringen können (daher für Material aus Pharynx oder Rektum nicht geeignet).

Für die Chlamydiendiagnostik werden auch Schnelltests auf dem Prinzip des ELISA angeboten. Diese haben eine geringere Sensitivität und sind lediglich für Ausnahmefälle geeignet.

Gentechnologische Nachweismethoden. Das ***DNS-Hybridisierungsverfahren (Gen-Probe Test)*** basiert auf dem Nachweis ribosomaler RNS von C. trachomatis mittels einer einsträngigen DNS-Sonde im Chemolumineszenzverfahren. *Prinzip:* Die potentiell chlamydienhältigen Zellen werden im Transportmedium lysiert, die freigesetzte ribosomale RNS stabilisiert, Ribonukleasen inaktiviert. Hybridisierung (60 °C, 1 Stunde) mit einer farbstoffmarkierten (einstängigen) DNS-Sonde, Bindung des entstandenen DNS-RNS-Hybrids an Magnetpartikel. Detektion des DNS-RNS-Magnetpartikels im Luminometer (Lichtreaktion).

Kommerziell erhältliche Testsysteme für C. trachomatis mit ***Amplifizierungsverfahren*** sind: der Polymerasekettenreaktions (PCR)-Test Amplicor®, der Ligasekettenreaktions (LCR)-Test LCX® und der „Transcription Mediated Amplification (TMA) Assay“.

Der DNS-Nachweis mittels Amplifizierung umfaßt 3 Schritte:

- Probenvorbereitung: Extraktion der DNS aus der Untersuchungsprobe und Inaktivierung der in ihr enthaltenen Enzyme – chemisch (PCR) oder durch Erhitzen (LCR);
- Amplifizierung: In einem Thermocycler wird durch ca. 30maliges Erhitzen und Abkühlen der extrahierten Nukleinsäure unter Zusatz der notwendigen Reagentien (Primer, Nukleotide, Enzyme) die nachzuweisende DNS-Sequenz exponentiell vermehrt;
- Detektion: Nachweis der vermehrten DNS durch Hybridisierung (PCR) oder ELISA (LCR).

Die Sensitivität der Amplifizierungsmethoden ist wesentlich höher als die sämtlicher anderer Verfahren. Hierdurch ist es auch möglich, die Chlamydiendiagnose aus dem – leichter zu gewinnenden – Harn zu stellen.

Die Amplifizierungsverfahren werden vermutlich das bisherige Bild der Biologie der Chlamydieninfektion umstoßen. So zeigen Studien, daß C. trachomatis häufiger an Partner übertragen wird als angenommen, und daß der Erreger eine noch größere Bedeutung bei aszendierenden genitalen Infekten hat. Offen bleibt allerdings die Frage, ob der DNS-Nachweis stets als therapiepflichtige Infektion zu werten ist. Therapiestudien zeigten, daß spätestens 3 Wochen nach Therapie der DNS Nachweis mit der PCR negativ ist.

Serologie. Der Antikörpernachweis ist für die Diagnose einer okulogenitalen Chlamydieninfektion nur in Ausnahmefällen geeignet: dringender Verdacht einer schweren aufsteigenden Infektion bei negativem Antigennachweis, Neugeborenenpneumonie, SARA. Da die meisten Testverfahren lediglich eine Chlamydieninfektion nachweisen, eine speziesspezifische Differenzierung jedoch nicht ermöglichen, sind die Ergebnisse mit Vorsicht zu interpretieren.

Komplementsbindungsreaktion (KBR): Chlamydien besitzen ein gemeinsames hitzestabiles Lipopolysaccharidantigen an der Zelloberfläche, das mit der KBR nachgewiesen wird. Die Methode wurde ursprünglich zur Diagnose der Psittakose entwickelt, kann aber auch zur Abklärung des Lymphogranuloma venereum verwendet werden (Titer über 1:64 werden bei entsprechender Klinik als Beweis gewertet; in ca. 50 % der Fälle positiv. Titer über 1:16 werden fast stets gefunden). Für

Tabelle 25.41. Antikörpertiter (Mikro-IF) bei versch. Chlamydieninfektionen

Erkrankung	Titerhöhe	Diagn. Bedeutung
• Urethritis	Häufiger positive IgM und IgG-Titer als vergleichbare Kontrollgruppen	Keine
• Prostatitis	Widersprüchliche Angaben	Keine
• Epididymitis	IgM meist negativ, IgG-Spiegel oft mit dem Verlauf der Erkrankung korreliert	Kann mit zur diagnostischen Klärung dienen
• Proktitis	Manchmal hohe IgG-Spiegel	In manchen Fällen diagnostisch
• Cervikale Infektionen	Häufiger positive IgM und IgG-Spiegel als Kontrollgruppen	Keine
• Salpingitis (PID) Endometritis post partum	IgG-Spiegel bei 70 % über 1:64, mittlere Titerhöhe ca. 1:500	Wichtiger diagnostischer Parameter
• Perihepatitis	80–100 % oder steigende IgG-Titer	Wichtiger diagnostischer Parameter
• Paratrachom	IgG in 95 %, IgA in 65 % in der Tränenflüssigkeit	Wichtiger diagnostischer Parameter
• Morbus Reiter (SARA)	IgM zu Beginn der Erkrankung am höchsten, später langsam abfallende Werte, IgG-Spiegel erreichen ca. 6 Wochen nach Beginn die größte Höhe. Sowohl IgM als auch IgG sind bei jedem Schub erhöht.	Kann in der Diagnostik gut mitverwendet werden
• Neonatale Chlamydien-Pneumonie	IgM-Antikörper typischerweise über 1:256; IgG meist erhöht, jedoch nicht diagnostisch, da diaplazentar übertragen	Diagnostisch
• Lymphogranuloma inguinale	IgM über 1:32 erhöht IgG über 1:1000 erhöht	Diagnostisch

Infektionen mit C. trachomatis D-K hat die KBR keine Bedeutung.

Die ***Mikroimmunfluoreszenzmethode*** weist Antikörper gegen das speziesspezifische MOMP von Elementarkörperchen nach.

Der Test ist zwar aussagekräftiger als die KBR, doch können auch Patienten ohne manifeste Chlamydieninfektion niedrige Antikörpertiter aufweisen. Daher werden nur höhere Titer, wie sie bei stark entzündlichen Zuständen (Salpingitis!) auftreten, diagnostisch verwertet (Tabelle 25.41).

Methode: Auf Objektträgern fixierte Elementarkörperchen werden mit Patientenserum inkubiert. Etwaige spezifische Chlamydienantikörper binden sich an das Antigen und werden mit FITC-markierten Antihumanglobulinen (Anti-IgG, -IgM) nachgewiesen. Bei Untersuchung von Sekreten (Tränenflüssigkeit, Zervikalsekret) werden Anti-IgA und Anti-IgG verwendet.

Der ***ELISA***, eine häufig eingesetzte Methode zum Nachweis spezifischer Antikörper, detektiert deren Bindung photometrisch mittels Enzym-markiertem Konjugat. Der ELISA ist wesentlich einfacher als der Mikroimmunfluoreszenztest, verwendet allerdings das gruppenspezifische LPS als Antigen. Eine Differenzierung der verschiedenen Chlamydienspezies ist daher nicht möglich.

Je nach Krankheitsbild haben die Titer der einzelnen Immunglobulinklassen völlig unterschiedliche ***diagnostische Bedeutung.*** Erfahrungswerte zur Bewertung von Mikro-IF oder ELISA-Befunden sind in Tabelle 25.41 zusammengestellt.

Therapie

Die folgenden Richtlinien orientieren sich an den Empfehlungen des CDC.

Unkomplizierte urogenitale Infektionen durch die Serotypen D-K, Paratrachom und reaktive Arthritis: Standardtherapie: Doxycyclin 2×100 mg/Tag (7 Tage) oder Azithromycin 1 g oral (einmalig). Alternativen: Ofloxacin 2×300mg/Tag (7 Tage), Erythromycin 4×500 mg/Tag (7 Tage; auch bei Gravidität möglich).

Schwer verlaufende Infektion mit möglichen Komplikationen und Langzeitfolgen (Perihepatitis, PID, Post partum-Endometritis etc.). Tetrazykline oder Erythromycin i. v. bis zur Besserung des klinischen Bildes, dann entsprechend oben angeführter Dosierung weiter. Verlängerung der Therapie auf 14 Tage wird empfohlen.

Die Wirkung von Tetrazyklinen bei reaktiver Arthritis ist umstritten.

Chlamydieninfektionen des Neugeborenen. Erythromycin-Sirup 50 mg/kg/Tag, aufgeteilt auf 4 Einzelgaben, durch 10–14 Tage. Zusätzliche Lokalapplikation von Antibiotika bei Konjunktivitis ist überflüssig!

Lymphogranuloma venereum: Primär- und Sekundärstadium. Doxycyclin 2×100 mg/Tag (3 Wochen). Alternativen: Erythromycin 4×500mg/Tag (3 Wochen), Sulfonamide (z. B. Sulfamethoxazol) 2×1 g/Tag (3 Wochen). Tertiärstadium: Langzeittherapie (Monate) nach den genannten Schemen kann zu erheblichem Rückgang von Elephantiasis und Granulomen führen. Zusätzliche chirurgische Eingriffe sind meist notwendig.

Partnerbehandlung. Muß stets (notfalls auch ohne geglückten Erregernachweis) durchgeführt werden. Bei Chlamydieninfektion von Neugeborenen gilt dasselbe für die Eltern.

25.3.3 Die „unspezifische" Urethritis des Mannes

Unter „unspezifischer" Urethritis („non-gonococcal urethritis" – NGU) des Mannes versteht man das Symptom der infektiösen Urethritis ungeachtet des ursächlichen Erregers, sofern N. gonorrhoeae (in Ausstrich und Kultur) ausgeschlossen ist.

Historisch entstand der Verlegenheitsbegriff der „unspezifischen" Urethritis aus der Notwendigkeit, eine Gruppe von Krankheiten ähnlicher Symptomatik und meist unklarer, heterogener und schwer bestimmbarer Ätiologie gegenüber der viel besser erforschten und gravierenderen Gonorrhö abzugrenzen. Dieser Begriff ist aus mehreren Gründen unbefriedigend: War die „unspezifische" Urethritis früher neben der Gonorrhö ein eher unbedeutender Restbestand, übertrifft sie deren Inzidenz heute bei weitem (vermutlich um das 10fache). Außerdem sind viele Erreger der „unspezifischen" Urethritis genau definiert. Der Begriff sollte daher durch „nichtgonorrhoische Urethritis" (NGU) ersetzt werden.

Tabelle 25.42. Ursachen nicht-infektiöser Urethritis des Mannes

mechanisch-traumatisch	Fremdkörper (z. B. Katheter), Strikturen, Blasensteine, Sport, exzessiver Sexualverkehr, Gewaltanwendung
chemisch	Instillation von Desinfektionslösungen, scharfe Alkohole, Gewürze
lokale Ursachen	Anomalien, Phimose, Neoplasmen, Irritation bei Condylomata acuminata, erosiver Lichen ruber, Erkrankungen des Harntrakts
assoziert mit Systemkrankheiten	Diabetes, Tuberkulose, M. Behçet, Sepsis
psychisch	

Tabelle 25.43. Infektiöse Ursachen der Urethritis des Mannes

Gonorrhö	
NGU	Chlamydia trachomatis
	genitale Mykoplasmen
	Ureaplasma urealyticum
	Mycoplasma hominis
	Mycoplasma genitalium
	Trichomonas vaginalis
	Sproßpilze (meist Candida albicans)
	Herpes-simplex-Virus
	anaerobe Bakterien
	aerobe Bakterien

Epidemiologie. Die Inzidenz der NGU steigt seit etwa 35 Jahren weltweit drastisch an und ist – im Gegensatz zu Syphilis und Gonorrhö – immer noch im Steigen. NGU ist heute vermutlich (Fehlen der Meldepflicht!) die häufigste genitale Kontaktinfektion überhaupt. Alters-, Geschlechts-, geographische und sozioökonomische Verteilung entsprechen den übrigen STD; die Inzidenz ist bei Homo- und Heterosexuellen etwa gleich.

Pathogenese. Entzündungen der Urethra können nicht-infektiöser wie infektiöser Natur sein. Typische Ursachen nicht-infektiöser Urethritiden (Tabelle 25.42) müssen differentialdiagnostisch ausgeschlossen werden. Erreger infektiöser Urethritis (Tabelle 25.43) sind überwiegend auf das Zylinderepithel der Urethra spezialisiert und aszendieren in der Regel nicht (wichtige Ausnahme: C. trachomatis-Epididymitis!).

Erreger. Unter den vielen möglichen Erregern ist ***C. trachomatis*** der häufigste (Tabelle 25.44) und am besten abgeklärt. Bei den an Häufigkeit folgenden Erregern, ***Ureaplasma urealyticum*** und ***Mycoplasma genitalium***, sind die Verhältnisse weniger klar: Beide Arten sind Vertreter der Mykoplasmen und gelten, zusammen mit Mycoplasma hominis, als opportunistische Erreger des Genitaltraktes.

Mykoplasmen sind die kleinsten freilebenden Mikroorganismen und durch das Fehlen der bakteriellen Zellwand charakterisiert (Folge: Resistenz gegen Antibiotika, die an der Zellwandsynthese angreifen, etwa Penizillin).

Ureaplasma urealyticum unterscheidet sich von den übrigen Mykoplasmen durch besonders kleine Kolonien (T-Mykoplasmen) und die Fähigkeit, Harnstoff zu spalten. Mycoplasma genitalium wurde erst vor einigen Jahren aus Urethralabstrichen von Männern mit NGU isoliert. Es hat ultrastruktrurell eine tennisschlägerförmige Gestalt und ist schwierig zu kultivieren (Spezialnährböden, Wachstum erst nach etwa 6 Wochen, Abb. 25.65), sein Nachweis hat daher keine praktische Relevanz für den symptomatischen Patienten.

Sowohl M. genitalium als auch U. urealyticum werden wesentlich häufiger aus der Urethra klinisch asymptomatischer Männer isoliert (bis zu 50 %) als C. trachomatis (5 %); die Inzidenz ist mit der Zahl vergangener Geschlechtspartner korreliert (50–70 % nach etwa 5maligem Partnerwechsel).

Dies gab früher Anlaß zu Zweifeln über die Pathogenität von U. urealyticum, umso mehr, als dieses häufig als Begleitkeim bei Gonorrhö und Chlamydienurethritis auftritt. Folgende Gründe sprechen jedoch für eine zumindest potentiellle Pathogenität:

U. urealyticum wird manchmal als einziger Erreger bei NGU gezüchtet; nach Behandlung mit geeigneten Antibiotika (Erythromycin, Spectinomycin) heilt die NGU ab, gleichzeitig wird der Erregernachweis negativ; bei Anwendung eines in vitro gegen U. urealyticum unwirksamen Antibiotikums (Penizillin) persistiert beides. Die experimentelle endourethrale Inokulation von U. urealyticum führt zur Kolonisierung des Urethralepithels und in einem Teil der Fälle zur Urethritis. Auch Tierversuche sprechen für eine gewisse Pathogenität von M. genitalium und U. urealyticum. Eine mögliche Er-

	unbehandelt	therapieresistent	rezidivierend
Chlamydia trachomatis	30–50%	∅	0–5%
Ureaplasma urealyticum	30–40%	40–50%	10–20%
keines von beiden	20–30%	40–60%	70–80%
Trichomon. vag.	1–2%	5–10%	< 1%
Herpes simplex	1–2%	5–10%	< 1%
Kandida	< 1%	< 1%	< 1%
Gardnerella vag.	< 1%	< 1%	< 1%
Staphylokokken	< 1%	< 1%	< 1%
	100%	100%	100%

Tabelle 25.44. Infektiöse Ursachen der NGU; prozentueller Anteil bei unbehandelten Männern und bei Therapieresistenz bzw. chron.-rezidivierendem Verlauf

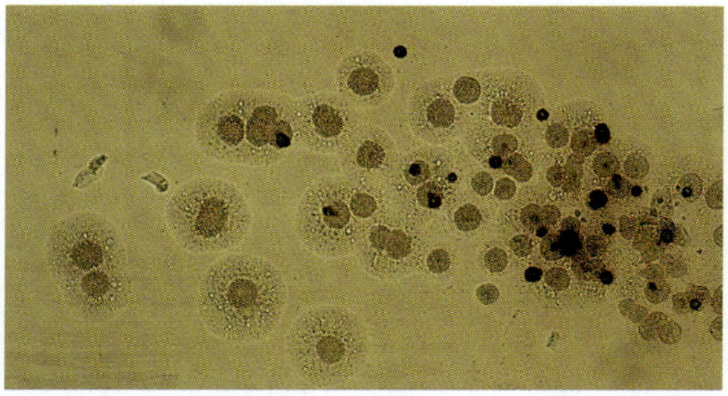

Abb. 25.65. Kulturnachweis von Mycoplasma hominis (spiegeleiförmige, ca. 200 μm große Kolonien) und Ureaplasma urealyticum (ca. 20 μm kleine dunkle Kolonien), nach 48-stündigem Wachstum auf Spezialnährboden

klärung dieses inkonstanten Verhaltens ist, daß nur einzelne der 14 bekannten Serotypen pathogen sind, oder eine Mindestkeimzahl in der Urethra zur Ausbildung klinischer Symptome erforderlich ist.

Die Therapie ist nicht strikt durch den Erregernachweis indiziert, sollte aber bei entsprechender klinischer Symptomatik und Fehlen anderer Ursachen erwogen werden. Automatische Partnermitbehandlung ist nicht angezeigt.

Übrige Erreger. Außer den genannten Erregern kann bei NGU, jeweils in seltenen Fällen, ein heterogenes Keimspektrum nachgewiesen werden. Bei einem Restbestand von Fällen wird jedoch kein Erreger gefunden; diese sind therapeutisch meist problematisch und von persistierendem bzw. rezidivierendem Verlauf.

Obwohl kaum an der infektiösen Natur dieser Gruppe zu zweifeln ist, werden häufig nicht-infektiöse Ursachen vermutet: mechanische (Sport, etwa Reiten, Motorradfahren), gewohnheitsmäßiges „Ausmelken" der Harnröhre bei Patienten, die schon mehrmals an Urethritis erkrankt waren, Alkohol- und Kohlensäure-haltige Getränke, scharf gewürzte Speisen sowie psychische Ursachen. Alle diese Faktoren sind nicht zu unterschätzen, doch ist die Beweislage unbefriedigend.

Klinik. Ähnlich der gonorrhoischen Urethritis anterior (Urethralausfluß, Dysurie und prickelndes Jucken am Meatus), jedoch gewöhnlich erheblich milder: Der Urethralausfluß ist spärlich, meist nur morgens vorhanden oder sogar fehlend, selten eitrig und meistens schleimig, die subjektiven Beschwerden gering. Pathognomonisches Laborsymptom: Leukozyten im Urethralausstrich.

Die klinischen Unterschiede zur Gonorrhö waren früher sehr deutlich, so daß Patienten mit Erfahrung mit beiden Krankheiten bei neuerlicher Infektion über die Natur derselben Bescheid wußten. Heute sind die Unterschiede wegen des milderen Charakters der Gonorrhö verwischt.

Die klinische Symptomatik ist bei allen Erregern weitgehend gleich, die Begleitsymptomatik oft verschieden: Urethritis durch Candida albicans bzw. Gardnerella vaginalis sind fast stets mit Balanoposthitis vergesellschaftet, eine Herpes-simplex-Urethritis zeichnet sich durch juckend-brennende Schmerzen, herpetische Bläschen und Lymphadenitis aus. Gemeinsam ist allen Formen der NGU (mit Ausnahme der Chlamydienurethritis) ferner der unkomplizierte Verlauf: Harndrang, Nykturie, Hämaturie sowie Befall der Adnexe der Urethra kommen kaum vor.

Unbehandelt nimmt die NGU zumeist einen chronisch-rezidivierenden Verlauf; je nach Ansprechen der Behandlung unterscheidet man jedoch 3 distinkte Verläufe, die relativ charakteristisch für den ursächlichen Erreger sind (s. Tabelle 25.44): NGU durch C. trachomatis spricht sehr gut an und rezidiviert gewöhnlich nicht (cave: Reinfektion!). Bei genitalen Mykoplasmen ist die Quote von Therapieversagern deutlich höher; chronisch-rezidivierender Verlauf ist typisch für Fälle, bei denen ein Erregernachweis nicht gelingt.

Diagnostik (Tabelle 25.45). Erster Schritt ist die Bestätigung der Diagnose einer Urethritis durch den Nachweis von Leukozyten im Urethralsekret. Dies kann an gramgefärbten Ausstrichpräparaten (Faustregel: mehr als vier Leukozyten in einem repräsentativen Gesichtsfeld im Immersionsobjektiv) oder in der Zählkammer am zentrifugierten Morgenharn erfolgen; zu diesem Zweck wird die erste Portion (etwa 15 ml) des Harns zentrifugiert und der Überstand bis auf 0,5 ml abgegossen. Das Zentrifugat wird im Mikroskop befundet (Faustregel: Mehr als fünfzehn Leukozyten in einem repräsentativen Gesichtsfeld bei Vergrößerung 400× bedeuten Urethritis).

Der zweite Schritt besteht aus dem Ausschluß der Gonorrhö (gramgefärbte Ausstriche und Kulturen). Schließlich erfolgt der Nachweis von C. trachomatis,

Tabelle 25.45. Diagnostisches Vorgehen bei Fluor urethralis beim Mann

• Anamnese	Patient Partnerin
• klinische Inspektion	Konsistenz und Farbe des Fluor (purulent: V. a. Gonorrhö; mukös bis mukopurulent: V. a. NGU) Menge tageszeitliche Schwankungen zusätzliche Symptome: Dysurie, Lymphknotenschwellungen, Erosionen oder Ulzera, Balanitis, Condylomata acuminata, Schmerzen oder Schwellung der Hoden, neurologische Symptome, Arthralgien, Konjunktivitis
• Harnröhrenabstrich (Gram- oder Methylenblaufärbung)	Objektivierung einer entzündlichen Genese Nachweis gramnegativer Diplokokken, Bakterienflora, Sproßpilze, Trichomonaden
• Spezifischer Erregernachweis	Gonokokkenkultur Chlamydiennachweis Mykoplasmenkultur Trichomonadenkultur Pilzkultur aus Urethra und von Glans Herpesdiagnostik (bei klinischem Verdacht) sonstige Bakterienkulturen (aus Abstrich oder Harn mittels Routinekulturen)

Mykoplasmen, Candida albicans, Trichomonaden sowie seltener Erreger der Urethritis.

Therapie. Die Behandlung der NGU sollte möglichst gezielt auf den Erreger abgestimmt sein und erst nach abgeschlossener Diagnostik erfolgen. Eingesetzt werden meist Tetrazykline, Makrolidantibiotika und Chinolone durch jeweils 7–10 Tage. C. trachomatis spricht sehr gut, U. urealyticum und M. genitalium gut auf Tetrazykline an, doch sind sowohl Tetrazyklin – als auch Makrolidantibiotika – resistente Stämme bekannt.

Besondere Schwierigkeiten bereitet das Management der chronisch-rezidivierenden Urethritis. Deren Ursachen können (neben Therapieresistenz des Erregers) Reinfektion, mangelnde Compliance, fehlende Partnermitbehandlung oder insuffiziente Abklärung der Ursache sein. Es empfehlen sich eine ausführliche Anamnese und neuerliche Abklärungsversuche.

25.3.4 Genitale Kontaktinfektionen unter dem Bild der Vulvovaginitis

Genitale Kontaktinfektionen, die durch hauptsächlichen Befall von Vulva und Vagina gekennzeichnet sind: Trichomoniasis, Kandida-Vaginitis, bakterielle Vaginose. Ihnen ist ein milder Verlauf, Ausbleiben von Systemkomplikationen, weitgehende Verschonung des männlichen Partners und das Leitsymptom des Fluor vaginalis gemeinsam.

Fluor vaginalis. Verstärkter oder abnormer vaginaler Fluor ist ein häufiger Anlaß des Arztbesuchs (50 % der Patientinnen an STD-Kliniken, ein Drittel aller gynäkologischer Konsultationen). Prinzipiell kann die Ursache verstärkter Sekretbildung sowohl im *unteren* (Zervikalkanal, Vagina) als auch im *oberen* weiblichen Genitalbereich (Endometrium und Adnexe) liegen; gemeinsam sind subjektive Symptome wie Juckreiz, Brennen, Dysurie, Dyspareunie u. a. m.

Physiologie der Vagina

Dieses Organ durchläuft während der einzelnen Lebensabschnitte sehr unterschiedliche Funktionszustände und wird von verschiedensten Faktoren beeinflußt (Tabelle 25.46). Die Vagina der gesunden geschlechtsreifen Frau hat ein unverhorntes geschichtetes Plattenepithel mit hohem Glykogen-Gehalt; sie ist arm an sensiblen Nervenendigungen (Entzündungen werden daher häufig erst bei Übergreifen auf die Vulva wahrgenommen); exkretorische Drüsen fehlen, das Vaginalsekret entstammt der Endozervix und (teilweise) den Bartholin-Drüsen.

Das Vaginalsekret ist sauer (pH 4.0 – < 5.0); die niedrigsten Werte werden zur Zeit der Ovulation und prämenstruell (höchste Östrogenspiegel), die höchsten während der Menstruation erreicht. Die obersten Schichten des Vaginalepithels sind reich an Glykogen, das unter Östrogeneinfluß gebildet wird und die Vermehrung von Laktobazillen (Döderlein-Stäbchen, s. Abb. 25.69 a) fördert.

Letztere spielen eine wichtige Rolle; sie bauen gemeinsam mit vaginalen Enzymen Glykogen zu Milchsäure ab und erzeugen dadurch das saure Milieu (Tabelle 25.47) – ein wichtiger Schutzmechanismus zur Unterdrückung des Wachstums pathogener Bakterien und der Trichomonaden. Jede Änderung des Glykogengehalts wirkt sich auf das Milieu der Vagina aus; höhere pH-Werte erhöhen ihre Empfänglichkeit gegenüber pathogenen Erregern. Zusätzlich entfalten die Laktobazillen eine bakterizide Wirkung durch Bildung von Wasserstoffperoxyd und Produktion antibakterieller Substanzen (Lactocidin, Acidolin, Acidophilin, Lactacin B). Umgekehrt werden Laktobazillen durch ver-

Tabelle 25.46. Faktoren mit Einfluß auf die Vaginalschleimhaut

Hormonelle Einflüsse	Sexualhormone: orale Kontrazeptiva, Gravidität, hormonelle Therapien Behandlung mit Kortikosteroiden
Vaginalspülungen	„douching" (besonders in den USA häufig praktizierte Spülungen)
Behandlungen mit Antiinfektiva	Antibiotika Antimykotika Desinfizientien
Intravaginale Kontrazeptiva	Spermizide
Fremdkörper	intrauterines Diaphragma (IUD) vergessene intravaginale Tampons oder sonstige Gegenstände
Mißbildungen	Zysten, Stenosen
Mechanische Irritation	heftiger Koitus
Allgemeinerkrankungen	Diabetes mellitus
Erkrankungen des Immunsystems	HIV-Infektion kongenitale Immunstörungen Kontaktallergien
Neubildungen	Polypen Condylomata acuminata Karzinom
Iatrogene Eingriffe	chirurgische Eingriffe Irradiatio zytostatische Chemotherapie

schiedene Bakterienarten in ihrem Wachstum gehemmt.

Östrogene nehmen entscheidenden Einfluß auf die mikrobielle Flora der Vagina: Schon postpartal dominieren Laktobazillen unter dem Östrogeneinfluß der Mutter für kurze Zeit die Vaginalflora des Neugeborenen, sind während der Kindheit nicht mehr nachweisbar und besiedeln in der Pubertät erneut das Vaginalepithel. Mit Eintritt der Menopause werden die Laktobazillen von verschiedenen aeroben und obligat oder fakultativ anaeroben Bakterien abgelöst, können jedoch unter Östrogengabe erneut auftreten.

Weiteren Infektionsschutz bieten unspezifische Faktoren des genitalen Epithels: der muköse Anteil des Vaginalsekrets (Barrierefunktion), Lysozym, Lactoferrin und bestimmte Metalle (Zink- und Eisenionen). Ein spezifischer Schutz erfolgt durch mukosale IgG- und IgA-Antikörper (Blockierung der Anlagerung von Bakterien an die Epithelzellen).

Die Homöostase des Vaginalmilieus beruht somit auf einem komplexen System von Einzelfaktoren und kann durch äußere und innere Momente leicht gestört werden.

Mikrobielle Flora des weiblichen Genitaltrakts. Während das Urethralepithel des Mannes fast keimfrei ist, beherbergt die Schleimhaut des weiblichen Genitaltrakts eine Vielzahl aerober und anaerober Bakterien (10^8 bis 10^9 Bakterien pro Gramm Flüssigkeit) (Tabelle 25.48). In der prämenstruellen Phase nimmt die Zahl der aeroben Bakterien ab, die der anaeroben bleibt etwa konstant. Diese sogenannte ***autochthone Mikroflora*** der Vaginalschleimhaut stellt eine bakterielle Besiedelung ohne Entzündungszeichen dar; pathogene Mikroorganismen bewirken hingegen eine Immunantwort mit Entzündung und Gewebszerstörung. Die Adhärenz von Mikroorganismen am Vaginalepithel hängt u. a. auch von spezifischen Interaktionen der Zelloberfläche ab (epitheliale Rezeptoren und bakterielle Adhäsine).

Innerhalb der vaginalen Bakterienflora bestehen komplizierte Interaktionen, deren klinische Relevanz noch weitgehend ungeklärt ist. So beeinflussen einander etwa verschiedene Staphylokokkenarten (Staphylococcus saprophyticus und aureus); ferner ist bekannt, daß bei Vorliegen einer Gonorrhö die Zahl der Chlamydieneinschlüsse zunimmt.

Ätiologie des Fluor genitalis der Frau. Der als „Fluor vaginalis" wahrgenommene genitale Fluor der Frau wird je nach dem Sitz der Entzündung bzw. Störung in einen Fluor vaginalis (im engeren Sinn) und einen Fluor cervicalis unterteilt.

Fluor cervicalis: Infektionen im Zervikalbereich sind durch eine gerötete Portio und mukopurulenten ***Fluor aus der Zervix*** gekennzeichnet. Diese Symptome sowie ein positiver Swab-Test sind zwar typisch, können aber auch fehlen (vor allem bei chronischen und aszendierenden Infektionen). Der spezifische Erregernachweis ist daher unerläßlich und umfaßt die häufigsten Ursa-

Familie Lactobacillaceae			
Gattung Lactobacillus			
	[a]homofermentative L.	[b]heterofermentative L.	
Subgattungen	**Thermobakterien**	**Streptobakterien**	**Betabakterien**
Laktobazillen i.d. Vagina	L. acidophilus L. jensenii L. lactis L. leichmannii L. salivarius	L. casei	L. brevis L. fermentum L. cellobiosus
„Döderlein Stäbchen" sind eine Mischung von L. acidophilus, L. casei, L. fermentum und L. cellobiosus			

[a] fermentieren Glukose zu > 85 % zu Milchsäure
[b] fermentieren Glukose zu ca. 50 % zu Milchsäure und bilden CO_2, Essigsäure und Äthanol

Tabelle 25.47. Systematik der Laktobazillen

Tabelle 25.48. Vaginalflora bei Frauen mit Fluor vaginalis

Aerobier und fakultative Anaerobier	Staphylococcus epidermidis, saprophyticus, aureus
	Streptokokken: A-hämolytisch, Gruppe B, S. faecalis
	Corynebacterium sp.
	Klebsiella pneumoniae
	Proteus mirabilis
	Escherichia coli
	Gardnerella vaginalis
	Lactobacillus sp.
Anaerobier	Bacteroides bivius, ureolyticus, melaninogenicus
	andere Bacteroides sp. (z. B. Prevotella)
	Fusobacterium sp.
	Mobiluncus curtisii, mulieris
	Peptococcus asaccharolyticus
	Peptostreptococcus anaerobicus
andere	Mycoplasma hominis
	Chlamydia trachomatis
	Trichomonas vaginalis
	Candida albicans, glabrata
	Herpes-simplex-Virus

chen einer mukopurulenten Zervizitis, nämlich N. gonorrhoeae und C. trachomatis. Besonderes Augenmerk ist auf Erosionen, flache Ulzera oder verruköse Läsionen an Portio und Zervix zu richten, da Veränderungen an diesen Stellen meist nicht schmerzhaft sind und daher von der Patientin unbemerkt bleiben (Abklärung eines Herpes genitalis, einer Syphilis oder einer Papillomvirusinfektion).

Fluor vaginalis: Verstärkter oder veränderter vaginaler Ausfluß bedeutet nicht automatisch Erregervermehrung oder pathologische Keimbesiedelung; es existieren sowohl infektiöse wie nicht-infektiöse Ursachen.

Nicht-infektiöse Ursachen:

- physiologische Ursachen: hohe präovulatorische und prämenstruelle Östrogenspiegel bewirken besonders niedrige pH-Werte der Vagina und damit den sogenannten „Fluor albus". Hohe Gestagenspiegel (Schwangerschaft, orale Kontrazeptive) führen dagegen zu einem relativ hohen pH, zur Verschiebung der Vaginalflora (Candida albicans!) und gleichfalls zu Fluor vaginalis. Die atrophe (senile) Vaginitis entsteht durch das physiologische Absinken des Glykogengehaltes der Vaginalepithelien (neutraler pH).
- Chemische Ursachen: zu häufige Vaginalspülungen, Zerstörung des sauren Milieus durch Seife, Verwendung lokaler Kontrazeptiva und anderer Artikel der weiblichen Hygiene.
- Fremdkörper (Tampons!).
- Zytolytische Vaginose: Bei sehr starker Vermehrung der Laktobazillen (vorwiegend bei jungen Frauen) kann eine Lyse von Vaginalepithelzellen und starker Fluor vaginalis resultieren; die Ursache ist im Detail nicht geklärt („hormonelle Unausgeglichenheit"). Klinische Symptome sind Pruritus, Dyspareunie, Dysurie und postkoitales Brennen im Vaginalbereich. Das Vaginalsekret ist weißlich gefärbt und dem der Soorkolpitis ähnlich (cave Fehldiagnose!); der pH-Wert liegt zwischen 3,5 und 4,5. Im Ausstrich finden sich Epithelzellkerne und zahlreiche Laktobazillen, aber nur wenige Leukozyten.

Infektiöse Ursachen:
Der vaginale Fluor ist hier das Leitsymptom von Infektionen oder pathologischer Veränderungen der Vaginalflora. Die häufigsten hieher zählenden Krankheitsbilder sind die Kandida-Vaginitis, die Trichomoniasis und die bakterielle Vaginose. Ihnen ist die fehlende oder sehr bescheidene Neigung zur Aszendenz, der häufig (bis zu einem Drittel) asymptomatische Verlauf, die wichtige Rolle individueller prädisponierender Faktoren in ihrer Entstehung sowie schließlich die Tatsache gemeinsam, daß die männlichen Geschlechtspartner nur selten Zeichen einer Infektion zeigen, und – abgesehen von der Trichomoniasis – eine automatische Partnermitbehandlung keinen Einfluß auf das häufige Rezidivgeschehen hat. Neben den genannten Erregern können (selten) Staphylo- und Streptokokken, Mykoplasmen, Herpesvirus hominis u. a. eine Vaginitis verursachen.

Diagnostik der Zervizitis	klinische Inspektion der Zervix
	Swab-Test vom Zervikalkanal
	Abstrichpräparat vom Zervikalkanal
Diagnostik einer Kolpitis oder bakteriellen Vaginose	klinische Beurteilung des Vaginalsekrets
	Amintest (Vaginalsekret: fischiger Geruch?)
	pH-Wert-Bestimmung (Vaginalsekret > 4,7)
	Nativpräparat (clue cells? Trichomonaden? Sproßzellen?)
	Färbepräparat (clue cells? Laktobazillen? Leukozyten? Sproßzellen?)
Spezifischer Erregernachweis	Neisseria gonorrhoeae (Zervix, Urethra)
	Chlamydia trachomatis (Zervix, Urethra)
	Sproßpilze (Vagina)
	Trichomonas vaginalis (Vagina)
	genitale Mykoplasmen (Vagina, Urethra)
	anaerobe Bakterien (Vagina)

Tabelle 25.49. Diagnostisches Vorgehen bei genitalem Fluor der Frau

Vaginalsekret	Kandidiasis	Bakterielle Vaginose	Trichomoniasis	Zytolytische Vaginose
pH-Wert	3.5–4.5	> 4.7	> 4.7	3.5–4.5
Laktobazillen	+ + +	keine	keine	+ + +
Leukozytenzahl	+ +	+	+ + +	+
„clue cells"	negativ	+ + +	+	negativ
Amintest	negativ	+ + +	+ +	negativ
Gram-Färbung	Pseudohyphen Sproßzellen	bakterielle Mischflora	Trichomonas vaginalis	Epithelzellkerne
Nativpräparat	Pseudohyphen Sproßzellen	clue cells	Trichomonas vaginalis	Epithelzellkerne
Fluor	+ bis + + +	+ +	+ +	+ + +
• Konsistenz	bröckelig	homogen	schaumig	bröckelig
• Farbe	weißlich	grau	gelblich	weißlich

Tabelle 25.50. Diagnostische Abklärung des vaginal bedingten Fluor genitalis der Frau

Diagnostisches Vorgehen zur Abklärung des Fluor genitalis. Da aufgrund der klinischen Symptome allein nicht auf eine bestimmte Ursache geschlossen werden kann, müssen alle diagnostischen Parameter sowohl eines zervikalen als auch eines vaginalen Fluors bewertet werden (Tabelle 25.49, 25.50).

Der sogenannte „*Swab-Test*" erlaubt eine erste Differenzierung. Hierzu wird, nach sorgfältiger Reinigung der Portio von Schleim und Vaginalsekret, ein Wattestieltupfer in den Zervikalkanal eingeführt und dessen Verfärbung beurteilt. Gelbliche Verfärbung, d.h. Eiter, läßt eine Entzündung des Zervixepithels vermuten. Die weitere Differenzierung der verschiedenen Fluorarten erfolgt

- an gramgefärbten Ausstrichpräparaten von Zervikal-, Vaginal- und Urethralsekret;
- durch Beurteilung der vaginalen Bakterienflora mittels des Amintests und der pH-Bestimmung;
- durch den mikroskopischen (Nativpräparat) und kulturellen Erregernachweis aus dem Vaginalsekret (Sproßpilze, Trichomonas vaginalis, genitale Mykoplasmen und evtl. aerobe und anaerobe Bakterien) sowie
- durch den direkten und kulturellen Erregernachweis von N. gonorrhoeae und C. trachomatis aus dem Zervikal- und Urethralsekret.

Trichomoniasis

Eine auf den Urogenitaltrakt beschränkte Infektion mit dem Flagellaten Trichomonas vaginalis. Die Trichomoniasis ist häufig, seit langem bekannt (1836), bewirkt lediglich harmlose, subjektiv hingegen manchmal intensive Symptome vorwiegend im Genitalbereich der Frau und wird oft gleichzeitig mit anderen Erregern von STD übertragen.

Epidemiologie. Die genaue Prävalenz dieser (nicht meldepflichtigen) STD ist nicht erhebbar; bei Frauen, die STD-Kliniken aufsuchen, wird sie zwischen 7 und 32% gefunden. Die Trichomoniasis ist am häufigsten im frühen Erwachsenenalter und bei Personen mit aktivem Geschlechtsleben, bei Frauen häufiger (nachweisbar) als bei Männern, und oft assoziiert mit anderen STD (Gonorrhö, Chlamydieninfektion). Bei Virgines kommt sie sehr selten, bei Frauen in der Menopause in etwa 10% vor. In den letzten Jahren hat die Prävalenz der Trichomoniasis in manchen Ländern stark abgenommen (z.B. in Schweden von 5,4% – 1980 auf 0,7% – 1994). Ursache dieser Abnahme ist, neben dem generellen Rückgang der STD, vermutlich die obligate Partnermitbehandlung.

Erreger (Abb. 25.66). Ein 15–30μ großer, ovaler bis birnenförmiger Flagellat. An seinem abgeplatteten Ende entspringen vier lange Geißeln aus einem gemeinsamen Blepharoblasten; unmittelbar neben ihnen, aus einem eigenen Blepharoblasten, eine solitäre geißelähnliche, „undulierende" Membran. Eine Achsenskelett-ähnliche Zellorganelle ist das Axostyl, das zentral, vom Zellkern ausgehend, das Zytoplasma durchzieht und

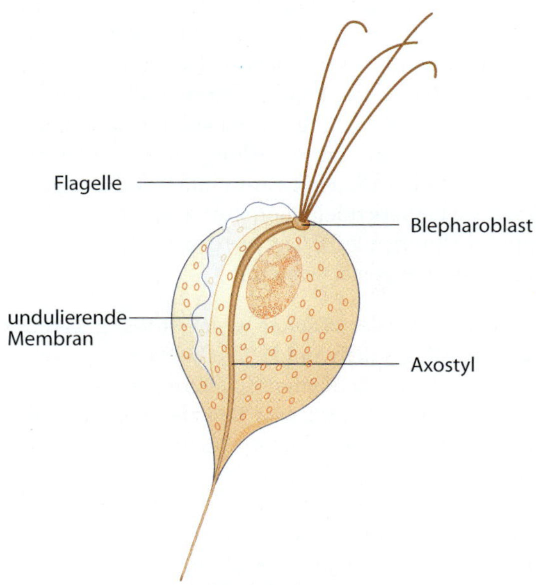

Abb. 25.66. Schematische Darstellung von Trichomonas vaginalis

am unbegeißelten Pol als schwanzartiger Fortsatz vorspringt. Die Geißeln werden in schnellen, unregelmäßigen und ruckartigen Bewegungen bewegt, die der Lokomotion dienen und die Identifikation des Erregers erleichtern.

Der menschliche Organismus beherbergt noch zwei weitere, apathogene Trichomonaden-Species: T. tenax (buccalis) und T. hominis (faecalis).

Klinik. Die Infektion ist meist oligosymptomatisch, chronisch, und vom Träger häufig unbemerkt. Sie erfolgt fast stets über Geschlechtsverkehr, doch ist eine indirekte Übertragung grundsätzlich möglich (Badewasser, Badeschwämme etc.; Trichomonaden können bis 24h im feuchten Milieu überleben). Inkubationszeit: 4 Tage bis 3 Wochen.

Trichomoniasis der Frau äußert sich als Vaginitis mit charakteristisch dünnem, gelblichem, schaumigem und süßlich-übelriechendem Fluor. Dieser ist nur selten profus und führt dann zu einer juckenden und brennenden Vulvitis (Dyspareunie!). Bei der Spiegelung (in solchen Fällen schmerzhaft) sind Vaginalwand und Portio gerötet; es besteht eine leukozytäre Vaginitis mit Kapillarproliferation und punktförmigen Hämorrhagien, die der Vagina ein charakteristisches granuläres Aussehen verleihen. Der pH-Wert ist in den neutralen Bereich verschoben, die Symptomatik verschlechtert sich typischerweise bei der Menstruation (physiologisches Ansteigen des Scheiden-pH). In etwa 50 % sind zusätzlich auch die Harnwege befallen (Urethritis und Trigonum-Vesizitis); auch diese sind meist oligosymptomatisch und führen nur selten zur Dysurie.

Nach heutiger Anschauung sind Trichomonaden nicht imstande, in das Cavum uteri und die Tuben vorzudringen.

Der ***Nachweis*** erfolgt durch direkten Erregernachweis (Nativpräparat) und Kultur. Nativpräparat: Mit der Öse wird Vaginalsekret entnommen, auf einem Objektträger mit physiologischer Kochsalzlösung vermischt und im Dunkelfeld- bzw. Phasenkontrastmikroskop beurteilt. Die beweglichen Trichomonaden sind einfach zu erkennen (Cave: Verwechslung mit Leukozyten). Trichomonaden können relativ einfach in Flüssigmedien (nach Feinberg oder Diamond) unter streng anaeroben Verhältnissen kultiviert werden, wodurch die Trefferquote weiter gesteigert wird.

Trichomoniasis des Mannes ist meist völlig asymptomatisch; gelegentlich milde Urethritis mit geringem, vorwiegend morgendlichem schleimigem Urethralausfluß und milden subjektiven Beschwerden. Komplikationen: selten. Chronische Littritis, Prostatis und sogar Epididymitis wurden beschrieben.

Der Nachweis ist generell schwieriger als bei der Frau (weniger Sekret, dieses weniger reich an Trichomonaden). Dunkelfelduntersuchungen des Urethralsekrets (tiefes Ausstreichen der distalen Urethra mit einer Platinöse!) oder des zentrifugierten Morgenharns ergeben oft falsch negative Resultate. Kulturen sind zur Bestätigung der Verdachtsdiagnose unbedingt erforderlich.

Therapie. Die Behandlung erfolgt mit Metronidazol 2 g oral, als Einzeittherapie; alternativ: 2x500 mg täglich durch 7 Tage. Die Heilungsquote liegt bei ungefähr 95 %. Der Geschlechtspartner muß gleichzeitig mitbehandelt werden. Lokalbehandlung mit Metronidazol ist unwirksam.

In der Schwangerschaft ist während der ersten beiden Drittel Metronidazol kontraindiziert. Alternativtherapie: Clotrimazol 100 mg intravaginal durch 7 Tage. Meist kommt es hierbei nur zur Milderung der Symptome, zur Heilung nur in 20 %.

Metronidazol ist ein zwar wenig toxisches Medikament, hat jedoch antabusähnliche Wirkungen und kann bei längerer Verabreichung zu Störungen des Blutbildes und zerebellärer Symptomatik führen.

Genitale Kandidiasis (syn. Soorkolpitis, Soorbalanitis)

Eine nicht aszendierende Vulvovaginitis oder Balanitis durch Hefepilze (überwiegend Candida albicans). Frauen sind häufiger und meist intensiver betroffen als Männer. Die genitale Kandidiasis ist zwar sexuell übertragbar, doch spielen prädisponierende Faktoren eine wichtige Rolle.

! Die vulvovaginale Kandidiasis ist zwar eine Massenkrankheit, wird aber dennoch viel zu häufig und ohne adäquate Diagnostik diagnostiziert. Eine antimykotische Behandlung, oft zur Routinebehandlung jedweden vaginalen Ausflusses geworden, ist natürlich erfolglos, wenn es sich beispielsweise um die (kaum weniger häufige, aber meist verkannte) bakterielle Vaginose handelt.

Erreger. Zirka 80 % der Infektionen werden durch Candida albicans verursacht. Diese ist auch häufig in der normalen Keimflora von Schleimhäuten nachweisbar; im Vaginalsekret können 10^3 bis 10^6 Sproßzellen/ml vorhanden sein, ohne Beschwerden zu verursachen.

Epidemiologie. Etwa drei Viertel aller Frauen haben im Laufe ihres Lebens mindestens einmal eine Episode; die Hälfte aller klinisch stummen Trägerinnen von Candida albicans entwickeln früher oder später eine vaginale Kandidiasis. Betroffen sind vorwiegend Frauen im gebärfähigen Alter, etwa 15–20 % der STD-Patientinnen und 30 % der Graviden. Bis zu 50 % der Frauen entwickeln nach erfolgreicher Behandlung ein Rezidiv, 10–20 % innerhalb von 3 Monaten und unabhängig von der Therapieform. In Einzelfällen kommt es über Jahre zu häufigen Rezidiven.

Sproßpilze am Genitale des Mannes rühren hingegen in der Regel aus der Transmission von der (symptomatischen oder asymptomatischen) Partnerin. Von der Genitalhaut bzw. aus Urin und Samen des asymptomatischen männlichen Partners kann derselbe Kandidastamm wie bei der erkrankten Frau isoliert werden. Dies berechtigt jedoch nicht seine automatische Mitbehandlung (wirkungslos zur Verhinderung von Rezidiven der Frau).

Pathogenese. Die genitale Kandidiasis (insbesondere der Frau) kann durch Infektion oder durch Umschlag einer präexistenten asymptomatischen in eine symptomatische Kandidiasis entstehen. In beiden Fällen bedarf die Überwindung der natürlichen Resistenz des Schleimhautepithels prädisponierender lokaler (Störungen der Integrität des Vaginalepithels – Mikrotraumen, Tampons, sexuelle Kontakte, enge Kleidung) oder systemischer Faktoren. Eine entscheidende Rolle spielen vor allem hormonelle Ursachen (Diabetes mellitus, Schwangerschaft, hormonelle Kontrazeption, Hyperthyreose, M. Addison) sowie die zelluläre Immunität (hohe Infektionsraten bei Personen mit gestörter T-Zellfunktion, etwa bei HIV-Infektion). Iatrogene Faktoren sind längerfristige systemische Behandlung mit Kortikosteroiden und Breitspektrum-Antibiotika. Der genaue Mechanismus der bei manchen, sonst gesunden, Frauen sehr häufig rezidivierenden vaginalen Kandidose ist nicht geklärt, doch steht fest, daß die Hauptursache nicht eine immer wiederkehrende Übertragung durch Geschlechtsverkehr ist. Ebenso ist eine oft diskutierte Reinfektion vom häufig asymptomatisch besiedelten Gastrointestinaltrakt fraglich. Es wird auch diskutiert, daß Sproßpilze in tieferen Epithelschichten von der antimykotischen Therapie nicht erfaßt werden und zur neuerlichen Besiedelung des Genitalbereichs sowie, bei geeigneten Voraussetzungen, zum klinischen Rezidiv führen. PCR-Studien haben bei mehr als 60 % der Rezidive denselben Stamm derselben Kandidaspezies nachgewiesen.

Klinik. Die akute vulvovaginale Kandidiasis ist durch Rötung und Ödem der Vulva sowie einen meist nicht sehr reichlichen, bröckeligen, weißlichen Fluor gekennzeichnet. Es besteht starker, manchmal nahezu unerträglicher Juckreiz und Brennen der Vulva, Dysurie und Dyspareunie. Die Symptome variieren in Klinik und Intensität und sind nicht pathognomonisch, ein Erregernachweis ist daher stets erforderlich. Rezidivmanifestationen zeigen ein analoges Bild, Abmilderung kann eintreten.

Genitale Kandidiasis des Mannes. Die Geschlechtspartner erkrankter Frauen zeigen eine meist innerhalb von Tagen bis Wochen spontan abklingende milde Balanoposthitis. Ursache des relativ milden Verlaufs ist das trockenere Milieu des männlichen äußeren Genitales. Schwerere Verlaufsformen kommen vor und sind häufig mit prädisponierenden Faktoren auf Seiten des Mannes assoziiert: relative Phimose, Diabetes mellitus etc. Candida albicans ist schließlich eine sehr seltene Ursache der „unspezifischen" Urethritis des Mannes.

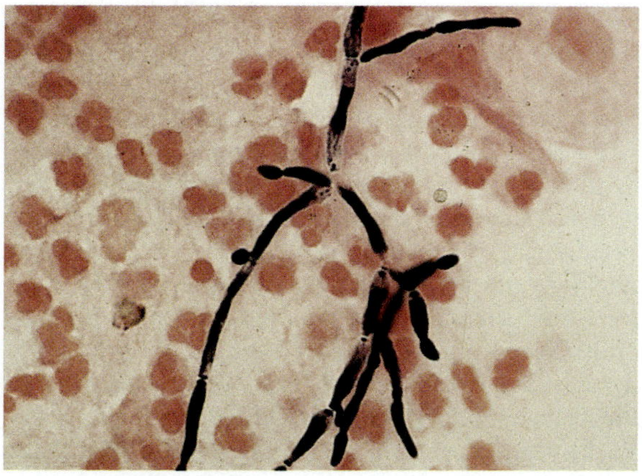

Abb. 25.67. Pseudohyphen von Candida albicans bei Kandidakolpitis. Gramfärbung, x45

Diagnose. Direkter Erregernachweis im Nativpräparat, Kultivierung auf entsprechenden Nährböden oder mit spezielleren Methoden.

- Nativpräparat: Technik s. S. 296.
  Vorteile: geringe Kosten, geringer Zeitaufwand, Beurteilung der morphologischen Formen der Sproßpilze möglich (nicht immer zutreffende Faustregel: Pseudomyzel spricht für eine Infektion, Sporen nur für asymptomatische Besiedelung). Die Treffsicherheit ist beim geübten Untersucher über 80 %; sie ist abhängig von der Quantität der Sproßpilzbesiedelung und sinkt bei einer Keimzahl von $< 10^4$ /ml Vaginalsekret auf 45 %. Färbe- (Gram) und Immunfluoreszenz-Methoden sind zwar eingeführt, aber nicht erforderlich (Abb. 25.67).
- Kultur: Diese ist sensitiver als der direkte Erregernachweis und erlaubt zudem durch weitere Diagnoseschritte die Identifikation der vorliegenden Kandidaspezies (morphologische Unterschiede, unterschiedliches Gärungs- und Assimilationsverhalten von Zuckern). Verwendet werden Sabouraud- oder Nickerson-Medien (Inkubation 3–7 Tage); Flüssignährböden erhöhen die Trefferquote um einige Prozent. Die kulturelle Abklärung ist für untypische Fälle einer vulvovaginalen Kandidiasis, bei rezidivierendem Verlauf, bei negativem Nativpräparat und für die Therapiekontrolle unerläßlich.
- Sonstige Methoden: ***Serologie:*** Der Nachweis von Antikörpern gegen bestimmte Kandida-Antigene ist nicht für die Diagnose der genitalen Kandidiasis geeignet.
  PCR: für epidemiologische Studien geeignet.

Therapie. Voraussetzung einer erfolgreichen Therapie ist die Abklärung prädisponierender Faktoren und die Information der Patienten über mögliche Reinfektionen. Die akute vulvovaginale Kandidiasis wird meist lokal mit Antimykotika der Polyen- oder Azolgruppe (Nystatin- oder Imidazolpräparate) behandelt. Die mikrobielle Heilungsrate nach einwöchiger Lokaltherapie beträgt erfahrungsgemäß etwa 90 % und unterscheidet sich damit kaum von den Raten einer kurzfristigen Behandlung mit systemischen Antimykotika. Von den letzteren stehen derzeit Itraconazol und Fluconazol zur Verfügung. Fluconazol, das einzige wasserlösliche Azolderivat, wird von den Patientinnen sehr gut toleriert und ermöglicht eine rasche, effiziente und – als orale Einzeitgabe – einfache Therapie der akuten wie der rezidivierenden Kandidose. Aufgrund der guten Bioverfügbarkeit wird im Vaginalsekret ein hoher Wirkspiegel über lange Zeit erreicht. Die Einzeitgabe von Fluconazol steht den anderen Behandlungsformen in der Effizienz nicht nach.

Die Entstehung eines Rezidivs ist kein Hinweis auf Resistenz gegen ein bestimmtes Antimykotikum. Die rezidivierende Kandidavaginitis wird daher am besten einer intermittierenden Behandlung bzw. Prophylaxe mit systemischen Antimykotika (Fluconazol) unterzogen, die Symptomfreiheit über viele Monate ermöglicht.

Über Sinn und Notwendigkeit der Therapie einer asymptomatischen Soorbesiedelung der Vagina sind die Meinungen kontrovers.

Bakterielle Vaginose (syn. Aminkolpitis, anaerobe Vaginose, Gardnerella vaginalis-Vaginitis, Lactobacillary-Deficiency-Syndrome).

Die bakterielle Vaginose (BV) ist ein sehr häufiges und oft fehldiagnostiziertes Syndrom, das auf einer Verschiebung des vaginalen Milieus beruht: Alkalinisierung und Verdrängung der normalen Keimflora (Laktobazillen) durch anaerobe Bakterien. Sie ruft einen charakteristischen fischartigen Geruch und meist nur milde klinische Symptome hervor. Der männliche Partner zeigt nur passagere Irritation von Glans und Präputium.

Da die Entzündung fehlt, trifft die Bezeichnung „Vaginose" besser zu als der früher übliche Begriff „Aminkolpitis".

Epidemiologie. Die BV ist weltweit verbreitet (geschätzte Prävalenz in den USA: 10–20 Millionen), wird aber sehr häufig fehldiagnostiziert (häufigste Fehldiagnose: Kandida-Vaginitis!). Sie wird bei bis zu zwei Drittel der Frauen mit verstärktem Fluor nachgewiesen; allerdings sind bis zu 50 % der Frauen mit den typischen Zeichen einer BV beschwerdefrei. Die epidemiologischen Charakteristika entsprechen denen bei genitalen Kontaktinfektionen.

Die bei BV gefundenen Keime, wie auch die Krankheit selbst, können durch Geschlechtsverkehr übertragen werden; in der Urethra der (meist beschwerdefreien) männlichen Partner wird Gardnerella vaginalis in ca. 75 % nachgewiesen. Wenig klar sind die Rolle dispositioneller Faktoren in der Pathogenese, die Frage aszendierender und systemischer Manifestationen sowie der Übertragung des Keimes auf Neugeborene (Frühgeburten und reduziertes Geburtsgewicht durch BV bei Gravidität werden diskutiert).

Eine wahrscheinlich wichtige, wenn auch nicht bewiesene Rolle spielen häufige Scheidenspülungen (Vaginalduschen), insbesondere mit Seifenlösungen (sog. „Hineinwaschen" – Alkalinisierung des Scheidenmilieus).

Erreger. BV wird nicht durch einen *einzigen* Erreger hervorgerufen, sondern beruht auf Zunahme zahlreicher Keime der anaeroben oder fakultativ anaeroben Vaginalflora bei gleichzeitiger Abnahme der Laktobazillen (Abb. 25.68). Die hauptsächlich beteiligten Erreger sind:

- ***Gardnerella vaginalis*** sind kurze, gramnegative bis gramlabile, Katalase- und Oxidase-negative Stäbchen mit ausgeprägter Adhärenz am Vaginalepithel („clue cells", s. unten); verschiedene Biotypen werden unterschieden. Der Keim ist in über 90 % der Frauen mit BV in großer Menge nachweisbar (bis 10^8/ml Vaginalsekret), in geringer Menge auch bei gesunden Frauen, aber sehr selten bei präpuberalen Mädchen und geschlechtsreifen Jungfrauen.

Der Keim wurde 1955 von Gardner und Dukes beschrieben und zunächst Haemophilus vaginalis benannt; vorüberge-

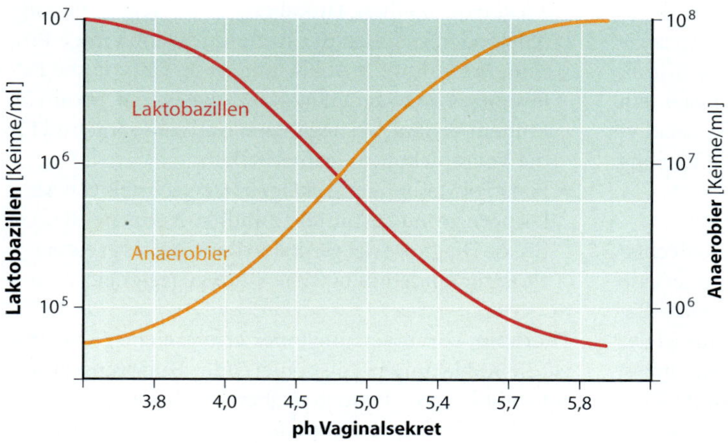

Abb. 25.68. Bakterielle Vaginose. Reziprokes Verhältnis der Zahl von Laktobazillen und Anaerobiern entsprechend verschiedenen pH-Werten der Vagina

hend wurde er als Corynebacterium vaginale, dann schließlich nach dem Erstbeschreiber bezeichnet.

- ***Mobiluncus spp.*** ist ein anaerobes, bewegliches, gebogenes Stäbchenbakterium („curved rods") mit zahlreichen Flagellen und gleichfalls hoher Adhärenz am Vaginalepithel (analog den „clue cells" findet man im Direktpräparat mit diesen vibrionen- oder kommaartigen Bakterien beladene Vaginalepithelzellen – „Komma-Zellen"). Die Assoziation von Mobiluncus mit der BV ist gut dokumentiert (zwischen 8 und 85%). Mobiluncus ist auch im Rektum nachweisbar.

Mobiluncus wurde bereits 1895 erstmals beschrieben, aber erst zu Beginn der 80Jahre mit der BV in Zusammenhang gebracht, genauer definiert und als eigenes Genus klassifiziert. Man unterscheidet zwei Spezies: M. mulieris (größer) und M. curtisii (kleiner).

- ***Genitale Mykoplasmen:*** M. hominis und/oder U. urealyticum finden sich bei 60–90% der Frauen mit BV. Wird das anaerobe alkalische Scheidenmilieu durch eine entsprechende Therapie geändert, nimmt die Zahl der Mykoplasmen ohne weitere Therapie ab.
- ***Weitere bei der BV gefundene anaerobe Bakterien*** sind Prevotella (früher Bacteroides-Arten: B. bivius, B. urealyticus, B. melaninogenicus) bei 50–100%, Peptostreptokokkus spp. bei ca. 30%.

Klinik. Nach einer (durch Inokulationsexperimente bestimmten) Inkubationszeit von weniger als einer Woche stellt sich ein meist nur milder, dünnflüssiger, homogener, grauweißlicher Fluor vaginalis von üblem Geruch („fishy") ein. Subjektive Symptome wie Pruritus und Brennen der Vulva sind gering (Dyspareunie) oder fehlen. Die Vulva ist meist unauffällig, die Vagina kaum oder milde entzündlich gerötet, gelegentlich mit punktförmigen Hämorrhagien. Das Vaginalsekret adhäriert an der Vaginalwand; sein pH ist relativ hoch (5,0 bis 5,5). Hauptbeschwerden sind der veränderte Fluor und dessen störender, von Patientin wie Partner als „neu" empfundener übler Geruch, der typischerweise nach dem Koitus verstärkt auftritt (alkalisches Milieu der Samenflüssigkeit).

Einige Erreger, die an der Entstehung der BV beteiligt sind, konnten auch vom Endometrium von an PID erkrankten Patientinnen isoliert werden. Weiters wird ein Zusammenhang zwischen der BV und Infektionen des oberen Genitaltraktes diskutiert (z.B. post-partum Endometritis bzw. PID, Amnionitis und Chorioamnionitis, Wundinfektion nach Sectio caesarea, Frühgeburt). Um eine evtl. Aszension zu verhindern, empfiehlt sich, vor gynäkologischen Eingriffen wie Abortus, endometrialer Biopsie, IUD-Einführung, Hysterektomien etc., eine Untersuchung auf das Vorliegen einer BV durchzuführen.

Beim Partner findet sich eine fast stets milde und nach einigen Tagen spontan abklingende Balanoposthitis – Erythem, vermehrte Smegmabildung und ein Gefühl der Irritation (typische Anamnese: „Meine Frau hat einen scharfen Ausfluß"). G. vaginalis und andere Anaerobier können aus dem Präputialsack und dem Urin isoliert werden; Fälle „unspezifischer" Urethritis des Mannes durch Gardnerella sind außerordentlich selten.

Diagnostik. Eine BV wird diagnostiziert, wenn mindestens drei der folgenden 4 Kriterien erfüllt sind:

- pH-Wert des Vaginalsekrets $\geq$ 4,7 (Messung mit pH-Meßstreifen);
- positiver Amintest (Entstehung von „fischigem" Geruch durch biogene Amine bei Zugabe eines Tropfen 10%iger Kalilauge zu einem Tropfen Vaginalsekret auf einem Objektträger);
- vermehrtes und verändertes Vaginalsekret (homogener, grau-weißer Fluor);
- sog. „clue cells" (s. Abb. 25.69 b) im nativ- oder gramgefärbten Ausstrichpräparat (letzteres ist vorzuziehen).

Ausstrichpräparate zeigen ein charakteristisches Bild: reichlich Vaginalepithelzellen ohne Leukozyten (im Gegensatz zu Kandidiasis und Trichomoniasis!); Laktobazillen fehlen, statt ihrer finden sich massenhaft kurze plumpe Stäbchen mit besonderer Adhärenz an den Epithelzellen, die sie dicht (wie die Stacheln den Kaktus) besetzen: „clue cells". In der Gram-Färbung erscheinen diese Zellen als sogenannte „salt and pepper cells" (Abb. 25.69 a,b).

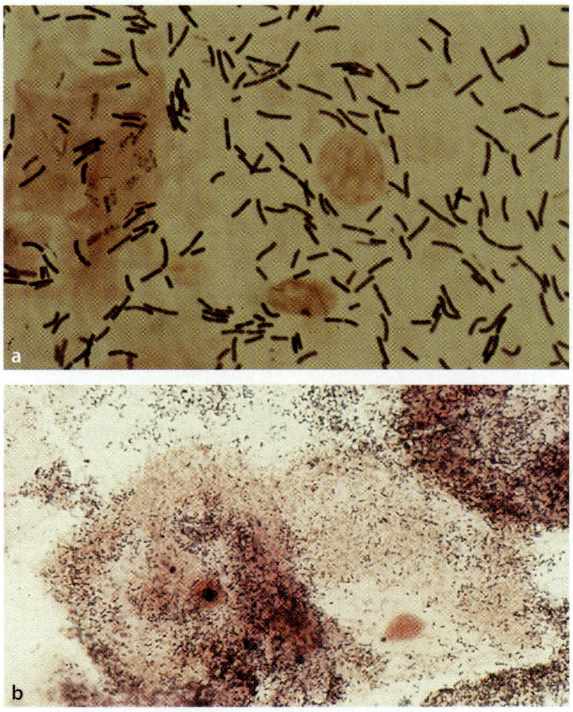

Abb. 25.69 a, b. Vaginalausstrich einer gesunden Frau **(a)** und bei anaerober Vaginitis **(b)**. Während unter normalen Verhältnissen die Laktobazillen (Döderlein) dominieren, sind bei der anaeroben Vaginitis die Epithelzellen dicht von kurzen, gram-variablen Stäbchen besetzt („Clue cells"). Gram, x 63 (a), x100 (b)

Der kulturelle Nachweis anaerober Bakterien im Vaginalsekret ist auf Spezialnährböden möglich, zur Diagnose einer BV jedoch nicht erforderlich.

Therapie. Therapie der Wahl ist Metronidazol (500 mg 2× täglich p.o. durch eine Woche oder als Einzeitgabe, 2 g oral); die Heilungsrate beträgt ca. 95%, Rezidive sind allerdings häufig. Cave: Metronidazol ist im ersten Drittel der Schwangerschaft kontraindiziert.

Alternative: Clindamycin 300 mg 2× täglich peroral, durch eine Woche.

Lokaltherapie: Metronidazolgel oder -suppositorien (2× täglich durch 5 Tage) oder Clindamycin Creme 2%, 1× täglich intravaginal durch 7 Tage. Die Heilungsrate gleicht annähernd der der systemischen Therapie.

Ob gleichzeitige Mitbehandlung des asymptomatischen männlichen Partners erforderlich ist, wird verschieden beurteilt. In Therapiestudien zeigte diese keinen Einfluß auf die leider hohe Rezidivrate bei der Frau. Regelmäßige Abklärung und allenfalls Therapie einer BV in der Schwangerschaft ist zu empfehlen.

Penizillin ist in vitro hoch wirksam gegen G. vaginalis, in vivo jedoch praktisch unwirksam; dieser scheinbare Widerspruch erklärt sich durch die Bildung von β-Laktamasen durch vaginale Anaerobier. Umgekehrt ist Metronidazol gegen G. vaginalis in vitro nur mäßig, in vivo jedoch hoch wirksam (Angriffspunkt ist nicht G. vaginalis, sondern die genitalen Anaerobier). Diese Beobachtung stützt die Ansicht. daß die BV eine Mischinfektion symbiontisch wirkender Bakterien darstellt.

25.3.5 Durch Viren bedingte genitale Kontaktinfektionen

Viele hierher gehörenden Krankheitsbilder werden ausführlich im Abschnitt „Dermatologie" abgehandelt.

Herpesvirusgruppe

Diese Gruppe umfaßt den Herpes genitalis (S. 270), die Epstein-Barr-Virus-Infektion (S. 279) und die Zytomegalie (S. 280).

Genitale Viruswarzen (Condylomata acuminata, syn. Feigwarzen; Condylomata plana)

Durch bestimmte Untertypen des humanen Warzenvirus erregte Papillome der genitoanalen Übergangs- bzw. Schleimhaut (S. 263).

Molluscum contagiosum (S. 258)

Hepatitis B

Durch das Hepatitis-B-Virus (HBV) hervorgerufene Entzündung des Leberparenchyms, die asymptomatisch oder symptomatisch verlaufen und in seltenen Fällen zur Entstehung des Leberzellkarzinoms führen kann.

Erreger. Ein DNS-Virus von 42 nm Durchmesser. Es besteht aus einer äußeren Hülle (enthält unter anderem das Hepatitis-B-Surface-Antigen HBsAg, ein 24kD Glykoprotein) und dem inneren Core (enthält die zirkuläre Virus-DNS, Enzyme – DNS-Polymerase, -Kinase, das „major core"-Protein – HBcAg, ein 21kD Protein, sowie ein weiteres core-Antigen – HbeAg).

Epidemiologie. Die Prävalenz ist in verschiedenen Regionen sehr unterschiedlich. In Afrika und Südostasien beträgt die Seroprävalenz bis zu 90%, in westlichen Ländern nur 5–10%. Die Zahl der jährlichen Neuerkrankungen in den USA wird auf 200- bis 300.000 geschätzt.

Übertragung. HBV ist in Blut, Samenflüssigkeit, Vaginalsekret, Speichel und Tränenflüssigkeit nachweisbar und kann durch sämtliche genannten Körperflüssigkeiten übertragen werden; es ist etwa 100mal infektiöser als HIV. Die Gefahr einer Infektion über Blutkonserven und Blutprodukte ist sehr gering, da Blutspender auf HBsAg untersucht werden. Hingegen wird Hepatitis B relativ häufig von Personen in medizinischen Berufen erworben (Nadelstichverletzungen etc.). Hoch ist die Seroprävalenz auch bei i.v.-Drogenabhängigen. ***Sexuelle Übertragung*** ist die wichtigste Form der Transmission des HBV: etwa 50–70% der Infektionen erfolgen durch den Sexualpartner.

Die Epidemiologie der Hepatitis B folgt dem Muster der STD: Am stärksten gefährdet sind junge Erwachsene; erhöhtes Risiko besteht bei häufigem Partnerwechsel und Vorgeschichte genitaler Infektionen. 20–40% zuvor negative heterosexuelle Partner von HBV-Positiven zeigten in einer Studie innerhalb von 3–12 Monaten eine Serokonversion. Im Wiener Raum betrug die Seroprävalenz bei STD-Risikogruppen 33.3%. Eine besondere Risikogruppe sind männliche Homosexuelle (z.B. in New York eine Seroprävalenz von 51%).

Neben sexuellen Kontakten kann HBV auch durch gemeinsames Benützen von Rasierklingen, Zahnbürsten etc. übertragen werden.

Klinik. Die Infektion verläuft in etwa 2/3 der Fälle asymptomatisch, heilt meist aus und hinterläßt lebenslange Immunität. Nach der Inkubationszeit (1–4 Monate) stellen sich bei etwa einem Drittel Prodromi (makulöse Exantheme, Urtikaria, Arthralgien) und schließlich ein Ikterus mit Krankheitsgefühl und Transaminasenerhöhung ein. Nach der akuten Phase werden 6–10% der Infizierten chronische HBV-Träger (Infektionsquelle!); etwa ein Drittel dieser Patienten entwickeln eine chronisch aktive Hepatitis (Nachweis: HBeAg), die spontan abheilen oder in Leberzirrhose und Leberkarzinom übergehen kann. In den USA sterben jährlich etwa 5.000 Personen an den Folgen einer Hepatitis B.

Neugeborene von HBV-infizierten Müttern sind in bis zu 90 % infiziert (abhängig vom HBeAg-Status der Mutter). Infizierte Neugeborene werden besonders häufig zu HBV-Trägern mit erhöhtem Risiko der genannten Komplikationen.

Diagnose. Diese beruht auf der klinischen Symptomatik, der Erhöhung der Lebertransaminasen und dem serologischen Nachweis von HBV-Antigen und -Antikörpern. Bei etwa 90 % der akut Erkrankten ist im Serum das Oberflächenantigen HBsAg nachweisbar (diagnostisch). IgM-anti-HBc zeigen ein akutes Krankheitsgeschehen an. Antikörper gegen HBcAg und HBsAg können viele Jahre persistieren.

Prophylaxe. Passive Immunprophylaxe mit Hepatitis-B-Hyperimmunglobulin wird seronegativen Personen empfohlen, die HBV-exponiert waren (Nadelstichverletzungen, erkrankter Sexualpartner, Kinder HBsAg-positiver Mütter). Sie sollte innerhalb von 14 Tagen nach der möglichen Exposition verabreicht werden.

Aktive Immunprophylaxe wird allen Personen empfohlen, die aufgrund ihres Verhaltens oder ihres Berufes einem erhöhten Infektionsrisiko ausgesetzt sind (insbesondere die sogenannten „Core-Transmitter", nämlich Drogenabhängige und Personen mit promiskuitivem Sexualverhalten, z. B. Prostituierte, sowie medizinisches Personal).

Weitere durch Viren verursachte genitale Kontaktinfektionen

Hepatitis A. Das Hepatitis A-Virus (HAV) wird hauptsächlich über den fäko-oralen Weg übertragen. In Ländern mit schlechten hygienischen Bedingungen sind daher vorwiegend Kinder betroffen. Die sexuelle Transmission spielt eine untergeordnete Rolle; das Risiko der Übertragung ist von den geübten Sexualpraktiken (oro-anale Kontakte), der Zahl der Sexualpartner und der Dauer der (homo)sexuellen Aktivität abhängig. Unter männlichen Homosexuellen lag in einer Studie der Durchseuchungsgrad höher als in der heterosexuellen Kontrollgruppe (30 % vs 12 %).

Hepatitis C. Hepatitis C (die parenterale Form der NonA-NonB-Hepatitis) hat eine hohe Seroprävalenz bei Personen mit multiplen Bluttransfusionen sowie bei i. v.-Drogenabhängigen (Risikogruppe). Das Virus scheint in anderen Körperflüssigkeiten als Blut nicht oder nur in sehr niedrigen Mengen vorzukommen; die sexuelle Transmission hat daher einen wesentlich geringeren Stellenwert als bei Hepatitis B. Personen mit promiskuitivem Verhalten sind nicht signifikant häufiger seropositiv als die Durchschnittsbevölkerung.

25.3.6 Von Ektoparasiten erregte genitale Kontaktinfektionen

Hieher zählt die Skabies (S. 322) und die Pediculosis pubis (S. 318)

25.4 Besondere Aspekte von genitalen Kontaktinfektionen

25.4.1 „Genital Ulcer Disease" (GUD)

Dieser in den letzten Jahren gebräuchlich gewordene Begriff umfaßt alle Krankheiten bei sexuell aktiven Personen, die mit Ulzera bzw. Erosionen der Genitalhaut oder -schleimhaut, mit oder ohne Lymphadenopathie, einhergehen.

Dieser Sammelbegriff ist aus mehreren Gründen gerechtfertigt: er bezeichnet eine typische und differentialdiagnostisch oft schwierige Konstellation, eignet sich zu epidemiologischen Studien (dritte Welt!) und bezeichnet eine Gruppe genitaler Kontaktinfektionen mit besonderem Risiko aktiver und passiver HIV-Transmission.

Epidemiologie. Die Daten über die Häufigkeit der GUD sind wegen der großen klinischen Schwankungsbreite und wegen diagnostischer Probleme der in Frage kommenden Mikroorganismen unvollständig. Sicher ist, daß genitale Ulzerationen in Entwicklungsländern wesentlich häufiger sind als in Industrieländern: bei 20–70 % der STD-Patienten in Asien und Afrika, hingegen nur bei 1–5 % der Patienten von STD-Kliniken in Europa und Nordamerika. Diese Relationen werden von der Prävalenz anderer STDs, der Verfügbarkeit medizinischer Einrichtungen, Sexualpraktiken (z. B. höhere Inzidenz der Syphilis bei Homosexuellen) und der Rolle der Prostitution (häufige Infektionsquelle von Ulcus molle) bestimmt.

Ursachen. Die drei überwiegenden ***infektiösen Ursachen*** von GUD sind Herpes genitalis, Ulcus molle und primäre Syphilis. Deren geographische Verteilung ist sehr unterschiedlich: in den meisten afrikanischen Staaten überwiegt das Ulcus molle (50–70 %), in den Industrieländern der Herpes genitalis (50–70 %), gefolgt von primärer Syphilis (10–20 %) (Tabelle 25.51). Seltene Erreger von GUD sind ferner C. trachomatis serovar L1–3 und Calymmatobacterium granulomatosis als Erreger der Donovanosis (endemisch in Papua Neuguinea, Australien, Indien, manchen karibischen Inseln).

Nichtinfektiöse Ursachen: differentialdiagnostisch kommen das fixe Arzneimittelexanthem (Tetrazyklintherapie anderer STDs!), genitale Aphthen (M. Behçet), Plattenepithelkarzinome und andere Neoplasien, Pyodermien, infizierte Milbengänge bei Ska-

Tabelle 25.51. Ätiologie der „Genital Ulcer Disease" in verschiedenen Regionen

	USA (Detroit)	Europa (Antwerpen)	Afrika (Nairobi)	Asien (Bangkok)
Syphilis	15%	7%	9%	1%
Herpes genitalis	37%	61%	4%	10%
Ulcus molle	0%	5%	62%	36%
Mischinfekt	5%	3%	2%	2%
andere Ursachen	43%	24%	23%	51%

modifiziert nach P. Piot et al (Sexually Transmitted Diseases 1990)

bies und Traumen (infizierte Friktionstraumen, Haarschnitte, Artefakte) in Betracht.

Klinik. Die klinischen Bilder von primärer Syphilis, Herpes genitalis und Ulcus molle sind im Regelfall typisch (s. entsprechende Kap.). Variation des klinischen Erscheinungsbildes, Mischinfektion, lokale Antibiotika- oder Kortikosteroid-Vorbehandlung sowie eine evtl. vorliegende HIV-Infektion können jedoch die klinische Diagnose erheblich erschweren.

Genitales Ulkus. Lokalisation meist an den mechanisch beanspruchten Regionen: kleine Labien (hintere Kommissur!), Sulcus coronarius, Frenulum präputii. Seltener sind Vaginal- und Zervikalbereich (hier nicht schmerzhaft), Glans und Penisschaft. Bei nicht-zirkumzidierten Männern ist die gesamte Region des Präputialsackes Prädilektionsstelle. Je nach Ursache unterscheiden sich die Ulzera (zumindest prinzipiell) in Zahl, Initialeffloreszenz, Beschaffenheit, Schmerzhaftigkeit, Heilungsverlauf und Rezidivgeschehen.

GUD ist meist mit einer inguinalen, seltener auch einer femoralen, uni- oder bilateralen ***Lymphadenopathie*** verbunden, die zeitlich ***nach*** dem Ulcus auftritt und (mit Ausnahme der syphilitischen Lymphadenopathie) schmerzhaft ist. Sie kann auch Folge einer pyogenen Sekundärinfektion darstellen. Bei isolierter Lymphadenopathie ohne genitaler Ulzeration muß ein Malignom oder rezidivierendes Trauma im Genitalbereich in Betracht gezogen werden.

Komplikationen und Folgeerscheinungen. Syphilitische und herpetische Ulzera heilen spontan und mit meist unscheinbaren Narben ab. Bei GUD durch die übrigen Erreger können sich Sekundärinfektionen mit Ödemen, Paraphimose, Phimose, Obstruktionen, Fistelbildungen und ausgedehnter Destruktion einstellen (letzteres insbesondere im Spätstadium des LGV).

Diagnose. Anamnese und Klinik der GUD lassen häufig bereits eine Vermutungsdiagnose zu; dennoch ist eine exakte Labordiagnostik unabdingbar. Diese sollte zumindest die drei wichtigsten Erreger der GUD beinhalten (Syphilis, H. genitalis, Ulcus molle):

- Syphilis: Dunkelfelduntersuchung, Serologie (VDRL, TPHA);
- Herpes genitalis: Antigennachweis oder Kultur; PCR nur in Sonderfällen;
- Ulcus molle: Gramfärbung, Kultur.

Materialabnahme erfolgt nach Reinigung des Ulkus durch Abnahme von Reizsekret für Dunkelfelduntersuchung, Antigennachweis und Kulturen (H. ducreyi, evtl. HSV); Blutabnahmen zur Syphilisserologie, evtl. auch für KBR zum Nachweis des LGV.

Gelangt man hiemit nicht zur Diagnose, empfiehlt sich die Wiederholung der Laboruntersuchungen (insbesondere Syphilisserologie); evtl. Biopsie zum histologischen Ausschluß eines Malignoms.

Auch bei Durchführung einer spezifischen Erregerdiagnostik bleibt die mikrobiologische Ursache in bis zu 50% der Fälle ungeklärt.

Therapie. Siehe bei den entsprechenden Kapiteln.

25.4.2 Genitale Kontaktinfektionen in der Schwangerschaft

Genitale Kontaktinfektionen können sowohl die Gravidität selbst als auch den Gesundheitszustand des Fetus oder Neugeborenen – abhängig vom Erreger und dem Zeitpunkt der Infektion (intrauterin, perinatal) – beeinträchtigen. Folgen einer genitalen Kontaktinfektion können sein (Tabelle 25.52):

- Tubeninfertilität, Extrauteringravidität,
- Spontanabort, intrauteriner Kindestod,
- postabortale, intrapartale, postpartale aszendierende Infektion der Mutter,
- Frühgeburt (24.–37. Schwangerschaftswoche), vorzeitige Wehentätigkeit und Membranruptur,
- kongenitale Mißbildungen des Föten,
- perinatale Infektion des Föten bzw. Neugeborenen.

Tubeninfertilität und Extrauteringravidität. Zwischen diesen und STD (konkret der PID; häufigste Ursachen genitale Chlamydieninfektion und Gonorrhö) besteht ein enger Zusammenhang. In Ländern mit hoher STD-Durchseuchung (z. B. Afrika) ist die postinfektiöse Tubeninfertilität ca. dreimal häufiger als in westlichen Ländern (hier in ca. 10% Ursache unerfüllten Kinderwunsches).

Tabelle 25.52. Mit Erregern genitaler Kontaktinfektionen assoziierte Störungen von Schwangerschaft und Puerperium

	Assoziierte Erreger
Extrauteringravidität	Vorgeschichte einer Infektion mit C. trachomatis (ca. 50 % Salpingitis)
Spontanabort	N. gonorrhoeae, M. hominis, U. urealyticum, HSV
PID nach Abortus	C. trachomatis, N. gonorrhoeae
Frühgeburt, frühzeitiger Blasensprung	C. trachomatis, N. gonorrhoeae, Strep. agalactiae (Gruppe-B-Streptokokken), bakterielle Vaginose, M. hominis, U. urealyticum, T. pallidum, HSV, CMV
Amnionitis	bakterielle Vaginose, Strep. agalactiae, N. gonorrhoeae
kongenitale Mißbildungen	CMV, HSV, HIV, T. pallidum
Fetaler Wachstumsrückstand	CMV, HSV, HIV, T. pallidum
puerperale Endomyometritis	
früh (< 48 h post partum)	bakterielle Vaginose, Strep. agalactiae, U. urealyticum, M. hominis, T. vaginalis
spät (> 48 h post partum)	C. trachomatis
Totgeburt	T. pallidum, CMV, C. trachomatis
letale neonatale Sepsis	Strep. agalactiae, HSV, N. gonorrhoeae, C. trachomatis

Spontanabort. Zwischen diesem und einigen STD bestehen gesicherte oder zumindest begründet vermutete Zusammenhänge. So führt unbehandelte Syphilis (I oder II) in 50 % zu Spontanabort oder perinatalem Kindestod. Bei primärer genitaler Herpesinfektion innerhalb der ersten 20 Schwangerschaftswochen besteht ein 25–50 %iges Risiko des Spontanaborts. Bei bakterieller Vaginose ist eine Chorioamnionitis sechsmal häufiger als bei normaler Vaginalflora (erhöhtes Risiko des Spontanaborts). Auch die genitale Chlamydieninfektion scheint ein Risikofaktor zu sein, da bei Frauen mit Spontanabort häufig ein hoher IgG-Titer gegen C. trachomatis gefunden wird.

Frühgeburt, vorzeitige Wehentätigkeit und Membranruptur. Es gibt Hinweise, daß diese Komplikationen als Folge einer erhöhten Zahl von Anaerobiern im Rahmen der bakteriellen Vaginose oder einer vaginalen Besiedlung mit Gruppe B-Streptokokken auftreten. Eine ähnliche Rolle für Chlamydien, Ureaplasmen und HIV-Infektion wird vermutet, ist jedoch nicht nachgewiesen.

Anaerobe Bakterien produzieren Proteasen, die den Transport von Keimen zu den fötalen Membranen erleichtern.

Postabortale, intra- und postpartale Infektion der Mutter. C. trachomatis, Mykoplasmen, anaerobe Bakterien und Gruppe-B-Streptokokken können während oder nach der Geburt bzw. dem Abort durch Aszension zu puerperaler Endometritis und Salpingitis führen.

Intrauterine Infektionen. Diese können entweder hämatogen (T. pallidum, CMV, HIV) oder aszendierend entstehen. In beiden Fällen kommt es zunächst zur Entzündung der Plazenta und der kindlichen Membranen (Chorioamnionitis – histologisch definiert durch die Präsenz von polymorphkernigen Leukozyten). Die Ursache der Chorioamnionitis bleibt oft ungeklärt: Neben infektiösen Ursachen durch Mikroorganismen aus dem Vaginalbereich (U. urealyticum, M. hominis, G. vaginalis, Mobiluncus spp., Streptokokken der Gruppe B u. a.), müssen auch nicht-infektiöse Faktoren erwogen werden (z. B. Mekonium, Nekrose der Dezidua). Eine Chorioamnionitis wird bei ca 95 % der Schwangerschaften beobachtet, die vor der 25. Woche spontan enden (im Vergleich zu 3–5 % bei Geburten zum Termin).

Bei der ***perinatalen*** Infektion werden die Erreger während des Geburtsvorganges von den mütterlichen Schleimhäuten auf den Neonatus übertragen, wo sie meist eine lokale Infektion der Konjunktival- oder Bronchialschleimhaut bewirken.

Besondere Aspekte

Syphilis (s. Kap. Syphilis)

Gonorrhö (s. Kap. Gonorrhö). Die Prävalenz der Gonorrhö bei Graviden liegt in den meisten europäischen Ländern unter 1 % (vor 100 Jahren noch etwa 30 %). Screening-Untersuchungen sind dennoch zu empfehlen (Prophylaxe perinataler Komplikationen und der Infektion des Neonatus). Während der Schwangerschaft ist für die Schwangere die Gefahr einer aufsteigenden gonorrhoischen Infektion nicht größer als bei Nichtgraviden. In der Perinatalperiode treten allerdings gehäuft Komplikationen wie vorzeitiger Blasensprung, Chorioamnionitis sowie Puerperalfieber der Mutter auf. Häufigste Manifestation am Neugeborenen infolge intrapartaler Transmission ist die Ophthalmia neonatorum (heute unter 1 %, vor etwa 100 Jahren noch ca. 10 %). Die gefährliche Komplikation der disseminierten Gonokokkeninfektion des Neugeborenen ist außerordentlich selten.

Chlamydia trachomatis. Trotz diskrepanter Berichte ist wahrscheinlich, daß eine genitale Chlamydieninfektion während der Gravidität zu reduziertem Geburtsgewicht des Neugeborenen, verkürzter Schwangerschaft und vorzeitiger Blasenruptur führen kann. Die Gefahr einer puerperalen Infektion (Amnionitis, postpartale Endometritis) ist bei Frauen mit einer zervikalen Chlamydieninfektion zum Zeitpunkt der Geburt um das 5fache erhöht. Ebenso besteht erhöhte Gefahr einer postabortalen PID. Die neonatale

Chlamydieninfektion manifestiert sich am häufigsten als Chlamydienkonjunktivitis (s. Kap. Chlamydieninfektion).

Prävention: Chlamydienscreening durch DNS- oder Antigennachweis zu Beginn der Schwangerschaft.

Streptokokken der Gruppe B. Während der Schwangerschaft kommt es zu einer Änderung des vaginalen Ökosystems im Sinn der Zunahme von Laktobazillen, Abnahme anaerober Bakterien, Senkung des pH-Werts, gesteigerten Glykogengehalts und einer besseren Vaskularisation des Gewebes. Streptokokken der Gruppe B (Streptococcus agalactiae) können bei 5–25% nicht-schwangerer Frauen als Bestandteil der vaginalen Bakterienflora nachgewiesen werden (*kein* Zusammenhang mit promiskuitivem Verhalten!), bei etwa einem Drittel der Schwangeren besteht eine intermittierende asymptomatische vaginale Besiedelung. Klinische Zeichen der Streptokokkeninfektion treten sehr selten auf (meist unmittelbar postpartal als Puerperalsepsis mit Fieber und Meningitis).

Trotz der häufigen vaginalen Besiedelung entwickeln nur 1–2% der Neugeborenen invasive peripartale Infektionen. Die unterschiedliche Invasivität scheint zumindest teilweise typenspezifisch zu sein. Meistens treten die Symptome in den ersten 72 Lebensstunden fulminant als septisches Fieber mit Bronchialsymptomatik auf (*„early onset"*); die Mortalitätsrate liegt mit 30–50% hoch. Bei der verzögerten Form (*„late onset"*) dominieren meningitische Symptome. Als ***Präventivmaßnahme*** wird ein präpartales Bakterienscreening empfohlen. Auch die prophylaktische Behandlung exponierter Neugeborener wird diskutiert.

Genitale Mykoplasmen. Ein Zusammenhang zwischen vaginaler Besiedelung mit M. hominis und/oder U. urealyticum und puerperalem bzw. postabortalem Fieber ist unsicher. Derzeit wird weder eine routinemäßiges Screening noch eine automatische Therapie bei Mykoplasmenbesiedelung empfohlen (die Therapiemöglichkeiten sind in der Schwangerschaft und wegen zunehmender Resistenz der Erreger ohnehin begrenzt).

Bakterielle Vaginose. Es bestehen Hinweise auf eine Assoziation der bakteriellen Vaginose bei Schwangeren mit verfrühter Wehentätigkeit, vorzeitigem Blasensprung, Chorioamnionitis, reduziertem Geburtsgewicht und Frühgeburtlichkeit. Da ein Beweis noch aussteht, wurde die Empfehlung auf entsprechende routinemäßige Untersuchung der Graviden noch nicht ausgesprochen.

Herpes simplex-Virus. Die HSV-Infektion stellt in zwei Situationen eine Gefährdung dar:

- Eine ***Primärinfektion*** (Vulvovaginitis herpetica) während der frühen Gravidität (bis etwa zur 20. Schwangerschaftswoche) ist mit einem bis auf 50% erhöhten Abortrisiko assoziiert; in der späteren Schwangerschaft kann sie zu reduziertem Geburtsgewicht des Neonatus führen. Rezidivierender Herpes genitalis beeinflußt die Schwangerschaft nicht.
- ***Herpes genitalis*** zum Zeitpunkt der Geburt ist in bis zu 50% mit einem Herpes neonatorum durch peripartale Infektion assoziiert; das Risiko hängt von der Massivität der mütterlichen Symptomatik ab (z. B. Erstmanifestation oder Rezidiv) (s. auch S. 273).

Prävention: Die klinische Befundung ist Teil der routinemäßigen Untersuchung vor der Geburt. Zusätzliche kulturelle Bestimmung der HSV-Ausscheidung wird nur bei Risikopersonen empfohlen. Bei floridem Herpes genitalis oder positiver Viruskultur zum Zeitpunkt der Geburt ist eine Sektio zu empfehlen.

Humane Papillomviren. Das Auftreten von Larynxpapillomen (aber auch genitaler Viruspapillome!) durch HPV 6 und 11 während der Säuglings- und Kleinkinderperiode ist eng mit der Vorgeschichte von Condylomata acuminata der Mutter zum Zeitpunkt der Geburt verknüpft. Perinatale Transmission ist der wahrscheinlichste Übertragungsmodus. Zur ***Prävention*** sollten präpartal die Papillome im Bereich des Geburtskanals operativ entfernt werden. Eine Sektio ist nur in Ausnahmefällen erforderlich.

T. vaginalis. Das Risiko aszendierender Infektionen (Endometritis, Salpingitis) bei vaginaler Trichomoniasis ist unzureichend belegt. Allerdings kann T. vaginalis als Vektor für die Aszension anderer genitaler Keime fungieren. Unter dem Einfluß mütterlicher Östrogene kann die Vaginalschleimhaut des weiblichen Neugeborenen für einige Wochen mit T. vaginalis besiedelt werden; eine purulente Vaginitis ist selten (ca. 5% bei Infektion der Mutter).

Genitale Kandidiasis. Während der Schwangerschaft ist die Bereitschaft der Vaginalschleimhaut zur Besiedelung mit Candida spp., und damit auch die Inzidenz der symptomatischen Kandidavaginitis, erhöht (Ursache: der hormonell induzierte hohe Glykogengehalt des Vaginalsekrets, erhöhte Adhärenz der Sproßpilzzellen). Neugeborene von Gebärenden mit genitaler Kandidiasis erkranken häufiger an mukokutaner Kandidiasis (Windel-, Mundhöhlensoor). Eine ***pränatale Screening-Untersuchung*** der Schwangeren ist daher empfehlenswert.

Nach dem Mykologen Rieth hat „jedes Neugeborene ein Recht auf einen pilzfreien Geburtskanal".

Infektion mit HIV. Siehe S. 839.

25.4.3 Genitale Kontaktinfektionen bei männlichen Homosexuellen

Daß männliche Homosexuelle – immerhin weltweit zwischen 2 und 10 % der männlichen Erwachsenen und damit eine bedeutende Minorität – eine spezielle Risikogruppe für genitale Kontaktinfektionen darstellen, ist eine erst in den letzten Jahrzehnten gewonnene Erkenntnis. Die Ursachen dieser epidemiologischen Gegebenheit liegen im Sexualverhalten bzw. den geübten Sexualpraktiken und sind vielfältig:

Nur männliche, nicht aber weibliche Homosexuelle sind eine Risikogruppe genitaler Kontaktinfektionen. Weibliche Homosexuelle gehen häufiger stabile Partnerbeziehungen ein, die geschlechtlichen Praktiken sind wenig invasiv, und die Deposition potentiell infektiösen Samens unterbleibt.

Sexualverhalten. Eine Untergruppe homosexueller Männer ist von hoher Promiskuität. Da das Risiko venerischer Infektionen generell mit der Häufigkeit des Partnerwechsels (wie auch mit der Dauer promiskuitivem Verhaltens) korreliert ist, ergibt sich allein dadurch ein wesentlicher Risikofaktor.

Über männliche Homosexuelle sind viele Fehleinschätzungen und Halbwahrheiten im Umlauf. Einige davon sind: Homosexuelle sind an Aussehen und Gehabe leicht zu erkennen; die sexuelle Orientierung ist unabänderlich festgeschrieben; aktives bzw. passives Rollenverhalten ist fixiert. Ein Vorurteil ist schließlich, daß Homosexuelle generell promiskuitiver seien als Heterosexuelle. Tatsächlich ist die Situation viel komplexer, da der trotz Liberalisierung der Gesetze immer noch bestehende soziale Druck und die individuellen Coping-Mechanismen zu durchaus gegensätzlichen Entwicklungen des Sexualverhaltens (wie der Personen selbst) führen können. Nur etwa 15 % der männlichen Homosexuellen entsprechen der klischeehaften Vorstellung des promiskuitiven „Single" mit ständig wechselnden Partnern (in Extremfällen angeblich bis zu 100 pro Monat); hingegen leben etwa 30 % in eheähnlichen stabilen Partnerschaften, die zur Hälfte allerdings wieder als „offen" eingestuft werden. Ein nicht unbeträchtlicher Anteil der Homosexuellen – bis zu 30 % – kehrt sich zeitweise oder permanent von der Sexualität ab.

Innerhalb der promiskuitiven Untergruppe werden anonyme Sexualkontakte gesucht und oft in hoher Frequenz gefunden. Dies führt zur schnellen Ausbreitung der Erreger innnerhalb der Untergruppe (und zu Schwierigkeiten in der Erfassung der Kontaktpersonen). Von dieser Untergruppe breiten sich Infektionen auf die weniger promiskuitiven Homosexuellen, und über Bisexuelle auch auf die Heterosexuellen aus.

Sexualpraktiken. Homosexueller Verkehr erfolgt neben manuellen Praktiken durch anogenitale, orogenitale und oroanale Kontakte. Hierdurch kann es zur direkten oder peroralen Übertragung potentiell oder obligat pathogener Darmkeime und -parasiten kommen (was bei heterosexuellen Kontakten selten der Fall ist). Genito- bzw. manuell-analer penetrierender Verkehr verläuft zudem traumatischer als vaginaler; chronische Proktitis und blutende (Mikro- oder auch größere) Verletzungen sind keine Seltenheit. Hierdurch können auch hämatogene Erreger übertragen werden.

Epidemiologische Auswirkungen hat schließlich auch, daß venerische Infektionen der Anorektalregion oft längere Zeit unbemerkt bleiben; gonorrhoische Proktitis oder syphilitische Primäraffekte im Rektum können vergleichsweise milde verlaufen, wodurch die Diagnostik erschwert, aber die Übertragung nicht beeinträchtigt wird.

Aktiv homosexuelle Männer haben somit ein höheres Risiko, auf sexuellem Wege Infektionen zu erwerben; dies gilt für die „klassischen" Geschlechtskrankheiten ebenso wie die „übrigen" genitalen Kontaktinfektionen (mit Ausnahme der urogenitalen Chlamydieninfektion). So treten in den USA etwa die Hälfte der Fälle frischer Syphilis in der homosexuellen Population auf; Mollusca contagiosa, Pedikulosis, Condylomata acuminata etc. sind häufige Befunde. Die Erscheinungsbilder sind prinzipiell analog wie bei Heterosexuellen (abgesehen von der Prädilektion der Analregion und des Rektums).

Neben ihrer höheren Inzidenz unterscheiden sich genitale Kontaktinfektionen bei homosexuellen Männern jedoch in zwei Aspekten auch qualitativ entscheidend von solchen bei heterosexuellen:

- Das Erregerspektrum ist um (vor allem Darm-) Pathogene erweitert, die sonst kaum sexuell übertragen werden
- dominierende klinische Bilder sind Entzündungen des Anus und Analkanals, Proktitis (bzw. Proktokolitis und – seltener – Enteritis)

Entzündungen des ***Anus*** und ***Anoderms*** sind (wegen der reichen Nervenversorgung) sehr schmerzhaft und werden von Obstipation und Tenesmen begleitet (Sphinkterspasmen). *Proktitis* ist die Entzündung des Rektums jenseits der Kryptenlinie; sie ist (bei Aussparung des Analkanals) kaum schmerzhaft und durch Obstipation, Tenesmen, schleimig-eitrigen rektalen Ausfluß und Blutbeimengungen im Stuhl gekennzeichnet. ***Proktokolitis*** liegt vor, wenn die Veränderungen auf das Sigmoid übergreifen (zusätzliche Symptome: Durchfälle, Bauchkrämpfe, Fieber). Unter ***Enteritis*** versteht man Entzündungen des Dünndarms (Symptome: Diarrhoen, Bauchkrämpfe, schleimiger Rektalausfluß, bei schweren Formen Meläna und Systemzeichen – Fieber, Verschiebungen des Wasser – Elektrolythaushalts, Malabsorption etc.). Bei allen Manifestationen können Leukozyten im Stuhl nachgewiesen werden.

Die ***Rolle des rezeptiven Analverkehrs*** hat mehrere potentielle Risken: Neben dem der chronischen mechanischen Irritation und des akuten Traumas können sowohl Erreger genitaler Kontakt- als auch von Darminfektionen inokuliert werden; das Hauptrisiko ist die Übertragung von Systeminfektionen (rezeptiver Analverkehr ist der wirkungsvollste Übertragungsmodus von Hepatitis B und HIV).

Das Symptom der (Ano-)Proktitis. Dieses ist nicht nur häufig, sondern auch unterschiedlich ausgeprägt, durch verschiedene Faktoren bedingt (meist mehrere gleichzeitig) und diagnostisch schwierig; dies führte zum schlechten, da generalisierenden Begriff des „gay bowel syndrome".

Nicht-erosive Proktitis beruht häufig auf mechanischen Ursachen, gelegentlich auf einer Kontaktallergie (Gleitmittel), kann auch die Begleiterscheinung analer Condylomata acuminata sein und durch Kandidaspezies kompliziert werden. Wichtigste infektiöse Ursachen sind die rektale Gonorrhö und (nicht-LGV) Chlamydieninfektion. Beide sind durch relativ milde (oft fehlende) subjektive Proktitis-Symptomatik, milden mukopurulenten Ausfluß und geringfügige Entzündungszeichen in der Proktoskopie gekennzeichnet (leicht blutende Schleimhaut!). Die Diagnostik erfolgt durch entsprechende Abstriche und Kulturen.

Die asymptomatische rektale Infektion ist das Hauptreservoir der Gonorrhö bei homosexuellen Männern.

Erosive und ulzeröse Proktitis. Die anorektale *Herpes-simplex-Infektion* ist durch große Schmerzhaftigkeit, die typische Proktitis-Symptomatik, manchmal mit Harnverhaltung, häufig inguinale Lymphadenopathie und Systemzeichen gekennzeichnet. Die Läsionen sind vesikulär-erosiv, oft auch ulzerös (bei HIV-Infektion vegetierend) und können von der Analregion bis in das Rektum auftreten. Ähnlich schmerzhafte Läsionen, allerdings mit geringen Systemzeichen, werden durch das anorektale *Ulcus molle* und *LGV* hervorgerufen. Auch *syphilitische Primäraffekte* können von der Analregion bis ins Rektum gefunden werden; in letzterem Fall sind sie nur wenig schmerzhaft. Die Diagnostik erfolgt mit den üblichen Methoden.

Anorekales LGV ist klinisch schwierig von M. Crohn zu unterscheiden.

Proktokolitis und Enteritis durch Darmkeime. Die Infektion durch bakterielle Erreger der Enterokolitis kann sowohl durch rezeptiven Analverkehr als auch durch die orale Route (oroanaler Kontakt) erfolgen. Haupterreger sind Shigellen, Salmonellen und Kampylobakter; epidemisches und endemisches Auftreten dieser Infektionen in der homosexuellen Population ist bekannt. Das Erscheinungsbild dieser Krankheiten ist ähnlich: akut einsetzende Durchfälle, wässrige bis schleimig-blutige Stühle, Bauchschmerzen und Krämpfe, Fieber, Myalgien etc. Rektoskopie zeigt Ödem und Hyperämie der Darmschleimhaut, Blutungsneigung. Diagnostik durch entsprechende Kulturmethoden.

Zahlreiche pathogene (Entamoeba histolytica, Giardia lamblia) und potentiell pathogene Protozoen (Balantidium coli, Dientamoeba fragilis, Isosporen) können ebenso wie manche Würmer (Strongyloides stercoralis, Enterobius vermicularis etc.) im Rahmen homosexueller Praktiken übertragen werden. Übertragungsmodus ist wieder hauptsächlich orale Infektion, bei der Amöbiasis kann jedoch auch direkte Inokulation zu amöbenbedingten Exulzerationen der Analregion führen.

Virale Infektionen. Diese nehmen eine besonders wichtige Rolle ein. Männliche Homosexuelle stellen eine besondere Risikogruppe für Hepatitis-B und HIV dar, wobei die Übertragung vorwiegend durch infektiösen Samen erfolgt. Die Gefahr liegt also beim passiven („rezeptiven") Homosexuellen, während der aktive („insertive") weniger gefährdet ist (der Darm enthält keine relevanten Mengen infektiöser Viruspartikel). Im Gegensatz dazu wird Hepatitis-A auf der fäkal-oralen Route übertragen (Viruspartikel sind in relevanten Konzentrationen in Fäzes nachweisbar). Ferner ist die Durchseuchung der homosexuellen Population mit Zytomegalie-Virus erheblich höher als bei heterosexuellen Männern. Bei HIV-Infizierten ist die CMV-Infektion des Gastrointestinaltrakts (Ösophagitis, Kolitis, Proktitis) ein häufiges und therapeutisch schwieriges Problem.

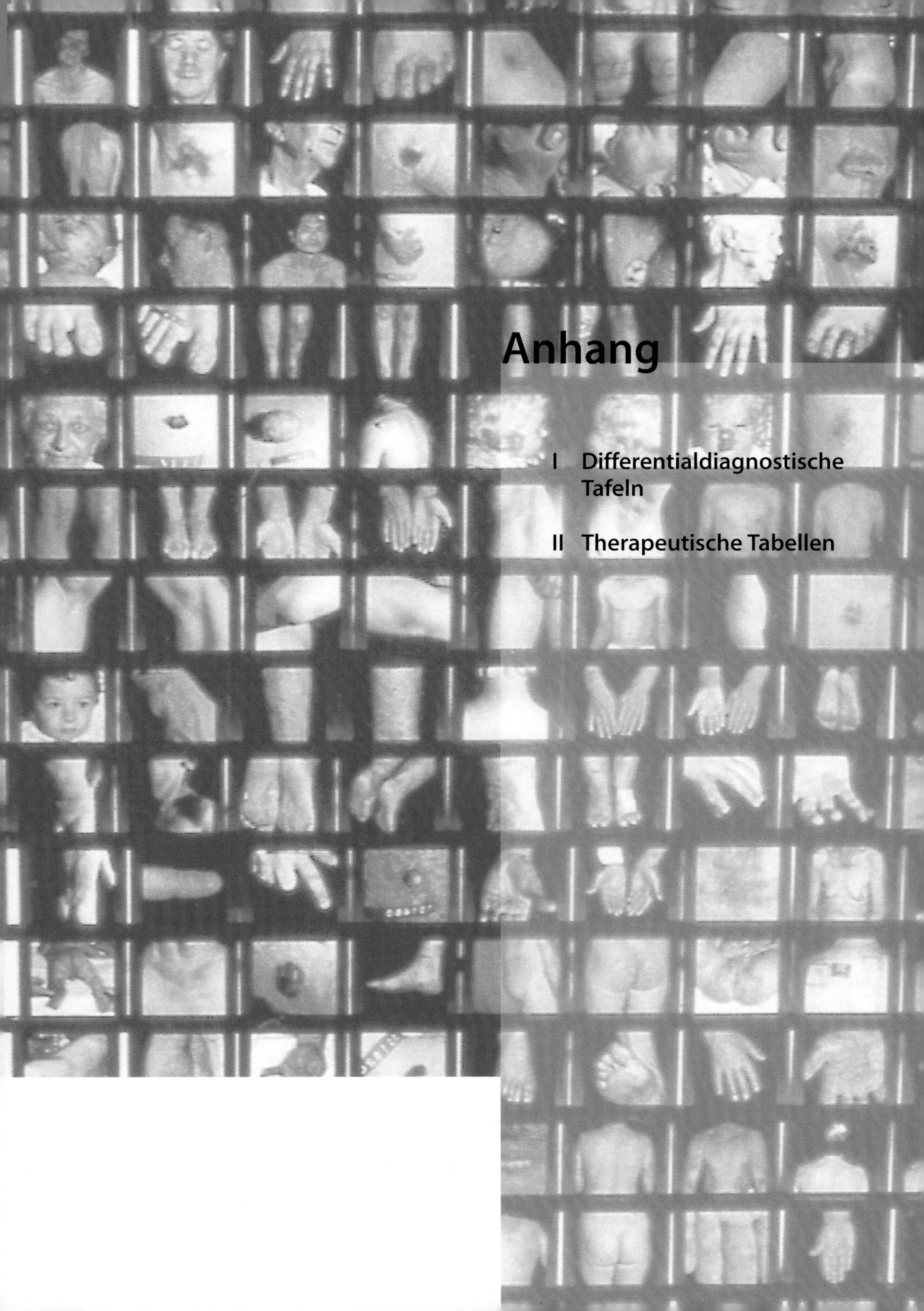

Anhang

I Differentialdiagnostische Tafeln

II Therapeutische Tabellen

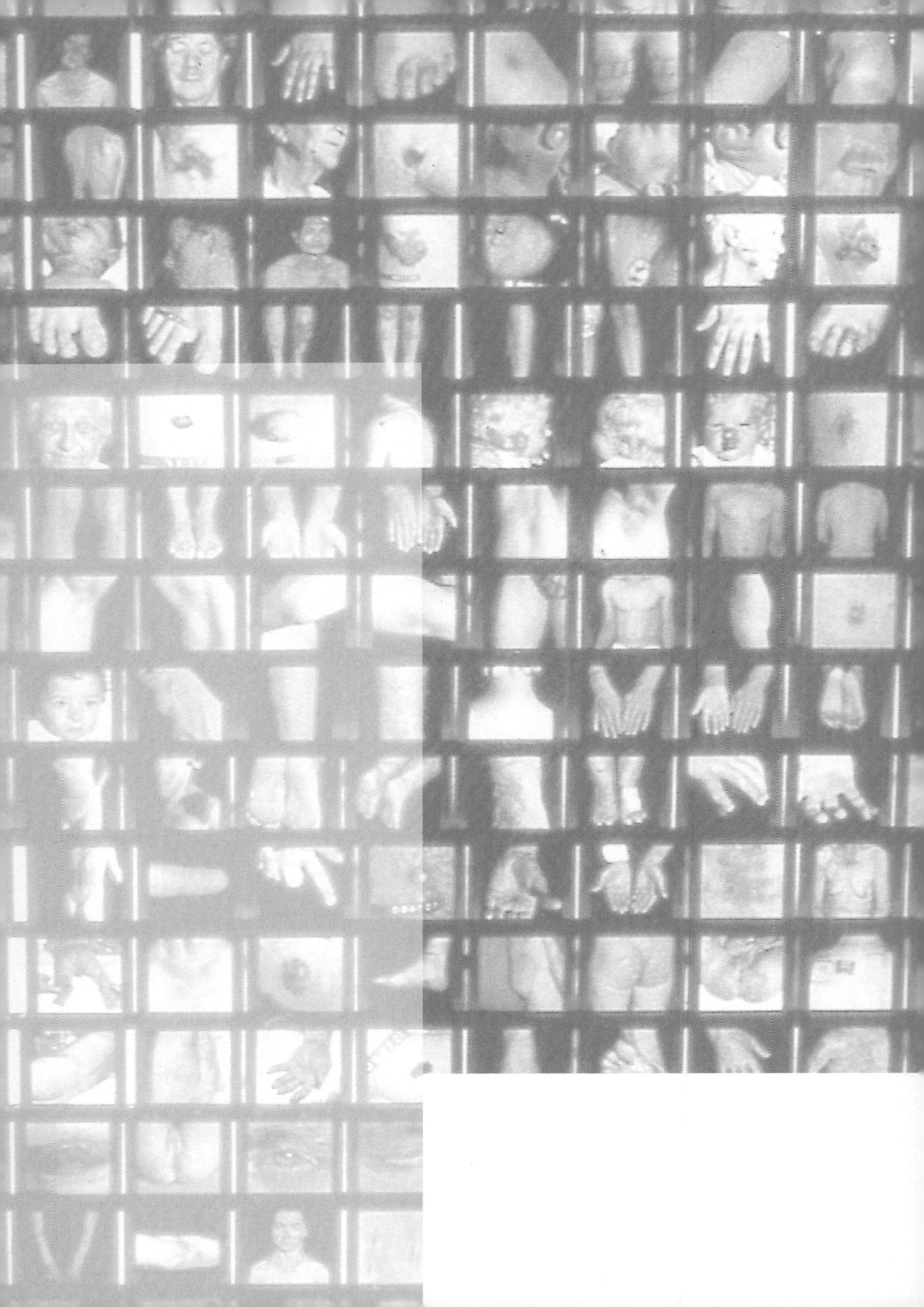

I Differentialdiagnostische Tafeln

ÜBERSICHT

A	Läsionsbezogen	B	Lokalisationsbezogen
1	Umschriebenes homogenes Erythem	1	Schuppung am Kapillitium
2	Makulöses Exanthem	2	Alopezische Herde am Kapillitium
3	Dunkelpigmentierter Fleck	3	Multiple Knoten am Kapillitium
4	Helle Flecken	4	Akneiforme Eruption des Gesichts
5	Papulöses Exanthem (entzündlich)	5	Lippenschwellung
6	Papulöses Exanthem (hyperkeratotisch)	6	Weißliche Plaque der Mundschleimhaut
7	Ringförmiger papulöser Herd	7	Erosionen der Mundschleimhaut
8	Hautfarbener Knoten (nicht exulzeriert)	8	Ulkus der Mundschleimhaut
		9	Palmare Schuppung
9	Dunkelpigmentierter Knoten	10	Mißgestalteter Nagel
10	Subkutaner Knoten	11	Scheibenförmiger Herd inguinal
11	Urtikarielles Exanthem	12	„Balanitis"
12	Vesikulöses Exanthem	13	„Warzen" am Genitale
13	Gruppierte, oberflächliche Vesikeln (Pusteln)	14	Ulkus am Penis
		15	Entzündliche, flache Knoten am Unterschenkel
14	Tiefe, abszedierende Pyodermie		
15	Makulo-squamöses Exanthem (Rumpf)	16	Ulcus cruris
		17	„Warzen" der Fußsohle
16	Nummuläre schuppende Plaque		
17	Hyperkeratotische Plaque		
18	Exulzerierter nichtpigmentierter Knoten		

Vorbemerkung. Zweck dieser Tafeln ist nicht eine komplette Erfassung und Beschreibung der Hautkrankheiten. Es werden vielmehr Bündel von – wichtigen oder häufigen – Zuständen zusammengestellt, die tatsächlich verwechselt werden können („vernünftige" Differentialdiagnosen), aber dennoch klare *morphologische* Unterscheidungsmerkmale besitzen. Letztere werden unter Auslassung nebensächlicher Aspekte genannt; die angegebenen Kriterien orientieren sich am „Idealbild" der Läsion und sind daher nicht stets vollzählig ausgebildet. Manche Läsionen haben mehrere charakteristische Erscheinungsformen und werden daher an mehreren Stellen aufgeführt (z. B. Basaliom, seborrhoische Warze etc.). Diese Tafeln – ein kleines Einmaleins der klassischen Diagnostik – setzen die Kenntnis der Effloreszenzenlehre und der Systematik zum Gebrauch voraus und zielen auf die Beherrschung der morphologischen Analyse ab. Darüber hinausgehende Diagnostik – also Laboruntersuchungen aller Art – liegt außerhalb der Grenzen dieser Tabellen.

Es erübrigt sich hinzuzufügen, daß Auswahl, Abgrenzung und Gewichtung der in diesen Tafeln enthaltenen Diagnosen zwangsläufig etwas künstlich und daher auch subjektiv geprägt sein müssen.

A 1. Umschriebenes homogenes Erythem

		Begleitkriterien
Erysipel	Konfiguration unregelmäßig, Begrenzung mittelscharf, mit Stufe gegen Umgebung abgesetzt, zungenförmige Ausläufer, Oberfläche glatt, hellrot, hitzend, Lymphadenitis	Systemzeichen, Ausbreitung schnell, Bestandsdauer kurz. Eintrittspforte nachweisbar
Dermatitis (akut)	Konfiguration artefiziell, Begrenzung scharf, sattrot, Oberfläche matt bis „grießig", mäßig hitzend	keine Ausbreitung, Bestandsdauer kurz, Anamnese klar
Verbrennung I° (Verbrühung)	Konfiguration artefiziell, Abrinnspuren, Begrenzung scharf, Oberfläche matt	sehr schmerzhaft, Systemzeichen bei großer Ausdehnung, Anamnese klar
fixes Arzneimittelexanthem	Konfiguration rund-regelmäßig, Begrenzung mittelscharf, lividrot, Oberfläche glatt	Anamnese: Medikamenteneinnahme; Rezidive in loco
Erythema migrans	Konfiguration rund, Begrenzung mittelscharf, Oberfläche glatt, lividrot, zentrale Rückbildung, Ringe (Ringsegmente)	Ausbreitung langsam zentrifugal, subjektiv mildes Brennen, Hitzen, keine Systemzeichen, Anamnese: Zeckenbiß
Naevus flammeus	angedeutet segmental, Begrenzung scharf und unregelmäßig, oft in Einzelherden gegliedert, hell-lividrot, kein Hitzen	Anamnese: seit Geburt, unveränderlich

andere: Sonnenbrand, chronischer Kälteschaden, Dekubitus I°, Schmetterlingserythem und Erysipelas perstans (LE, Dermatomyositis), Flushsymptom, slapped-face-Erythem (Ringelröteln)

A 2. Makulöses Exanthem

		Begleitkriterien
infektiöses Exanthem	morbilliformer, rubeoliformer, scarlatiniformer Aspekt	Allgemein- bzw. krankheitsspezifische Symptome
medikamentös-toxisches Exanthem	morbilliformer, rubeoliformer, scarlatiniformer Aspekt mit eher verwaschener Ausprägung	Allgemeinsymptome unspezifisch (Fieber etc.), Medikamentenanamnese
Erythema multiforme	makulo-urtikarielle Läsionen, lividrot, kreisrund; Irisphänomen: konzentrische Ringe mit leicht hämorrhagischen (fakultativ blasigen) Zentren	Allgemeinsymptome, Befall Extremitätenstreckseiten mehr als Rumpf; Schleimhautbefall
Purpura[a]	Läsionenform „flohstichartig" bis großflächig, rund, Begrenzung scharf, konfluierend, sattrot, nicht wegdrückbar. Keine Entzündungszeichen, keine Nekrose. Schleimhäute befallen.	Allgemeinsymptome in Abhängigkeit von Grundkrankheit. Blutungen aus Körperöffnungen. Verteilung von hydrostatischen Faktoren mitbestimmt.
luetisches Exanthem (Primärexanthem und frühe Rezidivexantheme)	Lokalisation an Körpermitte bzw. Flanken, livid-hellbräunlich, Begrenzung unscharf („lasiert"), diskret	von anderen luetischen Symptomen begleitet (Lymphadenopathie, lokalisierte Papeln, Mundschleimhautläsionen)

[a] ausgenommen sämtlicher Formen von Vaskulitis, da diese mit palpabler Purpura abläuft, also nicht zu den makulösen Exanthemen zählt.
andere: Urtikaria in Rückbildung, Erythema pudicitiae, Pityriasis rosea, Pityriasis versicolor (erythematöse Form), Exanthem bei Kollagenosen, Erythema rheumaticum, Nävi aranei

A 3. Dunkelpigmentierter Fleck

		Begleitkriterien
Lentigo maligna	groß, Figur unregelmäßig, Begrenzung polyzyklisch und scharf, Farbe schwarz, scheckig, Oberfläche glatt, meist einzeln	Prädilektion: Gesicht, chron. UV-Schaden, Senium
Lentigo simplex	mittelgroß, rund, Begrenzung scharf, Farbe (hell-mittel) braun, homogen, Oberfläche glatt, meist einzeln	Prädilektion: Rumpf
Lentigo senilis (actinica)	wie Lentigo simplex, kleiner, meist multipel	Prädilektion: sonnenexponierte Areale
flache seborrhoische Warze	wie Lentigo senilis, Oberfläche etwas papillär, meist multipel	Prädilektion: Gesicht
Naevus spilus	groß, Figur regelmäßig, Begrenzung scharf, Farbe hellbraun, häufig punktförmige Pigmentverdichtungen, Oberfläche glatt, meist einzeln	Prädilektion: Rumpf
Café au lait-Fleck	wie Naevus spilus; Farbe milchkaffeebraun, homogen; meist multipel	Zeichen der Neurofibromatose
Melasma	Herde groß, ovalär bis streifig, Begrenzung scharf, bronzefarben, Schläfen und Stirn	Schwangerschaft, Kontrazeptiva, wird bei Sonnenexposition dunkler
Berloque-Dermatitis	wie Melasma, mehr artefiziell konfiguriert (Abrinnspuren)	Anamnese: Kölnisch Wasser o. ä.; wird bei Sonnenexposition dunkler

andere: postinflammatorische Hyperpigmentierung (z. B. nach Incontinentia pigmenti), Areal normaler Haut bei subtotaler Vitiligo, umschriebene Haemosiderinablagerungen (z. B. nach Purpura senilis), Mongolenfleck, Naevus Ota und Ito, Minozyklin-Pigmentierung

A 4. Hellpigmentierte Flecken

		Begleitkriterien
Vitiligo	depigmentiert, großflächig, Begrenzung scharf und polyzyklisch, Hauttextur erhalten	Prädilektionsstellen: periorifiziell, akral
multiple Halo-Naevi	depigmentiert, kleinflächig, kreisrund, Begrenzung scharf, im Zentrum meist Überreste des Pigmentnävus	einzelne oder wenige Läsionen
Leukoderm (psoriatisches, syphilitisches etc.)	hypopigmentiert, Begrenzung eher unscharf, Hauttextur erhalten	Verteilung und individuelle Form dem vorhergehenden Exanthem entsprechend (nummuläre oder Plaque-Psoriasis, lokalisierte Papeln bei Lues II)
Narben (z. B. Verbrennung, Verätzung, Herpes zoster)	depigmentiert, Hauttextur narbig (atroph, hypertroph, „gestrickt")	Größe, Konfiguration und Verteilung artefiziell bzw. der vorangehenden Läsion entsprechend (z. B. zosteriform)
CDLE (ausgebrannt)	depigmentiert, nummulär, Begrenzung scharf, diskret oder konfluierend, atroph. Häufig aktiver Randsaum, randständige Hyperpigmentierung	Prädilektionsstelle: Gesicht
Pityriasis versicolor alba	hypopigmentiert, konfettigroß, Begrenzung scharf, konfluierend, pityriasiform schuppend	Prädilektion: Nacken, Schultern, obere Brust, typische Anamnese
Pityriasis alba	zart hypopigmentiert, nummulär, verwaschen, pityriasiform schuppend	assoziiert mit Exsiccosis cutis und atopischer Diathese Prädilektion: Oberarme, Gesicht, Rumpf

andere: Naevus depigmentosus, Naevus anaemicus, Morphea, Lichen sclerosus, Atrophie blanche, Lepra maculo-anästhetica, Papulosis maligna Degos

A 5. Papulöses Exanthem (entzündlich)		
		Begleitkriterien
Lichen ruber	Papeln abgeflacht, kegelstumpfartig, lividrot. gruppiert, teilweise konfluent oder disseminiert. Mundschleimhautbefall	typische Prädilektionsstellen (Handbeugen etc.), Juckreiz, schubweiser Verlauf; Vorbestand: Wochen
Lichenoides Arzneimittelexanthem	ähnlich Lichen ruber, Effloreszenzen jedoch weniger typisch ausgeprägt	Anamnese: Medikamenteneinnahme, schnelle Entwicklung
Graft vs. Host-Reaktion (chronisch)	Läsionen ähnlich Lichen ruber, zusätzlich Pseudosklerodermie, Alopezie	Allgemeinsymptome, St. p. Knochenmarkstransplantation
Pityriasis rubra pilaris	Papeln sattrot, teils follikulär, Konfluenz zu Erythrodermie, inselförmige Aussparungen gesunder Haut. Diffuser Befall von Handflächen und Fußsohlen, „seborrhoische" Läsionen am Kapillitium	Entwicklung schubweise, oft rasch, Vorbestand oft Monate
Miliaria rubra	Papeln sattrot, „saftig", zentrales Krüstchen; regellos disseminiert, Rumpf	kurze Bestandsdauer; Exposition feucht-heißen Klimas, heftiger Juckreiz
Papulöses Exanthem bei Syphilis II	bräunlichrote Papeln, regellos disseminiert, eher schütter	Prädilektion: Rumpf, proximale Extremitäten, andere Zeichen der Syphilis II

andere: Follikulitis, Steroidakne, klein-papulöse Sarkoidose, Insektenstiche, Hautlymphome, Pityriasis lichenoides, nekrotisierende Venulitis, Gianotti-Crosti-Syndrom.

A 6. Papulöses Exanthem (hyperkeratotisch)		
		Begleitkriterien
Lichen pilaris	follikuläre Hornkegel, schütter, nicht entzündlich, Prädilektion: Streckseiten der Extremitäten	meist präpubertäre Kinder, häufig Ichthyosis vulgaris, atopische Disposition, Familienanamnese: positiv
Morbus Darier	follikuläre und nichtfollikuläre hyperkeratotische Papeln, „reibeisenartig", dicht, konfluierend, erythematös. Prädilektion: Rumpf, Gesicht charakteristischer Teint (bräunlichrot)	Beginn meist frühes Erwachsenenalter, typische assoziierte Symptome (palmoplantar, Hand-, Fingerrücken, Nägel, Kapillitium, Mundschleimhaut) Familienanamnese: positiv
seborrhoische Warzen (eruptiv)	hautfarben bis hellgraubraun, rund, klein (bis einige Millimeter), weich, „wie aufgeklebt", Oberfläche papillär. Sehr zahlreich. Prädilektion: Rumpf, Hals, Gesicht, Handrücken	manchmal Juckreiz, letztes Lebensdrittel
Stukkokeratosen	ähnlich eruptiven seborrhoischen Warzen, weißlich, leicht abkratzbar, kein papillärer Aufbau, vorwiegend an Unterschenkeln und Unterarmen	andere Zeichen der Altershaut
Verrucae planae	multipel, rund, flach (kaum tastbar), matt, zart bräunlich. Prädilektion: Gesicht, Handrücken	meist Kindesalter, oft lineäre Anordnung durch Autoinokulation
Kortikoidakne (INH-Akne)	disseminierte, follikuläre Hornkegel, erythematöser Hof, selten Pusteln und Krusten. Prädilektion: Rumpf	begleitende Akne vulgaris (oft milde). Anamnese: Kortikoid-(INH)-Einnahme

andere: Ernährungsstörungen (Mangelernährung, Phrynoderm=Vit. A Defizienz, Hypothyreose, Skorbut etc.), Morbus Kyrle, Mucinosis follikularis, Lichen amyloidosus, Lichen nitidus

A 7. Ringförmiger papulöser Herd		
		Begleitkriterien
Granuloma anulare	Knötchen hautfarben, derb, tiefsitzend (nur kalottenartig prominent – besser tast- als sichtbar), Hauttextur erhalten, Zentrum des Herdes unauffällig	Prädilektionsstellen: akral, Streckseiten. Subjektiv symptomlos
Basaliom	peripherer Saum von Basaliomknötchen (oberflächlich, transluzent, Teleangiektasien etc.), Zentrum unregelmäßig und atroph, manchmal Sekundäreffloreszenzen (Krusten, Erosionen)	Prädilektion: Gesicht
„Siegelring"-Warze	hyperkeratotisch-papillärer Randwall, Zentrum unauffällig	andere Viruswarzen
Lichen ruber (anulär)	Randwall aus typischen Licher ruber-Papeln (pyramidenstumpfartig, hellividrot), Zentrum unauffällig	Prädilektion: Penis
Chronisch-diskoider Lupus erythematodes (hypertroph)	Figur polyzyklisch, Randwall aus erythematösen konfluierenden Papeln, festhaftende Schuppung, Reißnagelphänomen; Zentrum atroph, depigmentiert	Prädilektion: Gesicht; meist andere CDLE-Herde

andere: Sweetsyndrom, Elastosis perforans serpiginosa, Riesen- („Korallenriff")Keratoakanthom, anuläre Sarkoidose.

A 8. Hautfarbener Knoten (nicht exulzeriert)		
		Begleitkriterien
Basaliom (noduläres)	aus aggregierten Einzelknötchen zusammengesetzt, Oberfläche glatt, gespannt, matt glänzend, derb, perlmuttfarben-durchscheinend, Teleangiektasien	Prädilektion: Gesicht (zentrofazial), drittes Lebensdrittel
aktinische Keratose	„kalkspritzerartig", hart, rauh, verrukös, matt, manchmal hornartig, exophytisch, an Basis nicht infiltriert	chron. UV-Schaden Prädilektion: sonnenexponierte Regionen, zweite Lebenshälfte
Plattenepithelkarzinom	unregelmäßig gebuckelt, hart, Oberfläche rauh und matt, Hornmassen, Infiltration der Basis	chron. UV-Schaden, aktinische Keratosen; Prädilektion: sonnenexponierte Regionen, drittes Lebensdrittel
Keratoakanthom	rund, derb, halbkugelig, zentraler Hornpfropf oder (später) Krater, Seitenfläche glatt, gespannt und matt glänzend	chron. UV-Schaden Prädilektion: sonnenexponierte Regionen, zweite Lebenshälfte
Nävus, dermaler	halbkugelig, Epidermis locker-intakt, Konsistenz fleischig-fibrös	„Hexenhaare"
Fibrom-Histiozytom	halbkugelig, „in Haut eingelassen", wenig prominent, hart, Epidermis verbacken, Hauttextur erhalten, bräunlicher Stich	diagnostischer Handgriff: wird bei beidseitigem Fingerdruck in Tiefe verlagert (Adhärenz)
Talgdrüsenhypertrophie	klein, weich, kaum prominent, aus einzelnen Läppchen aufgebaut, gelblicher Stich	Prädilektion: Gesicht letztes Lebensdrittel

andere: die meisten Adnextumoren der Haut, nichtpigmentierte seborrhoische Warze, atypisches Fibroxanthom, Keloidnarbe, Dermatofibrosarcoma protuberans

A 9. Dunkelpigmentierter Knoten

		Begleitkriterien
Melanom (SSM, nodulär)	> 1 cm[a], tiefbraunschwarz; unregelmäßig in Konfiguration, Begrenzung, Farbe (scheckig) und Oberflächengestaltung; partielle Regression; Sekundärveränderungen (Entzündung, Exulzeration, Blutung etc.)	oft aus Nävus hervorgegangen, Wachstum in den letzten Monaten
Naevus pigmentosus (Compound)	< 1 cm, braun; regelmäßig in Konfiguration, Begrenzung, Farbe und Oberflächengestaltung; keine Sekundärveränderungen, mit Haaren bestanden	Bestand seit Kindheit
pigmentiertes Basaliom	Basaliomknötchen nachweisbar, meist oberflächlicher Typ, Pigment graubraun, gesprenkelt	langsames Wachstum (Jahre)
seborrhoische Warze	„wie aufgeklebt", rund, schmutzig-braun bis schwarz, regelmäßig in Begrenzung, Aufbau (papillär) und Farbe, stumpfer Glanz, erweiterte Follikelöffnungen, Hornpfröpfe	meist multipel
Histiozytom	linsenförmig, „in die Haut eingelassen", an der Epidermis adhärent, grau- bis goldbraun, derb	diagnostischer Handgriff: wandert bei beidseitigem Fingerdruck in die Tiefe (Adhärenz)
Angiokeratoma circumscriptum, thrombosiertes Angiom	düsterrot-schwarz, flach erhaben bis knotig, oft entzündlich, Sekundärveränderungen (Exulzeration, Infektion, hämorrhagische Krusten)	

[a] Wegen der Wichtigkeit korrekter Diagnostik sei noch einmal festgehalten, daß die hier angeführten Kriterien die Regel darstellen, von der es Ausnahmen gibt. Klarerweise gibt es auch Melanome, die kleiner als 1 cm sind – alle beginnen schließlich als solche –, nur ist dieses Anfangsstadium meist schon vorüber, wenn sie der Arzt zu Gesicht bekommt.

andere: Melanommetastase, blauer Nävus, Riesenkomedo, Mastozytom, Kaposi-Sarkom.

A 10. Subkutaner Knoten

		Begleitkriterien
Lipom	derb-prall-elastisch, etwas verschieblich, gelappt	meist mehrere (disseminiert), manchmal schmerzhaft, Bestanddauer lang (Jahre), kein Wachstum
Metastase	derb-solid, schlecht verschieblich	meist mehrere (regional), Bestanddauer kurz, Wachstum
Fibrom (tiefes!)	derb-hart, schlecht verschieblich	meist solitär
Dermatofibrosarkoma protuberans	komplexes, aus multiplen, tiefen und oberflächlichen Knoten zusammengesetztes Gebilde, derb, weder gegen Haut noch Unterlage verschieblich	langsam wachsend; meist Rumpf
Granuloma anulare (tiefes)	derb, schlecht abgrenzbar, nicht an Haut fixiert, oberflächlich gelegene Satellitenknoten	häufig bei Kindern. Prädilektion: akral
Talgretentionszyste	teigig-weich, an Haut adhärent, verschieblich gegen Unterlage	Prädilektionsstellen: Rumpf, Gesicht
Neurofibrom (tiefes)	derb, strangartig, allseits adhärent, kabelartige Gliederung tastbar	Zeichen des Morbus Recklinghausen

andere: alte verkalkte Panniculitis, Calcinosis cutis, chronisch-entzündlicher Lymphknoten, Sarkome und Pseudosarkome der Weichteile, Phlebolith (Unterschenkel), Trichilemmalzyste (Kapillitium), tiefe Pilzinfektion, Polyarteritis nodosa, Gichttophi, Rheumaknoten

A 11. Urtikarielles Exanthem		
		Begleitkriterien
Urtikaria	generalisiert; Quaddeln groß- oder kleinflächig, flüchtig (Stunden)	Quincke-Ödem, Allgemeinsymptome, serumkrankheitsähnliche Begleitsymptome
urtikarielle Vaskulitis	generalisiert, „Quaddeln" eher großflächig, konfluierend, beständig (Tage), elfenbeinfarben, zentral flohstichartige Purpura	Fieber, Arthralgien, Verlauf chronisch rezidivierend
Erythema anulare centrifugum	generalisiert, Exanthem meist schütter; „Quaddeln" persistent (Tage–Wochen) mit peripherer Ausbreitung; Ringformen, polyzyklisch; häufig Schuppung (einwärts des aktiven Randsaums)	Verlauf chronisch-rezidivierend
Erythema multiforme	„Quaddeln" kreisrund, persistent (Tage), zumindest einige Irisläsionen erkennbar (zentral livide, hämorrhagisch oder bullös)	Allgemeinsymptome, Prädilektionsstellen: Streckseiten der Extremitäten, Schleimhautbefall
akute neutrophile Dermatose (Sweet-Syndrom)	„Quaddeln" derb, aus Papeln und Pseudovesikeln agminiert, beständig (Tage–Wochen)	Fieber; Prädilektionsstellen: Gesicht, obere Extremitäten

andere: „urtikarielle" Läsionen bei Virusexanthemen (Rubeolen, Ringelröteln etc.), SLE, Pityriasis rosea irritata, Begleitreaktion bei Neurodermitis, Insektenstiche, „papulöse Dermatitis"

A 12. Vesikulöses Exanthem		
		Begleitkriterien
Varizellen	Bläschen zart, klein, auf erythematösem Grund (Halo), regellos disseminiert, meist schütter, manchmal hämorrhagische Komponente, verschiedene Entwicklungsstadien nebeneinander	Kapillitium und Mundschleimhaut be fallen, Allgemeinsymptome, Auftreten epidemisch
Strophulus (Prurigo simplex acuta)	Bläschen meist größer, prall, dichter, keine hämorrhagische Komponente, Entwicklungsstadien synchron	keine Allgemeinsymptome, Auftreten sporadisch, Juckreiz
Ekzema herpeticatum	Bläschen und runde („ausgepunzte") Erosionen, teilweise Konfluenz, heftig entzündlich, regional verdichtet (Gesicht, Hals, Beugeseiten), regionale Lymphadenitis	schwere Allgemeinsymptome, Zeichen des präexistenten (atopischen) Ekzems
Insektenstiche	disseminierte Quaddeln mit zentralem Porus bzw. Krüstchen, praller Vesikel oder Blase, Anordnung artefiziell (lineär, in Gruppen etc.)	Juckreiz, Anamnese
Miliaria cristallina	kleinste, wasserklare Bläschen ohne Entzündung, oberflächlich, disseminiert	symptomlos, Prädilektion Rumpf

andere: Bullöse Dermatosen im Initialstadium, Virusinfektionen anderer Art (Hand-Fuß-Mund-Krankheit, akrolokalisierte papulovesikulöse Eruption), Follikulitis, Psoriasis pustulosa (Initialstadium)

A 13. Gruppierte oberflächliche Vesikeln (Pusteln)

		Begleitkriterien
Bullöse Impetigo	Herd umschrieben und relativ großflächig, Streuherde; Primäreffloreszenz Blase (> 0,5 cm), schnelle Umwandlung in Pustel, teilweise Konfluenz, schlaff, auf gerötetem Grund	Ausbreitung in Tagen; fast stets Kleinkinder
Pustulöse Psoriasis (generalisierte)	exanthematisch, aber mit Einzelherden beginnend; Herd scheibenförmig, Pusteln stecknadelkopfgroß, randständig, kurzlebig; Grund erythematös	Ausbreitung in Stunden, Allgemein symptome
Herpes simplex (rezidivierend)	Herd umschrieben, Konfiguration rund, meist solitär; Primäreffloreszenz: Bläschen, Umwandlung in Pusteln, Krusten; konfluierend, Entzündungsreaktion stark, Entwicklungsstadien der Einzelbläschen asynchron	subjektiv juckendes Brennen, Anamnese: frühere Episoden Lymphadenitis
Herpes zoster	wie Herpes simplex, Bläschen jedoch gruppenweise in synchronen Entwicklungsstadien; Ausbreitung segmentär	Schmerzen, Allgemeinsymptome
Bakterielle Follikulitis	disseminiert mit Neigung zu Gruppierung; meist ausgedehnt; Primäreffloreszenz: follikuläre Papulopustel	Prädilektion: Rumpf
Oberflächliche Trichomykose	Herd scheiben- bzw. ringförmig, entzündlicher, infiltrierter aktiver Randwall, Primäreffloreszenz: follikuläre Papulopustel	Anamnese: Kontakt mit infiziertem Tier
Candidamykose	Herd rund-polyzyklisch, düsterrot-erosiv, an Peripherie matsche Pusteln mit Konfluenz, halskrausenartige „Schuppung", Satellitenpusteln	Prädilektion: Intertrigostellen, Diabetes mellitus

andere: inzipiente bullöse Dermatosen, Psoriasis pustulosa Typen Barber und Hallopeau, gramnegative Follikulitis, Rosacea, periorale Dermatitis, Pustulosis superficialis Sneddon-Wilkinson

A 14. Tiefe abszedierende Pyodermie

		Begleitkriterien
Furunkel	follikuläres, knotiges Infiltrat, zentraler nekrotischer Pfropf, Abszeßhöhle mit starker Eiterung, kollaterales Ödem	sehr schmerzhaft, Allgemeinsymptome, regionäre Lymphadenitis
Karbunkel	scheibenförmiger Herd, bestehend aus mehreren konfluierenden Furunkeln	wie oben
Tiefe Trichomykose	wie Furunkel oder Karbunkel, etwas weniger heftig entzündlich, Eiterung oft profus, Haare schmerzlos entfernbar	wie oben, jedoch milder Anamnese: Kontakt mit mykotischen Tieren
Gramnegative Follikulitis	meist auf Akne aufgepfropft, tiefe knotige Entzündung, ausgedehnt und konfluierend, buckelige Oberflächenkontur, relativ wenig Eiterbildung	schmerzhaft, Allgemeinsymptome, regionäre Lymphadenitis
Ekthymata	disseminierte Pusteln mit matschig-nekrotischer Basis	häufig akral, manchmal assoziierte Zeichen von Pyocyaneus-Sepsis
Pustula maligna (Milzbrand)	nekrotisierende, tiefe Vesikopustel mit gallertigem Inhalt, einzelne oder wenige Läsionen	Allgemeinsymptome, Lymphangitis, Lymphadenitis, Prädilektion: Akren
Pyoderma gangraenosum	nekrotisierendes Ulkus mit schneller Ausdehnung, peripher hämorrhagische matsche Nekrose und konfluierender Pustelsaum (z. T. oberflächlich)	Fieber, Assoziation mit Colitis ulcerosa
Phlegmone	teigig-weiche (Fingerdruck bleibt bestehen!) diffuse Schwellung, Begrenzung unscharf, hautfarben bis lividrot; im späteren Stadium Einschmelzung, Nekrose, Exulceration	sehr schmerzhaft, regionale Lymphadenitis, Fieber (meist nicht hoch)

andere: Skrophuloderm, inflammierte Talgzyste, Fremdkörperreaktion, Gasbrand, entzündeter Varixknoten, abszedierende Pannikulitis, Gumma.

A 15. Makulo-squamöses Exanthem (Rumpf)

		Begleitkriterien
Pityriasis rosea	Herde lachsrot, ovalär mit Collerette-Schuppung, keine Konfluenz. Prädilektion seitliche Rumpfpartien, Anordnung in Spaltlinien der Haut. Primärplaque	Gesicht, Extremitäten frei (außer bei P. r. irritata)
seborrhoisches Exzem (Ekzema petaloides)	Herde bräunlich-rot, konfluierend, Schuppung diffus pityriasiform. Prädilektion der Medianregion	seborrhoische Dermatitis an Kapillitium und Gesicht, Extremitäten frei
Psoriasis guttata (exanthematische Psoriasis)	Herde rundlich, ziegelrot, Schuppung psoriasiform	auch Extremitäten (Streckseiten) befallen
Pityriasis lichenoides	Herde rundlich, Schuppung psoriasiform mit hämorrhagischer, serös-krustöser Komponente. Regellos disseminiert	Extremitäten befallen
Pityriasis versicolor	Herde homogen braun, rund, konfluierend, Schuppung mild pityriasiform. Nacken, obere Rumpfhälfte	Gesicht, Extremitäten frei
Parapsoriasis en plaques (fingerprint dermatosis)	Herde gelb-rot-bräunlich, mittelgroß (mehrere Zentimeter Durchmesser), rundlich, Begrenzung unscharf, Schuppung milde blätterteigartig, regellos disseminiert, spärlich	monomorphes Bild
Prämykose	wie Parapsoriasis en plaques, die Einzelherde jedoch größer, Begrenzung unregelmäßig, scharf, Zeichen von Atrophie (zigarettenpapierartige Fältelung) und Poikilodermie (Teleangiektasien)	„jeder Herd sieht etwas anders aus"

andere: luetisches Exanthem, Pityriasis alba, nummuläre Ekzemstreuherde, subakut – cutaner LE, multiple M. Bowen-Herde, oberflächliche Basaliome, M. Paget (mammär, extramammär), Necrobiosis lipoidica.

A 16. Nummuläre schuppende Plaque

		Begleitkriterien
Psoriasis vulgaris	rund, Begrenzung scharf, ziegelrot, Textur vergröbert aber nicht lichenifiziert, Schuppung groblamellös, silbrig-weiß, locker haftend	Köbner-, Auspitzphänomene, Nagelveränderungen, typische Prädilektionsstellen (Streckseiten der Extremitäten, Kapillitium, sakral). Multipel
nummuläres Ekzem	rund, Begrenzung unscharf, lichenifiziert, Schuppung kleinlamellös, schmutzigweiß, festhaftend, nässend bzw. serös-hämorrhagische Krüstchen	Prädilektionsstelle: Unterschenkel, Streuherde, Juckreiz, Kratzeffekte. Multipel
Epidermomykose	Begrenzung mäßig scharf, Figur polyzyklisch, Randwall, Zentrum normal erscheinend, Schuppung randständig	Juckreiz, Prädilektion: inguinal, meist einzeln
Chronisch diskoider Lupus erythematoses	rund, polyzyklisch, Begrenzung scharf, sattrot, Schuppung festhaftend, Reißnagelphänomen; aktiver Randsaum, Zentrum atroph, narbig, depigmentiert	Prädilektion: Gesicht. Einige wenige Herde
Mykosis fungoides, Plaquestadium	Figur rund bis unregelmäßig, beetartig erhaben, Begrenzung scharf, lividrot-braun (poikilodermatisch), Schuppung meist bescheiden, feinlamellös, Oberfläche glatt, Zeichen der Atrophie	multipel, daneben auch erythematöse Herde und Knoten; „jede Läsion sieht anders aus"
Mucinosis follikularis	rund, Begrenzung unscharf, stumpf gerötet, hypopigmentiert, leicht erhaben, milde pityriasiforme Schuppung, haarlos, Haarfollikel „gänsehaut"-ähnlich prominent	Prädilektion: junges Erwachsenenalter (idiopathische Form); Assoziation von Lymphomen (symptomatische Form). Mehrere Herde

andere: Trichomykose (oberflächlich), M. Bowen, Syphilid

A 17. Hyperkeratotische Plaque

		Begleitkriterien
Schwiele	haut-bernsteinfarben, Figur regelmäßig, Begrenzung unscharf, glatt, derb	Lokalisation an Stellen chronischer mechanischer Traumen
Viruswarzen (beetförmiger Herd)	hautfarben, Figur unregelmäßig, papillär, rauh, matt, derb	meist noch andere Viruswarzen Prädilektion: Akren
Seborrhoische Warze	hautfarben bis dunkelbraun, Figur regelmäßig rund, „wie aufgeklebt", papillär, Hornpfröpfchen und klaffende Follikelostien, glatt, „fettig"	meist multipel, Rumpf
Tuberculosis verrucosa cutis	Herd mittelscharf begrenzt, rundlich, unregelmäßig hyperkeratotisch, nicht papillär, randwärts braunrötliches Infiltrat (Diaskopie: apfelgeleeartig)	meist akral, Streckseiten; lange Bestandsdauer, langsames Wachstum, einzeln
Hypertropher CDLE	Herd mittelscharf begrenzt, polyzyklisch, sattrotes Infiltrat, unregelmäßig hyperkeratotisch und schuppend, follikuläre Hornpfröpfe, nicht papillär	Prädilektion: lichtexponierte Körperstellen, meist mehrere Läsionen
Verruköses Karzinom	Herd groß, unregelmäßig konfiguriert, unregelmäßig hyperkeratotisch gebuckelt, fissuriert, nässend, mäßig infiltrierend, teils nekrotisch, Fistelbildung	jahrelange Bestandsdauer, langsames Wachstum, einzeln

andere: M. Bowen, aktinische Keratose – inzipientes Plattenepithelkarzinom, hypertropher Lupus vulgaris, „Korallenriff"-Keratoakanthom, palmoplantares Keratoderm, Clavus.

A 18. Exulzerierter nichtpigmentierter Knoten

		Begleitkriterien
Exophytischer Typ des Plattenepithelkarzinoms	hart, mit Unterlage verbacken, unregelmäßig gebuckelt, hyperkeratotische Massen Fakultativ: reg. Lymphknotenbefall	Bestanddauer: Jahre, langsames Wachstum. Prädilektion: lichtexponierte Areale; assoziiert mit aktinischen Keratosen, anderen UV-induzierten Tumoren
Bowen-Karzinom	breitbasig, unregelmäßig gebuckelt, nässend-verkrustet, teils hyperkeratotisch, teils weichzerreißlich, leicht blutend, an Peripherie oft Reste eines Morbus Bowen; Fakultativ: reg. Lymphknotenbefall (derb)	Anamnese: Bestanddauer jahrelang, letztens aber rasches Wachstum
Granuloma pyogenicum	schmalbasig aufsitzend, Oberfläche granulär-papillär, nässend-blutend-verkrustet, stark entzündlich, weich, zerreißlich	Bestanddauer: Tage–Wochen Anamnese: Verletzung, Eiterung Prädilektion: Akren. Schmerzhaft!
Amelanotisches Melanom	Figur unregelmäßig, meist breitbasig aufsitzend, Konsistenz „fleischig", weniger zerreißlich, oft bescheidene Reste von Pigment am Tumor oder in unmittelbarer Umgebung, entzündlicher Halo. Fakultativ: reg. Lymphknotenbefall	Anamnese: oft aus Pigmentläsion entstanden. Bestanddauer: Monate
Basaliom	(zumindest peripher) aus Basaliomknötchen aufgebaut, unregelmäßig gebuckelt, wie „geschnitzte" Substanzdefekte, manchmal „glasige" Transparenz	Bestanddauer: Jahre, langsames Wachstum Prädilektion: zentrofazial

andere: alle exulzerierenden malignen epithelialen und mesenchymalen Tumoren, exulzerierende Metastasen, Gichttophi, Kalzinoseherde, infektiöse Granulome (z. B. Kryptokokkoseherde), Gummen, Churg-Strauß-Granulome

B 1. Schuppung am Kapillitium		
		Begleitkriterien
Psoriasis	Herde disseminiert, münzgroß, Begrenzung scharf, zu oft großen Plaques konfluierend; Konturen folgen der Haargrenze; groblamellöse, oft exzessive Schuppung	subjektiv symptomlos, kein Haarverlust, psoriatische Läsionen an anderen Lokalisationen
Pityriasis simplex („Schuppen")	diffuse pityriasiforme Schuppung, Haut reizlos	subjektiv symptomlos, ev. milde Seborrhoe; kein Haarverlust
seborrhoisches Ekzem (Erwachsener)	diffuse pityriasiforme Schuppung, Haut diffus gerötet, Follikulitis, Kratzeffekte, Pyodermien	Haare stumpf-fettig, häufig (Androgen)-Effluvium, Juckreiz
Neurodermitis	diffuse pityriasiforme Schuppung, Rötung, Kratzeffekte	Haare trocken, andere Manifestationen der Neurodermitis
Mikrosporie	Herde klein, fleckig, konfluierend, Schuppung pityriasiform, Entzündungszeichen gering, Haare herdförmig über Haarboden abgebrochen	bei präpubertären Kindern, wenig Juckreiz, Anamnese: kurze Bestanddauer, schnelle Ausbreitung, epidemisch in Umgebung
Pediculosis capitis	Kratzeffekte, Schuppen, Krusten, Pyodermien, Nissen – und natürlich Läuse	heftiger Juckreiz, regionale Lymphadenitis

andere: Tinea amiantacea, Morbus Darier, Pemphigus seborrhoicus, Mucinosis follicularis, Favus

B 2. Alopezische Herde am Kapillitium		
		Begleitkriterien
Androgenetisches Effluvium	Herde an typischer Lokalisation (Hofratsecken, hintere Scheitelgegend, etc.)	fakultativ Seborrhoe, seborrhoisches Ekzem. Bei Frauen: Hirsutismus, Einnahme von entsprechenden Hormonpräparaten
Alopecia areata	Herde über münzgroß, rund, konfluierend, reizlos und völlig kahl bis auf einzelne Resthaare, Follikelostien erhalten, Ausrufungszeichenhaare	Haare in der Umgebung leicht ausziehbar, Poliosis circumscripta
Alopecia areolaris specifica (luetica)	Herde kleinfleckig, „mottenfraß"-artig, reizlos, Follikelostien erhalten, Schläfen und Hinterkopf bevorzugt	andere Zeichen der Lues II
Follikulitis decalvans	kleinfleckig, zu größeren Arealen konfluierend, Scheitelhöhe und Hinterkopf bevorzugt, Einzelherd glatt-atroph-eingesunken, dazwischen Büschel gesunder Haare, Pusteln, Krusten, Entzündungszeichen	Anamnese: sehr chronischer Verlauf. Neigung zu Pyodermien anderer Art, manchmal mit Immundefizienzen assoziiert
„Pseodopelade Brocq"	großflächig, meist einzelner Herd, paramedian an Scheitelhöhe, eingesunken atroph, Follikelostien verschwunden, reizlos, unscharf zur Umgebung abgegrenzt	andere Manifestationen der jeweiligen Grundkrankheit: Lichen ruber, CDLE, streifige Sklerodermie u. a.
Mikrosporie	Herde kleinfleckig, konfluierend, „mottenfraß" -artig, nur scheinbar haarlos (Haare abgebrochen, Haarstumpfe verschieden lang: „schlecht gemähte Wiese"), Haut fast reizlos, pityriasiforme Schuppung	Woodlicht: grüne Fluoreszenz. Kindesalter, epidemisches Auftreten
Trichotillomanie	großflächig, meist tonsurartig, nur scheinbar haarlos (Haarstummel verschiedener Länge erhalten), Haut reizlos	psychologische Anamnese meist fündig

andere: Narben nach: (Geburts)Traumen, Aplasia cutis congenita, Infektionen (Furunkel, tiefe Trichomykose), Atrichia (Hypotrichia) congenita, Basaliom, Mucinosis follicularis, toxische Effluvien.

B 3. Multiple Knoten am Kapillitium

		Begleitkriterien
Tricholemmalzysten („Atherome")	einzelstehend, halbkugelig, hautfarben, prallweich, etwas fluktuierend, an Haut fixiert, auf Unterlage verschieblich	subjektiv symptomarm, lange Bestandsdauer
proliferierende Tricholemmalzyste	solitär, aber meist mit Tricholemmalzysten assoziiert, riesig, derb, verbacken, entzündlich, exulzeriert, verkrustet	
Metastasen	einzelstehend, etwa gleich groß, derbsolid, wenig verschieblich, hautfarben, Epidermis gespannt	subjektiv symptomarm, kurze Bestandsdauer
Zylindrome	zahlreich, aggregiert, verschiedenste Kaliber, oft zu riesigen, gebuckelten Platten aufgetürmt, solid-derb, rötlich bis braun, manchmal exulzerierend	autosomal-dominant vererbt, mit anderen Adnextumoren assoziiert
angiolymphoide Hyperplasie mit Eosinophilie	einzelstehend, flach-kalottenförmig, derb, lividbraun, vorwiegend Schläfe und Hinterkopf	subjektiv symptomlos

andere: Basaliome, Pigmentnävi, Lipome, chron. entzündliche Lymphknoten, Churg-Strauß-Granulome

B 4. Akneiforme Eruption des Gesichts

		Begleitkriterien
Akne vulgaris	Komedonen, Papeln, Pusteln, abszedierende tiefe Infiltrate	jugendliches Alter, Seborrhoe
Akne excoriée	Restläsionen einer Akne vulgaris, zahlreiche zerkratzte, fibrotische Papeln, Knoten, eingesunkene Närbchen, Prädilektionsstelle: seitliches Kinn	frühes Erwachsenenalter, oft milde Zeichen der Androgenisierung, Kratzzwang
senile Komedonen	multiple, klaffende, große Komedonen, Prädilektion seitlicher Gesichtsbereich, Haut reizlos, multiple hypertrophe Talgdrüsen	letztes Lebensdrittel, mit chronischem UV-Schaden assoziiert
Rosacea	Teleangiektasien, lividrote Papeln und Infiltrate, Pusteln, tiefe abszedierende Infiltrate und Komedonen fehlen. Talgdrüsenhypertrophie (Rhinophym)	Zweite Lebenshälfte, Labilität der Hautgefäße im Gesicht (Blushneigung), Konjunktivitis
Periorale Dermatitis	Haut „verquollen", diffuses, meist zartes helles Erythem, flache rote Papeln um Unterlider und Mund, selten Pusteln	subjektives Gefühl der Hauttrockenheit, gepflegte Frauen, Kosmetikaabusus, manchmal atopische Disposition
Adenoma sebaceum (Angiofibrome bei Mb. Pringle)	multiple, mittelderbe, kleine, gerötete Papeln, zentrofacial (Nasolabialfalten)	Symptome des M. Pringle (Eschenlaubflecken, Könentumoren etc.)

andere: Polymorphe Lichtdermatose, „Seropapeln" bei seborrhoischer Disposition, lokalisierte Papeln bei Lues II, gramnegative Follikulitis

B 5. Lippenschwellung

		Begleitkriterien
Quinckeödem	massiv, teigig-weich, meist von Schwellungen der Lider, Zunge, Larynx u. a. m. begleitet	häufig Urtikaria; subjektiv symptomlos, Allgemeinzeichen, kurze Bestandsdauer, plötzlicher Beginn, vorhergehende gleichartige Episoden häufig
Lippenfurunkel	prall, asymmetrisch, zentral einschmelzend, nekrotischer Pfropf, regionäre Lymphadenitis	schmerzhaft, Allgemeinsymptome
Herpes simplex rezidivans	mäßige Schwellung, Herpesbläschen oft geringfügig ausgebildet, Lymphadenitis	Jucken, Brennen, frühere Episoden
Gesichtserysipel	Schwellung, Rötung über Lippen hinausgreifend, Lymphadenitis	plötzlicher Beginn, kurze Bestandsdauer, Eintrittspforte erkennbar, Allgemeinsymptome (Fieber)
Melkersson-Rosenthal-Syndrom	asymmetrisch, im Intervall radiergummiartige, tiefsitzende Infiltration, anfallsweise Hinzutreten ödematöser Schwellungen	subjektiv symptomlos, Facialisparese, Lingua plicata

andere: Trauma, Kontaktdermatitis, Schleimzyste, luetischer Primäraffekt

B 6. Weißliche Plaque der Mundschleimhaut

		Begleitkriterien
Leukoplakie, plan	klein, Figur ebenmäßig, Begrenzung unscharf, Oberfläche matt und intakt	jahrelanger Bestand, Läsion stabil; Beziehung zu lokalem Störfaktor (Zahnruine, Prothese etc.)
Leukoplakie, verrukös (Präkanzerose)	größer, Figur unregelmäßig, Begrenzung scharf, Oberfläche matt-papillär-verrukös	jahrelanger Bestand, Läsion wächst langsam; häufig ohne Bezug zu lokalem Störfaktor
Morsicatio („Biß")	weißlich-verquollen, in Höhe der Zahnschlußleiste, Abdruck der Zähne (Läsion wie „hineingesogen")	Erosionen und kleine Hämorrhagien, gewohnheitsmäßiges Wangenkauen
„White sponge nevus"	groß-streifenförmig, Begrenzung geradlinig, Oberfläche matt-verquollen	seit früher Kindheit
Floride orale Papillomatose	groß, bizarre Form und Begrenzung, Oberfläche papillär bis karfiolartig knotig, oft sehr ausgedehnt, im späteren Verlauf Nekrosen	jahrelanger Bestand, langsames Wachstum, Prothesenträger, Raucher, letztes Lebensdrittel, Foetor ex ore
Lichen ruber	multiple Läsionen, Prädilektionsstelle vordere Wangenschleimhaut, Herde plaqueförmig, streifig, lichenoid	andere Manifestationen des Lichen ruber
CDLE	mittelgroß, rund, Begrenzung scharf, Neigung zu Erosionen	Hautherde eines CDLE
Schleimhautwarzen	disseminierte, weiche, schleimhautfarben-weißliche Papeln, Konfluenz zu Beeten	meist Kinder
Candida-Mykose der Mundschleimhaut	multiple, weißliche, wegwischbare Beläge, darunter milde Entzündung	bei Erwachsenen assoziierte Zeichen von Immundefizienz
freie Talgdrüsen	weißgelbliche Pünktchen, streifenförmig, in Höhe der Zahnschlußleiste	häufiger Vorstellungsgrund bei Selbstbeobachtung

andere: Leukokeratosis nicotinica palati, Narben nach entzündlichen Prozessen (vernarbendes Pemphigoid)

B 7. Erosionen der Mundschleimhaut

		Begleitkriterien
Erythema multiforme	großflächig, Prädilektion: Wangen- und Lippenschleimhaut, Lippenrot; düsterrot, hoch entzündlich, fetzige Blasenreste, Fibrinbeläge, Hämorrhagien; sehr schmerzhaft	Allgemeinsymptome; gleichzeitig meist (nicht immer!) Befall der Konjunktiven, Anogenitalregion und Haut. Kurze Bestandsdauer (Tage), akuter Beginn. Junges Erwachsenenalter; häufig Rezidiv nach früheren Episoden. Herpes simplex!
Pemphigus vulgaris	mittel- bis großflächig, Prädilektion: Gingiva, Lippen-, Wangenschleimhaut; scharf und polyzyklisch begrenzt, düsterrot, hämorrhagisch, Schleimhautfetzen, Fibrinbeläge; sehr schmerzhaft. Umgebende Schleimhaut bland	Allgemeinsymptome fehlen; schleichender Beginn; oft Erstmanifestation des Pemphigus. Lebensmitte
Vernarbendes Schleimhautpemphigoid	chronisch-torpide Läsionen, wenig entzündlich, ausgedehnte Narbenbildung, Verlötung der Rezessus; wenig schmerzhaft	analoge Läsionen an Konjunktiven, Anogenitalregion, Ösophagus, Pharynx. Schleichender Beginn, langer Vorbestand. Zweite Lebenshälfte
Gingivostomatitis herpetica	düsterrote Injektion der gesamten Mundschleimhaut; zahllose kleine, kreisrunde, konfluierende Erosionen; Fibrinbeläge; Sialorrhöe, Foetor ex ore, regionale Lymphknotenschwellung; sehr schmerzhaft	Kindesalter; akuter Beginn, oft erhebliche Allgemeinsymptome
Herpetiforme Aphthen	ähnlich Gingivostomatitis herpetica, aber geringere diffuse entzündliche Reaktion. Prädilektion: Gingiva, Lippen-, Wangenschleimhaut; sehr schmerzhaft	Allgemeinsymptome fehlen. Junges Erwachsenenalter, oft frühere Episoden
Erosiver Licher ruber	typische Lichen ruber-Läsionen (lichenoide, netz- und plaqueartig); innerhalb dieser ausgedehnte, unregelmäßig konfigurierte düsterrote Erosionen, mäßig entzündlich. Prädilektion: Wangenschleimhaut	Beschwerden nur bei Nahrungsaufnahme; schleichender Beginn Lichen ruber der Haut

B 7. (Fortsetzung)

		Begleitkriterien
Erosiver CDLE	einzelne runde Herde, teils konfluent, Begrenzung scharf, düsterrot, partiell weißlich-hyperkeratotisch. Prädilektion: hintere Wangenschleimhaut	CDLE-Herde der Haut; wenig Beschwerden; schleichender Beginn
Exfoliatio areata linguae	scharf begrenzte, rundliche polyzyklische Herde der Zunge; hier Schleimhaut flach, rosa, Papillenmuster verstrichen. „Normale" Schleimhaut plateauartig höher, weißlich-hyperkeratotisch, Papillenmuster betont	wird häufig für Erosionen gehalten, sind jedoch keine!; Beschwerden sehr mild (empfindlich gegenüber heißen und sauren Speisen)

andere: MSH-erosionen bei SLE, Epidermolysis bullosa hereditaria und acquisita, Zytostatika-Stomatitis, Herpangina, Hand-Fuß-Mund-Krankheit, desquamative Gingivitis, fixes Arzneimittelexanthem der Mundschleimhaut

B 8. Ulkus der Mundschleimhaut

		Begleitkriterien
Plattenepithelkarzinom	derb, unregelmäßig gehöckert, hyperkeratotisch, nekrotisch zerfallend, knotig-adhärent; indolent. Prädilektion: Zunge, Mundboden, Gaumen. Regionäre Lymphknotenschwellung (derb, schmerzlos)	Assoziation mit Leukoplakien; lange Bestandsdauer, langsames Wachstum
Aphthen (Major-Typ)	solitär oder wenige Herde; rundes, knotiges Infiltrat mit tiefem, nekrotischen Ulcus, aufgeworfene Ränder; sehr schmerzhaft	Anamnese: frühere Episoden
luetischer Primäraffekt	Prädilektion: Lippen, Zunge. Wie PA an Genitale, entzündliche Infiltration stärker ausgeprägt. Massive Lymphknotenschwellung (derb, indolent)	Anamnese aufschlußreich
Tuberculosis ulcerosa mucosae	multipel, seicht, zackig-polyzyklisch, speckig belegt. Prädilektion: weicher Gaumen; sehr schmerzhaft	Lungentuberkulose, anerge Reaktionslage

andere: Ulkus nach Verletzung, Verätzung, Verbrennung. Fistulierende Zahnprozesse, eosinophiles Granulom (Langerhanszell-Histiozytose), CDLE der Mundschleimhaut, Mundschleimhautulcera bei SLE, Angina Plaut-Vincenti, Gumma, Aktinomykose, M. Behçet

B 9. Palmare Schuppung

		Begleitkriterien
chronisches Kontaktekzem (allergisch, toxisch)	beidseitig, stark hyperkeratotisch, rhagadiform, Hand- und Fingerrücken betroffen, diffus gerötet, dyshidrotische Bläschen, Onychodystrophie	Streuherde (fakultativ), typische Anamnese
palmare Epidermomykose	einseitig, meist hyperkeratotisch, trockene halskrausenförmige Schuppung, Handlinien durch pityriasiforme Schuppung betont, auf Dorsalseiten bogig übergreifend mit entzündlichen Papeln	Onychomykose
inverse Psoriasis	Bezirke oder Handflächen zur Gänze, scharf abgegrenzt, diffus gerötet, groblamellös schuppend, psoriatische Onychopathie	andere psoriatische Manifestation
„Pritschel"-Ekzem	Beidseits feinlamellös aber großflächig schuppend, keine Hyperkeratose, trocken, rissig	Kinder, ev. atopische Disposition
Sézary-Syndrom	beidseitig, Ventral- und Dorsalseiten befallen, distale Betonung, intensive groblamelläre festhaftende Schuppung, Onychodystrophie	Erythrodermie, generalisierte Lymphadenopathie, typische Laborbefunde
abschuppendes Exanthem	beidseitig, nicht entzündlich, großflächig bis handschuhartig, fetzig	typische Vorkrankheit (SSSS, Scharlach, Masern, Kawasaki Syndrom etc.)
Morbus Bowen	einseitig, „zufällig" lokalisiert, polyzyklisch, gut begrenzt, milde gerötet, hyperkeratotisch schuppend	Einzelherd; meist jahrelang als Ekzem vorbehandelt

andere: abschuppendes dyshidrotisches Ekzem (Dyshidrosis lamellosa sicca), Retinoid-Nebenwirkung

B 10. Mißgestalteter Nagel		
		Begleitkriterien
Onychomykose (Dermatophyten)	Befall von distalen Ecken ausgehend, Nagel verdickt, Ventralseite des Nagels in gelblich-mißfärbige pudrig-krümelige Massen umgewandelt, Oberfläche unverändert	meist mit Epidermomykose assoziiert; Beginn meist Großzehennagel
Onychomykose (Candida)	Befall von proximal ausgehend, Nagel mißfärbig, verdickt, unregelmäßig gebuckelt	chronische Paronychie meist mehrerer Finger; berufliche Prädilektion (Krankenschwestern, Wäscher etc.)
Onychodystrophie (posttraumatisch)	Nagel verdickt, mißfärbig, unregelmäßig gebukkelt und geriefelt, verhärtet	Wachstum verlangsamt; Anamnese meist fündig
psoriatischer Nagel	Nagel durch lamellierte, weißliche Hornmassen in einzelnen runden Herden oder gänzlich abgehoben, zerschichtet; „Tüpfelnägel"; „Ölfleck"	andere Symptome der Psoriasis
Lichen ruber-Nagel	Nagel verdünnt, verkürzt („verhungert auf halbem Weg"), längsgeriefelt, ev. Pterygium unguis	andere Symptome des Lichen ruber

andere: Nagelbefall bei Kontaktekzem, Alopecia areata, Sézary-Syndrom; angeborene Nagelmißbildungen, Nagel-Patella-Syndrom, Nagelkauen, Onychodystrophie bei Tumor in Matrixgegend (perionychiale Warze, Glomustumor, Melanom) oder subungual (Osteochondrom, Keratoakanthom)

B 11. Scheibenförmiger Herd inguinal		
		Begleitkriterien
Epidermomykosis inguinalis	Konfiguration polyzyklisch, Randwall aus zerkratzten, schuppenden Knötchen, Zentrum rückgebildet (unauffällige Haut) mit Rezidivknötchen	Neigung zu Schwitzen Juckreiz
intertriginöse Candidiasis	ausgedehnte, düsterrote, nässende Erosion, randwärts durchgehende „Halskrause" aus zerreißlicher mazerierter Epidermis, Satellitenpusteln	Diabetes mellitus subjektiv: Brennen
Erythrasma	scharf begrenzt, hell- bis dunkelbraun, homogen, reizlos, normale Hauttextur	Neigung zu Schwitzen subjektiv: symptomlos rote Fluoreszenz im Woodlicht
Intertrigo	scharf begrenzt, diffuse Rötung an korrespondierenden Hautstellen mit gegenseitigem Kontakt, nässend, schmierig, übelriechend. Keine Lichenifikation	häufig alte, immobile Personen subjektiv: mildes Brennen
intertriginöses Ekzem	Anordnung wie Intertrigo, aber unscharf begrenzt, trocken, lichenifiziert	Neigung zu Adipositas, Schwitzen, Juckreiz
Psoriasis inversa	scharf begrenzt, ziegelrot, homogen, keine Schuppung, nicht lichenifiziert	andere Symptome der Psoriasis subjektiv: symptomlos

B 12. „Balanitis“		
		Begleitkriterien
Erythroplasie	Einzelherd; regellose Lokalisation, scharf begrenzt, polyzyklisch, sattrot, Oberfläche samtig-papillär, matt	meist Senium, persistierend, zentrifugal wachsend, subjektive Beschwerden gering
atrophe Balanitis	mehrere Herde; Prädilektion dorsal, scharf bis unscharf begrenzt, polyzyklisch, Oberfläche glatt-erosiv, nässend, frischere und ältere Hämorrhagien, dunkelrot „lackfarben“	> 50 Jahre; wechselhafter Verlauf, vorübergehende Abheilung, subjektiv: Brennen (mild), häufig Exazerbation postkoital
chronisch-irritative Balanitis („Reinlichkeitsbalanitis“)	diffuse Rötung und Chemose von Glans und innerem Vorhautblatt, vermehrte Smegmabildung, matt	zweite Lebenshälfte, gewohnheitsmäßiges Waschen mit Seife, subjektiv: Brennen
Candidabalanitis	wie chronisch-irritative Balanitis, zusätzlich matschige, oft halskrausenartige Schuppenbildung, Entzündung meist intensiver	Brennen, Jucken Diabetes
Erythema multiforme	großflächige, düsterrote Erosion, hoch entzündlich	schmerzhaft, akuter Beginn, oft frühere Episoden, andere Symptome des E. multiforme (manchmal nur Schleimhautbefall!)
Herpes genitalis	herpetiforme Eruption aus Bläschen oder Erosionen, Ausdehnung und Intensität der Entzündung sehr unterschiedlich, Lymphadenitis	frühere Episoden
zirzinäre Balanitis	polyzyklisch, konfluierend, düsterrot-erosiv	Morbus Reiter

andere: Kontaktdermatitis, Balanitis bei anaerober Vaginitis der Partnerin, fixes Arzneimittelexanthem

B 13. „Warzen“ am Genitale		
		Begleitkriterien
Condylomata acuminata	spitzkegelig, weißrötlich, „fleischig“, weich, in Beeten stehend, manchmal zu karfiolartigen, schmalbasigen Konvoluten konfluierend	
bowenoide Papeln (plane Condylome)	flach, bräunlichrot, wenig Neigung zu Konfluenz, intakte matte Oberfläche, trocken	
Condylomata lata	breitbasig, bräunlichrot, wenig Neigung zu Konfluenz, oft nässend-erosiv	andere Symptome der Lues II
Mollusca contagiosa	einzeln, diskret stehend, halbkugelig, hautfarben, gedellt, durchscheinend, Molluscumbrei ausdrückbar, Neigung zu sekundären Pyodermien	meist Penisschaft, perigenital und Körperbeugen
(freie) Talgdrüsen, Talgzysten	stecknadelkopfgroße, gelbe, disseminierte Papeln an Penisschaft und Scrotum (hier auch größer). Talg ausdrückbar	Vorstellung meist bei Selbstbeobachtung
Hirsuties papillaris coronae glandis (Angiofibrome)	stecknadelkopfgroß, halbkugelig-perlartig, weiß, relativ derb, bandförmig am Sulcus coronarius glandis	Vorstellung meist bei Selbstbeobachtung
Lichen ruber	kegelstumpfartige, lividrote bis weißliche Papeln, Neigung zur Ausbildung ring-, gemmen- und netzartiger Formationen	andere Symptome des Lichen ruber

andere: Lichen nitidus, Lichen sclerosus, Carunculae hymenales

B 14. Ulkus am Penis

		Begleitkriterien
Luetischer Primäreffekt	derb, rund, scharf begrenzt, schüsselförmig, schinkenbraunrot, solitär, wenig schmerzhaft, regionale Lymphadenitis (derb, schmerzlos)	Prädilektion: Sulcus coronarius, Frenulum präputii; frühes Erwachsenenalter. Kurzer Bestand (Tage–Wochen); Auftreten 2–3 Wochen nach „suspektem" Geschlechtsverkehr
Ulcus molle	weich, oval bis schlitzförmig, flach, überhängende Ränder, stark entzündlich, multipel, sehr schmerzhaft, regionale Lymphadenitis (weich, schmerzhaft)	Prädilektion: wie oben; kurze Bestandsdauer (Tage), Auftreten 1–5 Tage nach „suspektem" Geschlechtsverkehr
Pyodermie (posttraumatisch, z. B. nach Haarschnitt)	oberflächlich, weich, stark entzündlich, rund-polyzyklisch, fibrinös-eitrig belegt	Anamnese: entsteht einige Tage nach traumatischem Geschlechtsverkehr
Herpes genitalis	meist oberflächlich, polyzyklisch, aus noch erkennbaren runden Einzelläsionen zusammengesetzt, stark entzündlich, regionale Lymphadenitis	meist Rezidiv nach früheren Episoden
Ulcus gangraenosum penis	matschige Nekrose mit Exulzeration, schnelle Ausbreitung, regionale Lymphadenitis (milde)	bei anergen Individuen, meist in Senium; wenig Allgemeinsymptome, meist nach Trauma
Peniskarzinom	hart, unregelmäßig konfiguriert, Ulkusgrund unregelmäßig gebuckelt, Basis infiltriert, schmerzlos, derbe Lymphknotenschwellung (schmerzlos)	Senium; lange Bestandsdauer, langsames Wachstum

andere: Lymphogranuloma inguinale, chronisch-rezidivierende Aphthen, M. Behçet, Artefakt (z. B. Verätzung)

B 15. Entzündliche, flache Knoten am Unterschenkel

		Begleitkriterien
Erythema nodosum	multipel; beidseitig symmetrisch, Streckseiten, hellrot, hitzend, sehr schmerzhaft	Systemzeichen, kurze Anamnese
Nodulärvaskulitis („E. induratum")	einseitig; Beugeseite, wenig entzündlich, in der Tiefe verbacken, buckelige Reliefänderungen, Neigung zur Fistelbildung	keine Systemsymptome, chronisch-torpid, schubweiser Verlauf, kaum schmerzhaft
altes Hämatom	(teigig) weich, hautfarben oder rot-blau-grün-gelb	schmerzhaft, Anamnese meist klar
Phlegmone	teigig weich (Fingerdruck bleibt bestehen!) Begrenzung unscharf	schmerzhaft, Entwicklung subakut, Systemzeichen
prätibiales Myxödem	Streckseiten distales Drittel, symmetrisch, derb-weich, Fingerdruck bleibt nicht bestehen, bräunlich-rötlich, klaffende Follikelostien (Orangenhaut), kühl	keine subjektiven Beschwerden, assoziierte Symptomatik (Exophthalmus)
Perniones (Frostbeulen)	multipel; meist über Akren, symmetrisch, voluminös-flach-knotig, lividblau bis lividrot, im Intervall kühl, bei Aktivität hitzend	typische Anamnese
Hypodermitis („Pseudoerysipel")	oberhalb der Innenknöchel, symmetrisch, infiltriert, Begrenzung unscharf, livid-bräunlich, schmerzhaft	keine Allgemeinsymptome, chronisch-venöse Insuffizienz
Thrombophlebitis (entzündlicher Varixknoten)	hellrot, knotig-strangartig, schlecht begrenzt, hitzend, gegliedert, manchmal Fluktuation	schmerzhaft, kurze Anamnese, milde Systemzeichen, meist bei Varikositas

andere: Gummen, Nekrobiosis lipoidica, Pannikulitis verschiedener Ursachen, Osteomyelitis, Kaposi-Sarkom, Pseudo-Morbus Kaposi

B 16. Ulcus cruris

		Begleitkriterien
Venöses Ulkus	scharf begrenzt, rund-polyzyklisch, Rand kallös, tief, schüsselförmig, schmierig belegt. Prädilektionsstelle: um Malleolus internus	Zeichen der chronischen venösen Insuffizienz (Ödem, Sklerose, Hyperpigmentierung, Ekzematisation, Narben, Varizen), mäßig schmerzhaft. Beginn schleichend
Arterielles Ulkus	großflächig, unregelmäßig konfiguriert (bis Sehnen bzw. Knochen), nekrotisierend. Prädilektion: akral	Zeichen der arteriellen Mangeldurchblutung (akrale Atrophie von Haut, Hautanhangsgebilden und Muskulatur, Blässe, Kälte, Fehlen der Pulse); schmerzhaft, Beginn oft plötzlich
Posttraumatisches Ulkus	Konfiguration artefiziell, oft tief, nekrotisierend, Reste eines Hämatoms. Prädilektion: Schienbeinvorderkante	häufig mit venöser oder arterieller Zirkulationsstörung assoziiert. Anamnese oft eindeutig
Ulcus hypertonicum	kreisrund, tief, düsterrot, lateraler Unterschenkel, distal	Hypertonie sehr schmerzhaft
Livedovaskulitis	multipel, tief, streifen-, strangartig; Atrophie blanche, unregelmäßige Livedo racemosa. Prädilektion: äußere Malleolarregion	keine Zeichen venöser Insuffizienz, regelmäßig rezidivierend (sommers und winters); Beginn als schmerzhafter Knoten, hämorrhagische Nekrose mit langsamer Ausbreitung, sehr schmerzhaft
Gumma	„wie mit Locheisen ausgestanzt" (kreisrund, tief), derb infiltriert, am Periost adhärent, meist über Schienbeinkante	andere Zeichen der Spätsyphilis, langer Bestand, langsame Ausbreitung; keine Zeichen venöser oder arterieller Insuffizienz; wenig schmerzhaft
Plattenepithelkarzinom	derb, unregelmäßig konfiguriert, gebuckelt, zerklüftet, manchmal exophytisch, teilweise nekrotisch zerfallend; regionäre Lymphknotenschwellung (derb, schmerzlos)	meist auf Basis chronischer Unterschenkelgeschwüre entstanden; lange Bestandsdauer, langsame Vergrößerung, wenig schmerzhaft

andere: Nodulärvaskulitis, Osteomyelitis, exulzerierte Phlegmone, diabetische Gangrän, kutane Panarteritis nodosa; s. auch Tabelle 22.3

B 17. „Warzen" der Fußsohle

		Begleitkriterien
Verrucae plantares	einzelstehend oder zu mosaikartigen Platten konfluierend, derbe hyperkeratotische Knoten, endophytisches Wachstum, zentraler „Porus", Oberfläche rauh, papillär, Lokalisation vorwiegend an Kontaktflächen zum Boden (Ferse, Fußballen)	Jugendliche, meist auch Warzen anderen Typs, relativ schmerzhaft
Clavi plantares („Hühneraugen")	einzeln oder wenige, hyperkeratotische Platten, Oberfläche glatt, in die Tiefe reichender zentraler Sporn, Lokalisation an Stellen maximalen Drucks (Fußballen zentral, über Gelenksköpfchen, interdigital, Zehen-Dorsalseite)	zweite Lebenshälfte, Fehlstellung und Verformung des Fußskeletts, sehr schmerzhaft
verruköses Karzinom	solitär, meist große Läsion, hyperkeratotisch, unregelmäßig gebuckelt, endophytisch, nässend, multiple Fistelbildung, wenig schmerzhaft	Bestand Jahre, Wachstum sehr langsam
beginnendes Mal perforant	clavusähnlich, auf matschiger Nekrose aufsitzend, zentrale Fistelbildung akral, Vorfuß	Neuropathie, Fehlstellung und Verformung des Fußskeletts, Diabetes
palmoplantares hereditäres dissipiertes Keratoderm	multiple, hyperkeratotische, diskrete Knoten, streifige Anordnung, regellos verteilt, an belasteten Stellen größer, hautfarben, kein papillärer Aufbau, hart, exophytisch, „wie eingelassene Steinbrocken"	auch an Handflächen, Läsionen stabil, Beginn frühes Erwachsenenalter autosomal-dominant vererbt
Arsenkeratosen	Multipel, diskret, meist unscheinbar, bräunlich-hautfarben	auch an Handflächen, andere Zeichen von Arsenspätschäden
„Clavi syphilitici" (palmoplantare lokalisierte Papeln)	diskret, regellos disseminiert, bräunliche hyperkeratotische Papeln	andere Zeichen der Syphilis II

andere: Tylosis (Schwielen), Pitted keratolysis, hyperkeratotischer Mb. Bowen, „pits" bei M. Darier, Basalzellnävussyndrom

II Therapeutische Tabellen (J. Anböck)

ÜBERSICHT

Medikament	Indikationen	Regimen	Bemerkungen
Antibiotika			
Penizilline	Infektionen mit Penizillin-empfindlichen Erregern (Staphylo-, Streptokokken; Borrelien; Neisserien; Erysipelothrix insidiosa, Actinomyces israeli etc.)		bakterizid (Hemmung der Bakterienzellwandsynthese) NW: Penizillin-Allergie (vorwiegend Typ I), Neurotoxizität in hohen Dosen, Drug Fever, Eosinophilie
Benzylpenicillin G (als Na^+ bzw. K^+ Salz)	schwere Infektionen: Erysipel, Phlegmone, Gangrän, Sepsis, etc.	10–40 Mio IE tägl. in 4–6 ED als Kurzinfusion	nicht penizillinasefest! rasch hohe Blutspiegel, jedoch sehr kurze HWZ (< 40 Min.) Dosisreduktion bei Niereninsuffizienz! Beachte Menge der Na^+ bzw. K^- Zufuhr bei Hypertonie, Herzinsuffizienz etc.!
Depot Penizilline Procain-Penizillin G	mittelschwere Infektionen: • Scharlach, Erysipeloid, etc. • Borreliosen	300 000–1 200 000 IE alle 12 h i. m.	nicht penizillinasefest! ausreichende Blutspiegel erst nach 12–24 Stunden nachweisbar
Clemizol-Penizillin G Benzathin-Penizillin G	Fokussanierung (Streptokokken-pharyngitis bei Psoriasis gutt. etc.)	1 Mio IE tägl. i. m. 1,2–2,4 Mio IE monatl. i. m.	niedrige Blutspiegel (0,01–0,15 IE/ml) bleiben durch 3–4 Wochen aufrecht
Oral-Penizilline (Penizillin V, Pheneticillin, Propicillin)	leichtere Infektionen: • streptogene Impetigo, Lymphangitis, Pyodermien etc. • Fokussanierung	1,2–4,5 Mio IE tägl. verteilt auf 4 ED	nicht penizillinasefest! 400 000 IE ≈250 mg
Penizillinasefeste Penizilline (Oxacillin, Dicloxacillin, Flucloxacillin, Nafcillin)	Infektionen mit penizillinaseproduzierenden Staph. aureus (Furunkel, Karbunkel, bullöse Impetigo, SSS-Syndrom, toxic shock syndrome etc.)	per os: 2–4 g tägl. in 4 ED (1 h vor oder 2 h nach den Mahlzeiten) i. v.: 4–8 g tägl. in 4 ED	Nafcillin und Oxacillin peroral weniger geeignet
Breitspektrum-Penizilline Penizilline der 2. Generation (Ampicillin, Amoxycillin etc.)	Haut- und Weichteilinfektionen mit Enterokokken, Haemophilus influenzae, E. coli, Proteus mirabilis (z. B. Phlegmone, abszedierende Prozesse, Sepsis)	Ampicillin: i. v.: 4–12 g tägl. in 4 ED per os: 2–6 g tägl. in 4 ED Amoxycillin: i. v.: 2–6 g tägl. in 3 ED per os: 1–3 g tägl. in 3 ED	erweitertes Wirkungsspektrum im gramnegativen Bereich; Einsatz nach Antibiogramm (zunehmende Resistenz)! nicht penizillinasefest! Amoxycillin/Clavulanat hochwirksam gegen Penizillinase- und β-Lactamase-bildende Staph. aureus, Streptokokken, N. gonorrhoeae, H. influenza etc.
Penizilline der 3. (Carbenicillin, Ticarcillin) und 4. (Azlocillin, Mezlocillin, Piperacillin) Generation	Infektionen mit gramnegativen Problemkeimen (z. B. Pseudomonas, B. fragilis, Klebsiellen)	parenteral	ausschließlich nach Antibiogramm!
Zephalosporine 1. Generation: Cephalotin, Cefazolin, Cepirin Cefalexin etc.	Infektionen mit Staphylo- und Streptokokken	Cefalexin (peroral): 1–4 g tägl. in 4 ED Cefazolin (i. v./i. m.): 2–4 g tägl. in 2–3 ED	bakterizid (Hemmung der Zellwandsynthese) wirksam gegen penizillinaseproduzierende Staph. aureus (vorwiegend 1. Generation); breites Wirkungsspektrum; erhöhte Nephrotoxizität in Kombination mit Aminoglykosiden!

Medikament	Indikationen	Regimen	Bemerkungen
2. Generation: Cefamandol, Cefoxitin, Cefaclor etc.	milde bis mittelschwere, gemischt aerob-anaerobe Infektionen	Cefaclor (peroral): 1–3 g tägl. in 3 ED Cefoxitin (i. v.): 4–8 g tägl. in 4 ED	
3. Generation: Cefotaxim, Moxalactam, Ceftriaxon etc.	gramnegative Wundinfektionen (bes. E. coli, Klebsiellen; Proteus, Haemophilus influenzae etc.) (als Ersatz von Aminoglykosiden geeignet)	Ceftriaxon (i. v.) 1–2 g tägl. in 1–2 ED; meist in Kombination mit Antibiotika gegen grampositive Erreger	gering wirksam gegen Staph. aureus
Neue β-Lactam-Antibiotika			
Aztreonam	Infektionen mit gramnegativen Erregern (als Ersatz von Aminoglykosiden geeignet)	0,5–2 g tägl. in 2–4 ED i. v., meist in Kombination mit Antibiotika gegen grampositive Erreger	bakterizid, ähnlich wie Penizillin; β-Lactamase-resistent; nicht nephrotoxisch
Imipenem/Cilastatin	Schwere Mischinfektionen mit Staph. aureus, Strepto-, Enterokokken, gramnegativen und anaeroben Keimen (z. B. Fournier'sche Gangrän)	1–4 g tägl. in 4 ED i. v.	β-Lactamase-resistent; breitest antimikrobielle Substanz überhaupt, hemmt 90 % aller klinisch relevanten Keime
Aminoglykoside (Gentamicin, Tobramycin, Netilmicin, Amikacin)	Schwere Infektionen mit nosokomialen gramnegativen Erregern (z. B. Pseudomonas)	Gentamicin, Tobramycin, Netilmicin (i. m./i. v.): 1,5–1,7 mg/kg 2–3× tägl.	bakterizid; geringe therapeutische Breite, Nephro- und Ototoxizität! Serumspiegelbestimmung empfehlenswert Streptomycin s. Tuberkulostatika
Clindamycin	Infektionen mit Anaerobiern (B. fragilis, C. perfringens etc.); Alternative bei Infektionen mit grampositiven Erregern bei Penizillin/Zephalosporinallergie	peroral: 1,2–1,8 g in 4 ED i. v.: 0,9–2,4 g in 3–4 ED	bakterizid NW: Pseudomembranöse Kolitis! Nicht leichtfertig einsetzen!
Chloramphenicol	Schwere anaerobe Infektionen. Nur nach strenger Indikationsstellung!	peroral: 50–75 mg/kg tägl. in 4 ED i. v.: 50–100 mg/kg tägl. in 4 ED	bakterizid Knochenmarkstoxizität (überwiegend dosisabhängig, i. e. > 4 g tägl.), Gesamttherapiedauer max. 14 d! Hämolyse bei G6PD-Mangel; Neurotoxizität
Sulfonamide Sulfadiazin etc.	Nocardiose, Toxoplasmose	peroral: 4 g tägl. in 4 ED	bakteriostatisch, Interferenz mit Folsäurestoffwechsel der Bakterien
Trimethoprim-Sulfamethoxazol (TMPS)	• Infektionen mit grampositiven Kokken; • Alternativ-Antibiotikum bei Erysipel und leichteren Weichteilinfektionen	peroral: 2× tägl. 80/400 mg TMP/S i. v.: 8–10 mg/kg TMP und 400–500 mg/kg S tägl. in 2–4 ED	bakterizid; synergistische Hemmung des Bakterien-Folsäurestoffwechsels; Sulfonamide verstärken Wirkung von oraen Antidiabetika, oralen Antikoagulantien und Methotrexat; häufigste Ursache für toxische epidermale Nekrolyse
Erythromycin (Josamycin)	• Mittel der Wahl gegen Korynebacterien (Diphtherie; Akne vulg.) • Alternative bei Infektionen mit Strepto-, Staphylokokken und Borrelien • Alternativtherapie bei Rosazea	peroral: 1–2 g tägl. in 4 ED (auf nüchternen Magen) i. v.: 1–4 g tägl. in 4 ED	„nur" bakteriostatisch „sicherstes", hervorragend wirksames Antibiotikum zunehmende Resistenz gegen Staphylokokken!

Medikament	Indikationen	Regimen	Bemerkungen
Tetracycline 1. Tetracyclin, Chlortetracyclin, Oxytetracyclin 2. Dimethylchlortetracyclin 3. Doxycyclin 4. Minocyclin	• Borreliosen, Akne vulgaris • Empirisch: Rosazea, periorale Dermatitis, seborrh. Dermatitis; Nodulärvasculitis, Pityriasis lichenoides, Purpura pigmentosa etc.	peroral: 1. 1–2 g tägl. in 4 ED 2. 0,3–1,2 g tägl. in 2–4 ED 3. 0,1–0,2 g tägl. in 1–2 ED 4. 0,1 g tägl. in 2 ED i. v.: 3. 0,1–0,2 g tägl. in 1–2 ED	bakteriostatisch; häufig Resistenzen gegen grampositive (bes. Streptokokken) und -negative Erreger! Nüchtern einnehmen! Kontraindikation: Schwangerschaft, Laktation, Kinder unter 8 Jahren (Einlagerung in Knochen und Zähne), häufig phototoxische Reaktionen
Vancomycin	Schwere Staphylokokkeninfektionen bei Penizillinallergie oder Oxacillinresistenz	i. v.: 1,0–2,0 g tägl. in 2–4 ED	bakterizid; nur gegen grampositive Bakterien wirksam Oto-, Nephrotoxizität! Reservemittel!
Metronidazol	a) Infektion mit Anaerobiern (B. fragilis) b) Therapieresistente Rosazea	i. v.: a) Initialdosis 15 mg/kg, dann alle 6 h 7,5 mg/kg (jeweils über 1 h infundieren) peroral: b) 0,5–1,0 g in 2–3 ED	bakterizid; bes. wirksam gegen Anaerobier Alkoholintoleranz! möglicherweise karzinogen, Neurotoxizität
Rifampicin	• Sanierung von Staph. aureus-Carriern mit rezidiv. Furunkulose • kutane Leishmaniose • Tuberkulose (s. Tuberkulostatika), Lepra	600 mg (bis 20 mg/-kg) tägl. als ED (evtl. in Kombination mit penizillinasefestem Penizillin)	Breitspektrum-Antibiotikum, rasche Resistenzentwicklung; Orange-Verfärbung des Harns, influenzaähnliches Syndrom, Hepatotoxizität Interferenz mit Kontrazeptiva
Chinolone (Ciprofloxacin, Norfloxacin, Ofloxazin etc.)	Infektionen mit Staph. aureus, Staph. epidermidis (Pyodermien etc.)	Norfloxacin: 2×400 mg tägl. Ciprofloxacin 2×500 mg tägl.	Reservemittel!
Sulfone			
Diaminodiphenylsulfon (= Dapson, Avlosulfon) Diason Sulfapyridin Salazosulfapyridin	• Lepra • Therapie der Wahl bei Dermatitis herpetiformis Duhring; • Alternative bei Pyoderma gangraenosum, leukozytoklast. Vaskulitis, Sweet Syndrom, M. Behçet, CDLE, Granuloma anulare etc.	Dapson: 50–100 mg tägl. (300 mg nicht überschreiten!) Sulfapyridin: 2–6 g tägl. Salazosulfapyridin: 4–8 g tägl.	entzündungshemmend; Hemmung der Chemotaxis und der Freisetzung lysosomaler Enzyme etc.; bakteriostatisch verläßliche Resorption nur bei Dapson, Sulfapyridin wird schlecht resorbiert, Salazosulfapyridin muß im Darm erst gespalten werden Toxizität: Methämoglobinämie, Hämolyse (G6PDH bestimmen!), Exantheme, Agranulozytose, Neuropathien
Clofazimin	• Lepra – Empirisch: Pyoderma gangraenosum, Lupus erythematodes, Melkersson-Rosenthal-Syndrom, Sweet Syndrom	initial 300–400 mg tägl. dann Reduktion auf 100 mg jeden 2. Tag der Phagozytose.	bakteriostatisch entzündungshemmend, Stabilisierung von Lysosomenmembranen; Steigerung NW: orange-gelbe Verfärbung von Haut, Haaren, Urin und Sputum
Antimykotika			
Amphotericin B	systemische Hefemykosen (Histoplasmose, Kandida-Sepsis, Kryptokokkose, Kokkidioidomykose u. a. m.)	1. Tag: Testdosis zu 1 mg 2. Tag: 5 mg, 3. Tag: 10 mg, dann tägl. um 5–10 mg steigern bis 1 mg/kg tägl. als Infusion; schnellere Steigerung um 0,25 mg/kg ist möglich	hohe Toxizität (Nephro-, Hepato- und Neurotoxizität; Fieber etc.) nur bei strenger Indikation!

Medikament	Indikationen	Regimen	Bemerkungen
Flucytosin	System- und Organmykosen durch Candida albicans, Crytococcus neoformans, Aspergillus fumigatus etc.	oral: 100–200 mg/-kg KG tägl. in 4 ED i. v. (Kurzinfusion): Dosierung wie oral; Therapiedauer für Monotherapie maximal 3 Wochen, für Kombinationstherapie 6–8 Wochen	Knochenmarkstoxizität! Kombination mit Amphotericin B bei Kryptokokkose, Aspergillose und Kandidiasis zur Verhinderung sekundärer Resistenzentwicklung strenge Indikation!
Ketokonazol	Reserveantimykotikum bei Dermatomykosen und Systemmykosen	Oral: 200–600 mg täglich	Hemmung der Cytochrom P 450 Oxidasen ···› zahlreiche Wechselwirkungen! Ausgeprägte Hepatotoxizität, Hemmung der Steroidsynthese (Antiandrogen ···› Gynäkomastie!),
Itraconazol	Dermatomykosen durch Dermatophyten und Kandida, Systemmykosen	200 mg täglich oder Pulstherapie (400 mg täglich durch eine Woche gefolgt von 3 Wochen Therapiepause)	Hemmung der Cytochrom P 450 Oxidasen ···› zahlreiche Wechselwirkungen (z. B. mit Terfenadin, Astemizol, Cyclosporin, Lovastatin, Phenytoin)! Leberfunktionsstörungen, gastrointestinale NW
Fluconazol	Dermatomykosen durch Dermatophyten und Kandida, Systemmykosen	50–100 mg täglich oder 150 mg wöchentlich	Bevorzugt renal ausgeschieden, im Vergleich zu Itraconazol kaum relevante Interaktionen; Leberfunktionsstörungen, gastrointestinale NW
Terbinafin	Dermatomykosen durch Dermatophyten	250 mg täglich	Gastrointestinale NW, reversibler Geschmacksverlust
Griseofulvin	Dermatomykosen	oral: 500 (–1000) mg tägl. in 1–2 ED	unwirksam bei Hefe- und Schimmelpilzmykosen NW: verminderte Alkoholtoleranz; Leukopenie, Leberfunktionsstörungen
Kaliumjodid	Kutane Sporotrichose	oral: 3–4 mg gesättigte Lösung 3× tägl.	
···› Tuberkulostatika			
	Tuberkulose der Haut		Wegen Gefahr von Resistenzentwicklung immer Kombinationstherapie „Kurzzeit" (9-Monate)-Behandlung: • während der ersten 6–8 Wochen Isoniazid plus Rifampicin plus ein zusätzliches Tuberkulostatikum (Ethambutol, Streptomycin oder Pyrizinamid) • im weiteren Verlauf Isoniazid plus Rifampicin entweder täglich oder zweimal wöchentlich
Isoniazid		oral: 300 mg tägl. als ED	
Rifampicin		oral: 600 mg tägl. als ED	
Ethambutol		oral: 15–25 mg/kg KG tägl. als ED	
Streptomycin		i. m.: 15 mg/kg KG (bis 1 g) tägl. als ED; nach 2–8 Wochen 20 mg/kg zweimal pro Woche	
Pyrazinamid		oral: 15–30 mg/kg KG (bis 2 g) tägl.	

Medikament	Indikationen	Regimen	Bemerkungen
Nichtsteroidale Antiphlogistika (Auswahl)			
	Fieber (fieberhafte Virusexantheme etc.), Schmerzen (Herpes zoster etc.), Entzündung (Arthritiden bei Psoriasis, Kollagenosen, Erythema nodosum etc.)		analget., antipyret. und antiphlogistische Wirkung NW: Magen-Darm-Störungen, Lebertoxizität, Nephrotoxizität, kutane Intoleranzreaktionen (Urtikaria, E. exsud. multiforme, TEN, phototox./-allerg. Reaktionen), Knochenmarkstoxizität, Anaphylaxie, zahlreiche Interferenzen (u. a. mit Antikoagulantien). Beachte: Auf die besonders risikoträchtigen Pyrazolone (Metamizol etc.), Butazone, Oxicame und analgetischen Mischpräparate sollte gänzlich verzichtet werden.
Paracetamol	Fieber, leichte bis mittelschwere Schmerzen	bis 2 g tägl. in 3–4 ED	Ausweichpräparat bei Intoleranz auf andere NSAP wirkt nicht antiphlogistisch
Azetylsalicylsäure	Fieber, Schmerzen, Entzündungen des Bewegungsapparates Thrombozytenaggregationshemmung	2–5 g tägl. in 4–5 ED 40 mg alle 48 Stunden bis 250 mg tägl.	Gefahr des Reye-Syndroms (Hepato-, Enzephalopathie; 30 % Mortalität) bei Kindern und Jugendlichen mit Grippe und Varizellen!
Ibuprofen	mittelstarke Schmerzen	bis 1,2 g tägl. in 3–4 ED; ggf. jeweils 1 Supp. anstelle der abendlichen peroralen Dosis	Gefahr der asept. Meningitis bei SLE!
Naproxen	entzündliche Gelenkserkrankungen	0,5–0,75 g tägl. in 1–2 ED; abends ggf. als Supp.	
Diclofenac	stärkere Schmerzen	50–150 mg tägl. in 2–3 ED	
Indomethacin		50–150 mg tägl. in 2–3 ED; ggf. Supp.	wirksam bei urtikarieller Vaskulitis
Zytotoxische und immunsuppressive Substanzen			
Cyclophosphamid	• Mycosis fungoides, Histiocytosix X • System-Vaskulitiden (Panarteritis nodosa, granulomatöse Vaskulitiden, Wegener'sche Granulomatose) • SLE, Dermatomyositis, Mb. Behçet	oral: 1–2 (–3) mg/kg in 2–3 ED Experimentell: Bolustherapie (z. B. 0,75–1 g/m^2 KOFL) alle 3–4 Wochen meist in Kombination mit Kortikosteroiden	Alkylans; Tagesdosen von > 200 mg führen meist zur Myelosuppression! Immunsuppressiver Effekt betrifft vorwiegend B-Zellen, gefolgt von T-Suppressor Zellen; rel. resistent sind T-Helfer Zellen; gute Wirksamkeit bei Immunglobulin-mediierten Erkrankungen. Steroidsparender Effekt. NW: Knochenmarksdepression, Sterilität, Zystitis, Alopezie
Methotrexat	• intraktable Verlaufsformen der Psoriasis (Erythrodermie, P. arthropathica, P. pustulosa), Pityriasis rubra pilaris • Mycosis fungoides, Sézary Syndrom; • Mb. Reiter	oral: 7,5–25 mg wöchentlich in 3 ED im Abstand von 12 Stunden oder oral, i. m. i. v.: 7,5–25(–50) mg wöchentlich als ED	Antimetabolit, Folsäureantagonist; NW: Knochenmarksdepression; Mukositis, Neurotoxizität, Hepatotoxizität Zahlreiche Interferenzen mit anderen Medikamenten (Salizylate, Sulfonamide, Barbiturate etc.); gesteigerte Toxizität bei gleichzeitiger Gabe system. Kortikosteroide!

Medikament	Indikationen	Regimen	Bemerkungen
Azathioprin	• Bullöses Pemphigoid, Pemphigus vulgaris; • SLE, Dermatomyositis, progressive system. Sklerodermie; • nekrotisierende und granulomatöse Vaskulitiden, Wegener'sche Granulomatose • Pyoderma gangränosum, M. Behçet	oral: 2–3 mg/kg KG tägl. in 3 ED (durchschnittl. Tagesdosis 150 mg, kaum > 200 mg) meist gemeinsam mit Kortikosteroiden	Purinanalog; unterdrückt Antikörperproduktion; hemmt vorwiegend B-Zell-Proliferation, in geringerem Ausmaß T-Suppressor Zellen, kaum T-Helfer-Zellen Kortikosteroid-sparender Effekt, bei gleichzeitiger Gabe mit Allopurinol unbedingt Dosisreduktion!
Vincaalkaloide			
Vinblastin	Kaposi-Sarkom, Histiozytosis X, Mycosis fungoides	i. v., als Bolus oder Infusion 0,1 mg/-kg KG wöchentlich, manchmal in Kombination mit anderen Zytostatika	Wirkungsmechanismus unbekannt! NW: Leukopenie
Vincristin	Kaposi-Sarkom Histiozytosis X	i. v., 25–75 μg/kg KG wöchentlich, Maximum: 2 mg	NW: Neuropathien
Bleomycin	Plattenepithelkarzinome der Haut und Schleimhaut Mycosis fungoides	i. v., i. m., 5–10 mg/m^2 wöchentlich bis zu einer Gesamtdosis von 200 mg	Antibiotikum, Hemmung der DNA-Synthese NW: Lungenfibrose, Hautnebenwirkungen
Chlorambucil	Mycosis fungoides, Sézary-Syndrom; Mb. Behçet; SLE, Sarkoidose	oral, 0,1–0,2 mg/kg KG tägl. in 1–2 Einzeldosen	Wirkungseintritt oft 2–4 Wochen verzögert NW: Knochenmarksdepression, Sterilität
Dacarbazin (DTIC)	metastasierendes Melanom	i. v., 250 mg/m^2 tägl. durch 5 Tage alle 3 Wochen Bolustherapie: i. v., 400 mg/m^2 alle 3 Wochen	Alkylans; Mono- und Kombinationstherapie NW: Knochenmarksdepression, Hepatotoxizität
Fotemustin	Metastasierendes malignes Melanom	Je nach Therapieprotokoll	Bevorzugt zur Polychemotherapie, z. B. in Kombination mit Dacarbazin
Cisplatin	metastasierendes Melanom	i. v., 80–120 mg/m^2 alle 3 Wochen	in Kombinationsregimen NW: Renale Tubulusschädigung, Ototoxizität, Knochenmarksdepression
Dactinomycin	Kaposi-Sarkom metastasierendes Melanom	10–15 μg/kg KG tägl. durch 5 Tage	Gemisch aus Peptidantibiotika Hauptwirkstoff Aktinomycin D NW: Knochenmarksdepression
Gold (Aurothioglucose, Aurothiomalat)	Pemphigusgruppe Psoriasis arthropathica	i. m.: Initialdosis 10 mg, eine Woche später 25 mg, in der Folge wöchentlich 50 mg	immunosuppressiv; hemmt auf verschiedenen Ebenen immunologische und entzündliche Vorgänge (Immunglobulinsynthese, Phagozytose etc.), häufige Hautnebenwirkungen. Auranofin: orales Goldpräparat, kann derzeit noch nicht generell empfohlen werden.
Colchicin	Alternativpräparat bei M. Behçet, nekrot. Vaskulitis, Sweet-Syndrom Erythema nodosum, palmoplantare Pustulose	1–3 mg tägl. in 2–3 ED	Hemmung von Chemotaxis, Phagozytose gastrointestinale NW!

Medikament	Indikationen	Regimen	Bemerkungen
Cyclosporin A	Noch überwiegend experimentelle Anwendung bei Autoimmunkrankheiten (Kollagenosen, Pemphigusgruppe), M. Behçet, Pyoderma gangraenosum; Graft-vs-Host-Erkrankung; kutane T-Zell-Lymphome; Psoriasis	noch nicht endgültig etabliert; bei Transplantationen >10 mg/kg/KG p. o.; bei dermat. Indikationen <10 mg/kg/KG p. o.	reversible, nahezu selektive Hemmung der T-Helfer-Zellen und Verschiebung des Gleichgewichts zugunsten der Suppressor-T-Zellen. NW: Nephrotoxizität, Lymphome, kutane und mukokutane NW (Hypertrichose, Gingivahyperplasien etc.)
Glukokortikoide			
Orale Kortikoide Prednison, -olon Methylprednisolon Fluocortolon Paramethason	• bullöse Autoimmundermatosen: Pemphigus, Pemphigoid, Herpes gestationis • Kollagenosen: Lupus erythematodes, Dermatomyositis, prog. system. Sklerodermie; System-Vaskulitiden • Intoleranzreaktionen der Haut: Erythema exsud. multiforme, toxische epidermale Nekrolyse, Erythema nodosum, Sweet-Syndrom; • andere: polymorphe Lichtdermatosen, Lichen ruber, Pyoderma gangraenosum, Sarkoidose, ausgeprägte Ekzeme, Lymphome (Mycosis fungoides, Sézary Syndrom) Prävention der Zoster-Neuralgie	Prednisolondosis: 0,5–2(–5) mg/kg je nach Krankheit und Schwere des Verlaufs. Verabreichung entweder der gesamten Tagesdosis tägl. oder der doppelten Tagesdosis jeden 2. Tag (= alternate day Schema) zwischen 6 h und 8 h früh	wirken antiproliferativ, antiinflammatorisch und immunosuppressiv Betamethason und Dexamethason sind wegen stärkerer NW auf Eiweißstoffwechsel, ZNS, hormonelle Regulation etc. nicht zur Dauerbehandlung geeignet! Kortison und Hydrokortison eignen sich nur zur Substitutionstherapie alternate day Therapie ist nebenwirkungsärmer als die tägliche Gabe NW: Cushing; Hautveränderungen (u. a. Atrophie, Striae, Purpura). Myopathie, Osteoporose, asept. Knochennekrose, gastro-intest. Komplikationen, Psychose, Katarakt.
Intravenöse Kortikoide Prednisolon Methylprednisolon	• Anaphylaktische Reaktionen • schwere bzw. therapieresistente Verlaufsformen von TEN, Pyoderma gangraenosum, Pemphigus, SLE, Dermatomyositis etc.	50–250 mg Methylprednisolon i. v. Puls-Therapie: 1 g Methylprednisolon als Infusion durch 5 Tage jeweils frühmorgens	Elektrolytentgleisung, Arrhythmien
Intraläsionale Kortikoide (=Kristallsuspension) Methylprednisolon Prednisolon Paramethason Triamcinolon	Alternative bzw. zusätzliche Therapiemaßnahme bei Akne conglobata, Alopecia areata, Keloiden, Plaque-Psoriasis, Lichen simplex chronicus, Prurigo nodularis, CDLE, Necrobiosis lipoidica, Prätibiales Myxödem, Sarkoidose, Granuloma anulare, Lichen planus, Mycosis fungoides, Lymphadenosis benigna cutis, Mukoid-Zysten etc.	2,5–5 mg Methylprednisolon pro ml Injektionslösung Gesamtdosis von 20 mg nicht überschreiten	Cave Atrophie! Schon mit ≤ 20 mg Auswirkung auf die Hypophysenfunktion!

Medikament	Indikationen	Regimen	Bemerkungen
Intramuskuläre Kortikoide (=Kristall suspensionen, s. oben)			im Vergleich zur peroralen Therapie weniger effektiv und risikoreicher, nicht empfehlenswert!
···› Antihistaminika			
H_1-Blocker	allerg. Rhinitis, Konjunktivitis, akute-, chron. Urtikaria, Pruritus, anaphylakt. Reaktionen		Wechselwirkung mit Alkohol und ZNS-dämpfenden Stoffen; sedierender Effekt
Alkylamine (Pheniramin, Chlorpheniramin, Triprolidin, Dimetinden)		Dimetinden: 3×tägl. 1–2 mg	weniger sedierend, zum Gebrauch während des Tages geeignet
Piperidine (Cyproheptadin, Azatadin)	(Kälteurtikaria)	Cyproheptadin: 3–4× tägl. 4 mg	auch anti-serotoninerg
Phenothiazine (Promethazin, Chlorpromazin)		Promethazin: 2–4× tägl. 25 mg	neuroleptisch wirksam
Äthanolamine (Diphenhydramin, Clemastin, Carbinoxamin, Dimenhydrinat)		Clemastin: 2×1 mg (3×2 mg) oral oder 2×2 mg i. v.	sehr stark sedierend
Äthylendiamine (Tripelenamin, Clemizol, Cyclicin, Mezlocin)		Clemizol: 2–4× tägl. 20 mg	Bei Äthylendiaminunverträglichkeit ausweichen auf Alkylamine, Piperidine oder Phenothiazine! Kreuzreaktivität mit Aminophyllin!
Hydroxizin		4×10 mg bis 4×25 mg tägl.	Tranquillizer
Nichtsedierende H_1-Blocker			
Astemizol		10 mg täglich	Interaktion mit Cytochrom P 450, ernsthafte Wechselwirkungen (u. a. mit Erythromycin, Itraconazol) ···› lebensbedrohliche Herzrhythmusstörungen (torsade de points)
Terfenadin		2×60–120 mg täglich	Wie Astemizol
Cetirizin		10 mg täglich	
Loratadin		10 mg täglich	
Cromoglyzinsäure	allerg. Asthma bronchiale	4× tägl. 1 Kps (20 mg) mit Spinhaler bzw. 4× tägl. 1 Brechampulle inhalieren bzw. 4× tägl. 2 Sprühstöße (Dosieraerosol)	hemmt Mastzelldegranulation nur lokal anwendbar
	allerg. Rhinitis	4× tägl. 1 Kps mit Insuflator in die Nase einstäuben	
	allerg. Konjunktivitis	Augentropfen	
Ketotifen	Prophylaxe des allerg. Asthma bronchiale therapierefraktäre chron. Urtikaria	2× tägl. 1 mg	hemmt Mastzelldegranulation Maximaleffekt erst nach mehreren Wochen

Medikament	Indikationen	Regimen	Bemerkungen
H_2-Blocker			
Cimetidin (Ranitidin)	therapieresistente chron. Urtikaria; intraktabler Juckreiz bei Systemkrankheiten; Flush bei Karzinoid-Syndrom	400–1600 (200–600) mg tägl. in 2–4 ED	meist in Kombination mit H_1-Blockern weitere Effekte: antiandrogen, immunomodulatorisch

···› Psychopharmaka

Medikament	Indikationen	Regimen	Bemerkungen
Neuroleptika (Pimozid, Haloperidol, Benzperidol, etc.)	postzosterische Neuralgien, intraktabler Juckreiz, Neurot. Exkoriationen Dermatozoenwahn	Pimozid: initial 2–4 mg tägl. dann wöchentlich um 2–4 mg steigern (bis 10 mg tägl.)	einige Neuroleptika haben starke anti-H_1-Wirksamkeit (z. B. Phenothiazine)
Trizykl. Antidepressiva (Amitriptylin, Imipramin, Nortriptylin, Doxepin etc.)	intraktabler Juckreiz, Pruritus senilis, Zungenbrennen etc. als Organsymptome bei larvierter Depression	Amitriptylin: 3×25 mg tägl.	
	Kälteurtikaria	Doxepin 3×25 mg	
Tranquillizer Hydroxizin – siehe Antihistaminika			
Carbamazepin	postzosterische Neuralgien	initial 0,1–0,2 g tägl.; tägl. Steigerung bis zur Schmerzfreiheit (0,8–1,2 g tägl.)	therapeut. Plasmakonz. (3–12 mg/l)

···› Antimalariamittel

Medikament	Indikationen	Regimen	Bemerkungen
a) Chloroquin b) Hydroxychloroquin	• Alternative bei CDLE, polymorpher Lichtdermatose, Sarkoidose, Morphä	a) 250 mg tägl. b) 400 mg tägl.	erst nach mehreren Wochen Plasma-Gewebe Äquilibrium; Bindung an DNA, antiinflammatorische Eigenschaften (Lysosomen stabilisierend, Hemmung hydrolytischer Enzyme und der Prostaglandinsynthese, Hemmung der Chemotaxis und Phagozytose) NW: Exantheme, Leukopenie, Teratogenität, ophthalmolog. Toxizität (irreversible Retinopathie, Korneaeinlagerungen) Augenuntersuchungen alle 4–6 Monate! Kumulative Dosis von 100 g Chloroquin nicht überschreiten!
	• Porphyria cutanea tarda	nach 1–4 Aderlässen 250 mg Chloroquin tägl. über 7 Tage oder 125 mg Chloroquin 2–3× wöchentlich über mehrere Monate	

···› Entzündungshemmende Substanzen

Medikament	Indikationen	Regimen	Bemerkungen
Kaliumjodid	Alternative bei Erythema nodosum, nodulärer Vaskulitis, Sweet-Syndrom, Erythema exsudativum multiforme	oral: als gesättigte Lösung (i. e. 1 g/ml) Dosis: 900 mg tägl. durch 2–3 Wochen	antiinflammatorisch; antifungale Wirksamkeit gegen Sporotrichose und Chromoblastomykose NW: Jododerm
Penizillamin	progr. system. Sklerodermie, Morphäa	oral: initial 2×150 mg tägl.; in 1–2 monatigen Abständen Dosis jeweils um 150 mg erhöhen bis maximal 1,5 g tägl.; nach länger anhaltender Besserung Reduktion auf individuelle Erhaltungsdosis (300–750 mg)	antiinflammatorisch, immunosuppressiv; Komplexbildner, geht zyklische Verbindungen mit Aldehydgruppen ein, führt in sklerodermatischer Haut zur Erhöhung des löslichen Kollagenanteils. CAVE: Penizillinallergie! NW: Pemphigus, Pemphigoid, drug-induced LE, lichenoide Exantheme

Medikament	Indikationen	Regimen	Bemerkungen
Retinoide			
Isotretinoin (=13-cis-Retinoid)	• therapieresistente Akne, gramneg. Follikulitis, schwere Rosazea, schwerste Seborrhoe • andere: kutane T-Zell-Lymphome, follikuläres Okklusionssyndrom	0,1–1 mg (–2 mg)/kg KG tägl. in 2 ED	Retinoide hemmen Keratinisierung und Sebumproduktion (Isotretinoin); fördern Zelldifferenzierung; wirken antiinflammatorisch und immunmodulatorisch; hemmen Ornithin-Decarboxylase, beeinflussen posttranslationale Glykosylierung
Etretinat (=aromatisches Retinoid)	Psoriasis vulg. u. pustulosa, M. Darier, Ichthyosen, Pityriasis rubra pilaris, Keratosis palmaris et plantaris, palmoplantare Pustulose, Lichen ruber planus andere: Porokeratose, kutane T-Zell-Lymphome, aktinische Keratosen, (Keratoakanthom), Xeroderma pigmentosum, subakut-kutaner LE etc.	0,5–1 mg (–2 mg)/kg KG	NW: • Haut und Schleimhäute (Xerosis, Cheilitis, Konjunktivitis, Abschuppung palmoplantar, Haarausfall) • Pseudotumor cerebri • Hyperostosen, Ligamentverkalkungen • Hypertriglyzeridämie • hohe Teratogenität! Konzeptionsschutz ist unbedingte Voraussetzung für Therapie und muß während, bei Etretinat sogar bis 2 Jahre nach Ende der Behandlung sichergestellt sein
Gefäßerweiternde Mittel			
Nifedipin	Raynaud-Syndrom (=vasospast. Durchblutungsstörung)	3× tägl. 20–40 mg	Kalziumantagonist, Mittel der Wahl
Reserpin	Ulzera bei progr. system. Sklerodermie	0,25–1 mg tägl.	anti-adrenerge Wirkung
Pentoxifyllin	obstruktive arterielle Durchblutungsstörung	300–1200 mg tägl. in 2–3 ED	Beschwerdelinderung bei Claudicatio intermittens möglich therapeutischer Nutzen von Vasodilatantien bei obstruktiven Durchblutungsstörungen ist umstritten; Stealeffekt!
Zytokine			
Interferone: IFN-α, IFN-β, IFN-γ	Tumoren: M. Kaposi, Melanom, Mycosis fungoides etc. Viruskrankheiten: Viruspapillome etc.	systemische oder intraläsionale Applikation Dosen: 1–100 Mio Einheiten tägl.	wirken antiviral, antiproliferativ, antineoplastisch und immunomodulatorisch NW: grippeähnliche Symptome, reversible Myelosuppression, Neurotoxizität
Interleukin 2	Metastasierendes Melanom	Je nach Therapieprotokoll	Zahlreiche NW (z. B. Cardiomypopathie, capillary-leak-syndrome)
Antivirale Medikamente			
Aciclovir	Infektionen mit Herpes simplex Viren	i. v.: 3× täglich 5–10 mg/kg durch 5–10 Tage oral: 5×200 mg oder 3× 400 mg täglich	Nukleosid, wird intrazellulär von virusspezifischer Thymidinkinase in die mono-phosphorylierte und dann von zelleigenen Enzymen in die tri-phosphorylierte Form umgewandelt
	Prophylaxe bei rezidiv. Herpes simplex	2× 200–400 mg täglich	Prophylaktische Gabe reduziert nicht nur die Symptome sondern auch die Virusausscheidung!

Medikament	Indikationen	Regimen	Bemerkungen
	Infektionen mit Varicella-Zoster Viren	i. v.: 3×täglich 10–15 mg/kg durch 5–10 Tage oral: 5×800 mg täglich	
Valaciclovir	Herpes zoster Herpes simplex	3×1000 mg täglich durch 7 Tage 2×500 mg täglich	1-Valyl-ester des Acyclovir mit 2–3 fach gesteigerter Bioverfügbarkeit
Famciclovir	Herpes zoster Herpes simplex	3×250 mg durch 7 Tage 2×125 mg bis 3×250 mg täglich	Gut resorbierbare Prodrug, wird im Körper rasch zu Penciclovir umgewandelt
Reverse Transkriptase-Inhibitoren	Kombinationstherapie der HIV-Infektion		Hemmen die HIV-Replikation in akut infizierten Zellen 1.–5.) Nukleosid reverse Transkriptase-Inhibitoren 6) Nicht-Nukleosid reverser Transkriptase-Inhibitor
1. Zidovudin (AZT)		2×250 mg oder 3×200 mg täglich	Knochenmarkstoxizität, Parästhesien
2. Didanosin (DDI)		2×100–300 mg täglich	Pankreatitis
3. Zalcitabin (ddc)		3×0,75 mg täglich	Periphere Neuropathie
4. Stavudin (d4T)		2×30–40 mg täglich	Periphere Neuropathie
5. Lamivudin (3TC)		2×150 mg täglich	Gastrointestinale NW
6. Nevirapin		400 mg täglich	
Protease-Inhibitoren	Kombinationstherapie der HIV-Infektion		Hemmen die HIV-Replikation in akut und chronisch infizierten Zellen
Saquinavir		3×600 mg täglich	
Ritonavir		2×600 mg täglich	
Indinavir		3×800 mg täglich	
Nelfinavir		3×750 mg täglich	

Quellenverzeichnis

Abb. 1.6: Plewig G, Jansen T, Schürer NY (1997) Hautarzt 48

Abb. 1.8: Alberts B, Bray D, Lewis J, Raff M, Roberts K, Watson JD (1989) Molecular biology of the cell. Garland Publishing, New York London

Abb. 1.14,
Abb. 1.20: Leigh IM, Lane EB, Watt FM (1994) The keratinocyte handbook. Cambridge University Press, Cambridge

Abb. 1.15: Moll I (1993) Hautarzt 44

Abb. 1.16: Wertz PW (1983) Lipids of keratinizing tissues. In: Bereiter-Hahn J, Matoltsy AG, Richards KS (eds) Biology of the integument, Vol. 2: Vertebrates. Springer, Berlin Heidelberg, New York, Tokyo

Abb. 1.19: Arndt KA (1978) Manual of dermatologic therapeutics, 2nd Edition. Little Brown and Co, Boston

Abb. 1.27: Uitto J (1983) Interstitial collagens. In: Bereiter-Hahn J, Matoltsy AG, Richards KS (eds) Biology of the integument, Vol. 2: Vertebrates. Springer, Berlin Heidelberg, New York, Tokyo

Abb. 1.29: Ackerman AB, Chongchitnant N, Sanchez J, Guo Y, Bennin B, Reichel M, Randall MB (1997) Histologic diagnosis of inflammatory skin diseases. Williams & Wilkins, Baltimore

Abb. 3.2: Würzner R, Werfel T (1997) Hautarzt 48

Abb. 3.4: Abelda SM, Buck LA (1990) Faseb J 4

Abb. 10.8: Kochevar IE (1986) Dermatologic Clinics 4

Abb. 12.1: Leyden JJ, McGinley K, Webster G (1993) Cutaneous microbiology. In: Goldsmith LA (ed) Biochemistry and physiology of the skin, Vol. III. Oxford University Press, New York, Oxford

Abb. 12.27: Levinson W, Jawetz E (1996) Medical microbiology and immunology, 4th Edition. appleton & Lange, Stanfort, USA

Abb. 14.4,
Abb. 14.5: Redmond GP (1995) Androgenic disorders. Raven Press, New York

Abb. 14.13 a: Caputo GM, Cavanagh PR, Ulbrecht JS, Gibbons GW, Karchmer AW (1994) N Engl J Med 331

Abb. 14.13 b: Leonhardt H, Tillmann B, Töndry G, Ziller K (1987) Rauber/Kopsch: Anatomie des Menschen. Thieme Verlag, Stuttgart, New York

Abb. 16.1,
Abb. 16.2: Schrier S (1995) Disorders of hemostasis and thrombosis. Scientific American Medicine.

Abb. 16.7: Piessens W, David J (1995) Clinical Immunology, Scientific American Medicine

Abb. 16.8: Gross WL, Schmitt WH (1995) Hautarzt 46

Abb. 16.17: in Anlehnung an: Copeman (1975) Brit J Dermatol 93

Abb. 23.1: Hansen H, Stelzner F (1981) Proktologie. Springer, Berlin Heidelberg New York

Abb. 23.3: Wienert V (1985) Einführung in die Proktologie. Schattauer, Stuttgart

Abb. 24.1: Breckwoldt M, Neumann F, Bräuer H (1991) Exempla endokrinologica. Bildatlas zur Physiologie und Morphologie des endokrinen Systems. Band 1. Schering AG, Berlin

Abb. 24.4: Mann T, Lutwak-Mann C (1981) Male reproductive function and semen. Springer, Berlin Heidelberg New York

Abb. 24.5: Bähren W, Altwein JE (1988) Impotenz. Diagnostik und Therapie in Klinik und Praxis. Thieme, Stuttgart New York

Abb. 24.7,
Abb. 24.8: Nieschlag (1981) In: Korting „Dermatologie in Praxis und Klinik". Thieme, Stuttgart Testosteron-Biosynthese

Abb. 25.1,
Abb. 25.2,
Abb. 25.4,
Abb. 25.5: Luger A (1994) Int Z ärztl Fortbldg 25 u. Akovbyan VA (1997) Poster. ISSTDR Congress, Seville

Abb. 25.33: Holmes KK, Mardh PA, Sparling PF, Wiesner PJ (1990) Sexually transmitted diseases, 2nd Edition. McGraw-Hill, New York

Abb. 25.43,
Abb. 25.44,
Abb. 25.45: Sande MA, Volberding PA (1997) The Medical Management of AIDS, 5th Edition. Saunders, Philadelphia

Tab. 9.13: Ring J, Fröhlich HH (1985) Wirkstoffe in der dermatologischen Therapie. 2. Aufl. Springer, Berlin Heidelberg New York Tokyo

Tab. 10.6,
Tab. 10.7: Harber LC, Bickers DR (1988) Photosensitivity Diseases. Principles of Diagnosis and Treatment. Saunders, Philadelphia

Tab. 11.4,
Tab. 11.11: Thiel C (1989) Manuale allergologicum, Dustri Verlag, Dr. Karl Feistle, Deisenhofen

Tab. 11.13: Swanbeck G, Dahlberg E (1992) Arch Derm Res 284

Tab. 11.15,
Tab. 11.16: Jäger L, Merk HF (1996) Arzneimittel-Allergie. Gustav Fischer, Stuttgart

Tab. 14.5: Fortmann SP, Maron DJ (1993) Disorders of lipid metabolism. Scientific American Medicine

Tab. 14.6: Macher E, Kolde G, Bröcker EB (1996) Jahrbuch der Dermatologie, Biermann, Zülpich

Tab. 16.10: Gross W, Schmitt WH (1995) Hautarzt 46

Tab. 17.1: Bruckner-Tudermann L (1995) Hautarzt 46

Tab. 20.4: Traupe H (1992) Hautarzt 43

Tab. 25.2: World Health Organisation Features (1990)

Tab 25.51: Holmes KK, Mardh PA, Sparling PF, Wiesner PJ (1990) Sexually transmitted diseases, 2nd Edition. McGraw-Hill, New York

Weiterführende Literatur

I. Umfassende Lehr- und Handbücher

Braun-Falco O, Plewig G, Wolff HH (1996) Dermatologie und Venerologie 4. Auflage, Springer, Berlin Heidelberg New York Tokyo

Fitzpatrick TB, Eisen AZ, Wolff K, Freedberg IM, Austen KF (1993) Dermatology in General Medicine, 4th edn. McGraw-Hill, New York

Jadassohn J, Marchionini A (Hrsg) (1960–1991) Handbuch der Haut- und Geschlechtskrankheiten. Ergänzungswerk. Springer, Berlin Heidelberg New York

Moschella SL, Hurley HJ (1992) Dermatology, 3rd Edn. Saunders, Philadelphia London Toronto

Champion RH, Burton JL, Burns AD, Breathnach SM (Hrsg) (1998) Rook/Wilkinson/Ebling Textbook of Dermatology, 6th Edn. Blackwell Scientific Publications, Oxford Edinburgh

II. Standardwerke

Grundlagen

Alberts B, Bray D, Lewis J, Raff M, Roberts K, Watson JD (1994) Molecular biology of the cell. Garland Publishing, New York London

Abbas AK, Lichtman AH, Pober JS (1997) Cellular and Molecular Immunology, 3rd Edition. W. B. Saunders, Philadelphia

Barclay AN, Brown MH, Law AKA, McKnight AJ, Tomlinson MG, van der Merwe PA (1997) The Leukocyte Antigen Facts Book. Academic Press, London New York

Berardesca E, Elsner P, Wilhelm KP, Maibach HI (1996) Bioengeneering and the skin. CRC Press Boca Raton

Bereiter-Hahn J, Matoltsy AG, Richards KS (1986) Biology of the Integument. 2. Vertebrates. Springer, Berlin Heidelberg New York Tokyo

Breathnach AS (1971) An atlas of the ultrastructure of human skin. Churchill, London

Frey D, Oldfield RJ, Bridger RC (1979) A color atlas of pathogenic fungi. Wolfe Medical Publications Ltd., London

Goldsmith LA (1992) Physiology, Biochemistry and molecular biology of the skin. Oxford University Press, New York Oxford

Janeway CA, Travers P (1997) Immunobiology – The immune system in health and disease, 3rd Edition. Garland Publishing, New York, London

Kishimoto T et al (1997) Leukocyte Typing VI. White cell differentiation antigens. Garland Publishers, New York London

Leigh IM, Lane EB, Watt FM (1994) The keratinocyte handbook. Cambridge University Press, Cambridge

Levinson W, Jawetz E (1996) Medical Microbiology and Immunology. 4th Edn. Appleton and Lange, Stamford

Lotze M, Thomson A (1998) Dendritic cells: Biology and Clinical Applications. Academic Press, New York London

Luger TA, Schwarz T (1994) Epidermal Growth Factors and Cytokines. Marcel Dekker Inc, New York

Maibach H, Aly R (1981) Skin microbiology. Relevance to clinical infection. Springer, Berlin Heidelberg New York

Male O (1981) Medizinische Mykologie für die Praxis. Thieme, Stuttgart

Marzulli F, Maibach H (1991) Dermatotoxicology, 3rd Edn. Taylor & Francis, Washington

Mims CA, Playfair JHL, Roitt IM, Wakelin D, Williams R (1993) Medical Microbiology. Mosby, St. Louis

Moss C, Savin J (1995) Dermatology and the new genetics. Blackwell Scientific Publications, Oxford

Norris DA (1989) Immune mechanisms in cutaneous disease. Marcel Dekker, New York

Novice FM, Collison DW, Burgdorf WHC, Esterly NB (1994) Handbook of Genetic Skin Disorders. WB Saunders Co, Phildelphia

Nordlund JJ, Boissy RE, Hearing VJ, King RA, Ortonne J-P (1998) The pigmentary system. Physiology and Pathophysiology. Oxford University Press, Oxford

Prota G (1992) Melanins and Melanogenesis. Academic Press, London

Redmond GP (1995) Androgenic Disorders. Raven Press, New York

Roitt I (1998) Essential immunology, 9th edn. Blackwell Scientific Publications, Oxford

Schuler G (1991) Epidermal Langerhans Cells. CRC Press, Boca Raton

Stites DP, Terr AI, Parslow TG (1997) Medical Immunology. Lange Medical Publications, Los Altos, Ca.

Klinische Dermatologie

Arndt KA (1995) Manual of dermatologic therapeutics with Essentials of Diagnosis, 5th Edn. Lippincott-Raven, Philadelphia
Arndt KA, Le Boit PE, Robinson JK, Winthroub BU (1996) Cutaneous Medicine and Surgery. WB Saunders, Philadelphia
Balch CM, Houghton AN, Milton GW Sober AJ, Soong S (1991) Cutaneous Melanoma. Lippincott, Philadelphia
Burg G, Kerl H, Thiers B (1992) Dermatologic Clinics: Cutaneous lymphomas. WB Saunders, Philadelphia
Churg A, Churg J (1991) Systemic Vasculitides. Igahu-Shoin, New York Tokyo
Clements PJ, Furst DE (1996) Systemic sclerosis. Williams & Wilkins, Baltimore
Cunliffe WJ (1992) Acne. Hippokrates Verlag, Stuttgart
Devita VT, Hellman S, Rosenberg SA (1993) Cancer. Principles & Practive of Oncology. JB Lippincott, Philadelphia
Dawber R, Van Neste (1995) Hair and scalp disorders. Martin Dunitz, London
Eisen D, Lynch DP (1998) The mouth. Diagnosis and treatment. Mosby Co, St. Louis
Fitzpatrick TB, Johnson RA, Wolff K, Polano MK, Suurmond D (1998) Atlas und Synopsis der klinischen Dermatologie (Deutsche Ausgabe von Wolff K). McGraw-Hill Book Co., New York
Gross G, von Krogh F (1997) Human Papillomavirus Infections in Dermatovenerology, CRC Press, Boca Raton
Gross WC (1993) ANCA-associated Vasculitides. Immunological and Clinical Aspects. Plenum Press, New York London
Harber LC, Bickers DR (1988) Photosensitivity Diseases. Principles of Diagnosis and Treatment. Saunders, Philadelphia
Harper J (1998) Pädiatrische Dermatologie. Ein Farbatlas für die Praxis. Gustav Fischer Verlag, Stuttgart
Henz BM, Zuberbier T, Grabbe J, Monroe E (1998) Urticaria: Clinical, Diagnostic and Therapeutic Aspects, Springer, Berlin Heidelberg New York Tokyo
Hurwitz S (1993) Clinical pediatric dermatology. Saunders, Philadelphia London Toronto
Isaacson PG, Norton AJ (1994) Extranodal Lymphomas. Churchill Livingstone, Edinburgh
Kirkwood JM (1998) Molecular diagnosis and treatment of melanoma. Marcel Dekker Inc., New York
Klippel JH, Dieppe PA (1994) Rheumatology. Mosby, St. Louis, Toronto, London
Kreusch J, Rassner G (1991) Auflichtmikroskopie pigmentierter Hauttumoren. G. Thieme, Stuttgart
Krutmann J, Hönigsmann H (1997) Handbuch der dermatologischen Phototherapie und Photodiagnostik. Springer, Berlin Heidelberg New York Tokyo
Mallory SB, Leal-Khouri S (1994) An illustrated dictionary of dermatologic syndromes. Parthenon Publishing Group, New York London
Marks R (1992) Eczema. Dunitz, London
Parish LC, Witkowski JA, Crissey JT (1997) The Decubitus Ulcer in Clinical Practice, Springer, Berlin Heidelberg New York Tokyo
Plewig G, Kligman AM (1993) Acne. Morphogenesis and treatment, 2nd Edn. Springer, Berlin Heidelberg New York Tokyo
Provost TT, Weston WL (1993) Bullous Diseases. Mosby Year Book, St. Louis Baltimore Boston Chicago London Philadelphia Sydney Toronto
Rietschel RL, Fowler JF (1995) Fisher's Contact dermatitis. Williams & Wilkins, Baltimore
Rosen FS, Seligmann M (1993) Immunodeficiencies. Harwood Academic Publications
Sanders CV (1995) The Skin and Infection: A Colous Atlas and Text, Williams & Wilkins, Baltimore
Schmoeckel C (1986) Diagnostisches und differentialdiagnostisches Lexikon der Dermatologie und Venerologie. CITA Verlags GmbH
Traupe H (1989) The Ichthyoses. Springer, Berlin Heidelberg New York Tokyo
Wallace DJ, Hahn BH (1997) Dubois' Lupus erythematosus, 5th edn. Williams & Wilkins, Baltimore
Westerhof W (1993) Leg Ulcers: diagnosis and treatment. Elsevier, Amsterdam

Histologie

Ackerman AB (1997) Histologic diagnosis of inflammatory skin diseases, 2nd Edition. Williams & Wilkins, Baltimore
Beutner EH, Chorzelski TP, Kumar V (1987) Immunopathology of the skin. John Wiley & Sons Inc., Chichester
Caputo R, Adomar AB, Sison-Torre EQ (I 1990, II 1993) Pediatric Dermatology and Dermatopathology. Lea & Febiger, Philadelphia London
Caputo R, Gelmetti C, Annessi G (III 1995)) Pediatric Dermatology and Dermatopathology. Williams & Wilkins, Baltimore
Elder D, Elenitsas R, Jaworsky C, Johnson B (1997) Lever's Histopathology of the skin, 8th Edn. Lippincott-Raven, Philadelphia
Enzinger FM, Weiss SW (1995) Soft Tissue Tumors. The CV Mosby Co., St. Louis Toronto London
Erlandson RA (1994) Diagnostic Transmission EM of Tumors. Raven Press New York
Farmer ER, Hood AF (1990) Pathology of the Skin. Appleton & Lange, Norwalk, Connecticut/San Mateo, California
Lennert K, Feller AC (1992) Histopathology of Non-Hodgkin lymphomas. Springer, Berlin Heidelberg New York

McKee P (1989) Pathology of the skin with clinical correlations. Mosby Int., London

Regezi JA, Sciubba J (1993) Oral Pathology. Clinicopathologic Correlations. WB Saunders Philadelphia

True LD (1990) Atlas of Diagnostic Immunohistopathology. Lippincott, Philadelphia

Weedon D (1997) Systemic Pathology: The Skin. Symmers, Edinburgh

Journale

Journal of Cutaneous Pathology, Munksgaard Copenhagen

The American Journal of Dermatopathology, Lippincott-Raven, Philadelphia

Dermatopathology: Practical & Conceptional, Ardor Scribendi, Philadelphia

Therapie

Altmeyer P (1998) Therapielexikon Dermatologie und Allergologie, Springer, Berlin Heidelberg New York Tokyo

Berger TG, Elias PM, Wintroub BU (1990) Manual of Therapy for Skin Diseases. Churchill Livingstone, New York

Garbe C, Rassner G (1998) Dermatologie. Leitlinien und Qualitätssicherung für Diagnostik und Therapie. Springer, Berlin Heidelberg New York Tokyo

Goldschmidt H, Panizzon RG (1991) Modern Dermatologic Radiation Therapy. Springer, Berlin Heidelberg New York Tokyo

Kaufmann R, Landes E (1987) Dermatologische Operationen. Thieme, Stuttgart

Maddin S (1991) Current dermatologic therapy, 2nd Edn. Saunders, Philadelphia London Toronto

Perry MC (1992) The Chemotherapy Source Book. Williams & Wilkins, Baltimore

Peter RU, Plewig G (1996) Strahlentherapie dermatologischer Erkrankungen. Blackwell Scientific Publications, Oxford

Petres J, Rompel R (1996) Operative Dermatologie. Lehrbuch mit Atlas. Springer Berlin Heidelberg New York Tokyo

Ring J, Fröhlich HH (1985) Wirkstoffe in der dermatologischen Therapie. 2. Aufl. Springer, Berlin Heidelberg New York Tokyo

Rubin MG (1995) Manual of chemical peels. Lippincott-Raven, Philadelphia

Shelley WB, Shelley ED (1992) Advanced dermatologic therapy. WB Saunders, Philadelphia

Stegman SJ, Tromovitch TA, Glogau RG (1982) Basics of Dermatologic Surgery. Year Book Medical Publishers, Chicago

Allergologie

Breathnach SM, Hintner H (1992) Adverse drug reactions and the skin. Blackwell Scientific Publications, Oxford

Charlesworth EN (1996) Cutaneous allergy. Blackwell Scientific Publications, Oxford

Emberger H, Sattler A (1988) Das Ärztliche Gutachten, 2. Auflage. Verlag der Österreichischen Ärztekammer

Fuchs E, Schulz KH (1996) Manuale allergologicum. Dustri Verlag, Diesenhofen

Heppt W, Renz H, Röcken N (1998). Allergologie. Springer, Berlin Heidelberg New York Tokyo

Jäger L, Merk HF (1996) Arzneimittel-Allergie. Gustav Fischer, Stuttgart

Jäger L, Wüthrich B (1998) Nahrungsmittelallergien und -intoleranzen. G Fischer, Stuttgart

Katz HI (1997) Dermatologist's guide to adverse therapeutic interactions. Lippincott-Raven, Philadelphia

Kreft D, Bauer R, Goerlich R (1995) Nahrungsmittelallergene. De Gruyter, Berlin New York

Lepoittevin JP, Basketter DA, Goossens A, Karlberg AT (1998) Allergic Contact Dermatitis: The Molecular Basis. Springer, Berlin Heidelberg New York Tokyo

Litt JZ, Pawlak WA (1997) Drug eruption reference manual. Parthenon Publishing Group, London

Maruna H, Jäger B, Kremser M (1993) Hautschutz-Wegweiser. Krause & Pachernegg

Middleton E, Reed CE, Adkinson NF, Yunginger JW, Busse WW (1993) Allergy: Principles and practice, 4th Edition. Mosby, St. Louis Baltimore Boston Chicago Philadelphia Sydney Toronto

Mygind N, Dahl R, Pedersen S, Thestrup-Pedersen K (1995) Essential Allergy. Blackwell Scientific, Oxford London Edinburgh Boston Palo Alto Melbourne

Ring J (1995) Angewandte Allergologie. MMV Verlag, München

Patterson R (1997) Allergic diseases. Diagnosis and treatment. Lippincott-Raven, Philadelphia Toronto

Rycroft RJG, Menne T, Frosch PJ (1995) Textbook of Contact Dermatitis. Springer Verlag, Berlin Heidelberg

van der Valk PGM, Maibach HI (1996) The irritant contact dermatitis syndrome CRC Press, Boca Raton New York

Vercelli D (1997) IgE-regulation: Molecular Mechanisms. John Wiley and Sons, Chichester

Wahn U, Seger R, Wahn V (1995) Pädiatrische Allergologie und Immunologie. G. Fischer, Stuttgart

Zürcher K, Krebs A (1992) Cutaneous Drug Reactions. Karger, Basel

Journale

Allergologie, Dustri-Verlag, Deisenhofen

Allergo-Journal, MMV, München

Allergy, Munksgaard, Copenhagen

Clinical and Experimental Allergy, Blackwell Scientific, Oxford
Contact Dermatitis, Munksgaard, Copenhagen
Journal of Allergy and Clinical Immunology, Mosby, St. Louis

Phlebologie

ALEXANDER K (1993) Gefäßkrankheiten. Urban und Schwarzenberg, München Wien Maltimore
HAID-FISCHER F, HAID H (1985) Venenerkrankungen, 5. Aufl.. Phlebologie für Klinik und Praxis. Thieme, Stuttgart
MAY R, PARTSCH H, STAUBESAND J (1981) Venae perforantes. Urban und Schwarzenberg, München Wien Baltimore
RAMELET AA, MONTI M (1993) Phlebologie. Leitfaden für die Praxis. Kagerer Kommunikation, Bonn
TRETBAR LL (1998) Venous Disorders of the Legs: Principle and Practice. Springer, Berlin Heidelberg New York Tokyo
WEBER J, MAY R (1990) Funktionelle Phlebologie. Thieme, Stuttgart
WIDMER LK (1978) Venenkrankheiten. Häufigkeit und sozial-medizinische Bedeutung. Hans Huber, Bern Stuttgart Wien
WIENERT V (1993) Die Beinveneninsuffizienz, 2. Aufl. FK Schattauer, Stuttgart New York
WUPPERMANN TH (1986) Varizen, Ulcus cruris und Thrombose, 5. Aufl. Springer, Berlin Heidelberg New York Tokyo

Journale

Phlebologie und Proktologie, Schattauer, Stuttgart
Phlebology, Springer, London
VASA, Huber, Bern

Proktologie

HANSEN H, STELZNER (1987) Proktologie, 2. Aufl. Springer, Berlin Heidelberg New York Tokyo
HUGHES E, CUTHBERTSON A, KILLINGBACK M (1983) Colorectal Surgery. Churchill Livingstone, Edinburgh London Melbourne New York
ROSCHKE W (1986) Die proktologische Sprechstunde, 6 Auflage. Urban und Schwarzenberg, München
STEIN E (1998) Proktologie. Lehrbuch und Atlas, 3. Aufl. Springer, Berlin Heidelberg New York, Tokyo
WIENERT V (1995) Einführung in die Proktologie, 2. Aufl. Schattauer Verlag, New York Stuttgart

Journale

Phlebologie und Proktologie, Schattauer Verlag, Stuttgart

Andrologie

Klinische Andrologie

ACOSTA AA, KRUGER TF, SWANSON RJ, VAN ZYL JA, ACKERMAN SB, MENKVELD R (1990) Human spermatozoa in assisted reproduction. Williams & Wilkins, Baltimore Hong Kong London Sydney
BETTENDORF G (1995) Zur Geschichte der Endokrinologie und Reproduktionsmedizin: Biographien und Berichte. Springer, Berlin Heidelberg New York
BETTENDORF G, BRECKWOLDT M (1989) Sexualmedizin. Gustav Fischer Verlag, Stuttgart New York
BRÄUTIGAM W, CLEMENT U (1989) Sexualmedizin im Grundriß. Georg Thieme Verlag, Stuttgart New York
GOLDSTEIN M (1995) Surgery of male infertility. Saunders, Philadelphia
HAMM B (1991) Sonographische Diagnostik des Skrotalinhaltes. Springer, Berlin Heidelberg New York
HARGREAVE TB (1994) Male infertility. Springer, Berlin Heidelberg New York
HERTOFT P (1989) Klinische Sexologie. Deutscher Ärzte-Verlag, Köln
INSLER V, LUNENFELD B (1993) Infertility. Male and female. Churchill Livingstone, Edinburgh London Melbourne New York Tokyo
KÄSER O, FRIEDBERG V, OBER KG, THOMSEN K, ZANDER J (1992) Gynäkologie und Geburtshilfe, Band I, Teil 2. Georg Thieme Verlag, Stuttgart New York
KECK C, NEULEN J, BRECKWOLDT M 1997) Endokrinologie, Reproduktionsmedizin, Andrologie. Georg Thieme Verlag, Tuttgart New York
KRAUSE W, WEIDNER W (1998) Andrologie. Ferdinand Enke Verlag, Stuttgart
LIPSCHULTZ LI, HOWARDS SS (1991) Infertility in the male. Mosby Year Book, St Louis
LUDWIG G, FRICK J, ROVAN E (1996) Praxis der Spermatologie. Springer Verlag, Berlin Heidelberg New York
KÖRNER U (1992) Ethik der menschlichen Fortpflanzung. Ferdinand Enke Verlag, Stuttgart
MARRS RP (1993) Assisted reproductive technologies. Blackwell Scientific Publications, Oxford
MORTIMER D (1994) Practical Laboratory Handbook. Oxford University Press, New York Oxford
NIESCHLAG E, BEHRE HM (1990) Testosterone. Action. Deficiency. Substitution. Springer, Berlin Heidelberg New York
NIESCHLAG E, BEHRE HM (1996) Andrologie. Springer Verlag, Berlin Heidelberg New York
OCHSENDORF F, BESCHMANN HA (1996) Männliche Infertilität. Spriner Verlag, New York
RUNNEBAUM B, RABE T (1994) Fortpflanzungsmedizin. Springer, Berlin Heidelberg New York
SCHILL W-B, BOLLMANN W (1985) Spermakonservierung, Insemination. In Vitro Fertilisation. Urban & Schwarzenberg, München Wien Baltimore
SCHIRREN C (1995) Praktische Andrologie. Diesbach Verlag, Berlin
SEIBEL MM (1990) Infertility. Appleton & Lange. Norwalk

Strauss B (1991) Psychosomatik der Sterilität und Sterilitätsbehandlung. Ferdinand Enke Verlag, Stuttgart
WHO-Laborhandbuch zur Untersuchung des menschlichen Ejakulates und der Spermien-Zervixschleim-Interaktion (1993) Springer, Berlin Heidelberg New York
Wokalek H, Wetterauer U, Heite HJ (1995) Männerheilkunde – Andrologie. Gustav Fischer Verlag, Stuttgart Jena

Potenzstörungen

Bähren W, Altwein JE (1988) Impotenz. Georg Thieme Verlag, Stuttgart New York
Bennet AH (1994) Impotence. Saunders, Philadelphia
Jonas U, Thon WF, Stief CG (1991) Erectile Dysfunction. Springer, Berlin Heidelberg New York
Porst H (1987) Erektile Impotenz. Ferdinand Enke Verlag, Stuttgart
Stief CG, Hartmann U, Höfner K, Jonas U (1997) Erektile Dysfunktion. Springer Verlag, Berlin Heidelberg
Wetterauer U, Stief CG (1990) Diagnostik und Therapie der erektilen Dysfunktion mit vasoaktiven Substanzen. Walter de Gruyter, Berlin New York

Reproduktionsbiologie/-biochemie, Kontrazeption

Cooper TG (1986) The epididymis, sperm maturation and fertilization. Springer, Berlin Heidelberg New York
Knobil E, Neill JD (1994) The physiology of reproduction. Raven Press, New York
Nieschlag E, Habenicht UF (1992) Spermatogenesis-Fertilization-Contraception. Springer, Berlin Heidelberg New York
Schneider HPG, Lauritzen C, Nieschlag E (1988) Grundlagen und Klinik der menschlichen Fortpflanzung. Walter de Gruyter, Berlin New York
Whitaker M, Fraser LR, Weir B (1990) Cell messengers at fertilization. Journals of Reproduction and Fertility Ltd, Cambridge

Journale

Andrologia, Blackwell Wissenschaft, Berlin
Archives of Andrology, Taylor & Francis, Washington, USA
Bibliography of Reproduction, Oxford University Press, Oxford, UK
Biology of Reproduction, Society for the Study of Reproduction, Madison USA
Contraception, Butterworth-Heinemann, Newton, USA
Fertility and Sterility, Society for Reproductive Medicine, Birmingham, USA
Fertilität, Springer, Berlin Heidelberg New York
Human Reproduction, Oxford University Press, Oxford, UK
International Journal of Andrology, Blackwell Scientific Publications, Oxford, UK
International Journal of Fertility, MSP Interpress, New York, USA
Journal of Andrology, Lippincott, Philadelphia, USA
Journal of Reproduction and Fertility, Society of the Study of Fertility, Cambridge, UK
Journal of Urology, Williams & Wilkins, Baltimore, USA
Molecular Reproduction and Development, Wiley-Liss, New York, USA
Sexualmedizin, Medical Tribune, Wiesbaden
Zeitschrift für Sexualforschung, Ferdinand Enke Verlag, Stuttgart

III. Die wichtigsten dermatologischen Periodika

Acta Dermato-venereologica, Almquist & Wiksell Periodical, Stockholm, Schweden
Archives of Dermatological Research, Springer, Berlin Heidelberg New York
Archives of Dermatology, American Medical Association, Chicago, Ill., USA
British Journal of Dermatology, Blackwell Science, Oxford, UK
Current Opinion in Dermatology, Rapid Science Publishers, Philadelphia
Current Opinion in Oncology, Rapid Science Publishers, Philadelphia
Current Opinion in Rheumatology, Rapid Science Publishers, Philadelphia
Dermatologic Clinics, . WB Saunders, Philadelphia
Dermatology, Karger, Basel, Schweiz
Hautarzt, Springer, Berlin Heidelberg New York
International Journal of Dermatology, Blackwell Science, Oxford, UK
Jahrbuch der Dermatologie, Biermann, Zülpich BRD
Journal of the American Academy of Dermtology, Mosby, St. Louis, MI, USA
Journal of Investigative Dermatology, Blackwell Science, Oxford, UK
Year Book of Dermatology and Dermatologic Surgery, Year Book Medical Publishers, Chicago, London
Zeitschrift für Dermatologie (**Nachfolge v. Dermatol. Monatsschrift!!**), Hüthig, Heidelberg

Venerologie

I. Lehr- und Handbücher

Braun-Falco O, Plewig G, Wolff HH (1996) Dermatologie und Venerologie. 4. Aufl. Springer, Berlin Heidelberg New York Tokyo
Brodt HR, Helm EB, Kamps BS (1988) AIDS 1998: Diagnostik und Therapie. Steinhäuser Verlag, Wuppertal-Beyenburg

Eng TR, Butler WT (1997) The hidden epidemic. Confronting sexually transmitted diseases. National Academy Press, Washington

Friedman-Kein AE, Cockerell CL (1996) Color Atlas of AIDS. WB Saunders, Philadelphia

Gschnait F, Korting HC, Stary A (1990) Sexuell übertragbare Krankheiten. Springer Verlag, Wien, New York

Handsfield, Hunter H (1992) Color Atlas and Synopsis of Sexually transmitted Diseases. McGraw-Hill, New York

Holmes KK, Mardh PA, Sparling PF, Wiesner PJ (1990) Sexually Transmitted Diseases, 2nd Ed. McGraw-Hill, New York

Krause W, Effendy I (1992) Genitale Hautkrankheiten. Ferdinand Enke Verlag, Stuttgart

Mandell GL, Rein MF (1996) Atlas of Infectious Diseases. Vol. V. Sexually Transmitted Diseases. Churchill Livingstone, Philadelphia

NA-nein McCormack WM (1983) Diagnosis and treatment of sexually transmitted diseases. John Wright, PSG Inc, Boston Bristol London

Penneys NS, Penneys NS (1995) Skin Manifestations of AIDS. Mosby, St. Louis

Sande MA, Volberding PA (1996) The Medical Management of AIDS. WB Saunders, Philadelphia

II. Periodika

AIDS, Lippincott-Raven, Philadelphia USA

AIDS Clinical Care, The Publishing Division pf Massachusetts Medical Society, Waltham, MA, USA

Journal of AIDS, Lippincott-Raven, Philadelphia USA

Sexually Transmitted Infections, BMJ Publishing Group, London UK

Sexually Transmitted Diseases, Lippincott-Raven, Philadelphia USA

Internet:

Wichtige, und in der Regel aktuelle medizinische, im allgemeinen, und dermatologische, im besonderen, Informationen können über das Internet beschafft werden. Die Möglichkeiten und Adressen ändern sich rasch. Dennoch sollte die Informationsbeschaffung und Weiterbildung aus dem Internet heute jedem Dermatologen geläufig sein! Einige wenige Adressen sind hier genannt:

Amerikanische Gesundheitsbehörde – Centers of Disease Control (CDC): http://www.cdc.gov/

American Academy of Dermatology: http://dermatology.azn.nl/esdr/

Dermatologischer Bildatlas als Online Datenbank: http://www.derma.med.uni-erlangen.de/bilddb./index.htm

HIVinSite: http://hivinsite.ucsf.edu

Johns Hopkins AIDS Service: http://www.hopkins-AIDS.edu

Journal of the American Academy of Dermatology: http://www.ama-assn.org/special/hiv/newsline/conferen/aids12/aids12.htm

„Medline": http://www4.ncbi.nlm.nih.gov/PubMed

Medscape: http://www.medscape.com/Medscape/CNO/1998/AIDS/public/index-AIDS.html.

Robert-Koch-Institut: http://www.rki.de

Sachverzeichnis

D

E

F

G

I

J

K

L

T

U